NMPA

中国中药监管
政策法规与技术指引

Policies, Regulations and Technical Guidelines
for Traditional Chinese Medicines in China

国家药品监督管理局　编

中国健康传媒集团

中国医药科技出版社

图书在版编目（CIP）数据

中国中药监管政策法规与技术指引 / 国家药品监督管理局编 . —— 北京：中国医药科技出版社，2023.7
ISBN 978-7-5214-3923-6

Ⅰ. ①中…　Ⅱ. ①国…　Ⅲ. ①中药管理—药品管理法—中国　Ⅳ. ① D922.16

中国国家版本馆 CIP 数据核字（2023）第 092517 号

责任编辑　于海平
美术编辑　陈君杞
版式设计　也　在

出版　**中国健康传媒集团** | 中国医药科技出版社
地址　北京市海淀区文慧园北路甲 22 号
邮编　100082
电话　发行：010-62227427　邮购：010-62236938
网址　www.cmstp.com
规格　880×1230mm $^1/_{16}$
印张　138 $^1/_2$
字数　4002 千字
版次　2023 年 7 月第 1 版
印次　2023 年 7 月第 1 次印刷
印刷　北京盛通印刷股份有限公司
经销　全国各地新华书店
书号　ISBN 978-7-5214-3923-6
定价　**680.00 元**

ISBN 978-7-5214-3923-6

获取新书信息、投稿、
为图书纠错，请扫码
联系我们。

《中国中药监管政策法规与技术指引》

编辑委员会

前　言

中医药是包括汉族和少数民族医药在内的我国各民族医药的统称，是反映中华民族对生命、健康和疾病的认识，具有悠久历史传统和独特理论及技术方法的医药学体系，为造福人民健康作出了巨大贡献。中药是中医药传承创新发展的物质基础，具有悠久的临床使用历史。其独特的道地药材、饮片炮制和复方用药理论，为中华民族繁衍昌盛作出了重要贡献，在我国人民的医疗保健中占据重要地位。我国是世界上最早认识到药物的特殊性，并将药物的管理纳入政府事务的国家。国家根据《药品管理法》，设立专门的药品监督管理部门，加强药品监督管理工作，对中药的注册、生产、流通、使用等进行全方位的科学监督管理，为保障用药安全有效发挥了重要作用。党中央、国务院高度重视中医药工作，特别是党的十八大以来，习近平总书记多次对中医药工作、药品安全监管工作作出重要指示批示，为新时代中药监管工作指明了方向。2019年10月，党中央、国务院专门出台《关于促进中医药传承创新发展的意见》，国务院召开全国中医药大会，为进一步全方位做好中药审批和监管工作提供了根本遵循和行动指南。党的二十大报告对"促进中医药传承创新""强化食品药品安全监管""促进医保、医疗、医药协同发展和治理"等提出了新要求和新期望，中药安全监管与传承创新发展正处于大有可为、大有作为的高质量发展战略机遇期。

2018年新的国家药监局成立以来，严格落实药品监管"四个最严"要求，全面实施药品监管科学行动计划，深化中药审评审批制度改革，健全完善中药全链条、全生命周期监管体系，全力服务保障疫情防控大局，深入推进具有中国特色的中药科学监管体系建设，高质量推进中国式现代化药品监管实践取得重大成就，有力保障了人民群众用药安全有效可及。国家药监局在继承和发扬中医药特色和优势的基础上，坚持"传承不泥古，创新不离宗"，借鉴国际通行的药品监管理念，充分借助科学监管手段和工具，构建符合中药特点的监管体系，制定了简化古代经典名方中药复方制剂审批、优化证候类中药新药临床研究、规范中药材生产质量管理等一系列政策措施，改革和完善中药配方颗粒管理，推动已上市中成药质量持续改进。近年来，对原有的监管政策架构进行优化和协调，加强整合中药上市前、上市后监管，密集起草、制定、出台了一系列的监管法规、制度、标准、技术指导原则等。新修订《药品管理法》《药品注册管理办法》中涉及中药的条款，均遵循中医药发展规律，突出中药特色。随着《国务院办公厅关于全面加强药品监管能力建设的实施意见》《"十四五"国家药品安全及促进高质量发展规划》

《国家药监局关于促进中药传承创新发展的实施意见》《关于进一步加强中药科学监管促进中药传承创新发展的若干措施》等陆续出台，对改革完善中药审评审批机制、加强中药全链条监管、促进中药传承创新发展进行整体规划，与《药品注册管理办法》《中药注册管理专门规定》《中药注册分类及申报资料要求》及中药系列技术指导原则等形成了各有侧重、有机统一的中药监管政策体系。随着中药的监管立法与科学化进程加速，中药审评审批制度改革持续深化，近年来我国中药新药临床试验和上市申请数量、批准数量同步增加，"三药四方"和一批治疗定位准、临床价值大的中药新药获批上市，有力保障了疫情防控大局，较好地满足了公众临床用药需求。2022 年 7 月召开第一届国家中药科学监管大会，成立了专门的中药管理战略决策专家咨询委员会，发布《2021 国家中药监管蓝皮书》。随着具有中医药特点的中药审评审批制度改革不断深入，中药质量全链条控制、注册全过程加速、产品全生命周期服务、监管全球化协调等新的中药监管理念日趋成熟，国家药监局在保障公众用药安全的同时，促进中药高质量发展，不断提高中药在国际市场的竞争能力，切实把中药这一祖先留给我们的宝贵财富继承好、发展好、利用好。

结合当前中药监管职责、新兴技术挑战和产业发展需求，国家药监局特别组织编撰《中国中药监管政策法规与技术指引》（以下简称《指引》），全面系统总结梳理中药全产业链、全生命周期监管的政策法规和技术规定等成果，旨在系统梳理中药监管的政策法规和技术指导原则以及转化成果，促进中医药传承创新和中药产业高质量发展。《指引》编撰资料收集时间截至 2023 年 5 月，主要内容涵盖了与中药材、中药饮片、中药提取物、中药配方颗粒、医疗机构中药制剂、中成药等有关的药品监管体制与法规体系建设历程，国家法律、法规及政策性文件，药品监督管理部门规章及相关文件，中药研究技术指导原则，药品审评年度报告及创新中药申请上市技术审评报告，中药监管科学及科学监管等内容。我们对《指引》编撰内容和形式进行了新的探索和新的尝试，首次将监管政策法规与创新药技术指导原则、新药审评审批转化成果融为一体，还专门对相关法规、文件及技术指导原则的制定背景、意义、作用进行了重点解读，集中展示药品审评年度报告及创新中药申请上市技术审评报告最新成果，展现了国家药监局建立"高效、科学、权威"药品监管体系和促进中医药传承创新发展的最新进展，反映出国家药品监管从单纯的行政监管到基于新兴技术的科学监管而发生的重大进步。相信本书的出版不仅对于药品监管工作人员系统学习掌握中药监管知识，不断提升业务水平和管理能力大有裨益，而且可以帮助中药研制、生产、经营、使用等环节从业人员更直接、全面、准确了解监管政策和技术标准，不断提升质量风险意识，提高创新研发能力。

在本书即将付梓之际，我们要特别感谢李利同志、焦红同志对中药监管工作卓有成效的领导、全力支持和热忱鼓励！感谢徐景和、黄果、雷平、陈时飞、颜江瑛、李波等同志多年来的监管实践和对中药监管的特别指导！感谢药品注册司（中药民族药监督管理司）、药品监管司、政策法规司、科技国合司（港澳台办公室）、综合司、人事司以及中检院、药典委、药品审评中心、药品评价中心、审核查验中心、中保委等中药监管相关部门、事业单位领导、专家、工作人员的共同努力和重要贡献！感谢国家中医药管理局、农业农村部、国家林业和草原局、国家卫生健康委员会、科学技术部、工业和信息化部、国家发展和改革委员会、海关总署等相关部（委、局）部门联动、联合攻关，协同推进中药监管工作！特别要感谢在一线从事中药研制、生产、经营、使用、管理等环节各位专家、企业家、从业人员的工作实践、艰辛付出与经典案例奉献！还要感谢中国健康传媒集团及中国医药科技出版社的同仁为本书编辑出版付出的辛苦劳动！需要指出的是，我们尝试把本书作为一本中药监管政策解读和研究技术指引相结合的新型工具书，涉及单位、作者、专业众多，体制、政策变化时间久远，还有一些重要贡献者及文献、成果未能一一列出，在此深表歉意并一并致以衷心感谢！

拥抱新时代，把握新形势，开启新征程。我们应该看到，中药产品特别是一些融合了新兴技术的中药产品注册上市，面临现代药品属性与传统中医属性之间的巨大冲突与挑战。从单纯的行政监管到基于科学的药品监管，从促进中药守正创新到健全符合中药特点的审评审批体系，中药监管政策法规、技术指引在实践中还有不少值得改进和完善的地方，希望广大读者朋友在阅读和使用本书的过程中多提宝贵意见，帮助我们不断完善政策、改进工作。让我们携起手来，进一步凝聚促进中医药传承创新发展的合力，向纵深推进中国式现代化药品监管实践，为建设具有中国特色的中药科学监管体系而共同努力，为中医药传承创新发展作出新的更大贡献。

《中国中药监管政策法规与技术指引》编辑委员会

2023 年 5 月

目 录

第一章 中药监管体制与法规体系发展历程

第二章　中药监管相关法律、法规及政策性文件

第三章　中药监管部门规章及相关文件

第四章 中药研究技术指导原则

第一节 中药研究技术指导原则概述 ·································· 1260

第五节　临床专业技术指导原则

第六节　统计学专业技术指导原则 ……………………………………………………… 1701

第七节　其　他 ……………………………………………………………………… 1938

第五章　中药年度审评报告及创新中药申请上市
技术审评报告

第一节　年度审评报告 ………………………………………………………………… 1976

第六章　中药监管科学与科学监管

第一章

中药监管体制与法规体系发展历程

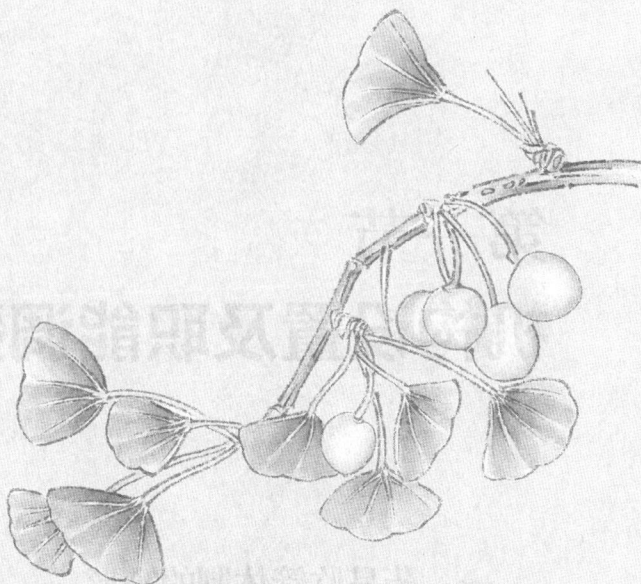

药品是防病治病、保护人民健康的特殊商品。我国从西周时期就认识到药物的特殊性，建立了医药管理制度。从古代对药物采集、储藏、使用的简单管理，发展到现代社会基于风险的监管，从朴素的经验管理发展为系统的科学监管，对药品的管理经历了漫长的发展演变过程。加强我国药品监督与管理工作，一直是我国经济、社会管理体系变革的主要内容，并与生物医药产业发展相互协调。中药作为有别于化学药、生物药的一种特殊药品形式，既是中医药传承创新发展的物质基础，也是中医药特色优势发挥的重要载体。2020年以来，国家药监局先后发布《关于促进中药传承创新发展的实施意见》《关于进一步加强中药科学监管促进中药传承创新发展的若干措施》，对改革完善中药审评审批机制、加强中药全链条监管、促进中药传承创新发展进行整体规划，与《药品注册管理办法》《中药注册管理专门规定》《中药注册分类及申报资料要求》及中药系列技术指导原则等形成了各有侧重、有机统一的中药监管政策与技术体系。本章系统回顾和梳理了我国药品监管机构设置、职能调整、法律法规制度以及生产流通监管、标准管理、中药监管的发展历程。

第一节
机构设置及职能调整过程

一、药品监管体制的雏形

新中国成立初期，国家即设立卫生部，统一领导管理药政、药检、药品生产、经营、使用、药物科研和药学教育等。1952年开始对药事管理体制进行调整，先后将药品生产企业划归化工部管理，医药商业、中药材经营划归商业部管理，并成立医药工作委员会、中药管理委员会，由卫生部部长担任主任委员。1953年版《中华人民共和国药典》颁布前后，各地纷纷成立检验、检测机构。1963年，我国建立药品审批制度，结束了新中国成立初期各地方乃至化工、轻工部门都可自行审批新药的局面，明确新药审批收归卫生部或省级卫生厅局。1978年，国务院批转卫生部《关于建议成立国家医药管理总局的报告》。国家医药管理总局的成立，揭开了药品统一管理的新篇章。1982年，国家医药管理总局改名为国家医药管理局，由卫生部代管改为国家经济委员会管理。1988年，国务院机构改革，国家医药管理局成为国务院直属机构。同年，为进一步规范中医药市场，国务院常务会议决定成立国家中医药管理局，承袭了原属国家医药管理局承担的中医药管理职能。这一时期由原有的卫生部药政司、新设的国家医药管理局和国家中医药管理局共同负责医药行政管理和行业管理。

二、药品监管体制的统一

根据 1996 年全国召开的第一次卫生工作会议精神，1997 年 1 月 15 日，中共中央、国务院发布《关于卫生改革与发展的决定》，明确指出"要积极探索药品监管体制改革，逐步形成统一、权威、高效的管理体制"，这是我国药品监管体制向统一、权威迈进的起点和政策基础。1998 年 3 月，国务院在机构改革中决定成立新的国家药品监督管理局，直属国务院领导，将原属国家医药管理局的药品质量安全监管、原属国家中医药管理局的中医药质量安全监管和原属卫生部的药政工作一并纳入新机构承担，统一负责药品研制、生产、流通、使用的行政和技术监管。新机构强化了在市场经济新形势下，政府对中药及各类药品、医疗器械的市场准入监督管理。这是我国第一次建立独立于药品生产管理体系的药品监督管理机构，意味着我国药品安全监管进入了政府专门部门监管模式。2000 年 6 月，国务院再次统一改革药品监管体制，实行省级以下垂直管理的新体制，各级地方成立职能集中统一的药监机构，纵向配置监管权。自此，我国建立了省级以下药品垂直管理体制，有利于在纵向上建立医药统一市场，打破地方保护主义，加强执法监督力量，确保药品质量安全。

2003 年 3 月，经第十届全国人民代表大会第一次会议审议，按照同一部门承担相同或相近职能的原则，将食品、药品等涉及人体健康安全的产品统一归口管理，整合对食品、保健品和化妆品的监管职能，组建国家食品药品监督管理局，使药品监管的独立性得以保障，也是监管权横向配置的一次新举措。

三、药品监管体制的改革创新

2008 年，国家食品药品监督管理局划归卫生部管理，同时取消省级以下垂直管理，改由地方分级管理，业务接受上级主管部门和同级卫生部门的监督指导。2013 年，根据第十二届全国人民代表大会第一次会议批准的《国务院机构改革和职能转变方案》和《国务院关于机构设置的通知》（国发〔2013〕14 号），整合有关食品安全的监管职责，设立国家食品药品监督管理总局并加挂国务院食品安全委员会办公室牌子，作为国务院直属机构。2018 年 3 月，根据党的十九届三中全会审议通过的《中共中央关于深化党和国家机构改革的决定》《深化党和国家机构改革方案》和第十三届全国人民代表大会第一次会议批准的《国务院机构改革方案》，国家印发《国家药品监督管理局职能配置、内设机构和人员编制规定》，将国家食品药品监督管理总局的职责整合入新成立的国家市场监督管理总局，组建国家药品监督管理局，成为由国家市场监督管理总局管理的国家药品监督管理局。至此，我国政府在药品监管领域开启了新一轮的机构改革和制度创新。

第二节
法规制度建设历程

一、药品监管法规的初步建立

1959 年 7 月 13 日，中共中央批转卫生部党组《关于药品生产管理及质量问题的报告》，规定凡没有经过卫生管理部门批准，非制药单位不能制造药品；没有检验过的药品或检验不合格的药品，不准收购或市售。1959 年 7 月 30 日，卫生部、化工部、商业部联合发出新中国成立后的第一个药品管理规范性文件——《关于保证与提高药品质量的指示》。1963 年 5 月 16 日，卫生部、化工部、商业部联合印发了药品管理的第一部综合性规章——《关于药政管理的若干规定（草案）》，建立了我国药品审批制度，明确所有在我国上市的药品都必须经过审批（据记载当时系由各省卫生厅作为审批单位，主要以行政审批为主）。1965 年，卫生部、化工部联合印发《药品新产品管理暂行办法（草案）》，从新药的定义、临床、生产审批等方面对新药管理做了更为具体的规定。

1978 年 7 月 30 日，国务院批转卫生部印发《药政管理条例（试行）》（国发〔1978〕154 号），对我国的药品质量标准进行了明确的分类管理，开启了药品监管的法治化探索。《药政管理条例（试行）》也是新中国成立以来我国发布的第二个、真正执行的第一个药品监督管理法规，为我国现代药品监管制度建设奠定了框架。1980 年启动《药品管理法》（原定名称《药政法》）制定工作。1984 年 9 月 20 日，第六届全国人民代表大会常务委员会第七次会议通过，并经中华人民共和国主席签署公布了《中华人民共和国药品管理法》（以下简称《药品管理法》）（1985 年 7 月 1 日施行），从建立监管机构、设立行政审批制度、建立国家药品标准和法律责任体系等方面回应了药品质量管理现状对监管工作提出的需求，确认了政府监管机构的法律地位、法定职权和法律责任。至此，我国的药品监督管理工作进入法治管理的新阶段。1989 年 1 月 7 日，国务院批准出台并施行《中华人民共和国药品管理法实施办法》，2002 年 9 月 15 日，《中华人民共和国药品管理法实施条例》（国务院令第360 号）施行。

之后，《药品管理法》又随着市场经济体制改革和药品监管理念的不断完善，经历了 2001 年的修订，2013 年、2015 年 2 次修正和 2019 年的修订。其中，2019 年的修订是自《药品管理法》颁布以来第二次结构性、系统性的重大修订，将党的十八大以来药品领域行之有效的做法和改革成果上升为法律。新修订的《药品管理法》全面贯彻落实了党中央有关药品安全"四个最严"要求，要求建立严谨、科学的监管制度，遵循风险管理、全程管控、社会共治的原则，全面提升药品质量。

二、药品注册管理制度不断完善

1963 年 10 月，卫生部、化工部、商业部联合颁发的《关于药政管理的若干规定》，是我国最早关于药品注册审批的法规，其对药品的定义、审批注册程序、临床研究、生产审批和审批药品的范围均有明确规定，但囿于历史原因，未对药品真正施行审批管理。1965 年 5 月 18 日，卫生部、化工部联合印发了我国第一个新药管理办法——《药品新产品管理暂行办法（草案）》，规定了新药的定义及临床、生产审批的具体要求。1979 年 2 月 20 日，卫生部、国家医药管理总局印发《新药管理办法（试行）》，对新药的分类、科研、临床、鉴定、审批、生产、管理等进行了比较全面的规定。根据规定，创新的重大品种及国内未生产过的放射性药品、麻醉药品、中药人工合成品、避孕药品等四类新药由卫生部审批，仿制药和其他新药由各省级卫生部门审批。该法规在一定程度上调动了地方医药产业发展的积极性，但也带来各省级卫生管理部门审批尺度宽严不均、药品技术标准和注册要求不统一的问题。1981 年 5 月 22 日，国务院印发《关于加强医药管理的决定》（国发〔1981〕87号），首次明确药品必须标注批准文号。1981 年 11 月 13 日，国家医药管理总局、卫生部联合印发《关于贯彻〈国务院关于加强医药管理的决定〉有关医药产品包装问题的通知》，进一步对药品包装进行明确，将批准文号视为卫生行政部门审批同意的标记。1985 年《药品管理法》实施，标志着我国药品注册法治化新阶段的开始，同年成立新药审评办公室（国家药品审评中心前身），新药由新药审评办公室组织专家进行审批，进口药由卫生部国际交流中心审批，仿制药仍然由省级卫生部门审批。至此，长达 30 多年的地方审批新药的历史结束。同时，配套出台了《新药审批办法》《中药审批办法》《生物制品审批办法》和《进口药审批办法》等系列文件。

1985 年 7 月 1 日颁布实施的《新药审批办法》，是第一个专门的药品注册法规，建立了一套比较完整的新药审批程序。规定新药由卫生部集中统一审批，各省级卫生行政部门为初审单位，新药进行临床研究由省级卫生行政部门初审后转报卫生部审批，其中第四、五类新药的临床研究由省级审批后抄报卫生部备案。针对不同药品的特点，先后出台了《〈新药审批办法〉有关中药问题的补充规定和说明》（1987 年）、《关于新药保护及技术转让的规定》（1987 年 3 月）、《新生物制品审批办法补充规定》（1988 年 1 月）、《关于新药审批管理若干补充规定》（1988 年）、《关于加强新药审批机构和工作程序的通知》（1989 年 7 月）、《关于新药报批若干问题的通知》（1989 年 9 月）等，进一步完善了新药的审批。之后，卫生部在 1992 年 4 月 1 日再次颁发《关于药品审批管理若干问题的通知》，印发《〈新药审批办法〉有关中药部分的修订和补充规定》，开始新药审批、审评统一归口管理，中药新药审批法规体系建设和新药审评技术要求进入适应成长阶段。同时，对生物制品也作了补充规定。

1998 年 8 月，原国家药品监督管理局成立后，进一步加强药品监督管理和依法行政力度，组织对《新药审批办法》进行修订。1999 年 5 月 1 日，颁布实施了修订后的《新药审批办法》以及《新生物制品审批办法》《进口药品管理办法》《仿制药品审批办法》《新药保护和技术转让的规定》等系列法规，并印发《关于实施＜仿制药品审批办法＞有关事宜的通知》（国药管注〔1999〕102 号）。《新药审批办法》（1999 年）中很多规定都参考了国际上通用的做法，标志着我国新药审批管理逐步与国际法规接轨。2000 年 7 月 18 日，国家药品监督管理局印发《药品临床研究的若干规定》，对药品临床研究的监督管理工作予以加强。

2002 年，原国家药品监督管理局将此前颁布的相关规章进行整合，颁布了《药品注册管理办法（试行）》，第一次明确提出药品注册的概念。至此，我国有了统一、系统的规章对药品注册管理工作进行指导，这也标志着我国的药品审评制度正式向规范化、专业化方向迈进。2003 年 12 月 23日，为解决《药品注册管理办法（试行）》（2002 年）实施过程中发现的新问题，国家食品药品监督管理局研究制定了《关于药品注册管理的补充规定》，对新药商品名、技术转让、监测期等一系列问题作了补充规定。之后，2005 年再次对《药品注册管理办法（试行）》进行修订，以适应《行政许可法》（2004 年）和《药品管理法》及《药品管理法实施条例》的规定，并相应规范了药品注册受理方式，确立了新的药品注册审批模式。2007 年、2020 年，基于公众的用药需求和药物研制发展新形势，又分别对《药品注册管理办法》进行修订，进一步规范了药品注册管理工作，对药品的注册申报提出了更细、更高、更严的要求。2020 年 7 月 1 日正式实施的新版《药品注册管理办法》优化了审评审批流程，提高了审评审批效率，建立了以审评为主导，检验、核查、监测与评价等为支撑的药品注册管理体系，对我国新药的研发、申报注册、生产及监管等产生重大影响，极大地推动了医药创新高质量发展。《新药审批办法》和历版《药品注册管理办法》均基于当时的医药发展水平和监管理念，对药品注册申请分类、程序和资料要求等进行规定，是药品注册管理工作的具体指导，体现了当时药品注册管理的核心思路。

三、药品生产、经营监管法规体系不断健全

1985 年《药品管理法》实施后，国家又先后制定并发布了一系列规章和规范性文件，构成了我国药品监督管理的法律体系。如《麻醉药品管理办法》《药品管理法实施办法》《新药审批办法》《药品生产质量管理规范》《进口药品管理办法》，对药品生产、销售、进口等环节实施监管；同时，卫生部会同国家工商局颁布了《药品广告管理办法》等，对药品广告加强监督管理。

1999 年 6 月 15 日，《药品流通监督管理办法（暂行）》颁布，这是我国第一部专门治理整顿药品流通秩序、规范药品购销渠道的行政规章，对药品流通过程中各环节的行为作出了明确规定。它的颁布与实施，标志着我国依法规范药品流通秩序、整顿规范药品市场工作进入了新的阶段，对推动我国药品市场整治工作向纵深发展、保证广大人民群众用药安全有效起到重要作用。2002 年《药品生产监督管理办法（试行）》颁布，对药品生产条件和生产过程中的审查、许可、监督检查等管理活动进行了规定。2007 年，为适应现代药品流通发展方向，国家食品药品监督管理局颁布《药品流通监督管理办法》，明确药品生产、经营企业和医疗机构应对其生产、经营和使用的药品质量负责，并对药品购销及监督管理作出了规定。《药品生产监督管理办法》历经 2004 年修订、2017 年修正、2020 年修订，为药品监管部门对药品生产条件和生产过程中的审查、许可、监督检查等管理活动提供了更加完备的法律依据。《药品生产监督管理办法》（2020 年）实现了"全面规范生产许可管理，全面加强生产管理，全面加强监督检查，全面落实最严厉的处罚"的目标，进一步强化了风险管理措施，保障药品的质量安全。

2018 年国务院机构改革后，国家药品监督管理局不断健全药品监管法规体系，逐步开展对《药品生产质量管理规范》（GMP）、《药品经营质量管理规范》（GSP）、《药物临床试验质量管理规范》（GCP）、《中药材生产质量管理规范》（GAP）等进行修订完善，并陆续修订出台了一系列有关新药审评、生产质量管理、进口药品管理等规章和规范性文件，以《药品管理法》为核心的药品监督管理法律法规体系基本形成。目前，我国药品监管法律法规体系建设已取得长足进步，建立了涵盖药品研究、生产、流通、使用和上市后研究、评价全程，相对健全、与国际成熟监管体系初步接轨、覆盖药品全生命周期的法规体系。

第三节
药品生产流通监管不断强化

一、整顿药品生产、经营秩序

1961 年 5 月 17 日，党中央批转卫生部、化工部、商业部党组《关于加强药品生产和质量管理问题的报告》，指出"药品质量好坏，是关系千百万人民身体健康和生命的大事"。1979 年，根据国务院（国发〔1979〕144 号）文件中关于"疗效不确或因其他原因不宜使用的药品"要予以淘汰的要求，以及国务院批转卫生部等八部委联合发布的《关于在全国开展整顿药厂工作的报告》的精神，由卫生部牵头成立整顿药厂领导小组，自上而下在全国范围内开展了整顿制药企业、药品生产品种的工作。1980 年，卫生部、公安部、国家医药管理总局、工商行政管理总局联合发布《关于加强药政管理禁止制售伪劣药品的报告》，提出为加强医药市场的管理，对扰乱社会治安的非法游医药贩进行取缔打击，建议以《药政管理条例》为基础拟定"药政法"，对乱制乱售伪劣药品明确处罚标准。1981 年，国务院发布《关于加强医药管理的决定》，针对滥制药品、乱办药厂等乱象进行规范，要求药品生产必须符合国家药典和法定标准，否则不准生产、销售和使用。此外，各地还结合临床疗效对药品开展药效评价工作，经卫生部汇总，1982 年公布淘汰了 127 个疗效不明确、配方不合理、毒副作用大的品种。1994 年国务院印发《关于进一步加强药品管理工作的紧急通知》（国发〔1994〕53 号），要求凡是从事药品业务的，必须取得《药品生产企业合格证》和《药品生产企业许可证》；凡从事药品批发和零售业务的，必须取得《药品经营企业合格证》和《药品经营企业许可证》。1996 年颁布《国务院办公厅关于继续整顿和规范药品生产经营秩序加强药品管理工作的通知》（国办发〔1996〕14 号），运用严格审批、清理品种、取缔集贸市场等手段坚决整顿药品生产经营秩序。2001 年，印发《关于加强重点地区药品监督管理工作的通知》（国药监市〔2001〕351 号），全面贯彻《国务院关于整顿和规范市场经济秩序的决定》（国发〔2001〕11 号），进一步整顿和规范药品市场经济秩序，加大取缔药品集贸市场、打击制售假劣药品工作力度。

二、加强药品生产监督管理

药品生产是药品质量的形成阶段，关系着药品质量的高低、效果的好坏。自 20 世纪 80 年代初，我国中成药工业就开始探索推行药品 GMP 制度。1982 年，中国医药工业公司（负责行业管理）借鉴美国、日本等国家实施药品 GMP 的经验，起草并发布了我国第一部《药品生产质量管理规范（试行稿）》的行业标准，在部分药品生产企业试行。1984 年，国家医药管理局批准了《药品生产质量管理规范》，并在全国范围内推行，这也标志着我国药品 GMP 开始正式推广实施。《药品管理法》（1985年）第九条规定："药品生产企业必须按照国务院卫生行政部门制定的《药品生产质量管理规范》的要求，制定和执行保证药品质量的规章制度和卫生要求"，基本确立了我国药品实施 GMP 的法律依据。1988 年 3 月，卫生部依法颁布实施了我国首部具有法律效力的《药品生产质量管理规范》，要求药品生产企业实施药品 GMP，并接受卫生行政部门的监督检查，由此，国家将药品生产的全过程实施药品 GMP 纳入了法治轨道。1992 年，卫生部对药品 GMP 进行了一次全面修订，并于 1993 年 2 月发布实施，要求到 2000 年全国药品生产企业符合 GMP 要求组织生产，推动企业实施 GMP 认证。1993 年，国家医药管理局制订了我国实施 GMP 的八年规划（1993 年至 2000 年），提出"总体规划，分步实施"原则，按剂型的先后，在规划的年限内达到符合 GMP 要求。1994 年 4 月，中国药品认证委员会成立。1995 年 7 月 11 日，为加强对药品生产和质量的监督管理，确保人民用药安全有效，卫生部发布《关于开展药品 GMP 认证工作的通知》（卫药发〔1995〕35 号），决定自 1995 年 10 月 1 日起凡具备条件的中成药生产企业（车间）和药品品种均可按《中国药品认证委员会认证管理办法》规定申请药品 GMP 认证，并出台了配套的认证检查项目。至此，我国已形成了虽不尽完善，但基本上与世界卫生组织（WHO）等接轨的、具有中国特色的、强制与自愿相结合的药品 GMP 实施制度。

1998 年，原国家药品监督管理局对药品 GMP 进行第三次修订，并于 1999 年 6 月 18 日颁布了《药品生产质量管理规范》（1998 年修订），自 1999 年 8 月 1 日起施行；同时制定了《药品 GMP 认证管理办法》，分别于 2002 年 12 月、2005 年 9 月进行修订。2011 年 1 月，卫生部颁布修订后的《药品生产质量管理规范》（2010 年修订），自 2011 年 3 月 1 日起施行。新修订的药品 GMP 内容包括基本要求和无菌药品、原料药、生物制品、血液制品、中药制剂等 5 个附录，随后陆续发布了放射性药品、中药饮片、医用氧、取样、计算机化系统、确认与验证、生化药品、临床试验用药品（试行）附录等 8 个附录。药品 GMP 基本要求和附录系统构成了完善的技术规范。

2017 年 11 月，《国家食品药品监督管理总局关于修改部分规章的决定》发布，提出要按照"两证合一"的要求积极推进将药品生产行政许可与药品生产质量管理规范（GMP）认证整合为一项行政许可，将药品经营行政许可与药品经营质量管理规范（GSP）认证整合为一项行政许可。2019 年 12 月 1 日，新修订《药品管理法》正式实施，为进一步提高 GMP 实施的科学性，强化药品生产企业持续合规的主体责任，国家药监局发布《关于贯彻实施＜中华人民共和国药品管理法＞有关事项的公告》（2019 年第 103 号）规定，自 2019 年 12 月 1 日起，取消药品 GMP、GSP 认证，不再受理 GMP、GSP 认证申请，不再发放药品 GMP、GSP 证书。施行了 30 余年的 GMP、GSP 认证制度正式退出历史舞台。2020 年，为了落实生产质量责任，保证生产过程持续合规，符合质量管理规范要求，加强药品生产环节监管，规范药品监督检查和风险处置，国家药监局组织修订了《药品生产监督管理办法》，并于 2020 年 7 月 1 日正式实施，在坚持属地监管原则的基础上，细化了药品监管部门在药品生产环节的监管事权，做到权责清晰，确保药品生产监管工作落到实处。

三、加强药品流通监督管理

药品流通环节是确保安全、有效、质量可靠的药品进入使用环节的重要阶段。1984 年 6 月，中国医药总公司发布《医药商品质量管理规范》，是我国第一部有关药品经营的质量管理规范，该规范着眼于行业管理，作为企业内部质量管理的手段，是指导和规范药品批发企业和为数不多的零售连锁企业管理的行业标准。1992 年 3 月，国家医药管理局发布《医药商品质量管理规范》。1995 年起，全国开展《医药商品质量管理规范》达标企业验收试点工作。1998 年国家药品监督管理局成立后，明确将监督实施《药品经营质量管理规范》作为一项重要工作。2000 年 7 月 1 日正式实施的《药品经营质量管理规范》（局令第 20 号），作为药品经营管理和质量控制的基本准则，对药品采购、销售、储存、运输等各个环节进行了严格规定。同时，先后印发《关于药品经营质量管理规范实施细则的通知》（国药管市〔2000〕526 号）、《药品经营质量管理规范（GSP）认证管理办法（试行）》（国药管市〔2000〕527 号），规定自 2001 年起正式施行 GSP 认证制度，并在 2004 年底前基本完成了全国药品批发企业、药品零售连锁企业和县级以上药品零售企业的GSP改造及认证工作。之后，GSP分别在2012年11月、2015年5月进行了2次修订。2016年6月30日，国家食品药品监督管理总局印发《关于修改＜药品经营质量管理规范＞的决定》（局令第28号）对GSP中药品电子监管、疫苗等有关内容进行了修改。同时，印发《关于修订印发〈药品经营质量管理规范现场检查指导原则〉有关事宜的通知》（食药监药化监〔2016〕160号），对《食品药品监管总局关于印发药品经营质量管理规范现场检查指导原则的通知》（食药监药化监〔2014〕20号）所附《药品经营质量管理规范现场检查指导原则》进行了修订，要求按照《关于贯彻实施新修订〈药品经营质量管理规范〉的通知》（食药监药化监〔2013〕32号）、《药品医疗器械飞行检查办法》（2015年）和《关于严格执行〈药品经营质量管理规范〉加强药品批发企业监督检查工作的通知》（食药监药化监〔2015〕85号）有关规定，落实属地日常监管责任，积极采用飞行检查等形式，组织对药品经营企业实施监督检查，公开检查结果，依法查处违法违规经营行为，督促企业持续符合《药品经营质量管理规范》要求。2019年11月29日，国家药监局印发《关于贯彻实施〈中华人民共和国药品管理法〉有关事项的公告》（2019年第103号），规定自2019年12月1日起，取消药品GSP认证，不再受理GSP认证申请，不再发放药品GSP证书。

随着我国电子商务的快速发展，网购药品已成为常态化消费方式，药品网络销售活动也日趋活跃。为提升医疗卫生现代化服务水平，国务院先后出台一系列政策，要求创新服务模式，完善"互联网＋"药品供应保障服务，满足人民日益增长的医疗卫生健康需求。2022年8月3日，为规范药品网络销售行为，保障网络销售药品质量安全，确保人民群众用药可及，国家市场监督管理总局发布《药品网络销售监督管理办法》，自2022年12月1日起实施。《药品网络销售监督管理办法》聚焦保障药品质量安全、优化民生服务、方便群众用药、完善药品网络销售监督管理制度设计等方面，对药品网络销售管理、第三方平台管理以及各方责任义务等作出规定。

第四节
国家药品标准管理逐步完善

一、工作机构

国家药品标准是国家药品发展水平的体现，是药品监管工作的重要技术依据。新中国成立以来，随着我国医药科技水平的飞速发展，国家药品标准体系建设取得了长足的进步。我国逐渐形成了以《中华人民共和国药典》（以下简称《中国药典》）和局颁药品标准等为核心的较为完备、水平较高的国家药品标准体系。

国家药典委员会成立于1950年，是新中国成立后我国最早成立的标准化机构，是负责组织制定和修订国家药品标准的技术委员会，是法定的国家药品标准化机构。药典委员会是由国务院药品监督管理部门会同卫生行政主管部门依据《药品管理法》设置的，负责组织制定和修订国家药品标准、编制《中国药典》，是我国在药品标准方面最具学术权威性的专业技术机构。

药典委员会由执行委员会、专业委员会、常设工作机构组成。药典委员主要从药品检验、临床、高校、科研、生产、监督管理等领域内的专家、学者中产生。

国家药典委员会是药典委员会的常设办事机构，是隶属于国家药品监督管理局的事业单位，负责国家药品标准制定与修订，承担了历版《中国药典》及增补本、药典配套丛书的审定、编纂工作。其前身是成立于 1950 年 3 月的药典编纂委员会干事会，1998 年卫生部药典委员会更名为国家药典委员会，实行秘书长负责制。

近年来，常设机构建设也逐步加强，从新中国成立初期的干事会、秘书室到 20 世纪 60 年代的办公室发展到现在的秘书长制，常设机构已经成为一支业务精通的专家群体和保障有力的服务团队。

二、中国药典

新中国成立之初，党和政府就把药品标准建设作为迅速改变公众缺医少药、产业基础薄弱、药品供不应求的落后局面的战略措施之一。1949 年 11 月，卫生部召集在京有关医药专家研讨编纂药典问题，确立了新中国药典"民族化、科学化、大众化"的编纂思路。1950 年，卫生部成立第一届中国药典编纂委员会，组织编印了第一部《中国药典》（1953 年版），结束了新中国没有国家药品标准的状况。1955 年卫生部组建第二届药典委员会，1962 年完成《中国药典》（1963 年版）送审稿编制工作，报请国务院批准后出版，1965 年 1 月 26 日颁布。1966 年后由于历史原因，药典委员会工作陷于停顿状态。1972 年 4 月 28 日经国务院批准，同意恢复药典委员会，由卫生部牵头，卫生部、燃料化学工业部、商业部和解放军总后卫生部参加。1977 年 4 月 5 日，国务院批转国家标准计量局、卫生部、商业部、总后勤部等单位关于改革中医处方用药计量单位的请示报告，对中药计量单位的换算统一采用公制单位。1979 年 10 月 4 日，卫生部颁布《中国药典》（1977 年版），自 1980 年 1 月 1 日起执行。伴随着《药品管理法》的颁布实施，药典编纂工作真正进入规范化、法治化轨道，从 1985 年版开始，每 5 年发行一版，已陆续颁布了 1990 年版、1995 年版、2000 年版、2005 年版、2010 年版、2015 年版、2020 年版《中国药典》。

改革开放以后，为加强药品标准领域的国际交流与合作，自 1986 年起，药典委员会开始组织编译《中国药典》英文版，先后出版了 1985 年版、1990 年版、1995 年版、2000 年版、2005 年版、2010 年版、2015 年版、2020 年版《中国药典》英文版，共 8 版。《中国药典》英文版的编译出版，对于推进中国药品标准的国际交流与合作，提升中国药品标准的影响力发挥了积极的作用。

此外，国家药典委员会还组织编制了《中国药典注释》《国家药品标准工作手册》《临床用药须知》《中药彩色图集》《中药材显微鉴别彩色图鉴》《中药材薄层色谱彩色图集》《中药薄层色谱彩色图集》《数字化中药材标准》及《中国药品通用名称》等《中国药典》的配套丛书。

三、局颁标准

1998 年原国家药品监督管理局组建以后，进一步加大了整顿和规范药品标准的工作力度，相继开展了解决中成药地方标准、化学药品地方标准品种再评价和中药保健药品整顿等工作，并于 2002 年底全面完成了已上市药品国家药品标准的制定工作。此后，原国家食品药品监督管理局先后颁布了《国家药品标准》新药转正标准，《国家中成药标准汇编》中成药地方标准上升国家标准第 1~13 册，《国家药品标准》化学药品地方标准上升国家标准第 1~16 册，《儿茶等 43 种进口药材质量标准》等局颁标准。目前，制修订局颁标准已成为国家药监局编制《中国药典》之外的重要标准工作内容。

第五节
中药监督管理快速发展

中药是在我国各族人民长期生产生活实践和同疾病作斗争中逐步形成的，具有悠久使用历史和独特的理论及技术方法，为中华民族繁衍昌盛作出了重要贡献。中药的监督管理在我国占据重要而特殊的位置。新中国成立以来，党和政府高度重视中药工作，在监督管理体制上多次作出重大决策并制定了一系列体现"继承、发扬"的政策、措施，保护和促进中药产业的发展。随着我国政治经济社会的不断发展，中药监督管理体制历经确立、调整、完善和快速发展等不同阶段。

一、中药监管确立阶段

新中国成立后，中药生产尚处于前店后作坊式的手工业生产规模。国家对中药生产经营缺乏统一的领导和管理，中药生产恢复缓慢，难以适应医疗卫生事业发展的需要。面对当时缺医少药的局面，1950年8月7日第一次全国卫生会议召开，为我国医药卫生事业指明了方向。1951年4月18日，中央人民政府政务院批准《中医师暂行条例》，11月30日卫生部公布《中医诊所管理暂行条例》及其实施细则（卫医字〔51〕第1167号）。1953年，根据中共中央的指示精神，开始纠正轻视中医中药的思想和不适当的规定。1954年中央财委批转商业部和全国供销合作总社《关于中药材经营问题的报告》，决定成立中国药材公司，加强中药经营，统一中药的领导和管理。1955年，中国药材公司成立，随后各省、自治区、直辖市及地、市、县药材公司也相继成立，使中药由分散生产经营转向集中统一管理。药材专业公司成立后，中药管理体制曾多次变动。1955年，鉴于中药材分散于广大农村，供应对象主要也在农村，中国药材公司由商业部移交全国供销合作总社领导，更名为全国供销合作总社中药材管理总局。1956年，为统一领导对私营工商业的改造，又将中药业务划归商业部领导，恢复了中国药材公司。1957年，为了便于医药结合，又被划归卫生部。1968年，为统一药政和药材经营工作，与药政局合并为药政管理局。1956年卫生部印发《关于中药秘方制造保密的几项内部掌握原则的通知》（〔56〕卫药漆字第801号），规定对确有保密价值的特殊中药品种进行保密。1957年3月国务院决定将中药材交由卫生部统一领导。1958年10月31日，国务院发出《关于发展中药材生产问题的指示》（文卫周字20号），提出中药材实行就地生产、就地供应的方针，积极发展"地道药材"，有步骤地变野生动、植物药材为家养家种，并加强中药材经营。1959年7月13日，中共中央批转卫生部党组《关于药品生产管理及质量问题的报告》，规定凡没有经过卫生部门批准，非制药单位不能制造药品；没有检验过的药品或检验不合格的药品，不准收购或市售。1959年7月30日，卫生部、化学工业部和商业部联合印发《关于保证和提高药品质量的指示》，进一步强化药品质量监督检验工作。1959年10月，卫生部组织编制《中药材手册》，对中药传统鉴别和炮炙经验进行总结。1962年，卫生部先后印发《关于加强中药质量管理的通知》（3月2日）、《关于进一步加强中药质量管理的通知》（8月11日）、《关于不得使用中药材原植物的非药用部分供药用的通知》（12月7日），严格加强中药材质量、中药饮片炮炙和中成药生产的监督工作。1963年，根据中共中央、国务院批转卫生部、商业部《中西药品、医疗器械经营管理体制的报告》恢复中国药材公司，建制在商业部，以商业部为主与卫生部共同领导。1964 年 12 月 7 日，卫生部、商业部发布《管理毒性中药的暂行办法》，加强医疗用毒性中药的管理。

1965 年后，国家开展了自上而下的中草药运动，在农村加强中草药知识普及与中医药适用技术推广，一定程度上带动了中草药种植与加工。1969 年中国药材公司与中国医药公司合并为商业部医药组，后扩建为商业部医药局。1973 年，因对日出口中药卫生标准存在问题，国务院责成有关部门组织了专题调查，并发布新中国成立以来第一个关于中成药发展的国务院文件，即《关于改进中成药质量的报告》（国发 121 号），明确提出中成药工业要转变生产方式，实现机械化生产的任务。1975 年 12 月，经国务院同意，国家计委、商业部、卫生部、农林部、供销总社联合印发《关于发展中药材生产，解决供应紧缺问题的通知》（〔75〕计字 539 号），要求各地加强中药材生产收购工作和计划管理。

1976 年后，中药监管工作逐渐恢复并走上健康发展道路。1977 年 4 月 5 日，国务院批转国家标准计量局、卫生部、商业部、总后勤部等单位关于改革中医处方用药计量单位的请示报告，同意中药计量单位的换算统一采用公制单位。1978 年 6 月，国务院决定成立国家医药管理总局。1979 年中药行业由原商业部移交原国家医药管理总局管理，恢复中国药材公司建制。原化工部中国医药工业公司的中药业务合并到中国药材公司，实现了中成药工业统一归口、统一规划、统一管理，解决了过去中药厂存在多头管理的问题。1981 年，国务院印发《关于加强医药管理的决定》（国发〔1981〕87 号），明确提出加强中药材生产管理。1983 年卫生部、国家民委联合发出《关于加强民族医药工作的意见》，1984 年两部委又联合召开首次民族医药工作会议，加强民族医药工作。1981 年在苏州和 1986 年在衡阳先后两次召开全国中药工业会议，制定了《中成药生产管理若干规定》和《中成药工艺技术管理办法》《中成药质量管理办法》《中成药设备管理办法》等部门规章，使中成药生产从传统小生产模式转向现代工业生产。

1983 年，卫生部召开全国药检系统中药工作座谈会，专题研究了中药材品种混乱的治理整顿问题。1984 年 5 月，卫生部以（〔84〕卫药字第 11 号）文件部署了对全国二级站经营的中药材进行全面调查摸底的工作。中药材调查摸底工作于 1986 年 7 月完成，经中国药品生物制品检定所对全国 3 万余份资料分析，全国经营使用的中药材品种有 1547 种，分别来源于 3533 种动、植物和矿物，而国家药品标准仅收载了 550 种。因此，卫生部决定，对来源清楚、疗效确切、应用地区较多的品种，分期分批制定国家药品标准。1992 年 2 月 25 日，《卫生部关于颁布第一批中药材〈中华人民共和国卫生部药品标准〉的通知》（卫药发〔1992〕第 9 号）发布，正式颁布第一批 101 个中药材质量标准——《中华人民共和国卫生部药品标准·中药材（第一册）》，1992 年 5 月 1 日起执行。

可以看出，在中药监管制度的发展初期阶段，国家针对中药行业发展水平和存在问题，从早期重点抓中药材管理开始，逐渐重视中成药管理，在研制、生产、经营、管理体制、发展方向、扶持政策等方面确立了一系列制度设计，并及时作出重大调整和决策。这些政策措施的逐步到位，使我国中药监督管理水平上了一个新的台阶。

二、中药监管调整阶段

1985 年《药品管理法》颁布实施后，卫生部药政局依法加强对中成药的药政管理，把中成药的审批纳入了药品的现代管理轨道。但在《药品管理法》实施前，由于历史原因，各地卫生主管部门批准了上万个品种在全国流通，地方药品标准之间互相移植，有的根据局部需要随意修改；我国中成药标准出现了所谓的"三级药品标准"，即国家药典标准，卫生部部颁标准，省、自治区、直辖市药品标准（以下简称地方药品标准）。省、自治区、直辖市卫生行政部门在审批中成药时，存在掌握尺度宽严不一、药品命名各行其是的状况，导致出现同名异方、同方异名以及处方不合理等问题，给中成药的生产、经营、使用和管理增加了难度，严重威胁着人民群众用药的安全有效。为全面解决药品地方标准存在的问题，根据我国实际情况，先后开展了全国中成药品种整顿、解决中成药地方标准、换发文号及中药保健品整顿工作，为《药品管理法》（2001 年修订）的颁布实施提供了保障。

（一）中成药品种整顿

为了保证中医临床用药和中医药事业的健康发展，我国自 1983 年开始着手中成药品种整顿的汇总整理工作，1986 年 12 月 17 日，卫生部下发《关于全面开展中成药品种整顿的通知》，在全国范围内对已生产的中成药品种分阶段进行了全面整顿，使中成药品种朝着规范化、标准化方向发展。

1983-1987 年，卫生部先后从各省、自治区、直辖市卫生行政部门收集到中成药地方标准 22000 余个，涉及 6 万个品种。经统一新旧度量衡制，合并相同处方，归并同方异名，整理建档 31 个剂型，8488 个品种（其中，同名异方的品种为 2100 种，疗效确切、组方合理的品种为 3000 种左右；组方不合理、疗效不确切的品种为 1000 种左右；地方区域性使用的品种为 1500 种左右；保密品种为 500 种左右），9024 种中成药处方，汇编成《全国中药成方制剂集》，内容包括处方、功能与主治，批准文号，标准依据等，形成基本历史档案资料。在此基础上，开展中成药品种疗效再评价工作，对 9024 个处方进行分析研究，委托中国中医药理论整理研究会牵头，从全国抽调 108 位医药专家组成编委，对筛选出的 6006 个地方中成药从品种命名、组方合理性、临床疗效等三个方面，逐个进行审查、集体讨论和评价并查证必要的资料，经多次复审和广泛征求各省卫生行政部门和医药生产部门意见后，最后制定《基本药物（中药制剂品种目录）》（收载 1699 个）。

1985-1989 年先后组织了 5 次由 200 余位全国中医药知名专家约 500 人次参加的专题审评会议，对 8000 余个中成药品种进行了医学审查和疗效再评价。根据中医专家审查的结果，提出 2500 余个品种可推荐作为部颁标准。对这些品种，1987-1995 年，按照"先整顿后提高"的原则，经药典委员会组织药学专家审查，分期颁布了《中华人民共和国卫生部药品标准·中药成方制剂》（第 1-10 册），共收载 2070 个品种；1996 年卫生部宣布中成药品种整顿工作结束，至 1998 年又先后出版了第 11-20 册。

1986 年开始的中成药地方标准整顿工作未包括民族药。之后，卫生部发布《关于制定民族药部颁标准的通知》（卫药发〔1993〕第 64 号），对全国藏、蒙、维药材及其成方制剂制定部颁标准进行统一部署，陆续颁布实施《中华人民共和国卫生部药品标准（藏药）》（1995 年 9 月 1 日正式实施，收载藏药材 136 种，成方制剂 200 种）、《中华人民共和国卫生部药品标准（蒙药分册）》（1998 年 11 月 1 日正式实施，收载蒙药材 57 种，制剂 145 种）、《中华人民共和国卫生部药品标准（维吾尔药分册）》（1998 年 10 月 1 日正式实施，收载维药材 115 种，制剂 87 种）。

（二）保健药品整顿

1987 年 10 月，卫生部发布《中药保健药品的管理规定》（〔87〕卫药字第 70 号），进一步加强中药保健药品的管理，规定其临床和生产的审批，委托各省、自治区、直辖市卫生厅（局）负责办理，审批报卫生部备案。保健药品在各地自行审批过程中，技术要求掌握尺度不一，各省、自治区、直辖市监管力度也不相同，出现了命名不规范、组方不合理、将治疗药品或食品审批为保健药品、功能主治不确切、夸大疗效等问题，甚至有的保健药品毒副作用比较大，不仅给广大人民群众带来经济上的损失，而且危害群众健康，也直接影响、干扰药品的执法，增加了药品监督管理的难度。整顿前全国各地卫生行政部门先后批准的保健药品有 4000 余个，有 2100 多个生产企业进行保健药品的生产，剂型达 20 多种，涉及临床各科。为从根本上扭转药品生产、流通领域有法不依、执法不严的状况，1994 年，国务院发布《关于进一步加强药品管理工作的紧急通知》（国发〔1994〕53号），作为药品监督管理的依据。1996 年，国务院办公厅印发《关于继续整顿和规范药品生产经营秩序加强药品管理工作的通知》（国办发〔1996〕14 号），对医药市场进行整顿规范，要求各省、自治区、直辖市对已批准生产的药品进行清理，并暂停批准仿制有批准文号的药品及保健药品。随后卫生部据此发出通知，限定 1996 年 5 月 25 日以后停止保健药品审批。根据 1997 年卫生部统计资料显示，1996 年 5 月 25 日前全国共批准中药保健药品 4366 个批准文号，经各地初审，共上报 2433 个批准文号参加整顿，占总批准文号的 55.6%。另有 2000 多个品种未通过初审，批准文号予以吊销，并停止生产。2000 年 3 月，原国家药品监督管理局印发《关于开展中药保健药品整顿工作的通知》（国药管注〔2000〕74 号），制定了整顿的原则、方法、步骤、要求等，明确时限，中药保健药品整顿工作全面启动。原国家药品监督管理局组织国家药监局药品审评中心承担中药保健药品整顿的技术审评工作，本着安全、有效、质量可控的原则，提出"中药保健药品整顿工作实施方案"，组织起草制定《中药保健药品申报资料的技术要求》，分别对每个产品的药理、临床、药学进行审评，淘汰了组方不合理、功能主治不确切、夸大疗效、毒副作用较大的品种。经过 2 年多的时间，在 2002 年 11月基本完成了中药保健药品的技术审评工作。最终批准了 1064 个保健药品继续生产，核发国药准字B 格式的文号，撤销了 1017 个品种。中药保健药品整顿作为"地标药品"整顿工作的一部分，该项工作的顺利完成为切实贯彻《药品管理法》（2001 年修订）奠定了基础，并对规范药品市场、促进药品质量的提高、更好地发挥中药应有的作用等方面都具有重要意义。

（三）取消中成药地方标准

2001 年 2 月 28 日第九届全国人民代表大会常务委员会第二十次会议第一次修订《药品管理法》，明确取消了省、自治区、直辖市药品标准。但由于种种原因，仍有一些中成药地方标准品种没有纳入国家药品标准管理。2001 年，国务院办公厅印发《关于施行药品管理法有关药品标准延期执行问题的复函》（国办函〔2001〕68 号），要求原国家药品监督管理局从 2001 年 12 月 1 日起至 2002年 11 月 30 日必须解决药品地方标准问题。为全面、稳妥地解决药品标准管理方面存在的问题，强化中成药国家标准管理工作，维护药品监督管理法规的严肃性，确保人民用药安全有效，2001 年2 月 16 日，原国家药品监督管理局出台《关于强化中成药国家标准管理工作的通知》（国药监注〔2001〕第 83 号），制定中成药地方标准审查的技术指导原则，成立解决中成药地方标准工作办公室。2002 年 1 月 31 日，原国家药品监督管理局发布《关于有关地方药品标准执行问题的公告》（国药监注〔2002〕42 号），规定从 2001 年 12 月 1 日起至 2002 年 11 月 30 日，对《药品管理法》修订前各省、自治区、直辖市药品监督管理部门按照当时实行的地方药品标准批准生产的药品品种逐个进行审查，对符合《药品管理法》有关规定的，纳入国家药品标准，可以继续生产；对不符合规定的，立即停止该品种的生产并撤销其批准文号。分四个阶段完成了中成药地方标准审查工作，颁发新的药品标准 1518 个（即地标升国标 13 册），核发批准文号 3020 个。从 2002 年 12 月 1 日起，按地方标准生产中成药成为历史。

（四）多措并举加强中药管理

1987 年 2 月，卫生部、国家中医管理局印发《关于加强中药剂型研制工作的意见》，推进中药改剂型研制工作，要求采取多种形式、多种途径继承和发展中药剂型。1987 年 3 月 31 日，卫生部《〈新药审批办法〉中有关中药问题的补充规定和说明》，就《新药审批办法》中的有关中药新药审批的某些问题做了以下五个方面的补充规定及说明：新药（中药）分类和申报资料项目的补充规定和说明；药材引种、试种栽培品种申报资料项目；新药（中药）药理、毒理研究的技术要求补充说明；新药（中药）稳定性试验资料的补充规定；新药（中药）临床研究的技术要求补充说明。根据卫生部《进口药品管理办法》（1990 年 10 月）和《关于对精神药物实行进出口准许证规定的通知》（1983 年 9 月 10 日〔83〕卫药字第 32 号）及其《卫生部关于精神药物进出口管理规定的补充通知》（1987 年 12 月 25 日 81 号文）对进出口药品进行监督管理。1988 年卫生部颁发《关于新药审批管理若干补充规定》，并同时颁发了 15 类药物的临床试验指导原则。1989 年 12 月又发布《关于中药新药标准品、对照品有关问题的通知》。1992 年，卫生部颁发《关于药品审批管理若干问题的通知》，对中药相关部分做了修订和补充规定。同年 9 月 1 日起施行《〈新药审批办法〉有关中药部分的修订和补充规定》（卫药发〔1992〕第 25 号）。1992 年国务院决定对中药采取特殊的行政保护办法，当年 10 月 14 日颁布《中药品种保护条例》，1993 年 1 月 1 日起正式实施，对促进中成药企业的规模化、规范化发展起到了特殊作用。

三、中药监管完善阶段

2001 年随着修订后《药品管理法》的深入实施，中药监管各项工作进入法治化阶段。2002 年，为适应修订后的《药品管理法》和《药品管理法实施条例》，原国家药品监督管理局发布并实施《药品注册管理办法（试行）》，第一次明确提出药品注册的法规概念，明确了管理方式、审评方式和审评技术要求的基本规范，标志着我国药品注册法规进入统一完善阶段。2005 年对试行的《药品注册管理办法》进行修订。2007 年又对《药品注册管理办法》进行修订，形成了《药品注册管理办法》（国家食品药品监督管理局令第 28 号）。

（一）中药注册管理

考虑到中药注册管理工作的特殊性，国家食品药品监督管理局认真回顾和总结了 1985 年以来中药注册管理工作的历程，梳理了中药注册管理过程中所暴露出的问题，于 2008 年 1 月制定发布《中药注册管理补充规定》，进一步细化和明确关于中药注册管理的要求，突出了中药复方制剂的研制与注册申报相关要求。《中药注册管理补充规定》紧扣 2007 年版《药品注册管理办法》关于药品注册贯彻 "新" "优" "同" 的新要求，严格中药研制现场核查和审评审批标准，净化中药研制秩序，引导有序研发，突出中医药特点，鼓励创新。经过不到 1 年的治理和调整，中药研发的低水平重复和数据造假乱象得到了明显遏制，药品技术审评和审批工作也从 2008 年开始步入常态化。

2005 年 8 月 1 日，《医疗机构制剂注册管理办法（试行）》开始施行，对医疗机构制剂的定义进行了严格的限定，强调了医疗机构制剂系本单位临床需要而市场上没有供应的品种。还对不得作为医疗机构制剂申报的情形作出了具体规定，严格限定申报的品种范围。中药注射剂由于存在较大的安全隐患，不得作为医疗机构制剂申报。

2001 年 11 月 7 日，国家药品监督管理局发布《关于加强进口药材管理有关事宜的通知》（国药监注〔2001〕481 号），对进口药材的申报资料及通关检验等提出了初步要求，进一步规范了进口药材的监督管理。2003 年 8 月，国家食品药品监督管理局会同海关总署颁布了《药品进口管理办法》。上述措施为进一步加强进口药材审批、登记备案、口岸检验等奠定了坚实的法律基础。2005 年 11 月 24 日，国家食品药品监督管理局发布了《进口药材管理办法（试行）》（国家食品药品监督管理局令第 22 号）。

（二）中药质量安全监管

2002 年 3 月，原国家药品监督管理局发布《中药材生产质量管理规范（试行）》（2002 年 6 月 1 日起实施），2003 年发布实施《中药材生产质量管理规范认证管理办法（试行）》及《中药材 GAP 认证检查评定标准（试行）》，并于 2003 年 11 月正式开始中药材 GAP 认证工作。先后共认证中药材

GAP 基地 177 个，涉及全国 26 个省份 110 家企业 71 种中药材。根据《国务院关于取消和调整一批行政审批项目等事项的决定》（国发〔2016〕10 号），2016 年 3 月，国家食品药品监督管理总局发布《关于取消中药材生产质量管理规范认证有关事宜的公告》（2016 年第 72 号），明确取消中药材 GAP 认证，对中药材 GAP 实施备案管理。2022 年 3 月，国家药品监督管理局、农业农村部、国家林草局、国家中医药管理局联合印发《中药材生产质量管理规范》。《中药材生产质量管理规范》适用于中药材生产企业规范生产中药材的全过程管理，是中药材规范化生产和管理的基本要求。

国家药品监督管理部门重视中药饮片的质量监管，采取一系列措施加强监管，规范了中药饮片的生产、经营和使用行为，使中药饮片质量水平有所提高。在药品 GMP 全面实施的基础上，2003 年 1 月，原国家药品监督管理局印发《中药饮片 GMP 补充规定》并组织实施。2003 年 12 月，国家食品药品监督管理局针对中药饮片存在无包装或包装不符合法定规定的情况，印发《关于加强中药饮片包装监督管理的通知》，明确饮片生产、包装、发运的监管要求。2004 年印发《关于推进中药饮片等类别药品监督实施 GMP 工作的通知》（国食药监安〔2004〕514 号），规定自 2008 年 1 月 1 日起，所有中药饮片生产企业必须在符合 GMP 的条件下生产。2008 年 2 月，《关于加强中药饮片生产监督管理的通知》（国食药监办〔2008〕42 号）发布实施，进一步加强中药饮片生产、流通、使用的监督管理，规定自 2008 年 1 月 1 日起，未获得《药品 GMP 证书》的中药饮片生产企业一律不得从事中药饮片的生产经营活动。中药饮片经营企业、使用单位（药品生产企业、医疗机构）必须从具有《药品 GMP 证书》的中药饮片生产企业或具有中药饮片经营资质（批发）的药品经营企业购进中药饮片。2011 年 1 月，国家食品药品监督管理局会同卫生部、国家中医药管理局联合下发《关于加强中药饮片监督管理的通知》（国食药监安〔2011〕25 号），进一步加强中药饮片监督管理，加强中药饮片生产经营行为和医疗机构中药饮片的监管。

1999 年原国家药品监督管理局和卫生部共同发布《药品不良反应监测管理办法（试行）》，为不良反应监测工作的发展奠定了坚实的基础。2004 年对该办法进行了第一次修订，以国家食品药品监督管理局第 7 号令发布，将法律层级由规范性文件提升为部门规章。2011 年 5 月 4 日卫生部签发了再次修订的《药品不良反应报告和监测管理办法》，以卫生部令第 81 号颁布，于 2011 年 7 月 1 日起正式实施，强化了药品生产企业在监测工作中的作用，要求企业对监测期内、上市 5 年内及可能存在严重安全性隐患的药品开展重点监测。2019 年新修订《药品管理法》明确了"风险管理、全程管控、社会共治"原则并首次确立药物警戒制度，从关注药品上市后监管到聚焦药品全生命周期监管。2021 年 5 月 7 日，国家药品监督管理局发布《药物警戒质量管理规范》，作为指导药品上市许可持有人开展药品上市后安全性研究的官方规范性文件。

四、中药监管快速发展阶段

随着中药产业的发展，中药事业呈现新的发展格局。尤其是中医药在抗击新冠疫情等突发公共卫生事件中彰显特色优势，公众对中医药有了新期待，党中央、国务院对中医药事业提出了新要求。2016 年 12 月 25 日，第十二届全国人大常委会第二十五次会议通过《中华人民共和国中医药法》。2017 年中共中央办公厅、国务院办公厅印发《关于深化审评审批制度改革鼓励药品医疗器械创新的意见》，要求建立完善符合中药特点的注册管理制度和技术评价体系，处理好保持中药传统优势与现代药品研发要求的关系。2019 年修订实施《药品管理法》，明确规定建立和完善符合中药特点的技术评价体系，促进中药传承创新。2019 年 10 月，在全国中医药大会召开之际，习近平总书记对中医药工作作出了重要指示，强调要遵循中医药发展规律，传承精华，守正创新。2019 年 10 月 26 日，中共中央、国务院印发《关于促进中医药传承创新发展的意见》（以下简称《意见》）。《意见》指出，传承创新发展中医药是新时代中国特色社会主义事业的重要内容，是中华民族伟大复兴的大事。

2020 年 6 月 2 日，习近平总书记主持召开专家学者座谈会，充分肯定了中医药在新冠肺炎疫情防控中发挥的作用和作出的贡献，要求"改革完善中药审评审批机制，促进中药新药研发和产业发展"。2020 年 10 月 29 日，党的十九届五中全会审议通过《中共中央关于制定国民经济和社会发展第十四个五年规划和二〇三五年远景目标的建议》，强调要坚持中西医并重，大力发展中医药事业。

2022 年，党的二十大报告强调"促进中医药传承创新发展"，在《中共中央 国务院关于促进中医药传承创新发展的意见》战略部署基础上，进一步对中医药传承创新进行再部署和再推进。为贯彻落实党中央、国务院决策部署，进一步做好新时代中药监管工作，适应新形势、满足新需求、应对新挑战，国家药品监督管理局 2020 年发布《关于促进中药传承创新发展的实施意见》（本节以下简称《实施意见》），2023 年印发《关于进一步加强中药科学监管 促进中药传承创新发展的若干措施》（本节以下简称《若干措施》）、《中药注册管理专门规定》，全面加强中药全链条监督管理，推动中国式药品监管和中药监管科学体系建设。

《实施意见》《若干措施》与新修订《药品注册管理办法》、基于新的中药注册分类的《中药注册管理专门规定》《中药注册分类及申报资料要求》及中药系列技术指导原则等形成各有侧重、有机统一的中药监管政策体系，全面落实党中央、国务院关于促进中医药事业传承创新发展决策部署，增添中药产业高质量发展新动力，更好保护和促进公众健康。

综上所述，纵观药品监管制度发展的历程，是我国政府对药品这一特殊产品的认识和定位不断探索实践的过程。中药作为我国的一种药品形式，来源于天然的动物、植物、矿物等的药用物质及其制剂，包括中药材、中药饮片、中药配方颗粒和中成药等，是中华民族的瑰宝，为造福人民健康作出巨大贡献。近年来，中药全产业链、全生命周期监管的政策法规和技术规定取得重大成果和最新进展，包括中药监管相关的国家法律、法规及政策性文件，药监部门规章、相关规范性文件、研究技术指导原则以及中药监管科学、药品审评年度报告（中药部分）、创新品种审评报告等内容，反映了中药创新研发和监管能力的大幅度提升。

我们也应该看到，面对新形势和新挑战，中西医融合创新发展已成大势所趋。中药的监管科学发展与科学监管能力提升任重道远，中药监管政策法规在实践中还有不少值得改进和完善的地方，一些影响和制约中药特色、创新、质量、效率的突出性问题尚待进一步研究完善和系统施策。

第二章

中药监管相关法律、法规及政策性文件

第一节
中药监管组织架构与法规体系概述

2018 年 2 月，党的十九届三中全会审议通过《中共中央关于深化党和国家机构改革的决定》和《深化党和国家机构改革方案》。2018 年 3 月，第十三届全国人民代表大会第一次会议批准了《国务院机构改革方案》，根据这次机构改革方案，考虑到药品监管的特殊性，单独组建国家药品监督管理局，由国家市场监督管理总局管理。

一、药品监管行政组织架构

（一）行政组织架构与运行机制

2018 年国家药品监督管理局单独组建，由国家市场监督管理总局管理。药品监管机构设到省一级，药品经营销售等行为的监管，由市县市场监管部门统一承担。我国药品监管行政架构形成了以药品监督管理部门为主体，其他相关部门配合监督管理的模式，履行药品监督管理职能。

国家药品监督管理局贯彻落实党中央关于药品监督管理工作的方针政策和决策部署，在履行职责过程中坚持和加强党对药品监督管理工作的集中统一领导。主要职责：负责药品、医疗器械和化妆品安全监督管理；负责药品、医疗器械和化妆品标准管理；负责药品、医疗器械和化妆品注册管理、质量管理、上市后风险管理；负责执业药师资格准入管理；负责组织指导药品、医疗器械和化妆品监督检查；负责药品、医疗器械和化妆品监督管理领域对外交流与合作，参与相关国际监管规则和标准的制定；负责指导省、自治区、直辖市药品监督管理部门工作；完成党中央、国务院交办的其他任务等。

国家卫生健康委、国家中医药管理局、国家医疗保障局、国家市场监管总局、工业和信息化部、国家发展改革委、科技部、商务部、海关总署、公安部、国家林草局等部门的职责与药品监管相关。国家药监局与部分部门之间的职责分工安排如下。

与国家卫生健康委员会的有关职责分工：国家药监局会同国家卫健委组织国家药典委员会并制定国家药典，建立重大药品不良反应和医疗器械不良事件相互通报机制和联合处置机制。

与商务部的有关职责分工：商务部负责拟订药品流通发展规划和政策，国家药监局在药品监督管理工作中，配合执行药品流通发展规划和政策；商务部发放药品类易制毒化学品进口许可前，应当征得国家药监局同意。

与公安部的有关职责分工：公安部负责组织指导药品、医疗器械、化妆品犯罪案件侦查工作，国家药监局与公安部建立行政执法和刑事司法工作衔接机制，药监部门发现违法行为涉嫌犯罪的，按照有关规定移送公安机关，公安机关应当迅速进行审查，并依法作出立案或者不予立案的决定。公安机关提请药监部门作出检验、认定、鉴定等协助的，药监部门应予以配合。

（二）国家药监局内设机构

根据《国家药品监督管理局职能配置、内设机构和人员编制规定》，国家药监局内设综合和规划财务司、政策法规司、药品注册管理司（中药民族药监督管理司）、药品监督管理司、医疗器械注册管理司、医疗器械监督管理司、化妆品监督管理司、科技和国际合作司（港澳台办公室）、人事司、机关党委、离退休干部局。

机关司局中，涉及中药的职能分别为：药品注册管理司（中药民族药监督管理司）主要负责拟定并监督实施中药标准、技术指导原则，拟定并实施中药注册管理制度，监督实施中药饮片炮制规范，实施中药品种保护制度；药品监督管理司主要负责拟定中药生产监管制度、中药材生产质量管理规范并监督实施；科技国合司组织研究实施中药审评、检查、检验的科学工具和方法，组织实施中药重大科技项目及中药的国际交流。

（三）国家药监局直属单位

国家药监局现有直属单位 21 个（含事业单位 19 个、挂靠社团 1 个、国有企业 1 个）。

事业单位：中国食品药品检定研究院（国家药品监督管理局医疗器械标准管理中心，中国药品检验总所）、国家药典委员会、国家药品监督管理局药品审评中心、国家药品监督管理局食品药品审核查验中心（国家疫苗检查中心）、国家药品监督管理局药品评价中心（国家药品不良反应监测中心）、国家药品监督管理局医疗器械技术审评中心、国家药品监督管理局行政事项受理服务和投诉举报中心、国家药品监督管理局服务中心（国家药品监督管理局机关服务局）、国家药品监督管理局信息中心（中国食品药品监管数据中心）、国家药品监督管理局高级研修学院（国家药品监督管理局安全应急演练中心）、国家药品监督管理局执业药师资格认证中心、国家药品监督管理局新闻宣传中心、中国食品药品国际交流中心、国家药品监督管理局南方医药经济研究所、国家药品监督管理局特殊药品检查中心（国家药品监督管理局一四六仓库）、国家药品监督管理局药品审评检查长三角分中心、国家药品监督管理局医疗器械技术审评检查长三角分中心、国家药品监督管理局药品审评检查大湾区分中心、国家药品监督管理局医疗器械技术审评检查大湾区分中心。

挂靠社团：中国药学会。

国有企业：中国健康传媒集团。

与中药监管职能密切相关的直属单位中，中国食品药品检定研究院（国家药品监督管理局医疗器械标准管理中心，中国药品检验总所）主要负责中药、民族药相关检验检测以及安全监管所需的复检、质量标准复核等工作；国家药典委员会主要负责组织制修订中药国家标准以及《中国药典》编制等工作；国家药品监督管理局药品审评中心主要负责中药临床试验、上市许可、补充申请的技术审评等工作；国家药品监督管理局食品药品审核查验中心（国家疫苗检查中心）主要负责中药注册核查以及研制、生产环节有因检查核查等工作；国家药品监督管理局药品评价中心（国家药品不良反应监测中心）主要负责中药的不良反应监测及安全性评价工作；中国食品药品国际交流中心主要负责开展中药相关的国际交流与合作，开展与我国港、澳、台地区中药方面的交流与合作。

（四）省级及市、县药品监督管理部门

目前，省级主管药品监管工作的部门为省级药品监督管理局。市、县两级市场监督管理局分别依职责负责药品相应的监督管理工作。其中，省级药品监督管理部门负责药品、医疗器械和化妆品生产环节的许可、检查和处罚，以及药品批发许可、零售连锁总部许可、互联网销售第三方平台备案及检查和处罚。市县两级市场监管部门负责药品零售、医疗器械经营的许可、检查和处罚，以及化妆品经营和药品、医疗器械使用环节质量的检查和处罚。

2018 年起，根据监管任务，各地积极探索尝试建立省级药品区域监管派出机构。如江苏省药监局在全省 13 个设区市全部设置派驻检查分局，并设置 6 个审评核查分中心；北京市药监局成立 5 个直属分局；浙江省药监局在 11 个设区市设置省药品检查中心分中心；广东省药监局设置 5 个稽查（药品检查）办公室；重庆市药监局设置 4 个直属检查局；福建省药监局设立 3 个药品稽查办公室；天津市药监局设置 5 个药品监督管理办公室；山东省药监局设置 6 个区域性药品检查分局；四川省药监局设置 5 个片区检查分局；安徽省药监局设置 9 个派出分局；湖北省药监局设置 14 个分局；河南省药监局设置 9 个监管分局。各省（自治区、直辖市）以不同形式设置专门的药品监管派出机构，都是新形势下药品监管模式创新的有益尝试。

目前，我国已建立并完善了适应中药事业发展和监管需求的中药质量安全监管体系，形成了国家药品监督管理部门统筹全国中药质量安全监管工作，省级药品监督管理部门主要负责属地中药生产监管，市县级药品监督管理部门主要负责属地中药经营等"全国一盘棋"的监管格局。

二、中药监督管理法规体系

药品监管法律体系建设是药品监管体系的关键组成部分。我国药品监督管理法律体系按照法律效力等级依次包括法律、行政法规、部门规章、规范性文件、技术指导原则等。目前，我国已建立以《药品管理法》《中医药法》等为主体的中药法律法规体系，可全面覆盖中药质量监管全生命周期各环节。从中药注册审评审批、核查检查、抽样检验、生产流通到不良反应监测、中药品种保护的全链条监管体系已经建立，相关技术支撑体系基本完善。随着两部法律的全面实施，国家药监局制修订并颁布了一系列中药配套规章文件，调整并强化法律责任，优化监管程序，改进监管路径，充分体现"四个最严"的药品全生命周期监管要求，构建了保护和促进公众健康的药品监管法律体系的全新框架，中药监管的法规与技术体系逐渐完善，已经形成比较完备的、构建了具有中国特色的中药监管"四梁八柱"（图 2-1）。

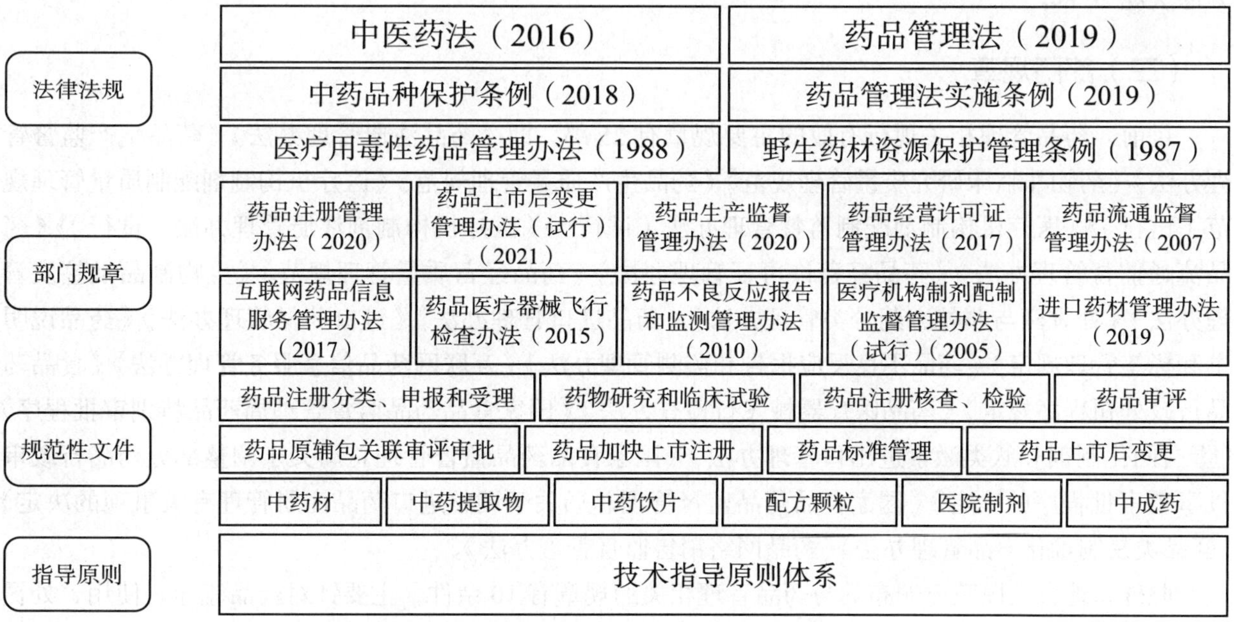

法律法规	中医药法（2016）		药品管理法（2019）	
	中药品种保护条例（2018）		药品管理法实施条例（2019）	
	医疗用毒性药品管理办法（1988）		野生药材资源保护管理条例（1987）	
部门规章	药品注册管理办法（2020）	药品上市后变更管理办法（试行）（2021）	药品生产监督管理办法（2020）・药品经营许可证管理办法（2017）	药品流通监督管理办法（2007）
	互联网药品信息服务管理办法（2017）	药品医疗器械飞行检查办法（2015）	药品不良反应报告和监测管理办法（2010）・医疗机构制剂配制监督管理办法（试行）（2005）	进口药材管理办法（2019）
规范性文件	药品注册分类、申报和受理	药物研究和临床试验	药品注册核查、检验	药品审评
	药品原辅包关联审评审批	药品加快上市注册	药品标准管理	药品上市后变更
	中药材・中药提取物・中药饮片・配方颗粒・医院制剂・中成药			
指导原则	技术指导原则体系			

图 2-1　中药监管的法规与技术体系

（一）法律

涉及药品监督管理的法律主要有 3 部，即《中华人民共和国药品管理法》《中华人民共和国疫苗管理法》《中华人民共和国中医药法》。其他涉及药品管理的法律有《中华人民共和国刑法》《中华人民共和国专利法》《中华人民共和国生物安全法》《中华人民共和国禁毒法》《中华人民共和国广告法》《中华人民共和国价格法》《中华人民共和国消费者权益保护法》《中华人民共和国反不正当竞争法》等。

现行《药品管理法》于 2019 年 8 月 26 日颁布,自 2019 年 12 月 1 日起施行,共 155 条,分总则、药品研制和注册、药品上市许可持有人、药品生产、药品经营、医疗机构药事管理、药品上市后管理、药品价格和广告、药品储备和供应、监督管理、法律责任、附则等 12 章。修订后的《药品管理法》以药品监督管理为中心内容,贯彻习近平总书记"四个最严"的要求,强化全过程监管,坚决守住公共安全底线,全面实施药品上市许可持有人制度,改革药品审评审批、鼓励创新,完善药品全过程监管制度,明晰监管职责、丰富监管措施,加大了对违法行为的处罚力度。

《中医药法》是为了继承和弘扬中医药,保障和促进中医药事业发展,保护人民健康制定的办法。由全国人民代表大会常务委员会审议通过,于 2016 年 12 月 25 日发布,自 2017 年 7 月 1 日起施行,共 63 条,分总则、中医药服务、中药保护与发展、中医药人才培养、中医药科学研究、中医药传承与文化传播、保障措施、法律责任、附则等。《中医药法》明确了中医药事业的重要地位和发展方针;建立符合中医药特点的管理制度;加大对中医药事业的扶持力度;坚持扶持与规范并重,加强对中医药的监管;加大对中医药违法行为的处罚力度。

(二)行政法规

国务院根据宪法和法律制定发布的药品管理行政法规主要有 10 部,即《药品管理法实施条例》《中药品种保护条例》《戒毒条例》《易制毒化学品管理条例》《麻醉药品和精神药品管理条例》《反兴奋剂条例》《血液制品管理条例》《医疗用毒性药品管理办法》《放射性药品管理办法》《野生药材资源保护管理条例》。

省、自治区、直辖市的人民代表大会及其常务委员会,根据本行政区域的具体情况和实际需要,在不同宪法、法律、行政法规相抵触的前提下,可以制定地方性法规。据统计,有药品管理相关地方性法规 20 部。

(三)部门规章

目前,药品管理相关现行有效的主要规章有 25 部,即《药品注册管理办法》《药品生产监督管理办法》《药物非临床研究质量管理规范》《药品生产质量管理规范》《医疗机构制剂配制质量管理规范(试行)》《医疗机构制剂配制监督管理办法(试行)》《医疗机构制剂注册管理办法(试行)》《药品流通监督管理办法》《药品经营许可证管理办法》《药品经营质量管理规范》《生物制品批签发管理办法》《处方药与非处方药分类管理办法》《药品进口管理办法》《进口药材管理办法》《药品说明书和标签管理规定》《药品不良反应报告和监测管理办法》《互联网药品信息服务管理办法》《食品药品行政处罚程序规定》《药品医疗器械飞行检查办法》《国家食品药品监督管理局药品特别审批程序》《蛋白同化制剂和肽类激素进出口管理办法》《国家食品药品监督管理总局关于调整部分药品行政审批事项审批程序的决定》《国家食品药品监督管理总局关于调整进口药品注册管理有关事项的决定》《药品类易制毒化学品管理办法》《药品网络销售监督管理办法》。

此外,地方人民政府颁布的与药品管理相关的规章有 10 余件,主要针对药品流通、使用、处罚等专项,部分省对于药品和医疗器械进行统一规定。

(四)规范性文件

除国务院的行政法规、决定、命令以及部门规章和地方政府规章外,国家药品监督管理局为执行药品相关法律、行政法规和规章,还按照《国务院办公厅关于加强行政规范性文件制定和监督管理工作的通知》要求，依照法定权限、程序制定并公开发布了一系列的规范性文件，对药品监督管理的具体要求进行规定。如《药品上市后变更管理办法（试行）》《中药注册管理专门规定》《国家药监局 国家中医药局 国家卫生健康委 国家医保局关于结束中药配方颗粒试点工作的公告》《中药材生产质量管理规范》《药品召回管理办法》等。

（五）技术指导原则

国家药监局组织制定的技术指导原则是针对药物研发、注册、生产、经营、上市后管理等行为进行指引和指导的规定，主要是技术性要求，不包括监督管理和法律责任内容，不具有强制性。2020 年 7 月 1 日正式实施的《药品注册管理办法》进一步明确提出药品技术指导原则的定位和发布要求，为更好体现药品研发的科学规律，将技术要求作为《药品注册管理办法》配套文件发布实施，赋予了技术指导原则引导药物研发和药品审评监管的双重属性。

在药品监管过程中还需遵守中国政府承认或加入的相关国际条约，如《1961 年麻醉品单一公约》《1971 年精神药物公约》和《濒危野生动植物种国际贸易公约》等。

三、中药监管机构及相关职能部门

（一）中药监管对象及产品形式

药品是治病救人的特殊商品，事关人民群众身体健康和生命安全。《药品管理法》规定，药品是指用于预防、治疗、诊断人的疾病，有目的地调节人的生理机能并规定有适应症或者功能主治、用法和用量的物质，包括中药、化学药和生物制品等。

中药是中国传统药物的总称，是指在中国传统医药理论指导下用以预防、诊断和治疗疾病的药物，包括植物药、动物药、矿物药等。中药包含中药材、中药饮片、中药配方颗粒、中成药等。

中药材一般是药用植物、动物、矿物的药用部分采收后经产地初加工形成的原料药材。2022 年3 月 1 日，国家药监局、农业农村部、国家林草局、国家中医药局联合发布的《中药材生产质量管理规范》（2022 年第 22 号），定义的中药材是指来源于药用植物、药用动物等资源，经规范化的种植（含生态种植、野生抚育和仿野生栽培）、养殖、采收和产地加工后，用于生产中药饮片、中药制剂的药用原料。

大部分中药材来源于植物，药用部位有根、茎、花、果实、种子、皮等。动物类药材主要来自于动物的骨、胆、结石、皮、肉及脏器。矿物类药材包括可供药用的天然矿物、矿物加工品种以及动物的化石等。

中药提取物系指净药材或炮制品经适宜的方法提取、纯化制成的供中成药生产的原料。

中药饮片系指药材经炮制后可直接用于中医临床或制剂生产使用的药品。"饮片"的名称是取药材切片作煎汤饮用之义。

中药配方颗粒是由单味中药饮片经水提、分离、浓缩、干燥、制粒而成的颗粒，在中医药理论指导下，按照中医临床处方调配后，供患者冲服使用。中药配方颗粒的质量监管纳入中药饮片管理范畴。

中成药是指以中药材、中药饮片或中药提取物等为原料，按规定的处方、工艺成批生产的具有确切的疗效和可控的质量标准，经由国家药品监督管理部门批准，可直接供临床使用的中药成方制剂。

医疗机构配制的中药制剂，是指医疗机构根据本单位临床需要经批准而配制、自用的固定处方中药制剂。医疗机构配制的中药制剂，应当是市场上没有供应的品种。

（二）中药监管的特殊性

中药是中华民族在与疾病长期斗争的过程中积累的宝贵财富，历史实践已证明，中药的临床疗效突出确切，为中华民族繁衍昌盛作出了重要贡献。中药在中医药理论指导下应用，具有悠久的使用历史和独特施治理论及技术方法，有别于化学药和生物制品。中药自身的特点决定了其在研制、生产、流通、使用等管理方面的特殊性。中药的监督管理应重视中药自身的特点和优势，建立具有中国医药特色的中药监管制度、标准和方法是对世界医药事业和人类健康的贡献。

中药的特点：一是中药具有长期的人用历史，积累了较为丰富的有效性和（或）安全性数据或证据；二是中药的药用物质绝大部分都来自于天然产物；三是中药的成分复杂，每一味中药都含有很多化学成分，一个中药复方就是一个成分众多的复杂系统；四是中药具有多环节、多靶点的多活性及常规的或非常规的作用机制；五是中药多以复方配伍使用，从特定的道地药材、饮片炮制到中药复方制剂，可通过炮制、配伍等方式增效减毒，体现中药特有的量值传递规律。

中药的特点决定了中药新药的研发与化学药研发模式显著不同。中药新药处方来源于临床经验，多为复方用药，具有中医药理论支持和指导，是在总结多个单一个体用药疗效基础上，固定处方、工艺，明确用药人群、剂量和功能主治，研发制成适用于群体化用药的药品。中药临床实践的特点是根据中医药理论临证处方，辨证论治，加减化裁，强调个体化治疗，以汤剂为主要使用形式。中药新药研发是"源于临床、回归临床"的过程。因此，对中药实施注册审评监管，不能照搬化学药品、生物制品的审评技术要求及审评程序进行。

（三）中药监管相关职能部门

我国为了加强药品管理，保证药品质量，保障公众用药安全和合法权益，保护和促进公众健康，对药品的研制、生产、经营、使用和监督采取专门的行政管理。我国药品管理的目标是全面提升药品质量，保障药品的安全、有效、可及。在管理中坚持两个原则，一是以人民健康为中心原则，二是风险管理、全程管控、社会共治的原则。

在药品统一管理制度下，为适应中药管理的现实需要，2019年新修订的《药品管理法》第四条不但根据《宪法》规定，强调"国家发展现代药和传统药，充分发挥其在预防、医疗和保健中的作用"，还在其第二款中规定"国家保护野生药材资源和中药品种，鼓励培育道地中药材"。此外，在《药品管理法》中有多处关于中药的管理特殊规定，如第十六条第二款中"建立和完善符合中药特点的技术评价体系，促进中药传承创新"，第二十四条中"未实施审批管理的中药材和中药饮片除外"，第六十条中"城乡集市贸易市场可以出售中药材，国务院另有规定的除外"等，都体现了中药管理的特殊性。

在《药品管理法》中，除在总则中明确国家发展传统药，充分发挥其在预防、医疗和保健中的作用外，还专门规定：一是国家对中药品种实行保护；二是对新发现和从境外引种的药材，经国务院药品监督管理部门审核批准后，方可销售；三是地区性民间习用药材的管理办法，由国务院药品监督管理部门会同国务院中医药主管部门制定。上述规定的核心是从实际出发，要发挥中药的作用，作出符合中国国情的管理决策和具体的管理规定。

药品作为一种特殊商品，具有商品的生命周期属性。从上市前、生产、上市后到产品退市，对药品全生命周期的严格监管都是十分有必要的。基于中药产品研制、生产的特殊性，实施以品种为主线、涵盖其全生命周期各个环节的风险管控，将中药品种监管、体系监管与生产行为监管相融合的监管模式具有一定的优势。这种监管模式将中药研发至生产、销售、使用以及上市后管理、不良反应监测、上市后评价、退市等过程中的各个监管条块有机结合，形成一个全生命周期的完整链条，最终实现对中药实施系统考虑、统筹安排、整体把控、持续动态管理。

中药监管具有链条长、环节多的特点和复杂性，不仅涉及种植养殖、产地加工、炮制、生产、销售、使用等环节，还涉及资源、科研、价格、招采等方面。为此，国务院建立了中医药工作部级联席会议制度，组织各部门统筹协调，发挥各部门优势，形成合力推动中医药发展和加强监管。根据《中共中央 国务院关于促进中医药传承创新发展的意见》的重点任务分工，与中药监督管理相关的职能，除了药监外，还涉及发展改革委、卫健、工信、科技、商务、医保、农业、林草、市场、海关等多个部门。

第二节
中药监管法律法规

中华人民共和国药品管理法

（1984 年 9 月 20 日第六届全国人民代表大会常务委员会第七次会议通过　2001 年 2 月 28 日第九届全国人民代表大会常务委员会第二十次会议第一次修订　根据 2013 年 12 月 28 日第十二届全国人民代表大会常务委员会第六次会议《关于修改〈中华人民共和国海洋环境保护法〉等七部法律的决定》第一次修正　根据 2015 年 4 月 24 日第十二届全国人民代表大会常务委员会第十四次会议《关于修改〈中华人民共和国药品管理法〉的决定》第二次修正　2019 年 8 月 26 日第十三届全国人民代表大会常务委员会第十二次会议第二次修订　2019 年 8 月 26 日中华人民共和国主席令第 31 号公布）

——— 目　　录 ———

第一章 总 则

第一条 为了加强药品管理，保证药品质量，保障公众用药安全和合法权益，保护和促进公众健康，制定本法。

第二条 在中华人民共和国境内从事药品研制、生产、经营、使用和监督管理活动，适用本法。

本法所称药品，是指用于预防、治疗、诊断人的疾病，有目的地调节人的生理机能并规定有适应症或者功能主治、用法和用量的物质，包括中药、化学药和生物制品等。

第三条 药品管理应当以人民健康为中心，坚持风险管理、全程管控、社会共治的原则，建立科学、严格的监督管理制度，全面提升药品质量，保障药品的安全、有效、可及。

第四条 国家发展现代药和传统药，充分发挥其在预防、医疗和保健中的作用。

国家保护野生药材资源和中药品种，鼓励培育道地中药材。

第五条 国家鼓励研究和创制新药，保护公民、法人和其他组织研究、开发新药的合法权益。

第六条 国家对药品管理实行药品上市许可持有人制度。药品上市许可持有人依法对药品研制、生产、经营、使用全过程中药品的安全性、有效性和质量可控性负责。

第七条 从事药品研制、生产、经营、使用活动，应当遵守法律、法规、规章、标准和规范，保证全过程信息真实、准确、完整和可追溯。

第八条 国务院药品监督管理部门主管全国药品监督管理工作。国务院有关部门在各自职责范围内负责与药品有关的监督管理工作。国务院药品监督管理部门配合国务院有关部门，执行国家药品行业发展规划和产业政策。

省、自治区、直辖市人民政府药品监督管理部门负责本行政区域内的药品监督管理工作。设区的市级、县级人民政府承担药品监督管理职责的部门（以下称药品监督管理部门）负责本行政区域内的药品监督管理工作。县级以上地方人民政府有关部门在各自职责范围内负责与药品有关的监督管理工作。

第九条 县级以上地方人民政府对本行政区域内的药品监督管理工作负责，统一领导、组织、协调本行政区域内的药品监督管理工作以及药品安全突发事件应对工作，建立健全药品监督管理工作机制和信息共享机制。

第十条 县级以上人民政府应当将药品安全工作纳入本级国民经济和社会发展规划，将药品安全工作经费列入本级政府预算，加强药品监督管理能力建设，为药品安全工作提供保障。

第十一条 药品监督管理部门设置或者指定的药品专业技术机构，承担依法实施药品监督管理所需的审评、检验、核查、监测与评价等工作。

第十二条 国家建立健全药品追溯制度。国务院药品监督管理部门应当制定统一的药品追溯标准和规范，推进药品追溯信息互通互享，实现药品可追溯。

国家建立药物警戒制度，对药品不良反应及其他与用药有关的有害反应进行监测、识别、评估和控制。

第十三条 各级人民政府及其有关部门、药品行业协会等应当加强药品安全宣传教育，开展药品安全法律法规等知识的普及工作。

新闻媒体应当开展药品安全法律法规等知识的公益宣传，并对药品违法行为进行舆论监督。有关药品的宣传报道应当全面、科学、客观、公正。

第十四条 药品行业协会应当加强行业自律，建立健全行业规范，推动行业诚信体系建设，引导和督促会员依法开展药品生产经营等活动。

第十五条 县级以上人民政府及其有关部门对在药品研制、生产、经营、使用和监督管理工作中做出突出贡献的单位和个人，按照国家有关规定给予表彰、奖励。

政策法规

第二章 药品研制和注册

第十六条 国家支持以临床价值为导向、对人的疾病具有明确或者特殊疗效的药物创新，鼓励具有新的治疗机理、治疗严重危及生命的疾病或者罕见病、对人体具有多靶向系统性调节干预功能等的新药研制，推动药品技术进步。

国家鼓励运用现代科学技术和传统中药研究方法开展中药科学技术研究和药物开发，建立和完善符合中药特点的技术评价体系，促进中药传承创新。

国家采取有效措施，鼓励儿童用药品的研制和创新，支持开发符合儿童生理特征的儿童用药品新品种、剂型和规格，对儿童用药品予以优先审评审批。

第十七条 从事药品研制活动，应当遵守药物非临床研究质量管理规范、药物临床试验质量管理规范，保证药品研制全过程持续符合法定要求。

药物非临床研究质量管理规范、药物临床试验质量管理规范由国务院药品监督管理部门会同国务院有关部门制定。

第十八条 开展药物非临床研究，应当符合国家有关规定，有与研究项目相适应的人员、场地、设备、仪器和管理制度，保证有关数据、资料和样品的真实性。

第十九条 开展药物临床试验，应当按照国务院药品监督管理部门的规定如实报送研制方法、质量指标、药理及毒理试验结果等有关数据、资料和样品，经国务院药品监督管理部门批准。国务院药品监督管理部门应当自受理临床试验申请之日起六十个工作日内决定是否同意并通知临床试验申办者，逾期未通知的，视为同意。其中，开展生物等效性试验的，报国务院药品监督管理部门备案。

开展药物临床试验，应当在具备相应条件的临床试验机构进行。药物临床试验机构实行备案管理，具体办法由国务院药品监督管理部门、国务院卫生健康主管部门共同制定。

第二十条 开展药物临床试验，应当符合伦理原则，制定临床试验方案，经伦理委员会审查同意。

伦理委员会应当建立伦理审查工作制度，保证伦理审查过程独立、客观、公正，监督规范开展药物临床试验，保障受试者合法权益，维护社会公共利益。

第二十一条 实施药物临床试验，应当向受试者或者其监护人如实说明和解释临床试验的目的和风险等详细情况，取得受试者或者其监护人自愿签署的知情同意书，并采取有效措施保护受试者合法权益。

第二十二条 药物临床试验期间，发现存在安全性问题或者其他风险的，临床试验申办者应当及时调整临床试验方案、暂停或者终止临床试验，并向国务院药品监督管理部门报告。必要时，国务院药品监督管理部门可以责令调整临床试验方案、暂停或者终止临床试验。

第二十三条 对正在开展临床试验的用于治疗严重危及生命且尚无有效治疗手段的疾病的药物，经医学观察可能获益，并且符合伦理原则的，经审查、知情同意后可以在开展临床试验的机构内用于其他病情相同的患者。

第二十四条 在中国境内上市的药品，应当经国务院药品监督管理部门批准，取得药品注册证书；但是，未实施审批管理的中药材和中药饮片除外。实施审批管理的中药材、中药饮片品种目录由国务院药品监督管理部门会同国务院中医药主管部门制定。

申请药品注册，应当提供真实、充分、可靠的数据、资料和样品，证明药品的安全性、有效性和质量可控性。

第二十五条 对申请注册的药品，国务院药品监督管理部门应当组织药学、医学和其他技术人员进行审评，对药品的安全性、有效性和质量可控性以及申请人的质量管理、风险防控和责任赔偿等能力进行审查；符合条件的，颁发药品注册证书。

国务院药品监督管理部门在审批药品时，对化学原料药一并审评审批，对相关辅料、直接接触药品的包装材料和容器一并审评，对药品的质量标准、生产工艺、标签和说明书一并核准。

本法所称辅料，是指生产药品和调配处方时所用的赋形剂和附加剂。

第二十六条 对治疗严重危及生命且尚无有效治疗手段的疾病以及公共卫生方面急需的药品，药物临床试验已有数据显示疗效并能预测其临床价值的，可以附条件批准，并在药品注册证书中载明相关事项。

第二十七条 国务院药品监督管理部门应当完善药品审评审批工作制度，加强能力建设，建立健全沟通交流、专家咨询等机制，优化审评审批流程，提高审评审批效率。

批准上市药品的审评结论和依据应当依法公开，接受社会监督。对审评审批中知悉的商业秘密应当保密。

第二十八条 药品应当符合国家药品标准。经国务院药品监督管理部门核准的药品质量标准高于国家药品标准的，按照经核准的药品质量标准执行；没有国家药品标准的，应当符合经核准的药品质量标准。

国务院药品监督管理部门颁布的《中华人民共和国药典》和药品标准为国家药品标准。

国务院药品监督管理部门会同国务院卫生健康主管部门组织药典委员会，负责国家药品标准的制定和修订。

国务院药品监督管理部门设置或者指定的药品检验机构负责标定国家药品标准品、对照品。

第二十九条 列入国家药品标准的药品名称为药品通用名称。已经作为药品通用名称的，该名称不得作为药品商标使用。

第三章 药品上市许可持有人

第三十条 药品上市许可持有人是指取得药品注册证书的企业或者药品研制机构等。

药品上市许可持有人应当依照本法规定，对药品的非临床研究、临床试验、生产经营、上市后研究、不良反应监测及报告与处理等承担责任。其他从事药品研制、生产、经营、储存、运输、使用等活动的单位和个人依法承担相应责任。

药品上市许可持有人的法定代表人、主要负责人对药品质量全面负责。

第三十一条 药品上市许可持有人应当建立药品质量保证体系，配备专门人员独立负责药品质量管理。

药品上市许可持有人应当对受托药品生产企业、药品经营企业的质量管理体系进行定期审核，监督其持续具备质量保证和控制能力。

第三十二条 药品上市许可持有人可以自行生产药品，也可以委托药品生产企业生产。

药品上市许可持有人自行生产药品的，应当依照本法规定取得药品生产许可证；委托生产的，应当委托符合条件的药品生产企业。药品上市许可持有人和受托生产企业应当签订委托协议和质量协议，并严格履行协议约定的义务。

国务院药品监督管理部门制定药品委托生产质量协议指南，指导、监督药品上市许可持有人和受托生产企业履行药品质量保证义务。

血液制品、麻醉药品、精神药品、医疗用毒性药品、药品类易制毒化学品不得委托生产；但是，国务院药品监督管理部门另有规定的除外。

第三十三条 药品上市许可持有人应当建立药品上市放行规程，对药品生产企业出厂放行的药品进行审核，经质量受权人签字后方可放行。不符合国家药品标准的，不得放行。

第三十四条 药品上市许可持有人可以自行销售其取得药品注册证书的药品，也可以委托药品经营企业销售。药品上市许可持有人从事药品零售活动的，应当取得药品经营许可证。

药品上市许可持有人自行销售药品的，应当具备本法第五十二条规定的条件；委托销售的，应当委托符合条件的药品经营企业。药品上市许可持有人和受托经营企业应当签订委托协议，并严格履行协议约定的义务。

第三十五条 药品上市许可持有人、药品生产企业、药品经营企业委托储存、运输药品的，应当对受托方的质量保证能力和风险管理能力进行评估，与其签订委托协议，约定药品质量责任、操作规程等内容，并对受托方进行监督。

第三十六条 药品上市许可持有人、药品生产企业、药品经营企业和医疗机构应当建立并实施药品追溯制度，按照规定提供追溯信息，保证药品可追溯。

第三十七条 药品上市许可持有人应当建立年度报告制度，每年将药品生产销售、上市后研究、风险管理等情况按照规定向省、自治区、直辖市人民政府药品监督管理部门报告。

第三十八条 药品上市许可持有人为境外企业的，应当由其指定的在中国境内的企业法人履行药品上市许可持有人义务，与药品上市许可持有人承担连带责任。

第三十九条 中药饮片生产企业履行药品上市许可持有人的相关义务，对中药饮片生产、销售实行全过程管理，建立中药饮片追溯体系，保证中药饮片安全、有效、可追溯。

第四十条 经国务院药品监督管理部门批准，药品上市许可持有人可以转让药品上市许可。受让方应当具备保障药品安全性、有效性和质量可控性的质量管理、风险防控和责任赔偿等能力，履行药品上市许可持有人义务。

第四章　药品生产

第四十一条 从事药品生产活动，应当经所在地省、自治区、直辖市人民政府药品监督管理部门批准，取得药品生产许可证。无药品生产许可证的，不得生产药品。

药品生产许可证应当标明有效期和生产范围，到期重新审查发证。

第四十二条 从事药品生产活动，应当具备以下条件：

（一）有依法经过资格认定的药学技术人员、工程技术人员及相应的技术工人；

（二）有与药品生产相适应的厂房、设施和卫生环境；

（三）有能对所生产药品进行质量管理和质量检验的机构、人员及必要的仪器设备；

（四）有保证药品质量的规章制度，并符合国务院药品监督管理部门依据本法制定的药品生产质量管理规范要求。

第四十三条 从事药品生产活动，应当遵守药品生产质量管理规范，建立健全药品生产质量管理体系，保证药品生产全过程持续符合法定要求。

药品生产企业的法定代表人、主要负责人对本企业的药品生产活动全面负责。

第四十四条 药品应当按照国家药品标准和经药品监督管理部门核准的生产工艺进行生产。生产、检验记录应当完整准确，不得编造。

中药饮片应当按照国家药品标准炮制；国家药品标准没有规定的，应当按照省、自治区、直辖市人民政府药品监督管理部门制定的炮制规范炮制。省、自治区、直辖市人民政府药品监督管理部门制定的炮制规范应当报国务院药品监督管理部门备案。不符合国家药品标准或者不按照省、自治区、直辖市人民政府药品监督管理部门制定的炮制规范炮制的，不得出厂、销售。

第四十五条 生产药品所需的原料、辅料，应当符合药用要求、药品生产质量管理规范的有关要求。

生产药品，应当按照规定对供应原料、辅料等的供应商进行审核，保证购进、使用的原料、辅料等符合前款规定要求。

第四十六条 直接接触药品的包装材料和容器，应当符合药用要求，符合保障人体健康、安全的标准。

对不合格的直接接触药品的包装材料和容器，由药品监督管理部门责令停止使用。

第四十七条 药品生产企业应当对药品进行质量检验。不符合国家药品标准的，不得出厂。

药品生产企业应当建立药品出厂放行规程，明确出厂放行的标准、条件。符合标准、条件的，经质量受权人签字后方可放行。

第四十八条 药品包装应当适合药品质量的要求，方便储存、运输和医疗使用。

发运中药材应当有包装。在每件包装上，应当注明品名、产地、日期、供货单位，并附有质量合格的标志。

第四十九条 药品包装应当按照规定印有或者贴有标签并附有说明书。

标签或者说明书应当注明药品的通用名称、成份、规格、上市许可持有人及其地址、生产企业及其地址、批准文号、产品批号、生产日期、有效期、适应症或者功能主治、用法、用量、禁忌、不良反应和注意事项。标签、说明书中的文字应当清晰，生产日期、有效期等事项应当显著标注，容易辨识。

麻醉药品、精神药品、医疗用毒性药品、放射性药品、外用药品和非处方药的标签、说明书，应当印有规定的标志。

第五十条 药品上市许可持有人、药品生产企业、药品经营企业和医疗机构中直接接触药品的工作人员，应当每年进行健康检查。患有传染病或者其他可能污染药品的疾病的，不得从事直接接触药品的工作。

第五章　药品经营

第五十一条 从事药品批发活动，应当经所在地省、自治区、直辖市人民政府药品监督管理部门批准，取得药品经营许可证。从事药品零售活动，应当经所在地县级以上地方人民政府药品监督管理部门批准，取得药品经营许可证。无药品经营许可证的，不得经营药品。

药品经营许可证应当标明有效期和经营范围，到期重新审查发证。

药品监督管理部门实施药品经营许可，除依据本法第五十二条规定的条件外，还应当遵循方便群众购药的原则。

第五十二条 从事药品经营活动应当具备以下条件：

（一）有依法经过资格认定的药师或者其他药学技术人员；

（二）有与所经营药品相适应的营业场所、设备、仓储设施和卫生环境；

（三）有与所经营药品相适应的质量管理机构或者人员；

（四）有保证药品质量的规章制度，并符合国务院药品监督管理部门依据本法制定的药品经营质量管理规范要求。

第五十三条 从事药品经营活动，应当遵守药品经营质量管理规范，建立健全药品经营质量管理体系，保证药品经营全过程持续符合法定要求。

国家鼓励、引导药品零售连锁经营。从事药品零售连锁经营活动的企业总部，应当建立统一的质量管理制度，对所属零售企业的经营活动履行管理责任。

药品经营企业的法定代表人、主要负责人对本企业的药品经营活动全面负责。

第五十四条 国家对药品实行处方药与非处方药分类管理制度。具体办法由国务院药品监督管理部门会同国务院卫生健康主管部门制定。

第五十五条 药品上市许可持有人、药品生产企业、药品经营企业和医疗机构应当从药品上市许可持有人或者具有药品生产、经营资格的企业购进药品；但是，购进未实施审批管理的中药材除外。

第五十六条 药品经营企业购进药品，应当建立并执行进货检查验收制度，验明药品合格证明和其他标识；不符合规定要求的，不得购进和销售。

第五十七条 药品经营企业购销药品，应当有真实、完整的购销记录。购销记录应当注明药品的通用名称、剂型、规格、产品批号、有效期、上市许可持有人、生产企业、购销单位、购销数量、购销价格、购销日期及国务院药品监督管理部门规定的其他内容。

第五十八条 药品经营企业零售药品应当准确无误，并正确说明用法、用量和注意事项；调配处方应当经过核对，对处方所列药品不得擅自更改或者代用。对有配伍禁忌或者超剂量的处方，应当拒绝调配；必要时，经处方医师更正或者重新签字，方可调配。

药品经营企业销售中药材，应当标明产地。

依法经过资格认定的药师或者其他药学技术人员负责本企业的药品管理、处方审核和调配、合理用药指导等工作。

第五十九条 药品经营企业应当制定和执行药品保管制度，采取必要的冷藏、防冻、防潮、防虫、防鼠等措施，保证药品质量。

药品入库和出库应当执行检查制度。

第六十条 城乡集市贸易市场可以出售中药材，国务院另有规定的除外。

第六十一条 药品上市许可持有人、药品经营企业通过网络销售药品，应当遵守本法药品经营的有关规定。具体管理办法由国务院药品监督管理部门会同国务院卫生健康主管部门等部门制定。

疫苗、血液制品、麻醉药品、精神药品、医疗用毒性药品、放射性药品、药品类易制毒化学品等国家实行特殊管理的药品不得在网络上销售。

第六十二条 药品网络交易第三方平台提供者应当按照国务院药品监督管理部门的规定，向所在地省、自治区、直辖市人民政府药品监督管理部门备案。

第三方平台提供者应当依法对申请进入平台经营的药品上市许可持有人、药品经营企业的资质等进行审核，保证其符合法定要求，并对发生在平台的药品经营行为进行管理。

第三方平台提供者发现进入平台经营的药品上市许可持有人、药品经营企业有违反本法规定行为的，应当及时制止并立即报告所在地县级人民政府药品监督管理部门；发现严重违法行为的，应当立即停止提供网络交易平台服务。

第六十三条 新发现和从境外引种的药材，经国务院药品监督管理部门批准后，方可销售。

第六十四条 药品应当从允许药品进口的口岸进口，并由进口药品的企业向口岸所在地药品监督管理部门备案。海关凭药品监督管理部门出具的进口药品通关单办理通关手续。无进口药品通关单的，海关不得放行。

口岸所在地药品监督管理部门应当通知药品检验机构按照国务院药品监督管理部门的规定对进口药品进行抽查检验。

允许药品进口的口岸由国务院药品监督管理部门会同海关总署提出，报国务院批准。

第六十五条 医疗机构因临床急需进口少量药品的，经国务院药品监督管理部门或者国务院授权的省、自治区、直辖市人民政府批准，可以进口。进口的药品应当在指定医疗机构内用于特定医疗目的。

个人自用携带入境少量药品，按照国家有关规定办理。

第六十六条 进口、出口麻醉药品和国家规定范围内的精神药品，应当持有国务院药品监督管理部门颁发的进口准许证、出口准许证。

第六十七条 禁止进口疗效不确切、不良反应大或者因其他原因危害人体健康的药品。

第六十八条 国务院药品监督管理部门对下列药品在销售前或者进口时，应当指定药品检验机构进行检验；未经检验或者检验不合格的，不得销售或者进口：

（一）首次在中国境内销售的药品；

（二）国务院药品监督管理部门规定的生物制品；

（三）国务院规定的其他药品。

第六章　医疗机构药事管理

第六十九条　医疗机构应当配备依法经过资格认定的药师或者其他药学技术人员，负责本单位的药品管理、处方审核和调配、合理用药指导等工作。非药学技术人员不得直接从事药剂技术工作。

第七十条　医疗机构购进药品，应当建立并执行进货检查验收制度，验明药品合格证明和其他标识；不符合规定要求的，不得购进和使用。

第七十一条　医疗机构应当有与所使用药品相适应的场所、设备、仓储设施和卫生环境，制定和执行药品保管制度，采取必要的冷藏、防冻、防潮、防虫、防鼠等措施，保证药品质量。

第七十二条　医疗机构应当坚持安全有效、经济合理的用药原则，遵循药品临床应用指导原则、临床诊疗指南和药品说明书等合理用药，对医师处方、用药医嘱的适宜性进行审核。

医疗机构以外的其他药品使用单位，应当遵守本法有关医疗机构使用药品的规定。

第七十三条　依法经过资格认定的药师或者其他药学技术人员调配处方，应当进行核对，对处方所列药品不得擅自更改或者代用。对有配伍禁忌或者超剂量的处方，应当拒绝调配；必要时，经处方医师更正或者重新签字，方可调配。

第七十四条　医疗机构配制制剂，应当经所在地省、自治区、直辖市人民政府药品监督管理部门批准，取得医疗机构制剂许可证。无医疗机构制剂许可证的，不得配制制剂。

医疗机构制剂许可证应当标明有效期，到期重新审查发证。

第七十五条　医疗机构配制制剂，应当有能够保证制剂质量的设施、管理制度、检验仪器和卫生环境。

医疗机构配制制剂，应当按照经核准的工艺进行，所需的原料、辅料和包装材料等应当符合药用要求。

第七十六条　医疗机构配制的制剂，应当是本单位临床需要而市场上没有供应的品种，并应当经所在地省、自治区、直辖市人民政府药品监督管理部门批准；但是，法律对配制中药制剂另有规定的除外。

医疗机构配制的制剂应当按照规定进行质量检验；合格的，凭医师处方在本单位使用。经国务院药品监督管理部门或者省、自治区、直辖市人民政府药品监督管理部门批准，医疗机构配制的制剂可以在指定的医疗机构之间调剂使用。

医疗机构配制的制剂不得在市场上销售。

第七章　药品上市后管理

第七十七条　药品上市许可持有人应当制定药品上市后风险管理计划，主动开展药品上市后研究，对药品的安全性、有效性和质量可控性进行进一步确证，加强对已上市药品的持续管理。

第七十八条　对附条件批准的药品，药品上市许可持有人应当采取相应风险管理措施，并在规定期限内按照要求完成相关研究；逾期未按照要求完成研究或者不能证明其获益大于风险的，国务院药品监督管理部门应当依法处理，直至注销药品注册证书。

第七十九条　对药品生产过程中的变更，按照其对药品安全性、有效性和质量可控性的风险和产生影响的程度，实行分类管理。属于重大变更的，应当经国务院药品监督管理部门批准，其他变更应当按照国务院药品监督管理部门的规定备案或者报告。

政策法规

药品上市许可持有人应当按照国务院药品监督管理部门的规定，全面评估、验证变更事项对药品安全性、有效性和质量可控性的影响。

第八十条 药品上市许可持有人应当开展药品上市后不良反应监测，主动收集、跟踪分析疑似药品不良反应信息，对已识别风险的药品及时采取风险控制措施。

第八十一条 药品上市许可持有人、药品生产企业、药品经营企业和医疗机构应当经常考察本单位所生产、经营、使用的药品质量、疗效和不良反应。发现疑似不良反应的，应当及时向药品监督管理部门和卫生健康主管部门报告。具体办法由国务院药品监督管理部门会同国务院卫生健康主管部门制定。

对已确认发生严重不良反应的药品，由国务院药品监督管理部门或者省、自治区、直辖市人民政府药品监督管理部门根据实际情况采取停止生产、销售、使用等紧急控制措施，并应当在五日内组织鉴定，自鉴定结论作出之日起十五日内依法作出行政处理决定。

第八十二条 药品存在质量问题或者其他安全隐患的，药品上市许可持有人应当立即停止销售，告知相关药品经营企业和医疗机构停止销售和使用，召回已销售的药品，及时公开召回信息，必要时应当立即停止生产，并将药品召回和处理情况向省、自治区、直辖市人民政府药品监督管理部门和卫生健康主管部门报告。药品生产企业、药品经营企业和医疗机构应当配合。

药品上市许可持有人依法应当召回药品而未召回的，省、自治区、直辖市人民政府药品监督管理部门应当责令其召回。

第八十三条 药品上市许可持有人应当对已上市药品的安全性、有效性和质量可控性定期开展上市后评价。必要时，国务院药品监督管理部门可以责令药品上市许可持有人开展上市后评价或者直接组织开展上市后评价。

经评价，对疗效不确切、不良反应大或者因其他原因危害人体健康的药品，应当注销药品注册证书。

已被注销药品注册证书的药品，不得生产或者进口、销售和使用。

已被注销药品注册证书、超过有效期等的药品，应当由药品监督管理部门监督销毁或者依法采取其他无害化处理等措施。

第八章　药品价格和广告

第八十四条 国家完善药品采购管理制度，对药品价格进行监测，开展成本价格调查，加强药品价格监督检查，依法查处价格垄断、哄抬价格等药品价格违法行为，维护药品价格秩序。

第八十五条 依法实行市场调节价的药品，药品上市许可持有人、药品生产企业、药品经营企业和医疗机构应当按照公平、合理和诚实信用、质价相符的原则制定价格，为用药者提供价格合理的药品。

药品上市许可持有人、药品生产企业、药品经营企业和医疗机构应当遵守国务院药品价格主管部门关于药品价格管理的规定，制定和标明药品零售价格，禁止暴利、价格垄断和价格欺诈等行为。

第八十六条 药品上市许可持有人、药品生产企业、药品经营企业和医疗机构应当依法向药品价格主管部门提供其药品的实际购销价格和购销数量等资料。

第八十七条 医疗机构应当向患者提供所用药品的价格清单，按照规定如实公布其常用药品的价格，加强合理用药管理。具体办法由国务院卫生健康主管部门制定。

第八十八条 禁止药品上市许可持有人、药品生产企业、药品经营企业和医疗机构在药品购销中给予、收受回扣或者其他不正当利益。

禁止药品上市许可持有人、药品生产企业、药品经营企业或者代理人以任何名义给予使用其药品的医疗机构的负责人、药品采购人员、医师、药师等有关人员财物或者其他不正当利益。禁止医疗机构的负责人、药品采购人员、医师、药师等有关人员以任何名义收受药品上市许可持有人、药品生产企业、药品经营企业或者代理人给予的财物或者其他不正当利益。

第八十九条 药品广告应当经广告主所在地省、自治区、直辖市人民政府确定的广告审查机关批准；未经批准的，不得发布。

第九十条 药品广告的内容应当真实、合法，以国务院药品监督管理部门核准的药品说明书为准，不得含有虚假的内容。

药品广告不得含有表示功效、安全性的断言或者保证；不得利用国家机关、科研单位、学术机构、行业协会或者专家、学者、医师、药师、患者等的名义或者形象作推荐、证明。

非药品广告不得有涉及药品的宣传。

第九十一条 药品价格和广告，本法未作规定的，适用《中华人民共和国价格法》、《中华人民共和国反垄断法》、《中华人民共和国反不正当竞争法》、《中华人民共和国广告法》等的规定。

第九章 药品储备和供应

第九十二条 国家实行药品储备制度，建立中央和地方两级药品储备。

发生重大灾情、疫情或者其他突发事件时，依照《中华人民共和国突发事件应对法》的规定，可以紧急调用药品。

第九十三条 国家实行基本药物制度，遴选适当数量的基本药物品种，加强组织生产和储备，提高基本药物的供给能力，满足疾病防治基本用药需求。

第九十四条 国家建立药品供求监测体系，及时收集和汇总分析短缺药品供求信息，对短缺药品实行预警，采取应对措施。

第九十五条 国家实行短缺药品清单管理制度。具体办法由国务院卫生健康主管部门会同国务院药品监督管理部门等部门制定。

药品上市许可持有人停止生产短缺药品的，应当按照规定向国务院药品监督管理部门或者省、自治区、直辖市人民政府药品监督管理部门报告。

第九十六条 国家鼓励短缺药品的研制和生产，对临床急需的短缺药品、防治重大传染病和罕见病等疾病的新药予以优先审评审批。

第九十七条 对短缺药品，国务院可以限制或者禁止出口。必要时，国务院有关部门可以采取组织生产、价格干预和扩大进口等措施，保障药品供应。

药品上市许可持有人、药品生产企业、药品经营企业应当按照规定保障药品的生产和供应。

第十章 监督管理

第九十八条 禁止生产（包括配制，下同）、销售、使用假药、劣药。

有下列情形之一的，为假药：

（一）药品所含成份与国家药品标准规定的成份不符；

（二）以非药品冒充药品或者以他种药品冒充此种药品；

（三）变质的药品；

（四）药品所标明的适应症或者功能主治超出规定范围。

有下列情形之一的，为劣药：

（一）药品成份的含量不符合国家药品标准；

（二）被污染的药品；

（三）未标明或者更改有效期的药品；

（四）未注明或者更改产品批号的药品；

（五）超过有效期的药品；

（六）擅自添加防腐剂、辅料的药品；

（七）其他不符合药品标准的药品。

禁止未取得药品批准证明文件生产、进口药品；禁止使用未按照规定审评、审批的原料药、包装材料和容器生产药品。

第九十九条 药品监督管理部门应当依照法律、法规的规定对药品研制、生产、经营和药品使用单位使用药品等活动进行监督检查，必要时可以对为药品研制、生产、经营、使用提供产品或者服务的单位和个人进行延伸检查，有关单位和个人应当予以配合，不得拒绝和隐瞒。

药品监督管理部门应当对高风险的药品实施重点监督检查。

对有证据证明可能存在安全隐患的，药品监督管理部门根据监督检查情况，应当采取告诫、约谈、限期整改以及暂停生产、销售、使用、进口等措施，并及时公布检查处理结果。

药品监督管理部门进行监督检查时，应当出示证明文件，对监督检查中知悉的商业秘密应当保密。

第一百条 药品监督管理部门根据监督管理的需要，可以对药品质量进行抽查检验。抽查检验应当按照规定抽样，并不得收取任何费用；抽样应当购买样品。所需费用按照国务院规定列支。

对有证据证明可能危害人体健康的药品及其有关材料，药品监督管理部门可以查封、扣押，并在七日内作出行政处理决定；药品需要检验的，应当自检验报告书发出之日起十五日内作出行政处理决定。

第一百零一条 国务院和省、自治区、直辖市人民政府的药品监督管理部门应当定期公告药品质量抽查检验结果；公告不当的，应当在原公告范围内予以更正。

第一百零二条 当事人对药品检验结果有异议的，可以自收到药品检验结果之日起七日内向原药品检验机构或者上一级药品监督管理部门设置或者指定的药品检验机构申请复验，也可以直接向国务院药品监督管理部门设置或者指定的药品检验机构申请复验。受理复验的药品检验机构应当在国务院药品监督管理部门规定的时间内作出复验结论。

第一百零三条 药品监督管理部门应当对药品上市许可持有人、药品生产企业、药品经营企业和药物非临床安全性评价研究机构、药物临床试验机构等遵守药品生产质量管理规范、药品经营质量管理规范、药物非临床研究质量管理规范、药物临床试验质量管理规范等情况进行检查，监督其持续符合法定要求。

第一百零四条 国家建立职业化、专业化药品检查员队伍。检查员应当熟悉药品法律法规，具备药品专业知识。

第一百零五条 药品监督管理部门建立药品上市许可持有人、药品生产企业、药品经营企业、药物非临床安全性评价研究机构、药物临床试验机构和医疗机构药品安全信用档案，记录许可颁发、日常监督检查结果、违法行为查处等情况，依法向社会公布并及时更新；对有不良信用记录的，增加监督检查频次，并可以按照国家规定实施联合惩戒。

第一百零六条 药品监督管理部门应当公布本部门的电子邮件地址、电话，接受咨询、投诉、举报，并依法及时答复、核实、处理。对查证属实的举报，按照有关规定给予举报人奖励。

药品监督管理部门应当对举报人的信息予以保密，保护举报人的合法权益。举报人举报所在单位的，该单位不得以解除、变更劳动合同或者其他方式对举报人进行打击报复。

第一百零七条 国家实行药品安全信息统一公布制度。国家药品安全总体情况、药品安全风险警示信息、重大药品安全事件及其调查处理信息和国务院确定需要统一公布的其他信息由国务院药品监督管理部门统一公布。药品安全风险警示信息和重大药品安全事件及其调查处理信息的影响限于特定区域的，也可以由有关省、自治区、直辖市人民政府药品监督管理部门公布。未经授权不得发布上述信息。

公布药品安全信息，应当及时、准确、全面，并进行必要的说明，避免误导。

任何单位和个人不得编造、散布虚假药品安全信息。

第一百零八条 县级以上人民政府应当制定药品安全事件应急预案。药品上市许可持有人、药品生产企业、药品经营企业和医疗机构等应当制定本单位的药品安全事件处置方案，并组织开展培训和应急演练。

发生药品安全事件，县级以上人民政府应当按照应急预案立即组织开展应对工作；有关单位应当立即采取有效措施进行处置，防止危害扩大。

第一百零九条 药品监督管理部门未及时发现药品安全系统性风险，未及时消除监督管理区域内药品安全隐患的，本级人民政府或者上级人民政府药品监督管理部门应当对其主要负责人进行约谈。

地方人民政府未履行药品安全职责，未及时消除区域性重大药品安全隐患的，上级人民政府或者上级人民政府药品监督管理部门应当对其主要负责人进行约谈。

被约谈的部门和地方人民政府应当立即采取措施，对药品监督管理工作进行整改。

约谈情况和整改情况应当纳入有关部门和地方人民政府药品监督管理工作评议、考核记录。

第一百一十条 地方人民政府及其药品监督管理部门不得以要求实施药品检验、审批等手段限制或者排斥非本地区药品上市许可持有人、药品生产企业生产的药品进入本地区。

第一百一十一条 药品监督管理部门及其设置或者指定的药品专业技术机构不得参与药品生产经营活动，不得以其名义推荐或者监制、监销药品。

药品监督管理部门及其设置或者指定的药品专业技术机构的工作人员不得参与药品生产经营活动。

第一百一十二条 国务院对麻醉药品、精神药品、医疗用毒性药品、放射性药品、药品类易制毒化学品等有其他特殊管理规定的，依照其规定。

第一百一十三条 药品监督管理部门发现药品违法行为涉嫌犯罪的，应当及时将案件移送公安机关。

对依法不需要追究刑事责任或者免予刑事处罚，但应当追究行政责任的，公安机关、人民检察院、人民法院应当及时将案件移送药品监督管理部门。

公安机关、人民检察院、人民法院商请药品监督管理部门、生态环境主管部门等部门提供检验结论、认定意见以及对涉案药品进行无害化处理等协助的，有关部门应当及时提供，予以协助。

第十一章 法律责任

第一百一十四条 违反本法规定，构成犯罪的，依法追究刑事责任。

第一百一十五条 未取得药品生产许可证、药品经营许可证或者医疗机构制剂许可证生产、销售药品的，责令关闭，没收违法生产、销售的药品和违法所得，并处违法生产、销售的药品（包括已售出和未售出的药品，下同）货值金额十五倍以上三十倍以下的罚款；货值金额不足十万元的，按十万元计算。

第一百一十六条 生产、销售假药的，没收违法生产、销售的药品和违法所得，责令停产停业整顿，吊销药品批准证明文件，并处违法生产、销售的药品货值金额十五倍以上三十倍以下的罚款；货值金额不足十万元的，按十万元计算；情节严重的，吊销药品生产许可证、药品经营许可证或者医疗机构制剂许可证，十年内不受理其相应申请；药品上市许可持有人为境外企业的，十年内禁止其药品进口。

第一百一十七条 生产、销售劣药的，没收违法生产、销售的药品和违法所得，并处违法生产、销售的药品货值金额十倍以上二十倍以下的罚款；违法生产、批发的药品货值金额不足十万元的，按十万元计算，违法零售的药品货值金额不足一万元的，按一万元计算；情节严重的，责令停产停业整顿直至吊销药品批准证明文件、药品生产许可证、药品经营许可证或者医疗机构制剂许可证。

生产、销售的中药饮片不符合药品标准，尚不影响安全性、有效性的，责令限期改正，给予警告；可以处十万元以上五十万元以下的罚款。

第一百一十八条 生产、销售假药，或者生产、销售劣药且情节严重的，对法定代表人、主要负责人、直接负责的主管人员和其他责任人员，没收违法行为发生期间自本单位所获收入，并处所获收入百分之三十以上三倍以下的罚款，终身禁止从事药品生产经营活动，并可以由公安机关处五日以上十五日以下的拘留。

对生产者专门用于生产假药、劣药的原料、辅料、包装材料、生产设备予以没收。

第一百一十九条 药品使用单位使用假药、劣药的，按照销售假药、零售劣药的规定处罚；情节严重的，法定代表人、主要负责人、直接负责的主管人员和其他责任人员有医疗卫生人员执业证书的，还应当吊销执业证书。

第一百二十条 知道或者应当知道属于假药、劣药或者本法第一百二十四条第一款第一项至第五项规定的药品，而为其提供储存、运输等便利条件的，没收全部储存、运输收入，并处违法收入一倍以上五倍以下的罚款；情节严重的，并处违法收入五倍以上十五倍以下的罚款；违法收入不足五万元的，按五万元计算。

第一百二十一条 对假药、劣药的处罚决定，应当依法载明药品检验机构的质量检验结论。

第一百二十二条 伪造、变造、出租、出借、非法买卖许可证或者药品批准证明文件的，没收违法所得，并处违法所得一倍以上五倍以下的罚款；情节严重的，并处违法所得五倍以上十五倍以下的罚款，吊销药品生产许可证、药品经营许可证、医疗机构制剂许可证或者药品批准证明文件，对法定代表人、主要负责人、直接负责的主管人员和其他责任人员，处二万元以上二十万元以下的罚款，十年内禁止从事药品生产经营活动，并可以由公安机关处五日以上十五日以下的拘留；违法所得不足十万元的，按十万元计算。

第一百二十三条 提供虚假的证明、数据、资料、样品或者采取其他手段骗取临床试验许可、药品生产许可、药品经营许可、医疗机构制剂许可或者药品注册等许可的，撤销相关许可，十年内不受理其相应申请，并处五十万元以上五百万元以下的罚款；情节严重的，对法定代表人、主要负责人、直接负责的主管人员和其他责任人员，处二万元以上二十万元以下的罚款，十年内禁止从事药品生产经营活动，并可以由公安机关处五日以上十五日以下的拘留。

第一百二十四条 违反本法规定，有下列行为之一的，没收违法生产、进口、销售的药品和违法所得以及专门用于违法生产的原料、辅料、包装材料和生产设备，责令停产停业整顿，并处违法生产、进口、销售的药品货值金额十五倍以上三十倍以下的罚款；货值金额不足十万元的，按十万元计算；情节严重的，吊销药品批准证明文件直至吊销药品生产许可证、药品经营许可证或者医疗机构制剂许可证，对法定代表人、主要负责人、直接负责的主管人员和其他责任人员，没收违法行为发生期间自本单位所获收入，并处所获收入百分之三十以上三倍以下的罚款，十年直至终身禁止从事药品生产经营活动，并可以由公安机关处五日以上十五日以下的拘留：

（一）未取得药品批准证明文件生产、进口药品；

（二）使用采取欺骗手段取得的药品批准证明文件生产、进口药品；

（三）使用未经审评审批的原料药生产药品；

（四）应当检验而未经检验即销售药品；

（五）生产、销售国务院药品监督管理部门禁止使用的药品；

（六）编造生产、检验记录；

（七）未经批准在药品生产过程中进行重大变更。

销售前款第一项至第三项规定的药品，或者药品使用单位使用前款第一项至第五项规定的药品的，依照前款规定处罚；情节严重的，药品使用单位的法定代表人、主要负责人、直接负责的主管人员和其他责任人员有医疗卫生人员执业证书的，还应当吊销执业证书。

未经批准进口少量境外已合法上市的药品，情节较轻的，可以依法减轻或者免予处罚。

第一百二十五条 违反本法规定，有下列行为之一的，没收违法生产、销售的药品和违法所得以及包装材料、容器，责令停产停业整顿，并处五十万元以上五百万元以下的罚款；情节严重的，吊销药品批准证明文件、药品生产许可证、药品经营许可证，对法定代表人、主要负责人、直接负责的主管人员和其他责任人员处二万元以上二十万元以下的罚款，十年直至终身禁止从事药品生产经营活动：

（一）未经批准开展药物临床试验；

（二）使用未经审评的直接接触药品的包装材料或者容器生产药品，或者销售该类药品；

（三）使用未经核准的标签、说明书。

第一百二十六条 除本法另有规定的情形外，药品上市许可持有人、药品生产企业、药品经营企业、药物非临床安全性评价研究机构、药物临床试验机构等未遵守药品生产质量管理规范、药品经营质量管理规范、药物非临床研究质量管理规范、药物临床试验质量管理规范等的，责令限期改正，给予警告；逾期不改正的，处十万元以上五十万元以下的罚款；情节严重的，处五十万元以上二百万元以下的罚款，责令停产停业整顿直至吊销药品批准证明文件、药品生产许可证、药品经营许可证等，药物非临床安全性评价研究机构、药物临床试验机构等五年内不得开展药物非临床安全性评价研究、药物临床试验，对法定代表人、主要负责人、直接负责的主管人员和其他责任人员，没收违法行为发生期间自本单位所获收入，并处所获收入百分之十以上百分之五十以下的罚款，十年直至终身禁止从事药品生产经营等活动。

第一百二十七条 违反本法规定，有下列行为之一的，责令限期改正，给予警告；逾期不改正的，处十万元以上五十万元以下的罚款：

（一）开展生物等效性试验未备案；

（二）药物临床试验期间，发现存在安全性问题或者其他风险，临床试验申办者未及时调整临床试验方案、暂停或者终止临床试验，或者未向国务院药品监督管理部门报告；

（三）未按照规定建立并实施药品追溯制度；

（四）未按照规定提交年度报告；

（五）未按照规定对药品生产过程中的变更进行备案或者报告；

（六）未制定药品上市后风险管理计划；

（七）未按照规定开展药品上市后研究或者上市后评价。

第一百二十八条 除依法应当按照假药、劣药处罚的外，药品包装未按照规定印有、贴有标签或者附有说明书，标签、说明书未按照规定注明相关信息或者印有规定标志的，责令改正，给予警告；情节严重的，吊销药品注册证书。

第一百二十九条 违反本法规定，药品上市许可持有人、药品生产企业、药品经营企业或者医疗机构未从药品上市许可持有人或者具有药品生产、经营资格的企业购进药品的，责令改正，没收违法购进的药品和违法所得，并处违法购进药品货值金额二倍以上十倍以下的罚款；情节严重的，并处货值金额十倍以上三十倍以下的罚款，吊销药品批准证明文件、药品生产许可证、药品经营许可证或者医疗机构执业许可证；货值金额不足五万元的，按五万元计算。

第一百三十条 违反本法规定，药品经营企业购销药品未按照规定进行记录，零售药品未正确说明用法、用量等事项，或者未按照规定调配处方的，责令改正，给予警告；情节严重的，吊销药品经营许可证。

第一百三十一条 违反本法规定，药品网络交易第三方平台提供者未履行资质审核、报告、停止提供网络交易平台服务等义务的，责令改正，没收违法所得，并处二十万元以上二百万元以下的罚款；情节严重的，责令停业整顿，并处二百万元以上五百万元以下的罚款。

第一百三十二条 进口已获得药品注册证书的药品，未按照规定向允许药品进口的口岸所在地药品监督管理部门备案的，责令限期改正，给予警告；逾期不改正的，吊销药品注册证书。

第一百三十三条 违反本法规定，医疗机构将其配制的制剂在市场上销售的，责令改正，没收违法销售的制剂和违法所得，并处违法销售制剂货值金额二倍以上五倍以下的罚款；情节严重的，并处货值金额五倍以上十五倍以下的罚款；货值金额不足五万元的，按五万元计算。

第一百三十四条 药品上市许可持有人未按照规定开展药品不良反应监测或者报告疑似药品不良反应的，责令限期改正，给予警告；逾期不改正的，责令停产停业整顿，并处十万元以上一百万元以下的罚款。

药品经营企业未按照规定报告疑似药品不良反应的，责令限期改正，给予警告；逾期不改正的，责令停产停业整顿，并处五万元以上五十万元以下的罚款。

医疗机构未按照规定报告疑似药品不良反应的，责令限期改正，给予警告；逾期不改正的，处五万元以上五十万元以下的罚款。

第一百三十五条 药品上市许可持有人在省、自治区、直辖市人民政府药品监督管理部门责令其召回后，拒不召回的，处应召回药品货值金额五倍以上十倍以下的罚款；货值金额不足十万元的，按十万元计算；情节严重的，吊销药品批准证明文件、药品生产许可证、药品经营许可证，对法定代表人、主要负责人、直接负责的主管人员和其他责任人员，处二万元以上二十万元以下的罚款。药品生产企业、药品经营企业、医疗机构拒不配合召回的，处十万元以上五十万元以下的罚款。

第一百三十六条 药品上市许可持有人为境外企业的，其指定的在中国境内的企业法人未依照本法规定履行相关义务的，适用本法有关药品上市许可持有人法律责任的规定。

第一百三十七条 有下列行为之一的，在本法规定的处罚幅度内从重处罚：

（一）以麻醉药品、精神药品、医疗用毒性药品、放射性药品、药品类易制毒化学品冒充其他药品，或者以其他药品冒充上述药品；

（二）生产、销售以孕产妇、儿童为主要使用对象的假药、劣药；

（三）生产、销售的生物制品属于假药、劣药；

（四）生产、销售假药、劣药，造成人身伤害后果；

（五）生产、销售假药、劣药，经处理后再犯；

（六）拒绝、逃避监督检查，伪造、销毁、隐匿有关证据材料，或者擅自动用查封、扣押物品。

第一百三十八条 药品检验机构出具虚假检验报告的，责令改正，给予警告，对单位并处二十万元以上一百万元以下的罚款；对直接负责的主管人员和其他直接责任人员依法给予降级、撤职、开除处分，没收违法所得，并处五万元以下的罚款；情节严重的，撤销其检验资格。药品检验机构出具的检验结果不实，造成损失的，应当承担相应的赔偿责任。

第一百三十九条 本法第一百一十五条至第一百三十八条规定的行政处罚，由县级以上人民政府药品监督管理部门按照职责分工决定；撤销许可、吊销许可证件的，由原批准、发证的部门决定。

第一百四十条 药品上市许可持有人、药品生产企业、药品经营企业或者医疗机构违反本法规定聘用人员的，由药品监督管理部门或者卫生健康主管部门责令解聘，处五万元以上二十万元以下的罚款。

第一百四十一条 药品上市许可持有人、药品生产企业、药品经营企业或者医疗机构在药品购销中给予、收受回扣或者其他不正当利益的，药品上市许可持有人、药品生产企业、药品经营企业或者代理人给予使用其药品的医疗机构的负责人、药品采购人员、医师、药师等有关人员财物或者其他不正当利益的，由市场监督管理部门没收违法所得，并处三十万元以上三百万元以下的罚款；情节严重的，吊销药品上市许可持有人、药品生产企业、药品经营企业营业执照，并由药品监督管理部门吊销药品批准证明文件、药品生产许可证、药品经营许可证。

药品上市许可持有人、药品生产企业、药品经营企业在药品研制、生产、经营中向国家工作人员行贿的，对法定代表人、主要负责人、直接负责的主管人员和其他责任人员终身禁止从事药品生产经营活动。

第一百四十二条 药品上市许可持有人、药品生产企业、药品经营企业的负责人、采购人员等有关人员在药品购销中收受其他药品上市许可持有人、药品生产企业、药品经营企业或者代理人给予的财物或者其他不正当利益的，没收违法所得，依法给予处罚；情节严重的，五年内禁止从事药品生产经营活动。

医疗机构的负责人、药品采购人员、医师、药师等有关人员收受药品上市许可持有人、药品生产企业、药品经营企业或者代理人给予的财物或者其他不正当利益的，由卫生健康主管部门或者本单位给予处分，没收违法所得；情节严重的，还应当吊销其执业证书。

第一百四十三条 违反本法规定，编造、散布虚假药品安全信息，构成违反治安管理行为的，由公安机关依法给予治安管理处罚。

第一百四十四条 药品上市许可持有人、药品生产企业、药品经营企业或者医疗机构违反本法规定，给用药者造成损害的，依法承担赔偿责任。

因药品质量问题受到损害的，受害人可以向药品上市许可持有人、药品生产企业请求赔偿损失，也可以向药品经营企业、医疗机构请求赔偿损失。接到受害人赔偿请求的，应当实行首负责任制，先行赔付；先行赔付后，可以依法追偿。

生产假药、劣药或者明知是假药、劣药仍然销售、使用的，受害人或者其近亲属除请求赔偿损失外，还可以请求支付价款十倍或者损失三倍的赔偿金；增加赔偿的金额不足一千元的，为一千元。

第一百四十五条 药品监督管理部门或者其设置、指定的药品专业技术机构参与药品生产经营活动的，由其上级主管机关责令改正，没收违法收入；情节严重的，对直接负责的主管人员和其他直接责任人员依法给予处分。

药品监督管理部门或者其设置、指定的药品专业技术机构的工作人员参与药品生产经营活动的，依法给予处分。

第一百四十六条 药品监督管理部门或者其设置、指定的药品检验机构在药品监督检验中违法收取检验费用的，由政府有关部门责令退还，对直接负责的主管人员和其他直接责任人员依法给予处分；情节严重的，撤销其检验资格。

第一百四十七条 违反本法规定，药品监督管理部门有下列行为之一的，应当撤销相关许可，对直接负责的主管人员和其他直接责任人员依法给予处分：

（一）不符合条件而批准进行药物临床试验；

（二）对不符合条件的药品颁发药品注册证书；

（三）对不符合条件的单位颁发药品生产许可证、药品经营许可证或者医疗机构制剂许可证。

第一百四十八条 违反本法规定，县级以上地方人民政府有下列行为之一的，对直接负责的主管人员和其他直接责任人员给予记过或者记大过处分；情节严重的，给予降级、撤职或者开除处分：

（一）瞒报、谎报、缓报、漏报药品安全事件；

（二）未及时消除区域性重大药品安全隐患，造成本行政区域内发生特别重大药品安全事件，或者连续发生重大药品安全事件；

（三）履行职责不力，造成严重不良影响或者重大损失。

第一百四十九条 违反本法规定，药品监督管理等部门有下列行为之一的，对直接负责的主管人员和其他直接责任人员给予记过或者记大过处分；情节较重的，给予降级或者撤职处分；情节严重的，给予开除处分：

（一）瞒报、谎报、缓报、漏报药品安全事件；

（二）对发现的药品安全违法行为未及时查处；

（三）未及时发现药品安全系统性风险，或者未及时消除监督管理区域内药品安全隐患，造成严重影响；

（四）其他不履行药品监督管理职责，造成严重不良影响或者重大损失。

第一百五十条 药品监督管理人员滥用职权、徇私舞弊、玩忽职守的，依法给予处分。

查处假药、劣药违法行为有失职、渎职行为的，对药品监督管理部门直接负责的主管人员和其他直接责任人员依法从重给予处分。

第一百五十一条 本章规定的货值金额以违法生产、销售药品的标价计算；没有标价的，按照同类药品的市场价格计算。

第十二章 附 则

第一百五十二条 中药材种植、采集和饲养的管理，依照有关法律、法规的规定执行。

第一百五十三条 地区性民间习用药材的管理办法，由国务院药品监督管理部门会同国务院中医药主管部门制定。

第一百五十四条 中国人民解放军和中国人民武装警察部队执行本法的具体办法，由国务院、中央军事委员会依据本法制定。

第一百五十五条 本法自 2019 年 12 月 1 日起施行。

中华人民共和国中医药法

（2016年12月25日第十二届全国人民代表大会常务委员会第二十五次会议通过 2016年12月25日中华人民共和国主席令第59号公布）

—— 目 录 ——

第一章 总 则

第一条 为了继承和弘扬中医药，保障和促进中医药事业发展，保护人民健康，制定本法。

第二条 本法所称中医药，是包括汉族和少数民族医药在内的我国各民族医药的统称，是反映中华民族对生命、健康和疾病的认识，具有悠久历史传统和独特理论及技术方法的医药学体系。

第三条 中医药事业是我国医药卫生事业的重要组成部分。国家大力发展中医药事业，实行中西医并重的方针，建立符合中医药特点的管理制度，充分发挥中医药在我国医药卫生事业中的作用。

发展中医药事业应当遵循中医药发展规律，坚持继承和创新相结合，保持和发挥中医药特色和优势，运用现代科学技术，促进中医药理论和实践的发展。

国家鼓励中医西医相互学习，相互补充，协调发展，发挥各自优势，促进中西医结合。

第四条 县级以上人民政府应当将中医药事业纳入国民经济和社会发展规划，建立健全中医药管理体系，统筹推进中医药事业发展。

第五条 国务院中医药主管部门负责全国的中医药管理工作。国务院其他有关部门在各自职责范围内负责与中医药管理有关的工作。

县级以上地方人民政府中医药主管部门负责本行政区域的中医药管理工作。县级以上地方人民政府其他有关部门在各自职责范围内负责与中医药管理有关的工作。

第六条 国家加强中医药服务体系建设，合理规划和配置中医药服务资源，为公民获得中医药服务提供保障。

国家支持社会力量投资中医药事业，支持组织和个人捐赠、资助中医药事业。

第七条 国家发展中医药教育，建立适应中医药事业发展需要、规模适宜、结构合理、形式多样的中医药教育体系，培养中医药人才。

第八条 国家支持中医药科学研究和技术开发，鼓励中医药科学技术创新，推广应用中医药科学技术成果，保护中医药知识产权，提高中医药科学技术水平。

第九条 国家支持中医药对外交流与合作，促进中医药的国际传播和应用。

第十条 对在中医药事业中做出突出贡献的组织和个人，按照国家有关规定给予表彰、奖励。

第二章 中医药服务

第十一条 县级以上人民政府应当将中医医疗机构建设纳入医疗机构设置规划，举办规模适宜的中医医疗机构，扶持有中医药特色和优势的医疗机构发展。

合并、撤销政府举办的中医医疗机构或者改变其中医医疗性质，应当征求上一级人民政府中医药主管部门的意见。

第十二条 政府举办的综合医院、妇幼保健机构和有条件的专科医院、社区卫生服务中心、乡镇卫生院，应当设置中医药科室。

县级以上人民政府应当采取措施，增强社区卫生服务站和村卫生室提供中医药服务的能力。

第十三条 国家支持社会力量举办中医医疗机构。

社会力量举办的中医医疗机构在准入、执业、基本医疗保险、科研教学、医务人员职称评定等方面享有与政府举办的中医医疗机构同等的权利。

第十四条 举办中医医疗机构应当按照国家有关医疗机构管理的规定办理审批手续，并遵守医疗机构管理的有关规定。

举办中医诊所的，将诊所的名称、地址、诊疗范围、人员配备情况等报所在地县级人民政府中医药主管部门备案后即可开展执业活动。中医诊所应当将本诊所的诊疗范围、中医医师的姓名及其执业范围在诊所的明显位置公示，不得超出备案范围开展医疗活动。具体办法由国务院中医药主管部门拟订，报国务院卫生行政部门审核、发布。

第十五条 从事中医医疗活动的人员应当依照《中华人民共和国执业医师法》的规定，通过中医医师资格考试取得中医医师资格，并进行执业注册。中医医师资格考试的内容应当体现中医药特点。

以师承方式学习中医或者经多年实践，医术确有专长的人员，由至少两名中医医师推荐，经省、自治区、直辖市人民政府中医药主管部门组织实践技能和效果考核合格后，即可取得中医医师资格；按照考核内容进行执业注册后，即可在注册的执业范围内，以个人开业的方式或者在医疗机构内从事中医医疗活动。国务院中医药主管部门应当根据中医药技术方法的安全风险拟订本款规定人员的分类考核办法，报国务院卫生行政部门审核、发布。

第十六条 中医医疗机构配备医务人员应当以中医药专业技术人员为主，主要提供中医药服务；经考试取得医师资格的中医医师按照国家有关规定，经培训、考核合格后，可以在执业活动中采用与其专业相关的现代科学技术方法。在医疗活动中采用现代科学技术方法的，应当有利于保持和发挥中医药特色和优势。

社区卫生服务中心、乡镇卫生院、社区卫生服务站以及有条件的村卫生室应当合理配备中医药专业技术人员，并运用和推广适宜的中医药技术方法。

第十七条 开展中医药服务，应当以中医药理论为指导，运用中医药技术方法，并符合国务院中医药主管部门制定的中医药服务基本要求。

第十八条 县级以上人民政府应当发展中医药预防、保健服务，并按照国家有关规定将其纳入基本公共卫生服务项目统筹实施。

县级以上人民政府应当发挥中医药在突发公共卫生事件应急工作中的作用，加强中医药应急物资、设备、设施、技术与人才资源储备。

医疗卫生机构应当在疾病预防与控制中积极运用中医药理论和技术方法。

第十九条　医疗机构发布中医医疗广告，应当经所在地省、自治区、直辖市人民政府中医药主管部门审查批准；未经审查批准，不得发布。发布的中医医疗广告内容应当与经审查批准的内容相符合，并符合《中华人民共和国广告法》的有关规定。

第二十条　县级以上人民政府中医药主管部门应当加强对中医药服务的监督检查，并将下列事项作为监督检查的重点：

（一）中医医疗机构、中医医师是否超出规定的范围开展医疗活动；

（二）开展中医药服务是否符合国务院中医药主管部门制定的中医药服务基本要求；

（三）中医医疗广告发布行为是否符合本法的规定。

中医药主管部门依法开展监督检查，有关单位和个人应当予以配合，不得拒绝或者阻挠。

第三章　中药保护与发展

第二十一条　国家制定中药材种植养殖、采集、贮存和初加工的技术规范、标准，加强对中药材生产流通全过程的质量监督管理，保障中药材质量安全。

第二十二条　国家鼓励发展中药材规范化种植养殖，严格管理农药、肥料等农业投入品的使用，禁止在中药材种植过程中使用剧毒、高毒农药，支持中药材良种繁育，提高中药材质量。

第二十三条　国家建立道地中药材评价体系，支持道地中药材品种选育，扶持道地中药材生产基地建设，加强道地中药材生产基地生态环境保护，鼓励采取地理标志产品保护等措施保护道地中药材。

前款所称道地中药材，是指经过中医临床长期应用优选出来的，产在特定地域，与其他地区所产同种中药材相比，品质和疗效更好，且质量稳定，具有较高知名度的中药材。

第二十四条　国务院药品监督管理部门应当组织并加强对中药材质量的监测，定期向社会公布监测结果。国务院有关部门应当协助做好中药材质量监测有关工作。

采集、贮存中药材以及对中药材进行初加工，应当符合国家有关技术规范、标准和管理规定。

国家鼓励发展中药材现代流通体系，提高中药材包装、仓储等技术水平，建立中药材流通追溯体系。药品生产企业购进中药材应当建立进货查验记录制度。中药材经营者应当建立进货查验和购销记录制度，并标明中药材产地。

第二十五条　国家保护药用野生动植物资源，对药用野生动植物资源实行动态监测和定期普查，建立药用野生动植物资源种质基因库，鼓励发展人工种植养殖，支持依法开展珍贵、濒危药用野生动植物的保护、繁育及其相关研究。

第二十六条　在村医疗机构执业的中医医师、具备中药材知识和识别能力的乡村医生，按照国家有关规定可以自种、自采地产中药材并在其执业活动中使用。

第二十七条　国家保护中药饮片传统炮制技术和工艺，支持应用传统工艺炮制中药饮片，鼓励运用现代科学技术开展中药饮片炮制技术研究。

第二十八条　对市场上没有供应的中药饮片，医疗机构可以根据本医疗机构医师处方的需要，在本医疗机构内炮制、使用。医疗机构应当遵守中药饮片炮制的有关规定，对其炮制的中药饮片的质量负责，保证药品安全。医疗机构炮制中药饮片，应当向所在地设区的市级人民政府药品监督管理部门备案。

根据临床用药需要，医疗机构可以凭本医疗机构医师的处方对中药饮片进行再加工。

第二十九条　国家鼓励和支持中药新药的研制和生产。

国家保护传统中药加工技术和工艺，支持传统剂型中成药的生产，鼓励运用现代科学技术研究开发传统中成药。

第三十条　生产符合国家规定条件的来源于古代经典名方的中药复方制剂，在申请药品批准文号时，可以仅提供非临床安全性研究资料。具体管理办法由国务院药品监督管理部门会同中医药主管部门制定。

前款所称古代经典名方，是指至今仍广泛应用、疗效确切、具有明显特色与优势的古代中医典籍所记载的方剂。具体目录由国务院中医药主管部门会同药品监督管理部门制定。

第三十一条 国家鼓励医疗机构根据本医疗机构临床用药需要配制和使用中药制剂，支持应用传统工艺配制中药制剂，支持以中药制剂为基础研制中药新药。

医疗机构配制中药制剂，应当依照《中华人民共和国药品管理法》的规定取得医疗机构制剂许可证，或者委托取得药品生产许可证的药品生产企业、取得医疗机构制剂许可证的其他医疗机构配制中药制剂。委托配制中药制剂，应当向委托方所在地省、自治区、直辖市人民政府药品监督管理部门备案。

医疗机构对其配制的中药制剂的质量负责；委托配制中药制剂的，委托方和受托方对所配制的中药制剂的质量分别承担相应责任。

第三十二条 医疗机构配制的中药制剂品种，应当依法取得制剂批准文号。但是，仅应用传统工艺配制的中药制剂品种，向医疗机构所在地省、自治区、直辖市人民政府药品监督管理部门备案后即可配制，不需要取得制剂批准文号。

医疗机构应当加强对备案的中药制剂品种的不良反应监测，并按照国家有关规定进行报告。药品监督管理部门应当加强对备案的中药制剂品种配制、使用的监督检查。

第四章 中医药人才培养

第三十三条 中医药教育应当遵循中医药人才成长规律，以中医药内容为主，体现中医药文化特色，注重中医药经典理论和中医药临床实践、现代教育方式和传统教育方式相结合。

第三十四条 国家完善中医药学校教育体系，支持专门实施中医药教育的高等学校、中等职业学校和其他教育机构的发展。

中医药学校教育的培养目标、修业年限、教学形式、教学内容、教学评价及学术水平评价标准等，应当体现中医药学科特色，符合中医药学科发展规律。

第三十五条 国家发展中医药师承教育，支持有丰富临床经验和技术专长的中医医师、中药专业技术人员在执业、业务活动中带徒授业，传授中医药理论和技术方法，培养中医药专业技术人员。

第三十六条 国家加强对中医医师和城乡基层中医药专业技术人员的培养和培训。

国家发展中西医结合教育，培养高层次的中西医结合人才。

第三十七条 县级以上地方人民政府中医药主管部门应当组织开展中医药继续教育，加强对医务人员，特别是城乡基层医务人员中医药基本知识和技能的培训。

中医药专业技术人员应当按照规定参加继续教育，所在机构应当为其接受继续教育创造条件。

第五章 中医药科学研究

第三十八条 国家鼓励科研机构、高等学校、医疗机构和药品生产企业等，运用现代科学技术和传统中医药研究方法，开展中医药科学研究，加强中西医结合研究，促进中医药理论和技术方法的继承和创新。

第三十九条 国家采取措施支持对中医药古籍文献、著名中医药专家的学术思想和诊疗经验以及民间中医药技术方法的整理、研究和利用。

国家鼓励组织和个人捐献有科学研究和临床应用价值的中医药文献、秘方、验方、诊疗方法和技术。

第四十条 国家建立和完善符合中医药特点的科学技术创新体系、评价体系和管理体制，推动中医药科学技术进步与创新。

第四十一条 国家采取措施，加强对中医药基础理论和辨证论治方法，常见病、多发病、慢性病和重大疑难疾病、重大传染病的中医药防治，以及其他对中医药理论和实践发展有重大促进作用的项目的科学研究。

第六章 中医药传承与文化传播

第四十二条 对具有重要学术价值的中医药理论和技术方法，省级以上人民政府中医药主管部门应当组织遴选本行政区域内的中医药学术传承项目和传承人，并为传承活动提供必要的条件。传承人应当开展传承活动，培养后继人才，收集整理并妥善保存相关的学术资料。属于非物质文化遗产代表性项目的，依照《中华人民共和国非物质文化遗产法》的有关规定开展传承活动。

第四十三条 国家建立中医药传统知识保护数据库、保护名录和保护制度。

中医药传统知识持有人对其持有的中医药传统知识享有传承使用的权利，对他人获取、利用其持有的中医药传统知识享有知情同意和利益分享等权利。

国家对经依法认定属于国家秘密的传统中药处方组成和生产工艺实行特殊保护。

第四十四条 国家发展中医养生保健服务，支持社会力量举办规范的中医养生保健机构。中医养生保健服务规范、标准由国务院中医药主管部门制定。

第四十五条 县级以上人民政府应当加强中医药文化宣传，普及中医药知识，鼓励组织和个人创作中医药文化和科普作品。

第四十六条 开展中医药文化宣传和知识普及活动，应当遵守国家有关规定。任何组织或者个人不得对中医药作虚假、夸大宣传，不得冒用中医药名义牟取不正当利益。

广播、电视、报刊、互联网等媒体开展中医药知识宣传，应当聘请中医药专业技术人员进行。

第七章 保障措施

第四十七条 县级以上人民政府应当为中医药事业发展提供政策支持和条件保障，将中医药事业发展经费纳入本级财政预算。

县级以上人民政府及其有关部门制定基本医疗保险支付政策、药物政策等医药卫生政策，应当有中医药主管部门参加，注重发挥中医药的优势，支持提供和利用中医药服务。

第四十八条 县级以上人民政府及其有关部门应当按照法定价格管理权限，合理确定中医医疗服务的收费项目和标准，体现中医医疗服务成本和专业技术价值。

第四十九条 县级以上地方人民政府有关部门应当按照国家规定，将符合条件的中医医疗机构纳入基本医疗保险定点医疗机构范围，将符合条件的中医诊疗项目、中药饮片、中成药和医疗机构中药制剂纳入基本医疗保险基金支付范围。

第五十条 国家加强中医药标准体系建设，根据中医药特点对需要统一的技术要求制定标准并及时修订。

中医药国家标准、行业标准由国务院有关部门依据职责制定或者修订，并在其网站上公布，供公众免费查阅。

国家推动建立中医药国际标准体系。

第五十一条 开展法律、行政法规规定的与中医药有关的评审、评估、鉴定活动，应当成立中医药评审、评估、鉴定的专门组织，或者有中医药专家参加。

第五十二条 国家采取措施，加大对少数民族医药传承创新、应用发展和人才培养的扶持力度，加强少数民族医疗机构和医师队伍建设，促进和规范少数民族医药事业发展。

第八章　法律责任

第五十三条　县级以上人民政府中医药主管部门及其他有关部门未履行本法规定的职责的，由本级人民政府或者上级人民政府有关部门责令改正；情节严重的，对直接负责的主管人员和其他直接责任人员，依法给予处分。

第五十四条　违反本法规定，中医诊所超出备案范围开展医疗活动的，由所在地县级人民政府中医药主管部门责令改正，没收违法所得，并处一万元以上三万元以下罚款；情节严重的，责令停止执业活动。

中医诊所被责令停止执业活动的，其直接负责的主管人员自处罚决定作出之日起五年内不得在医疗机构内从事管理工作。医疗机构聘用上述不得从事管理工作的人员从事管理工作的，由原发证部门吊销执业许可证或者由原备案部门责令停止执业活动。

第五十五条　违反本法规定，经考核取得医师资格的中医医师超出注册的执业范围从事医疗活动的，由县级以上人民政府中医药主管部门责令暂停六个月以上一年以下执业活动，并处一万元以上三万元以下罚款；情节严重的，吊销执业证书。

第五十六条　违反本法规定，举办中医诊所、炮制中药饮片、委托配制中药制剂应当备案而未备案，或者备案时提供虚假材料的，由中医药主管部门和药品监督管理部门按照各自职责分工责令改正，没收违法所得，并处三万元以下罚款，向社会公告相关信息；拒不改正的，责令停止执业活动或者责令停止炮制中药饮片、委托配制中药制剂活动，其直接责任人员五年内不得从事中医药相关活动。

医疗机构应用传统工艺配制中药制剂未依照本法规定备案，或者未按照备案材料载明的要求配制中药制剂的，按生产假药给予处罚。

第五十七条　违反本法规定，发布的中医医疗广告内容与经审查批准的内容不相符的，由原审查部门撤销该广告的审查批准文件，一年内不受理该医疗机构的广告审查申请。

违反本法规定，发布中医医疗广告有前款规定以外违法行为的，依照《中华人民共和国广告法》的规定给予处罚。

第五十八条　违反本法规定，在中药材种植过程中使用剧毒、高毒农药的，依照有关法律、法规规定给予处罚；情节严重的，可以由公安机关对其直接负责的主管人员和其他直接责任人员处五日以上十五日以下拘留。

第五十九条　违反本法规定，造成人身、财产损害的，依法承担民事责任；构成犯罪的，依法追究刑事责任。

第九章　附　　则

第六十条　中医药的管理，本法未作规定的，适用《中华人民共和国执业医师法》、《中华人民共和国药品管理法》等相关法律、行政法规的规定。

军队的中医药管理，由军队卫生主管部门依照本法和军队有关规定组织实施。

第六十一条　民族自治地方可以根据《中华人民共和国民族区域自治法》和本法的有关规定，结合实际，制定促进和规范本地方少数民族医药事业发展的办法。

第六十二条　盲人按照国家有关规定取得盲人医疗按摩人员资格的，可以以个人开业的方式或者在医疗机构内提供医疗按摩服务。

第六十三条　本法自 2017 年 7 月 1 日起施行。

中华人民共和国药品管理法实施条例

（2002 年 8 月 4 日中华人民共和国国务院令第 360 号公布　根据 2016 年 2 月 6 日《国务院关于修改部分行政法规的决定》第一次修订　根据 2019 年 3 月 2 日《国务院关于修改部分行政法规的决定》第二次修订）

第一章　总　　则

第一条　根据《中华人民共和国药品管理法》（以下简称《药品管理法》），制定本条例。

第二条　国务院药品监督管理部门设置国家药品检验机构。

省、自治区、直辖市人民政府药品监督管理部门可以在本行政区域内设置药品检验机构。地方药品检验机构的设置规划由省、自治区、直辖市人民政府药品监督管理部门提出，报省、自治区、直辖市人民政府批准。

国务院和省、自治区、直辖市人民政府的药品监督管理部门可以根据需要，确定符合药品检验条件的检验机构承担药品检验工作。

第二章　药品生产企业管理

第三条　开办药品生产企业，申办人应当向拟办企业所在地省、自治区、直辖市人民政府药品监督管理部门提出申请。省、自治区、直辖市人民政府药品监督管理部门应当自收到申请之日起 30 个工作日内，依据《药品管理法》第八条规定的开办条件组织验收；验收合格的，发给《药品生产许可证》。

第四条　药品生产企业变更《药品生产许可证》许可事项的，应当在许可事项发生变更 30 日前，向原发证机关申请《药品生产许可证》变更登记；未经批准，不得变更许可事项。原发证机关应当自收到申请之日起 15 个工作日内作出决定。

第五条　省级以上人民政府药品监督管理部门应当按照《药品生产质量管理规范》和国务院药品监督管理部门规定的实施办法和实施步骤，组织对药品生产企业的认证工作；符合《药品生产质量管理规范》的，发给认证证书。其中，生产注射剂、放射性药品和国务院药品监督管理部门规定的生物制品的药品生产企业的认证工作，由国务院药品监督管理部门负责。

《药品生产质量管理规范》认证证书的格式由国务院药品监督管理部门统一规定。

第六条　新开办药品生产企业、药品生产企业新建药品生产车间或者新增生产剂型的，应当自取得药品生产证明文件或者经批准正式生产之日起 30 日内，按照规定向药品监督管理部门申请《药品生产质量管理规范》认证。受理申请的药品监督管理部门应当自收到企业申请之日起 6 个月内，组织对申请企业是否符合《药品生产质量管理规范》进行认证；认证合格的，发给认证证书。

第七条　国务院药品监督管理部门应当设立《药品生产质量管理规范》认证检查员库。《药品生产质量管理规范》认证检查员必须符合国务院药品监督管理部门规定的条件。进行《药品生产质量管理规范》认证，必须按照国务院药品监督管理部门的规定，从《药品生产质量管理规范》认证检查员库中随机抽取认证检查员组成认证检查组进行认证检查。

第八条　《药品生产许可证》有效期为 5 年。有效期届满，需要继续生产药品的，持证企业应当在许可证有效期届满前 6 个月，按照国务院药品监督管理部门的规定申请换发《药品生产许可证》。

药品生产企业终止生产药品或者关闭的，《药品生产许可证》由原发证部门缴销。

第九条 药品生产企业生产药品所使用的原料药，必须具有国务院药品监督管理部门核发的药品批准文号或者进口药品注册证书、医药产品注册证书；但是，未实施批准文号管理的中药材、中药饮片除外。

第十条 依据《药品管理法》第十三条规定，接受委托生产药品的，受托方必须是持有与其受托生产的药品相适应的《药品生产质量管理规范》认证证书的药品生产企业。

疫苗、血液制品和国务院药品监督管理部门规定的其他药品，不得委托生产。

第三章 药品经营企业管理

第十一条 开办药品批发企业，申办人应当向拟办企业所在地省、自治区、直辖市人民政府药品监督管理部门提出申请。省、自治区、直辖市人民政府药品监督管理部门应当自收到申请之日起30个工作日内，依据国务院药品监督管理部门规定的设置标准作出是否同意筹建的决定。申办人完成拟办企业筹建后，应当向原审批部门申请验收。原审批部门应当自收到申请之日起30个工作日内，依据《药品管理法》第十五条规定的开办条件组织验收；符合条件的，发给《药品经营许可证》。

第十二条 开办药品零售企业，申办人应当向拟办企业所在地设区的市级药品监督管理机构或者省、自治区、直辖市人民政府药品监督管理部门直接设置的县级药品监督管理机构提出申请。受理申请的药品监督管理机构应当自收到申请之日起30个工作日内，依据国务院药品监督管理部门的规定，结合当地常住人口数量、地域、交通状况和实际需要进行审查，作出是否同意筹建的决定。申办人完成拟办企业筹建后，应当向原审批机构申请验收。原审批机构应当自收到申请之日起15个工作日内，依据《药品管理法》第十五条规定的开办条件组织验收；符合条件的，发给《药品经营许可证》。

第十三条 省、自治区、直辖市人民政府药品监督管理部门和设区的市级药品监督管理机构负责组织药品经营企业的认证工作。药品经营企业应当按照国务院药品监督管理部门规定的实施办法和实施步骤，通过省、自治区、直辖市人民政府药品监督管理部门或者设区的市级药品监督管理机构组织的《药品经营质量管理规范》的认证，取得认证证书。《药品经营质量管理规范》认证证书的格式由国务院药品监督管理部门统一规定。

新开办药品批发企业和药品零售企业，应当自取得《药品经营许可证》之日起30日内，向发给其《药品经营许可证》的药品监督管理部门或者药品监督管理机构申请《药品经营质量管理规范》认证。受理申请的药品监督管理部门或者药品监督管理机构应当自收到申请之日起3个月内，按照国务院药品监督管理部门的规定，组织对申请认证的药品批发企业或者药品零售企业是否符合《药品经营质量管理规范》进行认证；认证合格的，发给认证证书。

第十四条 省、自治区、直辖市人民政府药品监督管理部门应当设立《药品经营质量管理规范》认证检查员库。《药品经营质量管理规范》认证检查员必须符合国务院药品监督管理部门规定的条件。进行《药品经营质量管理规范》认证，必须按照国务院药品监督管理部门的规定，从《药品经营质量管理规范》认证检查员库中随机抽取认证检查员组成认证检查组进行认证检查。

第十五条 国家实行处方药和非处方药分类管理制度。国家根据非处方药品的安全性，将非处方药分为甲类非处方药和乙类非处方药。

经营处方药、甲类非处方药的药品零售企业，应当配备执业药师或者其他依法经资格认定的药学技术人员。经营乙类非处方药的药品零售企业，应当配备经设区的市级药品监督管理机构或者省、自治区、直辖市人民政府药品监督管理部门直接设置的县级药品监督管理机构组织考核合格的业务人员。

第十六条　药品经营企业变更《药品经营许可证》许可事项的，应当在许可事项发生变更 30 日前，向原发证机关申请《药品经营许可证》变更登记；未经批准，不得变更许可事项。原发证机关应当自收到企业申请之日起 15 个工作日内作出决定。

第十七条　《药品经营许可证》有效期为 5 年。有效期届满，需要继续经营药品的，持证企业应当在许可证有效期届满前 6 个月，按照国务院药品监督管理部门的规定申请换发《药品经营许可证》。

药品经营企业终止经营药品或者关闭的，《药品经营许可证》由原发证机关缴销。

第十八条　交通不便的边远地区城乡集市贸易市场没有药品零售企业的，当地药品零售企业经所在地县（市）药品监督管理机构批准并到工商行政管理部门办理登记注册后，可以在该城乡集市贸易市场内设点并在批准经营的药品范围内销售非处方药品。

第十九条　通过互联网进行药品交易的药品生产企业、药品经营企业、医疗机构及其交易的药品，必须符合《药品管理法》和本条例的规定。互联网药品交易服务的管理办法，由国务院药品监督管理部门会同国务院有关部门制定。

第四章　医疗机构的药剂管理

第二十条　医疗机构设立制剂室，应当向所在地省、自治区、直辖市人民政府卫生行政部门提出申请，经审核同意后，报同级人民政府药品监督管理部门审批；省、自治区、直辖市人民政府药品监督管理部门验收合格的，予以批准，发给《医疗机构制剂许可证》。

省、自治区、直辖市人民政府卫生行政部门和药品监督管理部门应当在各自收到申请之日起 30 个工作日内，作出是否同意或者批准的决定。

第二十一条　医疗机构变更《医疗机构制剂许可证》许可事项的，应当在许可事项发生变更 30 日前，依照本条例第二十条的规定向原审核、批准机关申请《医疗机构制剂许可证》变更登记；未经批准，不得变更许可事项。原审核、批准机关应当在各自收到申请之日起 15 个工作日内作出决定。

医疗机构新增配制剂型或者改变配制场所的，应当经所在地省、自治区、直辖市人民政府药品监督管理部门验收合格后，依照前款规定办理《医疗机构制剂许可证》变更登记。

第二十二条　《医疗机构制剂许可证》有效期为 5 年。有效期届满，需要继续配制制剂的，医疗机构应当在许可证有效期届满前 6 个月，按照国务院药品监督管理部门的规定申请换发《医疗机构制剂许可证》。

医疗机构终止配制制剂或者关闭的，《医疗机构制剂许可证》由原发证机关缴销。

第二十三条　医疗机构配制制剂，必须按照国务院药品监督管理部门的规定报送有关资料和样品，经所在地省、自治区、直辖市人民政府药品监督管理部门批准，并发给制剂批准文号后，方可配制。

第二十四条　医疗机构配制的制剂不得在市场上销售或者变相销售，不得发布医疗机构制剂广告。

发生灾情、疫情、突发事件或者临床急需而市场没有供应时，经国务院或者省、自治区、直辖市人民政府的药品监督管理部门批准，在规定期限内，医疗机构配制的制剂可以在指定的医疗机构之间调剂使用。

国务院药品监督管理部门规定的特殊制剂的调剂使用以及省、自治区、直辖市之间医疗机构制剂的调剂使用，必须经国务院药品监督管理部门批准。

第二十五条　医疗机构审核和调配处方的药剂人员必须是依法经资格认定的药学技术人员。

第二十六条　医疗机构购进药品，必须有真实、完整的药品购进记录。药品购进记录必须注明

政策法规

药品的通用名称、剂型、规格、批号、有效期、生产厂商、供货单位、购货数量、购进价格、购货日期以及国务院药品监督管理部门规定的其他内容。

第二十七条 医疗机构向患者提供的药品应当与诊疗范围相适应，并凭执业医师或者执业助理医师的处方调配。

计划生育技术服务机构采购和向患者提供药品，其范围应当与经批准的服务范围相一致，并凭执业医师或者执业助理医师的处方调配。

个人设置的门诊部、诊所等医疗机构不得配备常用药品和急救药品以外的其他药品。常用药品和急救药品的范围和品种，由所在地的省、自治区、直辖市人民政府卫生行政部门会同同级人民政府药品监督管理部门规定。

第五章　药品管理

第二十八条 药物非临床安全性评价研究机构必须执行《药物非临床研究质量管理规范》，药物临床试验机构必须执行《药物临床试验质量管理规范》。《药物非临床研究质量管理规范》、《药物临床试验质量管理规范》由国务院药品监督管理部门分别商国务院科学技术行政部门和国务院卫生行政部门制定。

第二十九条 药物临床试验、生产药品和进口药品，应当符合《药品管理法》及本条例的规定，经国务院药品监督管理部门审查批准；国务院药品监督管理部门可以委托省、自治区、直辖市人民政府药品监督管理部门对申报药物的研制情况及条件进行审查，对申报资料进行形式审查，并对试制的样品进行检验。具体办法由国务院药品监督管理部门制定。

第三十条 研制新药，需要进行临床试验的，应当依照《药品管理法》第二十九条的规定，经国务院药品监督管理部门批准。

药物临床试验申请经国务院药品监督管理部门批准后，申报人应当在经依法认定的具有药物临床试验资格的机构中选择承担药物临床试验的机构，并将该临床试验机构报国务院药品监督管理部门和国务院卫生行政部门备案。

药物临床试验机构进行药物临床试验，应当事先告知受试者或者其监护人真实情况，并取得其书面同意。

第三十一条 生产已有国家标准的药品，应当按照国务院药品监督管理部门的规定，向省、自治区、直辖市人民政府药品监督管理部门或者国务院药品监督管理部门提出申请，报送有关技术资料并提供相关证明文件。省、自治区、直辖市人民政府药品监督管理部门应当自受理申请之日起30个工作日内进行审查，提出意见后报送国务院药品监督管理部门审核，并同时将审查意见通知申报方。国务院药品监督管理部门经审核符合规定的，发给药品批准文号。

第三十二条 变更研制新药、生产药品和进口药品已获批准证明文件及其附件中载明事项的，应当向国务院药品监督管理部门提出补充申请；国务院药品监督管理部门经审核符合规定的，应当予以批准。其中，不改变药品内在质量的，应当向省、自治区、直辖市人民政府药品监督管理部门提出补充申请；省、自治区、直辖市人民政府药品监督管理部门经审核符合规定的，应当予以批准，并报国务院药品监督管理部门备案。不改变药品内在质量的补充申请事项由国务院药品监督管理部门制定。

第三十三条 国务院药品监督管理部门根据保护公众健康的要求，可以对药品生产企业生产的新药品种设立不超过5年的监测期；在监测期内，不得批准其他企业生产和进口。

第三十四条 国家对获得生产或者销售含有新型化学成份药品许可的生产者或者销售者提交的自行取得且未披露的试验数据和其他数据实施保护，任何人不得对该未披露的试验数据和其他数据进行不正当的商业利用。

自药品生产者或者销售者获得生产、销售新型化学成份药品的许可证明文件之日起6年内，对其他申请人未经已获得许可的申请人同意，使用前款数据申请生产、销售新型化学成份药品许可的，药品监督管理部门不予许可；但是，其他申请人提交自行取得数据的除外。

除下列情形外，药品监督管理部门不得披露本条第一款规定的数据：

（一）公共利益需要；

（二）已采取措施确保该类数据不会被不正当地进行商业利用。

第三十五条 申请进口的药品，应当是在生产国家或者地区获得上市许可的药品；未在生产国家或者地区获得上市许可的，经国务院药品监督管理部门确认该药品品种安全、有效而且临床需要的，可以依照《药品管理法》及本条例的规定批准进口。

进口药品，应当按照国务院药品监督管理部门的规定申请注册。国外企业生产的药品取得《进口药品注册证》，中国香港、澳门和台湾地区企业生产的药品取得《医药产品注册证》后，方可进口。

第三十六条 医疗机构因临床急需进口少量药品的，应当持《医疗机构执业许可证》向国务院药品监督管理部门提出申请；经批准后，方可进口。进口的药品应当在指定医疗机构内用于特定医疗目的。

第三十七条 进口药品到岸后，进口单位应当持《进口药品注册证》或者《医药产品注册证》以及产地证明原件、购货合同副本、装箱单、运单、货运发票、出厂检验报告书、说明书等材料，向口岸所在地药品监督管理部门备案。口岸所在地药品监督管理部门经审查，提交的材料符合要求的，发给《进口药品通关单》。进口单位凭《进口药品通关单》向海关办理报关验放手续。

口岸所在地药品监督管理部门应当通知药品检验机构对进口药品逐批进行抽查检验；但是，有《药品管理法》第四十一条规定情形的除外。

第三十八条 疫苗类制品、血液制品、用于血源筛查的体外诊断试剂以及国务院药品监督管理部门规定的其他生物制品在销售前或者进口时，应当按照国务院药品监督管理部门的规定进行检验或者审核批准；检验不合格或者未获批准的，不得销售或者进口。

第三十九条 国家鼓励培育中药材。对集中规模化栽培养殖、质量可以控制并符合国务院药品监督管理部门规定条件的中药材品种，实行批准文号管理。

第四十条 国务院药品监督管理部门对已批准生产、销售的药品进行再评价，根据药品再评价结果，可以采取责令修改药品说明书，暂停生产、销售和使用的措施；对不良反应大或者其他原因危害人体健康的药品，应当撤销该药品批准证明文件。

第四十一条 国务院药品监督管理部门核发的药品批准文号、《进口药品注册证》、《医药产品注册证》的有效期为5年。有效期届满，需要继续生产或者进口的，应当在有效期届满前6个月申请再注册。药品再注册时，应当按照国务院药品监督管理部门的规定报送相关资料。有效期届满，未申请再注册或者经审查不符合国务院药品监督管理部门关于再注册的规定的，注销其药品批准文号、《进口药品注册证》或者《医药产品注册证》。

药品批准文号的再注册由省、自治区、直辖市人民政府药品监督管理部门审批，并报国务院药品监督管理部门备案；《进口药品注册证》、《医药产品注册证》的再注册由国务院药品监督管理部门审批。

第四十二条 非药品不得在其包装、标签、说明书及有关宣传资料上进行含有预防、治疗、诊断人体疾病等有关内容的宣传；但是，法律、行政法规另有规定的除外。

第六章 药品包装的管理

第四十三条 药品生产企业使用的直接接触药品的包装材料和容器，必须符合药用要求和保障人体健康、安全的标准。

直接接触药品的包装材料和容器的管理办法、产品目录和药用要求与标准，由国务院药品监督管理部门组织制定并公布。

第四十四条 生产中药饮片，应当选用与药品性质相适应的包装材料和容器；包装不符合规定的中药饮片，不得销售。中药饮片包装必须印有或者贴有标签。

中药饮片的标签必须注明品名、规格、产地、生产企业、产品批号、生产日期，实施批准文号管理的中药饮片还必须注明药品批准文号。

第四十五条 药品包装、标签、说明书必须依照《药品管理法》第五十四条和国务院药品监督管理部门的规定印制。

药品商品名称应当符合国务院药品监督管理部门的规定。

第四十六条 医疗机构配制制剂所使用的直接接触药品的包装材料和容器、制剂的标签和说明书应当符合《药品管理法》第六章和本条例的有关规定，并经省、自治区、直辖市人民政府药品监督管理部门批准。

第七章　药品价格和广告的管理

第四十七条 政府价格主管部门依照《价格法》第二十八条的规定实行药品价格监测时，为掌握、分析药品价格变动和趋势，可以指定部分药品生产企业、药品经营企业和医疗机构作为价格监测定点单位；定点单位应当给予配合、支持，如实提供有关信息资料。

第四十八条 发布药品广告，应当向药品生产企业所在地省、自治区、直辖市人民政府药品监督管理部门报送有关材料。省、自治区、直辖市人民政府药品监督管理部门应当自收到有关材料之日起10个工作日内作出是否核发药品广告批准文号的决定；核发药品广告批准文号的，应当同时报国务院药品监督管理部门备案。具体办法由国务院药品监督管理部门制定。

发布进口药品广告，应当依照前款规定向进口药品代理机构所在地省、自治区、直辖市人民政府药品监督管理部门申请药品广告批准文号。

在药品生产企业所在地和进口药品代理机构所在地以外的省、自治区、直辖市发布药品广告的，发布广告的企业应当在发布前向发布地省、自治区、直辖市人民政府药品监督管理部门备案。接受备案的省、自治区、直辖市人民政府药品监督管理部门发现药品广告批准内容不符合药品广告管理规定的，应当交由原核发部门处理。

第四十九条 经国务院或者省、自治区、直辖市人民政府的药品监督管理部门决定，责令暂停生产、销售和使用的药品，在暂停期间不得发布该品种药品广告；已经发布广告的，必须立即停止。

第五十条 未经省、自治区、直辖市人民政府药品监督管理部门批准的药品广告，使用伪造、冒用、失效的药品广告批准文号的广告，或者因其他广告违法活动被撤销药品广告批准文号的广告，发布广告的企业、广告经营者、广告发布者必须立即停止该药品广告的发布。

对违法发布药品广告，情节严重的，省、自治区、直辖市人民政府药品监督管理部门可以予以公告。

第八章　药品监督

第五十一条 药品监督管理部门（含省级人民政府药品监督管理部门依法设立的药品监督管理机构，下同）依法对药品的研制、生产、经营、使用实施监督检查。

第五十二条 药品抽样必须由两名以上药品监督检查人员实施，并按照国务院药品监督管理部门的规定进行抽样；被抽检方应当提供抽检样品，不得拒绝。

药品被抽检单位没有正当理由，拒绝抽查检验的，国务院药品监督管理部门和被抽检单位所在地省、自治区、直辖市人民政府药品监督管理部门可以宣布停止该单位拒绝抽检的药品上市销售和使用。

第五十三条 对有掺杂、掺假嫌疑的药品，在国家药品标准规定的检验方法和检验项目不能检验时，药品检验机构可以补充检验方法和检验项目进行药品检验；经国务院药品监督管理部门批准后，使用补充检验方法和检验项目所得出的检验结果，可以作为药品监督管理部门认定药品质量的依据。

第五十四条 国务院和省、自治区、直辖市人民政府的药品监督管理部门应当根据药品质量抽查检验结果，定期发布药品质量公告。药品质量公告应当包括抽验药品的品名、检品来源、生产企业、生产批号、药品规格、检验机构、检验依据、检验结果、不合格项目等内容。药品质量公告不当的，发布部门应当自确认公告不当之日起5日内，在原公告范围内予以更正。

当事人对药品检验机构的检验结果有异议，申请复验的，应当向负责复验的药品检验机构提交书面申请、原药品检验报告书。复验的样品从原药品检验机构留样中抽取。

第五十五条 药品监督管理部门依法对有证据证明可能危害人体健康的药品及其有关证据材料采取查封、扣押的行政强制措施的，应当自采取行政强制措施之日起7日内作出是否立案的决定；需要检验的，应当自检验报告书发出之日起15日内作出是否立案的决定；不符合立案条件的，应当解除行政强制措施；需要暂停销售和使用的，应当由国务院或者省、自治区、直辖市人民政府的药品监督管理部门作出决定。

第五十六条 药品抽查检验，不得收取任何费用。

当事人对药品检验结果有异议，申请复验的，应当按照国务院有关部门或者省、自治区、直辖市人民政府有关部门的规定，向复验机构预先支付药品检验费用。复验结论与原检验结论不一致的，复验检验费用由原药品检验机构承担。

第五十七条 依据《药品管理法》和本条例的规定核发证书、进行药品注册、药品认证和实施药品审批检验及其强制性检验，可以收取费用。具体收费标准由国务院财政部门、国务院价格主管部门制定。

第九章　法律责任

第五十八条 药品生产企业、药品经营企业有下列情形之一的，由药品监督管理部门依照《药品管理法》第七十九条的规定给予处罚：

（一）开办药品生产企业、药品生产企业新建药品生产车间、新增生产剂型，在国务院药品监督管理部门规定的时间内未通过《药品生产质量管理规范》认证，仍进行药品生产的；

（二）开办药品经营企业，在国务院药品监督管理部门规定的时间内未通过《药品经营质量管理规范》认证，仍进行药品经营的。

第五十九条 违反《药品管理法》第十三条的规定，擅自委托或者接受委托生产药品的，对委托方和受托方均依照《药品管理法》第七十四条的规定给予处罚。

第六十条 未经批准，擅自在城乡集市贸易市场设点销售药品或者在城乡集市贸易市场设点销售的药品超出批准经营的药品范围的，依照《药品管理法》第七十三条的规定给予处罚。

第六十一条 未经批准，医疗机构擅自使用其他医疗机构配制的制剂的，依照《药品管理法》第八十条的规定给予处罚。

第六十二条 个人设置的门诊部、诊所等医疗机构向患者提供的药品超出规定的范围和品种的，依照《药品管理法》第七十三条的规定给予处罚。

第六十三条 医疗机构使用假药、劣药的，依照《药品管理法》第七十四条、第七十五条的规定给予处罚。

第六十四条 违反《药品管理法》第二十九条的规定，擅自进行临床试验的，对承担药物临床试验的机构，依照《药品管理法》第七十九条的规定给予处罚。

第六十五条 药品申报者在申报临床试验时，报送虚假研制方法、质量标准、药理及毒理试验结果等有关资料和样品的，国务院药品监督管理部门对该申报药品的临床试验不予批准，对药品申报者给予警告；情节严重的，3年内不受理该药品申报者申报该品种的临床试验申请。

第六十六条 生产没有国家药品标准的中药饮片，不符合省、自治区、直辖市人民政府药品监督管理部门制定的炮制规范的；医疗机构不按照省、自治区、直辖市人民政府药品监督管理部门批准的标准配制制剂的，依照《药品管理法》第七十五条的规定给予处罚。

第六十七条 药品监督管理部门及其工作人员违反规定，泄露生产者、销售者为获得生产、销售含有新型化学成份药品许可而提交的未披露试验数据或者其他数据，造成申请人损失的，由药品监督管理部门依法承担赔偿责任；药品监督管理部门赔偿损失后，应当责令故意或者有重大过失的工作人员承担部分或者全部赔偿费用，并对直接责任人员依法给予行政处分。

第六十八条 药品生产企业、药品经营企业生产、经营的药品及医疗机构配制的制剂，其包装、标签、说明书违反《药品管理法》及本条例规定的，依照《药品管理法》第八十六条的规定给予处罚。

第六十九条 药品生产企业、药品经营企业和医疗机构变更药品生产经营许可事项，应当办理变更登记手续而未办理的，由原发证部门给予警告，责令限期补办变更登记手续；逾期不补办的，宣布其《药品生产许可证》、《药品经营许可证》和《医疗机构制剂许可证》无效；仍从事药品生产经营活动的，依照《药品管理法》第七十三条的规定给予处罚。

第七十条 篡改经批准的药品广告内容的，由药品监督管理部门责令广告主立即停止该药品广告的发布，并由原审批的药品监督管理部门依照《药品管理法》第九十二条的规定给予处罚。

药品监督管理部门撤销药品广告批准文号后，应当自作出行政处理决定之日起5个工作日内通知广告监督管理机关。广告监督管理机关应当自收到药品监督管理部门通知之日起15个工作日内，依照《中华人民共和国广告法》的有关规定作出行政处理决定。

第七十一条 发布药品广告的企业在药品生产企业所在地或者进口药品代理机构所在地以外的省、自治区、直辖市发布药品广告，未按照规定向发布地省、自治区、直辖市人民政府药品监督管理部门备案的，由发布地的药品监督管理部门责令限期改正；逾期不改正的，停止该药品品种在发布地的广告发布活动。

第七十二条 未经省、自治区、直辖市人民政府药品监督管理部门批准，擅自发布药品广告的，药品监督管理部门发现后，应当通知广告监督管理部门依法查处。

第七十三条 违反《药品管理法》和本条例的规定，有下列行为之一的，由药品监督管理部门在《药品管理法》和本条例规定的处罚幅度内从重处罚：

（一）以麻醉药品、精神药品、医疗用毒性药品、放射性药品冒充其他药品，或者以其他药品冒充上述药品的；

（二）生产、销售以孕产妇、婴幼儿及儿童为主要使用对象的假药、劣药的；

（三）生产、销售的生物制品、血液制品属于假药、劣药的；

（四）生产、销售、使用假药、劣药，造成人员伤害后果的；

（五）生产、销售、使用假药、劣药，经处理后重犯的；

（六）拒绝、逃避监督检查，或者伪造、销毁、隐匿有关证据材料的，或者擅自动用查封、扣押物品的。

第七十四条 药品监督管理部门设置的派出机构，有权作出《药品管理法》和本条例规定的警告、罚款、没收违法生产、销售的药品和违法所得的行政处罚。

第七十五条　药品经营企业、医疗机构未违反《药品管理法》和本条例的有关规定，并有充分证据证明其不知道所销售或者使用的药品是假药、劣药的，应当没收其销售或者使用的假药、劣药和违法所得；但是，可以免除其他行政处罚。

第七十六条　依照《药品管理法》和本条例的规定没收的物品，由药品监督管理部门按照规定监督处理。

第十章　附　　则

第七十七条　本条例下列用语的含义：

药品合格证明和其他标识，是指药品生产批准证明文件、药品检验报告书、药品的包装、标签和说明书。

新药，是指未曾在中国境内上市销售的药品。

处方药，是指凭执业医师和执业助理医师处方方可购买、调配和使用的药品。

非处方药，是指由国务院药品监督管理部门公布的，不需要凭执业医师和执业助理医师处方，消费者可以自行判断、购买和使用的药品。

医疗机构制剂，是指医疗机构根据本单位临床需要经批准而配制、自用的固定处方制剂。

药品认证，是指药品监督管理部门对药品研制、生产、经营、使用单位实施相应质量管理规范进行检查、评价并决定是否发给相应认证证书的过程。

药品经营方式，是指药品批发和药品零售。

药品经营范围，是指经药品监督管理部门核准经营药品的品种类别。

药品批发企业，是指将购进的药品销售给药品生产企业、药品经营企业、医疗机构的药品经营企业。

药品零售企业，是指将购进的药品直接销售给消费者的药品经营企业。

第七十八条　《药品管理法》第四十一条中"首次在中国销售的药品"，是指国内或者国外药品生产企业第一次在中国销售的药品，包括不同药品生产企业生产的相同品种。

第七十九条　《药品管理法》第五十九条第二款"禁止药品的生产企业、经营企业或者其代理人以任何名义给予使用其药品的医疗机构的负责人、药品采购人员、医师等有关人员以财物或者其他利益"中的"财物或者其他利益"，是指药品的生产企业、经营企业或者其代理人向医疗机构的负责人、药品采购人员、医师等有关人员提供的目的在于影响其药品采购或者药品处方行为的不正当利益。

第八十条　本条例自 2002 年 9 月 15 日起施行。

中药品种保护条例

（1992 年 10 月 14 日中华人民共和国国务院令第 106 号发布 根据 2018 年 9 月 18 日《国务院关于修改部分行政法规的决定》修订）

第一章 总 则

第一条 为了提高中药品种的质量，保护中药生产企业的合法权益，促进中药事业的发展，制定本条例。

第二条 本条例适用于中国境内生产制造的中药品种，包括中成药、天然药物的提取物及其制剂和中药人工制成品。

申请专利的中药品种，依照专利法的规定办理，不适用本条例。

第三条 国家鼓励研制开发临床有效的中药品种，对质量稳定、疗效确切的中药品种实行分级保护制度。

第四条 国务院药品监督管理部门负责全国中药品种保护的监督管理工作。

第二章 中药保护品种等级的划分和审批

第五条 依照本条例受保护的中药品种，必须是列入国家药品标准的品种。经国务院药品监督管理部门认定，列为省、自治区、直辖市药品标准的品种，也可以申请保护。

受保护的中药品种分为一、二级。

第六条 符合下列条件之一的中药品种，可以申请一级保护：

（一）对特定疾病有特殊疗效的；

（二）相当于国家一级保护野生药材物种的人工制成品；

（三）用于预防和治疗特殊疾病的。

第七条 符合下列条件之一的中药品种，可以申请二级保护：

（一）符合本条例第六条规定的品种或者已经解除一级保护的品种；

（二）对特定疾病有显著疗效的；

（三）从天然药物中提取的有效物质及特殊制剂。

第八条 国务院药品监督管理部门批准的新药，按照国务院药品监督管理部门规定的保护期给予保护；其中，符合本条例第六条、第七条规定的，在国务院药品监督管理部门批准的保护期限届满前六个月，可以重新依照本条例的规定申请保护。

第九条 申请办理中药品种保护的程序：

（一）中药生产企业对其生产的符合本条例第五条、第六条、第七条、第八条规定的中药品种，可以向所在地省、自治区、直辖市人民政府药品监督管理部门提出申请，由省、自治区、直辖市人民政府药品监督管理部门初审签署意见后，报国务院药品监督管理部门。特殊情况下，中药生产企业也可以直接向国务院药品监督管理部门提出申请。

（二）国务院药品监督管理部门委托国家中药品种保护审评委员会负责对申请保护的中药品种进行审评。国家中药品种保护审评委员会应当自接到申请报告书之日起六个月内作出审评结论。

（三）根据国家中药品种保护审评委员会的审评结论，由国务院药品监督管理部门决定是否给予保护。批准保护的中药品种，由国务院药品监督管理部门发给《中药保护品种证书》。

国务院药品监督管理部门负责组织国家中药品种保护审评委员会，委员会成员由国务院药品监督管理部门聘请中医药方面的医疗、科研、检验及经营、管理专家担任。

第十条 申请中药品种保护的企业，应当按照国务院药品监督管理部门的规定，向国家中药品种保护审评委员会提交完整的资料。

第十一条 对批准保护的中药品种以及保护期满的中药品种，由国务院药品监督管理部门在指定的专业报刊上予以公告。

第三章 中药保护品种的保护

第十二条 中药保护品种的保护期限：

中药一级保护品种分别为三十年、二十年、十年。

中药二级保护品种为七年。

第十三条 中药一级保护品种的处方组成、工艺制法，在保护期限内由获得《中药保护品种证书》的生产企业和有关的药品监督管理部门及有关单位和个人负责保密，不得公开。

负有保密责任的有关部门、企业和单位应当按照国家有关规定，建立必要的保密制度。

第十四条 向国外转让中药一级保护品种的处方组成、工艺制法的，应当按照国家有关保密的规定办理。

第十五条 中药一级保护品种因特殊情况需要延长保护期限的，由生产企业在该品种保护期满前六个月，依照本条例第九条规定的程序申报。延长的保护期限由国务院药品监督管理部门根据国家中药品种保护审评委员会的审评结果确定；但是，每次延长的保护期限不得超过第一次批准的保护期限。

第十六条 中药二级保护品种在保护期满后可以延长七年。

申请延长保护期的中药二级保护品种，应当在保护期满前六个月，由生产企业依照本条例第九条规定的程序申报。

第十七条 被批准保护的中药品种，在保护期内限于由获得《中药保护品种证书》的企业生产；但是，本条例第十九条另有规定的除外。

第十八条 国务院药品监督管理部门批准保护的中药品种如果在批准前是由多家企业生产的，其中未申请《中药保护品种证书》的企业应当自公告发布之日起六个月内向国务院药品监督管理部门申报，并依照本条例第十条的规定提供有关资料，由国务院药品监督管理部门指定药品检验机构对该申报品种进行同品种的质量检验。国务院药品监督管理部门根据检验结果，可以采取以下措施：

（一）对达到国家药品标准的，补发《中药保护品种证书》。

（二）对未达到国家药品标准的，依照药品管理的法律、行政法规的规定撤销该中药品种的批准文号。

第十九条 对临床用药紧缺的中药保护品种的仿制，须经国务院药品监督管理部门批准并发给批准文号。仿制企业应当付给持有《中药保护品种证书》并转让该中药品种的处方组成、工艺制法的企业合理的使用费，其数额由双方商定；双方不能达成协议的，由国务院药品监督管理部门裁决。

第二十条 生产中药保护品种的企业应当根据省、自治区、直辖市人民政府药品监督管理部门提出的要求，改进生产条件，提高品种质量。

第二十一条 中药保护品种在保护期内向国外申请注册的，须经国务院药品监督管理部门批准。

第四章 罚 则

第二十二条 违反本条例第十三条的规定，造成泄密的责任人员，由其所在单位或者上级机关

政策法规

给予行政处分；构成犯罪的，依法追究刑事责任。

第二十三条 违反本条例第十七条的规定，擅自仿制中药保护品种的，由县级以上人民政府负责药品监督管理的部门以生产假药依法论处。

伪造《中药品种保护证书》及有关证明文件进行生产、销售的，由县级以上人民政府负责药品监督管理的部门没收其全部有关药品及违法所得，并可以处以有关药品正品价格三倍以下罚款。

上述行为构成犯罪的，由司法机关依法追究刑事责任。

第二十四条 当事人对负责药品监督管理的部门的处罚决定不服的，可以依照有关法律、行政法规的规定，申请行政复议或者提起行政诉讼。

第五章 附 则

第二十五条 有关中药保护品种的申报要求、申报表格等，由国务院药品监督管理部门制定。

第二十六条 本条例自一九九三年一月一日起施行。

麻醉药品和精神药品管理条例

（2005年8月3日中华人民共和国国务院令第442号公布 根据2013年12月7日《国务院关于修改部分行政法规的决定》第一次修订 根据2016年2月6日《国务院关于修改部分行政法规的决定》第二次修订）

第一章 总 则

第一条 为加强麻醉药品和精神药品的管理，保证麻醉药品和精神药品的合法、安全、合理使用，防止流入非法渠道，根据药品管理法和其他有关法律的规定，制定本条例。

第二条 麻醉药品药用原植物的种植，麻醉药品和精神药品的实验研究、生产、经营、使用、储存、运输等活动以及监督管理，适用本条例。

麻醉药品和精神药品的进出口依照有关法律的规定办理。

第三条 本条例所称麻醉药品和精神药品，是指列入麻醉药品目录、精神药品目录（以下称目录）的药品和其他物质。精神药品分为第一类精神药品和第二类精神药品。

目录由国务院药品监督管理部门会同国务院公安部门、国务院卫生主管部门制定、调整并公布。

上市销售但尚未列入目录的药品和其他物质或者第二类精神药品发生滥用，已经造成或者可能造成严重社会危害的，国务院药品监督管理部门会同国务院公安部门、国务院卫生主管部门应当及时将该药品和该物质列入目录或者将该第二类精神药品调整为第一类精神药品。

第四条 国家对麻醉药品药用原植物以及麻醉药品和精神药品实行管制。除本条例另有规定的外，任何单位、个人不得进行麻醉药品药用原植物的种植以及麻醉药品和精神药品的实验研究、生产、经营、使用、储存、运输等活动。

第五条 国务院药品监督管理部门负责全国麻醉药品和精神药品的监督管理工作，并会同国务院农业主管部门对麻醉药品药用原植物实施监督管理。国务院公安部门负责对造成麻醉药品药用原植物、麻醉药品和精神药品流入非法渠道的行为进行查处。国务院其他有关主管部门在各自的职责范围内负责与麻醉药品和精神药品有关的管理工作。

省、自治区、直辖市人民政府药品监督管理部门负责本行政区域内麻醉药品和精神药品的监督管理工作。县级以上地方公安机关负责对本行政区域内造成麻醉药品和精神药品流入非法渠道的行为进行查处。县级以上地方人民政府其他有关主管部门在各自的职责范围内负责与麻醉药品和精神药品有关的管理工作。

第六条 麻醉药品和精神药品生产、经营企业和使用单位可以依法参加行业协会。行业协会应当加强行业自律管理。

第二章 种植、实验研究和生产

第七条 国家根据麻醉药品和精神药品的医疗、国家储备和企业生产所需原料的需要确定需求总量，对麻醉药品药用原植物的种植、麻醉药品和精神药品的生产实行总量控制。

国务院药品监督管理部门根据麻醉药品和精神药品的需求总量制定年度生产计划。

国务院药品监督管理部门和国务院农业主管部门根据麻醉药品年度生产计划，制定麻醉药品药用原植物年度种植计划。

政策法规

第八条　麻醉药品药用原植物种植企业应当根据年度种植计划，种植麻醉药品药用原植物。

麻醉药品药用原植物种植企业应当向国务院药品监督管理部门和国务院农业主管部门定期报告种植情况。

第九条　麻醉药品药用原植物种植企业由国务院药品监督管理部门和国务院农业主管部门共同确定，其他单位和个人不得种植麻醉药品药用原植物。

第十条　开展麻醉药品和精神药品实验研究活动应当具备下列条件，并经国务院药品监督管理部门批准：

（一）以医疗、科学研究或者教学为目的；

（二）有保证实验所需麻醉药品和精神药品安全的措施和管理制度；

（三）单位及其工作人员2年内没有违反有关禁毒的法律、行政法规规定的行为。

第十一条　麻醉药品和精神药品的实验研究单位申请相关药品批准证明文件，应当依照药品管理法的规定办理；需要转让研究成果的，应当经国务院药品监督管理部门批准。

第十二条　药品研究单位在普通药品的实验研究过程中，产生本条例规定的管制品种的，应当立即停止实验研究活动，并向国务院药品监督管理部门报告。国务院药品监督管理部门应当根据情况，及时作出是否同意其继续实验研究的决定。

第十三条　麻醉药品和第一类精神药品的临床试验，不得以健康人为受试对象。

第十四条　国家对麻醉药品和精神药品实行定点生产制度。

国务院药品监督管理部门应当根据麻醉药品和精神药品的需求总量，确定麻醉药品和精神药品定点生产企业的数量和布局，并根据年度需求总量对数量和布局进行调整、公布。

第十五条　麻醉药品和精神药品的定点生产企业应当具备下列条件：

（一）有药品生产许可证；

（二）有麻醉药品和精神药品实验研究批准文件；

（三）有符合规定的麻醉药品和精神药品生产设施、储存条件和相应的安全管理设施；

（四）有通过网络实施企业安全生产管理和向药品监督管理部门报告生产信息的能力；

（五）有保证麻醉药品和精神药品安全生产的管理制度；

（六）有与麻醉药品和精神药品安全生产要求相适应的管理水平和经营规模；

（七）麻醉药品和精神药品生产管理、质量管理部门的人员应当熟悉麻醉药品和精神药品管理以及有关禁毒的法律、行政法规；

（八）没有生产、销售假药、劣药或者违反有关禁毒的法律、行政法规规定的行为；

（九）符合国务院药品监督管理部门公布的麻醉药品和精神药品定点生产企业数量和布局的要求。

第十六条　从事麻醉药品、精神药品生产的企业，应当经所在地省、自治区、直辖市人民政府药品监督管理部门批准。

第十七条　定点生产企业生产麻醉药品和精神药品，应当依照药品管理法的规定取得药品批准文号。

国务院药品监督管理部门应当组织医学、药学、社会学、伦理学和禁毒等方面的专家成立专家组，由专家组对申请首次上市的麻醉药品和精神药品的社会危害性和被滥用的可能性进行评价，并提出是否批准的建议。

未取得药品批准文号的，不得生产麻醉药品和精神药品。

第十八条　发生重大突发事件，定点生产企业无法正常生产或者不能保证供应麻醉药品和精神药品时，国务院药品监督管理部门可以决定其他药品生产企业生产麻醉药品和精神药品。

重大突发事件结束后，国务院药品监督管理部门应当及时决定前款规定的企业停止麻醉药品和精神药品的生产。

第十九条 定点生产企业应当严格按照麻醉药品和精神药品年度生产计划安排生产，并依照规定向所在地省、自治区、直辖市人民政府药品监督管理部门报告生产情况。

第二十条 定点生产企业应当依照本条例的规定，将麻醉药品和精神药品销售给具有麻醉药品和精神药品经营资格的企业或者依照本条例规定批准的其他单位。

第二十一条 麻醉药品和精神药品的标签应当印有国务院药品监督管理部门规定的标志。

第三章 经 营

第二十二条 国家对麻醉药品和精神药品实行定点经营制度。

国务院药品监督管理部门应当根据麻醉药品和第一类精神药品的需求总量，确定麻醉药品和第一类精神药品的定点批发企业布局，并应当根据年度需求总量对布局进行调整、公布。

药品经营企业不得经营麻醉药品原料药和第一类精神药品原料药。但是，供医疗、科学研究、教学使用的小包装的上述药品可以由国务院药品监督管理部门规定的药品批发企业经营。

第二十三条 麻醉药品和精神药品定点批发企业除应当具备药品管理法第十五条规定的药品经营企业的开办条件外，还应当具备下列条件：

（一）有符合本条例规定的麻醉药品和精神药品储存条件；

（二）有通过网络实施企业安全管理和向药品监督管理部门报告经营信息的能力；

（三）单位及其工作人员 2 年内没有违反有关禁毒的法律、行政法规规定的行为；

（四）符合国务院药品监督管理部门公布的定点批发企业布局。

麻醉药品和第一类精神药品的定点批发企业，还应当具有保证供应责任区域内医疗机构所需麻醉药品和第一类精神药品的能力，并具有保证麻醉药品和第一类精神药品安全经营的管理制度。

第二十四条 跨省、自治区、直辖市从事麻醉药品和第一类精神药品批发业务的企业（以下称全国性批发企业），应当经国务院药品监督管理部门批准；在本省、自治区、直辖市行政区域内从事麻醉药品和第一类精神药品批发业务的企业（以下称区域性批发企业），应当经所在地省、自治区、直辖市人民政府药品监督管理部门批准。

专门从事第二类精神药品批发业务的企业，应当经所在地省、自治区、直辖市人民政府药品监督管理部门批准。

全国性批发企业和区域性批发企业可以从事第二类精神药品批发业务。

第二十五条 全国性批发企业可以向区域性批发企业，或者经批准可以向取得麻醉药品和第一类精神药品使用资格的医疗机构以及依照本条例规定批准的其他单位销售麻醉药品和第一类精神药品。

全国性批发企业向取得麻醉药品和第一类精神药品使用资格的医疗机构销售麻醉药品和第一类精神药品，应当经医疗机构所在地省、自治区、直辖市人民政府药品监督管理部门批准。

国务院药品监督管理部门在批准全国性批发企业时，应当明确其所承担供药责任的区域。

第二十六条 区域性批发企业可以向本省、自治区、直辖市行政区域内取得麻醉药品和第一类精神药品使用资格的医疗机构销售麻醉药品和第一类精神药品；由于特殊地理位置的原因，需要就近向其他省、自治区、直辖市行政区域内取得麻醉药品和第一类精神药品使用资格的医疗机构销售的，应当经企业所在地省、自治区、直辖市人民政府药品监督管理部门批准。审批情况由负责审批的药品监督管理部门在批准后 5 日内通报医疗机构所在地省、自治区、直辖市人民政府药品监督管理部门。

省、自治区、直辖市人民政府药品监督管理部门在批准区域性批发企业时，应当明确其所承担供药责任的区域。

区域性批发企业之间因医疗急需、运输困难等特殊情况需要调剂麻醉药品和第一类精神药品的，应当在调剂后 2 日内将调剂情况分别报所在地省、自治区、直辖市人民政府药品监督管理部门备案。

第二十七条　全国性批发企业应当从定点生产企业购进麻醉药品和第一类精神药品。

区域性批发企业可以从全国性批发企业购进麻醉药品和第一类精神药品；经所在地省、自治区、直辖市人民政府药品监督管理部门批准，也可以从定点生产企业购进麻醉药品和第一类精神药品。

第二十八条　全国性批发企业和区域性批发企业向医疗机构销售麻醉药品和第一类精神药品，应当将药品送至医疗机构。医疗机构不得自行提货。

第二十九条　第二类精神药品定点批发企业可以向医疗机构、定点批发企业和符合本条例第三十一条规定的药品零售企业以及依照本条例规定批准的其他单位销售第二类精神药品。

第三十条　麻醉药品和第一类精神药品不得零售。

禁止使用现金进行麻醉药品和精神药品交易，但是个人合法购买麻醉药品和精神药品的除外。

第三十一条　经所在地设区的市级药品监督管理部门批准，实行统一进货、统一配送、统一管理的药品零售连锁企业可以从事第二类精神药品零售业务。

第三十二条　第二类精神药品零售企业应当凭执业医师出具的处方，按规定剂量销售第二类精神药品，并将处方保存 2 年备查；禁止超剂量或者无处方销售第二类精神药品；不得向未成年人销售第二类精神药品。

第三十三条　麻醉药品和精神药品实行政府定价，在制定出厂和批发价格的基础上，逐步实行全国统一零售价格。具体办法由国务院价格主管部门制定。

第四章　使　　用

第三十四条　药品生产企业需要以麻醉药品和第一类精神药品为原料生产普通药品的，应当向所在地省、自治区、直辖市人民政府药品监督管理部门报送年度需求计划，由省、自治区、直辖市人民政府药品监督管理部门汇总报国务院药品监督管理部门批准后，向定点生产企业购买。

药品生产企业需要以第二类精神药品为原料生产普通药品的，应当将年度需求计划报所在地省、自治区、直辖市人民政府药品监督管理部门，并向定点批发企业或者定点生产企业购买。

第三十五条　食品、食品添加剂、化妆品、油漆等非药品生产企业需要使用咖啡因作为原料的，应当经所在地省、自治区、直辖市人民政府药品监督管理部门批准，向定点批发企业或者定点生产企业购买。

科学研究、教学单位需要使用麻醉药品和精神药品开展实验、教学活动的，应当经所在地省、自治区、直辖市人民政府药品监督管理部门批准，向定点批发企业或者定点生产企业购买。

需要使用麻醉药品和精神药品的标准品、对照品的，应当经所在地省、自治区、直辖市人民政府药品监督管理部门批准，向国务院药品监督管理部门批准的单位购买。

第三十六条　医疗机构需要使用麻醉药品和第一类精神药品的，应当经所在地设区的市级人民政府卫生主管部门批准，取得麻醉药品、第一类精神药品购用印鉴卡（以下称印鉴卡）。医疗机构应当凭印鉴卡向本省、自治区、直辖市行政区域内的定点批发企业购买麻醉药品和第一类精神药品。

设区的市级人民政府卫生主管部门发给医疗机构印鉴卡时，应当将取得印鉴卡的医疗机构情况抄送所在地设区的市级药品监督管理部门，并报省、自治区、直辖市人民政府卫生主管部门备案。省、自治区、直辖市人民政府卫生主管部门应当将取得印鉴卡的医疗机构名单向本行政区域内的定点批发企业通报。

第三十七条　医疗机构取得印鉴卡应当具备下列条件：

（一）有专职的麻醉药品和第一类精神药品管理人员；

（二）有获得麻醉药品和第一类精神药品处方资格的执业医师；

（三）有保证麻醉药品和第一类精神药品安全储存的设施和管理制度。

第三十八条 医疗机构应当按照国务院卫生主管部门的规定，对本单位执业医师进行有关麻醉药品和精神药品使用知识的培训、考核，经考核合格的，授予麻醉药品和第一类精神药品处方资格。执业医师取得麻醉药品和第一类精神药品的处方资格后，方可在本医疗机构开具麻醉药品和第一类精神药品处方，但不得为自己开具该种处方。

医疗机构应当将具有麻醉药品和第一类精神药品处方资格的执业医师名单及其变更情况，定期报送所在地设区的市级人民政府卫生主管部门，并抄送同级药品监督管理部门。

医务人员应当根据国务院卫生主管部门制定的临床应用指导原则，使用麻醉药品和精神药品。

第三十九条 具有麻醉药品和第一类精神药品处方资格的执业医师，根据临床应用指导原则，对确需使用麻醉药品或者第一类精神药品的患者，应当满足其合理用药需求。在医疗机构就诊的癌症疼痛患者和其他危重患者得不到麻醉药品或者第一类精神药品时，患者或者其亲属可以向执业医师提出申请。具有麻醉药品和第一类精神药品处方资格的执业医师认为要求合理的，应当及时为患者提供所需麻醉药品或者第一类精神药品。

第四十条 执业医师应当使用专用处方开具麻醉药品和精神药品，单张处方的最大用量应当符合国务院卫生主管部门的规定。

对麻醉药品和第一类精神药品处方，处方的调配人、核对人应当仔细核对，签署姓名，并予以登记；对不符合本条例规定的，处方的调配人、核对人应当拒绝发药。

麻醉药品和精神药品专用处方的格式由国务院卫生主管部门规定。

第四十一条 医疗机构应当对麻醉药品和精神药品处方进行专册登记，加强管理。麻醉药品处方至少保存 3 年，精神药品处方至少保存 2 年。

第四十二条 医疗机构抢救病人急需麻醉药品和第一类精神药品而本医疗机构无法提供时，可以从其他医疗机构或者定点批发企业紧急借用；抢救工作结束后，应当及时将借用情况报所在地设区的市级药品监督管理部门和卫生主管部门备案。

第四十三条 对临床需要而市场无供应的麻醉药品和精神药品，持有医疗机构制剂许可证和印鉴卡的医疗机构需要配制制剂的，应当经所在地省、自治区、直辖市人民政府药品监督管理部门批准。医疗机构配制的麻醉药品和精神药品制剂只能在本医疗机构使用，不得对外销售。

第四十四条 因治疗疾病需要，个人凭医疗机构出具的医疗诊断书、本人身份证明，可以携带单张处方最大用量以内的麻醉药品和第一类精神药品；携带麻醉药品和第一类精神药品出入境的，由海关根据自用、合理的原则放行。

医务人员为了医疗需要携带少量麻醉药品和精神药品出入境的，应当持有省级以上人民政府药品监督管理部门发放的携带麻醉药品和精神药品证明。海关凭携带麻醉药品和精神药品证明放行。

第四十五条 医疗机构、戒毒机构以开展戒毒治疗为目的，可以使用美沙酮或者国家确定的其他用于戒毒治疗的麻醉药品和精神药品。具体管理办法由国务院药品监督管理部门、国务院公安部门和国务院卫生主管部门制定。

第五章 储 存

第四十六条 麻醉药品药用原植物种植企业、定点生产企业、全国性批发企业和区域性批发企业以及国家设立的麻醉药品储存单位，应当设置储存麻醉药品和第一类精神药品的专库。该专库应当符合下列要求：

（一）安装专用防盗门，实行双人双锁管理；

（二）具有相应的防火设施；

（三）具有监控设施和报警装置，报警装置应当与公安机关报警系统联网。

全国性批发企业经国务院药品监督管理部门批准设立的药品储存点应当符合前款的规定。

麻醉药品定点生产企业应当将麻醉药品原料药和制剂分别存放。

第四十七条 麻醉药品和第一类精神药品的使用单位应当设立专库或者专柜储存麻醉药品和第一类精神药品。专库应当设有防盗设施并安装报警装置；专柜应当使用保险柜。专库和专柜应当实行双人双锁管理。

第四十八条 麻醉药品药用原植物种植企业、定点生产企业、全国性批发企业和区域性批发企业、国家设立的麻醉药品储存单位以及麻醉药品和第一类精神药品的使用单位，应当配备专人负责管理工作，并建立储存麻醉药品和第一类精神药品的专用账册。药品入库双人验收，出库双人复核，做到账物相符。专用账册的保存期限应当自药品有效期期满之日起不少于5年。

第四十九条 第二类精神药品经营企业应当在药品库房中设立独立的专库或者专柜储存第二类精神药品，并建立专用账册，实行专人管理。专用账册的保存期限应当自药品有效期期满之日起不少于5年。

第六章 运 输

第五十条 托运、承运和自行运输麻醉药品和精神药品的，应当采取安全保障措施，防止麻醉药品和精神药品在运输过程中被盗、被抢、丢失。

第五十一条 通过铁路运输麻醉药品和第一类精神药品的，应当使用集装箱或者铁路行李车运输，具体办法由国务院药品监督管理部门会同国务院铁路主管部门制定。

没有铁路需要通过公路或者水路运输麻醉药品和第一类精神药品的，应当由专人负责押运。

第五十二条 托运或者自行运输麻醉药品和第一类精神药品的单位，应当向所在地设区的市级药品监督管理部门申请领取运输证明。运输证明有效期为1年。

运输证明应当由专人保管，不得涂改、转让、转借。

第五十三条 托运人办理麻醉药品和第一类精神药品运输手续，应当将运输证明副本交付承运人。承运人应当查验、收存运输证明副本，并检查货物包装。没有运输证明或者货物包装不符合规定的，承运人不得承运。

承运人在运输过程中应当携带运输证明副本，以备查验。

第五十四条 邮寄麻醉药品和精神药品，寄件人应当提交所在地设区的市级药品监督管理部门出具的准予邮寄证明。邮政营业机构应当查验、收存准予邮寄证明；没有准予邮寄证明的，邮政营业机构不得收寄。

省、自治区、直辖市邮政主管部门指定符合安全保障条件的邮政营业机构负责收寄麻醉药品和精神药品。邮政营业机构收寄麻醉药品和精神药品，应当依法对收寄的麻醉药品和精神药品予以查验。

邮寄麻醉药品和精神药品的具体管理办法，由国务院药品监督管理部门会同国务院邮政主管部门制定。

第五十五条 定点生产企业、全国性批发企业和区域性批发企业之间运输麻醉药品、第一类精神药品，发货人在发货前应当向所在地省、自治区、直辖市人民政府药品监督管理部门报送本次运输的相关信息。属于跨省、自治区、直辖市运输的，收到信息的药品监督管理部门应当向收货人所在地的同级药品监督管理部门通报；属于在本省、自治区、直辖市行政区域内运输的，收到信息的药品监督管理部门应当向收货人所在地设区的市级药品监督管理部门通报。

第七章 审批程序和监督管理

第五十六条 申请人提出本条例规定的审批事项申请，应当提交能够证明其符合本条例规定条件的相关资料。审批部门应当自收到申请之日起40日内作出是否批准的决定；作出批准决定的，发给许可证明文件或者在相关许可证明文件上加注许可事项；作出不予批准决定的，应当书面说明理由。

确定定点生产企业和定点批发企业，审批部门应当在经审查符合条件的企业中，根据布局的要求，通过公平竞争的方式初步确定定点生产企业和定点批发企业，并予公布。其他符合条件的企业可以自公布之日起10日内向审批部门提出异议。审批部门应当自收到异议之日起20日内对异议进行审查，并作出是否调整的决定。

第五十七条 药品监督管理部门应当根据规定的职责权限，对麻醉药品药用原植物的种植以及麻醉药品和精神药品的实验研究、生产、经营、使用、储存、运输活动进行监督检查。

第五十八条 省级以上人民政府药品监督管理部门根据实际情况建立监控信息网络，对定点生产企业、定点批发企业和使用单位的麻醉药品和精神药品生产、进货、销售、库存、使用的数量以及流向实行实时监控，并与同级公安机关做到信息共享。

第五十九条 尚未连接监控信息网络的麻醉药品和精神药品定点生产企业、定点批发企业和使用单位，应当每月通过电子信息、传真、书面等方式，将本单位麻醉药品和精神药品生产、进货、销售、库存、使用的数量以及流向，报所在地设区的市级药品监督管理部门和公安机关；医疗机构还应当报所在地设区的市级人民政府卫生主管部门。

设区的市级药品监督管理部门应当每3个月向上一级药品监督管理部门报告本地区麻醉药品和精神药品的相关情况。

第六十条 对已经发生滥用，造成严重社会危害的麻醉药品和精神药品品种，国务院药品监督管理部门应当采取在一定期限内中止生产、经营、使用或者限定其使用范围和用途等措施。对不再作为药品使用的麻醉药品和精神药品，国务院药品监督管理部门应当撤销其药品批准文号和药品标准，并予以公布。

药品监督管理部门、卫生主管部门发现生产、经营企业和使用单位的麻醉药品和精神药品管理存在安全隐患时，应当责令其立即排除或者限期排除；对有证据证明可能流入非法渠道的，应当及时采取查封、扣押的行政强制措施，在7日内作出行政处理决定，并通报同级公安机关。

药品监督管理部门发现取得印鉴卡的医疗机构未依照规定购买麻醉药品和第一类精神药品时，应当及时通报同级卫生主管部门。接到通报的卫生主管部门应当立即调查处理。必要时，药品监督管理部门可以责令定点批发企业中止向该医疗机构销售麻醉药品和第一类精神药品。

第六十一条 麻醉药品和精神药品的生产、经营企业和使用单位对过期、损坏的麻醉药品和精神药品应当登记造册，并向所在地县级药品监督管理部门申请销毁。药品监督管理部门应当自接到申请之日起5日内到场监督销毁。医疗机构对存放在本单位的过期、损坏麻醉药品和精神药品，应当按照本条规定的程序向卫生主管部门提出申请，由卫生主管部门负责监督销毁。

对依法收缴的麻醉药品和精神药品，除经国务院药品监督管理部门或者国务院公安部门批准用于科学研究外，应当依照国家有关规定予以销毁。

第六十二条 县级以上人民政府卫生主管部门应当对执业医师开具麻醉药品和精神药品处方的情况进行监督检查。

第六十三条 药品监督管理部门、卫生主管部门和公安机关应当互相通报麻醉药品和精神药品生产、经营企业和使用单位的名单以及其他管理信息。

各级药品监督管理部门应当将在麻醉药品药用原植物的种植以及麻醉药品和精神药品的实验研究、生产、经营、使用、储存、运输等各环节的管理中的审批、撤销等事项通报同级公安机关。

麻醉药品和精神药品的经营企业、使用单位报送各级药品监督管理部门的备案事项，应当同时报送同级公安机关。

第六十四条 发生麻醉药品和精神药品被盗、被抢、丢失或者其他流入非法渠道的情形的，案发单位应当立即采取必要的控制措施，同时报告所在地县级公安机关和药品监督管理部门。医疗机构发生上述情形的，还应当报告其主管部门。

公安机关接到报告、举报，或者有证据证明麻醉药品和精神药品可能流入非法渠道时，应当及时开展调查，并可以对相关单位采取必要的控制措施。

药品监督管理部门、卫生主管部门以及其他有关部门应当配合公安机关开展工作。

第八章 法律责任

第六十五条 药品监督管理部门、卫生主管部门违反本条例的规定，有下列情形之一的，由其上级行政机关或者监察机关责令改正；情节严重的，对直接负责的主管人员和其他直接责任人员依法给予行政处分；构成犯罪的，依法追究刑事责任：

（一）对不符合条件的申请人准予行政许可或者超越法定职权作出准予行政许可决定的；

（二）未到场监督销毁过期、损坏的麻醉药品和精神药品的；

（三）未依法履行监督检查职责，应当发现而未发现违法行为、发现违法行为不及时查处，或者未依照本条例规定的程序实施监督检查的；

（四）违反本条例规定的其他失职、渎职行为。

第六十六条 麻醉药品药用原植物种植企业违反本条例的规定，有下列情形之一的，由药品监督管理部门责令限期改正，给予警告；逾期不改正的，处5万元以上10万元以下的罚款；情节严重的，取消其种植资格：

（一）未依照麻醉药品药用原植物年度种植计划进行种植的；

（二）未依照规定报告种植情况的；

（三）未依照规定储存麻醉药品的。

第六十七条 定点生产企业违反本条例的规定，有下列情形之一的，由药品监督管理部门责令限期改正，给予警告，并没收违法所得和违法销售的药品；逾期不改正的，责令停产，并处5万元以上10万元以下的罚款；情节严重的，取消其定点生产资格：

（一）未按照麻醉药品和精神药品年度生产计划安排生产的；

（二）未依照规定向药品监督管理部门报告生产情况的；

（三）未依照规定储存麻醉药品和精神药品，或者未依照规定建立、保存专用账册的；

（四）未依照规定销售麻醉药品和精神药品的；

（五）未依照规定销毁麻醉药品和精神药品的。

第六十八条 定点批发企业违反本条例的规定销售麻醉药品和精神药品，或者违反本条例的规定经营麻醉药品原料药和第一类精神药品原料药的，由药品监督管理部门责令限期改正，给予警告，并没收违法所得和违法销售的药品；逾期不改正的，责令停业，并处违法销售药品货值金额2倍以上5倍以下的罚款；情节严重的，取消其定点批发资格。

第六十九条 定点批发企业违反本条例的规定，有下列情形之一的，由药品监督管理部门责令限期改正，给予警告；逾期不改正的，责令停业，并处2万元以上5万元以下的罚款；情节严重的，取消其定点批发资格：

（一）未依照规定购进麻醉药品和第一类精神药品的；

（二）未保证供药责任区域内的麻醉药品和第一类精神药品的供应的；

（三）未对医疗机构履行送货义务的；

（四）未依照规定报告麻醉药品和精神药品的进货、销售、库存数量以及流向的；

（五）未依照规定储存麻醉药品和精神药品，或者未依照规定建立、保存专用账册的；

（六）未依照规定销毁麻醉药品和精神药品的；

（七）区域性批发企业之间违反本条例的规定调剂麻醉药品和第一类精神药品，或者因特殊情况调剂麻醉药品和第一类精神药品后未依照规定备案的。

第七十条 第二类精神药品零售企业违反本条例的规定储存、销售或者销毁第二类精神药品的，由药品监督管理部门责令限期改正，给予警告，并没收违法所得和违法销售的药品；逾期不改正的，责令停业，并处 5000 元以上 2 万元以下的罚款；情节严重的，取消其第二类精神药品零售资格。

第七十一条 本条例第三十四条、第三十五条规定的单位违反本条例的规定，购买麻醉药品和精神药品的，由药品监督管理部门没收违法购买的麻醉药品和精神药品，责令限期改正，给予警告；逾期不改正的，责令停产或者停止相关活动，并处 2 万元以上 5 万元以下的罚款。

第七十二条 取得印鉴卡的医疗机构违反本条例的规定，有下列情形之一的，由设区的市级人民政府卫生主管部门责令限期改正，给予警告；逾期不改正的，处 5000 元以上 1 万元以下的罚款；情节严重的，吊销其印鉴卡；对直接负责的主管人员和其他直接责任人员，依法给予降级、撤职、开除的处分：

（一）未依照规定购买、储存麻醉药品和第一类精神药品的；

（二）未依照规定保存麻醉药品和精神药品专用处方，或者未依照规定进行处方专册登记的；

（三）未依照规定报告麻醉药品和精神药品的进货、库存、使用数量的；

（四）紧急借用麻醉药品和第一类精神药品后未备案的；

（五）未依照规定销毁麻醉药品和精神药品的。

第七十三条 具有麻醉药品和第一类精神药品处方资格的执业医师，违反本条例的规定开具麻醉药品和第一类精神药品处方，或者未按照临床应用指导原则的要求使用麻醉药品和第一类精神药品的，由其所在医疗机构取消其麻醉药品和第一类精神药品处方资格；造成严重后果的，由原发证部门吊销其执业证书。执业医师未按照临床应用指导原则的要求使用第二类精神药品或者未使用专用处方开具第二类精神药品，造成严重后果的，由原发证部门吊销其执业证书。

未取得麻醉药品和第一类精神药品处方资格的执业医师擅自开具麻醉药品和第一类精神药品处方，由县级以上人民政府卫生主管部门给予警告，暂停其执业活动；造成严重后果的，吊销其执业证书；构成犯罪的，依法追究刑事责任。

处方的调配人、核对人违反本条例的规定未对麻醉药品和第一类精神药品处方进行核对，造成严重后果的，由原发证部门吊销其执业证书。

第七十四条 违反本条例的规定运输麻醉药品和精神药品的，由药品监督管理部门和运输管理部门依照各自职责，责令改正，给予警告，处 2 万元以上 5 万元以下的罚款。

收寄麻醉药品、精神药品的邮政营业机构未依照本条例的规定办理邮寄手续的，由邮政主管部门责令改正，给予警告；造成麻醉药品、精神药品邮件丢失的，依照邮政法律、行政法规的规定处理。

第七十五条 提供虚假材料、隐瞒有关情况，或者采取其他欺骗手段取得麻醉药品和精神药品的实验研究、生产、经营、使用资格的，由原审批部门撤销其已取得的资格，5 年内不得提出有关麻醉药品和精神药品的申请；情节严重的，处 1 万元以上 3 万元以下的罚款，有药品生产许可证、药品经营许可证、医疗机构执业许可证的，依法吊销其许可证明文件。

第七十六条 药品研究单位在普通药品的实验研究和研制过程中，产生本条例规定管制的麻醉药品和精神药品，未依照本条例的规定报告的，由药品监督管理部门责令改正，给予警告，没收违法药品；拒不改正的，责令停止实验研究和研制活动。

第七十七条 药物临床试验机构以健康人为麻醉药品和第一类精神药品临床试验的受试对象的，由药品监督管理部门责令停止违法行为，给予警告；情节严重的，取消其药物临床试验机构的资格；

政策法规

构成犯罪的，依法追究刑事责任。对受试对象造成损害的，药物临床试验机构依法承担治疗和赔偿责任。

第七十八条　定点生产企业、定点批发企业和第二类精神药品零售企业生产、销售假劣麻醉药品和精神药品的，由药品监督管理部门取消其定点生产资格、定点批发资格或者第二类精神药品零售资格，并依照药品管理法的有关规定予以处罚。

第七十九条　定点生产企业、定点批发企业和其他单位使用现金进行麻醉药品和精神药品交易的，由药品监督管理部门责令改正，给予警告，没收违法交易的药品，并处 5 万元以上 10 万元以下的罚款。

第八十条　发生麻醉药品和精神药品被盗、被抢、丢失案件的单位，违反本条例的规定未采取必要的控制措施或者未依照本条例的规定报告的，由药品监督管理部门和卫生主管部门依照各自职责，责令改正，给予警告；情节严重的，处 5000 元以上 1 万元以下的罚款；有上级主管部门的，由其上级主管部门对直接负责的主管人员和其他直接责任人员，依法给予降级、撤职的处分。

第八十一条　依法取得麻醉药品药用原植物种植或者麻醉药品和精神药品实验研究、生产、经营、使用、运输等资格的单位，倒卖、转让、出租、出借、涂改其麻醉药品和精神药品许可证明文件的，由原审批部门吊销相应许可证明文件，没收违法所得；情节严重的，处违法所得 2 倍以上 5 倍以下的罚款；没有违法所得的，处 2 万元以上 5 万元以下的罚款；构成犯罪的，依法追究刑事责任。

第八十二条　违反本条例的规定，致使麻醉药品和精神药品流入非法渠道造成危害，构成犯罪的，依法追究刑事责任；尚不构成犯罪的，由县级以上公安机关处 5 万元以上 10 万元以下的罚款；有违法所得的，没收违法所得；情节严重的，处违法所得 2 倍以上 5 倍以下的罚款；由原发证部门吊销其药品生产、经营和使用许可证明文件。

药品监督管理部门、卫生主管部门在监督管理工作中发现前款规定情形的，应当立即通报所在地同级公安机关，并依照国家有关规定，将案件以及相关材料移送公安机关。

第八十三条　本章规定由药品监督管理部门作出的行政处罚，由县级以上药品监督管理部门按照国务院药品监督管理部门规定的职责分工决定。

第九章　附　　则

第八十四条　本条例所称实验研究是指以医疗、科学研究或者教学为目的的临床前药物研究。

经批准可以开展与计划生育有关的临床医疗服务的计划生育技术服务机构需要使用麻醉药品和精神药品的，依照本条例有关医疗机构使用麻醉药品和精神药品的规定执行。

第八十五条　麻醉药品目录中的罂粟壳只能用于中药饮片和中成药的生产以及医疗配方使用。具体管理办法由国务院药品监督管理部门另行制定。

第八十六条　生产含麻醉药品的复方制剂，需要购进、储存、使用麻醉药品原料药的，应当遵守本条例有关麻醉药品管理的规定。

第八十七条　军队医疗机构麻醉药品和精神药品的供应、使用，由国务院药品监督管理部门会同中国人民解放军总后勤部依据本条例制定具体管理办法。

第八十八条　对动物用麻醉药品和精神药品的管理，由国务院兽医主管部门会同国务院药品监督管理部门依据本条例制定具体管理办法。

第八十九条　本条例自 2005 年 11 月 1 日起施行。1987 年 11 月 28 日国务院发布的《麻醉药品管理办法》和 1988 年 12 月 27 日国务院发布的《精神药品管理办法》同时废止。

医疗用毒性药品管理办法

（1988 年 11 月 15 日国务院第 25 次常务会议通过　1988 年 12 月 27 日中华人民共和国国务院令第 23 号发布）

第一条　为加强医疗用毒性药品的管理，防止中毒或死亡事故的发生，根据《中华人民共和国药品管理法》的规定，制定本办法。

第二条　医疗用毒性药品（以下简称毒性药品），系指毒性剧烈、治疗剂量与中毒剂量相近，使用不当会致人中毒或死亡的药品。

毒性药品的管理品种，由卫生部会同国家医药管理局、国家中医药管理局规定。

第三条　毒性药品年度生产、收购、供应和配制计划，由省、自治区、直辖市医药管理部门根据医疗需要制定，经省、自治区、直辖市卫生行政部门审核后，由医药管理部门下达给指定的毒性药品生产、收购、供应单位，并抄报卫生部、国家医药管理局和国家中医药管理局。生产单位不得擅自改变生产计划，自行销售。

第四条　药厂必须由医药专业人员负责生产、配制和质量检验，并建立严格的管理制度，严防与其他药品混杂。每次配料，必须经二人以上复核无误，并详细记录每次生产所用原料和成品数。经手人要签字备查。所有工具、容器要处理干净，以防污染其他药品。标示量要准确无误，包装容器要有毒药标志。

第五条　毒性药品的收购、经营，由各级医药管理部门指定的药品经营单位负责；配方用药由国营药店、医疗单位负责。其他任何单位或者个人均不得从事毒性药品的收购、经营和配方业务。

第六条　收购、经营、加工、使用毒性药品的单位必须建立健全保管、验收、领发、核对等制度；严防收假、发错，严禁与其他药品混杂，做到划定仓间或仓位，专柜加锁并由专人保管。

毒性药品的包装容器上必须印有毒药标志，在运输毒性药品的过程中，应当采取有效措施，防止发生事故。

第七条　凡加工炮制毒性中药，必须按照《中华人民共和国药典》或者省、自治区、直辖市卫生行政部门制定的《炮制规范》的规定进行。药材符合药用要求的，方可供应、配方和用于中成药生产。

第八条　生产毒性药品及其制剂，必须严格执行生产工艺操作规程，在本单位药品检验人员的监督下准确投料，并建立完整的生产记录，保存五年备查。

在生产毒性药品过程中产生的废弃物，必须妥善处理，不得污染环境。

第九条　医疗单位供应和调配毒性药品，凭医生签名的正式处方。国营药店供应和调配毒性药品，凭盖有医生所在的医疗单位公章的正式处方。每次处方剂量不得超过二日极量。

调配处方时，必须认真负责，计量准确，按医嘱注明要求，并由配方人员及具有药师以上技术职称的复核人员签名盖章后方可发出。对处方未注明"生用"的毒性中药，应当付炮制品。如发现处方有疑问时，须经原处方医生重新审定后再行调配。处方一次有效，取药后处方保存二年备查。

第十条　科研和教学单位所需的毒性药品，必须持本单位的证明信，经单位所在地县以上卫生行政部门批准后，供应部门方能发售。

群众自配民间单、秘、验方需用毒性中药，购买时要持有本单位或者城市街道办事处、乡（镇）

人民政府的证明信，供应部门方可发售。每次购用量不得超过 2 日极量。

第十一条 对违反本办法的规定，擅自生产、收购、经营毒性药品的单位或者个人，由县以上卫生行政部门没收其全部毒性药品，并处以警告或按非法所得的 5 至 10 倍罚款。情节严重、致人伤残或死亡，构成犯罪的，由司法机关依法追究其刑事责任。

第十二条 当事人对处罚不服的，可在接到处罚通知之日起 15 日内，向作出处理的机关的上级机关申请复议。但申请复议期间仍应执行原处罚决定。上级机关应在接到申请之日起 10 日内作出答复。对答复不服的，可在接到答复之日起 15 日内，向人民法院起诉。

第十三条 本办法由卫生部负责解释。

第十四条 本办法自发布之日起施行。1964 年 4 月 20 日卫生部、商业部、化工部发布的《管理毒药、限制性剧药暂行规定》，1964 年 12 月 7 日卫生部、商业部发布的《管理毒性中药的暂行办法》，1979 年 6 月 30 日卫生部、国家医药管理总局发布的《医疗用毒药、限制性剧药管理规定》，同时废止。

附：

毒性药品管理品种

一、毒性中药品种

砒石（红砒、白砒） 砒霜 水银 生马钱子 生川乌 生草乌 生白附子 生附子 生半夏 生南星 生巴豆 斑蝥 青娘虫 红娘虫 生甘遂 生狼毒 生藤黄 生千金子 生天仙子 闹阳花 雪上一枝蒿 红升丹 白降丹 蟾酥 洋金花 红粉 轻粉 雄黄

二、西药毒药品种

去乙酰毛花甙丙 阿托品 洋地黄毒甙 氢溴酸后马托品 三氧化二砷 毛果芸香碱 升汞 水杨酸毒扁豆碱 亚砷酸钾 氢溴酸东莨菪碱 士的宁

野生药材资源保护管理条例

（1987 年 10 月 30 日国务院发布）

第一条　为保护和合理利用野生药材资源，适应人民医疗保健事业的需要，特制定本条例。

第二条　在中华人民共和国境内采猎、经营野生药材的任何单位或个人，除国家另有规定外，都必须遵守本条例。

第三条　国家对野生药材资源实行保护、采猎相结合的原则，并创造条件开展人工种养。

第四条　国家重点保护的野生药材物种分为三级：

一级：濒临灭绝状态的稀有珍贵野生药材物种（以下简称一级保护野生药材物种）；

二级：分布区域缩小、资源处于衰竭状态的重要野生药材物种（以下简称二级保护野生药材物种）；

三级：资源严重减少的主要常用野生药材物种（以下简称三级保护野生药材物种）。

第五条　国家重点保护的野生药材物种名录，由国家医药管理部门会同国务院野生动物、植物管理部门制定。

在国家重点保护的野生药材物种名录之外，需要增加的野生药材保护物种，由省、自治区、直辖市人民政府制定并抄送国家医药管理部门备案。

第六条　禁止采猎一级保护野生药材物种。

第七条　采猎、收购二、三级保护野生药材物种的，必须按照批准的计划执行。该计划由县以上（含县，下同）医药管理部门（含当地人民政府授权管理该项工作的有关部门，下同）会同同级野生动物、植物管理部门制定，报上一级医药管理部门批准。

第八条　采猎二、三级保护野生药材物种的，不得在禁止采猎区、禁止采猎期进行采猎，不得使用禁用工具进行采猎。

前款关于禁止采猎区、禁止采猎期和禁止使用的工具，由县以上医药管理部门会同同级野生动物、植物管理部门确定。

第九条　采猎二、三级保护野生药材物种的，必须持有采药证。

取得采药证后，需要进行采伐或狩猎的，必须分别向有关部门申请采伐证或狩猎证。

第十条　采药证的格式由国家医药管理部门确定。采药证由县以上医药管理部门会同同级野生动物、植物管理部门核发。

采伐证或狩猎证的核发，按照国家有关规定办理。

第十一条　建立国家或地方野生药材资源保护区，需经国务院或县以上地方人民政府批准。

在国家或地方自然保护区内建立野生药材资源保护区，必须征得国家或地方自然保护区主管部门的同意。

第十二条　进入野生药材资源保护区从事科研、教学、旅游等活动的，必须经该保护区管理部门批准。进入设在国家或地方自然保护区范围内野生药材资源保护区的，还须征得该自然保护区主管部门的同意。

第十三条　一级保护野生药材物种属于自然淘汰的，其药用部分由各级药材公司负责经营管理，但不得出口。

政策法规

第十四条 二、三级保护野生药材物种属于国家计划管理的品种，由中国药材公司统一经营管理；其余品种由产地县药材公司或其委托单位按照计划收购。

第十五条 二、三级保护野生药材物种的药用部分，除国家另有规定外，实行限量出口。

实行限量出口和出口许可证制度的品种，由国家医药管理部门会同国务院有关部门确定。

第十六条 野生药材的规格、等级标准，由国家医药管理部门会同国务院有关部门制定。

第十七条 对保护野生药材资源作出显著成绩的单位或个人，由各级医药管理部门会同同级有关部门给予精神鼓励或一次性物质奖励。

第十八条 违反本条例第六条、第七条、第八条、第九条规定的，由当地县以上医药管理部门会同同级有关部门没收其非法采猎的野生药材及使用工具，并处以罚款。

第十九条 违反本条例第十二条规定的，当地县以上医药管理部门和自然保护区主管部门有权制止；造成损失的，必须承担赔偿责任。

第二十条 违反本条例第十三条、第十四条、第十五条规定的，由工商行政管理部门或有关部门没收其野生药材和全部违法所得，并处以罚款。

第二十一条 保护野生药材资源管理部门工作人员徇私舞弊的，由所在单位或上级管理部门给予行政处分；造成野生药材资源损失的，必须承担赔偿责任。

第二十二条 当事人对行政处罚决定不服的，可以在接到处罚决定书之日起十五日内向人民法院起诉；期满不起诉又不执行的，作出行政处罚决定的部门可以申请人民法院强制执行。

第二十三条 破坏野生药材资源情节严重，构成犯罪的，由司法机关依法追究刑事责任。

第二十四条 省、自治区、直辖市人民政府可以根据本条例制定实施细则。

第二十五条 本条例由国家医药管理局负责解释。

第二十六条 本条例自 1987 年 12 月 1 日起施行。

第三节
中药监管政策性文件

中共中央 国务院关于促进中医药传承创新发展的意见

（2019 年 10 月 20 日）

中医药学是中华民族的伟大创造，是中国古代科学的瑰宝，也是打开中华文明宝库的钥匙，为中华民族繁衍生息作出了巨大贡献，对世界文明进步产生了积极影响。党和政府高度重视中医药工作，特别是党的十八大以来，以习近平同志为核心的党中央把中医药工作摆在更加突出的位置，中医药改革发展取得显著成绩。同时也要看到，中西医并重方针仍需全面落实，遵循中医药规律的治理体系亟待健全，中医药发展基础和人才建设还比较薄弱，中药材质量良莠不齐，中医药传承不足、创新不够、作用发挥不充分，迫切需要深入实施中医药法，采取有效措施解决以上问题，切实把中医药这一祖先留给我们的宝贵财富继承好、发展好、利用好。

传承创新发展中医药是新时代中国特色社会主义事业的重要内容，是中华民族伟大复兴的大事，对于坚持中西医并重、打造中医药和西医药相互补充协调发展的中国特色卫生健康发展模式，发挥中医药原创优势、推动我国生命科学实现创新突破，弘扬中华优秀传统文化、增强民族自信和文化自信，促进文明互鉴和民心相通、推动构建人类命运共同体具有重要意义。为深入贯彻习近平新时代中国特色社会主义思想和党的十九大精神，认真落实习近平总书记关于中医药工作的重要论述，促进中医药传承创新发展，现提出如下意见。

一、健全中医药服务体系

（一）加强中医药服务机构建设。发挥中医药整体医学和健康医学优势，建成以国家中医医学中心、区域中医医疗中心为龙头，各级各类中医医疗机构和其他医疗机构中医科室为骨干，基层医疗卫生机构为基础，融预防保健、疾病治疗和康复于一体的中医药服务体系，提供覆盖全民和全生命周期的中医药服务。遵循中医药发展规律，规范中医医院科室设置，修订中医医院设置和建设标准，健全评价和绩效考核制度，强化以中医药服务为主的办院模式和服务功能，建立健全体现中医药特点的现代医院管理制度。大力发展中医诊所、门诊部和特色专科医院，鼓励连锁经营。提供中医养生保健服务的企业登记经营范围使用"中医养生保健服务（非医疗）"规范表述。到 2022 年，基本实现县办中医医疗机构全覆盖，力争实现全部社区卫生服务中心和乡镇卫生院设置中医馆、配备中医医师。

（二）筑牢基层中医药服务阵地。扩大农村订单定向免费培养中医专业医学生规模，在全科医生特设岗位计划中积极招收中医医师，鼓励实行中医药人员"县管乡用"，鼓励退休中医医师到基层提供服务，放宽长期服务基层的中医医师职称晋升条件。健全全科医生和乡村医生中医药知识与技能培训机制。支持中医医院牵头组建医疗联合体。各级中医医院要加强对基层中医药服务的指导。

（三）以信息化支撑服务体系建设。实施"互联网＋中医药健康服务"行动，建立以中医电子病历、电子处方等为重点的基础数据库，鼓励依托医疗机构发展互联网中医医院，开发中医智能辅助诊疗系统，推动开展线上线下一体化服务和远程医疗服务。依托现有资源建设国家和省级中医药数据中心。加快建立国家中医药综合统计制度。健全中医药综合监管信息系统，综合运用抽查抽检、定点监测、违法失信惩戒等手段，实现精准高效监管。

二、发挥中医药在维护和促进人民健康中的独特作用

（四）彰显中医药在疾病治疗中的优势。加强中医优势专科建设，做优做强骨伤、肛肠、儿科、皮科、妇科、针灸、推拿以及心脑血管病、肾病、周围血管病等专科专病，及时总结形成诊疗方案，巩固扩大优势，带动特色发展。加快中医药循证医学中心建设，用3年左右时间，筛选50个中医治疗优势病种和100项适宜技术、100个疗效独特的中药品种，及时向社会发布。聚焦癌症、心脑血管病、糖尿病、感染性疾病、老年痴呆和抗生素耐药问题等，开展中西医协同攻关，到2022年形成并推广50个左右中西医结合诊疗方案。建立综合医院、专科医院中西医会诊制度，将中医纳入多学科会诊体系。建立有效机制，更好发挥中医药在流感等新发突发传染病防治和公共卫生事件应急处置中的作用。

（五）强化中医药在疾病预防中的作用。结合实施健康中国行动，促进中医治未病健康工程升级。在国家基本公共卫生服务项目中丰富中医治未病内容，鼓励家庭医生提供中医治未病签约服务，到2022年在重点人群和慢性病患者中推广20个中医治未病干预方案。大力普及中医养生保健知识和太极拳、健身气功（如八段锦）等养生保健方法，推广体现中医治未病理念的健康工作和生活方式。

（六）提升中医药特色康复能力。促进中医药、中华传统体育与现代康复技术融合，发展中国特色康复医学。实施中医药康复服务能力提升工程。依托现有资源布局一批中医康复中心，加强中医医院康复科建设，在其他医院推广中医康复技术。针对心脑血管病、糖尿病等慢性病和伤残等，制定推广一批中医康复方案，推动研发一批中医康复器具。大力开展培训，推动中医康复技术进社区、进家庭、进机构。

三、大力推动中药质量提升和产业高质量发展

（七）加强中药材质量控制。强化中药材道地产区环境保护，修订中药材生产质量管理规范，推行中药材生态种植、野生抚育和仿生栽培。加强珍稀濒危野生药用动植物保护，支持珍稀濒危中药材替代品的研究和开发利用。严格农药、化肥、植物生长调节剂等使用管理，分区域、分品种完善中药材农药残留、重金属限量标准。制定中药材种子种苗管理办法。规划道地药材基地建设，引导资源要素向道地产区汇集，推进规模化、规范化种植。探索制定实施中药材生产质量管理规范的激励政策。倡导中医药企业自建或以订单形式联建稳定的中药材生产基地，评定一批国家、省级道地药材良种繁育和生态种植基地。健全中药材第三方质量检测体系。加强中药材交易市场监管。深入实施中药材产业扶贫行动。到2022年，基本建立道地药材生产技术标准体系、等级评价制度。

（八）促进中药饮片和中成药质量提升。加快修订《中华人民共和国药典》中药标准（一部），由国务院药品监督管理部门会同中医药主管部门组织专家承担有关工作，建立最严谨标准。健全中药饮片标准体系，制定实施全国中药饮片炮制规范。改善市场竞争环境，促进中药饮片优质优价。加强中成药质量控制，促进现代信息技术在中药生产中的应用，提高智能制造水平。探索建立以临

床价值为导向的评估路径，综合运用循证医学等方法，加大中成药上市后评价工作力度，建立与公立医院药品采购、基本药物遴选、医保目录调整等联动机制，促进产业升级和结构调整。

（九）**改革完善中药注册管理**。建立健全符合中医药特点的中药安全、疗效评价方法和技术标准。及时完善中药注册分类，制定中药审评审批管理规定，实施基于临床价值的优先审评审批制度。加快构建中医药理论、人用经验和临床试验相结合的中药注册审评证据体系，优化基于古代经典名方、名老中医方、医疗机构制剂等具有人用经验的中药新药审评技术要求，加快中药新药审批。鼓励运用新技术新工艺以及体现临床应用优势的新剂型改进已上市中药品种，优化已上市中药变更技术要求。优化和规范医疗机构中药制剂备案管理。国务院中医药主管部门、药品监督管理部门要牵头组织制定古代经典名方目录中收载方剂的关键信息考证意见。

（十）**加强中药质量安全监管**。以中药饮片监管为抓手，向上下游延伸，落实中药生产企业主体责任，建立多部门协同监管机制，探索建立中药材、中药饮片、中成药生产流通使用全过程追溯体系，用 5 年左右时间，逐步实现中药重点品种来源可查、去向可追、责任可究。强化中成药质量监管及合理使用，加强上市产品市场抽检，严厉打击中成药非法添加化学品违法行为。加强中药注射剂不良反应监测。推进中药企业诚信体系建设，将其纳入全国信用信息共享平台和国家企业信用信息公示系统，加大失信联合惩戒力度。完善中药质量安全监管法律制度，加大对制假制劣行为的责任追究力度。

四、加强中医药人才队伍建设

（十一）**改革人才培养模式**。强化中医思维培养，改革中医药院校教育，调整优化学科专业结构，强化中医药专业主体地位，提高中医类专业经典课程比重，开展中医药经典能力等级考试，建立早跟师、早临床学习制度。加大省部局共建中医药院校投入力度。将中医课程列入临床医学类专业必修课，提高临床类别医师中医药知识和技能水平。完善中医医师规范化培训模式。改革完善中西医结合教育，培养高层次中西医结合人才。鼓励西医学习中医，允许临床类别医师通过考核后提供中医服务，参加中西医结合职称评聘。允许中西医结合专业人员参加临床类别全科医生规范化培训。

（十二）**优化人才成长途径**。通过学科专科建设、重大科研平台建设和重大项目实施等，培养造就一批高水平中医临床人才和多学科交叉的中医药创新型领军人才，支持组建一批高层次创新团队。支持中医药院校与其他高等学校联合培养高层次复合型中医药人才。建立高年资中医医师带徒制度，与职称评审、评优评先等挂钩。制定中医师承教育管理办法。经国务院中医药主管部门认可的师承教育继承人，符合条件者可按同等学力申请中医专业学位。大力培养中药材种植、中药炮制、中医药健康服务等技术技能人才。完善确有专长人员考核办法，加大中医（专长）医师培训力度，支持中医医院设置中医（专长）医师岗位，促进民间特色技术疗法的传承发展。

（十三）**健全人才评价激励机制**。落实允许医疗卫生机构突破现行事业单位工资调控水平、允许医疗服务收入扣除成本并按规定提取各项基金后主要用于人员奖励的要求，完善公立中医医疗机构薪酬制度。改革完善中医药职称评聘制度，注重业务能力和工作实绩，克服唯学历、唯资历、唯论文等倾向。国家重大人才工程、院士评选等加大对中医药人才的支持力度，研究在中国工程院医药卫生学部单设中医药组。研究建立中医药人才表彰奖励制度，加强国家中医药传承创新表彰，建立中医药行业表彰长效机制，注重发现和推介中青年骨干人才和传承人。各种表彰奖励评选向基层一线和艰苦地区倾斜。

五、促进中医药传承与开放创新发展

（十四）**挖掘和传承中医药宝库中的精华精髓**。加强典籍研究利用，编撰中华医藏，制定中医药典籍、技术和方药名录，建立国家中医药古籍和传统知识数字图书馆，研究制定中医药传统知识保护条例。加快推进活态传承，完善学术传承制度，加强名老中医学术经验、老药工传统技艺传承，实现数字化、影像化记录。收集筛选民间中医药验方、秘方和技法，建立合作开发和利益分享机制。推进中医药博物馆事业发展，实施中医药文化传播行动，把中医药文化贯穿国民教育始终，中小学进一步丰富中医药文化教育，使中医药成为群众促进健康的文化自觉。

（十五）**加快推进中医药科研和创新**。围绕国家战略需求及中医药重大科学问题，建立多学科融合的科研平台。在中医药重点领域建设国家重点实验室，建立一批国家临床医学研究中心、国家工程研究中心和技术创新中心。在中央财政科技计划（专项、基金等）框架下，研究设立国家中医药科技研发专项、关键技术装备重大专项和国际大科学计划，深化基础理论、诊疗规律、作用机理研究和诠释，开展防治重大、难治、罕见疾病和新发突发传染病等临床研究，加快中药新药创制研究，研发一批先进的中医器械和中药制药设备。支持鼓励儿童用中成药创新研发。研究实施科技创新工程。支持企业、医疗机构、高等学校、科研机构等协同创新，以产业链、服务链布局创新链，完善中医药产学研一体化创新模式。加强中医药产业知识产权保护和运用。健全赋予中医药科研机构和人员更大自主权的管理制度，建立知识产权和科技成果转化权益保障机制。改革完善中医药科研组织、验收和评价体系，避免简单套用相关科研评价方法。突出中医药特点和发展需求，建立科技主管部门与中医药主管部门协同联动的中医药科研规划和管理机制。

（十六）**推动中医药开放发展**。将中医药纳入构建人类命运共同体和"一带一路"国际合作重要内容，实施中医药国际合作专项。推动中医中药国际标准制定，积极参与国际传统医学相关规则制定。推动中医药文化海外传播。大力发展中医药服务贸易。鼓励社会力量建设一批高质量中医药海外中心、国际合作基地和服务出口基地。研究推动现有中药交易平台稳步开展国际交易。打造粤港澳大湾区中医药高地。加强与台湾地区中医药交流合作，促进两岸中医药融合发展。

六、改革完善中医药管理体制机制

（十七）**完善中医药价格和医保政策**。以临床价值为导向，以中医优势服务、特色服务为重点，加大政策支持力度，完善医疗服务价格形成机制。医疗服务价格调整时重点考虑中医等体现医务人员技术劳务价值的医疗服务价格。健全符合中医药特点的医保支付方式。完善与国际疾病分类相衔接的中医病证分类等编码体系。分批遴选中医优势明显、治疗路径清晰、费用明确的病种实施按病种付费，合理确定付费标准。通过对部分慢性病病种等实行按人头付费、完善相关技术规范等方式，鼓励引导基层医疗卫生机构提供适宜的中医药服务。及时将符合条件的中医医疗机构纳入医保定点医疗机构。积极将适宜的中医医疗服务项目和中药按规定纳入医保范围。鼓励商业保险机构开发中医治未病等保险产品。研究取消中药饮片加成相关工作。

（十八）**完善投入保障机制**。建立持续稳定的中医药发展多元投入机制，在卫生健康投入中统筹安排中医药事业发展经费并加大支持力度。加大对中医药事业发展投资力度，改善中医医院办院条件，扩大优质服务供给。切实保障公立中医医院投入责任落实。鼓励地方设立政府引导、社会资本参与、市场化运作的中医药发展基金。引导商业保险机构投资中医药服务产业。

（十九）**健全中医药管理体制**。完善中医药工作跨部门协调机制，强化国务院中医药工作部际联席会议办公室统筹职能，协调做好中药发展规划、标准制定、质量管理等工作，促进中医中药协调发展。各级卫生健康、药品监督管理等各相关部门要坚持中西医并重，制定实施中医药相关政策措施要充分听取并吸纳中医药主管部门意见。完善中医药服务监管机制。依据中医药法有关规定建立健全中医药管理体系，省市县都要明确承担中医药管理职能的机构，合理配置人员力量。

（二十）**加强组织实施**。地方各级党委和政府要结合实际制定落实举措，将本意见实施情况纳入党委和政府绩效考核。围绕以较低费用取得较大健康收益目标，规划建设一批国家中医药综合改革示范区，鼓励在服务模式、产业发展、质量监管等方面先行先试。推动中央主要新闻单位、重点新闻网站等各类媒体加大对中医药文化宣传力度，加强和规范中医药防病治病知识传播普及，营造珍视、热爱、发展中医药的社会氛围。

进一步加强军队中医药工作，大力开展新时代军事卫勤新型中医诊疗装备研发和新药物、新疗法挖掘创新工作，持续深化基层部队中医药服务能力提升工程，提高军队中医药整体保障水平。

少数民族医药是中医药的重要组成部分，有关地方可根据本意见，制定和完善促进本地区少数民族医药发展的相关政策举措。

国务院办公厅关于印发中医药振兴发展

重大工程实施方案的通知

（国办发〔2023〕3号）

各省、自治区、直辖市人民政府，国务院各部委、各直属机构：

《中医药振兴发展重大工程实施方案》已经国务院同意，现印发给你们，请认真贯彻执行。

国务院办公厅

2023年2月10日

中医药振兴发展重大工程实施方案

中医药是我国重要的卫生、经济、科技、文化和生态资源，传承创新发展中医药是新时代中国特色社会主义事业的重要内容，是中华民族伟大复兴的大事。为贯彻落实党中央、国务院决策部署，加大"十四五"期间对中医药发展的支持和促进力度，着力推动中医药振兴发展，制定本实施方案。

一、总体要求

（一）指导思想。以习近平新时代中国特色社会主义思想为指导，深入贯彻党的二十大精神，统筹推进"五位一体"总体布局，协调推进"四个全面"战略布局，认真落实党中央、国务院决策部署，坚持稳中求进工作总基调，立足新发展阶段，完整、准确、全面贯彻新发展理念，构建新发展格局，坚持以人民健康为中心，加大投入与体制机制创新并举，统筹力量集中解决重点领域、重要环节的突出问题，破除制约高质量发展的体制机制障碍，着力改善中医药发展条件，发挥中医药特色优势，提升中医药防病治病能力与科研水平，推进中医药振兴发展。

（二）基本原则。

增强能力，服务群众。加大支持力度，加快发展覆盖全生命周期的中医药健康服务，促进中西医协同发展，统筹推进中医药医疗、教育、科研、产业、文化等发展，满足人民群众日益增长的中医药需求。

遵循规律，发挥优势。坚持守正创新，继承不泥古，创新不离宗，遵循中医药自身发展规律，充分利用现代科学成果和技术方法，巩固和发扬中医药特色优势，推进中医药现代化、产业化，推动中医药走向世界。

提高质量，均衡发展。推进高素质人才队伍和优质高效中医药服务体系建设，健全中医药协同创新体系，促进中药质量提升和产业高质量发展。提升基层中医药服务水平，促进中医药优质资源扩容和区域均衡布局。

创新机制，激发活力。在实施重大工程的同时，配套完善符合中医药特点的体制机制和政策措施，充分调动各方积极性，形成合力，激发中医药振兴发展的巨大潜力和活力。

（三）建设目标。到2025年，优质高效中医药服务体系加快建设，中医药防病治病水平明显提升，中西医结合服务能力显著增强，中医药科技创新能力显著提高，高素质中医药人才队伍逐步壮大，中药质量不断提升，中医药文化大力弘扬，中医药国际影响力进一步提升，符合中医药特点的体制机制和政策体系不断完善，中医药振兴发展取得明显进展，中医药成为全面推进健康中国建设的重要支撑。

二、中医药健康服务高质量发展工程

着力彰显优势、夯实基层、补齐短板，健全中医药服务体系，促进优质中医医疗资源均衡布局，发挥中医药整体医学优势，提供融预防保健、疾病治疗和康复于一体的中医药健康服务。

（一）中医药服务体系"扬优强弱补短"建设。

1.建设目标。推进建设优质高效中医药服务体系，基本实现县办中医医疗机构全覆盖，显著提升中医药重大疾病防控救治和应急处置能力，推动优质医疗资源扩容和均衡布局，更好满足群众就近享有高质量中医医疗服务需求。

2.建设任务。一是在国家医学中心和国家区域医疗中心建设项目总体布局中，依托现有资源，择优遴选建设若干国家中医医学中心；支持高水平中医医院作为输出医院，在优质中医医疗资源短缺、转外就医多的地区，依托当地现有资源，院地合作、省部共建，实施若干国家区域中医医疗中心建设项目。二是建设一批国家中医优势专科，强化设备配备，优化完善中医诊疗方案，提升中医临床疗效。三是以地市级中医医院为重点，建设130个左右中医特色突出、临床疗效显著、示范带动作用明显的中医特色重点医院。四是依托现有资源，建设一批中医康复中心，推动地方加强中医康复科建设，提升中医药康复服务能力和水平。五是布局35个左右国家中医疫病防治基地，开展中医医院传染病防治能力建设。六是加强县级中医医院"两专科一中心"建设，每个县级中医医院建成2个中医特色优势专科和1个县域中医药适宜技术推广中心；在县级医院提标扩能项目中，支持脱贫地区、"三区三州"、原中央苏区、易地扶贫搬迁安置地区县级中医医院基础设施建设；依托基础条件比较好的乡镇卫生院，在"三区三州"建设64个中医县域医疗中心。七是加强基层医疗卫生机构中医馆建设，实现全部社区卫生服务中心和乡镇卫生院设置中医馆、配备中医医师，提升中医馆服务能力。八是实施名医堂工程，按照品牌化、优质化、规范化、标准化的建设要求，分层级规划布局建设一批名医堂，推动名医团队入驻，服务广大基层群众。

3.配套措施。一是各级中医药主管部门要会同卫生健康部门、疾控部门进一步健全中西医协同疫病防治机制，确保中医药第一时间参与传染病防治和突发事件卫生应急处置，深度介入预防、治疗和康复全过程。二是各地要切实履行建设主体责任，落实土地、规划等建设条件，加强土地节约集约利用，严格土地使用标准，统筹考虑当地中医药发展基础和建设条件，因地制宜开展建设。三是各地要统筹加大政策支持力度，推进管理体制改革，支持中医医院建立健全现代医院管理制度，落实"两个允许"要求，深化人事薪酬制度改革，完善医院补偿机制，落实中医药服务价格、医保支付倾斜政策，鼓励在中药制剂和中医技术应用等方面制定更加灵活的政策。

4.部门分工。国家发展改革委、国家中医药局、财政部、国家卫生健康委、人力资源社会保障部、自然资源部、住房城乡建设部、国家医保局、国家疾控局、国家药监局等负责，排第一位的为牵头单位，下同。

（二）中医治未病能力建设。

1.建设目标。结合实施健康中国行动，通过实施区域中医治未病中心试点建设和重点人群中医药健康促进项目，总结探索中医治未病理念融入健康维护和疾病防治全过程的方式，形成可推广的中医治未病健康工程升级模式。

2.建设任务。一是推动若干地级市开展区域中医治未病中心试点建设，探索相关政策机制，推广适宜技术，普及健康知识，进一步带动提升区域中医治未病服务能力。二是实施重点人群中医药健康促进项目，开展中医适宜技术防控儿童青少年近视试点、妇幼健康中医适宜技术推广试点。

3. 配套措施。制定落实健康中国行动中医药健康促进专项政策措施。各地要积极实施中医药健康促进行动，加大支持力度，积极探索发挥中医治未病价值作用的政策机制。区域中医治未病中心建设试点城市和重点人群中医药健康促进项目单位要创新思路，探索积累有益经验。

4. 部门分工。国家中医药局、财政部、国家卫生健康委、国家疾控局等负责。

（三）中医药老年健康服务能力建设。

1. 建设目标。积极应对人口老龄化，发展中医药老年健康服务，发挥中医药在老年人慢性病、重大疑难疾病治疗和疾病康复中的重要作用和优势，增加中医药老年健康服务供给，创新服务模式，建成老年医学中医药高地。

2. 建设任务。一是推动有条件的省份依托现有资源，开展老年中医药健康（治未病）中心试点，探索完善中医药老年健康服务模式，提升临床、康复、护理、慢性病管理、科学研究、健康管理能力。二是推动二级以上中医医院加强老年病科建设，增加老年病床数量，开展老年病及相关慢性病防治和康复护理。

3. 配套措施。国家中医药局要进一步完善中医医院老年病科建设标准，制定省级老年中医药健康（治未病）中心建设指南。各地要将中医药老年健康服务纳入本地区健康服务或养老服务相关规划，加大对中医药老年健康服务的支持力度。在中医药老年健康人才培养、学科建设、岗位管理、薪酬分配等方面给予更灵活的政策支持。加强中医药健康、养老服务模式和服务内容探索创新，形成好的经验和做法。

4. 部门分工。国家中医药局、国家卫生健康委、人力资源社会保障部、民政部等负责。

（四）中医药数字便民和综合统计体系建设。

1. 建设目标。基本建成国家中医药综合统计体系、中药质量信息数据标准和统计体系，实现公立中医医院信息互联互通标准化成熟度测评、电子病历系统应用水平分级评价达到国家要求，利用现代信息技术，改善患者就医体验。

2. 建设任务。一是围绕"互联网＋医疗健康""五个一"服务要求，开展智慧中医医院建设，支撑便民惠民服务。二是制定国家中医药综合统计制度，依托现有资源建设国家、省级两级平台，构建统一规范的数据标准和资源目录体系，基本建成国家中医药综合统计体系。三是开展中医医院信息化基础达标建设，推进中医医院通用电子信息系统的开发和试点应用。四是制定国家中药质量信息统计制度，依托现有资源建设国家、省级两级平台，构建统一规范的中药质量信息数据标准和统计体系。

3. 配套措施。国务院有关部门要统筹规划国家中医药综合统计体系，加强部门协调，建设国家级工作平台。各地要将综合统计、信息化工作纳入规划，落实主体责任，配备专职人员，加大实施保障力度，有针对性地开展区域综合试点和各类专项试点。项目单位要高度重视中医药综合统计、信息化建设工作，加强人才队伍建设。

4. 部门分工。国家中医药局、国家药监局、国家统计局牵头负责，财政部、科技部、教育部、国家卫生健康委、农业农村部、国家林草局、工业和信息化部等负责。

三、中西医协同推进工程

建立中西医协同长效机制，健全中西医临床协同体系，提升中西医协同攻关水平，"宜中则中、宜西则西"，为人民群众提供更高水平的中西医结合医疗服务。

（一）中西医结合医疗模式创新建设。

1. 建设目标。建设推广"有机制、有团队、有措施、有成效"的中西医结合医疗模式，提高中西医结合临床水平。

2.建设任务。建设50个左右中西医协同"旗舰"医院、一批中西医协同"旗舰"科室，辐射带动提升区域中西医结合整体水平。

3.配套措施。各地要支持组建区域中西医协同医疗联合体，将中西医结合工作纳入医院等级评审和绩效考核。项目单位要把建立中西医协同机制和多学科诊疗体系纳入医院章程，将中西医联合查房、会诊纳入医院管理制度，在各主要临床科室配备中医医师，打造中西医协同团队。

4.部门分工。国家中医药局、国家发展改革委、国家卫生健康委等负责。

（二）重大疑难疾病中西医临床协同建设。

1.建设目标。促进中西医医疗资源有效整合和中西医医疗技术优势互补，推进诊疗模式改革创新和医学领域创新发展，显著提高部分重大疑难疾病的临床疗效，形成一批独具特色的中西医结合诊疗方案和专家共识。

2.建设任务。聚焦癌症、心脑血管病、糖尿病、感染性疾病等重大疑难疾病、慢性病和传染性疾病，以提高临床疗效为重点，遴选一批项目单位开展中西医联合攻关。

3.配套措施。国家中医药局要统筹实施好重大疑难疾病中西医临床协作项目。各地要在人力、物力等方面加大支持力度，结合本地实际，开展省级重大疑难疾病中西医临床协同试点。项目单位要围绕解决重大疑难疾病治疗难点，整合资源、协同攻关，创新诊疗模式。

4.部门分工。国家中医药局、国家卫生健康委、中央军委后勤保障部、财政部、国家疾控局等负责。

四、中医药传承创新和现代化工程

重点围绕国家战略需求及中医药重大科学问题，布局一批中医药科技创新重点项目和关键技术装备项目，加强中医药科技创新体系建设，提升传承创新能力，加快推进中医药现代化。

（一）中医药科技创新平台建设。

1.建设目标。跨领域、跨行业整合多学科资源，完善以国家中医药传承创新基础研究、临床研究、技术创新平台为主要支撑的中医药科技创新体系，优化中医药领域科技布局。

2.建设任务。依托现有资源，建设若干中医药相关多学科交叉融合的全国重点实验室、中医类国家临床医学研究中心和30个左右国家中医药传承创新中心、100个左右国家中医药局重点实验室，提升中医药科技服务能力及协同创新能力。依托国家和省级药品检验机构，建设30个左右国家药监局中药市场质量监控和评价重点实验室、30个左右国家药监局中药安全监测和风险评估重点实验室，整体提升药品检验机构的中药质量评价能力。

3.配套措施。各地要加大实施保障力度，在运行管理、岗位管理、人才聘用、职称晋升等方面创新机制。支持国家中医药传承创新中心按照有关规定自主开展职称评审。在省级科研项目中加大对中医药科技创新平台的支持力度。注重培育省级中医药科技创新平台，功能互补、错位发展。

4.部门分工。国家中医药局、科技部、国家发展改革委、中央军委后勤保障部、国家卫生健康委、国家药监局、人力资源社会保障部等负责。

（二）中医药古籍文献传承。

1.建设目标。提升中医药古籍原生性、再生性保护能力，提高中医药古籍资源的利用效率。

2.建设任务。一是依托现有数字平台建设中医药古籍数字图书馆，建立中医药古籍人工智能技术应用平台和中医药知识服务系统，推动中医药古籍数字化挖掘，打造中医药古籍数字化服务应用产品。二是依托现有机构，改善中医药行业古籍保护条件，全面开展中医药古籍文物定级、建档、备案工作，加大濒危珍贵古籍保护修复力度，提升中医药古籍保护及利用能力。

3.配套措施。各地要发挥高等院校和科研院所、中医医疗机构等在古籍保护和现代化应用方面的资源和人才优势。项目单位要把古籍保护工作摆上重要日程，纳入重点工作计划，落实建设经费，加强专业团队建设，改善古籍保护条件。

4. 部门分工。国家中医药局、文化和旅游部、国家文物局、财政部等负责。

（三）中医药科技重点项目研究。

1. 建设目标。布局一批中医药科研项目，系统化诠释中医药科学问题，提升重大疾病临床疗效、中药质量水平，科学阐释中医药机理，完善中医药现代化研究体系。

2. 建设任务。一是开展中医药防治重大疑难疾病临床方案优化研究、中医药疗效与作用机制研究、临床循证研究及评价研究，组织筛选 50 个中医优势病种。二是开展中医药基础理论研究，推动中医理论的原始创新，阐明作用机制，助力临床精准诊疗。三是研发一批临床疗效好、科技含量高、创新性强、拥有自主知识产权的中药新药。

3. 配套措施。各地要加强政策保障，建立完善多学科联合攻关的中医药科技创新机制。项目单位要加强科研人才培养，完善激励机制，推动产学研医政深度融合。

4. 部门分工。国家中医药局、科技部、人力资源社会保障部、国家药监局等负责。

（四）中医药关键技术装备研究。

1. 建设目标。推动实施中医药现代化关键技术装备项目，提升中医药技术装备水平、产业创新能力及产业化水平，在关键技术装备方面取得突破，为科学研究和产业发展提供支持和保障。

2. 建设任务。一是开展中医特色诊断治疗装备研究，研发中医数字化辅助诊断装备、中医特色疗法智能化装备、中医治未病现代化装备。二是开展中药品质智能辨识与控制工程化技术装备研究，研发推广中药材生产与品质保障、中药饮片智能炮制控制与调剂工程化、中成药制造核心工艺数字化与智能控制等技术装备。三是开展中医药技术装备共性标准等可度量技术规范体系建设和应用转化，研发中医现代"铜人"，开展中医药技术装备在慢性病防控中的应用示范。

3. 配套措施。各地要加强政策保障，引导社会资本参与关键技术装备研发。项目单位要落实知识产权与成果转化收益分配制度，完善激励机制，调动广大中医药科技人员参与关键技术装备研究开发的积极性。

4. 部门分工。国家中医药局、科技部、工业和信息化部、国家卫生健康委、国家药监局等负责。

（五）做大做强中国中医科学院。

1. 建设目标。建设形成布局合理、优势明显的学科体系，发挥中国中医科学院示范引领作用，打造成为中医药科技创新核心基地和创新人才高地。

2. 建设任务。一是调整优化中国中医科学院科技发展布局，加大对基础研究、弱势和小众学科的支持力度，做强一批在国内外有影响力的优势学科。二是加强青蒿素研究中心、中国中医药循证医学中心、中医药疫病防控中心等建设，形成具有行业领先水平的科技创新高地。三是实施中国中医科学院人才强院计划，加强中医药教育教学和人才培养。四是指导省级中医药科研院所加强能力建设。

3. 配套措施。中国中医科学院要深化体制机制改革，创新科研组织模式，赋予科研人员更大的自主权，在岗位设置、薪酬等方面建立更加灵活的政策机制。

4. 部门分工。国家发展改革委、国家中医药局、财政部、教育部、科技部、人力资源社会保障部、国家卫生健康委、国家疾控局等负责。

五、中医药特色人才培养工程（岐黄工程）

加强中医药高层次人才、基层人才队伍建设和人才培养平台建设，建立符合中医药特点的人才培养体系，创新中医药人才发展体制机制，建设以领军人才为引领，青年优秀人才、骨干人才、基层实用人才为主体的高素质中医药特色人才队伍。

（一）高层次人才培养计划。

1.建设目标。培养具有较大社会影响力和国际竞争力的中医药领军人才、学科团队，搭建高层次人才梯队。

2.建设任务。一是实施中医药领军人才支持项目，遴选培养50名岐黄学者和200名青年岐黄学者，组建10个国家中医药多学科交叉创新团队和一批国家中医药传承创新团队。二是实施中医药优秀人才研修项目，培养1200名中医临床、少数民族医药、西医学习中医等方面的优秀人才。三是实施中医药骨干人才培养项目，遴选一批全国老中医药专家学术经验继承指导老师和继承人，培养一批中医药骨干师资和中药、护理、康复、管理等方面骨干人才，规范化培训一批中医医师。四是实施综合医院中医药高层次人才支持项目，开展西医学习中医高级人才培养和全国老中医药专家学术经验继承工作，建设一批传承工作室，培养一批中医药骨干人才。

3.配套措施。国家中医药局负责制定项目实施方案，完善相应的遴选、评价、管理、投入等机制，负责开展终期评价，做好不同层次人才项目衔接，搭建高层次人才发展平台。各地负责过程管理，加强政策等配套衔接，在重大项目建设、评选表彰等方面予以优先支持，形成支持合力。项目单位负责项目日常管理，保证培养对象培训期间的工资及福利待遇。

4.部门分工。国家中医药局、财政部、国家卫生健康委、人力资源社会保障部、教育部、中央军委后勤保障部等负责。

（二）基层人才培养计划。

1.建设目标。基层中医药人才队伍规模不断扩大，素质逐步提升，更好适应群众就近享受中医药服务的需求。

2.建设任务。一是实施基层中医药人才培养项目，招录7500名左右中医专业农村订单定向免费培养医学生，支持1.25万名中医类别全科医生开展规范化培训、转岗培训，培养5000名中医助理全科医生，为中医馆培训一批骨干人才。二是实施革命老区中医药人才振兴项目，在革命老区、国家乡村振兴重点帮扶县等地区，加大中医专业农村订单定向免费培养医学生的培养力度，支持建设全国基层名老中医药专家传承工作室。

3.配套措施。国务院有关部门负责制定项目实施方案，不定期组织开展考核评估。各地负责过程管理，完善培养使用、待遇保障等政策，落实农村订单定向免费培养医学生就业安置和履约管理相关要求，积极引导人才向基层流动，确保项目实施效果。项目单位负责项目日常管理，保证培养对象培训期间的工资及福利待遇。

4.部门分工。国家中医药局、财政部、国家卫生健康委、人力资源社会保障部、教育部等负责。

（三）人才平台建设计划。

1.建设目标。推进中医药学科发展，建设形成一批高水平的人才培养平台，中医药人才培养能力不断提升。

2.建设任务。一是建设一批重点学科和中医药类一流本科专业。二是建设一批中医临床教学基地。依托已建成的各类机构，遴选若干标准化的中医医师规范化培训实践技能考核基地。三是为第四届国医大师、第二届全国名中医建设传承工作室，新增建设一批老药工、全国名老中医药专家和全国基层名老中医药专家传承工作室。

3.配套措施。国务院有关部门负责制定项目实施方案，完善相应的遴选、评价、管理、投入等机制，组织项目的实施和评估，集聚高层次人才参与平台建设。各地要加强政策保障，负责过程管理。项目单位要落实团队、场地、设施等软硬件要求，建立管理制度，进行定期评估和报告。

4.部门分工。国家中医药局、财政部、国家卫生健康委、教育部、中央军委后勤保障部等负责。

政策法规

六、中药质量提升及产业促进工程

围绕中药种植、生产、使用全过程，充分发挥科技支撑引领作用，加快促进中药材种业发展，大力推进中药材规范种植，提升中药饮片和中成药质量，推动中药产业高质量发展。

（一）中药材种业质量提升。

1. 建设目标。中药材种质资源收集保存、鉴定评价、优良品种选育与良种繁育能力进一步提升，优质种子种苗大规模推广应用，中药资源监测能力明显提高，从源头保障中药材质量。

2. 建设任务。一是支持国家药用植物种质资源库建设。二是引导地方建设一批中药材种子种苗专业化繁育基地，推动制定种子种苗标准。三是依托第四次全国中药资源普查工作成果，健全中药资源动态监测体系。

3. 配套措施。出台中药材种子管理办法，从法规层面规范中药材种子种苗生产经营资质和经营行为，打击种业违法行为。加强部门协同，形成中药资源管理合力。

4. 部门分工。国家中医药局、农业农村部等负责。

（二）中药材规范化种植。

1. 建设目标。道地药材生产布局更加优化，珍稀濒危中药材人工繁育技术取得突破，中药材生产先进适用技术实现有效转化和示范推广，进一步推动中药材资源可持续利用。

2. 建设任务。一是引导地方建设一批道地药材生产基地。二是建设一批珍稀濒危中药材野生抚育、人工繁育基地。三是制定常用300种中药材种植养殖技术规范和操作规程。四是广泛开展中药材生态种植、野生抚育和仿野生栽培，开发30-50种中药材林下种植模式并示范推广。五是统一中药材追溯标准与管理办法，依托现有追溯平台，建立覆盖主要中药材品种的全过程追溯体系。六是依托现有药品监管体系，搭建一批中药材快速检测平台。

3. 配套措施。国务院有关部门出台全国道地药材目录，推进实施中药材生产质量管理规范（GAP），加强道地药材产区规划和规范化种植。各地要强化道地药材资源保护和生产管理，在项目、政策等方面予以倾斜，建立部门协同机制，统筹力量协同推进中药材质量提升。

4. 部门分工。农业农村部、国家中医药局、国家林草局、国家药监局等负责。

（三）中药炮制技术传承创新。

1. 建设目标。深入研究中药炮制理论和技术，阐释中药炮制机理，完善中药饮片质量标准，保证饮片质量。

2. 建设任务。一是建设一批中药炮制技术传承基地，挖掘与传承中药炮制理论和技术。二是开展一批常用中药饮片的质量标准、生产工艺等研究。

3. 配套措施。国务院有关部门出台全国中药饮片炮制规范，完善中药饮片质量控制体系。各地要加强对区域特色饮片和炮制技术的挖掘、整理、传承。

4. 部门分工。国家中医药局、财政部、国家药监局等负责。

（四）中成药综合评价体系建设。

1. 建设目标。涵盖临床有效性安全性评价、质量标准、生产工艺、制剂技术等的中成药综合评价体系基本建成，符合中医药特点的中药新药审评体系进一步完善。

2. 建设任务。一是建立健全中成药临床综合评价方法，系统开展100种中成药的临床综合评价，丰富中成药在用药指征、目标人群、最佳剂量等精准用药信息方面的内涵。二是针对100种中成药建立系统完善、适应发展需求、覆盖生产全流程的标准体系，形成多层次的现代质量控制体系。三是初步建立中医药理论、人用经验和临床试验相结合的审评证据体系，构建符合中药特点的安全评价方法和标准体系。四是开展中成药质量评价方法研究，建立常用中成药质量优劣评价标准。五是完善中药警戒制度，加强中药不良反应监测"哨点"建设。

3.配套措施。国务院有关部门制定中成药生产质量管理规范，优化完善以《中华人民共和国药典》为核心的中药国家标准的制修订工作机制，协调推动中成药综合评价结果运用和转化。

4.部门分工。国家中医药局、国家药监局等负责。

七、中医药文化弘扬工程

重点支持中医药博物馆体系建设，深入挖掘和传承中医药精华精髓，推动中医药文化融入群众生产生活、贯穿国民教育始终，实现中医药文化创造性转化、创新性发展。

（一）中医药博物馆建设。

1.建设目标。国家中医药博物馆及其数字博物馆基本建成并投入试运行，形成布局合理、特色鲜明、功能完备的中医药博物馆体系，更好展示中医药藏品所蕴含的历史价值与文化内涵。

2.建设任务。加快推进国家中医药博物馆选址立项、基础建设和数字化建设。支持中医药博物馆创建国家一、二、三级博物馆。开展中医药相关文物、史料及代表性见证物的征藏工作，充实完善中医药收藏体系，建设中医药博物馆资源共享平台，构建中医药博物馆数字资源共建共享机制。推动建设一批中医药主题文化园，推出一批精品中医药展览，开发一批具有鲜明中医药特色的文化创意产品。

3.配套措施。国务院有关部门要在国家中医药博物馆立项、选址、建设方面加大支持力度。各地要将中医药博物馆纳入当地公共文化服务重点项目建设，建立多部门共建共商机制。项目单位要拓展相关经费渠道，提高建设水平，丰富馆藏藏品。引导和鼓励社会力量通过多种方式支持博物馆建设。

4.部门分工。国家中医药局、国家发展改革委、文化和旅游部、国家文物局、自然资源部、住房城乡建设部等负责。

（二）中医药文化建设。

1.建设目标。中医药文化传播体系建立健全，形成一批中医药文化精品，中小学中医药文化教育进一步丰富，公民中医药健康文化素养水平在"十四五"末提升至25%左右。

2.建设任务。一是提炼中医药文化精神标识，挖掘阐释并推广普及名医名家、医籍名方等中医药文化经典元素。二是支持创作高质量的中医药图书、纪录片、影视剧以及各类新媒体产品，打造有代表性的中医药文化节目和中医药动漫作品。三是实施中医药文化传播行动，推动建设一批中医药文化宣传教育基地并达到国家级建设标准，推动建设若干中医药文化体验场馆，支持建设中医药健康文化知识角，广泛开展中医药文化主题活动。四是中小学进一步丰富中医药文化教育，开展中医药文化专题教育活动，建设校园中医药文化角和学生社团。五是培养建立中医药文化传播工作队伍。

3.配套措施。国家中医药局要组织中医药文化有关研究工作，协调有关部门加大实施保障力度。各地要把中医药文化工作纳入中华优秀传统文化传承发展工程总体框架，对本地区中医药文化资源进行调查整理、挖掘研究，将中医药文化纳入中华优秀传统文化进校园总体安排，有条件的地方积极探索将中医药文化纳入中小学教育教学活动。积极引导社会力量参与中医药文化建设工作。

4.部门分工。国家中医药局、财政部、国家卫生健康委、中央宣传部、文化和旅游部、国家文物局、教育部、广电总局等负责。

八、中医药开放发展工程

重点支持中医药产学研用开放发展，提升中医药国际影响力，推动中医药传播、应用与发展，助力构建人类卫生健康共同体。

（一）中医药开放发展平台建设。

1. 建设目标。中医药机构参与全球中医药各领域合作的平台更加多样，机制更加灵活，中医药海外认可度和接受度进一步提升。

2. 建设任务。鼓励社会力量持续建设一批高质量中医药海外中心。依托国内中医药机构，拓展建设一批高水平中医药国际合作基地。鼓励和支持社会力量采取市场化方式，与有合作潜力和意愿的国家共同建设一批友好中医医院、中医药产业园。支持中国中医药循证医学中心与世界卫生组织合作，建设传统医学领域的国际临床试验注册平台。

3. 配套措施。指导和鼓励社会资本设立中医药"一带一路"发展基金，参与平台建设工作。各地要明确派出人员晋升、待遇的激励保障政策，对开展中医药领域对外投资合作的企业给予支持。

4. 部门分工。国家中医药局、国家发展改革委、商务部、国务院国资委、国家卫生健康委等负责。

（二）中医药国际影响力提升计划。

1. 建设目标。中医药对外交流合作更加广泛，国际影响力进一步提升。

2. 建设任务。培育世界一流多语种中医药学术期刊，加强与境外知名期刊合作，支持在国际知名学术期刊发表中医药研究成果，在跨国科研合作计划中加大中医药参与力度。建设粤港澳大湾区中医药高地，推动粤港澳大湾区中医药创新发展。

3. 配套措施。国务院有关部门要支持中医药参与相关国际科技创新合作，支持有关高等院校和科研院所建设"一带一路"联合实验室，推动出台中医药传统知识保护条例，建立中医药传统知识保护数据库。

4. 部门分工。国家中医药局、外交部、科技部、商务部、国家卫生健康委、国家药监局等负责。

（三）中医药国际贸易促进计划。

1. 建设目标。中医药服务出口基地在探索外贸新业态新模式中发挥积极作用，中医药国际贸易体制机制不断完善，中医药产品和服务国际贸易总额以及中医药行业贸易便利化水平持续提升。

2. 建设任务。高质量建设中医药服务出口基地，探索中医药服务出口新业态新模式，培育中医药服务国际知名品牌。巩固中医医疗保健、教育培训等传统服务贸易优势，发展"互联网＋中医药贸易"。鼓励有实力、信誉好的企业在共建"一带一路"国家构建中医药跨国营销网络，建设中医药产品物流配送中心。支持中医药企业通过中国进出口商品交易会、中国国际服务贸易交易会等平台"走出去"。

3. 配套措施。在中国进出口商品交易会、中国国际服务贸易交易会等开展中医药"走出去"相关活动并探索设立中医药相关展示板块。持续开展中医药服务贸易统计试点工作，完善中医药服务贸易统计方法和指标，进一步优化进出口管理与服务，研究调整中药产品税则号列，提升中医药产品和服务通关便利化水平。各地要完善对中医药服务出口企业的金融等支持政策。

4. 部门分工。国家中医药局、商务部、国家药监局、海关总署、财政部等负责。

（四）中医药国际抗疫合作计划。

1. 建设目标。中医药在新型冠状病毒感染等重大传染病防控国际合作中的参与度显著提升，更多抗疫类中药产品在海外注册和应用。

2. 建设任务。积极推进中医药参与新型冠状病毒感染等重大传染病防控国际合作，组织中医药抗疫国际学术交流活动。建设高水平的中医疫病防治团队，加强抗疫技术和产品国际合作。加强抗疫类中药产品海外注册公共服务平台建设。

3. 配套措施。国务院有关部门要积极组织各地和中医药机构参加有关国际性高级别论坛，推动中医药防治重大传染病合作，完善中医药参与国际关注的公共卫生紧急事件应对机制。各地要出台鼓励企业开展抗疫类中药产品海外注册和应用的政策措施，明确对参与国际抗疫合作人员的激励保障政策。

4.部门分工。国家中医药局、外交部、国际发展合作署、国家卫生健康委、国家药监局等负责。

九、国家中医药综合改革试点工程

充分调动地方积极性、主动性和创造性，先行先试，以点带面，为全面深化中医药改革探索途径、积累经验。

（一）国家中医药综合改革示范区建设。

1.建设目标。通过改革体制机制，鼓励在服务模式、产业发展、质量监管等方面先行先试，加快建立健全中医药法规、发展政策举措、管理体系、评价体系和标准体系，提升中医药治理体系和治理能力现代化水平，打造一批中医药事业和产业高质量发展高地，发挥示范带动作用。

2.建设任务。以省（自治区、直辖市）为主体，分批规划建设10个左右国家中医药综合改革示范区。一是系统落实国家重大战略和中医药传承创新发展任务，加快推动省域中医药高质量发展。二是重点推进综合改革和制度创新在不同领域形成示范。三是在中医药管理体制、服务体系、服务模式、评价体系、人才培养、科技创新、产业发展、文化传播等方面，针对亟需突破的重点难点问题，深化改革，形成经验。

3.配套措施。国务院有关部门要积极推进示范区布局，强化统筹指导，沟通协调解决问题，在项目、政策等方面予以倾斜，定期开展评估，总结推广经验。各省（自治区、直辖市）要承担主体责任，将示范区建设作为重点工作积极推进，健全示范区建设机制，明确工作职责，完善配套措施，加强改革探索，及时总结经验。

4.部门分工。国家中医药局、国家发展改革委、国家卫生健康委、工业和信息化部、国家药监局等负责。

（二）医保、医疗、医药联动促进中医药传承创新发展试点建设。

1.建设目标。遴选部分城市开展试点，鼓励地方发扬首创精神，加快推进有利于促进中医药传承创新发展的医保、医疗、医药联动改革，完善更好发挥中医药特色优势的医改政策。

2.建设任务。以国家中医药综合改革示范区、综合医改试点省份为重点，在全国选择若干地级市开展试点，优先考虑基层中医药工作示范市。支持试点城市加快健全完善中医药服务体系，制定实施医疗保障支持中医药发展政策措施，建立健全现代医院管理制度，实施中医药健康促进活动，探索形成有利于发挥中医药特色优势的医改政策体系，总结并推广好的经验和做法。

3.配套措施。国家中医药局要会同有关部门制定试点工作总体方案，加强指导，及时发现并推广各地经验。各试点城市要结合本地实际制定工作方案，健全工作机制，积极组织实施，深入探索体制机制创新，形成典型经验和有益做法。

4.部门分工。国家中医药局、国家卫生健康委、国家发展改革委、财政部、国家医保局、人力资源社会保障部、国家药监局、国家疾控局等负责。

十、保障措施

（一）强化项目实施。国家中医药局、国家卫生健康委、国家发展改革委要牵头建立跨部门工作机制，各有关地方、部门和单位要按照职责分工，协同做好落实工作。国务院中医药工作部际联席会议有关成员单位要将重大工程实施纳入本单位重点工作，明确工作任务，加强组织协调，抓好落地落实。各有关地方和项目单位要强化主体责任，精心实施项目。

（二）做好资金保障。各地各有关部门要完善投入保障机制，建立持续稳定的中医药发展多元投入机制。科学界定政府和市场投入责任，鼓励引导社会资本参与中医药振兴发展，各级政府在卫生健康投入中统筹安排中医药事业发展经费并加大支持力度。合理划分中央与地方财政事权和支出责任，形成合理投入机制。加强项目统筹规划和预算申报管理，避免资金安排分散重复，优先保障重大专项和重点项目。依法依规加强资金使用管理，保障财政资金专款专用。完善内控机制，提高项目管理水平。强化项目实施的事前事中事后监管，建立绩效评价机制，提高资金使用绩效。

（三）**加强监测评估**。国家中医药局、国家卫生健康委、国家发展改革委要牵头组织成立专家组，制定评估方案，开展重大工程实施动态监测、中期评估和总结评估。充分发挥第三方评估作用，强化全周期监测，增强评估的客观性、准确性和科学性。加强评估结果应用，建立动态调整机制，对评估中发现的问题，立行立改、即知即改。

（四）**注重宣传解读**。要加强政策解读，大力宣传中医药振兴发展特别是重大工程实施的进展和成效，宣传中医药维护健康的特色和优势。及时总结提炼地方好的经验和做法，加强典型报道，发挥示范引领作用。及时回应社会关切，提升对中医药的认可度，营造全社会关心和支持中医药发展的良好氛围。

国务院办公厅关于印发"十四五"中医药发展规划的通知

(国办发〔2022〕5号)

各省、自治区、直辖市人民政府，国务院各部委、各直属机构：

《"十四五"中医药发展规划》已经国务院同意，现印发给你们，请认真贯彻执行。

国务院办公厅

2022年3月3日

"十四五"中医药发展规划

为贯彻落实党中央、国务院关于中医药工作的决策部署，明确"十四五"时期中医药发展目标任务和重点措施，依据《中华人民共和国国民经济和社会发展第十四个五年规划和2035年远景目标纲要》，制定本规划。

一、规划背景

"十三五"期间，中医药发展顶层设计加快完善，政策环境持续优化，支持力度不断加大。2017年，中医药法施行。2019年，中共中央、国务院印发《关于促进中医药传承创新发展的意见》，国务院召开全国中医药大会。中医药服务体系进一步健全，截至2020年底，全国中医医院达到5482家，每千人口公立中医医院床位数达到0.68张，每千人口卫生机构中医类别执业（助理）医师数达到0.48人，99%的社区卫生服务中心、98%的乡镇卫生院、90.6%的社区卫生服务站、74.5%的村卫生室能够提供中医药服务，设置中医临床科室的二级以上公立综合医院占比达到86.75%，备案中医诊所达到2.6万家。中医药传承发展能力不断增强，中医药防控心脑血管疾病、糖尿病等重大慢病及重大传染性疾病临床研究取得积极进展，屠呦呦研究员获得国家最高科学技术奖，中医药人才培养体系持续完善，中成药和中药饮片产品标准化建设扎实推进，第四次全国中药资源普查基本完成，公民中医药健康文化素养水平达20.69%。中医药开放发展取得积极成效，已传播到196个国家和地区，中药类商品进出口贸易总额大幅增长。特别是新冠肺炎疫情发生以来，坚持中西医结合、中西药并用，中医药全面参与疫情防控救治，作出了重要贡献。

当前，全球新冠肺炎疫情仍处于大流行状态，新发传染病不断出现，我国慢性病发病率总体呈上升趋势，传统传染病防控形势仍然严峻。随着经济社会发展和生活水平提高，人民群众更加重视生命安全和健康质量，健康需求不断增长，并呈现多样化、差异化特点。有效应对多种健康挑战、更好满足人民群众健康需求，迫切需要加快推进中医药事业发展，更好发挥其在健康中国建设中的独特优势。同时也应看到，中医药发展不平衡不充分问题仍然突出，中医药优质医疗服务资源总体不足，基层中医药服务能力仍较薄弱，中西医协同作用发挥不够，中医药参与公共卫生和应急救治机制有待完善，传承创新能力有待持续增强，中药材质量良莠不齐，中医药特色人才培养质量仍需提升，符合中医药特点的政策体系需进一步健全。

二、总体要求

（一）**指导思想**。以习近平新时代中国特色社会主义思想为指导，深入贯彻党的十九大和十九届历次全会精神，统筹推进"五位一体"总体布局，协调推进"四个全面"战略布局，认真落实党中央、国务院决策部署，坚持稳中求进工作总基调，立足新发展阶段，完整、准确、全面贯彻新发展理念，构建新发展格局，坚持中西医并重，传承精华、守正创新，实施中医药振兴发展重大工程，补短板、强弱项、扬优势、激活力，推进中医药和现代科学相结合，推动中医药和西医药相互补充、协调发展，推进中医药现代化、产业化，推动中医药高质量发展和走向世界，为全面推进健康中国建设、更好保障人民健康提供有力支撑。

（二）**基本原则**。

坚持以人民为中心。把人民群众生命安全和身体健康放在第一位，加强服务体系和人才队伍建设，提升中医药服务能力，充分发挥中医药在治未病、重大疾病治疗、疾病康复中的重要作用，全方位全周期保障人民健康。

坚持遵循发展规律。正确把握继承与创新的关系，坚持中医药原创思维，坚持创造性转化、创新性发展，注重利用现代科学技术和方法，深入发掘中医药精华，在创新中形成新特色新优势，促进中医药特色发展。

坚持深化改革创新。破除体制机制和政策障碍，完善政策举措和评价标准体系，持续推进中医药领域改革创新，建立符合中医药特点的服务体系、服务模式、管理模式、人才培养模式，推动中医药事业和产业高质量发展。

坚持统筹协调推进。坚持中西医并重，提升中西医结合能力，促进优势互补，共同维护人民健康。统筹谋划推进中医药服务、人才、传承创新、产业、文化、开放发展、深化改革等工作，形成促进中医药事业发展的合力。

（三）**发展目标**。到2025年，中医药健康服务能力明显增强，中医药高质量发展政策和体系进一步完善，中医药振兴发展取得积极成效，在健康中国建设中的独特优势得到充分发挥。

——中医药服务体系进一步健全。融预防保健、疾病治疗和康复于一体的中医药服务体系逐步健全，中医药基层服务能力持续提升，中西医结合服务水平不断提高，中医药参与新发突发传染病防治和公共卫生事件应急处置能力显著增强。

——中医药特色人才建设加快推进。中医药教育改革深入推进，具有中医药特色的人才培养模式逐步完善，人才成长途径和队伍结构持续优化，队伍素质不断提升，基层中医药人才数量和质量进一步提高。

——中医药传承创新能力持续增强。中医药传承创新体系进一步健全，有利于传承创新的政策机制逐步完善，基础理论和重大疾病防治研究取得积极进展，临床与科研结合更为紧密，多学科融合创新持续推进。

——中医药产业和健康服务业高质量发展取得积极成效。中药材质量水平持续提升，供应保障能力逐步提高，中药注册管理不断优化，中药新药创制活力增强。中医药养生保健服务有序发展，中医药与相关业态持续融合发展。

——中医药文化大力弘扬。中医药文化产品和服务供给更为优质丰富，中医药博物馆事业加快发展，文化传播覆盖面进一步拓宽，公民中医药健康文化素养水平持续提高，中医药文化影响力进一步提升。

——中医药开放发展积极推进。中医药积极参与重大传染病防控国际合作，助力构建人类卫生健康共同体的作用更加显著。中医药高质量融入"一带一路"建设，国际交流不断深化，服务贸易积极发展。

——中医药治理水平进一步提升。中医药领域改革持续深化，遵循中医药发展规律的治理体系逐步完善，中医药信息化、综合统计、法治、监管等支撑保障不断加强，中医药治理水平持续提升。

主要发展指标

主要指标	2020 年	2025 年	指标性质
1. 中医医疗机构数（万个）	7.23	9.50	预期性
2. 中医医院数（个）	5482	6300	预期性
3. 每千人口公立中医医院床位数（张）	0.68	0.85	预期性
4. 每千人口中医类别执业（助理）医师数（人）	0.48	0.62	预期性
5. 每万人口中医类别全科医生数（人）	0.66	0.79	预期性
6. 二级以上公立中医医院中医类别执业（助理）医师比例（%）	51.58	60	预期性
7. 二级以上中医医院设置康复（医学）科的比例（%）	59.43	70	预期性
8. 三级公立中医医院和中西医结合医院（不含中医专科医院）设置发热门诊的比例（%）	—	100	约束性
9. 二级以上公立中医医院设置老年病科的比例（%）	36.57	60	预期性
10. 县办中医医疗机构（医院、门诊部、诊所）覆盖率（%）	85.86	100	预期性
11. 公立综合医院中医床位数（万张）	6.75	8.43	预期性
12. 二级以上公立综合医院设置中医临床科室的比例（%）	86.75	90	预期性
13. 二级妇幼保健院设置中医临床科室的比例（%）	43.56	70	预期性
14. 社区卫生服务中心和乡镇卫生院设置中医馆的比例（%）	81.29	力争到 2022 年全部设置	预期性
15. 公民中医药健康文化素养水平（%）	20.69	25	预期性

注：1. 中医医疗机构包括中医医院（含中西医结合医院、少数民族医医院）、中医门诊部（含中西医结合门诊部、少数民族医门诊部）、中医诊所（含中西医结合诊所、少数民族医诊所）。

2. 二级以上公立中医医院中医类别执业（助理）医师比例统计范围不含中西医结合医院和少数民族医医院。

三、主要任务

（一）建设优质高效中医药服务体系。

1. 做强龙头中医医院。依托综合实力强、管理水平高的中医医院，建设一批国家中医医学中心，在疑难危重症诊断与治疗、高层次中医药人才培养、高水平研究与创新转化、解决重大公共卫生问题、现代医院管理、传统医学国际交流等方面代表全国一流水平。将全国高水平中医医院作为输出医院，推进国家区域医疗中心建设项目，在优质中医药资源短缺或患者转外就医多的省份设置分中心、分支机构，促进优质中医医疗资源扩容和均衡布局。

2. 做优骨干中医医院。加强各级各类中医医院建设，强化以中医药服务为主的办院模式和服务功能，规范科室设置，推进执行建设标准，补齐资源配置不平衡的短板，优化就医环境，持续改善基础设施条件。建设一批中医特色重点医院。提升地市级中医医院综合服务能力。支持中医医院牵头组建医疗联合体。

3. 做实基层中医药服务网络。实施基层中医药服务能力提升工程"十四五"行动计划，全面提升基层中医药在治未病、疾病治疗、康复、公共卫生、健康宣教等领域的服务能力。持续加强县办中医医疗机构建设，基本实现县办中医医疗机构全覆盖。加强基层医疗卫生机构中医药科室建设，力争实现全部社区卫生服务中心和乡镇卫生院设置中医馆、配备中医医师，100% 的社区卫生服务站和 80% 以上的村卫生室能够提供中医药服务。实施名医堂工程，打造一批名医团队运营的精品中医机构。鼓励有资质的中医专业技术人员特别是名老中医开办中医诊所。鼓励有条件的中医诊所组建家庭医生团队开展签约服务。推动中医门诊部和诊所提升管理水平。

4.健全其他医疗机构中医药科室。强化综合医院、专科医院和妇幼保健机构中医临床科室、中药房建设，有条件的二级以上公立综合医院设立中医病区和中医综合治疗区。鼓励社会办医疗机构设置中医药科室。

专栏1 高质量中医药服务体系建设

1.国家中医医学中心建设。依托综合实力强、管理水平高的中医医院建设国家中医医学中心，推动解决重大问题，引领国家中医学术发展方向。

2.国家区域医疗中心建设。将优质医疗资源富集地区的全国高水平中医医院作为输出医院，实施国家区域医疗中心建设项目，促进优质中医医疗资源均衡布局。

3.中医特色重点医院建设。以地市级中医医院为重点，建设 130 个左右中医特色突出、临床疗效显著、示范带动作用明显的中医特色重点医院。

4.县级中医医院建设。加强县级中医医院能力建设。支持脱贫地区、"三区三州"、原中央苏区、易地扶贫搬迁安置地区县级中医医院基础设施建设。

5.名医堂工程。按照品牌化、优质化、规范化、标准化的要求，分层级规划布局建设一批名医堂，创新机制，打造可推广、可复制、可持续的示范性名医堂运营模式。

6.基层中医馆建设。加强基层医疗卫生机构中医馆建设。鼓励有条件的地方完成 15% 的社区卫生服务中心和乡镇卫生院中医馆服务内涵建设；在 10% 的社区卫生服务站和村卫生室开展"中医阁"建设。

（二）提升中医药健康服务能力。

1.彰显中医药在健康服务中的特色优势。

提升疾病预防能力。实施中医药健康促进行动，推进中医治未病健康工程升级。开展儿童青少年近视、脊柱侧弯、肥胖等中医适宜技术防治。规范二级以上中医医院治未病科室建设。在各级妇幼保健机构推广中医治未病理念和方法。继续实施癌症中西医结合防治行动，加快构建癌症中医药防治网络。推广一批中医治未病干预方案，制定中西医结合的基层糖尿病、高血压防治指南。在国家基本公共卫生服务项目中优化中医药健康管理服务，鼓励家庭医生提供中医治未病签约服务。持续开展 0-36 个月儿童、65 岁以上老年人等重点人群的中医药健康管理，逐步提高覆盖率。

增强疾病治疗能力。开展国家中医优势专科建设，以满足重大疑难疾病防治临床需求为导向，做优做强骨伤、肛肠、儿科、皮肤科、妇科、针灸、推拿及脾胃病、心脑血管病、肾病、肿瘤、周围血管病等中医优势专科专病，巩固扩大优势，带动特色发展。制定完善并推广实施一批中医优势病种诊疗方案和临床路径，逐步提高重大疑难疾病诊疗能力和疗效水平。加强中药药事管理，落实处方专项点评制度，促进合理使用中药。鼓励依托现有资源建设中医医疗技术中心，挖掘整理并推广应用安全有效的中医医疗技术。大力发展中医非药物疗法，充分发挥其在常见病、多发病和慢性病防治中的独特作用。加强护理人员中医药知识与技能培训，开展中医护理门诊试点。

强化特色康复能力。实施中医药康复服务能力提升工程。依托现有资源布局一批中医康复中心，二级以上中医医院加强康复（医学）科建设，康复医院全部设置传统康复治疗室，其他提供康复服务的医疗机构普遍能够提供中医药服务。探索有利于发挥中医药优势的康复服务模式。促进中医药、中华传统体育与现代康复技术融合，发展中国特色康复医学。针对心脑血管病、糖尿病、尘肺病等慢性病和伤残等，制定推广中医康复方案，推动研发中医康复器具。大力开展培训，推动中医康复技术进社区、进家庭、进机构。

专栏2　中医药服务"扬优强弱补短"建设

1. 国家中医优势专科建设。建设一批国家中医优势专科，强化设备配置，优化完善中医诊疗方案，提升中医临床疗效。

2. 地市级中医医院综合服务能力建设。推动地市级中医医院加强专科和中医综合治疗区建设，全面提升医院综合服务能力。

3. 基层中医药服务能力提升。推动县级中医医院加强特色优势专科建设，将县级中医医院建设成县域中医适宜技术推广中心。实施对口支援提升项目，提高被支援单位综合诊疗能力。加强三级中医医院对口帮扶国家乡村振兴重点帮扶县中医医院工作，推动30万人口以上国家乡村振兴重点帮扶县的中医医院达到二级甲等水平。开展国家中医医疗队巡回医疗。

4. 中医治未病服务能力建设。针对重点人群和重大疾病，制定并推广20个中医治未病干预方案。

5. 重点人群中医药健康促进项目。开展儿童青少年近视防治中医适宜技术试点，推广运用中医适宜技术干预儿童青少年近视。依托现有资源，推动省级老年人中医药健康中心建设，推广应用老年期常见疾病中医诊疗方案和技术。针对妇女围绝经期、孕育调养、产后康复、亚健康状态和儿童生长发育、脊柱侧弯、肥胖等，开展中医药适宜技术和方法试点。

6. 中医药康复服务能力提升工程。依托现有资源布局一批中医康复中心。加强中医医院康复（医学）科和康复医院中医科室建设。

---

2. 提升中医药参与新发突发传染病防治和公共卫生事件应急处置能力。

完善中医药参与应急管理的制度。在传染病防治法、突发公共卫生事件应对法等法律法规制修订中，研究纳入坚持中西医并重以及中西医结合、中西药并用、加强中医救治能力建设等相关内容，推动建立有效机制，促进中医药在新发突发传染病防治和公共卫生事件应急处置中发挥更大作用。

加强中医药应急救治能力建设。依托高水平三级甲等中医医院，建设覆盖所有省份的国家中医疫病防治基地，依托基地组建中医疫病防治队伍，提升中医紧急医学救援能力。三级公立中医医院和中西医结合医院（不含中医专科医院）全部设置发热门诊，加强感染性疾病、急诊、重症、呼吸、检验等相关科室建设，提升服务能力。

强化中医药应急救治支撑保障。加强中医药应急科研平台建设，合理布局生物安全三级水平实验室。加大国家中医药应对重大公共卫生事件和疫病防治骨干人才培养力度，形成人员充足、结构合理、动态调整的人才库，提高中医药公共卫生应急和重症救治能力。完善中药应急物资保障供应机制。

专栏3　中医药应急服务能力建设

1. 国家中医疫病防治基地建设。建设35个左右国家中医疫病防治基地，提升中医药应急服务能力。

2. 中医医院应急救治能力建设。推动三级中医医院提高感染性疾病科、呼吸科、重症医学科服务能力，建成生物安全二级以上水平实验室。二级中医医院设置感染性疾病科、急诊科、呼吸科等。开展人员培训，加强院感防控管理，按照要求配备管控人员，提升新发突发传染病防治和公共卫生事件应急处置能力。

3.发展少数民族医药。加强少数民族医医疗机构建设，提高民族地区基层医疗卫生机构少数民族医药服务能力。改善少数民族医医院基础设施条件，加强少数民族医医院专科能力、制剂能力和信息化能力建设。建立符合少数民族医医疗机构自身特点和发展规律的绩效评价指标体系。加大少数民族医药防治重大疾病和优势病种研究力度，有效传承特色诊疗技术和方法。鼓励和扶持少数民族医药院校教育、师承教育和继续教育。加大对少数民族医药的传承保护力度，持续开展少数民族医药文献抢救整理工作，推动理论创新和技术创新。

专栏4　少数民族医医院能力建设项目

少数民族医医院能力建设。推动建设一批少数民族医重点专科，提高少数民族医医院制剂能力。推动地市级以上少数民族医医院信息化能力建设。在部分少数民族医医院开展以双语电子病历为核心的信息化能力建设。

4.提高中西医结合水平。

推动综合医院中西医协同发展。在综合医院推广"有机制、有团队、有措施、有成效"的中西医结合医疗模式，将中医纳入多学科会诊体系，加强中西医协作和协同攻关，制定实施"宜中则中、宜西则西"的中西医结合诊疗方案。将中西医协同发展工作纳入医院评审和公立医院绩效考核。推动三级综合医院全部设置中医临床科室，设立中医门诊和中医病床。打造一批中西医协同"旗舰"医院、"旗舰"科室，开展重大疑难疾病、传染病、慢性病等中西医联合攻关。

加强中西医结合医院服务能力建设。建立符合中西医结合医院特点和规律的绩效评价指标体系，修订中西医结合医院工作指南。加强中西医结合医院业务用房等基础设施建设，强化设备配置。开展中西医结合学科和专科建设，促进中西医联合诊疗模式改革创新。

提升相关医疗机构中医药服务水平。引导专科医院、传染病医院、妇幼保健机构规范建设中医临床科室、中药房，普遍开展中医药服务，创新中医药服务模式，加强相关领域中医优势专科建设。优化妇幼中医药服务网络，提升妇女儿童中医药预防保健和疾病诊疗服务能力。

专栏5　中西医结合能力提升项目

1.中西医协同"旗舰"医院、"旗舰"科室建设。支持建设50个左右中西医协同"旗舰"医院，建设一批中西医协同"旗舰"科室，加强基础设施建设和设备配置。

2.中西医临床协作能力建设。持续开展中西医临床协作，围绕重大疑难疾病、传染病和慢性病等进行中西医联合攻关，逐步建立中西医结合临床疗效评价标准，遴选形成优势病种目录，形成100个左右中西医结合诊疗方案或专家共识。

5.优化中医医疗服务模式。完善以病人为中心的服务功能，优化服务流程和方式，总结推广中医综合诊疗模式、多专业一体化诊疗模式和集预防、治疗、康复于一体的全链条服务模式。推进智慧医疗、智慧服务、智慧管理"三位一体"的智慧中医医院建设。建设中医互联网医院，发展远程医疗和互联网诊疗。持续推进"互联网＋医疗健康"、"五个一"服务行动。构建覆盖诊前、诊中、诊后的线上线下一体化中医医疗服务模式，让患者享有更加便捷、高效的中医药服务。

（三）建设高素质中医药人才队伍。

1.深化中医药院校教育改革。深化医教协同，进一步推动中医药教育改革与高质量发展。建立以中医药课程为主线、先中后西的中医药类专业课程体系，优化专业设置、课程设置和教材组织，增设中医疫病课程，增加经典课程内容，开展中医药经典能力等级考试。强化中医思维培养，建立早跟师、早临床学习制度，将师承教育贯穿临床实践教学全过程。加大对省（部）局共建中医药院校改革发展的支持力度，推动建设 100 个左右中医药类一流本科专业建设点。加强中医临床教学能力建设，提升高校附属医院和中医医师规范化培训基地教学能力。实施卓越中医药师资培训计划。依托现有资源，支持建设一批中医药高水平高等职业学校和专业（群）。

2. 强化中医药特色人才队伍建设。实施中医药特色人才培养工程（岐黄工程）。打造岐黄学者品牌，持续开展岐黄学者培养、全国中医临床优秀人才研修等项目，做强领军人才、优秀人才、骨干人才梯次衔接的高层次人才队伍。建设一批高水平中医药重点学科。构建符合中医药特点的人才培养模式，发展中医药师承教育，建立高年资中医医师带徒制度，与职称评审、评优评先等挂钩，持续推进全国名老中医药专家传承工作室、全国基层名老中医药专家传承工作室建设。将综合医院、妇幼保健院等医疗机构中医药人才纳入各类中医药人才培养项目。按照"下得去、留得住、用得上"的要求，加强基层中医药人才队伍建设，根据需求合理确定中医专业农村订单定向免费培养医学生规模，在全科医生特岗计划中积极招收中医医师。推广中医药人员"县管乡用"，探索推进轮岗制与职称评审相衔接。适当放宽长期服务基层的中医医师职称晋升条件，表彰奖励评优向基层一线和艰苦地区倾斜，引导中医药人才向基层流动。

3. 完善落实西医学习中医制度。开展九年制中西医结合教育试点。增加临床医学类专业中医药课程学时，将中医药课程列为本科临床医学类专业必修课和毕业实习内容，在临床类别医师资格考试中增加中医知识。落实允许攻读中医专业学位的临床医学类专业学生参加中西医结合医师资格考试和中医医师规范化培训的政策要求。在高职临床医学类专业中开设中医基础与适宜技术必修课程。临床、口腔、公共卫生类别医师接受必要的中医药继续教育，综合医院对临床医师开展中医药专业知识轮训，使其具备本科室专业领域的常规中医诊疗能力。加强中西医结合学科建设，培育一批中西医结合多学科交叉创新团队。实施西医学习中医人才专项，培养一批中西医结合人才。

专栏 6　中医药特色人才培养工程（岐黄工程）

1. 高层次人才计划。

"国医大师"和"全国名中医"表彰奖励项目。表彰 30 名国医大师和 100 名全国名中医。

中医药领军人才支持项目。遴选 50 名岐黄学者和 200 名青年岐黄学者，遴选组建 10 个左右国家中医药多学科交叉创新团队和一批国家中医药传承创新团队。

中医药优秀人才研修项目。培养 1200 名中医临床、少数民族医药、西医学习中医等优秀人才。

中医药骨干人才培养项目。持续开展全国老中医药专家学术经验继承工作，遴选指导老师，培养一批继承人。为二级以上中医医疗机构培养一批骨干师资及中药、护理、康复、管理等骨干人才。支持一批中医医师开展规范化培训。

综合医院中医药高层次人才支持项目。面向省级以上综合医院、妇幼保健院等医疗机构，开展西医学习中医高级人才培养和全国老中医药专家学术经验继承工作，建设一批传承工作室，培养一批中医药骨干人才。

2. 基层人才计划。

基层中医药人才培训项目。招录一定数量的中医专业农村订单定向免费培养医学生。支持一批中医类别全科医生开展规范化培训、转岗培训。支持一批中医医师开展中医助理全科医生培训。为中医馆培训一批骨干人才。

革命老区等中医药人才振兴项目。在革命老区、国家乡村振兴重点帮扶县等地区，加大中医专业农村订单定向免费培养医学生支持力度；支持建设一批全国基层名老中医药专家传承工作室。

3.人才平台建设计划。

高水平中医药重点学科建设项目。重点建设一批中医基础类、经典类、疫病防治类、中药类和多学科交叉重点学科，加强学科内涵建设，培养一批学科团队和学科带头人。

中医临床教学基地能力建设。支持一批中医医师规范化培训基地加强培训能力建设，遴选若干个标准化规范化培训实践技能考核基地。

传承工作室建设。新增建设一批国医大师、全国名中医及全国名老中医药专家传承工作室。新增建设一批全国基层名老中医药专家传承工作室，覆盖二级以上中医医院。启动建设一批老药工传承工作室。

（四）建设高水平中医药传承保护与科技创新体系。

1.加强中医药传承保护。实施中医药古籍文献和特色技术传承专项，编纂出版《中华医藏》，建立国家中医药古籍和传统知识数字图书馆。加强对名老中医学术经验、老药工传统技艺等的活态传承，支持中医学术流派发展。推动出台中医药传统知识保护条例，建立中医药传统知识数据库、保护名录和保护制度。

2.加强重点领域攻关。在科技创新2030—重大项目、重点研发计划等国家科技计划中加大对中医药科技创新的支持力度。深化中医原创理论、中药作用机理等重大科学问题研究。开展中医药防治重大、难治、罕见疾病和新发突发传染病等诊疗规律与临床研究。加强中医药临床疗效评价研究。加强开展基于古代经典名方、名老中医经验方、有效成分或组分等的中药新药研发。支持儿童用中成药创新研发。推动设立中医药关键技术装备项目。

3.建设高层次科技平台。依托现有资源，建设一批国家级中医药研究平台，研究布局全国重点实验室、国家临床医学研究中心、国家工程研究中心和国家技术创新中心；推进国家中医药传承创新中心、国家中医临床研究基地和中国中医药循证医学中心建设。发挥中国中医科学院"国家队"作用，实施中医药科技创新工程。

4.促进科技成果转化。建设一批中医药科技成果孵化转化基地。支持中医医院与企业、科研机构、高等院校等加强协作、共享资源。鼓励高等院校、科研院所、医疗机构建立专业化技术转移机构，在成果转化收益分配、团队组建等方面赋予科研单位和科研人员更大自主权。

专栏7　国家中医药传承创新平台工程

1.培育和建设国家重大科技创新平台。

全国重点实验室。支持在中医理论、中药资源、中药创新、中医药疗效评价等重要领域方向建设多学科交叉融合的全国重点实验室或全国重点实验室培育基地。

国家临床医学研究中心。围绕心血管疾病、神经系统疾病、恶性肿瘤、代谢性疾病等重大慢性病，妇科、骨伤、免疫等优势病种，以及针灸、其他非药物疗法等特色疗法，建设一批中医类国家临床医学研究中心及其协同创新网络。

深化建设国家工程研究中心。对已建的中医药国家工程研究中心和国家工程实验室明确功能定位，优化运行，符合条件的纳入国家工程研究中心序列管理。围绕制约中医药发展的关键技术和核心装备，在中医药标准化、中医药临床疗效与安全性评价、中药质量控制等方向深化研究。

培育国家技术创新中心。围绕中药现代化重大共性技术突破、产品研发和成果转化应用示范，培育建设一批中医药国家技术创新中心。

2.国家中医药传承创新中心。建设30个左右国家中医药传承创新中心。

3. 做大做强中国中医科学院专项工程。实施中国中医科学院中医药科技创新工程，做强一批在国内外有影响力的优势学科，加强科技创新平台建设，打造成为中医药科技创新核心基地和创新人才高地。

4. 国家中医药局重点实验室。优化整合国家中医药局重点研究室、三级实验室，建设一批国家中医药局重点实验室，形成相关领域关键科学问题研究链。

5. 中医药活态传承工程。开展当代名老中医药专家学术经验、技术方法和临证方药挖掘整理和应用推广。开展老药工鉴定、炮制、制药技术传承。开展民间中医药技术方法整理和利用。开展中医理论、技术、方法原态保护和存续。

6. 中医药科技研究项目。实施中医药现代化研究重点专项，开展中医药循证评价研究，推进中医药理论创新。开展经典名方类中药复方制剂研发、应用。推动设立中医药关键技术装备项目。

（五）推动中药产业高质量发展。

1. 加强中药资源保护与利用。支持珍稀濒危中药材人工繁育。公布实施中药材种子管理办法。制定中药材采收、产地加工、野生抚育及仿野生栽培技术规范和标准。完成第四次全国中药资源普查，建立全国中药资源共享数据集和实物库，并利用实物样本建立中药材质量数据库，编纂中国中药资源大典。

2. 加强道地药材生产管理。制定发布全国道地药材目录，构建中药材良种繁育体系。加强道地药材良种繁育基地和生产基地建设，鼓励利用山地、林地推行中药材生态种植，优化生产区域布局和产品结构，开展道地药材产地和品质快速检测技术研发，集成创新、示范推广一批以稳定提升中药材质量为目标的绿色生产技术和种植模式，制定技术规范，形成全国道地药材生产技术服务网络，加强对道地药材的地理标志保护，培育一批道地药材知名品牌。

3. 提升中药产业发展水平。健全中药材种植养殖、仓储、物流、初加工规范标准体系。鼓励中药材产业化、商品化和适度规模化发展，推进中药材规范化种植、养殖。鼓励创建以中药材为主的优势特色产业集群和以中药材为主导的农业产业强镇。制定实施全国中药饮片炮制规范，继续推进中药炮制技术传承基地建设，探索将具有独特炮制方法的中药饮片纳入中药品种保护范围。加强中药材第三方质量检测平台建设。研究推进中药材、中药饮片信息化追溯体系建设，强化多部门协同监管。加快中药制造业数字化、网络化、智能化建设，加强技术集成和工艺创新，提升中药装备制造水平，加速中药生产工艺、流程的标准化和现代化。

4. 加强中药安全监管。提升药品检验机构的中药质量评价能力，建立健全中药质量全链条安全监管机制，建设中药外源性有害残留物监测体系。加强中药饮片源头监管，严厉打击生产销售假劣中药饮片、中成药等违法违规行为。建立中成药监测、预警、应急、召回、撤市、淘汰的风险管理长效机制。加强中药说明书和标签管理，提升说明书临床使用指导效果。

专栏8　中药质量提升工程

1. 全国中药资源普查成果转化。完善全国中药资源普查数据库及中药资源动态监测数据，建设重点区域常态化管理机制。

2. 中药材种质资源保护和发展。支持国家药用植物种质资源库建设。加强道地药材良种繁育基地建设。

3. 中药材规范化种植提升行动。加快中药材品种培优、品质提升、品牌打造和标准化生产，集成推广中药材标准化种植模式。开展适宜品种林下种植示范研究，形成生态种植技术体系。建设一批道地药材标准化生产基地。

4.中药智能制造提升行动。研发中药材种植、采收、产地加工装备，中药饮片自动化、智能化生产装备，以及中成药共性技术环节数字化、网络化生产装备，提高中药生产智能化水平。

（六）发展中医药健康服务业。

1.促进和规范中医药养生保健服务发展。促进中医健康状态辨识与评估、咨询指导、健康干预、健康管理等服务规范开展。推广太极拳、八段锦等中医药养生保健方法和中华传统体育项目，推动形成体医结合的健康服务模式。鼓励中医医疗机构为中医养生保健机构提供技术支持，支持中医医师依照规定提供服务。

2.发展中医药老年健康服务。强化中医药与养老服务衔接，推进中医药老年健康服务向农村、社区、家庭下沉。逐步在二级以上中医医院设置老年病科，增加老年病床数量，开展老年病、慢性病防治和康复护理。推动二级以上中医医院与养老机构合作共建，鼓励有条件的中医医院开展社区和居家中医药老年健康服务。鼓励中医医师加入老年医学科工作团队和家庭医生签约团队，鼓励中医医师在养老机构提供保健咨询和调理服务。推动养老机构开展中医特色老年健康管理服务。在全国医养结合示范项目中培育一批具有中医药特色的医养结合示范机构，在医养结合机构推广中医药适宜技术。

3.拓展中医药健康旅游市场。鼓励地方结合本地区中医药资源特色，开发更多体验性强、参与度高的中医药健康旅游线路和旅游产品，吸引境内外消费者。完善中医药健康旅游相关标准体系，推动中医药健康旅游高质量发展。

4.丰富中医药健康产品供给。以保健食品、特殊医学用途配方食品、功能性化妆品、日化产品为重点，研发中医药健康产品。鼓励围绕中医养生保健、诊疗与康复，研制便于操作、适于家庭的健康检测、监测产品及自我保健、功能康复等器械。

（七）推动中医药文化繁荣发展。

1.加强中医药文化研究和传播。深入挖掘中医药精华精髓，阐释中医药文化与中华优秀传统文化的内在联系。加强中医药学与相关领域协同创新研究。实施中医药文化传播行动，推动建设体验场馆，培育传播平台，丰富中医药文化产品和服务供给。推动中医药文化贯穿国民教育始终，进一步丰富中医药文化教育。加强中医药机构文化建设。加大对传统医药类非物质文化遗产代表性项目的保护传承力度。加强中医药科普专家队伍建设，推动中医医疗机构开展健康讲座等科普活动。建设中医药健康文化知识角。开展公民中医药健康文化素养水平监测。

2.发展中医药博物馆事业。开展国家中医药博物馆基本建设，建成国家中医药数字博物馆。促进中医药博物馆体系建设，强化各级各类中医药博物馆收藏研究、社会教育、展览策划和文化服务功能，加强数字化建设，组织内容丰富的中医药专题展览。

3.做大中医药文化产业。鼓励引导社会力量通过各种方式发展中医药文化产业。实施中医药文化精品行动，引导创作一批质量高、社会影响力大的中医药文化精品和创意产品。促进中医药与动漫游戏、旅游餐饮、体育演艺等融合发展。培育一批知名品牌和企业。

专栏9 中医药文化弘扬工程及博物馆建设

1.中医药文化研究阐释。深入挖掘中医药精华精髓，做好研究阐释。编写若干种针对不同受众的中医药文化读物。

2中医药文化传播行动。广泛开展群众性中医药文化活动。充分依托地方现有资源，推动一批中医药文化体验场馆、中医药文化宣传教育基地达到国家级建设标准。推动开展中医药文化教育活动。持续开展公民中医药健康文化素养水平监测。

3. 中医药文化精品行动。扶持创作一批中医药文学、影视和网络视听优秀作品，支持制作一批中医药新媒体产品。

4. 国家中医药博物馆建设。开展国家中医药博物馆基本建设，打造中医药文化重要高地。建成国家中医药数字博物馆，建立中医药资源藏品信息数据库。开展各级中医药博物馆能力建设。

5. 中医药科普项目。推出一批中医药科普节目、栏目、读物及产品。建设中医药健康文化知识角。加强中医药文化科普巡讲专家队伍建设。推广中医药传统保健体育运动，举办全国中医药院校传统保健体育运动会。

（八）加快中医药开放发展。

1. 助力构建人类卫生健康共同体。积极参与全球卫生健康治理，推进中医药参与新冠肺炎等重大传染病防控国际合作，分享中医药防控疫情经验。在夯实传播应用基础上，推进中医药高质量融入"一带一路"建设，实施中医药国际合作专项，推动社会力量提升中医药海外中心、中医药国际合作基地建设质量，依托现有机构建设传统医学领域的国际临床试验注册平台。指导和鼓励社会资本设立中医药"一带一路"发展基金。推进在相关国家实施青蒿素控制疟疾项目。

2. 深化中医药交流合作。巩固拓展与有关国家的政府间中医药合作，加强相关政策法规、人员资质、产品注册、市场准入、质量监管等方面的交流。鼓励和支持有关中医药机构和团体以多种形式开展产学研用国际交流与合作。促进中医药文化海外传播与技术国际推广相结合。鼓励和支持社会力量采用市场化方式，与有合作潜力和意愿的国家共同建设一批友好中医医院、中医药产业园。加强与港澳台地区的中医药交流合作，建设粤港澳大湾区中医药高地，打造高水平中医医院、中医优势专科、人才培养基地和科技创新平台。

3. 扩大中医药国际贸易。大力发展中医药服务贸易，高质量建设国家中医药服务出口基地。推动中医药海外本土化发展，促进产业协作和国际贸易。鼓励发展"互联网＋中医药贸易"。逐步完善中医药"走出去"相关措施，开展中医药海外市场政策研究，助力中医药企业"走出去"。推动中药类产品海外注册和应用。

专栏10　中医药开放发展工程

1. 中医药国际抗疫合作计划。组织中医药国际抗疫学术交流活动，举办中医药防控重大传染病等培训班，组建中医药国际抗疫合作专家团队，完善中医药国际疫情防控线上指导平台。

2. 中医药开放发展平台建设。在共建"一带一路"国家的重要节点城市，鼓励社会力量持续建设一批高质量中医药海外中心。依托国内中医药机构，拓展建设一批高质量中医药国际合作基地。鼓励和支持社会力量采用市场化方式，与有合作潜力和意愿的国家共同建设一批友好中医医院、中医药产业园。

3. 中医药国际影响力提升计划。扩大中医药学术期刊的国际影响力。在跨国科研合作计划中加大中医药参与力度。

4. 中医药国际贸易促进计划。高质量建设国家中医药服务出口基地，努力形成一批中医药服务知名品牌。建设中医药服务贸易统计体系。

5. 粤港澳大湾区中医药高地建设工程。支持粤港澳大湾区建设成为国际中医医疗先行区，建成多学科融合的科研平台，建立中医药人才协同培养机制。支持建设香港中医医院、粤澳合作中医药科技产业园，推进中医药产品创新研发。

政策法规

（九）深化中医药领域改革。

1. 建立符合中医药特点的评价体系。建立完善科学合理的中医医疗机构、特色人才、临床疗效、科研成果等评价体系。健全公立中医医院绩效考核机制，常态化开展三级和二级公立中医医院绩效考核工作。完善各类中医临床教学基地标准和准入制度。建立完善符合中医药特点的人才评价体系，强化中医思维与临床能力考核，将会看病、看好病作为中医医师的主要评价内容。研究建立中医药人才表彰奖励制度。研究优化中医临床疗效评价体系，探索制定符合中医药规律的评价指标。通过同行评议、引进第三方评估等方式，完善有利于中医药创新的科研评价机制。

2. 健全现代医院管理制度。建立体现中医医院特点的现代医院管理制度，落实党委领导下的院长负责制，推动公立中医医院发展方式从规模扩张转向提质增效和中医内涵式特色发展，运行模式从粗放管理转向精细化管理，资源配置从注重物质要素转向更加注重人才技术要素。推进公立中医医院人事管理制度和薪酬分配制度改革，落实"两个允许"要求。落实公立中医医院总会计师制度。建立完善中医医疗质量管理与控制体系，推进中医病案质量控制中心和中药药事管理质控中心建设。完善中医医院院感防控体系。构建和谐医患关系，改善中医医务人员工作环境和条件，在全社会营造尊重中医的良好氛围。

3. 完善中医药价格和医保政策。建立以临床价值和技术劳务价值为主要依据、体现中医药特点的中医医疗服务卫生技术评估体系，优化中医医疗服务价格政策。在医疗服务价格动态调整中重点考虑中医医疗服务项目。医疗机构炮制使用的中药饮片、中药制剂实行自主定价，符合条件的按程序纳入基本医疗保险支付范围。改善市场竞争环境，引导形成以质量为导向的中药饮片市场价格机制。将符合条件的中医医疗服务项目和中药按程序纳入基本医疗保险支付范围。探索符合中医药特点的医保支付方式，遴选和发布中医优势病种，鼓励实行中西医同病同效同价。一般中医诊疗项目可继续按项目付费。继续深化中医药参与按床日付费、按人头付费等研究。支持保险公司、中医药机构合作开展健康管理服务，鼓励商业保险机构开发中医治未病等保险产品。

4. 改革完善中药注册管理。优化中药临床证据体系，建立中医药理论、人用经验和临床试验"三结合"的中药注册审评证据体系，积极探索建立中药真实世界研究证据体系。探索中药饮片备案、审批管理，优化医疗机构中药制剂注册管理。推进古代经典名方目录制定发布，加快收载方剂的关键信息考证。

5. 推进中医药领域综合改革。建设10个左右国家中医药综合改革示范区，鼓励在服务模式、产业发展、质量监管等方面先行先试，打造中医药事业和产业高质量发展高地。开展全国基层中医药工作示范市（县）创建工作。开展医疗、医保、医药联动促进中医药传承创新发展试点，发扬基层首创精神，完善更好发挥中医药特色优势的医改政策。

（十）强化中医药发展支撑保障。

1. 提升中医药信息化水平。依托现有资源持续推进国家和省级中医药数据中心建设。优化升级中医馆健康信息平台，扩大联通范围。落实医院信息化建设标准与规范要求，推进中医医院及中医馆健康信息平台规范接入全民健康信息平台。加强关键信息基础设施、数据应用服务的安全防护，增强自主可控技术应用。开展电子病历系统应用水平分级评价和医院信息互联互通标准化成熟度测评。鼓励中医辨证论治智能辅助诊疗系统等具有中医药特色的信息系统研发应用。

2. 建立国家中医药综合统计制度。逐步完善统计直报体系，建立与卫生健康统计信息共享机制。加强综合统计人才队伍建设，构建统一规范的国家中医药数据标准和资源目录体系，建设国家、省级中医药综合统计信息平台，建立统计数据定期发布机制，稳步推动数据资源共享开放。

3. 加强中医药法治建设。深入推进中医药法贯彻实施，完善中医药法相关配套制度。推动制修订相关法律法规和规章，加强对地方性法规建设的指导。进一步推进全国人大常委会中医药法执法检查报告及审议意见落实工作。建立不良执业记录制度，将提供中医药健康服务的机构及其人员诚信经营和执业情况依法依规纳入全国信用信息共享平台。强化中医药监督执法工作，健全长效机制，落实执法责任，加强人员培训，完善监督执法规范，全面提高中医药监督能力和水平。

4.深化中医药军民融合发展。加强军地双方在中医药学科建设、科技创新、人才培养等方面的合作，完善工作机制和政策措施，畅通信息交流渠道，加快军事中医药学科全面建设与发展，提高军队中医药整体保障水平。

专栏 11　中医药支撑保障建设

1.基层中医药信息化能力提升项目。推动中医馆健康信息平台升级改造，扩大中医馆联通范围。以县级中医医院为重点，提升基层中医医疗机构信息化水平。

2.中医药综合统计体系建设。依托现有机构建设国家、省级中医药综合统计平台，构建统一规范的国家中医药数据标准和资源目录体系，加强人才队伍建设，构建中医药综合统计体系。

3.新兴信息技术与中医药结合应用研究项目。支持中医医院应用人工智能、大数据、第五代移动通信（5G）、区块链、物联网等新兴信息技术，推动中医辨证论治智能辅助诊疗系统、名老中医经验传承系统等临床应用。

4.中医药监督能力建设。开展虚假违法中医医疗广告监测，建立健全会商机制，提高有关突发事件处置能力。加强人员培训，提高专业水平和业务能力。

四、强化组织实施

（一）加强组织领导。强化国务院中医药工作部际联席会议办公室统筹职能，加强工作协调，及时研究和推动解决中医药发展重要问题。各省（自治区、直辖市）要完善中医药工作跨部门协调机制，支持和促进中医药发展，推动将中医药相关工作纳入政府绩效考核。建立健全省、市、县级中医药管理体系，合理配置人员力量。

（二）强化投入保障。各级政府通过现有资金渠道积极支持中医药发展，落实对公立中医医院的办医主体责任。支持通过地方政府专项债券等渠道，推进符合条件的公立中医医院建设项目。引导社会投入，打造中医药健康服务高地和学科、产业集聚区。鼓励金融机构依法依规为符合条件的中医药领域项目提供金融支持，进一步完善中医药发展多元化投入机制。

（三）健全实施机制。加强国家和省（自治区、直辖市）两级规划衔接。强化规划编制实施的制度保障，建立监测评估机制，监测重点任务、重大项目、重大改革举措的执行情况，进行中期、末期评估，及时发现并解决重要问题，确保本规划顺利实施。

（四）注重宣传引导。做好政策解读和培训，加强正面宣传和科学引导，大力宣传中医药传承创新发展成效，及时回应群众关切，营造良好社会氛围。及时总结提炼地方好的做法和经验，加强典型报道，发挥示范引领作用。充分发挥各方面积极作用，形成全社会共同关心和支持中医药发展的良好格局。

国务院办公厅关于全面加强药品监管能力建设的实施意见

（国办发〔2021〕16号）

各省、自治区、直辖市人民政府，国务院各部委、各直属机构：

药品安全事关人民群众身体健康和生命安全。党的十八大以来，药品监管改革深入推进，创新、质量、效率持续提升，医药产业快速健康发展，人民群众用药需求得到更好满足。随着改革不断向纵深推进，药品监管体系和监管能力存在的短板问题日益凸显，影响了人民群众对药品监管改革的获得感。为全面加强药品监管能力建设，更好保护和促进人民群众身体健康，经国务院同意，现提出以下意见。

一、总体要求

以习近平新时代中国特色社会主义思想为指导，全面贯彻党的十九大和十九届二中、三中、四中、五中全会精神，切实增强"四个意识"、坚定"四个自信"、做到"两个维护"，认真落实党中央、国务院决策部署，坚持人民至上、生命至上，落实"四个最严"要求，强基础、补短板、破瓶颈、促提升，对标国际通行规则，深化审评审批制度改革，持续推进监管创新，加强监管队伍建设，按照高质量发展要求，加快建立健全科学、高效、权威的药品监管体系，坚决守住药品安全底线，进一步提升药品监管工作科学化、法治化、国际化、现代化水平，推动我国从制药大国向制药强国跨越，更好满足人民群众对药品安全的需求。

二、重点任务

（一）**完善法律法规体系**。全面贯彻落实《中华人民共和国药品管理法》、《中华人民共和国中医药法》、《中华人民共和国疫苗管理法》和《医疗器械监督管理条例》、《化妆品监督管理条例》等，加快制修订配套法规规章。及时清理完善规范性文件，有序推进技术指南制修订，构建更加系统完备的药品监管法律法规制度体系。

（二）**提升标准管理能力**。加快完善政府主导、企业主体、社会参与的相关标准工作机制。继续实施国家药品标准提高行动计划。强化药品标准体系建设，完善标准管理制度措施，加强标准制修订全过程精细化管理。完善医疗器械标准体系，构建化妆品标准体系，加强国家标准、行业标准、团体标准、企业标准统筹协调。积极参与国际相关标准协调，提升与国际标准一致性程度。加强标准信息化建设，提高公共标准服务水平。

（三）**提高技术审评能力**。瞄准国家区域协调发展战略需求，整合现有监管资源，优化中药和生物制品（疫苗）等审评检查机构设置，充实专业技术力量。优化应急和创新药品医疗器械研审联动工作机制，鼓励新技术应用和新产品研发。充分发挥专家咨询委员会在审评决策中的作用，依法公开专家意见、审评结果和审评报告。优化沟通交流方式和渠道，增加创新药品医疗器械会议沟通频次，强化对申请人的技术指导和服务。健全临床急需境外已上市药品进口相关制度。建立国家药物毒理协作研究机制，强化对药品中危害物质的识别与控制。

（四）**优化中药审评机制**。遵循中药研制规律，建立中医药理论、人用经验、临床试验相结合的中药特色审评证据体系，重视循证医学应用，探索开展药品真实世界证据研究。优化中成药注册分类，加强创新药、改良型新药、古代经典名方中药复方制剂、同名同方药管理。完善技术指导原则体系，加强全过程质量控制，促进中药传承创新发展。

（五）**完善检查执法体系**。落实关于建立职业化专业化药品检查员队伍的有关部署，加快构建有效满足各级药品监管工作需求的检查员队伍体系。针对新冠肺炎疫情防控和重大案件查办中暴露的突出问题，各省（自治区、直辖市）要依托现有资源加强药品检查机构建设，充实检查员队伍，延伸监管触角。创新检查方式方法，强化检查的突击性、实效性。加强境外检查，把好进口药品质量关。建立检查力量统一调派机制。国家药品检查机构根据重大监管任务需要，统一指挥调派各级检查员。省级药品监管部门根据检查稽查工作需要，统筹调派辖区内药品检查员。鼓励市县从事药品检验检测等人员取得药品检查员资格，参与药品检查工作。

（六）**完善稽查办案机制**。加强药品稽查队伍建设，强化检查稽查协同和执法联动，完善省级市场监管与药品监管工作机制。推动落实市县药品监管能力标准化建设要求，市县级市场监管部门要在综合执法队伍中加强药品监管执法力量配备，确保其具备与监管事权相匹配的专业监管人员、经费和设备等条件。各级药品监管部门与公安机关建立健全行刑衔接机制，及时通报重大案件信息、移送涉嫌药品犯罪案件，严厉打击药品尤其是疫苗违法犯罪行为。

（七）**强化监管部门协同**。落实监管事权划分，加强跨区域跨层级药品监管协同指导，强化国家、省、市、县四级负责药品监管的部门在药品全生命周期的监管协同。加强省级药品监管部门对市县级市场监管部门药品监管工作的监督指导，健全信息通报、联合办案、人员调派等工作衔接机制，完善省、市、县药品安全风险会商机制，形成药品监管工作全国一盘棋格局。

（八）**提高检验检测能力**。瞄准国际技术前沿，以中国食品药品检定研究院为龙头、国家药监局重点实验室为骨干、省级检验检测机构为依托，完善科学权威的药品、医疗器械和化妆品检验检测体系。加快推进创新疫苗及生物技术产品评价与检定国家重点实验室建设，纳入国家实验室体系。持续加强医疗器械检验检测机构建设，加快建设化妆品禁限用物质检验检测和安全评价实验室，补齐检验检测能力短板。省级检验检测机构要加强对市县级检验检测机构的业务指导，开展能力达标建设。

（九）**提升生物制品（疫苗）批签发能力**。巩固提升中国食品药品检定研究院生物制品（疫苗）批签发能力，推进省级药品检验检测机构的批签发能力建设，依法依规将符合要求的省级药品检验检测机构指定为国家生物制品（疫苗）批签发机构。

（十）**建设国家药物警戒体系**。加强药品、医疗器械和化妆品不良反应（事件）监测体系建设和省、市、县级药品不良反应监测机构能力建设。制定药物警戒质量管理规范，完善信息系统，加强信息共享，推进与疾控机构疑似预防接种异常反应监测系统数据联动应用。

（十一）**提升化妆品风险监测能力**。整合化妆品技术审评审批、监督抽检、现场检查、不良反应监测、投诉举报、舆情监测、执法稽查等方面的风险信息，构建统一完善的风险监测系统，形成协调联动的工作机制。推进化妆品安全风险物质高通量筛查平台、快检技术、网络监测等方面能力建设，逐步实现化妆品安全风险的及时监测、准确研判、科学预警和有效处置。

（十二）**完善应急管理体系**。完善各级人民政府药品安全事件应急预案，健全应急管理机制。强化应对突发重特大公共卫生事件中检验检测、体系核查、审评审批、监测评价等工作的统一指挥与协调。加强国家药监局安全应急演练中心建设，开展常态化药品安全应急演练，提高各级负责药品监管机构的应急处置能力。建立国家参考品原料样本应急调用机制，有效维护应急检验设备设施，强化应急关键技术研发。

（十三）**完善信息化追溯体系**。制定统一的药品信息化追溯标准，实行药品编码管理，落实药品上市许可持有人追溯责任。构建全国药品追溯协同平台，整合药品生产、流通、使用等环节追溯信息，从疫苗、血液制品、特殊药品等开始，逐步实现药品来源可查、去向可追。逐步实施医疗器械唯一标识，加强与医疗管理、医保管理等衔接。发挥追溯数据在风险防控、产品召回、应急处置等工作中的作用，提升监管精细化水平。

（十四）推进全生命周期数字化管理。加强药品、医疗器械和化妆品监管大数据应用，提升从实验室到终端用户全生命周期数据汇集、关联融通、风险研判、信息共享等能力。强化药品、医疗器械和化妆品品种档案建设与应用，加强政府部门和行业组织、企业、第三方平台等有关数据开发利用，研究探索基于大数据的关键共性技术与应用，推进监管和产业数字化升级。

（十五）提升"互联网＋药品监管"应用服务水平。推动工业互联网在疫苗、血液制品、特殊药品等监管领域的融合应用。建立健全药品注册电子通用技术文档系统和医疗器械注册电子申报信息化系统，推进审评审批和证照管理数字化、网络化。加快推进化妆品监管领域移动互联应用，提升办事效率与服务水平。推进各层级、各单位监管业务系统互联互通、共享共用，逐步实现"一网通办"、"跨省通办"。坚持以网管网，推进网络监测系统建设，加强网络销售行为监督检查，强化网络第三方平台管理，提高对药品、医疗器械和化妆品网络交易的质量监管能力。

（十六）实施中国药品监管科学行动计划。紧跟世界药品监管科学前沿，加强监管政策研究，依托高等院校、科研机构等建立药品监管科学研究基地，加快推进监管新工具、新标准、新方法研究和应用。将药品监管科学研究纳入国家相关科技计划，重点支持中药、生物制品（疫苗）、基因药物、细胞药物、人工智能医疗器械、医疗器械新材料、化妆品新原料等领域的监管科学研究，加快新产品研发上市。

（十七）提升监管队伍素质。强化专业监管要求，严把监管队伍入口关，优化年龄、专业结构。加大培养力度，有计划重点培养高层次审评员、检查员，加强高层次国际化人才培养，实现核心监管人才数量、质量"双提升"。各省（自治区、直辖市）要结合本地医药产业发展和监管任务实际情况，完善省级职业化专业化药品检查员培养方案，加强对省、市、县各级药品监管人员培训和实训，不断提高办案能力，缩小不同区域监管能力差距。加强国家药品监管实训基地建设，打造研究、培训、演练一体的教育培训体系。充分运用信息化技术，建设并推广使用云平台，提升教育培训可及性和覆盖面。

（十八）提升监管国际化水平。适应药品监管全球化需要，深入参与国际监管协调机制，积极参与国际规则制定。加强与主要贸易国和地区、"一带一路"重点国家和地区的药品监管交流合作。以重点产品、重点领域为突破口，推动实现监管互认。借鉴国际经验，健全国家药品监管质量管理体系，鼓励地方药品监管能力和水平提档升级，推动京津冀、粤港澳大湾区、长三角等区域药品监管能力率先达到国际先进水平。

三、保障措施

（十九）加强组织领导。各地要认真履行药品安全尤其是疫苗安全的政治责任，坚持党政同责，做到守土有责、守土尽责。各省级人民政府要建立药品安全协调机制，加强对药品监管工作的领导。地方各级人民政府要落实药品安全属地管理责任，完善药品安全责任制度，健全考核评估体系，对本地区药品安全工作依法承担相应责任。

（二十）完善治理机制。压实药品安全企业主体责任，发挥行业协会自律作用。加强药品管理相关部门协调联动，加强药品监管与医疗管理、医保管理的数据衔接应用，实现信息资源共享，形成药品安全治理合力。实施药品安全信用监管，依法依规建立严重违法失信名单判定标准、公示制度和信息共享机制，并实施信用联合惩戒。

（二十一）强化政策保障。创新完善适合药品监管工作特点的经费保障政策，合理安排监管经费。建立审评审批企业收费动态调整制度。将审评、检查、检验、监测评价、标准管理等技术支撑服务纳入政府购买服务范围，优化经费支出结构，提升购买服务效能。通过专项转移支付支持地方药品监管工作。

（二十二）**优化人事管理**。科学核定履行审评、检查、检验、监测评价、标准管理等职能的技术机构人员编制数量。设立首席科学家岗位，引进具有国际监管经验、熟悉中国产业实际的高级专业人才。创新完善人力资源政策，在公开招聘、岗位设置、职称评聘、薪酬待遇保障等方面强化政策支持力度，破除人才职业发展瓶颈。合理核定相关技术支撑机构的绩效工资总量，在绩效工资分配时可向驻厂监管等高风险监管岗位人员倾斜，更好体现工作人员的技术劳务价值。

（二十三）**激励担当作为**。加强药品监管队伍思想政治建设，教育引导干部切实增强干事创业的积极性、主动性、创造性，忠实履行药品监管政治责任。树立鲜明用人导向，坚持严管和厚爱结合、激励和约束并重，鼓励干部锐意进取、担当作为。加强人文关怀，努力解决监管人员工作和生活后顾之忧。优化人才成长路径，健全人才评价激励机制，激发监管队伍的活力和创造力。对作出突出贡献的单位和个人，按照国家有关规定给予表彰奖励，推动形成团结奋进、积极作为、昂扬向上的良好风尚。

国务院办公厅

2021 年 4 月 27 日

政策法规

国务院办公厅印发关于加快中医药特色发展若干政策措施的通知

（国办发〔2021〕3号）

各省、自治区、直辖市人民政府，国务院各部委、各直属机构：

《关于加快中医药特色发展的若干政策措施》已经国务院同意，现印发给你们，请认真贯彻执行。

国务院办公厅

2021年1月22日

关于加快中医药特色发展的若干政策措施

党的十八大以来，以习近平同志为核心的党中央把中医药工作摆在突出位置，中医药改革发展取得显著成绩。新冠肺炎疫情发生后，中医药全面参与疫情防控救治，作出了重要贡献。但也要看到，中医药仍然一定程度存在高质量供给不够、人才总量不足、创新体系不完善、发展特色不突出等问题。要坚持以习近平新时代中国特色社会主义思想为指导，全面贯彻落实党的十九大和十九届二中、三中、四中、五中全会精神，进一步落实《中共中央 国务院关于促进中医药传承创新发展的意见》和全国中医药大会部署，遵循中医药发展规律，认真总结中医药防治新冠肺炎经验做法，破解存在的问题，更好发挥中医药特色和比较优势，推动中医药和西医药相互补充、协调发展。为此，现提出如下政策措施。

一、夯实中医药人才基础

（一）**提高中医药教育整体水平**。建立以中医药课程为主线、先中后西的中医药类专业课程体系，增设中医疫病课程。支持中医药院校加强中医药传统文化功底深厚、热爱中医的优秀学生选拔培养。强化中医思维培养和中医临床技能培训，并作为学生学业评价主要内容。加强"双一流"建设对中医药院校和学科的支持。布局建设100个左右中医药类一流本科专业建设点。推进高职中医药类高水平专业群建设。强化高校附属医院中医临床教学职能。（教育部、国家发展改革委、国家中医药局负责，排第一位的为牵头单位，下同）

（二）**坚持发展中医药师承教育**。增加多层次的师承教育项目，扩大师带徒范围和数量，将师承教育贯穿临床实践教学全过程。长期坚持推进名老中医药专家学术经验继承、优秀中医临床人才研修、传承工作室建设等项目。绩效工资分配对承担带徒任务的中医医师适当倾斜。在全国老中医药专家学术经验继承工作中，按程序支持符合条件的继承人以医古文代替外语作为同等学力申请中医专业学位考试科目。（国家中医药局、人力资源社会保障部、教育部、国家卫生健康委、各省级人民政府负责）

（三）**加强中医药人才评价和激励**。鼓励各地结合实际，建立中医药优秀人才评价和激励机制。

将中医药学才能、医德医风作为中医药人才主要评价标准，将会看病、看好病作为中医医师的主要评价内容。在院士评选、国家重大人才工程等高层次人才评选中，探索中医药人才单列计划、单独评价。（人力资源社会保障部、国家卫生健康委、国家中医药局、工程院、中科院、各省级人民政府分别负责）

二、提高中药产业发展活力

（四）优化中药审评审批管理。 加快推进中药审评审批机制改革，加强技术支撑能力建设，提升中药注册申请技术指导水平和注册服务能力，强化部门横向联动，建立科技、医疗、中医药等部门推荐符合条件的中药新药进入快速审评审批通道的有效机制。以中医临床需求为导向，加快推进国家重大科技项目成果转化。统筹内外部技术评估力量，探索授予第三方中医药研究平台专业资质、承担国家级中医药技术评估工作。增加第三方中药新药注册检验机构数量。（国家药监局、国家卫生健康委、科技部、国家中医药局负责）

（五）完善中药分类注册管理。 尊重中药研发规律，完善中药注册分类和申报要求。优化具有人用经验的中药新药审评审批，对符合条件的中药创新药、中药改良型新药、古代经典名方、同名同方药等，研究依法依规实施豁免非临床安全性研究及部分临床试验的管理机制。充分利用数据科学等现代技术手段，建立中医药理论、人用经验、临床试验"三结合"的中药注册审评证据体系，积极探索建立中药真实世界研究证据体系。优化古代经典名方中药复方制剂注册审批。完善中药新药全过程质量控制的技术研究指导原则体系。（国家药监局、国家卫生健康委、国家中医药局负责）

三、增强中医药发展动力

（六）保障落实政府投入。 各级政府作为公立中医医院的办医主体，落实对公立中医医院基本建设、设备购置、重点学科发展、人才培养等政府投入政策。支持通过地方政府专项债券等渠道，推进符合条件的公立中医医院建设项目。（国家发展改革委、财政部、国家卫生健康委、国家中医药局、各省级人民政府负责）

（七）多方增加社会投入。 鼓励有条件、有实力、有意愿的地方先行一步，灵活运用地方规划、用地、价格、保险、融资支持政策，鼓励、引导社会投入，提高中医临床竞争力，打造中医药健康服务高地和学科、产业集聚区。将符合条件的中医诊所纳入医联体建设。鼓励有条件的中医诊所组建团队开展家庭医生签约服务，按规定收取签约服务费。鼓励街道社区为提供家庭医生服务的中医诊所无偿提供诊疗场所。（国家中医药局、国家卫生健康委、各省级人民政府负责）

（八）加强融资渠道支持。 积极支持符合条件的中医药企业上市融资和发行公司信用类债券。鼓励社会资本发起设立中医药产业投资基金，加大对中医药产业的长期投资力度。鼓励各级政府依法合规支持融资担保机构加大对中医药领域中小企业银行贷款的担保力度。支持信用服务机构提升中医药行业信用信息归集和加工能力，鼓励金融机构创新金融产品，支持中医药特色发展。（国家发展改革委、人民银行、银保监会、证监会、各省级人民政府负责）

四、完善中西医结合制度

（九）创新中西医结合医疗模式。 在综合医院、传染病医院、专科医院等逐步推广"有机制、有团队、有措施、有成效"的中西医结合医疗模式。强化临床科室中医医师配备，打造中西医结合团队，开展中西医联合诊疗，"宜中则中、宜西则西"，逐步建立中西医多学科诊疗体系。鼓励科室间、院间和医联体内部开展中西医协作。将中西医结合工作成效纳入医院等级评审和绩效考核。对医院临床医师开展中医药专业知识轮训，使其具备本科室专业领域的常规中医诊疗能力。（国家卫生健康委、国家中医药局负责）

政策法规

（十）**健全中西医协同疫病防治机制**。中医药系统人员第一时间全面参与公共卫生应急处置，中医药防治举措全面融入应急预案和技术方案。建立国家中医药应对重大公共卫生事件和疫病防治骨干人才库，建设国家中医疫病防治和紧急医学救援队伍，强化重大传染病防控理论技术方法和相关现代医学技术培训。探索疾病预防控制机构建立中医药部门和专家队伍。（国家卫生健康委、国家中医药局负责）

（十一）**完善西医学习中医制度**。2021级起，将中医药课程列为本科临床医学类专业必修课和毕业实习内容，增加课程学时。在高职临床医学专业中开设中医基础与适宜技术必修课程。允许攻读中医专业学位的临床医学类专业学生参加中西医结合医师资格考试和中医医师规范化培训。试点开展九年制中西医结合教育。加强临床医学类专业住院医师规范化培训基地中医药科室建设，逐步增加中医药知识技能培训内容。临床、口腔、公共卫生类别医师接受必要的中医药继续教育。研究实施西医学习中医重大专项，用10-15年时间，培养相当数量的高层次中西医结合人才和能够提供中西医结合服务的全科医生。（教育部、国家卫生健康委、国家中医药局分别负责）

（十二）**提高中西医结合临床研究水平**。开展中西医结合学科（专科）建设。开展重大疑难疾病、传染病、慢性病等中西医联合攻关。逐步建立中西医结合临床疗效评价标准，遴选形成优势病种目录。开展试点示范，力争用5年时间形成100个左右中西医结合诊疗方案。（科技部、国家卫生健康委、国家中医药局负责）

五、实施中医药发展重大工程

（十三）**实施中医药特色人才培养工程**。依托现有资源和资金渠道，用5-10年时间，评选表彰300名左右国医大师和全国名中医，培育500名左右岐黄学者、3000名左右中医药优秀人才、10万名左右中医药骨干人才，强化地方、机构培养责任，建立人才培养经费的中央、地方、机构分担机制。开展中医药卓越师资培养，重点加强中医基础、经典、临床师资培训。加强高校附属医院、中医规范化培训基地等人才培养平台建设。支持建设一批中医基础类、经典类、疫病防治类和中药炮制类、鉴定类高水平学科。开展基层中医药知识技能培训。（国家中医药局、教育部、国家卫生健康委、各省级人民政府负责）

（十四）**加强中医医疗服务体系建设**。省、委（局）共建一批中医（含中西医结合）方向的国家医学中心和区域医疗中心。加快打造中医临床能力强、中医药文化氛围浓郁、功能布局优化的中医药传承创新中心。推动省域、市域优质中医资源扩容和均衡布局，建设优势病种特色鲜明的中医医院和科室。依托高水平中医医院建设国家中医疫病防治基地，打造一批紧急医学救援基地，加强中医医院感染科、肺病科、发热门诊、可转换传染病区、可转换重症监护室等建设。打造中西医协同"旗舰"医院、"旗舰"科室、"旗舰"基层医疗卫生机构。（国家发展改革委、教育部、国家卫生健康委、国家中医药局、各省级人民政府负责）

（十五）**加强中医药科研平台建设**。有序推动中医重点领域生物安全三级实验室建设。围绕中医理论、中药资源、中药创新、中医药疗效评价等重点领域建设国家重点实验室。加强服务于中医药技术装备发展和成果转化应用示范的国家科技创新基地建设。聚焦中医优势病种和特色疗法等建设10-20个中医类国家临床医学研究中心。建设一批服务于应对突发公共卫生事件的中医药科研支撑平台。（国家中医药局、国家发展改革委、教育部、科技部、国家卫生健康委、中科院负责）

（十六）**实施名医堂工程**。以优势中医医疗机构和团队为依托，建立一批名医堂执业平台。国医大师、名老中医、岐黄学者等名医团队入驻名医堂的，实行创业扶持、品牌保护、自主执业、自主运营、自主培养、自负盈亏综合政策，打造一批名医团队运营的精品中医机构。鼓励和支持有经验的社会力量兴办连锁经营的名医堂，突出特色和品牌，打造一流就医环境，提供一流中医药服务。（国家中医药局、国家发展改革委负责）

（十七）**实施中医药产学研医政联合攻关工程**。依托高水平研究机构、高等院校、中医医院以及中药创新企业，建设一批代表国家水平的中医药研究和科技成果孵化转化基地，解决制约中医药发展的重大科技问题，制定一批中医特色诊疗方案，转化形成一批中医药先进装备、中药新药。支持中医医院与企业、科研机构、学校加强协作、共享资源，促进优秀研究成果投入市场应用。探索运用区块链等技术加强中医药临床效果搜集和客观评价。（科技部、国家发展改革委、教育部、工业和信息化部、国家卫生健康委、国家中医药局负责）

（十八）**实施道地中药材提升工程**。加强道地药材良种繁育基地和生产基地建设。制定中药材采收、产地初加工、生态种植、野生抚育、仿野生栽培技术规范，推进中药材规范化种植，鼓励发展中药材种植专业合作社和联合社。推动建设一批标准化、集约化、规模化和产品信息可追溯的现代中药材物流基地，培育一批符合中药材现代化物流体系标准的初加工与仓储物流中心。引导医疗机构、制药企业、中药饮片厂采购有质量保证、可溯源的中药材。深入实施中药标准化项目。加强中药材质量安全风险评估与风险监测，促进快速检测装备研发和技术创新，建设第三方检测平台。（农业农村部、国家林草局、工业和信息化部、商务部、市场监管总局、国家中医药局负责）

（十九）**建设国家中医药综合改革示范区**。改革体制机制，充分调动地方积极性、主动性、创造性，补短板、强弱项、扬优势，加快建立健全中医药法规、发展政策举措、管理体系、评价体系和标准体系，提升中医药治理体系和治理能力现代化水平，打造3-5个中医药事业产业高质量发展的排头兵。（国家中医药局、国家发展改革委、国家卫生健康委、工业和信息化部、国家药监局负责）

（二十）**实施中医药开放发展工程**。制定"十四五"中医药"一带一路"发展规划。鼓励和支持社会力量采取市场化方式，与有合作潜力和意愿的国家共同建设一批友好中医医院、中医药产业园。发展"互联网＋中医药贸易"，为来华接受中医药服务人员提供签证便利。协调制定国际传统医药标准和监管规则，支持国际传统医药科技合作。（国家发展改革委、商务部、外交部、海关总署、国家药监局、国家中医药局分别负责）

六、提高中医药发展效益

（二十一）**完善中医药服务价格政策**。建立以临床价值和技术劳务价值为主要依据的中医医疗服务卫生技术评估体系，优化中医医疗服务价格政策。落实医疗服务价格动态调整机制，每年开展调价评估，符合启动条件的及时调整价格，充分考虑中医医疗服务特点，完善分级定价政策，重点将功能疗效明显、患者广泛接受、特色优势突出、体现劳务价值、应用历史悠久的中医医疗服务项目纳入调价范围。医疗机构炮制使用的中药饮片、中药制剂实行自主定价，符合条件的按规定纳入医保支付范围。（国家医保局、国家卫生健康委、国家中医药局负责）

（二十二）**健全中医药医保管理措施**。大力支持将疗效和成本有优势的中医医疗服务项目纳入基本医疗保险支付范围，综合考虑有效性、经济性等因素，按规定合理确定目录甲乙分类。探索符合中医药特点的医保支付方式，发布中医优势病种，鼓励实行中西医同病同效同价。一般中医药诊疗项目继续按项目付费。鼓励商业保险公司推出中医药特色健康保险产品，建立保险公司与中医药机构的信息对接机制。支持保险公司、中医药机构合作开展健康管理服务。加强纳入基本医疗保险支付范围的中医药服务和费用监管。（国家医保局、国家卫生健康委、银保监会、国家中医药局负责）

（二十三）**合理开展中医非基本服务**。在公立中医医疗机构基本医疗服务总量满足人民群众需要、基本医疗费用保持平稳的基础上，支持其提供商业医疗保险覆盖的非基本医疗服务。探索有条件的地方对完成公益性服务绩效好的公立中医医疗机构放宽特需医疗服务比例限制，允许公立中医医疗机构在政策范围内自主设立国际医疗部，自主决定国际医疗的服务量、项目、价格，收支结余主要用于改善职工待遇、加强专科建设和医院建设发展。（国家卫生健康委、国家中医药局、银保监会、各省级人民政府分别负责）

政策法规

七、营造中医药发展良好环境

（二十四）**加强中医药知识产权保护**。制定中药领域发明专利审查指导意见，进一步提高中医药领域专利审查质量，推进中药技术国际专利申请。完善中药商业秘密保护制度，强化适宜性保密，提升保密内容商业价值，加强国际保护。在地理标志保护机制下，做好道地药材标志保护和运用。探索将具有独特炮制方法的中药饮片纳入中药品种保护范围。（市场监管总局、国家知识产权局、国家中医药局、国家药监局分别负责）

（二十五）**优化中医药科技管理**。加强国家中医药科技研发工作，加强中医药科研方法学、疗效评价、伦理审查等研究。鼓励各省（自治区、直辖市）设立中医药科技专项，由中医药管理部门统筹实施。加强中医药科技活动规律研究，推进中医药科技评价体系建设。（科技部、国家中医药局负责）

（二十六）**加强中医药文化传播**。切实加强中医药文化宣传，使中医药成为群众促进健康的文化自觉。在中华优秀传统文化传承发展工程中增设中医药专项。加强传统医药类非物质文化遗产保护传承。建设国家中医药博物馆。支持改善一批中医药院校、科研机构的中医药古籍保护条件，提高利用能力。实施中医药文化传播行动，持续开展中小学中医药文化教育，打造中医药文化传播平台及优质产品。（中央宣传部、教育部、国家发展改革委、文化和旅游部、国家卫生健康委、广电总局、国家中医药局、国家文物局负责）

（二十七）**提高中医药法治化水平**。推动制修订相关法律法规和规章，加强地方性法规建设。加强中药监管队伍建设，提升中药审评和监管现代化水平。建立不良执业记录制度，将提供中医药健康服务的机构及其人员诚信经营和执业情况纳入统一信用信息平台，并将相关企业行政许可、行政处罚等信息通过"信用中国"网站、国家企业信用信息公示系统依法公示。（司法部、国家卫生健康委、市场监管总局、国家中医药局、国家药监局分别负责）

（二十八）**加强对中医药工作的组织领导**。充分发挥国务院中医药工作部际联席会议作用，及时研究解决重大问题。卫生健康行政部门要在工作全局中一体谋划、一体推进、一体落实、一体考核中医药工作，加强中医药传承创新、中西医结合，全面落实中医药参与健康中国行动、基本医疗卫生制度建设、优质高效医疗卫生服务体系建设等，在资源配置、政策机制、制度安排等方面向中医药倾斜。中医药管理部门要加大中医药标准制定、科学研究、人才培养、应急救治、文化宣传等工作力度。有关部门要各司其职，扎实推动各项工作落实。各地要进一步加强中医药管理机构建设。有关地方可结合实际进一步完善支持本地区少数民族医药发展的政策举措。（各有关部门、各省级人民政府分别负责）

中共中央办公厅 国务院办公厅关于深化审评审批制度改革鼓励药品医疗器械创新的意见

（厅字〔2017〕42号）

当前，我国药品医疗器械产业快速发展，创新创业方兴未艾，审评审批制度改革持续推进。但总体上看，我国药品医疗器械科技创新支撑不够，上市产品质量与国际先进水平存在差距。为促进药品医疗器械产业结构调整和技术创新，提高产业竞争力，满足公众临床需要，现就深化审评审批制度改革鼓励药品医疗器械创新提出以下意见。

一、改革临床试验管理

（一）临床试验机构资格认定实行备案管理。具备临床试验条件的机构在食品药品监管部门指定网站登记备案后，可接受药品医疗器械注册申请人委托开展临床试验。临床试验主要研究者应具有高级职称，参加过3个以上临床试验。注册申请人可聘请第三方对临床试验机构是否具备条件进行评估认证。鼓励社会力量投资设立临床试验机构。临床试验机构管理规定由食品药品监管总局会同国家卫生计生委制定。

（二）支持临床试验机构和人员开展临床试验。支持医疗机构、医学研究机构、医药高等学校开展临床试验，将临床试验条件和能力评价纳入医疗机构等级评审。对开展临床试验的医疗机构建立单独评价考核体系，仅用于临床试验的病床不计入医疗机构总病床，不规定病床效益、周转率、使用率等考评指标。鼓励医疗机构设立专职临床试验部门，配备职业化的临床试验研究者。完善单位绩效工资分配激励机制，保障临床试验研究者收入水平。鼓励临床医生参与药品医疗器械技术创新活动，对临床试验研究者在职务提升、职称晋升等方面与临床医生一视同仁。允许境外企业和科研机构在我国依法同步开展新药临床试验。

（三）完善伦理委员会机制。临床试验应符合伦理道德标准，保证受试者在自愿参与前被告知足够的试验信息，理解并签署知情同意书，保护受试者的安全、健康和权益。临床试验机构应成立伦理委员会，负责审查本机构临床试验方案，审核和监督临床试验研究者的资质，监督临床试验开展情况并接受监管部门检查。各地可根据需要设立区域伦理委员会，指导临床试验机构伦理审查工作，可接受不具备伦理审查条件的机构或注册申请人委托对临床试验方案进行伦理审查，并监督临床试验开展情况。卫生计生、中医药管理、食品药品监管等部门要加强对伦理委员会工作的管理指导和业务监督。

（四）提高伦理审查效率。注册申请人提出临床试验申请前，应先将临床试验方案提交临床试验机构伦理委员会审查批准。在我国境内开展多中心临床试验的，经临床试验组长单位伦理审查后，其他成员单位应认可组长单位的审查结论，不再重复审查。国家临床医学研究中心及承担国家科技重大专项和国家重点研发计划支持项目的临床试验机构，应整合资源建立统一的伦理审查平台，逐步推进伦理审查互认。

（五）优化临床试验审批程序。建立完善注册申请人与审评机构的沟通交流机制。受理药物临床试验和需审批的医疗器械临床试验申请前，审评机构应与注册申请人进行会议沟通，提出意见建议。受理临床试验申请后一定期限内，食品药品监管部门未给出否定或质疑意见即视为同意，注册申请人可按照提交的方案开展临床试验。临床试验期间，发生临床试验方案变更、重大药学变更或非临床研究安全性问题的，注册申请人应及时将变更情况报送审评机构；发现存在安全性及其他风险的，应及时修改临床试验方案、暂停或终止临床试验。药品注册申请人可自行或委托检验机构对临床试验样品出具检验报告，连同样品一并报送药品审评机构，并确保临床试验实际使用的样品与提交的样品一致。优化临床试验中涉及国际合作的人类遗传资源活动审批程序，加快临床试验进程。

（六）**接受境外临床试验数据**。在境外多中心取得的临床试验数据，符合中国药品医疗器械注册相关要求的，可用于在中国申报注册申请。对在中国首次申请上市的药品医疗器械，注册申请人应提供是否存在人种差异的临床试验数据。

（七）**支持拓展性临床试验**。对正在开展临床试验的用于治疗严重危及生命且尚无有效治疗手段疾病的药品医疗器械，经初步观察可能获益，符合伦理要求的，经知情同意后可在开展临床试验的机构内用于其他患者，其安全性数据可用于注册申请。

（八）**严肃查处数据造假行为**。临床试验委托协议签署人和临床试验研究者是临床试验数据的第一责任人，须对临床试验数据可靠性承担法律责任。建立基于风险和审评需要的检查模式，加强对非临床研究、临床试验的现场检查和有因检查，检查结果向社会公开。未通过检查的，相关数据不被接受；存在真实性问题的，应及时立案调查，依法追究相关非临床研究机构和临床试验机构责任人、虚假报告提供责任人、注册申请人及合同研究组织责任人的责任；拒绝、逃避、阻碍检查的，依法从重处罚。注册申请人主动发现问题并及时报告的，可酌情减免处罚。

二、加快上市审评审批

（九）**加快临床急需药品医疗器械审评审批**。对治疗严重危及生命且尚无有效治疗手段疾病以及公共卫生方面等急需的药品医疗器械，临床试验早期、中期指标显示疗效并可预测其临床价值的，可附带条件批准上市，企业应制定风险管控计划，按要求开展研究。鼓励新药和创新医疗器械研发，对国家科技重大专项和国家重点研发计划支持以及由国家临床医学研究中心开展临床试验并经中心管理部门认可的新药和创新医疗器械，给予优先审评审批。

（十）**支持罕见病治疗药品医疗器械研发**。国家卫生计生委或由其委托有关行业协（学）会公布罕见病目录，建立罕见病患者登记制度。罕见病治疗药品医疗器械注册申请人可提出减免临床试验的申请。对境外已批准上市的罕见病治疗药品医疗器械，可附带条件批准上市，企业应制定风险管控计划，按要求开展研究。

（十一）**严格药品注射剂审评审批**。严格控制口服制剂改注射制剂，口服制剂能够满足临床需求的，不批准注射制剂上市。严格控制肌肉注射制剂改静脉注射制剂，肌肉注射制剂能够满足临床需求的，不批准静脉注射制剂上市。大容量注射剂、小容量注射剂、注射用无菌粉针之间互改剂型的申请，无明显临床优势的不予批准。

（十二）**实行药品与药用原辅料和包装材料关联审批**。原料药、药用辅料和包装材料在审批药品注册申请时一并审评审批，不再发放原料药批准文号，经关联审评审批的原料药、药用辅料和包装材料及其质量标准在指定平台公示，供相关企业选择。药品上市许可持有人对生产制剂所选用的原料药、药用辅料和包装材料的质量负责。

（十三）**支持中药传承和创新**。建立完善符合中药特点的注册管理制度和技术评价体系，处理好保持中药传统优势与现代药品研发要求的关系。中药创新药，应突出疗效新的特点；中药改良型新药，应体现临床应用优势；经典名方类中药，按照简化标准审评审批；天然药物，按照现代医学标准审评审批。提高中药临床研究能力，中药注册申请需提交上市价值和资源评估材料，突出以临床价值为导向，促进资源可持续利用。鼓励运用现代科学技术研究开发传统中成药，鼓励发挥中药传统剂型优势研制中药新药，加强中药质量控制。

（十四）**建立专利强制许可药品优先审评审批制度**。在公共健康受到重大威胁情况下，对取得实施强制许可的药品注册申请，予以优先审评审批。公共健康受到重大威胁的情形和启动强制许可的程序，由国家卫生计生委会同有关部门规定。

三、促进药品创新和仿制药发展

（十五）**建立上市药品目录集**。新批准上市或通过仿制药质量和疗效一致性评价的药品，载入中国上市药品目录集，注明创新药、改良型新药及与原研药品质量和疗效一致的仿制药等属性，以及有效成份、剂型、规格、上市许可持有人、取得的专利权、试验数据保护期等信息。

（十六）**探索建立药品专利链接制度**。为保护专利权人合法权益，降低仿制药专利侵权风险，鼓励仿制药发展，探索建立药品审评审批与药品专利链接制度。药品注册申请人提交注册申请时，应说明涉及的相关专利及其权属状态，并在规定期限内告知相关药品专利权人。专利权存在纠纷的，当事人可以向法院起诉，期间不停止药品技术审评。对通过技术审评的药品，食品药品监管部门根据法院生效判决、裁定或调解书作出是否批准上市的决定；超过一定期限未取得生效判决、裁定或调解书的，食品药品监管部门可批准上市。

（十七）**开展药品专利期限补偿制度试点**。选择部分新药开展试点，对因临床试验和审评审批延误上市的时间，给予适当专利期限补偿。

（十八）**完善和落实药品试验数据保护制度**。药品注册申请人在提交注册申请时，可同时提交试验数据保护申请。对创新药、罕见病治疗药品、儿童专用药、创新治疗用生物制品以及挑战专利成功药品注册申请人提交的自行取得且未披露的试验数据和其他数据，给予一定的数据保护期。数据保护期自药品批准上市之日起计算。数据保护期内，不批准其他申请人同品种上市申请，申请人自行取得的数据或获得上市许可的申请人同意的除外。

（十九）**促进药品仿制生产**。坚持鼓励创新与促进药品仿制生产、降低用药负担并重，定期发布专利权到期、终止、无效且尚无仿制申请的药品清单，引导仿制药研发生产，提高公众用药可及性。完善相关研究和评价技术指导原则，支持生物类似药、具有临床价值的药械组合产品的仿制。加快推进仿制药质量和疗效一致性评价。

（二十）**发挥企业的创新主体作用**。鼓励药品医疗器械企业增加研发投入，加强新产品研发和已上市产品的继续研究，持续完善生产工艺。允许科研机构和科研人员在承担相关法律责任的前提下申报临床试验。使用国家财政拨款开展新药和创新医疗器械研发及相关技术研究并作为职务科技成果转化的，单位可以规定或与科研人员约定奖励和报酬的方式、数额和时限，调动科研人员参与的积极性，促进科技成果转移转化。

（二十一）**支持新药临床应用**。完善医疗保险药品目录动态调整机制，探索建立医疗保险药品支付标准谈判机制，及时按规定将新药纳入基本医疗保险支付范围，支持新药研发。各地可根据疾病防治需要，及时将新药纳入公立医院药品集中采购范围。鼓励医疗机构优先采购和使用疗效明确、价格合理的新药。

四、加强药品医疗器械全生命周期管理

（二十二）**推动上市许可持有人制度全面实施**。及时总结药品上市许可持有人制度试点经验，推动修订药品管理法，力争早日在全国推开。允许医疗器械研发机构和科研人员申请医疗器械上市许可。

（二十三）**落实上市许可持有人法律责任**。药品上市许可持有人须对药品临床前研究、临床试验、生产制造、销售配送、不良反应报告等承担全部法律责任，确保提交的研究资料和临床试验数据真实、完整、可追溯，确保生产工艺与批准工艺一致且生产过程持续合规，确保销售的各批次药品与申报样品质量一致，确保对上市药品进行持续研究，及时报告发生的不良反应，评估风险情况，

并提出改进措施。

医疗器械上市许可持有人须对医疗器械设计开发、临床试验、生产制造、销售配送、不良事件报告等承担全部法律责任，确保提交的研究资料和临床试验数据真实、完整、可追溯，确保对上市医疗器械进行持续研究，及时报告发生的不良事件，评估风险情况，并提出改进措施。

受药品医疗器械上市许可持有人委托进行研发、临床试验、生产制造、销售配送的企业、机构和个人，须承担法律法规规定的责任和协议约定的责任。

（二十四）建立上市许可持有人直接报告不良反应和不良事件制度。 上市许可持有人承担不良反应和不良事件报告的主体责任，隐瞒不报或逾期报告的，依法从严惩处。食品药品监管部门应对报告的不良反应和不良事件进行调查分析，视情责令上市许可持有人采取暂停销售、召回、完善质量控制等措施。

（二十五）开展药品注射剂再评价。 根据药品科学进步情况，对已上市药品注射剂进行再评价，力争用 5 至 10 年左右时间基本完成。上市许可持有人须将批准上市时的研究情况、上市后持续研究情况等进行综合分析，开展产品成份、作用机理和临床疗效研究，评估其安全性、有效性和质量可控性。通过再评价的，享受仿制药质量和疗效一致性评价的相关鼓励政策。

（二十六）完善医疗器械再评价制度。 上市许可持有人须根据科学进步情况和不良事件评估结果，主动对已上市医疗器械开展再评价。再评价发现产品不能保证安全、有效的，上市许可持有人应及时申请注销上市许可；隐匿再评价结果、应提出注销申请而未提出的，撤销上市许可并依法查处。

（二十七）规范药品学术推广行为。 药品上市许可持有人须将医药代表名单在食品药品监管部门指定的网站备案，向社会公开。医药代表负责药品学术推广，向医务人员介绍药品知识，听取临床使用的意见建议。医药代表的学术推广活动应公开进行，在医疗机构指定部门备案。禁止医药代表承担药品销售任务，禁止向医药代表或相关企业人员提供医生个人开具的药品处方数量。医药代表误导医生使用药品或隐匿药品不良反应的，应严肃查处；以医药代表名义进行药品经营活动的，按非法经营药品查处。

五、提升技术支撑能力

（二十八）完善技术审评制度。 建立审评为主导、检查检验为支撑的技术审评体系，完善审评项目管理人制度、审评机构与注册申请人会议沟通制度、专家咨询委员会制度，加强内部管理，规范审评流程。组建以临床医学专业人员为主，药学、药理毒理学、统计学等专业人员组成的药品审评团队，负责新药审评。组建由临床医学、临床诊断、机械、电子、材料、生物医学工程等专业人员组成的医疗器械审评团队，负责创新医疗器械审评。除生产工艺等技术秘密外，审评结论及依据全部公开，接受社会监督。统一第二类医疗器械审评标准，逐步实现国家统一审评。

（二十九）落实相关工作人员保密责任。 参与药品医疗器械受理审查、审评审批、检查检验等监管工作的人员，对注册申请人提交的技术秘密和试验数据负有保密义务。违反保密义务的，依法依纪追究责任，处理结果向社会公开；涉嫌犯罪的，移交司法机关追究刑事责任。完善对注册申请材料的管理，确保查阅、复制情况可追溯。

（三十）加强审评检查能力建设。 将药品医疗器械审评纳入政府购买服务范围，提供规范高效审评服务。加快药品医疗器械审评审批信息化建设，制定注册申请电子提交技术要求，完善电子通用技术文档系统，逐步实现各类注册申请的电子提交和审评审批。建立上市药品医疗器械品种档案。

（三十一）落实全过程检查责任。 药品医疗器械研发过程和药物非临床研究质量管理规范、药物临床试验质量管理规范、医疗器械临床试验质量管理规范执行情况，由国家食品药品监管部门组织检查。药品医疗器械生产过程和生产质量管理规范执行情况，由省级以上食品药品监管部门负责检查。药品医疗器械经营过程和经营质量管理规范执行情况，由市县两级食品药品监管部门负责检查。检查发现问题的，应依法依规查处并及时采取风险控制措施；涉嫌犯罪的，移交司法机关追究刑事责任。推动违法行为处罚到人，检查和处罚结果向社会公开。

（三十二）**建设职业化检查员队伍**。依托现有资源加快检查员队伍建设，形成以专职检查员为主体、兼职检查员为补充的职业化检查员队伍。实施检查员分级管理制度，强化检查员培训，加强检查装备配备，提升检查能力和水平。

（三十三）**加强国际合作**。深化多双边药品医疗器械监管政策与技术交流，积极参与国际规则和标准的制定修订，推动逐步实现审评、检查、检验标准和结果国际共享。

六、加强组织实施

（三十四）**加强组织领导**。各地区各有关部门要充分认识深化审评审批制度改革鼓励药品医疗器械创新的重要意义，高度重视药品医疗器械审评审批改革和创新工作，将其作为建设创新型国家、促进高科技产业发展的重要内容予以支持，加强统筹协调，细化实施方案，健全工作机制，切实抓好任务落实。坚持运用法治思维和法治方式推进改革，不断完善相关法律法规和制度体系，改革措施涉及法律修改或需要取得相应授权的，按程序提请修改法律或由立法机关授权后实施。

（三十五）**强化协作配合**。充分发挥药品医疗器械审评审批制度改革部际联席会议制度的作用，及时研究解决改革中遇到的矛盾和问题。国家食品药品监管部门要发挥好牵头作用，抓好改革具体实施，协调推进任务落实。各相关部门要依法履职，分工协作，形成改革合力。发展改革部门要支持医药高科技产品的发展，将临床试验机构建设纳入医疗机构建设发展的重要内容。科技部门要加强医药科技发展规划和指导，抓好新药和创新医疗器械研发相关科技计划（专项、基金）的实施。工业和信息化部门要加强医药产业发展规划和指导，强化临床用药生产保障。财政部门要做好药品医疗器械审评审批、检查检验所需经费保障。人力资源社会保障部门要做好医疗保险政策支持新药发展相关工作。卫生计生部门要加强对临床试验机构建设的指导，加强伦理委员会管理和临床试验研究者培训。知识产权部门要做好与专利有关的药品医疗器械知识产权保护工作。中医药管理部门要做好中医药创新工作。

（三十六）**做好宣传解释**。正面宣传鼓励药品医疗器械创新的重要意义，加强审评审批制度改革重要政策、重大措施解读，及时解答社会各界关注的热点问题，主动回应社会关切，合理引导各方预期，营造改革实施的良好舆论氛围。

国务院关于印发中医药发展战略规划纲要（2016–2030 年）的通知

（国发〔2016〕15 号）

各省、自治区、直辖市人民政府，国务院各部委、各直属机构：

现将《中医药发展战略规划纲要（2016–2030 年）》印发给你们，请认真贯彻执行。

国务院

2016 年 2 月 22 日

中医药发展战略规划纲要（2016–2030 年）

中医药作为我国独特的卫生资源、潜力巨大的经济资源、具有原创优势的科技资源、优秀的文化资源和重要的生态资源，在经济社会发展中发挥着重要作用。随着我国新型工业化、信息化、城镇化、农业现代化深入发展，人口老龄化进程加快，健康服务业蓬勃发展，人民群众对中医药服务的需求越来越旺盛，迫切需要继承、发展、利用好中医药，充分发挥中医药在深化医药卫生体制改革中的作用，造福人类健康。为明确未来十五年我国中医药发展方向和工作重点，促进中医药事业健康发展，制定本规划纲要。

一、基本形势

新中国成立后特别是改革开放以来，党中央、国务院高度重视中医药工作，制定了一系列政策措施，推动中医药事业发展取得了显著成就。中医药总体规模不断扩大，发展水平和服务能力逐步提高，初步形成了医疗、保健、科研、教育、产业、文化整体发展新格局，对经济社会发展贡献度明显提升。截至 2014 年底，全国共有中医类医院（包括中医、中西医结合、民族医医院，下同）3732 所，中医类医院床位 75.5 万张，中医类执业（助理）医师 39.8 万人，2014 年中医类医院总诊疗人次 5.31 亿。中医药在常见病、多发病、慢性病及疑难病症、重大传染病防治中的作用得到进一步彰显，得到国际社会广泛认可。2014 年中药生产企业达到 3813 家，中药工业总产值 7302 亿元。中医药已经传播到 183 个国家和地区。

另一方面，我国中医药资源总量仍然不足，中医药服务领域出现萎缩现象，基层中医药服务能力薄弱，发展规模和水平还不能满足人民群众健康需求；中医药高层次人才缺乏，继承不足、创新不够；中药产业集中度低，野生中药材资源破坏严重，部分中药材品质下降，影响中医药可持续发展；适应中医药发展规律的法律政策体系有待健全；中医药走向世界面临制约和壁垒，国际竞争力有待进一步提升；中医药治理体系和治理能力现代化水平亟待提高，迫切需要加强顶层设计和统筹规划。

当前，我国进入全面建成小康社会决胜阶段，满足人民群众对简便验廉的中医药服务需求，迫切需要大力发展健康服务业，拓宽中医药服务领域。深化医药卫生体制改革，加快推进健康中国建设，迫切需要在构建中国特色基本医疗制度中发挥中医药独特作用。适应未来医学从疾病医学向健康医学转变、医学模式从生物医学向生物—心理—社会模式转变的发展趋势，迫切需要继承和发展中医药的绿色健康理念、天人合一的整体观念、辨证施治和综合施治的诊疗模式、运用自然的防治手段和全生命周期的健康服务。促进经济转型升级，培育新的经济增长动能，迫切需要加大对中医药的扶持力度，进一步激发中医药原创优势，促进中医药产业提质增效。传承和弘扬中华优秀传统文化，迫切需要进一步普及和宣传中医药文化知识。实施"走出去"战略，推进"一带一路"建设，迫切需要推动中医药海外创新发展。各地区、各有关部门要正确认识形势，把握机遇，扎实推进中医药事业持续健康发展。

二、指导思想、基本原则和发展目标

（一）指导思想。

认真落实党的十八大和十八届二中、三中、四中、五中全会精神，深入贯彻习近平总书记系列重要讲话精神，紧紧围绕"四个全面"战略布局和党中央、国务院决策部署，牢固树立创新、协调、绿色、开放、共享发展理念，坚持中西医并重，从思想认识、法律地位、学术发展与实践运用上落实中医药与西医药的平等地位，充分遵循中医药自身发展规律，以推进继承创新为主题，以提高中医药发展水平为中心，以完善符合中医药特点的管理体制和政策机制为重点，以增进和维护人民群众健康为目标，拓展中医药服务领域，促进中西医结合，发挥中医药在促进卫生、经济、科技、文化和生态文明发展中的独特作用，统筹推进中医药事业振兴发展，为深化医药卫生体制改革、推进健康中国建设、全面建成小康社会和实现"两个一百年"奋斗目标作出贡献。

（二）基本原则。

坚持以人为本、服务惠民。以满足人民群众中医药健康需求为出发点和落脚点，坚持中医药发展为了人民、中医药成果惠及人民，增进人民健康福祉，保证人民享有安全、有效、方便的中医药服务。

坚持继承创新、突出特色。把继承创新贯穿中医药发展一切工作，正确把握好继承和创新的关系，坚持和发扬中医药特色优势，坚持中医药原创思维，充分利用现代科学技术和方法，推动中医药理论与实践不断发展，推进中医药现代化，在创新中不断形成新特色、新优势，永葆中医药薪火相传。

坚持深化改革、激发活力。改革完善中医药发展体制机制，充分发挥市场在资源配置中的决定性作用，拉动投资消费，推进产业结构调整，更好发挥政府在制定规划、出台政策、引导投入、规范市场等方面的作用，积极营造平等参与、公平竞争的市场环境，不断激发中医药发展的潜力和活力。

坚持统筹兼顾、协调发展。坚持中医与西医相互取长补短，发挥各自优势，促进中西医结合，在开放中发展中医药。统筹兼顾中医药发展各领域、各环节，注重城乡、区域、国内国际中医药发展，促进中医药医疗、保健、科研、教育、产业、文化全面发展，促进中医中药协调发展，不断增强中医药发展的整体性和系统性。

（三）发展目标。

到2020年，实现人人基本享有中医药服务，中医医疗、保健、科研、教育、产业、文化各领域得到全面协调发展，中医药标准化、信息化、产业化、现代化水平不断提高。中医药健康服务能力明显增强，服务领域进一步拓宽，中医医疗服务体系进一步完善，每千人口公立中医类医院床位数达到0.55张，中医药服务可得性、可及性明显改善，有效减轻群众医疗负担，进一步放大医改惠民效果；中医基础理论研究及重大疾病攻关取得明显进展，中医药防治水平大幅度提高；中医药人才教育培养体系基本建立，凝聚一批学术领先、医术精湛、医德高尚的中医药人才，每千人口卫生机构中医执业类（助理）医师数达到0.4人；中医药产业现代化水平显著提高，中药工业总产值占医药工业总产值30%以上，中医药产业成为国民经济重要支柱之一；中医药对外交流合作更加广泛；符合中医药发展规律的法律体系、标准体系、监督体系和政策体系基本建立，中医药管理体制更加健全。

到2030年，中医药治理体系和治理能力现代化水平显著提升，中医药服务领域实现全覆盖，中医药健康服务能力显著增强，在治未病中的主导作用、在重大疾病治疗中的协同作用、在疾病康复中的核心作用得到充分发挥；中医药科技水平显著提高，基本形成一支由百名国医大师、万名中医名师、百万中医师、千万职业技能人员组成的中医药人才队伍；公民中医健康文化素养大幅度提升；中医药工业智能化水平迈上新台阶，对经济社会发展的贡献率进一步增强，我国在世界传统医药发展中的引领地位更加巩固，实现中医药继承创新发展、统筹协调发展、生态绿色发展、包容开放发展和人民共享发展，为健康中国建设奠定坚实基础。

三、重点任务

（一）切实提高中医医疗服务能力。

1. 完善覆盖城乡的中医医疗服务网络。全面建成以中医类医院为主体、综合医院等其他类别医院中医药科室为骨干、基层医疗卫生机构为基础、中医门诊部和诊所为补充、覆盖城乡的中医医疗服务网络。县级以上地方人民政府要在区域卫生规划中合理配置中医医疗资源，原则上在每个地市级区域、县级区域设置1个市办中医类医院、1个县办中医类医院，在综合医院、妇幼保健机构等非中医类医疗机构设置中医药科室。在乡镇卫生院和社区卫生服务中心建立中医馆、国医堂等中医综合服务区，加强中医药设备配置和中医药人员配备。加强中医医院康复科室建设，支持康复医院设置中医药科室，加强中医康复专业技术人员的配备。

2. 提高中医药防病治病能力。实施中医临床优势培育工程，加强在区域内有影响力、科研实力强的省级或地市级中医医院能力建设。建立中医药参与突发公共事件应急网络和应急救治工作协调机制，提高中医药应急救治和重大传染病防治能力。持续实施基层中医药服务能力提升工程，提高县级中医医院和基层医疗卫生机构中医优势病种诊疗能力、中医药综合服务能力。建立慢性病中医药监测与信息管理制度，推动建立融入中医药内容的社区健康管理模式，开展高危人群中医药健康干预，提升基层中医药健康管理水平。大力发展中医非药物疗法，充分发挥其在常见病、多发病和慢性病防治中的独特作用。建立中医医院与基层医疗卫生机构、疾病预防控制机构分工合作的慢性病综合防治网络和工作机制，加快形成急慢分治的分级诊疗秩序。

3. 促进中西医结合。运用现代科学技术，推进中西医资源整合、优势互补、协同创新。加强中西医结合创新研究平台建设，强化中西医临床协作，开展重大疑难疾病中西医联合攻关，形成独具特色的中西医结合诊疗方案，提高重大疑难疾病、急危重症的临床疗效。探索建立和完善国家重大疑难疾病中西医协作工作机制与模式，提升中西医结合服务能力。积极创造条件建设中西医结合医院。完善中西医结合人才培养政策措施，建立更加完善的西医学习中医制度，鼓励西医离职学习中医，加强高层次中西医结合人才培养。

4. 促进民族医药发展。将民族医药发展纳入民族地区和民族自治地方经济社会发展规划，加强民族医医疗机构建设，支持有条件的民族自治地方举办民族医医院，鼓励民族地区各类医疗卫生机构设立民族医药科，鼓励社会力量举办民族医医院和诊所。加强民族医药传承保护、理论研究和文献的抢救与整理。推进民族药标准建设，提高民族药质量，加大开发推广力度，促进民族药产业发展。

5. 放宽中医药服务准入。改革中医医疗执业人员资格准入、执业范围和执业管理制度，根据执业技能探索实行分类管理，对举办中医诊所的，将依法实施备案制管理。改革传统医学师承和确有专长人员执业资格准入制度，允许取得乡村医生执业证书的中医药一技之长人员在乡镇和村开办中医诊所。鼓励社会力量举办连锁中医医疗机构，对社会资本举办只提供传统中医药服务的中医门诊部、诊所，医疗机构设置规划和区域卫生发展规划不作布局限制，支持有资质的中医专业技术人员特别是名老中医开办中医门诊部、诊所，鼓励药品经营企业举办中医坐堂医诊所。保证社会办和政府办中医医疗机构在准入、执业等方面享有同等权利。

6. 推动"互联网+"中医医疗。大力发展中医远程医疗、移动医疗、智慧医疗等新型医疗服务模式。构建集医学影像、检验报告等健康档案于一体的医疗信息共享服务体系，逐步建立跨医院的中医医疗数据共享交换标准体系。探索互联网延伸医嘱、电子处方等网络中医医疗服务应用。利用移动互联网等信息技术提供在线预约诊疗、候诊提醒、划价缴费、诊疗报告查询、药品配送等便捷服务。

（二）大力发展中医养生保健服务。

7. 加快中医养生保健服务体系建设。研究制定促进中医养生保健服务发展的政策措施，支持社会力量举办中医养生保健机构，实现集团化发展或连锁化经营。实施中医治未病健康工程，加强中医医院治未病科室建设，为群众提供中医健康咨询评估、干预调理、随访管理等治未病服务，探索融健康文化、健康管理、健康保险于一体的中医健康保障模式。鼓励中医医院、中医医师为中医养生保健机构提供保健咨询、调理和药膳等技术支持。

8. 提升中医养生保健服务能力。鼓励中医医疗机构、养生保健机构走进机关、学校、企业、社区、乡村和家庭，推广普及中医养生保健知识和易于掌握的理疗、推拿等中医养生保健技术与方法。鼓励中医药机构充分利用生物、仿生、智能等现代科学技术，研发一批保健食品、保健用品和保健器械器材。加快中医治未病技术体系与产业体系建设。推广融入中医治未病理念的健康工作和生活方式。

9. 发展中医药健康养老服务。推动中医药与养老融合发展，促进中医医疗资源进入养老机构、社区和居民家庭。支持养老机构与中医医疗机构合作，建立快速就诊绿色通道，鼓励中医医疗机构面向老年人群开展上门诊视、健康查体、保健咨询等服务。鼓励中医医师在养老机构提供保健咨询和调理服务。鼓励社会资本新建以中医药健康养老为主的护理院、疗养院，探索设立中医药特色医养结合机构，建设一批医养结合示范基地。

10. 发展中医药健康旅游服务。推动中医药健康服务与旅游产业有机融合，发展以中医药文化传播和体验为主题，融中医疗养、康复、养生、文化传播、商务会展、中药材科考与旅游于一体的中医药健康旅游。开发具有地域特色的中医药健康旅游产品和线路，建设一批国家中医药健康旅游示范基地和中医药健康旅游综合体。加强中医药文化旅游商品的开发生产。建立中医药健康旅游标准化体系，推进中医药健康旅游服务标准化和专业化。举办"中国中医药健康旅游年"，支持举办国际性的中医药健康旅游展览、会议和论坛。

（三）扎实推进中医药继承。

11. 加强中医药理论方法继承。实施中医药传承工程，全面系统继承历代各家学术理论、流派及学说，全面系统继承当代名老中医药专家学术思想和临床诊疗经验，总结中医优势病种临床基本诊疗规律。将中医古籍文献的整理纳入国家中华典籍整理工程，开展中医古籍文献资源普查，抢救濒临失传的珍稀与珍贵古籍文献，推动中医古籍数字化，编撰出版《中华医藏》，加强海外中医古籍影印和回归工作。

12. 加强中医药传统知识保护与技术挖掘。建立中医药传统知识保护数据库、保护名录和保护制度。加强中医临床诊疗技术、养生保健技术、康复技术筛选，完善中医医疗技术目录及技术操作规范。加强对传统制药、鉴定、炮制技术及老药工经验的继承应用。开展对中医药民间特色诊疗技术的调查、挖掘整理、研究评价及推广应用。加强对中医药百年老字号的保护。

13. 强化中医药师承教育。建立中医药师承教育培养体系，将师承教育全面融入院校教育、毕业后教育和继续教育。鼓励医疗机构发展师承教育，实现师承教育常态化和制度化。建立传统中医师管理制度。加强名老中医药专家传承工作室建设，吸引、鼓励名老中医药专家和长期服务基层的中医药专家通过师承模式培养多层次的中医药骨干人才。

（四）着力推进中医药创新。

14. 健全中医药协同创新体系。健全以国家和省级中医药科研机构为核心，以高等院校、医疗机构和企业为主体，以中医科学研究基地（平台）为支撑，多学科、跨部门共同参与的中医药协同创新体制机制，完善中医药领域科技布局。统筹利用相关科技计划（专项、基金等），支持中医药相关科技创新工作，促进中医药科技创新能力提升，加快形成自主知识产权，促进创新成果的知识产权化、商品化和产业化。

15. 加强中医药科学研究。运用现代科学技术和传统中医药研究方法，深化中医基础理论、辨证论治方法研究，开展经穴特异性及针灸治疗机理、中药药性理论、方剂配伍理论、中药复方药效物质基础和作用机理等研究，建立概念明确、结构合理的理论框架体系。加强对重大疑难疾病、重大传染病防治的联合攻关和对常见病、多发病、慢性病的中医药防治研究，形成一批防治重大疾病和治未病的重大产品和技术成果。综合运用现代科技手段，开发一批基于中医理论的诊疗仪器与设备。探索适合中药特点的新药开发新模式，推动重大新药创制。鼓励基于经典名方、医疗机构中药制剂等的中药新药研发。针对疾病新的药物靶标，在中药资源中寻找新的候选药物。

16. 完善中医药科研评价体系。建立和完善符合中医药特点的科研评价标准和体系，研究完善有利于中医药创新的激励政策。通过同行评议和引进第三方评估，提高项目管理效率和研究水平。不断提高中医药科研成果转化效率。开展中医临床疗效评价与转化应用研究，建立符合中医药特点的疗效评价体系。

（五）全面提升中药产业发展水平。

17. 加强中药资源保护利用。实施野生中药材资源保护工程，完善中药材资源分级保护、野生中药材物种分级保护制度，建立濒危野生药用动植物保护区、野生中药材资源培育基地和濒危稀缺中药材种植养殖基地，加强珍稀濒危野生药用动植物保护、繁育研究。建立国家级药用动植物种质资源库。建立普查和动态监测相结合的中药材资源调查制度。在国家医药储备中，进一步完善中药材及中药饮片储备。鼓励社会力量投资建立中药材科技园、博物馆和药用动植物园等保育基地。探索荒漠化地区中药材种植生态经济示范区建设。

18. 推进中药材规范化种植养殖。制定中药材主产区种植区域规划。制定国家道地药材目录，加强道地药材良种繁育基地和规范化种植养殖基地建设。促进中药材种植养殖业绿色发展，制定中药材种植养殖、采集、储藏技术标准，加强对中药材种植养殖的科学引导，大力发展中药材种植养殖专业合作社和合作联社，提高规模化、规范化水平。支持发展中药材生产保险。建立完善中药材原产地标记制度。实施贫困地区中药材产业推进行动，引导贫困户以多种方式参与中药材生产，推进精准扶贫。

19. 促进中药工业转型升级。推进中药工业数字化、网络化、智能化建设，加强技术集成和工艺创新，提升中药装备制造水平，加速中药生产工艺、流程的标准化、现代化，提升中药工业知识产权运用能力，逐步形成大型中药企业集团和产业集群。以中药现代化科技产业基地为依托，实施中医药大健康产业科技创业者行动，促进中药一二三产业融合发展。开展中成药上市后再评价，加大中成药二次开发力度，开展大规模、规范化临床试验，培育一批具有国际竞争力的名方大药。开发一批中药制造机械与设备，提高中药制造业技术水平与规模效益。推进实施中药标准化行动计划，构建中药产业全链条的优质产品标准体系。实施中药绿色制造工程，形成门类丰富的新兴绿色产业体系，逐步减少重金属及其化合物等物质的使用量，严格执行《中药类制药工业水污染物排放标准》

（GB 21906—2008），建立中药绿色制造体系。

20.构建现代中药材流通体系。制定中药材流通体系建设规划，建设一批道地药材标准化、集约化、规模化和可追溯的初加工与仓储物流中心，与生产企业供应商管理和质量追溯体系紧密相连。发展中药材电子商务。利用大数据加强中药材生产信息搜集、价格动态监测分析和预测预警。实施中药材质量保障工程，建立中药材生产流通全过程质量管理和质量追溯体系，加强第三方检测平台建设。

（六）大力弘扬中医药文化。

21.繁荣发展中医药文化。大力倡导"大医精诚"理念，强化职业道德建设，形成良好行业风尚。实施中医药健康文化素养提升工程，加强中医药文物设施保护和非物质文化遗产传承，推动更多非药物中医诊疗技术列入联合国教科文组织非物质文化遗产名录和国家级非物质文化遗产目录，使更多古代中医典籍进入世界记忆名录。推动中医药文化国际传播，展示中华文化独特魅力，提升我国文化软实力。

22.发展中医药文化产业。推动中医药与文化产业融合发展，探索将中医药文化纳入文化产业发展规划。创作一批承载中医药文化的创意产品和文化精品。促进中医药与广播影视、新闻出版、数字出版、动漫游戏、旅游餐饮、体育演艺等有效融合，发展新型文化产品和服务。培育一批知名品牌和企业，提升中医药与文化产业融合发展水平。

（七）积极推动中医药海外发展。

23.加强中医药对外交流合作。深化与各国政府和世界卫生组织、国际标准化组织等的交流与合作，积极参与国际规则、标准的研究与制订，营造有利于中医药海外发展的国际环境。实施中医药海外发展工程，推动中医药技术、药物、标准和服务走出去，促进国际社会广泛接受中医药。本着政府支持、民间运作、服务当地、互利共赢的原则，探索建设一批中医药海外中心。支持中医药机构全面参与全球中医药各领域合作与竞争，发挥中医药社会组织的作用。在国家援外医疗中进一步增加中医药服务内容。推进多层次的中医药国际教育交流合作，吸引更多的海外留学生来华接受学历教育、非学历教育、短期培训和临床实习，把中医药打造成中外人文交流、民心相通的亮丽名片。

24.扩大中医药国际贸易。将中医药国际贸易纳入国家对外贸易发展总体战略，构建政策支持体系，突破海外制约中医药对外贸易发展的法律、政策障碍和技术壁垒，加强中医药知识产权国际保护，扩大中医药服务贸易国际市场准入。支持中医药机构参与"一带一路"建设，扩大中医药对外投资和贸易。为中医药服务贸易发展提供全方位公共资源保障。鼓励中医药机构到海外开办中医医院、连锁诊所和中医养生保健机构。扶持中药材海外资源开拓，加强海外中药材生产流通质量管理。鼓励中医药企业走出去，加快打造全产业链服务的跨国公司和知名国际品牌。积极发展入境中医健康旅游，承接中医医疗服务外包，加强中医药服务贸易对外整体宣传和推介。

四、保障措施

（一）健全中医药法律体系。推动颁布并实施中医药法，研究制定配套政策法规和部门规章，推动修订执业医师法、药品管理法和医疗机构管理条例、中药品种保护条例等法律法规，进一步完善中医类别执业医师、中医医疗机构分类和管理、中药审批管理、中医药传统知识保护等领域相关法律规定，构建适应中医药发展需要的法律法规体系。指导地方加强中医药立法工作。

（二）完善中医药标准体系。为保障中医药服务质量安全，实施中医药标准化工程，重点开展中医临床诊疗指南、技术操作规范和疗效评价标准的制定、推广与应用。系统开展中医治未病标准、药膳制作标准和中医药保健品标准等研究制定。健全完善中药质量标准体系，加强中药质量管理，重点强化中药炮制、中药鉴定、中药制剂、中药配方颗粒以及道地药材的标准制定与质量管理。加快中药数字化标准及中药材标本建设。加快国内标准向国际标准转化。加强中医药监督体系建设，建立中医药监督信息数据平台。推进中医药认证管理,发挥社会力量的监督作用。

(三)加大中医药政策扶持力度。落实政府对中医药事业的投入政策。改革中医药价格形成机制,合理确定中医医疗服务收费项目和价格,降低中成药虚高药价,破除以药补医机制。继续实施不取消中药饮片加成政策。在国家基本药物目录中进一步增加中成药品种数量,不断提高国家基本药物中成药质量。地方各级政府要在土地利用总体规划和城乡规划中统筹考虑中医药发展需要,扩大中医医疗、养生保健、中医药健康养老服务等用地供给。

(四)加强中医药人才队伍建设。建立健全院校教育、毕业后教育、继续教育有机衔接以及师承教育贯穿始终的中医药人才培养体系。重点培养中医重点学科、重点专科及中医药临床科研领军人才。加强全科医生人才、基层中医药人才以及民族医药、中西医结合等各类专业技能人才培养。开展临床类别医师和乡村医生中医药知识与技能培训。建立中医药职业技能人员系列,合理设置中医药健康服务技能岗位。深化中医药教育改革,建立中医学专业认证制度,探索适应中医医师执业分类管理的人才培养模式,加强一批中医药重点学科建设,鼓励有条件的民族地区和高等院校开办民族医药专业,开展民族医药研究生教育,打造一批世界一流的中医药名校和学科。健全国医大师评选表彰制度,完善中医药人才评价机制。建立吸引、稳定基层中医药人才的保障和长效激励机制。

(五)推进中医药信息化建设。按照健康医疗大数据应用工作部署,在健康中国云服务计划中,加强中医药大数据应用。加强中医医院信息基础设施建设,完善中医医院信息系统。建立对患者处方真实有效性的网络核查机制,实现与人口健康信息纵向贯通、横向互通。完善中医药信息统计制度建设,建立全国中医药综合统计网络直报体系。

五、组织实施

(一)加强规划组织实施。进一步完善国家中医药工作部际联席会议制度,由国务院领导同志担任召集人。国家中医药工作部际联席会议办公室要强化统筹协调,研究提出中医药发展具体政策措施,协调解决重大问题,加强对政策落实的指导、督促和检查;要会同相关部门抓紧研究制定本规划纲要实施分工方案,规划建设一批国家中医药综合改革试验区,确保各项措施落到实处。地方各级政府要将中医药工作纳入经济社会发展规划,加强组织领导,健全中医药发展统筹协调机制和工作机制,结合实际制定本规划纲要具体实施方案,完善考核评估和监督检查机制。

(二)健全中医药管理体制。按照中医药治理体系和治理能力现代化要求,创新管理模式,建立健全国家、省、市、县级中医药管理体系,进一步完善领导机制,切实加强中医药管理工作。各相关部门要在职责范围内,加强沟通交流、协调配合,形成共同推进中医药发展的工作合力。

(三)营造良好社会氛围。综合运用广播电视、报刊等传统媒体和数字智能终端、移动终端等新型载体,大力弘扬中医药文化知识,宣传中医药在经济社会发展中的重要地位和作用。推动中医药进校园、进社区、进乡村、进家庭,将中医药基础知识纳入中小学传统文化、生理卫生课程,同时充分发挥社会组织作用,形成全社会"信中医、爱中医、用中医"的浓厚氛围和共同发展中医药的良好格局。

国务院关于改革药品医疗器械审评审批制度的意见

（国发〔2015〕44号）

各省、自治区、直辖市人民政府，国务院各部委、各直属机构：

近年来，我国医药产业快速发展，药品医疗器械质量和标准不断提高，较好地满足了公众用药需要。与此同时，药品医疗器械审评审批中存在的问题也日益突出，注册申请资料质量不高，审评过程中需要多次补充完善，严重影响审评审批效率；仿制药重复建设、重复申请，市场恶性竞争，部分仿制药质量与国际先进水平存在较大差距；临床急需新药的上市审批时间过长，药品研发机构和科研人员不能申请药品注册，影响药品创新的积极性。为此，现就改革药品医疗器械审评审批制度提出以下意见：

一、主要目标

（一）提高审评审批质量。建立更加科学、高效的药品医疗器械审评审批体系，使批准上市药品医疗器械的有效性、安全性、质量可控性达到或接近国际先进水平。

（二）解决注册申请积压。严格控制市场供大于求药品的审批。争取2016年底前消化完积压存量，尽快实现注册申请和审评数量年度进出平衡，2018年实现按规定时限审批。

（三）提高仿制药质量。加快仿制药质量一致性评价，力争2018年底前完成国家基本药物口服制剂与参比制剂质量一致性评价。

（四）鼓励研究和创制新药。鼓励以临床价值为导向的药物创新，优化创新药的审评审批程序，对临床急需的创新药加快审评。开展药品上市许可持有人制度试点。

（五）提高审评审批透明度。全面公开药品医疗器械注册的受理、技术审评、产品检验和现场检查条件与相关技术要求，公开受理和审批的相关信息，引导申请人有序研发和申请。

二、主要任务

（六）提高药品审批标准。将药品分为新药和仿制药。将新药由现行的"未曾在中国境内上市销售的药品"调整为"未在中国境内外上市销售的药品"。根据物质基础的原创性和新颖性，将新药分为创新药和改良型新药。将仿制药由现行的"仿已有国家标准的药品"调整为"仿与原研药品质量和疗效一致的药品"。根据上述原则，调整药品注册分类。仿制药审评审批要以原研药品作为参比制剂，确保新批准的仿制药质量和疗效与原研药品一致。对改革前受理的药品注册申请，继续按照原规定进行审评审批，在质量一致性评价工作中逐步解决与原研药品质量和疗效一致性问题；如企业自愿申请按与原研药品质量和疗效一致的新标准审批，可以设立绿色通道，按新的药品注册申请收费标准收费，加快审评审批。上述改革在依照法定程序取得授权后，在化学药品中进行试点。

（七）推进仿制药质量一致性评价。对已经批准上市的仿制药，按与原研药品质量和疗效一致的原则，分期分批进行质量一致性评价。药品生产企业应将其产品按照规定的方法与参比制剂进行质量一致性评价，并向食品药品监管总局报送评价结果。参比制剂由食品药品监管总局征询专家意见后确定，可以选择原研药品，也可以选择国际公认的同种药品。无参比制剂的，由药品生产企业进行临床有效性试验。在规定期限内未通过质量一致性评价的仿制药，不予再注册；通过质量一致性评价的，允许其在说明书和标签上予以标注，并在临床应用、招标采购、医保报销等方面给予支持。

在质量一致性评价工作中，需改变已批准工艺的，应按《药品注册管理办法》的相关规定提出补充申请，食品药品监管总局设立绿色通道，加快审评审批。质量一致性评价工作首先在2007年修订的《药品注册管理办法》施行前批准上市的仿制药中进行。在国家药典中标注药品标准起草企业的名称，激励企业通过技术进步提高上市药品的标准和质量。提高中成药质量水平，积极推进中药注射剂安全性再评价工作。

（八）加快创新药审评审批。对创新药实行特殊审评审批制度。加快审评审批防治艾滋病、恶性肿瘤、重大传染病、罕见病等疾病的创新药，列入国家科技重大专项和国家重点研发计划的药品，转移到境内生产的创新药和儿童用药，以及使用先进制剂技术、创新治疗手段、具有明显治疗优势的创新药。加快临床急需新药的审评审批，申请注册新药的企业需承诺其产品在我国上市销售的价格不高于原产国或我国周边可比市场价格。

（九）开展药品上市许可持有人制度试点。允许药品研发机构和科研人员申请注册新药，在转让给企业生产时，只进行生产企业现场工艺核查和产品检验，不再重复进行药品技术审评。试点工作在依照法定程序取得授权后开展。

（十）落实申请人主体责任。按照国际通用规则制定注册申请规范，申请人要严格按照规定条件和相关技术要求申请。将现由省级食品药品监管部门受理、食品药品监管总局审评审批的药品注册申请，调整为食品药品监管总局网上集中受理。对于不符合规定条件与相关技术要求的注册申请，由食品药品监管总局一次性告知申请人需要补充的内容。进入技术审评程序后，除新药及首仿药品注册申请外，原则上不再要求申请人补充资料，只作出批准或不予批准的决定。

（十一）及时发布药品供求和注册申请信息。根据国家产业结构调整方向，结合市场供求情况，及时调整国家药品产业政策，严格控制市场供大于求、低水平重复、生产工艺落后的仿制药的生产和审批，鼓励市场短缺药品的研发和生产，提高药品的可及性。食品药品监管总局会同发展改革委、科技部、工业和信息化部、卫生计生委制定并定期公布限制类和鼓励类药品审批目录。食品药品监管总局及时向社会公开药品注册申请信息，引导申请人有序研发和控制低水平申请。

（十二）改进药品临床试验审批。允许境外未上市新药经批准后在境内同步开展临床试验。鼓励国内临床试验机构参与国际多中心临床试验，符合要求的试验数据可在注册申请中使用。对创新药临床试验申请，重点审查临床价值和受试者保护等内容。强化申请人、临床试验机构及伦理委员会保护受试者的责任。

（十三）严肃查处注册申请弄虚作假行为。加强临床试验全过程监管，确保临床试验数据真实可靠。申请人、研究机构在注册申请中，如存在报送虚假研制方法、质量标准、药理及毒理试验数据、临床试验结果等情况，对其药品医疗器械注册申请不予批准，已批准的予以撤销；对直接责任人依法从严处罚，对出具虚假试验结果的研究机构取消相关试验资格，处罚结果向社会公布。

（十四）简化药品审批程序，完善药品再注册制度。实行药品与药用包装材料、药用辅料关联审批，将药用包装材料、药用辅料单独审批改为在审批药品注册申请时一并审评审批。简化来源于古代经典名方的复方制剂的审批。简化药品生产企业之间的药品技术转让程序。将仿制药生物等效性试验由审批改为备案。对批准文号（进口药品注册证/医药产品注册证）有效期内未上市，不能履行持续考察药品质量、疗效和不良反应责任的，不予再注册，批准文号到期后予以注销。

（十五）改革医疗器械审批方式。鼓励医疗器械研发创新，将拥有产品核心技术发明专利、具有重大临床价值的创新医疗器械注册申请，列入特殊审评审批范围，予以优先办理。及时修订医疗器械标准，提高医疗器械国际标准的采标率，提升国产医疗器械产品质量。通过调整产品分类，将部分成熟的、安全可控的医疗器械注册审批职责由食品药品监管总局下放至省级食品药品监管部门。

（十六）健全审评质量控制体系。参照国际通用规则制定良好审评质量管理规范。组建专业化技术审评项目团队，明确主审人和审评员权责，完善集体审评机制，强化责任和时限管理。建立复审专家委员会,对有争议的审评结论进行复审,确保审评结果科学公正。加强技术审评过程中共性疑难问题研究,及时将研究成果转化为指导审评工作的技术标准,提高审评标准化水平,减少审评自由裁量权。

(十七)全面公开药品医疗器械审评审批信息。向社会公布药品医疗器械审批清单及法律依据、审批要求和办理时限。向申请人公开药品医疗器械审批进度和结果。在批准产品上市许可时,同步公布审评、检查、检验等技术性审评报告,接受社会监督。

三、保障措施

(十八)加快法律法规修订。及时总结药品上市许可持有人制度试点、药品注册分类改革试点进展情况,推动加快修订《中华人民共和国药品管理法》。结合行政审批制度改革,抓紧按程序修订《中华人民共和国药品管理法实施条例》和《药品注册管理办法》等。

(十九)调整收费政策。整合归并药品医疗器械注册、审批、登记收费项目。按照收支大体平衡原则,提高药品医疗器械注册收费标准,每五年调整一次。对小微企业申请创新药品医疗器械注册收费给予适当优惠。收费收入纳入财政预算,实行收支两条线管理。审评审批工作所需经费通过财政预算安排。

(二十)加强审评队伍建设。改革事业单位用人制度,面向社会招聘技术审评人才,实行合同管理,其工资和社会保障按照国家有关规定执行。根据审评需要,外聘相关专家参与有关的技术审评,明确其职责和保密责任及利益冲突回避等制度。建立首席专业岗位制度,科学设置体现技术审评、检查等特点的岗位体系,明确职责任务、工作标准和任职条件等,依照人员综合能力和水平实行按岗聘用。推进职业化的药品医疗器械检查员队伍建设。健全绩效考核制度,根据岗位职责和工作业绩,适当拉开收入差距,确保技术审评、检查人员引得进、留得住。将食品药品监管总局列为政府购买服务的试点单位,通过政府购买服务委托符合条件的审评机构、高校和科研机构参与医疗器械和仿制药技术审评、临床试验审评、药物安全性评价等技术性审评工作。

(二十一)加强组织领导。食品药品监管总局要会同中央编办、发展改革委、科技部、工业和信息化部、财政部、人力资源社会保障部、卫生计生委、中医药局、总后勤部卫生部等部门,建立药品医疗器械审评审批制度改革部际联席会议制度,加强对改革工作的协调指导,及时研究解决改革中遇到的矛盾和问题,各地区也要加强对改革的组织领导,重大情况及时报告国务院。

国务院

2015 年 8 月 9 日

政策法规

国务院关于扶持和促进中医药事业发展的若干意见

（国发〔2009〕22号）

各省、自治区、直辖市人民政府，国务院各部委、各直属机构：

中医药（民族医药）是我国各族人民在几千年生产生活实践和与疾病做斗争中逐步形成并不断丰富发展的医学科学，为中华民族繁衍昌盛做出了重要贡献，对世界文明进步产生了积极影响。新中国成立特别是改革开放以来，党中央、国务院高度重视中医药工作，中医药事业取得了显著成就。但也要清醒地看到，当前中医药事业发展还面临不少问题，不能适应人民群众日益增长的健康需求。《中共中央 国务院关于深化医药卫生体制改革的意见》（中发〔2009〕6号）提出，要坚持中西医并重的方针，充分发挥中医药作用。为进一步扶持和促进中医药事业发展，落实医药卫生体制改革任务，现提出以下意见：

一、充分认识扶持和促进中医药事业发展的重要性和紧迫性

长期以来，中医药和西医药互相补充、协调发展，共同担负着维护和增进人民健康的任务，这是我国医药卫生事业的重要特征和显著优势。中医药临床疗效确切、预防保健作用独特、治疗方式灵活、费用比较低廉，特别是随着健康观念变化和医学模式转变，中医药越来越显示出独特优势。中医药作为中华民族的瑰宝，蕴含着丰富的哲学思想和人文精神，是我国文化软实力的重要体现。扶持和促进中医药事业发展，对于深化医药卫生体制改革、提高人民群众健康水平、弘扬中华文化、促进经济发展和社会和谐，都具有十分重要的意义。

随着经济全球化、科技进步和现代医学的快速发展，我国中医药发展环境发生了深刻变化，面临许多新情况、新问题。中医药特色优势逐渐淡化，服务领域趋于萎缩；老中医药专家很多学术思想和经验得不到传承，一些特色诊疗技术、方法濒临失传，中医药理论和技术方法创新不足；中医中药发展不协调，野生中药资源破坏严重；中医药发展基础条件差，人才匮乏。各地区、各有关部门要充分认识扶持和促进中医药事业发展的重要性和紧迫性，采取有效措施，全面加强中医药工作，开创中医药事业持续健康发展新局面。

二、发展中医药事业的指导思想和基本原则

（一）**指导思想**。坚持以邓小平理论和"三个代表"重要思想为指导，全面贯彻落实科学发展观，把满足人民群众对中医药服务的需求作为中医药工作的出发点。遵循中医药发展规律，保持和发扬中医药特色优势，推动继承与创新，丰富和发展中医药理论与实践，促进中医中药协调发展，为提高全民健康水平服务。

（二）**基本原则**。坚持中西医并重，把中医药与西医药摆在同等重要的位置；坚持继承与创新的辩证统一，既要保持特色优势又要积极利用现代科技；坚持中医与西医相互取长补短、发挥各自优势，促进中西医结合；坚持统筹兼顾，推进中医药医疗、保健、科研、教育、产业、文化全面发展；坚持发挥政府扶持作用，动员各方面力量共同促进中医药事业发展。

三、发展中医医疗和预防保健服务

（一）**加强中医医疗服务体系建设**。县级以上地方人民政府要在区域卫生规划中合理规划和配置

中医医疗机构（包括中西医结合和民族医医疗机构）。大力加强综合医院、乡镇卫生院和社区卫生服务中心的中医科室建设，积极发展社区卫生服务站、村卫生室的中医药服务。在其他医疗卫生机构中积极推广使用中医药适宜技术。通过中央和地方共同努力，进一步加大公立中医医院的改造建设力度，有条件的县以上综合医院和乡镇卫生院、社区卫生服务中心都要设置中医科和中药房，配备中医药专业技术人员、基本中医诊疗设备和必备中药，基本实现每个社区卫生服务站、村卫生室都能够提供中医药服务。加强中医医疗机构服务能力建设，研究制订中医诊疗常规、出入院标准、用药指南、临床诊疗路径、医疗服务质量评价标准等技术标准和规范，促进中医医疗机构因病施治、规范诊疗、合理用药，提高医疗服务质量。培育、培养一批名院、名科、名医。推动中医药进乡村、进社区、进家庭。

积极促进非公立中医医疗机构发展，形成投资主体多元化、投资方式多样化的办医格局。鼓励有资质的中医专业技术人员特别是名老中医开办中医诊所或个体行医，允许符合条件的药品零售企业举办中医坐堂医诊所。非公立中医医疗机构在医保定点、科研立项、职称评定和继续教育等方面，与公立中医医疗机构享受同等待遇，对其在服务准入、监督管理等方面一视同仁。

（二）**积极发展中医预防保健服务**。充分发挥中医预防保健特色优势，将中医药服务纳入公共卫生服务项目，在疾病预防与控制中积极运用中医药方法和技术。推动中医医院和基层医疗卫生机构开展中医预防保健服务。鼓励社会力量投资兴办中医预防保健服务机构。制定中医预防保健服务机构、人员准入条件和服务规范，加强引导和管理。

四、推进中医药继承与创新

（一）**做好中医药继承工作**。开展中医药古籍普查登记，建立综合信息数据库和珍贵古籍名录，加强整理、出版、研究和利用。整理历代医家医案，研究其学术思想、技术方法和诊疗经验，总结中医药学重大学术创新规律。依托现有中医药机构设立一批当代名老中医药专家学术研究室，系统研究其学术思想、临证经验和技术专长。整理研究传统中药制药技术和经验，形成技术规范。挖掘整理民间医药知识和技术，加以总结和利用。

（二）**加快中医药科技进步与创新**。建立符合中医药特点的科技创新体系、评价体系和管理体制，改革和创新项目组织管理模式，整合中医药科技资源。推进中医药科研基地特别是国家和省级中医临床研究基地建设。支持中医药科技创新，开展中医药基础理论、诊疗技术、疗效评价等系统研究，推动中药新药和中医诊疗仪器、设备的研制开发，加强重大疾病的联合攻关和常见病、多发病、慢性病的中医药防治研究。推行中医药科研课题立项、科技成果评审同行评议制度。

五、加强中医药人才队伍建设

（一）**改革中医药院校教育**。根据经济社会发展和中医药事业需要，规划发展中医药院校教育。调整中医药高等教育结构和规模，坚持以中医药专业为主体，按照中医药人才成长规律施教，强化中医药基础理论教学和基本实践技能培养。选择部分高等中医药院校进行中医临床类本科生招生与培养改革试点。加强中医药职业教育，加快技能型人才培养。国家支持建设一批中医药重点学科、专业和课程，重点建设一批中医临床教学基地。

（二）**完善中医药师承和继续教育制度**。总结中医药师承教育经验，制订师承教育标准和相关政策措施，探索不同层次、不同类型的师承教育模式，丰富中医药人才培养方式和途径。落实名老中医药专家学术经验继承人培养与专业学位授予相衔接的政策。妥善解决取得执业资格的师承人员在职称评定和岗位聘用等方面的相关问题。完善中医药继续教育制度，健全继续教育网络。

（三）**加快中医药基层人才和技术骨干的培养**。制订切实可行的实施方案，积极探索定向为农村培养中医药人才的措施。鼓励基层中医药人员参加学历教育以及符合条件的中医执业医师带徒培训。

探索中医执业医师多点执业的办法和形式。将农村具有中医药一技之长的人员纳入乡村医生管理。制订实施中医药学科带头人和技术骨干培养计划，造就新一代中医药领军人才和一大批中青年名中医。鼓励西医师学习中医，培养一批中西医结合人才。开展面向基层医生的中医药基本知识与适宜技术培训。

（四）完善中医药人才考核评价制度。 制订体现中医药特点的中医药专业技术人员水平能力评价标准，改进和完善卫生专业技术人员资格考试中的中医药专业考试方法和标准。建立国家中医药专业人员职业资格证书制度，开展中医药行业特有工种技能鉴定工作。建立政府表彰和社会褒奖相结合的中医药人才激励机制。

六、提升中药产业发展水平

（一）促进中药资源可持续发展。 加强对中药资源的保护、研究开发和合理利用。开展全国中药资源普查，加强中药资源监测和信息网络建设。保护药用野生动植物资源，加快种质资源库建设，在药用野生动植物资源集中分布区建设保护区，建立一批繁育基地，加强珍稀濒危品种保护、繁育和替代品研究，促进资源恢复与增长。结合农业结构调整，建设道地药材良种繁育体系和中药材种植规范化、规模化生产基地，开展技术培训和示范推广。合理调控、依法监管中药原材料出口。

（二）建设现代中药工业和商业体系。 加强中药产业发展的统筹规划，制定有利于中药产业发展的优惠政策。组织实施现代中药高技术产业化项目，加大支持力度。鼓励中药企业优势资源整合，建设现代中药产业制造基地、物流基地，打造一批知名中药生产、流通企业。加大对中药行业驰名商标、著名商标的扶持与保护力度。优化中药产品出口结构，提高中药出口产品附加值，扶持中药企业开拓国际市场。

（三）加强中药管理。 完善中药注册管理，充分体现中药特点，着力提高中药新药的质量和临床疗效。推进实施中药材生产质量管理规范，加强对中药饮片生产质量和中药材、中药饮片流通监管。加强对医疗机构使用中药饮片和配制中药制剂的管理，鼓励和支持医疗机构研制和应用特色中药制剂。

七、加快民族医药发展

加强民族医医疗机构服务能力建设，改善就医条件，满足民族医药服务需求。加强民族医药教育，重视人才队伍建设，提高民族医药人员素质。完善民族医药从业人员准入制度。加强民族医药继承和科研工作，支持重要民族医药文献的校勘、注释和出版，开展民族医特色诊疗技术、单验方等整理研究，筛选推广一批民族医药适宜技术。建设民族药研发基地，促进民族医药产业发展。

八、繁荣发展中医药文化

将中医药文化建设纳入国家文化发展规划。加强中医药文物、古迹保护，做好中医药非物质文化遗产保护传承工作，加大对列入国家级非物质文化遗产名录项目的保护力度，为国家级非物质文化遗产中医药项目代表性传承人创造良好传习条件。推进中医药机构文化建设，弘扬行业传统职业道德。开展中医药科学文化普及教育，加强宣传教育基地建设。加强中医药文化资源开发利用，打造中医药文化品牌。加强舆论引导，营造全社会尊重、保护中医药传统知识和关心、支持中医药事业发展的良好氛围。

九、推动中医药走向世界

积极参与相关国际组织开展的传统医药活动，进一步开展与外国政府间的中医药交流合作，扶持有条件的中医药企业、医疗机构、科研院所和高等院校开展对外交流合作。完善相关政策，积极拓展中医药服务贸易。在我国对外援助、政府合作项目中增加中医药项目。加强中医药知识和文化对外宣传，促进国际传播。

十、完善中医药事业发展保障措施

（一）**加强对中医药工作的组织领导**。根据国民经济和社会发展总体规划和医疗卫生事业、医药产业发展要求，编制实施国家中医药中长期发展专项规划。充分发挥中医药工作部际协调机制作用，加强对中医药工作的统筹协调。地方各级人民政府要切实加强对中医药工作的领导，及时研究解决中医药事业发展中的问题，认真落实各项政策措施。

（二）**加大对中医药事业投入**。各级政府要逐步增加投入，重点支持开展中医药特色服务、公立中医医院基础设施建设、重点学科和重点专科建设以及中医药人才培养。落实政府对公立中医医院投入倾斜政策，研究制订有利于公立中医医院发挥中医药特色优势的具体补助办法。完善相关财政补助政策，鼓励基层医疗卫生机构提供中医药适宜技术与服务。制定优惠政策，鼓励企事业单位、社会团体和个人捐资支持中医药事业。合理确定中医医疗服务收费项目和价格，充分体现服务成本和技术劳务价值。

（三）**医疗保障政策和基本药物政策要鼓励中医药服务的提供和使用**。将符合条件的中医医疗机构纳入城镇职工基本医疗保险、城镇居民基本医疗保险和新型农村合作医疗的定点机构范围，将符合条件的中医诊疗项目、中药品种和医疗机构中药制剂纳入报销范围。按照中西药并重原则，合理确定国家基本药物目录中的中药品种，基本药物的供应保障、价格制定、临床应用、报销比例要充分考虑中药特点，鼓励使用中药。

（四）**加强中医药法制建设和知识产权保护**。积极推进中医药立法进程，完善法律法规。加强中医药知识产权保护和利用，完善中医药专利审查标准和中药品种保护制度，研究制订中医药传统知识保护名录，逐步建立中医药传统知识专门保护制度。加强中药道地药材原产地保护工作，将道地药材优势转化为知识产权优势。

（五）**加强中医药行业管理**。加强中医药行业统一规划，按照中医药自身特点和规律管理中医药。推进中医药信息化建设，建立健全综合统计制度。推进中医药标准化建设，建立标准体系，推动我国中医药标准向国际标准转化。严格中医药执法监督，严厉打击假冒中医名义非法行医、发布虚假违法中医中药广告以及制售假冒伪劣中药行为。加强地方中医药管理机构建设，强化管理职能，提高管理水平。

国务院
二〇〇九年四月二十一日

关于印发"十四五"国家药品安全及促进高质量发展规划的通知

（国药监综〔2021〕64号）

各省、自治区、直辖市及新疆生产建设兵团药品监管、发展改革、科技、工业和信息化、卫生健康、市场监管、医保、中医药主管部门：

为保障药品安全，促进药品高质量发展，推进药品监管体系和监管能力现代化，保护和促进公众健康，国家药监督局等8部门研究制订了《"十四五"国家药品安全及促进高质量发展规划》。现印发给你们，请结合实际，加强协同配合，认真贯彻执行。

药监局　发展改革委

科技部　工业和信息化部

卫生健康委　市场监管总局

医保局　中医药局

2021年10月20日

"十四五"国家药品安全及促进高质量发展规划

为保障药品安全，促进药品高质量发展，推进药品监管体系和监管能力现代化，保护和促进公众健康，根据《中华人民共和国国民经济和社会发展第十四个五年规划和2035年远景目标纲要》，制定本规划。

一、现状和形势

（一）取得的成绩

"十三五"时期，我国药品安全监管体制机制逐步完善，药品质量和品种数量稳步提升，创新能力和服务水平持续增强，《"十三五"国家药品安全规划》发展目标和各项任务顺利完成。

公众用药需求得到更好满足。现有药品1.8万个品种、15.5万个批准文号；医疗器械一类备案凭证12.4万张，二、三类注册证12.1万张；基本满足临床使用需求。强化了短缺药品监测预警，建立了中央和地方两级常态短缺药品储备。国产疫苗约占全国实际接种量的95%以上，能够依靠自身能力解决全部免疫规划疫苗。

全生命周期监管不断强化。建立完善药品上市许可持有人、医疗器械注册人等制度，督促企业严格落实各环节的药品安全主体责任。改革和完善疫苗管理体制，加强全流程、全生命周期监管。加强临床试验规范管理，建立临床试验机构备案管理平台。全面强化现场检查和监督抽检，深入开展中药饮片专项整治，医疗器械"清网"、化妆品"线上净网线下清源"等专项行动。完善药品不良反应和医疗器械不良事件报告机制。

审评审批制度改革持续深化。建立完善药品加快上市注册程序，不断健全适应症团队审评、项目管理人、技术争议解决、审评信息公开等制度。审评通过 674 件新药上市申请,其中含 51 个创新药;审评通过 39 个临床急需药品上市申请。扎实推进仿制药质量和疗效一致性评价工作,公布参比制剂目录 3963 个品规,通过一致性评价申请 964 件 278 个品种。实施创新医疗器械特别审查程序,批准 109 个创新医疗器械、35 个临床急需医疗器械上市。进口普通化妆品由审批管理调整为备案管理,化妆品新原料由统一注册管理改为仅对具有较高风险的新原料实行注册管理,特殊化妆品行政许可延续实施承诺制审批,审评审批时限由 115 个工作日压缩为 15 个工作日。

法规标准制度体系不断完善。进一步健全覆盖研制、生产、经营、使用全过程的药品管理法律制度。全面修订药品管理法,出台世界首部疫苗管理法,修订《医疗器械监督管理条例》,制定出台《化妆品监督管理条例》。发布 2020 年版《中华人民共和国药典》,发布《医疗器械标准管理办法》。发布药品技术指导原则 125 个,医疗器械注册指导原则 399 项。发布医疗器械标准 710 项,现行有效医疗器械标准与国际标准一致度超过 90%。发布《已使用化妆品原料目录》,收录已使用化妆品原料 8972 个条目,更新《化妆品禁用原料目录》,收录 1393 个禁用原料。

药品监管能力得到全面提升。加强专业人才培养,专兼结合、素质优良的药品检查员队伍加快建成。实施中国药品监管科学行动计划,首批认定 45 家国家药监局重点实验室。建成疫苗信息化追溯体系,"药监云"正式上线运行,实施医疗器械注册电子申报、试点启用医疗器械电子注册证,医疗器械生产监管平台和网络交易监测系统投入使用,化妆品注册备案实现全程网上办理,监管信息化水平进一步提高。药品监管国际化水平显著提升,成功当选国际人用药品注册技术协调会管委会成员,作为国际医疗器械监管机构论坛主席国成功举办两次管理委员会会议,全面参与国际化妆品监管联盟工作。

服务保障疫情防控成效显著。新型冠状病毒肺炎疫情发生后,超常规建立研审联动工作机制,全力做好新型冠状病毒检测试剂、医用防护服、医用口罩、治疗药物等的应急审批和质量监管,推动我国疫情防控取得阶段性战略成果。严格按照法律法规和国际认可的技术标准附条件批准新冠病毒疫苗上市,积极支持疫苗生产企业增线扩产,不断提高疫苗批签发质量和效率,为开展新冠病毒疫苗大规模接种提供了强有力的支撑。

(二)问题和形势

在肯定成绩的同时,必须清醒认识到我国医药产业发展不平衡不充分,药品安全性、有效性、可及性仍需进一步提高,全生命周期监管工作仍需完善。现代生物医药新技术、新方法、新商业模式日新月异,对传统监管模式和监管能力形成挑战。药品监管信息化水平需进一步提高,技术支撑体系建设有待加强。药品监管队伍力量与监管任务不匹配、监管人员专业能力不强的问题仍然较突出。新型冠状病毒肺炎疫情的暴发反映出人类面临的新型疾病风险越来越大,对药品研发、安全和疗效提出了新的需求。

当前,党中央、国务院对药品安全提出了新的更高要求,围绕加快临床急需药品上市、改革完善疫苗管理体制、中医药传承创新发展等作出一系列重大部署。人民群众对药品质量和安全有更高期盼,对药品的品种、数量和质量需求保持快速上升趋势。医药行业对公平、有序、可预期的监管环境有强烈诉求,迫切需要监管部门进一步完善优化审评审批机制,提升服务水平和监管效能,进一步提高审评过程透明度,通过强有力的监管支持医药产业实现高质量发展。

二、总体原则与发展目标

(一)指导思想

高举中国特色社会主义伟大旗帜,深入贯彻党的十九大和十九届历次全会精神,坚持以马克思列宁主义、毛泽东思想、邓小平理论、"三个代表"重要思想、科学发展观、习近平新时代中国特色社会主义思想为指导,全面贯彻党的基本理论、基本路线、基本方略,统筹推进"五位一体"总体布局、协调推进"四个全面"战略布局,认真落实习近平总书记"四个最严"要求,立足新发展阶段、贯彻新发展理念、构建新发展格局，坚持人民至上、生命至上，坚持稳中求进工作总基调，坚持科学化、法治化、国际化、现代化方向，坚定不移保安全守底线、促发展追高线，持续深化监管改革，强化检查执法，创新监管方式，提升监管能力，加快推动我国从制药大国向制药强国跨越，更好满足人民群众的健康需求。

（二）总体原则

坚持党的全面领导。把党的领导贯穿到药品监管工作全过程、各环节，坚持党政同责，做到守土有责、守土尽责，为保障药品安全、实现高质量发展提供根本保证。

坚持改革创新。创新药品监管理念，深化监管体制机制改革，多渠道发展监管科学和监管技术，发挥监管引导和推动作用，激发医药产业活力和创造力，促进医药产业转型升级。

坚持科学监管。正确把握保障药品安全与促进产业发展的关系，营造有利于高质量发展的监管环境，突出源头严防、过程严管、风险严控的药品全生命周期监管，牢牢守住药品安全底线。

坚持依法监管。建立健全严谨完备的药品监管法律制度和标准体系，强化执法监督，严格规范执法，严厉查处违法犯罪行为，营造公平正义的法治环境。

坚持社会共治。严格落实药品安全企业主体责任、部门监管责任和地方政府属地管理责任，鼓励行业协会和社会公众参与药品安全治理，推动形成政府监管、企业主责、行业自律、社会协同的药品安全共治格局。

（三）2035 年远景目标

展望 2035 年，我国科学、高效、权威的药品监管体系更加完善，药品监管能力达到国际先进水平。药品安全风险管理能力明显提升，覆盖药品全生命周期的法规、标准、制度体系全面形成。药品审评审批效率进一步提升，药品监管技术支撑能力达到国际先进水平。药品安全性、有效性、可及性明显提高，有效促进重大传染病预防和难治疾病、罕见病治疗。医药产业高质量发展取得明显进展，产业层次显著提高，药品创新研发能力达到国际先进水平，优秀龙头产业集群基本形成，中药传承创新发展进入新阶段，基本实现从制药大国向制药强国跨越。

（四）"十四五"时期主要发展目标

"十四五"期末，药品监管能力整体接近国际先进水平，药品安全保障水平持续提升，人民群众对药品质量和安全更加满意、更加放心。

支持产业高质量发展的监管环境更加优化。审评审批制度改革持续深化，批准一批临床急需的创新药，加快有临床价值的创新药上市，促进公众健康。创新产品评价能力明显提升，在中国申请的全球创新药、创新医疗器械尽快在境内上市。制修订药品医疗器械化妆品标准 2650 项（个），新增指导原则 480 个。

疫苗监管达到国际先进水平。通过世界卫生组织疫苗国家监管体系评估。积极推进疫苗生产企业所在省级药品检验机构具备辖区内生产疫苗主要品种批签发能力。

中药传承创新发展迈出新步伐。中医药理论、人用经验和临床试验相结合的审评证据体系初步建立。逐步探索建立符合中药特点的安全性评价方法和标准体系。中药现代监管体系更加健全。

专业人才队伍建设取得较大进展。培养一批具备国际先进水平的高层次审评员、检查员和检验检测领域专业素质过硬的学科带头人。药品监管队伍专业素质明显提升，队伍专业化建设取得积极成效。

技术支撑能力明显增强。全生命周期药物警戒体系初步建成。中国药品监管科学行动计划取得积极成果，推出一批监管新工具、新标准、新方法。药品检验检测机构能力明显提升。

三、主要任务

（一）实施药品安全全过程监管

1.严格研制环节监管。严格监督执行药物非临床研究质量管理规范、药物临床试验质量管理规范、医疗器械临床试验质量管理规范,重点加强临床试验核查,确保数据真实可靠。完善药品注册管理工作体系和制度。

2.严格生产环节监管。严格监督执行药品、医疗器械、化妆品生产质量管理规范,对疫苗、血液制品重点生产企业开展检查和巡查,持续开展境外检查。坚持以问题为导向制定实施抽检计划,重点加强对国家组织集中采购中选品种、通过仿制药质量和疗效一致性评价品种、无菌和植入性医疗器械、儿童化妆品的检查和抽检。

3.严格经营使用环节监管。地方各级负责药品监管的部门依职责进一步强化监督检查,督促经营企业严格执行药品经营质量管理规范、医疗器械经营质量管理规范等,督促药品使用单位持续合法合规,稳步提升药品经营使用环节规范化水平。研究医疗联合体内临床急需的医疗机构制剂调剂和使用管理制度,合理促进在医疗联合体内共享使用。加强药品批发、零售连锁总部、网络销售第三方平台的监管,加大对药品零售和使用单位、医疗器械经营企业等的监督执法力度,持续开展风险隐患排查,督促及时报告药品不良反应和医疗器械不良事件,进一步提升基层药品和医疗器械质量保障水平。

4.严格网络销售行为监管。完善网络销售监管制度,研究适应新技术、新业态、新商业模式的监管新机制。加强对药品、医疗器械、化妆品网络销售行为的监督管理,完善药品医疗器械网络交易违法违规行为监测平台,及时排查处置网络销售药品、医疗器械、化妆品风险,提升监管针对性和实效性。

5.严格监督执法。强化国家和地方各级负责药品监管的部门的执法职责,依托现有机构编制资源加强稽查执法力量,理顺工作关系,完善稽查办案机制,强化检查稽查协同和执法联动,提高监管执法效能。将办案情况作为对地方各级负责药品监管的部门考核的重要指标,切实加大稽查执法力度,严肃查处违法违规行为。深化行政执法与刑事司法衔接,严厉打击各类违法犯罪行为。加强监督执法信息公开。

专栏一　药品安全风险排查行动计划

1.药品安全风险排查。国家药品抽检每年遴选130至150个品种,在完成检验任务基础上,对重点品种开展有针对性的探索性研究。地方药品抽检每年完成对本行政区域内药品上市许可持有人(药品生产企业)生产的国家组织药品集中采购中选品种、国家基本药物制剂品种、通过仿制药质量和疗效一致性评价品种的生产环节全覆盖抽检,加大对医保目录产品、进口化学药品、儿童用药、中药饮片等品种的抽检力度。每年对疫苗、血液制品生产企业开展全覆盖巡查检查。

2.医疗器械安全风险排查。国家每年选取安全风险高、日常消费量大、社会关注度高的约50个品种开展抽检。地方抽检注重体现对重点监管产品、本地特色产品的覆盖。每年至少组织1次对辖区无菌、植入性医疗器械生产企业生产质量管理规范全项目检查。加大对国家组织集中采购中选医疗器械高值耗材的监督检查力度。

3.化妆品安全风险排查。国家化妆品监督抽检每年的抽样数量达到注册备案总量的1%-2%(1.6万-3.2万批次),对祛斑美白、儿童化妆品等高风险品种持续开展风险监测(每年监测不少于2000批次)。省级药品监管部门每年对辖区儿童化妆品生产企业、化妆品电子商务平台经营者监督检查全覆盖。

(二)支持产业升级发展

1.持续推进标准体系建设。继续开展国家药品标准提高行动计划。编制2025年版《中华人民共和国药典》。加强标准的国际协调,牵头中药国际标准制定,化学药品标准达到国际先进水平,生物制品标准与国际水平保持同步,药用辅料和药包材标准紧跟国际标准。加强药品标准技术支撑体系建设,

政策法规

提升药品标准研究能力。优化医疗器械标准体系，鼓励新兴技术领域推荐性标准制定，加快与国际标准同步立项，提升国内外标准一致性。完善化妆品标准技术支撑体系，健全标准制修订工作机制。

专栏二　国家药品标准提高行动计划

1. 药品标准提高行动计划。制修订国家药品标准 2000 个、通用技术要求 100 个。建立数字化的《中华人民共和国药典》和动态更新的国家药品标准数据平台。

2. 医疗器械标准提高行动计划。制修订医疗器械标准 500 项，重点加强医疗器械基础通用、涉及人身健康与生命安全的强制性标准以及促进产业高质量发展的推荐性标准的研究制定。

3. 化妆品标准提高行动计划。建立 6000 种化妆品原料已使用信息基础数据库，制修订化妆品标准 150 项，重点加强风险较高产品和原料技术标准等的研究制定。整合现行化妆品国家标准和技术规范，形成统一的化妆品国家标准体系。

---

2. 开展促进高质量发展监管政策试点。深化"放管服"改革，选取产业优势区域、创新模式或特色品种开展试点，探索优化监管政策和制度创新。支持京津冀、粤港澳大湾区、长三角、长江经济带、成渝双城经济圈等区域药品制造业集群发展，打造药品产业创新平台和新增长极。支持药品、医疗器械、疫苗等领域的创新发展，推动关键核心技术攻关，促推解决产业创新发展的"卡脖子"问题，提升产业整体水平。鼓励医药流通企业、药品现代物流企业建设医药物流中心，完善药品冷库网络化布局及配套冷链设施设备功能，提升药品冷链全过程信息化管理水平。推动医药流通企业按《药品经营质量管理规范》要求配备冷藏冷冻设施设备，支持疾控中心、医院、乡镇卫生院等医疗网点提高医药冷链物流和使用环节的质量保障水平。鼓励化妆品生产经营者采用先进技术和先进管理规范，提高化妆品质量安全水平。

3. 进一步加快重点产品审批上市。鼓励新药境内外同步研发申报。将符合药品加快上市注册程序的药物，纳入突破性治疗药物、附条件批准、优先审评审批及特别审批等程序加快审批。鼓励具有临床价值的新药和临床急需仿制药研发上市，对具有明显临床价值的创新药，防治艾滋病、恶性肿瘤、重大传染病、罕见病等疾病的临床急需药品以及儿童用药，符合条件的予以优先审评审批。加大对新型冠状病毒肺炎治疗药物研发的指导，及时跟进创新研发进展，对符合标准要求的药物第一时间纳入应急审批通道。对具有核心技术发明专利、技术水平先进、尚无同类产品在中国上市的医疗器械，纳入创新医疗器械特别审批程序。对临床急需医疗器械依程序进行优先审批。

（三）完善药品安全治理体系

1. 健全法律法规制度。全面贯彻落实药品管理法、中医药法、疫苗管理法和医疗器械监督管理条例、化妆品监督管理条例等，加快配套法规规章制修订，及时清理完善规范性文件，构建更加系统完备的药品监管法律法规制度体系。加快国际人用药品注册技术协调会指导原则落地实施。

2. 健全各级药品监管体制机制。省级药品监管部门要适应新监管事权，鼓励根据产业分布特点强化重点区域监管力量配置，确保监管有效覆盖。市县级市场监管部门要加强药品监管能力建设，在综合执法队伍中切实加强药品监管执法力量配备，确保履职到位。鼓励省级药品监管部门建立跨区域药品监管协同机制，共享监管资源，推进数据对接，探索互派检查、监管互认，提升监管效能。

3. 严格落实药品上市许可持有人和医疗器械注册人（备案人）主体责任。全面实施医疗器械注册人制度。加强行业自律，推动行业诚信体系建设，引导和督促企业严格依法依规开展生产经营等活动，督促指导药品上市许可持有人定期开展上市后评价。大力开展法规政策宣讲和专业技术培训，推动从业人员和企业负责人高度重视质量管理体系建设，提升企业落实主体责任的能力。

4. 强化市场监管和药品监管协同。强化国家、省、市、县四级负责药品监管的部门在药品全生命周期的监管协同，完善各级市场监管与药品监管部门之间在信息报送、人员调派、教育培训、应急处置等方面的工作机制，形成药品监管工作全国一盘棋格局。加强省级药品监管部门对市县级市场监管部门药品监管工作的指导，完善省、市、县药品安全风险会商机制。

5. 强化多部门治理协同。加快推进"三医联动"改革。药品监管、公安、工信、卫生健康、医保、发展改革、财政、科技等部门加强资源共享和政策协调，建立药品安全治理多部门协同政策工具箱。发挥药学科技社团组织、新闻媒体作用，加大科普宣传力度，举办全国安全用药月和医疗器械、化妆品安全科普宣传周等品牌活动，提升全民安全用药用械用妆科学素养。进一步完善有奖举报制度，畅通投诉举报渠道，充分发挥 12315 热线和全国 12315 平台作用。将药品安全信用状况依法记入企业和个人信用记录，纳入全国信用信息共享平台，将严重违法失信企业和个人列入市场监督管理严重违法失信名单，依法依规实施跨行业、跨领域、跨部门失信联合惩戒。

专栏三　药品安全治理多部门协同政策工具箱

1. "三医联动"政策协同。支持创新产品、通过仿制药质量和疗效一致性评价产品以及信用良好企业的产品按规定开展医药集中采购。将医保目录和集中采购中选产品及企业列入重点监管对象。支持医疗、医药、医保领域信息化数据共享，推动建立"三医联动"大数据。

2. 药品安全与产业扶持政策协同。依法依规促进疫苗、创新药、高端医疗器械等的创新。加强医药产业布局与监管布局的统筹，各地建设重点产业园、示范基地及重点创新项目等，要同步部署相适应的监管能力。

（四）持续深化审评审批制度改革

1. 进一步完善审评工作体系。落实国家重大战略，优化中药和生物制品（疫苗）等审评检查机构设置，进一步完善国家审评中心与分中心的工作职责和流程。健全省级审评机构，充实技术力量，提高审评能力，形成以国家审评中心为龙头、分中心为补充，与地方审评机构密切协作的科学高效的审评工作体系。

2. 进一步加大创新研发支持力度。建立国家药品医疗器械创新协作机制，加强对创新药研发的指导。进一步健全伦理审查机制，保障受试者权益，提高伦理审查效率。优化专家咨询委员会制度，紧盯国际前沿技术发展，提高创新产品审评技术能力。完善审评交流机制，拓展沟通交流方式和渠道，强化对申请人的技术指导和服务。及时分析、评价医疗器械风险变化，完善医疗器械分类动态调整机制，建立完善医疗器械命名数据库。

专栏四　加快审评审批体系建设

1. 探索创新药品、医疗器械产品和化妆品注册技术指导原则制修订与产品研发同步，提高指导原则对创新产品的覆盖比例，新制修订药品指导原则 300 个、医疗器械指导原则 180 个、化妆品指导原则 50 个。

2. 实现化妆品审评独立内审，建立并完善化妆品技术审评质量管理体系。加强化妆品安全性评价基础研究，制订新原料安全评价技术指南，初步建立我国化妆品安全评价数据库，实现电子化申报审评。

3. 加强创新产品审评能力，能够同步审评审批全球创新药物和医疗器械，支持境外新药和医疗器械在境内同步上市，让人民群众逐步实现同步享受全球医药创新成果。

---

3. 继续推进仿制药质量和疗效一致性评价。持续推进化学药品仿制药口服固体制剂一致性评价，稳步推进化学药品仿制药注射剂一致性评价。健全一致性评价政策和技术标准，更新完善参比制剂

目录，推动仿制药质量提升。持续跟踪监督通过一致性评价后的仿制药质量。加强生物类似药审评法规和技术标准体系建设，促进生物类似药高质量发展。

（五）严格疫苗监管

1. 实施疫苗全生命周期管理。强化疫苗管理部际联席会议统筹协调机制。加强国家疫苗检查能力建设，完善疫苗巡查检查制度。严格实施疫苗企业驻厂监管。加强疫苗冷链储存运输全过程规范化管理。加强疑似预防接种异常反应监测与评价，提升监测能力。

2. 加强创新疫苗评价技术能力建设。提升创新疫苗的评价能力水平。完善多联多价疫苗评价技术体系，鼓励发展多联多价疫苗。全方位提升复杂情况下对新佐剂疫苗、新技术疫苗或应对重大突发公共卫生事件急需疫苗的安全性、有效性和质量可控性的综合评价能力水平。

3. 全面提升疫苗监管水平。通过世界卫生组织疫苗国家监管体系评估。督促企业落实疫苗质量主体责任，鼓励疫苗生产企业积极申请世界卫生组织疫苗预认证。

（六）促进中药传承创新发展

1. 健全符合中药特点的审评审批体系。科学把握中医药理论特殊性，探索构建以临床价值为导向，以中医药理论、人用经验和临床试验相结合的中药特色审评证据体系，强化循证医学应用，探索发挥真实世界证据的作用，加快完善基于古代经典名方、名老中医方、医疗机构制剂等具有人用经验的中药新药审评技术要求。持续完善中药新药全过程质量控制研究的技术指导原则体系。探索将具有独特炮制方法的中药饮片纳入中药品种保护范围。

2. 加强中药监管技术支撑。建立国家级中药民族药数字化基础数据库，建立完善已上市中成药品种档案。建立天然药数据国际交流平台，推动世界卫生组织传统药（中药）质量标准、标准物质相关指导原则以及《国际草药典》编制。制订全国中药饮片炮制规范。

3. 强化中药质量安全监管。修订中药材生产质量管理规范，制订中药材生产质量管理规范实施指南，引导促进中药材规范化发展。鼓励中药饮片生产企业将质量保障体系向中药材种植、采收、加工等环节延伸，从源头加强中药饮片质量控制，探索中药饮片生产经营全过程追溯体系建设。加强中药生产经营等全过程质量监管，严厉打击违法违规行为。引导药品上市许可持有人主动开展已上市中成药研究与评价，优化和完善中药说明书和标签，提升说明书临床使用指导效果。

4. 改革创新中药监管政策。在中药产业优势地区开展中药监管政策试点，推动监管理念、制度、机制创新。加强对医疗机构制剂的规范管理，发挥医疗机构中药制剂传承创新发展"孵化器"作用，鼓励医疗机构中药制剂向中药新药转化。加强中药药效基础、作用机理等基础性科学研究，鼓励运用现代化科学技术和传统中药研究方法开展中药研发，支持多种方式开展中药新药研制，鼓励中药二次开发。

（七）加强技术支撑能力建设

1. 加强药品审评能力建设。持续推进以审评为主导，检验、核查、监测与评价等为支撑的药品注册管理体系建设，优化药品审评机构设置，充实专业技术审评力量。优化应急和创新药品医疗器械研审联动工作机制，鼓励新技术应用和新产品研发。继续开展药品审评流程导向科学管理体系建设工作，推动审评体系和审评能力现代化。

2. 加强检查能力建设。进一步加强国家和省两级药品检查机构建设。在药品产业集中区域增加国家级审核查验力量配置。完善检查工作协调机制，高效衔接稽查执法、注册审评，形成权责明确、协作顺畅、覆盖全面的药品监督检查工作体系。构建有效满足各级药品监管工作需求的检查员队伍体系，建立检查力量统一调派机制，统筹利用各级检查力量。鼓励市县从事药品检验检测等人员取得药品检查员资格，参与药品检查工作。

3. 建立健全药物警戒体系。健全国家药物警戒制度，落实药品上市许可持有人警戒主体责任。开展医疗器械警戒研究，探索医疗器械警戒制度。提升各级不良反应监测评价能力，探索市县药品不良反应监测机构由省级药品监管部门统一管理，构建以不良反应监测体系为基础的统一药物警戒体系和医疗器械不良事件监测体系。贯彻落实药物警戒质量管理规范，推进建设药品不良反应、医疗器械不良事件监测哨点，加强对药品不良反应聚集性事件的分析、研判、处置，持续推进上市后药品安全监测评价技术的研究与应用。积极探索开展主动监测工作。

4.提升化妆品风险监测能力。整合化妆品审评审批、监督抽检、现场检查、不良反应监测、投诉举报、舆情监测、执法稽查等风险信息，构建统一完善的风险监测体系。加强化妆品安全风险物质高通量筛查平台、快检技术、网络监测等能力建设，推进国家化妆品不良反应监测评价基地建设。逐步实现化妆品安全风险的及时监测、准确研判、科学预警和有效处置。

专栏五　完善国家药品不良反应监测系统

1.在国家药品不良反应监测系统基础上，建立方便报告、易用兼容的国家药物、医疗器械警戒信息系统。

2.推进国家化妆品不良反应监测信息系统建设，提升监测信息系统的报告收集、信息检索、统计分析等功能，构建统一完善的风险监测体系。

3.依托"药监云"强化基础支撑环境，转化实施国际人用药品注册技术协调会个例安全性报告电子传输数据标准，建立在线报告、网关传输等多种报告途径，探索应用大数据、人工智能等技术和方法，实现数据共享与反馈、风险预警与识别等功能。

5.加强检验检测体系建设。加强药品、医疗器械检验检测关键技术和平台建设。以中国食品药品检定研究院为龙头、国家药监局重点实验室为骨干、省级检验检测机构为依托，完善科学权威的药品、医疗器械和化妆品检验检测体系。国家级检验机构着重瞄准国际技术前沿，强化重点专业领域检验能力建设。地方各级检验机构针对日常和应急检验需求，补齐能力短板，力争具备应对突发公共卫生事件"应检尽检"能力。围绕药品关联审评审批及监管需要，推动建立布局合理、重点突出的药用辅料和药包材检验检测体系。

专栏六　检验检测能力提升工程

1.疫苗检验检测能力提升。中国食品药品检定研究院对标国际前沿技术，具备对全部疫苗品种的批签发能力。加快建设药品监管相关国家重点实验室，开展创新疫苗及生物技术产品等药品评价与检定方面的研究。推动将疫苗生产企业所在省份及部分疫苗使用大省的省级药品检验机构建成为国家疫苗批签发机构。

2.中药民族药检验能力提升。建立中药民族药分子生物学基因库、国家中药标本数字化平台。分地域建设1个国家级、8-10个区域性中药外源性污染物检测与安全性评价技术平台，构建中药外源性有害残留物监测体系。进一步提升藏药、蒙药、维药等民族药检测能力。

3.检验检测机构能力提升。省级药品监管部门督促相关机构按照药品、医疗器械和化妆品检验检测机构能力建设指导原则，开展能力提升建设。省级检验检测机构要加强对市县级检验检测机构的业务指导。

6.深入实施中国药品监管科学行动计划。统筹推进监管科学研究基地和重点实验室建设，开展监管科学等研究。将药品监管科学研究纳入国家相关科技计划，重点支持中药、疫苗、基因药物、细胞药物、人工智能医疗器械、医疗器械新材料、化妆品新原料等领域的监管科学研究，加快新产品研发上市。支持国家审评、检验、评价、核查等机构参与国家相关科技项目，鼓励开展药品快速检测新技术、药品研发生产及质量控制等研究，开展数字诊疗装备、个体化诊疗产品、生物医用材料的质量评价、检测技术及检测规范等研究，开展化学药品、疫苗、新型药物和特殊药物剂型等安

全性、有效性评价技术以及创新医疗器械标准体系研究。鼓励运用现代科学技术，结合我国传统优势项目和特色植物资源，加强化妆品新原料研究。

专栏七　推进监管科学重点实验室建设

1. 在中药、化学药品、生物制品、辅料包材等领域布局开展药品监管科学重点实验室建设。

2. 支持药品创新发展，在创新药品、特殊药品以及仿制药质量和疗效一致性评价等领域布局开展药品监管科学重点实验室建设。

3. 紧跟国际医疗器械科技前沿，在人工智能、生物材料以及体外诊断试剂等领域布局开展医疗器械监管科学重点实验室建设。

4. 在检验检测技术、安全性评价以及风险监测与预警等领域布局开展化妆品监管科学重点实验室建设。

5. 提高应对新型冠状病毒肺炎疫情等重大新发突发公共卫生事件中的药品、医疗器械审评保障能力，在创新产品、5G 等新技术领域布局开展创新性多领域监管科学重点实验室建设。

（八）加强专业人才队伍建设

1. 建设高水平审评员队伍。参考制药强国审评人才配比，科学配置审评职能的技术机构人员力量，加强审评人才队伍建设。探索创新人才引进渠道，引进具有国际监管经验、熟悉中国产业实际的高级专业人才。补充紧缺专业审评人才，不断优化审评队伍的年龄、专业结构。加大审评员培养力度，持续开展审评员继续教育，探索与地方药监部门、高等院校、科研院所联合培养等新模式，加强高层次药品审评员培养。强化化妆品审评及备案工作人员队伍建设，提高审评员的技术审评能力，形成权责明确、协作顺畅、覆盖全面的化妆品审评与备案管理工作体系。

2. 建设职业化专业化检查员队伍。加快建立职业化专业化检查员配套制度体系，创新人才选用方式，多渠道充实人员，有针对性地引进、培养具有国际视野的高层次检查人才。加快构建满足监管要求的国家和省两级职业化专业化药品检查员队伍。省级药品监管部门具备与本省产业基础相适应的检查员队伍。鼓励中药产业发达省份大力培养中药专业检查员。

3. 建设强有力的检验检测队伍。加强国家和地方各级药品检验检测机构专业人才队伍建设，有序组织开展检验检测机构专业技术人员继续教育和培训，分专业领域培养一批专业素质过硬的学科带头人。

4. 建设业务精湛的监测评价队伍。加强国家和地方各级药品不良反应监测机构专业人才队伍建设，加大专业技术人员培养力度，有序组织开展监测机构专业技术人员业务培训。

5. 全面提升监管队伍专业素质。实施专业素质提升工程，大力开展专业能力教育培训，有计划地开展各级负责药品监管的部门负责人领导能力培训。加强全国药品监管队伍专业化建设，严把入口关，稳步提升监管队伍专业化水平。

专栏八　专业素质提升工程

1. 加强专业教育培训能力建设。以国家药监局高级研修学院为依托，加强专业教育培训体系建设。充分利用互联网技术，整合现有资源，进一步拓宽教育培训的可及性。

2. 加大教育培训力度。监管人员专业化培训时间不低于 40 学时/年。新入职人员规范化培训时间不低于 90 学时。对地方各级政府分管负责人进行分级培训。各级专兼职检查员均按教学大纲完成岗前资格培训并通过考核。

3. 加强执业药师队伍建设。完善执业药师职业资格制度，规范继续教育，持续实施执业药师能力与学历提升工程。完善全国执业药师管理信息系统。

（九）加强智慧监管体系和能力建设

1. 建立健全药品信息化追溯体系。落实药品上市许可持有人追溯主体责任。完善药品信息化追溯体系，构建国家药品追溯协同服务和监管体系，推进药品追溯信息互通共享，实现重点类别药品全过程来源可溯、去向可追。逐步实施医疗器械唯一标识，完善医疗器械唯一标识数据库，加强在上市后监管、医疗管理、医保管理等领域的衔接应用。

2. 推进药品全生命周期数字化管理。加强国家药品、医疗器械、化妆品品种档案建设与应用。加强国家药品监管大数据的汇集、分析、应用及评估。加强政府部门和行业组织、医药企业、第三方平台等有关数据的开发利用，研究探索基于大数据的关键共性技术与应用，服务监管办案、推进政务公开、保障基层执法、防控药品风险，促进监管和产业数字化升级。

3. 建立健全药品监管信息化标准体系。完善药品监管信息化标准体系框架。加快药品监管信息化标准编制，重点开展电子证照、药品品种档案、医疗器械监管和化妆品监管等信息化标准制修订，促进药品监管信息共享和业务协同。

4. 提升"互联网＋药品监管"应用服务水平。推动工业互联网在疫苗、血液制品、特殊药品等监管领域的融合应用。建立健全药品注册电子通用技术文档系统和医疗器械注册电子申报信息化系统，推进审评审批和证照管理数字化、网络化。加快推进化妆品监管领域移动互联应用，提升办事效率与服务水平。推进各层级、各单位监管业务系统互联互通，共享共用监管信息，逐步实现"一网通办""跨省通办"。

专栏九　智慧监管工程

1. 加强国家药品监管大数据应用。整合卫生健康、医保、药品监管等部门，以及行业组织、医药企业、电商平台等数据资源，提升药品全生命周期数据汇集、关联融通、风险研判、信息共享能力。

2. 加强国家药品追溯协同服务及监管。在督促和指导企业完成药品追溯系统建设的基础上，优先进行疫苗、麻醉药品、精神药品、血液制品、国家组织药品集中采购中选品种追溯码编码规则备案和追溯信息采集，逐步实现上市后全过程可追溯。

3. 健全药品、医疗器械和化妆品基础数据库。省级药品监管部门建立健全行政区域内药品、医疗器械生产、经营等监管对象和化妆品注册人（备案人）、生产企业的基础数据库并动态更新，建立行政区域内药品上市许可持有人、医疗器械注册人（备案人）和生产企业信用记录。

（十）加强应急体系和能力建设

1. 持续做好新型冠状病毒肺炎疫情常态化防控。加强对防控所需药品医疗器械应急研发、检验检测、体系核查、审评审批、监测评价等工作的统一指挥与协调，完善协助药品医疗器械紧急研发攻关机制，对防控所需疫苗、治疗药物、医疗器械设立专门绿色通道，随报随审。加强防控所需药品医疗器械质量安全监督检查，有关部门做好储备和供应。

2. 健全应急管理制度机制。完善药品安全事件应急预案，健全应急审评审批、检验检测、监督检查机制，完善药品储备和供应制度。加强药品检验评价通用技术和关键技术研究，提升紧急情况下快速建立对新型药品、医疗器械产品，特别是重大传染病体外诊断试剂、疫苗、抗体药物等检验评价技术能力。

3. 培养提升应急处置能力。加强国家药品安全应急能力建设，强化"全员应急"意识，将应急管理作为药品监管干部教育培训的重点内容。建立药品安全应急演练案例库，加强各级应急能力培训和实战演练，提高应急处置能力。

政策法规

专栏十　应急能力提升项目

1. 强化先进检测设备和科研攻关能力储备，重点强化新型药品、医疗器械产品和化妆品的评价技术方法和危害控制方法科技攻关能力、重大传染病体外诊断试剂检验检测和质量评价能力、重点产品及风险杂质所需国际标准物质和国家标准物质研制能力。

2. 加强国家药品安全应急能力建设，开展常态化药品安全应急演练。国家、省、市、县各级负责药品监管的部门至少每3年进行1次应急演练，并组织演练评估。

四、保障措施

（一）加强对药品安全工作的统筹协调领导

完善领导干部药品安全责任制度。地方各级政府对本地区药品安全工作负总责，主要负责人是本地区药品安全工作第一责任人，明确地方政府班子成员药品安全领导责任。完善地方药品安全工作考核评估体系，将药品安全工作纳入地方党政领导干部考核内容。将药品安全及相关的检验检测、审评审批、检查核查、监测评价等技术支撑体系作为重要内容纳入公共卫生体系统筹规划建设。各省级人民政府要建立药品安全协调机制，统筹药品安全和经济社会发展，省级各相关部门要加强协调配合，推动有关工作落实。各有关部门要按照职责，细化分解目标和任务。国家药监局负责组织对本规划执行情况进行终期评估。需要对本规划调整时，按程序商有关部门调整。

（二）创新完善支持保障机制

完善药品监管经费保障机制。建立药品审评审批企业收费动态调整制度。逐步将审评、检查、检验、监测评价、标准管理等技术支撑服务纳入政府购买服务范围。继续支持药品安全监管基础设施建设和装备配备。创新完善人力资源政策，在公开招聘、岗位设置、职称评聘、薪酬待遇保障等方面优化强化政策支持力度，破除人才职业发展瓶颈。合理核定相关技术支撑机构的绩效工资总量，鼓励各地在绩效工资分配时向疫苗驻厂监管等高风险监管岗位人员倾斜。

（三）积极参与全球药品安全治理

深入参与国际监管协调，全面参与药品监管领域国际合作交流，积极做好对外宣传，提升国际社会对我国药品监管的认知度。积极参与国际规则制定，形成与国际规范相适应的监测与评价体系。加强与主要贸易国和地区、"一带一路"重点国家和地区药品监管的交流合作。积极推进加入药品检查合作计划，建设一支具有国际视野的高水平检查员队伍。加强与国际化妆品监管联盟交流合作。加强国际传统药监管的交流与合作，促进中药"走出去"。创新完善药品领域国际交流合作方式，提升国际交流合作水平，共建人类卫生健康共同体。

（四）激励药品监管干部队伍履职尽责担当作为

加强药品监管队伍思想政治建设，增强"四个意识"，坚定"四个自信"，做到"两个维护"，忠实履行药品监管政治责任。坚持把监督贯穿药品监管工作全过程，进一步完善权力运行和监督制约机制，严肃追究监管失职渎职责任。建立依法履职免责、容错纠错制度。加强人文关怀，努力解决监管人员工作和生活后顾之忧。加快优化人才成长途径，健全人才评价激励机制，激发监管队伍的活力和创造力。对作出突出贡献的单位和个人，按照国家有关规定给予表彰奖励，推动形成团结奋进、积极作为、昂扬向上的良好风尚。

国家药监局关于印发进一步加强中药科学监管
促进中药传承创新发展若干措施的通知

（国药监药注〔2023〕1号）

各省、自治区、直辖市和新疆生产建设兵团药品监督管理局，局机关各司局，各直属单位：

《关于进一步加强中药科学监管 促进中药传承创新发展的若干措施》已经局长办公会同意，现印发给你们，请认真贯彻执行。

国家药监局

2023年1月3日

关于进一步加强中药科学监管
促进中药传承创新发展的若干措施

为深入贯彻党的二十大精神，全面落实二十大报告关于"强化食品药品安全监管""促进中医药传承创新发展"的重大战略部署，坚持以习近平新时代中国特色社会主义思想为指导，准确把握当前中药质量安全监管和中药产业高质量发展面临的新形势、新任务和新挑战，全面加强中药全产业链质量管理、全过程审评审批加速、全生命周期产品服务、全球化监管合作、全方位监管科学创新，向纵深推进中国式现代化药品监管实践和具有中国特色的中药科学监管体系建设，特制定以下若干措施。

一、加强中药材质量管理

（一）**规范中药材产地加工**。进一步调动中药材产地地方政府、中药材生产企业、基地农户积极性，推动中药生产企业将药品质量管理体系向中药材种植加工环节延伸，促进中药材生产加工与生态文明建设和乡村振兴结合。省级药品监督管理部门要加强中药饮片生产企业采购产地加工（趁鲜切制）中药材监管，在符合《中药材生产质量管理规范》（GAP）的基础上，规范中药材产地加工及采购行为，加强趁鲜切制中药材质量管理。

（二）**推进实施《中药材生产质量管理规范》（GAP）**。充分发挥GAP在中药材生产质量监管的重要作用，组建国家GAP专家工作组，研究完善实施工作推进方案和配套技术要求，促进中药材规范化、产业化、规模化种植养殖。通过GAP延伸检查、符合性检查和日常监督检查，推动中药生产企业采取自建、共建、联建或共享中药材种植养殖基地，稳定中药材供给，使用符合GAP要求的中药材。分品种、分步骤研究明确部分重点或高风险中药品种生产使用的中药材应当符合GAP要求。中药注射剂生产所用的中药材，原则上应当符合GAP要求。

（三）**完善中药材注册管理**。会同国家中医药管理局制定《实施审批管理的中药材品种目录》，依法对符合规定情形的中药材品种实施审批管理。加强对地区性民间习用药材管理，修订《地区性民间习用药材管理办法》，指导省级药品监督管理部门制修订地区性民间习用药材标准，确保地方药材标准与国家药品标准协调统一。

（四）建立中药材质量监测工作机制。组织综合分析中药材质量监测数据，关注不同产地中药材质量的差异，研究发布中药材质量监测报告。构建涵盖药材品种考证、产地、质量、安全等信息的国家中药材质量基本数据库，促进中药材数据信息的共享和共用。

（五）改进中药材进口管理。持续强化进口药材检验能力建设，提升进口药材质量追溯水平。根据国家战略区域规划要求，有序开展对申请增设允许药品进口的口岸或允许药材进口的边境口岸现场考核评估工作，合理增设允许药品进口的口岸或允许药材进口的边境口岸。

二、强化中药饮片、中药配方颗粒监管

（六）加强中药饮片审批管理。遵循中医药理论和用药规律，围绕质量安全风险，推动中药饮片炮制机理研究，建立健全中药饮片质量评价体系。会同国家中医药管理局制定《实施审批管理的中药饮片目录》及配套文件，依法对符合规定情形的中药饮片实施审批管理。

（七）完善中药饮片炮制规范。分批发布实施并不断提高完善《国家中药饮片炮制规范》，加强对省级中药饮片炮制规范的备案管理，指导省级中药饮片炮制规范的制定和修订。强化省级中药饮片炮制规范监督实施，完善按照省级中药饮片炮制规范生产中药饮片的生产、流通、使用管理等规定。

（八）规范中药饮片生产和质量追溯。遵循中药饮片炮制特点，结合传统炮制方法和现代生产技术手段，研究完善中药饮片生产质量管理规范，探索建立中药饮片生产流通追溯体系，逐步实现重点品种来源可查、去向可追和追溯信息互通互享。发布实施《中药饮片包装标签管理规定（试行）》及相关配套技术文件，规范中药饮片标签的标识内容。

（九）推动改进中药饮片生产经营模式。引导和督促中药饮片生产企业结合产业规划、资源优势、技术能力等生产实际，优化调整品种生产结构，逐步推进实现中药饮片集约化、精品化、规模化的生产模式。

（十）强化中药配方颗粒生产过程管理。督促中药配方颗粒生产企业严格按照备案的生产工艺生产，严格供应商审核，加强中药材鉴别、中药饮片炮制、颗粒生产、检验放行等全环节质量管理，确保生产全过程符合相应的药品标准和药品生产质量管理规范。

三、优化医疗机构中药制剂管理

（十一）积极发挥医疗机构中药制剂作用。推动医疗机构采用大数据、人工智能、真实世界研究等技术手段，围绕临床定位、适用人群、用法用量、疗程以及体现中药作用特点和优势的评价指标等对医疗机构中药制剂开展研究。发挥人用经验对医疗机构中药制剂的安全性、有效性的支持作用，支持将疗效确切、特色优势明显，不良反应少的医疗机构中药制剂品种向新药转化。

（十二）严格备案和调剂使用医疗机构中药制剂。严格按照规定开展医疗机构应用传统工艺配制中药制剂的备案管理工作，及时对已备案的医疗机构制剂进行资料核查和现场检查，必要时按照相关规定开展抽样检验。规范调剂使用医疗机构中药制剂，支持通过调剂在不同医疗机构内开展多中心临床研究。省级药品监督管理部门参照《药品生产质量管理规范》等相关规定，规范和加强医疗机构中药制剂区域配制车间监管，严格监管其配制中药制剂的质量。

（十三）加强医疗机构中药制剂不良反应监测。推动医疗机构建立和完善药物警戒体系，主动开展对医疗机构中药制剂疑似不良反应的监测、识别、评估和控制，必要时对医疗机构中药制剂的有效性、安全性开展研究和综合评价，对疗效不确切、不良反应大或者其他原因危害人体健康的，主动向所在地省级药品监督管理部门申请注销有关批准证明文件或注销备案。

四、完善中药审评审批机制

（十四）持续推动中药评价体系的研究和创新。优化中药审评审批体系和机制，推进注册"末端"加速变为向"前端"延伸的全程加速，制定发布实施《中药注册管理专门规定》，加快推进中医药理论、人用经验、临床试验"三结合"审评证据体系建设，建立完善以临床价值为导向的多元化中药评价技术标准和临床疗效评价方法。

（十五）完善中药应急审评审批机制。快速有效应对公共突发卫生事件，对国务院卫生健康或者中医药管理部门认定急需中药实施特别审批程序。鼓励并扶持用于重大疾病、罕见病，或者儿童用中药新药的研制，对符合规定情形的相关注册申请实行优先审评审批。

（十六）完善中药处方药与非处方药分类管理。优化非处方药上市注册与上市后转换相关技术指导原则体系和要求，规范开展中药处方药转换为非处方药技术评价，研究制定中药非处方药审评技术要求，进一步发挥中成药在自我药疗中的作用。

五、重视中药上市后管理

（十七）完善中药上市后管理工作机制。加强药品全生命周期服务，督促药品上市许可持有人履行主体责任和义务，根据产品特点制定上市后风险管理计划，主动开展上市后研究和上市后评价，对药品的获益和风险进行综合分析评估。根据评估结果，依法采取修订药品说明书、暂停生产销售、召回药品、主动申请注销药品批准证明文件等措施。督促药品上市许可持有人主动开展中药注射剂上市后研究和评价，持续提升对中药注射剂的药物警戒水平和能力。

（十八）强化中药上市后变更管理。完善基于风险控制的上市后变更管理，进一步明确不同变更风险等级划分的标准，加强对高风险变更品种的审评审批。强化药品上市许可持有人主动提升中药质量的主体责任意识，发挥末端政策发力优势，提升药品上市许可持有人对产品的全生命周期管理能力。

（十九）加强中药不良反应监测。组织研究开发符合中药特点的中药不良反应信号监测工具，对发现的安全性风险信号及时开展综合分析研判，采取相应的风险控制措施，加强对不良反应聚集性事件的监测和处置力度，及时防控用药风险。

六、提升中药标准管理水平

（二十）优化中药标准管理。研究制定中药标准管理专门规定。以《中国药典》（一部）修订为契机，探索实施中药国家标准制定质量管理规范，及时将科学、成熟、适用的中药相关注册标准、国际标准、团体标准或企业内控标准等转化为国家标准。建立中药国家标准快速修订机制和修订程序。加强药典委员会中药相关专委会建设，完善委员遴选和产生机制。

（二十一）科学完善中药标准。持续推进中药标准制定、修订，加快国家中药饮片炮制规范、中药配方颗粒标准发布实施。合理设置中药中农药残留、重金属与有害元素、真菌毒素等有害物质以及植物生长调节剂等的限量要求和检测方法。加强中药内源性有毒成份检测技术研究和风险评估体系建设，制订符合中药特点的内源性有毒成份限度标准和完善用法用量。

（二十二）加强中药标准物质研制和供应保障。完善中药标准物质研制和持续保障供应机制，强化动态预警和信息反馈机制，开展需求分析并制订研制计划，加强质量监测。分类完善中药化学对照品、对照药材和对照提取物等中药标准物质的研制和标定技术要求。

（二十三）提升中药标准数字化管理水平。建立完善中药国家药品标准、药品注册标准动态数据库，加快推进数字化标准建设，及时更新数据，实现药品标准的发布、查询、分析、研究、维护信息化。

政策法规

七、加大中药安全监管力度

（二十四）创新中药质量监管模式。 逐步构建"网格化"监管模式，完善中药生产监管制度建设，研究制定并监督实施《中药生产质量管理规范》。逐步建立并完善中药生产区域化风险研判机制，针对重点企业、重点品种、重点环节，持续加强中药饮片、中药配方颗粒和中成药监督检查，有序开展中药材延伸检查。进一步规范中药饮片、中药配方颗粒和中成药流通经营秩序，强化使用环节质量监管。

（二十五）加强中药质量抽检监测。 持续推进和完善中药饮片、中药配方颗粒、中成药质量抽检，结合监管需求和行业发展实际科学开展探索性研究，对抽检监测数据进行综合分析研判，依风险采取相应的风险防控或质量提升措施，优化中药质量公告发布工作机制，依法发布抽检监测结果，向公众客观准确传递中药质量安全信息。

（二十六）严厉打击违法违规行为。 依法严查重处药品上市许可持有人、生产和/或经营企业涉嫌注册、备案造假，以及掺杂掺假、编造记录、违规销售等违法违规行为。严厉打击"窝点"制售中药假药等违法犯罪活动，充分利用网络监测、投诉举报等线索，联合公安、司法等部门，坚决查清源头、一追到底，依法追究犯罪人员刑事责任，坚守中药安全底线。

八、推进中药监管全球化合作

（二十七）充分发挥国际合作平台作用。 进一步深化世界卫生组织（WHO）、国际草药监管合作组织（IRCH）、西太区草药监管协调论坛（FHH）国际合作，充分发挥"一带一路"国际合作框架、"中国－东盟药品合作发展高峰论坛"、世界卫生组织传统医药合作中心等平台作用，积极推动在传统草药监管合作、标准协调等方面进一步形成国际共识。

（二十八）支持中药开展国际注册。 积极开展中药国际注册政策宣贯和交流，支持国内具有临床优势的中药开展国际注册，鼓励开展中药国际多中心临床试验。按计划组织对进口药材的产地、初加工等生产现场以及境外中药（天然药物）的研制、生产实施检查。

（二十九）传播中药监管"中国经验"。 加快推进中药监管相关政策规定和技术指导原则翻译工作，分批次印制中药相关技术指导原则外文版本，加快国际推广，为国际传统草药监管规则和标准制修订贡献"中国经验"。

九、保障措施

（三十）强化部门联动、协同推进。 强化与卫生健康委、医保局、中医药局等部门协同联动，在中药相关重大政策制定过程中加强沟通交流，形成各部门共同推进中药传承创新发展良好局面。

（三十一）大力发展中药监管科学。 研究制定中药监管科学发展战略和关键路径，推进开展国家药监局药品监管科学行动计划。积极筹建药品监管科学全国重点实验室，依托国家药监局药品监管科学基地、重点实验室和重点项目实施，推动研究用于中药评价的新工具、新方法和新标准，并建立促进其用于中药监管的转化认定程序，建立完善具有中国特色的中药监管科学体系，解决中药监管基础性、关键性、前沿性和战略性技术问题。

（三十二）加强高端智库建设。 充分发挥高端智库作用，组建由中医药领域和其他相关学科领域的院士、国医大师以及资深专家组成的中药管理战略决策专家咨询委员会，建立中药监管科学工作专家组，为国家药监局提供相关政策、法律咨询，提出决策参考、工作建议，确保中药监管工作重大决策的科学性、权威性。

（三十三）重视监管科学人才队伍培养。 加强与高水平研究机构、高等院校以及行业学会、研究会等合作，构建中药监管人才培养课程体系，分类别开展监管能力和实务培训，培养一支适应中药高质量发展的监管队伍。

（三十四）**夯实中药监管基础建设**。加强中药监管基础数据建设，开展数据科学研究，从技术标准、质量追溯、过程监控、风险监测等方面，推动构建以数据为核心的中药智慧监管模式。

（三十五）**全面落实国家区域战略**。落实推进"京津冀协同发展""长江三角洲区域一体化""粤港澳大湾区建设"等国家区域发展战略和中医药综合改革示范区建设，鼓励条件成熟地区药品监督管理部门在加强中药质量安全监管，促进中药产业更高质量发展等方面先行先试。

国家药监局关于促进中药传承创新发展的实施意见

（国药监药注〔2020〕27号）

各省、自治区、直辖市药品监督管理局，新疆生产建设兵团药品监督管理局，局机关各司局，各直属单位：

中药是中华民族的瑰宝，为造福人民健康作出巨大贡献，特别是新冠肺炎疫情爆发以来，中药彰显特色优势，为打赢疫情防控阻击战发挥了重要作用。党中央国务院高度重视中医药工作，特别是党的十八大以来，习近平总书记多次作出重要指示批示，要求改革完善中药审评审批机制，为新时代中药传承创新发展指明了方向、提供了遵循。为进一步贯彻习近平总书记系列重要指示批示精神，深入落实中共中央、国务院《关于促进中医药传承创新发展的意见》决策部署，结合药品监管工作实际，提出以下意见。

一、指导思想

以习近平新时代中国特色社会主义思想为指导，全面贯彻党的十九大和十九届二中、三中、四中、五中全会精神，坚持以人民为中心的发展思想，全面落实"四个最严"的要求，促进中药传承创新发展。深化改革，健全符合中药特点的审评审批体系。传承精华，注重整体观和中医药原创思维，促进中药守正创新。坚守底线，强化中药质量安全监管。创新发展，推进中药监管体系和监管能力现代化。

二、促进中药守正创新

（一）**坚持以临床价值为导向**。重视根据中医药临床治疗特点和实际评估临床价值，注重满足尚未满足的临床需求，制定中药新药临床价值评估技术指导原则。建立与中药临床定位相适应、体现其作用特点和优势的疗效评价标准。鼓励开展以患者为中心的疗效评价。探索引入真实世界证据用于支持中药新药注册上市。

（二）**推动古代经典名方中药复方制剂研制**。明确古代经典名方中药复方制剂研制有关技术要求，促进古代经典名方中药复方制剂研发，推进古代经典名方向新药转化。会同国务院中医药主管部门，建立沟通协调机制，组织研究、制定古代经典名方关键信息考证意见。建立与古代经典名方中药复方制剂特点相适应的审评模式，成立古代经典名方中药复方制剂专家审评委员会，实施简化审批。

（三）**促进中药创新发展**。探索引入新工具、新方法、新技术、新标准用于中药疗效评价。推动开展多区域临床试验规范性研究能力与体系建设，促进中药临床研究质量整体提升。发挥医疗机构中药制剂传承创新发展"孵化器"作用，鼓励医疗机构制剂向中药新药转化。支持以病证结合、专病专药或证候类中药等多种方式开展中药新药研制。

（四）**鼓励二次开发**。制定中药改良型新药研究相关技术要求，支持运用符合产品特点的新技术、新工艺以及体现临床应用优势和特点的新剂型改进已上市中药品种。支持同名同方药的研制，促进已上市中药同品种的质量竞争。优化已上市中药变更相关技术要求。

（五）**加强中药安全性研究**。引导药品上市许可持有人主动开展中药上市后研究和上市后评价。建立符合中药特点的安全性评价方法和标准体系，建立以中医临床为导向的中药安全性分类分级评价策略。加大对来源于古代经典名方、名老中医验方、医疗机构制剂等具有人用经验的中药新药安全性评价技术标准的研究。根据药物组方、人用经验、制备工艺、用法用量、功能主治特点等，在临床试验期间或上市后，开展各阶段相应的非临床和临床安全性研究。

三、健全符合中药特点的审评审批体系

（六）**改革中药注册分类**。尊重中医药特点，遵循中药研制规律，将"安全、有效、质量可控"的药品基本要求与中医药传承创新发展独特的理论体系和实践特点有机结合。根据中药注册产品特性、创新程度和研制实践情况，改革中药注册分类，不再仅以物质基础作为划分注册类别的依据，开辟具有中医药特色的注册申报路径。

（七）**构建"三结合"审评证据体系**。进一步重视人用经验对中药安全性、有效性的支持作用，按照中药特点、研发规律和实际，构建中医药理论、人用经验和临床试验相结合的审评证据体系。加强对人用经验的规范收集整理，规范申报资料要求。

（八）**改革完善中药审评审批制度**。对临床定位清晰且具有明显临床价值，用于重大疾病、罕见病防治、临床急需而市场短缺、或属于儿童用药的中药新药申请实行优先审评审批。对治疗严重危及生命且尚无有效治疗手段的疾病以及国务院卫生健康或中医药主管部门认定为急需的中药，药物临床试验已有数据或高质量中药人用经验证据显示疗效并能预测其临床价值的，可以附条件批准。对突发重大公共卫生事件中应急所需的已上市中药增加功能主治实施特别审批。

四、强化中药质量安全监管

（九）**加强中药质量源头管理**。修订中药材生产质量管理规范（GAP），制定中药材生产质量管理规范实施指南，引导促进中药材规范化种植养殖，推动中药材产地加工，鼓励中药饮片企业将质量保障体系向种植加工环节延伸，从源头加强中药材、中药饮片质量控制。加强和规范中药新药用中药材、中药饮片的质量管理，明确质量控制研究相关技术要求。保护野生药材资源，严格限定使用濒危野生动、植物药材。加强开展中药新药资源评估，保障中药材来源稳定和资源可持续利用。

（十）**加强生产全过程的质量控制**。加大飞行检查力度，严格执行药品生产质量管理规范（GMP）。在传承中药饮片传统炮制方法和经验基础上，修订药品生产质量管理规范中药饮片附录。持续修订完善包括中药材、中药饮片、中间产品和制剂等在内的完整的内控质量标准体系，保持药品批间质量稳定可控。推动中药制药技术升级，鼓励生产企业逐步实现智能制造。

（十一）**加强上市后监管**。组织中药专项检查，持续加大中成药和中药饮片抽检力度，持续排查化解风险隐患，依法处置违法违规企业。聚焦掺杂使假、染色增重、非法添加、非法渠道购入中药饮片等问题，开展中药饮片质量集中整治，严厉打击违法违规行为。推动地方政府落实地方监管责任，加强对中药材交易市场的监管，严厉打击无证销售中药饮片行为，持续净化市场秩序。基于中医药发展实际，研究完善按照省级饮片炮制规范生产中药饮片的流通政策。强化中药不良反应监测，对监测中发现的风险信号及时组织评估并采取风险控制措施。加强中药说明书和标签管理，推进对已上市中药说明书中【禁忌】【不良反应】【注意事项】等相关内容的修改完善。

（十二）**加大保护中药品种力度**。修订《中药品种保护条例》，将中药品种保护制度与专利保护制度有机衔接，并纳入中药全生命周期注册管理之中，发挥其对中药创新药、中药改良型新药以及古代经典名方中药复方制剂等中药品种的保护作用。支持药品上市许可持有人或申请人按有关规定进行相关专利信息的登记、声明。

五、注重多方协调联动

（十三）**加强横向联系**。积极按照国务院中医药工作部际联席会议部署，加强与科技、卫生健

康、中医药、医保等部门的沟通协调，形成部门工作合力，推进国家重大科技项目的成果转化，满足临床需求，积极服务中药产业高质量发展。

（十四）**督促落实各方责任**。压实企业主体责任，督促企业牢固树立质量安全第一责任人意识，履行药品全生命周期管理责任，推进中药企业诚信体系建设。全面落实"四个最严"的要求，切实承担起药品监管责任，牢牢守住药品安全底线。推动地方党委政府扛起药品安全政治责任，强化属地管理责任。

（十五）**营造良好社会氛围**。加大中药审评审批改革宣传力度，加强重要政策、重大措施解读，及时回应社会关切，合理引导各方预期，推动形成全社会共同参与中药传承创新的新格局。

六、推进中药监管体系和监管能力现代化

（十六）**完善中药法规标准体系**。加快《药品管理法》《中医药法》相关配套规章制度建设，健全完善中药全生命周期监管制度体系。加强中药标准管理，优化国家药品标准形成机制，持续完善以《中国药典》为核心的国家药品标准体系。建立和完善以临床为导向、符合中医药特点的中药质量标准、技术规范和评价体系，全面客观反映中药质量。研究完善中药材中农药残留、重金属与有害元素、真菌毒素等有害物质限量要求和检测方法。制定实施全国中药饮片炮制规范。加强地方药材标准和省级饮片炮制规范的监督实施。

（十七）**强化技术支撑体系建设**。以编制"十四五"药品安全及高质量发展规划为契机，开展重点课题研究，加强检验检测、审评审批、审核查验、监测评价等重点技术支撑机构建设。加强"智慧监管"建设，创新利用大数据、互联网、云计算等现代信息技术，推进药品追溯信息互通互享。推动相关部门共同开展中药材信息化追溯体系建设，进一步提高中药材质量安全保障水平。稳步推进中药生产企业建立药品追溯体系，对中药产品赋码、扫码，逐步在药品生产流通全过程实现可追溯。

（十八）**加强中药监管科学研究**。鼓励运用现代科学技术和传统中医药研究方法，深入开展中药监管科学研究，积极推动中药监管理念、制度、机制创新，强化成果转化应用，推出一批中药监管新工具、新方法和新标准。深化与国内一流大学、科研机构之间合作，建立中药监管科学合作研究基地和国家药监局重点实验室，强化中药监管基础性、战略性问题研究。

（十九）**加强监管队伍建设**。加快职业化、专业化的中药审评员、检查员队伍建设，完善分级分类管理制度，明确岗位准入和任职条件。科学合理开展中药专业人员的考核评价和职级升降，扩宽职业发展空间，完善薪酬待遇保障机制，确保高层次人才"招得来、留得住"。

（二十）**积极推动国际传统药监管合作**。深化与世界卫生组织（WHO）合作，积极开展与国际草药监管合作组织（IRCH）、西太区草药监管协调论坛（FHH）等传统药监管国际组织以及有关国家或地区药品监管、药典机构的交流，深入参与国际传统药相关政策规则制定、标准协调，推动中药标准国际化。持续提升我国中药监管在国际监管组织中的话语权，推动中医药更好地为全世界人民服务。

国家药监局

2020 年 12 月 21 日

市场监管总局等部门关于印发《粤港澳大湾区药品医疗器械监管创新发展工作方案》的通知

(国市监药〔2020〕159号)

广东省人民政府：

《粤港澳大湾区药品医疗器械监管创新发展工作方案》(以下简称《方案》)已经国务院同意，现印发给你们，请你省认真落实"四个最严"要求，稳步推进粤港澳大湾区药品医疗器械监管创新发展有关工作，抓紧制定《方案》相关配套制度，落实监管责任，强化主体责任，做好风险管控，守牢安全底线，切实维护人民群众用药用械安全。

市场监管总局　国家药监局
国家发展改革委　商务部
国家卫生健康委　海关总署
国务院港澳事务办公室　国家中医药局
2020年9月29日

为深入实施《粤港澳大湾区发展规划纲要》，推进粤港澳大湾区药品医疗器械监管创新发展，探索建立互动互利的药品医疗器械合作新模式，提升监管体系和能力现代化水平，制定本方案。

一、总体要求

（一）指导思想。

以习近平新时代中国特色社会主义思想为指导，深入贯彻落实习近平总书记关于粤港澳大湾区建设的重要指示精神和"四个最严"要求，按照党中央、国务院决策部署，坚持新发展理念，深入推进"放管服"改革，创新药品医疗器械监管方式，整合监管资源，促进医药产业在粤港澳大湾区融合发展，更好地满足粤港澳大湾区居民用药用械需求，保障用药用械安全，塑造具有创新活力的健康湾区。

（二）基本原则。

坚持"一国两制"、依法办事。把维护国家药品医疗器械监管体制和尊重港澳监管机制差异有机结合起来，推动粤港澳监管机制对接，促进药品医疗器械创新发展，实现粤港澳大湾区医药产业共同发展。

坚持共享发展，改善民生。坚持以人民为中心的发展思想，围绕粤港澳大湾区居民需求，通过创新药品医疗器械监管方式，不断提供优质的药品医疗器械和服务，使粤港澳大湾区居民获得感、幸福感、安全感更加充实、更有保障、更可持续。

坚持分步实施，试点先行。针对粤港澳大湾区内地进口药品医疗器械需求，为加强监管确保安全，坚持分步实施，先期在一些条件比较成熟的地方和医疗机构作为试点，在取得可复制、可推广经验后扩展至粤港澳大湾区其他符合要求的区域和医疗机构。

（三）总体目标。

到 2022 年，基本建立粤港澳大湾区内地医疗机构使用港澳上市药品医疗器械的体制机制，粤港澳大湾区内地指定医疗机构基本具备为港澳提供高水平的医疗用药用械条件；建设粤港澳大湾区内地与港澳地区药品医疗器械研发、生产、流通和使用的"软联通"机制，推动粤港澳大湾区医药产业融合发展，积极稳妥开展港澳外用中成药审评审批、港澳药品医疗器械在大湾区内地生产等试点工作；建立国家药品医疗器械技术支撑机构，促进粤港澳大湾区医药产业快速健康发展；凭借粤港澳大湾区的国际化区位优势，推进中医药标准化、现代化、国际化。

到 2035 年，建立完善的粤港澳大湾区药品医疗器械监管协调机制，为港澳和大湾区内地居民提供便利的药品医疗器械产品及服务；打造粤港澳大湾区医药产业高水平科技创新平台，实现粤港澳大湾区医药产业深度融合和药品医疗器械生产制造产业升级，建成全国医药产业创新发展示范区和宜居宜业宜游的国际一流湾区。

二、重点任务

（一）在粤港澳大湾区内地 9 市开业的指定医疗机构使用临床急需、已在港澳上市的药品，由国家药监局批准改为由国务院授权广东省人民政府批准。

一是实施范围。关于指定医疗机构范围。港澳医疗卫生服务提供主体在粤港澳大湾区内地 9 市以独资、合资或者合作等方式设置，且经广东省卫生健康委审核确定的医疗机构。坚持分步实施，先期以香港大学深圳医院为试点，在取得阶段性进展后逐步扩展至其他符合要求的指定医疗机构。相关核定条件和程序由广东省卫生健康委负责制定。关于进口药品目录范围。由广东省卫生健康委、药监局会同港澳卫生部门根据临床需求和药品上市情况确定进口药品目录，并实行动态调整。

二是实施程序。关于进口审批。指定医疗机构提出临床用药需求申请，广东省卫生健康委根据申请出具审核意见，评估内容包括拟进口药品是否属于临床急需。指定医疗机构根据审核意见向广东省药监局提出进口申请，符合要求的，由广东省药监局核发批件。关于通关管理。指定医疗机构凭批件向粤港澳大湾区内地口岸药监局申请办理《进口药品通关单》，海关按规定办理通关手续。指定医疗机构按规定委托药品经营企业采购、进口和配送药品。

（二）在粤港澳大湾区内地 9 市暂停实施《医疗器械监督管理条例》第十一条第二款，区域内开业的指定医疗机构使用临床急需、港澳公立医院已采购使用、具有临床应用先进性的医疗器械，由广东省政府批准。

一是暂停法规条款实施。暂时调整《医疗器械监督管理条例》第十一条第二款"向我国境内出口第二类、第三类医疗器械的境外生产企业，应当由其在我国境内设立的代表机构或者指定我国境内的企业法人作为代理人，向国务院食品药品监督管理部门提交注册申请资料和注册申请人所在国（地区）主管部门准许该医疗器械上市销售的证明文件"在粤港澳大湾区内地 9 市实施。

二是实施范围。关于指定医疗机构范围。港澳医疗卫生服务提供主体在粤港澳大湾区内地 9 市以独资、合资或者合作等方式设置，且经广东省卫生健康委审核确定的医疗机构。坚持分步实施，先期以香港大学深圳医院为试点，在取得可复制、可推广的经验后逐步扩展至其他符合要求的指定医疗机构。相关核定条件和程序由广东省卫生健康委负责制定。关于进口医疗器械目录范围。港澳公立医院已采购使用、属于临床急需、具有临床应用先进性的医疗器械，由广东省卫生健康委、药监局会同港澳卫生部门根据临床需求确定进口医疗器械目录，并实施动态调整。

三是实施程序。关于进口审批。指定医疗机构提出用械申请，广东省卫生健康委对临床需求进行评估并出具审核意见，评估内容包括拟进口医疗器械是否属于临床急需且无其他治疗手段、国内目前已上市产品能否达到同等治疗效果、医疗机构的器械使用能力等。广东省药监局对临床应用先进性进行评估，对国内无同品种获批注册上市的医疗器械予以支持并出具进口批复意见。广东省商务厅按相关规定对属于大型医用设备的医疗器械出具进口审核意见。关于通关管理。指定医疗机构凭广东省药监局的批复意见（属于大型医用设备的医疗器械还应提供广东省商务厅出具的进口审核意见）申请医疗器械进口报关，广东海关按规定核验放行。指定医疗机构按规定委托医疗器械经营企业采购、进口和配送医疗器械。

（三）加快国家药监局药品和医疗器械审评检查大湾区分中心建设。大湾区分中心作为国家药监局药品和医疗器械审评中心的派出机构，主要承担协助国家药监局药品和医疗器械审评机构开展审评事前事中沟通指导及相关检查等工作，建立审评审批的便捷机制。

（四）支持在横琴粤澳合作中医药科技产业园发展中医药产业。一是简化外用中成药注册审批流程。国家药监局委托广东省药监局对在港澳已上市传统外用中成药进行审批，具体目录由广东省药监局商港澳药品监管部门制定并报国家药监局备案。二是推进中医药产品创新研发。支持在横琴粤澳合作中医药科技产业园设立中医药产品创新孵化中心，鼓励中医医疗机构在产业园发展医疗机构制剂，鼓励在产业园研发中医医疗器械。三是加强中医药政策和技术研究。由广东省药监局、国家药监局南方医药经济研究所与横琴粤澳合作中医药科技产业园共同开展中医药标准和国际交流策略等政策和技术研究，搭建中医药政策和技术研究、交流、传播平台，为加快完善中医药政策体系建设、促进中医药事业发展献言建策，推动中医药标准化、现代化、国际化。

（五）在粤港澳大湾区开展药品上市许可持有人、医疗器械注册人制度改革。药品上市许可持有人、医疗器械注册人为港澳企业的，由其指定粤港澳大湾区内地企业法人履行药品上市许可持有人、医疗器械注册人义务的，与相关港澳企业承担连带责任。支持港澳药品上市许可持有人、医疗器械注册人将持有的药品医疗器械在粤港澳大湾区内地9市符合条件的企业生产。

（六）在中山市设立药品进口口岸。按程序申报在广东省中山市增设药品进口口岸，评估论证将广东省药品检验所中山实验室作为口岸药品检验所。

三、保障措施

（一）**建立协作机制**。国家市场监管总局、国家药监局会同国家发展改革委、商务部、国家卫生健康委、海关总署、国务院港澳办、国家中医药局等有关部门协调推动实施相关工作。广东省人民政府牵头建立广东省内及与港澳特别行政区政府之间的协作机制，具体负责落实工作。国家药监局指导广东省药监局同港澳药品监管等部门建立粤港澳三地药品监管协作机制，研究确定协作重要事项，定期通报监管情况，动态调整允许使用的药品医疗器械目录和范围。

（二）**健全配套制度**。广东省药监局会同有关方面梳理药品医疗器械创新监管配套制度清单，根据职能分别制定指定医疗机构、药品医疗器械在粤港澳大湾区的采购、进口、通关、贮存、配送、使用全过程监管配套制度和管理办法，明确指定医疗机构的认定条件，规范临床急需药品医疗器械的进口程序和使用条件，细化贮存、维护、管理要求，明确不良反应、不良事件监测、应急处置等内容。涉及内地对港澳单独开放措施，纳入内地与香港、澳门《关于建立更紧密经贸关系的安排》（CEPA）框架下实施。

（三）**落实监管责任**。广东省各相关职能部门按照拟定的配套制度严格审核审批，做到申请条件、申报材料、进口通关流程及使用管理等不变，审批标准不降低，严防临床急需进口药品医疗器械管理失控。加快建设临床急需进口药品医疗器械监管信息平台，建立涵盖采购、进口、通关、贮存、配送、使用全过程管理的追溯体系，实现药品医疗器械来源可溯、去向可追、风险可控、责任可究。加强日常监督检查，探索实施分级分类监管、"日常检查＋飞行检查"等措施。健全不良反应、事件监测体系，建立不良反应、事件监测信息通报机制，及时采取有效措施控制风险。

（四）**强化主体责任**。严格执行医疗机构准入条件，实施法定代表人承诺制。指定医疗机构加强药品医疗器械采购、进口、使用、贮存、维护保养、伦理审核、患者知情同意、不良事件报告、产品召回、损害赔偿等管理。药品医疗器械经营企业加强采购、进口、贮存和配送管理。医疗机构申请临床急需进口药品医疗器械的，必须由法定代表人签署承诺书，承诺申报资料真实，确保药品医疗器械在本医疗机构使用，对所进口药品医疗器械的使用风险负全部责任。

（五）**完善救济体系**。指定医疗机构与患者签订知情同意书，明确纠纷解决途径，借鉴港澳处理医疗事故的工作模式，参照国际通行的保险赔付机制，保障患者在使用进口药品医疗器械后出现医疗事故情况下的合法权益。药品监管部门负责制定应急预案，指定医疗机构负责制定应急方案，加大舆情监测力度，快速有效做好事故核查、处置等工作。

国家食品药品监督管理总局关于药品注册
审评审批若干政策的公告

（2015 年第 230 号）

根据《中华人民共和国药品管理法》、《国务院关于改革药品医疗器械审评审批制度的意见》（国发〔2015〕44 号）等有关规定，为解决药品注册申请积压问题，提高药品审评审批质量和效率，经国务院同意，实行如下药品注册审评审批政策。现予以公告：

一、提高仿制药审批标准

仿制药按与原研药质量和疗效一致的原则受理和审评审批。其中，对已在中国境外上市但尚未在境内上市药品的仿制药注册申请，应与原研药进行生物等效性研究并按国际通行技术要求开展临床试验，所使用的原研药由企业自行采购，向国家食品药品监督管理总局申请一次性进口；未能与原研药进行对比研究的，应按照创新药的技术要求开展研究。

已经受理的仿制药注册申请，实行分类处理：

（一）中国境内已有批准上市原研药，申请注册的仿制药没有达到与原研药质量和疗效一致的，不予批准。

（二）中国境外已上市但境内没有批准上市原研药，申请仿制药注册的企业可以选择按原规定进行审评审批，但在药品批准上市 3 年内需按照国发〔2015〕44 号文件规定进行质量和疗效一致性评价，未通过一致性评价的注销药品批准文号；企业也可以选择撤回已申报的注册申请，改按与原研药质量和疗效一致的标准完善后重新申报。对上述重新申报的注册申请实行优先审评审批，批准上市后免于进行质量和疗效一致性评价。

对申报上市的仿制药注册申请，首先审查药学研究的一致性，药学研究未达到要求的，不再对其他研究资料进行审查，直接作出不予批准决定。

二、规范改良型新药的审评审批

对改变原研药剂型、酸根、碱基和给药途径等的药品注册申请，申请人需证明其技术创新性且临床价值与原品种比较具有明显优势；无法证明具备上述优势的，不予批准。改变剂型和规格的儿童用药注册申请除外。

三、优化临床试验申请的审评审批

对新药的临床试验申请，实行一次性批准，不再采取分期申报、分期审评审批的方式；审评时重点审查临床试验方案的科学性和对安全性风险的控制，保障受试者的安全。加强临床试验申请前及过程中审评人员与申请人的沟通交流，及时解决注册申请和临床试验过程中的问题。申请人需按要求及时补报最新研究资料。在Ⅰ期、Ⅱ期临床试验完成后，申请人应及时提交试验结果及下一期临床试验方案。未发现安全性问题的，可在与药审中心沟通后转入下一期临床试验。申请人应如实报告临床试验中发生的严重不良事件，按时提交研究年度报告；对不能控制临床试验安全性风险的，应立即停止临床试验。药审中心与申请人当面沟通，应当场形成会议纪要列明议定事项。

自 2015 年 12 月 1 日起，仿制药生物等效性试验由审批制改为备案制。申请人应按照国家食品药品监督管理总局发布的相关指导原则和国际通行技术要求与原研药进行全面的质量对比研究，保证与原研药质量的一致性；生物等效性试验用样品的处方、工艺、生产线应与商业化生产保持一致。申请人开展生物等效性试验前，应按国家食品药品监督管理总局制定的管理规定与技术要求于试验前30天向国家食品药品监督管理总局提交备案资料。试验过程中，国家食品药品监督管理总局发现不符合相关规定的，可随时要求申请人暂停试验。

四、实行同品种集中审评

对本公告公布之日前已经受理的相同品种，按照统一的审评标准和尺度组织力量进行集中审评。对不符合规定的，及时作出不予批准的决定；符合规定的，按申报顺序依次作出审批决定并制发批准证明文件。

五、允许申请人主动撤回不符合条件的药品注册申请

对已经受理的存在研究资料缺项、数据不全、试验未完成、未与原研药进行全面比对研究、未对杂质和毒性物质进行全面评价、处方工艺试验不完整等重大缺陷的药品注册申请，允许申请人主动撤回，完善后重新申报。技术审评过程中发现上述问题之一的，直接作出不予批准的决定。对申报资料不完整但具备审评条件的药品注册申请，由国家食品药品监督管理总局药品审评中心一次性告知申请人补充资料；补充资料提交后，原则上不再要求申请人补充资料，只作出批准或不予批准的决定。

六、严格审查药品的安全性和有效性

发现有下列情形的，国家食品药品监督管理总局及时公布相关品种名单：（1）活性成分不明确、结构不清楚或疗效可能不确切的；（2）安全性可能存在风险的。

自名单公布之日起，对列入上述名单的品种作以下处理：

（一）国家食品药品监督管理总局药品评价中心将其纳入安全风险重点监测范围。凡有证据证明该药品疗效不确切、不良反应大或者其他原因危害人体健康的，立即撤销药品批准文号。

（二）相关生产企业应及时开展相关产品再评价，并于3年内向国家食品药品监督管理总局提交再评价结果。逾期未提交再评价结果或未通过再评价的，撤销药品批准文号。

（三）仿制上述品种的注册申请，不予受理；已经受理的，不予批准。

对2008年集中审评遗留的未批准的药品注册申请，目前申请人仍未解决安全性、有效性和质量可控性问题的，以及难以确认研制资料真实性的，一律作出不予批准的决定。

七、加快临床急需等药品的审批

符合下列条件之一的，实行单独排队，加快审评审批。

（一）防治艾滋病、恶性肿瘤、重大传染病和罕见病等疾病的创新药注册申请；

（二）儿童用药注册申请；

（三）老年人特有和多发疾病用药注册申请；

（四）列入国家科技重大专项和国家重点研发计划的药品注册申请；

（五）使用先进技术、创新治疗手段、具有明显治疗优势的临床急需用药注册申请；

（六）转移到中国境内生产的创新药注册申请；

（七）申请人在欧盟、美国同步申请并获准开展药物临床试验的新药临床试验申请，或在中国境内用同一生产线生产并在欧盟、美国同步申请上市且已通过其药品审批机构现场检查的药品注册申请；

（八）临床急需且专利到期前3年的药品临床试验申请和专利到期前1年的药品生产申请。

自2015年12月1日起，申请人可向国家食品药品监督管理总局药品审评中心提出加快审评的申请。

国家食品药品监督管理总局会同有关部门制定和发布药品注册申请优先审评审批的有关政策，

鼓励市场短缺和创新药品的研发和生产。国家卫生计生委、工业和信息化部根据药品采购情况和生产供应情况建立短缺药品定期沟通机制，提出加快审批的建议，国家食品药品监督管理总局会同有关部门确定纳入加快审批的范围。

八、严惩临床试验数据造假行为

对已经受理的完成临床试验申报生产或进口的药品注册申请，申请人已按要求完成自查并报告结果的，国家食品药品监督管理总局将根据审评进度，逐一进行临床试验数据核查；发现存在弄虚作假问题的即立案调查，相应注册申请不予批准。

对参与临床试验数据弄虚作假的申请人、临床试验机构、合同研究组织及其直接责任人，依据《中华人民共和国药品管理法》第七十八条以及国家食品药品监督管理总局关于临床试验数据自查核查的有关规定查处，并将其列入黑名单，向社会公布相关组织机构代码、人员身份证号码等信息。涉嫌犯罪的，移交公安机关调查处理。

对临床试验数据弄虚作假的申请人，依据《中华人民共和国药品管理法实施条例》第七十条和《药品注册管理办法》第一百六十七条的规定，自发现之日起，3 年内不受理其申报该品种的药品注册申请，1 年内不受理其所有药品注册申请，已经受理的不予批准。食品药品监管部门将组织对该申请人此前获得的药品批准证明文件进行追溯检查，发现弄虚作假行为的，依据《中华人民共和国药品管理法》第八十二条的规定，撤销相关药品批准证明文件，5 年内不受理其所有药品注册申请。

对参与临床试验数据弄虚作假的临床试验机构，责令限期整改，整改完成前不接受其参与研究的申报资料，经整改仍不符合要求的，取消其相关试验资格。对弄虚作假主要研究者参与研究并已受理的所有注册申请不予批准。对同一专业出现两个及以上临床试验数据弄虚作假行为的，其专业内已受理的所有注册申请不予批准；对临床试验机构出现三个及以上临床试验数据弄虚作假行为的，涉及该机构已受理的所有注册申请不予批准。对参与临床试验数据弄虚作假的主要研究者，食品药品监管部门将有关信息通报卫生行政部门，由卫生行政部门依照《中华人民共和国执业医师法》等有关规定，追究临床试验机构直接责任人的责任。

申请人在国家食品药品监督管理总局核查前主动申请撤回的，国家食品药品监督管理总局公布撤回的申请人和品种名单，不予核查及立案调查。

九、引导申请人理性申报

发布《限制类药品审批目录》，对已有多个药品批准文号且有多家企业生产，生产供应能力已远超临床使用需求的药品注册申请予以限制；限制类目录将定期更新。及时向社会公开药品注册受理及审评信息，引导企业有序研发和理性申报。

十、规范药品注册复审工作

国家食品药品监督管理总局药品审评中心应将技术审评不予通过的审评意见告知申请人；申请人持有异议的，可提出复审申请，由药品审评中心组织相关领域的临床专家、药理学家、毒理学家、统计学家、法律专家、患者代表等，听取审评专家和申请人的意见，公开论证，按少数服从多数的原则形成最终复审意见。

本公告自发布之日起实施。此前发布的《药品注册管理办法》（原国家食品药品监管管理局令第28 号）等相关规定，与本公告不一致的，以本公告为准。

特此公告。

食品药品监管总局
2015 年 11 月 11 日

国家食品药品监督管理局关于深化药品审评审批改革进一步鼓励药物创新的意见

（国食药监注〔2013〕37号）

各省、自治区、直辖市食品药品监督管理局（药品监督管理局）：

为推进药品审评审批改革，加强药品注册管理，提高审评审批效率，鼓励创新药物和具有临床价值仿制药，满足国内临床用药需要，确保公众用药更加安全有效。现提出如下意见：

一、进一步加快创新药物审评

（一）鼓励以临床价值为导向的药物创新。创新药物研发和审评应以临床价值为导向，既关注物质基础的新颖性和原创性，更应重视临床价值的评判。对重大疾病、罕见病、老年人和儿童疾病具有更好治疗作用、具有自主知识产权和列入国家科技计划重大专项的创新药物注册申请等，给予加快审评。

（二）调整创新药物临床试验申请的审评策略。对创新药物的首次临床试验申请，应首先对申请内容、所申请适应症的现有治疗手段进行概括性评价，重点关注药物的临床价值和临床试验方案，以确定后续安全性评价和药学评价的技术要求；安全性评价应围绕临床试验方案和药物的整体研发计划开展，强化风险管理；调整药学审评方式，基于创新药物研发各个阶段的特点，遵循国际通用技术要求，建立创新药物临床前药学评价模板和研发期间的年度报告制度，实现药学更新或变更的资料滚动提交。由此推动创新药物在保证受试者权益和安全的前提下取得临床验证结果。

（三）优化创新药物审评流程。遵循创新药物研发规律，允许申请人根据其研发进展阶段性增补申报资料。探索进一步发挥社会技术和智力资源的作用，参与创新药物非临床安全性评价工作。配置优质审评资源，加快创新药物非临床研究安全风险评价。对实行加快审评的创新药物注册申请，采取早期介入、分阶段指导等措施，加强指导和沟通交流；试行审评工作联系人制度，全程跟踪、重点指导，及时跟踪审评进展，加强督导检查，鼓励和支持高水平、有临床价值的创新药物研发。

二、实行部分仿制药优先审评

（四）确立仿制药优先审评领域。针对仿制药注册申请，属于临床供应不足、市场竞争不充分、影响公众用药可及性和可负担性的药品，儿童用药、罕见病用药等特殊人群用药，以及其他经上市价值评估确认为临床急需的药品，实行优先审评。

（五）加快优先审评仿制药的审评。对优先审评的仿制药，探索实行生物等效性试验方案备案；生物等效性试验方案通过备案后，临床试验机构即可以开展试验。优化仿制药优先审评流程，通过单独排序、调整生产现场检查、检验程序等措施，提高优先审评仿制药的审评效率。

（六）进一步明确仿制药的技术审评重点。仿制药审评应严格要求仿制药与被仿制药的一致性。药学审评重点为参比制剂的选择、处方工艺的合理性以及产品的稳定性、均一性和安全性控制；临床疗效重点考察生物等效性试验。

（七）探索建立上市价值评估制度。会同有关部门并组织社会专业性团体、医药学专家，结合医药行业发展规划和产业政策，以药品临床需求为导向，探索开展仿制药上市价值评估。

三、加强药物临床试验质量管理

（八）提高临床试验伦理审查水平。伦理委员会应具备合理的组织结构和专职人员，建立规范的伦理审查规程和制度。加大伦理审查培训力度，不断提高伦理审查水平，确保药物临床试验伦理审查的独立性，确保伦理委员会能够履行保护受试者权益和安全的职责。

（九）落实参与临床试验各方的质量安全责任。进一步明确临床试验相关方，包括申请人、临床试验机构、伦理委员会等的责任和义务。申请人应提供真实有效的申报资料；临床试验机构应严格按要求开展临床试验；伦理委员会应加强过程监控，对不符合要求的，暂停临床试验。

（十）深化药物临床试验信息公开。建立药物临床试验信息管理系统，推进临床试验网上备案工作。公开药物临床试验相关信息，引入社会监督机制。加强药物临床试验的宣传教育，提高公众对药物临床试验的认知度。

（十一）加大药物临床试验监督和处罚力度。加强药物临床试验的日常监督检查，依法严厉查处临床药物试验造假行为。发现有临床数据或资料造假的，不予审评，并取消临床试验机构或相关试验专业的药物临床试验资格。

四、鼓励研制儿童用药

（十二）鼓励研发儿童专用剂型和规格。鼓励企业积极研发儿童专用剂型和规格，对立题依据充分且具有临床试验数据支持的注册申请，给予加快审评。会同有关部门研究在招标、定价、医保等方面鼓励儿童用药研发的综合措施。

（十三）加强儿童用药管理。健全儿童用药管理的相关制度，完善儿童临床用药规范，鼓励企业积极完善说明书中儿童用药信息。加强儿童用药不良反应监测和再评价。加大对儿童用药安全宣传，积极向医师和患儿家长普及儿童用药知识。

五、制定配套措施，注重协调配合

（十四）完善《药品注册管理办法》。广泛听取各方面的修改意见，使《药品注册管理办法》更加具有导向性，更加符合药品研发规律，更加符合国际通行规则，更加适应我国医药创新发展的需要。

（十五）强化药物研究技术指导原则体系建设。继续完善药品研发的技术指导原则体系，重点加强创新药物和仿制药研发相关技术指导原则的制定，提高研发和审评的科学性和规范性，促进药物研发水平的整体提高。

（十六）优化药品审评审批资源配置。加强药物审评审批工作协调，统筹审评、检查、检验和标准管理，保证药品审评审批工作运行顺畅、有序。进一步理顺工作机制，切实发挥省级药品监管部门技术力量的作用。

（十七）鼓励国内企业开展境外注册。支持国内制药企业参与国际竞争，按照国际标准研发产品，开展产品相关的国际认证。对于国内企业在境内外同步开展研发和注册的，接受其提交的境外试验资料。鼓励支持中药境外注册申请。

（十八）提高药品审评审批的透明度。建立网络电子沟通平台，提高注册申请人与技术审评部门的沟通效率。建立预约式交流机制，确保新药研发机构与技术审评部门及时沟通，沟通成果书面记录，并用于指导后续研究和审评工作。加大审批环节的信息公开和沟通力度。

（十九）注重政策协同，形成监管合力。会同相关部门，研究制定在药品定价、招标采购、医保报销等方面鼓励新药创制的政策措施，建立协调联动的工作机制，引导医药产业健康发展。

国家食品药品监督管理局

2013 年 2 月 22 日

第三章

中药监管部门规章及相关文件

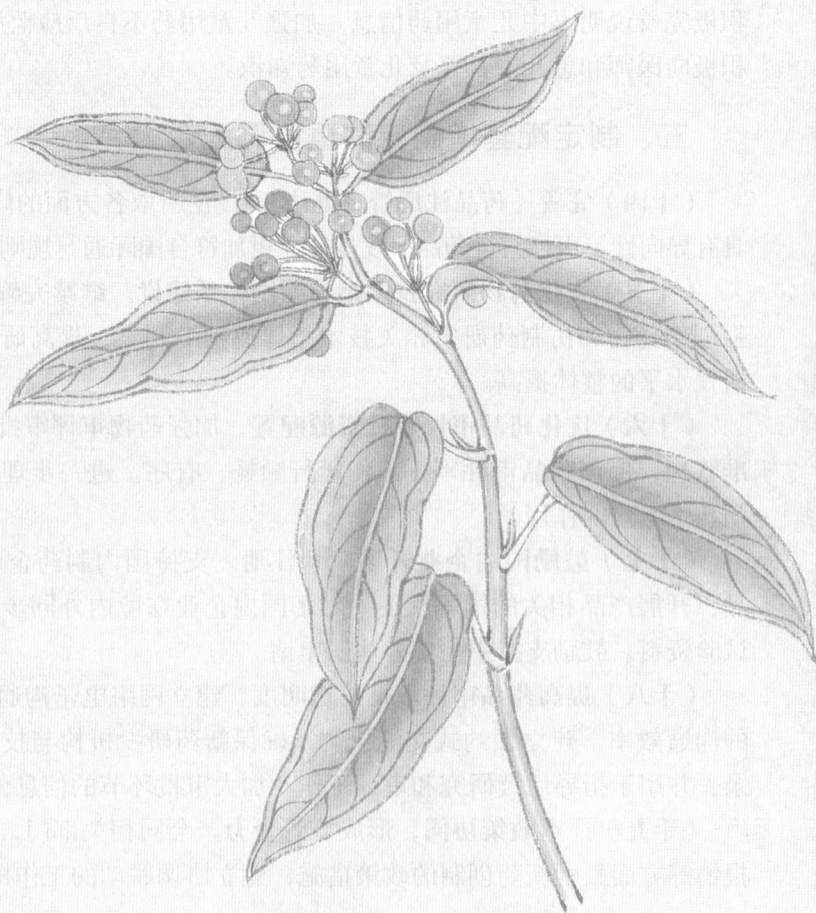

第一节
中药监管部门规章及相关文件概述

中医药是中华文明的瑰宝，在保护和促进人民群众健康方面发挥了重要作用。党中央、国务院高度重视中医药事业发展。党的十八大以来，以习近平同志为核心的党中央把中医药工作摆在突出位置，中医药事业成就卓著。新冠疫情发生后，中医药全面参与疫情防控救治，作出了重要贡献。党的二十大报告再次强调"促进中医药传承创新发展"。目前，中医药事业进入了新的历史发展时期，发展中医药已上升为国家战略，中药事业呈现新的发展格局。

一、中药监管发展规划

党的十八大以来，习近平总书记关于中药的系列重要指示批示精神以及党中央、国务院发布的一系列关于中药的政策文件和规划为中药传承创新发展指明了方向，提供了遵循。2016 年颁布《中华人民共和国中医药法》，出台《中医药发展战略规划纲要（2016—2030 年）》。2019 年 10 月，中共中央、国务院印发《关于促进中医药传承创新发展的意见》并召开全国中医药大会，对新时代中医药发展作出战略性部署，提出传承创新发展中医药、大力推动中药质量提升和产业高质量发展、加强中药材质量控制、促进中药饮片和中成药质量提升、改革完善中药注册管理、加强中药质量安全监管等。2020 年 10 月，《中共中央关于制定国民经济和社会发展第十四个五年规划和二〇三五年远景目标的建议》提出，要全面推进"健康中国"建设，坚持中西医并重，大力发展中医药事业。2021 年 1 月，国务院办公厅出台《关于加快中医药特色发展的若干政策措施》提出，要遵循中医药发展规律，认真总结中医药防治新冠肺炎经验做法，破解存在的问题，优化中药审评审批管理，完善中药分类注册管理，更好发挥中医药特色和比较优势，推动中医药和西医药相互补充、协调发展，提高中药产业发展活力。2021 年 5 月，国务院办公厅发布《关于全面加强药品监管能力建设的实施意见》，提出要坚持人民至上、生命至上，落实"四个最严"要求，强基础、补短板、破瓶颈、促提升，对标国际通行规则，深化审评审批制度改革，持续推进监管创新，加强监管队伍建设，按照高质量发展要求，加快建立健全科学、高效、权威的药品监管体系，坚决守住药品安全底线，进一步提升药品监管工作科学化、法治化、国际化、现代化水平，推动我国从制药大国向制药强国跨越，更好满足人民群众对药品安全的需求。2021 年 10 月 20 日，国家药监局、国家发展改革委、科技部、工业和信息化部、国家卫生健康委、国家市场监管总局、国家医保局、国家中医药管理局等 8 部门联合印发《"十四五"国家药品安全及促进高质量发展规划》（本节以下简称《规划》），明确了我国"十四五"期间药品安全及促进高质量发展的指导思想，提出五个"坚持"总体原则和主要发展目标，并制定出 10 个方面主要任务，以保障"十四五"期间药品安全，促进药品高质量发展，推进药品监管体系和监管能力现代化，保护和促进公众健康。2022 年 3 月，国务院办公厅印发《"十四五"中医药发展规划》，明确了"十四五"期间中医药发展的指导思想、基本原则、发展目标、主要任务和重点措施。2022 年 10 月，在党的二十大报告中，再次明确提出"促进中医药传承创新发展"。

規章文件

2023 年 2 月，国务院办公厅发布《关于印发中医药振兴发展重大工程实施方案的通知》，加大了"十四五"期间对中医药发展的支持和促进力度。

二、中药注册分类管理

中药注册管理基于科学的认知以及不同的监管目标，根据创新程度、研发难度、产品特点等对中药进行分类，用以控制风险、鼓励创新、保障可及。申请人可根据自己的科研基础、研发实力、企业规模、临床定位和特点选择适宜的研发类别和研制策略。我国中药注册管理历经 1985 年、1999 年《新药审批办法》以及 2002 年、2005 年、2007 年、2020 年《药品注册管理办法》试行或正式施行，中药注册分类经历了多次调整。

2017 年 10 月，中共中央办公厅、国务院办公厅印发《关于深化审评审批制度改革鼓励药品医疗器械创新的意见》，明确提出"要建立完善符合中药特点的注册管理制度和技术评价体系，中药创新药要突出疗效新的特点，改良型新药要体现临床应用优势；经典名方类中药要简化审批"。2019 年 10 月出台的《中共中央 国务院关于促进中医药传承创新发展的意见》也要求，"要改革完善中药注册管理，及时完善中药注册分类"。2016 年颁布《中华人民共和国中医药法》和 2019 年修订《中华人民共和国药品管理法》进一步作了强调。《药品注册管理办法》（2020 年）充分总结药品注册分类改革的经验，中药按照创新药、改良型新药、古代经典名方中药复方制剂、同名同方药等进行分类。为贯彻落实《药品管理法》《中医药法》，配合《药品注册管理办法》（国家市场监督管理总局令第 27 号）实施，2020 年 9 月 27 日，国家药监局印发《关于发布 < 中药注册分类及申报资料要求 > 的通告》（2020 年第 68 号）。

（一）修订背景

党中央、国务院高度重视中医药工作。2019 年 10 月印发的《中共中央 国务院关于促进中医药传承创新发展的意见》，对中医药发展作出战略性部署。2020 年 6 月，习近平总书记在专家学者座谈会上指出，改革完善中药审评审批机制，促进中药新药研发和产业发展，为新时代中药传承创新发展指明了方向、提供了遵循。

为深入贯彻落实党中央、国务院决策部署，解决近几年中药创新研发动力明显不足等关键问题，国家药监局着力构建、完善符合中药特点的审评审批机制，依据《药品管理法》《中医药法》以及《药品注册管理办法》，组织制定了《中药注册分类及申报资料要求》。

（二）修订理念

此次中药注册分类的修订是在深刻总结中药审评审批实践经验，充分吸纳药品审评审批制度改革成果的基础上，结合中药特点和研发实际情况而进行的。主要遵循以下理念：一是尊重中药研发规律，突出中药特色。充分考虑中药注册药品的产品特性、创新程度和审评管理需要，不再仅以物质基础作为划分注册类别的依据，而是遵循中医药发展规律，突出中药特色，对中药注册分类进行优化。二是坚持以临床价值为导向，鼓励中药创新研制。中药创新药注重满足尚未满足的临床需求，中药改良型新药需体现临床应用优势和特点。不再仅强调原注册分类管理中"有效成分"和"有效部位"的含量要求。三是加强古典医籍精华的梳理和挖掘，促进中药传承发展。新增"古代经典名方中药复方制剂"注册分类，发挥中医药原创优势，促进古代经典名方向中药新药的转化。丰富古代经典名方中药复方制剂范围，明确按古代经典名方目录管理的中药复方制剂和其他来源于古代经典名方的中药复方制剂的注册申报路径。四是完善全生命周期管理，鼓励中药二次开发。拓宽改良型新药范畴，鼓励药品上市许可持有人对已上市中药开展研究，推动已上市中药的改良与质量提升，促进中药产业高质量发展。

（三）有关内容

2020 年《药品注册管理办法》及《中药注册分类及申报资料要求》、2023 年《中药注册管理专门规定》，中药注册分为 4 类（前 3 类为新药）。第 1 类为中药创新药，系指处方未在国家药品标准、药品注册标准及国家中医药主管部门发布的《古代经典名方目录》中收载，具有临床价值，且未在境外上市的中药新处方制剂。包括第 1.1 类"由多味饮片或提取物组成的复方制剂"、第 1.2 类"从单一植物、动物、矿物等物质中提取得到的提取物及其制剂"及第 1.3 类"新药材及其制剂"。第 2 类为中药改良型新药，指改变已上市中药的给药途径、剂型，且具有临床应用优势和特点，或增加功能主治等的制剂。包括第 2.1 类"改变已上市中药给药途径的制剂"、第 2.2 类"改变已上市中药剂型的制剂"、第 2.3 类"中药增加功能主治"和第 2.4 类"已上市中药生产工艺或辅料等改变引起药用物质基础或药物吸收、利用明显改变的"等 4 种情形。第 3 类为古代经典名方中药复方制剂，是指来源于符合《中华人民共和国中医药法》规定，至今仍广泛应用、疗效确切、具有明显特色与优势的古代中医典籍所记载方剂的中药复方制剂。包括第 3.1 类"按古代经典名方目录管理的中药复方制剂"和第 3.2 类"其他来源于古代经典名方的中药复方制剂"。第 4 类为同方同名药，指通用名称、处方、剂型、功能主治、用法及日用饮片量与已上市中药相同，且在安全性、有效性、质量可控性方面不低于该已上市中药的制剂。

（四）古代经典名方中药复方制剂的审评程序及相关规定

古代经典名方中药复方制剂的审评程序与其他注册分类的中药有所不同，其有效性主要采用以专家审评意见为主的审评模式。根据《中医药法》，古代经典名方是指至今仍广泛应用、疗效确切、具有明显特色与优势的古代中医典籍所记载的方剂。对来源于古代经典名方的复方制剂需要依托具有丰富临床经验的中医专家以中医视角进行审评，因此有必要成立以国医大师、院士、全国名中医为主的古代经典名方中药复方制剂专家委员会对此类药物进行技术审评并出具技术审评意见，从而开辟了具有中医药特色的注册审评路径，这也是基于中医药自身发展规律建立"三结合"证据体系中药注册审评模式的探索实践。

此类制剂的功能主治采用中医术语表述，体现了对中医临床使用古代经典名方实践的尊重，凸显中医药学术传承与中医临床用药特点。古代经典名方中药复方制剂的药品批准文号具有专门格式：国药准字 C+ 四位年号 + 四位顺序号。C 为"中国"与"经典"两个英文单词的首字母。设置专门格式有利于对此类产品实施更有针对性的全生命周期管理。

（五）"中药增加功能主治"申报路径的改变

在中药改良型新药的细化分类中，将"中药增加功能主治"的申报路径由原来按照补充申请申报修改为按照改良型新药申报。这一调整，旨在鼓励二次开发，促进开展"老药新用"研究。需要说明的是，增加功能主治不应被理解成仅是功能主治文字的规范性增加，而应当是基于临床需要的新适应症的开发。

（六）已上市中药生产工艺等变更需按中药改良型新药申报的情形

新的中药注册分类对已上市中药生产工艺等变更引起药用物质基础或药物吸收、利用明显改变的申报路径由原来的补充申请申报修改为按照改良型新药申报。调整后，廓清了中药上市后变更的边界，即变更引起药用物质或药物的吸收、利用明显改变的，不再属于上市后变更范畴，而要按改良型新药进行研究申报。这一调整，旨在鼓励药品上市许可持有人对已上市中药深入开展研究，优化生产工艺等，进一步提高已上市中药的质量及产品临床价值。

（七）同名同方药与原注册分类中仿制药的区别

同名同方药不能简单理解为原有类别中原仿制药的概念。中药同名同方药能否符合上市要求，关键是看其与所申请药物同名同方的已上市中药（以下简称同名同方已上市中药）的比较研究结果如何，而不是比较两者质量标准之间的一致性。申请注册的同名同方药在通用名称、处方、剂型、功能主治、用法及日用饮片量与同名同方已上市中药相同的前提下，其安全性、有效性、质量可控性应当不低于同名同方已上市中药。同名同方已上市中药应当具有充分的安全性、有效性证据。

（八）中药申报资料要求的特点

为提高中药注册申报和审评效率，并为将来中药注册电子化申报奠定基础，将中药研发所需的各项研究资料模块化，同时突出中药研发逻辑和特点，在具体内容或名称上充分体现中药特点，以期更好地引导申请人开展中药研发工作。

三、中药快速审评审批机制

在 2003-2005 年期间，因为 SARS、禽流感等疫情的发生，国家食品药品监督管理局为了促进预防或（和）治疗 SARS 的药物研发和应用，在 2005 年 11 月出台了《国家食品药品监督管理局药品特别审批程序》，明确在发生突发公共卫生事件的威胁时以及突发公共卫生事件发生后，为使突发公共卫生事件应急所需防治药品尽快获得批准，对突发公共卫生事件应急处理所需药品进行特别审批。2005 年 2 月，修订后的《药品注册管理办法》颁发，提出国家鼓励研究创制新药，对创制的新药、治疗疑难危重疾病的新药和突发事件应急所需的药品实行快速审批，进一步鼓励药物研发创新，规定了创新药的审评审批时限。2009 年，颁布《新药注册特殊审批管理规定》，对创新药特殊审批做了规定，规定了创新药审评审批时限。2015 年，国务院印发《关于改革药品医疗器械审评审批制度的意见》，提出解决注册申请积压，鼓励创新，提高审评审批质量。2017 年，中共中央办公厅、国务院办公厅印发《关于深化审评审批制度改革鼓励药品医疗器械创新的意见》，明确要加快上市审评审批、鼓励创新。2017 年 12 月，国家食品药品监督管理总局发布《关于鼓励药品创新实行优先审评审批的意见》。2018 年 5 月，国家药品监督管理局、国家卫生健康委员会发布《关于优化药品注册审评审批有关事宜的公告》。2020 年 7 月 1 日，新修订《药品注册管理办法》正式实施。按照国务院简政放权和"放管服"要求，创新药品注册管理方式，进一步优化审评审批程序，明确了包括突破性治疗药物程序、附条件批准程序、优先审评审批程序和特别审批程序的药品加快上市注册程序，药品注册申请人可以结合申报产品的实际情况，通过一种或多种机制来加快其上市申报的过程。

新冠疫情发生后，国家药品监督管理局采取早期介入、研审联动、滚动提交等措施，完成"三药三方"应急审评审批工作。2023 年 2 月，国家药品监督管理局发布《中药注册管理专门规定》，明确在突发公共卫生事件时，国务院卫生健康或者中医药主管部门认定急需的中药，可应用人用经验证据直接按照特别审批程序申请开展临床试验或者上市许可或者增加功能主治，充分发挥我国中医药在应对突发公共卫生事件中的积极作用。《中药注册管理专门规定》还专门建立适合中药研制情形的简化审批、优先审批、附条件审批、特别审批等相应规定。

四、中药标准管理

中药的质量与临床疗效、用药安全密切相关。中药标准是评定中药质量的重要依据。国务院药品监督管理部门会同卫生行政主管部门组织药典委员会，负责制定和修订国家药品标准。

（一）中药标准发展历史悠久

中药标准是从本草学、药物学以及处方集的编著演化而来的，历史源远流长。中国现存最早的药学专著《神农本草经》，全书共三卷，收载药物包括动物、植物、矿物三类，共 365 种，分上、中、下三品，每药项下载有性味、功能与主治，另有序例简要地记述了用药的基本理论，如有毒无毒、四气五味、配伍法度、服药方法及丸、散、膏、酒等剂型，已初步具备了药品标准的雏形。唐显庆四年（公元 659 年）颁行的《新修本草》是中国历史上第一部官修本草，此书由当时的政府修订和颁行，全书 54 卷，载药 844 种，堪称世界上最早的国家药典，比欧洲 1542 年颁行的《纽伦堡药典》早 883 年。明代李时珍编著的《本草纲目》，是我国本草史上最伟大的著作，它全面、系统地总结了我国 16 世纪以前的医药学成就，全书载药 1892 种，附方 11000 多个，不仅为我国医药学的发展作出了巨大贡献，也对世界医药学的发展产生了积极而深远的影响。

（二）中药标准管理日趋完善

根据《药品管理法》相关规定，中药标准分为国家标准、注册标准和省级标准。国家标准是指《中国药典》和国家药品监督管理部门颁布的药品标准；注册标准是指经国家核准的药品质量标准；省级标准主要是指各省、自治区、直辖市颁布的地方药材标准、饮片炮制规范、中药配方颗粒质量标准。现有国家中药标准 10055 个。其中药材标准 1295 个，提取物及原料药标准 90 个，中成药标准 8670 个。药材标准包括历版《中国药典》收载 907 个（2020 年版《中国药典》收载的药材标准 620 个），卫生部颁中药材标准 63 个，进口药材标准 44 个，新药转正药材标准 3 个，藏药材标准 120 个，蒙药材标准 52 个，维药材标准 106 个。中成药标准包括历版《中国药典》（不含 2020 年版《中国药典》）收载 1625 个，卫生部颁药品标准 3649 个（原收载 4145 个，扣除部分标准提高后进入药典），局颁标准 3396 个（含地方标准上升国家标准 1432 个，保健药品上升国家标准 1054 个）。2020 年版《中国药典》中药部分收载品种 2711 个，涵盖 616 种药材标准，811 种饮片标准，47 种植物油脂和提取物标准，1607 种成方制剂和单味制剂标准。

1.《中国药典》

目前，我国已初步形成了以《中国药典》为核心的中药标准体系。《中国药典》作为国家药品标准体系的核心，是我国为保证药品质量、确保人民用药安全有效、质量可控依法制定的药品法典，也是生产企业进行药品生产和检定，国家药品监管部门对药品进行审评、审批与监督检验的法定技术依据。

《中国药典》对于保障我国上市药品的质量、提升我国医药产品整体水平、推动医药产品的创新开发、促进医药产品国际贸易、让世界了解中国的传统中医药文化、促进我国医药产业健康发展发挥着至关重要的作用。1953 年，我国颁布了第一版《中国药典》，共收载药品 531 种。此后陆续颁布了 1963 年版、1977 年版、1985 年版、1990 年版、1995 年版、2000 年版、2005 年版、2010 年版、2015 年版、2020 年版，共 11 版。

2. 部颁、局颁标准

1987 年 –1995 年间，卫生部本着先整顿后提高的原则，经卫生部药典委员会组织药学专家审查，分期颁布了《中华人民共和国卫生部药品标准·中药成方制剂（第 1–10 册）》，共收载 2070 个品种，1996 年 –1998 年又先后出版了第 11–20 册。期间，根据卫生部《关于制定民族药部颁标准的通知》（卫药发〔1993〕第 64 号）对全国藏、蒙、维药材及其成方制剂制定部颁标准的统一部署，国家药典委员会组织传统应用藏药、蒙药、维药的省、自治区开展民族药部颁标准的研究制定工作，并分别召开审稿会议和定稿会议，经有关药典委员及民族医药专家的最后审定了《中华人民共和国卫生部药品标准（藏药）》《中华人民共和国卫生部药品标准（蒙药分册）》《中华人民共和国卫生部药品标准（维吾尔药分册）》。

此外，1992年2月25日，卫生部发布《卫生部关于颁布第一批中药材＜中华人民共和国卫生部药品标准＞的通知》（卫药发〔1992〕第9号），正式颁布第一批101个中药材质量标准——《中华人民共和国卫生部药品标准（中药材）》（第一册），1992年5月1日起实施。2004年5月8日，国家食品药品监督管理局印发《关于颁布儿茶等43种进口药材质量标准的通知》（国食药监注〔2004〕144号），颁布实施《进口药材标准》（收载43种）。

3. 省级标准

根据《药品管理法》规定，对于国家药品标准没有规定的，必须按照省、自治区、直辖市人民政府药品监督管理部门制定的炮制规范炮制。各省、自治区、直辖市人民政府药品监督管理部门制定的炮制规范应当报国务院药品监督管理部门备案。各省、自治区、直辖市饮片炮制规范的编制工作始于20世纪50年代。截至目前，全国（未包括港、澳、台地区）有30个省份颁布实施本辖区的中药饮片炮制规范。各省、自治区、直辖市中药饮片炮制规范的编排体例均包括前言、凡例、目录、正文、附录、索引等内容。一般来说，炮制规范的各论部分主要包括【品名】、【药材来源】、【炮制】、【性状】、【鉴别】、【检查】、【含量测定】、【性味与归经】、【功能与主治】、【用法与用量】、【注意】、【贮藏】等项内容。

根据卫生部1987年发布的《地区性民间习用药材管理办法（试行）》，各省、自治区、直辖市卫生厅（局）对本地区内确有历史习用的药材品种（不包括国家标准收载的药材品种），应制定地方药材标准。地方药材标准是指各省（自治区、直辖市）制定的本辖区内实施的药材标准，主要收载《中国药典》及部颁、局颁药材标准中未收载的地方习用药材，或虽有收载但植物基原、用药部位等有所不同的本省、自治区、直辖市习用药材。

五、中药品种保护制度

我国政府高度重视对中药品种的保护，为了提高中药品种的质量，保护中药生产企业的合法权益，促进中药事业的发展，实行中药品种保护制度。

中药品种保护制度的形成经历了一个比较长的发展阶段。

为解决中医药知识产权保护制度的缺失问题、整顿中药行业经济秩序、保护中成药品种，国务院于1992年10月14日发布了《中药品种保护条例》（国务院令第106号）（以下简称《条例》），自1993年1月1日起施行。《条例》列出了中药品种保护制度的基本架构，此后，中药品种保护制度的具体细节得以逐步完善。

1995年2月13日，国务院办公厅《关于国家中医药品种保护工作中同品种管理等问题的复函》（国办函〔1995〕15号）明确了同品种保护的相关政策问题。

1996年4月16日，国务院办公厅发布了《关于继续整顿和规范药品生产经营秩序加强药品管理工作的通知》（国办发〔1996〕14号），要求不得审批、仿制已申请中药品种保护并正处于受理审评期间的中药品种，明确了中药品种保护与药品注册制度之间的关系。

2009年2月3日，国家食品药品监督管理局发布实施《中药品种保护指导原则》（国食药监注〔2009〕57号），该原则进一步提高了中药品种保护的技术门槛、解决了原研企业的利益保护问题等。

（一）《中药品种保护条例》

1. 1991年国务院把中药品种的保护法规列入国家立法计划，由国务院法制局牵头，卫生部、国家中医药管理局参加起草的《中药品种保护条例》，1992年10月14日由国务院颁布，1993年1月1日起施行。2018年，根据《国务院关于修改部分行政法规的决定》（国务院令第703号）进行了修订。条例共分为五章，二十六条。

2.适用范围

适用于中国境内生产制造的中药品种，包括中成药、天然药物的提取物及其制剂和中药人工制成品。申请专利的中药品种，依照专利法的规定办理，不适用。

3.分级别保护

国家鼓励研制开发临床有效的中药品种，对质量稳定、疗效确切的中药品种实行分级保护制度。依照条例受保护的中药品种，必须是列入国家药品标准的品种。受保护的中药品种分为一、二级。

一级保护：对特定疾病有特殊疗效的；相当于国家一级保护野生药材物种的人工制成品；用于预防和治疗特殊疾病的。

二级保护：符合本条例第六条 规定的品种或者已经解除一级保护的品种；对特定疾病有显著疗效的；从天然药物中提取的有效物质及特殊制剂。

4.保护期限

中药一级保护品种分别为三十年、二十年、十年。中药二级保护品种为七年。

（二）相关配套文件

2009年2月3日，为加强中药品种保护管理工作，突出中医药特色，鼓励创新，促进提高，保护先进，保证中药品种保护工作的科学性、公正性和规范性，国家食品药品监督管理局发布了《关于印发中药品种保护指导原则的通知》（国食药监注〔2009〕57号）。2009年9月29日，国家中药品种保护审评委员制定发布《中药品种保护审理工作程序》，规范中药保护工作的内部审理工作程序。2010年2月11日，为贯彻落实《中药品种保护指导原则》，国家中药品种保护审评委员制定发布了《中药品种保护技术审评要点》，规范中药品种保护审评工作，提高技术审评工作质量。

（三）审评审批情况

《中药品种保护条例》（国务院令第106号）1993年1月1日实施以来，截至2023年5月，共受理中药品种保护申请7046个，核发《中药品种保护证书》4723张（其中一级保护证书14张，二级保护证书4709张），依法中止同品种生产批准文号效力1770个。共对6个传统中药品种给予一级保护，包括云南白药、六神丸、片仔癀等。对1812个中药品种给予二级保护，其中包括复方丹参滴丸、地奥心血康胶囊等中药新药。目前，仍在保护期内的品种有70个，包括云南白药（散剂）、片仔癀（锭剂）、云南白药胶囊等3个一级保护品种。

（四）工作流程

1.基本流程

受理、省级局现场核查及初审意见、内部技术审查、专家会议审评、上报药监局审批、制证。工作时限：120工作日。

2.补充资料再审品种

在原时限基础上另加40日完成审评报批工作，不包括补充资料、核查等所需的时间。

（五）国家中药品种保护审评委员会

1.历史沿革

1993年，国家中药品种保护审评委员会成立（本节以下简称中保委），承担中药保护品种的技术审评工作。2018年机构改革后，整体转隶至市场监督管理总局，更名为"国家市场监督管理总局食品审评中心（国家中药品种保护审评委员会）"，继续承担中药品种保护技术审评，参与制修订中药品种保护的制度措施，组织制修订相关配套技术文件。

2. 主要职能

参与制修订保健食品、特殊医学用途配方食品、婴幼儿配方乳粉产品配方（以下简称特殊食品）和中药品种保护注册备案管理的制度措施。开展保健食品原料目录和允许保健食品声称的保健功能目录的研究工作。组织制修订特殊食品和中药品种保护注册备案管理相关配套技术文件并组织实施。受国家市场监督管理总局委托，组织制修订食品许可审查通则细则，承担食品许可、食品安全监管措施研究等技术支撑工作。承担特殊食品和中药品种保护注册的受理和技术审评、进口保健食品备案等工作。组织开展特殊食品境内外注册现场核查以及食品生产企业检查相关工作。组织开展保健食品上市后技术评价。协助开展食品安全风险研判。承担特殊食品注册备案专业档案及品种档案的建立和管理工作。受国家市场监督管理总局委托，承担国家级食品检查队伍、注册现场核查队伍以及技术审评、食品许可等业务相关专家队伍的建设管理工作。开展业务相关的国际交流合作、技术培训和咨询服务等。承办国家市场监督管理总局交办的其它事项。

六、部门规章及重要工作文件解读

（一）《药品注册管理办法》（2020）

《药品注册管理办法》是我国药品注册管理的重要规章，在规范药品注册行为、引导药物研发、促进医药产业发展等方面发挥了重要的作用。根据药品审评审批改革新要求，2020年，国家药监局落实法律精神，固化改革成果，借鉴国际监管机构的先进管理理念，在广泛听取行业意见后，最终形成了新修订的《药品注册管理办法》。国家市场监督管理总局于2020年3月30日正式发布《药品注册管理办法》（国家市场监督管理总局令第27号），自2020年7月1日起施行。

1. 主要内容

修订后的《药品注册管理办法》（2020）共十章，一百二十六条。第一章总则，第二章基本制度和要求，第三章药品上市注册，第四章药品加快上市注册程序，第五章药品上市后变更和再注册，第六章受理、撤回申请、审批决定和争议解决，第七章工作时限，第八章监督管理，第九章法律责任，第十章附则。

2. 修订背景

药品与人民群众健康息息相关，党中央、国务院高度重视。2015年以来，先后印发《国务院关于改革药品医疗器械审评审批制度的意见》（国发〔2015〕44号）、《关于深化审评审批制度改革鼓励药品医疗器械创新的意见》（厅字〔2017〕42号）等重要文件，部署推进药品上市许可持有人制度试点、药物临床试验默示许可、关联审评审批、优先审评审批等一系列改革举措。2019年6月和8月，全国人大常委会先后审议通过《疫苗管理法》和新修订的《药品管理法》，于2019年12月1日起施行。两部法律全面实施药品上市许可持有人制度，建立药物临床试验默示许可、附条件批准、优先审评审批、上市后变更分类管理等一系列管理制度，并要求完善药品审评审批工作制度，优化审评审批流程，提高审评审批效率。2007年颁布的《药品注册管理办法》在保证药品的安全、有效和质量可控以及规范药品注册行为等方面发挥了重要作用，但已不适应新制修订法律、药品审评审批制度改革的要求以及科学进步和医药行业快速发展的需要，有必要进行全面修订。

3. 修订思路

坚持贯彻新制修订法律要求，吸纳药品审评审批制度改革成果，围绕明确药品注册管理工作的基本要求，对药品注册的基本制度、基本原则、基本程序和各方主要责任义务等作出规定，突出《药品注册管理办法》的管理属性。考虑到药品注册管理中的具体技术要求将结合技术发展不断调整完善，在规章中不宜作具体规定，后续以配套文件、技术指导原则等形式发布，更好地体现药品研发的科学规律。

4. 主要特点

（1）加强全生命周期管理。《药品注册管理办法》（2020）在药品监管理念方面创新，引入药品全生命周期管理理念，系统进行设计，加强从药品研制上市、上市后管理到药品注册证书注销等各环节全过程、全链条的监管制度。一是增加 GLP 机构、GCP 机构监督检查相关内容，强化省级药品监督管理部门的日常监管事权，充分发挥省级药品监督管理部门监管作用，保障 GLP、GCP 持续合规和工作质量。二是明确附条件批准药品上市后必须完成相应工作的时限要求，对未按时限要求完成的，明确相应处理措施，直至撤销药品注册证书。三是增设药品上市后变更和再注册一章，充分体现新修订《药品管理法》的要求，强化药品上市后研究和变更管理相关要求，要求持有人主动开展药品上市后研究，对药品的安全性、有效性和质量可控性进行进一步确证，加强对已上市药品的持续管理，明确药品上市后变更分类及申报、备案和报告途径，体现药品全生命周期管理。四是采用信息化手段强化药品注册管理，建立药品品种档案，为实现药品全生命周期的日常监管和各监管环节信息无缝衔接奠定基础。增加对 GLP 机构、GCP 机构的监管以及药品安全信用档案的相关要求。增加信息公开内容，公开审评结论和依据，接受社会监督，促进社会共治；将药品说明书列为信息公开内容并适时更新，为公众查询使用提供方便。五是根据规章权限，对法律规定应予处罚情形予以适当细化，强化对监管人员的责任追究，严厉打击研制环节数据造假等违法违规行为，营造鼓励创新的良好环境。六是药品上市许可申请人（持有人）的质量管理、风险防控和责任赔偿等能力的建立和完善，贯穿于药品全生命周期各环节，药品注册环节综合体现在其对药品的非临床研究、临床试验、药品试制和生产、上市前检查 核查、上市后研究、不良反应报告与处理以及药品生产和上市许可等符合相应的管理规范、标准和要求；申请人（持有人）应当持续加强对药品全生命周期的管理，并依法承担主体责任。

（2）贯彻"放管服"改革要求。《药品注册管理办法》（2020）按照国务院简政放权和"放管服"要求，创新药品注册管理方式。一是建立关联审评审批制度，根据新修订《药品管理法》规定，化学原料药按照药品管理，实行审批准入制度。化学原料药生产企业应当按照《国家药监局关于进一步完善药品关联审评审批和监管工作有关事宜的公告》（2019 年第 56 号）的要求在"原辅包登记平台"进行登记，并按照有关登记要求提交技术资料，明确生产场地地址等信息。药品制剂申请人自行生产化学原料药的，由药品制剂申请人在"原辅包登记平台"登记，在提出药品制剂注册申请时与其进行关联；选择其他化学原料药生产企业的，由化学原料药生产企业在"原辅包登记平台"登记，药品制剂申请人在提出药品制剂注册申请时与其进行关联。取消辅料及直接接触药品的包装材料和容器的单独审评审批事项，在审批制剂时一并审评，减少审批事项，提高审评审批效率的同时，更加突出药品制剂持有人对辅料及直接接触药品的包装材料和容器的管理责任和主体地位。二是药物临床试验审批实施默示许可制度，生物等效性试验由原来的许可制度改为备案制度。三是对药品变更实行分类管理，中等程度变更由省级药品监督管理部门实施备案管理，微小程度变更实施企业年度报告管理，同时也进一步明确了场地变更和工艺变更的管理职责。四是依据产品创新程度和风险特点，实行基于风险的审评、核查和检验模式，明确必须进行药品注册现场核查的情形，允许同步进行药品注册现场核查和上市前药品生产质量管理规范检查，提高审评审批工作效率。五是科学设置药品注册检验流程，将药品注册检验调整为可于受理前启动，申请人可以选择在申请人或者生产企业所在地药品检验机构进行检验。六是强化事中事后监管，强调研制行为持续合规，严格上市后研究管理要求，加强信息公开和社会监督，强化药品全生命周期管理。

（3）持续推进药品审评审批制度改革。《药品注册管理办法》（2020）既体现、固化了药品领域改革的成果，又引领、推动了改革持续、全面深化。一是固化药品审评审批制度改革成果。贯彻落实党中央、国务院改革部署和新制修订法律精神，能够为审评审批制度改革提供强有力的保障。二是持续推进审评审批制度改革。按照《药品注册管理办法》修订的总体思路，正文做原则性表述，为将来的继续深化改革留有空间。根据《药品注册管理办法》（2020），国家药监局持续推进药品审评审批制度改革，优化审评审批流程，提高审评审批效率，建立以审评为主导，检验、核查、监测与评价等为支撑的药品注册管理体系。

（4）引入药品注册新理念和鼓励创新的举措。《药品注册管理办法》（2020）引入了许多新的理念和制度设计。一是固化了近些年药品审评审批制度改革推出的新的改革举措，将药品监管中一些比较核心的新制度在修订中体现，比如药品上市许可持有人制度、药物临床试验默示许可、优先审评审批、原辅包和制剂关联审评审批、沟通交流、专家咨询等新制度。二是进一步优化审评审批程序，比如药品注册检验可以在受理前启动、药品注册现场核查和上市前药品生产质量管理规范检查同步实施等新理念。

创新是推动药品高质量发展的力量源泉。《药品注册管理办法》（2020）充实了鼓励药物研制和创新的内容，以提高药品可及性。一是结合我国医药产业发展和临床治疗需求实际，参考国际经验，增设药品加快上市注册程序一章，设立突破性治疗药物、附条件批准、优先审评审批、特别审批四个加快通道，并明确每个通道的纳入范围、程序、支持政策等要求。二是将《药品管理法》《疫苗管理法》及国务院文件中列明的临床急需的短缺药、儿童用药、罕见病用药、重大传染病用药、疾病防控急需疫苗和创新疫苗等均明确纳入加快上市注册范围。

（二）《国家药监局关于进一步加强中药科学监管促进中药传承创新发展的若干措施》（2023）

为深入贯彻党的二十大精神，全面落实二十大报告关于"强化食品药品安全监管""促进中医药传承创新发展"的重大战略部署，向纵深推进中国式现代化药品监管实践和具有中国特色的中药科学监管体系建设，国家药监局坚持以习近平新时代中国特色社会主义思想为指导，准确把握当前中药质量安全监管和中药产业高质量发展面临的新形势、新任务和新挑战，对近年来中药监管工作的经验进行总结，针对一些"短板""弱项"，在征集各地中药监管实践经验和建议基础上，在部分课题研究论证、工作实践、专家决策咨询等支持下，凝炼提出一系列政策措施，于2023年1月3日，以1号文件的方式印发了《国家药监局关于进一步加强中药科学监管促进中药传承创新发展的若干措施》（以下简称《若干措施》）。

1. 主要内容

《若干措施》重点围绕中药全产业链质量管理、全过程审评审批加速、全生命周期产品服务、全球化监管合作、全方位监管科学创新，从加强中药材质量管理，强化中药饮片、中药配方颗粒监管，优化医疗机构中药制剂管理，完善中药审评审批机制，重视中药上市后管理，提升中药标准管理水平，加大中药安全监管力度，推进中药监管全球化合作，保障措施等9个方面提出35项具体措施。主要内容如下：

（1）加强中药材质量管理方面，包括规范中药材产地加工，加强趁鲜切制药材质量管理；组建国家GAP专家工作组；推动生产企业自建或联建药材种植养殖基地；分品种、分步骤研究明确部分重点或高风险中药品种生产使用的中药材应当符合GAP要求。中药注射剂生产所用的中药材，原则上应当符合GAP要求；制定《实施审批管理的中药材目录》及修订《地区性民间习用药材管理办法》；建立完善中药材质量监测工作机制，构建国家中药材质量基本数据库；改进中药材进口管理等。

（2）强化中药饮片、中药配方颗粒监管方面，包括制定《实施审批管理的中药饮片目录》及配套文件；实施并不断提高完善《国家中药饮片炮制规范》，完善按照省级饮片炮制规范生产中药饮片的生产、流通、使用管理；制定发布《中药饮片包装标签管理规定（试行）》，规范中药饮片包装标识；推动改进中药饮片生产经营模式，强化中药配方颗粒生产过程管理等。

（3）优化医疗机构中药制剂管理方面，包括支持将疗效确切、特色优势明显，不良反应少的医疗机构中药制剂品种向中药新药转化 ；严格备案和调剂使用医疗机构中药制剂，支持通过调剂在不同医疗机构内开展多中心临床研究；推动医疗机构建立和完善药物警戒体系，主动开展对医疗机构中药制剂疑似不良反应的监测、识别、评估和控制。

（4）完善中药审评审批机制方面，包括研究制定《中药注册管理专门规定》；加快构建"三结合"审评证据体系，构建以临床价值为导向的多元化中药评价技术标准和临床疗效评价体系；完善中药应急审评审批机制，鼓励并扶持用于重大疾病、罕见病，或者儿童用中药新药等研制，对相关注册申请实行优先审评审批；完善中药处方药与非处方药分类管理。

（5）重视中药上市后管理方面，包括优化中药上市后评价工作机制；强化药品上市后变更管理；加强对中药注射剂药物警戒和质量提升，督促药品上市许可持有人落实主体责任，主动开展中药注射剂上市后研究和评价。

（6）提升中药标准管理水平方面，包括研究制定中药标准管理专门规定；建立中药国家标准快速修订机制；探索实施中药国家标准制定质量管理规范；建立完善中药国家药品标准、药品注册标准动态数据库；加强中药标准物质研制和供应保障；合理设置中药材质量和安全性指标限度。

（7）加大中药安全监管力度方面，包括研究制定《中药生产质量管理规范》；建立中药生产区域化风险评估机制；优化中药质量公告发布工作机制；探索建立中药饮片生产流通追溯体系；加强中药不良反应监测；严格中药执法 。

（8）推进中药监管全球化合作方面，包括持续深化国际合作，推动国际草药监管合作组织（IRCH）组织开展编制国际草药典工作，积极参加西太区草药监管协调论坛（FHH），推动工作机制改革；积极发挥国际合作平台作用，借助"一带一路"国际合作框架、"中国－东盟药品合作发展高峰论坛"等合作平台，加强与国外药品监管、药典机构的交流；支持中药开展国际注册；加快推进中药监管相关政策规定和技术指导原则的翻译工作。

（9）保障措施方面，包括强化部门联动，大力发展中药监管科学，推进开展国家药监局监管科学行动计划，加强高端智库建设，加强中药监管人才队伍培养，推动构建以数据为核心的中药智慧监管模式，鼓励条件成熟地区药品监督管理部门在加强中药质量安全监管、促进中药产业更高质量发展等方面先行先试。

2. 起草背景

传承创新发展中医药是新时代中国特色社会主义事业的重要内容，是中华民族伟大复兴的大事。党的二十大报告强调"促进中医药传承创新发展"，在《中共中央 国务院关于促进中医药传承创新发展的意见》战略部署基础上，进一步对中医药传承创新进行再部署和再推进，为坚持走中国式药品监管现代化道路，建立有中国特色的药品监管制度指明了方向。国家药监局深入贯彻习近平新时代中国特色社会主义思想和党的二十大报告精神，认真落实习近平总书记关于中医药工作的重要论述，完整、准确、全面贯彻新发展理念，通过政策引导、科学监管和优化服务，积极探索，研究制定加强中药科学监管的政策措施，推动中药传承创新发展。

3. 主要特点

（1）《若干措施》注重加强源头管理和全链条管理，涵盖中药质量监管各重点环节。例如，加强中药材质量管理方面，提出规范中药材产地加工、推进实施《中药材生产质量管理规范》、完善中药材注册管理、建立中药材质量监测工作机制等要求；强化中药饮片、中药配方颗粒监管方面，要求加强中药饮片审批管理、完善中药饮片炮制规范、规范中药饮片生产和质量追溯等，明确要不断完善《国家中药饮片炮制规范》，强化省级中药饮片炮制规范监督实施；强化中药配方颗粒生产过程管理。重视中药上市后管理方面，明确要完善中药上市后管理工作机制、强化中药上市后变更管理、加强中药不良反应监测；加大中药安全监管力度方面，提出创新中药质量监管模式、加强中药质量抽检监测、严厉打击违法违规行为的具体要求。

（2）《若干措施》进一步促进中药传承创新发展，持续释放新利好。鼓励积极发挥医疗机构中药制剂作用，支持将疗效确切、特色优势明显，不良反应少的医疗机构中药制剂品种向中药新药转化；同时规范调剂使用医疗机构中药制剂，支持通过调剂在不同医疗机构内开展多中心临床研究。优化中药审评审批体系和机制，推进注册"末端"向"前端"的全程加速，发布实施《中药注册管理专门规定》、建立完善以临床价值为导向的多元化中药评价技术标准和临床疗效评价方法、完善中药应急审评审批机制等。推进中药监管全球化合作，支持国内具有临床优势的中药开展国际注册，鼓励开展中药国际多中心临床试验。

（3）《若干措施》秉持监管规范和促进发展并重，凝聚合力，夯实保障措施。相关内容表示，要强化与卫生健康委、医保局、中医药管理局等部门协同联动，在中药相关重大政策制定过程中加强沟通交流。要大力发展中药监管科学，研究制定中药监管科学发展战略和关键路径，推进开展国家药监局药品监管科学行动计划，建立完善具有中国特色的中药监管科学体系。夯实中药监管基础建设，加强中药监管基础数据建设，开展数据科学研究，从技术标准、质量追溯、过程监控、风险监测等方面，推动构建以数据为核心的中药智慧监管模式。全面落实国家区域战略，落实推进国家区域发展战略和中医药综合改革示范区建设，鼓励条件成熟地区药品监督管理部门在加强中药质量安全监管、促进中药产业更高质量发展等方面先行先试。

（三）《中药注册管理专门规定》（2023）

为促进中医药传承创新发展，遵循中医药研究规律，加强中药新药研制与注册管理，根据《中华人民共和国药品管理法》《中华人民共和国中医药法》《中华人民共和国药品管理法实施条例》《药品注册管理办法》等法律、法规和规章，国家药监局组织制定了《中药注册管理专门规定》（以下简称《专门规定》），于2023年2月10日发布，自2023年7月1日起施行。

1. 主要内容

《专门规定》共十一章，82条。主要内容分为总则、中药注册分类与上市审批、人用经验证据的合理应用、中药创新药、中药改良型新药、古代经典名方中药复方制剂、同名同方药、上市后变更、中药注册标准、药品名称和说明书、附则等。

第一章总则，共10条。强调传承与创新并重，坚持以临床价值为导向、中医药理论指导，注重临床实践，改革、完善审评证据体系和疗效结局指标；建立符合中药特点的安全性评价要求，强化中药研制全过程的质量控制，保障中药资源可持续利用。

第二章中药注册分类与上市审批，共6条。明确中药注册分类、研制路径和模式，建立适合中药研制情形的简化审批、优先审批、附条件审批、特别审批的相应规定。

第三章人用经验证据的合理应用，共11条。明确了中药人用经验的具体内涵，以及作为支持中药安全性、有效性证据的合规性和药学研究要求；明确了合理使用人用经验证据支持注册申请，合理豁免非临床安全性研究及部分临床试验的情形；引入真实世界证据作为支持产品上市的依据；对医疗机构中药制剂应用人用经验的情形进行明确。

第四章中药创新药，共13条。根据中药特点分别规定了临床、药学及药理毒理方面的相应要求，涉及明确中药复方组方要求，新药材及其制剂、提取物及其制剂研究基本原则和要求等。

第五章中药改良型新药，共7条。明确改良型新药研发的基本原则，并针对改剂型、改变给药途径、增加功能主治、改变工艺或辅料等引起药用物质基础或药物吸收、利用明显改变等改良型新药情形，分别提出研制要求。

第六章古代经典名方中药复方制剂，共6条。明确了古代经典名方制剂的注册管理总体要求、研制基本要求、审评模式，以及该类制剂上市后的研究要求。

第七章同名同方药，共6条。明确了同名同方药的研制基本原则，规定了对照同名同方药的选择要求，以及同名同方药开展临床试验以及豁免临床试验的条件。

第八章上市后变更，共8条。提出中药上市后变更的总体要求；明确了变更规格、生产工艺及辅料、适用人群、用法用量、处方药味等常见变更情形的研制要求；明确替代或减去国家药品标准处方中的毒性药味或处于濒危状态药味、将处方中按新药批准的提取物由外购变更为自行提取、删除主治或者适用人群范围等特殊变更情形的研制要求。

第九章中药注册标准，共4条。明确中药注册标准的研制目标，支持探索建立整体质量控制方法和持续完善中药质量标准体系；明确企业内控标准与注册标准的关系。

第十章药品名称和说明书，共5条。明确中药通用名称的命名要求，对已上市中药的说明书的完善提出了要求。对含毒性中药饮片的中药、主治为证候的中药复方制剂以及来源于古代经典名方中药复方制剂的说明书均作出了针对性的有关要求。

第十一章附则，共6条。主要包括天然药物、境外已上市而境内未上市产品、中药注射剂等的研制要求，以及医疗机构中药制剂的注册管理有关规定。明确《专门规定》施行日期等。

2. 制定背景

自1985年《药品管理法》实施以来，在不同历史阶段，国家药品监督管理部门针对中药的特点和研制规律，曾先后出台过《中药审批办法》《<新药审批办法>有关中药问题的补充规定和说明》等文件，不断探索完善对中药审批工作的管理。2008年，国家食品药品监督管理局发布了《中药注册管理补充规定》(以下简称《补充规定》)，至今已十余年。《补充规定》的实施对中医药事业的发展起到了积极的推动作用。

随着《药品管理法》《中医药法》的修订颁布，《中共中央 国务院关于促进中医药传承创新发展的意见》《国务院办公厅关于加快中医药特色发展的若干政策措施》陆续发布，全国中医药大会召开，我国中医药传承创新发展迈进新时代。2018年机构改革后，国家药监局党组高度重视中药监管工作，研究部署对《补充规定》作进一步修订完善。为全面落实《中共中央 国务院关于促进中医药传承创新发展的意见》，并与新修订《药品管理法》《药品注册管理办法》有机衔接，经研究决定对《补充规定》进行修订，并将《补充规定》的名称修改为《专门规定》。

3. 定位及主要特点

《专门规定》是在《补充规定》实施基础上，充分吸纳药品审评审批制度改革成熟经验，结合疫情防控中药成果转化实践探索，借鉴国内外药品监管科学研究成果，全方位、系统地构建了中药注册管理体系。《专门规定》是介于《药品注册管理办法》和系列药品研制技术指导原则之间的规范性文件，内容既涉及中药注册方面的行政管理事务，又涉及中药审评审批专业技术内容。《专门规定》对中药人用经验的合理应用以及中药创新药、中药改良型新药、古代经典名方中药复方制剂、同名同方药等注册分类的研制原则和技术要求进行了明确。《专门规定》通过必要的技术要求表述，进一步落实加快推进完善中医药理论、人用经验和临床试验相结合（以下简称"三结合"）的中药审评证据体系，体现中药注册管理的新理念和改革举措，并加强了对中药研制的指导，具有较强的实操性。具有如下特点：

（1）将药品的基本要求与中药特殊性有机结合。中药与其他药品的共同点是以临床价值为导向，用于人体疾病的预防、治疗、诊断，而不同点在于中药具有丰富的临床人用经验，中药的人用经验蕴含着重要的有效性和安全性信息，"临床－实验室－临床"是中药新药研发的主要路径和特点。因此，《专门规定》遵循中药研制规律和特点，不断强化"以临床价值为导向、重视人用经验、全过程质量控制"等研制理念，将中药的生产工艺、质量标准、药效学、毒理学、临床研究等各研制内容有机结合，结合药品安全性、有效性、质量可控性的基本要求，建立起兼顾药品基本要求，具有中药特点的审评审批体系。

（2）辩证处理好中药传承与创新的关系。推动中药高质量发展，要善于传承、勇于创新。中医药具有历史悠久的临床实践，为中药研发提供了宝贵经验和指导理论；同时，中药的创新发展，也需要充分运用现代科学技术。中药的传承与创新是相互统一、相互依存、相互促进的关系。《专门规定》明确中药新药研制应当注重体现中医药原创思维及整体观，鼓励运用传统中药研究方法和现代科学技术研究、开发中药；支持研制基于古代经典名方、名老中医经验方、医疗机构中药制剂等具有丰富中医临床实践经验的中药新药。同时，《专门规定》鼓励应用新兴科学和技术研究阐释中药的作用机理，鼓励将真实世界研究、新型生物标志物、替代终点决策、以患者为中心的药物研发、适应性设计、富集设计等用于中药疗效评价，在此基础上推动中药新药研制创新。

（3）充分尊重中药人用经验。中医药学极其注重临床实践，中医药具有悠久的人用经验和数据，人用经验反映了中药的实践性特点。中药研制一般具有"源于临床，用于临床"的特点，中药新药在上市前多数已有一定的人用经验。将已有的中药人用经验整合入中药的审评证据体系，长期以来一直是业界的呼声，也是药品监管部门积极探索构建符合中药特点的审评技术评价体系的切入点。2021年以来，国家药监局加快了构建"三结合"的中药审评证据体系步伐。《专门规定》充分重视"人用经验"对中药安全性、有效性的支撑，设立专章，对中药人用经验的具体内涵，作为支持中药安全性、有效性证据的合规性、药学研究要求，以及人用经验证据支持注册申请的情形等进行明确，促进了"三结合"审评证据体系的加快建立和完善；同时，还明确注册申请人可根据中药人用经验对中药安全性、有效性的支持程度和不同情形，在研制时可选择不同的临床研究路径，将极大地激发中药新药研制的活力。

（4）系统阐释了中药注册分类研制原则要求。目前，调整后的中药注册分类尊重中药研发规律、突出中药特色，鼓励具有中医药特点的中药复方制剂创新，注重以临床价值为导向，不再以物质基础作为划分注册类别的依据。《专门规定》按照调整后的中药注册分类（中药创新药、中药改良型新药、古代经典名方中药复方制剂及同名同方药等）的不同特点，分章节系统阐释。依法简化古代经典名方中药复方制剂审批，构建与制剂特点相适应的审评模式，促进古代经典名方中药复方制剂研发。

（5）明确了中药疗效评价指标的多元性。《专门规定》基于中医药在临床中发挥的作用和特点，明确了中药的疗效评价应当结合中医药临床治疗特点，确定与中药临床定位相适应、体现其作用特点和优势的疗效指标；挖掘中医药临床价值，列举了可作为中药疗效评价的8种情形（对疾病痊愈或者延缓发展、病情或者症状改善、患者与疾病相关的机体功能或者生存质量改善、与化学药品等合用增效减毒或者减少毒副作用明显的化学药品使用剂量等情形），丰富了以临床价值为导向的多元化中药临床疗效评价方法，促进了中医药独特的评价方法与体系的建立，为中药新药研制拓展思路。

（四）《中药注册分类及申报资料要求》（2020）

为贯彻落实《药品管理法》《中医药法》及党中央、国务院决策部署，解决近几年中药创新研发动力明显不足等关键问题，国家药监局着力构建、完善符合中药特点的审评审批机制，配合《药品注册管理办法》（国家市场监督管理总局令第27号）实施，国家药品监督管理局组织制定了《中药注册分类及申报资料要求》，于2020年9月27日印发，规定自2021年1月1日起，一律按新要求提交申报资料。

1. 修订中药注册分类的理念

中药注册分类的修订是在深刻总结中药审评审批实践经验，充分吸纳药品审评审批制度改革成果的基础上，结合中药特点和研发实际情况而进行的。主要遵循以下理念：

一是尊重中药研发规律，突出中药特色。充分考虑中药注册药品的产品特性、创新程度和审评管理需要，不再仅以物质基础作为划分注册类别的依据，而是遵循中医药发展规律，突出中药特色，对中药注册分类进行优化。

二是坚持以临床价值为导向，鼓励中药创新研制。中药创新药注重满足尚未满足的临床需求，中药改良型新药需体现临床应用优势和特点。不再仅强调原注册分类管理中"有效成分"和"有效部位"的含量要求。

三是加强古典医籍精华的梳理和挖掘，促进中药传承发展。新增"古代经典名方中药复方制剂"注册分类，发挥中医药原创优势，促进古代经典名方向中药新药的转化。丰富古代经典名方中药复方制剂范围，明确按古代经典名方目录管理的中药复方制剂和其他来源于古代经典名方的中药复方制剂的注册申报路径。

四是完善全生命周期管理，鼓励中药二次开发。拓宽改良型新药范畴，鼓励药品上市许可持有人对已上市中药开展研究，推动已上市中药的改良与质量提升，促进中药产业高质量发展。

2. 主要内容

《中药注册分类及申报资料要求》共两部分，分别为中药注册分类和中药注册申报资料要求。第一部分中药注册分类。在新修订的《药品注册管理办法》规定的中药注册分类基础上，明确了中药创新药、中药改良型新药、古代经典名方中药复方制剂、同名同方药的具体内容和细化情形，另外，明确了天然药物的定义，其分类参照中药注册分类；其他，主要指境外已上市境内未上市的中药、天然药物制剂。第二部分中药注册申报资料要求。前言部分明确了文件的适用范围和基本要求，正文部分按照行政文件和药品信息、概要、药学研究资料、药理毒理研究资料、临床试验资料的顺序依次明确了中药注册所需申报资料的项目和相关要求。天然药物以及境外生产的药品参照执行。

（1）明确古代经典名方中药复方制剂的范围、审评程序及相关要求。《中医药法》第三十条指出："生产符合国家规定条件的来源于古代经典名方的中药复方制剂，在申请药品批准文号时，可以仅提供非临床安全性研究资料。具体管理办法由国务院药品监督管理部门会同中医药主管部门制定"。根据该要求，结合中医药传承发展的规律以及中药临床应用的特点，新中药注册分类将三类"古代经典名方中药复方制剂"细分为两种情形，即3.1类为"按古代经典名方目录管理的中药复方制剂"，3.2类为"其他来源于古代经典名方的中药复方制剂"。3.2类包括未按古代经典名方目录管理的古代经典名方中药复方制剂和基于古代经典名方加减化裁的中药复方制剂，此类别是对《中医药法》第三十条主旨的深化落实。

古代经典名方中药复方制剂的审评程序及相关规定。古代经典名方中药复方制剂的审评程序与其他注册分类的中药有所不同，主要采用以专家意见为主的审评模式。根据中医药法，古代经典名方是指至今仍广泛应用、疗效确切、具有明显特色与优势的古代中医典籍所记载的方剂，对来源于古代经典名方的复方制剂需要依托具有丰富临床经验的中医专家以中医视角进行审评，因此有必要成立以国医大师、院士、全国名中医为主的古代经典名方中药复方制剂专家委员会对此类药物进行技术审评并出具技术审评意见，从而开辟了具有中医药特色的注册审评路径，这也是建立"三结合"证据体系和基于中医药自身发展规律的中药注册审评审批模式的探索实践。

此类制剂的功能主治采用中医术语表述，体现了对中医临床使用古代经典名方实践的尊重，凸显中医药学术传承与中医临床用药特点。古代经典名方中药复方制剂的药品批准文号具有专门格式：国药准字C+四位年号+四位顺序号。C为"中国"与"经典"两个英文单词的首字母。设置专门格式有利于对此类产品实施更有针对性的全生命周期管理。

（2）调整"中药增加功能主治"申报路径。在中药改良型新药的细化分类中，有一类为"中药增加功能主治"，也就是说，"中药增加功能主治"的申报路径由原来的补充申请改为纳入新药申报范畴。这一调整，旨在鼓励二次开发，促进开展"老药新用"研究。需要说明的是，增加功能主治不应被理解成仅是功能主治文字的规范性增加，而应当是基于临床需要的新适应症的开发。

（3）明确按中药改良型新药申报的情形。新中药注册分类对已上市中药生产工艺等变更引起药用物质基础或药物吸收、利用明显改变的申报路径由原来的补充申请改为纳入新药申报范畴。廓清了中药上市后变更的边界，即变更引起药用物质或药物的吸收、利用明显改变的，不再属于上市后变更范畴，而要按改良型新药进行研究申报。这一调整，旨在鼓励药品上市许可持有人对已上市中药深入开展研究，优化生产工艺等，进一步提高已上市中药的质量。

（4）区别同名同方药与原注册分类中仿制药。同名同方药不能简单理解为原仿制药的概念。中药同名同方药能否符合上市要求，关键是看其与所申请药物同名同方的已上市中药（以下简称同名同方已上市中药）的比较研究结果如何，而不是比较两者质量标准之间的一致性。申请注册的同名同方药在通用名称、处方、剂型、功能主治、用法及日用饮片量与同名同方已上市中药相同的前提下，其安全性、有效性、质量可控性应当不低于同名同方已上市中药。同名同方已上市中药应当具有充分的安全性、有效性证据。

（5）明确境外已上市而境内未上市中药、天然药物的申报资料提交要求。对于境外已上市而境内未上市中药、天然药物的注册申请，其申报资料按照创新药的要求提供，但是，此类药物不属于创新药，属于中药、天然药物注册分类中的"其他情形"。国家另有规定的，从其规定。

此外，为提高中药注册申报和审评效率，并为将来中药注册电子化申报奠定基础，《中药注册分类及申报资料要求》将中药研发所需的各项研究资料模块化，同时突出中药研发逻辑和特点，在具体内容或名称上充分体现中药特点，以期更好地引导申请人开展中药研发工作。

（五）《古代经典名方中药复方制剂简化注册审批管理规定》（2018）

为贯彻落实《中医药法》《国务院关于改革药品医疗器械审评审批制度的意见》（国发〔2015〕44号），国家药品监督管理局于2018年5月29日印发《古代经典名方中药复方制剂简化注册审批管理规定》（以下简称《规定》）。

1. 起草背景

2008年实施的《中药注册管理补充规定》首次明确了来源于古代经典名方的中药复方（以下简称经典名方）制剂的注册管理要求。国发〔2015〕44号文件进一步明确"简化来源于古代经典名方的复方制剂的审批"。《中医药法》第三十条规定："生产符合国家规定条件的来源于古代经典名方的中药复方制剂，在申请药品批准文号时，可以仅提供非临床安全性研究资料。具体管理办法由国务院药品监督管理部门会同中医药主管部门制定"。据此，原国家食品药品监管总局承担经典名方制剂有关注册文件的起草工作。

2. 主要内容

《规定》共22条，内容依次涉及经典名方目录、简化审批的条件、申请人资质、物质基准的申报与发布、经典名方制剂的注册程序及管理要求、各相关方责任等。

（1）关于经典名方物质基准。经典名方在我国有着悠久、丰富的人用历史，但由于其药材不稳定及成分复杂，其质量的批间一致性易受到影响，不利于疗效的稳健发挥。为此，在借鉴日本汉方药管理经验的基础上，引入了物质基准的管理要求，以其作为质量控制的基准。但是，在文字表述上是否沿用"标准汤剂"的叫法，专家提出了不同意见。有的专家认为中药起源于我国，不能照搬日本的表述语汇。又有专家建议使用"标准制剂""原方制剂"的表述，但由于"制剂"系成药概念，易引起误解，因此未予采用。综合多方因素，曾在征求意见稿中采用"标准煎液"的表述。然而，也有部分专家对"标准煎液"的表述仍有异议，认为不能完全反映散剂、膏剂等临床用药方式。考虑到无论日本汉方药的"标准汤剂"还是征求意见稿中的"标准煎液"均意在为制剂提供"物质基准"，是衡量制剂与中医临床所使用的药用物质是否一致的标准，因此，综合各方意见，最终统一表述为"经典名方物质基准"。对汤剂而言，该经典名方物质基准又可称为"标准汤剂"或"标准煎液"。

（2）关于质量控制。中成药质量一致性一直是中药质量控制的难点，单纯依靠终端标准检验有很大的局限性。为保证经典名方制剂质量与疗效的相对一致，需要建立从药材源头到饮片、中间体、制剂全链条的质量控制措施，且整个过程需与"经典名方物质基准"比对。在质量比对、控制中，质量评价的指标和方法尤为关键。指标的选择需要综合考虑药材 – 饮片 – "经典名方物质基准"所对应实物 – 制剂的相关性以及与临床疗效的相关性，需采用指纹图谱或特征图谱等整体控制方式对中间体、制剂的质量进行控制，鼓励使用 DNA 条形码检测、生物活性检测等方法的探索性研究和应用。同时，参照国际上质量控制的先进理念，引入了"质量属性"方面的要求，申请人需对影响药品安全性、有效性或一致性的物理、化学、生物活性等质量属性进行研究，并据此选择评价指标。

综上，考虑中药质量控制的复杂性，申报资料要求主要是基于通过药材、饮片到制剂的生产全过程控制以全面控制经典名方制剂质量的目的而设定的，符合目前中药质量控制的发展趋势，因此，这些要求不应被视为是仅针对经典名方制剂设置的技术高门槛，更不应被视为与简化审批相矛盾。简化审批的目的不是为了降低技术要求，而是为了传承发展好中医药事业。只有不断加强质量意识，才能使经典的方剂转化成经典的中成药产品。

（3）关于非临床安全性研究。经典名方虽然有着长期的人用史，但一直缺乏系统的非临床安全性研究；科技部"十二五"有关专项在非临床安全性研究中已发现个别经典名方出现明显安全性风险，也说明经典名方制剂有必要进行非临床安全性研究；此外，一些药材存在多基原的现象，而不同基原的使用可能带来不同的安全风险。因此从保证公众安全用药出发，规定每个经典名方制剂申请人均需系统、深入地开展非临床安全性研究。

（4）其他。考虑经典名方制剂来源的特殊性，即经典名方是历代医家的临床经验总结，是先贤留给后人的宝贵财富，不属于某 个人或科研机构所专有，批准经典名方制剂上市是为了更好地满足中医临床使用经典名方的需要，而且药品生产企业具有完整的生产能力，能更好地承担起质量控制的主体责任，鉴于此，将经典名方制剂申报主体仅限定为药品生产企业是适宜的，科研机构可参与相关研究工作。

申报资料的受理、研制情况及原始资料的现场检查、生产现场检查、药品标准复核、抽样检验以及经典名方制剂上市后变更等的相关注册管理要求均按照国家有关规定执行。

（六）《中药注册受理审查指南（试行）》（2020）

根据《国家药监局关于发布〈中药注册分类及申报资料要求〉的通告》（2020 年第 68 号），为推进相关配套规范性文件、技术指导原则起草制定工作，在国家药监局的部署下，国家药品监督管理局药品审评中心组织制定了《中药注册受理审查指南（试行）》，经国家药监局审核同意，在 2020 年 10 月 22 日发布并施行。该《指南》主要内容如下。

1. 适用范围和申报资料基本要求

适用范围包括中药相关药物临床试验申请、药品上市许可申请、国家药监局审批的补充申请事项、国家药监局备案事项（境外生产药品适用）、《药品注册管理办法》中规定的药物临床试验期间变更事项。涉及申报资料的具体格式要求，参照现行法规的基本要求进行修订，提炼形成《申报资料基本要求》。

2. 申报事项和沟通交流审查要求

汇总申请人关注的问题，在"形式审查要点"模块下加设"申报事项审查要点""沟通交流审查要点"两个章节。涵盖临床终止 / 失效后重新申请、直接提出上市许可申请、新增适应症要求等内容。

3. 申请表和申报资料审查要点

基于同步修订的《中药注册分类及申报资料要求》及《已上市中药变更事项及申报资料要求》及填表说明等配套文件的要求，调整证明文件及申请表审查要点纳入受理审查指南，完善注册申报要求。

4. 其他

（1）根据《药品注册管理办法》中审评、核查和检验由"串联"改"并联"的整体思路，为了更大限度服务申请人，也为更好地衔接后续核查检验工作，仅在自查表中保留"是否已向中检院等部门提出药品注册检验"的提示性选项，不强制要求申报时同时提交注册检验报告。

（2）继续保留《关于进一步规范药品注册受理工作的通知》（食药监药化管〔2015〕122号）中对于监测期内同品种注册的限制，即"新药进入监测期之日起，不再受理其他申请人的同品种注册申请；已批准临床的，可受理申报上市许可申请"。

（七）《药品上市后变更管理办法（试行）》（2021）

为贯彻《药品管理法》有关规定，进一步加强药品上市后变更管理，2021年1月12日，国家药监局发布《药品上市后变更管理办法（试行）》（本节以下简称《变更办法》），自发布之日起施行。

1. 目的和意义

随着科技的进步，新的技术、设备、新的科技成果越来越多地应用在药品研究生产领域，对药品研发和已上市药品的质量提升起到了重要作用，由此带来的药品生产过程中的变更是生产常态，也是客观必然。充分发挥先进生产技术和科技成果对药品产业的促进作用，同时加强药品上市后变更管理，保障人民群众用药安全，是药品上市后变更科学监管的重要任务。基于药品产业现状和药品监管工作实际，制定适应新形势下的药品上市后变更管理规定既是产业发展需要，也是监管需要。国家药监局根据《药品管理法》《疫苗管理法》《药品注册管理办法》《药品生产监督管理办法》，制定了《变更办法》。

《变更办法》落实了《药品管理法》对药品生产过程中的变更按照风险实行分类管理的要求，进一步明确了药品上市后变更的原则和常见情形，规定了持有人义务和监管部门职责，为药品上市后变更管理提供了依据。一方面鼓励持有人运用新生产技术、新方法、新设备、新科技成果，不断改进和优化生产工艺，持续提高药品质量，提升药品安全、有效和质量可控性；另一方面，坚决贯彻习近平总书记对于药品监管工作"四个最严"的要求，规范药品变更行为和变更监管，严厉打击非法变更，落实持有人主体责任，保障人民群众用药安全。

2. 重点内容

（1）明确持有人在药品上市后变更管理中的责任和义务。《变更办法》第一章总则部分条款对持有人在药品上市后变更中管理的责任和义务进行了明确。持有人是药品上市后变更管理的责任主体。持有人上市后变更管理义务包括：主动开展药品上市后研究，实现药品全生命周期管理，建立药品上市后变更控制体系，制定实施持有人内部变更分类原则、变更事项清单、工作程序和风险管理标准，确定变更管理类别，依法规规定和变更管理类别申报并经批准、备案后实施或报告。

（2）申请持有人变更的流程和条件。为了适应持有人制度管理需要，《药品生产监督管理办法》明确了持有人申请办理《药品生产许可证》的条件，委托他人生产制剂的持有人符合条件的，可取得《药品生产许可证》。申请变更境内生产药品持有人的，受让方应先向所在地省级药品监管部门申请核发相应生产范围的《药品生产许可证》，获得批准后，根据《药品管理法》的规定，受让方应向国家药品监督管理局药品审评中心（本节以下简称药审中心）提出变更持有人的补充申请。

药品转让过程中仅发生持有人变更，不发生其他注册管理事项变更的，属于不需技术审评的审批事项，办理时限为20个工作日。申请人应提供药品的生产场地、处方、生产工艺、质量标准等不发生变更的承诺。药品持有人变更获得批准后，应按照《变更办法》第8条的有关规定做好后续工作。

拟转让的药品需要变更药品生产场地、生产工艺、处方等的，可以在持有人变更获得批准后，由变更后的持有人（受让方）按照变更技术指导原则要求开展研究后按要求申报补充申请、备案或报告。因特殊需要，拟将持有人变更与其他补充申请合并申报的，技术审评时限按照《药品注册管理办法》第96条规定执行。

备案完成后，备案变更的有关信息将在5日内在国家药监局官方网站公示。持有人可以自行查询公示内容，涉及药品批准证明文件及其附件载明的信息变更的，公示内容与药品批准证明文件配合使用。

持有人与受托生产企业不在同一省份时，由持有人向持有人所在地省级药品监管部门提出变更《药品生产许可证》的申请，并由持有人所在地省级药品监管部门在变更系统中对持有人的药品批准证明文件中药品生产场地变更的相关信息进行更新。受托生产企业所在地省级药品监管部门按照相关规定配合做好相关工作。

（3）开展药品生产质量管理规范的符合性检查。持有人的质量管理体系变更是影响药品质量的重要因素之一，持有人变更后，虽然药品生产场地、生产工艺等未发生变更，但持有人的质量管理体系发生了变更，变更后的持有人能否在原药品生产场地上按照GMP要求，持续稳定地生产出与原药品质量和疗效一致的药品并承担药品全生命周期的主体责任事关公众用药安全。因此，即使药品生产场地、生产工艺等均未发生变更，变更后的持有人及药品生产企业均应满足药品生产质量管理规范的符合性检查要求，转让的药品在通过药品生产质量管理规范的符合性检查，符合产品放行要求后，方可上市销售。

（4）境外生产药品变更的流程和要求。境外生产药品发生的审批类或备案类变更直接向药审中心提出补充申请或备案。境外生产药品在境外药品上市许可持有人之间转让，由受让方向药审中心提出补充申请。境外生产药品生产场地变更，且变更后场地仍在境外的，按照相关技术指导原则进行研究、评估和必要的验证，向药审中心提出补充申请或备案。

境外生产药品上市后变更主要涉及行政信息类变更和技术类变更。涉及行政信息类的变更，境外相关部门批准证明文件是重要参考文件，原则上，境外持有人在提交申请时应提供境外已经获得批准的证明文件。

（5）新旧政策衔接。为避免政策变化影响行政相对人的权益，原国家食品药品监督管理局发布的《关于印发药品技术转让注册管理规定的通知》（国食药监注〔2009〕518号，以下简称518号文）中境外生产药品（原进口药品）通过药品生产技术转让为境内生产的，设置了2年的过渡期，在过渡期内，境内持有人可继续按照518号文的要求办理，也可按照《变更办法》第十条要求申报。

（6）优化药品生产场地变更程序。2007版《药品注册管理办法》规定，变更药品生产场地需由持有人向省级药品监管部门分别提出变更《药品生产许可证》和药品注册批准证明文件申请，获得批准后方可生产药品，在一定程度上增加了持有人负担。为落实"放管服"要求，充分发挥省级药品监管部门作用，优化药品上市后变更申报程序，新修订《药品注册管理办法》《药品生产监督管理办法》对药品上市后的药品生产场地变更程序重新进行了规定，根据《药品生产监督管理办法》第十六条，药品上市后发生药品生产场地变更的，只需向省级药品监管部门提出变更《药品生产许可证》申请。《变更办法》第十四条对具体程序进行了细化明确，《药品生产许可证》变更获得批准后，由省级药品监管部门直接在变更系统中更新药品注册批准证明文件及其附件上的药品生产场地变更信息，简化持有人申报程序，提高效率。生物制品等有特殊规定的除外。

（7）上市后变更管理工作中各方职责和任务。做好药品上市后变更监管，保障人民群众用药安全是各级药品监管部门的共同责任，国家药监局与各省级药品监管部门应加强配合，形成监管合力。

国家药监局将加强省级药品监管部门培训，细化统一标准，指导各省级药品监管部门做好药品上市后变更管理工作。省级药品监管部门应落实辖区内药品上市后变更监管责任，根据相关法律法规、规范性文件及技术指导原则细化药品上市后变更管理工作要求，药品生产和注册管理部门应加强配合，互为支撑，将药品上市后变更管理与日常监管、GMP符合性检查等工作相结合，确保药品上市后监督管理工作平稳有序开展。

药品上市后发生药品生产场地变更的，持有人应按《药品生产监督管理办法》《药品注册管理办法》和药品生产场地变更指导原则有关规定进行充分的研究，按程序提出《药品生产许可证》变更申请。省级药品监管部门在审查《药品生产许可证》变更申请时，应按照《药品生产监督管理办法》《药品注册管理办法》和药品生产场地变更指导原则有关规定进行现场检查和技术审评。符合要求的，对其《药品生产许可证》相关信息予以变更。为服务持有人，简化申报程序，仅发生药品生产场地变更的，省级药品监管部门在药品注册备案变更系统中同时对持有人药品注册批准证明文件及其附件载明的生产场地或生产企业的变更信息进行更新。

（8）持有人变更药品生产企业的有关要求。国家对药品管理实行药品上市许可持有人制度。药品上市许可持有人可以自行生产药品，也可以委托符合条件的药品生产企业生产。

《变更办法》紧扣《药品管理法》《疫苗管理法》《药品注册管理办法》《药品生产监督管理办法》的立法宗旨和有关规定，进行制度衔接，保障有关规定顺利实施。一是《办法》详细划分了当前变更药品生产企业的情形，方便持有人针对不同情形进行相应的生产场地和生产范围的变更管理。二是明确变更的申请流程，持有人（药品生产企业）应当落实主体责任，按照要求进行研究、评估和必要的验证，向所在地省级药品监管部门提出变更《药品生产许可证》的申请。省级药品监管部门批准《药品生产许可证》变更后，对持有人药品注册批准证明文件及其附件的有关信息进行更新。三是所在地省级药品监管部门应当在《药品生产许可证》的变更审批过程中，依职责做好现场检查和技术审评，督促持有人持续稳定生产出与变更前药品质量和疗效一致的产品。四是对于生物制品的变更进一步明确管理要求，必要时向药审中心提出补充申请。

（9）变更药品生产场地的同时，药品生产工艺、处方、质量标准等其他注册管理事项一并发生变更的办理要求。

仅发生药品生产场地变更，不发生其他注册管理事项变更的，按照《变更办法》第十四条规定办理。变更药品生产场地的同时，药品生产工艺、处方、质量标准等其他注册管理事项一并发生变更的，持有人应先行向省级药品监督管理部门提出《药品生产许可证》变更申请，获得批准的，由省级药品监管部门变更《药品生产许可证》信息，同时在备案系统更新药品批准证明文件上的药品生产场地变更信息，同时注明：该药品同时发生（药品生产工艺、处方、质量标准等）变更，获得批准或备案完成后方可生产上市。持有人向药审中心提出变更药品生产工艺、处方、质量标准等其他注册管理事项的补充申请，获得批准后，及时报告省级药品监管部门。需要开展检查、检验的，相关部门应及时进行检查并抽取样品。

注册核查与药品生产质量管理规范符合性检查拟同步实施的，参照《药品注册管理办法》第四十八条和《药品生产监督管理办法》第五十二条有关规定执行。

（10）变更管理类别的确定和调整。持有人是药品上市后变更管理类别确定的主体。首先，持有人应判断变更管理类别是否在法律、法规中有明确规定或技术指导原则中已有明确要求，如已有明确规定或明确要求，持有人一般应根据有关规定确定变更类别。

其次，变更情形在法律、法规或技术指导原则中未明确变更管理类别的，但持有人根据内部变更分类原则，结合产品特点、研究和评估结果，能够确定变更管理类别的，按照持有人确定的变更管理类别执行。

再次，持有人无法确定变更管理类别的，可在充分研究、评估和必要的验证基础上与省级药品监管部门进行沟通，意见一致的，按规定实施；对是否属于审批类变更意见不一致的，持有人应当按照审批类变更，向药审中心提出补充申请；对属于备案类变更和报告类变更意见不一致的，持有人应当按照备案类变更，向省级药品监管部门备案。具体沟通程序由各省级药品监督管理部门自行制定。

最后，持有人可以根据管理和生产技术变化对变更管理类别进行调整。其中，降低技术指导原则中明确的变更管理类别，或降低已确认的变更管理类别，应与省级药品监管部门沟通并达成一致意见后实施，意见不一致的，不得降低变更管理类别。

（11）审批类变更获得批准后的过渡期。对于审批类变更实施的过渡期问题一直是业界关注焦点，即审批类变更获得批准后，在药品生产中何时实施。《变更办法》公开征求到的意见普遍呼吁设置审批类变更执行的过渡期。为回应业界关切，《变更办法》明确除涉及药品安全性变更之外的审批类变更，允许企业在申报补充申请时承诺变更获批后实施时间，实施时间原则上不晚于获得批准后6个月。审批类变更获得批准后，持有人应严格遵守承诺，尽快按照变更后的条件组织生产。

（12）备案类变更的工作程序及时限。对于药品注册备案事项管理，应由持有人向药审中心或省级药品监管部门备案。备案部门应自备案完成之日起5日内在备案系统中将有关备案信息提交国家药监局信息中心，信息中心将相关备案信息在国家药监局官方网站公示。

省级药品监管部门应加强监管，根据备案变更事项的风险特点和安全信用情况，自备案完成之日起30日内完成对备案资料的审查，必要时可实施检查与检验。药审中心相关工作具体要求另行制定发布。

根据我国法律规定和国务院规定，备案不属于行政许可，持有人按照备案资料要求提交资料进行备案，提交备案资料后即完成备案。

（13）审批类和备案类关联变更的要求。药品同时发生审批类和备案类关联的变更，或备案类变更是以审批类变更获得批准为前提时，持有人可以将审批类变更和备案类变更合并申报药审中心进行技术审评，备案类变更需按照药品补充申请收费标准缴费。药审中心应按照审批类变更的审评审批、检查检验程序执行，按照技术指导原则要求进行技术审评，技术审评时限按照《药品注册管理办法》第96条执行。持有人也可单独就审批类变更向药审中心提出补充申请，获得批准后，再就备案类变更向省级药品监管部门或药审中心提出备案。

（八）《已上市中药变更事项及申报资料要求》（2021）

根据《药品注册管理办法》和《药品上市后变更管理办法（试行）》规定，2021年2月23日，国家药监局印发《已上市中药变更事项及申报资料要求》，按照其对药品安全性、有效性和质量可控性的风险和产生影响的程度，对已上市中药的变更，实行分类管理，分为审批类变更、备案类变更和报告类变更。

1.起草背景

新修订《药品注册管理办法》第七十七条规定"药品上市后的变更，按照其对药品安全性、有效性和质量可控性的风险和产生影响的程度，实行分类管理，分为审批类变更、备案类变更和报告类变更。持有人应当按照相关规定，参照相关技术指导原则，全面评估、验证变更事项对药品安全性、有效性和质量可控性的影响，进行相应的研究工作"；第七十八条、第七十九条和第八十条分别列明了需进行补充申请、备案或报告的变更事项。本文件在充分总结吸收近几十年来中药变更研究的经验和成果基础上，依据法规对已上市中药变更事项进行了细化，同时，明确了申报资料要求，并对相关事项进行了阐述、说明。

2.主要内容

《已上市中药变更事项及申报资料要求》共三部分，分别为已上市中药变更事项、申报资料项目及要求和相关申请事项说明。

第一部分，已上市中药变更事项。按照国家药品监管部门审批的补充申请事项、国家或省级药品监管部门备案事项和报告事项，分列具体变更事项。

第二部分，申报资料项目及要求。以国家药品监管部门审批的补充申请事项为主，按照变更事项申报所需提供的行政性文件和一般应开展的研究工作内容，依次列出了申报资料项目，并进行了相应说明。备案事项参照执行。报告事项按照国家药品监管部门公布的有关年报的相关规定执行。

第三部分，相关申请事项说明。对"变更药品上市许可持有人""变更适用人群范围但不改变给药途径""变更剂型和功能主治范围""变更用法用量但不改变给药途径""替换或减少国家药品标准或药品注册标准处方中的毒性药材或处于濒危状态的药材""变更药品说明书中安全性内容，包括不良反应、禁忌、注意事项、药理毒理等相关事项"以及"药品分包装"等6项变更事项进行了说明，明确了相关技术要求。

（九）《药品生产监督管理办法》（2020）

根据新修订《药品管理法》有关规定，为落实生产质量责任，保证生产过程持续合规，符合质量管理规范要求，加强药品生产环节监管，规范药品监督检查和风险处置，国家药监局组织修订了《药品生产监督管理办法》。国家市场监督管理总局于2020年1月22日正式发布《药品生产监督管理办法》（国家市场监督管理总局令第28号），自2020年7月1日起施行。

1. 主要内容

《药品生产监督管理办法》（2020）共六章，81条。第一章总则、第二章生产许可、第三章生产管理、第四章监督检查、第五章法律责任、第六章附则。

2. 重点内容说明

（1）落实《药品管理法》有关要求。一是全面规范生产许可管理。明确药品生产的基本条件，规定了药品生产许可申报资料提交、许可受理、审查发证程序和要求，规范了药品生产许可证的有关管理要求。二是全面加强生产管理。明确要求从事药品生产活动，应当遵守药品生产质量管理规范等技术要求，按照国家药品标准、经药品监管部门核准的药品注册标准和生产工艺进行生产，保证生产全过程持续符合法定要求。三是全面加强监督检查。按照属地监管原则，省级药品监管部门负责对本行政区域内的药品上市许可持有人，以及制剂、化学原料药、中药饮片生产企业的监管。对原料、辅料、直接接触药品的包装材料和容器等供应商、生产企业开展日常监督检查，必要时开展延伸检查。建立药品安全信用档案，依法向社会公布并及时更新，可以按照国家规定实施联合惩戒。四是全面落实最严厉的处罚。坚持利剑高悬，严厉打击违法违规行为。进一步细化《药品管理法》有关处罚条款的具体情形。对违反《药品生产监督管理办法》有关规定的情形，增设了相应的罚则条款，保证违法情形能够依法处罚。

（2）划分药品监管部门生产监管事权。为强化药品生产环节监管，明确监管事权划分，《药品生产监督管理办法》在坚持属地监管原则的基础上，细化了药品监管部门在药品生产环节的监管事权，做到权责清晰，确保药品生产监管工作落到实处。一是明确国家药监局主管全国药品生产监督管理工作，对省级药品监管部门的药品生产监督管理工作进行监督和指导。二是国家药监局核查中心组织制定药品检查技术规范和文件，承担境外检查以及组织疫苗巡查等，分析评估检查发现风险、作出检查结论并提出处置建议，负责各省级药品检查机构质量管理体系的指导和评估。三是国家药监局信息中心负责药品追溯协同服务平台、药品安全信用档案建设和管理，对药品生产场地进行统一编码。四是坚持属地监管原则，省级药品监管部门负责本行政区域内的药品生产监督管理，承担药品生产环节的许可、检查和处罚等工作。

（3）药品上市许可持有人需取得《药品生产许可证》。《药品管理法》规定，从事药品生产活动，应当经所在地省级药品监管部门批准，取得《药品生产许可证》。《药品生产监督管理办法》进一步明确药品上市许可持有人（包括自行生产或者委托生产的）应当申请取得《药品生产许可证》，并细化了相关工作程序和要求，对申请发证、到期重新审查、变更、注销、吊销等要求都进行了统一规定。一是从法律规定方面看。按照新修订《药品管理法》第三十二条、第四十一条规定，持有人作为从事药品生产的主体，无论自行生产药品还是通过委托生产药品，都属于生产行为，申请取得《药品生产许可证》，符合新修订《药品管理法》的立法精神。二是从实际监管工作方面看。法律规定药品上市许可持有人对药品从研制到使用以及上市后的药品安全性、有效性和质量可控性负责，对药品生产持续合规和变更管理等持续改进依法承担责任。持有人依法申请《药品生产许可证》，与当前药品生产监管的政策和要求保持无缝衔接，更好地落实持有人的主体责任，同时也明确了持有人取得许可证后的相关行政管理措施。三是从推进"放管服"改革方面看。在持有人试点期间，持有人在招标、销售、税务等多方面存在"最后一公里"问题，持有人申请取得药品生产许可证后，可以更好地释放政策红利，解决实际困难。

（4）《药品生产许可证》的核发条件、程序及有关要求。《药品生产许可证》是从事药品生产的起点，也是必要条件。《药品生产监督管理办法》对生产许可证的核发条件、办理程序时限、现场检查要求等环节进行了规定。一是规定了取得生产许可证的条件。从事药品生产，应当具备机构人员、设施设备、质量管理、检验仪器设备、质量保证规章制度等五方面的条件。另外，还对疫苗生产企业进行了特殊规定。二是规定了许可程序和时限要求。申请人应当按照申报资料要求，向所在地省级药品监管部门提出申请。省级药品监管部门收到申请后，根据不同情形，在规定时限内作出是否受理、是否予以批准的决定。明确了药品生产许可中所有时间都是以工作日计，技术审查和评定、现场检查、企业整改等所需时间不计入期限。同时，药品监管部门应当公开审批结果，并提供条件便利申请人查询审批进程。三是规定了变更内容。对登记事项和许可事项的变更内容进行了规定，明确了许可证变更的办理时限等。对于不予变更的，省级药品监管部门应当书面说明理由，并告知申请人享有依法申请行政复议或者提起行政诉讼的权利。四是规定了许可证有效期届满发证。许可证有效期届满，需要继续生产药品的，应当在有效期届满前六个月，向原发证机关申请重新发放药品生产许可证。原发证机关在综合评定后，在药品生产许可证有效期届满前作出是否准予其重新发证的决定，逾期未作出决定的，视为同意重新发证，并予补办相应手续。同时，《药品生产监督管理办法》还规定了许可证补发、吊销、撤销、注销等办理程序要求。

（5）加强药品 GMP 质量监管。取消药品 GMP 认证发证是国务院做出的重大决策部署，目的是提高 GMP 实施的科学性，强化药品生产企业持续合规的主体责任。新修订的《药品管理法》进行了规定，国家药监局 2019 年第 103 号公告也进行了工作部署和要求。在 GMP 认证发证取消后，药品监管部门将从以下几方面加强 GMP 的监督实施，做好药品监管工作。一是全面落实国务院"放管服"改革要求。自 2019 年 12 月 1 日起，取消药品 GMP 认证，不再受理 GMP 认证申请，不再发放药品 GMP 证书。取消 GMP 认证发证后，药品生产质量管理规范仍然是药品生产活动的基本遵循和监督管理的依据，药品监管部门将切实加强上市后的动态监管，由五年一次的认证检查，改为随时对 GMP 执行情况进行检查，监督企业的合规性，对企业持续符合 GMP 要求提出了更高的要求。二是进一步明确了药品生产质量管理规范相关要求。《药品生产监督管理办法》对药品生产监管工作重新进行了顶层设计，对药品生产质量管理规范符合性检查的检查频次及要求等都进行了明确规定，对生产过程中不遵守药品生产质量管理规范的法律责任也进行了规定。通过上市前的检查、许可检查、上市后的检查、行政处罚等措施，将执行药品生产质量管理规范的网格织得更紧密，监管检查形式更加灵活，真正做到了药品生产质量管理规范贯穿于药品生产全过程。三是进一步明确事权划分。明确了国家和省级药品监管部门的事权划分，以及国家药监局核查中心、信息中心等审评、检验、核查、监测与评价专业技术机构的具体事权和责任。在全面实施药品上市许可持有人制度下，进一步明确了跨省委托生产的总体要求，保证全国执行药品生产质量管理规范标准尺度一致，有利于检查结果的互联互通和共享使用，从而促进跨省委托监管能够落地实施。四是进一步做好药品检查相关规范性文件制修订工作。《药品管理法》《疫苗管理法》《药品生产监督管理办法》等法律法规规章对药品检查进行了相关的规定，国家药监局正在组织制定药品检查管理规定等配套规范性文件，为下一步细化检查工作、执行好药品生产质量管理规范打下坚实的基础。

（6）生产环节的跨省监管。国家对药品管理实行药品上市许可持有人制度。为做好持有人委托生产特别是跨省委托生产监管工作，《药品生产监督管理办法》对相关制度进行了明确规定。一是明确监管事权划分。坚持属地监管原则，省级药品监管部门负责本行政区域内的药品生产监督管理，承担药品生产环节的许可、检查和处罚等工作。负责对药品上市许可持有人，以及制剂、化学原料、中药饮片生产企业的监督管理。二是加强跨省监管协同。对于持有人和受托药品生产企业不在同一省份的，由持有人所在地省级药品监管部门负责对药品上市许可持有人的监督管理，受托药品生产企业所在地省级药品监管部门负责对受托药品生产企业的监督管理。有关省级药品监管部门加强监督检查信息互相通报，及时将监督检查信息更新到药品安全信用档案中，并可以根据通报情况和药品安全信用档案中监管信息更新情况开展调查，对持有人或者受托药品生产企业依法作出行政处理，必要时可以开展联合检查。三是做好检查执法衔接工作。在药品生产监督检查过程中，发现存在涉嫌违反药品法律、法规、规章的行为，药品监管部门应当做好检查执法衔接，按照职责和权限依法查处，涉嫌犯罪的移送公安机关处理。

（7）药品年度报告。新修订《药品管理法》明确规定"药品上市许可持有人应当建立年度报告制度，每年将药品生产销售、上市后研究、风险管理等情况按照规定向省、自治区、直辖市人民政府药品监督管理部门报告"。建立并实施年度报告制度是持有人应尽的法定义务，该制度的实施有利于进一步强化持有人的药品全生命周期质量管理意识，增强持有人守法合规主动性，推动持有人持续改进质量体系，提升药品生产质量管理规范执行水平，特别是督促持有人加强药品上市后研究和风险管理，全面提升药品质量，保障药品安全、有效和质量可控，更好地保障公众用药安全和促进公众健康。

《药品生产监督管理办法》对年度报告工作进一步进行了规定，明确药品上市许可持有人应当建立年度报告制度，同时，要求疫苗上市许可持有人应当按照规定向国家药监局进行年度报告。目前，国家药监局加快药品年度报告信息化平台建设。药品监管部门将通过年度报告制度，掌握持有人每年药品生产销售、上市后研究、风险管理等方面的信息和数据，推动药品生产监管逐步实现精准监管、科学监管目标。

（8）短缺药品报告。党中央、国务院高度重视短缺药品保供稳价工作，国务院办公厅印发《关于进一步做好短缺药品保供稳价工作的意见》（国办发〔2019〕47号），明确部门责任分工，更好保障群众基本用药需求。新修订《药品管理法》规定"国家实行短缺药品清单管理制度""药品上市许可持有人停止生产短缺药品的，应当按照规定向国务院药品监督管理部门或者省、自治区、直辖市人民政府药品监督管理部门报告"。

《药品生产监督管理办法》进一步细化短缺药品报告要求。国家短缺药品供应保障工作会商联动机制牵头单位向社会发布实施停产报告的短缺药品清单，持有人停止生产列入短缺药品清单的药品，应当在计划停产实施六个月前向所在地省级药品监督管理部门报告；发生非预期停产的，在三日内报告所在地省级药品监督管理部门，必要时向国家药监局报告。药品监管部门接到报告后及时通报同级短缺药品供应保障工作会商联动机制牵头单位。持有人对列入国家实施停产报告的短缺药品清单的药品，未按照规定进行停产报告的，依法予以处罚。

（9）加强风险管理。为贯彻《药品管理法》风险管理的原则，守住药品质量安全的底线，《药品生产监督管理办法》进一步强化风险管理措施，保障药品的质量安全。一是落实企业主体责任。明确持有人和药品生产企业法定代表人、主要负责人的相关责任，对发生与药品质量有关的重大安全事件，依法报告并开展风险处置，确保风险得到及时控制。持有人应当立即对相关药品及其原料、辅料以及直接接触药品的包装材料和容器、相关生产线等采取封存的控制措施。强调生产过程中开展风险评估、控制、验证、沟通、审核等质量管理活动，对已识别的风险及时采取有效风险控制措施。开展风险获益评估和控制，制定上市后药品风险管理计划，主动开展上市后研究。二是加强监督检查。省级药品监管部门结合企业遵守药品法律法规、药品生产质量管理规范和质量体系运行情况，根据风险管理原则进行审查，在药品生产许可证有效期届满前作出是否准予其重新发证的决定。根据药品品种、剂型、管制类别等特点，结合国家药品安全总体情况、药品安全风险警示信息、重大药品安全事件及其调查处理信息等，以及既往检查、检验、不良反应监测、投诉举报等情况确定检查频次，特别强调对麻醉药品、第一类精神药品、药品类易制毒化学品生产企业每季度检查不少于一次。对疫苗、血液制品、放射性药品、医疗用毒性药品、无菌药品等高风险药品生产企业，每年不少于一次药品生产质量管理规范符合性检查。三是强化风险处置。药品监管部门在检查过程中应按规定及时报告发现存在的药品质量安全风险情况。通过检查发现生产管理或者疫苗储存、运输管理存在缺陷，有证据证明可能存在安全隐患的，应当依法采取相应的控制措施，如发出告诫信，并采取告诫、约谈、限期整改，以及暂停生产、销售、使用、进口等措施。对持有人应召回而未召回的，药品监管部门责令其召回。风险消除后，采取控制措施的药品监督管理部门应当解除控制措施。四是强化问责处置。规定省级药品监管部门未及时发现生产环节药品安全系统性风险，未及时消除监督管理区域内药品安全隐患的，或者省级人民政府未履行药品安全职责，未及时消除区域性重大药品安全隐患的，国家药品监督管理局应当对其主要负责人进行约谈。被约谈的省级药品监管部门和地方人民政府应当立即采取措施，对药品监督管理工作进行整改。约谈情况和整改情况应当纳入省级药品监督管理部门和地方人民政府药品监督管理工作评议、考核记录。

（十）《药物警戒质量管理规范》（2021）

为适应药品安全监管新形势的需要，规范药品全生命周期药物警戒活动，国家药监局组织制定符合中国国情和国际发展趋势的《药物警戒质量管理规范》（GVP），2021年5月7日印发，自2021年12月1日起正式施行，明确对药品上市许可持有人（以下简称"持有人"）在药物警戒工作中的要求，规范持有人的药物警戒活动。

1. 起草背景

自20世纪70年代药物警戒概念提出至今，药物警戒的学术理念不断深入和发展。世界卫生组织于2003年将药物警戒定义为"发现、评估、理解和预防药品不良反应或其他任何与药品相关问题的科学和活动"，该定义一直沿用至今。随着国际人用药品注册技术协调会（ICH）的成立，药物警戒的理念和方法被引入国家药品管理的制度层面。国家药品监督管理局也组织开展了药物警戒法律制度比较等方面研究，在充分对比了欧美日药物警戒相关法规体系的基础上，提出我国建立药物警戒制度的可行性。2018年国家药品监督管理局成为ICH管理委员会成员，开始逐步转化实施ICH的指导原则，其中包括6个E2系列的药物警戒指导原则。这些指导原则对持有人报告药品不良反应、开展风险评估和风险管理等提出了要求，我国不良反应监测工作开始对标国际。在机遇面前，亟待采取措施，引导我国制药企业朝着更快融入国际社会的方向发展，包括建立与国际接轨的药物警戒质量管理体系，提高药物警戒的能力和水平。2019年12月1日修订实施的《药品管理法》，明确国家建立药物警戒制度，对药品不良反应及其他与用药有关的有害反应进行监测、识别、评估和控制；同时明确对药品管理实行药品上市许可持有人制度，持有人依法对药品的非临床研究、临床试验、生产经营、上市后研究、不良反应监测及报告与处理等承担责任。

2. 起草思路

一是以《药品管理法》为依据，全面落实持有人药物警戒主体责任，规范警戒活动并提高质量。《药品管理法》对持有人的药物警戒相关法律责任进行了明确：要求持有人对药品上市后研究、不良反应监测及报告与处理等承担责任；持有人应当开展药品上市后不良反应监测，主动收集、跟踪分析疑似药品不良反应信息；制定药品上市后风险管理计划，主动开展药品上市后研究，对药品的安全性进行进一步确证；对已识别风险的药品及时采取风险控制措施等。还规定了申办者在药物临床试验期间发现安全性问题应采取的措施。GVP 明确了持有人在药物警戒中的主体责任，将《药品管理法》规定的责任和义务落实到具体实践要求中。

二是兼收并蓄，充分借鉴 ICH 及成员国的经验并与国际接轨，促进制药企业国际化发展；同时，以国情为出发点，兼顾制药行业不均衡发展现状，稳步推进药物警戒制度落实。ICH 是我国药物警戒接轨国际的枢纽，实施 ICH 指导原则是国际药物警戒落地我国的关键步骤。GVP 充分采纳 ICH 指导原则要求（包括不良反应的报告范围、报告时限、信息收集途径等），在技术要求和标准上也与之基本保持一致。此外，其他国际组织和欧美日等的相关成熟经验，也是本规范借鉴的重要对象，如国际医学科学组织理事会（CIOMS）的信号检测技术要求，欧盟的药物警戒体系和主文件等要求，日本和欧盟的关于加强被动监测的要求等。

3. 主要内容

GVP 共 9 章 134 条 。第一章总则，明确了规范制定的法律依据、适用范围、根本目标、体系要求，提出持有人和申办者应与药物警戒其他主体（医疗机构、药品经营企业和临床试验机构等）协同开展药物警戒工作。第二章质量管理，明确持有人药物警戒体系的要素，并提出了对药品警戒体系及活动进行质量管理的总体目标、质量保证要素、质控指标和内审要求等。第三章机构人员与资源，对药物警戒体系中的组织机构和人员等提出要求，并对持有人开展药物警戒活动所需的设备资源要求进行明确。第四章监测与报告，规范了药物警戒的基础性工作，即不良反应信息的收集、处置和报告。第五章风险识别与评估，该章对信号检测和风险评估提出了要求，对定期安全性更新报告（PSUR）及其升级版定期获益－风险评估报告（PBRER）的技术要求进行了规范，并规范了上市后安全性研究的范畴、发起情形、受试者保护等要求。第六章风险控制，明确了风险控制措施的类型、选择方法和后效评估等，强调了风险沟通的方法，规范了药物警戒计划的制定和提交方式等。第七章文件、记录与数据管理，规范了各项管理制度文件以及药物警戒实践中形成的记录和数据的管理。第八章临床试验期间药物警戒，规范了临床试验期间药物警戒的相关工作。第九章附则，包括相关定义、疫苗持有人实施药物警戒质量管理规范的特殊情况等。

除第一章和第八章外，其他章节均是对药品上市后持有人药物警戒活动的规定。第八章是对临床试验期间药物警戒活动的规定。

4. 主要亮点

GVP 是新修订《药品管理法》颁布后第一份有关药物警戒的配套文件，在制订过程中充分遵循了药管法的原则和要求。

（1）体现了药品全生命周期的管理理念。与以往药品不良反应监测工作相比，药物警戒不仅包括药品上市后不良反应收集、识别、评估和控制要求，还涵盖了临床试验期间对药物不良事件的监测与管理。

（2）坚持了药品风险管理的原则。《药品管理法》在总则中提出了风险管理的原则，而药物警戒正是药品风险管理的具体实践。本规范在总则中指出应结合药品品种安全性特征开展有效的药物警戒活动，降低药品使用风险，并将药品风险管理的要求贯穿到各个章节中，从风险信息的收集到风险的识别、评估与控制，是持有人开展药品风险管理活动的纲领性文件。

（3）明确了药物警戒主体责任的承担者。本规范提出药品上市许可持有人和临床试验申办者依法承担药物警戒的主体责任，要求持有人建立药物警戒体系并进行质量管理，厘清了持有人和申办者开展药物警戒活动的关键内容和流程，体现了能动治理和社会共治的理念。

（4）规划了国际化发展蓝图。为适应我国加入ICH和制药行业国际化发展需求，本规范借鉴了欧美日成熟的药物警戒经验，增加了许多既往空白或没有明示的新要求，如信号检测、定期获益－风险评估、药品上市后安全性研究、药品风险沟通、药物警戒计划制定等。这些新规定为制药行业逐步融入全球药物警戒的发展格局中提供了保障，也勾画了中国药物警戒的国际化发展的蓝图。

5. 新制度要求

GVP是我国实施药物警戒制度和落实持有人药物警戒主体责任的新规定，与以往药品不良反应报告制度相比较，对持有人提出了以下新要求：

（1）药物警戒体系建设。《国家药品监督管理局关于药品上市许可持有人直接报告不良反应事宜的公告》（2018年第66号）（本节以下简称2018年66号公告）借鉴欧盟药物警戒体系和药物警戒受权人（QPPV）的概念，提出了药品不良反应监测体系的建设要求，并要求持有人配备药品不良反应监测负责人。本规范延续了这一要求，更名为"药物警戒体系"和"药物警戒负责人"，并对持有人建立什么样的药物警戒体系、配备符合什么条件的药物警戒负责人进行了具体诠释。同时借鉴欧盟经验，要求持有人制定"药物警戒体系主文件"，对其警戒体系，包括机构、人员、制度、资源等进行全面描述，一方面有利于持有人整体规划自身体系建设，另一方面也方便监管部门开展药物警戒检查。

（2）药品不良反应报告范围和时限。为转化实施ICH相关指导原则，2018年66号公告对上市后药品不良反应报告范围和时限要求等进行了调整。本规范延续了相关要求，与2011年发布的《药品不良反应报告和监测管理办法》（中华人民共和国卫生部第81号令）（本节以下简称第81号令）相比，不良反应报告范围从药品固有的属性，即合格药品正常用法用量下的不良反应，扩大到药品不良反应及其他有害反应，包括可能与药品质量相关或超说明书用药情况下发生的有害反应。报告时限也与ICH的指导原则基本一致。对于ICH指导原则的其他技术要求也在本规范中进行了体现。

（3）药品安全性更新报告。ICH指导原则要求上市前申办者提交"研发期间安全性更新报告"（ICH E2F），上市后持有人提交"定期安全性更新报告"（ICH E2C-R1）或"定期获益风险评估报告"（ICH E2C-R2）。2020年7月国家药监局先后发布了适用ICH E2F和E2C-R2的相关公告，本规范对申办者和持有人提出了与ICH指导原则一致性的要求。对于上市后，持有人除了可以按第81号令提交定期安全性更新报告（PSUR）外，还规定可以提交"定期获益风险评估报告"（PBRER），因此，对风险的评估也从单纯的安全性评估过渡到了获益风险综合评估。

（4）信号检测和药品上市后安全性研究。根据《药品管理法》关于持有人开展上市后研究的要求，本规范提出了持有人开展上市后安全性研究的新要求，明确了上市后安全性研究的范围、类型、发起、目的和方法等。但具体的技术要求仅进行了原则性规定，有待后期制定更加细化的技术指南。风险识别是药物警戒的关键组成部分，也是我国现行法规和技术指南中的薄弱环节。信号检测是风险识别的一种手段。本规范为提高持有人风险识别的能力，借鉴CIOMS技术要求和欧盟的经验，首次提出了信号检测的概念，并对信号检测的频率、方法和相关要求进行了原则性规定，为持有人拓展药物警戒工作的内容提供了依据，也为今后出台相关技术指导原则奠定了基础。

（5）药物警戒计划和风险沟通。《药品管理法》规定持有人应制定上市后药品风险管理计划。本规范借鉴ICH关于药物警戒计划的表述，并指出药物警戒计划是药品上市后风险管理计划的一部分，其包括药物警戒计划制定的情形、内容要求、提交要求等。有关药物警戒计划的撰写规范还需要另行制定相关指南。此外，本规范还重点突出了风险沟通的要求，明确了风险沟通的对象、原则、方式和内容，借鉴欧盟和美国提出了"致医务人员函"和"患者安全用药指南"新沟通方式，并结合我国国情提出了新的要求。

（6）根据药品特点开展不同的药物警戒活动。结合药品审评审批制度改革对创新药审批的改革趋势，对创新药监测提出了新要求。借鉴欧盟关于药物警戒的要求，提出了加强监测制度，要求创新药根据药品安全性特征，通过在药品说明书、包装、标签中进行标识等方式，强化不良反应报告意识。此外为体现中药管理特色，指出中药、民族药持有人应根据中医药、民族医药相关理论，分析药物自身（如毒性成分等）、临床使用（如证候、配伍、炮制、剂量与疗程等）、患者机体状态等影响因素。

（7）药物警戒委托。与药品生产相似，持有人制度下药物警戒也会产生委托。药物警戒本身是一项技术性很强的工作，持有人将部分药物警戒工作委托出去（如通过商业渠道收集不良反应、通过学术机构开展文献检索），一方面可以节省自身的人力和时间成本，另一方面也是能力较弱的企业现阶段确保其药物警戒水平的有效途径。本规范对药物警戒的委托管理进行了原则性规定，今后还可能随着药物警戒的深入发展不断更新和提升要求。

（十一）《中药材生产质量管理规范》（2022）

为落实《中共中央 国务院关于促进中医药传承创新发展的意见》，推进中药材规范化生产，保证中药材质量，促进中药高质量发展，2022年3月，国家药监局、农业农村部、国家林草局、国家中医药局联合印发《中药材生产质量管理规范》（本节以下简称新版中药材GAP），作为中药材规范化生产和管理的基本要求。新版中药材GAP是中药材生产企业规范化生产的技术指导原则、中药生产企业供应商质量审核的技术标准，也是药品监督管理部门延伸检查的重要技术依据，可成为中药材基地企业、中药企业、行业主管部门和地方人民政府发展中药材的抓手。新版中药材GAP在促进中药传承创新和高质量发展中将发挥不可替代的作用，其推进实施将为中药生产提供质量更加稳定的原料药材，也将更好地推进中药材资源可持续供给，还将在助力乡村振兴和加快农业农村现代化建设中发挥积极作用。

1. 主要内容

新版中药材GAP共14章144条。包括第一章总则，第二章质量管理，第三章机构与人员，第四章设施、设备与工具，第五章基地选址，第六章种子种苗或其它繁殖材料，第七章种植与养殖，第八章采收与产地加工，第九章包装、放行与储运，第十章文件，第十一章质量检验，第十二章内审，第十三章投诉、退货与召回，第十四章附则。

2. 修订背景

中药材是中医药发展的物质基础，是中药产业和大健康产业的主要原料，保证源头中药材的质量至关重要。2002年，原国家药品监督管理局发布《中药材生产质量管理规范（试行）》（以下简称试行版中药材GAP），研究确定采用GAP认证管理；2003年，发布认证管理办法和认证检查评定标准后启动认证；2016年，取消GAP认证。此阶段先后共认证中药材GAP 205家次，国家药监局公告196家次，中药材基地共177个，涉及全国26个省份110家企业71种中药材。GAP实施提高了行业对原料药材质量的重视程度，培养了人才队伍，对探索推进中药材规范化、规模化生产，提升中药材质量发挥了一定作用。特别是近年来，中药材生产和基地建设成果显著，提升了我国中药农业的现代化水平。但试行版中药材GAP实施十余年来也逐步显现出了一些不适应行业发展的问题，如其内容过于笼统，质量风险管控理念没有得到很好的贯彻，部分影响中药材质量的重要环节缺少明确要求；技术规程要求相对模糊，生产组织方式不确定，企业理解掌握、实施操作难度较大。2016年3月，根据《国务院关于取消和调整一批行政审批项目等事项的决定》，国家食品药品监督管理总局取消了中药材GAP认证。行业期盼能修订试行版中药材GAP，探索新的实施方式，以更好地适应中药材快速发展的实际需要和新的监管方式。为此，2015年11月，国家食品药品监督管理总局正式启动试行版中药材GAP修订工作并委托中国医学科学院药用植物研究所成立技术专家组。修改稿经不同层面专家、国务院相关部门、国家药品监督管理系统相关部门和下属单位研讨，分别于 2017 年 10 月和 2018 年 7 月公开征求意见。此后，重点对发布形式、发布部门、实施方式、配套政策等反复研究，并确定待试行版中药材 GAP 废止后发布新版中药材 GAP。经协商，最终明确由国家药品监督管理局、农业农村部、国家林草局、国家中医药局联合发布，在发布的公告中也明确了新版中药材 GAP 的实施方式及各方职责。2022 年 3 月 17 日，新版中药材 GAP 及其公告正式发布。

3. 主要修订思路

（1）重视全过程精细化管理，树立风险管控理念，对中药材质量有重大影响的关键环节实施重点管理。关注"关键环节"是新版中药材 GAP 贯穿始终的核心理念，也是指导规范修订、力争能更好指导生产的核心理念。新版中药材 GAP 借鉴《药品生产质量管理规范》（GMP）思路和世界卫生组织、世界各国颁布的《药用植物种植和采集的生产质量管理规范》（GACP），从风险管控理念出发，提出企业应当"明确影响中药材质量的关键环节""实现关键环节的现场指导、监督和记录"，对影响中药材质量的关键环节进行细化和明确，突出关键环节的管、控、防、禁、建；首次引入统一规划生产基地，统一供应种子、种苗或其他繁殖材料，统一肥料、农药、饲料、兽药等投入品管理措施，统一种植或养殖技术规程，统一采收与产地加工技术规程，统一包装与贮存技术规程（以下简称"六统一"）概念，要求中药材生产全过程关键环节可追溯，"六统一"+"可追溯"成为新版中药材 GAP 管控关键环节理念的集中体现。

（2）坚持高标准、严要求，兼顾中药材生产现实情况及当前技术水平，避免"失之于严"或"失之于宽"。新版中药材 GAP 的高标准、严要求主要体现在影响质量的重大关键环节，如产地一般应选择道地产区，不允许使用可能影响中药材质量而数据不明确的种质（如转基因品种、多倍体品种等），禁止使用壮根灵、膨大素等生长调节剂调节中药材收获器官生长，在产地加工和贮存环节禁止硫黄熏蒸，不得使用国家禁用的高毒性熏蒸剂等。结合实际情况，对试行版中药材 GAP 中规定的、但受技术或经济条件限制难以实现的环节进行了调整。例如，未禁用除草剂，但要求尽量减少或避免使用；可采用农场、林场、公司＋农户或合作社等组织方式；肥料规定以有机肥为主，化学肥料有限度使用；产地加工不需要集中，但技术规程需统一；质量可自检也可第三方检测；鼓励但不是必须开展新品种选育，要求种源来源明确、供应统一等。

（3）遵循"写我要做、做我所写、记我所做"，将技术规程和质量标准制定前置，作为实施基地建设和管理的前提和依据。新版中药材 GAP 不仅提出了企业应先制定中药材生产的技术规程（要求）和中药材企业内控质量标准，而且详细界定了需要制定哪些技术规程、哪些标准，如何制定这些技术规程，技术规程和标准应包含哪些内容。新版中药材 GAP 体现"写我要做、做我所写、记我所做"，落实技术规程就是管理的指南、管理就是规程的实施、记录就是管理的关键数据的指导思想，力争使新版中药材 GAP 成为企业指导生产的可行规范，力争 GAP 工作能够与中药材基地建设、生产管理真正有机结合，争取杜绝走形式、做样子。技术规程由企业根据新版中药材 GAP 要求自行制定，底线是不违背新版中药材 GAP 中的禁止性条款，明确预防性、鼓励性条款。但是，技术规程一旦制定，企业就需遵照实施，关键的管理过程数据就需要如实记录，保证全过程可追溯。

（4）立足中医药特色和传承，鼓励采用适用的新技术、新方法。新版中药材 GAP 充分体现了传承和创新的中医药发展路径，如传承体现在产地首选道地产区、种间嫁接材料是传统习惯则允许使用、采收期和采收方法的确定要参考传统采收经验、产地加工方法的确定要借鉴优良的传统方法。另一方面，鼓励使用新技术、新设备提高中药材生产的现代化水平，如明确鼓励企业运用现代信息技术建设追溯体系，鼓励采用高效机械化采收技术，现代贮存保管新技术、新设备，高效干燥技术、集约化干燥技术，现代包装方法和器具等。

（5）坚持中药材规范生产与生态环境保护统一。新版中药材 GAP 一方面强调要考虑环境条件对中药材生产和质量的影响，合理有效干预和调控；另一方面，为了贯彻国家生态文明建设和生态环境保护战略，也多处明确要避免种植、养殖对生态环境造成不良影响，如生产基地选址和建设、农药使用、肥料使用、药材采收、药材初加工等，以实现中药材生产可持续发展。

（6）强化药材流向管理，完善放行、投诉、退货与召回等管理要求。新版中药材GAP借鉴GMP，首次引入了放行、投诉、退货与召回等环节的管理，单独成章、成节。这些管理内容均是流程性的风险管控，且均是药材生产加工包装后的管理环节，对中药材企业和基地而言可能比较陌生。但这些管理基本不涉及生产基地和农户，企业容易建立起相应的管理制度和流程，相对容易实施。

4. 重要问题说明

（1）适用范围。新版中药材GAP适用于中药材的种植和养殖，也适用于野生抚育和仿野生栽培；野生中药材的采收加工可参考实施，但未作强制性要求；矿物药未纳入新版中药材GAP适用范围。

（2）"六统一"。"六统一"是按新版中药材GAP建设规范化生产基地的核心要点。考虑到当前中药材生产实际情况和技术水平，新版中药材GAP依据对中药材质量影响程度，分层次提出"六统一"的要求：对生产基地的规划，如产地选择、基地布局等需要进行统一的规划：对基地使用的种子、种苗或其他繁殖材料需统一供应；对肥料、农药、饲料、兽药等投入品不要求统一供应，但要求统一管理措施；对种植或养殖、采收与产地加工、包装与贮存也没有要求统一由企业实施，但要求指导实施的技术规程必须是统一的。

（3）生产组织方式。新版中药材GAP提出，可采用农场、林场、公司＋农户或合作社等组织方式建设中药材生产基地。其包含 三层意思，一是企业必须明确基地建设的组织方式，二是不强求农场、林场式基地，三是列出了四种代表性组织方式作为示例，企业也可采取其他方式，但必须明确。

（4）产地。产地选择是影响中药材质量的关键环节之一，选择道地产区是保证中药材质量的有效措施。为此，新版中药材GAP提出，中药材生产基地一般应当选址于道地产区。考虑到有些药材的道地产区有争议，如历史上某些药材的道地产区不断变迁、某些药材当前的主产区非历史道地产区及部分药材道地性不明显等情况，新版中药材GAP兼顾生产实际，提出可在非道地产区选址，但应当提供充分文献或科学数据证明其适宜性。

（5）种质。中药材种质是中药材安全、有效和质量可控的物质基础，必须严格限定，保证中药材种质纯正性，鼓励科学选育优良新品种。审慎采用种质特性可能有重大改变、质量风险性高的选育方式，禁用人工选育的多倍体或者单倍体品种、种间杂交品种和转基因品种。对质量风险相对低的选育方式，则持相对开放的态度，规定如需使用非传统习惯使用的种间嫁接材料、人工诱变品种（包括物理、化学、太空诱变等）和其他生物技术选育品种等，企业应当提供充分的风险评估和实验数据证明新品种安全、有效和质量可控。

（5）农药及生长调节剂的使用。保证中药材质量是中药材规范化生产的第一出发点。新版中药材GAP提出农药使用应符合有关规定的原则性要求，禁止使用国务院农业农村行政主管部门禁止使用的剧毒、高毒、高残留农药，以及限制在中药材上使用的其他农药，提出优先选用高效、低毒生物农药，应尽量减少或避免使用除草剂、杀虫剂和杀菌剂等化学农药。壮根灵、膨大素等生产调节剂使用的主要目标是增加产量，其使用对中药材质量有明显不利影响，且在中药材和土壤中残留，应该予以禁用。新版中药材GAP规定禁止使用壮根灵、膨大素等生长调节剂调节中药材收获器官生长。

（6）硫黄熏蒸与磷化铝熏蒸。《中国药典》2020年版规定了中药材二氧化硫残留限量标准，按此标准，绝大部分中药材无法硫黄熏蒸。随着中药材现代干燥技术的推广应用，在甘肃、安徽开展中药材产地趁鲜切制试点等工作推进，新版中药材GAP明确在产地加工环节禁止使用有毒、有害物质用于防霉、防腐、防蛀，贮存环节禁止使用硫黄熏蒸及国家禁用的高毒性熏蒸剂。

（7）中药材生产批次。"批"是产品管理的最小单位，按批次管理是生产型企业发展到科学管理阶段，在生产和质量管理及追溯管理中常用的方法，"批"也是质量检验、退货与召回等必须明确的产品管理单位。新版中药材GAP着重强化了"批"的概念，在"质量管理"一章非常明确地提出企业应当明确中药材生产批次，保证每批中药材质量的一致性和可追溯，并对"批"定义为同一产地且种植地、养殖地、野生抚育或者仿野生栽培地生态环境条件基本一致，种子、种苗或其他繁殖材料来源相同，生产周期相同，生产管理措施基本一致，采收期和产地加工方法基本一致，质量基本均一的中药材。

（十二）《医疗机构制剂注册管理办法（试行）》（2005）

为加强医疗机构制剂的管理，规范医疗机构制剂的申报与审批，2005年6月22日，国家食品药品监督管理局发布《医疗机构制剂注册管理办法（试行）》（局令第20号），自2005年8月1日起施行。

1. 起草背景

医疗机构制剂长期以来一直是临床用药的补充，在一定程度上解决了市场上药品品种供应不足等问题。尤其是一些特色制剂，在临床治病救人中发挥了重要作用。另外，许多中药品种是在医疗机构中药制剂的基础上发展而来的。医疗机构制剂的存在有它一定的必要性和合理性，但同时也存在着诸多问题，直接影响到患者用药的安全有效。

此前，医疗机构配制的制剂一直没有实施严格的审批制度，而是实行备案管理。1985年实施的《药品管理法》第十九条规定，"医疗单位配制的制剂，必须根据临床需要并按规定进行质量检验"。《药品管理法实施办法》第四十五条规定"医疗单位配制制剂，必须按照省、自治区、直辖市卫生行政部门制定的医疗制剂规范配制，并向所在地的卫生行政部门备案"。1989年卫生部颁布的《医院药剂管理办法》第十六条对审批程序进行了细化："属于国家药品标准、地方药品标准及省级卫生行政部门颁布的制剂规范所收载的品种，可向所在地县以上卫生行政部门报备，其他制剂品种（如协定处方、验方等）经所在医院药事管理委员会审议后，报地市以上卫生行政部门审核批准后制备"。这种宽松的制剂品种审批制度，使得各医疗机构竞相配制一些水平低、短平快的品种，造成制剂品种泛滥。

自1985年7月1日《药品管理法》及《药品管理法实施办法》实施以来，医疗机构制剂曾经过3次整顿，但主要是在生产硬件建设方面，制剂品种的申报审批并未予以重视。20世纪90年代末，虽然不少省、市、自治区药品监督管理部门制定了制剂品种的申报和审批办法，但各省对制剂品种的管理方式各不相同。一部分省、市、自治区只对医院制剂规范收载的标准制剂进行审批或备案，并且审批或备案权大部分放在地、市级药品监督管理部门，致使对制剂品种的审批、管理要求宽严不一。

此外，对医疗机构制剂申请人的主体资格没有严格要求，个体门诊部、诊所都可以申请制剂，问题也多集中在此类医疗机构制剂，如违法配制制剂、制剂质量低劣、到处开设"专科""门诊"、夸大宣传、刊播广告、变相销售、非法营利、欺骗群众等，影响恶劣。由于这些医疗机构存在量多、分散、流动等特点，虽然问题突出，却难以监管。

医疗机构制剂尚存在申报资料的技术要求偏低，质量标准要求偏低，难以有效控制制剂的质量；制备条件没有严格管理，制剂室的环境、设备、人员、配制过程、检验设备等没有明确的要求。

医疗机构制剂与药品一样，同属防病治病的特殊商品，直接关系到广大人民群众的身体健康和生命安全。依法监督管理，保证人民用药安全有效是药品监督管理部门义不容辞的责任。有法可依又是依法监督管理工作的前提，因此，起草《医疗机构制剂注册管理办法（试行）》（本节以下简称《办法》）具有必要性和紧迫性。2001年12月1日修订施行的《药品管理法》对医疗机构配制制剂包括制剂品种都提出了严格的要求。为加强对医疗机构制剂的监督管理，2001年3月13日，原国家药品监督管理局颁布了《医疗机构制剂配制质量管理规范（试行）》。制剂室的管理已开始走向规范，制剂品种的注册管理也应加强。

2. 起草思路

医疗机构制剂和工业生产的药品一样，都是用于治病救人的特殊商品，同样必须实施严格的审批管理制度，但又不同，其表现在：制剂来源于临床，即疗效和安全性有一定的临床基础；制剂使用面窄，只在本医疗机构使用；制剂批量小、周转快、效期短。因此，医疗机构制剂较药品有一定的特殊性。考虑到以上因素，在制定本办法时，一方面参照了经过多年实践检验、可操作性较强的药品审批办法，从维护最广大人民群众的根本利益出发，制定适合我国国情的医疗机构制剂注册管理办法；另一方面在具体条款上又充分考虑了国内的医疗机构制剂室现状、医疗机构制剂品种和数量、医药市场的供求状况、整个国家各地区的不同发展水平等因素，总结各省、自治区、直辖市药品监督管理部门多年来审批管理经验，统一标准，规范审批工作；充分考虑各省、自治区、直辖市医疗机构制剂配制和使用情况。总之，尽可能使《办法》既能规范医疗机构制剂的配制，又要有可操作性。

3. 主要内容

共6章47条。主要包括：第一章总则（共6条），规定本办法制定的目的和依据、适用范围、管理权限、医疗机构制剂申请人资格以及制剂配制条件和使用范围的总的要求。第二章申报与审批（共19条），规定了医疗机构制剂的申报资料、审批程序、审批时限，并对不得作为医疗机构制剂申报的情形作出了限制性规定。第三章调剂使用（共4条），规定了医疗机构制剂调剂使用的范围、管理权限、申报资料及审批程序，并强调了调剂使用的责任问题。第四章补充申请与再注册（共5条），对已取得批准文号的医疗机构制剂的补充申请的要求、程序以及再注册作出了规定。第五章监督管理（共9条），根据《药品管理法》及其实施条例，对医疗机构制剂的监督管理进行了细化，更加有操作性。第六章附则（共4条），为便于执行，本章对"市场上没有供应的品种"和"固定处方制剂"的含义进行了解释，并对本办法的实施时间作出了规定。

（十三）《进口药材管理办法》（2020）

为加强进口药材监督管理，保证进口药材质量，国家食品药品监督管理局在2005年11月24日发布《进口药材管理办法（试行）》。2019年5月16日，国家市场监督管理总局发布《进口药材管理办法》（国家市场监督管理总局令第9号）（本节以下简称《办法》），自2020年1月1日起施行。

1. 修订背景

进口药材是我国中药材资源的重要组成部分，是中医临床用药及中药饮片、中成药生产的重要物质基础。早在两千多年前的两汉时期，檀香、沉香、龙脑、苏合香、乳香等"香药"就从东南亚、非洲及印度、土耳其等地输入我国，经发现其药用价值后按中医药学的理论和方法进行论证，纳入我国的药学宝库，沿用至今。

据统计，我国传统进口药材约有40余种。药材出口国家广泛分布于亚洲、非洲、欧洲、美洲、大洋洲等地区。因为药材质量受环境、采收季节、加工方式等各方面因素的影响，且国外大多数国家药材品种杂乱，产地复杂，药材生产、加工、销售均缺乏规范的监督管理，有些药材检验标准、检验方法不尽完善，同名异物、同物异名现象时有发生。这些问题严重影响了中医临床用药疗效和中药饮片、中成药的质量。许多中医药专家和生产企业强烈呼吁，要求加强对进口药材的监督管理。

原卫生部药政局为加强对进口药材的监督管理，曾尝试用一次性批件方式审批进口药材。但卫生部并未制订具体的审批规定，实际操作中具有一定的难度。原国家药品监督管理局成立后，提出了对药品实行全方面监督管理的目标，并在原《进口药品管理办法》（局令第6号）中明确提出对进口药材实行注册审批管理。从1999年5月1日起，原国家药品监督管理局参照原《进口药品管理办法》的有关规定，以办理批文方式对进口药材进行审批管理。经过两年多的实践，2001 年 11 月 7 日，原国家药品监督管理局发布了《关于加强进口药材管理有关事宜的通知》（国药监注〔2001〕481号），对进口药材的申报资料及通关检验等提出了初步要求，进一步规范了进口药材的监督管理。2001 年以来，我国先后修订颁布《药品管理法》《药品管理法实施条例》，颁布实施《药品注册管理办法》，为加强进口药材监督管理，保证进口药材质量，国家食品药品监督管理局于 2005 年 11 月 24 日发布《进口药材管理办法（试行）》（局令第 22 号），自 2006 年 2 月 1 日施行。之后，2005 年 12 月印发《关于进口药材登记备案等有关事宜的公告》（国食药监注〔2005〕655 号），2006 年 1 月 27 日印发《关于施行〈进口药材管理办法（试行）〉有关事宜的通知》（国食药监注〔2006〕39 号）。上述措施为进一步加强进口药材审批、登记备案、口岸检验等奠定了坚实的法律基础。

2. 主要内容

《办法》共 7 章 35 条。适用于进口药材申请、审批、备案、口岸检验以及监督管理。内容包括第一章总则，第二章首次进口药材申请与审批，第三章备案，第四章口岸检验，第五章监督管理，第六章法律责任，第七章附则。在进口药材管理上，严格落实"四个最严"要求，严格药材执行的标准，加强溯源管理。同时，落实"放管服"改革要求，对首次进口和非首次进口药材实施分类管理。重点包括：

一是鼓励进口，体现互联互通。进口药材是我国药材资源的重要组成部分，且药材多数出口国为"一带一路"沿线国家。为鼓励药材进口，《办法》取消了"允许药材进口的边境口岸，只能进口该口岸周边国家或者地区所产药材"的限定，落实"一带一路"倡议，体现"互联互通"精神。

二是落实"四个最严"要求，严格药材执行标准。《办法》规定申请进口的药材应当符合国家药品标准。同时，考虑维药、藏药等少数民族药传统上多依赖进口药材，为保障少数民族地区用药，规定少数民族地区进口当地习用的少数民族药材，尚无国家药品标准的，应当符合相应的省、自治区药材标准。

三是深化"放管服"改革，实施分类管理。将首次进口药材的审批委托至申请人所在地省级药品监督管理部门，原来由中国食品药品检定研究院承担的样品检验，相应地调整至省级药品检验机构。此外，根据风险级别，对非首次进口药材的进口管理进行了简化，申请人可直接到口岸或者边境口岸所在地负责药品监督管理的部门进行备案，办理进口药品通关单。

四是加强事中事后监管，强化溯源管理。针对监管实践中存在的问题，进一步明确进口药材须经口岸检验合格后，方可上市销售使用的要求；采购进口药材时，须向供货方索要相关证明资料，严格执行药品追溯管理的有关规定。同时，要求药材进口申请受理、审批结果、有关违法违规的情形及其处罚结果应当在国家药品监督管理部门网站公开。

3. 重点问题说明

（1）申请进口的药材品种范围。申请进口的药材应当是现行版《中国药典》、进口药材标准及部颁标准等收载的品种。同时，为保证少数民族地区用药需求，对未收载入国家药品标准的，但相应的省、自治区药材标准收载的少数民族药材也可申请进口，供当地习用。

（2）药材进口单位的资质。进口单位应当是中国境内的中成药上市许可持有人、中药生产企业，以及具有中药材或者中药饮片经营范围的药品经营企业。考虑药材不同于制剂，其储存和养护有特殊的要求，以避免发霉、虫蛀，且通常单次进口量较大，为保证药材质量，要求药品经营企业需具有中药材或中药饮片经营范围。

（3）非首次进口药材品种。非首次进口药材实行目录管理，具体目录由国家药品监督管理局制定并调整。尚未列入目录，但申请人、药材基原以及国家（地区）均未发生变更的，按照非首次进口药材管理。原《进口药材管理办法》试行期间，国家药品监管部门已发布两批《非首次进口药材品种目录》，包括 73 个品种，目录中涉及药材名称、执行标准以及药材的产地。2020 年 1 月 6 日，国家药监局联合海关总署、市场监管总局印发《关于实施〈进口药材管理办法〉有关事项的公告》（2020年第3号），对2006年、2011年发布的两批《非首次进口药材品种目录》进行了修订、合并，并根据进口药材实际情况，发布《非首次进口药材品种目录》，收载了93个品种。

（4）首次进口程序适用情形。申请人第一次进口《非首次进口药材品种目录》以外的品种，需按首次进口程序申报。当同一申请人再次从该国家进口该品种时，则按非首次进口的程序办理进口。

（5）可以办理进口通关的（边境）口岸。药材应当从国务院批准的允许药品进口的口岸或者允许药材进口的边境口岸进口。目前，药品进口口岸和药材进口边境口岸各为23个（截至2023年4月）。进口单位可根据自身需要，选择相应的（边境）口岸办理进口通关。

（6）进口药材的审批。为落实"放管服"改革要求，方便申请人，对首次进口药材，国家药监局委托省级药品监督管理部门进行审批。申请人应向其所在地省级药品监督管理部门申报进口，其所在地省级药品检验机构承担样品检验工作。对符合要求的，发给一次性进口药材批件。

（7）进口药材备案。对于首次进口药材，申请人应当在取得进口药材批件后1年内，从进口药材批件注明的到货口岸组织药材进口。首次和非首次进口药材，进口单位均应向药品进口口岸或药材进口边境口岸所在地负责药品监督管理的部门办理进口药材备案，领取进口药品通关单。

（8）口岸检验。进口单位在办理进口药材备案时，可选择相应的口岸药品检验机构。口岸药品检验机构将在规定的时间内与进口单位商定现场抽样时间。口岸药品检验机构，指口岸或者边境口岸所在地省级药品检验机构和国家药监局确定的药品检验机构。

（9）保证进口药材质量的措施。一是严格药材执行的标准，对于标准具有不同出处的品种，其标准执行的先后顺序为：现行版《中国药典》、进口药材标准、部颁标准等。少数民族药材可执行相应的省、自治区药材标准。二是加强溯源管理，进口药材须经口岸检验合格后，方可上市流通使用。药品使用、生产方采购进口药材时，应当查验口岸药品检验机构出具的进口药材检验报告书复印件和注明"已抽样"并加盖公章的进口药品通关单复印件，严格执行药品追溯管理的有关规定。三是提高信息化水平，通过建立统一的信息平台，整合进口药材审批、备案、口岸检验等多个环节信息，实现数据共享、智慧监管，并公开违法违规情形，实现社会共治。

（十四）《药物临床试验质量管理规范》（2020）

为深化药品审评审批制度改革，鼓励创新，进一步推动我国药物临床试验规范研究和提升质量，国家药品监督管理局会同国家卫生健康委员会组织修订了《药物临床试验质量管理规范》，于2020年4月23日发布，自2020年7月1日起施行。

1. 修订背景

2003年国家食品药品监督管理局发布施行《药物临床试验质量管理规范》（局令第3号，简称原《规范》），对推动我国临床试验规范研究和提升质量起到了积极作用。随着我国药品研发的快速发展和药品审评审批制度改革的深化，原《规范》中一些规定内容已经不再适用，药物临床试验领域新概念的产生和新技术的应用，如基于风险的质量管理、电子数据等，尚未纳入原《规范》中；近年药物临床试验数据核查中发现比较集中的问题，如申办者、研究者、伦理委员会等各方的责任理解不清晰，试验操作不够规范，对于受试者的权益、安全保障不足，需要在《规范》中明确和细化要求；国家药品监管部门加入国际人用药品注册技术协调会（ICH）并成为管委会成员，应当遵循和实施相关指导原则，原《规范》与ICH GCP指导原则在体例上存在较大差异，需要对原《规范》做出相应的修改和增补，以适应药品监管工作的需要。

2. 修订主要思路

新版《规范》是药物临床试验全过程的技术要求，也是药品监管部门、卫生健康主管部门对药物临床试验监督管理的主要依据。对原《规范》的修订贯彻落实中共中央办公厅、国务院办公厅

《关于深化审评审批制度改革鼓励药品医疗器械创新的意见》（厅字〔2017〕42号），根据新修订《药品管理法》，参照国际通行做法，突出以问题为导向，细化明确药物临床试验各方职责要求，并与ICH技术指导原则基本要求相一致。

3. 适用的范围

新版《规范》适用于为申请药品注册而进行的药物临床试验。药物临床试验的相关活动应当遵守本规范。

4. 修订的主要内容

新版《规范》共9章83条。修订时保留了总则、研究者、申办者、试验方案、附则5个章节；增加了术语及其定义、伦理委员会、研究者手册、必备文件管理等4个章节；删除了临床试验前的准备与必要条件、受试者的权益保障、监查员的职责、记录与报告、数据管理与统计分析、试验用药品的管理、质量保证、多中心试验8个章节，将其章节涉及内容按照责任主体和试验环节调整到相应的章节；《世界医学大会赫尔辛基宣言》作为总的原则性要求纳入"总则"中，不再附全文；临床试验保存文件作为指导原则单独另行发布。

（1）细化明确参与方责任。伦理委员会作为单独章节，明确其组成和运行、伦理审查、程序文件等要求。突出申办者主体责任，明确申办者是临床试验数据质量和可靠性的最终责任人，加强对外包工作的监管。合同研究组织应当实施质量保证和质量控制。研究者具有临床试验分工授权及监督职责。临床试验机构应当设立相应的内部管理部门，承担临床试验相应的管理工作。

（2）强化受试者保护。伦理委员会应当特别关注弱势受试者，审查受试者是否受到不正当影响，受理并处理受试者的相关诉求。申办者制定方案时明确保护受试者的关键环节和数据，制定监查计划应强调保护受试者权益。研究者应当关注受试者的其他疾病及合并用药，收到申办者提供的安全性信息后应考虑受试者的治疗是否需要调整等。

（3）建立质量管理体系。申办者应当建立临床试验的质量管理体系，基于风险进行质量管理，加强质量保证和质量控制，可以建立独立数据监查委员会，开展基于风险评估的监查。研究者应当监管所有研究人员执行试验方案，并实施临床试验质量管理，确保源数据真实可靠。

（4）优化安全性信息报告。明确了研究者、申办者在临床试验期间安全性信息报告的标准、路径以及要求。研究者向申办者报告所有严重不良事件。伦理委员会要求研究者及时报告所有可疑且非预期严重不良反应。申办者对收集到的各类安全性信息进行分析评估，将可疑且非预期严重不良反应快速报告给所有参加临床试验的相关方。

（5）规范新技术的应用。电子数据管理系统应当通过可靠的系统验证，保证试验数据的完整、准确、可靠。临床试验机构的信息化系统具备建立临床试验电子病历条件时，研究者应首选使用，相应的计算机化系统应当具有完善的权限管理和稽查轨迹。

（6）参考国际临床监管经验。临床试验的实施应当遵守利益冲突回避原则；生物等效性试验的临床试验用药品应当进行抽样、保存等；病史记录中应该记录受试者知情同意的具体时间和人员；若违反试验方案或《规范》的问题严重时，申办者可追究相关人员的责任，并报告药品监督管理部门。

（7）体现卫生健康主管部门医疗管理的要求。伦理委员会的组成、备案管理应当符合卫生健康主管部门的要求；申办者应当向药品监管部门和卫生健康主管部门报告可疑且非预期严重不良反应。

七、中药产品监管实务

（一）中药材监管

中药材是中医药事业传承和发展的物质基础，是关系国计民生的战略性资源。中药材质量提升对保障人民群众用药安全具有重要意义。鉴于中药材质量影响因素复杂，从中药材的种质种苗、种植（养殖）、采收、加工等环节进行规范，加强中药材质量的全过程控制很有必要。国家药品监督管理局会同农业农村部、国家林草局、国家中医药局等部门大力推进中药材规范化生产，引导促进中药材规范化种植养殖，推动中药材产地加工，鼓励中药饮片企业将质量保障体系向种植加工环节延伸，从源头加强中药材质量控制，推动中药产业高质量发展。

1. 规范化种植

我国GAP的起草工作从1998年12月开始，《中药材生产质量管理规范（试行）》（以下简称《规范（试行）》）于2002年3月18日经原国家药品监督管理局局务会审议通过，自2002年6月1日起实施。2003年9月19日，《中药材生产质量管理规范认证管理办法（试行）》《中药材GAP认证检查评定标准（试行）》印发。《规范（试行）》的实施，推动了我国中药材生产的规范化、规模化及现代化进程。2016年3月18日，为适应国家政府职能的转变，落实国务院要求，国家食品药品监督管理总局发布《关于取消中药材生产质量管理规范认证有关事宜的公告》（2016年第72号），明确不再开展中药材GAP认证。2022年3月1日，国家药品监督管理局会同农业农村部、国家林草局、国家中医药管理局发布了《中药材生产质量管理规范》，推进中药材规范化、标准化、科学化栽培种植，进一步规范生产中药材的全过程管理，强化中药材质量控制，推进中药材追溯体系建设，从源头提升中药质量。

2. 中药材产地加工试点（趁鲜切制）

中药材的产地加工（趁鲜切制）是中药生产中重要的环节，趁鲜切制是按照传统加工方法将采收的新鲜中药材切制成片、块、段、瓣等，虽然中药材形态改变了，但是中药材性质未改变，且减少了中药材经干燥、浸润、切制、再干燥的加工环节，一定程度上有利于保障中药材质量。基于前期研究和实践，2020年，安徽省药品监督管理局和甘肃省药品监督管理局分别提出允许中药饮片生产企业采购中药材产地趁鲜切制产品的建议。经多次研究论证和调研、专家咨询，2021年国家药品监督管理局印发《关于中药饮片生产企业采购产地加工（趁鲜切制）中药材有关问题的复函》，对安徽、甘肃两省开展中药材产地加工试点工作给予指导，要求采购鲜切药材的中药饮片生产企业，应当将质量管理体系延伸到该药材的种植、采收、加工等环节，应当在产地加工企业质量追溯基础上进一步完善信息化追溯体系，保证采购的鲜切药材在种植、采收、加工、干燥、包装、仓储及生产的中药饮片炮制、销售等全过程可追溯。要求地方省级药品监管部门积极协助建立中药材追溯信息化平台，采集种子种苗来源、种植面积、农药使用记录、产量、销售数量等关键信息，为中药材种植、采收、加工等提供信息化服务。

3. 中药材经营管理

从2012年开始，国家应用信息技术手段，中药材产地来源、加工流程、市场交易等信息进行电子登记，初步搭建了中药材流通追溯体系。2013年10月，商务部、国家食品药品监管总局等8部门发布《关于进一步加强中药材管理的通知》，明确提出要建设中药材流通追溯体系，鼓励和引导中药饮片、中成药生产企业逐步使用可追溯的中药材为原料，同时要求各地要充分发挥主观能动性，逐步形成可追溯的倒逼约束机制。中药材信息化追溯体系建设，对提高药品质量安全保障水平、构建信息化监管体系、营造诚信的消费市场环境具有重大意义。

4. 进口药材监管

进口药材是我国中药材资源的重要组成部分，是中医临床用药及中药饮片、中成药生产的重要物质基础。早在2000多年前的两汉时期，檀香、沉香、龙脑、苏合香、乳香等"香药"从东南亚、非洲及印度、土耳其等地输入我国，经发现其药用价值后按中医药学的理论和方法进行论证，纳入祖国的药学宝库，沿用至今。据统计，我国传统进口药材有40余种。药材出口国家广泛分布于亚洲、非洲、欧洲、美洲、大洋洲等地区。

（1）监管历史沿革。我国进口中药材具有较长的历史，随着科研及生产的发展，从过去依赖进口的 100 多种减至 2004 年左右常规进口的 44 种。这些药材我国基本不生产，均从国家确定的口岸入关来满足国内用药需求。

随着我国改革开放的深化，边境贸易得到进一步发展，中药材进口品种有增加趋势，与我国边境环境相似的地区通过边境贸易向我国出口非传统进口的中药材，这些中药材大部分为我国习用国产品种，其进口品种多数经检验符合我国药用要求，但也有与我国中药材同名异物或同物异名的品种，有的与我国用药基原不同或因环境差异而药用成分不符合药用标准。对我国使用进口药材进行配方入药或作为中成药的原料存在很多安全隐患。

为了防止不符合我国药用标准的品种进入，对市场造成安全隐患，1999 年，原国家药品监督管理局发布了《进口药品管理办法》，要求以办理批文方式对进口药材进行审批管理。2000 年，原国家药品监督管理局根据《药品管理法》及《进口药品管理办法》有关规定与海关签署下发了《关于加强进口药品管理有关问题的通知》（国药管注〔2000〕622 号）；2001 年，原国家药品监督管理局发布了《关于加强进口药材管理有关事宜的通知》（国药监注〔2001〕481 号），对进口药材的申报资料及通关检验等提出初步要求，加强进口药材质量监管。上述文件规定了可以进口的药材品种及进口手续办理内容，初步规范了进口药材行为。原国家药品监督管理局与海关总署，根据上述规定对进口药材进行审批、通关、检验。

为进一步规范进口药材的监管，2005 年 11 月，国家食品药品监督管理局颁布了《进口药材管理办法（试行）》（局令第 22 号），对进口药材的申请与审批、登记备案和口岸检验等进行了规范。2019 年 5 月，国家市场监管总局落实"放、管、服"改革部署，颁布修订后的《进口药材管理办法》（局令第 9 号），委托省级药品监督管理部门实施首次进口药材审批，对非首次进口药材，规定直接向口岸药品监督管理部门办理备案。

（2）法律依据。2001 年以来，我国先后修订颁布《药品管理法》《药品管理法实施条例》，颁布实施《药品注册管理办法》；2003 年 8 月，国家食品药品监督管理局会同海关总署颁布《进口药品管理办法》；2006 年、2019 年先后颁布修订《进口药材管理办法》等，为加强进口药材审批、登记备案、口岸检验等奠定了法律基础。

按照《药品管理法》规定，在境内上市的药品，应当经国务院药品监督管理部门批准。目前，中成药、化学药、生物制品进口均需先经过审批获得药品注册证书后，方可通关在我国境内上市销售。因中药材的特殊性，对于首次进口药材（指非同一国家或地区、非同一申请人、非同一药材基原的进口药材）实施审批管理，对通过审批的进口药材不颁发药品注册证书，颁布进口药材批件。申请人依据进口药材批件，办理通关手续。对于非首次进口药材不再进行审批，可以直接向口岸局办理备案。

（3）实施审批的必要性。我国从 1999 年起对进口药材实行注册审批管理，尤其是对首次进口到我国的药材实施审批。必要性主要有以下三个方面。

第一，中药材是中药的重要组成部分，对首次进口药材实施审批管理，是依法履职的具体措施。《药品管理法》规定，药品上市销售必须经过审批，对于未在国内上市销售过的国外药材，同样需要进行审核，对其安全性、有效性和质量可控性进行审核。

第二，进口药材都在国外生产，国外大多数国家的药材品种基原混乱，产地复杂，药材生产、加工、销售均缺乏规范的监督管理；有些药材检验标准、检验方法不尽完善，同名异物、同物异名现象时有发生，甚至有时非药用的有毒物品混淆其中，这些问题也严重影响了中医临床用药疗效和中药饮片、中成药的质量。如果在药材进入国门时没有监管，则难以避免滥竽充数、掺杂使假。因此，为了保证进口药材的质量，防范假劣药输入境内，有必要对进口药材实施严格审批管理。

第三，中药的质量安全管控必须采取全过程管控，从源头药材的质量抓起。否则，制成中成药之后，出现质量问题，很难追溯到具体环节。从当前中药监管的现实需求来说，有必要对进口药材实行审批，通过审批，对进口药材的生产场地、基原鉴定、标准审核、质量控制等进行审核，加强进口药材的质量安全信息追溯，有效确保药材的质量安全。

（4）药品进口口岸管理。《药品管理法》第六十四条规定：药品应当从允许药品进口的口岸进口，并由进口药品的企业向口岸所在地药品监督管理部门备案。海关凭药品监督管理部门出具的进口药品通关单办理通关手续。无进口药品通关单的，海关不得放行。

口岸所在地药品监督管理部门应当通知药品检验机构按照国务院药品监督管理部门的规定对进口药品进行抽查检验。

允许药品进口的口岸由国务院药品监督管理部门会同海关总署提出，报国务院批准。

对进口药品实行从指定口岸进口的办法，以便对进口药品实施检验。药品必须经由国务院批准的允许药品进口的口岸进口。《进口药材管理办法》（国家市场监督管理总局令第9号）规定，药材应当从国务院批准的允许药品进口的口岸或允许药材进口的边境口岸进口。

允许药品进口的口岸或者允许药材进口的边境口岸所在地负责药品监督管理的部门（以下简称口岸药品监督管理部门）负责进口药材的备案，组织口岸检验并进行监督管理。

《食品药品监管总局 海关总署关于印发增设允许药品进口口岸的原则和标准的通知》（食药监药化管〔2015〕6号），规定增设药品进口口岸的标准：药品进口需求连续3年达到每年10个品种及总量200批次以上（不包括中药材，下同）的，可设立1个药品进口口岸。增设药品进口口岸由省级人民政府向国务院提出申请，食品药品监管总局、海关总署按上述原则和标准进行评估考核，符合标准的，报国务院批准。

《食品药品监管总局办公厅 海关总署办公厅关于印发增设允许药品进口口岸工作评估考核方案的通知》（食药监办药化管〔2015〕134号），是为落实食药监药化管〔2015〕6号要求，随文附了《关于印发增设允许药品进口口岸工作评估考核方案》，对评估程序和组织实施作出详细规定，并列出评估工作细则。

国家食品药品监督管理总局办公厅《关于印发增设允许药品进口口岸工作评估考核实施方案的通知》（食药监办药化管〔2016〕150号），明确了工作目的、工作程序（包括资料审查、现场评估）以及工作要求。同时，随文附了《现场评估检查细则》以及《增设允许药品进口口岸工作评估考核现场检查报告》两方面内容。

为进一步规范增设允许药材进口的边境口岸工作，《食品药品监管总局 海关总署关于增设允许药材进口边境口岸有关事宜的通知》（食药监药化管〔2016〕149号）明确：（1）药材进口边境口岸应当按需设置，且只能进口该口岸接壤及邻近国家（地区）所产药材。（2）增设的药材进口边境口岸，应当是已设立海关机构且具备进口药材海关监管能力的边境口岸。（3）增设的药材进口边境口岸所在地食品药品监督管理部门应当符合食药监药化管〔2015〕6号相应要求，负责进口药材登记备案工作。（4）增设的药材进口边境口岸所在地食品药品检验机构负责进口药材检验工作，该机构应符合食药监药化管〔2015〕6号相应要求。（5）增设药材进口边境口岸的原则、标准、程序按照食药监药化管〔2015〕6号相应要求；评估考核方案参照食药监办药化管〔2015〕134号。

《国家药监局 海关总署 市场监管总局关于实施＜进口药材管理办法＞有关事项的公告》（2020年 第3号），对首次进口药材的申请与审批、进口药材的备案以及进口药材的口岸检验有关工作进行明确，并附"非首次进口药材品种目录""口岸与口岸药品监督管理部门和口岸药品检验机构对应关系表""边境口岸与口岸药品监督管理部门和口岸药品检验机构对应关系表"三个文件。

国家药监局会同海关总署承办关于增设允许药材进口边境口岸的工作主要根据《药品管理法》第六十四条规定办理。主要工作流程如下：

国家药监局收到国务院办公厅批转的各省、自治区、直辖市人民政府呈报国务院增设允许药材进口边境口岸的请示后，会同海关总署按照增设口岸相关原则和标准组织对拟增设口岸进行评估考核，符合标准的，报国务院批准。

根据国务院批复意见，国家药监局会同海关总署发布增设口岸的公告及相关通知。

（二）中药饮片监管

1. 中药饮片行政执法

新修订《药品管理法》充分考虑到中药饮片具有特殊性，对其相关法律责任作了专门规定。第一百一十七条第二款规定："生产、销售的中药饮片不符合药品标准，尚不影响安全性、有效性的，责令限期改正，给予警告；可以处十万元以上五十万元以下的罚款"。2022 年 2 月，国家药品监督管理局制定发布《＜药品管理法＞第一百一十七条第二款适用原则的指导意见》，进一步规范中药饮片行政处罚案件办理，统一行政处罚裁量基准，依法开展中药饮片案件查处工作；要求各级药品监督管理部门依法开展中药饮片案件查处工作，在执法过程中，应当严格贯彻"四个最严"要求，强化生产、销售、使用各环节的监管。

处罚原则及情形：2021 年 1 月修订的《行政处罚法》第三十二条、第三十三条对从轻、减轻、不予行政处罚的情形进行了明确，适用《药品管理法》第一百一十七条第二款时，应当严格按照《行政处罚法》关于适用从轻、减轻、不予行政处罚的有关情形规定，结合具体案情、质量风险等对处罚措施进行综合裁量，体现过罚相当原则。一是其"中药饮片不符合药品标准，尚不影响安全性、有效性的"情形主要指《药品管理法》第九十八条第三款第七项的"其他不符合药品标准的药品"，应当考虑该类情形仍属于生产、销售劣药行为的情形；中药饮片企业在生产、销售中药饮片过程中，如涉及第九十八条的其他规定则不适用本条款。二是应当考虑违法行为危害后果、严重程度等方面。三是要考虑行为人是否存在主观故意等情况。四是对于适用《药品管理法》第一百一十七条第二款的，应当体现过罚相当原则，结合具体案情予以处罚。

《＜药品管理法＞第一百一十七条第二款适用原则的指导意见》所称中药饮片不包括《医疗用毒性药品管理办法》中相关毒性中药饮片，以及中药配方颗粒。原因在于：中药饮片大多来源于自然生长的中药材，受其生长环境影响较大，可能会出现不符合药品标准中规定的大小、表面色泽等项目但不影响安全性、有效性的情况。毒性饮片应该从严管理，不适用本条款。中药配方颗粒是按照规定的标准和工艺生产出的质量均一的工业产品，应当符合药品标准的各项规定。

适用《药品管理法》第一百一十七条第二款的前提是生产中药饮片所用中药材的来源（包括基原、药用部位、产地加工等）、饮片炮制工艺等应符合相应规定，中药饮片生产、经营企业应加强质量监管，并尽量向中药材种植、产地加工延伸，保证其符合药品标准。适用情形仅限于：性状项中如大小、表面色泽等不符合药品标准的情形；检查项中如水分、灰分、药屑杂质等不符合药品标准的情形，但应排除其他指标不符合标准而影响安全性、有效性的情形。

2. 颁布实施《国家中药饮片炮制规范》

国家药品监督管理局落实《药品管理法》《中共中央 国务院关于促进中医药传承创新发展的意见》相关部署，发布《关于实施＜国家中药饮片炮制规范＞有关事项的公告》，加快推进《国家中药饮片炮制规范》编制工作，并不断完善收载项目，增加收载品种。截至 2023 年 3 月，已发布 61 个国家中药饮片炮制规范。

3. 省级饮片炮制规范管理

一是严格规范各省级药品监督管理局制修订省级饮片炮制规范。2018 年 4 月 17 日，国家药品监督管理局印发《关于发布省级中药饮片炮制规范修订的技术指导原则的通告》（2018 年第 16 号），组织制定了《省级中药饮片炮制规范修订的技术指导原则》，进一步规范省级中药饮片炮制规范的修订工作，增强中药饮片质量的可控性。二是加强和规范省级中药材标准及中药饮片炮制规范中收载使用的标准物质标定和分发工作。2020年2月25日，国家药品监督管理局印发《关于省级中药材标准和饮片炮制规范中标准物质有关事宜的通知》，对相关事宜进行明确。三是规范备案工作。2020年1月13日，《国家药监局关于省级中药饮片炮制规范备案程序及要求的通知》发布，明确省级药品监督管理部门在发布前应组织开展合规性审查，备案前可就有关事宜与国家药监局药品注册管理司进行沟通交流，备案后应及时公开省级中药饮片炮制规范收载品种目录及相关信息。

此外，以满足临床需求为导向，保障中药饮片质量安全，国家药品监督管理局研究起草《关于加强省级中药饮片炮制规范监督实施有关事项的公告（征求意见稿）》，对省级饮片炮制规范的实施规定进行细化，重点对依照省级中药饮片炮制规范炮制的饮片在生产、流通等环节进行明确，进一步加强对省级饮片炮制规范的监督实施。

4.加强对传统中药饮片的保护

以《中药品种保护条例》部分条款修订为契机，将中药饮片纳入中药品种保护的范围，加强对采用传统炮制技术和工艺生产的中药饮片保护。

此外，在中药饮片长期监管实践的基础上，国家药品监督管理局依据《药品管理法》，将积极探索制定《实施审批管理的中药饮片目录》及其审评技术要求；研究制定《中药饮片包装标签管理规定（试行）》，规范饮片的包装标签内容。

（三）中药配方颗粒监管

为了进一步规范中药配方颗粒的生产，引导产业健康发展，更好地满足中医临床需求，2021年2月1日，国家药监局、国家中医药局、国家卫生健康委、国家医保局联合发布《关于结束中药配方颗粒试点工作的公告》（2021年第22号）（本节以下简称《公告》），根据《公告》，2021年11月1日起，中药配方颗粒试点正式结束，将其质量监管纳入中药饮片管理范畴，中药配方颗粒品种实施备案管理。在前期试点工作基础上，对配方颗粒监管，形成了"加强过程管控，统一标准，严格生产条件，实施产品备案，信息公开，强化事中事后监管"的总体管理思路。之后，各部门陆续出台了一系列的政策文件，坚持中药饮片主体地位，确保中药配方颗粒的平稳有序发展及合理规范使用。

《公告》主要内容：明确了中药配方颗粒的定义，是由单味中药饮片经水提、分离、浓缩、干燥、制粒而成的颗粒，在中医药理论指导下，按照中医临床处方调配后，供患者冲服使用。

强化了属地监管责任。中药配方颗粒品种实施备案管理，不实施批准文号管理，在上市前由生产企业报所在地省级药品监督管理部门备案。

对中药配方颗粒的药品标准提出明确要求。中药配方颗粒应当按照备案的生产工艺进行生产，并符合国家药品标准。国家药品标准没有规定的，应当符合省级药品监督管理部门制定的标准。中药配方颗粒国家药品标准颁布实施后，省级药品监督管理部门制定的相应标准即行废止。不具有国家药品标准或省级药品监督管理部门制定标准的中药配方颗粒不得上市销售。

强化了中药配方颗粒生产的全过程管理。中药配方颗粒生产企业应当具备中药炮制、提取、分离、浓缩、干燥、制粒等完整的生产能力，具有全过程追溯及风险管理能力，并具备与其生产、销售的品种数量相应的生产规模。

强调企业对中药材质量的源头把控。生产中药配方颗粒所需中药材，能人工种植养殖的，应当优先使用来源于符合中药材生产质量管理规范要求的中药材种植养殖基地的中药材，提倡使用道地药材。

要求医疗机构使用的中药配方颗粒应当通过省级药品集中采购平台阳光采购、网上交易。由生产企业直接配送，或者由生产企业委托具备储存、运输条件的药品经营企业配送。接受配送中药配方颗粒的企业不得委托配送。中药饮片品种已纳入医保支付范围的，各省级医保部门可综合考虑临床需要、基金支付能力和价格等因素，经专家评审后将与中药饮片对应的中药配方颗粒纳入支付范围，并参照乙类管理。

为规范中药配方颗粒的品种备案管理，确保备案工作平稳有序开展，国家药品监督管理局在2021年10月29日发布《关于中药配方颗粒备案工作有关事项的通知》《中药配方颗粒备案填报说明》等备案管理原则性要求。《关于中药配方颗粒备案工作有关事项的通知》从备案提交、资料要求、备案后公布、年度报告、省局工作职责、监督检查等6个方面提出了具体要求。

为落实《公告》要求，国家药品监督管理局基于药品业务应用系统建设了中药配方颗粒备案模块，于2021年10月29日正式启用。

（四）中药提取物监管

中药提取和提取物是保证中药质量可控、安全有效的前提和物质基础。随着中药生产的规模化和集约化发展，中药提取或外购中药提取物环节存在的问题比较突出，给中药的质量安全带来一定的隐患。为加强中药提取和提取物的监督管理，规范中药生产行为，保证中成药质量安全有效，针对中药提取环节存在的突出问题，国家食品药品监督管理总局于2014年7月印发了《关于加强中药生产中提取和提取物监督管理的通知》（食药监药化监〔2014〕135号，本节以下简称135号文件），并发布《中药提取物备案管理实施细则》。明确规定生产企业必须具备与其生产品种和规模相适应的提取能力。药品生产企业可以异地设立前处理和提取车间，也可与集团内部具有控股关系的药品生产企业共用前处理和提取车间。对中成药国家药品标准处方项下载明，且具有单独国家药品标准的中药提取物实施备案管理。凡生产或使用上述应备案中药提取物的药品生产企业，均应按照《中药提取物备案管理实施细则》进行备案。2015年9月，印发《关于启用新版〈药品生产许可证〉和〈医疗机构制剂许可证〉的公告》（2015年第171号），规定中药提取物生产企业和不具备相应中药提取能力的中成药生产企业（或生产范围），不予换发新版《药品生产许可证》（或相应生产范围）。2015年12月，印发《关于落实中药提取和提取物监督管理有关规定的公告》（2015年第286号），规定自2016年1月1日起，停止批准中药提取委托加工。对于已经批准的中药提取委托加工，要求药品生产企业必须从2016年1月1日起停止委托提取。对于不具备中药前处理和提取能力的中成药生产企业，自2016年1月1日起，停止相应中药品种的生产。

（五）中成药监管

国家对中成药的监督管理，一般以药品研制注册取得药品注册证书为关键节点。在取得药品注册证书之前，主要涉及药物研制和注册环节；在取得药品注册证书之后，主要涉及上市后的生产、流通、经营和使用环节。

1. 上市前监管

中药研制需要开展一系列试验证明其是安全、有效、质量可控的，才能被国家药品监督管理局批准生产、上市销售。

（1）药物研制。中药新药的研发应当结合注册分类，根据品种情况选择符合其特点的研发路径或者模式。在研发阶段，应当完成药学、药理毒理学和药物临床试验等相关研究工作。开展药物非临床安全性评价研究应当在经过药物非临床研究质量管理规范认证的机构开展，并遵守药物非临床研究质量管理规范。药品的临床前研究主要是指使用实验动物进行的研究，简单来说就是研究试验药品在动物体内是如何起作用的，是不是安全的，有没有疗效等。主要包括药理学、药代动力学、毒理学等试验。药物临床试验应当经批准后，在符合相关规定的药物临床试验机构开展，并遵守药物临床试验质量管理规范。

（2）技术审评。国家对上市的中药创新药、改良型新药、古代经典名方中药制剂、同名同方药等注册申请，实行严格的技术审评和行政审批。中药注册申请人向国家药品监督管理局提交试验数据，由国家药品监督管理局组织药品审评中心进行技术审评，确定试验药物能否上市销售。在技术审评过程中，根据审评需要，开展注册核查和检验工作，并对新药的药品通用名称进行核准。根据各类中药注册申请的研究内容和技术要求特点，国家药品监管部门陆续制定并颁布实施了系列研究技术指导原则，基本建立了符合中国实际的中药注册技术审评体系。

（3）注册现场核查。为核实申报资料的真实性、一致性以及药品上市商业化生产条件，检查药品研制的合规性、数据可靠性等，对研制现场和生产现场开展的核查活动现场核查。药品注册的现场核查，包括药学研制现场核查、药理毒理学研究现场核查、药物临床试验现场核查和药品注册生产现场核查等。药物临床试验是药品审评审批的关键依据，其数据真实性决定药品的安全性、有效性，直接关系公众用药安全，对其数据进行核查是药品审批上市前的法定程序。国家药品监督管理局对药物临床试验整个环节，从临床试验机构资格认定到药物上市前的注册现场核查，实行全过程监管。药物临床试验数据核查是临床试验监管的重要手段，既能保证药物临床试验数据真实可靠，从源头上保障药品安全、有效，也能保护受试者安全和权益，并确保药物临床试验质量保证体系的正常运行，在过程中严控药物临床试验风险。

（4）注册检验。一般包括标准复核和样品检验。标准复核，是指对申请人申报药品标准中设定项目的科学性、检验方法的可行性、质控指标的合理性等进行的实验室评估。样品检验，是指按照申请人申报或者国家药品监督管理局药品审评中心核定的药品质量标准对样品进行的实验室检验。

2. 上市后监管

根据《药品管理法》的规定，中药上市后监管主要涉及生产、经营、使用、上市后管理等环节。目前，国家药监局已发布《药品生产监督管理办法》《药品经营监督管理办法》《药品网络销售监督管理办法》《药品召回管理办法》《药品警戒质量管理规范》等相关规章、规范性文件，围绕中药已建立了较为完备的上市后监管制度体系和高效的上市后监管工作机制，并在上市后监管工作中不断强化和完善违法违规的案件查办和行刑衔接机制。

生产环节，要求建立质量管理体系，保证生产全过程的持续合法合规。流通环节，规定持有人应当建立追溯制度，保证药品可追溯，委托销售的也要委托符合条件的药品经营企业。委托仓储运输的，要对受托方能力进行评估，同时要明确药品质量责任和操作规定，对委托方进行监督。

在上市后管理方面，对持有人要求制定风险管理计划，开展药品上市后研究，加强已上市药品的持续管理，包括上市后的评价。持有人应当主动开展药品上市后研究，对药品安全性、有效性和质量可控性进行进一步确证，对已识别风险的药品及时采取风险控制措施。给用药者造成损害的，依法承担赔偿责任。药品上市许可持有人应当制定药品上市后风险管理计划，主动开展药品上市后研究，对药品的安全性、有效性和质量可控性进行进一步确证，加强对已上市药品的持续管理。同时要求建立不良反应报告和召回制度。此外还有持有人要建立年度报告制度，每年要向药品监管部门提交药品生产销售、上市后研究、风险管理等情况。同时，对药品上市许可持有人法定代表人提出了对药品质量全面负责。

2021年1月13日，国家药监局发布了《药品上市后变更管理办法（试行）》，落实了《药品管理法》对药品生产过程中的变更按照风险及影响程度实行分类管理的要求，明确了持有人是药品上市后变更的责任主体，规定了药品上市后变更的分类原则和常见情形，为药品上市后的变更管理提供了充足依据。

（六）医疗机构制剂监管

医疗机构制剂是医疗机构根据本单位临床需要经批准而配制、自用的固定处方制剂，只能在该医疗机构内凭处方使用，是药品的有效补充。医疗机构制剂有规定的配制工艺、适应症或功能主治、用法用量以及有效期等，包装上还应印有"本制剂仅限本医疗机构使用"字样。国家高度重视医疗机构中药制剂的研究和发展，鼓励支持以中药制剂为基础研制中药新药。2005 年，国家食品药品监督管理局发布施行《医疗机构制剂注册管理办法（试行）》《医疗机构制剂配制监督管理办法（试行）》，对医疗机构制剂的注册、配制、使用、调剂进行了明确规定。为鼓励和支持医疗机构中药制剂的使用和发展，还制订了一系列鼓励政策与措施。

2017 年 7 月 1 日起施行的《中医药法》中多个条款对医疗机构制剂作出明确规定和要求，国家鼓励医疗机构根据本医疗机构临床用药需要配制和使用中药制剂，支持应用传统工艺配制中药制剂，支持以中药制剂为基础研制中药新药。仅应用传统工艺配制的中药制剂品种，向医疗机构所在地省、自治区、直辖市人民政府药品监督管理部门备案后即可配制，不需要取得制剂批准文号。同时明确符合条件的医疗机构中药制剂可纳入基本医疗保险基金支付范围。2018 年，国家食品药品监督管理总局出台了《关于对医疗机构应用传统工艺配制中药制剂实施备案管理的公告》《关于做好医疗机构应用传统工艺配制中药制剂备案有关事宜的通知》，对医疗机构应用传统工艺配制中药制剂备案管理工作进行细化规定，促进其健康、有序发展。

2019 年 10 月中共中央、国务院发布的《关于促进中医药传承创新发展的意见》提出：优化基于古代经典名方、名老中医方、医疗机构制剂等具有人用经验的中药新药审评技术要求，加快中药新药审批。优化和规范医疗机构中药制剂备案管理。

2020 年 12 月，《国家药监局关于促进中药传承创新发展的实施意见》提出"发挥医疗机构中药制剂传承创新发展"孵化器"作用，鼓励医疗机构制剂向中药新药转化"。这些政策的颁布为医疗机构中药制剂的发展提供了巨大助力，更多特色鲜明、疗效显著的医疗机构中药制剂将会出现，医疗机构中药制剂的使用率也会大大增加。

1. 审评审批

医疗机构制剂的申请人，应当是持有《医疗机构执业许可证》并取得《医疗机构制剂许可证》的医疗机构。未取得《医疗机构制剂许可证》或者《医疗机构制剂许可证》无相应制剂剂型的"医院"类别的医疗机构可以申请医疗机构中药制剂，但是必须同时提出委托配制制剂的申请。申请医疗机构制剂，应当进行相应的临床前研究，包括处方筛选、配制工艺、质量指标、药理、毒理学研究等。

申请人应当填写《医疗机构制剂注册申请表》，向所在地省、自治区、直辖市（食品）药品监督管理部门或者其委托的设区的市级（食品）药品监督管理机构提出申请，报送有关资料和制剂实样。各省、自治区、直辖市药品监督管理部门负责组织完成技术审评，做出是否准予许可的决定。符合规定的，发给《医疗机构制剂注册批件》。

2. 备案管理

为满足患者对传统中药制剂的需求，促进中医药有序发展，医疗机构用传统工艺配制的中药制剂注册管理已由审批改为备案，流程大幅简化。医疗机构制剂审批流程类似新药上市流程，需要进行药学、药理毒理等临床前研究，以及临床试验。而仅应用传统工艺配制的中药制剂具有经临床长期反复实践、配制简便等特点，依据《中医药法》等有关规定，由许可审批变为备案登记仅需提交备案资料。医疗机构完成备案品种安全性、有效性、质量可控性等相关研究后，按要求提交备案资料，通过资料审查后即可配制使用。备案制的实施进一步提高了申报效率，有效促进了传统中药制剂更快捷地惠及患者。

根据《中华人民共和国中医药法》《关于对医疗机构应用传统工艺配制中药制剂实施备案管理的公告》（2018 年第 19 号）等有关规定，医疗机构对制剂的安全、有效、质量负总责。传统中药医疗机构制剂是医疗机构用传统工艺配制的中药制剂，包括由中药饮片经粉碎或仅经水或油提取制成的固体（丸剂、散剂、丹剂、锭剂等）、半固体（膏滋、膏药等）和液体（汤剂等）传统剂型；由中药饮片经水提取制成的颗粒剂以及由中药饮片经粉碎后制成的胶囊剂；由中药饮片用传统方法提取制成的酒剂、酊剂等。

3. 调剂使用

根据《药品管理法》《药品管理法实施条例》有关规定，经国务院药品监督管理部门或者省、自治区、直辖市人民政府药品监督管理部门批准，医疗机构配制的制剂可以在指定的医疗机构之间调剂使用；发生灾情、疫情、突发事件或者临床急需而市场没有供应时，经国务院或者省、自治区、直辖市人民政府的药品监督管理部门批准，在规定期限内，医疗机构配制的制剂可以在指定的医疗机构之间调剂使用。国务院药品监督管理部门规定的特殊制剂的调剂使用以及省、自治区、直辖市之间医疗机构制剂的调剂使用，必须经国务院药品监督管理部门批准。2010 年 8 月，卫生部、国家中医药管理局、国家食品药品监督管理局联合印发《关于加强医疗机构中药制剂管理的意见》，加强对医疗机构中药制剂调剂的管理，规定对属于经卫生部或国家中医药管理局批准的对口支援、国家级重点专科技术协作、国家级科研课题协作等情形之一的医疗机构中药制剂，经省级中医药管理部门审核同意，并经省级药品监督管理部门批准，可在本行政区域内指定的医疗机构之间使用。跨辖区使用的须经国家中医药管理局审核同意，并经国家食品药品监督管理局批准。2022 年 12 月，国务院应对新型冠状病毒肺炎疫情联防联控机制医疗救治组、国家中医药管理局综合司、国家药品监督管理局综合司联合发布《关于加强疫情期间儿童用医疗机构配制制剂调剂使用有关工作的通知》，要求医疗机构应当认真评估，选择疗效确切、质量可控、安全稳定的儿童用医疗机构配制制剂进行调剂使用；省级药品监督管理部门对儿童用医疗机构配制制剂的调剂使用申请实施快速审批，原则上应当在 3 个工作日内完成审批。

4. 医疗机构制剂标准

医疗机构制剂标准是指医疗机构根据本单位临床需要经批准而配制、自用固定处方制剂的药品质量标准。医疗机构配制的制剂，应当是市场上没有供应的品种，是各级医疗单位保障临床用药及时供应的一个重要手段。

根据《中华人民共和国药品管理法》《中华人民共和国药品管理法实施条例》《医疗机构制剂配制监督管理办法（试行）》（国家食品药品监督管理局令第 16 号）《医疗机构制剂注册管理办法（试行）》（国家食品药品监督管理局令第 20 号），我国对医疗机构制剂施行制剂许可证制度。在施行制剂许可证的同时，对制剂质量标准的要求和管理逐步规范和完善。

在 1998 年之前，医疗机构制剂标准的管理是采取国家标准与省级标准并存的方式。之后，各省、自治区、直辖市陆续制定了本省、自治区、直辖市的医院制剂规范。

2005 年《医疗机构制剂注册管理办法（试行）》颁布实施之后，医疗机构制剂的注册审批职责在省级药品监督管理部门。医疗机构制剂标准需经省级药品监督管理部门批准后颁布实施，各医疗机构应当严格执行制剂标准，不能擅自变更工艺、处方、配制地点和委托配制单位。如需要变更的，应当提出补充申请，报送相关资料，经批准后方可执行。

第二节
中药注册管理

一、中药研制、注册申请、审评审批

药品注册管理办法

（2020 年 1 月 22 日国家市场监督管理总局令第 27 号公布）

第一章 总 则

第一条 为规范药品注册行为，保证药品的安全、有效和质量可控，根据《中华人民共和国药品管理法》（以下简称《药品管理法》）、《中华人民共和国中医药法》、《中华人民共和国疫苗管理法》（以下简称《疫苗管理法》）、《中华人民共和国行政许可法》、《中华人民共和国药品管理法实施条例》等法律、行政法规，制定本办法。

第二条 在中华人民共和国境内以药品上市为目的，从事药品研制、注册及监督管理活动，适用本办法。

第三条 药品注册是指药品注册申请人（以下简称申请人）依照法定程序和相关要求提出药物临床试验、药品上市许可、再注册等申请以及补充申请，药品监督管理部门基于法律法规和现有科学认知进行安全性、有效性和质量可控性等审查，决定是否同意其申请的活动。

申请人取得药品注册证书后，为药品上市许可持有人（以下简称持有人）。

第四条 药品注册按照中药、化学药和生物制品等进行分类注册管理。

中药注册按照中药创新药、中药改良型新药、古代经典名方中药复方制剂、同名同方药等进行分类。

化学药注册按照化学药创新药、化学药改良型新药、仿制药等进行分类。

生物制品注册按照生物制品创新药、生物制品改良型新药、已上市生物制品（含生物类似药）等进行分类。

中药、化学药和生物制品等药品的细化分类和相应的申报资料要求，由国家药品监督管理局根据注册药品的产品特性、创新程度和审评管理需要组织制定，并向社会公布。

境外生产药品的注册申请，按照药品的细化分类和相应的申报资料要求执行。

第五条 国家药品监督管理局主管全国药品注册管理工作，负责建立药品注册管理工作体系和制度，制定药品注册管理规范，依法组织药品注册审评审批以及相关的监督管理工作。国家药品监督管理局药品审评中心（以下简称药品审评中心）负责药物临床试验申请、药品上市许可申请、补充申请和境外生产药品再注册申请等的审评。中国食品药品检定研究院（以下简称中检院）、国家药典委员会（以下简称药典委）、国家药品监督管理局食品药品审核查验中心（以下简称药品核查中心）、国家药品监督管理局药品评价中心（以下简称药品评价中心）、国家药品监督管理局行政事项受理服务和投诉举报中心、国家药品监督管理局信息中心（以下简称信息中心）等药品专业技术机构，承担依法实施药品注册管理所需的药品注册检验、通用名称核准、核查、监测与评价、制证送达以及相应的信息化建设与管理等相关工作。

第六条 省、自治区、直辖市药品监督管理部门负责本行政区域内以下药品注册相关管理工作：

（一）境内生产药品再注册申请的受理、审查和审批；

（二）药品上市后变更的备案、报告事项管理；

（三）组织对药物非临床安全性评价研究机构、药物临床试验机构的日常监管及违法行为的查处；

（四）参与国家药品监督管理局组织的药品注册核查、检验等工作；

（五）国家药品监督管理局委托实施的药品注册相关事项。

省、自治区、直辖市药品监督管理部门设置或者指定的药品专业技术机构，承担依法实施药品监督管理所需的审评、检验、核查、监测与评价等工作。

第七条 药品注册管理遵循公开、公平、公正原则，以临床价值为导向，鼓励研究和创制新药，积极推动仿制药发展。

国家药品监督管理局持续推进审评审批制度改革，优化审评审批程序，提高审评审批效率，建立以审评为主导，检验、核查、监测与评价等为支撑的药品注册管理体系。

第二章　基本制度和要求

第八条 从事药物研制和药品注册活动，应当遵守有关法律、法规、规章、标准和规范；参照相关技术指导原则，采用其他评价方法和技术的，应当证明其科学性、适用性；应当保证全过程信息真实、准确、完整和可追溯。

药品应当符合国家药品标准和经国家药品监督管理局核准的药品质量标准。经国家药品监督管理局核准的药品质量标准，为药品注册标准。药品注册标准应当符合《中华人民共和国药典》通用技术要求，不得低于《中华人民共和国药典》的规定。申报注册品种的检测项目或者指标不适用《中华人民共和国药典》的，申请人应当提供充分的支持性数据。

药品审评中心等专业技术机构，应当根据科学进展、行业发展实际和药品监督管理工作需要制定技术指导原则和程序，并向社会公布。

第九条 申请人应当为能够承担相应法律责任的企业或者药品研制机构等。境外申请人应当指定中国境内的企业法人办理相关药品注册事项。

第十条 申请人在申请药品上市注册前，应当完成药学、药理毒理学和药物临床试验等相关研究工作。药物非临床安全性评价研究应当在经过药物非临床研究质量管理规范认证的机构开展，并遵守药物非临床研究质量管理规范。药物临床试验应当经批准，其中生物等效性试验应当备案；药物临床试验应当在符合相关规定的药物临床试验机构开展，并遵守药物临床试验质量管理规范。

申请药品注册，应当提供真实、充分、可靠的数据、资料和样品，证明药品的安全性、有效性和质量可控性。

使用境外研究资料和数据支持药品注册的，其来源、研究机构或者实验室条件、质量体系要求及其他管理条件等应当符合国际人用药品注册技术要求协调会通行原则，并符合我国药品注册管理的相关要求。

第十一条 变更原药品注册批准证明文件及其附件所载明的事项或者内容的，申请人应当按照规定，参照相关技术指导原则，对药品变更进行充分研究和验证，充分评估变更可能对药品安全性、有效性和质量可控性的影响，按照变更程序提出补充申请、备案或者报告。

第十二条 药品注册证书有效期为五年，药品注册证书有效期内持有人应当持续保证上市药品的安全性、有效性和质量可控性，并在有效期届满前六个月申请药品再注册。

第十三条 国家药品监督管理局建立药品加快上市注册制度，支持以临床价值为导向的药物创新。对符合条件的药品注册申请，申请人可以申请适用突破性治疗药物、附条件批准、优先审评审批及特别审批程序。在药品研制和注册过程中，药品监督管理部门及其专业技术机构给予必要的技术指导、沟通交流、优先配置资源、缩短审评时限等政策和技术支持。

第十四条 国家药品监督管理局建立化学原料药、辅料及直接接触药品的包装材料和容器关联审评审批制度。在审批药品制剂时，对化学原料药一并审评审批，对相关辅料、直接接触药品的包装材料和容器一并审评。药品审评中心建立化学原料药、辅料及直接接触药品的包装材料和容器信息登记平台，对相关登记信息进行公示，供相关申请人或者持有人选择，并在相关药品制剂注册申请审评时关联审评。

第十五条 处方药和非处方药实行分类注册和转换管理。药品审评中心根据非处方药的特点，制定非处方药上市注册相关技术指导原则和程序，并向社会公布。药品评价中心制定处方药和非处方药上市后转换相关技术要求和程序，并向社会公布。

第十六条 申请人在药物临床试验申请前、药物临床试验过程中以及药品上市许可申请前等关键阶段，可以就重大问题与药品审评中心等专业技术机构进行沟通交流。药品注册过程中，药品审评中心等专业技术机构可以根据工作需要组织与申请人进行沟通交流。

沟通交流的程序、要求和时限，由药品审评中心等专业技术机构依照职能分别制定，并向社会公布。

第十七条 药品审评中心等专业技术机构根据工作需要建立专家咨询制度，成立专家咨询委员会，在审评、核查、检验、通用名称核准等过程中就重大问题听取专家意见，充分发挥专家的技术支撑作用。

第十八条 国家药品监督管理局建立收载新批准上市以及通过仿制药质量和疗效一致性评价的化学药品目录集，载明药品名称、活性成分、剂型、规格、是否为参比制剂、持有人等相关信息，及时更新并向社会公开。化学药品目录集收载程序和要求，由药品审评中心制定，并向社会公布。

第十九条 国家药品监督管理局支持中药传承和创新，建立和完善符合中药特点的注册管理制度和技术评价体系，鼓励运用现代科学技术和传统研究方法研制中药，加强中药质量控制，提高中药临床试验水平。

中药注册申请，申请人应当进行临床价值和资源评估，突出以临床价值为导向，促进资源可持续利用。

第三章 药品上市注册

第一节 药物临床试验

第二十条 本办法所称药物临床试验是指以药品上市注册为目的，为确定药物安全性与有效性在人体开展的药物研究。

第二十一条 药物临床试验分为Ⅰ期临床试验、Ⅱ期临床试验、Ⅲ期临床试验、Ⅳ期临床试验以及生物等效性试验。根据药物特点和研究目的，研究内容包括临床药理学研究、探索性临床试验、确证性临床试验和上市后研究。

第二十二条　药物临床试验应当在具备相应条件并按规定备案的药物临床试验机构开展。其中，疫苗临床试验应当由符合国家药品监督管理局和国家卫生健康委员会规定条件的三级医疗机构或者省级以上疾病预防控制机构实施或者组织实施。

第二十三条　申请人完成支持药物临床试验的药学、药理毒理学等研究后，提出药物临床试验申请的，应当按照申报资料要求提交相关研究资料。经形式审查，申报资料符合要求的，予以受理。药品审评中心应当组织药学、医学和其他技术人员对已受理的药物临床试验申请进行审评。对药物临床试验申请应当自受理之日起六十日内决定是否同意开展，并通过药品审评中心网站通知申请人审批结果；逾期未通知的，视为同意，申请人可以按照提交的方案开展药物临床试验。

申请人获准开展药物临床试验的为药物临床试验申办者（以下简称申办者）。

第二十四条　申请人拟开展生物等效性试验的，应当按照要求在药品审评中心网站完成生物等效性试验备案后，按照备案的方案开展相关研究工作。

第二十五条　开展药物临床试验，应当经伦理委员会审查同意。

药物临床试验用药品的管理应当符合药物临床试验质量管理规范的有关要求。

第二十六条　获准开展药物临床试验的，申办者在开展后续分期药物临床试验前，应当制定相应的药物临床试验方案，经伦理委员会审查同意后开展，并在药品审评中心网站提交相应的药物临床试验方案和支持性资料。

第二十七条　获准开展药物临床试验的药物拟增加适应症（或者功能主治）以及增加与其他药物联合用药的，申请人应当提出新的药物临床试验申请，经批准后方可开展新的药物临床试验。

获准上市的药品增加适应症（或者功能主治）需要开展药物临床试验的，应当提出新的药物临床试验申请。

第二十八条　申办者应当定期在药品审评中心网站提交研发期间安全性更新报告。研发期间安全性更新报告应当每年提交一次，于药物临床试验获准后每满一年后的两个月内提交。药品审评中心可以根据审查情况，要求申办者调整报告周期。

对于药物临床试验期间出现的可疑且非预期严重不良反应和其他潜在的严重安全性风险信息，申办者应当按照相关要求及时向药品审评中心报告。根据安全性风险严重程度，可以要求申办者采取调整药物临床试验方案、知情同意书、研究者手册等加强风险控制的措施，必要时可以要求申办者暂停或者终止药物临床试验。

研发期间安全性更新报告的具体要求由药品审评中心制定公布。

第二十九条　药物临床试验期间，发生药物临床试验方案变更、非临床或者药学的变化或者有新发现的，申办者应当按照规定，参照相关技术指导原则，充分评估对受试者安全的影响。

申办者评估认为不影响受试者安全的，可以直接实施并在研发期间安全性更新报告中报告。可能增加受试者安全性风险的，应当提出补充申请。对补充申请应当自受理之日起六十日内决定是否同意，并通过药品审评中心网站通知申请人审批结果；逾期未通知的，视为同意。

申办者发生变更的，由变更后的申办者承担药物临床试验的相关责任和义务。

第三十条　药物临床试验期间，发现存在安全性问题或者其他风险的，申办者应当及时调整临床试验方案、暂停或者终止临床试验，并向药品审评中心报告。

有下列情形之一的，可以要求申办者调整药物临床试验方案、暂停或者终止药物临床试验：

（一）伦理委员会未履行职责的；

（二）不能有效保证受试者安全的；

（三）申办者未按照要求提交研发期间安全性更新报告的；

（四）申办者未及时处置并报告可疑且非预期严重不良反应的；

（五）有证据证明研究药物无效的；

（六）临床试验用药品出现质量问题的；

（七）药物临床试验过程中弄虚作假的；

（八）其他违反药物临床试验质量管理规范的情形。

药物临床试验中出现大范围、非预期的严重不良反应，或者有证据证明临床试验用药品存在严重质量问题时，申办者和药物临床试验机构应当立即停止药物临床试验。药品监督管理部门依职责可以责令调整临床试验方案、暂停或者终止药物临床试验。

第三十一条　药物临床试验被责令暂停后，申办者拟继续开展药物临床试验的，应当在完成整改后提出恢复药物临床试验的补充申请，经审查同意后方可继续开展药物临床试验。药物临床试验暂停时间满三年且未申请并获准恢复药物临床试验的，该药物临床试验许可自行失效。

药物临床试验终止后，拟继续开展药物临床试验的，应当重新提出药物临床试验申请。

第三十二条　药物临床试验应当在批准后三年内实施。药物临床试验申请自获准之日起，三年内未有受试者签署知情同意书的，该药物临床试验许可自行失效。仍需实施药物临床试验的，应当重新申请。

第三十三条　申办者应当在开展药物临床试验前在药物临床试验登记与信息公示平台登记药物临床试验方案等信息。药物临床试验期间，申办者应当持续更新登记信息，并在药物临床试验结束后登记药物临床试验结果等信息。登记信息在平台进行公示，申办者对药物临床试验登记信息的真实性负责。

药物临床试验登记和信息公示的具体要求，由药品审评中心制定公布。

第二节　药品上市许可

第三十四条　申请人在完成支持药品上市注册的药学、药理毒理学和药物临床试验等研究，确定质量标准，完成商业规模生产工艺验证，并做好接受药品注册核查检验的准备后，提出药品上市许可申请，按照申报资料要求提交相关研究资料。经对申报资料进行形式审查，符合要求的，予以受理。

第三十五条　仿制药、按照药品管理的体外诊断试剂以及其他符合条件的情形，经申请人评估，认为无需或者不能开展药物临床试验，符合豁免药物临床试验条件的，申请人可以直接提出药品上市许可申请。豁免药物临床试验的技术指导原则和有关具体要求，由药品审评中心制定公布。

仿制药应当与参比制剂质量和疗效一致。申请人应当参照相关技术指导原则选择合理的参比制剂。

第三十六条　符合以下情形之一的，可以直接提出非处方药上市许可申请：

（一）境内已有相同活性成分、适应症（或者功能主治）、剂型、规格的非处方药上市的药品；

（二）经国家药品监督管理局确定的非处方药改变剂型或者规格，但不改变适应症（或者功能主治）、给药剂量以及给药途径的药品；

（三）使用国家药品监督管理局确定的非处方药的活性成份组成的新的复方制剂；

（四）其他直接申报非处方药上市许可的情形。

第三十七条　申报药品拟使用的药品通用名称，未列入国家药品标准或者药品注册标准的，申请人应当在提出药品上市许可申请时同时提出通用名称核准申请。药品上市许可申请受理后，通用名称核准相关资料转药典委，药典委核准后反馈药品审评中心。

申报药品拟使用的药品通用名称，已列入国家药品标准或者药品注册标准，药品审评中心在审评过程中认为需要核准药品通用名称的，应当通知药典委核准通用名称并提供相关资料，药典委核准后反馈药品审评中心。

药典委在核准药品通用名称时，应当与申请人做好沟通交流，并将核准结果告知申请人。

第三十八条 药品审评中心应当组织药学、医学和其他技术人员，按要求对已受理的药品上市许可申请进行审评。

审评过程中基于风险启动药品注册核查、检验，相关技术机构应当在规定时限内完成核查、检验工作。

药品审评中心根据药品注册申报资料、核查结果、检验结果等，对药品的安全性、有效性和质量可控性等进行综合审评，非处方药还应当转药品评价中心进行非处方药适宜性审查。

第三十九条 综合审评结论通过的，批准药品上市，发给药品注册证书。综合审评结论不通过的，作出不予批准决定。药品注册证书载明药品批准文号、持有人、生产企业等信息。非处方药的药品注册证书还应当注明非处方药类别。

经核准的药品生产工艺、质量标准、说明书和标签作为药品注册证书的附件一并发给申请人，必要时还应当附药品上市后研究要求。上述信息纳入药品品种档案，并根据上市后变更情况及时更新。

药品批准上市后，持有人应当按照国家药品监督管理局核准的生产工艺和质量标准生产药品，并按照药品生产质量管理规范要求进行细化和实施。

第四十条 药品上市许可申请审评期间，发生可能影响药品安全性、有效性和质量可控性的重大变更的，申请人应当撤回原注册申请，补充研究后重新申报。

申请人名称变更、注册地址名称变更等不涉及技术审评内容的，应当及时书面告知药品审评中心并提交相关证明性资料。

第三节 关联审评审批

第四十一条 药品审评中心在审评药品制剂注册申请时，对药品制剂选用的化学原料药、辅料及直接接触药品的包装材料和容器进行关联审评。

化学原料药、辅料及直接接触药品的包装材料和容器生产企业应当按照关联审评审批制度要求，在化学原料药、辅料及直接接触药品的包装材料和容器登记平台登记产品信息和研究资料。药品审评中心向社会公示登记号、产品名称、企业名称、生产地址等基本信息，供药品制剂注册申请人选择。

第四十二条 药品制剂申请人提出药品注册申请，可以直接选用已登记的化学原料药、辅料及直接接触药品的包装材料和容器；选用未登记的化学原料药、辅料及直接接触药品的包装材料和容器的，相关研究资料应当随药品制剂注册申请一并申报。

第四十三条 药品审评中心在审评药品制剂注册申请时，对药品制剂选用的化学原料药、辅料及直接接触药品的包装材料和容器进行关联审评，需补充资料的，按照补充资料程序要求药品制剂申请人或者化学原料药、辅料及直接接触药品的包装材料和容器登记企业补充资料，可以基于风险提出对化学原料药、辅料及直接接触药品的包装材料和容器企业进行延伸检查。

仿制境内已上市药品所用的化学原料药的，可以申请单独审评审批。

第四十四条 化学原料药、辅料及直接接触药品的包装材料和容器关联审评通过的或者单独审评审批通过的，药品审评中心在化学原料药、辅料及直接接触药品的包装材料和容器登记平台更新登记状态标识，向社会公示相关信息。其中，化学原料药同时发给化学原料药批准通知书及核准后的生产工艺、质量标准和标签，化学原料药批准通知书中载明登记号；不予批准的，发给化学原料药不予批准通知书。

未通过关联审评审批的，化学原料药、辅料及直接接触药品的包装材料和容器产品的登记状态维持不变，相关药品制剂申请不予批准。

第四节　药品注册核查

第四十五条　药品注册核查，是指为核实申报资料的真实性、一致性以及药品上市商业化生产条件，检查药品研制的合规性、数据可靠性等，对研制现场和生产现场开展的核查活动，以及必要时对药品注册申请所涉及的化学原料药、辅料及直接接触药品的包装材料和容器生产企业、供应商或者其他受托机构开展的延伸检查活动。

药品注册核查启动的原则、程序、时限和要求，由药品审评中心制定公布；药品注册核查实施的原则、程序、时限和要求，由药品核查中心制定公布。

第四十六条　药品审评中心根据药物创新程度、药物研究机构既往接受核查情况等，基于风险决定是否开展药品注册研制现场核查。

药品审评中心决定启动药品注册研制现场核查的，通知药品核查中心在审评期间组织实施核查，同时告知申请人。药品核查中心应当在规定时限内完成现场核查，并将核查情况、核查结论等相关材料反馈药品审评中心进行综合审评。

第四十七条　药品审评中心根据申报注册的品种、工艺、设施、既往接受核查情况等因素，基于风险决定是否启动药品注册生产现场核查。

对于创新药、改良型新药以及生物制品等，应当进行药品注册生产现场核查和上市前药品生产质量管理规范检查。

对于仿制药等，根据是否已获得相应生产范围药品生产许可证且已有同剂型品种上市等情况，基于风险进行药品注册生产现场核查、上市前药品生产质量管理规范检查。

第四十八条　药品注册申请受理后，药品审评中心应当在受理后四十日内进行初步审查，需要药品注册生产现场核查的，通知药品核查中心组织核查，提供核查所需的相关材料，同时告知申请人以及申请人或者生产企业所在地省、自治区、直辖市药品监督管理部门。药品核查中心原则上应当在审评时限届满四十日前完成核查工作，并将核查情况、核查结果等相关材料反馈至药品审评中心。

需要上市前药品生产质量管理规范检查的，由药品核查中心协调相关省、自治区、直辖市药品监督管理部门与药品注册生产现场核查同步实施。上市前药品生产质量管理规范检查的管理要求，按照药品生产监督管理办法的有关规定执行。

申请人应当在规定时限内接受核查。

第四十九条　药品审评中心在审评过程中，发现申报资料真实性存疑或者有明确线索举报等，需要现场检查核实的，应当启动有因检查，必要时进行抽样检验。

第五十条　申请药品上市许可时，申请人和生产企业应当已取得相应的药品生产许可证。

第五节　药品注册检验

第五十一条　药品注册检验，包括标准复核和样品检验。标准复核，是指对申请人申报药品标准中设定项目的科学性、检验方法的可行性、质控指标的合理性等进行的实验室评估。样品检验，是指按照申请人申报或者药品审评中心核定的药品质量标准对样品进行的实验室检验。

药品注册检验启动的原则、程序、时限等要求，由药品审评中心组织制定公布。药品注册申请受理前提出药品注册检验的具体工作程序和要求以及药品注册检验技术要求和规范，由中检院制定公布。

第五十二条　与国家药品标准收载的同品种药品使用的检验项目和检验方法一致的，可以不进行标准复核，只进行样品检验。其他情形应当进行标准复核和样品检验。

第五十三条 中检院或者经国家药品监督管理局指定的药品检验机构承担以下药品注册检验：

（一）创新药；

（二）改良型新药（中药除外）；

（三）生物制品、放射性药品和按照药品管理的体外诊断试剂；

（四）国家药品监督管理局规定的其他药品。

境外生产药品的药品注册检验由中检院组织口岸药品检验机构实施。

其他药品的注册检验，由申请人或者生产企业所在地省级药品检验机构承担。

第五十四条 申请人完成支持药品上市的药学相关研究，确定质量标准，并完成商业规模生产工艺验证后，可以在药品注册申请受理前向中检院或者省、自治区、直辖市药品监督管理部门提出药品注册检验；申请人未在药品注册申请受理前提出药品注册检验的，在药品注册申请受理后四十日内由药品审评中心启动药品注册检验。原则上申请人在药品注册申请受理前只能提出一次药品注册检验，不得同时向多个药品检验机构提出药品注册检验。

申请人提交的药品注册检验资料应当与药品注册申报资料的相应内容一致，不得在药品注册检验过程中变更药品检验机构、样品和资料等。

第五十五条 境内生产药品的注册申请，申请人在药品注册申请受理前提出药品注册检验的，向相关省、自治区、直辖市药品监督管理部门申请抽样，省、自治区、直辖市药品监督管理部门组织进行抽样并封签，由申请人将抽样单、样品、检验所需资料及标准物质等送至相应药品检验机构。

境外生产药品的注册申请，申请人在药品注册申请受理前提出药品注册检验的，申请人应当按规定要求抽取样品，并将样品、检验所需资料及标准物质等送至中检院。

第五十六条 境内生产药品的注册申请，药品注册申请受理后需要药品注册检验的，药品审评中心应当在受理后四十日内向药品检验机构和申请人发出药品注册检验通知。申请人向相关省、自治区、直辖市药品监督管理部门申请抽样，省、自治区、直辖市药品监督管理部门组织进行抽样并封签，申请人应当在规定时限内将抽样单、样品、检验所需资料及标准物质等送至相应药品检验机构。

境外生产药品的注册申请，药品注册申请受理后需要药品注册检验的，申请人应当按规定要求抽取样品，并将样品、检验所需资料及标准物质等送至中检院。

第五十七条 药品检验机构应当在五日内对申请人提交的检验用样品及资料等进行审核，作出是否接收的决定，同时告知药品审评中心。需要补正的，应当一次性告知申请人。

药品检验机构原则上应当在审评时限届满四十日前，将标准复核意见和检验报告反馈至药品审评中心。

第五十八条 在药品审评、核查过程中，发现申报资料真实性存疑或者有明确线索举报，或者认为有必要进行样品检验的，可抽取样品进行样品检验。

审评过程中，药品审评中心可以基于风险提出质量标准单项复核。

第四章　药品加快上市注册程序

第一节　突破性治疗药物程序

第五十九条 药物临床试验期间，用于防治严重危及生命或者严重影响生存质量的疾病，且尚无有效防治手段或者与现有治疗手段相比有足够证据表明具有明显临床优势的创新药或者改良型新药等，申请人可以申请适用突破性治疗药物程序。

第六十条 申请适用突破性治疗药物程序的，申请人应当向药品审评中心提出申请。符合条件的，药品审评中心按照程序公示后纳入突破性治疗药物程序。

第六十一条 对纳入突破性治疗药物程序的药物临床试验，给予以下政策支持：

（一）申请人可以在药物临床试验的关键阶段向药品审评中心提出沟通交流申请，药品审评中心安排审评人员进行沟通交流；

（二）申请人可以将阶段性研究资料提交药品审评中心，药品审评中心基于已有研究资料，对下一步研究方案提出意见或者建议，并反馈给申请人。

第六十二条 对纳入突破性治疗药物程序的药物临床试验，申请人发现不再符合纳入条件时，应当及时向药品审评中心提出终止突破性治疗药物程序。药品审评中心发现不再符合纳入条件的，应当及时终止该品种的突破性治疗药物程序，并告知申请人。

第二节 附条件批准程序

第六十三条 药物临床试验期间，符合以下情形的药品，可以申请附条件批准：

（一）治疗严重危及生命且尚无有效治疗手段的疾病的药品，药物临床试验已有数据证实疗效并能预测其临床价值的；

（二）公共卫生方面急需的药品，药物临床试验已有数据显示疗效并能预测其临床价值的；

（三）应对重大突发公共卫生事件急需的疫苗或者国家卫生健康委员会认定急需的其他疫苗，经评估获益大于风险的。

第六十四条 申请附条件批准的，申请人应当就附条件批准上市的条件和上市后继续完成的研究工作等与药品审评中心沟通交流，经沟通交流确认后提出药品上市许可申请。

经审评，符合附条件批准要求的，在药品注册证书中载明附条件批准药品注册证书的有效期、上市后需要继续完成的研究工作及完成时限等相关事项。

第六十五条 审评过程中，发现纳入附条件批准程序的药品注册申请不能满足附条件批准条件的，药品审评中心应当终止该品种附条件批准程序，并告知申请人按照正常程序研究申报。

第六十六条 对附条件批准的药品，持有人应当在药品上市后采取相应的风险管理措施，并在规定期限内按照要求完成药物临床试验等相关研究，以补充申请方式申报。

对批准疫苗注册申请时提出进一步研究要求的，疫苗持有人应当在规定期限内完成研究。

第六十七条 对附条件批准的药品，持有人逾期未按照要求完成研究或者不能证明其获益大于风险的，国家药品监督管理局应当依法处理，直至注销药品注册证书。

第三节 优先审评审批程序

第六十八条 药品上市许可申请时，以下具有明显临床价值的药品，可以申请适用优先审评审批程序：

（一）临床急需的短缺药品、防治重大传染病和罕见病等疾病的创新药和改良型新药；

（二）符合儿童生理特征的儿童用药品新品种、剂型和规格；

（三）疾病预防、控制急需的疫苗和创新疫苗；

（四）纳入突破性治疗药物程序的药品；

（五）符合附条件批准的药品；

（六）国家药品监督管理局规定其他优先审评审批的情形。

第六十九条 申请人在提出药品上市许可申请前，应当与药品审评中心沟通交流，经沟通交流确认后，在提出药品上市许可申请的同时，向药品审评中心提出优先审评审批申请。符合条件的，药品审评中心按照程序公示后纳入优先审评审批程序。

第七十条 对纳入优先审评审批程序的药品上市许可申请，给予以下政策支持：

（一）药品上市许可申请的审评时限为一百三十日；

规章文件

（二）临床急需的境外已上市境内未上市的罕见病药品，审评时限为七十日；

（三）需要核查、检验和核准药品通用名称的，予以优先安排；

（四）经沟通交流确认后，可以补充提交技术资料。

第七十一条 审评过程中，发现纳入优先审评审批程序的药品注册申请不能满足优先审评审批条件的，药品审评中心应当终止该品种优先审评审批程序，按照正常审评程序审评，并告知申请人。

第四节 特别审批程序

第七十二条 在发生突发公共卫生事件的威胁时以及突发公共卫生事件发生后，国家药品监督管理局可以依法决定对突发公共卫生事件应急所需防治药品实行特别审批。

第七十三条 对实施特别审批的药品注册申请，国家药品监督管理局按照统一指挥、早期介入、快速高效、科学审批的原则，组织加快并同步开展药品注册受理、审评、核查、检验工作。特别审批的情形、程序、时限、要求等按照药品特别审批程序规定执行。

第七十四条 对纳入特别审批程序的药品，可以根据疾病防控的特定需要，限定其在一定期限和范围内使用。

第七十五条 对纳入特别审批程序的药品，发现其不再符合纳入条件的，应当终止该药品的特别审批程序，并告知申请人。

第五章 药品上市后变更和再注册

第一节 药品上市后研究和变更

第七十六条 持有人应当主动开展药品上市后研究，对药品的安全性、有效性和质量可控性进行进一步确证，加强对已上市药品的持续管理。

药品注册证书及附件要求持有人在药品上市后开展相关研究工作的，持有人应当在规定时限内完成并按照要求提出补充申请、备案或者报告。

药品批准上市后，持有人应当持续开展药品安全性和有效性研究，根据有关数据及时备案或者提出修订说明书的补充申请，不断更新完善说明书和标签。药品监督管理部门依职责可以根据药品不良反应监测和药品上市后评价结果等，要求持有人对说明书和标签进行修订。

第七十七条 药品上市后的变更，按照其对药品安全性、有效性和质量可控性的风险和产生影响的程度，实行分类管理，分为审批类变更、备案类变更和报告类变更。

持有人应当按照相关规定，参照相关技术指导原则，全面评估、验证变更事项对药品安全性、有效性和质量可控性的影响，进行相应的研究工作。

药品上市后变更研究的技术指导原则，由药品审评中心制定，并向社会公布。

第七十八条 以下变更，持有人应当以补充申请方式申报，经批准后实施：

（一）药品生产过程中的重大变更；

（二）药品说明书中涉及有效性内容以及增加安全性风险的其他内容的变更；

（三）持有人转让药品上市许可；

（四）国家药品监督管理局规定需要审批的其他变更。

第七十九条 以下变更，持有人应当在变更实施前，报所在地省、自治区、直辖市药品监督管理部门备案：

（一）药品生产过程中的中等变更；

（二）药品包装标签内容的变更；

（三）药品分包装；

（四）国家药品监督管理局规定需要备案的其他变更。

境外生产药品发生上述变更的，应当在变更实施前报药品审评中心备案。

药品分包装备案的程序和要求，由药品审评中心制定发布。

第八十条 以下变更，持有人应当在年度报告中报告：

（一）药品生产过程中的微小变更；

（二）国家药品监督管理局规定需要报告的其他变更。

第八十一条 药品上市后提出的补充申请，需要核查、检验的，参照本办法有关药品注册核查、检验程序进行。

第二节　药品再注册

第八十二条 持有人应当在药品注册证书有效期届满前六个月申请再注册。境内生产药品再注册申请由持有人向其所在地省、自治区、直辖市药品监督管理部门提出，境外生产药品再注册申请由持有人向药品审评中心提出。

第八十三条 药品再注册申请受理后，省、自治区、直辖市药品监督管理部门或者药品审评中心对持有人开展药品上市后评价和不良反应监测情况，按照药品批准证明文件和药品监督管理部门要求开展相关工作情况，以及药品批准证明文件载明信息变化情况等进行审查，符合规定的，予以再注册，发给药品再注册批准通知书。不符合规定的，不予再注册，并报请国家药品监督管理局注销药品注册证书。

第八十四条 有下列情形之一的，不予再注册：

（一）有效期届满未提出再注册申请的；

（二）药品注册证书有效期内持有人不能履行持续考察药品质量、疗效和不良反应责任的；

（三）未在规定时限内完成药品批准证明文件和药品监督管理部门要求的研究工作且无合理理由的；

（四）经上市后评价，属于疗效不确切、不良反应大或者因其他原因危害人体健康的；

（五）法律、行政法规规定的其他不予再注册情形。

对不予再注册的药品，药品注册证书有效期届满时予以注销。

第六章　受理、撤回申请、审批决定和争议解决

第八十五条 药品监督管理部门收到药品注册申请后进行形式审查，并根据下列情况分别作出是否受理的决定：

（一）申请事项依法不需要取得行政许可的，应当即时作出不予受理的决定，并说明理由。

（二）申请事项依法不属于本部门职权范围的，应当即时作出不予受理的决定，并告知申请人向有关行政机关申请。

（三）申报资料存在可以当场更正的错误的，应当允许申请人当场更正；更正后申请材料齐全、符合法定形式的，应当予以受理。

（四）申报资料不齐全或者不符合法定形式的，应当当场或者在五日内一次告知申请人需要补正的全部内容。按照规定需要在告知时一并退回申请材料的，应当予以退回。申请人应当在三十日内完成补正资料。申请人无正当理由逾期不予补正的，视为放弃申请，无需作出不予受理的决定。逾期未告知申请人补正的，自收到申请材料之日起即为受理。

（五）申请事项属于本部门职权范围，申报资料齐全、符合法定形式，或者申请人按照要求提交全部补正资料的，应当受理药品注册申请。

药品注册申请受理后，需要申请人缴纳费用的，申请人应当按规定缴纳费用。申请人未在规定

期限内缴纳费用的，终止药品注册审评审批。

第八十六条 药品注册申请受理后，有药品安全性新发现的，申请人应当及时报告并补充相关资料。

第八十七条 药品注册申请受理后，需要申请人在原申报资料基础上补充新的技术资料的，药品审评中心原则上提出一次补充资料要求，列明全部问题后，以书面方式通知申请人在八十日内补充提交资料。申请人应当一次性按要求提交全部补充资料，补充资料时间不计入药品审评时限。药品审评中心收到申请人全部补充资料后启动审评，审评时限延长三分之一；适用优先审评审批程序的，审评时限延长四分之一。

不需要申请人补充新的技术资料，仅需要申请人对原申报资料进行解释说明的，药品审评中心通知申请人在五日内按照要求提交相关解释说明。

药品审评中心认为存在实质性缺陷无法补正的，不再要求申请人补充资料。基于已有申报资料做出不予批准的决定。

第八十八条 药物临床试验申请、药物临床试验期间的补充申请，在审评期间，不得补充新的技术资料；如需要开展新的研究，申请人可以在撤回后重新提出申请。

第八十九条 药品注册申请受理后，申请人可以提出撤回申请。同意撤回申请的，药品审评中心或者省、自治区、直辖市药品监督管理部门终止其注册程序，并告知药品注册核查、检验等技术机构。审评、核查和检验过程中发现涉嫌存在隐瞒真实情况或者提供虚假信息等违法行为的，依法处理，申请人不得撤回药品注册申请。

第九十条 药品注册期间，对于审评结论为不通过的，药品审评中心应当告知申请人不通过的理由，申请人可以在十五日内向药品审评中心提出异议。药品审评中心结合申请人的异议意见进行综合评估并反馈申请人。

申请人对综合评估结果仍有异议的，药品审评中心应当按照规定，在五十日内组织专家咨询委员会论证，并综合专家论证结果形成最终的审评结论。

申请人异议和专家论证时间不计入审评时限。

第九十一条 药品注册期间，申请人认为工作人员在药品注册受理、审评、核查、检验、审批等工作中违反规定或者有不规范行为的，可以向其所在单位或者上级机关投诉举报。

第九十二条 药品注册申请符合法定要求的，予以批准。

药品注册申请有下列情形之一的，不予批准：

（一）药物临床试验申请的研究资料不足以支持开展药物临床试验或者不能保障受试者安全的；

（二）申报资料显示其申请药品安全性、有效性、质量可控性等存在较大缺陷的；

（三）申报资料不能证明药品安全性、有效性、质量可控性，或者经评估认为药品风险大于获益的；

（四）申请人未能在规定时限内补充资料的；

（五）申请人拒绝接受或者无正当理由未在规定时限内接受药品注册核查、检验的；

（六）药品注册过程中认为申报资料不真实，申请人不能证明其真实性的；

（七）药品注册现场核查或者样品检验结果不符合规定的；

（八）法律法规规定的不应当批准的其他情形。

第九十三条 药品注册申请审批结束后，申请人对行政许可决定有异议的，可以依法提起行政复议或者行政诉讼。

第七章 工作时限

第九十四条 本办法所规定的时限是药品注册的受理、审评、核查、检验、审批等工作的最长时间。优先审评审批程序相关工作时限，按优先审评审批相关规定执行。

药品审评中心等专业技术机构应当明确本单位工作程序和时限，并向社会公布。

第九十五条 药品监督管理部门收到药品注册申请后进行形式审查，应当在五日内作出受理、补正或者不予受理决定。

第九十六条 药品注册审评时限，按照以下规定执行：

（一）药物临床试验申请、药物临床试验期间补充申请的审评审批时限为六十日；

（二）药品上市许可申请审评时限为二百日，其中优先审评审批程序的审评时限为一百三十日，临床急需境外已上市罕见病用药优先审评审批程序的审评时限为七十日；

（三）单独申报仿制境内已上市化学原料药的审评时限为二百日；

（四）审批类变更的补充申请审评时限为六十日，补充申请合并申报事项的，审评时限为八十日，其中涉及临床试验研究数据审查、药品注册核查检验的审评时限为二百日；

（五）药品通用名称核准时限为三十日；

（六）非处方药适宜性审核时限为三十日。

关联审评时限与其关联药品制剂的审评时限一致。

第九十七条 药品注册核查时限，按照以下规定执行：

（一）药品审评中心应当在药品注册申请受理后四十日内通知药品核查中心启动核查，并同时通知申请人；

（二）药品核查中心原则上在审评时限届满四十日前完成药品注册生产现场核查，并将核查情况、核查结果等相关材料反馈至药品审评中心。

第九十八条 药品注册检验时限，按照以下规定执行：

（一）样品检验时限为六十日，样品检验和标准复核同时进行的时限为九十日；

（二）药品注册检验过程中补充资料时限为三十日；

（三）药品检验机构原则上在审评时限届满四十日前完成药品注册检验相关工作，并将药品标准复核意见和检验报告反馈至药品审评中心。

第九十九条 药品再注册审查审批时限为一百二十日。

第一百条 行政审批决定应当在二十日内作出。

第一百零一条 药品监督管理部门应当自作出药品注册审批决定之日起十日内颁发、送达有关行政许可证件。

第一百零二条 因品种特性及审评、核查、检验等工作遇到特殊情况确需延长时限的，延长的时限不得超过原时限的二分之一，经药品审评、核查、检验等相关技术机构负责人批准后，由延长时限的技术机构书面告知申请人，并通知其他相关技术机构。

第一百零三条 以下时间不计入相关工作时限：

（一）申请人补充资料、核查后整改以及按要求核对生产工艺、质量标准和说明书等所占用的时间；

（二）因申请人原因延迟核查、检验、召开专家咨询会等的时间；

（三）根据法律法规的规定中止审评审批程序的，中止审评审批程序期间所占用的时间；

（四）启动境外核查的，境外核查所占用的时间。

第八章　监督管理

第一百零四条 国家药品监督管理局负责对药品审评中心等相关专业技术机构及省、自治区、直辖市药品监督管理部门承担药品注册管理相关工作的监督管理、考核评价与指导。

第一百零五条 药品监督管理部门应当依照法律、法规的规定对药品研制活动进行监督检查，必要时可以对为药品研制提供产品或者服务的单位和个人进行延伸检查，有关单位和个人应当予以配合，不得拒绝和隐瞒。

第一百零六条 信息中心负责建立药品品种档案，对药品实行编码管理，汇集药品注册申报、临床试验期间安全性相关报告、审评、核查、检验、审批以及药品上市后变更的审批、备案、报告等信息，并持续更新。药品品种档案和编码管理的相关制度，由信息中心制定公布。

第一百零七条 省、自治区、直辖市药品监督管理部门应当组织对辖区内药物非临床安全性评价研究机构、药物临床试验机构等遵守药物非临床研究质量管理规范、药物临床试验质量管理规范等情况进行日常监督检查，监督其持续符合法定要求。国家药品监督管理局根据需要进行药物非临床安全性评价研究机构、药物临床试验机构等研究机构的监督检查。

第一百零八条 国家药品监督管理局建立药品安全信用管理制度，药品核查中心负责建立药物非临床安全性评价研究机构、药物临床试验机构药品安全信用档案，记录许可颁发、日常监督检查结果、违法行为查处等情况，依法向社会公布并及时更新。药品监督管理部门对有不良信用记录的，增加监督检查频次，并可以按照国家规定实施联合惩戒。药物非临床安全性评价研究机构、药物临床试验机构药品安全信用档案的相关制度，由药品核查中心制定公布。

第一百零九条 国家药品监督管理局依法向社会公布药品注册审批事项清单及法律依据、审批要求和办理时限，向申请人公开药品注册进度，向社会公开批准上市药品的审评结论和依据以及监督检查发现的违法违规行为，接受社会监督。

批准上市药品的说明书应当向社会公开并及时更新。其中，疫苗还应当公开标签内容并及时更新。

未经申请人同意，药品监督管理部门、专业技术机构及其工作人员、参与专家评审等的人员不得披露申请人提交的商业秘密、未披露信息或者保密商务信息，法律另有规定或者涉及国家安全、重大社会公共利益的除外。

第一百一十条 具有下列情形之一的，由国家药品监督管理局注销药品注册证书，并予以公布：

（一）持有人自行提出注销药品注册证书的；

（二）按照本办法规定不予再注册的；

（三）持有人药品注册证书、药品生产许可证等行政许可被依法吊销或者撤销的；

（四）按照《药品管理法》第八十三条的规定，疗效不确切、不良反应大或者因其他原因危害人体健康的；

（五）按照《疫苗管理法》第六十一条的规定，经上市后评价，预防接种异常反应严重或者其他原因危害人体健康的；

（六）按照《疫苗管理法》第六十二条的规定，经上市后评价发现该疫苗品种的产品设计、生产工艺、安全性、有效性或者质量可控性明显劣于预防、控制同种疾病的其他疫苗品种的；

（七）违反法律、行政法规规定，未按照药品批准证明文件要求或者药品监督管理部门要求在规定时限内完成相应研究工作且无合理理由的；

（八）其他依法应当注销药品注册证书的情形。

第九章　法律责任

第一百一十一条 在药品注册过程中，提供虚假的证明、数据、资料、样品或者采取其他手段骗取临床试验许可或者药品注册等许可的，按照《药品管理法》第一百二十三条处理。

第一百一十二条 申请疫苗临床试验、注册提供虚假数据、资料、样品或者有其他欺骗行为的，按照《疫苗管理法》第八十一条进行处理。

第一百一十三条 在药品注册过程中，药物非临床安全性评价研究机构、药物临床试验机构等，未按照规定遵守药物非临床研究质量管理规范、药物临床试验质量管理规范等的，按照《药品管理法》第一百二十六条处理。

第一百一十四条 未经批准开展药物临床试验的，按照《药品管理法》第一百二十五条处理；开展生物等效性试验未备案的，按照《药品管理法》第一百二十七条处理。

第一百一十五条 药物临床试验期间，发现存在安全性问题或者其他风险，临床试验申办者未及时调整临床试验方案、暂停或者终止临床试验，或者未向国家药品监督管理局报告的，按照《药品管理法》第一百二十七条处理。

第一百一十六条 违反本办法第二十八条、第三十三条规定，申办者有下列情形之一的，责令限期改正；逾期不改正的，处一万元以上三万元以下罚款：

（一）开展药物临床试验前未按规定在药物临床试验登记与信息公示平台进行登记；

（二）未按规定提交研发期间安全性更新报告；

（三）药物临床试验结束后未登记临床试验结果等信息。

第一百一十七条 药品检验机构在承担药品注册所需要的检验工作时，出具虚假检验报告的，按照《药品管理法》第一百三十八条处理。

第一百一十八条 对不符合条件而批准进行药物临床试验、不符合条件的药品颁发药品注册证书的，按照《药品管理法》第一百四十七条处理。

第一百一十九条 药品监督管理部门及其工作人员在药品注册管理过程中有违法违规行为的，按照相关法律法规处理。

第十章 附 则

第一百二十条 麻醉药品、精神药品、医疗用毒性药品、放射性药品、药品类易制毒化学品等有其他特殊管理规定药品的注册申请，除按照本办法的规定办理外，还应当符合国家的其他有关规定。

第一百二十一条 出口疫苗的标准应当符合进口国（地区）的标准或者合同要求。

第一百二十二条 拟申报注册的药械组合产品，已有同类产品经属性界定为药品的，按照药品进行申报；尚未经属性界定的，申请人应当在申报注册前向国家药品监督管理局申请产品属性界定。属性界定为药品为主的，按照本办法规定的程序进行注册，其中属于医疗器械部分的研究资料由国家药品监督管理局医疗器械技术审评中心作出审评结论后，转交药品审评中心进行综合审评。

第一百二十三条 境内生产药品批准文号格式为：国药准字H（Z、S）+四位年号+四位顺序号。中国香港、澳门和台湾地区生产药品批准文号格式为：国药准字H（Z、S）C+四位年号+四位顺序号。

境外生产药品批准文号格式为：国药准字H（Z、S）J+四位年号+四位顺序号。

其中，H代表化学药，Z代表中药，S代表生物制品。

药品批准文号，不因上市后的注册事项的变更而改变。

中药另有规定的从其规定。

第一百二十四条 药品监督管理部门制作的药品注册批准证明电子文件及原料药批准文件电子文件与纸质文件具有同等法律效力。

第一百二十五条 本办法规定的期限以工作日计算。

第一百二十六条 本办法自2020年7月1日起施行。2007年7月10日原国家食品药品监督管理局令第28号公布的《药品注册管理办法》同时废止。

国家药监局关于发布《中药注册管理专门规定》的公告

（2023 年第 20 号）

为全面贯彻落实《中共中央 国务院关于促进中医药传承创新发展的意见》，根据《中华人民共和国药品管理法》等法律、法规和规章，国家药监局组织制定了《中药注册管理专门规定》，现予发布，自 2023 年 7 月 1 日起施行。

特此公告。

附件：《中药注册管理专门规定》

国家药监局

2023 年 2 月 10 日

中药注册管理专门规定

第一章　总　　则

第一条　为促进中医药传承创新发展，遵循中医药研究规律，加强中药新药研制与注册管理，根据《中华人民共和国药品管理法》《中华人民共和国中医药法》《中华人民共和国药品管理法实施条例》《药品注册管理办法》等法律、法规和规章，制定本规定。

第二条　中药新药研制应当注重体现中医药原创思维及整体观，鼓励运用传统中药研究方法和现代科学技术研究、开发中药。支持研制基于古代经典名方、名老中医经验方、医疗机构配制的中药制剂（以下简称医疗机构中药制剂）等具有丰富中医临床实践经验的中药新药；支持研制对人体具有系统性调节干预功能等的中药新药，鼓励应用新兴科学和技术研究阐释中药的作用机理。

第三条　中药新药研制应当坚持以临床价值为导向，重视临床获益与风险评估，发挥中医药防病治病的独特优势和作用，注重满足尚未满足的临床需求。

第四条　中药新药研制应当符合中医药理论，在中医药理论指导下合理组方，拟定功能、主治病证、适用人群、剂量、疗程、疗效特点和服药宜忌。鼓励在中医临床实践中观察疾病进展、证候转化、症状变化、药后反应等规律，为中药新药研制提供中医药理论的支持证据。

第五条　来源于中医临床实践的中药新药，应当在总结个体用药经验的基础上，经临床实践逐步明确功能主治、适用人群、给药方案和临床获益，形成固定处方，在此基础上研制成适合群体用药的中药新药。鼓励在中医临床实践过程中开展高质量的人用经验研究，明确中药临床定位和临床价值，基于科学方法不断分析总结，获得支持注册的充分证据。

第六条　中药注册审评，采用中医药理论、人用经验和临床试验相结合的审评证据体系，综合评价中药的安全性、有效性和质量可控性。

第七条　中药的疗效评价应当结合中医药临床治疗特点，确定与中药临床定位相适应、体现其作用特点和优势的疗效结局指标。对疾病痊愈或者延缓发展、病情或者症状改善、患者与疾病相关的机体功能或者生存质量改善、与化学药品等合用增效减毒或者减少毒副作用明显的化学药品使用剂量等情形的评价，均可用于中药的疗效评价。

鼓励将真实世界研究、新型生物标志物、替代终点决策、以患者为中心的药物研发、适应性设计、富集设计等用于中药疗效评价。

第八条 应当根据处方组成及特点、中医药理论、人用经验、临床试验及必要的非临床安全性研究结果，综合评判中药的安全性和获益风险比，加强中药全生命周期管理。

第九条 注册申请人（以下简称申请人）研制中药应当加强中药材、中药饮片的源头质量控制，开展药材资源评估，保证中药材来源可追溯，明确药材基原、产地、采收期等。加强生产全过程的质量控制，保持批间质量的稳定可控。中药处方药味可经质量均一化处理后投料。

第十条 申请人应当保障中药材资源的可持续利用，并应当关注对生态环境的影响。涉及濒危野生动植物的，应当符合国家有关规定。

第二章 中药注册分类与上市审批

第十一条 中药注册分类包括中药创新药、中药改良型新药、古代经典名方中药复方制剂、同名同方药等。中药注册分类的具体情形和相应的申报资料要求按照中药注册分类及申报资料要求有关规定执行。

第十二条 中药新药的研发应当结合中药注册分类，根据品种情况选择符合其特点的研发路径或者模式。基于中医药理论和人用经验发现、探索疗效特点的中药，主要通过人用经验和/或者必要的临床试验确认其疗效；基于药理学筛选研究确定拟研发的中药，应当进行必要的 I 期临床试验，并循序开展 II 期临床试验和 III 期临床试验。

第十三条 对古代经典名方中药复方制剂的上市申请实施简化注册审批，具体要求按照相关规定执行。

第十四条 对临床定位清晰且具有明显临床价值的以下情形中药新药等的注册申请实行优先审评审批：

（一）用于重大疾病、新发突发传染病、罕见病防治；

（二）临床急需而市场短缺；

（三）儿童用药；

（四）新发现的药材及其制剂，或者药材新的药用部位及其制剂；

（五）药用物质基础清楚、作用机理基本明确。

第十五条 对治疗严重危及生命且尚无有效治疗手段的疾病以及国务院卫生健康或者中医药主管部门认定急需的中药，药物临床试验已有数据或者高质量中药人用经验证据显示疗效并能预测其临床价值的，可以附条件批准，并在药品注册证书中载明有关事项。

第十六条 在突发公共卫生事件时，国务院卫生健康或者中医药主管部门认定急需的中药，可应用人用经验证据直接按照特别审批程序申请开展临床试验或者上市许可或者增加功能主治。

第三章 人用经验证据的合理应用

第十七条 中药人用经验通常在临床实践中积累，具有一定的规律性、可重复性和临床价值，包含了在临床用药过程中积累的对中药处方或者制剂临床定位、适用人群、用药剂量、疗效特点和临床获益等的认识和总结。

第十八条 申请人可以多途径收集整理人用经验，应当对资料的真实性、可溯源性负责，人用经验的规范收集整理与评估应当符合有关要求。作为支持注册申请关键证据的人用经验数据，由药品监督管理部门按照相关程序组织开展相应的药品注册核查。

第十九条 对数据进行合理、充分的分析并给予正确结果解释的人用经验，可作为支持注册申请的证据。申请人可根据已有人用经验证据对药物安全性、有效性的支持程度，确定后续研究策略，提供相应的申报资料。

第二十条 作为支持注册申请关键证据的人用经验所用药物的处方药味（包括基原、药用部位、炮制等）及其剂量应当固定。申报制剂的药学关键信息及质量应当与人用经验所用药物基本一致，若制备工艺、辅料等发生改变，应当进行评估，并提供支持相关改变的研究评估资料。

第二十一条 中药创新药处方来源于古代经典名方或者中医临床经验方，如处方组成、临床定位、用法用量等与既往临床应用基本一致，采用与临床使用药物基本一致的传统工艺，且可通过人用经验初步确定功能主治、适用人群、给药方案和临床获益等的，可不开展非临床有效性研究。

第二十二条 由中药饮片组成的中药复方制剂一般提供啮齿类动物单次给药毒性试验和重复给药毒性试验资料，必要时提供其他毒理学试验资料。

如中药复方制剂的处方组成中的中药饮片均具有国家药品标准或者具有药品注册标准，处方不含毒性药味或者不含有经现代毒理学证明有毒性、易导致严重不良反应的中药饮片，采用传统工艺，不用于孕妇、儿童等特殊人群，且单次给药毒性试验和一种动物的重复给药毒性试验未发现明显毒性的，一般不需提供另一种动物的重复给药毒性试验，以及安全药理学、遗传毒性、致癌性、生殖毒性等试验资料。

本规定所称毒性药味，是指《医疗用毒性药品管理办法》中收载的毒性中药品种。

第二十三条 来源于临床实践的中药新药，人用经验能在临床定位、适用人群筛选、疗程探索、剂量探索等方面提供研究、支持证据的，可不开展Ⅱ期临床试验。

第二十四条 已有人用经验中药的临床研发，在处方、生产工艺固定的基础上，存在适用的高质量真实世界数据，且通过设计良好的临床研究形成的真实世界证据科学充分的，申请人就真实世界研究方案与国家药品审评机构沟通并达成一致后，可申请将真实世界证据作为支持产品上市的依据之一。

第二十五条 医疗机构对医疗机构中药制剂的安全性、有效性及质量可控性负责，应当持续规范收集整理医疗机构中药制剂人用经验资料，并按年度向所在地省级药品监督管理部门提交医疗机构中药制剂人用经验收集整理与评估的报告。

第二十六条 来源于医疗机构制剂的中药新药，如处方组成、工艺路线、临床定位、用法用量等与既往临床应用基本一致，且可通过人用经验初步确定功能主治、适用人群、给药方案和临床获益等的，可不开展非临床有效性研究。如处方组成、提取工艺、剂型、直接接触药品的包装等与该医疗机构中药制剂一致的，在提供该医疗机构中药制剂的药学研究资料基础上，可不提供剂型选择、工艺路线筛选、直接接触药品的包装材料研究等研究资料。

第二十七条 申请人可根据具体品种情况，在关键研发阶段针对中医药理论、人用经验研究方案和人用经验数据等，与国家药品审评机构进行沟通交流。

第四章 中药创新药

第二十八条 中药创新药应当有充分的有效性、安全性证据，上市前原则上应当开展随机对照的临床试验。

第二十九条 鼓励根据中医临床实践，探索采用基于临床治疗方案进行序贯联合用药的方式开展中药创新药临床试验及疗效评价。

第三十条 鼓励中药创新药临床试验在符合伦理学要求的情况下优先使用安慰剂对照，或者基础治疗加载的安慰剂对照。

第三十一条 中药饮片、提取物等均可作为中药复方制剂的处方组成。如含有无国家药品标准且不具有药品注册标准的中药饮片、提取物，应当在制剂药品标准中附设其药品标准。

第三十二条 提取物及其制剂应当具有充分的立题依据，开展有效性、安全性和质量可控性研究。应当研究确定合理的制备工艺。应当研究明确所含大类成份的结构类型及主要成份的结构，通过建立主要成份、大类成份的含量测定及指纹或者特征图谱等质控项目，充分表征提取物及制剂质量，保证不同批次提取物及制剂质量均一稳定。

第三十三条 新的提取物及其制剂的注册申请，如已有单味制剂或者单味提取物制剂上市且功能主治（适应症）基本一致，应当与该类制剂进行非临床及临床对比研究，以说明其优势与特点。

第三十四条 新药材及其制剂的注册申请，应当提供该药材性味、归经、功效等的研究资料，相关研究应当为新药材拟定的性味、归经、功效等提供支持证据。

第三十五条 中药复方制剂根据主治的不同，可以分为不同情形：

（一）主治为证候的中药复方制剂，是指在中医药理论指导下，用于治疗中医证候的中药复方制剂，包括治疗中医学的病或者症状的中药复方制剂，功能主治应当以中医专业术语表述；

（二）主治为病证结合的中药复方制剂，所涉及的"病"是指现代医学的疾病，"证"是指中医的证候，其功能用中医专业术语表述、主治以现代医学疾病与中医证候相结合的方式表述；

（三）主治为病的中药复方制剂，属于专病专药，在中医药理论指导下组方。所涉及的"病"是现代医学疾病，其功能用中医专业术语表述，主治以现代医学疾病表述。

第三十六条 中药创新药的注册申请人可根据中药特点、新药研发的一般规律，针对申请临床试验、Ⅲ期临床试验前、申请上市许可等不同研究阶段的主要目的进行分阶段研究。中药药学分阶段研究应当体现质量源于设计理念，注重研究的整体性和系统性。

第三十七条 中药创新药应当根据处方药味组成、药味药性，借鉴用药经验，以满足临床需求为宗旨，在对药物生产工艺、理化性质、传统用药方式、生物学特性、剂型特点、临床用药的安全性、患者用药依从性等方面综合分析的基础上合理选择剂型和给药途径。能选择口服给药的不选择注射给药。

第三十八条 中药创新药的研制，应当根据药物特点、临床应用情况等获取的安全性信息，开展相应的非临床安全性试验。可根据不同注册分类、风险评估情况、开发进程开展相应的非临床安全性试验。

第三十九条 非临床安全性试验所用样品，应当采用中试或者中试以上规模的样品。申报临床试验时，应当提供资料说明非临床安全性试验用样品制备情况。临床试验用药品一般应当采用生产规模的样品。申报上市时，应当提供资料说明临床试验用药品的制备情况，包括试验药物和安慰剂。

第四十条 以下情形，应当开展必要的Ⅰ期临床试验：

（一）处方含毒性药味；

（二）除处方含确有习用历史且被省级中药饮片炮制规范收载的中药饮片外，处方含无国家药品标准且不具有药品注册标准的中药饮片、提取物；

（三）非临床安全性试验结果出现明显毒性反应且提示对人体可能具有一定的安全风险；

（四）需获得人体药代数据以指导临床用药等的中药注册申请。

第五章　中药改良型新药

第四十一条 支持药品上市许可持有人（以下简称持有人）开展改良型新药的研究。改良型新药的研发应当遵循必要性、科学性、合理性的原则，明确改良目的。应当在已上市药品的基础上，基于对被改良药品的客观、科学、全面的认识，针对被改良中药存在的缺陷或者在临床应用过程中新发现的治疗特点和潜力进行研究。研制开发儿童用改良型新药时，应当符合儿童生长发育特征及用药习惯。

第四十二条 改变已上市中药剂型或者给药途径的改良型新药，应当具有临床应用优势和特点，如提高有效性、改善安全性、提高依从性等，或者在有效性、安全性不降低的前提下，促进环境保护、提升生产安全水平等。

第四十三条 改变已上市药品给药途径的注册申请，应当说明改变给药途径的合理性和必要性，开展相应的非临床研究，并围绕改良目的开展临床试验，证明改变给药途径的临床应用优势和特点。

第四十四条 改变已上市中药剂型的注册申请，应当结合临床治疗需求、药物理化性质及生物学性质等提供充分依据说明其科学合理性。申请人应当根据新剂型的具体情形开展相应的药学研究，必要时开展非临床有效性、安全性研究和临床试验。

对儿童用药、特殊人群（如吞咽困难者等）用药、某些因用法特殊而使用不便的已上市中药，通过改变剂型提高药物临床使用依从性，若对比研究显示改剂型后药用物质基础和药物吸收、利用无明显改变，且原剂型临床价值依据充分的，可不开展临床试验。

第四十五条 中药增加功能主治，除第二十三条和第四十六条规定的情形外，应当提供非临床有效性研究资料，循序开展Ⅱ期临床试验及Ⅲ期临床试验。

延长用药周期或者增加剂量者，应当提供非临床安全性研究资料。上市前已进行相关的非临床安全性研究且可支持其延长周期或者增加剂量的，可不进行新的非临床安全性试验。

申请人不持有已上市中药申请增加功能主治的，应当同时提出同名同方药的注册申请。

第四十六条 已上市中药申请增加功能主治，其人用经验证据支持相应临床定位的，可不提供非临床有效性试验资料。使用剂量和疗程不增加，且适用人群不变的，可不提供非临床安全性试验资料。

第四十七条 鼓励运用适合产品特点的新技术、新工艺改进已上市中药。已上市中药生产工艺或者辅料等的改变引起药用物质基础或者药物的吸收、利用明显改变的，应当以提高有效性或者改善安全性等为研究目的，开展相关的非临床有效性、安全性试验及Ⅱ期临床试验、Ⅲ期临床试验，按照改良型新药注册申报。

第六章　古代经典名方中药复方制剂

第四十八条 古代经典名方中药复方制剂处方中不含配伍禁忌或者药品标准中标有剧毒、大毒及经现代毒理学证明有毒性的药味，均应当采用传统工艺制备，采用传统给药途径，功能主治以中医术语表述。该类中药复方制剂的研制不需要开展非临床有效性研究和临床试验。药品批准文号给予专门格式。

第四十九条 古代经典名方中药复方制剂采用以专家意见为主的审评模式。由国医大师、院士、全国名中医为主的古代经典名方中药复方制剂专家审评委员会对该类制剂进行技术审评，并出具是否同意上市的技术审评意见。

第五十条 按古代经典名方目录管理的中药复方制剂申请上市，申请人应当开展相应的药学研究和非临床安全性研究。其处方组成、药材基原、药用部位、炮制规格、折算剂量、用法用量、功能主治等内容原则上应当与国家发布的古代经典名方关键信息一致。

第五十一条 其他来源于古代经典名方的中药复方制剂的注册申请，除提供相应的药学研究和非临床安全性试验资料外，还应当提供古代经典名方关键信息及其依据，并应当提供对中医临床实践进行的系统总结，说明其临床价值。对古代经典名方的加减化裁应当在中医药理论指导下进行。

第五十二条 鼓励申请人基于古代经典名方中药复方制剂的特点，在研发的关键阶段，就基准样品研究、非临床安全性研究、人用经验的规范收集整理及中医临床实践总结等重大问题与国家药品审评机构进行沟通交流。

第五十三条 古代经典名方中药复方制剂上市后，持有人应当开展药品上市后临床研究，不断充实完善临床有效性、安全性证据。持有人应当持续收集不良反应信息，及时修改完善说明书，对临床使用过程中发现的非预期不良反应及时开展非临床安全性研究。

第七章　同名同方药

第五十四条　同名同方药的研制应当避免低水平重复。申请人应当对用于对照且与研制药物同名同方的已上市中药（以下简称对照同名同方药）的临床价值进行评估。申请注册的同名同方药的安全性、有效性及质量可控性应当不低于对照同名同方药。

第五十五条　同名同方药的研制，应当与对照同名同方药在中药材、中药饮片、中间体、制剂等全过程质量控制方面进行比较研究。申请人根据对照同名同方药的有效性、安全性证据，以及同名同方药与对照同名同方药的工艺、辅料等比较结果，评估是否开展非临床安全性研究及临床试验。

第五十六条　申请人应当基于临床价值评估结果选择对照同名同方药。对照同名同方药应当具有有效性、安全性方面充分的证据，按照药品注册管理要求开展临床试验后批准上市的中药、现行版《中华人民共和国药典》收载的已上市中药以及获得过中药保护品种证书的已上市中药，一般可视作具有充分的有效性、安全性证据。

前款所称获得过中药保护证书的已上市中药，是指结束保护期的中药保护品种以及符合中药品种保护制度有关规定的其他中药保护品种。

第五十七条　申请注册的同名同方药与对照同名同方药需要通过临床试验进行比较的，至少需进行Ⅲ期临床试验。提取的单一成份中药可通过生物等效性试验证明其与对照同名同方药的一致性。

第五十八条　有国家药品标准而无药品批准文号的品种，应当按照同名同方药提出注册申请。申请人应当根据其中医药理论和人用经验情况，开展必要的临床试验。

第五十九条　对照同名同方药有充分的有效性和安全性证据，同名同方药的工艺、辅料与对照同名同方药相同的，或者同名同方药的工艺、辅料变化经研究评估不引起药用物质基础或者药物吸收、利用明显改变的，一般无需开展非临床安全性研究和临床试验。

第八章　上市后变更

第六十条　已上市中药的变更应当遵循中药自身特点和规律，符合必要性、科学性、合理性的有关要求。持有人应当履行变更研究及其评估、变更管理的主体责任，全面评估、验证变更事项对药品安全性、有效性和质量可控性的影响。根据研究、评估和相关验证结果，确定已上市中药的变更管理类别，变更的实施应当按照规定经批准、备案后进行或者报告。持有人在上市后变更研究过程中可与相应药品监督管理部门及时开展沟通交流。

第六十一条　变更药品规格应当遵循与处方药味相对应的原则以及与适用人群、用法用量、装量规格相协调的原则。

对于已有同品种上市的，所申请的规格一般应当与同品种上市规格一致。

第六十二条　生产工艺及辅料等的变更不应当引起药用物质或者药物吸收、利用的明显改变。生产设备的选择应当符合生产工艺及品质保障的要求。

第六十三条　变更用法用量或者增加适用人群范围但不改变给药途径的，应当提供支持该项改变的非临床安全性研究资料，必要时应当进行临床试验。除符合第六十四条规定之情形外，变更用法用量或者增加适用人群范围需开展临床试验的，应当循序开展Ⅱ期临床试验和Ⅲ期临床试验。

已上市儿童用药【用法用量】中剂量不明确的，可根据儿童用药特点和人用经验情况，开展必要的临床试验，明确不同年龄段儿童用药的剂量和疗程。

第六十四条　已上市中药申请变更用法用量或者增加适用人群范围，功能主治不变且不改变给药途径，人用经验证据支持变更后的新用法用量或者新适用人群的用法用量的，可不开展Ⅱ期临床试验，仅开展Ⅲ期临床试验。

第六十五条 替代或者减去国家药品标准处方中的毒性药味或者处于濒危状态的药味，应当基于处方中药味组成及其功效，按照相关技术要求开展与原药品进行药学、非临床有效性和/或者非临床安全性的对比研究。替代或者减去处方中已明确毒性药味的，可与安慰剂对照开展Ⅲ期临床试验。替代或者减去处方中处于濒危状态药味的，至少开展Ⅲ期临床试验的比较研究。必要时，需同时变更药品通用名称。

第六十六条 中药复方制剂处方中所含按照新药批准的提取物由外购变更为自行提取的，申请人应当提供相应研究资料，包括但不限于自行研究获得的该提取物及该中药复方制剂的药学研究资料，提取物的非临床有效性和安全性对比研究资料，以及该中药复方制剂Ⅲ期临床试验的对比研究资料。该提取物的质量标准应当附设于制剂标准后。

第六十七条 对主治或者适用人群范围进行删除的，应当说明删除该主治或者适用人群范围的合理性，一般不需开展临床试验。

第九章　中药注册标准

第六十八条 中药注册标准的研究、制定应当以实现中药质量的稳定可控为目标，根据产品特点建立反映中药整体质量的控制指标。尽可能反映产品的质量状况，并关注与中药有效性、安全性的关联。

第六十九条 支持运用新技术、新方法探索建立用于中药复方新药的中间体、制剂质量控制的指纹图谱或者特征图谱、生物效应检测等。中药注册标准中的含量测定等检测项目应当有合理的范围。

第七十条 根据产品特点及实际情况，持有人应当制定不低于中药注册标准的企业内控标准，并通过不断修订和完善其检验项目、方法、限度范围等，提高中药制剂质量。

第七十一条 药品上市后，应当积累生产数据，结合科学技术的发展，持续修订完善包括中药材、中药饮片、中间体和制剂等在内的完整的质量标准体系，以保证中药制剂质量稳定可控。

第十章　药品名称和说明书

第七十二条 中成药命名应当符合《中成药通用名称命名技术指导原则》的要求及国家有关规定。

第七十三条 中药处方中含毒性药味，或者含有其他已经现代毒理学证明具有毒性、易导致严重不良反应的中药饮片的，应当在该中药说明书【成份】项下标明处方中所含的毒性中药饮片名称，并在警示语中标明制剂中含有该中药饮片。

第七十四条 涉及辨证使用的中药新药说明书的【注意事项】应当包含，但不限于以下内容：

（一）因中医的证、病机、体质等因素需要慎用的情形，以及饮食、配伍等方面与药物有关的注意事项；

（二）如有药后调护，应当予以明确。

第七十五条 持有人应当加强对药品全生命周期的管理，加强对安全性风险的监测、评价和分析，应当参照相关技术指导原则及时对中药说明书【禁忌】、【不良反应】、【注意事项】进行完善。

中药说明书【禁忌】、【不良反应】、【注意事项】中任何一项在本规定施行之日起满3年后申请药品再注册时仍为"尚不明确"的，依法不予再注册。

第七十六条 古代经典名方中药复方制剂说明书中应当列明【处方来源】、【功能主治的理论依据】等项。

人用经验作为批准上市或者增加功能主治证据的中药新药，说明书中应当列入【中医临床实践】项。

第十一章 附 则

第七十七条 天然药物的药学质量控制可参照本规定执行。天然药物创新药在治疗作用确证阶段，应当至少采用一个Ⅲ期临床试验的数据说明其有效性。其余均应当符合天然药物新药研究的有关要求。

第七十八条 申请进口的中药、天然药物，应当符合所在国或者地区按照药品管理的要求，同时应当符合境内中药、天然药物的安全性、有效性和质量可控性要求。注册申报资料按照创新药的要求提供。国家另有规定的，从其规定。

第七十九条 中药、天然药物注射剂的研制应当符合注射剂研究的通用技术要求。应当根据现有治疗手段的可及性，通过充分的非临床研究说明给药途径选择的必要性和合理性。药物活性成份及作用机理应当明确，并应当开展全面的非临床有效性、安全性研究，循序开展Ⅰ期临床试验、Ⅱ期临床试验和Ⅲ期临床试验。

中药、天然药物注射剂上市后，持有人应当开展药品上市后临床研究，不断充实完善临床有效性、安全性证据，应当持续收集不良反应信息，及时修改完善说明书，对临床使用过程中发现的非预期不良反应及时开展非临床安全性研究。持有人应当加强质量控制。

第八十条 省级药品监督管理部门应当按年度向国家药品监督管理部门提交医疗机构中药制剂审批、备案情况的报告。国家药品监督管理部门根据省级药品监督管理部门提交的报告，将医疗机构中药制剂的审批、备案情况纳入药品审评年度报告。

第八十一条 本规定未涉及的药品注册管理的一般性要求按照《药品注册管理办法》执行。实施审批管理的中药材、中药饮片注册管理规定另行制定。

第八十二条 本规定自 2023 年 7 月 1 日起施行。原国家食品药品监督管理局《关于印发中药注册管理补充规定的通知》（国食药监注〔2008〕3 号）同时废止。

国家药监局关于实施《药品注册管理办法》有关事宜的公告

（2020年第46号）

《药品注册管理办法》（国家市场监督管理总局令第27号）（以下简称《办法》）已由国家市场监督管理总局发布，自2020年7月1日起施行。为做好新《办法》实施工作，保证新《办法》与原《办法》的顺利过渡和衔接，现将有关事宜公告如下：

一、新《办法》发布后，与新《办法》相关的规范性文件、技术指导原则等（以下简称新《办法》及其相关文件）将按程序陆续发布。新《办法》及其相关文件已作出规定和要求的，从其规定；无新规定和要求的，按照现行的有关规定和要求执行。

药品注册申请受理、审评和审批的有关工作程序，新《办法》及其相关文件尚未作调整的，按照现行规定执行。

二、新修订《药品管理法》实施之日起，批准上市的药品发给药品注册证书及附件，不再发给新药证书。药品注册证书中载明上市许可持有人、生产企业等信息，同时附经核准的生产工艺、质量标准、说明书和标签。批准的化学原料药发给化学原料药批准通知书及核准后的生产工艺、质量标准和标签。

三、新《办法》实施前，以委托生产形式申请成为上市许可持有人的药品注册申请，按照《药品上市许可持有人制度试点方案》的有关规定提交相关申报资料；新《办法》实施后，按新发布的申报资料要求提交相关申报资料。

四、新《办法》实施后受理的药品上市许可申请，申请人应当在受理前取得相应的药品生产许可证；新《办法》实施前受理、实施后批准的药品上市许可申请，申请人应当在批准前取得相应的药品生产许可证（药品生产企业作为申请人的，在药品上市许可申请受理时提供药品生产许可证）。

上市许可持有人试点期间至新《办法》实施前，以委托生产形式获得批准上市的，其上市许可持有人应当按照《药品生产监督管理办法》实施的相关规定向所在地省、自治区、直辖市药品监督管理部门申请办理药品生产许可证。

五、新《办法》实施前受理的药品注册申请，按照原药品注册分类和程序审评审批。中检院、药典委、药品审评中心、药品核查中心等药品专业技术机构应当按照合法合规、公平公正、有利于相对人的原则，在保证药品安全的前提下开展相关工作，及时处理相关的审评、核查、检验、通用名称核准等各项工作，原则上按照受理时间顺序安排后续工作。申请人也可以选择撤回原申请，新《办法》实施后重新按照新《办法》的规定申报。

六、优先审评审批的范围和程序按以下规定执行：

（一）新《办法》发布前受理的药品注册申请，按照《关于鼓励药品创新实行优先审评审批的意见》（食药监药化管〔2017〕126号）规定的范围和程序执行。

（二）新《办法》发布至实施前受理的药品注册申请，按照新《办法》规定的范围和《关于鼓励药品创新实行优先审评审批的意见》（食药监药化管〔2017〕126号）规定的程序执行。

（三）新《办法》实施后受理的药品注册申请，按照新《办法》规定的范围和程序执行。

七、新《办法》实施前附条件批准的药品，应当按照新修订《药品管理法》第七十八条有关附条件批准药品上市后管理的规定执行。

八、新《办法》实施前批准的境外生产药品，在药品再注册时，按新《办法》要求在药品注册证书中载明药品批准文号。境外生产药品境内分包装统一使用该药品大包装的药品批准文号。

九、新《办法》实施前已批准的药物临床试验，自批准之日起，三年内仍未启动的（以受试者签署知情同意书为启动点），该药物临床试验许可自行失效。

十、自新《办法》发布之日起，药物临床试验期间安全性信息相关报告按照新《办法》及现有规定执行。

十一、新修订《药品管理法》实施前批准的药品，上市许可持有人应当按照新修订《药品管理法》第四十九条和《国家药监局关于贯彻实施〈中华人民共和国药品管理法〉有关事项的公告》（2019 年第 103 号）关于上市许可持有人制度的有关规定更新说明书和标签中上市许可持有人的相关信息，境内生产药品在上市许可持有人所在地省、自治区、直辖市药品监督管理部门备案，境外生产药品在药品审评中心备案。2020 年 12 月 1 日前生产的药品可以继续使用已印制的现有版本的说明书和标签。已上市销售药品的说明书和标签可以在药品有效期内继续使用。国家药品监督管理局对说明书和标签修订另有要求的除外。

十二、各级药品监督管理部门要认真贯彻执行新《办法》，加强对新《办法》的宣贯和培训，并注意了解新《办法》执行过程中遇到的重要情况和问题，及时沟通和向国家药品监督管理局反馈。国家药品监督管理局在网站设置《药品注册管理办法》栏目，及时汇总发布相关文件和政策解读。

国家药监局

2020 年 3 月 30 日

规章文件

国家药监局 国家卫生健康委关于发布

药物临床试验质量管理规范的公告

（2020 年第 57 号）

为深化药品审评审批制度改革，鼓励创新，进一步推动我国药物临床试验规范研究和提升质量，国家药品监督管理局会同国家卫生健康委员会组织修订了《药物临床试验质量管理规范》，现予发布，自 2020 年 7 月 1 日起施行。

特此公告。

附件：药物临床试验质量管理规范

国家药监局　国家卫生健康委

2020 年 4 月 23 日

附件

药物临床试验质量管理规范

第一章　总　　则

第一条　为保证药物临床试验过程规范，数据和结果的科学、真实、可靠，保护受试者的权益和安全，根据《中华人民共和国药品管理法》《中华人民共和国疫苗管理法》《中华人民共和国药品管理法实施条例》，制定本规范。本规范适用于为申请药品注册而进行的药物临床试验。药物临床试验的相关活动应当遵守本规范。

第二条　药物临床试验质量管理规范是药物临床试验全过程的质量标准，包括方案设计、组织实施、监查、稽查、记录、分析、总结和报告。

第三条　药物临床试验应当符合《世界医学大会赫尔辛基宣言》原则及相关伦理要求，受试者的权益和安全是考虑的首要因素，优先于对科学和社会的获益。伦理审查与知情同意是保障受试者权益的重要措施。

第四条　药物临床试验应当有充分的科学依据。临床试验应当权衡受试者和社会的预期风险和获益，只有当预期的获益大于风险时，方可实施或者继续临床试验。

第五条　试验方案应当清晰、详细、可操作。试验方案在获得伦理委员会同意后方可执行。

第六条　研究者在临床试验过程中应当遵守试验方案，凡涉及医学判断或临床决策应当由临床医生做出。参加临床试验实施的研究人员，应当具有能够承担临床试验工作相应的教育、培训和经验。

第七条 所有临床试验的纸质或电子资料应当被妥善地记录、处理和保存，能够准确地报告、解释和确认。应当保护受试者的隐私和其相关信息的保密性。

第八条 试验药物的制备应当符合临床试验用药品生产质量管理相关要求。试验药物的使用应当符合试验方案。

第九条 临床试验的质量管理体系应当覆盖临床试验的全过程，重点是受试者保护、试验结果可靠，以及遵守相关法律法规。

第十条 临床试验的实施应当遵守利益冲突回避原则。

第二章 术语及其定义

第十一条 本规范下列用语的含义是：

（一）临床试验，指以人体（患者或健康受试者）为对象的试验，意在发现或验证某种试验药物的临床医学、药理学以及其他药效学作用、不良反应，或者试验药物的吸收、分布、代谢和排泄，以确定药物的疗效与安全性的系统性试验。

（二）临床试验的依从性，指临床试验参与各方遵守与临床试验有关要求、本规范和相关法律法规。

（三）非临床研究，指不在人体上进行的生物医学研究。

（四）独立的数据监查委员会（数据和安全监查委员会，监查委员会，数据监查委员会），指由申办者设立的独立的数据监查委员会，定期对临床试验的进展、安全性数据和重要的有效性终点进行评估，并向申办者建议是否继续、调整或者停止试验。

（五）伦理委员会，指由医学、药学及其他背景人员组成的委员会，其职责是通过独立地审查、同意、跟踪审查试验方案及相关文件、获得和记录受试者知情同意所用的方法和材料等，确保受试者的权益、安全受到保护。

（六）研究者，指实施临床试验并对临床试验质量及受试者权益和安全负责的试验现场的负责人。

（七）申办者，指负责临床试验的发起、管理和提供临床试验经费的个人、组织或者机构。

（八）合同研究组织，指通过签订合同授权，执行申办者或者研究者在临床试验中的某些职责和任务的单位。

（九）受试者，指参加一项临床试验，并作为试验用药品的接受者，包括患者、健康受试者。

（十）弱势受试者，指维护自身意愿和权利的能力不足或者丧失的受试者，其自愿参加临床试验的意愿，有可能被试验的预期获益或者拒绝参加可能被报复而受到不正当影响。包括：研究者的学生和下级、申办者的员工、军人、犯人、无药可救疾病的患者、处于危急状况的患者、入住福利院的人、流浪者、未成年人和无能力知情同意的人等。

（十一）知情同意，指受试者被告知可影响其做出参加临床试验决定的各方面情况后，确认同意自愿参加临床试验的过程。该过程应当以书面的、签署姓名和日期的知情同意书作为文件证明。

（十二）公正见证人，指与临床试验无关，不受临床试验相关人员不公正影响的个人，在受试者或者其监护人无阅读能力时，作为公正的见证人，阅读知情同意书和其他书面资料，并见证知情同意。

（十三）监查，指监督临床试验的进展，并保证临床试验按照试验方案、标准操作规程和相关法律法规要求实施、记录和报告的行动。

（十四）监查计划，指描述监查策略、方法、职责和要求的文件。

（十五）监查报告，指监查员根据申办者的标准操作规程规定，在每次进行现场访视或者其他临床试验相关的沟通后，向申办者提交的书面报告。

规章文件

（十六）稽查，指对临床试验相关活动和文件进行系统的、独立的检查，以评估确定临床试验相关活动的实施、试验数据的记录、分析和报告是否符合试验方案、标准操作规程和相关法律法规的要求。

（十七）稽查报告，指由申办者委派的稽查员撰写的，关于稽查结果的书面评估报告。

（十八）检查，指药品监督管理部门对临床试验的有关文件、设施、记录和其他方面进行审核检查的行为，检查可以在试验现场、申办者或者合同研究组织所在地，以及药品监督管理部门认为必要的其他场所进行。

（十九）直接查阅，指对评估药物临床试验重要的记录和报告直接进行检查、分析、核实或者复制等。直接查阅的任何一方应当按照相关法律法规，采取合理的措施保护受试者隐私以及避免泄露申办者的权属信息和其他需要保密的信息。

（二十）试验方案，指说明临床试验目的、设计、方法学、统计学考虑和组织实施的文件。试验方案通常还应当包括临床试验的背景和理论基础，该内容也可以在其他参考文件中给出。试验方案包括方案及其修订版。

（二十一）研究者手册，指与开展临床试验相关的试验用药品的临床和非临床研究资料汇编。

（二十二）病例报告表，指按照试验方案要求设计，向申办者报告的记录受试者相关信息的纸质或者电子文件。

（二十三）标准操作规程，指为保证某项特定操作的一致性而制定的详细的书面要求。

（二十四）试验用药品，指用于临床试验的试验药物、对照药品。

（二十五）对照药品，指临床试验中用于与试验药物参比对照的其他研究药物、已上市药品或者安慰剂。

（二十六）不良事件，指受试者接受试验用药品后出现的所有不良医学事件，可以表现为症状体征、疾病或者实验室检查异常，但不一定与试验用药品有因果关系。

（二十七）严重不良事件，指受试者接受试验用药品后出现死亡、危及生命、永久或者严重的残疾或者功能丧失、受试者需要住院治疗或者延长住院时间，以及先天性异常或者出生缺陷等不良医学事件。

（二十八）药物不良反应，指临床试验中发生的任何与试验用药品可能有关的对人体有害或者非期望的反应。试验用药品与不良事件之间的因果关系至少有一个合理的可能性，即不能排除相关性。

（二十九）可疑且非预期严重不良反应，指临床表现的性质和严重程度超出了试验药物研究者手册、已上市药品的说明书或者产品特性摘要等已有资料信息的可疑并且非预期的严重不良反应。

（三十）受试者鉴认代码，指临床试验中分配给受试者以辩识其身份的唯一代码。研究者在报告受试者出现的不良事件和其他与试验有关的数据时，用该代码代替受试者姓名以保护其隐私。

（三十一）源文件，指临床试验中产生的原始记录、文件和数据，如医院病历、医学图像、实验室记录、备忘录、受试者日记或者评估表、发药记录、仪器自动记录的数据、缩微胶片、照相底片、磁介质、X光片、受试者文件，药房、实验室和医技部门保存的临床试验相关的文件和记录，包括核证副本等。源文件包括了源数据，可以以纸质或者电子等形式的载体存在。

（三十二）源数据，指临床试验中的原始记录或者核证副本上记载的所有信息，包括临床发现、观测结果以及用于重建和评价临床试验所需要的其他相关活动记录。

（三十三）必备文件，指能够单独或者汇集后用于评价临床试验的实施过程和试验数据质量的文件。

（三十四）核证副本，指经过审核验证，确认与原件的内容和结构等均相同的复制件，该复制件是经审核人签署姓名和日期，或者是由已验证过的系统直接生成，可以以纸质或者电子等形式的载体存在。

（三十五）质量保证，指在临床试验中建立的有计划的系统性措施，以保证临床试验的实施和数据的生成、记录和报告均遵守试验方案和相关法律法规。

（三十六）质量控制，指在临床试验质量保证系统中，为确证临床试验所有相关活动是否符合质量要求而实施的技术和活动。

（三十七）试验现场，指实施临床试验相关活动的场所。

（三十八）设盲，指临床试验中使一方或者多方不知道受试者治疗分配的程序。单盲一般指受试者不知道，双盲一般指受试者、研究者、监查员以及数据分析人员均不知道治疗分配。

（三十九）计算机化系统验证，指为建立和记录计算机化系统从设计到停止使用，或者转换至其他系统的全生命周期均能够符合特定要求的过程。验证方案应当基于考虑系统的预计用途、系统对受试者保护和临床试验结果可靠性的潜在影响等因素的风险评估而制定。

（四十）稽查轨迹，指能够追溯还原事件发生过程的记录。

第三章　伦理委员会

第十二条　伦理委员会的职责是保护受试者的权益和安全，应当特别关注弱势受试者。

（一）伦理委员会应当审查的文件包括：试验方案和试验方案修订版；知情同意书及其更新件；招募受试者的方式和信息；提供给受试者的其他书面资料；研究者手册；现有的安全性资料；包含受试者补偿信息的文件；研究者资格的证明文件；伦理委员会履行其职责所需要的其他文件。

（二）伦理委员会应当对临床试验的科学性和伦理性进行审查。

（三）伦理委员会应当对研究者的资格进行审查。

（四）为了更好地判断在临床试验中能否确保受试者的权益和安全以及基本医疗，伦理委员会可以要求提供知情同意书内容以外的资料和信息。

（五）实施非治疗性临床试验（即对受试者没有预期的直接临床获益的试验）时，若受试者的知情同意是由其监护人替代实施，伦理委员会应当特别关注试验方案中是否充分考虑了相应的伦理学问题以及法律法规。

（六）若试验方案中明确说明紧急情况下受试者或者其监护人无法在试验前签署知情同意书，伦理委员会应当审查试验方案中是否充分考虑了相应的伦理学问题以及法律法规。

（七）伦理委员会应当审查是否存在受试者被强迫、利诱等不正当的影响而参加临床试验。伦理委员会应当审查知情同意书中不能采用使受试者或者其监护人放弃其合法权益的内容，也不能含有为研究者和临床试验机构、申办者及其代理机构免除其应当负责任的内容。

（八）伦理委员会应当确保知情同意书、提供给受试者的其他书面资料说明了给受试者补偿的信息，包括补偿方式、数额和计划。

（九）伦理委员会应当在合理的时限内完成临床试验相关资料的审查或者备案流程，并给出明确的书面审查意见。审查意见应当包括审查的临床试验名称、文件（含版本号）和日期。

（十）伦理委员会的审查意见有：同意；必要的修改后同意；不同意；终止或者暂停已同意的研究。审查意见应当说明要求修改的内容，或者否定的理由。

（十一）伦理委员会应当关注并明确要求研究者及时报告：临床试验实施中为消除对受试者紧急危害的试验方案的偏离或者修改；增加受试者风险或者显著影响临床试验实施的改变；所有可疑且非预期严重不良反应；可能对受试者的安全或者临床试验的实施产生不利影响的新信息。

（十二）伦理委员会有权暂停、终止未按照相关要求实施，或者受试者出现非预期严重损害的临床试验。

（十三）伦理委员会应当对正在实施的临床试验定期跟踪审查，审查的频率应当根据受试者的风险程度而定，但至少一年审查一次。

（十四）伦理委员会应当受理并妥善处理受试者的相关诉求。

第十三条 伦理委员会的组成和运行应当符合以下要求：

（一）伦理委员会的委员组成、备案管理应当符合卫生健康主管部门的要求。

（二）伦理委员会的委员均应当接受伦理审查的培训，能够审查临床试验相关的伦理学和科学等方面的问题。

（三）伦理委员会应当按照其制度和标准操作规程履行工作职责，审查应当有书面记录，并注明会议时间及讨论内容。

（四）伦理委员会会议审查意见的投票委员应当参与会议的审查和讨论，包括了各类别委员，具有不同性别组成，并满足其规定的人数。会议审查意见应当形成书面文件。

（五）投票或者提出审查意见的委员应当独立于被审查临床试验项目。

（六）伦理委员会应当有其委员的详细信息，并保证其委员具备伦理审查的资格。

（七）伦理委员会应当要求研究者提供伦理审查所需的各类资料，并回答伦理委员会提出的问题。

（八）伦理委员会可以根据需要邀请委员以外的相关专家参与审查，但不能参与投票。

第十四条 伦理委员会应当建立以下书面文件并执行：

（一）伦理委员会的组成、组建和备案的规定。

（二）伦理委员会会议日程安排、会议通知和会议审查的程序。

（三）伦理委员会初始审查和跟踪审查的程序。

（四）对伦理委员会同意的试验方案的较小修正，采用快速审查并同意的程序。

（五）向研究者及时通知审查意见的程序。

（六）对伦理审查意见有不同意见的复审程序。

第十五条 伦理委员会应当保留伦理审查的全部记录，包括伦理审查的书面记录、委员信息、递交的文件、会议记录和相关往来记录等。所有记录应当至少保存至临床试验结束后 5 年。研究者、申办者或者药品监督管理部门可以要求伦理委员会提供其标准操作规程和伦理审查委员名单。

第四章 研 究 者

第十六条 研究者和临床试验机构应当具备的资格和要求包括：

（一）具有在临床试验机构的执业资格；具备临床试验所需的专业知识、培训经历和能力；能够根据申办者、伦理委员会和药品监督管理部门的要求提供最新的工作履历和相关资格文件。

（二）熟悉申办者提供的试验方案、研究者手册、试验药物相关资料信息。

（三）熟悉并遵守本规范和临床试验相关的法律法规。

（四）保存一份由研究者签署的职责分工授权表。

（五）研究者和临床试验机构应当接受申办者组织的监查和稽查，以及药品监督管理部门的检查。

（六）研究者和临床试验机构授权个人或者单位承担临床试验相关的职责和功能，应当确保其具备相应资质，应当建立完整的程序以确保其执行临床试验相关职责和功能，产生可靠的数据。研究者和临床试验机构授权临床试验机构以外的单位承担试验相关的职责和功能应当获得申办者同意。

第十七条 研究者和临床试验机构应当具有完成临床试验所需的必要条件：

（一）研究者在临床试验约定的期限内有按照试验方案入组足够数量受试者的能力。

（二）研究者在临床试验约定的期限内有足够的时间实施和完成临床试验。

（三）研究者在临床试验期间有权支配参与临床试验的人员，具有使用临床试验所需医疗设施的权限，正确、安全地实施临床试验。

（四）研究者在临床试验期间确保所有参加临床试验的人员充分了解试验方案及试验用药品，明确各自在试验中的分工和职责，确保临床试验数据的真实、完整和准确。

（五）研究者监管所有研究人员执行试验方案，并采取措施实施临床试验的质量管理。

（六）临床试验机构应当设立相应的内部管理部门，承担临床试验的管理工作。

第十八条　研究者应当给予受试者适合的医疗处理：

（一）研究者为临床医生或者授权临床医生需要承担所有与临床试验有关的医学决策责任。

（二）在临床试验和随访期间，对于受试者出现与试验相关的不良事件，包括有临床意义的实验室异常时，研究者和临床试验机构应当保证受试者得到妥善的医疗处理，并将相关情况如实告知受试者。研究者意识到受试者存在合并疾病需要治疗时，应当告知受试者，并关注可能干扰临床试验结果或者受试者安全的合并用药。

（三）在受试者同意的情况下，研究者可以将受试者参加试验的情况告知相关的临床医生。

（四）受试者可以无理由退出临床试验。研究者在尊重受试者个人权利的同时，应当尽量了解其退出理由。

第十九条　研究者与伦理委员会的沟通包括：

（一）临床试验实施前，研究者应当获得伦理委员会的书面同意；未获得伦理委员会书面同意前，不能筛选受试者。

（二）临床试验实施前和临床试验过程中，研究者应当向伦理委员会提供伦理审查需要的所有文件。

第二十条　研究者应当遵守试验方案。

（一）研究者应当按照伦理委员会同意的试验方案实施临床试验。

（二）未经申办者和伦理委员会的同意，研究者不得修改或者偏离试验方案，但不包括为了及时消除对受试者的紧急危害或者更换监查员、电话号码等仅涉及临床试验管理方面的改动。

（三）研究者或者其指定的研究人员应当对偏离试验方案予以记录和解释。

（四）为了消除对受试者的紧急危害，在未获得伦理委员会同意的情况下，研究者修改或者偏离试验方案，应当及时向伦理委员会、申办者报告，并说明理由，必要时报告药品监督管理部门。

（五）研究者应当采取措施，避免使用试验方案禁用的合并用药。

第二十一条　研究者和临床试验机构对申办者提供的试验用药品有管理责任。

（一）研究者和临床试验机构应当指派有资格的药师或者其他人员管理试验用药品。

（二）试验用药品在临床试验机构的接收、贮存、分发、回收、退还及未使用的处置等管理应当遵守相应的规定并保存记录。

试验用药品管理的记录应当包括日期、数量、批号/序列号、有效期、分配编码、签名等。研究者应当保存每位受试者使用试验用药品数量和剂量的记录。试验用药品的使用数量和剩余数量应当与申办者提供的数量一致。

（三）试验用药品的贮存应当符合相应的贮存条件。

（四）研究者应当确保试验用药品按照试验方案使用，应当向受试者说明试验用药品的正确使用方法。

（五）研究者应当对生物等效性试验的临床试验用药品进行随机抽取留样。临床试验机构至少保存留样至药品上市后 2 年。临床试验机构可将留存样品委托具备条件的独立的第三方保存，但不得返还申办者或者与其利益相关的第三方。

第二十二条　研究者应当遵守临床试验的随机化程序。

盲法试验应当按照试验方案的要求实施揭盲。若意外破盲或者因严重不良事件等情况紧急揭盲时，研究者应当向申办者书面说明原因。

第二十三条 研究者实施知情同意，应当遵守赫尔辛基宣言的伦理原则，并符合以下要求：

（一）研究者应当使用经伦理委员会同意的最新版的知情同意书和其他提供给受试者的信息。如有必要，临床试验过程中的受试者应当再次签署知情同意书。

（二）研究者获得可能影响受试者继续参加试验的新信息时，应当及时告知受试者或者其监护人，并作相应记录。

（三）研究人员不得采用强迫、利诱等不正当的方式影响受试者参加或者继续临床试验。

（四）研究者或者指定研究人员应当充分告知受试者有关临床试验的所有相关事宜，包括书面信息和伦理委员会的同意意见。

（五）知情同意书等提供给受试者的口头和书面资料均应当采用通俗易懂的语言和表达方式，使受试者或者其监护人、见证人易于理解。

（六）签署知情同意书之前，研究者或者指定研究人员应当给予受试者或者其监护人充分的时间和机会了解临床试验的详细情况，并详尽回答受试者或者其监护人提出的与临床试验相关的问题。

（七）受试者或者其监护人，以及执行知情同意的研究者应当在知情同意书上分别签名并注明日期，如非受试者本人签署，应当注明关系。

（八）若受试者或者其监护人缺乏阅读能力，应当有一位公正的见证人见证整个知情同意过程。研究者应当向受试者或者其监护人、见证人详细说明知情同意书和其他文字资料的内容。如受试者或者其监护人口头同意参加试验，在有能力情况下应当尽量签署知情同意书，见证人还应当在知情同意书上签字并注明日期，以证明受试者或者其监护人就知情同意书和其他文字资料得到了研究者准确地解释，并理解了相关内容，同意参加临床试验。

（九）受试者或者其监护人应当得到已签署姓名和日期的知情同意书原件或者副本和其他提供给受试者的书面资料，包括更新版知情同意书原件或者副本，和其他提供给受试者的书面资料的修订文本。

（十）受试者为无民事行为能力的，应当取得其监护人的书面知情同意；受试者为限制民事行为能力的人的，应当取得本人及其监护人的书面知情同意。当监护人代表受试者知情同意时，应当在受试者可理解的范围内告知受试者临床试验的相关信息，并尽量让受试者亲自签署知情同意书和注明日期。

（十一）紧急情况下，参加临床试验前不能获得受试者的知情同意时，其监护人可以代表受试者知情同意，若其监护人也不在场时，受试者的入选方式应当在试验方案以及其他文件中清楚表述，并获得伦理委员会的书面同意；同时应当尽快得到受试者或者其监护人可以继续参加临床试验的知情同意。

（十二）当受试者参加非治疗性临床试验，应当由受试者本人在知情同意书上签字同意和注明日期。

只有符合下列条件，非治疗临床试验可由监护人代表受试者知情同意：临床试验只能在无知情同意能力的受试者中实施；受试者的预期风险低；受试者健康的负面影响已减至最低，且法律法规不禁止该类临床试验的实施；该类受试者的入选已经得到伦理委员会审查同意。该类临床试验原则上只能在患有试验药物适用的疾病或者状况的患者中实施。在临床试验中应当严密观察受试者，若受试者出现过度痛苦或者不适的表现，应当让其退出试验，还应当给以必要的处置以保证受试者的安全。

（十三）病史记录中应当记录受试者知情同意的具体时间和人员。

（十四）儿童作为受试者，应当征得其监护人的知情同意并签署知情同意书。当儿童有能力做出同意参加临床试验的决定时，还应当征得其本人同意，如果儿童受试者本人不同意参加临床试验或者中途决定退出临床试验时，即使监护人已经同意参加或者愿意继续参加，也应当以儿童受试者本人的决定为准，除非在严重或者危及生命疾病的治疗性临床试验中，研究者、其监护人认为儿童受试者若不参加研究其生命会受到危害，这时其监护人的同意即可使患者继续参与研究。在临床试验过程中，儿童受试者达到了签署知情同意的条件，则需要由本人签署知情同意之后方可继续实施。

第二十四条 知情同意书和提供给受试者的其他资料应当包括：

（一）临床试验概况。

（二）试验目的。

（三）试验治疗和随机分配至各组的可能性。

（四）受试者需要遵守的试验步骤，包括创伤性医疗操作。

（五）受试者的义务。

（六）临床试验所涉及试验性的内容。

（七）试验可能致受试者的风险或者不便，尤其是存在影响胚胎、胎儿或者哺乳婴儿的风险时。

（八）试验预期的获益，以及不能获益的可能性。

（九）其他可选的药物和治疗方法，及其重要的潜在获益和风险。

（十）受试者发生与试验相关的损害时，可获得补偿以及治疗。

（十一）受试者参加临床试验可能获得的补偿。

（十二）受试者参加临床试验预期的花费。

（十三）受试者参加试验是自愿的，可以拒绝参加或者有权在试验任何阶段随时退出试验而不会遭到歧视或者报复，其医疗待遇与权益不会受到影响。

（十四）在不违反保密原则和相关法规的情况下，监查员、稽查员、伦理委员会和药品监督管理部门检查人员可以查阅受试者的原始医学记录，以核实临床试验的过程和数据。

（十五）受试者相关身份鉴别记录的保密事宜，不公开使用。如果发布临床试验结果，受试者的身份信息仍保密。

（十六）有新的可能影响受试者继续参加试验的信息时，将及时告知受试者或者其监护人。

（十七）当存在有关试验信息和受试者权益的问题，以及发生试验相关损害时，受试者可联系的研究者和伦理委员会及其联系方式。

（十八）受试者可能被终止试验的情况以及理由。

（十九）受试者参加试验的预期持续时间。

（二十）参加该试验的预计受试者人数。

第二十五条 试验的记录和报告应当符合以下要求：

（一）研究者应当监督试验现场的数据采集、各研究人员履行其工作职责的情况。

（二）研究者应当确保所有临床试验数据是从临床试验的源文件和试验记录中获得的，是准确、完整、可读和及时的。源数据应当具有可归因性、易读性、同时性、原始性、准确性、完整性、一致性和持久性。源数据的修改应当留痕，不能掩盖初始数据，并记录修改的理由。以患者为受试者的临床试验，相关的医疗记录应当载入门诊或者住院病历系统。临床试验机构的信息化系统具备建立临床试验电子病历条件时，研究者应当首选使用，相应的计算机化系统应当具有完善的权限管理和稽查轨迹，可以追溯至记录的创建者或者修改者，保障所采集的源数据可以溯源。

（三）研究者应当按照申办者提供的指导说明填写和修改病例报告表，确保各类病例报告表及其他报告中的数据准确、完整、清晰和及时。病例报告表中数据应当与源文件一致，若存在不一致应当做出合理的解释。病例报告表中数据的修改，应当使初始记录清晰可辨，保留修改轨迹，必要时解释理由，修改者签名并注明日期。

申办者应当有书面程序确保其对病例报告表的改动是必要的、被记录的，并得到研究者的同意。研究者应当保留修改和更正的相关记录。

（四）研究者和临床试验机构应当按"临床试验必备文件"和药品监督管理部门的相关要求，妥善保存试验文档。

（五）在临床试验的信息和受试者信息处理过程中应当注意避免信息的非法或者未授权的查阅、公开、散播、修改、损毁、丢失。临床试验数据的记录、处理和保存应当确保记录和受试者信息的保密性。

（六）申办者应当与研究者和临床试验机构就必备文件保存时间、费用和到期后的处理在合同中予以明确。

（七）根据监查员、稽查员、伦理委员会或者药品监督管理部门的要求，研究者和临床试验机构应当配合并提供所需的与试验有关的记录。

第二十六条 研究者的安全性报告应当符合以下要求：

除试验方案或者其他文件（如研究者手册）中规定不需立即报告的严重不良事件外，研究者应当立即向申办者书面报告所有严重不良事件，随后应当及时提供详尽、书面的随访报告。严重不良事件报告和随访报告应当注明受试者在临床试验中的鉴认代码，而不是受试者的真实姓名、公民身份号码和住址等身份信息。试验方案中规定的、对安全性评价重要的不良事件和实验室异常值，应当按照试验方案的要求和时限向申办者报告。

涉及死亡事件的报告，研究者应当向申办者和伦理委员会提供其他所需要的资料，如尸检报告和最终医学报告。

研究者收到申办者提供的临床试验的相关安全性信息后应当及时签收阅读，并考虑受试者的治疗，是否进行相应调整，必要时尽早与受试者沟通，并应当向伦理委员会报告由申办方提供的可疑且非预期严重不良反应。

第二十七条 提前终止或者暂停临床试验时，研究者应当及时通知受试者，并给予受试者适当的治疗和随访。此外：

（一）研究者未与申办者商议而终止或者暂停临床试验，研究者应当立即向临床试验机构、申办者和伦理委员会报告，并提供详细的书面说明。

（二）申办者终止或者暂停临床试验，研究者应当立即向临床试验机构、伦理委员会报告，并提供详细书面说明。

（三）伦理委员会终止或者暂停已经同意的临床试验，研究者应当立即向临床试验机构、申办者报告，并提供详细书面说明。

第二十八条 研究者应当提供试验进展报告。

（一）研究者应当向伦理委员会提交临床试验的年度报告，或者应当按照伦理委员会的要求提供进展报告。

（二）出现可能显著影响临床试验的实施或者增加受试者风险的情况，研究者应当尽快向申办者、伦理委员会和临床试验机构书面报告。

（三）临床试验完成后，研究者应当向临床试验机构报告；研究者应当向伦理委员会提供临床试验结果的摘要，向申办者提供药品监督管理部门所需要的临床试验相关报告。

第五章 申 办 者

第二十九条 申办者应当把保护受试者的权益和安全以及临床试验结果的真实、可靠作为临床试验的基本考虑。

第三十条 申办者应当建立临床试验的质量管理体系。

申办者的临床试验的质量管理体系应当涵盖临床试验的全过程，包括临床试验的设计、实施、记录、评估、结果报告和文件归档。质量管理包括有效的试验方案设计、收集数据的方法及流程、对于临床试验中做出决策所必须的信息采集。

临床试验质量保证和质量控制的方法应当与临床试验内在的风险和所采集信息的重要性相符。申办者应当保证临床试验各个环节的可操作性，试验流程和数据采集避免过于复杂。试验方案、病例报告表及其他相关文件应当清晰、简洁和前后一致。

申办者应当履行管理职责。根据临床试验需要可建立临床试验的研究和管理团队，以指导、监督临床试验实施。研究和管理团队内部的工作应当及时沟通。在药品监督管理部门检查时，研究和管理团队均应当派员参加。

第三十一条 申办者基于风险进行质量管理。

（一）试验方案制定时应当明确保护受试者权益和安全以及保证临床试验结果可靠的关键环节和数据。

（二）应当识别影响到临床试验关键环节和数据的风险。该风险应当从两个层面考虑：系统层面，如设施设备、标准操作规程、计算机化系统、人员、供应商；临床试验层面，如试验药物、试验设计、数据收集和记录、知情同意过程。

（三）风险评估应当考虑在现有风险控制下发生差错的可能性；该差错对保护受试者权益和安全，以及数据可靠性的影响；该差错被监测到的程度。

（四）应当识别可减少或者可被接受的风险。减少风险的控制措施应当体现在试验方案的设计和实施、监查计划、各方职责明确的合同、标准操作规程的依从性，以及各类培训。

预先设定质量风险的容忍度时，应当考虑变量的医学和统计学特点及统计设计，以鉴别影响受试者安全和数据可靠的系统性问题。出现超出质量风险的容忍度的情况时，应当评估是否需要采取进一步的措施。

（五）临床试验期间，质量管理应当有记录，并及时与相关各方沟通，促使风险评估和质量持续改进。

（六）申办者应当结合临床试验期间的新知识和经验，定期评估风险控制措施，以确保现行的质量管理的有效性和适用性。

（七）申办者应当在临床试验报告中说明所采用的质量管理方法，并概述严重偏离质量风险的容忍度的事件和补救措施。

第三十二条 申办者的质量保证和质量控制应当符合以下要求：

（一）申办者负责制定、实施和及时更新有关临床试验质量保证和质量控制系统的标准操作规程，确保临床试验的实施、数据的产生、记录和报告均遵守试验方案、本规范和相关法律法规的要求。

（二）临床试验和实验室检测的全过程均需严格按照质量管理标准操作规程进行。数据处理的每个阶段均有质量控制，以保证所有数据是可靠的，数据处理过程是正确的。

（三）申办者应当与研究者和临床试验机构等所有参加临床试验的相关单位签订合同，明确各方职责。

（四）申办者与各相关单位签订的合同中应当注明申办者的监查和稽查、药品监督管理部门的检查可直接去到试验现场，查阅源数据、源文件和报告。

第三十三条 申办者委托合同研究组织应当符合以下要求：

（一）申办者可以将其临床试验的部分或者全部工作和任务委托给合同研究组织，但申办者仍然是临床试验数据质量和可靠性的最终责任人，应当监督合同研究组织承担的各项工作。合同研究组织应当实施质量保证和质量控制。

（二）申办者委托给合同研究组织的工作应当签订合同。合同中应当明确以下内容：委托的具体工作以及相应的标准操作规程；申办者有权确认被委托工作执行标准操作规程的情况；对被委托方

规章文件

的书面要求；被委托方需要提交给申办者的报告要求；与受试者的损害赔偿措施相关的事项；其他与委托工作有关的事项。合同研究组织如存在任务转包，应当获得申办者的书面批准。

（三）未明确委托给合同研究组织的工作和任务，其职责仍由申办者负责。

（四）本规范中对申办者的要求，适用于承担申办者相关工作和任务的合同研究组织。

第三十四条 申办者应当指定有能力的医学专家及时对临床试验的相关医学问题进行咨询。

第三十五条 申办者应当选用有资质的生物统计学家、临床药理学家和临床医生等参与试验，包括设计试验方案和病例报告表、制定统计分析计划、分析数据、撰写中期和最终的试验总结报告。

第三十六条 申办者在试验管理、数据处理与记录保存中应当符合以下要求：

（一）申办者应当选用有资质的人员监督临床试验的实施、数据处理、数据核对、统计分析和试验总结报告的撰写。

（二）申办者可以建立独立的数据监查委员会，以定期评价临床试验的进展情况，包括安全性数据和重要的有效性终点数据。独立的数据监查委员会可以建议申办者是否可以继续实施、修改或者停止正在实施的临床试验。独立的数据监查委员会应当有书面的工作流程，应当保存所有相关会议记录。

（三）申办者使用的电子数据管理系统，应当通过可靠的系统验证，符合预先设置的技术性能，以保证试验数据的完整、准确、可靠，并保证在整个试验过程中系统始终处于验证有效的状态。

（四）电子数据管理系统应当具有完整的使用标准操作规程，覆盖电子数据管理的设置、安装和使用；标准操作规程应当说明该系统的验证、功能测试、数据采集和处理、系统维护、系统安全性测试、变更控制、数据备份、恢复、系统的应急预案和软件报废；标准操作规程应当明确使用计算机化系统时，申办者、研究者和临床试验机构的职责。所有使用计算机化系统的人员应当经过培训。

（五）计算机化系统数据修改的方式应当预先规定，其修改过程应当完整记录，原数据（如保留电子数据稽查轨迹、数据轨迹和编辑轨迹）应当保留；电子数据的整合、内容和结构应当有明确规定，以确保电子数据的完整性；当计算机化系统出现变更时，如软件升级或者数据转移等，确保电子数据的完整性更为重要。

若数据处理过程中发生数据转换，确保转换后的数据与原数据一致，和该数据转化过程的可见性。

（六）保证电子数据管理系统的安全性，未经授权的人员不能访问；保存被授权修改数据人员的名单；电子数据应当及时备份；盲法设计的临床试验，应当始终保持盲法状态，包括数据录入和处理。

（七）申办者应当使用受试者鉴认代码，鉴别每一位受试者所有临床试验数据。盲法试验揭盲以后，申办者应当及时把受试者的试验用药品情况书面告知研究者。

（八）申办者应当保存与申办者相关的临床试验数据，有些参加临床试验的相关单位获得的其他数据，也应当作为申办者的特定数据保留在临床试验必备文件内。

（九）申办者暂停或者提前终止实施中的临床试验，应当通知所有相关的研究者和临床试验机构和药品监督管理部门。

（十）试验数据所有权的转移，需符合相关法律法规的要求。

（十一）申办者应当书面告知研究者和临床试验机构对试验记录保存的要求；当试验相关记录不再需要时，申办者也应当书面告知研究者和临床试验机构。

第三十七条 申办者选择研究者应当符合以下要求：

（一）申办者负责选择研究者和临床试验机构。研究者均应当经过临床试验的培训、有临床试验的经验，有足够的医疗资源完成临床试验。多个临床试验机构参加的临床试验，如需选择组长单位由申办者负责。

（二）涉及医学判断的样本检测实验室，应当符合相关规定并具备相应资质。临床试验中采集标本的管理、检测、运输和储存应当保证质量。禁止实施与伦理委员会同意的试验方案无关的生物样本检测（如基因等）。临床试验结束后，剩余标本的继续保存或者将来可能被使用等情况，应当由受试者签署知情同意书，并说明保存的时间和数据的保密性问题，以及在何种情况下数据和样本可以和其他研究者共享等。

（三）申办者应当向研究者和临床试验机构提供试验方案和最新的研究者手册，并应当提供足够的时间让研究者和临床试验机构审议试验方案和相关资料。

第三十八条 临床试验各方参与临床试验前，申办者应当明确其职责，并在签订的合同中注明。

第三十九条 申办者应当采取适当方式保证可以给予受试者和研究者补偿或者赔偿。

（一）申办者应当向研究者和临床试验机构提供与临床试验相关的法律上、经济上的保险或者保证，并与临床试验的风险性质和风险程度相适应。但不包括研究者和临床试验机构自身的过失所致的损害。

（二）申办者应当承担受试者与临床试验相关的损害或者死亡的诊疗费用，以及相应的补偿。申办者和研究者应当及时兑付给予受试者的补偿或者赔偿。

（三）申办者提供给受试者补偿的方式方法，应当符合相关的法律法规。

（四）申办者应当免费向受试者提供试验用药品，支付与临床试验相关的医学检测费用。

第四十条 申办者与研究者和临床试验机构签订的合同，应当明确试验各方的责任、权利和利益，以及各方应当避免的、可能的利益冲突。合同的试验经费应当合理，符合市场规律。申办者、研究者和临床试验机构应当在合同上签字确认。

合同内容中应当包括：临床试验的实施过程中遵守本规范及相关的临床试验的法律法规；执行经过申办者和研究者协商确定的、伦理委员会同意的试验方案；遵守数据记录和报告程序；同意监查、稽查和检查；临床试验相关必备文件的保存及其期限；发表文章、知识产权等的约定。

第四十一条 临床试验开始前，申办者应当向药品监督管理部门提交相关的临床试验资料，并获得临床试验的许可或者完成备案。递交的文件资料应当注明版本号及版本日期。

第四十二条 申办者应当从研究者和临床试验机构获取伦理委员会的名称和地址、参与项目审查的伦理委员会委员名单、符合本规范及相关法律法规的审查声明，以及伦理委员会审查同意的文件和其他相关资料。

第四十三条 申办者在拟定临床试验方案时，应当有足够的安全性和有效性数据支持其给药途径、给药剂量和持续用药时间。当获得重要的新信息时，申办者应当及时更新研究者手册。

第四十四条 试验用药品的制备、包装、标签和编码应当符合以下要求：

（一）试验药物制备应当符合临床试验用药品生产质量管理相关要求；试验用药品的包装标签上应当标明仅用于临床试验、临床试验信息和临床试验用药品信息；在盲法试验中能够保持盲态。

（二）申办者应当明确规定试验用药品的贮存温度、运输条件（是否需要避光）、贮存时限、药物溶液的配制方法和过程，及药物输注的装置要求等。试验用药品的使用方法应当告知试验的所有相关人员，包括监查员、研究者、药剂师、药物保管人员等。

（三）试验用药品的包装，应当能确保药物在运输和贮存期间不被污染或者变质。

（四）在盲法试验中，试验用药品的编码系统应当包括紧急揭盲程序，以便在紧急医学状态时能够迅速识别何种试验用药品，而不破坏临床试验的盲态。

第四十五条 试验用药品的供给和管理应当符合以下要求：

（一）申办者负责向研究者和临床试验机构提供试验用药品。

（二）申办者在临床试验获得伦理委员会同意和药品监督管理部门许可或者备案之前，不得向研究者和临床试验机构提供试验用药品。

规章文件

（三）申办者应当向研究者和临床试验机构提供试验用药品的书面说明，说明应当明确试验用药品的使用、贮存和相关记录。申办者制定试验用药品的供给和管理规程，包括试验用药品的接收、贮存、分发、使用及回收等。从受试者处回收以及研究人员未使用试验用药品应当返还申办者，或者经申办者授权后由临床试验机构进行销毁。

（四）申办者应当确保试验用药品及时送达研究者和临床试验机构，保证受试者及时使用；保存试验用药品的运输、接收、分发、回收和销毁记录；建立试验用药品回收管理制度，保证缺陷产品的召回、试验结束后的回收、过期后回收；建立未使用试验用药品的销毁制度。所有试验用药品的管理过程应当有书面记录，全过程计数准确。

（五）申办者应当采取措施确保试验期间试验用药品的稳定性。试验用药品的留存样品保存期限，在试验用药品贮存时限内，应当保存至临床试验数据分析结束或者相关法规要求的时限，两者不一致时取其中较长的时限。

第四十六条 申办者应当明确试验记录的查阅权限。

（一）申办者应当在试验方案或者合同中明确研究者和临床试验机构允许监查员、稽查员、伦理委员会的审查者及药品监督管理部门的检查人员，能够直接查阅临床试验相关的源数据和源文件。

（二）申办者应当确认每位受试者均以书面形式同意监查员、稽查员、伦理委员会的审查者及药品监督管理部门的检查人员直接查阅其与临床试验有关的原始医学记录。

第四十七条 申办者负责药物试验期间试验用药品的安全性评估。申办者应当将临床试验中发现的可能影响受试者安全、可能影响临床试验实施、可能改变伦理委员会同意意见的问题，及时通知研究者和临床试验机构、药品监督管理部门。

第四十八条 申办者应当按照要求和时限报告药物不良反应。

（一）申办者收到任何来源的安全性相关信息后，均应当立即分析评估，包括严重性、与试验药物的相关性以及是否为预期事件等。申办者应当将可疑且非预期严重不良反应快速报告给所有参加临床试验的研究者及临床试验机构、伦理委员会；申办者应当向药品监督管理部门和卫生健康主管部门报告可疑且非预期严重不良反应。

（二）申办者提供的药物研发期间安全性更新报告应当包括临床试验风险与获益的评估，有关信息通报给所有参加临床试验的研究者及临床试验机构、伦理委员会。

第四十九条 临床试验的监查应当符合以下要求：

（一）监查的目的是为了保证临床试验中受试者的权益，保证试验记录与报告的数据准确、完整，保证试验遵守已同意的方案、本规范和相关法规。

（二）申办者委派的监查员应当受过相应的培训，具备医学、药学等临床试验监查所需的知识，能够有效履行监查职责。

（三）申办者应当建立系统的、有优先顺序的、基于风险评估的方法，对临床试验实施监查。监查的范围和性质可具有灵活性，允许采用不同的监查方法以提高监查的效率和有效性。申办者应当将选择监查策略的理由写在监查计划中。

（四）申办者制定监查计划。监查计划应当特别强调保护受试者的权益，保证数据的真实性，保证应对临床试验中的各类风险。监查计划应当描述监查的策略、对试验各方的监查职责、监查的方法，以及应用不同监查方法的原因。监查计划应当强调对关键数据和流程的监查。监查计划应当遵守相关法律法规。

（五）申办者应当制定监查标准操作规程，监查员在监查工作中应当执行标准操作规程。

（六）申办者应当实施临床试验监查，监查的范围和性质取决于临床试验的目的、设计、复杂性、盲法、样本大小和临床试验终点等。

（七）现场监查和中心化监查应当基于临床试验的风险结合进行。现场监查是在临床试验现场进行监查，通常应当在临床试验开始前、实施中和结束后进行。中心化监查是及时的对正在实施的临床试验进行远程评估，以及汇总不同的临床试验机构采集的数据进行远程评估。中心化监查的过程有助于提高临床试验的监查效果，是对现场监查的补充。

中心化监查中应用统计分析可确定数据的趋势，包括不同的临床试验机构内部和临床试验机构间的数据范围及一致性，并能分析数据的特点和质量，有助于选择监查现场和监查程序。

（八）特殊情况下，申办者可以将监查与其他的试验工作结合进行，如研究人员培训和会议。监查时，可采用统计学抽样调查的方法核对数据。

第五十条 监查员的职责包括：

（一）监查员应当熟悉试验用药品的相关知识，熟悉试验方案、知情同意书及其他提供给受试者的书面资料的内容，熟悉临床试验标准操作规程和本规范等相关法规。

（二）监查员应当按照申办者的要求认真履行监查职责，确保临床试验按照试验方案正确地实施和记录。

（三）监查员是申办者和研究者之间的主要联系人。在临床试验前确认研究者具备足够的资质和资源来完成试验，临床试验机构具备完成试验的适当条件，包括人员配备与培训情况，实验室设备齐全、运转良好，具备各种与试验有关的检查条件。

（四）监查员应当核实临床试验过程中试验用药品在有效期内、保存条件可接受、供应充足；试验用药品是按照试验方案规定的剂量只提供给合适的受试者；受试者收到正确使用、处理、贮存和归还试验用药品的说明；临床试验机构接收、使用和返还试验用药品有适当的管控和记录；临床试验机构对未使用的试验用药品的处置符合相关法律法规和申办者的要求。

（五）监查员核实研究者在临床试验实施中对试验方案的执行情况；确认在试验前所有受试者或者其监护人均签署了知情同意书；确保研究者收到最新版的研究者手册、所有试验相关文件、试验必须用品，并按照相关法律法规的要求实施；保证研究人员对临床试验有充分的了解。

（六）监查员核实研究人员履行试验方案和合同中规定的职责，以及这些职责是否委派给未经授权的人员；确认入选的受试者合格并汇报入组率及临床试验的进展情况；确认数据的记录与报告正确完整，试验记录和文件实时更新、保存完好；核实研究者提供的所有医学报告、记录和文件都是可溯源的、清晰的、同步记录的、原始的、准确的和完整的、注明日期和试验编号的。

（七）监查员核对病例报告表录入的准确性和完整性，并与源文件比对。监查员应当注意核对试验方案规定的数据在病例报告表中有准确记录，并与源文件一致；确认受试者的剂量改变、治疗变更、不良事件、合并用药、并发症、失访、检查遗漏等在病例报告表中均有记录；确认研究者未能做到的随访、未实施的试验、未做的检查，以及是否对错误、遗漏做出纠正等在病例报告表中均有记录；核实入选受试者的退出与失访已在病例报告表中均有记录并说明。

（八）监查员对病例报告表的填写错误、遗漏或者字迹不清楚应当通知研究者；监查员应当确保所作的更正、添加或者删除是由研究者或者被授权人操作，并且有修改人签名、注明日期，必要时说明修改理由。

（九）监查员确认不良事件按照相关法律法规、试验方案、伦理委员会、申办者的要求，在规定的期限内进行了报告。

（十）监查员确认研究者是否按照本规范保存了必备文件。

（十一）监查员对偏离试验方案、标准操作规程、相关法律法规要求的情况，应当及时与研究者沟通，并采取适当措施防止再次发生。

第五十一条 监查员在每次监查后，应当及时书面报告申办者；报告应当包括监查日期、地点、监查员姓名、监查员接触的研究者和其他人员的姓名等；报告应当包括监查工作的摘要、发现临床试验中问题和事实陈述、与试验方案的偏离和缺陷，以及监查结论；报告应当说明对监查中发现的

规章文件

问题已采取的或者拟采用的纠正措施，为确保试验遵守试验方案实施的建议；报告应该提供足够的细节，以便审核是否符合监查计划。中心化监查报告可以与现场监查报告分别提交。申办者应当对监查报告中的问题审核和跟进，并形成文件保存。

第五十二条 临床试验的稽查应当符合以下要求：

（一）申办者为评估临床试验的实施和对法律法规的依从性，可以在常规监查之外开展稽查。

（二）申办者选定独立于临床试验的人员担任稽查员，不能是监查人员兼任。稽查员应当经过相应的培训和具有稽查经验，能够有效履行稽查职责。

（三）申办者应当制定临床试验和试验质量管理体系的稽查规程，确保临床试验中稽查规程的实施。该规程应当拟定稽查目的、稽查方法、稽查次数和稽查报告的格式内容。稽查员在稽查过程中观察和发现的问题均应当有书面记录。

（四）申办者制定稽查计划和规程，应当依据向药品监督管理部门提交的资料内容、临床试验中受试者的例数、临床试验的类型和复杂程度、影响受试者的风险水平和其他已知的相关问题。

（五）药品监督管理部门根据工作需要，可以要求申办者提供稽查报告。

（六）必要时申办者应当提供稽查证明。

第五十三条 申办者应当保证临床试验的依从性。

（一）发现研究者、临床试验机构、申办者的人员在临床试验中不遵守试验方案、标准操作规程、本规范、相关法律法规时，申办者应当立即采取措施予以纠正，保证临床试验的良好依从性。

（二）发现重要的依从性问题时，可能对受试者安全和权益，或者对临床试验数据可靠性产生重大影响的，申办者应当及时进行根本原因分析，采取适当的纠正和预防措施。若违反试验方案或者本规范的问题严重时，申办者可追究相关人员的责任，并报告药品监督管理部门。

（三）发现研究者、临床试验机构有严重的或者劝阻不改的不依从问题时，申办者应当终止该研究者、临床试验机构继续参加临床试验，并及时书面报告药品监督管理部门。同时，申办者和研究者应当采取相应的紧急安全性措施，以保护受试者的安全和权益。

第五十四条 申办者提前终止或者暂停临床试验，应当立即告知研究者和临床试验机构、药品监督管理部门，并说明理由。

第五十五条 临床试验完成或者提前终止，申办者应当按照相关法律法规要求向药品监督管理部门提交临床试验报告。临床试验总结报告应当全面、完整、准确反映临床试验结果，临床试验总结报告安全性、有效性数据应当与临床试验源数据一致。

第五十六条 申办者开展多中心试验应当符合以下要求：

（一）申办者应当确保参加临床试验的各中心均能遵守试验方案。

（二）申办者应当向各中心提供相同的试验方案。各中心按照方案遵守相同的临床和实验室数据的统一评价标准和病例报告表的填写指导说明。

（三）各中心应当使用相同的病例报告表，以记录在临床试验中获得的试验数据。申办者若需要研究者增加收集试验数据，在试验方案中应当表明此内容，申办者向研究者提供附加的病例报告表。

（四）在临床试验开始前，应当有书面文件明确参加临床试验的各中心研究者的职责。

（五）申办者应当确保各中心研究者之间的沟通。

第六章　试验方案

第五十七条 试验方案通常包括基本信息、研究背景资料、试验目的、试验设计、实施方式（方法、内容、步骤）等内容。

第五十八条 试验方案中基本信息一般包含：

（一）试验方案标题、编号、版本号和日期。

（二）申办者的名称和地址。

（三）申办者授权签署、修改试验方案的人员姓名、职务和单位。

（四）申办者的医学专家姓名、职务、所在单位地址和电话。

（五）研究者姓名、职称、职务，临床试验机构的地址和电话。

（六）参与临床试验的单位及相关部门名称、地址。

第五十九条　试验方案中研究背景资料通常包含：

（一）试验用药品名称与介绍。

（二）试验药物在非临床研究和临床研究中与临床试验相关、具有潜在临床意义的发现。

（三）对受试人群的已知和潜在的风险和获益。

（四）试验用药品的给药途径、给药剂量、给药方法及治疗时程的描述，并说明理由。

（五）强调临床试验需要按照试验方案、本规范及相关法律法规实施。

（六）临床试验的目标人群。

（七）临床试验相关的研究背景资料、参考文献和数据来源。

第六十条　试验方案中应当详细描述临床试验的目的。

第六十一条　临床试验的科学性和试验数据的可靠性，主要取决于试验设计，试验设计通常包括：

（一）明确临床试验的主要终点和次要终点。

（二）对照组选择的理由和试验设计的描述（如双盲、安慰剂对照、平行组设计），并对研究设计、流程和不同阶段以流程图形式表示。

（三）减少或者控制偏倚所采取的措施，包括随机化和盲法的方法和过程。采用单盲或者开放性试验需要说明理由和控制偏倚的措施。

（四）治疗方法、试验用药品的剂量、给药方案；试验用药品的剂型、包装、标签。

（五）受试者参与临床试验的预期时长和具体安排，包括随访等。

（六）受试者、部分临床试验及全部临床试验的"暂停试验标准"、"终止试验标准"。

（七）试验用药品管理流程。

（八）盲底保存和揭盲的程序。

（九）明确何种试验数据可作为源数据直接记录在病例报告表中。

第六十二条　试验方案中通常包括临床和实验室检查的项目内容。

第六十三条　受试者的选择和退出通常包括：

（一）受试者的入选标准。

（二）受试者的排除标准。

（三）受试者退出临床试验的标准和程序。

第六十四条　受试者的治疗通常包括：

（一）受试者在临床试验各组应用的所有试验用药品名称、给药剂量、给药方案、给药途径和治疗时间以及随访期限。

（二）临床试验前和临床试验中允许的合并用药（包括急救治疗用药）或者治疗，和禁止使用的药物或者治疗。

（三）评价受试者依从性的方法。

第六十五条　制定明确的访视和随访计划，包括临床试验期间、临床试验终点、不良事件评估及试验结束后的随访和医疗处理。

第六十六条　有效性评价通常包括：

（一）详细描述临床试验的有效性指标。

（二）详细描述有效性指标的评价、记录、分析方法和时间点。

第六十七条 安全性评价通常包括：

（一）详细描述临床试验的安全性指标。

（二）详细描述安全性指标的评价、记录、分析方法和时间点。

（三）不良事件和伴随疾病的记录和报告程序。

（四）不良事件的随访方式与期限。

第六十八条 统计通常包括：

（一）确定受试者样本量，并根据前期试验或者文献数据说明理由。

（二）显著性水平，如有调整说明考虑。

（三）说明主要评价指标的统计假设，包括原假设和备择假设，简要描述拟采用的具体统计方法和统计分析软件。若需要进行期中分析，应当说明理由、分析时点及操作规程。

（四）缺失数据、未用数据和不合逻辑数据的处理方法。

（五）明确偏离原定统计分析计划的修改程序。

（六）明确定义用于统计分析的受试者数据集，包括所有参加随机化的受试者、所有服用过试验用药品的受试者、所有符合入选的受试者和可用于临床试验结果评价的受试者。

第六十九条 试验方案中应当包括实施临床试验质量控制和质量保证。

第七十条 试验方案中通常包括该试验相关的伦理学问题的考虑。

第七十一条 试验方案中通常说明试验数据的采集与管理流程、数据管理与采集所使用的系统、数据管理各步骤及任务，以及数据管理的质量保障措施。

第七十二条 如果合同或者协议没有规定，试验方案中通常包括临床试验相关的直接查阅源文件、数据处理和记录保存、财务和保险。

第七章 研究者手册

第七十三条 申办者提供的《研究者手册》是关于试验药物的药学、非临床和临床资料的汇编，其内容包括试验药物的化学、药学、毒理学、药理学和临床的资料和数据。研究者手册目的是帮助研究者和参与试验的其他人员更好地理解和遵守试验方案，帮助研究者理解试验方案中诸多关键的基本要素，包括临床试验的给药剂量、给药次数、给药间隔时间、给药方式等，主要和次要疗效指标和安全性的观察和监测。

第七十四条 已上市药品实施临床试验，研究者已充分了解其药理学等相关知识时，可以简化研究者手册。可应用药品说明书等形式替代研究者手册的部分内容，只需要向研究者提供临床试验相关的、重要的、以及试验药物最近的、综合性的、详细的信息。

第七十五条 申办者应当制定研究者手册修订的书面程序。在临床试验期间至少一年审阅研究者手册一次。申办者根据临床试验的研发步骤和临床试验过程中获得的相关药物安全性和有效性的新信息，在研究者手册更新之前，应当先告知研究者，必要时与伦理委员会、药品监督管理部门沟通。申办者负责更新研究者手册并及时送达研究者，研究者负责将更新的手册递交伦理委员会。

第七十六条 研究者手册的扉页写明申办者的名称、试验药物的编号或者名称、版本号、发布日期、替换版本号、替换日期。

第七十七条 研究者手册应当包括：

（一）目录条目：保密性说明、签字页、目录、摘要、前言、试验药物的物理学、化学、药学特性和结构式、非临床研究（非临床药理学、动物体内药代动力学、毒理学）、人体内作用（人体内的药代动力学、安全性和有效性、上市使用情况）、数据概要和研究者指南、注意事项、参考资料（已发表文献、报告，在每一章节末列出）。

（二）摘要：重点说明试验药物研发过程中具重要意义的物理学、化学、药学、药理学、毒理学、药代动力学和临床等信息内容。

（三）前言：简要说明试验药物的化学名称或者已批准的通用名称、批准的商品名；试验药物的所有活性成分、药理学分类、及其在同类药品中的预期地位（如优势）；试验药物实施临床试验的立题依据；拟定的试验药物用于疾病的预防、诊断和治疗。前言中应当说明评价试验药物的常规方法。

（四）在研究者手册中应当清楚说明试验用药品的化学式、结构式，简要描述其理化和药学特性。说明试验药物的贮存方法和使用方法。试验药物的制剂信息可能影响临床试验时，应当说明辅料成分及配方理由，以便确保临床试验采取必要的安全性措施。

（五）若试验药物与其他已知药物的结构相似，应当予以说明。

（六）非临床研究介绍：简要描述试验药物非临床研究的药理学、毒理学、药代动力学研究发现的相关结果。说明这些非临床研究的方法学、研究结果，讨论这些发现对人体临床治疗意义的提示、对人体可能的不利作用和对人体非预期效应的相关性。

（七）研究者手册应当提供非临床研究中的信息：试验动物的种属、每组动物的数目和性别、给药剂量单位、给药剂量间隔、给药途径、给药持续时间、系统分布资料、暴露后随访期限。研究结果应当包括试验药物药理效应、毒性效应的特性和频度；药理效应、毒性效应的严重性或者强度；起效时间；药效的可逆性；药物作用持续时间和剂量反应。应当讨论非临床研究中最重要的发现，如量效反应、与人体可能的相关性及可能实施人体研究的多方面问题。若同一种属动物的有效剂量、非毒性剂量的结果可以进行比较研究，则该结果可用于治疗指数的讨论，并说明研究结果与拟定的人用剂量的相关性。比较研究尽可能基于血液或者器官组织水平。

（八）非临床的药理学研究介绍：应当包括试验药物的药理学方面的摘要，如可能，还应当包括试验药物在动物体内的重要代谢研究。摘要中应当包括评价试验药物潜在治疗活性（如有效性模型、受体结合和特异性）的研究，以及评价试验药物安全性的研究（如不同于评价治疗作用的评价药理学作用的专门研究）。

（九）动物的药代动力学介绍：应当包括试验药物在所研究种属动物中的药代动力学、生物转化以及分布的摘要。对发现的讨论应当说明试验药物的吸收、局部以及系统的生物利用度及其代谢，以及它们与动物种属药理学和毒理学发现的关系。

（十）毒理学介绍：在不同动物种属中相关研究所发现的毒理学作用摘要应当包括单剂量给药、重复给药、致癌性、特殊毒理研究（如刺激性和致敏性）、生殖毒性、遗传毒性（致突变性）等方面。

（十一）人体内作用：应当充分讨论试验药物在人体的已知作用，包括药代动力学、药效学、剂量反应、安全性、有效性和其他药理学领域的信息。应当尽可能提供已完成的所有试验药物临床试验的摘要。还应当提供临床试验以外的试验药物的使用情况，如上市期间的经验。

（十二）试验药物在人体的药代动力学信息摘要，包括药代动力学（吸收和代谢，血浆蛋白结合，分布和消除）；试验药物的一个参考剂型的生物利用度（绝对、相对生物利用度）；人群亚组（如性别、年龄和脏器功能受损）；相互作用（如药物-药物相互作用和食物的作用）；其他药代动力学数据（如在临床试验期间完成的群体研究结果）。

（十三）试验药物安全性和有效性：应当提供从前期人体试验中得到的关于试验药物（包括代谢物）的安全性、药效学、有效性和剂量反应信息的摘要并讨论。如果已经完成多项临床试验，应当将多个研究和亚组人群的安全性和有效性数据汇总。可考虑将所有临床试验的药物不良反应（包括所有被研究的适应症）以表格等形式清晰概述。应当讨论适应症或者亚组之间药物不良反应类型及发生率的重要差异。

（十四）上市使用情况：应当说明试验药物已经上市或者已获批准的主要国家和地区。从上市使用中得到的重要信息（如处方、剂量、给药途径和药物不良反应）应当予以概述。应当说明试验用药品没有获得批准上市或者退出上市的主要国家和地区。

（十五）数据概要和研究者指南：应当对非临床和临床数据进行全面分析讨论，就各种来源的有关试验药物不同方面的信息进行概述，帮助研究者预见到药物不良反应或者临床试验中的其他问题。

（十六）研究者手册应当让研究者清楚的理解临床试验可能的风险和不良反应，以及可能需要的特殊检查、观察项目和防范措施；这种理解是基于从研究者手册获得的关于试验药物的物理、化学、药学、药理、毒理和临床资料。根据前期人体应用的经验和试验药物的药理学，也应当向研究者提供可能的过量服药和药物不良反应的识别和处理措施的指导。

（十七）中药民族药研究者手册的内容参考以上要求制定。还应当注明组方理论依据、筛选信息、配伍、功能、主治、已有的人用药经验、药材基原和产地等；来源于古代经典名方的中药复方制剂，注明其出处；相关药材及处方等资料。

第八章　必备文件管理

第七十八条　临床试验必备文件是指评估临床试验实施和数据质量的文件，用于证明研究者、申办者和监查员在临床试验过程中遵守了本规范和相关药物临床试验的法律法规要求。

必备文件是申办者稽查、药品监督管理部门检查临床试验的重要内容，并作为确认临床试验实施的真实性和所收集数据完整性的依据。

第七十九条　申办者、研究者和临床试验机构应当确认均有保存临床试验必备文件的场所和条件。保存文件的设备条件应当具备防止光线直接照射、防水、防火等条件，有利于文件的长期保存。应当制定文件管理的标准操作规程。被保存的文件需要易于识别、查找、调阅和归位。用于保存临床试验资料的介质应当确保源数据或者其核证副本在留存期内保存完整和可读取，并定期测试或者检查恢复读取的能力，免于被故意或者无意地更改或者丢失。

临床试验实施中产生的一些文件，如果未列在临床试验必备文件管理目录中，申办者、研究者及临床试验机构也可以根据必要性和关联性将其列入各自的必备文件档案中保存。

第八十条　用于申请药品注册的临床试验，必备文件应当至少保存至试验药物被批准上市后5年；未用于申请药品注册的临床试验，必备文件应当至少保存至临床试验终止后5年。

第八十一条　申办者应当确保研究者始终可以查阅和在试验过程中可以录入、更正报告给申办者的病例报告表中的数据，该数据不应该只由申办者控制。

申办者应当确保研究者能保留已递交给申办者的病例报告表数据。用作源文件的复印件应当满足核证副本的要求。

第八十二条　临床试验开始时，研究者及临床试验机构、申办者双方均应当建立必备文件的档案管理。临床试验结束时，监查员应当审核确认研究者及临床试验机构、申办者的必备文件，这些文件应当被妥善地保存在各自的临床试验档案卷宗内。

第九章　附　　则

第八十三条　本规范自2020年7月1日起施行。

国家药监局关于贯彻实施《中华人民共和国药品管理法》有关事项的公告

（2019 年第 103 号）

《中华人民共和国药品管理法》（以下称药品管理法）已由第十三届全国人大常委会第十二次会议于 2019 年 8 月 26 日修订通过，自 2019 年 12 月 1 日起施行。国家药监局正在抓紧开展配套规章、规范性文件和技术指南的制修订工作，并将按程序陆续发布。现就贯彻实施新修订的药品管理法有关事项公告如下：

一、关于药品上市许可持有人制度

新修订的药品管理法全面实施药品上市许可持有人制度。自 2019 年 12 月 1 日起，凡持有药品注册证书（药品批准文号、进口药品注册证、医药产品注册证）的企业或者药品研制机构为药品上市许可持有人，应当严格履行药品上市许可持有人义务，依法对药品研制、生产、经营、使用全过程中药品的安全性、有效性和质量可控性负责。

二、关于临床试验机构备案管理

自 2019 年 12 月 1 日起，药物临床试验机构实施备案管理。2019 年 12 月 1 日以前已经受理尚未完成审批的临床试验机构资格认定申请，不再继续审批，按照规定进行备案。

三、关于药品 GMP、GSP 管理要求

自 2019 年 12 月 1 日起，取消药品 GMP、GSP 认证，不再受理 GMP、GSP 认证申请，不再发放药品 GMP、GSP 证书。2019 年 12 月 1 日以前受理的认证申请，按照原药品 GMP、GSP 认证有关规定办理。2019 年 12 月 1 日前完成现场检查并符合要求的，发放药品 GMP、GSP 证书。凡现行法规要求进行现场检查的，2019 年 12 月 1 日后应当继续开展现场检查，并将现场检查结果通知企业；检查不符合要求的，按照规定依法予以处理。

四、关于化学原料药一并审评审批

2019 年 12 月 1 日起，对化学原料药不再发放药品注册证书，由化学原料药生产企业在原辅包登记平台上登记，实行一并审评审批。

五、关于药品违法行为查处

药品研制、生产、经营、使用违法行为发生在 2019 年 12 月 1 日以前的，适用修订前的药品管理法，但新修订的药品管理法不认为违法或者处罚较轻的，适用新修订的药品管理法。违法行为发生在 12 月 1 日以后的，适用新修订的药品管理法。

各级药品监管部门要坚决贯彻药品安全"四个最严"要求，加强新修订的药品管理法的宣传贯彻工作，进一步加大监督检查力度，督促企业生产经营行为持续合规，依法严厉查处各类违法违规行为，切实维护广大人民群众用药安全。

特此公告。

国家药监局

2019 年 11 月 29 日

规章文件

249

药物非临床研究质量管理规范

（2017年6月20日经国家食品药品监督管理总局局务会议审议通过 2017年7月27日国家食品药品监督管理总局令第34号公布 自2017年9月1日起施行）

第一章 总 则

第一条 为保证药物非临床安全性评价研究的质量，保障公众用药安全，根据《中华人民共和国药品管理法》《中华人民共和国药品管理法实施条例》，制定本规范。

第二条 本规范适用于为申请药品注册而进行的药物非临床安全性评价研究。药物非临床安全性评价研究的相关活动应当遵守本规范。以注册为目的的其他药物临床前相关研究活动参照本规范执行。

第三条 药物非临床安全性评价研究是药物研发的基础性工作，应当确保行为规范，数据真实、准确、完整。

第二章 术语及其定义

第四条 本规范下列术语的含义是：

（一）非临床研究质量管理规范，指有关非临床安全性评价研究机构运行管理和非临床安全性评价研究项目试验方案设计、组织实施、执行、检查、记录、存档和报告等全过程的质量管理要求。

（二）非临床安全性评价研究，指为评价药物安全性，在实验室条件下用实验系统进行的试验，包括安全药理学试验、单次给药毒性试验、重复给药毒性试验、生殖毒性试验、遗传毒性试验、致癌性试验、局部毒性试验、免疫原性试验、依赖性试验、毒代动力学试验以及与评价药物安全性有关的其他试验。

（三）非临床安全性评价研究机构（以下简称研究机构），指具备开展非临床安全性评价研究的人员、设施设备及质量管理体系等条件，从事药物非临床安全性评价研究的单位。

（四）多场所研究，指在不同研究机构或者同一研究机构中不同场所内共同实施完成的研究项目。该类研究项目只有一个试验方案、专题负责人，形成一个总结报告，专题负责人和实验系统所处的研究机构或者场所为"主研究场所"，其他负责实施研究工作的研究机构或者场所为"分研究场所"。

（五）机构负责人，指按照本规范的要求全面负责某一研究机构的组织和运行管理的人员。

（六）专题负责人，指全面负责组织实施非临床安全性评价研究中某项试验的人员。

（七）主要研究者，指在多场所研究中，代表专题负责人在分研究场所实施试验的人员。

（八）委托方，指委托研究机构进行非临床安全性评价研究的单位或者个人。

（九）质量保证部门，指研究机构内履行有关非临床安全性评价研究工作质量保证职能的部门，负责对每项研究及相关的设施、设备、人员、方法、操作和记录等进行检查，以保证研究工作符合本规范的要求。

（十）标准操作规程，指描述研究机构运行管理以及试验操作的程序性文件。

（十一）主计划表，指在研究机构内帮助掌握工作量和跟踪研究进程的信息汇总。

（十二）试验方案，指详细描述研究目的及试验设计的文件，包括其变更文件。

（十三）试验方案变更，指在试验方案批准之后，针对试验方案的内容所做的修改。

（十四）偏离，指非故意的或者由不可预见的因素导致的不符合试验方案或者标准操作规程要求的情况。

（十五）实验系统，指用于非临床安全性评价研究的动物、植物、微生物以及器官、组织、细胞、基因等。

（十六）受试物/供试品，指通过非临床研究进行安全性评价的物质。

（十七）对照品，指与受试物进行比较的物质。

（十八）溶媒，指用以混合、分散或者溶解受试物、对照品，以便将其给予实验系统的媒介物质。

（十九）批号，指用于识别"批"的一组数字或者字母加数字，以保证受试物或者对照品的可追溯性。

（二十）原始数据，指在第一时间获得的，记载研究工作的原始记录和有关文书或者材料，或者经核实的副本，包括工作记录、各种照片、缩微胶片、计算机打印资料、磁性载体、仪器设备记录的数据等。

（二十一）标本，指来源于实验系统，用于分析、测定或者保存的材料。

（二十二）研究开始日期，指专题负责人签字批准试验方案的日期。

（二十三）研究完成日期，指专题负责人签字批准总结报告的日期。

（二十四）计算机化系统，指由计算机控制的一组硬件与软件，共同执行一个或者一组特定的功能。

（二十五）验证，指证明某流程能够持续满足预期目的和质量属性的活动。

（二十六）电子数据，指任何以电子形式表现的文本、图表、数据、声音、图像等信息，由计算机化系统来完成其建立、修改、备份、维护、归档、检索或者分发。

（二十七）电子签名，指用于代替手写签名的一组计算机代码，与手写签名具有相同的法律效力。

（二十八）稽查轨迹，指按照时间顺序对系统活动进行连续记录，该记录足以重建、回顾、检查系统活动的过程，以便于掌握可能影响最终结果的活动及操作环境的改变。

（二十九）同行评议，指为保证数据质量而采用的一种复核程序，由同一领域的其他专家学者对研究者的研究计划或者结果进行评审。

第三章　组织机构和人员

第五条　研究机构应当建立完善的组织管理体系，配备机构负责人、质量保证部门和相应的工作人员。

第六条　研究机构的工作人员至少应当符合下列要求：

（一）接受过与其工作相关的教育或者专业培训，具备所承担工作需要的知识、工作经验和业务能力；

（二）掌握本规范中与其工作相关的要求，并严格执行；

（三）严格执行与所承担工作有关的标准操作规程，对研究中发生的偏离标准操作规程的情况应当及时记录并向专题负责人或者主要研究者书面报告；

（四）严格执行试验方案的要求，及时、准确、清楚地记录原始数据，并对原始数据的质量负责，对研究中发生的偏离试验方案的情况应当及时记录并向专题负责人或者主要研究者书面报告；

（五）根据工作岗位的需要采取必要的防护措施，最大限度地降低工作人员的安全风险，同时确保受试物、对照品和实验系统不受化学性、生物性或者放射性污染；

规章文件

（六）定期进行体检，出现健康问题时，为确保研究的质量，应当避免参与可能影响研究的工作。

第七条 机构负责人全面负责本研究机构的运行管理，至少应当履行以下职责：

（一）确保研究机构的运行管理符合本规范的要求；

（二）确保研究机构具有足够数量、具备资质的人员，以及符合本规范要求的设施、仪器设备及材料，以保证研究项目及时、正常地运行；

（三）确保建立工作人员的教育背景、工作经历、培训情况、岗位描述等资料，并归档保存、及时更新；

（四）确保工作人员清楚地理解自己的职责及所承担的工作内容，如有必要应当提供与这些工作相关的培训；

（五）确保建立适当的、符合技术要求的标准操作规程，并确保工作人员严格遵守标准操作规程，所有新建和修改后的标准操作规程需经机构负责人签字批准方可生效，其原始文件作为档案进行保存；

（六）确保在研究机构内制定质量保证计划，由独立的质量保证人员执行，并确保其按照本规范的要求履行质量保证职责；

（七）确保制定主计划表并及时进行更新，确保定期对主计划表归档保存，主计划表应当至少包括研究名称或者代号、受试物名称或者代号、实验系统、研究类型、研究开始时间、研究状态、专题负责人姓名、委托方，涉及多场所研究时，还应当包括分研究场所及主要研究者的信息，以便掌握研究机构内所有非临床安全性评价研究工作的进展及资源分配情况；

（八）确保在研究开始前为每个试验指定一名具有适当资质、经验和培训经历的专题负责人，专题负责人的更换应当按照规定的程序进行并予以记录；

（九）作为分研究场所的机构负责人，在多场所研究的情况下，应当指定一名具有适当资质、经验和培训经历的主要研究者负责相应的试验工作，主要研究者的更换应当按照规定的程序进行并予以记录；

（十）确保质量保证部门的报告被及时处理，并采取必要的纠正、预防措施；

（十一）确保受试物、对照品具备必要的质量特性信息，并指定专人负责受试物、对照品的管理；

（十二）指定专人负责档案的管理；

（十三）确保计算机化系统适用于其使用目的，并且按照本规范的要求进行验证、使用和维护；

（十四）确保研究机构根据研究需要参加必要的检测实验室能力验证和比对活动；

（十五）与委托方签订书面合同，明确各方职责；

（十六）在多场所研究中，分研究场所的机构负责人，应履行以上所述除第（八）项要求之外的所有责任。

第八条 研究机构应当设立独立的质量保证部门负责检查本规范的执行情况，以保证研究的运行管理符合本规范要求。

质量保证人员的职责至少应当包括以下几个方面：

（一）保存正在实施中的研究的试验方案及试验方案修改的副本、现行标准操作规程的副本，并及时获得主计划表的副本；

（二）审查试验方案是否符合本规范的要求，审查工作应当记录归档；

（三）根据研究的内容和持续时间制定检查计划，对每项研究实施检查，以确认所有研究均按照本规范的要求进行，并记录检查的内容、发现的问题、提出的建议等；

（四）定期检查研究机构的运行管理状况，以确认研究机构的工作按照本规范的要求进行；

（五）对检查中发现的任何问题、提出的建议应当跟踪检查并核实整改结果；

（六）以书面形式及时向机构负责人或者专题负责人报告检查结果，对于多场所研究，分研究场所的质量保证人员需将检查结果报告给其研究机构内的主要研究者和机构负责人，以及主研究场所的机构负责人、专题负责人和质量保证人员；

（七）审查总结报告，签署质量保证声明，明确陈述检查的内容和检查时间，以及检查结果报告给机构负责人、专题负责人、主要研究者（多场所研究情况下）的日期，以确认其准确完整地描述了研究的方法、程序、结果，真实全面地反映研究的原始数据；

（八）审核研究机构内所有现行标准操作规程，参与标准操作规程的制定和修改。

第九条 专题负责人对研究的执行和总结报告负责，其职责至少应当包括以下方面：

（一）以签署姓名和日期的方式批准试验方案和试验方案变更，并确保质量保证人员、试验人员及时获得试验方案和试验方案变更的副本；

（二）及时提出修订、补充标准操作规程相关的建议；

（三）确保试验人员了解试验方案和试验方案变更、掌握相应标准操作规程的内容，并遵守其要求，确保及时记录研究中发生的任何偏离试验方案或者标准操作规程的情况，并评估这些情况对研究数据的质量和完整性造成的影响，必要时应当采取纠正措施；

（四）掌握研究工作的进展，确保及时、准确、完整地记录原始数据；

（五）及时处理质量保证部门提出的问题，确保研究工作符合本规范的要求；

（六）确保研究中所使用的仪器设备、计算机化系统得到确认或者验证，且处于适用状态；

（七）确保研究中给予实验系统的受试物、对照品制剂得到充分的检测，以保证其稳定性、浓度或者均一性符合研究要求；

（八）确保总结报告真实、完整地反映了原始数据，并在总结报告中签署姓名和日期予以批准；

（九）确保试验方案、总结报告、原始数据、标本、受试物或者对照品的留样样品等所有与研究相关的材料完整地归档保存；

（十）在多场所研究中，确保试验方案和总结报告中明确说明研究所涉及的主要研究者、主研究场所、分研究场所分别承担的任务；

（十一）多场所研究中，确保主要研究者所承担部分的试验工作符合本规范的要求。

第四章 设 施

第十条 研究机构应当根据所从事的非临床安全性评价研究的需要建立相应的设施，并确保设施的环境条件满足工作的需要。各种设施应当布局合理、运转正常，并具有必要的功能划分和区隔，有效地避免可能对研究造成的干扰。

第十一条 具备能够满足研究需要的动物设施，并能根据需要调控温度、湿度、空气洁净度、通风和照明等环境条件。动物设施的条件应当与所使用的实验动物级别相符，其布局应当合理，避免实验系统、受试物、废弃物等之间发生相互污染。

动物设施应当符合以下要求：

（一）不同种属实验动物能够得到有效的隔离；

（二）同一种属不同研究的实验动物应能够得到有效的隔离，防止不同的受试物、对照品之间可能产生的交叉干扰；

（三）具备实验动物的检疫和患病实验动物的隔离、治疗设施；

（四）当受试物或者对照品含有挥发性、放射性或者生物危害性等物质时，研究机构应当为此研究提供单独的、有效隔离的动物设施，以避免对其他研究造成不利的影响；

（五）具备清洗消毒设施；

（六）具备饲料、垫料、笼具及其他实验用品的存放设施，易腐败变质的用品应当有适当的保管措施。

第十二条 与受试物和对照品相关的设施应当符合以下要求：

（一）具备受试物和对照品的接收、保管、配制及配制后制剂保管的独立房间或者区域，并采取必要的隔离措施，以避免受试物和对照品发生交叉污染或者相互混淆，相关的设施应当满足不同受试物、对照品对于贮藏温度、湿度、光照等环境条件的要求，以确保受试物和对照品在有效期内保持稳定；

（二）受试物和对照品及其制剂的保管区域与实验系统所在的区域应当有效地隔离，以防止其对研究产生不利的影响；

（三）受试物和对照品及其制剂的保管区域应当有必要的安全措施，以确保受试物和对照品及其制剂在贮藏保管期间的安全。

第十三条 档案保管的设施应当符合以下要求：

（一）防止未经授权批准的人员接触档案；

（二）计算机化的档案设施具备阻止未经授权访问和病毒防护等安全措施；

（三）根据档案贮藏条件的需要配备必要的设备，有效地控制火、水、虫、鼠、电力中断等危害因素；

（四）对于有特定环境条件调控要求的档案保管设施，进行充分的监测。

第十四条 研究机构应当具备收集和处置实验废弃物的设施；对不在研究机构内处置的废弃物，应当具备暂存或者转运的条件。

第五章 仪器设备和实验材料

第十五条 研究机构应当根据研究工作的需要配备相应的仪器设备，其性能应当满足使用目的，放置地点合理，并定期进行清洁、保养、测试、校准、确认或者验证等，以确保其性能符合要求。

第十六条 用于数据采集、传输、储存、处理、归档等的计算机化系统（或者包含有计算机系统的设备）应当进行验证。计算机化系统所产生的电子数据应当有保存完整的稽查轨迹和电子签名，以确保数据的完整性和有效性。

第十七条 对于仪器设备，应当有标准操作规程详细说明各仪器设备的使用与管理要求，对仪器设备的使用、清洁、保养、测试、校准、确认或者验证以及维修等应当予以详细记录并归档保存。

第十八条 受试物和对照品的使用和管理应当符合下列要求：

（一）受试物和对照品应当有专人保管，有完善的接收、登记和分发的手续，每一批的受试物和对照品的批号、稳定性、含量或者浓度、纯度及其他理化性质应当有记录，对照品为市售商品时，可使用其标签或者说明书内容；

（二）受试物和对照品的贮存保管条件应当符合其特定的要求，贮存的容器在保管、分发、使用时应当有标签，标明品名、缩写名、代号或者化学文摘登记号（CAS）、批号、浓度或者含量、有效期和贮存条件等信息；

（三）受试物和对照品在分发过程中应当避免污染或者变质，并记录分发、归还的日期和数量；

（四）当受试物和对照品需要与溶媒混合时，应当进行稳定性分析，确保受试物和对照品制剂处于稳定状态，并定期测定混合物制剂中受试物和对照品的浓度、均一性；

（五）试验持续时间超过四周的研究，所使用的每一个批号的受试物和对照品均应当留取足够的样本，以备重新分析的需要，并在研究完成后作为档案予以归档保存。

第十九条 实验室的试剂和溶液等均应当贴有标签，标明品名、浓度、贮存条件、配制日期及有效期等。研究中不得使用变质或者过期的试剂和溶液。

第六章　实验系统

第二十条　实验动物的管理应当符合下列要求：

（一）实验动物的使用应当关注动物福利，遵循"减少、替代和优化"的原则，试验方案实施前应当获得动物伦理委员会批准。

（二）详细记录实验动物的来源、到达日期、数量、健康情况等信息；新进入设施的实验动物应当进行隔离和检疫，以确认其健康状况满足研究的要求；研究过程中实验动物如出现患病等情况，应当及时给予隔离、治疗等处理，诊断、治疗等相应的措施应当予以记录。

（三）实验动物在首次给予受试物、对照品前，应当有足够的时间适应试验环境。

（四）实验动物应当有合适的个体识别标识，以避免实验动物的不同个体在移出或者移入时发生混淆。

（五）实验动物所处的环境及相关用具应当定期清洁、消毒以保持卫生。动物饲养室内使用的清洁剂、消毒剂及杀虫剂等，不得影响试验结果，并应当详细记录其名称、浓度、使用方法及使用的时间等。

（六）实验动物的饲料、垫料和饮水应当定期检验，确保其符合营养或者污染控制标准，其检验结果应当作为原始数据归档保存。

第二十一条　实验动物以外的其他实验系统的来源、数量（体积）、质量属性、接收日期等应当予以详细记录，并在合适的环境条件下保存和操作使用；使用前应当开展适用性评估，如出现质量问题应当给予适当的处理并重新评估其适用性。

第七章　标准操作规程

第二十二条　研究机构应当制定与其业务相适应的标准操作规程，以确保数据的可靠性。公开出版的教科书、文献、生产商制定的用户手册等技术资料可以作为标准操作规程的补充说明加以使用。需要制定的标准操作规程通常包括但不限于以下方面：

（一）标准操作规程的制定、修订和管理；

（二）质量保证程序；

（三）受试物和对照品的接收、标识、保存、处理、配制、领用及取样分析；

（四）动物房和实验室的准备及环境因素的调控；

（五）实验设施和仪器设备的维护、保养、校正、使用和管理等；

（六）计算机化系统的安全、验证、使用、管理、变更控制和备份；

（七）实验动物的接收、检疫、编号及饲养管理；

（八）实验动物的观察记录及试验操作；

（九）各种试验样品的采集、各种指标的检查和测定等操作技术；

（十）濒死或者死亡实验动物的检查、处理；

（十一）实验动物的解剖、组织病理学检查；

（十二）标本的采集、编号和检验；

（十三）各种试验数据的管理和处理；

（十四）工作人员的健康管理制度；

（十五）实验动物尸体及其他废弃物的处理。

第二十三条　标准操作规程及其修订版应当经过质量保证人员审查、机构负责人批准后方可生效。失效的标准操作规程除其原始文件归档保存之外，其余副本均应当及时销毁。

第二十四条　标准操作规程的制定、修订、批准、生效的日期及分发、销毁的情况均应当予以

规章文件

记录并归档保存。

第二十五条 标准操作规程的分发和存放应当确保工作人员使用方便。

第八章 研究工作的实施

第二十六条 每个试验均应当有名称或者代号，并在研究相关的文件资料及试验记录中统一使用该名称或者代号。试验中所采集的各种样本均应当标明该名称或者代号、样本编号和采集日期。

第二十七条 每项研究开始前，均应当起草一份试验方案，由质量保证部门对其符合本规范要求的情况进行审查并经专题负责人批准之后方可生效，专题负责人批准的日期作为研究的开始日期。接受委托的研究，试验方案应当经委托方认可。

第二十八条 需要修改试验方案时应当进行试验方案变更，并经质量保证部门审查，专题负责人批准。试验方案变更应当包含变更的内容、理由及日期，并与原试验方案一起保存。研究被取消或者终止时，试验方案变更应当说明取消或者终止的原因和终止的方法。

第二十九条 试验方案的主要内容应当包括：

（一）研究的名称或者代号，研究目的；

（二）所有参与研究的研究机构和委托方的名称、地址和联系方式；

（三）专题负责人和参加试验的主要工作人员姓名，多场所研究的情况下应当明确负责各部分试验工作的研究场所、主要研究者姓名及其所承担的工作内容；

（四）研究所依据的试验标准、技术指南或者文献以及研究遵守的非临床研究质量管理规范；

（五）受试物和对照品的名称、缩写名、代号、批号、稳定性、浓度或者含量、纯度、组分等有关理化性质及生物特性；

（六）研究用的溶媒、乳化剂及其他介质的名称、批号、有关的理化性质或者生物特性；

（七）实验系统及选择理由；

（八）实验系统的种、系、数量、年龄、性别、体重范围、来源、等级以及其他相关信息；

（九）实验系统的识别方法；

（十）试验的环境条件；

（十一）饲料、垫料、饮用水等的名称或者代号、来源、批号以及主要控制指标；

（十二）受试物和对照品的给药途径、方法、剂量、频率和用药期限及选择的理由；

（十三）各种指标的检测方法和频率；

（十四）数据统计处理方法；

（十五）档案的保存地点。

第三十条 参加研究的工作人员应当严格执行试验方案和相应的标准操作规程，记录试验产生的所有数据，并做到及时、直接、准确、清楚和不易消除，同时需注明记录日期、记录者签名。记录的数据需要修改时，应当保持原记录清楚可辨，并注明修改的理由及修改日期、修改者签名。电子数据的生成、修改应当符合以上要求。

研究过程中发生的任何偏离试验方案和标准操作规程的情况，都应当及时记录并报告给专题负责人，在多场所研究的情况下还应当报告给负责相关试验的主要研究者。专题负责人或者主要研究者应当评估对研究数据的可靠性造成的影响，必要时采取纠正措施。

第三十一条 进行病理学同行评议工作时，同行评议的计划、管理、记录和报告应当符合以下要求：

（一）病理学同行评议工作应当在试验方案或者试验方案变更中详细描述；

（二）病理学同行评议的过程，以及复查的标本和文件应当详细记录并可追溯；

（三）制定同行评议病理学家和专题病理学家意见分歧时的处理程序；

（四）同行评议后的结果与专题病理学家的诊断结果有重要变化时，应当在总结报告中论述说明；

（五）同行评议完成后由同行评议病理学家出具同行评议声明并签字注明日期；

（六）总结报告中应当注明同行评议病理学家的姓名、资质和单位。

第三十二条　所有研究均应当有总结报告。总结报告应当经质量保证部门审查，最终由专题负责人签字批准，批准日期作为研究完成的日期。研究被取消或者终止时，专题负责人应当撰写简要试验报告。

第三十三条　总结报告主要内容应当包括：

（一）研究的名称、代号及研究目的；

（二）所有参与研究的研究机构和委托方的名称、地址和联系方式；

（三）研究所依据的试验标准、技术指南或者文献以及研究遵守的非临床研究质量管理规范；

（四）研究起止日期；

（五）专题负责人、主要研究者以及参加工作的主要人员姓名和承担的工作内容；

（六）受试物和对照品的名称、缩写名、代号、批号、稳定性、含量、浓度、纯度、组分及其他质量特性、受试物和对照品制剂的分析结果，研究用的溶媒、乳化剂及其他介质的名称、批号、有关的理化性质或者生物特性；

（七）实验系统的种、系、数量、年龄、性别、体重范围、来源、实验动物合格证号、接收日期和饲养条件；

（八）受试物和对照品的给药途径、剂量、方法、频率和给药期限；

（九）受试物和对照品的剂量设计依据；

（十）各种指标的检测方法和频率；

（十一）分析数据所采用的统计方法；

（十二）结果和结论；

（十三）档案的保存地点；

（十四）所有影响本规范符合性、研究数据的可靠性的情况；

（十五）质量保证部门签署的质量保证声明；

（十六）专题负责人签署的、陈述研究符合本规范的声明；

（十七）多场所研究的情况下，还应当包括主要研究者签署姓名、日期的相关试验部分的报告。

第三十四条　总结报告被批准后，需要修改或者补充时，应当以修订文件的形式予以修改或者补充，详细说明修改或者补充的内容、理由，并经质量保证部门审查，由专题负责人签署姓名和日期予以批准。为了满足注册申报要求修改总结报告格式的情况不属于总结报告的修订。

第九章　质量保证

第三十五条　研究机构应当确保质量保证工作的独立性。质量保证人员不能参与具体研究的实施，或者承担可能影响其质量保证工作独立性的其他工作。

第三十六条　质量保证部门应当制定书面的质量保证计划，并指定执行人员，以确保研究机构的研究工作符合本规范的要求。

第三十七条　质量保证部门应当对质量保证活动制定相应的标准操作规程，包括质量保证部门的运行、质量保证计划及检查计划的制定、实施、记录和报告，以及相关资料的归档保存等。

第三十八条　质量保证检查可分为三种检查类型：

（一）基于研究的检查，该类检查一般基于特定研究项目的进度和关键阶段进行；

（二）基于设施的检查，该类检查一般基于研究机构内某个通用设施和活动（安装、支持服务、计算机系统、培训、环境监测、维护和校准等）进行；

（三）基于过程的检查，该类检查一般不基于特定研究项目，而是基于某个具有重复性质的程序或者过程来进行。

质量保证检查应当有过程记录和报告，必要时应当提供给监管部门检查。

第三十九条 质量保证部门应当对所有遵照本规范实施的研究项目进行审核并出具质量保证声明。质量保证声明应当包含完整的研究识别信息、相关质量保证检查活动以及报告的日期和阶段。任何对已完成总结报告的修改或者补充应当重新进行审核并签署质量保证声明。

第四十条 质量保证人员在签署质量保证声明前，应当确认试验符合本规范的要求，遵照试验方案和标准操作规程执行，确认总结报告准确、可靠地反映原始数据。

第十章　资料档案

第四十一条 专题负责人应当确保研究所有的资料，包括试验方案的原件、原始数据、标本、相关检测报告、留样受试物和对照品、总结报告的原件以及研究有关的各种文件，在研究实施过程中或者研究完成后及时归档，最长不超过两周，按标准操作规程的要求整理后，作为研究档案予以保存。

第四十二条 研究被取消或者终止时，专题负责人应当将已经生成的上述研究资料作为研究档案予以保存归档。

第四十三条 其他不属于研究档案范畴的资料，包括质量保证部门所有的检查记录及报告、主计划表、工作人员的教育背景、工作经历、培训情况、获准资质、岗位描述的资料、仪器设备及计算机化系统的相关资料、研究机构的人员组织结构文件、所有标准操作规程的历史版本文件、环境条件监测数据等，均应当定期归档保存。应当在标准操作规程中对具体的归档时限、负责人员提出明确要求。

第四十四条 档案应当由机构负责人指定的专人按标准操作规程的要求进行管理，并对其完整性负责，同时应当建立档案索引以便于检索。进入档案设施的人员需获得授权。档案设施中放入或者取出材料应当准确记录。

第四十五条 档案的保存期限应当满足以下要求：

（一）用于注册申报材料的研究，其档案保存期应当在药物上市后至少五年；

（二）未用于注册申报材料的研究（如终止的研究），其档案保存期为总结报告批准日后至少五年；

（三）其他不属于研究档案范畴的资料应当在其生成后保存至少十年。

第四十六条 档案保管期满时，可对档案采取包括销毁在内的必要处理，所采取的处理措施和过程应当按照标准操作规程进行，并有准确的记录。在可能的情况下，研究档案的处理应当得到委托方的同意。

第四十七条 对于质量容易变化的档案，如组织器官、电镜标本、血液涂片、受试物和对照品留样样品等，应当以能够进行有效评价为保存期限。对于电子数据，应当建立数据备份与恢复的标准操作规程，以确保其安全性、完整性和可读性，其保存期限应当符合本规范第四十五条的要求。

第四十八条 研究机构出于停业等原因不再执行本规范的要求、且没有合法的继承者时，其保管的档案应当转移到委托方的档案设施或者委托方指定的档案设施中进行保管，直至档案最终的保管期限。接收转移档案的档案设施应当严格执行本规范的要求，对其接收的档案进行有效的管理并接受监管部门的监督。

第十一章　委　托　方

第四十九条　委托方作为研究工作的发起者和研究结果的申报者，对用于申报注册的研究资料负责，并承担以下责任：

（一）理解本规范的要求，尤其是机构负责人、专题负责人、主要研究者的职责要求；

（二）委托非临床安全性评价研究前，通过考察等方式对研究机构进行评估，以确认其能够遵守本规范的要求进行研究；

（三）在研究开始之前，试验方案应当得到委托方的认可；

（四）告知研究机构受试物和对照品的相关安全信息，以确保研究机构采取必要的防护措施，避免人身健康和环境安全的潜在风险；

（五）对受试物和对照品的特性进行检测的工作可由委托方、其委托的研究机构或者实验室完成，委托方应当确保其提供的受试物、对照品的特性信息真实、准确；

（六）确保研究按照本规范的要求实施。

第十二章　附　　则

第五十条　本规范自 2017 年 9 月 1 日起施行，2003 年 8 月 6 日发布的《药物非临床研究质量管理规范》（原国家食品药品监督管理局令第 2 号）同时废止。

药品说明书和标签管理规定

（2006 年 3 月 10 日经国家食品药品监督管理局局务会审议通过　2006 年 3 月 15 日国家食品药品监督管理局令第 24 号公布　自 2006 年 6 月 1 日起施行）

第一章　总　　则

第一条　为规范药品说明书和标签的管理，根据《中华人民共和国药品管理法》和《中华人民共和国药品管理法实施条例》制定本规定。

第二条　在中华人民共和国境内上市销售的药品，其说明书和标签应当符合本规定的要求。

第三条　药品说明书和标签由国家食品药品监督管理局予以核准。

药品的标签应当以说明书为依据，其内容不得超出说明书的范围，不得印有暗示疗效、误导使用和不适当宣传产品的文字和标识。

第四条　药品包装必须按照规定印有或者贴有标签，不得夹带其他任何介绍或者宣传产品、企业的文字、音像及其他资料。

药品生产企业生产供上市销售的最小包装必须附有说明书。

第五条　药品说明书和标签的文字表述应当科学、规范、准确。非处方药说明书还应当使用容易理解的文字表述，以便患者自行判断、选择和使用。

第六条　药品说明书和标签中的文字应当清晰易辨，标识应当清楚醒目，不得有印字脱落或者粘贴不牢等现象，不得以粘贴、剪切、涂改等方式进行修改或者补充。

第七条　药品说明书和标签应当使用国家语言文字工作委员会公布的规范化汉字，增加其他文字对照的，应当以汉字表述为准。

第八条　出于保护公众健康和指导正确合理用药的目的，药品生产企业可以主动提出在药品说明书或者标签上加注警示语，国家食品药品监督管理局也可以要求药品生产企业在说明书或者标签上加注警示语。

第二章　药品说明书

第九条　药品说明书应当包含药品安全性、有效性的重要科学数据、结论和信息，用以指导安全、合理使用药品。药品说明书的具体格式、内容和书写要求由国家食品药品监督管理局制定并发布。

第十条　药品说明书对疾病名称、药学专业名词、药品名称、临床检验名称和结果的表述，应当采用国家统一颁布或规范的专用词汇，度量衡单位应当符合国家标准的规定。

第十一条　药品说明书应当列出全部活性成份或者组方中的全部中药药味。注射剂和非处方药还应当列出所用的全部辅料名称。

药品处方中含有可能引起严重不良反应的成份或者辅料的，应当予以说明。

第十二条　药品生产企业应当主动跟踪药品上市后的安全性、有效性情况，需要对药品说明书进行修改的，应当及时提出申请。

根据药品不良反应监测、药品再评价结果等信息，国家食品药品监督管理局也可以要求药品生产企业修改药品说明书。

第十三条 药品说明书获准修改后，药品生产企业应当将修改的内容立即通知相关药品经营企业、使用单位及其他部门，并按要求及时使用修改后的说明书和标签。

第十四条 药品说明书应当充分包含药品不良反应信息，详细注明药品不良反应。药品生产企业未根据药品上市后的安全性、有效性情况及时修改说明书或者未将药品不良反应在说明书中充分说明的，由此引起的不良后果由该生产企业承担。

第十五条 药品说明书核准日期和修改日期应当在说明书中醒目标示。

第三章 药品的标签

第十六条 药品的标签是指药品包装上印有或者贴有的内容，分为内标签和外标签。药品内标签指直接接触药品的包装的标签，外标签指内标签以外的其他包装的标签。

第十七条 药品的内标签应当包含药品通用名称、适应症或者功能主治、规格、用法用量、生产日期、产品批号、有效期、生产企业等内容。

包装尺寸过小无法全部标明上述内容的，至少应当标注药品通用名称、规格、产品批号、有效期等内容。

第十八条 药品外标签应当注明药品通用名称、成份、性状、适应症或者功能主治、规格、用法用量、不良反应、禁忌、注意事项、贮藏、生产日期、产品批号、有效期、批准文号、生产企业等内容。适应症或者功能主治、用法用量、不良反应、禁忌、注意事项不能全部注明的，应当标出主要内容并注明"详见说明书"字样。

第十九条 用于运输、储藏的包装的标签，至少应当注明药品通用名称、规格、贮藏、生产日期、产品批号、有效期、批准文号、生产企业，也可以根据需要注明包装数量、运输注意事项或者其他标记等必要内容。

第二十条 原料药的标签应当注明药品名称、贮藏、生产日期、产品批号、有效期、执行标准、批准文号、生产企业，同时还需注明包装数量以及运输注意事项等必要内容。

第二十一条 同一药品生产企业生产的同一药品，药品规格和包装规格均相同的，其标签的内容、格式及颜色必须一致；药品规格或者包装规格不同的，其标签应当明显区别或者规格项明显标注。

同一药品生产企业生产的同一药品，分别按处方药与非处方药管理的，两者的包装颜色应当明显区别。

第二十二条 对贮藏有特殊要求的药品，应当在标签的醒目位置注明。

第二十三条 药品标签中的有效期应当按照年、月、日的顺序标注，年份用四位数字表示，月、日用两位数表示。其具体标注格式为"有效期至××××年××月"或者"有效期至××××年××月××日"；也可以用数字和其他符号表示为"有效期至××××.××."或者"有效期至××××/××/××"等。

预防用生物制品有效期的标注按照国家食品药品监督管理局批准的注册标准执行，治疗用生物制品有效期的标注自分装日期计算，其他药品有效期的标注自生产日期计算。

有效期若标注到日，应当为起算日期对应年月日的前一天，若标注到月，应当为起算月份对应年月的前一月。

第四章 药品名称和注册商标的使用

第二十四条 药品说明书和标签中标注的药品名称必须符合国家食品药品监督管理局公布的药品通用名称和商品名称的命名原则，并与药品批准证明文件的相应内容一致。

第二十五条 药品通用名称应当显著、突出，其字体、字号和颜色必须一致，并符合以下要求：

规章文件

（一）对于横版标签，必须在上三分之一范围内显著位置标出；对于竖版标签，必须在右三分之一范围内显著位置标出；

（二）不得选用草书、篆书等不易识别的字体，不得使用斜体、中空、阴影等形式对字体进行修饰；

（三）字体颜色应当使用黑色或者白色，与相应的浅色或者深色背景形成强烈反差；

（四）除因包装尺寸的限制而无法同行书写的，不得分行书写。

第二十六条 药品商品名称不得与通用名称同行书写，其字体和颜色不得比通用名称更突出和显著，其字体以单字面积计不得大于通用名称所用字体的二分之一。

第二十七条 药品说明书和标签中禁止使用未经注册的商标以及其他未经国家食品药品监督管理局批准的药品名称。

药品标签使用注册商标的，应当印刷在药品标签的边角，含文字的，其字体以单字面积计不得大于通用名称所用字体的四分之一。

第五章　其他规定

第二十八条 麻醉药品、精神药品、医疗用毒性药品、放射性药品、外用药品和非处方药品等国家规定有专用标识的，其说明书和标签必须印有规定的标识。

国家对药品说明书和标签有特殊规定的，从其规定。

第二十九条 中药材、中药饮片的标签管理规定由国家食品药品监督管理局另行制定。

第三十条 药品说明书和标签不符合本规定的，按照《中华人民共和国药品管理法》的相关规定进行处罚。

第六章　附　则

第三十一条 本规定自2006年6月1日起施行。国家药品监督管理局于2000年10月15日发布的《药品包装、标签和说明书管理规定（暂行）》同时废止。

国家药监局 国家知识产权局关于发布《药品专利纠纷早期解决机制实施办法（试行）》的公告

（2021年第89号）

根据《中华人民共和国专利法》，国家药监局、国家知识产权局组织制定了《药品专利纠纷早期解决机制实施办法（试行）》，经国务院同意，现予发布，自发布之日起施行。

特此公告。

附件：1.药品专利纠纷早期解决机制实施办法（试行）
2.《药品专利纠纷早期解决机制实施办法（试行）》政策解读

国家药品监督管理局 国家知识产权局
2021年7月4日

附件1

药品专利纠纷早期解决机制实施办法（试行）

第一条 为了保护药品专利权人合法权益，鼓励新药研究和促进高水平仿制药发展，建立药品专利纠纷早期解决机制，制定本办法。

第二条 国务院药品监督管理部门组织建立中国上市药品专利信息登记平台，供药品上市许可持有人登记在中国境内注册上市的药品相关专利信息。

未在中国上市药品专利信息登记平台登记相关专利信息的，不适用本办法。

第三条 国家药品审评机构负责建立并维护中国上市药品专利信息登记平台，对已获批上市药品的相关专利信息予以公开。

第四条 药品上市许可持有人在获得药品注册证书后30日内，自行登记药品名称、剂型、规格、上市许可持有人、相关专利号、专利名称、专利权人、专利被许可人、专利授权日期及保护期限届满日、专利状态、专利类型、药品与相关专利权利要求的对应关系、通讯地址、联系人、联系方式等内容。相关信息发生变化的，药品上市许可持有人应当在信息变更生效后30日内完成更新。

药品上市许可持有人对其登记的相关信息的真实性、准确性和完整性负责，对收到的相关异议，应当及时核实处理并予以记录。登记信息与专利登记簿、专利公报以及药品注册证书相关信息应当一致；医药用途专利权与获批上市药品说明书的适应症或者功能主治应当一致；相关专利保护范围覆盖获批上市药品的相应技术方案。相关信息修改应当说明理由并予以公开。

第五条 化学药上市许可持有人可在中国上市药品专利信息登记平台登记药物活性成分化合物专利、含活性成分的药物组合物专利、医药用途专利。

263

第六条 化学仿制药申请人提交药品上市许可申请时，应当对照已在中国上市药品专利信息登记平台公开的专利信息，针对被仿制药每一件相关的药品专利作出声明。声明分为四类：

一类声明：中国上市药品专利信息登记平台中没有被仿制药的相关专利信息；

二类声明：中国上市药品专利信息登记平台收录的被仿制药相关专利权已终止或者被宣告无效，或者仿制药申请人已获得专利权人相关专利实施许可；

三类声明：中国上市药品专利信息登记平台收录有被仿制药相关专利，仿制药申请人承诺在相应专利权有效期届满之前所申请的仿制药暂不上市；

四类声明：中国上市药品专利信息登记平台收录的被仿制药相关专利权应当被宣告无效，或者其仿制药未落入相关专利权保护范围。

仿制药申请人对相关声明的真实性、准确性负责。仿制药申请被受理后10个工作日内，国家药品审评机构应当在信息平台向社会公开申请信息和相应声明；仿制药申请人应当将相应声明及声明依据通知上市许可持有人，上市许可持有人非专利权人的，由上市许可持有人通知专利权人。其中声明未落入相关专利权保护范围的，声明依据应当包括仿制药技术方案与相关专利的相关权利要求对比表及相关技术资料。除纸质资料外，仿制药申请人还应当向上市许可持有人在中国上市药品专利信息登记平台登记的电子邮箱发送声明及声明依据，并留存相关记录。

第七条 专利权人或者利害关系人对四类专利声明有异议的，可以自国家药品审评机构公开药品上市许可申请之日起45日内，就申请上市药品的相关技术方案是否落入相关专利权保护范围向人民法院提起诉讼或者向国务院专利行政部门请求行政裁决。当事人对国务院专利行政部门作出的行政裁决不服的，可以在收到行政裁决书后依法向人民法院起诉。

专利权人或者利害关系人如在规定期限内提起诉讼或者请求行政裁决的，应当自人民法院立案或者国务院专利行政部门受理之日起15个工作日内将立案或受理通知书副本提交国家药品审评机构，并通知仿制药申请人。

第八条 收到人民法院立案或者国务院专利行政部门受理通知书副本后，国务院药品监督管理部门对化学仿制药注册申请设置9个月的等待期。等待期自人民法院立案或者国务院专利行政部门受理之日起，只设置一次。等待期内国家药品审评机构不停止技术审评。

专利权人或者利害关系人未在规定期限内提起诉讼或者请求行政裁决的，国务院药品监督管理部门根据技术审评结论和仿制药申请人提交的声明情形，直接作出是否批准上市的决定；仿制药申请人可以按相关规定提起诉讼或者请求行政裁决。

第九条 对引发等待期的化学仿制药注册申请，专利权人或者利害关系人、化学仿制药申请人应当自收到判决书或者决定书等10个工作日内将相关文书报送国家药品审评机构。

对技术审评通过的化学仿制药注册申请，国家药品审评机构结合人民法院生效判决或者国务院专利行政部门行政裁决作出相应处理：

（一）确认落入相关专利权保护范围的，待专利权期限届满前将相关化学仿制药注册申请转入行政审批环节；

（二）确认不落入相关专利权保护范围或者双方和解的，按照程序将相关化学仿制药注册申请转入行政审批环节；

（三）相关专利权被依法无效的，按照程序将相关化学仿制药注册申请转入行政审批环节；

（四）超过等待期，国务院药品监督管理部门未收到人民法院的生效判决或者调解书，或者国务院专利行政部门的行政裁决，按照程序将相关化学仿制药注册申请转入行政审批环节；

（五）国务院药品监督管理部门在行政审批期间收到人民法院生效判决或者国务院专利行政部门行政裁决，确认落入相关专利权保护范围的，将相关化学仿制药注册申请交由国家药品审评机构按照本条第二款第一项的规定办理。

国务院药品监督管理部门作出暂缓批准决定后，人民法院推翻原行政裁决的、双方和解的、相关专利权被宣告无效的，以及专利权人、利害关系人撤回诉讼或者行政裁决请求的，仿制药申请人可以向国务院药品监督管理部门申请批准仿制药上市，国务院药品监督管理部门可以作出是否批准的决定。

第十条 对一类、二类声明的化学仿制药注册申请，国务院药品监督管理部门依据技术审评结论作出是否批准上市的决定；对三类声明的化学仿制药注册申请，技术审评通过的，作出批准上市决定，相关药品在相应专利权有效期和市场独占期届满之后方可上市。

第十一条 对首个挑战专利成功并首个获批上市的化学仿制药，给予市场独占期。国务院药品监督管理部门在该药品获批之日起 12 个月内不再批准同品种仿制药上市，共同挑战专利成功的除外。市场独占期限不超过被挑战药品的原专利权期限。市场独占期内国家药品审评机构不停止技术审评。对技术审评通过的化学仿制药注册申请，待市场独占期到期前将相关化学仿制药注册申请转入行政审批环节。

挑战专利成功是指化学仿制药申请人提交四类声明，且根据其提出的宣告专利权无效请求，相关专利权被宣告无效，因而使仿制药可获批上市。

第十二条 中药、生物制品上市许可持有人，按照本办法第二条、第三条、第四条、第七条，进行相关专利信息登记等。中药可登记中药组合物专利、中药提取物专利、医药用途专利，生物制品可登记活性成分的序列结构专利、医药用途专利。

中药同名同方药、生物类似药申请人按照本办法第六条进行相关专利声明。

第十三条 对中药同名同方药和生物类似药注册申请，国务院药品监督管理部门依据技术审评结论，直接作出是否批准上市的决定。对于人民法院或者国务院专利行政部门确认相关技术方案落入相关专利权保护范围的，相关药品在相应专利权有效期届满之后方可上市。

第十四条 化学仿制药、中药同名同方药、生物类似药等被批准上市后，专利权人或者利害关系人认为相关药品侵犯其相应专利权，引起纠纷的，依据《中华人民共和国专利法》等法律法规相关规定解决。已经依法批准的药品上市许可决定不予撤销，不影响其效力。

第十五条 提交不实声明等弄虚作假的、故意将保护范围与已获批上市药品无关或者不属于应当登记的专利类型的专利登记至中国上市药品专利信息登记平台、侵犯专利权人相关专利权或者其他给当事人造成损失的，依法承担相应责任。

第十六条 本办法自发布之日起施行。

附件 2

《药品专利纠纷早期解决机制实施办法（试行）》

政策解读

一、《药品专利纠纷早期解决机制实施办法（试行）》起草背景是什么？

药品专利纠纷早期解决机制是指将相关药品上市审批程序与相关药品专利纠纷解决程序相衔接的制度。中共中央办公厅、国务院办公厅印发的《关于深化审评审批制度改革鼓励药品医疗器械创新的意见》《关于强化知识产权保护的意见》均提出要探索建立药品专利链接制度。2020 年 10 月，新修正的《中华人民共和国专利法》（以下简称《专利法》）第七十六条引入药品专利纠纷早期解决的有关规定，明确由国务院药品监督管理部门会同国务院专利行政部门制定药品上市许可审批与药品上市许可申请阶段专利纠纷解决的具体衔接办法，报国务院同意后实施。

为贯彻落实党中央、国务院决策部署，推动建立我国药品专利纠纷早期解决机制，国家药监局、国家知识产权局会同有关部门在新修正的《专利法》相关规定的框架下，就药品专利纠纷早期解决机制的具体制度认真研究，借鉴国际做法，在广泛征求业界、协会、专家等意见并完善后，制定了《药品专利纠纷早期解决机制实施办法（试行）》（以下简称《办法》）。

二、《办法》目的和主要内容是什么？

《办法》旨在为当事人在相关药品上市审评审批环节提供相关专利纠纷解决的机制，保护药品专利权人合法权益，降低仿制药上市后专利侵权风险。《办法》的主要内容包括：平台建设和信息公开制度、专利权登记制度、仿制药专利声明制度、司法链接和行政链接制度、批准等待期制度、药品审评审批分类处理制度、首仿药市场独占期制度等。

三、药品专利纠纷早期解决的途径有哪些？

《办法》规定，专利权人或者利害关系人对四类专利声明有异议的，可以就申请上市药品的相关技术方案是否落入相关专利权保护范围向人民法院提起诉讼或者向国务院专利行政部门请求行政裁决，即：司法途径和行政途径。在规定的期限内，专利权人可以自行选择途径。如果当事人选择向国务院专利行政部门请求行政裁决，对行政裁决不服又向人民法院提起行政诉讼的，等待期并不延长。

专利权人或者利害关系人未在规定期限内提起诉讼或者请求行政裁决的，仿制药申请人可以按相关规定提起诉讼或者请求行政裁决，以确认其相关药品技术方案不落入相关专利权保护范围。

四、药品专利纠纷早期解决机制涵盖的相关药品专利有哪些？

可以在中国上市药品专利信息登记平台中登记的具体药品专利包括：化学药品（不含原料药）的药物活性成分化合物专利、含活性成分的药物组合物专利、医药用途专利；中药的中药组合物专利、中药提取物专利、医药用途专利；生物制品的活性成分的序列结构专利、医药用途专利。相关专利不包括中间体、代谢产物、晶型、制备方法、检测方法等的专利。

五、如何进行专利声明？

化学仿制药申请人、中药同名同方药申请人、生物类似药申请人提交药品上市许可申请时，应当对照已在中国上市药品专利信息登记平台公开的专利信息，针对被仿制药每一件相关的药品专利作出声明。仿制药申请被受理后 10 个工作日内，仿制药申请人应当将相应声明及声明依据通知上市许可持有人。其中，声明未落入相关专利权保护范围的，声明依据应当包括仿制药技术方案与相关专利的相关权利要求对比表及相关技术资料。除纸质资料外，仿制药申请人还应当向上市许可持有人在中国上市药品专利信息登记平台登记的电子邮箱发送声明及声明依据，并留存相关记录。

六、如何启动等待期？

专利权人或者利害关系人对化学仿制药注册申请的四类专利声明有异议的，可以自国家药品审评机构公开药品上市许可申请之日起 45 日内，就申请上市药品的相关技术方案是否落入相关专利权保护范围向人民法院提起诉讼或者向国务院专利行政部门请求行政裁决。专利权人或者利害关系人如在规定期限内提起诉讼或者请求行政裁决，应当自人民法院立案或者国务院专利行政部门受理之日起 15 个工作日内将立案或受理通知书副本提交国家药品审评机构，并通知仿制药申请人。收到人民法院立案或者国务院专利行政部门受理通知书副本后，国务院药品监督管理部门对化学仿制药注册申请设置 9 个月的等待期。

对化学仿制药申请人声明中国上市药品专利信息登记平台收录的被仿制药相关专利权应当被宣告无效的，如果专利权人或者利害关系人未就上市药品的相关技术方案是否落入相关专利权保护范围向人民法院提起诉讼或者向国务院专利行政部门请求行政裁决，不启动等待期。

七、未早期解决专利纠纷的，相关药品上市后如何处理？

未在中国上市药品专利信息登记平台登记相关专利信息的，不适用本办法；专利权人或者利害关系人未在规定期限内提起诉讼或者请求行政裁决的，不设置等待期。对此类未能早期解决专利纠纷的，相关药品获批上市后，如专利权人认为相关药品侵犯其相应专利权，引起纠纷的，依据《中华人民共和国专利法》等法律法规的规定解决。已经依法批准的药品上市许可决定不予撤销，不影响其效力。

国家药监局关于实施《药品专利纠纷早期解决机制实施办法（试行）》相关事宜的通告

（2021 年第 46 号）

为做好《药品专利纠纷早期解决机制实施办法（试行）》（以下简称《办法》）实施工作，现就有关事宜通告如下：

一、即日起，中国上市药品专利信息登记平台正式运行。请相关药品上市许可持有人根据需要提前在中国上市药品专利信息登记平台完成相关药品专利信息登记与主动公开。前期已登记并公开的相关信息如需变更，请上市许可持有人及时更新。已登记并公开的相关专利信息作为化学仿制药、中药同名同方药、生物类似药上市注册申请人作出专利声明的依据。登记平台以及操作说明详见国家药监局药品审评中心网站—中国上市药品专利信息登记平台（网址：https://zldj.cde.org.cn/home）。

二、即日起，申请人提交化学仿制药、中药同名同方药、生物类似药上市注册申请时，应当对照已在中国上市药品专利信息登记平台公开的相关药品专利信息，按《办法》要求提交专利声明，并将声明及声明依据通知上市许可持有人。未提交专利声明的，补正后方予以受理。专利声明填写、打印以及上传的相关要求详见国家药监局网上办事大厅—药品业务应用系统中的企业操作指南（网址：https://zwfw.nmpa.gov.cn/）。

特此通告。

国家药监局

2021 年 7 月 4 日

国家药监局关于发布《中药注册分类及申报资料要求》的通告

（2020 年第 68 号）

为贯彻落实《药品管理法》《中医药法》，配合《药品注册管理办法》（国家市场监督管理总局令第 27 号）实施，国家药品监督管理局组织制定了《中药注册分类及申报资料要求》，现予发布，并说明如下。

一、中药注册按照中药创新药、中药改良型新药、古代经典名方中药复方制剂、同名同方药等进行分类，前三类均属于中药新药。中药注册分类不代表药物研制水平及药物疗效的高低，仅表明不同注册分类的注册申报资料要求不同。

二、为加强对古典医籍精华的梳理和挖掘，改革完善中药审评审批机制，促进中药新药研发和产业发展，将中药注册分类中的第三类古代经典名方中药复方制剂细分为"3.1 按古代经典名方目录管理的中药复方制剂（以下简称 3.1 类）"及"3.2 其他来源于古代经典名方的中药复方制剂（以下简称 3.2 类）"。3.2 类包括未按古代经典名方目录管理的古代经典名方中药复方制剂和基于古代经典名方加减化裁的中药复方制剂。

三、古代经典名方中药复方制剂两类情形均应采用传统工艺制备，采用传统给药途径，功能主治以中医术语表述。对适用范围不作限定。药品批准文号采用专门格式：国药准字 C+ 四位年号 + 四位顺序号。

四、3.1 类的研制，应进行药学及非临床安全性研究；3.2 类的研制，除进行药学及非临床安全性研究外，还应对中药人用经验进行系统总结，并对药物临床价值进行评估。

注册申请人（以下简称申请人）在完成上述研究后一次性直接提出古代经典名方中药复方制剂的上市许可申请。对于 3.1 类，我局不再审核发布"经典名方物质基准"统一标准。

国家药品监督管理局药品审评中心按照《药品注册管理办法》规定的药品上市许可审评程序组织专家进行技术审评。

五、关于中药注册分类，已自 2020 年 7 月 1 日起实施。已受理中药注册申请需调整注册分类的，申请人可提出撤回申请，按新的注册分类及申报资料要求重新申报，不再另收相关费用。

六、关于中药注册申报资料，在 2020 年 12 月 31 日前，申请人可按新要求提交申报资料；也可先按原要求提交申报资料。自 2021 年 1 月 1 日起，一律按新要求提交申报资料。

七、此前有关规定与本通告要求不一致的，以本通告为准。

特此通告。

附件：中药注册分类及申报资料要求

国家药监局

2020 年 9 月 27 日

附件

中药注册分类及申报资料要求

—— 目 录 ——

一、中药注册分类

中药是指在我国中医药理论指导下使用的药用物质及其制剂。

1. 中药创新药。指处方未在国家药品标准、药品注册标准及国家中医药主管部门发布的《古代经典名方目录》中收载，具有临床价值，且未在境外上市的中药新处方制剂。一般包含以下情形：

1.1 中药复方制剂，系指由多味饮片、提取物等在中医药理论指导下组方而成的制剂。

1.2 从单一植物、动物、矿物等物质中提取得到的提取物及其制剂。

1.3 新药材及其制剂，即未被国家药品标准、药品注册标准以及省、自治区、直辖市药材标准收载的药材及其制剂，以及具有上述标准药材的原动、植物新的药用部位及其制剂。

2. 中药改良型新药。指改变已上市中药的给药途径、剂型，且具有临床应用优势和特点，或增加功能主治等的制剂。一般包含以下情形：

2.1 改变已上市中药给药途径的制剂，即不同给药途径或不同吸收部位之间相互改变的制剂。

2.2 改变已上市中药剂型的制剂，即在给药途径不变的情况下改变剂型的制剂。

2.3 中药增加功能主治。

2.4 已上市中药生产工艺或辅料等改变引起药用物质基础或药物吸收、利用明显改变的。

3. 古代经典名方中药复方制剂。古代经典名方是指符合《中华人民共和国中医药法》规定的，至今仍广泛应用、疗效确切、具有明显特色与优势的古代中医典籍所记载的方剂。古代经典名方中药复方制剂是指来源于古代经典名方的中药复方制剂。包含以下情形：

3.1 按古代经典名方目录管理的中药复方制剂。

3.2 其他来源于古代经典名方的中药复方制剂。包括未按古代经典名方目录管理的古代经典名方中药复方制剂和基于古代经典名方加减化裁的中药复方制剂。

4. 同名同方药。指通用名称、处方、剂型、功能主治、用法及日用饮片量与已上市中药相同，且在安全性、有效性、质量可控性方面不低于该已上市中药的制剂。

天然药物是指在现代医药理论指导下使用的天然药用物质及其制剂。天然药物参照中药注册分类。

其他情形，主要指境外已上市境内未上市的中药、天然药物制剂。

二、中药注册申报资料要求

本申报资料项目及要求适用于中药创新药、改良型新药、古代经典名方中药复方制剂以及同名同方药。申请人需要基于不同注册分类、不同申报阶段以及中药注册受理审查指南的要求提供相应资料。申报资料应按照项目编号提供，对应项目无相关信息或研究资料，项目编号和名称也应保留，可在项下注明"无相关研究内容"或"不适用"。如果申请人要求减免资料，应当充分说明理由。申报资料的撰写还应参考相关法规、技术要求及技术指导原则的相关规定。境外生产药品提供的境外药品管理机构证明文件及全部技术资料应当是中文翻译文本并附原文。

天然药物制剂申报资料项目按照本文件要求，技术要求按照天然药物研究技术要求。天然药物的用途以适应症表述。

境外已上市境内未上市的中药、天然药物制剂参照中药创新药提供相关研究资料。

（一）行政文件和药品信息

1.0 说明函（详见附：说明函）

主要对于本次申请关键信息的概括与说明。

1.1 目录

按照不同章节分别提交申报资料目录。

1.2 申请表

主要包括产品名称、剂型、规格、注册类别、申请事项等产品基本信息。

1.3 产品信息相关材料

1.3.1 说明书

1.3.1.1 研究药物说明书及修订说明（适用于临床试验申请）

1.3.1.2 上市药品说明书及修订说明（适用于上市许可申请）

应按照有关规定起草药品说明书样稿，撰写说明书各项内容的起草说明，并提供有关安全性和有效性等方面的最新文献。

境外已上市药品尚需提供境外上市国家或地区药品管理机构核准的原文说明书，并附中文译文。

1.3.2 包装标签

1.3.2.1 研究药物包装标签（适用于临床试验申请）

1.3.2.2 上市药品包装标签（适用于上市许可申请）

境外已上市药品尚需提供境外上市国家或地区使用的包装标签实样。

1.3.3 产品质量标准和生产工艺

产品质量标准参照《中国药典》格式和内容撰写。

生产工艺资料（适用于上市许可申请）参照相关格式和内容撰写要求撰写。

1.3.4 古代经典名方关键信息

古代经典名方中药复方制剂应提供古代经典名方的处方、药材基原、药用部位、炮制方法、剂量、用法用量、功能主治等关键信息。按古代经典名方目录管理的中药复方制剂应与国家发布的相关信息一致。

1.3.5 药品通用名称核准申请材料

未列入国家药品标准或者药品注册标准的，申请上市许可时应提交药品通用名称核准申请材料。

1.3.6 检查相关信息（适用于上市许可申请）

包括药品研制情况信息表、药品生产情况信息表、现场主文件清单、药品注册临床试验研究信息表、临床试验信息表以及检验报告。

规章文件

1.3.7 产品相关证明性文件

1.3.7.1 药材 / 饮片、提取物等处方药味，药用辅料及药包材证明文件

药材 / 饮片、提取物等处方药味来源证明文件。

药用辅料及药包材合法来源证明文件，包括供货协议、发票等（适用于制剂未选用已登记原辅包情形）。

药用辅料及药包材的授权使用书（适用于制剂选用已登记原辅包情形）。

1.3.7.2 专利信息及证明文件

申请的药物或者使用的处方、工艺、用途等专利情况及其权属状态说明，以及对他人的专利不构成侵权的声明，并提供相关证明性资料和文件。

1.3.7.3 特殊药品研制立项批准文件

麻醉药品和精神药品需提供研制立项批复文件复印件。

1.3.7.4 对照药来源证明文件

1.3.7.5 药物临床试验相关证明文件（适用于上市许可申请）

《药物临床试验批件》/ 临床试验通知书、临床试验用药质量标准及临床试验登记号（内部核查）。

1.3.7.6 研究机构资质证明文件

非临床研究安全性评价机构应提供药品监督管理部门出具的符合《药物非临床研究质量管理规范》（简称 GLP）的批准证明或检查报告等证明性文件。临床研究机构应提供备案证明。

1.3.7.7 允许药品上市销售证明文件（适用于境外已上市的药品）

境外药品管理机构出具的允许药品上市销售证明文件、公证认证文书及中文译文。出口国或地区物种主管当局同意出口的证明。

1.3.8 其他产品信息相关材料

1.4 申请状态（如适用）

1.4.1 既往批准情况

提供该品种相关的历次申请情况说明及批准 / 未批准证明文件（内部核查）。

1.4.2 申请调整临床试验方案、暂停或者终止临床试验

1.4.3 暂停后申请恢复临床试验

1.4.4 终止后重新申请临床试验

1.4.5 申请撤回尚未批准的药物临床试验申请、上市注册许可申请

1.4.6 申请上市注册审评期间变更仅包括申请人更名、变更注册地址名称等不涉及技术审评内容的变更

1.4.7 申请注销药品注册证书

1.5 加快上市注册程序申请（如适用）

1.5.1 加快上市注册程序申请

包括突破性治疗药物程序、附条件批准程序、优先审评审批程序及特别审批程序

1.5.2 加快上市注册程序终止申请

1.5.3 其他加快注册程序申请

1.6 沟通交流会议（如适用）

1.6.1 会议申请

1.6.2 会议背景资料

1.6.3 会议相关信函、会议纪要以及答复

1.7 临床试验过程管理信息（如适用）

1.7.1 临床试验期间增加功能主治

1.7.2 临床试验方案变更、非临床或者药学的变化或者新发现等可能增加受试者安全性风险的

1.7.3 要求申办者调整临床试验方案、暂停或终止药物临床试验

1.8 药物警戒与风险管理（如适用）

1.8.1 研发期间安全性更新报告及附件

1.8.1.1 研发期间安全性更新报告

1.8.1.2 严重不良反应累计汇总表

1.8.1.3 报告周期内境内死亡受试者列表

1.8.1.4 报告周期内境内因任何不良事件而退出临床试验的受试者列表

1.8.1.5 报告周期内发生的药物临床试验方案变更或者临床方面的新发现、非临床或者药学的变化或者新发现总结表

1.8.1.6 下一报告周期内总体研究计划概要

1.8.2 其他潜在的严重安全性风险信息

1.8.3 风险管理计划

包括药物警戒活动计划和风险最小化措施等。

1.9 上市后研究（如适用）

包括Ⅳ期和有特定研究目的的研究等。

1.10 申请人/生产企业证明性文件

1.10.1 境内生产药品申请人/生产企业资质证明文件

申请人/生产企业机构合法登记证明文件（营业执照等）。申请上市许可时，申请人和生产企业应当已取得相应的《药品生产许可证》及变更记录页（内部核查）。

申请临床试验的，应提供临床试验用药物在符合药品生产质量管理规范的条件下制备的情况说明。

1.10.2 境外生产药品申请人/生产企业资质证明文件

生产厂和包装厂符合药品生产质量管理规范的证明文件、公证认证文书及中文译文。

申请临床试验的，应提供临床试验用药物在符合药品生产质量管理规范的条件下制备的情况说明。

1.10.3 注册代理机构证明文件

境外申请人指定中国境内的企业法人办理相关药品注册事项的，应当提供委托文书、公证文书及其中文译文，以及注册代理机构的营业执照复印件。

1.11 小微企业证明文件（如适用）

说明：1. 标注"如适用"的文件是申请人按照所申报药品特点、所申报的申请事项并结合药品全生命周期管理要求选择适用的文件提交。2. 标注"内部核查"的文件是指监管部门需要审核的文件，不强制申请人提交。3. 境外生产的药品所提交的境外药品监督管理机构或地区出具的证明文件（包括允许药品上市销售证明文件、GMP 证明文件以及允许药品变更证明文件等）符合世界卫生组织推荐的统一格式原件的，可不经所在国公证机构公证及驻所在国中国使领馆认证。

附：说明函

关于 XX 公司申报的 XX 产品的 XX 申请

1. 简要说明

包括但不限于：产品名称（拟定）、功能主治、用法用量、剂型、规格。

2. 背景信息

简要说明该产品注册分类及依据、申请事项及相关支持性研究。

加快上市注册程序申请（包括突破性治疗药物程序、附条件批准程序、优先审评审批程序及特

别审批程序等）及其依据（如适用）。

附加申请事项，如减免临床、非处方药或儿童用药等（如适用）。

3.其他重要需特别说明的相关信息

（二）概要

2.1 品种概况

简述药品名称和注册分类，申请阶段。

简述处方、辅料、制成总量、规格、申请的功能主治、拟定用法用量（包括剂量和持续用药时间信息），人日用量（需明确制剂量、饮片量）。

简述立题依据、处方来源、人用经验等。改良型新药应提供原制剂的相关信息（如上市许可持有人、药品批准文号、执行标准等），简述与原制剂在处方、工艺以及质量标准等方面的异同。同名同方药应提供同名同方的已上市中药的相关信息（如上市许可持有人、药品批准文号、执行标准等）以及选择依据，简述与同名同方的已上市中药在处方、工艺以及质量控制等方面的对比情况，并说明是否一致。

申请临床试验时，应简要介绍申请临床试验前沟通交流情况。

申请上市许可时，应简要介绍与国家药品监督管理局药品审评中心的沟通交流情况；说明临床试验批件/临床试验通知书情况，并简述临床试验批件/临床试验通知书中要求完成的研究内容及相关工作完成情况；临床试验期间发生改变的，应说明改变的情况，是否按照有关法规要求进行了申报及批准情况。

申请古代经典名方中药复方制剂，应简述古代经典名方的处方、药材基原、药用部位、炮制方法、剂量、用法用量、功能主治等关键信息。按古代经典名方目录管理的中药复方制剂，应说明与国家发布信息的一致性。

2.2 药学研究资料总结报告

药学研究资料总结报告是申请人对所进行的药学研究结果的总结、分析与评价，各项内容和数据应与相应的药学研究资料保持一致，并基于不同申报阶段撰写相应的药学研究资料总结报告。

2.2.1 药学主要研究结果总结

（1）临床试验期间补充完善的药学研究（适用于上市许可申请）

简述临床试验期间补充完善的药学研究情况及结果。

（2）处方药味及药材资源评估

说明处方药味质量标准出处。简述处方药味新建立的质量控制方法及限度。未被国家药品标准、药品注册标准以及省、自治区、直辖市药材标准收载的处方药味，应说明是否按照相关技术要求进行了研究或申报，简述结果。

简述药材资源评估情况。

（3）饮片炮制

简述饮片炮制方法。申请上市许可时，应明确药物研发各阶段饮片炮制方法的一致性。若有改变，应说明相关情况。

（4）生产工艺

简述处方和制法。若为改良型新药或同名同方药，还需简述工艺的变化情况。

简述剂型选择及规格确定的依据。

简述制备工艺路线、工艺参数及确定依据。说明是否建立了中间体的相关质量控制方法，简述检测结果。

申请临床试验时，应简述中试研究结果和质量检测结果，评价工艺的合理性，分析工艺的可行性。申请上市许可时，应简述放大生产样品及商业化生产的批次、规模、质量检测结果等，说明工艺是否稳定、可行。

说明辅料执行标准情况。申请上市许可时，还应说明辅料与药品关联审评审批情况。

（5）质量标准

简述质量标准的主要内容及其制定依据、对照品来源、样品的自检结果。

申请上市许可时，简述质量标准变化情况。

（6）稳定性研究

简述稳定性考察条件及结果，评价样品的稳定性，拟定有效期及贮藏条件。

明确直接接触药品的包装材料和容器及其执行标准情况。申请上市许可时，还应说明包材与药品关联审评审批情况。

2.2.2 药学研究结果分析与评价

对处方药味研究、药材资源评估、剂型选择、工艺研究、质量控制研究、稳定性考察的结果进行总结，综合分析、评价产品质量控制情况。申请临床试验时，应结合临床应用背景、药理毒理研究结果及相关文献等，分析药学研究结果与药品的安全性、有效性之间的相关性，评价工艺合理性、质量可控性，初步判断稳定性。申请上市许可时，应结合临床试验结果等，分析药学研究结果与药品的安全性、有效性之间的相关性，评价工艺可行性、质量可控性和药品稳定性。

按古代经典名方目录管理的中药复方制剂应说明药材、饮片、按照国家发布的古代经典名方关键信息及古籍记载制备的样品、中间体、制剂之间质量的相关性。

2.2.3 参考文献

提供有关的参考文献，必要时应提供全文。

2.3 药理毒理研究资料总结报告

药理毒理研究资料总结报告应是对药理学、药代动力学、毒理学研究的综合性和关键性评价。应对药理毒理试验策略进行讨论并说明理由。应说明所提交试验的 GLP 依从性。

对于申请临床试验的药物，需综合现有药理毒理研究资料，分析说明是否支持所申请进行的临床试验。在临床试验过程中，若为支持相应临床试验阶段或开发进程进行了药理毒理研究，需及时更新药理毒理研究资料，提供相关研究试验报告。临床试验期间若进行了变更（如工艺变更），需根据变更情况确定所需要进行的药理毒理研究，并提供相关试验报告。对于申请上市许可的药物，需说明临床试验期间进行的药理毒理研究，并综合分析现有药理毒理研究资料是否支持本品上市申请。

撰写按照以下顺序：药理毒理试验策略概述、药学研究总结、药代动力学研究总结、毒理学研究总结、综合评估和结论、参考文献。

对于申请上市许可的药物，说明书样稿中【药理毒理】项应根据所进行的药理毒理研究资料进行撰写，并提供撰写说明及支持依据。

2.3.1 药理毒理试验策略概述

结合申请类别、处方来源或人用经验资料、所申请的功能主治等，介绍药理毒理试验的研究思路及策略。

2.3.2 药理学研究总结

简要概括药理学研究内容。按以下顺序进行撰写：概要、主要药效学、次要药效学、安全药理学、药效学药物相互作用、讨论和结论，并附列表总结。

应对主要药效学试验进行总结和评价。如果进行了次要药效学研究，应按照器官系统/试验类型进行总结并评价。应对安全药理学试验进行总结和评价。如果进行了药效学药物相互作用研究，则在此部分进行简要总结。

2.3.3 药代动力学研究总结

简要概括药代动力学研究内容，按以下顺序进行撰写：概要、分析方法、吸收、分布、代谢、排泄、药代动力学药物相互作用、其他药代动力学试验、讨论和结论，并附列表总结。

2.3.4 毒理学研究总结

简要概括毒理学试验结果，并说明试验的 GLP 依从性，说明毒理学试验受试物情况。

按以下顺序进行撰写：概要、单次给药毒性试验、重复给药毒性试验、遗传毒性试验、致癌性试验、生殖毒性试验、制剂安全性试验（刺激性、溶血性、过敏性试验等）、其他毒性试验、讨论和结论，并附列表总结。

2.3.5 综合分析与评价

对药理学、药代动力学、毒理学研究进行综合分析与评价。

分析主要药效学试验的量效关系（如起效剂量、有效剂量范围等）及时效关系（如起效时间、药效持续时间或最佳作用时间等），并对药理作用特点及其与拟定功能主治的相关性和支持程度进行综合评价。

安全药理学试验属于非临床安全性评价的一部分，可结合毒理学部分的毒理学试验结果进行综合评价。

综合各项药代动力学试验，分析其吸收、分布、代谢、排泄、药物相互作用特征。包括受试物和／或其活性代谢物的药代动力学特征，如吸收程度和速率、动力学参数、分布的主要组织、与血浆蛋白的结合程度、代谢产物和可能的代谢途径、排泄途径和程度等。需关注药代研究结果是否支持毒理学试验动物种属的选择。分析各项毒理学试验结果，综合分析及评价各项试验结果之间的相关性，种属和性别之间的差异性等。

分析药理学、药代动力学与毒理学结果之间的相关性。

结合药学、临床资料进行综合分析与评价。

2.3.6 参考文献

提供有关的参考文献，必要时应提供全文。

2.4 临床研究资料总结报告

2.4.1 中医药理论或研究背景

根据注册分类提供相应的简要中医药理论或研究背景。如为古代经典名方中药复方制剂的，还应简要说明处方来源、功能主治、用法用量等关键信息及其依据等。

2.4.2 人用经验

如有人用经验的，需提供简要人用经验概述，并分析说明人用经验对于拟定功能主治或后续所需开展临床试验的支持情况。

2.4.3 临床试验资料综述

可参照《中药、天然药物综述资料撰写的格式和内容的技术指导原则——临床试验资料综述》的相关要求撰写。

2.4.4 临床价值评估

基于风险获益评估，结合注册分类，对临床价值进行简要评估。

2.4.5 参考文献

提供有关的参考文献，必要时应提供全文。

2.5 综合分析与评价

根据研究结果，结合立题依据，对安全性、有效性、质量可控性及研究工作的科学性、规范性和完整性进行综合分析与评价。

申请临床试验时，应根据研究结果评估申报品种对拟选适应病症的有效性和临床应用的安全性，综合分析研究结果之间的相互关联，权衡临床试验的风险／获益情况，为是否或如何进行临床试验提供支持和依据。

申请上市许可时，应在完整地了解药品研究结果的基础上，对所选适用人群的获益情况及临床应用后可能存在的问题或风险作出综合评估。

（三）药学研究资料

申请人应基于不同申报阶段的要求提供相应药学研究资料。相应技术要求见相关中药药学研究技术指导原则。

3.1 处方药味及药材资源评估

3.1.1 处方药味

中药处方药味包括饮片、提取物等。

3.1.1.1 处方药味的相关信息

提供处方中各药味的来源（包括生产商/供货商等）、执行标准以及相关证明性信息。

饮片：应提供药材的基原（包括科名、中文名、拉丁学名）、药用部位（矿物药注明类、族、矿石名或岩石名、主要成份）、药材产地、采收期、饮片炮制方法、药材是否种植养殖（人工生产）或来源于野生资源等信息。对于药材基原易混淆品种，需提供药材基原鉴定报告。多基原的药材除必须符合质量标准的要求外，必须固定基原，并提供基原选用的依据。药材应固定产地。涉及濒危物种的药材应符合国家的有关规定，应保证可持续利用，并特别注意来源的合法性。

按古代经典名方目录管理的中药复方制剂所用饮片的药材基原、药用部位、炮制方法等应与国家发布的古代经典名方关键信息一致。应提供产地选择的依据，尽可能选择道地药材和/或主产区的药材。

提取物：外购提取物应提供其相关批准（备案）情况、制备方法及生产商/供应商等信息。自制提取物应提供所用饮片的相关信息，提供详细制备工艺及其工艺研究资料（具体要求同"3.3制备工艺"部分）。

3.1.1.2 处方药味的质量研究

提供处方药味的检验报告。

自拟质量标准或在原质量标准基础上进行完善的，应提供相关研究资料（相关要求参照"3.4制剂质量与质量标准研究"），提供质量标准草案及起草说明、药品标准物质及有关资料等。

按古代经典名方目录管理的中药复方制剂还应提供多批药材/饮片的质量研究资料。

3.1.1.3 药材生态环境、形态描述、生长特征、种植养殖（人工生产）技术等

申报新药材的需提供。

3.1.1.4 植物、动物、矿物标本，植物标本应当包括全部器官，如花、果实、种子等

申报新药材的需提供。

3.1.2 药材资源评估

药材资源评估内容及其评估结论的有关要求见相关技术指导原则。

3.1.3 参考文献

提供有关的参考文献，必要时应提供全文。

3.2 饮片炮制

3.2.1 饮片炮制方法

明确饮片炮制方法，提供饮片炮制加工依据及详细工艺参数。按古代经典名方目录管理的中药复方制剂所用饮片的炮制方法应与国家发布的古代经典名方关键信息一致。

申请上市许可时，应说明药物研发各阶段饮片炮制方法的一致性，必要时提供相关研究资料。

3.2.2 参考文献

提供有关的参考文献，必要时应提供全文。

3.3 制备工艺

3.3.1 处方

提供 1000 个制剂单位的处方组成。

3.3.2 制法

3.3.2.1 制备工艺流程图

按照制备工艺步骤提供完整、直观、简洁的工艺流程图，应涵盖所有的工艺步骤，标明主要工艺参数和所用提取溶剂等。

3.3.2.2 详细描述制备方法

对工艺过程进行规范描述（包括包装步骤），明确操作流程、工艺参数和范围。

3.3.3 剂型及原辅料情况

药味及辅料	用量	作用	执行标准
制剂工艺中使用到并最终去除的溶剂			

（1）说明具体的剂型和规格。以表格的方式列出单位剂量产品的处方组成，列明各药味（如饮片、提取物）及辅料在处方中的作用，执行的标准。对于制剂工艺中使用到但最终去除的溶剂也应列出。

（2）说明产品所使用的包装材料及容器。

3.3.4 制备工艺研究资料

3.3.4.1 制备工艺路线筛选

提供制备工艺路线筛选研究资料，说明制备工艺路线选择的合理性。处方来源于医院制剂、临床验方或具有人用经验的，应详细说明在临床应用时的具体使用情况（如工艺、剂型、用量、规格等）。

改良型新药还应说明与原制剂生产工艺的异同及参数的变化情况。

按古代经典名方目录管理的中药复方制剂应提供按照国家发布的古代经典名方关键信息及古籍记载进行研究的工艺资料。

同名同方药还应说明与同名同方的已上市中药生产工艺的对比情况，并说明是否一致。

3.3.4.2 剂型选择

提供剂型选择依据。

按古代经典名方目录管理的中药复方制剂应提供剂型（汤剂可制成颗粒剂）与古籍记载一致性的说明资料。

3.3.4.3 处方药味前处理工艺

提供处方药味的前处理工艺及具体工艺参数。申请上市许可时，还应明确关键工艺参数控制点。

3.3.4.4 提取、纯化工艺研究

描述提取纯化工艺流程、主要工艺参数及范围等。

提供提取纯化工艺方法、主要工艺参数的确定依据。生产工艺参数范围的确定应有相关研究数据支持。申请上市许可时，还应明确关键工艺参数控制点。

3.3.4.5 浓缩工艺

描述浓缩工艺方法、主要工艺参数及范围、生产设备等。

提供浓缩工艺方法、主要工艺参数的确定依据。生产工艺参数范围的确定应有相关研究数据支持。申请上市许可时，还应明确关键工艺参数控制点。

3.3.4.6 干燥工艺

描述干燥工艺方法、主要工艺参数及范围、生产设备等。

提供干燥工艺方法以及主要工艺参数的确定依据。生产工艺参数范围的确定应有相关研究数据支持。申请上市许可时，还应明确关键工艺参数控制点。

3.3.4.7 制剂成型工艺

描述制剂成型工艺流程、主要工艺参数及范围等。

提供中间体、辅料研究以及制剂处方筛选研究资料，明确所用辅料的种类、级别、用量等。

提供成型工艺方法、主要工艺参数的确定依据。生产工艺参数范围的确定应有相关研究数据支持。对与制剂性能相关的理化性质进行分析。申请上市许可时，还应明确关键工艺参数控制点。

3.3.5 中试和生产工艺验证

3.3.5.1 样品生产企业信息

申请临床试验时，根据实际情况填写。如不适用，可不填。

申请上市许可时，需提供样品生产企业的名称、生产场所的地址等。提供样品生产企业合法登记证明文件、《药品生产许可证》复印件。

3.3.5.2 批处方

以表格的方式列出（申请临床试验时，以中试放大规模；申请上市许可时，以商业规模）产品的批处方组成，列明各药味（如饮片、提取物）及辅料执行的标准，对于制剂工艺中使用到但最终去除的溶剂也应列出。

药味及辅料	用量	执行标准
制剂工艺中使用到并最终去除的溶剂		

3.3.5.3 工艺描述

按单元操作过程描述（申请临床试验时，以中试批次；申请上市许可时，以商业规模生产工艺验证批次）样品的工艺（包括包装步骤），明确操作流程、工艺参数和范围。

3.3.5.4 辅料、生产过程中所用材料

提供所用辅料、生产过程中所用材料的级别、生产商 / 供应商、执行的标准以及相关证明文件等。如对辅料建立了内控标准，应提供。提供辅料、生产过程中所用材料的检验报告。

如所用辅料需要精制的，提供精制工艺研究资料、内控标准及其起草说明。

申请上市许可时，应说明辅料与药品关联审评审批情况。

3.3.5.5 主要生产设备

提供中试（适用临床试验申请）或工艺验证（适用上市许可申请）过程中所用主要生产设备的信息。申请上市许可时，需关注生产设备的选择应符合生产工艺的要求。

3.3.5.6 关键步骤和中间体的控制

列出所有关键步骤及其工艺参数控制范围。提供研究结果支持关键步骤确定的合理性以及工艺

参数控制范围的合理性。申请上市许可时，还应明确关键工艺参数控制点。

列出中间体的质量控制标准，包括项目、方法和限度，必要时提供方法学验证资料。明确中间体（如浸膏等）的得率范围。

3.3.5.7 生产数据和工艺验证资料

提供研发过程中代表性批次（申请临床试验时，包括但不限于中试放大批等；申请上市许可时，应包括但不限于中试放大批、临床试验批、商业规模生产工艺验证批等）的样品情况汇总资料，包括：批号、生产时间及地点、生产数据、批规模、用途（如用于稳定性试验等）、质量检测结果（例如含量及其他主要质量指标）。申请上市许可时，提供商业规模生产工艺验证资料，包括工艺验证方案和验证报告，工艺必须在预定的参数范围内进行。

生产工艺研究应注意实验室条件与中试和生产的衔接，考虑大生产设备的可行性、适应性。生产工艺进行优化的，应重点描述工艺研究的主要变更（包括批量、设备、工艺参数等的变化）及相关的支持性验证研究。

按古代经典名方目录管理的中药复方制剂应提供按照国家发布的古代经典名方关键信息及古籍记载制备的样品、中试样品和商业规模样品的相关性研究资料。

临床试验期间，如药品规格、制备工艺等发生改变的，应根据实际变化情况，参照相关技术指导原则开展研究工作，属重大变更以及引起药用物质或制剂吸收、利用明显改变的，应提出补充申请。申请上市许可时，应详细描述改变情况（包括设备、工艺参数等的变化）、改变原因、改变时间以及相关改变是否获得国家药品监督管理部门的批准等内容，并提供相关研究资料。

3.3.6 试验用样品制备情况

3.3.6.1 毒理试验用样品

应提供毒理试验用样品制备信息。一般应包括：

（1）毒理试验用样品的生产数据汇总，包括批号、投料量、样品得量、用途等。毒理学试验样品应采用中试及中试以上规模的样品。

（2）制备毒理试验用样品所用处方药味的来源、批号以及自检报告等。

（3）制备毒理试验用样品用主要生产设备的信息。

（4）毒理试验用样品的质量标准、自检报告及相关图谱等。

3.3.6.2 临床试验用药品（适用于上市许可申请）

申请上市许可时，应提供用于临床试验的试验药物和安慰剂（如适用）的制备信息。

（1）用于临床试验的试验药物

提供用于临床试验的试验药物的批生产记录复印件。批生产记录中需明确生产厂房/车间和生产线。

提供用于临床试验的试验药物所用处方药味的基原、产地信息及自检报告。

提供生产过程中使用的主要设备等情况。

提供用于临床试验的试验药物的自检报告及相关图谱。

（2）安慰剂

提供临床试验用安慰剂的批生产记录复印件。

提供临床试验用安慰剂的配方，以及配方组成成份的来源、执行标准等信息。

提供安慰剂与试验样品的性味对比研究资料，说明安慰剂与试验样品在外观、大小、色泽、重量、味道和气味等方面的一致性情况。

3.3.7 "生产工艺"资料（适用于上市许可申请）

申请上市许可的药物，应参照中药相关生产工艺格式和内容撰写要求提供"生产工艺"资料。

3.3.8 参考文献

提供有关的参考文献，必要时应提供全文。

3.4 制剂质量与质量标准研究

3.4.1 化学成份研究

提供化学成份研究的文献资料或试验资料。

3.4.2 质量研究

提供质量研究工作的试验资料及文献资料。

按古代经典名方目录管理的中药复方制剂应提供药材、饮片按照国家发布的古代经典名方关键信息及古籍记载制备的样品、中间体、制剂的质量相关性研究资料。

同名同方药应提供与同名同方的已上市中药的质量对比研究结果。

3.4.3 质量标准

提供药品质量标准草案及起草说明，并提供药品标准物质及有关资料。对于药品研制过程中使用的对照品，应说明其来源并提供说明书和批号。对于非法定来源的对照品，申请临床试验时，应说明是否按照相关技术要求进行研究，提供相关研究资料；申请上市许可时，应说明非法定来源的对照品是否经法定部门进行标定，提供相关证明性文件。

境外生产药品提供的质量标准的中文本须按照中国国家药品标准或药品注册标准的格式整理报送。

3.4.4 样品检验报告

申请临床试验时，提供至少 1 批样品的自检报告。

申请上市许可时，提供连续 3 批样品的自检及复核检验报告。

3.4.5 参考文献

提供有关的参考文献，必要时应提供全文。

3.5 稳定性

3.5.1 稳定性总结

总结稳定性研究的样品情况、考察条件、考察指标和考察结果，并拟定贮存条件和有效期。

3.5.2 稳定性研究数据

提供稳定性研究数据及图谱。

3.5.3 直接接触药品的包装材料和容器的选择

阐述选择依据。提供包装材料和容器执行标准、检验报告、生产商 / 供货商及相关证明文件等。提供针对所选用包装材料和容器进行的相容性等研究资料（如适用）。

申请上市许可时，应说明包装材料和容器与药品关联审评审批情况。

3.5.4 上市后的稳定性研究方案及承诺（适用于上市许可申请）

申请药品上市许可时，应承诺对上市后生产的前三批产品进行长期稳定性考察，并对每年生产的至少一批产品进行长期稳定性考察，如有异常情况应及时通知药品监督管理部门。

提供后续稳定性研究方案。

3.5.5 参考文献

提供有关的参考文献，必要时应提供全文。

（四）药理毒理研究资料

申请人应基于不同申报阶段的要求提供相应药理毒理研究资料。相应要求详见相关技术指导原则。

非临床安全性评价研究应当在经过 GLP 认证的机构开展。

天然药物的药理毒理研究参考相应研究技术要求进行。

4.1 药理学研究资料

药理学研究是通过动物或体外、离体试验来获得非临床有效性信息，包括药效学作用及其特点、药物作用机制等。药理学申报资料应列出试验设计思路、试验实施过程、试验结果及评价。

中药创新药,应提供主要药效学试验资料,为进入临床试验提供试验证据。药物进入临床试验的有效性证据包括中医药理论、临床人用经验和药效学研究。根据处方来源及制备工艺等不同,以上证据所占有权重不同,进行试验时应予综合考虑。

药效学试验设计时应考虑中医药特点,根据受试物拟定的功能主治,选择合适的试验项目。

提取物及其制剂,提取物纯化的程度应经筛选研究确定,筛选试验应与拟定的功能主治具有相关性,筛选过程中所进行的药理毒理研究应体现在药理毒理申报资料中。如有同类成份的提取物及其制剂上市,则应当与其进行药效学及其他方面的比较,以证明其优势和特点。

中药复方制剂,根据处方来源和组成、临床人用经验及制备工艺情况等可适当减免药效学试验。

具有人用经验的中药复方制剂,可根据人用经验对药物有效性的支持程度,适当减免药效学试验;若人用经验对有效性具有一定支撑作用,处方组成、工艺路线、临床定位、用法用量等与既往临床应用基本一致的,则可不提供药效学试验资料。

依据现代药理研究组方的中药复方制剂,需采用试验研究的方式来说明组方的合理性,并通过药效学试验来提供非临床有效性信息。

中药改良型新药,应根据其改良目的、变更的具体内容来确定药效学资料的要求。若改良目的在于或包含提高有效性,应提供相应的对比性药效学研究资料,以说明改良的优势。中药增加功能主治,应提供支持新功能主治的药效学试验资料,可根据人用经验对药物有效性的支持程度,适当减免药效学试验。

安全药理学试验属于非临床安全性评价的一部分,其要求见"4.3 毒理学研究资料"。

药理学研究报告应按照以下顺序提交:

4.1.1 主要药效学

4.1.2 次要药效学

4.1.3 安全药理学

4.1.4 药效学药物相互作用

4.2 药代动力学研究资料

非临床药代动力学研究是通过体外和动物体内的研究方法,揭示药物在体内的动态变化规律,获得药物的基本药代动力学参数,阐明药物的吸收、分布、代谢和排泄的过程和特征。

对于提取的单一成份制剂,参考化学药物非临床药代动力学研究要求。

其他制剂,视情况(如安全性风险程度)进行药代动力学研究或药代动力学探索性研究。

缓、控释制剂,临床前应进行非临床药代动力学研究,以说明其缓、控释特征;若为改剂型品种,还应与原剂型进行药代动力学比较研究;若为同名同方药的缓、控释制剂,应进行非临床药代动力学比较研究。

在进行中药非临床药代动力学研究时,应充分考虑其成份的复杂性,结合其特点选择适宜的方法开展体内过程或活性代谢产物的研究,为后续研发提供参考。

若拟进行的临床试验中涉及到与其他药物(特别是化学药)联合应用,应考虑通过体外、体内试验来考察可能的药物相互作用。

药代动力学研究报告应按照以下顺序提交:

4.2.1 分析方法及验证报告

4.2.2 吸收

4.2.3 分布(血浆蛋白结合率、组织分布等)

4.2.4 代谢(体外代谢、体内代谢、可能的代谢途径、药物代谢酶的诱导或抑制等)

4.2.5 排泄

4.2.6 药代动力学药物相互作用（非临床）

4.2.7 其他药代试验

4.3 毒理学研究资料

毒理学研究包括：单次给药毒性试验，重复给药毒性试验，遗传毒性试验，生殖毒性试验，致癌性试验，依赖性试验，刺激性、过敏性、溶血性等与局部、全身给药相关的制剂安全性试验，其他毒性试验等。

中药创新药，应尽可能获取更多的安全性信息，以便于对其安全性风险进行评价。根据其品种特点，对其安全性的认知不同，毒理学试验要求会有所差异。

新药材及其制剂，应进行全面的毒理学研究，包括安全药理学试验、单次给药毒性试验、重复给药毒性试验、遗传毒性试验、生殖毒性试验等，根据给药途径、制剂情况可能需要进行相应的制剂安全性试验，其余试验根据品种具体情况确定。

提取物及其制剂，根据其临床应用情况，以及可获取的安全性信息情况，确定其毒理学试验要求。如提取物立题来自于试验研究，缺乏对其安全性的认知，应进行全面的毒理学试验。如提取物立题来自于传统应用，生产工艺与传统应用基本一致，一般应进行安全药理学试验、单次给药毒性试验、重复给药毒性试验，以及必要时其他可能需要进行的试验。

中药复方制剂，根据其处方来源及组成、人用安全性经验、安全性风险程度的不同，提供相应的毒理学试验资料，若减免部分试验项目，应提供充分的理由。

对于采用传统工艺，具有人用经验的，一般应提供单次给药毒性试验、重复给药毒性试验资料。

对于采用非传统工艺，但具有可参考的临床应用资料的，一般应提供安全药理学、单次给药毒性试验、重复给药毒性试验资料。

对于采用非传统工艺，且无人用经验的，一般应进行全面的毒理学试验。

临床试验中发现非预期不良反应时，或毒理学试验中发现非预期毒性时，应考虑进行追加试验。

中药改良型新药，根据变更情况提供相应的毒理学试验资料。若改良目的在于或包含提高安全性的，应进行毒理学对比研究，设置原剂型／原给药途径／原工艺进行对比，以说明改良的优势。

中药增加功能主治，需延长用药周期或者增加剂量者，应说明原毒理学试验资料是否可以支持延长周期或增加剂量，否则应提供支持用药周期延长或剂量增加的毒理学研究资料。

一般情况下，安全药理学、单次给药毒性、支持相应临床试验周期的重复给药毒性、遗传毒性试验资料、过敏性、刺激性、溶血性试验资料或文献资料应在申请临床试验时提供。后续需根据临床试验进程提供支持不同临床试验给药期限或支持上市的重复给药毒性试验。生殖毒性试验根据风险程度在不同的临床试验开发阶段提供。致癌性试验资料一般可在申请上市时提供。

药物研发的过程中，若受试物的工艺发生可能影响其安全性的变化，应进行相应的毒理学研究。

毒理学研究资料应列出试验设计思路、试验实施过程、试验结果及评价。

毒理学研究报告应按照以下顺序提交：

4.3.1 单次给药毒性试验

4.3.2 重复给药毒性试验

4.3.3 遗传毒性试验

4.3.4 致癌性试验

4.3.5 生殖毒性试验

4.3.6 制剂安全性试验（刺激性、溶血性、过敏性试验等）

4.3.7 其他毒性试验

（五）临床研究资料

5.1 中药创新药

5.1.1 处方组成符合中医药理论、具有人用经验的创新药

5.1.1.1 中医药理论

5.1.1.1.1 处方组成，功能、主治病证

5.1.1.1.2 中医药理论对主治病证的基本认识

5.1.1.1.3 拟定处方的中医药理论

5.1.1.1.4 处方合理性评价

5.1.1.1.5 处方安全性分析

5.1.1.1.6 和已有国家标准或药品注册标准的同类品种的比较

5.1.1.2 人用经验

5.1.1.2.1 证明性文件

5.1.1.2.2 既往临床应用情况概述

5.1.1.2.3 文献综述

5.1.1.2.4 既往临床应用总结报告

5.1.1.2.5 拟定主治概要、现有治疗手段、未解决的临床需求

5.1.1.2.6 人用经验对拟定功能主治的支持情况评价

中医药理论和人用经验部分的具体撰写要求，可参考相关技术要求、技术指导原则。

5.1.1.3 临床试验

需开展临床试验的，应提交以下资料：

5.1.1.3.1 临床试验计划与方案及其附件

5.1.1.3.1.1 临床试验计划和方案

5.1.1.3.1.2 知情同意书样稿

5.1.1.3.1.3 研究者手册

5.1.1.3.1.4 统计分析计划

5.1.1.3.2 临床试验报告及其附件（完成临床试验后提交）

5.1.1.3.2.1 临床试验报告

5.1.1.3.2.2 病例报告表样稿、患者日志等

5.1.1.3.2.3 与临床试验主要有效性、安全性数据相关的关键标准操作规程

5.1.1.3.2.4 临床试验方案变更情况说明

5.1.1.3.2.5 伦理委员会批准件

5.1.1.3.2.6 统计分析计划

5.1.1.3.2.7 临床试验数据库电子文件

申请人在完成临床试验提出药品上市许可申请时，应以光盘形式提交临床试验数据库。数据库格式以及相关文件等具体要求见临床试验数据递交相关技术指导原则。

5.1.1.3.3 参考文献

提供有关的参考文献全文，外文文献还应同时提供摘要和引用部分的中文译文。

5.1.1.4 临床价值评估

基于风险获益评估，结合中医药理论、人用经验和临床试验，评估本品的临床价值及申报资料对于拟定功能主治的支持情况。

说明：

申请人可基于中医药理论和人用经验，在提交临床试验申请前，就临床试验要求与药审中心进

行沟通交流。

5.1.2 其他来源的创新药

5.1.2.1 研究背景

5.1.2.1.1 拟定功能主治及临床定位

应根据研发情况和处方所依据的理论，说明拟定功能主治及临床定位的确定依据，包括但不限于文献分析、药理研究等。

5.1.2.1.2 疾病概要、现有治疗手段、未解决的临床需求

说明拟定适应病证的基本情况、国内外现有治疗手段研究和相关药物上市情况，现有治疗存在的主要问题和未被满足的临床需求，以及说明本品预期的安全性、有效性特点和拟解决的问题。

5.1.2.2 临床试验

应按照"5.1.1.3 临床试验"项下的相关要求提交资料。

5.1.2.3 临床价值评估

基于风险获益评估，结合研究背景和临床试验，评估本品的临床价值及申报资料对于拟定功能主治的支持情况。

说明：

申请人可基于处方组成、给药途径和非临床安全性评价结果等，在提交临床试验申请前，就临床试验要求与药审中心进行沟通交流。

5.2 中药改良型新药

5.2.1 研究背景

应说明改变的目的和依据。如有人用经验，可参照"5.1.1.2 人用经验"项下的相关要求提交资料。

5.2.2 临床试验

应按照"5.1.1.3 临床试验"项下的相关要求提交资料。

5.2.3 临床价值评估

结合改变的目的和临床试验，评估本品的临床价值及申报资料对于拟定改变的支持情况。

说明：

申请人可参照中药创新药的相关要求，在提交临床试验申请前，就临床试验要求与药审中心进行沟通交流。

5.3 古代经典名方中药复方制剂

5.3.1 按古代经典名方目录管理的中药复方制剂

提供药品说明书起草说明及依据，说明药品说明书中临床相关项草拟的内容及其依据。

5.3.2 其他来源于古代经典名方的中药复方制剂

5.3.2.1 古代经典名方的处方来源及历史沿革、处方组成、功能主治、用法用量、中医药理论论述

5.3.2.2 基于古代经典名方加减化裁的中药复方制剂，还应提供加减化裁的理由及依据、处方合理性评价、处方安全性分析。

5.3.2.3 人用经验

5.3.2.3.1 证明性文件

5.3.2.3.2 既往临床实践情况概述

5.3.2.3.3 文献综述

5.3.2.3.4 既往临床实践总结报告

5.3.2.3.5 人用经验对拟定功能主治的支持情况评价

5.3.2.4 临床价值评估

基于风险获益评估，结合中医药理论、处方来源及其加减化裁、人用经验，评估本品的临床价值及申报资料对于拟定功能主治的支持情况。

5.3.2.5 药品说明书起草说明及依据

说明药品说明书中临床相关项草拟的内容及其依据。

中医药理论、人用经验部分以及药品说明书的具体撰写要求，可参考相关技术要求、技术指导原则。

说明：

此类中药的注册申请、审评审批、上市监管等实施细则和技术要求另行制定。

5.4 同名同方药

5.4.1 研究背景

提供对照同名同方药选择的合理性依据。

5.4.2 临床试验

需开展临床试验的，应按照"5.1.1.3 临床试验"项下的相关要求提交资料。

5.5 临床试验期间的变更（如适用）

获准开展临床试验的药物拟增加适用人群范围（如增加儿童人群）、变更用法用量（如增加剂量或延长疗程）等，应根据变更事项提供相应的立题目的和依据、临床试验计划与方案及其附件；药物临床试验期间，发生药物临床试验方案变更、非临床或者药学的变化或者有新发现，需按照补充申请申报的，临床方面应提供方案变更的详细对比与说明，以及变更的理由和依据。

同时，还需要对已有人用经验和临床试验数据进行分析整理，为变更提供依据，重点关注变更对受试者有效性及安全性风险的影响。

关于发布药品通用名称核准工作程序和
报送资料要求的通告

（2020 年 7 月 1 日）

为落实《药品注册管理办法》（国家市场监督管理总局令第 27 号），规范药品通用名称核准工作，国家药典委员会组织起草了《药品通用名称核准工作程序》《中成药创新药通用名称申请报送资料要求》《化学药品通用名称申请报送资料要求》和《生物制品通用名称申请报送资料要求》（见附件 1-4），经国家药品监督管理局审核批准，现予以发布。《药品注册管理办法》实施之日起提交的上市许可申请，需要通用名称核准的，应符合本通告的有关要求。

特此通告。

附件：1. 药品通用名称命名工作程序
　　　2. 中成药创新药通用名称申请报送资料要求
　　　3. 化学药品通用名称申请报送资料要求
　　　4. 生物制品通用名称申请报送资料要求

规章文件

287

附件 1

药品通用名称核准工作程序

一、根据《药品注册管理办法》相关要求，为规范国家药典委员会（以下简称药典委）药品通用名称核准工作，保证工作质量和效率，特制定本程序。

二、药典委根据命名原则对药品通用名称进行核准，命名原则应在网站公开。

三、药品通用名称核准工作采用内部审评或专家审评方式；涉及交叉学科领域的，由药典委牵头部门商相关部门共同完成。

四、申请人应当按照《药品注册管理办法》的规定，在提出药品上市许可申请时同时提出通用名称核准申请，并提交相关资料。药品审评中心在药品上市许可申请受理后及时将通用名称核准相关资料转药典委。

药品审评中心在审评过程中认为需要核准药品通用名称的，应当通知药典委，并提供相关资料。

五、药典委对资料的完整性进行审核，审核通过的进行登记和分派。登记时间作为工作时限的起始点。

六、相关业务处室组织对通用名称进行核准。处负责人复核通过的，报分管秘书长签发。签发日期为工作时限的终点。

七、需申请人进一步提供相关资料的，或相关问题可能对申请方造成影响的，药典委应及时与申请人沟通交流。

如申请人、审评专家、相关单位或部门就核准名称存在分歧，由药典委组织召开各相关方参加的专家讨论会，确定最终意见。

八、核准工作应在 30 个工作日内完成。

九、药典委负责将核准结果发送药品审评中心，并抄送申请人。

十、未经申请人同意，相关工作人员、参与审评的专家不得披露申请人提交的相关资料。

附件2

中成药创新药通用名称申请报送资料要求

申请药品通用名称核准的申请人应提供本文所需申报资料全部内容的纸质版资料，同时提供电子稿件（以光盘形式或其他形式）。资料撰写要求与格式详见药品注册申报资料基本要求。

一、申请函（详见附：申请函）

提交国家药典委员会药品通用名称的申请。

二、目录

提交申报资料的目录。

三、基本信息

（一）按照《中成药通用名称命名技术指导原则》最多提供三个通用名称，按推荐次序排列，并详述命名依据。

（二）出具与国家药品监督管理局政府网站药品数据查询系统中已批准注册的药品名称不重名的检索结果。

四、立题目的与依据

主要包括处方来源和组成、功能与主治、国内外研究现状和生产、使用情况等。

五、非临床研究概述

涉及主要药效学、安全药理学、药物单次给药毒性试验、药物重复给药毒性试验及动物药代动力学试验（如适用）。符合豁免申报资料要求的除外。

六、临床研究概述

临床试验总结和相关说明。

七、药品说明书、起草说明及参考文献。

附：申请函

关于申报 XX 产品通用名称的申请
（可根据产品的具体情形做适当调整）

国家药典委员会：

　　我单位申请 ＿＿＿＿＿ 的通用名称核准，该产品属于注册分类 ＿＿＿＿＿ 类。

　　根据中成药特点，我单位对产品通用名称分别提出如下建议：

　　通用名称为（一般为三个）……。理由陈述：……。

　　我单位保证所提交的资料内容真实、有效，并对申报资料实质内容的真实性负责。如有不实之处，愿负相应的法律责任，并承担由此产生的一切后果。

　　特此声明！

　　联 系 人：

　　联系电话：

　　地　　址：

申请人或代理机构单位名称（盖章）

年　　月　　日

附件3

化学药品通用名称申请报送资料要求

申请药品通用名称核准的申请人应提供本文所需申报资料全部内容的纸质版资料，同时提供电子稿件（以光盘形式或其他形式）。资料撰写要求与格式详见药品注册申报资料基本要求。

一、申请函（详见附：申请函）

提交国家药典委员会药品通用名称的申请。

二、目录

按照不同内容分别提交申报资料目录。

三、产品信息相关资料

（一）说明函

主要对于申请药品关键信息的概括与说明。可参见 M4 模块一 1.0。

（二）申请表

主要包括产品名称、剂型、规格及申请事项等产品基本信息。可参见 M4 模块一 1.2。

（三）国际非专利名称（INN）相关资料（如适用）

世界卫生组织（WHO）国际非专利名称（INN）核定的证明性文件（官网截图或官方邮件均可）。

（四）说明书和包装标签

1. 上市药品说明书。可参见 M4 模块一 1.3.1.2。

2. 上市药品包装标签。可参见 M4 模块一 1.3.2.2。

（五）药品上市证明相关资料（如适用）

1. 仿制药应提供原研药（或参比制剂）的上市证明性资料复印件或相关网站截图，原研药的产品说明书（如为境外上市产品，应同时提供英文版和中文译文版）。

2. 境外已上市药品的核准应提供国外批准的药品证书（Certificate of a pharmaceutical product, CPP）文件复印件、产品外包装图片、实物图片和产品说明书（应同时提供英文版和中文译文版）。

四、质量综述

质量综述（QOS）引言

（一）原料药（名称，生产商）

（二）制剂（名称，剂型）

可参见 M4 模块二 2.3、2.3.S、2.3.P 及模块三 3.2.S.3。

五、非临床综述

可参见 M4 模块二 2.4。

六、临床综述

可参见 M4 模块二 2.5。

附：申请函

关于申报 XX 产品通用名称的申请

国家药典委员会：

我单位申请 _____ 的通用名称核准，该产品属于注册分类 _____ 类。

根据活性化合物结构特点以及制剂的剂型特点，我单位对产品通用名称分别提出如下建议：

原料药：建议中文通用名称为（五个以内）……，理由陈述：……；相应英文名称为……，理由陈述：……。

制剂：建议中文通用名称为（五个以内）……，理由陈述：……；相应英文名称为……，理由陈述：……。

我单位保证所提交的资料内容真实、有效，并对申报资料实质内容的真实性负责。如有不实之处，愿负相应的法律责任，并承担由此产生的一切后果。

特此声明！

联 系 人：

联系电话：

地　　址：

申请人或代理机构单位名称（盖章）

年　　月　　日

附件4

生物制品通用名称申请报送资料要求

申请药品通用名称核准的申请人应提供本文所需申报资料全部内容的纸质版资料，同时提供电子稿件（以光盘形式或其他形式）。资料撰写要求与格式详见药品注册申报资料基本要求。

一、申请函（详见附：申请函）

提交国家药典委员会药品通用名称的申请。

二、目录

按照不同内容分别提交申报资料目录。

三、产品信息相关资料

（一）说明函

主要对于申请药品关键信息的概括与说明。可参见 M4 模块一 1.0。

（二）申请表

主要包括产品名称、剂型、规格及申请事项等产品基本信息。可参见 M4 模块一 1.2。

（三）说明书和包装标签

1. 上市药品说明书。可参见 M4 模块一 1.3.1.2。

2. 上市药品包装标签。可参见 M4 模块一 1.3.2.2。

（四）药品上市证明相关资料（如适用）

1. 生物类似药或非原研新药应提供原研药（或对照药）的产品说明书（如为境外上市产品，应同时提供英文版和中文译文版）。

2. 境外已上市药品的命名应提供国外批准的药品证书（Certificate of a pharmaceutical product，CPP）文件复印件和产品说明书（应同时提供英文版和中文译文版）。

四、质量综述

（一）原料药/原液的名称（中英文）、结构、基本性质

（二）制剂描述与组成

（三）特性鉴定

1. 采用 INN 命名原则的生物制品，需要提供确证其化学结构的相关资料（详见附：特性鉴定的相关资料）。

2. 已有 INN 的应提供 INN 通用名称证明文件（INN 证明文件官网截图或者官方邮件均可）或符合 INN 结构描述的相关研究结果/资料。

上述三部分资料可参见 M4 模块二 2.3.S、2.3.P 和模块三 3.2.S.3。

五、非临床综述

可参见 M4 模块二 2.4。

六、临床综述

可参见 M4 模块二 2.5。

七、其他

企业根据上述资料要求提供相关资料，如不适用某项资料要求，应在该部分资料中予以说明，并根据自身产品特性提供相关资料。

附：申请函

关于申报 XX 产品通用名称的申请

（可根据产品的具体情形做适当调整）

国家药典委员会：

我单位申请 _____ 的通用名称核准，该产品属于注册分类 _____ 类。

根据活性成分结构特点以及制剂的剂型特点，我单位对产品通用名称分别提出如下建议：

原料药/原液：建议中文通用名称为（五个以内）……，相应英文名称为……。理由陈述：……。

制剂：建议中文通用名称为（五个以内）……，相应英文名称为……。理由陈述：……。

我单位保证所提交的资料内容真实、有效，并对申报资料实质内容的真实性负责。如有不实之处，愿负相应的法律责任，并承担由此产生的一切后果。

特此声明！

联　系　人：

联系电话：

地　　　址：

申请人或代理机构单位名称（盖章）

年　　月　　日

附

特性鉴定的相关资料

以下资料要求系基于 INN 相关申报资料要求的内容，按具体类别要求，申请人提交资料时应关注 INN 官网的实时更新。

一、细胞治疗产品

（一）名称/代码。

（二）特性/描述。对于干细胞和基质细胞应提供特定的相关信息以证明其具有相应的功能。

（三）细胞来源。

（四）列举并描述所有操作（包括细胞培养条件）。

（五）如有基因修饰操作：提供载体及插入基因详细描述。

二、核酸类制品（如寡核苷酸，基因治疗产品）

（一）该物质的核苷酸全序列。

（二）需要对核苷酸序列中相关序列进行注释（如编码区或控制区）。

（三）显示基因插入/删除和相关功能区域的核苷酸示意图（短的寡核苷酸不需要）。

三、聚乙二醇化物质

（一）聚乙二醇化细节：末端基团以及标注重复单位平均数的聚合链。

（二）连接物细节（所用试剂除外）：连接物与活性基团结合的位点；理想情况下，如果有多个位点参与，应说明修饰的比例。

四、所有蛋白质（包括单抗）

（一）完整的氨基酸序列。

（二）完整的前导核苷酸序列。

（三）如可能，阐明并解释氨基酸序列不同于天然结构的理由。

（四）所有二硫键的位置（申报资料应注明该结构是检测的还是预测的）。

（五）所有翻译后修饰（申报资料应注明该结构是检测的还是预测的）。

（六）表达系统（用于表达的细胞型别，特定细胞株以及克隆名称）。

（七）如可能，提供蛋白质数据库格式的三维结构和蛋白质数据库的对应编码。

（八）如有糖基化修饰，糖基化形式（包括糖基化位点、糖型等），并说明是检测的还是预测的；工程细胞表达的蛋白/多肽，提供工程化对糖基化修饰影响的细节信息。

（九）如有结合，需提供结合的平均分子数，如已知，需提供连接位点。

五、重组单抗

（一）免疫球蛋白类别、亚类及轻链型别。

（二）抗体形式（如完整抗体、Fab、scFv 等），对于非标准形式，包括双特异性抗体，尽可能具体（如，scFv 融合到 VH 区域的起始部位，通过静电突变的具有两条不同轻链和两条不同重链的 IgG 形式）。

（三）提供结合亲和力的源抗体来源【如杂交瘤（包括物种来源如小鼠、大鼠等），永生化的人 B 细胞 EBV，转入人基因的小鼠、人工的人噬菌体展示库，原人噬菌体展示库，免疫的人噬菌体展示库】，尽可能具体。

（四）V 区的工程化，如，无工程化、CDR 转移的人源化（使用的 CDR 具体的具体定义），通过

规章文件

突变重构骨架的人源化等，如有差异，应提供每个 V 区域的信息。

（五）用表格或图展示每个结构域排列和域的连接。

（六）CDR–IMGT（序列和残基范围）。

（七）CDR–Kabat（序列和残基范围）。

（八）最接近的基因组种系 V、J、C 基因以及采用 IMGT 种系基因名称的等位基因。

（九）对于 V 区域，如果该区域名义上为人的（如，来自人的抗体，永生化的人 B 细胞 EBV，人噬菌体展示库，转入人 V 结构域基因的小鼠或类似情况），应提供最接近的人基因/等位基因。

（十）如果 V 区通过 CDR 移植到人的框架产生的人源化，应提供最接近于父本人框架的人基因或等位基因，否则需要提供最接近的种系（人或其他种属）。

（十一）应提供单抗结合抗原的名称和结构，以及编码该靶点的官方基因名称，如抗体提供两种或多组分的异端多聚体结合，应提供所有相关组分的基因名称。

（十二）实验室编码和/或文献和临床试验用代码。

（十三）如重链氨基酸序列末端赖氨酸缺失，制造者应确认并陈述核苷酸序列的确不含赖氨酸密码子（如果不是，应说明翻译后修饰切掉了应添加到氨基酸序列中的赖氨酸）。

总局关于调整药品注册受理工作的公告

（2017 年第 134 号）

依据《国务院关于改革药品医疗器械审评审批制度的意见》（国发〔2015〕44 号），为建立审评主导的药品注册技术体系，实现以审评为核心，现场检查、产品检验为技术支持的审评审批机制，国家食品药品监督管理总局研究决定自 2017 年 12 月 1 日起，将现由省级食品药品监督管理部门受理、国家食品药品监督管理总局审评审批的药品注册申请，调整为国家食品药品监督管理总局集中受理。现将有关事宜公告如下：

一、调整范围

凡依据现行法律、法规和规章，由国家食品药品监督管理总局审评审批、备案的注册申请均由国家食品药品监督管理总局受理，包括新药临床试验申请、新药生产（含新药证书）申请、仿制药申请，国家食品药品监督管理总局审批的补充申请等；由省级食品药品监督管理部门审批、备案的药品注册申请仍由省级食品药品监督管理部门受理。

二、调整要求

上述调整自 2017 年 12 月 1 日起实施。药品注册申请可采取电子申报、邮寄或现场提交的方式提交申报资料，同时提交纸质文本和电子文档。

2017 年 12 月 1 日前，省级食品药品监督管理部门已签收资料但尚未受理或已受理但药物临床试验现场核查、研制现场核查、生产现场检查及抽样等工作尚未完成的注册申请，仍由省级食品药品监督管理部门组织完成相关工作。

三、资料提交

药品注册申请人应按照《药品注册管理办法》《药品注册申报资料的体例与整理规范》等有关规定填写申请表并准备申报资料。申请人应保证提交的纸质文本与电子文档内容一致。药品注册申请人可自行选择邮寄或现场提交申报资料，鼓励药品注册申请人通过邮寄方式提交申报资料。

（一）邮寄提交。药品注册申请人将相关资料邮寄至国家食品药品监督管理总局药品审评中心（以下简称总局药审中心）。

邮寄地址：北京市海淀区复兴路甲 1 号，邮编：100038。

以邮寄形式提交电子文档的申报资料，申请人应做好储存介质的技术防护，避免邮寄过程中介质损坏造成申报资料无法接受。

（二）现场提交。药品注册申请人携相关资料到总局药审中心提交药品注册申请。

办公地址：北京市海淀区复兴路甲 1 号

办公时间：周一至周五，上午：9：00-11：30；周一、周二、周四，下午：13：00-16：00。

（三）资料提交要求。药品注册申请人应按照现行药品注册资料要求提交申请资料；提交新药临床试验申请的，还需提交与总局药审中心会议沟通意见建议以及申报资料补充完善的情况说明。

四、受理审查

总局药审中心收到资料当日或当场进行签收登记，在 5 个工作日内完成受理审查并做出审查决定（受理、不予受理或要求补正材料）。经审查符合规定的或者申请人完成补正资料后符合规定的，出具《受理通知书》《缴费通知书》；经审查不符合规定的，出具《补正资料通知书》或《不予受理通知书》。审查决定的通知书应在 5 个工作日内寄送药品注册申请人。

药品注册申请人按要求完成补正资料后，可以选择现场提交或以邮寄的方式提交补正资料。自《补正资料通知书》送达之日起 30 日内未收到补正资料，且药品注册申请人未及时与总局药审中心沟通并说明原因的，出具《不予受理通知书》并将申报资料退回申请人。

五、立卷审查

受理后总局药审中心对化学药品仿制药申报资料进行立卷审查，符合要求的，于 45 个工作日内完成立卷；不符合要求的，不予批准，并说明理由。

六、现场核查及注册检验

集中受理实施后，国家食品药品监督管理总局新受理的药品注册申请，根据药品技术审评中的需求，由国家食品药品监督管理总局食品药品审核查验中心统一组织全国药品注册检查资源实施现场核查，并不再列入 2015 年 7 月以来国家食品药品监督管理总局开展的药物临床试验数据自查核查范围。需要进行注册检验的或核查中认为需要抽样检验的，由检查部门按规定抽取样品送中国食品药品检定研究院或省级药品检验机构检验。核查报告和检验报告等，仍按现行规定报送总局药审中心。

各省级食品药品监督管理部门要加强宣传贯彻，遇到重大问题应及时报告。

特此公告。

食品药品监管总局

2017 年 11 月 7 日

国家药监局综合司关于药品注册网上申报功能
上线运行的通知

（药监综药注〔2020〕119号）

各省、自治区、直辖市药品监督管理局，新疆生产建设兵团药品监督管理局：

2020年12月25日，《国家药监局关于药品注册网上申报的公告》（2020年第145号）发布实施，明确将于2021年1月1日开通药品注册网上申报功能。为便于各省级药品监管部门更好地开展工作，做好新旧系统用户衔接，现将有关事宜通知如下。

一、为贯彻落实《国务院办公厅关于加快推进政务服务"跨省通办"的指导意见》（国办发〔2020〕35号）有关要求，请各省级药品监管部门参照《药品业务应用系统省局监管用户操作指南》（见附件1），依法依规依职责办理"国产药品再注册"和"不涉及技术内容的国产药品变更备案"等事项业务，以"全程网办"，实现"跨省通办"。

二、已有原国产药品注册相关业务系统账号的，原账号信息已同步至药品业务应用系统中，需使用原国产药品注册相关业务系统账号登录药品业务应用系统，并完善个人基本信息，即可成功激活账号信息。

三、新开通用户账号的，请使用本省的管理员账号（见附件2）登录药品业务应用系统，在"系统设置–用户管理"中进行账号开通及权限分配。药品业务应用系统中的账号开通后，系统自动将账号信息同步推送至原国产药品注册相关业务系统，确保两个系统均可使用该账号办理业务。

四、账号在激活或开通后即能登录药品业务应用系统。为提高系统安全性，建议登录后及时修改账号密码。

五、为确保药品注册申报工作平稳过渡，药品注册网上申报功能上线后，原国产药品注册相关业务系统仍可继续办理相关业务，自2021年4月1日起不再接收报盘文件。

六、使用过程中如有问题，请联系：010–88331945、010–88331909

附件：1.药品业务应用系统省局监管用户操作指南（略）
　　　2.各省局管理员账号表（略）

国家药监局综合司
2020年12月30日

国家药监局关于重新发布药品注册收费标准的公告

（2020 年第 75 号）

根据《药品注册管理办法》（国家市场监督管理总局令第 27 号）、《关于重新发布中央管理的食品药品监督管理部门行政事业性收费项目的通知》（财税〔2015〕2 号）和《关于印发〈药品、医疗器械产品注册收费标准管理办法〉的通知》（发改价格〔2015〕1006 号），国家药品监督管理局制定了《药品注册收费标准》《药品注册收费实施细则》，现予公布，自 2020 年 7 月 1 日起施行。

对于 2020 年 7 月 1 日前受理的药品注册申请，自 7 月 1 日起 15 个工作日内未按要求缴费的，终止药品注册程序。

根据《关于新型冠状病毒感染的肺炎疫情防控期间免征部分行政事业性收费和政府性基金的公告》（财政部 国家发展改革委 2020 年 第 11 号），在新型冠状病毒感染的肺炎疫情防控期间，对进入药品特别审批程序、治疗和预防新型冠状病毒感染肺炎的药品，免征药品注册费。

以往规定与本公告不一致的，以本公告为准。

特此公告。

附件：1. 药品注册收费标准
　　　2. 药品注册收费实施细则

国家药监局
2020 年 6 月 30 日

附件 1

药品注册收费标准

国家药品监督管理局和省级药品监督管理部门依照法定职责，对药物临床试验申请、药品上市许可申请、补充申请和再注册申请开展行政受理、现场检查/核查、技术审评等注册工作，并按标准收取有关费用。具体收费标准如下：

单位：万元

项目分类		境内生产	境外生产
新药注册费	临床试验	19.20	37.60
	上市许可	43.20	59.39
仿制药注册费	无需临床试验的上市许可	18.36	36.76
	需临床试验的上市许可	31.80	50.20
补充申请注册费	无需技术审评的	0.96	0.96
	需技术审评的	9.96	28.36
药品再注册费（五年一次）		由省级价格、财政部门制定	22.72

注：1. 药品注册收费按一个原料药或一个制剂为一个品种计收，如再增加一种规格，则按相应类别增收 20% 注册费。

2.《药品注册管理办法》中属于省级药品监督管理部门备案/报告类变更或国务院药品监督管理部门备案/报告类变更的申请事项，不收取注册费。

3. 申请一次性进口药品（药材）的，按照一个药品（药材）收取药品注册费 0.20 万元。

4. 境外生产的药品注册收费标准在境内相应注册收费标准基础上加收境内外检查交通费、住宿费和伙食费等差额。

5. 港、澳、台药品注册收费标准按境外生产的药品注册收费标准执行。

6. 药品注册加急费收费标准另行制定。

规章文件

附件2

药品注册收费实施细则

依据《药品注册管理办法》《关于重新发布中央管理的食品药品监督管理部门行政事业性收费项目的通知》和《关于印发〈药品、医疗器械产品注册收费标准管理办法〉的通知》等有关规定，制定本实施细则。

一、药品注册费缴费程序

（一）新药注册申请

注册申请人向国家药品监督管理局药品审评中心提出药物临床试验或药品上市许可申请，国家药品监督管理局药品审评中心受理后出具《行政许可项目缴费通知书》（见附件，下同），注册申请人按要求缴纳。

（二）仿制药注册申请

注册申请人向国家药品监督管理局药品审评中心提出申请，国家药品监督管理局药品审评中心受理后出具《行政许可项目缴费通知书》，注册申请人按要求缴纳。

仿制药需要申报临床的，缴纳临床注册费 13.44 万元（境内生产的缴纳 31.80 万元 –18.36 万元 = 13.44 万元，境外生产的缴纳 50.20 万元 –36.76 万元 =13.44 万元）。临床试验完成后，申报上市许可申请的，按照无需临床试验的上市申请收费，境内生产的缴纳 18.36 万元，境外生产的缴纳 36.76 万元；仿制药直接申报上市许可并自行取得临床数据的，境内生产的缴纳 31.80 万元，境外生产的缴费 50.20 万元。无需临床试验的，境内生产的缴纳 18.36 万元，境外生产的缴纳 36.76 万元。

（三）补充申请注册

注册申请人向国家药品监督管理局药品审评中心提出审批类补充申请，国家药品监督管理局药品审评中心受理后出具《行政许可项目缴费通知书》，注册申请人按要求缴纳。

（四）境外生产的药品再注册申请

注册申请人向国家药品监督管理局药品审评中心提出申请，国家药品监督管理局药品审评中心受理后出具《行政许可项目缴费通知书》，注册申请人按要求缴纳。

二、药品注册费缴费说明

（一）根据《化学药品注册分类及申报资料要求》注册分类，1 类、2 类的化学药品按照新药注册费标准缴费，3 类、4 类、5 类按照仿制药注册费标准缴费；根据《生物制品注册分类及申报资料要求》注册分类，所有类别的生物制品按照新药注册费标准缴费；根据《中药注册分类及申报资料要求》注册分类，中药创新药、中药改良型新药按照新药注册费标准缴费，古代经典名方中药复方制剂、同名同方药及其他类按照仿制药注册费标准缴费。

（二）补充申请（需技术审评的），是指补充申请事项中需技术审评事项。

（三）补充申请（无需技术审评的），是指申请使用商品名等国家药品监督管理局规定需要审批的其他无需技术审评事项。

（四）药品注册申请受理后 15 个工作日内按照要求缴纳注册费，申请人缴费时间以国家药品监督管理局收到汇款日期为准。未按要求缴纳的，终止药品注册审评审批。

三、化学原料药缴费

（一）化学原料药注册申请

仿制境内已上市药品所用的化学原料药在原辅包平台登记的，按照仿制药上市许可收费标准缴费，境内生产的 18.36 万元，境外生产的化学原料药上市许可申请缴纳 36.76 万元。与制剂一并提交的，在相应制剂的受理号下缴费。

其他化学原料药申请上市时，按相应收费标准的 50% 缴费。

临床试验申请阶段，与制剂一并提交，只给制剂审批结论，不收取费用；上市许可申请阶段，在原辅包平台登记的或与制剂一并提交申请的，境内生产的化学原料药缴纳 21.60 万元，境外生产的化学原料药缴纳 29.695 万元。与制剂一并提交的，在相应制剂的受理号下缴费。

仿制药所用的化学原料药是未在境内已上市制剂所用的化学原料药的，按照仿制境内已上市药品所用的化学原料药缴费。

（二）化学原料药补充申请

化学原料药申报补充申请，在原辅包平台登记的或与制剂一并提交申请的，按照需技术审评的收费标准缴纳。与制剂一并提交的，在相应制剂的受理号下缴费。属于备案和报告类变更的无需缴费。

四、小微企业收费优惠政策

（一）优惠范围

符合国务院规定的小微企业提出的符合下列情形的创新药注册申请，免收新药注册费。

1. 治疗艾滋病、恶性肿瘤，且未在国内上市销售的从植物、动物、矿物等物质中提取的有效成份及其中药。

2. 未在国内外上市销售的通过合成或者半合成的方法制得的化学原料药及其制剂。

3. 治疗用生物制品注册分类 1 类和预防用生物制品注册分类 1 类。

此外，符合国务院规定的小微企业，已按规定免收临床试验注册费的创新药，在临床试验期间提出的补充申请免收注册费。

（二）需提交的材料

对符合《中小企业划型标准规定》（工信部联企业〔2011〕300 号）条件的注册申请人，申请小微企业收费优惠政策时向执收单位提交下述材料：

1.《小型微型企业收费优惠申请表》（见附表）；

2. 企业的工商营业执照副本；

3. 上一年度企业所得税纳税申报表（须经税务部门盖章确认）或上一年度有效统计表（统计部门出具）。

另外，境内生产药品注册申请在填写注册申请表时，选择相应类别即可。

（三）认定标准及监管

非生产企业按《中小企业划型标准规定》（工信部联企业〔2011〕300 号）中"其他未列明行业"来判定小微，生产企业按"工业"来判定小微。提交临床/上市注册申请须要求申请人和生产企业同时符合小微企业认定条件。

申请小微企业的，须与注册申请同时提交，受理后不再受理小微企业申请，申请人应按相应注册费用缴纳。

规章文件

五、其他问题说明

（一）**补缴费用问题**。如涉及补缴费用的，按照国家药品监督管理局规定的程序补缴。

（二）**退费问题**。因申请人原因错汇的，由申请人向国家药品监督管理局行政事项受理服务和投诉举报中心提出，并递交退费申请、汇款凭证、《非税收入一般缴款书》（收据）等有关材料；非因申请人错汇的，由国家药品监督管理局药品注册管理司向国家药品监督管理局行政事项受理服务和投诉举报中心下发退费通知书，国家药品监督管理局行政事项受理服务和投诉举报中心与注册申请人联系，并由注册申请人提交退费申请、汇款凭证、《非税收入一般缴款书》（收据）等材料，于每年4月底或10月底前按规定办理退费手续。因申请人注册受理后主动提出撤回注册申请的，或国家药品监督管理局依法做出不予许可决定的，已缴纳的注册费不予退回。再次提出注册申请的，应当重新缴纳费用。

（三）**药械组合产品**。药械组合产品以发挥主要作用的物质为准，相应收取注册费。

附件：1.小型微型企业收费优惠申请表

2.国家药品监督管理局行政许可项目缴费通知书

附 1

小型微型企业收费优惠申请表

企业名称：		组织机构代码：	
行业类型：		企业类型：	
联 系 人：		联系电话：	
企业声明	从业人员（人）：		
	上一纳税年度营业收入（万元）：		
	企业资产总额（万元）：		
	兹郑重声明本企业属　　□小型企业　　□微型企业，并保证申报的数据和提交的材料真实有效，如本企业不再符合小型微型企业认定标准，将主动申明。 （公章） 法人代表（签名）：　　　　　　　　年　月　日		
初审意见：	初审人员：　　　　　　　　　　　　　　　年　月　日		
核准意见：	审核人员：　　　　　　　　　　　　　　　年　月　日		

附2

国家药品监督管理局行政许可项目缴费通知书

受理号：

申请事项：

项目名称：

申请单位及联系地址：

境内代理机构及联系地址：

应缴费用：　　　　元/制剂　　　元＋原料药　　　元＝　　　元

缴款单位及联系地址：

联　系　人：　　　　　联系电话：　　　　　手　机：　　　　邮政编码：

上述许可项目申请已受理，请缴款单位在**药品注册申请受理后15个工作日内，按要求缴纳注册费，申请人缴费时间以国家药品监督管理局收到汇款日期为准。未按要求缴纳费用的，终止药品注册审评审批。**

收款单位：国家药品监督管理局

Beneficiary：National Medical Products Administration

开户银行：中信银行北京交大支行

Bank Name：CITIC BANK JIAODA SUB–BRANCH，SWIFT CODE：CIBKCNBJ100

银行帐号：7112010189800000260

> **汇款时，务必注明受理号**

国家药品监督管理局行政事项受理服务和投诉举报中心在确认应缴费用到账后，于20个工作日内将缴费收据邮寄给缴款单位。

缴款注意事项：

一、应由本通知标明的缴款单位直接缴纳上述费用，不得由其他单位代替缴费，否则视作未收到所申请事项的应缴费用。

二、每个申请项目的应缴费用应一笔款汇出，并严格按照应缴金额汇款。有多个申请事项时，应按申请事项分别汇款，否则视作未收到所申请事项的应缴费用。

三、请申请人务必在规定缴费时限内，**按本通知书标明的开户银行、账号直接从银行汇款。为保证及时收到每个项目的缴费，请务必在汇款单注明品种受理号。未注明受理号的将会影响该申请的审评审批进度。**

四、按照国家规定，有关审批的行政收费一律由申请人直接缴入国库，因此请申请人务必保管好缴费收据。汇款 5 个工作日后可以在网上（www.nmpa.gov.cn）查询缴费到账情况，若 1 个月内未收到缴费收据，请及时上网查询或与国家药品监督管理局行政事项受理服务和投诉举报中心电话联系（010-88331734\1735）。

五、请汇款后务必当日将汇款凭证注明受理号传真至 010-88331733，并与国家药品监督管理局行政事项受理服务和投诉举报中心电话确认，以免影响审评审批进度。

国家药品监督管理局

经办人（签名）：

年 月 日

国家药监局关于发布《突破性治疗药物审评工作程序（试行）》等三个文件的公告

（2020 年第 82 号）

为配合《药品注册管理办法》实施，国家药品监督管理局组织制定了《突破性治疗药物审评工作程序（试行）》《药品附条件批准上市申请审评审批工作程序（试行）》《药品上市许可优先审评审批工作程序（试行）》，现予发布。

本公告自发布之日起施行。原食品药品监管总局于 2017 年 12 月发布的《关于鼓励药品创新实行优先审评审批的意见》（食药监药化管〔2017〕126 号）同时废止。

特此公告。

附件：1. 突破性治疗药物审评工作程序（试行）
　　　2. 药品附条件批准上市申请审评审批工作程序（试行）
　　　3. 药品上市许可优先审评审批工作程序（试行）

国家药监局
2020 年 7 月 7 日

附件1

突破性治疗药物审评工作程序（试行）

为鼓励研究和创制具有明显临床优势的药物，根据《中华人民共和国药品管理法》、《中华人民共和国中医药法》、《中华人民共和国疫苗管理法》、《中华人民共和国药品管理法实施条例》、《药品注册管理办法》等有关规定，制定本工作程序。

一、适用范围和适用条件

（一）适用范围

药物临床试验期间，用于防治严重危及生命或者严重影响生存质量的疾病且尚无有效防治手段或者与现有治疗手段相比有足够证据表明具有明显临床优势的创新药或者改良型新药等，申请人可以在Ⅰ、Ⅱ期临床试验阶段，通常不晚于Ⅲ期临床试验开展前申请适用突破性治疗药物程序。

（二）适用条件

药物临床试验期间，申请适用突破性治疗药物程序的，应当同时满足以下条件：

1.用于防治严重危及生命或者严重影响生存质量的疾病。严重危及生命是指病情严重、不可治愈或者发展不可逆，显著缩短生命或者导致患者死亡的情形；严重影响生存质量是指病情发展严重影响日常生理功能，如果得不到有效治疗将会导致残疾、重要生理和社会功能缺失等情形。

2.对于尚无有效防治手段的，该药物可以提供有效防治手段；或者与现有治疗手段相比，该药物具有明显临床优势，即单用或者与一种或者多种其他药物联用，在一个或者多个具有临床意义的终点上有显著改善。具体包括以下任一情形：

（1）尚无有效防治手段的，该药物与安慰剂或者良好证据的历史对照相比，在重要临床结局上具有显著临床意义的疗效（如：该药物较安慰剂或者历史对照显著提高了疗效，或者延长了患者的生存期）。

（2）与现有治疗手段相比，该药物具有更显著或者更重要的治疗效果（如：该药物治疗可获得完全应答，而现有治疗仅可获得部分应答；或者该药物治疗对比现有治疗可显著提高应答率，该应答率的提高具有重要临床意义）。

（3）与现有治疗手段或者良好证据的历史对照相比，该药物与现有治疗手段联合使用较现有治疗手段产生更显著或者更重要的疗效。

（4）现有治疗手段仅能治疗疾病症状，而该药物可对病因进行治疗且具有显著临床意义的疗效，可逆转或者抑制病情发展，并可能带来持续的临床获益，避免发展至严重危及生命或者显著影响生活质量的后果。

（5）与目前无法替代的治疗手段对比，新药的疗效相当，但该药物具有显著的安全性优势，该药物预期将替换现有治疗手段，或者对现有治疗手段进行重要的补充。

现有治疗手段是指在境内已批准用于治疗相同疾病的药品，或者标准治疗方法（药械组合治疗等）。通常，这些治疗手段应为当前标准治疗。附条件批准上市的药品，在临床获益未经证实前不作为现有治疗手段。

具有临床意义的终点通常指与疾病发生、发展、死亡和功能等相关的终点，也可以包括经过验证的替代终点、可能预测临床获益的替代终点或者中间临床终点、安全性终点等。申请人在提出突破性治疗药物程序申请时，应当提供拟采用终点的支持性证据。

規章文件

二、工作程序

（一）**申请**。药物临床试验期间，申请人在提出适用突破性治疗药物程序前，应当充分评估该药物的适用范围和适用条件，可以通过国家药品监督管理局药品审评中心（以下简称药审中心）网站向药审中心提出突破性治疗药物程序的申请（附件1），说明品种信息及纳入的理由。

如同一药物开展了多个适应症（或者功能主治）的药物临床试验，申请人应当按不同适应症分别提交相应的突破性治疗药物程序申请。

（二）**审核**。药审中心根据该品种拟定的适应症（或者功能主治），对申请人提交的突破性治疗药物程序申请进行审核，必要时，可以组织召开专家咨询委员会论证。

药审中心应当在接到申请后45日内将审核结果反馈申请人。因品种特性，确需延长审核时限的，延长的时限不超过原审核时限的二分之一，经药审中心负责人批准后，由项目管理人员告知申请人延期时限及原因。

（三）**公示纳入**。药审中心对拟纳入突破性治疗药物程序的品种具体信息和理由予以公示，包括药物名称、申请人、拟定适应症（或者功能主治）、申请日期、拟纳入理由等。公示5日内无异议的即纳入突破性治疗药物程序；对公示品种提出异议的，应当在5日内向药审中心提交书面意见并说明理由（附件2）；药审中心在15日内另行组织论证后作出决定并通知各相关方。

在纳入突破性治疗药物程序前，申请人可以提出撤回申请，并书面说明理由。

（四）**临床试验研制指导**。药审中心对纳入突破性治疗药物程序的药物优先配置资源进行沟通交流，加强指导并促进药物研发。申请人做好准备工作后提出与药审中心进行沟通交流的申请。

药物临床试验期间的沟通交流包括首次沟通交流、因重大安全性问题/重大技术问题而召开的会议、药物临床试验关键阶段会议以及一般性技术问题咨询等，药审中心予以优先处理。

1.首次沟通交流。在纳入突破性治疗药物程序后6个月内，申请人可以按照Ⅰ类会议提出一次首次沟通交流申请，提交拟讨论的问题（附件3）及相关支持性材料，包括药物的临床、药理毒理及药学研发情况、临床试验期间与药审中心沟通交流计划、阶段性研究资料提交计划、药品上市许可申请递交计划等内容。药审中心与申请人就后续沟通交流计划及阶段性研究资料提交计划达成一致意见后，申请人应当按照计划提出后续沟通交流申请。

首次沟通交流的沟通形式包括面对面会议、视频会议、电话会议或者书面回复。根据药物研发进度，申请人未在6个月内申请首次沟通交流的，可以在后续药物临床试验关键阶段会议申请中提交首次沟通交流拟讨论问题。

2.药物临床试验关键阶段会议。申请人可以在药物临床试验的关键阶段（Ⅱ期临床试验结束/Ⅲ期临床试验启动前等）向药审中心提出Ⅱ类会议申请，可以提交阶段性研究资料，药审中心根据申请人提出的咨询问题安排相关审评人员进行沟通交流，同时基于已有研究资料，对下一步研究方案提出意见或者建议，反馈给申请人。

（五）**终止程序**。对纳入突破性治疗药物程序的药物临床试验，申请人发现不再符合纳入条件时，应当及时向药审中心提出终止程序。药审中心发现不再符合纳入条件的，应当告知申请人，申请人可以在10日内向药审中心提交书面说明，由药审中心组织论证，在30日内作出决定后通知申请人。对于申请人未在10日内向药审中心提交书面说明的，或者经论证作出决定不符合纳入条件的，药审中心应当及时终止该品种的突破性治疗药物程序。

发现以下任一情形，药审中心将终止突破性治疗药物程序：

1.新的临床试验数据不再显示比现有治疗手段具有明显临床优势；

2.因相关重大安全性问题等原因，药物临床试验已终止的；

3.其他应当终止程序的情形。

药审中心公开纳入突破性治疗药物程序的品种清单，更新品种状态信息（包括纳入和终止信息），及时收录新纳入程序的品种，对终止程序的品种进行标识。

三、工作要求

（一）药审中心对纳入突破性治疗药物程序的品种，依据《药物研发与技术审评沟通交流管理办法》及《药品注册审评一般性技术问题咨询管理规范》等相关规定与申请人在研发过程中保持沟通交流。

（二）药审中心在与申请人沟通交流、审核阶段性研究资料等过程中，对突破性治疗药物程序的资格进行审核，对符合终止突破性治疗药物程序情形的，应当及时予以终止。

（三）对于已终止突破性治疗药物程序的品种，自终止之日起，药审中心不再优先安排相关沟通交流，沟通交流时限按照《药物研发与技术审评沟通交流管理办法》及《药品注册审评一般性技术问题咨询管理规范》相关要求执行。

（四）对于纳入突破性治疗药物程序的品种，申请人经评估符合相关条件的，也可以在申请药品上市许可时提出附条件批准申请和优先审评审批申请。

本工作程序所规定的期限以工作日计算。

本工作程序自发布之日起施行。

附：1. 突破性治疗药物程序申请表
　　2. 拟纳入突破性治疗药物程序品种异议表
　　3. 首次沟通交流拟讨论问题

规章文件

附 1

突破性治疗药物程序申请表

申请人信息	申请人		联系人	
药物信息	药物名称		注册分类	
	临床申请受理号		药物类型 （中药＼化药＼生物制品）	
	临床试验阶段		剂型及给药途径	
	拟定适应症 （或者功能主治）			
	作用机制			
	给药方法 （用药频率和疗程）			
既往与 CDE 的 沟通交流情况	预约咨询申请次数		预约咨询申请号 （分别列出）	
申请理由	请按照以下内容提供相关说明及依据： 　1. 请简要说明该药物是否用于防治严重危及生命或者严重影响生存质量的疾病，并提供相关依据。 　2. 根据该药物符合的突破性治疗药物程序的适用情形，简要阐述尚无有效防治手段，或者与现有治疗手段相比有明显临床优势的临床证据，同时说明现有治疗手段、药物临床试验设计、对照药的选择、研究人群、临床终点、研究结果和统计分析结果等。相关依据可以作为附件一并提交。			

附2

拟纳入突破性治疗药物程序品种异议表

提出人	（可为单位或个人）
工作单位	
联系方式	
提出异议的品种信息	
药品名称	
适 应 症 （或者功能主治）	
企业名称	
对纳入突破性治疗药物 程序有异议的理由	应详细说明对该药物纳入突破性治疗药物程序有异议的理由，相关依据可以作为附件一并提交：
单位签章或 个人签字	年　　月　　日 注：提出人为单位的，由单位签章；提出人为个人的，由个人签字。

规章文件

附3

首次沟通交流拟讨论问题

一、药物研发进展及计划

1. 药物研发基本信息；

2. 目前研发状态及药物研发计划，按临床、药理毒理和药学等学科分别阐述已完成、正在进行和计划进行的相关研究；

3. 研发过程的简要描述和关键事件；

4. 药品上市许可申请递交计划；

5. 其他情况说明。

二、临床试验期间与药审中心沟通交流计划

根据药物研发进展，提出与药审中心后续沟通计划，列明拟沟通时间点、拟讨论的关键问题等。

拟沟通时间	拟沟通形式（会议形式）	当前研发阶段	会议目的	拟讨论的关键问题

三、阶段性提交研究资料的计划

根据药物研发进展，提出阶段性提交研究资料的计划。

拟提交时间	研究资料内容	当前研发阶段	存在的问题（如有）	拟讨论的关键问题（如有）

四、相关咨询问题

按药学、临床和药理毒理等学科简要列明拟讨论问题清单和对该问题的意见。

附件2

药品附条件批准上市申请审评审批工作程序（试行）

为鼓励以临床价值为导向的药物创新，加快具有突出临床价值的临床急需药品上市，根据《中华人民共和国药品管理法》、《中华人民共和国中医药法》、《中华人民共和国疫苗管理法》、《中华人民共和国药品管理法实施条例》、《药品注册管理办法》等有关规定，制定本工作程序。

一、适用条件

符合药品附条件批准上市技术指导原则中规定的附条件批准的情形和条件的药品，申请人可以在药物临床试验期间，向国家药品监督管理局药品审评中心（以下简称药审中心）提出附条件批准申请。其中：

1. 公共卫生方面急需的药品由国家卫生健康主管部门等有关部门提出。

2. 重大突发公共卫生事件急需的疫苗应为按照《突发公共卫生事件应急条例》、《国家突发公共卫生事件应急预案》等认定的重大突发公共卫生事件（Ⅱ级）或者特别重大突发公共卫生事件（Ⅰ级）相关疾病的预防用疫苗。

二、工作程序

（一）**早期沟通交流申请（Ⅱ类会议）**。鼓励申请人在药物临床试验期间，经充分评估后，按照相关技术指导原则的要求就附条件批准的临床研究计划、关键临床试验设计及疗效指标选择、其他附条件批准的前提条件、上市后临床试验的设计和实施计划等与药审中心进行沟通。

（二）**上市申请前的沟通交流申请（Ⅱ类会议）**。拟申请附条件批准上市的，药品上市许可申请递交前，申请人应当就附条件批准上市的条件和上市后继续完成的研究工作等与药审中心沟通交流，拟申请优先审评审批的，可一并提出进行沟通交流。已纳入突破性治疗药物程序的，可申请Ⅰ类会议。

（三）**提交附条件批准上市申请**。经沟通交流评估确认初步符合附条件批准要求的，申请人可以在提出药品上市许可申请的同时，向药审中心提出药品附条件批准上市申请（申请表见附件），并按相关技术指导原则要求提交支持性资料。申请优先审评审批的，可一并提出申请。

（四）**审评审批**。审评通过，附条件批准药品上市的，发给药品注册证书，并载明附条件批准药品注册证书的有效期、上市后需要继续完成的研究工作及完成时限等相关事项。药品注册证书有效期由药审中心在审评中与申请人沟通交流后根据上市后研究工作的完成时限确定。

基于申请人提交的全部申报资料，经技术审评发现不满足附条件批准上市要求的，药审中心应当终止该药品附条件批准上市申请审评审批程序，作出附条件批准上市申请不通过的审评结论，并通过药审中心网站申请人之窗告知申请人，说明理由。申请人可以在完成相应研究后按正常程序重新申报。申请人对审评结论有异议的，可以按照药品注册审评结论异议解决的有关程序提出。药品注册申请审批结束后，申请人对行政许可决定有异议的，可以依法提起行政复议或者行政诉讼。

（五）**上市后要求**。附条件批准上市的药品，药品上市许可持有人应当在药品上市后采取相应的风险管理措施，并在规定期限内按照要求完成药物临床试验等相关研究，以补充申请方式申报。

药品上市许可持有人提交的上市后研究证明其获益大于风险，审评通过的，换发有效期为5年的药品注册证书，证书有效期从上市申请批准之日起算。

规章文件

药品上市许可持有人提交的上市后研究不能证明其获益大于风险的，药审中心作出不通过的审评结论，由国家药品监督管理局按程序注销其药品注册证书。

药品上市许可持有人逾期未按照要求完成研究并提交补充申请的，由国家药品监督管理局按程序注销其药品注册证书。

三、工作要求

（一）附条件批准上市申请过程中的沟通交流，依据《药物研发与技术审评沟通交流管理办法》等相关规定执行。

（二）申请人在提交附条件批准上市申请前，申报材料应当符合相关的技术指导原则及受理要求，并做好接受药品注册核查、检验的准备工作。

（三）附条件批准上市审评审批的具体技术要求参照《药品附条件批准上市技术指导原则》等执行。

本工作程序自发布之日起施行。

附：药品附条件批准上市申请表

附

药品附条件批准上市申请表

药品名称			
剂型		规　格	
申请人			
药品类型		注册分类	
拟申报的适应症 （或者功能主治）			
符合附条件批准的情形			

附件3

药品上市许可优先审评审批工作程序（试行）

为鼓励研究和创制新药，规范临床急需短缺药品等优先审评审批，根据《中华人民共和国药品管理法》、《中华人民共和国中医药法》、《中华人民共和国疫苗管理法》、《中华人民共和国药品管理法实施条例》、《药品注册管理办法》等有关规定，制定本工作程序。

一、适用范围

药品上市许可申请时，以下具有明显临床价值的药品，可以申请适用优先审评审批程序：

（一）临床急需的短缺药品、防治重大传染病和罕见病等疾病的创新药和改良型新药；

（二）符合儿童生理特征的儿童用药品新品种、剂型和规格；

（三）疾病预防、控制急需的疫苗和创新疫苗；

（四）纳入突破性治疗药物程序的药品；

（五）符合附条件批准的药品；

（六）国家药品监督管理局规定其他优先审评审批的情形。

二、适用条件

申请适用优先审评审批程序的，应同时满足（一）（二）：

（一）符合优先审评审批范围的药品上市许可申请，应具有明显临床价值，参照《突破性治疗药物审评工作程序（试行）》关于临床优势的适用条件。

（二）符合优先审评审批范围的药品上市许可申请，以下列出的适用范围应满足相关条件：

1. 临床急需的短缺药品。临床急需的短缺药品应列入国家卫生健康委员会等部门发布的《国家短缺药品清单》，并经国家药品监督管理局组织确定。

对临床急需的短缺药品的仿制药申请，自首家纳入优先审评审批程序之日起，不再接受活性成分和给药途径相同的新申报品种优先审评审批申请。

2. 防治重大传染病和罕见病等疾病的创新药和改良型新药。重大传染病应由国家卫生健康委员会认定，罕见病应列入国家卫生健康委员会等部门联合发布的罕见病目录，且该药物应具有明显临床价值。

3. 符合儿童生理特征的儿童用药品新品种、剂型和规格。

（1）对于新品种，应当满足以下任一条件：①针对严重威胁儿童生命或者影响儿童生长发育，且目前无有效治疗药物或治疗手段的疾病；②相比现有上市药品，具有明显治疗优势；

（2）对于新剂型，应当同时满足以下两个条件：①现有上市剂型的药品说明书中包含有明确的儿童适应症和儿童用法用量信息；②现有上市剂型均不适用于儿童人群，新剂型属于儿童人群适宜剂型；

（3）对于新规格，应当同时满足以下两个条件：①现有上市规格的药品说明书中包含有明确的儿童适应症和儿童用法用量信息；②现有上市规格均不适用于儿童人群，新规格适于儿童人群使用；

此外，根据国家卫生健康委员会等部门公布的《鼓励研发申报儿童药品清单》等文件，对于明确为市场短缺且鼓励研发申报的儿童用药品实行优先审评审批。

4. 疾病预防、控制急需的疫苗和创新疫苗。疾病预防、控制急需的疫苗具体清单由国家卫生健康委员会和工业和信息化部提出，并经国家药品监督管理局组织确定。

5. 国家药品监督管理局规定其他优先审评审批的情形，另行公布。其中，对于列入国家药品监督管理局《临床急需境外新药名单》临床急需境外已上市境内未上市的罕见病药品，申请人可以在提出药品上市许可申请时按照适用范围"（六）国家药品监督管理局规定其他优先审评审批的情形"提出优先审评审批申请。

三、工作程序

（一）申报前沟通交流。申请人在提出药品上市许可申请前，应当与国家药品监督管理局药品审评中心（以下简称药审中心）进行沟通交流，探讨现有研究数据是否满足药品上市许可审查要求以及是否符合优先审评审批程序纳入条件等，对于初步评估认为符合优先审评审批纳入条件的，应当在会议纪要中予以明确。药审中心可以根据需要会同药品检验机构、国家药品监督管理局食品药品审核查验中心（以下简称药品核查中心）相关人员参与申报前沟通交流会议，共同协商解决存在的技术问题以及检验、核查问题，为后续审评审批提供支持。必要时，药审中心可组织召开专家咨询委员会，对于是否符合优先审评审批程序纳入条件进行论证。

（二）申报与提出申请。经沟通交流确认后，申请人应当在提出药品上市许可申请的同时，通过药审中心网站提出优先审评审批申请，并提交相关支持性资料（附件1）。申请人在药审中心网站提交的相关支持性资料应当与申报资料内容一致。

（三）审核。药审中心应当在接到申请后5日内对提交的优先审评审批申请进行审核，并将审核结果反馈申请人。拟纳入优先审评审批程序的，应当按要求在药审中心网站对外公示。

对于列入国家药品监督管理局《临床急需境外新药名单》的临床急需境外已上市境内未上市的罕见病药品，药审中心受理后直接纳入优先审评审批程序，不再对外公示。

（四）公示纳入。药审中心对拟纳入优先审评审批程序的品种具体信息和理由予以公示，包括药物名称、申请人、拟定适应症（或功能主治）、申请日期、拟纳入理由等。公示5日内无异议的即纳入优先审评审批程序，并通知各相关方；对公示品种提出异议的，应当在5日内向药审中心提交书面意见并说明理由（附件2）；药审中心在10日内另行组织论证后作出决定并通知各相关方。必要时，药审中心可以组织召开专家咨询委员会进行论证。

（五）终止程序。对纳入优先审评审批程序的品种，申请人发现不再符合纳入条件时，应当及时向药审中心提出终止优先审评审批程序；药审中心发现不再符合纳入条件的，应当告知申请人，申请人可以在10日内向药审中心提交书面说明，由药审中心组织论证，在30日内作出决定后通知申请人。对于申请人未在10日内向药审中心提交书面说明的，或者经论证作出决定不符合纳入条件的，药审中心应当及时终止该品种的优先审评审批程序。

药审中心公开纳入优先审评审批程序的品种清单，更新品种状态信息（包括纳入和终止信息），及时收录新纳入程序的品种，对终止程序的品种进行标识。

（六）技术审评。药审中心对纳入优先审评审批程序的药品上市许可申请，按注册申请受理时间顺序优先配置资源进行审评。对纳入优先审评审批程序的药品上市许可申请，审评时限为130日，其中临床急需的境外已上市境内未上市的罕见病药品审评时限为70日。

药审中心在审评中发现需要与申请人进行沟通交流的，可根据具体情况优先安排。

（七）核查、检验和通用名称核准。对纳入优先审评审批程序的药品上市许可申请，需要进行核查、检验和核准通用名称的，药品核查中心、药品检验机构和国家药典委员会应优先进行核查、检验和核准通用名称。

对申请优先审评审批程序的药品上市许可申请，申请人未在药品注册申请受理前提出药品注册检验的，药审中心应当在药品注册申请受理后2日内开具检验通知单，并在受理后25日内进行初步审查，需要药品注册核查的，通知药品核查中心组织核查，提供核查所需的相关材料，同时告知申请人以及申请人或者生产企业所在地省、自治区、直辖市药品监督管理部门。药品核查中心和药品检验机构应当在审评时限届满 25 日前完成核查、检验工作，并将核查情况、核查结果、标准复核意见和检验报告等相关材料反馈至药审中心。

对于列入国家药品监督管理局《临床急需境外新药名单》的临床急需境外已上市境内未上市的罕见病药品，申请人未在药品注册申请受理前提出药品注册检验的，药审中心应当在受理注册申请后 2 日内开具检验通知单，并同时通知药品检验机构，药品检验机构应当在审评时限届满 15 日前完成检验工作，并将标准复核意见和检验报告反馈至药审中心。国家药品监督管理局完成上市审批后，可以根据技术审评需要开展药品注册核查。

（八）**经沟通交流确认，补充提交技术资料**。对纳入优先审评审批程序的药品上市许可申请，在审评过程中，申请人可以通过药审中心网站提出补充提交技术资料的沟通交流申请。经沟通交流确认，申请人可以按要求提交相应技术资料，审评时限不延长。申请人未按要求提交的，药审中心依据现有审评资料作出审评结论。

（九）**综合审评**。药审中心在收到核查结果、检验结果等相关材料后在审评时限内完成综合审评。

（十）**审批**。行政审批决定应当在 10 日内作出。

四、工作要求

（一）药审中心对纳入优先审评审批程序的品种，依据《药物研发与技术审评沟通交流管理办法》《药品注册审评一般性技术问题咨询管理规范》等相关规定与申请人进行沟通交流。

（二）申请人在提交优先审评审批申请前，申报材料应当符合相关的技术指导原则及受理要求，并做好随时接受药品注册核查和检验的准备工作。对于申报资料存在真实性问题的，根据《药品注册管理办法》相关规定办理。

（三）在技术审评过程中，发现纳入优先审评审批程序的品种申报材料不能满足优先审评审批条件的，药审中心将终止该品种的优先审评，按正常审评程序审评，并对审评时限予以调整，同时告知药品核查中心、药品检验机构和国家药典委员会不再优先安排核查、检验和核准通用名称。

本工作程序所规定的期限以工作日计算。

本工作程序自发布之日起施行。

附：1. 药品上市许可优先审评审批申请表
　　2. 药品上市许可优先审评审批品种异议表

附 1

药品上市许可优先审评审批申请表

药品名称	
申请人	
申报前沟通交流会议编号	

药品类型		注册分类	

适 应 症 （或者功能主治）	

符合优先审评 审批的情形	

申请理由	说明符合优先审评审批情形的具体条款，并就优先审评审批情形和适用条件进行详细阐述，相关证明材料和依据可作为附件一并提交。

附2

药品上市许可优先审评审批品种异议表

提出人	（可为单位或个人）
工作单位	
联系方式	
提出异议的药品上市许可信息	
药品名称	
受理号 （如果有）	
企业名称	
对实施优先审评 审批有异议的理由	应详细说明对该品种实施优先审评审批有异议的理由，相关依据可以作为附件一并提交：
单位签章或 个人签字	年　　月　　日 注：提出人为单位的，由单位签章；提出人为个人的，由个人签字。

规章文件

国家药监局关于进一步完善药品关联审评审批和监管工作有关事宜的公告

（2019 年第 56 号）

为落实中共中央办公厅、国务院办公厅《关于深化审评审批制度改革鼓励药品医疗器械创新的意见》，原食品药品监管总局发布了《关于调整原料药、药用辅料和药包材审评审批事项的公告》（2017 年第 146 号），现就进一步明确原料药、药用辅料、直接接触药品的包装材料和容器（以下简称原辅包）与药品制剂关联审评审批和监管有关事宜公告如下：

一、总体要求

（一）原辅包的使用必须符合药用要求，主要是指原辅包的质量、安全及功能应该满足药品制剂的需要。原辅包与药品制剂关联审评审批由原辅包登记人在登记平台上登记，药品制剂注册申请人提交注册申请时与平台登记资料进行关联；因特殊原因无法在平台登记的原辅包，也可在药品制剂注册申请时，由药品制剂注册申请人一并提供原辅包研究资料。

（二）原辅包登记人负责维护登记平台的登记信息，并对登记资料的真实性和完整性负责。境内原辅包供应商作为原辅包登记人应当对所持有的产品自行登记。境外原辅包供应商可由常驻中国代表机构或委托中国代理机构进行登记，登记资料应当为中文，境外原辅包供应商和代理机构共同对登记资料的真实性和完整性负责。

（三）药品制剂注册申请人申报药品注册申请时，需提供原辅包登记号和原辅包登记人的使用授权书。

（四）药品制剂注册申请人或药品上市许可持有人对药品质量承担主体责任，根据药品注册管理和上市后生产管理的有关要求，对原辅包供应商质量管理体系进行审计，保证符合药用要求。

（五）监管部门对原辅包登记人提交的技术资料负有保密责任，对登记平台的技术信息保密，登记平台只公开登记品种的登记状态标识（A 或 I）、登记号、品种名称、企业名称（代理机构名称）、企业生产地址、原药品批准文号（如有），原批准证明文件有效期（如有），产品来源、规格、更新日期和其他必要的信息。

二、产品登记管理

（六）原辅包登记人按照登记资料技术要求在平台登记，获得登记号。其中，原料药在登记前应取得相应生产范围的《药品生产许可证》，并按照原食品药品监管总局《关于发布化学药品新注册分类申报资料要求（试行）的通告》（2016 年第 80 号）要求进行登记；药用辅料和药包材登记按照本公告附件 1、附件 2 的资料要求进行登记。登记资料技术要求根据产业发展和科学技术进步不断完善，由国家药品监督管理局药品审评中心（以下简称药审中心）适时更新公布。

（七）药品制剂注册申请与已登记原辅包进行关联，药品制剂获得批准时，即表明其关联的原辅包通过了技术审评，登记平台标识为"A"；未通过技术审评或尚未与制剂注册进行关联的标识为"I"。

（八）除国家公布禁止使用、淘汰或者注销的原辅包外，符合以下情形的原辅包由药审中心将相关信息转入登记平台并给予登记号，登记状态标识为"A"：

1. 批准证明文件有效期届满日不早于 2017 年 11 月 27 日的原料药；

2. 已受理并完成审评审批的原料药，含省局按照国食药监注〔2013〕38 号文审评的原料药技术转让申请；

3. 已受理并完成审评的药用辅料和药包材；

4. 曾获得批准证明文件的药用辅料；

5. 批准证明文件有效期届满日不早于 2016 年 8 月 10 日的药包材。

转入登记平台的原辅包登记人应按照本公告登记资料要求在登记平台补充提交研究资料，完善登记信息，同时提交资料一致性承诺书（承诺登记平台提交的技术资料与注册批准技术资料一致）。

（九）仿制或进口境内已上市药品制剂所用的原料药，原料药登记人登记后，可进行单独审评审批，通过审评审批的登记状态标识为"A"，未通过审评审批的标识为"I"。审评审批时限和要求按照现行《药品注册管理办法》等有关规定执行。

（十）已在食品、药品中长期使用且安全性得到认可的药用辅料可不进行登记（名单详见附件3），由药品制剂注册申请人在制剂申报资料中列明产品清单和基本信息。但药审中心在药品制剂注册申请的审评过程中认为有必要的，可要求药品制剂注册申请人补充提供相应技术资料。该类药用辅料品种名单由药审中心适时更新公布。

（十一）药用辅料、药包材已取消行政许可，平台登记不收取费用。原料药仍为行政许可，平台登记技术审评相关要求按现行规定和标准执行。

三、原辅包登记信息的使用和管理

（十二）药品制剂注册申请关联审评时，原辅包登记平台研究资料不能满足审评需要的，药审中心可以要求药品制剂注册申请人或原辅包登记人进行补充。补充资料的报送途径由药审中心在发补通知中明确。

（十三）原料药标识为"A"的，表明原料药已通过审评审批。原料药登记人可以在登记平台自行打印批准证明文件、质量标准和标签等，用于办理 GMP 检查、进口通关等。

未进行平台登记而与药品制剂注册申报资料一并提交研究资料的原料药，监管部门在药品制剂批准证明文件中标注原料药相关信息，可用于办理原料药 GMP 检查、进口通关等。

（十四）原料药生产企业申请 GMP 检查程序及要求按照现行法律法规有关规定执行，通过药品 GMP 检查后应在登记平台更新登记信息。

（十五）标识为"A"的原料药发生技术变更的，按照现行药品注册管理有关规定提交变更申请，经批准后实施。原料药的其他变更、药用辅料和药包材的变更应及时在登记平台更新信息，并在每年第一季度提交的上一年年度报告中汇总。

（十六）原辅包发生变更时原辅包登记人应主动开展研究，并及时通知相关药品制剂生产企业（药品上市许可持有人），并及时更新登记资料，并在年报中体现。

药品制剂生产企业（药品上市许可持有人）接到上述通知后应及时就相应变更对药品制剂质量的影响情况进行评估或研究，属于影响药品制剂质量的，应报补充申请。

（十七）已上市药品制剂变更原辅包及原辅包供应商的，应按照《已上市化学药品变更研究技术指导原则（一）》《已上市化学药品生产工艺变更研究技术指导原则》《已上市中药变更研究技术指导原则（一）》及生物制品上市后变更研究相关指导原则等要求开展研究，并按照现行药品注册管理有关规定执行。

（十八）境外原辅包供应商更换登记代理机构的，提交相关文件资料后予以变更。包括：变更原因说明、境外原辅包供应商委托书、公证文书及其中文译本、新代理机构营业执照复印件、境外原辅包供应商解除原代理机构委托关系的文书、公证文书及其中文译本。

规章文件

四、监督管理

（十九）各省（区、市）药品监督管理局对登记状态标识为"A"的原料药，按照药品进行上市后管理，并开展药品 GMP 检查。

（二十）各省（区、市）药品监督管理局应加强对本行政区域内药品制剂生产企业（药品上市许可持有人）的监督检查，督促药品制剂生产企业（药品上市许可持有人）履行原料药、药用辅料和药包材的供应商审计责任。

药用辅料和药包材生产企业具有《药品生产许可证》的，继续按原管理要求管理，许可证到期后按本公告要求登记场地信息。

（二十一）各省（区、市）药品监督管理局根据登记信息对药用辅料和药包材供应商加强监督检查和延伸检查。发现药用辅料和药包材生产存在质量问题的，应依法依规及时查处，并要求药品制剂生产企业（药品上市许可持有人）不得使用相关产品，并对已上市产品开展评估和处置。延伸检查应由药品制剂生产企业（药品上市许可持有人）所在地省局组织开展。药用辅料和药包材供应商的日常检查由所在地省局组织开展联合检查。

药用辅料生产现场检查参照《药用辅料生产质量管理规范》（国食药监安〔2006〕120号）开展检查，药包材生产现场检查参照《直接接触药品的包装材料和容器管理办法》（原国家食品药品监督管理局局令第13号）中所附《药包材生产现场考核通则》开展检查。各省（区、市）药品监督管理局可根据监管需要进一步完善相关技术规范和检查标准，促进辅料和药包材质量水平稳步提升。

国家药品监督管理局将根据各省监督检查开展情况和需要，适时修订相关检查标准。

五、其他

（二十二）在中华人民共和国境内研制、生产、进口和使用的原料药、药用辅料、药包材适用于本公告要求。

（二十三）本公告自2019年8月15日起实施。原发布的原辅包相关文件与本公告要求不一致的，以本公告为准。原食品药品监管总局发布的《关于发布药包材药用辅料申报资料要求（试行）的通告》（2016年第155号）同时废止。

特此公告。

附件：1. 药用辅料登记资料要求（试行）
2. 药包材登记资料要求（试行）
3. 可免登记的产品目录（2019年版）
4. 药用原辅料、药包材年度报告基本要求

国家药监局
2019年7月15日

附件 1

药用辅料登记资料要求（试行）

品种名称：XXXXX
登 记 人：XXXXX

辅料分类：

境内外上市药品中未有使用历史的，包括

○ 1.1 新的分子结构的辅料以及不属于第 1.2、1.3 的辅料；

○ 1.2 由已有使用历史的辅料经简单化学结构改变（如盐基，水合物等）；

○ 1.3 两者及两者以上已有使用历史的辅料经共处理得到的辅料；

○ 1.4 已有使用历史但改变给药途径的辅料。

境内外上市药品中已有使用历史的，且

○ 2.1 中国药典/USP/EP/BP/JP 均未收载的辅料；

○ 2.2 USP/EP/BP/JP 之一已收载，但未在境内上市药品中使用的辅料；

○ 2.3 USP/EP/BP/JP 之一已收载，中国药典未收载的辅料；

○ 2.4 中国药典已收载的辅料。

在食品或化妆品中已有使用历史的，且

○ 3.1 具有食品安全国家标准的用于口服制剂的辅料；

○ 3.2 具有化妆品国家或行业标准的用于外用制剂的辅料。

○其他

拟用制剂给药途径：○注射○吸入○眼用○局部及舌下○透皮○口服○其他

来源：○动物或人○矿物○植物○化学合成○微生物发酵或生物工程○其他

登记人名称： 盖章

法定代表人： 签名

一、登记资料项目

1 登记人基本信息

1.1 登记人名称、地址、生产地址

1.2 证明性文件

1.3 研究资料保存地址

2 辅料基本信息

2.1 名称

2.2 结构与组成

2.3 理化性质及基本特性

2.4 境内外批准上市及使用信息

2.5 国内外药典收载情况

3 生产信息

3.1 生产工艺和过程控制

3.2 物料控制

3.3 关键步骤和中间体的控制

3.4 工艺验证和评价

3.5 生产工艺的开发

4 特性鉴定

4.1 结构和理化性质研究

4.2 杂质研究

4.3 功能特性

5 质量控制

5.1 质量标准

5.2 分析方法的验证

5.3 质量标准制定依据

6 批检验报告

7 稳定性研究

7.1 稳定性总结

7.2 稳定性数据

7.3 辅料的包装

8 药理毒理研究

二、登记资料正文及撰写要求

1 登记人基本信息

1.1 登记人名称、登记地址、生产地址

提供登记人的名称、登记地址、生产厂、生产地址。

生产地址应精确至生产车间、生产线。

1.2 证明性文件

境内药用辅料登记人需提交以下证明文件：

（1）登记人营业执照复印件。对登记人委托第三方进行生产的，应同时提交委托书等相关文件、生产者相关信息及营业执照复印件。

（2）对于申请药用明胶空心胶囊、胶囊用明胶和药用明胶的境内登记人，需另提供：①申请药用空心胶囊的，应提供明胶的合法来源证明文件，包括药用明胶的批准证明文件、标准、检验报告、药用明胶生产企业的营业执照、《药品生产许可证》、销售发票、供货协议等的复印件；②申请胶囊用明胶、药用明胶的，应提供明胶制备原料的来源、种类、标准等相关资料和证明。

境外药用辅料登记人应授权中国代表机构提交以下证明文件：

（1）登记人合法生产资格证明文件、公证文件及其中文译文。对登记人委托第三方进行生产的，应同时提交委托书等相关文件及生产者相关信息及证明文件（如有）。

（2）登记人委托中国境内代理机构注册的授权文书、公证文件及其中文译文。中国境内代理机构的营业执照或者登记人常驻中国境内办事机构的《外国企业常驻中国代表机构登记证》。

（3）登记药用空心胶囊、胶囊用明胶、药用明胶等牛源性药用辅料进口的，须提供制备胶囊的主要原材料——明胶的制备原料的来源、种类等相关资料和证明，并提供制备原料来源于没有发生疯牛病疫情国家的政府证明文件。

境外药用辅料建议提供人源或动物源性辅料的相关证明文件。

1.3 研究资料保存地址

提供药用辅料研究资料的保存地址，应精确至门牌号。如研究资料有多个保存地址的，均需提交。

2 辅料基本信息

2.1 名称

提供辅料的中文通用名（如适用，以中国药典名为准）、英文名、汉语拼音、化学名、曾用名、化学文摘（CAS）号等。如有 UNII 号及其他名称（包括国内外药典收载的名称）建议一并提供。

预混辅料[注1]和共处理辅料[注2]应明确所使用的单一辅料并进行定性和定量的描述，可提交典型配方用于说明，实际应用的具体配方应根据使用情况作为附件包括在登记资料中或在药品注册时进行提供。

注1：预混辅料（pre-mixed excipient）是指两种或两种以上辅料通过低至中等剪切力进行混合，这是一种简单的物理混合物。各组分混合后仍保持为独立的化学实体，各成分的化学特性并未变化。预混辅料可以是固态或液态，单纯的物理混合时间较短。

注2：共处理辅料（co-processed excipient）是两种或两种以上辅料的结合物，该结合物的物理特性发生了改变但化学特性无明显变化。这种物理特性的改变无法通过单纯的物理混合而获得，在某些情况下，有可能以成盐形式存在。

2.2 结构与组成

提供辅料的结构与组成信息，如结构式、分子式、分子量，高分子药用辅料应明确型号、分子量范围、聚合度、取代度等。有立体结构和多晶型现象应特别说明。

预混辅料和共处理辅料应提交每一组分的结构信息。

2.3 理化性质及基本特性

提供辅料已知的物理和化学性质，如：性状（如外观，颜色，物理状态）、熔点或沸点、比旋度、溶解性、溶液 pH、粒度、密度（堆密度、振实密度等）以及功能相关性指标等。

预混辅料应提交产品性状等基本特性信息。

2.4 境内外批准登记等相关信息及用途

2.4.1 境内历史批准信息

提供境内历史批准的相关信息（如有）。

2.4.2 其他国家的相关信息

提供拟登记产品在境外作为药用辅料的相关信息（如适用）。

2.4.3 用途信息

提供该辅料的给药途径信息以及最大每日参考剂量及参考依据。使用该辅料的药品已在境内外获准上市的，提供相关药品的剂型、给药途径等；尚未有使用该辅料的药品获准上市的，应提供该药用辅料的预期给药途径以及正在使用该辅料进行注册的药品信息。如有生产商已知的不建议的给药途径或限定的使用剂量，也应予以明确并提供相关参考说明。以上信息应尽可能提供。

2.5 国内外药典收载情况

提供该药用辅料被国内外药典及我国国家标准收载的信息。

3 生产信息

3.1 生产工艺和过程控制

（1）工艺综述：按工艺步骤提供工艺流程图，并进行生产工艺综述。

（2）工艺详述：按工艺流程标明工艺参数和所用溶剂等。如为化学合成的药用辅料，还应提供反应条件（如温度、压力、时间、催化剂等）及其化学反应式，其中应包括起始原料、中间体、所用反应试剂的分子式、分子量、化学结构式。

以商业批为代表，列明主要工艺步骤、各反应物料的投料量及各步收率范围，明确关键生产步骤、关键工艺参数以及中间体的质控指标。

对于人或动物来源的辅料，该辅料的生产工艺中应有明确的病毒灭活与清除的工艺步骤，并须对其进行验证。

（3）说明商业生产的分批原则、批量范围和依据。

（4）设备：提供主要和特殊的生产设备。

生产设备资料可以按照下述表格形式提交：

生产设备一览表

序号	设备名称	型号	用途	生产商	生产范围
1					
2					
...					

3.2 物料控制

3.2.1 关键物料控制信息

对关键物料的控制按下表提供信息。

关键物料控制信息

物料名称	来源[注]	质量标准	使用步骤

注：如动物来源、植物来源、化学合成等。

3.2.2 物料控制信息详述

按照工艺流程图中的工序，以表格的形式列明生产中用到的所有物料（如起始物料、反应试剂、溶剂、催化剂等），并说明所使用的步骤，示例如下。

物料控制信息

物料名称	来源注	质量标准	使用步骤

注：如动物来源、植物来源、化学合成等。

提供以上物料的来源、明确引用标准，或提供内控标准（包括项目、检测方法和限度），必要时提供方法学验证资料。

3.3 关键步骤和中间体的控制

列出关键步骤（如：终产品的精制、纯化工艺步骤，人或动物来源辅料的病毒灭活/去除步骤）。适用时，提供关键过程控制及参数，提供具体的研究资料（包括研究方法、研究结果和研究结论），支持关键步骤确定的合理性以及工艺参数控制范围的合理性。存在分离的中间体时，应列出其质量控制标准，包括项目、方法和限度，并提供必要的方法学验证资料。

3.4 工艺验证和评价

3.4.1 工艺稳定性评估

提供辅料工艺稳定的相关评估资料，如 5 批以上的产品质量回顾性报告等。

3.4.2 工艺验证

提供工艺验证方案、验证报告等资料，必要时提供批生产记录样稿。

3.5 生产工艺的开发

提供工艺路线的选择依据（包括文献依据和/或理论依据）。

提供详细的研究资料（包括研究方法、研究结果和研究结论）以说明关键步骤确定的合理性以及工艺参数控制范围的合理性。

详细说明在工艺开发过程中生产工艺的主要变化（包括工艺路线、工艺参数、批量以及设备等的变化）及相关的支持性验证研究资料。提供工艺研究数据汇总表，示例如下：

工艺研究数据汇总表

批号	试制日期	试制地点	试制目的/样品用途注1	批量	收率	工艺注2	样品质量		
							含量	功能性指标	性状等

注1：说明生产该批次的目的和样品用途，例如工艺验证/稳定性研究。

注2：说明表中所列批次的生产工艺是否与 3.1 项下工艺一致，如不一致，应明确不同点。

4 特性鉴定

4.1 结构和理化性质研究

4.1.1 结构确证研究

（1）结构确证信息

提供可用于对药用辅料的结构进行确证或表征的相关信息。

（2）结构确证研究

应结合制备工艺路线以及各种结构确证手段对产品的结构进行解析，如可能含有立体结构、结晶水/结晶溶剂或者多晶型问题要详细说明，对于高分子药用辅料，还需关注分子量及分子量分布、聚合度、取代度、红外光谱等结构确证信息。提供结构确证用样品的精制方法、纯度、批号；提供具体的研究数据和图谱并进行解析。

为了确保生物制品来源的药用辅料质量的一致性，需要建立标准品/对照品或将辅料与其天然类似物进行比较。对于生物制品类辅料具体见 ICH 关于生物技术/生物产品的指南。

对来源于化学合成体或来源于动/植物的预混辅料，需要用不同的方法描述其特性，并进行定量和定性的描述，包括所有特殊信息。

4.1.2 理化性质

提供辅料理化性质研究资料，如：性状（如外观，颜色，物理状态）、熔点或沸点、比旋度、溶解性、吸湿性、溶液 pH、分配系数、解离常数、将用于制剂生产的物理形态（如多晶型、溶剂化物或水合物）、粒度、来源等。

4.2 杂质研究

4.2.1 杂质信息

结合辅料生产工艺，描述杂质情况。

4.2.2 杂质研究

应根据药用辅料的分子特性、来源、制备工艺等进行杂质研究，如对于高分子辅料，应重点研究残留单体、催化剂以及生产工艺带来的杂质。评估杂质对药用辅料安全性、功能性等的影响，并进行相应的控制。

4.3 功能特性

4.3.1 功能特性信息

结合辅料在制剂中的用途及给药途径，提供辅料有关功能性指标信息（如适用）。

4.3.2 功能特性研究

结合辅料在制剂中的用途及给药途径，详细说明该药用辅料的主要功能特性并提供相应的研究资料。

如：粘合剂可提供表面张力、粒度及粒度分布、溶解性、粘度、比表面积、堆积度等适用的特性指标。

5 质量控制

5.1 质量标准

提供药用辅料的质量标准。质量标准应当符合《中华人民共和国药典》现行版的通用技术要求和格式，并使用其术语和计量单位。

5.2 分析方法的验证

提供质量标准中有关项目的方法学验证资料。对于现行版中国药典/美国药典/欧洲药典/英国药典/日本药典已收载的品种，如采用药典标准方法，可视情况开展方法学确认。

5.3 质量标准制定依据

说明各项目设定的考虑，总结分析各检查方法选择以及限度确定的依据。质量标准起草说明应当包括标准中控制项目的选定、方法选择、检查及纯度和限度范围等的制定依据。

6 批检验报告

提供不少于三批生产样品的检验报告。如果有委托外单位检验的项目需说明。委托检验的受托方需具备相关资质。

7 稳定性研究

稳定性研究的试验资料及文献资料。包括采用直接接触药用辅料的包装材料和容器共同进行的稳定性试验。如适用，描述针对所选用包材进行的相容性和支持性研究。

7.1 稳定性总结

总结所进行的稳定性研究的样品情况、考察条件、考察指标和考察结果，对各项指标变化趋势进行分析，并提出贮存条件和有效期。

7.2 稳定性数据

以表格形式提供稳定性研究的具体结果，并将稳定性研究中的相关图谱作为附件。

7.3 辅料的包装

说明辅料的包装及选择依据，提供包装标签样稿。

8 药理毒理研究

一般需提供的药理毒理研究资料和/或文献资料包括：

（1）药理毒理研究资料综述。

（2）对拟应用药物的药效学影响试验资料和/或文献资料。

（3）非临床药代动力学试验资料和/或文献资料。

（4）安全药理学的试验资料和/或文献资料。

（5）单次给药毒理性的试验资料和/或文献资料。

（6）重复给药毒理性的试验资料和/或文献资料。

（7）过敏性（局部、全身和光敏毒性）、溶血性和局部（血管、皮肤、粘膜、肌肉等）刺激性等主要与局部、全身给药相关的特殊安全性试验研究和/或文献资料。

（8）遗传毒性试验资料和/或文献资料。

（9）生殖毒性试验资料和/或文献资料。

（10）致癌试验资料和/或文献资料。

（11）其他安全性试验资料和/或文献资料。

根据药用辅料的上市状态、应用情况、风险程度等确定需提交的研究资料和/或文献资料，如不需要某项研究资料时，应在相应的研究项目下予以说明。药用辅料的药理毒理研究可单独进行也可通过合理设计与关联制剂的药理毒理研究合并进行。

三、登记资料说明

1 基于辅料（在制剂中）的使用历史及药典收载情况，附表1列出了不同类别辅料所需提供的资料文件。

2 登记资料应列出全部资料项目，对按附表1规定无需提供的资料，应在该项资料项目下进行说明。

3 对于之前按注册程序已获批准证明文件的药用辅料，如登记可按附表1第2.4类资料要求提供资料。审评过程中可根据需要补充资料。

4 辅料已有使用历史的定义：该辅料已在境内外批准制剂中使用且给药途径相同。

5 境外批准制剂的范围：仅限在美国、欧盟、日本批准上市的制剂。

6 对于分类未涵盖的药用辅料，请选择"其他"，其登记资料的要求根据使用历史和药典收载情况提交相关的登记资料。

7 境内外上市药品中已有使用历史的，对于中国药典已收载，USP/EP/BP/JP 均未收载的药用辅料参照 2.2 类提交登记资料。

8 对于同一辅料同时属于不同分类的情况，应按照风险等级高的分类进行登记提交相关技术资料。

规章文件

附表 1

药用辅料登记资料表

资料项目	内容	1.1*	1.2*	1.3*	1.4*	2.1*	2.2*	2.3*	2.4*	3.1*	3.2*
1	登记人基本信息	+	+	+	+	+	+	+	+	+	+
2	辅料基本信息	+	+	+	+	+	+	+	+	+	+
3	3.1（1）工艺综述	+	+	+	+	+	+	+	+	+	+
	3.1（2）工艺详述	+	±	±	±	±	±	−	−	±	±
	3.1（3）说明商业生产的分批原则、批量范围和依据	+	+	+	+	+	+	+	+	+	+
	3.1（4）设备	+	+	+	+	+	+	+	+	+	+
	3.2.1 关键物料控制信息	−	−	−	+	−	−	+	+	+	+
	3.2.2 物料控制信息详述	+	+	+	−	+	+	−	−	+	+
	3.3 关键步骤和中间体的控制	+	+	+	+	+	+	−	−	+	+
	3.4.1 工艺稳定性评估	−	−	−	+	+	+	+	+	+	+
	3.4.2 工艺验证	+	+	+	−	−	−	−	−	−	−
	3.5 生产工艺的开发	+	±	±	−	±	±	−	−	−	−
4	4.1.1（1）结构确证信息	+	+	+	+	+	+	±	−	+	+
	4.1.1（2）结构确证研究	+	±	+	−	−	−	−	−	+	+
	4.1.2 理化性质	+	±	±	±	±	±	−	−	±	±
	4.2.1 杂质信息	+	+	+	+	+	+	+	+	+	+
	4.2.2 杂质研究	+	±	±	±	±	±	−	−	±	±
	4.3.1 功能特性信息	+	+	+	+	+	+	+	+	+	+
	4.3.2 功能特性研究	+	±	±	±	±	±	−	−	±	±
5	5.1 质量标准	+	+	+	+	+	+	+	+	+	+
	5.2 分析方法的验证	+	+	+	±	+	+	−	−	±	±
	5.3 质量标准制定依据	+	+	+	+	+	+	+	+	+	+

资料项目	内容	1.1*	1.2*	1.3*	1.4*	2.1*	2.2*	2.3*	2.4*	3.1*	3.2*
6	批检验报告	+	+	+	+	+	+	+	+	+	+
7	7.1 稳定性总结	+	+	+	+	+	+	+	+	+	+
	7.2 稳定性数据	+	+	+	+	+	+	+	+	+	+
	7.3 辅料的包装	+	+	+	+	+	+	+	+	+	+
8	药理毒理研究	+	+	+	+	±	±	±	±	±	±

注：+ 需提供相关资料的项目

    – 无需提供相关资料的项目

    ± 根据需要提供相关资料的项目

备注：*

境内外上市药品中未有使用历史的，包括

1.1 新的分子结构的辅料以及不属于第 1.2、1.3 的辅料；

1.2 由已有使用历史的辅料经简单化学结构改变（如盐基，水合物等）；

1.3 两者及两者以上已有使用历史的辅料经共处理得到的辅料；

1.4 已有使用历史但改变给药途径的辅料。

境内外上市药品中已有使用历史的，且

2.1 中国药典/USP/EP/BP/JP 均未收载的辅料；

2.2 USP/EP/BP/JP 之一已收载，但未在境内上市药品中使用的辅料；

2.3 USP/EP/BP/JP 之一已收载，中国药典未收载的辅料；

2.4 中国药典已收载的辅料。

在食品或化妆品中已有使用历史的，且

3.1 具有食品安全国家标准的用于口服制剂的辅料；

3.2 具有化妆品国家或行业标准的用于外用制剂的辅料。

注：

（1）高风险药用辅料一般包括：动物源或人源的药用辅料；用于注射剂、眼用制剂、吸入制剂等的药用辅料。对于高风险辅料的登记资料要求，可根据辅料在特定制剂中的应用以及相应的技术要求，按需提供，或在审评过程中根据特定制剂及辅料在制剂中的应用情况根据需要补充资料。

（2）对于已有使用历史的辅料，若该辅料超出相应给药途径的历史最大使用量，应提供相关安全性数据等资料。

（3）对预混辅料，应根据其在制剂中的应用及配方组成中各辅料成分情况，选择合适的资料要求进行登记。

（4）以上登记资料分类要求作为登记人资料准备的指导，药品审评中心可根据制剂的技术审评需要提出资料补充要求。

（5）根据辅料分类不同，登记资料 3.2.1 与 3.2.2，3.4.1 与 3.4.2，4.1.1（1）与（2）中提供一组研究资料即可。

附件2

药包材登记资料要求（试行）

品种名称：XXXXX

登 记 人：XXXXX

使用情况分类：

○ 1 未在境内外上市药品中使用过的药包材（如新材料、新结构）；

○ 2 已在境内外上市药品中使用过，但改变药品给药途径且风险提高的药包材；

○ 3 未在境内外上市药品中使用过，但是可证明在食品包装中使用过的与食品直接接触的药包材（仅限用于口服制剂）；

○ 4 已在相同给药途径的上市药品中使用过的药包材

  ○ 4.1 无注册证的药包材

  ○ 4.2 有注册证的药包材

○ 5 其他

登记人名称：   **盖章**

法定代表人：   **签名**

一、登记资料项目

1 登记人基本信息

1.1 名称、地址、生产厂、生产地址

1.2 证明性文件

1.3 研究资料保存地址

2 药包材基本信息

2.1 药包材名称

2.2 包装系统/组件

2.3 配方

2.4 基本特性

2.5 境内外批准上市及使用信息

2.6 国家标准以及国内外药典收载情况

3 生产信息

3.1 生产工艺和过程控制

3.2 物料控制

3.3 关键步骤和半成品/中间体的控制

3.4 工艺验证和评价

4 质量控制

4.1 质量标准

4.2 分析方法的验证

4.3 质量标准制定依据

5 批检验报告

6 自身稳定性研究

7 相容性和安全性研究

7.1 相容性研究

7.2 安全性研究

附表 1 高风险药包材使用情况与登记资料表

附表 2 非高风险药包材使用情况与登记资料表

附表 3 实行关联审评审批的药包材及风险分类

二、登记资料正文及撰写要求

1 登记人基本信息

1.1 名称、注册地址、生产厂、生产地址

提供登记人的名称、注册地址。

提供生产厂的名称、生产地址（如有多个生产场地，都应提交）。

生产地址应精确至生产车间。

1.2 证明性文件

境内药包材登记人需提交以下证明文件：

登记人营业执照复印件，营业执照应包含此次登记产品。对登记人委托第三方进行生产的，应同时提交委托书等相关文件、生产者相关信息及营业执照。

境外药包材登记人应授权中国代表机构提交以下证明文件（参照进口药品注册有关规定）：

（1）登记人合法生产资格证明文件、公证文件及其中文译文。对登记人委托第三方进行生产的，应同时提交生产者相关信息及证明文件（如适用）。

（2）登记人如委托中国境内代理机构登记，需提交授权文书、公证文件及其中文译文。中国境内代理机构需提交其工商执照或者注册产品生产厂商常驻中国境内办事机构的《外国企业常驻中国代表机构登记证》。

（3）产品在境外的生产、销售、应用情况综述及在中国申请需特别说明的理由。

1.3 研究资料保存地址

提供研究资料保存地址，应精确至门牌号。如研究资料有多个保存地址的，都应提交。

2 药包材基本信息

采用相同的生产工艺和材料、具有相同功能的产品可以作为同一药包材登记，药包材企业可在同一登记号下按不同的型号和规格进行登记。

2.1 药包材名称

提供药包材的中英文通用名称、化学名称（如适用）、曾用名，对于尚无法确定通用名称的，需提供拟定名称。药包材名称应与品种质量标准中的名称一致，也可参考主管部门制定的命名原则进行命名。应当参照已批准的药包材名称或国家标准命名原则对产品进行命名。

2.2 包装系统/组件

药包材可以是包装系统，也可以是包装组件，组件需说明适用的包装系统。

包装系统/组件需分别提供每一个单独组件/材料的相关信息，包括构成系统的组件产品名称、来源、生产地址等相关信息及质量标准、检验报告等。如果有多个来源，需分别给出未单独登记的组件资料或提供组件的登记号。

说明：请按照附件填写包装系统各包装组件的名称。如：经口鼻吸入制剂应填写容器（如罐、筒）、阀门等配件。

对于某些制剂，如需在直接接触药品的药包材外增加功能性次级包装材料（如高阻隔性外袋），或者需包装初级以及次级包装材料后进行灭菌处理的制剂，需将初级以及次级包装材料作为包装系统，一并进行填写，例如某些采用初级及次级塑料包装材料的注射制剂，对于所用的干燥剂、吸氧剂、指示剂等，也应填写，如影响制剂质量的，需订入包材的质量标准中。制剂生产过程中不参与灭菌处理，仅为防尘用的外袋，可不作为功能性次级包装材料。

2.3 配方

应分别填写药包材中各个组件的配方信息，包括组分名称、来源、质量标准及检验报告、用量配比和预期用途、化学品安全说明书（MSDS）。有登记号的组件也可提供登记号。配方信息应覆盖药包材所涉及的所有组成部分及用量依据，如添加剂在境内外药典、国标等法规标准收载的用量范围。

2.3.1 名称：包括原辅料及添加剂（着色剂、防腐剂、增塑剂、遮光剂及油墨等）的化学名（IUPAC 名和/或 CAS 名）、中文译名和商品名等。

说明：原辅料名称中应同时注明该原料的使用等级（如有，需提供），聚合物和金属材料应注明牌号。

2.3.2 来源：提供原辅料的生产商，分析原辅料的作用。

2.3.3 相对分子量、分子式、化学结构：未应用于相同给药途径的系统或组件中的新物质需提供化学结构的确认依据（如核磁共振谱图、元素分析、质谱、红外谱图等）及其解析结果。

2.3.4 理化性质：包括各组分的理化性质，如颜色、气味、状态、溶解度、分子量、聚合度等（如适用可提供）。

2.3.5 用量配比和预期用途：对原辅料的用量/用量范围/比例进行说明，并对其在材料生产、加工及使用过程中所起到的作用分别进行描述。

2.3.6 化学品安全说明书（MSDS）：应提供原辅料生产厂家提供的或从公开途径获得的所使用各种物质的化学品安全说明书。提供配方汇总表，示例如下：

配方汇总表

组件一：胶塞					
a 主要原料	来源	标准	用量	用途	生产商
b 辅料					

注：来源是指制备材料的来源，如：天然（动植物）或人工合成等。

2.4 基本特性

2.4.1 基本信息

根据具体药包材种类，分别提供药包材以及各组件的基本特性信息。

例如：对于吸入制剂，应填写整体药包材的相关物化性质，如外观、尺寸、形状、颜色、组成、规格、用途等，还应填写阀门等组件的相关物化性质（具体可参考药包材的相关技术指导原则）。

2.4.2 保护性和功能性

如果登记的是包装组件，保护性和功能性可能需要由包装系统的组合单位进行相应研究。

保护性：药包材应保证对药品制剂在生产、运输、储存及使用过程中的保护性能，包括光线、温度、湿度以及在受力条件下对材料及容器保护性能的影响进行相关研究（或提供长期上市使用的证明或相关文献资料）。

需根据药包材的用途，提供相应的保护性和功能性研究资料，以及方法学验证资料（如适用）。如：避光防护、防止溶剂流失/渗漏、保护灭菌产品或有微生物限度要求的产品免受细菌污染、防止产品接触水汽、防止产品接触反应性气体等。说明药包材质量标准中是否有相应的质控项目。例如：透光率，氧气、水分、氮气、二氧化碳透过率等密闭性能的验证数据等。对于需灭菌处理的无菌制剂用包装，必须提供灭菌工艺适应性的验证资料，目前常用的灭菌工艺包括环氧乙烷灭菌、湿热灭菌、辐射灭菌等，需考察灭菌工艺对材料的影响（是否适合灭菌过程），环氧乙烷灭菌还需考察环氧乙烷及其相关物质的残留情况。终端灭菌制剂包装需提供温度适应性研究资料，并在质量标准中列出可耐受的灭菌条件等信息。如适用，无菌制剂用包装还需要进行灭菌效果的验证，并对包装材料的微生物学性质进行研究，从而确定无菌包装的储存期。

功能性：药包材功能性是指包装系统按照预期设计发挥作用的能力，如满足特殊人群（儿童、老年人、盲人等）用药、提高患者用药依从性以及附带给药装置的性能。

需根据药包材的用途，提供相应的功能性研究资料，以及方法学验证资料。如果采用国家标准/行业标准试验方法，则不需提供方法学验证资料。

对于具有特定功能的包装，如控制药物释放的喷雾剂定量给药装置、带高阻隔性外袋的塑料药包材等，需提供针对特定功能进行的相关验证资料，以满足特定的功能性要求。对于提高用药依从性，降低错误用药的包装形式，如儿童安全盖、粉液双室袋、盲文印刷、老年人易开启等，还应提供操作可行性实验分析以及一定人群范围的应用数据分析。

2.5 境内外批准及使用信息

2.5.1 境外批准上市的相关证明性文件

对于进口药包材，提供境外药品监督管理部门的相关证明性文件，如DMF备案文件（说明状态）、批准时间和/或其他证明性文件，并简述在制剂中的使用情况。

2.5.2 生产、销售、应用情况综述

填写本企业所生产药包材在境内上市（包括进口）的制剂中是否已经应用，以及所应用的剂型、产品。

2.6 国家标准以及国内外药典收载情况

提供该药包材及各组件被国家标准及国内外药典以及相关国际标准收载的信息。

3 生产信息

3.1 生产工艺和过程控制

提供生产厂区及洁净室（区）平面图及洁净区的检测报告。

（1）工艺流程图：按工艺步骤提供工艺流程图，标明工艺参数、关键步骤等。若使用溶剂请列出所用溶剂种类。

（2）工艺描述：根据工艺流程来描述工艺操作，以商业批为代表，列明主要起始原材料、工艺步骤、添加剂、粘合剂、生产条件（温度、压力、时间等）和操作程序等，如产品涉及印刷，需说明印刷工艺及采用的印刷介质等相关信息，说明生产工艺的选择依据。

灭菌的药包材可增加包材使用前清洗状态及烘干、灭菌要求等。

（3）说明商业化生产的分批原则、批量范围和依据。

（4）设备：提供主要和特殊的生产、检验设备的型号或技术参数。

生产、检验设备资料可以按照下述表格形式提交：

药包材生产设备一览表

序号	设备名称	型号	数量	生产厂商
1				
2				
…				

药包材检验设备一览表

序号	设备名称	型号	数量	生产厂商
1				
2				
…				

3.2 物料控制

按照工艺流程图中的工序，以表格的形式列明生产中用到的所有物料和添加剂，如油墨和粘合剂等并说明所使用的步骤，示例如下：

物料控制信息

物料名称	来源[注]	质量标准	生产商	使用步骤

注：如动物来源、植物来源、化学合成等。

提供以上物料的质量控制信息，明确引用标准，或提供内控标准（包括项目、检测方法和限度）并提供必要的方法学验证资料。

3.3 关键步骤和半成品/中间体的控制

列出所有关键步骤，提供关键过程控制及参数，提供可确定关键步骤合理性以及工艺参数控制范围合理性的研究资料。需说明各生产步骤是否为连续生产。

如有半成品/中间体，列出半成品/中间体的质量控制标准，包括项目、方法和限度，并提供必要的方法学验证资料。

3.4 工艺验证和评价

对产品质量有重大影响的工艺，应提供验证方案、验证报告、批生产记录等资料，或提供足够信息以证明生产工艺能稳定生产出符合质量要求的包材。

4 质量控制

4.1 质量标准

提供药包材的标准：

已有国家标准的登记产品，可使用国家标准作为登记产品的质量标准，如果与国家标准或药典标准不一致，需结合产品的性质，论证企业标准确定的合理性。登记产品的材料、用途、生产工艺（适用时）、组合件配合方式（适用时）的要求应与质量标准的规定相符。

关于企业标准的要求：

质量标准应当符合现行版中国药典和国家标准的技术要求和格式，并使用其术语和计量单位。尚未收入国家标准的登记产品，登记企业应根据登记产品的材质、用途、性能等特点，设立相关检验项目、检验方法和技术要求，自行拟定产品注册标准，并进行方法学验证；

提供标准编制和起草说明，提供项目、方法、指标设立的依据等内容。同一个包装系统/组件用于不同的制剂或不同的制剂企业，检测项目和指标可能不同。安全性指标应不得低于国家标准同类产品的要求；

根据药包材产品种类及其适用剂型的不同，在质量标准中需包含材料、容器的阻隔性能和密闭性能等相应的保护性检测项目：如避光、防潮、隔绝气体（氧气、水分、氮气、二氧化碳透过率等）、密闭、防止微生物污染等保护性检测项目。可使用药典等方法进行透光性，防潮性，微生物限度和无菌测试。必要时，除药典等标准里列出的这些测试以外，可以增加有关性能测试（如气体传导，溶剂渗漏，容器完整性）；

质量标准中需包含药包材安全性、保护性、功能性与生产过程相关的检测项目；

提供产品的结构示意图（包括尺寸信息）和实样图片。

4.2 分析方法的验证

提供质量标准中相关项目的方法学验证资料。某些无需进行验证的检查项，如酸碱度滴定，水分测定等，无需提供；对于采用国家药包材标准的分析方法无需提供分析方法的验证；对于采用相关国际标准或国外药典收载的方法，可视情况开展方法学确认。

4.3 质量标准制定依据

企业标准需要说明各项目设定的考虑，总结分析各检查方法选择以及限度确定的依据。质量标

规章文件

339

准起草说明应当包括标准中控制项目的选定、方法选择的依据等。

5 批检验报告

逐批检验项目需提供不少于三批样品的检验报告，YBB 中 * 和 ** 号检验项目可以检一批。如果委托有资质单位进行检验的项目需予以说明。委托检验的受托方需具备相关资质。

6 自身稳定性研究

提供药包材自身的稳定性研究资料，描述针对所选用包材进行的支持性研究。

药包材自身稳定性重点考察包装系统或包装组件在规定的温度及湿度环境下随时间变化的规律，以确认药包材产品在规定的贮存条件下的稳定期限。

说明稳定性研究的样品情况（包括批号、批量等信息）、考察条件、考察指标和考察结果，对变化趋势进行分析，并提出贮存条件和使用期限。以表格形式提供稳定性研究的具体结果，并将稳定性研究中的相关图谱作为附件。

药包材稳定性研究可参照相关技术指导原则进行，如加速条件下的老化研究，也可提供药包材在稳定期内的长期试验数据。稳定性评价的样品应具有代表性，通常应采用稳定规模生产的样品。样品的质量标准应与规模生产所使用的质量标准一致。

药包材自身稳定性研究一般适用于药用塑料和橡胶等高分子材料。

7 相容性和安全性研究

7.1 相容性研究

用于吸入制剂、注射剂、眼用制剂的药包材，登记人应根据配方提供提取试验信息，包括定量或定性地获取材料中挥发性或不挥发性提取物的提取特性（提取物库）以及相应的谱图。如有可能，可同时提供潜在的浸出物提示信息，供制剂生产企业进行制剂与药包材的相容性试验使用。

提取试验可参照国家发布的相关技术指导原则或国内外药典收载的相关标准进行。提取试验的方法和溶剂的选取应根据提取目的和包装组件的性质决定。理想情况下提取溶剂应与制剂对提取物质具有相同的特性以获得同样的定量提取特征。

7.2 安全性研究

下列产品需要进行安全性研究：

7.2.1 新材料，新结构，新用途的药包材：应提供产品及所用原材料相关的安全性（生物学和毒理学）研究资料，具体产品安全性研究资料可参考相应技术要求进行。

7.2.2 用于吸入制剂、注射剂和眼用制剂的药包材：无明确证据应用于此类包装的材料和添加剂，需提供相应的安全性资料。为证明相容性，对有可能发生药品与包装材料发生相互作用的情况，应提交可提取物的毒理学研究，必要时提供可提取物的生物学安全性评价资料；应提交已知可提取物的结构（包括结构已知且毒理学数据明确的可提取物，以及结构已知但毒理学数据不明确的可提取物）。

三、登记资料说明

1 药包材登记资料是制剂注册资料中的一部分，与制剂的登记资料组合后，应能够证明该产品可以满足预期包装药品的要求。

2 登记资料依据药包材风险程度和药包材使用情况进行分类，确定至少需要提交的登记资料，具体内容见附表 1 和附表 2。

3 药包材产品及所用原材料、添加剂相关的安全性研究资料，可包括以下资料：国内外药包材标准或药典中的生物学测试；国内外毒理学文献资料；材料的生物学安全性测试等。

4 对于非高风险制剂使用的药包材，一般不要求提供 3.4 工艺验证和评价及 7.1 相容性研究资料。但采用无菌工艺的外用制剂，以及所有的液体制剂使用的药包材应视情况开展相应的研究。

5 如果申请的药包材涉及多个组件组成包装系统，除包装系统要填报完整的登记资料外，每个组件需分别提供资料 2.2-7。例如大容量注射剂的输液袋包装，需分别填写多层共挤输液袋、塑料组合盖、阻隔外袋等信息。如果仅登记包装组件，如药用胶塞，可仅填写胶塞的相关信息。

6 对于分类未涵盖的药包材，请选择"其他"，其登记资料要求根据风险程度和使用历史提交相关的登记资料。

附表 1

高风险药包材登记资料表

资料项目	资料内容	1*	2*	4.1*	4.2*
1 登记人基本信息	1.1 名称、注册地址、生产地址	+	+	+	+
	1.2 证明性文件	+	+	+	+
	1.3 研究资料保存地址	+	+	+	+
2 药包材基本信息	2.1 药包材名称	+	+	+	+
	2.2 包装系统/组件	+	+	+	+
	2.3 配方	+	+	+	+
	2.4 基本特性	+	+	+	+
	2.5 境内外批准及使用信息	−	+	+	+
	2.6 国家标准以及国内外药典收载情况	+	+	+	+
3 生产信息	3.1 生产工艺和过程控制	+	+	+	+
	3.2 物料控制	+	+	+	+
	3.3 关键步骤和半成品/中间体的控制	+	±	±	−
	3.4 工艺验证和评价	+	±	±	−
4 质量控制	4.1 质量标准	+	+	+	+
	4.2 分析方法的验证	+	+	+	+
	4.3 质量标准制定依据	+	+	−	−
5 批检验报告		+	+	+	+
6 自身稳定性研究		+	+	+	−
7 相容性和安全性研究	7.1 相容性研究	+	+	+	−
	7.2 安全性研究	+	±	+	−

注：+ 需提供相关资料的项目

− 无需提供相关资料的项目

± 根据需要提供相关资料的项目

附表2

非高风险药包材登记资料表

资料项目	资料内容	1*	2*	3*	4.1*	4.2*
1 登记人基本信息	1.1 名称、注册地址、生产地址	+	+	+	+	+
	1.2 证明性文件	+	+	+	+	+
	1.3 研究资料保存地址	+	+	+	+	+
2 药包材基本信息	2.1 药包材名称	+	+	+	+	+
	2.2 包装系统/组件	+	+	+	+	+
	2.3 配方	+	+	+	+	+
	2.4 基本特性	+	+	+	+	+
	2.5 境内外批准及使用信息	−	+	−	+	+
	2.6 国家标准以及国内外药典收载情况	+	+	+	±	−
3 生产信息	3.1 生产工艺和过程控制	+	+	+	+	+
	3.2 物料控制	+	+	+	+	+
	3.3 关键步骤和半成品/中间体的控制	+	+	−	−	−
	3.4 工艺验证和评价	+	−	−	−	−
4 质量控制	4.1 质量标准	+	+	+	+	+
	4.2 分析方法的验证	+	+	+	+	+
	4.3 质量标准制定依据	+	+	+	−	−
5 批检验报告		+	+	+	+	+
6 自身稳定性研究		+	+	+	+	+
7 相容性和安全性研究	7.1 相容性研究	−	−	−	−	−
	7.2 安全性研究	+	±	−	−	−

注：+ 需提供相关资料的项目

　　− 无需提供相关资料的项目

　　± 根据需要提供相关资料的项目

备注：*

　　1 未在境内外上市药品中使用过的药包材（如新材料、新结构）；

　　2 已在境内外上市药品中使用过，但改变药品给药途径且风险提高的药包材；

　　3 未在境内外上市药品中使用过，但是可证明在食品包装中使用过的与食品直接接触的药包材（仅限用于口服制剂）；

　　4 已在相同给药途径的上市药品中使用过的药包材

　　4.1 无注册证的药包材

　　4.2 有注册证的药包材

规章文件

附表3

实行关联审评的剂型与包装系统分类表

制剂类别	剂型	包装系统	包装组件
经口鼻吸入制剂	气雾剂、喷雾剂、粉雾剂	吸入制剂密闭系统	罐（筒）、阀门
注射制剂	小容量注射剂	预灌封注射剂密闭系统	针筒（塑料、玻璃）、注射钢针（或者鲁尔锥头）、活塞
		笔式注射器密闭系统	卡式玻璃瓶＋玻璃珠、活塞、垫片＋铝盖
		抗生素玻璃瓶密闭系统	玻璃瓶、胶塞、铝盖（或者铝塑组合盖）
		玻璃安瓿 塑料安瓿	
	大容量注射剂	玻璃瓶密闭系统	玻璃瓶、胶塞、铝盖（铝塑组合盖）
		软袋密闭系统	多层共挤输液膜、塑料组合盖、胶塞、接口
		塑料瓶密闭系统	塑料瓶、塑料组合盖
	冲洗液、腹膜透析液、肠内营养液等	软袋密闭系统	输液膜、塑料组合盖或者其他输注配件
眼用制剂	眼用液体制剂	塑料瓶密闭系统	
	其他眼用制剂，如眼膏剂等	眼膏剂管系统	软膏管、盖、垫片
透皮制剂	贴剂	透皮制剂包装系统	基材、格拉辛纸＋复合膜
口服制剂	口服固体制剂	塑料瓶系统、玻璃瓶系统	
		复合膜袋	复合膜
		中药球壳	
		泡罩包装系统	泡罩材料、易穿刺膜
	口服液体制剂	塑料瓶系统、玻璃瓶系统	瓶身、瓶盖、垫片
外用制剂	气雾剂、喷雾剂、粉雾剂	外用制剂密闭系统	罐（筒）、阀门
	软膏剂、糊剂、乳膏剂、凝胶剂、洗剂、乳剂、溶液剂、搽剂、涂剂、涂膜剂、酊剂	外用制剂包装系统	
	药用干燥剂		
其他			

注：1. 高风险药包材一般包括：用于吸入制剂、注射剂、眼用制剂的药包材；国家药品监督管理局根据监测数据特别要求监管的药包材；新材料、新结构、新用途的药包材参照上述要求执行。

2. 鼓励按照包装系统进行登记，如因为技术原因不能按照完整的包装系统登记，也可按照包装组件进行登记。

附件 3

可免登记的产品目录

（2019 年版）

药品制剂所用的部分矫味剂、香精、色素、pH 调节剂等药用辅料可不按照 146 号公告要求进行登记，具体如下：

1. 矫味剂（甜味剂）：如蔗糖、单糖浆、甘露醇、山梨醇、糖精钠、阿司帕坦、三氯蔗糖、甜菊糖苷、葡萄糖、木糖醇、麦芽糖醇等。该类品种仅限于在制剂中作为矫味剂（甜味剂）使用。

2. 香精、香料：如桔子香精、香蕉香精、香兰素等。执行食品标准的，应符合现行版 GB 2760《食品安全国家标准 食品添加剂使用标准》、GB 30616《食品安全国家标准 食品用香精》及 GB 29938《食品安全国家标准 食品用香料通则》等相关要求。

3. 色素（着色剂）：如氧化铁、植物炭黑、胭脂虫红等。执行食品标准的，应符合现行版 GB 2760《食品安全国家标准 食品添加剂使用标准》等相关要求。

4. pH 调节剂（包括注射剂中使用的 pH 调节剂）：如苹果酸、富马酸、醋酸、醋酸钠、枸橼酸（钠、钾盐）、酒石酸、氢氧化钠、浓氨溶液、盐酸、硫酸、磷酸、乳酸、磷酸二氢钾、磷酸氢二钾、磷酸氢二钠、磷酸二氢钠等。

5. 仅作为辅料使用、制备工艺简单、理化性质稳定的无机盐类（包括注射剂中使用的无机盐类）：如碳酸钙、碳酸钠、氯化钾、氯化钙、氯化镁、磷酸钙、磷酸氢钙、硫酸钙、碳酸氢钠等。

6. 口服制剂印字使用的无苯油墨。

上述药用辅料，现行版《中国药典》已收载的，应符合现行版《中国药典》要求；现行版《中国药典》未收载的，应符合国家食品标准或现行版美国药典/国家处方集、欧洲药典、日本药典、英国药典标准要求；其他辅料，应符合药用要求。

（注：本清单所列辅料用于本清单标明用途之外的其他用途的，需要按照要求进行登记，或者按照药品审评的要求提供相关资料）

附件 4

药用原辅料、药包材年度报告基本要求

一、原辅包登记人应在每年第一季度通过申请人之窗提交上一年年度报告。

二、年度报告中应包括上一年度产品变更汇总，如无任何变更应有相关声明。

三、年度报告中应有相关制剂产品信息，如企业名称、药品名称等。

关于印发中药注册管理补充规定的通知

（国食药监注〔2008〕3号）

各省、自治区、直辖市食品药品监督管理局（药品监督管理局），总后卫生部药品监督管理局：

为遵循中医药研究规律，体现中药注册特点，规范中药注册行为，促进中医药和民族医药事业发展，根据《药品注册管理办法》的有关规定，国家局组织制定了《中药注册管理补充规定》，现予印发，请遵照执行。

国家食品药品监督管理局

二○○八年一月七日

中药注册管理补充规定

第一条 为体现中医药特色，遵循中医药研究规律，继承传统，鼓励创新，扶持促进中医药和民族医药事业发展，根据《药品注册管理办法》，制定本补充规定。

第二条 中药新药的研制应当符合中医药理论，注重临床实践基础，具有临床应用价值，保证中药的安全有效和质量稳定均一，保障中药材来源的稳定和资源的可持续利用，并应关注对环境保护等因素的影响。涉及濒危野生动植物的应当符合国家有关规定。

第三条 主治病证未在国家批准的中成药【功能主治】中收载的新药，属于《药品注册管理办法》第四十五条第一款第（四）项的范围。

第四条 中药注册申请，应当明确处方组成、药材基原、药材产地与资源状况以及药材前处理（包括炮制）、提取、分离、纯化、制剂等工艺，明确关键工艺参数。

第五条 中药复方制剂应在中医药理论指导下组方，其处方组成包括中药饮片（药材）、提取物、有效部位及有效成分。

如含有无法定标准的中药材，应单独建立质量标准；无法定标准的有效部位和有效成分，应单独建立质量标准，并按照相应的注册分类提供研究资料；中药提取物应建立可控的质量标准，并附于制剂质量标准之后。

第六条 中药复方制剂除提供综述资料、药学研究资料外，应按照本规定第七条、第八条和第九条，对不同类别的要求提供相关的药理毒理和临床试验资料。

第七条 来源于古代经典名方的中药复方制剂，是指目前仍广泛应用、疗效确切、具有明显特色与优势的清代及清代以前医籍所记载的方剂。

（一）该类中药复方制剂的具体目录由国家食品药品监督管理局协助有关部门制定并发布。

（二）符合以下条件的该类中药复方制剂，可仅提供非临床安全性研究资料，并直接申报生产：

1. 处方中不含毒性药材或配伍禁忌；

2. 处方中药味均有法定标准；

3. 生产工艺与传统工艺基本一致；

4. 给药途径与古代医籍记载一致，日用饮片量与古代医籍记载相当；

5.功能主治与古代医籍记载一致；

6.适用范围不包括危重症，不涉及孕妇、婴幼儿等特殊用药人群。

（三）该类中药复方制剂的药品说明书中须注明处方及功能主治的具体来源，说明本方剂有长期临床应用基础，并经非临床安全性评价。

（四）该类中药复方制剂不发给新药证书。

第八条 主治为证候的中药复方制剂，是指在中医药理论指导下，用于治疗中医证候的中药复方制剂，包括治疗中医学的病或症状的中药复方制剂。

（一）该类中药复方制剂的处方组成应当符合中医药理论，并具有一定的临床应用基础，功能主治须以中医术语表述。

（二）该类中药复方制剂的处方来源、组方合理性、临床应用情况、功能主治、用法用量等内容由国家食品药品监督管理局药品审评中心组织中医药专家审评。

（三）疗效评价应以中医证候为主。验证证候疗效的临床试验可采取多种设计方法，但应充分说明其科学性，病例数应符合生物统计学要求，临床试验结果应具有生物统计学意义。

（四）具有充分的临床应用资料支持，且生产工艺、用法用量与既往临床应用基本一致的，可仅提供非临床安全性试验资料；临床研究可直接进行Ⅲ期临床试验。

（五）生产工艺、用法用量与既往临床应用不一致的，应提供非临床安全性试验资料和药效学研究资料。药效学研究应采用中医证候的动物模型进行；如缺乏成熟的中医证候动物模型，鼓励进行与药物功能主治相关的主要药效学试验。临床研究应当进行Ⅱ、Ⅲ期临床试验。

（六）该类中药复方制剂的药品说明书【临床试验】项内容重点描述对中医证候的疗效，并可说明对相关疾病的影响。

第九条 主治为病证结合的中药复方制剂中的"病"是指现代医学的疾病，"证"是指中医的证候，其功能用中医专业术语表述、主治以现代医学疾病与中医证候相结合的方式表述。

（一）该类中药复方制剂的处方组成应当符合中医药理论，并具有一定的临床应用基础。

（二）具有充分的临床应用资料支持，且生产工艺、用法用量与既往临床应用基本一致的，可仅提供非临床安全性试验资料；临床研究应当进行Ⅱ、Ⅲ期临床试验。

（三）生产工艺、用法用量与既往临床应用不一致的，应提供非临床安全性试验资料，并根据拟定的功能主治（适应症）进行主要药效学试验。药效学研究一般应采用中医证候的动物模型或疾病模型；如缺乏成熟的中医证候动物模型或疾病模型，可进行与功能（药理作用）相关的主要药效学试验。临床研究应当进行Ⅱ、Ⅲ期临床试验。

第十条 对已上市药品改变剂型但不改变给药途径的注册申请，应提供充分依据说明其科学合理性。应当采用新技术以提高药品的质量和安全性，且与原剂型比较有明显的临床应用优势。

（一）若药材基原、生产工艺（包括药材前处理、提取、分离、纯化等）及工艺参数、制剂处方等有所改变，药用物质基础变化不大，剂型改变对药物的吸收利用影响较小，可根据需要提供药理毒理研究资料，并应进行病例数不少于100对的临床试验，用于多个病证的，每一个主要病证病例数不少于60对。

（二）若药材基原、生产工艺（包括药材前处理、提取、分离、纯化等）及工艺参数、制剂处方等有较大改变，药用物质基础变化较大，或剂型改变对药物的吸收利用影响较大的，应提供相关的药理毒理研究及Ⅱ、Ⅲ期临床试验资料。

（三）缓释、控释制剂应根据普通制剂的人体药代动力学参数及临床实际需要作为其立题依据，临床前研究应当包括缓释、控释制剂与其普通制剂在药学、生物学的对比研究试验资料，临床研究包括人体药代动力学和临床有效性及安全性的对比研究试验资料，以说明此类制剂特殊释放的特点及其优势。

规章文件

第十一条 仿制药的注册申请，应与被仿制药品的处方组成、药材基原、生产工艺（包括药材前处理、提取、分离、纯化等）及工艺参数、制剂处方保持一致，质量可控性不得低于被仿制药品。如不能确定具体工艺参数、制剂处方等与被仿制药品一致的，应进行对比研究，以保证与被仿制药品质量的一致性，并进行病例数不少于 100 对的临床试验或人体生物等效性研究。

第十二条 变更药品处方中已有药用要求的辅料的补充申请，如处方中不含毒性药材，辅料的改变对药物的吸收、利用不会产生明显影响，不会引起安全性、有效性的明显改变，则可不提供药理毒理试验资料及临床试验资料；如该辅料的改变对药物的吸收、利用可能产生明显影响，应提供相关的药理毒理试验资料及 II、III 期临床试验资料。

第十三条 改变影响药品质量的生产工艺的补充申请，如处方中不含毒性药材，生产工艺的改变不会引起物质基础的改变，对药物的吸收、利用不会产生明显影响，不会引起安全性、有效性的明显改变，则可不提供药理毒理试验资料及临床试验资料；如生产工艺的改变对其物质基础有影响但变化不大，对药物的吸收、利用不会产生明显影响，可不提供药理毒理试验资料，进行病例数不少于 100 对的临床试验，用于多个病证的，每一个主要病证病例数不少于 60 对；如生产工艺的改变会引起物质基础的明显改变，或对药物的吸收、利用可能产生明显影响，应提供相关的药理毒理试验资料及 II、III 期临床试验资料。

第十四条 需进行药理研究的改变已上市药品剂型、改变生产工艺以及改变给药途径的注册申请，应以原剂型、原生产工艺或原给药途径为对照进行药效学试验（对照可仅设一个高剂量组）。

第十五条 新的有效部位制剂的注册申请，如已有单味制剂上市且功能主治（适应症）基本一致，应与该单味制剂进行非临床及临床对比研究，以说明其优势与特点。

第十六条 非临床安全性试验所用样品，应采用中试或中试以上规模的样品。临床试验所用样品一般应采用生产规模的样品；对于有效成分或有效部位制成的制剂，可采用中试或中试以上规模的样品。

第十七条 处方中含有毒性药材或无法定标准的原料，或非临床安全性试验结果出现明显毒性反应等有临床安全性担忧的中药注册申请，应当进行 I 期临床试验。

第十八条 新药的注册申请，申请人可根据具体情况申请阶段性（I 期、II 期、III 期）临床试验，并可分阶段提供支持相应临床试验疗程的非临床安全性试验资料。

阶段性临床试验完成后，可以按补充申请的方式申请下一阶段的临床试验。

第十九条 临床试验需根据试验目的、科学合理性、可行性等原则选择对照药物。安慰剂的选择应符合伦理学要求，阳性对照药物的选择应有充分的临床证据。对改变已上市药品剂型、改变生产工艺、在已上市药品基础上进行处方加减化裁而功能主治基本一致的中药制剂，需选择该上市药品作为阳性对照药物。

第二十条 临床试验期间，根据研究情况可以调整制剂工艺和规格，若调整后对有效性、安全性可能有影响的，应以补充申请的形式申报，并提供相关的研究资料。

第二十一条 藏药、维药、蒙药等民族药的注册管理参照本规定执行。民族药的研制应符合民族医药理论，其申请生产的企业应具备相应的民族药专业人员、生产条件和能力，其审评应组织相关的民族药方面的专家进行。

第二十二条 本规定自公布之日起施行。

二、古代经典名方中药复方制剂

国家药品监督管理局关于发布古代经典名方中药复方制剂简化注册审批管理规定的公告

（2018 年第 27 号）

为贯彻落实《中华人民共和国中医药法》《国务院关于改革药品医疗器械审评审批制度的意见》（国发〔2015〕44 号），传承发展中医药事业，国家药品监督管理局会同国家中医药管理局组织制定了《古代经典名方中药复方制剂简化注册审批管理规定》，现予发布。本公告自发布之日起执行。

特此公告。

附件：1. 古代经典名方中药复方制剂简化注册审批管理规定
　　　2. 关于《古代经典名方中药复方制剂简化注册审批管理规定》的起草说明

国家药品监督管理局
2018 年 5 月 29 日

附件 1

古代经典名方中药复方制剂简化注册审批管理规定

第一条　为传承发展中医药事业，加强古代经典名方中药复方制剂（以下简称经典名方制剂）的质量管理，根据《中华人民共和国药品管理法》《中华人民共和国中医药法》制定本规定。

第二条　对来源于国家公布目录中的古代经典名方且无上市品种（已按本规定简化注册审批上市的品种除外）的中药复方制剂申请上市，符合本规定要求的，实施简化审批。

第三条　实施简化注册审批的经典名方制剂应当符合以下条件：

（一）处方中不含配伍禁忌或药品标准中标识有"剧毒""大毒"及经现代毒理学证明有毒性的药味；

（二）处方中药味及所涉及的药材均有国家药品标准；

（三）制备方法与古代医籍记载基本一致；

（四）除汤剂可制成颗粒剂外，剂型应当与古代医籍记载一致；

（五）给药途径与古代医籍记载一致，日用饮片量与古代医籍记载相当；

（六）功能主治应当采用中医术语表述，与古代医籍记载基本一致；

（七）适用范围不包括传染病，不涉及孕妇、婴幼儿等特殊用药人群。

第四条　经典名方制剂的注册申请人（以下简称申请人）应当为在中国境内依法设立，能够独立承担药品质量安全等责任的药品生产企业，并应当符合国家产业政策有关要求。

生产企业应当具有中药饮片炮制、提取、浓缩、干燥、制剂等完整的生产能力，符合药品生产质量管理规范的要求。

第五条　符合第三条要求的经典名方制剂申请上市，可仅提供药学及非临床安全性研究资料，免报药效学研究及临床试验资料。申请人应当确保申报资料的数据真实、完整、可追溯。

第六条　经典名方制剂的研制分"经典名方物质基准"研制与制剂研制两个阶段。申请人应当按照古代经典名方目录公布的处方、制法研制"经典名方物质基准"，并根据"经典名方物质基准"开展经典名方制剂的研究，证明经典名方制剂的关键质量属性与"经典名方物质基准"确定的关键质量属性一致。

"经典名方物质基准"，是指以古代医籍中记载的古代经典名方制备方法为依据制备而得的中药药用物质的标准，除成型工艺外，其余制备方法应当与古代医籍记载基本一致。

第七条　申请人按申请经典名方制剂上市的程序提交注册申请。在国家药品监督管理局发布相应的"经典名方物质基准"前申请上市的，可仅提交"经典名方物质基准"有关的申报资料，并在"经典名方物质基准"发布后补充提交经典名方制剂的相关申报资料。审核"经典名方物质基准"所用时间不计算在审评时限内。申请人因研究需要可延长补充资料的时限，同时向国家药品监督管理局药品审评机构说明理由。

在国家药品监督管理局发布相应的"经典名方物质基准"后申请上市的，应当按本规定第五条要求一次性提交完整的注册申报资料。

第八条　受理经典名方制剂上市申请前，国家药品监督管理局药品审评机构可安排与申请人进行会议沟通，对"经典名方物质基准"相关资料等提出意见建议。申请人应当根据沟通交流结果修改、完善申报资料。

第九条　国家药品监督管理局药品审评机构在收到首家申请人提交的"经典名方物质基准"相关资料后5日内，应当在其网站公示申请人名单，公示期为6个月。公示期内，其他申请人可继续通过申请上市程序提交自行研制的该"经典名方物质基准"相关资料，申请人名单一并予以公示。

公示期结束后，国家药品监督管理局药品审评机构组织专家对"经典名方物质基准"进行审核，并听取申请人的意见，形成"经典名方物质基准"统一标准（以下简称统一标准）。经审核，申请人提交的"经典名方物质基准"均不符合要求的，国家药品监督管理局药品审评机构可以允许其他申请人继续提交"经典名方物质基准"相关资料。

第十条　国家药品监督管理局药品审评机构应当对经过审核的统一标准进行公示（公示期3个月，不计算在审评时限内）。公示期结束后，国家药品监督管理局药品审评机构根据收集到的反馈意见，组织申请人、专家对该标准进行修订，并将审定后的统一标准报国家药品监督管理局发布。

鼓励申请人参与"经典名方物质基准"的研究、起草并享有成果，在发布的统一标准中标注起草单位的名称。

第十一条　国家药品监督管理局药品审评机构收到经典名方制剂申请上市的申报资料后，应当组织药学、医学及毒理学技术人员对申报资料进行审评，必要时可以要求申请人补充资料，并说明理由。

第十二条　国家药品监督管理局药品审评机构按照审评需求启动研制现场检查和生产现场检查，并通知国家药品监督管理局药品检查机构。国家药品监督管理局药品检查机构组织开展研制现场检查和生产现场检查。国家药品监督管理局药品审评机构依据技术审评意见、研制现场检查报告、样品生产现场检查报告和样品检验结果，形成综合意见，连同有关资料报送国家药品监督管理局。国家药品监督管理局依据综合意见，作出审批决定。

经审评不符合规定的，国家药品监督管理局药品审评机构将审评意见和有关资料报送国家药品监督管理局，国家药品监督管理局依据技术审评意见，作出不予批准的决定，发给《审批意见通知件》，并说明理由。

第十三条 经典名方制剂的生产企业应当对所用药材、饮片及辅料的质量，制剂生产、销售配送、不良反应报告、追溯体系等负责。

第十四条 经典名方制剂的生产工艺应当与批准工艺一致，并确保生产过程的持续稳定合规。生产企业应当配合药品监督管理部门的监管工作，对药品监督管理部门组织实施的检查予以配合，不得拒绝、逃避、拖延或者阻碍。

第十五条 经典名方制剂药品标准的制定，应与"经典名方物质基准"作对比研究，充分考虑在药材来源、饮片炮制、制剂生产及使用等各个环节影响质量的因素，系统开展药材、饮片、中间体、"经典名方物质基准"所对应实物及制剂的质量研究，综合考虑其相关性，并确定关键质量属性，据此建立相应的质量评价指标和评价方法，确定科学合理的药品标准。加强专属性鉴别和多成份、整体质量控制。

生产企业应当制定严格的内控药品标准，根据关键质量属性明确生产全过程质量控制的措施、关键质控点及相关质量要求。企业内控标准不得低于药品注册标准。

第十六条 经典名方制剂的药品名称原则上应当与古代医籍中的方剂名称相同。

第十七条 经典名方制剂的药品说明书中须说明处方及功能主治的具体来源；注明处方药味日用剂量；明确本品仅作为处方药供中医临床使用。

第十八条 经典名方制剂上市后，生产企业应当按照国家药品不良反应监测相关法律法规开展药品不良反应监测，并向药品监督管理部门报告药品使用过程中发生的药品不良反应，提出风险控制措施，及时修订说明书。

第十九条 药品生产企业应当将药品生产销售、临床使用、不良反应监测、药品上市后的变更及资源评估等情况的年度汇总结果及相关说明报国家药品监督管理局药品审评机构。

第二十条 对批准文号有效期内未上市，不能履行持续考察药品质量、疗效和不良反应责任的经典名方制剂，药品监督管理部门不批准其再注册，批准文号到期后予以注销。

第二十一条 经典名方制剂的上市审批除按本规定实施简化审批外，申报资料的受理、研制情况及原始资料的现场检查、生产现场检查、药品注册检验、抽样检验以及经典名方制剂上市后变更等的相关注册管理要求，按照国家有关规定执行。

第二十二条 本规定自发布之日起施行。

附件 2

关于《古代经典名方中药复方制剂简化注册审批管理规定》
的起草说明

为贯彻落实《中华人民共和国中医药法》（以下简称《中医药法》）《国务院关于改革药品医疗器械审评审批制度的意见》（国发〔2015〕44号），原食品药品监管总局组织起草了《古代经典名方中药复方制剂注册简化审批管理规定》（以下简称《规定》）。现将起草情况说明如下：

一、起草背景

2008年实施的《中药注册管理补充规定》首次明确了来源于古代经典名方的中药复方（以下简称经典名方）制剂的注册管理要求。国发〔2015〕44号文件进一步明确"简化来源于古代经典名方的复方制剂的审批"。《中华人民共和国中医药法》第三十条规定："生产符合国家规定条件的来源于古代经典名方的中药复方制剂，在申请药品批准文号时，可以仅提供非临床安全性研究资料。具体管理办法由国务院药品监督管理部门会同中医药主管部门制定。"据此，原食品药品监管总局承担经典名方制剂有关注册文件的起草工作。

二、起草经过

国发〔2015〕44号文件印发后，原食品药品监管总局加强了与国家中医药管理局的沟通，以共同加快经典名方制剂相关文件的起草。2017年5月，成立起草工作组，明确起草的思路和分工。2017年10月9日至10月31日，上网公开征求意见。随后，根据收集到的反馈意见对《规定》征求意见稿进行了修改、完善。2018年4月，国家药品监督管理局召开局长专题会审议了《规定》，予以原则通过。会后，对《规定》进行修改完善，并组织召开定稿会，完善了有关文字。2018年5月，国家药品监督管理局会商国家中医药管理局，再次完善了《规定》。

三、主要内容和说明

《规定》共22条，内容依次涉及经典名方目录、简化审批的条件、申请人资质、物质基准的申报与发布、经典名方制剂的注册程序及管理要求、各相关方责任等。重点内容说明如下：

（一）关于经典名方物质基准

经典名方在我国有着悠久、丰富的人用历史，但由于其药材不稳定及成份复杂，其质量的批间一致性易受到影响，不利于疗效的稳健发挥。为此，在借鉴日本汉方药管理经验的基础上，引入了物质基准的管理要求，以其作为质量控制的基准。但是，在文字表述上是否沿用"标准汤剂"的叫法，专家提出了不同意见。有的专家认为中药起源于我国，不能照搬日本的表述语汇。又有专家建议使用"标准制剂""原方制剂"的表述，但由于"制剂"系成药概念，易引起误解，因此未予采用。综合多方因素，最终在征求意见稿中采用"标准煎液"的表述。然而，"标准煎液"的表述仍存异议，一些同志认为不能完全反映散剂、膏剂等临床用药方式。无论日本汉方药的"标准汤剂"还是征求意见稿中的"标准煎液"均意在为制剂提供"物质基准"，是衡量制剂与中医临床所使用的药用物质是否一致的标准，因此，综合各方意见，最终统一表述为"经典名方物质基准"。对汤剂而言，该经典名方物质基准又可称为"标准汤剂"或"标准煎液"。

（二）关于受理审批程序

经典名方制剂的受理审批程序应根据其自身特点予以合理设计。经典名方制剂的研制分"经典名方物质基准"研制与制剂研制两个阶段，但申请人在申报注册时仅按申请经典名方制剂上市的程序提交注册申请，无需提交"经典名方物质基准"注册申请。此程序设计主要是为符合行政许可相关要求，方便申请人申报，避免"两报两批"。

对于在发布统一的"经典名方物质基准"前申请上市的，可仅提交"经典名方物质基准"有关的申报资料，并在"经典名方物质基准"发布后补充提交经典名方制剂的相关申报资料。审核"经典名方物质基准"所用时间不计算在审评时限内。申请人因研究需要可延长补充资料的时限，同时向药品审评机构说明理由。

药品审评机构在收到首家申请人提交的"经典名方物质基准"相关资料后 5 日内，在其网站公示申请人名单，公示期为 6 个月。公示期内，其他申请人可继续通过申请上市程序提交自行研制的该"经典名方物质基准"相关资料，一并予以公示。经对药材选取的代表性、经典名方物质基准所对应实物的制备方法与古代医籍记载的一致性、经典名方物质基准与制剂的质量相关性等方面的审核，申请人提交的"经典名方物质基准"均不符合要求的，国家药品监督管理局药品审评机构可以允许其他申请人继续提交"经典名方物质基准"相关资料。

而对于在发布相应"经典名方物质基准"后申请上市的，应当按照有关规定提交完整的注册申报资料，包括生产企业自行研制的"经典名方物质基准"所对应实物的相关资料、制剂申报资料、毒理研究资料等，不存在"关门时限"的问题。

（三）关于质量控制

中成药质量一致性一直是中药质量控制的难点，单纯依靠终端标准检验有很大的局限性。为保证经典名方制剂质量与疗效的相对一致，需要建立从药材源头到饮片、中间体、制剂全链条的质量控制措施，且整个过程需与"经典名方物质基准"比对。在质量比对、控制中，质量评价的指标和方法尤为关键。指标的选择需要综合考虑药材－饮片－"经典名方物质基准"所对应实物－制剂的相关性以及与临床疗效的相关性，需采用指纹图谱或特征图谱等整体控制方式对中间体、制剂的质量进行控制，鼓励使用 DNA 条形码检测、生物活性检测等方法的探索性研究和应用。同时，参照国际上质量控制的先进理念，引入了"质量属性"方面的要求，申请人需对影响药品安全性、有效性或一致性的物理、化学、生物活性等质量属性进行研究，并据此选择评价指标。

综上，考虑中药质量控制的复杂性，申报资料要求主要是基于通过药材、饮片到制剂的生产全过程控制以全面控制经典名方制剂质量的目的而设定的，符合目前中药质量控制的发展趋势，因此，这些要求不应被视为是仅针对经典名方制剂设置的技术高门槛，更不应被视为与简化审批相矛盾。简化审批的目的不是为了降低技术要求，而是为了传承发展好中医药事业。只有不断加强质量意识，才能使经典的方剂转化成经典的中成药产品。

（四）关于非临床安全性研究

经典名方虽然有着长期的人用史，但一直缺乏系统的非临床安全性研究；科技部"十二五"有关专项在非临床安全性研究中已发现个别经典名方出现明显安全性风险，也说明经典名方制剂有必要进行非临床安全性研究；此外，一些药材存在多基原的现象，而不同基原的使用可能带来不同的安全风险。因此从保证公众安全用药出发，规定每个经典名方制剂申请人均需系统、深入地开展非临床安全性研究。

（五）其他

考虑经典名方制剂来源的特殊性，即经典名方是历代医家的临床经验总结，是先贤留给后人的宝贵财富，不属于某个个人或科研机构所专有，批准经典名方制剂上市是为了更好地满足中医临床使用经典名方的需要，而且药品生产企业具有完整的生产能力，能更好地承担起质量控制的主体责

规章文件

任，鉴于此，将经典名方制剂申报主体仅限定为药品生产企业是适宜的，科研机构可参与相关研究工作。

申报资料的受理、研制情况及原始资料的现场检查、生产现场检查、药品标准复核、抽样检验以及经典名方制剂上市后变更等的相关注册管理要求均按照国家有关规定执行。

国家中医药管理局综合司 国家药品监督管理局综合司 关于发布《古代经典名方关键信息表（"异功散"等 儿科 7 首方剂）》的通知

（国中医药综科技发〔2023〕2 号）

各省、自治区、直辖市中医药主管部门、药品监督管理部门：

为贯彻落实《中医药法》《中共中央 国务院关于促进中医药传承创新发展的意见》，加快推动古代经典名方中药复方制剂上市，更好发挥中医药特色优势，满足人民群众用药需求，国家中医药管理局、国家药品监督管理局积极组织推进古代经典名方关键信息考证研究工作，现将《古代经典名方关键信息表（"异功散"等儿科 7 首方剂）》予以公布。

附件：古代经典名方关键信息表（"异功散"等儿科 7 首方剂）

国家中医药管理局综合司　国家药品监督管理局综合司
2023 年 5 月 5 日

规章文件

附件

古代经典名方关键信息表（"异功散"等儿科 7 首方剂）

（一）异功散

基本信息		现代对应情况					
出处	处方、制法及用法	药味名称	基原及用药部位	炮制规格	折算剂量	用法用量	功能主治
《小儿药证直诀》（宋·钱乙）	人参（切去顶）、茯苓（去皮）、白术、陈皮（剉）、甘草各等分。右为细末，每服二钱，水一盏，生姜五片，枣两个，同煎至七分，食前，温服，量多少与之。	人参	五加科植物人参 *Panax ginseng* C. A. Mey. 的干燥根	生品	1.65g	上药粉碎为细末，每服 8.26g，加水 300mL，生姜 5.00g，大枣 6.00g，同煎至 210mL，饭前温服。可据不同年龄酌情加减用量。	【功效】健脾益气，行气和胃。【主治】小儿脾胃气虚或兼气滞证。症见不思饮食，大便溏薄，胸脘痞闷不舒，或呕吐、泄泻，舌淡，苔薄，脉弱。
		茯苓	多孔菌科真菌茯苓 *Poria cocos*（Schw.）Wolf 的干燥菌核	生品	1.65g		
		白术	菊科植物白术 *Atractylodes macrocephala* Koidz. 的干燥根茎	生品	1.65g		
		陈皮	芸香科植物橘 *Citrus reticulata* Blanco 及其栽培变种的干燥成熟果皮	生品	1.65g		
		甘草	豆科植物甘草 *Glycyrrhiza uralensis* Fisch. 的干燥根和根茎	生品	1.65g		
		生姜	姜科植物姜 *Zingiber officinale* Rosc. 的新鲜根茎	鲜品	5.00g		
		大枣	鼠李科植物枣 *Ziziphus jujuba* Mill. 的干燥成熟果实	生品	6.00g		
备注	本方组成中并未明确说明用量，结合方剂组成及每服量，按日服三次计算，则本方的日服总量为 24.78g。各药的日服量可折算如下：人参 4.96g、茯苓 4.96g、白术 4.96g、陈皮 4.96g、甘草 4.96g，另加生姜 15.00g、大枣 18.00g。本方未明确日服用次数，应结合安全性评价结果及临床用药实际确定日服总量，日服 1–3 次遵医嘱使用。						

（二）泻黄散

基本信息		现代对应情况					
出处	处方、制法及用法	药味名称	基原及用药部位	炮制规格	折算剂量	用法用量	功能主治
《小儿药证直诀》（宋·钱乙）	藿香叶七钱，山栀子仁一钱，石膏五钱，甘草三两，防风四两（去芦，切焙）。右到，同蜜酒微炒香，为细末，每服一钱至二钱，水一盏，煎至五分，温服清汁，无时。	广藿香	唇形科植物广藿香 *Pogostemon cablin*（Blanco）Benth. 的干燥叶片	广藿香叶	28.91g	上药粉碎为粗粒，加蜜和酒微炒香，再粉碎为细末，每服6.20g，加水300mL，煎至150mL，温服，可不定时服用。	【功效】泻脾胃伏火。【主治】小儿脾胃伏火证。症见口疮口臭、烦渴易饥、口燥唇干、舌红脉数；以及脾热弄舌、吐舌等。
		栀子	茜草科植物栀子 *Gardenia jasminoides* Ellis 的干燥成熟果实	栀子仁	4.13g		
		石膏	硫酸盐类矿物硬石膏族石膏，主含含水硫酸钙（CaSO$_4$·2H$_2$O）	生品	20.65g		
		甘草	豆科植物甘草 *Glycyrrhiza uralensis* Fisch. 的干燥根和根茎	生品	123.90g		
		防风	伞形科植物防风 *Saposhnikovia divaricata*（Turcz.）Schischk. 的干燥根	防风（焙）	165.20g		
		黄酒	参考国家标准 GB/T 13662—2018 传统型黄酒（以糯米 *Oryza sativa* var. *glutinosa* 为原料）	–	–		
		蜂蜜	蜜蜂科昆虫中华蜜蜂 *Apis cerana* Fabricius 所酿的蜜	–	–		
备注	1. 本方中山栀子注明药用部位为仁，建议参考《中国药典》2020 年版益智、草果等药材表述，来源定为茜草科植物栀子 *Gardenia jasminoides* Ellis 的干燥成熟果实，炮制规格定为栀子仁，即除去杂质及外壳后入药。2. 本方中防风注明去芦润切后焙的操作，其目的为使药材质地酥脆，便于后续粉碎，因此建议尊重原方炮制方法，可参考地方标准如《安徽省中药炮制规范》2005 年版中的焙法。3. 本方直接折算剂量并非每日服量，结合方剂组成及每服量，按日服三次计算，则本方的日服总量为 18.60g。各药的日服量折算约如下：广藿香 1.57g，栀子 0.22g，石膏 1.12g，甘草 6.72g，防风 8.96g。本方未明确日服用次数，应结合安全性评价结果及临床用药实际确定日服总量，日服 1–3 次遵医嘱使用。						

规章文件

357

（三）白术散

基本信息		现代对应情况					
出处	处方、制法及用法	药味名称	基原及用药部位	炮制规格	折算剂量	用法用量	功能主治
《小儿药证直诀》（宋·钱乙）	人参二钱五分，白茯苓五钱，白术五钱（炒），藿香叶五钱，木香二钱，甘草一钱，葛根五钱。右哎咀，每服三钱，水煎。	人参	五加科植物人参 *Panax ginseng* C. A. Mey. 的干燥根和根茎	生品	10.33g	上药粉碎成粗粒，每服 12.39g，水煎服。	【功效】健脾和胃，益气止泻。【主治】小儿脾胃虚弱、津虚内热证。症见呕吐泄泻，频作不止，口渴烦躁，但欲饮水，乳食不进，体瘦虚弱，舌淡少津，苔薄，脉细弱。
		茯苓	多孔菌科真菌茯苓 *Poria cocos*（Schw.）Wolf 的白色干燥菌核	生品	20.65g		
		白术	菊科植物白术 *Atractylodes macrocephala* Koidz. 的干燥根茎	土炒白术	20.65g		
		广藿香	唇形科植物广藿香 *Pogostemon cablin*（Blanco）Benth. 的干燥叶片	广藿香叶	20.65g		
		木香	菊科植物木香 *Aucklandia lappa* Decne. 的干燥根	生品	8.26g		
		甘草	豆科植物甘草 *Glycyrrhiza uralensis* Fisch. 的干燥根和根茎	生品	4.13g		
		葛根或粉葛	豆科植物野葛 *Pueraria lobata*（Willd.）Ohwi 或甘葛藤 *Pueraria thomsonii* Benth. 的干燥根	生品	20.65g		
备注	1. 葛根历代本草多认为作粉更妙，明末以来有"葛根竭胃阴"之说，且本方治疗津液枯竭，因此推荐豆科植物野葛 *Pueraria lobata*（Willd.）Ohwi 粉性足者或甘葛藤 *Pueraria thomsonii* Benth. 的干燥根入药。2. 宋代白术多用土、米泔水、人乳等多种辅料进行炮制，对于脾虚则多用土炒。本方注明"炒"，有鉴于此，建议采用土炒。建议参考《全国中药饮片炮制规范》1988 年版土炒白术方法炮制。3. 本方直接折算剂量并非每日服量，结合方剂组成及每服量，按日服三次计算，则本方的日服总量为 37.17g。各药的日服量折算如下：人参 3.64g，茯苓 7.29g，白术 7.29g，广藿香 7.29g，木香 2.92g，甘草 1.46g，葛根或粉葛 7.29g。本方未明确日服用次数，应结合安全性评价结果及临床用药实际确定日服总量，日服 1–3 次遵医嘱使用。						

（四）消乳丸

基本信息		现代对应情况					
出处	处方、制法及用法	药味名称	基原及用药部位	炮制规格	折算剂量	用法用量	功能主治
《婴童百问》（明·鲁伯嗣）	香附一两（炒），甘草（炙）、陈皮各半两，缩砂仁、神曲（炒）、麦芽（炒）各一两。右为末，泡雪糕丸如黍米大，七岁以上绿豆大三十丸，食后姜汤下。	香附	莎草科植物莎草 *Cyperus rotundus* L. 的干燥根茎	炒香附	37.30g	见备注	【功效】温中理脾，消食和胃。【主治】小儿积滞证。症见呕吐乳食，脘胀腹痛，不欲吮乳，面黄身热，烦躁不宁，舌苔白厚，脉沉。
		甘草	豆科植物甘草 *Glycyrrhiza uralensis* Fisch. 的干燥根和根茎	炒甘草	18.65g		
		陈皮	芸香科植物橘 *Citrus reticulata* Blanco 及其栽培变种的干燥成熟果皮	生品	18.65g		
		砂仁	姜科植物阳春砂 *Amomum villosum* Lour. 的干燥成熟果实	缩砂仁	37.30g		
		六神曲	以苦杏仁、赤豆、麦粉、麸皮为基质，加入鲜苍耳草、鲜辣蓼、鲜青蒿的液汁拌制，经发酵后制得的干燥曲块	炒六神曲	37.30g		
		麦芽	禾本科植物大麦 *Hordeum vulgare* L. 的成熟果实经发芽干燥的炮制加工品	炒麦芽	37.30g		
备注	1. 炒香附参考《中国药典》2020 年版清炒法；炒甘草参考《中国药典》2020 年版清炒法，"将甘草原药材除去杂质，洗净，润透，切厚片，炒至微黄，干燥"；本方中缩砂仁注明药用部位为仁，建议参考《中国药典》2020 年版益智、草果等药材表述，来源定为姜科植物阳春砂 *Amomum villosum* Lour. 的干燥成熟果实，炮制规格定为缩砂仁，即除去杂质及外壳后入药；六神曲采用与古代加工工艺接近的《上海市中药饮片炮制规范》2018 年版打汁法制作，并参考《中国药典》2020 年版清炒法，炒制后入药；炒麦芽参照《中国药典》2020 年版相应炮制规格。 2. 该版本制剂方法较为复杂，可参照明代《保婴撮要》版本消乳丸制剂方法："右为末，米糊丸如黍米大，每服二十丸，姜汤下"，即将上药粉碎为细末，用米糊制成黍米大（直径约 2mm）的小丸，每次 20 丸，姜汤送服。建议按香附：甘草：陈皮：砂仁：六神曲：麦芽 =2:1:1:2:2:2 的比例，制成丸径约 2mm 的丸，每服 20 丸。本方未明确日服用次数，应结合安全性评价结果及临床用药实际确定日服总量，日服 1~3 次遵医嘱使用。						

规章文件

（五）苏葶丸

基本信息		现代对应情况					
出处	处方、制法及用法	药味名称	基原及用药部位	炮制规格	折算剂量	用法用量	功能主治
《医宗金鉴》（清·吴谦）	南苏子（炒）、苦葶苈子（微炒）各等分。右为细末，蒸枣肉为丸，如麻子大。每服五丸至七丸，淡姜汤下。	紫苏子	唇形科植物紫苏 *Perilla frutescens*（L.）Britt. 的干燥成熟果实	炒紫苏子	－	上药粉碎为细末，蒸枣肉为丸，做成麻子大小的小丸。每服 5~7 丸，用淡姜汤送服。	【功效】泻肺降逆，利水化饮。【主治】小儿饮停上焦证。症见喘满不得卧，面身水肿，小便不利，舌淡红，苔薄，脉沉。
		葶苈子	十字花科植物独行菜 *Lepidium apetalum* Willd. 的干燥成熟种子	炒葶苈子	－		
		大枣	鼠李科植物枣 *Ziziphus jujuba* Mill. 的干燥成熟果实	生品	－		
备注	1. 炒紫苏子和炒葶苈子参照《中国药典》2020 年版相应炮制规格。 2. 本方组成中未明确具体药量，仅说明各药为等比例用量，建议按紫苏子：葶苈子 =1：1 的比例，蒸枣肉制成丸径约 3mm 的丸，每服 6 丸。本方未明确日服用次数，应结合安全性评价结果及临床用药实际确定日服总量，日服 1~3 次遵医嘱使用。						

（六）人参五味子汤

基本信息		现代对应情况					
出处	处方、制法及用法	药味名称	基原及用药部位	炮制规格	折算剂量	用法用量	功能主治
《幼幼集成》（清·陈复正）	官拣参一钱，漂白术钱五，白云苓一钱，北五味五分，杭麦冬一钱，炙甘草八分。生姜三片，大枣三枚，水煎，温服。	人参	五加科植物人参 *Panax ginseng* C. A. Mey. 的干燥根和根茎	生品	3.73g	水煎，温服。	【功效】健脾补肺，益气止咳。【主治】小儿脾肺气虚证。症见咳嗽日久不愈，少气，面白唇白，舌淡，苔薄白，脉细无力。
		白术	菊科植物白术 *Atractylodes macrocephala* Koidz. 的干燥根茎	漂白术	5.60g		
		茯苓	多孔菌科真菌茯苓 *Poria cocos*（Schw.）Wolf 的白色干燥菌核	生品	3.73g		
		五味子	木兰科植物五味子 *Schisandra chinensis*（Turcz.）Baill. 的干燥成熟果实	生品	1.87g		
		麦冬	百合科植物麦冬 *Ophiopogon japonicus*（L.f）Ker-Gawl. 的干燥块根	生品	3.73g		
		甘草	豆科植物甘草 *Glycyrrhiza uralensis* Fisch. 的干燥根和根茎	炒甘草	2.98g		
		生姜	姜科植物姜 *Zingiber officinale* Rosc. 的新鲜根茎	鲜品	3.00g		
		大枣	鼠李科植物枣 *Ziziphus jujuba* Mill. 的干燥成熟果实	生品	9.00g		
备注	1. 鉴于《中国药典》2020 年版人参项下来源根据生产方式不同分为园参和林下山参，两者性状、品质与安全性指标具有明显差异，加之本方注明"官拣参"，且为儿科虚证处方，建议优先选用林下山参规格。鉴于当前麦冬不同产地生产方式有较大区别，浙江省栽培年限为三年，其性状、气味及内在成分均有差异，品质差异较大，本方注明"杭麦冬"，建议选用《浙江省中药炮制规范》2015 年版"浙麦冬"规格。 2. 漂白术可参考《江西省中药饮片炮制规范》2008 年版相应炮制规格。炒甘草建议参考《中国药典》2020 年版中清炒法，"将甘草原药材除去杂质，洗净，润透，切厚片，炒至微黄，干燥"。						

规章文件

（七）清宁散

基本信息		现代对应情况					
出处	处方、制法及用法	药味名称	基原及用药部位	炮制规格	折算剂量	用法用量	功能主治
《幼幼集成》（清·陈复正）	桑白皮（蜜炒），甜葶苈（微炒），赤茯苓（酒炒），车前子（炒），炙甘草减半。右为细末，每服五分，生姜、大枣煎汤调服。	桑白皮	桑科植物桑 *Morus alba* L. 的干燥根皮	蜜桑白皮	0.42g	上药粉碎为细末，每服1.87g，生姜、大枣煎汤调服。	【功效】清肺宁心，泻肺止咳。【主治】小儿心肺郁热之咳嗽。症见咳嗽有声，面红，发热，心烦，或咽痛声哑，舌红少津，苔黄，脉滑数。
		葶苈子	十字花科植物播娘蒿 *Descurainia sophia*（L.）Webb. ex Prantl. 的干燥成熟种子	炒葶苈子	0.42g		
		赤茯苓	多孔菌科真菌茯苓 *Poria cocos*（Schw.）Wolf 呈淡棕色、淡红色的干燥菌核	酒炒赤茯苓	0.42g		
		车前子	车前科植物车前 *Plantago asiatica* L. 的干燥成熟种子	炒车前子	0.42g		
		甘草	豆科植物甘草 *Glycyrrhiza uralensis* Fisch. 的干燥根和根茎	炒甘草	0.21g		
		生姜	姜科植物姜 *Zingiber officinale* Rosc. 的新鲜根茎	鲜品	–		
		大枣	鼠李科植物枣 *Ziziphus jujuba* Mill. 的干燥成熟果实	生品	–		
备注	1. 桑白皮参照《中国药典》2020年版蜜桑白皮规格；葶苈子参照《中国药典》2020年版炒葶苈子规格；本方明确强调选用赤茯苓，因此建议用茯苓性状呈淡棕色、淡红色者。本方中茯苓注明炮制方法为酒炒，可参照《中国药典》2020年版酒炙法；车前子参考《中国药典》2020年版清炒法，炒制后入药；炒甘草建议参考《中国药典》2020年版中清炒法，"将甘草原药材除去杂质，洗净，润透，切厚片，炒至微黄，干燥"。 2. 本方组成中并未明确说明用量，结合方剂组成及每服量，按日服三次计算，则本方的日服总量约为5.61g，各药的日服量折算如下：桑白皮1.25g，葶苈子1.25g，赤茯苓1.25g，车前子1.25g，甘草0.62g。本方未明确日服用次数，应结合安全性评价结果及临床用药实际确定日服总量，日服1~3次遵医嘱使用。						

注：由于剂型和煎煮法不同，表中各药折算剂量与备注中的日服量可能存在差异（由小数点进位导致），建议以备注中各药的日服量折算结果进行研发。

国家中医药管理局办公室 国家药品监督管理局综合和规划财务司关于发布《古代经典名方关键信息表（25首方剂）》的通知

（国中医药办科技发〔2022〕3号）

各有关单位：

为贯彻落实《中医药法》、《中共中央 国务院关于促进中医药传承创新发展的意见》，加快推动古代经典名方中药复方制剂简化注册审批，国家中医药管理局、国家药品监督管理局积极组织推进古代经典名方关键信息考证研究工作，现将《古代经典名方关键信息表（25首方剂）》予以公布。

附件：古代经典名方关键信息表（25首方剂）

国家中医药管理局办公室 国家药品监督管理局综合和规划财务司
2022年9月16日

附件

古代经典名方关键信息表（25 首方剂）

（一）桃核承气汤

基本信息		现代对应情况					
出处	处方、制法及用法	药味名称	基原及用药部位	炮制规格	折算剂量	用法用量	功能主治
《伤寒论》（汉·张仲景）	桃仁五十个（去皮尖），大黄四两，桂枝二两（去皮），甘草二两（炙），芒硝二两。上五味，以水七升，煮取二升半，去滓，内芒硝，更上火，微沸下火，先食温服五合，日三服。	桃仁	蔷薇科植物山桃 *Prunus davidiana*（Carr.）Franch. 的干燥成熟种子	燀桃仁	13.50g	上五味，加水 1400ml，煮取 500ml，去药渣后加入芒硝，再加热至沸腾。饭前温服 100ml，日 3 次。	【功效】逐瘀泻热。【主治】下焦蓄血证。症见少腹急结，小便自利，甚则烦躁谵语，神志如狂，至夜发热，以及血瘀经闭，痛经，脉沉实而涩者。
		大黄	蓼科植物掌叶大黄 *Rheum palmatum* L.、唐古特大黄 *Rheum tanguticum* Maxim. ex Balf. 或药用大黄 *Rheum officinale* Baill. 的干燥根及根茎	生品	55.20g		
		桂枝	樟科植物肉桂 *Cinnamomum cassia* Presl 的干燥嫩枝	生品	27.60g		
		甘草	豆科植物甘草 *Glycyrrhiza uralensis* Fisch. 的干燥根和根茎	炒甘草	27.60g		
		芒硝	硫酸盐类矿物芒硝族芒硝，经加工精制而成的结晶体。主含含水硫酸钠（$Na_2SO_4 \cdot 10H_2O$）	生品	27.60g		
备注	1. 据原方中煎煮法"煮取二升半""温服五合"，可知本方每服量为煎出总量的 1/5。故本方每次的服药量为：桃仁 2.70g，大黄 11.04g，桂枝 5.52g，甘草 5.52g，芒硝 5.52g。根据张仲景方剂服药法中"不必尽剂"、随证变化、灵活施用的特点，日服用次数建议 1~3 次，根据临床实际遵医嘱使用。 上述折算剂量系依汉代度量衡直接折算，若与当今主流用量严重不符，在固定原方比例和每服量的基础上，结合安全性评价结果及临床用药实际确定日服总量。 2. 炒甘草建议参考《中华人民共和国药典》2020 年版中清炒法，"将甘草原药材除去杂质，洗净，润透，切厚片，炒至微黄"。						

（二）芍药甘草汤

基本信息		现代对应情况					
出处	处方、制法及用法	药味名称	基原及用药部位	炮制规格	折算剂量	用法用量	功能主治
《伤寒论》（汉·张仲景）	白芍药、甘草各四两（炙）。上二味，以水三升，煮取一升五合，去滓，分温再服。	白芍	毛茛科植物芍药 *Paeonia lactiflora* Pall. 的干燥根	生品	55.20g	上二味，以水 600ml，煮取 300ml，温服，日 2 次。	【功效】益阴养血，缓急止痛。【主治】阴血不足，筋脉失养所致挛急疼痛诸证，症见腿脚挛急，腹中疼痛。
		甘草	豆科植物甘草 *Glycyrrhiza uralensis* Fisch. 的干燥根和根茎	炒甘草	55.20g		
备注	1. 据原方中煎煮法"煮取一升五合""分温再服"，可知本方每服量为煎出总量的 1/2。故本方每次的服药量为：白芍 27.60g，甘草 27.60g。根据张仲景方剂服药法中"不必尽剂"、随证变化、灵活施用的特点，日服用次数建议 1–2 次，根据临床实际遵医嘱使用。 上述折算剂量系依汉代度量衡直接折算，若与当今主流用量严重不符，在固定原方比例和每服量的基础上，结合安全性评价结果及临床用药实际确定日服总量。 2. 炒甘草建议参考《中华人民共和国药典》2020 年版中清炒法，"将甘草原药材除去杂质，洗净，润透，切厚片，炒至微黄"。						

规章文件

365

（三）半夏泻心汤

基本信息		现代对应情况					
出处	处方、制法及用法	药味名称	基原及用药部位	炮制规格	折算剂量	用法用量	功能主治
《伤寒论》（汉·张仲景）	半夏半升（洗），黄芩、干姜、人参、甘草（炙）各三两，黄连一两，大枣十二枚（擘）。上七味，以水一斗，煮取六升，去滓，再煎取三升，温服一升，日三服。	半夏	天南星科植物半夏 *Pinellia ternata*（Thunb.）Breit. 的干燥块茎	清半夏	34.50g	上七味，以水2000ml，煮取1200ml，去药渣，再浓缩至600ml，温服200ml，日3次。	【功效】寒热平调，散结除痞。【主治】寒热互结之痞证。症见心下痞，但满而不痛，或呕吐，肠鸣下利，舌苔腻而微黄。
		黄芩	唇形科植物黄芩 *Scutellaria baicalensis* Georgi 的干燥根	生品	41.40g		
		干姜	姜科植物姜 *Zingiber officinale* Rosc. 的干燥根茎	生品	41.40g		
		人参	五加科植物人参 *Panax ginseng* C. A. Mey. 的干燥根和根茎	生品	41.40g		
		甘草	豆科植物甘草 *Glycyrrhiza uralensis* Fisch. 的干燥根和根茎	炒甘草	41.40g		
		黄连	毛茛科植物黄连 *Coptis chinensis* Franch.、三角叶黄连 *Coptis deltoidea* C. Y. Cheng et Hsiao 或云连 *Coptis teeta* Wall. 的干燥根茎	生品	13.80g		
		大枣	鼠李科植物枣 *Ziziphus jujuba* Mill. 的干燥成熟果实	生品	36.00g		
备注	1. 据原方中煎煮法"煎取三升，温服一升"，可知本方每服量为煎出总量的1/3。故本方每次的服药量为：半夏11.50g，黄芩13.80g，干姜13.80g，人参13.80g，甘草13.80g，黄连4.60g，大枣12.00g。根据张仲景方剂服法中"不必尽剂"、随证变化、灵活施用的特点，日服用次数建议1~3次，根据临床实际遵医嘱使用。 　　上述折算剂量系依汉代度量衡直接折算，若与当今主流用量严重不符，在固定原方比例和每服量的基础上，结合安全性评价结果及临床用药实际确定日服总量。 　　2. 炒甘草建议参考《中华人民共和国药典》2020年版中清炒法，"将甘草原药材除去杂质，洗净，润透，切厚片，炒至微黄"。						

（四）真武汤

基本信息		现代对应情况					
出处	处方、制法及用法	药味名称	基原及用药部位	炮制规格	折算剂量	用法用量	功能主治
《伤寒论》（汉·张仲景）	茯苓、芍药、生姜（切）各三两，白术二两，附子一枚（炮，去皮，破八片）。上五味，以水八升，煮取三升，去滓，温服七合，日三服。	茯苓	多孔菌科真菌茯苓 *Poria cocos*（Schw.）Wolf 的干燥菌核	生品	41.40g	上五味，以水 1600ml，煮取 600ml，去药渣，每次温服 140ml，日 3 次。	【功能】温阳利水。【主治】阳虚水泛证。症见小便不利，畏寒肢冷，头目眩晕，心下悸动不宁，身体筋肉瞤动，四肢沉重疼痛，浮肿，腰以下为甚；或腹痛泄泻；或呕逆咳喘。舌质淡胖，边有齿痕，舌苔白滑，脉沉细。
		白芍	毛茛科植物芍药 *Paeonia lactiflora* Pall. 的干燥根	生品	41.40g		
		生姜	姜科植物姜 *Zingiber officinale* Rosc. 的新鲜根茎	鲜品	41.40g		
		白术	菊科植物白术 *Atractylodes macrocephala* Koidz. 的干燥根茎	生品	27.60g		
		附子	毛茛科植物乌头 *Aconitum carmichaelii* Debx. 的子根的加工品	黑顺片	15.00g		

备注	据原方中煎煮法"煮取三升""温服七合"，可知本方每服量为煎出总量的 7/30。故本方每次的服药量为：茯苓 9.66g，白芍 9.66g，生姜 9.66g，白术 6.44g，附子 3.50g。根据张仲景方剂服药法中"不必尽剂"、随证变化、灵活施用的特点，日服用次数建议 1–3 次，根据临床实际遵医嘱使用。 　　上述折算剂量系依汉代度量衡直接折算，若与当今主流用量严重不符，在固定原方比例和每服量的基础上，结合安全性评价结果及临床用药实际确定日服总量。

规章文件

367

（五）黄芪桂枝五物汤

基本信息		现代对应情况					
出处	处方、制法及用法	药味名称	基原及用药部位	炮制规格	折算剂量	用法用量	功能主治
《金匮要略》（汉·张仲景）	黄芪三两，芍药三两，桂枝三两，生姜六两，大枣十二枚。上五味，以水六升，煮取二升，温服七合，日三服。	黄芪	豆科植物蒙古黄芪 *Astragalus membranaceus*（Fisch.）Bge. var. *mongholicus*（Bge.）Hsiao 或膜荚黄芪 *Astragalus membranaceus*（Fisch.）Bge. 的干燥根	生品	41.40g	上五味，以水1200ml，煮取400ml，温服140ml，日3次。	【功效】益气温经，和血通痹。【主治】血痹证。症见肌肤麻木不仁，微恶风寒，舌淡苔白，脉微涩而紧。
		白芍	毛茛科植物芍药 *Paeonia lactiflora* Pall. 的干燥根	生品	41.40g		
		桂枝	樟科植物肉桂 *Cinnamomum cassia* Presl 的干燥嫩枝	生品	41.40g		
		生姜	姜科植物姜 *Zingiber officinale* Rosc. 的新鲜根茎	鲜品	82.80g		
		大枣	鼠李科植物枣 *Ziziphus jujuba* Mill. 的干燥成熟果实	生品	36.00g		
备注	据原方中煎煮法"煮取二升，温服七合"，可知本方每服量为煎出总量的7/20。故本方每次的服药量为：黄芪14.49g，白芍14.49g，桂枝14.49g，生姜28.98g，大枣12.60g。根据张仲景方剂服药法中"不必尽剂"、随证变化、灵活施用的特点，日服用次数建议1~3次，根据临床实际遵医嘱使用。上述折算剂量系依汉代度量衡直接折算，若与当今主流用量严重不符，在固定原方比例和每服量的基础上，结合安全性评价结果及临床用药实际确定日服总量。						

（六）瓜蒌薤白半夏汤

基本信息		现代对应情况					
出处	处方、制法及用法	药味名称	基原及用药部位	炮制规格	折算剂量	用法用量	功能主治
《金匮要略》（汉·张仲景）	瓜蒌实一枚，薤白三两，半夏半斤，白酒一斗。上四味，同煮，取四升，温服一升，日三服。	瓜蒌	葫芦科植物栝楼 *Trichosanthes kirilowii* Maxim. 的干燥成熟果实	生品	60.00g	加入黄酒2000ml，煎至800ml，温服200ml，日3次。	【功效】通阳散结，祛痰宽胸。【主治】胸痹痰浊壅塞证。症见胸痛彻背，不能安卧，喘息咳唾，短气者。
		薤白	百合科植物小根蒜 *Allium macrostemon* Bge. 的干燥鳞茎	生品	41.40g		
		半夏	天南星科植物半夏 *Pinellia ternata*（Thunb.）Breit. 的干燥块茎	清半夏	34.50g		
		黄酒	参考国家标准GB/T 13662—2018传统型黄酒（以糯米 *Oryza sativa* var. *glutinosa* 为原料）		2000ml		
备注	据原方中煎煮法"取四升，温服一升"，可知本方每服量为煎出总量的1/4。故本方每次的服药量为：瓜蒌15.00g，薤白10.35g，半夏8.63g。根据张仲景方剂服药法中"不必尽剂"、随证变化、灵活施用的特点，日服用次数建议1~3次，根据临床实际遵医嘱使用。 上述折算剂量系依汉代度量衡直接折算，若与当今主流用量严重不符，在固定原方比例和每服量的基础上，结合安全性评价结果及临床用药实际确定日服总量。						

规章文件

369

（七）大建中汤

基本信息		现代对应情况					
出处	处方、制法及用法	药味名称	基原及用药部位	炮制规格	折算剂量	用法用量	功能主治
《金匮要略》（汉·张仲景）	蜀椒二合（去汗），干姜四两，人参二两。上三味，以水四升，煮取二升，去滓，内胶饴一升，微火煮取一升半，分温再服；如一炊顷，可饮粥二升，后更服。当一日食糜，温覆之。	花椒	芸香科植物花椒 *Zanthoxylum bungeanum* Maxim. 的干燥成熟果皮	炒花椒	9.00g	上三味药，以水800ml，煮取400ml，去药渣，加入饴糖200ml，小火煮取300ml，每次温服150ml，日2次。	【功效】温中补虚，降逆止痛。【主治】中阳衰弱，阴寒内盛证。症见心胸中大寒痛，呕不能食，腹中寒，甚则可上冲皮起如有形，腹痛拒按，痛无定处，或腹中漉漉有声，手足厥冷，舌质淡，苔白滑，脉细紧，或脉沉伏而迟。
		干姜	姜科植物姜 *Zingiber officinale* Rosc. 的干燥根茎	生品	55.20g		
		人参	五加科植物人参 *Panax ginseng* C. A. Mey. 的干燥根和根茎	生品	27.60g		
		胶饴	参考国家标准GB/T 20883—2017麦芽糖（以糯米 *Oryza sativa* var. *glutinosa*、大麦 *Hordeum vulgare* L. 为原料）		200ml		
备注	据原方中煎煮法"微火煮取一升半，分温再服"，可知本方煎出总量为2次服量。故本方每次的服药量为：花椒4.50g，干姜27.60g，人参13.80g。根据张仲景方剂服药法中"不必尽剂"、随证变化、灵活施用的特点，日用次数建议1–2次，根据临床实际遵医嘱使用。 上述折算剂量系依汉代度量衡直接折算，若与当今主流用量严重不符，在固定原方比例和每服量的基础上，结合安全性评价结果及临床用药实际确定日服总量。						

（八）麦门冬汤

基本信息		现代对应情况					
出处	处方、制法及用法	药味名称	基原及用药部位	炮制规格	折算剂量	用法用量	功能主治
《金匮要略》（汉·张仲景）	麦门冬七升，半夏一升，人参二两，甘草二两，粳米三合，大枣十二枚。上六味，以水一斗二升，煮取六升，温服一升，日三夜一服。	麦冬	百合科植物麦冬 *Ophiopogon japonicus*（L. f）Ker-Gawl. 的干燥块根	生品	212.00g	上六味药，以水2400ml，煮取1200ml，每次温服200ml，日3夜1次。	【功效】滋养肺胃，降逆下气。【主治】虚热肺痿或胃阴不足证。症见咳唾涎沫，短气喘促，或呃逆呕吐，咽干口燥，舌干红少苔，脉虚数。
		半夏	天南星科植物半夏 *Pinellia ternata*（Thunb.）Breit. 的干燥块茎	清半夏	69.00g		
		人参	五加科植物人参 *Panax ginseng* C. A. Mey. 的干燥根和根茎	生品	27.60g		
		甘草	豆科植物甘草 *Glycyrrhiza uralensis* Fisch. 的干燥根和根茎	生品	27.60g		
		粳米	禾本科植物粳稻 *Oryza sativa* L. subsp. *japonica* Kato 的干燥成熟种仁	生品	52.80g		
		大枣	鼠李科植物枣 *Ziziphus jujuba* Mill. 的干燥成熟果实	生品	36.00g		
备注	麦门冬汤在《古代经典名方目录（第一批）》的处方出处中，麦冬为七升，麦冬一升约为106g，远超常规用量。考证多个版本的《金匮要略》以及记载仲景方剂的《外台秘要》、《千金方》等书，麦门冬汤中的麦冬剂量均有所不同。《外台秘要》所载麦门冬汤中麦冬为二升，更接近临床常用量，领域专家亦推荐本方中麦冬应取二升为宜。故建议本方中麦冬按二升进行折算，折合约212g。 据原方中煎服法"煮取六升，温服一升"，可知本方每服剂量为煎出总量的1/6，故本方每次的服药量为：麦冬35.33g，半夏11.50g，人参4.60g，甘草4.60g，粳米8.80g，大枣6.00g。根据张仲景方剂服药法中"不必尽剂"、随证变化、灵活施用的特点，日服用次数建议1-4次，根据临床实际遵医嘱使用。 上述折算剂量系依汉代度量衡直接折算，若与当今主流用量严重不符，在固定原方比例和每服量的基础上，结合安全性评价结果及临床用药实际确定日服总量。						

（九）温胆汤

基本信息		现代对应情况					
出处	处方、制法及用法	药味名称	基原及用药部位	炮制规格	折算剂量	用法用量	功能主治
《备急千金要方》（唐·孙思邈）	半夏、竹茹、枳实各二两，橘皮三两，生姜四两，甘草一两。右六味，㕮咀，以水八升，煮取二升，分三服。	半夏	天南星科植物半夏 *Pinellia ternata*（Thunb.）Breit. 的干燥块茎	清半夏	27.60g	上六味药粉碎成粗粒，以水1600ml，煮取400ml，分3次服用。	【功效】理气化痰，和胃利胆。【主治】胆胃不和，胆郁痰扰证。症见胆怯易惊，虚烦不眠，惊悸多梦；或呕恶，呃逆，口苦，眩晕。苔白腻，脉弦滑。
		竹茹	禾本科植物淡竹 *Phyllostachys nigra*（Lodd.）Munro var. *henonis*（Mitf.）Stapf ex Rendle 的茎秆的干燥中间层	生品	27.60g		
		枳实	芸香科植物酸橙 *Citrus aurantium* L. 及其栽培变种的干燥幼果	麸炒枳实	27.60g		
		陈皮	芸香科植物橘 *Citrus reticulata* Blanco 及其栽培变种的干燥成熟果皮	生品	41.40g		
		生姜	姜科植物姜 *Zingiber officinale* Rosc. 的新鲜根茎	鲜品	55.20g		
		甘草	豆科植物甘草 *Glycyrrhiza uralensis* Fisch. 的干燥根和根茎	炒甘草	13.80g		
备注	1. 唐代方药计量传承了汉代的度量衡制度，服法亦参考汉代方剂处理。据原方中煎服法"煮取二升，分三服"，可知本方每服剂量为煎出总量的1/3，故本方每次的服药量为：半夏9.20g，竹茹9.20g，枳实9.20g，陈皮13.80g，生姜18.40g，甘草4.60g。日服用次数建议1~3次，根据临床实际遵医嘱使用。 上述折算剂量系依汉代度量衡直接折算，若与当今主流用量严重不符，在固定原方比例和每服量的基础上，结合安全性评价结果及临床用药实际确定日服总量。 2. 鉴于《备急千金要方·卷一·序例》"合和"篇提及诸多药物炮制要求，如"凡用甘草、厚朴、枳实、石南、茵芋、藜芦、皂荚之类，皆炙之……凡半夏，热汤洗去上滑，一云十洗四破，乃称之，以入汤。"以此建议采用与古代炮制工艺最为接近的清半夏、麸炒枳实、炒甘草规格。炒甘草建议参考《中华人民共和国药典》2020年版中清炒法，"将甘草原药材除去杂质，洗净，润透，切厚片，炒至微黄"。						

（十）小续命汤

基本信息		现代对应情况					
出处	处方、制法及用法	药味名称	基原及用药部位	炮制规格	折算剂量	用法用量	功能主治
《备急千金要方》（唐·孙思邈）	麻黄、防己、人参、黄芩、桂心、甘草、芍药、川芎、杏仁各一两，附子一枚，防风一两半，生姜五两。右十二味，㕮咀，以水一斗二升，先煮麻黄三沸，去沫，内诸药，煮取三升。分三服，甚良。不瘥，更合三、四剂，必佳。	麻黄	麻黄科植物草麻黄 *Ephedra sinica* Stapf 的干燥草质茎	生品	13.80g	上十二味药粉碎成粗粒，以水2400ml，先煮麻黄，去上沫，加入其他药物，煮取600ml，分3次服用。	【功效】祛风散寒，益气温阳。【主治】阳气不足，风中经络证。症见口眼歪斜，语言不利，筋脉拘急，半身不遂，或神志闷乱等。亦治风湿痹痛。
		防己	防己科植物粉防己 *Stephania tetrandra* S. Moore 的干燥根	生品	13.80g		
		人参	五加科植物人参 *Panax ginseng* C. A. Mey. 的干燥根和根茎	生品	13.80g		
		黄芩	唇形科植物黄芩 *Scutellaria baicalensis* Georgi 的干燥根	生品	13.80g		
		肉桂	樟科植物肉桂 *Cinnamomum cassia* Presl 的干燥树皮	生品	13.80g		
		甘草	豆科植物甘草 *Glycyrrhiza uralensis* Fisch. 的干燥根和根茎	炒甘草	13.80g		
		白芍	毛茛科植物芍药 *Paeonia lactiflora* Pall. 的干燥根	生品	13.80g		
		川芎	伞形科植物川芎 *Ligusticum chuanxiong* Hort. 的干燥根茎	生品	13.80g		
		苦杏仁	蔷薇科植物杏 *Prunus armeniaca* L. 的干燥成熟种子	燀苦杏仁	13.80g		
		附子	毛茛科植物乌头 *Aconitum carmichaelii* Debx. 子根的加工品	黑顺片	15.00g		
		防风	伞形科植物防风 *Saposhnikovia divaricata*（Turcz.）Schischk. 的干燥根	生品	20.70g		
		生姜	姜科植物姜 *Zingiber officinale* Rosc. 的新鲜根茎	鲜品	69.00g		
备注	1. 唐代方药计量传承了汉代的度量衡制度，服法亦参考汉代方剂处理。据原方中煎服法"煮取三升，分三服"，可知本方每服剂量为煎出总量的1/3，故本方每次的服药量为：麻黄4.60g，防己4.60g，人参4.60g，黄芩4.60g，肉桂4.60g，甘草4.60g，白芍4.60g，川芎4.60g，杏仁4.60g，附子5.00g，防风6.90g，生姜23.00g。日服用次数建议1–3次，根据临床实际遵医嘱使用。 2. 上述折算剂量系依汉代度量衡直接折算，若与当今主流用量严重不符，在固定原方比例和每服量的基础上，结合安全性评价结果及临床用药实际确定日服总量。 3. 鉴于《备急千金要方·卷一·序例》之"合和"篇中提及诸多药物的炮制要求，如"凡用甘草、厚朴、枳实、石南、茵芋、藜芦、皂荚之类，皆炙之。"以此建议采用与古代炮制工艺最为接近的炒甘草规格。炒甘草建议参考《中华人民共和国药典》2020年版中清炒法，"将甘草原药材除去杂质，洗净，润透，切厚片，炒至微黄"。						

规章文件

（十一）开心散

基本信息		现代对应情况					
出处	处方、制法及用法	药味名称	基原及用药部位	炮制规格	折算剂量	用法用量	功能主治
《备急千金要方》（唐·孙思邈）	远志、人参各四分，茯苓二两，菖蒲一两。右四味治下筛，饮服方寸匕，日三。	远志	远志科植物远志 *Polygala tenuifolia* Willd. 或卵叶远志 *Polygala sibirica* L. 的干燥根	生品	13.80g	上四味药粉碎成细粉，每次冲服方寸匕，日3次。	【功效】益气养心，安神定志。【主治】心气不足证，症见神志不宁，健忘失眠，心悸怔忡等。
		人参	五加科植物人参 *Panax ginseng* C. A. Mey. 的干燥根和根茎	生品	13.80g		
		茯苓	多孔菌科真菌茯苓 *Poria cocos*（Schw.）Wolf 的干燥菌核	生品	27.60g		
		石菖蒲	天南星科植物石菖蒲 *Acorus tatarinowii* Schott 的干燥根茎	生品	13.80g		
备注	因"方寸匕"的容量折算标准受药材比重等因素影响，剂量折算结果差异较大。结合征求意见中研发单位提供的安全性评价研究结果，建议每次冲服 1~3g，临床遵医嘱服用。在固定原方比例的基础上，结合安全性评价结果及临床用药实际确定具体服用剂量。						

（十二）当归饮子

基本信息		现代对应情况					
出处	处方、制法及用法	药味名称	基原及用药部位	炮制规格	折算剂量	用法用量	功能主治
《严氏济生方》（宋·严用和）	当归（去芦）、白芍药、川芎、生地黄（洗）、白蒺藜（炒，去尖）、防风（去芦）、荆芥穗各一两，何首乌、黄芪（去芦），甘草（炙）各半两。右㕮咀，每服四钱，水一盏半，姜五片，煎至八分，去滓温服。不拘时候。	当归	伞形科植物当归 *Angelica sinensis*（Oliv.）Diels 的干燥根	生品	41.30g	上 药 粉 碎 为 粗 粒，每 服 16.52g，加 水 450ml，加入生姜 5g，煮取 240ml，去滓温服。	【功效】养血润燥，祛风止痒。【主治】心血凝滞，内蕴风热证，症见皮肤疮疥，或肿或痒，或脓水浸淫，或发瘾疹；或皮肤瘙痒，入夜尤甚，舌淡红，苔薄，脉细弦。
		白芍	毛茛科植物芍药 *Paeonia lactiflora* Pall. 的干燥根	生品	41.30g		
		川芎	伞形科植物川芎 *Ligusticum chuanxiong* Hort. 的干燥根茎	生品	41.30g		
		地黄	玄参科植物地黄 *Rehmannia glutinosa* Libosch. 的干燥块根	生品	41.30g		
		蒺藜	蒺藜科植物蒺藜 *Tribulus terrestris* L. 的干燥成熟果实	炒蒺藜	41.30g		
		防风	伞形科植物防风 *Saposhnikovia divaricata*（Turcz.）Schischk. 的干燥根	生品	41.30g		
		荆芥穗	唇形科植物荆芥 *Schizonepeta tenuisfolia* Briq. 的干燥花穗	生品	41.30g		
		何首乌	蓼科植物何首乌 *Polygonum multiflorum* Thunb. 的干燥块根	生品	20.65g		
		黄芪	豆科植物蒙古黄芪 *Astragalus membranaceus*（Fisch.）Bge. var. *mongholicus*（Bge.）Hsiao 或膜荚黄芪 *Astragalus membranaceus*（Fisch.）Bge. 的干燥根	生品	20.65g		
		甘草	豆科植物甘草 *Glycyrrhiza uralensis* Fisch. 的干燥根和根茎	炒甘草	20.65g		
		生姜	姜科植物姜 *Zingiber officinale* Rosc. 的新鲜根茎	鲜品			
备注	1. 本方直接折算剂量并非每日服量，结合方剂组成及每服量，按日服三次计算，则本方的日服总量为 49.56g，各药的日服量折算如下：当归 5.84g，白芍 5.84g，川芎 5.84g，生地黄 5.84g，蒺藜 5.84g，防风 5.84g，荆芥穗 5.84g，何首乌 2.92g，黄芪 2.92g，甘草 2.92g。另加生姜 15g。 2. 专家共识意见为：生姜 1 片约为 1–3g，可根据不同方剂的剂量确定生姜用量。本方建议生姜 5g。 3. 炒甘草建议参考《中华人民共和国药典》2020 年版中清炒法，"将甘草原药材除去杂质，洗净，润透，切厚片，炒至微黄"。						

规章文件

（十三）泻白散

基本信息		现代对应情况					
出处	处方、制法及用法	药味名称	基原及用药部位	炮制规格	折算剂量	用法用量	功能主治
《小儿药证直诀》（宋·钱乙）	地骨皮（洗去土，焙）、桑白皮（细锉炒黄）各一两，甘草（炙）一钱。上锉散，入粳米一撮，水二小盏，煎七分，食前服。	地骨皮	茄科植物枸杞 *Lycium chinense* Mill. 的干燥根皮	地骨皮（焙）	41.30g	上药粉碎成粗粒，每次取6.20g，加粳米2g，以水300ml，煎取180ml，饭后温服。	【功效】清泻肺热，止咳平喘。【主治】小儿肺热咳喘证。症见气喘咳嗽，皮肤蒸热，日晡尤甚，舌红苔黄，脉细数。
		桑白皮	桑科植物桑 *Morus alba* L. 的干燥根皮	炒桑白皮	41.30g		
		甘草	豆科植物甘草 *Glycyrrhiza uralensis* Fisch. 的干燥根和根茎	炒甘草	4.13g		
		粳米	禾本科植物粳稻 *Oryza sativa* L. subsp. *japonica* Kato. 的干燥成熟种仁	生品			

备注	1. 泻白散在《古代经典名方目录（第一批）》中的原出处《小儿药证直诀》版本中无每服量，故无法确定实际使用剂量。根据《小儿药证直诀》"四库纂修武英殿本"版本记载"为细末，每服一二钱，水一中盏，入粳米百粒，同煎至六分，食后温服"确定以上剂量和煎服法。每服量取"一二钱"的中间值，即6.20g。
	  本方直接折算剂量并非每日服量，结合方剂组成及每服量，按日服三次计算，则本方的日服总量约为18.60g，各药的日服量折算如下：桑白皮8.86g，地骨皮8.86g，甘草0.89g。另加粳米6.00g。
	  2. 本方中地骨皮除杂处理后注明焙的操作，其目的为使药材质地酥脆，便于后续粉碎，因此建议尊重原方炮制方法，可参考地方标准如《安徽省中药炮制规范》2005年版中的焙法。炒甘草建议参考《中华人民共和国药典》2020年版中清炒法，"将甘草原药材除去杂质，洗净，润透，切厚片，炒至微黄"。						

（十四）清心莲子饮

基本信息		现代对应情况					
出处	处方、制法及用法	药味名称	基原及用药部位	炮制规格	折算剂量	用法用量	功能主治
《太平惠民和剂局方》（宋·太平惠民和剂局）	黄芩、麦门冬（去心）、地骨皮、车前子、甘草（炙）各半两，石莲肉（去心）、白茯苓、黄芪（蜜炙）、人参各七钱半。右剉散。每三钱，麦门冬十粒，水一盏半，煎取八分，去滓，水中沉冷，空心，食前服。	黄芩	唇形科植物黄芩 *Scutellaria baicalensis* Georgi 的干燥根	生品	20.65g	上药粉碎成粗粒，每服12.39g，麦冬3g，加水450ml，煎取240ml，去药渣，饭前冷服。	【功效】益气养阴，清心泻火，止淋化浊。【主治】心火偏旺，气阴两虚，湿热下注证。症见遗精淋浊，血崩带下，遇劳则发，或腰膝酸软，或消渴，失眠多梦，口干舌燥，烦躁发热，倦怠乏力。
		麦冬	百合科植物麦冬 *Ophiopogon japonicus*（L. f）Ker–Gawl. 的干燥块根	生品	20.65g		
		地骨皮	茄科植物枸杞 *Lycium chinense* Mill. 的干燥根皮	生品	20.65g		
		车前子	车前科植物车前 *Plantago asiatica* L. 的干燥成熟种子	生品	20.65g		
		甘草	豆科植物甘草 *Glycyrrhiza uralensis* Fisch. 的干燥根和根茎	炒甘草	20.65g		
		莲子	睡莲科植物莲 *Nelumbo nucifera* Gaertn. 的干燥成熟种子	生品	30.98g		
		茯苓	多孔菌科真菌茯苓 *Poria cocos*（Schw.）Wolf 的干燥菌核	生品	30.98g		
		黄芪	豆科植物蒙古黄芪 *Astragalus membranaceus*（Fisch.）Bge. var. *mongholicus*（Bge.）Hsiao 或膜荚黄芪 *Astragalus membranaceus*（Fisch.）Bge. 的干燥根	炙黄芪	30.98g		
		人参	五加科植物人参 *Panax ginseng* C. A. Mey. 的干燥根和根茎	生品	30.98g		
备注	1. 本方直接折算剂量并非每日服量，结合方剂组成及每服量，按日服三次计算，则本方的日服总量约为37.17g，各药的日服量折算如下：黄芩3.38g，麦冬3.38g，地骨皮3.38g，车前子3.38g，甘草3.38g，莲子5.07g，茯苓5.07g，黄芪5.07g，人参5.07g。另加麦冬9.00g。 2. 麦冬传统去心，为历代所沿用，延续至今，如《中华人民共和国药典》1963年版麦冬炮制项内明确"润透后抽去心"，自《中华人民共和国药典》1977年版起不再要求去心。当前麦冬不同产地生产方式有较大区别，不同栽培年限所致性状、气味及内在成分含量均有差异，品质差异较大，栽培年限过短者中柱细小，有鉴于此，建议参考《浙江省中药炮制规范》2015年版所规定的浙麦冬饮片规格入药；《中华人民共和国药典》2020年版莲子炮制项内已做去心要求，因此按现行标准不再单独加注。 3. 炒甘草建议参考《中华人民共和国药典》2020年版中清炒法，"将甘草原药材除去杂质，洗净，润透，切厚片，炒至微黄"。						

規章文件

（十五）羌活胜湿汤

基本信息		现代对应情况					
出处	处方、制法及用法	药味名称	基原及用药部位	炮制规格	折算剂量	用法用量	功能主治
《内外伤辨惑论》（金·李东垣）	羌活、独活各一钱，藁本、防风、甘草（炙）、川芎各五分，蔓荆子三分。上㕮咀，都作一服，水二盏，煎至一盏，去渣，大温服，空心食前。	羌活	伞形科植物羌活 *Notopterygium incisum* Ting ex H. T. Chang 的干燥根茎和根	生品	4.13g	上药粉碎为粗粒，加水600ml，煎至300ml，去药渣，饭前温服。	【功效】祛风，胜湿，止痛。【主治】风湿在表之痹证。症见肩背痛不可回顾，头痛身重，或腰脊疼痛，难以转侧，苔白，脉浮。
		独活	伞形科植物重齿毛当归 *Angelica pubescens* Maxim. f. *biserrata* Shan et Yuan 的干燥根	生品	4.13g		
		藁本	伞形科植物藁本 *Ligusticum sinense* Oliv. 或辽藁本 *Ligusticum jeholense* Nakai et Kitag. 的干燥根茎和根	生品	2.06g		
		防风	伞形科植物防风 *Saposhnikovia divaricata* （Turcz.）Schischk. 的干燥根	生品	2.06g		
		甘草	豆科植物甘草 *Glycyrrhiza uralensis* Fisch. 的干燥根和根茎	炒甘草	2.06g		
		川芎	伞形科植物川芎 *Ligusticum chuanxiong* Hort. 的干燥根茎	生品	2.06g		
		蔓荆子	马鞭草科植物单叶蔓荆 *Vitex trifolia* L. var. *simplicifolia* Cham. 或蔓荆 *Vitex trifolia* L. 的干燥成熟果实	生品	1.24g		
备注	1. 本方各药直接折算剂量总和 17.74g 为一次服量，按日服三次计算，则本方的日服总量为 53.22g，各药的日服量折算如下：羌活 12.39g，独活 12.39g，藁本 6.18g，防风 6.18g，甘草 6.18g，川芎 6.18g，蔓荆子 3.72g。 2. 炒甘草建议参考《中华人民共和国药典》2020 年版中清炒法，"将甘草原药材除去杂质，洗净，润透，切厚片，炒至微黄"。						

（十六）当归补血汤

基本信息		现代对应情况					
出处	处方、制法及用法	药味名称	基原及用药部位	炮制规格	折算剂量	用法用量	功能主治
《内外伤辨惑论》（金·李东垣）	黄芪一两，当归二钱（酒洗）。上件咀，都作一服。水二盏，煎至一盏，去渣，温服，空心食前。	黄芪	豆科植物蒙古黄芪 *Astragalus membranaceus*（Fisch.）Bge. var. *mongholicus*（Bge.）Hsiao 或膜荚黄芪 *Astragalus membranaceus*（Fisch.）Bge. 的干燥根	生品	41.30g	上药粉碎为粗粒，加水600ml，煎至300ml，去药渣，饭前温服。	【功效】补气生血。【主治】血虚发热证。症见肌热，燥热，烦渴引饮，目赤面红，昼夜不息，脉洪大而虚，重按无力。
		当归	伞形科植物当归 *Angelica sinensis*（Oliv.）Diels 的干燥根	酒当归	8.26g		
备注	本方各药直接折算剂量总和 49.56g 为一次服量，按日服三次计算，则本方的日服总量为 148.68g，各药的日服量折算如下：黄芪 123.90g，当归 24.78g。 鉴于本方与其他宋金元煮散方剂不同，所有药物为一服量，其服量较其他方剂明显偏大。在固定原方比例和每服量的基础上，结合安全性评价结果及临床用药实际确定日服总量，建议日服 1–3 次遵医嘱使用。						

（十七）地黄饮子

基本信息		现代对应情况					
出处	处方、制法及用法	药味名称	基原及用药部位	炮制规格	折算剂量	用法用量	功能主治
《黄帝素问宣明论方》（金·刘完素）	熟干地黄、巴戟（去心）、山茱萸、石斛、肉苁蓉（酒浸，焙）、附子（炮）、五味子、官桂、白茯苓、麦门冬（去心）、菖蒲、远志（去心）各等分。右为末，每服三钱，水一盏半，生姜五片，枣一枚，薄荷，同煎至八分，不计时候。	熟地黄	玄参科植物地黄 *Rehmannia glutinosa* Libosch. 的干燥块根的炮制加工品	熟地黄（蒸法）	1.03g	上药粉碎为粗粒，每次服12.39g，加水450ml，生姜5g，枣3g，薄荷1g，煎煮至240ml。	【功效】滋肾阴，补肾阳，开窍化痰。【主治】喑痱证。症见舌强不能言，足废不能用，口干不欲饮，足冷面赤，脉沉细弱。
		巴戟天	茜草科植物巴戟天 *Morinda officinalis* How 的干燥根	生品	1.03g		
		山茱萸	山茱萸科植物山茱萸 *Cornus officinalis* Sieb. et Zucc. 的干燥成熟果肉	生品	1.03g		
		石斛	兰科植物铁皮石斛 *Dendrobium officinale* Kimura et Migo 或霍山石斛 *Dendrobium huoshanense* C. Z. Tang et S. J. Cheng 的干燥茎	生品	1.03g		
		肉苁蓉	列当科植物肉苁蓉 *Cistanche deserticola* Y. C. Ma 的干燥带鳞叶的肉质茎	酒苁蓉	1.03g		
		附子	毛茛科植物乌头 *Aconitum carmichaelii* Debx. 的子根的加工品	黑顺片	1.03g		
		五味子	木兰科植物五味子 *Schisandra chinensis* (Turcz.) Baill. 的干燥成熟果实	生品	1.03g		
		肉桂	樟科植物肉桂 *Cinnamomum cassia* Presl 的干燥树皮	生品	1.03g		
		茯苓	多孔菌科真菌茯苓 *Poria cocos* (Schw.) Wolf 的干燥菌核	生品	1.03g		
		麦冬	百合科植物麦冬 *Ophiopogon japonicus* (L. f) Ker-Gawl. 的干燥块根	生品	1.03g		

续表

基本信息		现代对应情况					
出处	处方、制法及用法	药味名称	基原及用药部位	炮制规格	折算剂量	用法用量	功能主治
		石菖蒲	天南星科植物石菖蒲 *Acorus tatarinowii* Schott 的干燥根茎	生品	1.03g		
		远志	远志科植物远志 *Polygala tenuifolia* Willd. 或卵叶远志 *Polygala sibirica* L. 的干燥根	生品	1.03g		
		薄荷	唇形科植物薄荷 *Mentha haplocalyx* Briq. 的干燥地上部分	生品	1.00g		
		生姜	姜科植物姜 *Zingiber officinale* Rosc. 的新鲜根茎	鲜品	5.00g		
		大枣	鼠李科植物枣 *Ziziphus jujuba* Mill. 的干燥成熟果实	生品	3.00g		
备注	1. 本方直接折算剂量并非每日服量，结合方剂组成及每服量，按日服三次计算，则本方的日服总量约为37.17g，各药的日服量折算如下：熟地黄 3.10g，巴戟天 3.10g，山茱萸 3.10g，石斛 3.10g，肉苁蓉 3.10g，附子 3.10g，五味子 3.10g，肉桂 3.10g，茯苓 3.10g，麦冬 3.10g，石菖蒲 3.10g，远志 3.10g。另加薄荷 3.00g，生姜 15.00g，大枣 9.00g。 2. 专家共识意见为：生姜 1 片约为 1~3g，可根据不同方剂的剂量确定生姜用量。本方建议生姜 5g。 3.《中华人民共和国药典》2020 年版巴戟天、远志饮片炮制已做去心要求，因此按现行标准不再单独加注；麦冬传统去心，为历代所沿用，延续至今，如《中华人民共和国药典》1963 年版麦冬炮制项内明确"润透后抽去心"，自《中华人民共和国药典》1977 年版起不再要求去心。当前麦冬不同产地生产方式有较大区别，不同栽培年限所致性状、气味及内在成分含量均有差异，品质差异较大，栽培年限过短者中柱细小，有鉴于此，建议参考《浙江省中药炮制规范》2015 年版所规定的浙麦冬饮片规格入药。						

规章文件

（十八）清金化痰汤

基本信息		现代对应情况					
出处	处方、制法及用法	药味名称	基原及用药部位	炮制规格	折算剂量	用法用量	功能主治
《医学统旨》（明·叶文龄）	黄芩、山栀各一钱半，桔梗二钱，麦门冬（去心）、桑皮、贝母、知母、瓜蒌仁（炒）、橘红、茯苓各一钱，甘草四分。水二盅，煎八分，食后服。	黄芩	唇形科植物黄芩 *Scutellaria baicalensis* Georgi 的干燥根	生品	5.60g	上药加水400ml，煎至160ml，饭后服用。	【功效】清热润肺，化痰止咳。【主治】痰热郁肺证。症见咳嗽气息粗促，或喉中有痰声，痰多、质粘厚或稠黄，咯吐不爽，咽喉干痛，或有热腥味，或吐血痰，胸胁胀满，咳时引痛，面赤，鼻出热气，或有身热，口干欲饮，舌红，舌苔薄黄腻，脉滑数。
		栀子	茜草科植物栀子 *Gardenia jasminoides* Ellis 的干燥成熟果实	生品	5.60g		
		桔梗	桔梗科植物桔梗 *Platycodon grandiflorum*（Jacq.）A. DC. 的干燥根	生品	7.46g		
		麦冬	百合科植物麦冬 *Ophiopogon japonicus*（L. f）Ker-Gawl. 的干燥块根	生品	3.73g		
		桑白皮	桑科植物桑 *Morus alba* L. 的干燥根皮	生品	3.73g		
		浙贝母	百合科植物浙贝母 *Fritillaria thunbergii* Miq. 的干燥鳞茎	生品	3.73g		
		知母	百合科植物知母 *Anemarrhena asphodeloides* Bge. 的干燥根茎	生品	3.73g		
		瓜蒌子	葫芦科植物栝楼 *Trichosanthes kirilowii* Maxim. 的干燥成熟种子	炒瓜蒌子	3.73g		
		橘红	芸香科植物橘 *Citrus reticulata* Blanco 及其栽培变种的干燥外层果皮	生品	3.73g		
		茯苓	多孔菌科真菌茯苓 *Poria cocos*（Schw.）Wolf 的干燥菌核	生品	3.73g		
		甘草	豆科植物甘草 *Glycyrrhiza uralensis* Fisch. 的干燥根和根茎	生品	1.49g		
备注	1. 麦冬传统去心，为历代所沿用，延续至今，如《中华人民共和国药典》1963 年版麦冬炮制项内明确"润透后抽去心"，自《中华人民共和国药典》1977 年版起不再要求去心。当前麦冬不同产地生产方式有较大区别，不同栽培年限所致性状、气味及内在成分含量均备注有差异，品质差异较大，栽培年限过短者中柱细小，有鉴于此，建议参考《浙江省中药炮制规范》2015 年版所规定的浙麦冬饮片规格入药。 2. 本方未明确是日服量还是单次服量，建议结合临床实际，日 1-3 剂遵医嘱使用。						

（十九）金水六君煎

基本信息		现代对应情况					
出处	处方、制法及用法	药味名称	基原及用药部位	炮制规格	折算剂量	用法用量	功能主治
《景岳全书》（明·张景岳）	当归二钱，熟地三、五钱，陈皮一钱半，半夏二钱，茯苓二钱，炙甘草一钱。水二盅，生姜三、五、七片，煎七、八分，食远温服。	当归	伞形科植物当归 *Angelica sinensis*（Oliv.）Diels 的干燥根	生品	7.46g	上药加水400ml，生姜5g，煎至150ml，温服。	【功效】滋养肺肾，祛湿化痰。【主治】肺肾阴虚，湿痰内盛证。症见咳嗽呕恶，喘急多痰，痰带咸味，或咽干口燥，自觉口咸，舌质红，苔白滑或薄腻。
		熟地黄	玄参科植物生地黄 *Rehmannia glutinosa* Libosch. 的干燥块根的炮制加工品	熟地黄（蒸制法）	14.92g		
		陈皮	芸香科植物橘 *Citrus reticulata* Blanco 及其栽培变种的干燥成熟果皮	生品	5.60g		
		半夏	天南星科植物半夏 *Pinellia ternata*（Thunb.）Breit. 的干燥块茎	清半夏	7.46g		
		茯苓	多孔菌科真菌茯苓 *Poria cocos*（Schw.）Wolf 的干燥菌核	生品	7.46g		
		甘草	豆科植物甘草 *Glycyrrhiza uralensis* Fisch. 的干燥根和根茎的炮制加工品	炒甘草	3.73g		
		生姜	姜科植物姜 *Zingiber officinale* Rosc. 的新鲜根茎	鲜品	5.00g		
备注	1. 剂量为区间者，取中间值。方中熟地取四钱，生姜取五片。 2. 专家共识意见为：生姜 1 片约为 1–3g，可根据不同方剂的剂量确定生姜用量。本方建议生姜 5g。 3. 本方未明确是日服量还是单次服量，建议结合临床实际，日 1–3 剂遵医嘱使用。 4. 炒甘草建议参考《中华人民共和国药典》2020 年版中清炒法，"将甘草原药材除去杂质，洗净，润透，切厚片，炒至微黄"。						

规章文件

（二十）济川煎

基本信息		现代对应情况					
出处	处方、制法及用法	药味名称	基原及用药部位	炮制规格	折算剂量	用法用量	功能主治
《景岳全书》（明·张景岳）	当归三、五钱，牛膝二钱，肉苁蓉（酒洗去咸）二、三钱，泽泻一钱半，升麻五分、七分或一钱，枳壳一钱。水一盅半，煎七八分，食前服。	当归	伞形科植物当归 *Angelica sinensis*（Oliv.）Diels 的干燥根	生品	14.92g	上药，以水300ml煎煮，煎至约150ml。饭前服。	【功效】温肾益精，润肠通便。【主治】肾虚便秘证。症见大便秘结，小便清长，腰膝酸软，头目眩晕，舌淡苔白，脉沉迟。
		牛膝	苋科植物牛膝 *Achyranthes bidentata* Bl. 的干燥根	生品	7.46g		
		肉苁蓉	列当科植物肉苁蓉 *Cistanche deserticola* Y. C. Ma 的干燥带鳞叶的肉质茎	酒苁蓉	9.33g		
		泽泻	泽泻科植物东方泽泻 *Alisma orientale*（Sam.）Juzep. 或泽泻 *Alisma plantago-aquatica* Linn. 的干燥块茎	生品	5.60g		
		升麻	毛茛科植物大三叶升麻 *Cimicifuga heracleifolia* Kom.、兴安升麻 *Cimicifuga dahurica*（Turcz.）Maxim. 或毛茛科植物升麻 *Cimicifuga foetida* L. 的干燥根茎	生品	2.61g		
		枳壳	芸香科植物酸橙 *Citrus aurantium* L. 及其栽培变种的干燥未成熟果实	生品	3.73g		
备注	1. 剂量为区间者，取其中间值。方中当归取四钱，肉苁蓉取二钱半，升麻取七分。本方未明确是日服量还是单次服量，建议结合临床实际，日1~3剂遵医嘱使用。2. 鉴于古代长期推崇四川等地所产升麻 *Cimicifuga foetida* L.，建议人工栽培优先选择该基原。						

（二十一）清肺汤

基本信息		现代对应情况					
出处	处方、制法及用法	药味名称	基原及用药部位	炮制规格	折算剂量	用法用量	功能主治
《万病回春》（明·龚廷贤）	黄芩（去朽心）一钱半，桔梗（去芦）、茯苓（去皮）、陈皮（去白）、贝母（去心）、桑白皮各一钱，当归、天门冬（去心）、山栀、杏仁（去皮尖）、麦门冬（去心）各七分，五味子七粒，甘草三分。上锉，生姜、枣子煎，食后服。	黄芩	唇形科植物黄芩 *Scutellaria baicalensis* Georgi 的干燥根	生品（枯芩）	5.60g	水煎服	【功效】清热润肺，降气化痰。【主治】痰热咳嗽。症见咳嗽，气喘息粗，喉中痰鸣，咯痰黄稠量多，或久嗽声哑，舌红苔黄腻，脉滑数。
		桔梗	桔梗科植物桔梗 *Platycodon grandiflorum*（Jacq.）A. DC. 的干燥根	生品	3.73g		
		茯苓	多孔菌科真菌茯苓 *Poria cocos*（Schw.）Wolf 的干燥菌核	生品	3.73g		
		橘红	芸香科植物橘 *Citrus reticulata* Blanco 及其栽培变种的干燥外层果皮	生品	3.73g		
		浙贝母	百合科植物浙贝母 *Fritillaria thunbergii* Miq. 的干燥鳞茎	浙贝片	3.73g		
		桑白皮	桑科植物桑 *Morus alba* L. 的干燥根皮	生品	3.73g		
		当归	伞形科植物当归 *Angelica sinensis*（Oliv.）Diels 的干燥根	生品	2.61g		
		天冬	百合科植物天冬 *Asparagus cochinchinensis*（Lour.）Merr. 的干燥块根	生品	2.61g		
		栀子	茜草科植物栀子 *Gardenia jasminoides* Ellis 的干燥成熟果实	生品	2.61g		
		苦杏仁	蔷薇科植物杏 *Prunus armeniaca* L. 的干燥成熟种子	燀苦杏仁	2.61g		
		麦冬	百合科植物麦冬 *Ophiopogon japonicus*（L. f）Ker-Gawl. 的干燥块根	生品	2.61g		
		五味子	木兰科植物五味子 *Schisandra chinensis*（Turcz.）Baill. 的干燥成熟果实	生品	1.00g		
		甘草	豆科植物甘草 *Glycyrrhiza uralensis* Fisch. 的干燥根和根茎	生品	1.12g		
		生姜	姜科植物姜 *Zingiber officinale* Rosc. 的新鲜根茎	鲜品	2.00g		
		大枣	鼠李科植物枣 *Ziziphus jujuba* Mill. 的干燥成熟果实	生品	6.00g		
备注	1. 麦冬传统去心，为历代所沿用，延续至今，如《中华人民共和国药典》1963 年版麦冬炮制项内明确"润透后抽去心"，自《中华人民共和国药典》1977 年版起不再要求去心。当前麦冬不同产地生产方式有较大区别，不同栽培年限所致性状、气味及内在成分含量均有差异，品质差异较大，栽培年限过短者中柱细小，有鉴于此，建议参考《浙江省中药炮制规范》2015 年版所规定的浙麦冬饮片规格入药；浙贝母现行《中华人民共和国药典》2020 年版产地加工项内"浙贝片"明确"除去芯芽"，因此建议使用此规格。2. 本方未明确是日服量还是单次服量，建议结合临床实际，日 1-3 剂遵医嘱使用。						

规章文件

（二十二）保元汤

基本信息		现代对应情况					
出处	处方、制法及用法	药味名称	基原及用药部位	炮制规格	折算剂量	用法用量	功能主治
《简明医殻》（明·孙志宏）	人参一钱，黄芪二钱，甘草五分，肉桂二分。右加生姜一片，水煎服。	人参	五加科植物人参 *Panax ginseng* C. A. Mey. 的干燥根和根茎	生品	3.73g	水煎服	【功效】补气温阳。【主治】元气不足证。症见倦怠乏力，面色㿠白，少气畏寒，不欲饮食。
		黄芪	豆科植物蒙古黄芪 *Astragalus membranaceus*（Fisch.）Bge. var. *mongholicus*（Bge.）Hsiao 或膜荚黄芪 *Astragalus membranaceus*（Fisch.）Bge. 的干燥根	生品	7.46g		
		甘草	豆科植物甘草 *Glycyrrhiza uralensis* Fisch. 的干燥根和根茎	生品	1.87g		
		肉桂	樟科植物肉桂 *Cinnamomum cassia* Presl 的干燥树皮	生品	0.75g		
		生姜	姜科植物姜 *Zingiber officinale* Rosc. 的新鲜根茎	鲜品	3.00g		
备注	1. 本方未明确是日服量还是单次服量，建议结合临床实际，日1~3剂遵医嘱使用。2. 专家共识意见为：生姜1片约为1~3g，可根据不同方剂的剂量确定生姜用量。本方建议生姜3g。						

（二十三）半夏白术天麻汤

基本信息		现代对应情况					
出处	处方、制法及用法	药味名称	基原及用药部位	炮制规格	折算剂量	用法用量	功能主治
《医学心悟》（清·程国彭）	半夏一钱五分，天麻、茯苓、橘红各一钱，白术三钱，甘草五分。生姜一片，大枣二枚，水煎服。	半夏	天南星科植物半夏 *Pinellia ternata*（Thunb.）Breit. 的干燥块茎	清半夏	5.60g	水煎服	【功效】化痰熄风，健脾祛湿。【主治】风痰上扰证。症见眩晕，头痛，胸膈痞闷，恶心呕吐，舌苔白腻，脉弦滑。
		天麻	兰科植物天麻 *Gastrodia elata* Bl. 的干燥块茎	生品	3.73g		
		茯苓	多孔菌科真菌茯苓 *Poria cocos*（Schw.）Wolf 的干燥菌核	生品	3.73g		
		橘红	芸香科植物橘 *Citrus reticulata* Blanco 及其栽培变种的干燥外层果皮	生品	3.73g		
		白术	菊科植物白术 *Atractylodes macrocephala* Koidz. 的干燥根茎	生品	11.19g		
		甘草	豆科植物甘草 *Glycyrrhiza uralensis* Fisch. 的干燥根和根茎	生品	1.87g		
		生姜	姜科植物姜 *Zingiber officinale* Rosc. 的新鲜根茎	鲜品	3.00g		
		大枣	鼠李科植物枣 *Ziziphus jujuba* Mill. 的干燥成熟果实	生品	6.00g		
备注	1. 本方未明确是日服量还是单次服量，建议结合临床实际，日 1–3 剂遵医嘱使用。2. 专家共识意见为：生姜 1 片约为 1–3g，可根据不同方剂的剂量确定生姜用量。本方建议生姜 3g。						

规章文件

（二十四）易黄汤

基本信息		现代对应情况					
出处	处方、制法及用法	药味名称	基原及用药部位	炮制规格	折算剂量	用法用量	功能主治
《傅青主女科》（清·傅山）	山药一两（炒），芡实一两（炒），黄柏二钱（盐水炒），车前子一钱（酒炒），白果十枚（碎）。水煎服。	山药	薯蓣科植物薯蓣 *Dioscorea opposita* Thunb. 的干燥根茎	清炒山药	37.30g	水煎服	【功效】固肾止带，清热祛湿。【主治】肾虚湿热带下证。症见带下黏稠量多，色黄如浓茶汁，其气腥秽，舌红，苔黄腻。
		芡实	睡莲科植物芡 *Euryale ferox* Salisb. 的干燥成熟种仁	清炒芡实	37.30g		
		黄柏	芸香科植物黄皮树 *Phellodendron chinense* Schneid. 的干燥树皮	盐黄柏	7.46g		
		车前子	车前科植物车前 *Plantago asiatica* L. 的干燥成熟种子	酒车前子	3.73g		
		白果	银杏科植物银杏 *Ginkgo biloba* L. 的干燥成熟种子	生品	10.00g		
备注	山药、芡实参考《中华人民共和国药典》2020 年版炮制通则清炒法，车前子参考酒炙法。						

（二十五）宣郁通经汤

基本信息		现代对应情况					
出处	处方、制法及用法	药味名称	基原及用药部位	炮制规格	折算剂量	用法用量	功能主治
《傅青主女科》（清·傅山）	白芍五钱（酒炒），当归五钱（酒洗），丹皮五钱，山栀子三钱（炒），白芥子二钱（炒研），柴胡一钱，香附一钱（酒炒），川郁金一钱（醋炒），黄芩一钱（酒炒），生甘草一钱。水煎服。	白芍	毛茛科植物芍药 *Paeonia lactiflora* Pall. 的干燥根	酒白芍	18.65g	水煎服	【功效】疏肝泻火，理气养血。【主治】肝郁化火之经前腹痛证。症见经前腹痛，少腹尤甚，经来多紫黑瘀块者。
		当归	伞形科植物当归 *Angelica sinensis*（Oliv.）Diels 的干燥根	酒当归	18.65g		
		牡丹皮	毛茛科植物牡丹 *Paeonia suffruticosa* Andr. 的干燥根皮	生品	18.65g		
		栀子	茜草科植物栀子 *Gardenia jasminoides* Ellis 的干燥成熟果实	炒栀子	11.19g		
		白芥子	十字花科植物白芥 *Sinapis alba* L. 的干燥成熟种子	炒芥子	7.46g		
		柴胡	伞形科植物狭叶柴胡 *Bupleurum scorzonerifolium* Willd. 或柴胡 *Bupleurum chinense* DC. 的干燥根	生品	3.73g		
		香附	莎草科植物莎草 *Cyperus rotundus* L. 的干燥根茎	酒香附	3.73g		
		姜黄	姜科植物姜黄 *Curcuma longa* L. 的干燥根茎	醋姜黄	3.73g		
		黄芩	唇形科植物黄芩 *Scutellaria baicalensis* Georgi 的干燥根	酒黄芩	3.73g		
		甘草	豆科植物甘草 *Glycyrrhiza uralensis* Fisch. 的干燥根和根茎	生品	3.73g		
备注	历代郁金的来源根据所记载的产地、花期、花亭着生方式、根部形态特征、颜色以及历代所绘药图等可以明确为今姜科植物 *Curcuma longa* L. 的干燥根茎，本属其他多种植物的根茎则根据不同的加工方式分为莪术、姜黄和片姜黄，互有演变，但药用部位均为根茎，未见块根；自清代中后期以来受产量、交通等因素影响，逐步将本属多种植物的卵形或纺锤形块根作为郁金使用，而备注 *Curcuma longa* L. 的干燥根茎则逐步称为"姜黄"。本属多种植物的根茎因疗效明确，自唐代以来纳入本草沿用至今，而块根与根茎成分差异极大，有鉴于此，建议本方川郁金以姜科植物 *Curcuma longa* L. 的干燥根茎为来源，然因目前《中华人民共和国药典》2020 年版已将该来源定为姜黄，并将本属多种植物的块根定为郁金来源，为避免名称混乱，因此将药味名称表述为姜黄，原方标注醋炒，可参考《中华人民共和国药典》2020 年版炮制通则中醋炙法。						

规章文件

国家中医药管理局关于发布《古代经典名方目录（第二批儿科部分）》的通知

（国中医药科技函〔2022〕180号）

各省、自治区、直辖市中医药主管部门，各有关单位：

为贯彻落实《中华人民共和国中医药法》《中共中央 国务院关于促进中医药传承创新发展的意见》，推动来源于古代经典名方的中药复方制剂研发，发挥中医药治疗儿科疾病的优势，国家中医药管理局会同国家药品监督管理局制定《古代经典名方目录（第二批儿科部分）》，现予以公布。

附件：古代经典名方目录（第二批儿科部分）

国家中医药管理局

2022年9月14日

附件

古代经典名方目录（第二批儿科部分）

序号	方名	原文			剂型
		出处	处方	制法及用法	
1	泻黄散	《小儿药证直诀》（宋·钱乙）"治脾热弄舌。"	藿香叶七钱，山栀子仁一钱，石膏五钱，甘草三两，防风四两（去芦，切焙）。	右剉，同蜜酒微炒香，为细末，每服一钱至二钱，水一盏，煎至五分，温服清汁，无时。	煮散
2	白术散	《小儿药证直诀》（宋·钱乙）"治脾胃久虚，呕吐泄泻，频作不止，精液苦竭，烦渴躁，但欲饮水，乳食不进，羸瘦困劣，因而失治，变成惊痫，不论阴阳虚实，并宜服。"	人参二钱五分，白茯苓五钱，白术五钱（炒），藿香叶五钱，木香二钱，甘草一钱，葛根五钱。	右㕮咀，每服三钱，水煎。	煮散
3	异功散	《小儿药证直诀》（宋·钱乙）"温中和气。治吐泻，不思乳食。凡小儿虚冷病，先与数服，以助其气。"	人参（切去顶）、茯苓（去皮）、白术、陈皮（剉）、甘草各等分。	右为细末，每服二钱，水一盏，生姜五片，枣两个，同煎至七分，食前，温服，量多少与之。	煮散
4	消乳丸	《婴童百问》（明·鲁伯嗣）"治温中快膈止呕吐，消乳食，脉沉者，乃伤食不化故也。"	香附一两（炒），甘草（炙）、陈皮各半两，缩砂仁、神曲（炒）、麦芽（炒）各一两。	右为末，泡雪糕丸如黍米大，七岁以上绿豆大三十丸，食后姜汤下。	丸剂
5	苏葶丸	《医宗金鉴》（清·吴谦）"小儿……若停饮喘急不得卧者，又当泻饮降逆，苏葶丸主之。"	南苏子（炒）、苦葶苈子（微炒）各等分。	右为细末，蒸枣肉为丸，如麻子大。每服五丸至七丸，淡姜汤下。	丸剂
6	人参五味子汤	《幼幼集成》（清·陈复正）"治久嗽脾虚，中气怯弱，面白唇白。"	官拣参一钱，漂白术五钱，白云苓一钱，北五味五分，杭麦冬一钱，炙甘草八分。	生姜三片，大枣三枚，水煎，温服。	汤剂
7	清宁散	《幼幼集成》（清·陈复正）"治心肺有热而令咳嗽，宜从小便利出。"	桑白皮（蜜炒），甜葶苈（微炒），赤茯苓（酒炒），车前子（炒），炙甘草减半。	右为细末，每服五分，生姜、大枣煎汤调服。	散剂

国家中医药管理局关于发布
《古代经典名方目录（第一批）》的通知

各省、自治区、直辖市卫生计生委、中医药管理局，各有关单位：

为贯彻落实《中华人民共和国中医药法》，推动来源于古代经典名方的中药复方制剂稳步发展，为人民群众健康提供更好保障，国家中医药管理局会同国家药品监督管理局制定《古代经典名方目录（第一批）》，现予以公布。

附件：古代经典名方目录（第一批）

国家中医药管理局

2018-04-13

附件

古代经典名方目录（第一批）

编号	方名	原文			剂型
		出处	处方	制法及用法	
1	桃核承气汤	《伤寒论》（汉·张仲景）"太阳病不解，热结膀胱，其人如狂，血自下，下者愈。其外不解者，尚未可攻，当先解其外；外解已，但少腹急结者，乃可攻之，宜桃核承气汤。"	桃仁五十个（去皮尖），大黄四两，桂枝二两（去皮），甘草二两（炙），芒硝二两。	上五味，以水七升，煮取二升半，去滓，内芒硝，更上火，微沸下火，先食温服五合，日三服。	汤剂
2	旋覆代赭汤	《伤寒论》（汉·张仲景）"伤寒发汗，若吐若下，解后，心下痞鞕，噫气不除者，属旋覆代赭石汤。"	旋覆花三两，人参二两，生姜五两，代赭一两，甘草三两（炙），半夏半升（洗），大枣十二枚（擘）。	上七味，以水一斗，煮取六升，去滓，再煎取三升，温服一升，日三服。	汤剂
3	竹叶石膏汤	《伤寒论》（汉·张仲景）"伤寒解后，虚羸少气，气逆欲吐，竹叶石膏汤主之。"	竹叶二把，石膏一斤，半夏半升（洗），麦门冬一升（去心），人参二两，甘草二两（炙），粳米半斤。	上七味，以水一斗，煮取六升，去滓，内粳米，煮米熟，汤成去米，温服一升，日三服。	汤剂
4	麻黄汤	《伤寒论》（汉·张仲景）"①太阳病，头痛发热，身疼腰痛，骨节疼痛，恶风无汗而喘者，麻黄汤主之。②太阳病，脉浮紧，无汗，发热，身疼痛，八九日不解，表证仍在，此当复发汗。服汤已，微除，其人发烦目瞑，剧者必衄，衄乃解。所以然者，阳气重故也，宜麻黄汤。③脉浮而紧，浮则为风，紧则为寒，风则伤卫，寒则伤荣，荣卫俱病，骨节烦疼，可发其汗，宜麻黄汤。"	麻黄三两（去节），桂枝二两（去皮），甘草一两（炙），杏仁七十个（去皮尖）。	上四味，以水九升，先煮麻黄，减二升，去上沫，内诸药，煮取二升半，去滓，温服八合，覆取微似汗，不须啜粥，余如桂枝法将息。	汤剂
5	吴茱萸汤	《伤寒论》（汉·张仲景）"①食谷欲呕，属阳明也，吴茱萸汤主之。②干呕，吐涎沫，头痛者，吴茱萸汤主之。"	吴茱萸一升（洗），人参三两，生姜六两（切），大枣十二枚（擘）。	上四味，以水七升，煮取二升，去滓，温服七合，日三服。	汤剂

编号	方名	原文			剂型
		出处	处方	制法及用法	
6	芍药甘草汤	《伤寒论》（汉·张仲景）"伤寒脉浮，自汗出，小便数，心烦，微恶寒，脚挛急。……若厥愈足温者，更作芍药甘草汤与之，其脚即伸。"	白芍药、甘草各四两（炙）。	上二味，以水三升，煮取一升五合，去滓，分温再服。	汤剂
7	半夏泻心汤	《伤寒论》（汉·张仲景）"若心下满而鞕痛者，此为结胸也，大陷胸汤主之。但满而不痛者，此为痞，柴胡不中与之，宜半夏泻心汤。"	半夏半升（洗），黄芩、干姜、人参、甘草（炙）各三两，黄连一两，大枣十二枚（擘）。	上七味，以水一斗，煮取六升，去滓，再煎取三升，温服一升，日三服。	汤剂
8	真武汤	《伤寒论》（汉·张仲景）"①太阳病发汗，汗出不解，其人仍发热，心下悸，头眩，身瞤动，振振欲擗地者，真武汤主之。②少阴病，二三日不已，至四五日，腹痛，小便不利，四肢沉重疼痛，自下利者，此为有水气，其人或咳，或小便利，或下利，或呕者，真武汤主之。"	茯苓、芍药、生姜（切）各三两，白术二两，附子一枚（炮，去皮，破八片）。	上五味，以水八升，煮取三升，去滓，温服七合，日三服。	汤剂
9	猪苓汤	《伤寒论》（汉·张仲景）"①若脉浮发热，渴欲饮水，小便不利者，猪苓汤主之。②少阴病，下利六七日，咳而呕渴，心烦不得眠者，猪苓汤主之。"	猪苓（去皮）、茯苓、泽泻、阿胶、滑石（碎）各一两。	上五味，以水四升，先煮四味，取二升，去滓，内阿胶烊消，温服七合，日三服。	汤剂
10	小承气汤	《伤寒论》（汉·张仲景）"①阳明病脉迟，虽汗出不恶寒者，其身必重，短气，腹满而喘，有潮热者，此外欲解，可攻里也。手足濈然而汗出者，此大便已鞕也，大承气汤主之。若汗多，微发热恶寒者，外未解也，其热不潮，未可与承气汤。若腹大满不通者，可与小承气汤，微和胃气，勿令至大泄下。②下利谵语者，有燥屎也，宜小承气汤。③若不大便六七日，恐有燥屎，欲知之法，少与小承气汤，汤入腹中，转矢气者，此有燥屎也，乃可攻之。若不转矢气者，此但初头鞕，后必溏，不可攻之，攻之必胀满，不能食也，欲饮水者，与水则哕。其后发热者，大便必复鞕而少也，以小承气汤和之。不转矢气者，慎不可攻也。"	大黄四两（酒洗），厚朴二两（炙，去皮），枳实三枚（大者，炙）。	上三味，以水四升，煮取一升二合，去滓，分温二服。初服汤当更衣，不尔者，尽饮之，若更衣者，勿服之。	汤剂

续表

编号	方名	原文			剂型
		出处	处方	制法及用法	
11	甘草泻心汤	《伤寒论》（汉·张仲景）"伤寒中风，医反下之，其人下利日数十行，谷不化，腹中雷鸣，心下痞鞭而满，干呕心烦不得安，医见心下痞，谓病不尽，复下之，其痞益甚，此非结热，但以胃中虚，客气上逆，故使鞭也，属甘草泻心汤。"	甘草四两（炙），黄芩三两，干姜三两，大枣十二枚（擘），半夏半升（洗），黄连一两。	上六味，以水一斗，煮取六升，去滓，再煎取三升，温服一升，日三服。	汤剂
12	黄连汤	《伤寒论》（汉·张仲景）"伤寒胸中有热，胃中有邪气，腹中痛，欲呕吐者，黄连汤主之。"	黄连三两，甘草三两（炙），干姜三两，桂枝三两（去皮），人参二两，半夏半升（洗），大枣十二枚（擘）。	上七味，以水一斗，煮取六升，去滓，温服，昼三服夜二服。	汤剂
13	当归四逆汤	《伤寒论》（汉·张仲景）"①手足厥寒，脉细欲绝者，当归四逆汤主之。②下利脉大者，虚也，以强下之故也。设脉浮革，因尔肠鸣者，属当归四逆汤。"	当归三两，桂枝三两（去皮），芍药三两，细辛三两，甘草二两（炙），通草二两，大枣二十五枚（擘）。	上七味，以水八升，煮取三升，去滓，温服一升，日三服。	汤剂
14	附子汤	《伤寒论》（汉·张仲景）"少阴病，得之一二日，口中和，其背恶寒者，当灸之，附子汤主之。"	附子二枚（炮，去皮，破八片），茯苓三两，人参二两，白术四两，芍药三两。	上五味，以水八升，煮取三升，去滓，温服一升，日三服。	汤剂
15	桂枝芍药知母汤	《金匮要略》（汉·张仲景）"诸肢节疼痛，身体魁羸，脚肿如脱，头眩短气，温温欲吐，桂枝芍药知母汤主之。"	桂枝四两，芍药三两，甘草二两，麻黄二两，生姜五两，白术五两，知母四两，防风四两，附子二两（炮）。	上九味，以水七升，煮取二升，温服七合，日三服。	汤剂
16	黄芪桂枝五物汤	《金匮要略》（汉·张仲景）"血痹，阴阳俱微，寸口关上微，尺中小紧，外证身体不仁，如风痹状，黄芪桂枝五物汤主之。"	黄芪三两，芍药三两，桂枝三两，生姜六两，大枣十二枚。	上五味，以水六升，煮取二升，温服七合，日三服。	汤剂
17	半夏厚朴汤	《金匮要略》（汉·张仲景）"妇人咽中如有炙脔，半夏厚朴汤主之。"	半夏一升，厚朴三两，茯苓四两，生姜五两，干苏叶二两。	上五味，以水七升，煮取四升，分温四服，日三夜一服。	汤剂
18	瓜蒌薤白半夏汤	《金匮要略》（汉·张仲景）"胸痹不得卧，心痛彻背者，瓜蒌薤白半夏汤主之。"	瓜蒌实一枚，薤白三两，半夏半斤，白酒一斗。	上四味，同煮，取四升，温服一升，日三服。	汤剂

编号	方名	原文			剂型
		出处	处方	制法及用法	
19	苓桂术甘汤	《金匮要略》（汉·张仲景）"①心下有痰饮，胸胁支满，目眩，苓桂术甘汤主之。②夫短气有微饮，当从小便去之，苓桂术甘汤主之。"	茯苓四两，桂枝、白术各三两，甘草二两。	上四味，以水六升，煮取三升，分温三服。	汤剂
20	泽泻汤	《金匮要略》（汉·张仲景）"心下有支饮，其人苦冒眩，泽泻汤主之。"	泽泻五两，白术二两。	上二味，以水二升，煮取一升，分温再服。	汤剂
21	百合地黄汤	《金匮要略》（汉·张仲景）"百合病，不经吐、下、发汗，病形如初者，百合地黄汤主之。"	百合七枚（擘），生地黄汁一升。	上以水洗百合，渍一宿，当白沫出，去其水，更以泉水二升，煎取一升，去滓，内地黄汁，煎取一升五合，分温再服。中病，勿更服，大便当如漆。	汤剂
22	枳实薤白桂枝汤	《金匮要略》（汉·张仲景）"胸痹心中痞，留气结在胸，胸满，胁下逆抢心，枳实薤白桂枝汤主之。"	枳实四枚，厚朴四两，薤白半斤，桂枝一两，瓜蒌实一枚（捣）。	上五味，以水五升，先煮枳实、厚朴，取二升，去滓，内诸药，煮数沸，分温三服。	汤剂
23	大建中汤	《金匮要略》（汉·张仲景）"心胸中大寒痛，呕不能饮食，腹中寒，上冲皮起，出见有头足，上下痛而不可触近，大建中汤主之。"	蜀椒二合（去汗），干姜四两，人参二两。	上三味，以水四升，煮取二升，去滓，内胶饴一升，微火煮取一升半，分温再服；如一炊顷，可饮粥二升，后更服。当一日食糜，温覆之。	汤剂
24	橘皮竹茹汤	《金匮要略》（汉·张仲景）"哕逆者，橘皮竹茹汤主之。"	橘皮二升，竹茹二升，大枣三十枚，生姜半斤，甘草五两，人参一两。	上六味，以水一斗，煮取三升，温服一升，日三服。	汤剂
25	麦门冬汤	《金匮要略》（汉·张仲景）"大逆上气，咽喉不利，止逆下气者，麦门冬汤主之。"	麦门冬七升，半夏一升，人参二两，甘草二两，粳米三合，大枣十二枚。	上六味，以水一斗二升，煮取六升，温服一升，日三夜一服。	汤剂
26	甘姜苓术汤	《金匮要略》（汉·张仲景）"肾著之病，其人身体重，腰中冷，如坐水中，形如水状，反不渴，小便自利，饮食如故，病属下焦。身劳汗出，衣里冷湿，久久得之，腰以下冷痛，腹重如带五千钱，甘姜苓术汤主之。"	甘草、白术各二两，干姜、茯苓各四两。	上四味，以水五升，煮取三升，分温三服。	汤剂

续表

编号	方名	原文			剂型
		出处	处方	制法及用法	
27	厚朴七物汤	《金匮要略》（汉·张仲景）"病腹满，发热十日，脉浮而数，饮食如故，厚朴七物汤主之。"	厚朴半斤，甘草、大黄各三两，大枣十枚，枳实五枚，桂枝二两，生姜五两。	上七味，以水一斗，煮取四升，温服八合，日三服。	汤剂
28	厚朴麻黄汤	《金匮要略》（汉·张仲景）"咳而脉浮者，厚朴麻黄汤主之。"	厚朴五两，麻黄四两，石膏如鸡子大，杏仁半升，半夏半升，干姜二两，细辛二两，小麦一升，五味子半升。	上九味，以水一斗二升，先煮小麦熟，去滓，内诸药，煮取三升，温服一升，日三服。	汤剂
29	当归建中汤	《千金翼方》（唐·孙思邈）"治产后虚羸不足，腹中疼痛不止，吸吸少气，或若小腹拘急挛痛引腰背，不能饮食，产后一月，日得服四五剂为善，令人强壮内补方。"	当归四两，桂心三两，甘草二两（炙），芍药六两，生姜三两，大枣十二枚（擘）。	右六味，㕮咀，以水一斗，煮取三升，分为三服，一日令尽。	汤剂
30	温脾汤	《备急千金要方》（唐·孙思邈）"治下久赤白连年不止，及霍乱，脾胃冷，实不消。"	大黄四两，人参、甘草、干姜各二两，附子一枚（大者）。	右五味，㕮咀，以水八升煮取二升半，分三服。临熟下大黄。	汤剂
31	温胆汤	《备急千金要方》（唐·孙思邈）"治大病后，虚烦不得眠，此胆寒故也，宜服温胆汤。"	半夏、竹茹、枳实各二两，橘皮三两，生姜四两，甘草一两。	右六味，㕮咀，以水八升煮取二升，分三服。	汤剂
32	小续命汤	《备急千金要方》（唐·孙思邈）"治卒中风欲死，身体缓急，口目不正，舌强不能语，奄奄忽忽，神情闷乱，诸风服之皆验，不令人虚方。"	麻黄、防己、人参、黄芩、桂心、甘草、芍药、川芎、杏仁各一两，附子一枚，防风一两半，生姜五两。	右十二味，㕮咀，以水一斗二升，先煮麻黄三沸，去沫，内诸药，煮取三升。分三服，甚良。不瘥，更合三、四剂，必佳。	汤剂
33	开心散	《备急千金要方》（唐·孙思邈）"开心散，主好忘方。"	远志、人参各四分，茯苓二两，菖蒲一两。	右四味治下筛，饮服方寸匕，日三。	散剂
34	槐花散	《普济本事方》（宋·许叔微）"治肠风脏毒，槐花散。"	槐花（炒），柏叶（烂杵焙），荆芥穗，枳壳（去穰细切，麸炒黄）。	右修事了，方秤等分，细末，用清米饮调下二钱，空心食前服。	散剂

编号	方名	原文			剂型
		出处	处方	制法及用法	
35	竹茹汤	《普济本事方》（宋·许叔微）"治胃热呕吐，竹茹汤。"	干葛三两，甘草三分（炙），半夏三分（姜汁半盏，浆水一升煮耗半）。	右粗末，每服五钱，水二盏，生姜三片，竹茹一弹大，枣一个，同煎至一盏，去滓温服。	煮散
36	辛夷散	《严氏济生方》（宋·严用和）"治肺虚，风寒湿热之气加之，鼻内壅塞，涕出不已，或气息不通，或不闻香臭。"	辛夷仁、细辛（洗去土、叶）、藁本（去芦）、升麻、川芎、木通（去节）、防风（去芦）、羌活（去芦）、甘草（炙）、白芷各等分。	右为细末，每服二钱。食后茶清调服。	散剂
37	当归饮子	《严氏济生方》（宋·严用和）"治心血凝滞，内蕴风热，发见皮肤，遍身疮疥，或肿或痒，或脓水浸淫，或发赤疹痞瘟。"	当归（去芦）、白芍药、川芎、生地黄（洗）、白蒺藜（炒，去尖）、防风（去芦）、荆芥穗各一两，何首乌、黄芪（去芦），甘草（炙）各半两。	右㕮咀，每服四钱，水一盏半，姜五片，煎至八分，去滓温服。不拘时候。	煮散
38	实脾散	《严氏济生方》（宋·严用和）"治阴水，先实脾土。"	厚朴（去皮，姜制，炒）、白术、木瓜（去瓤）、木香（不见火）、草果仁、大腹子、附子（炮，去皮脐）、白茯苓（去皮）、干姜（炮）各一两，甘草（炙）半两。	右㕮咀，每服四钱，水一盏半，生姜五片，枣子一枚，煎至七分，去滓温服，不拘时候。	煮散
39	温经汤	《妇人大全良方》（宋·陈自明）"若经道不通，绕脐寒疝痛彻，其脉沉紧。此由寒气客于血室，血凝不行，结积血为气所冲，新血与故血相搏，所以发痛。譬如天寒地冻，水凝成冰。宜温经汤及桂枝桃仁汤、万病丸。"	当归、川芎、芍药、桂心、牡丹皮、莪术各半两，人参、甘草、牛膝各一两。	右㕮咀，每服五钱。水一盏半，煎至八分，去滓温服。	煮散
40	泻白散	《小儿药证直诀》（宋·钱乙）"治小儿肺盛，气急喘嗽。"	地骨皮（洗去土，焙）、桑白皮（细锉炒黄）各一两，甘草（炙）一钱。	上锉散，入粳米一撮，水二小盏，煎七分，食前服。	煮散

编号	方名	原文			剂型
		出处	处方	制法及用法	
41	清心莲子饮	《太平惠民和剂局方》（宋·太平惠民和剂局）"治心中蓄积，时常烦躁，因而思虑劳力，忧愁抑郁，是致小便白浊，或有沙膜，夜梦走泄，遗沥涩痛，便赤如血；或因酒色过度，上盛下虚，心火炎上，肺金受克，口舌干燥，渐成消渴，睡卧不安，四肢倦怠，男子五淋，妇人带下赤白；及病后气不收敛，阳浮于外，五心烦热。药性温平，不冷不热，常服清心养神，秘精补虚，滋润肠胃，调顺血气。"	黄芩、麦门冬（去心）、地骨皮、车前子、甘草（炙）各半两，石莲肉（去心）、白茯苓、黄芪（蜜炙）、人参各七钱半。	右剉散。每三钱，麦门冬十粒，水一盏半，煎取八分，去滓，水中沉冷，空心，食前服。	煮散
42	甘露饮	《太平惠民和剂局方》（宋·太平惠民和剂局）"治丈夫、妇人、小儿胃中客热，牙宣口气，齿龈肿烂，时出脓血，目睑垂重，常欲合闭；或频饥烦，不欲饮食，及赤目肿痛，不任凉药，口舌生疮，咽喉肿痛，疮疹已发、未发，皆可服之。又疗脾胃受湿，瘀热在里，或醉饱房劳，湿热相搏，致生疸病，身面皆黄，肢体微肿，胸满气短，大便不调，小便黄涩，或时身热，并皆治之。"	枇杷叶（刷去毛）、干熟地黄（去土）、天门冬（去心，焙）、枳壳（去瓤，麸炒）、山茵陈（去梗）、生干地黄、麦门冬（去心，焙）、石斛（去芦）、甘草（炙）、黄芩。	右等分，为末。每服二钱，水一盏，煎至七分，去滓温服，食后，临卧。小儿一服分两服，仍量岁数加减与之。	煮散
43	华盖散	《太平惠民和剂局方》（宋·太平惠民和剂局）"治肺感寒邪，咳嗽上气，胸膈烦满，项背拘急，声重鼻塞，头昏目眩，痰气不利，呀呷有声。"	紫苏子（炒）、赤茯苓（去皮）、桑白皮（炙）、陈皮（去白）、杏仁（去皮、尖，炒）、麻黄（去根、节）各一两，甘草（炙）半两。	右七味为末。每服二钱，水一盏，煎至七分，去滓，食后温服。	煮散
44	三痹汤	《妇人大全良方》（宋·陈自明）"治血气凝滞，手足拘挛，风痹，气痹等疾皆疗。"	川续断、杜仲（去皮，切，姜汁炒）、防风、桂心、细辛、人参、茯苓、当归、白芍药、甘草各一两，秦艽、生地黄、川芎、川独活各半两，黄芪、川牛膝各一两。	右㕮咀为末，每服五钱。水二盏，姜三片，枣一枚，煎至一盏，去滓热服，无时候，但腹稍空服。	煮散

编号	方名	原文			剂型
		出处	处方	制法及用法	
45	升阳益胃汤	《脾胃论》（金·李东垣）"脾胃之虚，怠惰嗜卧，四肢不收，时值秋燥令行，湿热少退，体重节痛，口苦舌干，食无味，大便不调，小便频数，不嗜食，食不消。兼见肺病，洒淅恶寒，惨惨不乐，面色恶而不和，乃阳气不伸故也。当升阳益胃，名之曰升阳益胃汤。"	黄芪二两，半夏（汤洗）、人参（去芦）、甘草（炙）各一两，防风、白芍药、羌活、独活各五钱，橘皮（连穰）四钱，茯苓、泽泻、柴胡、白术各三钱，黄连二钱。	上㕮咀，每服三钱，生姜五片，枣二枚，去核，水三盏，同煎至一盏，去渣，温服，早饭、午饭之间服之，禁忌如前。其药渐加至五钱止。	煮散
46	清胃散	《兰室秘藏》（金·李东垣）"治因服补胃热药，致使上下牙疼痛不可忍，牵引头脑，满面发热，大痛。足阳明之别络入脑，喜寒恶热，乃是手足阳明经中热盛而作也。其齿喜冷恶热。"	当归身、择细黄连、生地黄（酒制）各三分，牡丹皮五分，升麻一钱。	上为细末，都作一服，水一盏半，煎至一盏，去滓，带冷服之。	煮散
47	当归六黄汤	《兰室秘藏》（金·李东垣）"治盗汗之圣药也。"	当归、生地黄、熟地黄、黄柏、黄芩、黄连各等分，黄芪加一倍。	上为粗末，每服五钱，水二盏，煎至一盏，食前服。小儿减半服之。	煮散
48	圣愈汤	《兰室秘藏》（金·李东垣）"治诸恶疮，血出多而心烦不安，不得睡眠，亡血故也，以此药主之。"	生地黄、熟地黄、川芎、人参各三分，当归身、黄芪各五分。	上㕮咀，如麻豆大，都作一服。水二大盏，煎至一盏，去滓，稍热无时服。	煮散
49	乌药汤	《兰室秘藏》（金·李东垣）"治妇人血海疼痛。"	当归、甘草、木香各五钱，乌药一两，香附子二两（炒）。	上㕮咀，每服五钱，水二大盏，去滓，温服，食前。	煮散
50	羌活胜湿汤	《内外伤辨惑论》（金·李东垣）"肩背痛不可回顾者，此手太阳气郁而不行，以风药散之。脊痛项强，腰似折，项似拔，此足太阳经不通行，以羌活胜湿汤主之。"	羌活、独活各一钱，藁本、防风、甘草（炙）、川芎各五分，蔓荆子三分。	上㕮咀，都作一服，水二盏，煎至一盏，去渣，大温服，空心食前。	煮散
51	当归补血汤	《内外伤辨惑论》（金·李东垣）"治肌热，燥热，困渴引饮，目赤面红，昼夜不息。其脉洪大而虚，重按全无。"	黄芪一两，当归二钱（酒洗）。	上件咀，都作一服。水二盏，煎至一盏，去渣，温服，空心食前。	煮散
52	厚朴温中汤	《内外伤辨惑论》（金·李东垣）"治脾胃虚寒，心腹胀满，及秋冬客寒犯胃，时作疼痛。"	厚朴（姜制）、橘皮（去白）各一两，甘草（炙）、草豆蔻仁、茯苓（去皮）、木香各五钱，干姜七分。	上为粗散，每服五钱匕。水二盏，生姜三片，煎至一盏，去渣，温服，食前。忌一切冷物。	煮散

续表

编号	方名	原文			剂型
		出处	处方	制法及用法	
53	地黄饮子	《黄帝素问宣明论方》（金·刘完素）"喑痱证，主肾虚。内夺而厥，舌喑不能言，二足废不为用。肾脉虚弱，其气厥不至，舌不仁。经云：喑痱，足不履用，音声不出者。地黄饮子主之，治喑痱，肾虚弱厥逆，语声不出，足废不用。"	熟干地黄、巴戟（去心）、山茱萸、石斛、肉苁蓉（酒浸，焙）、附子（炮）、五味子、官桂、白茯苓、麦门冬（去心）、菖蒲、远志（去心）各等分。	右为末，每服三钱，水一盏半，生姜五片，枣一枚，薄荷，同煎至八分，不计时候。	煮散
54	大秦艽汤	《素问病机气宜保命集》（金·刘完素）"中风，外无六经之形证，内无便溺之阻格，知血弱不能养筋，故手足不能运动，舌强不能言语，宜养血而筋自荣，大秦艽汤主之。"	秦艽三两，甘草二两，川芎二两，当归二两，白芍药二两，细辛半两，川羌活、防风、黄芩各一两，石膏二两，吴白芷一两，白术一两，生地黄一两，熟地黄一两，白茯苓一两，川独活二两。	右十六味，剉，每服一两，水煎，去渣，温服，无时。	煮散
55	三化汤	《素问病机气宜保命集》（金·刘完素）"中风外有六经之形证，先以加减续命汤，随证治之，内有便溺之阻格，复以三化汤主之。"	厚朴、大黄、枳实、羌活各等分。	右剉如麻豆大，每服三两，水三升，煎至一升半，终日服之。以微利为度，无时。	汤剂
56	清金化痰汤	《医学统旨》（明·叶文龄）"清金化痰汤，因火者，咽喉干痛，面赤，鼻出热气，其痰嗽而难出，色黄且浓，或带血丝，或出腥臭。"	黄芩、山栀各一钱半，桔梗二钱，麦门冬（去心）、桑皮、贝母、知母、瓜蒌仁（炒）、橘红、茯苓各一钱，甘草四分。	水二盅，煎八分，食后服。	汤剂
57	桑白皮汤	《景岳全书》（明·张景岳）"治肺气有余，火炎痰盛作喘。"	桑白皮、半夏、苏子、杏仁、贝母、山栀、黄芩、黄连各八分。	水二盅，姜三片，煎八分，温服。	汤剂
58	金水六君煎	《景岳全书》（明·张景岳）"治肺肾虚寒，水泛为痰，或年迈阴虚，血气不足，外受风寒，咳嗽呕恶，多痰喘急等证。"	当归二钱，熟地三、五钱，陈皮一钱半，半夏二钱，茯苓二钱，炙甘草一钱。	水二盅，生姜三、五、七片，煎七、八分，食远温服。	汤剂
59	暖肝煎	《景岳全书》（明·张景岳）"治肝肾阴寒，小腹疼痛，疝气等证。"	当归二、三钱，枸杞三钱，茯苓二钱，小茴香二钱，肉桂一、二钱，乌药二钱，沉香一钱或木香亦可。	水一盅半，加生姜三、五片，煎七分，食远温服。	汤剂

规章文件

编号	方名	原文			剂型
		出处	处方	制法及用法	
60	玉女煎	《景岳全书》（明·张景岳）"治水亏火盛，六脉浮洪滑大，少阴不足，阳明有余，烦热干渴，头痛牙疼，失血等证。若大便溏泄者，乃非所宜。"	生石膏三、五钱，熟地三、五钱或一两，麦冬二钱，知母、牛膝各一钱半。	水一盅半，煎七分，温服或冷服。	汤剂
61	保阴煎	《景岳全书》（明·张景岳）"治男妇带浊遗淋，色赤带血，脉滑多热，便血不止，及血崩血淋，或经期太早，凡一切阴虚内热动血等证。"	生地、熟地、芍药各二钱，山药、川续断、黄芩、黄柏各一钱半，生甘草一钱。	水二盅，煎七分。食远温服。	汤剂
62	化肝煎	《景岳全书》（明·张景岳）"治怒气伤肝，因而气逆动火，致为烦热胁痛，胀满动血等证。"	青皮、陈皮各二钱，芍药二钱，丹皮、栀子（炒）、泽泻各一钱半，土贝母二、三钱。	水一盅半，煎七、八分。食远温服。	汤剂
63	济川煎	《景岳全书》（明·张景岳）"凡病涉虚损，而大便闭结不通，则硝、黄攻击等剂必不可用，若势有不得不通者，宜此主之。"	当归三、五钱，牛膝二钱，肉苁蓉（酒洗去咸）二、三钱，泽泻一钱半，升麻五分、七分或一钱，枳壳一钱。	水一盅半，煎七八分，食前服。	汤剂
64	固阴煎	《景岳全书》（明·张景岳）"治阴虚滑泄，带浊淋遗，及经水因虚不固等证。此方专主肝肾。"	人参随宜，熟地三、五钱，山药二钱（炒），山茱萸一钱半，远志七分（炒），炙甘草一、二钱，五味子十四粒，菟丝子二、三钱（炒香）。	水二盅，煎七分，食远温服。	汤剂
65	托里消毒散	《外科正宗》（明·陈实功）"治痈疽已成不得内消者，宜服此药以托之，未成者可消，已成者即溃，腐肉易去，新肉易生，此时不可用内消泄气、寒凉等药致伤脾胃为要。"	人参、川芎、白芍、黄芪、当归、白术、茯苓、金银花各一钱，白芷、甘草、皂角针、桔梗各五分。	水二盅，煎八分，食远服。	汤剂
66	清上蠲痛汤	《寿世保元》（明·龚廷贤）"论一切头痛主方，不论左右偏正新久，皆效。"	当归一钱（酒洗），小川芎一钱，白芷一钱，细辛三分，羌活一钱，独活一钱，防风一钱，菊花五分，蔓荆子五分，苍术一钱（米泔浸），片芩一钱五分（酒炒），麦门冬一钱，甘草三分（生）。	上锉一剂，生姜煎服。	煮散

编号	方名	原文			剂型
		出处	处方	制法及用法	
67	清肺汤	《万病回春》（明·龚廷贤）"治一切咳嗽，上焦痰盛。"	黄芩（去朽心）一钱半，桔梗（去芦）、茯苓（去皮）、陈皮（去白）、贝母（去心）、桑白皮各一钱，当归、天门冬（去心）、山栀、杏仁（去皮尖）、麦门冬（去心）各七分，五味子七粒，甘草三分。	上锉，生姜、枣子煎，食后服。	煮散
68	养胃汤	《证治准绳》（明·王肯堂）"治外感风寒，内伤生冷，憎寒壮热，头目昏疼，不问风寒二证，夹食停痰，俱能治之，但感风邪，以微汗为好。"	半夏（汤洗七次）、厚朴（去粗皮，姜汁炒）、苍术（米泔浸一宿，洗切，炒）各一两，橘红七钱半，藿香叶（洗去土）、草果（去皮膜）、茯苓（去黑皮）、人参（去芦）各半两，炙甘草二钱半。	右㕮咀，每服四钱，水一盏半，姜七片，乌梅一个，煎六分，热服。	煮散
69	清骨散	《证治准绳》（明·王肯堂）"专退骨蒸劳热。"	银柴胡一钱五分，胡黄连、秦艽、鳖甲（醋炙）、地骨皮、青蒿、知母各一钱，甘草五分。	水二盅，煎八分，食远服。	汤剂
70	石决明散	《普济方》（明·朱橚）"石决明散，治风毒气攻入头系眼昏暗，及头目不利。"	石决明、羌活（去芦头）、草决明、菊花各一两，甘草（炙，剉）半两。	右为散，每服二钱，以水一盏。煎六分，和滓，食后、临卧温服。	煮散
71	保元汤	《简明医彀》（明·孙志宏）"治元气虚弱，精神倦怠，肌肉柔慢，饮食少进，面青㿠白，睡卧宁静，……及有杂证，皆属虚弱，宜服。"	人参一钱，黄芪二钱，甘草五分，肉桂二分。	右加生姜一片，水煎服。	汤剂
72	达原饮	《瘟疫论》（明·吴又可）"瘟疫初起先憎寒而后发热，日后但热而无憎寒也，初起二三日，其脉不浮不沉而数，昼夜发热，日晡益甚，头疼身痛，其时邪在伏脊之前，肠胃之后。虽有头疼身痛，此邪热浮越于经，不可认为伤寒表证，轻用麻黄、桂枝之类强发其汗。此邪不在经，汗之徒伤表气，热亦不减。又不可下，此邪不在里，下之徒伤胃气，其渴愈甚。宜达原饮。"	槟榔二钱，厚朴一钱，草果仁五分，知母一钱，芍药一钱，黄芩一钱，甘草五分。	右用水一盅，煎八分，午后温服。	汤剂

规章文件

编号	方名	原文			剂型
		出处	处方	制法及用法	
73	升陷汤	《医学衷中参西录》（清·张锡纯）"治胸中大气下陷，气短不足以息……"	生黄芪六钱，知母三钱，柴胡一钱五分，桔梗一钱五分，升麻一钱。	水煎服。	汤剂
74	三甲复脉汤	《温病条辨》（清·吴瑭）"①下焦温病，热深厥甚，脉细促，心中憺憺大动，甚则心中痛者，三甲复脉汤主之。②燥久伤及肝肾之阴，上盛下虚，昼凉夜热，或干咳，或不咳，甚则痉厥者，三甲复脉汤主之。"	炙甘草六钱，干地黄六钱，生白芍六钱，麦冬五钱（不去心），阿胶三钱，麻仁三钱，生牡蛎五钱，生鳖甲八钱，生龟板一两。	水八杯，煮取八分三杯，分三次服。	汤剂
75	沙参麦冬汤	《温病条辨》（清·吴瑭）"燥伤肺胃阴分，或热或咳者，沙参麦冬汤主之。"	沙参三钱，玉竹二钱，生甘草一钱，冬桑叶一钱五分，麦冬三钱，生扁豆一钱五分，花粉一钱五分。	水五杯，煮取二杯，日再服。	汤剂
76	新加香薷饮	《温病条辨》（清·吴瑭）"手太阴暑温，如上条证，但汗不出者，新加香薷饮主之。"	香薷二钱，银花三钱，鲜扁豆花三钱，厚朴二钱，连翘二钱。	水五杯，煮取二杯，先服一杯，得汗止后服，不汗再服，服尽不汗，再作服。	汤剂
77	桑杏汤	《温病条辨》（清·吴瑭）"秋感燥气，右脉数大，伤手太阴气分者，桑杏汤主之。"	桑叶一钱，杏仁一钱五分，沙参二钱，象贝一钱，香豉一钱，栀皮一钱，梨皮一钱。	水二杯，煮取一杯，顿服之，重者再作服。	汤剂
78	益胃汤	《温病条辨》（清·吴瑭）"阳明温病，下后汗出，当复其阴，益胃汤主之。"	沙参三钱，麦冬五钱，冰糖一钱，细生地五钱，玉竹一钱五分（炒香）。	水五杯，煮取二杯，分二次服，渣再煮一杯服。	汤剂
79	蠲痹汤	《医学心悟》（清·程国彭）"通治风、寒、湿三气，合而成痹。"	羌活、独活各一钱，桂心五分，秦艽一钱，当归三钱，川芎七分，甘草五分（炙），海风藤二钱，桑枝三钱，乳香、木香各八分。	水煎服。	汤剂
80	二冬汤	《医学心悟》（清·程国彭）"治上消者，宜润其肺，兼清其胃，二冬汤主之。"	天冬二钱（去心），麦冬三钱（去心），花粉一钱，黄芩一钱，知母一钱，甘草五分，人参五分，荷叶一钱。	水煎服。	汤剂

编号	方名	原文			剂型
		出处	处方	制法及用法	
81	半夏白术天麻汤	《医学心悟》（清·程国彭）"眩，谓眼黑；晕者，头旋也。……有湿痰壅遏者，书云，头旋眼花，非天麻、半夏不除是也，半夏白术天麻汤主之。"	半夏一钱五分，天麻、茯苓、橘红各一钱，白术三钱，甘草五分。	生姜一片，大枣二枚，水煎服。	汤剂
82	藿朴夏苓汤	《医原》（清·石寿棠）"湿之化气，为阴中之阳，氤氲浊腻，故兼证最多，变迁最幻，愈期最缓。其见证也，面色混浊如油腻，口气浊腻不知味，或生甜水，舌苔白腻，膜原邪重则舌苔满布，厚如积粉，板贴不松，脉息模糊不清，或沉细似伏，断续不匀，神多沉困嗜睡。斯时也，邪在气分，即当分别湿多热多。"	杜藿香二钱，真川朴一钱，姜半夏钱半，赤苓三钱，光杏仁三钱，生薏仁四钱，白蔻末六分，猪苓钱半，淡香豉三钱，建泽泻钱半。	选用丝通草三钱，或五钱煎汤代水，煎上药服。	汤剂
83	丁香柿蒂散	《伤寒瘟疫条辨》（清·杨栗山）"治久病呃逆，因下寒者。"	丁香、柿蒂各二钱，人参一钱，生姜三钱。	水煎温服。	汤剂
84	一贯煎	《医方絜度》（清·钱敏捷）"一贯煎（柳洲）主肝血衰少，脘痛，胁疼。"	北沙参、麦冬、当归各一钱五分，枸杞、生地各三钱，川楝子二钱。	水煎服。	汤剂
85	易黄汤	《傅青主女科》（清·傅山）"妇人有带下而色黄者，宛如黄茶浓汁，其气腥秽，所谓黄带是也。……法宜补任脉之虚，而清肾火之炎，则庶几矣。方用易黄汤。"	山药一两（炒），芡实一两（炒），黄柏二钱（盐水炒），车前子一钱（酒炒），白果十枚（碎）。	水煎服。	汤剂
86	宣郁通经汤	《傅青主女科》（清·傅山）"妇人有经前腹疼数日，而后经水行者，其经来多是紫黑块，人以为寒极而然也，谁知是热极而火不化乎！……治法似宜大泄肝中之火，然泄肝之火，而不解肝之郁，则热之标可去，而热之本未除也，其何能益！方用宣郁通经汤。"	白芍五钱（酒炒），当归五钱（酒洗），丹皮五钱，山栀子三钱（炒），白芥子二钱（炒研），柴胡一钱，香附一钱（酒炒），川郁金一钱（醋炒），黄芩一钱（酒炒），生甘草一钱。	水煎服。	汤剂

规章文件

405

编号	方名	原文			剂型
		出处	处方	制法及用法	
87	完带汤	《傅青主女科》（清·傅山）"妇人有终年累月下流白物，如涕如唾，不能禁止，甚则臭秽者，所谓白带也。……治法宜大补脾胃之气，稍佐以舒肝之品，使风木不闭塞于地中，则地气自升腾于天上，脾气健而湿气消，自无白带之患矣。方用完带汤。"	白术一两（土炒），山药一两（炒），人参二钱，白芍五钱（酒炒），车前子三钱（酒炒），苍术三钱（制），甘草一钱，陈皮五分，黑芥穗五分，柴胡六分。	水煎服。	汤剂
88	清经散	《傅青主女科》（清·傅山）"妇人有先期经来者，其经甚多，人以为血热之极也，谁知是肾中水火太旺乎？……治之法但少清其热，不必泄其水也。方用清经散。"	丹皮三钱，地骨皮五钱，白芍三钱（酒炒），大熟地三钱（九蒸），青蒿二钱，白茯苓一钱，黄柏五分（盐水浸，炒）。	水煎服。	汤剂
89	清肝止淋汤	《傅青主女科》（清·傅山）"妇人有带下而色红者，似血非血，淋沥不断，所谓赤带也。……治法须清肝火而扶脾气，则庶几可愈。方用清肝止淋汤。"	白芍一两（醋炒），当归一两（酒洗），生地五钱（酒炒），阿胶三钱（白面炒），粉丹皮三钱，黄柏二钱，牛膝二钱，香附一钱（酒炒），红枣十个，小黑豆一两。	水煎服。	汤剂
90	两地汤	《傅青主女科》（清·傅山）"又有先期经来只一、二点者，人以为血热之极也，谁知肾中火旺而阴水亏乎？……治之法不必泄火，只专补水，水既足而火自消矣，亦既济之道也。方用两地汤。"	大生地一两（酒炒），元参一两，白芍药五钱（酒炒），麦冬肉五钱，地骨皮三钱，阿胶三钱。	水煎服。	汤剂
91	四妙勇安汤	《验方新编》（清·鲍相璈）"此症生手、足各指，或生指头，或生指节、指缝。初生或白色痛极，或如粟米起一黄泡。其皮或如煮熟红枣，黑色不退，久则溃烂，节节脱落，延至手足背腐烂黑陷，痛不可忍。……宜用顶大甘草，研极细末，用香麻油调敷。……再用金银花、元参各三两，当归二两，甘草一两，水煎服。"	金银花、元参各三两，当归二两，甘草一两。	水煎服。	汤剂

续表

编号	方名	原文			剂型
		出处	处方	制法及用法	
92	身痛逐瘀汤	《医林改错》（清·王清任）"凡肩痛、臂痛、腰痛、腿痛，或周身疼痛，总名曰痹症。明知受风寒，用温热发散药不愈；明知有湿热，用利湿降火药无功。久而肌肉消瘦，议论阴亏，随用滋阴药又不效。至此便云：病在皮脉，易于为功；病在筋骨，实难见效。因不思风寒湿热入皮肤，何处作痛。入于气管，痛必流走；入于血管，痛不移处。如论虚弱，是因病而致虚，非因虚而致病。……古方颇多，如古方治之不效，用身痛逐瘀汤。"	秦艽一钱，川芎二钱，桃仁三钱，红花三钱，甘草二钱，羌活一钱，没药二钱，当归三钱，灵脂二钱（炒），香附一钱，牛膝三钱，地龙二钱（去土）。	水煎服。	汤剂
93	除湿胃苓汤	《医宗金鉴》（清·吴谦）"此证俗名蛇串疮，有干湿不同，红黄之异，皆如累累珠形。……湿者色黄白，水疱大小不等，作烂流水，较干者多疼，此属脾肺二经湿热，治宜除湿胃苓汤。"	苍术（炒）、厚朴（姜炒）、陈皮、猪苓、泽泻、赤茯苓、白术（土炒）、滑石、防风、山栀子（生，研）、木通各一钱，肉桂、甘草（生）各三分。	水二盅，灯心五十寸，煎八分，食前服。	汤剂
94	枇杷清肺饮	《医宗金鉴》（清·吴谦）"此证由肺经血热而成。每发于面鼻，起碎疙瘩，形如黍屑，色赤肿痛，破出白粉汁，日久皆成白屑，形如黍米白屑。宜内服枇杷清肺饮。"	人参三分，枇杷叶二钱（刷去毛，蜜炙），甘草三分（生），黄连一钱，桑白皮二钱（鲜者佳），黄柏一钱。	水一盅半，煎七分，食远服。	汤剂
95	黄连膏	《医宗金鉴》（清·吴谦）"此证生于鼻窍内，初觉干燥疼痛，状如粟粒，甚则鼻外色红微肿，痛似火灸。由肺经壅热，上攻鼻窍，聚而不散，致成此疮。内宜黄芩汤清之，外用油纸捻粘辰砂定痛散，送入鼻孔内。若干燥者，黄连膏抹之立效。"	黄连三钱，当归尾五钱，生地一两，黄柏三钱，姜黄三钱。	香油十二两，将药煠枯，捞去渣；下黄蜡四两溶化尽，用夏布将油滤净，倾入磁碗内，以柳枝不时搅之，候凝为度。	膏剂
96	五味消毒饮	《医宗金鉴》（清·吴谦）"夫疔疮者，乃火证也。……初起俱宜服蟾酥丸汗之；毒势不尽，憎寒壮热仍作者，宜服五味消毒饮汗之。"	金银花三钱，野菊花、蒲公英、紫花地丁、紫背天葵子各一钱二分。	水二盅，煎八分，加无灰酒半钟，再滚二、三沸时，热服。渣，如法再煎服，被盖出汗为度。	汤剂

407

编号	方名	原文			剂型
		出处	处方	制法及用法	
97	桃红四物汤	《妇科冰鉴》（清·柴得华）"血多有块，色紫稠粘者，有瘀停也，桃红四物汤随其流以逐之。"	生地三钱（酒洗），当归四钱（酒洗），白芍钱五分（酒炒），川芎一钱，桃仁十四粒（去皮尖研泥），红花一钱（酒洗）。	水煎温服。	汤剂
98	散偏汤	《辨证录》（清·陈士铎）"人有患半边头风者，或痛在右，或痛在左，大约痛于左者为多，百药治之罔效，人不知其故。此病得之郁气不宣，又加风邪袭之于少阳之经，遂致半边头痛也。其病有时重有时轻，大约遇顺境则痛轻，遇逆境则痛重，遇拂抑之事而更加之风寒之天，则大痛而不能出户。痛至岁久，则眼必缩小，十年之后，必至坏目，而不可救药矣。治法急宜解其肝胆之郁气。虽风入于少阳之胆，似乎解郁宜解其胆，然而胆与肝为表里，治胆者必须治肝。况郁气先伤肝而后伤胆，肝舒而胆亦舒也。方用散偏汤。"	白芍五钱，川芎一两，郁李仁一钱，柴胡一钱，白芥子三钱，香附二钱，甘草一钱，白芷五分。	水煎服。	汤剂
99	清燥救肺汤	《医门法律》（清·喻嘉言）"治诸气膹郁，诸痿喘呕。"	桑叶三钱（去枝梗），石膏二钱五分（煅），甘草一钱，人参七分，胡麻仁一钱（炒，研），真阿胶八分，麦门冬一钱二分（去心），杏仁七分（炮，去皮尖，炒黄），枇杷叶一片（刷去毛，蜜涂炙黄）。	水一碗，煎六分，频频二、三次滚热服。	汤剂
100	凉血地黄汤	《外科大成》（清·祁坤）"治痔肿痛出血。"	归尾一钱五分，生地二钱，赤芍一钱，黄连（炒）二钱，枳壳一钱，黄芩一钱（炒黑），槐角三钱（炒黑），地榆二钱（炒黑），荆芥一钱（炒黑），升麻五分，天花粉八分，甘草五分。	右一剂。加生侧柏二钱，用水二大盅，煎一盅，空心服三、四剂，则痛止肿消，更外兼熏洗。	汤剂

关于发布《古代经典名方关键信息考证原则》
《古代经典名方关键信息表（7 首方剂）》的通知

为贯彻落实《中共中央国务院关于促进中医药传承创新发展的意见》，加快推动古代经典名方中药复方制剂简化注册审批，国家中医药管理局、国家药品监督管理局积极组织推进古代经典名方关键信息考证研究工作，制定《古代经典名方关键信息考证原则》《古代经典名方关键信息表（7 首方剂）》，现予以公布。

附件：1. 古代经典名方关键信息考证原则
2. 古代经典名方关键信息表（7 首方剂）

国家中医药管理局办公室
国家药品监督管理局综合和规划财务司
2020 年 10 月 15 日

规章文件

附件1

古代经典名方关键信息考证原则

一、关键信息专家共识确定的基本原则

1.关键信息考证总则

关键信息考证是经典名方开发利用的关键性、源头性问题，"传承精华、守正创新"是考证研究中需贯彻的首要原则，在"遵古"的基础上充分考虑当前临床和生产实际，注重缕清经典名方历代发展脉络，尊重历史演变规律，正本清源，传承不泥古，用历史和发展的角度去认识经典名方中药物的基原、炮制、剂量、煎煮法、功效等关键共性问题，为经典名方的开发提供依据。

1）传承精华。系统梳理方药发展脉络，厘清经典名方历代传承的主线，以服务临床疗效为目的，兼顾增效减毒，确保经典名方制剂的有效性和安全性。

2）古为今用。在遵从古方原义的基础上，充分考虑方药的历史发展演变和当前生产应用实际，结合资源可持续性、工艺可行性、市场可及性等因素，保障经典名方制剂的现代化生产和上市后应用。

3）古今衔接。以历代医籍记载为依据，遵古而不泥古，正视经典名方的历史沿革，以现行标准规范为参照，衔接古籍记载和现行规范，支撑经典名方制剂的统一质量控制。

4）凝聚共识。针对经考证仍尚有争议的难点问题，求同存异，在科学的探索中不断寻求共识。

2.关键信息考证内容

在关键信息考证总则的指导下，制定基原、炮制、剂量及煎煮法、功能主治的考证细则，以解决在考证过程中可能涉及的具体问题。

1）明确基原及用药部位。厘清历代药物基原及其变迁情况、现代标准规范以及植物志等关于该药材的情况，结合当前种养殖生产情况，综合考虑古籍记载、历史变迁、当前实际等因素选定所用基原。

2）明确炮制。在原方记载炮制方法的基础上，梳理相关药物炮制古今发展脉络，明晰历代主流炮制方法，结合当前工业化生产水平，综合加以考证，确定可行的炮制方法。

3）明确剂量。系统研究古代度量衡与现代对应关系，探索估量单位的折算方法，在尊重原方用量、考证历史变迁、结合现代研究及保障处方安全的基础上，参考专家意见及《中国药典》的用量规定，明确古方计量单位折算现代剂量方法，确定相关剂量及煎煮法。

4）明确功能主治。系统梳理方剂源流演变，对其处方组成和功能主治进行研究，在与古籍记载原义保持一致的基础上，充分参考广为认可的国家规划教材等功能主治表述，确定方剂功能主治。

二、古代经典名方关键信息内容

每首方剂关键信息包括两部分内容，第一部分内容为基本信息，第二部分内容为现代对应信息。

基本信息包含方剂出处、处方、制法及用法，此部分内容与《古代经典名方目录（第一批）》一致。现代对应信息包含药物名称、基原及用药部位、炮制规格、折算剂量、用法用量及功能主治的专家共识结果。其中，药物名称是指现代对应的法定药品名称，原则上与《中国药典》保持一致；基原及药用部位包括基原动植矿物的中文学名、拉丁名及其药用部位；炮制规格为现代对应的炮制情况；折算剂量为按照古今度量衡进行折算后的药物剂量，以克为单位，保留至小数点后两位；用法用量包含方剂的煎煮法、服用次数及用量；功能主治包含方剂的功效和主治。每首方剂列有备注部分，重点标注了部分与现代用药习惯明显不一致的特殊情况以及原方中缺乏关键信息记载的共识结果。

附件2

古代经典名方关键信息表（7首方剂）

序号1　苓桂术甘汤

基本信息		现代对应情况					
出处	处方、制法及用法	药味名称	基原及用药部位	炮制规格	折算剂量	用法用量	功能主治
《金匮要略》（汉·张仲景）	茯苓四两，桂枝、白术各三两，甘草二两。上四味，以水六升，煮取三升，分温三服。	茯苓	多孔菌科真菌茯苓 *Poria cocos*（Schw.）Wolf 的干燥菌核	生品	55.20g	上四味，以水1200毫升煎煮，煮取600毫升，分三次温服。	【功效】温阳化饮，健脾利湿。 【主治】中阳不足之痰饮。症见胸胁支满，目眩心悸，短气而咳，舌苔白滑，脉弦滑。
		桂枝	樟科植物肉桂 *Cinnamomum cassia* Presl 的干燥嫩枝	生品	41.40g		
		白术	菊科植物白术 *Atractylodes macrocephala* Koidz. 的干燥根茎	生品	41.40g		
		甘草	豆科植物甘草 *Glycyrrhiza uralensis* Fisch. 干燥根和根茎	生品	27.60g		
备注	上列剂量系度量衡原方量折算，若与当今主流用量严重不符，在保证原方比例不变的情况下，结合安全性评价结果确定日服用量。						

规章文件

序号 2　温经汤

基本信息		现代对应情况					
出处	处方、制法及用法	药味名称	基原及用药部位	炮制规格	折算剂量	用法用量	功能主治
《妇人大全良方》（宋·陈自明）	当归、川芎、芍药、桂心、牡丹皮、莪术各半两，人参、甘草、牛膝各一两。右㕮咀，每服五钱。水一盏半，煎至八分，去滓温服。	当归	伞形科植物当归 *Angelica sinensis*（Oliv.）Diels 的干燥根	酒当归	20.60g	粉碎成粗粒，每服20g，加水450毫升，煎至240毫升，去滓温服。	【功效】温经补虚，化瘀止痛。【主治】血海虚寒，气血凝滞证。症见妇人月经不调，脐腹作痛，脉沉紧。
		川芎	伞形科植物川芎 *Ligusticum chuanxiong* Hort. 的干燥根茎	生品	20.60g		
		白芍	毛茛科植物芍药 *Paeonia lactiflora* Pall. 的干燥根	生品	20.60g		
		肉桂	樟科植物肉桂 *Cinnamomum cassia* Presl 的干燥树皮	生品	20.60g		
		牡丹皮	毛茛科植物牡丹 *Paeonia suffruticosa* Andr. 的干燥根皮	生品	20.60g		
		莪术	姜科植物蓬莪术 *Curcuma phaeocaulis* Val.、广西莪术 *Curcuma Kwangsiensis* S.G.Lee et C.F.Liang 或温郁金 *Curcuma wenyujin* Y.H.Chen et C.Ling 的干燥根茎	醋莪术	20.60g		
		人参	五加科植物人参 *Panax ginseng* C.A.Mey. 的干燥根和根茎	生品	41.30g		
		牛膝	苋科植物牛膝 *Achyranthes bidentata* Bl. 的干燥根	酒牛膝	41.30g		
		甘草	豆科植物甘草 *Glycyrrhiza uralensis* Fisch. 的干燥根和根茎	炒甘草	41.30g		
备注	1. 鉴于《妇人大全良方》卷首之"辨识修制药物法度"总论性章节中提及诸多药物的炮制，涉及本方中当归条下注明微炒且以酒处理，考历代关于当归以酒为辅料炮制的沿革，古代关于酒洗后用焙还是炒等并无十分严格的界定，清代后多数转为炒干，延续至今成为酒炙法，因此建议参考酒当归炮制规格；涉及本方中牛膝，在"辨识修制药物法度"章节中川牛膝条下言其酒制加工，经考证该时期川牛膝与今所用牛膝 *Achyranthes bidentata* Bl. 基原一致，其所提的酒制加工方法与今之酒炙法相似，因此建议参考酒牛膝炮制规格；涉及本方中甘草条下注明"炙黄"，其方法接近于《中国药典》的清炒法，因此建议清炒法炮制；涉及本方中莪术条下注明"二味并用湿纸煨炮令香软，细切，或更用盐醋浸泡半日用"，结合现今临床多采用醋制，以减毒增效，因此建议采用醋莪术炮制规格。 2. 本方原用量并非每日服量，结合组成剂量和制服法折算结果，按日服三次计算，则本方的日服总量为60克，各药的日服量如下：当归5g，川芎5g，白芍5g，肉桂5g，牡丹皮5g，莪术5g，人参10g，甘草10g，牛膝10g。						

序号3 一贯煎

基本信息		现代对应情况					
出处	处方、制法及用法	药味名称	基原及用药部位	炮制规格	折算剂量	用法用量	功能主治
《医方絜度》（清·钱敏捷）	北沙参、麦冬、当归各一钱五分，枸杞、生地各三钱，川楝子二钱。水煎服。	北沙参	伞形科植物珊瑚菜 *Glehnia littoralis* Fr.Schmidt ex Miq. 的干燥根	生品	5.60g	水煎服。	【功效】滋阴疏肝。【主治】肝阴不足，血燥气郁证。胸脘胁痛，吞酸吐苦，咽干口燥，舌红少津，脉细弦。亦治疝气瘕聚。
		麦冬	百合科植物麦冬 *Ophiopogon japonicus*（L.f）Ker-Gawl. 的干燥块根	生品	5.60g		
		当归	伞形科植物当归 *Angelica sinensis*（Oliv.）Diels 的干燥根	生品	5.60g		
		枸杞子	茄科植物宁夏枸杞 *Lycium barbarum* L. 的干燥成熟果实	生品	11.19g		
		地黄	玄参科植物地黄 *Rehmannia glutinosa* Libosch. 的干燥块根	生品	11.19g		
		川楝子	楝科植物川楝 *Melia toosendan* Sieb. et Zucc. 的干燥成熟果实	生品	7.46g		
备注							

413

序号 4　桃红四物汤

基本信息		现代对应情况					
出处	处方、制法及用法	药味名称	基原及用药部位	炮制规格	折算剂量	用法用量	功能主治
《妇科冰鉴》（清·柴得华）	生地三钱（酒洗），当归四钱（酒洗），白芍钱五分（酒炒），川芎一钱，桃仁十四粒（去皮尖研泥），红花一钱（酒洗）。水煎温服。	地黄	玄参科植物地黄 *Rehmannia glutinosa* Libosch. 的干燥块根	酒地黄	11.19g	水煎温服。	【功效】养血，活血，逐瘀。【主治】血虚血瘀证。症见妇女月经不调，血多有块，色紫质粘，腹痛腹胀等。
		当归	伞形科植物当归 *Angelica sinensis*（Oliv.）Diels 的干燥根	酒当归	14.92g		
		白芍	毛茛科植物芍药 *Paeonia lactifora* Pall. 的干燥根	酒白芍	5.60g		
		川芎	伞形科植物川芎 *Ligusticum chuanxiong* Hort. 的干燥根茎	生品	3.73g		
		桃仁	蔷薇科植物桃 *Prunus persica*（L.）Batsch 或山桃 *Prunus davidiana*（Carr.）Franch. 的干燥成熟种子	燀桃仁（研泥）	3.78g		
		红花	菊科植物红花 *Carthamus tinctorius* L. 的干燥花	酒红花	3.73g		
备注	鉴于古代"酒洗"炮制方法演变到现代，与"酒炙"法内涵基本一致，且有国家标准，建议采用酒炙法。						

序号 5　升陷汤

基本信息		现代对应情况					
出处	处方、制法及用法	药味名称	基原及用药部位	炮制规格	折算剂量	用法用量	功能主治
《医学衷中参西录》（清·张锡纯）	生黄芪六钱，知母三钱，柴胡一钱五分，桔梗一钱五分，升麻一钱。水煎服。	黄芪	豆科植物蒙古黄芪 Astragalus membranaceus（Fisch.）Bge.var. mongholicus（Bge.）Hsiao 或膜荚黄芪 Astragalus membranaceus（Fisch.）Bge. 的干燥根	生品	22.38g	水煎服。	【功效】益气升陷。【主治】大气下陷证。症见气促急短，呼吸困难，脉沉迟微弱，或参伍不调。
		知母	百合科植物知母 Anemarrhena asphodeloides Bge. 干燥根茎	生品	11.19g		
		柴胡	伞形科植物柴胡 Bupleurum chinense DC. 或狭叶柴胡 Bupleurum scorzonerifolium Willd. 的干燥根	生品	5.60g		
		桔梗	桔梗科植物桔梗 Platycodon grandiflorum（Jacq.）A.DC. 的干燥根	生品	5.60g		
		升麻	毛茛科升麻属植物大三叶升麻 Cimicifuga heracleifolia Kom.、兴安升麻 Cimicifuga dahurica（Turcz.）Maxim. 或升麻 Cimicifuga foetida L. 的干燥根茎	生品	3.73g		
备注							

规章文件

415

序号6　枇杷清肺饮

基本信息		现代对应情况					
出处	处方、制法及用法	药味名称	基原及用药部位	炮制规格	折算剂量	用法用量	功能主治
《医宗金鉴》（清·吴谦）	人参三分，枇杷叶二钱（刷去毛，蜜炙），甘草三分（生），黄连一钱，桑白皮二钱（鲜者佳），黄柏一钱。水一盅半，煎七分，食远服。	人参	五加科人参 *Panax ginseng* C.A.Mey. 的干燥根和根茎	生品	1.12g	以水300毫升，煎至140毫升，食远服。	【功效】清肺经热。【主治】肺风酒刺。症见面鼻疙瘩，红赤肿痛，破出粉汁或结屑等。
		枇杷叶	蔷薇科植物枇杷 *Eriobotrya japonica*（Thunb.）Lindl. 的干燥叶	蜜枇杷叶	7.46g		
		甘草	豆科植物甘草 *Glycyrrhiza uralensis* Fisch. 的干燥根和根茎	生品	1.12g		
		黄连	毛茛科植物黄连 *Coptis chinensis* Franch.、三角叶黄连 *Coptis deltoidea* C.Y.Cheng et Hsiao 或云连 *Coptis teeta* Wall. 的干燥根茎	生品	3.73g		
		桑白皮	桑科植物桑 *Morus alba* L. 的干燥根皮	生品	7.46g		
		黄柏	芸香科植物黄皮树 *Phellodendron chinense* Schneid. 干燥树皮	生品	3.73g		
备注							

序号7 二冬汤

基本信息		现代对应情况					
出处	处方、制法及用法	药味名称	基原及用药部位	炮制规格	折算剂量	用法用量	功能主治
《医学心悟》（清·程国彭）	天冬二钱（去心），麦冬三钱（去心），花粉一钱，黄芩一钱，知母一钱，甘草五分，人参五分，荷叶一钱。水煎服。	天冬	百合科植物天冬 *Asparagus cochinchinensis*（Lour.）Merr. 的干燥块根	生品	7.46g	水煎服。	【功效】润肺清胃。【主治】上消。症见烦渴不止，小便频数，脉数无力等。
		麦冬	百合科植物麦冬 *Ophiopogon japonicus*（L.f）Ker–Gawl. 的干燥块根	生品	11.19g		
		天花粉	葫芦科植物栝楼 *Trichosanthes kirilowii* Maxim. 或双边栝楼 *Trichosanthes rosthornii* Harms 的干燥根	生品	3.73g		
		黄芩	唇形科植物黄芩 *Scutellaria baicalensis* Georgi 的干燥根	生品	3.73g		
		知母	百合科植物知母 *Anemarrhena asphodeloides* Bge. 的干燥根茎	生品	3.73g		
		荷叶	睡莲科植物莲 *Nelumbo nucifera* Gaertn. 的干燥叶	生品	3.73g		
		人参	五加科植物人参 *Panax ginseng* C.A.Mey. 的干燥根和根茎	生品	1.87g		
		甘草	豆科植物甘草 *Glycyrrhiza uralensis* Fisch. 的干燥根和根茎	生品	1.87g		
备注							

注：基本信息填写来源于国家中医药管理局发布的《古代经典名方目录》（第一批）。

规章文件

三、注册检验、核查管理

国家药监局关于印发《药品检查管理办法（试行）》的通知

（国药监药管〔2021〕31号）

各省、自治区、直辖市药品监督管理局，新疆生产建设兵团药品监督管理局：

为贯彻《药品管理法》《疫苗管理法》，进一步规范药品检查行为，推动药品监管工作尽快适应新形势，国家药监局组织制定了《药品检查管理办法（试行）》（以下简称《办法》），现予印发。现将有关事宜通知如下：

一、各省级药品监督管理部门应当按照本《办法》要求，结合本行政区域实际情况，制定实施细则，细化工作要求，组织做好药品生产经营及使用环节检查，持续加强监督管理，切实履行属地监管责任。

二、各省级药品监督管理部门应当督促本行政区域内药品上市许可持有人等建立和完善药品质量保证体系，强化药品质量管理和风险防控能力，保障药品生产经营持续合法合规，切实履行药品质量主体责任。

三、本《办法》对疫苗、血液制品巡查进行了一般规定，此类药品巡查工作有专门规定的，应当从其规定。

四、本《办法》自发布之日起施行。原国家食品药品监督管理局2003年4月24日发布的《药品经营质量管理规范认证管理办法》和2011年8月2日发布的《药品生产质量管理规范认证管理办法》同时废止。

国家药监局

2021年5月24日

药品检查管理办法（试行）

第一章　总　　则

第一条　为规范药品检查行为，根据《中华人民共和国药品管理法》《中华人民共和国疫苗管理法》《药品生产监督管理办法》等有关法律法规规章，制定本办法。

第二条　本办法适用于药品监督管理部门对中华人民共和国境内上市药品的生产、经营、使用环节实施的检查、调查、取证、处置等行为。

境外生产现场的检查按照《药品医疗器械境外检查管理规定》执行。

第三条　本办法所指药品检查是药品监督管理部门对药品生产、经营、使用环节相关单位遵守法律法规、执行相关质量管理规范和药品标准等情况进行检查的行为。

第四条 药品检查应当遵循依法、科学、公正的原则，加强源头治理，严格过程管理，围绕上市后药品的安全、有效和质量可控开展。

涉及跨区域的药品检查，相关药品监督管理部门应当落实属地监管责任，加强衔接配合和检查信息互相通报，可以采取联合检查等方式，协同处理。

第五条 国家药监局主管全国药品检查管理工作，监督指导省、自治区、直辖市药品监督管理部门（以下简称省级药品监督管理部门）开展药品生产、经营现场检查。国家药品监督管理局食品药品审核查验中心负责承担疫苗、血液制品巡查，分析评估检查发现风险、作出检查结论并提出处置建议，负责各省、自治区、直辖市药品检查机构质量管理体系的指导和评估以及承办国家药监局交办的其他事项。

省级药品监督管理部门负责组织对本行政区域内药品上市许可持有人、药品生产企业、药品批发企业、药品零售连锁总部、药品网络交易第三方平台等相关检查；指导市县级药品监督管理部门开展药品零售企业、使用单位的检查，组织查处区域内的重大违法违规行为。

市县级药品监督管理部门负责开展对本行政区域内药品零售企业、使用单位的检查，配合国家和省级药品监督管理部门组织的检查。

第六条 药品监督管理部门依法进行检查时，有关单位及个人应当接受检查，积极予以配合，并提供真实完整准确的记录、票据、数据、信息等相关资料，不得以任何理由拒绝、逃避、拖延或者阻碍检查。

第七条 根据检查性质和目的，药品检查分为许可检查、常规检查、有因检查、其他检查。

（一）许可检查是药品监督管理部门在开展药品生产经营许可申请审查过程中，对申请人是否具备从事药品生产经营活动条件开展的检查。

（二）常规检查是根据药品监督管理部门制定的年度检查计划，对药品上市许可持有人、药品生产企业、药品经营企业、药品使用单位遵守有关法律、法规、规章，执行相关质量管理规范以及有关标准情况开展的监督检查。

（三）有因检查是对药品上市许可持有人、药品生产企业、药品经营企业、药品使用单位可能存在的具体问题或者投诉举报等开展的针对性检查。

（四）其他检查是除许可检查、常规检查、有因检查外的检查。

第八条 上级药品监督管理部门组织实施的药品检查，必要时可以通知被检查单位所在地药品监督管理部门或者省级药品监督管理部门的派出机构派出人员参加检查。

第二章 检查机构和人员

第九条 各级药品监督管理部门依法设置或者指定的药品检查机构，依据国家药品监管的法律法规等开展相关的检查工作并出具《药品检查综合评定报告书》，负责职业化专业化检查员队伍的日常管理以及检查计划和任务的具体实施。药品监督管理部门设立或者指定的药品检验、审评、评价、不良反应监测等其他机构为药品检查提供技术支撑。

药品监督管理部门负责制定年度监督检查计划、布置检查任务或者自行组织检查，以及根据《药品检查综合评定报告书》及相关证据材料作出处理。

第十条 药品检查机构应当建立质量管理体系，不断完善和持续改进药品检查工作，保证药品检查质量。

第十一条 药品监督管理部门应当建立职业化专业化药品检查员队伍，实行检查员分级分类管理制度，制定不同层级检查员的岗位职责标准以及综合素质、检查能力要求，确立严格的岗位准入和任职条件。

第十二条 药品监督管理部门或者药品检查机构负责建立检查员库和检查员信息平台，实现国家级和省级、市县级检查员信息共享和检查工作协调联动。

药品监督管理部门根据工作需要统筹调配检查员开展检查工作。上级药品监督管理部门可以调配使用下级药品监督管理部门或者药品检查机构的检查员；下级药品监督管理部门在工作中遇到复杂疑难问题，可以申请上级药品监督管理部门派出检查员现场指导。

第十三条 药品检查有关人员应当严格遵守法律法规、廉洁纪律和工作要求，不得向被检查单位提出与检查无关的要求，不得与被检查单位有利害关系。

第十四条 药品检查有关人员应当严格遵守保密规定，严格管理涉密资料，严防泄密事件发生。不得泄露检查相关信息及被检查单位技术或者商业秘密等信息。

第三章 检查程序

第十五条 派出检查单位负责组建检查组实施检查。检查组一般由2名以上检查员组成，检查员应当具备与被检查品种相应的专业知识、培训经历或者从业经验。检查组实行组长负责制。必要时可以选派相关领域专家参加检查工作。

检查组中执法人员不足2名的，应当由负责该被检查单位监管工作的药品监督管理部门派出2名以上执法人员参与检查工作。

第十六条 派出检查单位在实施检查前，应当根据检查任务制定检查方案，明确检查事项、时间和检查方式等，必要时，参加检查的检查员应当参与检查方案的制定。检查组应当按照检查方案实施现场检查。检查员应当提前熟悉检查资料等内容。

第十七条 检查组到达被检查单位后，应当向被检查单位出示执法证明文件或者药品监督管理部门授权开展检查的证明文件。

第十八条 现场检查开始时，检查组应当召开首次会议，确认检查范围，告知检查纪律、廉政纪律、注意事项以及被检查单位享有陈述申辩的权利和应履行的义务。采取不预先告知检查方式的除外。

第十九条 检查组应当严格按照检查方案实施检查，被检查单位在检查过程中应当及时提供检查所需的相关资料，检查员应当如实做好检查记录。检查方案如需变更的，应当报经派出检查单位同意。检查期间发现被检查单位存在检查任务以外问题的，应当结合该问题对药品整体质量安全风险情况进行综合评估。

第二十条 检查过程中，检查组认为有必要时，可以对被检查单位的产品、中间体、原辅包等按照《药品抽样原则及程序》等要求抽样、送检。

第二十一条 检查中发现被检查单位可能存在药品质量安全风险的，执法人员应当立即固定相关证据，检查组应当将发现的问题和处理建议立即通报负责该被检查单位监管工作的药品监督管理部门和派出检查单位，负责该被检查单位监管工作的药品监督管理部门应当在三日内进行风险评估，并根据评估结果作出是否暂停生产、销售、使用、进口等风险控制措施的决定，同时责令被检查单位对已上市药品的风险进行全面回顾分析，并依法依规采取召回等措施。

被检查单位是受托生产企业的，负责该被检查单位监管工作的药品监督管理部门应当责令该药品上市许可持有人对已上市药品采取相应措施。被检查单位是跨区域受托生产企业的，检查组应当将检查情况通报该药品上市许可持有人所在地省级药品监督管理部门，该药品上市许可持有人所在地省级药品监督管理部门应当在上述规定时限内进行风险评估，作出相关风险控制决定，并责令该药品上市许可持有人采取相应措施。

第二十二条 现场检查结束后，检查组应当对现场检查情况进行分析汇总，客观、公平、公正地对检查中发现的缺陷进行分级，并召开末次会议，向被检查单位通报现场检查情况。

第二十三条 被检查单位对现场检查通报的情况有异议的，可以陈述申辩，检查组应当如实记录，并结合陈述申辩内容确定缺陷项目。

检查组应当综合被检查单位质量管理体系运行情况以及品种特性、适应症或者功能主治、使用人群、市场销售状况等因素，评估缺陷造成危害的严重性及危害发生的可能性，提出采取相应风险控制措施的处理建议。

上述缺陷项目和处理建议应当以书面形式体现，并经检查组成员和被检查单位负责人签字确认，由双方各执一份。

第二十四条 检查组应当根据缺陷内容，按照相应的评定标准进行评定，提出现场检查结论，并将现场检查结论和处理建议列入现场检查报告，检查组应当及时将现场检查报告、检查员记录及相关资料报送派出检查单位。

第二十五条 缺陷分为严重缺陷、主要缺陷和一般缺陷，其风险等级依次降低。

对药品生产企业的检查，依据《药品生产现场检查风险评定指导原则》确定缺陷的风险等级。药品生产企业重复出现前次检查发现缺陷的，风险等级可以升级。

对药品经营企业的检查，依据《药品经营质量管理规范现场检查指导原则》确定缺陷的风险等级。药品经营企业重复出现前次检查发现缺陷的，风险等级可以升级。

第二十六条 现场检查结论和综合评定结论分为符合要求、基本符合要求、不符合要求。

第二十七条 药品生产企业现场检查结论和综合评定结论的评定标准：

（一）未发现缺陷或者缺陷质量安全风险轻微、质量管理体系比较健全的，检查结论为符合要求。

（二）发现缺陷有一定质量安全风险，但质量管理体系基本健全，检查结论为基本符合要求，包含但不限于以下情形：

1.与《药品生产质量管理规范》（以下简称 GMP）要求有偏离，可能给产品质量带来一定风险；

2.发现主要缺陷或者多项关联一般缺陷，经综合分析表明质量管理体系中某一系统不完善。

（三）发现缺陷为严重质量安全风险，质量体系不能有效运行，检查结论为不符合要求，包含但不限于以下情形：

1.对使用者造成危害或者存在健康风险；

2.与 GMP 要求有严重偏离，给产品质量带来严重风险；

3.有编造生产、检验记录，药品生产过程控制、质量控制的记录和数据不真实；

4.发现严重缺陷或者多项关联主要缺陷，经综合分析表明质量管理体系中某一系统不能有效运行。

第二十八条 药品经营企业现场检查结论和综合评定结论的评定标准：

（一）未发现缺陷的，检查结论为符合要求。

（二）发现一般缺陷或者主要缺陷，但不影响整体药品质量管理体系运行，不对药品经营环节药品质量造成影响，检查结论为基本符合要求，包含但不限于以下情形：

1.与《药品经营质量管理规范》（以下简称 GSP）有偏离，会引发低等级质量安全风险，但不影响药品质量的行为；

2.计算机系统、质量管理体系文件不完善，结合实际经综合分析判定只对药品质量管理体系运行产生一般影响。

（三）发现严重缺陷，或者发现的主要缺陷和一般缺陷涉及企业质量管理体系运行，可能引发较严重质量安全风险，检查结论为不符合要求，包含但不限于以下情况：

1.企业质量负责人、质量管理部门负责人未负责药品质量管理工作，不能正常履行职责；

2.企业一直未按 GSP 要求使用计算机系统；

3.储存、运输过程中存在对药品质量产生影响的行为。

第二十九条　派出检查单位应当在自收到现场检查报告后规定时限内完成审核，形成综合评定结论。药品检查机构根据综合评定结论出具《药品检查综合评定报告书》报药品监督管理部门。

药品监督管理部门应当及时将综合评定结论告知被检查单位。

第三十条　《药品检查综合评定报告书》应当包括药品上市许可持有人信息、企业名称、地址、实施单位、检查范围、任务来源、检查依据、检查人员、检查时间、问题或者缺陷、综合评定结论等内容。

《药品检查综合评定报告书》的格式由药品检查机构制定。

第三十一条　药品检查机构组织的检查按照本程序执行。

药品监督管理部门自行开展的检查，除本办法第十五条、第十六条、第十七条、第十九条、第二十一条、第二十三条程序外，根据实际需要可以简化其他程序。

第三十二条　现场检查结束后，被检查单位应当在20个工作日内针对缺陷项目进行整改；无法按期完成整改的，应当制定切实可行的整改计划，并作为对应缺陷的整改完成情况列入整改报告，整改报告应当提交给派出检查单位。

整改报告应当至少包含缺陷描述、缺陷调查分析、风险评估、风险控制、整改审核、整改效果评价等内容，针对缺陷成因及风险评估情况，逐项描述风险控制措施及实施结果。

被检查单位按照整改计划完成整改后，应当及时将整改情况形成补充整改报告报送派出检查单位，必要时，派出检查单位可以对被检查单位整改落实情况进行现场检查。

第四章　许可检查

第一节　药品生产许可相关检查

第三十三条　药品监督管理部门或者药品检查机构实施现场检查前，应当制定现场检查工作方案，并组织实施现场检查。制定工作方案及实施现场检查工作时限为30个工作日。

第三十四条　首次申请《药品生产许可证》的，按照GMP有关内容开展现场检查。

申请《药品生产许可证》重新发放的，结合企业遵守药品管理法律法规，GMP和质量体系运行情况，根据风险管理原则进行审查，必要时可以开展GMP符合性检查。

原址或者异地新建、改建、扩建车间或者生产线的，应当开展GMP符合性检查。

申请药品上市的，按照《药品生产监督管理办法》第五十二条的规定，根据需要开展上市前的GMP符合性检查。

第三十五条　综合评定应当在收到现场检查报告后20个工作日内完成。

第二节　药品经营许可相关检查

第三十六条　省级药品监督管理部门或者药品检查机构实施药品批发企业、药品零售连锁总部现场检查前，应当制定现场检查工作方案，并组织实施现场检查。制定工作方案及实施现场检查工作时限为15个工作日。

市县级药品监督管理部门实施药品零售企业现场检查前，应当制定现场检查工作方案，并组织实施现场检查。制定工作方案及实施现场检查工作时限为10个工作日。

第三十七条　首次申请《药品经营许可证》和申请《药品经营许可证》许可事项变更且需进行现场检查的，依据GSP及其现场检查指导原则、许可检查细则等相关标准要求开展现场检查。

申请《药品经营许可证》重新发放的，结合企业遵守药品管理法律法规，GSP和质量体系运行情况，根据风险管理原则进行审查，必要时可以开展GSP符合性检查。

第三十八条　药品零售连锁企业的许可检查，药品零售连锁企业门店数量小于或者等于30家的，按照 20% 的比例抽查，但不得少于 3 家；大于 30 家的，按 10% 比例抽查，但不得少于 6 家。门店所在地市县级药品监督管理部门应当配合组织许可检查的省级药品监督管理部门或者药品检查机构开展检查。被抽查的药品零售连锁企业门店如属于跨省（自治区、直辖市）设立的，必要时，组织许可检查的省级药品监督管理部门可以开展联合检查。

第三十九条 药品批发企业、药品零售连锁总部的许可检查综合评定应当在收到现场检查报告后 10 个工作日内完成。

药品零售企业的许可检查综合评定应当在收到现场检查报告后 5 个工作日内完成。

第五章 常规检查

第四十条 药品监督管理部门依据风险原则制定药品检查计划，确定被检查单位名单、检查内容、检查重点、检查方式、检查要求等，实施风险分级管理，年度检查计划中应当确定对一定比例的被检查单位开展质量管理规范符合性检查。

风险评估重点考虑以下因素：

（一）药品特性以及药品本身存在的固有风险；

（二）药品上市许可持有人、药品生产企业、药品经营企业、药品使用单位药品抽检情况；

（三）药品上市许可持有人、药品生产企业、药品经营企业、药品使用单位违法违规情况；

（四）药品不良反应监测、探索性研究、投诉举报或者其他线索提示可能存在质量安全风险的。

第四十一条 常规检查包含以下内容：

（一）遵守药品管理法律法规的合法性；

（二）执行相关药品质量管理规范和技术标准的规范性；

（三）药品生产、经营、使用资料和数据的真实性、完整性；

（四）药品上市许可持有人质量管理、风险防控能力；

（五）药品监督管理部门认为需要检查的其他内容。

药品监督管理部门或者药品检查机构进行常规检查时可以采取不预先告知的检查方式，可以对某一环节或者依据检查方案规定的内容进行检查，必要时开展全面检查。

第四十二条 检查频次按照药品生产经营相关规章要求执行。

对麻醉药品、精神药品、药品类易制毒化学品、放射性药品和医疗用毒性药品生产经营企业，还应当对企业保障药品管理安全、防止流入非法渠道等有关规定的执行情况进行检查：

（一）麻醉药品、第一类精神药品和药品类易制毒化学品生产企业每季度检查不少于一次；

（二）第二类精神药品生产企业、麻醉药品和第一类精神药品全国性批发企业、麻醉药品和第一类精神药品区域性批发企业以及药品类易制毒化学品原料药批发企业每半年检查不少于一次；

（三）放射性药品、医疗用毒性药品生产经营企业每年检查不少于一次。

市县级药品监督管理部门结合本行政区域内实际情况制定使用单位的检查频次。

第六章 有因检查

第四十三条 有下列情形之一的，药品监督管理部门经风险评估，可以开展有因检查：

（一）投诉举报或者其他来源的线索表明可能存在质量安全风险的；

（二）检验发现存在质量安全风险的；

（三）药品不良反应监测提示可能存在质量安全风险的；

（四）对申报资料真实性有疑问的；

（五）涉嫌严重违反相关质量管理规范要求的；

（六）企业有严重不守信记录的；

規章文件

（七）企业频繁变更管理人员登记事项的；

（八）生物制品批签发中发现可能存在安全隐患的；

（九）检查发现存在特殊药品安全管理隐患的；

（十）特殊药品涉嫌流入非法渠道的；

（十一）其他需要开展有因检查的情形。

第四十四条 开展有因检查应当制定检查方案，明确检查事项、时间、人员构成和方式等。必要时，药品监督管理部门可以联合有关部门共同开展有因检查。

检查方案应当针对具体的问题或者线索明确检查内容，必要时开展全面检查。

第四十五条 检查组成员不得事先告知被检查单位检查行程和检查内容。

检查组在指定地点集中后，应当第一时间直接进入检查现场，直接针对可能存在的问题开展检查。

检查组成员不得向被检查单位透露检查过程中的进展情况、发现的违法违规线索等相关信息。

第四十六条 现场检查时间原则上按照检查方案要求执行。检查组根据检查情况，以能够查清查实问题为原则，认为有必要对检查时间进行调整的，报经组织有因检查的药品监督管理部门同意后予以调整。

第四十七条 上级药品监督管理部门组织实施有因检查的，可以适时通知被检查单位所在地药品监督管理部门。被检查单位所在地药品监督管理部门应当派员协助检查，协助检查的人员应当服从检查组的安排。

第四十八条 组织实施有因检查的药品监督管理部门应当加强对检查组的指挥，根据现场检查反馈的情况及时调整检查策略，必要时启动协调机制，并可以派相关人员赴现场协调和指挥。

第四十九条 检查结束后，检查组应当及时撰写现场检查报告，并于5个工作日内报送组织有因检查的药品监督管理部门。

现场检查报告的内容包括：检查过程、发现问题、相关证据、检查结论和处理建议等。

第七章 检查与稽查的衔接

第五十条 在违法案件查处过程中，负责案件查办、药品检查、法制部门及检验检测等部门应当各司其职、各负其责，同时加强相互之间的协作衔接。

第五十一条 检查中发现被检查单位涉嫌违法的，执法人员应当立即开展相关调查、取证工作，检查组应当将发现的违法线索和处理建议立即通报负责该被检查单位监管工作的药品监督管理部门和派出检查单位。负责被检查单位监管工作的药品监督管理部门应当立即派出案件查办人员到达检查现场，交接与违法行为相关的实物、资料、票据、数据存储介质等证据材料，全面负责后续案件查办工作；对需要检验的，应当立即组织监督抽检，并将样品及有关资料等寄送至相关药品检验机构检验或者进行补充检验方法和项目研究。

涉嫌违法行为可能存在药品质量安全风险的，负责被检查单位监管工作的药品监督管理部门应当在接收证据材料后，按照本办法第二十一条规定进行风险评估，作出风险控制决定，责令被检查单位或者药品上市许可持有人对已上市药品采取相应风险控制措施。

第五十二条 案件查办过程中发现被检查单位涉嫌犯罪的，药品监督管理部门应当按照相关规定，依法及时移送或通报公安机关。

第八章 跨区域检查的协作

第五十三条 药品上市许可持有人、批发企业、零售连锁总部（以下简称委托方）所在地省级药品监督管理部门对其跨区域委托生产、委托销售、委托储存、委托运输、药物警戒等质量管理责任落实情况可以开展联合检查或者延伸检查。

第五十四条　跨区域受托企业（以下简称受托方）所在地省级药品监督管理部门应当履行属地监管责任，对受托方遵守相关法律法规、规章，执行质量管理规范、技术标准情况开展检查，配合委托方所在地省级药品监督管理部门开展联合检查。

监督检查中发现可能属于委托方问题的，应当函告委托方所在地省级药品监督管理部门，委托方所在地省级药品监督管理部门决定是否开展检查。

第五十五条　委托方和受托方所在地省级药品监督管理部门应当建立工作协调、联合检查、行政执法等工作机制。

第五十六条　开展联合检查的，委托方所在地省级药品监督管理部门应当向受托方所在地省级药品监督管理部门发出书面联系函，成立联合检查组。联合检查组应当由双方各选派不少于 2 名检查人员组成，联合检查组的组长由委托方所在地省级药品监督管理部门选派。

第五十七条　检查过程中发现责任认定尚不清晰的，联合检查组应当立即先行共同开展调查、取证工作，受托方所在地省级药品监督管理部门应当就近提供行政执法和技术支撑，待责任认定清楚后移送相应省级药品监督管理部门组织处理。对存在管辖权争议的问题，报请国家药监局指定管辖。对跨省检查发现具有系统性、区域性风险等重大问题的，及时报国家药监局。

第五十八条　委托方和受托方所在地省级药品监督管理部门按照有关规定受理及办理药品相关投诉举报。

第五十九条　省级药品监督管理部门应当登录国家药监局建立的监管信息系统，依职责采集被检查单位基本信息和品种信息，以及药品上市许可持有人提交的年度报告信息、药品监督管理部门的监管信息，方便本行政区域内各级药品监督管理部门查询使用。

第六十条　省级药品监督管理部门在依法查处委托方或者受托方的违法违规行为时，需要赴外省市进行调查、取证的，可以会同相关同级药品监督管理部门开展联合检查，也可出具协助调查函请相关同级药品监督管理部门协助调查、取证。协助调查取证时，协助单位应当在接到协助调查函之日起 15 个工作日内完成协查工作、函复调查结果；紧急情况下，承办单位应当在接到协助调查函之日起 7 个工作日或者根据办案期限要求，完成协查工作并复函；需要延期完成的，协助单位应当及时告知提出协查请求的部门并说明理由。

第六十一条　市县级药品监督管理部门需要开展跨区域联合检查的，参照上述条款实施。发现重大问题的，及时报上一级药品监督管理部门。

第九章　检查结果的处理

第六十二条　药品监督管理部门根据《药品检查综合评定报告书》或者综合评定结论，作出相应处理。

综合评定结论为符合要求的，药品监督管理部门或者药品检查机构应当将现场检查报告、《药品检查综合评定报告书》及相关证据材料、整改报告等进行整理归档保存。

综合评定结论为基本符合要求的，药品监督管理部门应当按照《中华人民共和国药品管理法》第九十九条的规定采取相应的行政处理和风险控制措施，并将现场检查报告、《药品检查综合评定报告书》及相关证据材料、整改报告、行政处理和风险控制措施相关资料等进行整理归档保存。

综合评定结论为不符合要求的，药品监督管理部门应当第一时间采取暂停生产、销售、使用、进口等风险控制措施，消除安全隐患。除首次申请相关许可证的情形外，药品监督管理部门应当按照《中华人民共和国药品管理法》第一百二十六条等相关规定进行处理，并将现场检查报告、《药品检查综合评定报告书》及相关证据材料、行政处理相关案卷资料等进行整理归档保存。

第六十三条　被检查单位拒绝、逃避监督检查，伪造、销毁、隐匿有关证据材料的，视为其产品可能存在安全隐患，药品监督管理部门应当按照《中华人民共和国药品管理法》第九十九条的规定进行处理。

被检查单位有下列情形之一的，应当视为拒绝、逃避监督检查，伪造、销毁、隐匿记录、数据、信息等相关资料：

（一）拒绝、限制检查员进入被检查场所或者区域，限制检查时间，或者检查结束时限制检查员离开的；

（二）无正当理由不如实提供或者延迟提供与检查相关的文件、记录、票据、凭证、电子数据等材料的；

（三）拒绝或者限制拍摄、复印、抽样等取证工作的；

（四）以声称工作人员不在或者冒名顶替应付检查、故意停止生产经营活动等方式欺骗、误导、逃避检查的；

（五）其他不配合检查的情形。

第六十四条　安全隐患排除后，被检查单位可以向作出风险控制措施决定的药品监督管理部门提出解除风险控制措施的申请，并提交整改报告，药品监督管理部门对整改情况组织评估，必要时可以开展现场检查，确认整改符合要求后解除相关风险控制措施，并向社会及时公布结果。

第六十五条　药品监督管理部门发现药品上市许可持有人、药品生产、经营企业和使用单位违反法律、法规情节严重，所生产、经营、使用的产品足以或者已经造成严重危害或者造成重大影响的，及时向上一级药品监督管理部门和本级地方人民政府报告。上级药品监督管理部门应当监督指导下级药品监督管理部门开展相应的风险处置工作。

第六十六条　派出检查单位和检查人员有下列行为之一的，对直接负责的主管人员、其他直接责任人员、检查人员给予党纪、政纪处分：

（一）检查人员未及时上报发现的重大风险隐患的；

（二）派出检查单位未及时对检查人员上报的重大风险隐患作出相应处置措施的；

（三）检查人员未及时移交涉嫌违法案件线索的；

（四）派出检查单位未及时协调案件查办部门开展收集线索、固定证据、调查和处理相关工作的。

第六十七条　药品监督管理部门应当依法公开监督检查结果。

第六十八条　药品监督管理部门应当按照《国务院办公厅关于进一步完善失信约束制度构建诚信建设长效机制的指导意见》，依法依规做好失信行为的认定、记录、归集、共享、公开、惩戒和信用修复等工作。

第十章　附　　则

第六十九条　各省级药品监督管理部门结合各地实际情况，依据本办法制定相应的实施细则。

第七十条　本办法自发布之日起施行。原国家食品药品监督管理局 2003 年 4 月 24 日发布的《药品经营质量管理规范认证管理办法》和 2011 年 8 月 2 日发布的《药品生产质量管理规范认证管理办法》同时废止。

国家药监局综合司关于印发药品抽样原则及
程序等文件的通知

（药监综药管〔2019〕108 号）

各省、自治区、直辖市药品监督管理局，新疆生产建设兵团药品监督管理局，中国食品药品检定研究院：

　　为规范药品质量抽查检验工作，根据《国家药监局关于印发药品质量抽查检验管理办法的通知》（国药监药管〔2019〕34 号）要求，国家药监局组织制定了《药品抽样原则及程序》以及《复验申请表》《复验申请回执》，现印发给你们，请遵照执行，省级药品监管部门可结合各自实际制定具体工作细则。

　　附件：1. 药品抽样原则及程序
　　　　　2. 复验申请表
　　　　　3. 复验申请回执

国家药监局综合司

2019 年 12 月 26 日

规章文件

附件1

药品抽样原则及程序

1 适用范围

本原则及程序适用于依据《药品质量抽查检验管理办法》实施的抽样工作。国家有关法律法规、《中华人民共和国药典》以及规范性检查、稽查执法等药品监管工作另有规定的，执行相应规定。

2 术语和定义

本原则及程序采用下列定义。

2.1 批号

用于识别一个特定批的具有唯一性的数字和（或）字母的组合。

2.2 抽样批

施行抽样的同一批号药品。

2.3 抽样单元

施行抽样的便于清点、搬运和存放的药品包装单位。

2.4 单元样品

从一个抽样单元中抽取的样品为单元样品。

2.5 最小包装

直接接触药品的最小包装单位，对于20ml以下（含20ml）安瓿、口服液、小瓶固体注射剂等，可将放置此类包装的包装单位（如：盒）视为"最小包装"。

2.6 均质性药品

性质和质量均匀一致的同一批药品。抽样过程的均质性检查主要是检查药品外观性状的均质性。

2.7 非均质性药品

不同部分的性质和质量有所差异的同一批药品。

2.8 正常非均质性药品

正常理化属性可呈现为非均质性但不改变其性质和质量的同一批药品（如：混悬液及低温下可析出部分结晶而复温后能恢复原来状态的液体药品）。

2.9 异常非均质性药品

生产或者贮运过程中因未按正常工作程序操作等因素造成非均质性的同一批药品。

2.10 最终样品

由不同单元样品汇集制成的供检验或查处物证等使用的样品。

3 抽样原则

3.1 科学性，取样操作、贮运过程应科学合理，保证样品质量。

3.2 规范性，抽样程序应规范、有序，不得随意更改。

3.3 合法性，抽样工作应符合《中华人民共和国药品管理法》《中华人民共和国药品管理法实施条例》和《药品质量抽查检验管理办法》等法律法规和规范性文件要求。

3.4 公正性，在抽样过程中，抽样人员应不徇私情、客观公正。

3.5 代表性，抽取的样品应能够较真实地反映抽样时所代表数量的药品实际质量状况。

4 抽样量确定

4.1 编制抽检计划或抽样方案时，应当根据标准检验、补充检验方法和（或）探索性研究的检验需求确定抽样量。

4.2 抽样量一般应为检验需求的 2 倍量，按 1：0.5：0.5 的比例分装为 3 份。

4.3 同一品种存在不同制剂规格和包装规格时，应当以不同规格计算制剂单位，然后分别折算所抽取样品的最小包装数量（如：注射用无菌粉末以克为单位计算后再折算为瓶、液体制剂以毫升为单位计算后再折算为支或瓶等），同时应满足特殊检验项目（如：微生物限度等）对最小独立包装数量的要求。

4.4 应当根据合理套用的原则确定抽样量，不应按单个检验项目简单累加（如：注射液在进行可见异物检查后再进行其他项目的检验）。

5 安全防护

5.1 对放射性、毒性、腐蚀性或者易燃易爆等样品抽样时，抽样人员在实施现场抽样时应配戴必要的防护用具（如：防护衣、防护手套、防护镜或者防护口罩等），并做到轻取轻放，同时应当在样品外包装加注危险品标识，以防止发生意外事故。

5.2 易燃易爆样品应当远离热源。

6 抽样程序

6.1 抽样前准备

6.1.1 人员要求

抽样人员应当熟悉《中华人民共和国药品管理法》《中华人民共和国药品管理法实施条例》《药品生产质量管理规范》《药品经营质量管理规范》和《药品质量抽查检验管理办法》等法律法规和规范性文件，了解《中华人民共和国药典》等药品标准要求，熟悉药品的外观状态、正常标识、贮藏条件等要求，并可对异常情况做出基本判断。

抽样人员应当正确掌握各类抽样方法，熟练使用采样器具。

抽样队伍应当相对稳定，定期接受法律法规和专业技术培训。

6.1.2 人员组织

抽样单位应根据当次抽样工作的目标要求，组建相应数量的抽样工作组，每个抽样工作组的人员应不得少于 2 人。原则上同一人不应同时承担当次抽样和检验工作。

抽样单位应当围绕抽样任务要求对抽样人员进行专题培训，抽样人员应当认真研究背景资料，对抽检要求做出基本判断，确定现场检查和抽样的具体事项，必要时与承检机构对检验项目、抽样环节和抽样数量等具体事宜进行商定。

6.1.3 取样工具

直接接触药品的取样工具，使用前后应当及时清洁干燥，不与药品发生化学反应，不对抽取样品及剩余药品产生污染。

抽取粉末状固体样品和半固体样品时，一般使用一侧开槽、前端尖锐的不锈钢抽样棒取样，也可使用瓷质或者不锈钢质药匙取样。

抽取低粘度液体样品时，根据不同情形分别使用吸管、烧杯、勺子、漏斗等取样；抽取腐蚀性或者毒性液体样品时，需配用吸管辅助器；抽取高粘度液体样品时，可用玻璃棒蘸取。

抽取无菌样品或者需做微生物检查、细菌内毒素检查等项目的样品时，取样工具须经灭菌或除热原处理。

规章文件

6.1.4 包装容器

直接接触药品的包装容器材质，应当不与内容物发生化学反应，具有良好阻隔性能，并满足药品的贮藏条件，潜在迁移物质不影响检验结果。抽样前应查看包装容器外包装的完整性。

直接接触药品的包装容器的形状与规格，应当与所抽取样品的形态和数量相适应，液体样品的存放可选用瓶状密闭容器，固体样品可选用袋状容器。

直接接触无菌样品或者需做微生物检查、细菌内毒素检查等项目样品的容器须经灭菌或除热原处理，且具有密封性能。

6.1.5 文件与凭证

抽样人员抽样前，应当查验抽检的工作计划或实施方案、委托书或行政执法证、样品封签（附1）、药品抽样记录及凭证（附2）、药品抽样告知及反馈单（附3）、样品（物证）密封袋等必要的证明凭证。

6.2 抽样现场检查

6.2.1 抽样人员应当查看被抽样单位生产经营使用资质及相关材料，实地查看贮藏场所环境控制措施、运行状态及监控记录、存放标识等情况，现场查验包装标签标示的名称、批准文号、批号、有效期、药品上市许可持有人等内容，查验药品外观包装（如破损、受潮、受污染或假冒迹象等）。

6.2.2 现场检查中发现疑似药品质量问题情形时，可针对性抽样；如发现影响药品质量的潜在问题或存在违法违规生产经营使用行为的，应当固定相关证据，并将相关证据或样品移交对被抽样单位具有管辖权的药品监督管理部门处置。

6.3 抽样

6.3.1 现场抽样方法、抽样单元数（n）和抽样单元的确定

现场抽样方法、抽样单元数（n）和抽样单元的确定，可参照附4进行。

6.3.2 取样方法与最终样品的制作

中药材和中药饮片应当参照《中华人民共和国药典》"药材和饮片取样法"规定的方法取样。除特殊情况外，应从未拆封的完整包装的样品中抽取，并对包装情况留存相关证据。

制剂、原料药的取样方法与最终样品的制作可参照附5进行。

对于特殊样品可由抽样人员随机指定被抽样本，陪同或监督被抽样单位的质量人员现场抽样。

6.4 包装、签封、记录和信息报送

6.4.1 包装

每份样品应分别包装并封口，并按照说明书规定的条件保存。

6.4.2 签封

抽样人员应使用专用封签（见附1）签封样品，完整、准确填写封签内容，由抽样人员和被抽样单位相关人员共同签字，并加盖印章或指模；签封应达到保证无法调换样品的目的。

6.4.3 记录

抽样人员应当完整、准确、规范填写专用的《药品抽样记录及凭证》（附2）及《药品抽样告知及反馈单》（附3），由抽样人员和被抽样单位相关人员签字，并加盖印章或指模。

在抽样过程中，可通过拍照、录像、留存相关票据的方式对抽样过程、样品信息、抽样环境等信息予以记录。

6.4.4 信息报送

抽样人员完成现场抽样后，应当按照有关工作要求通过相应的信息平台，及时报送抽样信息。

6.5 贮藏运输

6.5.1 样品在贮藏运输过程中，应当按照贮藏运输条件的要求，采取相应措施并记录，确保全程符合药品贮藏条件，保证样品不变质、不破损、不污染。

6.5.2 样品一般应由抽样人员寄（送）至承检机构，需要委托他人运输时，应当选择具备相应贮藏运输资质和条件的单位，必要时应签订运输、贮藏条件保障协议，避免样品在运输过程中发生丢失、错递、污染变质等问题。

6.5.3 特殊药品的贮藏运输，应当按照国家有关规定执行。

6.5.4 根据抽检计划或实施方案要求，应将抽样文书及相关资料随样品寄（送）至承检机构。

7 样品购买

药品监督管理部门在制定抽检计划或实施方案时，应明确购买样品的结算方式、结算时限和支付单位（可以是抽检组织部门、抽样单位、检验单位等）。

抽样人员完成抽样并填报购样信息后，收款单位（可以是使用单位、销售单位、生产单位或药品上市许可持有人等）应在规定时限内凭相关票据和《药品抽样记录及凭证》规定的结算方式提请结算，超出结算时限的，作为自愿放弃有关权利处理，视作无偿提供样品。支付单位应在规定时限内审核并结算。

7.1 结算方式

现场结算。抽样人员在抽样时以刷银行卡等方式现场结算购样费用，在《药品抽样记录及凭证》上标明，并由被抽样单位向抽样单位开具票据，支付凭证由抽样单位留存。

非现场结算。完成抽样后，抽样人员填写《药品抽样记录及凭证》，被抽样单位向抽检组织部门指定的支付单位开具票据，支付单位按照《药品抽样记录及凭证》填写的价格，向被抽样单位支付购样费用，支付凭证由支付单位留存。

持有人结算。完成抽样后，抽样人员填写《药品抽样记录及凭证》，被抽样单位凭《药品抽样记录及凭证》向进货单位申请补货，药品上市许可持有人凭补货时传递的《药品抽样记录及凭证》，向抽检组织部门指定的支付单位提请结算，并向支付单位开具相关票据，支付单位按规定向药品上市许可持有人支付样品费用，支付凭证由支付单位留存。

其他结算方式。经组织当次抽检的药品监督管理部门同意，抽样单位和被抽样单位协商一致，可采用其他结算方式及协商的价格完成购样，但必须留存相关的依据和凭证，并在《药品抽样记录及凭证》中予以注明。

7.2 支付价格

向药品经营和使用单位支付的，一般以抽样时的实际销售价格为准；向药品上市许可持有人支付的，一般以该样品的出厂价格为准。支付价格由收款单位如实提供。

7.3 其他事项

抽样完成后，因各种原因造成样品无法检验的，仍应支付购样费用。

收款单位应根据药品抽检任务性质和要求，向支付单位分别开具与《药品抽样记录及凭证》相对应的票据，避免混淆。

7.4 信息填报

抽样人员在填写《药品抽样记录及凭证》中抽样信息或在抽样系统中在线填报时，应准确填写结算方式、样品单价、总价等购样所需信息。

附：1. 样品封签
    2. 药品抽样记录及凭证
    3. 药品抽样告知及反馈单
    4. 现场抽样的有关参考方法
    5. 取样方法与最终样品的制作

规章文件

附 1

样 品 封 签

药品封签	任务类别/抽样编号：
	承检机构：
	通用名及批号：
	标示贮藏条件：
	药品上市许可持有人：
	抽样单位/经手人（签章）/电话：
	被抽样单位/经手人（签章）：
	抽样封签日期：
	此件封样数量：

附2

药品抽样记录及凭证（正面/第一页）

抽样任务：　　　　　　　　　　　　　抽样编号：

抽样单位：　　　　　　　　　　　　　抽样单位联系电话：

抽样日期：　年　　月　　日　　　　　承检机构：

药品通用名：　　　　　　　　　　　　　　　　药品商品名：

药品上市许可持有人（含配制单位或产地）：

药品上市许可持有人地址：　　　　　　　　　　所属省份：

是否委托生产：　　　　　受委托单位：

被委托单位地址：　　　　　　　　　　　　　　被委托单位所属省份：

剂型：　　　　　　　包装规格：　　　　　　　制剂规格：

批号：　　　　　　　效期：　　　　　　　　　批准文号：

生产日期：　　　　　　　有效期至：　年　　月　药品标示贮藏条件：

被抽样单位：

被抽样单位地址：

被抽样单位社会信用代码/组织机构代码：

被抽样单位联系人：　　　　　被抽样单位电话：

药品类别：包括①中药材、中药饮片；②药品制剂：化学药、抗生素、生化药、中成药、生物
　　　　　制品；③特殊药品：放射性药品、麻醉药品、医疗用毒性药品、精神药品；④其他。

抽样地点：包括①生产单位（车间，成品仓库，原料、辅料或包装材料仓库）；②经营单位（药
　　　　　品仓库、营业场所）；③使用单位（药品库房）；④互联网（与线上一致的线下药品
　　　　　仓库）；⑤其他。

样品存放现场温度：　　　℃　　　　　　　　样品存放现场湿度：　　　%

样品内包装：

抽样数量：

抽样说明：

抽样时，样品外包装无霉变、无破损、无水迹、无虫蛀、无污染。以上信息经双方确认填写
无误。

规章文件

药品抽样记录及凭证（背面/第二页）

药品单价：　　　　　　　　　　药品总价：　　　　　　　　　　抽样编号：

□现场结算　　　　□非现场结算　　　　□持有人结算　　　　□其他结算

支付单位：　　　　　　　　　　　　支付单位组织机构代码：

支付单位联系人：　　　　　　　　　电话：

通讯地址：

支付金额（元）:（支付后支付单位填写）　支付日期：　　年　　月　　日

　　　　　　　　　　　　　　　　　　　（支付单位印章）

收款单位银行账户：

收款单位开户行：

收款单位提供票据：□发票　　　□收据（需加盖印章或指模）　　□POS 签购单

　　　　　　　　　□其他（需加盖印章或指模）

收款单位联系人：　　　　　　　　　电话：

□其他说明：

抽样单位经手人签名：　　　　　　　抽样单位经手人电话：

被抽样单位经手人签名：　　　　　　承检机构经手人签名：

（被抽样单位印章）

填 写 说 明

1. 收款单位应在规定时限内（结算截止日期：＿＿＿＿年＿＿月＿＿日）按要求开具相关票据，超出结算时限的，作为自愿放弃有关权利处理，视作无偿提供样品。

2. 经当次抽检组织部门同意，抽样单位和被抽样单位协商一致，可采用其他结算方式，并应在其他说明中按照实际情况表述，可包括但不限于：结算方式名称、抵扣金额，支付单位名称、地址和被支付单位账户与开户行（如涉及款项支付）等。

3. 药品单价、药品总价、支付金额应准确填写，保留小数点后两位数字。

注：本凭证一式五份，第一份抽样单位留存，第二份被抽样单位留存，第三份随检品送承检机构，第四份送支付单位，第五份送收款单位。

附3

药品抽样告知及反馈单

NO _____

抽样产品名称		抽样日期	年　　月　　日
抽样单位名称			
抽样人员姓名			
对抽样单位抽样工作的评价	1.（□是　　□否）抽样人员抽样前，是否出示有效证件（文件）？ 2.（□是　　□否）抽样人员是否对所抽取的样品当场进行封样，并对样品采取了防拆封措施？ 3.（□是　　□否）抽样人员是否按抽样样品说明书规定的贮存条件对所抽取的样品进行贮存？ 4.（□是　　□否）抽样人员在抽样过程中是否廉洁公正？ 上述选项中填写"否"的，请简要描述抽样人员的违规行为（本处填写不下的，可另附书面说明）：		
（□是　　□否）对抽样工作无异议，认同抽样工作符合法律法规要求。如勾选"是"，填写下面内容			
被抽样单位信息和印章	电话：　　　　　　　　　　　　　　　　　E-Mail： 传真： 　　　　　　　　　　　　　　　　　　被抽样单位经手人签字： 　　　　　　　　　　　　　　　　　　（加盖印章或指模） 　　　　　　　　　　　　　　　　填表日期：　　年　　月　　日		

附 4

现场抽样的有关参考方法

1 现场抽样方法的确定

抽样批的确定：库存批数少于等于计划抽样批数时，各批均为抽样批；库存批数多于计划抽样批数时，应随机抽取。可参照简单随机或分层比例随机等方法确定抽样批。

简单随机方法：在抽取同一药品上市许可持有人生产的药品时，首先将药品批号进行编码，然后分别采取抽签、掷骰子、查阅随机数表或者用计算机发随机数等简单随机方法确定抽样批。

分层比例随机方法：如在抽取多个药品上市许可持有人生产的药品时，首先按药品上市许可持有人产品质量信誉的高低分为若干层次（例如可以分为 A、B、C 三层），然后按照质量信誉高的少抽、质量信誉低的多抽的原则，确定各层次药品上市许可持有人的抽样比例（例如 1∶2∶3），确定各层次药品上市许可持有人的抽样批数，最后按简单随机抽样法确定抽样批。抽样人员可根据实际情况采用科学合理的分层随机方法。

2 抽样单元数（n）的确定

均质性和正常非均质性原料药、异常非均质性原料药和制剂抽样单元数的确定，可分别参照以下方法进行。

均质性和正常非均质性原料药：当一批药品的包装件数（N）不多于 100 件时，抽样单元数（n）按下表确定：

N	1	2~5	6~10	11~20	21~30	31~40	41~50	51~70	71~90	91~100
n	1	2	3	4	5	6	7	8	9	10

当一批药品的包装件数（N）超过 100 件时，抽样单元数（n）按下式计算确定：$n=\sqrt{N}$。

异常非均质性原料药：将该批原料药的各个包装件均作为抽样单元，即 $n=N$。

制剂：计划抽取的样品数少于 6 个最小包装时，应当从相应数量的抽样单元中取样（如需抽取 4 个最小包装，应当从 4 个抽样单元中各取 1 个最小包装）；计划抽取的样品等于或者多于 6 个最小包装时，则应当从 6 个抽样单元中抽样，并且从各单元中抽取的最小包装数应当大致相等（如须抽取 12 个最小包装，应当从 6 个抽样单元中各取 2 个最小包装单位）。

3 抽样单元的确定

3.1 抽样单元应随机抽取。可参照简单随机、系统随机或分段随机等方法确定。

简单随机方法：首先对各包装件编码，然后分别采取抽签、掷随机数骰子、查阅随机数表或者用计算器发随机数等简单随机方法，最后确定满足抽样单元数的具体抽样单元。

系统随机方法：首先将抽样批总体（即全部包装件数 N）分成 n 个（即抽样单元数）部分，然后用简单随机方法从第一部分中确定某个包装件作为抽样单元，最后按相等间隔（N/n）从每个部分中各抽取一个包装件作为抽样单元。

分段随机方法：大包装套小包装的一批药品的抽样单元的确定，应首先根据大包装的件数分别随机确定一级抽样单元数和一级抽样单元；然后根据一级抽样单元中较小包装的件数分别随机确定二级抽样单元数和二级抽样单元，以此类推，直至抽出最小包装的抽样单元。

3.2 异常非均质性原料药抽样量的确定

异常非均质性原料药应增加抽样量（Wi），增加的抽样量可参照下列公式确定：

$$Wi = P W$$

式中 W 为检验需求的样品总量，当包装件数（N）大于 100 件时，P 值按下式计算：

$$P = 0.4\sqrt{N} \ (N > 100)$$

当包装件数小于等于 100 时，P 值按下表确定：

N	1~10	11~40	41~80	81~100
P	1	2	3	4

附 5

取样方法与最终样品的制作

1 取样方法

1.1 制剂取样方法

制剂以完整的最小包装作为取样对象，从确定的抽样单元内抽取单元样品。

1.2 原料药取样方法

原料药取样应当迅速完成，样品和被拆包的抽样单元应当尽快密封，以防止吸潮、风化、氧化或污染等因素影响药品质量。

固体半固体原料药取样方法：将抽样单元表面拭净后移至洁净取样室，用洁净干燥的抽样棒等适宜取样工具，从确定的抽样单元内抽取单元样品；一般应当从上、中、下、前、后、左、右等不同部位取样，但不一定从同一抽样单元的不同部位取样，而可在不同抽样单元的不同部位取样，满足样品的均衡性。取得的单元样品分别置于不同的洁净干燥的盛样器具中，并将品名、批号、抽样单元的编号标记于该器具上，并准确进行唯一性标识。n 个抽样单元即有 n 个单元样品。

液体原料药取样方法：将抽样单元表面拭净后移至洁净取样室，先将液体充分混匀，再用洁净干燥的吸管等适宜工具从确定的抽样单元内抽取单元样品；有结晶析出的液体，应当在不影响药品质量的情况下，使结晶溶解并混匀后取样；一般应当采取从不同部位取样的操作方式满足样品的均衡性；抽取的不同抽样单元样品应分别置于不同的洁净干燥的盛样器具中，并准确进行唯一性标识。

1.3 特殊情形的取样方法

无菌原料药应当按照无菌操作法取样。

腐蚀性药品应当使用耐腐蚀的工具和容器。

规定避光的药品，取样和保存时应当采取避光措施。

需真空或充氮气保存的药品，应当使用专用设备、器材和容器，抽样后立即对样品和剩余药品进行密封处置。

2 最终样品的制作

2.1 原料药最终样品的制作

2.1.1 均质性与正常非均质性原料药最终样品的制作

当全部单元样本目视检查呈现均质性时，将其汇集、混匀，然后按 1∶0.5∶0.5 分为 3 份。

2.1.2 异常非均质性原料药最终样品的制作

当单元样品鉴别呈现正反应时，首先按外观性状一致性情况，分别将其汇集、混匀、缩分为不同的最终样品，然后将每个最终样品各按 1∶0.5∶0.5 分成 3 份。

当单元样品鉴别未呈正反应时，则应当将这些单元样品所属的抽样单元与其他抽样单元隔离，并加大抽样量，以便进一步检验确认。

2.2 制剂最终样品的制作

将单元样品汇集成最终样品，在保持最小包装完好的情况下，按 1∶0.5∶0.5 分成 3 份。

附件2

复验申请表

编号：

申请复验单位名称	（盖章）	
申请复验单位地址		
申请复验单位 联系电话		邮编	
申请复验单位经办人		申请日期	
申请复验的药品名称		
批号		规格/型号	
复验样品的药品上市 许可持有人		
原药品检验机构名称		药品检验 报告书编号	
申请复验项目及理由	（如填写不下，可另附纸）	
复验单位申请复验的 药品检验机构性质	□ 原药品检验机构 □ 上一级药品监督管理部门设置或指定的药品检验机构 □ 国务院药品监督管理部门设置或指定的药品检验机构	
复验单位申请复验的 药品检验机构名称		
备注		

规章文件

439

附件 3

复验申请回执

_____：

你单位报送的复验申请材料已收到，我单位已（未）受理复验申请。如有特殊情况，可速与我单位联系。

联系人：

电话：

传真：

地址：

邮编：

申请品种：

批号：

不符合规定项目：

原检验机构：

复验检品编号：

复验受理日期：　　　年　　月　　日

未予受理复验情况说明：

单位名称（盖章）

年　　月　　日

国家药监局关于印发药品质量抽查检验管理办法的通知

（国药监药管〔2019〕34 号）

各省、自治区、直辖市药品监督管理局，新疆生产建设兵团药品监督管理局，中国食品药品检定研究院：

为加强药品监督管理，规范药品质量抽查检验工作，国家药监局组织修订了《药品质量抽查检验管理办法》，现印发给你们，请遵照执行。

原国家食品药品监督管理局发布的《药品质量抽查检验管理规定》（国食药监市〔2006〕379 号）同时废止。

国家药监局

2019 年 8 月 12 日

药品质量抽查检验管理办法

第一章 总 则

第一条 为规范药品质量抽查检验工作，根据《中华人民共和国药品管理法》和《中华人民共和国药品管理法实施条例》，制定本办法。

第二条 药品监督管理部门对在中华人民共和国境内依批准生产、经营、使用药品开展的质量抽查检验工作，适用本办法。

第三条 药品质量抽查检验是对上市后药品监管的技术手段，应当遵循科学、规范、合法、公正原则。

第四条 国务院药品监督管理部门负责组织实施国家药品质量抽查检验工作，在全国范围内对生产、经营、使用环节的药品质量开展抽查检验，并对地方药品质量抽查检验工作进行指导。

省级药品监督管理部门负责对本行政区域内生产环节以及批发、零售连锁总部和互联网销售第三方平台的药品质量开展抽查检验，组织市县级人民政府负责药品监督管理的部门对行政区域内零售和使用环节的药品质量进行抽查检验，承担上级药品监督管理部门部署的药品质量抽查检验任务。

第五条 药品监督管理部门设置或者确定的药品检验机构，承担药品质量抽查检验所需的检验任务。

第六条 从事药品生产、经营、使用活动的单位和相关人员应当依照本办法接受药品监督管理部门组织实施的药品质量抽查检验，不得干扰、阻挠或拒绝抽查检验工作，不得转移、藏匿药品，不得拒绝提供证明材料或故意提供虚假资料。

第七条 药品质量抽查检验根据监管目的一般可分为监督抽检和评价抽检。监督抽检是指药品监督管理部门根据监管需要对质量可疑药品进行的抽查检验，评价抽检是指药品监督管理部门为评价某类或一定区域药品质量状况而开展的抽查检验。

第二章　计划制定

第八条　国务院药品监督管理部门和省级药品监督管理部门应当制定年度药品质量抽查检验计划，按照目标明确、重点突出、统筹兼顾、有效覆盖的要求对药品质量抽查检验工作进行安排部署。

省级药品监督管理部门制定的药品质量抽查检验计划，应当与国家药品质量抽查检验计划相互衔接，各有侧重，在扩大覆盖面的同时，避免重复。

第九条　市县级人民政府负责药品监督管理的部门应当根据上级药品监督管理部门制定的计划，结合实际情况，制定本行政区域内药品质量抽查检验实施方案，实施方案应当突出属地药品监管工作要求。

第十条　根据监管情况的变化，组织抽查检验的药品监督管理部门可对药品质量抽查检验计划进行调整。

第十一条　药品监督管理部门制定药品质量抽查检验计划，可以将下列药品作为抽查检验重点：

（一）本行政区域内生产企业生产的；

（二）既往抽查检验不符合规定的；

（三）日常监管发现问题的；

（四）不良反应报告较为集中的；

（五）投诉举报较多、舆情关注度高的；

（六）临床用量较大、使用范围较广的；

（七）质量标准发生重大变更的；

（八）储存要求高、效期短、有效成分易变化的；

（九）新批准注册、投入生产的；

（十）其他认为有必要列入抽查检验计划的。

第十二条　药品质量抽查检验所需费用由组织相应任务的药品监督管理部门从财政列支，并严格执行财务管理相关规定要求。

第三章　药品抽样

第十三条　药品监督管理部门可自行完成抽样工作，也可委托具有相应工作能力的药品监管技术机构进行抽样。

第十四条　承担药品抽样工作的单位（抽样单位，下同）应当按照药品监督管理部门下发的药品质量抽查检验计划制定具体的抽样工作实施方案，开展抽样工作应当按照国务院药品监督部门组织制定的《药品抽样原则及程序》进行。

第十五条　抽样单位应当配备具有抽样专业能力的抽样人员，抽样人员应当熟悉药品专业知识和药品管理相关法律法规。

第十六条　抽样人员执行现场抽样任务时不得少于2人，抽样时应当向被抽样单位出示相关证明文件，原则上同一人不应当同时承担当次抽样和检验工作。

第十七条　抽样场所应当由抽样人员根据被抽样单位类型确定。从药品生产环节抽样一般为成品仓库和药用原、辅料或包装材料仓库，从药品经营环节抽样一般为经营企业的药品仓库或零售企业的营业场所，从药品使用单位抽样一般为药品库房，从药品互联网交易环节抽样一般为与线上一致的线下药品仓库。

抽取的样品必须为已放行或验收入库的待销售（使用）的药品，对明确标识为待验产品或不符合规定（不合格）产品的，原则上不予抽取。

第十八条　抽样人员在履行抽样任务时，应当对储存条件和温湿度记录等开展必要的现场检查。

检查发现影响药品质量的问题或存在其他违法违规行为的，应当固定相关证据，必要时可以继续抽取样品，并将相关证据或样品移交对被抽样单位具有管辖权的药品监督管理部门处置。

第十九条　抽样数量应当按照当次抽查检验计划或抽样工作实施方案执行，取样操作应当规范，不得影响所抽样品和被拆包装药品的质量。样品选择一般应当遵循随机原则；也可根据工作安排，以问题为导向，通过快速筛查等技术手段针对性抽取样品。

抽样人员应当使用专用封签现场签封样品，按要求填写《药品抽样记录及凭证》，并分别由抽样人员和被抽样单位有关人员签字、加盖抽样单位和被抽样单位有效印章；同时可根据需要向被抽样单位索取相应资料和证明性文件复印件，并加盖被抽样单位有效印章。

被抽样单位拒绝签字或盖章时，抽样人员应当在药品抽样记录及凭证上注明并签字。

第二十条　对近效期的药品应当满足检验、结果告知和复验等工作时限，方可抽样；组织抽查检验的药品监督管理部门有特殊要求的除外。

因特殊情况不能在规定时间内完成抽样任务时，抽样单位应当书面报告组织抽查检验工作的药品监督管理部门，并告知承担药品检验任务的药品检验机构。

第二十一条　抽样单位应当按规定时限将样品、药品抽样记录及凭证等相关资料送达或寄送至承担检验任务的药品检验机构。

抽取的样品应当按照其规定的贮藏条件进行储运，特殊管理药品的储运按照药品监督管理部门有关规定执行。

第二十二条　抽样人员在抽样过程中不得有下列行为：

（一）样品签封后擅自拆封或更换样品；

（二）泄露被抽样单位商业秘密；

（三）其他影响抽样公正性的行为。

第四章　药品检验

第二十三条　药品检验机构应当对检验工作负责，按照药品检验技术要求和科学、独立、客观、公正原则开展检验工作，并应符合实验室管理规定。

第二十四条　药品检验机构应当对送检样品的外观、状态、封签等可能影响检验结果的情况进行核对，并对药品抽样记录及凭证内容、药品封签签字盖章等情况进行核对，核对无误后予以签收。对需冷链保存等特殊储运条件的样品，应当检查其储运全过程的温湿度记录符合要求后方可签收。

有下列情形之一的，药品检验机构可拒绝接收：

（一）样品外观发生破损、污染的；

（二）样品封签包装不完整或未在规定签封部位签封、可能影响样品公正性的；

（三）药品抽样记录及凭证填写信息不准确、不完整，或药品抽样记录及凭证标识与样品实物明显不符的；

（四）样品批号或品种混淆的；

（五）包装容器不符合规定、可能影响检验结果的；

（六）有证据证明储运条件不符合规定、可能影响样品质量的；

（七）样品数量明显不符合计划要求的；

（八）品种类别与当次抽查检验工作计划不符的；

（九）超过抽样工作规定时限的；

（十）其他可能影响样品质量和检验结果情形的。

对拒绝接收样品的，药品检验机构应当按照组织抽查检验工作的药品监督管理部门要求，向抽样单位说明理由，退返样品，并向组织抽查检验工作的药品监督管理部门报告。

第二十五条 药品检验机构应当对签收样品逐一登记并加贴标识，分别用于检验或按贮藏要求留存。

除抽查检验计划另有规定外，药品检验机构应当自收到样品之日起25个工作日内出具检验报告书；特殊情况需延期的，应当报组织抽查检验工作的药品监督管理部门批准。

第二十六条 药品检验机构应当妥善留存复验备份样品，符合规定的样品留存期限应当为检验报告书发出之日起一年或者保存至有效期结束，不符合规定的样品应当保存至有效期结束，但最长不超过两年。

第二十七条 除组织抽查检验的药品监督管理部门做出特殊要求外，药品检验机构应当按照国家药品标准规定对抽取的样品进行全项目检验，对结果进行判定并出具检验报告书。必要时，可采用通过验证确认的其他检验方法进行检验，出具检验数据。

药品检验机构对不具备资质的检验项目或其他原因无法按时完成检验任务的，经组织抽查检验工作的药品监督管理部门同意，可委托具有相应资质的其他药品检验机构完成检验任务。

第二十八条 根据监管工作需要，对有掺杂、掺假嫌疑的药品，药品检验机构应当依据国务院药品监督管理部门批准的药品补充检验方法进行检验并出具检验报告书。

鼓励药品检验机构开展药品补充检验方法研究。药品补充检验方法的申报与审批按国务院药品监督管理部门有关规定执行。

第二十九条 药品检验机构应当对出具的药品检验报告书负责，检验报告书应当格式规范、内容真实齐全、数据准确、结论明确。

检验原始记录、检验报告书的保存期限不得少于5年。

第三十条 药品检验机构应当具备健全的质量管理体系；应当加强检验人员、仪器设备、实验物料、检测环境等质量要素的管理，强化检验质量过程控制；做到原始记录及时、准确、真实、完整，保证检验结果准确可追溯。

第三十一条 药品检验机构和检验人员在检验过程中，不得有下列行为：

（一）更换样品；

（二）隐瞒、篡改检验数据或出具虚假检验报告书；

（三）泄露当事人技术秘密；

（四）擅自发布抽查检验信息；

（五）其他影响检验结果公正性的行为。

第三十二条 药品检验机构在检验过程中发现下列情形时，应当立即向组织抽查检验工作的药品监督管理部门报告，不得迟报漏报：

（一）药品存在严重质量安全风险（如热原、细菌内毒素、无菌等项目不符合规定）需立即采取控制措施的；

（二）涉嫌存在掺杂、掺假的；

（三）涉嫌违法违规生产行为的；

（四）同一企业多批次产品检验不符合规定，涉嫌质量体系存在问题的；

（五）对既往承担检验任务的药品经后续分析研究发现可能存在严重风险隐患的。

第三十三条 药品检验机构应当按照规定时间上报或寄送检验报告书。除另有规定外，药品检验机构应当在报告书签发后及时将药品检验报告书和药品抽样及记录凭证等材料传递抽样单位，并完成结果上报工作。检验结果为不符合规定的，药品检验机构应当在2个工作日内将检验报告书和药品抽样记录及凭证等材料传递被抽样单位所在地省级药品监督管理部门和标示生产企业所在地省级药品监督管理部门，或对涉及的相关单位具有管辖权的药品监督管理部门。

第三十四条 药品检验机构可根据组织抽查检验工作的药品监督管理部门工作安排开展有针对

性的探索性研究，开展探索性研究应当按照国务院药品监督管理部门制定的质量分析指导原则进行，鼓励药品检验机构开展提升药品质量的新技术、新方法研究。

第五章 复 验

第三十五条 被抽样单位或标示生产企业对药品检验机构的检验结果有异议的，可以自收到检验报告书之日起7个工作日内提出复验申请。逾期提出申请的，药品检验机构不再受理。

复验申请应当向原药品检验机构或者上一级药品监督管理部门设置或者确定的药品检验机构申请，也可以直接向中国食品药品检定研究院申请，其他药品检验机构不得受理复验申请。

第三十六条 申请复验应当提交以下资料：

（一）加盖申请复验单位公章的《复验申请表》；

（二）药品检验机构的药品检验报告书原件；

（三）经办人办理复验申请事宜的法人授权书原件；

（四）经办人身份证明；

（五）有效时限证明。

第三十七条 药品检验机构应当在收到复验申请之日起7个工作日内对资料进行审核，并开具《复验申请回执》，告知申请复验单位是否受理复验，并在2个工作日内报告组织抽查检验的药品监督管理部门。有下列情形之一的，不得受理复验申请：

（一）国家药品标准中规定不得复试的检验项目；

（二）重量差异、装量差异、无菌、热原、细菌内毒素等不宜复验的检验项目；

（三）未在规定期限内提出复验申请或已申请过复验的；

（四）样品不能满足复验需要量、超过效期或效期内不足以完成复验的；

（五）特殊原因导致留存样品无法实现复验目的等其他不能受理复验的情形。

当检出为明显可见异物时，相关企业或单位可自收到检验报告书之日起7个工作日内，前往原药品检验机构对该项目进行现场确认。

第三十八条 确定受理复验的药品检验机构（复验机构，下同）应当自出具复验申请回执之日起3个工作日内向原药品检验机构发出调样通知。原药品检验机构应当在收到调样通知后回复留样情况，并在7个工作日内提供其检验后的备份样品。所提供样品应符合留样要求，有抽样单位封签且封签完好，并按照规定的贮藏条件储运。

第三十九条 复验机构接到备份样品后，应当对备份样品数量及包装、封签的完整性等进行确认。

第四十条 复验机构应当在收到备份样品之日起25个工作日内做出复验结论，并自检验报告书签发之日起2个工作日内，将检验报告书传递申请复验单位、原药品检验机构和申请复验单位所在地省级药品监督管理部门，或对申请复验单位具有管辖权的药品监督管理部门。特殊情况需要延期的，应当报请组织抽查检验工作的药品监督管理部门批准。

复验机构出具的复验结论为最终检验结论。

第四十一条 申请复验单位应当按规定向复验机构预先支付药品检验费用。复验结论与原检验结论不一致的，复验费用由原药品检验机构承担。

国务院有关部门或者省级人民政府有关部门另有特殊规定的，从其规定。

第六章 监督管理

第四十二条 对涉及的相关单位具有管辖权的药品监督管理部门（药品监督管理部门，下同）应当对抽查检验中发现的不符合规定结果及其他问题进行调查处理。

第四十三条 药品监督管理部门应当自收到不符合规定报告书之日起5个工作日内组织将检验报告书转送被抽样单位和标示生产企业。

第四十四条 被抽样单位和标示生产企业收到不符合规定检验报告书后，应当对抽查检验情况予以确认。

标示生产企业否认为其生产的，应当出具充分准确的证明材料，标示生产企业所在地省级药品监督管理部门应当组织调查核实，调查核实情况应当通报被抽样单位所在地省级药品监督管理部门。对查实确系假药的，两地药品监督管理部门应当相互配合，共同核查问题产品来源。

第四十五条 被抽样单位和标示生产企业收到不符合规定检验报告书后，应当履行以下义务：

（一）召回已销售的不符合规定药品；

（二）立即深入进行自查，开展偏差调查，进行风险评估；

（三）根据调查评估情况采取必要的风险控制措施。

申请复验期间，对不符合规定药品的风险控制继续执行。

第四十六条 药品监督管理部门应当监督有关企业和单位做好问题药品处置、原因分析及内部整改等工作。必要时可组织对被抽样单位和标示生产企业开展检查，对整改情况进行跟踪检查。

第四十七条 药品监督管理部门应当对不符合规定药品涉及的相关企业或单位依法进行调查处理。符合立案条件的要按规定立案查处，并按要求公开查处结果。涉嫌犯罪的，依法移交司法机关处理。

第四十八条 对经检验不符合规定的药品，标示生产企业所在地省级药品监督管理部门应当对企业的排查整改情况进行调查评估。对有证据证明质量问题是由生产环节导致的，应当通知被抽样单位所在地省级药品监督管理部门。对被抽样单位具有管辖权的药品监督管理部门根据通报情况，可酌情减轻或免除对经营、使用环节的处罚。

第四十九条 对药品检验机构根据探索性研究报告的药品质量风险隐患，组织或实施抽查检验工作的药品监督管理部门应当组建技术研判机构或建立技术研判机制，组织开展技术分析和综合研判，并根据分析研判结果采取相应的风险控制和监管措施，必要时应当报告上级药品监督管理部门。

第五十条 药品监督管理部门应当对本部门和下一级药品监督管理部门组织的药品质量抽查检验工作进行督促指导。

国务院药品监督管理部门确定的药品检验机构应当对承担国家药品质量抽查检验工作的药品检验机构进行行业务指导。各省级药品检验机构应当对本行政区域内承担药品质量抽查检验工作的下级药品检验机构进行业务指导。

第五十一条 药品生产、经营和使用单位没有正当理由，拒绝接受抽查检验的，国务院药品监督管理部门和省级药品监督管理部门可以宣布停止该单位拒绝抽查检验的药品上市销售和使用。

第七章 信息公开

第五十二条 组织抽查检验的国务院药品监督管理部门和省级药品监督管理部门应当按照有关规定公开药品质量抽查检验结果。

第五十三条 药品质量抽查检验结果公开内容应当包括抽查检验药品的品名、检品来源、标示生产企业、生产批号、药品规格、检验机构、检验依据、检验结果、不符合规定项目等。

有证据证实药品质量不符合规定原因的，可以适当方式备注说明。

药品质量抽查检验结果公开不当的，应当自确认公开内容不当之日起5个工作日内，在原公开范围内予以更正。

第五十四条 对可能产生重大影响的药品质量抽查检验信息，组织抽查检验的药品监督管理部门应当进行评估研判，并按照《中华人民共和国政府信息公开条例》等有关规定执行。

第五十五条　鼓励药品监督管理部门建立信息化管理系统，为抽查检验信息传输及查询等提供技术支持。

药品监督管理部门应当充分利用药品质量抽查检验信息系统，掌握本行政区域药品质量抽查检验信息，作为加强药品监督管理的数据支撑。

第八章　附　　则

第五十六条　根据药品监管工作的实际需要，药品监督管理部门可适时组织开展专项抽查检验，相关工作内容可参照本办法执行。

第五十七条　因监督检查、监测评价、稽查执法等工作需要开展抽样、检验的，不受抽样数量、地点、样品状态等限制，具体程序可参考本办法。

第五十八条　本办法自发布之日起实施。《国家食品药品监督管理局关于印发药品质量抽查检验管理规定的通知》（国食药监市〔2006〕379号）自本办法发布之日起废止。

食品药品监管总局关于进一步加强药物临床试验
数据自查核查的通知

（食药监药化管〔2015〕266号）

各省、自治区、直辖市食品药品监督管理局：

国家食品药品监督管理总局发布《关于开展药物临床试验数据自查核查工作的公告》（2015年第117号）以来，药物临床试验数据自查核查工作陆续展开。海南、山东、广东等多数省局专门组织召开了申请人、药物临床试验机构、合同研究组织负责人的会议，督促各方认真自查。但也有个别省局对核查工作重视不够，核查质量不高。近期，总局针对部分试验项目多、收费低的药物临床试验机构的数据进行现场核查，发现大部分试验项目存在数据不真实、不完整、不规范问题，而这些项目都经过了所在省局现场核查，也经过了第117号公告发布后的自查和复核，这反映了有些自查核查工作不扎实、不细致。为了进一步做好自查核查工作，现将有关事项通知如下：

一、各省局应当按照总局《关于发布药物临床试验数据现场核查要点的公告》（2015年第228号）的核查要点，对第117号公告所列注册申请中仍待审评审批的项目的药物临床试验数据重新组织核查，并于12月底前由省局负责人签署后向总局报送核查结果。各省局应当组织属地药物临床试验机构对所承担的第117号公告及其后所有注册申请的药物临床试验进行自查，自查情况于2016年1月10日前完成。

二、核查中发现药物临床试验数据存在不真实、不完整等问题的，省局要责令申请人撤回注册申请；药物临床试验机构、合同研究组织主动报告临床试验数据不真实、不完整的，省局要约谈申请人撤回；申请人拒不撤回的，省局要说明不真实、不完整的具体情况，提出处理意见报总局；同时，省局要对其不真实情况进行立案调查，立案调查情况报总局备案。对主动撤回的注册申请，申请人可按新的要求重新组织开展临床试验。

三、严格区分数据不真实和不规范、不完整的问题。数据不真实问题，属于主观故意的，必须严肃查处，追究申请人、药物临床试验责任人和管理人、合同研究组织责任人的责任并对外公布；不规范、不完整确属技术水平和一般缺陷问题的，只作不予批准的处理。对药物临床试验数据造假的，不得混同不规范问题，大事化小、重事轻处；对不规范问题，要防止错判为数据造假。对真实性存疑而申请人、药物临床试验机构或合同研究组织有证据证明其数据真实，经查证属实的，不视为故意造假。

四、总局继续组织药物临床试验数据核查，核查中发现存在不真实、不完整问题的，将同时追究未能有效履职的省局核查人员的责任，并公开处理结果。

五、各省局要组织对第117号公告后申报注册的药物临床试验进行数据核查，并于2016年1月底前报告核查结果。总局对第117号公告后的注册申请仍发现数据造假的申请人、药物临床试验责任人和管理人、合同研究组织责任人从重处理并追究未能有效履职的省局核查人员的责任。

六、落实药物临床试验数据真实性、完整性的责任。申请人是药物临床试验的发起者和受益者，对注册申报的数据承担全部法律责任；药物临床试验机构具体项目承担者（研究者）和合同研究组织是受申请人委托，从事药物临床试验的具体承担者，也是数据真实性、规范性、完整性等问题的实施者，属于直接责任人；药物临床试验机构是临床试验行为的管理者，属于间接责任人；省局是药物临床试验数据的核查检查的实施者，负有监督责任。各省局要严格按照《药品注册现场核查管理规定》等有关要求，切实承担起属地管理责任和监督责任。省局不得将核查工作委托给其他省局或者下放给地市局承担。

七、各省局要高度重视药品注册管理工作。要按照"最严谨标准、最严格监管、最严厉处罚、最严肃问责"的要求，建立长效工作机制，确保药物临床试验数据真实可靠。要配齐配强核查人员，使核查力量与本省注册申报的数量相适应；要加强核查人员的管理，对有违法违规行为的严肃处理。总局将各地履行现场核查职责的情况纳入对地方政府食品药品监管工作的年度考核。

食品药品监管总局
2015 年 12 月 17 日

规章文件

国家食品药品监督管理总局关于发布药物临床试验数据现场核查要点的公告

（2015 年第 228 号）

为了规范药物临床试验数据现场核查，国家食品药品监督管理总局组织制定了《药物临床试验数据现场核查要点》，现予发布，并就有关事宜公告如下：

一、国家食品药品监督管理总局将根据《药物临床试验数据现场核查要点》，对完成自查资料填报的药品注册申请逐一进行临床试验数据现场核查。

二、从已经完成的部分药物临床试验数据现场核查情况看，部分药物临床试验机构存在擅自修改数据、瞒报数据以及数据不可溯源等弄虚作假问题，国家食品药品监督管理总局将发现一起公布一起，并对注册申请人、临床试验机构、临床试验合同研究组织及相关责任人依法严肃处理。

三、临床试验机构或临床试验合同研究组织应继续按照《药物临床试验数据现场核查要点》，对试验数据的真实性、完整性进行自查，发现存在不真实问题的，应主动将情况报告国家食品药品监督管理总局，并督促申请人主动撤回申请。临床试验机构或合同研究组织主动报告问题的，可免予追究责任。

四、药品注册申请人发现临床试验数据存在真实性问题的，可向国家食品药品监督管理总局申请撤回。在国家食品药品监督管理总局通知现场核查前主动申请撤回的，公布申请人和品种名单，不予追究责任；通知现场核查后不再接受撤回申请。

特此公告。

附件：药物临床试验数据现场核查要点

食品药品监管总局

2015 年 11 月 10 日

附件

药物临床试验数据现场核查要点

序号	现场核查要点
一、Ⅱ、Ⅲ期临床试验、人体生物等效性（BE）/人体药代动力学（PK）试验、疫苗临床试验数据现场核查要点——通用内容	
1. 临床试验条件与合规性（含各方在临床试验项目中职责落实）	
1.1*	临床试验单位承担药物临床试验的条件与合规性：
	1.1.1 临床试验须在具有药物临床试验机构资格的医院内进行（含具有一次性临床试验机构资格认定的批件），落实临床试验条件是否支持试验项目实际的实施过程。
	1.1.2 具有合法的《药物临床试验批件》。
	1.1.3 核对项目开始实施时间与国家食品药品监督管理总局《药物临床试验批件》时间相符性。
1.2	伦理审查批件及记录的原始性及完整性：
	1.2.1 有出席伦理审查会议的签到表和委员讨论的原始记录。
	1.2.2 委员表决票及审查结论保存完整且与伦理审批件一致。
1.3	临床试验合同经费必须覆盖临床试验所有开支（含检测、受试者营养/交通费补贴、研究者观察费等）。
1.4	申办者/合同研究组织（CRO）按照药物临床试验质量管理规范（GCP）原则、方案及合同承担相应职责的文件和记录（如合同或方案中规定的项目质量管理责任及监查、稽查相关记录等）。
2. 临床试验部分（以研究数据的真实完整性为关注点）	
2.1	受试者的筛选/入组相关数据链的完整性：
	2.1.1* 申报资料的总结报告中筛选、入选和完成临床试验的例数与分中心小结表及实际临床试验例数一致，若不一致须追查例数修改的环节。
	2.1.2* 方案执行的入选、排除标准符合技术规范（如实记录体检、血尿常规、血生化、心电图等详细内容），其筛选成功率为多少？（含有证据的初筛受试者例数）。
	2.1.3* 受试者代码鉴认表或筛选、体检等原始记录涵盖受试者身份鉴别信息（如姓名、住院号/门诊就诊号、身份证号、联系地址和联系方式等），由此核查参加临床试验受试者的真实性。
	2.1.4 对受试者的相关医学判断和处理必须由本机构具有执业资格的医护人员执行并记录，核查医护人员执业许可证及其参与临床试验的实际情况。
	2.1.5 受试者在方案规定的时间内不得重复参加临床试验。
2.2	知情同意书的签署与试验过程的真实完整性：
	2.2.1 已签署的知情同意书数量与总结报告中的筛选和入选病例数一致。
	2.2.2 所有知情同意书签署的内容完整、规范（含研究者电话号码，签署日期等）。
	2.2.3 知情同意签署时间不得早于伦理批准时间，记录违规例数。
	2.2.4* 知情同意书按规定由受试者本人或其法定代理人签署（必要时，多方核实受试者参加该项试验的实际情况）。

规章文件

序号	现场核查要点
2.3	临床试验过程记录及临床检查、化验等数据的溯源：
	2.3.1 临床试验的原始记录，如执行方案、病例报告表（CRF）、采血记录、接种记录、观察记录、受试者日记卡等保存完整；核查任何一项不完整、不真实的数据。
	2.3.2 核查 CRF 记录的临床试验过程（如访视点、接种时间、采血点、观察时间等）与执行方案的一致性；核查任何一项不一致、不真实的数据。
	2.3.3* 核查 CRF 中的检查数据与检验科、影像科、心电图室、内镜室（LIS、PACS 等信息系统）等检查数据一致；核实任何一项不一致/不能溯源的数据。
	2.3.4 核查 CRF 中的数据和信息与住院病历（HIS）中入组、知情同意、用药医嘱、访视、病情记录等关联性记录；核实完全不能关联的受试者临床试验的实际过程。
	2.3.5 核查门诊受试者的 CRF 中入组、访视、病情记录等信息与门诊病历（研究病历）的关联性（必要时，可通过医院 HIS 系统核查门诊就诊信息）。
	2.3.6 受试者用药应有原始记录，如受试者日记卡或医嘱或原始病历（住院/门诊/研究病历）等；核查记录的完整性（用药时间、用药量等）及其原始性。
	2.3.7* CRF/研究病历中的临床检查数据与总结报告一致（2.3.3 款继续核查）；落实任何一项不一致数据发生的原由。
	2.3.8 核查 CRF 的不良事件（AE）的记录及判断与原始病历/总结报告一致，核实并记录漏填的 AE 例数。
2.4	CRF 中违背方案和严重不良事件（SAE）例数等关键数据：
	2.4.1 核查 CRF 中合并用药记录与门诊/住院病历记载是否一致，核实并记录漏填的合并用药例数；若一致则核实其与总结报告是否一致。
	2.4.2 核查 CRF 中违背方案的合并禁用药的记录与门诊/住院病历记载是否一致，核实并记录漏填合并方案禁用药的例数；若一致则核实其与总结报告是否一致。
	2.4.3 CRF 中偏离和/或违背方案相关记录和处理与实际发生例数（门诊/住院病历）及总结报告一致；核实并记录漏填的例数。
	2.4.4* CRF 中发生的 SAE 处理和报告记录，与原始病历（住院病历、门诊/研究病历）、总结报告一致；核实并记录瞒填的例数。
2.5	试验用药品/疫苗的管理过程与记录：
	2.5.1* 试验用药品/疫苗的来源和药检具有合法性（参比制剂的合法来源证明为药检报告、药品说明书等）。
	2.5.2* 试验用药品/疫苗的接收、保存、发放、使用和回收有原始记录；核实原始记录各环节的完整性和原始性。
	2.5.3* 试验用药品/疫苗接收、保存、发放、使用、回收原始记录的数量一致，核实并记录各环节数量的误差。
	2.5.4 试验用药品/疫苗运输和储存过程中的温度均符合要求。
	2.5.5 试验用药品/疫苗批号与药检报告、总结报告等资料一致。

序号	现场核查要点
2.6	临床试验的生物样本采集、保存、运送与交接记录：
	2.6.1* 生物样本采集、预处理、保存、转运过程的各环节均有原始记录；追溯各环节记录的完整性和原始性。
	2.6.2 血样采集时间与计划时间的变化与总结报告一致。
	2.6.3 根据化学药品性质需进行特殊处理的生物样本采集、预处理应在方案中有规定，且原始记录与方案要求一致。
3. 委托研究	
3.1	其他部门或单位进行的研究、检测等工作，是否有委托证明材料。委托证明材料反映的委托单位、时间、项目及方案等是否与申报资料记载一致。被委托机构出具的报告书或图谱是否为加盖其公章的原件。对被委托机构进行现场核查，以确证其研究条件和研究情况。
4. 其他	
4.1*	出现下列情况，视为拒绝或逃避检查：
	4.1.1 拖延、限制、拒绝检查人员进入被检查场所或者区域的，或者限制检查时间的；
	4.1.2 无正当理由不提供或者规定时间内未提供与检查相关的文件、记录、票据、凭证、电子数据等材料的；
	4.1.3 以声称相关人员不在，故意停止经营等方式欺骗、误导、逃避检查的；
	4.1.4 拒绝或者限制拍摄、复印、抽样等取证工作的；
	4.1.5 其他不配合检查的情形。
二、人体生物等效性（BE）/人体药代动力学（PK）试验数据现场核查要点——专有内容	
5. BE、PK 生物样本检测部分（检测数据的真实完整性为重点）	
5.1	具备与试验项目相适应实验室检测设备与条件：
	5.1.1 分析测试的关键实验设备、仪器应有相关维护记录。
	5.1.2* 遵循《药物 I 期临床试验管理指导原则》（试行），2011 年 12 月 2 日以后的试验项目须开启源计算机（采集原始数据的计算机）和工作站的稽查系统。
5.2	生物样本检测实验过程记录的真实完整性：
	5.2.1 生物样本检测实验须有完整的原始记录（包括实验单位、人员、日期、条件及实验结果等）；核实记录的完整和原始性。
	5.2.2* 生物样本分析方法学确证的原始数据与总结报告一致。
	5.2.3* 核查血药浓度数据与对应标准曲线计算的一致性；现场重新计算用以核实试验数据的真实性。
5.3	生物样本的管理轨迹可溯源：
	5.3.1* 生物样本有接收、入库、存放的原始记录，且记录完整（含样本标识、数量、来源、转运方式和条件、到达日期和到达时样本状态等信息）
	5.3.2 贮存的生物样本有领取、存入的原始记录。
	5.3.3 在规定期限内，该项目保存的生物样本留样及其原始记录；核查留存生物样本的实际数量及记录的原始性。

规章文件

序号	现场核查要点
5.4	分析测试图谱的可溯源性：
	5.4.1* 图谱上的文件编码/测试样本编码与受试者生物样本编码的对应关系能够追溯；核实和记录不可追溯的环节。
	5.4.2 所有纸质图谱包含完整的信息（进样时间、峰高/峰面积、血药浓度等）；核实和记录不完整的信息。
	5.4.3* 核查未知样本、方法学验证样本及随行标准曲线、QC 样本的图谱，并在源计算机溯源，核对其与工作站电子图谱的一致性；记录检查数量以及不一致和不可溯源的数量。
	5.4.4* 核查未知样本、随行标曲、QC 样本图谱其进样/采集时间与文件编码顺序、试验时间顺序的对应一致性；追踪和记录所有不一致的数据。
	5.4.5* 纸质图谱数据与总结报告一致性，记录不一致数量。
5.5*	核查并记录影响 Cmax、AUC 等 BE 评价数据手动积分。
5.6	复测生物样本应有复测数量、复测原因、采用数据的说明。
5.7*	血药浓度/药代动力学/生物等效性的分析计算数据及结果在相应的软件上可重现，且与总结报告一致。
三、Ⅱ、Ⅲ期临床试验数据和疫苗临床试验数据现场核查要点——专有内容	
6. Ⅱ、Ⅲ期临床试验/疫苗临床试验部分（以数据库的真实性为重点）	
6.1	核查原始数据、统计分析和总结报告与锁定的数据库一致性：
	6.1.1* 数据库锁定后是否有修改及修改说明；核实和记录无说明擅自修改的数据。
	6.1.2* 锁定数据库的入组、完成例数与实际发生的入组、完成例数对应一致；核实和记录不一致的例数。
	6.1.3* 核查锁定数据库与 CRF 和原始病历记录的主要疗效指标及安全性指标一致性（如有修改需进一步核查疑问表的修改记录）；记录检查例数和擅自修改的数据。
	6.1.4 核对统计报告例数与锁定数据库的一致性。
	6.1.5 核对总结报告例数与锁定数据库的一致性。

国家食品药品监督管理总局关于开展药物临床试验
数据自查核查工作的公告

（2015 年第 117 号）

为落实党中央、国务院用"最严谨的标准、最严格的监管、最严厉的处罚、最严肃的问责，确保广大人民群众饮食用药安全"的要求，从源头上保障药品安全、有效，国家食品药品监督管理总局决定对附件所列已申报生产或进口的待审药品注册申请开展药物临床试验数据核查。有关事宜公告如下：

一、自本公告发布之日起，所有已申报并在总局待审的药品注册申请人，均须按照《药物临床试验质量管理规范》等相关要求，对照临床试验方案，对已申报生产或进口的待审药品注册申请药物临床试验情况开展自查，确保临床试验数据真实、可靠，相关证据保存完整。

二、自查的内容包括：（一）核对锁定的数据库与原始数据一致性，统计分析以及总结报告数据与原始记录及数据库的一致性；数据锁定后是否有修改以及修改说明等。（二）生物样本分析测试仪器（如 HPLC、LC-MS/MS）等主要的试验仪器设备运行和维护、数据管理软件稽查模块（Audit trail）的安装及其运行等。（三）各临床试验机构受试者筛选、入组和剔除情况，受试者入选和排除标准的符合情况，抽查核实受试者参加临床试验的情况。（四）临床试验方案违背例数、剔除例数、严重不良事件例数等关键数据；医院 HIS 系统等信息系统中的受试者就诊信息、用药及检查化验的临床过程情况等。（五）试验药物和对照药品的生产或购进、检验、运输、保存、返还与销毁以及相关票据、记录、留样等情况。（六）生物样本的采集过程及运送与交接和保存等记录；生物样本分析方法确证，生物样本分析过程相关的记录以及样本留样情况。（七）有关方在临床试验项目中主要职责的落实情况、合规情况。

三、2015 年 8 月 25 日前，申请人应就附件列出的品种，向国家食品药品监督管理总局食品药品审核查验中心提交电子版自查报告、临床试验合同扫描件、研究团队主要人员情况等材料，以及法定代表人签字的真实性承诺。自查报告的具体要求详见国家食品药品监督管理总局食品药品审核查验中心网站：www.cfdi.org.cn（联系电话：87559031）。

四、申请人自查发现临床试验数据存在不真实、不完整等问题的，可以在 2015 年 8 月 25 日前向国家食品药品监督管理总局提出撤回注册申请。

五、各省（区、市）食品药品监督管理部门负责对行政区域内申请人的自查工作进行监督。根据监督工作需要，可以组织对临床试验情况进行调查，调查对象应包括临床试验机构、合同研究组织等相关机构。对调查中发现的问题应及时锁定证据并提出处理意见，于 2015 年 9 月 8 日前将相关情况报告国家食品药品监督管理总局。

六、国家食品药品监督管理总局将组织专家对申请人的自查材料等进行数据分析并视情况开展飞行检查。检查中发现临床试验数据弄虚作假的，临床试验数据不完整不真实的，将依据《中华人民共和国药品管理法》第七十八条、《药品注册管理办法》第一百六十六条的有关规定，追究申请人、临床试验机构、合同研究组织的责任，并向社会公开申请人、临床试验机构、合同研究组织及其法定代表人和相关责任人员。

七、药品审评过程中，发现申请人有下列情形之一的，将依据《药品注册管理办法》第一百五十四条的有关规定，注册申请不予批准。包括：（一）拒绝、逃避或者阻碍检查或者毁灭

规章文件

证据的；（二）临床试验数据不能溯源，数据不完整的；（三）真实性存疑而无合理解释和证据的；（四）未提交自查报告的。

对核查中发现临床试验数据真实性存在问题的相关申请人，3年内不受理其申请。药物临床试验机构存在弄虚作假的，吊销药物临床试验机构的资格；对临床试验中存在违规行为的人员通报相关部门依法查处。将弄虚作假的申请人、临床试验机构、合同研究组织以及相关责任人员等列入黑名单。

特此公告。

附件：药物临床试验数据自查核查品种清单（略）

食品药品监管总局
2015 年 7 月 22 日

关于执行药品注册现场核查管理规定有关衔接问题的通知

（食药监办〔2008〕151号）

各省、自治区、直辖市食品药品监督管理局（药品监督管理局）：

根据新修订的《药品注册管理办法》（以下简称《注册办法》），国家食品药品监督管理局制定了《药品注册现场核查管理规定》（以下简称《核查规定》），并于2008年5月23日起施行。为做好《注册办法》实施后、《核查规定》实施前已受理的药品注册申请的核查工作，现将有关衔接问题通知如下：

一、关于药品研制现场核查

（一）凡已按照原药品注册现场核查相关规定完成核查的注册申请，其核查结果可作为综合审评意见的依据，省局不再按照《核查规定》的要求重新进行现场核查。

（二）凡按照《注册办法》的要求需进行药品研制现场核查而未进行的注册申请，省局应按照《核查规定》的要求组织进行药品临床前研究、临床试验、申报生产研制现场核查。

二、关于药品生产现场检查

凡按照《注册办法》的要求需进行药品生产现场检查的注册申请，应按照《核查规定》实施生产现场检查。

对于未进行生产现场检查，申报资料已报送国家局药审中心的注册申请，由药审中心先行开展审评，经审评符合规定的，通知省局组织实施进行生产现场检查。

三、请各省局认真做好药品注册现场核查工作，及时将核查报告和样品检验结果报送国家局药审中心。

四、为保证核查工作质量，国家局将组织对药品注册现场核查工作情况进行监督检查。

五、对《核查规定》实施中遇到的问题，请各有关单位通过国家局网站"28号局令执行专栏"及时反馈，国家局对相关问题研究后予以答复。

国家食品药品监督管理局办公室

二〇〇八年九月一日

规章文件

关于印发药品注册现场核查管理规定的通知

（国食药监注〔2008〕255号）

各省、自治区、直辖市食品药品监督管理局（药品监督管理局），总后卫生部药品监督管理局：

为规范药品研制秩序，保证药品注册现场核查工作质量，根据《药品注册管理办法》的有关规定，国家局组织制定了《药品注册现场核查管理规定》，现予印发，请遵照执行。

国家食品药品监督管理局
二〇〇八年五月二十三日

药品注册现场核查管理规定

第一章　总　　则

第一条　为加强药品注册现场核查管理，规范药品研制秩序，根据《中华人民共和国药品管理法》及其实施条例、《药品注册管理办法》，制定本规定。

第二条　药品注册现场核查分为研制现场核查和生产现场检查。

药品注册研制现场核查，是指药品监督管理部门对所受理药品注册申请的研制情况进行实地确证，对原始记录进行审查，确认申报资料真实性、准确性和完整性的过程。

药品注册生产现场检查，是指药品监督管理部门对所受理药品注册申请批准上市前的样品批量生产过程等进行实地检查，确认其是否与核定的或申报的生产工艺相符合的过程。

本规定所指的药品注册检验抽样，是指药品监督管理部门在药品注册现场核查过程中进行的取样、封样和通知检验。

第三条　药品注册现场核查分为常规和有因。有因核查主要是指针对下列情形进行的现场核查：

（一）药品审评过程中发现的问题；

（二）药品注册相关的举报问题；

（三）药品监督管理部门认为需进行核查的其他情形。

第四条　国家食品药品监督管理局负责全国药品注册现场核查的组织协调和监督管理。同时负责组织新药、生物制品批准上市前的生产现场检查；负责组织进口药品注册现场核查；负责组织对药品审评过程中发现的问题进行现场核查；负责组织涉及药品注册重大案件的有因核查。

第五条　省、自治区、直辖市药品监督管理部门负责本行政区域内的下列药品注册现场核查：

（一）负责所受理药品注册申请的研制现场核查；

（二）负责所受理已上市药品改变剂型、改变给药途径注册申请的生产现场检查；

（三）负责所受理仿制药注册申请的生产现场检查；

（四）负责所受理药品生产技术转让、变更处方和生产工艺可能影响产品质量等补充申请的生产现场检查；

（五）负责本行政区域内的有因核查。

研制工作跨省进行的药品注册申请，研制现场核查工作由受理该申请的省、自治区、直辖市药品监督管理部门负责，研制现场所在地省、自治区、直辖市药品监督管理部门应当予以协助。

第二章　药品注册研制现场核查

第六条　药品注册研制现场核查包括药物临床前研究现场核查、药物临床试验现场核查和申报生产研制现场核查。

药物临床前研究现场核查主要是对药学研究、药理毒理研究情况进行现场核查。

药物临床试验现场核查主要是对临床试验情况进行现场核查。必要时，可对临床试验用药物制备条件及情况进行现场核查，对临床试验用药物进行抽查检验。

申报生产研制现场核查主要是对申报生产注册申请的样品试制情况进行现场核查。若申报生产时药学、药理毒理等研究与申报临床相比发生变化，应对变化内容进行现场核查。

第七条　药品注册申请人（以下简称"申请人"）在提出药品注册申请时，应提交《药品研制情况申报表》（附件2），说明所完成的试验项目、涉及的主要设备仪器、原料药（药材）来源、试制场所、委托研究或者检测的项目及承担机构等情况。

第一节　药物临床前研究现场核查

第八条　省、自治区、直辖市药品监督管理部门受理药品注册申请后，应当组织现场核查组，按照《药品注册现场核查要点及判定原则》（附件1）对药学、药理毒理等研究情况实施现场核查。

申请注册的药品属于生物制品的，核查组在现场核查时应抽取3个生产批号的检验用样品，填写《药品注册抽样记录单》及《药品注册检验通知书》，并将样品、《药品注册抽样记录单》、《药品注册检验通知书》及相关资料一并送交药品检验所。

第九条　省、自治区、直辖市药品监督管理部门完成药物临床前研究现场核查后，应当在规定的时间内将《药品注册研制现场核查报告》（附件3）连同《药品注册管理办法》规定的其他资料一并送交国家食品药品监督管理局药品审评中心。

第二节　药物临床试验现场核查

第十条　省、自治区、直辖市药品监督管理部门受理新药、按照新药程序申报的生产申请后，应当组织现场核查组，按照《药品注册现场核查要点及判定原则》对临床试验情况实施现场核查。

第十一条　对于仿制药申请和补充申请，申请人完成临床试验后，应当将临床试验资料报送国家食品药品监督管理局药品审评中心，并报送所在地省、自治区、直辖市药品监督管理部门。省、自治区、直辖市药品监督管理部门应当组织对临床试验进行现场核查。

第十二条　省、自治区、直辖市药品监督管理部门完成药物临床试验现场核查后，应当在规定的时间内将《药品注册研制现场核查报告》连同《药品注册管理办法》规定的其他资料一并送交国家食品药品监督管理局药品审评中心。

第三节　申报生产研制现场核查

第十三条　省、自治区、直辖市药品监督管理部门受理药品生产申请后，应当组织现场核查组，按照《药品注册现场核查要点及判定原则》对申报生产研制情况实施现场核查。

对于新药、按照新药程序申报的生产申请，除生物制品外的其他药品，核查组在现场核查时应抽取3批样品，填写《药品注册抽样记录单》及《药品注册检验通知书》，并将样品、《药品注册抽样记录单》、《药品注册检验通知书》及相关资料一并送交药品检验所。

第十四条　省、自治区、直辖市药品监督管理部门完成申报生产研制现场核查后，应当在规定的时间内将《药品注册研制现场核查报告》连同《药品注册管理办法》规定的其他资料一并送交国家食品药品监督管理局药品审评中心。

第三章 药品注册生产现场检查

第一节 新药、生物制品生产现场检查

第十五条 国家食品药品监督管理局药品审评中心对于新药、生物制品的注册申请，经审评符合规定的，通知申请人申请生产现场检查，同时告知国家食品药品监督管理局药品认证管理中心。

第十六条 申请人应当自收到生产现场检查通知之日起6个月内向国家食品药品监督管理局药品认证管理中心提出药品注册生产现场检查的申请，报送《药品注册生产现场检查申请表》（附件4）。

第十七条 国家食品药品监督管理局药品认证管理中心在收到生产现场检查的申请后，应当根据核定的生产工艺组织对样品批量生产过程等进行生产现场检查。

第十八条 国家食品药品监督管理局药品认证管理中心应当组织现场核查组，按照《药品注册现场核查要点及判定原则》实施现场检查。

核查组在现场检查时应抽取1批样品（生物制品抽取3批样品），填写《药品注册抽样记录单》及《药品注册检验通知书》，并将样品、《药品注册抽样记录单》、《药品注册检验通知书》及相关资料一并送交进行该药品标准复核的药品检验所。

第十九条 国家食品药品监督管理局药品认证管理中心完成生产现场检查后，应当在规定的时间内将《药品注册生产现场检查报告》（附件5）送交国家食品药品监督管理局药品审评中心。

第二节 已上市药品改变剂型、改变给药途径生产现场检查

第二十条 国家食品药品监督管理局药品审评中心对于已上市药品改变剂型、改变给药途径的注册申请，经审评符合规定的，通知申请人申请生产现场检查，同时告知受理该注册申请的省、自治区、直辖市药品监督管理部门。

第二十一条 申请人应当自收到生产现场检查通知之日起6个月内向受理其注册申请的省、自治区、直辖市药品监督管理部门提出生产现场检查的申请，报送《药品注册生产现场检查申请表》。

第二十二条 省、自治区、直辖市药品监督管理部门在收到生产现场检查的申请后，应当根据核定的生产工艺组织对样品批量生产过程等进行生产现场检查。

第二十三条 省、自治区、直辖市药品监督管理部门应当组织现场核查组，按照《药品注册现场核查要点及判定原则》实施现场检查。

核查组在现场检查时应抽取1批样品，填写《药品注册抽样记录单》及《药品注册检验通知书》，并将样品、《药品注册抽样记录单》、《药品注册检验通知书》及相关资料一并送交进行该药品标准复核的药品检验所。

第二十四条 省、自治区、直辖市药品监督管理部门完成生产现场检查后，应当在规定的时间内将《药品注册生产现场检查报告》送交国家食品药品监督管理局药品审评中心。

第三节 仿制药生产现场检查

第二十五条 申请人申请仿制药注册，应当填写《药品注册申请表》和《药品注册生产现场检查申请表》，并连同有关申报资料报送所在地省、自治区、直辖市药品监督管理部门。

第二十六条 省、自治区、直辖市药品监督管理部门受理仿制药申请后，应当根据申请人申报的生产工艺组织对样品批量生产过程等进行生产现场检查。

第二十七条 省、自治区、直辖市药品监督管理部门应当组织现场核查组，按照《药品注册现场核查要点及判定原则》实施现场检查。

核查组在现场检查时应抽取连续生产的 3 批样品，填写《药品注册抽样记录单》及《药品注册检验通知书》，并将样品、《药品注册抽样记录单》、《药品注册检验通知书》及相关资料一并送交药品检验所。

第二十八条 省、自治区、直辖市药品监督管理部门完成生产现场检查后，应当在规定的时间内将《药品注册生产现场检查报告》连同《药品注册管理办法》规定的其他资料一并送交国家食品药品监督管理局药品审评中心。

第四节　补充申请生产现场检查

第二十九条 按照《药品注册管理办法》第一百一十七条的规定，对于药品生产技术转让、变更处方和生产工艺可能影响产品质量等的补充申请，省、自治区、直辖市药品监督管理部门应当进行生产现场检查。

第三十条 按照《药品注册管理办法》第一百一十七条的规定需进行生产现场检查的补充申请，凡生产工艺未发生变更的，申请人应当填写《药品补充申请表》和《药品注册生产现场检查申请表》，并连同有关申报资料报送所在地省、自治区、直辖市药品监督管理部门。

省、自治区、直辖市药品监督管理部门受理申请后，应当根据其《药品注册批件》组织对样品批量生产过程等进行生产现场检查。

第三十一条 按照《药品注册管理办法》第一百一十七条的规定需进行生产现场检查的补充申请，凡生产工艺发生变更的，申请人应当填写《药品补充申请表》，并连同有关申报资料报送所在地省、自治区、直辖市药品监督管理部门。

省、自治区、直辖市药品监督管理部门将申报资料报送国家食品药品监督管理局药品审评中心。经审评符合规定的，按照本规定第二十、二十一、二十二条的程序进行生产现场检查。

第三十二条 省、自治区、直辖市药品监督管理部门应当组织现场核查组，按照《药品注册现场核查要点及判定原则》实施现场检查。

核查组在现场检查时应抽取 3 批样品，填写《药品注册抽样记录单》及《药品注册检验通知书》，并将样品、《药品注册抽样记录单》、《药品注册检验通知书》及相关资料一并送交药品检验所。

第三十三条 省、自治区、直辖市药品监督管理部门完成生产现场检查后，应当在规定的时间内将《药品注册生产现场检查报告》连同《药品注册管理办法》规定的其他资料一并送交国家食品药品监督管理局药品审评中心。

第四章　组织实施

第三十四条 药品监督管理部门在实施药品注册现场核查前，应制定核查方案，组织核查组，通知被核查单位，并告知申请人。

第三十五条 药品注册现场核查由核查组具体实施。核查组一般由 2 人以上组成，实行组长负责制，核查组成员由派出核查组的部门确定。根据被核查药品注册申请的情况，可以组织相关专家参与核查。

国家食品药品监督管理局组织的药品注册现场核查，被核查单位所在地省、自治区、直辖市药品监督管理部门应选派一名药品监督管理人员作为观察员协助核查工作。

第三十六条 药品注册现场核查开始时，核查组应召开会议，由核查组组长向被核查单位宣布核查内容、要求和纪律等。

被核查单位应配合核查组工作，保证所提供的资料真实，并选派相关人员协助核查组工作。

规章文件

第三十七条　核查组应按照《药品注册现场核查要点及判定原则》实施核查，并按要求抽取样品。

第三十八条　核查组应对核查中发现的问题如实记录，必要时应予取证。

第三十九条　完成现场核查后，核查组组长组织对核查情况进行讨论汇总，形成核查结果，撰写《药品注册研制现场核查报告》或《药品注册生产现场检查报告》。汇总期间，被核查单位人员应回避。

第四十条　核查结束前应召开会议，由组长向被核查单位宣读核查结果。

第四十一条　若被核查单位对核查结果无异议，核查组全体成员及被核查单位负责人应在《药品注册研制现场核查报告》或《药品注册生产现场检查报告》中签名，并加盖被核查单位公章。观察员参加的核查，观察员也须签名。

第四十二条　若被核查单位对核查结果有异议，可提出不同意见、作出解释和说明，对被核查单位提出的问题，核查组应进一步核实相关情况，并应做好记录。记录经核查组全体成员和被核查单位负责人签名，并加盖被核查单位公章。观察员参加的核查，观察员也须签名。

第四十三条　核查组完成现场核查后，除取证资料外，应将被核查单位提供的其他资料退还。

第四十四条　被核查单位对现场核查人员、程序、核查结果等有异议时，可在5日内直接向派出核查组的部门或药品监督管理部门提出申诉。

第四十五条　现场核查结束后，核查组应形成综合评定结论，经全体人员签名后按要求将《药品注册研制现场核查报告》或《药品注册生产现场检查报告》及相关资料报送其派出部门。

第四十六条　派出核查组的部门应对核查组报送的资料进行审核，在《药品注册研制现场核查报告》或《药品注册生产现场检查报告》中填写审核意见，并在规定的时间内送交国家食品药品监督管理局药品审评中心。

第四十七条　国家食品药品监督管理局药品审评中心依据技术审评意见、药品注册研制现场核查和生产现场检查报告、样品检验结果，形成综合意见，连同有关资料报送国家食品药品监督管理局。

第五章　药品注册检验抽样要求

第四十八条　药品注册现场核查人员在现场抽样时，应参照药品抽样相关规定进行，操作规范，保证抽样的代表性，抽样过程不应影响所抽样品的质量。

第四十九条　抽样人员应确定抽样批号，核实该批样品的总量，检查包装是否完整、标签上是否注明药品名称、规格、批号、有效期、样品生产单位名称等信息，并核对相关信息是否与申报资料对应一致。

第五十条　抽样人员应按照随机抽样原则和方法抽取完整包装的样品，抽取样品的数量应为样品全检用量的3倍量。

第五十一条　抽样人员应对所抽样品按每1倍检验量，用《药品注册现场抽样封签》进行单独签封。《药品注册现场抽样封签》由抽样人员和被抽样单位有关人员签名，并加盖抽样单位药品注册检验抽样专用章和被抽样单位公章。

第五十二条　抽样人员完成抽样和签封后，应按要求填写《药品注册抽样记录单》。《药品注册抽样记录单》由抽样人员和被抽样单位有关人员签名，并加盖抽样单位药品注册检验抽样专用章和被抽样单位公章。

第六章　核查人员管理

第五十三条　省级以上药品监督管理部门负责药品注册现场核查人员的选用、培训和管理。

第五十四条 核查人员应为熟悉药品管理法律法规，具备医药相关专业知识，并接受过相关培训的药品监督管理工作人员和专家。

第五十五条 核查人员应严格遵守国家法律法规、工作纪律和保密规定，认真履行职责，公正、廉洁地从事药品注册现场核查工作。

第五十六条 核查人员应按要求参加药品监督管理部门组织的相关培训，不断提高政策水平、专业知识和核查能力。

第七章 附 则

第五十七条 军队科研、医疗机构的药品注册申请，现场核查工作由总后勤部卫生部组织实施。

第五十八条 有因核查、进口药品注册申请现场核查，可参照本规定实施。

第五十九条 本规定自发布之日起施行，原涉及药品注册现场核查的相关规定同时废止。

附件：1. 药品注册现场核查要点及判定原则

   2. 药品研制情况申报表

   3. 药品注册研制现场核查报告

   4. 药品注册生产现场检查申请表

   5. 药品注册生产现场检查报告

规章文件

附件1

药品注册现场核查要点及判定原则

为保证药品注册现场核查质量，根据《药品注册管理办法》制定本要点。要点从药学、药理毒理、临床试验及批量生产过程等四个方面列举了相应的核查项目，旨在提示现场核查的重点环节和关键要素。请结合核查结果并依据判定原则，对药品注册申请的研制和批量生产情况进行综合评定。

药品注册研制现场核查要点及判定原则

一、药品注册研制现场核查要点

（一）药学方面

1. 工艺及处方研究

1.1 研制人员是否从事过该项研制工作，并与申报资料的记载一致。

1.2 工艺及处方研究是否具有与研究项目相适应的场所、设备和仪器。

1.3 工艺及处方研究记录是否有筛选、摸索等试验过程的具体内容，工艺研究及其确定工艺的试验数据、时间是否与申报资料一致。

2. 样品试制

2.1 样品试制现场是否具有与试制该样品相适应的场所、设备，并能满足样品生产的要求，临床试验用样品和申报生产样品的生产条件是否符合《药品生产质量管理规范》的要求。申报生产所需样品的试制是否在本企业生产车间内进行。

2.2 样品试制所需的原辅料、药材和提取物、直接接触药品的包装材料等是否具有合法来源（如供货协议、发票、药品批准证明性文件复印件等）。

2.3 原辅料、药材和提取物、直接接触药品的包装材料等购入时间或供货时间与样品试制时间是否对应，购入量是否满足样品试制的需求。

2.4 样品试制用的原辅料及直接接触药品的包装材料是否有检验报告书。

2.5 样品试制是否具有制备记录或原始批生产记录，样品制备记录项目及其内容应齐全，如试制时间、试制过程及相关关键工艺参数、中间体检验记录等。

2.6 样品试制量、剩余量与使用量之间的关系是否对应一致。

2.7 尚在进行的长期稳定性研究是否有留样，该样品所用直接接触药品的包装材料是否与申报资料一致。

2.8 申报生产所需样品的原始批生产记录是否与申报工艺对应。

3. 质量、稳定性研究及样品检验

3.1 研究人员是否从事过该项研究工作，并与申报资料的记载一致。

3.2 质量、稳定性研究及检验现场是否具有与研究项目相适应的场所、设备和仪器。

3.3 研究期间的仪器设备是否校验合格，是否具有使用记录，记录时间与研究时间是否对应一致，记录内容是否与申报资料一致。

3.4 用于质量、稳定性研究的样品批号、研究时间与样品试制时间的关系是否相对应。

3.5 对照研究所用对照药品是否具有来源证明。

3.6 所用的对照品/标准品是否具有合法来源,如为工作对照品,是否有完整的标化记录。

3.7 质量研究各项目以及方法学考察内容是否完整,各检验项目中是否记录了所有的原始数据,数据格式是否与所用的仪器设备匹配,质量研究各项目(鉴别、检查、含量测定等)是否有实验记录、实验图谱及实验方法学考察内容。

3.8 质量研究及稳定性研究实验图谱是否可溯源,IR、UV、HPLC、GC 等具数字信号处理系统打印的图谱是否具有可追溯的关键信息(如带有存盘路径的图谱原始数据文件名和数据采集时间),各图谱的电子版是否保存完好;需目视检查的项目(如薄层色谱、纸色谱、电泳等)是否有照片或数码照相所得的电子文件。

3.9 质量研究及稳定性研究原始实验图谱是否真实可信,是否存在篡改图谱信息(如采集时间)、一图多用等现象。

3.10 稳定性研究过程中各时间点的实验数据是否合乎常规,原始记录数据与申报资料是否一致。

4. 委托研究

其他部门或单位进行的研究、试制、检测等工作,是否有委托证明材料。委托证明材料反映的委托单位、时间、项目及方案等是否与申报资料记载一致。被委托机构出具的报告书或图谱是否为加盖其公章的原件。必要时,可对被委托机构进行现场核查,以确证其研究条件和研究情况。

(二)药理毒理方面

1. 研究条件

1.1 是否建立实验研究相关的管理制度,并在研究中予以执行。

1.2 研究人员是否从事过该项研究工作,并与申报资料的记载一致。

1.3 研究现场是否具有与研究项目相适应的场所、设备和仪器。

1.4 研究期间的仪器设备是否校验合格,是否具有使用记录,记录时间与研究时间是否对应一致,记录内容是否与申报资料一致。

2. 实验动物

2.1 是否具有购置实验所用动物的确切凭证。

2.2 实验动物购置时间和数量是否与申报资料对应一致。

2.3 购置实验动物的种系、等级、合格证号、个体特征等是否与申报资料对应一致。

2.4 实验动物的饲养单位应具备相应的资质,实验动物为本单位饲养繁殖的,是否能提供本单位具有饲养动物的资质证明及动物饲养繁殖的记录。

3. 原始记录

3.1 各项实验原始记录是否真实、准确、完整,是否与申报资料一致。

3.2 原始记录中的实验单位、人员、日期、数据、以及实验结果等是否与申报资料一致。

3.3 原始资料中供试品、对照品的配制、储存等记录是否完整,是否和申报资料中反映的情况相对应。

3.4 原始图表(包括电子图表)和照片是否保存完整,与申报资料一致。

3.5 组织病理切片、病理报告及病理试验记录是否保存完整并与申报资料一致;若病理照片为电子版,是否保存完好。

4. 委托研究

其他部门或单位进行的研究、试制、检测等工作,是否有委托证明材料。委托证明材料反映的委托单位、时间、项目及方案等是否与申报资料记载一致。被委托机构出具的报告书或图谱是否为加盖其公章的原件。必要时,可对被委托机构进行现场核查,以确证其研究条件和研究情况。

（三）临床方面

1. 临床试验条件

1.1 临床试验单位及相关专业是否具备承担药物临床试验的资格，是否具有《药物临床试验批件》及伦理委员会批件。

1.2 临床试验管理制度的制定与执行情况是否一致。

1.3 试验人员是否从事过该项研究工作，其承担的相应工作、研究时间是否与原始记录和申报资料的记载一致。

1.4 临床试验设备、仪器是否与试验项目相适应，其设备型号、性能、使用记录等是否与申报资料一致。

2. 临床试验记录

2.1 知情同意书的签署

知情同意书是否由受试者或其法定代理人签署。必要时对受试者进行电话核实，以了解其是否在试验期间参加过该项临床试验，是否知情等情况。

2.2 临床试验用药物的接收和使用

2.2.1 试验用药品的批号是否与质量检验报告、临床试验总结报告、申报资料对应一致。

2.2.2 试验用药品的接受、使用和回收是否有原始记录，发放者是否均有签名。药物的接受数量、使用数量及剩余数量之间的关系是否对应一致。

2.2.3 试验用药品的用法用量及使用总量是否与受试者用药原始记录、临床试验报告对应一致。

2.3 临床试验数据的溯源

2.3.1 病例报告表（CRF）与原始资料（如：原始病历、实验室检查、影像学检查、ECG、Holter、胃镜、肠镜等检查的原始记录等）以及申报资料是否对应一致。

2.3.2 原始资料中的临床检查数据是否能够溯源，必要时对临床检验部门（如临床检验科、影像室、各种检查室等）进行核查，以核实临床检查数据的真实性。

2.3.3 临床试验过程中是否对发生严重不良事件（SAE）、合并用药情况进行记录，是否与临床总结报告一致。

2.3.4 申报资料临床试验总结报告中完成临床试验的病例数与实际临床试验病例数应对应一致。

2.4 药代动力学与生物等效性试验中原始图谱是否能够溯源

2.4.1 纸质图谱是否包含完整的信息，并与数据库中电子图谱一致。

2.4.2 原始图谱及数据是否与临床试验总结报告对应一致。

2.4.3 进样时间（或采集时间）是否与试验时间、仪器使用时间对应一致。

2.4.4 图谱记录的测试样品编号是否与相应受试者血标本编号的记录对应一致。

2.5 统计报告是否与临床试验总结报告一致。

3. 委托研究

其他部门或单位进行的研究、检测等工作，是否有委托证明材料。委托证明材料反映的委托单位、时间、项目及方案等是否与申报资料记载一致。被委托机构出具的报告书或图谱是否为加盖其公章的原件。必要时，可对被委托机构进行现场核查，以确证其研究条件和研究情况。

二、药品注册研制现场核查判定原则

1. 研制情况及条件经实地确证，以及对研制过程中原始记录进行审查，未发现真实性问题、且与申报资料一致的，核查结论判定为"通过"；

2. 发现真实性问题或与申报资料不一致的，核查结论判定为"不通过"。

药品注册生产现场检查要点及判定原则

一、药品注册生产现场检查要点

1. 机构和人员

1.1 企业建立的药品生产和质量管理组织机构是否能够确保各级部门和人员正确履行职责。

1.2 参与样品批量生产的各级人员，包括物料管理、样品生产、质量检验、质量保证等人员是否具备履行其职责的实际能力。

1.3 样品批量生产前上述人员是否进行过与本产品生产和质量控制有关的培训及药品 GMP 培训，并有培训记录。

2. 厂房与设施、设备

2.1 生产厂房及其设施、生产设备、仓储条件等是否满足样品批量生产要求。

2.2 生产批量与其实际生产条件和能力是否匹配。

2.3 如不是专用生产线，样品与原有产品安全生产带来的风险是否被充分评估，并能有效防止交叉污染。

2.4 为增加该产品生产，原有厂房与设施、设备是否作相应的变更，变更是否经批准并经验证。如为新建企业或车间，批量生产前与产品生产相关的厂房与设施、关键设备是否经确认（IQ/OQ/PQ）。

3. 原辅料和包装材料

3.1 生产过程所需的原辅料和包装材料购入、储存、发放、使用等是否制定管理制度并遵照执行。

3.2 上述物料是否具有合法来源并与注册申报一致，如有变更，是否经批准。

3.3 是否对购入的原辅料、直接接触药品的包装材料等取样检验并符合质量标准要求。

3.4 是否对关键原辅料、直接接触药品的包装材料供货商进行审计并经质量管理部门批准。

4. 样品批量生产过程

4.1 是否制定样品生产工艺规程，工艺规程的内容与核定的处方、工艺以及批生产记录的内容是否一致。

4.2 是否进行工艺验证，验证数据是否支持批量生产的关键工艺参数。

4.3 清洁方法是否经验证。

4.4 生产现场操作人员是否遵照工艺规程进行操作。

4.5 批记录内容是否真实、完整，至少包括以下内容：

4.5.1 产品名称、规格、生产批号；

4.5.2 生产以及重要中间工序开始、结束的日期和时间；每一生产工序的负责人签名；

4.5.3 重要生产工序操作人员的签名；必要时，还应有操作（如称量）复核人员的签名；

4.5.4 每一原辅料的批号和（或）检验控制号以及实际称量的数量（包括投入的回收或返工处理产品的批号及数量）；

4.5.5 所有相关生产操作或活动，以及所用主要生产设备的编号；

4.5.6 中间控制和所得结果的记录以及操作人员的签名；

4.5.7 不同生产工序所得产量及必要的物料平衡计算；

4.5.8 特殊问题的记录，包括对偏离生产工艺规程的偏差情况的详细说明，并经签字批准。

4.5.9 批检验报告单。

4.6 关键生产设备使用记录时间与批量生产时间是否一致。

4.7 已生产批次样品的使用量、库存量与实际生产量是否吻合。

4.8 样品生产使用物料量、库存量与总量是否吻合。

5. 质量控制实验室

5.1 是否具有样品及相关原辅料检验所需的各种仪器设备、标准物质。

5.2 检验仪器、设备是否经检定合格,各仪器是否有使用记录。

5.3 是否有委托检验,如有委托是否符合相关规定。

5.4 质量控制部门是否具有与样品相关的文件:

5.4.1 与核定标准一致的质量标准;

5.4.2 取样规程和记录;

5.4.3 检验操作规程和记录;

5.4.4 检验方法验证记录。

5.5 是否按规定留样并进行稳定性考察。

二、药品注册生产现场检查判定原则

1. 生产情况及条件经实地确证,以及对生产过程中原始记录进行审查,未发现真实性问题、且与核定的/申报的生产工艺相符合的,检查结论判定为"通过";

2. 发现真实性问题或与核定的/申报的生产工艺不相符的,检查结论判定为"不通过"。

附件 2

药品研制情况申报表

（非临床试验用）

药品名称			受理号		
申请分类	□新药申请　□按新药程序申报的申请　□仿制药申请　□补充申请第　项				
注册分类	□中药　类　　　　□化药　类　　　　□治疗用生物制品　类 □预防用生物制品　类　　□血源筛查试剂				
剂　型			规　格		
申请人					
联系人			联系电话		

药学研究	研究项目	研究机构名称	研究地点	体系认证	起止日期	研究负责人
	处方/工艺研究		（具体楼座、实验室）	（如 GLP、GMP 等）		
	质量标准研究					
	结构确证研究					
	样品试制					
	稳定性研究					
	研究主要仪器设备		型　号	研究主要仪器设备		型　号
				（样品试制设备填下页）		
	对照品/标准品	来源	批号	数量		剩余量

规章文件

	原料药 / 药材	来源	批号	数量	注册情况
药学研究					

	批号	试制日期	用途	主药投料量	试制量	使用量	剩余量
样品试制							

主要设备	试制地点 （具体楼座、实验室）	主要设备	试制地点

试制原始记录共	页	负责人（签名）	

主要检验仪器	检验地点 （具体楼座、实验室）	主要检验仪器	检验地点

试制原始记录共	页	负责人（签名）	

研究项目		研究机构名称	研究地点	体系认证	起止日期	样品量	研究负责人
药理毒理研究	药效						
	一般药理						
	急性毒性						
	长期毒性						
	过敏性						
	溶血性						
	局部刺激性						
	致突变						
	生殖毒性						
	致癌性						
	依赖性						
	药代动力学						

实验动物	来源	清洁级别	数量	合格证号

声　明

　　本报告表中填写内容和所附资料均属实。如查有不实之处，本单位负法律责任，并承担由此造成的一切后果。

　　申报单位负责人签名：

（申请人公章）

年　　月　　日

注：其他需要说明的情况可另附页。

本表一式四份，其中三份原件，受理省局存一份原件，其余报送国家食品药品监督管理局。

药品研制情况申报表

（临床试验后用）

药品名称			受理号	
申请分类	□新药申请　□按新药程序申报的申请　□仿制药申请 □补充申请第　项			
注册分类	□中药　类　　　　　□化药　类　　　　　□治疗用生物制品　类 □预防用生物制品　类　　　□血源筛查试剂			
剂　　型			规　　格	
申请人				
联系人		联系电话		

药学药理毒理研究	研究项目	研究机构名称	研究地点	体系认证	起止日期	研究负责人
	处方/工艺补充研究		（具体楼座、实验室）	（如 GLP、GMP 等）		
	质量标准补充研究					
	药学研究用样品试制					
	临床试验用样品试制					
	稳定性补充研究					
	药理毒理补充研究					

研究主要仪器设备	型号	研究主要仪器设备	型号
		（样品试制设备填下页）	

批号	试制日期	用途	主药投料量	试制量	使用量	剩余量

<table>
<tr><td rowspan="8">样品试制</td><td colspan="1">主要设备</td><td colspan="1">试制地点</td><td colspan="1">主要设备</td><td colspan="1">试制地点</td></tr>
</table>

	主要设备	试制地点	主要设备	试制地点
样品试制		（具体楼座、实验室）		
	试制原始记录共 页		负责人（签名）	
	主要检验仪器	检验地点	主要检验仪器	检验地点
		（具体楼座、实验室）		
	检验原始记录共 页		负责人（签名）	

	项目	试验机构名称	地址	体系认证	起止日期	样品量	主要研究者
临床试验	（如生物利用度试验、Ⅱ期临床等）						

声 明

　　本报告表中填写内容和所附资料均属实。如查有不实之处，本机构负法律责任，并承担由此造成的一切后果。

申报单位负责人签名：

（申请人公章）

年　　月　　日

注：其他需要说明的情况可另附页。

本表一式四份，其中三份原件，受理省局存一份原件，其余报送国家食品药品监督管理局。

规章文件

附件3

药品注册研制现场核查报告

编号[1]:

药品名称		受理号	
申请分类	□新药申请　　□按新药程序申报的申请　　□仿制药申请 □补充申请第　项		
注册分类	□中药　类　　　　□化药　类　　　　□治疗用生物制品　类 □预防用生物制品　类　　□血源筛查试剂		
剂　型		规　格	
申请人			
申请状态	□申请临床　　　　　□申请生产		
核查项目	□药物临床前研究　　□临床试验　　□申报生产研制		

处方工艺研究及试制	被核查单位： 核查地点：			
	核查结果（核查中发现的主要问题）			
	组长签名	核查员签名	被核查单位负责人签名	（公章）
质量、稳定性研究及样品检验	被核查单位： 核查地点：			
	核查结果（核查中发现的问题）			
	组长签名	核查员签名	被核查单位负责人签名	（公章）
药理毒理研究	被核查单位： 核查地点：			
	核查结果（核查中发现的主要问题）			
	组长签名	核查员签名	被核查单位负责人签名	（公章）

临床试验	被核查单位（□组长单位　□参加单位）： 核查地点：			
	核查结果（核查中发现的主要问题）			
	组长签名	核查员签名	被核查单位负责人签名	（公章）
其他情况				
	组长签名	核查员签名	被核查单位负责人签名	（公章）
综合评定结论	根据综合评定，现场核查结论为： □通过 □不通过 有关说明：			
组长签名		核查员签名		
省局审核意见				
省局经办人签名：		年　　月　　日		（省局公章）
省局药品注册处负责人签名：		年　　月　　日		
省局负责人签名：		年　　月　　日		
备注				

填表说明：注1：省局可自行编号。

　　　　　注2：本表一式四份，其中三份原件，受理省局存一份原件，其余报送国家食品药品监督管理局。

规章文件

附件 4

药品注册生产现场检查申请表

编号[1]：

药品名称			受理号	
申请分类	□新药申请　　□按新药程序申报的申请　　□仿制药申请 □补充申请第　　项			
注册分类	□中药　类　　　　　□化药　类　　　　□治疗用生物制品　类 □预防用生物制品　类　　□血源筛查试剂			
剂　　型			规　格	
申请人				
申请人联系人		联系电话		手　机	
电子邮件			传　真	
样品生产单位				
样品生产地址			邮　编	
该剂型生产线	□1条　　　□2条以上			
样品生产车间或生产线名称			生产能力	

拟安排生产情况	主要生产工序名称	计划开始时间	计划完成时间	主要操作人

关键原辅料情况	名　　称	规　　格	标　准	生产单位

续表

	名　称	规　格	标　准	生产单位
包装材料情况				

	药品名称	规　格	批准文号	是否常年生产
该车间生产的其他品种情况				

	姓　名	部　门	职务或职称	所在岗位
参与样品生产人员登记表				

其　他	

（申请人公章）

年　月　日

填表说明：注1：申请人可自行编号。

注2：本表一式四份，其中三份原件，受理省局/国家局认证管理中心存一份原件，其余报送国家食品药品监督管理局。

规章文件

附件5

药品注册生产现场检查报告

编号[1]:

药品名称		受理号	
申请分类	□新药申请　　□按新药程序申报的申请 □仿制药申请　　□补充申请第　项		
注册分类	□中药　类　　　　□化药　类　　　□治疗用生物制品　类 □预防用生物制品　类　　□血源筛查试剂		
剂　型		规　格	
申请人			
被检查单位			
被检查地点			
被检查单位最高质量负责人		身份证号	
检查结果	包括检查过程简述、检查要点分项专述及发现的主要问题（可另附详细说明）		
其他情况			
组长签名		核查员签名		观察员签名	

被检查单位 负责人签名	
	（被检查单位公章） 　年　月　日

综合评定结论	根据综合评定，现场检查结论为： □通过 □不通过 有关说明：				
组长签名		核查员签名		观察员签名	
省局/国家局认证管理中心审核意见					
省局药品注册处/国家局认证管理中心处 经办人签名 年　月　日					
省局药品注册处/国家局认证管理中心处 负责人签名 年　月　日			省局/国家局认证管理中心 （公章）		
省局/国家局认证管理中心 负责人签名 年　月　日					
备注：					

填表说明：注1：省局或国家局认证管理中心可自行编号。

注2：本表一式四份，其中三份原件，受理本局/国家局认证管理中心存一份原件，其余报送国家食品药品监督管理局。

国家药监局药审中心关于发布《药品注册核查检验启动工作程序（试行）》的通告

（2021 年第 54 号）

为落实《药品注册管理办法》（国家市场监督管理总局令第 27 号）相关要求，规范药品注册核查检验启动工作，药审中心组织制定了《药品注册核查检验启动工作程序（试行）》（见附件，以下简称《启动工作程序》），广泛征求了业界以及相关司局、核查中心、中检院等单位意见，经国家药品监督管理局审查同意，现予发布，自 2022 年 1 月 1 日起实施。现就有关事项通告如下：

（一）本《启动工作程序》实施之日起受理的注册申请按本程序有关要求执行。实施之日之前受理的注册申请，仍按原相关规定执行。

（二）对符合本《启动工作程序》第六条范围的注册申请，应在受理时同步递交全套申报资料光盘。采用 eCTD 申报的注册申请，按相关规定执行。涉及药学现场核查的，应通过申请人之窗递交符合要求的生产工艺（制造及检定规程）和质量标准。

（三）申请人应详细了解本《启动工作程序》规定的程序和时限要求，提前做好启动注册核查所需相关资料准备。对因申请人原因造成时间延误的，不计入审评工作时限。

（四）本《启动工作程序》实施过程中如有相关优化完善建议，请发邮件至 OC_CDE@cde.org.cn。特此通告。

附件：药品注册核查检验启动工作程序（试行）

国家药监局药审中心

2021 年 12 月 17 日

药品注册核查检验启动工作程序（试行）

第一章　总　　则

第一条　为规范药品注册核查与注册检验启动工作，根据《药品注册管理办法》（国家市场监督管理总局令第 27 号）药品注册核查与注册检验启动工作相关要求，制定本工作程序。

第二条　本工作程序对药品注册核查与注册检验启动的原则、程序、时限和要求进行规定。

第三条　依据《药品注册管理办法》，由国家药品监督管理局受理的药品注册申请，药品注册核查与注册检验启动工作按照本工作程序执行。

第四条　国家药品监督管理局药品审评中心（以下简称药品审评中心）基于风险决定是否启动药品注册核查与注册检验。

第五条　药品注册核查包括药品注册研制现场核查、药品注册生产现场核查。其中，药品注册研制现场核查包括药学研制现场核查、药理毒理学研究现场核查和药物临床试验现场核查等。

第六条　基于品种因素和研发生产主体合规因素对以下药品注册申请启动注册核查进行风险等

级划分：

（一）药品上市许可申请；

（二）涉及药品生产过程中处方工艺或生产批量重大变更，或者新增临床试验数据等的补充申请；

（三）其他需要启动注册核查的药品注册申请。

第七条 对于不同风险等级的药品注册申请，按照不同比例启动注册核查。

第八条 国家药品监督管理局食品药品审核查验中心（以下简称药品核查中心）和药品检验机构原则上按照已受理申报资料中的生产工艺（制造及检定规程）和质量标准开展注册核查与注册检验；如药品审评中心已核准生产工艺（制造及检定规程）和质量标准，应按照核准的生产工艺（制造及检定规程）和质量标准开展注册核查与注册检验。

第二章 启动药品注册核查考虑的风险因素

第九条 启动药品注册核查考虑的风险因素包括品种因素和研发生产主体合规因素。其中，品种因素包括药物创新程度、药品类型、工艺和设施等，研发生产主体合规因素包括参与药学研制、临床试验、药理毒理学研究以及生产制造的相关单位和机构既往接受核查的情况等。

第十条 品种因素和研发生产主体合规因素依据风险程度分别划分为高、中、低三个风险情形。

第十一条 品种因素高风险包括以下情形：

（一）上市许可注册申请：

1.化学药品创新药和改良型新药；

2.中药创新药、改良型新药、古代经典名方中药复方制剂和中药注射剂；

3.生物制品；

4.采用创新生产工艺或常规生产工艺中引入新技术，经评估可能增加风险的品种；

（二）补充申请：

1.涉及生产工艺或生产场地重大变更的疫苗和血液制品以及细胞治疗产品等；

2.涉及生产工艺重大变更的中药注射剂；

3.变更生产工艺后采用创新生产工艺或常规生产工艺中引入新技术，经评估可能增加风险的品种；

（三）其他应纳入品种因素高风险的情形。

第十二条 品种因素中风险包括以下情形：

（一）上市许可注册申请：

1.脂质体、微球、微乳、长效或缓控释制剂、吸入制剂等复杂剂型；

2.特殊化学药品（包括合成多肽、小分子核酸、多糖、生物来源化学药品、发酵工艺生产的化学药品等）以及处方中含有大毒药材的中药民族药等特殊品种；

3.采用非常规生产工艺的品种；

（二）补充申请：

1.除疫苗、血液制品以及细胞治疗产品等外，涉及生产工艺或生产场地重大变更的其他生物制品；

2.除生产工艺重大变更外，涉及其他重大变更的中药注射剂；

3.经评估，变更后采用非常规生产工艺的品种；

（三）其他应纳入品种因素中风险的情形。

第十三条 除上述品种因素高、中风险情形外，其他情形为品种因素低风险情形。

第十四条 研发生产主体合规因素风险情形的划分主要考虑以下方面：

（一）近三年在技术审评、注册核查、监督检查等过程中发现真实性问题的；

（二）近三年在注册工作中发现存在《药品管理法》第一百四十一条相关情形的；

（三）仅用于中国注册的生物等效性研究数据由境外临床研究机构完成的；

（四）药品生产企业尚无同剂型品种上市的或近三年未接受过国内外监管机构注册核查的；

（五）支持药品上市的关键临床试验数据研究机构近三年未接受过国内外药品监管机构注册核查、监督检查的；

（六）申办方与临床试验项目研究机构之间（包括临床试验机构、中心实验室、生物样本分析检测机构、承担部分研究者职责的合同研究组织），或临床试验项目研究机构之间存在相关利益关系的；

（七）近三年有注册核查、监督检查等未通过的；

（八）近三年有注册核查、监督检查等被发现重大缺陷或重大不合规问题的；

（九）近三年有样品检验不合格的；

（十）近三年有接到注册核查通知后撤回药品注册申请，且未完成注册核查的；

（十一）其他应考虑的研发生产主体合规因素。

第十五条 原则上，第十四条（一）~（五）款属于合规因素高风险情形，第十四条（六）款属于合规因素中风险情形。

对于第十四条（七）~（十一）款，在考虑合规因素风险情形时将结合研发生产主体最近一次接受注册核查、监督检查的情况，以及不合规问题发生时间和整改情况等，经综合评判后，确定研发生产主体合规因素的风险情形。

第三章 药品注册申请启动注册核查的风险等级判定

第十六条 综合品种因素和研发生产主体合规因素的风险情形，药学研制与生产现场、药物临床试验现场启动注册核查的风险等级划分为高、中、低三个等级。

原则上以品种因素和研发生产主体合规因素风险情形较高的确定药品注册申请启动注册核查的风险等级。

第十七条 对于因合规因素高风险情形而纳入启动注册核查高风险等级的，相应研发生产主体后续经过连续两次注册核查，核查结论均为通过且未发现重大不合规问题的，其合规因素风险降级为中风险。

对于发现存在十四条（一）（二）款相关情形的研发生产主体，自查实之日起五年内，其合规因素风险保持为高风险等级不调整。

对于十四条（三）款相关情形的临床研究机构，其合规因素风险保持为高风险等级不调整。

对于发现存在十四条（四）（五）款相关情形的研发生产主体，根据研发生产主体注册核查情况相应调整其合规因素风险等级。

第十八条 对于因合规因素中风险情形而纳入启动注册核查中风险等级的，相应研发生产主体后续经过连续两次注册核查，核查结论均为通过且未发现重大不合规问题的，其合规因素风险降级为低风险。对于申报资料中发现存在十四条（六）款相关情形的除外。

第十九条 研发生产主体既往注册核查过程中发现存在重大不合规问题，且经后续注册核查发现仍存在相关问题的，其研发生产主体合规因素风险升级为高风险。

第四章 注册核查启动原则和工作程序

第二十条 根据药品注册申请药学研制与生产现场、药物临床试验现场启动注册核查的风险等级判定结果，分别进行风险等级标注。

第二十一条 根据药学研制与生产现场、药物临床试验现场启动注册核查的风险等级，分别按照不同比例启动相应注册核查。

第二十二条 对高风险等级的药品注册申请应当启动注册核查；对其他风险等级的药品注册申请，按比例随机启动注册核查。

启动注册核查的计划由药品审评中心商药品核查中心确定，根据需要及时调整。调整过程中涉及的重大问题，及时请示或报告国家药品监督管理局。

第二十三条 对于涉及非临床药效学、药代动力学和毒理学研究的药品注册申请，根据风险情况启动药理毒理学研究现场核查。

第二十四条 对于化学药品1类、2.1类制剂所用的原料药，应启动注册核查；对于仿制境内或境外已上市的药品所用的化学原料药，如为单独审评审批的原料药，可单独进行风险等级标注并按相应比例启动注册核查。如为与药品制剂关联审评审批的原料药，可基于风险启动延伸检查。

第二十五条 对于药品注册申请所涉及的辅料和直接接触药品的包装材料和容器生产企业、供应商或者其他受托机构，可在启动注册核查时一并启动延伸检查。

第二十六条 确定启动注册核查的，药品审评中心将注册核查任务、核查所需的相关材料发送至药品核查中心，由药品核查中心按程序组织实施注册核查；如有核查关注点，药品审评中心在发送注册核查任务时一并告知药品核查中心。

第二十七条 对于启动药品注册研制现场核查的，药品审评中心将核查任务、核查所需的相关材料发送至药品核查中心并告知申请人。

对于启动药品注册生产现场核查的，药品审评中心将核查任务、核查所需的相关材料发送至药品核查中心，并告知申请人以及相关省、自治区、直辖市药品监督管理部门。

第二十八条 不需要启动药品注册生产现场核查的，药品审评中心告知相关省、自治区、直辖市药品监督管理部门。

第二十九条 审评过程中发现申报资料真实性存疑或者有明确线索举报等，需要现场核实的，应按相关程序对药品注册申请启动有因检查，提供线索材料，原则上提出检查关注点，必要时进行抽样检验。在审评任务许可的条件下，药品审评中心派员参加检查。

对研发生产主体注册核查被发现其存在真实性存疑、一致性或严重数据可靠性问题的，可对该主体涉及的其他在审的药品注册申请启动有因检查。

第五章　药品注册检验启动原则和工作程序

第三十条 申请人完成支持药品上市的药学相关研究，确定质量标准，并完成商业规模生产工艺验证后，方可在注册申请受理前提出注册检验申请。

对于化学药品的上市许可申请以及需要注册检验的补充申请，药品制剂和尚未通过审评审批的原料药原则上均应进行注册检验。

对于生物制品的上市许可申请以及需要注册检验的补充申请，药品制剂和原液原则上一并进行注册检验，补充申请中未发生变更的原液不进行注册检验。

对于中药及天然药物制剂的上市许可申请以及需要注册检验的补充申请，如处方中包括尚未取得药品监督管理部门批准或备案的药味或提取物，中药及天然药物制剂和相关药味或提取物原则上一并进行注册检验，补充申请中未发生变更的药味或提取物不进行注册检验。

第三十一条 申请人可在药品注册申请受理前向中国食品药品检定研究院（以下简称中检院）或者省、自治区、直辖市药品监督管理部门提出药品注册检验，相关要求按照药品注册检验工作程序和技术要求规范执行。

第三十二条 对于需要注册检验的上市许可申请，申请人在受理前未提出药品前置注册检验的，在受理时向申请人开具注册检验通知书，并告知药品检验机构。

对于上市后变更的补充申请，如需注册检验的，原则上在受理时开具注册检验通知书，特殊情形除外。

第三十三条　对于审评过程中基于风险提出质量标准单项或部分项目复核的药品注册申请，向申请人开具药品检验通知书，并告知相应药品检验机构。

第三十四条　药品注册申请受理前及受理时启动的注册检验，中药、化药需要商业规模生产的三批样品，生物制品原则上需要商业规模连续生产的三批样品，特殊情形的除外。对于开展动态生产现场核查的品种，应抽取动态生产样品。

对于审评过程中提出的质量标准单项或部分项目复核，原则上需要三批样品开展复核检验。

第三十五条　在药品审评过程中，发现申报资料真实性存疑或者有明确线索举报启动有因检查，如认为有必要进行样品检验的，由药品核查中心组织抽样并封签，按相关要求送样。药品审评中心通知相应药品检验机构开展检验工作。

第六章　工作时限和其他要求

第三十六条　药品审评中心应在药品注册申请受理后四十日内通知药品核查中心启动注册核查工作，并将注册核查相关资料移交至药品核查中心。

第三十七条　申请人应在递交药品注册申请时，按相关要求递交全套药品注册申报资料光盘。采用eCTD申报的注册申请，按相关规定执行。申请人应在药品注册申报资料中如实、完整地提交研发生产主体既往注册核查与监管检查的相关信息。

因申请人原因延迟注册核查和检验等所占用时间不计入审评时限。

第三十八条　针对因申请人原因延迟注册核查、注册检验，以及因品种特性及审评、核查、检验等工作遇到特殊情况确需延长时限的，药品核查中心、药品检验机构和药品审评中心应及时沟通。

第三十九条　药品核查中心原则上在审评时限届满四十日前完成注册核查工作，并将注册核查情况、核查结果等相关材料反馈至药品审评中心。对于启动境外注册核查的，原则上应在注册阶段完成核查，境外核查所占用的时间不计入相关工作时限。

药品检验机构原则上在审评时限届满四十日前，将标准复核意见和注册检验报告反馈至药品审评中心。

第四十条　对于注册核查结论、注册检验结论明确的，药品审评中心予以接收。

对于注册核查结论、注册检验结论不明确的，药品审评中心与药品核查中心或药品检验机构沟通，待注册核查结论、注册检验结论明确后予以接收。

第四十一条　已按程序启动注册核查和注册检验的药品注册申请，将结合注册核查和注册检验结果进行综合审评。

第四十二条　符合以下情形的注册申请，在受理后四十日内可暂不启动相关注册核查：

（一）需要补充临床试验研究的上市许可申请；

（二）申报资料显示其申请药品安全性、有效性、质量可控性等存在较大缺陷的；

（三）申请人提交的核查用资料不完整或不符合要求的；

（四）需启动境外注册核查的；

（五）其他暂不具备注册核查条件的。

第四十三条　对涉及境外药品注册现场核查的，按照境外检查外事管理有关规定，结合境外监管机构审评审批和检查情况等，参照本程序有关风险因素，由药品审评中心综合评估并商药品核查中心提出境外核查任务。

第四十四条　药品审评中心统筹启动注册核查、注册检验和未启动注册核查、注册检验的同品种按照进入中心的顺序出中心。同时，启动注册核查、注册检验的品种，原则上应不影响未启动注册核查、注册检验品种按时限完成审评。

第七章　附　则

第四十五条　本工作程序的研发生产主体是指参与药学研制、药理毒理学研究、临床试验以及生产制造的相关单位和机构。

第四十六条　以下情形属于重大不合规问题：

（一）被国内外药品监管机构发布警告信或告诫信的；

（二）被国内外药品监管机构公布存在严重药品质量问题的；

（三）质量管理体系存在对产品质量较大影响的风险；

（四）质量管理体系对受试者安全或临床试验质量存在较大影响的风险；

（五）存在拒绝、逃避或阻碍检查（核查）的；

（六）其他重大不合规的情形。

第四十七条　符合药品加快上市注册程序的药品注册申请，其注册核查和注册检验启动原则及工作程序按相关规定执行。

第四十八条　药品审评中心与药品核查中心、中检院分别建立审评与核查检验的工作衔接机制和定期沟通交流机制，共同研究解决工作中遇到的问题。

第四十九条　本工作程序中规定的时限以工作日计算。

第五十条　本工作程序自 2022 年 1 月 1 日起施行。

规章文件

国家药品监督管理局食品药品审核查验中心关于发布

《药品注册核查工作程序（试行）》等5个文件的通告

（2021年第30号）

按照《药品注册管理办法》规定，为明确药品注册核查实施的原则、程序、时限和要求，规范药品注册生产现场核查和上市前药品生产质量管理规范检查衔接工作，国家药品监督管理局食品药品审核查验中心组织制定了《药品注册核查工作程序（试行）》（见附件1),《药品注册核查要点与判定原则（药理毒理学研究）（试行）》《药品注册核查要点与判定原则（药物临床试验）（试行）》及《药品注册核查要点与判定原则（药学研制和生产现场）（试行）》（见附件2-4),《药品注册生产现场核查和上市前药品生产质量管理规范检查衔接工作程序（试行）》（见附件5),经国家药品监督管理局同意，现予发布，自2022年1月1日起施行。

特此通告。

附件：1.《药品注册核查工作程序（试行）》

2.《药品注册核查要点与判定原则（药理毒理学研究）（试行）》

3.《药品注册核查要点与判定原则（药物临床试验）（试行）》

4.《药品注册核查要点与判定原则（药学研制和生产现场）（试行）》

5.《药品注册生产现场核查和上市前药品生产质量管理规范检查衔接工作程序（试行）》

国家药监局核查中心

2021年12月17日

附件 1

药品注册核查工作程序（试行）

第一章 总 则

第一条 为规范药品注册核查（以下简称注册核查）工作行为，加强注册核查与审评工作的衔接，保证注册核查工作质量和效率，根据《药品注册管理办法》《药品生产监督管理办法》，制定本程序。

第二条 国家药品监督管理局组织的在境内开展的药品研制、生产现场注册核查适用本程序。国家药品监督管理局食品药品审核查验中心（以下简称核查中心）组织实施注册核查工作。

第三条 注册核查是由国家药品监督管理局药品审评中心（以下简称药品审评中心）启动，为核实药品注册申报资料的真实性、一致性以及药品上市商业化生产条件，检查药品研制的合规性、数据可靠性等，围绕相关注册申请事项申报资料中涉及的研制和生产情况，对研制现场和生产现场开展的核查活动，以及必要时对药品注册申请所涉及的化学原料药、中药材、中药饮片和提取物、辅料及直接接触药品的包装材料和容器生产企业、供应商或者其他受托机构开展的延伸检查活动。

注册核查分为药品注册研制现场核查（以下简称研制现场核查）和药品注册生产现场核查（以下简称生产现场核查）。

第四条 研制现场核查是通过对药品研制合规性、数据可靠性进行检查，对药品注册申请的研制情况进行核实，对原始记录和数据进行审查，确认申报资料真实性、一致性的过程。研制现场核查包括药学研制现场核查、药理毒理学研究现场核查和药物临床试验现场核查等。

药学研制现场核查主要是对药学研制情况，包括药学处方与工艺研究、样品试制、质量控制研究及稳定性研究等研制工作的原始数据、记录和现场进行的核查。

药理毒理学研究现场核查主要是对药理毒理学研究情况，包括药理和（或）毒理研究的条件、方案执行情况、数据记录和结果报告等方面进行的核查。

药物临床试验现场核查主要是核对注册申报资料与临床试验的原始记录和文件，评价试验实施、数据记录和结果报告是否符合试验方案和药物临床试验相关法规，同时关注受试者保护。必要时可对临床试验用药物进行抽查检验。

第五条 生产现场核查是对药品注册申请的商业规模生产工艺验证、样品生产过程等进行核实，对其是否与申报的或者核定的原辅料及包装材料来源、处方、生产工艺、检验方法和质量标准、稳定性研究等相符合，相关商业规模生产过程的数据可靠性以及是否具备商业化生产条件进行确认的过程。

第六条 药品注册申请人（以下简称申请人）应当保证研制和注册活动全过程信息真实、准确、完整和可追溯，提出药品上市许可申请还应当提供真实、充分、可靠的数据资料和样品，具备药品上市商业化生产条件。申请人和被核查单位应当配合注册核查工作。

第七条 检查员依法对被核查单位相关品种注册研制、生产的情况进行核查。

检查员应当严格遵守国家法律法规和工作纪律，与申请人和被核查单位不存在利益冲突，核查期间认真履行职责，公正廉洁地从事注册核查工作。对申请人和被核查单位提供的资料、信息负保密责任。

规章文件

第二章　注册核查基本要求

第八条　注册核查遵循公开、公平、公正的原则，以临床价值或者问题为导向，促进药物的研发和上市。

第九条　核查中心与药品审评、药品检验等机构建立注册核查与审评、注册检验的工作衔接机制，并加强沟通和交流，共同协调、研究和解决注册核查工作中出现的问题。

注册核查组织实施期间，核查中心可与药品审评中心就核查对象、核查内容和核查关注点进行沟通和调整。特殊情况下，基于风险评估分析，核查中心可向药品审评中心提出是否进行现场核查的意见。

第十条　核查中心建立注册核查相关质量管理体系，制定注册核查的标准操作程序及相应的《药品注册核查要点与判定原则》，加强检查员队伍建设，建立注册核查检查员库，规范注册核查有关工作。

第十一条　核查中心根据药品审评中心启动的核查任务开展药品注册核查，结合品种特性、被核查单位特点和风险、药品审评中心提出的是否启动动态生产现场核查要求及核查关注点内容等因素，明确核查内容，可采用实地核查或者资料核查的形式开展工作。通常针对品种商业化生产条件进行生产现场核查，必要时，现场核查期间可根据注册工作需要开展动态核查。

有因检查一般围绕检查启动的原因开展。

核查中心可根据工作需要，要求申请人在核查前向核查中心提交有关资料，用于研究和确定核查组织的模式和方法。

第十二条　对于省、自治区、直辖市药品监督管理部门确定需要在生产现场核查期间开展上市前药品生产质量管理规范符合性检查的，核查中心协调相关省、自治区、直辖市药品监督管理部门与生产现场核查同步实施。

第十三条　核查报告、核查结果仅针对该注册申请该次核查范围和内容，不覆盖该注册申请全部注册申报资料和相关研制行为的评价。

第十四条　特别审批程序、优先审评审批程序的品种，予以优先安排注册核查。

第十五条　核查中心向申请人公开注册核查进程，提供可查询的注册核查工作进度和结论等信息。

核查中心向申请人和被核查单位所在地省、自治区、直辖市药品监督管理部门反馈注册核查发现的问题。

第十六条　注册核查前，申请人可就重大事项与核查中心进行沟通交流。注册核查期间，核查中心可根据工作需要，与申请人进行沟通交流。

第十七条　核查中心根据工作需要建立专家咨询制度，在注册核查过程中就重大疑难问题听取专家意见。

第十八条　核查中心基于国家药品监督管理局药品品种档案和机构档案等信息，探索建立基于风险的注册核查模式；基于信息化管理手段的发展，探索应用非现场的核查方式；持续完善核查相关技术指导原则体系。

第三章　注册核查基本程序

第一节　核查任务的接收

第十九条　核查中心对药品审评中心启动的注册核查任务确认后进行接收，核对注册核查任务及所附注册核查用资料。

对于核查对象明确、核查启动结论明确、核查关注点（如有）清晰、与核查关注点相关的资料齐全完整的，予以接收。

对于不符合注册核查任务接收条件的，由药品审评中心进行完善，符合接收条件后，予以接收。

第二十条 对于接收的注册核查任务，核查中心原则上按照任务接收的时间顺序分别建立药理毒理学研究、药物临床试验、药学研制、生产现场核查序列，统筹安排现场核查。

核查中心接收的核查任务通过核查中心网站告知申请人，有因检查可不提前告知申请人。

第二十一条 进行生产现场核查的品种，申请人应当在规定时限内，进行生产现场核查确认，向核查中心报送药品注册生产现场核查确认表，明确可接受生产现场核查的情况；需要进行动态生产现场核查的，还需确认在规定时限内的生产安排。

商业规模生产工艺验证批次和必要的现场核查动态生产批次，应当在拟定的商业化生产线上按照药品生产质量管理规范的要求组织生产；其批量原则上应当与拟定的商业化生产批量一致。

第二节　核查计划的制定

第二十二条 核查中心根据《药品注册核查要点与判定原则》，基于风险原则，并结合药品审评中心提出的核查对象和核查关注点（如有），确定核查地点，结合核查资源等，制定核查计划。

第二十三条 核查中心在注册核查时限内，组织实施注册核查工作，确定核查时间，通知申请人和被核查单位接受注册核查。需要进行动态生产现场核查的，结合申请人动态生产安排确定生产现场核查时间。

第二十四条 核查组应当由 2 名以上具备药品检查员资格的人员组成，实行组长负责制。根据核查品种的具体情况，可有相关领域专家参与注册核查。对药品审评中心启动的有因检查，药品审评中心原则上应当派员参加。

参加注册核查的人员应当签署无利益冲突声明、检查员承诺书；所从事的注册核查活动与其可能发生利益冲突的，应当主动提出回避。

第二十五条 被核查单位所在地省、自治区、直辖市药品监督管理部门选派 1 名药品监督管理人员作为观察员协助注册核查工作，负责将注册核查发现的问题等转送给省、自治区、直辖市药品监督管理部门。

第三节　现场核查的实施

第二十六条 核查中心实施注册核查前，根据《药品注册核查要点与判定原则》，基于风险原则，并结合药品审评中心提出的核查对象和核查关注点（如有），制定核查方案。核查方案内容包括：被核查单位基本情况、核查品种、核查目的、核查依据、现场核查时间、核查内容、核查组成员等。

第二十七条 申请人应当协调与药品研制、生产、注册申请相关单位及所涉及的化学原料药、中药材、中药饮片和提取物、辅料及直接接触药品的包装材料和容器生产企业、供应商或者其他受托机构按要求接受现场核查，必要时协调组织部分核查相关人员和材料到指定地点接受核查。

被核查单位应当配合核查组工作，开放相关场地，及时提供核查所需的文件、记录、电子数据等，如实回答核查组的询问，保证所提供的资料真实。

第二十八条 在注册核查工作中，核查组有权对申请人和被核查单位、人员、设施设备、管理要求等进行核查，进入研制、生产及其他核查相关场地，调阅相关资料，询问相关人员。

对于注册核查发现的问题，核查组有权根据实际情况采取包括但不限于复印、拍照、摄像等方法收集相关证明性材料。

第二十九条 现场核查开始时，核查组应当主持召开首次会议，向申请人和被核查单位出示授权证明文件，通报核查人员组成、核查目的和范围，声明检查注意事项及检查纪律等，告知被核查单位的权利和义务。

被核查单位应当向核查组介绍核查品种在本单位开展的研究、生产等情况，明确核查现场负责人。

第三十条 核查组应当按照核查方案的要求，根据核查要点，实施现场核查，详细记录核查时间、地点、核查内容、发现的问题。必要时，核查组可以根据现场核查的情况，基于风险原则，调整核查实施方案。对于延长或者缩短核查时间、增加或者减少核查对象等调整情况，需报核查中心批准后执行。

第三十一条 有因检查需要由核查组抽取样品进行检验的，核查组按照药品抽样的有关要求，抽取样品并封样；抽取的样品按要求送交药品检验机构进行样品检验。

现场核查过程中认为有必要进行样品检验的，经报核查中心同意后，核查组按照药品抽样的有关要求，抽取样品并封样，抽样情况应当在核查报告中进行描述；样品按要求送交药品检验机构进行样品检验。

第三十二条 核查组发现申请人或被核查单位存在影响药品研发生产安全或者涉嫌违法等情形的，应当立即报告核查中心。

核查组发现申请人或被核查单位存在影响药品研发生产安全情形的，还应当告知申请人或被核查单位及时采取必要措施控制风险。对发现涉嫌违法的，核查组应当详细记录检查情况，对发现的问题应当进行书面记录，并根据实际情况采取收集或者复印相关文件资料、拍摄相关设施设备及物料等实物和现场情况、采集实物或电子证据，以及询问有关人员并形成询问记录等多种方式，按相关证据规则要求及时固定证据性材料。

观察员应当立即将有关情况报告省级药品监督管理部门依法采取相应措施。

第三十三条 核查中心组织研判后认为确实存在重大风险需要由国家药品监督管理局采取措施的，应当立即向国家药品监督管理局报告并提出处理建议，相关情况抄送药品审评中心。

第四节 核查报告的撰写

第三十四条 核查组应当对现场核查情况进行讨论汇总，提出现场核查综合评定意见，并依据核查结果判定原则，作出现场核查结论，撰写形成现场核查报告和现场核查问题表。

现场核查报告应当对现场核查过程与结果进行描述，具备准确性、公正性、完整性和逻辑性等基本要素，并附所需的支持性证明材料。现场核查问题表应当包括现场核查发现的问题或者缺陷。

第三十五条 现场核查结束前，核查组应当主持召开末次会议，向被核查单位和（或）申请人反馈现场核查情况，通报现场核查发现的问题。

被核查单位应当对核查组反馈的情况进行确认，有异议的，可提出不同意见、作出解释和说明。核查组应当就此予以进一步核实，并结合核实情况对现场核查报告、现场核查问题表相关内容进行必要调整。

现场核查报告应当由核查组全体成员、观察员签名。

现场核查问题表应当由核查组全体成员、观察员、被核查单位负责人签名，并加盖被核查单位公章。

被核查单位拒绝签字盖章的，核查组应当在现场核查报告中予以注明。被核查单位应当就拒绝签字盖章情况另行书面说明，由被核查单位负责人签字，并加盖被核查单位公章交核查组。

现场核查结束后，核查组应当将支持性证明材料、证据性材料以外其他材料退还被核查单位或者删除。现场核查问题表送被核查单位和申请人。

第三十六条 核查组应当按照要求在规定时限内，将现场核查报告、现场核查问题表及相关材料报送核查中心。

现场核查问题表及相关材料交观察员送相关省、自治区、直辖市药品监督管理部门。

第五节 核查报告的审核

第三十七条 核查中心应当根据核查结果判定原则，对现场核查报告进行审核。

综合考虑品种的类别、发现问题的性质、严重程度，认为能够按照核查结果判定原则对核查结论进行明确判定的，直接作出核查审核结论。

认为现场核查发现的问题影响核查结论判定的，核查中心应当书面要求申请人于20日内对相关问题进行反馈，如涉及问题仅需进行解释说明的，书面要求申请人于5日内提交材料。核查中心对反馈及解释说明进行审核后，作出核查审核结论。申请人逾期未予反馈提交的，核查中心基于已有注册核查情况作出核查审核结论。

对于各类现场核查分别涉及多个核查对象和场地的，核查中心应当综合对所涉及所有核查对象和场地的现场核查情况，作出最终核查审核结论。

必要时，核查中心可组织赴现场核实。

第三十八条 对于复杂或者有争议的问题，核查中心可召开注册核查专家会审会，听取核查、审评、检验等方面的专家意见。核查中心应当综合专家意见作出核查审核结论。

第六节 核查结果的处置

第三十九条 核查中心将核查审核结论告知申请人。

第四十条 核查中心将现场核查报告和核查审核结论等材料按要求在规定时限内，送交药品审评中心。

第四十一条 根据观察员报送的现场核查问题及相关材料，省、自治区、直辖市药品监督管理部门依日常监管职责对被核查单位的现场核查发现问题整改情况进行审核确认，必要时进行跟踪检查，并将审核结果及时告知药品审评中心。

第四十二条 对药物临床试验现场核查发现影响受试者安全、权益或临床试验数据质量的管理体系方面问题的，省、自治区、直辖市药品监督管理部门还应当将整改情况审核确认结果以及处理情况报告核查中心。对整改不到位、需国家药品监督管理局采取进一步措施的，核查中心可提出处理建议报国家药品监督管理局。

第四十三条 对核查发现申请人、被核查单位及其直接责任人提供虚假的证明、数据、资料、样品以及不符合相关质量管理规范要求等违法违规行为的，由省级以上药品监督管理部门按程序依《中华人民共和国药品管理法》等有关规定处理。

第四十四条 注册核查发现的申请人和（或）被核查单位的问题，作为核查中心后续判断注册核查风险、确定核查组织模式和方法及核查地点的重要依据，也作为药品审评中心后续启动注册核查合规因素划分的依据。

第七节 时限要求

第四十五条 药品审评中心在药品注册申请受理后40日内通知核查中心和申请人进行注册核查，核查中心原则上在审评时限届满40日前完成注册核查并反馈药品审评中心。

注册核查工作时限原则上为120日。

申请人应当在收到药品审评中心核查告知之日起80日内接受注册核查；进行生产现场核查的，申请人应当在收到药品审评中心生产现场核查相关告知之日起20日内，向核查中心确认生产现场核查事项。

规章文件

第四十六条　纳入优先审评审批程序的，药品审评中心在药品注册申请受理后 25 日内通知核查中心和申请人进行注册核查，核查中心原则上在审评时限届满 25 日前完成注册核查并反馈药品审评中心。

纳入优先审评审批程序的，注册核查工作时限为 80 日。

纳入优先审评审批程序的，申请人应当在收到药品审评中心核查告知之日起 60 日内接受注册核查；进行生产现场核查的，申请人应当在收到药品审评中心相关告知之日起 15 日内，向核查中心确认生产现场核查事项。

第四十七条　核查中心于现场核查前 5 日通知申请人和被核查单位；有因检查可不提前通知申请人和被核查单位。

第四十八条　核查组应当在现场核查结束之日起 5 日内，将现场核查报告及相关资料报送核查中心。

第四十九条　核查中心在现场核查结束之日起 40 日内、纳入优先审评审批程序的在现场核查结束之日起 20 日内，完成核查报告审核，作出审核结论，并将注册核查情况和核查结果反馈药品审评中心。

第五十条　核查过程中抽取的样品，应当在抽样之日起 10 日内，送达指定药品检验机构。

第五十一条　申请人现场核查后进行的必要反馈或者提交解释说明、申请人因不可抗力原因延迟现场核查、召开专家咨询会等时间，不计入时限。相关情况影响注册核查时限的，核查中心应当通知药品审评中心。

第五十二条　对于因品种特性或者注册核查工作遇到特殊情况，确需延长时限的，书面告知申请人延长时限，并通知药品审评中心，必要时通知其他相关专业技术机构。延长时限不超过原时限的二分之一。

第八节　特殊情形的处理

第五十三条　药品审评中心在规定时限内通知申请人进行注册核查后，原则上出现以下情形的，核查中心终止相关注册核查任务，说明原因及依据后告知药品审评中心。

（一）除自然灾害、政府行为等不可抗力的正当理由外，申请人未在规定时限内进行生产现场核查确认，或者不能在规定时限内接受现场核查的；

（二）申请人和生产企业尚未取得相应药品生产许可证，或者品种尚未完成商业规模生产工艺验证的；

（三）尚未完成注册核查的品种，药品审评中心告知终止注册程序或者不予批准的；

（四）其他需要终止注册核查的。

第五十四条　申请人和（或）被核查单位存在拒绝、阻碍、限制核查，不配合提供必要证明性材料等情形，或者存在主观故意导致核查无法完成的，核查结果直接判定为不通过。

第五十五条　申请人或被核查单位认为核查人员与所从事的核查事项存在利益冲突的，可在现场核查首次会议结束前向核查中心提出回避要求及相关理由。经核查中心确认属于需要回避情形的，相关人员应当予以回避。

申请人或被核查单位对现场核查程序、核查发现的问题等有不同意见的，可在核查结束之日起 5 日内向核查中心提出异议。

核查中心应当对提出的异议情况进行调查或研究，并结合调查研究情况作出核查审核结论。

第四章　附　　则

第五十六条　对于境外场地进行的注册核查，核查中心结合《药品医疗器械境外核查管理规定》

等相关要求组织实施。

第五十七条 本程序所指的抽样是指药品监督管理部门在注册核查过程中进行的取样、封样和通知检验。

第五十八条 本程序所述时限均以工作日计算。

第五十九条 本程序由核查中心负责解释。

第六十条 本程序自 2022 年 1 月 1 日起施行。

附件 2

药品注册核查要点与判定原则（药理毒理学研究）（试行）

为保证药品注册核查质量，统一核查范围和判定标准，根据《中华人民共和国药品管理法》《药品注册管理办法》等法律法规及相关指导原则，特制定《药品注册核查要点与判定原则（药理毒理学研究）（试行）》。

一、目的

药理毒理学研究现场核查的目的主要是通过对药理毒理学研究的原始资料进行数据可靠性的核实和／或实地确证，检查药理毒理学研究的合规性，核实相关申报资料的真实性、一致性。

二、范围

（一）适用于由国家药品监督管理局药品审评中心启动、由国家药品监督管理局食品药品审核查验中心组织实施的药品注册研制现场核查中的药理毒理学研究现场核查。

（二）药理毒理学研究现场核查主要是对药理毒理学研究情况，包括研究条件、方案执行情况、数据记录和结果报告等方面进行核查。基于注册需要和风险原则，可仅对部分药理毒理学试验项目的部分内容进行核查。

三、现场核查要点

（一）研究机构和人员

1. 研究机构名称、研究场所地址及所开展的研究内容应与申报资料相符；在多场所研究中，所有参与研究的机构及其承担职责应完整、准确地反映在申报资料中；

2. 开展药物非临床安全性评价研究的机构应通过国家药品监督管理部门药物非临床研究质量管理规范（GLP）认证，且研究内容应在机构通过 GLP 认证的试验项目范围内；

3. 研究中涉及放射性和生物危害性等物质时，应符合国家相关规定，并提供相应的证明性文件；

4. 委托研究应有委托证明材料；

5. 建立有与研究相适应的标准操作规程（SOP）或其他试验操作文件；

6. 参与研究人员应具有研究所需专业知识和资格、工作经验和培训经历，并应完整保留主要研究人员档案；参与研究的人员应与申报资料一致。

（二）设施

1. 应具备开展研究所需的设施且布局合理、运行正常；

2. 涉及实验动物研究的，应具备符合研究要求的动物设施，具有相应的实验动物使用许可证明；应完整保存研究期间动物设施环境控制数据及异常情况处理等记录；

3. 受试物／对照品及其配制制剂、生物样本、研究档案和标本等储存保管条件应符合试验方案及机构 SOP 或其他试验操作文件要求；应完整保存研究开展期间相应环境控制数据以及异常情况处理等记录。

（三）仪器设备

1. 应具备研究所需的仪器设备且性能满足研究需求；

2. 应完整保留研究期间所使用仪器设备的使用、清洁、保养、测试、校准、确认或验证、维修、异常情况处理、报废等记录；仪器设备使用记录的时间及内容应与研究对应一致；

3.用于研究数据采集、传输、储存、处理、归档等的计算机化系统（或者包含有计算机系统的设备和仪器）应经过验证，并保留相应的验证计划、记录和报告；系统更换硬件、软件或者系统升级、安装补丁后，应进行系统评估并保留有相关评估报告；评估结果需进行验证的，应保留相应的验证计划、记录和报告；

4.具有稽查轨迹功能的计算机化系统应开启稽查轨迹功能，所产生的电子数据应保留有完整的稽查轨迹和电子签名，保证电子数据真实、可溯源；计算机化系统操作权限设置合理；

5.计算机化系统所产生的研究数据应及时备份并妥善保存，保证数据完整、可溯源。

（四）受试物／对照品

1.受试物／对照品的接收、保存、分发、使用、留样、返还或废弃等应有完整记录且数量吻合；

2.受试物／对照品保存条件应符合试验方案或相关证明性文件（如使用说明书、质检报告等）要求；应完整保留研究期间受试物／对照品及其制剂保存条件监测及异常情况处理记录；

3.受试物／对照品的配制、配制后保存、使用、使用剩余后的处理应有完整的记录；每次领用量应与受试物领用记录一致，配制量、使用量、使用后剩余处置量应符合物料平衡；

4.应完整保留研究所需毒麻药品、造模试剂（药品）等的配制、保存、使用、返还或废弃等记录。

（五）实验系统

1.实验动物为实验系统

（1）研究所需实验动物的来源应清晰合规。实验动物供应商应具有相应的资质证明；应完整保留实验动物合格证及其他相关证明性文件；

（2）实验动物种、系、数量、年龄、性别、体重范围、等级等信息应与申报资料相符；

（3）实验动物应有合适的个体标识，保证动物个体在研究期间的可追溯性；

（4）实验动物接收、检疫、使用、处理等应保存完整记录且数量吻合，并与申报资料相符；

（5）实验动物饲料、垫料和饮用水等的名称、来源、批号（如适用）、有效期以及主要控制指标应与申报资料相符，并且与原始记录中的检测结果一致。

2.实验动物以外的其他实验系统

（1）研究所需实验系统的来源应清晰合规，应完整保存实验系统购入（转入）、质量鉴定等相关证明性文件；应完整保留适用性评估资料。

（2）实验系统的保存、取用、传代等应保存完整记录，且记录的时间、数量等信息应与申报资料相符。

（六）生物样本

应完整保存生物样本采集、标识、运输、保存、交接、处理、分析检测等相关记录，且具有可追溯性。

（七）原始记录

1.核查申报资料与试验方案、原始数据、总结报告的一致性；

2.各项原始记录应真实、及时、准确、完整、可追溯，且结果与申报资料一致；记录修改不得覆盖原有数据痕迹，并标注修改人、修改日期和修改理由；

3.数据重测应遵循数据重测SOP或相应的试验操作文件，并记录重测的原因，保留每次测定的结果以及选择结果纳入试验报告的理由；

4.根据核查任务要求，现场抽查实验各类型原始数据，核查与申报资料的一致性。现场抽查数据类型一般包括但不限于：

（1）应完整保存实验系统可追溯的接收、分组、给药、检测、处置等记录，并确保与申报资料一致。如：

动物体重记录完整；

动物摄食量和饮水量记录完整；

动物观察和给药记录及生理生化指标检测记录完整；

动物麻醉、处死、解剖记录完整；

细胞等非动物实验系统的复苏、传代、培养、加样、给药记录完整等；

（2）应完整保存可追溯的受试物和对照品的接收、配制、分析（如均一性、浓度、稳定性等）、使用、返还等记录，并与申报资料一致。如：

受试物与对照品的稳定性、批号、纯度含量、规格、数量、理化特征、保存条件、有效期等记录完整；

配制记录、分发与返还记录等完整；

（3）应完整保存可追溯的生物样本（血液、尿液、组织等）采集（时间等）、标识、处理、转运、交接、检测及保存等记录，并与申报资料一致。如：

生物样本交接记录，运输温度记录完整；

溶媒、血液样本中受试物和对照品分析方法建立及确证的相关记录完整；

抽查药（毒）代动力学生物样本分析数据，包括申报资料中提交的纸质图谱是否与原始图谱一致，申报资料中提交的分析数据是否与原始分析数据一致；

病理检测相关记录完整（如：解剖、组织留取、病理制片和阅片记录等）；

5. 试验方案、SOP 或其他试验操作文件的偏离应及时记录、评估并如实反映在总结报告中。

（八）其他

1. 现场核查期间，申请人及被核查研究机构应确保研究原始资料保存完整并能够及时提供、接受核查，包括试验方案的原件、原始数据、标本、相关检测报告、留样受试物和对照品、总结报告的原件以及研究有关的各种文件；

2. 现场核查期间，申请人及被核查研究机构应积极配合核查工作，不得阻挠、干扰现场核查工作。

四、核查结果判定原则

（一）对研究过程中原始记录和数据进行核实、实地确认，经核查确认发现以下情形之一的，核查认定为"不通过"：

1. 编造或者无合理解释地修改实验系统信息以及试验数据、试验记录、受试物和对照品信息；

2. 使用虚假受试物、对照品；

3. 隐瞒试验数据，无合理解释地弃用试验数据，或以其他方式违反试验方案选择性使用试验数据；

4. 故意损毁、隐匿试验数据或者数据存储介质；

5. 关键研究活动、数据无法溯源；

6. 申报资料与原始记录不一致且影响结果评价；

7. 其他严重数据可靠性问题；

8. 拒绝、不配合核查，导致无法继续进行现场核查；

9. 法律法规规定的其他不应当通过的情形。

（二）对研究过程中原始记录和数据进行核实、实地确认，未发现问题或发现的问题不构成以上不通过情形的，核查认定为"通过"。其中，发现的问题对数据质量和可靠性可能有影响的，需审评重点关注。

附件3

药品注册核查要点与判定原则（药物临床试验）（试行）

为保证药品注册核查质量，统一核查范围和判定标准，根据《中华人民共和国药品管理法》《药品注册管理办法》和《药物临床试验质量管理规范》等法律法规及相关指导原则，特制定《药品注册核查要点与判定原则（药物临床试验）（试行）》。

一、目的

药品注册现场核查（药物临床试验）的目的主要是通过对注册申报资料与临床试验的原始记录和文件的核对和/或实地确证，评价试验实施、数据记录和结果报告是否符合试验方案和药物临床试验相关法规，核实相关申报资料的真实性、一致性，同时关注受试者保护。

二、范围

（一）适用于由国家药品监督管理局药品审评中心启动、由国家药品监督管理局食品药品审核查验中心组织实施的药品注册研制现场核查中的药物临床试验现场核查。被核查机构基于注册需要和风险原则确定。药品审评中心发起的Ⅳ期等药物临床试验现场核查参考本核查要点执行。

（二）药物临床试验现场核查，是对注册申报资料中的临床试验情况进行实地检查、核实。主要对研究者履行职责情况，包括受试者保护、执行试验方案、数据记录和结果报告等方面进行核查。基于注册需要和风险原则，可仅对部分核查要点内容进行核查。必要时，可对申办者、合同研究组织或试验用药品制备条件及情况等进行现场核查，对试验用药品进行抽查检验。

三、临床试验部分现场核查要点

（一）临床试验许可与条件

1. 开展临床试验，应当获得药品监督管理部门许可，生物等效性试验应按照要求完成备案。

2. 具有药物临床试验伦理委员会批件。

3. 药物临床试验在具备相应条件并按规定备案的药物临床试验机构（以下简称"临床试验机构"）开展。其中，疫苗临床试验由符合国家药品监督管理局和国家卫生健康委员会规定条件的三级医疗机构或者省级以上疾病预防控制机构实施或者组织实施。

4. 临床试验实际开展场地与申报资料中试验地址一致，具备临床试验所需设施设备，检定、校准和日常维护符合要求，医疗急救设施保证有效运转。

5. 临床试验机构及专业制定与工作相适应的管理文件，并遵照执行。管理文件符合法规及指导原则等的要求，能够覆盖临床试验的全过程。

6. 临床试验各环节参与人员具有能够承担临床试验工作相应的教育、培训和经验，并得到主要研究者的授权。

7. 研究者、临床试验机构与申办者在试验开始前签署临床试验合同，对相关的权利与义务进行约定。

8. 申办者/合同研究组织（CRO）按照药物临床试验质量管理规范（GCP）、临床试验方案及合同履行了相应职责，并保存相关文件和记录。

9. 医疗机构临床实验室保证检验检测系统的完整性和有效性，对需要校准的检验仪器、对临床

规章文件

检验结果有影响的辅助设备及临床试验需要的其他设备等进行定期校准。

10. 医疗机构临床实验室参加经国家卫生健康部门认定的室间质量评价机构组织的临床检验室间质量评价并取得通过证书。

（二）伦理审查

1. 项目审查的伦理委员会到会人员数量和背景符合法规及 SOP 要求。

2. 按照相关法规及 SOP 规定开展伦理审查，留有书面记录，并注明会议时间及讨论内容，伦理委员表决票及审查结论保存完整且与伦理审查批件一致。

3. 伦理委员会关注受试者的损害是否得到及时的医学处理，监督申办者、研究者及时兑现给与受试者的补偿或赔偿。

4. 试验方案设计符合我国 GCP 要求，试验用相关日记卡、问卷等的设计应能满足临床试验数据的收集和可溯源性要求。

（三）临床试验实施过程

1. 知情同意书的签署

（1）知情同意书的内容符合 GCP 要求。

（2）筛选的受试者均签署知情同意书。

（3）知情同意书中受试者和 / 或监护人（如需要）、研究者、公平见证人（如需要）的签字和签署时间、签署版本等符合 GCP 要求。

（4）知情同意书签署时间不得早于伦理批准时间，筛选时间不得早于知情同意书签署时间。

（5）向受试者或其监护人解释试验内容并获得知情同意的研究者或指定研究人员为经过授权的研究人员，且具备在本院的执业资质。

2. 受试者筛选入组及方案执行

（1）有源数据支持以证实所有受试者确实参与了临床试验。

（2）受试者筛选应遵守临床试验方案规定的入选 / 排除标准，入组受试者应保留足够的支持性证据。

（3）研究者遵守临床试验方案规定的随机化程序。

（4）盲法试验（如涉及）按照试验方案的要求设盲、保持盲态和实施揭盲；意外破盲或因 SAE（严重不良事件）等需紧急揭盲时，研究者应按照紧急揭盲规程操作并书面说明原因。

（5）研究者按照临床试验方案规定的试验流程和评估方法实施试验（如访视、给药、采血、安全性检查和疗效评估等），采取措施保证关键步骤实施的准确性，并保存相关记录，如偏离试验方案应予以记录和解释，合并用药或合并治疗与禁用药物的记录符合方案规定的要求。

3. 安全性信息处理与报告

（1）对受试者的相关医学判断和临床决策由本机构具有执业资格的医学专业人员执行并记录。

（2）研究者应完整记录 AE（不良事件）、SAE，与药物相关性判断标准符合试验方案规定和医疗常规。

（3）研究者确保发生 AE、SAE 的受试者得到及时合理的观察与治疗。

（4）除试验方案或者其他文件中规定不需立即报告的 SAE 外，研究者立即向申办者书面报告所有 SAE，随后及时提供详尽、书面的随访报告。

（5）涉及死亡事件的报告，研究者向申办者和伦理委员会提供其他所需要的资料，如尸检报告或最终医学报告。

（6）药物临床试验期间发生的可疑且非预期严重不良反应、研发期间安全性更新报告，申办者根据《药物临床试验期间安全性数据快速报告的标准和程序》中按有关程序和规范要求向药品审评部门、伦理委员会等进行报告。

4. 临床试验数据记录和报告

（1）临床试验源文件的管理符合医疗管理要求，源数据应满足临床试验数据质量通用标准（ALCOA+）。

（2）日常诊疗已使用电子病历系统的，临床试验应使用电子病历。

（3）以患者为受试者的临床试验，相关医疗记录载入门诊或住院病历。病历中记录受试者知情同意的具体时间和人员。

（4）源数据和病例报告表中的数据修改留痕，不掩盖初始数据，保留修改轨迹，注明修改理由，修改者签名并注明日期。

（5）病例报告表的填写和修改符合申办者提供的指南，病例报告表及其他报告中的数据准确、完整，清晰、及时，与源文件一致。

（6）病例报告表、总结报告（或数据库）中记录的 AE 相关数据与源数据一致，无漏记、误判和误记。

（7）病例报告表、总结报告（或数据库）中的 SAE 相关数据记录和报告情况与源数据一致，无漏记、误判和误记。

（8）申报资料的总结报告中筛选、入选和完成临床试验的例数与实际例数一致。

（9）受试者筛选失败、脱落、中止、退出和剔除按照临床试验方案的要求执行，记录实际情况并保存原始记录，证据链完整，与总结报告一致。

（10）源数据、病例报告表、数据库及申报资料之间数据一致。

5. 临床试验数据溯源

（1）病例报告表中入组、知情同意、病史或伴随疾病、访视、给药记录、病情记录等信息与试验源数据和／或 HIS 系统一致。

（2）总结报告中记录的合并用药和合并治疗等可在 HIS 系统、医疗记录中或受试者日记卡中溯源。

（3）病例报告表中的来自临床试验机构检验科、影像科、心电图室、内镜室等的医学检查数据可在该机构的 LIS、PACS 等信息系统或仪器设备中溯源。

（4）经研究者评估得出的疗效和安全性数据溯源至评估人、评估时间、原始评估结果及其修改过程。

（5）以受试者自评结果作为疗效和安全性数据结果的溯源至有受试者署名确认的原始评估记录（如受试者日记卡、受试者自评报告等）。

（6）申报资料中的受试者编号、给药周期、给药顺序、制剂种类等信息与源数据之间一致。

（四）试验用药品管理

1. 具有试验用药品的来源证明、检验报告和在符合 GMP 条件下生产的证明文件。

2. 研究者和临床试验机构指派有资格的药师或其他人员管理试验用药品。

3. 试验用药品的接收、贮存、分发、使用、回收、退还及未使用药品的处置（如授权销毁）等环节留有记录。

4. 试验用药品运输和储存过程中的条件符合方案要求。

5. 试验用药品的使用数量、剩余数量和其他情况（如丢失、授权销毁等）与申办者提供的数量一致。

6. 药品管理各项记录中的试验用药品批号与药检报告、总结报告等资料一致。

7. 研究者对生物等效性试验的临床试验用药品进行随机抽取，并按要求留样。

8. 临床试验用药品管理各环节的异常情况及时评估、处理、记录。

（五）生物样品管理

1.生物样品采集、处理、储存、转运等各环节的管理遵守相应的规定并保存记录。

2.生物样品的采集、处理、储存和转运的条件符合临床试验方案的要求。

3.样本容器的标识易于识别和具有唯一性，且不泄露受试者隐私及制剂种类。

4.生物样品管理各环节的异常情况及时评估、处理、记录。

（六）中心实验室及独立评估机构

1.用于医学判断的检验项目和作为疗效和安全性指标的检验项目通过国家级室间质评或经其他方法验证以保证检测结果的可靠性。

2.中心实验室建立临床检验报告发放制度（包括危急值报告制度），按照相关要求向研究者报告检验结果，保证检验报告的准确、及时和信息完整，保护受试者隐私。

3.中心实验室建立有实验室质量管理体系。

4.待测样本接收、处理、检验检测、储存、归还（如适用）、销毁等过程具有完整的记录。

5.待测样本根据方案和 SOP 要求及时进行检测，复测符合试验方案和实验室相关 SOP。

6.检验方法经过验证 / 确认并符合方案要求，保存方法学验证 / 确认原始实验记录。

7.仪器设备使用、维护、校准等记录完整。保存有仪器验证记录、仪器设备使用记录、检查维护记录等。

8.对临床试验数据进行独立评估的机构（如独立影像学评估中心、终点事件裁定委员会、终点病例判定委员会、数据安全监查委员会等）进行的评估流程、数据记录及修改按照相关指南及其章程、SOP 执行。

9.对临床试验数据进行独立评估的人员具备相应资质且符合评估机构的相关指南或其章程要求。

10.独立评估结果可溯源至每位评估人员独立出具的评估报告。

（七）临床试验数据采集与管理

1.纸质记录（记录本、记录纸）受控管理，表格进行版本控制。记录更改保持原有信息清晰可辨，注明修改人姓名、修改日期和理由。

2.电子数据采集系统经过系统验证，并保存验证记录。计算机化系统设置用户管理、角色管理和权限管理，不同人员或角色具有唯一登录权限。具有稽查轨迹功能，能够显示修改数据与修改原因的记录。

3.若数据处理过程中发生数据转换，确保转换后的数据与原数据一致和该数据转化过程的可见性。

4.外部数据确保数据可溯源。

5.数据库锁定的条件和流程遵守数据库锁定的 SOP。

6.数据库锁定过程和时间有明确的文档记录，对于盲法临床试验，数据库锁定后才进行揭盲。

（八）委托研究

1.临床试验涉及到的所有由其他部门或单位进行的研究、检测等工作，签有委托协议 / 合同，对委托方和被委托方的责任义务予以明确。委托协议 / 合同反映的委托单位、时间、项目及方案等与申报资料记载一致。被委托机构出具的报告书或图谱等研究结果为加盖其公章的原件。根据审评需要对被委托机构进行现场核查，以确证其研究条件和研究情况。

四、生物样品分析部分现场核查要点

（一）生物样品分析条件与合规性

1.分析检测单位具备承担生物样品分析项目的条件。

（1）组织机构设置合理，具有组织机构图。实验室人员职责分工明确，具有所从事工作的资质和能力，接受过药物临床试验质量管理规范和其他专业培训，项目负责人具有相应的专业背景和经验。

（2）制定与分析工作相适应的质量体系文件，并遵照执行。质量体系文件的内容符合法律、法规和指导原则等的要求，能覆盖实验室管理及分析项目的主要流程。

（3）质量保证部门能独立履行质量保证职责，配有与其开展工作相适应的人员。质量保证人员具备相应的资格，对每个项目实施稽查，并保存完整的包括稽查内容、发现问题、采取措施、跟踪复查等的记录。

（4）实验室划分不同的功能区域，布局合理，防止交叉污染，具有场地分布图。

（5）配有可满足分析检测要求的取样、称量、配制、检测及数据分析的仪器及软件。仪器量具的量程、精度、分辨率等符合相应技术指标的要求，仪器的型号和编号记录在原始记录中，与申报资料一致。

（6）仪器设备由专人管理，主要仪器有完整的使用、校准、维护和维修等记录。用于检测的仪器至少进行安装确认（IQ）、运行确认（OQ）和性能确认（PQ），并保存相关记录。对检测结果有直接影响的仪器设备定期检定、校准，并保存相关记录。

（7）配备环境温度和湿度监测设备，保存温度和湿度记录。冰箱需配备温度监控和报警系统，并保存冰箱的温度记录和报警后的处理记录。配备完善的供电系统及断电后的应急预案。

（8）配备相应的安全防护、应急和急救设施设备。

（9）具备收集化学试剂和生物废弃物的设施和处理措施。

2. 分析检测单位与申办者或合同研究组织（CRO）签署委托合同，明确试验各方的责任、权利和利益，以及各方应当避免的、可能的利益冲突。

3. 申办者、CRO 按照药物临床试验质量管理规范原则、方案及合同规定承担相应职责，并保存相应文件和记录。

（二）生物样品分析实验的实施

1. 对照标准物质的管理

（1）对照标准物质由专人管理，来源可靠且可追溯，在分析证书（CoA）或同等证明性文件规定的条件下储存和使用。核对运输、接收、储存、领取、称量、使用、归还、销毁等原始记录，信息记录完整。对于不用于定量的对照标准物质，提供能证明其适用性的文件。

（2）存放对照标准物质的区域或设备（冰箱、冷藏室等）受控管理，实际存放条件和位置与原始记录一致。

（3）对照标准物质的状态和原包装标签上的信息与 CoA 或同等证明性文件的规定一致。

2. 试验样品和空白基质的管理

（1）试验样品和空白基质由专人管理。接收试验样品的房间具有足够的空间用于样品接收、清点和登记。核对运输、接收、清点、入库、储存、领取、使用、归还、销毁等原始记录，信息记录完整，有明确的时间及操作人员签名。

（2）试验样品在经验证的方法下采集、运输、储存和检测。

（3）存放试验样品和空白基质的区域或设备（冰箱、冷藏室等）受控管理，实际存放位置与原始记录一致。

（4）在规定期限内储存试验样品，试验样品标签上的信息完整且清晰可辨，与临床试验方案的规定一致。核对试验样品的留存数量与接收数量、检测数量、试验样品转运数量的一致性。

3. 方法学验证的实施

（1）方法学验证项目按照验证计划书的规定考察，检测方法、实验过程和结果记录在原始记录中，与申报资料一致。

（2）有对照标准物质的称量原始记录，储备液和工作液、流动相、稀释液有配制时间和配制过程的原始记录，并与申报资料一致。

（3）校正标样和质控样品有配制、分装、储存、领用、使用、归还等原始记录，稳定性质控样品有配制时间、放置位置、储存条件和稳定时间等原始记录，并与申报资料一致。

（4）生物样品预处理步骤和关键时间点记录完整，与申报资料一致。

（5）所有在仪器中进样的样品均记录在原始记录中，并对方法学验证过程中出现的异常情况进行调查和分析，与申报资料一致。

4. 试验样品分析测试的实施

（1）试验样品分析按照分析计划执行，分析批中样品预处理的过程和检测方法与方法学验证一致，血药浓度数据与申报资料一致。

（2）一个分析批中所有样品被处理和提取的顺序与进样顺序一致，过程可溯源。如有分批处理的情况，每个处理批应当包括低、中、高浓度质控样品，并符合事先规定的接受标准。

（3）一个分析批中所有样品有唯一性编号，样品按照顺序连续不间断进样，如中断，在原始记录中记录中断原因，与申报资料一致。

（4）所有在仪器中进样的样品均记录在原始记录中，并对样品分析过程中出现的异常情况进行调查和分析，与申报资料一致。

（5）试验样品分析过程中如有残留，对试验样品浓度的影响进行评估并采取具体措施，与申报资料一致。

（6）对于生物等效性试验，同一受试者的全部样品在同一分析批中检测（特殊情况除外）。

（7）对于生物等效性试验，样品分析和数据传输保持盲态。

（8）试验样品重新分析的理由和报告值的选择符合标准操作规程或分析计划的规定。试验样品的初始值、重分析的原因、重复次数、重分析的结果、最终接受的值以及接受的理由记录，并与申报资料一致。

（9）试验样品再分析（ISR）的样品选取具有代表性，数量符合要求。如果 ISR 符合接受标准，但在多个样品的结果之间显示出较大或系统差异的情况（例如同一受试者的所有样品均失败、同一分析批的所有样品均失败），应该进行调查以明确原因。

5. 色谱积分

（1）色谱使用自动积分，同一个分析批中采用相同的积分参数。如果色谱重积分和手动积分，记录修改理由并保留原始和重积分的图谱和数据，与申报资料一致。

（2）标准曲线和质控色谱如果进行了重积分，核实重积分是否影响该分析批的接受。

（3）抽取工作站中的试验样品、随行标准曲线和 QC 样品以及方法学验证样品的部分电子图谱，与申报资料一致。

（三）记录的管理

1. 记录（纸质和电子）包括但不限于：样品接收和处理记录、样品制备和分析记录、原始图谱、偏差报告、调查报告、标准操作规程、审计追踪，以及与申办者或临床试验机构的通信等，记录的信息真实、准确、完整和可追溯。

（1）纸质记录（记录本、记录纸）受控管理，表格进行版本控制。记录更改保持原有信息清晰可辨，注明修改人姓名、修改日期和理由。

（2）采用电子记录的计算机化系统经过系统验证，并保存验证记录。计算机化系统设置用户管理、角色管理和权限管理，不同人员或角色具有唯一登录权限。

2. 开启并保存计算机化系统的稽查轨迹和仪器日志，实验室应对保存期限进行规定。

3. 记录的保存和备份的物理环境应进行温度和湿度监控，配备防火、防水、防热、防潮、防破坏、防盗窃等设备。对记录的保存和备份的载体接触人员应当限制、记录和监控。

4. 项目结束后记录及时归档，档案由专人管理。对归档、查阅、借阅和归还等情况及时记录。档案室配备防盗、防火、防水、防虫害、防磁等必要设施设备，并进行定期维护检查。

五、核查结果判定原则

（一）对研究过程中原始记录和数据进行核实、实地确认，经核查确认发现以下情形之一的，核查认定为"不通过"：

1. 编造或者无合理解释地修改受试者信息以及试验数据、试验记录、试验药物信息；

2. 以参比制剂替代试验制剂、以试验制剂替代参比制剂或者以市场购买药品替代自行研制的试验用药品，以及以其他方式使用虚假试验用药品；

3. 隐瞒试验数据，无合理解释地弃用试验数据，以其他方式违反试验方案选择性使用试验数据；

4. 瞒报可疑且非预期严重不良反应；

5. 瞒报试验方案禁用的合并药物；

6. 故意损毁、隐匿临床试验数据或者数据存储介质；

7. 关键研究活动、数据无法溯源；

8. 申报资料与原始记录不一致且影响结果评价；

9. 其他严重数据可靠性问题；

10. 拒绝、不配合核查，导致无法继续进行现场核查；

11. 法律法规规定的其他不应当通过的情形。

（二）对研究过程中原始记录和数据进行核实、实地确认，未发现问题或发现的问题不构成以上不通过情形的，核查认定为"通过"。其中发现的问题对数据质量和可靠性可能有影响的，需审评重点关注。

附件 4

药品注册核查要点与判定原则（药学研制和生产现场）（试行）

为保证药品注册核查质量，统一核查范围和判定标准，根据《中华人民共和国药品管理法》《药品注册管理办法》等法律法规及相关指导原则，特制定《药品注册核查要点与判定原则（药学研制和生产现场）（试行）》。

一、目的

（一）药学研制现场核查（以下简称研制现场核查）的目的主要是通过对药学研制情况（包括处方与工艺研究、样品试制、质量控制研究、稳定性研究等）的原始资料进行数据可靠性的核实和/或实地确证，核实相关申报资料的真实性、一致性。

（二）药品注册生产现场核查（以下简称生产现场核查）的目的主要是通过对申报品种的商业化生产条件和能力、数据可靠性进行实地核查，核实申报资料的真实性，核实商业化生产规模下相关生产和质量控制活动与申报资料（如处方、生产工艺、质量标准、关键设施设备等）的一致性以及商业化生产条件。

二、范围

（一）适用于由国家药品监督管理局药品审评中心启动、由国家药品监督管理局食品药品审核查验中心组织实施的研制现场核查和生产现场核查。基于注册需要和风险原则，研制现场核查和生产现场核查可仅针对承担主要研究任务的关键场地进行，也可仅对部分要点的部分内容进行核查。

（二）一般情况下，研制现场核查以确证性临床试验、生物等效性研究等药物临床试验相关批次为起点，直至商业规模生产工艺验证批次前为止，重点包括确证性临床试验批次 / 生物等效性研究批次等药物临床试验批次、技术转移批次、申报资料所涉及的稳定性试验批次等影响药品质量评价的关键批次。必要时，可前溯至研究立项、处方筛选、工艺优化等研究内容。

豁免药物临床试验的，以进行质量对比研究的相关批次为起点；未进行质量对比研究的，以工艺处方基本确定后的批次为起点。

（三）一般情况下，生产现场核查以技术转移所获取的知识为基础，以商业规模生产工艺验证批次为起点直至现场动态生产批次为止，重点包括商业规模生产工艺验证批次、动态生产批次以及在此期间的相关变更、稳定性试验等研究、试制的批次。

（四）根据需要对化学原料药、中药材、中药饮片和提取物、辅料及直接接触药品的包装材料和容器生产企业、供应商或者其他受托机构开展的延伸检查，可参照本核查要点与判定原则进行。

三、研制现场核查要点

（一）质量管理

开展药物研究，应当建立与研究内容相适应的组织机构和质量管理体系，应当具有与药物研究内容相适应的人员、设施、设备、仪器等，制订相应的管理制度或标准操作规程并遵照实施。

1.组织机构和人员

应当建立与研究内容相适应的管理机构，以进行相应质量管理。

应当配备具有适当资质（包括学历、培训或实践经验）的研究和管理人员，遵守国家相关法律法规的规定，保证试验数据与资料的真实性和可靠性。

2. 研究条件

应当具有与研究内容相适应的、根据研制不同阶段和风险确定的场地、设施、设备、仪器和管理制度或标准操作规程，并与研究记录和申报资料一致。

3. 文件和记录

应当建立文件和记录的管理制度或标准操作规程。药物研究开发全过程应当有相应记录，包括预试验和探索性研究的数据和记录。

4. 变更和偏差管理

至少在药物进入临床阶段后就应当建立与药物研发阶段相适应的变更、偏差和研究试验失败等相关管理制度或标准操作规程，针对关键批次出现的偏差或研究试验失败等情形应当得到适当的调查和/或分析，并进行记录。

5. 委托研究

委托其他机构进行部分或全部药学研究及样品试制的，委托方应当对受托方的研究能力、质量管理体系等进行评估，以确证其研究条件和研究情况。双方应当签订委托合同或其他有效协议，明确规定各方责任、研究内容及相关的技术事项。委托方应当对委托研究的过程和结果负责，并确保委托研究过程中的数据可靠性。受托方应当遵守相关要求，保证研究及样品制备过程规范、数据真实可靠、研制过程可追溯。

（二）处方和工艺

处方和工艺研究过程应当科学完整、合理设计，相关研究记录应当真实完整，与申报资料一致。

1. 研究确定的处方组成、工艺流程图、工艺描述、关键工艺参数和范围，应当与申报资料一致。

2. 处方工艺研究确定的试验数据、时间，应当与申报资料一致。

（三）样品试制

1. 研制样品试制记录，特别是关键批次样品的试制记录应当完整保存。

2. 关键批次样品的处方和生产工艺、过程控制、试制场地和生产线、使用的主要生产设备型号、技术参数及原始记录等应当与申报资料一致。

3. 样品试制量、剩余量与使用量之间应当能够对应。应当保留试制样品实物，处方工艺确定后生产的关键批次样品在上市申请批准前不得销毁。

4. 用于确证性临床试验、生物等效性研究等药物临床试验相关批次样品的生产应当符合相应药品生产质量管理规范的相关要求。

（四）原辅料与直接接触药品的包装材料和容器

1. 关键批次样品试制所用的原辅料、直接接触药品的包装材料和容器等具有合法来源（如供货协议、发票等），相关信息应当与申报资料一致。

菌毒种、细胞株、血浆来源应当合法、清晰、可追溯，并与申报资料一致。

中药饮片应当明确其药材基原、产地和炮制方法，并与申报资料一致。

2. 原辅料、中药饮片和提取物、直接接触药品的包装材料和容器等的使用时间和使用量应当与样品研制情况相匹配。

各级菌毒种种子批、细胞库的建立、检验、放行等符合申报资料要求。

3. 结合制剂特点制订的原辅料、直接接触药品的包装材料和容器的内控标准，相应研究过程应当与申报资料一致。

4. 关键批次样品试制用的原辅料及直接接触药品的包装材料和容器应当有检验报告书，并与申报资料一致。

（五）质量控制

1. 关键批次研究使用的仪器设备应当经必要的检定或校验合格，有使用记录、维护记录和检定校验记录，与研究时间对应一致，记录内容与申报资料一致。

2. 用于质量研究的样品批次、研究时间与样品试制时间应当能够对应。

3. 质量研究各项目，如溶出度 / 释放度、有关物质、含量 / 效价等关键质量属性研究及实验方法学考察的原始记录、实验图谱数据应当完整可靠，可溯源，数据格式应当与所用的仪器设备匹配。

（六）技术转移

从药品研制到生产阶段的技术转移是一个系统工程，其目的是将在研制过程中所获取的产品知识和经验转移给生产企业。接受技术转移的生产企业应当有能力实施被转移的技术，生产出符合注册要求的药品。

1. 技术转移应当完成技术文件的转移，并有相应关键文件和记录。

2. 应当对技术转移过程涉及的人员、设备、工艺、物料等因素进行评估，并在技术转移过程中采取相应措施，降低风险。

3. 技术转移或工艺放大后应当完成商业规模生产工艺验证，验证数据应当能支持商业化批量生产的关键工艺参数。

4. 分析方法的转移应当经过确认，并有记录和报告。

（七）对照品和参比制剂

1. 所用的对照品 / 标准品具有合法来源证明，在有效期内使用，并与申报资料一致。如为工作对照品，应当有完整的标化记录且应当在效期内使用；有对照品 / 标准品的接收、发放、使用记录或凭证，应当与实际的研究 / 评价工作相吻合。

2. 所用的参比制剂应当与申报资料一致，有明确的来源及来源证明，如购买发票、赠送证明等；有参比制剂的包装标签、说明书、剩余样品等；有参比制剂的接收、发放、使用记录或凭证，应当与实际的研究 / 评价工作相吻合。

3. 对照品 / 参比制剂应当按其规定的贮藏条件保存，并与申报资料一致。

（八）稳定性研究

企业应当制定稳定性研究方案，并根据稳定性研究方案开展研究工作。稳定性研究的批次应当与申报资料一致。

1. 稳定性研究样品所用直接接触药品的包装材料和容器应当与申报资料一致。

2. 稳定性研究样品放置条件等，应当与申报资料一致。

3. 稳定性研究过程中各时间点原始检验记录数据应当与申报资料一致。

4. 稳定性研究所涉及的数据应当能溯源，并完整可靠。

（九）数据可靠性

申报资料中的数据均应当真实、准确，能够溯源，相关的原始记录、原始图谱、原始数据等均应当与申报资料一致，研制单位应当采取有效措施防止数据的修改、删除、覆盖等，以确保数据可靠。其中，方法学验证及之后影响产品质量和稳定性数据评价的研究数据尤为重要。

1. 质量研究及稳定性研究中的数据（包括试验图谱）应当可溯源：红外光谱法、紫外可见分光光度法、高效或超高效液相色谱法、气相色谱法等得出具有数字信号处理系统打印的图谱，应当具有可追溯的关键信息（如图谱数据文件的存储路径、数据采集日期、采集方法参数等），各图谱的电子版应当保存完好；电子天平的称量打印记录应当可溯源；需目视检查的某些项目（如采用薄层色谱、纸色谱、电泳等检测方法的）应当有照片或数码照相所得的电子文件。

2. 药物研究期间，具有数字信号处理系统设备应当开启审计追踪功能，被核查数据应当在采集数据的计算机或数据库中。审计追踪功能应当能显示对以前保留数据与原始数据所有更改情况，应当能关联到数据修改者，并记录更改时间及更改原因，用户应当没有权限修改或关闭审计追踪功能。

3.纸质图谱编码 / 测试样本编码应当与原始记录对应，可溯源。

4.电子图谱应当为连续图谱，如有选择图谱、弃用图谱情况，应当提供相应说明或依据。

5.数据应当能归属到具体的操作人员。具备计算机化系统的试验设备，其每名用户应当设定独立的账号密码，或采用其他方式确保数据归属到具体操作人。

四、研制现场核查结果判定原则

（一）对研究过程中原始记录、数据进行核实和 / 或实地确认，经核查确认发现以下情形之一的，核查认定为"不通过"。

1.编造或者无合理解释地修改研究数据和记录；

2.以参比药物替代研制药物、以研制药物替代参比药物或者以市场购买药品替代自行研制的药物，或以其他方式使用虚假药物进行药学研究；

3.隐瞒研制数据，无合理解释地弃用数据，或以其他方式选择性使用数据导致对药品质量评价产生影响；

4.故意损毁、隐匿研制数据或者数据存储介质等故意破坏研制数据真实性的情形；

5.与申报资料不一致且可能对药品质量评价影响较大；

6.存在严重的数据可靠性问题，关键研究活动、数据缺少原始记录导致无法溯源，导致对药品安全性、有效性、质量可控性的评价产生影响；

7.拒绝、不配合核查，导致无法继续进行现场核查；

8.法律法规规定的其他不应当通过的情形。

（二）对研究过程中原始记录、数据进行核实和 / 或实地确认，未发现申报资料真实性问题，且发现的问题不构成以上不通过情形的，核查认定为"通过"。其中，对发现申报资料的部分非关键信息不一致或虽然发现数据可靠性问题但可能不影响对药品安全性、有效性、质量可控性评价的，需审评重点关注。

五、生产现场核查要点

（一）质量管理

药品生产企业应当具备涵盖影响药品质量所有因素的质量体系，具有与药品生产相适应的组织机构，并建立质量保证系统以保证质量体系的有效运行。

1.质量管理应当涵盖影响药品质量的所有因素，确保生产的产品符合申报工艺和质量要求，并最大限度地降低药品生产过程中污染、交叉污染以及混淆、差错等风险。

2.企业高层管理人员应当确保实现既定的质量目标，并为实现质量目标提供足够的、符合要求的人员、厂房、设施和设备。

3.企业应当建立与药品生产相适应的管理机构，明确各部门职责，确保技术转移合理并可追溯。

4.企业应当配备足够数量的并具有适当资质的管理和操作人员。关键人员、关键岗位人员应当经培训并了解本产品知识，关键岗位人员必须熟悉本产品的关键质量控制、关键生产操作要求。

5.企业应当建立满足本产品生产质量要求的管理文件，包括产品技术转移管理文件、药品生产质量管理规范相关生产质量文件以及产品研发资料的管理文件等。

6.企业应当按照药品生产质量管理规范要求，建立变更控制、偏差管理、供应商管理、检验结果超标处理等相应管理标准操作规程，并按规程实施。所采用的方法、措施、形式及形成的文件应当与相应的药品生命周期相适应。

7.企业应当建立质量风险管理系统，根据科学知识及经验对质量风险进行评估，以保证产品

规章文件

质量。

（二）厂房与设施、设备

企业的厂房、设施、关键生产设备应当与注册申报资料一致，并与商业化批量生产匹配，药品生产过程中防止污染与交叉污染的措施应当有效。

1. 生产厂房与设施、仓储条件等应当满足样品商业化批量生产要求，关键生产设备生产能力与商业化批量生产相匹配。

2. 为满足新增注册申报品种的生产，原有厂房与设施、设备应当进行评估，必要时还应当进行相应的变更。如为新建企业或车间，商业规模生产工艺验证时，与产品生产相关的厂房与设施、关键生产设备应当经确认，包括设计确认、安装确认、运行确认和性能确认。

3. 非专用生产线，应当评估共线品种的合理性，评估共线生产带来的污染与交叉污染的风险，并采取防止污染与交叉污染的有效措施；应当建立有效的清洁程序并经验证，其活性物质残留限度标准建立应当基于毒理实验数据或毒理学文献资料的评估。

（三）物料

涉及相关物料的采购、接收、贮存、检验、放行、发放、使用、退库、销毁全过程，应当确保物料在上述过程不发生污染、交叉污染、混淆和差错。

1. 生产过程所需的原辅料／关键物料（包括生物制品所用的菌毒种、细胞、血浆、佐剂、培养基等）和包装材料等应当有相应管理制度并遵照执行。

2. 能够按照管理规程对产品生产所用的原辅料、直接接触药品的包装材料和容器的供应商进行审计和管理。

3. 原辅料和直接接触药品的包装材料和容器的质量标准、生产商／来源应当与注册申报资料一致，按照相关标准操作规程进行取样和检验，并出具全项检验报告。

各级菌毒种种子批、细胞库的建立、检验、放行等应当符合申报资料要求。

4. 原辅料和直接接触药品的包装材料和容器应当按照相应要求进行储存、使用和管理，并制定合理的储存期限。

（四）批量生产

以商业规模生产工艺验证为起始，确认企业生产工艺与注册资料的一致性，以及持续稳定生产出符合注册要求产品的能力。

1. 商业规模生产工艺验证批等关键批次及现场动态生产批次（如有）的处方、批量、实际生产过程、批生产记录应当与工艺规程／制造检定规程和注册申报工艺一致。

商业规模生产工艺验证数据应当支持批量生产的关键工艺参数，并在规定范围内。如有商业规模生产工艺验证批次之外的其他试制批次，应当能追溯产品的历史生产工艺数据以及与产品相关的质量情况。

2. 批生产记录、设备使用记录、物料领用记录、检验记录等各项记录信息应当一致，并具有可追溯性。

3. 中药材前处理、炮制方法等应当与申报资料一致，并在产品工艺规程中明确，如外购饮片，质量协议应当明确前处理、炮制的要求。

（五）质量控制

质量控制实验室的人员、设施、设备应当与产品质量控制相适应，应当配备药典、标准图谱等必要的工具书，以及相应的标准品或对照品等相关标准物质。企业应当建立相应质量控制制度，按药品生产质量管理规范要求进行取样、检验，并得出真实可靠的检验结果。

1. 检验设施设备仪器应当经过检定或校准，并在有效期内，使用记录可溯源。

2. 样品、标准物质、试剂、菌种等应当按照规定管理和使用。

3. 样品、中间产品／中间体和关键物料的质量标准应当与申报的质量标准一致，并按要求进行检验。检验方法应当按规定经过方法学验证或确认。

4. 产品应当按规定进行稳定性试验；有存放效期的中间产品／中间体，必要时也应当进行相应研究。

5. 如有委托检验，双方应当签订合同或协议，委托方应当进行审计，确保受托方提供的数据可靠。

（六）数据可靠性

企业应当采取有效措施防止数据的修改、删除、覆盖等，以确保数据可靠。申报资料中的数据均应当真实、准确，能够溯源，相关的原始记录、原始图谱、原始数据等均应当与申报资料一致。其中，商业规模生产工艺验证及其稳定性试验等生产、检验数据尤为重要。

1. 相关原始记录，尤其是原始电子数据应当与申报资料中的纸质数据一致。数据应当清晰、可读、易懂、可追溯，数据保存应当确保能够完整地重现数据产生的步骤和顺序。

2. 根据生产、检验或其他相关记录中的签名能够追溯至数据的创建者、修改人员及其他操作人员。

3. 生产和检验所用计算机化系统应当经过验证，相关用户分级管理与权限应当设置合理。

4. 关键批次的关键数据产生应当使用数据审计跟踪系统确保数据可靠性。不具备数据审计跟踪功能的仪器设备，应当有足够的措施保证其数据可靠性。

5. 质量研究各项目，例如溶出度／释放度、有关物质、含量／效价等关键质量属性研究的原始记录、实验图谱及实验方法学考察内容，其原始数据应当完整可靠，电子数据格式应当与所用的仪器设备匹配。

六、生产现场核查结果判定原则

（一）经对生产过程及商业化生产条件实地确证，以及对生产过程中原始记录、数据进行核实，经核查确认发现以下情形之一的，核查认定为"不通过"：

1. 存在严重偏离药品生产质量管理规范等相关法律法规，可能对产品质量带来严重风险的或者对使用者造成危害情形；

2. 编造生产和检验记录和数据；

3. 隐瞒记录和数据，无合理解释地弃用记录和数据，或以其他方式选择性使用记录和数据导致对药品质量评价产生影响；

4. 故意损毁、隐匿记录和数据或者其存储介质等故意破坏记录和数据真实性的情形；

5. 无法证明能按照申报的上市商业化生产条件实现持续稳定生产；

6. 存在严重的数据可靠性问题，关键数据和记录无法溯源，导致对药品质量的评价产生影响；

7. 拒绝、不配合核查，导致无法继续进行现场核查；

8. 法律法规规定的其他不应当通过的情形。

（二）经对生产过程及条件实地确证，以及对生产过程中原始记录、数据进行核实，未发现申报资料真实性问题，具备药品上市商业化生产条件，且发现的问题不构成以上不通过情形的，核查认定为"通过"。其中，发现与申报资料不一致或数据可靠性问题但可能不影响对药品质量评价的，或者虽基本具备药品上市商业化生产条件但尚需进一步完善的，需审评重点关注。

规章文件

509

附件5

药品注册生产现场核查和上市前药品生产质量管理规范

检查衔接工作程序（试行）

第一条　为规范药品注册生产现场核查（以下简称注册核查）和上市前药品生产质量管理规范符合性检查（以下简称上市前 GMP 检查）的衔接，保证注册核查和上市前 GMP 检查同步实施工作的质量和效率，根据《中华人民共和国药品管理法》《中华人民共和国疫苗管理法》《药品注册管理办法》《药品生产监督管理办法》，制定本程序。

第二条　国家药品监督管理局食品药品审核查验中心（以下简称核查中心）负责开展的药品注册生产现场核查与相关省、自治区、直辖市药品监督管理部门（以下简称省级局）负责开展的上市前 GMP 检查同步实施的衔接工作，遵守本程序。

第三条　核查中心协调省级局同步实施检查工作时，双方应当根据法规要求和各自职能，遵循风险管理的理念，共同合作，保证注册核查与上市前 GMP 检查的有机衔接。

第四条　国家药品监督管理局药品审评中心（以下简称药品审评中心）在药品注册申请审评期间，决定启动注册核查的，通知核查中心组织实施核查，提供核查所需的相关材料，同时告知申请人以及申请人或者生产企业所在地省级局。

按规定应当进行上市前 GMP 检查的，省级局认为需要与药品注册生产现场核查同步开展时，应当在收到药品审评中心通知 5 日内告知核查中心沟通协商。

第五条　核查中心根据品种的特性、工艺、风险等情况，在与申请人沟通确认检查安排后，同省级局共同商定工作安排，明确检查组组成方式和检查时间。

第六条　根据法规要求和职能，核查中心和省级局按程序组建检查组，完成药品注册现场核查和上市前 GMP 检查工作。

核查中心和省级局可分别组建检查组，或共同组建一个检查组。原则上注册核查与上市前 GMP 检查选择在同一生产周期内开展。

第七条　检查员的专业背景、数量等应当结合检查品种的特性、工艺和风险，以及药品的生产条件等实际情况进行确定。

如共同组建检查组，检查组长和组员均应为国家药品 GMP 检查员。检查组长由核查中心和省级局共同协商确定。

第八条　核查/检查期间，检查组应按照制定的核查/检查方案实施检查。如为独立的两个检查组，在履行各自职责的同时保持良好沟通和合作，例如合并召开首、末次会议，重大问题共同商议等。

第九条　检查组依据现场检查情况，分别撰写注册核查、上市前 GMP 检查报告，分别作出注册核查、上市前 GMP 检查结论。

检查结束后，检查组将注册核查报告（一份）及药品现场核查问题表正式交观察员送相关省级局。

第十条　核查中心和省级局建立日常沟通交流机制和信息共享机制，保证注册核查与上市前 GMP 检查工作的衔接工作规范有序。

第十一条　本程序自 2022 年 1 月 1 日起施行。

关于发布《药品注册检验工作程序和技术要求规范（试行）》（2020 年版）及有关事项的通告

（2020 年 7 月 1 日）

为落实《药品注册管理办法》（国家市场监督管理总局令第 27 号），进一步优化药品注册检验工作程序，明确基本技术要求，促进药品注册申请人提升药品注册申报资料规范化水平，中国食品药品检定研究院（以下简称中检院）组织起草了《药品注册检验工作程序和技术要求规范（试行）》（以下简称《规范》），经国家药监局批准，现予以发布，自 2020 年 7 月 1 日起实施。

现就有关事项通告如下：

（一）本《规范》实施之日起申请药品注册检验的，应符合本《规范》的有关要求。实施之日前受理的药品注册检验申请，仍按原规定的程序、时限和要求执行。

（二）本《规范》实施之日起受理的药品注册申请，申请人应当在接到药品审评中心出具的注册检验通知后 30 个工作日内将注册检验所需资料及样品等送至药检机构，其中优先审评审批品种为 5 个工作日内，临床急需境外已上市罕见病药品为 2 个工作日内。

（三）本《规范》实施后受理的药品注册检验申请，需要进行注册标准复核的，药检机构仅对药品注册标准申报稿提出修改建议，不再对药品注册标准申报稿进行修改。

（四）本《规范》实施之日起签发的境外生产药品（化学药品和生物制品）注册检验报告，中检院不再对质量标准编号，改由药品审评中心进行。

（五）注册检验申请人应详细了解本《规范》规定的程序和时限要求，提前做好注册检验所需资料及样品等的准备，对因注册检验申请人原因造成时间延误的，不计入注册检验工作时限。

（六）本《规范》实施过程中如有相关优化完善建议，请发送邮件至 zongheyewu@nifdc.org.cn。

附件：药品注册检验工作程序和技术要求规范（试行）（2020 年版）

中国食品药品检定研究院

2020 年 7 月 1 日

附件

药品注册检验工作程序和技术要求规范（试行）

（2020 年版）

一、目的

为落实《药品注册管理办法》（国家市场监督管理总局令第 27 号）有关药品注册检验的规定，进一步规范药品注册检验工作程序，明确注册检验技术要求，制定本规范。

二、定义和适用范围

药品注册检验包括样品检验和标准复核。样品检验是指按照申报药品质量标准对样品进行的实验室检验，以及有因抽样检验。标准复核是指对申报药品质量标准中设定项目的科学性、检验方法的可行性、质控指标的合理性等进行的实验室评估。

本规范适用于药品检验机构开展的，为支撑中药、化学药、生物制品和按药品管理的体外诊断试剂上市许可申请审评审批的样品检验和标准复核，以及制剂审评需要的化学原料药、药用辅料、直接接触药品的包装材料和容器的检验。

三、药品注册检验申请人和药品检验机构

（一）药品注册检验申请人

1. 药品注册检验申请人（以下简称申请人）是指以药品上市许可申请为目的而提出注册检验的企业或药品研制机构等，应与药品上市许可申请人保持一致。

2. 申报注册检验的药品质量标准应当符合《中华人民共和国药典》（以下简称《中国药典》）通用技术要求，不得低于《中国药典》的规定，同时应当符合国家药品监督管理局药品审评中心（以下简称药品审评中心）发布的药品质量标准通用格式及撰写指南要求。申报品种的注册检测项目或指标不适用《中国药典》的，申请人应当提供充分的支持性数据。

3. 申请人应积极配合省级药品监管部门或其授权的单位抽取或按要求抽取样品，按样品储运要求在规定时限内将资料、样品、标准物质等送至相应药品检验机构。

4. 在药品注册检验申请前，申请人应当详细了解注册检验品种所需资料、样品和标准物质等具体要求，必要时与相应药品检验机构进行沟通。在药品注册检验过程中，申请人应当积极配合药品检验机构，探讨解决注册检验的技术问题。

5. 需要补充注册检验相关资料的，申请人应当在规定时限内按要求一次性补充完整。如遇特殊情况未能按要求补充完成的，申请人须提前商药品检验机构，再调整一次补充资料时限。逾期仍未补充完成的，视为注册检验终止。

6. 申请人须同时提供注册检验用资料和样品标签的纸质版（加盖申请人公章）和相应的电子版。境外生产药品的注册检验，申请人应提供前述资料和样品标签的中、英文版。

7.原则上申请人在药品上市许可申请受理前只能提出一次药品注册检验申请,不得同时向多个药品检验机构申请注册检验。申请人提交的药品注册检验资料应当与药品注册申报资料的相应内容一致。在药品注册检验过程中,申请人不得自行变更药品检验机构、补充或变更资料和样品等。

(二)药品检验机构

1.药品监督管理部门设置或指定的国家级、省级和口岸药品检验机构承担药品注册检验工作。

2.药品检验机构应当根据本规范建立药品注册检验工作程序,遵守药品注册检验工作时限要求。药品检验机构按申报的药品质量标准进行样品检验,出具检验报告书;对申报的药品质量标准进行复核并提出意见,但不修改申报质量标准。

3.药品检验机构应当在本机构网站或者申请受理场所公开药品注册检验工作程序、样品和资料要求、示范文本及时限规定等信息。以适当方式向申请人公开所申请注册检验产品的检验进度信息。药品检验机构应当通过国家药品监督管理局药品监督数据共享平台(以下简称数据共享平台)提供药品品种档案所需的药品注册检验报告等信息。

4.药品检验机构根据需要组织相关领域专家,研究药品注册检验过程中的重要技术问题,论证解决注册检验报告争议,给出处理结论。

5.药品检验机构及其工作人员应当履行对申请人提交的注册检验用资料和样品、注册检验相关实验室数据的保密义务。法律另有规定或者涉及国家安全、重大社会公共利益的除外。

四、药品注册检验分类

根据药品注册检验启动主体和药品注册阶段不同,将药品注册检验分为四种类别:

(一)前置注册检验,是指在药品上市许可申请受理前,申请人提出的药品注册检验。申请人在完成支持药品上市的药学相关研究,确定质量标准,完成商业规模生产工艺验证后,可向中国食品药品检定研究院(以下简称中检院)或省级药品监督管理部门提出药品注册检验申请。

(二)上市申请受理时注册检验,是指创新药、改良型新药和境外生产药品,或根据审评需要的其他品种,申请人未提出前置注册检验的,在上市许可申请受理后40个工作日内由药品审评中心启动的药品注册检验。

(三)上市申请审评中注册检验,是指上市申请审评过程中,药品审评中心基于风险启动的质量标准部分项目复核和现场核查的抽样检验,以及因申报资料真实性存疑或投诉举报等基于审评需要启动的有因抽样检验。

(四)上市批准后补充申请注册检验,是指在上市批准后补充申请审评过程中,药品审评中心于申请受理后40个工作日内基于风险启动的注册检验。

五、药品注册检验分工

1.中检院承担境内外生产的创新药、改良型新药(中药除外)、生物制品、按照药品管理的体外诊断试剂的注册检验工作;负责组织口岸药品检验机构开展需由其承担的境外生产药品的注册检验。

中检院或国家药品监督管理局指定的药品检验机构承担放射性药品和国家药品监督管理局规定的其他药品的注册检验工作。

2.省级药品检验机构,承担辖区内除中检院和口岸药品检验机构职责外的药品注册检验工作。

3.口岸药品检验机构,按要求参加中检院组织的境外生产药品的注册检验工作。

六、药品注册检验工作程序

（一）境内生产药品

1. 准备申请

1.1 准备资料和样品

需要进行药品注册检验的，申请人应当根据《药品注册管理办法》及相关配套文件的有关要求，提前做好药品注册检验相关资料和样品的准备。

1.1.1. 前置注册检验和上市申请受理时注册检验，应当执行"注册检验用资料、样品、标准物质和特殊实验材料要求"（附件1）的要求。

1.1.2. 上市申请审评中注册检验，应当结合部分项目标准复核和现场核查抽样检验的要求，执行"附件1"中的相关部分内容要求。药品审评中心提出申报药品质量标准以外的有因抽样检验，需要提供与药品检验机构商定的检验方案和相关资料。

1.1.3. 上市批准后补充申请注册检验，应结合药品审评中心的要求，执行"附件1"中的相关部分内容要求。

1.2 与药品检验机构的沟通交流

必要时，申请人可就有关注册检验用资料、样品、标准物质、特殊实验材料和设备等方面的要求，以及有关样品检验和标准复核的技术问题，与相应药品检验机构通过电话、会议或文书往来等方式进行沟通。属于优先审评审批的品种，申请人应当告知检验机构。

2. 提出申请

2.1. 前置注册检验申请，申请人应当向其自身或生产企业所在地省级药品监督管理部门提出抽取样品申请。省级药品监督管理部门在收到申请后的5个工作日内按规定要求组织抽取样品并封签，同时出具抽样记录凭证。申请人根据药品注册检验分工，向相应药品检验机构提出申请（附件4.1），将封签样品及抽样记录凭证、注册检验所需资料及标准物质等按规定送至相应药品检验机构。

2.2. 上市申请受理时注册检验申请，申请人凭药品审评中心出具的注册检验通知，在30个工作日内，向省级药品监督管理部门申请完成抽样工作，并向中检院或相关省级药品检验机构提出注册检验申请（附件4.1），按要求提交封签样品及抽样记录凭证、注册检验所需资料及标准物质等。属于优先审评审批的品种，申请人应当在接到注册检验通知后5日内完成申请抽样和送样工作。

2.3. 上市申请审评过程中注册检验申请，申请人凭药品审评中心出具的药品注册检验通知或补充资料通知，向相应药品检验机构提出药品注册检验申请。除现场核查抽样检验应在抽样后10个工作日内向药品检验机构送样外，样品、资料和送达要求同"2.2 上市申请受理时注册检验申请"的相应内容。

对于有因抽样检验，药品审评中心直接向相应药品检验机构出具药品注册检验通知，提供检验所需相关材料。检验所需样品由药品审评中心组织国家药品监督管理局药品审核查验中心（以下简称药品核查中心）或省级药品监督管理部门抽取并封签，并在规定条件下送至相应药品检验机构。样品批数和每批数量由药品审评中心与药品检验机构商定。

2.4. 上市批准后补充申请注册检验申请，申请人凭药品审评中心出具的药品注册检验通知向相应药品检验机构提出注册检验申请，提交注册用样品、注册检验所需资料及标准物质等。样品、资料和送达要求同"2.2 上市申请受理时注册检验申请"的相应内容。

3. 接收审核

申请人按照"附件1"的要求，一次性提交注册检验所需资料，经药品检验机构审核通过后，再提交注册检验用样品、标准物质和特殊实验材料等。

药品检验机构应当在5个工作日内完成注册检验用资料审核；在样品送达时完成注册检验用样

规章文件

品、标准物质和特殊实验材料等的检查及受理，并出具是否接收的结论。

3.1. 资料审核。对资料的完整性和规范性等进行审核。审核通过的，由申请人按要求向相应药品检验机构送样。审核未通过但能限期补正的，由申请人按要求补正资料后向相应药品检验机构送样。

3.2. 样品检查。检查样品外观、封签、贮藏条件、批数、数量、剩余有效期等，与申请人签字确认检查结果。

样品符合要求的，药品检验机构向申请人出具《药品注册检验接收通知书》（附件4.2）。

样品不符合要求的，药品检验机构向申请人出具《药品注册检验不予接收通知书》（附件4.4）并说明理由，申请人自行取回所提交的注册检验用资料、样品、标准物质和特殊实验材料等。

4. 注册检验

4.1. 样品检验和标准复核。样品检验和标准复核的技术要求详见"七、药品注册检验基本技术要求"的相应内容。

4.2. 药品注册检验报告

药品注册检验报告包括样品检验报告书（附件4.6）和/或标准复核意见（附件4.7）、药品注册检验报告表（附件4.8）。纸质药品注册检验报告和电子药品注册检验报告具有同等法律效力。

样品检验报告书按照申报质量标准出具检验结果，作出是否符合申报质量标准的检验结论。

标准复核意见应当对申报质量标准，从检验项目设定的科学性、检验方法的可行性、质控指标的合理性等方面提出意见和建议，并就不可检项目、可检项目不符合申报质量标准要求等情况进行说明。

4.3. 其它情形

（1）需要申请人补充注册检验相关的资料、标准物质和特殊试验材料等的，药品检验机构应当在与申请人沟通后一次性提出，并出具《药品注册检验补充资料通知书》（附件4.3），告知需要补充的内容及时限，要求申请人一次性补充完成。

逾期未完成且未提前商药品检验机构调整补充时限的，出具已完成部分项目的检验报告，将无法完成原因写入标准复核意见。

（2）对中药及天然药物制剂，在提出注册检验时，如处方中包括尚未取得药品监督管理部门批准/备案的药味或提取物，需对相关药味或提取物进行检验的，应当由申请人或药品审评中心一并提出，提供样品和相关资料。

（3）因化学药制剂注册检验需要对化学原料药进行检验的，应当由申请人一并提供化学原料药样品和相关资料。仿制境内已上市药品所用的化学原料药，可以单独申请药品注册检验。

（4）由药品审评中心提出的药用辅料及直接接触药品的包装材料和容器的检验，药品检验机构可参考其在药品审评中心"原辅包登记平台"登记的资料内容、申请人报送的自检报告及检验所需的相关材料等开展检验工作。

（5）放射性药品，申请人需要与省级药品监督管理部门、药品检验机构协商抽样和送样事宜。如能送样检验的，申请人在向检验机构送样前，需要完成放射性物质转让审批手续，并在批准后20个工作日内将样品送至药品检验机构。如因有效期短等原因不能送样检验的，申请人需要与药品检验机构协商检验场所。

5. 报告发送

5.1. 药品注册检验完成后，药品检验机构应当出具药品注册检验报告，包括样品检验报告书和/或标准复核意见、药品注册检验报告表等。

5.2. 药品检验机构应当根据药品注册检验分类确定药品检验报告发送对象。前置注册检验，将药品注册检验报告发送申请人。上市申请受理时注册检验、上市申请审评中注册检验、上市批准后补充申请注册检验，将药品注册检验报告主送药品审评中心，抄送申请人。有因抽样检验，按药品审评中心要求发送药品注册检验报告。

5.3. 药品检验机构采取适当发送方式，确保有准确记录且可追溯的发出和送达时间。

5.4. 报告内容更正后补发。属于申请人信息填报原因造成的，由申请人向检验机构提供书面说明、相关资料和已收到的检验报告，药品检验机构按照质量体系要求完成报告内容更正，重新发送更正后的报告。属于药品检验机构原因造成的，由检验机构按质量体系要求完成报告内容更正，并重新发送更正后的报告。

报告丢失后补发。由申请人向药品检验机构提供书面申请，经审核后按药品检验机构质量体系要求补发。

（二）境外生产药品

1. 准备申请

同"（一）境内生产药品"项下"1. 准备申请"的内容。

2. 提出申请

2.1. 前置注册检验。申请人在中检院网站在线提交注册检验相关资料，并按规定要求送样。

中检院组织口岸药品检验机构开展的药品注册检验，经中检院组织口岸药品检验机构完成资料审核后，申请人将 2 倍质量标准全项检验所需量（2 倍量）的样品和标准物质等在规定条件下送至相应口岸药品检验机构，同时将剩余 1 倍量样品、标准物质等在规定条件下送至中检院。

中检院承担的注册检验，在完成资料审核后，申请人按要求将 3 倍量样品、标准物质等在规定条件下送至中检院。

2.2. 上市申请受理时注册检验，申请人在收到药品审评中心出具的药品注册检验通知后，在 30 个工作日内，向中检院提出注册检验申请，将按要求抽取并封签的样品及注册检验用资料等在规定条件下送至相应药品检验机构。属于优先审评审批的品种，申请人应当在接到注册检验通知后 5 日内送样，其中临床急需境外已上市罕见病药品，应当在 2 日内送样。样品、资料的要求同"（二）境外生产药品"项下"2.1 前置注册检验"。

2.3. 上市申请审评中注册检验，申请人在接到药品审评中心出具的药品注册检验通知或补充资料通知后，向中检院提出注册检验申请，样品、资料和送达要求同"（二）境外生产药品"项下"2.2 上市申请受理时注册检验"。

2.4. 上市批准后补充申请注册检验，同"（二）境外生产药品"项下"2.2 上市申请受理时注册检验"。

3. 接收审核

3.1. 资料审核。中检院组织口岸药品检验机构进行的药品注册检验，由中检院在 5 个工作日内，组织完成对注册检验相关资料的完整性和规范性等进行审核，确定承担注册检验任务的口岸药品检验机构，发送《境外生产药品注册检验任务件》（附件 4.5）并告知申请人。资料审核同"（一）境内生产药品"项下"3.1 资料审核"。

中检院进行注册检验的，资料审核同"（一）境内生产药品"项下"3.1 资料审核"。

3.2. 样品检查。中检院组织口岸药品检验机构进行的药品注册检验，口岸药品检验机构在收到样品、标准物质等时完成样品检查及受理，并向申请人出具是否接收的结论。样品检查及受理同"（一）境内生产药品"项下"3.2 样品检查"。

中检院进行注册检验的，样品检查及受理同"（一）境内生产药品"项下"3.2 样品检查"。

4. 注册检验

4.1. 样品检验、标准复核、检验报告和注册检验中的其它情形同"（一）境内生产药品"项下"4. 注册检验"，如需补充检验相关资料的，由承检口岸药品检验机构按要求直接向申请人发出《药品注册检验补充资料通知》。

4.2. 质量标准复核意见审查。中检院组织口岸药品检验机构开展的注册检验，由中检院组织完成标准复核意见审查，形成最终标准复核意见。

5. 报告发送

5.1. 口岸药品检验机构将其承担注册检验的样品检验报告和/或标准复核意见报至中检院。中检院负责样品检验报告书和/或经审查的标准复核意见、药品注册检验报告表等注册检验报告汇总发送。

5.2. 同"（一）境内生产药品"项下"5. 报告发送"。

（三）样品抽取

1. 境内生产药品，由申请人或生产企业所在地省级药品监督管理部门或其授权的单位负责抽样；境外生产药品，由申请人负责抽样。有因抽样检验，由药品审评中心组织药品核查中心或省级药品监督管理部门抽样。

2. 除抽样量外，抽样工作应符合《药品质量抽查检验管理办法》《药品抽样原则及程序》《计数抽样检验程序》的有关要求。抽样封签须含抽样人签字和抽样单位有效印章。

3. 药品注册检验所需样品应当为商业规模生产 3 个批次（特殊情况下，治疗罕见病的药品除外），每批样品数量为质量标准全项检验所需量的 3 倍（若进行部分项目复核，每批样品量为相关检验项目所需量的 3 倍）。全项检验所需量，通常为所有检验项目分别单独检验时所需样品最小包装数的总和。样品剩余有效期应当不少于 2 个药品注册检验周期，如同时进行样品检验和标准复核的，应当不少于 180 个工作日；如仅进行样品检验的，应当不少于 120 个工作日。

化学药应当视制剂审评和检验需要，同时抽取该品种的化学原料药。生物制品应同时抽取该品种的原液。化学原料药和生物制品原液的抽样批数、每批样品量和剩余有效期的规定参照制剂相关规定执行。

（四）特殊情形

1. 对于纳入突破性治疗药物程序、附条件批准程序、优先审评审批程序和特别审批程序的药品注册检验申请，药品检验机构应当建立并实施优先检验工作程序，或按照国家药品监督管理局的要求，优先调配检验资源，优先开展并加快完成注册检验。

2. 如因申请人补充检验相关资料，提供特殊实验材料等不能继续开展注册检验的，药品检验机构经与申请人沟通后暂停注册检验，并在 2 个工作日内向申请人发出《药品注册检验补充资料通知书》（附件 4.3），按要求补充完整后重启注册检验。

3. 药品审评中心根据审评进展情况，决定不再需要继续进行药品注册检验的，向药品检验机构出具终止注册检验通知，药品检验机构终止注册检验。

4. 申请人对注册检验报告有不同意见的，可在收到注册检验报告的 7 个工作日内向药品检验机构提出异议。药品检验机构在 20 个工作日内，组织专家对异议进行论证，给出处理结论。必要时进行留样检验，时间不计入 20 个工作日。

（五）与药品审评中心的信息沟通

1. 药品检验机构与药品审评中心主要通过"数据共享平台"进行信息沟通。按照《药品注册核查检验启动原则和程序管理规定（试行）》和本规范的有关要求，共同研究处理药品注册检验中的特殊情形。

2. 药品检验机构通过"数据共享平台"，将注册检验用样品和资料接收审核情况、注册检验暂停和重启、时限延长、终止注册检验的信息及时告知药品审评中心。

3. 需要药品检验机构提交注册检验报告的，药品审评中心应当在审评时限届满 40 个工作日前告知。药品检验机构按要求应当配合药品审评中心，通过"数据共享平台"推送注册检验报告。未能在规定时限内完成注册检验的，药品检验机构在向药品审评中心发送注册检验报告时，在药品注册检验报告表中注明原因。

（六）工作时限

1. 药品审评中心启动的注册检验，申请人应当在 30 个工作日内，向省级药品监督管理部门申请完成抽样并向药品检验机构送样。现场核查抽样检验应在抽样后 10 个工作日内向药品检验机构送样。优先审评审批的品种，申请人应当在接到注册检验通知后 5 日内送样，其中临床急需境外已上市罕见病药品，应当在 2 日内送样。

资料和样品接收审核 5 个工作日。样品检验 60 个工作日，样品检验和标准复核 90 个工作日。药品注册检验过程中补充资料时限 30 个工作日。

2. 注册检验时限计时起点为药品检验机构完成接收审核并出具《药品注册检验接收通知书》的日期，计时终点为药品检验机构签发最终药品注册检验报告的日期。

药品注册检验过程中，申请人补充检验相关资料和特殊实验材料等、及与药品检验机构沟通所耗时间，以及调查取证、有因抽样检验中与药品审评中心商定检验方案所耗时间不计入注册检验时限。申请人提出异议、专家论证和留样检验的时间不计入注册检验时限。

3. 因品种特殊及检验工作中的特殊情况，药品检验机构需要延长检验时限的，经相关负责人批准后，告知申请人和药品审评中心，对于前置注册检验，仅告知申请人。延长时限不得超过原时限的 1/2。

七、药品注册检验基本技术要求

（一）资料审核

药品检验机构应当按照前置注册检验及药品审评中心的要求，对申报药品质量标准相关的药学研究资料进行审核，包括：药品质量标准及其起草说明、方法学验证资料（包括无菌及微生物限度检查的验证资料）、产品检验报告、生产工艺、质量控制、稳定性研究、标准物质等，确定方法学确认和/或转移的检验项目、检验方法及标准复核的关键点。

（二）样品检验和标准复核

1. 样品检验。药品检验机构对接收的样品，对照申请人申报的药品质量标准，按照药品检验机构质量管理体系的要求，进行实验室检验，出具样品检验报告书。

2. 标准复核。药品检验机构参照《中国药典》等国内同品种药品质量标准，WHO、ICH 等国际机构的有关技术要求和技术指南等，参考国外药典标准，结合药学研究数据及样品检验结果，对申请人申报的药品质量标准中检验项目及其标准设置的科学性和合理性、检验方法的适用性和可行性进行评估。评估包括但不限于以下内容。

2.1. 定量分析方法：主成分的分析方法，至少应当确认方法的系统适用性、准确度、精密度和专属性。杂质的分析方法，至少应当确认方法的系统适用性、定量限、准确度、精密度和专属性。

2.2. 限量分析方法：应明确杂质限度是否合理，残留溶剂通常应当按照《中国药典》进行控制。杂质的分析方法应当确认检测限，纯度分析方法应当确认其专属性和精密度，带校正因子的杂质分析方法，应当确认其校正因子的准确性。其他限量分析方法至少应当确认其专属性和检测限。

2.3. 定性分析方法：至少应当确认其专属性。

2.4. 标准复核意见撰写要求（附件 2）。

（三）注册检验用标准物质

注册检验用标准物质包含国家药品标准物质和非国家药品标准物质。国家药品标准物质系指由中检院依法研制、标定和供应的药品标准物质。

1. 申请药品注册检验时，申请人应声明质量标准研究所使用的标准物质来源。如有国家标准物质且适用的，药品检验机构应当使用国家药品标准物质进行注册检验。如使用非国家药品标准物质的，申请人应当在申请注册检验时提供相应标准物质及研究资料，所提供的标准物质的数量应能满足检验需求（附件1）。

2. 对于使用非国家药品标准物质进行质量研究的，申请人应在上市申请批准前向中检院报备该标准物质的原料及有关研究资料。对于使用其他国家官方标准物质的，可不报备同名标准物质原料，但应提交相关信息（附件3）。

八、附件

附件1 注册检验资料、样品、标准物质和特殊实验材料要求

附件1.1 中药

附件1.2 化学药

附件1.3 生物制品

附件1.4 按药品管理体外诊断试剂

附件2 药品标准复核意见撰写要求

附件3 药品标准物质原料申报备案细则

附件4 药品注册检验相关表单文书

附件4.1 药品注册检验申请表

附件4.2 药品注册检验接收通知书

附件4.3 药品注册检验补充资料通知

附件4.4 药品注册检验不予接收通知书

附件4.5 境外生产药品注册检验任务件

附件4.6 药品注册检验报告书

附件4.7 标准复核意见表

附件4.8 药品注册检验报告表

附件 1

注册检验资料、样品、标准物质和特殊实验材料的要求

附件 1.1

中药注册检验用资料、样品、标准物质和特殊实验材料的要求

一、资料要求

1. 监管部门出具的资料：

1.1 抽样记录凭证（境内生产药品）；

1.2 进口通关凭证、境外生产药品注册检验任务件（境外生产药品）；

1.3 注册检验通知单原件或补充资料通知（前置注册检验除外）。

2. 申报品种的药品标准、检验方法及相关检验方法的方法学验证资料（包括无菌及微生物限度检查的验证资料）；

3. 检验用样品的出厂检验报告书；

4. 标准物质说明书，辅料的检验报告书及相关研究资料；

5. 处方及生产工艺；

6. 按照现行版《中国药典》格式整理的药品标准及起草说明，并加盖申报单位或代理公司骑缝章。药品补充申请需同时提交现行的进口药品注册标准；

7. 稳定性试验资料；

8. 申报制剂所使用的原料药和辅料尚未取得国家药品监督管理局批准的，应当报送有关原、辅料的药品标准和检验方法等资料；

9. 其他必要的药学相关资料；主要包括综述资料，药学研究资料，药理毒理研究资料，临床实验资料，非国家标准物质研究资料等。

其中 1~6 条为必备资料，7~9 条根据申报的品种要求提供几项或全部。以上资料需同时提供纸质版（加盖申请人公章）和相应电子版，境外生产药品应同时提供中、英文版的资料。

二、样品、标准物质和特殊实验用品的要求

（一）样品

1. 样品应该为商业化生产规模，样品相关信息（如产地、直接接触药品的包装材料等）应与申请上市许可时提供的信息一致。

2. 检品数量应为一次检验用量的 3 倍。液体制剂、半固体制剂（如软膏、乳膏等）如处方相同，存在有多种装量规格的，可根据具体情况确定一种规格的三批样品和其他规格至少一批样品进行检验。

3. 样品应包装完整，有完整标签，标签内容应符合国家药品监督管理局药品标签说明书相关文件规定，无正规标签的样品，必需贴有临时标签。标签内容至少包括：检品名称、批号、规格、生产单位；已确定效期的样品标签上应注明效期，有特殊储存条件要求的，标签上需注明储存条件。境外生产成药应为完整市售包装。抽样样品应封签完整无损，签名或盖章清晰可辨。样品标签内容必须与资料相应内容一致。

4. 样品剩余有效期应当不少于 2 个药品注册检验周期，如同时进行样品检验和标准复核的，为 180 个工作日；如仅进行样品检验的，为 120 个工作日。

5. 如果处方中包括尚未取得国家药品监督管理局批准的药味或提取物，需要同时进行检验的，应同时提供 3 批相应的药味或提取物、申报的质量标准及研究资料。

（二）标准物质

提供检验及方法学验证所涉及的标准物质（对照品、对照药材、对照提取物）和阴性对照，为满足注册检验的 3 倍量。

（三）特殊实验用品

应提供超出现行版《中国药典》标准中使用和其他不易获得的特殊实验材料，包括检验所需使用的特殊色谱柱，特殊试剂等，并提供必要的使用说明文件。

附件 1.2

化学药品注册检验用资料、样品、标准物质和特殊实验材料的要求

一、资料要求

1. 监管部门出具的资料：

1.1 抽样记录凭证（境内生产药品）；

1.2 进口通关凭证、境外生产药品注册检验任务件（境外生产药品）；

1.3 注册检验通知单原件或补充资料通知（前置注册检验除外）。

2. 药品通用技术文件（CTD）资料：模块 2（概要）中 2.3（质量总体概述）；模块 3（药学研究资料）。

3. 按照现行版《中国药典》格式整理的质量标准及起草说明。

4. 送检样品按申报质量标准出具的出厂检验报告书。

5. 企业随送检样品提供的标准物质（对照品）的检验报告书及相关研究资料。

6. 其他必要的药学研究资料。

7. 原料药随制剂同时申请上市许可的，应按上述要求同时提供原料药和制剂的资料。

8. 上市批准后补充申请注册检验，还需要提供已批准的药品注册标准。

以上资料需同时提供纸质版（加盖申请人公章）和相应电子版，进口药品应同时提供中、英文版的资料。

二、样品、标准物质及特殊实验材料的要求

（一）样品

1. 样品应该为商业化规模生产的，样品相关信息（如产地、直接接触药品的包装材料等）应与申请上市许可时提供的信息一致。

2. 样品应包装完整，有完整标签，境内药品标签内容应符合国家药品监督管理局药品标签说明书相关文件规定，无正规标签的样品，必需贴有临时标签；标签内容至少包括：检品名称、批号、规格、生产单位；已确定效期的样品标签上应注明效期，有特殊储存条件要求的，标签上需注明储存条件。境外已上市的制剂应为完整市售包装。抽样样品应封签完整无损，签名或盖章清晰可辨。样品标签内容必须与资料相应内容一致。

3. 样品为多种规格的，每个规格为三批样品，每批样品量为全检量的 3 倍，样品的有效期应距有效期末一般不少于 2 个药品注册检验周期，如同时进行样品检验和标准复核的，应当不少于 180 个工作日；如仅进行样品检验的，应当不少于 120 个工作日。液体制剂、半固体制剂（如软膏、乳膏等）如处方相同，存在有多种规格的，可根据具体情况确定一种规格的三批样品和其他规格至少一批样品进行检验。

4. 原料药应提前在适当的条件下选用与申报包装材料一致的包装材料进行分装后送样，应尽量选取小的分装规格，避免样品污染，保证各项实验的进行。

5. 标准中涉及微生物限度、无菌等项目的，为避免样品污染，还应提供用于该检验的独立包装样品。

（二）标准物质

提供检验及方法学验证所涉及的标准物质（对照品或标准品），为满足注册检验的 3 倍量。标准物质剩余有效期的要求与样品一致。

（三）特殊实验材料

应提供超出现行版《中国药典》标准中使用和其他不易获得的特殊实验材料，包括检验所需使用的特殊色谱柱，特殊试剂等，并提供必要的使用说明文件。

附件 1.3

生物制品注册检验用资料、样品、标准物质和特殊实验材料的要求

一、资料要求

1. 监管部门出具的资料

1.1 抽样记录凭证（境内生产药品）；

1.2 进口通关凭证、境外生产药品注册检验任务件（境外生产药品）；

1.3 注册检验通知单原件或补充资料通知（前置注册检验除外）。

2. 药品注册检验申请人出具的资料

A 对于前置注册检验和上市申请受理时注册检验。药品通用技术文件（CTD）资料中的模块 1（行政文件和药品信息）中的 1.0（说明函）、1.2（申请表）、1.3.1（说明书）、1.3.2（包装标签）、1.3.3（产品质量标准和生产工艺/制造及检定规程）、1.3.7（疫苗生物安全性及环境影响评价）；模块 2（概要）中的 2.3（质量综述）；模块 3（质量）中的 3.1（模块 3 的目录）、3.2.S.1（基本信息）、3.2.S.2（生产）*、3.2.S.3（特性鉴定）、3.2.S.4（原料药的质量控制）、3.2.S.5（对照品/标准品）、3.2.S.7（稳定性）、3.2.P.1（剂型及产品组成）、3.2.P.3（生产）*、3.2.P.4（辅料的控制）、3.2.P.5（制剂的质量控制）、3.2.P.6（对照品/标准品）、3.2.P.8（稳定性）以及 3.2.R（区域性信息）中的 3.2.R.2（至少一批送检批次的批检验记录）*、3.2.R.3（分析方法验证报告）、3.2.A.2（外源因子的安全性评价）*、3.2.R.4（稳定性图谱）和 3.2.R.5（可比性方案）（如适用）和 3.2.R.6（其他）中的生物类似药质量相似性研究（如适用）。以上资料提交电子版，其中 1.3.3（产品质量标准和生产工艺/制造及检定规程）及送检样品及参比品的 COA（境外药品应提供中英文版 COA）应同时提交纸质版（加盖申请人公章）。申请人应声明所提供的资料与拟递交的上市申请资料保持一致，如有不一致，如检验方法或质量标准发生变更，在递交上市申请时，应评估变更对质量的风险，同时将相关变更资料提交至中检院。

* 资料请与承检单位商定。

B 对于上市申请审评中注册检验。需提供完成注册检验所必需的药学资料，至少应包括与质量标准和方法学相关的药学资料。

C 对于上市批准后变更注册检验申请。需提供《生物制品变更受理审查指南》中具有有效的生物制品批准证明文件，并提供至少包括与质量标准和方法学变更相关的药学资料。

二、样品、标准物质及特殊实验材料要求

（一）样品

1. 注册检验用样品应该为商业化规模生产的样品，检验样品的相关信息（如产地、直接接触药品的包装材料等）应与申请上市许可时提供的信息一致。

2. 注册检验用样品原液应提前在适当的条件下选用合适的包装材料进行分装后送样，保证所用包装材料不影响产品质量，并尽量选取小包装规格（如 0.5-1.0ml/支），保证各项实验的进行。

成品为多种规格的，每个规格为三批样品，成品处方相同，存在有多种规格的，应提供最大规格的三批样品和其他规格至少一批样品进行检验。每批样品量为全检量的 3 倍（全检量通常按所有检验项目分别单独测试时所需样品瓶/支数的总和计算），按 1∶1∶1 的比例分装为 3 份。样品剩余有效期应当不少于 2 个药品注册检验周期，如同时进行样品检验和标准复核的，为 180 个工作日；

如仅进行样品检验的，为 120 个工作日。

3. 对于细胞治疗类产品，因其工艺及其质量放行检验的特殊性，注册检验的样本需根据工艺特点，以最适样本为原则，分别来源于过程控制样本及终产品样本。

过程控制样本的包装及其规格需满足特定检验项目的相关要求。

对于自体治疗产品，如经过评估后不能提供自体供者样本，可采用至少三个不同健康供者来源的商业规模生产验证批次的样本，如终产品包装不适用于检验时，其终产品包装可根据检验用量需求采用与终包装相同材料的小包装规格。检验样本量如不能满足两倍量，则需要有"如不符合规定不进行复试"的书面声明。在特殊情况下，如样本量过小，不能满足所有项目的检验，需进行充分评估后，在满足安全性检验项目的前提下，适度进行有效性相关的检验。

对于有效期短的细胞治疗产品，样品的剩余有效期需满足与活性密切相关的检验项目要求。

（二）标准物质

提供至少 3 倍检验用量的标准物质（标准品、对照品、参考品），用于标准复核检验、方法学转移或者方法学验证，应尽量分装为小包装规格。

（三）特殊实验材料

应提供超出现行版《中国药典》标准中使用的特殊实验材料，包括制剂中的辅料、特殊色谱柱、特殊试剂、检定用细胞株和菌毒种、特殊实验用品等，并提供必要的使用说明文件。

附件 1.4

按药品管理的体外诊断试剂注册检验用资料、样品、
标准物质和特殊实验材料的要求

一、资料要求

1. 监管部门出具的资料。

1.1 抽样记录凭证（境内生产药品）；

1.2 进口通关凭证、境外生产药品注册检验任务件（境外生产药品）；

1.3 注册检验通知单原件或补充资料通知（前置注册检验除外）。

2.《生物制品注册分类及申报资料要求（试行）》第三部分按照药品管理的体外诊断试剂注册分类和申报资料要求中的申报资料：

2.1 申请表；

2.2 证明性文件；

2.3 综述资料；

2.4 产品说明书；

2.5 拟订的制造检定规程及编制说明；

2.6 主要原材料研究资料；

2.7 分析性能评估资料；

2.8 参考值（范围）确定资料；

2.9 稳定性研究资料；

2.10 生产及自检记录。

2.11 对于上市申请审评中注册检验。需提供完成注册检验所必需的药学资料，至少应包括与质量标准和方法学相关的药学资料。

以上资料原则上需同时提交纸质版（加盖申请人公章）和相应电子版。申请人应声明所提供的资料与拟递交的上市申请资料保持一致，如有不一致，如检验方法或质量标准发生变更，在递交上市申请时，应评估变更对质量的风险，同时将相关变更资料提交至中检院。对于上市批准后变更注册检验申请。需提供《生物制品变更受理审查指南》中具有有效的生物制品批准证明文件，并提供至少包括与质量标准和方法学变更相关的药学资料。

二、样品、标准物质、实验材料及实验仪器设备要求

（一）样品

1. 样品应该为商业化规模生产的，检验样品的相关信息（如产地、直接接触药品的包装材料等）应与申请上市许可时提供的信息一致。

2. 样品批数应当为 3 批，每批样品数量为质量标准全项检验所需量的 3 倍（若进行部分项目复核，每批样品量为涉及检验项目所需量的 3 倍）。全项检验所需量，通常为所有检验项目分别单独检验时所需样品最小包装（如：瓶/支）数的总和。样品剩余有效期应当不少于 2 个药品注册检验周期，如同时进行样品检验和标准复核的，为 180 个工作日；如仅进行样品检验的，为 120 个工作日。

规章文件

（二）标准物质

1. 提供至少 3 倍检验用量的标准物质（标准品或参考品），用于标准复核检验、方法学转移或者方法学验证，应尽量分装为小包装规格。

2. 标准物质资料：包括企业提供的标准品的溯源性、制备过程、浓度及测定方法、批次、效期、使用说明、储存条件信息；另外，检验中如有需要，申报单位应在接到通知后 10 个工作日内提供均匀性和不确定度的相关数据资料。

（三）实验材料

应提供超出现行版《中国药典》标准中使用的特殊实验材料，包括制剂中的特殊试剂、检定用细胞株和菌毒种、特殊实验用品等，并提供必要的使用说明文件。

（四）实验仪器设备

申报单位需在所需检验用仪器设备资料中注明设备型号及规格。若需特殊设备，应由申报单位提供。申报单位应在报送申报资料前与承检科室沟通特殊设备安装及调试信息，在样品受理前完成设备安装及调试工作。

附件 2

药品标准复核意见撰写要求

药品标准复核意见应当对药品注册检验工作进行全面的报告，包括注明生产企业、生产国别、复核单位、申报资料及样品的基本情况、申报的药品标准情况、样品的检验情况、标准物质的使用情况等。最后根据复核结果对申报的药品标准提出修订意见或建议。

一、申报资料及样品的基本情况概述

包括本次注册检验的分类、申报资料完整性的审核基本情况、申报样品的情况、注册检验工作完成情况、申请人提供的对照品、标准品的技术资料审核情况，标准物质的信息及使用情况，是否有国家药品标准物质等。如果已有国家药品标准物质的，可使用中国国家药品标准物质进行实验，并说明结果。

二、样品的检验情况

按照申请人申报的药品标准的顺序逐项说明样品检验的数据与企业自检结果的比较情况，方法验证的数据、复核过程发现的情况和经验等。若发生暂缓检验的，应当将暂缓时间及暂缓的原因注明。如果出现较大的差异应当分析原因。对于修订标准或部分项目检验的申请，可以仅对相关项目及其实验结果进行说明。

三、复核结果的评估

根据检验方法确认及检验结果的比对结果，结合国内外现行版药典标准收载情况，对申请人的药品标准设定项目的科学性、检验方法的可行性、质控指标的合理性进行评估。如果存在检验方法可操作性差、缺少相关质控项目及标准限度不适用的情况，应当说明具体的原因。

四、根据复核结果提出意见或建议

对质量标准项目设置的必要性、方法的可行性、操作和表述的规范性以及限度设置的合理性等情况，提出修订意见或建议。如果资料审核中发现其它方法学验证项目存在问题，也应当对其提出意见。对药品技术审评中提出的质量标准复核时需注意的问题及修订建议采纳情况的说明，没有采纳的应详述理由。

规章文件

附件3

药品标准物质原料申报备案细则

第一条 为了保证药品的质量和安全，提前获得核准的药品标准中新增标准物质原料及有关研究资料，按照《药品注册检验程序和技术要求规范》中相关要求，制定本细则。

第二条 中国食品药品检定研究院（以下简称中检院）负责受理药品标准物质原料及有关研究资料申报备案工作。

第三条 药品标准物质相关技术资料要求

（一）原料的检验报告书。其中中药材检验报告中应注明药材的中文名，拉丁名，种属，产地，产地习用名，药用部分；

（二）原料生产工艺流程图（如适用）；

（三）确证原料化学结构或组分的试验资料；

（四）原料质量研究工作的试验资料（理化性质、有关物质、有机溶剂残留量、纯度检验、含量测定及活性测定等）；

（五）申请人提出药品上市申请时的药品质量标准及起草说明，如有经国家药品监督管理局颁布或核准的相关药品原料及制剂（药材及其制品，成方及单味制剂）的质量标准及起草说明也一并提供；

（六）原料稳定性研究的试验资料；

（七）如原料经过精制处理，则需提供原料精制的详细试验报告（包括：精制条件，试剂，处理步骤）；

（八）中药化学对照品的原料还需提供原料的制备报告（如：名称，结构确证，原料来源，原料药用部分，原料提取制备方法，原料的纯度检查，包括2种不同的薄层色谱展开系统和HPLC含量测定条件及图谱等）；

（九）中药对照提取物的原料还需提供制备工艺。

第四条 药品标准物质原料质量和数量要求

（一）药品标准物质的原料质量必须符合相关质量标准规定。

（二）报送的原料必须为同批生产或精制，质量均匀稳定，单一密封包装。

（三）用于化学药品标准物质原料的要求

1. 供含量测定用的原料一般要求纯度不低于99.5%；

2. 仅供薄层鉴别用的原料一般要求纯度不低于95.0%；

3. 仅供红外鉴别用的原料一般要求纯度不低于98.0%；

4. 仅供有关物质检查用的原料一般要求纯度不低于95.0%；

5. 主成分化学对照品原料数量一般不得少于100g，杂质对照品一般不得少于10g；对于制备困难的主成分对照品以及杂质对照品的数量可根据具体情况协商。

（四）用于中药标准物质原料的要求

1. 中药化学对照品

（1）供含量测定用的原料一般要求纯度不低于98.0%；

（2）仅供鉴别用的原料一般要求纯度不低于95.0%；

（3）中药化学对照品原料数量一般不得少于10g；

（4）对于制备困难的中药化学对照品原料的数量可根据具体情况协商。

2. 中药对照药材

（1）原料必须来源准确，无污染，无虫霉，且为当年或近 1–2 年生产的药材（非饮片）；

（2）中药对照药材的原料（为药材非饮片）需 3–5kg，同时提供相应药用植物腊叶标本三份（注明中文名、拉丁名、习用名、鉴定人及鉴定日期等），三批药材溯源小样各 200g 及基原鉴定结果，两个最小包装的中成药。

3. 中药对照提取物

（1）提取物的原料必须来源准确，提取工艺、流程应符合标准要求；

（2）对照提取物原料需 1kg。

（五）用于生物标准物质原料的要求

1. 供抗生素效价测定用原料的活性成分应与临床应用样品一致；

2. 供生化、基因工程药品及生物制品检验用生物标准品原料应与待检品同质，无干扰性杂质并具足够的稳定性；

3. 对于制备困难的生物标准品以及生物参考品标准物质原料的数量可根据具体情况协商。

第五条 药品标准物质原料受理程序

（一）申请人在上市申请批准前，如涉及质量标准中无相应国家药品标准物质的，应进行备案工作。国家药品标准物质目录可在中检院网站（www.nifdc.org.cn）"标准物质查询"中查询；

（二）申请人按照中检院网站"标准物质查询"—"药品标准物质备案"中的联系方式进行申报备案预约；

（三）预约成功后，申请人按本细则中的有关规定将药品标准物质原料及有关研究资料一并报中检院相关业务所，业务所对原料及有关研究资料进行审核，符合要求的开具备案证明（附件 3.1）。

第六条 附则

（一）本细则由中检院负责解释。

（二）有其他国家官方标准物质的非国家药品标准物质，可以不报备同名标准物质原料，但应提交相关信息。

本办法自 2020 年 7 月 1 日起实施。原《药品标准物质原料申报备案办法》同时废止。

附件 3.1

药品标准物质原料备案证明

我单位已受理 _____（申请人）_____ 按要求申报备案的 _____（标准物质原料名称）_____ 原料、_____（相关药品名称）_____ 制剂药品检验用 _____（原料数量，重量）_____ 标准物质原料。

备案时间：_____

中国食品药品检定研究院

XXX 检定所

附件 4

药品注册检验相关表单文书

附件 4.1

张贴检品编号区域

药品注册检验申请表

<table>
<tr><td rowspan="8">样品信息</td><td colspan="3">样品中文名称</td><td colspan="3"></td><td>商品名</td><td></td></tr>
<tr><td colspan="3">样品外文名称</td><td colspan="2">通关单号</td><td></td><td>生产国/产地</td><td></td></tr>
<tr><td colspan="3">受理号</td><td colspan="2">登记号</td><td></td><td>通知检验日期</td><td></td></tr>
<tr><td colspan="3">样品类别</td><td colspan="2">剂型</td><td></td><td>规格</td><td></td></tr>
<tr><td colspan="3">包装规格</td><td colspan="2">批数</td><td></td><td>贮藏条件</td><td></td></tr>
<tr><td>批号</td><td>样品数量</td><td>数量单位</td><td colspan="2">生产日期</td><td colspan="2">有效期至</td><td>抽样记录凭证编号</td></tr>
<tr><td></td><td></td><td></td><td colspan="2"></td><td colspan="2"></td><td></td></tr>
<tr><td></td><td></td><td></td><td colspan="2"></td><td colspan="2"></td><td></td></tr>
<tr><td rowspan="4">检验信息</td><td colspan="2">检验项目</td><td colspan="2">检验依据</td><td colspan="4">注册检验类别（□勾选，下同）</td></tr>
<tr><td colspan="2">□全检
□部分检验
□单项检验：_____
□质量标准复核</td><td colspan="2"></td><td colspan="4">□前置注册检验　□上市申请受理时注册检验
□上市申请审评中注册检验（□质量标准部分项目复核
　　　　□有因抽样检验　□现场核查抽样检验）
□上市批准后补充申请注册检验</td></tr>
<tr><td colspan="8">所附资料：□注册检验申请函　□介绍信　□营业执照　□生产许可证　□抽样记录凭证
　　　　　□药品审评中心批件/通知件　□药品监管部门批件/通知件　□进口通关凭证
　　　　　□技术资料目录　□质量标准　□制造检定规程　□制检记录　□自检报告　□其他____</td></tr>
<tr><td rowspan="12">单位信息</td><td colspan="2" rowspan="3">申请人</td><td colspan="3">名称（公章）</td><td colspan="2">□被抽样单位</td></tr>
<tr><td colspan="2">地址</td><td></td><td colspan="2">邮编</td></tr>
<tr><td colspan="2">联系人</td><td>手机</td><td colspan="2">电话</td></tr>
<tr><td colspan="2" rowspan="3">境内代理人</td><td colspan="3">名称（公章）</td><td colspan="2"></td></tr>
<tr><td colspan="2">地址</td><td>邮编</td><td colspan="2"></td></tr>
<tr><td colspan="2">联系人</td><td>手机</td><td colspan="2">电话</td></tr>
<tr><td colspan="2" rowspan="3">生产单位</td><td colspan="3">名称</td><td colspan="2">□被抽样单位</td></tr>
<tr><td colspan="2">地址</td><td></td><td colspan="2">邮编</td></tr>
<tr><td colspan="2">联系人</td><td>手机</td><td colspan="2">电话</td></tr>
<tr><td colspan="2" rowspan="3">抽样单位</td><td colspan="3">名称</td><td colspan="2"></td></tr>
<tr><td colspan="2">地址</td><td></td><td colspan="2">邮编</td></tr>
<tr><td colspan="2">联系人</td><td>手机</td><td colspan="2">电话</td></tr>
<tr><td rowspan="3">审核信息</td><td colspan="7">样品检查：□包装完好　□封签合规　□温度　　℃　□避光　□3批　□3倍量
　　　　　□2个检验周期　□其他情况</td></tr>
<tr><td colspan="5">资料审核：□资料审核通过　□其他_____</td><td colspan="2">受权送检人（签字）</td></tr>
<tr><td colspan="7"></td></tr>
<tr><td colspan="2">备注</td><td colspan="7"></td></tr>
</table>

附件 4.2

药品注册检验接收通知书

_____（申请人）_____：

你单位送检的 _____（生产单位）_____ 生产的 _____（样品名称）_____

（批号：_____；检品编号：_____）样品和有关资料收到，我单位将按有关要求进

行注册检验。

联 系 人：

联系电话：

（药检机构印章）

年　　月　　日

抄送：

附件 4.3

药品注册检验补充资料通知书

　　_____（申请人）_____：

　　你单位于_____年___月___日报送的_____（样品名称）_____相关注册检验用资料，经审核，发现存在以下问题，需要进行补正，请你单位在____个工作日内报送补正完成的资料。若不能按期办好补正事项，请提前与我单位主检部门沟通。逾期未按要求补充资料且未提前告知的，视为放弃注册检验申请。

　　□资料不全，须补充资料为：_____；

　　□资料不符合要求，须补正资料为：_____；

　　□其他原因_____。

　　注：一般情况下，接收检验阶段资料审核过程中的补充资料时限不长于 10 个工作日，检验过程中的补充资料时限不长于 30 个工作日。

联 系 人：

联系电话：

（药检机构印章）

年　　月　　日

抄送：

附件 4.4

药品注册检验不予接收通知书

_____（申请人）_____：

你单位报送的_____（样品名称）_____，由于以下原因不予接收。请于 15 个工作日内将样品和资料取回，逾期视为放弃。

资料：□与样品不符　□不符合要求且不能补正

样品：□无封签　□封签不完整　□签名或盖章不可辨　□样品温度不符合　□样品不满足两个检验周期或已过效期　□样品标签与资料内容不符（包括：□名称　□批号　□剂型　□规格　□生产单位　□包装及包装规格　□效期　□批数　□送检数量）

其他原因：(　　　　　　　　　　　　　　　　　　　　　　　　)

_____

样品外包装相关信息：（必要时可拍照存档）

样品名称：　　　　　　　　　　规　　格：

批　　号：　　　　　　　　　　有效期至：

生产单位/产地：　　　　　　　　贮藏条件：

联 系 人：　　　　　　　　　　联系电话：

（药检机构印章）

年　　月　　日

抄送：

附件 4.5

境外生产药品注册检验任务件
NOTICE OF TESTING FOR DRUG MANUFACTUERED OVERSEAS

受理号：   任务件编号：

APPLICATION NO.   NOTICE NO.

通用名称 INN			
申报商品名 TRADE NAME		剂型 DOSAGE FORM	
规格 STRENGTH		包装规格 PACKAGE SIZE	
申请人 UNIT OF APPLICATION			
生产单位 UNIT OF MANUFACTURER			
复核要求 REQUIREMENTS FOR VALIDATION & VERIFICATION			
复核单位 UNIT OF VALIDATION & VERIFICATION			
样品 SAMPLES	批号： BATCH NO.	数量： AMOUNT	
所附资料 APPENDIX			
抄送单位 CARBON COPY			
备注 REMARKS		经办人 OPERTOR	

（药检机构印章）

年   月   日

附件 4.6

（检验资质标志标识 CMA/CNAS）

（药检机构名称）
检验报告

报告编号：

规章文件

检品名称：

申请人：

检验目的：

检验依据：

说　明

一、如对本报告有异议，请于收到报告之日起 7 日内以书面形式提出，逾期不予受理。

二、本报告所出具的数据和结论是对来样所检项目的检验结果。

三、本报告不得涂改、增删。

四、未加盖我单位检验报告专用章的报告书无效。

五、未经我单位书面同意，本报告不得用于广告、评优及商业宣传。

地址及邮编：

电　　话：

传　　真：

（药检机构名称）
检验报告

报告编号：　　　　　　　　　　　　　　　　　　　共　　页，第　　页

检品名称		检品编号	
受理号		登记号	
申请人			
境内代理人			
生产单位			
抽样单位			
被抽样单位			
批　号		剂　型	
规　格		包装规格	
检验目的		检验项目	
收样日期		有效期至	
检品数量		留样量	
检验依据			

检验项目	标准规定	检验结果
	以下空白	

备注：	
检验结论	
受权签字人	签发日期

附件 4.7

药品注册检验标准复核意见

_____：

　　根据《药品注册管理办法》及有关政策法规和技术规范要求，我单位已完成 _____（申请人）
申报的 _____（样品名称）_____（检品编号：_____，受理号：_____，
登记号：_____）的样品检验和标准复核工作，标准复核意见如下：

（药检机构印章）

年　　月　　日

附件 4.8

药品注册检验报告表

文号：

检品编号		受理号	
通知检验日期		登记号	
样品名称			
样品类别		注册检验类别	
剂　型		规　格	
申　请　人			
检验用标准物质来源			
审核范围			
检验结论			
有关情况说明			
附件			
主送			
抄送			
检验单位联系人		电话	
签发人		日期	

（药检机构印章）

四、上市后变更管理

国家药监局关于发布《药品上市后变更管理办法（试行）》的公告

（2021 年第 8 号）

为贯彻《药品管理法》有关规定，进一步加强药品上市后变更管理，国家药监局组织制定了《药品上市后变更管理办法（试行）》，现予发布，自发布之日起施行，此前规定与本公告不一致的，以本公告为准。

各省级药品监管部门应当落实辖区内药品上市后变更监管责任，细化工作要求，制定工作文件，明确工作时限，药品注册管理和生产监管应当加强配合，互为支撑，确保药品上市后变更监管工作平稳有序开展。

特此公告。

附件：1. 药品上市后变更管理办法（试行）
      2. 关于实施《药品上市后变更管理办法（试行）》的说明
      3.《药品上市后变更管理办法（试行）》政策解读
      4. 药品上市许可持有人变更申报资料要求

国家药监局

2021 年 1 月 12 日

附件 1

药品上市后变更管理办法（试行）

第一章 总 则

第一条 为进一步规范药品上市后变更，强化药品上市许可持有人（以下简称持有人）药品上市后变更管理责任，加强药品监管部门药品注册和生产监督管理工作的衔接，根据《药品管理法》《疫苗管理法》和《药品注册管理办法》（国家市场监督管理总局令第 27 号）、《药品生产监督管理办法》（国家市场监督管理总局令第 28 号），制定本办法。

第二条 本办法所指药品上市后变更包括注册管理事项变更和生产监管事项变更。

注册管理事项变更包括药品注册批准证明文件及其附件载明的技术内容和相应管理信息的变更，具体变更管理要求按照《药品注册管理办法》及相关技术指导原则的有关规定执行。

生产监管事项变更包括药品生产许可证载明的许可事项变更和登记事项变更，具体变更管理要求按照《药品注册管理办法》《药品生产监督管理办法》及药品生产质量管理规范的有关规定执行。

第三条 持有人应当主动开展药品上市后研究，实现药品全生命周期管理。鼓励持有人运用新生产技术、新方法、新设备、新科技成果，不断改进和优化生产工艺，持续提高药品质量，提升药品安全性、有效性和质量可控性。

药品上市后变更不得对药品的安全性、有效性和质量可控性产生不良影响。

第四条 持有人是药品上市后变更管理的责任主体，应当按照药品监管法律法规和药品生产质量管理规范等有关要求建立药品上市后变更控制体系；根据国家药品监督管理局有关技术指导原则和国际人用药注册协调组织（ICH）有关技术指导原则制定实施持有人内部变更分类原则、变更事项清单、工作程序和风险管理要求，结合产品特点，经充分研究、评估和必要的验证后确定变更管理类别。

第五条 注册变更管理类别根据法律法规要求和变更对药品安全、有效和质量可控性可能产生影响的风险程度，分为审批类变更、备案类变更和报告类变更，分别按照《药品注册管理办法》《药品生产监督管理办法》的有关规定经批准、备案后实施或报告。

第六条 国家药品监督管理局负责组织制定药品上市后变更管理规定、有关技术指导原则和具体工作要求；负责药品上市后注册管理事项变更的审批及境外生产药品变更的备案、报告等管理工作；依法组织实施对药品上市后变更的监督管理。

省级药品监管部门依职责负责辖区内持有人药品上市后生产监管事项变更的许可、登记和注册管理事项变更的备案、报告等管理工作；依法组织实施对药品上市后变更的监督管理。

第二章 变更情形

第一节 持有人变更管理

第七条 申请变更药品持有人的，药品的生产场地、处方、生产工艺、质量标准等应当与原药品一致；发生变更的，可在持有人变更获得批准后，由变更后的持有人进行充分研究、评估和必要的验证，并按规定经批准、备案后实施或报告。

第八条 申请变更境内生产药品的持有人，受让方应当在取得相应生产范围的药品生产许可证后，向国家药品监督管理局药品审评中心（以下简称药审中心）提出补充申请。其中，申请变更麻醉药品和精神药品的持有人，受让方还应当符合国家药品监督管理局确定的麻醉药品和精神药品定点生产企业的数量和布局要求。

药审中心应当在规定时限内作出是否同意变更的决定，同意变更的，核发药品补充申请通知书，药品批准文号和证书有效期不变，并抄送转让方、受让方和生产企业所在地省级药品监管部门。

变更后的持有人应当具备符合药品生产质量管理规范要求的生产质量管理体系，承担药品全生命周期管理义务，完成该药品的持续研究工作，确保药品生产上市后符合现行技术要求，并在首次年度报告中重点说明转让的药品情况。

转让的药品在通过药品生产质量管理规范符合性检查后，符合产品放行要求的，可以上市销售。

受让方所在地省级药品监管部门应当重点加强对转让药品的监督检查，及时纳入日常监管计划。

第九条 境外持有人之间变更的，由变更后持有人向药审中心提出补充申请。

药审中心应当在规定时限内作出是否同意变更的决定，同意变更的，核发药品补充申请通知书，药品批准文号和证书有效期不变。

第十条 已在境内上市的境外生产药品转移至境内生产的，应当由境内申请人按照药品上市注册申请的要求和程序提出申请，相关药学、非临床研究和临床研究资料（适用时）可提交境外生产药品的原注册申报资料，符合要求的可申请成为参比制剂。具体申报资料要求由药审中心另行制定。

第十一条 持有人名称、生产企业名称、生产地址名称等变更，应当完成药品生产许可证相应事项变更后，向所在地省级药品监管部门就药品批准证明文件相应管理信息变更进行备案。

境外生产药品上述信息的变更向药审中心提出备案。

第二节 药品生产场地变更管理

第十二条 药品生产场地包括持有人自有的生产场地或其委托生产企业相应的生产场地。药品生产场地变更是指生产地址的改变或新增，或同一生产地址内的生产场地的新建、改建、扩建。生产场地信息应当在持有人《药品生产许可证》、药品批准证明文件中载明。

第十三条 变更药品生产场地的，药品的处方、生产工艺、质量标准等应当与原药品一致，持有人应当确保能够持续稳定生产出与原药品质量和疗效一致的产品。

药品的处方、生产工艺、质量标准等发生变更的，持有人应当进行充分研究、评估和必要的验证，并按规定经批准、备案后实施或报告。

第十四条 境内持有人或药品生产企业内部变更生产场地、境内持有人变更生产企业（包括变更受托生产企业、增加受托生产企业、持有人自行生产变更为委托生产、委托生产变更为自行生产）的，持有人（药品生产企业）应当按照《药品生产监督管理办法》及相关变更技术指导原则要求进行研究、评估和必要的验证，向所在地省级药品监管部门提出变更《药品生产许可证》申请并提交相关资料。

省级药品监管部门按照《药品生产监督管理办法》《药品注册管理办法》及相关变更技术指导原则要求开展现场检查和技术审评，符合要求的，对其《药品生产许可证》相关信息予以变更。完成《药品生产许可证》变更后，省级药品监管部门凭变更后的《药品生产许可证》在药品注册备案变更系统中对持有人药品注册批准证明文件及其附件载明的生产场地或生产企业的变更信息进行更新，生物制品变更中涉及需要向药审中心提出补充申请事项的，持有人按照本办法提出补充申请。

第十五条 境外持有人变更药品生产场地且变更后生产场地仍在境外的，应按照相关技术指导原则进行研究、评估和必要的验证，向药审中心提出补充申请或备案。

第十六条 生物制品变更药品生产场地的，持有人应当在《药品生产许可证》变更获得批准后，按照相关规范性文件和变更技术指导原则要求进行研究验证，属于重大变更的，报药审中心批准后实施。

第三节 其他药品注册管理事项变更

第十七条 生产设备、原辅料及包材来源和种类、生产环节技术参数、质量标准等生产过程变更的，持有人应当充分评估该变更可能对药品安全性、有效性和质量可控性影响的风险程度，确定变更管理类别，按照有关技术指导原则和药品生产质量管理规范进行充分研究、评估和必要的验证，经批准、备案后实施或报告。

第十八条 药品说明书和标签的变更管理按照相关规定和技术要求进行。

第十九条 已经通过审评审批的原料药发生变更的，原料药登记人应当按照现行药品注册管理有关规定、药品生产质量管理规范、技术指导原则及本办法确定变更管理类别，经批准、备案后实施或报告。原料药登记人应当及时在登记平台更新变更信息。

变更实施前，原料药登记人应当将有关情况及时通知相关制剂持有人。制剂持有人接到上述通知后应当及时就相应变更对影响药品制剂质量的风险情况进行评估或研究，根据有关规定提出补充申请、备案或报告。

未通过审评审批，且尚未进入审评程序的原料药发生变更的，原料药登记人可以通过药审中心网站登记平台随时更新相关资料。

第三章 变更管理类别确认及调整

第二十条 变更情形在法律、法规或技术指导原则中已明确变更管理类别的，持有人一般应当根据有关规定确定变更管理类别。

变更情形在法律、法规或技术指导原则中未明确变更管理类别的，持有人应当根据内部变更分类原则、工作程序和风险管理标准，结合产品特点，参考有关技术指导原则，在充分研究、评估和必要验证的基础上确定变更管理类别。

第二十一条 境内持有人在充分研究、评估和必要的验证基础上无法确定变更管理类别的，可以与省级药品监管部门进行沟通，省级药品监管部门应当在 20 日内书面答复，意见一致的按规定实施；对是否属于审批类变更意见不一致的，持有人应当按照审批类变更，向药审中心提出补充申请；对属于备案类变更和报告类变更意见不一致的，持有人应当按照备案类变更，向省级药品监管部门备案。具体沟通程序由各省级药品监管部门自行制定。

境外持有人在充分研究、评估和必要的验证的基础上，无法确认变更管理类别的，可以与药审中心沟通，具体沟通程序按照药品注册沟通交流的有关程序进行。

第二十二条 持有人可以根据管理和生产技术变化对变更管理类别进行调整，并按照调整后的变更管理类别经批准、备案后实施或报告。

其中，降低技术指导原则中明确的变更管理类别，或降低持有人变更清单中的变更管理类别，境内持有人应当在充分研究、评估和必要验证的基础上与省级药品监管部门沟通，省级药品监管部门应当在 20 日内书面答复，意见一致的按规定执行，意见不一致的不得降低变更管理类别。具体沟通程序由各省级药品监管部门自行制定。

降低境外生产药品变更管理类别的，持有人应当在充分研究、评估和必要的验证的基础上与药审中心沟通并达成一致后执行，意见不一致的不得降低变更管理类别。具体沟通程序按照药品注册沟通交流的有关程序进行。

第二十三条 新修订《药品管理法》和《药品注册管理办法》实施前，持有人或生产企业按照原生产工艺变更管理的有关规定和技术要求经研究、验证证明不影响药品质量的已实施的变更，或

规章文件

经过批准、再注册中已确认的工艺，不需按照新的变更管理规定及技术要求重新申报，再次发生变更的，应当按现行变更管理规定和技术要求执行，并纳入药品品种档案。

第四章 变更程序、要求和监督管理

第二十四条 审批类变更应当由持有人向药审中心提出补充申请，按照有关规定和变更技术指导原则提交研究资料，经批准后实施。具体工作时限按照《药品注册管理办法》有关规定执行。

第二十五条 持有人应当在提出变更的补充申请时承诺变更获得批准后的实施时间，实施时间原则上最长不得超过自变更获批之日起 6 个月，涉及药品安全性变更的事项除外，具体以药品补充申请通知书载明的实施日期为准。

第二十六条 备案类变更应当由持有人向药审中心或省级药品监管部门备案。备案部门应当自备案完成之日起 5 日内公示有关信息。

省级药品监管部门应当加强监管，根据备案变更事项的风险特点和安全信用情况，自备案完成之日起 30 日内完成对备案资料的审查，必要时可实施检查与检验。

省级药品监管部门可根据本办法和其他相关规定细化有关备案审查要求，制定本省注册管理事项变更备案管理的具体工作程序和要求。

第二十七条 报告类变更应当由持有人按照变更管理的有关要求进行管理，在年度报告中载明。

第二十八条 药审中心和省级药品监管部门接收变更补充申请和备案时，认为申请人申请的变更不属于本单位职能的，应当出具加盖公章的文件书面告知理由，并告知申请人向有关部门申请。

第二十九条 国家药品监督管理局建立变更申报系统，对备案类变更、年度报告类变更实行全程网上办理。

药品监管部门应当将药品上市后变更的批准和备案情况及时纳入药品品种档案；持有人应当在年度报告中对本年度所有药品变更情况进行总结分析。

第三十条 持有人和受托生产企业所在地省级药品监管部门应当按照药品生产监管的有关规定加强对药品上市后变更的监督管理，对持有人变更控制体系进行监督检查，督促其履行变更管理的责任。

法律、法规、指导原则中明确为重大变更或持有人确定为重大变更的，应当按照有关规定批准后实施。与药品监管部门沟通并达成一致后降低变更管理类别的变更，应当按照达成一致的变更管理类别申报备案或报告。法律、法规、技术指导原则中明确为备案、报告管理的变更或持有人确定为备案、报告管理的变更，应当按照有关规定提出备案或报告。

第三十一条 药品监管部门发现持有人已实施的备案或报告类变更的研究和验证结果不足以证明该变更科学、合理、风险可控，或者变更管理类别分类不当的，应当要求持有人改正并按照改正后的管理类别重新提出申请，同时对已生产上市的药品开展风险评估，采取相应风险控制措施。

未经批准在药品生产过程中进行重大变更、未按照规定对药品生产过程中的变更进行备案或报告的，按照《药品管理法》相关规定依法处理。

第五章 附 则

第三十二条 医疗用毒性药品、麻醉药品、精神药品、放射性药品、生物制品等变更管理有专门规定的，从其规定。

第三十三条 本办法规定的日以工作日计算。

第三十四条 不同补充申请合并申报的有关要求按照《药品注册管理办法》相关规定执行。

第三十五条 本办法自发布之日起施行。

附件 2

关于实施《药品上市后变更管理办法（试行）》有关事宜的说明

为进一步加强药品上市后变更管理，做好《药品上市后变更管理办法（试行）》（以下简称《办法》）实施工作，现将有关事宜说明如下：

一、持有人应当充分研究，确保变更后的药品与原药品质量和疗效一致。省级药品监管部门应加强对药品上市后变更的监管，特别要强化对已经通过仿制药质量和疗效一致性评价药品的变更监管。

二、本公告发布前已受理的药品上市后变更补充申请及备案事项可按原程序和有关技术要求继续办理。持有人也可主动撤回原申请，按照《办法》要求进行补充申请、备案或报告。

三、对《办法》第 10 条实施设置过渡期。为避免政策变化影响行政相对人的权益，原国家食品药品监督管理局发布的《关于印发药品技术转让注册管理规定的通知》（国食药监注〔2009〕518 号，以下简称 518 号文）中境外生产药品（原进口药品）通过药品生产技术转让为境内生产的，境内持有人可在 2023 年 1 月 15 日前继续按照 518 号文的要求开展研究并申报补充申请，逾期停止受理。国家药品监管部门按照 518 号文的要求，在规定时限内完成审评审批，不符合要求或者逾期未按要求补正的不予批准。

四、持有人通过国家药监局药品注册网上申报功能在"药品业务应用系统"中对备案类变更进行备案，药审中心和各省级药品监管部门在"药品业务应用系统"中对相关资料完成接收工作。备案完成之日起 5 日内，国家药监局官方网站对备案信息进行公示。持有人可在国家药监局官方网站"查询"——"药品"中查询备案信息。

规章文件

附件 3

《药品上市后变更管理办法（试行）》政策解读

一、制定《药品上市后变更管理办法（试行）》的目的和现实意义是什么？

随着科技的进步，新的技术、设备、新的科技成果越来越多的应用在药品研究生产领域，对药品研发和已上市药品的质量提升起到了重要作用，由此带来的药品生产过程中的变更是生产常态，也是客观必然。充分发挥先进生产技术和科技成果对药品产业的促进作用，同时加强药品上市后变更管理，保障人民群众用药安全，是药品上市后变更科学监管的重要任务。基于药品产业现状和药品监管工作实际，制定适应新形势下的药品上市后变更管理规定既是产业发展需要，也是监管需要。国家药监局根据《药品管理法》《疫苗管理法》《药品注册管理办法》《药品生产监督管理办法》，制定了《药品上市后变更管理办法（试行）》（以下简称《办法》）。

《办法》落实了《药品管理法》对药品生产过程中的变更按照风险实行分类管理的要求，进一步明确了药品上市后变更的原则和常见情形，规定了持有人义务和监管部门职责，为药品上市后变更管理提供了依据。一方面鼓励持有人运用新生产技术、新方法、新设备、新科技成果，不断改进和优化生产工艺，持续提高药品质量，提升药品安全、有效和质量可控性。另一方面，坚决贯彻习近平总书记对于药品监管工作"四个最严"的要求，规范药品变更行为和变更监管，严厉打击非法变更，落实持有人主体责任，保障人民群众用药安全。

二、《办法》起草过程中对公开征求意见的采纳情况如何？

《办法》在起草过程中分别赴上海、北京、江苏等地调研，召开座谈会，充分听取部分省级药品监管部门、代表性企业意见，并于 8 月 1 日至 15 日在国家药监局网站公开征求意见。共收到国家药监局直属单位、省级药品监管部门、行业协会、境内外持有人、研发机构等 1116 条意见。我局对反馈意见逐条梳理、研究、讨论，对大部分意见予以采纳，不予采纳的意见主要集中在以下方面：

（一）建议持有人变更由省级药品监管部门批准。不予采纳理由：根据《药品管理法》第四十条规定"经国务院药品监督管理部门批准，药品上市许可持有人可以转让药品上市许可。……"，持有人变更的审批应为国家药监局事权，由药审中心进行批准。

（二）持有人变更申请中，要求受让方具有相应生产范围的《药品生产许可证》，建议细化《药品生产许可证》类型或者删除获得《药品生产许可证》的要求。不予采纳的理由：为贯彻《药品管理法》对持有人的要求，落实持有人责任，《药品生产监督管理办法》第七条中明确细化了委托他人生产制剂的持有人应具备的条件，同时要求持有人办理《药品生产许可证》。《药品生产许可证》的类型已有专门规定，持有人按照有关规定执行即可。

（三）建议明确年度报告程序、药品品种档案格式等。不予采纳的理由：年度报告程序、药品品种档案格式与《办法》无直接关系，并且国家药监局有关部门正在研究制定相关文件要求，相关内容将在专门文件中进行明确。

（四）建议参照境内生产药品与省级药品监管部门就变更管理类别的沟通程序，设定境外生产药品在药审中心的沟通程序。不予采纳的理由：目前药审中心已经建立和优化了沟通交流制度，并且运行顺畅，本《办法》中不再赘述。

（五）建议明确第 31 条中持有人改正和开展风险评估的具体步骤和程序。不予采纳的理由：持有人改正和开展风险评估的具体步骤和程序是药品上市后管理工作中的通行做法，不是变更管理特有环节，持有人应按照药品上市后监管工作要求开展相关工作。

（六）建议明确厂房设施及仓库等的变更。**不予采纳理由：**厂房及仓库的变更按照《药品生产监督管理办法》、药品生产质量管理规范等相关规定实施，本《办法》中不再赘述。

三、持有人在药品上市后变更管理中的责任和义务都包括哪些？

《办法》第一章总则部分条款对持有人在药品上市后变更中管理的责任和义务进行了明确。持有人是药品上市后变更管理的责任主体。持有人上市后变更管理义务包括：主动开展药品上市后研究，实现药品全生命周期管理，建立药品上市后变更控制体系，制定实施持有人内部变更分类原则、变更事项清单、工作程序和风险管理标准，确定变更管理类别，依法规规定和变更管理类别申报并经批准、备案后实施或报告。

四、如何申请持有人变更？持有人变更获得批准后，还需要开展什么工作？

为了适应持有人制度管理需要，《药品生产监督管理办法》明确了持有人申请办理《药品生产许可证》的条件，委托他人生产制剂的持有人符合条件的，可取得《药品生产许可证》。

申请变更境内生产药品持有人的，受让方应先向所在地省级药品监管部门申请核发相应生产范围的《药品生产许可证》，获得批准后，根据《药品管理法》的规定，受让方应向药审中心提出变更持有人的补充申请。仅变更药品持有人的，属于不需技术审评的审批事项，因此，申请人应提供药品的生产场地、处方、生产工艺、质量标准等不发生变更的承诺。

药品持有人变更获得批准后，应按照《办法》第8条的有关规定做好后续工作。

五、药品转让过程中，仅持有人变更，生产场地、生产工艺等其他事项均未发生变更的，在持有人变更获得批准后是否需要药品生产质量管理规范的符合性检查？

持有人的质量管理体系变更是影响药品质量的重要因素之一，持有人变更后，虽然药品生产场地、生产工艺等未发生变更，但持有人的质量管理体系发生了变更，变更后的持有人能否在原药品生产场地上按照GMP要求，持续稳定的生产出与原药品质量和疗效一致的药品并承担药品全生命周期的主体责任事关公众用药安全。因此，即使药品生产场地、生产工艺等均未发生变更，变更后的持有人及药品生产企业均应满足药品生产质量管理规范的符合性检查要求，转让的药品在通过药品生产质量管理规范的符合性检查，符合产品放行要求后，方可上市销售。

六、药品转让过程中，在持有人变更的同时，发生药品生产场地、生产工艺变更，如何申报？

药品转让过程中仅发生持有人变更，不发生其他注册管理事项变更的，按照《办法》第8条规定的程序办理，不需技术审评的审批事项办理时限为20个工作日。拟转让的药品需要变更药品生产场地、生产工艺、处方等的，可以在持有人变更获得批准后，由变更后的持有人（受让方）按照变更技术指导原则要求开展研究后按要求申报补充申请、备案或报告。因特殊需要，拟将持有人变更与其他补充申请合并申报的，技术审评时限按照《药品注册管理办法》第96条规定执行。

七、境外生产药品变更如何办理？

境外生产药品发生的审批类或备案类变更直接向药审中心提出补充申请或备案。

境外生产药品在境外药品上市许可持有人之间转让，由受让方向国家局药审中心提出补充申请。

规章文件

境外生产药品生产场地变更，且变更后场地仍在境外的，按照相关技术指导原则进行研究、评估和必要的验证，向药审中心提出补充申请或备案。

八、已在境内上市的境外生产药品转移至境内生产的，在变更办法发布后如何办理？

为避免政策变化影响行政相对人的权益，原国家食品药品监督管理局发布的《关于印发药品技术转让注册管理规定的通知》（国食药监注〔2009〕518号，以下简称518号文）中境外生产药品（原进口药品）通过药品生产技术转让为境内生产的，我局设置了2年的过渡期，在过渡期内，境内持有人可继续按照518号文的要求办理，也可按照《办法》第10条要求申报。

九、《办法》第10条适用于什么样的情形？

《办法》第10条规定了已在境内上市的境外生产药品转移至境内生产虽然以仿制药注册分类申报，但是可以简化申报资料要求，在参比制剂认定等方面也给予特殊规定，具体政策措施另行制定发布。

十、境外生产药品上市后发生变更的，是否允许同步向境内外监管部门提出申请？

境外生产药品上市后变更主要涉及行政信息类变更和技术类变更。涉及行政信息类的变更，境外相关部门批准证明文件是重要参考文件，原则上，境外持有人在提交申请时应提供境外已经获得批准的证明文件。

随着药品审评审批制度改革不断深化，我国技术审评力量不断加强，越来越多的创新药选择在中国及其他国家同步申报上市，对于这类药品在上市后发生的涉及技术类变更是否可以在境内外监管部门同步申报，我局将根据不同药品的监管实际在后续配套文件中规定。

十一、为落实新修订《药品注册管理办法》《药品生产监督管理办法》要求，《办法》对药品生产场地变更程序进行了哪些优化？

2007版《药品注册管理办法》规定，变更药品生产场地需由持有人向省级药品监管部门分别提出变更《药品生产许可证》和药品注册批准证明文件申请，获得批准后方可生产药品，在一定程度上增加了持有人负担。为落实"放管服"要求，充分发挥省级药品监管部门作用，优化药品上市后变更申报程序，新修订《药品注册管理办法》《药品生产监督管理办法》对药品上市后的药品生产场地变更程序重新进行了规定，根据《药品生产监督管理办法》第16条，药品上市后发生药品生产场地变更的，只需向省级药品监管部门提出变更《药品生产许可证》申请。《办法》第14条对具体程序进行了细化明确，《药品生产许可证》变更获得批准后，由省级药品监管部门直接在变更系统中更新药品注册批准证明文件及其附件上的药品生产场地变更信息，简化持有人申报程序，提高效率。

生物制品等有特殊规定的除外。

十二、在药品生产场地变更工作中，省级药品监管部门承担的工作有何变化？

药品上市后发生药品生产场地变更的，持有人应按《药品生产监督管理办法》《药品注册管理办法》和药品生产场地变更指导原则有关规定进行充分的研究，按程序提出《药品生产许可证》变更申请。省级药品监管部门在审查《药品生产许可证》变更申请时，应按照《药品生产监督管理办法》《药品注册管理办法》和药品生产场地变更指导原则有关规定进行现场检查和技术审评。符合要求的，对其《药品生产许可证》相关信息予以变更。为服务持有人，简化申报程序，仅发生药品生产场地变更的，省级药品监管部门在药品注册备案变更系统中同时对持有人药品注册批准证明文件及其附件载明的生产场地或生产企业的变更信息进行更新。

十三、持有人如何落实好《办法》第14条关于变更药品生产企业的有关要求？

国家对药品管理实行药品上市许可持有人制度。药品上市许可持有人可以自行生产药品，也可以委托符合条件的药品生产企业生产。

《办法》紧扣《药品管理法》《疫苗管理法》《药品注册管理办法》《药品生产监督管理办法》的立法宗旨和有关规定，进行制度衔接，保障有关规定顺利实施。一是《办法》详细划分了当前变更药品生产企业的情形，方便持有人针对不同情形进行相应的生产场地和生产范围的变更管理。二是明确变更的申请流程，持有人（药品生产企业）应当落实主体责任，按照要求进行研究、评估和必要的验证，向所在地省级药品监管部门提出变更《药品生产许可证》的申请。省级药品监管部门批准《药品生产许可证》变更后，对持有人药品注册批准证明文件及其附件的有关信息进行更新。三是所在地省级药品监管部门应当在《药品生产许可证》的变更审批过程中，依职责做好现场检查和技术审评，督促持有人持续稳定生产出与变更前药品质量和疗效一致的产品。四是对于生物制品的变更进一步明确管理要求，必要时向药审中心提出补充申请。

十四、变更药品生产场地的同时，药品生产工艺、处方、质量标准等其他注册管理事项一并发生变更的，如何办理？

仅发生药品生产场地变更，不发生其他注册管理事项变更的，按照《办法》第14条规定办理。变更药品生产场地的同时，药品生产工艺、处方、质量标准等其他注册管理事项一并发生变更的，持有人应先行向省级药品监督管理部门提出《药品生产许可证》变更申请，获得批准的，由省级药品监管部门变更《药品生产许可证》信息，同时在备案系统更新药品批准证明文件上的药品生产场地变更信息，同时注明：该药品同时发生（药品生产工艺、处方、质量标准等）变更，获得批准或备案完成后方可生产上市。持有人向药审中心提出变更药品生产工艺、处方、质量标准等其他注册管理事项的补充申请，获得批准后，及时报告省级药品监管部门。需要开展检查、检验的，由相关部门应及时进行检查并抽取样品。

注册核查与药品生产质量管理规范符合性检查拟同步实施的，参照《药品注册管理办法》第48条和《药品生产监督管理办法》第52条有关规定执行。

十五、生物制品的药品生产场地变更如何办理？

生物制品的变更指导原则中对药品生产场地的变更进行了分类，属于重大变更的报药审中心批准，属于中等变更的报省级药品监管部门备案。生物制品发生药品生产场地变更的，应先行向省级药品监督管理部门提出《药品生产许可证》变更申请。根据变更指导原则，药品生产场地变更属于中等变更的，按照《办法》第14条规定办理；根据变更指导原则，药品生产场地变更属于重大变更的，《药品生产许可证》变更获得批准后，持有人向药审中心提出变更药品生产场地的补充申请，药品生产场地变更信息在补充申请批件中载明，与原批准证明文件配合使用。

十六、《办法》第14条关于变更药品生产场地的相关规定同时涉及药品生产许可证和药品批准证明文件变更，是否会导致新申报药品无法办理许可证？

《办法》第14条规定了已上市药品发生药品生产场地变更的程序和要求。按照《药品注册管理

规章文件

《办法》要求，申请人申报药品注册时需提供《药品生产许可证》，省级药品监管部门按照《药品生产监督管理办法》要求向申请人核发《药品生产许可证》即可，二者并不矛盾。

十七、持有人与受托生产企业不在同一省时，应向哪个省级药品监管部门提出药品生产场地变更申请？

持有人对药品上市后变更负主体责任，应由持有人向持有人所在地省级药品监管部门提出变更《药品生产许可证》的申请，并由持有人所在地省级药品监管部门在变更系统中对持有人的药品批准证明文件中药品生产场地变更的相关信息进行更新。受托生产企业所在地省级药品监管部门按照相关规定配合做好相关工作。

十八、持有人委托他人生产的条件下，已上市药品变更药品生产场地的，受托的药品生产企业如何办理药品生产场地变更？

受委托的药品生产企业按照《药品生产监督管理办法》等相关文件要求办理《药品生产许可证》变更，与《办法》第14条规定不矛盾。

十九、原料药的变更如何办理？

《办法》明确规定了原料药的变更原则。已经通过审评审批的原料药发生变更的，原料药登记人应按照现行药品注册管理有关规定、药品生产质量管理规范、技术指导原则确定变更管理类别后经批准、备案后实施或报告，相关信息由登记人及时在登记平台更新。变更实施前，原料药登记人应将有关情况及时通知相关制剂持有人，便于制剂持有人开展后续工作。

未通过审评审批，且尚未进入审评程序的原料药发生变更的，原料药登记人可以通过药审中心网站登记平台随时更新相关资料。

二十、持有人应如何确定、调整药品上市后变更的管理类别？

持有人是药品上市后变更管理类别确定的主体。首先，持有人应判断变更管理类别是否在法律、法规中有明确规定或技术指导原则中已有明确要求，如已有明确规定或明确要求，持有人一般应根据有关规定确定变更类别。

其次，变更情形在法律、法规或技术指导原则中未明确变更管理类别的，但持有人根据内部变更分类原则，结合产品特点、研究和评估结果，能够确定变更管理类别的，按照持有人确定的变更管理类别执行。

再次，持有人无法确定变更管理类别的，可在充分研究、评估和必要的验证基础上与省级药品监管部门进行沟通，意见一致的按规定实施；对是否属于审批类变更意见不一致的，持有人应当按照审批类变更，向药审中心提出补充申请；对属于备案类变更和报告类变更意见不一致的，持有人应当按照备案类变更，向省级药品监管部门备案。具体沟通程序由各省级药品监督管理部门自行制定。

最后，持有人可以根据管理和生产技术变化对变更管理类别进行调整。其中，降低技术指导原则中明确的变更管理类别，或降低已确认的变更管理类别，应与省级药品监管部门沟通并达成一致意见后实施，意见不一致的，不得降低变更管理类别。

二十一、持有人是否可以将备案类变更报送药审中心进行技术审评？

持有人是药品上市后变更管理类别确认的主体，持有人将技术指导原则中规定为备案类变更升级为审批类变更，报药审中心进行技术审评的，药审中心不得拒收，应按照审批类变更的审评审批、检查检验程序执行，按照技术指导原则进行技术审评，持有人按照药品补充申请收费标准进行缴费。药审中心不予批准的，应抄送持有人所在地省级药品监管部门，持有人不得再就同一变更事项向省级药品监管部门提出备案。

二十二、审批类变更获得批准后的过渡期如何执行？

对于审批类变更实施的过渡期问题一直是业界关注焦点，即审批类变更获得批准后，在药品生产中何时实施。《办法》公开征求到的意见普遍呼吁设置审批类变更执行的过渡期。为回应业界关切，《办法》明确除涉及药品安全性变更之外的审批类变更，允许企业在申报补充申请时承诺变更获批后实施时间，实施时间原则上不晚于获得批准后 6 个月。审批类变更获得批准后，持有人应严格遵守承诺，尽快按照变更后的条件组织生产。

二十三、省级药品监管部门在药品上市后变更管理工作中主要发挥什么样的作用？

做好药品上市后变更监管，保障人民群众用药安全是各级药品监管部门的共同责任，国家药监局与各省级药品监管部门应加强配合，形成监管合力。国家局将加强省级药品监管部门培训，细化统一标准，指导各省级药品监管部门做好药品上市后变更管理工作。省级药品监管部门应落实辖区内药品上市后变更监管责任，根据相关法律法规、规范性文件及技术指导原则细化药品上市后变更管理工作要求，药品生产和注册管理部门应加强配合，互为支撑，将药品上市后变更管理与日常监管、GMP 符合性检查等工作相结合，确保药品上市后监督管理工作平稳有序开展。

二十四、备案类变更的工作程序是什么？

对于药品注册备案事项管理，应由持有人向药审中心或省级药品监管部门备案。备案部门应自备案完成之日起 5 日内在备案系统中将有关备案信息提交国家药监局信息中心，信息中心将相关备案信息在国家药监局官方网站公示。

《办法》同时对省级药品监管部门提出了工作要求，省级药品监管部门应加强监管，根据备案变更事项的风险特点和安全信用情况，自备案完成之日起 30 日内完成对备案资料的审查，必要时可实施检查与检验。药审中心相关工作具体要求另行制定发布。

二十五、备案的法律意义是什么？

根据我国法律规定和国务院规定，备案不属于行政许可，不存在许可类备案，《办法》规定的备案均为告知性备案，由持有人对备案事项负主体责任。

二十六、备案时限是多少？

备案不是行政许可，持有人按照备案资料要求提交资料进行备案，提交备案资料后即完成备案。

二十七、药品同时发生审批类和备案类关联的变更时，应如何申报？

药品同时发生审批类和备案类关联的变更，或备案类变更是以审批类变更获得批准为前提时，持有人可以将审批类变更和备案类变更合并申报药审中心进行技术审评，备案类变更需按照药品补充申请收费标准缴费。药审中心应按照审批类变更的审评审批、检查检验程序执行，按照技术指导原则要求进行技术审评，技术审评时限按照《药品注册管理办法》第 96 条执行。持有人也可单独就审批类变更向药审中心提出补充申请，获得批准后，再就备案类变更向省级药品监管部门或药审中心提出备案。

二十八、备案类变更公示后，是否给持有人核发相关凭证？

备案完成后，备案变更的有关信息将在 5 日内在国家药监局官方网站公示。持有人可以自行查询公示内容，涉及药品批准证明文件及其附件载明的信息变更的，公示内容与药品批准证明文件配合使用。

二十九、综合《办法》全文，与药品注册事项变更内容相比药品生产监管变更事项似乎内容较少，是如何考虑的？

药品上市后变更包括药品注册事项变更和药品生产监管事项变更，《办法》规定的变更管理原则适用于药品全生命周期管理中的变更，具体内容主要明确了药品注册变更事项，涉及的药品生产监管事项变更仅规定了与注册变更事项密切相关的药品生产场地变更，对于其他如空调系统、水系统等变更按照《药品生产监督管理办法》《药品生产质量管理规范》等相关规定实施，《办法》中不再赘述。

三十、《办法》第 23 条规定具体是如何考虑的？

国家药监局一直以来对药品上市后变更严格监管，严厉打击药品上市后非法变更，在再注册工作中也明确了涉及工艺变更的工作要求。2010 年 8 月 13 日《关于药品再注册审查有关问题处理意见的函》（食药监注函〔2010〕168 号）规定"对再注册申报工艺与原批准工艺相比发生变更的，若工艺变更不影响药品质量，请生产企业报省级药品监管部门备案后，再予再注册；若工艺变更可能影响药品质量，请药品生产企业按照《药品注册管理办法》的相关规定报补充申请，待批准后再予再注册。"

截至 2021 年 1 月 5 日，国家药监局官方网站数据库中有效的国产药品共 156816 个，进口药品共 3826 个，大部分为获批 5 年以上并通过再注册的药品。按照前述药品再注册的要求，通过再注册的药品，其申报工艺合法性已经经省级监管部门审查。对新修订《药品管理法》和《药品注册管理办法》实施前，持有人或生产企业按照法定程序申报的工艺变更，不需按照新的变更管理规定及技术要求重新申报，不因新的变更管理规定及技术要求的变化视为非法。

附件4

药品上市许可持有人变更申报资料要求

一、药品注册证书等复印件

包括申报药品历次获得的批准文件（药品注册证书、药品补充申请批件、药品再注册批件），相应文件应当能够清晰说明该品种完整的历史演变过程和目前状况。

二、证明性文件

（一）申请药品上市许可持有人名称、注册地址变更

1.境内生产药品，应当提交变更前后药品上市许可持有人的《药品生产许可证》及其变更记录页、营业执照的复印件。

2.境外生产药品，境外持有人指定中国境内的企业代理相关药品注册事项的，应当提供授权委托文书及公证、认证文书，并附中文译本；中国境内注册代理机构的营业执照复印件。

境外生产药品，应当提交有关国家或地区主管部门出具的允许药品上市许可持有人变更的证明文件，以及公证、认证文书，并附中文译本。

（二）药品上市许可持有人主体变更的

1.境内生产药品，应当提交有关变更前后药品上市许可持有人的《药品生产许可证》及其变更记录页、营业执照的复印件，以及药品上市许可持有人变更协议原件（涉及商业秘密的应当隐去）。

2.境外生产药品，境外持有人指定中国境内的企业代理相关药品注册事项的，应当提供授权委托文书及公证、认证文书，并附中文译本；中国境内注册代理机构的营业执照复印件。

境外生产药品，应当提交有关国家或地区主管部门出具的允许药品上市许可持有人变更的证明文件，以及公证、认证文书，并附中文译本。

三、申请人承诺

受让方对拟转让药品的生产场地、处方、生产工艺、质量标准等应当与原药品一致、不发生变更的承诺。

四、其他

国家药监局规定的其他文件。

国家药监局关于发布《已上市中药变更事项及申报资料要求》的通告

（2021 年第 19 号）

为配合《药品注册管理办法》实施，国家药品监督管理局组织制定了《已上市中药变更事项及申报资料要求》，现予发布。本通告自发布之日起实施。

特此通告。

附件：已上市中药变更事项及申报资料要求

国家药监局

2021 年 2 月 23 日

附件

已上市中药变更事项及申报资料要求

根据《药品注册管理办法》和《药品上市后变更管理办法（试行）》规定，药品上市后的变更，按照其对药品安全性、有效性和质量可控性的风险和产生影响的程度，实行分类管理，分为审批类变更、备案类变更和报告类变更。其中，国家药品监管部门审批类变更事项需要按以下分类提出补充申请，备案类变更和报告类变更按以下分类进行备案或报告。

一、已上市中药变更事项

（一）国家药品监督管理部门审批的补充申请事项

1. 药品上市许可持有人的变更。

2. 变更适用人群范围。

3. 变更用法用量。

4. 替代或减去国家药品标准或药品注册标准处方中毒性药味或处于濒危状态的药味。

5. 变更药品说明书中安全性等内容。

6. 变更药品规格。

7. 下列变更事项中属于重大变更的情形：

7.1 变更生产工艺；

7.2 变更制剂处方中的辅料；

7.3 变更药品注册标准；

7.4 变更药品包装材料和容器；

7.5 变更药品有效期或贮藏条件。

8. 其他。

（二）国家或省级药品监督管理部门备案事项

9. 下列变更事项中属于中等变更的情形：

9.1 变更药品包装规格；

9.2 变更生产工艺；

9.3 变更制剂处方中的辅料；

9.4 变更药品注册标准；

9.5 变更药品包装材料和容器；

9.6 变更药品有效期或贮藏条件。

10. 国家药品监督管理部门规定统一按要求补充完善说明书的变更。

11. 根据药品说明书内容变更标签相应内容。

12. 药品分包装及其变更。

13. 变更药品上市许可持有人名称、生产企业名称、生产地址名称（药品上市许可持有人未发生变更）。

14. 其他。

其中境内生产药品报持有人所在地省级药品监督管理部门备案，境外生产药品报国家药品监督管理局药品审评中心备案。

（三）报告事项

15. 下列变更事项中属于微小变更的情形：

15.1 变更药品包装规格；

15.2 变更生产工艺；

15.3 变更制剂处方中的辅料；

15.4 变更药品包装材料和容器。

16. 其他。

二、申报资料项目及要求

药品上市许可持有人应根据所申请事项，按以下编号及顺序提交申报资料，不适用的项目应注明不适用并说明理由。报告事项按照国家药品监督管理部门公布的有关报告类的相关规定执行。

（一）药品注册证书及其附件的复印件

包括申报药品历次获得的批准文件，应能够清晰了解该品种完整的历史演变过程和目前状况。如药品注册证书、补充申请批准通知书（批件）、药品标准制修订件等。附件包括上述批件的附件，如药品的质量标准、生产工艺、说明书、标签及其他附件。

（二）证明性文件

1. 境内持有人及境内生产企业的《药品生产许可证》及其变更记录页、营业执照。

2. 境外持有人指定中国境内的企业法人办理相关药品注册事项的，应当提供委托文书、公证文书及其中文译文，以及注册代理机构的营业执照复印件。境外生产药品注册代理机构发生变更的，应提供境外持有人解除原委托代理注册关系的文书、公证文书及其中文译文。

3. 境外已上市药品应当提交境外上市国家或者地区药品管理机构出具的允许药品变更的证明文件及其公证认证文书、中文译文。具体格式要求参见中药相关受理审查指南。除涉及药品上市许可持有人、药品规格、生产企业及生产场地的变更外，境外上市国家或者地区药品管理机构不能出具有关证明文件的，可以依据当地法律法规的规定做出说明。

（三）检查相关信息

包括药品研制情况信息表、药品生产情况信息表、现场主文件清单、药品注册临床试验研究信息表、临床试验信息表、质量标准、生产工艺、标准复核意见及样品检验报告。

（四）立题目的和依据

需要详细说明药品变更的目的和依据。

（五）修订的药品说明书样稿，并附详细修订说明

包含国家药品监督管理部门批准上市以来历次变更说明书的情况说明，现行最新版说明书样稿。

（六）修订的药品标签样稿，并附详细修订说明

（七）药学研究资料

按照国家药品监督管理部门公布的已上市中药药学变更相关技术指导原则开展研究，根据相关技术指导原则对各类变更事项的具体要求，分别提供部分或全部药学研究试验资料和必要的原注册申请相关资料。

（八）药理毒理研究资料

根据变更事项的类别，提供相应的药理毒理试验资料和/或文献资料。

（九）临床研究资料

根据临床相关变更事项的类别，提供以下临床研究资料和/或文献资料。

变更事项需临床试验数据提供支持依据的，应先申请临床试验，提供拟进行临床试验的计划和方案。

拟同时申请减免临床试验的，需要提供既往开展的循证等级较高、质量较好的临床研究资料（如有，需提供完整的临床研究总结报告），支持申请事项的相关国内外文献资料，其他支持性证据及相关证明性文件。

（十）产品安全性相关资料综述

产品安全性相关资料包括上市后安全性研究及相关文献资料，国家不良反应监测中心反馈的不良反应数据，企业自发收集到的不良反应数据，相关临床研究、临床应用、文献报道等，以及境内外各种渠道收集到的关于本品不良反应的详细情况等。

产品安全性相关资料综述，指根据变更内容对以上安全性相关资料进行总结，为变更提供支持性证据。

三、相关申请事项说明

对于同时申报多种变更情形的，一般应按最高技术要求的情形进行研究、申报，且需要同时满足所有申请事项所需条件。如，增加功能主治的同时变更适用人群范围或用法用量者，需要按改良型新药申请注册；增加适用人群范围的同时增加使用剂量或疗程者，一般应按新药的要求进行非临床安全性试验和临床试验。不同申报事项的申报资料需完整。

（一）变更适用人群范围

变更适用人群范围是指在原功能主治范围基本不变、给药途径和剂型保持一致的情况下，增加、限定或删除适用人群范围。

该项申请一般应该提供申报资料 1–10 中除药学研究资料外的全部申报资料，若同时涉及药学问题或变更的，应按照相关技术指导原则开展研究，提供相应的药学研究资料。

立题目的和依据：应重点说明拟变更前后不同适用人群范围同一功能主治的疾病特点、治疗现状和临床需求，以及中医药理论、现有药品安全性和有效性证据对变更后适用人群可能的安全性和有效性支持情况。对适用人群范围进行限定或删除的，应说明限定或删除该适用人群范围的合理性。

变更适用人群范围者，应开展临床试验。临床试验一般按新药要求；根据增加适用人群范围的情况和已有的药品有效性、安全性证据支持程度，至少应开展针对新适用人群范围且满足安全性评价要求的足够暴露量的确证性临床试验。申请临床试验时，应根据适用人群范围变化情况，提供支持该项变更的药理毒理研究资料，如支持新适用人群范围的毒理学试验资料和/或文献资料；提供拟进行的新适用人群范围的临床试验计划和方案及相关资料。

（二）变更用法用量

变更用法用量是指在功能主治和适用人群范围及给药途径不变的前提下，变更使用剂量、用药方案（变更用法、疗程）等。

该项申请一般应该提供申报资料 1–10 中除药学研究资料外的全部申报资料，若同时涉及药学问题或变更的，应按照相关技术指导原则开展研究，提供相应的药学研究资料。

立题目的和依据：应重点说明变更用法用量的理由和合理性。

如变更用法用量涉及到使用剂量增加或疗程延长者，申请临床试验时，应提供支持变更的毒理学试验资料和/或文献资料，临床试验按新药要求；用药周期缩短或使用剂量降低者，至少应进行变更前后对照的确证性临床试验，以说明剂量变更的合理性。如变更用法用量缺乏临床使用经验数据支持，应进行剂量探索研究。

其他用法用量的变更（如变更溶媒、滴速、服药时间、服药间隔，明确给药方案等），应进行相关的临床试验和/或提供文献资料以说明变更的合理性。

（三）替代或减去国家药品标准或药品注册标准处方中毒性药味或处于濒危状态的药味

替代或减去国家药品标准或药品注册标准处方中毒性药味或处于濒危状态药味，仅指申请人自行要求进行替代或减去药味的情形。

该项申请一般应该提供申报资料 1-10 的全部资料。

立题目的和依据：原制剂功能主治的安全性、有效性证据资料；替代或减去处方中涉及毒性药味或处于濒危状态的药味的必要性、可行性；替代或减去处方中处于濒危状态的药味者，应提供中药资源评估报告以及相关的证明性文件等；替代或减去处方中毒性药味者，应提供原制剂不良反应等所有安全性信息和研究资料，并分析与毒性药味可能的关系；替代药味的功能主治、选择依据等。

应根据毒性药味或处于濒危状态的药味以及替代药味的情况，提供相应的药理毒理研究资料和临床试验资料。如替代毒性药味或处于濒危状态的药味，需要提供药效学和毒理学对比试验资料及文献资料；如减去毒性药味或处于濒危状态的药味，需要提供药效学对比试验资料；临床方面应进行对比研究。如果替代药味未被国家药品标准、药品注册标准以及省、自治区、直辖市药材标准收载，还应根据新药材要求进行相关研究。

（四）变更药品说明书中安全性等内容

变更药品说明书中安全性等内容，包括修订警示语、【不良反应】、【禁忌】、【注意事项】、【药理毒理】，及特殊人群用药信息、【药物相互作用】等项目。

如修订警示语、【不良反应】、【禁忌】、【注意事项】、【药理毒理】以及特殊人群用药信息、【药物相互作用】等涉及安全性的项目，应提供申报资料 4-10 中与变更事项相关的资料，至少应包括立题目的与依据（申报资料 4），申请变更的说明书和标签样稿、原批准说明书和标签实样、修订说明、修订前后对比表（申报资料 5-6），以及产品安全性相关资料综述（申报资料 10）。上市许可持有人需重点评估变更对药品安全性、有效性、临床使用等各方面的潜在影响，并对所有药品不良反应进行评价、分析，将针对性的措施反映在说明书相关项目中。

如修订【药理毒理】项，应根据说明书撰写的相关要求进行修订，并提供相应的支持性资料。

国家药监局综合司关于药品上市许可持有人持有药品批准文号变更生产场地有关问题的复函

（药监综药注函〔2019〕237号）

浙江省药品监督管理局：

你局《关于集团公司作为药品上市许可持有人集中持有药品批准文号变更生产场地有关问题的请示》（浙药监注〔2019〕2号）收悉。经研究，现函复如下：

《国务院办公厅关于印发药品上市许可持有人制度试点方案的通知》（国办发〔2016〕41号）中要求受托生产企业须具备相应生产范围的药品生产质量管理规范（药品GMP）认证证书，但并未对持有人自行新建生产场地的情形进行规定。持有人自建生产场地并进行场地变更的，可按照现行《药品注册管理办法》中由国家局审批的补充申请事项18项进行申报，由药审中心按照该变更所需技术要求进行审评。在申报补充申请时，可不要求申请人提交GMP证书，但申请人必须在该补充申请获批并通过GMP认证后方可生产销售该药品。审评中如需发起现场检查，你局可按照"放管服"要求，同步组织开展药品GMP认证检查工作。

国家药监局综合司

2019年5月8日

规章文件

561

总局关于规范已上市中成药通用名称命名的通知

（食药监药化管〔2017〕105号）

各省、自治区、直辖市食品药品监督管理局，国家药典委员会：

国家食品药品监督管理总局发布了《关于发布中成药通用名称命名技术指导原则的通告》（2017年第188号），按照通告的要求，对已上市的药品违反命名原则的要进行规范。现就已上市中成药通用名称命名规范工作有关要求通知如下：

一、中成药通用名称规范范围

（一）下列情形的中成药名称必须更名：

1. 明显夸大疗效，误导医生和患者的；

2. 名称不正确、不科学，有低俗用语和迷信色彩的；

3. 处方相同而药品名称不同，药品名称相同或相似而处方不同的。

（二）来源于古代经典名方的各种中成药制剂不予更名。

（三）下列情形的中成药名称尽管与技术指导原则不符，但是这些品种有一定的使用历史，已经形成品牌，公众普遍接受，可不更名：

1. 药品名称有地名、人名、姓氏的；

2. 药品名称中有"宝""精""灵"等的。

二、中成药通用名称更名的程序

（一）中成药通用名称更名工作由国家药典委员会负责。

（二）由国家药典委员会组织专家审查提出需更名的中成药名单，并公开征求意见。在该名单确定并公布后，列入名单内的中成药均应更名。

（三）更名申请的提出：

在需更名的中成药名单公布后2个月内，相关生产企业应以公函形式向国家药典委员会提出拟修改的建议通用名称，并提交相关资料：

1. 按照《中成药通用名称命名技术指导原则》最多提供三个通用名称，按推荐次序排列，并详述命名依据。

2. 出具与国家食品药品监督管理总局政府网站药品数据查询系统中已批准注册的药品名称不重名的检索结果。

3. 涉及多家企业的品种，可由各企业单独提出更名；或协商一致后共同出具公函（加盖各自公章），推举一家企业提出更名。

（四）通用名称的审核、发布：

1. 国家药典委员会组织专家审核企业提出的建议通用名称，并公示审核结果。

2. 国家药典委员会组织专家对公示征集到的反馈意见进行研究，并确定更名后的通用名称。

3. 国家药典委员会将审核结果报国家食品药品监督管理总局发布。

三、过渡期

批准更名之后，给予 2 年过渡期（以新名称公布之日起计），过渡期内采取新名称后括注老名称的方式，让患者和医生逐步适应。

批准更名之日起 30 日内，生产企业应向所在地省级食品药品监管部门备案更名后新的说明书、标签。自备案之日起生产的药品，不得继续使用原说明书、标签。备案前生产的药品，有效期在 2 年过渡期内的，该药品可以继续使用原说明书、标签至有效期结束；有效期超过 2 年过渡期的，该药品可以继续使用原说明书、标签至过渡期结束。

四、保障措施

国家食品药品监督管理总局加强与相关部委沟通，确保已上市中成药通用名称规范工作与基本药物目录及医疗保险目录有机衔接。国家药典委员会建立健全中药命名专业委员会。

各省、自治区、直辖市食品药品监督管理部门督促行政区域内涉及已上市中成药通用名称规范工作的企业及时向国家药典委员会提出更名建议。

食品药品监管总局

2017 年 11 月 20 日

规章文件

食品药品监管总局办公厅关于修订含毒性中药饮片

中成药品种说明书的通知

（食药监办药化管〔2013〕107号）

各省、自治区、直辖市食品药品监督管理局：

为保障公众用药安全，根据国家食品药品监督管理总局监测评价结果，现就含毒性中药饮片中成药说明书修订有关事项通知如下：

一、凡处方中含有《医疗用毒性药品管理办法》（国务院令第23号）中收载的28种毒性药材制成的中药饮片（含有毒性的炮制品）的中成药品种，相关药品生产企业应在其说明书【成份】项下标明该毒性中药饮片名称，并在相应位置增加警示语："本品含XXX"。

处方中含有其他已被证明具有毒性、易导致严重不良反应的中药饮片的中成药品种，相关药品生产企业也应按照上述要求修订说明书。

二、相关药品生产企业应主动跟踪药品临床应用安全性情况，根据不良反应监测数据及文献报道的相关安全性信息，按规定及时补充完善说明书【注意事项】等安全性内容。

三、涉及国家秘密技术的中成药品种应按照上述要求修订说明书。

四、相关药品生产企业应于2013年12月31日前，按上述要求，依据《药品注册管理办法》等有关规定提出修订说明书的补充申请报备案。说明书的其他内容应当与原批准内容一致。补充申请备案之日起生产的药品，不得继续使用原药品说明书。

五、相关药品生产企业应当将说明书修订的内容及时通知相关医疗机构、药品经营企业等单位，并在补充申请备案后6个月内对已出厂的说明书予以更换。

六、相关品种的标签涉及修订内容的，应当一并修订。

国家食品药品监督管理总局办公厅

2013年11月4日

食品药品监管总局办公厅关于实施新修订药品生产质量管理规范过程中药品技术转让工作有关要求的通知

（食药监办药化管〔2013〕101号）

各省、自治区、直辖市食品药品监督管理局，新疆生产建设兵团食品药品监督管理局：

2013年2月22日，原国家食品药品监督管理局发布《关于做好实施新修订药品生产质量管理规范过程中药品技术转让有关事项的通知》（国食药监注〔2013〕38号，以下简称38号文件），为做好相关药品技术转让的后续实施工作，现将有关要求通知如下：

一、符合38号文件规定情形的药品技术转让，按其要求申报补充申请；38号文件规定情形以外的药品技术转让，仍按《药品技术转让注册管理规定》（国食药监注〔2009〕518号）的要求申报补充申请。

二、注射剂等无菌药品的技术转让补充申请应在2014年12月31日前提出，其他类别药品的技术转让补充申请应在2016年12月31日前提出，逾期将不予受理。上述时间限制包括38号文件第一条规定的所有情形。

三、按38号文件规定提出的药品技术转让申请，相应品种应具备有效药品批准证明文件。提出药品技术转让申请的同时应提出注销原药品批准文号的申请，技术转让申请获得批准后，注销原药品批准文号。

按38号文件第一条情形（一）、（三）受理的药品技术转让申请，经审评不予批准的，原药品批准文号同时注销。

四、按38号文件第一条情形（一）、（三）受理的多品种药品技术转让申请，若已有品种获得批准的，其余品种的技术转让申请不得撤回。

五、按38号文件第一条情形（三）提出的药品技术转让申请，转入方应通过相同剂型的新修订药品GMP认证。

六、符合38号文件规定情形的转出方药品生产企业获准生产的、与转出药品相关联的药包材可以进行技术转让。药包材技术转让申报和审批的具体要求另文下发。

七、对技术转让补充申请的审评，应严格按照38号文件要求，重点关注技术转让前后药品质量的一致性，技术转让过程不得涉及国家食品药品监督管理总局审评审批事项内容的变更（如修改药品注册标准、改变影响药品质量的生产工艺等）。

八、38号文件规定的技术转让申请，其受理审查、审评审批工作时限按照《药品注册管理办法》补充申请规定的时限执行，根据法律法规的规定中止审批或者申请人补充资料所用时间不计算在内。

九、38号文件规定的药品技术转让补充申请所涉及的所有纸质档案均由负责审评的省级药品监督管理部门负责归档和管理。

十、国家食品药品监督管理总局根据省级药品监督管理部门的能力和条件逐步进行技术审评授权工作，各省级药品监督管理部门依据授权开展相应技术审评工作。

十一、省级药品监督管理部门应严格按照38号文件及相关配套文件要求（附件1-3）开展受理、技术审评及其他相关工作，坚持技术审评标准不降低，确保技术转让品种质量的一致性。国家

规章文件

食品药品监督管理总局负责对相关审评工作进行指导和监督检查。对违反规定、降低审评技术要求的，将通报批评并追究责任。

    附件：1. 工作流程
         2. 申报资料项目及要求
         3. 审查审评要点

国家食品药品监督管理总局办公厅

2013 年 10 月 29 日

附件 1

工作流程

为落实《国家食品药品监督管理局关于做好实施新修订药品生产质量管理规范过程中药品技术转让有关事项的通知》（国食药监注〔2013〕38 号，以下简称 38 号文件）有关要求，现将其涉及的药品技术转让注册申请事项的工作流程明确如下：

申请人应根据 38 号文件要求，按药品批准文号逐一填写《药品补充申请表》，按照《申报资料项目及要求》的要求向所在地省级药品监督管理部门提交申报资料项目 1 所规定资料及相应电子文档，省级药品监督管理部门按照《申报资料项目及要求》的要求进行形式审查，符合要求的，予以签收并填写《药品技术转让申请形式审查表》（附表）。

省级药品监督管理部门按照《审查审评要点》的要求对申报资料进行审查，必要时可要求申请人补充资料，并说明理由，审核符合要求的，发给《受理通知书》，不符合要求的，发给不予受理通知书。

药品技术转让补充申请受理后，申请人完成相应技术研究工作，凭《受理通知书》，提出开展后续技术审评工作申请，按照《申报资料项目及要求》的要求向所在地省级药品监督管理部门提交申报资料项目 2、项目 3 等资料及相应电子文档。省级药品监督管理部门按照《申报资料项目及要求》的要求进行审查，符合要求的，予以签收。

省级药品监督管理部门按照相关要求组织开展技术审评、生产现场检查，并进行抽样检验。必要时可要求申请人补充资料，并说明理由。省级药品监督管理部门依据技术审评意见、生产现场检查报告和样品检验结果形成综合审评意见，依据综合意见起草《补充申请批件》/《审批意见通知件》送签件，将药品补充申请表、省局核准意见表、药品技术转让申请形式审查表、受理通知书、技术审评意见、生产现场检查报告、样品检验结果、综合审评意见和送签件电子文档上传总局信息系统，并同时将送签件纸质文件上报国家食品药品监督管理总局，审评符合要求的，发给《补充申请批件》，核发药品批准文号，同时注销原药品批准文号，审评不符合要求的，发给《审批意见通知件》。

附表：＿＿＿省药品技术转让申请形式审查表

附表

＿＿＿＿ 省药品技术转让申请形式审查表

基本信息				
药品通用名称：		剂型：		
规格：		批准文号：		
执行标准：		药品有效期：		
转出方企业名称和生产地址：				
转入方企业名称和生产地址：				
转出方省局（下拉菜单）		转入方省局（下拉菜单）		

特殊管理标记				
中药： 中药处方中是否含有以下成份？ （1）化学药品　□是　□否 （2）毒性饮片　□是　□否 　□《医疗用毒性药品管理办法》中收载 　□现行中国药典收载 　□其他 （3）中药提取物　□是　□否 （4）其他　　　　□是　□否		化学药品： （1）是否为高风险品种　□是　□否 （2）是否为多组分生化药　□是　□否 （3）如为注射剂是否采用非终端灭菌　□是　□否 （4）如为注射剂是否为 　　□大容量注射剂　□小容量注射剂 　　□冻干粉针剂　□粉针剂　□其他 （5）如采用终端灭菌，F_0 值是否小于 8 　　□是　□否			

申报类型	□情形一　□情形二　□情形三			
情形一或三中涉及转让的批准文号：（由申请表第十三项导入）				
情形一或三中涉及撤销的批准文号：（由申请表第十三项导入）				

申报资料项目 1				
1.1 药品批准证明性文件及其附件	有	无	不需要	备注
药品注册批件/再注册批件（复印件）	□	□	□	
补充申请批件（复印件）	□	□	□	
批件所附说明书、标签样稿（复印件）	□	□	□	
药品标准颁布件、药品标准修订批件（复印件）	□	□	□	
新药证书（复印件）	□	□	□	
所有新药证书持有者同意该品种转让的证明（原件）	□	□	□	
1.2 证明性文件	□	□	□	
（1）转出方、转入方药品生产企业《药品生产许可证》及其变更记录页复印件	□	□	□	

规章文件

（2）按 38 号文件规定情形三申报的技术转让申请，转入方生产企业应提供新修订《药品生产质量管理规范》相应剂型认证证书复印件	☐	☐	☐	
（3）转出方向所在地省级药品监督管理部门提出注销技术转让品种药品批准文号的申请	☐	☐	☐	
（4）转出方所在地省级药品监督管理部门核准意见表	☐	☐	☐	
（5）按 38 号文件规定情形一、情形三申报的技术转让申请，应提供转出方所有品种或所放弃剂型所有品种的清单（包括通用名称、规格、执行标准、批准文号等）	☐	☐	☐	
（6）按 38 号文件规定情形二申报的技术转让申请，应提供企业登记所在地工商行政管理部门出具的关于双方控股关系或同属一个集团的查询证明文件	☐	☐	☐	
（7）转出方提供技术转让品种是否涉及正在进行的行政复议、行政诉讼或其他法律纠纷的说明	☐	☐	☐	
（8）转出方提供拟技术转让品种是否存在其他已申报但尚未完成审评审批补充申请的情况说明	☐	☐	☐	
1.3 药品技术转让合同原件	☐	☐	☐	
1.4 转让前药品基本信息				
（1）药品批准处方、生产工艺（制法）、稳定性研究结果	☐	☐		
（2）转出方现行的生产工艺规程、内控标准及检验操作规程、生产设备清单、产品工艺验证资料	☐	☐		
（3）转出方原、辅料的合法来源证明性文件，包括批准证明文件、药品质量标准、原料药生产企业营业执照、《药品生产许可证》等复印件及供应商审计材料（如转让原料，提供起始试剂供应商资料和试剂标准），包材供应商资质证明性文件和包材注册证及标准	☐	☐	☐	

附件 2

申报资料项目及要求

一、申报资料项目表

	编号	资料项目
1. 管理信息	1.1	药品批准证明性文件及其附件
	1.2	证明性文件
	1.3	药品技术转让合同
	1.4	转让前药品基本信息
2. 综述	2.1	立项综述
	2.2	药学主要研究信息汇总
3. 药学研究	3.1	工艺研究一般要求
	3.2	原料药生产工艺研究
	3.3	制剂处方及生产工艺研究
	3.4	质量研究
	3.5	样品的检验报告书
	3.6	药材、原料药生产用原材料、辅料来源及质量标准、检验报告书
	3.7	药物稳定性研究
	3.8	直接接触药品的包材、容器选择依据及质量标准

二、申报资料说明

（一）管理信息

1.1 药品批准证明文件及其附件

药品批准证明性文件及其附件的复印件，包括本品所获得的所有药品批准证明文件，如药品最初批准上市文件、再注册批件、历次补充申请批件、药品标准颁布件、药品标准修订件和新药证书等。

附件指上述批件的附件，如药品标准、说明书、标签样稿及其他附件。

具有新药证书的品种，提供所有新药证书持有者同意该品种技术转让证明材料的原件。新药证书持有者发生企业名称变更或已注销的，应提供有关工商行政管理部门的证明文件。

1.2 证明性文件，包括：

（1）转出方、转入方《药品生产许可证》及其变更记录页复印件。

（2）按38号文件规定情形三申报的技术转让申请，转入方生产企业应提供新修订《药品生产质量管理规范》相应剂型认证证书复印件。

（3）转出方向所在地省级药品监督管理部门提出注销技术转让品种药品批准文号的申请。

（4）转出方所在地省级药品监督管理部门核准意见。

（5）按38号文件规定情形一、情形三申报的技术转让申请，应提供转出方所有品种或所放弃剂型所有品种的清单（包括通用名称、规格、执行标准、批准文号等）。

（6）按38号文件规定情形二申报的技术转让申请，应提供企业登记所在地工商行政管理部门出具的关于双方控股关系或同属一个集团的查询证明文件。

（7）转出方提供技术转让品种不涉及正在进行的行政复议、行政诉讼或其他法律纠纷的承诺。

（8）转出方提供拟技术转让品种是否存在其他已申报但尚未完成审评审批补充申请的情况说明。

1.3 药品技术转让合同，应提供转出方与转入方药品生产企业签订的药品技术转让合同原件。

1.4 转让前药品基本信息，包括以下内容：

（1）技术转让申请情形。

（2）药品批准处方、生产工艺（制法）、稳定性研究结果。

（3）转出方现行的生产工艺规程、内控标准及检验操作规程、生产设备清单、产品工艺验证资料。

（4）转出方原、辅料的合法来源证明性文件，包括批准证明文件、药品质量标准、原料药生产企业营业执照、《药品生产许可证》等复印件及供应商审计材料（如转让原料，提供起始试剂供应商资料和试剂标准），包材供应商资质证明性文件和包材注册证及标准。

（二）综述

2.1 立项综述，包括以下内容：

（1）技术转让药品的研究背景情况及国内外研究现状。

（2）药品历史沿革（处方、工艺、质量标准、说明书等内容变更情况；上市不良反应监测情况，是否属于正在上市再评价的品种）。

（3）近五年内本品生产、销售、临床使用和不良反应情况（包括检索报告）的总结报告。

2.2 药学主要研究信息汇总

按照所附"药学主要研究信息汇总要求（原料/制剂/中药）"提供。

（三）药学研究资料

按照《药品技术转让注册管理规定》附件"第二部分生产技术转让"中"5.药学研究资料"相对应内容的要求提供。

三、申报资料提交要求

（一）根据38号文件要求准备申报资料，并按"一、申报资料项目表"的形式整理后提交。整理时，应按照"1.管理信息，2.综述，3.药学研究"分别进行整理，将申报资料整理为相应的文件，若目录对应项目无相关资料，可不提供。

（二）应提供电子申报资料和纸质申报资料，电子申报资料应与纸质资料内容一致。如有特殊情况，请在文件夹中以备注文件说明。电子申报资料的格式为可文字识别的PDF格式，文件名称应与申报资料项目表中的名称一致。

（三）申报资料按照所附《申报资料体例与整理规范》的要求进行整理。申报资料所附的色谱数据和图谱文件可参照国家食品药品监督管理局药品审评中心发布的《药品研究色谱数据工作站及色谱数据管理要求（一）》的相关内容准备，建议对每项申报资料所附图谱前面建立交叉索引表，说明图谱编号、申报资料中所在页码、图谱的实验内容。

附：1.药学主要研究信息汇总要求（原料药）

2.药学主要研究信息汇总要求（制剂）

3.药学主要研究信息汇总要求（中药）

4.申报资料体例和整理规范

附1

药学主要研究信息汇总要求（原料药）

一、基本信息

（一）药品名称

原料药的中英文通用名、化学名

（二）结构

原料药的结构式、分子式、分子量

（三）理化性质

原料药的主要物理和化学性质：性状（如外观、颜色、物理状态），熔点或沸点，比旋度，溶解性，溶液 pH，分配系数，解离常数，将用于制剂生产的物理形态（如多晶型、溶剂化物或水合物），粒度等。

二、生产信息

（一）生产商

生产商的名称（一定要写全称）、地址以及生产场所的地址。

（二）生产工艺和过程控制

1. 工艺流程图：按合成步骤提供工艺流程图，标明工艺参数和所用溶剂。

2. 工艺描述：按反应路线简述各步反应的反应类型（氧化、还原、取代、缩合、烃化、酰化等），各步反应的原料、试剂、溶剂和产物的名称，终产物的精制方法和粒度控制等；特殊的反应条件（如高温、高压、深冷等）应说明。

3. 生产设备：提供主要和特殊设备的型号及技术参数。

4. 大生产的拟定批量。kg（g）/批。

（三）物料控制

生产用物料（如起始物料、反应试剂、溶剂、催化剂等）的质量控制信息（包括来源、质量标准等）。

（四）关键步骤和中间体的控制

列出所有关键步骤（包括终产品的精制、纯化工艺步骤）及其工艺参数控制范围。注明详细参见的申报资料项目表"3.药学研究资料"中资料的项目和页码。

列出已分离的中间体的质量控制标准，包括项目、方法和限度。注明详细参见的申报资料项目表"3.药学研究资料"中资料的项目和页码。

（五）工艺验证

简述转入方所进行的工艺验证的概况，如时间、批数、规模、验证的参数等。注明详细参见的申报资料项目表"3.药学研究资料"中资料的项目和页码。

（六）生产工艺的开发

提供转入方进行的工艺研究与验证数据汇总表，示例如下：

工艺研究与验证数据汇总表

批号	试制日期	批量	收率	试制目的/样品用途	样品质量		
					含量	杂质	性状等

三、特性鉴定

（一）结构和理化性质

1. 结构确证

列出结构确证研究的主要方法（例如元素分析、IR、UV、NMR、MS等）和结果。注明详细参见的申报资料项目表"3.药学研究资料"中资料的项目和页码。

说明结构确证用样品的精制方法、纯度，对照品的来源及纯度。

注明详细参见的申报资料项目表"3.药学研究资料"中资料的项目和页码。

2. 理化性质

注明详细参见的申报资料项目表"3.药学研究资料"中资料的项目和页码。

多晶型的研究方法和结果：

溶剂化物/或水合物的研究方法和结果：

粒度检查方法和控制要求：

（二）杂质

按下表列明已鉴定的杂质：

杂质情况分析

杂质名称	杂质结构	杂质来源

注明详细参见的申报资料项目表"3.药学研究资料"中资料的项目和页码。

四、原料药的控制

（一）质量标准

按下表方式提供终版质量标准［方法不必详细描述，可简述为高效液相色谱（HPLC），或中国药典方法等］。注明详细参见的申报资料项目表"3.药学研究资料"中资料的项目和页码。

检查项目	方法	放行标准限度	货架期标准限度
外观			
溶液的颜色与澄清度			
溶液的 pH			
鉴别			
有关物质			
残留溶剂			
水分			
重金属			
硫酸盐			
炽灼残渣			
粒度分布			
晶型			
其他			
含量			

（二）分析方法

列明各色谱方法的色谱条件：有关物质、残留溶剂、含量等。

注明详细参见的申报资料项目表"3.药学研究资料"中资料的项目和页码。

（三）分析方法的验证

按检查方法逐项提供，以表格形式整理验证结果。示例如下：

含量测定方法学验证总结

项目	验证结果
专属性	
线性和范围	
定量限	
准确度	
精密度	
溶液稳定性	
耐用性	

注明详细参见的申报资料项目表"3.药学研究资料"中资料的项目和页码。

（四）批检验报告

三个连续批次（批号：   ）的检验报告，注明详细参见的申报资料项目表"3.药学研究资料"中资料的项目和页码。

（五）质量对比研究

转入方与转出方样品质量对比研究结果。注明详细参见的申报资料项目表"3.药学研究资料"中资料的项目和页码。

规章文件

五、对照品

药典对照品：说明来源、批号。

自制对照品：简述含量和纯度标定的方法及结果。

注明详细参见的申报资料项目表"3.药学研究资料"中资料的项目和页码。

六、包装材料和容器

项目	包装容器
包材类型[注]	
包材生产商	
包材注册证号	
包材注册证有效期	
包材质量标准编号	

注明详细参见的申报资料项目表"3.药学研究资料"中资料的项目和页码。

注：关于包材类型，需写明结构材料、规格等。

例如，复合膜袋包装组成为：聚酯/铝/聚乙烯复合膜袋、聚酯/低密度聚乙烯复合膜袋。

七、稳定性

（一）申报转让前稳定性研究的总结

样品情况：（按下表填写）

批号	生产日期	生产地点	批量	包装	试验类型
					例如，加速或长期试验

考察条件：（按下表填写）

试验条件	计划取样点	已完成的取样点

注明详细参见的申报资料项目表"3.药学研究资料"中资料的项目和页码。

（二）上市后稳定性承诺和稳定性方案

注明详细参见的申报资料项目表"3.药学研究资料"中资料的项目和页码。

拟定贮存条件和有效期。

（三）药品稳定性考察数据

按以下例表简述上述批次样品的研究结果，并与转出方已进行的考察结果进行全面详细的对比，以确定是否一致。注明详细参见的申报资料项目表"3.药学研究资料"中资料的项目和页码。

考察项目	方法及限度（要求）	试验结果
性状	目视观察，应符合质量标准的规定	在 0 至　　月考察期间，各时间点均符合规定
有关物质	HPLC 法，杂质 A 不得过 0.3%，其他单一杂质不得过 0.1%，总杂质不得过 0.8%	在 0 至　　个月考察期间，杂质 A 最大为 0.15%，单一杂质最大为 0.08%，总杂质最大为 0.4%，未显示出明显的变化趋势
含量	HPLC 法，不少于 98.0%	在 0 至　　个月考察期间，含量变化范围为 98.4%（最低值）至 99.6%（最大值），未显示出明显的变化趋势
…	…	…

说明：本表中的信息是基于转入方所拥有的申报资料的抽提，各项内容和数据应与转出方的申报资料和批准信息保持一致。

附2

药学主要研究信息汇总要求（制剂）

一、剂型及产品组成

说明具体的剂型，并以表格的方式列出单位剂量产品的处方组成，列明各成分在处方中的作用，执行的标准。如有过量加入的情况需给予说明。对于处方中用到但最终需去除的溶剂也应列出。

成分	用量	过量加入	作用	执行标准
工艺中使用到并最终去除的溶剂				

如附带专用溶剂，参照上表格方式列出专用溶剂的处方。

说明产品所使用的包装材料及容器。

（一）制剂研究

简要对与制剂性能相关的理化性质，如 pH，离子强度，溶出度，再分散性，复溶、粒径分布、聚合、多晶型、流变学等进行分析。

提供转入方与转出方药品在处方开发过程中进行的质量特性对比研究结果，例如：

（1）口服固体制剂的溶出度：样品批号，对照药品批号和生产厂，溶出条件，取样点，比较结果。

（2）有关物质：样品批号，对照药品批号和生产厂，测定及计算方法，比较结果。

（二）生产工艺的开发

汇总研发过程中代表性批次的样品情况，包括：批号、生产时间及地点、批规模、用途（如用于稳定性试验，用于生物等效性试验等）、分析结果（例如有关物质、溶出度以及其他主要质量指标）。示例如下：

批分析汇总

批号	生产日期	生产地点	规模	收率	样品用途	样品质量		
						含量	杂质	其他指标

包装材料/容器

项目	包装容器	配件[注2]
包材类型[注1]		
包材生产商		
包材注册证号		
包材注册证有效期		
包材质量标准编号		

注明详细参见的申报资料项目表"3.药学研究资料"中资料的项目和页码。

注1：关于包材类型，需写明结构材料、规格等。

例如，五层共挤膜输液袋，规格为内层：改性乙烯/丙烯聚合物；第二层：聚乙烯；第三层：聚乙烯；第四层：乙烯甲基丙烯酸酯聚合物；第五层：多酯共聚物。聚丙烯输液瓶，规格为250ml。

铝塑泡罩包装，组成为：3.2.PVC/铝、3.2.PVC/3.2.PE/3.2.PVDC/铝、3.2.PVC/3.2.PVDC/铝。

复合膜袋包装，组成为：聚酯/铝/聚乙烯复合膜袋、聚酯/低密度聚乙烯复合膜袋。

注2：表中的配件一栏应包括所有使用的直接接触药品的包材配件。如：塑料输液容器用组合盖、塑料输液容器用接口等。

（三）相容性

简述制剂和附带溶剂或者给药装置的相容性。注明详细参见的申报资料项目表"3.药学研究资料"中资料的项目和页码。

二、生产

（一）生产商

生产商的名称（一定要写全称）、地址、电话、传真以及生产场所的地址、电话、传真等。

（二）批处方

以表格的方式列出生产规模产品的处方组成，列明各成分在处方中的作用，执行的标准。如有过量加入的情况需给予说明并论证合理性。对于处方中用到但最终需去除的溶剂也应列出。

成分	用量	过量加入	作用	执行标准
工艺中使用到并最终去除的溶剂				

（三）生产工艺和工艺控制

1. 工艺流程图：按单元操作为依据，提供完整、直观和简洁的工艺流程。注明详细参见的申报资料项目表"3.药学研究资料"中资料的项目和页码。

2. 工艺描述：按单元操作过程简述工艺（包括包装步骤），明确主要操作流程、工艺参数和范围。注明详细参见的申报资料项目表"3.药学研究资料"中资料的项目和页码。

3. 主要的生产设备：提供主要和特殊设备的型号及技术参数。

注明详细参见的申报资料项目表"3.药学研究资料"中资料的项目和页码。

4. 大生产的拟定规模：制剂单位/批（口服制剂等）或灌装前的溶液体积/批（溶液剂、注射剂等）。

规章文件

（四）关键步骤和中间体的控制

列出所有关键步骤及其工艺参数控制范围。

关键步骤确定及工艺参数控制范围确定资料。注明详细参见的申报资料项目表"3.药学研究资料"中资料的项目和页码。

中间体的质量控制。注明详细参见的申报资料项目表"3.药学研究资料"中资料的项目和页码。

（五）工艺验证和评价

工艺验证方案（编号：＿，版本号：＿）和验证报告（编号：＿，版本号：＿）和批生产记录（编号：＿，版本号：＿）。注明详细参见的申报资料项目表"3.药学研究资料"中资料的项目和页码。

三、原辅料的控制

按下表提供相关信息：

成分	生产商	批准文号	质量标准

四、制剂的质量控制

（一）质量标准

按下述表格方式提供终版质量标准。如具有放行标准和货架期标准，应分别进行说明。注明详细参见的申报资料项目表"3.药学研究资料"中资料的项目和页码。

检查项目	方法	放行标准限度	货架期标准限度
性状			
鉴别			
降解产物			
溶出度			
含量均匀度/装量差异			
残留溶剂			
水分			
粒度分布			
无菌			
细菌内毒素			
其他			
含量			

（二）分析方法

列明各色谱方法的色谱条件：降解产物、残留溶剂、含量等。

列明溶出度检查的溶出条件、定量方法等。

分析方法。注明详细参见的申报资料项目表"3.药学研究资料"中资料的项目和页码。

（三）分析方法的验证

以表格形式逐项总结验证结果。示例如下：

有关物质方法学验证结果

项目	验证结果
专属性	辅料干扰情况；已知杂质分离；难分离物质对分离试验；强制降解试验；……
线性和范围	针对已知杂质进行
定量限、检测限	
准确度	针对已知杂质进行
精密度	重复性、中间精密度、重现性等
溶液稳定性	
耐用性	色谱系统耐用性、萃取（提取）稳健性

注明详细参见的申报资料项目表"3.药学研究资料"中资料的项目和页码。

（四）批检验报告

生产的三个连续批次（批号：　　　　　）的检验报告。注明详细参见的申报资料项目表"3.药学研究资料"中资料的项目和页码。

（五）杂质分析

以列表的方式列明产品中可能含有的杂质。示例如下：

杂质情况分析

杂质名称	杂质结构	杂质来源	杂质控制限度	是否定入质量标准

注明详细参见的申报资料项目表"3.药学研究资料"中资料的项目和页码。

（六）质量对比研究

转入方与转让方产品的质量对比研究结果和图谱。注明详细参见的申报资料项目表"3.药学研究资料"中资料的项目和页码。

五、对照品

药典对照品：来源、批号。

自制对照品：简述含量和纯度标定的方法及结果。

六、稳定性

（一）稳定性总结

1. 试验样品

批　号			
规　格			
原料药来源及批号			
生产日期			
生产地点			
批　量			
内包装材料			

2. 研究内容

常规稳定性考察结果

项目	放置条件	已完成的考察时间（计划考察时间）
加速试验		
中间条件试验		
长期试验		
其他试验		

使用中产品稳定性研究结果

项目	放置条件	考察时间	考察项目	分析方法及其验证	研究结果
配伍稳定性					
多剂量包装产品开启后稳定性					
制剂与用药器具的相容性试验					
其他试验					

（二）上市后的稳定性承诺和稳定性方案

注明详细参见的申报资料项目表"3.药学研究资料"中资料的项目和页码。

基于目前稳定性研究结果，拟定包装材料、贮藏条件和有效期如下：

拟定内包材	
拟定贮藏条件	
拟定有效期	
对说明书中相关内容的提示	

（三）稳定性数据

按以下例表简述研究结果，注明详细参见的申报资料项目表"3.药学研究资料"中资料的项目和页码。

考察项目	方法及限度（要求）	试验结果
性状	目视观察，应符合质量标准的规定	在0至　　　月考察期间，各时间点均符合规定
降解产物	HPLC法，杂质A不得过0.3%，其他单一杂质不得过0.1%，总杂质不得过0.8%	在0至　　　个月考察期间，杂质A最大为0.15%，单一杂质最大为0.08%，总杂质最大为0.4%，未显示出明显的变化趋势
溶出度	45min不低于80%	在0至　　　个月考察期间，各时间点均符合规定，未显示出明显的变化趋势
含量	HPLC法，95.0%-105.0%	在0至　　　个月考察期间，含量变化范围为99.8%（最低值）至101.2%（最大值），未显示出明显的变化趋势

说明：本表中的信息是基于转入方所拥有的申报资料的抽提，各项内容和数据应与转出方的申报资料和批准信息保持一致。

规章文件

581

附 3

药学主要研究信息汇总要求（中药）

一、基本信息

（一）药品信息

药品名称、国家标准（说明转让药品现行国家标准的出处，明确标准中的【处方】、【制法】、制成总量及日服生药量等。说明标准是否进行过修订）、剂型及规格。处方中是否含有毒性药材及十八反、十九畏配伍禁忌。毒性药材的主要毒性及日用量是否符合法定用量要求。明确处方中的药味是否含有濒危药材，处方含有濒危药材的，是否有国家相关部门批准使用的证明。处方中药味为多基原的，应明确所用实际基原。

（二）处方信息

以表格的方式列出转让前后质量标准【处方】项和制剂处方的组成。制剂处方包括制剂成型前的浸膏（结合重量和相对密度表示）、干浸膏（用重量表示）、挥发油、辅料等，如有直接用于制剂的有效成份、有效部位、药粉等，也列入制剂处方，可根据实际情况确定合理的辅料用量范围。转让方及受让方药品制剂处方信息对比表中，应明确制剂成型前浸膏、干浸膏、挥发油等的得量范围。

二、生产工艺研究

（一）原辅料及内包装材料

以表格的方式分别提供转让前后的信息，并简要说明饮片、有效成份、有效部位、提取物、生产过程所用材料、辅料、直接接触药品的包装材料和容器等的一致性情况。

（二）生产工艺

1. 工艺流程图

工艺流程图应完整、直观、简洁，其中应涵盖工艺步骤及相应的洁净级别、各物料的加入顺序，指出关键步骤以及生产过程中的主要检验检测的环节。

2. 生产工艺过程

以注册批为代表，按单元操作过程描述工艺（包括包装步骤），明确操作流程、工艺参数和范围，如投料量、浸膏量、成品量。应结合不同剂型的特点关注各关键步骤与参数描述各单元操作。生产工艺表述的详略程度应能使本专业的技术人员根据申报的生产工艺可以完整地重复生产过程，并制得符合标准的产品。

3. 关键生产工艺的控制

列出所有关键步骤及其工艺参数控制范围、生产中质量控制的方法。关键步骤描述与工艺参数可合并描述，也可分别描述。工艺参数描述可用工艺参数范围或单点控制工艺参数表述。说明转让前后的一致性情况。

4. 主要的生产设备

以表格列出主要和特殊设备的型号及技术参数。说明转让前后的一致性情况。

大生产的拟定规模：制剂单位/批（口服制剂等）或灌装前的溶液体积/批（溶液剂、注射剂等）。提供转出方的上市生产批量范围、转入方拟定的大生产批量范围。说明转让前后批量的匹配性。

5. 工艺验证和评价

应按质量标准【制法】规定的工艺路线和参数组织生产。对于质量标准【制法】未规定的工艺参数应进行验证。工艺参数的验证应在转出方原定的范围内进行。工艺验证内容包括：批号，批量，设备的选择和评估，工艺条件/工艺参数及工艺参数的可接受范围，分析方法，抽样方法及计划，工艺步骤的评估，可能影响产品质量的工艺步骤及可接受的操作范围等。

三、质量研究

（一）质量对比研究

以表格方式列出转出方与转入方各 3 批样品的质量对比研究数据。结合质量研究情况，分析转出方的质量标准对产品质量的可控性。如转让前后处方工艺、原辅料、检测项目、方法、限度均未发生变更，可不提供分析方法，但需要简要说明转让前后各分析方法的一致性情况。如增加了专属性和定量检测的质量控制指标，以表格列出，逐项说明。

（二）检验报告书

说明与转出方原使用的饮片、有效成份、有效部位、提取物、辅料等的一致性，以及符合质量标准的情况。

以表格列出转入方连续生产的三批样品的检验报告。

（三）对照品

药典对照品：来源、批号。

自制对照品：简述含量和纯度标定的方法及结果。

四、制剂稳定性研究

以表格列出稳定性研究总结，包括转让前后的试验样品及研究内容。列出稳定性数据，并简要比较转让前后的稳定性情况。

基于目前稳定性研究结果，拟定包装材料、贮藏条件和有效期，并简要说明与转让前的一致性或变化情况以及对说明书中相关内容的提示。

规章文件

附 4

申报资料体例与整理规范

为加强药品注册纸质申报资料的规范管理，特制定本规范。当申报资料提交时，纸质申报资料的体例设置必须与电子申报资料相一致。

一、申报资料的体例要求

（一）字体、字号、字体颜色、行间距离及页边距离

1. 字体

中文：宋体　　　　　英文：Times New Roman

2. 字号

中文：不小于小 4 号字，表格不小于 5 号字；申报资料封面加粗 4 号；申报资料目录小 4 号，脚注 5 号字。

英文：不小于 12 号字。

3. 字体　　黑色

4. 行间距离及页边距离

行间距离：单倍。

纵向页面：左边距离不小于 2.5 厘米、上边距离不小于 2 厘米、其他边距不小于 1 厘米。

横向页面：上边距离不小于 2.5 厘米、右边距离不小于 2 厘米、其他边距不小于 1 厘米。

页眉和页脚：信息在上述页边距内显示，保证文本在打印或装订中不丢失信息。

（二）纸张规格

申报资料使用国际标准 A4 型（297mm×210mm）规格、纸张重量 80g，纸张全套双面或全套单面打印，内容应完整、清楚，不得涂改。

（三）纸张性能

申报资料文件材料的载体和书写材料应符合耐久性要求。

（四）加盖印章

1. 除《药品注册申请表》、相关受理文件及检验机构出具的检验报告外，申报资料应逐个封面加盖申请人印章（多个申请人联合申报的，应加盖所有申请人印章），封面印章应加盖在文字处。

2. 加盖的印章应符合国家有关用章规定，并具法律效力。

二、申报资料的整理要求

（一）申报资料封面

1. 申报资料袋封面

档案袋封面注明：申请分类、注册分类、药品名称、本袋所属第 X 套第 X 袋每套共 X 袋、原件/复印件、联系人、联系电话、申请单位名称。

2. 申报资料项目封面

（1）每项资料加"封面"，每项资料封面上注明：药品名称、资料项目编号、项目名称、申请机构、联系人姓名、电话、地址。

（2）右上角注明资料项目编号，左上角注明注册分类。

（3）各项资料之间应当使用明显的区分标志。

（二）申报资料目录

申报资料首页为申报资料项目目录。

（三）申报资料内容

1. 总体要求

（1）每套资料装入申请表、省级药品监督管理部门的资料签收单、受理通知书、申报资料并应当是相应的原件。

（2）复印件应当与原件完全一致，应当由原件复制并保持完整、清晰。

（3）申报资料中同一内容（如药品名称、申请人名称、申请人地址等）的填写应前后一致。

（4）报送的药品注册申报资料为 2 套，其中 1 套为原件。

（5）外文资料应翻译成中文。

2. 具体要求

（1）整理排序

a. 省级药品监督管理部门受理文件（资料签收、受理通知书）

b. 申请表

c. 申报资料（顺序同申报资料目录）

装订成册的文件材料排列文字在前，照片及图谱在后。有译文的外文资料，译文在前，原文在后。

（2）编写页号

a. 装订成册的文件材料均以有书写内容的页面编写页号。

b. 提交的申报资料，分别按照申报资料项目表进行编号。

c. 单面书写的文件材料在其正中编写页号；双面书写的文件材料，正面与背面均在其正中编写页号。图样页号编写在标题栏外。

（3）整理装订

a. 按申报资料项目分类（1. 管理信息，2. 综述，3. 药学研究）顺序，分别打孔装订成册。

b. 装订成册的申报资料内不同幅面的文件材料要折叠为统一幅面，破损的要先修复。幅面一般采用国际标准 A4 型（297mm×210mm）。

c. 每册申报资料的厚度不大于 300 张。

（4）整理装袋

a. 申报资料的整理形式按照附件 1 中的模块分类单独整理装袋，不得合并装袋。

b. 当单专业研究申报资料无法装入同一个资料袋时，可用多个资料袋进行分装，并按本专业研究资料目录有序排列，同一资料项目编号的研究资料放置在同一资料袋中，确保每袋资料间完整的逻辑关系。

（四）照片资料的整理

1. 将照片与文字说明一起固定在芯页上，芯页的规格为 297mm×210mm。

2. 根据照片的规格、画面和说明的字数确定照片固定位置。

3. 照片必须固定在芯页正面（装订线右侧）。

4. 装订成册的申报资料内的芯页以 30 页左右为宜。

（五）补充资料的整理

申请人提交补充资料，应按《补充资料通知》的要求和内容逐项顺序提供，并附提交补充资料说明、《补充资料通知》（原件或复印件）。具体整理要求同申报资料。

规章文件

附件 3

审查审评要点

各省级药品监督管理部门按照 38 号文件的规定办理药品技术转让补充申请时，审查审评工作应符合以下要点要求：

一、涉及下列情形之一的药品品种，不得受理其药品技术转让申请：

（一）转出方或转入方相关合法登记失效，不能独立承担民事责任的；

（二）未获得新药证书所有持有者同意转出的；

（三）转出方不能提供有效药品批准证明文件（包括未按规定取得药品再注册批件）的；

（四）麻醉药品、第一类精神药品、第二类精神药品原料药和药品类易制毒化学品的品种；

（五）药品标准为试行标准且未提出转正申请的；

（六）经国家食品药品监督管理总局确认存在安全性问题的品种（参见国食药监办〔2007〕504号附件中化学药品、中药注射剂高风险品种名单）；

（七）技术转让品种涉及正在进行的行政复议、行政诉讼或其他法律纠纷的；

（八）仅持有新药证书但未取得药品批准文号的。

二、按 38 号文件规定第一条情形（一）、（三）申请的药品技术转让申请，涉及品种属于本审查要点第一条相关情形的，提出该品种的注销申请后，可受理其他品种的技术转让申请。

三、已获得再注册批准，但转出方现有《药品生产许可证》无相应剂型范围的品种，可按 38 号文件规定情形一、三申报药品技术转让申请。

四、按 38 号文件规定情形一、情形三申报的药品技术转让申请，所涉及的药品品种应一次性全部提出技术转让申请并转入一家药品生产企业。

五、转出方省级药品监督管理部门核准转出方企业品种信息时，应重点就下列情况进行核准并按药品批准文号提供书面意见（省局核准意见表见附件）：

（一）拟技术转让品种制剂规格、批准文号、执行标准等批准信息的真实性、有效性。

（二）拟技术转让品种是否存在其他已申报但尚未完成审评审批的补充申请。

（三）按 38 号文件规定情形一、情形三提出的技术转让申请，所涉及的品种是否符合全部及一次性的要求。

六、按 38 号文件规定第一条情形（一）、（三）受理的药品技术转让申请，已有品种获得批准的，转出方省级药品监督管理部门应核减转出方药品生产企业相应生产范围或注销原药品生产许可证。

七、应严格按照 38 号文件要求开展审评工作，药学研究应当符合《药品注册管理办法》附件1、附件 2 "药学研究资料"的一般原则，并重点关注技术转让前后药品质量的一致性，技术转让过程不得涉及国家食品药品监督管理总局审评审批事项内容的变更（如修改药品注册标准、改变影响药品质量的生产工艺等）。如需相应变更，应在药品技术转让批准前或批准后申报相应补充申请。

八、省级药品监督管理部门形式审查后填写《药品技术转让申请形式审查表》，完成技术审评、生产现场检查后按照《技术审评意见撰写格式和要求》、《生产现场检查报告撰写要求》撰写《技术审评意见》、《生产现场检查报告》并按照《综合审评意见》模板要求形成《综合审评意见》。

附：1.____省局核准意见表

2. 技术审评意见撰写格式和要求

3. 生产现场检查报告撰写要求

4. 综合审评意见

附 1

＿＿＿＿＿省局核准意见表

药品通用名称		剂型	
执行标准		规格	
批准文号		申请类型	□情形一　□情形二　□情形三
转出方企业名称			
转出方企业生产地址			
按通知规定情形一、情形三提出的技术转让申请，所涉及的品种是否符合全部及一次性的要求			□是　　　□否
本品已申报但尚未完成审评审批的补充申请情况说明 □有　　□无	如有请说明：		
转出方省局核准意见			
备　注			

经办：	审核：	签发：	盖章
日期：	日期：	日期：	

规章文件

附2

技术审评意见撰写格式和要求

"品种名称"+"（受理号）"+"技术审评意见"+"申请人名称"

一、品种概述

（一）同品种上市背景情况

概述同品种上市情况（包括原研品种）、生产企业、批准文号、质量标准、规格、适应症等。

（二）申报品种注册批准情况

概述申报品种注册批准情况，包括品种名称、剂型、商品名、规格、适应症、批准文号、批准时间、执行标准、药品有效期、新药证书编号以及药品批准证明文件中要求内容的完成情况。

（三）本次申请情况

概述申请时间、申请类别（情形一、情形二、情形三）、申请内容，及申请人药品生产许可证和药品 GMP 证书情况。

（四）概述本品近 5 年生产、销售、临床使用及不良反应情况。

二、药学研究资料审评

概述本注册申请审评经过（审评时间、发补时间、收到补充资料时间，简要介绍补充资料和结果）。

（一）处方研究资料评价

1. 概述转让前后处方对比情况，评价处方的一致性；

2. 概述转让前后原辅材料来源、质量标准、检验情况，评价原辅材料重要理化指标及标准的一致性。

（二）生产工艺研究资料评价

1. 概述转入方的工艺、生产主要设备、关键工艺参数、生产过程（原料药还需关注起始物料及质量控制；中药需关注中药材基源、产地及质量控制）、生产中质量控制方法及生产规模的情况，评价转让前后生产工艺的一致性和匹配性；

2. 概述工艺验证方案及验证报告的情况，评价工艺验证的合理性和完整性。

（三）质量研究资料评价

概述转让前后质量标准项目、检查方法及限度的情况及关键项目检查方法的验证，评价转让前后的质量一致性；

概述参比药品的信息、质量对比结果并进行评价。

（四）稳定性研究资料评价

概述稳定性研究情况，按照《化学药物稳定性研究技术指导原则》、《中药、天然药物稳定性研究技术指导原则》等指导原则进行评价，并确定有效期。

（五）直接接触药品的包装材料及容器选择依据和评价

概述转让前后的直接接触药品的包装材料及容器的情况，评价转让前后的一致性。

三、药学综合评价

概述品种情况，对制剂处方研究、生产工艺研究、质量研究、稳定性研究及直接接触药品的包装材料及容器选择依据进行评价，重点对转让前后的一致性情况进行综合评价。

四、技术审评结论

（一）对于审评通过的品种

经审评，本品符合药品审评的有关规定，技术审评通过。以下情况需特别注明：

1. 如执行标准为中国药典，应注明版本。

2. 如未完成原批件中需要完成的工作，应在本次批件中注明。

3. 注明质量标准（中药、化学药品）的变更情况。

（二）对于审评不通过的品种

经审评，本品不符合药品审评的有关规定，技术审评不通过。概述理由。

附3

生产现场检查报告撰写要求

按38号文件规定申报的药品技术转让补充申请，其生产现场检查报告应符合以下要求：

一、按照《药品注册现场核查管理规定》所附《药品注册生产现场检查报告》表格填写。

二、《药品注册生产现场检查报告》表中"检查结果项"应包括以下内容：

（一）检查情况概述

简述检查依据、检查派出机构和人员名单、检查时间、检查内容和检查过程，生产批次批量。

（二）企业车间基本情况

主要包括药品生产许可证基本信息、厂房（车间）位置、药品GMP认证证书情况、生产线（品种，包括可能共线生产的品种）情况。

（三）检查具体情况

1. 机构和人员

主要包括组织机构、生产和质量管理关键岗位人员的资质、健康档案、培训档案及相关制度规定、本品相关生产和质量管理人员接受相关法律法规、工艺规程的培训和考核情况。现有机构、人员与质量体系是否满足该品种生产的要求。

2. 厂房与设施、设备

生产厂房、关键设施设备（包括设备编号、型号、IQ/OQ/PQ情况及生产能力）与本品生产的匹配情况，设备使用、清洁和维护记录、清洁验证。确认是否有对新增本品后与其他品种共线生产的安全性风险评估（有效防止交叉污染控制措施）。

3. 原辅料和包装材料

所用原辅料、包装材料来源是否合法，物料的购入、接收、储存、发放、使用是否得到有效控制，供应商审计情况，物料平衡情况。

4. 样品批量生产过程

产品工艺规程、连续三批产品工艺验证、动态生产检查批次样品的生产情况（包括批记录、批量、偏差的处置和报告情况）是否与注册申请申报资料一致。

5. 质量控制实验室

检验人员、仪器设备、标准物质等是否满足本品质量控制要求。质量标准（原辅料、包材、中间体、成品）、检验方法学验证、检验标准操作规程、取样、留样、稳定性考察及结果等是否符合要求。

（四）检查组意见

检查组综合检查情况形成检查意见，主要包括以下内容：

1. 转入方药品生产企业是否具备相应技术转让品种的生产条件。

2. 生产工艺是否与注册申请申报资料一致；生产工艺是否可行（真实性、工艺可行性及一致性存在问题的，应概要说明缺陷情况及严重程度；对于企业不配合而不能获得企业签字盖章的情况，可仅由检查组/和观察员签名）。

三、其他情况

1. 检查过程中如发现企业存在违反法律法规的情况、存在的争议、证据确凿但企业不愿意配合签字盖公章、企业已完成或提出的现场整改措施、以及检查组认为需要说明但不能列入上述各部分的情况，应具体说明。

2. 检查中发现的不影响本次检查结果的其他情况。如企业名称变更但实际生产地址未变、申请表填写错误等情况；应附加盖企业公章的情况说明及相关证明文件。

规章文件

附 4

综合审评意见

受 理 号		药品名称	
规 格		批准文号	
执行标准		药品有效期	
转让类型	□情形一 □情形二 □情形三	申请受理日期	
批准受理日期		提出开展技术审评日期	
转出方企业名称		转出方企业生产地址	
转入方企业名称		转入方企业生产地址	

一、品种概述

（一）同品种上市背景情况

概述同品种上市情况（包括原研品种）、生产企业、批准文号、质量标准、规格、适应症等。

（二）申报品种注册批准情况

概述申报品种注册批准情况，包括品种名称、剂型、商品名、规格、适应症、批准文号、批准时间、执行标准、药品有效期、新药证书编号以及药品批准证明文件中要求内容的完成情况。

（三）本次申请情况

概述该技术转让申请受理申请时间、受理通知书批准时间、提出开展技术审评时间、申请类别（情形一、情形二、情形三）、申请内容，及申请人生产许可证和药品 GMP 证书情况。

（四）概述本品近 5 年生产、销售、临床使用及不良反应情况。

二、技术审评、生产现场检查及样品检验结果

（一）技术审评

概述品种情况，对制剂处方研究、生产工艺研究、质量研究、稳定性研究及直接接触药品的包装材料及容器选择依据进行评价，重点对转让前后的一致性情况进行综合评价。技术审评结论情况。

（二）生产现场检查

生产现场检查报告情况：生产现场与申报资料一致性情况。

综合判断：现场检查结论情况。

（三）样品检验

现场抽取三批样品（XXX1、XXX2、XXX3）送 XXX 省药品检验所检验，结果符合所附的质量标准规定。

三、处理建议

（一）对于批准的品种：

经审查，本品符合药品审批的有关规定，同意 XXX 公司（生产地址：XXX）XXX 品种技术转让至 XXX 公司（生产地址：XXX），质量标准执行 XXX、药品有效期为 XXX，说明书和包装标签作相应修订。以下情况需特别注明：

1. 如执行标准为中国药典，应注明版本。

2. 如未完成原批件中需要完成的工作，应在本次批件中注明。

3. 注明质量标准（中药、化药）的变更情况。

（二）对于不批准的品种：

经审查，本品符合药品审批的有关规定，不批准本品技术转让。概述理由。

备 注	

签发：	审核：	经办：
年 月 日	年 月 日	年 月 日

关于印发药品技术转让注册管理规定的通知

（国食药监注〔2009〕518号）

各省、自治区、直辖市食品药品监督管理局（药品监督管理局），总后勤部卫生部药品监督管理局：

为规范药品技术转让注册行为，保证药品安全、有效和质量可控，根据《药品注册管理办法》的有关规定，我局组织制定了《药品技术转让注册管理规定》（以下简称《规定》），现予以印发，请遵照执行。

由于新药监测期是根据原《药品注册管理办法（试行）》于2002年12月1日设立，此前，根据原《新药保护和技术转让的规定》（1999年局令第4号）及《关于〈中华人民共和国药品管理法实施条例〉实施前已批准生产和临床研究的新药的保护期的通知》（国药监注〔2003〕59号）确定了新药保护期和过渡期的概念。为保证新旧法规的顺利过渡和衔接，对于此类具有保护期、过渡期品种技术转让的有关事宜按照以下要求执行：

一、对于具有《新药证书》，且仍在新药保护期内的品种，参照《规定》中新药技术转让的要求执行；

二、对于具有《新药证书》，且新药保护期已届满的品种，参照《规定》中药品生产技术转让的要求执行；

三、对于具有《新药证书》，且仍在过渡期内的品种，参照《规定》中新药技术转让的要求执行；

四、对于具有《新药证书》，且过渡期已届满的品种，参照《规定》中药品生产技术转让的要求执行；

本《规定》自发布之日起施行，原相关药品技术转让的规定同时废止。

国家食品药品监督管理局
二〇〇九年八月十九日

药品技术转让注册管理规定

第一章 总 则

第一条 为促进新药研发成果转化和生产技术合理流动，鼓励产业结构调整和产品结构优化，规范药品技术转让注册行为，保证药品的安全、有效和质量可控，根据《药品注册管理办法》，制定本规定。

第二条 药品技术转让注册申请的申报、审评、审批和监督管理，适用本规定。

第三条 药品技术转让，是指药品技术的所有者按照本规定的要求，将药品生产技术转让给受让方药品生产企业，由受让方药品生产企业申请药品注册的过程。

药品技术转让分为新药技术转让和药品生产技术转让。

第二章　新药技术转让注册申报的条件

第四条　属于下列情形之一的，可以在新药监测期届满前提出新药技术转让的注册申请：

（一）持有《新药证书》的；

（二）持有《新药证书》并取得药品批准文号的。

对于仅持有《新药证书》、尚未进入新药监测期的制剂或持有《新药证书》的原料药，自《新药证书》核发之日起，应当在按照《药品注册管理办法》附件六相应制剂的注册分类所设立的监测期届满前提出新药技术转让的申请。

第五条　新药技术转让的转让方与受让方应当签订转让合同。

对于仅持有《新药证书》，但未取得药品批准文号的新药技术转让，转让方应当为《新药证书》所有署名单位。

对于持有《新药证书》并取得药品批准文号的新药技术转让，转让方除《新药证书》所有署名单位外，还应当包括持有药品批准文号的药品生产企业。

第六条　转让方应当将转让品种的生产工艺和质量标准等相关技术资料全部转让给受让方，并指导受让方试制出质量合格的连续 3 个生产批号的样品。

第七条　新药技术转让申请，如有提高药品质量，并有利于控制安全性风险的变更，应当按照相关的规定和技术指导原则进行研究，研究资料连同申报资料一并提交。

第八条　新药技术转让注册申请获得批准之日起，受让方应当继续完成转让方原药品批准证明文件中载明的有关要求，例如药品不良反应监测和Ⅳ期临床试验等后续工作。

第三章　药品生产技术转让注册申报的条件

第九条　属于下列情形之一的，可以申请药品生产技术转让：

（一）持有《新药证书》或持有《新药证书》并取得药品批准文号，其新药监测期已届满的；

持有《新药证书》或持有《新药证书》并取得药品批准文号的制剂，不设监测期的；

仅持有《新药证书》、尚未进入新药监测期的制剂或持有《新药证书》不设监测期的原料药，自《新药证书》核发之日起，按照《药品注册管理办法》附件六相应制剂的注册分类所设立的监测期已届满的；

（二）未取得《新药证书》的品种，转让方与受让方应当均为符合法定条件的药品生产企业，其中一方持有另一方 50% 以上股权或股份，或者双方均为同一药品生产企业控股 50% 以上的子公司的；

（三）已获得《进口药品注册证》的品种，其生产技术可以由原进口药品注册申请人转让给境内药品生产企业。

第十条　药品生产技术转让的转让方与受让方应当签订转让合同。

第十一条　转让方应当将所涉及的药品的处方、生产工艺、质量标准等全部资料和技术转让给受让方，指导受让方完成样品试制、规模放大和生产工艺参数验证实施以及批生产等各项工作，并试制出质量合格的连续 3 个生产批号的样品。受让方生产的药品应当与转让方生产的药品质量一致。

第十二条　受让方的药品处方、生产工艺、质量标准等应当与转让方一致，不应发生原料药来源、辅料种类、用量和比例，以及生产工艺和工艺参数等影响药品质量的变化。

第十三条　受让方的生产规模应当与转让方的生产规模相匹配，受让方生产规模的变化超出转让方原规模十倍或小于原规模十分之一的，应当重新对生产工艺相关参数进行验证，验证资料连同申报资料一并提交。

第四章　药品技术转让注册申请的申报和审批

第十四条　药品技术转让的受让方应当为药品生产企业，其受让的品种剂型应当与《药品生产许可证》中载明的生产范围一致。

第十五条　药品技术转让时，转让方应当将转让品种所有规格一次性转让给同一个受让方。

第十六条　麻醉药品、第一类精神药品、第二类精神药品原料药和药品类易制毒化学品不得进行技术转让。

第二类精神药品制剂申请技术转让的，受让方应当取得相应品种的定点生产资格。

放射性药品申请技术转让的，受让方应当取得相应品种的《放射性药品生产许可证》。

第十七条　申请药品技术转让，应当填写《药品补充申请表》，按照补充申请的程序和规定以及本规定附件的要求向受让方所在地省、自治区、直辖市药品监督管理部门报送有关资料和说明。

对于持有药品批准文号的，应当同时提交持有药品批准文号的药品生产企业提出注销所转让品种药品批准文号的申请。

对于持有《进口药品注册证》、同时持有用于境内分包装的大包装《进口药品注册证》的，应当同时提交转让方注销大包装《进口药品注册证》的申请。已经获得境内分包装批准证明文件的，还要提交境内分包装药品生产企业提出注销所转让品种境内分包装批准证明文件的申请。

对于已经获准药品委托生产的，应当同时提交药品监督管理部门同意终止委托生产的相关证明性文件。

第十八条　对于转让方和受让方位于不同省、自治区、直辖市的，转让方所在地省、自治区、直辖市药品监督管理部门应当提出审核意见。

第十九条　受让方所在地省、自治区、直辖市药品监督管理部门对药品技术转让的申报资料进行受理审查，组织对受让方药品生产企业进行生产现场检查，药品检验所应当对抽取的3批样品进行检验。

第二十条　国家食品药品监督管理局药品审评中心应当对申报药品技术转让的申报资料进行审评，作出技术审评意见，并依据样品生产现场检查报告和样品检验结果，形成综合意见。

第二十一条　国家食品药品监督管理局依据药品审评中心的综合意见，作出审批决定。符合规定的，发给《药品补充申请批件》及药品批准文号。

转让前已取得药品批准文号的，应同时注销转让方原药品批准文号。

转让前已取得用于境内分包装的大包装《进口药品注册证》、境内分包装批准证明文件的，应同时注销大包装《进口药品注册证》、境内分包装批准证明文件。

第二类精神药品制剂的技术转让获得批准后，转让方已经获得的该品种定点生产资格应当同时予以注销。

新药技术转让注册申请获得批准的，应当在《新药证书》原件上标注已批准技术转让的相关信息后予以返还；未获批准的，《新药证书》原件予以退还。

对于持有《进口药品注册证》进行技术转让获得批准的，应当在《进口药品注册证》原件上标注已批准技术转让的相关信息后予以返还。

需要进行临床试验的，发给《药物临床试验批件》；不符合规定的，发给《审批意见通知件》，并说明理由。

第二十二条　经审评需要进行临床试验的，其对照药品应当为转让方药品生产企业原有生产的、已上市销售的产品。转让方仅获得《新药证书》的，对照药品的选择应当按照《药品注册管理办法》的规定及有关技术指导原则执行。

第二十三条　完成临床试验后，受让方应当将临床试验资料报送国家食品药品监督管理局药品

规章文件

审评中心，同时报送所在地省、自治区、直辖市药品监督管理部门。省、自治区、直辖市药品监督管理部门应当组织对临床试验进行现场核查。

第二十四条　具有下列情形之一的，其药品技术转让注册申请不予受理，已经受理的不予批准：

（一）转让方或受让方相关合法登记失效，不能独立承担民事责任的；

（二）转让方和受让方不能提供有效批准证明文件的；

（三）在国家中药品种保护期内的；

（四）申报资料中，转让方名称等相关信息与《新药证书》或者药品批准文号持有者不一致，且不能提供相关批准证明文件的；

（五）转让方未按照药品批准证明文件等载明的有关要求，在规定时间内完成相关工作的；

（六）经国家食品药品监督管理局确认存在安全性问题的药品；

（七）国家食品药品监督管理局认为不予受理或者不予批准的其他情形。

第五章　附　则

第二十五条　药品技术转让产生纠纷的，应当由转让方和受让方自行协商解决或通过人民法院的司法途径解决。

第二十六条　本规定自发布之日起施行，原药品技术转让的有关规定同时废止。

附件：药品技术转让申报资料要求及其说明

附件

药品技术转让申报资料要求及其说明

第一部分　新药技术转让

1. 药品批准证明文件及附件

1.1《新药证书》所有原件。

1.2 药品批准证明性文件及其附件的复印件，包括与申请事项有关的本品各种批准文件，如药品注册批件、补充申请批件、药品标准颁布件、修订件等。

附件指上述批件的附件，如药品质量标准、说明书、标签样稿及其他附件。

2. 证明性文件

2.1 转让方《药品生产许可证》及其变更记录页、营业执照复印件。转让方不是药品生产企业的，应当提供其机构合法登记证明文件复印件。

受让方《药品生产许可证》及其变更记录页、营业执照的复印件。

2.2 申请制剂的，应提供原料药的合法来源证明文件，包括原料药的批准证明文件、药品质量标准、检验报告书、原料药生产企业的营业执照、《药品生产许可证》、《药品生产质量管理规范》认证证书、销售发票、供货协议等复印件。

2.3 直接接触药品的包装材料和容器的《药品包装材料和容器注册证》或者《进口包装材料和容器注册证》复印件。

2.4 转让方和受让方位于不同省、自治区、直辖市的，应当提交转让方所在地省、自治区、直辖市药品监督管理部门对新药技术转让的审核意见。

2.5 对于已经获准药品委托生产的，应提交药品监督管理部门同意注销委托生产的相关证明性文件。

2.6 转让方拟转让品种如有药品批准文号，应提交注销该文号申请。

3. 新药技术转让合同原件。

4. 受让方药品说明书和标签样稿及详细修订说明。

5. 药学研究资料：应当符合《药品注册管理办法》附件 1、附件 2、附件 3 "药学研究资料"的一般原则，并遵照以下要求：

5.1 工艺研究资料的一般要求

详细说明生产工艺、生产主要设备和条件、工艺参数、生产过程、生产中质量控制方法与转让方的一致性，生产规模的匹配性，并同时提供转让方详细的生产工艺、工艺参数、生产规模等资料。

根据《药品注册管理办法》和有关技术指导原则等要求，对生产过程工艺参数进行验证的资料。

5.2 原料药制备工艺的研究资料

原料药制备工艺研究资料要求同 5.1 项的一般要求。

5.3 制剂处方及生产工艺研究资料

除了遵照 5.1 的一般要求之外，资料中还应详细说明药品处方的一致性，并提供转让方详细的处方资料。

5.4 质量研究工作的试验资料

5.4.1 对转让方已批准的质量标准中的检查方法进行验证，以确证已经建立起的质量控制方法能有效地控制转让后产品的质量。

5.4.2 根据原料药的理化性质和／或剂型特性，选择适当的项目与转让方原生产的药品进行比较性研究，重点证明技术转让并未引起药品中与药物体内吸收和疗效有关的重要理化性质和指标的改变，具体可参照相关技术指导原则中的有关研究验证工作进行。

如研究发现生产的样品出现新的杂质等，需参照杂质研究的技术指导原则研究和分析杂质的毒性。

5.5 样品的检验报告书

对连续生产的3批样品按照转让方已批准的质量标准进行检验合格。

5.6 药材、原料药、生物制品生产用原材料、辅料等的来源及质量标准、检验报告书。

注意说明与转让方原使用的药材、原料药、生物制品生产用原材料、辅料的异同，以及重要理化指标和质量标准的一致性。

5.7 药物稳定性研究资料

对生产的3批样品进行3~6个月加速试验及长期留样稳定性考察，并与转让方药品稳定性情况进行比较。

对药品处方、生产工艺、主要工艺参数、原辅料来源、生产规模等与转让方保持严格一致的，可无需提交稳定性试验资料，其药品有效期以转让方药品有效期为准。

5.8 直接接触药品的包装材料和容器的选择依据及质量标准。

直接接触药品的包装材料和容器一般不得变更。

5.9 上述内容如发生变更，参照相关技术指导原则进行研究，并提供相关研究资料。

第二部分　生产技术转让

1. 药品批准证明文件及附件的复印件

药品批准证明性文件及其附件的复印件，包括与申请事项有关的本品各种批准文件，如药品注册批件、补充申请批件、药品标准颁布件、修订件等。

附件指上述批件的附件，如药品质量标准、说明书、标签样稿及其他附件。

2. 证明性文件

2.1 转让方《药品生产许可证》及其变更记录页、营业执照复印件。

受让方《药品生产许可证》及其变更记录页、营业执照复印件。

2.2 申请制剂的，应提供原料药的合法来源证明文件，包括原料药的批准证明文件、药品标准、检验报告、原料药生产企业的营业执照、《药品生产许可证》、《药品生产质量管理规范》认证证书、销售发票、供货协议等的复印件。

2.3 直接接触药品的包装材料和容器的《药品包装材料和容器注册证》或者《进口包装材料和容器注册证》复印件。

2.4 转让方和受让方位于不同省、自治区、直辖市的，应当提交转让方所在地省、自治区、直辖市药品监督管理部门对生产技术转让的审核意见。

2.5 转让方注销拟转让品种文号的申请。

2.6 属于《药品技术转让注册管理规定》第九条第二款情形的，尚需提交转让方和受让方公司关系的证明材料，包括：

2.6.1 企业登记所在地工商行政管理部门出具的关于双方控股关系的查询证明文件。

2.6.2 申请人出具的公司关系说明及企业章程复印件。

2.6.3 《企业法人营业执照》及变更登记复印件。

2.7 进口药品生产技术转让的，尚需提交下列资料：

2.7.1 经公证的该品种境外制药厂商同意进行生产技术转让的文件，并附中文译本。

2.7.2 《进口药品注册证》（或者《医药产品注册证》）正本或者副本和药品批准证明文件复印件。

2.7.3 进口药品注册或者再注册时提交的药品生产国或者地区出具的药品批准证明文件复印件。

2.7.4 如转让方还持有同品种境内大包装注册证，还需提交注销其进口大包装注册证的申请。已获得分包装批件的还需提交境内分包装药品生产企业注销其分包装批件的申请。

2.8 对于已经获准药品委托生产的，应提交药品监督管理部门同意注销委托生产的相关证明性文件。

3. 生产技术转让合同原件。

4. 受让方药品说明书和标签样稿及详细修订说明。

5. 药学研究资料：应当符合《药品注册管理办法》附件1、附件2、附件3"药学研究资料"的一般原则，并遵照以下要求：

5.1 工艺研究资料的一般要求

详细说明生产工艺、生产主要设备和条件、工艺参数、生产过程、生产中质量控制方法与转让方的一致性，生产规模的匹配性，并同时提供转让方详细的生产工艺、工艺参数、生产规模等资料。

根据《药品注册管理办法》和有关技术指导原则等要求，对生产过程工艺参数进行验证的资料。

受让方生产规模的变化超出转让方原规模的十倍或小于原规模的十分之一的，应当重新对生产工艺相关参数进行验证，并提交验证资料。

5.2 原料药生产工艺的研究资料

原料药制备工艺研究资料要求同5.1项的一般要求。

受让方所使用的起始原料、试剂级别、生产设备、生产工艺和工艺参数一般不允许变更。

5.3 制剂处方及生产工艺研究资料。

制剂的生产工艺研究资料除按照5.1项的一般要求外，还需：

详细说明药品处方的一致性，并同时提供转让方详细的处方资料。

受让方所使用的辅料种类、用量、生产工艺和工艺参数，以及所使用的原料药来源不允许变更。

5.4 质量研究工作的试验资料

参照"第一部分新药技术转让"附件5.4.1，5.4.2有关剂型的要求。

5.5 样品的检验报告书。

对连续生产的3批样品按照转让方已批准的质量标准进行检验合格。

5.6 药材、原料药、生物制品生产用原材料、辅料等的来源及质量标准、检验报告书。

注意说明与转让方原使用的药材、原料药、生物制品生产用原材料和辅料等的异同，以及重要理化指标和质量标准的一致性。

5.7 药物稳定性研究资料

对受让方生产的3批样品进行3~6个月加速试验及长期留样稳定性考察，并与转让方药品稳定性情况进行比较。

对药品处方、生产工艺、主要工艺参数、原辅料来源、直接接触药品的包装材料和容器、生产规模等与转让方保持严格一致的，可无需提交稳定性试验资料，其药品有效期以转让方药品有效期为准。

5.8 直接接触药品的包装材料和容器的选择依据及质量标准。

直接接触药品的包装材料和容器不得变更。

五、再注册

国家药监局药审中心关于发布《境外生产药品再注册申报程序、申报资料要求和形式审查内容》的通告

（2020 年第 26 号）

根据《国家药监局关于实施〈药品注册管理办法〉有关事宜的公告》（2020 年第 46 号），为推进相关配套规范性文件、技术指导原则起草制定工作，在国家药品监督管理局的部署下，药审中心组织制定了《境外生产药品再注册申报程序、申报资料要求和形式审查内容》（见附件），经国家药品监督管理局审核同意，现予发布，自 2020 年 10 月 1 日起施行。

特此通告。

国家药品监督管理局药品审评中心

2020 年 9 月 11 日

境外生产药品再注册申报程序、申报资料要求和形式审查内容

一、境外生产药品再注册申报程序

（一）境外生产药品再注册申请应当在药品注册证书有效期届满前六个月由持有人向国家药监局药品审评中心（以下简称药品审评中心）提出。

（二）境外生产药品再注册申请受理后，由药品审评中心进行审查，符合规定的，予以再注册，发给药品再注册批准通知书。不符合规定的，不予再注册，并报请国家局注销药品注册证书。

（三）境外生产药品再注册申请中原则上不能同时申请其他补充申请事项。如需要申请的，可单独申请，审评时根据需要关联审评或分别进行审评。

（四）境外生产药品再注册审查审批时限为一百二十日。其中技术审评时限一百日，行政审批时限二十日。如需要申请人在原申报资料基础上补充新的技术资料的，药品审评中心原则上提出一次补充资料要求，列明全部问题后，以书面方式通知申请人在八十日内补充提交资料。申请人应当一次性按要求提交全部补充资料，补充资料时间不计入药品审评时限。药品审评中心收到申请人全部补充资料后启动审评，审评时限延长三分之一。

（五）境外生产药品再注册批准后，发给药品再注册批准通知书。药品再注册批准通知书有效期为自批准之日起 5 年有效。药品注册管理办法（总局令第 27 号）（以下简称新版《办法》）实施前批准的境外生产药品，在境外生产药品再注册时，按新版《办法》要求在药品再注册批准通知书中载

明药品批准文号。

（六）为解决进口境外生产药品再注册期间临床用药急需问题，保证境外生产药品尤其是临床急需品种和危重疾病治疗所需品种的临床用药，境外生产药品再注册期间可以申请临时进口和分包装，其申报的条件、程序、所需资料、时限和管理要求等，按照再注册期间临时进口和分包装相关管理规定执行。

（七）境外生产药品分包装用大包装规格可以申请再注册，但必须与原小包装同时申报再注册。

二、境外生产药品再注册申报资料要求

（一）制剂

1. 证明性文件

（1）包括申报药品历次获得的批准文件，应能够清晰了解该品种完整的历史演变过程和目前状况。如药品注册证书、补充申请批件、药品标准修订批件等，附件包括上述批件的附件，如药品的质量标准、生产工艺、说明书、标签及其他附件。

（2）境外药品管理机构出具的允许该药品上市销售及该药品生产厂和包装厂符合药品生产质量管理规范的证明文件、公证认证文书及中文译文。具体要求参见相关类别药品受理审查指南。

（3）再注册申请前已申报变更事项，国家药品监督管理局尚未完成审评审批工作的，申请人应当在《药品再注册申请表》中列明相关情况，并提交相关变更事项的受理通知单复印件。

（4）境外申请人指定中国境内的企业法人办理相关药品注册事项的，应当提供委托文书、公证文书及中文译文，以及注册代理机构的《营业执照》复印件。

2. 五年内在中国进口、销售情况的总结报告，对于不合格情况应当作出说明。

疫苗、血液制品等生物制品还应提供由上市许可持有人持有的近五年进口并销售到中国的批签发情况。

3. 药品进口销售五年内临床使用及不良反应情况的总结报告。预防性疫苗还应包括疑似预防接种异常反应报告。

格式和内容可参考国际人用药品注册技术要求。

（1）五年内临床使用发生的不良事件或者不良反应信息，应当包括境内和境外两部分内容的描述，特别是针对严重不良事件、非预期不良事件的重点描述。

（2）对发现的不良事件或者不良反应信息进行分析，包括不良事件与药品的相关性、发生频率、严重程度等，明确是否存在潜在的安全性风险，是否影响药品的安全性概况，在此基础上综合评价是否需要据此修订说明书安全性信息或提出安全性警告内容。

（3）评价药品整体的获益风险是否发生改变，必要时完善风险控制管理措施。

4. 应当在规定时限内完成药品批准证明文件和药品监督管理部门要求的研究工作，提供工作总结报告，并附相应资料。如果未完成，应当提出合理理由，并承诺完成时间。

5. 提供药品处方、生产工艺、质量标准和检验方法、直接接触药品的包装材料和容器。凡上述信息与上次再注册内容有变更的，应明确具体变更内容，并提供批准证明文件或备案、年报相关证明。

6. 提供生产药品制剂所用原料药的供应商。如原料药供应商变更的，应当提供批准证明文件或备案、年报相关证明。

7. 在中国市场销售药品说明书和药品内标签、外标签实样。

8. 药品生产国家或者地区药品管理机构批准的现行原文说明书及其中文译本。

（二）化学原料药

1. 证明性文件

（1）包括申报原料药历次获得的批准文件，应能够清晰了解该品种完整的历史演变过程和目前

状况。如药品注册证书、补充申请批件、药品标准修订批件等，附件包括上述批件的附件，如药品的质量标准、生产工艺、标签及其他附件。

（2）境外药品管理机构出具的允许该原料药上市销售及该原料药生产厂符合药品生产质量管理规范的证明文件、公证认证文书及中文译文。

原料药也可提供欧洲药典适用性证明文件（CEP，Certificate of Suitability to the Monographs of the European Pharmacopeia）与附件，或者该原料药主控系统文件（DMF，Drug Master File）的文件号以及采用该原料药的制剂已在国外获准上市的证明文件及该原料药生产企业符合药品生产质量管理规范的证明文件。

对于生产国家或地区按食品管理的原料药，应提供该国家或地区药品管理机构出具的该生产企业符合药品生产质量管理规范的证明文件，或有关机构出具的该生产企业符合 ISO9000 质量管理体系的证明文件，和该国家或者地区有关管理机构允许该品种上市销售的证明文件。

（3）再注册申请前已申报变更事项，国家药品监督管理局尚未完成审评审批工作的，申请人应当在登记表中列明相关情况，并提交相关变更事项的受理通知单复印件。

（4）境外申请人指定中国境内的企业法人办理相关原料药注册事项的，应当提供委托文书、公证文书及中文译文，以及注册代理机构的《营业执照》复印件。

2. 五年内在中国进口、销售情况的总结报告，若原料药无销售，应提供使用进口原料药生产的制剂的坐产销售情况，并对于不合格情况应当作出说明。

3. 应当在规定时限内完成药品批准证明文件和药品监督管理部门要求的研究工作，提供工作总结报告，并附相应资料。如果未完成，应当提出合理理由，并承诺完成时间。

4. 提供生产工艺、质量标准和检验方法。凡上述信息与上次再注册内容有变更的，应明确具体变更内容，并提供批准证明文件或备案、年报相关证明。

三、境外生产药品再注册形式审查内容

（一）制剂

1. 适用范围

境外生产药品有效期满后的再注册核准。

2. 受理部门

由国家药品监督管理局药品审评中心受理。

3. 资料基本要求

应按照《药品注册管理办法》及本文件等规定，提供符合要求的申报资料。申报资料的格式、目录及项目编号不能改变，对应项目无相关信息或研究资料，项目编号和名称也应保留，可在项下注明"不适用"并说明理由。

（1）申请表的整理

药品再注册申请表、申报资料情况自查表与申报资料份数一致，其中至少一份为原件。填写应当准确、完整、规范，不得手写或涂改，并应符合填表说明的要求。

依据关于启用新版药品注册申请表报盘程序的公告，申请表的填报须采用国家药品监督管理局统一发布的填报软件，提交由新版《药品注册申请表报盘程序》生成的电子及纸质文件。确认所用版本为最新版，所生成的电子文件的格式应为 RVT 文件。各页的数据核对码必须一致，并与提交的电子申请表一致，申请表及自查表各页边缘应加盖申请人或注册代理机构骑缝章。

（2）申报资料的整理

2 套完整申请资料（至少 1 套为原件），每套装入相应的申请表，申报资料首页为申报资料项目目录。申报资料（含图谱）应逐个封面加盖申请人或注册代理机构印章，封面印章应加盖在文字处，

整理规范详见药品注册申报资料格式体例与整理规范要求。

4.形式审查要点

4.1 申报事项审查要点

（1）持有人应当在药品注册证书有效期届满前六个月申请再注册（五年一次）。

（2）再注册申请中原则上不能同时申请变更事项。如需要变更的，可单独申报补充申请或备案。

再注册申请审评期间批准文件已过期的，申请人名称变更、注册地址名称变更等不涉及技术审评内容的，应当及时书面告知药品审评中心并提交相关证明性资料。

（3）境外生产药品分包装用大包装规格可以申请再注册，但必须与原小包装同时申报再注册，分别填写《药品再注册申请表》，共用一套申报资料。

4.2 申请表审查要点

申请表应按照填表说明规范填写，应与药品批准证明文件保持一致。

（1）其他特别申明事项：需要另行申明的事项。再注册申请前已申报变更，国家药品监督管理局尚未完成审评审批工作的，申请人应当在《药品再注册申请表》中列明相关情况。

（2）本申请属于：如果属于境外生产品种选"境外生产药品再注册"，如果属于港澳台品种选"港澳台医药产品再注册"。

（3）药品注册分类：按本品种原批准的注册分类属性选择相应的选项，如不适用无需选择。

（4）规格：每一规格填写一份申请表，多个规格应分别填写申请表。

（5）主要适应症或功能主治：中药填写内容应与申请的功能主治或适应症一致。化学药品、生物制品可简略填写主要适应症或者功能主治，应涵盖申报资料中所申请的适应症信息。适应症分类：适应症分类应与适应症一致。

（6）历次变更批准情况：具体填写末次批准注册至本次提出再注册申请期间提出的变更及其批准情况。

（7）申请人

所填报的信息应与证明文件中相应内容保持一致，并指定其中一个申请机构负责向国家缴纳注册费用（需缴费事项适用）。已经填入的申请人各机构均应当由其法定代表人或接受其授权者（另需提供签字授权书原件）在此签名、加盖机构公章（须与其机构名称完全一致）。

4.3 申报资料审查要点

关于取消证明事项的公告中规定的"改为内部核查"的证明事项，按公告要求执行。

4.3.1 证明性文件

（1）包括申报药品历次获得的批准文件，应能够清晰了解该品种完整的历史演变过程和目前状况。如药品注册证书、补充申请批件、药品标准修订批件等。附件包括上述批件的附件，如药品的质量标准、生产工艺、说明书、标签及其他附件。

（2）境外药品管理机构出具的允许该药品上市销售及该药品生产厂和包装厂符合药品生产质量管理规范的证明文件、公证认证文书及中文译文。具体要求参见本文件及相关类别药品受理审查指南。

（3）再注册申请前已申报变更事项，国家药品监督管理局尚未完成审评审批工作的，申请人应当在《药品再注册申请表》中列明相关情况，并提交相关变更事项的受理通知单复印件。

（4）境外申请人指定中国境内的企业法人办理相关药品注册事项的，应当提供委托文书、公证文书及中文译文，以及注册代理机构的《营业执照》复印件。

4.3.2 其他申报资料

（1）药品批准证明文件和药品监督管理部门要求的研究工作应当在规定时限内完成，如果未完成，应当提出合理理由，并承诺完成时间。

（2）药学信息与上次注册内容有改变的，应明确具体改变内容，并提供国索药品监督管理局批准证明文件或备案、年报相关证明。

（3）应提供在中国市场销售的药品说明书和药品内标签、外标签实样。

4.4 其他提示

（1）境外生产药品所提交的境外药品管理机构出具的证明文件（包括允许药品上市销售证明文件、符合药品生产质量管理规范证明文件等），为符合世界卫生组织推荐的统一格式原件的，可不经所在国公证机构公证及驻所在国中国使领馆认证。

（2）申请人应当在三十日内完成补正资料，申请人无正当理由逾期不予补正的，视为放弃申请，并将申报资料退回给申请久。

（二）化学原料药

1. 适用范围

已批准的境外生产化学原料药有效期满后的再注册核准。

2. 受理部门

由国家药品监督管理局药品审评中心受理。

3. 资料基本要求

应按照《药品注册管理办法》、本文件等规定，提供符合要求的电子申报资料。申报资料的格式、目录及项目编号不能改变，对应项目无相关信息或研究资料，项目编号和名称也应保留，可在项下注明"不适用"并说明理由。

（1）登记表的整理

《原料药登记表》应提供原件扫描版。填写应当准确、完整、规范，不得手写或涂改，并应符合填表说明的要求。数据核对码及登记表内容与在线提交的内容一致，登记表各页边缘应加盖申请人或注册代理机构骑缝章。

（2）登记资料的整理

1套完整光盘资料（含登记表）装入档案袋中，光盘盒及档案袋应加贴封面并盖章。登记资料的格式应符合化学原料药受理审查指南要求。

4. 形式审查要点

4.1 登记事项审查要点

（1）申请人应当在批准证明文件有效期届满前六个月申请再注册（五年一次）。

（2）再注册申请中原则上不能同时申请变更事项。如需要变更的，可单独申报补充申请或备案。

再注册申请审评期间批准文件已过期的，申请人名称变更、注册地址名称变更等不涉及技术审评内容的，应当通过申请人之窗提交有关电子资料。

4.2 登记表审查要点

登记表应按照填表说明规范填写，应与批准证明文件保持一致。

（1）其他特别申明事项：需要另行申明的事项。再注册申请前已申报变更，国家药品监督管理局尚未完成审评审批工作的，申请人应当在登记表中列明相关情况。

（2）本登记原料药属于：如果属于境外生产品种选"境外生产"，如果属于港澳台品种选"港澳台"。

（3）申请人

所填报的信息应与证明文件中相应内容保持一致，并指定其中一个申请机构负责向国家缴纳注册费用（需缴费事项适用）。已经填入的申请人各机构均应当由其法定代表人或接受其授权者（另需提供签字授权书原件）在此签名、加盖机构公章（须与其机构名称完全一致）。

4.3 登记资料审查要点

关于取消证明事项的公告中规定的"改为内部核查"的证明事项，按公告要求执行。

4.3.1 证明性文件

（1）包括申报化学原料药历次获得的批准文件，应能够清晰了解该品种完整的历史演变过程和目前状况。如药品注册证书、补充申请批件、药品标准修订批件等，附件包括上述批件的附件，如药品的质量标准、生产工艺、标签及其他附件。

（2）境外药品管理机构出具的允许该化学原料药上市销售及该化学原料药生产厂符合药品生产质量管理规范的证明文件、公证认证文书及中文译文。具体要求参见本文件。

（3）再注册申请前已申报变更事项，国家药品监督管理局尚未完成审评审批工作的，申请人应当在登记表中列明相关情况，并提交相关变更事项的受理通知单复印件。

（4）境外申请人指定中国境内的企业法人办理相关原料药注册事项的，应当提供委托文书、公证文书及中文译文，以及注册代理机构的《营业执照》复印件。

4.3.2 其他登记资料

（1）化学原料药批准证明文件和药品监督管理部门要求的研究工作应当在规定时限内完成，如果未完成，应当提出合理理由，并承诺完成时间。

（2）药学信息与上次注册内容有改变的，应明确具体改变内容，并提供国家药品监督管理局批准证明文件或备案、年报相关证明。

4.4 其他提示

（1）境外生产化学原料药所提交的境外药品管理机构出具的证明文件（包括允许药品上市销售证明文件、符合药品生产质量管理规范证明文件等），为符合世界卫生组织推荐的统一格式原件的，可不经所在国公证机构公证及驻所在国中国使领馆认证。

（2）申请人应当在三十日内完成补正资料，申请人无正当理由逾期不予补正的，视为放弃申请，并将申报资料退回给申请人。

（三）受理审查决定

1. 受理

（1）受理通知单：符合形式审查要求的，出具《受理通知书》（加盖局行政许可受理专用章），一式两份，一份给申请人，一份存入资料。

（2）缴费通知书：需要缴费。

依照《关于发布药品、医疗器械产品注册收费标准的公告》（2015 年第 53 号）等文件要求缴费。

2. 补正

申报资料不齐全或者不符合法定形式的，应一次告知申请人需要补正的全部内容，出具《补正通知书》。

3. 不予受理

不符合要求的，出具《不予受理通知书》，并说明理由。

（四）不予再注册的情形

有下列情形之一的，不予再注册：

1. 有效期届满未提出再注册申请的；

2. 药品注册证书有效期内持有人不能履行持续考察药品质量、疗效和不良反应责任的；

3. 未在规定时限内完成药品批准证明文件和药品监督管理部门要求的研究工作且无合理理由的；

4. 经上市后评价，属于疗效不确切、不良反应大或者因其他原因危害人体健康的；

5. 法律、行政法规规定的其他不予再注册情形。

规章文件

对不予再注册的药品，药品注册证书有效期届满时予以注销。

（五）其他

其他未尽事宜请参照《药品注册管理办法》等现行的规定、技术指导原则有关文件执行。原食品药品监管总局 2017 年 11 月 30 日公布的《关于发布药品注册受理审查指南（试行）的通告》（2017 年第 194 号）同时废止。

（六）境外生产药品再注册申报资料自查表

境外生产药品再注册申报资料自查表

药品名称		规格		
申请事项		注册分类		
申请人				备注
一、基本情况				
1.1 是否在药品注册证书有效期届满前 6 个月提出	□是 □不适用	□否		
1.2 药品批准证明文件和药品监督管理部门要求的研究	□是 □不适用	□否		
1.3 国家药品监督管理局其他相关规定不予受理的情形	□否	□是		
二、申报资料自查				
2.1 申报资料提交套数是否符合要求	□是	□否		
2.2 资料项目及目录是否按要求提交	□是	□否		
2.3 是否逐个封面加盖申请人或注册代理机构印章	□是	□否		
2.4 是否按照填表说明要求填写申请表	□是	□否		
2.5 申请表填报信息是否与申报资料中内容一致	□是	□否		
2.6 所提交证明文件是否均在效期内	□是	□否		

1. 所提交的申报资料与目录内容完全一致，译文准确。
2. 所提交的复印件与原件内容完全一致。
3. 所提交的电子文件与纸质文件内容完全一致。
4. 所提交的证明性文件遵守当地法律、法规的规定。
5. 保证按要求在国家药品监督管理局药品审评中心网站及时上传相关电子资料。
6. 如有虚假，申请人本单位愿意承担相应法律责任。

负责人/注册代理机构负责人（签字）　　　　　　　　申请人/注册代理机构（公章）

　　　　　　　　　　　　　　　　　　　　　　　　年　　月　　日

总局办公厅关于结束药品批准文号清查工作的通知

（食药监办药化管〔2016〕72号）

各省、自治区、直辖市食品药品监督管理局：

为确保公众用药安全，按照国务院部署，原国家食品药品监督管理局于2006年部署开展了药品批准文号清查工作，并于2009年5月基本完成。近年来，有部分省食品药品监督管理局陆续提出药品批准文号清查申请，国家食品药品监督管理部门已严格按照《关于印发药品再注册和批准文号清查工作方案的通知》（国食药监注〔2007〕257号）、《关于药品批准文号清查工作有关事项的通知》（国食药监注〔2008〕737号）等相关规定完成审查。为进一步规范药品批准文号管理，维护药品生产企业的合法权益，现就有关事宜通知如下：

2016年6月27日前，各省（区、市）食品药品监督管理局如需提出药品批准文号清查申请，可按国食药监注〔2007〕257号和国食药监注〔2008〕737号文件要求提供相关资料报国家食品药品监督管理总局审查。自2016年6月27日起，国家食品药品监督管理总局不再接收药品批准文号清查验收申请，药品批准文号清查工作结束。

食品药品监管总局办公厅

2016年5月23日

规章文件

关于做好药品再注册审查审批工作的通知

（国食药监注〔2009〕387号）

各省、自治区、直辖市食品药品监督管理局（药品监督管理局），总后卫生部药品监督管理局：

　　为加强药品注册管理，保障公众用药安全，根据《国务院办公厅关于印发全国整顿和规范药品市场秩序专项行动方案的通知》（国办发〔2006〕51号）精神，国家局制定了《药品再注册工作方案》，启动了药品再注册受理工作，并要求结合药品批准文号清查工作开展药品再注册。目前药品批准文号清查和注射剂处方工艺核查工作已基本结束，国家局决定全面开展药品再注册审查审批工作。现将有关事项通知如下：

一、工作目标

　　贯彻落实科学发展观，大力践行科学监管理念，依照《药品管理法》等有关法律法规，紧密结合药品批准文号清查、药品生产工艺和处方核查结果，开展药品再注册工作。通过药品再注册，淘汰不具备生产条件、质量不能保证、安全风险高的品种。

二、组织实施

　　（一）国家局负责全国药品再注册工作的组织协调和监督检查。

　　（二）各省级药品监督管理部门负责本行政区域药品再注册工作，按照国家局的统一部署，组织实施药品再注册的受理、审查、审批、汇总上报等工作。

　　（三）各省级药品监督管理部门应严格按照《药品注册管理办法》及《药品再注册工作方案》的要求，结合《药品再注册审查要点》（附件1），对药品再注册申报资料进行认真审查，必要时，可进行现场核查和抽样检验。

　　对经审查符合要求的，予以再注册，发给药品再注册批准证明文件，并抄报国家局，药品再注册批准证明文件自签发之日起生效，有效期为5年。对经审查不符合要求的，将审查意见及申报资料报国家局，同时报送电子信息，国家局经审查认为不符合要求的，不予再注册，发出不予再注册的通知，待有效期届满后注销药品批准证明文件。国家局将在网站上及时公布药品再注册的相关信息。

三、工作要求

　　（一）各省级药品监督管理部门应高度重视药品再注册工作的严肃性和重要性，精心组织、统筹安排，将地标升国标的品种、安全性风险高的品种作为药品再注册工作的重点，严格掌握审批尺度，确保工作质量。

　　（二）各省级药品监督管理部门应结合批准文号清查及生产工艺和处方核查结果进行药品再注册审查工作：

　　1. 对申报药品再注册的品种，属于药品批准文号清查范围的，应与"药品批准文号清查数据库"进行比对。对属于批准文号清查确认不真实的品种，不予再注册；对属于批准文号清查待确认真实的品种，待批准文号清查结果明确后再进行相应的处理。

　　2. 对申报药品再注册的品种，属于按照《关于开展注射剂类药品生产工艺和处方核查工作的通知》（国食药监办〔2007〕504号）的要求应进行核查的，根据核查结果决定；对未核查的、或者核查结果为"责令停产"的，待核查或复查符合要求后，予以再注册。

（三）各省级药品监督管理部门应在《药品注册管理办法》规定的时限内完成药品再注册的审批工作。对之前已受理的到期品种应于2010年9月30日前完成其再注册的审批工作。

（四）各省级药品监督管理部门应建立药品再注册品种档案，并按照档案管理的有关规定，加强药品再注册档案的管理。要通过药品再注册，进一步完善品种档案信息，为开展日常监管、现场核查提供支持。

（五）药品注册部门和药品安全监管部门应按照《药品再注册暨药品批准文号清查工作会议纪要》（国食药监注〔2007〕257号）的精神，加强沟通与配合，共同完成工作任务。

（六）药品再注册工作实行季报制度，各省级药品监督管理部门应按时填写《药品再注册报表》（附件2），加盖公章后报送国家局；同时应报送电子版，电子信息通过药品注册专网报送。

药品再注册是一项长期而艰巨的工作，各省级药品监督管理部门应进一步强化责任意识，认真研究、积极探索，不断积累经验，确保药品再注册工作依法有序进行。工作有何意见和建议，请及时与国家局沟通。国家局将加强对药品再注册工作的督查和指导，对在药品再注册工作中未履行职责、玩忽职守的，一经发现，要严肃处理。

国家局《关于开展药品再注册受理工作有关事宜的通知》（国食药监办〔2007〕42号）自2010年10月1日起停止执行。

附件：1.药品再注册审查要点
　　　　2.药品再注册报表

国家食品药品监督管理局
二〇〇九年七月三十一日

规章文件

附件1

药品再注册审查要点

为规范药品再注册审批工作，统一审查尺度，保证再注册工作质量，根据《药品注册管理办法》及《药品再注册工作方案》，特制定以下审查要点。请结合以下要点，认真审查再注册申报资料，对符合要求的，予以再注册；对不符合要求的，不予再注册。

1. 对有效期届满前未提出再注册申请的，不予再注册。

2. 对未达到国家食品药品监督管理局批准上市时提出的有关要求的，不予再注册。

对按药品批准证明文件的要求已开展相关工作但尚未完成、并有充分理由的，待申请人完成相关工作后，予以再注册。

3. 对未按照要求完成Ⅳ期临床试验的，不予再注册。

对已开展Ⅳ期临床试验但尚未结束、并有充分理由的，可以同意再注册，但应在再注册批件中提出完成Ⅳ期临床试验的时限要求。

4. 对未提供再注册品种五年不良反应总结的，不予再注册。

5. 根据再评价结论确属疗效不确切、经风险评估风险大于效益、质量不稳定及存在严重安全隐患的，不予再注册。

因疗效和安全风险原因或出现严重不良事件，国家食品药品监督管理局暂停生产或销售的，待国家食品药品监督管理局做出最终决定后，再作相应处理。

6. 按照《药品管理法》的规定应当撤销药品批准证明文件或已经注销药品批准证明文件的，不予再注册。

7. 对申请再注册品种与《药品生产许可证》的生产许可范围不相符的，不予再注册。

8. 对设立有监测期的品种，申请人应按照《药品注册管理办法》的有关规定，考察该品种的生产工艺、质量、稳定性、疗效及不良反应等情况，书面报告所在地省级药品监督管理部门，对未上报相关报告的，不予再注册。

9. 对属于批准文号清查确认不真实的品种，不予再注册；对属于批准文号清查待确认真实的品种，待批准文号清查结果明确后再进行相应的处理。

10. 对化学药品注射剂和多组分生化药注射剂，申请人应按照《关于发布化学药品注射剂和多组分生化药注射剂基本技术要求的通知》（国食药监注〔2008〕7号）的要求提供相关的研究资料，经审查不符合有关要求的，不予再注册。

11. 对未按照《关于开展注射剂类药品生产工艺和处方核查工作的通知》（国食药监办〔2007〕504号）的要求进行核查的、或者核查结果为"责令停产"的，待核查或复查符合要求后，予以再注册；对在药品批准证明文件有效期内未生产的，除应符合工艺和处方核查的有关要求外，还应遵照本审查要点第12条的相关规定。

12. 对符合再注册条件而在药品批准证明文件有效期内未生产的，可予以再注册，但应在再注册批件中明确要求申请人恢复生产时应提出现场检查申请，经现场检查和产品检验合格后方可上市销售。

省级药品监督管理部门应当根据申请人提供的生产工艺和质量标准组织进行生产现场检查，现场抽取1批样品，送药检所检验；对于注射剂，还应由申请人对后续两批样品送药检所检验。

附件2

药品再注册报表1- 批准再注册品种汇总表

___省（市、自治区）食品药品监督管理局（加盖公章）　　统计区间：　年　月　日至　年　月　日

序号	药品名称	规格	批准文号	生产企业	药品再注册批件生效日	备注

注：1. 请省局于每季度第一个月10日前上报上季度已批准再注册的品种名单（不包括药品批准证明文件有效期内未生产品种），不累计申报。

药品再注册报表2- 药品批准证明文件有效期内
未生产品种（批准再注册）汇总表

___省（市、自治区）食品药品监督管理局（加盖公章）　　统计区间：　年　月　日至　年　月　日

序号	药品名称	规格	批准文号	生产企业	药品再注册批件生效日	备注

药品再注册报表 3– 拟不予再注册品种汇总表

___省（市、自治区）食品药品监督管理局（加盖公章）　　统计区间：　年　月　日至　年　月　日

序号	药品名称	规格	批准文号	生产企业	药品批准证明文件有效期届满日	备注

注：1.请省局于每季度第一个月 10 日前上报上季度拟不予再注册的品种名单，不累计申报。

药品再注册报表 4– 逾期未申报或不予受理再注册品种汇总表

___省（市、自治区）食品药品监督管理局（加盖公章）　　统计区间：　年　月　日至　年　月　日

序号	药品名称	规格	批准文号	生产企业	药品批准证明文件有效期届满日	备注

注：1. 请省局于每年 1 月 10 日前上报上年度逾期未申报或不予受理再注册的品种名单，不累计申报。

2. 备注栏请注明"逾期未申报"或者"不予受理再注册"。

六、中药标准管理

国家药监局关于实施 2020 年版《中华人民共和国药典》
有关事宜的公告

（2020 年第 80 号）

2020 年版《中华人民共和国药典》（以下简称《中国药典》）已由国家药品监督管理局 国家卫生健康委 2020 年第 78 号公告发布，自 2020 年 12 月 30 日起实施。现就实施本版《中国药典》有关事宜公告如下：

一、根据《药品管理法》的规定，药品应当符合国家药品标准。《中国药典》是国家药品标准的重要组成部分，是药品研制、生产（进口）、经营、使用和监督管理等相关单位均应遵循的法定技术标准。

二、《中国药典》主要由凡例、品种正文和通用技术要求构成。自实施之日起，所有生产上市药品应当符合本版《中国药典》相关技术要求。

三、自实施之日起，凡原收载于历版药典、局（部）颁标准的品种，本版《中国药典》收载的，相应历版药典、局（部）颁标准同时废止；本版《中国药典》未收载的，仍执行相应历版药典、局（部）颁标准，但应符合本版《中国药典》的相关通用技术要求，经上市后评价撤销或注销的品种，相应历版药典、局（部）颁标准废止。

本版《中国药典》品种正文未收载的制剂规格、中药的制法，其质量标准按本版《中国药典》同品种相关要求执行，规格项、制法项分别按原批准证明文件执行。

四、药品注册标准中收载检验项目多于或者异于药典规定的，或者质量指标严于药典要求的，应在执行药典要求的基础上，同时执行注册标准的相应项目和指标。

药品注册标准收载检验项目少于药典规定或质量指标低于药典要求的，应执行药典规定。

五、由于溶出度、释放度等项目在质量控制中的特殊性，按照仿制药质量和疗效一致性评价要求核准的仿制药注册标准中有别于《中国药典》的，国家药品监督管理部门在审批结论中予以说明，申请人在相应注册申请获批后三个月之内向国家药典委员会提出修订国家药品标准的建议。在《中国药典》完成修订之前，可按经核准的药品注册标准执行。

六、为符合本版《中国药典》要求，如涉及药品处方、生产工艺和原辅料来源等变更的，药品上市许可持有人、生产企业应按照《药品注册管理办法》以及有关变更研究技术指导原则和药品生产质量管理规范等要求进行充分研究和验证，按相应变更类别批准、备案后实施或报告。

七、本版《中国药典》已进行通用名称修订的药品，应使用本版《中国药典》中载明的名称，其原名称可作为曾用名过渡使用。

八、本版《中国药典》实施之日起，提出的药品注册申请，相应申报资料应符合本版《中国药典》相关要求。

本版《中国药典》实施之日前已受理、尚未完成技术审评的注册申请，自本版《中国药典》实施之日起药品监督管理部门应按照本版《中国药典》相关要求开展相应审评审批，申请人需要补充技术资料的应一次性完成提交。

本版《中国药典》发布之日后、实施之日前按原药典标准相关要求批准上市的药品，批准后 6 个月内应符合本版《中国药典》相关要求。

九、药品上市许可持有人、生产企业和药品注册申请人应积极做好执行本版《中国药典》的准备工作，对在《中国药典》执行过程中发现的问题及时向国家药典委员会报告，同时应持续研究完善药品质量标准，不断提高药品质量控制水平。

十、各省级药品监督管理部门应配合做好 2020 年版《中国药典》的宣传贯彻，加强本版药典执行中的监督与指导，及时收集和反馈相关问题和意见。

十一、国家药典委员会负责统一组织和协调 2020 年版《中国药典》的宣贯培训和技术指导工作，在官方网站开辟"2020 年版《中国药典》执行专栏"，及时答复执行中反映的问题。

特此公告。

国家药监局

2020 年 7 月 3 日

国家药监局 国家卫生健康委关于发布 2020 年版

《中华人民共和国药典》的公告

（2020 年第 78 号）

根据《中华人民共和国药品管理法》，2020 年版《中华人民共和国药典》（以下简称《中国药典》）经第十一届药典委员会执行委员会全体会议审议通过，现予发布，自 2020 年 12 月 30 日起实施。2020 年版《中国药典》目录见附件。

特此公告。

附件：1.2020 年版《中国药典》目录一部目录（略）
      2.2020 年版《中国药典》目录二部目录（略）
      3.2020 年版《中国药典》目录三部目录（略）
      4.2020 年版《中国药典》目录四部目录（略）

国家药监局

国家卫生健康委

2020 年 6 月 24 日

规章文件

国家食品药品监督管理总局办公厅关于
药品试行标准转正有关事宜的通知

（食药监办药化管〔2013〕37号）

各省、自治区、直辖市食品药品监督管理局（药品监督管理局）：

根据《中华人民共和国药品管理法实施条例》的有关规定，我局组织国家药典委员会开展药品试行标准的转正审查工作。截至目前，已完成部分药品试行标准的转正工作，但仍有部分试行标准没有完成转正审查，一些品种甚至尚未申报转正。为加快药品试行标准转正审查工作，全面取消药品试行标准，依据《中华人民共和国药品管理法实施条例》等有关规定，现就药品试行标准转正的有关事宜通知如下：

一、尽快对辖区内药品试行标准情况进行清理，通知相关药品生产企业必须于2013年8月31日前提出转正申请。要按照《关于实施〈药品注册管理办法〉有关事宜的通知》（国食药监注〔2007〕596号）的有关要求办理辖区内药品试行标准转正申请，并于2013年9月30日前将所受理的申报资料送交国家药典委员会，同时将逾期未提出申请的品种清单报送我局药品化妆品注册管理司，我局将依法撤销试行标准和依据该试行标准生产药品的批准文号。

二、督促相关药品生产企业高度重视，切实增强责任意识，按期申报，主动与省级药品监督管理部门和国家药典委员会沟通，积极配合完成药品试行标准转正工作，工作中遇到有关问题应及时报告。

联 系 人：韩鹏（国家药典委员会，电话：010-67079522），余欢（国家食品药品监督管理总局药品化妆品注册管理司，电话：010-88330755）。

国家食品药品监督管理总局办公厅

2013年7月11日

第三节
中药生产经营监管及行政执法

一、生产监管

国家药监局关于发布《药品上市许可持有人落实药品质量安全主体责任监督管理规定》的公告

（2022 年第 126 号）

为落实药品上市许可持有人的质量主体责任，根据《中华人民共和国药品管理法》等法律法规，国家药监局制定了《药品上市许可持有人落实药品质量安全主体责任监督管理规定》，现予发布，自 2023 年 3 月 1 日起实施。

特此公告。

附件：《药品上市许可持有人落实药品质量安全主体责任监督管理规定》

国家药监局

2022 年 12 月 29 日

617

附件

药品上市许可持有人落实药品质量安全主体责任监督管理规定

第一章 总 则

第一条 为落实药品上市许可持有人（以下简称持有人）的质量安全主体责任，根据《中华人民共和国药品管理法》《中华人民共和国疫苗管理法》《药品注册管理办法》《药品生产监督管理办法》以及药品生产质量管理规范、药品经营质量管理规范、药物警戒质量管理规范等，制定本规定。

第二条 在中华人民共和国境内，持有人依法落实药品质量安全主体责任行为及其监督管理，适用本规定。

第三条 持有人应当遵守《中华人民共和国药品管理法》等相关法律法规，按照药品非临床研究质量管理规范、药品临床试验管理规范、药品生产质量管理规范、药品经营质量管理规范、药物警戒质量管理规范等要求，建立健全药品质量管理体系，依法对药品研制、生产、经营、使用全过程中药品的安全性、有效性、质量可控性负责。

第二章 持有人关键岗位职责及要求

第四条 持有人应当设立职责清晰的管理部门，配备与药品生产经营规模相适应的管理人员，明确非临床研究、临床试验、生产销售、上市后研究、不良反应监测及报告等职责，并符合相关质量管理规范的要求。持有人应当独立设置质量管理部门，履行全过程质量管理职责，参与所有与质量有关的活动，负责审核所有与质量管理有关的文件。

第五条 持有人（包括药品生产企业）的企业负责人（主要负责人）、生产管理负责人（以下简称生产负责人）、质量管理负责人（以下简称质量负责人）、质量受权人等关键岗位人员应当为企业全职人员，并符合相关质量管理规范有关要求。质量管理负责人和生产管理负责人不得互相兼任。

针对具体药品品种的生产和质量管理，持有人应当明确其直接负责的主管人员和其他责任人员。

第六条 法定代表人、企业负责人（主要负责人）对药品质量全面负责。企业负责人全面负责企业日常管理，落实全过程质量管理主体责任；负责配备专门质量负责人，提供必要的条件和资源，保证质量管理部门独立履行职责；负责配备专门质量受权人，保证独立履行药品上市放行责任；负责处置与药品质量有关的重大安全事件，确保风险得到及时控制；负责建立生产管理、质量管理的培训考核制度；负责配备或者指定药物警戒负责人。

企业负责人应当具备医药相关领域工作经验，熟悉药品监督管理相关法律法规和规章制度。

第七条 生产负责人主要负责药品生产管理，确保药品按照批准的工艺规程组织生产、贮存；确保厂房和设施设备良好运行，完成必要的验证工作，保证药品生产质量；确保生产管理培训制度有效运行，对药品生产管理所有人员开展培训和考核。

生产负责人应当具有：药学或者相关专业背景，本科及以上学历或者中级以上专业技术职称或者执业药师资格，三年以上从事药品生产和质量管理的实践经验，其中至少有一年的药品生产管理经验，熟悉药品生产管理相关法律法规和规章制度。

第八条 质量负责人负责药品质量管理，建立质量控制和质量保证体系，监督相关质量管理规范执行，确保质量管理体系有效运行；确保生产过程控制和药品质量控制符合相关法规要求、标准要求；确保药品生产、检验等数据和记录真实、准确、完整和可追溯；确保质量管理培训制度有效运行，对药品质量管理所有人员开展培训和考核。

质量负责人应当具有：药学或者相关专业背景，本科及以上学历或者中级以上专业技术职称或者执业药师资格，五年以上从事药品生产和质量管理的实践经验，其中至少一年的药品质量管理经验，熟悉药品质量管理相关法律法规和规章制度。

第九条 质量受权人独立履行药品放行职责，确保每批已放行药品的生产、检验均符合相关法规、药品注册管理要求和质量标准。未经质量受权人签字同意，产品不得放行。

质量受权人应当具有：药学或者相关专业背景，本科及以上学历或者中级以上专业技术职称或者执业药师资格，五年以上从事药品生产和质量管理的实践经验，从事过药品生产过程控制和质量检验工作，熟悉药品监督管理相关法律法规和规章制度。

持有人可以依据企业规模设置多个质量受权人，覆盖企业所有产品的放行职责。各质量受权人应当分工明确、不得交叉。质量受权人因故不在岗时，经企业法定代表人或者企业负责人批准后，可以将其职责临时转授其他质量受权人或者具有相关资质的人员，并以书面形式规定转授权范围、事项及时限。转授权期间，原质量受权人仍须承担相应责任。

第十条 药物警戒负责人负责药物警戒体系的建立、运行和持续改进，确保药物警戒体系符合相关法律法规和药物警戒质量管理规范的要求。

药物警戒负责人应当是具备一定职务的管理人员，应当具有：医学、药学、流行病学或者相关专业背景，本科及以上学历或者中级及以上专业技术职称，三年以上从事药物警戒相关工作经历，熟悉我国药物警戒相关法律法规和技术指导原则，具备药物警戒管理工作的知识和技能。

第三章　持有人质量管理要求

第十一条 持有人应当建立覆盖药品生产全过程的质量管理体系，按照国家药品标准、经药品监督管理部门核准的质量标准和生产工艺进行生产，确保药品生产全过程持续符合药品生产质量管理规范要求。

第十二条 持有人应当建立健全药品质量管理体系，涵盖药品的非临床研究、临床试验、生产经营、上市后研究、不良反应监测及报告等全生命周期过程；应当建立符合药品质量管理要求的质量目标，持续改进质量管理体系，确保所生产的药品符合预定用途和注册要求。

第十三条 持有人应当对原料、辅料、直接接触药品的包装材料和容器等供应商进行审核，保证购进和使用的原料、辅料、直接接触药品的包装材料和容器等符合药用要求，符合国务院药品监督管理部门制定的质量管理规范以及相应关联审评审批等有关要求和法律法规要求。

第十四条 持有人应当按照药品监管有关规定和药品生产质量管理规范等要求建立药品上市后变更控制体系，制定实施内部变更分类原则、变更事项清单、工作程序和风险管理要求；应当结合产品特点，经充分研究、评估和必要的验证后确定变更管理类别，经批准、备案后实施或者在年度报告中载明。

委托生产的，应当联合受托生产企业开展相关研究、评估和必要的验证。

第十五条 药品生产企业应当建立药品出厂放行规程，明确出厂放行的标准、条件，并对药品质量检验结果、关键生产记录和偏差控制情况进行审核，对药品进行质量检验。符合有关标准、条件的，经质量受权人签字后方可出厂放行。

持有人应当履行药品上市放行责任，制定药品上市放行规程，审核受托生产企业制定的出厂放行规程，明确药品的上市放行标准，对药品生产企业出厂放行的药品检验结果和放行文件进行审核，符合有关规定的，经质量受权人签字后方可放行上市。必要时，持有人可对受托方药品生产记录、检验记录、偏差调查等进行审核。

第十六条 委托生产药品的，持有人应当对受托方的质量保证能力和风险管理能力进行评估，按规定与受托方签订质量协议以及委托生产协议；应当履行物料供应商评估批准、变更管理审核、产品上市放行以及年度报告等义务；应当监督受托方履行协议约定的义务，对受托方的质量管理体系进行定期现场审核，并确保双方质量管理体系有效衔接，生产过程持续符合法定要求。

持有人不得通过质量协议转移依法应当由持有人履行的义务和责任。

接受委托生产的药品生产企业应当严格执行质量协议，按照药品生产质量管理规范组织委托生产药品的生产，积极配合接受持有人的审核，并按照所有审核发现的缺陷，采取纠正和预防措施落实整改。

第十七条 持有人应当确保药品储存、运输活动符合药品经营质量管理规范等要求。委托储存、运输、销售药品的，持有人应当对受托方质量保证能力和风险管理能力进行评估，按照有关规定与受托方签订委托协议和质量协议，并定期审核受托企业的储存、运输管理情况，确保储存、运输过程符合药品经营质量管理规范和药品的贮藏条件要求。

接受委托储存、运输的企业应当按照药品经营质量管理规范的要求开展储存、运输活动，履行协议义务，并承担相应法律责任。

第十八条 持有人应当依法建立并实施药品追溯制度，按要求自建或者委托第三方建设信息化追溯系统，在药品各级销售包装单元赋予药品追溯标示，向下游药品经营企业、药品使用单位提供追溯信息，及时、准确记录并保存药品全过程信息，实现药品可追溯，并按照规定向药品监督管理部门提供追溯数据。

第十九条 持有人应当依照药品召回有关规定建立并完善药品召回制度，发现药品存在质量问题或者其他安全隐患的，按照有关规定启动召回，及时通知有关企业或者使用单位，同时将调查评估报告、召回计划和召回通知提交给所在地省级药品监督管理部门备案。召回的药品需要销毁的，应当按照有关规定进行销毁。

召回完成后应当按照有关规定及时将药品召回和处理情况向所在地省级药品监督管理部门和卫生健康主管部门报告。

第二十条 持有人应当建立药物警戒体系，设立专门的药物警戒部门，按照药物警戒质量管理规范等要求开展药物警戒工作，进行药品不良反应及其他与用药有关的有害反应监测、识别、评估和控制等活动，最大限度地降低药品安全风险。

第二十一条 持有人应当制定上市后风险管理计划，主动开展上市后研究，并基于对药品安全性、有效性、质量可控性的上市后研究情况等，定期开展上市后评价，对药品的获益和风险进行综合分析评估。根据评价结果，依法采取修订药品说明书、提高质量标准、完善工艺处方、暂停生产销售、召回药品、申请注销药品批准证明文件等质量提升或者风险防控措施。

对附条件批准的药品，持有人应当采取相应风险管理措施，并在规定期限内按照要求完成相关研究。

第二十二条 持有人应当制定药品安全事件处置方案，并定期组织开展培训和应急演练。发生与药品质量有关的重大安全事件，持有人应当立即对有关药品及其原料、辅料以及直接接触药品的包装材料和容器、相关生产线等采取有效措施进行处置，防止危害扩大。

第二十三条 持有人应当建立短缺药品停产报告制度。列入国家实施停产报告的短缺药品清单的药品停止生产的，应当在计划停产实施六个月前向所在地省级药品监督管理部门报告；发生非预期停产的，在三日内报告所在地省级药品监督管理部门。必要时，向国家药品监督管理局报告。

第二十四条 持有人应当具备法律要求的责任赔偿能力，建立责任赔偿的相关管理程序和制度，实行赔偿首负责任制。责任赔偿能力应当与产品的风险程度、市场规模和人身损害赔偿标准等因素相匹配。持有人应当具有责任赔偿能力相关证明或者相应的商业保险购买合同等。

第四章 持有人质量管理机制

第二十五条 质量管理人员应当对每批次药品生产、检验过程中落实药品生产质量管理规范等要求情况进行监督，对发生的偏差组织调查，对潜在的质量风险及时采取控制措施；质量负责人应当确保在每批次药品放行前完成对生产记录、检验记录的审核，确保与质量有关的变更按规定得到审核和批准，确保所有重大偏差和检验超标已经过调查并得到及时处理。

第二十六条 质量负责人应当结合产品风险定期组织对生产管理、质量管理等情况进行回顾分析，原则上每季度不少于一次对重复性风险和新出现风险进行研判，制定纠正预防措施，持续健全质量管理体系。企业负责人应当定期听取质量负责人质量管理工作汇报，充分听取质量负责人关于药品质量风险防控的意见和建议，对实施质量风险防控提供必要的条件和资源。

第二十七条 持有人应当建立年度报告制度。企业负责人应当指定专门机构或者人员负责年度报告工作，确保药品年度报告的信息真实、准确、完整和可追溯，符合法律、法规及有关规定要求。报告撰写人员应当汇总上一个自然年度药品的生产销售、上市后研究、风险管理等情况，按照国家药品监督管理局制定的年度报告模版形成年度报告，经企业法定代表人或者企业负责人（或者其书面授权人）批准后向所在地省级药品监督管理部门报告。

第二十八条 持有人应当定期进行自检或者内审，监控药品生产质量管理规范、药品经营质量管理规范、药物警戒质量管理规范等实施情况。自检或者内审应当有方案、有记录，自检完成后应当形成自检报告，内容至少包括自检的基本情况、评价的结论以及纠正和预防措施的建议。

第二十九条 持有人应当建立培训管理制度，制定培训方案或者计划，对从事药品研发管理、生产管理、质量管理、销售管理、药物警戒、上市后研究的所有人员开展上岗前培训和继续培训。培训内容至少包括相关法规、相应岗位职责和技能等。持有人应当保存培训记录，并定期评估培训效果。

第五章 监督管理

第三十条 省级药品监督管理部门应当依法依职责加强对本行政区域内持有人的监督检查，将持有人落实药品质量安全主体责任情况作为监督检查内容，重点检查关键人员和质量管理相关人员履职尽责、质量管理体系运行等情况。

第三十一条 省级药品监督管理部门应当根据药品监管的实际需要，制定药品质量抽查检验计划，明确抽查检验目标和重点；可以组织对原料药、相关辅料、直接接触药品的包装材料和容器质量进行抽查检验。

第三十二条 持有人应当配合药品监督管理部门的监督检查和抽查检验，并配合对相关方的延伸检查，不得拒绝、逃避监督检查，不得干扰、阻扰或拒绝抽查检验，不得伪造、销毁、隐匿有关证据材料，不得擅自动用查封、扣押物品。

监督检查或者抽查检验发现不符合规定的，药品监督管理部门应当采取暂停生产、销售、使用、进口等措施控制风险；涉嫌违法犯罪的，应当及时依法查处或者移送司法机关。

第三十三条 省级药品监督管理部门应当依法对本行政区域内持有人（药品生产企业）建立药品安全信用档案，并按规定对相关信息进行公示公开，加强信用档案数据分析利用，定期开展风险研判。

第六章 附 则

第三十四条 麻醉药品、精神药品、医疗用毒性药品、药品类易制毒化学品、放射性药品、疫苗及其他生物制品、中药饮片、中药配方颗粒等有专门规定的，从其规定。

第三十五条 本规定自 2023 年 3 月 1 日起施行。

药品生产监督管理办法

（2020 年 1 月 22 日国家市场监督管理总局令第 28 号发布）

第一章 总 则

第一条 为加强药品生产监督管理，规范药品生产活动，根据《中华人民共和国药品管理法》（以下简称《药品管理法》）、《中华人民共和国中医药法》、《中华人民共和国疫苗管理法》（以下简称《疫苗管理法》）、《中华人民共和国行政许可法》、《中华人民共和国药品管理法实施条例》等法律、行政法规，制定本办法。

第二条 在中华人民共和国境内上市药品的生产及监督管理活动，应当遵守本办法。

第三条 从事药品生产活动，应当遵守法律、法规、规章、标准和规范，保证全过程信息真实、准确、完整和可追溯。

从事药品生产活动，应当经所在地省、自治区、直辖市药品监督管理部门批准，依法取得药品生产许可证，严格遵守药品生产质量管理规范，确保生产过程持续符合法定要求。

药品上市许可持有人应当建立药品质量保证体系，履行药品上市放行责任，对其取得药品注册证书的药品质量负责。

中药饮片生产企业应当履行药品上市许可持有人的相关义务，确保中药饮片生产过程持续符合法定要求。

原料药生产企业应当按照核准的生产工艺组织生产，严格遵守药品生产质量管理规范，确保生产过程持续符合法定要求。

经关联审评的辅料、直接接触药品的包装材料和容器的生产企业以及其他从事与药品相关生产活动的单位和个人依法承担相应责任。

第四条 药品上市许可持有人、药品生产企业应当建立并实施药品追溯制度，按照规定赋予药品各级销售包装单元追溯标识，通过信息化手段实施药品追溯，及时准确记录、保存药品追溯数据，并向药品追溯协同服务平台提供追溯信息。

第五条 国家药品监督管理局主管全国药品生产监督管理工作，对省、自治区、直辖市药品监督管理部门的药品生产监督管理工作进行监督和指导。

省、自治区、直辖市药品监督管理部门负责本行政区域内的药品生产监督管理，承担药品生产环节的许可、检查和处罚等工作。

国家药品监督管理局食品药品审核查验中心（以下简称核查中心）组织制定药品检查技术规范和文件，承担境外检查以及组织疫苗巡查等，分析评估检查发现风险、作出检查结论并提出处置建议，负责各省、自治区、直辖市药品检查机构质量管理体系的指导和评估。

国家药品监督管理局信息中心负责药品追溯协同服务平台、药品安全信用档案建设和管理，对药品生产场地进行统一编码。

药品监督管理部门依法设置或者指定的药品审评、检验、核查、监测与评价等专业技术机构，依职责承担相关技术工作并出具技术结论，为药品生产监督管理提供技术支撑。

第二章　生产许可

第六条　从事药品生产，应当符合以下条件：

（一）有依法经过资格认定的药学技术人员、工程技术人员及相应的技术工人，法定代表人、企业负责人、生产管理负责人（以下称生产负责人）、质量管理负责人（以下称质量负责人）、质量受权人及其他相关人员符合《药品管理法》《疫苗管理法》规定的条件；

（二）有与药品生产相适应的厂房、设施、设备和卫生环境；

（三）有能对所生产药品进行质量管理和质量检验的机构、人员；

（四）有能对所生产药品进行质量管理和质量检验的必要的仪器设备；

（五）有保证药品质量的规章制度，并符合药品生产质量管理规范要求。

从事疫苗生产活动的，还应当具备下列条件：

（一）具备适度规模和足够的产能储备；

（二）具有保证生物安全的制度和设施、设备；

（三）符合疾病预防、控制需要。

第七条　从事制剂、原料药、中药饮片生产活动，申请人应当按照本办法和国家药品监督管理局规定的申报资料要求，向所在地省、自治区、直辖市药品监督管理部门提出申请。

委托他人生产制剂的药品上市许可持有人，应当具备本办法第六条第一款第一项、第三项、第五项规定的条件，并与符合条件的药品生产企业签订委托协议和质量协议，将相关协议和实际生产场地申请资料合并提交至药品上市许可持有人所在地省、自治区、直辖市药品监督管理部门，按照本办法规定申请办理药品生产许可证。

申请人应当对其申请材料全部内容的真实性负责。

第八条　省、自治区、直辖市药品监督管理部门收到申请后，应当根据下列情况分别作出处理：

（一）申请事项依法不属于本部门职权范围的，应当即时作出不予受理的决定，并告知申请人向有关行政机关申请；

（二）申请事项依法不需要取得行政许可的，应当即时告知申请人不受理；

（三）申请材料存在可以当场更正的错误的，应当允许申请人当场更正；

（四）申请材料不齐全或者不符合形式审查要求的，应当当场或者在五日内发给申请人补正材料通知书，一次性告知申请人需要补正的全部内容，逾期不告知的，自收到申请材料之日起即为受理；

（五）申请材料齐全、符合形式审查要求，或者申请人按照要求提交全部补正材料的，予以受理。

省、自治区、直辖市药品监督管理部门受理或者不予受理药品生产许可证申请的，应当出具加盖本部门专用印章和注明日期的受理通知书或者不予受理通知书。

第九条　省、自治区、直辖市药品监督管理部门应当自受理之日起三十日内，作出决定。

经审查符合规定的，予以批准，并自书面批准决定作出之日起十日内颁发药品生产许可证；不符合规定的，作出不予批准的书面决定，并说明理由。

省、自治区、直辖市药品监督管理部门按照药品生产质量管理规范等有关规定组织开展申报资料技术审查和评定、现场检查。

第十条　省、自治区、直辖市药品监督管理部门应当在行政机关的网站和办公场所公示申请药品生产许可证所需要的条件、程序、期限、需要提交的全部材料的目录和申请书示范文本等。

省、自治区、直辖市药品监督管理部门颁发药品生产许可证的有关信息，应当予以公开，公众有权查阅。

第十一条　省、自治区、直辖市药品监督管理部门对申请办理药品生产许可证进行审查时，应当公开审批结果，并提供条件便利申请人查询审批进程。

未经申请人同意，药品监督管理部门、专业技术机构及其工作人员不得披露申请人提交的商业秘密、未披露信息或者保密商务信息，法律另有规定或者涉及国家安全、重大社会公共利益的除外。

第十二条 申请办理药品生产许可证直接涉及申请人与他人之间重大利益关系的，申请人、利害关系人依照法律、法规规定享有申请听证的权利。

在对药品生产企业的申请进行审查时，省、自治区、直辖市药品监督管理部门认为涉及公共利益的，应当向社会公告，并举行听证。

第十三条 药品生产许可证有效期为五年，分为正本和副本。药品生产许可证样式由国家药品监督管理局统一制定。药品生产许可证电子证书与纸质证书具有同等法律效力。

第十四条 药品生产许可证应当载明许可证编号、分类码、企业名称、统一社会信用代码、住所（经营场所）、法定代表人、企业负责人、生产负责人、质量负责人、质量受权人、生产地址和生产范围、发证机关、发证日期、有效期限等项目。

企业名称、统一社会信用代码、住所（经营场所）、法定代表人等项目应当与市场监督管理部门核发的营业执照中载明的相关内容一致。

第十五条 药品生产许可证载明事项分为许可事项和登记事项。

许可事项是指生产地址和生产范围等。

登记事项是指企业名称、住所（经营场所）、法定代表人、企业负责人、生产负责人、质量负责人、质量受权人等。

第十六条 变更药品生产许可证许可事项的，向原发证机关提出药品生产许可证变更申请。未经批准，不得擅自变更许可事项。

原发证机关应当自收到企业变更申请之日起十五日内作出是否准予变更的决定。不予变更的，应当书面说明理由，并告知申请人享有依法申请行政复议或者提起行政诉讼的权利。

变更生产地址或者生产范围，药品生产企业应当按照本办法第六条的规定及相关变更技术要求，提交涉及变更内容的有关材料，并报经所在地省、自治区、直辖市药品监督管理部门审查决定。

原址或者异地新建、改建、扩建车间或者生产线的，应当符合相关规定和技术要求，提交涉及变更内容的有关材料，并报经所在地省、自治区、直辖市药品监督管理部门进行药品生产质量管理规范符合性检查，检查结果应当通知企业。检查结果符合规定，产品符合放行要求的可以上市销售。有关变更情况，应当在药品生产许可证副本中载明。

上述变更事项涉及药品注册证书及其附件载明内容的，由省、自治区、直辖市药品监督管理部门批准后，报国家药品监督管理局药品审评中心更新药品注册证书及其附件相关内容。

第十七条 变更药品生产许可证登记事项的，应当在市场监督管理部门核准变更或者企业完成变更后三十日内，向原发证机关申请药品生产许可证变更登记。原发证机关应当自收到企业变更申请之日起十日内办理变更手续。

第十八条 药品生产许可证变更后，原发证机关应当在药品生产许可证副本上记录变更的内容和时间，并按照变更后的内容重新核发药品生产许可证正本，收回原药品生产许可证正本，变更后的药品生产许可证终止期限不变。

第十九条 药品生产许可证有效期届满，需要继续生产药品的，应当在有效期届满前六个月，向原发证机关申请重新发放药品生产许可证。

原发证机关结合企业遵守药品管理法律法规、药品生产质量管理规范和质量体系运行情况，根据风险管理原则进行审查，在药品生产许可证有效期届满前作出是否准予其重新发证的决定。符合规定准予重新发证的，收回原证，重新发证；不符合规定的，作出不予重新发证的书面决定，并说明理由，同时告知申请人享有依法申请行政复议或者提起行政诉讼的权利；逾期未作出决定的，视为同意重新发证，并予补办相应手续。

第二十条 有下列情形之一的，药品生产许可证由原发证机关注销，并予以公告：

（一）主动申请注销药品生产许可证的；

（二）药品生产许可证有效期届满未重新发证的；

（三）营业执照依法被吊销或者注销的；

（四）药品生产许可证依法被吊销或者撤销的；

（五）法律、法规规定应当注销行政许可的其他情形。

第二十一条 药品生产许可证遗失的，药品上市许可持有人、药品生产企业应当向原发证机关申请补发，原发证机关按照原核准事项在十日内补发药品生产许可证。许可证编号、有效期等与原许可证一致。

第二十二条 任何单位或者个人不得伪造、变造、出租、出借、买卖药品生产许可证。

第二十三条 省、自治区、直辖市药品监督管理部门应当将药品生产许可证核发、重新发证、变更、补发、吊销、撤销、注销等办理情况，在办理工作完成后十日内在药品安全信用档案中更新。

第三章　生产管理

第二十四条 从事药品生产活动，应当遵守药品生产质量管理规范，按照国家药品标准、经药品监督管理部门核准的药品注册标准和生产工艺进行生产，按照规定提交并持续更新场地管理文件，对质量体系运行过程进行风险评估和持续改进，保证药品生产全过程持续符合法定要求。生产、检验等记录应当完整准确，不得编造和篡改。

第二十五条 疫苗上市许可持有人应当具备疫苗生产、检验必需的厂房设施设备，配备具有资质的管理人员，建立完善质量管理体系，具备生产出符合注册要求疫苗的能力，超出疫苗生产能力确需委托生产的，应当经国家药品监督管理局批准。

第二十六条 从事药品生产活动，应当遵守药品生产质量管理规范，建立健全药品生产质量管理体系，涵盖影响药品质量的所有因素，保证药品生产全过程持续符合法定要求。

第二十七条 药品上市许可持有人应当建立药品质量保证体系，配备专门人员独立负责药品质量管理，对受托药品生产企业、药品经营企业的质量管理体系进行定期审核，监督其持续具备质量保证和控制能力。

第二十八条 药品上市许可持有人的法定代表人、主要负责人应当对药品质量全面负责，履行以下职责：

（一）配备专门质量负责人独立负责药品质量管理；

（二）配备专门质量受权人独立履行药品上市放行责任；

（三）监督质量管理体系正常运行；

（四）对药品生产企业、供应商等相关方与药品生产相关的活动定期开展质量体系审核，保证持续合规；

（五）按照变更技术要求，履行变更管理责任；

（六）对委托经营企业进行质量评估，与使用单位等进行信息沟通；

（七）配合药品监督管理部门对药品上市许可持有人及相关方的延伸检查；

（八）发生与药品质量有关的重大安全事件，应当及时报告并按持有人制定的风险管理计划开展风险处置，确保风险得到及时控制；

（九）其他法律法规规定的责任。

第二十九条 药品生产企业的法定代表人、主要负责人应当对本企业的药品生产活动全面负责，履行以下职责：

（一）配备专门质量负责人独立负责药品质量管理，监督质量管理规范执行，确保适当的生产过程控制和质量控制，保证药品符合国家药品标准和药品注册标准；

（二）配备专门质量受权人履行药品出厂放行责任；

（三）监督质量管理体系正常运行，保证药品生产过程控制、质量控制以及记录和数据真实性；

（四）发生与药品质量有关的重大安全事件，应当及时报告并按企业制定的风险管理计划开展风险处置，确保风险得到及时控制；

（五）其他法律法规规定的责任。

第三十条 药品上市许可持有人、药品生产企业应当每年对直接接触药品的工作人员进行健康检查并建立健康档案，避免患有传染病或者其他可能污染药品疾病的人员从事直接接触药品的生产活动。

第三十一条 药品上市许可持有人、药品生产企业在药品生产中，应当开展风险评估、控制、验证、沟通、审核等质量管理活动，对已识别的风险及时采取有效的风险控制措施，以保证产品质量。

第三十二条 从事药品生产活动，应当对使用的原料药、辅料、直接接触药品的包装材料和容器等相关物料供应商或者生产企业进行审核，保证购进、使用符合法规要求。

生产药品所需的原料、辅料，应当符合药用要求以及相应的生产质量管理规范的有关要求。直接接触药品的包装材料和容器，应当符合药用要求，符合保障人体健康、安全的标准。

第三十三条 经批准或者通过关联审评审批的原料药、辅料、直接接触药品的包装材料和容器的生产企业，应当遵守国家药品监督管理局制定的质量管理规范以及关联审评审批有关要求，确保质量保证体系持续合规，接受药品上市许可持有人的质量审核，接受药品监督管理部门的监督检查或者延伸检查。

第三十四条 药品生产企业应当确定需进行的确认与验证，按照确认与验证计划实施。定期对设施、设备、生产工艺及清洁方法进行评估，确认其持续保持验证状态。

第三十五条 药品生产企业应当采取防止污染、交叉污染、混淆和差错的控制措施，定期检查评估控制措施的适用性和有效性，以确保药品达到规定的国家药品标准和药品注册标准，并符合药品生产质量管理规范要求。

药品上市许可持有人和药品生产企业不得在药品生产厂房生产对药品质量有不利影响的其他产品。

第三十六条 药品包装操作应当采取降低混淆和差错风险的措施，药品包装应当确保有效期内的药品储存运输过程中不受污染。

药品说明书和标签中的表述应当科学、规范、准确，文字应当清晰易辨，不得以粘贴、剪切、涂改等方式进行修改或者补充。

第三十七条 药品生产企业应当建立药品出厂放行规程，明确出厂放行的标准、条件，并对药品质量检验结果、关键生产记录和偏差控制情况进行审核，对药品进行质量检验。符合标准、条件的，经质量受权人签字后方可出厂放行。

药品上市许可持有人应当建立药品上市放行规程，对药品生产企业出厂放行的药品检验结果和放行文件进行审核，经质量受权人签字后方可上市放行。

中药饮片符合国家药品标准或者省、自治区、直辖市药品监督管理部门制定的炮制规范的，方可出厂、销售。

第三十八条 药品上市许可持有人、药品生产企业应当每年进行自检，监控药品生产质量管理规范的实施情况，评估企业是否符合相关法规要求，并提出必要的纠正和预防措施。

第三十九条 药品上市许可持有人应当建立年度报告制度，按照国家药品监督管理局规定每年向省、自治区、直辖市药品监督管理部门报告药品生产销售、上市后研究、风险管理等情况。

疫苗上市许可持有人应当按照规定向国家药品监督管理局进行年度报告。

第四十条 药品上市许可持有人应当持续开展药品风险获益评估和控制，制定上市后药品风险管理计划，主动开展上市后研究，对药品的安全性、有效性和质量可控性进行进一步确证，加强对已上市药品的持续管理。

第四十一条 药品上市许可持有人应当建立药物警戒体系，按照国家药品监督管理局制定的药物警戒质量管理规范开展药物警戒工作。

药品上市许可持有人、药品生产企业应当经常考察本单位的药品质量、疗效和不良反应。发现疑似不良反应的，应当及时按照要求报告。

第四十二条 药品上市许可持有人委托生产药品的，应当符合药品管理的有关规定。

药品上市许可持有人委托符合条件的药品生产企业生产药品的，应当对受托方的质量保证能力和风险管理能力进行评估，根据国家药品监督管理局制定的药品委托生产质量协议指南要求，与其签订质量协议以及委托协议，监督受托方履行有关协议约定的义务。

受托方不得将接受委托生产的药品再次委托第三方生产。

经批准或者通过关联审评审批的原料药应当自行生产，不得再行委托他人生产。

第四十三条 药品上市许可持有人应当按照药品生产质量管理规范的要求对生产工艺变更进行管理和控制，并根据核准的生产工艺制定工艺规程。生产工艺变更应当开展研究，并依法取得批准、备案或者进行报告，接受药品监督管理部门的监督检查。

第四十四条 药品上市许可持有人、药品生产企业应当每年对所生产的药品按照品种进行产品质量回顾分析、记录，以确认工艺稳定可靠，以及原料、辅料、成品现行质量标准的适用性。

第四十五条 药品上市许可持有人、药品生产企业的质量管理体系相关的组织机构、企业负责人、生产负责人、质量负责人、质量受权人发生变更的，应当自发生变更之日起三十日内，完成登记手续。

疫苗上市许可持有人应当自发生变更之日起十五日内，向所在地省、自治区、直辖市药品监督管理部门报告生产负责人、质量负责人、质量受权人等关键岗位人员的变更情况。

第四十六条 列入国家实施停产报告的短缺药品清单的药品，药品上市许可持有人停止生产的，应当在计划停产实施六个月前向所在地省、自治区、直辖市药品监督管理部门报告；发生非预期停产的，在三日内报告所在地省、自治区、直辖市药品监督管理部门。必要时，向国家药品监督管理局报告。

药品监督管理部门接到报告后，应当及时通报同级短缺药品供应保障工作会商联动机制牵头单位。

第四十七条 药品上市许可持有人为境外企业的，应当指定一家在中国境内的企业法人，履行《药品管理法》与本办法规定的药品上市许可持有人的义务，并负责协调配合境外检查工作。

第四十八条 药品上市许可持有人的生产场地在境外的，应当按照《药品管理法》与本办法规定组织生产，配合境外检查工作。

第四章 监督检查

第四十九条 省、自治区、直辖市药品监督管理部门负责对本行政区域内药品上市许可持有人，制剂、化学原料药、中药饮片生产企业的监督管理。

省、自治区、直辖市药品监督管理部门应当对原料、辅料、直接接触药品的包装材料和容器等供应商、生产企业开展日常监督检查，必要时开展延伸检查。

第五十条 药品上市许可持有人和受托生产企业不在同一省、自治区、直辖市的，由药品上市许可持有人所在地省、自治区、直辖市药品监督管理部门负责对药品上市许可持有人的监督管理，受托生产企业所在地省、自治区、直辖市药品监督管理部门负责对受托生产企业的监督管理。省、自治区、直辖市药品监督管理部门应当加强监督检查信息互相通报，及时将监督检查信息更新到药品安全信用档案中，可以根据通报情况和药品安全信用档案中监管信息更新情况开展调查，对药品上市许可持有人或者受托生产企业依法作出行政处理，必要时可以开展联合检查。

第五十一条 药品监督管理部门应当建立健全职业化、专业化检查员制度，明确检查员的资格标准、检查职责、分级管理、能力培训、行为规范、绩效评价和退出程序等规定，提升检查员的专业素质和工作水平。检查员应当熟悉药品法律法规，具备药品专业知识。

药品监督管理部门应当根据监管事权、药品产业规模及检查任务等，配备充足的检查员队伍，保障检查工作需要。有疫苗等高风险药品生产企业的地区，还应当配备相应数量的具有疫苗等高风险药品检查技能和经验的药品检查员。

第五十二条 省、自治区、直辖市药品监督管理部门根据监管需要，对持有药品生产许可证的药品上市许可申请人及其受托生产企业，按以下要求进行上市前的药品生产质量管理规范符合性检查：

（一）未通过与生产该药品的生产条件相适应的药品生产质量管理规范符合性检查的品种，应当进行上市前的药品生产质量管理规范符合性检查。其中，拟生产药品需要进行药品注册现场核查的，国家药品监督管理局药品审评中心通知核查中心，告知相关省、自治区、直辖市药品监督管理部门和申请人。核查中心协调相关省、自治区、直辖市药品监督管理部门，同步开展药品注册现场核查和上市前的药品生产质量管理规范符合性检查；

（二）拟生产药品不需要进行药品注册现场核查的，国家药品监督管理局药品审评中心告知生产场地所在地省、自治区、直辖市药品监督管理部门和申请人，相关省、自治区、直辖市药品监督管理部门自行开展上市前的药品生产质量管理规范符合性检查；

（三）已通过与生产该药品的生产条件相适应的药品生产质量管理规范符合性检查的品种，相关省、自治区、直辖市药品监督管理部门根据风险管理原则决定是否开展上市前的药品生产质量管理规范符合性检查。

开展上市前的药品生产质量管理规范符合性检查的，在检查结束后，应当将检查情况、检查结果等形成书面报告，作为对药品上市监管的重要依据。上市前的药品生产质量管理规范符合性检查涉及药品生产许可证事项变更的，由原发证的省、自治区、直辖市药品监督管理部门依变更程序作出决定。

通过相应上市前的药品生产质量管理规范符合性检查的商业规模批次，在取得药品注册证书后，符合产品放行要求的可以上市销售。药品上市许可持有人应当重点加强上述批次药品的生产销售、风险管理等措施。

第五十三条 药品生产监督检查的主要内容包括：

（一）药品上市许可持有人、药品生产企业执行有关法律、法规及实施药品生产质量管理规范、药物警戒质量管理规范以及有关技术规范等情况；

（二）药品生产活动是否与药品品种档案载明的相关内容一致；

（三）疫苗储存、运输管理规范执行情况；

（四）药品委托生产质量协议及委托协议；

（五）风险管理计划实施情况；

（六）变更管理情况。

监督检查包括许可检查、常规检查、有因检查和其他检查。

第五十四条 省、自治区、直辖市药品监督管理部门应当坚持风险管理、全程管控原则，根据风险研判情况，制定年度检查计划并开展监督检查。年度检查计划至少包括检查范围、内容、方式、重点、要求、时限、承担检查的机构等。

第五十五条 省、自治区、直辖市药品监督管理部门应当根据药品品种、剂型、管制类别等特点，结合国家药品安全总体情况、药品安全风险警示信息、重大药品安全事件及其调查处理信息等，以及既往检查、检验、不良反应监测、投诉举报等情况确定检查频次：

（一）对麻醉药品、第一类精神药品、药品类易制毒化学品生产企业每季度检查不少于一次；

（二）对疫苗、血液制品、放射性药品、医疗用毒性药品、无菌药品等高风险药品生产企业，每年不少于一次药品生产质量管理规范符合性检查；

（三）对上述产品之外的药品生产企业，每年抽取一定比例开展监督检查，但应当在三年内对本行政区域内企业全部进行检查；

（四）对原料、辅料、直接接触药品的包装材料和容器等供应商、生产企业每年抽取一定比例开展监督检查，五年内对本行政区域内企业全部进行检查。

省、自治区、直辖市药品监督管理部门可以结合本行政区域内药品生产监管工作实际情况，调整检查频次。

第五十六条 国家药品监督管理局和省、自治区、直辖市药品监督管理部门组织监督检查时，应当制定检查方案，明确检查标准，如实记录现场检查情况，需要抽样检验或者研究的，按照有关规定执行。检查结论应当清晰明确，检查发现的问题应当以书面形式告知被检查单位。需要整改的，应当提出整改内容及整改期限，必要时对整改后情况实施检查。

在进行监督检查时，药品监督管理部门应当指派两名以上检查人员实施监督检查，检查人员应当向被检查单位出示执法证件。药品监督管理部门工作人员对知悉的商业秘密应当保密。

第五十七条 监督检查时，药品上市许可持有人和药品生产企业应当根据检查需要说明情况、提供有关材料：

（一）药品生产场地管理文件以及变更材料；

（二）药品生产企业接受监督检查及整改落实情况；

（三）药品质量不合格的处理情况；

（四）药物警戒机构、人员、制度制定情况以及疑似药品不良反应监测、识别、评估、控制情况；

（五）实施附条件批准的品种，开展上市后研究的材料；

（六）需要审查的其他必要材料。

第五十八条 现场检查结束后，应当对现场检查情况进行分析汇总，并客观、公平、公正地对检查中发现的缺陷进行风险评定并作出现场检查结论。

派出单位负责对现场检查结论进行综合研判。

第五十九条 国家药品监督管理局和省、自治区、直辖市药品监督管理部门通过监督检查发现药品生产管理或者疫苗储存、运输管理存在缺陷，有证据证明可能存在安全隐患的，应当依法采取相应措施：

（一）基本符合药品生产质量管理规范要求，需要整改的，应当发出告诫信并依据风险相应采取告诫、约谈、限期整改等措施；

（二）药品存在质量问题或者其他安全隐患的，药品监督管理部门根据监督检查情况，应当发出告诫信，并依据风险相应采取暂停生产、销售、使用、进口等控制措施。

药品存在质量问题或者其他安全隐患的，药品上市许可持有人应当依法召回药品而未召回的，省、自治区、直辖市药品监督管理部门应当责令其召回。

风险消除后，采取控制措施的药品监督管理部门应当解除控制措施。

规章文件

第六十条　开展药品生产监督检查过程中，发现存在药品质量安全风险的，应当及时向派出单位报告。药品监督管理部门经研判属于重大药品质量安全风险的，应当及时向上一级药品监督管理部门和同级地方人民政府报告。

第六十一条　开展药品生产监督检查过程中，发现存在涉嫌违反药品法律、法规、规章的行为，应当及时采取现场控制措施，按照规定做好证据收集工作。药品监督管理部门应当按照职责和权限依法查处，涉嫌犯罪的移送公安机关处理。

第六十二条　省、自治区、直辖市药品监督管理部门应当依法将本行政区域内药品上市许可持有人和药品生产企业的监管信息归入到药品安全信用档案管理，并保持相关数据的动态更新。监管信息包括药品生产许可、日常监督检查结果、违法行为查处、药品质量抽查检验、不良行为记录和投诉举报等内容。

第六十三条　国家药品监督管理局和省、自治区、直辖市药品监督管理部门在生产监督管理工作中，不得妨碍药品上市许可持有人、药品生产企业的正常生产活动，不得索取或者收受财物，不得谋取其他利益。

第六十四条　个人和组织发现药品上市许可持有人或者药品生产企业进行违法生产活动的，有权向药品监督管理部门举报，药品监督管理部门应当按照有关规定及时核实、处理。

第六十五条　发生与药品质量有关的重大安全事件，药品上市许可持有人应当立即对有关药品及其原料、辅料以及直接接触药品的包装材料和容器、相关生产线等采取封存等控制措施，并立即报告所在地省、自治区、直辖市药品监督管理部门和有关部门，省、自治区、直辖市药品监督管理部门应当在二十四小时内报告省级人民政府，同时报告国家药品监督管理局。

第六十六条　省、自治区、直辖市药品监督管理部门对有不良信用记录的药品上市许可持有人、药品生产企业，应当增加监督检查频次，并可以按照国家规定实施联合惩戒。

第六十七条　省、自治区、直辖市药品监督管理部门未及时发现生产环节药品安全系统性风险，未及时消除监督管理区域内药品安全隐患的，或者省级人民政府未履行药品安全职责，未及时消除区域性重大药品安全隐患的，国家药品监督管理局应当对其主要负责人进行约谈。

被约谈的省、自治区、直辖市药品监督管理部门和地方人民政府应当立即采取措施，对药品监督管理工作进行整改。

约谈情况和整改情况应当纳入省、自治区、直辖市药品监督管理部门和地方人民政府药品监督管理工作评议、考核记录。

第五章　法律责任

第六十八条　有下列情形之一的，按照《药品管理法》第一百一十五条给予处罚：

（一）药品上市许可持有人和药品生产企业变更生产地址、生产范围应当经批准而未经批准的；

（二）药品生产许可证超过有效期限仍进行生产的。

第六十九条　药品上市许可持有人和药品生产企业未按照药品生产质量管理规范的要求生产，有下列情形之一，属于《药品管理法》第一百二十六条规定的情节严重情形的，依法予以处罚：

（一）未配备专门质量负责人独立负责药品质量管理、监督质量管理规范执行；

（二）药品上市许可持有人未配备专门质量受权人履行药品上市放行责任；

（三）药品生产企业未配备专门质量受权人履行药品出厂放行责任；

（四）质量管理体系不能正常运行，药品生产过程控制、质量控制的记录和数据不真实；

（五）对已识别的风险未及时采取有效的风险控制措施，无法保证产品质量；

（六）其他严重违反药品生产质量管理规范的情形。

第七十条　辅料、直接接触药品的包装材料和容器的生产企业及供应商未遵守国家药品监督管理局制定的质量管理规范等相关要求，不能确保质量保证体系持续合规的，由所在地省、自治区、直辖市药品监督管理部门按照《药品管理法》第一百二十六条的规定给予处罚。

第七十一条 药品上市许可持有人和药品生产企业有下列情形之一的，由所在地省、自治区、直辖市药品监督管理部门处一万元以上三万元以下的罚款：

（一）企业名称、住所（经营场所）、法定代表人未按规定办理登记事项变更；

（二）未按照规定每年对直接接触药品的工作人员进行健康检查并建立健康档案；

（三）未按照规定对列入国家实施停产报告的短缺药品清单的药品进行停产报告。

第七十二条 药品监督管理部门有下列行为之一的，对直接负责的主管人员和其他直接责任人员按照《药品管理法》第一百四十九条的规定给予处罚：

（一）瞒报、谎报、缓报、漏报药品安全事件；

（二）对发现的药品安全违法行为未及时查处；

（三）未及时发现药品安全系统性风险，或者未及时消除监督管理区域内药品安全隐患，造成严重影响；

（四）其他不履行药品监督管理职责，造成严重不良影响或者重大损失。

第六章 附 则

第七十三条 本办法规定的期限以工作日计算。药品生产许可中技术审查和评定、现场检查、企业整改等所需时间不计入期限。

第七十四条 场地管理文件，是指由药品生产企业编写的药品生产活动概述性文件，是药品生产企业质量管理文件体系的一部分。场地管理文件有关要求另行制定。

经批准或者关联审评审批的原料药、辅料和直接接触药品的包装材料和容器生产场地、境外生产场地一并赋予统一编码。

第七十五条 告诫信，是指药品监督管理部门在药品监督管理活动中，对有证据证明可能存在安全隐患的，依法发出的信函。告诫信应当载明存在缺陷、问题和整改要求。

第七十六条 药品生产许可证编号格式为"省份简称＋四位年号＋四位顺序号"。企业变更名称等许可证项目以及重新发证，原药品生产许可证编号不变。

企业分立，在保留原药品生产许可证编号的同时，增加新的编号。企业合并，原药品生产许可证编号保留一个。

第七十七条 分类码是对许可证内生产范围进行统计归类的英文字母串。大写字母用于归类药品上市许可持有人和产品类型，包括：A代表自行生产的药品上市许可持有人、B代表委托生产的药品上市许可持有人、C代表接受委托的药品生产企业、D代表原料药生产企业；小写字母用于区分制剂属性，h代表化学药、z代表中成药、s代表生物制品、d代表按药品管理的体外诊断试剂、y代表中药饮片、q代表医用气体、t代表特殊药品、x代表其他。

第七十八条 药品生产许可证的生产范围应当按照《中华人民共和国药典》制剂通则及其他的国家药品标准等要求填写。

第七十九条 国家有关法律、法规对生产疫苗、血液制品、麻醉药品、精神药品、医疗用毒性药品、放射性药品、药品类易制毒化学品等另有规定的，依照其规定。

第八十条 出口的疫苗应当符合进口国（地区）的标准或者合同要求。

第八十一条 本办法自2020年7月1日起施行。2004年8月5日原国家食品药品监督管理局令第14号公布的《药品生产监督管理办法》同时废止。

药品生产质量管理规范（2010年修订）

（2011年1月17日中华人民共和国卫生部令第79号发布　自2011年3月1日起施行）

第一章　总　则

第一条　为规范药品生产质量管理，根据《中华人民共和国药品管理法》、《中华人民共和国药品管理法实施条例》，制定本规范。

第二条　企业应当建立药品质量管理体系。该体系应当涵盖影响药品质量的所有因素，包括确保药品质量符合预定用途的有组织、有计划的全部活动。

第三条　本规范作为质量管理体系的一部分，是药品生产管理和质量控制的基本要求，旨在最大限度地降低药品生产过程中污染、交叉污染以及混淆、差错等风险，确保持续稳定地生产出符合预定用途和注册要求的药品。

第四条　企业应当严格执行本规范，坚持诚实守信，禁止任何虚假、欺骗行为。

第二章　质量管理

第一节　原　则

第五条　企业应当建立符合药品质量管理要求的质量目标，将药品注册的有关安全、有效和质量可控的所有要求，系统地贯彻到药品生产、控制及产品放行、贮存、发运的全过程中，确保所生产的药品符合预定用途和注册要求。

第六条　企业高层管理人员应当确保实现既定的质量目标，不同层次的人员以及供应商、经销商应当共同参与并承担各自的责任。

第七条　企业应当配备足够的、符合要求的人员、厂房、设施和设备，为实现质量目标提供必要的条件。

第二节　质量保证

第八条　质量保证是质量管理体系的一部分。企业必须建立质量保证系统，同时建立完整的文件体系，以保证系统有效运行。

第九条　质量保证系统应当确保：

（一）药品的设计与研发体现本规范的要求；

（二）生产管理和质量控制活动符合本规范的要求；

（三）管理职责明确；

（四）采购和使用的原辅料和包装材料正确无误；

（五）中间产品得到有效控制；

（六）确认、验证的实施；

（七）严格按照规程进行生产、检查、检验和复核；

（八）每批产品经质量受权人批准后方可放行；

（九）在贮存、发运和随后的各种操作过程中有保证药品质量的适当措施；

（十）按照自检操作规程，定期检查评估质量保证系统的有效性和适用性。

第十条 药品生产质量管理的基本要求：

（一）制定生产工艺，系统地回顾并证明其可持续稳定地生产出符合要求的产品；

（二）生产工艺及其重大变更均经过验证；

（三）配备所需的资源，至少包括：

1. 具有适当的资质并经培训合格的人员；

2. 足够的厂房和空间；

3. 适用的设备和维修保障；

4. 正确的原辅料、包装材料和标签；

5. 经批准的工艺规程和操作规程；

6. 适当的贮运条件。

（四）应当使用准确、易懂的语言制定操作规程；

（五）操作人员经过培训，能够按照操作规程正确操作；

（六）生产全过程应当有记录，偏差均经过调查并记录；

（七）批记录和发运记录应当能够追溯批产品的完整历史，并妥善保存、便于查阅；

（八）降低药品发运过程中的质量风险；

（九）建立药品召回系统，确保能够召回任何一批已发运销售的产品；

（十）调查导致药品投诉和质量缺陷的原因，并采取措施，防止类似质量缺陷再次发生。

第三节　质量控制

第十一条 质量控制包括相应的组织机构、文件系统以及取样、检验等，确保物料或产品在放行前完成必要的检验，确认其质量符合要求。

第十二条 质量控制的基本要求：

（一）应当配备适当的设施、设备、仪器和经过培训的人员，有效、可靠地完成所有质量控制的相关活动；

（二）应当有批准的操作规程，用于原辅料、包装材料、中间产品、待包装产品和成品的取样、检查、检验以及产品的稳定性考察，必要时进行环境监测，以确保符合本规范的要求；

（三）由经授权的人员按照规定的方法对原辅料、包装材料、中间产品、待包装产品和成品取样；

（四）检验方法应当经过验证或确认；

（五）取样、检查、检验应当有记录，偏差应当经过调查并记录；

（六）物料、中间产品、待包装产品和成品必须按照质量标准进行检查和检验，并有记录；

（七）物料和最终包装的成品应当有足够的留样，以备必要的检查或检验；除最终包装容器过大的成品外，成品的留样包装应当与最终包装相同。

第四节　质量风险管理

第十三条 质量风险管理是在整个产品生命周期中采用前瞻或回顾的方式，对质量风险进行评估、控制、沟通、审核的系统过程。

第十四条 应当根据科学知识及经验对质量风险进行评估，以保证产品质量。

第十五条 质量风险管理过程所采用的方法、措施、形式及形成的文件应当与存在风险的级别相适应。

第三章　机构与人员

第一节　原　则

第十六条　企业应当建立与药品生产相适应的管理机构，并有组织机构图。

企业应当设立独立的质量管理部门，履行质量保证和质量控制的职责。质量管理部门可以分别设立质量保证部门和质量控制部门。

第十七条　质量管理部门应当参与所有与质量有关的活动，负责审核所有与本规范有关的文件。质量管理部门人员不得将职责委托给其他部门的人员。

第十八条　企业应当配备足够数量并具有适当资质（含学历、培训和实践经验）的管理和操作人员，应当明确规定每个部门和每个岗位的职责。岗位职责不得遗漏，交叉的职责应当有明确规定。每个人所承担的职责不应当过多。

所有人员应当明确并理解自己的职责，熟悉与其职责相关的要求，并接受必要的培训，包括上岗前培训和继续培训。

第十九条　职责通常不得委托给他人。确需委托的，其职责可委托给具有相当资质的指定人员。

第二节　关键人员

第二十条　关键人员应当为企业的全职人员，至少应当包括企业负责人、生产管理负责人、质量管理负责人和质量受权人。

质量管理负责人和生产管理负责人不得互相兼任。质量管理负责人和质量受权人可以兼任。应当制定操作规程确保质量受权人独立履行职责，不受企业负责人和其他人员的干扰。

第二十一条　企业负责

企业负责人是药品质量的主要责任人，全面负责企业日常管理。为确保企业实现质量目标并按照本规范要求生产药品，企业负责人应当负责提供必要的资源，合理计划、组织和协调，保证质量管理部门独立履行其职责。

第二十二条　生产管理负责人

（一）资质：

生产管理负责人应当至少具有药学或相关专业本科学历（或中级专业技术职称或执业药师资格），具有至少三年从事药品生产和质量管理的实践经验，其中至少有一年的药品生产管理经验，接受过与所生产产品相关的专业知识培训。

（二）主要职责：

1. 确保药品按照批准的工艺规程生产、贮存，以保证药品质量；

2. 确保严格执行与生产操作相关的各种操作规程；

3. 确保批生产记录和批包装记录经过指定人员审核并送交质量管理部门；

4. 确保厂房和设备的维护保养，以保持其良好的运行状态；

5. 确保完成各种必要的验证工作；

6. 确保生产相关人员经过必要的上岗前培训和继续培训，并根据实际需要调整培训内容。

第二十三条　质量管理负责人

（一）资质：

质量管理负责人应当至少具有药学或相关专业本科学历（或中级专业技术职称或执业药师资格），具有至少五年从事药品生产和质量管理的实践经验，其中至少一年的药品质量管理经验，接受过与所生产产品相关的专业知识培训。

（二）主要职责：

1. 确保原辅料、包装材料、中间产品、待包装产品和成品符合经注册批准的要求和质量标准；

2. 确保在产品放行前完成对批记录的审核；

3. 确保完成所有必要的检验；

4. 批准质量标准、取样方法、检验方法和其他质量管理的操作规程；

5. 审核和批准所有与质量有关的变更；

6. 确保所有重大偏差和检验结果超标已经过调查并得到及时处理；

7. 批准并监督委托检验；

8. 监督厂房和设备的维护，以保持其良好的运行状态；

9. 确保完成各种必要的确认或验证工作，审核和批准确认或验证方案和报告；

10. 确保完成自检；

11. 评估和批准物料供应商；

12. 确保所有与产品质量有关的投诉已经过调查，并得到及时、正确的处理；

13. 确保完成产品的持续稳定性考察计划，提供稳定性考察的数据；

14. 确保完成产品质量回顾分析；

15. 确保质量控制和质量保证人员都已经过必要的上岗前培训和继续培训，并根据实际需要调整培训内容。

第二十四条　生产管理负责人和质量管理负责人通常有下列共同的职责：

（一）审核和批准产品的工艺规程、操作规程等文件；

（二）监督厂区卫生状况；

（三）确保关键设备经过确认；

（四）确保完成生产工艺验证；

（五）确保企业所有相关人员都已经过必要的上岗前培训和继续培训，并根据实际需要调整培训内容；

（六）批准并监督委托生产；

（七）确定和监控物料和产品的贮存条件；

（八）保存记录；

（九）监督本规范执行状况；

（十）监控影响产品质量的因素。

第二十五条　质量受权人

（一）资质：

质量受权人应当至少具有药学或相关专业本科学历（或中级专业技术职称或执业药师资格），具有至少五年从事药品生产和质量管理的实践经验，从事过药品生产过程控制和质量检验工作。

质量受权人应当具有必要的专业理论知识，并经过与产品放行有关的培训，方能独立履行其职责。

（二）主要职责：

1. 参与企业质量体系建立、内部自检、外部质量审计、验证以及药品不良反应报告、产品召回等质量管理活动；

2. 承担产品放行的职责，确保每批已放行产品的生产、检验均符合相关法规、药品注册要求和质量标准；

3. 在产品放行前，质量受权人必须按照上述第 2 项的要求出具产品放行审核记录，并纳入批记录。

第三节 培　训

第二十六条　企业应当指定部门或专人负责培训管理工作，应当有经生产管理负责人或质量管理负责人审核或批准的培训方案或计划，培训记录应当予以保存。

第二十七条　与药品生产、质量有关的所有人员都应当经过培训，培训的内容应当与岗位的要求相适应。除进行本规范理论和实践的培训外，还应当有相关法规、相应岗位的职责、技能的培训，并定期评估培训的实际效果。

第二十八条　高风险操作区（如：高活性、高毒性、传染性、高致敏性物料的生产区）的工作人员应当接受专门的培训。

第四节　人员卫生

第二十九条　所有人员都应当接受卫生要求的培训，企业应当建立人员卫生操作规程，最大限度地降低人员对药品生产造成污染的风险。

第三十条　人员卫生操作规程应当包括与健康、卫生习惯及人员着装相关的内容。生产区和质量控制区的人员应当正确理解相关的人员卫生操作规程。企业应当采取措施确保人员卫生操作规程的执行。

第三十一条　企业应当对人员健康进行管理，并建立健康档案。直接接触药品的生产人员上岗前应当接受健康检查，以后每年至少进行一次健康检查。

第三十二条　企业应当采取适当措施，避免体表有伤口、患有传染病或其他可能污染药品疾病的人员从事直接接触药品的生产。

第三十三条　参观人员和未经培训的人员不得进入生产区和质量控制区，特殊情况确需进入的，应当事先对个人卫生、更衣等事项进行指导。

第三十四条　任何进入生产区的人员均应当按照规定更衣。工作服的选材、式样及穿戴方式应当与所从事的工作和空气洁净度级别要求相适应。

第三十五条　进入洁净生产区的人员不得化妆和佩带饰物。

第三十六条　生产区、仓储区应当禁止吸烟和饮食，禁止存放食品、饮料、香烟和个人用药品等非生产用物品。

第三十七条　操作人员应当避免裸手直接接触药品、与药品直接接触的包装材料和设备表面。

第四章　厂房与设施

第一节　原　则

第三十八条　厂房的选址、设计、布局、建造、改造和维护必须符合药品生产要求，应当能够最大限度地避免污染、交叉污染、混淆和差错，便于清洁、操作和维护。

第三十九条　应当根据厂房及生产防护措施综合考虑选址，厂房所处的环境应当能够最大限度地降低物料或产品遭受污染的风险。

第四十条　企业应当有整洁的生产环境；厂区的地面、路面及运输等不应当对药品的生产造成污染；生产、行政、生活和辅助区的总体布局应当合理，不得互相妨碍；厂区和厂房内的人、物流走向应当合理。

第四十一条　应当对厂房进行适当维护，并确保维修活动不影响药品的质量。应当按照详细的书面操作规程对厂房进行清洁或必要的消毒。

第四十二条　厂房应当有适当的照明、温度、湿度和通风，确保生产和贮存的产品质量以及相关设备性能不会直接或间接地受到影响。

第四十三条　厂房、设施的设计和安装应当能够有效防止昆虫或其它动物进入。应当采取必要的措施，避免所使用的灭鼠药、杀虫剂、烟熏剂等对设备、物料、产品造成污染。

第四十四条　应当采取适当措施，防止未经批准人员的进入。生产、贮存和质量控制区不应当作为非本区工作人员的直接通道。

第四十五条　应当保存厂房、公用设施、固定管道建造或改造后的竣工图纸。

第二节　生　产　区

第四十六条　为降低污染和交叉污染的风险，厂房、生产设施和设备应当根据所生产药品的特性、工艺流程及相应洁净度级别要求合理设计、布局和使用，并符合下列要求：

（一）应当综合考虑药品的特性、工艺和预定用途等因素，确定厂房、生产设施和设备多产品共用的可行性，并有相应评估报告；

（二）生产特殊性质的药品，如高致敏性药品（如青霉素类）或生物制品（如卡介苗或其他用活性微生物制备而成的药品），必须采用专用和独立的厂房、生产设施和设备。青霉素类药品产尘量大的操作区域应当保持相对负压，排至室外的废气应当经过净化处理并符合要求，排风口应当远离其他空气净化系统的进风口；

（三）生产 β- 内酰胺结构类药品、性激素类避孕药品必须使用专用设施（如独立的空气净化系统）和设备，并与其他药品生产区严格分开；

（四）生产某些激素类、细胞毒性类、高活性化学药品应当使用专用设施（如独立的空气净化系统）和设备；特殊情况下，如采取特别防护措施并经过必要的验证，上述药品制剂则可通过阶段性生产方式共用同一生产设施和设备；

（五）用于上述第（二）、（三）、（四）项的空气净化系统，其排风应当经过净化处理；

（六）药品生产厂房不得用于生产对药品质量有不利影响的非药用产品。

第四十七条　生产区和贮存区应当有足够的空间，确保有序地存放设备、物料、中间产品、待包装产品和成品，避免不同产品或物料的混淆、交叉污染，避免生产或质量控制操作发生遗漏或差错。

第四十八条　应当根据药品品种、生产操作要求及外部环境状况等配置空调净化系统，使生产区有效通风，并有温度、湿度控制和空气净化过滤，保证药品的生产环境符合要求。

洁净区与非洁净区之间、不同级别洁净区之间的压差应当不低于 10 帕斯卡。必要时，相同洁净度级别的不同功能区域（操作间）之间也应当保持适当的压差梯度。

口服液体和固体制剂、腔道用药（含直肠用药）、表皮外用药品等非无菌制剂生产的暴露工序区域及其直接接触药品的包装材料最终处理的暴露工序区域，应当参照"无菌药品"附录中 D 级洁净区的要求设置，企业可根据产品的标准和特性对该区域采取适当的微生物监控措施。

第四十九条　洁净区的内表面（墙壁、地面、天棚）应当平整光滑、无裂缝、接口严密、无颗粒物脱落，避免积尘，便于有效清洁，必要时应当进行消毒。

第五十条　各种管道、照明设施、风口和其他公用设施的设计和安装应当避免出现不易清洁的部位，应当尽可能在生产区外部对其进行维护。

第五十一条　排水设施应当大小适宜，并安装防止倒灌的装置。应当尽可能避免明沟排水；不可避免时，明沟宜浅，以方便清洁和消毒。

第五十二条　制剂的原辅料称量通常应当在专门设计的称量室内进行。

第五十三条　产尘操作间（如干燥物料或产品的取样、称量、混合、包装等操作间）应当保持相对负压或采取专门的措施，防止粉尘扩散、避免交叉污染并便于清洁。

第五十四条 用于药品包装的厂房或区域应当合理设计和布局，以避免混淆或交叉污染。如同一区域内有数条包装线，应当有隔离措施。

第五十五条 生产区应当有适度的照明，目视操作区域的照明应当满足操作要求。

第五十六条 生产区内可设中间控制区域，但中间控制操作不得给药品带来质量风险。

第三节 仓 储 区

第五十七条 仓储区应当有足够的空间，确保有序存放待验、合格、不合格、退货或召回的原辅料、包装材料、中间产品、待包装产品和成品等各类物料和产品。

第五十八条 仓储区的设计和建造应当确保良好的仓储条件，并有通风和照明设施。仓储区应当能够满足物料或产品的贮存条件（如温湿度、避光）和安全贮存的要求，并进行检查和监控。

第五十九条 高活性的物料或产品以及印刷包装材料应当贮存于安全的区域。

第六十条 接收、发放和发运区域应当能够保护物料、产品免受外界天气（如雨、雪）的影响。接收区的布局和设施应当能够确保到货物料在进入仓储区前可对外包装进行必要的清洁。

第六十一条 如采用单独的隔离区域贮存待验物料，待验区应当有醒目的标识，且只限于经批准的人员出入。

不合格、退货或召回的物料或产品应当隔离存放。

如果采用其他方法替代物理隔离，则该方法应当具有同等的安全性。

第六十二条 通常应当有单独的物料取样区。取样区的空气洁净度级别应当与生产要求一致。如在其他区域或采用其他方式取样，应当能够防止污染或交叉污染。

第四节 质量控制区

第六十三条 质量控制实验室通常应当与生产区分开。生物检定、微生物和放射性同位素的实验室还应当彼此分开。

第六十四条 实验室的设计应当确保其适用于预定的用途，并能够避免混淆和交叉污染，应当有足够的区域用于样品处置、留样和稳定性考察样品的存放以及记录的保存。

第六十五条 必要时，应当设置专门的仪器室，使灵敏度高的仪器免受静电、震动、潮湿或其他外界因素的干扰。

第六十六条 处理生物样品或放射性样品等特殊物品的实验室应当符合国家的有关要求。

第六十七条 实验动物房应当与其他区域严格分开，其设计、建造应当符合国家有关规定，并设有独立的空气处理设施以及动物的专用通道。

第五节 辅 助 区

第六十八条 休息室的设置不应当对生产区、仓储区和质量控制区造成不良影响。

第六十九条 更衣室和盥洗室应当方便人员进出，并与使用人数相适应。盥洗室不得与生产区和仓储区直接相通。

第七十条 维修间应当尽可能远离生产区。存放在洁净区内的维修用备件和工具，应当放置在专门的房间或工具柜中。

第五章 设 备

第一节 原 则

第七十一条 设备的设计、选型、安装、改造和维护必须符合预定用途，应当尽可能降低产生污染、交叉污染、混淆和差错的风险，便于操作、清洁、维护，以及必要时进行的消毒或灭菌。

第七十二条　应当建立设备使用、清洁、维护和维修的操作规程，并保存相应的操作记录。

第七十三条　应当建立并保存设备采购、安装、确认的文件和记录。

第二节　设计和安装

第七十四条　生产设备不得对药品质量产生任何不利影响。与药品直接接触的生产设备表面应当平整、光洁、易清洗或消毒、耐腐蚀，不得与药品发生化学反应、吸附药品或向药品中释放物质。

第七十五条　应当配备有适当量程和精度的衡器、量具、仪器和仪表。

第七十六条　应当选择适当的清洗、清洁设备，并防止这类设备成为污染源。

第七十七条　设备所用的润滑剂、冷却剂等不得对药品或容器造成污染，应当尽可能使用食用级或级别相当的润滑剂。

第七十八条　生产用模具的采购、验收、保管、维护、发放及报废应当制定相应操作规程，设专人专柜保管，并有相应记录。

第三节　维护和维修

第七十九条　设备的维护和维修不得影响产品质量。

第八十条　应当制定设备的预防性维护计划和操作规程，设备的维护和维修应当有相应的记录。

第八十一条　经改造或重大维修的设备应当进行再确认，符合要求后方可用于生产。

第四节　使用和清洁

第八十二条　主要生产和检验设备都应当有明确的操作规程。

第八十三条　生产设备应当在确认的参数范围内使用。

第八十四条　应当按照详细规定的操作规程清洁生产设备。

生产设备清洁的操作规程应当规定具体而完整的清洁方法、清洁用设备或工具、清洁剂的名称和配制方法、去除前一批次标识的方法、保护已清洁设备在使用前免受污染的方法、已清洁设备最长的保存时限、使用前检查设备清洁状况的方法，使操作者能以可重现的、有效的方式对各类设备进行清洁。

如需拆装设备，还应当规定设备拆装的顺序和方法；如需对设备消毒或灭菌，还应当规定消毒或灭菌的具体方法、消毒剂的名称和配制方法。必要时，还应当规定设备生产结束至清洁前所允许的最长间隔时限。

第八十五条　已清洁的生产设备应当在清洁、干燥的条件下存放。

第八十六条　用于药品生产或检验的设备和仪器，应当有使用日志，记录内容包括使用、清洁、维护和维修情况以及日期、时间、所生产及检验的药品名称、规格和批号等。

第八十七条　生产设备应当有明显的状态标识，标明设备编号和内容物（如名称、规格、批号）；没有内容物的应当标明清洁状态。

第八十八条　不合格的设备如有可能应当搬出生产和质量控制区，未搬出前，应当有醒目的状态标识。

第八十九条　主要固定管道应当标明内容物名称和流向。

第五节　校　准

第九十条　应当按照操作规程和校准计划定期对生产和检验用衡器、量具、仪表、记录和控制设备以及仪器进行校准和检查，并保存相关记录。校准的量程范围应当涵盖实际生产和检验的使用

规章文件

范围。

第九十一条 应当确保生产和检验使用的关键衡器、量具、仪表、记录和控制设备以及仪器经过校准，所得出的数据准确、可靠。

第九十二条 应当使用计量标准器具进行校准，且所用计量标准器具应当符合国家有关规定。校准记录应当标明所用计量标准器具的名称、编号、校准有效期和计量合格证明编号，确保记录的可追溯性。

第九十三条 衡器、量具、仪表、用于记录和控制的设备以及仪器应当有明显的标识，标明其校准有效期。

第九十四条 不得使用未经校准、超过校准有效期、失准的衡器、量具、仪表以及用于记录和控制的设备、仪器。

第九十五条 在生产、包装、仓储过程中使用自动或电子设备的，应当按照操作规程定期进行校准和检查，确保其操作功能正常。校准和检查应当有相应的记录。

第六节 制药用水

第九十六条 制药用水应当适合其用途，并符合《中华人民共和国药典》的质量标准及相关要求。制药用水至少应当采用饮用水。

第九十七条 水处理设备及其输送系统的设计、安装、运行和维护应当确保制药用水达到设定的质量标准。水处理设备的运行不得超出其设计能力。

第九十八条 纯化水、注射用水储罐和输送管道所用材料应当无毒、耐腐蚀；储罐的通气口应当安装不脱落纤维的疏水性除菌滤器；管道的设计和安装应当避免死角、盲管。

第九十九条 纯化水、注射用水的制备、贮存和分配应当能够防止微生物的滋生。纯化水可采用循环，注射用水可采用70℃以上保温循环。

第一百条 应当对制药用水及原水的水质进行定期监测，并有相应的记录。

第一百零一条 应当按照操作规程对纯化水、注射用水管道进行清洗消毒，并有相关记录。发现制药用水微生物污染达到警戒限度、纠偏限度时应当按照操作规程处理。

第六章 物料与产品

第一节 原 则

第一百零二条 药品生产所用的原辅料、与药品直接接触的包装材料应当符合相应的质量标准。药品上直接印字所用油墨应当符合食用标准要求。

进口原辅料应当符合国家相关的进口管理规定。

第一百零三条 应当建立物料和产品的操作规程，确保物料和产品的正确接收、贮存、发放、使用和发运，防止污染、交叉污染、混淆和差错。

物料和产品的处理应当按照操作规程或工艺规程执行，并有记录。

第一百零四条 物料供应商的确定及变更应当进行质量评估，并经质量管理部门批准后方可采购。

第一百零五条 物料和产品的运输应当能够满足其保证质量的要求，对运输有特殊要求的，其运输条件应当予以确认。

第一百零六条 原辅料、与药品直接接触的包装材料和印刷包装材料的接收应当有操作规程，所有到货物料均应当检查，以确保与订单一致，并确认供应商已经质量管理部门批准。

物料的外包装应当有标签，并注明规定的信息。必要时，还应当进行清洁，发现外包装损坏或其他可能影响物料质量的问题，应当向质量管理部门报告并进行调查和记录。

每次接收均应当有记录，内容包括：

（一）交货单和包装容器上所注物料的名称；

（二）企业内部所用物料名称和（或）代码；

（三）接收日期；

（四）供应商和生产商（如不同）的名称；

（五）供应商和生产商（如不同）标识的批号；

（六）接收总量和包装容器数量；

（七）接收后企业指定的批号或流水号；

（八）有关说明（如包装状况）。

第一百零七条 物料接收和成品生产后应当及时按照待验管理，直至放行。

第一百零八条 物料和产品应当根据其性质有序分批贮存和周转，发放及发运应当符合先进先出和近效期先出的原则。

第一百零九条 使用计算机化仓储管理的，应当有相应的操作规程，防止因系统故障、停机等特殊情况而造成物料和产品的混淆和差错。

使用完全计算机化仓储管理系统进行识别的，物料、产品等相关信息可不必以书面可读的方式标出。

第二节 原 辅 料

第一百一十条 应当制定相应的操作规程，采取核对或检验等适当措施，确认每一包装内的原辅料正确无误。

第一百一十一条 一次接收数个批次的物料，应当按批取样、检验、放行。

第一百一十二条 仓储区内的原辅料应当有适当的标识，并至少标明下述内容：

（一）指定的物料名称和企业内部的物料代码；

（二）企业接收时设定的批号；

（三）物料质量状态（如待验、合格、不合格、已取样）；

（四）有效期或复验期。

第一百一十三条 只有经质量管理部门批准放行并在有效期或复验期内的原辅料方可使用。

第一百一十四条 原辅料应当按照有效期或复验期贮存。贮存期内，如发现对质量有不良影响的特殊情况，应当进行复验。

第一百一十五条 应当由指定人员按照操作规程进行配料，核对物料后，精确称量或计量，并作好标识。

第一百一十六条 配制的每一物料及其重量或体积应当由他人独立进行复核，并有复核记录。

第一百一十七条 用于同一批药品生产的所有配料应当集中存放，并作好标识。

第三节 中间产品和待包装产品

第一百一十八条 中间产品和待包装产品应当在适当的条件下贮存。

第一百一十九条 中间产品和待包装产品应当有明确的标识，并至少标明下述内容：

（一）产品名称和企业内部的产品代码；

（二）产品批号；

（三）数量或重量（如毛重、净重等）；

（四）生产工序（必要时）；

（五）产品质量状态（必要时，如待验、合格、不合格、已取样）。

第四节　包装材料

第一百二十条　与药品直接接触的包装材料和印刷包装材料的管理和控制要求与原辅料相同。

第一百二十一条　包装材料应当由专人按照操作规程发放，并采取措施避免混淆和差错，确保用于药品生产的包装材料正确无误。

第一百二十二条　应当建立印刷包装材料设计、审核、批准的操作规程，确保印刷包装材料印制的内容与药品监督管理部门核准的一致，并建立专门的文档，保存经签名批准的印刷包装材料原版实样。

第一百二十三条　印刷包装材料的版本变更时，应当采取措施，确保产品所用印刷包装材料的版本正确无误。宜收回作废的旧版印刷模版并予以销毁。

第一百二十四条　印刷包装材料应当设置专门区域妥善存放，未经批准人员不得进入。切割式标签或其他散装印刷包装材料应当分别置于密闭容器内储运，以防混淆。

第一百二十五条　印刷包装材料应当由专人保管，并按照操作规程和需求量发放。

第一百二十六条　每批或每次发放的与药品直接接触的包装材料或印刷包装材料，均应当有识别标志，标明所用产品的名称和批号。

第一百二十七条　过期或废弃的印刷包装材料应当予以销毁并记录。

第五节　成　品

第一百二十八条　成品放行前应当待验贮存。

第一百二十九条　成品的贮存条件应当符合药品注册批准的要求。

第六节　特殊管理的物料和产品

第一百三十条　麻醉药品、精神药品、医疗用毒性药品（包括药材）、放射性药品、药品类易制毒化学品及易燃、易爆和其他危险品的验收、贮存、管理应当执行国家有关的规定。

第七节　其　他

第一百三十一条　不合格的物料、中间产品、待包装产品和成品的每个包装容器上均应当有清晰醒目的标志，并在隔离区内妥善保存。

第一百三十二条　不合格的物料、中间产品、待包装产品和成品的处理应当经质量管理负责人批准，并有记录。

第一百三十三条　产品回收需经预先批准，并对相关的质量风险进行充分评估，根据评估结论决定是否回收。回收应当按照预定的操作规程进行，并有相应记录。回收处理后的产品应当按照回收处理中最早批次产品的生产日期确定有效期。

第一百三十四条　制剂产品不得进行重新加工。不合格的制剂中间产品、待包装产品和成品一般不得进行返工。只有不影响产品质量、符合相应质量标准，且根据预定、经批准的操作规程以及对相关风险充分评估后，才允许返工处理。返工应当有相应记录。

第一百三十五条　对返工或重新加工或回收合并后生产的成品，质量管理部门应当考虑需要进行额外相关项目的检验和稳定性考察。

第一百三十六条　企业应当建立药品退货的操作规程，并有相应的记录，内容至少应当包括：产品名称、批号、规格、数量、退货单位及地址、退货原因及日期、最终处理意见。

同一产品同一批号不同渠道的退货应当分别记录、存放和处理。

第一百三十七条 只有经检查、检验和调查，有证据证明退货质量未受影响，且经质量管理部门根据操作规程评价后，方可考虑将退货重新包装、重新发运销售。评价考虑的因素至少应当包括药品的性质、所需的贮存条件、药品的现状、历史，以及发运与退货之间的间隔时间等因素。不符合贮存和运输要求的退货，应当在质量管理部门监督下予以销毁。对退货质量存有怀疑时，不得重新发运。

对退货进行回收处理的，回收后的产品应当符合预定的质量标准和第一百三十三条的要求。

退货处理的过程和结果应当有相应记录。

第七章 确认与验证

第一百三十八条 企业应当确定需要进行的确认或验证工作，以证明有关操作的关键要素能够得到有效控制。确认或验证的范围和程度应当经过风险评估来确定。

第一百三十九条 企业的厂房、设施、设备和检验仪器应当经过确认，应当采用经过验证的生产工艺、操作规程和检验方法进行生产、操作和检验，并保持持续的验证状态。

第一百四十条 应当建立确认与验证的文件和记录，并能以文件和记录证明达到以下预定的目标：

（一）设计确认应当证明厂房、设施、设备的设计符合预定用途和本规范要求；

（二）安装确认应当证明厂房、设施、设备的建造和安装符合设计标准；

（三）运行确认应当证明厂房、设施、设备的运行符合设计标准；

（四）性能确认应当证明厂房、设施、设备在正常操作方法和工艺条件下能够持续符合标准；

（五）工艺验证应当证明一个生产工艺按照规定的工艺参数能够持续生产出符合预定用途和注册要求的产品。

第一百四十一条 采用新的生产处方或生产工艺前，应当验证其常规生产的适用性。生产工艺在使用规定的原辅料和设备条件下，应当能够始终生产出符合预定用途和注册要求的产品。

第一百四十二条 当影响产品质量的主要因素，如原辅料、与药品直接接触的包装材料、生产设备、生产环境（或厂房）、生产工艺、检验方法等发生变更时，应当进行确认或验证。必要时，还应当经药品监督管理部门批准。

第一百四十三条 清洁方法应当经过验证，证实其清洁的效果，以有效防止污染和交叉污染。清洁验证应当综合考虑设备使用情况、所使用的清洁剂和消毒剂、取样方法和位置以及相应的取样回收率、残留物的性质和限度、残留物检验方法的灵敏度等因素。

第一百四十四条 确认和验证不是一次性的行为。首次确认或验证后，应当根据产品质量回顾分析情况进行再确认或再验证。关键的生产工艺和操作规程应当定期进行再验证，确保其能够达到预期结果。

第一百四十五条 企业应当制定验证总计划，以文件形式说明确认与验证工作的关键信息。

第一百四十六条 验证总计划或其他相关文件中应当作出规定，确保厂房、设施、设备、检验仪器、生产工艺、操作规程和检验方法等能够保持持续稳定。

第一百四十七条 应当根据确认或验证的对象制定确认或验证方案，并经审核、批准。确认或验证方案应当明确职责。

第一百四十八条 确认或验证应当按照预先确定和批准的方案实施，并有记录。确认或验证工作完成后，应当写出报告，并经审核、批准。确认或验证的结果和结论（包括评价和建议）应当有记录并存档。

第一百四十九条 应当根据验证的结果确认工艺规程和操作规程。

规章文件

第八章　文件管理

第一节　原　则

第一百五十条　文件是质量保证系统的基本要素。企业必须有内容正确的书面质量标准、生产处方和工艺规程、操作规程以及记录等文件。

第一百五十一条　企业应当建立文件管理的操作规程，系统地设计、制定、审核、批准和发放文件。与本规范有关的文件应当经质量管理部门的审核。

第一百五十二条　文件的内容应当与药品生产许可、药品注册等相关要求一致，并有助于追溯每批产品的历史情况。

第一百五十三条　文件的起草、修订、审核、批准、替换或撤销、复制、保管和销毁等应当按照操作规程管理，并有相应的文件分发、撤销、复制、销毁记录。

第一百五十四条　文件的起草、修订、审核、批准均应当由适当的人员签名并注明日期。

第一百五十五条　文件应当标明题目、种类、目的以及文件编号和版本号。文字应当确切、清晰、易懂，不能模棱两可。

第一百五十六条　文件应当分类存放、条理分明，便于查阅。

第一百五十七条　原版文件复制时，不得产生任何差错；复制的文件应当清晰可辨。

第一百五十八条　文件应当定期审核、修订；文件修订后，应当按照规定管理，防止旧版文件的误用。分发、使用的文件应当为批准的现行文本，已撤销的或旧版文件除留档备查外，不得在工作现场出现。

第一百五十九条　与本规范有关的每项活动均应当有记录，以保证产品生产、质量控制和质量保证等活动可以追溯。记录应当留有填写数据的足够空格。记录应当及时填写，内容真实，字迹清晰、易读，不易擦除。

第一百六十条　应当尽可能采用生产和检验设备自动打印的记录、图谱和曲线图等，并标明产品或样品的名称、批号和记录设备的信息，操作人应当签注姓名和日期。

第一百六十一条　记录应当保持清洁，不得撕毁和任意涂改。记录填写的任何更改都应当签注姓名和日期，并使原有信息仍清晰可辨，必要时，应当说明更改的理由。记录如需重新誊写，则原有记录不得销毁，应当作为重新誊写记录的附件保存。

第一百六十二条　每批药品应当有批记录，包括批生产记录、批包装记录、批检验记录和药品放行审核记录等与本批产品有关的记录。批记录应当由质量管理部门负责管理，至少保存至药品有效期后一年。

质量标准、工艺规程、操作规程、稳定性考察、确认、验证、变更等其他重要文件应当长期保存。

第一百六十三条　如使用电子数据处理系统、照相技术或其他可靠方式记录数据资料，应当有所用系统的操作规程；记录的准确性应当经过核对。

使用电子数据处理系统的，只有经授权的人员方可输入或更改数据，更改和删除情况应当有记录；应当使用密码或其他方式来控制系统的登录；关键数据输入后，应当由他人独立进行复核。

用电子方法保存的批记录，应当采用磁带、缩微胶卷、纸质副本或其他方法进行备份，以确保记录的安全，且数据资料在保存期内便于查阅。

第二节　质量标准

第一百六十四条　物料和成品应当有经批准的现行质量标准；必要时，中间产品或待包装产品也应当有质量标准。

第一百六十五条 物料的质量标准一般应当包括：

（一）物料的基本信息：

1. 企业统一指定的物料名称和内部使用的物料代码；

2. 质量标准的依据；

3. 经批准的供应商；

4. 印刷包装材料的实样或样稿。

（二）取样、检验方法或相关操作规程编号；

（三）定性和定量的限度要求；

（四）贮存条件和注意事项；

（五）有效期或复验期。

第一百六十六条 外购或外销的中间产品和待包装产品应当有质量标准；如果中间产品的检验结果用于成品的质量评价，则应当制定与成品质量标准相对应的中间产品质量标准。

第一百六十七条 成品的质量标准应当包括：

（一）产品名称以及产品代码；

（二）对应的产品处方编号（如有）；

（三）产品规格和包装形式；

（四）取样、检验方法或相关操作规程编号；

（五）定性和定量的限度要求；

（六）贮存条件和注意事项；

（七）有效期。

第三节　工艺规程

第一百六十八条 每种药品的每个生产批量均应当有经企业批准的工艺规程，不同药品规格的每种包装形式均应当有各自的包装操作要求。工艺规程的制定应当以注册批准的工艺为依据。

第一百六十九条 工艺规程不得任意更改。如需更改，应当按照相关的操作规程修订、审核、批准。

第一百七十条 制剂的工艺规程的内容至少应当包括：

（一）生产处方：

1. 产品名称和产品代码；

2. 产品剂型、规格和批量；

3. 所用原辅料清单（包括生产过程中使用，但不在成品中出现的物料），阐明每一物料的指定名称、代码和用量；如原辅料的用量需要折算时，还应当说明计算方法。

（二）生产操作要求：

1. 对生产场所和所用设备的说明（如操作间的位置和编号、洁净度级别、必要的温湿度要求、设备型号和编号等）；

2. 关键设备的准备（如清洗、组装、校准、灭菌等）所采用的方法或相应操作规程编号；

3. 详细的生产步骤和工艺参数说明（如物料的核对、预处理、加入物料的顺序、混合时间、温度等）；

4. 所有中间控制方法及标准；

5. 预期的最终产量限度，必要时，还应当说明中间产品的产量限度，以及物料平衡的计算方法和限度；

规章文件

6.待包装产品的贮存要求,包括容器、标签及特殊贮存条件;

7.需要说明的注意事项。

(三)包装操作要求:

1.以最终包装容器中产品的数量、重量或体积表示的包装形式;

2.所需全部包装材料的完整清单,包括包装材料的名称、数量、规格、类型以及与质量标准有关的每一包装材料的代码;

3.印刷包装材料的实样或复制品,并标明产品批号、有效期打印位置;

4.需要说明的注意事项,包括对生产区和设备进行的检查,在包装操作开始前,确认包装生产线的清场已经完成等;

5.包装操作步骤的说明,包括重要的辅助性操作和所用设备的注意事项、包装材料使用前的核对;

6.中间控制的详细操作,包括取样方法及标准;

7.待包装产品、印刷包装材料的物料平衡计算方法和限度。

第四节　批生产记录

第一百七十一条　每批产品均应当有相应的批生产记录,可追溯该批产品的生产历史以及与质量有关的情况。

第一百七十二条　批生产记录应当依据现行批准的工艺规程的相关内容制定。记录的设计应当避免填写差错。批生产记录的每一页应当标注产品的名称、规格和批号。

第一百七十三条　原版空白的批生产记录应当经生产管理负责人和质量管理负责人审核和批准。批生产记录的复制和发放均应当按照操作规程进行控制并有记录,每批产品的生产只能发放一份原版空白批生产记录的复制件。

第一百七十四条　在生产过程中,进行每项操作时应当及时记录,操作结束后,应当由生产操作人员确认并签注姓名和日期。

第一百七十五条　批生产记录的内容应当包括:

(一)产品名称、规格、批号;

(二)生产以及中间工序开始、结束的日期和时间;

(三)每一生产工序的负责人签名;

(四)生产步骤操作人员的签名;必要时,还应当有操作(如称量)复核人员的签名;

(五)每一原辅料的批号以及实际称量的数量(包括投入的回收或返工处理产品的批号及数量);

(六)相关生产操作或活动、工艺参数及控制范围,以及所用主要生产设备的编号;

(七)中间控制结果的记录以及操作人员的签名;

(八)不同生产工序所得产量及必要时的物料平衡计算;

(九)对特殊问题或异常事件的记录,包括对偏离工艺规程的偏差情况的详细说明或调查报告,并经签字批准。

第五节　批包装记录

第一百七十六条　每批产品或每批中部分产品的包装,都应当有批包装记录,以便追溯该批产品包装操作以及与质量有关的情况。

第一百七十七条　批包装记录应当依据工艺规程中与包装相关的内容制定。记录的设计应当注意避免填写差错。批包装记录的每一页均应当标注所包装产品的名称、规格、包装形式和批号。

第一百七十八条　批包装记录应当有待包装产品的批号、数量以及成品的批号和计划数量。原版空白的批包装记录的审核、批准、复制和发放的要求与原版空白的批生产记录相同。

第一百七十九条 在包装过程中，进行每项操作时应当及时记录，操作结束后，应当由包装操作人员确认并签注姓名和日期。

第一百八十条 批包装记录的内容包括：

（一）产品名称、规格、包装形式、批号、生产日期和有效期；

（二）包装操作日期和时间；

（三）包装操作负责人签名；

（四）包装工序的操作人员签名；

（五）每一包装材料的名称、批号和实际使用的数量；

（六）根据工艺规程所进行的检查记录，包括中间控制结果；

（七）包装操作的详细情况，包括所用设备及包装生产线的编号；

（八）所用印刷包装材料的实样，并印有批号、有效期及其他打印内容；不易随批包装记录归档的印刷包装材料可采用印有上述内容的复制品；

（九）对特殊问题或异常事件的记录，包括对偏离工艺规程的偏差情况的详细说明或调查报告，并经签字批准；

（十）所有印刷包装材料和待包装产品的名称、代码，以及发放、使用、销毁或退库的数量、实际产量以及物料平衡检查。

第六节 操作规程和记录

第一百八十一条 操作规程的内容应当包括：题目、编号、版本号、颁发部门、生效日期、分发部门以及制定人、审核人、批准人的签名并注明日期，标题、正文及变更历史。

第一百八十二条 厂房、设备、物料、文件和记录应当有编号（或代码），并制定编制编号（或代码）的操作规程，确保编号（或代码）的唯一性。

第一百八十三条 下述活动也应当有相应的操作规程，其过程和结果应当有记录：

（一）确认和验证；

（二）设备的装配和校准；

（三）厂房和设备的维护、清洁和消毒；

（四）培训、更衣及卫生等与人员相关的事宜；

（五）环境监测；

（六）虫害控制；

（七）变更控制；

（八）偏差处理；

（九）投诉；

（十）药品召回；

（十一）退货。

第九章 生产管理

第一节 原 则

第一百八十四条 所有药品的生产和包装均应当按照批准的工艺规程和操作规程进行操作并有相关记录，以确保药品达到规定的质量标准，并符合药品生产许可和注册批准的要求。

第一百八十五条 应当建立划分产品生产批次的操作规程，生产批次的划分应当能够确保同一批次产品质量和特性的均一性。

第一百八十六条　应当建立编制药品批号和确定生产日期的操作规程。每批药品均应当编制唯一的批号。除另有法定要求外，生产日期不得迟于产品成型或灌装（封）前经最后混合的操作开始日期，不得以产品包装日期作为生产日期。

第一百八十七条　每批产品应当检查产量和物料平衡，确保物料平衡符合设定的限度。如有差异，必须查明原因，确认无潜在质量风险后，方可按照正常产品处理。

第一百八十八条　不得在同一生产操作间同时进行不同品种和规格药品的生产操作，除非没有发生混淆或交叉污染的可能。

第一百八十九条　在生产的每一阶段，应当保护产品和物料免受微生物和其他污染。

第一百九十条　在干燥物料或产品，尤其是高活性、高毒性或高致敏性物料或产品的生产过程中，应当采取特殊措施，防止粉尘的产生和扩散。

第一百九十一条　生产期间使用的所有物料、中间产品或待包装产品的容器及主要设备、必要的操作室应当贴签标识或以其他方式标明生产中的产品或物料名称、规格和批号，如有必要，还应当标明生产工序。

第一百九十二条　容器、设备或设施所用标识应当清晰明了，标识的格式应当经企业相关部门批准。除在标识上使用文字说明外，还可采用不同的颜色区分被标识物的状态（如待验、合格、不合格或已清洁等）。

第一百九十三条　应当检查产品从一个区域输送至另一个区域的管道和其他设备连接，确保连接正确无误。

第一百九十四条　每次生产结束后应当进行清场，确保设备和工作场所没有遗留与本次生产有关的物料、产品和文件。下次生产开始前，应当对前次清场情况进行确认。

第一百九十五条　应当尽可能避免出现任何偏离工艺规程或操作规程的偏差。一旦出现偏差，应当按照偏差处理操作规程执行。

第一百九十六条　生产厂房应当仅限于经批准的人员出入。

第二节　防止生产过程中的污染和交叉污染

第一百九十七条　生产过程中应当尽可能采取措施，防止污染和交叉污染，如：

（一）在分隔的区域内生产不同品种的药品；

（二）采用阶段性生产方式；

（三）设置必要的气锁间和排风；空气洁净度级别不同的区域应当有压差控制；

（四）应当降低未经处理或未经充分处理的空气再次进入生产区导致污染的风险；

（五）在易产生交叉污染的生产区内，操作人员应当穿戴该区域专用的防护服；

（六）采用经过验证或已知有效的清洁和去污染操作规程进行设备清洁；必要时，应当对与物料直接接触的设备表面的残留物进行检测；

（七）采用密闭系统生产；

（八）干燥设备的进风应当有空气过滤器，排风应当有防止空气倒流装置；

（九）生产和清洁过程中应当避免使用易碎、易脱屑、易发霉器具；使用筛网时，应当有防止因筛网断裂而造成污染的措施；

（十）液体制剂的配制、过滤、灌封、灭菌等工序应当在规定时间内完成；

（十一）软膏剂、乳膏剂、凝胶剂等半固体制剂以及栓剂的中间产品应当规定贮存期和贮存条件。

第一百九十八条　应当定期检查防止污染和交叉污染的措施并评估其适用性和有效性。

第三节　生产操作

第一百九十九条　生产开始前应当进行检查，确保设备和工作场所没有上批遗留的产品、文件或与本批产品生产无关的物料，设备处于已清洁及待用状态。检查结果应当有记录。

生产操作前，还应当核对物料或中间产品的名称、代码、批号和标识，确保生产所用物料或中间产品正确且符合要求。

第二百条　应当进行中间控制和必要的环境监测，并予以记录。

第二百零一条　每批药品的每一生产阶段完成后必须由生产操作人员清场，并填写清场记录。清场记录内容包括：操作间编号、产品名称、批号、生产工序、清场日期、检查项目及结果、清场负责人及复核人签名。清场记录应当纳入批生产记录。

第四节　包装操作

第二百零二条　包装操作规程应当规定降低污染和交叉污染、混淆或差错风险的措施。

第二百零三条　包装开始前应当进行检查，确保工作场所、包装生产线、印刷机及其他设备已处于清洁或待用状态，无上批遗留的产品、文件或与本批产品包装无关的物料。检查结果应当有记录。

第二百零四条　包装操作前，还应当检查所领用的包装材料正确无误，核对待包装产品和所用包装材料的名称、规格、数量、质量状态，且与工艺规程相符。

第二百零五条　每一包装操作场所或包装生产线，应当有标识标明包装中的产品名称、规格、批号和批量的生产状态。

第二百零六条　有数条包装线同时进行包装时，应当采取隔离或其他有效防止污染、交叉污染或混淆的措施。

第二百零七条　待用分装容器在分装前应当保持清洁，避免容器中有玻璃碎屑、金属颗粒等污染物。

第二百零八条　产品分装、封口后应当及时贴签。未能及时贴签时，应当按照相关的操作规程操作，避免发生混淆或贴错标签等差错。

第二百零九条　单独打印或包装过程中在线打印的信息（如产品批号或有效期）均应当进行检查，确保其正确无误，并予以记录。如手工打印，应当增加检查频次。

第二百一十条　使用切割式标签或在包装线以外单独打印标签，应当采取专门措施，防止混淆。

第二百一十一条　应当对电子读码机、标签计数器或其他类似装置的功能进行检查，确保其准确运行。检查应当有记录。

第二百一十二条　包装材料上印刷或模压的内容应当清晰，不易褪色和擦除。

第二百一十三条　包装期间，产品的中间控制检查应当至少包括下述内容：

（一）包装外观；

（二）包装是否完整；

（三）产品和包装材料是否正确；

（四）打印信息是否正确；

（五）在线监控装置的功能是否正常。

样品从包装生产线取走后不应当再返还，以防止产品混淆或污染。

第二百一十四条　因包装过程产生异常情况而需要重新包装产品的，必须经专门检查、调查并由指定人员批准。重新包装应当有详细记录。

第二百一十五条　在物料平衡检查中，发现待包装产品、印刷包装材料以及成品数量有显著差

规章文件

异时，应当进行调查，未得出结论前，成品不得放行。

第二百一十六条 包装结束时，已打印批号的剩余包装材料应当由专人负责全部计数销毁，并有记录。如将未打印批号的印刷包装材料退库，应当按照操作规程执行。

第十章 质量控制与质量保证

第一节 质量控制实验室管理

第二百一十七条 质量控制实验室的人员、设施、设备应当与产品性质和生产规模相适应。

企业通常不得进行委托检验，确需委托检验的，应当按照第十一章中委托检验部分的规定，委托外部实验室进行检验，但应当在检验报告中予以说明。

第二百一十八条 质量控制负责人应当具有足够的管理实验室的资质和经验，可以管理同一企业的一个或多个实验室。

第二百一十九条 质量控制实验室的检验人员至少应当具有相关专业中专或高中以上学历，并经过与所从事的检验操作相关的实践培训且通过考核。

第二百二十条 质量控制实验室应当配备药典、标准图谱等必要的工具书，以及标准品或对照品等相关的标准物质。

第二百二十一条 质量控制实验室的文件应当符合第八章的原则，并符合下列要求：

（一）质量控制实验室应当至少有下列详细文件：

1. 质量标准；

2. 取样操作规程和记录；

3. 检验操作规程和记录（包括检验记录或实验室工作记事簿）；

4. 检验报告或证书；

5. 必要的环境监测操作规程、记录和报告；

6. 必要的检验方法验证报告和记录；

7. 仪器校准和设备使用、清洁、维护的操作规程及记录。

（二）每批药品的检验记录应当包括中间产品、待包装产品和成品的质量检验记录，可追溯该批药品所有相关的质量检验情况；

（三）宜采用便于趋势分析的方法保存某些数据（如检验数据、环境监测数据、制药用水的微生物监测数据）；

（四）除与批记录相关的资料信息外，还应当保存其他原始资料或记录，以方便查阅。

第二百二十二条 取样应当至少符合以下要求：

（一）质量管理部门的人员有权进入生产区和仓储区进行取样及调查；

（二）应当按照经批准的操作规程取样，操作规程应当详细规定：

1. 经授权的取样人；

2. 取样方法；

3. 所用器具；

4. 样品量；

5. 分样的方法；

6. 存放样品容器的类型和状态；

7. 取样后剩余部分及样品的处置和标识；

8. 取样注意事项，包括为降低取样过程产生的各种风险所采取的预防措施，尤其是无菌或有害物料的取样以及防止取样过程中污染和交叉污染的注意事项；

9. 贮存条件；

10. 取样器具的清洁方法和贮存要求。

（三）取样方法应当科学、合理，以保证样品的代表性；

（四）留样应当能够代表被取样批次的产品或物料，也可抽取其他样品来监控生产过程中最重要的环节（如生产的开始或结束）；

（五）样品的容器应当贴有标签，注明样品名称、批号、取样日期、取自哪一包装容器、取样人等信息；

（六）样品应当按照规定的贮存要求保存。

第二百二十三条 物料和不同生产阶段产品的检验应当至少符合以下要求：

（一）企业应当确保药品按照注册批准的方法进行全项检验；

（二）符合下列情形之一的，应当对检验方法进行验证：

1. 采用新的检验方法；

2. 检验方法需变更的；

3. 采用《中华人民共和国药典》及其他法定标准未收载的检验方法；

4. 法规规定的其他需要验证的检验方法。

（三）对不需要进行验证的检验方法，企业应当对检验方法进行确认，以确保检验数据准确、可靠；

（四）检验应当有书面操作规程，规定所用方法、仪器和设备，检验操作规程的内容应当与经确认或验证的检验方法一致；

（五）检验应当有可追溯的记录并应当复核，确保结果与记录一致。所有计算均应当严格核对；

（六）检验记录应当至少包括以下内容：

1. 产品或物料的名称、剂型、规格、批号或供货批号，必要时注明供应商和生产商（如不同）的名称或来源；

2. 依据的质量标准和检验操作规程；

3. 检验所用的仪器或设备的型号和编号；

4. 检验所用的试液和培养基的配制批号、对照品或标准品的来源和批号；

5. 检验所用动物的相关信息；

6. 检验过程，包括对照品溶液的配制、各项具体的检验操作、必要的环境温湿度；

7. 检验结果，包括观察情况、计算和图谱或曲线图，以及依据的检验报告编号；

8. 检验日期；

9. 检验人员的签名和日期；

10. 检验、计算复核人员的签名和日期。

（七）所有中间控制（包括生产人员所进行的中间控制），均应当按照经质量管理部门批准的方法进行，检验应当有记录；

（八）应当对实验室容量分析用玻璃仪器、试剂、试液、对照品以及培养基进行质量检查；

（九）必要时应当将检验用实验动物在使用前进行检验或隔离检疫。饲养和管理应当符合相关的实验动物管理规定。动物应当有标识，并应当保存使用的历史记录。

第二百二十四条 质量控制实验室应当建立检验结果超标调查的操作规程。任何检验结果超标都必须按照操作规程进行完整的调查，并有相应的记录。

第二百二十五条 企业按规定保存的、用于药品质量追溯或调查的物料、产品样品为留样。用于产品稳定性考察的样品不属于留样。

留样应当至少符合以下要求：

规章文件

（一）应当按照操作规程对留样进行管理；

（二）留样应当能够代表被取样批次的物料或产品；

（三）成品的留样：

1. 每批药品均应当有留样；如果一批药品分成数次进行包装，则每次包装至少应当保留一件最小市售包装的成品；

2. 留样的包装形式应当与药品市售包装形式相同，原料药的留样如无法采用市售包装形式的，可采用模拟包装；

3. 每批药品的留样数量一般至少应当能够确保按照注册批准的质量标准完成两次全检（无菌检查和热原检查等除外）；

4. 如果不影响留样的包装完整性，保存期间内至少应当每年对留样进行一次目检观察，如有异常，应当进行彻底调查并采取相应的处理措施；

5. 留样观察应当有记录；

6. 留样应当按照注册批准的贮存条件至少保存至药品有效期后一年；

7. 如企业终止药品生产或关闭的，应当将留样转交受权单位保存，并告知当地药品监督管理部门，以便在必要时可随时取得留样。

（四）物料的留样：

1. 制剂生产用每批原辅料和与药品直接接触的包装材料均应当有留样。与药品直接接触的包装材料（如输液瓶），如成品已有留样，可不必单独留样；

2. 物料的留样量应当至少满足鉴别的需要；

3. 除稳定性较差的原辅料外，用于制剂生产的原辅料（不包括生产过程中使用的溶剂、气体或制药用水）和与药品直接接触的包装材料的留样应当至少保存至产品放行后二年。如果物料的有效期较短，则留样时间可相应缩短；

4. 物料的留样应当按照规定的条件贮存，必要时还应当适当包装密封。

第二百二十六条 试剂、试液、培养基和检定菌的管理应当至少符合以下要求：

（一）试剂和培养基应当从可靠的供应商处采购，必要时应当对供应商进行评估；

（二）应当有接收试剂、试液、培养基的记录，必要时，应当在试剂、试液、培养基的容器上标注接收日期；

（三）应当按照相关规定或使用说明配制、贮存和使用试剂、试液和培养基。特殊情况下，在接收或使用前，还应当对试剂进行鉴别或其他检验；

（四）试液和已配制的培养基应当标注配制批号、配制日期和配制人员姓名，并有配制（包括灭菌）记录。不稳定的试剂、试液和培养基应当标注有效期及特殊贮存条件。标准液、滴定液还应当标注最后一次标化的日期和校正因子，并有标化记录；

（五）配制的培养基应当进行适用性检查，并有相关记录。应当有培养基使用记录；

（六）应当有检验所需的各种检定菌，并建立检定菌保存、传代、使用、销毁的操作规程和相应记录；

（七）检定菌应当有适当的标识，内容至少包括菌种名称、编号、代次、传代日期、传代操作人；

（八）检定菌应当按照规定的条件贮存，贮存的方式和时间不应当对检定菌的生长特性有不利影响。

第二百二十七条 标准品或对照品的管理应当至少符合以下要求：

（一）标准品或对照品应当按照规定贮存和使用；

（二）标准品或对照品应当有适当的标识，内容至少包括名称、批号、制备日期（如有）、有效期（如有）、首次开启日期、含量或效价、贮存条件；

（三）企业如需自制工作标准品或对照品，应当建立工作标准品或对照品的质量标准以及制备、鉴别、检验、批准和贮存的操作规程，每批工作标准品或对照品应当用法定标准品或对照品进行标化，并确定有效期，还应当通过定期标化证明工作标准品或对照品的效价或含量在有效期内保持稳定。标化的过程和结果应当有相应的记录。

第二节　物料和产品放行

第二百二十八条　应当分别建立物料和产品批准放行的操作规程，明确批准放行的标准、职责，并有相应的记录。

第二百二十九条　物料的放行应当至少符合以下要求：

（一）物料的质量评价内容应当至少包括生产商的检验报告、物料包装完整性和密封性的检查情况和检验结果；

（二）物料的质量评价应当有明确的结论，如批准放行、不合格或其他决定；

（三）物料应当由指定人员签名批准放行。

第二百三十条　产品的放行应当至少符合以下要求：

（一）在批准放行前，应当对每批药品进行质量评价，保证药品及其生产应当符合注册和本规范要求，并确认以下各项内容：

1. 主要生产工艺和检验方法经过验证；

2. 已完成所有必需的检查、检验，并综合考虑实际生产条件和生产记录；

3. 所有必需的生产和质量控制均已完成并经相关主管人员签名；

4. 变更已按照相关规程处理完毕，需要经药品监督管理部门批准的变更已得到批准；

5. 对变更或偏差已完成所有必要的取样、检查、检验和审核；

6. 所有与该批产品有关的偏差均已有明确的解释或说明，或者已经过彻底调查和适当处理；如偏差还涉及其他批次产品，应当一并处理。

（二）药品的质量评价应当有明确的结论，如批准放行、不合格或其他决定；

（三）每批药品均应当由质量受权人签名批准放行；

（四）疫苗类制品、血液制品、用于血源筛查的体外诊断试剂以及国家食品药品监督管理局规定的其他生物制品放行前还应当取得批签发合格证明。

第三节　持续稳定性考察

第二百三十一条　持续稳定性考察的目的是在有效期内监控已上市药品的质量，以发现药品与生产相关的稳定性问题（如杂质含量或溶出度特性的变化），并确定药品能够在标示的贮存条件下，符合质量标准的各项要求。

第二百三十二条　持续稳定性考察主要针对市售包装药品，但也需兼顾待包装产品。例如，当待包装产品在完成包装前，或从生产厂运输到包装厂，还需要长期贮存时，应当在相应的环境条件下，评估其对包装后产品稳定性的影响。此外，还应当考虑对贮存时间较长的中间产品进行考察。

第二百三十三条　持续稳定性考察应当有考察方案，结果应当有报告。用于持续稳定性考察的设备（尤其是稳定性试验设备或设施）应当按照第七章和第五章的要求进行确认和维护。

第二百三十四条　持续稳定性考察的时间应当涵盖药品有效期，考察方案应当至少包括以下内容：

（一）每种规格、每个生产批量药品的考察批次数；

（二）相关的物理、化学、微生物和生物学检验方法，可考虑采用稳定性考察专属的检验方法；

（三）检验方法依据；

（四）合格标准；

（五）容器密封系统的描述；

（六）试验间隔时间（测试时间点）；

（七）贮存条件（应当采用与药品标示贮存条件相对应的《中华人民共和国药典》规定的长期稳定性试验标准条件）；

（八）检验项目，如检验项目少于成品质量标准所包含的项目，应当说明理由。

第二百三十五条　考察批次数和检验频次应当能够获得足够的数据，以供趋势分析。通常情况下，每种规格、每种内包装形式的药品，至少每年应当考察一个批次，除非当年没有生产。

第二百三十六条　某些情况下，持续稳定性考察中应当额外增加批次数，如重大变更或生产和包装有重大偏差的药品应当列入稳定性考察。此外，重新加工、返工或回收的批次，也应当考虑列入考察，除非已经过验证和稳定性考察。

第二百三十七条　关键人员，尤其是质量受权人，应当了解持续稳定性考察的结果。当持续稳定性考察不在待包装产品和成品的生产企业进行时，则相关各方之间应当有书面协议，且均应当保存持续稳定性考察的结果以供药品监督管理部门审查。

第二百三十八条　应当对不符合质量标准的结果或重要的异常趋势进行调查。对任何已确认的不符合质量标准的结果或重大不良趋势，企业都应当考虑是否可能对已上市药品造成影响，必要时应当实施召回，调查结果以及采取的措施应当报告当地药品监督管理部门。

第二百三十九条　应当根据所获得的全部数据资料，包括考察的阶段性结论，撰写总结报告并保存。应当定期审核总结报告。

第四节　变更控制

第二百四十条　企业应当建立变更控制系统，对所有影响产品质量的变更进行评估和管理。需要经药品监督管理部门批准的变更应当在得到批准后方可实施。

第二百四十一条　应当建立操作规程，规定原辅料、包装材料、质量标准、检验方法、操作规程、厂房、设施、设备、仪器、生产工艺和计算机软件变更的申请、评估、审核、批准和实施。质量管理部门应当指定专人负责变更控制。

第二百四十二条　变更都应当评估其对产品质量的潜在影响。企业可以根据变更的性质、范围、对产品质量潜在影响的程度将变更分类（如主要、次要变更）。判断变更所需的验证、额外的检验以及稳定性考察应当有科学依据。

第二百四十三条　与产品质量有关的变更由申请部门提出后，应当经评估、制定实施计划并明确实施职责，最终由质量管理部门审核批准。变更实施应当有相应的完整记录。

第二百四十四条　改变原辅料、与药品直接接触的包装材料、生产工艺、主要生产设备以及其他影响药品质量的主要因素时，还应当对变更实施后最初至少三个批次的药品质量进行评估。如果变更可能影响药品的有效期，则质量评估还应当包括对变更实施后生产的药品进行稳定性考察。

第二百四十五条　变更实施时，应当确保与变更相关的文件均已修订。

第二百四十六条　质量管理部门应当保存所有变更的文件和记录。

第五节　偏差处理

第二百四十七条　各部门负责人应当确保所有人员正确执行生产工艺、质量标准、检验方法和操作规程，防止偏差的产生。

第二百四十八条　企业应当建立偏差处理的操作规程，规定偏差的报告、记录、调查、处理以及所采取的纠正措施，并有相应的记录。

第二百四十九条 任何偏差都应当评估其对产品质量的潜在影响。企业可以根据偏差的性质、范围、对产品质量潜在影响的程度将偏差分类（如重大、次要偏差），对重大偏差的评估还应当考虑是否需要对产品进行额外的检验以及对产品有效期的影响，必要时，应当对涉及重大偏差的产品进行稳定性考察。

第二百五十条 任何偏离生产工艺、物料平衡限度、质量标准、检验方法、操作规程等的情况均应当有记录，并立即报告主管人员及质量管理部门，应当有清楚的说明，重大偏差应当由质量管理部门会同其他部门进行彻底调查，并有调查报告。偏差调查报告应当由质量管理部门的指定人员审核并签字。

企业还应当采取预防措施有效防止类似偏差的再次发生。

第二百五十一条 质量管理部门应当负责偏差的分类，保存偏差调查、处理的文件和记录。

第六节　纠正措施和预防措施

第二百五十二条 企业应当建立纠正措施和预防措施系统，对投诉、召回、偏差、自检或外部检查结果、工艺性能和质量监测趋势等进行调查并采取纠正和预防措施。调查的深度和形式应当与风险的级别相适应。纠正措施和预防措施系统应当能够增进对产品和工艺的理解，改进产品和工艺。

第二百五十三条 企业应当建立实施纠正和预防措施的操作规程，内容至少包括：

（一）对投诉、召回、偏差、自检或外部检查结果、工艺性能和质量监测趋势以及其他来源的质量数据进行分析，确定已有和潜在的质量问题。必要时，应当采用适当的统计学方法；

（二）调查与产品、工艺和质量保证系统有关的原因；

（三）确定所需采取的纠正和预防措施，防止问题的再次发生；

（四）评估纠正和预防措施的合理性、有效性和充分性；

（五）对实施纠正和预防措施过程中所有发生的变更应当予以记录；

（六）确保相关信息已传递到质量受权人和预防问题再次发生的直接负责人；

（七）确保相关信息及其纠正和预防措施已通过高层管理人员的评审。

第二百五十四条 实施纠正和预防措施应当有文件记录，并由质量管理部门保存。

第七节　供应商的评估和批准

第二百五十五条 质量管理部门应当对所有生产用物料的供应商进行质量评估，会同有关部门对主要物料供应商（尤其是生产商）的质量体系进行现场质量审计，并对质量评估不符合要求的供应商行使否决权。

主要物料的确定应当综合考虑企业所生产的药品质量风险、物料用量以及物料对药品质量的影响程度等因素。

企业法定代表人、企业负责人及其他部门的人员不得干扰或妨碍质量管理部门对物料供应商独立作出质量评估。

第二百五十六条 应当建立物料供应商评估和批准的操作规程，明确供应商的资质、选择的原则、质量评估方式、评估标准、物料供应商批准的程序。

如质量评估需采用现场质量审计方式的，还应当明确审计内容、周期、审计人员的组成及资质。需采用样品小批量试生产的，还应当明确生产批量、生产工艺、产品质量标准、稳定性考察方案。

第二百五十七条 质量管理部门应当指定专人负责物料供应商质量评估和现场质量审计，分发经批准的合格供应商名单。被指定的人员应当具有相关的法规和专业知识，具有足够的质量评估和现场质量审计的实践经验。

第二百五十八条 现场质量审计应当核实供应商资质证明文件和检验报告的真实性，核实是否具备检验条件。应当对其人员机构、厂房设施和设备、物料管理、生产工艺流程和生产管理、质量控制实验室的设备、仪器、文件管理等进行检查，以全面评估其质量保证系统。现场质量审计应当有报告。

第二百五十九条 必要时，应当对主要物料供应商提供的样品进行小批量试生产，并对试生产的药品进行稳定性考察。

第二百六十条 质量管理部门对物料供应商的评估至少应当包括：供应商的资质证明文件、质量标准、检验报告、企业对物料样品的检验数据和报告。如进行现场质量审计和样品小批量试生产的，还应当包括现场质量审计报告，以及小试产品的质量检验报告和稳定性考察报告。

第二百六十一条 改变物料供应商，应当对新的供应商进行质量评估；改变主要物料供应商的，还需要对产品进行相关的验证及稳定性考察。

第二百六十二条 质量管理部门应当向物料管理部门分发经批准的合格供应商名单，该名单内容至少包括物料名称、规格、质量标准、生产商名称和地址、经销商（如有）名称等，并及时更新。

第二百六十三条 质量管理部门应当与主要物料供应商签订质量协议，在协议中应当明确双方所承担的质量责任。

第二百六十四条 质量管理部门应当定期对物料供应商进行评估或现场质量审计，回顾分析物料质量检验结果、质量投诉和不合格处理记录。如物料出现质量问题或生产条件、工艺、质量标准和检验方法等可能影响质量的关键因素发生重大改变时，还应当尽快进行相关的现场质量审计。

第二百六十五条 企业应当对每家物料供应商建立质量档案，档案内容应当包括供应商的资质证明文件、质量协议、质量标准、样品检验数据和报告、供应商的检验报告、现场质量审计报告、产品稳定性考察报告、定期的质量回顾分析报告等。

第八节　产品质量回顾分析

第二百六十六条 应当按照操作规程，每年对所有生产的药品按品种进行产品质量回顾分析，以确认工艺稳定可靠，以及原辅料、成品现行质量标准的适用性，及时发现不良趋势，确定产品及工艺改进的方向。应当考虑以往回顾分析的历史数据，还应当对产品质量回顾分析的有效性进行自检。

当有合理的科学依据时，可按照产品的剂型分类进行质量回顾，如固体制剂、液体制剂和无菌制剂等。

回顾分析应当有报告。

企业至少应当对下列情形进行回顾分析：

（一）产品所用原辅料的所有变更，尤其是来自新供应商的原辅料；

（二）关键中间控制点及成品的检验结果；

（三）所有不符合质量标准的批次及其调查；

（四）所有重大偏差及相关的调查、所采取的整改措施和预防措施的有效性；

（五）生产工艺或检验方法等的所有变更；

（六）已批准或备案的药品注册所有变更；

（七）稳定性考察的结果及任何不良趋势；

（八）所有因质量原因造成的退货、投诉、召回及调查；

（九）与产品工艺或设备相关的纠正措施的执行情况和效果；

（十）新获批准和有变更的药品，按照注册要求上市后应当完成的工作情况；

（十一）相关设备和设施，如空调净化系统、水系统、压缩空气等的确认状态；

（十二）委托生产或检验的技术合同履行情况。

第二百六十七条 应当对回顾分析的结果进行评估，提出是否需要采取纠正和预防措施或进行再确认或再验证的评估意见及理由，并及时、有效地完成整改。

第二百六十八条 药品委托生产时，委托方和受托方之间应当有书面的技术协议，规定产品质量回顾分析中各方的责任，确保产品质量回顾分析按时进行并符合要求。

第九节 投诉与不良反应报告

第二百六十九条 应当建立药品不良反应报告和监测管理制度，设立专门机构并配备专职人员负责管理。

第二百七十条 应当主动收集药品不良反应，对不良反应应当详细记录、评价、调查和处理，及时采取措施控制可能存在的风险，并按照要求向药品监督管理部门报告。

第二百七十一条 应当建立操作规程，规定投诉登记、评价、调查和处理的程序，并规定因可能的产品缺陷发生投诉时所采取的措施，包括考虑是否有必要从市场召回药品。

第二百七十二条 应当有专人及足够的辅助人员负责进行质量投诉的调查和处理，所有投诉、调查的信息应当向质量受权人通报。

第二百七十三条 所有投诉都应当登记与审核，与产品质量缺陷有关的投诉，应当详细记录投诉的各个细节，并进行调查。

第二百七十四条 发现或怀疑某批药品存在缺陷，应当考虑检查其他批次的药品，查明其是否受到影响。

第二百七十五条 投诉调查和处理应当有记录，并注明所查相关批次产品的信息。

第二百七十六条 应当定期回顾分析投诉记录，以便发现需要警觉、重复出现以及可能需要从市场召回药品的问题，并采取相应措施。

第二百七十七条 企业出现生产失误、药品变质或其他重大质量问题，应当及时采取相应措施，必要时还应当向当地药品监督管理部门报告。

第十一章 委托生产与委托检验

第一节 原 则

第二百七十八条 为确保委托生产产品的质量和委托检验的准确性和可靠性，委托方和受托方必须签订书面合同，明确规定各方责任、委托生产或委托检验的内容及相关的技术事项。

第二百七十九条 委托生产或委托检验的所有活动，包括在技术或其他方面拟采取的任何变更，均应当符合药品生产许可和注册的有关要求。

第二节 委 托 方

第二百八十条 委托方应当对受托方进行评估，对受托方的条件、技术水平、质量管理情况进行现场考核，确认其具有完成受托工作的能力，并能保证符合本规范的要求。

第二百八十一条 委托方应当向受托方提供所有必要的资料，以使受托方能够按照药品注册和其他法定要求正确实施所委托的操作。

委托方应当使受托方充分了解与产品或操作相关的各种问题，包括产品或操作对受托方的环境、厂房、设备、人员及其他物料或产品可能造成的危害。

第二百八十二条 委托方应当对受托生产或检验的全过程进行监督。

第二百八十三条 委托方应当确保物料和产品符合相应的质量标准。

第三节　受　托　方

第二百八十四条　受托方必须具备足够的厂房、设备、知识和经验以及人员，满足委托方所委托的生产或检验工作的要求。

第二百八十五条　受托方应当确保所收到委托方提供的物料、中间产品和待包装产品适用于预定用途。

第二百八十六条　受托方不得从事对委托生产或检验的产品质量有不利影响的活动。

第四节　合　同

第二百八十七条　委托方与受托方之间签订的合同应当详细规定各自的产品生产和控制职责，其中的技术性条款应当由具有制药技术、检验专业知识和熟悉本规范的主管人员拟订。委托生产及检验的各项工作必须符合药品生产许可和药品注册的有关要求并经双方同意。

第二百八十八条　合同应当详细规定质量受权人批准放行每批药品的程序，确保每批产品都已按照药品注册的要求完成生产和检验。

第二百八十九条　合同应当规定何方负责物料的采购、检验、放行、生产和质量控制（包括中间控制），还应当规定何方负责取样和检验。

在委托检验的情况下，合同应当规定受托方是否在委托方的厂房内取样。

第二百九十条　合同应当规定由受托方保存的生产、检验和发运记录及样品，委托方应当能够随时调阅或检查；出现投诉、怀疑产品有质量缺陷或召回时，委托方应当能够方便地查阅所有与评价产品质量相关的记录。

第二百九十一条　合同应当明确规定委托方可以对受托方进行检查或现场质量审计。

第二百九十二条　委托检验合同应当明确受托方有义务接受药品监督管理部门检查。

第十二章　产品发运与召回

第一节　原　则

第二百九十三条　企业应当建立产品召回系统，必要时可迅速、有效地从市场召回任何一批存在安全隐患的产品。

第二百九十四条　因质量原因退货和召回的产品，均应当按照规定监督销毁，有证据证明退货产品质量未受影响的除外。

第二节　发　运

第二百九十五条　每批产品均应当有发运记录。根据发运记录，应当能够追查每批产品的销售情况，必要时应当能够及时全部追回，发运记录内容应当包括：产品名称、规格、批号、数量、收货单位和地址、联系方式、发货日期、运输方式等。

第二百九十六条　药品发运的零头包装只限两个批号为一个合箱，合箱外应当标明全部批号，并建立合箱记录。

第二百九十七条　发运记录应当至少保存至药品有效期后一年。

第三节　召　回

第二百九十八条　应当制定召回操作规程，确保召回工作的有效性。

第二百九十九条　应当指定专人负责组织协调召回工作，并配备足够数量的人员。产品召回负责人应当独立于销售和市场部门；如产品召回负责人不是质量受权人，则应当向质量受权人通报召回处理情况。

第三百条 召回应当能够随时启动，并迅速实施。

第三百零一条 因产品存在安全隐患决定从市场召回的，应当立即向当地药品监督管理部门报告。

第三百零二条 产品召回负责人应当能够迅速查阅到药品发运记录。

第三百零三条 已召回的产品应当有标识，并单独、妥善贮存，等待最终处理决定。

第三百零四条 召回的进展过程应当有记录，并有最终报告。产品发运数量、已召回数量以及数量平衡情况应当在报告中予以说明。

第三百零五条 应当定期对产品召回系统的有效性进行评估。

第十三章 自 检

第一节 原 则

第三百零六条 质量管理部门应当定期组织对企业进行自检，监控本规范的实施情况，评估企业是否符合本规范要求，并提出必要的纠正和预防措施。

第二节 自 检

第三百零七条 自检应当有计划，对机构与人员、厂房与设施、设备、物料与产品、确认与验证、文件管理、生产管理、质量控制与质量保证、委托生产与委托检验、产品发运与召回等项目定期进行检查。

第三百零八条 应当由企业指定人员进行独立、系统、全面的自检，也可由外部人员或专家进行独立的质量审计。

第三百零九条 自检应当有记录。自检完成后应当有自检报告，内容至少包括自检过程中观察到的所有情况、评价的结论以及提出纠正和预防措施的建议。自检情况应当报告企业高层管理人员。

第十四章 附 则

第三百一十条 本规范为药品生产质量管理的基本要求。对无菌药品、生物制品、血液制品等药品或生产质量管理活动的特殊要求，由国家食品药品监督管理局以附录方式另行制定。

第三百一十一条 企业可以采用经过验证的替代方法，达到本规范的要求。

第三百一十二条 本规范下列术语（按汉语拼音排序）的含义是：

（一）包装

待包装产品变成成品所需的所有操作步骤，包括分装、贴签等。但无菌生产工艺中产品的无菌灌装，以及最终灭菌产品的灌装等不视为包装。

（二）包装材料

药品包装所用的材料，包括与药品直接接触的包装材料和容器、印刷包装材料，但不包括发运用的外包装材料。

（三）操作规程

经批准用来指导设备操作、维护与清洁、验证、环境控制、取样和检验等药品生产活动的通用性文件，也称标准操作规程。

（四）产品

包括药品的中间产品、待包装产品和成品。

（五）产品生命周期

产品从最初的研发、上市直至退市的所有阶段。

（六）成品

已完成所有生产操作步骤和最终包装的产品。

（七）重新加工

将某一生产工序生产的不符合质量标准的一批中间产品或待包装产品的一部分或全部，采用不同的生产工艺进行再加工，以符合预定的质量标准。

（八）待包装产品

尚未进行包装但已完成所有其他加工工序的产品。

（九）待验

指原辅料、包装材料、中间产品、待包装产品或成品，采用物理手段或其他有效方式将其隔离或区分，在允许用于投料生产或上市销售之前贮存、等待作出放行决定的状态。

（十）发放

指生产过程中物料、中间产品、待包装产品、文件、生产用模具等在企业内部流转的一系列操作。

（十一）复验期

原辅料、包装材料贮存一定时间后，为确保其仍适用于预定用途，由企业确定的需重新检验的日期。

（十二）发运

指企业将产品发送到经销商或用户的一系列操作，包括配货、运输等。

（十三）返工

将某一生产工序生产的不符合质量标准的一批中间产品或待包装产品、成品的一部分或全部返回到之前的工序，采用相同的生产工艺进行再加工，以符合预定的质量标准。

（十四）放行

对一批物料或产品进行质量评价，作出批准使用或投放市场或其他决定的操作。

（十五）高层管理人员

在企业内部最高层指挥和控制企业、具有调动资源的权力和职责的人员。

（十六）工艺规程

为生产特定数量的成品而制定的一个或一套文件，包括生产处方、生产操作要求和包装操作要求，规定原辅料和包装材料的数量、工艺参数和条件、加工说明（包括中间控制）、注意事项等内容。

（十七）供应商

指物料、设备、仪器、试剂、服务等的提供方，如生产商、经销商等。

（十八）回收

在某一特定的生产阶段，将以前生产的一批或数批符合相应质量要求的产品的一部分或全部，加入到另一批次中的操作。

（十九）计算机化系统

用于报告或自动控制的集成系统，包括数据输入、电子处理和信息输出。

（二十）交叉污染

不同原料、辅料及产品之间发生的相互污染。

（二十一）校准

在规定条件下，确定测量、记录、控制仪器或系统的示值（尤指称量）或实物量具所代表的量值，与对应的参照标准量值之间关系的一系列活动。

（二十二）阶段性生产方式

指在共用生产区内，在一段时间内集中生产某一产品，再对相应的共用生产区、设施、设备、工器具等进行彻底清洁，更换生产另一种产品的方式。

（二十三）洁净区

需要对环境中尘粒及微生物数量进行控制的房间（区域），其建筑结构、装备及其使用应当能够减少该区域内污染物的引入、产生和滞留。

（二十四）警戒限度

系统的关键参数超出正常范围，但未达到纠偏限度，需要引起警觉，可能需要采取纠正措施的限度标准。

（二十五）纠偏限度

系统的关键参数超出可接受标准，需要进行调查并采取纠正措施的限度标准。

（二十六）检验结果超标

检验结果超出法定标准及企业制定标准的所有情形。

（二十七）批

经一个或若干加工过程生产的、具有预期均一质量和特性的一定数量的原辅料、包装材料或成品。为完成某些生产操作步骤，可能有必要将一批产品分成若干亚批，最终合并成为一个均一的批。在连续生产情况下，批必须与生产中具有预期均一特性的确定数量的产品相对应，批量可以是固定数量或固定时间段内生产的产品量。

例如：口服或外用的固体、半固体制剂在成型或分装前使用同一台混合设备一次混合所生产的均质产品为一批；口服或外用的液体制剂以灌装（封）前经最后混合的药液所生产的均质产品为一批。

（二十八）批号

用于识别一个特定批的具有唯一性的数字和（或）字母的组合。

（二十九）批记录

用于记述每批药品生产、质量检验和放行审核的所有文件和记录，可追溯所有与成品质量有关的历史信息。

（三十）气锁间

设置于两个或数个房间之间（如不同洁净度级别的房间之间）的具有两扇或多扇门的隔离空间。设置气锁间的目的是在人员或物料出入时，对气流进行控制。气锁间有人员气锁间和物料气锁间。

（三十一）企业

在本规范中如无特别说明，企业特指药品生产企业。

（三十二）确认

证明厂房、设施、设备能正确运行并可达到预期结果的一系列活动。

（三十三）退货

将药品退还给企业的活动。

（三十四）文件

本规范所指的文件包括质量标准、工艺规程、操作规程、记录、报告等。

（三十五）物料

指原料、辅料和包装材料等。

例如：化学药品制剂的原料是指原料药；生物制品的原料是指原材料；中药制剂的原料是指中药材、中药饮片和外购中药提取物；原料药的原料是指用于原料药生产的除包装材料以外的其他物料。

（三十六）物料平衡

产品或物料实际产量或实际用量及收集到的损耗之和与理论产量或理论用量之间的比较，并考虑可允许的偏差范围。

（三十七）污染

在生产、取样、包装或重新包装、贮存或运输等操作过程中，原辅料、中间产品、待包装产品、成品受到具有化学或微生物特性的杂质或异物的不利影响。

（三十八）验证

证明任何操作规程（或方法）、生产工艺或系统能够达到预期结果的一系列活动。

（三十九）印刷包装材料

指具有特定式样和印刷内容的包装材料，如印字铝箔、标签、说明书、纸盒等。

（四十）原辅料

除包装材料之外，药品生产中使用的任何物料。

（四十一）中间产品

指完成部分加工步骤的产品，尚需进一步加工方可成为待包装产品。

（四十二）中间控制

也称过程控制，指为确保产品符合有关标准，生产中对工艺过程加以监控，以便在必要时进行调节而做的各项检查。可将对环境或设备控制视作中间控制的一部分。

第三百一十三条　本规范自 2011 年 3 月 1 日起施行。按照《中华人民共和国药品管理法》第九条规定，具体实施办法和实施步骤由国家食品药品监督管理局规定。

国家药监局关于发布《药品生产质量管理规范（2010 年修订）》临床试验用药品附录的公告

（2022 年第 43 号）

　　根据《药品生产质量管理规范（2010 年修订）》第三百一十条规定，现发布《临床试验用药品（试行）》附录，作为《药品生产质量管理规范（2010 年修订）》配套文件，自 2022 年 7 月 1 日起施行。

　　特此公告。

　　附件：临床试验用药品（试行）

国家药监局

2022 年 5 月 27 日

附件

临床试验用药品（试行）

第一章 范 围

第一条 本附录适用于临床试验用药品（包括试验药物、安慰剂）的制备。已上市药品作为对照药品或试验药物时，其更改包装、标签等也适用本附录。

第二章 原 则

第二条 临床试验用药品的制备和质量控制应当遵循《药品生产质量管理规范》的相关基本原则以及数据可靠性要求，最大限度降低制备环节污染、交叉污染、混淆和差错的风险，确保临床试验用药品质量，保障受试者安全。

第三条 临床试验用药品的制备和质量控制具有以下特殊性：

（一）在新药早期临床试验阶段，通常尚未形成成熟的制备工艺，尚不具备充分确认和验证的条件；

（二）对新药的特性、潜在作用及毒性的了解不够充分，对试验药物关键质量属性的识别，对质量控制指标和方法的研究还需进一步深入；

（三）临床试验用药品制备过程可能同时涉及试验药物制备、安慰剂制备、对照药品和试验药物更改包装标签等不同活动，随机和盲法的要求也增加了临床试验用药品制备过程混淆和差错的风险。

应当基于以上的特殊性，以及其不同研发阶段的特点和临床试验设计的要求等，对临床试验用药品进行相应的控制。

第四条 在保证受试者安全且不影响临床试验质量的前提下，临床试验用药品的质量风险管理策略可根据研发规律进行相应调整。防控突发公共卫生事件所急需的药物研发，应当根据应急需要按照安全可靠、科学可行的原则进行临床试验用药品制备。

第三章 质量管理

第五条 临床试验用药品制备单位应当基于风险建立质量管理体系，该体系应当涵盖影响临床试验用药品质量的必要因素，并建立文件系统，确保质量管理体系有效运行。

第六条 申请人对临床试验用药品的质量承担责任。如临床试验用药品委托制备，申请人应当对受托单位质量管理体系进行审计和确认，并签订委托协议和质量协议，明确规定各方责任，确保临床试验用药品符合预定用途和质量要求。

第七条 临床试验用药品制备场地、处方工艺、批量规模、质量标准、关键原辅料和包装材料等发生变更，以及进行技术转移时，应当对可能影响临床试验用药品安全性的变更进行评估，变更和评估情况应当有记录，确保相关活动可以追溯。应当对偏离制备工艺、质量标准的情况，以及其它可能影响临床试验用药品质量的偏差进行调查评估，并有相应记录。

第四章 人 员

第八条 参与临床试验用药品制备的人员应当具有适当的资质并经培训，具备履行相应职责的能力。负责制备和质量管理的人员不得互相兼任。

第九条 申请人应当配备放行责任人，负责临床试验用药品的放行。

（一）资质：

放行责任人应当至少具有药学或相关专业本科学历（或中级专业技术职称或执业药师资格），具有至少五年从事药品研发或药品生产质量管理工作的实践经验，其中至少有一年的药品质量管理经验。放行责任人应当具备必要的专业理论知识，并经过与放行有关的培训。

（二）主要职责：

放行责任人承担临床试验用药品放行的职责，确保放行的每批临床试验用药品的制备均符合相关法规和质量标准，并出具放行审核记录。

第五章　厂房、设施和设备

第十条 制备临床试验用药品的厂房、设施和设备应当符合《药品生产质量管理规范》及相关附录的基本要求。厂房、设施、设备的确认范围应当基于风险评估确定。

第十一条 应当根据临床试验用药品的毒性、药理活性与潜在致敏性等特性，结合品种的适用人群、给药途径、受试者的风险等因素，进行临床试验用药品与其它临床试验用药品或已上市药品等共线生产的可行性评估。共线生产时，应当采取适当的控制措施（如阶段性生产方式等），最大限度地降低制备过程中污染与交叉污染的风险。

在早期临床试验阶段，如对试验药物毒性、药理活性等的认识不充分，试验药物的制备宜使用专用或独立的设施、设备。

第六章　物料管理

第十二条 应当建立原辅料及包装材料质量标准，其内容的详细程度应当与药物研发所处阶段相适应，并适时进行再评估和更新。

制备单位应当对临床试验用药品制备所用原辅料及包装材料进行相应的检查、检验，合格后方可放行使用。对于早期临床试验用药品所用辅料及包装材料可依据供应商的检验报告放行，但至少应当通过鉴别或核对等方式，确保其正确无误。临床试验用药品为无菌药品的，其制备所用辅料、与药品直接接触的包装材料还应当进行微生物和细菌内毒素等安全性方面的检验。

第十三条 应当建立操作规程，对物料留样进行管理。用于临床试验用药品制备的每个批次的原辅料、与药品直接接触的包装材料均应当留样。留样数量应当至少满足鉴别的需要。留样时间应当不短于相应的临床试验用药品的留样时间（稳定性较差的原辅料除外）。与药品直接接触的包装材料（如输液瓶），如成品已留样，可不必单独留样。

第七章　文件管理

第十四条 应当制定临床试验用药品制备的处方工艺、操作规程，以及所用原辅料和包装材料、中间产品及成品的质量标准和检验操作规程等文件。文件内容应当尽可能全面体现已掌握的产品知识，至少涵盖当前研发阶段已知的或潜在的临床试验用药品的关键质量属性和关键工艺参数。

在药物研发的不同阶段应当对处方工艺、质量标准、操作规程等文件进行评估，必要时进行更新。更新的文件应当综合考虑最新获取的数据、适用的技术要求及法规要求，并应当能够追溯文件修订历史情况。

第十五条 临床试验用药品制备过程中，如处方工艺调整或变更，应当对不同的处方工艺进行唯一性识别编号，并能够追溯到相应的制备过程。

第十六条 申请人应当制定规程明确临床试验用药品包装中药物编码的生成、保密、分发、处理和保存等要求。涉及盲法试验的，还应当制定紧急揭盲的程序和文件。

第十七条 申请人应当建立临床试验用药品档案，并随药物研发进展持续更新，确保可追溯。

（一）档案至少应当包括以下内容：

1. 临床试验用药品研究情况的概述，包括化学结构、理化特性、生物学特性、药理毒理特性、拟定临床适应症及用药人群特征等；

2. 原辅料、与药品直接接触的包装材料的生产商信息；

3. 原辅料、与药品直接接触的包装材料、中间产品、原液、半成品和成品的质量标准及分析方法；

4. 处方工艺；

5. 中间控制方法；

6. 历次成品标签；

7. 历次临床试验方案与药物编码（如适用）；

8. 与受托方相关的质量协议（如适用）；

9. 稳定性数据；

10. 贮存与运输条件；

11. 批生产记录、批包装记录及检验报告；

12. 对照药品的说明书（如适用）；

13. 临床试验用药品为中药制剂的，还需包括所用药材基原、药用部位、产地、采收期，饮片炮制方法，药材和饮片的质量标准等；

14. 临床试验用药品为生物制品的，应当包括制备和检定用菌（毒）种和细胞系/株的相关信息。

（二）档案应当作为临床试验用药品放行的评估依据。

（三）临床试验用药品在不同场地进行不同制备步骤的操作时，申请人需在档案中汇总保存全部场地的上述相关文件或其核证副本。

第十八条 临床试验用药品档案至少应当保存至药品退市后 2 年。如药品未获批准上市，应当保存至临床试验终止后或注册申请终止后 2 年。

第八章 制备管理

第一节 制 备

第十九条 临床试验用药品制备应当尽可能采取措施防止污染、交叉污染以及混淆、差错。应当制定清洁操作规程明确清洁方法，并进行必要的确认或验证，以证实清洁的效果。

第二十条 在工艺开发期间，应当逐步识别关键质量属性，确定关键工艺参数，并对制备过程进行适当的中间控制。随着对质量属性认识的深入及制备过程数据的积累，制定工艺规程，明确工艺参数及控制范围。

临床试验用药品的制备管理应当持续改进、优化和提高，保证临床试验用药品符合质量要求。

第二十一条 临床试验用药品的关键制备工艺应当按照相关技术要求进行评估和论证。早期临床试验阶段，试验药物制备工艺尚不能完全确定的，应当通过必要的监测以保证符合质量要求，保障受试者安全。

确证性临床试验阶段进行工艺验证的，其范围和程度应当基于风险评估确定。临床试验用药品为无菌药品的，灭菌工艺或无菌生产工艺的验证应当遵循现行相关技术要求，确保其无菌保证水平满足要求；临床试验用药品为生物制品的，还应当确保病毒等病原体或其他外源因子灭活/去除效果，保障受试者安全。

第二十二条 临床试验用药品制备应当能够确保同一批次产品质量均一。在确定处方工艺后，应当确保临床试验用药品批间质量一致。

第二十三条　临床试验用药品在不同的场地进行制备时，应当开展不同场地之间药物质量的可比性研究。

第二节　对照药品

第二十四条　采用已上市药品进行对照试验时，应当确保对照药品的质量。盲法试验中，需要将对照药品进行改变包装、标签等操作时，应当充分评估并有数据（如稳定性、溶出度等）证明所进行的操作未对原产品的质量产生明显影响。

第二十五条　因盲法试验需要，使用不同的包装材料重新包装对照药品时，重新包装后对照药品的使用期限不应当超过原产品的有效期。

盲法试验中试验药物和对照药品使用期限不一致时，有效期标注应当以较近的使用期限为准。

第二十六条　采用安慰剂进行对照试验时，应当确定安慰剂的处方工艺，避免安慰剂的外观和性状引起破盲。制备安慰剂所用物料应当符合相应的质量要求。应当建立安慰剂的质量标准，检验合格方可放行用于临床试验。应当依据稳定性研究确定安慰剂的贮存条件和有效期。

第三节　包装、贴签

第二十七条　临床试验用药品通常以独立包装的形式提供给临床试验中的受试者。应当充分考虑临床试验方案设计样本量以及质量检验、留样和变更研究等所需要的临床试验用药品数量，根据临床试验进展计划足量制备、采购或进 / 出口。为确保每种产品在各个操作阶段数量准确无误，应当进行物料平衡计算，并对偏离物料平衡的情况进行说明或调查。

第二十八条　为确保临床试验用药品包装和贴签的准确性，应当建立操作规程，明确防止贴错标签的措施，如进行标签数量平衡计算、清场、由经过培训的人员进行中间控制检查等。涉及盲法试验的，还应当采取有效措施防止试验药物与对照药品（含安慰剂）出现贴签错误。对于需要去除原有产品标签和包装的操作，应当采取相应措施防止试验药物与对照药品（含安慰剂）出现污染、交叉污染以及混淆、差错。

第二十九条　临床试验用药品的包装应当能够防止和避免其在贮存和运输过程中变质、污染、损坏和混淆，任何开启或更改包装的活动都应当能够被识别。

第三十条　试验药物和对照药品通常不得在同一包装线同时包装。因临床试验需要在同一包装线同时包装的，应当有适当的操作规程及设备，并确保相关操作人员经过培训，避免发生混淆和差错。

第三十一条　临床试验用药品的标签应当清晰易辨，通常包含下列内容：

（一）临床试验申请人、临床试验用药品的名称等；

（二）识别产品与包装操作的批号和 / 或编号（用于盲法试验的临床试验用药品的标签信息应当能够保持盲态）；

（三）临床试验编号或其他对应临床试验的唯一代码；

（四）"仅用于临床试验"字样或类似说明；

（五）有效期，以 XXXX（年）/XX（月）/XX（日）或 XXXX（年）/XX（月）等能明确表示年月日的方式表示；

（六）规格和用法说明（可附使用说明书或其他提供给受试者的书面说明，内容应当符合临床试验方案要求）；

（七）包装规格；

（八）贮存条件；

（九）如该临床试验用药品允许受试者带回家使用，须进行特殊标注，避免误用。

第三十二条 内外包装上均应当包含本附录第三十一条中全部标签内容。如内包装标签尺寸过小无法全部标明上述内容，应当至少标注本附录第三十一条中标签内容的（一）至（四）项。

第三十三条 如需变更有效期，临床试验用药品应当粘贴附加标签，附加标签上应当标注新的有效期，同时覆盖原有的有效期。粘贴附加标签时不得覆盖原批号或药物编码。

经申请人评估后，可在开展临床试验的机构进行粘贴变更有效期的附加标签操作。

粘贴附加标签操作应当按照申请人批准的操作规程进行，操作人员须经培训并批准，操作现场需有人员复核确认。粘贴附加标签应当在临床试验相关文件或批记录中正确记录并确保可追溯。申请人应当对附加标签操作的临床试验用药品进行质量审核。

第三十四条 应当根据临床试验方案的设盲要求，对临床试验用药品包装的外观相似性和其他特征的相似性进行检查并记录，确保设盲的有效性。

第九章　质量控制

第三十五条 质量控制活动应当按照质量标准、相关操作规程等组织实施。每批次临床试验用药品均须检验，以确认符合质量标准。应当对检验结果超标进行调查评估。

第三十六条 每批临床试验用药品均应当留样：

（一）留样应当包括试验药物和安慰剂，留样的包装形式应当与临床试验用药品的包装形式相同，留样数量一般至少应当能够确保按照相应质量标准完成两次全检，并至少保留一件最小包装的成品。

（二）已上市对照药品的留样数量可基于风险原则确定，留样数量应当满足对照药品可能的质量调查需要，并至少保留一件最小包装的成品。

（三）临床试验用药品更改包装的，应当按更改前后的包装形式分别留样，每种包装形式至少保留一件最小包装的成品。

（四）留样应当包括已设盲的临床试验用药品，至少应当保存一个完整包装的试验药物、对照药品（含安慰剂），以备必要时核对产品的信息。

（五）临床试验用药品的留样期限按照以下情形中较长的时间为准：

1. 药品上市许可申请批准后两年或临床试验终止后两年；

2. 该临床试验用药品有效期满后两年。

第三十七条 应当制定稳定性研究方案，稳定性研究的样品包装应当与临床试验用药品的包装形式一致。对于更改包装材料的临床试验用药品，应当考察变更包装后样品的稳定性。

第十章　放　行

第三十八条 临床试验用药品的放行应当至少符合以下要求：

（一）在批准放行前，放行责任人应当对每批临床试验用药品进行质量评价，保证其符合法律法规和技术要求，内容包括：

1. 批记录，包括批生产记录、批包装记录、批检验记录等；

2. 所有偏差和变更、后续完成的调查和评估已完成；

3. 临床试验用药品包装符合要求，标签正确无误；

4. 生产条件符合要求；

5. 设施设备的确认状态、制备工艺与检验方法的验证状态；

6. 原辅料放行情况及中间产品、成品检验结果；

7. 对照药品（含安慰剂）的有关检验结果（如适用）；

8. 稳定性研究数据和趋势（如适用）；

9. 贮存条件；

10. 对照品 / 标准品的合格证明（如适用）；

11. 受托单位质量管理体系的审计报告（如适用）；

12. 对照药品合法来源证明（如适用）；

13. 其他与该批临床试验用药品质量相关的要求。

（二）临床试验用药品的质量评价应当有明确的结论，如批准放行、不放行或其他决定，并经放行责任人签名。

（三）应当出具临床试验用药品放行审核记录。

第十一章 发　运

第三十九条　申请人在临床试验用药品发运至临床试验机构之前应当至少确认以下内容，并保存相关记录：

（一）临床试验用药品已批准放行；

（二）已符合启动临床试验所必需的相关要求，如伦理委员会及药品监督管理部门的批准或同意；

（三）对运输条件的检查和确认。

第四十条　临床试验用药品的发运应当根据申请人的发运指令及具体要求进行。

第四十一条　申请人应当根据临床试验用药品的包装、质量属性和贮存要求，选择适宜的运送方式，采取相应措施防止出现变质、破损、污染、温控失效等问题，并确认临床试验用药品被送至指定的临床试验机构。

第四十二条　向临床试验机构运送的临床试验用药品应当至少附有合格证明、运送清单和供研究机构人员使用的接收确认单。

临床试验用药品的运送应当保留完整的书面记录，记录内容通常应当包括临床试验用药品名称或代码、剂型、规格、批号或药物编码、数量、有效期、申请人、制备单位、包装形式、贮存要求以及接收单位和地址、联系方式、发运日期、运输方式、过程中的温度监控措施等。如委托运输，还应当包括承运单位的相关信息。运送记录的内容可根据设盲需要进行适当调整。

第四十三条　临床试验用药品通常不得从一个临床试验机构直接转移至另一临床试验机构。如必需时，申请人和交接双方的临床试验机构应有完善的转移临床试验用药品的质量评估及操作规程，充分评估并经申请人批准后方可执行。

第十二章　投诉与召回

第四十四条　对由于临床试验用药品质量问题引起的投诉，申请人应当与制备单位、临床试验机构共同调查，评估对受试者安全、临床试验及药物研发的潜在影响。放行责任人及临床试验相关负责人员应当参与调查。调查和处理过程应当有记录。

第四十五条　需要召回临床试验用药品时，申请人应当根据操作规程及时组织召回。临床研究者和监查员在临床试验用药品召回过程中应当履行相应的职责。

第四十六条　当对照药品或临床试验方案规定的其他治疗药品的供应商启动药品召回时，如涉及产品质量和安全性问题，申请人应在获知召回信息后立即召回所有已发出的药品。

规章文件

第十三章　收回与销毁

第四十七条　申请人应当建立相应的操作规程，明确临床试验用药品的收回流程和要求。收回应当有记录。收回的临床试验用药品应当有明确标识，并储存在受控、专用的区域。

第四十八条　收回的临床试验用药品通常不得再次用于临床试验。如必需时，申请人应当对收回的临床试验用药品的质量进行充分评估，有证据证明收回的临床试验用药品质量未受影响，并按照相应的操作规程处置后方可再次使用。

第四十九条　申请人负责对未使用的和收回的临床试验用药品进行销毁。如授权临床试验机构或第三方进行销毁，应当书面授权，必要时申请人进行检查，以防止临床试验用药品被用于其他用途。

确认临床试验用药品的发出、使用和收回数量平衡后，方可对未使用的和收回的临床试验用药品进行销毁。销毁应当有完整记录，内容至少包括销毁原因、销毁时间、销毁所涉及的批号和 / 或药物编码、实际销毁数量、销毁人、监督人等信息。销毁记录应当由申请人保存。

第十四章　附　　则

第五十条　本附录下列术语的含义是：

（一）放行责任人

指具有一定的专业资历和药品研发及生产质量管理经验，承担每批临床试验用药品放行责任的人员。

（二）临床试验用药品档案

包括临床试验用药品研发、制备、包装、质量检验、放行及发运等相关活动的一组文件和记录。

（三）药物编码

通过随机分组的方法分配到每个独立包装的编码。

（四）早期临床试验

是指临床药理和探索性临床试验，原则上应包括初步的安全性评价、药代动力学研究、初步的药效学研究和剂量探索研究。

第五十一条　临床试验用药品所用原料药参照本附录执行。

国家食品药品监督管理总局关于发布《药品生产质量管理规范（2010 年修订）》中药饮片等 3 个附录的公告

（2014 年第 32 号）

根据《药品生产质量管理规范（2010 年修订）》第三百一十条规定，现发布中药饮片、医用氧、取样等 3 个附录，作为《药品生产质量管理规范（2010 年修订）》配套文件，自 2014 年 7 月 1 日起施行。

特此公告。

附件：1. 中药饮片

2. 医用氧（略）

3. 取样（略）

国家食品药品监督管理总局

2014 年 6 月 27 日

附件1

中药饮片

第一章 范 围

第一条 本附录适用于中药饮片生产管理和质量控制的全过程。

第二条 产地趁鲜加工中药饮片的，按照本附录执行。

第三条 民族药参照本附录执行。

第二章 原 则

第四条 中药饮片的质量与中药材质量、炮制工艺密切相关，应当对中药材质量、炮制工艺严格控制；在炮制、贮存和运输过程中，应当采取措施控制污染，防止变质，避免交叉污染、混淆、差错；生产直接口服中药饮片的，应对生产环境及产品微生物进行控制。

第五条 中药材的来源应符合标准，产地应相对稳定。

第六条 中药饮片必须按照国家药品标准炮制；国家药品标准没有规定的，必须按照省、自治区、直辖市食品药品监督管理部门制定的炮制规范或审批的标准炮制。

第七条 中药饮片应按照品种工艺规程生产。中药饮片生产条件应与生产许可范围相适应，不得外购中药饮片的中间产品或成品进行分包装或改换包装标签。

第三章 人 员

第八条 企业的生产管理负责人应具有药学或相关专业大专以上学历（或中级专业技术职称或执业药师资格）、三年以上从事中药饮片生产管理的实践经验，或药学或相关专业中专以上学历、八年以上从事中药饮片生产管理的实践经验。

第九条 企业的质量管理负责人、质量受权人应当具备药学或相关专业大专以上学历（或中级专业技术职称或执业药师资格），并有中药饮片生产或质量管理五年以上的实践经验，其中至少有一年的质量管理经验。

第十条 企业的关键人员以及质量保证、质量控制等人员均应为企业的全职在岗人员。

第十一条 质量保证和质量控制人员应具备中药材和中药饮片质量控制的实际能力，具备鉴别中药材和中药饮片真伪优劣的能力。

第十二条 从事中药材炮制操作人员应具有中药炮制专业知识和实际操作技能；从事毒性中药材等有特殊要求的生产操作人员，应具有相关专业知识和技能，并熟知相关的劳动保护要求。

第十三条 负责中药材采购及验收的人员应具备鉴别中药材真伪优劣的能力。

第十四条 从事养护、仓储保管人员应掌握中药材、中药饮片贮存养护知识与技能。

第十五条 企业应由专人负责培训管理工作，培训的内容应包括中药专业知识、岗位技能和药品 GMP 相关法规知识等。

第十六条 进入生产区的人员应进行更衣、洗手；进入洁净区的工作服的选材、式样及穿戴方式应符合通则的要求；从事对人体有毒、有害操作的人员应按规定着装防护，其专用工作服与其他操作人员的工作服应分别洗涤、整理，并避免交叉污染。

第四章　厂房与设施

第十七条　生产区应与生活区严格分开，不得设在同一建筑物内。

第十八条　厂房与设施应按生产工艺流程合理布局，并设置与其生产规模相适应的净制、切制、炮炙等操作间。同一厂房内的生产操作之间和相邻厂房之间的生产操作不得互相妨碍。

第十九条　直接口服饮片的粉碎、过筛、内包装等生产区域应按照 D 级洁净区的要求设置，企业应根据产品的标准和特性对该区域采取适当的微生物监控措施。

第二十条　毒性中药材加工、炮制应使用专用设施和设备，并与其他饮片生产区严格分开，生产的废弃物应经过处理并符合要求。

第二十一条　厂房地面、墙壁、天棚等内表面应平整，易于清洁，不易产生脱落物，不易滋生霉菌；应有防止昆虫或其他动物等进入的设施，灭鼠药、杀虫剂、烟熏剂等不得对设备、物料、产品造成污染。

第二十二条　中药材净选应设拣选工作台，工作台表面应平整，不易产生脱落物。

第二十三条　中药饮片炮制过程中产热产汽的工序，应设置必要的通风、除烟、排湿、降温等设施；拣选、筛选、切制、粉碎等易产尘的工序，应当采取有效措施，以控制粉尘扩散，避免污染和交叉污染，如安装捕尘设备、排风设施等。

第二十四条　仓库应有足够空间，面积与生产规模相适应。中药材与中药饮片应分库存放；毒性中药材和饮片等有特殊要求的中药材和中药饮片应当设置专库存放，并有相应的防盗及监控设施。

第二十五条　仓库内应当配备适当的设施，并采取有效措施，对温、湿度进行监控，保证中药材和中药饮片按照规定条件贮存；贮存易串味、鲜活中药材应当有适当的设施（如专库、冷藏设施）。

第五章　设　　备

第二十六条　应根据中药材、中药饮片的不同特性及炮制工艺的需要，选用能满足生产工艺要求的设备。

第二十七条　与中药材、中药饮片直接接触的设备、工具、容器应易清洁消毒，不易产生脱落物，不对中药材、中药饮片质量产生不良影响。

第二十八条　中药饮片生产用水至少应为饮用水，企业定期监测生产用水的质量，饮用水每年至少一次送相关检测部门进行检测。

第六章　物料和产品

第二十九条　生产所用原辅料、与药品直接接触的包装材料应当符合相应的质量标准，分别编制批号并管理；所用物料不得对中药饮片质量产生不良影响。

第三十条　质量管理部门应当对生产用物料的供应商进行质量评估，并建立质量档案；直接从农户购入中药材应收集农户的身份证明材料，评估所购入中药材质量，并建立质量档案。

第三十一条　对每次接收的中药材均应当按产地、供应商、采收时间、药材规格等进行分类，分别编制批号并管理。

第三十二条　购入的中药材，每件包装上应有明显标签，注明品名、规格、数量、产地、采收（初加工）时间等信息，毒性中药材等有特殊要求的中药材外包装上应有明显的标志。

第三十三条　中药饮片应选用能保证其贮存和运输期间质量的包装材料或容器。包装必须印有或者贴有标签，注明品名、规格、产地、生产企业、产品批号、生产日期、执行标准，实施批准文号管理的中药饮片还必须注明药品批准文号。

规章文件

第三十四条 直接接触中药饮片的包装材料应至少符合食品包装材料标准。

第三十五条 中药材、中药饮片应按质量要求贮存、养护，贮存期间各种养护操作应当建立养护记录；养护方法应当安全有效，以免造成污染和交叉污染。

第三十六条 中药材、中药饮片应制定复验期，并按期复验，遇影响质量的异常情况须及时复验。

第三十七条 中药材和中药饮片的运输应不影响其质量，并采取有效可靠的措施，防止中药材和中药饮片发生变质。

第三十八条 进口药材应有国家食品药品监督管理部门批准的证明文件，以及按有关规定办理进口手续的证明文件。

第七章　确认与验证

第三十九条 净制、切制可按制法进行工艺验证，炮炙应按品种进行工艺验证，关键工艺参数应在工艺验证中体现。

第四十条 关键生产设备和仪器应进行确认，关键设备应进行清洁验证。直接口服饮片生产车间的空气净化系统应进行确认。

第四十一条 生产一定周期后应进行再验证。

第四十二条 验证文件应包括验证总计划、验证方案、验证报告以及记录，确保验证的真实性。

第八章　文件管理

第四十三条 中药材和中药饮片质量管理文件至少应包含以下内容：

（一）制定物料的购进、验收、贮存、养护制度，并分类制定中药材和中药饮片的养护操作规程；

（二）制定每种中药饮片的生产工艺规程，各关键工艺参数必须明确，如：中药材投料量、辅料用量、浸润时间、片型、炒制温度和时间（火候）、蒸煮压力和时间等要求；

（三）根据中药材的质量、投料量、生产工艺等因素，制定每种中药饮片的收率限度范围，关键工序应制定物料平衡参数。

（四）制定每种中药材、中药饮片的质量标准及相应的检验操作规程，制定中间产品、待包装产品的质量控制指标。

第四十四条 应当对从中药饮片生产和包装的全过程的生产管理和质量控制情况进行记录，批记录至少包括以下内容：

（一）批生产和包装指令；

（二）中药材以及辅料的名称、批号、投料量及投料记录；

（三）净制、切制、炮炙工艺的设备编号；

（四）生产前的检查和核对的记录；

（五）各工序的生产操作记录，包括各关键工序的技术参数；

（六）清场记录；

（七）关键控制点及工艺执行情况检查审核记录；

（八）产品标签的实样；

（九）不同工序的产量，必要环节物料平衡的计算；

（十）对特殊问题和异常事件的记录，包括偏离生产工艺规程等偏差情况的说明和调查，并经签字批准；

（十一）中药材、中间产品、待包装产品中药饮片的检验记录和审核放行记录。

第九章　生产管理

第四十五条　净制后的中药材和中药饮片不得直接接触地面。中药材、中药饮片晾晒应有有效的防虫、防雨等防污染措施。

第四十六条　应当使用流动的饮用水清洗中药材，用过的水不得用于清洗其他中药材。不同的中药材不得同时在同一容器中清洗、浸润。

第四十七条　毒性中药材和毒性中药饮片的生产操作应当有防止污染和交叉污染的措施，并对中药材炮制的全过程进行有效监控。

第四十八条　中药饮片以中药材投料日期作为生产日期。

第四十九条　中药饮片应以同一批中药材在同一连续生产周期生产的一定数量相对均质的成品为一批。

第五十条　在同一操作间内同时进行不同品种、规格的中药饮片生产操作应有防止交叉污染的隔离措施。

第十章　质量管理

第五十一条　中药材和中药饮片应按法定标准进行检验。如中药材、中间产品、待包装产品的检验结果用于中药饮片的质量评价，应经过评估，并制定与中药饮片质量标准相适应的中药材、中间产品质量标准，引用的检验结果应在中药饮片检验报告中注明。

第五十二条　企业应配备必要的检验仪器，并有相应标准操作规程和使用记录；检验仪器应能满足实际生产品种要求，除重金属及有害元素、农药残留、黄曲霉毒素等特殊检验项目和使用频次较少的大型仪器外，原则上不允许委托检验。

第五十三条　每批中药材和中药饮片应当留样。中药材留样量至少能满足鉴别的需要，中药饮片留样量至少应为两倍检验量，毒性药材及毒性饮片的留样应符合医疗用毒性药品的管理规定。留样时间应当有规定，中药饮片留样时间至少为放行后一年。

第五十四条　企业应设置中药标本室（柜），标本品种至少包括生产所用的中药材和中药饮片。

第五十五条　企业可选取产量较大及质量不稳定的品种进行年度质量回顾分析，其他品种也应定期进行产品质量回顾分析，回顾的品种应涵盖企业的所有炮制范围。

第十一章　术　语

第五十六条　下列术语含义是：

（一）直接口服中药饮片

指标准中明确使用过程无需经过煎煮，可直接口服或冲服的中药饮片。

（二）产地趁鲜加工中药饮片

指在产地用鲜活中药材进行切制等加工中药饮片。不包括中药材的产地初加工。

规章文件

675

关于发布《药品生产质量管理规范（2010 年修订）》
无菌药品等 5 个附录的公告

（2011 年第 16 号）

根据卫生部令第 79 号《药品生产质量管理规范（2010 年修订）》第三百一十条规定，现发布无菌药品、原料药、生物制品、血液制品及中药制剂等 5 个附录，作为《药品生产质量管理规范（2010 年修订）》配套文件，自 2011 年 3 月 1 日起施行。

特此公告。

附件：1. 无菌药品（略）

2. 原料药（略）

3. 生物制品（略）

4. 血液制品（略）

5. 中药制剂

国家食品药品监督管理局

二〇一一年二月二十四日

附件 5

中药制剂

第一章　范　围

第一条　本附录适用于中药材前处理、中药提取和中药制剂的生产、质量控制、贮存、发放和运输。

第二条　民族药参照本附录执行。

第二章　原　则

第三条　中药制剂的质量与中药材和中药饮片的质量、中药材前处理和中药提取工艺密切相关。应当对中药材和中药饮片的质量以及中药材前处理、中药提取工艺严格控制。在中药材前处理以及中药提取、贮存和运输过程中，应当采取措施控制微生物污染，防止变质。

第四条　中药材来源应当相对稳定。注射剂生产所用中药材的产地应当与注册申报资料中的产地一致，并尽可能采用规范化生产的中药材。

第三章　机构与人员

第五条　企业的质量管理部门应当有专人负责中药材和中药饮片的质量管理。

第六条　专职负责中药材和中药饮片质量管理的人员应当至少具备以下条件：

（一）具有中药学、生药学或相关专业大专以上学历，并至少有三年从事中药生产、质量管理的实际工作经验；或具有专职从事中药材和中药饮片鉴别工作八年以上的实际工作经验；

（二）具备鉴别中药材和中药饮片真伪优劣的能力；

（三）具备中药材和中药饮片质量控制的实际能力；

（四）根据所生产品种的需要，熟悉相关毒性中药材和中药饮片的管理与处理要求。

第七条　专职负责中药材和中药饮片质量管理的人员主要从事以下工作：

（一）中药材和中药饮片的取样；

（二）中药材和中药饮片的鉴别、质量评价与放行；

（三）负责中药材、中药饮片（包括毒性中药材和中药饮片）专业知识的培训；

（四）中药材和中药饮片标本的收集、制作和管理。

第四章　厂房设施

第八条　中药材和中药饮片的取样、筛选、称重、粉碎、混合等操作易产生粉尘的，应当采取有效措施，以控制粉尘扩散，避免污染和交叉污染，如安装捕尘设备、排风设施或设置专用厂房（操作间）等。

第九条　中药材前处理的厂房内应当设拣选工作台，工作台表面应当平整、易清洁，不产生脱落物。

第十条　中药提取、浓缩等厂房应当与其生产工艺要求相适应，有良好的排风、水蒸汽控制及防止污染和交叉污染等设施。

第十一条　中药提取、浓缩、收膏工序宜采用密闭系统进行操作，并在线进行清洁，以防止污染和交叉污染。采用密闭系统生产的，其操作环境可在非洁净区；采用敞口方式生产的，其操作环境应当与其制剂配制操作区的洁净度级别相适应。

第十二条 中药提取后的废渣如需暂存、处理时，应当有专用区域。

第十三条 浸膏的配料、粉碎、过筛、混合等操作，其洁净度级别应当与其制剂配制操作区的洁净度级别一致。中药饮片经粉碎、过筛、混合后直接入药的，上述操作的厂房应当能够密闭，有良好的通风、除尘等设施，人员、物料进出及生产操作应当参照洁净区管理。

第十四条 中药注射剂浓配前的精制工序应当至少在 D 级洁净区内完成。

第十五条 非创伤面外用中药制剂及其它特殊的中药制剂可在非洁净厂房内生产，但必须进行有效的控制与管理。

第十六条 中药标本室应当与生产区分开。

第五章 物 料

第十七条 对每次接收的中药材均应当按产地、采收时间、采集部位、药材等级、药材外形（如全株或切断）、包装形式等进行分类，分别编制批号并管理。

第十八条 接收中药材、中药饮片和中药提取物时，应当核对外包装上的标识内容。中药材外包装上至少应当标明品名、规格、产地、采收（加工）时间、调出单位、质量合格标志；中药饮片外包装上至少应当标明品名、规格、产地、产品批号、生产日期、生产企业名称、质量合格标志；中药提取物外包装上至少应当标明品名、规格、批号、生产日期、贮存条件、生产企业名称、质量合格标志。

第十九条 中药饮片应当贮存在单独设置的库房中；贮存鲜活中药材应当有适当的设施（如冷藏设施）。

第二十条 毒性和易串味的中药材和中药饮片应当分别设置专库（柜）存放。

第二十一条 仓库内应当配备适当的设施，并采取有效措施，保证中药材和中药饮片、中药提取物以及中药制剂按照法定标准的规定贮存，符合其温、湿度或照度的特殊要求，并进行监控。

第二十二条 贮存的中药材和中药饮片应当定期养护管理，仓库应当保持空气流通，应当配备相应的设施或采取安全有效的养护方法，防止昆虫、鸟类或啮齿类动物等进入，防止任何动物随中药材和中药饮片带入仓储区而造成污染和交叉污染。

第二十三条 在运输过程中，应当采取有效可靠的措施，防止中药材和中药饮片、中药提取物以及中药制剂发生变质。

第六章 文件管理

第二十四条 应当制定控制产品质量的生产工艺规程和其它标准文件：

（一）制定中药材和中药饮片养护制度，并分类制定养护操作规程；

（二）制定每种中药材前处理、中药提取、中药制剂的生产工艺和工序操作规程，各关键工序的技术参数必须明确，如：标准投料量、提取、浓缩、精制、干燥、过筛、混合、贮存等要求，并明确相应的贮存条件及期限；

（三）根据中药材和中药饮片质量、投料量等因素，制定每种中药提取物的收率限度范围；

（四）制定每种经过前处理后的中药材、中药提取物、中间产品、中药制剂的质量标准和检验方法。

第二十五条 应当对从中药材的前处理到中药提取物整个生产过程中的生产、卫生和质量管理情况进行记录，并符合下列要求：

（一）当几个批号的中药材和中药饮片混合投料时，应当记录本次投料所用每批中药材和中药饮片的批号和数量。

（二）中药提取各生产工序的操作至少应当有以下记录：

1. 中药材和中药饮片名称、批号、投料量及监督投料记录；

2. 提取工艺的设备编号、相关溶剂、浸泡时间、升温时间、提取时间、提取温度、提取次数、溶剂回收等记录；

3. 浓缩和干燥工艺的设备编号、温度、浸膏干燥时间、浸膏数量记录；

4. 精制工艺的设备编号、溶剂使用情况、精制条件、收率等记录；

5. 其它工序的生产操作记录；

6. 中药材和中药饮片废渣处理的记录。

第七章　生产管理

第二十六条　中药材应当按照规定进行拣选、整理、剪切、洗涤、浸润或其它炮制加工。未经处理的中药材不得直接用于提取加工。

第二十七条　中药注射剂所需的原药材应当由企业采购并自行加工处理。

第二十八条　鲜用中药材采收后应当在规定的期限内投料，可存放的鲜用中药材应当采取适当的措施贮存，贮存的条件和期限应当有规定并经验证，不得对产品质量和预定用途有不利影响。

第二十九条　在生产过程中应当采取以下措施防止微生物污染：

（一）处理后的中药材不得直接接触地面，不得露天干燥；

（二）应当使用流动的工艺用水洗涤拣选后的中药材，用过的水不得用于洗涤其它药材，不同的中药材不得同时在同一容器中洗涤。

第三十条　毒性中药材和中药饮片的操作应当有防止污染和交叉污染的措施。

第三十一条　中药材洗涤、浸润、提取用水的质量标准不得低于饮用水标准，无菌制剂的提取用水应当采用纯化水。

第三十二条　中药提取用溶剂需回收使用的，应当制定回收操作规程。回收后溶剂的再使用不得对产品造成交叉污染，不得对产品的质量和安全性有不利影响。

第八章　质量管理

第三十三条　中药材和中药饮片的质量应当符合国家药品标准及省（自治区、直辖市）中药材标准和中药炮制规范，并在现有技术条件下，根据对中药制剂质量的影响程度，在相关的质量标准中增加必要的质量控制项目。

第三十四条　中药材和中药饮片的质量控制项目应当至少包括：

（一）鉴别；

（二）中药材和中药饮片中所含有关成分的定性或定量指标；

（三）已粉碎生药的粒度检查；

（四）直接入药的中药粉末入药前的微生物限度检查；

（五）外购的中药饮片可增加相应原药材的检验项目；

（六）国家药品标准及省（自治区、直辖市）中药材标准和中药炮制规范中包含的其它检验项目。

第三十五条　中药提取、精制过程中使用有机溶剂的，如溶剂对产品质量和安全性有不利影响时，应当在中药提取物和中药制剂的质量标准中增加残留溶剂限度。

第三十六条　应当对回收溶剂制定与其预定用途相适应的质量标准。

第三十七条　应当建立生产所用中药材和中药饮片的标本，如原植（动、矿）物、中药材使用

规章文件

部位、经批准的替代品、伪品等标本。

第三十八条 对使用的每种中药材和中药饮片应当根据其特性和贮存条件，规定贮存期限和复验期。

第三十九条 应当根据中药材、中药饮片、中药提取物、中间产品的特性和包装方式以及稳定性考察结果，确定其贮存条件和贮存期限。

第四十条 每批中药材或中药饮片应当留样，留样量至少能满足鉴别的需要，留样时间应当有规定；用于中药注射剂的中药材或中药饮片的留样，应当保存至使用该批中药材或中药饮片生产的最后一批制剂产品放行后一年。

第四十一条 中药材和中药饮片贮存期间各种养护操作应当有记录。

第九章 委托生产

第四十二条 中药材前处理和中药提取的委托生产应当至少符合以下要求：

（一）委托生产使用的中药材和中药饮片来源和质量应当由委托方负责；

（二）委托方应当制定委托生产产品质量交接的检验标准。每批产品应当经检验合格后，方可接收；

（三）委托生产的产品放行时，应当查阅中药材和中药饮片检测报告书，确认中药材和中药饮片的质量。

第四十三条 中药提取的委托生产还应当注意以下事项，并在委托生产合同中确认：

（一）所使用中药饮片的质量标准。

（二）中药提取物的质量标准，该标准应当至少包括提取物的含量测定或指纹图谱以及允许波动范围。

（三）中药提取物的收率范围。

（四）中药提取物的包装容器、贮存条件、贮存期限。

（五）中药提取物的运输条件：

1. 中药提取物运输包装容器的材质、规格；

2. 防止运输中质量改变的措施。

（六）中药提取物交接的确认事项：

1. 每批提取物的交接记录；

2. 受托人应当向委托人提供每批中药提取物的生产记录。

（七）中药提取物的收率范围、包装容器、贮存条件、贮存期限、运输条件以及运输包装容器的材质、规格应当进行确认或验证。

第十章 术 语

第四十四条 下列术语含义是：

原药材

指未经前处理加工或未经炮制的中药材。

国家药监局关于发布药品委托生产质量协议
指南（2020 年版）的公告

（2020 年第 107 号）

为贯彻《药品管理法》有关规定，进一步加强药品生产监督管理，国家药监局组织制定了《药品委托生产质量协议指南（2020 年版）》，用于指导、监督药品上市许可持有人和受托生产企业履行药品质量保证义务。现予发布，自发布之日起施行。

特此公告。

附件：1. 药品委托生产质量协议指南（2020 年版）
　　　2. 药品委托生产质量协议模板（2020 年版）

国家药监局
2020 年 9 月 27 日

附件1

药品委托生产质量协议指南（2020年版）

一、目的和范围

为规范药品委托生产，确保药品质量安全，指导、监督药品上市许可持有人（以下简称持有人）和受托药品生产企业（以下简称受托方）履行药品质量保证义务，通过签订药品委托生产质量协议（以下简称质量协议）落实药品管理法律法规及药品生产质量管理规范规定的各项质量责任，保证药品生产全过程持续符合法定要求，特制定本指南。

本指南适用于持有人和受托方签订质量协议。

二、法律法规依据

《中华人民共和国药品管理法》

《中华人民共和国疫苗管理法》

《中华人民共和国药品管理法实施条例》

《药品注册管理办法》

《药品生产监督管理办法》

《药品生产质量管理规范》

其他药品相关法律、法规、规章、技术规范和标准

三、工作要求

（一）基本要求

质量协议双方应当遵守药品管理的法律法规和技术规范要求，履行《药品生产质量管理规范》（以下简称GMP）规定的相关权利和义务，以及质量协议的各项规定，并各自依法承担相应的法律责任。

质量协议应当详细规定持有人和受托方的各项质量责任，并规定持有人依法对药品生产全过程中药品的安全性、有效性、质量可控性负责。

双方应当建立有效的沟通机制，在质量协议中确定技术质量直接联系人，及时就质量协议执行过程中遇到的问题进行沟通。当变更控制、偏差、检验结果超标/检验结果超趋势、质量投诉等方面工作出现争议时，双方应当及时开展沟通协调，确保在合法依规、风险可控的范围内妥善解决，沟通结果应当以书面的形式进行记录，并经双方签字确认后保存。

质量协议的起草应当由持有人和受托方的质量管理部门及相关部门共同参与，其技术性条款应当由具有制药技术、检验专业知识和熟悉GMP的主管人员拟订。

质量协议应当在双方协商一致的前提下，由双方的法定代表人或者企业负责人（企业负责人可以委托质量负责人）签署后生效。

（二）持有人要求

持有人依法对药品研制、生产、经营、使用全过程中药品的安全性、有效性、质量可控性负责，不得通过质量协议将法定只能由持有人履行的义务和责任委托给受托方承担。

质量协议签订前，持有人应当对受托方的生产条件、技术水平和质量管理情况进行考察，确认

受托方是否具有受托生产的条件和能力，是否持续符合 GMP 以及委托生产产品的生产质量管理要求，考察通过后向受托方提供委托生产药品的技术和质量文件。

委托生产期间，持有人应当对受托生产的全过程进行指导和监督，督促受托方持续稳定地生产出符合预定用途和注册要求的药品，定期对受托方的质量管理体系进行审核，负责委托生产药品的上市放行。

（三）受托方要求

受托方应当严格执行质量协议，确保委托生产药品遵守 GMP，按照国家药品标准和经药品监督管理部门核准的注册标准和生产工艺进行生产，负责委托生产药品的出厂放行。其药品名称、剂型、规格、生产工艺、原辅料来源、直接接触药品的包装材料和容器、包装规格、标签、说明书、批准文号等应当与持有人持有的药品批准证明文件载明内容和注册核准内容相同。

受托方应当积极配合持有人接受审核，并按照所有审核发现的缺陷，采取纠正和预防措施落实整改。

四、具体要求

（一）厂房、设施与设备

质量协议应当规定持有人对受托方的生产条件、质量管理情况进行详细审核，审核内容不限于：

1. 厂房设施和设备等生产条件和能力是否满足国家药品标准和经药品监督管理部门核准的药品注册标准和生产工艺的要求。

2. 受托方是否已根据委托生产药品的特性、工艺和预定用途等因素，确定厂房、生产设施和设备多产品共用的可行性，并有相应的报告。产品共线生产风险评估报告需经持有人审核批准。

（二）物料与产品

质量协议应当规定由持有人进行物料供应商的选择、管理和审核，供应商应当符合国家药品监督管理局制定的生产质量管理规范以及关联审评审批有关要求。持有人应当将合格供应商目录提供给受托方，经受托方审核合格后，纳入受托方合格供应商目录，用于受托方入厂时的核对验收。

质量协议应当明确规定持有人或者受托方负责物料的采购，持有人可以根据需要，委托受托方进行物料采购，但应当在质量协议中进行约定。

质量协议应当明确规定持有人或者受托方负责物料的验收、取样、留样、检验和放行。任何一方在检验和放行完成后，均应当将检验报告书和物料放行审核单以复印件或者其他方式移交给另一方。基于对产品质量控制的评估，另一方是否需要再行检验，应当在质量协议中进行约定。

质量协议应当明确规定受托方负责成品的检验，必须保证完成成品的全检。检验完成后应当将检验报告书以复印件或者其他方式移交给持有人。

质量协议和双方质量管理体系文件应当明确如何确保仓储管理符合相应的要求，包括标签信息准确无误，以及为防止混淆、差错、污染和交叉污染而采取的防护措施。

质量协议应当明确物料和产品运输过程及储存方的责任、储存条件的维护措施，明确双方职责，确保物料和产品运输过程中质量可控。

（三）确认与验证

质量协议应当规定只有在受托方完成必要的确认和验证（包括厂房设施、设备和公用系统等）并达到预期结果时，才能进行产品的生产工艺验证。受托方工艺验证和清洁验证的方案和报告必须经双方审核批准。

（四）文件管理

为确保受托方能够全面了解产品的生产工艺、质量特性等，持续稳定地生产出符合预定用途的产品，质量协议应当规定持有人必须向受托方提供必要的技术资料，包括但不限于如下文件（如为复印件，应当逐页或者骑缝加盖持有人公章）：

1. 药品注册证书；

2. 经药品监督管理部门核准的生产工艺、质量标准、说明书和标签；

3. 药品注册申报时原辅料、包装材料、中间体、成品的质量标准及检验标准操作程序；

4. 企业内控质量标准；

5. 省级药品监督管理部门备案的药品说明书和包装标签样稿；

6. 与清洁验证相关的产品毒性数据资料等。

受托方应当根据持有人提供的文件资料，根据企业现有的生产技术条件和质量管理情况制定相应的委托生产技术文件，文件必须经双方审核批准。技术文件包括但不限于：原辅料、包装材料、中间体、成品的质量标准；产品生产工艺规程；空白批生产记录、批包装记录、批检验记录等。

质量协议应当明确持有人与受托方均应当按 GMP 要求保存所有与委托生产品种直接相关的生产质量文件和记录。双方应当对委托生产品种建立覆盖全过程的 GMP 文件体系，用于实际生产全过程控制，防止出现职责交叉或者职责不清、文件系统遗漏等问题导致不能对全过程有效实施 GMP。

质量协议应当明确如何在符合 GMP 要求下确保所有记录和文件可方便随时查询，如何在受控程序下进行文件复制。

（五）生产管理

质量协议或者受托方质量管理体系文件中应当对受托产品的生产日期、产品批号、有效期的编制方法进行规定。

持有人应当对委托生产的全过程进行指导和监督，确保受托方能够按照注册工艺生产出符合注册标准的产品，尽可能避免出现任何偏离工艺规程和操作规程的偏差。

受托方对受托产品进行返工、重新加工和回收活动必须制定针对性的返工、重新加工和回收标准操作程序，文件须经双方审核批准，实际操作时应当提前告知持有人并得到书面批准后方可操作。

（六）质量控制与质量保证

1. 质量控制实验室管理

（1）取样

质量协议应当明确规定由持有人或者受托方负责原辅料、包装材料、中间产品、成品的取样。

（2）检验

质量协议如规定原辅料、包装材料和中间产品的检验由受托方完成时，受托方应当进行检验方法学的验证、转移或者确认，验证、转移或者确认方案和报告应当经持有人审核批准。成品必须由受托方按照注册批准的方法进行全项检验。

（3）检验结果超标（OOS）和检验结果超趋势（OOT）

质量协议应当规定，任何一方检验发现的与委托生产产品相关的检验结果超标和检验结果超趋势，应当按照各自处理程序进行处理，并立即通知对方，处理过程中产生的文件记录应当以复印件或者其他方式移交给对方，以便对产品质量问题进行分析和处理。

（4）留样

质量协议应当明确持有人或者受托方进行留样，留样的储存条件和数量必须符合 GMP 要求。留样地点、管理责任应当予以明确。受托方进行成品、物料（原辅料、与药品直接接触的包装材料）留样（包括：留样方法和取样数量等）都必须经持有人审核批准。

2. 物料和产品放行

协议中应当明确规定持有人应当配备质量受权人，负责产品的最终上市放行。持有人不得将产品的上市放行工作授权给受托方完成。受托方负责产品的出厂放行。

物料的放行可以由持有人授权给受托方的质量管理部门完成，也可在质量协议中进行约定。

3. 持续稳定性考察

质量协议应当明确规定持有人或者受托方负责持续稳定性考察工作。当由受托方负责时，持续稳定性考察方案和报告必须经双方审核批准。

任何一方所进行的稳定性考察数据和评价结果均应及时告知对方，评价应当包括与历史批次（包括：注册申报批次、其他受托方生产的批次等）的数据对比和分析，以便及时发现稳定性不良趋势。

4. 变更控制

持有人作为责任主体，要按照国家药品监督管理局的规定，全面评估、验证变更事项对药品安全性、有效性和质量可控性的影响。持有人和受托方应当按照药品管理法律法规规章和技术规范开展变更。任何一方进行可能影响药品质量的变更应当及时书面告知对方。

质量协议应当规定双方均须建立变更控制程序，明确发生变更时的工作措施；应当规定委托生产产品相关变更的风险程度由持有人评估确定，受托方在变更实施前应当经持有人审核批准。

5. 偏差处理

质量协议应当规定受托方在生产质量管理活动中发生的偏差应当按照偏差处理程序进行处理。

受托方应当评估与受托生产产品相关的所有偏差对产品安全性、有效性和质量可控性的影响，可根据偏差的性质、范围及对产品质量的影响程度实施分类管理，并将拟采取的纠正预防措施报告持有人。偏差处理报告应当经持有人审核批准。

6. 纠正和预防措施

质量协议应当规定与委托生产产品相关的因偏差、检验结果超标、投诉、变更和产品质量回顾分析发现的问题等需要进行调查并采取必要的纠正和预防措施，调查的深度与形式应当与风险级别相适应，纠正和预防措施应当经持有人审核批准。

7. 供应商的评估和批准

质量协议应当规定由持有人对所有生产用物料的供应商进行质量审核，建立合格供应商档案；受托方建立合格供应商目录，必要时受托方可以参与质量审核过程。

8. 产品质量回顾分析

质量协议应当明确规定持有人或者受托方按照GMP要求进行产品质量回顾分析，分析报告应当经持有人审核批准。

（七）投诉和不良反应报告

质量协议应当明确规定，持有人应当建立药物警戒体系，按照要求开展药物警戒工作。持有人和受托方应当经常考察本单位的药品质量、疗效和不良反应，发现疑似不良反应的，应当及时按照要求报告。质量投诉由持有人负责，受托方应当协助配合，受托方在收到投诉后，应当及时告知持有人。

（八）委托生产与委托检验

质量协议应当规定受托方不得将产品转包给其他企业进行生产。

质量协议应当规定任何一方涉及原辅料、包装材料、中间产品和成品的委托检验都必须符合药品法律法规和GMP等要求，受托方将检验项目委托第三方检验时，应当经持有人审核批准。

（九）产品发运与召回

质量协议应当规定发运的具体承运方，如涉及委托第三方运输，应当符合GMP及相关法律法规和规范性文件的要求，并经持有人批准，产品发运过程中的产品质量由持有人负责。

持有人应当建立药品召回体系，制定药品召回管理程序，需要进行药品召回时，由持有人负责召回工作，受托方应当配合。

规章文件

（十）自检

质量协议应当规定，受托方在自检活动中发现的与受托产品相关的缺陷和采取的纠正和预防措施，应当及时向持有人报告。

（十一）其他

1. 质量协议应当列明双方详细的企业信息，包括：企业名称、药品生产许可证编号、统一社会信用代码、住所（经营场所）、生产地址及生产车间或者生产线、邮政编码等。

2. 质量协议应当列明双方详细的企业关键人员信息，包括：法定代表人、企业负责人、生产负责人、质量负责人、质量受权人的姓名、职务、联系电话、邮箱等，便于双方的交流沟通。

3. 质量协议中应当明确规定持有人负责将药品生产销售、上市后研究、风险管理等情况按照规定进行年度报告，负责建立并实施药品追溯制度、实施短缺药品停产报告，受托方应当协助配合。

4. 持有人与受托方至少需要签订委托协议和质量协议。委托协议是持有人委托受托方进行药品生产的商业性协议，明确双方各自的权利和义务。质量协议是药品委托与受托生产关系所涉及各方主体之间有关如何在 GMP 合规情况下生产药品的全面约定，重点在于满足法律法规规章等合规要求和监管机构的监管要求，必须能保证双方有效履行药品质量保证义务。质量协议不是商业性协议，通常不包括一般的商业条件，如保密性、定价和成本、交货条款、有限责任或者损坏赔偿等。

5. 质量协议应当有版本和变更历史记录，对历次变更内容进行概述。

附件 2

药品委托生产质量协议模板（2020 年版）

本模板旨在为药品上市许可持有人与受托生产企业签订药品委托生产质量协议提供蓝本，药品上市许可持有人与受托生产企业应当结合实际情况进行相应调整，以确保药品生产全过程持续符合法定要求。

规章文件

药品上市许可持有人（以下简称持有人）：xxx

药品生产许可证编号：xxx

统一社会信用代码：xxx

住所（经营场所）：xxx

邮政编码：xxx

受托药品生产企业（以下简称受托方）：xxx

药品生产许可证编号：xxx

统一社会信用代码：xxx

住所（经营场所）：xxx

生产地址及生产车间或者生产线：xxx

邮政编码：xxx

持有人和受托方（以下简称双方）愿意遵守本质量协议，履行所约定的各项活动、责任和义务。

1 定义

审核：指由持有人对受托方的生产质量管理体系进行检查和评估。

批：经一个或若干加工过程生产的、具有预期均一质量和特性的一定数量的成品。为完成某些生产操作步骤，可能有必要将一批产品分成若干亚批，最终合并成为一个均一的批。在连续生产情况下，批必须与生产中具有预期均一特性的确定数量的产品相对应，批量可以是固定数量或固定时间段内生产的产品量。

批记录：用于记述每批药品生产、质量检验和放行审核的所有文件和记录，可追溯所有与成品质量有关的历史信息。

2 目的

明确持有人和受托方落实药品管理法律法规规章及药品生产质量管理规范等规定的各项质量责任，确保委托生产行为持续符合药品法律法规规章、技术规范的要求。

3 基本信息

3.1 产品信息

委托生产产品信息见附1。

3.2 联系方式

持有人和受托方的联系方式见附2。

3.3 职责

持有人和受托方应当履行药品管理法律法规规章和药品生产质量管理规范规定的相关义务，并各自承担相应职责，责任清单见附3。

质量协议双方应当遵守所有药品相关的法律法规和技术规范要求，建立良好的沟通机制，确保委托生产药品的安全、有效、质量可控。具体要求见本质量协议各项规定。

3.4 注册资料和技术文件

持有人应当在生产工艺验证前将产品生产相关的注册资料和技术文件转交给受托方，如有需要应当派驻人员对受托方进行培训。相关注册信息发生变更时，持有人应当在相关注册信息获准变更之日起 X 日内告知受托方。

受托方应当对所有本质量协议涉及产品的注册资料和技术文件进行保密，并根据药品管理法律法规和技术规范的要求建立相应的质量体系和质量文件，对于本质量协议涉及产品工艺规程、质量标准、批记录等关键质量文件，应当经双方审核同意。

4 法律法规依据

双方应当遵循《中华人民共和国药品管理法》《中华人民共和国疫苗管理法》《中华人民共和国药品管理法实施条例》《药品注册管理办法》《药品生产监督管理办法》《药品生产质量管理规范》，以及其他药品相关的法律、法规、规章、技术规范和标准要求。

持有人与受托方应当及时就任何已知的可能影响生产药品质量和双方职责的现行法律法规的变化，进行相互之间的书面通知。涉及本质量协议相关内容的，应当按照法律法规要求进行修订。

5 人员

按照GMP要求，受托方应确保相关人员经过培训和资质确认。

6 厂房、设施与设备

受托方应当确保与该产品生产和检验相关的厂房设施、设备、计算机系统等状态良好并均已被确认，生产工艺、清洗方法、分析方法等均已通过相关验证。对发生可能影响产品安全、有效和质量可控的变更，经双方评估需进行再验证的，受托方应当进行再验证活动。受托方应当根据委托生产药品的特性、工艺和预定用途等因素，确定厂房、生产设施和设备多产品共用的可行性，并有相应的报告。产品共线生产风险评估报告应当经持有人审核批准。

规章文件

7 物料与产品

7.1 物料

持有人负责物料供应商的选择、管理和审核，供应商应当符合国家药品监督管理局制定的质量管理规范以及关联审评审批有关要求。持有人应当将合格供应商目录提供给受托方，经受托方审核合格后，纳入受托方合格供应商目录中，用于受托方入厂时的核对验收。

持有人和受托方应当事先约定物料采购方。产品生产使用的物料采购由 <u>持有人/受托方</u> 负责，应当承担供应商管理和物料的质量保证工作。质量协议约定方应当按照法律法规要求建立物料收货、检验、留样、放行、储存的相关程序，并按照程序对物料进行接收、检验、留样、放行、储存等。

未在该目录中的物料不得用于委托生产。持有人如需增补合格供应商目录和变更物料供应商的，应当与受托方签订补充协议。

7.2 返工、重新加工和回收

受托方应当制定书面的返工、重新加工和回收的管理程序，并经双方审核同意。

受托方如需要对本质量协议涉及的产品进行返工、重新加工或者回收的活动，应当提前告知持有人并得到其书面批准后方可进行生产操作。

受托方应当记录所有的返工、重新加工和回收活动，并将其作为批记录的一部分进行保存。

8 确认与验证

8.1 验证计划的制度

受托方应当在产品生产前制定相关的验证计划。

8.2 厂房设施、设备的确认

受托方负责对产品生产和检验使用的相关厂房、设施、设备、计算机系统进行确认和预防性维护、维修，确保其始终处于已验证的状态；负责对仪器仪表进行定期校验，确保其在有效期内使用。

8.3 工艺和分析方法验证

受托方应当进行产品的工艺验证，首次工艺验证通过后应当进行持续工艺确认，如发现异常情况，应当按照本质量协议"偏差和OOS管理"进行处理。工艺验证方案和报告应当经质量协议双方审核批准。

8.4 清洁验证

受托方应当对直接接触药品的生产设备和用具进行清洁验证，以防止污染和交叉污染。清洁验证的方法应当经过验证或者确认，方案和报告应当经质量协议双方审核批准。

9 文件管理

9.1 生产工艺

受托方应当按照本质量协议，根据药品监督管理部门核准的生产工艺和质量标准，按照持有人提供的技术资料，起草委托生产产品的生产工艺规程、空白批记录等相关质量文件，并经双方审核同意。

受托方应当按照生产工艺规程进行生产操作并及时、如实记录。

当任何与批准的工艺规程发生偏离时，受托方应当按照本质量协议"偏差和OOS管理"进行偏差调查和处理。

当产品的生产工艺需要变更时，双方应当按照本质量协议"变更控制"进行管理。

受托方应当在符合相应条件下根据批准的生产工艺规程组织生产，并按规定进行记录。

9.2 生产、检验和设备记录

受托方应当建立本质量协议涉及产品的生产、检验设备的使用、清洁和消毒等记录，记录内容包括但不限于设备状态，使用过的所有产品/物料的批次信息和设备运行状况、运行参数等。

每个批次产品应当有批生产记录、批包装记录和批检验记录（包括中间产品检测和产品放行前 QC 检验记录）。

受托方应当按照本质量协议"文件管理"要求保存所有与产品生产相关的记录。

9.3 批生产记录

受托方应当建立批生产记录的管理程序，并根据批准的工艺规程制定产品批生产记录；批生产记录应当包括产品的所有生产步骤。任何批记录的变更，应当按照本质量协议"变更控制"进行管理。

受托方应当按照批记录和 GMP 要求完整地记录所有的生产过程。

9.4 文件管理

受托方应当妥善保存本质量协议涉及产品的生产、检验和发运等相关文件和记录，记录至少保存至产品有效期后 X 年，文件长期保存；对本质量协议涉及产品的监管部门检查文书，至少保存 X 年。持有人有权获得并保存该委托产品的检查报告。

所有文件材料保存期限前 X 个月，受托方应当书面咨询持有人相关文件的处理方式，并依据持有人指令进行相关文件的销毁或者转移。

应当由持有人书面批准的文件包括但不限于：工艺规程，批生产记录，物料、中间产品、产品质量标准，生产工艺验证方案和报告，分析方法验证方案和报告，产品投诉调查报告，可能影响产品质量、安全性或者法律法规符合性的偏差调查报告，可能影响产品质量、安全性或者法律法规符合性的变更资料，产品质量回顾分析年度报告，物料质量回顾分析年度报告，供应商档案等。

10 生产管理

10.1 产品批号编制

受托方应当制定产品批号编制程序和原则。

10.2 生产日期和有效期

受托方应当制定产品的生产日期、有效期管理程序和原则。

10.3 生产现场监督

针对本质量协议涉及产品的生产过程，持有人应当对受托方的生产活动进行指导和监督。

11 质量控制和质量保证

11.1 质量控制实验室管理

11.1.1 取样

质量协议约定的责任方应当制定对物料、中间产品、产品等取样的标准操作程序，并按照程序取样。取样应当具有代表性。

11.1.2 检验

受托方应当建立实验室控制的管理程序，确保所有的检验活动在符合 GMP 要求的条件下进行。

受托方应当根据药品监督管理部门核准的物料和产品的质量标准进行检验，成品必须按照注册批准的方法进行全项检验，其中本质量协议涉及所有质量标准应当经持有人审核批准。

受托方应当根据有关规定，制定原辅料、包装材料、中间体和成品的分析方法验证（转移或者确认）方案，完成工作后形成验证报告。验证方案和验证报告应当由持有人批准后才能用于正式生产产品的检验。

11.1.2.1 物料

质量协议约定的责任方应当确保所有生产用物料符合批准的质量标准，只有检验合格经放行的物料才能用于产品生产。如质量标准发生变更的，双方应当按照本质量协议"变更控制"进行管理。

11.1.2.2 中间产品

受托方应当根据批准的质量标准执行并记录所有的中间产品检验。

规章文件

11.1.2.3 产品

产品经检验不符合批准的质量标准，应当按照本质量协议"偏差和 OOS 管理"进行处理。

11.1.3 留样

质量协议约定的责任方应当根据 GMP 要求对物料、产品进行留样。留样应当按照注册批准的储存条件至少保存至药品有效期后 1 年，物料应当在规定条件下储存至少保存至产品放行后 2 年。留样应当作好相应的记录。

11.2 物料和产品放行

物料放行：质量协议约定的责任方负责物料放行，保证所有生产用物料符合批准的质量标准，并检验合格。

产品出厂放行：受托方应当建立相应的组织机构、管理系统以及取样检验等质量控制措施，在产品放行前应当完成必要的检验，确认其质量符合要求。受托方的质量受权人负责审核产品的批生产记录和批检验记录等，并做出是否出厂放行的决定。当作出不予出厂放行决定时，受托方应当立即告知持有人。当产品出厂放行后，受托方发现产品存在不符合国家药品标准或者经药品监管部门核准的生产工艺要求的风险时，应当立即告知持有人。

产品上市放行：持有人应当建立药品上市放行的规程，并配备质量受权人依据该规程对受托方出厂放行的产品进行全面审核，不仅应当审核检验结果是否符合国家药品标准，还应当审核药品生产过程是否符合 GMP、核准生产工艺以及原料辅料包材是否符合法定要求。受托方完成生产放行后，将批生产记录和批检验记录等提交给持有人进行最终审核，由持有人作出是否上市放行的决定。当作出不予上市放行决定时，持有人应当立即告知受托方。

11.3 持续稳定性考察

质量协议约定的责任方负责对物料、中间产品、产品进行稳定性考察。当稳定性考察样品出现 OOS/OOT 时，双方应当立即进行沟通并开展调查，并对 OOS 按照本质量协议"偏差和 OOS 管理"进行处理。

11.4 变更控制

持有人是变更的责任主体，应当按照国家药品监督管理局的规定，全面评估、验证变更事项对药品安全性、有效性和质量可控性的影响。持有人和受托方应当按照药品管理法律法规规章和相关技术指导原则，对变更进行管理。

双方应当建立变更控制程序，明确发生的变更可能影响产品安全性、有效性、质量可控性或者法规符合性时的工作措施，并做好工作衔接与配合。受托方发起变更，应当提前 X 日通知持有人，相关变更风险程度由持有人评估确定，变更实施前应当经持有人审核批准。持有人发起变更，应当提前 X 日书面通知受托方进行评估和实施。

持有人应当进行充分研究和验证，并按照规定经批准、备案后实施或者报告，确保能够持续稳定生产出与变更实施前药品质量一致的药品。

11.5 偏差和 OOS 管理

双方应当根据 GMP 的要求建立偏差和 OOS 管理程序。与本质量协议涉及产品相关的生产、检验、储存、发运、稳定性考察等工作中发生的偏差或者 OOS，受托方应当按照标准操作规程进行记录、调查并保存。调查必须评价该偏差或者 OOS 对产品安全性、有效性和质量可控性的影响，应当查找原因并采取有效的纠正预防措施。受托方应当将所有偏差报告报持有人审核评定。

对于不影响产品安全性、有效性和质量可控性的微小偏差，由受托方进行记录、调查、评估和跟踪。在产品放行时，持有人应当对所有偏差进行审核。

对于可能影响产品安全性、有效性和质量可控性的偏差和 OOS，受托方应当在 X 日内书面通知持有人，并自偏差或者 OOS 发生之日起 X 日内完成调查，报持有人审核批准。

11.6 产品质量回顾分析

质量协议约定的责任方负责每年对委托生产药品进行产品质量回顾分析，并在所定回顾周期结束后的 X 日内完成报告，报持有人书面批准。

11.7 投诉与不良反应

当收到有关产品质量的投诉时，持有人应当会同受托方对产品投诉进行调查；受托方应当予以配合，在 X 日内完成自查报告，并报持有人批准；持有人根据自查情况，对涉及质量投诉的产品采取相应的处置措施。对因生产环节造成的质量缺陷，受托方应当制定有效的纠正和预防措施，并由持有人审核批准。

当受托方收集到其他产品的质量投诉风险可能涉及受托产品时，受托方应当及时通报持有人相关信息，并组织调查，建立相关的纠正预防措施，按照变更管理相关流程报持有人审核批准。

持有人应当建立药物警戒体系，按照要求开展药物警戒工作。持有人和受托方应当经常考察本单位的药品质量、疗效和不良反应，发现疑似不良反应的，应当及时按照要求报告。质量投诉由持有人负责，受托方应当协助配合，受托方在收到投诉后，应当及时告知持有人。

12 产品储存、发运与召回

12.1 产品储存

受托方应当对物料及产品的储存条件进行有效监控和维护，对生产用物料、中间产品和产品按照标识的储存条件进行储存，并应当符合 GMP 要求。

12.2 发运

产品由持有人上市放行后，按照合同约定将产品运输至持有人指定地点。在产品的储存和发运期间，受托方应当采取必要的措施，确保产品没有混淆、差错、污染和交叉污染的风险，确保产品在储存和运输过程中符合 GMP 要求。受托方应当采取必要的措施，以确保产品包装的完整性。

12.3 召回

持有人负责产品的召回工作，作出是否对相关批次产品进行召回的决定。受托方应当提供相应信息并予以配合召回工作。

受托方有合理依据认为应当召回本质量协议涉及的相关批次产品，应当以书面形式向持有人陈述意见并说明原因。

13 现场审核

持有人应当对受托方的生产条件、技术水平和质量管理情况进行现场审核，确保其具备本质量协议涉及产品的生产条件和质量管理能力。在对受托方资质确认审核通过后，持有人应当至少每年对受托方进行一次现场审核，对疫苗受托方应当每季度进行一次现场审核，对其他高风险品种受托方每半年进行一次现场审核。发现严重质量安全风险等必要情况时，持有人应当立即对受托方进行有因审核。受托方应当积极配合持有人进行现场审核。

在审核过程中，持有人应当遵守受托方的制度、程序和安全保密工作要求。

持有人在现场审核过程中发现的缺陷项，受托方应当积极整改，制定整改计划，明确纠正预防措施，在审核结束后 X 日内报持有人审核批准，整改完成后 X 日内持有人进行审核确认。

14 合规性支持

当持有人需要获得产品生产相关资料用于药品监管部门检查、产品注册申报等情形时，受托方应当配合提供相关资料，包括但不限于产品研究资料、分析方法验证报告、工艺验证报告等。

持有人负责将药品生产销售、上市后研究、风险管理等情况按照规定进行年度报告，负责建立并实施药品追溯制度、实施短缺药品停产报告，受托方应当协助配合。

15 监管部门监督检查

如果受托方或者持有人接到监管部门对相关产品或者场地进行监督检查的通知时，应当在 X 日内及时告知持有人，并在监督检查结束后 X 日内将检查情况书面报告持有人。

持有人在接受药品监管部门监督检查时，如需提供委托生产相关资料的，受托方应当配合提供；需要开展现场检查时，受托方应当予以配合。

在监督检查过程中，如有需要，一方应当积极协助另一方接受监督检查。

16 质量争议解决

当委托生产相关产品出现质量争议，双方应当遵循药品法律法规章规定、GMP 要求和质量协议约定进行解决。

16.1 双方应当直接沟通，确认事件的实际情况。

16.2 受托方应当进行调查并出具完整的调查报告。调查报告应当详细描述事件经过、发生原因、调查结果和相关证据等。调查报告应当报持有人审核批准。双方根据调查报告协商解决。

16.3 质量争议无法协商解决的，双方应当选择第三方进行评估和判定，并根据第三方评估判定结果商定解决。

16.4 持有人负责委托生产产品的最终处理。

16.5 其他情形。

17 期限

本质量协议自签订之日起生效，在委托生产期间持续有效。

如双方停止委托生产，本质量协议应当至少保存至最后一批上市放行的药品有效期后一年。

需要变更本质量协议内容的，双方应当协商一致并重新签署，旧版质量协议随新版质量协议的执行自动失效。

18 变更历史

日期	版本	变更概述

19 签名

持有人

起草人	审核人	批准人
签名	签名	签名
职务	职务	职务
日期	日期	日期

受托方

起草人	审核人	批准人
签名	签名	签名
职务	职务	职务
日期	日期	日期

附：1. 产品信息

2. 联系信息

3. 药品委托生产质量责任清单

附 1

产品信息

1 产品名称；

2 药品注册证号；

3 适应症；

4 规格；

5 用法用量；

6 受托方内部代码；

7 委托活动。持有人委托受托方进行产品的生产、检验、出厂放行并运输至持有人指定地点；

8 运输方式。产品放行后，由双方约定运输方式；

9 产品储存条件。持有人根据药品质量标准确定储存条件；

10 生产日期、产品批号、有效期编制原则。

规章文件

附 2

联 系 信 息

持有人
企业名称
药品生产许可证编号
统一社会信用代码
住所（经营场所）
联系人
联系电话
传　真
电子邮箱

受托方
企业名称
药品生产许可证编号
统一社会信用代码
住所（经营场所）
联系人
联系电话
传　真
电子邮箱

附 3

药品委托生产质量责任清单

持有人和受托方质量责任清单	持有人	受托方	备注
1 人员			
2 厂房、设施与设备			
3 物料与产品			
3.1 物料			
3.2 返工、重新加工和回收			
4 确认与验证			
4.1 验证计划的制度			
4.2 厂房设施、设备的确认			
4.3 工艺和分析方法验证			
4.4 清洁验证			
5 文件管理			
5.1 生产工艺			
5.2 生产、检验和设备记录			
5.3 批生产记录			
5.4 文件管理			
6 生产管理			
6.1 产品批号编制			
6.2 生产日期和有效期			
6.3 生产现场监督			
7 质量控制和质量保证			
7.1 质量控制实验室管理			
7.2 取样			

规章文件

持有人和受托方质量责任清单	持有人	受托方	备注
7.3 检验（物料、中间产品、产品）			
7.4 留样			
7.5 物料和产品放行			
7.6 持续稳定性考察			
7.7 变更控制			
7.8 偏差和 OOS 管理			
7.9 产品质量回顾分析			
7.10 投诉与不良反应			
8 产品储存、发运与召回			
8.1 产品储存			
8.2 发运			
8.3 召回			
9 现场审核			
10 合规性支持			
11 监管部门监督检查			

注：持有人和受托方所有责任包括但不限于上述责任清单内容。

食品药品监管总局关于进一步加强中药饮片
生产经营监管的通知

（食药监药化监〔2015〕31号）

各省、自治区、直辖市食品药品监督管理局：

近日，广东省食品药品监管局针对中药饮片生产经营中存在的问题，积极主动开展检查，发现违法违规线索。总局根据上述线索开展飞行检查，发现多起中药饮片生产经营企业相互勾结、违法生产销售中药饮片的案件。总局已发布通告，并将飞行检查有关情况在总局政府网站"药品飞行检查"专栏予以通报。为进一步做好案件查处工作，切实加强中药饮片生产经营监管工作，现将有关要求通知如下：

一、严厉查处违法违规行为

总局要求立即停止销售和使用标识为广西玉林市祥生中药饮片有限责任公司、广西玉林市华安堂中药饮片有限责任公司、广西玉林市华济中药饮片有限责任公司、广西健一药业有限责任公司中药饮片加工厂、安徽亳州市国苑中药材饮片有限公司、安徽泰源中药饮片有限公司等6家企业的全部产品。广东、广西、安徽省（区）食品药品监管局已责令涉事的6家生产企业和4家批发企业暂停生产销售，督促企业彻底召回以其名义生产销售的全部中药饮片，并公开召回信息。广东、广西、安徽省（区）食品药品监管局要进一步加大案件查办力度，全面深入查清违法事实，坚决依法吊销涉事企业的《药品生产许可证》或《药品经营许可证》；对涉嫌犯罪的，及时移交公安机关追究刑事责任。其他相关省级食品药品监管部门要积极配合，协助做好召回工作。

二、进一步加强中药饮片监督管理

违法生产经营中药饮片案件频发，反映出中药饮片的监管形势依然严峻，各级食品药品监管部门要引起高度警觉，举一反三，进一步加强对中药饮片生产经营的监督管理。要坚持问题导向，确定检查重点，对重点地区，尤其是对中药材专业市场周边的中药饮片生产经营企业要加大检查力度。对发现的线索要一追到底，对违法违规行为要依法严厉查处，坚决将非法生产经营的企业清退出市场。对中药饮片生产经营企业外购非法饮片出售的，药品生产经营企业出租出借证照或虚开票据为非法生产经营提供便利的，坚决吊销其《药品生产许可证》或《药品经营许可证》，并予以公开曝光；对涉事企业的饮片产品必须停止销售使用，责成企业召回产品，并公开召回信息；对涉嫌犯罪的，及时移送公安机关依法追究责任。

三、切实落实监管责任

各省级食品药品监管部门应当切实落实监管责任，严格依照药品生产经营质量管理规范及相关附录要求，严格执行中药饮片生产企业、药品经营企业的准入标准，不得以任何理由降低中药饮片生产企业、药品经营企业开办条件。对中药饮片生产经营企业集中且反复出现问题的地区，要切实加大监管力度，防止发生区域性风险。要切实加强日常监管，督促中药饮片生产企业依法依规生产经营，落实企业主体责任，严格执行法定药品标准和《药品生产质量管理规范（2010年修订）》有关要求，确保中药饮片质量。

　　各地务必要提高认识，认真开展检查，坚决进行查处，做好信息报送和公开。对查实违法违规案件要主动公开，对制假售假、涉及面广、危害性大、情节严重的重大案件，要及时向总局报告。总局将继续开展飞行检查和督查工作，对监管不到位、监督责任不落实的，将通报批评，并依法依纪严肃追究责任。

食品药品监管总局
2015 年 3 月 25 日

食品药品监管总局关于加强中药生产中提取和提取物监督管理的通知

（食药监药化监〔2014〕135号）

各省、自治区、直辖市食品药品监督管理局：

中药提取和提取物是保证中药质量可控、安全有效的前提和物质基础。近年来，随着中药生产的规模化和集约化发展，中药提取或外购中药提取物环节存在的问题比较突出，给中药的质量安全带来隐患。为加强中药提取和提取物的监督管理，规范中药生产行为，保证中成药质量安全有效，现将有关规定通知如下：

一、中药提取是中成药生产和质量管理的关键环节，生产企业必须具备与其生产品种和规模相适应的提取能力。药品生产企业可以异地设立前处理和提取车间，也可与集团内部具有控股关系的药品生产企业共用前处理和提取车间。

二、中成药生产企业需要异地设立前处理或提取车间的，需经企业所在地省（区、市）食品药品监督管理局批准。跨省（区、市）设立异地车间的，还应经车间所在地省（区、市）食品药品监督管理局审查同意。中成药生产企业《药品生产许可证》上应注明异地车间的生产地址。

三、与集团内部具有控股关系的药品生产企业共用前处理和提取车间的，该车间应归属于集团公司内部一个药品生产企业，并应报经所在地省（区、市）食品药品监督管理局批准。跨省（区、市）设立共用车间的，须经双方所在地省（区、市）食品药品监督管理局审查同意。该集团应加强统一管理，明确双方责任，制定切实可行的生产和质量管理措施，建立严格的质量控制标准。共用提取车间的中成药生产企业《药品生产许可证》上应注明提取车间的归属企业名称和地址。

四、中成药生产企业应对其异地车间或共用车间相关品种的前处理或提取质量负责，将其纳入生产和质量管理体系并对生产的全过程进行管理，提取过程应符合所生产中成药的生产工艺。提取过程与中成药应批批对应，形成完整的批生产记录，并在贮存、包装、运输等方面采取有效的质量控制措施。共用车间所属企业应按照《药品生产质量管理规范》（以下简称药品GMP）组织生产，严格履行双方质量协议，对提取过程的质量负责。

五、中成药生产企业所在地省（区、市）食品药品监督管理局负责异地车间或共用车间相应品种生产过程的监督管理，对跨省（区、市）的异地车间或共用车间应进行延伸监管，车间所在地省（区、市）食品药品监督管理局负责异地车间或共用车间提取过程的日常监管。

六、自本通知印发之日起，各省（区、市）食品药品监督管理局一律停止中药提取委托加工的审批，已经批准的，可延续至2015年12月31日。在此期间，各省（区、市）食品药品监督管理局应切实加强对已批准委托加工的监督管理，督促委托方按照药品GMP的要求切实履行责任，制定可行的质量保证体系和管理措施，建立委托加工提取物的含量测定或指纹图谱等可控的质量标准，对委托加工全过程的生产进行质量监控和技术指导，并在运输过程中采取有效措施，以保证委托加工质量。凡不符合要求的一律撤销其委托加工的审批，并不得另行审批。

自2016年1月1日起，凡不具备中药提取能力的中成药生产企业，一律停止相应品种的生产。

七、对中成药国家药品标准处方项下载明，且具有单独国家药品标准的中药提取物实施备案管理。凡生产或使用上述应备案中药提取物的药品生产企业，均应按照《中药提取物备案管理实施细则》（见附件）进行备案。

八、中成药生产企业应严格按照药品标准投料生产，并对中药提取物的质量负责。对属于备案管理的中药提取物，可自行提取，也可购买使用已备案的中药提取物；对不属于备案管理的中药提取物，应自行提取。自 2016 年 1 月 1 日起，中成药生产企业一律不得购买未备案的中药提取物投料生产。

九、备案的中药提取物生产企业应按照药品 GMP 要求组织生产，保证其产品质量，其日常监管由所在地省（区、市）食品药品监督管理局负责。

自本文印发之日起，对中药提取物生产企业一律不予核发《药品生产许可证》和《药品 GMP 证书》，已核发的，有效期届满后不得再重新审查发证。

十、中成药生产企业使用备案的中药提取物投料生产的，应按照药品 GMP 要求对中药提取物生产企业进行质量评估和供应商审计。中成药生产企业所在地省（区、市）食品药品监督管理局应按照药品 GMP 有关要求和国家药品标准对中药提取物生产企业组织开展延伸检查，并出具检查报告，确认其是否符合药品 GMP 要求。

十一、对中药提取物将不再按批准文号管理，但按新药批准的中药有效成份和有效部位除外。对已取得药品批准文号，按本通知规定应纳入备案管理的中药提取物，在原批准文号有效期届满后，各省（区、市）食品药品监督管理局不再受理其再注册申请。

十二、中药材前处理是中药生产的重要工序，中药生产企业和中药提取物生产企业应当具备与所生产品种相适应的中药材前处理设施、设备，制定相应的前处理工艺规程，对中药材进行炮制和加工。外购中药饮片投料生产的，必须从具备合法资质的中药饮片生产经营企业购买。

十三、中成药生产企业违反本通知第七条规定，使用未备案的中药提取物投料生产的，应依据《中华人民共和国药品管理法》第七十九条进行查处。

十四、中成药生产企业未按药品标准规定投料生产，购买并使用中药提取物代替中药饮片投料生产的，应依据《中华人民共和国药品管理法》第四十八条第三款第二项按假药论处。

十五、本通知自印发之日起执行，此前印发的相关文件与本通知不一致的，以本通知为准。

以上请各省（区、市）食品药品监督管理局通知行政区域内相关药品生产企业并遵照执行。在本文件执行过程中如有问题和建议，请及时向总局反映。

附件：中药提取物备案管理实施细则

国家食品药品监督管理总局

2014 年 7 月 29 日

附件

中药提取物备案管理实施细则

第一条 为加强中成药生产监督管理，规范中药提取物备案管理工作，保证使用中药提取物的中成药安全、有效和质量可控，制定本细则。

第二条 本细则所指中药提取物，是中成药国家药品标准的处方项下载明，并具有单独国家药品标准，且用于中成药投料生产的挥发油、油脂、浸膏、流浸膏、干浸膏、有效成份、有效部位等成份。

本细则所指中药提取物不包括：中成药国家药品标准中附有具体制法或标准的提取物；按新药批准的中药有效成份或有效部位；冰片、青黛、阿胶等传统按中药材或中药饮片使用的产品；盐酸小檗碱等按化学原料药管理，并经过化学修饰的产品。

第三条 本细则所指中药提取物备案，是中药提取物生产企业按要求提交中药提取物生产备案资料，以及中药提取物使用企业按要求提交使用备案资料的过程。

第四条 中药提取物生产备案，中药提取物生产企业应通过中药提取物备案信息平台，填写《中药提取物生产备案表》（附1），向所在地省（区、市）食品药品监督管理局提交完整的资料（PDF格式电子版），并对资料真实性负责。

第五条 中药提取物生产备案应提交以下资料：

（一）《中药提取物生产备案表》原件。

（二）证明性文件彩色影印件，包括有效的《营业执照》等。

（三）国家药品标准复印件。

（四）生产该提取物用中药材、中药饮片信息。包括产地、基原、执行标准或炮制规范。

（五）关键工艺资料。包括主要工艺路线、设备，关键工艺参数等，关键工艺资料应提供给中药提取物使用企业。

（六）内控质量标准。包括原料、各单元工艺环节物料及过程质量控制指标、提取物成品检验标准，以及完整工艺路线、详细工艺参数等。用于中药注射剂的中药提取物应提交指纹或特征图谱检测方法和指标等质量控制资料。

（七）中药提取物购销合同书彩色影印件。购销合同书应明确质量责任关系。

（八）其他资料。

第六条 中药提取物生产备案信息不得随意变更，如有变更，中药提取物生产企业应及时通知相关中药提取物使用企业，并提交变更相关资料，按上述程序和要求重新备案。

第七条 中药提取物使用备案，中药提取物使用企业应通过中药提取物备案信息平台，填写《中药提取物使用备案表》（附2），向所在地省（区、市）食品药品监督管理局提交完整的资料（PDF格式电子版），并对资料真实性负责。

第八条 中药提取物使用备案应提交以下资料：

（一）《中药提取物使用备案表》原件。

（二）证明性文件彩色影印件。包括有效的《药品生产许可证》、《营业执照》、《药品GMP证书》、使用中药提取物的中成药品种批准证明文件及其变更证明文件等。

（三）使用中药提取物的中成药国家药品标准复印件。

（四）中药提取物购销合同书彩色影印件。购销合同书应明确质量责任关系。

（五）对中药提取物生产企业的质量评估报告。重点包括评估中药提取物生产企业的生产条件、技术水平、质量管理、中药提取物原料、生产过程和提取物质量等方面。

规章文件

（六）对中药提取物生产企业的供应商审计报告。

（七）中药提取物关键工艺资料。

（八）其他资料。

第九条 中成药国家药品标准处方项下含多种中药提取物的，应填写同一《中药提取物使用备案表》，一同备案。

第十条 中成药生产企业自主生产中药提取物供本企业使用的，应分别对该中药提取物进行生产及使用备案，使用备案时仅提交第八条中的（一）~（二）项资料。

第十一条 中药提取物使用企业应固定中药提取物来源；及时了解其使用的中药提取物生产备案信息变更情况，参照《已上市中药变更研究技术指导原则（一）》的要求，对中药提取物生产备案信息变更可能产生的中成药产品质量变化进行研究和评估，中药提取物生产备案信息变更造成中成药产品质量改变的，应立即停止使用。

中药提取物使用备案信息发生变更，包括使用企业、使用的中成药品种及其使用的提取物生产备案的有关信息变更等，相关使用企业应提交变更相关资料，按上述程序和要求重新备案。

第十二条 国家食品药品监督管理总局负责建立中药提取物备案信息平台。

各省（区、市）食品药品监督管理局负责本行政区域内中药提取物生产或使用备案工作，并负责本行政区域内中药提取物生产或使用的监督检查。

第十三条 各省（区、市）食品药品监督管理局收到中药提取物备案资料后，应在 5 个工作日内将备案资料传送至中药提取物备案信息平台。中药提取物备案信息平台按备案顺序自动生成中药提取物备案号。

中药提取物生产备案号格式为：ZTCB + 4 位年号 + 4 位顺序号 + 省份简称；如有变更，变更后备案顺序号格式：原备案号 + 3 位变化顺序号。

中药提取物使用备案号格式为：ZTYB + 4 位年号 + 4 位顺序号 + 省份简称；如有变更，变更后备案号格式：原备案号 + 3 位变化顺序号。

第十四条 中药提取物备案信息平台将自动公开使用备案基本信息，包括：中药提取物名称、生产企业、备案时间、生产备案号，使用该中药提取物的中成药品种名称、批准文号、生产企业、备案时间、使用备案号，备案状态。

中药提取物生产备案内容及使用备案中的内控质量标准、生产工艺资料、购买合同书和质量评估报告等资料不予公开。

第十五条 中药提取物备案信息供各级食品药品监督管理局监督检查及延伸检查使用；其中，未公开的备案资料仅供国家食品药品监督管理总局、备案所在地省（区、市）食品药品监督管理局监督检查及延伸检查使用。

第十六条 各省（区、市）食品药品监督管理局在监督检查中发现存在以下情形的，应采取责令整改、暂停生产使用该中药提取物等措施，并依法予以行政处罚，同时报请国家食品药品监督管理总局在该中药提取物相关备案信息中记载并公示。

（一）备案资料与生产实际不一致的；

（二）中药提取物的生产不符合《药品生产质量管理规范》（GMP）要求的；

（三）中药提取物的生产不符合国家药品标准的；

（四）外购中药提取物冒充自主生产产品的；

（五）外购中药提取物半成品或成品进行分包装或改换包装的；

（六）经查实，中成药出现的质量问题系由其使用的中药提取物引起的；

（七）存在其他违法违规行为的。

附：1. 中药提取物生产备案表

2. 中药提取物使用备案表

附1

中药提取物生产备案表

编号：XX0000001

声明	
我们保证： ①本次备案遵守《中华人民共和国药品管理法》、《中华人民共和国药品管理法实施条例》和《药品注册管理办法》等法律、法规和规章的规定； ②备案内容及所有备案资料均真实、来源合法、未侵犯他人的权益； ③一并提交的电子文件与打印文件内容完全一致。 如有不实之处，我们承担由此导致的一切法律后果。	

备案事项			
备案类型	□初次	□变更	
提取物使用情形	□自产自用	□外销	□自产自用和外销
备案事由			
备案资料	□证明性文件彩色影印件 □国家药品标准复印件 □生产该提取物用中药材、中药饮片信息 □关键工艺资料 □内控质量标准 □中药提取物购销合同书彩色影印件 □其他资料： 　具体资料名称：＿＿＿＿＿＿＿＿＿＿＿＿＿＿＿＿		

提取物基本信息			
提取物名称			
提取物种类			
执行标准来源	□《中国药典》标准　　□其他国家药品标准		
执行标准编号			
中药材、中药饮片等原料信息	名称		产地	
	基原			
	执行标准	包括中药材标准或中药饮片炮制规范		
	生产企业	原料为中药饮片时填写		
主要成分或部位			
是否具有药品批准文号	□是	批准文号	
	□否		

规章文件

705

备案机构基本信息	
药品生产许可证编号	
提取物相关生产范围	

历次备案信息（变更备案时勾选）

序号	历次备案顺序号	备案时间	变更原因概述

备案机构信息

中文名称			
组织机构代码			
法定代表人			
注册地址			
生产地址			
通讯地址			
备案负责人		职位	
联系人		职位	
电话		传真	
电子邮箱		手机	
法定代表人（签名）	（加盖公章处） 年　　月　　日		

附2

中药提取物使用备案表

编号：XX0000001

声明
我们保证： ① 本次备案遵守《中华人民共和国药品管理法》、《中华人民共和国药品管理法实施条例》和《药品注册管理办法》等法律、法规和规章的规定； ② 备案内容及所有备案资料均真实、来源合法、未侵犯他人的权益； ③ 一并提交的电子文件与打印文件内容完全一致。 　如有不实之处，我们承担由此导致的一切法律后果。

备案事项

备案类型	□初次　　　□变更		
备案事由			
备案资料	□证明性文件彩色影印件 □使用中药提取物的中成药国家药品标准复印件 □中药提取物购销合同书彩色影印件 □中药提取物生产企业质量评估报告 □中药提取物生产企业供应商审计报告 □中药提取物关键工艺资料 □其他资料： 　具体资料名称：_____		

药品信息（使用中药提取物的中成药品种信息）

通用名称			
剂型		规格	
批准文号			
批准时间			
执行标准来源			
执行标准编号			

处方中提取物信息

序号	提取物名称	剂量

提取物来源

序号	提取物名称	生产备案顺序号	使用情形
			□自产自用　　□购买使用
			□自产自用　　□购买使用
			□自产自用　　□购买使用

历次备案信息（变更备案填写）

序号	使用备案顺序号	备案时间	变更原因概述

备案机构信息

中文名称			
组织机构代码			
法定代表人			
注册地址			
生产地址			
通讯地址			
备案负责人		职位	
联系人		职位	
电话		传真	
电子邮箱		手机	
药品生产许可证编号			
GMP 证书编号			
法定代表人（签名）	（加盖公章处） 年　　月　　日		

关于进一步加强中药生产监督检查的通知

（国食药监安〔2010〕457号）

各省、自治区、直辖市食品药品监督管理局（药品监督管理局）：

近年来，各级食品药品监督管理部门不断加大对中药的监管力度，促进和推动了中药质量的稳步提高，为中药临床用药安全提供了保障。由于近期中药药材价格的整体飙升，甚至个别药材供应出现短缺，造成中药产品成本上升，使中药生产和供应受到较大影响，同时也将会产生药品质量安全风险。为了加强中药生产的监督管理，切实保证产品质量，现就进一步加强中药生产监督检查工作通知如下：

一、加强领导，全面落实监管责任

各省级食品药品监督管理部门必须高度关注当前中药生产经营环节出现的新情况，高度警惕中药生产质量及安全隐患，切实加强领导，落实监管责任，结合本辖区中药生产情况，制定监管工作方案，组织开展中药生产质量的监督检查，切实消除中药生产质量安全风险。

二、加强生产质量监管，组织开展监督检查

各级食品药品监督管理部门应加强对辖区内中药生产企业药材和饮片购入情况的监督检查，特别是对生产企业药材、饮片购入渠道及相关资质证明、供应商审计、按照《中国药典》（2010年版）对购进药材和饮片的质量检验、质量档案等情况进行重点检查。

加强对中药生产过程执行《药品生产质量管理规范》（药品GMP）情况的监督检查，防止生产过程中的掺杂使假。应将药材涨价幅度较大、产品成本较高、招标采购中价格明显偏低的品种纳入监管重点。现场检查应特别关注企业按照《中国药典》（2010年版）和符合制剂产品注册要求的中药饮片和中药提取物的投料情况、中药材前处理或提取情况、中间产品质量控制、批生产记录、浸膏收率、物料平衡等情况。

三、加大处罚力度，严厉打击违法违规行为

各级食品药品监督管理部门应注重发挥综合监管效力，将中药生产监管工作与药品抽验和评价性检验工作相结合，充分利用检验结果，加强对中药生产的现场监督检查。凡是未按药品GMP要求进行供应商审计或未建立健全药材、饮片供应商和购进药材、饮片质量档案的，一律责成企业立即改正；凡是投料不符合标准规定的，一律责成企业暂停生产，召回已上市销售的产品，停产期间收回《药品GMP证书》；凡是购进药材未经检验或检验不合格且投料使用的、购买使用没有国家标准的提取物、擅自委托加工提取以及弄虚作假、以次充好、以非药材冒充药材、擅自改变处方、违反生产工艺的，必须依法严处，直至吊销《药品生产许可证》；涉嫌犯罪的，立即移送公安机关追究其刑事责任。

各省级食品药品监督管理部门应将本辖区中药生产监督检查工作方案于年底前报国家局，将此项工作纳入2011年药品安全监管年度工作计划，并在2011年度按季度书面报告监督检查情况。国家局将适时组织督导检查并予以通报。工作中如有新的问题应及时报告。

国家食品药品监督管理局

二〇一〇年十一月二十八日

关于外商投资中药饮片生产企业生产范围有关问题的通知

（国食药监安〔2006〕14 号）

各省、自治区、直辖市食品药品监督管理局（药品监督管理局）：

　　根据 2005 年 1 月 1 日起施行的《外商投资产业指导目录》（中华人民共和国国家发展改革委员会、中华人民共和国商务部令第 24 号）的规定，"传统中药饮片炮制技术的应用及中成药秘方产品的生产"为禁止外商投资产业。

　　《中华人民共和国药典》（2005 年版）药材炮制通则规定："药材炮制系指经净制、切制、炮炙处理，制成一定规格的饮片，以适应医疗要求及调配、制剂的需要，保证用药安全和有效。"药材炮制分为净制、切制和炮炙。传统中药饮片炮制技术的应用指的是炮炙技术的应用。

　　为使外商投资方向与我国国民经济和社会发展规划相适应，各省（区、市）食品药品监督管理部门要严格执行国家产业政策，严把外商投资企业准入关。对已经批准的外商投资企业，省级食品药品监督管理部门在对中药饮片生产企业换发《药品生产许可证》时明确标注"净、切制"，限制其生产范围。

国家食品药品监督管理局

二〇〇六年一月十日

食品药品监管总局办公厅关于开展中药提取物专项检查的通知

（食药监办药化监〔2017〕109号）

各省、自治区、直辖市食品药品监督管理局：

中药提取是中药生产的关键环节，总局先后印发《关于加强中药生产中提取和提取物监督管理的通知》（食药监药化监〔2014〕135号）（以下简称135号文件）和《关于落实中药提取和提取物监督管理有关规定的公告》（2015年第286号），对规范中药提取和提取物管理、保证中药质量起到重要作用。但从近期的飞行检查来看，仍有一些企业违反规定生产和购入使用中药提取物，给中成药质量带来安全隐患。为进一步落实提取物管理要求，强化中药提取物监管，总局研究决定开展中药提取物专项检查。有关工作通知如下：

一、检查内容

（一）中药提取物生产企业重点检查：提取物生产备案情况；按照药品GMP要求组织生产情况；是否存在外购中药提取物进行贴牌生产行为。

（二）中药生产企业重点检查：提取物使用备案情况；对提取物的质量评估和供应商审计情况；生产过程中是否物料平衡；是否存在使用非法提取物的行为。

（三）集团内共用、异地设立提取车间的药品生产企业重点检查：省级食品药品监管局审核批准情况；提取物生产和质量管理情况；在提取物贮存、包装、运输等方面的质量控制措施是否充分。

（四）省级食品药品监管局中药提取物备案工作实施情况：实施提取物备案工作总体情况；已备案的企业、品种是否符合135号文件要求，不符合要求的备案是否进行了处理；对备案企业、品种的日常监管和延伸检查情况。

二、工作安排

（一）自查整改阶段（发文之日起至2017年8月底）。各省级食品药品监管局要尽快通知行政区域内相关中药提取物生产和使用企业开展自查，对照检查内容全面深入排查，对发现的问题要及时整改并做好记录，完成自查报告，于2017年8月30日前将自查情况，报所在地省级食品药品监管局。

（二）省级食品药品监管局检查阶段（2017年9月）。各省级食品药品监管局要按检查重点制定详细的检查方案，组织专项检查，对发现的问题依法依规进行查处，督促企业严格按照135号文件要求生产和使用提取物，落实企业主体责任。

（三）分析总结阶段（2017年10月）。对专项检查工作进行总结，包括备案管理和监督检查的工作情况、主要成效，存在问题、整改落实情况，日常监管要求和有关建议。请于2017年11月15日前将专项检查总结报送总局药化监管司。

三、工作要求

（一）提高认识，加强领导。地方各级食品药品监督管理部门要充分认识持续强化中药提取物监督管理工作的重要意义，进一步加强提取物生产和使用环节的监管力度，坚决维护中药生产经营秩序。要强化对该项工作的组织领导，结合本地实际，细化工作任务，创新工作方法，强化监督检查，明确提取物生产使用的日常监管任务，落实属地监管责任。

（二）突出重点，严肃查处。地方各级食品药品监督管理部门要按照此次监督检查的重点，集中力量做好监督检查。对监督检查中发现的问题，必须要求相关企业限期整改，并积极督促整改到位；对检查中发现的违法违规问题要坚决依法严肃查处，对违法行为始终保持高压态势。

（三）加强协查，完善机制。要进一步加强案件协查力度，完善相关工作机制。在监督检查中发现违法违规生产使用中药提取物涉及行政区域外生产、经营企业的，及时通报相关食品药品监督管理部门进行协查，接到协查要求的食品药品监督管理部门应认真组织做好协查工作，及时反馈协查结果。协查不及时不到位的可以向总局反馈情况。

总局将继续对中药提取物生产和使用企业开展飞行检查。对于专项检查工作推进力度大、整治效果好的予以表扬，对于问题反复出现、整改不到位、责任不落实的予以批评。对问题集中的地域，总局将约谈地方政府部门，督促整改到位。

各地在专项工作中遇到的问题和建议应及时与总局药化监管司联系。

联系人：李林柯、叶家辉

联系电话：010-88330872、88330812

传真：010-88330871

食品药品监管总局办公厅

2017 年 8 月 1 日

二、经营监管

药品网络销售监督管理办法

（2022年8月3日国家市场监督管理总局令第58号公布　自2022年12月1日起施行）

第一章　总　则

第一条　为了规范药品网络销售和药品网络交易平台服务活动，保障公众用药安全，根据《中华人民共和国药品管理法》（以下简称药品管理法）等法律、行政法规，制定本办法。

第二条　在中华人民共和国境内从事药品网络销售、提供药品网络交易平台服务及其监督管理，应当遵守本办法。

第三条　国家药品监督管理局主管全国药品网络销售的监督管理工作。

省级药品监督管理部门负责本行政区域内药品网络销售的监督管理工作，负责监督管理药品网络交易第三方平台以及药品上市许可持有人、药品批发企业通过网络销售药品的活动。

设区的市级、县级承担药品监督管理职责的部门（以下称药品监督管理部门）负责本行政区域内药品网络销售的监督管理工作，负责监督管理药品零售企业通过网络销售药品的活动。

第四条　从事药品网络销售、提供药品网络交易平台服务，应当遵守药品法律、法规、规章、标准和规范，依法诚信经营，保障药品质量安全。

第五条　从事药品网络销售、提供药品网络交易平台服务，应当采取有效措施保证交易全过程信息真实、准确、完整和可追溯，并遵守国家个人信息保护的有关规定。

第六条　药品监督管理部门应当与相关部门加强协作，充分发挥行业组织等机构的作用，推进信用体系建设，促进社会共治。

第二章　药品网络销售管理

第七条　从事药品网络销售的，应当是具备保证网络销售药品安全能力的药品上市许可持有人或者药品经营企业。

中药饮片生产企业销售其生产的中药饮片，应当履行药品上市许可持有人相关义务。

第八条　药品网络销售企业应当按照经过批准的经营方式和经营范围经营。药品网络销售企业为药品上市许可持有人的，仅能销售其取得药品注册证书的药品。未取得药品零售资质的，不得向个人销售药品。

疫苗、血液制品、麻醉药品、精神药品、医疗用毒性药品、放射性药品、药品类易制毒化学品等国家实行特殊管理的药品不得在网络上销售，具体目录由国家药品监督管理局组织制定。

药品网络零售企业不得违反规定以买药品赠药品、买商品赠药品等方式向个人赠送处方药、甲类非处方药。

第九条　通过网络向个人销售处方药的，应当确保处方来源真实、可靠，并实行实名制。

药品网络零售企业应当与电子处方提供单位签订协议，并严格按照有关规定进行处方审核调配，对已经使用的电子处方进行标记，避免处方重复使用。

第三方平台承接电子处方的，应当对电子处方提供单位的情况进行核实，并签订协议。

药品网络零售企业接收的处方为纸质处方影印版本的，应当采取有效措施避免处方重复使用。

第十条 药品网络销售企业应当建立并实施药品质量安全管理、风险控制、药品追溯、储存配送管理、不良反应报告、投诉举报处理等制度。

药品网络零售企业还应当建立在线药学服务制度，由依法经过资格认定的药师或者其他药学技术人员开展处方审核调配、指导合理用药等工作。依法经过资格认定的药师或者其他药学技术人员数量应当与经营规模相适应。

第十一条 药品网络销售企业应当向药品监督管理部门报告企业名称、网站名称、应用程序名称、IP 地址、域名、药品生产许可证或者药品经营许可证等信息。信息发生变化的，应当在 10 个工作日内报告。

药品网络销售企业为药品上市许可持有人或者药品批发企业的，应当向所在地省级药品监督管理部门报告。药品网络销售企业为药品零售企业的，应当向所在地市县级药品监督管理部门报告。

第十二条 药品网络销售企业应当在网站首页或者经营活动的主页面显著位置，持续公示其药品生产或者经营许可证信息。药品网络零售企业还应当展示依法配备的药师或者其他药学技术人员的资格认定等信息。上述信息发生变化的，应当在 10 个工作日内予以更新。

第十三条 药品网络销售企业展示的药品相关信息应当真实、准确、合法。

从事处方药销售的药品网络零售企业，应当在每个药品展示页面下突出显示"处方药须凭处方在药师指导下购买和使用"等风险警示信息。处方药销售前，应当向消费者充分告知相关风险警示信息，并经消费者确认知情。

药品网络零售企业应当将处方药与非处方药区分展示，并在相关网页上显著标示处方药、非处方药。

药品网络零售企业在处方药销售主页面、首页面不得直接公开展示处方药包装、标签等信息。通过处方审核前，不得展示说明书等信息，不得提供处方药购买的相关服务。

第十四条 药品网络零售企业应当对药品配送的质量与安全负责。配送药品，应当根据药品数量、运输距离、运输时间、温湿度要求等情况，选择适宜的运输工具和设施设备，配送的药品应当放置在独立空间并明显标识，确保符合要求、全程可追溯。

药品网络零售企业委托配送的，应当对受托企业的质量管理体系进行审核，与受托企业签订质量协议，约定药品质量责任、操作规程等内容，并对受托方进行监督。

药品网络零售的具体配送要求由国家药品监督管理局另行制定。

第十五条 向个人销售药品的，应当按照规定出具销售凭证。销售凭证可以以电子形式出具，药品最小销售单元的销售记录应当清晰留存，确保可追溯。

药品网络销售企业应当完整保存供货企业资质文件、电子交易等记录。销售处方药的药品网络零售企业还应当保存处方、在线药学服务等记录。相关记录保存期限不少于 5 年，且不少于药品有效期满后 1 年。

第十六条 药品网络销售企业对存在质量问题或者安全隐患的药品，应当依法采取相应的风险控制措施，并及时在网站首页或者经营活动主页面公开相应信息。

第三章 平台管理

第十七条 第三方平台应当建立药品质量安全管理机构，配备药学技术人员承担药品质量安全管理工作，建立并实施药品质量安全、药品信息展示、处方审核、处方药实名购买、药品配送、交易记录保存、不良反应报告、投诉举报处理等管理制度。

第三方平台应当加强检查，对入驻平台的药品网络销售企业的药品信息展示、处方审核、药品销售和配送等行为进行管理，督促其严格履行法定义务。

第十八条 第三方平台应当将企业名称、法定代表人、统一社会信用代码、网站名称以及域名等信息向平台所在地省级药品监督管理部门备案。省级药品监督管理部门应当将平台备案信息公示。

第十九条 第三方平台应当在其网站首页或者从事药品经营活动的主页面显著位置，持续公示营业执照、相关行政许可和备案、联系方式、投诉举报方式等信息或者上述信息的链接标识。

第三方平台展示药品信息应当遵守本办法第十三条的规定。

第二十条 第三方平台应当对申请入驻的药品网络销售企业资质、质量安全保证能力等进行审核，对药品网络销售企业建立登记档案，至少每六个月核验更新一次，确保入驻的药品网络销售企业符合法定要求。

第三方平台应当与药品网络销售企业签订协议，明确双方药品质量安全责任。

第二十一条 第三方平台应当保存药品展示、交易记录与投诉举报等信息。保存期限不少于5年，且不少于药品有效期满后1年。第三方平台应当确保有关资料、信息和数据的真实、完整，并为入驻的药品网络销售企业自行保存数据提供便利。

第二十二条 第三方平台应当对药品网络销售活动建立检查监控制度。发现入驻的药品网络销售企业有违法行为的，应当及时制止并立即向所在地县级药品监督管理部门报告。

第二十三条 第三方平台发现下列严重违法行为的，应当立即停止提供网络交易平台服务，停止展示药品相关信息：

（一）不具备资质销售药品的；

（二）违反本办法第八条规定销售国家实行特殊管理的药品的；

（三）超过药品经营许可范围销售药品的；

（四）因违法行为被药品监督管理部门责令停止销售、吊销药品批准证明文件或者吊销药品经营许可证的；

（五）其他严重违法行为的。

药品注册证书被依法撤销、注销的，不得展示相关药品的信息。

第二十四条 出现突发公共卫生事件或者其他严重威胁公众健康的紧急事件时，第三方平台、药品网络销售企业应当遵守国家有关应急处置规定，依法采取相应的控制和处置措施。

药品上市许可持有人依法召回药品的，第三方平台、药品网络销售企业应当积极予以配合。

第二十五条 药品监督管理部门开展监督检查、案件查办、事件处置等工作时，第三方平台应当予以配合。药品监督管理部门发现药品网络销售企业存在违法行为，依法要求第三方平台采取措施制止的，第三方平台应当及时履行相关义务。

药品监督管理部门依照法律、行政法规要求提供有关平台内销售者、销售记录、药学服务以及追溯等信息的，第三方平台应当及时予以提供。

鼓励第三方平台与药品监督管理部门建立开放数据接口等形式的自动化信息报送机制。

第四章　监督检查

第二十六条 药品监督管理部门应当依照法律、法规、规章等规定，按照职责分工对第三方平台和药品网络销售企业实施监督检查。

第二十七条 药品监督管理部门对第三方平台和药品网络销售企业进行检查时，可以依法采取下列措施：

（一）进入药品网络销售和网络平台服务有关场所实施现场检查；

（二）对网络销售的药品进行抽样检验；

（三）询问有关人员，了解药品网络销售活动相关情况；

（四）依法查阅、复制交易数据、合同、票据、账簿以及其他相关资料；

（五）对有证据证明可能危害人体健康的药品及其有关材料，依法采取查封、扣押措施；

（六）法律、法规规定可以采取的其他措施。

必要时，药品监督管理部门可以对为药品研制、生产、经营、使用提供产品或者服务的单位和个人进行延伸检查。

第二十八条 对第三方平台、药品上市许可持有人、药品批发企业通过网络销售药品违法行为的查处，由省级药品监督管理部门负责。对药品网络零售企业违法行为的查处，由市县级药品监督管理部门负责。

药品网络销售违法行为由违法行为发生地的药品监督管理部门负责查处。因药品网络销售活动引发药品安全事件或者有证据证明可能危害人体健康的，也可以由违法行为结果地的药品监督管理部门负责。

第二十九条 药品监督管理部门应当加强药品网络销售监测工作。省级药品监督管理部门建立的药品网络销售监测平台，应当与国家药品网络销售监测平台实现数据对接。

药品监督管理部门对监测发现的违法行为，应当依法按照职责进行调查处置。

药品监督管理部门对网络销售违法行为的技术监测记录资料，可以依法作为实施行政处罚或者采取行政措施的电子数据证据。

第三十条 对有证据证明可能存在安全隐患的，药品监督管理部门应当根据监督检查情况，对药品网络销售企业或者第三方平台等采取告诫、约谈、限期整改以及暂停生产、销售、使用、进口等措施，并及时公布检查处理结果。

第三十一条 药品监督管理部门应当对药品网络销售企业或者第三方平台提供的个人信息和商业秘密严格保密，不得泄露、出售或者非法向他人提供。

第五章　法律责任

第三十二条 法律、行政法规对药品网络销售违法行为的处罚有规定的，依照其规定。药品监督管理部门发现药品网络销售违法行为涉嫌犯罪的，应当及时将案件移送公安机关。

第三十三条 违反本办法第八条第二款的规定，通过网络销售国家实行特殊管理的药品，法律、行政法规已有规定的，依照法律、行政法规的规定处罚。法律、行政法规未作规定的，责令限期改正，处5万元以上10万元以下罚款；造成危害后果的，处10万元以上20万元以下罚款。

第三十四条 违反本办法第九条第一款、第二款的规定，责令限期改正，处3万元以上5万元以下罚款；情节严重的，处5万元以上10万元以下罚款。

违反本办法第九条第三款的规定，责令限期改正，处5万元以上10万元以下罚款；造成危害后果的，处10万元以上20万元以下罚款。

违反本办法第九条第四款的规定，责令限期改正，处1万元以上3万元以下罚款；情节严重的，处3万元以上5万元以下罚款。

第三十五条 违反本办法第十一条的规定，责令限期改正；逾期不改正的，处1万元以上3万元以下罚款；情节严重的，处3万元以上5万元以下罚款。

第三十六条 违反本办法第十三条、第十九条第二款的规定，责令限期改正；逾期不改正的，处5万元以上10万元以下罚款。

第三十七条 违反本办法第十四条、第十五条的规定，药品网络销售企业未遵守药品经营质量管理规范的，依照药品管理法第一百二十六条的规定进行处罚。

第三十八条 违反本办法第十七条第一款的规定，责令限期改正，处3万元以上10万元以下罚款；造成危害后果的，处 10 万元以上 20 万元以下罚款。

第三十九条 违反本办法第十八条的规定，责令限期改正；逾期不改正的，处 5 万元以上 10 万元以下罚款；造成危害后果的，处 10 万元以上 20 万元以下罚款。

第四十条 违反本办法第二十条、第二十二条、第二十三条的规定，第三方平台未履行资质审核、报告、停止提供网络交易平台服务等义务的，依照药品管理法第一百三十一条的规定处罚。

第四十一条 药品监督管理部门及其工作人员不履行职责或者滥用职权、玩忽职守、徇私舞弊，依法追究法律责任；构成犯罪的，依法追究刑事责任。

第六章　附　则

第四十二条 本办法自 2022 年 12 月 1 日起施行。

互联网药品信息服务管理办法

（2004 年 7 月 8 日国家食品药品监督管理局令第 9 号公布 根据 2017 年 11 月 7 日国家食品药品监督管理总局局务会议《关于修改部分规章的决定》修正）

第一条 为加强药品监督管理，规范互联网药品信息服务活动，保证互联网药品信息的真实、准确，根据《中华人民共和国药品管理法》《互联网信息服务管理办法》，制定本办法。

第二条 在中华人民共和国境内提供互联网药品信息服务活动，适用本办法。

本办法所称互联网药品信息服务，是指通过互联网向上网用户提供药品（含医疗器械）信息的服务活动。

第三条 互联网药品信息服务分为经营性和非经营性两类。

经营性互联网药品信息服务是指通过互联网向上网用户有偿提供药品信息等服务的活动。

非经营性互联网药品信息服务是指通过互联网向上网用户无偿提供公开的、共享性药品信息等服务的活动。

第四条 国家食品药品监督管理总局对全国提供互联网药品信息服务活动的网站实施监督管理。

省、自治区、直辖市食品药品监督管理部门对本行政区域内提供互联网药品信息服务活动的网站实施监督管理。

第五条 拟提供互联网药品信息服务的网站，应当在向国务院信息产业主管部门或者省级电信管理机构申请办理经营许可证或者办理备案手续之前，按照属地监督管理的原则，向该网站主办单位所在地省、自治区、直辖市食品药品监督管理部门提出申请，经审核同意后取得提供互联网药品信息服务的资格。

第六条 各省、自治区、直辖市食品药品监督管理部门对本辖区内申请提供互联网药品信息服务的互联网站进行审核，符合条件的核发《互联网药品信息服务资格证书》。

第七条 《互联网药品信息服务资格证书》的格式由国家食品药品监督管理总局统一制定。

第八条 提供互联网药品信息服务的网站，应当在其网站主页显著位置标注《互联网药品信息服务资格证书》的证书编号。

第九条 提供互联网药品信息服务网站所登载的药品信息必须科学、准确，必须符合国家的法律、法规和国家有关药品、医疗器械管理的相关规定。

提供互联网药品信息服务的网站不得发布麻醉药品、精神药品、医疗用毒性药品、放射性药品、戒毒药品和医疗机构制剂的产品信息。

第十条 提供互联网药品信息服务的网站发布的药品（含医疗器械）广告，必须经过食品药品监督管理部门审查批准。

提供互联网药品信息服务的网站发布的药品（含医疗器械）广告要注明广告审查批准文号。

第十一条 申请提供互联网药品信息服务，除应当符合《互联网信息服务管理办法》规定的要求外，还应当具备下列条件：

（一）互联网药品信息服务的提供者应当为依法设立的企事业单位或者其他组织；

（二）具有与开展互联网药品信息服务活动相适应的专业人员、设施及相关制度；

（三）有两名以上熟悉药品、医疗器械管理法律、法规和药品、医疗器械专业知识，或者依法经资格认定的药学、医疗器械技术人员。

第十二条 提供互联网药品信息服务的申请应当以一个网站为基本单元。

第十三条 申请提供互联网药品信息服务，应当填写国家食品药品监督管理总局统一制发的《互联网药品信息服务申请表》，向网站主办单位所在地省、自治区、直辖市食品药品监督管理部门提出申请，同时提交以下材料：

（一）企业营业执照复印件。

（二）网站域名注册的相关证书或者证明文件。从事互联网药品信息服务网站的中文名称，除与主办单位名称相同的以外，不得以"中国""中华""全国"等冠名；除取得药品招标代理机构资格证书的单位开办的互联网站外，其他提供互联网药品信息服务的网站名称中不得出现"电子商务""药品招商""药品招标"等内容。

（三）网站栏目设置说明（申请经营性互联网药品信息服务的网站需提供收费栏目及收费方式的说明）。

（四）网站对历史发布信息进行备份和查阅的相关管理制度及执行情况说明。

（五）食品药品监督管理部门在线浏览网站上所有栏目、内容的方法及操作说明。

（六）药品及医疗器械相关专业技术人员学历证明或者其专业技术资格证书复印件、网站负责人身份证复印件及简历。

（七）健全的网络与信息安全保障措施，包括网站安全保障措施、信息安全保密管理制度、用户信息安全管理制度。

（八）保证药品信息来源合法、真实、安全的管理措施、情况说明及相关证明。

第十四条 省、自治区、直辖市食品药品监督管理部门在收到申请材料之日起5日内做出受理与否的决定，受理的，发给受理通知书；不受理的，书面通知申请人并说明理由，同时告知申请人享有依法申请行政复议或者提起行政诉讼的权利。

第十五条 对于申请材料不规范、不完整的，省、自治区、直辖市食品药品监督管理部门自申请之日起5日内一次告知申请人需要补正的全部内容；逾期不告知的，自收到材料之日起即为受理。

第十六条 省、自治区、直辖市食品药品监督管理部门自受理之日起20日内对申请提供互联网药品信息服务的材料进行审核，并作出同意或者不同意的决定。同意的，由省、自治区、直辖市食品药品监督管理部门核发《互联网药品信息服务资格证书》，同时报国家食品药品监督管理总局备案并发布公告；不同意的，应当书面通知申请人并说明理由，同时告知申请人享有依法申请行政复议或者提起行政诉讼的权利。

国家食品药品监督管理总局对各省、自治区、直辖市食品药品监督管理部门的审核工作进行监督。

第十七条 《互联网药品信息服务资格证书》有效期为5年。有效期届满，需要继续提供互联网药品信息服务的，持证单位应当在有效期届满前6个月内，向原发证机关申请换发《互联网药品信息服务资格证书》。原发证机关进行审核后，认为符合条件的，予以换发新证；认为不符合条件的，发给不予换发新证的通知并说明理由，原《互联网药品信息服务资格证书》由原发证机关收回并公告注销。

省、自治区、直辖市食品药品监督管理部门根据申请人的申请，应当在《互联网药品信息服务资格证书》有效期届满前作出是否准予其换证的决定。逾期未作出决定的，视为准予换证。

第十八条 《互联网药品信息服务资格证书》可以根据互联网药品信息服务提供者的书面申请，由原发证机关收回，原发证机关应当报国家食品药品监督管理总局备案并发布公告。被收回《互联网药品信息服务资格证书》的网站不得继续从事互联网药品信息服务。

第十九条 互联网药品信息服务提供者变更下列事项之一的，应当向原发证机关申请办理变更手续，填写《互联网药品信息服务项目变更申请表》，同时提供下列相关证明文件：

（一）《互联网药品信息服务资格证书》中审核批准的项目（互联网药品信息服务提供者单位名称、网站名称、IP 地址等）；

（二）互联网药品信息服务提供者的基本项目（地址、法定代表人、企业负责人等）；

（三）网站提供互联网药品信息服务的基本情况（服务方式、服务项目等）。

第二十条　省、自治区、直辖市食品药品监督管理部门自受理变更申请之日起 20 个工作日内作出是否同意变更的审核决定。同意变更的，将变更结果予以公告并报国家食品药品监督管理总局备案；不同意变更的，以书面形式通知申请人并说明理由。

第二十一条　省、自治区、直辖市食品药品监督管理部门对申请人的申请进行审查时，应当公示审批过程和审批结果。申请人和利害关系人可以对直接关系其重大利益的事项提交书面意见进行陈述和申辩。依法应当听证的，按照法定程序举行听证。

第二十二条　未取得或者超出有效期使用《互联网药品信息服务资格证书》从事互联网药品信息服务的，由国家食品药品监督管理总局或者省、自治区、直辖市食品药品监督管理部门给予警告，并责令其停止从事互联网药品信息服务；情节严重的，移送相关部门，依照有关法律、法规给予处罚。

第二十三条　提供互联网药品信息服务的网站不在其网站主页的显著位置标注《互联网药品信息服务资格证书》的证书编号的，国家食品药品监督管理总局或者省、自治区、直辖市食品药品监督管理部门给予警告，责令限期改正；在限定期限内拒不改正的，对提供非经营性互联网药品信息服务的网站处以 500 元以下罚款，对提供经营性互联网药品信息服务的网站处以 5000 元以上 1 万元以下罚款。

第二十四条　互联网药品信息服务提供者违反本办法，有下列情形之一的，由国家食品药品监督管理总局或者省、自治区、直辖市食品药品监督管理部门给予警告，责令限期改正；情节严重的，对提供非经营性互联网药品信息服务的网站处以 1000 元以下罚款，对提供经营性互联网药品信息服务的网站处以 1 万元以上 3 万元以下罚款；构成犯罪的，移送司法部门追究刑事责任：

（一）已经获得《互联网药品信息服务资格证书》，但提供的药品信息直接撮合药品网上交易的；

（二）已经获得《互联网药品信息服务资格证书》，但超出审核同意的范围提供互联网药品信息服务的；

（三）提供不真实互联网药品信息服务并造成不良社会影响的；

（四）擅自变更互联网药品信息服务项目的。

第二十五条　互联网药品信息服务提供者在其业务活动中，违法使用《互联网药品信息服务资格证书》的，由国家食品药品监督管理总局或者省、自治区、直辖市食品药品监督管理部门依照有关法律、法规的规定处罚。

第二十六条　省、自治区、直辖市食品药品监督管理部门违法对互联网药品信息服务申请作出审核批准的，原发证机关应当撤销原批准的《互联网药品信息服务资格证书》，由此给申请人的合法权益造成损害的，由原发证机关依照国家赔偿法的规定给予赔偿；对直接负责的主管人员和其他直接责任人员，由其所在单位或者上级机关依法给予行政处分。

第二十七条　省、自治区、直辖市食品药品监督管理部门应当对提供互联网药品信息服务的网站进行监督检查，并将检查情况向社会公告。

第二十八条　本办法由国家食品药品监督管理总局负责解释。

第二十九条　本办法自公布之日起施行。《互联网药品信息服务管理暂行规定》（国家药品监督管理局令第 26 号）同时废止。

药品流通监督管理办法

（2006 年 12 月 8 日经国家食品药品监督管理局局务会审议通过　2007 年 1 月 31 日国家食品药品监督管理局令第 26 号公布　自 2007 年 5 月 1 日起施行）

第一章　总　则

第一条　为加强药品监督管理，规范药品流通秩序，保证药品质量，根据《中华人民共和国药品管理法》（以下简称《药品管理法》）、《中华人民共和国药品管理法实施条例》（以下简称《药品管理法实施条例》）和有关法律、法规的规定，制定本办法。

第二条　在中华人民共和国境内从事药品购销及监督管理的单位或者个人，应当遵守本办法。

第三条　药品生产、经营企业、医疗机构应当对其生产、经营、使用的药品质量负责。

药品生产、经营企业在确保药品质量安全的前提下，应当适应现代药品流通发展方向，进行改革和创新。

第四条　药品监督管理部门鼓励个人和组织对药品流通实施社会监督。对违反本办法的行为，任何个人和组织都有权向药品监督管理部门举报和控告。

第二章　药品生产、经营企业购销药品的监督管理

第五条　药品生产、经营企业对其药品购销行为负责，对其销售人员或设立的办事机构以本企业名义从事的药品购销行为承担法律责任。

第六条　药品生产、经营企业应当对其购销人员进行药品相关的法律、法规和专业知识培训，建立培训档案，培训档案中应当记录培训时间、地点、内容及接受培训的人员。

第七条　药品生产、经营企业应当加强对药品销售人员的管理，并对其销售行为作出具体规定。

第八条　药品生产、经营企业不得在经药品监督管理部门核准的地址以外的场所储存或者现货销售药品。

第九条　药品生产企业只能销售本企业生产的药品，不得销售本企业受委托生产的或者他人生产的药品。

第十条　药品生产企业、药品批发企业销售药品时，应当提供下列资料：

（一）加盖本企业原印章的《药品生产许可证》或《药品经营许可证》和营业执照的复印件；

（二）加盖本企业原印章的所销售药品的批准证明文件复印件；

（三）销售进口药品的，按照国家有关规定提供相关证明文件。

药品生产企业、药品批发企业派出销售人员销售药品的，除本条前款规定的资料外，还应当提供加盖本企业原印章的授权书复印件。授权书原件应当载明授权销售的品种、地域、期限，注明销售人员的身份证号码，并加盖本企业原印章和企业法定代表人印章（或者签名）。销售人员应当出示授权书原件及本人身份证原件，供药品采购方核实。

第十一条　药品生产企业、药品批发企业销售药品时，应当开具标明供货单位名称、药品名称、生产厂商、批号、数量、价格等内容的销售凭证。

药品零售企业销售药品时，应当开具标明药品名称、生产厂商、数量、价格、批号等内容的销售凭证。

第十二条 药品生产、经营企业采购药品时，应按本办法第十条规定索取、查验、留存供货企业有关证件、资料，按本办法第十一条规定索取、留存销售凭证。

药品生产、经营企业按照本条前款规定留存的资料和销售凭证，应当保存至超过药品有效期1年，但不得少于3年。

第十三条 药品生产、经营企业知道或者应当知道他人从事无证生产、经营药品行为的，不得为其提供药品。

第十四条 药品生产、经营企业不得为他人以本企业的名义经营药品提供场所，或者资质证明文件，或者票据等便利条件。

第十五条 药品生产、经营企业不得以展示会、博览会、交易会、订货会、产品宣传会等方式现货销售药品。

第十六条 药品经营企业不得购进和销售医疗机构配制的制剂。

第十七条 未经药品监督管理部门审核同意，药品经营企业不得改变经营方式。

药品经营企业应当按照《药品经营许可证》许可的经营范围经营药品。

第十八条 药品零售企业应当按照国家食品药品监督管理局药品分类管理规定的要求，凭处方销售处方药。

经营处方药和甲类非处方药的药品零售企业，执业药师或者其他依法经资格认定的药学技术人员不在岗时，应当挂牌告知，并停止销售处方药和甲类非处方药。

第十九条 药品说明书要求低温、冷藏储存的药品，药品生产、经营企业应当按照有关规定，使用低温、冷藏设施设备运输和储存。

药品监督管理部门发现药品生产、经营企业违反本条前款规定的，应当立即查封、扣押所涉药品，并依法进行处理。

第二十条 药品生产、经营企业不得以搭售、买药品赠药品、买商品赠药品等方式向公众赠送处方药或者甲类非处方药。

第二十一条 药品生产、经营企业不得采用邮售、互联网交易等方式直接向公众销售处方药。

第二十二条 禁止非法收购药品。

第三章 医疗机构购进、储存药品的监督管理

第二十三条 医疗机构设置的药房，应当具有与所使用药品相适应的场所、设备、仓储设施和卫生环境，配备相应的药学技术人员，并设立药品质量管理机构或者配备质量管理人员，建立药品保管制度。

第二十四条 医疗机构购进药品时，应当按照本办法第十二条规定，索取、查验、保存供货企业有关证件、资料、票据。

第二十五条 医疗机构购进药品，必须建立并执行进货检查验收制度，并建有真实完整的药品购进记录。药品购进记录必须注明药品的通用名称、生产厂商（中药材标明产地）、剂型、规格、批号、生产日期、有效期、批准文号、供货单位、数量、价格、购进日期。

药品购进记录必须保存至超过药品有效期1年，但不得少于3年。

第二十六条 医疗机构储存药品，应当制订和执行有关药品保管、养护的制度，并采取必要的冷藏、防冻、防潮、避光、通风、防火、防虫、防鼠等措施，保证药品质量。

医疗机构应当将药品与非药品分开存放；中药材、中药饮片、化学药品、中成药应分别储存、分类存放。

第二十七条 医疗机构和计划生育技术服务机构不得未经诊疗直接向患者提供药品。

第二十八条 医疗机构不得采用邮售、互联网交易等方式直接向公众销售处方药。

第二十九条 医疗机构以集中招标方式采购药品的，应当遵守《药品管理法》、《药品管理法实施条例》及本办法的有关规定。

第四章 法律责任

第三十条 有下列情形之一的，责令限期改正，给予警告；逾期不改正的，处以五千元以上二万元以下的罚款：

（一）药品生产、经营企业违反本办法第六条规定的；

（二）药品生产、批发企业违反本办法第十一条第一款规定的；

（三）药品生产、经营企业违反本办法第十二条，未按照规定留存有关资料、销售凭证的。

第三十一条 药品生产、经营企业违反本办法第七条规定的，给予警告，责令限期改正。

第三十二条 有下列情形之一的，依照《药品管理法》第七十三条规定，没收违法销售的药品和违法所得，并处违法销售的药品货值金额二倍以上五倍以下的罚款：

（一）药品生产、经营企业违反本办法第八条规定，在经药品监督管理部门核准的地址以外的场所现货销售药品的；

（二）药品生产企业违反本办法第九条规定的；

（三）药品生产、经营企业违反本办法第十五条规定的；

（四）药品经营企业违反本办法第十七条规定的。

第三十三条 药品生产、经营企业违反本办法第八条规定，在经药品监督管理部门核准的地址以外的场所储存药品的，按照《药品管理法实施条例》第七十四条的规定予以处罚。

第三十四条 药品零售企业违反本办法第十一条第二款规定的，责令改正，给予警告；逾期不改正的，处以五百元以下的罚款。

第三十五条 违反本办法第十三条规定，药品生产、经营企业知道或者应当知道他人从事无证生产、经营药品行为而为其提供药品的，给予警告，责令改正，并处一万元以下的罚款，情节严重的，处一万元以上三万元以下的罚款。

第三十六条 药品生产、经营企业违反本办法第十四条规定的，按照《药品管理法》第八十二条的规定予以处罚。

第三十七条 违反本办法第十六条规定，药品经营企业购进或者销售医疗机构配制的制剂的，按照《药品管理法》第八十条规定予以处罚。

第三十八条 药品零售企业违反本办法第十八条第一款规定的，责令限期改正，给予警告；逾期不改正或者情节严重的，处以一千元以下的罚款。

违反本办法第十八条第二款规定，药品零售企业在执业药师或者其他依法经过资格认定的药学技术人员不在岗时销售处方药或者甲类非处方药的，责令限期改正，给予警告；逾期不改正的，处以一千元以下的罚款。

第三十九条 药品生产、批发企业违反本办法第十九条规定，未在药品说明书规定的低温、冷藏条件下运输药品的，给予警告，责令限期改正；逾期不改正的，处以五千元以上二万元以下的罚款；有关药品经依法确认属于假劣药品的，按照《药品管理法》有关规定予以处罚。

药品生产、批发企业违反本办法第十九条规定，未在药品说明书规定的低温、冷藏条件下储存药品的，按照《药品管理法》第七十九条的规定予以处罚；有关药品经依法确认属于假劣药品的，按照《药品管理法》有关规定予以处罚。

第四十条 药品生产、经营企业违反本办法第二十条规定的，限期改正，给予警告；逾期不改正或者情节严重的，处以赠送药品货值金额二倍以下的罚款，但是最高不超过三万元。

第四十一条 违反本办法第二十三条至第二十七条的，责令限期改正，情节严重的，给予通报。

第四十二条 药品生产、经营企业违反本办法第二十一条、医疗机构违反本办法第二十八条规定，以邮售、互联网交易等方式直接向公众销售处方药的，责令改正，给予警告，并处销售药品货值金额二倍以下的罚款，但是最高不超过三万元。

第四十三条 违反本办法第二十二条规定非法收购药品的，按照《药品管理法》第七十三条的规定予以处罚。

第四十四条 药品监督管理部门及其工作人员玩忽职守，对应当予以制止和处罚的违法行为不予制止、处罚的，对直接负责的主管人员和其他直接责任人员给予行政处分；构成犯罪的，依法追究刑事责任。

第五章 附 则

第四十五条 本办法所称药品现货销售，是指药品生产、经营企业或其委派的销售人员，在药品监督管理部门核准的地址以外的其他场所，携带药品现货向不特定对象现场销售药品的行为。

第四十六条 实行特殊管理的药品、疫苗、军队用药品的流通监督管理，有关法律、法规、规章另有规定的，从其规定。

第四十七条 本办法自 2007 年 5 月 1 日起施行。自本办法施行之日起，1999 年 8 月 1 日实施的国家药品监督管理局《药品流通监督管理办法（暂行）》（国家药品监督管理局第 7 号令）同时废止。

药品经营许可证管理办法

（2004 年 2 月 4 日国家食品药品监督管理局令第 6 号公布　根据 2017 年 11 月 7 日国家食品药品监督管理总局局务会议《关于修改部分规章的决定》修正）

第一章　总　　则

第一条　为加强药品经营许可工作的监督管理，根据《中华人民共和国药品管理法》、《中华人民共和国药品管理法实施条例》（以下简称《药品管理法》、《药品管理法实施条例》）的有关规定，制定本办法。

第二条　《药品经营许可证》发证、换证、变更及监督管理适用本办法。

第三条　国家食品药品监督管理总局主管全国药品经营许可的监督管理工作。

省、自治区、直辖市食品药品监督管理部门负责本辖区内药品批发企业《药品经营许可证》发证、换证、变更和日常监督管理工作，并指导和监督下级食品药品监督管理部门开展《药品经营许可证》的监督管理工作。

设区的市级食品药品监督管理部门或省、自治区、直辖市食品药品监督管理部门直接设置的县级食品药品监督管理部门负责本辖区内药品零售企业《药品经营许可证》发证、换证、变更和日常监督管理等工作。

第二章　申领《药品经营许可证》的条件

第四条　按照《药品管理法》第 14 条规定，开办药品批发企业，应符合省、自治区、直辖市药品批发企业合理布局的要求，并符合以下设置标准：

（一）具有保证所经营药品质量的规章制度；

（二）企业、企业法定代表人或企业负责人、质量管理负责人无《药品管理法》第 75 条、第 82 条规定的情形；

（三）具有与经营规模相适应的一定数量的执业药师。质量管理负责人具有大学以上学历，且必须是执业药师；

（四）具有能够保证药品储存质量要求的、与其经营品种和规模相适应的常温库、阴凉库、冷库。仓库中具有适合药品储存的专用货架和实现药品入库、传送、分检、上架、出库现代物流系统的装置和设备；

（五）具有独立的计算机管理信息系统，能覆盖企业内药品的购进、储存、销售以及经营和质量控制的全过程；能全面记录企业经营管理及实施《药品经营质量管理规范》方面的信息；符合《药品经营质量管理规范》对药品经营各环节的要求，并具有可以实现接受当地食品药品监督管理部门监管的条件；

（六）具有符合《药品经营质量管理规范》对药品营业场所及辅助、办公用房以及仓库管理、仓库内药品质量安全保障和进出库、在库储存与养护方面的条件。

国家对经营麻醉药品、精神药品、医疗用毒性药品、预防性生物制品另有规定的，从其规定。

第五条　开办药品零售企业，应符合当地常住人口数量、地域、交通状况和实际需要的要求，符合方便群众购药的原则，并符合以下设置规定：

（一）具有保证所经营药品质量的规章制度；

（二）具有依法经过资格认定的药学技术人员；

经营处方药、甲类非处方药的药品零售企业，必须配有执业药师或者其他依法经过资格认定的药学技术人员。质量负责人应有一年以上（含一年）药品经营质量管理工作经验。

经营乙类非处方药的药品零售企业，以及农村乡镇以下地区设立药品零售企业的，应当按照《药品管理法实施条例》第15条的规定配备业务人员，有条件的应当配备执业药师。企业营业时间，以上人员应当在岗。

（三）企业、企业法定代表人、企业负责人、质量负责人无《药品管理法》第75条、第82条规定情形的；

（四）具有与所经营药品相适应的营业场所、设备、仓储设施以及卫生环境。在超市等其他商业企业内设立零售药店的，必须具有独立的区域；

（五）具有能够配备满足当地消费者所需药品的能力，并能保证24小时供应。药品零售企业应备有的国家基本药物品种数量由各省、自治区、直辖市食品药品监督管理部门结合当地具体情况确定。

国家对经营麻醉药品、精神药品、医疗用毒性药品、预防性生物制品另有规定的，从其规定。

第六条 开办药品批发企业验收实施标准由国家食品药品监督管理总局制定。开办药品零售企业验收实施标准，由各省、自治区、直辖市食品药品监督管理部门依据本办法和《药品经营质量管理规范》的有关内容组织制定，并报国家食品药品监督管理总局备案。

第七条 药品经营企业经营范围的核定。

药品经营企业经营范围：

麻醉药品、精神药品、医疗用毒性药品；

生物制品；

中药材、中药饮片、中成药、化学原料药及其制剂、抗生素原料药及其制剂、生化药品。

从事药品零售的，应先核定经营类别，确定申办人经营处方药或非处方药、乙类非处方药的资格，并在经营范围中予以明确，再核定具体经营范围。

医疗用毒性药品、麻醉药品、精神药品、放射性药品和预防性生物制品的核定按照国家特殊药品管理和预防性生物制品管理的有关规定执行。

第三章　申领《药品经营许可证》的程序

第八条 开办药品批发企业按照以下程序办理《药品经营许可证》：

（一）申办人向拟办企业所在地的省、自治区、直辖市食品药品监督管理部门提出筹建申请，并提交以下材料：

1. 拟办企业法定代表人、企业负责人、质量负责人学历证明原件、复印件及个人简历；

2. 执业药师执业证书原件、复印件；

3. 拟经营药品的范围；

4. 拟设营业场所、设备、仓储设施及周边卫生环境等情况。

（二）食品药品监督管理部门对申办人提出的申请，应当根据下列情况分别作出处理：

1. 申请事项不属于本部门职权范围的，应当即时作出不予受理的决定，发给《不予受理通知书》，并告知申办人向有关食品药品监督管理部门申请。

2. 申请材料存在可以当场更正错误的，应当允许申办人当场更正。

3. 申请材料不齐或者不符合法定形式的，应当当场或者在5日内发给申办人《补正材料通知书》，一次性告知需要补正的全部内容。逾期不告知的，自收到申请材料之日起即为受理。

4.申请事项属于本部门职权范围，材料齐全、符合法定形式，或者申办人按要求提交全部补正材料的，发给申办人《受理通知书》。《受理通知书》中注明的日期为受理日期。

（三）食品药品监督管理部门自受理申请之日起30个工作日内，依据本办法第四条规定对申报材料进行审查，作出是否同意筹建的决定，并书面通知申办人。不同意筹建的，应当说明理由，并告知申办人享有依法申请行政复议或者提起行政诉讼的权利。

（四）申办人完成筹建后，向受理申请的食品药品监督管理部门提出验收申请，并提交以下材料：

1.药品经营许可证申请表；

2.企业营业执照；

3.拟办企业组织机构情况；

4.营业场所、仓库平面布置图及房屋产权或使用权证明；

5.依法经过资格认定的药学专业技术人员资格证书及聘书；

6.拟办企业质量管理文件及仓储设施、设备目录。

（五）受理申请的食品药品监督管理部门在收到验收申请之日起30个工作日内，依据开办药品批发企业验收实施标准组织验收，作出是否发给《药品经营许可证》的决定。符合条件的，发给《药品经营许可证》；不符合条件的，应当书面通知申办人并说明理由，同时告知申办人享有依法申请行政复议或提起行政诉讼的权利。

第九条 开办药品零售企业按照以下程序办理《药品经营许可证》：

（一）申办人向拟办企业所在地设区的市级食品药品监督管理部门或省、自治区、直辖市食品药品监督管理部门直接设置的县级食品药品监督管理部门提出筹建申请，并提交以下材料：

1.拟办企业法定代表人、企业负责人、质量负责人的学历、执业资格或职称证明原件、复印件及个人简历及专业技术人员资格证书、聘书；

2.拟经营药品的范围；

3.拟设营业场所、仓储设施、设备情况。

（二）食品药品监督管理部门对申办人提出的申请，应当根据下列情况分别作出处理：

1.申请事项不属于本部门职权范围的，应当即时作出不予受理的决定，发给《不予受理通知书》，并告知申办人向有关食品药品监督管理部门申请。

2.申请材料存在可以当场更正的错误的，应当允许申办人当场更正。

3.申请材料不齐或者不符合法定形式的，应当当场或者在5日内发给申办人《补正材料通知书》，一次性告知需要补正的全部内容。逾期不告知的，自收到申请材料之日起即为受理。

4.申请事项属于本部门职权范围，材料齐全、符合法定形式，或者申办人按要求提交全部补正材料的，发给申办人《受理通知书》。《受理通知书》中注明的日期为受理日期。

（三）食品药品监督管理部门自受理申请之日起30个工作日内，依据本办法第五条规定对申报材料进行审查，作出是否同意筹建的决定，并书面通知申办人。不同意筹建的，应当说明理由，并告知申办人依法享有申请行政复议或者提起行政诉讼的权利。

（四）申办人完成筹建后，向受理申请的食品药品监督管理部门提出验收申请，并提交以下材料：

1.药品经营许可证申请表；

2.企业营业执照；

3.营业场所、仓库平面布置图及房屋产权或使用权证明；

4.依法经过资格认定的药学专业技术人员资格证书及聘书；

5.拟办企业质量管理文件及主要设施、设备目录。

（五）受理申请的食品药品监督管理部门在收到验收申请之日起 15 个工作日内，依据开办药品零售企业验收实施标准组织验收，作出是否发给《药品经营许可证》的决定。不符合条件的，应当书面通知申办人并说明理由，同时，告知申办人享有依法申请行政复议或提起行政诉讼的权利。

第十条　食品药品监督管理部门对申办人的申请进行审查时，发现行政许可事项直接关系到他人重大利益的，应当告知该利害关系人。受理部门应当听取申办人、利害关系人的陈述和申辩。依法应当听证的，按照法律规定举行听证。

第十一条　食品药品监督管理部门应当将已经颁发的《药品经营许可证》的有关信息予以公开，公众有权进行查阅。

对公开信息后发现企业在申领《药品经营许可证》过程中，有提供虚假文件、数据或其他欺骗行为的，应依法予以处理。

第十二条　《药品经营许可证》是企业从事药品经营活动的法定凭证，任何单位和个人不得伪造、变造、买卖、出租和出借。

第四章　《药品经营许可证》的变更与换发

第十三条　《药品经营许可证》变更分为许可事项变更和登记事项变更。

许可事项变更是指经营方式、经营范围、注册地址、仓库地址（包括增减仓库）、企业法定代表人或负责人以及质量负责人的变更。

登记事项变更是指上述事项以外的其他事项的变更。

第十四条　药品经营企业变更《药品经营许可证》许可事项的，应当在原许可事项发生变更 30 日前，向原发证机关申请《药品经营许可证》变更登记。未经批准，不得变更许可事项。

原发证机关应当自收到企业变更申请和变更申请资料之日起 15 个工作日内作出准予变更或不予变更的决定。

申请许可事项变更的，由原发证部门按照本办法规定的条件验收合格后，方可办理变更手续。

药品经营企业依法变更《药品经营许可证》的许可事项后，应依法向工商行政管理部门办理企业注册登记的有关变更手续。

企业分立、合并、改变经营方式、跨原管辖地迁移，按照本办法的规定重新办理《药品经营许可证》。

第十五条　企业法人的非法人分支机构变更《药品经营许可证》许可事项的，必须出具上级法人签署意见的变更申请书。

第十六条　企业因违法经营已被食品药品监督管理部门立案调查，尚未结案的；或已经作出行政处罚决定，尚未履行处罚的，发证机关应暂停受理其《药品经营许可证》的变更申请。

第十七条　药品经营企业变更《药品经营许可证》的登记事项的，应在工商行政管理部门核准变更后 30 日内，向原发证机关申请《药品经营许可证》变更登记。原发证机关应当自收到企业变更申请和变更申请资料之日起 15 个工作日内为其办理变更手续。

第十八条　《药品经营许可证》登记事项变更后，应由原发证机关在《药品经营许可证》副本上记录变更的内容和时间，并按变更后的内容重新核发《药品经营许可证》正本，收回原《药品经营许可证》正本。变更后的《药品经营许可证》有效期不变。

第十九条　《药品经营许可证》有效期为 5 年。有效期届满，需要继续经营药品的，持证企业应在有效期届满前 6 个月内，向原发证机关申请换发《药品经营许可证》。原发证机关按本办法规定的申办条件进行审查，符合条件的，收回原证，换发新证。不符合条件的，可限期 3 个月进行整改，整改后仍不符合条件的，注销原《药品经营许可证》。

食品药品监督管理部门根据药品经营企业的申请，应当在《药品经营许可证》有效期届满前作出是否准予其换证的决定。逾期未作出决定的，视为准予换证。

第五章　监督检查

第二十条　食品药品监督管理部门应加强对《药品经营许可证》持证企业的监督检查，持证企业应当按本办法规定接受监督检查。

第二十一条　监督检查的内容主要包括：

（一）企业名称、经营地址、仓库地址、企业法定代表人（企业负责人）、质量负责人、经营方式、经营范围、分支机构等重要事项的执行和变动情况；

（二）企业经营设施设备及仓储条件变动情况；

（三）企业实施《药品经营质量管理规范》情况；

（四）发证机关需要审查的其他有关事项。

第二十二条　监督检查可以采取书面检查、现场检查或者书面与现场检查相结合的方式。

（一）发证机关可以要求持证企业报送《药品经营许可证》相关材料，通过核查有关材料，履行监督职责；

（二）发证机关可以对持证企业进行现场检查。

有下列情况之一的企业，必须进行现场检查：

1. 上一年度新开办的企业；

2. 上一年度检查中存在问题的企业；

3. 因违反有关法律、法规，受到行政处罚的企业；

4. 发证机关认为需要进行现场检查的企业。

《药品经营许可证》换证工作当年，监督检查和换证审查工作可一并进行。

第二十三条　《药品经营许可证》现场检查标准，由发证机关按照开办药品批发企业验收实施标准、开办药品零售企业验收实施标准和《药品经营质量管理规范》认证检查标准及其现场检查项目制定，并报上一级食品药品监督管理部门备案。

第二十四条　对监督检查中发现有违反《药品经营质量管理规范》要求的经营企业，由发证机关责令限期进行整改。对违反《药品管理法》第16条规定，整改后仍不符合要求从事药品经营活动的，按《药品管理法》第78条规定处理。

第二十五条　发证机关依法对药品经营企业进行监督检查时，应当将监督检查的情况和处理结果予以记录，由监督检查人员签字后归档。公众有权查阅有关监督检查记录。现场检查的结果，发证机关应当在《药品经营许可证》副本上记录并予以公告。

第二十六条　有下列情形之一的，《药品经营许可证》由原发证机关注销：

（一）《药品经营许可证》有效期届满未换证的；

（二）药品经营企业终止经营药品或者关闭的；

（三）《药品经营许可证》被依法撤销、撤回、吊销、收回、缴销或者宣布无效的；

（四）不可抗力导致《药品经营许可证》的许可事项无法实施的；

（五）法律、法规规定的应当注销行政许可的其他情形。

食品药品监督管理部门注销《药品经营许可证》的，应当自注销之日起5个工作日内通知有关工商行政管理部门。

第二十七条　《药品经营许可证》包括正本和副本。正本、副本具有同等法律效力。

第二十八条　发证机关应建立《药品经营许可证》发证、换证、监督检查、变更等方面的工作档案，并在每季度上旬将《药品经营许可证》的发证、变更等情况报上一级食品药品监督管理部门。对因变更、换证、吊销、缴销等原因收回、作废的《药品经营许可证》，应建档保存5年。

第二十九条 企业遗失《药品经营许可证》，应立即向发证机关报告，并在发证机关指定的媒体上登载遗失声明。发证机关在企业登载遗失声明之日起满 1 个月后，按原核准事项补发《药品经营许可证》。

第三十条 企业终止经营药品或者关闭的，《药品经营许可证》由原发证机关缴销。

发证机关吊销或者注销、缴销《药品经营许可证》的，应当及时通知工商行政管理部门，并向社会公布。

第三十一条 《药品经营许可证》的正本应置于企业经营场所的醒目位置。

第六章 附 则

第三十二条 《药品经营许可证》应当载明企业名称、法定代表人或企业负责人姓名、经营方式、经营范围、注册地址、仓库地址、《药品经营许可证》证号、流水号、发证机关、发证日期、有效期限等项目。

《药品经营许可证》正本、副本式样、编号方法，由国家食品药品监督管理总局统一制定。

第三十三条 《药品经营许可证》由国家食品药品监督管理总局统一印制。

第三十四条 食品药品监督管理部门制作的药品经营许可电子证书与印制的药品经营许可证书具有同等法律效力。

第三十五条 本办法自 2004 年 4 月 1 日起施行。

药品经营质量管理规范

（2000年4月30日原国家药品监督管理局局令第20号公布　2012年11月6日原卫生部部务会议第一次修订　2015年5月18日国家食品药品监督管理总局局务会议第二次修订　根据2016年6月30日国家食品药品监督管理总局局务会议《关于修改〈药品经营质量管理规范〉的决定》修正　2016年7月13日国家食品药品监督管理总局令第28号公布）

第一章　总　则

第一条　为加强药品经营质量管理，规范药品经营行为，保障人体用药安全、有效，根据《中华人民共和国药品管理法》、《中华人民共和国药品管理法实施条例》，制定本规范。

第二条　本规范是药品经营管理和质量控制的基本准则。

企业应当在药品采购、储存、销售、运输等环节采取有效的质量控制措施，确保药品质量，并按照国家有关要求建立药品追溯系统，实现药品可追溯。

第三条　药品经营企业应当严格执行本规范。

药品生产企业销售药品、药品流通过程中其他涉及储存与运输药品的，也应当符合本规范相关要求。

第四条　药品经营企业应当坚持诚实守信，依法经营。禁止任何虚假、欺骗行为。

第二章　药品批发的质量管理

第一节　质量管理体系

第五条　企业应当依据有关法律法规及本规范的要求建立质量管理体系，确定质量方针，制定质量管理体系文件，开展质量策划、质量控制、质量保证、质量改进和质量风险管理等活动。

第六条　企业制定的质量方针文件应当明确企业总的质量目标和要求，并贯彻到药品经营活动的全过程。

第七条　企业质量管理体系应当与其经营范围和规模相适应，包括组织机构、人员、设施设备、质量管理体系文件及相应的计算机系统等。

第八条　企业应当定期以及在质量管理体系关键要素发生重大变化时，组织开展内审。

第九条　企业应当对内审的情况进行分析，依据分析结论制定相应的质量管理体系改进措施，不断提高质量控制水平，保证质量管理体系持续有效运行。

第十条　企业应当采用前瞻或者回顾的方式，对药品流通过程中的质量风险进行评估、控制、沟通和审核。

第十一条　企业应当对药品供货单位、购货单位的质量管理体系进行评价，确认其质量保证能力和质量信誉，必要时进行实地考察。

第十二条　企业应当全员参与质量管理。各部门、岗位人员应当正确理解并履行职责，承担相应质量责任。

第二节　组织机构与质量管理职责

第十三条　企业应当设立与其经营活动和质量管理相适应的组织机构或者岗位，明确规定其职责、权限及相互关系。

第十四条　企业负责人是药品质量的主要责任人，全面负责企业日常管理，负责提供必要的条件，保证质量管理部门和质量管理人员有效履行职责，确保企业实现质量目标并按照本规范要求经营药品。

第十五条　企业质量负责人应当由高层管理人员担任，全面负责药品质量管理工作，独立履行职责，在企业内部对药品质量管理具有裁决权。

第十六条　企业应当设立质量管理部门，有效开展质量管理工作。质量管理部门的职责不得由其他部门及人员履行。

第十七条　质量管理部门应当履行以下职责：

（一）督促相关部门和岗位人员执行药品管理的法律法规及本规范；

（二）组织制订质量管理体系文件，并指导、监督文件的执行；

（三）负责对供货单位和购货单位的合法性、购进药品的合法性以及供货单位销售人员、购货单位采购人员的合法资格进行审核，并根据审核内容的变化进行动态管理；

（四）负责质量信息的收集和管理，并建立药品质量档案；

（五）负责药品的验收，指导并监督药品采购、储存、养护、销售、退货、运输等环节的质量管理工作；

（六）负责不合格药品的确认，对不合格药品的处理过程实施监督；

（七）负责药品质量投诉和质量事故的调查、处理及报告；

（八）负责假劣药品的报告；

（九）负责药品质量查询；

（十）负责指导设定计算机系统质量控制功能；

（十一）负责计算机系统操作权限的审核和质量管理基础数据的建立及更新；

（十二）组织验证、校准相关设施设备；

（十三）负责药品召回的管理；

（十四）负责药品不良反应的报告；

（十五）组织质量管理体系的内审和风险评估；

（十六）组织对药品供货单位及购货单位质量管理体系和服务质量的考察和评价；

（十七）组织对被委托运输的承运方运输条件和质量保障能力的审查；

（十八）协助开展质量管理教育和培训；

（十九）其他应当由质量管理部门履行的职责。

第三节　人员与培训

第十八条　企业从事药品经营和质量管理工作的人员，应当符合有关法律法规及本规范规定的资格要求，不得有相关法律法规禁止从业的情形。

第十九条　企业负责人应当具有大学专科以上学历或者中级以上专业技术职称，经过基本的药学专业知识培训，熟悉有关药品管理的法律法规及本规范。

第二十条　企业质量负责人应当具有大学本科以上学历、执业药师资格和 3 年以上药品经营质量管理工作经历，在质量管理工作中具备正确判断和保障实施的能力。

第二十一条　企业质量管理部门负责人应当具有执业药师资格和 3 年以上药品经营质量管理工

作经历，能独立解决经营过程中的质量问题。

第二十二条　企业应当配备符合以下资格要求的质量管理、验收及养护等岗位人员：

（一）从事质量管理工作的，应当具有药学中专或者医学、生物、化学等相关专业大学专科以上学历或者具有药学初级以上专业技术职称；

（二）从事验收、养护工作的，应当具有药学或者医学、生物、化学等相关专业中专以上学历或者具有药学初级以上专业技术职称；

（三）从事中药材、中药饮片验收工作的，应当具有中药学专业中专以上学历或者具有中药学中级以上专业技术职称；从事中药材、中药饮片养护工作的，应当具有中药学专业中专以上学历或者具有中药学初级以上专业技术职称；直接收购地产中药材的，验收人员应当具有中药学中级以上专业技术职称。

从事疫苗配送的，还应当配备 2 名以上专业技术人员专门负责疫苗质量管理和验收工作。专业技术人员应当具有预防医学、药学、微生物学或者医学等专业本科以上学历及中级以上专业技术职称，并有 3 年以上从事疫苗管理或者技术工作经历。

第二十三条　从事质量管理、验收工作的人员应当在职在岗，不得兼职其他业务工作。

第二十四条　从事采购工作的人员应当具有药学或者医学、生物、化学等相关专业中专以上学历，从事销售、储存等工作的人员应当具有高中以上文化程度。

第二十五条　企业应当对各岗位人员进行与其职责和工作内容相关的岗前培训和继续培训，以符合本规范要求。

第二十六条　培训内容应当包括相关法律法规、药品专业知识及技能、质量管理制度、职责及岗位操作规程等。

第二十七条　企业应当按照培训管理制度制定年度培训计划并开展培训，使相关人员能正确理解并履行职责。培训工作应当做好记录并建立档案。

第二十八条　从事特殊管理的药品和冷藏冷冻药品的储存、运输等工作的人员，应当接受相关法律法规和专业知识培训并经考核合格后方可上岗。

第二十九条　企业应当制定员工个人卫生管理制度，储存、运输等岗位人员的着装应当符合劳动保护和产品防护的要求。

第三十条　质量管理、验收、养护、储存等直接接触药品岗位的人员应当进行岗前及年度健康检查，并建立健康档案。患有传染病或者其他可能污染药品的疾病的，不得从事直接接触药品的工作。身体条件不符合相应岗位特定要求的，不得从事相关工作。

第四节　质量管理体系文件

第三十一条　企业制定质量管理体系文件应当符合企业实际。文件包括质量管理制度、部门及岗位职责、操作规程、档案、报告、记录和凭证等。

第三十二条　文件的起草、修订、审核、批准、分发、保管，以及修改、撤销、替换、销毁等应当按照文件管理操作规程进行，并保存相关记录。

第三十三条　文件应当标明题目、种类、目的以及文件编号和版本号。文字应当准确、清晰、易懂。

文件应当分类存放，便于查阅。

第三十四条　企业应当定期审核、修订文件，使用的文件应当为现行有效的文本，已废止或者失效的文件除留档备查外，不得在工作现场出现。

第三十五条　企业应当保证各岗位获得与其工作内容相对应的必要文件，并严格按照规定开展工作。

第三十六条 质量管理制度应当包括以下内容：

（一）质量管理体系内审的规定；

（二）质量否决权的规定；

（三）质量管理文件的管理；

（四）质量信息的管理；

（五）供货单位、购货单位、供货单位销售人员及购货单位采购人员等资格审核的规定；

（六）药品采购、收货、验收、储存、养护、销售、出库、运输的管理；

（七）特殊管理的药品的规定；

（八）药品有效期的管理；

（九）不合格药品、药品销毁的管理；

（十）药品退货的管理；

（十一）药品召回的管理；

（十二）质量查询的管理；

（十三）质量事故、质量投诉的管理；

（十四）药品不良反应报告的规定；

（十五）环境卫生、人员健康的规定；

（十六）质量方面的教育、培训及考核的规定；

（十七）设施设备保管和维护的管理；

（十八）设施设备验证和校准的管理；

（十九）记录和凭证的管理；

（二十）计算机系统的管理；

（二十一）药品追溯的规定；

（二十二）其他应当规定的内容。

第三十七条 部门及岗位职责应当包括：

（一）质量管理、采购、储存、销售、运输、财务和信息管理等部门职责；

（二）企业负责人、质量负责人及质量管理、采购、储存、销售、运输、财务和信息管理等部门负责人的岗位职责；

（三）质量管理、采购、收货、验收、储存、养护、销售、出库复核、运输、财务、信息管理等岗位职责；

（四）与药品经营相关的其他岗位职责。

第三十八条 企业应当制定药品采购、收货、验收、储存、养护、销售、出库复核、运输等环节及计算机系统的操作规程。

第三十九条 企业应当建立药品采购、验收、养护、销售、出库复核、销后退回和购进退出、运输、储运温湿度监测、不合格药品处理等相关记录，做到真实、完整、准确、有效和可追溯。

第四十条 通过计算机系统记录数据时，有关人员应当按照操作规程，通过授权及密码登录后方可进行数据的录入或者复核；数据的更改应当经质量管理部门审核并在其监督下进行，更改过程应当留有记录。

第四十一条 书面记录及凭证应当及时填写，并做到字迹清晰，不得随意涂改，不得撕毁。更改记录的，应当注明理由、日期并签名，保持原有信息清晰可辨。

第四十二条 记录及凭证应当至少保存5年。疫苗、特殊管理的药品的记录及凭证按相关规定保存。

第五节 设施与设备

第四十三条 企业应当具有与其药品经营范围、经营规模相适应的经营场所和库房。

第四十四条 库房的选址、设计、布局、建造、改造和维护应当符合药品储存的要求，防止药品的污染、交叉污染、混淆和差错。

第四十五条 药品储存作业区、辅助作业区应当与办公区和生活区分开一定距离或者有隔离措施。

第四十六条 库房的规模及条件应当满足药品的合理、安全储存，并达到以下要求，便于开展储存作业：

（一）库房内外环境整洁，无污染源，库区地面硬化或者绿化；

（二）库房内墙、顶光洁，地面平整，门窗结构严密；

（三）库房有可靠的安全防护措施，能够对无关人员进入实行可控管理，防止药品被盗、替换或者混入假药；

（四）有防止室外装卸、搬运、接收、发运等作业受异常天气影响的措施。

第四十七条 库房应当配备以下设施设备：

（一）药品与地面之间有效隔离的设备；

（二）避光、通风、防潮、防虫、防鼠等设备；

（三）有效调控温湿度及室内外空气交换的设备；

（四）自动监测、记录库房温湿度的设备；

（五）符合储存作业要求的照明设备；

（六）用于零货拣选、拼箱发货操作及复核的作业区域和设备；

（七）包装物料的存放场所；

（八）验收、发货、退货的专用场所；

（九）不合格药品专用存放场所；

（十）经营特殊管理的药品有符合国家规定的储存设施。

第四十八条 经营中药材、中药饮片的，应当有专用的库房和养护工作场所，直接收购地产中药材的应当设置中药样品室（柜）。

第四十九条 储存、运输冷藏、冷冻药品的，应当配备以下设施设备：

（一）与其经营规模和品种相适应的冷库，储存疫苗的应当配备两个以上独立冷库；

（二）用于冷库温度自动监测、显示、记录、调控、报警的设备；

（三）冷库制冷设备的备用发电机组或者双回路供电系统；

（四）对有特殊低温要求的药品，应当配备符合其储存要求的设施设备；

（五）冷藏车及车载冷藏箱或者保温箱等设备。

第五十条 运输药品应当使用封闭式货物运输工具。

第五十一条 运输冷藏、冷冻药品的冷藏车及车载冷藏箱、保温箱应当符合药品运输过程中对温度控制的要求。冷藏车具有自动调控温度、显示温度、存储和读取温度监测数据的功能；冷藏箱及保温箱具有外部显示和采集箱体内温度数据的功能。

第五十二条 储存、运输设施设备的定期检查、清洁和维护应当由专人负责，并建立记录和档案。

第六节 校准与验证

第五十三条 企业应当按照国家有关规定，对计量器具、温湿度监测设备等定期进行校准或者检定。

企业应当对冷库、储运温湿度监测系统以及冷藏运输等设施设备进行使用前验证、定期验证及停用时间超过规定时限的验证。

第五十四条 企业应当根据相关验证管理制度，形成验证控制文件，包括验证方案、报告、评价、偏差处理和预防措施等。

第五十五条 验证应当按照预先确定和批准的方案实施，验证报告应当经过审核和批准，验证文件应当存档。

第五十六条 企业应当根据验证确定的参数及条件，正确、合理使用相关设施设备。

第七节　计算机系统

第五十七条 企业应当建立能够符合经营全过程管理及质量控制要求的计算机系统，实现药品可追溯。

第五十八条 企业计算机系统应当符合以下要求：

（一）有支持系统正常运行的服务器和终端机；

（二）有安全、稳定的网络环境，有固定接入互联网的方式和安全可靠的信息平台；

（三）有实现部门之间、岗位之间信息传输和数据共享的局域网；

（四）有药品经营业务票据生成、打印和管理功能；

（五）有符合本规范要求及企业管理实际需要的应用软件和相关数据库。

第五十九条 各类数据的录入、修改、保存等操作应当符合授权范围、操作规程和管理制度的要求，保证数据原始、真实、准确、安全和可追溯。

第六十条 计算机系统运行中涉及企业经营和管理的数据应当采用安全、可靠的方式储存并按日备份，备份数据应当存放在安全场所，记录类数据的保存时限应当符合本规范第四十二条的要求。

第八节　采　购

第六十一条 企业的采购活动应当符合以下要求：

（一）确定供货单位的合法资格；

（二）确定所购入药品的合法性；

（三）核实供货单位销售人员的合法资格；

（四）与供货单位签订质量保证协议。

采购中涉及的首营企业、首营品种，采购部门应当填写相关申请表格，经过质量管理部门和企业质量负责人的审核批准。必要时应当组织实地考察，对供货单位质量管理体系进行评价。

第六十二条 对首营企业的审核，应当查验加盖其公章原印章的以下资料，确认真实、有效：

（一）《药品生产许可证》或者《药品经营许可证》复印件；

（二）营业执照、税务登记、组织机构代码的证件复印件，及上一年度企业年度报告公示情况；

（三）《药品生产质量管理规范》认证证书或者《药品经营质量管理规范》认证证书复印件；

（四）相关印章、随货同行单（票）样式；

（五）开户户名、开户银行及账号。

第六十三条 采购首营品种应当审核药品的合法性，索取加盖供货单位公章原印章的药品生产或者进口批准证明文件复印件并予以审核，审核无误的方可采购。

以上资料应当归入药品质量档案。

第六十四条 企业应当核实、留存供货单位销售人员以下资料：

（一）加盖供货单位公章原印章的销售人员身份证复印件；

（二）加盖供货单位公章原印章和法定代表人印章或者签名的授权书，授权书应当载明被授权人姓名、身份证号码，以及授权销售的品种、地域、期限；

（三）供货单位及供货品种相关资料。

第六十五条 企业与供货单位签订的质量保证协议至少包括以下内容：

（一）明确双方质量责任；

（二）供货单位应当提供符合规定的资料且对其真实性、有效性负责；

（三）供货单位应当按照国家规定开具发票；

（四）药品质量符合药品标准等有关要求；

（五）药品包装、标签、说明书符合有关规定；

（六）药品运输的质量保证及责任；

（七）质量保证协议的有效期限。

第六十六条 采购药品时，企业应当向供货单位索取发票。发票应当列明药品的通用名称、规格、单位、数量、单价、金额等；不能全部列明的，应当附《销售货物或者提供应税劳务清单》，并加盖供货单位发票专用章原印章、注明税票号码。

第六十七条 发票上的购、销单位名称及金额、品名应当与付款流向及金额、品名一致，并与财务账目内容相对应。发票按有关规定保存。

第六十八条 采购药品应当建立采购记录。采购记录应当有药品的通用名称、剂型、规格、生产厂商、供货单位、数量、价格、购货日期等内容，采购中药材、中药饮片的还应当标明产地。

第六十九条 发生灾情、疫情、突发事件或者临床紧急救治等特殊情况，以及其他符合国家有关规定的情形，企业可采用直调方式购销药品，将已采购的药品不入本企业仓库，直接从供货单位发送到购货单位，并建立专门的采购记录，保证有效的质量跟踪和追溯。

第七十条 采购特殊管理的药品，应当严格按照国家有关规定进行。

第七十一条 企业应当定期对药品采购的整体情况进行综合质量评审，建立药品质量评审和供货单位质量档案，并进行动态跟踪管理。

第九节　收货与验收

第七十二条 企业应当按照规定的程序和要求对到货药品逐批进行收货、验收，防止不合格药品入库。

第七十三条 药品到货时，收货人员应当核实运输方式是否符合要求，并对照随货同行单（票）和采购记录核对药品，做到票、账、货相符。

随货同行单（票）应当包括供货单位、生产厂商、药品的通用名称、剂型、规格、批号、数量、收货单位、收货地址、发货日期等内容，并加盖供货单位药品出库专用章原印章。

第七十四条 冷藏、冷冻药品到货时，应当对其运输方式及运输过程的温度记录、运输时间等质量控制状况进行重点检查并记录。不符合温度要求的应当拒收。

第七十五条 收货人员对符合收货要求的药品，应当按品种特性要求放于相应待验区域，或者设置状态标志，通知验收。冷藏、冷冻药品应当在冷库内待验。

第七十六条 验收药品应当按照药品批号查验同批号的检验报告书。供货单位为批发企业的，检验报告书应当加盖其质量管理专用章原印章。检验报告书的传递和保存可以采用电子数据形式，但应当保证其合法性和有效性。

第七十七条 企业应当按照验收规定，对每次到货药品进行逐批抽样验收，抽取的样品应当具有代表性：

（一）同一批号的药品应当至少检查一个最小包装，但生产企业有特殊质量控制要求或者打开最小包装可能影响药品质量的，可不打开最小包装；

（二）破损、污染、渗液、封条损坏等包装异常以及零货、拼箱的，应当开箱检查至最小包装；

（三）外包装及封签完整的原料药、实施批签发管理的生物制品，可不开箱检查。

第七十八条　验收人员应当对抽样药品的外观、包装、标签、说明书以及相关的证明文件等逐一进行检查、核对；验收结束后，应当将抽取的完好样品放回原包装箱，加封并标示。

第七十九条　特殊管理的药品应当按照相关规定在专库或者专区内验收。

第八十条　验收药品应当做好验收记录，包括药品的通用名称、剂型、规格、批准文号、批号、生产日期、有效期、生产厂商、供货单位、到货数量、到货日期、验收合格数量、验收结果等内容。验收人员应当在验收记录上签署姓名和验收日期。

中药材验收记录应当包括品名、产地、供货单位、到货数量、验收合格数量等内容。中药饮片验收记录应当包括品名、规格、批号、产地、生产日期、生产厂商、供货单位、到货数量、验收合格数量等内容，实施批准文号管理的中药饮片还应当记录批准文号。

验收不合格的还应当注明不合格事项及处置措施。

第八十一条　企业应当建立库存记录，验收合格的药品应当及时入库登记；验收不合格的，不得入库，并由质量管理部门处理。

第八十二条　企业按本规范第六十九条规定进行药品直调的，可委托购货单位进行药品验收。购货单位应当严格按照本规范的要求验收药品，并建立专门的直调药品验收记录。验收当日应当将验收记录相关信息传递给直调企业。

第十节　储存与养护

第八十三条　企业应当根据药品的质量特性对药品进行合理储存，并符合以下要求：

（一）按包装标示的温度要求储存药品，包装上没有标示具体温度的，按照《中华人民共和国药典》规定的贮藏要求进行储存；

（二）储存药品相对湿度为35%-75%；

（三）在人工作业的库房储存药品，按质量状态实行色标管理，合格药品为绿色，不合格药品为红色，待确定药品为黄色；

（四）储存药品应当按照要求采取避光、遮光、通风、防潮、防虫、防鼠等措施；

（五）搬运和堆码药品应当严格按照外包装标示要求规范操作，堆码高度符合包装图示要求，避免损坏药品包装；

（六）药品按批号堆码，不同批号的药品不得混垛，垛间距不小于5厘米，与库房内墙、顶、温度调控设备及管道等设施间距不小于30厘米，与地面间距不小于10厘米；

（七）药品与非药品、外用药与其他药品分开存放，中药材和中药饮片分库存放；

（八）特殊管理的药品应当按照国家有关规定储存；

（九）拆除外包装的零货药品应当集中存放；

（十）储存药品的货架、托盘等设施设备应当保持清洁，无破损和杂物堆放；

（十一）未经批准的人员不得进入储存作业区，储存作业区内的人员不得有影响药品质量和安全的行为；

（十二）药品储存作业区内不得存放与储存管理无关的物品。

第八十四条　养护人员应当根据库房条件、外部环境、药品质量特性等对药品进行养护，主要内容是：

（一）指导和督促储存人员对药品进行合理储存与作业。

（二）检查并改善储存条件、防护措施、卫生环境。

（三）对库房温湿度进行有效监测、调控。

（四）按照养护计划对库存药品的外观、包装等质量状况进行检查，并建立养护记录；对储存条件有特殊要求的或者有效期较短的品种应当进行重点养护。

（五）发现有问题的药品应当及时在计算机系统中锁定和记录，并通知质量管理部门处理。

（六）对中药材和中药饮片应当按其特性采取有效方法进行养护并记录，所采取的养护方法不得对药品造成污染。

（七）定期汇总、分析养护信息。

第八十五条 企业应当采用计算机系统对库存药品的有效期进行自动跟踪和控制，采取近效期预警及超过有效期自动锁定等措施，防止过期药品销售。

第八十六条 药品因破损而导致液体、气体、粉末泄漏时，应当迅速采取安全处理措施，防止对储存环境和其他药品造成污染。

第八十七条 对质量可疑的药品应当立即采取停售措施，并在计算机系统中锁定，同时报告质量管理部门确认。对存在质量问题的药品应当采取以下措施：

（一）存放于标志明显的专用场所，并有效隔离，不得销售；

（二）怀疑为假药的，及时报告食品药品监督管理部门；

（三）属于特殊管理的药品，按照国家有关规定处理；

（四）不合格药品的处理过程应当有完整的手续和记录；

（五）对不合格药品应当查明并分析原因，及时采取预防措施。

第八十八条 企业应当对库存药品定期盘点，做到账、货相符。

第十一节 销　售

第八十九条 企业应当将药品销售给合法的购货单位，并对购货单位的证明文件、采购人员及提货人员的身份证明进行核实，保证药品销售流向真实、合法。

第九十条 企业应当严格审核购货单位的生产范围、经营范围或者诊疗范围，并按照相应的范围销售药品。

第九十一条 企业销售药品，应当如实开具发票，做到票、账、货、款一致。

第九十二条 企业应当做好药品销售记录。销售记录应当包括药品的通用名称、规格、剂型、批号、有效期、生产厂商、购货单位、销售数量、单价、金额、销售日期等内容。按照本规范第六十九条规定进行药品直调的，应当建立专门的销售记录。

中药材销售记录应当包括品名、规格、产地、购货单位、销售数量、单价、金额、销售日期等内容；中药饮片销售记录应当包括品名、规格、批号、产地、生产厂商、购货单位、销售数量、单价、金额、销售日期等内容。

第九十三条 销售特殊管理的药品以及国家有专门管理要求的药品，应当严格按照国家有关规定执行。

第十二节 出　库

第九十四条 出库时应当对照销售记录进行复核。发现以下情况不得出库，并报告质量管理部门处理：

（一）药品包装出现破损、污染、封口不牢、衬垫不实、封条损坏等问题；

（二）包装内有异常响动或者液体渗漏；

（三）标签脱落、字迹模糊不清或者标识内容与实物不符；

（四）药品已超过有效期；

（五）其他异常情况的药品。

第九十五条 药品出库复核应当建立记录，包括购货单位、药品的通用名称、剂型、规格、数量、批号、有效期、生产厂商、出库日期、质量状况和复核人员等内容。

第九十六条 特殊管理的药品出库应当按照有关规定进行复核。

第九十七条 药品拼箱发货的代用包装箱应当有醒目的拼箱标志。

第九十八条 药品出库时，应当附加盖企业药品出库专用章原印章的随货同行单（票）。

企业按照本规范第六十九条规定直调药品的，直调药品出库时，由供货单位开具两份随货同行单（票），分别发往直调企业和购货单位。随货同行单（票）的内容应当符合本规范第七十三条第二款的要求，还应当标明直调企业名称。

第九十九条 冷藏、冷冻药品的装箱、装车等项作业，应当由专人负责并符合以下要求：

（一）车载冷藏箱或者保温箱在使用前应当达到相应的温度要求；

（二）应当在冷藏环境下完成冷藏、冷冻药品的装箱、封箱工作；

（三）装车前应当检查冷藏车辆的启动、运行状态，达到规定温度后方可装车；

（四）启运时应当做好运输记录，内容包括运输工具和启运时间等。

第十三节 运输与配送

第一百条 企业应当按照质量管理制度的要求，严格执行运输操作规程，并采取有效措施保证运输过程中的药品质量与安全。

第一百零一条 运输药品，应当根据药品的包装、质量特性并针对车况、道路、天气等因素，选用适宜的运输工具，采取相应措施防止出现破损、污染等问题。

第一百零二条 发运药品时，应当检查运输工具，发现运输条件不符合规定的，不得发运。运输药品过程中，运载工具应当保持密闭。

第一百零三条 企业应当严格按照外包装标示的要求搬运、装卸药品。

第一百零四条 企业应当根据药品的温度控制要求，在运输过程中采取必要的保温或者冷藏、冷冻措施。

运输过程中，药品不得直接接触冰袋、冰排等蓄冷剂，防止对药品质量造成影响。

第一百零五条 在冷藏、冷冻药品运输途中，应当实时监测并记录冷藏车、冷藏箱或者保温箱内的温度数据。

第一百零六条 企业应当制定冷藏、冷冻药品运输应急预案，对运输途中可能发生的设备故障、异常天气影响、交通拥堵等突发事件，能够采取相应的应对措施。

第一百零七条 企业委托其他单位运输药品的，应当对承运方运输药品的质量保障能力进行审计，索取运输车辆的相关资料，符合本规范运输设施设备条件和要求的方可委托。

第一百零八条 企业委托运输药品应当与承运方签订运输协议，明确药品质量责任、遵守运输操作规程和在途时限等内容。

第一百零九条 企业委托运输药品应当有记录，实现运输过程的质量追溯。记录至少包括发货时间、发货地址、收货单位、收货地址、货单号、药品件数、运输方式、委托经办人、承运单位，采用车辆运输的还应当载明车牌号，并留存驾驶人员的驾驶证复印件。记录应当至少保存5年。

第一百一十条 已装车的药品应当及时发运并尽快送达。委托运输的，企业应当要求并监督承运方严格履行委托运输协议，防止因在途时间过长影响药品质量。

第一百一十一条 企业应当采取运输安全管理措施，防止在运输过程中发生药品盗抢、遗失、调换等事故。

第一百一十二条 特殊管理的药品的运输应当符合国家有关规定。

第十四节　售后管理

第一百一十三条　企业应当加强对退货的管理，保证退货环节药品的质量和安全，防止混入假冒药品。

第一百一十四条　企业应当按照质量管理制度的要求，制定投诉管理操作规程，内容包括投诉渠道及方式、档案记录、调查与评估、处理措施、反馈和事后跟踪等。

第一百一十五条　企业应当配备专职或者兼职人员负责售后投诉管理，对投诉的质量问题查明原因，采取有效措施及时处理和反馈，并做好记录，必要时应当通知供货单位及药品生产企业。

第一百一十六条　企业应当及时将投诉及处理结果等信息记入档案，以便查询和跟踪。

第一百一十七条　企业发现已售出药品有严重质量问题，应当立即通知购货单位停售、追回并做好记录，同时向食品药品监督管理部门报告。

第一百一十八条　企业应当协助药品生产企业履行召回义务，按照召回计划的要求及时传达、反馈药品召回信息，控制和收回存在安全隐患的药品，并建立药品召回记录。

第一百一十九条　企业质量管理部门应当配备专职或者兼职人员，按照国家有关规定承担药品不良反应监测和报告工作。

第三章　药品零售的质量管理

第一节　质量管理与职责

第一百二十条　企业应当按照有关法律法规及本规范的要求制定质量管理文件，开展质量管理活动，确保药品质量。

第一百二十一条　企业应当具有与其经营范围和规模相适应的经营条件，包括组织机构、人员、设施设备、质量管理文件，并按照规定设置计算机系统。

第一百二十二条　企业负责人是药品质量的主要责任人，负责企业日常管理，负责提供必要的条件，保证质量管理部门和质量管理人员有效履行职责，确保企业按照本规范要求经营药品。

第一百二十三条　企业应当设置质量管理部门或者配备质量管理人员，履行以下职责：

（一）督促相关部门和岗位人员执行药品管理的法律法规及本规范；

（二）组织制订质量管理文件，并指导、监督文件的执行；

（三）负责对供货单位及其销售人员资格证明的审核；

（四）负责对所采购药品合法性的审核；

（五）负责药品的验收，指导并监督药品采购、储存、陈列、销售等环节的质量管理工作；

（六）负责药品质量查询及质量信息管理；

（七）负责药品质量投诉和质量事故的调查、处理及报告；

（八）负责对不合格药品的确认及处理；

（九）负责假劣药品的报告；

（十）负责药品不良反应的报告；

（十一）开展药品质量管理教育和培训；

（十二）负责计算机系统操作权限的审核、控制及质量管理基础数据的维护；

（十三）负责组织计量器具的校准及检定工作；

（十四）指导并监督药学服务工作；

（十五）其他应当由质量管理部门或者质量管理人员履行的职责。

第二节 人员管理

第一百二十四条 企业从事药品经营和质量管理工作的人员，应当符合有关法律法规及本规范规定的资格要求，不得有相关法律法规禁止从业的情形。

第一百二十五条 企业法定代表人或者企业负责人应当具备执业药师资格。

企业应当按照国家有关规定配备执业药师，负责处方审核，指导合理用药。

第一百二十六条 质量管理、验收、采购人员应当具有药学或者医学、生物、化学等相关专业学历或者具有药学专业技术职称。从事中药饮片质量管理、验收、采购人员应当具有中药学中专以上学历或者具有中药学专业初级以上专业技术职称。

营业员应当具有高中以上文化程度或者符合省级食品药品监督管理部门规定的条件。中药饮片调剂人员应当具有中药学中专以上学历或者具备中药调剂员资格。

第一百二十七条 企业各岗位人员应当接受相关法律法规及药品专业知识与技能的岗前培训和继续培训，以符合本规范要求。

第一百二十八条 企业应当按照培训管理制度制定年度培训计划并开展培训，使相关人员能正确理解并履行职责。培训工作应当做好记录并建立档案。

第一百二十九条 企业应当为销售特殊管理的药品、国家有专门管理要求的药品、冷藏药品的人员接受相应培训提供条件，使其掌握相关法律法规和专业知识。

第一百三十条 在营业场所内，企业工作人员应当穿着整洁、卫生的工作服。

第一百三十一条 企业应当对直接接触药品岗位的人员进行岗前及年度健康检查，并建立健康档案。患有传染病或者其他可能污染药品的疾病的，不得从事直接接触药品的工作。

第一百三十二条 在药品储存、陈列等区域不得存放与经营活动无关的物品及私人用品，在工作区域内不得有影响药品质量和安全的行为。

第三节 文 件

第一百三十三条 企业应当按照有关法律法规及本规范规定，制定符合企业实际的质量管理文件。文件包括质量管理制度、岗位职责、操作规程、档案、记录和凭证等，并对质量管理文件定期审核、及时修订。

第一百三十四条 企业应当采取措施确保各岗位人员正确理解质量管理文件的内容，保证质量管理文件有效执行。

第一百三十五条 药品零售质量管理制度应当包括以下内容：

（一）药品采购、验收、陈列、销售等环节的管理，设置库房的还应当包括储存、养护的管理；

（二）供货单位和采购品种的审核；

（三）处方药销售的管理；

（四）药品拆零的管理；

（五）特殊管理的药品和国家有专门管理要求的药品的管理；

（六）记录和凭证的管理；

（七）收集和查询质量信息的管理；

（八）质量事故、质量投诉的管理；

（九）中药饮片处方审核、调配、核对的管理；

（十）药品有效期的管理；

（十一）不合格药品、药品销毁的管理；

（十二）环境卫生、人员健康的规定；

（十三）提供用药咨询、指导合理用药等药学服务的管理；

（十四）人员培训及考核的规定；

（十五）药品不良反应报告的规定；

（十六）计算机系统的管理；

（十七）药品追溯的规定；

（十八）其他应当规定的内容。

第一百三十六条　企业应当明确企业负责人、质量管理、采购、验收、营业员以及处方审核、调配等岗位的职责，设置库房的还应当包括储存、养护等岗位职责。

第一百三十七条　质量管理岗位、处方审核岗位的职责不得由其他岗位人员代为履行。

第一百三十八条　药品零售操作规程应当包括：

（一）药品采购、验收、销售；

（二）处方审核、调配、核对；

（三）中药饮片处方审核、调配、核对；

（四）药品拆零销售；

（五）特殊管理的药品和国家有专门管理要求的药品的销售；

（六）营业场所药品陈列及检查；

（七）营业场所冷藏药品的存放；

（八）计算机系统的操作和管理；

（九）设置库房的还应当包括储存和养护的操作规程。

第一百三十九条　企业应当建立药品采购、验收、销售、陈列检查、温湿度监测、不合格药品处理等相关记录，做到真实、完整、准确、有效和可追溯。

第一百四十条　记录及相关凭证应当至少保存5年。特殊管理的药品的记录及凭证按相关规定保存。

第一百四十一条　通过计算机系统记录数据时，相关岗位人员应当按照操作规程，通过授权及密码登录计算机系统，进行数据的录入，保证数据原始、真实、准确、安全和可追溯。

第一百四十二条　电子记录数据应当以安全、可靠方式定期备份。

第四节　设施与设备

第一百四十三条　企业的营业场所应当与其药品经营范围、经营规模相适应，并与药品储存、办公、生活辅助及其他区域分开。

第一百四十四条　营业场所应当具有相应设施或者采取其他有效措施，避免药品受室外环境的影响，并做到宽敞、明亮、整洁、卫生。

第一百四十五条　营业场所应当有以下营业设备：

（一）货架和柜台；

（二）监测、调控温度的设备；

（三）经营中药饮片的，有存放饮片和处方调配的设备；

（四）经营冷藏药品的，有专用冷藏设备；

（五）经营第二类精神药品、毒性中药品种和罂粟壳的，有符合安全规定的专用存放设备；

（六）药品拆零销售所需的调配工具、包装用品。

第一百四十六条　企业应当建立能够符合经营和质量管理要求的计算机系统，并满足药品追溯的要求。

第一百四十七条　企业设置库房的，应当做到库房内墙、顶光洁，地面平整，门窗结构严密；

有可靠的安全防护、防盗等措施。

第一百四十八条 仓库应当有以下设施设备：

（一）药品与地面之间有效隔离的设备；

（二）避光、通风、防潮、防虫、防鼠等设备；

（三）有效监测和调控温湿度的设备；

（四）符合储存作业要求的照明设备；

（五）验收专用场所；

（六）不合格药品专用存放场所；

（七）经营冷藏药品的，有与其经营品种及经营规模相适应的专用设备。

第一百四十九条 经营特殊管理的药品应当有符合国家规定的储存设施。

第一百五十条 储存中药饮片应当设立专用库房。

第一百五十一条 企业应当按照国家有关规定，对计量器具、温湿度监测设备等定期进行校准或者检定。

第五节 采购与验收

第一百五十二条 企业采购药品，应当符合本规范第二章第八节的相关规定。

第一百五十三条 药品到货时，收货人员应当按采购记录，对照供货单位的随货同行单（票）核实药品实物，做到票、账、货相符。

第一百五十四条 企业应当按规定的程序和要求对到货药品逐批进行验收，并按照本规范第八十条规定做好验收记录。

验收抽取的样品应当具有代表性。

第一百五十五条 冷藏药品到货时，应当按照本规范第七十四条规定进行检查。

第一百五十六条 验收药品应当按照本规范第七十六条规定查验药品检验报告书。

第一百五十七条 特殊管理的药品应当按照相关规定进行验收。

第一百五十八条 验收合格的药品应当及时入库或者上架，验收不合格的，不得入库或者上架，并报告质量管理人员处理。

第六节 陈列与储存

第一百五十九条 企业应当对营业场所温度进行监测和调控，以使营业场所的温度符合常温要求。

第一百六十条 企业应当定期进行卫生检查，保持环境整洁。存放、陈列药品的设备应当保持清洁卫生，不得放置与销售活动无关的物品，并采取防虫、防鼠等措施，防止污染药品。

第一百六十一条 药品的陈列应当符合以下要求：

（一）按剂型、用途以及储存要求分类陈列，并设置醒目标志，类别标签字迹清晰、放置准确。

（二）药品放置于货架（柜），摆放整齐有序，避免阳光直射。

（三）处方药、非处方药分区陈列，并有处方药、非处方药专用标识。

（四）处方药不得采用开架自选的方式陈列和销售。

（五）外用药与其他药品分开摆放。

（六）拆零销售的药品集中存放于拆零专柜或者专区。

（七）第二类精神药品、毒性中药品种和罂粟壳不得陈列。

（八）冷藏药品放置在冷藏设备中，按规定对温度进行监测和记录，并保证存放温度符合要求。

（九）中药饮片柜斗谱的书写应当正名正字；装斗前应当复核，防止错斗、串斗；应当定期清斗，防止饮片生虫、发霉、变质；不同批号的饮片装斗前应当清斗并记录。

（十）经营非药品应当设置专区，与药品区域明显隔离，并有醒目标志。

第一百六十二条 企业应当定期对陈列、存放的药品进行检查，重点检查拆零药品和易变质、近效期、摆放时间较长的药品以及中药饮片。发现有质量疑问的药品应当及时撤柜，停止销售，由质量管理人员确认和处理，并保留相关记录。

第一百六十三条 企业应当对药品的有效期进行跟踪管理，防止近效期药品售出后可能发生的过期使用。

第一百六十四条 企业设置库房的，库房的药品储存与养护管理应当符合本规范第二章第十节的相关规定。

第七节　销售管理

第一百六十五条 企业应当在营业场所的显著位置悬挂《药品经营许可证》、营业执照、执业药师注册证等。

第一百六十六条 营业人员应当佩戴有照片、姓名、岗位等内容的工作牌，是执业药师和药学技术人员的，工作牌还应当标明执业资格或者药学专业技术职称。在岗执业的执业药师应当挂牌明示。

第一百六十七条 销售药品应当符合以下要求：

（一）处方经执业药师审核后方可调配；对处方所列药品不得擅自更改或者代用，对有配伍禁忌或者超剂量的处方，应当拒绝调配，但经处方医师更正或者重新签字确认的，可以调配；调配处方后经过核对方可销售。

（二）处方审核、调配、核对人员应当在处方上签字或者盖章，并按照有关规定保存处方或者其复印件。

（三）销售近效期药品应当向顾客告知有效期。

（四）销售中药饮片做到计量准确，并告知煎服方法及注意事项；提供中药饮片代煎服务，应当符合国家有关规定。

第一百六十八条 企业销售药品应当开具销售凭证，内容包括药品名称、生产厂商、数量、价格、批号、规格等，并做好销售记录。

第一百六十九条 药品拆零销售应当符合以下要求：

（一）负责拆零销售的人员经过专门培训；

（二）拆零的工作台及工具保持清洁、卫生，防止交叉污染；

（三）做好拆零销售记录，内容包括拆零起始日期、药品的通用名称、规格、批号、生产厂商、有效期、销售数量、销售日期、分拆及复核人员等；

（四）拆零销售应当使用洁净、卫生的包装，包装上注明药品名称、规格、数量、用法、用量、批号、有效期以及药店名称等内容；

（五）提供药品说明书原件或者复印件；

（六）拆零销售期间，保留原包装和说明书。

第一百七十条 销售特殊管理的药品和国家有专门管理要求的药品，应当严格执行国家有关规定。

第一百七十一条 药品广告宣传应当严格执行国家有关广告管理的规定。

第一百七十二条 非本企业在职人员不得在营业场所内从事药品销售相关活动。

规章文件

第八节 售后管理

第一百七十三条 除药品质量原因外,药品一经售出,不得退换。

第一百七十四条 企业应当在营业场所公布食品药品监督管理部门的监督电话,设置顾客意见簿,及时处理顾客对药品质量的投诉。

第一百七十五条 企业应当按照国家有关药品不良反应报告制度的规定,收集、报告药品不良反应信息。

第一百七十六条 企业发现已售出药品有严重质量问题,应当及时采取措施追回药品并做好记录,同时向食品药品监督管理部门报告。

第一百七十七条 企业应当协助药品生产企业履行召回义务,控制和收回存在安全隐患的药品,并建立药品召回记录。

第四章 附 则

第一百七十八条 本规范下列术语的含义是:

(一)在职:与企业确定劳动关系的在册人员。

(二)在岗:相关岗位人员在工作时间内在规定的岗位履行职责。

(三)首营企业:采购药品时,与本企业首次发生供需关系的药品生产或者经营企业。

(四)首营品种:本企业首次采购的药品。

(五)原印章:企业在购销活动中,为证明企业身份在相关文件或者凭证上加盖的企业公章、发票专用章、质量管理专用章、药品出库专用章的原始印记,不能是印刷、影印、复印等复制后的印记。

(六)待验:对到货、销后退回的药品采用有效的方式进行隔离或者区分,在入库前等待质量验收的状态。

(七)零货:拆除了用于运输、储藏包装的药品。

(八)拼箱发货:将零货药品集中拼装至同一包装箱内发货的方式。

(九)拆零销售:将最小包装拆分销售的方式。

(十)国家有专门管理要求的药品:国家对蛋白同化制剂、肽类激素、含特殊药品复方制剂等品种实施特殊监管措施的药品。

第一百七十九条 药品零售连锁企业总部的管理应当符合本规范药品批发企业相关规定,门店的管理应当符合本规范药品零售企业相关规定。

第一百八十条 本规范为药品经营质量管理的基本要求。对企业信息化管理、药品储运温湿度自动监测、药品验收管理、药品冷链物流管理、零售连锁管理等具体要求,由国家食品药品监督管理总局以附录方式另行制定。

第一百八十一条 麻醉药品、精神药品、药品类易制毒化学品的追溯应当符合国家有关规定。

第一百八十二条 医疗机构药房和计划生育技术服务机构的药品采购、储存、养护等质量管理规范由国家食品药品监督管理总局商相关主管部门另行制定。

互联网销售药品的质量管理规定由国家食品药品监督管理总局另行制定。

第一百八十三条 药品经营企业违反本规范的,由食品药品监督管理部门按照《中华人民共和国药品管理法》第七十八条的规定给予处罚。

第一百八十四条 本规范自发布之日起施行,卫生部 2013 年 6 月 1 日施行的《药品经营质量管理规范》(中华人民共和国卫生部令第 90 号)同时废止。

国家药监局关于发布《药品经营质量管理规范附录 6：药品零售配送质量管理》的公告

（2022 年第 113 号）

为加强药品经营监督管理，进一步规范药品零售配送行为，保障零售配送环节药品质量安全，根据《药品网络销售监督管理办法》和《药品经营质量管理规范》，国家药监局组织制定了《药品经营质量管理规范附录 6：药品零售配送质量管理》，现予发布，自 2023 年 1 月 1 日起施行。

特此公告。

附件：药品经营质量管理规范附录 6：药品零售配送质量管理

国家药监局

2022 年 11 月 30 日

附件

药品经营质量管理规范附录 6：药品零售配送质量管理

第一条 本附录适用于《药品经营质量管理规范》（以下简称《规范》）中，药品零售过程（含通过网络零售）所涉及的药品配送行为的质量管理。

第二条 药品零售配送（以下简称药品配送）是指根据消费者购药需求，对药品进行拣选、复核、包装、封签、发货、运输等作业，将药品送达消费者指定地点并签收的物流活动。

第三条 药品零售企业应当在药品配送过程中采取有效的质量控制措施，并满足药品信息化追溯要求，实现药品配送全过程质量可控、可追溯。

第四条 药品零售企业应当配备专职或兼职人员负责药品配送质量管理，相关人员应当熟悉有关药品流通管理的法律法规，在药品配送质量管理工作中具备独立正确判断和保障实施的能力。

从事冷藏、冷冻药品配送等工作的人员，还应当按照《规范》的相关规定，接受相关法律法规和专业知识培训并经考核合格后方可上岗。

第五条 药品零售企业应当加强员工个人卫生管理，对员工每年进行健康体检。

第六条 药品零售企业应当按照《规范》的有关规定，制定药品配送质量管理制度，包括人员管理、岗位职责、设施设备、操作规程、记录和凭证、应急管理等内容，并定期审核、及时修订。

第七条 药品零售企业应当建立药品配送质量评审管理制度，每年至少开展一次药品配送环节质量管理运行情况内审，将本企业日常收集和配送环节反馈的质量问题及意见作为实施评审的相关依据，并根据评审结果及时完善相关体系文件，培训相关岗位人员，提升药品配送质量管理水平。

第八条 在药品配送过程中，药品零售企业应当根据距离、路况等因素评估和确定送达期限；根据业务类型、范围和送达时限等配备和选择合适的配送工具、配送设备和包装。

冷藏、冷冻药品的配送过程应当严格遵守《规范》的有关规定，防止脱离冷链。

第九条 使用车辆进行药品配送的，应当具备以下条件：

（一）为封闭式货物运输工具；

（二）车厢内有放置药品的独立区域，并有物理隔离的措施，以防止药品污染、混淆和差错的发生；

（三）采取安全保障措施，以防止药品在配送过程中丢失或被替换。

专门配送冷藏、冷冻药品的车辆，应当符合《规范》有关冷藏车的要求。

第十条 使用配送箱进行药品配送的，应当具备以下条件：

（一）箱体采用吸水性低、透气性小、导热系数小具有良好保温性质的材料；

（二）非药品（医疗器械、保健食品除外，下同）与药品混箱配送的，箱体内应对药品存放区域进行物理隔离，确保药品与非药品分开存放；

（三）安装防盗装置，防止药品在配送过程中丢失或被替换。

配送冷藏、冷冻药品的配送箱，应当符合《规范》有关保温箱（冷藏箱）的要求。

第十一条 配送药品的包装物及填充材料应当选取无毒、无污染的材料，避免药品破碎或被挤压。有温湿度、避光等要求的药品其包装物还应当选取隔温、防潮、避光的包装材料。

第十二条 制作寄递配送单和配送包装封签的材料，应当不易损坏；封签上应有明显标示"药"的字样，用于打印信息的油墨不易被擦拭或造成字迹模糊不清。配送包装被拆启后，包装封签应当无法恢复原状。

第十三条 配送设备应当定期检查、清洁和维护，由专人负责管理，并建立记录和档案。

第十四条 药品零售企业应当对照消费者购买记录进行拣选、复核、包装与发货。发现以下情况不得发货：

（一）药品包装出现破损、污染、封条破坏等问题；

（二）药品包装内有异常响动或者液体渗漏；

（三）药品标签脱落、字迹模糊不清或者标识内容与实物不符；

（四）药品已超过有效期或无法在有效期内送达消费者；

（五）其他异常情况的药品。

第十五条 药品零售企业应当对配送的药品进行妥善包装，操作中应当符合以下要求：

（一）对药品采用单独包装，不得与非药品合并包装；

（二）根据药品的体积、重量、储存条件等选取适宜的包装物及填充材料，保证配送过程中包装不易损坏或变形，防止包装内药品出现破碎、被污染等情形；

（三）药品及销售单据装入包装物后，要对包装物进行外形固定，并在封口处或者其他适当位置使用封签进行封口；

（四）在包装件外部加贴寄递配送单。寄递配送单记载的信息至少包括药品零售企业名称及联系方式、配送企业名称及联系方式、药品储存要求（如常温、阴凉、冷藏、冷冻等）等。寄递配送单亦可当做封签使用；

（五）包装件存放于专门设置的待配送区，待配送区符合所配送药品的贮藏条件。

第十六条 配送过程应当按以下要求操作：

（一）使用配送箱进行配送的，药品包装件应当有序摆放并留有适当空间，避免挤压致使包装或封签破损。与非药品混箱配送的，应当将药品包装件放置于配送箱内药品专用区；

（二）使用配送车辆进行运输的，应当将包装件放置于车厢内的药品区域。配送车辆不能直接将药品配送至消费者的，配送企业应当按照配送要求，继续选择其他适宜的配送工具；

（三）与药品储存要求有明显温度差异的商品混箱、混车配送的，应当采取隔温封装等有效措施，并按有关要求予以验证，确保药品持续符合储存要求。

（四）配送过程中，应当采取必要措施，避免包装件在途中、交接、转运或转存等环节遭受雨淋、潮湿、高温、阳光直射、严寒等外界特殊环境的影响；

（五）配送冷藏、冷冻药品的，还应当符合《规范》的有关规定。

第十七条 药品零售企业应当在保证药品质量安全的前提下，尽量减少配送的在途时间。在配送过程中确需暂时储存的，储存场所应当具有与配送规模相适应的仓储空间，并符合药品贮藏规定的相关条件。冷藏、冷冻药品禁止暂时储存。

第十八条 药品送达后，药品零售企业应当通过有效方式提示消费者确认药品的配送信息以及配送包装内药品有无破损或差错等情况。

第十九条 药品在送达时发生不予签收或者售后发生退货的情况，应当按照以下要求处理：

（一）药品送达时，因配送包装损坏、封签损坏、配送信息不符以及包装内药品有质量问题等情形，消费者不予签收的，由配送员退回药品零售企业按照《规范》相关要求处理；

（二）药品被消费者签收，但事后发现药品质量存在问题的，药品零售企业应当给予退货，退回药品不得继续销售。除此以外其他情形，按照《规范》相关规定，原则上不予退货。

第二十条 药品零售企业委托其他单位配送药品时，应当将其配送活动纳入本企业药品质量管理体系，保证委托配送过程符合《规范》和本附录要求：

（一）核查配送单位是否具有独立的药品配送质量管理机构或质量负责人；

（二）对配送单位的配送设施设备、人员能力、质量保障能力、风险控制能力进行定期审计；

（三）与配送单位签订委托配送协议，明确双方质量责任、配送操作规程、在途时限及药品质量安全事故处置等内容。

委托其他单位配送冷藏、冷冻药品的，还应当对配送单位冷藏、冷冻的配送设施设备、温度自动监测系统等进行验证。

第二十一条　药品网络交易第三方平台应当为接入的药品零售配送相关单位，按照药品信息化追溯要求，根据需要提供药品配送过程中有关信息数据共享的条件。

药品网络交易第三方平台应当对相关配送企业每年至少开展一次评审，评审内容至少包括配送设备设施、人员资质、质量管理水平、风险控制能力等，对评审结果不符合要求的配送企业应停止合作。

第二十二条　本附录涉及的下列术语的含义是：

包装物，是指在配送过程中为保护药品、方便配送，按一定技术方法而采用的容器、包装材料及辅助物等的总称。

包装件，是指已将药品、销售单据等需配送的物品放置于包装物内，并经外形固定、封口封签、加贴寄递配送单后，可以进行配送的物件。

包装封签，是指在将药品等放入包装物后，为防止药品在配送过程中污染、丢失或被替换，在包装物上一次性使用的封口件。

寄递配送单，是指加贴在包装物外部的、记载着药品配送信息的标签。

国家药监局综合司关于做好《药品网络销售监督管理办法》贯彻落实工作的通知

（药监综药管函〔2022〕667号）

各省、自治区、直辖市和新疆生产建设兵团药品监督管理局：

《药品网络销售监督管理办法》（以下简称《办法》）于2022年9月1日公布，自2022年12月1日起施行。为做好《办法》贯彻落实工作，现就有关事宜通知如下：

一、切实提高认识，做好《办法》宣传与培训

《办法》全面贯彻党中央、国务院关于药品监管"四个最严"要求及系列决策部署，进一步细化《中华人民共和国药品管理法》关于药品网络销售的规定，对保障公众用药安全、维护公众健康权益具有重要意义。各级药品监管部门要充分认识《办法》实施的重要性和紧迫性，结合本地区工作实际，认真抓好贯彻落实。

各级药品监管部门要以提升药品监管能力、维护药品网络销售秩序、保障公众用药安全为目标，以监管实践为导向，制定培训方案，分级、分类、多途径组织开展宣贯培训，为《办法》的实施做好充分准备。

二、准确把握重点，将《办法》各项制度落到实处

各级药品监管部门要监督指导药品网络销售企业切实履行主体责任，建立并实施药品质量安全管理、风险控制、追溯、储存配送、在线药学服务等制度；使用电子处方向个人销售处方药的，应当与医疗机构或电子处方流转平台签订协议，确保处方来源真实可靠，药品可追溯到消费者或患者；配备依法经过资格认定的药师或者其他药学技术人员开展处方审核调配，未通过处方审核前，不得提供处方药购买相关服务。

省级药品监管部门要监督指导第三方平台建立健全药品网络销售管理体系，建立药品质量安全管理机构，建立并实施药品质量安全、药品信息展示、处方审核、处方药实名购买、药品配送等制度；督促指导第三方平台对药品销售行为开展动态监控；督促第三方平台对药品网络销售企业资质进行认真审核把关，建立登记档案，确保持续具备质量安全保证能力；处方药销售主页面、首页面不直接公开展示处方药包装、标签等信息。

三、建立健全机制，全面做好药品网络销售监督管理

各级药品监管部门要梳理辖区内药品网络销售企业和第三方平台情况，建立健全监管台账，全面掌握辖区监管对象底数；要采取常规检查、飞行检查、交叉检查等方式强化监管，并对配送企业等开展必要的延伸检查；要加强跨地域药品监管部门的协同配合，加强与公安、卫健、网信等部门的沟通协作，建立跨地域药品网络销售案件协查机制和跨部门联络机制。

各级药品监管部门要进一步加强药品网络销售监测工作，做好监测信息处置工作。省级药品监管部门建立的药品网络销售监测平台，要尽快与国家药品网络销售监测平台实现数据对接。省级药品监管部门要加强力量落实国家药品网络交易监测平台信息接收、调查处理、结果反馈上传等相关

工作。鼓励平台所在地省级药品监管部门与第三方平台数据对接，对药品网络销售企业动态监管。

各级药品监管部门要依据《办法》，结合工作实际制定必要的配套文件，要围绕第三方平台备案或药品网络销售企业报告、落实企业主体责任、建立健全监督检查机制等方面进一步细化有关制度，完善工作流程和标准，提升药品网络销售监管的制度化、规范化和科学化水平。

四、严查违法行为，维护药品网络销售秩序

各级药品监管部门要紧紧围绕药品网络销售突出问题，坚持标本兼治，重遏制、强高压、长震慑。要一手抓集中专项整治，一手抓源头性、基础性工作，创新药品网络销售风险防控体系，优化药品网络销售社会环境，着力解决影响药品安全的深层次问题。针对第三方平台，要重点查处平台责任履行、经营行为管理等方面违法违规问题；针对药品网络销售企业，要重点查处销售假劣药、国家实行特殊管理的药品，超范围、超方式经营等违法违规问题。要发现一批、查处一批、严惩一批、曝光一批典型案例，形成强大震慑，切实维护药品网络销售秩序。

国家药监局综合司

2022 年 11 月 24 日

三、行政执法

国家药品监督管理局 国家市场监督管理总局 公安部 最高人民法院 最高人民检察院关于印发药品 行政执法与刑事司法衔接工作办法的通知

（国药监法〔2022〕41号）

各省、自治区、直辖市药品监督管理局、市场监督管理局、公安厅（局）、高级人民法院、人民检察院，新疆生产建设兵团药品监督管理局、市场监督管理局、公安局、人民检察院，新疆维吾尔自治区高级人民法院生产建设兵团分院：

为进一步健全药品行政执法与刑事司法衔接工作机制，加大对药品领域违法犯罪行为的打击力度，严防严管严控药品安全风险，切实保障人民群众用药安全有效，按照中央集中打击整治危害药品安全违法犯罪工作相关部署，国家药品监督管理局、市场监督管理总局、公安部、最高人民法院、最高人民检察院研究制定了《药品行政执法与刑事司法衔接工作办法》，现予以印发，请遵照执行。

国家药监局 国家市场监督管理总局

公安部 最高人民法院

最高人民检察院

2023 年 1 月 10 日

药品行政执法与刑事司法衔接工作办法

第一章 总 则

第一条 为进一步健全药品行政执法与刑事司法衔接工作机制，加大对药品领域违法犯罪行为打击力度，切实维护人民群众身体健康和生命安全，根据《中华人民共和国刑法》《中华人民共和国刑事诉讼法》《中华人民共和国行政处罚法》《中华人民共和国药品管理法》《中华人民共和国疫苗管理法》《医疗器械监督管理条例》《化妆品监督管理条例》《行政执法机关移送涉嫌犯罪案件的规定》等法律、行政法规和相关司法解释，结合工作实际，制定本办法。

第二条 本办法适用于各级药品监管部门、公安机关、人民检察院、人民法院办理的药品领域（含药品、医疗器械、化妆品，下同）涉嫌违法犯罪案件。

第三条 各级药品监管部门、公安机关、人民检察院、人民法院之间应当加强协作，统一法律适用，健全情况通报、案件移送、信息共享、信息发布等工作机制。

第四条 药品监管部门应当依法向公安机关移送药品领域涉嫌犯罪案件，对发现违法行为明显涉嫌犯罪的，及时向公安机关、人民检察院通报，根据办案需要依法出具认定意见或者协调检验检测机构出具检验结论，依法处理不追究刑事责任、免予刑事处罚或者已给予刑事处罚，但仍应当给予行政处罚的案件。

第五条 公安机关负责药品领域涉嫌犯罪移送案件的受理、审查工作。对符合立案条件的，应当依法立案侦查。对药品监管部门商请协助的重大、疑难案件，与药品监管部门加强执法联动，对明显涉嫌犯罪的，协助采取紧急措施，加快移送进度。

第六条 人民检察院对药品监管部门移送涉嫌犯罪案件活动和公安机关有关立案侦查活动，依法实施法律监督。

第七条 人民法院应当充分发挥刑事审判职能，依法审理危害药品安全刑事案件，准确适用财产刑、职业禁止或者禁止令，提高法律震慑力。

第二章　案件移送与法律监督

第八条 药品监管部门在依法查办案件过程中，发现违法事实涉及的金额、情节、造成的后果，根据法律、司法解释、立案追诉标准等规定，涉嫌构成犯罪，依法需要追究刑事责任的，应当依照本办法向公安机关移送。对应当移送的涉嫌犯罪案件，立即指定2名以上行政执法人员组成专案组专门负责，核实情况后，提出移送涉嫌犯罪案件的书面报告。药品监管部门主要负责人应当自接到报告之日起3日内作出批准移送或者不批准移送的决定。批准移送的，应当在24小时内向同级公安机关移送；不批准移送的，应当将不予批准的理由记录在案。

第九条 药品监管部门向公安机关移送涉嫌犯罪案件，应当附有下列材料，并将案件移送书抄送同级人民检察院：

（一）涉嫌犯罪案件的移送书，载明移送机关名称、违法行为涉嫌犯罪罪名、案件主办人及联系电话等。案件移送书应当附移送材料清单，并加盖移送机关公章；

（二）涉嫌犯罪案件情况的调查报告，载明案件来源，查获情况，犯罪嫌疑人基本情况，涉嫌犯罪的事实、证据和法律依据，处理建议等；

（三）涉案物品清单，载明涉案物品的名称、数量、特征、存放地等事项，并附采取行政强制措施、表明涉案物品来源的相关材料；

（四）对需要检验检测的，附检验检测机构出具的检验结论及检验检测机构资质证明；

（五）现场笔录、询问笔录、认定意见等其他有关涉嫌犯罪的材料。有鉴定意见的，应附鉴定意见。

对有关违法行为已经作出行政处罚决定的，还应当附行政处罚决定书和相关执行情况。

第十条 公安机关对药品监管部门移送的涉嫌犯罪案件，应当出具接受案件的回执或者在案件移送书的回执上签字。

公安机关审查发现移送的涉嫌犯罪案件材料不全的，应当在接受案件的24小时内书面告知移送机关在3日内补正，公安机关不得以材料不全为由不接受移送案件。

公安机关审查发现移送的涉嫌犯罪案件证据不充分的，可以就证明有犯罪事实的相关证据等提出补充调查意见，由移送机关补充调查并及时反馈公安机关。因客观条件所限，无法补正的，移送机关应当向公安机关作出书面说明。根据实际情况，公安机关可以依法自行调查。

第十一条 药品监管部门移送涉嫌犯罪案件，应当接受人民检察院依法实施的监督。人民检察院发现药品监管部门不依法移送涉嫌犯罪案件的，应当向药品监管部门提出检察意见并抄送同级司法行政机关。药品监管部门应当自收到检察意见之日起3日内将案件移送公安机关，并将案件移送书抄送人民检察院。

第十二条 公安机关对药品监管部门移送的涉嫌犯罪案件，应当自接受案件之日起 3 日内作出立案或者不立案的决定；案件较为复杂的，应当在 10 日内作出决定；案情重大、疑难、复杂或者跨区域性的，经县级以上公安机关负责人批准，应当在 30 日内决定是否立案；特殊情况下，受案单位报经上一级公安机关批准，可以再延长 30 日作出决定。接受案件后对属于公安机关管辖但不属于本公安机关管辖的案件，应当在 24 小时内移送有管辖权的公安机关，并书面通知移送机关，抄送同级人民检察院。对不属于公安机关管辖的，应当在 24 小时内退回移送机关，并书面说明理由。

公安机关作出立案、不予立案、撤销案件决定的，应当自作出决定之日起 3 日内书面通知移送机关，同时抄送同级人民检察院。公安机关作出不予立案或者撤销案件决定的，应当说明理由，并将案卷材料退回移送机关。

第十三条 药品监管部门接到公安机关不予立案的通知书后，认为依法应当由公安机关决定立案的，可以自接到不予立案通知书之日起 3 日内，提请作出不予立案决定的公安机关复议，也可以建议人民检察院依法进行立案监督。

作出不予立案决定的公安机关应当自收到药品监管部门提请复议的文件之日起 3 日内作出立案或者不予立案的决定，并书面通知移送机关。移送机关对公安机关不予立案的复议决定仍有异议的，应当自收到复议决定通知书之日起 3 日内建议人民检察院依法进行立案监督。

公安机关应当接受人民检察院依法进行的立案监督。

第十四条 药品监管部门建议人民检察院进行立案监督的案件，应当提供立案监督建议书、相关案件材料，并附公安机关不予立案、立案后撤销案件决定及说明理由的材料，复议维持不予立案决定的材料或者公安机关逾期未作出是否立案决定的材料。

人民检察院认为需要补充材料的，药品监管部门应当及时提供。

第十五条 药品监管部门对于不追究刑事责任的案件，应当依法作出行政处罚或者其他处理。

药品监管部门向公安机关移送涉嫌犯罪案件前，已经作出的警告、责令停产停业、暂扣或者吊销许可证件、责令关闭、限制从业等行政处罚决定，不停止执行。未作出行政处罚决定的，原则上应当在公安机关决定不予立案或者撤销案件、人民检察院作出不起诉决定、人民法院作出无罪或者免予刑事处罚判决后，再决定是否给予行政处罚，但依法需要给予警告、通报批评、限制开展生产经营活动、责令停产停业、责令关闭、限制从业、暂扣或者吊销许可证件行政处罚的除外。

已经作出罚款行政处罚并已全部或者部分执行的，人民法院在判处罚金时，在罚金数额范围内对已经执行的罚款进行折抵。

违法行为构成犯罪，人民法院判处拘役或者有期徒刑时，公安机关已经给予当事人行政拘留并执行完毕的，应当依法折抵相应刑期。

药品监管部门作出移送决定之日起，涉嫌犯罪案件的移送办理时间，不计入行政处罚期限。

第十六条 公安机关对发现的药品违法行为，经审查没有犯罪事实，或者立案侦查后认为犯罪事实显著轻微、不需要追究刑事责任，但依法应当予以行政处罚的，应当将案件及相关证据材料移交药品监管部门。

药品监管部门应当自收到材料之日起 15 日内予以核查，按照行政处罚程序作出立案、不立案、移送案件决定的，应当自作出决定之日起 3 日内书面通知公安机关，并抄送同级人民检察院。

第十七条 人民检察院对作出不起诉决定的案件，认为依法应当给予行政处罚的，应当将案件及相关证据材料移交药品监管部门处理，并提出检察意见。药品监管部门应当自收到检察意见书之日起 2 个月内向人民检察院通报处理情况或者结果。

人民法院对作出无罪或者免予刑事处罚判决的案件，认为依法应当给予行政处罚的，应当将案件及相关证据材料移交药品监管部门处理，并可以提出司法建议。

第十八条 对于尚未作出生效裁判的案件，药品监管部门依法应当作出责令停产停业、吊销许可证件、责令关闭、限制从业等行政处罚，需要配合的，公安机关、人民检察院、人民法院应当给予配合。

对于人民法院已经作出生效裁判的案件，依法还应当由药品监管部门作出吊销许可证件等行政处罚的，需要人民法院提供生效裁判文书，人民法院应当及时提供。药品监管部门可以依据人民法院生效裁判认定的事实和证据依法予以行政处罚。

第十九条 对流动性、团伙性、跨区域性危害药品安全犯罪案件的管辖，依照最高人民法院、最高人民检察院、公安部等部门联合印发的《关于办理流动性、团伙性、跨区域性犯罪案件有关问题的意见》（公通字〔2011〕14号）相关规定执行。

上级公安机关指定下级公安机关立案侦查的案件，需要人民检察院审查批准逮捕、审查起诉的，按照最高人民法院、最高人民检察院、公安部、国家安全部、司法部、全国人大常委会法制工作委员会联合印发的《关于实施刑事诉讼法若干问题的规定》相关规定执行。

第二十条 多次实施危害药品安全违法犯罪行为，未经处理，且依法应当追诉的，涉案产品的销售金额或者货值金额累计计算。

第二十一条 药品监管部门在行政执法和查办案件过程中依法收集的物证、书证、视听资料、电子数据等证据材料，在刑事诉讼中可以作为证据使用；经人民法院查证属实，可以作为定案的根据。

第二十二条 药品监管部门查处危害药品安全违法行为，依据《中华人民共和国药品管理法》《中华人民共和国疫苗管理法》等相关规定，认为需要对有关责任人员予以行政拘留的，应当在依法作出其他种类的行政处罚后，参照本办法，及时将案件移送有管辖权的公安机关决定是否行政拘留。

第三章 涉案物品检验、认定与移送

第二十三条 公安机关、人民检察院、人民法院办理危害药品安全犯罪案件，商请药品监管部门提供检验结论、认定意见协助的，药品监管部门应当按照公安机关、人民检察院、人民法院刑事案件办理的法定时限要求积极协助，及时提供检验结论、认定意见，并承担相关费用。

药品监管部门应当在其设置或者确定的检验检测机构协调设立检验检测绿色通道，对涉嫌犯罪案件涉案物品的检验检测实行优先受理、优先检验、优先出具检验结论。

第二十四条 地方各级药品监管部门应当及时向公安机关、人民检察院、人民法院通报药品检验检测机构名单、检验检测资质及项目等信息。

第二十五条 对同一批次或者同一类型的涉案药品，如因数量较大等原因，无法进行全部检验检测，根据办案需要，可以依法进行抽样检验检测。公安机关、人民检察院、人民法院对符合行政执法规范要求的抽样检验检测结果予以认可，可以作为该批次或者该类型全部涉案产品的检验检测结果。

第二十六条 对于《中华人民共和国药品管理法》第九十八条第二款第二项、第四项及第三款第三项至第六项规定的假药、劣药，能够根据在案证据材料作出判断的，可以由地市级以上药品监管部门出具认定意见。

对于依据《中华人民共和国药品管理法》第九十八条第二款、第三款的其他规定认定假药、劣药，或者是否属于第九十八条第二款第二项、第三款第六项规定的假药、劣药存在争议的，应当由省级以上药品监管部门设置或者确定的药品检验机构进行检验，出具质量检验结论。

对于《中华人民共和国刑法》第一百四十二条之一规定的"足以严重危害人体健康"难以确定的，根据地市级以上药品监管部门出具的认定意见，结合其他证据作出认定。

对于是否属于民间传统配方难以确定的，根据地市级以上药品监管部门或者有关部门出具的认定意见，结合其他证据作出认定。

第二十七条 药品、医疗器械、化妆品的检验检测，按照《中华人民共和国药品管理法》及其实施条例、《医疗器械监督管理条例》《化妆品监督管理条例》等有关规定执行。必要时，检验机构可以使用经国务院药品监督管理部门批准的补充检验项目和检验方法进行检验，出具检验结论。

第二十八条 药品监管部门依据检验检测报告、结合专家意见等相关材料得出认定意见的，应当包括认定依据、理由、结论。按照以下格式出具结论：

（一）假药案件，结论中应当写明"经认定，……为假药"；

（二）劣药案件，结论中应当写明"经认定，……为劣药"；

（三）妨害药品管理案件，对属于难以确定"足以严重危害人体健康"的，结论中应当写明"经认定，当事人实施……的行为，足以严重危害人体健康"；

（四）生产、销售不符合保障人体健康的国家标准、行业标准的医疗器械案件，结论中应当写明"经认定，涉案医疗器械……不符合……标准，结合本案其他情形，足以严重危害人体健康"；

（五）生产、销售不符合卫生标准的化妆品案件，结论中应当写明"经认定，涉案化妆品……不符合……标准或者化妆品安全技术规范"。

其他案件也应当写明认定涉嫌犯罪应具备的结论性意见。

第二十九条 办案部门应当告知犯罪嫌疑人、被害人或者其辩护律师、法定代理人，在涉案物品依法处置前可以提出重新或者补充检验检测、认定的申请。提出申请的，应有充分理由并提供相应证据。

第三十条 药品监管部门在查处药品违法行为过程中，应当妥善保存所收集的与违法行为有关的证据。

药品监管部门对查获的涉案物品，应当如实填写涉案物品清单，并按照国家有关规定予以处理。对需要进行检验检测的涉案物品，应当由法定检验检测机构进行检验检测，并出具检验结论。

第三十一条 药品监管部门应当自接到公安机关立案通知书之日起3日内，将涉案物品以及与案件有关的其他材料移交公安机关，并办理交接手续。

对于已采取查封、扣押等行政强制措施的涉案物品，药品监管部门于交接之日起解除查封、扣押，由公安机关重新对涉案物品履行查封、扣押手续。

第三十二条 公安机关办理药品监管部门移送的涉嫌犯罪案件和自行立案侦查的案件时，因客观条件限制，或者涉案物品对保管条件、保管场所有特殊要求，或者涉案物品需要无害化处理的，在采取必要措施固定留取证据后，可以委托药品监管部门代为保管和处置。

公安机关应当与药品监管部门签订委托保管协议，并附有公安机关查封、扣押涉案物品的清单。

药品监管部门应当配合公安机关、人民检察院、人民法院在办案过程中对涉案物品的调取、使用及检验检测等工作。

药品监管部门不具备保管条件的，应当出具书面说明，推荐具备保管条件的第三方机构代为保管。

涉案物品相关保管、处置等费用有困难的，由药品监管部门会同公安机关等部门报请本级人民政府解决。

第四章 协作配合与督办

第三十三条 各级药品监管部门、公安机关、人民检察院应当定期召开联席会议，推动建立地区间、部门间药品案件查办联动机制，通报案件办理工作情况，研究解决办案协作、涉案物品处置等重大问题。

第三十四条　药品监管部门、公安机关、人民检察院、人民法院应当建立双向案件咨询制度。药品监管部门对重大、疑难、复杂案件，可以就刑事案件立案追诉标准、证据固定和保全等问题咨询公安机关、人民检察院；公安机关、人民检察院、人民法院可以就案件办理中的专业性问题咨询药品监管部门。受咨询的机关应当认真研究，及时答复；书面咨询的，应当书面答复。

第三十五条　药品监管部门、公安机关和人民检察院应当加强对重大案件的联合督办工作。国家药品监督管理局、公安部、最高人民检察院可以对下列重大案件实行联合督办：

（一）在全国范围内有重大影响的案件；

（二）引发公共安全事件，对公民生命健康、财产造成特别重大损害、损失的案件；

（三）跨地区，案情复杂、涉案金额特别巨大的案件；

（四）其他有必要联合督办的重大案件。

第三十六条　药品监管部门在日常工作中发现违反药品领域法律法规行为明显涉嫌犯罪的，应当立即以书面形式向同级公安机关和人民检察院通报。

公安机关应当及时进行审查，必要时，经办案部门负责人批准，可以进行调查核实。调查核实过程中，公安机关可以依照有关法律和规定采取询问、查询、勘验、鉴定和调取证据材料等不限制被调查对象人身、财产权利的措施。对符合立案条件的，公安机关应当及时依法立案侦查。

第三十七条　药品监管部门对明显涉嫌犯罪的案件，在查处、移送过程中，发现行为人可能存在逃匿或者转移、灭失、销毁证据等情形的，应当及时通报公安机关，由公安机关协助采取紧急措施，必要时双方协同加快移送进度，依法采取紧急措施予以处置。

第三十八条　各级药品监管部门对日常监管、监督抽检、风险监测和处理投诉举报中发现的涉及药品刑事犯罪的重要违法信息，应当及时通报同级公安机关和人民检察院；公安机关应当将侦办案件中发现的重大药品安全风险信息通报同级药品监管部门。

公安机关在侦查药品犯罪案件中，已查明涉案药品流向的，应当及时通报同级药品监管部门依法采取控制措施，并提供必要的协助。

第三十九条　各级药品监管部门、公安机关、人民检察院、人民法院应当建立药品违法犯罪案件信息发布沟通协作机制。发布案件信息，应当及时提前互相通报情况；联合督办的重要案件信息应当联合发布。

第五章　信息共享与通报

第四十条　各级药品监管部门、公安机关、人民检察院应当通过行政执法与刑事司法衔接信息共享平台，逐步实现涉嫌犯罪案件网上移送、网上受理、网上监督。

第四十一条　已经接入信息共享平台的药品监管部门、公安机关、人民检察院，应当在作出相关决定之日起 7 日内分别录入下列信息：

（一）适用普通程序的药品违法案件行政处罚、案件移送、提请复议和建议人民检察院进行立案监督的信息；

（二）移送涉嫌犯罪案件的立案、复议、人民检察院监督立案后的处理情况，以及提请批准逮捕、移送审查起诉的信息；

（三）监督移送、监督立案以及批准逮捕、提起公诉的信息。

尚未建成信息共享平台的药品监管部门、公安机关、人民检察院，应当自作出相关决定后及时向其他部门通报前款规定的信息。

有关信息涉及国家秘密、工作秘密的，可免予录入、共享，或者在录入、共享时作脱密处理。

第四十二条　各级药品监管部门、公安机关、人民检察院应当对信息共享平台录入的案件信息及时汇总、分析，定期对平台运行情况总结通报。

第六章　附　　则

第四十三条　属于《中华人民共和国监察法》规定的公职人员在行使公权力过程中发生的依法由监察机关负责调查的案件，不适用本办法，应当依法及时将有关问题线索移送监察机关处理。

第四十四条　各省、自治区、直辖市的药品监管部门、公安机关、人民检察院、人民法院可以根据本办法制定本行政区域的实施细则。

第四十五条　本办法中"3 日""7 日""15 日"的规定是指工作日，不含法定节假日、休息日。法律、行政法规和部门规章有规定的从其规定。

第四十六条　本办法自 2023 年 2 月 1 日起施行。《食品药品行政执法与刑事司法衔接工作办法》（食药监稽〔2015〕271 号）中有关规定与本办法不一致的，以本办法为准。

国家药监局综合司关于印发《关于〈中华人民共和国药品管理法〉第一百一十七条第二款适用原则的指导意见》的通知

（药监综药注函〔2022〕87号）

各省、自治区、直辖市和新疆生产建设兵团药品监督管理局：

为进一步规范中药饮片行政处罚案件办理，统一行政处罚裁量基准，依法开展中药饮片案件查处工作，保障公民、法人和其他组织的合法权益，依据《中华人民共和国行政处罚法》《中华人民共和国药品管理法》《中华人民共和国药品管理法实施条例》等有关法律法规规定，国家药监局组织制定了《关于〈中华人民共和国药品管理法〉第一百一十七条第二款适用原则的指导意见》（见附件1)，现予印发。

附件：1.《关于〈中华人民共和国药品管理法〉第一百一十七条第二款适用原则的指导意见》
　　　 2. 起草说明

国家药监局综合司

2022 年 2 月 21 日

附件1

关于《中华人民共和国药品管理法》第一百一十七条第二款
适用原则的指导意见

《中华人民共和国药品管理法》（以下简称《药品管理法》）充分考虑中药饮片的特点，在第一百一十七条第二款（以下简称本条款）对生产、销售的中药饮片不符合药品标准，尚不影响安全性、有效性的情形如何处罚作了专门规定。

为进一步规范中药饮片行政处罚案件办理，统一行政处罚裁量基准，依法开展中药饮片案件查处工作，保障公民、法人和其他组织的合法权益，依据《中华人民共和国行政处罚法》（以下简称《行政处罚法》）《药品管理法》《中华人民共和国药品管理法实施条例》（以下简称《药品管理法实施条例》）等有关法律法规规定，对本条款适用原则提出以下指导意见。

一、药品监督管理部门在中药饮片执法过程中，应当贯彻"四个最严"要求，强化生产、销售、使用各环节的监管，坚持"合法、合理、审慎、公正"原则，守牢药品安全底线。

二、适用本条款时，应当严格按照《行政处罚法》《药品管理法实施条例》关于适用从轻、减轻、不予行政处罚的有关情形规定，结合具体案情、质量风险等对处罚措施进行综合裁量，体现过罚相当原则。

三、药品生产经营企业应当在生产经营过程中加强质量管理，采取有效质量控制措施，确保中药饮片质量。

四、适用本条款的中药饮片由天然来源的植物、动物、矿物药材经炮制而成。中药配方颗粒及《医疗用毒性药品管理办法》中的相关毒性中药饮片不适用本条款。

五、适用本条款的前提是生产中药饮片所用中药材的来源（包括基原、药用部位、产地加工等）、饮片炮制工艺等符合规定，且仅限于《药品管理法》第九十八条第三款第七项"其他不符合药品标准的药品"的以下情形：

（一）性状项中如大小、表面色泽等不符合药品标准；

（二）检查项中如水分、灰分、药屑杂质等不符合药品标准。

其中，检查项不符合标准时，应当排除其他指标不符合标准的情形。

六、适用本条款的情形不改变中药饮片不符合药品标准的性质。生产经营企业应当按照有关规定召回不符合标准饮片，并查找分析原因，对其进行安全风险评估，根据评估结果进行处理。

七、药品监督管理部门应当进行客观、公正的调查，以确认是否适用本条款，当事人应当积极配合。对是否适用本条款的情形难以确定的，药品监督管理部门应当结合中药饮片不符合药品标准的具体情形和查明的相关事实进行风险研判，必要时通过专家论证或集体研究等机制对"尚不影响安全性、有效性"作出认定，并决定是否适用本条款。

八、药品监督管理部门在执法过程中，要注意收集整理相关典型案例，加强案例指导，确保本条款正确实施以及执法尺度的统一。

规章文件

附件2

《关于〈中华人民共和国药品管理法〉第一百一十七条第二款适用原则的指导意见》的起草说明

为贯彻落实《中华人民共和国药品管理法》（以下简称《药品管理法》），规范《药品管理法》第一百一十七条第二款判定原则，按照有关工作安排，国家药监局组织起草了《关于〈中华人民共和国药品管理法〉第一百一十七条第二款适用原则的指导意见》（以下简称《指导意见》）。

一、起草背景

《药品管理法》充分考虑到中药饮片具有特殊性，对其相关法律责任作了专门规定。第一百一十七条第二款规定："生产、销售的中药饮片不符合药品标准，尚不影响安全性、有效性的，责令限期改正，给予警告；可以处十万元以上五十万元以下的罚款"。目前，部分省级药品监督管理部门针对本条款具体实践，相继发布了"中药饮片不符合药品标准，尚不影响安全性、有效性的"判定指导意见，对中药饮片不符合药品标准的案件办理发挥了积极作用。

为贯彻落实习近平总书记关于药品安全的一系列重要批示、指示精神，进一步规范中药饮片行政处罚案件办理，统一行政处罚裁量基准，依法开展中药饮片案件查处工作，保障公民、法人和其他组织的合法权益，守好药品安全底线，依据《中华人民共和国行政处罚法》（以下简称《行政处罚法》）《药品管理法》《中华人民共和国药品管理法实施条例》等有关法律、法规、规章以及规范性文件规定，提出指导意见。

二、起草过程

结合《药品管理法》《行政处罚法》等法规，广泛调研全国各省级药品监督管理部门发布的"中药饮片不符合药品标准，尚不影响安全性、有效性的"判定指导意见情况，2021年6月，国家药监局组织起草了《指导意见（征求意见稿）》，并征求了各省药监部门的意见。针对收集的意见进行整理、研究后，对部分意见予以采纳。2021年7月，组织专题调研，听取部分省局和行业协会、中药饮片生产企业的意见。8月，再次组织有关单位共同对《指导意见（征求意见稿）》进行讨论，并对《指导意见（征求意见稿）》进行了修改、完善。2021年10月，国家药监局对《指导意见（征求意见稿）》面向社会公开征求意见，对收集到的意见研究后，采纳了相关意见和建议。2021年11月，国家药监局组织部分司局、直属事业单位会同相关法律顾问对《指导意见》进行讨论并定稿。

三、主要内容

《指导意见》主要包括适用条款的处罚原则、产品定性、饮片范畴、适用情形、举证责任、判定机制及加强案例指导等内容。

四、有关问题说明

（一）关于处罚原则

药品监督管理部门在中药饮片执法过程中，应当贯彻"四个最严"要求，坚持"合法、合理、审慎、公正"原则，强化生产、销售、使用各环节的监管，守牢药品安全底线，同时还要充分考虑中医药的特点和中药饮片的特殊性。

2021 年 1 月修订的《行政处罚法》第三十二条、三十三条对从轻、减轻、不予行政处罚的情形进行了明确，适用《药品管理法》第一百一十七条第二款时，应当严格按照《行政处罚法》关于适用从轻、减轻、不予行政处罚的有关情形规定，结合具体案情、质量风险等对处罚措施进行综合裁量，体现过罚相当原则。一是应当考虑该类情形仍属于生产、销售劣药行为的情形；二是应当考虑违法行为危害后果、严重程度等方面；三是要考虑行为人是否存在主观故意等情况；四是对于适用《药品管理法》第一百一十七条第二款的，应当体现过罚相当原则，结合具体案情予以处罚。

（二）关于适用条款的产品定性

《药品管理法》第一百一十七条第二款充分考虑了影响中药饮片质量的复杂因素，具有一定的特殊性，其"中药饮片不符合药品标准，尚不影响安全性、有效性的"情形主要指《药品管理法》第九十八条第三款第七项的"其他不符合药品标准的药品"，仍属于劣药情形。本条款中的药品标准包括《中国药典》和其他国家药品标准、省级中药材标准及中药饮片炮制规范。中药饮片企业在生产、销售中药饮片过程中，如涉及第九十八条的其他规定则不适用本条款。

药品生产经营企业应当在生产经营过程中加强质量管理，采取有效质量控制措施，确保中药饮片质量。对不符合药品标准的中药饮片，生产经营企业应当按照有关规定召回，并查找分析原因，对其进行安全风险评估，根据评估结果进行处理。

（三）关于条款适用的饮片范畴

《中国药典》中饮片系指药材经过炮制后可直接用于中医临床或制剂生产使用的药品。中药饮片大多来源于自然生长的中药材，受其生长环境影响较大，可能会出现不符合药品标准中规定的大小、表面色泽等项目但不影响安全性、有效性的情况。毒性饮片应该从严管理，不适用本条款。中药配方颗粒是按照规定的标准和工艺生产出的质量均一的工业产品，应当符合药品标准的各项规定。因此，《指导意见》所称中药饮片不包括《医疗用毒性药品管理办法》中相关毒性中药饮片，以及中药配方颗粒。

（四）关于条款适用的情形

中药饮片来源复杂、炮制方法繁多、影响因素众多，药品标准中各项指标的设定只能尽可能接近真值，而不可能完全反映其安全性、有效性。因此，中药饮片在不符合药品标准个别项目的情形下，存在尚不影响安全性、有效性的可能。其中，来源是鉴别中药饮片真伪的重要项目，性状、鉴别、检查、浸出物、特征图谱、含量测定等项目是影响中药饮片有效性的主要项目，微生物限度、二氧化硫残留、农药残留、重金属及有害元素、真菌毒素等是影响中药饮片安全性的主要项目。考虑到我国国土纬度跨越较大，南北方温湿度差异显著，中药饮片的水分、灰分受环境影响可能会出现不符合药品标准，尚不影响其安全性、有效性的情形，但应当排除水分、灰分超标导致其他指标不符合标准的情形。

因此，适用《药品管理法》第一百一十七条第二款的前提是生产中药饮片所用中药材的来源（包括基原、药用部位、产地加工等）、饮片炮制工艺等应符合相应规定，中药饮片生产、经营企业应加强质量监管，并尽量向中药材种植、产地加工延伸，保证其符合药品标准。适用情形仅限于：性状项中如大小、表面色泽等不符合药品标准的情形；检查项中如水分、灰分、药屑杂质等不符合药品标准的情形，但应排除其他指标不符合标准而影响安全性、有效性的情况。

（五）关于举证责任主体及判定机制

对是否适用《药品管理法》第一百一十七条第二款的认定，应当由药品监督管理部门客观、公正的调查，当事人应当积极配合。

对是否适用《药品管理法》第一百一十七条第二款的情形难以确定的，药品监督管理部门应当结合中药饮片不符合药品标准的具体情形和查明的相关事实进行风险研判，必要时通过专家论证或采用集体研究的方式对"尚不影响安全性、有效性"作出认定，并决定是否适用《药品管理法》第一百一十七条第二款。

（六）关于加强案例指导，促进本条款正确实施

药品监督管理部门在执法过程中，应当注意收集整理相关典型案例，加强案例指导，确保本条款正确实施以及执法尺度的统一。

国家药监局综合司关于假药劣药认定有关问题的复函

（药监综法函〔2020〕431号）

贵州省药品监督管理局：

你局《关于新修订的〈中华人民共和国药品管理法〉假劣药认定有关问题的请示》（黔药监呈〔2020〕20号）收悉。《中华人民共和国药品管理法》（以下简称《药品管理法》）颁布实施以来，各地对第一百二十一条"对假药、劣药的处罚决定，应当依法载明药品检验机构的质量检验结论"的适用产生了不同理解。经商全国人大法工委，现函复如下：

对假药、劣药的处罚决定，有的无需载明药品检验机构的质量检验结论。根据《药品管理法》第九十八条第二款第四项"药品所标明的适应症或者功能主治超出规定范围"认定为假药，以及根据《药品管理法》第九十八条第三款第三项至第七项认定为劣药，只需要事实认定，不需要对涉案药品进行检验，处罚决定亦无需载明药品检验机构的质量检验结论。关于假药、劣药的认定，按照《最高人民法院 最高人民检察院关于办理危害药品安全刑事案件适用法律若干问题的解释》（法释〔2014〕14号）第十四条规定处理，即是否属于假药、劣药难以确定的，司法机关可以根据地市级以上药品监督管理部门出具的认定意见等相关材料进行认定。必要时，可以委托省级以上药品监督管理部门设置或者确定的药品检验机构进行检验。总之，对违法行为的事实认定，应当以合法、有效、充分的证据为基础，药品质量检验结论并非为认定违法行为的必要证据，除非法律、法规、规章等明确规定对涉案药品依法进行检验并根据质量检验结论才能认定违法事实，或者不对涉案药品依法进行检验就无法对案件所涉事实予以认定。如对黑窝点生产的药品，是否需要进行质量检验，应当根据案件调查取证的情况具体案件具体分析。

国家药监综合司

2020年7月10日

规章文件

765

国家药监局综合司关于进一步做好案件查办工作有关事项的通知

（药监综法〔2020〕63号）

各省、自治区、直辖市药品监督管理局、新疆生产建设兵团药品监督管理局，局机关各相关司局：

为深入贯彻落实药品安全"四个最严"的要求，进一步推进案件查办工作，严厉打击违法违规行为，切实加强药品安全监管，结合新制修订的法律法规，现就进一步做好药品、医疗器械、化妆品案件查办工作通知如下：

一、进一步落实药品监管事权

国家药品监督管理局（以下简称国家局）要加强指导和监督，推进落实药品监管事权。省级药品监督管理部门要进一步强化对本辖区药品、医疗器械、化妆品违法违规案件查办的统筹协调和监督指导责任，按照分级管理和属地管辖相结合的原则，结合本地实际，厘清机构改革后省级药品监督管理部门与派出机构、市县药品监督管理部门监管事权划分。一是明确监管对象。对各级药品监督管理部门实行监管对象目录制管理，将本辖区所有监管对象纳入分级监管目录，切实做到监管无盲区、无交叉、无遗漏。二是完善案件查办衔接机制。进一步完善省级、市级和县级药品监督管理部门对药品医疗器械批发、零售连锁总部、互联网销售第三方平台监管和案件查办的职责分工以及衔接机制，压实违法违规行为查处责任。三是强化与市场监督管理部门的协调机制。对部分省级市场监督管理部门综合执法部门承担药品、医疗器械和化妆品违法违规案件查处职能的，省级药品监督管理部门和省级市场监督管理部门应当建立和强化协调机制，确保案件及时有效查处。

二、及时固定涉嫌违法行为的证据

各级药品监督管理部门要做好检查和稽查的衔接。一是及时固定证据。对常规检查、体系检查、飞行检查、审核查验、抽样检验、投诉举报调查等监管工作中发现的涉嫌违法违规研制、生产、经营、使用药品、医疗器械和化妆品案件线索，应当按照《市场监督管理行政处罚程序暂行规定》要求，在第一时间、第一现场收集和固定证据并制作笔录。属于本机关管辖的，应当立案查处；案件应当由上级机关或者其他机关管辖的，按程序及时报告或者移送。二是实行"黑窝点"首办负责制。对未取得批准证明文件生产、进口药品、医疗器械、化妆品，以及未经许可（备案）违法违规生产经营药品、医疗器械、化妆品行为，实行首办负责制，谁发现、谁办理。对发现的线索及时开展现场核查处置，涉嫌犯罪的，及时将案件移送公安机关，并做好后续配合工作。

三、强化与公安机关的配合

各级药品监督管理部门要强化与公安机关的配合。一是及时移送案件。在查办违法违规案件过程中，要严格按照《关于印发食品药品行政执法与刑事司法衔接工作办法的通知》要求，主动与公安机关沟通，发现涉嫌违反治安管理或者涉嫌犯罪的，及时移送公安机关，不得以罚代刑。二是积极配合检验、出具认定意见。对公安机关在办理危害药品安全犯罪案件中商请药品监督管理部门提供检验、认定意见的，要积极组织研究，协调有关机构，及时提出具体意见。对标明的适应症或者功能主治超出规定范围的药品，过期药品，未标明或者更改有效期、产品批号的药品，以及其他有充分证据证明其为假药或者劣药的，无需送药品检验机构检验，可以直接出具认定意见。三是做好刑事程序之后相关工作。对司法机关认为不构成犯罪、免予刑事处罚，以及司法机关追究刑事责任后仍需要追究行政责任的，药品监督管理部门要及时依法作出行政处罚。

四、加强行政处罚决定的执行

各级药品监督管理部门要进一步加强药品监管行政处罚决定执行力度。一是进一步规范行政处罚行为。推行"说理式"行政处罚决定书制作，坚持处罚与教育相结合的原则，确保行政处罚决定合法合规，促使当事人自觉履行行政处罚决定，提高执行效率。二是及时跟进行政处罚决定执行情况。对依法送达的行政处罚决定，要跟进执行情况，积极依法履责。当事人未自觉按期履行的，要及时履行依法催告、及早申请人民法院强制执行等职责，积极推进执行进程。三是加强与人民法院日常衔接沟通。熟悉申请强制执行的流程和要求，建立健全强制执行协作机制，积极争取人民法院对药品监管工作的理解和支持，加大强制执行力度。四是加强社会监督。充分发挥网站、官方微博、官方公众号等新媒体宣传作用，对无正当理由拒不执行行政处罚决定的当事人进行公开曝光，督促违法违规当事人履行行政处罚决定。对极少数当事人既不依法履行行政处罚决定，又拒绝签收催缴告知文书，甚至暴力抗法、煽动他人联合抗法等阻碍执法人员依法执行公务的，依法与公安机关实施联合惩治。五是加强执法监督。将行政处罚决定执行情况列入执法监督重点内容，定期开展监督，确保依法执行。

五、严格落实"处罚到人"的规定

各级药品监督管理部门要强化"处罚到人"的意识，严格落实相关法律法规的规定。一是依法处罚到人。对违法单位依法处罚的同时，要依据《药品管理法》和《疫苗管理法》等法律法规对单位法定代表人、主要负责人、直接负责的主管人员和其他相关人员给予禁止在一定期限内从事药品生产经营活动的行政处罚。二是严格落实行政责任。在行政处罚决定书中要将对人员的资格罚等处罚内容予以明确，并向社会公开，接受社会监督。三是实施联合惩戒。对有严重违法违规行为的企业及相关负责人的情况纳入药品信用体系之中，在加大监管和处罚力度的同时，将名单汇总后提供给负责实施联合惩戒的部门，按照有关规定实行联合惩戒。

六、做好重大案件的风险防控

全国药监系统要强化"一盘棋"认识，各级药品监督管理部门都要做好重大案件的风险防控。一是省级药品监督管理部门应当及时上报重大案件。应当及时书面上报国家局的重大案件包括：造成人员死亡或者对人体健康造成严重危害的药品、医疗器械和化妆品质量安全案件；违法违规情节严重，足以吊销或者撤销相关批准证明文件的案件；生产销售假劣药品、医疗器械和化妆品货值金额 1000 万元以上（含 1000 万元）的案件。二是国家局要加强案件风险防控。国家局相关司局要及时研判风险，及时向主管领导报告，并指定专人负责，加强对重大案件查办的指导，重点关注案件办理进度、风险防控、信息发布以及案件查处中遇到的重大问题。对案情复杂、危害严重、影响恶劣的案件，要进行督办，视情况派员现场督办；对影响较大的涉嫌犯罪案件，要配合公安机关进行督查督办；对案件查处不力、地方保护严重、行刑衔接不畅等情况，要通报批评。三是省级药品监督管理部门要强化重大案件的风险防控。市、县级药品监督管理部门需要上报的重大案件，按照相关规定及时上报，省级药品监督管理部门要及时研判风险，进行督办。

规章文件

七、强化案件查办的配套保障

药品监督执法工作面临新的挑战和更高的要求，案件查办的配套保障需要共同努力。一是要完善制度建设，加大培训力度。要规范行政处罚裁量权，省级药品监督管理部门于2020年底前制定行政处罚裁量标准；要加强执法办案人员业务培训，全面提升执法人员的素质和能力。二是争取办案经费支持。各级药品监督管理部门要积极争取当地政府将执法办案经费纳入财政预算管理，加大案件查办设施、装备投入，对重大案件查办人员可以酌情给予专项补贴。三是强化协调指导。国家局相关司局要加强跨省案件查办的协调，指导案件定性、适用法律、裁量标准的统一；要组织发布典型案例，充分发挥典型案例的示范和指导作用；要推动对案件查办中作出突出贡献的单位和个人，按照国家有关规定给予表彰奖励。四是要及时报送统计数据。要严格按照药品监督管理年报及定期统计调查制度等相关要求，真实、准确、完整、及时填报案件查办相关报表的统计数据，确保为药品安全重大决策提供有效数据支持。

国家药监局综合司

2020年6月10日

国家食品药品监督管理局关于规范中药生产经营秩序
严厉查处违法违规行为的通知

（国食药监安〔2012〕187号）

各省、自治区、直辖市食品药品监督管理局（药品监督管理局）：

近年来，各级食品药品监管部门不断加大中药生产流通监管力度，努力保持中药质量总体稳定。但随着市场竞争日趋激烈，中药材产量与需求矛盾加剧，价格剧烈波动，中药生产流通领域问题突出，制假售假现象有所抬头。一些中药生产经营企业降低要求，放任不规范行为，为制假售假提供方便，甚至直接参与违法活动，严重干扰中药生产经营秩序，直接影响公众用药安全有效，引发社会高度关注。为规范中药生产经营秩序，严厉查处违法违规行为，切实加强监管，确保中药质量，现将有关要求通知如下。

一、加强监督管理规范中药生产经营秩序

（一）中药饮片、中成药生产企业应保证其使用的中药材来源、产地稳定，推进中药材基地建设，积极引导中药材规范化、规模化种植。加强对重金属及有害元素、农药残留、黄曲霉毒素等安全性指标的检测和控制，切实保证中药材质量和安全。

（二）中药饮片生产企业应严格按照GMP要求和炮制规范进行炮制生产，具备与生产品种相适应的检验设备和能力，严把质量检验关，对每批购进的中药材和所生产饮片进行检验，保证饮片质量。

（三）中成药生产企业应严格按照GMP组织生产，严把原料、中间产品和成品质量关，切实承担起第一质量责任人的职责。应具备与生产品种相适应的中药前处理、提取能力，保证生产体系完整，强化生产全过程的质量控制。严格按照药品标准投料生产，处方项下规定为饮片投料的不得以药材投料，规定为中药提取物投料的，方可直接使用提取物投料。具备对购入原料、中间产品、出厂产品进行全项检验的设备和能力。建立能够防范提取药渣废料回流药品市场的药渣处置管理制度，严防被不法分子利用。

使用中药提取物投料的生产企业，应切实加强对提取物生产企业的质量审计，固定提取物来源，并将提取物供应商等信息报送省级食品药品监管局药品注册部门备案，发生变更时应重新备案。不得使用无《药品生产许可证》企业生产的产品，不得使用无国家药品标准的产品。

中成药生产企业应加强本企业或本集团中药提取车间建设，使之完全适应相应品种提取生产和质量控制需要。暂时不具备提取能力的，要尽快提出解决方案和具体时限，报省局备案同意后，可以继续按照《关于加强中药前处理和提取监督管理工作的通知》（国药监安〔2002〕84号）有关要求执行。各省级食品药品监管局应从严审批新的委托提取申请，加强委托提取日常监督检查，督促企业实施其解决方案，不符合要求的，责令暂停生产。

（四）药品经营企业、医疗机构应从持有《药品GMP证书》的饮片生产企业或持有《药品GSP证书》的饮片经营企业采购中药饮片，并索取合法票据。严格执行药品GSP和《医院中药饮片管理规范》有关规定，完善购进记录、验收、储存、运输、调剂、临方炮制等过程的管理制度和措施。严禁从事饮片分包装、改换标签等活动。严禁从中药材市场或其他不具备饮片生产经营资质的单位

或个人采购中药饮片，确保中药饮片安全。

二、坚决查处制假售假等违法违规行为

（一）**严厉查处中药材专业市场违法违规行为**。中药材专业市场存在的制假售假、掺杂掺假、增重染色、以劣充好等违法违规行为，是假劣中药材的重要来源。要彻查假劣中药材源头，打击并捣毁与中药材专业市场勾结的制售假劣中药材、中药饮片的"黑窝点"；加强对经营业户的监督检查，严厉打击经销假劣药材的行为；查清并阻断假劣中药材流向，严防假劣中药材进入正规生产流通领域；坚决查处中药材专业市场销售中药饮片、毒性药材、药品制剂等经营行为，规范中药材专业市场经营秩序。

（二）**严厉查处中成药生产过程中的违法违规行为**。重点查处：使用增重染色、被污染或提取过的假劣中药材及饮片投料生产，非法使用中药提取物替代中药材投料生产；购入无国家标准或未通过 GMP 检查的中药提取物投料生产；偷工减料、不按处方投料、不按规定进行前处理、违反生产工艺生产、不按规定检验等违法违规行为；将提取药渣废料销售给不法分子，导致药渣回流药品市场。

（三）**严厉查处中药饮片生产过程中的违法违规行为**。重点查处：使用假劣中药材、被污染或提取过的中药材进行投料生产；生产过程中添加其他物质造成饮片污染；外购中药饮片（含半成品）进行分包装或改换包装标签；出租出借证照，虚开票据，为不法分子提供产品检验报告；不按炮制规范或超出核准范围炮制，不按规定检验；与"黑窝点"勾结制假售假等违法违规行为。

（四）**严厉查处中药饮片流通使用环节的违法违规行为**。重点查处：药品经营企业和医疗机构购进、销售和使用增重、染色、被污染的中药材和提取过的及其他假劣中药饮片；擅自加工药材冒充中药饮片销售；出租出借证照，虚开票据；与"黑窝点"相互勾结制假售假；从非法渠道购买中药饮片等违法违规行为。

对上述违法违规行为，各地要按照《药品管理法》及有关规定严肃查处；对发现与"黑窝点"勾结制假售假的，要深挖严查，严厉打击；涉嫌犯罪的，一律移送公安机关。

三、加强组织领导落实监管责任

（一）**提高思想认识，加强组织领导**。要深刻认识当前加强中药生产经营监督管理、严厉打击制假售假行为的重要性和紧迫性。各省级食品药品监管局要着眼大局，积极贯彻国家局要求，结合本地区实际和中药材专业市场专项整治要求，认真组织，周密部署，精心安排，确保工作有序开展，并取得实效。要切实消除隐患，防范发生系统性问题，确保中药产品质量，保证公众用药安全。

（二）**加大监督检查和监督检验力度**。各地要针对可能影响中药质量的突出问题和监管薄弱环节，开展以中药生产、经营企业为重点的现场检查工作。着重检查中药材和饮片来源、处方工艺、物料平衡、质量检验等情况，核对购、销、调、存合同和票据等记录。要改进检查方式，提高检查效能，采取多种方式，主动收集线索，明察暗访，深入调查，做到重大隐患早发现，突出问题早纠治。国家局将加强飞行检查的频次，督促各地落实工作要求。

各地要加强中药监督抽验，结合中药材专业市场的抽验计划，加大对中药生产企业、经营企业以及医疗机构（含个体诊所）各环节的抽验力度，对检查过程中发现可能存在问题的产品进行重点抽验，提高对原料（含中药提取物）、成品及市场流通产品抽验的针对性。

（三）**加强案件查办工作**。对于现场检查和抽样检验发现的各种违法违规行为，各地要立即采取控制措施，追根溯源，一查到底，绝不姑息，依法从重查处；涉及辖区外的，应及时函告相关地方食品药品监管局协查；对于制售假药、涉及面广、危害性大的案件，应及时报告。对于构成犯罪的，要及时移交公安机关。对于发现的不规范生产经营行为，要督促企业采取措施及时整改。国家局将组成检查组和督导组，有针对性地进行监督检查和督导，查办一批大案要案，曝光一批严重违法违

规企业，有力震慑不法分子，使中药生产经营秩序根本好转。

（四）监督企业严格执行药品 GMP 和 GSP。各地要将现场检查与日常监管工作有机结合起来，加大新修订药品 GMP 和 GSP 实施力度，加快工作进度，为规范中药生产经营秩序提供有力支撑。

各省级食品药品监管局要组织将本通知精神及时传达至辖区内相关生产经营企业。执行中遇到问题，应及时向国家局反映。

国家食品药品监督管理局

2012 年 7 月 18 日

第四节
药物警戒与不良反应监测

国家药监局关于发布《药品召回管理办法》的公告

（2022 年第 92 号）

为贯彻落实《中华人民共和国药品管理法》《中华人民共和国疫苗管理法》等法律法规要求，国家药监局组织修订了《药品召回管理办法》，现予发布，自 2022 年 11 月 1 日起施行。

特此公告。

附件：药品召回管理办法

国家药监局

2022 年 10 月 24 日

附件

药品召回管理办法

第一章　总　　则

第一条　为加强药品质量监管，保障公众用药安全，根据《中华人民共和国药品管理法》《中华人民共和国疫苗管理法》《中华人民共和国药品管理法实施条例》等法律法规，制定本办法。

第二条　中华人民共和国境内生产和上市药品的召回及其监督管理，适用本办法。

第三条　本办法所称药品召回，是指药品上市许可持有人（以下称持有人）按照规定的程序收回已上市的存在质量问题或者其他安全隐患药品，并采取相应措施，及时控制风险、消除隐患的活动。

第四条　本办法所称质量问题或者其他安全隐患，是指由于研制、生产、储运、标识等原因导致药品不符合法定要求，或者其他可能使药品具有的危及人体健康和生命安全的不合理危险。

第五条　持有人是控制风险和消除隐患的责任主体，应当建立并完善药品召回制度，收集药品质量和安全的相关信息，对可能存在的质量问题或者其他安全隐患进行调查、评估，及时召回存在质量问题或者其他安全隐患的药品。

药品生产企业、药品经营企业、药品使用单位应当积极协助持有人对可能存在质量问题或者其他安全隐患的药品进行调查、评估，主动配合持有人履行召回义务，按照召回计划及时传达、反馈药品召回信息，控制和收回存在质量问题或者其他安全隐患的药品。

第六条　药品生产企业、药品经营企业、药品使用单位发现其生产、销售或者使用的药品可能存在质量问题或者其他安全隐患的，应当及时通知持有人，必要时应当暂停生产、放行、销售、使用，并向所在地省、自治区、直辖市人民政府药品监督管理部门报告，通知和报告的信息应当真实。

第七条　持有人、药品生产企业、药品经营企业、药品使用单位应当按规定建立并实施药品追溯制度，保存完整的购销记录，保证上市药品的可溯源。

第八条　省、自治区、直辖市人民政府药品监督管理部门负责本行政区域内药品召回的监督管理工作。

市县级地方人民政府药品监督管理部门负责配合、协助做好药品召回的有关工作，负责行政区域内药品经营企业、药品使用单位协助召回情况的监督管理工作。

国家药品监督管理局负责指导全国药品召回的管理工作。

第九条　国家药品监督管理局和省、自治区、直辖市人民政府药品监督管理部门应当按照药品信息公开有关制度，采取有效途径向社会公布存在质量问题或者其他安全隐患的药品信息和召回信息，必要时向同级卫生健康主管部门通报相关信息。

持有人应当制定药品召回信息公开制度，依法主动公布药品召回信息。

第二章　调查与评估

第十条　持有人应当主动收集、记录药品的质量问题、药品不良反应／事件、其他安全风险信息，对可能存在的质量问题或者其他安全隐患进行调查和评估。

药品生产企业、药品经营企业、药品使用单位应当配合持有人对有关药品质量问题或者其他安全隐患进行调查，并提供有关资料。

第十一条　对可能存在质量问题或者其他安全隐患的药品进行调查，应当根据实际情况确定调查内容，可以包括：

（一）已发生药品不良反应／事件的种类、范围及原因；

（二）药品处方、生产工艺等是否符合相应药品标准、核准的生产工艺要求。

（三）药品生产过程是否符合药品生产质量管理规范；生产过程中的变更是否符合药品注册管理和相关变更技术指导原则等规定；

（四）药品储存、运输等是否符合药品经营质量管理规范；

（五）药品使用是否符合药品临床应用指导原则、临床诊疗指南和药品说明书、标签规定等；

（六）药品主要使用人群的构成及比例；

（七）可能存在质量问题或者其他安全隐患的药品批次、数量及流通区域和范围；

（八）其他可能影响药品质量和安全的因素。

第十二条　对存在质量问题或者其他安全隐患药品评估的主要内容包括：

（一）该药品引发危害的可能性，以及是否已经对人体健康造成了危害；

（二）对主要使用人群的危害影响；

（三）对特殊人群，尤其是高危人群的危害影响，如老年人、儿童、孕妇、肝肾功能不全者、外科手术病人等；

（四）危害的严重与紧急程度；

（五）危害导致的后果。

第十三条 根据药品质量问题或者其他安全隐患的严重程度，药品召回分为：

（一）一级召回：使用该药品可能或者已经引起严重健康危害的；

（二）二级召回：使用该药品可能或者已经引起暂时或者可逆的健康危害的；

（三）三级召回：使用该药品一般不会引起健康危害，但由于其他原因需要收回的。

第十四条 持有人应当根据调查和评估结果和药品召回等级，形成调查评估报告，科学制定召回计划。

调查评估报告应当包括以下内容：

（一）召回药品的具体情况，包括名称、规格、批次等基本信息；

（二）实施召回的原因；

（三）调查评估结果；

（四）召回等级。

召回计划应当包括以下内容：

（一）药品生产销售情况及拟召回的数量；

（二）召回措施具体内容，包括实施的组织、范围和时限等；

（三）召回信息的公布途径和范围；

（四）召回的预期效果；

（五）药品召回后的处理措施；

（六）联系人的姓名及联系方式。

第三章 主动召回

第十五条 持有人经调查评估后，确定药品存在质量问题或者其他安全隐患的，应当立即决定并实施召回，同时通过企业官方网站或者药品相关行业媒体向社会发布召回信息。召回信息应当包括以下内容：药品名称、规格、批次、持有人、药品生产企业、召回原因、召回等级等。

实施一级、二级召回的，持有人还应当申请在所在地省、自治区、直辖市人民政府药品监督管理部门网站依法发布召回信息。省、自治区、直辖市人民政府药品监督管理部门网站发布的药品召回信息应当与国家药品监督管理局网站链接。

第十六条 持有人作出药品召回决定的，一级召回在1日内，二级召回在3日内，三级召回在7日内，应当发出召回通知，通知到药品生产企业、药品经营企业、药品使用单位等，同时向所在地省、自治区、直辖市人民政府药品监督管理部门备案调查评估报告、召回计划和召回通知。召回通知应当包括以下内容：

（一）召回药品的具体情况，包括名称、规格、批次等基本信息；

（二）召回的原因；

（三）召回等级；

（四）召回要求，如立即暂停生产、放行、销售、使用；转发召回通知等；

（五）召回处理措施，如召回药品外包装标识、隔离存放措施、储运条件、监督销毁等。

第十七条 持有人在实施召回过程中，一级召回每日，二级召回每3日，三级召回每7日，向所在地省、自治区、直辖市人民政府药品监督管理部门报告药品召回进展情况。

召回过程中，持有人应当及时评估召回效果，发现召回不彻底的，应当变更召回计划，扩大召回范围或者重新召回。变更召回计划的，应当及时向所在地省、自治区、直辖市人民政府药品监督管理部门备案。

第十八条 持有人应当明确召回药品的标识及存放要求，召回药品的外包装标识、隔离存放措施等，应当与正常药品明显区别，防止差错、混淆。对需要特殊储存条件的，在其储存和转运过程中，应当保证储存条件符合规定。

第十九条 召回药品需要销毁的，应当在持有人、药品生产企业或者储存召回药品所在地县级以上人民政府药品监督管理部门或者公证机构监督下销毁。

对通过更换标签、修改并完善说明书、重新外包装等方式能够消除隐患的，或者对不符合药品标准但尚不影响安全性、有效性的中药饮片，且能够通过返工等方式解决该问题的，可以适当处理后再上市。相关处理操作应当符合相应药品质量管理规范等要求，不得延长药品有效期或者保质期。

持有人对召回药品的处理应当有详细的记录，记录应当保存 5 年且不得少于药品有效期后 1 年。

第二十条 持有人应当按照《药品管理法》第八十二条规定，在召回完成后 10 个工作日内，将药品召回和处理情况向所在地省、自治区、直辖市人民政府药品监督管理部门和卫生健康主管部门报告。

持有人应当在药品年度报告中说明报告期内药品召回情况。

第二十一条 境外生产药品涉及在境内实施召回的，境外持有人指定的在中国境内履行持有人义务的企业法人（以下称境内代理人）应当按照本办法组织实施召回，并向其所在地省、自治区、直辖市人民政府药品监督管理部门和卫生健康主管部门报告药品召回和处理情况。

境外持有人在境外实施药品召回，经综合评估认为属于下列情形的，其境内代理人应当于境外召回启动后 10 个工作日内，向所在地省、自治区、直辖市人民政府药品监督管理部门报告召回药品的名称、规格、批次、召回原因等信息：

（一）与境内上市药品为同一品种，但不涉及境内药品规格、批次或者剂型的；

（二）与境内上市药品共用生产线的；

（三）其他需要向药品监督管理部门报告的。

境外持有人应当综合研判境外实施召回情况，如需要在中国境内召回的，应当按照本条第一款规定组织实施召回。

第四章　责令召回

第二十二条 有以下情形之一的，省、自治区、直辖市人民政府药品监督管理部门应当责令持有人召回药品：

（一）药品监督管理部门经过调查评估，认为持有人应当召回药品而未召回的；

（二）药品监督管理部门经对持有人主动召回结果审查，认为持有人召回药品不彻底的。

第二十三条 省、自治区、直辖市人民政府药品监督管理部门责令召回药品的，应当按本办法第九条、第十五条相关规定向社会公布责令召回药品信息，要求持有人、药品生产企业、药品经营企业和药品使用单位停止生产、放行、销售、使用。

持有人应当按照责令召回要求实施召回，并按照本办法第十五条相关规定向社会发布药品召回信息。

第二十四条 省、自治区、直辖市人民政府药品监督管理部门作出责令召回决定，应当将责令召回通知书送达持有人。责令召回通知书应当包括以下内容：

（一）召回药品的具体情况，包括名称、规格、批次等基本信息；

（二）实施召回的原因；

（三）审查评价和 / 或调查评估结果；

（四）召回等级；

（五）召回要求，包括范围和时限等。

第二十五条　持有人在收到责令召回通知书后，应当按照本办法第十四条、第十六条的规定，通知药品生产企业、药品经营企业和药品使用单位，制定、备案召回计划，并组织实施。

第二十六条　持有人在实施召回过程中，应当按照本办法第十七条相关要求向所在地省、自治区、直辖市人民政府药品监督管理部门报告药品召回进展情况。

第二十七条　持有人应当按照本办法第十八条、第十九条规定做好后续处理和记录，并在完成召回和处理后 10 个工作日内向所在地省、自治区、直辖市人民政府药品监督管理部门和卫生健康主管部门提交药品召回的总结报告。

第二十八条　省、自治区、直辖市人民政府药品监督管理部门应当自收到总结报告之日起 10 个工作日内进行审查，并对召回效果进行评价，必要时组织专家进行审查和评价。认为召回尚未有效控制风险或者消除隐患的，应当书面要求持有人重新召回。

第二十九条　对持有人违反本办法规定，在其所在地省、自治区、直辖市人民政府药品监督管理部门责令其召回后而拒不召回的，药品生产企业、药品经营企业、药品使用单位不配合召回的，相应省、自治区、直辖市人民政府药品监督管理部门应当按照《药品管理法》第一百三十五条的规定进行查处。

第五章　附　　则

第三十条　在中国境内上市疫苗的召回程序适用本办法。疫苗存在或者疑似存在质量问题的处置要求应当按照《疫苗管理法》的规定执行。

第三十一条　境内持有人发现出口药品存在质量问题或者其他安全隐患的，应当及时通报进口国（地区）药品监管机构和采购方，需要在境外实施召回的，应当按照进口国（地区）有关法律法规及采购合同的规定组织实施召回。

第三十二条　中药饮片、中药配方颗粒的召回，其生产企业按照本办法实施。

第三十三条　本办法自 2022 年 11 月 1 日施行。

（五）组织检查本行政区域内药品生产、经营企业的药品不良反应报告和监测工作的开展情况，并与同级卫生行政部门联合组织检查本行政区域内医疗机构的药品不良反应报告和监测工作的开展情况；

（六）组织开展本行政区域内药品不良反应报告和监测的宣传、培训工作。

第八条 设区的市级、县级药品监督管理部门负责本行政区域内药品不良反应报告和监测的管理工作；与同级卫生行政部门联合组织开展本行政区域内发生的药品群体不良事件的调查，并采取必要控制措施；组织开展本行政区域内药品不良反应报告和监测的宣传、培训工作。

第九条 县级以上卫生行政部门应当加强对医疗机构临床用药的监督管理，在职责范围内依法对已确认的严重药品不良反应或者药品群体不良事件采取相关的紧急控制措施。

第十条 国家药品不良反应监测中心负责全国药品不良反应报告和监测的技术工作，并履行以下主要职责：

（一）承担国家药品不良反应报告和监测资料的收集、评价、反馈和上报，以及全国药品不良反应监测信息网络的建设和维护；

（二）制定药品不良反应报告和监测的技术标准和规范，对地方各级药品不良反应监测机构进行技术指导；

（三）组织开展严重药品不良反应的调查和评价，协助有关部门开展药品群体不良事件的调查；

（四）发布药品不良反应警示信息；

（五）承担药品不良反应报告和监测的宣传、培训、研究和国际交流工作。

第十一条 省级药品不良反应监测机构负责本行政区域内的药品不良反应报告和监测的技术工作，并履行以下主要职责：

（一）承担本行政区域内药品不良反应报告和监测资料的收集、评价、反馈和上报，以及药品不良反应监测信息网络的维护和管理；

（二）对设区的市级、县级药品不良反应监测机构进行技术指导；

（三）组织开展本行政区域内严重药品不良反应的调查和评价，协助有关部门开展药品群体不良事件的调查；

（四）组织开展本行政区域内药品不良反应报告和监测的宣传、培训工作。

第十二条 设区的市级、县级药品不良反应监测机构负责本行政区域内药品不良反应报告和监测资料的收集、核实、评价、反馈和上报；开展本行政区域内严重药品不良反应的调查和评价；协助有关部门开展药品群体不良事件的调查；承担药品不良反应报告和监测的宣传、培训等工作。

第十三条 药品生产、经营企业和医疗机构应当建立药品不良反应报告和监测管理制度。药品生产企业应当设立专门机构并配备专职人员，药品经营企业和医疗机构应当设立或者指定机构并配备专（兼）职人员，承担本单位的药品不良反应报告和监测工作。

第十四条 从事药品不良反应报告和监测的工作人员应当具有医学、药学、流行病学或者统计学等相关专业知识，具备科学分析评价药品不良反应的能力。

第三章 报告与处置

第一节 基本要求

第十五条 药品生产、经营企业和医疗机构获知或者发现可能与用药有关的不良反应，应当通过国家药品不良反应监测信息网络报告；不具备在线报告条件的，应当通过纸质报表报所在地药品不良反应监测机构，由所在地药品不良反应监测机构代为在线报告。

报告内容应当真实、完整、准确。

第十六条 各级药品不良反应监测机构应当对本行政区域内的药品不良反应报告和监测资料进行评价和管理。

第十七条 药品生产、经营企业和医疗机构应当配合药品监督管理部门、卫生行政部门和药品不良反应监测机构对药品不良反应或者群体不良事件的调查，并提供调查所需的资料。

第十八条 药品生产、经营企业和医疗机构应当建立并保存药品不良反应报告和监测档案。

第二节　个例药品不良反应

第十九条 药品生产、经营企业和医疗机构应当主动收集药品不良反应，获知或者发现药品不良反应后应当详细记录、分析和处理，填写《药品不良反应/事件报告表》（见附表1）并报告。

第二十条 新药监测期内的国产药品应当报告该药品的所有不良反应；其他国产药品，报告新的和严重的不良反应。

进口药品自首次获准进口之日起5年内，报告该进口药品的所有不良反应；满5年的，报告新的和严重的不良反应。

第二十一条 药品生产、经营企业和医疗机构发现或者获知新的、严重的药品不良反应应当在15日内报告，其中死亡病例须立即报告；其他药品不良反应应当在30日内报告。有随访信息的，应当及时报告。

第二十二条 药品生产企业应当对获知的死亡病例进行调查，详细了解死亡病例的基本信息、药品使用情况、不良反应发生及诊治情况等，并在15日内完成调查报告，报药品生产企业所在地的省级药品不良反应监测机构。

第二十三条 个人发现新的或者严重的药品不良反应，可以向经治医师报告，也可以向药品生产、经营企业或者当地的药品不良反应监测机构报告，必要时提供相关的病历资料。

第二十四条 设区的市级、县级药品不良反应监测机构应当对收到的药品不良反应报告的真实性、完整性和准确性进行审核。严重药品不良反应报告的审核和评价应当自收到报告之日起3个工作日内完成，其他报告的审核和评价应当在15个工作日内完成。

设区的市级、县级药品不良反应监测机构应当对死亡病例进行调查，详细了解死亡病例的基本信息、药品使用情况、不良反应发生及诊治情况等，自收到报告之日起15个工作日内完成调查报告，报同级药品监督管理部门和卫生行政部门，以及上一级药品不良反应监测机构。

第二十五条 省级药品不良反应监测机构应当在收到下一级药品不良反应监测机构提交的严重药品不良反应评价意见之日起7个工作日内完成评价工作。

对死亡病例，事件发生地和药品生产企业所在地的省级药品不良反应监测机构均应当及时根据调查报告进行分析、评价，必要时进行现场调查，并将评价结果报省级药品监督管理部门和卫生行政部门，以及国家药品不良反应监测中心。

第二十六条 国家药品不良反应监测中心应当及时对死亡病例进行分析、评价，并将评价结果报国家食品药品监督管理局和卫生部。

第三节　药品群体不良事件

第二十七条 药品生产、经营企业和医疗机构获知或者发现药品群体不良事件后，应当立即通过电话或者传真等方式报所在地的县级药品监督管理部门、卫生行政部门和药品不良反应监测机构，必要时可以越级报告；同时填写《药品群体不良事件基本信息表》（见附表2），对每一病例还应当及时填写《药品不良反应/事件报告表》，通过国家药品不良反应监测信息网络报告。

第二十八条 设区的市级、县级药品监督管理部门获知药品群体不良事件后，应当立即与同级卫生行政部门联合组织开展现场调查，并及时将调查结果逐级报至省级药品监督管理部门和卫生行政部门。

省级药品监督管理部门与同级卫生行政部门联合对设区的市级、县级的调查进行督促、指导，对药品群体不良事件进行分析、评价，对本行政区域内发生的影响较大的药品群体不良事件，还应当组织现场调查，评价和调查结果应当及时报国家食品药品监督管理局和卫生部。

对全国范围内影响较大并造成严重后果的药品群体不良事件，国家食品药品监督管理局应当与卫生部联合开展相关调查工作。

第二十九条 药品生产企业获知药品群体不良事件后应当立即开展调查，详细了解药品群体不良事件的发生、药品使用、患者诊治以及药品生产、储存、流通、既往类似不良事件等情况，在7日内完成调查报告，报所在地省级药品监督管理部门和药品不良反应监测机构；同时迅速开展自查，分析事件发生的原因，必要时应当暂停生产、销售、使用和召回相关药品，并报所在地省级药品监督管理部门。

第三十条 药品经营企业发现药品群体不良事件应当立即告知药品生产企业，同时迅速开展自查，必要时应当暂停药品的销售，并协助药品生产企业采取相关控制措施。

第三十一条 医疗机构发现药品群体不良事件后应当积极救治患者，迅速开展临床调查，分析事件发生的原因，必要时可采取暂停药品的使用等紧急措施。

第三十二条 药品监督管理部门可以采取暂停生产、销售、使用或者召回药品等控制措施。卫生行政部门应当采取措施积极组织救治患者。

第四节　境外发生的严重药品不良反应

第三十三条 进口药品和国产药品在境外发生的严重药品不良反应（包括自发报告系统收集的、上市后临床研究发现的、文献报道的），药品生产企业应当填写《境外发生的药品不良反应/事件报告表》（见附表3），自获知之日起30日内报送国家药品不良反应监测中心。国家药品不良反应监测中心要求提供原始报表及相关信息的，药品生产企业应当在5日内提交。

第三十四条 国家药品不良反应监测中心应当对收到的药品不良反应报告进行分析、评价，每半年向国家食品药品监督管理局和卫生部报告，发现提示药品可能存在安全隐患的信息应当及时报告。

第三十五条 进口药品和国产药品在境外因药品不良反应被暂停销售、使用或者撤市的，药品生产企业应当在获知后24小时内书面报国家食品药品监督管理局和国家药品不良反应监测中心。

第五节　定期安全性更新报告

第三十六条 药品生产企业应当对本企业生产药品的不良反应报告和监测资料进行定期汇总分析，汇总国内外安全性信息，进行风险和效益评估，撰写定期安全性更新报告。定期安全性更新报告的撰写规范由国家药品不良反应监测中心负责制定。

第三十七条 设立新药监测期的国产药品，应当自取得批准证明文件之日起每满1年提交一次定期安全性更新报告，直至首次再注册，之后每5年报告一次；其他国产药品，每5年报告一次。

首次进口的药品，自取得进口药品批准证明文件之日起每满一年提交一次定期安全性更新报告，直至首次再注册，之后每5年报告一次。

定期安全性更新报告的汇总时间以取得药品批准证明文件的日期为起点计，上报日期应当在汇总数据截止日期后60日内。

第三十八条 国产药品的定期安全性更新报告向药品生产企业所在地省级药品不良反应监测机构提交。进口药品（包括进口分包装药品）的定期安全性更新报告向国家药品不良反应监测中心提交。

第三十九条 省级药品不良反应监测机构应当对收到的定期安全性更新报告进行汇总、分析和评价，于每年 4 月 1 日前将上一年度定期安全性更新报告统计情况和分析评价结果报省级药品监督管理部门和国家药品不良反应监测中心。

第四十条 国家药品不良反应监测中心应当对收到的定期安全性更新报告进行汇总、分析和评价，于每年 7 月 1 日前将上一年度国产药品和进口药品的定期安全性更新报告统计情况和分析评价结果报国家食品药品监督管理局和卫生部。

第四章　药品重点监测

第四十一条 药品生产企业应当经常考察本企业生产药品的安全性，对新药监测期内的药品和首次进口 5 年内的药品，应当开展重点监测，并按要求对监测数据进行汇总、分析、评价和报告；对本企业生产的其他药品，应当根据安全性情况主动开展重点监测。

第四十二条 省级以上药品监督管理部门根据药品临床使用和不良反应监测情况，可以要求药品生产企业对特定药品进行重点监测；必要时，也可以直接组织药品不良反应监测机构、医疗机构和科研单位开展药品重点监测。

第四十三条 省级以上药品不良反应监测机构负责对药品生产企业开展的重点监测进行监督、检查，并对监测报告进行技术评价。

第四十四条 省级以上药品监督管理部门可以联合同级卫生行政部门指定医疗机构作为监测点，承担药品重点监测工作。

第五章　评价与控制

第四十五条 药品生产企业应当对收集到的药品不良反应报告和监测资料进行分析、评价，并主动开展药品安全性研究。

药品生产企业对已确认发生严重不良反应的药品，应当通过各种有效途径将药品不良反应、合理用药信息及时告知医务人员、患者和公众；采取修改标签和说明书，暂停生产、销售、使用和召回等措施，减少和防止药品不良反应的重复发生。对不良反应大的药品，应当主动申请注销其批准证明文件。

药品生产企业应当将药品安全性信息及采取的措施报所在地省级药品监督管理部门和国家食品药品监督管理局。

第四十六条 药品经营企业和医疗机构应当对收集到的药品不良反应报告和监测资料进行分析和评价，并采取有效措施减少和防止药品不良反应的重复发生。

第四十七条 省级药品不良反应监测机构应当每季度对收到的药品不良反应报告进行综合分析，提取需要关注的安全性信息，并进行评价，提出风险管理建议，及时报省级药品监督管理部门、卫生行政部门和国家药品不良反应监测中心。

省级药品监督管理部门根据分析评价结果，可以采取暂停生产、销售、使用和召回药品等措施，并监督检查，同时将采取的措施通报同级卫生行政部门。

第四十八条 国家药品不良反应监测中心应当每季度对收到的严重药品不良反应报告进行综合分析，提取需要关注的安全性信息，并进行评价，提出风险管理建议，及时报国家食品药品监督管理局和卫生部。

第四十九条 国家食品药品监督管理局根据药品分析评价结果，可以要求企业开展药品安全性、有效性相关研究。必要时，应当采取责令修改药品说明书，暂停生产、销售、使用和召回药品等措施，对不良反应大的药品，应当撤销药品批准证明文件，并将有关措施及时通报卫生部。

第五十条 省级以上药品不良反应监测机构根据分析评价工作需要，可以要求药品生产、经营企业和医疗机构提供相关资料，相关单位应当积极配合。

第六章 信息管理

第五十一条 各级药品不良反应监测机构应当对收到的药品不良反应报告和监测资料进行统计和分析，并以适当形式反馈。

第五十二条 国家药品不良反应监测中心应当根据对药品不良反应报告和监测资料的综合分析和评价结果，及时发布药品不良反应警示信息。

第五十三条 省级以上药品监督管理部门应当定期发布药品不良反应报告和监测情况。

第五十四条 下列信息由国家食品药品监督管理局和卫生部统一发布：

（一）影响较大并造成严重后果的药品群体不良事件；

（二）其他重要的药品不良反应信息和认为需要统一发布的信息。

前款规定统一发布的信息，国家食品药品监督管理局和卫生部也可以授权省级药品监督管理部门和卫生行政部门发布。

第五十五条 在药品不良反应报告和监测过程中获取的商业秘密、个人隐私、患者和报告者信息应当予以保密。

第五十六条 鼓励医疗机构、药品生产企业、药品经营企业之间共享药品不良反应信息。

第五十七条 药品不良反应报告的内容和统计资料是加强药品监督管理、指导合理用药的依据。

第七章 法律责任

第五十八条 药品生产企业有下列情形之一的，由所在地药品监督管理部门给予警告，责令限期改正，可以并处五千元以上三万元以下的罚款：

（一）未按照规定建立药品不良反应报告和监测管理制度，或者无专门机构、专职人员负责本单位药品不良反应报告和监测工作的；

（二）未建立和保存药品不良反应监测档案的；

（三）未按照要求开展药品不良反应或者群体不良事件报告、调查、评价和处理的；

（四）未按照要求提交定期安全性更新报告的；

（五）未按照要求开展重点监测的；

（六）不配合严重药品不良反应或者群体不良事件相关调查工作的；

（七）其他违反本办法规定的。

药品生产企业有前款规定第（四）项、第（五）项情形之一的，按照《药品注册管理办法》的规定对相应药品不予再注册。

第五十九条 药品经营企业有下列情形之一的，由所在地药品监督管理部门给予警告，责令限期改正；逾期不改的，处三万元以下的罚款：

（一）无专职或者兼职人员负责本单位药品不良反应监测工作的；

（二）未按照要求开展药品不良反应或者群体不良事件报告、调查、评价和处理的；

（三）不配合严重药品不良反应或者群体不良事件相关调查工作的。

第六十条 医疗机构有下列情形之一的，由所在地卫生行政部门给予警告，责令限期改正；逾期不改的，处三万元以下的罚款。情节严重并造成严重后果的，由所在地卫生行政部门对相关责任人给予行政处分：

（一）无专职或者兼职人员负责本单位药品不良反应监测工作的；

（二）未按照要求开展药品不良反应或者群体不良事件报告、调查、评价和处理的；

（三）不配合严重药品不良反应和群体不良事件相关调查工作的。

药品监督管理部门发现医疗机构有前款规定行为之一的,应当移交同级卫生行政部门处理。

卫生行政部门对医疗机构作出行政处罚决定的,应当及时通报同级药品监督管理部门。

第六十一条 各级药品监督管理部门、卫生行政部门和药品不良反应监测机构及其有关工作人员在药品不良反应报告和监测管理工作中违反本办法,造成严重后果的,依照有关规定给予行政处分。

第六十二条 药品生产、经营企业和医疗机构违反相关规定,给药品使用者造成损害的,依法承担赔偿责任。

第八章 附 则

第六十三条 本办法下列用语的含义:

(一)药品不良反应,是指合格药品在正常用法用量下出现的与用药目的无关的有害反应。

(二)药品不良反应报告和监测,是指药品不良反应的发现、报告、评价和控制的过程。

(三)严重药品不良反应,是指因使用药品引起以下损害情形之一的反应:

1. 导致死亡;

2. 危及生命;

3. 致癌、致畸、致出生缺陷;

4. 导致显著的或者永久的人体伤残或者器官功能的损伤;

5. 导致住院或者住院时间延长;

6. 导致其他重要医学事件,如不进行治疗可能出现上述所列情况的。

(四)新的药品不良反应,是指药品说明书中未载明的不良反应。说明书中已有描述,但不良反应发生的性质、程度、后果或者频率与说明书描述不一致或者更严重的,按照新的药品不良反应处理。

(五)药品群体不良事件,是指同一药品在使用过程中,在相对集中的时间、区域内,对一定数量人群的身体健康或者生命安全造成损害或者威胁,需要予以紧急处置的事件。

同一药品:指同一生产企业生产的同一药品名称、同一剂型、同一规格的药品。

(六)药品重点监测,是指为进一步了解药品的临床使用和不良反应发生情况,研究不良反应的发生特征、严重程度、发生率等,开展的药品安全性监测活动。

第六十四条 进口药品的境外制药厂商可以委托其驻中国境内的办事机构或者中国境内代理机构,按照本办法对药品生产企业的规定,履行药品不良反应报告和监测义务。

第六十五条 卫生部和国家食品药品监督管理局对疫苗不良反应报告和监测另有规定的,从其规定。

第六十六条 医疗机构制剂的不良反应报告和监测管理办法由各省、自治区、直辖市药品监督管理部门会同同级卫生行政部门制定。

第六十七条 本办法自 2011 年 7 月 1 日起施行。国家食品药品监督管理局和卫生部于 2004 年 3 月 4 日公布的《药品不良反应报告和监测管理办法》(国家食品药品监督管理局令第 7 号)同时废止。

附表:1. 药品不良反应/事件报告表

      2. 药品群体不良事件基本信息表

      3. 境外发生的药品不良反应事件报告表

附表 1

药品不良反应 / 事件报告表

首次报告□　　跟踪报告□　　　　　　　　　　　　　　　　　编码：＿＿＿＿＿＿＿

报告类型：新的□ 严重□ 一般□　报告单位类别：医疗机构□ 经营企业□ 生产企业□ 个人□ 其他□＿＿＿

患者姓名：		性别：男□ 　　女□	出生日期：　年　月　日 或年龄：		民族：		体重（kg）：		联系方式：	
原患疾病：		医院名称： 病历号 / 门诊号：			既往药品不良反应 / 事件：有□＿＿＿＿　无□　不详□ 家族药品不良反应 / 事件：有□＿＿＿＿　无□　不详□					
相关重要信息：吸烟史□　饮酒史□　妊娠期□　肝病史□　肾病史□　过敏史□＿＿＿＿　　其他□＿＿＿＿										

药品	批准文号	商品名称	通用名称 （含剂型）	生产厂家	生产批号	用法用量 （次剂量、途径、日次数）	用药起止时间	用药原因
怀疑药品								
并用药品								

不良反应 / 事件名称：	不良反应 / 事件发生时间：　年　月　日

不良反应 / 事件过程描述（包括症状、体征、临床检验等）及处理情况（可附页）：

不良反应 / 事件的结果：痊愈□　　好转□　　未好转□　　不详□　　有后遗症□　　表现：＿＿＿＿＿
　　　　　　　　　　　死亡□　　直接死因：＿＿＿＿＿　　　死亡时间：　年　月　日

停药或减量后，反应 / 事件是否消失或减轻？　　　是□　　否□　　不明□　　未停药或未减量□
再次使用可疑药品后是否再次出现同样反应 / 事件？　是□　　否□　　不明□　　未再使用□

对原患疾病的影响：不明显□　　病程延长□　　病情加重□　　导致后遗症□　　导致死亡□

关联性评价	报告人评价：　肯定□　　很可能□　　可能□　　可能无关□　　待评价□　　无法评价□　　签名： 报告单位评价：肯定□　　很可能□　　可能□　　可能无关□　　待评价□　　无法评价□　　签名：			
报告人信息	联系电话：		职业：医生□　药师□　护士□　其他□＿＿＿＿	
	电子邮箱：		签名：	
报告单位信息	单位名称：	联系人：	电话：　　　报告日期：　年　月　日	
生产企业请填写信息来源	医疗机构□　　经营企业□　　个人□　　文献报道□　　上市后研究□　　其他□＿＿＿＿			
备　注				

严重药品不良反应，是指因使用药品引起以下损害情形之一的反应：

1）导致死亡；

2）危及生命；

3）致癌、致畸、致出生缺陷；

4）导致显著的或者永久的人体伤残或者器官功能的损伤；

5）导致住院或者住院时间延长；

6）导致其他重要医学事件，如不进行治疗可能出现上述所列情况的。

新的药品不良反应： 是指药品说明书中未载明的不良反应。说明书中已有描述，但不良反应发生的性质、程度、后果或者频率与说明书描述不一致或者更严重的，按照新的药品不良反应处理。

报告时限

新的、严重的药品不良反应应于发现或者获知之日起 15 日内报告，其中死亡病例须立即报告，其他药品不良反应 30 日内报告。有随访信息的，应当及时报告。

其他说明

怀疑药品：是指患者使用的怀疑与不良反应发生有关的药品。

并用药品：指发生此药品不良反应时患者除怀疑药品外的其他用药情况，包括患者自行购买的药品或中草药等。

用法用量：包括每次用药剂量、给药途径、每日给药次数，例如，5mg，口服，每日 2 次。

报告的处理

所有的报告将会录入数据库，专业人员会分析药品和不良反应 / 事件之间的关系。根据药品风险的普遍性或者严重程度，决定是否需要采取相关措施，如在药品说明书中加入警示信息，更新药品如何安全使用的信息等。在极少数情况下，当认为药品的风险大于效益时，药品也会撤市。

规章文件

附表 2

药品群体不良事件基本信息表

发生地区：		使用单位：		用药人数：	
发生不良事件人数：		严重不良事件人数：		死亡人数：	
首例用药日期： 年 月 日			首例发生日期： 年 月 日		

	商品名	通用名	生产企业	药品规格	生产批号	批准文号
怀疑药品						

	产品名称	生产企业	生产批号	注册号
器械				
	本栏所指器械是与怀疑药品同时使用且可能与群体不良事件相关的注射器、输液器等医疗器械。			

不良事件表现：

群体不良事件过程描述及处理情况（可附页）：

报告单位意见	
报告人信息	电话： 电子邮箱： 签名：
报告单位信息	报告单位： 联系人： 电话：

报告日期： 年 月 日

附表 3

境外发生的药品不良反应 / 事件报告表

商品名：(中文：　　　　　英文：　　　　　)　　通用名：(中文：　　　　　英文：　　　　　)　　剂型：

编号	不良反应 / 事件名称	不良反应 / 事件发生时间	不良反应 结果	用药开始 时间	用药结束 时间	用法用量	用药原因	性别	年龄	初始 / 跟踪 报告	报告来源	来源国家	国内接收 日期	备注

注：编号请填写本单位的编号；不良反应结果请填写：痊愈、好转、未好转、后遗症、死亡或死亡不详；报告来源请填写：自发报告、研究、文献等。

报告单位：　　　　　　　　　　　联系人：　　　　　　　　　　　电话：　　　　　　　　　　　报告日期：

国家药监局关于发布《药物警戒质量管理规范》的公告

（2021 年第 65 号）

根据《中华人民共和国药品管理法》《中华人民共和国疫苗管理法》，为规范和指导药品上市许可持有人和药品注册申请人的药物警戒活动，国家药监局组织制定了《药物警戒质量管理规范》，现予以公布，并就实施《药物警戒质量管理规范》有关事宜公告如下：

一、《药物警戒质量管理规范》自 2021 年 12 月 1 日起正式施行。

二、药品上市许可持有人和药品注册申请人应当积极做好执行《药物警戒质量管理规范》的准备工作，按要求建立并持续完善药物警戒体系，规范开展药物警戒活动。

三、药品上市许可持有人应当自本公告发布之日起 60 日内，在国家药品不良反应监测系统中完成信息注册。

四、各省级药品监督管理部门应当督促本行政区域内的药品上市许可持有人积极做好相关准备工作，配合做好有关宣贯和解读，通过加强日常检查等工作监督和指导药品上市许可持有人按要求执行《药物警戒质量管理规范》，及时收集和反馈相关问题和意见。

五、国家药品不良反应监测中心统一组织和协调《药物警戒质量管理规范》的宣贯培训和技术指导工作，在官方网站开辟《药物警戒质量管理规范》专栏，及时解答相关问题和意见。

特此公告。

附件：药物警戒质量管理规范

国家药监局

2021 年 5 月 7 日

附件

药物警戒质量管理规范

第一章 总 则

第一条 为规范药品全生命周期药物警戒活动，根据《中华人民共和国药品管理法》《中华人民共和国疫苗管理法》等有关规定，制定本规范。

第二条 本规范适用于药品上市许可持有人（以下简称"持有人"）和获准开展药物临床试验的药品注册申请人（以下简称"申办者"）开展的药物警戒活动。

药物警戒活动是指对药品不良反应及其他与用药有关的有害反应进行监测、识别、评估和控制的活动。

第三条 持有人和申办者应当建立药物警戒体系，通过体系的有效运行和维护，监测、识别、评估和控制药品不良反应及其他与用药有关的有害反应。

第四条 持有人和申办者应当基于药品安全性特征开展药物警戒活动，最大限度地降低药品安全风险，保护和促进公众健康。

第五条 持有人和申办者应当与医疗机构、药品生产企业、药品经营企业、药物临床试验机构等协同开展药物警戒活动。鼓励持有人和申办者与科研院所、行业协会等相关方合作，推动药物警戒活动深入开展。

第二章 质量管理

第一节 基本要求

第六条 药物警戒体系包括与药物警戒活动相关的机构、人员、制度、资源等要素，并应与持有人的类型、规模、持有品种的数量及安全性特征等相适应。

第七条 持有人应当制定药物警戒质量目标，建立质量保证系统，对药物警戒体系及活动进行质量管理，不断提升药物警戒体系运行效能，确保药物警戒活动持续符合相关法律法规要求。

第八条 持有人应当以防控风险为目的，将药物警戒的关键活动纳入质量保证系统中，重点考虑以下内容：

（一）设置合理的组织机构；

（二）配备满足药物警戒活动所需的人员、设备和资源；

（三）制定符合法律法规要求的管理制度；

（四）制定全面、清晰、可操作的操作规程；

（五）建立有效、畅通的疑似药品不良反应信息收集途径；

（六）开展符合法律法规要求的报告与处置活动；

（七）开展有效的风险信号识别和评估活动；

（八）对已识别的风险采取有效的控制措施；

（九）确保药物警戒相关文件和记录可获取、可查阅、可追溯。

第九条 持有人应当制定并适时更新药物警戒质量控制指标，控制指标应当贯穿到药物警戒的关键活动中，并分解落实到具体部门和人员，包括但不限于：

規章文件

（一）药品不良反应报告合规性；

（二）定期安全性更新报告合规性；

（三）信号检测和评价的及时性；

（四）药物警戒体系主文件更新的及时性；

（五）药物警戒计划的制定和执行情况；

（六）人员培训计划的制定和执行情况。

第十条 持有人应当于取得首个药品批准证明文件后的 30 日内在国家药品不良反应监测系统中完成信息注册。注册的用户信息和产品信息发生变更的，持有人应当自变更之日起 30 日内完成更新。

第二节 内部审核

第十一条 持有人应当定期开展内部审核（以下简称"内审"），审核各项制度、规程及其执行情况，评估药物警戒体系的适宜性、充分性、有效性。当药物警戒体系出现重大变化时，应当及时开展内审。

内审工作可由持有人指定人员独立、系统、全面地进行，也可由外部人员或专家进行。

第十二条 开展内审前应当制订审核方案。方案应当包括内审的目标、范围、方法、标准、审核人员、审核记录和报告要求等。方案的制定应当考虑药物警戒的关键活动、关键岗位以及既往审核结果等。

第十三条 内审应当有记录，包括审核的基本情况、内容和结果等，并形成书面报告。

第十四条 针对内审发现的问题，持有人应当调查问题产生的原因，采取相应的纠正和预防措施，并对纠正和预防措施进行跟踪和评估。

第三节 委托管理

第十五条 持有人是药物警戒的责任主体，根据工作需要委托开展药物警戒相关工作的，相应法律责任由持有人承担。

第十六条 持有人委托开展药物警戒相关工作的，双方应当签订委托协议，保证药物警戒活动全过程信息真实、准确、完整和可追溯，且符合相关法律法规要求。

集团内各持有人之间以及总部和各持有人之间可签订药物警戒委托协议，也可书面约定相应职责与工作机制，相应法律责任由持有人承担。

第十七条 持有人应当考察、遴选具备相应药物警戒条件和能力的受托方。受托方应当是具备保障相关药物警戒工作有效运行的中国境内企业法人，具备相应的工作能力，具有可承担药物警戒受托事项的专业人员、管理制度、设备资源等工作条件，应当配合持有人接受药品监督管理部门的延伸检查。

第十八条 持有人应当定期对受托方进行审计，要求受托方充分了解其药物警戒的质量目标，确保药物警戒活动持续符合要求。

第三章 机构人员与资源

第一节 组织机构

第十九条 持有人应当建立药品安全委员会，设置专门的药物警戒部门，明确药物警戒部门与其他相关部门的职责，建立良好的沟通和协调机制，保障药物警戒活动的顺利开展。

第二十条 药品安全委员会负责重大风险研判、重大或紧急药品事件处置、风险控制决策以及其他与药物警戒有关的重大事项。药品安全委员会一般由持有人的法定代表人或主要负责人、药物警戒负责人、药物警戒部门及相关部门负责人等组成。药品安全委员会应当建立相关的工作机制和工作程序。

第二十一条　药物警戒部门应当履行以下主要职责：

（一）疑似药品不良反应信息的收集、处置与报告；

（二）识别和评估药品风险，提出风险管理建议，组织或参与开展风险控制、风险沟通等活动；

（三）组织撰写药物警戒体系主文件、定期安全性更新报告、药物警戒计划等；

（四）组织或参与开展药品上市后安全性研究；

（五）组织或协助开展药物警戒相关的交流、教育和培训；

（六）其他与药物警戒相关的工作。

第二十二条　持有人应当明确其他相关部门在药物警戒活动中的职责，如药物研发、注册、生产、质量、销售、市场等部门，确保药物警戒活动顺利开展。

第二节　人员与培训

第二十三条　持有人的法定代表人或主要负责人对药物警戒活动全面负责，应当指定药物警戒负责人，配备足够数量且具有适当资质的人员，提供必要的资源并予以合理组织、协调，保证药物警戒体系的有效运行及质量目标的实现。

第二十四条　药物警戒负责人应当是具备一定职务的管理人员，应当具有医学、药学、流行病学或相关专业背景，本科及以上学历或中级及以上专业技术职称，三年以上从事药物警戒相关工作经历，熟悉我国药物警戒相关法律法规和技术指导原则，具备药物警戒管理工作的知识和技能。

药物警戒负责人应当在国家药品不良反应监测系统中登记。相关信息发生变更的，药物警戒负责人应当自变更之日起30日内完成更新。

第二十五条　药物警戒负责人负责药物警戒体系的运行和持续改进，确保药物警戒体系符合相关法律法规和本规范的要求，承担以下主要职责：

（一）确保药品不良反应监测与报告的合规性；

（二）监督开展药品安全风险识别、评估与控制，确保风险控制措施的有效执行；

（三）负责药品安全性信息沟通的管理，确保沟通及时有效；

（四）确保持有人内部以及与药品监督管理部门和药品不良反应监测机构沟通渠道顺畅；

（五）负责重要药物警戒文件的审核或签发。

第二十六条　药物警戒部门应当配备足够数量并具备适当资质的专职人员。专职人员应当具有医学、药学、流行病学或相关专业知识，接受过与药物警戒相关的培训，熟悉我国药物警戒相关法律法规和技术指导原则，具备开展药物警戒活动所需知识和技能。

第二十七条　持有人应当开展药物警戒培训，根据岗位需求与人员能力制定适宜的药物警戒培训计划，按计划开展培训并评估培训效果。

第二十八条　参与药物警戒活动的人员均应当接受培训。培训内容应当包括药物警戒基础知识和法规、岗位知识和技能等，其中岗位知识和技能培训应当与其药物警戒职责和要求相适应。

第三节　设备与资源

第二十九条　持有人应当配备满足药物警戒活动所需的设备与资源，包括办公区域和设施、安全稳定的网络环境、纸质和电子资料存储空间和设备、文献资源、医学词典、信息化工具或系统等。

第三十条　持有人使用信息化系统开展药物警戒活动时，应当满足以下要求：

（一）明确信息化系统在设计、安装、配置、验证、测试、培训、使用、维护等环节的管理要求，并规范记录上述过程；

（二）明确信息化系统的安全管理要求，根据不同的级别选取访问控制、权限分配、审计追踪、授权更改、电子签名等控制手段，确保信息化系统及其数据的安全性；

（三）信息化系统应当具备完善的数据安全及保密功能，确保电子数据不损坏、不丢失、不泄露，应当进行适当的验证或确认，以证明其满足预定用途。

第三十一条 持有人应当对设备与资源进行管理和维护，确保其持续满足使用要求。

第四章　监测与报告

第一节　信息的收集

第三十二条 持有人应当主动开展药品上市后监测，建立并不断完善信息收集途径，主动、全面、有效地收集药品使用过程中的疑似药品不良反应信息，包括来源于自发报告、上市后相关研究及其他有组织的数据收集项目、学术文献和相关网站等涉及的信息。

第三十三条 持有人可采用电话、传真、电子邮件等多种方式从医疗机构收集疑似药品不良反应信息。

第三十四条 持有人应当通过药品生产企业、药品经营企业收集疑似药品不良反应信息，保证药品生产、经营企业向其报告药品不良反应的途径畅通。

第三十五条 持有人应当通过药品说明书、包装标签、门户网站公布的联系电话或邮箱等途径收集患者和其他个人报告的疑似药品不良反应信息，保证收集途径畅通。

第三十六条 持有人应当定期对学术文献进行检索，制定合理的检索策略，根据品种安全性特征等确定检索频率，检索的时间范围应当具有连续性。

第三十七条 由持有人发起或资助的上市后相关研究或其他有组织的数据收集项目，持有人应当确保相关合作方知晓并履行药品不良反应报告责任。

第三十八条 对于境内外均上市的药品，持有人应当收集在境外发生的疑似药品不良反应信息。

第三十九条 对于创新药、改良型新药、省级及以上药品监督管理部门或药品不良反应监测机构要求关注的品种，持有人应当根据品种安全性特征加强药品上市后监测，在上市早期通过在药品说明书、包装、标签中进行标识等药物警戒活动，强化医疗机构、药品生产企业、药品经营企业和患者对疑似药品不良反应信息的报告意识。

第二节　报告的评价与处置

第四十条 持有人在首次获知疑似药品不良反应信息时，应当尽可能全面收集患者、报告者、怀疑药品以及不良反应发生情况等。收集过程与内容应当有记录，原始记录应当真实、准确、客观。

持有人应当对药品不良反应监测机构反馈的疑似不良反应报告进行分析评价，并按要求上报。

第四十一条 原始记录传递过程中，应当保持信息的真实、准确、完整、可追溯。为确保个例药品不良反应报告的及时性，持有人应当对传递时限进行要求。

第四十二条 持有人应当对收集到信息的真实性和准确性进行评估。当信息存疑时，应当核实。

持有人应当对严重药品不良反应报告、非预期不良反应报告中缺失的信息进行随访。随访应当在不延误首次报告的前提下尽快完成。如随访信息无法在首次报告时限内获得，可先提交首次报告，再提交跟踪报告。

第四十三条 持有人应当对药品不良反应的预期性进行评价。当药品不良反应的性质、严重程度、特征或结果与持有人药品说明书中的表述不符时，应当判定为非预期不良反应。

第四十四条 持有人应当对药品不良反应的严重性进行评价。符合以下情形之一的应当评价为严重药品不良反应：

（一）导致死亡；

（二）危及生命（指发生药品不良反应的当时，患者存在死亡风险，并不是指药品不良反应进一步恶化才可能出现死亡）；

（三）导致住院或住院时间延长；

（四）导致永久或显著的残疾或功能丧失；

（五）导致先天性异常或出生缺陷；

（六）导致其他重要医学事件，若不进行治疗可能出现上述所列情况的。

第四十五条 持有人应当按照国家药品不良反应监测机构发布的药品不良反应关联性分级评价标准，对药品与疑似不良反应之间的关联性进行科学、客观的评价。

对于自发报告，如果报告者未提供关联性评价意见，应当默认药品与疑似不良反应之间存在关联性。

如果初始报告人进行了关联性评价，若无确凿医学证据，持有人原则上不应降级评价。

第三节 报告的提交

第四十六条 持有人向国家药品不良反应监测系统提交的个例药品不良反应报告，应当至少包含可识别的患者、可识别的报告者、怀疑药品和药品不良反应的相关信息。

第四十七条 持有人应当报告患者使用药品出现的怀疑与药品存在相关性的有害反应，其中包括可能因药品质量问题引起的或可能与超适应症用药、超剂量用药等相关的有害反应。

第四十八条 个例药品不良反应报告的填写应当真实、准确、完整、规范，符合相关填写要求。

第四十九条 个例药品不良反应报告应当按规定时限要求提交。严重不良反应尽快报告，不迟于获知信息后的 15 日，非严重不良反应不迟于获知信息后的 30 日。跟踪报告按照个例药品不良反应报告的时限提交。

报告时限的起始日期为持有人首次获知该个例药品不良反应且符合最低报告要求的日期。

第五十条 文献报道的药品不良反应，可疑药品为本持有人产品的，应当按个例药品不良反应报告。如果不能确定是否为本持有人产品的，应当在定期安全性更新报告中进行分析，可不作为个例药品不良反应报告。

第五十一条 境外发生的严重不良反应，持有人应当按照个例药品不良反应报告的要求提交。

因药品不良反应原因被境外药品监督管理部门要求暂停销售、使用或撤市的，持有人应当在获知相关信息后 24 小时内报告国家药品监督管理部门和药品不良反应监测机构。

第五十二条 对于药品上市后相关研究或有组织的数据收集项目中的疑似不良反应，持有人应当进行关联性评价。对可能存在关联性的，应当按照个例药品不良反应报告提交。

第五十三条 未按照个例药品不良反应报告提交的疑似药品不良反应信息，持有人应当记录不提交的原因，并保存原始记录，不得随意删除。

第五十四条 持有人不得以任何理由和手段阻碍报告者的报告行为。

第五章 风险识别与评估

第一节 信号检测

第五十五条 持有人应当对各种途径收集的疑似药品不良反应信息开展信号检测，及时发现新的药品安全风险。

第五十六条 持有人应当根据自身情况及产品特点选择适当、科学、有效的信号检测方法。信号检测方法可以是个例药品不良反应报告审阅、病例系列评价、病例报告汇总分析等人工检测方法，也可以是数据挖掘等计算机辅助检测方法。

第五十七条 信号检测频率应当根据药品上市时间、药品特点、风险特征等相关因素合理确定。对于新上市的创新药、改良型新药、省级及以上药品监督管理部门或药品不良反应监测机构要求关注的其他品种等，应当增加信号检测频率。

第五十八条 持有人在开展信号检测时，应当重点关注以下信号：

（一）药品说明书中未提及的药品不良反应，特别是严重的药品不良反应；

（二）药品说明书中已提及的药品不良反应，但发生频率、严重程度等明显增加的；

（三）疑似新的药品与药品、药品与器械、药品与食品间相互作用导致的药品不良反应；

（四）疑似新的特殊人群用药或已知特殊人群用药的变化；

（五）疑似不良反应呈现聚集性特点，不能排除与药品质量存在相关性的。

第五十九条 持有人应当对信号进行优先级判定。对于其中可能会影响产品的获益-风险平衡，或对公众健康产生影响的信号予以优先评价。信号优先级判定可考虑以下因素：

（一）药品不良反应的严重性、严重程度、转归、可逆性及可预防性；

（二）患者暴露情况及药品不良反应的预期发生频率；

（三）高风险人群及不同用药模式人群中的患者暴露情况；

（四）中断治疗对患者的影响，以及其他治疗方案的可及性；

（五）预期可能采取的风险控制措施；

（六）适用于其他同类药品的信号。

第六十条 持有人应当综合汇总相关信息，对检测出的信号开展评价，综合判断信号是否已构成新的药品安全风险。

相关信息包括：个例药品不良反应报告（包括药品不良反应监测机构反馈的报告）、临床研究数据、文献报道、有关药品不良反应或疾病的流行病学信息、非临床研究信息、医药数据库信息、药品监督管理部门或药品不良反应监测机构发布的相关信息等。必要时，持有人可通过开展药品上市后安全性研究等方式获取更多信息。

第六十一条 持有人获知或发现同一批号（或相邻批号）的同一药品在短期内集中出现多例临床表现相似的疑似不良反应，呈现聚集性特点的，应当及时开展病例分析和情况调查。

第二节 风险评估

第六十二条 持有人应当及时对新的药品安全风险开展评估，分析影响因素，描述风险特征，判定风险类型，评估是否需要采取风险控制措施等。评估应当综合考虑药品的获益-风险平衡。

第六十三条 持有人应当分析可能引起药品安全风险、增加风险发生频率或严重程度的原因或影响因素，如患者的生理特征、基础疾病、并用药品，或药物的溶媒、储存条件、使用方式等，为药物警戒计划的制定和更新提供科学依据。

中药、民族药持有人应当根据中医药、民族医药相关理论，分析处方特点（如炮制方式、配伍等）、临床使用（如功能主治、剂量、疗程、禁忌等）、患者机体等影响因素。

第六十四条 对药品风险特征的描述可包括风险发生机制、频率、严重程度、可预防性、可控性、对患者或公众健康的影响范围，以及风险证据的强度和局限性等。

第六十五条 风险类型分为已识别风险和潜在风险。对于可能会影响产品的获益-风险平衡，或对公众健康产生不利影响的风险，应当作为重要风险予以优先评估。

持有人还应当对可能构成风险的重要缺失信息进行评估。

第六十六条 持有人应当根据风险评估结果，对已识别风险、潜在风险等采取适当的风险管理措施。

第六十七条 风险评估应当有记录或报告，其内容一般包括风险概述、原因、过程、结果、风险管理建议等。

第六十八条 在药品风险识别和评估的任何阶段，持有人认为风险可能严重危害患者生命安全或公众健康的，应当立即采取暂停生产、销售及召回产品等风险控制措施，并向所在地省级药品监督管理部门报告。

第三节 药品上市后安全性研究

第六十九条 药品上市后开展的以识别、定性或定量描述药品安全风险，研究药品安全性特征，以及评估风险控制措施实施效果为目的的研究均属于药品上市后安全性研究。

第七十条 药品上市后安全性研究一般是非干预性研究，也可以是干预性研究，一般不涉及非临床研究。干预性研究可参照《药物临床试验质量管理规范》的要求开展。

第七十一条 持有人应当根据药品风险情况主动开展药品上市后安全性研究，或按照省级及以上药品监督管理部门的要求开展。药品上市后安全性研究及其活动不得以产品推广为目的。

第七十二条 开展药品上市后安全性研究的目的包括但不限于：

（一）量化并分析潜在的或已识别的风险及其影响因素（例如描述发生率、严重程度、风险因素等）；

（二）评估药品在安全信息有限或缺失人群中使用的安全性（例如孕妇、特定年龄段、肾功能不全、肝功能不全等人群）；

（三）评估长期用药的安全性；

（四）评估风险控制措施的有效性；

（五）提供药品不存在相关风险的证据；

（六）评估药物使用模式（例如超适应症使用、超剂量使用、合并用药或用药错误）；

（七）评估可能与药品使用有关的其他安全性问题。

第七十三条 持有人应当遵守伦理和受试者保护的相关法律法规和要求，确保受试者的权益。

第七十四条 持有人应当根据研究目的、药品风险特征、临床使用情况等选择适宜的药品上市后安全性研究方法。药品上市后安全性研究可以基于本次研究中从医务人员或患者处直接收集的原始数据，也可以基于本次研究前已经发生并且收集的用于其他研究目的的二手数据。

第七十五条 持有人开展药品上市后安全性研究应当制定书面的研究方案。研究方案应当由具有适当学科背景和实践经验的人员制定，并经药物警戒负责人审核或批准。

研究方案中应当规定研究开展期间疑似药品不良反应信息的收集、评估和报告程序，并在研究报告中进行总结。

研究过程中可根据需要修订或更新研究方案。研究开始后，对研究方案的任何实质性修订（如研究终点和研究人群变更）应当以可追溯和可审查的方式记录在方案中，包括变更原因、变更内容及日期。

第七十六条 对于药品监督管理部门要求开展的药品上市后安全性研究，研究方案和报告应当按照药品监督管理部门的要求提交。

第七十七条 持有人应当监测研究期间的安全性信息，发现任何可能影响药品获益－风险平衡的新信息，应当及时开展评估。

第七十八条 研究中发现可能严重危害患者的生命安全或公众健康的药品安全问题时，持有人应当立即采取暂停生产、销售及召回产品等风险控制措施，并向所在地省级药品监督管理部门报告。

规章文件

第四节　定期安全性更新报告

第七十九条　定期安全性更新报告应当以持有人在报告期内开展的工作为基础进行撰写，对收集到的安全性信息进行全面深入的回顾、汇总和分析，格式和内容应当符合药品定期安全性更新报告撰写规范的要求。

第八十条　创新药和改良型新药应当自取得批准证明文件之日起每满 1 年提交一次定期安全性更新报告，直至首次再注册，之后每 5 年报告一次。其他类别的药品，一般应当自取得批准证明文件之日起每 5 年报告一次。药品监督管理部门或药品不良反应监测机构另有要求的，应当按照要求提交。

第八十一条　定期安全性更新报告的数据汇总时间以首次取得药品批准证明文件的日期为起点计，也可以该药物全球首个获得上市批准日期（即国际诞生日）为起点计。定期安全性更新报告数据覆盖期应当保持完整性和连续性。

第八十二条　定期安全性更新报告应当由药物警戒负责人批准同意后，通过国家药品不良反应监测系统提交。

第八十三条　对定期安全性更新报告的审核意见，持有人应当及时处理并予以回应；其中针对特定安全性问题的分析评估要求，除按药品监督管理部门或药品不良反应监测机构要求单独提交外，还应当在下一次的定期安全性更新报告中进行分析评价。

第八十四条　持有人可以提交定期获益－风险评估报告代替定期安全性更新报告，其撰写格式和递交要求适用国际人用药品注册技术协调会相关指导原则，其他要求同定期安全性更新报告。

第八十五条　定期安全性更新报告中对于风险的评估应当基于药品的所有用途。

开展获益－风险评估时，对于有效性的评估应当包括临床试验的数据，以及按照批准的适应症在实际使用中获得的数据。获益－风险的综合评估应当以批准的适应症为基础，结合药品实际使用中的风险开展。

第八十六条　除药品监督管理部门另有要求外，以下药品或按药品管理的产品不需要提交定期安全性更新报告：原料药、体外诊断试剂、中药材、中药饮片。

第六章　风险控制

第一节　风险控制措施

第八十七条　对于已识别的安全风险，持有人应当综合考虑药品风险特征、药品的可替代性、社会经济因素等，采取适宜的风险控制措施。

常规风险控制措施包括修订药品说明书、标签、包装，改变药品包装规格，改变药品管理状态等。特殊风险控制措施包括开展医务人员和患者的沟通和教育、药品使用环节的限制、患者登记等。需要紧急控制的，可采取暂停药品生产、销售及召回产品等措施。当评估认为药品风险大于获益的，持有人应当主动申请注销药品注册证书。

第八十八条　持有人采取药品使用环节的限制措施，以及暂停药品生产、销售，召回产品等风险控制措施的，应当向所在地省级药品监督管理部门报告，并告知相关药品经营企业和医疗机构停止销售和使用。

第八十九条　持有人发现或获知药品不良反应聚集性事件的，应当立即组织开展调查和处置，必要时应当采取有效的风险控制措施，并将相关情况向所在地省级药品监督管理部门报告。有重要进展应当跟踪报告，采取暂停生产、销售及召回产品等风险控制措施的应当立即报告。委托生产的，持有人应当同时向生产企业所在地省级药品监督管理部门报告。

第九十条 持有人应当对风险控制措施的执行情况和实施效果进行评估，并根据评估结论决定是否采取进一步行动。

第二节 风险沟通

第九十一条 持有人应当向医务人员、患者、公众传递药品安全性信息，沟通药品风险。

第九十二条 持有人应当根据不同的沟通目的，采用不同的风险沟通方式和渠道，制定有针对性的沟通内容，确保沟通及时、准确、有效。

第九十三条 沟通方式包括发送致医务人员的函、患者安全用药提示以及发布公告、召开发布会等。

致医务人员的函可通过正式信函发送至医务人员，或可通过相关医疗机构、药品生产企业、药品经营企业或行业协会发送，必要时可同时通过医药学专业期刊或报纸、具有互联网医药服务资质的网站等专业媒体发布。

患者安全用药提示可随药品发送至患者，或通过大众媒体进行发布，其内容应当简洁、清晰、通俗易懂。

第九十四条 沟通工作应当符合相关法律法规要求，不得包含任何广告或产品推广性质的内容。一般情况下，沟通内容应当基于当前获批的信息。

第九十五条 出现下列情况的，应当紧急开展沟通工作：

（一）药品存在需要紧急告知医务人员和患者的安全风险，但正在流通的产品不能及时更新说明书的；

（二）存在无法通过修订说明书纠正的不合理用药行为，且可能导致严重后果的；

（三）其他可能对患者或公众健康造成重大影响的情况。

第三节 药物警戒计划

第九十六条 药物警戒计划作为药品上市后风险管理计划的一部分，是描述上市后药品安全性特征以及如何管理药品安全风险的书面文件。

第九十七条 持有人应当根据风险评估结果，对发现存在重要风险的已上市药品，制定并实施药物警戒计划，并根据风险认知的变化及时更新。

第九十八条 药物警戒计划包括药品安全性概述、药物警戒活动，并对拟采取的风险控制措施、实施时间周期等进行描述。

第九十九条 药物警戒计划应当报持有人药品安全委员会审核。

第七章 文件、记录与数据管理

第一节 制度和规程文件

第一百条 持有人应当制定完善的药物警戒制度和规程文件。

可能涉及药物警戒活动的文件应当经药物警戒部门审核。

第一百零一条 制度和规程文件应当按照文件管理操作规程进行起草、修订、审核、批准、分发、替换或撤销、复制、保管和销毁等，并有相应的分发、撤销、复制和销毁记录。制度和规程文件应当分类存放、条理分明，便于查阅。

第一百零二条 制度和规程文件应当标明名称、类别、编号、版本号、审核批准人员及生效日期等，内容描述应当准确、清晰、易懂，附有修订日志。

第一百零三条 持有人应当对制度和规程文件进行定期审查，确保现行文件持续适宜和有效。

制度和规程文件应当根据相关法律法规等要求及时更新。

第二节　药物警戒体系主文件

第一百零四条　持有人应当创建并维护药物警戒体系主文件，用以描述药物警戒体系及活动情况。

第一百零五条　持有人应当及时更新药物警戒体系主文件，确保与现行药物警戒体系及活动情况保持一致，并持续满足相关法律法规和实际工作需要。

第一百零六条　药物警戒体系主文件应当至少包括以下内容：

（一）组织机构：描述与药物警戒活动有关的组织架构、职责及相互关系等；

（二）药物警戒负责人的基本信息：包括居住地区、联系方式、简历、职责等；

（三）专职人员配备情况：包括专职人员数量、相关专业背景、职责等；

（四）疑似药品不良反应信息来源：描述疑似药品不良反应信息收集的主要途径、方式等；

（五）信息化工具或系统：描述用于开展药物警戒活动的信息化工具或系统；

（六）管理制度和操作规程：提供药物警戒管理制度的简要描述和药物警戒管理制度及操作规程目录；

（七）药物警戒体系运行情况：描述药品不良反应监测与报告，药品风险的识别、评估和控制等情况；

（八）药物警戒活动委托：列明委托的内容、时限、受托单位等，并提供委托协议清单；

（九）质量管理：描述药物警戒质量管理情况，包括质量目标、质量保证系统、质量控制指标、内审等；

（十）附录：包括制度和操作规程文件、药品清单、委托协议、内审报告、主文件修订日志等。

第三节　记录与数据

第一百零七条　持有人应当规范记录药物警戒活动的过程和结果，妥善管理药物警戒活动产生的记录与数据。记录与数据应当真实、准确、完整，保证药物警戒活动可追溯。关键的药物警戒活动相关记录和数据应当进行确认与复核。

第一百零八条　记录应当及时填写，载体为纸质的，应当字迹清晰、易读、不易擦除；载体为电子的，应当设定录入权限，定期备份，不得随意更改。

第一百零九条　电子记录系统应当具备记录的创建、审核、批准、版本控制，以及数据的采集与处理、记录的生成、复核、报告、存储及检索等功能。

第一百一十条　对电子记录系统应当针对不同的药物警戒活动和操作人员设置不同的权限，保证原始数据的创建、更改和删除可追溯。

第一百一十一条　使用电子记录系统，应当建立业务操作规程，规定系统安装、设置、权限分配、用户管理、变更控制、数据备份、数据恢复、日常维护与定期回顾的要求。

第一百一十二条　在保存和处理药物警戒记录和数据的各个阶段应当采取特定的措施，确保记录和数据的安全性和保密性。

第一百一十三条　药物警戒记录和数据至少保存至药品注册证书注销后十年，并应当采取有效措施防止记录和数据在保存期间损毁、丢失。

第一百一十四条　委托开展药物警戒活动所产生的文件、记录和数据，应当符合本规范要求。

第一百一十五条　持有人转让药品上市许可的，应当同时移交药物警戒的所有相关记录和数据，确保移交过程中记录和数据不被遗失。

第八章　临床试验期间药物警戒

第一节　基本要求

第一百一十六条　与注册相关的药物临床试验期间，申办者应当积极与临床试验机构等相关方合作，严格落实安全风险管理的主体责任。申办者应当建立药物警戒体系，全面收集安全性信息并开展风险监测、识别、评估和控制，及时发现存在的安全性问题，主动采取必要的风险控制措施，并评估风险控制措施的有效性，确保风险最小化，切实保护好受试者安全。

药物警戒体系及质量管理可参考本规范前述上市后相关要求，并可根据临床试验期间药物警戒要求进行适当调整。

第一百一十七条　对于药物临床试验期间出现的安全性问题，申办者应当及时将相关风险及风险控制措施报告国家药品审评机构。鼓励申办者、临床试验机构与国家药品审评机构积极进行沟通交流。

第一百一十八条　申办者应当指定专职人员负责临床试验期间的安全信息监测和严重不良事件报告管理；应当制订临床试验安全信息监测与严重不良事件报告操作规程，并对相关人员进行培训；应当掌握临床试验过程中最新安全性信息，及时进行安全风险评估，向试验相关方通报有关信息，并负责对可疑且非预期严重不良反应和其他潜在的严重安全性风险信息进行快速报告。

第一百一十九条　开展临床试验，申办者可以建立独立的数据监查委员会（数据和安全监查委员会）。数据监查委员会（数据和安全监查委员会）应当有书面的工作流程，定期对临床试验安全性数据进行评估，并向申办者建议是否继续、调整或停止试验。

第一百二十条　临床试验过程中的安全信息报告、风险评估和风险管理及相关处理，应当严格遵守受试者保护原则。申办者和研究者应当在保证受试者安全和利益的前提下，妥善安排相关事宜。

第一百二十一条　临床试验期间药物警戒活动需要结合《药物临床试验质量管理规范》等要求。

第一百二十二条　申办者为临床试验期间药物警戒责任主体，根据工作需要委托受托方开展药物警戒活动的，相应法律责任由申办者承担。

第二节　风险监测、识别、评估与控制

第一百二十三条　临床试验期间，申办者应当在规定时限内及时向国家药品审评机构提交可疑且非预期严重不良反应个例报告。

第一百二十四条　对于致死或危及生命的可疑且非预期严重不良反应，申办者应当在首次获知后尽快报告，但不得超过 7 日，并应在首次报告后的 8 日内提交信息尽可能完善的随访报告。

对于死亡或危及生命之外的其他可疑且非预期严重不良反应，申办者应当在首次获知后尽快报告，但不得超过 15 日。

提交报告后，应当继续跟踪严重不良反应，以随访报告的形式及时报送有关新信息或对前次报告的更改信息等，报告时限为获得新信息起 15 日内。

第一百二十五条　申办者和研究者在不良事件与药物因果关系判断中不能达成一致时，其中任一方判断不能排除与试验药物相关的，都应当进行快速报告。

在临床试验结束或随访结束后至获得审评审批结论前发生的严重不良事件，由研究者报告申办者，若属于可疑且非预期严重不良反应，也应当进行快速报告。

从其他来源获得的与试验药物相关的可疑且非预期严重不良反应也应当进行快速报告。

第一百二十六条　个例安全性报告内容应当完整、规范、准确，符合相关要求。

申办者向国家药品审评机构提交个例安全性报告应当采用电子传输方式。

第一百二十七条　除非预期严重不良反应的个例安全性报告之外，对于其他潜在的严重安全性风险信息，申办者也应当作出科学判断，同时尽快向国家药品审评机构报告。

一般而言，其他潜在的严重安全性风险信息指明显影响药品获益－风险评估的、可能考虑药品用法改变的或影响总体药品研发进程的信息。

第一百二十八条　申办者应当对安全性信息进行分析和评估，识别安全风险。个例评估考虑患者人群、研究药物适应症、疾病自然史、现有治疗方法以及可能的获益－风险等因素。申办者还应当定期对安全性数据进行汇总分析，评估风险。

第一百二十九条　临床试验期间，申办者应当对报告周期内收集到的与药物相关的安全性信息进行全面深入的年度回顾、汇总和评估，按时提交研发期间安全性更新报告，研发期间安全性更新报告及其附件应当严格按照《研发期间安全性更新报告管理规范》完整撰写，并应包含与所有剂型和规格、所有适应症以及研究中接受试验药物的受试人群相关的数据。

原则上，应当将药物在境内或全球首次获得临床试验许可日期（即国际研发诞生日）作为研发期间安全性更新报告报告周期的起始日期。首次提交研发期间安全性更新报告应当在境内临床试验获准开展后第一个国际研发诞生日后两个月内完成。

当药物在境内外获得上市许可，如申办者需要，可在该药品全球首个获得上市批准日期的基础上准备和提交安全性更新报告。调整后的首次提交，报告周期不应超过一年。

第一百三十条　申办者经评估认为临床试验存在一定安全风险的，应当采取修改临床试验方案、修改研究者手册、修改知情同意书等风险控制措施；评估认为临床试验存在较大安全风险的，应当主动暂停临床试验；评估认为临床试验存在重大安全风险的，应当主动终止临床试验。

修改临床试验方案、主动暂停或终止临床试验等相关信息，应当按照相关要求及时在药物临床试验登记与信息公示平台进行更新。

第一百三十一条　申办者应当对风险控制措施的执行情况和实施效果进行评估，并根据评估结论决定是否采取进一步行动。

第九章　附　　则

第一百三十二条　本规范下列术语的含义：

药品不良反应：是指合格药品在正常用法用量下出现的与用药目的无关的有害反应。

信号：是指来自一个或多个来源的，提示药品与事件之间可能存在新的关联性或已知关联性出现变化，且有必要开展进一步评估的信息。

药品不良反应聚集性事件：是指同一批号（或相邻批号）的同一药品在短期内集中出现多例临床表现相似的疑似不良反应，呈现聚集性特点，且怀疑与质量相关或可能存在其他安全风险的事件。

已识别风险：有充分的证据表明与关注药品有关的风险。

潜在风险：有依据怀疑与关注药品有关，但这种相关性尚未得到证实的风险。

第一百三十三条　国务院卫生健康主管部门和国务院药品监督管理部门对疫苗疑似预防接种异常反应监测等药物警戒活动另有规定的，从其规定。

第一百三十四条　本规范自 2021 年 12 月 1 日起施行。

国家药监局关于印发《药物警戒检查指导原则》的通知

（国药监药管〔2022〕17号）

各省、自治区、直辖市和新疆生产建设兵团药品监督管理局：

为落实《中华人民共和国药品管理法》《中华人民共和国疫苗管理法》有关建立药物警戒制度的要求，指导药品监督管理部门科学规范开展药物警戒检查工作，国家药监局组织制定了《药物警戒检查指导原则》，现予印发，请遵照执行，并就有关工作要求通知如下：

一、各省级药品监督管理部门要强化组织领导和统筹协调，建立健全工作机制，推进药物警戒体系和能力建设，全面加强药物警戒各项工作。

二、各省级药品监督管理部门要督促指导本行政区域内药品上市许可持有人进一步完善药物警戒体系，规范开展药物警戒活动，确保持续符合《药物警戒质量管理规范》，切实履行药物警戒主体责任。

三、各省级药品监督管理部门要结合本行政区域监管实际，在日常监管工作中纳入药物警戒检查相关内容，科学制定检查计划，有序高效组织实施，工作中可进一步细化相关工作内容、完善相关工作要求，切实落实属地监管责任。

四、本《药物警戒检查指导原则》自发布之日起施行，原国家食品药品监管总局于2015年7月2日印发的《食品药品监管总局关于印发药品不良反应报告和监测检查指南（试行）的通知》（食药监药化监〔2015〕78号）同时废止。

国家药监局

2022年4月11日

药物警戒检查指导原则

为指导药品监督管理部门开展药物警戒检查工作，督促药品上市许可持有人（以下简称持有人）落实药物警戒主体责任，根据《药品检查管理办法（试行）》等有关规定，制定本指导原则。

本指导原则适用于省级及以上药品监督管理部门对持有人自行开展及其委托开展的药物警戒活动进行的检查工作；对获准开展药物临床试验的药品注册申请人开展药物警戒检查的，应结合药物安全性特性和临床试验安全信息报告及风险评估，在临床试验期间或上市许可前启动药物警戒检查，具体实施可参照本指导原则。

有关检查工作的组织实施，以及检查机构和人员、检查程序、常规检查、有因检查、检查与稽查的衔接、跨区域检查协作、检查结果的处理等相关工作，按照《国家药监局关于印发〈药品检查管理办法（试行）〉的通知》（国药监药管〔2021〕31号）等有关要求执行。

一、常规检查重点考虑因素

（一）药品特征

1.药品的安全性特性。

2.药品不良反应监测数据及药品不良反应聚集性事件发生情况。

3.销售量大或替代药品有限的药品。

4.批准上市时有附加安全性条件的药品。

5.创新药、改良型新药，以及针对儿童、孕产妇等特殊群体使用的药品。

6.社会关注度较高的药品。

（二）持有人特征

7.持有品种较多、销售量大的持有人。

8.未接受过药物警戒检查的持有人。

9.首次在中国境内获得药品注册证书的持有人。

10.企业发生并购、组织结构变更等导致药物警戒体系发生重大变化或对药物警戒组织结构有重大影响的持有人。

11.委托生产的持有人。

12.委托开展药物警戒活动的持有人。

（三）其他情况

13.既往药物警戒检查或其他检查情况。

14.药品监督管理部门认为需要开展检查的其他情况。

二、有因检查重点考虑因素

（一）对疑似药品不良反应信息迟报、瞒报、漏报，报告质量差的。

（二）药品不良反应监测提示可能存在安全风险的。

（三）未能及时发现、评估、控制或沟通相关风险的。

（四）采取暂停生产、销售、使用和产品召回，未按规定报告药品监督管理部门的。

（五）未按规定或药品监督管理部门要求开展药品上市后安全性研究、制定并实施药物警戒计划，且未提供说明的。

（六）未按药品监督管理部门要求提供药物警戒相关资料或提供的资料不符合要求的。

（七）延迟实施或没有充分实施整改措施的。

（八）其他需要开展有因检查的情形。

三、检查方式

检查方式包括现场检查和远程检查。现场检查指检查人员到达持有人开展药物警戒相关活动的场所进行的检查。远程检查是采用视频、电话等方式开展的检查。

检查组可根据工作需要采取现场检查和（或）远程检查，可要求持有人在规定时限内提交检查所需的相关材料。

四、检查地点

检查地点主要为持有人开展关键药物警戒活动的场所，必要时可对受托开展药物警戒活动的场所进行延伸检查。

五、缺陷风险等级

药物警戒检查发现的缺陷分为严重缺陷、主要缺陷和一般缺陷，其风险等级依次降低。重复出现前次检查发现缺陷的，风险等级可以升级。检查项目共100项，其中可判定为严重缺陷（**）的12项、可判定为主要缺陷（*）的40项，其余48项可判定为一般缺陷（详见附件）。

六、评定标准

检查结论和综合评定结论分为符合要求、基本符合要求和不符合要求。检查组和派出检查单位可根据实际检查情况，参照如下评定标准做出检查结论和综合评定结论。

（一）未发现严重缺陷项和主要缺陷项，一般缺陷项 0-9 项，可评定为符合要求。

（二）符合以下任一条件，可评定为不符合要求：

1. 严重缺陷项 1 项及以上。

2. 未发现严重缺陷项，主要缺陷项 10 项及以上。

3. 未发现严重缺陷项，主要缺陷项 0-9 项，且总缺陷项 25 项及以上。

（三）其余情形，可评定为基本符合要求。

附件：药物警戒检查要点

附件

药物警戒检查要点

编号	项目	检查项目（缺陷风险建议等级）	检查方法和内容	检查依据
		一、机构人员与资源		
PV01	药品安全委员会	1.持有人是否建立了药品安全委员会（**） 2.药品安全委员会职责是否清晰、合理 3.药品安全委员会组成是否满足要求 4.是否建立合理的工作机制和程序，并按程序开展工作（*）	查看药品安全委员会组织结构，应包括委员会主要人员姓名、职位信息等；查看相关制度或规程文件，应包括委员会职责、工作机制、工作程序等描述；查看委员会工作纪录，如会议纪要、决策文件等；查看决策文件的实施和追踪是否与所描述的相一致；抽查询问药品安全委员会主要人员对岗位职责的了解程度及参与委员会工作的情况。	GVP第19、20、99、106条
PV02	药物警戒部门	5.持有人是否设置了专门的药物警戒部门（**） 6.是否有部门职责和/或岗位职责，部门职责/岗位职责是否全面、清晰、合理	查看持有人组织机构图、药物警戒体系组织结构图（如果涉及集团持有人层面的药物警戒，图中应反映与集团中相关单位的关系）；查看药物警戒部门职责和/或岗位职责文件。	GVP第19、21、106条，疫苗管理法第54条
PV03	相关部门	7.持有人是否明确各相关部门的药物警戒职责，相关部门可能包括药物研发、注册、生产、销售、市场、质量等部门（*）	查看药物警戒体系组织结构图；查看涉及相关部门职责的文件。	GVP第19、22、106条
PV04	药物警戒负责人	8.持有人是否指定了药物警戒负责人负责本企业药物警戒体系的运行和维护（**） 9.药物警戒负责人的职务、专业背景、资质和工作经历是否符合相关要求，是否熟悉相关法律法规等（*） 10.药物警戒负责人职责是否全面、清晰、合理 11.药物警戒负责人是否在国家药品不良反应监测系统中登记，有变更是否及时更新（*）	查看药物警戒负责人聘任证明或岗位证明文件、背景和资质证明（如学历和学位证书、技术职称、工作简历、培训证明等）；查看药物警戒负责人岗位职责文件；检查该负责人在国家药品不良反应监测系统中的登记情况；询问该负责人对药物警戒相关法律、法规、规范等的熟悉程度。	GVP第23、24、25、75、82、106条

编号	项目	检查项目（缺陷风险建议等级）	检查方法和内容	检查依据
PV05	专职人员	12.持有人是否配备满足药物警戒活动需要的专职人员（＊） 13.专职人员是否具备开展药物警戒活动所需的专业背景、知识和技能，是否熟悉我国药物警戒相关法律法规等 14.专职人员是否接受过药物警戒相关培训（＊）	了解专职人员数量；查看专职人员聘用证明或岗位证明文件、专业背景证明（如学历学位证书、工作经历、培训证明等）；抽查询问专职人员对药物警戒相关法律、法规、规范等的熟悉程度。	GVP第23、26、106条，疫苗管理法第54条
PV06	人员培训	15.是否制定年度培训计划并按计划开展培训（＊） 16.参与药物警戒活动的所有人员是否均接受了培训 17.培训内容是否合理，是否与药物警戒职责和要求相适应 18.是否对培训效果进行评估	查看药物警戒培训计划、记录和档案，包括培训通知、签到表、培训材料、考核记录、培训照片等。	GVP第26-28条
PV07	设备资源	19.持有人是否配备了满足药物警戒活动所需的设备与资源（＊） 20.设备资源的管理和维护是否能持续满足使用要求 21.药物警戒信息化系统（如有）是否满足相关要求，是否具有实现其安全、保密功能的保障措施	查看办公区域、办公设施、网络环境、资料档案存储空间和设备；了解MedDRA医学词典、文献检索资源配备情况；查看信息化工具（如存储、分析不良反应报告的数据库软件）或信息化系统（如采用E2B格式的报告系统、信号检测或风险预警系统等），了解信息化系统是否具有系统灾难恢复计划及业务应急计划等；查看安全保密措施是否到位；可要求进行功能演示。	GVP第29-31、106条
二、质量管理与文件记录				
PV08	质量管理体系	22.持有人质量管理体系中是否包含对药物警戒体系及其活动的质量管理要求，是否对药物警戒体系及活动进行质量管理（＊＊） 23.是否制定了药物警戒质量目标，是否将药物警戒的关键活动纳入质量保证系统中（＊） 24.质量控制指标是否具体、可测量，并涵盖药物警戒的关键活动	了解持有人如何对药物警戒体系及活动进行质量管理；查看药物警戒体系主文件中有关质量管理的描述；查看持有人质量管理体系相关文件，如制度与规程、质量体系文件记录等。	GVP第6-9、106条

规章文件

编号	项目	检查项目（缺陷风险建议等级）	检查方法和内容	检查依据
PV09	内部审核	25. 是否针对药物警戒体系及活动制定内审计划，并定期开展内审（**） 26. 内审是否独立、系统、全面 27. 内审前是否制定审核方案，内审记录是否完整（*） 28. 对于内审发现的问题是否及时采取纠正和预防措施，并进行跟踪和评估（*）	了解持有人如何开展内审及审核人员情况；查看药物警戒体系主文件中有关药物警戒内审的描述；查看内审计划、内审方案、内审记录；查看对于内审发现问题的纠正和预防措施，了解跟踪、评估情况。	GVP 第 11-14、106 条
PV10	制度和规程文件管理	29. 制度和规程文件是否覆盖关键药物警戒活动（*） 30. 制度和规程文件内容是否合规、清晰、可操作 31. 是否建立了文件管理操作规程，文件（包括药物警戒体系主文件）的起草、修订、审核、更新等是否按照规程执行 32. 是否对制度和规程文件定期审查和及时更新 33. 涉及药物警戒活动的文件是否经药物警戒部门审核	查看制度与规程文件目录；审查各类制度与规程文件内容及执行情况（可结合具体检查项目进行审查）；查看文件管理操作规程及相关记录。	GVP 第 100-103、106 条
PV11	药物警戒体系主文件	34. 是否建立药物警戒体系主文件（*） 35. 药物警戒体系主文件内容是否符合相关要求 36. 主文件与现行药物警戒体系及活动情况是否保持一致，是否及时更新	查看药物警戒体系主文件；查看相关制度和规程中有无主文件更新的要求；查看主文件更新记录及更新内容。	GVP 第 104-106 条
PV12	记录与数据管理	37. 关键的药物警戒活动是否有记录（**） 38. 记录与数据是否真实、准确（*） 39. 记录与数据是否完整、可追溯 40. 纸质记录是否字迹清晰易读、不易擦除 41. 电子记录系统是否建立业务操作规程、定期备份、设置权限，数据改动是否能够追踪、留痕 42. 是否有措施保证记录和数据的安全、保密、不被损毁和丢失（*） 43. 数据和记录保存年限是否符合要求（*） 44. 委托开展药物警戒活动产生的记录是否符合要求 45. 受让其他药品上市许可持有人的相关药品注册证书时，是否获得了药物警戒相关记录和数据（*）	查看有关记录和数据管理的相关规程、质量管理体系文件和台账记录等；结合检查项目审查各类记录和数据是否符合要求。	GVP 第 107-115 条

编号	项目	检查项目（缺陷风险建议等级）	检查方法和内容	检查依据
PV13	委托管理	46.委托开展药物警戒活动的，持有人是否考察受托方的药物警戒条件和能力，双方是否签订协议或在集团内书面约定相应职责与工作机制（＊） 47.委托协议或书面约定是否符合相关要求 48.委托双方工作职责是否清晰、机制是否合理、衔接是否顺畅 49.对受托方是否定期进行审计，对审计结果及存在的问题是否采取了纠正和预防措施（＊）	了解持有人是否存在药物警戒委托（包括集团内委托）情况；查看药物警戒体系主文件中委托部分相关描述；查看委托协议或书面约定的相关文件；查看受托方对审计结果及存在问题的纠正和预防措施相关记录；查看受托方培训与沟通记录等。	GVP第15-18条
PV14	信息注册与更新	50.持有人是否在国家药品不良反应监测系统中注册用户信息和产品信息，是否按要求变更（包括药品说明书）（＊）	查看国家药品不良反应监测系统中持有人用户信息和产品信息。	GVP第10条
三、监测与报告				
PV15	信息收集途径	51.持有人是否建立了自主的疑似药品不良反应信息收集途径（＊＊） 52.信息收集途径和方法是否全面、畅通、有效；收集途径是否包括：医疗机构、药品生产企业、药品经营企业、学术文献、上市后研究、数据收集项目、相关网站等（＊） 53.对于境内外均上市的药品，是否建立了境外信息收集途径（＊）	了解持有人信息自主收集的途径和方法（包括电话、传真、电子邮件等方式），可验证相关报告途径和方法的有效性；查看药物警戒体系主文件中有关疑似不良反应信息来源的描述。	GVP第32-38、106条，疫苗管理法第54条
PV16	信息处置	54.信息收集是否有原始记录（＊） 55.记录在传递过程中是否保持信息的真实、准确、完整、可追溯；原始记录表格（如有）设计是否合理 56.严重不良反应报告（含死亡病例报告）、非预期不良反应报告中缺失的信息是否进行随访，随访是否及时，是否有随访记录 57.对监督管理部门反馈的数据信息，是否定期下载并按要求处置（＊） 58.是否配合对药品不良反应、疫苗AEFI的调查工作 59.对于境内外均上市的药品，是否及时报告了药品在境外因安全性原因暂停销售、使用或撤市等信息	了解不同途径来源信息的记录、传递、核实、随访、调查等过程；抽查原始记录、随访记录、调查报告；查看监督管理部门反馈数据的下载记录，了解反馈数据的分析评价和报告情况。	GVP第40-42、51条，AEFI方案四"调查诊断"、七"职责"

规章文件

编号	项目	检查项目（缺陷风险建议等级）	检查方法和内容	检查依据
PV17	评价与报告	60. 报告表填写是否真实、完整、准确、规范，符合相关填写要求（＊） 61. 药品不良反应严重性、预期性、关联性评价是否科学、合规 62. 报告范围、报告时限是否合规（＊） 63. 原始记录、随访记录是否可追溯 64. 疫苗持有人是否依职责向受种者所在地的县级疾病预防控制机构报告所发现的疫苗 AEFI	抽查不同类别（一般、严重、死亡）疑似药品不良反应/AEFI 报告表，查看报告表填写和评价情况；追溯原始记录和随访记录，检查报告内容是否与原始记录一致；检查报告时限是否合规。	GVP 第 43-54 条 AEFI 方案三"报告"、七"职责"
PV18	加强药品上市后监测	65. 对于创新药、改良型新药及监管机构或不良反应监测机构要求关注的品种，持有人是否结合品种安全性特征进行了加强监测 66. 监测方法是否适当 67. 对监测结果是否进行了分析、利用	了解持有人近五年获批的创新药、改良型新药，以及监督管理部门或不良反应监测机构要求关注的品种情况；查阅加强监测的相关资料，如方案、记录、报告等。	GVP 第 39 条
四、风险识别与评估				
PV19	信号检测	68. 持有人对各种途径收集的疑似药品不良反应信息是否开展了信号检测（＊＊） 69. 信号检测的方法和频率是否科学、适当（＊） 70. 信号判定（如关注信号的判定、无效信号的判定、优先级判定）的原则是否合理	了解纳入信号检测品种的覆盖范围；检查信号检测工作开展情况，查看信号检测记录；了解信号检测的方法、频率、程序；了解信号判定的原则和标准；查看有无检出的信号和重点关注信号（包括呈现聚集性特征的信号）。	GVP 第 55-59 条
PV20	信号分析评价	71. 是否对检测出的信号进行了评价（＊＊） 72. 评价是否全面，是否提出合理的评价意见 73. 检测出的呈现聚集性特点的信号是否及时进行了病例分析和情况调查（＊）	查看信号评价记录或报告，了解评价过程、结果及建议；查看呈现聚集性信号的病例分析和情况调查资料；查看通过信号检测和评价有无发现新的药品风险。	GVP 第 60 条
PV21	风险评估	74. 是否对新的药品安全风险进行了评估，并有风险评估的记录或报告（＊） 75. 评估的内容是否全面、科学 76. 是否提出合理的评估意见 77. 是否按要求对风险识别和评估过程中发现的风险进行了报告（＊）	查看风险评估记录或报告，了解评估内容、结果及风险管理建议。	GVP 第 62-68 条

编号	项目	检查项目（缺陷风险建议等级）	检查方法和内容	检查依据
PV22	上市后安全性研究	78. 是否根据省级及以上药品监督管理部门要求开展药品上市后安全性研究（**） 79. 是否根据药品风险情况主动开展药品上市后安全性研究 80. 研究方案是否由具有适当学科背景和实践经验的人员制定，由药物警戒负责人审核或批准 81. 是否按要求对研究中发现的新信息和药品安全问题进行了评估或报告（*）	抽查上市后安全性研究案例，包括研究方案、研究报告、向药品监督管理部门报告的信息等。	GVP 第 69-78 条，疫苗管理法第 57 条
PV23	定期安全性更新报告/定期获益-风险评估报告	82. 撰写格式和内容是否符合《药品定期安全性更新报告撰写规范》或国际人用药品注册技术协调会有关指导原则的要求（*） 83. 数据覆盖期是否完整和连续 84. 报告是否按规定的频率和时限要求提交（*） 85. 报告是否经药物警戒负责人批准同意 86. 对提交报告的审核意见是否及时处理或按要求回应（*）	查看持有人向国家药品不良反应监测系统提交的定期安全性更新报告/定期获益-风险评估报告，检查报告覆盖期、提交时间、频率；查看是否覆盖所有应提交报告的品种等；抽查近期上报的定期安全性更新报告/定期获益-风险评估报告，检查报告的格式和内容，核查报告中纳入的安全性信息是否包含了所有信息来源；对于药品监督管理部门审核意见中有相关要求的，检查是否及时处理或回应。	GVP 第 79-86 条
五、风险控制				
PV24	风险管理	87. 是否根据风险评估结果，对已识别风险、潜在风险采取适当的风险管理措施（**） 88. 对重要风险是否制定了药物警戒计划（*）	了解持有人采取风险管理措施的相关情况，如风险控制措施、上市后研究、加强药品上市后监测等；查看持有人证明其采取风险管理措施的相关资料和证据，如药品说明书修订或备案申请、药物警戒计划、上市后研究和加强监测方案、报告等。	GVP 第 66、87、97 条，疫苗管理法第 54、59 条
PV25	风险控制措施	89. 是否采取了适当的风险控制措施（*） 90. 是否评估了控制措施的有效性或制定了评估方案 91. 风险控制措施是否按要求向所在地省级药品监督管理部门报告并告知相关单位（*）	查看药物警戒计划及其他相关资料；查看持有人报告药品监督管理部门和告知相关单位的信函、宣传单、签收单等支持文件；了解药品监督管理部门要求开展风险控制的品种（如修订完善说明书），检查持有人是否已按要求开展或完成相应工作。	GVP 第 87-90 条，疫苗管理法第 73 条

规章文件

编号	项目	检查项目（缺陷风险建议等级）	检查方法和内容	检查依据
PV26	风险沟通	92. 是否开展过风险沟通 93. 风险沟通是否及时，方式、内容、工具是否适当 94. 出现紧急情况时，是否按要求紧急开展风险沟通	了解持有人是否开展过风险沟通，何时沟通；了解风险沟通的方式和工具；检查致医务人员的函和患者安全用药提示等工具的风险沟通内容；了解持有人紧急开展风险沟通情况；针对说明书修订中增加警示语、严重不良反应、限制使用人群等内容，了解持有人是否开展了风险沟通以及具体情况。	GVP 第91–95 条
PV27	药物警戒计划	95. 药物警戒计划是否经药品安全委员会审核，相关内容是否符合撰写要求 96. 药物警戒计划是否实施（＊） 97. 是否根据对风险的认知情况及时更新药物警戒计划	查看药物警戒计划及证明其实施的相关材料。	GVP 第96–99 条，疫苗管理法第57 条
PV28	聚集性事件调查处置	98. 对药品不良反应聚集性事件是否及时进行了调查处置（＊＊） 99. 是否采取适宜的风险控制措施（＊） 100. 调查处置情况和结果是否按要求进行了报告（＊）	了解持有人是否发现或获知药品不良反应聚集性事件；了解聚集性事件调查处置经过；查看调查报告、跟踪报告、总结报告；查看证明企业开展相关风险控制措施的文件或记录。	GVP 第61、89、132 条

注：1. 要求持有人提供的相关资料一般为三年以内，或自上次检查至本次检查期间形成的资料。

2. 本表中 GVP 指《药物警戒质量管理规范》、AEFI 方案指《全国疑似预防接种异常反应监测方案》。

国家药监局关于进一步加强药品不良反应监测
评价体系和能力建设的意见

（国药监药管〔2020〕20号）

各省、自治区、直辖市药品监督管理局，新疆生产建设兵团药品监督管理局：

近年来，药品不良反应、医疗器械不良事件、化妆品不良反应、药物滥用监测评价（以下统称药品不良反应监测评价）工作取得明显成效，制度规范不断完善，监测评价体系逐步建立，报告数量和质量稳步提升，风险控制手段更加成熟，国际合作持续加强，为药品监管工作提供了有力支撑。与此同时，必须看到，当前我国药品不良反应监测评价工作仍然存在短板，基层监测评价机构数量有所减少，专业人才队伍不足，监测信息系统滞后，监测评价能力亟待提高，经费保障难以满足需求，已在一定程度上影响用药安全水平的提升和公众健康权益的保障。为全面贯彻落实中央有关加强新时代药品安全工作的要求，现就进一步加强药品不良反应监测评价体系和能力建设提出以下意见：

一、主要目标

始终把确保人民群众健康权益放在首位，坚持科学化、法治化、国际化、现代化的发展方向和职业化、专业化的建设要求，持续加强药品不良反应监测评价体系建设，不断提高监测评价能力，全面促进公众用药用械用妆安全。到2025年，努力实现以下主要目标：

（一）**药品不良反应监测评价体系更加健全。**科学制定药品不良反应监测评价技术体系发展规划，建立健全职责清晰、分工明确、系统完备、协同高效的药品不良反应监测评价技术体系。

（二）**药品不良反应监测评价制度更加完善。**加快制修订法律法规相关配套文件，形成系统完善的药品不良反应监测评价规章制度和指导原则。

（三）**药品不良反应监测评价人才队伍全面加强。**各级药品不良反应监测机构应当配备足够数量的具备监测评价能力的专业技术人才，培养一支政治坚定、业务精湛、作风过硬的药品监测评价队伍。

（四）**药品不良反应监测信息系统全面升级。**丰富报告途径，提高数据质量，加强数据管理和分析，将药品不良反应监测信息纳入品种档案，强化信息共享和利用，支撑产品风险信号的识别管控。

（五）**药品不良反应监测评价方式方法不断创新。**推进药品不良反应监测哨点（基地）建设，整合社会优势专业资源，创新监测评价模式，持续推进上市药品安全监测评价新方式新方法的研究与应用。

（六）**药品不良反应监测评价国际合作持续深化。**推进与乌普萨拉监测中心在数据共享、人员交流、方法学研究方面的深度合作；及时转化实施ICH相关指导原则；积极参与相关国际组织在制修订药品、医疗器械、化妆品监测评价国际通用规则和技术指导原则方面的活动。

二、主要任务

各级药品监督管理部门要加快构建以药品不良反应监测机构为专业技术机构、持有人和医疗机构依法履行相关责任的"一体两翼"工作格局。围绕加强药品不良反应监测评价体系和能力建设目标，重点推进以下工作任务。

（一）**进一步加强药品不良反应监测评价机构建设**。适应药品监管工作要求，科学制定药品不良反应监测评价技术体系发展规划。以强化统筹、系统提升为重点，全面加强国家药品不良反应监测中心建设。国家药品不良反应监测中心应当配合做好药品不良反应监测评价工作发展的顶层设计和统筹规划，组织开展全国药品不良反应监测和上市后安全性评价技术工作，组织制定药品不良反应监测评价技术标准和规范，强化对地方各级药品不良反应监测评价技术机构业务指导。以完善功能、强化配套为重点，大力推进省级和市级药品不良反应监测评价机构建设。省级药品不良反应监测评价机构应当配合做好本行政区域内药品不良反应监测评价工作的规划和设计，承担职责范围内药品不良反应监测和上市后安全性评价技术工作，对市县级药品不良反应监测评价技术机构进行业务指导。设区的市级药品不良反应监测评价技术机构承担区域内药品不良反应监测评价工作。以扩大覆盖、夯实基础为重点，稳步推进县级监测评价技术机构建设。县级药品不良反应监测评价技术机构应当承担职责范围内辖区报告的收集、核实、上报、宣传、培训等工作。

（二）**加快完善药品不良反应监测评价制度体系**。落实《药品管理法》《疫苗管理法》《医疗器械监督管理条例》《化妆品监督管理条例》要求，制定相关配套制度和指导原则。加快修订《药品不良反应报告和监测管理办法》，研究制定药物警戒质量管理规范、药物滥用报告与监测管理相关要求，研究制定药品上市许可持有人药物警戒年度报告撰写指南、药物警戒委托协议撰写等指导原则。探索研究医疗器械警戒制度。加快制定化妆品不良反应监测管理办法及配套技术规范。省级药品监督管理部门加快推进相关法律法规的实施，形成系统完备的药品不良反应监测评价制度体系，基本建成符合我国监管实际的药物警戒制度。

（三）**着力建设监测评价人才队伍**。各级药品不良反应监测机构应当根据业务需要配备足够数量的具备监测评价能力的医学、药学、流行病与卫生统计学等相关专业技术人才。加强对药品不良反应监测评价人员培养和培训指导，提高信息收集、风险识别以及综合分析评价等能力，培养一批业务水平高、技术能力强的监测评价人才。建立药品不良反应监测、分析评价、风险评估专家数据库，充分发挥专家在药品不良反应监测评价中的决策咨询和技术指导作用。健全完善监测评价技术岗位晋升机制，合理设定各级岗位比例和相应薪酬分配机制，确保专业人才引得进、留得住、用得好，监测评价能力不断提高。

（四）**打造高效能国家药品不良反应监测信息系统**。加快推进药品安全"十三五"规划有关国家药品不良反应监测系统（二期）工程建设。依托"国家药监云"强化基础支撑环境，转化实施国际人用药品注册技术协调会（ICH）E2B（R3）数据标准，建立在线报告、网关传输等多种报告途径，探索应用大数据、人工智能等技术和方法，实现数据共享与反馈、风险预警与识别、持有人考核评估智能化等功能。将药品不良反应监测信息纳入品种档案，实现药品不良反应监测信息与国家药品监管数据共享平台的对接。根据《化妆品监督管理条例》和《化妆品不良反应监测管理办法》要求，推进国家化妆品不良反应监测信息系统建设。探索患者直接报告不良反应新渠道，建成方便报告、易用兼容的国家药品不良反应监测信息系统。

（五）**研究探索上市后药品安全监测评价新方法**。以实施监管科学行动计划为引领，持续推进上市后药品安全监测评价新工具新标准新方法的研究与应用。继续推进建设药品不良反应医疗器械不良事件监测哨点、化妆品不良反应监测评价基地，充分发挥高水平技术支撑单位的专业技术优势和示范作用，开展相关课题研究、承担专项任务等；建设基于医疗大数据的主动监测与评价系统，提升药品安全风险的识别、评估能力；联合高校、医联体、区域医疗中心等，试点建设药物警戒研究基地；探索利用真实世界数据，研究上市后安全监测评价新方法；以创新性产品、高风险产品在临床使用环节的风险为重点，运用多来源数据，为监管提供技术支撑。

（六）**指导和督促持有人落实药品安全主体责任**。药品上市许可持有人（包括医疗器械注册人、备案人和化妆品注册人、备案人）应当依法履行产品安全主体责任，加强药品医疗器械化妆品全生命周期管理，建立健全监测评价体系，依法开展上市后不良反应监测，主动收集、跟踪分析、及时报告疑似不良反应信息，对已识别风险的药品医疗器械化妆品及时采取风险控制措施。省级药品监督管理部门应当采取有效措施指导和督促持有人落实直接报告不良反应等要求，加大对持有人及其代理人监测评价工作的检查力度，强化持有人安全主体责任。强化监测评价与注册审评工作的有机衔接，将不良反应监测情况纳入产品再注册（延续注册）的重要审查要素。药品不良反应监测技术机构应当加强对持有人的技术指导。

（七）**坚持和巩固医疗机构药品不良反应报告工作机制**。国务院药品监督管理部门加强与国务院卫生健康主管部门沟通协调，坚持和巩固医疗机构药品不良反应报告制度，加强数据共享，形成不良反应报告源于临床、服务临床的良性循环。省级及以下药品监督管理部门要加强与同级卫生健康部门合作，建立医疗机构药品不良反应报告工作考核机制和定期通报制度，实现二级及以上医疗机构报告监测全覆盖。各级药品不良反应监测技术机构应当加强培训指导，提高医务人员对药品不良反应的识别能力和报告意识，促进信息填报完整、内容准确规范。继续推进医疗机构建立药品不良反应报告和监测管理制度，依法履行报告责任，加强监测数据分析利用。

（八）**持续提升公众对不良反应的认知水平**。加强与医药院校、行业协会、医疗机构等合作，力争把药品不良反应相关知识列为专业基础课程和医务人员再教育、职业技术级别评定的重要内容，实现医生、护士、药师、技师安全用药用械知识培训全覆盖。利用新闻媒体、网络平台等媒介宣传药品不良反应知识，依托安全用药月、医疗器械宣传周、化妆品安全科普宣传周、国际禁毒日等平台，开展药品不良反应知识进医院、进社区、进校园等形式多样的宣传活动，提升公众认知水平。

（九）**不断深化国际交流与合作**。深化与世界卫生组织（WHO）、有关国家药品监管机构、乌普萨拉监测中心（UMC）在药物警戒领域的交流合作。推动国家药品不良反应监测中心申请成为WHO国际药物监测项目合作中心。推进与乌普萨拉监测中心在数据共享、人员交流、方法学研究方面的深度合作。积极推进ICH药物警戒相关指导原则转化实施，参与ICH、国际医疗器械监管机构论坛（IMDRF）、国际药物警戒学会（ISOP）、国际医学科学组织委员会（CIOMS）、国际制药工程协会（ISPE）等药物警戒、医疗器械不良事件监测相关领域国际通用规则和技术指导原则的制修订，为国际药物警戒发展贡献中国智慧和力量。

三、组织保障措施

（一）**强化组织领导**。各级药品监督管理部门要深刻认识进一步加强药品不良反应监测评价体系和能力建设的重要意义，从有效实现药品安全全程风险管控以及保护和促进公众健康的高度，认真研究谋划药品不良反应监测评价各项工作，健全监测评价制度，强化体系和能力建设，切实加强组织领导和统筹协调，确保药品不良反应监测评价工作得到全面加强。

（二）**强化经费保障**。各级药品监督管理部门要加大对药品不良反应监测评价工作的资金投入，充分保障药品不良反应监测信息系统建设和开展报告收集、调查核实、分析评价、应急处置等工作所需经费和装备需求，提高资金使用效益，为扎实推进监测评价工作创造良好条件。

（三）**强化责任落实**。各省级药品监督管理部门要紧密结合本地区实际，明确监管责任和工作目标，建立健全督查考核机制，着力推动各项目标任务落实。国家药品监督管理部门将监测评价体系和能力建设情况纳入对地方政府年度考核，并适时组织专项督导检查，确保各项目标和任务落实到位。

国家药监局

2020 年 7 月 28 日

国家药监局关于发布个例药品不良反应收集和
报告指导原则的通告

（2018 年第 131 号）

为规范持有人药品上市后不良反应监测与报告工作，落实持有人直接报告药品不良反应主体责任，遵循国际人用药品注册技术协调会（ICH）指导原则相关规定，国家药品监督管理局组织制定了《个例药品不良反应收集和报告指导原则》，现予发布。

特此通告。

附件：个例药品不良反应收集和报告指导原则

国家药监局

2018 年 12 月 19 日

附件

个例药品不良反应收集和报告指导原则

为规范药品上市后个例不良反应的收集和报告，指导上市许可持有人开展药品不良反应报告相关工作，依据中共中央办公厅、国务院办公厅《关于深化审评审批制度改革鼓励药品医疗器械创新的意见》（厅字〔2017〕42 号）、《药品不良反应报告和监测管理办法》（卫生部令第 81 号）、《关于药品上市许可持有人直接报告不良反应事宜的公告》（国家药品监督管理局公告 2018 年第 66 号），参照国际人用药品注册技术协调会《上市后安全性数据管理：快速报告的定义和标准》（ICH E2D），制定本指导原则。

本指导原则适用于上市许可持有人（包括持有药品批准证明文件的生产企业，以下简称持有人）开展个例药品不良反应的收集和报告工作。

国务院卫生行政部门和药品监督管理部门对疫苗不良反应收集和报告另有规定的，从其规定。

本指导原则中个例药品不良反应是指单个患者使用药品发生的不良反应。

1 个例药品不良反应的收集

个例药品不良反应的收集和报告是药品不良反应监测工作的基础，也是持有人应履行的基本法律责任。

持有人应建立面向医生、药师、患者等的有效信息途径，主动收集临床使用、临床研究、市场项目、学术文献以及持有人相关网站或论坛涉及的不良反应信息。

持有人不得以任何理由或手段干涉报告者的自发报告行为。

1.1 医疗机构

持有人可采用日常拜访、电子邮件、电话、传真等方式，定期向医务人员收集临床发生的药品不良反应信息，并进行详细记录，建立和保存药品不良反应信息档案。

持有人或其经销商在与医疗机构签订药品购销合同时，应让医疗机构充分知晓持有人的不良反应报告责任，鼓励医务人员向持有人报告不良反应。

1.2 药品经营企业

药品经营企业应直接向持有人报告不良反应信息，持有人应建立报告信息的畅通渠道。

持有人通过药品经销商收集个例不良反应信息，双方应在委托协议中约定经销商的职责，明确信息收集和传递的要求。持有人应定期评估经销商履行信息收集责任的能力，采取必要措施确保所收集信息的数量和质量。

持有人或其经销商应确保药品零售企业知晓向其报告不良反应的有效方式，制定信息收集计划，并对驻店药师或其他人员进行培训，使其了解信息收集的目标、方式、方法、内容、保存和记录要求等，以提高不良反应信息的准确性、完整性和可追溯性。

1.3 电话和投诉

药品说明书、标签、持有人门户网站公布的联系电话是患者报告不良反应、进行投诉或咨询的重要途径。持有人应指定专人负责接听电话，收集并记录患者和其他个人（如医生、药师、律师）报告的不良反应信息。持有人应确保电话畅通，工作时间应有人接听，非工作时间应设置语音留言。电话号码如有变更应及时在说明书、标签以及门户网站上更新。持有人应以有效方式将不良反应报告方式告知消费者。

持有人应报告通过法律诉讼渠道获悉的不良反应，无论该报告是否已由其他报告人向监管部门提交。

1.4 学术文献

学术文献是高质量的药品不良反应信息来源之一，持有人应定期对文献进行检索，并报告文献中涉及的个例不良反应。持有人应制定文献检索规程，对文献检索的频率、时间范围、文献来源、文献类型、检索策略等进行规定。

对于首次上市或首次进口五年内的新药，文献检索至少每两周进行一次，其他药品原则上每月进行一次，也可根据品种风险情况确定。检索的时间范围要有连续性，不能间断。

持有人应对广泛使用的文献数据库进行检索，如中国知网（CNKI）、维普网（VIP）、万方数据库等国内文献数据库和PubMed、Embase、Ovid等国外文献数据库。国内外文献均要求至少要同时检索两个数据库。

有关不良反应的文献类型主要包括：个案报道、病例系列、不良反应综述等，此外临床有效性和安全性研究、荟萃分析等也可能涉及到药品的不良反应。文献来源的个例不良反应主要通过检索不良反应个案报道（对单个患者的不良反应进行描述和讨论，如"XX药致肝衰竭一例"）和不良反应病例系列（对多个患者同一性质的不良反应进行描述及讨论，如"XX药致过敏性休克四例"）获得。对于其他类型文献报道（如以观察疗效为主要目的临床观察性研究）中的不良反应，一般不作为个例报告。

持有人应制定合理的检索策略，确保检索结果全面，减少漏检，例如关键词可使用药品的国际非专利名称（INN）/活性成分进行检索，或使用药品监督管理部门批准的药品通用名称、商品名称和别名组合进行检索。

1.5 互联网及相关途径

持有人应定期浏览其发起或管理的网站，收集可能的不良反应病例。原则不要求持有人搜索外部网站，但如果持有人获知外部网站中的不良反应，应当评估是否要报告。

持有人应利用公司门户网站收集不良反应信息，如在网站建立药品不良反应报告的专门路径，提供报告方式、报告表和报告内容指导，公布完整、最新的产品说明书。

由持有人发起或管理的平面媒体、数字媒体、社交媒体/平台也是个例药品不良反应的来源之一，例如利用企业微信公众账号、微博、论坛等形式收集。

1.6 上市后研究和项目

由企业发起的上市后研究（包括在境外开展的研究）或有组织的数据收集项目中发现的个例不良反应均应按要求报告，如临床试验、非干预性流行病学研究、药品重点监测、患者支持项目、市场调研或其他市场推广项目等。

上市后研究或项目中发现的不良反应，原则上应由持有人向监管部门报告，但持有人不得以任何理由和手段干涉研究或项目合作单位的报告行为。

1.7 监管部门来源

境内监管部门向持有人反馈的药品不良反应报告，主要用于持有人对产品进行安全性分析和评价。持有人应对反馈的报告进行处理，如术语规整、严重性和预期性评价、关联性评价等，并按照个例药品不良反应的报告范围和时限要求报告（参见3.2和5.2）。

境外监管部门向持有人反馈的药品不良反应报告，符合境外报告要求的，应按境外报告处理流程向我国监管部门提交。

2 个例药品不良反应的记录、传递与核实

2.1 记录

持有人或其委托方第一位知晓个例不良反应的人员称为第一接收人。第一接收人应尽可能全面获取不良反应信息，包括患者情况、报告者情况、怀疑和并用药品情况、不良反应发生情况等。如果全面获取信息困难，应尽量首先获取四要素信息（参见 3.1）。

对各种途径收到的不良反应信息，如电子邮件、信函、电话、医生面访等均应有原始记录。除报告者外，也应记录提供病例报告信息的其他相关人员情况，保证信息提供者具有可识别性（参见3.1）。记录应真实、准确、客观，并应妥善保存。原始记录可以是纸质记录，也可以是电子文档、录音或网站截屏等。电话记录、医生面访等常规收集途径应制定原始记录表格。

所有原始记录应能明确持有人或其委托方本次获得该药品不良反应的日期以及第一接收人的姓名及其联系方式。文献检索应记录检索日期、人员、检索策略等，保存检索获得的相关原始文献；如果未检索到相关信息也应记录。

对于监管部门反馈的数据，持有人应确保反馈数据及时下载，记录下载时间、数量、操作人员等信息。

2.2 传递

个例药品不良反应的原始记录由第一接收人传递到药物警戒部门的过程中，应保持记录的真实性和完整性，不得删减、遗漏。为确保报告的及时性，应对传递时限进行要求。所有对原始数据的改动均应进行备注说明。持有人应制定有关缺失信息的处理规则，确保处理的一致性。药物警戒部门应对接收的所有个例不良反应报告进行编号，编号应有连续性，根据编号可追溯到原始记录。

2.3 核实

持有人应对个例不良反应信息的真实性和准确性进行评估。当怀疑患者或报告者的真实性，或怀疑信息内容的准确性时，应尽量对信息进行核实。监管部门反馈的报告默认为具有真实性和准确性，但如果持有人认为该报告可能影响药品的整体安全性评估，也应尽量核实。

药品不良反应如果来自持有人以外的合作方，如企业委托信息收集的单位、委托文献检索的机构、研究合作单位等，双方协议中应有约束规定，确保合作方收集的信息真实、准确。持有人有责任对合作方提供的不良反应信息进行审核，并对提交给监管部门的报告负责。

3 个例药品不良反应报告的确认

通过各种途径收集的个例药品不良反应，应进行确认。需要确认的内容主要包括：是否为有效报告、是否在报告范围之内、是否为重复报告等。经确认无需向监管部门提交的个例药品不良反应，应记录不提交的原因，并保存原始记录。

3.1 有效报告

首先应确认是否为有效报告。一份有效的报告应包括以下四个元素（简称四要素）：可识别的患者、可识别的报告者、怀疑药品、不良反应。如果四要素不全，视为无效报告，应补充后再报。

"可识别"是指能够确认患者和报告者存在。当患者的下列一项或几项可获得时，即认为患者可识别：姓名或姓名缩写、性别、年龄（或年龄组，如青少年、成年、老年）、出生日期、患者的其他识别代码。提供病例资料的初始报告人或为获得病例资料而联系的相关人员应当是可识别的。对于来自互联网的病例报告，报告者的可识别性取决于是否能够核实患者和报告者的存在，如提供有效的电子邮箱或者其他联系方式。

3.2 报告范围

患者使用药品发生与用药目的无关的有害反应，当无法排除反应与药品存在的相关性，均应按

照"可疑即报"的原则报告。报告范围包括药品在正常用法用量下出现的不良反应,也包括在超说明书用药情况下发生的有害反应,如超适应症用药、超剂量用药、禁忌症用药等,以及怀疑因药品质量问题引起的有害反应等。

应收集药物过量信息,并在定期安全性报告中进行分析,其中导致不良反应的药物过量应按个例药品不良反应进行报告。

出口至境外的药品(含港、澳、台)以及进口药品在境外发生的严重不良反应,无论患者的人种,均属于个例报告的范围。非严重不良反应无须按个例报告提交,应在定期安全性更新报告中汇总。

对于来自上市后研究或有组织的数据收集项目中的不良反应,经报告者或持有人判断与药品存在可能的因果关系,应该向监管部门报告。其他来源的不良反应,包括监管部门反馈的报告,无论持有人是否认为存在因果关系,均应向监管部门报告。

文献报告的不良反应,可疑药品如确定为本持有人产品,无论持有人是否认为存在因果关系,均应报告;如果确定非本持有人产品的则无需报告。如果不能确定是否为本持有人产品的,应在定期安全性更新报告中进行讨论,可不作为个例不良反应报告。

如果文献中提到多种药品,则应报告怀疑药品,由怀疑药品的持有人进行报告。怀疑药品由文献作者确定,通常在标题或者结论中作者会提及怀疑药品与不良反应之间的因果关系。如果报告人认为怀疑药品与文献作者确定的怀疑药品不同,可在报告的备注中说明。

3.3 重复和未提交的报告

为避免因收集途径不同而导致重复报告,持有人应对收到报告进行查重,剔除重复报告后上报。对于不能确定是否重复的报告,应及时上报。

4 个例药品不良反应的评价

药物警戒部门人员在收到个例药品不良反应报告后(包括监管部门反馈的报告),应对该报告进行评价,包括对新的不良反应和严重不良反应进行判定,以及开展药品与不良反应的关联性评价。

4.1 新的药品不良反应的判定

当不良反应的性质、严重程度、特性或结果与本持有人说明书中的术语或描述不符,应当被认为是新的不良反应(或称非预期不良反应)。持有人不能确定不良反应是新的或已知的,应当按照新的来处理。

导致死亡的不良反应应当被认为是新的不良反应,除非说明书中已明确该不良反应可能导致死亡。

同一类药品可能存在某个或某些相同的不良反应,称之为"类反应"。仅当在说明书中已有明确描述时,类反应才能认为是已知的不良反应,例如:"与同类其他药品一样,药品XX也会发生以下不良反应。"或"同类药品,包括药品XX会引起…。"如果药品XX至今没有发生该不良反应的记录,说明书中可能出现如下描述:"已有报告同类其他药品会引起…"或"有报告同类药品会引起…,但至今尚未收到药品XX的报告。"在这种情况下,不应当认为该不良反应对于药品XX是已知的不良反应。

4.2 严重药品不良反应的判定

存在以下损害情形之一的不良反应应当被判定为严重药品不良反应:(1)导致死亡;(2)危及生命;(3)导致住院或住院时间延长;(4)导致永久或显著的残疾/功能丧失;(5)先天性异常/出生缺陷;(6)导致其他重要医学事件,如不进行治疗可能出现上述所列情况的。

对于不良反应来说,"严重程度"和"严重性"并非同义词。"严重程度"一词常用于描述某一特定事件的程度(如轻度、中度或重度心肌梗死),然而事件本身可能医学意义较小(如严重头痛);

而"严重性"则不同，是以患者/事件的结局或所采取的措施为标准，该标准通常与造成危及生命或功能受损的事件有关。严重药品不良反应是指其"严重性"而非"严重程度"。

死亡病例应理解为怀疑因药品不良反应（如室颤）导致死亡的病例，而非只看病例结局本身。如果死亡病例的不良反应仅表现为轻度皮疹或腹痛，并不能导致死亡，患者死亡原因可能是原患病（如癌症）进展，则不能判定为严重药品不良反应，也不能归为死亡病例。

4.3 因果关系的判定

因果关系的判定又称关联性评价，是评价怀疑药品与患者发生的不良反应/事件之间的相关性。根据世界卫生组织（WHO）相关指导原则，关联性评价分为肯定、很可能、可能、可能无关、待评价、无法评价6级，参考标准如下：

肯定：用药与不良反应的发生存在合理的时间关系；停药后反应消失或迅速减轻及好转（即去激发阳性）；再次用药不良反应再次出现（即再激发阳性），并可能明显加重；同时有说明书或文献资料佐证；并已排除原患疾病等其他混杂因素影响。

很可能：无重复用药史，余同"肯定"，或虽然有合并用药，但基本可排除合并用药导致不良反应发生的可能性。

可能：用药与反应发生时间关系密切，同时有文献资料佐证；但引发不良反应的药品不止一种，或不能排除原患疾病病情进展因素。

可能无关：不良反应与用药时间相关性不密切，临床表现与该药已知的不良反应不相吻合，原患疾病发展同样可能有类似的临床表现。

待评价：报表内容填写不齐全，等待补充后再评价，或因果关系难以定论，缺乏文献资料佐证。

无法评价：报表缺项太多，因果关系难以定论，资料又无法获得。

以上6级评价可通过下表表示：

关联性评价	时间相关性	是否已知	去激发	再激发	其他解释
肯定	+	+	+	+	−
很可能	+	+	+	?	−
可能	+	±	±?	?	±?
可能无关	−	−	±?	?	±?
待评价	需要补充材料才能评价				
无法评价	评价的必须资料无法获得				

1. +表示肯定或阳性；−表示否定或阴性；±表示难以判断；?表示不明。

2. 时间相关性：用药与不良反应的出现有无合理的时间关系。

3. 是否已知：不良反应是否符合该药已知的不良反应类型。

4. 去激发：停药或减量后，不良反应是否消失或减轻。

5. 再激发：再次使用可疑药品是否再次出现同样的不良反应。

6. 其他解释：不良反应是否可用并用药品的作用、患者病情的进展、其他治疗的影响来解释。

初始报告人（如报告的医生、药师）可能对报告进行了关联性评价，原则上持有人评价意见不应低于初始报告人。持有人与初始报告人评价意见不一致的，可在备注中说明。多种因素可能会干扰因果关系判断，如原患疾病、并用药品或药品存在可疑的质量问题等，评价人员应科学评估，不能盲目将这些因素作为排除药品与不良反应关联性的理由，从而不予上报。

5 个例药品不良反应报告的提交

5.1 提交路径

持有人应通过药品不良反应直接报告系统提交个例不良反应报告，并对系统注册信息进行及时维护和更新。

5.2 报告时限

药品不良反应报告应按时限要求提交。报告时限开始日期为持有人或其委托方首次获知该个例不良反应，且达到最低报告要求的日期，记为第0天。第0天的日期需要被记录，以评估报告是否及时提交。文献报告的第0天为持有人检索到该文献的日期。

境内严重不良反应在15个日历日内报告，其中死亡病例应立即报告；其他不良反应在30个日历日内报告。境外严重不良反应在15个日历日内报告。

对于持有人委托开展不良反应收集的，受托方获知即认为持有人获知；对于境外报告，应从境外持有人获知不良反应信息开始启动报告计时。

当收到报告的随访信息，需要提交随访报告时，应重新启动报告时限计时。根据收到的随访信息，报告的类别可能发生变化，如非严重报告变为严重报告，随访报告应按变化后的报告类别时限提交。

6 个例药品不良反应报告质量控制

持有人应确保报告内容真实、完整、准确。持有人应真实记录所获知的个例药品不良反应，不篡改、不主观臆测，严禁虚假报告。要求尽量获取药品不良反应的详细信息，个例报告表中各项目尽可能填写完整。

药品不良反应过程描述应包括患者特征、疾病和病史、治疗经过、临床过程和诊断，以及不良反应相关信息，如处理、转归、实验室证据，包括支持或不支持其为不良反应的其他信息。描述应有合理的时间顺序，最好按患者经历的时间顺序，而非收到信息的时间顺序。在随访报告中，应当明确指出哪些是新的信息。除了实验室检查数据外，尽量避免使用缩略语或英文首字母缩写。报告中应当包括补充材料中的关键信息，在描述中应当提及这些材料的可用性并根据要求提供。在描述中也应当概述任何有关的尸体解剖或尸检发现。

药品名称、疾病名称、不良反应名称、单位名称应规范填写。药品通用名称和商品名称应准确填写，避免混淆颠倒。不良反应名称和疾病、诊断、症状名称应参照《WHO药品不良反应术语集》（WHOART）或《ICH监管活动医学词典》（MedDRA）及其配套指南，如《MedDRA术语选择：考虑要点》来确定。体征指标、实验室检查结果应与原始记录无偏差。

对于文献报道中每一位身份可识别的患者都应该填写一份个例报告表，因此，如果一篇文献中涉及多名可识别的患者，应填写相应数量的报告表。文献的过程描述部分也应尽量包括患者特征、疾病和病史、治疗经过、临床过程、诊断以及不良反应相关信息。报告表中应提供文献的出版信息来源，原始文献应作为报告表的附件上传。

7 个例药品不良反应的随访和调查

随访和调查的目的是获取更详细、更准确的病例信息资料，便于对报告做出准确的评价，以及对药品的安全性进行深入分析。

7.1 病例的随访

首次收到的个例不良反应信息通常是不全面的，应对缺失的信息进行随访。持有人应对严重报告中缺失的信息进行随访，非严重报告中怀疑可能是严重病例，或为新的不良反应的，缺失信息也应尽量随访。

随访的优先顺序为：（1）新的且严重不良反应病例；（2）其他严重不良反应病例；（3）新的且非严重不良反应病例。除此之外，一些具有特殊重要性的病例报告，如管理部门要求关注的，以及可能导致说明书修订的任何病例，也应作为优先随访的对象。持有人可通过信函、电子邮件、电话、访视等适宜的方式对报告中缺失的信息进行追踪访问，并有完整的随访记录。随访记录应包括随访人（随访和被随访者）、时间、地点、方式、内容、结果（例如随访获取的回函、电话或访谈记录等），随访失败还应记录失败原因。随访记录应妥善保存。为获取更有价值的信息，持有人应预设特定的问题，随访方法也可能需要调整。如果可能，应对提供的口述信息进行书面确认。

随访应在不延误首次报告的前提下尽快完成。如随访结果无法在首次报告时限内获得，应先将首次报告提交至监管部门，再提交随访信息。对病例的随访应尽快进行，以避免因时间过长而无法获取相关信息。随访报告也应按报告时限提交。对于收到的所有妊娠暴露病例，持有人应尽可能随访至妊娠终止，并明确记录妊娠结果。

文献中报告的个例不良反应，持有人认为有价值的，在必要时可进行随访，以获取更全面的信息。

有以下情形之一的，可终止随访：（1）从报告者处已获取充分信息；（2）报告者明确没有进一步信息或拒绝随访；（3）两次随访之后没有新的信息，并且继续随访也无法获得更多信息；（4）不同日期三次以上均联系不上报告者；（5）邮件、信函被退回且没有其他可用的联系方式。

7.2 死亡病例调查

持有人应对获知的死亡病例进行调查，并在15个日历日内完成调查报告并提交。调查内容包括：对死亡病例情况、药品使用情况、不良反应发生及诊治等信息进行核实、补充和完善；向医疗机构了解药品存储和配液环境、类似不良反应发生情况等；如患者转院救治，应对转院治疗相关情况进行调查。此外，应根据实际情况收集患者的病历、尸检报告等资料。调查过程中还应对产品的质量进行回顾，必要时进行质量检验。

8 个例药品不良反应数据管理

本指导原则中的数据是指与个例药品不良反应的收集与报告工作相关的所有数据，包括不良反应信息的原始记录（如面访记录、电话记录、电子邮件或截图、文献检索记录、原始报告表）、随访记录、已经提交的报告表、未提交的报告表、国家药品不良反应监测系统反馈的报告、死亡病例调查报告，以及其他报告相关的调查与沟通内容。根据数据的载体形式不同，分为电子数据和纸质数据。

数据管理应贯穿整个数据的生命周期，从数据的采集、记录、传递、处理、审核、报告、保存到销毁，应坚持真实、完整、安全、可追溯的管理原则。

个例药品不良反应信息应以数据库形式管理，便于查找、分析、评价等，如Excel表格，或持有人的药物警戒信息系统/平台。已提交的药品不良反应报告表应能追溯到原始记录、随访记录及调查报告。

为保证数据的安全性和保密性，应对数据库实行严格的访问控制，仅有经过授权的人员才能进行访问。登录的账号和密码应严格保密，同时应避免因人员更替而导致账号和密码的遗失。数据库中的数据应定期备份，并保存在性能良好的电脑、服务器或其他存储介质中，储存介质应进行维护，防止因为设备损坏或淘汰造成数据的丢失。

纸质数据的记录应清晰、可读，并可被理解。应做好纸质数据分类，建立目录，便于查找。应建立安全控制和归档规程，确保纸质数据在留存期内免于被故意或无意地更改或丢失。所有电子数据和纸质数据均应按照档案管理的要求进行存档。

国家药品监督管理局关于药品上市许可持有人
直接报告不良反应事宜的公告

（2018 年第 66 号）

根据《中华人民共和国药品管理法》、《中共中央办公厅、国务院办公厅关于深化审评审批制度改革鼓励药品医疗器械创新的意见》（厅字〔2017〕42 号），为进一步完善药品不良反应监测制度，落实药品上市许可持有人（包括持有药品批准文号的药品生产企业，以下简称持有人）不良反应报告主体责任，国家药品监督管理局就持有人直接报告不良反应公告如下：

一、持有人应当建立健全药品不良反应监测体系。持有人是药品安全责任的主体，应当指定药品不良反应监测负责人，设立专门机构，配备专职人员，建立健全相关管理制度，直接报告药品不良反应，持续开展药品风险获益评估，采取有效的风险控制措施。

持有人委托其他公司或者机构开展药品不良反应监测工作，双方应当签订委托协议。持有人应当配备专职人员做好对受托方的监督和管理等工作，相应法律责任由持有人承担。进口药品持有人应当指定在我国境内设立的代表机构或者指定我国境内企业法人作为代理人，具体承担进口药品不良反应监测、评价、风险控制等工作。持有人及其代理人应当接受药品监督管理部门的监督检查。

二、持有人应当及时报告药品不良反应。持有人应当建立面向医生、药师和患者的有效信息收集途径，主动收集临床使用、临床研究、市场项目、学术文献以及持有人相关网站或者论坛涉及的不良反应信息。

境内发生的严重不良反应应当自严重不良反应发现或获知之日起 15 日内报告，死亡病例及药品群体不良事件应当立即报告，其他不良反应应当在 30 日内报告。持有人应当对严重不良反应报告中缺失的信息进行随访，对死亡病例开展调查并按要求提交调查报告。

境外发生的严重不良反应应当自持有人发现或获知严重不良反应之日起 15 日内报告，其他不良反应纳入药品定期安全性更新报告中。

三、持有人应当报告获知的所有不良反应。持有人应当按照可疑即报原则，直接通过国家药品不良反应监测系统报告发现或获知的药品不良反应。报告范围包括患者使用药品出现的与用药目的无关且无法排除与药品存在相关性的所有有害反应，其中包括因药品质量问题引起的或者可能与超适应症用药、超剂量用药、禁忌症用药等相关的有害反应。

医疗机构及个人保持原途径报告不良反应，也可向持有人直接报告。药品经营企业直接向持有人报告。国家药品不良反应监测系统将及时向持有人反馈收集到的药品不良反应信息，持有人应当对反馈的药品不良反应信息进行分析评价，并按个例不良反应的报告范围和时限上报。

四、持有人应当加强不良反应监测数据的分析评价。持有人应当及时对发现或者获知的个例药品不良反应进行评价，定期对药品不良反应监测数据、临床研究、文献等资料进行评价；发现新的且严重不良反应、报告数量异常增长或者出现批号聚集性趋势等，应当予以重点关注；定期全面评价药品的安全性，识别药品潜在风险，研究风险发生机制和原因，主动开展上市后研究，持续评估药品的风险与获益。

持有人应当汇总年度情况，包括企业年度药品不良反应监测体系运行情况、不良反应报告情况、风险识别与控制情况、上市后研究情况等信息，并于每年 3 月 31 日前向省级药品不良反应监测机构提交上一年度总结报告。此外，持有人应当按规定要求做好药品定期安全性更新报告的撰写及上报工作。

五、持有人应当主动采取有效的风险控制措施。持有人应当根据分析评价结果，判断风险程度，制定积极有效的风险控制措施。

发现说明书未载明的不良反应，应当及时进行分析评价。对需要提示患者和医务人员的安全性信息及时修改说明书和标签，开展必要的风险沟通；对存在严重安全风险的品种，应当制定并实施风险控制计划，采取限制药品使用，主动开展上市后研究，暂停药品生产、销售、使用或者召回等风险控制措施；对评估认为风险大于获益的品种，应当主动申请注销药品批准证明文件。

对提示药品可能存在质量安全问题的，持有人必须立即采取暂停生产、销售、使用或者召回等措施，并积极开展风险排查。对其中造成严重人身伤害或者死亡的严重不良反应，持有人必须立即采取措施妥善处理。

持有人采取的风险控制措施应当向省级药品监督管理部门报告，并向省级药品不良反应监测技术机构报告不良反应详细情况以及风险评估情况。对于持有人采取的修改说明书，以及暂停药品生产、销售、使用或者召回等风险控制措施，持有人应当主动向社会公布。

六、加强对持有人药品不良反应监测工作的技术审核。各级药品不良反应监测技术机构要按照相关规定，做好本行政区域内药品不良反应报告的收集、核实、评价、调查、反馈和上报。省级及以上药品不良反应监测技术机构应当对监测数据进行定期分析评估，组织对定期安全性更新报告和年度总结报告进行技术审核，开展不良事件聚集性信号的监测评价，开展不良反应报告的质量评估。

七、省级药品监督管理部门承担属地监管责任。省级药品监督管理部门要高度重视持有人直接报告不良反应工作，制定年度监督检查计划，将监督检查纳入日常监管工作。组织对持有人及其代理人的药品不良反应监测工作开展日常检查，对其中隐瞒不报、逾期未报告、提供虚假报告等开展重点检查；对发现存在重大安全隐患或者违规行为的开展有因检查；对持有人委托开展药品不良反应监测工作的，组织对受托部门进行延伸检查。

八、严厉查处持有人不履行直接报告责任的行为。持有人未建立有效的药品不良反应监测体系，未指定药品不良反应监测负责人，未依规定建立专门机构、配备专职人员，未建立健全相关管理制度的，由省级药品监督管理部门依法予以查处。持有人严重违反相关规定、不能控制药品安全风险的，由省级药品监督管理部门责令暂停销售；持有人完成整改、经省级药品监督管理部门确认符合要求后，方可恢复销售。

持有人隐瞒不报、逾期未报告、提供虚假报告的，相关不良反应通过其他途径报告并经规定的程序核实，由省级药品监督管理部门依法采取警告、罚款等措施；隐瞒不报、逾期未报告造成严重人身伤害、死亡或者造成恶劣影响的，责令暂停相关产品销售，直至依法撤销药品批准证明文件。

持有人风险信息公布不及时、不完整、不准确的，由省级药品监督管理部门责令其完整准确公布信息。情节严重导致不能控制药品安全风险的，由省级药品监督管理部门责令其暂停相关产品销售。持有人整改后完整准确公布信息的，经省级药品监督管理部门检查确认符合要求，方可恢复销售。

本公告自 2019 年 1 月 1 日起实施。

特此公告。

国家药品监督管理局

2018 年 9 月 29 日

国家食品药品监督管理局关于印发药品定期安全性更新报告撰写规范的通知

(国食药监安〔2012〕264号)

各省、自治区、直辖市及新疆生产建设兵团食品药品监督管理局(药品监督管理局),国家食品药品监督管理局药品评价中心:

为规范和指导药品生产企业撰写药品定期安全性更新报告,提高药品生产企业分析评价药品安全问题的能力,根据《药品不良反应报告和监测管理办法》规定,我局组织制定了《药品定期安全性更新报告撰写规范》,现予以印发,请遵照执行。

国家食品药品监督管理局
2012年9月6日

药品定期安全性更新报告撰写规范

一、前言

本规范是指导药品生产企业起草和撰写《定期安全性更新报告》的技术文件,也是药品不良反应监测机构评价《定期安全性更新报告》的重要依据。

本规范是一个原则性指导文件,提出了撰写《定期安全性更新报告》的一般要求,但实际情况多种多样,不可能面面俱到,对具体问题应从实际出发研究确定。

本规范主要参考了 ICH E2C(R1)《上市药品定期安全性更新报告(Periodic Safety Update Reports for Marketed Drugs,PSUR)》,依据当前对《定期安全性更新报告》的认识而制定。随着药品生产企业定期总结药品安全的经验积累,以及科学技术的不断发展,本规范也将适时进行调整。

二、基本原则与要求

(一)关于同一活性物质的报告

药品生产企业可以遵循化学药和生物制品按照相同活性成分、中成药按照相同处方组成报告《定期安全性更新报告》。在一份《定期安全性更新报告》内,可以根据药物的不同给药途径、适应症(功能主治)或目标用药人群进行分层。

(二)关于数据汇总时间

《定期安全性更新报告》的数据汇总时间以取得药品批准证明文件的日期为起点计,上报日期应当在数据截止日后60日内。可以提交以国际诞生日为起点计的《定期安全性更新报告》,但如果上述报告的数据截止日早于我国要求的截止日期,应当补充这段时期的数据并进行分析。

(三)关于报告格式

《定期安全性更新报告》包含封面、目录和正文三部分内容。

封面包括产品名称、报告类别（定期安全性更新报告），报告次数、报告期，获取药品批准证明文件时间，药品生产企业名称、地址、邮编及传真，负责药品安全的部门、负责人及联系方式（包括手机、固定电话、电子邮箱等），报告提交时间，以及隐私保护等相关信息（参见附表1）。

目录应尽可能详细，一般包含三级目录。

正文撰写要求见本规范第三部分"主要内容"。

（四）关于电子提交

药品生产企业应当通过国家药品不良反应监测系统报告《定期安全性更新报告》。通过该系统在线填报定期安全性更新报告提交表（参见附表2），《定期安全性更新报告》作为提交表的附件上传。

（五）关于报告语言

药品生产企业应当提交中文《定期安全性更新报告》。合资、外资企业和进口药品的境外制药厂商可以提交公司统一的用英文撰写的《定期安全性更新报告》，但同时应当将该报告中除病例列表（Line Listings）和汇总表（Summary Tabulations）外的其他部分和公司核心数据表（Company Core Data Sheet，CCDS）翻译成中文，与英文原文一起报告。

三、主要内容

《定期安全性更新报告》的主要内容包括：药品基本信息、国内外上市情况、因药品安全性原因而采取措施的情况、药品安全性信息的变更情况、用药人数估算资料、药品不良反应报告信息、安全性相关的研究信息、其他信息、药品安全性分析评价结果、结论、附件。

（一）药品基本信息

本部分介绍药品的名称（通用名称、商品名称）、剂型、规格、批准文号、活性成分（处方组成）、适应症（功能主治）和用法用量。

（二）国内外上市情况

本部分简要介绍药品在国内外上市的信息，主要包括：

1. 获得上市许可的国家和时间、当前注册状态、首次上市销售时间、商品名等（参见附表3）；

2. 药品批准上市时提出的有关要求，特别是与安全性有关的要求；

3. 批准的适应症（功能主治）和特殊人群；

4. 注册申请未获管理部门批准的原因；

5. 药品生产企业因药品安全性或疗效原因而撤回的注册申请。

如果药品在我国的适应症（功能主治）、治疗人群、剂型和剂量与其他国家存在差异，应予以说明。

（三）因药品安全性原因而采取措施的情况

本部分介绍报告期内监管部门或药品生产企业因药品安全性原因而采取的措施和原因，必要时应附加相关文件。如果在数据截止日后、报告提交前，发生因药品安全性原因而采取措施的情况，也应在此部分介绍。

安全性措施主要包括：

1. 暂停生产、销售、使用，撤销药品批准证明文件；

2. 再注册申请未获批准；

3. 限制销售；

4. 暂停临床研究；

5. 剂量调整；

6. 改变用药人群或适应症（功能主治）；

7. 改变剂型或处方；

8.改变或限制给药途径。

在上述措施外，采取了其他风险控制措施的，也应在本部分进行描述。

（四）药品安全性信息的变更情况

本部分介绍药品说明书中安全性信息的变更情况，包括：

1.本期报告所依据的药品说明书核准日期（修订日期），以及上期报告所依据的药品说明书核准日期（修订日期）；

2.药品生产企业若在报告期内修改了药品说明书中的安全性相关内容，包括适应症（功能主治）、用法用量、禁忌症、注意事项、药品不良反应或药物相互作用等，应详细描述相关修改内容，明确列出修改前后的内容；

3.如果我国与其他国家药品说明书中的安全性信息有差别，药品生产企业应解释理由，说明地区差异及其对总体安全性评价的影响，说明药品生产企业将采取或已采取的措施及其影响；

4.其他国家采取某种安全性措施，而药品生产企业并未因此修改我国药品说明书中的相关安全性资料，应说明理由。

（五）用药人数估算资料

本部分应尽可能准确地提供报告期内的用药人数信息，提供相应的估算方法。当无法估算用药人数或估算无意义时，应说明理由。

通常基于限定日剂量来估算用药人数，可以通过患者用药人日、处方量或单位剂量数等进行估算；无法使用前述方法时，也可以通过药品销量进行估算。对所用的估算方法应给予说明。

当自发报告、安全性相关研究提示药品有潜在的安全性问题时，应提供更为详细的报告期用药人数信息。必要时，应按照国家、药品剂型、适应症（功能主治）、患者性别或年龄等的不同，分别进行估算。

如果《定期安全性更新报告》包含来源于安全性相关研究的药品不良反应数据，应提供相应的用药人数、不良反应发生例数以及不良反应发生率等信息。

（六）药品不良反应报告信息

本部分介绍药品生产企业在报告期内获知的所有个例药品不良反应和药品群体不良事件。

1.个例药品不良反应

报告期内国内外发生的所有个例药品不良反应首次报告和随访报告都应报告，不仅包括自发报告系统收集的，也包括上市后研究和其他有组织的数据收集项目发现的及文献报道的。对于文献未明确标识药品生产企业的，相关企业都应报告。

新药监测期内和首次进口五年内的药品，所有药品不良反应需以病例列表和汇总表两种形式进行汇总分析；其他药品，新的或严重药品不良反应需以病例列表和汇总表两种形式进行汇总分析，已知的一般药品不良反应，只需以汇总表形式进行汇总分析。

（1）病例列表

以列表形式提交个例药品不良反应，清晰直观，便于对报告进行分析评价，也有助于排除重复报告。

一个患者的不良反应一般在表格中只占一行。如果一个病例有多个药品不良反应，应在不良反应名称项下列出所有的药品不良反应，并按照严重程度排序。如果同一患者在不同时段发生不同类型的不良反应，比如在一个临床研究中间隔数周发生不同类型的不良反应，就应在表格的不同行中作为另一个病例进行报告，并对这种情况做出相应说明。

病例列表中的病例按照不良反应所累及的器官系统分类排列。病例列表的表头通常包括以下内容（参见附表4）：

①药品生产企业的病例编号。

②病例发生地（国家，国内病例需要提供病例发生的省份）。

③病例来源，如自发报告、研究、数据收集项目、文献等。

④年龄和性别。

⑤怀疑药品的日剂量、剂型和给药途径。

⑥发生不良反应的起始时间。如果不知道确切日期，应估计从开始治疗到发生不良反应的时间。对于已知停药后发生的不良反应，应估算滞后时间。

⑦用药起止时间。如果没有确切时间，应估计用药的持续时间。

⑧对不良反应的描述。

⑨不良反应结果，如痊愈、好转、未好转、不详、有后遗症、死亡。如果同一患者发生了多个不良反应，按照多个结果中最严重的报告。

⑩相关评价意见。需要考虑合并用药、药物相互作用、疾病进展、去激发和再激发情况等因素的影响；假如药品生产企业不同意报告者的因果关系评价意见，需说明理由。

为更好地呈现数据，可以根据药品剂型或适应症（功能主治）不同，使用多个病例列表。

（2）汇总表

对个例药品不良反应进行汇总，一般采用表格形式分类汇总（参见附表5）。当病例数或信息很少不适于制表时，可以采用叙述性描述。

汇总表不包含患者信息，主要包含不良反应信息，通常按照不良反应所累及的器官系统分类排序汇总。可以按照不良反应的严重性、说明书是否收载、病例发生地或来源的不同等分栏或分别制表。

对于新的且严重的不良反应，应提供从药品上市到数据截止日的累积数据。

（3）分析个例药品不良反应

本部分对重点关注的药品不良反应，如死亡、新的且严重的和其他需要关注的病例进行分析，并简要评价其性质、临床意义、发生机制、报告频率等。如果报告期内的随访数据对以往病例描述和分析有重要影响，在本部分也应对这些新数据进行分析。

2. 药品群体不良事件

本部分介绍报告期内药品群体不良事件的报告、调查和处置情况。

（七）安全性相关的研究信息

本部分介绍与药品安全相关的研究信息，包括非临床研究信息、临床研究信息和流行病学研究信息。本部分根据研究完成或发表与否，按已完成的研究、计划或正在进行的研究和已发表的研究进行介绍。

1. 已完成的研究

由药品生产企业发起或资助的安全性相关研究，对其中已完成的，药品生产企业应清楚、简明扼要地介绍研究方案、研究结果和结论，并提交研究报告。

2. 计划或正在进行的研究

由药品生产企业发起或资助的安全性相关研究，对其中计划实施或正在实施的，药品生产企业应清楚、简明扼要地介绍研究目的、研究开始时间、预期完成时间、受试者数量以及研究方案摘要。

如果在报告期内已经完成了研究的中期分析，并且中期分析包含药品安全有关的信息，药品生产企业应提交中期分析结果。

3. 已发表的研究

药品生产企业应总结国内外医学文献（包括会议摘要）中与药品安全有关的信息，包括重要的阳性结果或阴性结果，并附参考文献。

（八）其他信息

本部分介绍与疗效有关的信息、数据截止日后的新信息、风险管理计划及专题分析报告等。

规章文件

1. 与疗效有关的信息

对于治疗严重或危及生命疾病的药品，如果收到的报告反映患者使用药品未能达到预期疗效，这意味着该药可能对接受治疗的人群造成严重危害，药品生产企业应对此加以说明和解释。

2. 数据截止日后的新信息

本部分介绍在数据截止日后，在资料评估与准备报告期间所接收的新的重要安全性信息，包括重要的新病例或重要的随访数据。

3. 风险管理计划

药品生产企业如果已经制订了风险管理计划，则在此介绍风险管理计划相关内容。

4. 专题分析报告

药品生产企业如果针对药品、某一适应症（功能主治）或某一安全问题进行了比较全面的专题分析，应在此对分析内容进行介绍。

（九）药品安全性分析评价结果

本部分重点对以下信息进行分析。

1. 已知不良反应的特点是否发生改变，如严重程度、不良反应结果、目标人群等。

2. 已知不良反应的报告频率是否增加，评价这种变化是否说明不良反应发生率有变化。

3. 新的且严重的不良反应对总体安全性评估的影响。

4. 新的非严重不良反应对总体安全性评估的影响。

5. 报告还应说明以下各项新的安全信息：药物相互作用，过量用药及其处理，药品滥用或误用，妊娠期和哺乳期用药，特殊人群（如儿童、老人、脏器功能受损者）用药，长期治疗效果等。

（十）结论

本部分介绍本期《定期安全性更新报告》的结论，包括：

1. 指出与既往的累积数据以及药品说明书不一致的安全性资料；

2. 明确所建议的措施或已采取的措施，并说明这些措施的必要性。

（十一）附件

《定期安全性更新报告》的附件包括：

1. 药品批准证明文件；

2. 药品质量标准；

3. 药品说明书；

4. 参考文献；

5. 其他需要提交的资料。

四、名词解释

1. 数据截止日：纳入《定期安全性更新报告》中汇总数据的截止日期。

2. 报告期：上期与本期《定期安全性更新报告》数据截止日之间的时间段为本期《定期安全性更新报告》的报告期。

附表：1. 封面页

2. 定期安全性更新报告（PSUR）提交表

3. 国内外上市情况汇总表

4. 个例药品不良反应病例列表

5. 个例药品不良反应汇总表

附表1：

封面页

（　　　药品）定期安全性更新报告

第　　次报告

报 告 期：　年　月　日至　　年　月　日

报告提交时间：

国内首次获得药品批准证明文件时间：　　　年　　月　　日

国际诞生日（IBD）以及国家：

药品生产企业：

　　　地址：

　　　邮编：

　　　传真：

负责药品安全的部门：

　　　负 责 人：

　　　手　　机：

　　　固定电话：

　　　电子邮箱：

规章文件

附表 2

定期安全性更新报告（PSUR）提交表

报告表编码			国际诞生日	
活性成分（处方组成）				
药品分类			国产 / 进口	
报告期				
适应症（功能主治）				
用法用量				

通用名称	商品名称	批准文号	注册时间	药品管理状态	剂型	规格	本期生产 / 进口量	本期国内销量	估计使用人数

产品情况说明（简述报告第二部分至第九部分的主要内容）：

本期报告结论（简述报告结论部分内容，尤其是有关国内的信息和建议）：

报 告 人		报告日期	
企业名称		传　真	
企业地址		邮政编码	
负责部门		联系电话	
联 系 人		电子邮件	

注：1. 提交表内容应当是《定期安全性更新报告》的内容概要。

2. 报告表编码：系统自动生成，共有 23 位数字。由地区代码（6 位）、单位性质（1 位）、报告单位 ID（6 位）、年份（4 位）和序号（6 位）组成。

3. 药品分类：化药、中药、生物制品。

4. 药品管理状态：是否为国家基本药物、国家医疗保险药品、国家非处方药、中药保护品种。

附表 3

国内外上市情况汇总表

国家	商品名	注册状态	注册批准日	首次上市销售时间	撤市时间	规格 / 剂型 / 使用方式	备注
中国							
美国							
……							

附表 4

个例药品不良反应病例列表

通用名：（中文：　　　　　　英文：　　　　　　）　商品名：（中文：　　　　　　英文：　　　　　　）

序号	企业病例号	药品批号	不良反应名称	不良反应发生时间	不良反应结果	用药开始时间	用药结束时间	用法用量	用药原因	性别	年龄	初始/跟踪报告	病例来源	病例发生地	评价意见	备注

注：企业病例号请填写企业内部编号；不良反应结果请填写：痊愈、好转、未好转、后遗症、死亡或不详；病例来源请填写：自发报告、研究、数据收集项目、文献等。

附表 5

个例药品不良反应汇总表

不良反应所累及的器官系统	不良反应名称	报告期内数据（例）					累积数据（例）
		新的、严重的	严重的	新的、一般的	一般的	合计	新的、严重的

注：本表内"严重的"特指已知的严重报告，"一般的"特指已知的一般报告。

关于做好药品不良反应监测数据利用工作的通知

（国食药监安〔2012〕97号）

各省、自治区、直辖市食品药品监督管理局（药品监督管理局）：

近期，国家药品不良反应监测中心对2011年监测信息网络收集到的病例报告，按药品生产企业所在地分别进行了规整，并反馈给各省级药品不良反应监测机构。为做好药品不良反应监测数据的利用工作，现就有关事宜通知如下：

一、做好药品不良反应监测数据分析评价和利用。药品不良反应监测数据是做好药品监管工作的基础和重要依据，各省级药品监管部门要建立相关制度，做好药品不良反应监测数据的分析利用，有效控制药品安全风险。要组织药品不良反应监测机构以恰当形式向药品生产企业反馈相关数据，督促指导生产企业对药品不良反应数据进行分析，及时主动按照《药品说明书和标签管理规定》（局令第24号）完善药品说明书中的安全性信息，并对发现的问题采取有针对性的措施，减少和防止药品不良反应的重复发生。要组织药品不良反应监测机构定期对收到的和国家药品不良反应监测中心反馈的病例报告数据进行认真分析和评价，对发现存在安全问题或有安全隐患的品种，要依法督促企业查找原因，提高质量，必要时应及时对药品采取控制措施。

二、强化生产企业的责任和风险意识。各级药品监管部门要结合药品不良反应监测和分析评价结果，加强对药品生产企业的监督检查，督促并引导企业加强药品生产质量管理，采取有效措施，控制药品生产过程的质量安全风险。对通过分析和评价认为安全风险属于药品质量原因引起的，要督促企业改进质量，提高产品的质量安全水平；对属于药品本身问题引起的安全风险，要督促企业加强对产品的风险管理，开展上市后研究，指导临床合理用药，保障公众用药安全。要通过这些措施，增强企业的风险意识，落实企业是药品安全第一责任人的责任。

三、进一步加强药品不良反应日常监测管理工作。各级药品监管部门要加强对药品不良反应监测工作的组织领导，组织同级药品不良反应监测机构按照《药品不良反应报告和监测管理办法》的要求，做好药品不良反应病例报告的审核工作，特别要做好严重不良反应病例报告的评价和死亡病例的调查及分析评价工作，并尽可能地获取有价值（如尸检报告等）信息，为科学、准确开展分析评价工作奠定基础。要加强培训，进一步提高药品不良反应报告和监测质量，提高监测信息的可利用率。

国家食品药品监督管理局

二〇一二年四月十三日

关于印发《药品定期安全性更新报告审核要点（试行）》的通知

（监测与评价中〔2012〕27号）

各省、自治区、直辖市药品不良反应监测中心：

《药品定期安全性更新报告审核要点》（试行）已于2012年10月16日在合肥会议上讨论通过，现印发给你们，请参照执行。

特此通知

附件：药品定期安全性更新报告审核要点（试行）

国家药品不良反应监测中心
2012年11月19日

附件

药品定期安全性更新报告审核要点（试行）

一、药品基本信息

1. 药品基本信息是否完整；如不完整，缺少哪些信息；

二、国内外上市情况

2. 药品是否在欧美国家上市；如是，在哪些上市国家，有条件批准的上市条件、注册申请未获管理部门批准的原因、因药品安全性或疗效原因而撤回注册申请等情况如何；

3. 国外的适应症、治疗人群、剂型、剂量是否与国内有显著差异，具体差异如何；

三、因药品安全性原因而采取措施的情况

4. 药品在报告期内是否因安全性原因而采取了措施；如是，采取的措施及理由；

四、药品安全性信息的变更情况

5. 药品说明书中的安全性信息是否在报告期内有过变更；如是，主要变更内容有哪些；

6. 我国药品说明书中的安全性信息是否与国外的有显著差异，是否会对药品总体安全性评价有影响；

五、用药人数估算资料

7. 国内外用药人数、估算方法及合理性；

8. 如有不良反应发生率的资料，其发生率是多少；

六、药品不良反应报告信息

9. 报告期内的不良反应报告数量，其中严重不良反应数及主要表现，新的且严重的不良反应主要表现、报告数及其累积数；

10. 对于死亡病例、新的且严重的病例和其他需要关注的病例，其不良反应性质、临床意义、发生机制与报告频率如何；

11. 报告期内是否发生了群体不良事件；如是，其报告、调查与处置情况如何；

七、安全性相关的研究信息

12. 企业如果开展或者资助了安全性相关研究，其研究方法和主要结果如何；

13. 是否有药品相关的安全性研究文献；其主要安全性信息是否提示药品存在新的、严重的安全性问题；

八、其他信息

14. 对于治疗严重或危及生命疾病的药品，是否收到药品缺乏疗效的报告；如是，请说明；

15. 在数据截止日后，是否收到新的重要的安全性信息；如是，请说明；

16. 企业是否制定了风险管理计划；如是，请说明主要措施及成效；

17. 企业是否针对药品、某一适应症或者某一安全性问题进行了比较全面的专题分析；如是，请简要说明主要论据与结论；

九、药品安全性分析评价结果

18. 现有数据提示药品有何新的且严重的药品不良反应，对总体安全性评价是否有影响；

19. 已知不良反应的特点、发生率是否发生变化；

20. 药物相互作用、特殊人群用药与长期用药等是否有新的安全性信息；

十、结论

21. 与既往累积数据以及药品说明书不一致的安全性相关内容；

22. 企业拟采取的风险管理措施或已采取的措施。

规章文件

关于发布《药物警戒委托协议撰写
指导原则（试行）》的通知

（2020 年 6 月 4 日发布）

为规范药物警戒委托工作，按照国家药品监督管理局要求，国家药品不良反应监测中心组织制定了《药物警戒委托协议撰写指导原则（试行）》，现予以发布。

附件：《药物警戒委托协议撰写指导原则（试行）》

附件

药物警戒委托协议撰写指导原则（试行）

根据《中华人民共和国药品管理法》《药品不良反应报告和监测管理办法》《国家药品监督管理局关于药品上市许可持有人直接报告不良反应事宜的公告》，结合药品上市许可持有人（以下简称"持有人"）委托开展药物警戒工作的实际情况，制定本指导原则。

一、目的和范围

明确和规范药物警戒委托工作中持有人和受托方义务和责任，确保有效开展上市后药品不良反应及其他与用药有关的有害反应监测、识别、评估和控制工作。

本指导原则适用于持有人签订药物警戒委托协议时参考。

二、基本原则

（一）持有人为药物警戒责任主体，根据工作需要可以委托受托方开展药物警戒工作，相应法律责任由持有人承担。持有人为境外企业的，应当由其指定的在中国境内的企业法人履行药品上市许可持有人义务，与药品上市许可持有人承担连带责任。

（二）持有人和受托方应当遵守有关法律法规、标准规范，保证药物警戒工作全过程信息真实、准确、完整和可追溯，且持续符合法定要求。

（三）持有人和受托方签订的药物警戒委托协议需明确委托范围、内容和责任分工，内容完整、层次清晰、表述准确。双方严格履行协议约定的责任和义务。

（四）持有人和受托方应当充分协商、认真论证，经法律咨询形成药物警戒委托协议。协议主要包含但不限于以下内容：委托开展药物警戒的范围、义务和责任、各环节分工、委托事项，设备和数据管理，变更控制，质量控制和监督考核，争议的解决，有效期和终止条款，保密条款和违约责任等。

三、准备工作

（一）确定委托事项

持有人对药物警戒工作进行自评，确定拟委托工作事项和需求。药物警戒委托事项可包括但不限于以下内容：个例药品不良反应和境外发生的严重药品不良反应收集、报告、评价，文献检索、评价，聚集性信号、药品群体不良事件以及药品风险信号监测、识别、评估和控制，药品重点监测，药品上市后安全性研究，定期安全性更新报告，年度报告等。

持有人应当向受托方提供委托开展药物警戒工作的相关文件和资料。

（二）遴选受托方

持有人应当考察遴选具备相应药物警戒条件和能力的受托方。受托方应当具备保障工作有效运行的组织机构，具有可承担药物警戒委托事项相应的专业人员、管理制度、设施设备等工作条件和能力。受托方在接受委托前，应当对以上情况以及受托内容、受托工作量可否有效完成等情况进行自评，并向持有人提供可承接药物警戒工作的能力证明，确保所承接的药物警戒工作符合相关法律法规。受托方应当积极配合持有人开展相应的考察。

四、委托协议注意事项

（一）协议制订

持有人和受托方药物警戒相关负责人（包括其授权人）及相关负责部门参与药物警戒委托协议的起草和制定。持有人和受托方协商确认责任分工，明确委托开展药物警戒的详细内容。如有特殊需求应当予以明确。

协议应当在双方协商一致的前提下，由持有人和受托方的法定代表人、主要负责人或其委托的药物警戒负责人签署后生效。

（二）审核与检查

持有人应当将药物警戒委托工作纳入质量管理体系，定期考核评定委托事项，必要时对受托方进行现场审核，根据审核结果可要求受托方对药物警戒相关工作进行纠正和预防，确保药物警戒工作持续符合要求。

受托方应当配合持有人对委托事项的考核评定和现场审核。持有人在接受药品监管部门相关检查时，受托方应当配合。

（三）数据管理

持有人及受托方应当保证药物警戒工作所涉及的全部相关软硬件及数据的安全性、适用性和可用性，确保数据连续性，以便于可持续开展风险获益评估。受托方向多个持有人提供药物警戒服务时，应当保证不同持有人信息资料的安全性和保密性。

持有人和受托方应当保证药物警戒数据真实、准确、完整和可追溯，不得隐瞒或者篡改任何信息或评估结果。妥善保存药物警戒过程中形成的电子和纸质资料，确保在接受审核或检查时可提供包括原始记录在内的相关数据信息资料。

（四）风险管理

持有人应当加强对已上市药品的持续管理，对委托开展药物警戒工作均应实现有效的风险管理。应当充分考虑委托事项可能涉及到的药品风险监测、识别、评估和控制各环节，确保受托方发现药品安全风险时能及时告知持有人，告知的情形、内容、程序及时限应当予以明确。

（五）沟通

持有人和受托方建立良好有效的沟通机制，制定沟通方案，确认沟通程序和具体联系人等，发现存在相关问题时应当及时沟通。

（六）变更

协议明确持有人和受托方均可通过沟通机制对协议启动变更，对变更内容进行协商、确认并最终执行。

在药物警戒相关法律法规变更后，持有人和受托方需及时沟通，讨论决定是否调整、修改、完善或终止协议。

（七）违约处理

协议应当明确双方在委托工作中的法律责任及违约责任，发生违约行为按照法律法规和合同协议处理。

关于发布《上市许可持有人药品不良反应报告表（试行）》及填表说明的通知

（2020 年 1 月 8 日发布）

　　为落实药品上市许可持有人药品安全主体责任，指导持有人报告个例药品不良反应，国家药品不良反应监测中心组织制定了《上市许可持有人药品不良反应报告表（试行）》及填表说明，于 2020 年 1 月 8 日发布。

　　附件：1.《上市许可持有人药品不良反应报告表（试行）》
　　　　　2.《上市许可持有人药品不良反应报告表（试行）》填表说明

附件1

上市许可持有人药品不良反应报告表（试行）

严重报告□　　　　境外报告□　　　　首次报告□　　　　跟踪报告□　　　　病例编号*＿＿＿＿＿＿

报告来源*医疗机构□　经营企业□　个人□　文献□　研究□　项目□　其他□＿＿＿　监管机构□

患者信息								
姓名*	性别*	出生日期*	年龄	国籍	民族/种族	身高（cm）	体重（kg）	联系电话

医疗机构/经营企业名称：	既往药品不良反应及药物过敏史　有□＿＿＿＿＿　无□
病历号/门诊号：	

相关重要信息：

吸烟　　　有□＿＿＿＿＿＿　　　无□　　　不详□

饮酒　　　有□＿＿＿＿＿＿　　　无□　　　不详□

其他过敏史　有□＿＿＿＿＿＿　　无□　　不详□

其他（如肝病史，肾病史，家族史）有□＿＿＿＿＿　　无□　　不详□＿＿＿＿＿

相关疾病信息　（可重复）

序号	疾病名称	开始日期	结束日期	报告当时疾病是否仍存在
1				是□　否□　不详□

怀疑用药（可重复）

序号	批准文号*	商品名	通用名称*	剂型*	规格	上市许可持有人/生产企业*	产品批号*	失效期/有效期至	用法用量 给药途径	用法用量 单次剂量	用法用量 给药频次	用药起止日期* 起	用药起止日期* 止	用药时间	治疗疾病*	是否存在以下情况（可多选）[注1]	对药品采取的措施[注2]
1																	
2																	

注1：1- 假药　2- 用药过量　3- 父源暴露　4- 使用了超出有效期的药品　5- 检测并合格的批号　6- 检测并不合格的批号　7- 用药错误　8- 误用　9- 滥用　10- 职业暴露　11- 超说明书使用

注2：1- 停止用药　2- 减少剂量　3- 增加剂量　4- 剂量不变　0- 不详　9- 不适用

合并用药（可重复）

序号	批准文号	商品名	通用名称*	剂型*	规格	上市许可持有人/生产企业	产品批号	失效日期/有效期至	用法用量			用药起止日期		用药时间	治疗疾病*	是否存在以下情况（可多选）注1	对药品采取的措施注2
									给药途径	单次剂量	给药频次	起	止				
1																	
2																	

注1：1-假药　2-用药过量　3-父源暴露　4-使用了超出有效期的药品　5-检测并合格的批号　6-检测并不合格的批号　7-用药错误　8-误用　9-滥用　10-职业暴露　11-超说明书使用

注2：1-停止用药　2-减少剂量　3-增加剂量　4-剂量不变　0-不详　9-不适用

相关器械：

不良反应（可重复）

怀疑药品—不良反应术语*：_____

发生时间*：____年____月____日　结束时间：____年____月____日　持续时间：____（分/小时/天）

严重性*　非严重□

导致死亡□　危及生命□　导致住院或住院时间延长□　导致永久或显著的残疾/功能丧失□

先天性异常/出生缺陷□　导致其他重要医学事件，如不进行治疗可能出现上述所列情况□

非预期*　是□　否□

停药或减量后，反应是否消失或减轻*　是□　否□　不详□　不适用□

再次使用可疑药品后是否再次出现同样反应*　是□　否□　不详□　不适用□

结　果*　治愈□　好转□　未好转□　有后遗症□　死亡□　不详□

初始报告人评价*　肯定□　很可能□　可能□　可能无关□　待评价□　无法评价□

上市许可持有人评价*　肯定□　很可能□　可能□　可能无关□　待评价□　无法评价□

不良反应过程描述*（包括发生场所、症状、体征、临床检验等）及处理情况（可附页）：

死亡时间：＿＿＿年＿＿＿月＿＿＿日　　直接死因：＿＿＿＿＿＿＿＿

是否尸检：是□　否□　不详□　　尸检结果：＿＿＿＿＿＿＿＿

相关实验室检查信息 （可重复）

序号	检查项目	检查日期	结果 （单位）	正常值范围 （低值 – 高值）
1				

妊娠报告有关信息

父 / 母姓名	性别	出生日期	年龄	身高（cm）	体重（kg）	末次月经时间

妊娠相关描述项（既往妊娠史，本次妊娠单胎、多胎，妊娠结局，生产方式，胎儿结局等）（可附页）：

相关疾病信息 （可重复）

序号	疾病名称	开始日期	结束日期	报告当时疾病是否仍存在
1				是□　否□　不详□

既往用药史（可重复）

序号	药物名称	开始日期	结束日期	治疗疾病
1				

初始报告人姓名 *＿＿＿ 职业 * 医生□　药师□　护士□　其他医务人员□　消费者□　其他人员□

所在单位：＿＿＿＿＿＿＿＿　联系电话：＿＿＿＿＿＿＿＿　电子邮箱：＿＿＿＿＿＿＿＿

事件发生国家 / 地区 *：＿＿＿＿＿＿　首次获知时间 *：＿＿＿＿＿＿　企业病例编码 *：＿＿＿＿＿＿

最近一次获知时间 *（仅适用于跟踪报告）：＿＿＿＿＿＿＿＿＿＿

上市许可持有人名称 *：＿＿＿＿＿＿　联系人 *：＿＿＿＿＿＿　电话 *：＿＿＿＿＿＿　地址 *：＿＿＿＿＿＿

备　注	其他需说明的情况：

附件2

《上市许可持有人药品不良反应报告表（试行）》

填表说明

为了进一步落实药品上市许可持有人不良反应报告主体责任，国家药品监督管理局发布了《关于药品上市许可持有人直接报告不良反应事宜的公告》（2018年第66号），对上市许可持有人（包括持有药品批准文号的药品生产企业，以下简称持有人）的报告责任和报告范围有了更明确的要求和说明。针对持有人直报要求，现制定《上市许可持有人药品不良反应报告表（试行）》。

《上市许可持有人药品不良反应报告表（试行）》分为以下几个部分：报告基本情况、患者信息、使用药品情况（包括怀疑用药和合并用药）、不良反应信息、相关实验室检查信息、妊娠报告有关信息、报告人/报告来源信息、备注。

一、报告基本情况

1.严重报告：报告中任意一个不良反应符合以下任意一条严重性标准的报告为严重报告：（1）导致死亡；（2）危及生命；（3）导致住院或住院时间延长；（4）导致永久或显著的残疾/功能丧失；（5）先天性异常/出生缺陷；（6）导致其他重要医学事件，如不进行治疗可能出现上述所列情况的。

2.境外报告：指不良反应发生国家/地区在中国大陆以外（包括香港、澳门、台湾）的报告。

3.首次报告：上市许可持有人首次在报告系统中提交的有效报告（包含以下四要素：可识别的患者、可识别的报告者、怀疑药品、不良反应）。

4.跟踪报告：指首次报告以后，获悉其他与该报告相关的包含随访信息的报告。

5.病例编号：必填项。首次报告时系统会自动赋予每份报告唯一识别码。

6.报告来源：必填项。填写持有人获得不良反应的来源。研究指不良反应报告来源于上市后研究；项目指不良反应报告来源于面向患者或医生的市场项目等。若报告来源为文献，则需附上全文。

二、患者信息

1.患者姓名：必填项。尽可能填写患者真实全名。如无法获得全名，则尽量填写可识别患者的相关信息（如临床试验患者编号、姓名拼音缩写，或患者姓氏，如张先生）；如果无法获得患者姓名信息，填写"不详"，如相关法规不允许提供相关信息，填写"隐藏"。

当发现患儿有出生缺陷时，如果报告者认为这种出生缺陷可能与父母使用药品有关，此处填写患儿姓名信息（也可填写X之子或X之女），父母信息填写在"妊娠报告有关信息"项下。如果出现胎儿畸形、死胎、孕妇早产、流产等不良妊娠结局，报告者认为可能与孕妇或其配偶使用药品有关，此处填写孕妇姓名，配偶信息填写在"妊娠报告有关信息"项下；如果母亲使用药品后，患儿和母亲均发生了不良反应，应填写两张报告表，并且在备注中注明两张报告表的相关性。

2.性别：必填项，填写男、女或不详。

3.出生日期：必填项。出生日期填写格式为年/月/日。

4.年龄：如患者的出生日期不详，也可填写不良反应发生时的年龄。年龄以"岁"为单位，对于1岁以下婴儿，填写月龄；对于新生儿，填写日龄。

规章文件

5. 国籍：填写不良反应发生时，患者的国籍。

6. 民族/种族：根据实际情况填写。民族适用于中国籍病例。种族适用于非中国籍病例。

7. 身高：不良反应发生时患者的身高，单位为厘米。如果不知道准确的身高，请做一个最佳的估计。

8. 体重：不良反应发生时患者的体重，单位为千克（公斤）。如果不知道准确的体重，请做一个最佳的估计。

9. 联系电话：可联系到患者进行随访的电话，可填写手机号码或固定电话号码，固定电话需要填写区号。

10. 医疗机构/经营企业名称：报告来源为医疗机构的填写医疗机构名称，来源为经营企业的，填写经营企业名称。

11. 病历号/门诊号：根据实际情况填写，如未知，可填写"不详"。

12. 既往药品不良反应及药物过敏史：指患者既往发生的和使用某种或几种药物有关的不良反应（如药物性肝损伤）和药物过敏反应。如有，应具体列出相关药物，不良反应发生时间及表现症状等。

13. 相关重要信息：

1）吸烟：请尽可能填写日均吸烟支数及吸烟年数。

2）饮酒：请尽可能填写日均饮酒量及饮酒年数。

3）其他过敏史：填写除药物过敏史以外其他过敏史，如食物，花粉等过敏。

4）其他（如肝病史，肾病史，家族史）：填写其他家族性遗传病、传染病，以及影响药物代谢的肝病或肾病史。如有，应在"相关疾病信息"处填写详细信息。

14. 相关疾病信息：应填写完整的现病史以及怀疑对此次不良反应发生有影响的既往病史。需要注明疾病开始时间和报告时疾病是否仍存在，如已结束需填写结束时间。

三、药品信息

怀疑用药是指可能与不良反应发生有关的药品。对于有多个怀疑用药者，按照与不良反应关联性从强到弱的顺序填写。患儿的不良反应与父母使用药品有关时，此处填写父母用药的信息。

合并用药是指不良反应发生时，患者同时使用的其他药品（不包括治疗不良反应的药品）。

1. 批准文号：必填项。应完整、准确填写最近一次批准证明文件上的药品批准文号。对于本持有人/生产企业的药品，必须填写批准文号；对于其他持有人/生产企业的怀疑用药，应尽量填写此项，无法获知时可填写"不详"。

2. 商品名：根据实际情况填写。

3. 通用名称：必填项。准确完整填写药品标准中收载的药品名称。不得使用简称。

4. 剂型：必填项。按照批准证明文件（包括药品说明书）中的剂型填写。对于本持有人的药品，不能填写"不详"。

5. 规格：填写药品规格。

6. 上市许可持有人/生产企业：必填项。应完整填写药品说明书中标明的上市许可持有人名称，不得用简称；如无上市许可持有人，应填写生产企业。非本企业生产的药品如无法获知生产企业，可填写"不详"。

7. 批号：填写药品包装上的生产批号，请勿填写批准文号。

8. 失效日期/有效期至：填写药品包装上的失效日期/有效期至。本持有人的药品如获得了批号信息，应填写该批次药品的失效日期/有效期至。

9. 用法用量：包括给药途径、单次剂量和给药频次信息。例如，口服，5mg，每日 2 次。注意药品的剂型与用法是否相对应，药品的用量是否符合常规。

1）给药途径：根据实际情况填写。对于非直接暴露于药品的情况，如哺乳暴露等，此处应填写具体暴露途径。

2）单次剂量：填写每次用药剂量数值和单位。如果填写了剂量数值，剂量单位则必须填写。

3）给药频次：填写每次用药时间间隔数值和单位。如果填写了频次，则必须填写频次单位。如已知药品的使用总量，但不明确药品使用的具体剂量和剂量间隔，则每次给药剂量和单位填写"总量"，可不填写给药频次。

10. 用药起止日期：必填项。是指同一剂量药品开始和停止使用的时间。如果用药过程中改变剂量，应另行填写该剂量的用药起止时间，尽量按"X 年 X 月 X 日 X 时 X 分－X 年 X 月 X 日 X 时 X 分"格式填写，无法获知具体时刻时，应至少具体到日。如果无法获知准确的停药时间或患者未停药，用药截止日期可以填写不良反应发生时间。如具体用药起止时间不详，此处可填写"不详"，同时应填写"用药时间"。

11. 用药时间：填写总的用药时间。适用于对具体用药起止时间不详，但可获知用药时间的情形。如用药起止日期有准确信息，应填写"用药起止日期"，可以不填写此项。此处填写的是总的用药时间，也包括所有间断或周期用药时间，间断或周期用药的详细信息可以在"不良反应过程描述"项下记录。

12. 治疗疾病：必填项。填写使用药品治疗的适应证。例如：患者既往高血压病史，此次因肺部感染而注射氨苄青霉素引起不良反应，治疗疾病栏应填"肺部感染"；患者因脑梗死使用活血化瘀类中药进行治疗，治疗疾病应填"脑梗死。推荐使用 MedDRA/ICD 编码。尽量避免使用"抗感染"、"抗病毒"、"清热解毒"、"活血化瘀"、"提高免疫力"等模糊描述。

13. 是否存在以下情况：根据实际情况填写，可多选。

1）假药：依据《中华人民共和国药品管理法》的定义进行判断。

2）用药过量：超过说明书推荐的给药剂量。

3）父源暴露：仅适用于妊娠报告，药品为父亲使用。

4）使用了超出有效期的药品：按照药品失效日期判断。

5/6）检测并合格的药品/检测并不合格的药品：如果患者使用的药品因不良反应进行了检测，应根据检测结果选择。

7）用药错误：临床使用中可以防范的导致患者发生潜在或直接损害的用药疏失，不包括滥用、超说明书使用、误用。

8）误用：患者或消费者出于治疗目的故意不遵医嘱或不按药品说明书使用药品。

9）滥用：出于非医疗目的反复、大量的使用具有依赖性的药品。

10）职业暴露：由于职业关系而暴露于药品，不包括在药品生产过程对相关活性成分的暴露。

11）超说明书使用：指医务人员出于治疗目的未按照药品说明书使用药品，主要包括适应症、给药途径、用法用量、用药人群等。

14. 对药物采取的措施：该项描述了因不良反应对药品采取的措施。应结合"用药起止日期"项内容填写。如果患者未停药，可按照实际情况选择 2，3，4。当患者死亡或在不良反应发生之前已停药，则选择"9-不适用"。

15. 相关器械：可能与不良反应相关的器械信息，如注射器、输液器的名称、生产企业、批号等。

四、不良反应

如果患者出现了多个不良反应，应对怀疑药品与每一个不良反应分别填写1-10项信息。

规章文件

1. 怀疑用药–不良反应术语：必填项。应使用 MedDRA（LLT）或 WHO–ART（IT）术语报告不良反应。如果同时有疾病诊断和相关症状，应将疾病诊断作为不良反应术语报告，相关症状可以在"不良反应过程描述"部分进行详细描述，如报告症状为皮疹、紫绀、血压下降、呼吸困难，诊断为过敏性休克，则不良反应术语为"过敏性休克"，"皮疹、紫绀、血压下降、呼吸困难"症状在不良反应过程描述中列出；如果只有症状/体征，未能明确疾病诊断的情况，可以将每个症状/体征作为术语报告。详见 MedDRA 术语选择考虑要点。

2. 发生时间：必填项。填写不良反应发生时间或疾病明确诊断时间。如不良反应表现为检验检查异常，此处填写检查日期。对于出生缺陷，不良反应发生时间为患儿出生日期。对于早产或流产，不良反应的发生时间就是妊娠终止日期。

3. 结束时间：应结合不良反应结果综合考虑。如为死亡，则填写死亡时间；如为治愈或好转，填写治愈或好转时间；如为有后遗症，则填写后遗症诊断时间。

4. 持续时间：如无法准确获知不良反应发生时间或截至报告时不良反应仍在持续，可以填写持续时间。

5. 严重性：必填项。需选择所有适用的严重性标准。不符合任何一项严重性标准时，选择非严重。严重性不是严重程度。比如头痛可以程度很重，但不是严重事件。严重性判断标准按照《个例药品不良反应收集和报告指导原则》。

如果持有人和初始报告人对不良反应的严重性判断不一致时，此处填写持有人的评判。初始报告者评价可以在"不良反应过程描述"中说明。

6. 非预期：必填项。按照该药品在中国的获批说明书和/或公司核心数据表（CCDS）进行判断。如果不良反应已有描述，但其发生的性质、程度、后果或者频率比现行说明书和/或 CCDS 更严重或描述不一致，也应判断为非预期。

7. 停药或减量后，反应是否消失或减轻：必填项。请按实际情况填写。不良反应发生后，未停药或减量的情况，选择"不适用"；患者发生猝死，没有对药品采取措施，这种情况也可以选择"不适用"。

8. 再次使用可疑药品后是否再次出现同样反应：必填项。请按实际情况填写。未停药/减量的情况，或停药后未再次使用的情况，选择"不适用"；患者发生猝死，没有再次使用药品，这种情况也可以选择"不适用"；

9. 结果：必填项。填写不良反应的结果信息，而非原患疾病的结果。

1）治愈：指不良反应消失。

2）好转：不良反应明显减轻或缓解，在报告时尚未痊愈。

3）未好转：至报告时不良反应仍未减轻或缓解。

4）有后遗症：不良反应导致长期的或永久的生理机能障碍。后遗症临床表现应填写在"不良反应过程描述"部分。注意不应将恢复期或恢复阶段的某些症状视为后遗症。

5）死亡：指患者因该不良反应导致死亡。如果患者同时报告有多个不良反应，其中仅一个不良反应导致死亡，其它未导致死亡的不良反应的结果不应选择死亡。

10. 初始报告人评价/上市许可持有人评价：必填项。根据《个例药品不良反应收集和报告指导原则》进行关联性评判。若无确凿医学证据，原则上持有人不应降级初始报告人的关联性评价。对于自发报告，如报告者未提供关联性评价，报告的因果关系默认可能相关。

1）肯定：用药与不良反应的发生存在合理的时间关系；停药后反应消失或迅速减轻及好转（即去激发阳性）；再次用药不良反应再次出现（即再激发阳性），并可能明显加重；同时有文献资料佐证；并已排除原患疾病等其他混杂因素影响。

2）很可能：无重复用药史，余同"肯定"，或虽然有合并用药，但基本可排除合并用药导致不良反应发生的可能性。

3）可能：用药与反应发生时间关系密切，同时有文献资料佐证；但引发不良反应的药品不止一种，或不能排除原患疾病病情进展因素。

4）可能无关：不良反应与用药时间相关性不密切，临床表现与该药已知的不良反应不相吻合，原患疾病发展同样可能有类似的临床表现。

5）待评价：报表内容填写不齐全，等待补充后进行评价，或因果关系难以定论，缺乏文献资料佐证。

6）无法评价：报表缺项太多，因果关系难以定论，资料又无法补充。

11. 不良反应过程描述（包括发生场所、症状、体征、临床检验等）及处理情况：必填项。用于详细描述不良反应发生和处理情况，填写应尽量体现出以下信息：

1）不良反应发生的时间；采取措施干预不良反应的时间；不良反应结束的时间。

2）第一次药品不良反应出现时的相关症状、体征和相关检验检查结果；药品不良反应动态变化的相关症状、体征和相关检验检查结果；发生药品不良反应后采取的干预措施及结果。

3）不良反应的表现填写时要尽可能明确、具体。如为过敏性皮疹，要填写皮疹的类型、性质、部位、面积大小等；如为心律失常，要填写何种心律失常；如为上消化道出血，有呕血者应尽量估计呕血量的多少等；严重病例应注意生命体征指标（体温、血压、脉搏、呼吸）的记录；

4）与可疑不良反应有关的辅助检查结果要尽可能填写。如怀疑某药引起血小板减少症，应填写病人用药前的血小板计数情况及用药后的变化情况；如怀疑某药引起药物性肝损害，应填写用药前后的肝功变化情况，同时要填写肝炎病毒学检验结果，所有检查要注明检查日期。如果某项实验室检查的结果是量化指标，应在"相关实验室检查信息"中详细填写。

12. 死亡相关信息：包括死亡时间、直接死因，是否尸检，尸检结果。直接死因参考 MedDRA 或 ICD，尸检结果以尸检报告为准。

13. 相关实验室检查信息：此处填写用来诊断或确定不良反应的实验室检查信息，包括那些用于排除诊断的检查信息（例如针对疑似药物性肝损害进行的感染性肝炎的血清学检查）。检查项目推荐使用 MedDRA 编码。

五、妊娠报告有关信息

当报告患者为有出生缺陷的患儿时，这种出生缺陷可能与父/母使用药品有关，填写父/母信息。当报告患者为出现胎儿畸形、死胎、早产、流产等不良妊娠结局的孕妇时，若怀疑与配偶用药有关，填写配偶信息。

1. 父/母姓名：尽可能填写真实全名。如无法获得全名，则尽量填写可识别的相关信息（如姓名拼音缩写，或姓氏，如张先生）；如果无法获得患姓名信息，填写"不详"，如相关法规不允许或患者拒绝给监管机构提供相关信息，填写"隐藏"。

2. 性别：填写男、女或不详。

3. 出生日期/年龄：出生日期填写格式为年/月/日。如出生日期不详，也可填写不良反应发生时的年龄。

4. 身高：单位为厘米。如果不知道准确的身高，请做一个最佳的估计。

5. 体重：单位为千克（公斤）。如果不知道准确的体重，请做一个最佳的估计。

6. 末次月经时间：末次月经开始时间。此处只适用于母亲。

7. 妊娠相关描述项：可报告既往妊娠史，本次妊娠单胎、多胎、妊娠结局、生产方式、胎儿结局等。此处只适用于母亲。

8. 相关疾病信息：此处提供与出生缺陷或不良妊娠结局有关的父/母相关疾病信息，导致不良妊娠结局的风险因素，如高血压、糖尿病、癫痫、甲状腺疾病、哮喘、过敏性疾病、心脏病、抑郁或其他精神疾病、性传播疾病、肝炎、艾滋病等。

9. 既往用药史：填写妊娠期间除怀疑药品和合并用药外的其他用药信息。具体填写原则参考前面怀疑用药/合并用药部分。

六、报告人信息

1. 初始报告人姓名：必填项。指首次报告该不良反应的人员。尽可能填写真实全名。如无法获得全名，则尽量填写可识别的相关信息（如姓名拼音缩写，或姓氏，如张医生）；如果无法获得姓名信息，填写"不详"；如相关法规不允许提供相关信息，填写"隐藏"。

2. 职业：必填项。按实际情况勾选。

3. 所在单位、联系电话、电子邮箱：根据实际情况填写。

4. 事件发生国家/地区：必填项。指不良反应发生的国家或地区。

5. 首次获知时间：必填项。首次获知时间为持有人首次获知包含四个基本要素（可识别的患者、可识别的报告者、怀疑药品、不良反应）的不良反应报告的日期，即第 0 天。

6. 企业病例编码：必填项。企业内部数据库分配编码，应确保是同一病例的唯一标识。

7. 最近一次获知时间（仅适用于跟踪报告）：必填项。持有人获知最近一次跟踪信息的日期。

8. 上市许可持有人名称：必填项。为提交本份报表的药品上市许可持有人名称。

9. 联系人、电话、地址：必填项。提供本份报表填写人的相关信息。

七、备注

对于其他不适用于在上述表格中填写，但需补充的内容可填于备注。对于分别报告了患儿和母亲的不良反应报告，相关编码请填写至备注。

其他说明：《上市许可持有人药品不良反应报告表（试行）》是药品安全性监测工作的重要档案资料，需要长期保存。报告表应由专业人员填写，内容应真实、完整、准确，不主观臆造、弄虚作假，严格按照原始数据填写。注意必填项，尽可能详细地填写报告表中所要求的项目。

关于发布《个例安全性报告 E2B（R3）区域实施指南》的通知

（2019 年 11 月 22 日发布）

各有关单位：

为推进 ICH E2B（R3）指导原则在我国的转化实施工作，促进上市前、后个例安全性报告数据及时有效传输，我中心会同有关部门组织编制完成了《个例安全性报告 E2B（R3）区域实施指南》（指南及实施文件包详见附件），现予以发布。

如有疑问，请发送邮件至 E2B@cdr-adr.org.cn。

附件：个例安全性报告 E2B（R3）区域实施指南（略）

国家药品监督管理局药品评价中心

2019 年 11 月 22 日

第五节
处方药与非处方药管理

处方药与非处方药分类管理办法（试行）

（1999年6月18日国家药品监督管理局令第10号发布　自2000年1月1日起施行）

第一条　为保障人民用药安全有效、使用方便，根据《中共中央、国务院关于卫生改革与发展的决定》，制定处方药与非处方药分类管理办法。

第二条　根据药品品种、规格、适应症、剂量及给药途径不同，对药品分别按处方药与非处方药进行管理。

处方药必须凭执业医师或执业助理医师处方才可调配、购买和使用；非处方药不需要凭执业医师或执业助理医师处方即可自行判断、购买和使用。

第三条　国家药品监督管理局负责处方药与非处方药分类管理办法的制定。各级药品监督管理部门负责辖区内处方药与非处方药分类管理的组织实施和监督管理。

第四条　国家药品监督管理局负责非处方药目录的遴选、审批、发布和调整工作。

第五条　处方药、非处方药生产企业必须具有《药品生产企业许可证》，其生产品种必须取得药品批准文号。

第六条　非处方药标签和说明书除符合规定外，用语应当科学、易懂，便于消费者自行判断、选择和使用。非处方药的标签和说明书必须经国家药品监督管理局批准。

第七条　非处方药的包装必须印有国家指定的非处方药专有标识，必须符合质量要求，方便储存、运输和使用。每个销售基本单元包装必须附有标签和说明书。

第八条　根据药品的安全性，非处方药分为甲、乙两类。

经营处方药、非处方药的批发企业和经营处方药、甲类非处方药的零售企业必须具有《药品经营企业许可证》。

经省级药品监督管理部门或其授权的药品监督管理部门批准的其它商业企业可以零售乙类非处方药。

第九条　零售乙类非处方药的商业企业必须配备专职的具有高中以上文化程度，经专业培训后，由省级药品监督管理部门或其授权的药品监督管理部门考核合格并取得上岗证的人员。

第十条　医疗机构根据医疗需要可以决定或推荐使用非处方药。

第十一条　消费者有权自主选购非处方药，并须按非处方药标签和说明书所示内容使用。

第十二条 处方药只准在专业性医药报刊进行广告宣传，非处方药经审批可以在大众传播媒介进行广告宣传。

第十三条 处方药与非处方药分类管理有关审批、流通、广告等具体办法另行制定。

第十四条 本办法由国家药品监督管理局负责解释。

第十五条 本办法自 2000 年 1 月 1 日起施行。

关于发布《处方药转换非处方药申请资料及要求》的通知

（2022.09.30）

为贯彻落实《中华人民共和国药品管理法》《药品注册管理办法》，在国家药品监督管理局的部署下，评价中心组织对处方药转换非处方药申请资料及要求进行修订，形成《处方药转换非处方药申请资料及要求》（见附件）。根据《国家药监局综合司关于印发药品技术指导原则发布程序的通知》（药监综药管〔2020〕9号）要求，经国家药品监督管理局审核同意，现予发布。2022年10月31日前按原要求提交申请资料，自2022年11月1日起按新要求提交资料。

附件:《处方药转换非处方药申请资料及要求》

处方药转换非处方药申请资料及要求

第一部分　总体要求

一、处方药与非处方药转换评价属于药品上市后评价范畴，主要基于已有的研究资料进行全面汇总分析，评价处方药是否适合作为非处方药管理。

二、申请人应参照处方药转换为非处方药评价指导原则，结合产品情况开展非处方药适宜性自评，并在提交资料中详述自评结论和理由。

三、申请资料要求进行文献检索的，检索范围应当包括国内外主要医药学文献。主要文献资料应当附文献全文，外文资料必须提供相应中文译文。未检索到相关文献的，应当说明文献检索策略，包括范围、检索词或组合、检索时间范围等。

引用的公开文献应当说明文献来源，研究资料应当注明研究机构、研究时间，并提供研究机构的证明（如公章等，复印有效）。

四、全部申请资料应当提供纸质文件和电子文档，纸质文件和电子文档均需提交一式两份，电子文档及纸质资料的相应内容应一致。纸质文件使用A4纸打（复）印并装订，电子文档保存于光盘。证明性文件、已成册的研究报告、文献等电子文档为PDF格式，其他申请资料电子文档为WORD格式。

五、申请人需对申请资料的真实性负责。申请资料真实性承诺书模板见附件1。

第二部分　化学药品与生物制品

一、申请转换分类情形

（一）经国家药品监督管理局公布的非处方药改变剂型或者规格，但不改变适应症、给药剂量以及给药途径的药品。

（二）使用国家药品监督管理局确定的非处方药的活性成份组成的新的复方制剂。

已公布的非处方药活性成份见以活性成份方式公布的非处方药成份名单，已列入非处方药目录但未作为非处方药活性成份公布的不包括在内。

（三）不包括在以上两类中的品种。

二、申请资料项目

（一）综合资料

1. 处方药转换非处方药申请表

申请表详见附件2。

2. 资料目录

应包括各项资料名称和文件页码。

3. 概述

应对产品相关情况及申请资料中主要内容进行总结，主要包括以下内容：

（1）研发情况，应包括研制时间、机构，所开展的主要研究结果概况，获批时间、上市时间，以及药品名称、批准文号等变更情况。

（2）生产销售情况，应包括每年销售数量、使用人次估算并详细说明估算方法等。

（3）国内同成份产品上市许可情况。

（4）原研药研发机构，首次许可上市时间以及国家或地区，境外（至少包括美国、欧盟、英国、加拿大、澳大利亚、日本）上市许可、销售以及作为非处方药管理的情况。

（5）自原研药首次许可上市起，国内外监管机构以及持有人因安全性问题对同成份产品采取措施的情况。

（6）申请资料总结，简述是否按要求提供了各项资料，并对各项资料相关研究和文献进行总结，内容和数据应与相应申请资料保持一致，申请人应依据这些内容，提供是否适合作为非处方药管理的综合评估结论。

（7）文献检索应说明检索策略，检索时间应截至申请前6个月内。

4. 拟使用的非处方药说明书

应提供现行说明书和拟使用的非处方药说明书样稿。境外作为非处方药管理的，还应提供相关国家或地区的非处方药说明书及译文。

"现行说明书"是指正在市场上销售使用的药品说明书。上市核准说明书与现行说明书的主要内容发生变化的，应说明变化原因并提供相关证明性文件。

申请人应依据说明书管理的相关规定，结合不良反应/事件分析情况，拟定"非处方药说明书样稿"。在境外作为非处方药管理的，还应参考相关国家和地区的非处方药说明书完善样稿中忠告语、警示语、不良反应、注意事项、禁忌、药物相互作用等内容。

"非处方药说明书样稿"与现行说明书内容不一致的，需要逐条说明理由。

5. 现销售的最小销售单位样品照片

应提供目前国内市场最小销售单位样品照片，如果有分剂量刻度的应清晰展示。

6. 证明性文件

药品注册证书及其附件的复印件，尽可能说明主要历史演变过程（如首次注册情况、质量标准变更、药品名称变更等）和目前情况。

境外持有人应指定履行持有人义务的境内代理人提出转换申请，并提供境外持有人授权代理非处方药转换申请授权书原件。

7. 药品制剂及活性成份、辅料的法定质量标准

列表说明制剂、活性成份、辅料的名称以及标准来源（如 xx 版药典、部标 xx 册、xx 年新药等）、标准号，其后按顺序附上质量标准复印件。

（二）药品安全性研究

8.毒理研究资料

应包括制剂和活性成份毒理研究资料或文献资料。应说明资料的来源和检索范围、检索策略。

8.1 制剂和活性成份毒理研究资料。

8.2 制剂和活性成份毒理文献资料。

9.临床安全性研究资料

应包括制剂及各活性成份的不良反应/事件研究综述和相关临床研究及文献资料、药品不良反应/事件分析报告，并应综合评估对本品作为非处方药管理的影响。

（1）综述资料应对所有临床安全性资料进行综合分析。

（2）临床研究及文献资料应包括与本品有关的所有涉及安全性信息的临床研究资料，以本品为对照品进行的临床研究如果涉及安全性内容也应纳入。

（3）药品不良反应/事件分析报告。应对国家药品不良反应监测系统反馈的、持有人主动收集（包括来源于临床研究、市场项目、学术文献等）的个例药品不良反应/事件进行汇总分析，数据截至申请前6个月内。新的严重的、死亡及关注报告应逐例给出评价意见。

10.依赖性研究资料

应包括制剂及活性成份的依赖性研究综述和相关临床试验及文献资料，如活性成份均无依赖性，可不提供本项资料。

11.耐受性研究资料

应包括制剂及活性成份的耐受性研究综述和相关临床试验及文献资料。

12.与其他药物和食物相互作用情况

应包括研究综述和相关试验及文献资料。

13.消费者进行自我诊断、自我药疗情况下的安全性研究资料

重点说明消费者是否可自我诊断，所申请的适应症是否需要专业人员帮助，是否可以正确掌握用法用量，用药过程中是否需要专业人员进行用药监测。

14.广泛使用情况下的安全性研究资料

（1）重点说明在广泛使用情况下，是否会出现较多的不合理用药情况，及其产生的危害程度。

（2）应对资料9中涉及用药过量、超疗程、禁忌用药等情况的病例进行逐例评价和汇总分析，包括不良反应/事件表现及其严重性质（和/或严重程度）、结果以及关联性。

三、申请资料项目要求

资料分类	资料项目	资料项目要求		
		第一类	第二类	第三类
综述资料	1	+	+	+
	2	+	+	+
	3	+	+	+
	4	+	+	+
	5	+	+	+
	6	+	+	+
	7	+	+	+

资料分类	资料项目	资料项目要求		
		第一类	第二类	第三类
安全性资料	8.1	△	△	△
	8.2	△	△	+
	9	+	+	+
	10	*	*	*
	11	－	－	+
	12	－	+	+
	13	－	+	+
	14	－	+	+

注："+"指必须报送的资料；"－"指可以免报的资料；"△"指选报的资料，申请人在自我评估后认为产品在该方面存在问题，需要具体说明的，应报送该项资料；"*"详见资料 10 中规定。

第三部分　中成药

一、申请转换分类情形

（一）与国家药品监督管理局公布的非处方药处方、给药途径相同，仅剂型或规格不同的品种。

（二）不含毒性药材的品种。

毒性药材的界定与分类见《含毒性药材中成药转换为非处方药评价处理原则》。

（三）不包括在以上两类中的品种。

二、申请资料项目

（一）综合资料

1. 处方药转换非处方药申请表

申请表详见附件 2。

2. 资料目录

应包括各项资料名称和文件页码。

3. 概述

应对产品相关情况及申请资料中主要内容进行总结，主要包括以下内容：

（1）研发情况，应包括研制时间、机构，所开展的主要研究结果概况，获批时间、上市时间，以及药品名称、批准文号等变更情况。

（2）生产销售情况，应包括每年销售数量、使用人次估算并详细说明估算方法等。

（3）国内同处方产品上市许可及分类管理情况。

（4）监管机构以及持有人因安全性问题对同处方产品或相关药味（包括饮片、提取物、成份）采取措施的情况。

（5）申请资料总结，简述是否按要求提供了各项资料，并对各项资料相关研究和文献进行总结，内容和数据应与相应申请资料保持一致，申请人应依据这些内容，提供是否适合作为非处方药管理的综合评估结论。

（6）文献检索应说明检索策略，检索时间应截至申请前 6 个月内。

规章文件

4. 拟使用的非处方药说明书

应提供现行说明书和拟使用的非处方药说明书样稿。

"现行说明书"是指正在市场上销售使用的药品说明书。上市核准说明书与现行说明书的主要内容发生变化的，应说明变化原因并提供相关证明性文件。

申请人应依据说明书管理的相关规定，结合不良反应／事件分析情况，拟定"非处方药说明书样稿"，完善样稿中忠告语、警示语、不良反应、注意事项、禁忌、药物相互作用等内容。"非处方药说明书样稿"与现行说明书内容存在不同的，需要逐条说明理由。

5. 现销售的最小销售单位样品照片

应提供目前国内市场最小销售单位样品照片，如果有分剂量刻度的应清晰展示。

6. 证明性文件

药品注册证书及其附件的复印件，尽可能说明主要历史演变过程（如首次注册情况、质量标准变更、药品名称变更等）和目前情况。

境外持有人应指定履行持有人义务的境内代理人提出转换申请，并提供境外持有人授权代理非处方药转换申请授权书原件。

7. 药品制剂及处方药味、辅料的法定质量标准

原则上应说明申请转换品种处方组成、剂量、处方中各药材标准出处、日服生药量及与法定用量的比较、是否含有毒性药材。

列表说明制剂、处方药味（包括饮片、提取物、成份）、辅料的名称，以及标准来源（如 xx 版药典、部标 xx 册、xx 省标、xx 年新药等）、标准号，并按顺序附上质量标准复印件。

（二）药品安全性研究

8. 毒理研究资料

处方中含有毒性药材的，应说明毒性药材的主要毒性及日用量是否超出法定用量要求。提供制剂、毒性药材毒理研究资料或文献资料。

8.1 制剂毒理、毒性药材毒理研究资料

8.2 制剂毒理、毒性药材毒理文献资料

9. 临床安全性研究资料

应包括制剂及处方中各药材的不良反应／事件研究综述和相关临床安全性研究及文献资料、药品不良反应／事件分析报告，并应综合评估对本品作为非处方药管理的影响。

（1）综述资料应对所有临床安全性资料进行综合分析。

（2）临床研究及文献资料应包括与本品有关的所有涉及安全性信息的临床研究资料，以本品为对照品进行的临床研究如果涉及安全性内容也应纳入。

（3）药品不良反应／事件分析报告。应对国家药品不良反应监测系统反馈的、持有人主动收集（包括来源于临床研究、市场项目、学术文献等）的个例药品不良反应／事件进行汇总分析，数据截至申报前 6 个月内。新的严重的、死亡及关注报告应逐例给出评价意见。

10. 与其他药物和食物相互作用情况

应包括研究综述和相关试验及文献资料。

11. 消费者进行自我诊断、自我药疗情况下的安全性研究资料

重点说明消费者是否可自我诊断，申请的功能主治是否需要专业人员帮助，是否可以正确掌握用法用量，用药过程中是否需要专业人员进行用药监测。

12. 广泛使用情况下的安全性研究资料

（1）重点说明在广泛使用情况下，是否会出现较多的不合理用药情况，及其产生的危害程度。

（2）应对资料 9 涉及用药过量、超疗程、禁忌用药等情况的病例进行逐例评价和汇总分析，包

括不良反应 / 事件表现及其严重性质（和 / 或严重程度）、结果以及关联性。

三、申请资料项目要求

资料分类	资料项目	资料项目要求		
		第一类	第二类	第三类
综合资料	1	+	+	+
	2	+	+	+
	3	+	+	+
	4	+	+	+
	5	+	+	+
	6	+	+	+
	7	+	+	+
安全性资料	8.1	△	△	△
	8.2	△	△	+*
	9	+	+	+
	10	−	+	+
	11	−	+	+
	12	−	+	+

注："+"指必须报送的资料；"−"指可以免报的资料；"△"指选报的资料，申请人在自我评估后认为产品
　　在该方面存在问题，需要具体说明的，应报送该项资料；* 如果无法提供相关资料应详细说明情况。

　　附件：1. 处方药转换非处方药申请资料真实性承诺书（模板）
　　　　　2. 处方药转换非处方药申请表

附件1

处方药转换非处方药申请资料真实性承诺书

（模板）

　　我单位所提供 ___（药品名称、批准文号）___ 处方药转换非处方药申请资料均真实、完整、有效，
未隐匿安全性信息，所提供的电子文档及纸质资料的相应内容一致。如有不实之处，承担相应的法
律责任，并承担由此产生的一切后果。

　　特此声明

法定代表人签字：

单位盖章：

年　　月　　日

规章文件

附件 2

处方药转换非处方药申请表

受理编号：

申请药品名称（通用名）：　　　　　　　　　　规格：

申请分类：

批准文号：

申请单位（加盖公章）：

地址：

邮编：

联系人：

电话：　　　　　　　　　　　　　　传真：

电子信箱：

药品名称	通用名称： 英文名称：		
剂型		规格	
处方组成			
原批准适应症 （功能主治）			
拟申请适应症 （功能主治）			
原批准用法用量			
拟申请用法与用量			

国家食品药品监督管理局办公室关于印发处方药转换为非处方药评价指导原则（试行）等 6 个技术文件的通知

（食药监办注〔2012〕137 号）

各省、自治区、直辖市及新疆生产建设兵团食品药品监督管理局（药品监督管理局）：

为规范和指导处方药转换为非处方药评价工作，确保非处方药用药安全，根据《中华人民共和国药品管理法》、《中华人民共和国药品管理法实施条例》和《处方药与非处方药分类管理办法（试行）》等的有关规定，国家食品药品监督管理局组织制定了《处方药转换为非处方药评价指导原则（试行）》等 6 个技术文件，现予印发，请通知辖区内有关单位，参照执行。上述技术文件在国家食品药品监督管理局网站上发布，不再印发纸质文件，请登陆 www.sfda.gov.cn，在"法规文件"栏目下载。

附件：1. 处方药转换为非处方药评价指导原则（试行）
      2. 非处方药适应症范围确定原则
      3. 含毒性药材中成药转换为非处方药评价处理原则
      4. 乙类非处方药确定原则
      5. 非处方药适应症范围（中成药部分）
      6. 非处方药适应症范围（化学药品部分）

国家食品药品监督管理局办公室
2012 年 11 月 14 日

规章文件

附件 1

处方药转换为非处方药评价指导原则（试行）

一、概述

本指导原则主要用于指导处方药与非处方药转换技术评价部门开展已上市处方药转换为非处方药的技术评价，同时可作为药品生产企业申报处方药转换为非处方药的参考。

处方药转换为非处方药是指根据我国《药品管理法》、《处方药与非处方药分类管理办法（试行）》（国家药品监督管理局令第 10 号）、《关于开展处方药与非处方药转换评价工作的通知》（国食药监安〔2004〕101 号）等相关文件，按照国家食品药品监督管理局有关药品分类管理的具体要求，以"应用安全、疗效确切、质量稳定、使用方便"为评价基准，将已上市适于自我药疗的处方药评价转换为非处方药的过程。

本指导原则是在参考国际上其他国家和地区非处方药评价转换先进经验基础上，结合我国药品研究、生产、使用的现状制定的。本指导原则尽可能较为全面地反映了非处方药适合消费者自我药疗的特点，也是处方药与非处方药转换技术评价中对申报药品的安全性、有效性、质量稳定性和使用方便性进行综合评价的重要依据。

本指导原则是处方药转换为非处方药的评价总则。评价中的具体技术标准可参见《非处方药适应症范围确定原则》、《非处方药适应症范围（中成药部分）》、《非处方药适应症范围（化学药品部分）》、《含毒性药材中成药转换为非处方药评价处理原则》、《乙类非处方药确定原则》等系列技术文件。

本指导原则应用过程中，我们将不断总结经验，并在进一步研究基础上进行修订，使其逐步完善。

二、基本原则与要求

申报药品应符合"应用安全、疗效确切、质量稳定、使用方便"的基本原则，同时，药品的各种属性均应体现"适于自我药疗"。

基本要求有：

1. 制剂或其成份应已在我国上市，并经过长期临床使用，同时应用比较广泛、有足够的使用人数。

2. 制剂及其成份的研究应充分，结果应明确，安全性良好。

3. 制剂及其成份具有法定质量标准，质量可控、稳定。

4. 用法用量、疗程明确，疗效确切。

5. 药品适应症应符合非处方药适应症范围，适于自我药疗。

6. 如涉及小儿、孕妇等特殊人群用药，应有明确的用药指示。

7. 给药途径、剂型、剂量、规格、用药时间、贮存、包装、标签及说明书等特性均适于自我药疗需求。

三、安全性评价

非处方药的安全性评价包括三方面的内容，一是指作为处方药品时的安全性；二是当药品成为非处方药后广泛使用时出现滥用、误用情况下的安全性；三是当处于消费者进行自我诊断、自我药疗情况下的药品安全性。

（一）作为处方药的安全性评价

药品作为处方药时的安全性主要从以下几方面进行评价：

1. 药理和毒理研究评价

（1）化学药品评价的基本要求：

药品及其各成份的药理作用和毒理研究清楚，吸收、分布、排泄和代谢明确。药品及其各成份的有效量和中毒量研究清楚。各成份间相互作用清楚明确。

1）药理作用与其用途一致，各组分为协同作用，联合使用不降低任何单个有效成份的有效性及安全性。

2）无明显毒性，用量有较宽的安全范围。

3）无蓄积中毒。

（2）中成药评价的基本要求：

中成药处方中药材品种明确，来源清晰。

1）处方配伍合理，药理作用与其用途一致。

2）无明显毒性，用量有较宽的安全范围。

3）不含重金属成份，无蓄积中毒。

2. 临床不良反应研究评价

评价基本要求：药品及各成份的不良反应清楚、明确。

1）不良反应发生率低。

2）无严重不良反应；或虽有罕见 A 型不良反应、极罕见的 B 型不良反应，但一般不会对人体造成不可逆损伤，并且相对使用人群的获益而言风险尚可接受。

3）不良反应多为一过性，停药后症状可自行消失。

4）需考虑不正确用法用量下所致严重不良事件的风险。

3. 依赖性研究评价

药品及其各成份的依赖性研究清楚、明确。

药品在正常剂量和疗程及超量和较长期用药情况下，不可能产生依赖性。

4. 化学药品的药物耐受性研究评价

药品及其各成份的耐受性研究清楚、明确。

在正常剂量和疗程情况下，不易产生耐受，在过量使用或长期使用情况下，产生耐受的可能性仍然较小，且产生的耐受对人体和其他疾病的治疗无危害或危害很小。

5. 药物和食物相互作用研究评价

与其他常用药物的相互作用研究清楚。

1）对已知可能存在的相互作用研究清楚、明确。

2）相互作用不会产生严重后果。

（二）消费者进行自我诊断、自我药疗情况下的药品安全性评价

从以下两方面研究进行评价：

1. 药品针对疾病消费者是否能自我判断

非处方药所针对疾病（药品适应症或功能主治）应属于患者可自我药疗的范围。消费者可以自我认知、自我判断、自我监护，并可以通过自我药疗的方式进行处理的疾病或症状。

2. 消费者是否能自我用药

用药期间通常不需要专业人员指导，不需要专业人员进行监测，不需要经常进行复杂的剂量调整。

1）患者能充分理解说明书中提供的信息。

2）患者用药不需要其他特殊专业器具。

3）用药方法简单，不需要专业人员帮助。

4）不需要专业人员进行用药监测。

（三）作为非处方药广泛使用后出现滥用、误用情况下的安全性评价

从滥用、误用的可能性及滥用、误用的后果两方面进行综合评价。

符合以下条件之一的，可认为在滥用或误用情况下是相对安全的：

1. 误用无严重后果，或导致严重后果的可能性极小；

2. 或误用后会导致一定后果，但滥用或误用可能性很小，且上述后果相对于获益而言属可接受的风险。

可从以下两方面研究进行评价：

1. 滥用或误用的可能性研究

1）消费者是否能清楚、准确地了解药品的用途、正确用法与用量；

2）滥用及误用有几种形式及其程度；

3）是否可通过各种手段避免或减少滥用和误用，及可能避免或减少的程度。

2. 误用的后果研究

1）药理和毒理研究；

2）不良事件研究。

四、有效性评价

非处方药有效性是指在足够的使用指示及不安全使用警告的条件下，用于绝大多数目标人群中能够产生合理、有效的预期药理作用，并对其所治疗的类型产生明显的解除作用。

除用于日常营养补充的维生素、矿物质等外，非处方药的有效性应具有如下特点：

1. 用药对象明确，适应症或功能主治明确。

2. 绝大多数适用对象正确使用后能产生预期的作用。

3. 用法用量明确。

4. 不需要与其他药物联合使用（辅助治疗药品除外）。

5. 疗效确切。用药后的效果明显或明确，患者一般可以自我感知。

附件 2

非处方药适应症范围确定原则

非处方药适应症是指：消费者可以自我认知、自我判断，并可以通过自我药疗、自我监护的方式进行处理的疾病或症状。

一、常见疾病和症状

1. 症状明显，消费者可自我感知、自我判断；
2. 对症状的治疗一般不会掩盖和贻误原发性疾病，或短期内贻误治疗一般不会导致严重后果；
3. 发生率较高，消费者认知程度很高，且不易误诊；
4. 用药期间，自觉症状应有明显改善；
5. 治疗方法及手段明确；
6. 病情相对平稳，短期内不会急剧加重、恶化或转变为其他疾病；
7. 用药时间较短（一般在二周以内）；
8. 不需要进行监测和调整剂量（首剂加倍除外）。

二、复发性疾病

1. 症状明显、单一，不易与其他疾病相混淆；
2. 发生率较高；
3. 具有特征性表现，患者在病症复发时依据既往经验可以作出判别；
4. 用药期间，自觉症状应有明显改善；
5. 治疗方法及手段简单、明确；
6. 病情相对平稳，一般不会急剧加重、恶化或转变为其他疾病；
7. 不会导致重要脏器的器质性变化；
8. 用药时间较短（一般在二周以内）；
9. 不需要进行监测和调整剂量（首剂加倍除外）。

三、慢性病

1. 诊断方法及手段明确，确诊率高；
2. 治疗方法及手段明确、简单；
3. 患者对疾病认知非常清楚；
4. 患者对治疗的依从性非常好；
5. 短期内（一个月）不需要专业人员进行监测；
6. 自我用药期间内不需要调整剂量；
7. 病情相对平稳，患者自我用药期间一般不会急剧加重、恶化。

四、其他

1. 日常营养补充；
2. 戒烟；
3. 避孕；
4. 中医虚证类（症状严重，或可能有重要脏器器质性改变的不包括在内）；
5. 辅助治疗类（进行辅助治疗很可能延误病情，贻误治疗，导致严重后果的，不包括在内）。

附件 3

含毒性药材中成药转换为非处方药评价处理原则

一、目的

为科学合理地评价含毒性药材中成药作为非处方药品种的安全性，保证公众自我药疗的用药安全，结合实际情况，特制定本原则。

二、含毒性药材中成药转换评价的基本原则

含毒性药材的中成药可能存在安全隐患，因此，此类产品用于患者自我药疗时，需特别慎重，尤其是药材毒性大、用量大、用药时间长的品种。在转换评价时，必须从严管理。

三、分类及处理原则

根据含毒性药材中成药对人体安全性的不同影响因素（毒性强度和给药途径）进行分类处理。

（一）毒性药材的界定与分类

1.毒性药材的界定

以下药材属于毒性药材：

1.1《医疗用毒性药品管理办法》（中华人民共和国国务院令第 23 号）规定的 28 种毒性中药材。

1.2《中华人民共和国药典》（以下简称《中国药典》（一部）：以最新版本《中国药典》（一部）对药材毒性的标注为毒性药材界定的首要依据（目前以 2010 年版《中国药典》所载药材的毒性为首要依据）。此外，也包括 2010 年版《中国药典》未收载而既往版本《中国药典》中收载的毒性药材。

1.3《中华人民共和国卫生部药品标准》：含《中药材标准第一册》及部颁藏药、维吾尔药、蒙药分册中注明的毒性药材。

1.4 各省、自治区、直辖市地方药材标准：其中注明的毒性药材。

1.5 其他已发现有安全性问题的药材。

（2010 年版《中国药典》收载和《医疗用毒性药品管理办法》规定的 28 种毒性中药材名单详见附 1）

2.毒性药材的分类

为方便转换评价工作，依据《中国药典》毒性药材分类方法，将毒性药材按毒性强度分为大毒、有毒、小毒三类。

2.1 大毒：以下列为"大毒"药材：

（1）《医疗用毒性药品管理办法》（中华人民共和国国务院令第 23 号）规定的 28 种毒性中药材。

（2）《中国药典》（2010 年版一部）注明大毒的药材;《中国药典》（2010 年版一部）未收载而既往版本《中国药典》中收载的大毒药材。

（3）《中华人民共和国卫生部药品标准》（含《中药材标准第一册》及部颁藏药、维吾尔药、蒙药分册）注明大毒的药材。

（4）各省、自治区、直辖市地方药材标准中注明大毒的药材。

（以上药品标准中，如标注为"剧毒"的亦列入"大毒"药材）

2.2 有毒：以下列为"有毒"药材：

（1）《中国药典》（2010 年版一部）注明有毒的药材；《中国药典》（2010 年版一部）未收载而既往版本《中国药典》中收载的有毒药材。

（2）《中华人民共和国卫生部药品标准》（含《中药材标准第一册》及部颁藏药、维吾尔药、蒙药分册）注明有毒的药材。

（3）各省（自治区、直辖市）地方药材标准中注明有毒的药材。

2.3 小毒：以下列为"小毒"药材：

（1）《中国药典》（2010 年版一部）注明小毒的药材；《中国药典》（2010 年版一部）未收载而既往版本《中国药典》中收载的小毒药材。

（2）《中华人民共和国卫生部药品标准》（含《中药材标准第一册》及部颁藏药、维吾尔药、蒙药分册）注明小毒的药材。

（3）各省、自治区、直辖市地方药材标准中注明小毒的药材。

（以上药品标准中，如标注为"微毒"的亦列入"小毒"药材）

2.4 其他：发现的其他有安全性问题的药材，经评价后按其安全性分类。

（2010 年版《中国药典》收载和《医疗用毒性药品管理办法》规定的 28 种毒性中药材的毒性分类名单见附 2）

（二）含毒性药材中成药转换非处方药的评价分类及处理原则

为方便转换评价工作，保障非处方药使用中的安全性，现将含毒性药材的中成药品种按药材的毒性和给药途径进行分类，其分类及处理原则如下：

1 类：含大毒药材的口服及粘膜给药制剂，不予转换。

2 类：含大毒药材的外用制剂，如有以下情况，不予转换：

（1）含重金属类毒性药物（如：红粉、红升丹、砒石、砒霜、水银、白降丹、红升丹、轻粉、雄黄等）；

（2）包装不合理，容易误服；

（3）儿科用药；

（4）妊娠期、哺乳期用药；

（5）用于创伤或破损皮肤；

（6）大面积用药；

（7）疗程 7 天以上。

3 类：含有毒药材的口服及粘膜给药制剂：

3a 类：含有山豆根、仙茅、制天南星、苍耳子、白果、制附子、制白附子、罂粟壳的口服及粘膜给药制剂，如有以下情况，不予转换：

（1）日服用量超过标准规定范围；

（2）儿科用药；

（3）妊娠期、哺乳期用药；

（4）疗程 7 天以上。

3b 类：含有未列入 3a 范围内有毒药材（安全性不明确）的口服及粘膜给药制剂，目前不予转换。

其中，《中国药典》（2010 年版一部）中属 3b 类的有毒药材如下：

干漆、土荆皮、千金子霜、制川乌、木鳖子、制甘遂、朱砂、华山参、全蝎、芫花、两头尖、苦楝皮、金钱白花蛇、京大戟、制草乌、牵牛子、香加皮、常山、商陆、硫黄、蓖麻子、蜈蚣、蕲蛇、三棵针、白屈菜、臭灵丹草、制狼毒。

4 类：含有毒药材的外用制剂，如有以下情况，不予转换：

（1）含重金属类毒性药物（如朱砂）；

（2）儿科用药；

（3）妊娠期、哺乳期用药；

（4）用于创伤或破损皮肤；

（5）大面积用药；

（6）疗程 14 天以上。

5 类：含小毒药材口服及粘膜给药制剂，如有以下情况，不予转换：

（1）日服用量超过标准规定范围；

（2）疗程 14 天以上。

6 类：含小毒药材的外用制剂，可进行其他方面评价。

（三）其他

1. 不同标准文件对毒性药材毒性大小描述不一致时的处理原则：

除国务院规定的 28 种毒性中药材均按照大毒药材管理外，历版《中国药典》中有关毒性药材的记载，当以最新版本《中国药典》为标准。即：既往版本《中国药典》中记载的药材毒性大小与最新版本《中国药典》标准描述不一致时，应以新版《中国药典》描述为准（目前以 2010 年版《中国药典》内容为首要标准）；新版药典外的其他药品标准（既往版本药典、部标、省标）中的药材毒性大小描述不一致时，应遵从"就高不就低"的原则，以毒性高的分类标准为依据。

2. 本处理原则中"日服用量"的确定：

本处理原则中的"日服用量"是以法定标准中标注的用量范围为依据。

对本处理原则中"日服用量"的确定亦应参照以上（三）1. 的原则，即以新版药典标注为首要依据；其他药品标准中日用量大小应"就低不就高"。

3. 本处理原则随《中国药典》更新而修订：

由于《中国药典》每五年修订一次，故目前《含毒性药材中成药转换非处方药评价处理原则》主要是以 2010 年版药典内容为依据，2015 年版《中国药典》发行后本原则的具体内容也将随之修订。

4. 对新发现有安全性问题药材毒性分类的处理：

对新发现有安全性问题的药材，需对其存在安全问题的严重程度进行评估，并依据其安全性予以分类，参照本处理原则的相应类别处理。

目前发现有安全性问题的药材：如马兜铃、寻骨风、天仙藤、朱砂莲、千里光暂按大毒药材管理。

发现有安全性问题的药材需根据实际情况增补或调整。

附：1. 2010 年版《中国药典》收载和《医疗用毒性药品管理办法》规定的 28 种毒性中药材名单

2. 2010 年版《中国药典》收载和《医疗用毒性药品管理办法》规定的 28 种毒性中药材毒性
分类名单（依据炮制等不同）

附1

2010年版《中国药典》收载和《医疗用毒性药品管理办法》规定的28种毒性中药材名单

一、《中国药典》（2010年版一部）收载毒性中药材名单

共收载毒性药材83个：

大毒（10个）： 川乌、马钱子、马钱子粉、天仙子、巴豆、巴豆霜、红粉、闹羊花、草乌、斑蝥。

有毒（42个）： 干漆、土荆皮、山豆根、千金子、千金子霜、制川乌、天南星、制天南星、木鳖子、甘遂、仙茅、白附子、白果、半夏、朱砂、华山参、全蝎、芫花、苍耳子、两头尖、附子、苦楝皮、金钱白花蛇、京大戟、制草乌、牵牛子、轻粉、香加皮、洋金花、常山、商陆、硫黄、雄黄、蓖麻子、蜈蚣、罂粟壳、蕲蛇、蟾酥、三棵针、白屈菜、臭灵丹草、狼毒。

小毒（31个）： 丁公藤、九里香、土鳖虫、川楝子、小叶莲、水蛭、艾叶、北豆根、地枫皮、红大戟，两面针、吴茱萸、苦木、苦杏仁、草乌叶、南鹤虱、鸦胆子、重楼、急性子、蛇床子、猪牙皂、绵马贯众、绵马贯众炭、蒺藜、鹤虱、大皂角、飞扬草、金铁锁、紫萁贯众、榼藤子、翼首草。

二、《医疗用毒性药品管理办法》规定的28种毒性中药材名单

砒石（红砒、白砒）、砒霜、水银、生马钱子、生川乌、生草乌、生白附子、生附子、生半夏、生南星、生巴豆、斑蝥、红娘虫、青娘虫、生甘遂、生狼毒、生藤黄、生千金子、闹阳花、生天仙子、雪上一支蒿、红升丹、白降丹、蟾酥、洋金花、红粉、轻粉、雄黄。

规章文件

附 2

2010 年版《中国药典》收载和《医疗用毒性药品管理办法》规定的 28 种毒性中药材毒性分类名单（依据炮制等不同）

大毒：

生川乌、马钱子、马钱子粉、天仙子、巴豆、巴豆霜、红粉、闹羊花、生草乌、斑蝥、生千金子、轻粉、洋金花、雄黄、蟾酥、生甘遂、生白附子、生附子、生半夏、生南星、砒石（红砒、白砒）、砒霜、水银、白降丹、生藤黄、红升丹、生狼毒、红娘虫、青娘虫、雪上一枝蒿。

有毒：

干漆、土荆皮、山豆根、千金子霜、制川乌、制天南星、木鳖子、制甘遂、仙茅、制白附子、白果、朱砂、华山参、全蝎、芫花、苍耳子、两头尖、制附子、苦楝皮、金钱白花蛇、京大戟、制草乌、牵牛子、香加皮、常山、商陆、硫黄、蓖麻子、蜈蚣、罂粟壳、蕲蛇、三棵针、白屈菜、臭灵丹草、制狼毒。

小毒：

丁公藤、九里香、土鳖虫、川楝子、小叶莲、水蛭、艾叶、北豆根、地枫皮、红大戟、两面针、吴茱萸、苦木、苦杏仁、草乌叶、南鹤虱、鸦胆子、重楼、急性子、蛇床子、猪牙皂、绵马贯众、绵马贯众炭、蒺藜、鹤虱、大皂角、飞扬草、金铁锁、紫萁贯众、榼藤子、翼首草。

上述范围以外的药材毒性分类应按照药品标准中的具体描述及本处理原则的相关要求界定。

附件4

乙类非处方药确定原则

根据《处方药与非处方药分类管理办法（试行）》的要求，"根据药品的安全性，非处方药分为甲、乙两类。"

乙类非处方药系在一般情况下，消费者不需要医生及药师的指导，可以自我购买和使用的药品，与甲类非处方药相比，其安全性更好，消费者自行使用的风险更低。

一、应用范围

乙类非处方药应是用于常见轻微疾病和症状，以及日常营养补充等的非处方药药品。该类疾病和症状特点为：

1. 发生率较高，消费者认知程度很高；

2. 症状明显，消费者可自我感知；

3. 病情轻微，对日常生活无严重影响；

4. 用药时间较短，一般在一周以内（日常营养补充及中成药补益类等除外）。

二、药品安全性

乙类非处方药应是安全性更好的药物。

1. 制剂及其各成份应已在国内上市10年以上，并有广泛的临床使用经验；

2. 药物活性成份安全性研究清楚、明确；

3. 药品不良反应研究清楚明确；

4. 药品质量稳定；

5. 说明书中适应症、用法用量、注意事项、不良反应、禁忌症等主要内容应为消费者能够非常清楚、准确地理解，并可以严格按要求使用，误用、滥用的可能性很小。

三、排除原则

以下情况下不应作为乙类非处方药。

1. 儿童用药（有儿童用法用量的均包括在内，维生素、矿物质类除外）；

2. 化学药品含抗菌药物、激素等成份的；

3. 中成药含毒性药材（包括大毒和有毒）和重金属的口服制剂、含大毒药材的外用制剂；

4. 严重不良反应发生率达万分之一以上；

5. 中成药组方中包括无国家或省级药品标准药材的（药食同源的除外）；

6. 中西药复方制剂；

7. 辅助用药。

规章文件

附件 5

非处方药适应症范围（中成药部分）

一、内科

（一）感冒

〔适用范围〕

1. 中医：

感冒（风寒感冒、风热感冒、暑湿感冒、体虚感冒、时行感冒等）

2. 西医：

A. 普通感冒

B. 流行性感冒

C. 上呼吸道感染

〔排除范围〕

1. 中医：

A. 感冒重证

B. 风温肺热病

2. 西医：

A. 普通感冒、流行性感冒重症

B. 上呼吸道感染重症

C. 下呼吸道感染等

（二）咳嗽

〔适用范围〕

1. 中医：

咳嗽属以下证型（风寒袭肺、风热犯肺、风邪犯肺、风燥伤肺、痰湿蕴肺、痰热郁肺、阴虚燥咳等）

2. 西医：以下疾病所致咳嗽

A. 感冒

B. 上呼吸道感染

C. 急性支气管炎

D. 慢性阻塞性肺病（限于慢性支气管炎）

〔排除范围〕

1. 中医：

A. 咳嗽属肺阴亏耗证

B. 证型属适用范围但症状较重者

C. 风温肺热病

D. 哮病发作期

E. 肺痈、肺痨、肺胀、肺萎等所致的咳嗽

2. 西医：以下疾病所致咳嗽

 A. 支气管扩张

 B. 支气管哮喘发作期

 C. 肺炎

 D. 肺脓疡

 E. 肺结核

 F. 肺间质纤维化

 G. 肺心病

 H. 慢性阻塞性肺病（肺气肿）

 I. 癌性咳嗽等

（三）中暑

〔适用范围〕中暑（伤暑）

〔排除范围〕中暑重证

（四）伤食

〔适用范围〕功能性消化不良

〔排除范围〕

 A. 食物中毒

 B. 酒精中毒

 C. 药物不良反应等

（五）胃痞（胃胀）

〔适用范围〕

1. 中医：

胃痞属以下证型（饮食内停、痰湿中阻、肝胃不和、脾胃虚弱、气滞血瘀证等）

2. 西医：以下疾病所致胃胀

 A. 功能性消化不良

 B. 慢性胃炎（浅表性胃炎）

〔排除范围〕

1. 中医：

2. 西医：以下疾病所致胃胀

 A. 萎缩性胃炎、糜烂性胃炎或肥厚性胃炎等

 B. 胃下垂

 C. 肝胆胰腺疾患等（如肝炎、肝硬化、脂肪性肝病、胆囊炎、胆结石、慢性胰腺炎等）

（六）胃脘痛（胃痛）

〔适用范围〕

1. 中医：

胃脘痛属以下证型（寒邪客胃、饮食伤胃、肝气犯胃、脾胃虚寒、气滞血瘀证等）

2. 西医：以下疾病所致胃痛

 A. 功能性消化不良

 B. 慢性胃炎（浅表性胃炎）

〔排除范围〕

1. 中医：

 A. 证型属适用范围但症状较重者

规章文件

2. 西医：以下疾病所致胃痛

  A. 急性胃炎

  B. 萎缩性胃炎、糜烂性胃炎或肥厚性胃炎等

  C. 胃溃疡、十二指肠溃疡

  D. 胃下垂、胃粘膜脱垂

  E. 胃癌

  F. 其他疾病如心、肝、胆、脾、胰腺等疾病所致等

（七）泄泻

〔适用范围〕

1. 中医：

泄泻属以下证型〔寒湿内盛、感受湿热（暑湿）、食滞肠胃、脾胃虚弱、肾阳亏虚证等〕

2. 西医：

  A. 功能性腹泻

  B. 肠易激综合征（腹泻型）

  C. 急、慢性肠炎

〔排除范围〕

1. 中医：各证型之重证

2. 西医：以下疾病所致泄泻

  A. 食物中毒

  B. 痢疾、霍乱等传染病所致

  C. 急、慢性肠炎重症

  D. 肠道肿瘤

  E. 肠结核

  F. 结肠炎

  G. 其他脏器病变影响消化吸收功能所致等

（八）便秘

〔适用范围〕

1. 中医：

  A. 实秘（如热秘、冷秘等）

  B. 虚秘（气虚秘、血虚秘、阴虚秘、阳虚秘等）

2. 西医：

  A. 功能性便秘

  B. 肠易激综合征（便秘型）

〔排除范围〕

1. 中医：

2. 西医：以下疾病所致便秘

  A. 器质性病变所致便秘（如直肠肿瘤）

  B. 药物性便秘

  C. 手术后便秘

  D. 产后便秘等

（九）头痛

〔适用范围〕

1.中医：头痛属以下证型（风寒、风热、风湿、血虚、肾虚头痛等）

2.西医：

    A.偏头痛

    B.紧张性头痛

〔排除范围〕

1.中医：中风等病所致头痛等

2.西医：以下疾病所致头痛

    A.偏头痛（重症）

    B.紧张性头痛（重症）

    C.原发性三叉神经痛

    D.高血压、脑动脉硬化、脑血栓等心脑血管疾病、颅内疾病

    E.感染性疾病

    F.五官科疾病

    G.外伤后头痛等

（十）眩晕

〔适用范围〕

1.中医：

眩晕属以下证型（一般虚证或实火、痰湿所致等）

2.西医：以下疾病所致眩晕

    A.低血压（症状较轻）

    B.缺铁性贫血（轻度）

    C.营养不良性贫血（轻度）

    D.植物神经功能紊乱

〔排除范围〕

1.中医：

    A.眩晕重证

    B.中风等所致眩晕

2.西医：以下疾病所致眩晕

    A.低血压（症状较重）

    B.缺铁性贫血（中、重度）

    C.营养不良性贫血（中、重度）

    D.其他类型贫血（如再生障碍性贫血、溶血性贫血等）

    E.高血压、脑动脉硬化、椎基底动脉供血不足、心脏病等心脑血管疾病

    F.颅内疾病

    G.五官科疾病

    H.脑震荡

    I.产后眩晕

    J.术后眩晕等

（十一）晕动证

〔适用范围〕晕车、晕船、晕机

规章文件

〔排除范围〕以上重症

（十二）不寐（失眠）

〔适用范围〕轻、中度失眠症

〔排除范围〕重度（长期、顽固性失眠症）

（十三）郁证

〔适用范围〕

1. 中医：郁证属以下证型（肝气郁结、气郁化火证等）

2. 西医：

　A. 神经衰弱

　B. 绝经综合征（限于症状较轻者）

〔排除范围〕

1. 中医：

2. 西医：精神疾病如抑郁症、癔病、焦虑症等

（十四）实火证

〔适用范围〕

脏腑火热证候（如常见有：口舌生疮、目赤肿痛、牙龈肿痛、口渴咽干、烦躁易怒、小便色黄、大便燥结等）

〔排除范围〕

1. 中医：脏腑火热证候重证（如常见有：淋证、黄疸、血证等）

2. 西医：某些感染性疾病及其他严重疾病（如常见有：泌尿系感染、肝炎、胆囊炎、前列腺炎等）

（十五）痹病

〔适用范围〕

1. 中医：痹病属以下证型（风寒湿痹、虚痹、虚实夹杂痹等）

2. 西医：

　A. 肢体关节疼痛（感受风、寒、湿所致，无明显器质性疾病）

　B. 类风湿性关节炎轻症的局部对症治疗（限外用）

〔排除范围〕

1. 中医：

　A. 证型属适用范围但症状较重者

　B. 痹病属以下证型（风湿热痹等）

　C. 血痹

　D. 脉痹等

2. 西医：以下疾病所致肢体关节疼痛

　A. 风湿性关节炎、痛风等

　B. 类风湿性关节炎重症的局部对症治疗（指外用。口服制剂均应排除）

　C. 出现关节红肿、变形、功能障碍等

　D. 坐骨神经痛

　E. 糖尿病血管下肢病变

（十六）虚证

〔适用范围〕

1. 中医：有关功能性虚弱的中医证候

2.西医：

功能性虚弱疾患

〔排除范围〕

1.中医：有关功能性虚弱的中医证候之重证（如常见有胸痹、消渴、中风等）

2.西医：

A.器质性疾病所致虚弱（如肿瘤、糖尿病、肝病、肾病、前列腺疾病、免疫性疾病、心脑血管疾病、血液病等）

B.传染性疾病后期

C.性功能障碍（阳痿、早泄等；或以遗精为主症者）

备注：

1.可以包括乙类OTC的适应症：伤食、晕动证。

2.建议儿童使用应有医生指导，口服固体制剂（片剂、胶囊剂）3岁以下婴幼儿不宜。

3.辅助用药适应症举例：肿瘤放、化疗的辅助治疗

二、儿科

（一）感冒

〔适用范围〕

1.中医：

感冒（风寒感冒、风热感冒、暑湿感冒、体虚感冒、时行感冒，感冒挟痰、感冒挟食、感冒挟惊等）

2.西医：

A.普通感冒

B.流行性感冒

C.上呼吸道感染

D.反复呼吸道感染（反复呼吸道感染儿）

〔排除范围〕

1.中医：

A.感冒重证

B.肺炎喘嗽

2.西医：

A.普通感冒、流行性感冒重症

B.上呼吸道感染重症

C.下呼吸道感染等

（二）咳嗽

〔适用范围〕

1.中医：咳嗽属以下证型

（风寒袭肺、风热犯肺、风邪犯肺、风燥伤肺、痰湿蕴肺、痰热壅肺或痰热郁肺、阴虚燥咳、肺脾气虚证等）

2.西医：以下疾病所致咳嗽

A.感冒

B.上呼吸道感染

C.支气管炎（急性支气管炎、慢性支气管炎）

规章文件

〔排除范围〕

1.中医：

    A.咳嗽属肺阴亏耗证

    B.证型属适用范围但症状较重者

    C.肺炎喘嗽

    D.哮病发作期

    E.肺痈、肺痨等所致的咳嗽

2.西医：以下疾病所致咳嗽

    A.先天性肺发育不良

    B.支气管异物

    C.支气管扩张

    D.支气管哮喘发作期

    E.肺炎、肺脓疡、肺结核等所致咳嗽

（三）中暑

〔适用范围〕中暑（伤暑）

〔排除范围〕中暑重证（包括暑风、暑厥）

（四）厌食

〔适用范围〕

1.中医：厌食属以下证型（脾失健运、脾胃气虚、脾胃阴虚证等）

2.西医：功能性消化不良（表现为食欲不振、食量减少等）

〔排除范围〕

1.中医：

2.西医：

    A.神经性厌食症

    B.器质性疾病所致

（五）积滞

〔适用范围〕

1.中医：积滞属以下证型（乳食内积、脾虚夹积等）

2.西医：功能性消化不良

〔排除范围〕

1.中医：积滞症状较重者

2.西医：其他器质性疾病所致类似症状

（六）泄泻

〔适用范围〕

1.中医：泄泻属以下证型（风寒、湿热、伤食、脾虚证等）

2.西医：

    A.功能性腹泻

    B.肠易激综合征（腹泻型）

    C.急、慢性肠炎

〔排除范围〕

1.中医：

    各证型之重证

2. 西医：以下疾病所致泄泻

    A. 食物中毒

    B. 痢疾、霍乱等传染病所致

    C. 急、慢性肠炎重症

    D. 轮状病毒性腹泻

    E. 肠道肿瘤

    F. 肠结核

    G. 结肠炎

    H. 其他脏器病变影响消化吸收功能所致等

（七）便秘

〔适用范围〕

    1. 中医：

    A. 实秘（如热秘、冷秘等）

    B. 虚秘（阴虚秘等）

    2. 西医：

    A. 功能性便秘

    B. 肠易激综合征（便秘型）

〔排除范围〕

    1. 中医：

    2. 西医：以下疾病所致便秘

    A. 器质性病变所致便秘（如巨结肠）

    B. 药物性便秘

    C. 手术后便秘

（八）疳证

〔适用范围〕

    1. 中医：疳气、疳积

    2. 西医：轻度营养不良

〔排除范围〕

    1. 中医：干疳（疳积重证）

    2. 西医：重度营养不良

（九）蛔虫病

〔适用范围〕肠蛔虫证

〔排除范围〕肠蛔虫证及其并发症（如蛔虫性肠梗阻、胆道蛔虫症、蛔虫性腹膜炎等）

（十）蛲虫病

（十一）实火证

〔适用范围〕

脏腑火热证候（如常见有：口舌生疮、目赤肿痛、牙龈肿痛、口渴咽干、烦躁易怒、小便色黄、大便燥结等）

〔排除范围〕

    1. 中医：脏腑火热证候重证（如常见有：淋证、黄疸、血证等）

    2. 西医：某些感染性疾病及其他严重疾病（如常见有：泌尿系感染、肝炎等）

（十二）遗尿

〔适用范围〕5 岁以上幼童遗尿，无器质性疾病

〔排除范围〕5 岁以下幼童遗尿，器质性疾病所致等

（十三）虚证

〔适用范围〕

  1.中医：有关功能性虚弱的中医证候

  2.西医：功能性虚弱疾患

〔排除范围〕

  1.中医：有关功能性虚弱的中医证候之重证

  2.西医：

    A.器质性疾病所致虚弱（如肿瘤、糖尿病、肝病、肾病、免疫性疾病、血液病等）

    B.传染性疾病后期

    C.智力低下或发育不良、发育迟缓等

备注：

  1.建议儿科用药均应为甲类。

  2.口服固体制剂（片剂、胶囊剂）3 岁以下婴幼儿不宜。

  3.不建议儿童使用辅助用药。

三、妇科

（一）月经不调

〔适用范围〕

  1.中医：

  2.西医：有排卵型功血

〔排除范围〕

  1.中医：

    A.崩漏

    B.闭经

    C.经断复来

    D.产后血崩

    E.产后恶露不绝等

  2.西医：

    A.妇科或全身器质性病变所致

    B.有排卵型功血（重症）

    C.无排卵型功血

    D.使用宫内节育器后不规则出血

    E.闭经

    F.妊娠疾病所致出血

    G.人工流产（药物流产、手术）后出血

    H.产后出血等

（二）痛经

〔适用范围〕原发性痛经（功能性痛经）

〔排除范围〕继发性痛经

（器质性疾病所致者，如子宫内膜异位症、子宫腺肌病、子宫肌瘤等）

（三）月经前后诸证（经前期综合征）

〔适用范围〕

1. 中医：经行乳房胀痛、经行头痛、经行身痛、经行泄泻、经行浮肿、经行感冒、经行风疹块等

2. 西医：精神、内分泌因素所致

〔排除范围〕

1. 中医：

2. 西医：器质性疾病所致（如乳腺增生等）

（四）带下病

〔适用范围〕

1. 中医：脾虚、肾虚、湿热下注证等（包括白带、黄带）

2. 西医：以下疾病所致带下异常

  A. 滴虫性阴道炎

  B. 念珠菌性阴道炎（霉菌性阴道炎）

  C. 细菌性阴道病（细菌性阴道炎）

  D. 盆腔炎性疾病后遗症（轻症）

  （限于慢性盆腔炎或附件炎）

〔排除范围〕

1. 中医：热毒蕴结证（带下量多、黄绿如脓，赤带或赤白相兼，或五色杂下）

2. 西医：

  A. 症状表现为：

  1）血性白带、脓性白带等

  2）有带下量多伴发热等全身症状者

  B. 以下疾病所致带下异常

  1）萎缩性阴道炎（老年性阴道炎）

  2）非特异性阴道炎

  3）幼女性外阴阴道炎

  4）宫颈炎（如宫颈糜烂等）

  5）急性盆腔炎（包括子宫内膜炎、子宫肌炎等）

  6）盆腔炎性疾病后遗症（重症）

    〔慢性盆腔炎重症（如盆腔包块等）〕

  7）性传播疾病（如淋病）等

（五）绝经前后诸证（绝经综合征）

〔适用范围〕

1. 中医：肾阴虚、肾阳虚证等

2. 西医：绝经综合征（原称更年期综合征）

〔排除范围〕

1. 中医：

2. 西医：

  A. 绝经综合征（原称更年期综合征）症状较重者

  B. 精神系统疾病

规章文件

C. 肿瘤

D. 伴有其他合并症患者（如高血压、糖尿病、心脏病、甲状腺功能亢进等）

（六）产后缺乳类

〔适用范围〕

1. 中医：气血虚弱、肝郁气滞、痰浊阻滞等所致缺乳

2. 西医：

〔排除范围〕

1. 中医：乳痈所致

2. 西医：乳腺炎等器质性疾病所致

（七）产后身痛类

〔适用范围〕

1. 中医：外感风寒、气血两虚、肝肾亏损等所致

2. 西医：

〔排除范围〕

1. 中医：

2. 西医：风湿性、类风湿性关节炎、痛风等器质性疾病所致

备注：

1. 建议妇科用药均应为甲类。

2. 对于青春期少女用药，月经不调及痛经应限初潮1年以后使用，月经前后诸证应有医生的指导。

3. 辅助用药适应症举例：肿瘤放、化疗的辅助治疗。

四、外科

（一）疖

〔适用范围〕 疖肿（头面部以外）

〔排除范围〕

1. 中医：痈、疔、溃疡等

2. 西医：

A. 头面部疖肿

B. 多发或复发疖肿

C. 伴有发热等全身症状

D. 伴有糖尿病、肾病等全身性疾患等

（二）水火烫伤

〔适用范围〕轻度水火烫伤（Ⅰ度）

〔排除范围〕

A. 中、重度水火烫伤（Ⅱ度及以上）

B. 其他化学物质、电能、放射线等烧伤

C. 头面部、口腔、外阴等特殊部位烧烫伤

（三）冻疮

〔适用范围〕局部性轻度冻疮（红斑性冻疮）

〔排除范围〕

A. 局部性重度冻疮（水疱性、坏死性冻疮）

    B. 全身性冻疮等

（四）痔

〔适用范围〕轻度内外痔、混合痔（其中内痔为Ⅰ度、Ⅱ度）

〔排除范围〕

    A. 重度内外痔、混合痔（其中内痔为Ⅲ度、Ⅳ度）

    B. 嵌顿痔

    C. 痔疮继发感染

    D. 其他疾病所致的便血、肛门肿痛、脱垂等

备注：

1. 可以包括乙类 OTC 的适应症：轻度水火烫伤、冻疮。

2. 对于儿童用药，建议应有医生的指导。

3. 辅助用药适应症举例：肿瘤放、化疗的辅助治疗。

五、骨伤科

（一）软组织扭挫伤

〔适用范围〕

    A. 外力所致软组织扭挫伤（包括急性和慢性。以局部肿痛为主，可伴轻度功能障碍，无开放性损伤）

    B. 浅表皮肤挫伤、表皮切割伤（浅表、小面积）

    C. 腱鞘炎

    D. 网球肘

〔排除范围〕

    A. 有开放性伤口

    B. 脱位

    C. 筋断

    D. 骨折等

（二）颈肩痛

〔适用范围〕

    A. 颈、肩疼痛（感受风、寒、湿所致，无明显器质性疾病）

    B. 扭挫伤（局部）

    C. 慢性劳损等所致〔如落枕、肩周炎、颈椎病的颈型（有症状描述）〕

〔排除范围〕以下疾病所致颈、肩疼痛

    A. 强直性脊柱炎

    B. 颈椎结核

    C. 颈椎肿瘤

    D. 颈椎骨折脱位

    E. 颈椎病（颈型以外或无症状描述）

    F. 心绞痛、胸膜炎、肺癌、隔疝等其他疾病所致

（三）腰腿痛

〔适用范围〕

    A. 腰、腿疼痛（感受风、寒、湿所致，无明显器质性疾病）

    B. 腰部扭挫伤

C. 慢性腰肌劳损

D. 骨性关节炎的对症治疗（包括：骨质增生/骨刺等所致的疼痛症状）

E. 腰椎病所致疼痛

〔排除范围〕以下疾病所致腰腿疼痛

A. 腰部器质性疾病（如腰椎间盘突出症、腰椎椎管狭窄症、腰椎结核、腰椎肿瘤、强直性脊柱炎、先天变异等）

B. 泛指腰椎病（无症状描述）

C. 坐骨神经痛

D. 滑膜炎

E. 出现关节红肿、变形、功能障碍等

备注：

1. 骨伤科口服用药均应限甲类，外用药可根据情况定乙类。

2. 对于儿童用药，建议应有医生的指导。

3. 建议将骨质疏松症和骨性关节炎的辅助治疗列入辅助用药范围。

六、耳鼻喉科

（一）耳鸣

〔适用范围〕

1. 中医：耳鸣属以下证型（肝火上扰、痰火郁积、肾精亏损、气血亏虚证等）

2. 西医：神经性耳鸣

〔排除范围〕

1. 中医：证型属适用范围但症状较重者

2. 西医：

A. 药物中毒及伴有其他全身性疾病者

B. 突发性耳鸣

C. 外伤性耳鸣

（二）耳聋

〔适用范围〕

1. 中医：肝火上扰、痰火郁积、肾精亏损、气血亏虚证等

2. 西医：感应神经性耳聋

〔排除范围〕

1. 中医：暴聋

2. 西医：

A. 药物中毒及伴有其他全身性疾病者

B. 突发性耳聋

C. 听神经瘤

D. 外伤性耳聋

（三）伤风鼻塞（急性鼻炎）

〔适用范围〕

1. 中医：风寒、风热证等

2. 西医：急性鼻炎

〔排除范围〕

　　1. 中医：

　　2. 西医：伴有鼻部其他器质性病变

（四）鼻窒（慢性鼻炎）

〔适用范围〕

　　1. 中医：肺经蕴热、肺脾气虚证等

　　2. 西医：慢性鼻炎

〔排除范围〕

　　1. 中医：

　　2. 西医：伴有鼻部其他器质性病变

（五）鼻鼽（过敏性鼻炎）

〔适用范围〕

　　1. 中医：肺气虚寒、脾气虚弱、肾阳不足、肺经伏热等

　　2. 西医：过敏性鼻炎

〔排除范围〕

　　1. 中医：

　　2. 西医：

　　　　A. 伴有鼻部其他器质性病变或伴其他过敏性症状者

　　　　B. 哮喘发作

　　　　C. 伴有其他全身性疾病者

（六）鼻渊（鼻窦炎）

〔适用范围〕

　　1. 中医：肺经风热、脾胃湿热、肺气虚寒、脾气虚弱证等

　　2. 西医：鼻窦炎，无发热等全身表现者

〔排除范围〕

　　1. 中医：

　　2. 西医：鼻窦炎症状较重或伴发热等全身表现者

（七）喉痹（咽炎）

〔适用范围〕

　　1. 中医：外邪侵袭、肺胃热盛、肺肾阴虚、脾胃虚弱、脾肾阳虚证等

　　2. 西医：咽炎

〔排除范围〕

　　1. 中医：喉瘖等

　　2. 西医：

　　　　A. 咽炎伴咽部其他器质性病变者

　　　　B. 急慢性喉炎等

（八）乳蛾（扁桃体炎）

〔适用范围〕

　　1. 中医：风热外袭、肺胃热盛、虚火上炎证等

　　2. 西医：急性充血性扁桃体炎（Ⅰ度）

〔排除范围〕

　　1. 中医：

　　2. 西医：

　　　　A. 急性充血性扁桃体炎（Ⅱ度及以上）

　　　　B. 急性化脓性扁桃体炎

七、口腔科

（一）口疮

〔适用范围〕

　　1. 中医：心脾积热、阴虚火旺证等

　　2. 西医：口腔溃疡（复发性口腔溃疡、糜烂型扁平苔藓等）

〔排除范围〕

　　1. 中医：

　　2. 西医：口腔溃疡重症及其他疾病（如癌症、结核等）所致

（二）牙痛

〔适用范围〕

　　1. 中医：风热侵袭、胃火上蒸、虚火上炎证等

　　2. 西医：牙痛

〔排除范围〕

　　1. 中医：

　　2. 西医：

　　　　A. 牙痛重症（疼痛严重或有并发症，如颌面部肿痛、开口受限等）

　　　　B. 急性牙髓炎所致牙痛

　　　　C. 牙龈脓肿、牙周脓肿

　　　　D. 全身性疾病所致牙痛等

（三）龋病

〔适用范围〕龋病所致牙痛

〔排除范围〕龋病预防

（四）牙宣（牙周炎）

〔适用范围〕牙周炎

〔排除范围〕

　　　　A. 牙周炎重症

　　　　B. 其他疾病所致

（五）齿衄（牙龈炎）

〔适用范围〕牙龈炎

〔排除范围〕

　　　　A. 牙周炎重症

　　　　B. 血液系统或其他疾病所致

八、眼科

（一）针眼（睑腺炎）

〔适用范围〕

    1. 中医：风热客睑、热毒壅盛、脾虚夹实证等

    2. 西医：睑腺炎（麦粒肿）

〔排除范围〕

    1. 中医：证型属适用范围但症状较重者

    2. 西医：睑腺炎（麦粒肿）重症

（二）胞生痰核（睑板腺囊肿）

〔适用范围〕

    1. 中医：痰湿阻结、痰热蕴结证等

    2. 西医：睑板腺囊肿（霰粒肿）

〔排除范围〕

    1. 中医：证型属适用范围但症状较重者

    2. 西医：睑板腺囊肿（霰粒肿）重症

（三）流泪症（迎风流泪）（泪溢症）

〔适用范围〕

    1. 中医：肝血不足、气血不足证等

    2. 西医：泪溢症（眼睛无红赤肿痛）

〔排除范围〕

    1. 中医：证型属适用范围但症状较重者

    2. 西医：结膜、角膜炎症等眼病所致

（四）时复目痒（春季结膜炎）

〔适用范围〕

    1. 中医：外感风热、湿热夹风、血虚生风证等

    2. 西医：春季结膜炎（属变态反应性结膜炎）

〔排除范围〕

    1. 中医：证型属适用范围但症状较重者

    2. 西医：

        A. 春季结膜炎（属变态反应性结膜炎）重症

        B. 特发性过敏性结膜炎

        C. 巨乳头性结膜炎

        D. 感染性结膜炎（包括细菌、病毒、衣原体等感染所致的结膜炎）

（五）慢性结膜炎（非感染性）

〔适用范围〕

    1. 中医：邪热留恋、肺阴不足、脾胃湿热证等

    2. 西医：非感染因素所致（外界反复刺激所致的慢性结膜炎）

〔排除范围〕

    1. 中医：证型属适用范围但症状较重者

    2. 西医：

        A. 非感染因素所致（外界反复刺激所致的慢性结膜炎）症状较重者

B.感染性结膜炎（包括细菌、病毒、衣原体等感染所致的结膜炎）

（六）宿翳（角膜瘢痕）

〔适用范围〕角膜云翳、角膜斑翳

〔排除范围〕角膜白斑或有活动性炎症的眼病

（七）圆翳内障

〔适用范围〕白内障早期

〔排除范围〕白内障中晚期或并发其他眼病

（八）目劳（视疲劳）

〔适用范围〕

    1.中医：气血亏虚、肝肾不足证等

    2.西医：视疲劳综合症（视力疲劳）

〔排除范围〕

    1.中医：

    2.西医：眼部器质性疾病、全身性疾病（如糖尿病等）所致者

五官科备注：

1.可以包括乙类 OTC 的适应症：视疲劳（外用）。

2.对于儿童用药，建议应有医生的指导。

3.建议将局部用药治疗列入辅助用药范围，如含片、漱口水、鼻腔冲洗、喷雾剂等。

九、皮肤科

（一）癣

〔适用范围〕

    鹅掌风、脚湿气（手足癣）（脱屑型），或伴股癣、体癣、甲癣

〔排除范围〕

    A.鹅掌风、脚湿气（手足癣）（水疱型、糜烂型）

    B.股癣、体癣、甲癣重症

    C.头癣

    D.花斑癣（汗斑）等

（二）顽癣（神经性皮炎）

〔适用范围〕局限性

〔排除范围〕泛发性

（三）湿疮（湿疹）

〔适用范围〕

    A.慢性湿疹

    B.无感染、无发热畏寒等全身症状

〔排除范围〕

    A.急性、亚急性湿疹

    B.湿疹继发感染、或伴发热畏寒等全身症状等

（四）热疮（单纯疱疹）

〔适用范围〕

    发于口唇（唇疱疹）及鼻周部位，且无发热畏寒等全身症状

〔排除范围〕

    A. 伴有发热畏寒等全身症状

    B. 发于眼部（角膜）、脑部位

    C. 发于口腔（疱疹性口炎）

    D. 发于生殖器部位

    E. 新生儿感染

（五）粉刺（寻常痤疮）

〔适用范围〕寻常痤疮

〔排除范围〕

    A. 聚合型痤疮（出现紫红色结节、脓肿、囊肿，甚至破溃）

    B. 职业性痤疮（接触沥青、煤焦油及石油制品者）等

（六）风疹块（荨麻疹）

〔适用范围〕以皮肤风团为主，伴局部瘙痒

〔排除范围〕风团巨大、泛发；或伴全身表现，如高热畏寒、恶心呕吐、腹痛腹泻、呼吸困难等

（七）风瘙痒（瘙痒病）

〔适用范围〕泛发性瘙痒（泛发全身）（无原发性皮肤损害）

〔排除范围〕

    A. 妇科疾病、肛肠科疾病等所致的局限性瘙痒

    B. 伴有其他慢性全身性疾病者（如糖尿病、肝病、肾病、肿瘤等）

（八）蚊虫叮咬（虫咬皮炎）

〔适用范围〕

    一般蚊虫叮咬（以痒为主症，可见丘疹、风团或瘀点，可有抓痕，无畏寒发热等全身症状）

〔排除范围〕

    蜂螯、松毛虫皮炎等；或伴畏寒发热等全身症状者

（九）黧黑斑（黄褐斑）

〔适用范围〕

    黄褐斑（无明确系统性疾病）

〔排除范围〕

    伴有其他慢性病如：肝肾疾病、结核病、慢性酒精中毒及严重月经不调、妊娠妇女或其他妇科疾病等

（十）痱子

〔适用范围〕红色粟粒疹

〔排除范围〕

    A. 晶型粟粒疹

    B. 痱毒（脓痱）等

（十一）皲裂疮（手足皲裂）

〔适用范围〕局部皲裂（局部角化皲裂）

〔排除范围〕

    A. 继发感染

    B. 真菌感染所致

    C. 湿疹等所致者

（十二）鸡眼

（十三）胼胝

（十四）日晒疮（日光性皮炎）

〔适用范围〕轻度（以局部红斑为主）

〔排除范围〕重度

（十五）湮尻疮（尿布疹、尿布皮炎）

〔适用范围〕 轻度尿布疹

〔排除范围〕 重度或继发感染等

（十六）脂溢性皮炎

〔适用范围〕干性型（皮肤瘙痒，脱屑）

〔排除范围〕湿性型（皮肤红斑、糜烂、流滋，有油腻性痂屑，常有臭味）

（十七）油风（斑秃）

〔适用范围〕局部斑秃

〔排除范围〕普秃、全秃

皮肤科备注：

1.可以包括乙类 OTC 的适应症：蚊虫叮咬、痱子、皲裂疮、日晒疮、脂溢性皮炎。

2.对于儿童用药，建议应有医生的指导。

附件 6

非处方药适应症范围（化学药品部分）

一、神经科

〔纳入范围〕

1. 烦躁失眠：情绪波动引起的烦躁失眠；缓解暂时性睡眠障碍，辅助提高睡眠质量

备注：不适合儿童，限甲类，疗程限 7 天

2. 晕动病（或运动病）：晕车、晕船、晕机及所致的眩晕、恶心、呕吐

3. 疼痛：头痛、偏头痛（血管性头痛和神经性头痛）、神经痛

备注：疗程限 5 天

4. 神经官能症（神经衰弱）：头疼、头昏、眩晕、偏头痛、食欲缺乏、腰膝酸痛、失眠多梦、乏力、心悸

备注：不适合儿童，限甲类

5. 戒烟

6. 眩晕

备注：不适用于儿童、限甲类

〔排除范围〕

癫痫、抑郁症、焦虑症、重症肌无力、脑血管病、震颤麻痹、突发肢体麻木等。

二、骨科、风湿科、外科

〔纳入范围〕

1. 疼痛：轻至中度疼痛。如关节痛、肌肉痛、挫伤、扭伤、拉伤、压伤等外伤引起的疼痛；慢性软组织劳损引起的疼痛；肩周炎、网球肘引起的疼痛；筋膜炎、腱鞘炎、滑囊炎引起的疼痛

备注：内服药限疗程 5 天，外用药限疗程 7 天

2. 骨性关节炎：包括其引起的疼痛、肿胀等症状

3. 浅表小创伤（溃疡）：创面的止疼、止痒、消毒防腐、创口的保护、止痛、止血

4. 轻度（浅Ⅱ度及浅Ⅱ度以下）小面积烧、烫伤：包括预防其引起的感染

5. 消毒防腐

6. 挫伤、肿胀和水肿，抑制疤痕的形成和软化疤痕

7. 术后营养补充

〔排除范围〕

颈椎病、椎间盘突出、风湿、类风湿、静脉炎（辅助治疗除外）等

三、营养科

〔纳入范围〕

1. 营养素的补充，预防营养不良；各种原因引起的营养不足患者的营养补充

2. 糖尿病患者的糖的代用品

3. 用于维生素和矿物质的补充

规章文件

4. 补充叶酸：预防胎儿先天性神经管畸形，妊娠期、哺乳期妇女预防用药

备注：单方限甲类

四、呼吸科

〔纳入范围〕

1. 感冒：

A. 普通感冒及流行性感冒引起的发热、头痛、周身或四肢酸痛、鼻塞、流鼻涕、打喷嚏、咽痛、咳嗽、咳痰

备注：限疗程 3-7 天

B. 流行性感冒的预防和/或治疗

2. 咳嗽：上呼吸道感染、感冒、咽炎及外界刺激引起的咳嗽；气管炎、支气管炎引起的咳嗽

备注：限疗程 7 天

3. 咳痰：上呼吸道感染、感冒、咽炎及外界刺激引起的痰液粘稠、咳痰困难；气管炎、支气管炎引起的痰液粘稠、咳痰困难

备注：限疗程 7 天

4. 预防哮喘：

备注：限甲类

5. 辅助治疗：反复上呼吸道感染的辅助治疗

〔排除范围〕

治疗哮喘，支气管炎、气管炎的对因治疗，肺炎、肺结核、肺癌的对症对因治疗，咯血、胸痛等。

五、消化科

〔纳入范围〕

1. 胃酸过多：胃酸过多所致的胃痛、胃灼热（烧心）、反酸

备注：不适合儿童，限甲类，疗程限 7 天

2. 慢性胃炎：慢性浅表性胃炎

备注：不适合儿童，限甲类，疗程限 7 天

3. 消化不良：

A. 消化不良、食欲缺乏

B. 胃肠胀气（腹胀）

C. 消化不良（功能性）：腹胀、嗳气、恶心、呕吐、胃痛

备注：限甲类

4. 肠道感染、肠炎、轻度腹泻：

备注：限甲类、疗程限 3 天

5. 痔疮：内痔、外痔和混合痔的止痛、止痒、止血

备注：限甲类、疗程限 2 周

6. 肠道菌群失调：肠道菌群失调引起的腹泻和腹胀

备注：限甲类、疗程限 3-7 天

7. 便秘：慢性便秘、习惯性便秘

备注：疗程限 7 天

8. 胃肠痉挛性疼痛：

备注：不适合儿童、限甲类

9. 水、电解质补充：治疗和预防急、慢性腹泻造成的轻度脱水

10. 辅助治疗：肝病的辅助治疗、慢性胆囊炎的辅助治疗、慢性胰腺炎的辅助治疗、炎症性肠病的辅助治疗

〔排除范围〕

胃及十二指肠溃疡、反流性食管炎、急性胰腺炎、卓－艾综合征等。

六、皮肤科

〔纳入范围〕

1. 皮肤瘙痒症：老年性瘙痒、干燥性瘙痒、过敏引起的皮肤瘙痒

2. 冻疮

3. 轻度化脓性皮肤病、轻度皮肤感染：脓疱疮、毛囊炎等

4. 皮炎：过敏性皮炎、神经性皮炎、脂溢性皮炎

5. 湿疹：轻度亚急性、慢性湿疹

6. 尿布疹（尿布皮炎）

7. 手足皲裂：包括角化型手足癣引起的皲裂

8. 痤疮：寻常痤疮（包括粉刺）

9. 癣病（浅部真菌感染）：手癣、足癣、体癣、股癣、花斑癣、甲癣

10. 甲沟炎：细菌性甲沟炎、真菌性甲沟炎、嵌甲

11. 除虱：体虱、头虱和阴虱

12. 虫咬

13. 酒渣鼻

14. 阳光灼伤（或防晒）：包括灼伤后的止痛

15. 痱子

16. 局部角质增生：胼胝、鸡眼等

17. 手足多汗症、腋臭、多汗

18. 黄褐斑、雀斑及炎症后色素沉着斑

19. 疱疹病毒感染：单纯疱疹

20. 荨麻疹（风疹块）

21. 头皮糠疹（头屑）

22. 脱发、斑秃

23. 轻度、小面积褥疮

24. 皮肤划痕症

10. 辅助治疗：润肤、保湿、防晒、遮盖、清洁

〔排除范围〕

带状疱疹、异位性皮炎、间擦疹、药物性皮炎等

七、妇科

〔纳入范围〕

1. 女性避孕

备注：限甲类

2. 外阴阴道炎：念珠菌性外阴阴道病（霉菌性阴道炎）、细菌性阴道病、滴虫性阴道炎及混合感染

备注：限甲类

3. 更年期综合征

4. 经前期紧张综合征

5. 痛经

〔排除范围〕

宫颈糜烂、宫颈炎、子宫内膜炎、盆腔炎、萎缩性阴道炎、性病（包括淋球菌引起的阴道感染）、病毒性阴道炎、退乳等。

八、眼科

〔纳入范围〕

1. 结膜炎：细菌性结膜炎、过敏性结膜炎

备注：限甲类

2. 结膜充血

3. 缓解因尘埃、感冒、过敏、揉眼、游泳以及眼睛疲劳等引起的眼睛充血、瘙痒、灼热感以及其他刺激症状

4. 沙眼

5. 睑缘炎（细菌性眼睑炎）

6. 睑腺炎（麦粒肿）

7. 睑板腺炎

8. 视疲劳：包括预防视疲劳

9. 干眼症：包括预防干眼症

10. 白内障

11. 带隐形眼镜引起的不适

〔排除范围〕

青光眼、角膜疾病、葡萄膜炎（虹膜炎、睫状体眼等）、假性近视（包括预防假性近视）、急性结膜炎等。

九、耳鼻喉科

〔纳入范围〕

1. 外耳道炎

备注：不适合儿童

2. 咽炎：慢性咽炎、急性咽炎引起的咽喉肿痛、不适、声音嘶哑

3. 慢性单纯性鼻炎、血管舒缩性鼻炎、肥厚性鼻炎

备注：限甲类

4. 干燥性鼻炎（萎缩性鼻炎）

5. 过敏性鼻炎：如喷嚏、流涕、鼻痒、鼻塞以及眼部痒及烧灼感

备注：限甲类

6. 发热：急性咽炎引起的发热

7. 鼻前庭炎

〔排除范围〕

中耳炎、鼻窦炎、鼻出血、急性喉炎等。

十、口腔科

〔纳入范围〕

1. 牙痛

备注：疗程限 5 天

2. 口腔黏膜溃疡：复发性口腔溃疡、创伤性口腔溃疡

备注：疗程限 10 天

3. 牙龈炎：牙龈红肿、牙龈出血

备注：疗程限 10 天

4. 牙周炎

备注：疗程限 10 天

5. 冠周炎

备注：疗程限 10 天

6. 口角炎

备注：疗程限 7 天

7. 改善口臭

8. 牙本质过敏

9. 抑制牙菌斑的形成、日常口腔护理及清洁口腔

10. 慢性唇炎：唇皲裂、脱屑、干燥

备注：疗程限 10 天

〔排除范围〕

龋齿、白塞氏综合征、牙髓炎、根尖周病、黏膜白斑、扁平苔癣等

十一、传染病科

〔纳入范围〕

寄生虫病：蛔虫病、蛲虫病

〔排除范围〕

除蛔虫病、蛲虫病以外的其他寄生虫病，痢疾，霍乱，伤寒，性传播疾病，结核，肝炎的治疗等。

十二、其他

〔纳入范围〕

肥胖。

关于做好处方药转换为非处方药有关事宜的通知

（食药监办注〔2010〕64 号）

各省、自治区、直辖市食品药品监督管理局（药品监督管理局）：

为做好处方药与非处方药转换工作，保证公众用药安全有效，促进合理用药，根据《处方药与非处方药分类管理办法（试行）》（国家药品监督管理局令第 10 号）和工作安排，现就处方药与非处方药转换相关事宜通知如下：

一、根据处方药与非处方药分类管理制度的原则和要求，国家局组织遴选并公布非处方药药品目录，也可根据药品生产企业的申请和建议，组织进行处方药与非处方药的转换评价。

二、药品生产企业可按照《关于开展处方药与非处方药转换评价工作的通知》（国食药监安〔2004〕101 号）和《处方药转换非处方药申请资料要求》（见附件）提出处方药转换为非处方药的申请或建议，相关资料直接报送国家局药品评价中心。

三、国家局药品评价中心依据相关技术原则和要求组织开展技术评价，通过技术评价并拟予转换的品种，将在药品评价中心网站（www.cdr.gov.cn）进行为期 1 个月的公示。

四、国家局根据药品评价中心技术评价意见，审核公布转换为非处方药的药品名单及非处方药说明书范本。

五、药品生产企业应按照《药品注册管理办法》及相关规定，参照国家局公布的非处方药说明书范本，规范非处方药说明书和标签，并及时向所在地省级食品药品监督管理局提出补充申请，经核准后使用。

六、国家局将进一步研究"双跨"品种的管理模式，待明确后，再开展"双跨"品种转换的相关工作。

附件：处方药转换非处方药申请资料要求

国家食品药品监督管理局办公室
二〇一〇年六月三十日

附件

处方药转换非处方药申请资料要求

为指导申请人按照《关于开展处方药与非处方药转换评价工作的通知》（国食药监安〔2004〕101号）准备处方药转换非处方药申请资料，提出以下意见：

一、综合要求

1. 处方药与非处方药转换评价属药品上市后评价范畴，以回顾性研究为主，故在开展本项工作中应对品种相关研究资料进行全面回顾和分析。文献检索范围应包括国内外主要医药学文献及期刊，并保证相关文献均纳入综述中，主要文献资料应附文献全文，所报外文资料必须提供相应中文译文。如相关文献较多可以电子文档方式提供（光盘）。

2. 申报资料项目1、3、4须提供电子文档。

3. 引用的公开文献应说明文献来源；非公开文献应注明研究机构、研究时间，并应有研究机构的证明（如公章等，复印有效）。

4. 中药一类、化药一类品种必须提供的资料中，如无相关研究资料，应予以说明，并说明可不开展此项研究的理由；如未检索到相关文献，应予以说明，并说明文献检索范围。

5. 资料要求中所要求提供的综述资料是指申请人针对此次处方药转换非处方药申请相关资料的综述，不应只提供综述性文献。

6. 申报资料使用A4纸打（复）印并装订。

二、各项资料要求

（一）综述资料

1. 处方药转换非处方药申请表

申请类别应严格按《关于开展处方药与非处方药转换评价工作的通知》（国食药监安〔2004〕101号）所规定的类别填报。有毒中药材名称可参照《含毒性药材中成药转换评价非处方药处理原则》中所列毒性药材名单。

2. 申报资料目录

应包括所有项目中所提供的所有资料名称和文件页数。如"证明性文件"项中的各证明文件名称、"药品制剂及药材、辅料的法定质量标准"项中的各成份标准名称、"毒理研究资料"项中的综述及试验资料名称、文献名称等。

3. 申报说明

（1）研发情况中应包括如本品研制时间、机构，所开展的主要研究项目，本品上市时间，原研品上市时间、原研机构，以及药品名称、批准文号的变更情况等；

（2）生产、销售情况中应包括：大约有多少企业生产、每年销售数量、使用人次估算等；

（3）安全性、有效性综述应为"毒理研究资料、不良反应（事件）研究资料、药效学研究资料、临床研究资料"项目中综述内容的结论性内容综述；

（4）文献检索范围中应说明全部申报资料检索了多大范围内的文献，如检索的数据库名称、检索策略、检索时间范围等，并承诺未隐匿安全性信息；

（5）化学药品应说明其在世界主要国家和地区是否为非处方药。

规章文件

4. 拟使用的非处方药说明书样稿

"原说明书"是指正在市场上销售使用的正式说明书，应与样品中的说明书一致，不能只附说明书打印件或复印件；如现使用说明书内容与最早上市时间使用说明书主要内容发生变化的，应说明变化原因及相关证明性文件；"非处方药说明书样稿"为拟今后使用的非处方药说明书样稿，只需提供打印文本；"样稿"与原说明书主要内容存在不同的，需要逐条说明理由。

5. 现销售的最小销售单位样品一份

应使用目前正在国内市场销售的最小销售单位样品。如未正式上市销售，应对此进行说明。

6. 证明性文件

应包括药品生产批件或进口注册证，代理商还应提供生产企业授权书原件。

（二）药学资料

7. 药品制剂及药材、辅料的法定质量标准

首先应列出制剂、药材（成份）、辅料的名称，列表说明标准来源（如 xx 版药典、部标 xx 册、xx 省标、xx 年新药等）、标准号，其后按顺序附上质量标准复印件。

8. 药品质量资料

质量情况报告应说明近三年来药品质量情况，如是否出现过质量问题，是否因质量问题被通报；稳定性研究报告应提供与有效期时间一致的长期稳定性研究报告。

（三）药品安全性研究

9. 毒理研究资料

中药应包括制剂毒理和有毒药材毒理研究资料，化药应包括制剂和活性成分毒理研究资料。应说明资料的来源和检索范围、检索策略；含有毒药材中成药应提供该药材的相关研究资料；

已公布非处方药活性成分是指以活性成分方式公布的非处方药成份名单，已列入非处方药目录但未作为非处方药活性成分公布的不包括在内。

10. 不良反应（事件）研究资料

应包括制剂及各成分药品不良反应（事件）研究综述和相关临床试验及文献资料、省级以上药品不良反应监测机构检索报告（检索时间应截止到申报前 3 个月内）。

（1）综述资料中应说明资料的来源和检索范围，对所有资料进行综合分析，说明所有相关研究资料中不良反应（事件）发生情况，分析每种不良反应（事件）的发生率、原因；

（2）相关临床试验及文献资料中应包括所有涉及本品的临床试验资料，以本品为对照品进行的临床试验也应纳入（中药一类、化药一类、化药二类可适当从简）；

（3）如文献内容较多，应提供所有文献目录和来源，并附主要文献全文，也可以电子文档方式提供（光盘）；

（4）不良反应检索报告应由国家药品不良反应监测中心或各省药品不良反应监测中心提供，并应说明检索范围和检索策略。

11. 依赖性研究资料

综述资料中应说明资料的来源和检索范围，并对所有资料进行综合分析。

12. 耐受性研究资料

综述资料中应说明资料的来源和检索范围，并对所有资料进行综合分析。

13. 与其它药物和食物相互作用情况

综述资料中应说明资料的来源和检索范围，并对所有资料进行综合分析。

14. 消费者进行自我诊断、自我药疗情况下的安全性研究资料

重点说明患者是否可自我诊断所申报的适应症，是否需要专业人员帮助，用法用量是否可以正确掌握。

15. 广泛使用情况下的安全性研究资料

重点说明在广泛使用情况下是否会出现较多的不合理用药情况及其产生的危害程度。

（四）药品有效性研究

16. 药效学研究资料

综述资料中应说明资料的来源和检索范围，并对所有资料进行综合分析。

17. 药品有效性临床研究资料

临床研究所针对疾病应与拟申请非处方药适应症相一致。

关于进一步加强非处方药说明书和标签管理的通知

（国食药监注〔2006〕610号）

各省、自治区、直辖市食品药品监督管理局（药品监督管理局）：

为贯彻《药品说明书和标签管理规定》（国家食品药品监督管理局令第24号）和《处方药与非处方药分类管理办法》（国家药品监督管理局令第10号），国家局印发了《非处方药说明书规范细则》。为做好非处方药说明书和标签的规范工作，进一步加强非处方药管理，现就有关事宜通知如下：

一、为进一步规范非处方药说明书和标签，国家局正组织对1999年以来公布的非处方药说明书范本进行规范，并将陆续公布。非处方药生产企业应按照《药品说明书和标签管理规定》、《非处方药说明书规范细则》及本通知的规定，参照国家局公布的非处方药说明书范本，规范本企业生产的非处方药说明书和标签，并按照国家局《关于实施〈药品说明书和标签管理规定〉有关事宜的公告》（国食药监注〔2006〕100号）的要求，向所在地省级食品药品监督管理局提出补充申请，经核准后使用。

二、按《药品注册管理办法》（国家食品药品监督管理局令第17号）直接注册为非处方药的品种和国家局公布的非处方药品种，应使用非处方药标签和说明书。分别按处方药和非处方药管理的双跨品种，须分别使用处方药和非处方药两种标签、说明书，其处方药和非处方药的包装颜色应当有明显区别。

三、按《药品注册管理办法》直接注册为非处方药的药品，与国家局遴选公布的非处方药名称、剂型、处方、规格和含量相一致的，药品生产企业应参照国家局公布的非处方药说明书范本，规范本企业生产的非处方药说明书和标签。与国家局遴选公布的非处方药名称、剂型、处方、规格和含量不一致的，药品生产企业参照国家局注册时核准的非处方药说明书内容，规范本企业生产的非处方药说明书和标签。

四、非处方药标签应按照《药品说明书和标签管理规定》的要求印制，并按照《关于公布非处方药专有标识及管理规定的通知》（国药管安〔1999〕399号）的规定印制非处方药专有标识。非处方药标签还必须印有"请仔细阅读说明书并按说明使用或在药师指导下购买和使用"的忠告语，标签内容不得超出其非处方药说明书的内容范围。

五、药品生产企业应严格按照相关要求制定或规范非处方药说明书和标签，不得以任何形式扩大非处方药适应症（功能主治）范围。非处方药在大众媒体发布广告，进行适应症、功能主治或疗效方面的宣传，宣传内容不得超出其非处方药适应症（或功能主治）范围。

国家食品药品监督管理局

二〇〇六年十一月三十日

关于印发非处方药说明书规范细则的通知

（国食药监注〔2006〕540号）

各省、自治区、直辖市食品药品监督管理局（药品监督管理局）：

　　根据《药品说明书和标签管理规定》（局令第24号）和《处方药与非处方药分类管理办法》（国家药品监督管理局令第10号），为做好非处方药说明书规范工作，国家局组织制定了《化学药品非处方药说明书规范细则》和《中成药非处方药说明书规范细则》，现予印发。

　　本通知发布之日起，国家局在《关于对第一批〈国家非处方药目录〉药品进行审核登记工作的通知》（国药管安〔1999〕425号）中有关"非处方药药品标签、使用说明书和包装指导原则"和在《关于做好第一批非处方药药品审核登记工作的通知》（国药管安〔2000〕278号）中的"非处方药药品标签、使用说明书和包装指导原则的补充说明"同时废止。

　　附件：1. 化学药品非处方药说明书规范细则
　　　　　2. 中成药非处方药说明书规范细则

国家食品药品监督管理局

二〇〇六年十月二十日

规章文件

附件 1

化学药品非处方药说明书规范细则

一、化学药品非处方药说明书格式

处方药、外用药品标识位置

ＸＸＸ说明书

请仔细阅读说明书并按说明使用或在药师指导下购买和使用

警示语位置

【药品名称】

【成份】

【性状】

【作用类别】

【适应症】

【规格】

【用法用量】

【不良反应】

【禁忌】

【注意事项】

【药物相互作用】

【贮藏】

【包装】

【有效期】

【执行标准】

【批准文号】

【说明书修订日期】

【生产企业】

如有问题可与生产企业联系

二、化学药品非处方药说明书各项内容书写要求

非处方药、外用药品标识

非处方药、外用药品标识在说明书首页右上角标注。

外用药品专用标识为红色方框底色内标注白色"外"字。药品说明书如采用单色印刷，其说明书中外用药品专用标识亦可采用单色印刷。

非处方药专有标识按《关于公布非处方药专有标识及管理规定的通知》规定使用。

说明书标题

"XXX 说明书"中的"XXX"是指该药品的通用名称。

请仔细阅读说明书并按说明使用或在药师指导下购买和使用

该忠告语必须标注，采用加重字体印刷。

警示语

是指需特别提醒用药人在用药安全方面需特别注意的事项。

有该方面内容，应当在说明书标题下以醒目的黑体字注明。无该方面内容的，不列该项。

【药品名称】

按下列顺序列出：

通用名称：属《中国药典》收载的品种，其通用名称应当与药典一致；药典未收载的品种，其名称应当符合药品通用名称命名原则。

商品名称：未批准使用商品名称的药品不列该项。

英文名称：无英文名称的药品不列该项。

汉语拼音：

【成份】

处方组成及各成份含量应与该药品注册批准证明文件一致。成份含量按每一个制剂单位（如每片、粒、包、支、瓶等）计。

单一成份的制剂须写明成份通用名称及含量，并注明所有辅料成份。表达为"本品每 X 含 XXXXXX。辅料为：XXXXXXX"。

复方制剂须写明全部活性成份组成及各成份含量，并注明所有辅料成份。表达为"本品为复方制剂，每 X 含 XXXXXXX。辅料为：XXXXXXX"。

【性状】

包括药品的外观（颜色、外形）、气、味等，依次规范描述。性状应符合药品标准。

【作用类别】

按照国家食品药品监督管理局公布的该药品非处方药类别书写，如"解热镇痛类"。

【适应症】

按照国家食品药品监督管理局公布的非处方药适应症书写，不得超出国家食品药品监督管理局公布的该药品非处方药适应症范围。

【规格】

指每支、每片或其他每一单位制剂中含有主药的重量、含量或装量。生物制品应标明每支（瓶）有效成分效价（或含量）及装量（或冻干制剂的复溶体积）。计量单位必须以中文表示。

每一说明书只能写一种规格。

【用法用量】

用量按照国家食品药品监督管理局公布的该药品非处方药用量书写。数字以阿拉伯数字表示，所有重量或容量单位必须以汉字表示。

用法可根据药品的具体情况，在国家食品药品监督管理局公布的该药品非处方药用法用量和适应症范围内描述，用法不能对用药人有其它方面的误导或暗示。

需提示患者注意的特殊用法用量应当在注意事项中说明。老年人或儿童等特殊人群的用法用量不得使用"儿童酌减"或"老年人酌减"等表述方法，可在【注意事项】中注明"儿童用量（或老年人用量）应咨询医师或药师"。

【不良反应】

不良反应是指合格药品在正常用法用量下出现的与用药目的无关的或者意外的有害反应。

在本项目下应当实事求是地详细列出该药品已知的或者可能发生的不良反应。并按不良反应的严重程度、发生的频率或症状的系统性列出。

国家食品药品监督管理局公布的该药品不良反应内容不得删减。

【禁忌】

应列出该药品不能应用的各种情况，如禁止应用该药品的人群或疾病等情况。国家食品药品监督管理局公布的该药品禁忌内容不得删减。【禁忌】内容应采用加重字体印刷。

【注意事项】

应列出使用该药必须注意的问题，包括需要慎用的情况（如肝、肾功能的问题），影响药物疗效的因素（如食物、烟、酒等），孕妇、哺乳期妇女、儿童、老人等特殊人群用药，用药对于临床检验的影响，滥用或药物依赖情况，以及其他保障用药人自我药疗安全用药的有关内容。

必须注明"对本品过敏者禁用，过敏体质者慎用"、"本品性状发生改变时禁止使用"、"如正在使用其他药品，使用本品前请咨询医师或药师"、"请将本品放在儿童不能接触的地方"。

对于可用于儿童的药品必须注明"儿童必须在成人监护下使用"。处方中含兴奋剂的品种应注明"运动员应在医师指导下使用"。

对于是否适用于孕妇、哺乳期妇女、儿童、老人等特殊人群尚不明确的，必须注明相应人群应在医师指导下使用。

国家食品药品监督管理局公布的该药品注意事项内容不得删减。【注意事项】内容应采用加重字体印刷。

【药物相互作用】

应列出与该药产生相互作用的药物及合并用药的注意事项。未进行该项实验且无可靠参考文献的，应当在该项下予以说明。

必须注明"如与其他药物同时使用可能会发生药物相互作用，详情请咨询医师或药师。"

【贮藏】

按药品标准书写，有特殊要求的应注明相应温度。

【包装】

包括直接接触药品的包装材料和容器及包装规格，并按该顺序表述。

【有效期】

是指该药品在规定的储存条件下，能够保持质量稳定的期限。

有效期应以月为单位描述，可以表述为：XX 个月（X 用阿拉伯数字表示）。

【执行标准】

列出执行标准的名称、版本或药品标准编号，如《中国药典》2000 年版二部、国家药品标准 WS-10001（HD-0001）-2002。

【批准文号】

是指该药品的药品批准文号、进口药品注册证号或者医药产品注册证号。

【说明书修订日期】

是指经批准使用该说明书的日期。

【生产企业】

国产药品该项应当与《药品生产许可证》载明的内容一致，进口药品应当与提供的政府证明文件一致。按下列方式列出：

企业名称：

生产地址：

邮政编码：

电话号码：（须标明区号）

传真号码：（须标明区号）

网址：（如无网址可不写，此项不保留）

如有问题可与生产企业联系

该内容必须标注，并采用加重字体印刷在【生产企业】项后。

规章文件

附件 2

中成药非处方药说明书规范细则

一、中成药非处方药说明书格式

非处方药、外用药品标识位置

ＸＸＸ说明书

请仔细阅读说明书并按说明使用或在药师指导下购买和使用

警示语位置

【药品名称】

【成份】

【性状】

【功能主治】

【规格】

【用法用量】

【不良反应】

【禁忌】

【注意事项】

【药物相互作用】

【贮藏】

【包装】

【有效期】

【执行标准】

【批准文号】

【说明书修订日期】

【生产企业】

如有问题可与生产企业联系

二、中成药非处方药说明书各项内容书写要求

非处方药、外用药品标识

非处方药、外用药品标识在说明书首页右上角标注。

外用药品专用标识为红色方框底色内标注白色"外"字。药品说明书如采用单色印刷，其说明书中外用药品专用标识亦可采用单色印刷。

非处方药专有标识按《关于公布非处方药专有标识及管理规定的通知》规定使用。

说明书标题

"XXX 说明书"中的"XXX"是指该药品的通用名称。

请仔细阅读说明书并按说明使用或在药师指导下购买和使用

该忠告语必须标注，采用加重字体印刷。

警示语

是指需特别提醒用药人在用药安全方面需特别注意的事项。

有该方面内容的，应当在说明书标题下以醒目的黑体字注明。无该方面内容的，不列该项。

【药品名称】

按下列顺序列出：

通用名称：如该药品属《中华人民共和国药典》收载的品种，其通用名称应当与药典一致；药典未收载的品种，其名称应当符合药品通用名称命名原则。

汉语拼音：

【成份】

除《中药品种保护条例》第十三条规定的情形外，必须列出全部处方组成和辅料，处方所含成份及药味排序应与药品标准一致。

处方中所列药味其本身为多种药材制成的饮片，且该饮片为国家药品标准收载的，只需写出该饮片名称。

【性状】

包括药品的外观（颜色、外形）、气、味等，依次规范描述，性状应符合药品标准。

【功能主治】

按照国家食品药品监督管理局公布的非处方药功能主治内容书写，并不得超出国家食品药品监督管理局公布的该药品非处方药功能主治范围。

【规格】

应与药品标准一致。数字以阿拉伯数字表示，计量单位必须以汉字表示。

每一说明书只能写一种规格。

【用法用量】

用量按照国家食品药品监督管理局公布的该药品非处方药用量书写。数字以阿拉伯数字表示，所有重量或容量单位必须以汉字表示。

用法可根据药品的具体情况，在国家食品药品监督管理局公布的该药品非处方药用法用量和功能主治范围内描述，用法不能对用药人有其它方面的误导或暗示。

需提示用药人注意的特殊用法用量应当在注意事项中说明。

【不良反应】

不良反应是指合格药品在正常用法用量下出现的与用药目的无关的或者意外的有害反应。

在本项目下应当实事求是地详细列出该药品已知的或者可能发生的不良反应。并按不良反应的严重程度、发生的频率或症状的系统性列出。

国家食品药品监督管理局公布的该药品不良反应内容不得删减。

【禁忌】

应列出该药品不能应用的各种情况，如禁止应用该药品的人群或疾病等情况。国家食品药品监督管理局公布的该药品禁忌内容不得删减。【禁忌】内容应采用加重字体印刷。

【注意事项】

应列出使用该药必须注意的问题，包括需要慎用的情况（如肝、肾功能的问题），影响药物疗效的因素（如食物、烟、酒等），孕妇、哺乳期妇女、儿童、老人等特殊人群用药，用药对于临床检验的影响，滥用或药物依赖情况，以及其他保障用药人自我药疗安全用药的有关内容。

必须注明"对本品过敏者禁用，过敏体质者慎用。"、"本品性状发生改变时禁止使用。"、"如正在使用其他药品，使用本品前请咨询医师或药师。"、"请将本品放在儿童不能接触的地方。"

对于可用于儿童的药品必须注明"儿童必须在成人监护下使用"。处方中含兴奋剂的品种应注明"运动员应在医师指导下使用"。

对于是否适用于孕妇、哺乳期妇女、儿童、老人等特殊人群尚不明确的，必须注明"应在医师指导下使用"。

如有与中医理论有关的证候、配伍、饮食等注意事项，应在该项下列出。中药和化学药品组成的复方制剂，应注明本品含ＸＸ（化学药品通用名称），并列出成份中化学药品的相关内容及注意事项。

国家食品药品监督管理局公布的该药品注意事项内容不得删减。【注意事项】内容应采用加重字体印刷。

【药物相互作用】

应列出与该药产生相互作用的药物及合并用药的注意事项。未进行该项实验且无可靠参考文献的，应当在该项下予以说明。

必须注明："如与其他药物同时使用可能会发生药物相互作用，详情请咨询医师或药师。"

【贮藏】

按药品标准书写，有特殊要求的应注明相应温度。

【包装】

包括直接接触药品的包装材料和容器及包装规格，并按该顺序表述。

【有效期】

是指该药品在规定的贮藏条件下，能够保持质量稳定的期限。

有效期应以月为单位描述，可以表述为：ＸＸ个月（Ｘ用阿拉伯数字表示）。

【执行标准】

列出执行标准的名称、版本或药品标准编号，如《中国药典》2000年版二部、国家药品标准WS-10001（HD-0001）-2002。

【批准文号】

是指该药品的药品批准文号、进口药品注册证号或者医药产品注册证号。

【说明书修订日期】

是指经批准使用该说明书的日期。

【生产企业】

国产药品该项应当与《药品生产许可证》载明的内容一致，进口药品应当与提供的政府证明文件一致。按下列方式列出：

企业名称：

生产地址：

邮政编码：

电话号码：（须标明区号）

传真号码：（须标明区号）

网址：（如无网址可不写，此项不保留）

如有问题可与生产企业联系

该内容必须标注，并采用加重字体印刷在【生产企业】项后。

关于开展处方药与非处方药转换评价工作的通知

（国食药监安〔2004〕101号）

各省、自治区、直辖市食品药品监督管理局（药品监督管理局）：

按照药品分类管理工作的整体部署和安排，我局在国家药品标准药品中进行了非处方药的遴选，目前已公布了六批4326个非处方药制剂品种，初步对上市药品进行了处方药与非处方药的分类。根据《处方药与非处方药分类管理办法（试行）》，经研究决定，从2004年开始开展处方药与非处方药转换评价工作，并对非处方药目录实行动态管理。现就有关工作通知如下：

一、处方药转换评价为非处方药

（一）申请范围

除以下规定情况外，申请单位均可对其生产或代理的品种提出处方药转换评价为非处方药的申请：

1. 监测期内的药品；

2. 用于急救和其它患者不宜自我治疗疾病的药品。如用于肿瘤、青光眼、消化道溃疡、精神病、糖尿病、肝病、肾病、前列腺疾病、免疫性疾病、心脑血管疾病、性传播疾病等的治疗药品；

3. 消费者不便自我使用的药物剂型。如注射剂、埋植剂等；

4. 用药期间需要专业人员进行医学监护和指导的药品；

5. 需要在特殊条件下保存的药品；

6. 作用于全身的抗菌药、激素（避孕药除外）；

7. 含毒性中药材，且不能证明其安全性的药品；

8. 原料药、药用辅料、中药材、饮片；

9. 国家规定的医疗用毒性药品、麻醉药品、精神药品和放射性药品，以及其它特殊管理的药品；

10. 其它不符合非处方药要求的药品。

（二）工作程序

1. 经国家食品药品监督管理局批准上市的药品，符合申请范围，其国内药品生产企业（或进口药品代理商）可向所在地省级药品监督管理部门提出处方药转换评价为非处方药的申请。并按规定填报《处方药转换非处方药申请表》（附件3，下称《申请表》），提供相关资料。

2. 各省、自治区、直辖市食品药品监督管理局（药品监督管理局）接到药品生产企业申请资料后，对其申请资格、证明文件、申报资料的完整性和真实性进行初审，对不符合申请条件或文件资料不真实、不完整的予以退审；初审通过品种，在《申请表》上签署意见并加盖公章后，联同申请资料一式二份，集中并行文报送至国家食品药品监督管理局药品安全监管司。

3. 我局对各省、自治区、直辖市食品药品监督管理局（药品监督管理局）报送的品种资料进行审查，符合条件的组织有关单位和专家按照"应用安全、疗效确切、质量稳定、使用方便"的原则进行医学和药学评价，并定期公布处方药转换为非处方药的品种名单及其说明书。

（三）申报资料及要求

申请单位按规定填报《申请表》，并按附件1、附件2要求提供相关资料。

二、非处方药转换评价为处方药

（一）我局组织对已批准为非处方药品种的监测和评价工作，对存在不安全隐患或不适宜按非处方药管理的品种将及时转换为处方药，按处方药管理。

（二）各省、自治区、直辖市食品药品监督管理局（药品监督管理局）要及时收集并汇总对非处方药品种的意见，特别是药品安全性的情况，及时向国家食品药品监督管理局药品安全监管司反馈。

（三）药品生产、经营、使用、监管单位认为其生产经营使用管理的非处方药存在不安全隐患或不适宜按非处方药管理，可填写《非处方药转换为处方药意见表》（附件4），或向所在地省级药品监督管理部门提出转换的申请或意见。

三、其他

本通知下发后，有关单位即可提出处方药转换为非处方药的申请，或提出非处方药转换为处方药的申请或意见。

在我国实施处方药与非处方药分类管理仍处于不断探索和完善阶段，开展处方药与非处方药转换评价是一项新的工作，各地在实施过程中发现问题要及时向我局反映，以便根据实际情况加以调整。

附件：1. 中成药处方药转换非处方药申报资料及要求
　　　2. 化学药品处方药转换非处方药申报资料及要求
　　　3. 处方药转换非处方药申请表
　　　4. 非处方药转换处方药意见表

国家食品药品监督管理局

二〇〇四年四月七日

规章文件

附件 1

中成药处方药转换非处方药申报资料及要求

一、申报分类

第一类：与公布的非处方药处方、给药途径相同，仅剂型或规格不同的品种

第二类：不含毒性药材的品种（"毒性药材"指法定标准中标示有毒性或现代毒理学证明有毒性的药材）

第三类：不包括在以上两类中的品种

二、申报资料项目

（一）**综述资料**

1. 处方药转换非处方药申请表

2. 申报资料目录

3. 申报说明

应包括国内外有关该药品研究、生产、销售和使用安全性、有效性情况的综述，以及对申报资料来源及文献检索范围的说明。

4. 拟使用的非处方药说明书样稿

需附原说明书，如对原说明书中的内容进行调整或补充，须说明理由。

5. 现销售的最小销售单位样品一份

6. 证明性文件

应包括药品生产批件或进口注册证，代理商还应提供生产企业授权书原件。

（二）**药学资料**

7. 药品制剂及药材、辅料的法定质量标准

应在本项资料中说明制剂及所有药材的标准来源，已列入我国药典的药材可不提供此成分质量标准。

8. 药品质量资料

应包括药品质量情况报告及稳定性研究报告。

（三）**药品安全性研究**

9. 毒理研究资料

应包括制剂毒理和有毒药材毒理研究资料。

10. 不良反应（事件）研究资料

应包括制剂及各成分药品不良反应（事件）研究综述和相关临床试验及文献资料、省级以上药品不良反应监测机构检索报告（检索时间应截止到申报前 3 个月内）。

11. 依赖性研究资料

应包括制剂及各药材依赖性研究综述和相关临床试验及文献资料（如药品各药材均无依赖性，可不提供本项资料；药材无依赖性可不提供此药材资料）。

12. 与其它药物和食物相互作用情况

应包括研究综述和相关试验及文献资料。

13. 消费者进行自我诊断、自我药疗情况下的安全性研究资料

重点说明患者是否可自我诊断所申报的适应症，是否需要专业人员帮助，用法用量是否可以正确掌握。

14. 广泛使用情况下的安全性研究资料

重点说明在广泛使用情况下是否会出现较多的不合理用药情况及其产生的危害程度。

（四）药品有效性研究

15. 药效学研究资料

应包括药效学研究综述及有关试验和文献资料。中成药还应提供处方方解。

16. 药品有效性临床研究资料

应包括药品有效性研究综述及有关临床试验和文献资料。

三、资料要求

文献检索范围应包括国内外主要医药学文献及期刊，并保证相关文献均纳入相关综述中，主要文献资料应附文献全文，所报外文资料必须提供相应中文译文；申报资料使用 A4 纸打（复）印并装订；

申报资料项目 1、3、4 须提供电子文档。

四、申报项目要求

资料分类	资料项目	资料项目要求		
		第一类	第二类	第三类
综述资料	1	+	+	+
	2	+	+	+
	3	+	+	+
	4	+	+	+
	5	+	+	+
	6	+	+	+
药学资料	7	+	+	+
	8	+	+	+
安全性资料	9	△	△	+
	10	+	+	+
	11	—	—	+
	12	—	+	+
	13	—	—	△
	14	—	△	△
有效性资料	15	+	+	+
	16	+	+	+

注："+"指必须报送的资料；"—"指可以免报的资料；"△"指选报的资料。

附件2

化学药品处方药转换非处方药申报资料及要求

一、申报分类

第一类：与公布的非处方药处方、给药途径相同，仅剂型或规格不同的品种

第二类：由已公布非处方药活性成分组成的复方制剂

第三类：不包括在以上两类中的品种

二、申报资料项目

（一）综述资料

1. 处方药转换非处方药申请表

2. 申报资料目录

3. 申报说明

应包括国内外有关该药品研究、生产、销售和使用安全性、有效性情况的综述，在国外是否作为非处方药管理，以及对申报资料来源及文献检索范围的说明。

4. 拟使用的非处方药说明书样稿

需附原说明书，如对原说明书中的内容进行调整或补充，须说明理由。

5. 现销售的最小销售单位样品一份

6. 证明性文件

应包括药品生产批件或进口注册证，代理商还应提供生产企业授权书原件。

（二）药学资料

7. 药品制剂及活性成分、非活性成分的法定质量标准应在本项资料中说明制剂及所有成分的标准来源，已列入我国药典的成分可不提供此成分质量标准。

8. 药品质量资料

应包括药品质量情况报告及稳定性研究报告。

（三）药品安全性研究

9. 毒理研究资料

应包括制剂和活性成分毒理研究资料。已公布非处方药活性成分可不提供本项资料。

10. 不良反应（事件）研究资料

应包括制剂及各成分药品不良反应（事件）研究综述和相关临床试验及文献资料、省级以上药品不良反应监测机构检索报告（检索时间应截止到申报前3个月内）。

11. 依赖性研究资料

应包括制剂及各成分依赖性研究综述和相关试验及文献资料（无依赖性成分可不提供此成分资料，如药品各成分均无依赖性，可不提供本项资料）。

12. 耐受性研究资料

应包括制剂及各成分耐受性研究综述和相关临床试验及文献资料。

13. 与其它药物和食物相互作用情况

应包括研究综述和相关试验及文献资料。

14. 消费者进行自我诊断、自我药疗情况下的药物安全性研究资料

重点说明患者是否可自我诊断所申报的适应症，是否需要专业人员帮助，用法用量是否可以正确掌握。

15. 广泛使用情况下的安全性研究资料

重点说明在广泛使用情况下是否会出现较多的不合理用药情况及其产生的危害程度。

（四）药品有效性研究

16. 药效学研究资料

应包括药效学研究综述及有关试验和文献资料。

17. 药品有效性临床研究资料

应包括药品有效性研究综述及有关临床试验和文献资料。

三、资料要求

文献检索范围应包括国内外主要医药学文献及期刊，并保证相关文献均纳入相关综述中，主要文献资料应附文献全文，所报外文资料必须提供相应中文译文；申报资料使用 A4 纸打（复）印并装订；申报资料项目 1、3、4 须提供电子文档。

四、申报项目要求

资料分类	资料项目	资料项目要求		
		第一类	第二类	第三类
综述资料	1	+	+	+
	2	+	+	+
	3	+	+	+
	4	+	+	+
	5	+	+	+
	6	+	+	+
药学资料	7	+	+	+
	8	+	+	+
安全性资料	9	△	△	+
	10	+	+	+
	11	−	−	+
	12	−	−	+
	13	−	−	+
	14	−	−	△
	15	−	△	△
有效性资料	16	+	+	+
	17	+	+	+

附件 3

处方药转换非处方药申请表

受理编号：

申报药品名称（通用名）：　　　　　　　　规格：

申报分类：

批准文号：

申报单位（加盖公章）：

地址：

邮编：

联系人：

电话：　　　　　　　　　　　　　　　　　传真：

电子信箱：

药品名称	通用名称： 英文名称：		
剂型		规格	
处方组成			
原批准适应症 （功能与主治）			
拟申请适应症 （功能与主治）			
原批准用法用量			
拟申请用法与用量			
省局初审意见	（盖章） 　　　　　年　　月　　日		

附件4

非处方药转换处方药意见表

药品基本情况					
药品名称		剂型		规格	
主要成分					
主要生产企业					

提交人基本情况
个人□　　　医疗单位□　　　本品生产企业□　　　非本品生产企业□　　　流通企业□ 监管部门□　　　科研单位□　　　其它□

联系人		单位	
邮编		地址	
电话		E-mail	

理由及意见简述

关于公布非处方药专有标识及管理规定的通知

（国药管安〔1999〕399号）

各省、自治区、直辖市药品监督管理局或卫生厅（局）、医药管理部门：

为保障人民用药安全有效，保护消费者权益，方便药品执法监督，规范药品市场秩序，根据《处方药与非方药分类管理办法》（试行），我局从我国的基本国情出发，经研究并分别经局务会议审议通过和局长会议同意，制定并颁布非处方药专有标识和非处方药专有标识管理规定（暂行），请遵照执行。

各省级药品监督管理部门要及时将文件转发至药品生产、经营和使用单位，并通过多种方式进行广泛宣传，使广大消费者了解、识别非处方药专有标识。

药品生产、经营企业根据我局已发布的药品分类管理有关法规和规定，做好在药品标签、使用说明书、包装以及药品分类销售中使用非处方药专有标识的工作。

请各地药品监督管理部门将执行过程中出现的有关情况，及时报我局安全监管司。

国家药品监督管理局

一九九九年十一月十九日

非处方药专有标识管理规定（暂行）

为规范非处方药药品的管理，根据《处方药与非处方药分类管理办法》（试行），规定如下：

一、非处方药专有标识是用于已列入《国家非处方药目录》，并通过药品监督管理部门审核登记的非处方药药品标签、使用说明书、内包装、外包装的专有标识，也可用作经营非处方药药品的企业指南性标志。

二、国家药品监督管理局负责制定、公布非处方药专有标识及其管理规定。

三、非处方药药品自药品监督管理部门核发《非处方药药品审核登记证书》之日起，可以使用非处方药专有标识。

非处方药药品自药品监督管理部门核发《非处方药药品审核登记证书》之日起12个月后，其药品标签、使用说明书、内包装、外包装上必须印有非处方药专有标识。未印有非处方药专有标识的非处方药药品一律不准出厂。

四、经营非处方药药品的企业自2000年1月1日起可以使用非处方药专有标识。

经营非处方药药品的企业在使用非处方药专有标识时，必须按照国家药品监督管理局公布的坐标比例和色标要求使用。

五、非处方药专有标识图案分为红色和绿色，红色专有标识用于甲类非处方药药品，绿色专有标识用于乙类非处方药药品和用作指南性标志。

六、使用非处方药专有标识时，药品的使用说明书和大包装可以单色印刷，标签和其他包装必须按照国家药品监督管理局公布的色标要求印刷。单印刷时，非处方药专有标识下方必须标示"甲类"或"乙类"字样。

非处方药专有标识应与药品标签、使用说明书、内包装、外包装一体化印刷，其大小可根据实际需要设定，但必须醒目、清晰，并按照国家药品监督管理局公布的坐标比例使用。

非处方药药品标签、使用说明书和每个销售基本单元包装印有中文药品通用名称（商品名称）的一面（侧），其右上角是非处方药专有标识的固定位置。

七、违反本规定，按《药品管理法》及相关法律规定进行处罚。

八、本规定由国家药品监督管理局负责解释。

关于我国实施处方药与非处方药分类管理若干意见的通知

（国药管安〔1999〕120号）

各省、自治区、直辖市药品监督管理局或医药管理部门，卫生厅（局），中医（药）管理局，劳动和社会保障部门，工商行政管理局：

为保障人民用药安全有效、使用方便，根据《中共中央、国务院关于卫生改革与发展的决定》，国家药品监督管理局、卫生部、国家中医药管理局、劳动和社会保障部、国家工商行政管理局共同研究，提出了我国实施处方药与非处方药分类管理的若干意见，请遵照执行。

一、实施药品分类管理势在必行

药品分类管理是根据药品安全有效、使用方便的原则，依其品种、规格、适应症、剂量及给药途径不同，分别按处方药和非处方药进行管理。处方药必须凭执业医师处方购买使用，非处方药由消费者自行判断、购买和使用。

党中央、国务院决定在我国建立并完善处方药与非处方药分类管理制度，是医药卫生事业发展、医疗卫生体制和药品监督管理深化改革的一件大事，对促进我国药品监督管理模式与国际接轨，保障人民用药安全有效，增强人们自我保健、自我药疗意识，合理利用医疗卫生与药品资源，实现我国到2000年"人人享有初级卫生保健"的目标，将产生重大作用。

我国实施药品分类管理的时机已基本成熟。随着我国社会和经济的发展，人民物质、文化、生活水平的不断提高，人们自我保健意识逐渐增强，对安全有效、方便合理用药的要求也越来越高，这为建立我国药品分类管理制度提供了重要的社会基础；医疗卫生体制、医疗保险制度等各项改革的不断深入，为建立并完善药品分类管理制度提供了政策依据；统一的药品监督管理机构的成立，为建立并完善新的药品监督管理法规体系提供了组织保证；政府高度重视、各部门之间的协作和社会各界的积极参与，为顺利实施药品分类管理奠定了工作基础。

二、实施药品分类管理的目标和基本原则

我国实施药品分类管理的目标是：争取从2000年开始，初步建立起符合社会主义市场经济体制要求的处方药与非处方药分类管理制度和与之相适应的新的药品监督管理法规体系，再经过若干年的时间，建成一个比较完善、具有中国特色的处方药与非处方药分类管理制度。

实施药品分类管理，要从我国社会和经济发展的实际出发，采取积极稳妥、分步实施、注重实效、不断完善的方针；要制定和完善相应政策法规，严格对处方药的管理，规范药品市场，确保人民用药安全有效；要加强依法监督，加大执法力度，做好宣传、普及和培训工作。1999年国家将抓紧制定发布药品分类管理的相关法规，根据"应用安全、疗效确切、质量稳定、使用方便"的原则，遴选并分批公布非处方药目录。按照工作的整体部署，分阶段发布相配套的管理规定，选择若干个地区进行试点。

各级有关行政部门要开展多渠道、多方式、广覆盖、面向全社会和人民群众的宣传普及工作，使药品研究、生产、经营、使用单位及消费者及时、准确了解有关处方药与非处方药分类管理的政策法规，促进人民群众转变观念，学会依靠药品标签和说明书合理选购并正确使用非处方药。

三、各有关部门要协调一致，共同把实施药品分类管理工作推向深入药品分类管理是一项涉及

药品监督管理、医疗卫生体制、医疗保险制度、广告管理、价格管理、医药产业政策等改革的系统工程，关联面广、情况复杂、难度大。各有关部门必须加强协作，做好相关工作的配套衔接。

国家药品监督管理局是组织实施药品分类管理的牵头部门。上半年将陆续发布《处方药与非处方药分类管理办法（试行）》及相关非处方药审批管理、处方药与非处方药流通管理等规章，发布非处方药专有标识图案及管理规定，公布第一批非处方药目录，制定试点工作方案；下半年将开始进行试点工作，制定宣传、普及、培训计划并组织落实。

卫生部、国家中医药管理局将从卫生改革与发展的实际出发，按药品分类管理的相关要求，加强医疗机构的处方管理。

劳动和社会保障部在实施城镇职工基本医疗保险制度改革中将同国家药品监督管理局共同研究、密切配合，在定点药店进行药品分类管理试点工作。

国家工商行政管理局将会同国家药品监督管理局修改并发布《药品广告审查办法》、《药品广告审查标准》。

各省、自治区、直辖市药品监督管理部门、卫生行政部门、劳动和社会保障部门要注意研究药品分类管理有关的政策法规，建立部门联席会议制度，做好协调工作；要组织各种力量，通过多种方式向社会宣传普及这项制度的相关内容；试点地区要加强对试点单位的监督管理，深入调研，及时总结；按照国家统一部署和规定对除药店以外的商业企业零售乙类非处方药要进行审批；要结合本地区情况，抓紧制定适应药品分类管理需要的专业人员培训计划并加以落实。

四、药品研究、生产、经营、使用单位要及时调整、安排好相应工作

药品研究单位要结合我国国情，努力开发适销对路，服务于大众，方便自我药疗的新产品、好产品。研制的药品要按照国家公布的有关规定进行申报注册。

药品生产企业要按《药品生产质量管理规范》组织处方药与非处方药的生产，要严格遵守国家药品广告审查办法和审查标准，正确引导消费者自我药疗。非处方药的生产企业必须严格按照国家批准的产品标签、说明书和专有标识等规定改换包装。

药品经营企业必须严格在批准和核定的经营范围内从事药品经营活动，搞好规范服务，提高服务质量，加强对从业人员的职业道德教育。

医疗机构要按药品分类管理的有关规定加强医院药房和处方的管理，积极开展临床药品再评价和建立药品不良反应监察报告制度。医务人员应积极向患者宣传药品分类管理的有关知识，指导患者合理使用非处方药，为药品分类管理的顺利实施发挥应有的作用。

国家药品监督管理局

卫生部

国家中医药管理局

劳动和社会保障部

国家工商行政管理局

一九九九年四月十九日

规章文件

第六节
中药注射剂管理

关于做好中药注射剂安全性再评价工作的通知

（国食药监办〔2009〕359号）

各省、自治区、直辖市食品药品监督管理局（药品监督管理局）：

为全面提高中药注射剂的安全性、有效性和质量可控性，国家局下发了《关于开展中药注射剂安全性再评价工作的通知》（国食药监办〔2009〕28号）。为进一步控制中药注射剂安全风险、做好安全性再评价工作，现就有关事项通知如下：

一、全面开展生产及质量控制环节的风险排查，切实控制中药注射剂安全隐患

为提高中药注射剂的生产及质量控制水平，国家局组织制定了《中药注射剂安全性再评价质量控制要点》（附件1）（以下简称《质量控制要点》）。中药注射剂生产企业必须对照《质量控制要点》要求，全面排查本企业在药品生产质量控制方面存在的问题和安全风险，主动采取有效措施，切实控制安全风险，提高产品质量。中药注射剂生产企业要强化对原辅料供应商的审计，加强对制剂稳定性、产品批间一致性的研究工作，要特别注意对热原、无菌和无效高分子物质控制的自我检查，并开展关键工艺的验证工作，保证产品质量。企业经自查不能控制产品质量风险的，应立即主动停产，或主动注销药品批准证明文件。自查结束后，中药注射剂生产企业应将自查整改结果报所在地省级药品监督管理部门。

中药注射剂生产企业应指定专门机构或人员，负责药品不良反应报告和监测工作，对发生的药品不良反应和质量投诉，要及时分析调查，发现存在安全隐患的药品应主动召回，确保临床用药安全。中药注射剂生产企业应当按照《药品说明书和标签管理规定》（局令第24号）的要求，结合卫生部、国家食品药品监管局、国家中医药局《关于进一步加强中药注射剂生产和临床使用管理的通知》（卫医政发〔2008〕71号），尽快完善药品说明书的用法、不良反应、注意事项和配伍禁忌等项内容，指导临床合理用药，降低临床使用风险。

各省（区、市）药品监督管理部门要积极组织本辖区中药注射剂生产企业做好生产及质量控制环节的风险排查工作。要在前期注射剂生产工艺和处方核查工作基础上，检查企业按照《质量控制要点》自查整改的情况，重点核查企业工艺验证、产品说明书完善等方面的情况，并组织专家对本辖区内的中药注射剂的安全性进行分析评估。根据核查和专家评估意见，对于未按照《质量控制要

点》自查整改或经检查仍存在安全隐患的，应责令企业立即停产整改。2009 年 12 月 31 日前，各省（区、市）药品监督管理部门应将本辖区中药注射剂企业的风险排查情况和相关处理决定报国家局。

二、组织综合评价，保证中药注射剂安全有效质量可控

为做好本次中药注射剂的安全性再评价工作，国家局组织制定了《中药注射剂安全性再评价基本技术要求》（附件 2）（以下简称《基本技术要求》），中药注射剂生产企业应对照《基本技术要求》主动开展研究工作。国家局根据中药注射剂的生产状况、临床使用情况、不良反应监测情况、药品标准、药品抽验结果等情况，分类进行再评价。

（一）对于临床已经不使用并且长期停产的中药注射剂，药品生产企业应主动注销药品批准证明文件。

（二）对于存在严重安全隐患的中药注射剂，国家局将组织开展评价工作，不能保证用药安全、不能控制风险或处方不合理的品种，予以淘汰或撤销其批准证明文件。

（三）国家局分期分批组织对重点品种进行风险效益评价，第一批拟开展风险效益评价的品种为双黄连注射剂和参麦注射剂。

1. 生产企业应对照《基本技术要求》，开展相应研究工作。

2. 生产企业完成相关研究后，须按照《中药注射剂安全性再评价报送资料要求》（附件 3）准备资料。2009 年 12 月 31 日前，应将已完成的药学研究部分的资料上报所在地省级药品监督管理部门，需开展非临床研究和临床研究的应连同研究方案一并上报。2010 年 12 月 31 日前，应将全部研究资料上报所在地省级药品监督管理部门。

3. 各省（区、市）药品监督管理部门在 2 个月内组织对企业上报的资料进行形式审查，并对生产现场和研究情况进行核查，提出审核意见，连同企业报送资料一并报送国家局药品评价中心。

4. 国家局组织相关单位和专家对再评价品种不良反应监测数据进行汇总分析，并组织药检机构对拟开展再评价的品种开展评价性抽验。

5. 国家局将组织对企业上报的工艺验证等资料进行现场检查，并结合处方工艺核查、评价性抽验结果、药品不良反应监测情况、质量标准控制情况、省局的核查评估意见以及企业开展的研究结果等情况，组织有关单位和专家按照《基本技术要求》，对再评价品种的安全性、有效性、质量可控性以及企业风险管理能力进行综合评价。

6. 国家局根据综合评价结论及相关情况，提出再评价意见。该补充研究的，布置补充研究；该修改完善说明书的，要求修改完善说明书；该提高完善质量标准的，开展质量标准完善提高工作；对生产质控等方面存在严重安全隐患的企业，应责令其停止生产；对于风险大于利益的品种，取消国家标准或撤销药品批准证明文件。

7. 企业对评价结论持有异议，应在 60 个工作日内以书面形式，提出复审申请并说明复审理由。国家局应在 3 个月内组织专家进行复审，复审期间生产企业仍须按国家局已有的处理意见执行。

（四）对于其他中药注射剂品种，各药品生产企业应参照《基本技术要求》主动开展相关研究，控制风险保证质量。

（五）凡停止生产的中药注射剂品种，企业拟恢复生产，应省级药品监督管理部门报告，经处方工艺核查，并对照《质量控制要点》开展风险排查，符合要求后，方可恢复生产。不生产的中药注射剂品种不能开展再评价。

三、加快中药注射剂标准提高工作，保证产品质量

中药注射剂生产企业要按照相关技术要求，积极研究原料药、中间体和制剂的质量标准，提高企业内控标准，保证产品批间的一致性。生产企业要积极开展中药注射剂质量标准的研究工作，提

高药品标准，确保中药注射剂产品质量。对于多家生产的同一中药注射剂，鼓励生产企业、科研单位和行业协会联合开展研究，共同提高产品质量标准。

国家局将把中药注射剂作为标准提高计划的重点领域，加快中药注射剂国家标准的提高工作。要在以往中药注射剂标准提高专项工作的基础上，组织药品检验机构开展药品标准研究工作，结合企业上报的药品质量标准资料，修订和完善药品质量标准，本着成熟一批公布一批的原则，分批公布中药注射剂国家标准。对于因药材基原、药材资源等问题已经不能按照国家标准生产的品种，或已经注销生产文号且无企业生产的品种，其国家药品标准将废止。

请各省（区、市）药品监督管理部门高度重视中药注射剂安全性再评价工作，认真组织辖区内中药注射剂生产企业做好风险排查、质量控制和相关研究工作，并加强监督检查，确保相关工作的落实，发现问题及时报告国家局。

　　附件：1. 中药注射剂安全性再评价质量控制要点
　　　　　2. 中药注射剂安全性再评价基本技术要求
　　　　　3. 中药注射剂安全性再评价资料报送要求

国家食品药品监督管理局

二〇〇九年七月十六日

附件1

中药注射剂安全性再评价质量控制要点

中药注射剂的生产应符合药品 GMP 关于无菌制剂的有关规定，应具备相应的人员、厂房、设备、设施及各项管理制度并严格实施，应加强原料、辅料及包装材料、生产工艺等各环节的质量管理，进行有效的全过程质量控制和检测，保证中药注射剂质量的稳定均一。按照《中药注射剂安全性再评价工作方案》的有关要求，为控制已上市中药注射剂的安全风险，确保公众用药安全有效，制订本要点。

一、原料

1. 中药注射剂的处方组成及用量应与国家标准一致。

2. 应采取有效措施保证原料质量的稳定。应固定药材的基原、药用部位、产地、采收期、产地加工、贮存条件等，建立相对稳定的药材基地，并加强药材生产全过程的质量控制，尽可能采用规范化种植（GAP）的药材。药材标准中包含多种基原的，应固定使用其中一种基原的药材。无人工栽培药材的，应明确保证野生药材质量稳定的措施和方法。如确需固定多个基原或产地的，应提供充分的研究资料，并保证药材质量稳定。

处方中饮片的生产企业、炮制方法和条件应固定，药材来源及饮片质量应具有可追溯性，药材的要求同上。处方中含有国家标准收载提取物的，应固定来源，严格进行供应商审计，其生产条件应符合 GMP 要求。

3. 应根据质量控制的需要，建立可控性强的注射剂用原料质量标准，完善质量控制项目，如指纹图谱、浸出物检查等，以体现原料的特点以及与制剂质量控制的相关性，保证原料的质量稳定。

二、辅料及包装材料

1. 中药注射剂所用辅料的种类及用量应与国家标准一致。包装材料应与批准的一致。

2. 注射用辅料、直接接触药品的包装材料应固定生产企业，严格进行供应商审计。

3. 注射剂用辅料应符合法定药用辅料标准（注射用）或注射用要求。应加强辅料的质量控制，保证辅料的质量稳定。必要时应进行精制，并制订相应的质量标准。

4. 注射剂用直接接触药品的包装材料应符合相应质量标准的要求，必要时应进行相容性研究。

三、生产工艺

1. 中药注射剂的生产工艺不得与法定质量标准的【制法】相违背。否则应提供相关的批准证明文件。

2. 中药注射剂应严格按工艺规程规定的工艺参数、工艺细节及相关质控要求生产，并强化物料平衡和偏差管理，保证不同批次产品质量的稳定均一。关键生产设备的原理及主要技术参数应固定。

3. 生产工艺过程所用溶剂、吸附剂、脱色剂、澄清剂等应固定来源，并符合药用要求，用于配液的还应符合注射用要求，必要时应进行精制，并制订相应的标准。

4. 法定标准中明确规定使用吐温-80 作为增溶剂的，应规定用量范围，并进行相应研究和质量控制。

5. 生产工艺过程中应对原辅料、中间体的热原（或细菌内毒素）污染情况进行研究，根据情况设置监控点。应明确规定除热原（或细菌内毒素）的方法及条件，如活性炭的用量、处理方法、加入时机、加热温度及时间等，并考察除热原效果及对药物成分的影响。

6. 如采用超滤等方法去除注射剂中的高分子杂质（包括聚合物等），应不影响药品有效成分，并明确相关方法和条件，如滤器、滤材的技术参数（包括滤材的材质、孔径及孔径分布、流速、压力等）等，说明滤膜完整性测试的方法及仪器，提供超滤前后的对比研究资料。可在不影响药品有效成分的前提下，去除无效的已知毒性成分，并进行相应研究。

7. 注射剂的整个生产过程中均应严格执行GMP，关键工序、主要设备、制水系统及空气净化系统等必须符合要求，并采取措施防止细菌污染，对原辅料、中间体的微生物负荷进行有效控制。应采用可靠的灭菌方法和条件，保证制剂的无菌保证水平符合要求（小容量注射剂及粉针剂的微生物存活概率不得高于 10^{-3}；大容量注射剂的微生物存活概率不得高于 10^{-6}），并提供充分的灭菌工艺验证资料。

四、质量检测

应根据注射剂质量控制的需要，进行大类成分分析等基础研究，建立合理的检测项目和检测方法，并对产品质量进行检测。

1. 质控项目的设置应充分考虑注射给药以及药品自身的特点，并尽可能全面反映药品的质量状况。

2. 检测方法应具有充分的科学性和可行性，并经过方法学验证，符合相应要求。

3. 检查项除应符合现行版《中国药典》一部附录制剂通则"注射剂"项下要求外，还应根据研究结果，建立必要的检查项目，如色泽、pH值、重金属、砷盐、炽灼残渣、总固体（不包括辅料）、异常毒性检查及刺激、过敏、溶血与凝聚试验等检查项目，注射用无菌粉末应检查水分。此外，有效成份注射剂应对主成份以外的其他成份的种类及含量进行必要的限量检查。对于具体品种的工艺条件下可能存在而质量研究中未检出的大类成份，应建立排除性检查方法。挥发性成份制成的制剂，应采用挥发性成份总量替代总固体检查。必要时，应建立高分子量物质检查项。

4. 应建立中药注射剂的指纹图谱，并根据与制剂指纹图谱的相关性建立原料、中间体的指纹图谱。指纹图谱应尽可能全面反映注射剂所含成份的信息。注射剂中含有的大类成份，一般都应在指纹图谱中得到体现，必要时应建立多张指纹图谱，以适应检出不同大类成份的要求。

5. 多成份注射剂应根据情况建立与安全性相关成份的含量测定或限量检查方法，如毒性成份、致敏性成份等。处方药味中含有单一已上市注射剂成份的，应建立其含量测定方法。含有多种大类成分的，一般应采用具专属性的方法分别测定各大类成分中至少一种代表性成份的含量。含量测定项应确定合理的含量限度范围（上下限）。

6. 以药材或饮片投料的，应制订中间体的质量标准，质控项目至少应包括性状、浸出物或总固体、含量测定、指纹图谱、微生物等指标。

五、稳定性考察

应对中药注射剂生产涉及的药材、提取物、中间体等进行稳定性考察，规定贮存条件及贮藏时间。应提供上市后产品留样稳定性考察及回顾性分析研究资料（包括配伍稳定性等）。

附件2

中药注射剂安全性再评价基本技术要求

为规范已上市中药注射剂再评价工作，指导已上市中药注射剂的深入研究，提高中药注射剂的安全性、有效性和质量可控性，根据《中药注射剂安全性再评价工作方案》和《中药、天然药物注射剂基本技术要求》，结合已上市中药注射剂实际情况，制定本基本技术要求。

一、药学研究

（一）原料

1. 中药注射剂的处方组成及用量应与国家标准一致。

2. 中药注射剂处方中的原料应为具有法定标准的有效成份、有效部位、提取物、药材、饮片等。无法定药品标准的原料应建立其质量标准，并附于制剂质量标准后，仅供制备该制剂用。

3. 应采取有效措施保证原料质量的稳定。应固定药材的基原、药用部位、产地、采收期、产地加工、贮存条件等，建立相对稳定的药材基地，并加强药材生产全过程的质量控制，尽可能采用规范化种植（GAP）的药材。药材标准中包含多种基原的，应固定使用其中一种基原的药材。无人工栽培药材的，应明确保证野生药材质量稳定的措施和方法。如确需固定多个基原或产地的，应提供充分的研究资料，并保证药材质量稳定。

处方中饮片的生产企业、炮制方法和条件应固定，药材来源及饮片质量应具有可追溯性，药材的要求同上。

4. 中药注射剂所用原料应根据质量控制的要求，完善其质量标准，必要时增加相关质量控制项目，如指纹图谱、浸出物检查等，以体现原料的特点以及与制剂质量控制的相关性，保证原料的质量。

5. 处方中含有国家标准收载提取物的，应固定来源，严格进行供应商审计，其生产条件应符合GMP要求；应提供生产企业资质证明文件、原料执行标准、批准文号、检验报告、购货发票、供货协议等。

（二）辅料及包装材料

1. 中药注射剂用辅料的种类及用量应与国家标准一致。包装材料应与批准的一致。

2. 注射用辅料、直接接触药品的包装材料应固定生产企业，严格进行供应商审计，应提供生产企业资质证明文件、执行标准、检验报告、购货发票、供货协议等，进口辅料还应提供进口注册证。

3. 注射剂用辅料应符合法定药用辅料标准（注射用）或注射用要求。应加强辅料的质量控制，保证辅料的质量稳定。必要时应进行精制，并制订相应的质量标准。应提供详细的精制工艺、内控标准及其依据。

4. 注射剂用直接接触药品的包装材料应符合相应质量标准的要求，必要时应进行相容性研究。

（三）生产工艺

1. 中药注射剂的生产工艺不得与法定质量标准的【制法】相违背。否则应提供相关的批准证明文件。

2. 中药注射剂应严格按工艺规程规定的工艺参数、工艺细节及相关质控要求生产，并强化物料平衡和偏差管理，保证不同批次产品质量的稳定均一。关键生产设备的原理及主要技术参数应固定。应提供实际生产工艺规程、近期连续5批产品生产记录及检验报告。

3. 生产工艺过程所用溶剂、吸附剂、脱色剂、澄清剂等应固定来源，并符合药用要求。用于配液的还应符合注射用要求，必要时应进行精制，并制订相应的标准。

4. 法定标准中明确规定使用吐温-80作为增溶剂的，应规定用量范围，并进行相应研究和质量控制。

5. 生产工艺过程中应对原辅料、中间体的热原（或细菌内毒素）污染情况进行研究，根据情况设置监控点。应明确规定除热原（或细菌内毒素）的方法及条件，如活性炭的用量、处理方法、加入时机、加热温度及时间等，并考察除热原效果及对药物成分的影响。应提供相关研究资料。

6. 生产工艺过程中应对高分子杂质进行控制。如采用超滤等方法去除注射剂中的高分子杂质（包括聚合物等）的，应不影响药品的有效成分。应明确相关方法和条件，如滤器、滤材的技术参数（包括滤材的材质、孔径及孔径分布、流速、压力等）等，说明滤膜完整性测试的方法及仪器，提供超滤前后的对比研究资料。

生产工艺过程中可在不影响药品有效成分的前提下，去除无效的已知毒性成分，并进行相应研究。

7. 注射剂生产的全过程均应严格执行GMP相关要求，并采取措施防止细菌污染，对原辅料、中间体的微生物负荷进行有效控制。应采用可靠的灭菌方法和条件，保证制剂的无菌保证水平符合要求（小容量注射剂及粉针剂的微生物存活概率不得高于10^{-3}；大容量注射剂的微生物存活概率不得高于10^{-6}），并提供充分的灭菌工艺验证资料。

（四）质量研究

注射剂的质量研究是指根据工艺、质量标准和稳定性研究的需要而进行的基础研究。

1. 质量研究包含文献研究、化学成份研究、定性定量分析方法研究、生物学质控方法的研究等。

2. 注射剂中所含成份应基本清楚。应对注射剂总固体中所含成份进行系统的化学研究。有效成份制成的注射剂，其单一成份的含量应不少于90%，多成份制成的注射剂结构明确成份的含量因品种而异，同品种中应以质量控制水平较好的作为评价依据。

3. 应结合产品的安全性、有效性及均一性，进行相关质控方法的研究。

（五）质量标准

应根据注射剂质量控制的需要，结合质量研究情况，建立合理的检测项目和检测方法，完善和提高质量标准。

1. 质控项目的设置应考虑到注射给药以及中药注射剂自身的特点，并能全面地、灵敏地反映药品质量的变化情况。

以药材或饮片投料的，为保证质量稳定，应制订中间体的质量标准。质控项目至少应包括性状、浸出物或总固体、专属性鉴别和含量测定、指纹图谱、微生物等指标。

2. 质量标准所用方法应具有充分的科学性和可行性，并经过方法学的验证，符合相应的要求。

3. 制法项应明确各工艺步骤及技术参数，明确所用辅料的种类、规格及用量等。

4. 检查项除应符合现行版《中国药典》一部附录制剂通则"注射剂"项下要求外，还应根据研究结果，建立必要的检查项目，如色泽、pH值、重金属、砷盐、炽灼残渣、总固体（不包括辅料）、异常毒性检查及刺激、过敏、溶血与凝聚试验等检查项目，注射用无菌粉末应检查水分。此外，有效成份注射剂应对主成份以外的其他成份的种类及含量进行必要的限量检查。

对于具体品种的工艺条件下可能存在、而质量研究中未检出的大类成份，应建立排除性检查方法。挥发性成份制成的制剂，应采用挥发性成份总量替代总固体检查。必要时，应建立高分子量物质检查项。

5. 原料（药材、饮片、提取物、有效部位等）、中间体、制剂均应分别研究建立指纹图谱。还应进行原料、中间体、制剂指纹图谱的相关性研究。指纹图谱的研究应全面反映注射剂所含成份的信息。注射剂中含有的大类成分，一般都应在指纹图谱中得到体现，必要时应建立多张指纹图谱，以适应检测不同大类成分的需要。经质量研究明确结构的成份，应当在指纹图谱中得到体现，一般不低于已明确成份的 90%，对于不能体现的成份应有充分合理的理由。指纹图谱的相似程度可采用相似度等指标进行评价，也可根据产品特点以特征峰比例等指标及指纹特征进行描述，并规定非共有峰数及相对峰面积限度等。指纹图谱的比对还可采用对照提取物对照的方法。

6. 有效成份制成的注射剂，主药成份含量应不少于 90%。多成份制成的注射剂结构明确成份的含量因品种而异，同品种可参照质量控制水平较好品种进行评价。

多成份制成的注射剂应分别采用专属性的方法（如 HPLC 和/或 GC 等定量方法）测定各主要结构类型成份中至少一种代表性成份的含量，还应建立与安全性相关成份的含量测定或限量检查方法，如毒性成份、致敏性成份等。处方药味中含有单一已上市注射剂成份的，应建立其含量测定方法。含量测定项应确定合理的含量限度范围（上下限）。

（六）稳定性研究

1. 注射剂的稳定性研究应根据处方、工艺及其所含成份的理化性质、药品的特点和质量控制的要求等选择能灵敏反映药品稳定性的指标进行研究。

2. 应对中药注射剂生产涉及的药材、提取物、中间体等进行稳定性考察，规定贮存条件及贮藏时间。应提供上市后产品留样稳定性考察及回顾性分析研究资料。

3. 给药时需使用附带专用溶剂的，或使用前需要用其他溶剂稀释、配液的，应对稀释液种类、浓度及与临床常用药品的配伍稳定性进行研究。

二、非临床安全性研究

1. 对于在临床使用中已发现安全性风险信号的，须有针对性的进行非临床安全性研究，并注意研究方法的设计。

2. 中药注射剂如果没有充分、规范的临床安全性数据支持，应进行一般药理学试验、急性毒性试验、长期毒性试验、制剂安全性试验、遗传毒性试验。根据遗传毒性试验结果考虑是否进行生殖毒性试验、致癌试验。

3. 长期毒性试验应采用啮齿类和非啮类两种动物。2005 年 7 月 1 日以后进行的急性毒性试验应采用啮齿类和非啮类两种动物。

4. 制剂安全性试验主要包括刺激性、过敏性、溶血性试验。过敏性试验至少应进行全身主动过敏试验和被动皮肤过敏试验。刺激性试验、溶血性试验应根据临床使用的需要，对稀释溶液的种类、给药浓度、给药速度进行考察。

5. 如注射剂所用辅料用量超过常规用量，应提供非临床安全性试验资料或文献资料。如使用了未经国家食品药品监督管理局按注射途径批准生产或进口的辅料，应提供可用于注射给药途径的依据，必要时提供相关的非临床安全性试验资料或文献资料。

三、临床研究

对中药注射剂临床安全性、有效性的研究和评价应基于药品说明书功能主治范围。说明书中的功能主治、给药途径和用法用量等都应有充分的临床试验数据支持。

中药注射剂在上市前应完成Ⅰ期、Ⅱ期、Ⅲ期临床试验，对已经完成上述研究的应按《中药、天然药物注射剂基本技术要求》提供相应的临床研究总结资料。上市后已按法规要求正在进行或已经完成Ⅳ期临床试验的，应提供相应的临床研究总结资料。未进行Ⅰ期、Ⅱ期、Ⅲ期、Ⅳ期临床试验的，应进行上市后临床研究。

（一）以安全性评价为主要目的的临床研究主要考察广泛使用条件下药品的安全性，主要研究不良反应情况（包括不良反应类型、不良反应发生率、不良反应影响因素等）及对特殊人群的影响。不良反应影响因素主要研究稀释溶液的种类、药液配制后的存放时间、给药浓度、给药速度、与临床常用药品的配伍禁忌。

以安全性评价为目的的临床研究可采用观察性或实验性多种药物流行病学设计方法。可采用主动监测研究方法，并结合自发报告系统数据和文献研究数据进行研究。主动监测为非干预性、观察性研究，对一定时间、一定范围内收集的病例进行回顾性研究，或根据需要进行前瞻性监测研究，获取与安全性相关的监测信息。为达到研究目的，主动监测应遵循药物流行病学的研究方法，并且需要足够的样本量。对于每个特定目的，其样本量也应符合统计学要求。

对于在非临床安全性研究中和临床使用或监测中已经发现安全性风险信号的，应结合研究目的有针对性的开展干预性的临床试验。

对上市后药品临床研究要充分考虑研究的目的、设计、实施、数据管理、统计分析、结果报告、质量控制等方面因素，以便判定证据是否充分、证据是否支持研究结论。

（二）以有效性为主要目的的临床研究应结合临床研究的目的进行设计和研究。临床有效性研究一般应为随机盲法对照试验，临床研究需符合《药物临床试验质量管理规范》。

1.单纯证明已上市中药注射剂的有效性为目的的临床研究，在符合伦理学的前提下，应尽量采用注射给药途径的安慰剂作为对照研究。根据已上市品种适应症的情况，合理选择验证的适应症，每个适应症单独进行临床研究，病例数需符合统计学要求。临床研究结果主要疗效指标需优于安慰剂，且具有临床价值。

2.对已上市同类注射剂进行比较的临床研究：相同给药途径、相同适应症的已上市注射剂，相互对照，临床试验目的是证明该注射剂与同类注射剂比较在有效性或安全性方面的优势与特色，病例数需符合统计学要求，主要疗效指标需优于对照药。

（三）临床研究与药品说明书

药品说明书的内容应符合《药品说明书和标签管理规定》（局令第24号）的要求，并应有研究数据的支持，特别是临床研究数据，药品说明书中功能主治、用法用量等项内容应与国家批准的药品说明书一致。除增加安全性信息外，变更功能主治、用法用量等项内容应提供批准证明文件。

1.功能主治：应有充分的数据支持。

2.用法用量：应详细描述临床应用前药物的配制、稀释的方法、稀释的溶液、稀释的浓度，药液配制后的存放时间、使用前需要对药物性状的观察，滴注的速度、每次用药的间隔时间，必要时应提供研究和文献资料。

3.不良反应：应说明产品上市后安全性研究中涉及关联性评价为"可能"、"很可能"、"肯定"的全部不良反应，并注明十分常见、常见、偶见、罕见的不良反应发生率，不良反应类型，不良反应的严重程度和转归。应特别注重对过敏反应以及脏器损害情况的研究。

4.禁忌：应说明由于安全性原因不能使用的人群，配伍禁忌。

5.注意事项：应说明给药方式、合并用药的影响、不适宜人群、救治方法等。

6.药物相互作用：应说明可影响中药注射剂安全性和有效性的药物或食物配伍信息。重点观察与临床常用药品配伍禁忌。

7.儿童用药：应说明儿童用药的安全性信息及注意事项，并提供相应的研究资料或文献资料。如果不能提供此方面的资料，说明书应阐明尚未有儿童使用的临床研究资料。

8.孕妇及哺乳期妇女用药：应说明孕妇及哺乳期妇女用药的安全性信息及注意事项，并提供相应的研究资料或文献资料。如果不能提供此方面的资料，说明书应阐明尚未有孕妇及哺乳期妇女使用的临床研究资料。

9.老年患者用药：应说明老年患者用药的安全性信息及注意事项，并提供相应的研究资料或文献资料。如果不能提供此方面的资料，说明书应阐明尚未有老年患者使用的临床研究资料。

四、企业对药品风险的控制能力

在上述工作的基础上，应主动跟踪药品上市后的安全性信息，按照《药品不良反应报告和监测管理办法》的要求主动开展监测工作，制定《风险管理计划》，提供可行有效的风险控制措施。有关要求如下：

1. 应主动收集报告。应根据销售范围确定主动收集报告的对象，并主动收集用药信息。

2. 应辅导医生根据说明书内容正确使用药品，并告知患者用药的风险。

3. 应建立严重不良事件及群体不良事件处理程序。建立有效的工作机制及时获知、报告及处理严重不良事件及群体不良事件。告知用药单位在使用前应制定有效的抢救预案。

4. 可疑即报及定期报告。出现任何用药后的安全性信息都要本着可疑即报的原则进行报告，严重事件及群体事件要立即报告。

5. 及时分析评价不良事件，开展相关研究。及时分析不良事件与药品的相关性及成因，控制风险相对应的因素。继续开展相关安全性研究，包括文献研究、试验研究、上市后研究等。根据研究评价结果采取必要的风险控制措施。

6. 应建立有效的专项组织机构，保障监测工作顺利开展。专项组织机构应落实工作负责人及具体实施人员，建立相关工作制度，形成常规工作态势。告知用药单位、营销单位、监管部门专项组织机构涉及人员的联系方式。

五、企业对本品的研究综述

应说明本品药学研究、非临床研究、临床研究、上市后监测情况、文献研究情况，并对其安全性、有效性和质量可控性进行总体评价。

附件3

中药注射剂安全性再评价资料报送要求

资料编号	资料名称		资料要求
	资料目录		提供本品所提交资料的详细目录。
资料1.	基本情况	1.1	概述：简要介绍本品的处方组成（配伍及配比）、来源、方解（若本品处方发生变化，详细介绍其演变过程和依据）和功能主治，研发、注册、生产情况及其变更情况（包括工艺、辅料、关键生产设备、标准、包装的变更等），中药品种保护和临床使用情况等。
		1.2	证明文件：提供本品注册、生产及变更的批准证明文件。
		1.3	说明书：提供本品现行说明书，并说明其变更情况。
		1.4	生产：说明本品近5年的生产和销售状况，明确每年生产和销售的支/瓶数量，计算每年使用人次，并说明计算方法。
		1.5	研究综述：提供本品药学研究、非临床研究、临床研究、上市后监测及文献研究结果的总结，并对其安全性、有效性和质量可控性进行总体评价。
资料2.	原料研究资料	2.1	原料基本情况：说明本品所用原料（有效成份、部位、提取物、药材、饮片等）的原药材基原、产地、采收、产地加工、炮制、贮藏方法（若采用的有效成份、有效部位、提取物为购入的，应提供其生产企业资质证明文件和批准证明文件）。
		2.2	原料质量标准：提供本品所用原料的法定质量标准及本企业现行内控质量标准。
		2.3	原料检验报告：提供本品近期使用的5批原料的质量检验报告。
		2.4	原料供货协议：提供本品已确定原料供货商的供货协议和购货发票。
		2.5	其它：药品生产企业认为必须提供的其它与原料研究有关的资料。
资料3.	辅料研究资料	3.1	辅料来源：详细介绍本品所用辅料的来源（提供生产企业的资质证明文件和/或批准证明文件）。
		3.2	辅料质量标准：提供本品所用辅料的法定质量标准和本企业现行内控质量标准。如经精制，还需说明精制方法。
		3.3	辅料检验报告：提供本品近期使用的5批辅料的质量检验报告。
		3.4	辅料供货协议：提供本品已确定辅料供货商的供货协议和购货发票。
资料4.	制备工艺研究资料	4.1	制备工艺：提供本品包括工艺参数在内的详细的现行生产工艺规程（包括原料的前处理、提取、纯化、浓缩、干燥、注射剂的处方、配制、灌装、无菌处理、包装等工艺过程和工艺参数）及近期连续5批产品生产记录。
		4.2	制备用溶剂、吸附剂、脱色剂、澄清剂等来源和标准：提供本品生产过程中所用溶剂、吸附剂、脱色剂、澄清剂等的来源、质控标准，如进行精制需提供精制后的内控标准。

资料编号	资料名称		资料要求
资料4.	制备工艺研究资料	4.3	处方研究：应说明本品的制剂处方，并提供相应的研究资料。
		4.4	灭菌研究：提供本品灭菌工艺研究及验证资料。
		4.5	除热原研究：提供本品除热原工艺研究及验证资料。
		4.6	去除高分子物质研究：提供本品去除无效高分子物质研究及验证资料。
		4.7	工艺变更：比较本品现行工艺与法定标准收载的制备工艺有哪些改变，并提供改变的依据。
		4.8	其它：药品生产企业认为必须提供的其它工艺研究及验证资料。
资料5.	质量研究资料	5.1	质量研究文献：提供本品质量相关的文献研究综述及文献资料。
		5.2	质量研究：提供本品化学成分研究、定性定量分析方法研究、生物学指控方法研究等资料。
		5.3	其它：药品生产企业认为必须提供的其它质量研究相关资料。
资料6.	质量标准研究资料	6.1	质量标准：提供本品的法定质量标准，并说明出处；提供本品现行的内控质量标准及其起草说明。
		6.2	检验报告：提供4.1资料中涉及5批产品的质量检验报告。
		6.3	中间体质量标准：提供中间体的质量标准及其起草说明。
资料7.	稳定性研究资料	7.1	原料、中间体、成品稳定性研究：提供本品所用药材、提取物、中间体稳定性考察资料，明确储存条件和存储时间。提供本品3批产品留样稳定性考察资料及回顾性分析研究资料。
		7.2	配伍稳定性研究：提供本品与稀释液（种类、浓度）及与临床常用药品配伍稳定性研究资料。
资料8.	药包材研究资料	8.1	药包材来源：提供本品直接接触药品药包材的生产厂家及其资质证明文件。
		8.2	药包材质量标准：提供本品直接接触药品药包材的质量标准，并说明出处。
		8.3	药包材相容性研究：提供本品与所用包材的相容性研究资料。
		8.4	药包材供货协议：提供已确定药包材供货商的供货协议。
资料9.	非临床安全性研究资料	9.1	安全性研究文献：提供本品非临床安全性研究的文献综述。
		9.2	一般药理学研究：提供本品的一般药理学试验研究资料。
		9.3	急性毒性研究：提供本品的急性毒性试验研究资料。
		9.4	长期毒性研究：提供本品的长期毒性试验研究资料。
		9.5	制剂安全性试验：提供本品的制剂安全性试验研究资料。
		9.6	遗传毒性试验：提供本品的遗传毒性试验研究资料。
		9.7	其它：必要时提供生殖毒性试验、致癌试验、辅料的安全性试验等。

规章文件

资料编号	资料名称	资料要求	
资料 10.	临床研究资料	10.1	临床研究文献：提供本品临床研究的文献资料。
		10.2	上市前临床研究：提供本品 I~ III 期临床试验总结报告。
		10.3	上市后临床研究：提供本品上市后临床试验总结报告（包括IV期临床试验）
资料 11.	上市后安全性监测研究资料	11.1	安全性监测文献：提供本品上市以来不良反应/事件监测的文献资料。
		11.2	安全性监测总结报告：提供本品上市以来不良反应/事件监测总结报告。
资料 12.	风险管理资料	提供针对本产品制定的风险管理计划	

备注：1. 所有资料用 A4 纸打印，资料 1~12 独立装订并报送 2 份；资料 1~8 独立装订并报送 3 份；资料 1，4 独立装订并报送 1 份；所有报送资料都应分别准备目录。

2. 在资料首页应注明资料编号名称、单位名称、签章、联系人和联系电话。

3. 所有研究资料均需有研究单位公章。

4. 已完成的研究资料应保证真实性、完整性。尚未完成的和未进行的研究应书面予以说明。

5. 药品生产企业应一次性提交再评价资料，必要时，可以要求药品生产企业再补充资料。

关于开展中药注射剂安全性再评价工作的通知

（国食药监办〔2009〕28 号）

各省、自治区、直辖市食品药品监督管理局（药品监督管理局）：

    中药注射剂是我国中医药文化的组成部分，是现代中医药创新取得的成果，已经成为临床疾病治疗的独特手段，正在发挥不可替代的作用。近年来，随着我国药品研制和生产技术水平的提高，已上市中药注射剂存在的一些问题日益受到重视，相应技术要求有了较大提高。为进一步提高中药注射剂安全性和质量可控性，国家局决定在全国范围内开展中药注射剂安全性再评价工作。现将《中药注射剂安全性再评价工作方案》印发给你们，请遵照执行。

    工作中如有问题，请及时向国家局反馈。

    附件：中药注射剂安全性再评价工作方案

国家食品药品监督管理局

二〇〇九年一月十三日

规章文件

附件

中药注射剂安全性再评价工作方案

根据《药品管理法》第三十三条和《药品管理法实施条例》第四十一条规定，国家局制定中药注射剂安全性再评价工作方案。

一、工作原则和目标

按照"全面评价、分步实施、客观公正、确保安全"的原则，全面开展中药注射剂安全性再评价工作，通过开展中药注射剂生产工艺和处方核查、全面排查分析评价、有关评价性抽验、不良反应监测、药品再评价和再注册等工作，进一步规范中药注射剂的研制、生产、经营、使用秩序，消除中药注射剂安全隐患，确保公众用药安全。

二、工作任务

目前，中药注射剂存在着安全风险，主要体现在基础研究不充分、药用物质基础不明确、生产工艺比较简单、质量标准可控性较差，以及药品说明书对合理用药指导不足、使用环节存在不合理用药等。应结合辖区内中药注射剂药品生产的实际情况，深入具体地对每个品种、每个企业进行风险排查，找出存在的安全隐患；对中药注射剂的生产工艺和处方核查工作中发现的有关处方、生产工艺、药品标准、药品说明书等问题认真研究解决。国家局组织开展再评价工作，对中药注射剂风险效益进行综合分析和再评价，研究制定改进措施，由各省（区、市）局监督落实；加快中药注射剂质量标准提高工作进程，切实提高对药品质量的控制水平；加强中药注射剂不良反应监测和分析、反馈工作，指导企业修订好中药注射剂说明书，促进临床合理用药；加强中药注射剂市场抽验工作。

三、工作措施

（一）加强中药注射剂生产工艺处方核查和监督检查工作

1. 各省（区、市）局在做好注射剂生产工艺和处方核查工作总结的基础上，要对每个品种按批准文号逐一建立完整监管档案，首先要完成中药注射剂的品种监管档案。内容应包括：品种注册及变更的证明文件，申报注册和变更并获得批准的生产工艺和处方，现行完整生产工艺和处方，关键生产设备、药材基原与采收加工要求，原料药、提取物、药材、辅料、直接接触药品的包材供应商情况，实际执行的产品质量标准、药品说明书和标签，不良反应监测结果，委托（生产、加工、检验）情况；历次生产监督检查情况，质量抽验情况；核查工作情况，风险评估及核查结论，存在问题及处理结果。对已核查品种的风险评估及核查结论、处理意见等，应有相关工作部门人员及局领导的签字。因停产未进行核查的品种，也应建立基本信息档案。

2. 对于核查中发现的有关处方、生产工艺、药品标准、药品说明书来源或评估等问题，各省（区、市）局应组织相关部门，按照国家局《注射剂类药品生产工艺和处方核查工作方案》的要求，认真研究并制定统一的解决措施，该补充申请的应当要求限期提交补充申请，该停产的应当责令停产。相关结论及处理措施应一并存入档案。

3. 各省（区、市）局应在已经开展处方工艺核查的基础上，对辖区内中药注射剂生产企业进行现场检查，逐一排查以下重点环节是否存在隐患：原辅料来源与质量控制、提取过程及提取物处置、灭菌工艺与灌封、生产过程微生物控制、质量检验、包装标签管理、市场退换货原因及处理、返工管理等，不仅要检查企业管理制度与操作规程是否符合规定，而且要检查企业的工作落实情况。

4.国家局对生产工艺和处方核查情况进行督查，重点是核查工作质量、档案建立情况等，并对中药注射剂重点品种、重点企业进行监督检查。

（二）加强中药注射剂再注册管理

各省（区、市）局依法组织药品再注册工作。应将生产工艺和处方核查工作以及风险排查的情况作为再注册的依据。对企业申报的各项资料进行严格审查，重点是对处方、生产工艺、药品标准和说明书中存在问题的审查和评估，必要时可进行生产现场检查。

药品生产企业应当主动开展相关研究工作，加深对药物特性的认识；严格控制药材质量，研究改进提取和制剂工艺及相应的质量控制方法；主动收集、分析、研究不良反应/事件信息，及时修改说明书和标签，增加安全性信息，加强对临床合理用药的指导作用。

（三）组织开展再评价工作

1.国家局组织对中药注射剂品种开展再评价工作。以《中药、天然药物注射剂基本技术要求》为主要依据，结合生产工艺和处方核查、药品抽验和不良反应（事件）监测情况，围绕中药注射剂安全性问题，从处方的合理性、工艺的科学性、质量的可控性、标签说明书的规范性等方面，对中药注射剂风险效益进行综合分析，按照风险程度分类，分步推进中药注射剂再评价工作。

2.国家局将根据中药注射剂综合分析、再评价的结论及相关意见，研究制定改进工作措施并组织各省局监督落实。该补充研究的，布置补充研究；该修改说明书的，修改说明书；该完善标准的，完善标准；该统一生产工艺路线的，统一工艺路线；该撤销标准的，坚决予以撤销。凡处方不合理、工艺不科学、不良反应发生严重的品种，国家局将依法采取坚决措施。

（四）加快药品标准提高工作步伐

国家局加快组织实施国家药品标准提高行动计划，首先完成中药注射剂标准提高工作，增加安全性检测项目，提高对产品质量的控制水平，尽快审定标准并发布实施。

（五）加强中药注射剂不良反应（事件）监测

1.各省（区、市）局要进一步加强对中药注射剂不良反应（事件）监测工作，要对企业药品不良反应监测工作进行检查。在对生产企业进行风险排查中，应将企业药品不良反应监测工作开展情况作为检查重点，检查督促企业建立相关制度并组织落实。

2.加强各级药品不良反应病例报告监测。国家药品不良反应监测中心和各级药品不良反应监测机构应强化报告的收集整理、综合分析、科学判断，对已收到的中药注射剂不良反应（事件）数据进行整理，提出分析评价报告。对重点品种进行详细分析，判定药物关联性，为再评价提供依据。

3.加强药品不良反应监测制度建设。国家药品不良反应监测中心和各级药品不良反应监测机构应建立严重病例报告补充报告制度和死亡病例报告调查制度，强化各级报告单位对于严重病例和死亡病例报告信息的追踪、调查等机制。

4.国家局定期或不定期发布中药注射剂不良反应监测信息通报，引导医疗机构临床合理用药，促进药品生产企业加强质量管理。

5.国家局主动发布信息，积极引导舆论。建设"中国药品安全网"，及时发布用药安全警示，增进医护人员、药剂人员和公众对合理使用中药注射剂的认识，进一步提高药品使用风险意识，使全社会正确认识药品不良反应，增强科学用药、合理用药意识。把中药注射剂安全使用知识作为"安全用药健康相伴"主题宣传月的主要内容。组织专家通过广播、电视、互联网等媒体宣传药品不良反应及用药安全知识。

（六）加强流通环节的监督检查和药品抽验工作

1.开展中药注射剂评价性抽验工作。国家局负责制定抽验方案，确定抽验品种和抽样方式，并组织开展针对性的评价性抽验工作，重点分析影响药品内在质量安全性的问题。地市级以上药检所根据国家局的统一部署，按照《药品质量分析报告指导原则》要求全面开展中药注射剂检验。中检所组织有条件的省级所对重点品种开展检验，并负责汇总分析各地抽验结果，对产品质量存在安全隐患的品种提出处理建议。

对检验不合格的药品，严格依法进行查处。

2. 排查中药注射剂流通环节安全隐患。各省局要进一步对中药注射剂储存、运输、保管以及破损回收等环节进行检查，对企业储存、运输、保管、返工、销毁等管理制度和落实情况进行评估，认真排查安全隐患。

3. 落实中药注射剂的电子监管措施。各省（区、市）局要督促辖区内中药注射剂生产、经营企业认真落实中药注射剂电子监管工作要求，将生产出厂和上市流通的中药注射剂全部纳入药品电子监管网，对药品流向实施动态监控。

四、工作要求

（一）统一思想，提高认识

各省（区、市）局要按照深入学习实践科学发展观的要求，站在确保人民群众用药安全的高度，从药品安全监管的主体责任出发，正确处理药品质量安全与地方经济发展的关系，充分认识开展中药注射剂再评价工作的重要性、紧迫性和复杂性，进一步增强使命感、责任感和紧迫感，全力以赴，确保辖区内中药注射剂安全性再评价全面覆盖，不走过场，真正解决问题，切实降低风险。

（二）精心组织，落实责任

此项工作涉及中药注射剂研制、生产、流通、使用等各环节，国家局、省级局和企业要各负其责，药品注册、安监、稽查、药品审评、检验、不良反应监测等部门和单位要根据分工同时开展工作，加强协调，密切配合，形成合力，确保工作相互衔接，有序推进。各省（区、市）局要成立领导小组，落实责任，集中力量，结合辖区内实际情况，制定有针对性、可操作的具体实施方案，确保工作取得实效。要动员药品生产企业积极主动开展相关研究工作，组织企业积极配合再评价工作，对所生产的品种主动开展深入研究，从根本上提高药品安全性。

（三）积累经验，完善监管

各省（区、市）局作为辖区内注射剂企业的监管责任主体，要在开展中药注射剂安全性再评价工作的同时，举一反三，将再评价工作延伸其他注射剂品种，全面加强对注射剂生产经营的监管，切实落实监管责任和各项措施，建立和完善药品生产安全监管长效机制。

关于进一步加强中药注射剂生产和临床使用管理的通知

（卫医政发〔2008〕71号）

各省、自治区、直辖市卫生厅局、食品药品监督管理局（药品监督管理局）、中医药管理局、新疆生产建设兵团卫生局、食品药品监督管理分局：

近年来，"鱼腥草注射液"、"刺五加注射液"、"炎毒清注射液"、"复方蒲公英注射液"、"鱼金注射液"等多个品种的中药注射剂因发生严重不良事件或存在严重不良反应被暂停销售使用。为保障医疗安全和患者用药安全，现就进一步加强中药注射剂生产和临床使用管理有关问题通知如下：

一、加强中药注射剂生产管理、不良反应监测和召回工作

（一）药品生产企业应严格按照《药品生产质量管理规范》组织生产，加强中药注射剂生产全过程的质量管理和检验，确保中药注射剂生产质量；应加强中药注射剂销售管理，必要时应能及时全部召回售出药品。

（二）药品生产企业要建立健全药品不良反应报告、调查、分析、评价和处理的规章制度。指定专门机构或人员负责中药注射剂不良反应报告和监测工作；对药品质量投诉和药品不良反应应详细记录，并按照有关规定及时向当地药品监督管理部门报告；对收集的信息及时进行分析、组织调查，发现存在安全隐患的，主动召回。

（三）药品生产企业应制定药品退货和召回程序。因质量原因退货和召回的中药注射剂，应按照有关规定销毁，并有记录。

二、加强中药注射剂临床使用管理

（一）中药注射剂应当在医疗机构内凭医师处方使用，医疗机构应当制定对过敏性休克等紧急情况进行抢救的规程。

（二）医疗机构要加强对中药注射剂采购、验收、储存、调剂的管理。药学部门要严格执行药品进货检查验收制度，建立真实完整的购进记录，保证药品来源可追溯，坚决杜绝不合格药品进入临床；要严格按照药品说明书中规定的药品储存条件储存药品；在发放药品时严格按照《药品管理法》、《处方管理办法》进行审核。

（三）医疗机构要加强对中药注射剂临床使用的管理。要求医护人员按照《中药注射剂临床使用基本原则》（见附件），严格按照药品说明书使用，严格掌握功能主治和禁忌症；加强用药监测，医护人员使用中药注射剂前，应严格执行用药查对制度，发现异常，立即停止使用，并按规定报告；临床药师要加强中药注射剂临床使用的指导，确保用药安全。

（四）医疗机构要加强中药注射剂不良反应（事件）的监测和报告工作。要准确掌握使用中药注射剂患者的情况，做好临床观察和病历记录，发现可疑不良事件要及时采取应对措施，对出现损害的患者及时救治，并按照规定报告；妥善保留相关药品、患者使用后的残存药液及输液器等，以备检验。

（五）各级卫生行政部门要加强对医疗机构用药安全的监管，指导医疗机构做好中药注射剂相关不良事件的监测和报告工作；各级药监部门、卫生部门、中医药部门要密切配合，及时通报和沟通相关信息，发现不良事件果断采取措施进行处理；组织有关部门对医疗机构留存的相关样品进行必

规章文件

要的检验。

（六）各级药品监管部门要加强对中药注射剂的质量监督检查；组织对医疗机构留存疑似不良反应/事件相关样品进行必要的检验；加强对中药注射剂不良反应监测工作，对监测信息及时进行研究分析，强化监测系统的应急反应功能，提高药品安全性突发事件的预警和应急处理能力，切实保障患者用药安全。

附件：中药注射剂临床使用基本原则

中华人民共和国卫生部
国家食品药品监督管理局
国家中医药管理局
二〇〇八年十二月二十四日

附件

中药注射剂临床使用基本原则

1. 选用中药注射剂应严格掌握适应症，合理选择给药途径。能口服给药的，不选用注射给药；能肌内注射给药的，不选用静脉注射或滴注给药。必须选用静脉注射或滴注给药的应加强监测。

2. 辨证施药，严格掌握功能主治。临床使用应辨证用药，严格按照药品说明书规定的功能主治使用，禁止超功能主治用药。

3. 严格掌握用法用量及疗程。按照药品说明书推荐剂量、调配要求、给药速度、疗程使用药品。不超剂量、过快滴注和长期连续用药。

4. 严禁混合配伍，谨慎联合用药。中药注射剂应单独使用，禁忌与其他药品混合配伍使用。谨慎联合用药，如确需联合使用其他药品时，应谨慎考虑与中药注射剂的间隔时间以及药物相互作用等问题。

5. 用药前应仔细询问过敏史，对过敏体质者应慎用。

6. 对老人、儿童、肝肾功能异常患者等特殊人群和初次使用中药注射剂的患者应慎重使用，加强监测。对长期使用的在每疗程间要有一定的时间间隔。

7. 加强用药监护。用药过程中，应密切观察用药反应，特别是开始30分钟。发现异常，立即停药，采用积极救治措施，救治患者。

关于开展注射剂类药品生产工艺和处方核查工作的通知

（国食药监办〔2007〕504号）

各省、自治区、直辖市食品药品监督管理局（药品监督管理局）：

为贯彻《国务院办公厅关于进一步加强药品安全监管工作的通知》精神，加强药品生产工艺和处方变更的监管，进一步提高药品生产质量，国家局决定开展注射剂类药品生产工艺和处方核查工作。现将《注射剂类药品生产工艺和处方核查工作方案》印发你们，并就有关事项通知如下：

一、注射剂类药品生产工艺和处方核查的重点是大容量注射剂和其他静脉给药注射剂类药品生产工艺和处方。各省局应在2007年底前完成大容量注射剂类药品生产工艺和处方核查工作并上报工作情况；2008年6月底前完成并上报其他静脉给药注射剂类药品的核查工作；其他类药品的核查工作，由各省局根据辖区内的实际情况做出安排，核查工作进展及完成情况应及时汇总并上报国家局。

二、各省局应做好注射剂类药品生产工艺和处方核查的宣传工作，加强与药品生产企业的沟通，动员生产企业配合做好注射剂类药品生产工艺和处方的核查工作。

各省局在注射剂类药品生产工艺和处方核查工作中，可参照"部分化学药品注射剂高风险品种及其风险因素"（附件1）、"部分中药注射剂高风险品种名单"（附件2）以及"部分有严重不良反应报告的注射剂品种名单"（附件3），对辖区内药品生产企业所生产的注射剂类药品进行风险评估。根据评估的风险程度，分清轻重缓急，有重点地开展核查工作。药品生产工艺和处方核查工作可与药品再注册工作结合进行。

三、药品生产企业作为药品安全第一责任人，必须对所生产的药品质量负责，必须按照要求如实申报注射剂类药品生产工艺和处方情况。凡隐瞒事实，不如实申报生产工艺和处方，或者改变生产工艺和处方仍不按规定提交药品注册补充申请的，一经发现要坚决查处。

在此次核查工作中，对药品生产企业经过充分的研究和验证而改变药品生产工艺和处方，且产品质量能够得到保证的品种，各省局应要求生产企业按照相关规定提交药品注册补充申请。药品审评部门应当在规定的时限内完成技术审评工作。

四、各省局应高度重视注射剂类药品生产工艺和处方核查工作，充分认识开展核查工作对降低药品安全风险确保人民用药安全的重要意义，充分认识核查工作的紧迫性、复杂性和长期性，要切实加强领导，落实责任，制定切实可行的实施方案，确定牵头部门，按照实事求是的原则做好注射剂类药品生产工艺和处方的核查工作。

国家局将对核查工作进行督查。各省局在开展核查工作中有何问题，请及时与国家局药品安全监管司联系。

附件：1.部分化学药品注射剂高风险品种及其风险因素（略）
　　　2.部分中药注射剂高风险品种名单（略）
　　　3.部分有严重不良反应报告的注射剂品种名单（略）
　　　4.注射剂类药品工艺和处方核查工作汇总报表
　　　5.化学药品注射剂生产工艺处方核查一般要求（略）
　　　6.中药注射剂生产工艺处方核查一般要求

国家食品药品监督管理局
二〇〇七年八月十日

注射剂类药品生产工艺和处方核查工作方案

为进一步规范注射剂类药品生产秩序，解决药品生产企业不按照注册申报的工艺和处方生产、变更工艺和处方不按规定研究和申报的问题，国家局决定开展注射剂类药品生产工艺和处方核查工作，并制定本工作方案。

一、工作目标

通过开展注射剂类药品生产工艺和处方核查工作，进一步规范企业改变工艺和处方的研究和申报行为，排除注射剂类药品质量安全隐患，确保药品生产质量，防止严重质量事故的发生。

药品生产企业必须严格按照注册申报的生产工艺、处方和 GMP 要求组织生产，改变工艺和处方必须按规定进行研究并依法申报。

二、组织实施

（一）国家局统一组织对注射剂类药品生产工艺和处方核查工作，制定技术要求，组织修订国家药品标准，组织对重点高风险品种进行抽验和现场检查。

（二）各省、自治区、直辖市食品药品监督管理局（以下简称省局）负责辖区内药品生产企业注射剂类药品品种的工艺和处方核查工作，按照国家局统一部署，组织实施企业申报、按照品种的处理原则分类处理、汇总上报、督促企业整改等工作。

（三）各省局应当对辖区内注射剂类药品进行全面的质量评价和风险评估，应当依据风险程度评估结果，分轻重缓急，对生产环节存在的问题予以纠正和处理。

（四）工作步骤

各省局根据本辖区内注射剂类药品生产企业数量，产品品种种类及生产情况，进行全面调查摸底，可按以下方法开展核查工作：

1. 申报登记：省局组织辖区内企业对所生产的注射剂品种进行申报，要求生产企业如实提供每个品种的实际生产工艺和处方、原注册申报的工艺和处方、所执行的质量标准，说明变更理由并提交依据或验证资料。

对企业现在不生产的品种，可暂不进行核查，如企业拟恢复生产，必须提出申请并进行工艺核查。

2. 分类处理：各省局对企业上报的资料进行审查，按照国家局制定的技术要求进行分类，必要时应对申报企业进行现场核查和产品抽样检验。如药品生产企业无法提供原注册申报工艺和处方的，应以审批档案作为核查依据；亦可要求药品生产企业提供现行生产工艺和处方，并提交与通用工艺和处方或者其他企业同品种进行对比的研究资料。

3. 建立档案：各省局应建立药品生产工艺及处方等资料档案，作为日常监管、现场核查及企业变更的依据。

4. 汇总报告：各省局应及时将阶段性开展生产工艺和处方核查工作情况、存在的问题及处理结果进行汇总并上报国家局。

三、处理原则

（一）经过核查，企业按原注册申报的工艺和处方生产，能够保证产品质量的，可以继续生产；

（二）企业经充分研究和验证后改变工艺和处方，能够保证产品质量的，必须按要求限时进行申报，视情况可以同意继续生产；

（三）企业未经充分研究和验证，擅自改变工艺和处方，并存在质量隐患的，必须责令其停止生产。

除上述情况外，对工艺不成熟、处方和剂型不合理、质量不稳定品种的生产，也要视情况采取相应处理措施。对工艺、处方与质量标准不相适应的，责令限期建立完善相应内控标准，并申报修订国家药品标准。

四、相关要求

开展对注射剂类药品生产工艺和处方核查工作任务重、政策性强、技术难度高，各省局要充分认识作好该项工作的重要意义，加强领导，充分做好药品生产企业的宣传动员工作，组织制定严密实施方案，明确分工，落实责任，切实完成好工艺核查工作，坚决消除注射剂类药品安全隐患。

附件4

＿＿＿＿＿＿＿＿省、自治区、直辖市注射剂类
药品工艺和处方核查工作汇总报表

序号	企业名称	药品名称	规格	批准文号	风险评估	生产状况	工艺变更			处方变更			现场核查	检验结果	标准情况	处理结果	存在问题
							变更项目	变更理由	研究验证	变更项目	变更理由	研究验证					

注：填表说明另见

（省局加盖公章处）

年　月　日

填表说明

1. 本表由省局分别于 2007 年底和 2008 年 6 月底汇总当期完成核查品种进行填报。

2. 请使用 EXCEL 软件填写，行高列宽可调，但项目不可改动。请登录国家局专网（网址：10.64.1.1，"表单下载区"）下载电子表格。

3. "规格"项目可简略填写。

4. "风险评估"项目根据对品种的风险程度评估结果，填写"高风险"、"较高风险"、"一般风险"。

5. "生产状况"项目填写"正常生产"、"停产"、"未生产"。

6. "工艺变更"、"处方变更"项下各项，若自药品注册审批部门注册或者同意变更工艺以来未发生变更的，则空填。

7. "变更项目"简要填写变更的具体项目，如"灭菌工艺"、"提取溶媒"、"辅料用量"等。

8. "研究验证"项目根据企业为变更所进行的研究和验证工作充分与否，填写"充分"或"不充分"、"未进行"。

9. "检验结果"项目，若进行了抽验，根据检验结果填写"符合规定"或"不符合规定"，若未进行抽验则空填。

10. "现场核查"项目，若进行了现场核查，根据核查结果，填写"一致"或"不一致"，若未进行现场核查则空填。

11. "标准情况"项目应根据对工艺处方与质量标准不相适应情况的处理意见，简要填写。无问题则空填。

12. "处理结果"项目根据核查后处理情况，填写"继续生产"、"继续生产，限期申报"、"责令停产"。

13. 纸质表格加盖公章后报送药品安全监管司，生产监督处联系人：崔野宋。电话：010–88331022，1042。

14. 务请同时报送电子表格，发送至电子信箱：anjs@sda.gov.cn。

附件6

中药注射剂生产工艺处方核查一般要求

一、概述

依据《药品注册管理办法》及相关规定、《注射剂类药品生产工艺和处方核查工作方案》制定本要求。

本要求针对已获准上市中药注射剂生产工艺环节上的变化，包括变更药品生产设备，变更药品生产工艺，变更制剂处方等。企业应当参照相关技术指导原则，评估其变更对药品安全性、有效性和质量可控性的影响，进行相应的研究，以确保药品的安全性、有效性及质量可控性，并按照规定申报。

由于中药注射剂的潜在风险性较高，应充分重视其生产工艺、制剂处方等的变更对安全性、有效性和质量控制性的影响。中药注射剂生产工艺、制剂处方等的变更，应建立在充分研究、全面评估的基础之上。

为便于把握变更可能对产品质量、安全性、有效性产生的影响，对中药注射剂生产工艺变更划分为两类。类别划分是根据目前药品注册管理对补充申请的有关要求而确立的，目的是为了帮助审查人员有效地开展生产工艺变更申请的审查。

Ⅰ类变更，是指对药品的物质基础及其质量基本不产生影响的变更。一般可通过对变更前后药品物质基础及质量的比较分析，来判断变更前后的一致性。以上研究包括：对工艺变更情况的分析研究、对药质量量的比较研究、制剂安全性的比较研究、对药品稳定性的比较研究，等等。

Ⅱ类变更，一般分两种情况：第一种情况为简单改变，其变化程度可能较小，对药品的安全性、有效性和质量可控性可能没有重大影响。第二种情况为重大改变，对药品的安全性、有效性和质量可控性可能有较大影响。由于中药成分的特殊性，此类变更仅通过对药品物质基础及质量等研究难以充分证明对变更对药品的影响，需要通过药学、药理毒理、临床试验等全面研究考察变更对药品的影响。Ⅱ类变更的临床试验可参照《中药、天然药物注射剂基本技术要求》进行，简单改变的参照仿制注射剂的要求进行研究，重大改变的参照新药注射剂要求进行研究。

本要求仅从技术角度对中药注射剂的生产工艺、制剂处方等变更应进行的相关研究工作进行了阐述。由于中药注射剂变更的复杂性，需要具体问题具体分析，应根据品种的特点开展研究工作。对于其他情况，可按照本要求的基本原则，进行相应的研究。

本要求中提及的各项研究工作的具体要求可参见相应的技术指导原则。如果企业通过其他科学、合理的研究工作所得到的结果亦能支持工艺变更对药品的安全性、有效性及质量可控性不产生负面影响，也可以接受。

二、基本原则

（一）"必要、科学、合理"原则

中药注射剂生产工艺变更应体现其必要性、科学性、合理性。已上市中药注射剂的工艺具有一定的研究基础，并实现了规模化生产，对其进行变更应以科学、合理的研究为基础，并充分考虑其必要性。变更的提出与研究应基于对拟变更药品的充分了解，并以既往药品注册阶段以及实际生产过程中的研究为基础。注册阶段的研究工作越系统、深入，生产过程中积累的数据越充分，对上市后的变更研究越有帮助。

工艺变更研究的主体是企业，企业对其药品的研发和生产等应有较全面的认识，对变更的必要性以及变更带来的影响应当清楚，应对变更前后药品的安全性、有效性及质量可控性进行全面的研究，对研究结果进行全面的分析，对变更对药品的影响进行全面评估。

（二）"安全、有效及质量可控"原则

中药注射剂生产工艺的变更应保证其安全、有效及质量可控性。药品发生变更后，企业需要通过一定的研究工作考察和评估变更对药品安全性、有效性及质量可控性的影响。有时，变更对药品的影响仅通过简单的理化分析研究尚无法准确判定，需通过药学、药理毒理、临床试验等研究，综合评估变更对药品安全性、有效性及质量可控性的影响。研究工作可根据变更的具体情况和变更的类别、药物的性质及变更对药品影响的程度等综合考虑确定。

三、生产设备变更

中药注射剂生产设备的变更主要指直接接触药品的主要生产设备的变更，包括：用于提取、分离纯化、浓缩、干燥、配制、溶解、混合、滤过、除热原、灌装、灭菌、冻干等工序的中药注射剂生产设备的变更。设备的变更可能只涉及上述某一环节设备的变更，也可能涉及上述多种设备的变更。同时涉及多种设备的，应分别进行相应的研究，并按最严格的变更类别要求。总体上，变更生产设备不应对药品的安全性、有效性和质量可控性产生负面影响。

（一）总体考虑

生产设备发生变更后，需要全面分析设备变更对药物物质基础、质量及稳定性等方面的变化，以及此种变化对药物有效性、安全性方面的影响。由于中药成分的复杂性，某些设备的改变可能使药物的物质基础产生较大的改变，并可能对药物的有效性、安全性产生难以预料的影响，应进行充分研究，如应进行设备的比较（规模、设备原理等）、物质基础及质量的比较，必要时，还需进行药理毒理、临床方面的比较。

（二）I类变更

1. 具体变更情况

此类变更为对药品物质基础及其质量基本不产生影响的设备变更。如变更前后设备原理相同，仅生产规模的变化（不包括无菌灌装或灭菌设备），如不同容量提取罐的改变；将运送物料的非自动或非机械性设备变更为自动或机械性设备；制剂包装设备的变更，等。

2. 研究验证工作

2.1 说明变更的原因及具体变更情况，详述变更后完整的生产工艺及过程控制情况。

2.2 对变更后生产工艺和设备进行验证研究，包括对无菌生产、灭菌工艺的验证研究。提供变更所涉及的生产工艺的详细研究资料，提供变更前后设备的生产厂家、设备名称、型号、设备原理、说明书等方面资料。

2.3 对变更前后药品进行全面的质量比较研究，如提供变更前后物质基础是否发生变化的研究资料及相关图谱，考察变更前后制剂质控指标的差异。重点对成分、无菌、细菌内毒素/热原等项目的变化情况进行研究。

2.4 必要时，对质量标准进行研究和必要的修订，提供质量标准研究资料，包括质量比较研究及相关图谱等。

2.5 对变更后3批样品的检验报告。

2.6 稳定性研究资料，并与变更前药品稳定性情况进行比较。

2.7 特殊安全性试验资料（过敏、溶血、局部/血管刺激、异常毒性）。

（三）Ⅱ类变更

1. 具体变更情况

此类变更分为两种情况：简单改变，如无菌灌装或灭菌设备的改变，等。重大改变，如水蒸气蒸馏设备改为超临界提取设备；多功能提取罐、循环逆流提取灌、微波提取罐之间的改变，等。

2. 研究验证工作

此类变更一般需进行全面的研究和验证工作，包括通过药学、生物学等系列研究工作证明变更对药品的质量不会产生负面影响。研究工作除上述Ⅰ类变更的 2.1~2.6 外，尚需进行以下研究：

2.7 安全性试验验证资料，包括特殊安全性试验资料（过敏、溶血、局部/血管刺激、异常毒性）。

2.8 主要药效学比较研究资料。

2.9 临床试验研究资料。

四、生产工艺变更

中药注射剂生产工艺的变更包括配制注射剂的原料的生产工艺变更及注射剂的制剂工艺的变更，具体申请可能只涉及某一工艺的变更，也可能涉及多种工艺的变更。此种情况下，需考虑各自进行相应的研究工作。

（一）总体考虑

生产工艺发生变更后，需要全面分析其变更对药物物质基础、质量及稳定性等方面的变化，以及此种变化对药物有效性、安全性方面的影响。由于中药成分的复杂性，工艺的改变可能对药物的物质基础产生较大的变化，并可能对药物的有效性、安全性产生难以预计的影响，应根据药品特性全面、慎重分析。研究工作宜重点考察变更前后药物物质基础是否一致，对于特殊制剂尚需考虑是否影响其制剂特性，是否影响药物的体内药代动力学行为等。

由于变更前后药品可能不能保持等同或等效，即变更对产品质量、安全性和/或有效性有较大影响，或通过产品质量、稳定性研究难以证明对其产品质量的影响，此类变更属于Ⅱ类变更，分为两种情况：简单改变，如提取溶媒量的改变；无菌灌装工艺或灭菌工艺的改变，等；重大改变，如工艺路线的改变；提取或纯化溶媒、方法的改变，等。

一般地，灭菌或除菌工艺的变更应符合注射剂灭菌或除菌工艺选择的相关要求，不能降低药品的无菌保证水平，且应进行系统的灭菌工艺验证工作。

（二）研究验证工作

2.1 说明变更的原因及具体变更情况，详述变更后完整的生产工艺及过程控制情况。

2.2 对变更后生产工艺和设备进行验证研究，包括对无菌生产、灭菌工艺的验证研究。提供变更所涉及的生产工艺的详细研究资料，提供变更前后设备的生产厂家、设备名称、型号、设备原理、说明书等方面资料。

2.3 对变更前后药品进行全面的质量比较研究，如提供变更前后物质基础是否发生变化的研究资料及相关图谱，考察变更前后制剂质控指标的差异。研究变更后对检测方法的影响，重点对成分、无菌、细菌内毒素/热原等项目的变化情况进行研究。

2.4 必要时，对质量标准进行研究和必要的修订，提供质量标准研究资料，包括质量比较研究及相关图谱等。

2.5 对变更后 3 批样品的检验报告。

2.6 稳定性研究资料，并与变更前药品稳定性情况进行比较。

2.7 安全性试验验证资料，包括特殊安全性试验资料（过敏、溶血、局部/血管刺激、异常毒性）。

2.8 主要药效学比较研究资料。

2.9 临床试验研究资料。

五、制剂处方变更

制剂处方的变更主要为辅料种类及用量的变更，一般包括变更辅料来源、型号或级别，变更辅料用量，变更辅料种类等。处方变更可能只涉及上述某一种情况的变更，也可能涉及上述多种情况的变更，对于后者，需考虑进行各自相应的研究工作，但研究工作宜按照本要求最严格的变更情况进行，可参照《中药、天然药物制剂研究技术指导原则》相关要求。

（一）总体考虑

中药注射剂制剂处方变更情况复杂，应结合变更的具体情况，变更对药品的影响程度等方面进行相应的研究工作，评估变更对药质量量、安全性及有效性的影响。

一般认为中药注射剂制剂处方的变更，对药物质量、安全性和有效性可能产生较大的影响，故此类变更属于Ⅱ类变更，一般可分为两种情况：简单改变，如辅料用量的变化未超出注射用常用用量范围；辅料来源、型号或级别的变更，其质量控制要求不低于原质量控制要求，等；重大改变，如辅料种类的改变；使用新辅料，等。

1. 辅料种类变更

注射剂中的辅料可分为以下几类：渗透压调节剂、pH 值调节剂、增溶剂、助溶剂、抗氧剂、抑菌剂、乳化剂、助悬剂等。

变更辅料种类包括增加、替换或删除已批处方中的一种或几种辅料。需要强调的是，辅料选用应遵循以下基本原则：

（1）应采用符合注射用要求的辅料。

（2）在可满足需要的前提下，注射剂所用辅料的种类和用量应尽可能少。

使用已批准上市的注射用辅料，应提供辅料来源及质量控制的详细资料，包括生产企业、执行的质量标准、检验报告、购买发票、供货协议等，有批准文号的还应提供批准文号，或进口注册证。

对于注射剂中有使用依据，但尚无符合注射用标准的国产或进口辅料，可对非注射途经辅料进行精制使其符合注射用要求，制定内控标准；并应提供详细的精制工艺及其选择依据、内控标准的制定依据。必要时还应进行相关的安全性试验研究。

对新开发辅料、首次应用于注射途径辅料，由于存在一定的安全性担忧，应按相关要求同时进行辅料注册，提供相应的试验和 / 或文献资料，以保证该辅料使用的安全性。

2. 辅料用量变更

辅料用量的变更包括已批处方中一种或几种辅料的用量增加或减少。如辅料用量增加，应关注用量是否在合理的用量范围。一般可结合已有制剂的人体用量情况进行判断，如超出常用范围，则应评估对药品安全性的影响。如辅料用量减少，应关注其对产质量量，特别是药品的有效期等的影响。

辅料用量增加和减少均可能会影响药品的质量或安全性，需要进行较为全面的研究工作，证明变更后的产质量量和安全有效性不低于原批准的要求。

3. 辅料来源、型号或级别变更

辅料来源的变更是指变更辅料的生产商。由于注射剂中所用辅料种类复杂，结构差别和质控差别较大，不同生产商的辅料的生产工艺、设备、质控方法均可能不同，辅料质量可能存在差别，因此应评估因生产商的不同是否导致辅料的型号、结构、纯度等质量的变化。若辅料来源改变，但辅料的结构、纯度等相同，质量控制不低于原厂家要求，且符合注射用标准的要求，可按Ⅰ类变更要求。

不同型号、级别的注射剂辅料会有不同的理化性质，与此相对应的可能具有不同的质量和安全性。

因此辅料来源、型号或级别的变更仍可能需要进行全面的质量控制、安全性或有效性研究。

（二）研究验证工作

Ⅰ类变更需进行 2.1–2.5 及 2.8 中特殊安全性试验研究。Ⅱ类变更需进行 2.1–2.9 研究。

2.1 说明变更的原因及具体变更情况，阐述处方变更的依据，提供新处方的研究过程和确定过程。

2.2 对变更前后药品进行全面的质量比较研究，包括方法的再验证。如提供变更前后物质基础是否发生变化的研究资料及相关图谱，考察变更前后制剂质控指标的差异。研究变更后对检测方法的影响，如辅料变更是否会干扰检查方法等。重点对成分、无菌、细菌内毒素 / 热原等项目的变化情况进行研究。

2.3 必要时，对质量标准进行研究和必要的修订，提供质量标准研究资料，包括质量比较研究及相关图谱等。处方中如增加抗氧剂、抑菌剂、稳定剂和增溶剂等可能影响药品安全有效性的辅料时，应视具体情况进行定量检查，酌情订入标准；若辅料有干扰应进行方法的修订等。

2.4 变更后 3 批样品的检验报告，提供相关研究数据及图谱。

2.5 稳定性研究资料，并与变更前药品稳定性情况进行比较。

2.6 新开发辅料、首次应用于注射途径辅料，应按相关要求同时进行辅料注册，提供相应的试验和 / 或文献资料。

2.7 辅料的用量超过常用范围的，或产生药物成分变化的，因可能存在一定的安全性担忧，应进行相应的毒理研究或提供相关文献资料，证明其用量安全。

2.8 安全性试验验证资料，包括特殊安全性试验资料（过敏、溶血、局部 / 血管刺激、异常毒性）。

2.9 临床试验研究资料。

第七节
医疗机构中药制剂

医疗机构制剂注册管理办法（试行）

（2005年3月22日经国家食品药品监督管理局局务会审议通过　2005年6月22日国家食品药品监督管理局令第20号公布　2005年8月1日起施行）

第一章　总　　则

第一条　为加强医疗机构制剂的管理，规范医疗机构制剂的申报与审批，根据《中华人民共和国药品管理法》（以下简称《药品管理法》）及《中华人民共和国药品管理法实施条例》（以下简称《药品管理法实施条例》），制定本办法。

第二条　在中华人民共和国境内申请医疗机构制剂的配制、调剂使用，以及进行相关的审批、检验和监督管理，适用本办法。

第三条　医疗机构制剂，是指医疗机构根据本单位临床需要经批准而配制、自用的固定处方制剂。

医疗机构配制的制剂，应当是市场上没有供应的品种。

第四条　国家食品药品监督管理局负责全国医疗机构制剂的监督管理工作。

省、自治区、直辖市（食品）药品监督管理部门负责本辖区医疗机构制剂的审批和监督管理工作。

第五条　医疗机构制剂的申请人，应当是持有《医疗机构执业许可证》并取得《医疗机构制剂许可证》的医疗机构。

未取得《医疗机构制剂许可证》或者《医疗机构制剂许可证》无相应制剂剂型的"医院"类别的医疗机构可以申请医疗机构中药制剂，但是必须同时提出委托配制制剂的申请。接受委托配制的单位应当是取得《医疗机构制剂许可证》的医疗机构或者取得《药品生产质量管理规范》认证证书的药品生产企业。委托配制的制剂剂型应当与受托方持有的《医疗机构制剂许可证》或者《药品生产质量管理规范》认证证书所载明的范围一致。

第六条　医疗机构制剂只能在本医疗机构内凭执业医师或者执业助理医师的处方使用，并与《医疗机构执业许可证》所载明的诊疗范围一致。

第二章　申报与审批

第七条　申请医疗机构制剂，应当进行相应的临床前研究，包括处方筛选、配制工艺、质量指标、药理、毒理学研究等。

第八条　申请医疗机构制剂注册所报送的资料应当真实、完整、规范。

第九条　申请制剂所用的化学原料药及实施批准文号管理的中药材、中药饮片必须具有药品批准文号，并符合法定的药品标准。

第十条　申请人应当对其申请注册的制剂或者使用的处方、工艺、用途等，提供申请人或者他人在中国的专利及其权属状态说明；他人在中国存在专利的，申请人应当提交对他人的专利不构成侵权的声明。

第十一条　医疗机构制剂的名称，应当按照国家食品药品监督管理局颁布的药品命名原则命名，不得使用商品名称。

第十二条　医疗机构配制制剂使用的辅料和直接接触制剂的包装材料、容器等，应当符合国家食品药品监督管理局有关辅料、直接接触药品的包装材料和容器的管理规定。

第十三条　医疗机构制剂的说明书和包装标签由省、自治区、直辖市（食品）药品监督管理部门根据申请人申报的资料，在批准制剂申请时一并予以核准。

医疗机构制剂的说明书和包装标签应当按照国家食品药品监督管理局有关药品说明书和包装标签的管理规定印制，其文字、图案不得超出核准的内容，并需标注"本制剂仅限本医疗机构使用"字样。

第十四条　有下列情形之一的，不得作为医疗机构制剂申报：

（一）市场上已有供应的品种；

（二）含有未经国家食品药品监督管理局批准的活性成份的品种；

（三）除变态反应原外的生物制品；

（四）中药注射剂；

（五）中药、化学药组成的复方制剂；

（六）麻醉药品、精神药品、医疗用毒性药品、放射性药品；

（七）其他不符合国家有关规定的制剂。

第十五条　申请配制医疗机构制剂，申请人应当填写《医疗机构制剂注册申请表》，向所在地省、自治区、直辖市（食品）药品监督管理部门或者其委托的设区的市级（食品）药品监督管理机构提出申请，报送有关资料和制剂实样。

第十六条　收到申请的省、自治区、直辖市（食品）药品监督管理部门或者其委托的设区的市级（食品）药品监督管理机构对申报资料进行形式审查，符合要求的予以受理；不符合要求的，应当自收到申请材料之日起5日内书面通知申请人并说明理由，逾期未通知的自收到材料之日起即为受理。

第十七条　省、自治区、直辖市（食品）药品监督管理部门或者其委托的设区的市级（食品）药品监督管理机构应当在申请受理后10日内组织现场考察，抽取连续3批检验用样品，通知指定的药品检验所进行样品检验和质量标准技术复核。受委托的设区的市级（食品）药品监督管理机构应当在完成上述工作后将审查意见、考察报告及申报资料报送省、自治区、直辖市（食品）药品监督管理部门，并通知申请人。

第十八条　接到检验通知的药品检验所应当在40日内完成样品检验和质量标准技术复核，出具检验报告书及标准复核意见，报送省、自治区、直辖市（食品）药品监督管理部门并抄送通知其检验的（食品）药品监督管理机构和申请人。

第十九条　省、自治区、直辖市（食品）药品监督管理部门应当在收到全部资料后 40 日内组织完成技术审评，符合规定的，发给《医疗机构制剂临床研究批件》。

申请配制的化学制剂已有同品种获得制剂批准文号的，可以免于进行临床研究。

第二十条　临床研究用的制剂，应当按照《医疗机构制剂配制质量管理规范》或者《药品生产质量管理规范》的要求配制，配制的制剂应当符合经省、自治区、直辖市（食品）药品监督管理部门审定的质量标准。

第二十一条　医疗机构制剂的临床研究，应当在获得《医疗机构制剂临床研究批件》后，取得受试者知情同意书以及伦理委员会的同意，按照《药物临床试验质量管理规范》的要求实施。

第二十二条　医疗机构制剂的临床研究，应当在本医疗机构按照临床研究方案进行，受试例数不得少于 60 例。

第二十三条　完成临床研究后，申请人向所在地省、自治区、直辖市（食品）药品监督管理部门或者其委托的设区的市级（食品）药品监督管理机构报送临床研究总结资料。

第二十四条　省、自治区、直辖市（食品）药品监督管理部门收到全部申报资料后 40 日内组织完成技术审评，做出是否准予许可的决定。符合规定的，应当自做出准予许可决定之日起 10 日内向申请人核发《医疗机构制剂注册批件》及制剂批准文号，同时报国家食品药品监督管理局备案；不符合规定的，应当书面通知申请人并说明理由，同时告知申请人享有依法申请行政复议或者提起行政诉讼的权利。

第二十五条　医疗机构制剂批准文号的格式为：

X 药制字 H（Z）＋4 位年号＋4 位流水号。

X–省、自治区、直辖市简称，H–化学制剂，Z–中药制剂。

第三章　调剂使用

第二十六条　医疗机构制剂一般不得调剂使用。发生灾情、疫情、突发事件或者临床急需而市场没有供应时，需要调剂使用的，属省级辖区内医疗机构制剂调剂的，必须经所在地省、自治区、直辖市（食品）药品监督管理部门批准；属国家食品药品监督管理局规定的特殊制剂以及省、自治区、直辖市之间医疗机构制剂调剂的，必须经国家食品药品监督管理局批准。

第二十七条　省级辖区内申请医疗机构制剂调剂使用的，应当由使用单位向所在地省、自治区、直辖市（食品）药品监督管理部门提出申请，说明使用理由、期限、数量和范围，并报送有关资料。

省、自治区、直辖市之间医疗机构制剂的调剂使用以及国家食品药品监督管理局规定的特殊制剂的调剂使用，应当由取得制剂批准文号的医疗机构向所在地省、自治区、直辖市（食品）药品监督管理部门提出申请，说明使用理由、期限、数量和范围，经所在地省、自治区、直辖市（食品）药品监督管理部门审查同意后，由使用单位将审查意见和相关资料一并报送使用单位所在地省、自治区、直辖市（食品）药品监督管理部门审核同意后，报国家食品药品监督管理局审批。

第二十八条　取得制剂批准文号的医疗机构应当对调剂使用的医疗机构制剂的质量负责。接受调剂的医疗机构应当严格按照制剂的说明书使用制剂，并对超范围使用或者使用不当造成的不良后果承担责任。

第二十九条　医疗机构制剂的调剂使用，不得超出规定的期限、数量和范围。

第四章　补充申请与再注册

第三十条　医疗机构配制制剂，应当严格执行经批准的质量标准，并不得擅自变更工艺、处方、配制地点和委托配制单位。需要变更的，申请人应当提出补充申请，报送相关资料，经批准后方可执行。

第三十一条　医疗机构制剂批准文号的有效期为 3 年。有效期届满需要继续配制的，申请人应当在有效期届满前 3 个月按照原申请配制程序提出再注册申请，报送有关资料。

第三十二条　省、自治区、直辖市（食品）药品监督管理部门应当在受理再注册申请后 30 日内，作出是否批准再注册的决定。准予再注册的，应当自决定做出之日起 10 日内通知申请人，予以换发《医疗机构制剂注册批件》，并报国家食品药品监督管理局备案。

决定不予再注册的，应当书面通知申请人并说明理由，同时告知申请人享有依法申请行政复议或者提起行政诉讼的权利。

第三十三条　有下列情形之一的，省、自治区、直辖市（食品）药品监督管理部门不予批准再注册，并注销制剂批准文号：

（一）市场上已有供应的品种；

（二）按照本办法应予撤销批准文号的；

（三）未在规定时间内提出再注册申请的；

（四）其他不符合规定的。

第三十四条　已被注销批准文号的医疗机构制剂，不得配制和使用；已经配制的，由当地（食品）药品监督管理部门监督销毁或者处理。

第五章　监督管理

第三十五条　配制和使用制剂的医疗机构应当注意观察制剂不良反应，并按照国家食品药品监督管理局的有关规定报告和处理。

第三十六条　省、自治区、直辖市（食品）药品监督管理部门对质量不稳定、疗效不确切、不良反应大或者其他原因危害人体健康的医疗机构制剂，应当责令医疗机构停止配制，并撤销其批准文号。

已被撤销批准文号的医疗机构制剂，不得配制和使用；已经配制的，由当地（食品）药品监督管理部门监督销毁或者处理。

第三十七条　医疗机构制剂的抽查检验，按照国家食品药品监督管理局药品抽查检验的有关规定执行。

第三十八条　医疗机构不再具有配制制剂的资格或者条件时，其取得的相应制剂批准文号自行废止，并由省、自治区、直辖市（食品）药品监督管理部门予以注销，但允许委托配制的中药制剂批准文号除外。允许委托配制的中药制剂如需继续配制，可参照本办法第三十条变更委托配制单位的规定提出委托配制的补充申请。

第三十九条　未经批准，医疗机构擅自使用其他医疗机构配制的制剂的，依照《药品管理法》第八十条的规定给予处罚。

第四十条　医疗机构配制制剂，违反《药品管理法》第四十八条、第四十九条规定的，分别依照《药品管理法》第七十四条、第七十五条的规定给予处罚。

未按省、自治区、直辖市（食品）药品监督管理部门批准的标准配制制剂的，属于《药品管理法》第四十九条第三款第六项其他不符合药品标准规定的情形，依照《药品管理法》第七十五条的规定给予处罚。

第四十一条　提供虚假的证明文件、申报资料、样品或者采取其他欺骗手段申请批准证明文件的，省、自治区、直辖市（食品）药品监督管理部门对该申请不予受理，对申请人给予警告，一年内不受理其申请；已取得批准证明文件的，撤销其批准证明文件，五年内不受理其申请，并处一万元以上三万元以下罚款。

第四十二条　医疗机构配制的制剂不得在市场上销售或者变相销售，不得发布医疗机构制剂广告。

医疗机构将其配制的制剂在市场上销售或者变相销售的，依照《药品管理法》第八十四条的规定给予处罚。

第四十三条 省、自治区、直辖市（食品）药品监督管理部门违反本办法的行政行为，国家食品药品监督管理局应当责令其限期改正；逾期不改正的，由国家食品药品监督管理局予以改变或者撤销。

第六章 附 则

第四十四条 本办法规定的行政机关实施行政许可的期限以工作日计算，不含法定节假日。

第四十五条 本办法中"固定处方制剂"，是指制剂处方固定不变，配制工艺成熟，并且可在临床上长期使用于某一病症的制剂。

第四十六条 省、自治区、直辖市（食品）药品监督管理部门可以根据本办法，结合本地实际制定实施细则。

第四十七条 本办法自 2005 年 8 月 1 日起施行。

附件：1. 医疗机构制剂注册申报资料要求
2. 医疗机构制剂调剂使用申报资料项目
3. 医疗机构制剂再注册申报资料项目
4. 医疗机构制剂有关的申请表格及批件格式

附件 1

医疗机构制剂注册申报资料要求

一、申报资料项目

1. 制剂名称及命名依据。
2. 立题目的以及该品种的市场供应情况。
3. 证明性文件。
4. 标签及说明书设计样稿。
5. 处方组成、来源、理论依据以及使用背景情况。
6. 配制工艺的研究资料及文献资料。
7. 质量研究的试验资料及文献资料。
8. 制剂的质量标准草案及起草说明。
9. 制剂的稳定性试验资料。
10. 样品的自检报告书。
11. 辅料的来源及质量标准。
12. 直接接触制剂的包装材料和容器的选择依据及质量标准。
13. 主要药效学试验资料及文献资料。
14. 急性毒性试验资料及文献资料。
15. 长期毒性试验资料及文献资料。
16. 临床研究方案。
17. 临床研究总结。

二、说明

1. 资料项目 3 证明性文件包括：

（1）《医疗机构执业许可证》复印件、《医疗机构制剂许可证》复印件；

（2）医疗机构制剂或者使用的处方、工艺等的专利情况及其权属状态说明，以及对他人的专利不构成侵权的保证书；

（3）提供化学原料药的合法来源证明文件，包括：原料药的批准证明性文件、销售发票、检验报告书、药品标准等资料复印件；

（4）直接接触制剂的包装材料和容器的注册证书复印件；

（5）《医疗机构制剂临床研究批件》复印件。

（6）未取得《医疗机构制剂许可证》或《医疗机构制剂许可证》无相应制剂剂型的"医院"类别的医疗机构申请医疗机构中药制剂，还应当提供以下资料：委托配制中药制剂双方签订的委托配制合同、制剂配制单位《医疗机构制剂许可证》或《药品生产质量管理规范》认证证书复印件。

2. 中药制剂的功能主治的表述必须使用中医术语、中医病名。

3. 中药制剂应当与国家药品标准收载的品种进行比较，内容包括：

（1）处方组成；

（2）理法特色；

（3）功能主治。

4. 资料项目 10 样品的自检报告书，是指由医疗机构对制剂进行检验并出具的检验报告书。报送临床研究前资料时应提供连续 3 批样品的自检报告。未取得《医疗机构制剂许可证》或《医疗机构制剂许可证》无相应制剂剂型的"医院"类别的医疗机构申请医疗机构中药制剂者，应当提供受委托配制单位出具的连续 3 批制剂样品的自检报告。

5. 根据中医药理论组方，利用传统工艺配制（即制剂配制过程没有使原组方中治疗疾病的物质基础发生变化的），且该处方在本医疗机构具有 5 年以上（含 5 年）使用历史的中药制剂，可免报资料项 13–17。但是，如果有下列情况之一者需报送资料项目 14、15：

（1）处方组成含有法定标准中标识有毒性及现代毒理学证明有毒性的药材；

（2）处方组成含有十八反、十九畏配伍禁忌；

（3）处方中的药味用量超过药品标准规定的。

6. 申请配制的化学制剂属已有同品种获得制剂批准文号的，可以免报资料项目 13–17。

7. 临床前申报资料项目为 1–16 项。

8. 报送临床研究总结资料，应同时报送按复核后的质量标准所作的连续 3 批自检报告书。

9. 申报资料须打印，A4 纸张，一式三份。

附件 2

医疗机构制剂调剂使用申报资料项目

1. 制剂调出和调入双方的《医疗机构执业许可证》复印件、调出方《医疗机构制剂许可证》复印件。经批准委托配制的医疗机构中药制剂应当提供制剂配制单位的《医疗机构制剂许可证》或《药品生产质量管理规范》认证证书复印件；

2. 拟调出制剂的《医疗机构制剂注册批件》复印件；

3. 调剂双方签署的合同；

4. 拟调出制剂的理由、期限、数量和范围；

5. 拟调出制剂的质量标准、说明书和标签；

6. 调出方出具的拟调出制剂样品的自检报告；

7. 调剂双方分属不同省份的，由调入方省级药品监督管理部门负责审核上报，同时须附调出方省级药品监督管理部门意见。

規章文件

附件 3

医疗机构制剂再注册申报资料项目

1. 证明性文件。

（1）制剂批准证明文件及（食品）药品监督管理部门批准变更的文件；

（2）《医疗机构制剂许可证》复印件。经批准委托配制的医疗机构中药制剂应当提供制剂配制单位的《医疗机构制剂许可证》或《药品生产质量管理规范》认证证书复印件；

2. 3年内制剂临床使用情况及不良反应情况总结；

3. 提供制剂处方、工艺、标准；

4. 制剂所用原料药的来源。

附件 4

医疗机构制剂有关的申请表格及批件格式

1. 医疗机构制剂注册申请表；

2. 医疗机构制剂临床研究批件；

3. 医疗机构制剂注册批件；

4. 医疗机构制剂调剂使用申请表；

5. 医疗机构制剂调剂使用批件。

医疗机构制剂配制监督管理办法（试行）

（2005 年 3 月 22 日经国家食品药品监督管理局局务会审议通过　2005 年 4 月 14 日国家食品药品监督管理局令第 18 号公布　2005 年 6 月 1 日起施行）

第一章　总　　则

第一条　为加强医疗机构制剂配制的监督管理，根据《中华人民共和国药品管理法》（以下简称《药品管理法》）、《中华人民共和国药品管理法实施条例》（以下简称《药品管理法实施条例》）的规定，制定本办法。

第二条　医疗机构制剂的配制及其监督管理适用本办法。

第三条　医疗机构制剂配制监督管理是指（食品）药品监督管理部门依法对医疗机构制剂配制条件和配制过程等进行审查、许可、检查的监督管理活动。

第四条　国家食品药品监督管理局负责全国医疗机构制剂配制的监督管理工作。

省、自治区、直辖市（食品）药品监督管理部门负责本辖区医疗机构制剂配制的监督管理工作。

第五条　医疗机构配制制剂应当遵守《医疗机构制剂配制质量管理规范》。

第二章　医疗机构设立制剂室的许可

第六条　医疗机构配制制剂，必须具有能够保证制剂质量的人员、设施、检验仪器、卫生条件和管理制度。

第七条　医疗机构设立制剂室，应当向所在地省、自治区、直辖市（食品）药品监督管理部门提交以下材料：

（一）《医疗机构制剂许可证申请表》（见附件 1）；

（二）实施《医疗机构制剂配制质量管理规范》自查报告；

（三）医疗机构的基本情况及《医疗机构执业许可证》副本复印件；

（四）所在地省、自治区、直辖市卫生行政部门的审核同意意见；

（五）拟办制剂室的基本情况，包括制剂室的投资规模、占地面积、周围环境、基础设施等条件说明，并提供医疗机构总平面布局图、制剂室总平面布局图（标明空气洁净度等级）；

制剂室负责人、药检室负责人、制剂质量管理组织负责人简历（包括姓名、年龄、性别、学历、所学专业、职务、职称、原从事药学工作年限等）及专业技术人员占制剂室工作人员的比例；

制剂室负责人、药检室负责人、制剂质量管理组织负责人应当为本单位在职专业人员，且制剂室负责人和药检室负责人不得互相兼任；

（六）拟配制剂型、配制能力、品种、规格；

（七）配制剂型的工艺流程图、质量标准（或草案）；

（八）主要配制设备、检测仪器目录；

（九）制剂配制管理、质量管理文件目录。

第八条　申请人应当对其申请材料的真实性负责。

第九条　省、自治区、直辖市（食品）药品监督管理部门收到申请后，应当根据下列情况分别作出处理：

（一）申请事项依法不属于本部门职权范围的，应当即时作出不予受理的决定，并告知申请人向有关行政机关申请；

（二）申请材料存在可以当场更正的错误的，应当允许申请人当场更正；

（三）申请材料不齐全或者不符合形式审查要求的，应当当场或者在5个工作日内发给申请人《补正材料通知书》，一次性告知申请人需要补正的全部内容，逾期不告知的，自收到申请材料之日起即为受理；

（四）申请材料齐全、符合形式审查要求，或者申请人按照要求提交全部补正材料的，予以受理。

省、自治区、直辖市（食品）药品监督管理部门受理或者不受理《医疗机构制剂许可证》申请的，应当出具加盖本部门受理专用印章并注明日期的《受理通知书》或者《不予受理通知书》。

第十条 省、自治区、直辖市（食品）药品监督管理部门应当自收到申请之日起30个工作日内，按照国家食品药品监督管理局制定的《医疗机构制剂许可证验收标准》组织验收。验收合格的，予以批准，并自批准决定作出之日起10个工作日内向申请人核发《医疗机构制剂许可证》；验收不合格的，作出不予批准的决定，书面通知申请人并说明理由，同时告知申请人享有依法申请行政复议或者提起行政诉讼的权利。

省、自治区、直辖市（食品）药品监督管理部门验收合格后，应当自颁发《医疗机构制剂许可证》之日起20个工作日内，将有关情况报国家食品药品监督管理局备案。

第十一条 省、自治区、直辖市（食品）药品监督管理部门应当在办公场所公示申请《医疗机构制剂许可证》所需的事项、依据、条件、期限、需要提交的全部材料的目录和申请书示范文本等。

省、自治区、直辖市（食品）药品监督管理部门颁发《医疗机构制剂许可证》的有关决定，应当予以公开，公众有权查阅。

第十二条 省、自治区、直辖市（食品）药品监督管理部门在对医疗机构制剂室开办申请进行审查时，应当公示审批过程和审批结果。申请人和利害关系人可以对直接关系其重大利益的事项提交书面意见进行陈述和申辩。

第十三条 医疗机构设立制剂室的申请，直接涉及申请人与他人之间重大利益关系的，省、自治区、直辖市（食品）药品监督管理部门应当告知申请人、利害关系人享有申请听证的权利。

在核发《医疗机构制剂许可证》的过程中，省、自治区、直辖市（食品）药品监督管理部门认为涉及公共利益的重大许可事项，应当向社会公告，并举行听证。

第十四条 医疗机构不得与其他单位共用配制场所、配制设备及检验设施等。

第三章 《医疗机构制剂许可证》的管理

第十五条 《医疗机构制剂许可证》分正本和副本。正、副本具有同等法律效力，有效期为5年。

《医疗机构制剂许可证》格式由国家食品药品监督管理局统一规定。

第十六条 《医疗机构制剂许可证》是医疗机构配制制剂的法定凭证，应当载明证号、医疗机构名称、医疗机构类别、法定代表人、制剂室负责人、配制范围、注册地址、配制地址、发证机关、发证日期、有效期限等项目。其中由（食品）药品监督管理部门核准的许可事项为：制剂室负责人、配制地址、配制范围、有效期限。证号和配制范围按国家食品药品监督管理局规定的编号方法和制剂类别填写（见附件2、3）。

第十七条 《医疗机构制剂许可证》变更分为许可事项变更和登记事项变更。

许可事项变更是指制剂室负责人、配制地址、配制范围的变更。

登记事项变更是指医疗机构名称、医疗机构类别、法定代表人、注册地址等事项的变更。

第十八条　医疗机构变更《医疗机构制剂许可证》许可事项的，在许可事项发生变更前 30 日，向原审核、批准机关申请变更登记。原发证机关应当自收到变更申请之日起 15 个工作日内作出准予变更或者不予变更的决定。

医疗机构增加配制范围或者改变配制地址的，应当按本办法第七条的规定提交材料，经省、自治区、直辖市（食品）药品监督管理部门验收合格后，依照前款办理《医疗机构制剂许可证》变更登记。

第十九条　医疗机构变更登记事项的，应当在有关部门核准变更后 30 日内，向原发证机关申请《医疗机构制剂许可证》变更登记，原发证机关应当在收到变更申请之日起 15 个工作日内办理变更手续。

第二十条　《医疗机构制剂许可证》变更后，原发证机关应当在《医疗机构制剂许可证》副本上记录变更的内容和时间，并按变更后的内容重新核发《医疗机构制剂许可证》正本，收回原《医疗机构制剂许可证》正本。

第二十一条　《医疗机构制剂许可证》有效期届满需要继续配制制剂的，医疗机构应当在有效期届满前 6 个月，向原发证机关申请换发《医疗机构制剂许可证》。

原发证机关结合医疗机构遵守法律法规、《医疗机构制剂配制质量管理规范》和质量体系运行情况，按照本办法关于设立医疗机构制剂室的条件和程序进行审查，在《医疗机构制剂许可证》有效期届满前作出是否准予换证的决定。符合规定准予换证的，收回原证，换发新证；不符合规定的，作出不予换证的书面决定，并说明理由，同时告知申请人享有依法申请行政复议或者提起行政诉讼的权利；逾期未作出决定的，视为同意换证，并办理相应手续。

第二十二条　医疗机构终止配制制剂或者关闭的，由原发证机关缴销《医疗机构制剂许可证》，同时报国家食品药品监督管理局备案。

第二十三条　遗失《医疗机构制剂许可证》的，持证单位应当在原发证机关指定的媒体上登载遗失声明并同时向原发证机关申请补发。遗失声明登载满 1 个月后原发证机关在 10 个工作日内补发《医疗机构制剂许可证》。

第二十四条　医疗机构制剂室的药检室负责人及质量管理组织负责人发生变更的，应当在变更之日起 30 日内将变更人员简历及学历证明等有关情况报所在地省、自治区、直辖市（食品）药品监督管理部门备案。

第二十五条　医疗机构制剂室的关键配制设施等条件发生变化的，应当自发生变化之日起 30 日内报所在地省、自治区、直辖市（食品）药品监督管理部门备案，省、自治区、直辖市（食品）药品监督管理部门根据需要进行检查。

第二十六条　省、自治区、直辖市（食品）药品监督管理部门应当将上年度《医疗机构制剂许可证》核发、变更、换发、缴销、补办等办理情况，在每年 3 月底前汇总报国家食品药品监督管理局。

第二十七条　任何单位和个人不得伪造、变造、买卖、出租、出借《医疗机构制剂许可证》。

第四章　"医院"类别医疗机构中药制剂委托配制的管理

第二十八条　经省、自治区、直辖市（食品）药品监督管理部门批准，具有《医疗机构制剂许可证》且取得制剂批准文号，并属于"医院"类别的医疗机构的中药制剂，可以委托本省、自治区、直辖市内取得《医疗机构制剂许可证》的医疗机构或者取得《药品生产质量管理规范》认证证书的药品生产企业配制制剂。委托配制的制剂剂型应当与受托方持有的《医疗机构制剂许可证》或者《药品生产质量管理规范》认证证书所载明的范围一致。

未取得《医疗机构制剂许可证》的"医院"类别的医疗机构，在申请中药制剂批准文号时申请委托配制的，应当按照《医疗机构制剂注册管理办法》的相关规定办理。

第二十九条 委托方按照本办法第三十三条的规定向所在地省、自治区、直辖市（食品）药品监督管理部门提交中药制剂委托配制的申请材料；省、自治区、直辖市（食品）药品监督管理部门参照本办法第九条的规定进行受理。

第三十条 省、自治区、直辖市（食品）药品监督管理部门应当自申请受理之日起 20 个工作日内，按照本章规定的条件对申请进行审查，并作出决定。

经审查符合规定的，予以批准，并自书面批准决定作出之日起 10 个工作日内向委托方发放《医疗机构中药制剂委托配制批件》；不符合规定的，书面通知委托方并说明理由，同时告知其享有依法申请行政复议或者提起行政诉讼的权利。

第三十一条 《医疗机构中药制剂委托配制批件》有效期不得超过该制剂批准证明文件载明的有效期限。在《医疗机构中药制剂委托配制批件》有效期内，委托方不得再行委托其他单位配制该制剂。

第三十二条 《医疗机构中药制剂委托配制批件》有效期届满，需要继续委托配制的，委托方应当在有效期届满 30 日前办理委托配制的续展手续。

委托配制合同终止的，《医疗机构中药制剂委托配制批件》自动废止。

第三十三条 申请制剂委托配制应当提供以下资料：

（一）《医疗机构中药制剂委托配制申请表》（见附件 4）；

（二）委托方的《医疗机构制剂许可证》、制剂批准证明文件复印件；

（三）受托方的《药品生产许可证》、《药品生产质量管理规范》认证证书或者《医疗机构制剂许可证》复印件；

（四）委托配制的制剂质量标准、配制工艺；

（五）委托配制的制剂原最小包装、标签和使用说明书实样；

（六）委托配制的制剂拟采用的包装、标签和说明书式样及色标；

（七）委托配制合同；

（八）受托方所在地设区的市级（食品）药品监督管理机构组织对受托方技术人员，厂房（制剂室）、设施、设备等生产条件和能力，以及质检机构、检测设备等质量保证体系考核的意见。

委托配制申请续展应当提供以下资料：

（一）委托方的《医疗机构制剂许可证》、制剂批准证明文件复印件；

（二）受托方的《药品生产许可证》、《药品生产质量管理规范》认证证书或者《医疗机构制剂许可证》复印件；

（三）前次批准的《医疗机构中药制剂委托配制批件》；

（四）前次委托配制期间，配制及制剂质量情况的总结；

（五）与前次《医疗机构中药制剂委托配制批件》发生变化的证明文件。

第三十四条 委托配制制剂的质量标准应当执行原批准的质量标准，其处方、工艺、包装规格、标签及使用说明书等应当与原批准的内容相同。在委托配制的制剂包装、标签和说明书上，应当标明委托单位和受托单位名称、受托单位生产地址。

委托单位取得《医疗机构中药制剂委托配制批件》后，应当向所在地的设区的市级以上药品检验所报送委托配制的前三批制剂，经检验合格后方可投入使用。

第三十五条 委托方对委托配制制剂的质量负责；受托方应当具备与配制该制剂相适应的配制与质量保证条件，按《药品生产质量管理规范》或者《医疗机构制剂配制质量管理规范》进行配制，向委托方出具批检验报告书，并按规定保存所有受托配制的文件和记录。

第三十六条 省、自治区、直辖市（食品）药品监督管理部门对制剂委托配制申请进行审查时，应当参照执行本办法第十一条至第十三条的有关规定。

第三十七条　省、自治区、直辖市（食品）药品监督管理部门应当将制剂委托配制的批准情况报国家食品药品监督管理局。

第五章　监督检查

第三十八条　本办法规定的监督检查的主要内容是医疗机构执行《医疗机构制剂配制质量管理规范》的情况、《医疗机构制剂许可证》换发的现场检查以及日常的监督检查。

第三十九条　省、自治区、直辖市（食品）药品监督管理部门负责本辖区内医疗机构制剂配制的监督检查工作，应当建立实施监督检查的运行机制和管理制度，确定设区的市级（食品）药品监督管理机构和县级（食品）药品监督管理机构的监督检查职责。

国家食品药品监督管理局可以根据需要组织对医疗机构制剂配制进行监督检查，同时对省、自治区、直辖市（食品）药品监督管理部门的监督检查工作情况进行监督和抽查。

第四十条　各级（食品）药品监督管理部门组织监督检查时，应当制订检查方案，明确检查标准，如实记录现场检查情况，提出整改内容及整改期限，检查结果以书面形式告知被检查单位，并实施追踪检查。

第四十一条　监督检查时，医疗机构应当提供有关情况和材料：

（一）实施《医疗机构制剂配制质量管理规范》自查情况；

（二）《医疗机构执业许可证》、《医疗机构制剂许可证》；

（三）药检室和制剂质量管理组织负责人以及主要配制条件、配制设备的变更情况；

（四）制剂室接受监督检查及整改落实情况；

（五）不合格制剂被质量公报通告后的整改情况；

（六）需要审查的其他材料。

第四十二条　监督检查完成后，（食品）药品监督管理部门在《医疗机构制剂许可证》副本上载明检查情况，并记载以下内容：

（一）检查结论；

（二）配制的制剂是否发生重大质量事故，是否有不合格制剂受到药品质量公报通告；

（三）制剂室是否有违法配制行为及查处情况；

（四）制剂室当年是否无配制制剂行为。

第四十三条　医疗机构制剂配制发生重大质量事故，必须立即报所在地省、自治区、直辖市（食品）药品监督管理部门和有关部门，省、自治区、直辖市（食品）药品监督管理局部门应当在24小时内报国家食品药品监督管理局。

第四十四条　（食品）药品监督管理部门实施监督检查，不得妨碍医疗机构的正常配制活动，不得索取或者收受医疗机构的财物，不得谋取其他利益。

第四十五条　任何单位和个人发现医疗机构进行违法配制的活动，有权向（食品）药品监督管理部门举报，接受举报的（食品）药品监督管理部门应当及时核实、处理。

第四十六条　有《中华人民共和国行政许可法》（以下简称《行政许可法》）第七十条情形之一的，原发证机关应当依法注销《医疗机构制剂许可证》。

省、自治区、直辖市（食品）药品监督管理部门注销《医疗机构制剂许可证》的，应当自注销之日起5个工作日内通知有关部门，并报国家食品药品监督管理局备案。

第六章　法律责任

第四十七条　有《行政许可法》第六十九条规定情形的，国家食品药品监督管理局或者省、自治区、直辖市（食品）药品监督管理部门根据利害关系人的请求或者依据职权，可以撤销《医疗机构制剂许可证》。

第四十八条 申请人隐瞒有关情况或者提供虚假材料申请《医疗机构制剂许可证》的，省、自治区、直辖市（食品）药品监督管理部门不予受理或者不予批准，并给予警告，申请人在 1 年内不得再申请。

申请人提供虚假材料取得《医疗机构制剂许可证》的，省、自治区、直辖市（食品）药品监督管理部门应当吊销其《医疗机构制剂许可证》，并处 1 万元以上 3 万元以下的罚款，申请人在 5 年内不得再申请。

第四十九条 未取得《医疗机构制剂许可证》配制制剂的，按《药品管理法》第七十三条的规定给予处罚。

第五十条 （食品）药品监督管理部门对不符合法定条件的单位发给《医疗机构制剂许可证》的，按《药品管理法》第九十四条规定给予处罚。

第五十一条 未经批准擅自委托或者接受委托配制制剂的，对委托方和受托方均依照《药品管理法》第七十四条的规定给予处罚。

第五十二条 医疗机构违反本办法第十九条、第二十四条规定的，由所在地省、自治区、直辖市（食品）药品监督管理部门责令改正。

医疗机构违反本办法第二十五条规定的，由所在地省、自治区、直辖市（食品）药品监督管理部门给予警告，责令限期改正；逾期不改正的，可以处 5000 元以上 1 万元以下的罚款。

第五十三条 在实施本办法规定的行政许可中违反相关法律、法规的，按有关法律、法规处理。

第七章 附 则

第五十四条 本办法由国家食品药品监督管理局负责解释。

第五十五条 本办法自 2005 年 6 月 1 日起施行。

附件：1. 医疗机构制剂许可证申请表
2.《医疗机构制剂许可证》编号方法及代码
3.《医疗机构制剂许可证》中配制范围分类及填写规则
4. 医疗机构中药制剂委托配制申请表

附件1

登记编号：

医疗机构制剂许可证申请表

申请单位：　　　　　　　　　　　　　　　　（公章）

填报日期：　　　　　　　　　　　　年　　月　　日

国家食品药品监督管理局制

填 写 说 明

一、登记编号由省、自治区、直辖市（食品）药品监督管理局填写。

二、医疗机构名称、法定代表人、注册地址、医疗机构类别按卫生部门核准的内容填写。

三、电话号码前标明所在地区长途电话区号。

四、配制地址应按制剂实际配制所在地址填写。

五、《医疗机构制剂许可证》证号和配制范围按国家食品药品监督管理局规定的编号方法及制剂类别填写。

六、制剂品种名称应按照省、自治区、直辖市（食品）药品监督管理局批准的制剂品种名称填写。

七、配制能力计算单位：瓶、支、片、粒、袋等。

医疗机构名称					
注册地址				邮编	
配制地址					
原制剂许可证证号			始建时间		
医疗机构类别			法定代表人		
分管院长		职称		所学专业	
制剂室负责人		职称		所学专业	
文化程度		职务		任职时间	
质量管理负责人		职称		所学专业	
文化程度		职务		任职时间	
药检室负责人		职称		所学专业	
文化程度		职务		任职时间	
联系人		电话		传真	
手机		E-mail			
制剂配制总人数（人）		其中研究生学历（人）			
大学本科学历（人）		大专学历（人）			
制剂室建筑面积		固定资产原值（万元）			
经批准配制品种数		常年配制品种数			
配制范围					
备注					

配制室名称	剂　　型	年配制能力	计算单位	洁净级别
备注				

注：填写空间不够，可另加附页。

制剂品种名称	剂型	规格	批准文号	执行标准

注：填写空间不够，可另加附页。

设区的市级（食品）药品监督管理部门推荐意见	
	负责人：　　　　　　　　　　　　经办人： 　　　　　　　　年　　月　　日
省、自治区、直辖市（食品）药品监督管理局审核意见	医疗机构名称： 注册地址： 新核发的《医疗机构制剂许可证》证号： 法定代表人：　　　　　　　　　　制剂室负责人： 医疗机构类别： 配制地址： 配制范围： 审批结论： 审批人：　　　　　　审核人：　　　　　　经办人： 　　　　　　　　年　　月　　日

附件 2

《医疗机构制剂许可证》编号方法及代码

一、编号方法

省汉字简称 + 年号 + 四位数字顺序号 + 大写字母。

大写字母为医疗机构类别代码，按 H、Z、Q 顺序填写。

二、代码释义

H：化学药

Z：中成药

Q：其他

例如：*20050001H

*20050002HZ

附件 3

《医疗机构制剂许可证》中配制范围分类及填写规则

《医疗机构制剂许可证》的配制范围应按《中华人民共和国药典》制剂通则及（食品）药品监督管理部门批准的标准填写，主要有以下剂型：

大容量注射剂、小容量注射剂、片剂、硬胶囊剂、软胶囊剂、颗粒剂、散剂、丸剂（蜜丸、水蜜丸、水丸、浓缩丸、微丸、糊丸、蜡丸）、滴丸剂、干混悬剂、混悬剂、合剂、口服液、口服溶液剂、乳剂、糖浆剂、酒剂、酊剂、茶剂、露剂、搽剂、洗剂、栓剂、涂剂、软膏剂、乳膏剂、眼膏剂、凝胶剂、透皮贴剂、巴布膏剂、橡胶膏剂、膏药、锭剂、流浸膏剂、浸膏剂、煎膏剂（膏滋）、胶剂、膜剂、滴眼剂、滴耳剂、滴鼻剂、甘油剂等。

外用制剂应在制剂后加括弧注明外用，既有口服也有外用的制剂，应在制剂后括弧内注明含外用。如：酊剂（外用），酊剂（含外用）。

附件 4

登记编号：

医疗机构中药制剂委托配制申请表

申请单位：　　　　　　　　　　　　　　　　　　（公章）

地　　址：

联 系 人：

电　　话：

受理日期：　　　　　　　　　　年　　月　　日

国家食品药品监督管理局制

委托方名称	
委托方地址	

医疗机构类别		邮 编	
电 话		手 机	

法定代表人		职 务		职 称	
制剂室负责人		职 务		职 称	

《医疗机构制剂许可证》配制范围	

拟委托配制中药制剂名称		批准文号	

委托期限	
备 注	

接受委托的医疗机构制剂室名称	
地 址	

邮政编码		电 话	
传 真		手 机	

法定代表人		职 务		职 称	
制剂室负责人		职 务		职 称	

《医疗机构制剂许可证》配制范围	

接受委托的药品生产企业名称						
生产地址						
邮政编码			电　话			
传　真			手　机			
法定代表人		职　务		职　称		
质量负责人		职　务		职　称		
药品 GMP 证书编号						
药品 GMP 认证范围						

（食品）药品监督管理部门审核意见

设区的市局现场考核意见	签　字：　　　　　　　　　　　　　盖　章： 　　　　　　　　　　　　　　　　　　　年　　月　　日
省局审批结论	经办人： 　　　　　　　　　　　　　　　　　　　年　　月　　日
	处审核： 　　　　　　　　　　　　　　　　　　　年　　月　　日
	局审批： 　　　　　　　　　　　　　　　　　　　年　　月　　日

規章文件

医疗机构制剂配制质量管理规范（试行）

（2000 年 12 月 5 日经国家药品监督管理局局务会议通过　国家药品监督管理局令第 27 号发布　自发布之日起施行）

第一章　总　　则

第一条　根据《中华人民共和国药品管理法》的规定，参照《药品生产质量管理规范》的基本原则，制定本规范。

第二条　医疗机构制剂是指医疗机构根据本单位临床需要而常规配制、自用的固定处方制剂。

第三条　医疗机构配制制剂应取得省、自治区、直辖市药品监督管理局颁发的《医疗机构制剂许可证》。

第四条　国家药品监督管理局和省、自治区、直辖市药品监督管理局负责对医疗机构制剂进行质量监督，并发布质量公告。

第五条　本规范是医疗机构制剂配制和质量管理的基本准则，适用于制剂配制的全过程。

第二章　机构与人员

第六条　医疗机构制剂配制应在药剂部门设制剂室、药检室和质量管理组织。机构与岗位人员的职责应明确，并配备具有相应素质及相应数量的专业技术人员。

第七条　医疗机构负责人对本《规范》的实施及制剂质量负责。

第八条　制剂室和药检室的负责人应具有大专以上药学或相关专业学历，具有相应管理的实践经验，有对工作中出现的问题作出正确判断和处理的能力。

制剂室和药检室的负责人不得互相兼任。

第九条　从事制剂配制操作及药检人员，应经专业技术培训，具有基础理论知识和实际操作技能。

凡有特殊要求的制剂配制操作和药检人员还应经相应的专业技术培训。

第十条　凡从事制剂配制工作的所有人员均应熟悉本规范，并应通过本规范的培训与考核。

第三章　房屋与设施

第十一条　为保证制剂质量，制剂室要远离各种污染源。周围的地面、路面、植被等不应对制剂配制过程造成污染。

第十二条　制剂室应有防止污染、昆虫和其它动物进入的有效设施。

第十三条　制剂室的房屋和面积必须与所配制的制剂剂型和规模相适应。应设工作人员更衣室。

第十四条　各工作间应按制剂工序和空气洁净度级别要求合理布局。一般区和洁净区分开；配制、分装与贴签、包装分开；内服制剂与外用制剂分开；无菌制剂与其它制剂分开。

第十五条　各种制剂应根据剂型的需要，工序合理衔接，设置不同的操作间，按工序划分操作岗位。

第十六条　制剂室应具有与所配制剂相适应的物料、成品等库房，并有通风、防潮等设施。

第十七条　中药材的前处理、提取、浓缩等必须与其后续工序严格分开，并应有有效的除尘、排风设施。

第十八条 制剂室在设计和施工时，应考虑使用时便于进行清洁工作。洁净室的内表面应平整光滑，无裂缝、接口严密，无颗粒物脱落并能耐受清洗和消毒。墙壁与地面等交界处宜成弧形或采取其它措施，以减少积尘和便于清洁。

第十九条 洁净室内各种管道、灯具、风口以及其它公用设施在设计和安装时应避免出现不易清洁的部位。

第二十条 根据制剂工艺要求，划分空气洁净度级别（见附件表Ⅰ、表Ⅱ）。洁净室（区）内空气的微生物数和尘粒数应符合规定，应定期检测并记录。

第二十一条 洁净室（区）应有足够照度，主要工作间的照度宜为300勒克斯。

第二十二条 洁净室的窗户、技术夹层及进入室内的管道、风口、灯具与墙壁或顶棚的连接部位均应密封。

第二十三条 洁净室（区）应维持一定的正压，并送入一定比例的新风。

第二十四条 洁净室（区）内安装的水池、地漏的位置应适宜，不得对制剂造成污染。100级洁净区内不得设地漏。

第二十五条 实验动物房应远离制剂室。

第四章 设 备

第二十六条 设备的选型、安装应符合制剂配制要求，易于清洗、消毒或灭菌，便于操作、维修和保养，并能防止差错和减少污染。

第二十七条 纯化水、注射用水的制备、储存和分配应能防止微生物的滋生和污染。储罐和输送管道所用材料应无毒、耐腐蚀，管道的设计和安装应避免死角、盲管。

第二十八条 与药品直接接触的设备表面应光洁、平整、易清洗或消毒、耐腐蚀；不与药品发生化学变化和吸附药品。设备所用的润滑剂、冷却剂等不得对药品和容器造成污染。

第二十九条 制剂配制和检验应有与所配制制剂品种相适应的设备、设施与仪器。

第三十条 用于制剂配制和检验的仪器、仪表、量具、衡器等其适用范围和精密度应符合制剂配制和检验的要求，应定期校验，并有合格标志。校验记录应至少保存一年。

第三十一条 建立设备管理的各项规章制度，制定标准操作规程。设备应由专人管理，定期维修、保养，并作好记录。

第五章 物 料

第三十二条 制剂配制所用物料的购入、储存、发放与使用等应制定管理制度。

第三十三条 制剂配制所用的物料应符合药用要求，不得对制剂质量产生不良影响。

第三十四条 制剂配制所用的中药材应按质量标准购入，合理储存与保管。

第三十五条 各种物料要严格管理。合格物料、待验物料及不合格物料应分别存放，并有易于识别的明显标志。不合格的物料，应及时处理。

第三十六条 各种物料应按其性能与用途合理存放。对温度、湿度等有特殊要求的物料，应按规定条件储存。挥发性物料的存放，应注意避免污染其它物料。各种物料不得露天存放。

第三十七条 物料应按规定的使用期限储存，储存期内如有特殊情况应及时检验。

第三十八条 制剂的标签、使用说明书必须与药品监督管理部门批准的内容、式样、文字相一致，不得随意更改；应专柜存放，专人保管，不得流失。

第六章 卫 生

第三十九条 制剂室应有防止污染的卫生措施和卫生管理制度，并由专人负责。

第四十条 配制间不得存放与配制无关的物品。配制中的废弃物应及时处理。

第四十一条 更衣室、浴室及厕所的设置不得对洁净室（区）产生不良影响。

第四十二条 配制间和制剂设备、容器等应有清洁规程，内容包括：清洁方法、程序、间隔时间、使用清洁剂或消毒剂、清洁工具的清洁方法和存放地点等。

第四十三条 洁净室（区）应定期消毒。使用的消毒剂不得对设备、物料和成品产生污染。消毒剂品种应定期更换，防止产生耐药菌株。

第四十四条 工作服的选材、式样及穿戴方式应与配制操作和洁净度级别要求相适应。

洁净室工作服的质地应光滑、不产生静电、不脱落纤维和颗粒性物质。无菌工作服必须包盖全部头发、胡须及脚部，并能阻留人体脱落物并不得混穿。

不同洁净度级别房间使用的工作服应分别定期清洗、整理，必要时应消毒或灭菌。洗涤时不应带入附加的颗粒物质。

第四十五条 洁净室（区）仅限于在该室的配制人员和经批准的人员进入。

第四十六条 进入洁净室（区）的人员不得化妆和佩带饰物，不得裸手直接接触药品。

第四十七条 配制人员应有健康档案，并每年至少体检一次。传染病、皮肤病患者和体表有伤口者不得从事制剂配制工作。

第七章 文 件

第四十八条 制剂室应有下列文件：

（一）《医疗机构制剂许可证》及申报文件、验收、整改记录；

（二）制剂品种申报及批准文件；

（三）制剂室年检、抽验及监督检查文件及记录。

第四十九条 医疗机构制剂室应有配制管理、质量管理的各项制度和记录。

（一）制剂室操作间、设施和设备的使用、维护、保养等制度和记录；

（二）物料的验收、配制操作、检验、发放、成品分发和使用部门及患者的反馈、投诉等制度和记录；

（三）配制返工、不合格品管理、物料退库、报损、特殊情况处理等制度和记录；

（四）留样观察制度和记录；

（五）制剂室内外环境、设备、人员等卫生管理制度和记录；

（六）本规范和专业技术培训的制度和记录。

第五十条 制剂配制管理文件主要有：

（一）配制规程和标准操作规程

配制规程包括：制剂名称、剂型、处方、配制工艺的操作要求，原料、中间产品、成品的质量标准和技术参数及储存注意事项，成品容器、包装材料的要求等。

标准操作规程：配制过程中涉及的单元操作（如加热、搅拌、振摇、混合等）具体规定和应达到的要求。

（二）配制记录

配制记录（制剂单）应包括：编号、制剂名称、配制日期、制剂批号、有关设备名称与操作记录、原料用量、成品和半成品数量、配制过程的控制记录及特殊情况处理记录和各工序的操作者、复核者、清场者的签名等。

第五十一条　配制制剂的质量管理文件主要有：

（一）物料、半成品、成品的质量标准和检验操作规程；

（二）制剂质量稳定性考察记录；

（三）检验记录。

第五十二条　制剂配制管理文件和质量管理文件的要求：

（一）制订文件应符合《药品管理法》和相关法律、法规、规章的要求；

（二）应建立文件的管理制度。使用的文件应为批准的现行文本，已撤销和过时的文件除留档备查外，不得在工作现场出现。

（三）文件的制订、审查和批准的责任应明确，并有责任人签名；

（四）有关配制记录和质量检验记录应完整归档，至少保存 2 年备查。

第八章　配制管理

第五十三条　配制规程和标准操作规程不得任意修改。如需修改时必须按制定时的程序办理修订、审批手续。

第五十四条　在同一配制周期中制备出来的一定数量常规配制的制剂为一批，一批制剂在规定限度内具有同一性质和质量。每批制剂均应编制制剂批号。

第五十五条　每批制剂均应按投入和产出的物料平衡进行检查，如有显著差异，必须查明原因，在得出合理解释，确认无潜在质量事故后，方可按正常程序处理。

第五十六条　为防止制剂被污染和混淆，配制操作应采取下述措施：

（一）每次配制后应清场，并填写清场记录。每次配制前应确认无上次遗留物；

（二）不同制剂（包括同一制剂的不同规格）的配制操作不得在同一操作间同时进行。

如确实无法避免时，必须在不同的操作台配制，并应采取防止污染和混淆的措施；

（三）在配制过程中应防止称量、过筛、粉碎等可能造成粉末飞散而引起的交叉污染；

（四）在配制过程中使用的容器须有标明物料名称、批号、状态及数量等的标志。

第五十七条　根据制剂配制规程选用工艺用水。工艺用水应符合质量标准并定期检验。根据验证结果，规定检验周期。

第五十八条　每批制剂均应有一份能反映配制各个环节的完整记录。操作人员应及时填写记录，填写字迹清晰、内容真实、数据完整，并由操作人、复核人及清场人签字。记录应保持整洁，不得撕毁和任意涂改。需要更改时，更改人应在更改处签字，并需使被更改部分可以辨认。

第五十九条　新制剂的配制工艺及主要设备应按验证方案进行验证。当影响制剂质量的主要因素，如配制工艺或质量控制方法、主要原辅料、主要配制设备等发生改变时，以及配制一定周期后，应进行再验证。所有验证记录应归档保存。

第九章　质量管理与自检

第六十条　质量管理组织负责制剂配制全过程的质量管理。其主要职责：

（一）制定质量管理组织任务、职责；

（二）决定物料和中间品能否使用；

（三）研究处理制剂重大质量问题；

（四）制剂经检验合格后，由质量管理组织负责人审查配制全过程记录并决定是否发放使用；

（五）审核不合格品的处理程序及监督实施。

第六十一条　药检室负责制剂配制全过程的检验。其主要职责：

（一）制定和修订物料、中间品和成品的内控标准和检验操作规程，制定取样和留样制度；

（二）制定检验用设备、仪器、试剂、试液、标准品（或参考品）、滴定液与培养基及实验动物等管理办法；

（三）对物料、中间品和成品进行取样、检验、留样，并出具检验报告；

（四）监测洁净室（区）的微生物数和尘粒数；

（五）评价原料、中间品及成品的质量稳定性，为确定物料储存期和制剂有效期提供数据；

（六）制定药检室人员的职责。

第六十二条 医疗机构制剂质量管理组织应定期组织自检。自检应按预定的程序，按规定内容进行检查，以证实与本规范的一致性。

自检应有记录并写出自检报告，包括评价及改进措施等。

第十章 使用管理

第六十三条 医疗机构制剂应按药品监督管理部门制定的原则并结合剂型特点、原料药的稳定性和制剂稳定性试验结果规定使用期限。

第六十四条 制剂配发必须有完整的记录或凭据。内容包括：领用部门、制剂名称、批号、规格、数量等。制剂在使用过程中出现质量问题时，制剂质量管理组织应及时进行处理，出现质量问题的制剂应立即收回，并填写收回记录。收回记录应包括：制剂名称、批号、规格、数量、收回部门、收回原因、处理意见及日期等。

第六十五条 制剂使用过程中发现的不良反应，应按《药品不良反应监测管理办法》的规定予以记录，填表上报。保留病历和有关检验、检查报告单等原始记录至少一年备查。

第十一章 附 则

第六十六条 本规范所使用的术语：

标准操作规程：经批准用以指示操作的通用性文件或管理办法。

配制规程：为各个制剂制定，为配制该制剂的标准操作，包括投料、配制工艺、成品包装等内容。

物料：原料、辅料、包装材料等。

验证：证明任何程序、配制过程、设备、物料、活动或系统确实能达到预期结果的有文件证明的一系列行动。

洁净室（区）：需要对尘粒及微生物数量进行控制的房间（区域）。其建筑结构、装备及其使用均具有减少该区域内污染源的介入、产生和滞留的功能。

一般区：是指洁净区之外，未规定有空气洁净度级别要求的区域，应符合卫生要求。

工艺用水：制剂配制工艺中使用的水，包括：饮用水、纯化水、注射用水。

纯化水：为蒸馏法、离子交换法、反渗透法或其它适宜的方法制得供药用的水，不含任何附加剂。

质量管理组织：是指医疗机构为加强制剂质量管理而由药剂部门及制剂室、药检室负责人组成的小组。

第六十七条 本规范由国家药品监督管理局负责解释。

第六十八条 本规范自发布之日起施行。

关于加强疫情期间儿童用医疗机构配制制剂调剂使用

有关工作的通知

（联防联控机制医疗发〔2022〕244号）

各省、自治区、直辖市及新疆生产建设兵团应对新型冠状病毒肺炎疫情联防联控机制（领导小组、指挥部）、中医药管理局、药品监督管理局：

为加强疫情期间儿童用医疗机构配制制剂调剂使用管理，促进分级诊疗，进一步满足儿童就医和用药需求，现就有关工作通知如下：

一、根据《中华人民共和国药品管理法》及其有关规定，经省级药品监督管理部门批准，依法获得审批或备案的儿童用医疗机构配制制剂可以在辖区内指定的医疗机构之间调剂使用。

二、医疗机构应当认真评估，选择疗效确切、质量可控、安全稳定的儿童用医疗机构配制制剂进行调剂使用。

三、省级药品监督管理部门对儿童用医疗机构配制制剂的调剂使用申请实施快速审批，原则上应当在3个工作日内完成审批。

四、医疗机构应当对其调出使用的医疗机构配制制剂质量负主体责任，加强对接受调剂的医疗机构的药事管理指导，加强医务人员培训，使其掌握调剂制剂的适应症、禁忌、用法用量及常见不良反应等，并加强监测，确保用药安全。接受调剂的医疗机构应当严格按照说明书使用制剂，并对超范围使用或者使用不当造成的不良后果承担责任。

五、各级各类医疗机构要不断加强药事管理，促进临床合理用药，切实保障医疗质量和医疗安全。卫生健康主管部门、中医药主管部门和药品监督管理部门要加强对医疗机构配制制剂调剂使用工作的监督管理，确保相关工作规范有序进行。

国务院应对新型冠状病毒肺炎疫情联防联控机制医疗救治组

国家中医药管理局综合司

国家药品监督管理局综合司

2022年12月15日

规章文件

国家药监局综合司关于医疗机构委托配制中药制剂法律适用有关问题的复函

（药监综法函〔2020〕281号）

广东省药品监督管理局：

你局《关于医疗机构委托配制中药制剂法律适用有关问题的请示》（粤药监局执法〔2020〕20号）收悉。经研究，现函复如下：

一、根据《中华人民共和国立法法》，法律的效力高于行政法规、地方性法规、规章。部门规章的内容与新制定或者修订的法律不一致的，应当执行法律的规定。

二、2017年7月1日起施行的《中华人民共和国中医药法》（以下简称《中医药法》）第三十一条明确规定，委托配制中药制剂，应当向委托方所在地省、自治区、直辖市人民政府药品监督管理部门备案。从2017年7月1日起，医疗机构无需再就委托配制中药制剂行为向药品监督管理部门单独申请许可，只需向省、自治区、直辖市人民政府药品监督管理部门办理备案。

三、根据《中医药法》第三十一条规定，办理备案的主体应当是委托方，即委托配制中药制剂的医疗机构。《中医药法》第五十六条规定的对委托配制中药制剂应当备案而未备案的处罚，其处罚对象应当是委托方。

四、在配制中药制剂过程中，委托方或者受托方违反《中医药法》、《中华人民共和国药品管理法》及其实施条例或者相关规章和质量管理规范的，可以依据相关法律法规或者规章予以处罚。

国家药监局综合司
2020年4月23日

食品药品监管总局办公厅关于做好医疗机构应用传统工艺配制中药制剂备案有关事宜的通知

（食药监办药化管〔2018〕39号）

各省、自治区、直辖市食品药品监督管理局，新疆生产建设兵团食品药品监督管理局：

《关于对医疗机构应用传统工艺配制中药制剂实施备案管理的公告》（国家食品药品监督管理总局公告2018年第19号，以下简称《公告》）已于2018年2月9日印发。为做好《公告》的贯彻实施工作，使医疗机构应用传统工艺配制中药制剂（以下简称传统中药制剂）备案工作有序开展，现将有关事项通知如下：

一、各省级局应当按照《公告》要求抓紧完成传统中药制剂备案信息平台建设。备案信息平台应能自动生成《医疗机构应用传统工艺配制中药制剂备案表》所需信息，并能充分发挥社会监督作用，自动公开传统中药制剂名称、医疗机构名称、备案时间、备案号、配制工艺路线、不良反应监测等基本备案信息。对于内控质量标准、处方、辅料、工艺参数等涉及商业秘密的资料不予公开。

二、各省级局应当主动宣传《公告》有关精神和具体要求，及时组织对行政区域内相关医疗机构进行培训，明确医疗机构应承担对传统中药制剂实施全过程质量管理的责任，并对其备案品种的安全、有效负总责。

三、各级食品药品监督管理部门应当加强对备案品种的事中事后监管，以备案信息作为监督检查的重要依据，对所用药材来源、饮片炮制、配制、使用等环节进行严格检查。对于不符合《公告》第十六条规定的情形，及时取消备案信息，对于违法的情形，依法严肃查处。

四、各省级局应当统筹做好传统中药制剂品种的审批与备案的衔接。对于已受理的品种，申请人可选择申请撤回，改走备案程序；对于已取得批准文号的品种，各省级局应当提前研究，做好相关品种及其档案的梳理，有关品种批准文号有效期届满后，对符合规定的进行备案管理。

五、各省级局应当严格贯彻执行《公告》有关要求，可结合本地实际制定实施细则。在备案过程中发现的重大问题及时报告总局。

食品药品监管总局办公厅

2018年3月16日

规章文件

食品药品监管总局关于对医疗机构应用传统工艺配制中药制剂实施备案管理的公告

（2018 年第 19 号）

为贯彻实施《中华人民共和国中医药法》（以下简称《中医药法》）和《中华人民共和国药品管理法》，做好对医疗机构应用传统工艺配制中药制剂（以下简称传统中药制剂）的备案管理工作，促进其健康、有序发展，现将有关事项公告如下：

一、本公告所规定的传统中药制剂包括：

（一）由中药饮片经粉碎或仅经水或油提取制成的固体（丸剂、散剂、丹剂、锭剂等）、半固体（膏滋、膏药等）和液体（汤剂等）传统剂型；

（二）由中药饮片经水提取制成的颗粒剂以及由中药饮片经粉碎后制成的胶囊剂；

（三）由中药饮片用传统方法提取制成的酒剂、酊剂。

二、医疗机构应严格论证中药制剂立题依据的科学性、合理性和必要性，并对其配制的中药制剂实施全过程的质量管理，对制剂安全、有效负总责。

三、医疗机构所备案的传统中药制剂应与其《医疗机构执业许可证》所载明的诊疗范围一致。属于下列情形之一的，不得备案：

（一）《医疗机构制剂注册管理办法（试行）》中规定的不得作为医疗机构制剂申报的情形；

（二）与市场上已有供应品种相同处方的不同剂型品种；

（三）中药配方颗粒；

（四）其他不符合国家有关规定的制剂。

四、医疗机构配制传统中药制剂应当取得《医疗机构制剂许可证》，未取得《医疗机构制剂许可证》或者《医疗机构制剂许可证》无相应制剂剂型的医疗机构可委托符合条件的单位配制，但须同时向委托方所在地省级食品药品监督管理部门备案。

五、传统中药制剂的名称、说明书及标签应当符合《医疗机构制剂注册管理办法（试行）》有关规定，说明书及标签应当注明传统中药制剂名称、备案号、医疗机构名称、配制单位名称等内容。

六、医疗机构应当通过所在地省级食品药品监督管理部门备案信息平台填写《医疗机构应用传统工艺配制中药制剂备案表》（附件），并填报完整备案资料。医疗机构应当对资料真实性、完整性和规范性负责，并将《医疗机构应用传统工艺配制中药制剂备案表》原件报送所在地省级食品药品监督管理部门。

七、传统中药制剂备案应当提交以下资料：

（一）《医疗机构应用传统工艺配制中药制剂备案表》原件。

（二）制剂名称及命名依据。

（三）立题目的和依据；同品种及该品种其他剂型的市场供应情况。

（四）证明性文件，包括：

1.《医疗机构执业许可证》复印件、《医疗机构制剂许可证》复印件。

2. 医疗机构制剂或者使用的处方、工艺等的专利情况及其权属状态说明，以及对他人的专利不构成侵权的保证书。

3. 直接接触制剂的包装材料和容器的注册证书复印件或核准编号。

4. 未取得《医疗机构制剂许可证》或《医疗机构制剂许可证》无相应制剂剂型的医疗机构还应当提供以下资料：

（1）委托配制中药制剂双方签订的委托配制合同复印件；

（2）制剂受托配制单位的《医疗机构制剂许可证》或《药品生产许可证》复印件。

（五）说明书及标签设计样稿。

（六）处方组成、来源、理论依据及使用背景情况。

（七）详细的配制工艺及工艺研究资料。包括工艺路线、所有工艺参数、设备、工艺研究资料及文献资料。

（八）质量研究的试验资料及文献资料。

（九）内控制剂标准及起草说明。

（十）制剂的稳定性试验资料。

（十一）连续 3 批样品的自检报告书。

（十二）原、辅料的来源及质量标准，包括药材的基原及鉴定依据、前处理、炮制工艺、有无毒性等。

（十三）直接接触制剂的包装材料和容器的选择依据及质量标准。

（十四）主要药效学试验资料及文献资料。

（十五）单次给药毒性试验资料及文献资料。

（十六）重复给药毒性试验资料及文献资料。

处方在本医疗机构具有 5 年以上（含 5 年）使用历史的，其制剂可免报资料项目（十四）至（十六）。有下列情形之一的，需报送资料项目（十五）、（十六）：

1. 处方中含法定标准中标识有"剧毒""大毒"及现代毒理学证明有明确毒性的药味；

2. 处方组成含有十八反、十九畏配伍禁忌。

八、传统中药制剂备案信息平台按备案顺序自动生成传统中药制剂备案号。

传统中药制剂备案号格式为：X 药制备字 Z + 4 位年号 + 4 位顺序号 + 3 位变更顺序号（首次备案 3 位变更顺序号为 000）。X 为省份简称。

九、省级食品药品监督管理部门应当在收到备案资料后，30 日内在传统中药制剂备案信息平台公开备案号及其他信息。

十、传统中药制剂处方不得变更，其他备案信息不得随意变更，已备案的传统中药制剂，涉及中药材标准、中药饮片标准或者炮制规范、炮制及生产工艺（含辅料）、包装材料、内控制剂标准、配制地址和委托配制单位等影响制剂质量的信息发生变更的，备案医疗机构应当提交变更情况的说明及相关证明文件、研究资料，按上述程序和要求向原备案部门进行备案变更。其他信息发生变更的，备案医疗机构可通过备案信息平台自行更新相应的备案信息。变更备案完成后，传统中药制剂将获得新的备案号。

十一、医疗机构应当于每年 1 月 10 日前按上述程序和要求向原备案部门汇总提交上一年度所配制的传统中药制剂变更情形、临床使用数据、质量状况、不良反应监测等的年度报告。年度报告备案完成后，传统中药制剂备案号不变。

十二、各省级食品药品监督管理部门负责建立传统中药制剂备案信息平台。

传统中药制剂备案信息平台自动公开传统中药制剂备案的基本信息，公开信息包括：传统中药制剂名称、医疗机构名称、配制单位名称、配制地址、备案时间、备案号、配制工艺路线、剂型、不良反应监测信息。

传统中药制剂备案中的内控制剂标准、处方、辅料、工艺参数等资料不予公开。

十三、传统中药制剂不得在市场上销售或者变相销售，不得发布医疗机构制剂广告。

传统中药制剂限于取得该制剂品种备案号的医疗机构使用，一般不得调剂使用，需要调剂使用的，按照国家相关规定执行。

十四、医疗机构应当进一步积累临床使用中的有效性数据，严格履行不良反应报告责任，建立不良反应监测及风险控制体系。

十五、各省级食品药品监督管理部门负责组织对行政区域内传统中药制剂品种配制、使用的监督检查。备案信息作为监督检查的重要依据。

十六、各省级食品药品监督管理部门在监督检查中发现存在以下情形之一的，应当取消医疗机构该制剂品种的备案，并公开相关信息：

（一）备案资料与配制实际不一致的；

（二）属本公告第三条规定的不得备案情形的；

（三）质量不稳定、疗效不确切、不良反应严重或者风险大于效益的；

（四）不按要求备案变更信息或履行年度报告的；

（五）其他不符合规定的。

十七、医疗机构备案资料不真实以及医疗机构未按备案资料的要求进行配制的，应当依据《中医药法》第五十六条进行查处。

十八、已取得批准文号的传统中药制剂，在该批准文号有效期届满后，各省级食品药品监督管理部门不予再注册，符合备案要求的，可按规定进行备案（注册时已提供的材料，不需要重新提供）；对此前已受理的此类制剂注册申请，申请人可选择申请撤回，改向所在地省级食品药品监督管理部门备案。

十九、省级食品药品监督管理部门可以根据本公告，结合本地实际制定实施细则。

二十、本公告自印发之日起施行，此前印发的相关文件与本公告不一致的，以本公告为准。

附件：医疗机构应用传统工艺配制中药制剂备案表

食品药品监管总局

2018-02-09

附件

医疗机构应用传统工艺配制中药制剂备案表

编号：

声明
我们保证： ①本次备案遵守《中华人民共和国中医药法》《中华人民共和国药品管理法》《中华人民共和国药品管理法实施条例》和《医疗机构制剂注册管理办法（试行）》等法律、法规和规章的规定； ②备案内容及所有备案资料均真实、来源合法、未侵犯他人的权益； ③一并提交的电子文件与打印文件内容完全一致。 如有不实之处，我们承担由此导致的一切法律后果。

备案事项

备案类型	□首次	□变更	□年度报告
备案事由			

制剂基本信息

制剂名称	通用名称		剂型		规格		有效期	
	汉语拼音							
处方 （含辅料）								

处方在本医疗机构是否具有 5 年以上 （含 5 年）使用历史	□是	□否

处方中药味是否 存在以下情形	含法定标准中标识有"剧毒""大毒"及现代毒理学证明有明确毒性的药味	□是	□否	备注
	含有十八反、十九畏配伍禁忌	□是	□否	

配制工艺 （含辅料）	
功能主治	
用法用量	

辅料信息	名称		生产企业	
	执行标准			

包装材料信息	名称		生产企业	
	执行标准			

备案机构信息									

备案机构信息

名称	

《医疗机构执业许可证》	登记号		有效期限	年 月 日至 年 月 日

《医疗机构制剂许可证》	□有	有无此配制范围	□有	编号		有效期限	至	年 月 日
								年 月 日
			□无					
	□无							

制剂配制信息

是否委托配制	□否	制剂配制地址				
	□是	制剂配制单位名称				
		《医疗机构制剂许可证》	□是	编号	有效期限	至	年 月 日
		《药品生产许可证》	□是			年 月 日
		制剂配制地址				
		联系人		电话		
		制剂配制单位法人代表		（签字）	（公章）	年 月 日

备案变更信息（变更备案时填写）

序号	历次备案号	变更时间	变更内容	变更原因概述

年度报告信息（年度报告时填写）

报告年度	年 月 日至 年 月 日

配制的总批次数：

内控制剂标准全检不合格的批次数：

使用数量：

变更情形汇总	变更内容	变更时间	对应的备案号

不良反应监测情况	不良事件/反应报告	□有	报告例数：			
		□无				
	风险控制	□有	主要措施：			
	主要措施	□无				

备案资料	有	无	无需	备注
□《医疗机构应用传统工艺配制中药制剂备案表》原件				
□制剂名称及命名依据				
□立题依据和目的、同品种及其他剂型中药制剂的市场供应情况				
□证明性文件				
□标签及说明书设计样稿				
□处方组成、来源、理论依据以及使用背景情况				
□详细的配制工艺及工艺研究资料				
□质量研究的试验资料及文献资料				
□制剂的内控标准及起草说明				
□制剂的稳定性试验资料				
□连续 3 批样品的自检报告书				
□原、辅料的来源及质量标准，包括药材的基原及鉴定依据、前处理、炮制工艺、有无毒性等				
□直接接触制剂的包装材料和容器的选择依据及质量标准				
□主要药效学试验资料及文献资料				
□单次给药毒性试验资料及文献资料				
□重复给药毒性试验资料及文献资料				
□变更研究资料				
□变更情形年度汇总				
□质量情况年度分析				
□使用、疗效情况年度分析				
□不良反应监测年度汇总				
□其他资料： 具体资料名称：				

备案负责人		职位		电话		
联系人		职位		电话		传真
法定代表人	（签名）		（加盖公章处） 年　月　日			

规章文件

卫生部 国家中医药管理局 总后勤部卫生部关于印发
《医疗机构药事管理规定》的通知

（卫医政发〔2011〕11 号）

各省、自治区、直辖市卫生厅局、中医药管理局，新疆生产建设兵团卫生局，各军区联勤部、各军兵种后勤部卫生部，总参三部后勤部卫生处，总参管理保障部、总政直工部、总装后勤部卫生局，军事科学院、国防大学、国防科技大学院（校）务部卫生部（处）、武警部队、后勤部卫生部，总后直属单位卫生部门：

2002 年，卫生部会同国家中医药管理局共同制定了《医疗机构药事管理暂行规定》（以下简称《暂行规定》）。《暂行规定》实施 8 年来，在各级卫生、中医药行政部门和医疗机构的共同努力下，我国医疗机构药事管理和合理用药水平有了很大提高。在总结各地《暂行规定》实施情况的基础上，结合当前国家药物政策以及医疗机构药事管理工作的新形势和新任务，卫生部、国家中医药管理局和总后勤部卫生部共同对《暂行规定》进行了修订，制定了《医疗机构药事管理规定》。现印发给你们，请遵照执行。执行中有关情况请及时报卫生部医政司、国家中医药管理局医政司和总后卫生部药品器材局。

附件：医疗机构药事管理规定

卫生部 国家中医药管理局 总后勤部卫生部
二〇一一年一月三十日

附件

医疗机构药事管理规定

第一章 总 则

第一条 为加强医疗机构药事管理，促进药物合理应用，保障公众身体健康，根据《中华人民共和国药品管理法》、《医疗机构管理条例》和《麻醉药品和精神药品管理条例》等有关法律、法规，制定本规定。

第二条 本规定所称医疗机构药事管理，是指医疗机构以病人为中心，以临床药学为基础，对临床用药全过程进行有效的组织实施与管理，促进临床科学、合理用药的药学技术服务和相关的药品管理工作。

第三条 卫生部、国家中医药管理局负责全国医疗机构药事管理工作的监督管理。

县级以上地方卫生行政部门、中医药行政部门负责本行政区域内医疗机构药事管理工作的监督管理。

军队卫生行政部门负责军队医疗机构药事管理工作的监督管理。

第四条 医疗机构药事管理和药学工作是医疗工作的重要组成部分。医疗机构应当根据本规定设置药事管理组织和药学部门。

第五条 依法取得相应资格的药学专业技术人员方可从事药学专业技术工作。

第六条 医疗机构不得将药品购销、使用情况作为医务人员或者部门、科室经济分配的依据。医疗机构及医务人员不得在药品购销、使用中牟取不正当经济利益。

第二章 组织机构

第七条 二级以上医院应当设立药事管理与药物治疗学委员会；其他医疗机构应当成立药事管理与药物治疗学组。

二级以上医院药事管理与药物治疗学委员会委员由具有高级技术职务任职资格的药学、临床医学、护理和医院感染管理、医疗行政管理等人员组成。

成立医疗机构药事管理与药物治疗学组的医疗机构由药学、医务、护理、医院感染、临床科室等部门负责人和具有药师、医师以上专业技术职务任职资格人员组成。

医疗机构负责人任药事管理与药物治疗学委员会（组）主任委员，药学和医务部门负责人任药事管理与药物治疗学委员会（组）副主任委员。

第八条 药事管理与药物治疗学委员会（组）应当建立健全相应工作制度，日常工作由药学部门负责。

第九条 药事管理与药物治疗学委员会（组）的职责：

（一）贯彻执行医疗卫生及药事管理等有关法律、法规、规章。审核制定本机构药事管理和药学工作规章制度，并监督实施；

（二）制定本机构药品处方集和基本用药供应目录；

（三）推动药物治疗相关临床诊疗指南和药物临床应用指导原则的制定与实施，监测、评估本机构药物使用情况，提出干预和改进措施，指导临床合理用药；

（四）分析、评估用药风险和药品不良反应、药品损害事件，并提供咨询与指导；

（五）建立药品遴选制度，审核本机构临床科室申请的新购入药品、调整药品品种或者供应企业和申报医院制剂等事宜；

（六）监督、指导麻醉药品、精神药品、医疗用毒性药品及放射性药品的临床使用与规范化管理；

（七）对医务人员进行有关药事管理法律法规、规章制度和合理用药知识教育培训；向公众宣传安全用药知识。

第十条　医疗机构医务部门应当指定专人，负责与医疗机构药物治疗相关的行政事务管理工作。

第十一条　医疗机构应当根据本机构功能、任务、规模设置相应的药学部门，配备和提供与药学部门工作任务相适应的专业技术人员、设备和设施。

三级医院设置药学部，并可根据实际情况设置二级科室；二级医院设置药剂科；其他医疗机构设置药房。

第十二条　药学部门具体负责药品管理、药学专业技术服务和药事管理工作，开展以病人为中心、以合理用药为核心的临床药学工作，组织药师参与临床药物治疗，提供药学专业技术服务。

第十三条　药学部门应当建立健全相应的工作制度、操作规程和工作记录，并组织实施。

第十四条　二级以上医院药学部门负责人应当具有高等学校药学专业或者临床药学专业本科以上学历，及本专业高级技术职务任职资格；除诊所、卫生所、医务室、卫生保健所、卫生站以外的其他医疗机构药学部门负责人应当具有高等学校药学专业专科以上或者中等学校药学专业毕业学历，及药师以上专业技术职务任职资格。

第三章　药物临床应用管理

第十五条　药物临床应用管理是对医疗机构临床诊断、预防和治疗疾病用药全过程实施监督管理。医疗机构应当遵循安全、有效、经济的合理用药原则，尊重患者对药品使用的知情权和隐私权。

第十六条　医疗机构应当依据国家基本药物制度，抗菌药物临床应用指导原则和中成药临床应用指导原则，制定本机构基本药物临床应用管理办法，建立并落实抗菌药物临床应用分级管理制度。

第十七条　医疗机构应当建立由医师、临床药师和护士组成的临床治疗团队，开展临床合理用药工作。

第十八条　医疗机构应当遵循有关药物临床应用指导原则、临床路径、临床诊疗指南和药品说明书等合理使用药物；对医师处方、用药医嘱的适宜性进行审核。

第十九条　医疗机构应当配备临床药师。临床药师应当全职参与临床药物治疗工作，对患者进行用药教育，指导患者安全用药。

第二十条　医疗机构应当建立临床用药监测、评价和超常预警制度，对药物临床使用安全性、有效性和经济性进行监测、分析、评估，实施处方和用药医嘱点评与干预。

第二十一条　医疗机构应当建立药品不良反应、用药错误和药品损害事件监测报告制度。医疗机构临床科室发现药品不良反应、用药错误和药品损害事件后，应当积极救治患者，立即向药学部门报告，并做好观察与记录。医疗机构应当按照国家有关规定向相关部门报告药品不良反应，用药错误和药品损害事件应当立即向所在地县级卫生行政部门报告。

第二十二条　医疗机构应当结合临床和药物治疗，开展临床药学和药学研究工作，并提供必要的工作条件，制订相应管理制度，加强领导与管理。

第四章　药剂管理

第二十三条　医疗机构应当根据《国家基本药物目录》、《处方管理办法》、《国家处方集》、《药品采购供应质量管理规范》等制订本机构《药品处方集》和《基本用药供应目录》，编制药品采购计划，按规定购入药品。

第二十四条 医疗机构应当制订本机构药品采购工作流程；建立健全药品成本核算和账务管理制度；严格执行药品购入检查、验收制度；不得购入和使用不符合规定的药品。

第二十五条 医疗机构临床使用的药品应当由药学部门统一采购供应。经药事管理与药物治疗学委员会（组）审核同意，核医学科可以购用、调剂本专业所需的放射性药品。其他科室或者部门不得从事药品的采购、调剂活动，不得在临床使用非药学部门采购供应的药品。

第二十六条 医疗机构应当制订和执行药品保管制度，定期对库存药品进行养护与质量检查。药品库的仓储条件和管理应当符合药品采购供应质量管理规范的有关规定。

第二十七条 化学药品、生物制品、中成药和中药饮片应当分别储存，分类定位存放。易燃、易爆、强腐蚀性等危险性药品应当另设仓库单独储存，并设置必要的安全设施，制订相关的工作制度和应急预案。

麻醉药品、精神药品、医疗用毒性药品、放射性药品等特殊管理的药品，应当按照有关法律、法规、规章的相关规定进行管理和监督使用。

第二十八条 药学专业技术人员应当严格按照《药品管理法》、《处方管理办法》、药品调剂质量管理规范等法律、法规、规章制度和技术操作规程，认真审核处方或者用药医嘱，经适宜性审核后调剂配发药品。发出药品时应当告知患者用法用量和注意事项，指导患者合理用药。

为保障患者用药安全，除药品质量原因外，药品一经发出，不得退换。

第二十九条 医疗机构门急诊药品调剂室应当实行大窗口或者柜台式发药。住院（病房）药品调剂室对注射剂按日剂量配发，对口服制剂药品实行单剂量调剂配发。

肠外营养液、危害药品静脉用药应当实行集中调配供应。

第三十条 医疗机构根据临床需要建立静脉用药调配中心（室），实行集中调配供应。静脉用药调配中心（室）应当符合静脉用药集中调配质量管理规范，由所在地设区的市级以上卫生行政部门组织技术审核、验收，合格后方可集中调配静脉用药。在静脉用药调配中心（室）以外调配静脉用药，参照静脉用药集中调配质量管理规范执行。

医疗机构建立的静脉用药调配中心（室）应当报省级卫生行政部门备案。

第三十一条 医疗机构制剂管理按照《药品管理法》及其实施条例等有关法律、行政法规规定执行。

第五章　药学专业技术人员配置与管理

第三十二条 医疗机构药学专业技术人员按照有关规定取得相应的药学专业技术职务任职资格。

医疗机构直接接触药品的药学人员，应当每年进行健康检查。患有传染病或者其他可能污染药品的疾病的，不得从事直接接触药品的工作。

第三十三条 医疗机构药学专业技术人员不得少于本机构卫生专业技术人员的8%。建立静脉用药调配中心（室）的，医疗机构应当根据实际需要另行增加药学专业技术人员数量。

第三十四条 医疗机构应当根据本机构性质、任务、规模配备适当数量临床药师，三级医院临床药师不少于5名，二级医院临床药师不少于3名。

临床药师应当具有高等学校临床药学专业或者药学专业本科毕业以上学历，并应当经过规范化培训。

第三十五条 医疗机构应当加强对药学专业技术人员的培养、考核和管理，制订培训计划，组织药学专业技术人员参加毕业后规范化培训和继续医学教育，将完成培训及取得继续医学教育学分情况，作为药学专业技术人员考核、晋升专业技术职务任职资格和专业岗位聘任的条件之一。

第三十六条 医疗机构药师工作职责：

（一）负责药品采购供应、处方或者用药医嘱审核、药品调剂、静脉用药集中调配和医院制剂配制，指导病房（区）护士请领、使用与管理药品；

（二）参与临床药物治疗，进行个体化药物治疗方案的设计与实施，开展药学查房，为患者提供药学专业技术服务；

（三）参加查房、会诊、病例讨论和疑难、危重患者的医疗救治，协同医师做好药物使用遴选，对临床药物治疗提出意见或调整建议，与医师共同对药物治疗负责；

（四）开展抗菌药物临床应用监测，实施处方点评与超常预警，促进药物合理使用；

（五）开展药品质量监测，药品严重不良反应和药品损害的收集、整理、报告等工作；

（六）掌握与临床用药相关的药物信息，提供用药信息与药学咨询服务，向公众宣传合理用药知识；

（七）结合临床药物治疗实践，进行药学临床应用研究；开展药物利用评价和药物临床应用研究；参与新药临床试验和新药上市后安全性与有效性监测；

（八）其他与医院药学相关的专业技术工作。

第六章　监督管理

第三十七条　县级以上地方卫生、中医药行政部门应当加强对医疗机构药事管理工作的监督与管理。

第三十八条　医疗机构不得使用非药学专业技术人员从事药学专业技术工作或者聘其为药学部门主任。

第三十九条　医疗机构出现下列情形之一的，由县级以上地方卫生、中医药行政部门责令改正、通报批评、给予警告；对于直接负责的主管人员和其他直接责任人员，依法给予降级、撤职、开除等处分：

（一）未建立药事管理组织机构，药事管理工作和药学专业技术工作混乱，造成医疗安全隐患和严重不良后果的；

（二）未按照本规定配备药学专业技术人员、建立临床药师制，不合理用药问题严重，并造成不良影响的；

（三）未执行有关的药品质量管理规范和规章制度，导致药品质量问题或用药错误，造成医疗安全隐患和严重不良后果的；

（四）非药学部门从事药品购用、调剂或制剂活动的；

（五）将药品购销、使用情况作为个人或者部门、科室经济分配的依据，或者在药品购销、使用中牟取不正当利益的；

（六）违反本规定的其他规定并造成严重后果的。

第四十条　医疗机构违反药品管理有关法律、法规、规章的，依据其情节由县级以上地方卫生行政部门依法予以处理。

第四十一条　县级以上地方卫生、中医药行政部门应当定期对医疗机构药事管理工作进行监督检查。

第四十二条　卫生、中医药行政部门的工作人员依法对医疗机构药事管理工作进行监督检查时，应当出示证件。被检查的医疗机构应当予以配合，如实反映情况，提供必要的资料，不得拒绝、阻碍、隐瞒。

第七章　附　　则

第四十三条　本规定中下列用语的含义：

临床药学：是指药学与临床相结合，直接面向患者，以病人为中心，研究与实践临床药物治疗，提高药物治疗水平的综合性应用学科。

临床药师：是指以系统药学专业知识为基础，并具有一定医学和相关专业基础知识与技能，直接参与临床用药，促进药物合理应用和保护患者用药安全的药学专业技术人员。

危害药品：是指能产生职业暴露危险或者危害的药品，即具有遗传毒性、致癌性、致畸性，或者对生育有损害作用以及在低剂量下可产生严重的器官或其他方面毒性的药品，包括肿瘤化疗药物和细胞毒药物。

药品损害：是指由于药品质量不符合国家药品标准造成的对患者的损害。

用药错误：是指合格药品在临床使用全过程中出现的、任何可以防范的用药不当。

第四十四条 医疗机构中药饮片的管理，按照《医院中药饮片管理规范》执行。

第四十五条 诊所、卫生所、医务室、卫生保健所和卫生站可不设药事管理组织机构和药学部门，由机构负责人指定医务人员负责药事工作。

中医诊所、民族医诊所可不设药事管理组织机构和药学部门，由中医药和民族医药专业技术人员负责药事工作。

第四十六条 本规定自 2011 年 3 月 1 日起施行。《医疗机构药事管理暂行规定》（卫医发〔2002〕24 号）同时废止。

规章文件

关于印发加强医疗机构中药制剂管理意见的通知

（国中医药医政发〔2010〕39号）

各省、自治区、直辖市卫生厅局、中医药管理局、食品药品监督管理局，新疆生产建设兵团卫生局、食品药品监督管理局：

医疗机构中药制剂对于满足群众的中医药服务需求、提高中医临床疗效、保持发挥中医药特色与优势、推动中医药的继承与创新具有重要意义。为加强医疗机构中药制剂管理，促进医疗机构中药制剂发展，卫生部、国家中医药管理局和国家食品药品监督管理局共同组织制定了《关于加强医疗机构中药制剂管理的意见》，现予印发。请各地在实际工作中遵照执行。

附件：关于加强医疗机构中药制剂管理的意见

卫生部　国家中医药管理局　国家食品药品监督管理局
二〇一〇年八月二十四日

附件

关于加强医疗机构中药制剂管理的意见

医疗机构中药制剂是医疗机构根据本单位临床需要经批准而配制、自用的固定的中药处方制剂。长期以来，医疗机构中药制剂在满足临床需求、促进中医药事业发展方面发挥了重要作用，但是，也存在发展不平衡、与中医临床需求结合不够、优势和特色体现不突出等问题。根据《药品管理法》及相关规定，为贯彻落实《中共中央 国务院关于深化医药卫生体制改革的意见》（中发〔2009〕6号）和《国务院关于扶持和促进中医药事业发展的若干意见》（国发〔2009〕22号），遵循中医药发展规律，充分体现中药制剂特点，加强医疗机构中药制剂管理，促进医疗机构中药制剂发展，现提出以下意见：

一、深刻认识发展医疗机构中药制剂的重要意义

医疗机构中药制剂以临床应用效果良好的中药处方为基础研制而成，具有临床疗效确切、使用方便、费用相对低廉等优势，体现了中医地域特色、医院特色、专科特色和医生的临床经验，是中医临床用药的重要组成部分。医疗机构中药制剂的使用能够弥补市售中成药产品不足，有利于满足群众的中医药服务需求；能够服务于临床需求，有利于提高中医临床疗效；能够带动特色专科及医院特色建设与发展，有利于保持发挥中医药特色与优势；能够有效继承名老中医药专家的临床经验，有利于推动中医药的继承与创新；能够为新药研发奠定良好基础，有利于促进中药新药研发。《国务院关于扶持和促进中医药事业发展的若干意见》（国发〔2009〕22号）中指出，要"鼓励和支持医疗机构研制和应用特色中药制剂"。扶持和促进医疗机构中药制剂发展对于深化医药卫生体制改革、提高人民群众健康水平、促进和谐社会有十分重要的意义。

二、发展医疗机构中药制剂的基本原则

一是重特色。发展医疗机构中药制剂要紧密结合本医疗机构的中医专科特色，注重体现地域特点和疾病谱特点，体现工艺、剂型的传统特色和合理性。

二是讲实效。发展医疗机构中药制剂要注重安全性，突出疗效，保证质量，方便使用，要与当地经济社会发展水平相适应。

三是抓重点。发展医疗机构中药制剂要统筹规划，突出重点领域与品种，避免盲目追求品种数量，改变小而全、多而散的状况。

四是重传承。医疗机构中药制剂的研制要注重以名老中医长期临床实践的验方为基础，与名老中医临床经验和学术的传承相结合。

五是循规律。发展医疗机构中药制剂既要体现辨证论治，突出中药传统特色，又要遵循药物研发的基本规律，注重临床使用数据的积累和效果的评价。

六是求发展。发展医疗机构中药制剂要把社会效益放在首位，立足于满足病人的需求，规范管理，不断提高制剂水平，为名科、名院建设和中医药事业发展服务。

三、加强医疗机构中药制剂注册管理

（一）各省、自治区、直辖市药品监督管理部门应根据《药品管理法》、《药品管理法实施条例》等法律法规的规定，切实加强医疗机构中药制剂的监督管理，保障医疗机构中药制剂的安全、有效

和质量可控。应按照《医疗机构制剂注册管理办法》（试行）的要求，结合本地实际制定实施细则，突出继承传统，体现中医药理论特色，发挥中医药临床治疗优势，为中药新药的研制奠定基础。

（二）《医疗机构制剂注册管理办法》（试行）中规定，根据中医药理论组方，利用传统工艺配制（即制剂配制过程没有使原组方中治疗疾病的物质基础发生变化的），且该处方在本医疗机构具有5年以上（含5年）使用历史的中药制剂，可免报资料项13~17。

利用传统工艺配制是指配制工艺与传统工艺基本一致，包括中药饮片经粉碎或仅经水提取制成的固体、半固体和液体传统剂型、现代剂型，也包括按传统方法制成的酒剂、酊剂。

本医疗机构具有5年以上（含5年）使用历史是指能够提供在本医疗机构连续使用5年以上的文字证明资料（如医师处方，科研课题记录，临床调剂记录等），并提供100例以上相对完整的临床病历。

（三）医疗机构中药制剂的临床研究应注重安全性评价。不具备成立伦理委员会的医疗机构申请中药制剂临床研究，可委托已按规定向药品监督管理部门备案的其他医疗机构伦理委员会进行审查。

（四）下列情况不纳入医疗机构中药制剂管理范围：

1. 中药加工成细粉，临用时加水、酒、醋、蜜、麻油等中药传统基质调配、外用，在医疗机构内由医务人员调配使用。

2. 鲜药榨汁。

3. 受患者委托，按医师处方（一人一方）应用中药传统工艺加工而成的制品。

四、完善医疗机构中药制剂的配制管理

（一）各地应推进《医疗机构制剂配制质量管理规范》（试行）的实施，加强医疗机构中药制剂的配制管理，不断提高医疗机构中药制剂的质量管理水平。

（二）已获得批准的"医院"类别医疗机构中药制剂，如不具备配制条件或配制能力不足，经省级食品药品监督管理部门批准，可委托本辖区内符合条件的医疗机构制剂室或药品生产企业配制。

（三）《中国药典》制剂通则中未规定微生物检查要求的，其制剂配制可不要求在洁净区操作；非无菌制剂的药材净制、漂洗等前处理和提取用水可使用符合卫生学标准的饮用水。

五、加强医疗机构中药制剂的使用管理

（一）医疗机构中药制剂只能在本医疗机构内凭医师处方使用，不得在市场上销售或者通过互联网、邮购等变相销售，不得发布医疗机构中药制剂的宣传广告。

（二）发生灾情、疫情、突发事件或者临床急需而市场没有供应等特殊情况下，经国务院或者省、自治区、直辖市人民政府的药品监督管理部门批准，医疗机构配制的制剂可以在指定的医疗机构之间调剂使用。

符合《医疗机构制剂注册管理办法》（试行）医疗机构调剂使用有关规定的民族药制剂，经省级食品药品监督管理部门批准，可以在本辖区内指定的民族医医疗机构和综合性医院民族医科室之间调剂使用，具体实施规定由各民族地区省级药品监督管理部门会同中医药管理部门，结合本地区实际情况制定。

（三）属于下列情形之一的医疗机构中药制剂，经省级中医药管理部门审核同意，并经省级药品监督管理部门批准，可在本行政区域内指定的医疗机构之间使用。跨辖区使用的须经国家中医药管理局审核同意，并经国家食品药品监督管理局批准。

1. 经卫生部或国家中医药管理局批准的对口支援。

2. 国家级重点专科技术协作。

3. 国家级科研课题协作。

申请及批准时，应提供相关证明文件并明确数量、用途、使用范围和期限等，使用期限一般不超过 6 个月。

取得制剂批准文号的医疗机构应当对批准使用的医疗机构制剂的质量负责。使用制剂的医疗机构应当严格按照制剂的说明书使用，并对超范围使用或者使用不当造成的不良后果承担责任。

各级卫生行政管理部门、食品药品监督管理部门和中医药管理部门要高度重视医疗机构中药制剂的发展，进一步加强沟通协作，充分发挥指导作用，保证医疗机构中药制剂发展的方向和重点，贯彻落实医疗机构中药制剂管理的各项规定，严格把关，认真审查，保证质量，突出特色，既要保证中医临床用药的安全、有效，又要充分考虑医院和人民群众的实际需求，促进医疗机构中药制剂的健康发展，繁荣中医药事业。

第八节
中药材

国家药监局 农业农村部 国家林草局 国家中医药局
关于发布《中药材生产质量管理规范》的公告

（2022 年第 22 号）

为贯彻落实《中共中央 国务院关于促进中医药传承创新发展的意见》，推进中药材规范化生产，加强中药材质量控制，促进中药高质量发展，依据《中华人民共和国药品管理法》《中华人民共和国中医药法》，国家药监局、农业农村部、国家林草局、国家中医药局研究制定了《中药材生产质量管理规范》（以下称本规范），现予发布实施，并将有关事项公告如下：

一、本规范适用于中药材生产企业规范生产中药材的全过程管理，是中药材规范化生产和管理的基本要求。本规范涉及的中药材是指来源于药用植物、药用动物等资源，经规范化的种植（含生态种植、野生抚育和仿野生栽培）、养殖、采收和产地加工后，用于生产中药饮片、中药制剂的药用原料。

本公告所指中药材生产企业包括具有企业性质的种植、养殖专业合作社或联合社。

二、鼓励中药饮片生产企业、中成药上市许可持有人等中药生产企业在中药材产地自建、共建符合本规范的中药材生产企业及生产基地，将药品质量管理体系延伸到中药材产地。

鼓励中药生产企业优先使用符合本规范要求的中药材。药品批准证明文件等有明确要求的，中药生产企业应当按照规定使用符合本规范要求的中药材。相关中药生产企业应当依法开展供应商审核，按照本规范要求进行审核检查，保证符合要求。

三、使用符合本规范要求的中药材，相关中药生产企业可以参照药品标签管理的相关规定，在药品标签中适当位置标示"药材符合 GAP 要求"，可以依法进行宣传。对中药复方制剂，所有处方成份均符合本规范要求，方可标示。

省级药品监督管理部门应当加强监督检查，对应当使用或者标示使用符合本规范中药材的中药生产企业，必要时对相应的中药材生产企业开展延伸检查，重点检查是否符合本规范。发现不符合的，应当依法严厉查处，责令中药生产企业限期改正、取消标示等，并公开相应的中药材生产企业及其中药材品种，通报中药材产地人民政府。

四、各省相关管理部门在省委省政府领导下，配合和协助中药材产地人民政府做好中药材规范化发展工作，如完善中药材产业高质量发展工作机制；制定中药材产业发展规划；细化推进中药材规范化发展的激励政策；建立中药材生产企业及其生产基地台账和信用档案，实施动态监管；建立中药材规范化生产追溯信息化平台等。鼓励中药材规范化、集约化生产基础较好的省份，结合本辖区中药材发展实际，研究制定实施细则，积极探索推进，为本规范的深入推广积累经验。

五、各省相关管理部门依职责对本规范的实施和推进进行检查和技术指导。农业农村部门牵头做好中药材种子种苗及种源提供、田间管理、农药和肥料使用、病虫害防治等指导。林业和草原部门牵头做好中药材生态种植、野生抚育、仿野生栽培，以及属于濒危管理范畴的中药材种植、养殖等指导。中医药管理部门协同做好中药材种子种苗、规范种植、采收加工以及生态种植等指导。药品监督管理部门对相应的中药材生产企业开展延伸检查，做好药用要求、产地加工、质量检验等指导。

六、各省相关管理部门应加强协作，形成合力，共同推进中药材规范化、标准化、集约化发展，按职责强化宣传培训，推动本规范落地实施。加强实施中日常监管，如发现存在重大问题或者有重大政策完善建议的，请及时报告国家相应的管理部门。

特此公告。

附件：中药材生产质量管理规范

国家药监局　农业农村部
国家林草局　国家中医药局
2022 年 3 月 1 日

规章文件

附件

中药材生产质量管理规范

第一章 总 则

第一条 为落实《中共中央 国务院关于促进中医药传承创新发展的意见》，推进中药材规范化生产，保证中药材质量，促进中药高质量发展，依据《中华人民共和国药品管理法》《中华人民共和国中医药法》，制定本规范。

第二条 本规范是中药材规范化生产和质量管理的基本要求，适用于中药材生产企业（以下简称企业）采用种植（含生态种植、野生抚育和仿野生栽培）、养殖方式规范生产中药材的全过程管理，野生中药材的采收加工可参考本规范。

第三条 实施规范化生产的企业应当按照本规范要求组织中药材生产，保护野生中药材资源和生态环境，促进中药材资源的可持续发展。

第四条 企业应当坚持诚实守信，禁止任何虚假、欺骗行为。

第二章 质量管理

第五条 企业应当根据中药材生产特点，明确影响中药材质量的关键环节，开展质量风险评估，制定有效的生产管理与质量控制、预防措施。

第六条 企业对基地生产单元主体应当建立有效的监督管理机制，实现关键环节的现场指导、监督和记录；统一规划生产基地，统一供应种子种苗或其它繁殖材料，统一肥料、农药或者饲料、兽药等投入品管理措施，统一种植或者养殖技术规程，统一采收与产地加工技术规程，统一包装与贮存技术规程。

第七条 企业应当配备与生产基地规模相适应的人员、设施、设备等，确保生产和质量管理措施顺利实施。

第八条 企业应当明确中药材生产批次，保证每批中药材质量的一致性和可追溯。

第九条 企业应当建立中药材生产质量追溯体系，保证从生产地块、种子种苗或其它繁殖材料、种植养殖、采收和产地加工、包装、储运到发运全过程关键环节可追溯；鼓励企业运用现代信息技术建设追溯体系。

第十条 企业应当按照本规范要求，结合生产实践和科学研究情况，制定如下主要环节的生产技术规程：

（一）生产基地选址；

（二）种子种苗或其它繁殖材料要求；

（三）种植（含生态种植、野生抚育和仿野生栽培）、养殖；

（四）采收与产地加工；

（五）包装、放行与储运。

第十一条 企业应当制定中药材质量标准，标准不能低于现行法定标准。

（一）根据生产实际情况确定质量控制指标，可包括：药材性状、检查项、理化鉴别、浸出物、指纹或者特征图谱、指标或者有效成分的含量；药材农药残留或者兽药残留、重金属及有害元素、真菌毒素等有毒有害物质的控制标准等；

（二）必要时可制定采收、加工、收购等中间环节中药材的质量标准。

第十二条 企业应当制定中药材种子种苗或其它繁殖材料的标准。

第三章　机构与人员

第十三条 企业可采取农场、林场、公司＋农户或者合作社等组织方式建设中药材生产基地。

第十四条 企业应当建立相应的生产和质量管理部门，并配备能够行使质量保证和控制职能的条件。

第十五条 企业负责人对中药材质量负责；企业应当配备足够数量并具有和岗位职责相对应资质的生产和质量管理人员；生产、质量的管理负责人应当有中药学、药学或者农学等相关专业大专及以上学历并有中药材生产、质量管理三年以上实践经验，或者有中药材生产、质量管理五年以上的实践经验，且均须经过本规范的培训。

第十六条 生产管理负责人负责种子种苗或其它繁殖材料繁育、田间管理或者药用动物饲养、农业投入品使用、采收与加工、包装与贮存等生产活动；质量管理负责人负责质量标准与技术规程制定及监督执行、检验和产品放行。

第十七条 企业应当开展人员培训工作，制定培训计划、建立培训档案；对直接从事中药材生产活动的人员应当培训至基本掌握中药材的生长发育习性、对环境条件的要求，以及田间管理或者饲养管理、肥料和农药或者饲料和兽药使用、采收、产地加工、贮存养护等的基本要求。

第十八条 企业应当对管理和生产人员的健康进行管理；患有可能污染药材疾病的人员不得直接从事养殖、产地加工、包装等工作；无关人员不得进入中药材养殖控制区域，如确需进入，应当确认个人健康状况无污染风险。

第四章　设施、设备与工具

第十九条 企业应当建设必要的设施，包括种植或者养殖设施、产地加工设施、中药材贮存仓库、包装设施等。

第二十条 存放农药、肥料和种子种苗，兽药、饲料和饲料添加剂等的设施，能够保持存放物品质量稳定和安全。

第二十一条 分散或者集中加工的产地加工设施均应当卫生、不污染中药材，达到质量控制的基本要求。

第二十二条 贮存中药材的仓库应当符合贮存条件要求；根据需要建设控温、避光、通风、防潮和防虫、防鼠禽畜等设施。

第二十三条 质量检验室功能布局应当满足中药材的检验条件要求，应当设置检验、仪器、标本、留样等工作室（柜）。

第二十四条 生产设备、工具的选用与配置应当符合预定用途，便于操作、清洁、维护，并符合以下要求：

（一）肥料、农药施用的设备、工具使用前应仔细检查，使用后及时清洁；

（二）采收和清洁、干燥及特殊加工等设备不得对中药材质量产生不利影响；

（三）大型生产设备应当有明显的状态标识，应当建立维护保养制度。

第五章　基地选址

第二十五条 生产基地选址和建设应当符合国家和地方生态环境保护要求。

第二十六条 企业应当根据种植或养殖中药材的生长发育习性和对环境条件的要求，制定产地和种植地块或者养殖场所的选址标准。

第二十七条 中药材生产基地一般应当选址于道地产区，在非道地产区选址，应当提供充分文献或者科学数据证明其适宜性。

第二十八条 种植地块应当能满足药用植物对气候、土壤、光照、水分、前茬作物、轮作等要求；养殖场所应当能满足药用动物对环境条件的各项要求。

第二十九条 生产基地周围应当无污染源；生产基地环境应当持续符合国家标准：

（一）空气符合国家《环境空气质量标准》二类区要求；

（二）土壤符合国家《土壤环境质量农用地污染风险管控标准（试行）》的要求；

（三）灌溉水符合国家《农田灌溉水质标准》，产地加工用水和药用动物饮用水符合国家《生活饮用水卫生标准》。

第三十条 基地选址范围内，企业至少完成一个生产周期中药材种植或者养殖，并有两个收获期中药材质量检测数据且符合企业内控质量标准。

第三十一条 企业应当按照生产基地选址标准进行环境评估，确定产地，明确生产基地规模、种植地块或者养殖场所布局；

（一）根据基地周围污染源的情况，确定空气是否需要检测，如不检测，则需提供评估资料；

（二）根据水源情况确定水质是否需要定期检测，没有人工灌溉的基地，可不进行灌溉水检测。

第三十二条 生产基地应当规模化，种植地块或者养殖场所可成片集中或者相对分散，鼓励集约化生产。

第三十三条 产地地址应当明确至乡级行政区划；每一个种植地块或者养殖场所应当有明确记载和边界定位。

第三十四条 种植地块或者养殖场所可在生产基地选址范围内更换、扩大或者缩小规模。

第六章 种子种苗或其它繁殖材料

第一节 种子种苗或其它繁殖材料要求

第三十五条 企业应当明确使用种子种苗或其它繁殖材料的基原及种质，包括种、亚种、变种或者变型、农家品种或者选育品种；使用的种植或者养殖物种的基原应当符合相关标准、法规。使用列入《国家重点保护野生植物名录》的药用野生植物资源的，应当符合相关法律法规规定。

第三十六条 鼓励企业开展中药材优良品种选育，但应当符合以下规定：

（一）禁用人工干预产生的多倍体或者单倍体品种、种间杂交品种和转基因品种；

（二）如需使用非传统习惯使用的种间嫁接材料、诱变品种（包括物理、化学、太空诱变等）和其它生物技术选育品种等，企业应当提供充分的风险评估和实验数据证明新品种安全、有效和质量可控。

第三十七条 中药材种子种苗或其它繁殖材料应当符合国家、行业或者地方标准；没有标准的，鼓励企业制定标准，明确生产基地使用种子种苗或其它繁殖材料的等级，并建立相应检测方法。

第三十八条 企业应当建立中药材种子种苗或其它繁殖材料的良种繁育规程，保证繁殖的种子种苗或其它繁殖材料符合质量标准。

第三十九条 企业应当确定种子种苗或其它繁殖材料运输、长期或者短期保存的适宜条件，保证种子种苗或其它繁殖材料的质量可控。

第二节 种子种苗或其它繁殖材料管理

第四十条 企业在一个中药材生产基地应当只使用一种经鉴定符合要求的物种，防止与其它种质混杂；鼓励企业提纯复壮种质，优先采用经国家有关部门鉴定，性状整齐、稳定、优良的选育新品种。

第四十一条 企业应当鉴定每批种子种苗或其它繁殖材料的基原和种质，确保与种子种苗或其它繁殖材料的要求相一致。

第四十二条 企业应当使用产地明确、固定的种子种苗或其它繁殖材料；鼓励企业建设良种繁育基地，繁殖地块应有相应的隔离措施，防止自然杂交。

第四十三条 种子种苗或其它繁殖材料基地规模应当与中药材生产基地规模相匹配；种子种苗或其它繁殖材料应当由供应商或者企业检测达到质量标准后，方可使用。

第四十四条 从县域之外调运种子种苗或其它繁殖材料，应当按国家要求实施检疫；用作繁殖材料的药用动物应当按国家要求实施检疫，引种后进行一定时间的隔离、观察。

第四十五条 企业应当采用适宜条件进行种子种苗或其它繁殖材料的运输、贮存；禁止使用运输、贮存后质量不合格的种子种苗或其它繁殖材料。

第四十六条 应当按药用动物生长发育习性进行药用动物繁殖材料引进；捕捉和运输时应当遵循国家相关技术规定，减免药用动物机体损伤和应激反应。

第七章　种植与养殖

第一节　种植技术规程

第四十七条 企业应当根据药用植物生长发育习性和对环境条件的要求等制定种植技术规程，主要包括以下环节：

（一）种植制度要求：前茬、间套种、轮作等；

（二）基础设施建设与维护要求：维护结构、灌排水设施、遮阴设施等；

（三）土地整理要求：土地平整、耕地、做畦等；

（四）繁殖方法要求：繁殖方式、种子种苗处理、育苗定植等；

（五）田间管理要求：间苗、中耕除草、灌排水等；

（六）病虫草害等的防治要求：针对主要病虫草害等的种类、危害规律等采取的防治方法；

（七）肥料、农药使用要求。

第四十八条 企业应当根据种植中药材营养需求特性和土壤肥力，科学制定肥料使用技术规程：

（一）合理确定肥料品种、用量、施肥时期和施用方法，避免过量施用化肥造成土壤退化；

（二）以有机肥为主，化学肥料有限度使用，鼓励使用经国家批准的微生物肥料及中药材专用肥；

（三）自积自用的有机肥须经充分腐熟达到无害化标准，避免掺入杂草、有害物质等；

（四）禁止直接施用城市生活垃圾、工业垃圾、医院垃圾和人粪便。

第四十九条 防治病虫害等应当遵循"预防为主、综合防治"原则，优先采用生物、物理等绿色防控技术；应制定突发性病虫害等的防治预案。

第五十条 企业应当根据种植的中药材实际情况，结合基地的管理模式，明确农药使用要求：

（一）农药使用应当符合国家有关规定；优先选用高效、低毒生物农药；尽量减少或避免使用除草剂、杀虫剂和杀菌剂等化学农药。

（二）使用农药品种的剂量、次数、时间等，使用安全间隔期，使用防护措施等，尽可能使用最低剂量、降低使用次数；

（三）禁止使用：国务院农业农村行政主管部门禁止使用的剧毒、高毒、高残留农药，以及限制在中药材上使用的其它农药；

（四）禁止使用壮根灵、膨大素等生长调节剂调节中药材收获器官生长。

第五十一条 按野生抚育和仿野生栽培方式生产中药材，应当制定野生抚育和仿野生栽培技术规程，如年允采收量、种群补种和更新、田间管理、病虫草害等的管理措施。

第二节 种植管理

第五十二条 企业应当按照制定的技术规程有序开展中药材种植，根据气候变化、药用植物生长、病虫草害等情况，及时采取措施。

第五十三条 企业应当配套完善灌溉、排水、遮阴等田间基础设施，及时维护更新。

第五十四条 及时整地、播种、移栽定植；及时做好多年生药材冬季越冬田地清理。

第五十五条 采购农药、肥料等农业投入品应当核验供应商资质和产品质量，接收、贮存、发放、运输应当保证其质量稳定和安全；使用应当符合技术规程要求。

第五十六条 应当避免灌溉水受工业废水、粪便、化学农药或其它有害物质污染。

第五十七条 科学施肥，鼓励测土配方施肥；及时灌溉和排涝，减轻不利天气影响。

第五十八条 根据田间病虫草害等的发生情况，依技术规程及时防治。

第五十九条 企业应当按照技术规程使用农药，做好培训、指导和巡检。

第六十条 企业应当采取措施防范并避免邻近地块使用农药对种植中药材的不良影响。

第六十一条 突发病虫草害等或者异常气象灾害时，根据预案及时采取措施，最大限度降低对中药材生产的不利影响；要做好生长或者质量受严重影响地块的标记，单独管理。

第六十二条 企业应当按技术规程管理野生抚育和仿野生栽培中药材，坚持"保护优先、遵循自然"原则，有计划地做好投入品管控、过程管控和产地环境管控，避免对周边野生植物造成不利影响。

第三节 养殖技术规程

第六十三条 企业应当根据药用动物生长发育习性和对环境条件的要求等制定养殖技术规程，主要包括以下环节：

（一）种群管理要求：种群结构、谱系、种源、周转等；

（二）养殖场地设施要求：养殖功能区划分，饲料、饮用水设施，防疫设施，其它安全防护设施等；

（三）繁育方法要求：选种、配种等；

（四）饲养管理要求：饲料、饲喂、饮水、安全和卫生管理等；

（五）疾病防控要求：主要疾病预防、诊断、治疗等；

（六）药物使用技术规程；

（七）药用动物属于陆生野生动物管理范畴的，还应当遵守国家人工繁育陆生野生动物的相关标准和规范。

第六十四条 按国务院农业农村行政主管部门有关规定使用饲料和饲料添加剂；禁止使用国务院农业农村行政主管部门公布禁用的物质以及对人体具有直接或潜在危害的其它物质；不得使用未经登记的进口饲料和饲料添加剂。

第六十五条 按国家相关标准选择养殖场所使用的消毒剂。

第六十六条 药用动物疾病防治应当以预防为主、治疗为辅，科学使用兽药及生物制品；应当制定各种突发性疫病发生的防治预案。

第六十七条 按国家相关规定、标准和规范制定预防和治疗药物的使用技术规程：

（一）遵守国务院畜牧兽医行政管理部门制定的兽药安全使用规定；

（二）禁止使用国务院畜牧兽医行政管理部门规定禁止使用的药品和其它化合物；

（三）禁止在饲料和药用动物饮用水中添加激素类药品和国务院畜牧兽医行政管理部门规定的其它禁用药品；经批准可以在饲料中添加的兽药，严格按照兽药使用规定及法定兽药质量标准、标签和说明书使用，兽用处方药必须凭执业兽医处方购买使用；禁止将原料药直接添加到饲料及药用动物饮用水中或者直接饲喂药用动物；

（四）禁止将人用药品用于药用动物；

（五）禁止滥用兽用抗菌药。

第六十八条 制定患病药用动物处理技术规程，禁止将中毒、感染疾病的药用动物加工成中药材。

第四节 养殖管理

第六十九条 企业应当按照制定的技术规程，根据药用动物生长、疾病发生等情况，及时实施养殖措施。

第七十条 企业应当及时建设、更新和维护药用动物生长、繁殖的养殖场所，及时调整养殖分区，并确保符合生物安全要求。

第七十一条 应当保持养殖场所及设施清洁卫生，定期清理和消毒，防止外来污染。

第七十二条 强化安全管理措施，避免药用动物逃逸，防止其它禽畜的影响。

第七十三条 定时定点定量饲喂药用动物，未食用的饲料应当及时清理。

第七十四条 按要求接种疫苗；根据药用动物疾病发生情况，依规程及时确定具体防治方案；突发疫病时，根据预案及时、迅速采取措施并做好记录。

第七十五条 发现患病药用动物，应当及时隔离；及时处理患传染病药用动物；患病药用动物尸体按相关要求进行无害化处理。

第七十六条 应当根据养殖计划和育种周期进行种群繁育，及时调整养殖种群的结构和数量，适时周转。

第七十七条 应当按照国家相关规定处理养殖及加工过程中的废弃物。

第八章 采收与产地加工

第一节 技术规程

第七十八条 企业应当制定种植、养殖、野生抚育或仿野生栽培中药材的采收与产地加工技术规程，明确采收的部位、采收过程中需除去的部分、采收规格等质量要求，主要包括以下环节：

（一）采收期要求：采收年限、采收时间等；

（二）采收方法要求：采收器具、具体采收方法等；

（三）采收后中药材临时保存方法要求；

（四）产地加工要求：拣选、清洗、去除非药用部位、干燥或保鲜，以及其它特殊加工的流程和方法。

第七十九条 坚持"质量优先、兼顾产量"原则，参照传统采收经验和现代研究，明确采收年限范围，确定基于物候期的适宜采收时间。

第八十条 采收流程和方法应当科学合理；鼓励采用不影响药材质量和产量的机械化采收方法；避免采收对生态环境造成不良影响。

第八十一条 企业应当在保证中药材质量前提下，借鉴优良的传统方法，确定适宜的中药材干燥方法；晾晒干燥应当有专门的场所或场地，避免污染或混淆的风险；鼓励采用有科学依据的高效干燥技术以及集约化干燥技术。

第八十二条 应当采用适宜方法保存鲜用药材，如冷藏、砂藏、罐贮、生物保鲜等，并明确保存条件和保存时限；原则上不使用保鲜剂和防腐剂，如必须使用应当符合国家相关规定。

第八十三条 涉及特殊加工要求的中药材，如切制、去皮、去心、发汗、蒸、煮等，应根据传统加工方法，结合国家要求，制定相应的加工技术规程。

第八十四条 禁止使用有毒、有害物质用于防霉、防腐、防蛀；禁止染色增重、漂白、掺杂使假等。

第八十五条 毒性、易制毒、按麻醉药品管理中药材的采收和产地加工，应当符合国家有关规定。

第二节 采收管理

第八十六条 根据中药材生长情况、采收时气候情况等，按照技术规程要求，在规定期限内，适时、及时完成采收。

第八十七条 选择合适的天气采收，避免恶劣天气对中药材质量的影响。

第八十八条 应当单独采收、处置受病虫草害等或者气象灾害等影响严重、生长发育不正常的中药材。

第八十九条 采收过程应当除去非药用部位和异物，及时剔除破损、腐烂变质部分。

第九十条 不清洗直接干燥使用的中药材，采收过程中应当保证清洁，不受外源物质的污染或者破坏。

第九十一条 中药材采收后应当及时运输到加工场地，及时清洁装载容器和运输工具；运输和临时存放措施不应当导致中药材品质下降，不产生新污染及杂物混入，严防淋雨、泡水等。

第三节 产地加工管理

第九十二条 应当按照统一的产地加工技术规程开展产地加工管理，保证加工过程方法的一致性，避免品质下降或者外源污染；避免造成生态环境污染。

第九十三条 应当在规定时间内加工完毕，加工过程中的临时存放不得影响中药材品质。

第九十四条 拣选时应当采取措施，保证合格品和不合格品及异物有效区分。

第九十五条 清洗用水应当符合要求，及时、迅速完成中药材清洗，防止长时间浸泡。

第九十六条 应当及时进行中药材晾晒，防止晾晒过程雨水、动物等对中药材的污染，控制环境尘土等污染；应当阴干药材不得暴晒。

第九十七条 采用设施、设备干燥中药材，应当控制好干燥温度、湿度和干燥时间。

第九十八条 应当及时清洁加工场地、容器、设备；保证清洗、晾晒和干燥环境、场地、设施和工具不对药材产生污染；注意防冻、防雨、防潮、防鼠、防虫及防禽畜。

第九十九条 应当按照制定的方法保存鲜用药材，防止生霉变质。

第一百条 有特殊加工要求的中药材，应当严格按照制定的技术规程进行加工，如及时去皮、去心，控制好蒸、煮时间等。

第一百零一条 产地加工过程中品质受到严重影响的，原则上不得作为中药材销售。

第九章 包装、放行与储运

第一节 技术规程

第一百零二条 企业应当制定包装、放行和储运技术规程，主要包括以下环节：

（一）包装材料及包装方法要求：包括采收、加工、贮存各阶段的包装材料要求及包装方法；

（二）标签要求：标签的样式，标识的内容等；

（三）放行制度：放行检查内容，放行程序，放行人等。

（四）贮存场所及要求：包括采收后临时存放、加工过程中存放、成品存放等对环境条件的要求；

（五）运输及装卸要求：车辆、工具、覆盖等的要求及操作要求；

（六）发运要求。

第一百零三条　包装材料应当符合国家相关标准和药材特点，能够保持中药材质量；禁止采用肥料、农药等包装袋包装药材；毒性、易制毒、按麻醉药品管理中药材应当使用有专门标记的特殊包装；鼓励使用绿色循环可追溯周转筐。

第一百零四条　采用可较好保持中药材质量稳定的包装方法，鼓励采用现代包装方法和器具。

第一百零五条　根据中药材对贮存温度、湿度、光照、通风等条件的要求，确定仓储设施条件；鼓励采用有利于中药材质量稳定的冷藏、气调等现代贮存保管新技术、新设备。

第一百零六条　明确贮存的避光、遮光、通风、防潮、防虫、防鼠等养护管理措施；使用的熏蒸剂不能带来质量和安全风险，不得使用国家禁用的高毒性熏蒸剂；禁止贮存过程使用硫磺熏蒸。

第一百零七条　有特殊贮存要求的中药材贮存，应当符合国家相关规定。

第二节　包装管理

第一百零八条　企业应当按照制定的包装技术规程，选用包装材料，进行规范包装。

第一百零九条　包装前确保工作场所和包装材料已处于清洁或者待用状态，无其它异物。

第一百一十条　包装袋应当有清晰标签，不易脱落或者损坏；标示内容包括品名、基原、批号、规格、产地、数量或重量、采收日期、包装日期、保质期、追溯标志、企业名称等信息。

第一百一十一条　确保包装操作不影响中药材质量，防止混淆和差错。

第三节　放行与储运管理

第一百一十二条　应当执行中药材放行制度，对每批药材进行质量评价，审核生产、检验等相关记录；由质量管理负责人签名批准放行，确保每批中药材生产、检验符合标准和技术规程要求；不合格药材应当单独处理，并有记录。

第一百一十三条　应当分区存放中药材，不同品种、不同批中药材不得混乱交叉存放；保证贮存所需要的条件，如洁净度、温度、湿度、光照和通风等。

第一百一十四条　应当建立中药材贮存定期检查制度，防止虫蛀、霉变、腐烂、泛油等的发生。

第一百一十五条　应当按技术规程要求开展养护工作，并由专业人员实施。

第一百一十六条　应当按照技术规程装卸、运输；防止发生混淆、污染、异物混入、包装破损、雨雪淋湿等。

第一百一十七条　应当有产品发运的记录，可追查每批产品销售情况；防止发运过程中的破损、混淆和差错等。

第十章　文　　件

第一百一十八条　企业应当建立文件管理系统，全过程关键环节记录完整。

第一百一十九条　文件包括管理制度、标准、技术规程、记录、标准操作规程等。

第一百二十条　应当制定规程，规范文件的起草、修订、变更、审核、批准、替换或撤销、保存和存档、发放和使用。

第一百二十一条　记录应当简单易行、清晰明了；不得撕毁和任意涂改；记录更改应当签注姓名和日期，并保证原信息清晰可辨；记录重新誊写，原记录不得销毁，作为重新誊写记录的附件保存；电子记录应当符合相关规定；记录保存至该批中药材销售后至少三年以上。

第一百二十二条 企业应当根据影响中药材质量的关键环节，结合管理实际，明确生产记录要求：

（一）按生产单元进行记录，覆盖生产过程的主要环节，附必要照片或者图像，保证可追溯；

（二）药用植物种植主要记录：种子种苗来源及鉴定，种子处理，播种或移栽、定植时间及面积；肥料种类、施用时间、施用量、施用方法；重大病虫草害等的发生时间、为害程度，施用农药名称、来源、施用量、施用时间、方法和施用人等；灌溉时间、方法及灌水量；重大气候灾害发生时间、危害情况；主要物候期。

（三）药用动物养殖主要记录：繁殖材料及鉴定；饲养起始时间；疾病预防措施，疾病发生时间、程度及治疗方法；饲料种类及饲喂量。

（四）采收加工主要记录：采收时间及方法；临时存放措施及时间；拣选及去除非药用部位方式；清洗时间；干燥方法和温度；特殊加工手段等关键因素。

（五）包装及储运记录：包装时间；入库时间；库温度、湿度；除虫除霉时间及方法；出库时间及去向；运输条件等。

第一百二十三条 培训记录包括培训时间、对象、规模、主要培训内容、培训效果评价等。

第一百二十四条 检验记录包括检品信息、检验人、复核人、主要检验仪器、检验时间、检验方法和检验结果等。

第一百二十五条 企业应当根据实际情况，在技术规程基础上，制定标准操作规程用于指导具体生产操作活动，如批的确定、设备操作、维护与清洁、环境控制、贮存养护、取样和检验等。

第十一章 质量检验

第一百二十六条 企业应当建立质量控制系统，包括相应的组织机构、文件系统以及取样、检验等，确保中药材质量符合要求。

第一百二十七条 企业应当制定质量检验规程，对自己繁育并在生产基地使用的种子种苗或其它繁殖材料、生产的中药材实行按批检验。

第一百二十八条 购买的种子种苗、农药、商品肥料、兽药或生物制品、饲料和饲料添加剂等，企业可不检测，但应当向供应商索取合格证或质量检验报告。

第一百二十九条 检验可以自行检验，也可以委托第三方或中药材使用单位检验。

第一百三十条 质量检测实验室人员、设施、设备应当与产品性质和生产规模相适应；用于质量检验的主要设备、仪器，应当按规定要求进行性能确认和校验。

第一百三十一条 用于检验用的中药材、种子种苗或其它繁殖材料，应当按批取样和留样：

（一）保证取样和留样的代表性；

（二）中药材留样包装和存放环境应当与中药材贮存条件一致，并保存至该批中药材保质期届满后三年；

（三）中药材种子留样环境应当能够保持其活力，保存至生产基地中药材收获后三年；种苗或药用动物繁殖材料依实际情况确定留样时间；

（四）检验记录应当保留至该批中药材保质期届满后三年。

第一百三十二条 委托检验时，委托方应当对受托方进行检查或现场质量审计，调阅或者检查记录和样品。

第十二章 内 审

第一百三十三条 企业应当定期组织对本规范实施情况的内审,对影响中药材质量的关键数据定期进行趋势分析和风险评估,确认是否符合本规范要求,采取必要改进措施。

第一百三十四条 企业应当制定内审计划,对质量管理、机构与人员、设施设备与工具、生产基地、种子种苗或其它繁殖材料、种植与养殖、采收与产地加工、包装放行与储运、文件、质量检验等项目进行检查。

第一百三十五条 企业应当指定人员定期进行独立、系统、全面的内审,或者由第三方依据本规范进行独立审核。

第一百三十六条 内审应当有记录和内审报告;针对影响中药材质量的重大偏差,提出必要的纠正和预防措施。

第十三章 投诉、退货与召回

第一百三十七条 企业应当建立投诉处理、退货处理和召回制度。

第一百三十八条 企业应当建立标准操作规程,规定投诉登记、评价、调查和处理的程序;规定因中药材缺陷发生投诉时所采取的措施,包括从市场召回中药材等。

第一百三十九条 投诉调查和处理应当有记录,并注明所调查批次中药材的信息。

第一百四十条 企业应当指定专人负责组织协调召回工作,确保召回工作有效实施。

第一百四十一条 应当有召回记录,并有最终报告;报告应对产品发运数量、已召回数量以及数量平衡情况予以说明。

第一百四十二条 因质量原因退货或者召回的中药材,应当清晰标识,由质量部门评估,记录处理结果;存在质量问题和安全隐患的,不得再作为中药材销售。

第十四章 附 则

第一百四十三条 本规范所用下列术语的含义是:

(一)中药材

指来源于药用植物、药用动物等资源,经规范化的种植(含生态种植、野生抚育和仿野生栽培)、养殖、采收和产地加工后,用于生产中药饮片、中药制剂的药用原料。

(二)生产单元

基地中生产组织相对独立的基本单位,如一家农户,农场中一个相对独立的作业队等。

(三)技术规程

指为实现中药材生产顺利、有序开展,保证中药材质量,对中药材生产的基地选址,种子种苗或其它繁殖材料,种植、养殖,野生抚育或者仿野生栽培,采收与产地加工,包装、放行与储运等所做的技术规定和要求。

(四)道地产区

该产区所产的中药材经过中医临床长期应用优选,与其它地区所产同种中药材相比,品质和疗效更好,且质量稳定,具有较高知名度。

(五)种子种苗

药用植物的种植材料或者繁殖材料,包括籽粒、果实、根、茎、苗、芽、叶、花等,以及菌物的菌丝、子实体等。

(六)其它繁殖材料

除种子种苗之外的繁殖材料,包括药用动物供繁殖用的种物、仔、卵等。

（七）种质

生物体亲代传递给子代的遗传物质。

（八）农业投入品

生产过程中所使用的农业生产物资，包括种子种苗或其它繁殖材料、肥料、农药、农膜、兽药、饲料和饲料添加剂等。

（九）综合防治

指有害生物的科学管理体系，是从农业生态系统的总体出发，根据有害生物和环境之间的关系，充分发挥自然控制因素的作用，因地制宜、协调应用各种必要措施，将有害生物控制在经济允许的水平以下，以获得最佳的经济、生态和社会效益。

（十）产地加工

中药材收获后必须在产地进行连续加工的处理过程，包括拣选、清洗、去除非药用部位、干燥及其它特殊加工等。

（十一）生态种植

应用生态系统的整体、协调、循环、再生原理，结合系统工程方法设计，综合考虑经济、生态和社会效益，应用现代科学技术，充分应用能量的多级利用和物质的循环再生，实现生态与经济良性循环的中药农业种植方式。

（十二）野生抚育

在保持生态系统稳定的基础上，对原生境内自然生长的中药材，主要依靠自然条件、辅以轻微干预措施，提高种群生产力的一种生态培育模式。

（十三）仿野生栽培

在生态条件相对稳定的自然环境中，根据中药材生长发育习性和对环境条件的要求，遵循自然法则和生物规律，模仿中药材野生环境和自然生长状态，再现植物与外界环境的良好生态关系，实现品质优良的中药材生态培育模式。

（十四）批

同一产地且种植地、养殖地、野生抚育或者仿野生栽培地的生态环境条件基本一致，种子种苗或其它繁殖材料来源相同，生产周期相同，生产管理措施基本一致，采收期和产地加工方法基本一致，质量基本均一的中药材。

（十五）放行

对一批物料或产品进行质量评价后，做出批准使用、投放市场或者其它决定的操作。

（十六）储运

包括中药材的贮存、运输等。

（十七）发运

指企业将产品发送到经销商或者用户的一系列操作，包括配货、运输等。

（十八）标准操作规程

也称标准作业程序，是依据技术规程将某一操作的步骤和标准，以统一的格式描述出来，用以指导日常的生产工作。

第一百四十四条 本规范自发布之日起施行。

国家药监局综合司关于组建中药材 GAP
专家工作组的通知

（药监综药管〔2023〕33 号）

各省、自治区、直辖市和新疆生产建设兵团药品监督管理局，各相关单位：

根据《国家药监局关于印发进一步加强中药科学监管促进中药传承创新发展若干措施的通知》（国药监药注〔2023〕1 号），为促进中药材规范化发展，推进《中药材生产质量管理规范》（以下称中药材 GAP）有序实施，强化中药材质量控制，推进中药材追溯体系建设，从源头提升中药质量，进一步发挥行业内技术专家的指导和支撑作用，国家药监局决定设立中药材 GAP 专家工作组（以下称专家组），有关事项明确如下。

一、专家组成员由从事中药材种子种苗研究、种植/养殖、采收加工、质量控制及品质评价和行政管理等领域的专业人员组成，要求具有较高的学术造诣和业务水平，原则上不超过 60 周岁。

二、国家药监局负责专家组成员遴选、增补和更换，制定和调整专家组工作职责、工作要求等。

国家药监局核查中心设立专家组办公室，负责专家组日常工作。办公室成员由国家药监局相关司局，中检院、药典委、核查中心等直属单位相关工作人员共同组成。

三、专家组设组长 1 名、副组长 3 名。所有成员任期 5 年，根据工作需要和专家意愿，专家组成员可以增补和调整。第一期专家组成员名单见附件。专家组组长为黄璐琦，常务副组长为魏建和，副组长为郭兰萍、高天兵。

四、专家组遵循科学、依法、公开、公正、客观的原则，为中药材生产质量安全监管和促进中药材规范化发展，推进中药材 GAP 实施提供技术支持、决策建议，具体职责如下：

（一）为国家药监局研究制定推进中药材 GAP 实施的技术指南、检查工作程序和检查评定标准等技术指导文件提供支持，必要时直接参与相关文件起草。

（二）为国家药监局研究完善中药材规范化、产业化和适度规模化发展，加强中药材质量安全监管的管理政策提供技术咨询。

（三）按照国家药监局安排，参与中药延伸检查相关的中药材 GAP 符合性检查、有因检查等监督检查。

（四）按照国家药监局安排，为全国各地推进中药材 GAP 实施，促进中药材规范化生产提供技术指导。

（五）按照国家药监局安排，为中药材 GAP 实施及检查工作中可能存在的重大争议提供研判意见。

（六）调研收集整理并汇总分析中药材 GAP 实施、检查，以及中药材规范化生产等相关工作中的问题和风险，并向国家药监局提出解决建议。

（七）其他与中药材规范化生产质量管理相关的技术咨询工作。

五、专家组成员应当按照国家药监局安排参加会议及中药材 GAP 相关检查等活动；客观公正、严谨负责地提供具体明确的专业意见和建议；主动回避与本人有利害关系的相关活动；不得以专家组成员名义参与中药材规范化生产、中药材 GAP 实施等相关商业活动；依法依规承担保密义务。

六、专家组成员在履行成员职责范围内有权独立、充分发表个人意见和建议，按照有关规定获得相应劳动报酬，根据个人意愿提出辞任。

七、各省级药品监管部门可以结合本行政区域中药材发展实际，研究组建本行政区域内的中药材 GAP 专家组，引导和促进本行政区域内的中药材规范化发展。

附件：国家药监局中药材 GAP 专家工作组名单（第一期）

国家药监局综合司

2023 年 4 月 14 日

附件

国家药监局中药材 GAP 专家工作组名单

（第一期）

编号	姓名	单位	职称 / 职务
1	黄璐琦	国家中医药管理局，中国中医科学院	工程院院士 / 副局长 / 院长
2	魏建和	中国医学科学院药用植物研究所	研究员 / 副所长
3	郭兰萍	中国中医科学院中药资源中心	研究员 / 主任
4	高天兵	国家药品监督管理局审核查验中心	副主任
5	牛颜冰	山西农业大学	教授
6	王有生	海南科技职业大学	高级工程师
7	王志安	浙江省中药研究所有限公司	研究员 / 所长
8	王建华	山东农业大学	教授
9	李先恩	中国医学科学院药用植物研究所	研究员
10	李宜平	长春中医药大学	教授
11	李青苗	四川省中医药科学院	研究员
12	李隆云	重庆市中药研究院	研究员 / 副院长
13	杨　全	广东药科大学	教授 / 副校长
14	杜　弢	甘肃中医药大学	教授
15	张重义	福建农林大学	教授
16	郭巧生	南京农业大学	教授
17	高文远	天津大学	教授
18	崔秀明	昆明理工大学	教授
19	魏　锋	中国食品药品检定研究院中药民族药检定所	研究员 / 副所长
20	金红宇	中国食品药品检定研究院中药民族药检定所	研究员
21	翟为民	国家药典委中药处	副主任药师
22	闫兆光	国家药监局核查中心检查三处	副主任药师
23	刘　爽	国家药监局核查中心检查三处	副主任药师
24	于江泳	国家药监局药品注册管理司（中药民族药监管司）中药民族药处	主任药师 / 处长
25	刘　春	国家药监局药品监督管理司监管一处	处长

注：本表 19 至 25 的成员同时兼国家中药材 GAP 专家组办公室成员。

规章文件

国家药监局综合司关于中药饮片生产企业采购产地加工（趁鲜切制）中药材有关问题的复函

（药监综药管函〔2021〕367号）

安徽、甘肃省药品监督管理局：

安徽省药品监督管理局《关于允许中药饮片生产企业采购临泉县中药材产地趁鲜切制产品的请示》（皖药监中化〔2020〕28号）和甘肃省药品监督管理局《关于允许中药饮片生产企业采购甘肃省大宗地产中药材产地加工切片产品的请示》（甘药监发〔2020〕201号）收悉。为贯彻落实习近平总书记关于中医药守正创新发展的重要指示批示精神，贯彻落实《中共中央 国务院关于促进中医药传承创新发展的意见》《国务院办公厅印发关于加快中医药特色发展若干政策措施的通知》等要求，根据《药品管理法》《中医药法》等有关规定，现将有关意见函复如下：

一、产地加工属于中药材来源范畴，趁鲜切制是产地加工的方式之一，是按照传统加工方法将采收的新鲜中药材切制成片、块、段、瓣等，虽改变了中药材形态，但未改变中药材性质，且减少了中药材经干燥、浸润、切制、再干燥的加工环节，一定程度上有利于保障中药材质量。中药饮片生产企业可以采购具备健全质量管理体系的产地加工企业生产的产地趁鲜切制中药材（以下简称鲜切药材）用于中药饮片生产。

二、采购鲜切药材的中药饮片生产企业，应当将质量管理体系延伸到该药材的种植、采收、加工等环节，应当与产地加工企业签订购买合同和质量协议并妥善保存，应当严格审核产地加工企业的质量管理体系，至少应包括以下内容：

（一）产地加工企业应当具备与其加工规模相适应的专业技术人员及加工、干燥、包装、仓储等设施设备，并具备配合中药饮片生产企业落实药品质量管理要求的能力。

（二）鲜切药材应当是列入所在地省级药品监管部门公布的鲜切药材目录品种，其基原和质量（形态除外）应当符合《中国药典》等国家药品标准或者省（自治区、直辖市）中药饮片炮制规范中的相应规定，种植、采收、加工等应当符合《中药材生产质量管理规范》要求。

（三）产地加工企业应当根据所在地省级药品监管部门公布的趁鲜切制加工指导原则，结合鲜切药材特点和实际，制定具体品种切制加工标准和规程。鲜切药材的切制加工应当参照《药品生产质量管理规范》及其中药饮片附录（以下称中药饮片GMP）相关规定实施，应当有完整准确的批生产记录，且切制加工规程应当有传统经验或者研究验证数据支持。

（四）鲜切药材应当有规范的包装和标签，并附质量合格标识。其直接接触药材的包装材料应当符合药用要求，标签内容应当包括：品名、规格、数量、产地、采收日期、生产批号、贮藏、保质期、企业名称等。

（五）产地加工企业应当建立完整的中药材质量追溯体系，能够保证中药材种植、采收、加工、干燥、包装、仓储及销售等全过程可追溯。

三、中药饮片生产企业对采购的鲜切药材承担质量管理责任，对鲜切药材应当入库验收，按照中药饮片GMP要求和国家药品标准或者省（自治区、直辖市）中药饮片炮制规范进行净制、炮炙等生产加工，并经检验合格后，方可销售。中药饮片生产企业应当在产地加工企业质量追溯基础上进一步完善信息化追溯体系，保证采购的鲜切药材在种植、采收、加工、干燥、包装、仓储及生产的中药饮片炮制、销售等全过程可追溯。

四、中药饮片生产企业不得从各类中药材市场或个人等处购进鲜切药材用于中药饮片生产；也不得从质量管理体系不健全或者不具备质量管理体系的产地加工企业购进鲜切药材用于中药饮片生产；不得将采购的鲜切药材直接包装后作为中药饮片销售。

五、请你局结合本省中药材生产实际，在组织论证鲜切药材合理性和必要性的基础上，遵循传统加工习惯，按照保证质量、利于储存、便于运输的总体要求，研究制定鲜切药材品种目录及趁鲜切制加工指导原则。列入目录的中药材，应当是本省一定区域内有较大规模种植和产地加工传统，适宜趁鲜切制，且有依据支持趁鲜切制对质量无不良影响的优势品种。

鲜切药材目录、趁鲜切制加工指导原则及其制定的关键过程等信息应当通过官方网站等方式及时公开，接受社会监督。

六、请你局督促本行政区域内中药饮片生产企业，落实质量管理主体责任，强化对产地加工企业的质量管理体系审核，切实做好鲜切药材质量评估和监测，加强对中药材规范化种植、采收、加工、干燥、包装、仓储等环节的管理。

七、请你局结合中药材产地需求实际，配合产地市县级人民政府建立和完善地方政府负总责，农业农村、市场监管、卫生健康等部门各负其责的工作机制。协助产地市县级人民政府及相关机构，制定科学的中药材产业发展规划，推动中药材规范化种植，建立产地加工企业遴选、退出机制，加强产地加工企业监管，建立中药材追溯信息化平台，采集种子种苗来源、种植面积、农药使用记录、产量、销售数量等关键信息，为中药材种植、采收、加工等提供信息化服务，并与各地药品监管部门及相关中药饮片生产企业共享。

八、请你局加强本省相关中药饮片生产企业监督管理，严防不符合要求产品、甚至假冒伪劣产品流入药用渠道。发现存在药品质量安全风险隐患的，应当依法依规采取暂停生产销售等风险控制措施；发现生产销售假劣药品等违法违规行为的，要依法依规严厉查处；发现中药饮片生产企业采购鲜切药材工作存在重大问题的或者有重大完善建议的，请及时报告国家药监局。

特此函复。

国家药监局综合司
2021 年 6 月 18 日

食品药品监管总局办公厅关于加强地方药材标准管理

有关事宜的通知

（食药监办药化管〔2015〕9号）

各省、自治区、直辖市食品药品监督管理局：

地方药材标准对满足临床的地区性用药特色需求，保障用药安全起到了积极作用，但也出现了将引种自国外且尚未批准进口的药用植物及国内新发现的药材收载入地方药材标准、地方药材标准与国家标准之间存在同名异物现象等问题。为严格地方药材标准管理，保障用药安全，现就有关事项通知如下：

一、禁止下列情形收载入地方药材标准：

（一）无本地区临床习用历史的品种；

（二）已有国家标准的药材；

（三）国内新发现的药材；

（四）药材新的药用部位；

（五）从国外进口、引种或引进养殖的非我国传统习用的动物、植物、矿物等产品；

（六）经基因修饰等生物技术处理的动植物产品；

（七）其他不适宜收载入地方药材标准的品种。

上述情形中的（三）、（四）、（五），均应按《药品注册管理办法》中"新发现的药材"或"药材新的药用部位"的有关注册管理规定办理。

二、中药材国家标准包括中国药典、部颁或局颁标准、进口药材标准。对与国家标准中的基原及药用部位相同的药材，地方药材标准不得通过另起他名（包括原地区习用名称）而收载；对与国家标准中的基原或药用部位不相同的药材，地方药材标准不得采用国家标准中已有的名称予以收载。

三、各省（区、市）食品药品监督管理局应开展以下工作：

（一）按上述要求，在本通知发布后6个月内完成对已发布地方药材标准的清理工作，及时废止不应收载的地方药材标准，并将清理后的地方药材标准目录及废止地方药材标准的相关文件报送总局药品化妆品注册管理司。

（二）对于地方药材标准中与国家标准同名而基原或药用部位不同的，应组织专家根据地方传统用药习惯、异名及相关证明材料（包括药用历史文献、药材基原、拉丁名、药用部位等信息）对该药材进行更名，并发布地方药材标准药材名称修订通知，同时，将已更名的标准及更名说明连同发布文件各一份报送总局药品化妆品注册管理司备案。

（三）根据地方药材标准药材名称修订结果，修订省级饮片炮制规范中的饮片名称。

四、各省（区、市）食品药品监督管理局应根据行政区域内药品监管的需要适时对地方药材标准开展修订、提高工作。修订标准发布后30日内，将已发布的标准及起草说明连同发布文件各一份报送总局药品化妆品注册管理司备案。

五、总局将组织国家药典委员会对地方药材标准的实施进行监督检查，对发现错误的，予以纠正；对发现违规和存在安全隐患的，予以通报，并责令纠正或撤销相关标准。

食品药品监管总局办公厅

2015年1月16日

食品药品监管总局关于进一步加强中药材
专业市场质量监管的通知

（食药监电〔2015〕3 号）

河北、黑龙江、安徽、江西、山东、河南、湖北、湖南、广东、广西、重庆、四川、云南、陕西、甘肃省（区、市）食品药品监督管理局：

2015 年 1 月 22 日至 28 日，食品药品监管总局组织对河南禹州、安徽亳州、河北安国、湖南廉桥、四川荷花池等 5 个中药材专业市场进行了飞行检查，检查结果已在总局政务网上通报。近年来，经多次整治，中药材专业市场秩序有所改观，但飞行检查发现仍然存在不少问题，严重影响中药质量安全，对群众健康构成了潜在危害。为进一步加强中药材专业市场监管，严厉打击违法违规行为，现将有关要求通知如下：

一、立即开展整治行动。河北、安徽、河南、湖南、四川 5 省食品药品监管局要针对本次飞行检查发现的问题，立即组织集中整治行动，重点整治中药材以次充好、染色增重、掺杂使假等质量问题和违法加工、违法经营等行为。整治工作要在当地政府的领导下，协调公安、工商等有关部门统一行动，坚决查处中药材专业市场的违法违规行为，坚决取缔非法经营活动，净化中药材市场。

二、严厉惩处违法犯罪行为。这次飞行检查发现问题较多，突出的有：河南禹州市场部分商户当街对栀子进行染色、柴胡以非药用部位代替药用部位出售，河北安国市场红参掺糖增重、沉香喷油掺杂，安徽亳州市场销售假蒲黄、假海金沙，湖南廉桥市场以理枣仁冒充酸枣仁、土大黄冒充大黄，四川荷花池市场用泥沙对地龙和土鳖虫增重等。总局已对飞行检查发现的问题进行了通报，上述 5 省食品药品监管局要对通报的违法违规行为迅速进行立案查处，对已经构成制假售假犯罪行为的，要立即移送公安机关追究刑事责任。

三、切实加强中药材监督管理。各省食品药品监管局要举一反三，统筹利用监督检查、检验监测、投诉举报等多种手段强化监管。要采取飞行检查、明察暗访等方式，提高发现问题的能力。要针对容易发生以次充好、染色增重、掺杂使假的中药材品种加大抽验频次，提高抽验的针对性。要对投诉举报信息高度重视，及时调查核实，充分发挥社会共治的作用。要加大与相关部门协调力度，提升监管合力，共同保障中药材质量安全。

四、加大信息公开和曝光力度。各地在中药材专业市场监管中查办的案件和发现的风险隐患，要及时上报总局。检查的结果、检验的结论、查处的意见及时主动向社会公开。违法违规案件统一由省级食品药品监管部门公开曝光；情节严重的，由总局在政务网站予以曝光。

五、严格落实地方政府责任。中药材市场所在地政府要严格按照经国务院同意、食品药品监管总局等 8 部门下发的《关于进一步加强中药材管理的通知》（食药监〔2013〕208 号）要求，加强中药材市场管理，建立完善市场交易和质量管理规范等各项制度，建立健全监督检查、责任追究和社会监督机制。切实履行《中药材专业市场管理责任书》的责任，加大对市场的日常管理和巡查排查力度，确保市场净化和交易规范。

河北、安徽、河南、湖南、四川 5 省的整治行动及案件查处的阶段性情况于 2 月 17 日前报告食品药品监管总局。总局将适时对整治效果再次进行检查。

联　系　人：药化监管司　林长庆

电　　话：010-88330854

传　　真：010-68311985

食品药品监管总局

2015 年 2 月 9 日

食品药品监管总局等部门关于进一步加强
中药材管理的通知

（食药监〔2013〕208号）

各省、自治区、直辖市人民政府：

中药材是中医药的重要组成部分。加强中药材管理、保障中药材质量安全，对于维护公众健康、促进中药材产业持续健康发展、推动中医药事业繁荣壮大，具有重要意义。为进一步加强中药材管理，经国务院同意，现就有关工作通知如下：

一、充分认识加强中药材管理的重要性

近年来，我国中药材管理不断加强，形成了以中药材种植养殖、产地初加工和专业市场为主要环节的中药材产业，呈现出持续发展的良好态势。但受多种因素影响，中药材管理领域仍然存在一些突出问题，主要表现是，标准化种植养殖落实不到位，不科学使用农药化肥造成有害物质残留；中药材产地初加工设备简陋，染色增重、掺杂使假现象时有发生；中药材专业市场以次充好，以假充真，制假售假，违法经营中药饮片和其他药品现象屡禁不止。这些问题严重影响中药材质量安全，危害公众健康，阻碍中药材产业和中医药事业健康发展，社会反映强烈。

地方各级人民政府要深刻认识这项工作的重要意义，以对国家和公众高度负责的态度，采取切实有效措施，加大中药材产业链各环节的管理力度，坚决打击违法犯罪活动，确保中药材质量安全。

二、强化中药材管理措施

（一）加强中药材种植养殖管理。各地要高度重视中药材资源的保护、利用和可持续发展，加强中药材野生资源的采集和抚育管理，采集使用国家保护品种，要严格按规定履行审批手续。严禁非法贩卖野生动物和非法采挖野生中药材资源。要在全国中药材资源普查的基础上结合本地中药材资源分布、自然环境条件、传统种植养殖历史和道地药材特性，加强中药材种植养殖的科学管理，按品种逐一制定并严格实施种植养殖和采集技术规范，统一建立种子种苗繁育基地，合理使用农药和化肥，按年限、季节和药用部位采收中药材，提高中药材种植养殖的科学化、规范化水平。禁止在非适宜区种植养殖中药材，严禁使用高毒、剧毒农药、严禁滥用农药、抗生素、化肥，特别是动物激素类物质、植物生长调节剂和除草剂。加快技术、信息和供应保障服务体系建设，完善中药材质量控制标准以及农药、重金属等有害物质限量控制标准；加强检验检测，防止不合格的中药材流入市场。

（二）加强中药材产地初加工管理。产地初加工是指在中药材产地对地产中药材进行洁净、除去非药用部位、干燥等处理，是防止霉变虫蛀、便于储存运输、保障中药材质量的重要手段。各地要结合地产中药材的特点，加强对中药材产地初加工的管理，逐步实现初加工集中化、规范化、产业化。要对地产中药材逐品种制定产地初加工规范，统一质量控制标准，改进加工工艺，提高中药材产地初加工水平，避免粗制滥造导致中药材有效成分流失、质量下降。严禁滥用硫磺熏蒸等方法，二氧化硫等物质残留必须符合国家规定。严厉打击产地初加工过程中掺杂使假、染色增重、污染霉变、非法提取等违法违规行为。

（三）加强中药材专业市场管理。除现有17个中药材专业市场外，各地一律不得开办新的中药

材专业市场。中药材专业市场所在地人民政府要按照"谁开办，谁管理"的原则，承担起管理责任，明确市场开办主体及其责任。中药材专业市场要建立健全交易管理部门和质量管理机构，完善市场交易和质量管理的规章制度，逐步建立起公司化的中药材经营模式。要构建中药材电子交易平台和市场信息平台，建设中药材流通追溯系统，配备使用具有药品现代物流水平的仓储设施设备，提高中药材仓储、养护技术水平，切实保障中药材质量。严禁销售假劣中药材，严禁未经批准以任何名义或方式经营中药饮片、中成药和其他药品，严禁销售国家规定的 28 种毒性药材，严禁非法销售国家规定的 42 种濒危药材。

（四）加强中药饮片生产经营管理。中药饮片生产经营必须依法取得许可证照，按照法律法规及有关规定组织开展生产经营活动。严禁未取得合法资质的企业和个人从事中药饮片生产、中药提取。各地要坚决取缔无证生产经营中药饮片的非法窝点，严厉打击私切滥制等非法加工、变相生产中药饮片的行为。要加强对药品生产经营企业的管理，严厉打击药品生产经营企业出租出借许可证照、将中药饮片生产转包给非法窝点或药农、购买非法中药饮片改换包装出售等违法行为。鼓励和引导中药饮片、中成药生产企业逐步使用可追溯的中药材为原料，在传统主产区建立中药材种植养殖和生产加工基地，保证中药材质量稳定。

（五）促进中药材产业健康发展。各地要根据国家中药材产业中长期发展规划，制定切合本地实际的中药材产业发展规划，采取有效措施促进中药材产业健康发展。要建立完善中药材种植养殖、产地初加工和中药材专业市场各项管理制度，开展诚信体系建设，营造促进行业健康发展的政策环境，推动地方特色中药材的集约化、品牌化发展。

三、加强组织保障

（一）明确地方政府责任。各地要切实履行地方政府负总责的要求，加强统一领导和组织协调，落实对中药材种植养殖、产地初加工和专业市场各环节的管理责任。要明确负责中药材管理的机构和人员，保障必要的经费和工作条件；建立中药材管理和服务的专业技术机构，完善中药材产业链中各项技术规范，提高中药材技术服务和质量保障能力；扶持中药材行业协会等社会组织发展，充分发挥其行业管理、行业自律、企业诚信等方面的作用，提高中药材管理的社会化水平。

（二）严惩违法犯罪行为。各地要切实加强对中药材的日常管理，强化中药材产业链各环节的排查，深挖带有行业共性的隐患和问题，坚决清退不符合要求的生产经营者，净化中药材市场环境。要针对社会反映强烈的突出问题，组织开展中药材整治专项行动，严厉打击制假售假等各类违法违规行为，保持打击中药材违法犯罪的高压态势。建立部门、区域联动机制，追根溯源，一查到底，及时查处曝光典型案件，有力震慑违法犯罪分子。

（三）严格监督检查。国务院有关部门要加强协作配合和监督指导，采取抽查、监督检验和明察暗访等方式，对中药材管理情况和中药材质量情况进行监督检查，监督检查结果要及时向社会公布。对问题突出、屡整屡犯、群众反映强烈的中药材专业市场坚决予以关闭；对管理措施不到位、市场秩序混乱、质量问题严重的地方，依纪依法追究相关责任人责任。

国家食品药品监督管理总局

中华人民共和国工业和信息化部

中华人民共和国农业部

中华人民共和国商务部

中华人民共和国国家卫生计划育生委员会

中华人民共和国国家工商行政管理总局

国家林业局

国家中医药管理局

2013 年 10 月 9 日

食品药品监管总局办公厅关于《中国药典》分列管理中药材品种有关问题的复函

（食药监办药化管函〔2014〕559号）

湖南省食品药品监督管理局：

你局《关于重新明确〈中国药典〉2005年版（一部）分列品种"葛根、黄柏、金银花"有关问题的请示》（湘食药监〔2014〕39号）收悉。为妥善解决《中国药典》分列管理的葛根、黄柏、金银花等中药材品种的依法、合理使用问题，经研究，现将有关事项函复如下：

一、根据《关于〈中国药典〉2005年版（一部）分列品种"葛根、黄柏、金银花"有关问题的通知》（食药监注函〔2006〕69号）等文件要求，凡处方中药味名称符合变更要求而未及时变更的中成药品种，相关生产企业可以按照国家药品标准修订程序和要求，向国家药典委员会提出申请，经批准后方可变更。

二、相关生产企业仍按食药监注函〔2006〕69号文件中规定的有关资料要求提交申请资料。但因历史原因无法提供分列管理前所用药材来源说明及证明性资料的，可提供该品种历史生产记录等佐证资料，并提供所在地省级食品药品监督管理局对相关佐证资料的核实意见。

三、对原剂型已将处方中金银花明确为山银花，但相关改剂型未及时变更的中成药品种（具体名单见附件），为避免产生新的"同名异方"问题，相关生产企业应直接将处方中金银花变更为山银花投料生产，并按要求向所在地省级食品药品监督管理局备案说明书及标签。涉及药品标准中鉴别、检查、含量测定等项目内容变化的，应按照修订国家药品标准或药品注册标准的程序提出相应申请。

附件：原剂型已明确为山银花而改剂型未及时变更的品种

国家食品药品监督管理总局办公厅

2014年11月2日

规章文件

附件

原剂型已明确为山银花而改剂型未及时变更的品种

序号	药品名称	批准文号数	备注
1	复方珍珠暗疮胶囊	5	
2	感冒止咳片	2	
3	感冒止咳胶囊	2	
4	感冒止咳合剂	1	
5	花蛇解痒片	1	
6	口炎清片	1	
7	口炎清咀嚼片	1	
8	口炎清胶囊	1	
9	口炎清含片	1	
10	脉络宁口服液	2	金银花：山银花（16:9）
11	脉络宁颗粒	1	金银花：山银花（16:9）
12	清肝利胆颗粒	1	
13	银屑灵颗粒	1	
14	痔炎消胶囊	8	
15	痔炎消片	2	

关于进一步做好中药材质量监管工作的通知

（食药监办安〔2011〕64号）

各省、自治区、直辖市食品药品监督管理局（药品监督管理局），新疆生产建设兵团食品药品监督管理局：

近日新闻媒体报道了甘肃省岷县、陇西等地药农和商户用硫磺熏蒸当归等药材的现象，引发了社会较大反响。中药材的养殖、种植及加工关系到中药制剂以及中药饮片的质量安全，应引起各级食品药品监管部门的高度重视。为确保药品质量安全，现就进一步加强中药材质量监管相关工作通知如下：

一、进一步提高对中药材质量监管重要性的认识。各省（区、市）食品药品监管部门应通过甘肃岷县硫熏药材事件，举一反三、防微杜渐，拓宽监管思路，进一步加强中药材流通环节的监管，加强对中药材及中药饮片经营企业以及中药材专业交易市场硫熏药材的监督检查，加大市场抽样检验的力度，进一步规范中药材及中药饮片的经营销售行为。

二、强化中药制剂及中药饮片生产的监督检查。各省（区、市）食品药品监管部门应按照国家局《关于进一步加强中药生产监督检查的通知》（国食药监安〔2010〕457号）和国家局会同卫生部、国家中医药管理局联合下发的《关于加强中药饮片监督管理的通知》（国食药监安〔2011〕25号）的要求，加强对中药制剂及中药饮片生产企业购进中药材及中药饮片质量检验工作的监督，加大对中药制剂及中药饮片生产企业药品生产现场监督检查的力度。

三、加强中药材及中药饮片质量检验。国家局正在制定中药材及中药饮片二氧化硫残留量限度标准，在此之前，各省（区、市）食品药品监管部门应设定工作时限，要求辖区内中药制剂及中药饮片生产企业制定二氧化硫残留量限度指标，作为企业物料检测内控标准。凡企业未按要求制定二氧化硫残留物检测内控标准或不按照内控标准对购进中药材或中药饮片进行检验的，其中药材或中药饮片不得用于生产投料。

四、加强与相关部门的协调与配合。各省（区、市）食品药品监管部门应主动与农业、工商、卫生等部门加强信息沟通与交流，及时通报中药材养殖、种植及加工过程中出现的硫磺熏蒸以及其他影响药材质量的问题，并积极配合相关部门采取措施，齐抓共管，综合治理，切实履行监管职责，确保中药制剂及中药饮片质量安全。

各省（区、市）食品药品监管部门在中药材质量监管工作中发现的问题和情况，应及时向所在地省级人民政府和国家局报告。

联 系 人：郭清伍、翁新愚

电　话：010-88330852，88330812

传　真：010-88330854

国家食品药品监督管理局办公室

二〇一一年五月三日

关于《中国药典》2005 年版（一部）分列品种
"葛根、黄柏、金银花"有关问题的通知

（食药监注函〔2006〕69 号）

各省、自治区、直辖市食品药品监督管理局（药品监督管理局）：

根据《关于执行〈中国药典〉2005 年版有关问题的补充通知》（国食药监注〔2006〕59 号）的要求，对《中国药典》2005 年版（一部）分列品种"葛根、黄柏、金银花"，凡处方中药味名称需变更的中成药品种，应于 2006 年 8 月 1 日前向国家局提出修订国家药品标准的药品注册补充申请，其技术审核工作由国家药典委员会统一负责。

此类药品注册补充申请事项，除按《药品注册管理办法》附件四要求报送申报资料项目要求 1-4 项（包括①药品批准证明文件及其附件的复印件；②证明性文件；③修订的药品说明书样稿，并附详细修订说明；④修订的药品包装标签样稿，并附详细修订说明）外，尚需报送以下资料：

一、变更的原因及理由。

二、说明申请变更的该品种系原研发品种还是仿制品种，并提供相关证明性文件及资料。

三、《中国药典》2005 年版执行以前所用药材来源的说明及证明性资料。

四、根据新确定的品种来源申请修订的药品标准全文及起草说明。如药品标准中性状、鉴别、检查、含量测定等项内容有变化，须提供省级药品检验所复核检验报告书及意见。

请各省、自治区、直辖市食品药品监督管理局（药品监督管理局）及时将上述要求通知辖区内有关药品生产企业，并切实做好上述药品注册补充申请的形式审查工作。

国家食品药品监督管理局药品注册司

二○○六年七月六日

关于加强广防己等 6 种药材及其制剂监督管理的通知

（国食药监注〔2004〕379 号）

各省、自治区、直辖市食品药品监督管理局（药品监督管理局）：

为保证人民群众用药安全，根据对含马兜铃酸药材及其制剂不良反应的报道以及毒副作用研究和结果的分析，决定加强对含马兜铃酸药材及其制剂的监督管理，现将有关事宜通知如下：

一、取消广防己（马兜铃科植物广防己 *Aristolochia fangchi* Y. C. Wu ex L. D. Chou et S. M. Hwang 的干燥根）药用标准，凡国家药品标准处方中含有广防己的中成药品种应于 2004 年 9 月 30 日前将处方中的广防己替换为《中国药典》2000 年版一部收载的防己（防己科植物粉防己 *Stephania tetrandra* S. Moore 的干燥根）。

二、取消青木香（马兜铃科植物马兜铃 *Aristolochia debilis* Sieb. et Zucc. 的干燥根）药用标准，凡国家药品标准处方中含有青木香的中成药品种应于 2004 年 9 月 30 日前将处方中的青木香替换为《中国药典》2000 年版一部收载的土木香（仅限于以菊科植物土木香 *Inula helenium* L. 的干燥根替换）。

三、替换后的中成药品种涉及原质量标准需要修订的，应将修订后的质量标准经省级食品药品监督管理部门审核后报国家食品药品监督管理局药品注册司，同时抄送国家药典委员会。

四、各省级食品药品监督管理部门应通知辖区内药品生产、经营和使用单位，含广防己、青木香的中药制剂必须严格按处方药管理，凭医师处方购买，在医师指导下使用，并定期检查肾功能，如发现肾功能异常应立即停药，并明确儿童及老年人慎用，孕妇、婴幼儿及肾功能不全者禁用。

五、各省级食品药品监督管理部门应对本辖区内生产的含广防己、青木香的中成药品种的处方替换情况进行监督检查，并于 2004 年 10 月 31 日前将检查结果报国家食品药品监督管理局药品注册司。凡 2004 年 9 月 30 日以后生产的中成药中仍含有广防己、青木香的，一律按假药查处。

六、凡含马兜铃、寻骨风、天仙藤和朱砂莲的中药制剂（品种名单见附件）严格按处方药管理，已作为非处方药管理的肺安片、朱砂莲胶囊、复方拳参片现按处方药管理，在零售药店购买必须凭医师处方。患者应在医师指导下严格按批准的功能主治服用。药品零售企业未凭处方销售含马兜铃、寻骨风、天仙藤和朱砂莲的中药制剂的，一律依法查处。

七、处方中含有马兜铃、寻骨风、天仙藤和朱砂莲的中药制剂生产单位必须于 2004 年 9 月 30 日前在药品标签和说明书的【注意事项】项下统一增加以下内容："（1）本品含 ××× 药材，该药材含马兜铃酸，马兜铃酸可引起肾脏损害等不良反应。（2）本品为处方药，必须凭医师处方购买，在医师指导下使用，并定期检查肾功能，如发现肾功能异常应立即停药。（3）儿童及老年人慎用，孕妇、婴幼儿及肾功能不全者禁用"。对于原药品标签和说明书中没有标注【注意事项】项的，应增加【注意事项】项及上述内容，未按规定加注上述内容的，一律依法查处。

八、鼓励马兜铃、寻骨风、天仙藤和朱砂莲等药材代用品的研究，申请使用上述药材代用品的制剂应当根据《药品注册管理办法》的规定按照补充申请办理。

九、暂停受理含马兜铃、寻骨风、天仙藤和朱砂莲等 4 种药材的中成药的中药品种保护申请和已有国家标准药品的注册申请，暂停受理含上述 4 种药材制剂的新药注册申请。抗艾滋病病毒和用于诊断、预防艾滋病的新药，治疗恶性肿瘤、罕见病等的新药以及治疗尚无有效治疗手段的疾病的新药等特殊情况除外。

请各省、自治区、直辖市食品药品监督管理部门及时将本通知内容通知辖区内有关药品研制、生产、经营和使用单位遵照执行。

附件：含马兜铃、寻骨风、天仙藤和朱砂莲 4 种药材的中成药品种名单

国家食品药品监督管理局
二〇〇四年八月五日

附件

含马兜铃、寻骨风、天仙藤和朱砂莲 4 种药材的中成药品种名单

序号	药品名称	标准来源	处方中含马兜铃酸的药材
1	喘息灵胶囊	部颁标准 15 册	马兜铃
2	肺安片	部颁标准 15 册	马兜铃
3	复方蛇胆川贝散	部颁标准 11 册	马兜铃
4	鸡鸣丸	部颁标准 07 册	马兜铃
5	鸡苏丸	部颁标准 01 册	马兜铃
6	京制咳嗽痰喘丸	部颁标准 20 册	马兜铃
7	七十味松石丸	地标升国标	马兜铃
8	青果止嗽丸	部颁标准 03 册	马兜铃
9	润肺化痰丸（鸡鸣丸）	部颁标准 03 册	马兜铃
10	十三味疏肝胶囊	地标升国标	马兜铃
11	胃福颗粒	部颁标准 18 册	马兜铃
12	消咳平喘口服液	地标升国标	马兜铃
13	新碧桃仙片	部颁标准 02 册	马兜铃
14	止嗽化痰胶囊	新药标准	马兜铃
15	止嗽化痰颗粒	新药转正 19 册	马兜铃
16	止嗽化痰丸	部颁标准 10 册	马兜铃
17	止嗽化痰丸	药典 2000 版一部	马兜铃
18	止嗽青果片	部颁标准 20 册	马兜铃
19	和胃降逆胶囊	地标升国标	天仙藤

续表

序号	药品名称	标准来源	处方中含马兜铃酸的药材
20	香藤胶囊	地标升国标	天仙藤
21	杜仲壮骨胶囊	部颁标准 12 册	寻骨风
22	杜仲壮骨丸	部颁标准 18 册	寻骨风
23	风湿宁药酒	部颁标准 19 册	寻骨风
24	复方风湿药酒	地标升国标	寻骨风
25	复方拳参片	部颁标准 10 册	寻骨风
26	祛风除湿药酒	部颁标准 13 册	寻骨风
27	三蛇药酒	部颁标准 01 册	寻骨风
28	伤湿镇痛膏	部颁标准 02 册	寻骨风
29	少林正骨精（酊剂）	部颁标准 06 册	寻骨风
30	神农药酒	部颁标准 15 册	寻骨风
31	益肾蠲痹丸	新药转正 01 册	寻骨风
32	金朱止泻片	新药标准	朱砂莲
33	朱砂莲胶囊	部颁标准 14 册	朱砂莲
34	保胃胶囊	地标升国标	朱砂莲
35	复方胃痛胶囊	地标升国标	九月生（朱砂莲）
36	九龙解毒胶囊	地标升国标	九月生（朱砂莲）

规章文件

关于取消关木通药用标准的通知

（国药监注〔2003〕121号）

各省、自治区、直辖市药品监督管理局：

为保证人体用药安全，解决历史上木通品种的混用问题，我局根据对关木通及其制剂毒副作用的研究情况和结果分析以及相关本草考证，决定取消关木通（马兜铃科）的药用标准。现将有关事宜通知如下：

一、凡生产龙胆泻肝丸（含浓缩丸、水丸）、龙胆泻肝胶囊（含软胶囊）、龙胆泻肝颗粒、龙胆泻肝片的企业务必于2003年4月30日前将处方中的关木通替换为《中国药典》2000年版2002年增补本中收载的木通（木通科），其他国家标准处方中含有关木通的中成药品种务必于2003年6月30日前替换完毕。

二、替换后的品种涉及原标准需要修改的，须将修订后的标准报国家药品监督管理局药品注册司。

三、加强对含有关木通的中药制剂的监督管理，并通知辖区内药品使用单位，含关木通的中药制剂必须凭医师处方购买，并在医师指导下使用。明确肾脏病患者、孕妇、新生儿禁用；儿童及老人一般不宜使用；本品不宜长期使用，并定期复查肾功能。

以上请及时通知辖区内有关药品生产、经营企业和医疗机构，认真遵照执行。

国家药品监督管理局

二〇〇三年四月一日

地区性民间习用药材管理办法（试行）

（1987年6月13日　卫生部）

一、根据《中华人民共和国药品管理法》第三十二条的规定，为加强地区性民间习用药材的管理，特制定本办法。

二、地区性民间习用药材系指国家药品标准未收载，而在局部地区有多年生产、使用习惯（其它地区没有使用习惯）的药材品种。

三、各省、自治区、直辖市卫生厅（局）对本地区内确有历史习用的药材品种（不包括国家标准收载的药材品种），应制定地方药材标准。对已经制定地方药材标准的品种，应将其标准和起草说明送卫生部药典会备案。

对新发现的中药材应按"新药审批办法"的规定办理。

四、经省、自治区、直辖市卫生厅（局）审核批准的地区性民间习用药材，只准在本地区内销售使用。调往外省（自治区、直辖市）销售使用的，必须经调入省（自治区、直辖市）卫生厅（局）批准。

五、用地区性习用药材为原料生产中成药制剂的，必须按"新药（中药）审批办法"《有关中药问题的补充规定和说明》中的有关规定办理。

六、地区性习用药材在本地区内调拨使用的，也应按照《药品管理法》第三十六条"发运中药材必须有包装。在每件包装上，必须注明品名、产地、日期、调出单位，并附有质量合格的标志"的规定办理。

七、违反本办法有关规定的，可按照《药品管理法》的有关条款处理。

八、本办法自1988年1月1日起执行。

第九节
中药饮片与中药配方颗粒

国家药监局关于省级中药材标准和饮片炮制规范中标准物质有关事宜的通知

（国药监药注〔2020〕6号）

各省、自治区、直辖市药品监督管理局，中国食品药品检定研究院：

为进一步加强和规范省级中药材标准及中药饮片炮制规范中收载使用的标准物质标定和分发工作，根据有关规定和要求，现将有关事宜通知如下：

一、各省、自治区、直辖市药品监督管理部门根据省级中药材标准和中药饮片炮制规范制定和修订工作需要，可委托行政区域内省级药品检验机构负责省级中药材标准和中药饮片炮制规范中收载使用的除国家药品标准物质以外的标准物质制备、标定、保管和分发工作，制备标定结果报中国食品药品检定研究院备案。

二、对于省级中药材标准和中药饮片炮制规范中规定使用的药品标准物质，有国家药品标准物质的，应使用国家药品标准物质。使用省级中药材标准和中药饮片炮制规范中收载使用的国家药品标准物质以外的标准物质，应遵循其使用说明书规定。

三、各省级药品检验机构应当参照国家药品标准物质管理要求，建立完善药品标准物质管理体系，对省级中药材标准和中药饮片炮制规范中收载使用的国家药品标准物质以外的标准物质统一标定规范、统一保存发放。

四、各省、自治区、直辖市药品监督管理部门应当及时掌握省级中药材标准和中药饮片炮制规范中药品标准物质研制和供应情况，加强监督管理。

五、中国食品药品检定研究院应当加强对省级中药材标准和中药饮片炮制规范中有关标准物质的研制技术指导和开展培训工作。

国家药监局

2020年2月25日

国家药监局关于省级中药饮片炮制规范

备案程序及要求的通知

（国药监药注〔2020〕2 号）

各省、自治区、直辖市药品监督管理局，新疆生产建设兵团药品监督管理局：

按照《中华人民共和国药品管理法》规定，各省、自治区、直辖市人民政府药品监督管理部门制定的炮制规范应当报国务院药品监督管理部门备案。为进一步做好省级中药饮片炮制规范的备案工作，现将有关备案程序和要求通知如下：

一、各省（区、市）药品监督管理局（以下简称省级药品监督管理部门）应当在发布前，依据国家法律、法规和相关管理规定、指导原则等，组织对制定的省级中药饮片炮制规范开展合规性审查。

二、备案前，省级药品监督管理部门可就有关事宜与国家药监局药品注册管理司进行沟通交流。

三、省级药品监督管理部门自发布省级中药饮片炮制规范之日起 30 日内向国家药品监督管理局正式提交备案材料。备案材料包括发布公告、文本及起草说明等。

四、省级中药饮片炮制规范不符合形式审查要求的，国家药品监督管理局不予备案，并及时将有关问题反馈相关省级药品监督管理部门，省级药品监督管理部门修改相关内容后重新备案。

五、省级药品监督管理部门应当按照信息公开要求及时将已经备案的省级中药饮片炮制规范收载品种目录及相关信息通过网站向社会公开，以便公众查询。

六、省级中药饮片炮制规范中存在不符合现行法律、法规及相关技术要求情形的，一经发现，国家药品监督管理局将责令相关省级药品监督管理部门予以撤销或纠正。

特此通知。

国家药监局

2020 年 1 月 13 日

国家药品监督管理局办公室关于中药饮片标签标识有关问题的复函

（药监办函〔2018〕200号）

湖北省食品药品监督管理局：

你局《关于中药饮片标签标识有关问题的请示》（鄂食药监文〔2018〕41号）收悉。经研究，现函复如下：

根据《中华人民共和国药品管理法》，中药饮片标签标识上标明的适应症或者功能主治应当符合国家药品标准的规定。中药饮片标签标识超出国家药品标准规定的适应症或者功能主治范围的，属于《中华人民共和国药品管理法》第四十八条第三款第（六）项规定的"所标明的适应症或者功能主治超出规定范围的"情形，应当按假药论处。

国家药品监督管理局办公室

2018年8月30日

国家药品监督管理局关于印发中药饮片质量集中整治工作方案的通知

（国药监〔2018〕28号）

各省、自治区、直辖市食品药品监督管理局，新疆生产建设兵团食品药品监督管理局：

为进一步加强中药饮片监督管理，提高中药饮片质量，国家药品监督管理局制定了《中药饮片质量集中整治工作方案》。现印发给你们，请认真组织实施。

各省级药品监督管理部门要组织将本通知精神及时通知至行政区域内中药饮片生产经营使用单位。

国家药品监督管理局

2018 年 8 月 28 日

规章文件

中药饮片质量集中整治工作方案

中药饮片是中药的重要组成部分，既可以用于中医临床配方使用，也可以用于中成药生产，其质量关乎人民群众用药安全有效。近年来，各级药品监管部门持续加大对中药饮片监督检查和抽检力度，依法查处和曝光违法违规企业和不合格产品，中药饮片总体质量状况有所好转，但存在的问题仍不容乐观。为进一步加强中药饮片监督管理，提高中药饮片质量，国家药品监督管理局决定在全国范围内开展为期一年的中药饮片质量集中整治，具体方案如下：

一、总体目标

以习近平新时代中国特色社会主义思想为指导，认真贯彻落实党的十九大精神和习近平总书记有关药品安全"四个最严"的要求，坚持问题导向、标本兼治的原则，着力解决当前中药饮片存在的突出问题，深入排查系统性、区域性风险隐患，严厉查处违法违规行为，加快建立完善符合中药饮片特点的长效机制，提升监管能力和水平，提高中药饮片质量，保障公众用药安全有效。

二、重点工作

（一）严厉查处中药饮片违法违规行为

1.严厉查处中药饮片生产环节违法违规行为。加强对中药饮片生产环节的监督检查，重点查处中药材进厂把关不严，使用掺杂使假、染色增重、霉烂变质的中药材生产中药饮片；超范围生产中药饮片；产能与销售数量不匹配，编造生产销售记录，不按规定进行进出厂检验，检验记录不真实；购买非法中药饮片改换包装出售；出租出借证照，将中药饮片生产转包给不法分子等违法违规行为。

2.严厉查处中药饮片流通使用环节违法违规行为。加强对中药饮片流通使用环节的监督检查，重点查处为他人违法经营中药饮片提供场所、资质证明文件、票据等条件；对供货方资质审查不严格，或从非法渠道购进中药饮片并销售（或使用）；非法分装、加工或贴签销售外购中药饮片；超范围经营毒性中药饮片等违法违规行为。

3. 严厉查处不合格中药饮片。加大中药饮片抽检力度，提高对市场上中药饮片抽检覆盖率和针对性，重点抽检中药饮片掺杂使假、染色增重、霉烂变质、硫熏、农药残留等项目。各地应当结合行政区域内监管实际情况，制定抽检计划，针对重点区域和重点品种加大抽检频次。

4. 严厉查处非法生产经营中药饮片的行为。坚决取缔无证生产经营中药饮片的非法窝点，严厉打击私切滥制等非法加工、变相生产中药饮片的行为，严厉打击不法分子无证经营中药饮片的行为。

（二）加快完善符合中药饮片特点的技术管理体系

1. 严格中药饮片生产企业准入标准，严格核定中药饮片企业炮制范围；按照国家局发布的《省级中药饮片炮制规范修订的技术指导原则》修订省级中药饮片炮制规范。

2. 推进全国中药饮片炮制规范的制定；强化中药新药注册管理，制定《中药材质量控制研究指导原则》，修订完善中药新药注册《中药原料前处理技术指导原则》；及时制修订完善《中国药典》中药饮片质量标准，增强中药饮片标准的科学性和适用性；保障中药标准物质的供应，加强中药标准物质信息化管理，开展中药标准物质数字化替代研究；研究探索中药饮片品种管理制度。

3. 修订发布中药材生产质量管理规范（GAP），研究推进实施GAP备案管理；研究制定鼓励和引导中药饮片企业使用GAP基地或固定产地中药材生产的措施；结合中药饮片特点和当前生产实际，修订完善GMP中药饮片附录，增强适用性，促进中药饮片企业规范化、专业化、规模化生产。

三、进度安排

（一）动员部署阶段（2018年8-9月）

各省级药品监管部门要根据本工作方案的要求，统一思想，协同行动，结合本地实际，制定具体整治工作实施方案，并于2018年10月12日前报送国家局。

（二）组织实施阶段（2018年10月-2019年9月）

各省级药品监管部门要按照本工作方案和具体实施方案组织开展中药饮片质量整治。突出重点问题，督促企业落实主体责任，对违法违规行为坚决查处；完善工作机制和相关管理制度，修订地方中药饮片炮制规范。

各省级药品监管部门须在2019年10月底前完成整治工作的总结，向国家局报送，工作总结应当包括检查和抽检情况、发现问题及处理情况、取得成效和工作建议等。

（三）督查总结阶段（2019年9-10月）

国家局以抽查方式组织督导检查，对工作扎实、成绩突出，查处重大案件的单位和个人，给予表扬和奖励；对监管不到位、责任不落实或重大案件处理不到位的，要给予批评并责令改正。各地要认真梳理中药饮片整治工作情况，分析问题成因，研究解决对策，总结经验做法，巩固行动成果，形成中药饮片监管的长效工作机制。

四、工作要求

（一）加强组织领导

各省级药品监管部门要高度重视中药饮片整治行动，在具体整治工作实施方案中明确工作重点和目标。其他各级负责药品监管的部门应当积极配合省级药品监管部门开展相关工作，在机构改革期间切实加强组织领导，精心组织实施，加强经费保障，统一组织精干力量，有针对性地开展整治工作。国家局将对专项整治工作跟踪研判，指导监督，统一法规政策执行，统一检查办案程序和标准。

（二）严格履行职责

各级药品监管部门要提高整治工作的针对性和实效性，务求发现问题、消除隐患、防范风险，对于发现的线索追根溯源、一查到底。在监督执法中要做到公平、公正、公开，坚决防止地方保护，坚决杜绝有案不查、重案轻办、以罚代管、以罚代刑的问题。对于在执法办案中为企业说情、干扰办案的一律记录在案，并依法依纪处理。

（三）加大查处力度

各级药品监管部门发现中药饮片生产经营中不符合 GMP、GSP 要求的，坚决采取责令整改、收回或撤销质量管理规范认证证书等处理措施，对存在严重违法违规行为的，坚决依法责令企业停止生产经营并立案查处，直至吊销《药品生产许可证》或《药品经营许可证》，涉嫌犯罪的，移送公安机关追究其刑事责任。凡是检验不合格的中药饮片，对其产品来源坚决一查到底。对于违法违规行为和检验不合格的产品，检查检验结果依法依规公开曝光。既要曝光违法违规的中药饮片生产经营企业，也要曝光不合格中药饮片的使用单位。对违法案件的处理，既要处罚违法的生产经营使用单位，也要依法追究单位直接负责的主管人员和其他直接责任人员的责任。

（四）加强协调配合

在整治行动中，要与有关部门加强协作配合，形成监管合力；充分发挥行业协会和专家学者的作用，引导行业自律和企业诚信；加强宣传，接受公众和舆论监督，营造整治工作良好氛围。

国家药品监督管理局关于发布省级中药饮片炮制规范修订的技术指导原则的通告

（2018 年第 16 号）

为加强对中药饮片的管理，规范省级中药饮片炮制规范的修订工作，增强中药饮片质量的可控性，国家药品监督管理局组织制定了《省级中药饮片炮制规范修订的技术指导原则》，现予发布。特此通告。

附件：省级中药饮片炮制规范修订的技术指导原则

国家药品监督管理局

2018 年 4 月 17 日

附件

省级中药饮片炮制规范修订的技术指导原则

一、概述

中药饮片炮制具有悠久的历史，是中医药宝库中的重要组成部分，是我国独特的传统制药技术。饮片炮制是在中医药理论指导下，按中医辨证用药的原则及调剂、制剂的需要，将中药材炮制成饮片的方法和技术。饮片炮制方法规范与否，直接关系到药品质量和临床用药的安全有效，关系到中医药的继承与发展。省级饮片炮制规范是对国家药品标准中未收载的地方临床习用饮片品规和炮制方法的补充，是地方饮片加工、生产、经营、使用、检验、监督管理的法定依据，对继承与发扬祖国宝贵医药遗产，提高当地中药饮片的质量，保障人民身体健康，促进饮片产业发展起到了积极的作用。

为提高省级饮片炮制规范的修订水平，依法规范编写，加强饮片质量的管理，制定本技术指导原则。

少数民族药饮片炮制规范的修订可参考本指导原则。

二、基本原则和要求

（一）基本原则

1. 坚持中医药理论指导。中药饮片炮制是在中医辨证用药基础上发展形成的制药技术。炮制规范的修订应遵循中医药理论指导，继承传统饮片炮制经验和技术，满足临床需求，发挥中医临床用药的特色和优势。

2. 坚持依法规范修订。各省、自治区、直辖市药品监督管理部门需及时组织在本行政区域内生产、流通、使用饮片炮制规范的研究修订；修订时，应参照现行版《中华人民共和国药典》（以下简称《中国药典》）和《国家药品标准工作技术规范》的格式和用语，务求做到用词准确、语言简练、逻辑严谨，避免产生误解和歧义。

3. 坚持继承和保护地方特色。省级饮片炮制规范需继承地方传统饮片炮制方法，保留其特有传统工艺。应继承、整理和挖掘地方炮制经验技术，总结长期在饮片生产第一线、具有丰富生产经验"老药工"的实践经验，收载有地方炮制特色或中医用药特点的饮片品规及其炮制技术，满足地方中医临床需求。

4. 坚持研究的科学性和严谨性。鼓励结合传统炮制方法和现代生产技术手段，开展中药饮片炮制技术研究，建立符合饮片特点的炮制技术规范。修订过程中应注重对药材种植、产地加工、市场流通、临床使用等的全过程调查，充分考虑影响饮片质量和炮制方法统一规范的因素，有针对性地确定规范的项目和内容，并研究建立专属性的质量控制方法和检测指标。

5. 坚持科技创新和发展。在传统炮制工艺的基础上，结合炮制机械设备的更新，开展对传统炮制工艺参数的优化；加强炮制辅料的研究；积极研制新的炮制机械设备，引入先进的监测技术、贮藏方法等，加快推进传统炮制工艺实现规范化、自动化、智能化的饮片现代生产模式。

（二）基本要求

1. 修订省级饮片炮制规范，应对饮片的药材原植物（动物、矿物）品种，性状、产地、资源情况，产地加工方法，炮制历史沿革，炮制工艺及其研究进展，以及质量控制、临床应用等方面进行全面调查和研究；毒性药材饮片的炮制规范修订，除应符合一般饮片的要求外，还应考察炮制工艺对饮片安全性的影响。

2. 省级饮片炮制规范应严格按照《中华人民共和国药品管理法》及其实施条例的相关规定，其收载范围仅限于具有地方炮制特色和历史沿用的临床习用品种；不得收载未获得公认安全、有效性数据的尚处于科学研究阶段的科研产品，以及片剂、颗粒剂等常规按制剂管理的产品；对于饮片打粉，除确有公认的临床习用历史的品种之外，不应作为规格收载。除另有规定外，炮制规范所用的原药材应是国家药品标准或地方药材标准收载的品种。辅料应建立相应的质量标准，也应对包装材料、包装规格、保质期等进行必要的考察。

3. 省级饮片炮制规范的内容应根据本省对饮片管理的有关要求以及质量控制所需制定。编排体例和正文部分一般可参照现行《中国药典》收载的饮片标准项目及格式。必要时可根据本行政区域的具体要求以及饮片的具体特点增设相关项目。

4. 省级饮片炮制规范的书写规范要求可参照现行版《国家药品标准工作技术规范》执行。所用术语、符号、计量单位、通则编码、检验方法及相关要求等，均参照《中国药典》的规定执行。

5. 研究过程中所有样品信息、原始记录、图片等资料及凭证样品、标本均应留样存档，保留备查。

6. 对于国家公布《禁止出口限制出口技术管理办法》和《国家科技保密品种目录》中收载的饮片炮制技术或重点品种，应遵守国家有关保密制度，其关键炮制技术和工艺参数在规范发布时应有所保留。

三、修订程序

（一）各地药品监督管理部门应组织本行政区域内饮片生产、炮制加工、临床应用、分析检验、药品监管及相关领域专家，成立省级饮片炮制规范修订工作委员会，统一负责省级饮片炮制规范方案设计和技术审核工作。

（二）省级饮片炮制规范的修订工作一般应按照品种遴选、样品收集、研究制定、技术审核、征求意见、发布实施等步骤有序开展。

四、研究要求

省级饮片炮制规范的研究工作，一般应包括规范草案的研究起草、生产验证、复核检验等内容。

（一）研究起草

承担编制任务的单位应按照《饮片炮制规范研究技术要求》（附录1），组织开展相应研究起草工作。

1. 文献考证

从历代本草文献、《中国药典》、地方炮制规范、代表性炮制专著（教材）和现代炮制工艺文献资料等方面对饮片的炮制方法进行归纳、分析和总结，明确炮制的原理和历史沿革，并对具体的记载内容进行考证，分析不同时期炮制规范收载的饮片炮制方法的共性和差异，从炮制工艺流程、辅料及其制法和用量等方面进行分析比较。

2. 生产工艺及临床使用情况调研

对地方名老中医、老药工和饮片企业的炮制经验、生产工艺进行调研，收集、整理饮片生产第一线实践经验；对饮片品种在地方医疗机构的使用频次以及临床疗效进行调研和整理。

3. 炮制工艺研究

应充分利用炮制机理研究的现有成果，对炮制方法及关键工艺参数进行优化。炮制工艺研究的方案设计应具有合理性，研究数据应有代表性和统计学意义。应充分考虑生产条件和生产规模，合理制定饮片生产的工艺方法与规格，如炮制时间、温度、辅料种类、辅料用量等参数，饮片切制长度、厚度、宽度等，应尽可能对饮片生产工艺进行细化，提供工艺优化的研究数据。

中药炮制辅料直接影响着饮片的质量和临床疗效，应通过研究制定炮制辅料的质量标准，确保炮制辅料质量的可控性与稳定性。

（二）生产验证

选取行政区域内有代表性的饮片生产企业，按照《饮片炮制规范生产验证技术要求》（见附录2）对制定的饮片炮制规范（草案）进行生产验证，并收集验证信息。生产企业应对修订的炮制工艺，进行相应的工艺验证工作，以确保规模生产的可行性。

（三）复核检验

药品检验机构对通过生产验证的饮片，按照拟定的饮片炮制规范进行复核检验（一般情况下，主要是对质控项目进行复核检验，承担复核检验和研究起草工作不应是同一个单位），出具检验报告，并根据检验的结果对炮制规范草案提出修改意见和建议。复核单位应按照《饮片炮制规范质控项目的复核检验技术要求》（见附录3）开展复核工作。

五、技术审核

各省级药品监督管理部门组织对饮片炮制规范草案及研究资料按照《饮片炮制规范技术审核要点》（见附录4）进行审核，并出具审核意见。

附录：1. 饮片炮制规范研究技术要求

2. 饮片炮制规范生产验证技术要求

3. 饮片炮制规范质控项目的复核检验技术要求

4. 饮片炮制规范技术审核要点

附录1

饮片炮制规范研究技术要求

一、名称

尊重地方特点和文化传统，体现中医药特色，可结合药材名称和炮制方法命名饮片。饮片名称包括该品种的中文名和汉语拼音。

二、来源

需说明植物（动物）类中药的科名，植物（动物）的中文名、拉丁学名、药用部位（矿物类中药应注明类、族、矿石名或岩石名）、采收季节、产地加工等内容，必要时规定产地。

省级饮片炮制规范收载饮片所涉及药材的来源应与药材标准中的药材来源一致。

三、炮制方法和工艺

除另有规定外，省级饮片炮制规范收载各项炮制技术应参照《中国药典》"炮制通则"各项规定执行。对于复制法、提净法、干馏法、渗析制霜法、升华制霜、煎煮制霜等工艺特殊、品种较少的炮制方法，在保持地方炮制特色基础上，在各品种或规格项下说明工艺和参数即可，不作统一规定。

饮片炮制方法均应明确炮制的温度、时间、次数，炮制所用辅料的处理方式等；要明确饮片炮制的程度，即终产品的判断方法；还应明确饮片干燥的方式和温度等。

需结合生产效率、可操作性、生产饮片的质量指标综合考量炮制生产设备，其性能、型号、功率及机械化程度应能满足生产规模、饮片质量控制的要求，将筛选、清洗、切制、干燥等常用设备、型号和重要参数等列入饮片炮制规范的起草说明。

四、饮片性状

用外观形态或传统经验鉴定方法描述饮片的形状、色泽、气味、大小、质地等方面的性状特征。对于多种炮制规格的品种，可分开描述。同一品种，多种来源，性状不同者，则分别描述；根、根茎、藤茎、果实、皮类饮片，应详细描述切面特征，突出饮片的性状鉴别特点。

五、质量控制指标

鉴别、检查、浸出物、含量测定项的要求应参考国家药典委员会《国家药品标准工作手册》《国家药品标准（中药）研究制定技术要求》和《国家药品标准（中药）起草与复核工作规范》相关要求进行实验研究。起草说明的编写应参考《国家药品标准（中药）起草说明编写细则》编写。

应研究水分、杂质、灰分、浸出物等项目，制定合理的限度，建议参照《中国药典》通则方法，开展重金属及有害元素、农药残留、二氧化硫残留、黄曲霉毒素、微生物限度等测定研究，根据研究结果，确定是否作为检测指标。

六、性味与归经、功能与主治、用法与用量

依照"生熟异治"的原理，依据现行《中国药典》《临床用药须知》、中药学、中药炮制规范及现代临床用药经验，采用规范术语对炮制规范中的性味与归经、功能与主治、用法与用量等项内容

进行表述；同一来源不同炮制方法的饮片疗效有明显不同的，应区别其药性、功效、用量等；饮片的用量一般可遵照地方临床用药剂量习惯，或遵医嘱使用。

七、辅料

饮片炮制使用的辅料，需研究制定相应的制备方法和质量标准。炮制辅料来自于食品的（如酒、盐、醋、米等），可参考食品领域相应标准，适当提高建立药用炮制辅料标准；炮制辅料为中药饮片的，可以相应饮片标准为辅料标准；对河砂、灶心土等来源的炮制辅料，应确保洁净、无污染。

八、包装标签

饮片包装应方便饮片的运输、销售和使用；有利于饮片的贮藏和保存；有利于饮片的防虫防蛀，防止被污染；有利于对饮片的监督检查；根据不同中药饮片贮藏特性，结合实际生产加工经验，参考食品或药品包装用材料的国家标准和行业标准，以及国家药品监督管理部门对药品标签的要求，规定中药饮片的包装和标签。

（一）标签内容要求

中药饮片的标签须注明品名、规格、药材产地、执行标准/炮制规范、生产企业、产品批号、生产日期等（必要时注明贮藏条件，规定保质期），并有质量合格的标志。同时，应附注有毒、先煎、后下、包煎、外用等特殊内容标示。鼓励使用 EAN 条码等光电读码方法，提供药材品种、来源、原产地、产地加工方法、炮制规格、商品等级等尽可能多的产品信息，便于查询和质量追溯。

（二）包装材料质量要求

中药饮片须使用无毒、无害的包装材料，并符合国家对药品包装有关规定；严禁使用有毒有害的印刷物质，包装材料上的文字标识应当清晰易辨、清楚醒目，避免印字脱落或者粘贴不牢等问题，不得以粘贴、剪切、涂改等方式删改或者补充标示内容。

内包装 内包装材料要选用与所包装的中药饮片品种、性能要求相适应的、无毒的食品或药用包装材料。对于易霉变、虫蛀的中药饮片品种，其内包装材质应具有防霉、防虫的效果。中药饮片的内包装应执行相应的国家标准要求。

外包装 采用能够防潮、防污染，有机械强度，易储存、运输的包装。中药饮片的外包装应执行相应的国家标准要求。

（三）包装规格要求

中药饮片的包装量，依据不同类别的中药饮片和临床需求确定。

（四）包装设备要求

应根据生产中药饮片的生产规模、品种、类别、形态差异以及装量规格选择包装设备，合理配置。进行中药饮片包装的计量器具应符合《中华人民共和国计量法》的规定。饮片称量、充填、封口、捆扎、打包，要逐步实现机械化。易吸潮、泛油、生虫、含挥发性成份等的饮片可选择真空包装或放入干燥剂、除氧剂，以延长饮片的保质期，最大限度地保证饮片质量。

九、贮藏

中药饮片应在适宜条件下贮藏。有特殊要求的中药饮片品种应标明贮藏条件，建议收集中药饮片稳定性实验数据，对饮片的包装、贮藏和保存条件等进行评估。28 种毒性中药的贮藏和保存应遵循有关规定。

十、注意

炮制过程中影响炮制品质量的关键因素、劳动保护事项；炮制品应用中的主要用药配伍禁忌、毒副作用及相关规定等需在本项说明，如有中西药合用禁忌的也应列入。

附录 2

饮片炮制规范生产验证技术要求

一、概述

本技术要求主要用于指导饮片生产企业开展中药饮片炮制工艺的验证研究。

主要包括以下内容：人员、设备、工艺验证等内容。对于其他相关的验证，可根据其具体情况，参照进行相应的验证工作。

本技术要求根据炮制工艺的不同，划分为净制、切制、炮炙和其他炮制工艺等类别，并对毒、麻药材及饮片也进行了相应的规定和要求。炮制工艺划分类别的目的是便于选择验证研究内容，有效开展验证工作。

由于炮制工艺的复杂性，如在具体研究中，类别界限不明显的品种或其他特殊情况的品种，可根据炮制工艺的具体特点和基础研究情况，合理进行炮制工艺的验证研究，但应对采用的方法及其可靠性进行验证说明。

二、相关要求

（一）人员要求

中药饮片炮制工艺验证的人员应包括相关的验证、复核与审批人员，其技术水平应能胜任相关岗位的要求，具备相应的上岗证明。

（二）设备要求

中药饮片炮制工艺验证用设备需通过相关验证，证实所使用的设备（设施）能够达到规定的技术指标和要求，为工艺验证提供保证。

（三）样品批数要求

中药饮片炮制工艺验证的批量应与生产设备规模相适应。贵细药材根据情况进行。一般应采用同一批次药材按照同一工艺连续生产 3 批进行验证。

（四）毒、麻饮片的要求

对于毒性或麻醉饮片的验证，除应符合一般饮片的要求外，还应研究工艺对饮片安全性的影响，尤其应关注以下几类药材或饮片的安全性，并进行相关研究：

1. 大毒（剧毒）饮片；
2. 现代研究发现有严重毒性的饮片；
3. 孕妇禁用或慎用的饮片。

毒性饮片炮制工艺的验证要充分考虑任何可能带来的风险，应加强系统研究和评估。

（五）技术指标要求

根据省级饮片炮制规范研究资料中关于炮制工艺的规定，对主要参数进行验证。应选取可反映产品真伪优劣的技术指标进行工艺验证，如：性状、杂质、水分、灰分、浸出物、含量等反映内在质量的技术指标。中间产品及最终成品应符合质量控制的要求。

（六）取样方法、药品标准和检验报告书

验证用样品的取样方法参照《中国药典》通则中药材和饮片取样法进行。在进行工艺验证之前，应对有关检验方法进行方法学验证，验证方法参照《中国药典》通则中有关的药品标准分析方法验

证指导原则。

验证单位应出具连续 3 批饮片样品的检验报告书。每批次饮片样品的生产量应与生产设备规模相适应。

（七）验证资料要求

在验证实施前，须先编制验证方案。验证原始记录要求客观、准确，保持记录的原始性。应详细记录验证过程中所出现的偏差，偏差产生的原因及解决方法。所有偏差必须得到有效处理后并经验证符合要求后方可进入下一步骤。

验证结束后应书写验证报告，验证报告对验证结果进行统计和分析，最后形成验证结论。验证报告中还应对验证中存在的问题进行详细总结，记录原因和解决方案。验证报告须经有关人员的复核和审批。

所有验证文件须统一归档管理，以便进行查阅及追踪。

三、验证类别和内容

（一）净制

净制工艺验证前，药材等应符合相关的药品标准。

净制工艺的验证内容应包括工艺流程、工艺参数、使用设备等方面，如具体包括净制方式的选择、设备的适用范围、设备的使用条件、工艺参数的确定等内容。以样品的性状、杂质等技术参数的数据作为验证指标。

（二）切制

切制工艺验证前，药材等应符合相关的药品标准。

切制工艺的验证内容应包括工艺流程、工艺参数、使用设备等方面，如具体包括切制方式的选择、设备的适用范围、设备的使用条件、工艺参数的确定等内容。

切制时，根据切制设备及饮片品种的情况，除鲜切、干切外，须进行软化、切制和干燥处理。

1. 软化　应对软化设备、软化方式、软化温度、样品投料量、吸水量、软化时间、漂洗次数等软化工艺进行验证。

2. 切药　应对切药设备、刀片厚度等进行切药工艺的验证。以样品的性状等技术参数的数据作为验证指标，具体性状要求应参照相关国家标准要求。

3. 干燥　应对干燥设备、干燥方式、干燥温度、投料量、干燥时间等进行干燥工艺的验证。以样品的性状和水分等技术参数的数据作为验证指标。

4. 捣碎　应对捣碎设备、筛网、投料量等进行捣碎工艺的验证。以样品的性状等技术参数的数据作为验证指标。

（三）炮炙

炮炙工艺验证前，药材、饮片应符合相关的药品标准/炮制规范，辅料应符合相关的质量标准。

炮炙工艺的验证内容应包括工艺流程、工艺参数、辅料的选择、使用设备等方面，如具体包括炮炙方式的选择、设备的适用范围、设备的使用条件、工艺参数的确定等内容。

1. 炒制　根据炒制设备及饮片品种的情况，可选用清炒或加辅料炒方式。可选用符合相关质量要求的辅料，采用验证过的设备对不同的炒制工艺进行验证。

清炒　应对炒药设备、投料量、炒制温度、翻动的次数、炒制时间、冷却时间等进行验证。以样品的性状等技术参数的数据作为验证指标。

辅料炒　应对炒药设备、投料量、辅料品种和用量、炒制时间、炒制温度、投放辅料的时间点、翻动的次数、辅料筛去方式、冷却时间等进行验证。如需醋淬，应验证醋淬时间点和醋的用量。以样品的性状等技术参数的数据作为验证指标。

2.炙制 选用符合相关质量要求的辅料,采用验证过的设备对不同的炙法工艺进行验证。

应对炙制使用的设备、辅料的加入方式、投料量、辅料品种和用量、闷润时间、炒制温度、翻动的频率和炒制时间等进行验证。以样品的性状、炮制前后的成品得率及内在质量等技术参数的数据作为验证指标。

3.制炭 根据制炭设备及饮片品种的情况,可选用炒炭、煅炭等制炭方法。

炒炭 应对炒炭设备、投料量、炒炭温度、翻动的次数及炒炭时间等制炭工艺进行验证。以样品的性状等技术参数的数据作为验证指标。

煅炭 应对煅炭设备、投料量、煅炭温度、焖煅时间等制炭工艺进行验证。以样品的性状等技术参数的数据作为验证指标。

4.煅制 根据煅制设备及饮片品种的情况,可选用明煅、煅淬等煅制方法。

明煅 应对煅制设备、投料量、煅制温度、翻动的次数及煅制时间等煅制工艺进行验证。以样品的性状等技术参数的数据作为验证指标。

煅淬 应对煅制设备、投料量、辅料的品种和用量、煅制温度、翻动的次数及煅制时间等煅制工艺进行验证。以样品的性状等技术参数的数据作为验证指标。

5.蒸制 根据蒸制设备及饮片品种的情况,可选用先切后蒸或先蒸后切的方式。除清蒸外,可选用符合质量要求的辅料。蒸制后可选用阴干、晒干、烘干等干燥方式。

蒸药 应对蒸药设备、投料量、辅料品种及液体的浓度、辅料用量、拌润时间、样品摆放厚度、蒸药时间及次数、晾干程度及时间,蒸出液拌回量及时间等蒸药工艺进行验证。

切药 应对切药设备、刀片厚度等进行切药工艺的验证。以样品的性状等技术参数的数据作为验证指标。具体性状要求应参照相关国家标准要求。

干燥 应对干燥设备、干燥方式、样品摆放厚度、温度、时间等进行干燥工艺的验证。以样品的性状和水分等技术参数的数据作为验证指标。

6.煮制 根据煮制设备及饮片品种的情况,除水煮外,可选用符合质量要求的辅料。煮制后切制,再选用阴干、晒干、烘干等干燥方式。

煮药 应对煮药设备、投料量、辅料品种及液体的浓度、辅料用量、煮药时间、煮药次数、晾干程度及时间等煮药工艺进行验证。

切药 应对切药设备、刀片厚度等进行切药工艺的验证。以样品的性状等技术参数的数据作为验证指标。具体性状要求应参照相关国家标准要求。

干燥 应对干燥设备、干燥方式、样品摆放厚度、温度、时间等进行干燥工艺的验证。以样品的性状、水分等技术参数的数据作为验证指标。

7.炖制 根据炖药设备及饮片品种的情况,可选用酒、黄酒等辅料。炖制后切制,再选用阴干、晒干、烘干等干燥方式。

炖药 应对炖药设备、投料量、辅料用量、炖药时间、晾干程度及时间等炖药工艺进行验证。

切药 应对切药设备、刀片厚度等进行切药工艺的验证。以样品的性状等技术参数的数据作为验证指标。具体性状要求应参照相关国家标准要求。

干燥 应对干燥设备、干燥方式、样品摆放厚度、温度、时间等进行干燥工艺的验证。以样品的性状和水分等技术参数的数据作为验证指标。

8.煨制 根据炮炙设备及饮片品种的情况,可选用纸裹煨制和麸皮煨制的炮炙方法。

纸裹煨制 应对纸裹煨制设备、投料量、草纸包裹数层、煨制温度、翻动频次及煨制时间等纸裹煨制工艺进行验证。以样品的性状等技术参数的数据作为验证指标。

麸皮煨制 应对煨制设备、投料量、麸皮用量、煨制温度、煨制时间等麸皮煨制工艺进行验证。以样品的性状等技术参数的数据作为验证指标。

（四）其他工艺

工艺验证前，药材、饮片应符合相关的药品标准/炮制规范，辅料应符合相关的质量标准。复制的验证内容应包括工艺流程、工艺参数、使用设备等方面，如具体包括特殊辅料的制备、设备的适用范围、设备的使用条件、工艺参数的确定等内容。

1. **燀制**　应对燀制的设备，投料量，沸水量、燀的时间，冷激的时间等进行燀制工艺的验证。

2. **制霜**　根据制霜设备及饮片品种的情况，可选用：去油成霜和析出成霜等方式。

去油成霜　应对去油成霜的设备、压榨方式、吸油方式等进行制霜工艺的验证。

析出成霜　应对析出成霜的设备、析出时间和温度等进行制霜工艺的验证。

3. **水飞**　应对水飞的设备、投料量、加水量等进行水飞工艺的验证。

4. **发芽**　应对发芽的设备、投料量、时间、温度、湿度等进行发芽工艺的验证。

5. **发酵**　应对发酵的设备、投料量、辅料品种和用量、时间、温度、湿度等进行发酵工艺的验证。

6. **拌制**　应对拌制的设备、投料量、辅料品种和用量、搅拌时间等进行拌制工艺的验证。

7. **干馏**　应对干馏的设备、投料量、辅料品种和用量、搅拌时间等进行干馏工艺的验证。

此外，对于毒性麻醉饮片，应对专用场地、专用设备、废水及废弃物的处理等（采用相关的净制、切制、炮炙及其他类工艺进行单独或综合应用）进行毒麻工艺的验证。以样品的性状、检查、技术参数的数据作为验证指标。除符合一般药材的要求外，还应对其毒性成份指标进行工艺验证。

附录3

饮片炮制规范质控项目的复核检验技术要求

一、概述

为了确保中药饮片炮制规范质控项目的可控性和重现性，省级饮片炮制规范收载品种的质控项目均需由省级药品监督管理部门指定的复核单位按要求进行复核检验工作。

复核单位应重点对质控项目中设定指标的合理性和检验方法的科学性、可行性以及可控性等方面作出评价，以确保饮片的内在质量和使用的安全和有效。

二、提交复核资料及样品

（一）起草单位请复核公文

（二）饮片炮制规范草案（包含电子版）

（三）起草说明

炮制工艺、检测方法确定依据及相应的验证试验结果，须有样品的彩色照片及全部数据和相应的图谱（包含电子版）。

（四）复核用样品自检报告书

（五）复核用样品

原则上应用3个不同饮片生产企业的各3个批号样品。样品量应为一次检验用量的3倍，贵重饮片可以酌减。单一品种的复核样品应包括3个不同药材产地的饮片，多来源品种应尽可能包含不同基原的药材加工饮片。

三、复核内容和技术要求

（一）名称

应注意核对药材、饮片的中文名、汉语拼音、来源的拉丁学名及别名等。

（二）炮制

炮制工艺确定依据是否充分，和现行版《中国药典》是否一致，不一致时理由是否充分。应注意核对饮片加工、炮制的完整工艺方法，如浸泡或浸润、炮炙、切制、干燥工艺等。

（三）性状

应注意考察饮片样品的性状与炮制规范草案中描述的是否一致，包括形状、大小、色泽、表面特征、质地、断面（包括折断面和切断面）特征及气味等的描述是否完整。

（四）鉴别

考察设立的鉴别项目是否具有专属性和良好的重现性。应注意复核所建立的鉴别方法是否具专属性、重现性，是否操作简便和具有较高的灵敏度。

1. 显微鉴别

考察内容包括：

（1）显微特征是否明显易辨；

（2）是否具有专属性和特征性；

（3）描述用语是否规范、准确，与药材是否一致。

饮片一般不设横切面显微鉴别项。

2.一般理化鉴别

应注意考察各类沉淀反应、颜色反应或荧光颜色反应、气体反应等的反应灵敏度、反应的适宜条件。专属性不高的、需特殊试剂和试药或可以用其他鉴别方法替代的，应建议不列入。

3.光谱鉴别

应注意考察鉴别方法能否满足专属性的要求，否则，应增加专属性强的色谱鉴别；考察供试品、试剂（试药）的取用量、浓度等是否合适；提取、纯化或显色处理的条件是否合适；鉴别参数（峰位或峰谷波长值、吸收度比值）的设置是否合理。

4.薄层色谱鉴别

考察内容包括：

（1）与药材是否方法一致；

（2）经炮制后化学成份发生变化的是否建立了饮片特有的鉴别；

（3）供试品溶液的制备、对照溶液的制备、固定相、展开剂、点样量、点样方式、显色条件和检视方法是否适宜；

（4）色谱分离效果是否良好，斑点是否清晰；

（5）供试品和对照物质的色谱特征是否一致；

（6）方法是否有专属性（必要时采用阴性对照进行验证）。

5.气相色谱或高效液相色谱鉴别

考察内容包括：

（1）与药材是否方法一致；

（2）经炮制后化学成份发生变化的是否建立了饮片特有的鉴别；

（3）供试品溶液制备方法是否合理，进样量、色谱条件（色谱柱种类、柱温、流速、梯度、流动相组成及比例、检测器类型和参数）、鉴别成份峰的保留时间是否适宜；

（4）对照品配制的溶剂、浓度是否适宜；

（5）色谱分离效果是否良好；

（6）供试品和对照物质的色谱特征是否一致；

（7）方法是否有专属性（必要时采用阴性对照进行验证）。

注：允许调节色谱柱的内径、长度、固定相的粒度，柱温、进样量、检测器灵敏度以及流动相比例、流速（HPLC），固定液涂布浓度和载气流速（GC）等。

6.特征图谱

对于存在易混淆、伪品的饮片，建议建立专属性特征图谱的鉴别方法。

（五）检查

1.应注意考察水分、总灰分、酸不溶性灰分等需制定限度项目的限度制定依据的合理性。重金属及有害元素、二氧化硫残留、农药残留、黄曲霉毒素等的限度，一般参照《中国药典》相关项目制定。

2.水分、灰分、酸不溶性灰分等与药材规定限度的相关性。

3.应注意考察所选择方法和实验条件的适用性。

4.经过炮制减毒的饮片，有毒成份的限度与药材的相关性。

注：复核结果应在限度范围内。

（六）浸出物

考察内容包括：

1.供试品取用量、溶剂及使用量、浸渍方法（冷浸法、热浸法）、浸渍时间、干燥方式等是否与药材一致。

2. 限度值是否合理，与药材规定值的相关性。

注：复核测定两份结果的偏差应小于2%，与起草单位的数据偏差应小于10%，超过该限度的，应查找原因或与起草单位在相同条件下复试。

（七）含量测定

1. 高效液相色谱法

考察内容包括：

（1）测定成份和方法是否与药材一致；

（2）供试品取样量、提取和纯化方法等是否适宜；

（3）对照品用量、溶剂、浓度是否适宜；

（4）色谱柱类型、流动相（组成和比例）、洗脱梯度、检测波长（或其他检测器参数）是否合理，色谱分离效果是否良好；

（5）理论板数和分离度等规定的数值是否可行；

（6）被测成份峰是否有干扰；

（7）供试品中被测成份量是否在线性范围内；

（8）含量限度是否合理，限度与药材规定值的相关性。

注1：允许调整色谱柱商品型号、内径、长度、固定相粒度，允许调整流动相比例、柱温、检测器灵敏度、进样量等。

注2：复核测定两份结果的偏差应小于3%，与起草单位的数据偏差应小于10%，超过该限度的，应查找原因或与起草单位在相同条件下复试。

2. 气相色谱法

考察内容包括：

（1）固定液种类、毛细管柱的规格、程序升温梯度、柱温、检测器温度、进样口温度等参数设置是否合理，色谱分离效果是否良好。

（2）其他同高效液相色谱法。

注1：允许调整色谱柱商品型号、固定液涂布浓度、柱内径、长度、载体型号、载气流速、柱温、检测器温度、进样口温度、检测器灵敏度、进样量等。

注2：复核测定两份结果的偏差应小于3%，与起草单位的数据偏差应小于10%，超过该限度的，应查找原因或与起草单位在相同条件下复试。

四、撰写复核意见基本要求

复核单位的复核报告和意见应规范、完整，并包括足够的信息。

（一）名称

应有规范的名称及情况说明。

（二）炮制

应对炮制的工艺方法进行说明。

（三）性状

应有符合实物的特征描述及情况的说明。

（四）鉴别

应有方法的专属性、可行性的说明，耐用性考察实验的结果与评价。对于不足之处应提出改进的意见和建议。

（五）检查

应有项目设定合理性、可行性和操作方法适用性的说明。

（六）含量测定

应有项目设定合理性、可行性和操作方法适用性的说明。

（七）对炮制规范全面的评价

1. 对炮制规范草案的规范性、科学性、先进性和可行性作出全面的评价，特别是对含量测定方法学验证的项目、内容、方法等作出正确的、合理的评价。

2. 给出结论性的意见。如：综上，炮制规范中检验方法基本可行；或建议继续提高完善炮制规范质控项目，增加或改进某项鉴别或含量测定项等。

规章文件

附录4

饮片炮制规范技术审核要点

项目		审核要点
历史沿革（文献摘引及综述）		至少涵盖以下内容： 1. 古代文献综述：引用炮制文献的代表性、权威性及准确性；对记载内容的梳理、分析、归纳、总结及结论； 2. 现代文献综述：影响力较大的炮制学著作，专业学术期刊文献等；对文献的梳理、分析、归纳、总结及结论； 3. 炮制技术标准/炮制规范综述：历版中国药典收载情况，地方炮制规范收载情况；对标准/炮制规范内容的梳理、分析、归纳、总结及结论； 4. 文献总结：炮制方法发展变化的对比分析，与现代技术标准的异同、现代炮制方法的改进和发展等。通过文献研究，应提出选定炮制品种的研究依据和基本研究思路。
炮制方法研究	有实验研究	至少涵盖以下内容： 1. 饮片名称：异名、别名、地方习用名等情况； 2. 工艺选择的理由：如切制的类型（片、段、块、丝），明煅和煅淬，炒炭和煅炭等，并提供所选方法的依据； 3. 工艺参数：如切制长度、厚度、宽度等，炮制时间、炮制温度、辅料种类、辅料用量等，并提供所选参数及辅料的依据； 4. 实验研究：方案设计合理性，数据代表性和统计学意义，数据分析科学性、结论明确性、研究结果和预期论点的符合程度； 5. 研究结论：建议的方法及其SOP。
	无实验研究	至少涵盖以下内容： 1. 饮片名称：异名、别名、地方习用名等情况； 2. 方法选择：明确具体炮制方法，如切制的类型（片、段、块、丝），明煅和煅淬，炒炭和煅炭等，并提供所选方法的依据； 3. 工艺参数：明确工艺参数，如切制长度、厚度、宽度等，炮制时间、温度、辅料种类、辅料用量等，并提供所选参数及辅料的依据； 4. 研究结论：建议的方法及其SOP。
生产验证		至少涵盖以下内容： 1. 企业证明性文件：生产验证企业的资质，如GMP认证的生产范围； 2. 验证生产：①样品，如待加工样品来源、数量及代表性等；②验证要点；③生产规模； 3. 生产记录：品名、批号，数量，产品规格、生产日期、工艺流程、关键工艺参数、工序、设备名称及型号、生产操作人员（签名）、样品检验报告等； 4. 验证结论：从生产工艺参数的可控性、稳定性、适应性等方面，利用验证结果对建议的方法及其SOP进行评估并报告评估的结果。

项目	审核要点
复核检验	至少涵盖以下内容： 1. 提交的复核资料一般应包括送复核样品检验报告，复核意见，数据统计分析及申报资料审核总结报告等； 2. 研究单位针对复核单位提出的修订意见，研究解决情况，并予以说明； 3. 研究结论：经复核后建议的饮片炮制规范（草案）修订建议。
规范草案	至少涵盖以下内容： 1. 规范书写：饮片炮制方法及检验项目等参照《国家药品标准工作手册》（第四版）要求书写； 2. 性味与归经、功能与主治、用法与用量及注意等内容，应提请医学组专家审核； 3. 研究结论：建议的饮片炮制规范（草案）。
其他	若有，至少涵盖以下内容： 1. 申报资料文字叙述规范、简练； 2. 提交的实验数据及图谱真实、准确、标注清晰； 3. 研究结论明确； 4. 存在疑问的，针对疑问进行分析，并提交建议的解决方法； 5. 研究单位与复核单位意见不一致时，应在总结报告中提出，待规范审核时提交专业委员会讨论解决； 6. 专业委员会负责对具体专业技术问题进行审核，并经充分论证后出具明确审核结论。

规章文件

国家食品药品监督管理总局办公厅关于严格中药饮片炮制规范及中药配方颗粒试点研究管理等有关事宜的通知

（食药监办药化管〔2013〕28号）

各省、自治区、直辖市食品药品监督管理局（药品监督管理局），新疆生产建设兵团食品药品监督管理局：

根据《中华人民共和国药品管理法》的规定，各省级食品药品监督管理部门相继对省级中药饮片炮制规范进行了制修订，对规范中药饮片炮制，提高中药饮片质量发挥了积极作用。但也出现了将尚处在科研阶段的科研产品或按制剂管理的产品列入炮制规范等问题，有的还比较突出。为严格管理，现就有关事项通知如下：

一、严格中药饮片炮制规范

（一）在制定或修订本辖区中药饮片炮制规范时，应严格按照《中华人民共和国药品管理法》及其实施条例的相关规定，其收载范围仅限于确有地方炮制特色和中医用药特点的炮制方法及中药饮片。

（二）不得将尚处于科学研究阶段、未获得公认的安全性、有效性方面数据的科研产品，以及片剂、颗粒剂等常规按制剂管理的产品作为中药饮片管理，并不得为其制定中药饮片炮制规范。

二、严格中药配方颗粒试点研究管理

中药配方颗粒仍处于科研试点研究，国家食品药品监督管理总局将会同相关部门推进中药配方颗粒试点研究工作，发现问题，总结经验，适时出台相关规定。此前，各省级食品药品监督管理部门不得以任何名义自行批准中药配方颗粒生产。

三、严格药品注册审评审批

应严格按照《药品注册管理办法》等规章或文件规定的程序和要求，依法办理食品药品监督管理部门负责的药品注册审批或备案事项。依法行政、严格标准、严格审批，对已发生的不当审批行为须立即纠正、妥善处理。国家食品药品监督管理总局将开展监督检查，一旦发现问题将依法依规严肃查处，并追究相关责任者责任。

国家食品药品监督管理总局办公厅

2013 年 6 月 26 日

关于加强中药饮片监督管理的通知

（国食药监安〔2011〕25号）

各省、自治区、直辖市食品药品监督管理局（药品监督管理局），卫生厅（局）、中医药管理局，新疆生产建设兵团卫生局、食品药品监督管理局：

中药饮片是国家基本药物目录品种，质量优劣直接关系到中医医疗效果。为进一步加强中药饮片监督管理，促进中医药事业健康发展，现就加强中药饮片监督管理工作有关要求通知如下：

一、提高加强中药饮片监管重要性的认识

近年来，各级监督管理部门采取一系列措施，加强监管，规范了中药饮片的生产、经营和使用行为，使中药饮片质量水平有所提高。然而中药饮片生产、经营和使用等环节还存在一些不规范的问题，个别生产企业存在着不按《药品生产质量管理规范》（GMP）要求生产，甚至外购散装饮片，加工包装等行为；部分经营企业和医疗机构存在着从不具有资质的生产经营企业采购和使用中药饮片等问题。各级卫生行政、食品药品监管和中医药管理部门务必高度重视，应充分认识加强中药饮片监管对推动医药卫生体制改革，强化基本药物制度建设的重要意义，依法加强辖区内中药饮片的生产、经营和使用各个环节的监管，工作中应加强协调配合，形成监管合力，切实保障中药饮片质量。

二、加强中药饮片生产经营行为监管

各级食品药品监管部门应加强中药饮片生产、经营行为监管。生产中药饮片必须持有《药品生产许可证》、《药品GMP证书》；必须以中药材为起始原料，使用符合药用标准的中药材，并应尽量固定药材产地；必须严格执行国家药品标准和地方中药饮片炮制规范、工艺规程；必须在符合药品GMP条件下组织生产，出厂的中药饮片应检验合格，并随货附纸质或电子版的检验报告书。批发零售中药饮片必须持有《药品经营许可证》、《药品GSP证书》，必须从持有《药品GMP证书》的生产企业或持有《药品GSP证书》的经营企业采购。批发企业销售给医疗机构、药品零售企业和使用单位的中药饮片，应随货附加盖单位公章的生产、经营企业资质证书及检验报告书（复印件）。

严禁生产企业外购中药饮片半成品或成品进行分包装或改换包装标签等行为。严禁经营企业从事饮片分包装、改换标签等活动；严禁从中药材市场或其他不具备饮片生产经营资质的单位或个人采购中药饮片。

三、加强医疗机构中药饮片监管

各级卫生行政和中医药管理部门应加强对中药饮片使用环节的监管，进一步规范医疗机构对饮片的管理工作。医疗机构从中药饮片生产企业采购，必须要求企业提供资质证明文件及所购产品的质量检验报告书；从经营企业采购的，除要求提供经营企业资质证明外，还应要求提供所购产品生产企业的《药品GMP证书》以及质量检验报告书。医疗机构必须按照《医院中药饮片管理规范》的规定使用中药饮片，保证在储存、运输、调剂过程中的饮片质量。

严禁医疗机构从中药材市场或其他没有资质的单位和个人，违法采购中药饮片调剂使用。医疗机构如加工少量自用特殊规格饮片，应将品种、数量、加工理由和特殊性等情况向所在地市级以上

食品药品监管部门备案。

四、明确监管责任，严格执法监督

各省级食品药品监管、卫生行政和中医药管理部门应按照本通知要求，加强中药饮片生产、经营及使用环节的监督和现场检查。发现医疗机构违反规定，使用不符合要求饮片的，卫生行政、中医药管理部门应按照有关规定予以严肃处理。发现中药饮片生产、流通及使用环节存在违法生产、采购和使用的，食品药品监管部门一律依法查处。

各省级食品药品监管、卫生行政和中医药管理部门应进一步加强领导，落实责任，将中药饮片监管列为重点工作，结合本地实际情况，制定加强监管工作方案并开展监督检查，强化中药饮片生产、流通及使用环节日常监管工作，加大中药饮片抽验和检查力度，强化中药饮片生产、经营企业和医疗机构药房中药饮片质量的监管，强化医疗机构调剂使用中药饮片的监督。各省级食品药品监管、卫生行政和中医药管理部门应将中药饮片监督管理工作方案于2011年一季度前分别上报国家食品药品监督管理局、卫生部和国家中医药管理局，并每半年报告监督管理工作情况。国家食品药品监督管理局、卫生部和国家中医药管理局将加强对各地中药饮片监管工作的指导，及时通报工作进展情况，并适时组织督导检查。

国家食品药品监督管理局

中华人民共和国卫生部

国家中医药管理

二〇一一年一月五日

关于加强中药饮片生产监督管理的通知

（国食药监办〔2008〕42号）

各省、自治区、直辖市食品药品监督管理局（药品监督管理局）：

为加强中药饮片生产质量管理，国家局于2004年下发了《关于推进中药饮片等类别药品监督实施GMP工作的通知》（国食药监安〔2004〕514号），要求"自2008年1月1日起，所有中药饮片生产企业必须在符合GMP的条件下生产"。为做好该项工作，进一步加强中药饮片生产、流通、使用的监督管理，现将有关事宜通知如下：

一、自2008年1月1日起，未获得《药品GMP证书》的中药饮片生产企业一律不得从事中药饮片的生产经营活动。中药饮片经营企业、使用单位（药品生产企业、医疗机构）必须从具有《药品GMP证书》的中药饮片生产企业或具有中药饮片经营资质（批发）的药品经营企业购进饮片。

二、使用单位从经营企业购进中药饮片的，必须要求经营企业提供中药饮片生产企业的《药品GMP证书》复印件。

经营企业和使用单位在2007年12月31日前已经购进的未获得药品GMP认证企业生产的中药饮片，可以继续销售使用。

三、凡持有《药品GMP证书》的中药饮片生产企业，必须严格按照工艺规程自行炮制生产，且只能生产销售认证范围内的品种。

四、对违反本通知要求的中药饮片生产企业、经营企业和使用单位，按照《药品管理法》第七十四条查处。

五、各地药品监督管理部门应严格执行上述规定。执行过程中如有问题，应及时上报。

国家食品药品监督管理局
二〇〇八年二月一日

关于推进中药饮片等类别药品监督实施 GMP 工作的通知

（国食药监安〔2004〕514号）

各省、自治区、直辖市食品药品监督管理局（药品监督管理局）：

从 2004 年 7 月 1 日起，我国所有药品制剂和原料药实现了在 GMP 条件下生产，实施药品 GMP 工作取得了重大阶段性成果。这对保证公众用药安全有效，促进医药事业健康发展起到了重要作用。

为做好其他类别药品实施 GMP 工作，2003 年 1 月 30 日我局颁发了中药饮片、医用气体 GMP 补充规定。并于 2003 年 6 月开始认证试点工作。目前该项工作进展顺利，积累了一定的经验，为全面实施 GMP 打下了良好的基础。根据《药品管理法》及有关规定，为加强中药饮片、医用气体、体外生物诊断试剂的生产监督管理，我局决定推进中药饮片、医用气体、体外生物诊断试剂等类别药品监督实施 GMP 工作，现就有关事项通知如下：

一、自 2006 年 1 月 1 日起，所有按药品管理的体外生物诊断试剂生产企业必须在符合 GMP 的条件下生产；自 2007 年 1 月 1 日起，所有医用气体生产企业必须在符合 GMP 的条件下生产；自 2008 年 1 月 1 日起，所有中药饮片生产企业必须在符合 GMP 的条件下生产。

届时对未在规定期限内达到 GMP 要求并取得《药品 GMP 证书》的相关中药饮片、医用气体、体外生物诊断试剂生产企业一律停止生产。

二、通过认证试点，我局对中药饮片和医用气体检查评定标准进行了修订和完善，现随文一并下发（附件 1、2）。

三、自 2005 年 1 月 1 日起，各省、自治区、直辖市食品药品监督管理局（药品监督管理局），负责对辖区内的中药饮片、医用气体生产企业的 GMP 认证工作；体外生物诊断试剂的认证工作继续由国家食品药品监督管理局负责。

四、为规范中药饮片的生产管理，在企业申报中药饮片认证和核发中药饮片《药品 GMP 证书》时，其认证范围应注明含毒性饮片、含直接服用饮片及相应的炮制范围，包括净制、切制、炒制、炙制、煅制、蒸制等。

各级食品药品监督管理部门要认真贯彻执行本通知，统一思想，提高认识，依法行政，认真做好本辖区中药饮片、医用气体、体外生物诊断试剂 GMP 监督实施工作。并请及时将本通知转告辖区内中药饮片等有关生产企业，严格遵照执行。各地在执行本通知过程中的情况和问题，请及时与我局药品安全监管司联系。

附件：1. 中药饮片 GMP 认证检查项目
　　　 2. 医用气体 GMP 认证检查项目

国家食品药品监督管理局
二〇〇四年十月二十六日

附件 1

中药饮片 GMP 认证检查项目

说 明

1. 中药饮片 GMP 认证检查项目共 111 项，其中关键项目（条款号前加 "*"）18 项，一般项目 93 项。

2. 结果评定：

项 目		结 果
严重缺陷	一般缺陷	通过 GMP 认证
0	≤ 18	通过 GMP 认证
0	19-37	限期 6 个月整改后追踪检查
≤ 3	≤ 18	限期 6 个月整改后追踪检查
≤ 3	> 18	不通过 GMP 认证
> 3		不通过 GMP 认证

条款	检 查 内 容
* 0301	中药饮片生产企业是否建立与质量保证体系相适应的组织机构，明确各级机构和人员的职责。
0302	是否配备与中药饮片生产相适应的管理人员和技术人员，并具有相应的专业知识。
0401	主管生产和质量的企业负责人是否具有大专以上学历或中级以上技术职称，并具有中药专业知识。
0501	生产和质量管理部门负责人是否具有中医药大专以上学历，3 年以上实际工作经验或中医药中专学历，5 年以上实际工作经验。
* 0502	生产管理和质量管理部门负责人是否互相兼任。
0601	从事药材炮制操作人员是否进行中药炮制专业知识的培训，具有中药炮制专业知识和实际操作技能。
0604	从事质量检验的人员是否具有检验理论知识，是否掌握相关质量标准和实际检验操作技能，并具有经验鉴别能力。
0605	从事毒性药材（含按麻醉药品管理的药材）等有特殊要求的生产操作人员，是否具有相关专业知识和实际操作技能，并熟知相关的劳动保护要求。
0606	从事仓库保管、养护人员是否具有掌握中药材、中药饮片贮存养护知识与技能。
0701	从事中药饮片生产的各级人员是否按照本规范要求进行培训和考核。
0801	中药饮片生产环境是否整洁，厂区地面、路面及运输等是否对生产造成污染，生产、行政、生活和辅助区总体布局是否合理，相互妨碍。
0901	厂房设施是否按工艺流程合理布局，并设置与其生产规模相适应的净制、切制、炮炙等操作间。

条款	检 查 内 容
0902	同一厂房内的生产操作之间和相邻厂房之间的生产操作是否相互妨碍。
1001	厂房是否有防止昆虫和其它动物进入的设施（生产操作间不应使用灭鼠药）。
1104	厂房地面、墙壁、天棚等内表面是否平整，易于清洁，不易产生脱落物，不易滋生霉菌。
1105	净选是否设拣选工作台，工作台表面是否平整、不易产生脱落物。
1201	生产区是否有与生产规模相适应的面积和空间。
1202	中药材、中药饮片的蒸、炒、炙、煅等厂房是否与其生产规模相适应。
1204	储存区是否有与生产规模相适应的面积和空间。
1205	储存区物料、中间产品、待验品的存放是否有能够防止差错和交叉污染的措施。
1604	直接口服的中药饮片的粉碎、过筛、内包装等生产厂房应符合洁净区要求。
2302	净制、切制、炮炙等操作间是否有相应的通风、除尘、除烟、排湿、降温等设施。
2304	筛选、切制、粉碎等易产尘的操作间是否安装捕吸尘等设施。
2305	生产过程中产生的废气、废水、粉尘等是否经处理后排放并符合国家环保要求。并由当地具有环境检验、监测资质的单位出具符合要求的相关证明文件。
2601	仓储区是否保持清洁和干燥，是否安装照明和通风设施。仓储区的温度、湿度控制是否符合储存要求，按规定定期监测。
2801	实验室、中药标本室、留样观察室是否与生产区分开。
2901	对有特殊要求的仪器、仪表是否安放在专门的仪器室内，有防止静电、震动、潮湿或其它外界因素影响的设施。
3104	是否根据中药材、中药饮片的不同特性及炮制工艺的需要，选用能满足工艺参数要求的设备。
3201	与中药材、中药饮片直接接触的设备、工具、容器表面是否易清洗消毒、不易产生脱落物，并不与中药材、中药饮片发生化学反应，不吸附中药材、中药饮片。
3206	设备所用的润滑剂、冷却剂等是否对中药饮片或容器造成污染。
*3207	毒性药材（含按麻醉药品管理的药材）等有特殊要求的饮片生产是否符合国家有关规定。毒性药材生产应有专用设备及生产线。
3301	与设备连接的主要固定管道是否标明管内物料名称、流向。
3501	生产和检验用仪器、仪表、量具、衡器等适用范围、精密度是否符合生产和检验要求，是否有明显的合格标志，是否定期校验。
3601	生产设备是否有明显的状态标志。
3602	生产设备是否定期维修、保养。设备安装、维修、保养的操作是否影响产品的质量。
3701	生产、检验设备是否有使用、维修、保养记录，并由专人管理。
3801	物料的购入、储存、发放、使用等是否制定管理制度。
3802	原料、辅料是否按品种、规格、批号分别存放。
*3901	物料是否符合药品标准、包装材料标准和其它有关标准，不得对中药饮片质量产生不良影响。
*3903	进口药材是否有国家药品监督管理部门批准的证明文件。

续表

条款	检 查 内 容
4001	生产使用的中药材，是否按质量标准购入，其产地是否保持相对稳定。
4002	购入的中药材是否有详细的记录，包装上是否有明显标签，注明品名、规格、数量、产地、来源、采收（初加工）日期。实施批准文号的中药材是否注明药品的批准文号。
4101	物料是否从符合规定的单位购进，是否按规定入库。
4201	待验、合格、不合格物料是否严格管理。
*4202	不合格的物料是否专区存放，是否有易于识别的明显标志，并按有关规定及时处理。
4301	有特殊要求的物料、中间产品和成品是否按规定条件储存。阴凉库温度是否不高于25℃。
4302	挥发性物料是否避免污染其它物料，炮制、整理加工后是否使用清洁容器或包装，净药材是否与未加工、炮制的药材严格分开。
4303	中药材、中药饮片是否分别设库，是否按要求储存、养护。
*4401	毒性药材（含按麻醉药品管理的药材）等有特殊要求的药材是否按规定验收、储存、保管，是否设置专库或专柜。
*4411	毒性药材（含按麻醉药品管理的药材）等有特殊要求的药材外包装上是否有明显的规定标志。
4501	物料是否按规定的使用期限储存，期满后是否按规定复验；储存期内如有特殊情况是否及时复验。
4601	中药饮片是否选用能保证其贮存和运输期间质量的包装材料和容器。
4602	标签是否经质量管理部门校对无误后印制、发放、使用。
4603	包装是否印有或者贴有标签，注明品名、规格、产地、生产企业、产品批号、生产日期。实施批准文号管理的中药饮片是否注明药品批准文号。
4701	标签是否由专人保管、领用。
4702	标签是否按品种、规格专柜存放，是否按照实际需要量领取。
4703	标签是否记数发放，由领用人核对、签名。标签使用数、残损数及剩余数之和是否与领用数相符。
4704	印有批号的残损标签或剩余标签是否由专人销毁，是否有记数，发放、使用、销毁记录。
4801	是否有防止污染的卫生措施和各项卫生管理制度，并由专人负责。
4904	是否制定厂房、设备、容器的清洁规程，内容是否包括：清洁方法、程序、间隔时间，使用的清洁剂或消毒剂，清洁工具的清洁方法和存放地点。
5001	生产区是否存放非生产物品和个人杂物，生产中的废弃物是否及时处理。
5201	从事对人体有毒、有害操作的人员是否按规定着装防护。其专用工作服与其他操作人员的工作服是否分别洗涤、整理，并避免交叉污染。
5402	进入生产区的人员是否按规定更衣、洗手。
5601	生产人员是否有健康档案，直接接触中药饮片的生产人员是否每年至少体检一次。传染病、皮肤病患者和体表有伤口者是否从事直接接触中药饮片的生产。
5701	是否进行中药饮片生产验证，是否根据验证对象建立验证小组，提出验证项目、制定验证方案，并组织实施。
*5704	生产过程中关键工序是否进行设备验证和工艺验证。
5801	生产一定周期后是否进行再验证。

规章文件

条款	检 查 内 容
5901	验证工作完成后是否写出验证报告,由验证工作负责人审核、批准。
6001	验证过程中的数据和分析内容是否以文件形式归档保存,验证文件是否包括验证方案、验证报告、评价和建议、批准人等。
6401	是否建立文件的起草、修订、审查、批准、撤销、印制及保管的管理制度。
6402	分发、使用的文件是否为批准的现行文本。已撤销和过时的文件除留档备查外,是否在工作现场出现。
6501	文件的制定是否符合规定。
*6601	是否有生产工艺规程、岗位操作法或标准操作规程,是否任意更改,如需更改时是否按规定程序执行。
6602	生产工艺规程内容是否包括名称、规格、炮制工艺的操作要求和技术参数,物料、中间成品、成品的质量标准及贮存注意事项,物料平衡的计算方法,包装规格等要求。
*6603	中药饮片是否按照国家药品标准炮制。国家药品标准没有规定的,是否按照省、自治区、直辖市人民政府药品监督管理部门制定的炮制规范炮制。
6701	产品是否进行物料平衡检查。物料平衡超出规定限度,应查明原因,在得出合理解释、确认无潜在质量事故后,方可按正常产品处理。
6801	是否按工艺规程编写标准操作规程和批生产记录。批生产记录是否及时填写、字迹清晰、内容真实、数据完整,并由操作人及复核人签字。
6802	批生产记录是否保持整洁、不得撕毁和任意涂改。批生产记录填写错误时,是否按规定更改。批生产记录是否按批号归档,是否保存三年。
*6901	中药饮片批号是否以同一批中药材在同一连续生产周期生产一定数量的相对均质的中药饮片为一批。
7001	生产前是否确认无上次生产遗留物。
7003	不同产品品种、规格的生产操作在同一操作间同时进行时,是否有隔离措施或其它有效防止污染和混淆的设施。
7009	每一生产操作间或生产用设备、容器是否有所生产的产品或物料名称、批号、数量等状态标志。
7015	中药材经净选后是否直接接触地面。
7016	毒性药材(含按麻醉药品管理的药材)等有特殊要求的药材生产操作是否有防止交叉污染的特殊措施。
7017	拣选后药材的洗涤是否使用流动水,用过的水是否用于洗涤其它药材。
7018	不同的中药材不得在一起洗涤。炮制后的中药饮片不可露天干燥。
7021	中药材的浸润是否做到药透水尽。
*7101	生产用水的质量标准是否低于饮用水标准。
7202	中药饮片零头包装是否只限两个批号为一个合箱。合箱外是否标明全部批号,并建立合箱记录。
7301	中药饮片的每一生产阶段完成后是否由生产操作人员清场,填写清场记录内容。清场记录内容是否完整,是否纳入批生产记录。
7401	质量管理部门是否受企业负责人直接领导。

条款	检 查 内 容
7402	质量管理和检验人员的数量是否与中药饮片生产规模相适应。
7403	质量管理部门是否设置与中药饮片生产规模、种类、质量检验要求相适应的仪器设备。
7406	质量部门是否对毒性药材（含按麻醉药品管理的药材）等有特殊要求的药材炮制全过程进行有效监控。
*7501	质量文件中是否有中药材、辅料、包装材料、中间产品、中药饮片的质量标准及其检验操作规程。
7502	质量管理部门是否履行制定取样和留样制度的职责。
7503	质量管理部门是否履行制定检验用设备、仪器、试剂、试液、标准品（或对照品）、滴定液等管理办法的职责。
*7504	质量管理部门是否履行决定物料和中间产品使用的职责。
*7505	中药饮片放行前是否由质量管理部门对有关记录进行审核，并由审核人员签字。审核内容是否包括：配重、称重过程中的复核情况；各生产工序检查记录；清场记录；中间产品质量检验结果；偏差处理；成品检验结果等。
*7506	质量管理部门是否履行审核不合格品处理程序的职责。
*7507	质量管理部门是否履行对物料、中间产品和成品进行取样、检验、留样，并出具检验报告的职责。
7511	质量管理部门是否履行制定质量管理和检验人员职责的职责。
7601	质量管理部门是否会同有关部门对主要物料供应商进行评估。
7701	每批中药饮片是否有销售记录。根据销售记录能追查每批中药饮片的售出情况，必要时是否能及时全部追回。销售记录内容是否包括品名、批号、规格、数量、收货单位和地址和发货日期等。
7801	销售记录是否保存三年。
7901	是否建立药品退货和收回的书面程序，并有记录。药品退货和收回记录内容是否包括品名、批号、规格、数量、退货和收回单位及地址、退货和收回原因及日期、处理意见。
7902	因质量原因退货和收回的中药饮片，是否在质量管理部门监督下销毁，涉及其它批号时，是否同时处理。
8101	对用户的中药饮片质量投诉是否有详细记录和调查处理。
8201	中药饮片生产出现重大质量问题时，是否及时向当地药品监督管理部门报告。
8301	企业是否定期组织自检。自检是否按预定的程序对企业进行全面检查。
8401	自检是否有记录。自检报告是否符合规定的内容。

规章文件

附件2

医用气体 GMP 认证检查项目

说 明

1.医用气体 GMP 认证检查项目共 76 项，其中关键项目 15 项（条款号前加 "*"），一般项目 61 项。

2.结果评定

项目		结果
严重缺陷	一般缺陷	通过 GMP 认证
0	≤ 12	通过 GMP 认证
0	13–24	限期 6 个月整改后，追踪检查
≤ 3	≤ 12	限期 6 个月整改后，追踪检查
≤ 3	> 12	不通过 GMP 认证
> 3		不通过 GMP 认证

条款	检 查 内 容
*0301	企业是否建立医用气体生产和质量管理机构，明确各级机构和人员的职责。
0302	是否配备与医用气体相适应的生产、质量管理人员和技术人员，并具有相应的专业知识。
0401	主管生产和质量的企业负责人是否具有相关专业大专以上学历或中级以上职称，并具有相应的管理经验。
0501	生产管理和质量管理的部门负责人是否具有相关专业大专以上学历，或中级以上的专业技术职称，并具有医用气体生产和质量管理的实践经验。
*0502	生产管理和质量管理部门负责人是否相互兼任。
0601	从事医用气体生产操作的人员是否接受医用气体生产特定操作的有关知识培训，并按国家有关规定取得相关部门颁发的资格证书。
0604	从事医用气体质量检验人员是否经相应的专业知识培训后持证上岗。
0701	从事医用气体生产的各级人员是否按 GMP 要求进行培训和考核。
0801	医用气体生产企业的生产环境是否整洁，厂区地面、路面及运输等是否对医用气体生产造成污染。
*0802	医用气体生产区域总体布局是否符合国家有关《医用气体站设计规范》及相关气体安全技术规程的有关规定，是否取得省级消防部门颁发的验收鉴定证书。
0901	厂房是否按医用气体生产工艺流程要求进行合理布局；并有通风、照明、防火、防爆、防静电、防雷等设施。
0902	同一厂房内的生产操作之间与和相邻厂房之间的生产操作是否相互影响。

条款	检 查 内 容
1101	医用气体充装区内表面是否平整、无脱落物、不长霉、耐磨防滑、易清洁。
1201	生产区和储存区是否有与生产规模相适应的面积和空间。
1205	医用气体生产过程各阶段的气瓶是否分区存放，并有明显的状态标志。
*1207	医用气体充装是否有专用充装区域。
2901	对有特殊要求的仪器、仪表是否安放在专门的仪器室内，有防止静电、震动、潮湿或其他外界因素影响的措施。
*3104	医用气体压缩设备是否未使用氟塑料材料制活塞密封的压缩机和水润滑压缩机。
*3105	医用气体充装是否使用专用设备，冲装夹具是否有防错装装置。
3106	用液态氧汽化充装医用气体，是否使用低温液氧泵，加压汽化后充装。
3301	与设备连接的主要管道涂色是否符合国家 GB16912—1997 的规定；是否标明管内物流名称及流向。
3501	用于生产和检验的仪器、仪表、量器、衡器等适用范围、精密度是否符合生产和检验要求，是否有明显状态标志，是否定期校验。
3601	生产设备是否有明显的状态标志。
3602	设备是否定期维修和保养，设备安装维修保养的操作是否影响产品质量。
3605	自有气瓶是否有档案，是否由当地技术监督管理部门指定的检验单位定期检验，检验结果是否归入档案。
3606	医用气体生产企业是否有与生产能力相适应的自有气瓶，是否充装自有气瓶。
3607	液态气体储罐是否定期检查，是否符合国家有关规定，并取得相关证明文件。
3608	是否定期检查医用液化气体储罐中乙炔含量，并符合国家有关规定。
3701	生产、检验设备是否有使用、维修、保养记录，并有专人管理。
*3901	医用气体的分装企业是否向具有医用气体生产许可证和生产批准文号的企业购进液态氧，是否在分装前做全检。
3904	当低温医用液化气体灌装到低温容器中发放给用户时，每个容器是否都作鉴别和含量测定。
4202	不合格产品是否专区存放，有易于识别的明显标识；并按有关规定及时处理。
4411	医用气体容器是否具有能与其它气体容器区分的明显状态标志，标志是否符合国家有关规定。
4412	是否建立自有气瓶报废制度。如有严重腐蚀或严重损伤时，是否提前检验。是否有报废处理记录。
*4601	医用气体标签、说明书的设计是否符合国家有关规定；
4801	医用气体生产企业是否制定各项卫生管理制度，并有专人负责。
4904	可重复使用的自有气瓶，每次充装前，是否按 GB1419—93 规定检查；是否消毒。
4905	可重复使用的自有气瓶，每次充装前，是否释放瓶内全部余气，再用充装气清洗气瓶至合格，或者抽真空大于 −80kpa。
5101	医用气体生产企业是否设更衣室。
5201	医用气体生产企业员工是否根据生产需要配备相应的工作服和安全防护用品。
5301	医用气体充装车间是否有控制外来人员进入的措施和制度。

规章文件

条款	检 查 内 容
5601	医用气体生产和质量人员是否有健康档案，色盲患者是否从事医用气体的生产和质量检验工作。
*5701	企业是否进行验证，是否根据验证对象建立验证小组，提出验证项目、制定验证方案，并组织实施。
*5702	医用气体生产是否对低温空分设备，充装设备、充装容器的处理及清洗、产品检验进行验证。
5801	生产一定周期后是否进行再验证。
5901	验证工作完成后是否写出验证报告，由验证工作负责人审核、批准。
6001	验证过程中的数据和分析内容是否以文件形式归档保存，验证文件是否包括验证方案、验证报告、评价和建议、批准人等。
6101	生产企业是否建立健全生产管理、质量管理的各项制度、记录和文件。
6201	生产管理文件主要有：生产工艺规程、岗位操作法或标准操作规程以及批生产记录。
6202	医用气体的生产是否有生产记录，生产记录是否具有可追踪性，主要内容是否包括：品名、自有气瓶号、生产日期、批号、数量、生产过程记录、操作者、空瓶检验记录和成品检验报告。
6301	产品质量管理文件主要有：医用气体申请和审批文件；成品质量标准及其检验操作规程；批检验记录。
6401	生产企业是否建立文件的起草、修订、审查、批准、撤消及保管的管理制度。
6402	分发、使用的文件是否为批准的现行文本。已经撤消的文件除留档备查外，是否在工作现场出现。
6501	文件的制定是否符合规定。
*6601	医用气体生产是否按生产工艺规程、岗位操作法或标准操作规程执行，如需更改时，是否按规定程序办理修订、审批手续。
6801	批生产记录是否字迹清晰、内容真实、数据完整、并由操作人及复核人签名。
6802	批生产记录是否保持整洁，不得撕毁和任意涂改；批生产记录填写错误时，是否按规定更改。批生产记录是否按批号归档，保存至有效期后一年。
*6901	医用气体生产批号的划分是否以同一连续生产周期中充装的氧气为同一个批次，是否可追踪。
6803	在生产过程中，是否有在线监测生产医用气体的质量和杂质的措施，并有监测记录。
7009	医用气体放行前，是否按国家药品质量标准进行全检。每个容器都是否帖有合格证，合格证上是否注明：品名、企业名称、生产批号、生产日期、有效期、氧气数量、压力、执行标准，医用气体的有效期是否大于钢瓶的有效期。
7022	是否按工艺、质量要求设立的生产过程中关键控制点检查制度，并定期进行监控与检查、记录完整。
7023	所有已充装气瓶是否都贴有标签和涂有颜色标记，标签内容和颜色是否符合有关规定。
*7401	质量管理部门是否受企业负责人直接领导。
7402	质量管理部门是否配备与生产规模相适应的质量管理和检验人员。
7403	是否有与产品生产规模、检验要求相适应的场所、仪器、设备。
7505	医用气体成品放行前是否由质量管理部门对记录进行审核。符合要求并有审核人员签字方可放行。
*7512	医用气体产品是否按现行国家药品质量标准的规定进行检验。

条款	检 查 内 容
7513	检验记录应保持整洁、不得撕毁和任意涂改，并整理归档，保存至产品有效期后一年。
7701	每批产品是否均有销售记录，根据销售记录能追查每批产品的售出情况，必要时应能及时全部追回。销售记录内容是否包括：品名、批号、规格、数量、收货单位和地址、发货日期。
7702	医用气体的运输是否符合国家有关部门的规定，并相关证件。
7801	销售记录是否保存至产品有效期后一年。
7901	企业是否建立医用气体退货和收回的书面程序并有记录。
8101	医用气体生产企业是否建立产品质量投诉制度，对用户的产品质量投诉是否有详细记录并及时调查处理。
8201	产品出现严重质量问题时是否及时向当地药品监督管理部门报告。
8301	企业是否定期组织自检。自检是否按照预定的程序对企业进行全面检查。
8401	自检是否有记录。自检报告是否符合规定的内容。

国家药监局 国家中医药局 国家卫生健康委 国家医保局
关于结束中药配方颗粒试点工作的公告

（2021 年第 22 号）

为加强中药配方颗粒的管理，规范中药配方颗粒的生产，引导产业健康发展，更好满足中医临床需求，经研究决定结束中药配方颗粒试点工作。现将有关事项公告如下：

一、中药配方颗粒是由单味中药饮片经水提、分离、浓缩、干燥、制粒而成的颗粒，在中医药理论指导下，按照中医临床处方调配后，供患者冲服使用。中药配方颗粒的质量监管纳入中药饮片管理范畴。

二、中药配方颗粒品种实施备案管理，不实施批准文号管理，在上市前由生产企业报所在地省级药品监督管理部门备案。

三、生产中药配方颗粒的中药生产企业应当取得《药品生产许可证》，并同时具有中药饮片和颗粒剂生产范围。中药配方颗粒生产企业应当具备中药炮制、提取、分离、浓缩、干燥、制粒等完整的生产能力，并具备与其生产、销售的品种数量相应的生产规模。生产企业应当自行炮制用于中药配方颗粒生产的中药饮片。

四、中药配方颗粒生产企业应当履行药品全生命周期的主体责任和相关义务，实施生产全过程管理，建立追溯体系，逐步实现来源可查、去向可追，加强风险管理。中药饮片炮制、水提、分离、浓缩、干燥、制粒等中药配方颗粒的生产过程应当符合药品生产质量管理规范（GMP）相关要求。生产中药配方颗粒所需中药材，能人工种植养殖的，应当优先使用来源于符合中药材生产质量管理规范要求的中药材种植养殖基地的中药材。提倡使用道地药材。

五、省级药品监督管理部门会同省级中医药主管部门应当结合国家及地方产业政策的有关规定以及临床实际需求制定相应的管理细则，坚持中药饮片的主体地位，确保辖区内中药配方颗粒的平稳有序发展及合理规范使用。

省级药品监督管理部门应当夯实属地监管职责。承担行政区域内中药配方颗粒的备案工作。强化事中事后管理，加强检查、抽检和监测，对中药材规范化种植养殖基地实施延伸检查，对违法违规行为进行处理。

六、中药配方颗粒应当按照备案的生产工艺进行生产，并符合国家药品标准。国家药品标准没有规定的，应当符合省级药品监督管理部门制定的标准。省级药品监督管理部门应当在其制定的标准发布后 30 日内将标准批准证明文件、标准文本及编制说明报国家药典委员会备案。不具有国家药品标准或省级药品监督管理部门制定标准的中药配方颗粒不得上市销售。

七、国家药典委员会结合试点工作经验组织审定中药配方颗粒的国家药品标准，分批公布。省级药品监督管理部门制定的标准应当符合《中药配方颗粒质量控制与标准制定技术要求》的规定。中药配方颗粒国家药品标准颁布实施后，省级药品监督管理部门制定的相应标准即行废止。

八、跨省销售使用中药配方颗粒的，生产企业应当报使用地省级药品监督管理部门备案。无国家药品标准的中药配方颗粒跨省使用的，应当符合使用地省级药品监督管理部门制定的标准。

九、中药配方颗粒不得在医疗机构以外销售。医疗机构使用的中药配方颗粒应当通过省级药品集中采购平台阳光采购、网上交易。由生产企业直接配送，或者由生产企业委托具备储存、运输条件的药品经营企业配送。接受配送中药配方颗粒的企业不得委托配送。医疗机构应当与生产企业签订质量保证协议。

十、中药饮片品种已纳入医保支付范围的，各省级医保部门可综合考虑临床需要、基金支付能力和价格等因素，经专家评审后将与中药饮片对应的中药配方颗粒纳入支付范围，并参照乙类管理。

十一、中药配方颗粒调剂设备应当符合中医临床用药习惯，应当有效防止差错、污染及交叉污染，直接接触中药配方颗粒的材料应当符合药用要求。使用的调剂软件应对调剂过程实现可追溯。

十二、直接接触中药配方颗粒包装的标签至少应当标注备案号、名称、中药饮片执行标准、中药配方颗粒执行标准、规格、生产日期、产品批号、保质期、贮藏、生产企业、生产地址、联系方式等内容。

十三、本公告自 2021 年 11 月 1 日起施行。本公告开始施行同时，《关于印发〈中药配方颗粒管理暂行规定〉的通知》（国药监注〔2001〕325 号）废止。中药配方颗粒在临床使用方面政策，由相关部门另行研究制定或明确。

特此公告。

国家药监局　国家中医药局

国家卫生健康委　国家医保局

2021 年 2 月 1 日

规章文件

国家药监局综合司关于中药配方颗粒备案工作
有关事项的通知

（药监综药注〔2021〕94 号）

各省、自治区、直辖市药品监督管理局，新疆生产建设兵团药品监督管理局：

按照《国家药监局 国家中医药局 国家卫生健康委 国家医保局关于结束中药配方颗粒试点工作的公告》（2021 年第 22 号）（以下简称《公告》）规定，为规范中药配方颗粒的品种备案管理，确保备案工作平稳有序开展，现将有关事项通知如下：

一、自 2021 年 11 月 1 日起，中药配方颗粒品种实施备案管理。在上市销售前，应当按照《公告》有关规定，通过"国家药品监督管理局网上办事大厅"（https://zwfw.nmpa.gov.cn/）"药品业务应用系统–中药配方颗粒备案模块"备案，并获取备案号。用户注册流程参考《国家药监局关于药品注册网上申报的公告》（2020 年第 145 号）。

二、中药配方颗粒在其生产企业所在地取得的备案号格式为：上市备字 +2 位省级区位代码 +2 位年号 +6 位顺序号 +3 位变更顺序号（首次备案 3 位变更顺序号为 000）；跨省销售使用取得的备案号格式为：跨省备字 +2 位省级区位代码 +2 位年号 +6 位顺序号 +3 位变更顺序号（首次备案 3 位变更顺序号为 000）。

三、中药配方颗粒的备案资料应当按照中药配方颗粒备案模块中的填报说明提交，并保证备案资料的真实性、完整性、可溯源性。

四、各省级药品监督管理部门应当自备案号生成之日起 5 日内在国家药品监督管理局网站上统一公布有关信息，供社会公众查询。信息包括：中药配方颗粒名称、生产企业、生产地址、备案号及备案时间、规格、包装规格、保质期、中药配方颗粒执行标准、中药饮片执行标准、不良反应监测信息（若有）等。

中药配方颗粒备案内容中的炮制及生产工艺资料、内控药品标准等资料不予公开。

五、中药配方颗粒的备案信息不得随意变更。已备案的中药配方颗粒，涉及生产工艺（含辅料）、质量标准、包装材料、生产地址等影响中药配方颗粒质量的信息拟发生变更的，应当按上述程序和要求报中药配方颗粒生产企业所在地省级药品监督管理部门备案。备案完成后，中药配方颗粒的备案号自动更新。

其他信息拟发生变更的，可通过中药配方颗粒备案模块自行更新相应的备案信息，备案号不变。

六、年度报告应当自取得备案号后下一年度开始实施，于每年 3 月 31 日前应通过中药配方颗粒备案模块提交。

七、各省级药品监督管理部门应当在备案公布后 30 日内完成对备案品种的审查，必要时组织开展现场核查与检验。中药配方颗粒品种的备案资料可供药品监督管理部门监督检查及延伸检查使用。

八、监督检查中发现存在以下情形之一的，省级药品监督管理部门应当取消备案，并在中药配方颗粒备案模块公开相关信息：

（一）备案资料不真实的；

（二）备案资料与实际生产、销售情况不一致的；

（三）生产企业的生产许可证被依法吊销、撤销、注销的；

（四）备案人申请取消备案的；

（五）备案后审查不通过的；

（六）存在严重质量安全风险的；

（七）依法应当取消备案的其他情形。

九、涉及濒危野生动植物、医疗用毒性药品、麻醉药品、精神药品和药品类易制毒化学品等的中药配方颗粒的备案，除按照本通知的规定办理外，还应当符合国家的其他有关规定。

十、自 2021 年 11 月 1 日起，中药配方颗粒应当按照《公告》规定进行生产。中药配方颗粒试点企业在 2021 年 11 月 1 日前生产的中药配方颗粒，可以在各省级药品监督管理部门备案的医疗机构内按规定使用，各省级药品监督管理部门应当加强监管。

十一、各省级药品监督管理部门在中药配方颗粒备案工作中应当遵循公开、公平、公正的原则，加强和企业沟通交流，指导企业开展备案，提供便民、优质、高效的服务，并督促企业履行药品全生命周期的主体责任和相关义务。

特此通知。

国家药监局综合司

2021 年 10 月 29 日

规章文件

国家药监局关于发布《中药配方颗粒质量控制与标准制定技术要求》的通告

（2021 年第 16 号）

为加强中药配方颗粒的管理，规范中药配方颗粒的质量控制与标准研究，国家药监局组织制订了《中药配方颗粒质量控制与标准制定技术要求》（见附件）。现予以发布，自发布之日起实施。

特此通告。

附件：中药配方颗粒质量控制与标准制定技术要求

国家药监局

2021 年 1 月 26 日

附件

中药配方颗粒质量控制与标准制定技术要求

为规范中药配方颗粒的标准研究，体现中药配方颗粒质量控制的特点，制定本技术要求。

中药配方颗粒的国家药品标准与省级药品监督管理部门制定的标准均应当符合本技术要求的规定，国家药监局另有规定的，从其规定。

一、基本要求

中药配方颗粒是由单味中药饮片经水加热提取、分离、浓缩、干燥、制粒而成的颗粒，在中医药理论指导下，按照中医临床处方调配后，供患者冲服使用。

（一）具备汤剂的基本属性

中药配方颗粒的制备，除成型工艺外，其余应与传统汤剂基本一致，即以水为溶媒加热提取，采用以物理方法进行固液分离、浓缩、干燥、颗粒成型等工艺生产。

（二）符合颗粒剂通则有关要求

除另有规定外，中药配方颗粒应符合《中国药典》现行版制剂通则颗粒剂项下的有关规定。根据各品种的性质，可使用颗粒成型必要的辅料，辅料用量以最少化为原则。除另有规定外，辅料与中间体（浸膏或干膏粉，以干燥品计）之比一般不超过 1∶1。

（三）符合品种适用性原则

对于部分自然属性不适宜制成中药配方颗粒的品种，原则上不应制备成中药配方颗粒。

二、研究用样品及对照物质的要求

（一）研究用样品

研究用样品应具有代表性，所用中药材产地应覆盖品种生产拟采用中药材的道地产地或主产区，每个中药材产地的样品不少于 3 批，并对样品批次数量从产地环境条件、质量水平等方面的代表性进行合理评价，至少应收集 15 批以上中药材样品，经相关专业技术人员鉴定合格后，制成中药饮片和"标准汤剂"。其中至少有 3 批应达到商业规模的量，以满足备案用样品的要求。样品保存应符合各品种项下的贮藏要求。所有样品均应按要求留样。

（二）对照物质

标准制定应使用国家法定部门认可的对照物质（包括对照品、对照提取物和对照药材）。若使用的对照物质是自行研制的，应按照相关要求报送相应的对照物质研究资料和对照物质实物样品。

三、原辅料要求

（一）中药材

供中药饮片生产用中药材应符合现行版《中国药典》或其他的国家药品标准中相关规定。应固定基原、采收时间、产地加工方法、药用部位等并说明选择依据。

（二）中药饮片

1. 供中药配方颗粒生产用中药饮片应符合现行版《中国药典》中中药饮片相关要求及炮制通则的规定。企业应结合中药材实际质量情况和工艺控制水平制定企业内控标准及关键控制指标，并提供 3 批检验报告书。

2. 应明确中药饮片炮制方法及条件，明确关键生产设备、规模、收率及辅料、包材、包装、贮藏条件等，说明相应的生产过程质量控制方法。

（三）提取用溶媒

中药配方颗粒提取用溶媒为制药用水，不得使用酸碱、有机溶媒。

（四）药用辅料

供中药配方颗粒生产用辅料应符合药用要求，并提供相关的证明性文件、来源、质量标准、检验报告书及选用依据。

（五）直接接触药品的包装材料和容器

直接接触药品的包装材料或容器应符合药用要求，并提供相关的证明性文件、来源、质量标准、检验报告书及选用依据，必要时应进行相容性研究。

四、标准汤剂要求

中药饮片是中医药发挥临床疗效的重要药用物质，其安全性、有效性已得到广泛认可，其习用方式以汤剂为主。单味中药配方颗粒是单味中药饮片的水提物，为使中药配方颗粒能够承载中药饮片的安全性、有效性，需要以标准汤剂为桥接，该标准汤剂为衡量单味中药配方颗粒是否与其相对应的单味中药饮片临床汤剂基本一致的物质基准。标准汤剂中的"标准"主要涵盖了投料中药饮片的道地性、提取工艺的统一性及质量控制的严谨性。

研究表征标准汤剂，需由不少于 15 批有代表性的原料，遵循中医药理论，分别按照临床汤剂煎煮方法规范化煎煮，固液分离，经适当浓缩制得或经适宜方法干燥制得后，测定其出膏率、有效（或指标）成份的含量及转移率等，计算相关均值，并规定其变异可接受的范围。中药配方颗粒的所有药学研究均须与标准汤剂进行对比。

（一）研究表征标准汤剂用原料

供研究表征标准汤剂的原料包括中药材及其中药饮片，除应符合上述"研究用样品"的要求和"原辅料要求"外，其中药饮片规格应与《中国药典》一致。

（二）研究表征标准汤剂用汤剂的制备

由单味中药饮片制备其汤剂，包括煎煮、固液分离、浓缩和干燥等步骤，应固定方法、设备、工艺参数和操作规程。

1. 煎煮

在充分研究古今文献的基础上，考虑中药药性、药用部位、质地等因素，并参照原卫生部、国家中医药管理局《医疗机构中药煎药室管理规范》（国中医药发〔2009〕3号），固定前处理方法、煎煮次数、加水量、煎煮时间等相关参数进行煎煮。煎煮用设备不做统一规定（但不得使用连续回流提取设备），实验报告和申报资料中应注明设备名称及型号。建议每煎使用中药饮片量一般不少于100克，花、叶类等中药饮片可酌减。

（1）前处理：待煎中药饮片应符合现行版《中国药典》规格的相关要求，还应参考传统经验对中药饮片进行必要的处理。例如，视中药饮片质地按中药调剂"逢壳必捣，逢籽必破"等要求对中药饮片进行捣碎或破壳的处理，其中破壳率应不低于90%。

（2）浸泡：待煎中药饮片应当先行浸泡，浸泡时间应根据中药饮片的质地确定，一般不少于30分钟。

（3）煎煮次数：每剂药一般煎煮两次。

（4）加水量：由于中药饮片的质地和吸水率相差较大，应根据不同的中药饮片确定加水量。加水量一般以浸过药面2厘米–5厘米为宜，花、草类中药饮片或煎煮时间较长的中药饮片可酌量加水。

（5）煎煮时间：煎煮时间应当根据药性及功能主治确定。一般煮沸后再煎煮30分钟；解表类、清热类、芳香类药物不宜久煎，煮沸后再煎煮20分钟为宜；质地较硬的中药饮片可适当延长煎煮时间；滋补类中药饮片先用武火煮沸后，改用文火慢煎约60分钟。第二煎时间可适当缩短。

中药饮片药性、功效、质地及吸水性差异较大，当上述参数无法满足《医疗机构中药煎药室管理规范》的要求时，应酌情加减，并提供数据参数。

2. 固液分离

（1）分离：应趁热进行固液分离，滤材目数应在100目以上，要固定方法、设备、耗材和条件。

（2）混合：将两煎药液混合，备用。

3. 浓缩和干燥

上述煎煮混合液，一般经浓缩制成规定量的浸膏或经适宜的干燥方法制成干燥品。浓缩可采用减压浓缩方法进行低温浓缩，温度一般不超过65℃。干燥采用冷冻干燥或适宜的方法干燥，以保证其质量的稳定和易于溶解及免加辅料。

（三）标准汤剂的表征与应用

标准汤剂的表征，需用至少以下3个参数。

1. 出膏率：以干膏粉计算浸膏得率及标准偏差（SD）。均值加减3倍SD（或均值的70%–130%）为出膏率的允许范围。

2. 有效（或指标）成份的含量及含量转移率：制定有效（或指标）成份的含量测定方法，测得各批次标准汤剂中有效（或指标）成份的含量，计算转移率和标准偏差。转移率可接受的范围为均值加减3倍SD（或均值的70%–130%），根据含量测定得到的有效（或指标）成份的含量，确定含量限度及范围。

对于中药饮片标准中规定有挥发油含量测定项目的以及中医临床处方规定"后下"的含挥发油成份的中药饮片，其煎煮液应采用适宜的挥发油含量测定方法测定煎煮液中挥发油含量。

3. 特征图谱：建议采用液相或气相色谱法，比较主要成份色谱峰的个数，规定其相对保留时间等，并标注供试品样品浓度（每毫升相当于多少克中药饮片）。用相似度评价软件生成标准汤剂对照特征图谱。鼓励采用指纹图谱表征标准汤剂，有关特征图谱/指纹图谱方法建立的要求另行规定。

中药配方颗粒所有药学研究，包括工艺参数确定、质控方法和指标选择、限度制定等，均应以标准汤剂的上述三个参数（不少于）为依据进行对比研究。

五、生产工艺要求

（一）生产工艺研究

1. 工艺合理的评价指标

中药配方颗粒生产工艺研究应以标准汤剂为对照，以出膏率、主要成份含量转移率、指纹图谱或特征图谱的一致性为考察指标，对原料、中间体及成品制备过程中的量质传递和物料平衡进行全面研究，确定各项工艺参数。

2. 提取

参照标准汤剂制备工艺放大至商业规模。应对影响质量的主要工艺参数进行研究与评价。明确提取用中药饮片切制（破碎）规格、提取方法、提取温度、加水量、提取次数等主要参数。

对于中药饮片含挥发油且其传统煎煮需后下的，商业规模生产时可先行提取挥发油，然后按"标准汤剂"中挥发油含量转移率范围，计算出挥发油加入量，按比例重新加入。

3. 固液分离

对所选用固液分离方法、设备参数进行考察，确定技术参数。

4. 浓缩

对所选用浓缩方法、温度、真空度等进行考察，明确对考察指标的影响，确定技术参数。

5. 干燥

对所选用干燥方法、设备及其工艺参数进行考察，明确对考察指标的影响，确定技术参数。若干燥过程中需要使用辅料，应对辅料的种类及用量进行考察，确定辅料品种及最小用量。

6. 成型

应进行制剂处方和成型工艺研究，包括辅料的种类和用量、制粒方法、干燥方法、设备及其技术参数、成品得率、包装材料等，明确辅料的种类、用量和各项工艺参数以及直接接触药品的包装材料。

制剂处方可适当加入辅料进行调整，以保证建立统一固定的颗粒与中药饮片折算关系，方便临床调剂，并考虑辅料使用量最少化，除另有规定外，辅料与中间体之比一般不超过1:1。

7. 生产工艺的确立

根据提取、固液分离、浓缩、干燥和成型工艺研究结果，建立中药配方颗粒生产工艺，明确各项工艺参数，制定放大生产方案。

（二）生产试验与过程控制

根据放大生产方案，进行3批以上中药配方颗粒生产试验，根据商业规模试验或验证批次数据，结合研发试验批次数据综合评价，确定各项生产工艺参数，明确生产过程质控点及控制方法，建立生产工艺规程。

（三）中间体要求

在制备中药配方颗粒过程中，符合要求的中药材制成中药饮片后，根据中药配方颗粒生产工艺要求，应在工艺规程中建立投料方案。可制定混批调配等处理方法，以解决原料质量波动问题；然后按照规定的工艺，经提取、分离、浓缩后得到中间体，并制定适宜的生产工艺规程。

应制定中间体标准，并须与标准汤剂进行对比。以表征标准汤剂的参数作为商业规模中间体的各项指标理论值，通过生产放大后，确定生产的实际工艺参数，制定中间体出膏率、含量上下限范围、特征图谱或指纹图谱。

（四）量质传递要求

通过中药材质量考察、中药饮片炮制、标准汤剂、制备工艺等项研究，明确关键质量属性。以出膏率、含量及含量转移率、特征图谱或指纹图谱、浸出物等的值为表征，详细说明生产全过程的量质传递情况，设定可接受的变异范围及理由，从原料到中间体到成品生产全过程的量质传递应具相关性、可行性和合理性。

（五）清洁工艺

应严格按照《药品生产质量管理规范》（GMP）要求进行清洁。

六、标准制定的要求

为了有效控制中药配方颗粒生产各环节的质量，应分别建立中药材、中药饮片、中间体和成品的标准，实现全过程质量控制。标准研究应符合"《中国药典》中药质量标准研究制定技术要求"中的有关规定。

根据中药配方颗粒的特点，加强专属性鉴别和多成份、整体质量控制。应建立与药效相关的活性成份或指标成份的含量测定项，并采用特征图谱或指纹图谱等方法进行整体质量评价，必要时可建立生物活性测定方法。

标准研究中，应进行原料、中间体、成品与"标准汤剂"的比对研究，以明确关键质量属性，并说明生产全过程量质传递和各项指标设定的合理性。中药材、中药饮片的标准应参照《国家药品标准工作手册》中相关技术要求制定，其中薄层色谱鉴别、含量测定、特征图谱或指纹图谱等项目设置应与中药配方颗粒质量标准具有相关性。对于来源复杂的原料药材，必要时采用DNA分子鉴别技术进行物种真伪鉴别。中间体标准参照中药配方颗粒的标准制定。

中药配方颗粒的标准内容主要包括：名称、来源、制法、性状、鉴别、检查、浸出物、特征图谱或指纹图谱、含量测定、规格、贮藏等。应提供相应的中药配方颗粒标准与起草说明。标准正文应按《中国药典》中药质量标准正文各论编写细则"的要求编写；标准起草说明应按《中国药典》中药质量标准起草说明编写细则"的要求编写。

（一）名称

包括中文名和汉语拼音。命名以中药饮片名加"配方颗粒"构成，中药饮片名称按照《中国药典》命名。对于不同基原品种、或临床习用需区分特定产地的品种，在XXX配方颗粒名称中加括号标注其植物的中文名，如"黄芪（蒙古黄芪）配方颗粒"或"黄芪（膜荚黄芪）配方颗粒"；"党参（潞党参）配方颗粒"。

（二）来源

本品为XXX经炮制并按标准汤剂的主要质量指标加工制成的配方颗粒。例如，"本品为唇形科植物黄芩 *Scutellaria baicalensis* Georgi 的干燥根经炮制并按标准汤剂的主要质量指标加工制成的配方颗粒"。来源如为多基原中药材，应固定一个基原，不同基原的中药材不可相互混用。

（三）制法

根据"生产工艺要求"项下记载的制备工艺进行简要描述，包括投料量、制备过程、主要参数、出膏率范围、辅料及其用量范围、制成量等。

（四）性状

包括颜色、形态、气味等特征。

（五）鉴别

根据中药配方颗粒各品种及其原料的性质可采用理化鉴别、色谱鉴别等方法，建立的方法应符合重现性、专属性和耐用性的验证要求。

理化鉴别应根据所含成份的化学性质选择适宜的专属性方法。色谱鉴别，包括薄层色谱法、高效液相色谱法、气相色谱法，具有直观、承载信息量大、专属性强等特点，可作为中药配方颗粒鉴别的主要方法。

（六）检查

中药配方颗粒应符合现行版《中国药典》制剂通则颗粒剂项下的有关规定，另应根据原料中可能存在的有毒有害物质、生产过程中可能造成的污染、剂型要求、贮藏条件等建立检查项目。检查项目应能真实反映中药配方颗粒质量，并保证安全与有效。所有中药配方颗粒都应进行有毒有害物质的检查研究。以栽培中药材为原料生产的中药配方颗粒，农药残留检查可根据可能使用农药的种类进行研究；以易于霉变的中药材（如种子类、果实类中药材等）为原料生产的中药配方颗粒，应进行真菌毒素的检查研究。根据研究结果制订合理限度，列入标准正文。

（七）浸出物

应根据该品种所含主要成份类别，选择适宜的溶剂进行测定，根据测定结果制定合理限度。由于中药配方颗粒均以水为溶剂进行提取，同时其辅料多为水溶性辅料，因此，浸出物检查所用的溶剂一般选择乙醇或适宜的溶剂，并考察辅料的影响。

（八）特征图谱或指纹图谱

由于中药配方颗粒已经不具备中药饮片性状鉴别的特征，应建立以对照药材为随行对照的特征图谱或指纹图谱。特征图谱可采用色谱峰保留时间、峰面积比值等进行结果评价。指纹图谱可采用中药指纹图谱相似度评价软件对供试品图谱的整体信息（包括其色谱峰的峰数、峰位及峰高或峰面积的比值等）进行分析，得到相似度值进行结果评价。主要成份在特征或指纹图谱中应尽可能得到指认。

应重点考察主要工艺过程中图谱的变化。在对中药材产地、采收期、基原调查基础上建立作为初始原料的中药材特征图谱或指纹图谱。中药材、中药饮片、中间体、中药配方颗粒特征图谱或指纹图谱应具相关性，并具有明确的量质传递规律。

中药配方颗粒特征图谱或指纹图谱的测定一般采用色谱法，如采用高效液相色谱法，根据中药配方颗粒品种多批次、检验量大的特点，亦可考虑采用超高效液相色谱法。

（九）含量测定

应选择与功能主治及活性相关的专属性成份作为含量测定的指标，并尽可能建立多成份含量测定方法。应选择样品中原型成份作为测定指标，避免选择水解、降解等产物或无专属性的指标成份及微量成份作为指标。对于被测成份含量低于 0.01% 者，可增加有效组分的含量测定，如总黄酮、总生物碱、总皂苷等。

中药配方颗粒含量测定应选择具有专属性的方法，否则应采用其他方法进行补充，以达到整体的专属性。选用的分析方法必须按照现行版《中国药典》"分析方法验证指导原则"的要求进行验证。应根据实验数据制定限度范围，一般规定上下限，以"本品每 1g 含 XXX 应为 XXXmg–XXXmg"表示。

由于中药配方颗粒的品种多、批次多、检验数据量大，在选择测定方法时，可考虑采用超高效液相色谱方法。高效液相色谱方法与超高效液相色谱方法转换应进行必要的方法学验证。包括分离度、峰纯度和重现性。如果转换前后待测成份色谱峰顺序及个数不一致、检测结果明显不一致，或涉及不合格情况，应放弃方法转换。选择超高效液相色谱方法时，标准正文项下可规定色谱柱规格，但色谱柱品牌和生产厂家一般不作规定。

（十）规格

根据制法项下投料量和制成量计算规格，以"每 1g 配方颗粒相当于饮片 XXg"来表示。如规格不是整数，一般保留不多于两位的小数。

七、稳定性试验要求

中药配方颗粒的稳定性试验应按照国家药品监督管理局药品审评中心发布的《中药、天然药物

规章文件

稳定性研究技术指导原则》进行研究。其中，长期稳定性试验一般考察 12 个月 –24 个月，根据考察结果确定中药配方颗粒的保质期（不列入标准）。申报国家标准时可提供 6 个月的室温稳定性试验数据。

八、标准复核技术要求

为保证中药配方颗粒标准中检测方法的科学性、重现性和可行性，规范标准复核的试验工作，特制定本技术要求。

中药配方颗粒标准复核为验证性检验复核，具体要求如下：

（一）实验室条件的要求

1. 从事中药配方颗粒标准复核检验的实验室，应通过省级相关部门的资质认定或国家实验室认可。

2. 具有完善的中药检验仪器设备和必要的设施，符合药品检验的质量保证体系和技术要求。

3. 曾经承担过药品标准复核等相关工作。

（二）标准复核人员要求

1. 承担标准复核的检验机构应指定标准复核负责人专门负责复核工作，应对复核实验过程进行监督，及时处理和解决实验中出现的问题，并对实验结果进行审查和负责。标准复核负责人应具有高级技术职称，具有较丰富的药品标准研究和起草经验，能指导标准复核承担人员进行实验复核。

2. 标准复核承担人员应具有中级以上（包括中级）技术职称，具有一定的药品标准起草、复核经验。

（三）复核资料、样品、对照物质要求

1. 实验复核负责人和承担人员应首先审阅起草单位提供的技术资料（请复核公文、中药配方颗粒标准草案、起草说明、复核用样品检验报告书、复核用样品、复核用对照物质等），确认上述资料完整并基本符合起草技术要求后，安排实验复核工作。否则，应向起草单位提出补充资料或退回的要求。

2. 复核用样品，应为商业规模生产的 3 个批号样品，样品量应为一次检验用量的 3 倍。

3. 复核用对照物质，由起草单位提供给复核单位，如为新增对照物质，应提供新增对照物质相应的技术资料。

（四）复核试验技术要求

承担复核任务的实验室应按照下述要求对起草单位寄送的样品及资料进行复核检验，当复核结果无法重现时，实验室应另指派一名经验丰富的检验人员进行复试。

1. 性状

考察标准草案中描述的性状是否与样品符合。性状中的颜色描述是否规定了一定的幅度范围。气、味规定是否合适。

2. 鉴别

考察设立的鉴别项目是否具有专属性和良好的重现性。薄层色谱鉴别，应考察供试品取样量、制备方法是否合理，对照品配制溶剂、浓度是否适宜；对照药材用量、制备方法是否合理；固定相、展开剂、点样量、显色条件和检视方法是否适宜；色谱分离是否良好，斑点是否清晰，供试品和对照物质的色谱特征是否一致，方法是否具有专属性（必要时，采用阴性对照进行验证）。

3. 特征图谱

应考察色谱条件是否合适，色谱峰分离是否良好，相对保留时间是否稳定，重现性是否良好，方法是否可行。

4. 检查

有特殊限量规定和通则外检查项目的按标准草案方法进行试验，考察可行性和限度的合理性。

其余按现行版中国药典四部通则规定的方法实验复核，复核结果应在限度范围内。

5.浸出物测定

考察供试品取样量、溶剂及使用量等是否适宜；限度值是否合理。复核测定两份结果的相对平均偏差不得大于2%（测量值减平均值的绝对值除以平均值乘以100%或两数之差的绝对值除以两数之和乘以100%）。与起草单位数据的相对平均偏差不得大于10%。

6.含量测定

应对含量测定方法的专属性、重现性、可行性进行验证复核。复核测定平行两份结果的相对平均偏差不得大于3%（薄层色谱扫描法等误差相对较大的方法可适当放宽至5%）。与起草单位数据的相对平均偏差不得大于10%。当含量测定方法与原料药材国家标准收载的方法不同时，复核过程中应对方法专属性、准确度、重复性进行验证。

（1）高效液相色谱法

考察供试品取样量、提取和纯化方法等是否适宜；对照品用量、浓度、溶剂等是否适宜；色谱柱类型、流动相（组成和比例）、洗脱梯度、检测波长（或其他检测器参数）是否合理；色谱分离效果是否良好；理论板数和分离度等规定的数值是否可行；被测成份峰是否被干扰；供试品中的被测成份测定量是否在线性范围内；含量限度是否合理。

（2）气相色谱法

考察供试品取样量、提取和纯化方法等是否适宜；对照品用量、浓度、溶剂等是否适宜；固定液种类、程序升温梯度、柱温、检测器温度、进样口温度等参数设置是否合理；色谱分离效果是否良好；理论板数和分离度等规定的数值是否可行；被测成份峰是否被干扰；供试品中的被测成份测定量是否在线性范围内；含量限度是否合理。

（3）紫外-可见分光光度法

采用对照品比较法时，应考察供试品取样量、提取和纯化方法、稀释倍数是否适宜；测定用溶剂、对照品浓度、测定波长、吸光度值（应在0.3-0.7之间）等是否合理；含量限度是否合理。

采用比色法测定时，考察供试品取样量、提取和纯化方法、稀释倍数、显色剂的用量等是否适宜；显色条件如温度、时间等是否合理；供试品溶液中被测成份测定量是否在标准曲线测定范围；重现性是否良好；含量限度是否合理。

（4）薄层色谱扫描法

考察供试品取样量、提取和纯化方法、点样量等是否适宜；对照品用量、浓度、溶剂、点样量是否适宜；固定相、展开剂、显色剂和检视方法是否适宜；扫描方式、测定波长是否合理；色谱分离、扫描效果是否良好；供试品中被测成份量是否在线性范围内；测定结果是否重现良好；含量限度是否合理。

（五）复核资料要求

1.复核单位应提供如下资料：

（1）复核结果（意见）回复公文

（2）三批复核检验报告

（3）复核总结报告

复核总结报告应当对复核过程和结果进行总结。内容包括对起草单位提供的技术资料的审核情况、实验复核工作过程（包括数据、彩色照片、图谱等）及结果（包括与起草单位数据比对结果等），并根据复核结果，对标准草案中各项内容提出复核意见及复核结论等。特别是根据复核结果对起草标准作出的修改，应在总结报告中详尽说明。

2.起草单位应根据复核意见作出相应的说明。

国家药监局关于启用中药配方颗粒备案模块的公告

（2021 年第 130 号）

为落实《国家药监局 国家中医药局 国家卫生健康委 国家医保局关于结束中药配方颗粒试点工作的公告》（2021 年第 22 号）的要求，我局基于药品业务应用系统建设了中药配方颗粒备案模块（以下简称备案模块）。现将相关事项公告如下：

一、备案模块自 2021 年 11 月 1 日起正式启用，中药配方颗粒生产企业可以登录"国家药品监督管理局网上办事大厅"（https：//zwfw.nmpa.gov.cn/）提交相关资料，进行中药配方颗粒备案。为提高备案工作效率和速度，避免扎堆填报，中药配方颗粒生产企业可提前按要求将备案资料上传暂存。

二、备案模块操作指南在上述网站"药品业务应用系统"的"通知公告"栏目中下载使用。出现使用问题请联系客服热线（13020065308、17600265081）或发送邮件至 ypywyyxt@nmpaic.org.cn 解决。

三、各省级药品监督管理部门应精心组织部署，加强政策宣贯，做好工作预判，指导辖区内中药配方颗粒生产企业按要求开展中药配方颗粒备案工作，为企业提供优质高效的备案服务，并督促其履行药品全生命周期的主体责任和相关义务。

四、在中药配方颗粒备案实施过程中，各省级药品监督管理部门要加强调查研究，实时了解掌握中药配方颗粒生产企业在备案中遇到的问题和困难，及时予以回应，并按程序报告有关情况。

特此公告。

国家药监局

2021 年 10 月 29 日

第十节
中药品种保护

中药保护品种证书核发服务指南

（2016 年 5 月 5 日）

一、适用范围

本指南适用于中药保护品种证书核发的申请和办理。

二、项目信息

（一）项目名称：**中药保护品种证书核发**

（二）审批类别：**行政许可**

（三）项目编码：30006

三、办理依据

《中药品种保护条例》《关于印发中药品种保护指导原则的通知》（国食药监注〔2009〕57 号）、《关于印发〈中药品种保护申报资料项目及说明〉的通知》（中保办发〔2011〕20 号）

四、受理机构

国家中药品种保护审评委员会

五、决定机构

国家食品药品监督管理总局

六、审批数量

无数量限制

七、办事条件

中药生产企业

八、申请材料

（一）中药保护品种证书（初次）核发

1. 申请材料清单

（1）《中药品种保护申请表》；

（2）证明性文件；

1）药品批准证明文件（复印件），初次保护申请企业还应提供其为原研企业的相关证明资料。

2）《药品生产许可证》及《药品 GMP 证书》（复印件）。

3）现行国家药品标准、说明书和标签实样。

4）专利权属状态说明书及有关证明文件。

（3）申请保护依据与理由综述；

（4）医学相关资料；

1）批准上市前研究资料。

2）批准上市后研究资料。

（5）药学相关资料；

1）批准上市前研究资料。

2）批准上市后研究资料。

（6）药理毒理相关资料；

1）批准上市前研究资料。

2）批准上市后研究资料。

（7）拟改进提高计划与实施方案。

2. 申报资料的一般要求

（1）申报资料须按上述申请资料目录中规定的序号编号，并在每项资料封面中间及其右上角分别写明相应的资料名称及目录序号，其中目录序号格式为"申报资料 X"，X 代表目录序号。

（2）申报资料统一使用 A4 纸张打印（左边距不小于 28mm，页码标在页脚上面 20mm 的正中位置），内容完整、清楚，不得涂改。

（3）所报送的资料应当完整、规范、数据真实、可靠；引用文献资料应当注明作者姓名、著作名称、刊物名称、卷、期、页、年；未公开发表的文献资料应当提供资料所有者许可使用的证明文件。外文资料应当提供中文译本。

（4）为本次申请而补充的试验资料应提供原件，试验资料封面应写明验证项目，试验负责人并签字，试验单位名称并加盖公章，并注明各项试验研究工作的试验者、试验起止日期、原始资料的保存地点、保存时间和联系人姓名、电话等；补充的证明性文件的复印件应加盖申报企业的公章。

（5）资料一式三份，向国家食品药品监督管理总局行政受理服务大厅报送 1 份完整资料，并将 2 份相同的完整资料报送申请企业所在地省（区、市）食品药品监管部门，每套资料装入独立的档案袋，档案袋封面注明：申请分类、药品名称、原件/复印件、申请机构、联系人、电话。

（6）《中药品种保护申请表》：中药品种保护申请企业可以从国家总局政府网站上下载（www.cfda.gov.cn）。

（7）对批准保护的品种，国家总局将在政府网站和《中国医药报》上予以公告。

3. 申报资料的具体要求

（1）《中药品种保护申请表》

要求表内项目填写真实、完整、清楚，不得涂改。企业名称、药品名称、批准文号、剂型、规格等项目，应与有效批准证明文件一致。

在"生产与质量管理情况"栏目除说明生产与质量管理情况外，还应注明与申报品种相关的主要生产设备和检验仪器的名称、型号及制造企业名称等。

（2）证明性文件

1）药品批准证明文件（复印件），初次保护申请企业还应提供其为原研企业的相关证明资料

①现行生产批准文件或变更的有效文件（复印件）；

②同一品种，多种规格，可按一个品种申请保护，并附相应的批准文件；

③国家食品药品监督管理总局统一换发药品批准文号后变更生产企业名称的，应提供药品监督管理部门以新企业名称核发药品批准文号的批复文件；

④修订质量标准的，应提供国家药品监督管理部门的批复文件及其所附药品质量标准。

2）《药品生产许可证》及《药品GMP证书》（复印件）

①《药品生产许可证》的企业名称应与申请企业名称一致，有效期在规定的时限内，生产范围包含申报品种的剂型。

②申报品种相应剂型的GMP证书（复印件），有效期在规定的时限内。

3）现行国家药品标准、说明书和标签实样。

执行新药正式标准或修订质量标准的，应提供国家药品监督管理部门的批复文件及其所附药品质量标准。

4）专利权属状态说明书及有关证明文件。

①申请中药保护的企业应当对所申请保护的品种，提供在中国的专利及其权属状态说明，并保证不侵犯他人的专利权，同时说明是否存在知识产权纠纷的情况；

②如申请品种涉及专利，应附专利证书、专利权利要求书和专利说明书等。

5）申报初次保护的品种，如果申报品种有多家企业生产的，首家提出申请的企业应提供原研相关证明资料，如：新药证书、新药技术转让有关批准证明文件或申请企业关于原研的声明（附原始生产批件）等。

（3）申请保护依据与理由综述

综述资料包括申报品种临床、药理毒理和药学等内容的概述，并说明所适用《中药品种保护条例》的条款及申请级别的理由。应注意突出与同类品种比较的优势和特色。

（4）医学相关资料

1）批准上市前研究资料，包括临床试验单位资质及证明材料、临床试验方案、对照药使用说明书、临床试验总结报告等。

2）批准上市后研究资料，包括有关不良反应监测情况及省（自治区、直辖市）药品不良反应监测中心出具的《不良反应检索报告》、注册批件提出要求的完成情况、上市后开展的医学研究资料及企业认为能够证明其可保性的其它医学研究资料及文献资料等。

①注射剂及要求提供毒性试验研究资料的品种（指导原则3.10）应提供国家食品药品监督管理总局药品评价中心出具的《不良反应检索报告》。

②上市后重新进行临床研究的，还应提供临床试验单位资质及证明材料、临床试验方案、对照药选择依据及其使用说明书、临床试验总结报告（包括各试验单位小结）等。

（5）药学相关资料

1）批准上市前研究资料，包括原料来源及质量标准、制剂工艺研究及制剂质量标准研究等相关资料。

①原料法定标准；多基原药材应明确所使用的药材基原，主要药味的产地或供货渠道应有相关证明文件；注射剂原料应提供基原固定和产地固定相关研究资料及证明文件。如处方中含有按照《麻醉药品和精神药品管理条例》（国务院令第442号）的药味，应提供相关的证明性文件。

以中药饮片投料的应提供炮制方法及标准，直接购买中药饮片的，还应明确生产企业及供货渠道。

②详细的生产工艺（原料前处理、提取、纯化、浓缩、干燥、制剂成型等全过程）、主要工艺参数及质量控制指标、工艺流程图和工艺研究资料，并提供工艺过程中主要环节所采取的质量保障措施。

③制剂质量标准及其研究过程相关资料。

2）批准上市后研究资料，包括质量标准执行情况、注册批件提出要求的完成情况、上市后开展的药学研究工作情况及企业认为能够证明其可保性的其它药学研究资料及文献资料等。

①申报保护时，其原料法定标准与批准上市前不一致的，应提供最新标准；药品标准中无明确的提取次数、提取时间、提取温度，或无辅料种类、用量的，应有对该品种工艺条件、工艺参数等进行研究的资料。

②申报品种由多家企业生产的，若质量标准不能有效控制产品质量的，应有提高并统一质量标准。

③单味药制剂还应有该药味的现代研究综述，以证实其主要药效成分及质量控制指标具有专属性。

④近三年企业质量检验情况汇总表及省级药品检验机构的三批检验报告，以说明质量标准的执行情况。

（6）药理毒理相关资料

1）批准上市前研究资料

2）批准上市后研究资料，包括注册批件提出要求的完成情况等。

①处方中含有十八反、十九畏等配伍禁忌药味，含有重金属的药味，毒性药材（系列入国务院《医疗用毒性药品管理办法》的毒性中药材），其他毒性药材日服用剂量超过药典标准，炮制品或生品的使用与传统用法不符以及临床或文献报道有安全性隐患药味的品种，应提供试验资料证实其用药安全性。

②对于长期服用或超过现行《中国药典》中每日使用剂量的含有罂粟壳等麻醉药品的制剂，应有成瘾性评价相关资料。

③中药、天然药物和化学药品组成的复方制剂应有中药、天然药物、化学药品间药效、毒理相互影响（增效、减毒或互补作用）的比较性研究资料。

④中药注射剂安全性研究应提供试验室资质证明。

（7）拟改进提高计划与实施方案

结合申报品种已有的研究情况，提交针对品种特点的改进提高计划及详细实施方案。

（二）中药保护品种证书（同品种）核发

1. 申请材料清单

（1）《中药品种保护申请表》；

（2）证明性文件；

1）药品批准证明文件（复印件），初次保护申请企业还应提供其为原研企业的相关证明资料。

2）《药品生产许可证》及《药品 GMP 证书》（复印件）。

3）现行国家药品标准、说明书和标签实样。

4）专利权属状态说明书及有关证明文件。

（3）申请保护依据与理由综述；

（4）医学相关资料；

1）批准上市前研究资料。

2）批准上市后研究资料。

（5）《药学相关资料；

1）批准上市前研究资料。

2）批准上市后研究资料。

（6）药理毒理相关资料；

1）批准上市前研究资料。

2）批准上市后研究资料。

（7）拟改进提高计划与实施方案。

2. 申报资料的一般要求

（1）申报资料须按上述申请资料目录中规定的序号编号，并在每项资料封面中间及其右上角分别写明相应的资料名称及目录序号，其中目录序号格式为"申报资料X"，X代表目录序号。

（2）申报资料统一使用 A4 纸张打印（左边距不小于 28mm，页码标在页脚上面 20mm 的正中位置），内容完整、清楚，不得涂改。

（3）所报送的资料应当完整、规范、数据真实、可靠；引用文献资料应当注明作者姓名、著作名称、刊物名称、卷、期、页、年；未公开发表的文献资料应当提供资料所有者许可使用的证明文件。外文资料应当提供中文译本。

（4）为本次申请而补充的试验资料应提供原件，试验资料封面应写明验证项目，试验负责人并签字，试验单位名称并加盖公章，并注明各项试验研究工作的试验者、试验起止日期、原始资料的保存地点、保存时间和联系人姓名、电话等；补充的证明性文件的复印件应加盖申报企业的公章。

（5）资料一式三份，向国家食品药品监督管理总局行政受理服务大厅报送 1 份完整资料，并将 2 份相同的完整资料报送申请企业所在地省（区、市）食品药品监管部门。每套资料装入独立的档案袋，档案袋封面注明：申请分类、药品名称、原件/复印件、申请机构、联系人、电话。

（6）《中药品种保护申请表》：中药品种保护申请企业可以在国家总局政府网站上下载（www.cfda.gov.cn）。

（7）对批准保护的品种，国家总局将在政府网站和《中国医药报》上予以公告。生产该品种的其他生产企业应自公告发布之日起 6 个月内向国家食品药品监督管理总局行政受理服务大厅提出同品种保护申请并提交完整资料；对逾期提出申请的，国家食品药品监督管理总局行政受理服务大厅将不予受理。

3. 申报资料的具体要求

（1）《中药品种保护申请表》

要求表内项目填写真实、完整、清楚，不得涂改。企业名称、药品名称、批准文号、剂型、规格等项目，应与有效批准证明文件一致。

在"生产与质量管理情况"栏目除说明生产与质量管理情况外，还应注明与申报品种相关的主要生产设备和检验仪器的名称、型号及制造企业名称等。

（2）证明性文件

1）药品批准证明文件（复印件）

①现行生产批准文件或变更的有效文件（复印件）；

②同一品种，多种规格，可按一个品种申请保护，并附相应的批准文件；

③国家食品药品监督管理总局统一换发药品批准文号后变更生产企业名称的，应提供药品监督管理部门以新企业名称核发药品批准文号的批复文件；

④修订质量标准的，应提供国家药品监督管理部门的批复文件及其所附药品质量标准。

2）《药品生产许可证》及《药品 GMP 证书》（复印件）

①《药品生产许可证》的企业名称应与申请企业名称一致，有效期在规定的时限内，生产范围包含申报品种的剂型。

②申报品种相应剂型的 GMP 证书（复印件），有效期在规定的时限内。

3）现行国家药品标准、说明书和标签实样。

执行新药正式标准或修订质量标准的，应提供国家药品监督管理部门的批复文件及其所附药品质量标准。

4）专利权属状态说明书及有关证明文件。

①申请中药保护的企业应当对所申请保护的品种，提供在中国的专利及其权属状态说明，并保证不侵犯他人的专利权，同时说明是否存在知识产权纠纷的情况；

②如申请品种涉及专利，应附专利证书、专利权利要求书和专利说明书等。

（3）申请保护依据与理由综述

综述资料包括申报品种临床、药理毒理和药学等内容的概述，并说明所适用《中药品种保护条例》的条款及申请级别的理由。应注意突出与同类品种比较的优势和特色。

（4）医学相关资料

1）批准上市前研究资料，包括临床试验单位资质及证明材料、临床试验方案、对照药使用说明书、临床试验总结报告等。

申请同品种保护的，如批准上市前未进行临床研究，应说明相关情况。

2）批准上市后研究资料，包括有关不良反应监测情况及省（自治区、直辖市）药品不良反应监测中心出具的《不良反应检索报告》、注册批件提出要求的完成情况、上市后开展的医学研究资料及企业认为能够证明其可保性的其它医学研究资料及文献资料等。

①注射剂及要求提供毒性试验研究资料的品种（指导原则 3.10）应提供国家食品药品监督管理总局药品评价中心出具的《不良反应检索报告》。

②上市后重新进行临床研究的，还应提供临床试验单位资质及证明材料、临床试验方案、对照药选择依据及其使用说明书、临床试验总结报告（包括各试验单位小结）等。

③申请同品种保护的，可使用在首家品种保护公告前已完成的医学相关资料（包括文献资料）进行申报，必要时可说明相关情况。

（5）药学相关资料

1）批准上市前研究资料，包括原料来源及质量标准、制剂工艺研究及制剂质量标准研究等相关资料。

①原料法定标准；多基原药材应明确所使用的药材基原，主要药味的产地或供货渠道应有相关证明文件；注射剂原料应提供基原固定和产地固定相关研究资料及证明文件。如处方中含有按照《麻醉药品和精神药品管理条例》（国务院令第 442 号）的药味，应提供相关的证明性文件。

以中药饮片投料的应提供炮制方法及标准，直接购买中药饮片的，还应明确生产企业及供货渠道。

②详细的生产工艺（原料前处理、提取、纯化、浓缩、干燥、制剂成型等全过程）、主要工艺参数及质量控制指标、工艺流程图和工艺研究资料，并提供工艺过程中主要环节所采取的质量保障措施。

③制剂质量标准及其研究过程相关资料。

2）批准上市后研究资料，包括质量标准执行情况、注册批件提出要求的完成情况、上市后开展的药学研究工作情况及企业认为能够证明其可保性的其它药学研究资料及文献资料等。

①申报保护时，其原料法定标准与批准上市前不一致的，应提供最新标准；药品标准中无明确的提取次数、提取时间、提取温度，或无辅料种类、用量的，应有对该品种工艺条件、工艺参数等

进行研究的资料。

②申报品种由多家企业生产的，若质量标准不能有效控制产品质量的，应有提高并统一质量标准。

③单味药制剂还应有该药味的现代研究综述，以证实其主要药效成分及质量控制指标具有专属性。

④近三年企业质量检验情况汇总表及省级药品检验机构的三批检验报告，以说明质量标准的执行情况。

⑤同品种如采用试行标准，应提供该品种标准转正进展情况的说明。

（6）药理毒理相关资料

1）批准上市前研究资料

申请同品种保护的，如批准上市前未进行药理毒理研究，应说明相关情况。

2）批准上市后研究资料，包括注册批件提出要求的完成情况等。

①处方中含有十八反、十九畏等配伍禁忌药味，含有重金属的药味，毒性药材（系列入国务院《医疗用毒性药品管理办法》的毒性中药材），其他毒性药材日服用剂量超过药典标准，炮制品或生品的使用与传统用法不符以及临床或文献报道有安全性隐患药味的品种，应提供试验资料证实其用药安全性。

②对于长期服用或超过现行《中国药典》中每日使用剂量的含有罂粟壳等麻醉药品的制剂，应有成瘾性评价相关资料。

③中药、天然药物和化学药品组成的复方制剂应有中药、天然药物、化学药品间药效、毒理相互影响（增效、减毒或互补作用）的比较性研究资料。

④中药注射剂安全性研究应提供试验室资质证明。

（7）拟改进提高计划与实施方案

结合申报品种已有的研究情况，提交针对品种特点的改进提高计划及详细实施方案。

（三）中药保护品种证书（延长保护期）核发

1. 申请材料清单

（1）《中药品种保护申请表》；

（2）证明性文件；

1）药品批准证明文件（复印件），初次保护申请企业还应提供其为原研企业的相关证明资料。

2）《药品生产许可证》及《药品GMP证书》（复印件）。

3）现行国家药品标准、说明书和标签实样。

4）专利权属状态说明书及有关证明文件。

（3）申请保护依据与理由综述；

（4）医学相关资料；

1）批准上市前研究资料。

2）批准上市后研究资料。

（5）药学相关资料；

1）批准上市前研究资料。

2）批准上市后研究资料。

（6）药理毒理相关资料；

1）批准上市前研究资料。

2）批准上市后研究资料。

（7）拟改进提高计划与实施方案。

2. 申报资料的一般要求

（1）申报资料须按上述申请资料目录中规定的序号编号，并在每项资料封面中间及其右上角分别写明相应的资料名称及目录序号，其中目录序号格式为"申报资料X"，X代表目录序号。

（2）申报资料统一使用A4纸张打印（左边距不小于28mm，页码标在页脚上面20mm的正中位置），内容完整、清楚，不得涂改。

（3）所报送的资料应当完整、规范、数据真实、可靠；引用文献资料应当注明作者姓名、著作名称、刊物名称、卷、期、页、年；未公开发表的文献资料应当提供资料所有者许可使用的证明文件。外文资料应当提供中文译本。

（4）为本次申请而补充的试验资料应提供原件，试验资料封面应写明验证项目，试验负责人并签字，试验单位名称并加盖公章，并注明各项试验研究工作的试验者、试验起止日期、原始资料的保存地点、保存时间和联系人姓名、电话等；补充的证明性文件的复印件应加盖申报企业的公章。

（5）资料一式三份，国家食品药品监督管理总局行政受理服务大厅报送1份完整资料，并将2份相同的完整资料报送申请企业所在地省（区、市）食品药品监管部门，每套资料装入独立的档案袋，档案袋封面注明：申请分类、药品名称、原件/复印件、申请机构、联系人、电话。

（6）《中药品种保护申请表》：中药品种保护申请企业可以从国家总局政府网站上下载（www.cfda.gov.cn）。

（7）对批准保护的品种，国家总局将在政府网站和《中国医药报》上予以公告

3. 申报资料的具体要求

（1）《中药品种保护申请表》

要求表内项目填写真实、完整、清楚，不得涂改。企业名称、药品名称、批准文号、剂型、规格等项目，应与有效批准证明文件一致。

在"生产与质量管理情况"栏目除说明生产与质量管理情况外，还应注明与申报品种相关的主要生产设备和检验仪器的名称、型号及制造企业名称等。

（2）证明性文件

1）药品批准证明文件（复印件）

①现行生产批准文件或变更的有效文件（复印件）；

②同一品种，多种规格，可按一个品种申请保护，并附相应的批准文件；

③国家食品药品监督管理总局统一换发药品批准文号后变更生产企业名称的，应提供药品监督管理部门以新企业名称核发药品批准文号的批复文件；

④修订质量标准的，应提供国家药品监督管理部门的批复文件及其所附药品质量标准。

2）《药品生产许可证》及《药品GMP证书》（复印件）

①《药品生产许可证》的企业名称应与申请企业名称一致，有效期在规定的时限内，生产范围包含申报品种的剂型。

②申报品种相应剂型的GMP证书（复印件），有效期在规定的时限内。

3）现行国家药品标准、说明书和标签实样。

执行新药正式标准或修订质量标准的，应提供国家药品监督管理部门的批复文件及其所附药品质量标准。

4）专利权属状态说明书及有关证明文件。

①申请中药保护的企业应当对所申请保护的品种，提供在中国的专利及其权属状态说明，并保证不侵犯他人的专利权，同时说明是否存在知识产权纠纷的情况；

②如申请品种涉及专利，应附专利证书、专利权利要求书和专利说明书等。

（3）申请保护依据与理由综述

综述资料包括申报品种临床、药理毒理和药学等内容的概述，并说明所适用《中药品种保护条例》的条款及申请级别的理由。应注意突出与同类品种比较的优势和特色。申请延长保护期品种还应总结保护期内已经完成的工作情况。

（4）医学相关资料

1）批准上市前研究资料，包括临床试验单位资质及证明材料、临床试验方案、对照药使用说明书、临床试验总结报告等。

申请延长保护期的，可不提交批准上市前研究资料。

2）批准上市后研究资料，包括有关不良反应监测情况及省（自治区、直辖市）药品不良反应监测中心出具的《不良反应检索报告》、注册批件提出要求的完成情况、上市后开展的医学研究资料及企业认为能够证明其可保性的其它医学研究资料及文献资料等。

①注射剂及要求提供毒性试验研究资料的品种（指导原则3.10）应提供国家食品药品监督管理总局药品评价中心出具的《不良反应检索报告》。

②上市后重新进行临床研究的，还应提供临床试验单位资质及证明材料、临床试验方案、对照药选择依据及其使用说明书、临床试验总结报告（包括各试验单位小结）等。

③延长保护期品种重点提交能证明品种对主治的疾病、证候或症状较同类品种有显著的临床疗效优势的研究资料，及保护期内按《改进意见与有关要求》所完成的临床研究资料。临床安全性评价研究可针对初次保护安全性评价结果及品种自身特点进行。

（5）药学相关资料

1）批准上市前研究资料，包括原料来源及质量标准、制剂工艺研究及制剂质量标准研究等相关资料。

①原料法定标准；多基原药材应明确所使用的药材基原，主要药味的产地或供货渠道应有相关证明文件；注射剂原料应提供基原固定和产地固定相关研究资料及证明文件。如处方中含有按照《麻醉药品和精神药品管理条例》（国务院令第442号）的药味，应提供相关的证明性文件。

以中药饮片投料的应提供炮制方法及标准，直接购买中药饮片的，还应明确生产企业及供货渠道。

②详细的生产工艺（原料前处理、提取、纯化、浓缩、干燥、制剂成型等全过程）、主要工艺参数及质量控制指标、工艺流程图和工艺研究资料，并提供工艺过程中主要环节所采取的质量保障措施。

③制剂质量标准及其研究过程相关资料。

2）批准上市后研究资料，包括质量标准执行情况、注册批件提出要求的完成情况、上市后开展的药学研究工作情况及企业认为能够证明其可保性的其它药学研究资料及文献资料等。

①申报保护时，其原料法定标准与批准上市前不一致的，应提供最新标准；药品标准中无明确的提取次数、提取时间、提取温度，或无辅料种类、用量的，应有对该品种工艺条件、工艺参数等进行研究的资料。

②申报品种由多家企业生产的，若质量标准不能有效控制产品质量的，应有提高并统一质量标准。

③单味药制剂还应有该药味的现代研究综述，以证实其主要药效成分及质量控制指标具有专属性。

④近三年企业质量检验情况汇总表及省级药品检验机构的三批检验报告，以说明质量标准的执行情况。

⑤延长保护期品种重点提交保护期内按改进意见与有关要求所完成的相关研究资料，及在药学

方面较保护前有明显改进与提高的其他相关研究资料。如：生产用药材和饮片基原明确和固定产地依据；生产工艺关键环节及技术参数明确说明；修订提高质量标准的应有按国家药品标准修订程序完成标准修订工作的证明等。

（6）药理毒理相关资料

1）批准上市前研究资料

申请延长保护期的，可不提交批准上市前研究资料。

2）批准上市后研究资料，包括注册批件提出要求的完成情况等。

①处方中含有十八反、十九畏等配伍禁忌药味，含有重金属的药味，毒性药材（系列入国务院《医疗用毒性药品管理办法》的毒性中药材），其他毒性药材日服用剂量超过药典标准，炮制品或生品的使用与传统用法不符以及临床或文献报道有安全性隐患药味的品种，应提供试验资料证实其用药安全性。

②对于长期服用或超过现行《中国药典》中每日使用剂量的含有罂粟壳等麻醉药品的制剂，应有成瘾性评价相关资料。

③中药、天然药物和化学药品组成的复方制剂应有中药、天然药物、化学药品间药效、毒理相互影响（增效、减毒或互补作用）的比较性研究资料。

④延长保护期品种重点提交保护期内按改进意见与有关要求所完成的研究资料，及在药理毒理方面较保护前有明显改进与提高的研究资料，如：进一步证明品种有效性或作用机理、安全性等相关资料。

⑤中药注射剂安全性研究应提供试验室资质证明。

（7）拟改进提高计划与实施方案

结合申报品种已有的研究情况，提交针对品种特点的改进提高计划及详细实施方案。

（四）中药保护品种证书变更审批

1. 申请资料目录

（1）《中药保护品种补充申请表》；

（2）《国家中药保护品种审批件》（复印件）；

（3）《中药保护品种证书》（复印件）；

（4）药品监督管理部门核准变更有关事项的批复文件（复印件）；批准事项为国家食品药品监督管理总局备案的补充申请（如变更药品生产企业名称等），应提供省级药品监督管理局的批复文件及以新企业名称重新注册该品种的批复文件（复印件）；

（5）《药品生产许可证》、《药品 GMP 证书》（复印件）；

（6）其它。

2. 申报资料的一般要求

（1）申报资料须按上述申请资料目录中规定的序号编号，并在每项资料封面中间及其右上角分别写明相应的资料名称及目录序号，其中目录序号格式为"申报资料 X"，X 代表目录序号。

（2）申报资料统一使用 A4 纸张打印（左边距不小于 28mm，页码标在页脚上面 20mm 的正中位置），内容完整、清楚，不得涂改。

（3）所报送的资料应当完整、规范、数据真实、可靠。

（4）向国家食品药品监督管理总局行政受理服务大厅报送两份完整资料，每套资料装入独立的档案袋，档案袋封面注明：申请分类、药品名称、原件/复印件、申请机构、联系人、电话。

（5）《中药保护品种补充申请表》：中药品种保护申请企业可以从国家总局政府网站上下载（www.cfda.gov.cn）。

3. 申报资料的具体要求

（1）《中药保护品种补充申请表》

要求表内项目填写真实、完整、清楚，不得涂改。企业名称、药品名称、批准文号、剂型、规格等项目，应与有效批准证明文件一致。

（2）药品监督管理部门核准变更有关事项的批复文件（复印件）

1）药品生产企业名称变更的，须提供企业更名后药品监督管理部门重新注册品种的有关批复文件（复印件）。

2）企业体制发生改变的，须提供企业转制的相关文件（复印件）。

3）修订质量标准的，应提供国家药品监督管理部门的批复文件及其所附药品质量标准。

（3）《药品生产许可证》、《药品 GMP 证书》（复印件）

1）《药品生产许可证》的企业名称应与申请企业名称一致，有效期在规定的时限内，生产范围包含申报品种的剂型。

2）申报品种相应剂型的 GMP 证书（复印件），有效期在规定的时限内。

（五）申请材料提交

申请人可通过窗口报送、邮寄等方式提交材料。

九、申请接收

（一）接收方式

1. 窗口接收；

2. 信函接收。

接收部门：国家食品药品监督管理总局行政受理服务大厅

接收地址：北京市西城区宣武门西大街 28 号大成广场 3 门一层

邮政编码：100053

联系电话：010-88331866

3. 电子邮箱：slzx@sfda.gov.cn

（二）对外办公时间：上午：9：00-11：30　下午：13：00-16：00

十、办理基本流程

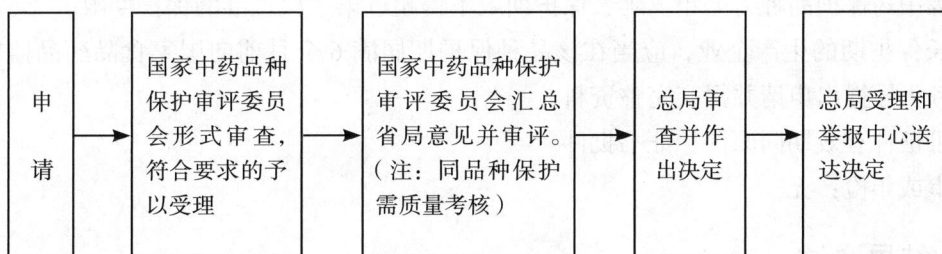

十一、办理方式

（一）受理

申请人按照本《指南》第八条要求，向国家食品药品监督管理总局行政受理服务大厅提出申请，受理人员对申请材料进行形式审查。申请事项依法不需要取得行政许可的，即时告知申请人不受理；申请事项依法不属于本行政机关职权范围的，即时作出不予受理的决定，并告知申请人向有关行政机关申请；申请材料存在可以当场更正的错误的，允许申请人当场更正；申请材料不齐全或者不符合法定形式的，当场或者在 5 个工作日内一次告知申请人需要补正的全部内容，逾期不告知的，自收到申请材料之日起即为受理；申请事项属于本行政机关职权范围，申请材料齐全、符合法定形式，或者申请人按照本行政机关的要求提交全部补正申请材料的，受理行政许可申请。

（二）技术审评

受理后将申请资料移送国家中药品种保护审评委员会办公室进行技术审评。

国家中药品种保护审评委员会办公室组织委员按照有关的技术审评原则，在 6 个月内完成技术审评。

（三）行政许可决定

国家食品药品监督管理总局在 20 日内作出许可决定。20 日内不能作出决定的，经主管局领导批准，可以延长 10 日。

（四）送达

自行政许可决定作出之日起 10 日内，总局受理和举报中心将行政许可决定送达申请人。

（五）复审

申请人对国家食品药品监督管理总局作出的决定有异议的，可以向国家食品药品监督管理总局提出复审申请并说明复审理由。复审仅限于原申报资料。

国家食品药品监督管理总局作出复审决定，并通知申请人。维持原决定的，国家食品药品监督管理总局不再受理再次的复审申请。

复审需要进行技术审查的，由国家中药品种保护审评委员会按照原申请时限组织审评。

十二、审批时限

1. 受理：5 个工作日。

2. 行政许可决定：20 个工作日（不含技术审评和申请人补充资料及补充资料审评所需的时间）20 个工作日内不能做出决定的，经总局领导批准，可延长 10 个工作日。

十三、审批收费依据及标准（略）

十四、审批结果

国家食品药品监督管理总局核发的《中药品种保护证书》一级中药保护品种为十年、二十年、三十年，二级中药保护品种为七年。延长保护期限不得超过第一次批准的保护期限。

申请延长保护期的生产企业，应当在该品种保护期届满 6 个月前向国家食品药品监督管理总局行政受理服务大厅提出申请并提交完整资料。

变更许可证件有效期同原保护证书批件

许可年审或年检：无

十五、结果送达

国家食品药品监督管理总局应当自作出行政许可决定之日起 10 日内颁发、送达有关行政许可证件。

十六、申请人权利和义务

（一）依据《中华人民共和国行政许可法》，申请人依法享有以下权利：

1. 依法取得行政许可的平等权利；

2. 对行政机关实施行政许可，享有陈述权、申辩权；

3. 依法申请行政复议或者提起行政诉讼；

4. 合法权益因行政机关违法实施行政许可受到损害的，有权依法要求赔偿。

（二）依据《中华人民共和国行政许可法》，申请人依法履行以下义务：

1. 对申请材料实质内容的真实性负责；

2. 依法开展取得行政许可的活动；

3. 如实向负责监督检查的行政机关提供有关情况和材料。

（四）申请人应当履行《药品管理法》、《药品管理法实施条例》等规定的相应义务。

十七、咨询途径

（一）窗口咨询；

（二）电话咨询；

（三）电子邮件咨询；

（四）信函咨询。

咨询部门：国家食品药品监督管理总局行政受理服务大厅

通讯地址：北京市西城区宣武门西大街 28 号大成广场 3 门一层

邮政编码：100053

联系电话：（010）88331732

电子邮箱：slzx@sfda.gov.cn

十八、监督和投诉渠道

部门名称：国家食品药品监督管理总局行政事项受理服务和投诉举报中心

地　　址：北京市海淀区莲花池东路 39 号西金大厦七层

邮编：100036

电话：12331

十九、办公地址和时间

（一）办公地址：北京市西城区宣武门西大街 28 号大成广场 3 门一层

（二）对外办公时间：上午：9：00-11：30　下午：13：00-16：00

（三）乘车路线：

地铁：地铁 2 号线长椿街站 D 出口，往西 799 米即到。或地铁 7 号线广安门内站 A 出口，往北 893 米即到。

公交：乘坐 56 路，78 路，395 路，423 路在槐柏树街西口下车，步行 222 米即到。乘坐 42 路，46 路，49 路，691 路在天宁寺桥东下车，步行 252 米即到。乘坐 26 路，390 路，395 路，423 路，456 路，662 路，691 路在西便门下车，步行 263 米即到。

二十、公开查询

可通过网站 http://www.sfda.gov.cn/WS01/CL0135/查询审批状态和结果。

（食品药品监督管理总局　2016 年 05 月 05 日发布）

关于印发中药品种保护指导原则的通知

（国食药监注〔2009〕57号）

各省、自治区、直辖市食品药品监督管理局（药品监督管理局），总后卫生部药品监督管理局：

为加强中药品种保护管理工作，突出中医药特色，鼓励创新，促进提高，保护先进，保证中药品种保护工作的科学性、公正性和规范性，根据《中药品种保护条例》（以下简称《条例》）有关规定，国家局制定了《中药品种保护指导原则》（附件1），现予印发，并就进一步做好中药品种保护管理工作的有关事项通知如下：

一、请各省（区、市）食品药品监管部门依照《条例》，认真组织做好中药品种保护的初审和日常监管工作。要组织对中药品种保护申报资料的真实性进行核查，对已经进行过注册核查的申报资料，可不再进行核查。对批准保护的品种要建立完整的监督管理档案，督促企业做好保护期内的改进提高工作。

二、申请中药品种保护的企业，应按本通知的要求，向国家食品药品监督管理局行政受理服务中心（以下简称局受理中心）报送1份完整资料，并将2份相同的完整资料报送申请企业所在地省（区、市）食品药品监管部门。

局受理中心在收到企业的申报资料后，应在5日内完成形式审查，对同意受理的品种出具中药品种保护申请受理通知书，同时抄送申请企业所在地省（区、市）食品药品监管部门，并将申报资料转送国家中药品种保护审评委员会。

对已受理的中药品种保护申请，将在国家局政府网站予以公示。自公示之日起至作出行政决定期间，各地一律暂停受理该品种的仿制申请。

三、各省（区、市）食品药品监管部门在收到企业的申报资料及局受理中心受理通知书后，应在20日内完成申报资料的真实性核查和初审工作，并将核查报告、初审意见和企业申报资料（1份）一并寄至国家中药品种保护审评委员会。国家中药品种保护审评委员会在收到上述资料后，开始进行审评工作。

四、对批准保护的品种，国家局将在政府网站和《中国医药报》上予以公告。生产该品种的其他生产企业应自公告发布之日起6个月内向局受理中心提出同品种保护申请并提交完整资料；对逾期提出申请的，局受理中心将不予受理。申请延长保护期的生产企业，应当在该品种保护期届满6个月前向局受理中心提出申请并提交完整资料。

五、有下列情形之一的，国家局将终止中药品种保护审评审批，予以退审：

（一）在审评过程中发现申报资料不真实的，或在资料真实性核查中不能证明其申报资料真实性的；

（二）未在规定时限内按要求提交资料的；

（三）申报企业主动提出撤回申请的；

（四）其他不符合国家法律、法规及有关规定的。

六、未获得同品种保护的企业，应按《条例》规定停止该品种的生产，如继续生产的，将中止其该品种药品批准文号的效力，并按《条例》第二十三条的有关规定进行查处。

已受理同品种保护申请和延长保护期申请的企业，在该品种审批期间可继续生产、销售。

七、在保护期内的品种，有下列情形之一的，国家局将提前终止保护，收回其保护审批件及证书：

（一）保护品种生产企业的《药品生产许可证》被撤销、吊销或注销的；

（二）保护品种的药品批准文号被撤销或注销的；

（三）申请企业提供虚假的证明文件、资料、样品或者采取其他欺骗手段取得保护审批件及证书的；

（四）保护品种生产企业主动提出终止保护的；

（五）累计 2 年不缴纳保护品种年费的；

（六）未按照规定完成改进提高工作的；

（七）其他不符合法律、法规规定的。

已被终止保护的品种的生产企业，不得再次申请该品种的中药品种保护。

八、申请企业对审批结论有异议的，可以在收到审批意见之日起 60 日内向国家局提出复审申请并说明复审理由。复审仅限于原申报资料，国家局应当在 50 日内做出结论，如需进行技术审查的，由国家中药品种保护审评委员会按照原申请时限组织审评。

九、中药保护品种生产企业变更保护审批件及证书中有关事项的，应向局受理中心提出中药保护品种补充申请。

十、中药品种保护申请企业可以在国家局政府网站上下载《中药品种保护申请表》（附件 3）或《中药保护品种补充申请表》（附件 6）。

本通知自印发之日起执行，此前发布的有关中药品种保护的文件规定与本通知不一致的，一律按本通知执行。

附件：1. 中药品种保护指导原则

2. 中药品种保护申报资料项目

3. 中药品种保护申请表（略）

4. 中药品种保护现场核查报告（略）

5. 初审意见表（略）

6. 中药保护品种补充申请表（略）

国家食品药品监督管理局

二〇〇九年二月三日

附件1

中药品种保护指导原则

1 总则

根据《中药品种保护条例》有关规定，为继承中医药传统，突出中医药特色，鼓励创新，促进提高，保护先进，保证中药品种保护工作的科学性、公正性、规范性，特制定本指导原则。

2 一般要求

2.1 符合《中药品种保护条例》第六条规定的品种，可以申请一级保护。

2.1.1 对特定疾病有特殊疗效，是指对某一疾病在治疗效果上能取得重大突破性进展。例如，对常见病、多发病等疾病有特殊疗效；对既往无有效治疗方法的疾病能取得明显疗效；或者对改善重大疑难疾病、危急重症或罕见疾病的终点结局（病死率、致残率等）取得重大进展。

2.1.2 相当于国家一级保护野生药材物种的人工制成品是指列为国家一级保护物种药材的人工制成品；或目前虽属于二级保护物种，但其野生资源已处于濒危状态物种药材的人工制成品。

2.1.3 用于预防和治疗特殊疾病中的特殊疾病，是指严重危害人民群众身体健康和正常社会生活经济秩序的重大疑难疾病、危急重症、烈性传染病和罕见病。如恶性肿瘤、终末期肾病、脑卒中、急性心肌梗塞、艾滋病、传染性非典型肺炎、人禽流感、苯酮尿症、地中海贫血等疾病。

用于预防和治疗重大疑难疾病、危急重症、烈性传染病的中药品种，其疗效应明显优于现有治疗方法。

2.2 符合《中药品种保护条例》第七条规定的品种，可以申请二级保护。

2.2.1 对特定疾病有显著疗效，是指能突出中医辨证用药理法特色，具有显著临床应用优势，或对主治的疾病、证候或症状的疗效优于同类品种。

2.2.2 从天然药物中提取的有效物质及特殊制剂，是指从中药、天然药物中提取的有效成分、有效部位制成的制剂，且具有临床应用优势。

2.3 凡存在专利等知识产权纠纷的品种，应解决纠纷以后再办理保护事宜。

2.4 企业应保证申报资料和数据的真实、完整、规范、准确。试验资料应注明出处、完成日期、原始档案存放处，印章应与试验单位名称一致，并有主要研究者签字，试验数据能够溯源。

2.5 临床试验负责单位应为国家药物临床试验机构，研究的病种应与其认定的专业科室相适应，参加单位应为三级甲等医院。

二级甲等医院可参加以广泛应用的安全性评价为目的的临床研究。

2.6 试验过程应符合国家食品药品监督管理局发布的各项质量管理规范的要求，试验原始资料应保存至保护期满。

2.7 申请企业应具备良好的生产条件和质量管理制度，生产设备、检验仪器与申报品种的生产和质量检验相匹配，并具有良好的信誉。

2.8 国家中药品种保护审评委员会在必要时可以组织对申报资料的真实性进行现场核查，对生产现场进行检查和抽样并组织检验。

2.9 中药保护品种生产企业在保护期内应按时按要求完成改进意见与有关要求的各项工作。

3 初次保护

3.1 初次保护申请，是指首次提出的中药品种保护申请；其他同一品种生产企业在该品种保护公告前提出的保护申请，按初次保护申请管理。

3.2 申报资料应能说明申报品种的可保性，并能客观全面地反映中药品种生产工艺、质量研究、安全性评价、临床应用等方面的情况。

3.3 申报品种一般应完成监测期、注册批件及其他法律法规要求的研究工作。

3.4 申报品种由多家企业生产的，应由原研企业提出首次申报；若质量标准不能有效控制产品质量的，应提高并统一质量标准。

3.5 综述资料包括临床、药理毒理和药学等内容的概述，并说明适用条款及申请级别的理由。

3.6 临床资料

3.6.1 申请一级保护品种的临床资料应能证明其对某一疾病在治疗效果上取得重大突破性进展，或用于预防和治疗特殊疾病。

3.6.2 申请二级保护品种的临床资料应能证明其有显著临床应用优势，或对主治的疾病、证候或症状的疗效优于同类品种。

3.6.3 临床试验设计应科学合理，尤其要注意评价指标公认性、对照药的合理性及足够样本量。一般应选择阳性对照，阳性对照药的选择应遵循"公认、同类、择优"的原则，并详细说明选择依据，必要时选择安慰剂对照。应进行与阳性对照药比较的优效性检验，或在确认申报品种有效性的前提下体现其与阳性对照药的优势。试验的样本数应符合统计学要求，且试验组病例数一般不少于300 例；多个病证的，每个主要病证病例数试验组一般不少于60 例。

在安全性评价中，应注重常规安全性观察，如三大常规检查、肝肾功能、心电图检查等，以及与品种自身特点和主治适应症有关的特殊安全性观察，如含有配伍禁忌品种、前期研究提示有特殊毒性品种、注射剂等。

3.7 药学资料

3.7.1 原料应有法定标准，并且内容完整、项目齐全，必要时还应有较完善检测项目。

多基原药材应明确其基原，主要药味应明确产地，有相对稳定的供货渠道，并有相关证明性材料；注射剂原料药必须固定基原和产地，提供相应的保障措施。

以中药饮片投料的应提供炮制方法及标准，直接购买中药饮片的，还应明确生产企业及供货渠道。

3.7.2 应提供详细的生产工艺（原料前处理、提取、纯化、浓缩、干燥、制剂成型等全过程）、主要工艺参数及质量控制指标、工艺流程图和工艺研究资料。工艺研究资料应能说明现行生产工艺的合理性，并提供工艺过程中各个环节所采取的质量保障措施。

3.7.3 申报品种必须是执行国家正式药品标准的品种，药品标准应能有效地控制药品质量，注射剂标准中必须建立指纹图谱和安全性检查项目，且应有近三年企业质量检验情况汇总表及省级药品检验机构的检验报告，以说明质量标准的执行情况。

3.7.4 单味药制剂的主要药效成分应清楚，并应有相应的专属性质量控制方法。

3.8 改变剂型的品种应有试验资料证明其先进性和合理性。改变剂型的普通制剂，应与原剂型比较，证明其在药物稳定性、吸收利用、可控性、安全性、有效性或患者顺应性等方面具有的特点与优势。

改成缓释制剂、控释制剂、靶向制剂等，应与普通制剂比较，证明其在药物释放、生物利用度、有效性或安全性等方面具有的特点与优势。

改变剂型品种还应具有显著临床应用优势，或对主治疾病、证候或症状的疗效优于同类品种。

3.9 对传统中成药进行重大工艺改进的品种，与原品种及同类品种比较必须在服用剂量、制剂稳定性、质量标准可控性、有效性或安全性等方面具有明显优势，并提供相关资料。

工艺改进的品种还应具有显著临床应用优势，或对主治疾病、证候或症状的疗效优于同类品种。

3.10 处方中含有十八反、十九畏等配伍禁忌药味，含有重金属的药味，毒性药材（系列入国务院《医疗用毒性药品管理办法》的毒性中药材），其他毒性药材日服用剂量超过药典标准，炮制品或生品的使用与传统用法不符以及临床或文献报道有安全性隐患药味的品种，应有试验资料证实其用药安全性。

3.11 申报中药注射剂品种保护的，其各项技术要求不得低于现行中药注射剂的注册要求，尤其是安全性研究资料必须是在国家认定的 GLP 实验室进行，并有不良反应检索报告。

3.12 中药、天然药物和化学药品组成的复方制剂应有中药、天然药物、化学药品间药效、毒理相互影响（增效、减毒或互补作用）的比较性研究和临床试验资料，以证实其组方合理性。

3.13 申请企业应提出在保护期内对品种改进提高计划及实施的详细步骤。如进一步完善生产过程控制，提高完善质量标准，加强基础和临床研究，完善药品说明书等。

3.13.1 生产用原料药材需明确和固定产地。

3.13.2 进一步研究生产全过程中影响产品质量的关键环节及技术参数，完善生产过程的质量控制和质量管理。

3.13.3 进行质量标准提高和完善研究，增强检测项目的专属性，研究建立与功能主治及安全性相关的检测指标，并按国家药品标准修订程序完成标准修订工作。

3.13.4 进一步开展临床和基础研究，进行更大范围的临床观察，完善使用说明书，指导药物合理应用。如应针对品种特点和现有研究资料的不足，明确主治范围、药物相互作用、特殊人群的应用、安全性评价、量效关系、作用机理、药物的体内过程、不良反应、使用禁忌、注意事项等。

4 同品种保护

4.1 同品种，是指药品名称、剂型、处方都相同的品种。同品种保护申请，是指初次保护申请品种公告后，其他同品种生产企业按规定提出的保护申请。

4.2 已受理同品种申请的品种，由国家中药品种保护审评委员会组织有关专家及相关单位人员进行同品种质量考核。同品种质量考核包括现场检查、抽样和检验三方面的内容。

根据工作需要，可以委托省级食品药品监管部门进行现场检查和抽样。

4.2.1 现场检查

现场检查是以被考核品种执行的国家标准为依据，对该品种生产的全过程进行检查。

4.2.2 抽样

按国家食品药品监督管理局制定的《药品抽样指导原则》，在企业的成品仓库抽取 3 批样品，抽样量应为全检量的三倍，必要时也可在市场购买并由企业确认。

申报品种含多个规格的，可以抽取主要生产的一种规格，质量标准中涉及定性、定量的还应抽取相应的适量药材。

4.2.3 检验

抽取的样品由国家中药品种保护审评委员会委托中国药品生物制品检定所或省级药品检验所按申报品种执行的国家药品标准进行检验。

5 延长保护期

5.1 延长保护期申请，是指中药保护品种生产企业在该品种保护期届满前按规定提出延长保护期的申请。

5.2 申请延长保护的品种应能证明其对主治的疾病、证候或症状较同类品种有显著临床疗效优势。

5.3 申请企业应按改进意见与有关要求完成各项工作并提交相关资料。

5.4 延长保护期的品种在临床、药理毒理、药学等方面应较保护前有明显改进与提高，如生产用药材和饮片基原明确、产地固定，工艺参数明确，过程控制严格，质量标准可控完善，主治范围确切，药品说明书完善等。对有效成分和有效部位制成的制剂，其量效关系、作用机理和体内代谢过程应基本清楚。

5.5 申请企业应提出在延长保护期内对品种改进提高的详细计划及实施方案。

附件 2

中药品种保护申报资料项目

一、《中药品种保护申请表》

二、证明性文件

（一）药品批准证明文件（复印件），初次保护申请企业还应提供其为原研企业的相关证明资料；

（二）《药品生产许可证》及《药品 GMP 证书》（复印件）；

（三）现行国家药品标准、说明书和标签实样；

（四）专利权属状态说明书及有关证明文件。

三、申请保护依据与理由综述。

四、批准上市前的研究资料，包括临床、药理毒理和药学资料，药学资料包括工艺、质量标准资料。

五、批准上市后的研究资料，包括不良反应监测情况及质量标准执行情况等相关资料。初次保护申请和同品种保护申请还提供按国家食品药品监督管理局批准上市及颁布标准时提出的有关要求所进行的研究工作总结及相关资料。

六、拟改进提高计划与实施方案，延长保护期申请还应提供品种保护后改进提高工作总结及相关资料；如涉及修改标准、工艺改进及修订说明书等注册事项的，还应提供相关批准证明文件。

废止《关于中药保护品种终止保护后恢复被中止品种批准文号有关问题的通知》的通知

（国食药监注〔2006〕339号）

各省、自治区、直辖市食品药品监督管理局（药品监督管理局）：

根据《中药品种保护条例》及有关规定，对保护期满的中药品种，国家局将发布终止保护公告。对国家局公告终止保护的中药品种，已被中止药品批准文号效力的同品种，自公告之日起可恢复其药品批准文号效力。现将有关事宜通知如下：

一、恢复药品批准文号效力的中药品种，必须在符合药品GMP的车间生产，且连续生产的3批样品按现行质量标准自检合格后方可出厂销售。

二、恢复药品批准文号效力的中药品种，其药品包装、标签及说明书等需要变更或补充完善的，按《药品注册管理办法》相应的药品补充申请注册事项办理。

三、恢复药品批准文号效力的中药品种，如其生产企业生产该品种的相应剂型未取得《药品GMP证书》，按照国家局《关于全面监督实施药品GMP有关问题的通告》（国食药监安〔2003〕288号）规定，该药品生产企业仍不得组织生产和上市销售该品种。

四、本通知自发布之日起施行，2003年国家局下发的《关于中药保护品种终止保护后恢复被中止品种批准文号有关问题的通知》（国食药监注〔2003〕142号）同时废止。

国家食品药品监督管理局

二〇〇六年七月十一日

关于中药品种保护有关事宜的通知（废止）

（国食药监注〔2006〕45号）

各省、自治区、直辖市食品药品监督管理局（药品监督管理局）：

为进一步加强中药品种保护的监督管理工作，我局组织有关部门对中药品种保护相关文件进行了统一整理、研究，重新明确了有关规定，现将相关事宜通知如下：

一、被批准保护的中药品种，将在我局网站以及《中国医药报》予以公告。自公告之日起，我局不再批准其它企业提出的已有国家标准药品的注册申请。

二、批准保护的中药品种如果在批准前是由多家企业生产的，其中未获得《中药保护品种证书》的企业应当在《中药品种保护条例》（以下简称《条例》）规定的期限内提出同品种保护申请。已受理的同品种保护申请，提出此申请的药品生产企业在同品种审评、审批期间可继续生产该品种。

三、对违反《条例》第十八条规定，无正当理由而逾期不向我局申请中药同品种保护而又继续生产同品种中药的，我局将中止该中药品种批准文号的效力，并在我局网站以及《中国医药报》予以公告。对公告前已经生产的合格产品，准许其在产品有效期内继续销售使用。

四、对保护期将满的中药品种，国家中药品种保护审评委员会不再在保护期满前10个月发文告知有关省（区、市）（食品）药品监督管理部门及企业做中药保护品种延长保护期的申报准备工作。

持有《中药保护品种证书》的生产企业，如申请延长该品种保护期，应当按《条例》规定的时限、程序和要求提出延长保护期的申请，并报送相关资料。

五、此前由卫生部、国家药品监督管理局及国家中药品种保护审评委员会发布的有关中药品种保护的文件规定与本通知及《条例》规定不一致的，一律按本通知及《条例》规定执行。

请各省级食品药品监督管理部门将以上规定及时通知本行政区域内有关部门和药品生产企业，并认真遵照执行。

国家食品药品监督管理局

二〇〇六年二月六日

规章文件

关于变更《国家中药保护品种审批件》的补充通知

（中保办发〔2003〕第 015 号）

各省、自治区、直辖市药品监督管理局、药检所：

我会在"关于请及时办理《国家中药保护品种审批件补充批件》的函"（中保办发〔2001〕第 086 号）中，对国家中药保护品种发生企业名称、药品名称、药品生产批准文号等变更后办理补充批件的，已作了明确的规定。为进一步加强国家中药保护品种的监督管理，结合中药品种保护审评工作的实际情况，现对办理《国家中药保护品种审批件补充批件》的有关问题作以下补充通知：

一、国家中药保护品种申请增加规格的，注射剂由小针剂增加大容量注射剂，必须持增加规格批文，按中药品种保护的申报要求重新申报，其它剂型增加规格的按同一品种对待，不再办理补充批件。

二、《国家中药保护品种补充批件》与原证书批件配套使用。

三、国家药品监督管理局核（换）发药品批准文号的国家中药保护品种，不办理变更《国家中药保护品种审批件》。可将核（换）发批准文号文件与保护证书、批件配套使用。

四、申请办理《国家中药保护品种补充批件》的，须按附表填写《国家中药保护品种补充申请表》（可从 http://www.zybh.gov.cn 下载），应说明变更内容、理由，并附有关资料、证明文件，经所在省、自治区、直辖市药品监督管理局审核签署意见后，报送我会。

特此通知，请及时通知企业，按此规定执行。

国家中药品种保护审评委员会

2003 年 2 月 12 日

关于请及时办理《国家中药保护品种审批件补充批件》的函

（中保办发〔2001〕第 086 号）

各省、自治区、直辖市药品监督管理局：

随着我国经济体制改革的深入发展，一些国家中药保护品种生产企业因改制、兼并或重组使企业名称发生了变更。为了加强中药保护品种的规范化管理，更好地维护中药保护品种生产企业的合法权益，根据《条例及有关规定》，凡国家中药保护品种发生企业名称、药品生产批准文号或药品名称变更的，该品种生产企业应及时向我会申请办理《国家中药保护品种审批补充批件》，以维护企业合法权益。

现将《国家中药保护品种审批件补充批件》申报资料的有关要求（附后）发给你们，请及时通知辖区内有关企业，做好中药保护品种批件的变更工作。

附件：《国家中药保护品种审批件补充批件》申报资料要求

国家中药品种保护审评委员会

2001 年 7 月 5 日

规章文件

附件

《国家中药保护品种审批件补充批件》申报资料项目及要求

根据《中药品种保护条例》及有关文件规定，中药保护品种生产企业申请变更企业名称或有关内容（生产批准文号、药品名称等），须按要求申报以下资料。

1. 保护品种生产企业向我会申请企业名称或有关内容变更的报告（原件）。

2. 药品监督管理部门核发的变更企业名称或有关内容的批复文件（复印件）。

3. 药品生产企业名称变更的，项提供企业更名后药品监督管理部门重新注册品种的有关批复文件（复印件）。

4. 企业体制发生改变的，须提供企业转制的相关文件（复印件）。

5. 《药品生产企业许可证》（复印件）。

6. 《营业执照》（复印件）。

7. 《中药保护品种证书》（复印件）。

8. 《国家中药保护品种批件》（复印件）。

上述资料的份数，请按申请变更的保护品种数提供。

关于中药品种保护受理审评工作中有关要求的通知

（中保办发〔96〕第 031 号）

各省、自治区、直辖市卫生厅（局）：

根据国务院办公厅《关于继续整顿和规范药品生产经营秩序，加强药品管理工作的通知》〔国办发（1996）14 号〕及卫生部卫药发（1996）第 31 号文件中有关中药品种保护工作的要求。为进一步做好中药品种保护工作，现将中药品种保护受理审评工作中有关要求通知如下：

一、根据国务院办公厅国办发（1996）14 号文件的有关规定，凡药品生产企业提出中药品种保护申请，经审查同意受理的品种，我会定期将受理品种的情况通报各地卫生行政部门。对发布受理通报的品种，自通报发布之日起六个月内一律暂停审批仿制（移植）。

二、对发布受理通报的品种，各地应及时与辖区内注册的品种进行核对，若有其它企业生产同一品种的，请按通报要求及时将有关品种和涉及的企业情况函告我会。对没有反馈意见的，我会将按无同品种办理。届时待通报的品种经卫生部批准给予保护以后，企业再重新提出同品种保护申请的，我会也将不予受理。

三、企业申请保护的品种，经受理后方组织审评委员进行审评。经审评对符合国家有关规定并同意给予保护的品种，由我会报请卫生部审核批准，并发布《国家中药保护品种公告》。对卫生部不同意保护的品种，由我会将卫生部不同意保护的意见转告有关省、自治区、直辖市卫生厅（局）和申请保护的企业；经审评对不符合国家有关规定亦不同意保护的品种，由我会将审评意见函告有关省、自治区、直辖市卫生厅（局）及申请保护的企业。

四、经审评，对下列申请保护的品种，我会将定期汇总并发布终止受理品种通报。

1. 品种审批与国家有关规定不符的；

2. 药品名称作为商标使用的；

3. 申请产品专利或已获产品专利权的；

4. 没有按审评意见的要求如期补充资料的；

5. 经再次复审仍不同意给予保护的；

6. 经调查核实全国生产同一品种的企业过多的。

五、对已经发出终止受理通报的品种，审评工作已经结束，各地可按非保护品种进行管理。若企业对此类品种仍继续要求保护的，可按照《中药品种保护条例》的规定重新填表申报。

六、关于中药保护品种的同品种管理，各地卫生行政部门要严格按照《中药品种保护条例》及卫生部卫药发（1995）第 23 号文件规定办理。对卫生部批准保护的品种，自发布《公告》以后，只允许由获得《中药保护品种证书》的企业生产，其它同品种生产企业要限期停止生产，限期停产的时间不得超过《公告》后六个月的期限。对申请同品种保护的企业应在《公告》发布之日起半年内向卫生部提出同品种保护申请并提交完整资料。对无正当理由逾期申报的，我会将不予受理其同品种保护的申请；对无正当理由逾期申报的及逾期不申报的同品种（含同名异方和同方异名的品种），将报请卫生部中止其药品批准文号。

七、根据国家有关药品管理的法律、法规和卫生部有关药品审批的规定，在同品种考核中，我会将对同品种的审批过程进行核查并委托有关药检所按国家药品标准或首家保护品种的（暂行）质量标准进行检验。每一同品种抽检 3 至 5 批样品，分别从企业抽取和市场上购买。每一批检品检验结果如有一项不合格，则可进行一次倍量复试。对不符合审批规定及质量检验不合格的品种，我会将报请卫生部按规定撤销其药品批准文号。

以上要求，请你厅（局）结合当地情况，认真做好品种初审及中药品种保护的监督管理工作。

国家中药品种保护审评委员会

一九九六年十月四日

关于加强中药品种保护工作中同品种管理的通知

（卫药发〔1995〕第 23 号）

各省、自治区、直辖市卫生厅（局）：

自国务院 1992 年 10 月颁布《中药品种保护条例》（以下简称《条例》）以来，在有关部门及各级卫生行政部门的大力支持与配合下，我国的中药品种行政保护工作已全面展开，并得到全国中药制药企业的好评和响应。为加强对中药知识产权保护的执法力度和法制化管理，国务院 1994 年 9 月发出的《国务院关于进一步加强药品管理工作的紧急通知》（国发〔1994〕53 号）进一步强调要加强对药品知识产权的保护，鼓励企业研制开发新药。为解决好中药同品种保护工作，国务院办公厅在《国务院办公厅关于国家中药品种保护工作中同品种管理等问题的复函》（国办函〔1995〕15 号）中，对中药品种保护的监督管理又进一步作出了明确规定。现将《国务院办公厅关于国家中药品种保护工作中同品种管理等问题的复函》转发给你们，请认真执行。

为了推进中药保护品种的法制化管理，切实做好中药知识产权与中药品种保护的管理工作，根据国务院《条例》及有关规定，现将有关问题通知如下：

一、根据《条例》第十七条的规定，由我部批准的中药保护品种，在保护期内，只限由取得该品种《中药保护品种证书》的企业生产，其它非持有保护证书的企业一律不得仿制和生产。

二、各省、自治区、直辖市卫生厅（局）对我部发出《国家中药保护品种公告公告》（以下简称《公告》）的中药保护品种应与辖区内批准生产的品种进行认真核对，若有同品种的，请于我部发布《公告》后 30 天内，将涉及的品种名单、生产企业、批准文号等详细情况，上报我部药政局并抄送国家中药品种保护审评委员会备案。

三、对涉及同一品种，又未获得《中药保护品种证书》的企业，自我部《公告》发布之日起一律暂停生产，并且在六个月内按照要求向我部申报，由国家中药品种保护审评委员会组织有关单位进行同品种质量考核。根据考核结果，对符合药品审批规定和达到国家药品标准的，经征求国家中药生产经营主管部门意见后，由我部补发《中药保护品种证书》；对不符合药品审批规定或者未达到国家药品标准的，由我部撤销该品种的药品生产批准文号。

四、对于无正当理由逾期不申报的，我部将通知有关省、自治区、直辖市卫生厅（局）中止其药品批准文号的效力，并不得再继续生产；对已经出厂的合格制品，可由当地卫生厅（局）酌情做出限期销售和使用的处理决定。

五、有下列情形之一的，我部将在保护期限届满之前，终止对该企业的中药品种保护：

（一）在品种保护期内，被保护的中药品种发生重大药品质量事故，并被国务院卫生行政部门或者省、自治区、直辖市人民政府卫生行政部门通报或者撤销药品批准文号的；

（二）《中药保护品种证书》持有企业提出书面申请，要求终止对该中药品种保护的；

（三）连续二年不交纳保护品种年费的。

对提前终止保护的品种和中止药品批准文号效力的品种，我部将在指定的专业报刊上予以公告。

中药保护品种被提前终止保护的，不得继续使用中药保护品种的称号，并且在原规定的保护期限内，不得就该品种重新申请保护或者延长保护期。

被批准保护的品种在保护期内，各省、自治区、直辖市卫生厅（局）不得批准其他企业仿制和生产。对于擅自仿制和生产中药保护品种的企业，由县级以上卫生行政部门按生产假药依法处理。

请各地卫生行政部门根据《中药品种保护条例》、《国务院关于进一步加强药品管理工作的紧急通知》及《国务院办公厅关于国家中药品种保护工作中同品种管理等问题的复函》的规定，认真做好辖区内中药品种保护和监督管理工作。

卫生部

一九九五年三月二日

国务院办公厅关于国家中医药品种保护工作中
同品种管理等问题的复函

（国办函〔1995〕15号）

卫生部：

　　你部《关于国家中药品种保护工作中同品种管理等问题的请示》（卫药发1994第28号）收悉。经商国务院法制局并经国务院领导同志批准，现函复如下：

　　一、对违反《中药品种保护条例》第十八条规定，无正当理由而逾期不向国务院卫生行政部门申请中药同品种保护而又继续生产同品种中药的，由国务院卫生行政部门或者有关省、自治区、直辖市人民政府卫生行政部门中止该中药品种批准文号的效力，并且由国务院卫生行政部门在指定的专业报刊上公告。

　　二、有下列情形之一的，在保护期限届满之前可以提前终止对该企业生产中药保护品种的保护：

　　（一）在品种保护期内被保护的中药品种发生重大药品质量事故并被国务院卫生行政部门或者省、自治区、直辖市人民政府卫生行政部门通报或者撤销药品批准文号的；

　　（二）《中药保护品种证书》持有企业提出书面申请，要求终止对该中药品种的保护的；

　　（三）连续2年不缴纳保护品种年费的。

　　对上述提前终止保护的品种，在国务院卫生行政部门指定的专业报刊上予以公告。

　　三、中药品种被提前终止保护的，不得继续使用中药保护品种的称号，有关企业不得在原规定的对该中药品种保护期满前重新申请保护或者续展保护期。

　　请你部按照上述意见，对《中药品种保护条例》有关条款作出解释。

国务院办公厅

一九九五年二月十三日

关于贯彻执行国务院《中药品种保护条例》

做好中药品种保护工作的通知

（卫药发〔1992〕第 69 号）

为促进中药事业的发展，保护制药企业的合法权益，国务院于一九九二年十月十四日以国务院第 106 号令发布了《中药品种保护条例》（以下简称《条例》）。现将《条例》印发给你们，请认真执行并做好实施前的准备工作。

根据《条例》的规定，为作好中药品种保护的审批与管理工作，现将有关问题通知如下：

一、中药品种保护是完善药品管理，推动我国制药企业的科技进步、开发临床安全有效的新药和促进中药参与国际医药市场竞争，具有十分重要的意义。各地卫生厅（局）要根据《条例》的规定，做好受理初审的有关准备工作。

《中药品种保护申请表》统一由卫生部药政局印制，各地卫生厅（局）可直接向"国家中药品种保护审评委员会"领取。

二、各地卫生厅（局）为做好中药品种保护的初审与管理工作，可以成立省、自治区、直辖市中药品种保护审评委员会。

三、对获得国家批准的中药保护品种，当地省（市、区）级卫生厅（局）要建立完整的质量档案，并按照《条例》第二十条的规定，每年应对生产保护品种的企业，要提出改进保护品种生产条件，完善质量标准和质量控制等具体要求，由药检机构监督检验。对企业拒不执行当地卫生厅（局）提出的产品质量控制要求并出现产品质量问题的，要依法责令停止生产，并由我部通报全国。

四、对我部批准的中药保护品种和解除保护的中药品种，我部将在《健康报》、《医药信息论坛报》和《中国药事》上发布公告。

五、为防止国家中药保护品种的失实广告宣传，对中药保护品种的广告宣传内容，由我部批准，所在地的省、自治区、直辖市卫生行政部门要严格按照卫生部批准的广告内容发药品宣传批准文号。

六、我部将于一九九三年六月一日起受理中药品种保护的申请。届时各地卫生厅（局）可根据《条例》规定的程序，上报"国家中药品种保护审评委员会"。

为了做好国家级新药和地方药品标准升入国家药品标准的品种与品种保护的衔接工作，自本通知下发之日起至一九九三年底以前，各地卫生厅（局）一律停止中药品种仿制（移植）的审批工作；对仿制国家保护品种的，一律按照《条例》第十九条规定办理。

卫生部

一九九二年十二月十六日

关于印发《中药品种保护申报资料项目及说明》的通知

（中保办发〔2011〕20 号）

各有关单位：

　　根据国家食品药品监督管理局药品注册司的要求，为进一步加强中药品种保护申报资料的规范化管理，提高技术审评工作效率，保证《关于印发中药品种保护指导原则的通知》（国食药监注〔2009〕57 号）文件的实施，结合技术审评工作实际情况，现对 57 号文件中的附件 2《中药品种保护申报资料项目》予以说明，请有关单位参照《中药品种保护申报资料项目及说明》（见附件）对中药品种保护资料进行规范及申报。并请申请企业在收到中药品种保护受理通知书 10 日内，登录我会网站 www.zybh.gov.cn 首页，将申报品种现行药品标准的电子版提交至我会，以便于开展技术审评工作。

　　本通知自 2012 年 1 月 1 日起执行.

　　特此通知

　　附件：中药品种保护申报资料项目及说明

国家中药品种保护审评委员会

二〇一一年十月三十一日

附件

中药品种保护申报资料项目及说明

一、申报资料项目

（一）《中药品种保护申请表》

（二）证明性文件

1. 药品批准证明文件（复印件），初次保护申请企业还应提供其为原研企业的相关证明资料。

2.《药品生产许可证》及《药品 GMP 证书》（复印件）。

3. 现行国家药品标准、说明书和标签实样。

4. 专利权属状态说明书及有关证明文件。

（三）申请保护依据与理由综述

（四）医学相关资料

1. 批准上市前研究资料。

2. 批准上市后研究资料。

（五）药学相关资料

1. 批准上市前研究资料。

2. 批准上市后研究资料。

（六）药理毒理相关资料

1. 批准上市前研究资料。

2. 批准上市后研究资料。

（七）拟改进提高计划与实施方案

二、申报资料项目说明

（一）《中药品种保护申请表》

要求表内项目填写真实、完整、清楚，不得涂改。企业名称、药品名称、批准文号、剂型、规格等项目，应与有效批准证明文件一致。

在"生产与质量管理情况"栏目除说明生产与质量管理情况外，还应注明与申报品种相关的主要生产设备和检验仪器的名称、型号及制造企业名称等。

（二）证明性文件

1. 药品批准证明文件（复印件）：

（1）现行生产批准证明文件或变更的有效文件（复印件）；

（2）同一品种，多种规格，可按一个品种申请保护，并附相应的批准证明文件；

（3）国家食品药品监督管理局统一换发药品批准文号后变更生产企业名称的，应提供药品监督管理部门以新企业名称核发药品批准文号的批复文件。

2.《药品生产许可证》及《药品 GMP 证书》（复印件）：

（1）《药品生产许可证》的企业名称应与申请企业名称一致，有效期在规定的时限内，生产范围包含申报品种的剂型；

（2）申报品种相应剂型的 GMP 证书（复印件），有效期在规定的时限内。

3. 现行国家药品标准、说明书和标签实样。执行新药正式标准或修订质量标准的，应提供国家药品监督管理部门的批复文件及其所附药品质量标准。

4. 专利权属状态说明书及有关证明文件：

（1）申请中药保护的企业应当对所申请保护的品种，提供在中国的专利及其权属状态说明，并保证不侵犯他人的专利权，同时说明是否存在知识产权纠纷的情况；

（2）如申请品种涉及专利，应附专利证书、专利权利要求书和专利说明书等。

5. 申报初次保护的品种，如果申报品种有多家企业生产的，首家提出申请的企业应提供原研相关证明资料，如：新药证书、新药技术转让有关批准证明文件或申请企业关于原研的声明（附原始生产批件）等。

（三）申请保护依据与理由综述

综述资料包括申报品种临床、药理毒理和药学等内容的概述，并说明所适用《中药品种保护条例》的条款及申请级别的理由。应注意突出与同类品种比较的优势和特色。申请延长保护期品种还应总结保护期内已经完成的工作情况。

（四）医学相关资料

1. 批准上市前研究资料，包括临床试验单位资质及证明材料、临床试验方案、对照药使用说明书、临床试验总结报告等。

（1）申请同品种保护的，如批准上市前未进行临床研究，应说明相关情况。

（2）申请延长保护期的，可不提交批准上市前研究资料。

2. 批准上市后研究资料，包括有关不良反应监测情况及省（自治区、直辖市）药品不良反应监测中心出具的《不良反应检索报告》、注册批件提出要求的完成情况、上市后开展的医学研究资料及企业认为能够证明其可保性的其它医学研究资料及文献资料等。

（1）注射剂及要求提供毒性试验研究资料的品种（指导原则3.10）应提供国家食品药品监督管理局药品评价中心出具的《不良反应检索报告》。

（2）上市后重新进行临床研究的，还应提供临床试验单位资质及证明材料、临床试验方案、对照药选择依据及其使用说明书、临床试验总结报告（包括各试验单位小结）等。

（3）申请同品种保护的，可使用在首家品种保护公告前已完成的医学相关资料（包括文献资料）进行申报，必要时可说明相关情况。

（4）延长保护期品种重点提交能证明品种对主治的疾病、证候或症状较同类品种有显著的临床疗效优势的研究资料，及保护期内按《改进意见与有关要求》所完成的临床研究资料。临床安全性评价研究可针对初次保护安全性评价结果及品种自身特点进行。

（五）药学相关资料

1. 批准上市前研究资料，包括原料来源及质量标准、制剂工艺研究及制剂质量标准研究等相关资料。

（1）原料法定标准；多基原药材应明确所使用的药材基原，主要药味的产地或供货渠道应有相关证明文件；注射剂原料应提供基原固定和产地固定相关研究资料及证明文件。如处方中含有按照《麻醉药品和精神药品管理条例》（国务院令第442号）的药味，应提供相关的证明性文件。以中药饮片投料的应提供炮制方法及标准，直接购买中药饮片的，还应明确生产企业及供货渠道。

（2）详细的生产工艺（原料前处理、提取、纯化、浓缩、干燥、制剂成型等全过程）、主要工艺参数及质量控制指标、工艺流程图和工艺研究资料，并提供工艺过程中主要环节所采取的质量保障措施。

（3）制剂质量标准及其研究过程相关资料。

2. 批准上市后研究资料，包括质量标准执行情况、注册批件提出要求的完成情况、上市后开展的药学研究工作情况及企业认为能够证明其可保性的其它药学研究资料及文献资料等。

（1）申报保护时，其原料法定标准与批准上市前不一致的，应提供最新标准；药品标准中无明确的提取次数、提取时间、提取温度，或无辅料种类、用量的，应有对该品种工艺条件、工艺参数等进行研究的资料。

（2）申报品种由多家企业生产的，若质量标准不能有效控制产品质量的，应有提高并统一质量标准。

（3）单味药制剂还应有该药味的现代研究综述，以证实其主要药效成分及质量控制指标具有专属性。

（4）近三年企业质量检验情况汇总表及省级药品检验机构的三批检验报告，以说明质量标准的执行情况。

（5）同品种如采用试行标准，应提供该品种标准转正进展情况的说明。

（6）延长保护期品种重点提交保护期内按改进意见与有关要求所完成的相关研究资料，及在药学方面较保护前有明显改进与提高的其他相关研究资料。如：生产用药材和饮片基原明确和固定产地依据；生产工艺关键环节及技术参数明确说明；修订提高质量标准的应有按国家药品标准修订程序完成标准修订工作的证明等。

（六）药理毒理相关资料

1. 批准上市前研究资料

（1）申请同品种保护的，如批准上市前未进行药理毒理研究，应说明相关情况。

（2）申请延长保护期的，可不提交批准上市前研究资料。

2. 批准上市后研究资料，包括注册批件提出要求的完成情况等。

（1）处方中含有十八反、十九畏等配伍禁忌药味，含有重金属的药味，毒性药材（系列入国务院《医疗用毒性药品管理办法》的毒性中药材），其他毒性药材日服用剂量超过药典标准，炮制品或生品的使用与传统用法不符以及临床或文献报道有安全性隐患药味的品种，应提供试验资料证实其用药安全性。

（2）对于长期服用或超过现行《中国药典》中每日使用剂量的含有罂粟壳等麻醉药品的制剂，应有成瘾性评价相关资料。

（3）中药、天然药物和化学药品组成的复方制剂应有中药、天然药物、化学药品间药效、毒理相互影响（增效、减毒或互补作用）的比较性研究资料。

（4）延长保护期品种重点提交保护期内按改进意见与有关要求所完成的研究资料，及在药理毒理方面较保护前有明显改进与提高的研究资料，如：进一步证明品种有效性或作用机理、安全性等相关资料。

（5）中药注射剂安全性研究应提供试验室资质证明。

（七）拟改进提高计划与实施方案

结合申报品种已有的研究情况，提交针对品种特点的改进提高计划及详细实施方案。

第十一节
濒危、管制药材及其制剂管理

食品药品监管总局办公厅关于进一步加强
麻黄草药品生产经营管理的通知

（食药监办药化监〔2013〕84号）

各省、自治区、直辖市食品药品监督管理局：

2013年5月，最高人民法院、最高人民检察院、公安部、农业部、国家食品药品监督管理总局联合印发《关于进一步加强麻黄草管理严厉打击非法买卖麻黄草等违法犯罪活动的通知》（公通字〔2013〕16号），要求进一步加强麻黄草管理，严厉打击非法买卖麻黄草等违法犯罪行为。为进一步加强药品生产经营企业涉及麻黄草的管理，现就有关要求通知如下：

一、除有麻黄草收购资质的药品生产经营企业外，任何药品生产经营企业不得收购、经营麻黄草。有麻黄草收购资质的药品生产经营企业销售麻黄草，需严格审核购买单位的资质，只能将麻黄草销售给药品生产企业。

二、有麻黄草收购资质的药品生产经营企业必须建立健全各项管理制度，加强麻黄草购、销、存管理，保证来源清楚，流向可核查、可追溯。要建立麻黄草收购、销售台账，并保存3年备查。麻黄草收购资质不得转借他人使用。

三、使用麻黄草作为原料的中药饮片生产企业、中成药生产企业、麻黄碱类药品原料生产企业，必须从有麻黄草收购资质的单位购买麻黄草。必须建立健全各项管理制度，保证来源清楚，流向可核查、可追溯。应建立麻黄草购买、相关产品的加工和销售台账，保存2年备查。麻黄草购买、使用、库存数量应符合《药品生产质量管理规范》物料管理的相关规定。

四、中药材专业市场不得经营麻黄草类药材。

各级食品药品监管部门要进一步加强药品生产经营企业麻黄草经营、使用的监督检查，发现药品生产经营过程中违反规定采挖、销售、收购、加工、使用麻黄草的，要按照有关法律法规严肃查处。涉嫌构成犯罪的，一律移送公安机关予以严惩。

国家食品药品监督管理总局办公厅
2013年10月15日

国家食品药品监督管理局关于加强含牛黄等药材
中成药品种监督管理的通知

（国食药监注〔2012〕355号）

各省、自治区、直辖市食品药品监督管理局（药品监督管理局），新疆生产建设兵团食品药品监督管理局，国家药典委员会：

为加强含牛黄等药材中成药品种监督管理，严格处方投料生产，现将有关事项通知如下：

一、对于国家药品标准处方中含牛黄的临床急重病症用药品种（见附件）及其他剂型或规格，可以将处方中的牛黄固定以培植牛黄或体外培育牛黄等量替代投料使用，但不得使用人工牛黄替代。

二、凡本通知附件所列品种及其他剂型或规格的现行药品标准中处方项下为人工牛黄的，相关生产企业应按修订药品标准的程序和要求于2013年12月31日前提出补充申请，并由国家药典委员会审定。自国家食品药品监督管理局批准之日起，相关生产企业不得继续使用人工牛黄投料生产。

三、允许使用天然麝香投料生产的品种及企业，应符合国家林业局、国家工商行政管理总局和国家食品药品监督管理局的相关要求，并按要求进行专用标识管理。

四、凡生产中使用培植牛黄、体外培育牛黄、人工牛黄替代牛黄，以及使用人工麝香替代天然麝香的品种，其说明书及标签中【成份】项下应准确标明培植牛黄、体外培育牛黄、人工牛黄或人工麝香；涉及说明书及标签变更的，应按要求向所在地省（区、市）食品药品监督管理部门备案。

五、药品生产企业应严格按照药品标准投料生产，严禁擅自以其他药材或原料等替代，一经发现将依法严肃查处。

六、各省（区）食品药品监督管理部门应将上述要求及时通知本行政区域内相关药品生产企业，并督促做好有关工作，切实加强监督管理；相关药品生产企业应继续深入开展资源濒危或紧缺药材的替代研究工作，积极主动进行代用品安全性研究，加强临床监测与评价，为进一步完善代用品的应用和管理积累数据。

附件：国家药品标准处方中含牛黄的临床急重病症用药品种名单

国家食品药品监督管理局

2012年12月5日

附件

国家药品标准处方中含牛黄的临床急重病症用药品种名单

序号	药品名称	现行国家药品标准
1	安宫牛黄丸	中国药典 2010 年版一部
2	八宝玉枢丸	卫生部部颁药品标准中药成方制剂第 3 册
3	保赤一粒金散	卫生部部颁药品标准中药成方制剂第 4 册
4	保赤一粒金丸	卫生部部颁药品标准中药成方制剂第 15 册
5	保婴夺命散	卫生部部颁药品标准中药成方制剂第 3 册
6	大活络丸	卫生部部颁药品标准中药成方制剂第 6 册
7	癫狂龙虎丸	卫生部部颁药品标准中药成方制剂第 7 册
8	瓜子锭	卫生部部颁药品标准中药成方制剂第 5 册
9	广羚散	卫生部部颁药品标准中药成方制剂第 3 册
10	猴枣牛黄散	卫生部部颁药品标准中药成方制剂第 10 册
11	回春丹	卫生部部颁药品标准中药成方制剂第 2 册
12	回天再造丸	卫生部部颁药品标准中药成方制剂第 4 册
13	金黄抱龙丸	卫生部部颁药品标准中药成方制剂第 12 册
14	局方至宝散	中国药典 2010 年版一部
15	六应丸	中国药典 2010 年版一部
16	梅花点舌丸	中国药典 2010 年版一部
17	牛黄抱龙丸	中国药典 2010 年版一部
18	牛黄千金散	中国药典 2010 年版一部
19	牛黄清热散	卫生部部颁药品标准中药成方制剂第 4 册
20	牛黄清心丸（局方）	中国药典 2010 年版一部
21	牛黄醒脑丸	卫生部部颁药品标准中药成方制剂第 18 册
22	牛黄镇惊丸	中国药典 2010 年版一部
23	片仔癀	卫生部部颁药品标准中药成方制剂第 18 册
24	人参再造丸	中国药典 2010 年版一部
25	十香返生丸	中国药典 2010 年版一部
26	天黄猴枣散	卫生部部颁药品标准中药成方制剂第 10 册
27	万氏牛黄清心丸（含浓缩丸）	中国药典 2010 年版一部
28	万应锭	中国药典 2010 年版一部

规章文件

序号	药品名称	现行国家药品标准
29	五粒回春丸	卫生部部颁药品标准中药成方制剂第 20 册
30	西黄丸	卫生部部颁药品标准中药成方制剂第 9 册
31	小儿百寿丸	中国药典 2010 年版一部
32	小儿回春丸	卫生部部颁药品标准中药成方制剂第 11 册
33	小儿羚羊散	卫生部部颁药品标准中药成方制剂第 2 册
34	小儿牛黄清心散	卫生部部颁药品标准中药成方制剂第 2 册
35	小儿清热镇惊散	卫生部部颁药品标准中药成方制剂第 4 册
36	小儿珠黄散	卫生部部颁药品标准中药成方制剂第 11 册
37	至圣保元丸	卫生部部颁药品标准中药成方制剂第 1 册
38	珠珀保婴散	卫生部部颁药品标准中药成方制剂第 3 册

关于加强赛加羚羊、穿山甲、稀有蛇类资源保护和规范其产品入药管理的通知

（林护发〔2007〕242号）

各省、自治区、直辖市林业厅（局）、卫生厅（局）、工商行政管理局、食品药品监督管理局（药品监督管理局）、中医药管理局，内蒙古、吉林、龙江、大兴安岭森工（林业）集团公司，新疆生产建设兵团林业局：

赛加羚羊、穿山甲、蛇类均是生态、经济、科研价值极高的陆生野生动物，其产品是许多传统中医临床用药的重要原料来源。为保护好上述物种资源，兼顾我国传统中医药的可持续发展，在各级政府的指导和关心下，各级林业、卫生、工商、食品药品监督管理和中医药管理等部门在控制资源消耗、研究人工繁育技术、规范经营利用行为、打击违法犯罪活动等方面做了大量工作，取得了一定的成效。但由于资源繁育利用激励机制不健全、资源合理配置措施不到位等诸多原因，上述物种人工繁育一直未能从根本上得到突破，其原料只能依赖现有库存或从野外、境外获得。据全国野生动物资源调查结果显示，我国穿山甲资源急剧下降到濒危状况；蛇类资源总量不足20世纪80年代的1/10，并由此在局部地区引发生态问题。此外，赛加羚羊角库存量严重不足，使我国传统中医药正面临着资源危机，并且走私赛加羚羊角入境的案件时有发生，引起国际社会强烈关注，《濒危野生动植物种国际贸易公约》和世界自然保护联盟还通过了有关赛加羚羊保护决议，要求加强管理、严格执法。

针对上述情况，为正确处理好资源保护与可持续利用的关系，促进野生动物保护和中医药事业的协调发展，维护我国总体利益，经国务院批准，决定对赛加羚羊、穿山甲、稀有蛇类（指国家保护的或《濒危野生动植物种国际贸易公约》附录所列的蛇类，下同）及其产品实行标识管理试点，进一步加强资源保护和规范其产品入药管理。现将有关具体措施通知如下：

一、停止野外猎捕活动，促进野外资源恢复与增长

根据上述物种资源总量急剧下降的现状，自本通知下达之日起，各级林业主管部门须停止核发赛加羚羊、穿山甲和稀有蛇类特许猎捕证或狩猎证。因科学研究、驯养繁殖或保障人身安全等特殊原因，各省级林业行政主管部门经核实其目的和资源状况，按国家规定批准猎捕的赛加羚羊、穿山甲、稀有蛇类，不得直接转用于其他目的的经营利用活动。

二、建立激励机制，引导企业参与野外资源恢复和人工繁殖活动

大力恢复野外资源，突破赛加羚羊、穿山甲、稀有蛇类人工驯养繁殖技术，实现商业性规模化养殖，是解决相关产业原料来源的根本措施。各地要根据本区域实际情况，研究建立"谁投入，谁受益"的激励机制，引导、鼓励资源利用企业，积极参与赛加羚羊、穿山甲、稀有蛇类野外种群恢复和人工繁育活动，突破技术难题。对驯养繁殖技术研究取得阶段性成果的，报国家林业局组织科学论证通过后，可以开展试点予以推广，国家林业局将在加工利用、出售繁殖所获的上述物种原材料或产品方面，予以扶持。

三、核查原材料库存情况，进行登记造册、标准化封装和定点保管

各省、自治区、直辖市林业主管部门在近期内，要尽快核实本区域有关单位库存的赛加羚羊角、穿山甲片和稀有蛇类原材料，将核查结果报送国家林业局，并委托国家林业局野生动植物检测中心抽查和标准化封装，对保管点、责任人、数量及封装编号逐一登记造册，确保上述原材料的严格监管。

四、明确限定原材料使用范围，宏观控制资源消耗总量

为确保对资源消耗总量的宏观控制，今后所有赛加羚羊、穿山甲原材料仅限用于定点医院临床使用和中成药生产，并不得在定点医院外以零售方式公开出售；稀有蛇类原材料除重点保障医院临床使用和中成药生产外，可适量用于其它重点产品的生产和利用。按照上述要求，需要临床使用赛加羚羊、穿山甲、稀有蛇类各类原材料的定点医院，由卫生部和国家中医药管理局确定，非定点医院自2008年3月1日起须一律停止临床使用上述原材料的活动；因中成药生产需要利用赛加羚羊角、穿山甲片和稀有蛇类原材料的，必须是已取得国家食品药品监督管理部门相应药品生产批准文号的企业；其他需要利用稀有蛇类原材料的，须根据资源状况严格控制。上述各类原材料年度消耗控制量，由国家林业局组织科学论证后下达。

五、严格原材料购销及利用管理，规范流通秩序

为防止非法来源的赛加羚羊、穿山甲、稀有蛇类各类原材料混入合法流通渠道，核实后标准化封装、登记在册的上述原材料，只能销售给中成药生产企业、定点医院和含稀有蛇类成分产品的生产企业，并只能用于生产经批准的中成药、产品或在定点医院临床使用。上述企业、定点医院需要购买原材料或利用库存原材料从事相关生产活动或临床使用时，应说明原材料来源、投料生产或使用计划，附具有关材料，按国家规定向林业部门申请行政许可，获批准后方可实施。各级林业主管部门依法实施上述行政许可事项时，须严格执行国家林业局下达的各类原材料年度消耗控制量，不得超量许可。

六、统一实行专用标识制度

自2008年1月1日起，对含赛加羚羊角、穿山甲片和稀有蛇类原材料的成药和产品，开始实行标识管理试点；至2008年3月1日起，所有含赛加羚羊角、穿山甲片和稀有蛇类原材料的成药和产品，须在其最小销售单位包装上加载"中国野生动物经营利用管理专用标识"后方可进入流通。有关企业具体使用专用标识的数量，根据其按法定程序获得行政许可的生产数量核算，由国家林业局委托全国野生动植物研究发展中心具体安排。加载有专用标识的上述成药或产品，其销售、运输可不再办理相关证明。

按照国家有关法律法规，未依法获得行政许可的，不得利用赛加羚羊角、穿山甲片和稀有蛇类原材料从事生产经营活动，未加载专用标识的产品也不得进入流通。对已经生产库存的，各生产、经营单位须尽快向所在地省级林业主管部门报告有关情况，经核实和依法履行法定行政许可手续后，参照上述程序一次性安排专用标识。加载专用标识后的上述产品可继续流通，直至销售完毕。

七、提高认识，相互配合，加强宣传，严格执法，确保各项保护管理措施顺利实施

加强赛加羚羊、穿山甲、稀有蛇类保护管理，规范其产品生产流通，是根据资源现状，为维护中医药可持续发展的长远利益而采取的综合性管理措施，各级林业、卫生、工商、食品药品监督管

理、中医药管理部门要予以高度重视，要主动向政府领导报告，及时将本通知转发至相关企业等单位，并在本部门内指定专门负责领导，建立有效的协调机制，加强部门间沟通和配合，形成合力，特别是对重大问题，要集体研究，争取问题及时得到解决；要加强宣传，争取有关企业和全社会的理解和支持，特别是要告知有关企业等单位，未经行政许可擅自利用濒危物种资源或经营未加载专用标识的相应产品属触犯法律的行为；要切实加大执法力度，适时组织多部门联合执法检查，严厉查处违法经营利用、走私赛加羚羊角、穿山甲片和稀有蛇类原材料的行为，遏制破坏资源的势头，确保上述保护管理措施的顺利实施。

以上通知，请遵照执行。

国家林业局　中华人民共和国卫生部
中华人民共和国国家工商行政管理总局
国家食品药品监督管理局　国家中医药管理局
二○○七年十一月十二日

关于加强对含罂粟壳中药注册管理的通知

（食药监注函〔2006〕112号）

罂粟壳是列入麻醉药品管理的品种，根据《药品注册管理办法》，申报含麻醉药品的药品注册，应当提供麻醉药品研制立项批复文件复印件。由于罂粟壳资源有限，根据麻醉药品总量控制的原则，国家局对含罂粟壳中药的研制立项一直实行严格控制。2005年，国家局下发《关于麻醉药品和精神药品实验研究管理规定的通知》（国食药监安〔2005〕529号），明确规定不再受理含罂粟壳复方制剂的研制立项申请。因此，各省、自治区、直辖市食品药品监督管理局（药品监督管理局）在受理新药和已有国家标准药品注册申请时，应当加强对含罂粟壳药品的审查，对含有罂粟壳，但未提供相应研制立项批复文件的注册申请，一律不得受理。对于部分已受理的未提供研制立项批复文件复印件的含罂粟壳中药注册申请，因不符合《药品注册管理办法》规定，国家局予以退审。

特此通知

附件：含罂粟壳中药品种参考目录（略）

国家食品药品监督管理局药品注册司

二〇〇六年十二月七日

关于豹骨使用有关事宜的通知

（国食药监注〔2006〕118 号）

各省、自治区、直辖市食品药品监督管理局（药品监督管理局）：

　　根据国家有关部门的规定，自 2006 年 1 月 1 日起我国已全面禁止从野外猎捕豹类和收购豹骨。为妥善解决濒危保护动物药材豹骨的使用问题，现将有关事宜通知如下：

　　一、为避免药品生产企业的经济损失，对药品生产企业现有库存的豹骨，准许其继续使用完毕。

　　二、对非内服中成药处方中含豹骨的品种，一律将豹骨去掉，不用代用品。去掉豹骨后的中成药品种涉及质量标准需要修订，药品包装标签、说明书需要修改的，应按药品补充申请注册事项的相应要求上报资料。质量标准修订的技术审核工作由国家药典委员会统一负责。

　　三、对内服中成药处方中含豹骨的品种，有关药品生产企业可根据具体品种的有关情况，按药品补充申请注册事项"替代或减去国家药品标准处方中的毒性药材或处于濒危状态的药材"的有关要求上报资料，技术审核工作由国家药典委员会统一负责。

　　请各省级食品药品监督管理部门及时将本通知内容通知辖区内相关药品生产企业，并督促相关药品生产企业做好此项工作。

国家食品药品监督管理局

二〇〇六年三月二十一日

规章文件

关于中成药处方中使用天然麝香、人工麝香有关事宜的通知

（国食药监注〔2005〕353号）

各省、自治区、直辖市食品药品监督管理局（药品监督管理局）：

根据国家林业局等五部、局联合下发的《关于进一步加强麝香、熊资源保护及其产品入药管理的通知》（林护发〔2004〕252号）以及国家食品药品监督管理局《关于天然麝香、熊胆粉等使用问题的通知》（国食药监注〔2005〕110号）要求，各省级食品药品监督管理部门已上报需要天然麝香、熊胆粉的中成药品种和企业名单。按照国家林业局通报的有关天然麝香、熊胆粉资源状况及库存原料数量，国家食品药品监督管理局确定了需要使用天然麝香的中成药品种名单以及关于熊胆粉使用问题的意见，并将意见函告国家林业局。根据该意见，国家林业局、国家工商行政管理总局联合公布了2005年第3号公告（以下简称第3号公告），对生产、销售含天然麝香、熊胆粉的中成药标记范围作出了明确规定。为进一步加强国家药品标准处方中含天然麝香、人工麝香品种的监督管理，现将有关事宜通知如下：

一、对于国家药品标准处方中含有麝香，但该品种或该品种的生产企业未列入第3号公告的，将处方中的麝香以人工麝香等量投料使用。

二、使用人工麝香的品种，自2005年9月1日起，其新印制的药品包装、标签及使用说明书中的［成份］或［主要成分］项下必须明确注明"人工麝香"，并将该品种的包装、标签及使用说明书报所在地省级食品药品监督管理部门备案。2005年9月1日前已印制的药品包装、标签及使用说明书，可以继续流通使用完毕。

三、由国家药典委员会按照上述规定统一组织含天然麝香、人工麝香品种的质量标准修订工作。

各省级食品药品监督管理部门应及时通知并督促辖区内相关药品生产企业做好此项工作，切实加强对含天然麝香、人工麝香药品的监督管理工作。

附件：国家林业局　国家工商行政管理总局公告2005年第3号（略）

国家食品药品监督管理局
二〇〇五年七月五日

关于天然麝香、熊胆粉等使用问题的通知

（国食药监注〔2005〕110 号）

各省、自治区、直辖市食品药品监督管理局（药品监督管理局）：

根据国家林业局、国家食品药品监督管理局等五部局联合下发的《关于进一步加强麝、熊资源保护及其产品入药管理的通知》（林护发〔2004〕252 号）（以下简称五部局联合通知）要求，为加强国家药品标准处方中含天然麝香、熊胆粉等品种的监督管理，现将有关事宜通知如下：

一、严格限定天然麝香、熊胆粉在中成药中的使用范围。特别是对天然麝香的使用范围，须严格限定于特效药、关键药等重点中成药品种。对需要天然麝香、熊胆粉的药品生产企业，应于 2005 年 5 月 1 日前向所在地的省级食品药品监督管理部门提出申请，并上报其产品种类、产量及需要天然麝香或熊胆粉原料数量等基本情况。

各省级食品药品监督管理部门会同省级林业主管部门对上述基本情况核实后，于 2005 年 5 月 15 日前将本省药品生产企业所需的天然麝香、熊胆粉等基本情况汇总后上报我局（具体上报要求见附件 1、2）。

二、我局将根据国家林业局通报的有关天然麝香、熊胆粉资源状况及库存原料数量，确定需要使用天然麝香、熊胆粉的中成药品种名单，并予以公布。

三、按规定程序经批准使用天然麝香、熊胆粉的品种，各药品生产企业应按五部局联合通知要求，于 2005 年 7 月 1 日前向有关部门申请并加贴有关的专用标记后方可进入流通。

四、使用人工麝香生产的药品不纳入本通知标记管理范围。有关人工麝香及含人工麝香药品的监督管理具体要求我局将另行发文通知。

各省级食品药品监督管理部门接此通知后应及时将以上规定通知辖区内相关药品生产企业，并督促相关药品生产企业做好此项工作，切实加强对含天然麝香、熊胆粉等药品的监督管理。

附件：1.国家药品标准处方中需要天然麝香的品种基本情况汇总表
2.国家药品标准处方中需要熊胆粉的品种基本情况汇总表

国家食品药品监督管理局
二〇〇五年三月二十一日

附件 1

国家药品标准处方中需要天然麝香的品种基本情况汇总表

序号	药品名称	药品生产企业名称	该品种年产量	需要天然麝香原料量（kg）	药品标准来源

注：此表可以复印

填表单位：_____省（自治区、直辖市）食品药品监督管理部门（公章）　　填表日期：_____

附件 2

国家药品标准处方中需要熊胆粉的品种基本情况汇总表

序号	药品名称	药品生产企业名称	该品种年产量	需要熊胆粉原料量（kg）	药品标准来源

注：此表可以复印

填表单位：_____省（自治区、直辖市）食品药品监督管理部门（公章）　　填表日期：_____

关于进一步加强麝、熊资源保护及其产品入药管理的通知

（林护发〔2004〕252号）

各省、自治区、直辖市林业（农林）厅（局）、卫生厅（局）、工商行政管理局、食品药品监督管理局、中医药管理局，内蒙古、吉林、龙江、大兴安岭森工（林业）集团公司，新疆生产建设兵团林业局：

麝、熊均是生态、经济、科研价值极高的国家重点保护野生动物，特别是天然麝香、熊胆（指野外来源或人工繁育所获的麝香和熊胆）是许多传统中医临床用药的重要原料，因此，其保护状况与我国传统中医药的可持续发展密切相关，并受到国内外的广泛关注。但近年来，有一部分养殖和经营利用单位，在从事麝、熊类养殖及其产品经营利用时，没有依法执行国家有关规定，也不核实其来源，使我国麝类资源急剧下降，已到了濒临灭绝的境地，部分"养熊取胆"场条件达不到要求的情况至今得不到改观。上述情况使我国传统中医药所需天然麝香原料正面临着资源危机，还有一些国际组织以我国麝类资源极大下降和部分"养熊取胆"技术条件达不到要求为借口，蓄意非议、攻击我国野生动物保护政策和传统中医药，并多次利用国际会议或重大国际活动等各种场合或机会，组织抗议、示威，影响到我国一些正常的野生动植物及其产品国际经贸活动。甚至还有一些国际组织，在北京市申办2008年奥运会期间，借此挑起事端，并蓄意干扰"绿色奥运"的准备工作，抵毁我国国际形象和声誉。

为正确处理好资源保护与可持续利用的关系，统筹兼顾野生动物保护和中医药事业的协调发展，维护我国对外形象和声誉，经研究决定，全面停止从野外猎捕麝、熊类，强化其驯养繁育规范管理，对天然麝香和熊胆粉实行定点保管制度，明确使用范围，并对含天然麝香、熊胆成份的产品实行统一标记，现将有关具体措施通知如下：

一、全面停止从野外猎捕麝、熊类的活动，促进野外资源恢复与增长

因科学研究或保障人身安全等特殊原因需要猎捕熊类的，各省级林业主管部门要严格核实其目的和资源状况，符合要求的方可予以审批，并禁止将猎捕的熊类用于取胆；因科学研究、驯养繁殖等特殊原因需要猎捕麝类的，须按国家有关规定备齐各方面材料后，向国家林业局提出申请，经批准后，方可按批准的方案实施。各地还要结合实施"全国野生动植物保护及自然保护区建设工程"的有利时机，在麝类、熊类分布区域，通过工程措施，改善其栖息环境，特别是对麝类要大力推进"封山育麝"，促进其资源的恢复与增长。

二、调查掌握本区域麝类、熊类养殖情况，进一步规范麝类、熊类驯养繁育活动

为引导麝类、熊类驯养繁育的健康发展，各地要根据本区域实际情况，研究建立"谁投入，谁拥有，谁受益"的激励机制，引导、鼓励利用上述原料的相关中医药企业，积极参与麝类人工繁育和改善"养熊取胆"技术条件。同时，要切实强化对麝类、熊类驯养繁育活动的规范管理。一是对从事麝类养殖的，各地要通过调查，依法查处和清理非法从事麝类养殖的单位；对以往依法开展麝

类养殖的，经省级林业主管部门审核其现有养殖条件、技术手段、管理措施和经营状况等达到要求的，可以向国家林业局申办驯养繁殖许可证；对拟新增养殖麝类的，要按规定的程序向国家林业局申办驯养繁殖许可证，并须通过国家林业局或其委托的机构组织的科学论证，经批准后凭证开展驯养繁殖活动。二是对从事"养熊取胆"的，要在全面掌握有关情况的基础上，分别采取相应的措施，对非法从事"养熊取胆"等行为，要坚决依法查处。对养殖条件、技术和管理措施等不符合《黑熊养殖利用技术管理暂行规定》的，由省级林业主管部门责令其限期整改；对养殖条件、技术和管理措施符合要求或经整改后达到要求的，各省级林业主管部门应将其养殖场舍、存栏个体数量及谱系、技术保障、熊胆粉及其它产品年产量等情况一并报国家林业局，由国家林业局汇总和组织专家论证后予以通报。

三、核查库存天然麝香和熊胆粉，实行定点保管制度

各省、自治区、直辖市林业主管部门在近期内，要尽快会同有关部门对本区域有关单位库存的天然麝香和熊胆粉重新进行全面核实，对所有天然麝香和熊胆粉实行定点保管制度，明确保管责任人，并将保管点、责任人、数量及进出库记录逐一登记造册，由省级林业主管部门定期报国家林业局备查。因中医药需要利用天然麝香原料且符合条件的，按规定的程序经国家林业局批准后，方可启用定点保管的天然麝香或定向销售给有关中药生产企业或定点医院；有关中药生产企业或定点医院需要利用熊胆原料且符合条件的，各省、自治区、直辖市林业主管部门可按照法定程序和本通知要求，批准其从国家林业局通报的符合条件的养殖单位或定点保管单位购买。

四、禁止出口天然麝香，明确天然麝香、熊胆粉使用范围

根据加强资源保护的需要，自本通知下发之日起一律停止零售天然麝香和熊胆粉的活动，禁止出口天然麝香（含有天然麝香的中成药除外），并限定天然麝香和熊胆粉的使用范围，特别是对天然麝香的使用范围，须严格限定于特效药、关键药等重点成药品种和重点医院。按照这一要求，需要利用天然麝香或熊胆原料的食品药品生产企业，须向省级食品药品管理部门提出申请，并上报其产品种类、产量及需要天然麝香或熊胆原料数量等基本情况，由省级食品药品管理部门会同省级林业主管部门核实后上报国家食品药品监督管理局。需要利用天然麝香、熊胆原料的医院，须向省级卫生或中医药管理部门提出申请，并上报需要天然麝香、熊胆原料数量等基本情况，由省级卫生或中医药管理部门会同省级林业主管部门核实后上报卫生部或国家中医药管理局。上述申请，分别由卫生部、国家食品药品监督管理局和国家中医药管理局根据国家林业局通报的有关资源状况及库存原料数量论证确定要重点保障的药品品种、制药企业和定点医院，并将结果通报国家林业局。国家林业局将根据各有关部门的意见，依法审批经营和启用天然麝香事项，同时将各有关部门关于麝香及熊胆经营利用方面的意见通报省级林业主管部门，以确保省级林业主管部门依法审批经营利用熊胆事项时不出现超范围审批的情况。

五、对含天然麝香、熊胆成份的产品实行专门标记

自 2005 年 7 月 1 日起，含天然麝香、熊胆成份的产品须统一加贴"中国野生动物经营利用管理专用标识"后方可进入流通。对此，有关企业可向省级林业主管部门提出统一标记的申请，经省级林业主管部门核实后上报国家林业局，由国家林业局和国家工商行政管理总局联合公告后实施。各企业生产的含天然麝香成份药品的具体标记数量，按国家林业局依法定程序批准的药品生产数量执行；各企业生产的含熊胆成份产品的具体标记数量，由国家林业局根据省级林业主管部门依法定程序批准的生产数量确定，并由国家林业局委托全国野生动植物研究与发展中心安排具体标记事宜。经标记的含天然麝香、熊胆成份的产品，其销售、运输可不再办理相关证明；需要出口

含天然麝香成份药品的，凭标记可直接向中华人民共和国濒危物种进出口管理办公室申办《允许进出口证明书》。使用人工麝香生产的药品不纳入本通知标记管理范围，但必须在药品包装、标签及使用说明书中的〔成份〕或〔主要成份〕项下明确注明"人工麝香"，以避免误导消费者的情况发生，具体实施要求由国家食品药品监督管理局另行发文通知。对拒不予以注明的，按国家有关规定查处。

按照国家有关法律法规，未依法获得批准的，一律不得利用天然麝香、熊胆从事生产经营活动，其产品不得进入流通。对已经生产库存的，各生产、经营单位须尽快向林业主管部门报告有关情况，属于药品的还要向药品监督管理部门报告，经核实和履行法定审批手续后，由国家林业局参照上述程序一次性安排标记事宜。经标记后的上述产品可继续流通，直至销售完毕。

六、提高认识，相互配合，加强宣传，严格执法，确保有关措施顺利实施

加强麝、熊资源保护，规范其产品生产流通管理，是根据我国麝、熊资源现状，为维护中医药可持续发展的长远利益而采取的综合性管理措施，各级林业、卫生、工商、食品药品监督管理、中医药管理部门要予以高度重视，要主动向政府领导报告，并在本部门内确定专门的部门和领导负责，建立有效的部门间协调机制，定期组织多部门调研和科学评估，以加强部门间沟通和配合，形成合力，特别是对重大问题，要集体研究，争取问题及时得到解决；要加强宣传，争取有关企业和全社会的理解和支持，创造良好的社会环境；要切实加大执法力度，适时组织多部门联合执法检查，严厉查处违法经营利用天然麝香、熊胆及其产品的行为，遏制破坏资源的势头，确保上述保护管理措施的顺利实施。

以上通知，请遵照执行。

国家林业局　卫生部　国家工商总局

食品药品监管局　中医药局

二〇〇四年十二月二十三日

规章文件

关于牛黄及其代用品使用问题的通知

（国食药监注〔2004〕21号）

各省、自治区、直辖市食品药品监督管理局（药品监督管理局）：

牛黄是传统名贵中药材，是中成药的重要原料。长期以来，药源紧缺，难以满足临床用药的需要，大量牛黄依赖进口。为此，国家药品监督管理部门自1972年陆续批准了3个牛黄代用品，即：人工牛黄、培植牛黄和体外培育牛黄。但由于历史原因，在国家药品标准处方中牛黄代用品的使用问题一直没有明确，在一定程度上造成中成药生产和使用过程中牛黄与牛黄代用品混用的情况。为加强国家药品标准处方中含牛黄品种的监督管理，现将有关事宜通知如下：

一、对于国家药品标准处方中含牛黄的临床急重病症用药品种（见附件1）和国家药品监督管理部门批准的含牛黄的新药，可以将处方中的牛黄以培植牛黄、体外培育牛黄替代牛黄等量投料使用，但不得以人工牛黄替代。其他含牛黄的品种可以将处方中的牛黄以培植牛黄、体外培育牛黄或人工牛黄替代牛黄等量投料使用。

二、各药品生产企业生产的含牛黄的品种应按照上述规定，固定使用牛黄、培植牛黄、体外培育牛黄或人工牛黄中的一种，并将该品种的详细处方于2004年6月30日前报所在地省级药品监督管理部门，各省级药品监督管理部门应按照上述规定进行审查，并将审查意见及本辖区内含牛黄品种替代情况（见附件2）汇总后，于2004年7月31日前报我局药品注册司，同时抄送国家药典委员会。

三、含牛黄或其代用品的药品必须在包装标签及使用说明书中的【成份】或【主要成份】项下明确牛黄或其代用品名称，并将该品种的包装标签及使用说明书报所在地省级药品监督管理部门备案。

四、生产含牛黄或其代用品品种的药品生产企业在2004年6月30日以后必须按上述规定组织生产，此前已进入流通领域的可在其有效期内继续销售使用。

五、已明确处方使用牛黄或其代用品的品种如需变更处方使用牛黄或其代用品，应按照《药品注册管理办法》的有关规定办理。

六、国家药典委员会应按照上述规定统一组织含牛黄或其代用品品种的质量标准修订工作。

七、医疗机构制剂处方中牛黄、培植牛黄、体外培育牛黄以及人工牛黄的使用，由所在地省级药品监督管理部门参照上述要求另行规定。

各省级药品监督管理部门接此通知后应及时将以上规定通知辖区内相关药品生产企业，并督促相关药品生产企业做好此项工作，切实加强对含牛黄、培植牛黄、体外培育牛黄和人工牛黄药品的监督管理。

附件：1.国家药品标准处方中含牛黄的临床急重病症用药品种名单
　　　2.国家药品标准处方中含牛黄品种替代情况统计表

国家食品药品监督管理局
二〇〇四年一月二十一日

附件 1：

国家药品标准处方中含牛黄的临床急重病症用药品种名单

序号	药品名称	药品标准来源
1	安宫牛黄丸	药典 2000 一部
2	八宝玉枢丸	部颁中药 03 册
3	保赤一粒金散	部颁中药 04 册
4	保赤一粒金丸	部颁中药 15 册
5	保婴夺命散	部颁中药 03 册
6	大活络丸	部颁中药 06 册
7	癫狂龙虎丸	部颁中药 07 册
8	瓜子锭	部颁中药 05 册
9	广羚散	部颁中药 03 册
10	猴枣牛黄散	部颁中药 10 册
11	回春丹	部颁中药 02 册
12	回天再造丸	部颁中药 04 册
13	金黄抱龙丸	部颁中药 12 册
14	局方至宝散	药典 2000 一部
15	灵宝护心丹	药典 2000 一部
16	六应丸	药典 2000 一部
17	梅花点舌丸	药典 2000 一部
18	牛黄抱龙丸	药典 2000 一部
19	牛黄千金散	药典 2000 一部
20	牛黄清热散	部颁中药 04 册
21	牛黄清心丸（局方）	药典 2000 一部
22	牛黄醒脑丸	部颁中药 18 册
23	牛黄镇惊丸	药典 2000 一部
24	片仔癀	部颁中药 18 册
25	人参再造丸	部颁中药 20 册
26	麝香保心丸	药典 2000 一部
27	十香返生丸	药典 2000 一部
28	天黄喉枣散	部颁中药 10 册

序号	药品名称	药品标准来源
29	同仁大活络丸	部颁中药 17 册
30	同仁牛黄清心丸	部颁中药 17 册
31	万氏牛黄清心丸（含浓缩丸）	药典 2000 一部
32	万应锭	药典 2000 一部
33	五粒回春丸	部颁中药 20 册
34	西黄丸	部颁中药 09 册
35	小儿百寿丸	药典 2000 一部
36	小儿回春丸	部颁中药 11 册
37	小儿羚羊散	部颁中药 02 册
38	小儿牛黄清心散	部颁中药 02 册
39	小儿清热镇惊散（原小儿清热散）	部颁中药 04 册
40	小儿珠黄散	部颁中药 11 册
41	至圣保元丸	部颁中药 01 册
42	珠珀保婴散（珠珀保婴丹）	部颁中药 03 册

附件 2

国家药品标准处方中含牛黄品种替代情况统计表

序号	药品名称	药品生产企业名称	药品标准来源	处方中牛黄及其代用品使用情况

注：此表可以复印。

填表单位：_____省（自治区、直辖市）药品监督管理部门（公章）　　填表日期：_____

卫生部关于下达"培植牛黄"暂行管理办法的通知

（卫药字〔90〕第9号）

各省、自治区、直辖市、计划单列市卫生厅（局）、药检所，中国药品生物制品检定所，药典会：

牛黄是我国传统名贵中药材，为中医临床有效要药，亦是生产中成药的重要原料。长期以来，依靠进口，药源紧缺，难以满足临床医疗的需要。为解决牛黄资源问题，近几年来，云南、内蒙、陕西、广东、山西、河南六省的药材生产、科研等部门进行了在牛的胆囊中放入黄床的人工方法培植牛黄及药化、药理质量检测等方面的研究工作。

为使"培植牛黄"早日应用于临床，我部药政局于1989年7月在云南召开了"培植牛黄"药用审评会。与会中医药专家及部分省（区）药政、药检人员对六省九个单位申报的"培植牛黄"资料进行了全面审评。认为"培植牛黄"内在质量与天然牛黄基本相同，可供药用。但由于培植牛黄中胆红素的含量相差较大，因此，为保证临床疗效，特规定"培植牛黄"中胆红素含量为35%以上（含35%）的，可与天然牛黄同等药用，胆红素含量在18%–35%的，只能供非急救成药配方用，胆红素含量在18%以下的不可供药用。

为加强对"培植牛黄"的管理，防止盲目发展，确保"培植牛黄"的质量，特作如下规定：

1. 凡进行"培植牛黄"生产加工的单位和部门必须具有相适应的技术人员、良好的生产加工场所、设备和卫生环境，能够控制药用质量的生产加工工艺和方法，自控"培植牛黄"质量的监测手段和条件，以确保"培植牛黄"的质量。

2. 生产加工"培植牛黄"的单位和部门，必须按照《药品管理法》及《新药审批办法》的要求，按程序报批。经卫生部审查批准，发给新药证书和生产批准文号。由所在省、自治区、直辖市卫生厅（局）按第一条要求检查验收发给生产许可证，方可进行药用生产加工。未经批准生产加工"培植牛黄"的任何部门、单位和个人，一律不得生产加工、销售。

3. 为严防假冒，杜绝劣质"培植牛黄"流入市场，包装上必须注明品名、日期、生产加工单位、批准文号，并标明胆红素含量及质量合格标志。

4. 各地要对"培植牛黄"的生产、销售、使用等环节加强管理，对不符合规定或达不到"培植牛黄"生产条件的单位或个人要坚决予以取缔。

5. 严格执行"培植牛黄"部标准（试行），严禁任何人，以任何方式，掺入游离胆红素或其它物质进行伪造，一经发现，按假药论处。各级医疗机构不得从个人或未取得《药品经营许可证》的单位购进"培植牛黄"。

6. "培植牛黄"的开发，应严格按照农业部有关"培植牛黄"开发管理的规定进行，防止盲目发展，注意保护耕牛。

7. 人工牛体植黄的加工产品，其商品名暂定为"培植牛黄"，以与天然牛黄区别。

卫生部

一九九〇年二月二十日

卫生部关于下达"引流熊胆"暂行管理办法的通知

（1988 年 11 月 2 日）

熊胆是我国传统稀有贵重中药材，是中医临床有效要药，亦是生产中成药的重要原料药。长期以来，采用猎杀取胆，既影响野生熊的资源保护，又难以满足医疗需要。为解决熊胆资源问题，近几年来，四川、陕西、黑龙江等省药材生产、科研等部门进行了活熊驯养、人工"引流取胆"以及质量检测，药理，药化等方面都进行了大量研究工作。

为使"引流熊胆"的成果早日应用于临床，卫生部药政局于 1988 年 6 月在成都召开了"引流熊胆"药用审评会，与会专家及部分省市药政、药检人员对陕西、四川两省申报的"引流熊胆"资料进行了全面评审，认为：人工"引流熊胆"与天然熊胆内在质量基本相同，可供药用。

为加强对"引流熊胆"的管理，防止盲目发展，确保"引流熊胆"的质量，更好地为医疗服务，特作如下规定：

一、"引流熊胆"是一项技术性很强的工作。凡进行"引流熊胆"生产的单位和部门，必须具备一定的技术人员，良好的养熊环境和条件，能够控制药用质量的引流、加工工艺和方法，自控引流熊胆质量的监测手段和措施，以确保引流熊胆的质量。

二、具备"引流熊胆"生产条件的单位，必须按照《药品管理法》及"新药审批办法"的要求，按程序报批。经卫生部审查、批准，发给新药证书和生产批准文号。由所在省、直辖市、自治区卫生厅（局）按第一条要求验收发给生产许可证，方可进行药用生产。未经批准生产"引流熊胆"的任何单位和部门，一律不得生产、销售。

三、为严防假冒，杜绝劣质"引流熊胆"流入市场，包装必须注明加工日期，批准文号，生产厂家及省级药检所，或省级卫生厅（局）指定的市级药检所发给的质量合格标志。

四、各地要对"引流熊胆"的生产、加工、销售、使用等环节加强监督管理，对不符合规定或达不到"引流熊胆"生产条件的单位和个人，要坚决予以取缔。

五、"引流熊胆"的开发，必须严格遵守国家"野生动物保护条例"及有关规定，严禁非法乱捕野熊，防止盲目发展造成野生熊资源的破坏。

六、"引流熊胆"商品名暂定为"熊胆粉"，以与天然熊胆区别。

以上规定自颁布之日起施行，望各地认真贯彻执行，在执行过程中认真总结经验，有何问题和建议及时向我部反映。

卫生部

一九八八年十一月二日

关于印发《罂粟壳管理暂行规定》的通知

（国药管安〔1998〕127号）

各省、市、直辖市卫生厅（局）、医药管理局或相应的医药管理部门：

罂粟壳属于麻醉药品管制品种，是部分中成药生产和医疗配方使用的原料。国家对麻醉药品的管理向来是严格的，有关部门曾明令禁止在食品及烹饪中添加罂粟壳。鉴于当前非法贩卖和使用罂粟壳的案件时有发生，为进一步规范罂粟壳管理程序，加强对罂粟壳生产、经营和使用的监督管理，以保证合法需要，防止流入非法渠道，造成不良后果，根据国务院颁布的《麻醉药品管理办法》，我局制定了《罂粟壳管理暂行规定》，现将其印发给你们，请认真贯彻执行。

特此通知。

国家药品监督管理局
一九九八年十月三日

罂粟壳管理暂行规定

第一章　总　　则

第一条　根据《麻醉药品管理办法》，罂粟壳已被列入麻醉药品品种目录。为加强对罂粟壳的监督管理，保证药品生产和医疗配方使用，防止流入非法渠道，特制订本规定。

第二条　国家对生产中药饮片和中成药所需罂粟壳的生产、经营和使用实行特殊管理。

第三条　国家药品监督管理局负责对全国罂粟壳的生产、经营和使用以及含罂粟壳中成药的研制工作进行监督管理。各省、市、直辖市药品监督管理部门负责本辖区内罂粟壳的监督管理工作。

第二章　生　　产

第四条　国家指定甘肃省农垦总公司为罂粟壳的定点生产单位，其它任何单位和个人均不得从事罂粟壳的生产活动。甘肃省农垦总公司每年8月底前应将罂粟壳总产量经甘肃省药品监督管理部门审核后，上报药品监督管理局。

第五条　甘肃省农垦总公司各种植农场每年应将所生产的全部罂粟壳交农垦医药药材收购站收购、统一加工包装后，由甘肃省药材公司、甘肃省农垦医药药材站分别按照国家药品监督管理局每年下达的调拨计划，供应各省、市、直辖市罂粟壳定点经营单位。罂粟壳调拨供应计划按市场需求变化每半年调整一次。

第六条　各种植、生产加工以及供应罂粟壳的单位，必须有专人负责，严格管理，不得擅自销售给其他任何单位和个人。

第七条　甘肃省农垦总公司每年6月底前应将上一年度国家下达的罂粟壳调拨计划执行情况汇总，并经甘肃省药品监督管理部门审核后，上报国家药品监督管理局。

第三章　经营和使用

第八条　国家药品监督管理局指定各省、自治区、直辖市一个中药经营企业为罂粟壳定点经营单位，承担本辖区罂粟壳的省级批发业务。

第九条　各省、市、直辖市罂粟壳定点经营单位于每年7月底前汇总本辖区罂粟壳需求计划（生产中成药和饮片所需原料总和）报所在省级药品监督管理部门，由省级药品监督管理部门审核后报国家药品监督管理局。

第十条　各省、自治区、直辖市罂粟壳定点经营单位要严格按照国家药品监督管理局下达的罂粟壳调拨供应计划购进，并根据所在地省级药品监督管理部分配计划供应给承担罂粟壳批发业务的单位。

第十一条　省级以下罂粟壳的批发业务由所在地省级药品监督管理部分在地（市）、县（市）指定一个中药经营企业承担，严禁跨辖区或向省外销售。

第十二条　承担罂粟壳批发业务的单位直接供应乡镇卫生院以上医疗单位配方使用和县（市、区）以上药品监督管理部门指定的中药饮片经营门市部。

第十三条　指定的中药饮片经营门市部应凭盖有乡镇卫生院以上医疗单位公章的医生处方零售罂粟壳（处方保存三年备查），不准生用，严禁单味零售。

第十四条　乡镇卫生院以上医疗单位要加强对购进罂粟壳的管理，严格凭医生处方使用。

第十五条　各药品生产企业为配制中成药所需罂粟壳计划，由所在地省级药品监督管理部门核定下达。

第十六条　年需求罂粟壳5吨以上的生产企业，需经所在地省级药品监督管理部门批准，并抄送甘肃省药品监督管理部门和国家药品监督管理局备案，可由甘肃省药材公司或甘肃省农垦医药药材站直接调拨生产所需罂粟壳；年需求量5吨以下的生产企业，仍由各省、自治区、直辖市省级罂粟壳定点经营单位供应。

第十七条　购用罂粟壳生产企业不得自行销售或互相调剂，因故需要将罂粟壳调出，应报所在地省级药品监督管理部门审核同意，由指定的罂粟壳定点经营单位负责销售。

第十八条　各省（区、市）级和省级罂粟壳定点经营单位每季度第一个月的10日前将上季度罂粟壳购进、调出及库存数量报所在地省级药品监督管理部门（省级以下罂粟壳定点经营单位要逐级上报）。

第十九条　严禁罂粟壳定点经营单位从非法渠道购进罂粟壳，非指定罂粟壳定点经营单位一律不准从事罂粟壳的批发和零售业务，禁止在中药材市场销售罂粟壳。

第四章　研　　制

第二十条　研制含有罂粟壳中成药的新品种和仿制国家药品标准收载的品种，研制单位须提出国家药品监督管理局审查批准后方可进行。

第二十一条　研制工作完成后，按有关新药或仿制品审批办法办理审批手续。

第二十二条　省级药品监督管理部门根据国家药品监督管理局批准研制计划下达罂粟壳用量计划，并指定罂粟壳定点经营单位供应。

第五章　附　　则

第二十三条　对违反本规定者，依据《麻醉药品管理办法》有关规定进行处罚，构成犯罪的由司法机关依法追究刑事责任。

第二十四条　本规定由国家药品监督管理局负责解释。

第二十五条　本规定自1999年1月1日起实施。

第十二节
进出口管理

进口药材管理办法

（2019 年 5 月 16 日国家市场监督管理总局令第 9 号公布）

第一章 总 则

第一条 为加强进口药材监督管理，保证进口药材质量，根据《中华人民共和国药品管理法》《中华人民共和国药品管理法实施条例》等法律、行政法规，制定本办法。

第二条 进口药材申请、审批、备案、口岸检验以及监督管理，适用本办法。

第三条 药材应当从国务院批准的允许药品进口的口岸或者允许药材进口的边境口岸进口。

第四条 国家药品监督管理局主管全国进口药材监督管理工作。国家药品监督管理局委托省、自治区、直辖市药品监督管理部门（以下简称省级药品监督管理部门）实施首次进口药材审批，并对委托实施首次进口药材审批的行为进行监督指导。

省级药品监督管理部门依法对进口药材进行监督管理，并在委托范围内以国家药品监督管理局的名义实施首次进口药材审批。

允许药品进口的口岸或者允许药材进口的边境口岸所在地负责药品监督管理的部门（以下简称口岸药品监督管理部门）负责进口药材的备案，组织口岸检验并进行监督管理。

第五条 本办法所称药材进口单位是指办理首次进口药材审批的申请人或者办理进口药材备案的单位。

药材进口单位，应当是中国境内的中成药上市许可持有人、中药生产企业，以及具有中药材或者中药饮片经营范围的药品经营企业。

第六条 首次进口药材，应当按照本办法规定取得进口药材批件后，向口岸药品监督管理部门办理备案。首次进口药材，是指非同一国家（地区）、非同一申请人、非同一药材基原的进口药材。

非首次进口药材，应当按照本办法规定直接向口岸药品监督管理部门办理备案。非首次进口药材实行目录管理，具体目录由国家药品监督管理局制定并调整。尚未列入目录，但申请人、药材基原以及国家（地区）均未发生变更的，按照非首次进口药材管理。

第七条 进口的药材应当符合国家药品标准。中国药典现行版未收载的品种，应当执行进口药材标准；中国药典现行版、进口药材标准均未收载的品种，应当执行其他的国家药品标准。少数民族地区进口当地习用的少数民族药药材，尚无国家药品标准的，应当符合相应的省、自治区药材标准。

规章文件

第二章　首次进口药材申请与审批

第八条　首次进口药材，申请人应当通过国家药品监督管理局的信息系统（以下简称信息系统）填写进口药材申请表，并向所在地省级药品监督管理部门报送以下资料：

（一）进口药材申请表；

（二）申请人药品生产许可证或者药品经营许可证复印件，申请人为中成药上市许可持有人的，应当提供相关药品批准证明文件复印件；

（三）出口商主体登记证明文件复印件；

（四）购货合同及其公证文书复印件；

（五）药材产地生态环境、资源储量、野生或者种植养殖情况、采收及产地初加工等信息；

（六）药材标准及标准来源；

（七）由中国境内具有动、植物基原鉴定资质的机构出具的载有鉴定依据、鉴定结论、样品图片、鉴定人、鉴定机构及其公章等信息的药材基原鉴定证明原件。

申请人应当对申报资料的真实性负责。

第九条　省级药品监督管理部门收到首次进口药材申报资料后，应当对申报资料的规范性、完整性进行形式审查。申报资料存在可以当场更正的错误的，应当允许申请人当场更正；申报资料不齐全或者不符合法定形式的，应当当场或者5日内一次告知申请人需要补正的全部内容，逾期不告知的，自收到申报资料之日起即为受理。

省级药品监督管理部门受理或者不予受理首次进口药材申请，应当出具受理或者不予受理通知书；不予受理的，应当书面说明理由。

第十条　申请人收到首次进口药材受理通知书后，应当及时将检验样品报送所在地省级药品检验机构，同时提交本办法第八条规定的资料。

第十一条　省级药品检验机构收到检验样品和相关资料后，应当在30日内完成样品检验，向申请人出具进口药材检验报告书，并报送省级药品监督管理部门。因品种特性或者检验项目等原因确需延长检验时间的，应当将延期的时限、理由书面报告省级药品监督管理部门并告知申请人。

第十二条　申请人对检验结果有异议的，可以依照药品管理法的规定申请复验。药品检验机构应当在复验申请受理后20日内作出复验结论，并报告省级药品监督管理部门，通知申请人。

第十三条　在审批过程中，省级药品监督管理部门认为需要申请人补充资料的，应当一次告知需要补充的全部内容。

申请人应当在收到补充资料通知书后4个月内，按照要求一次提供补充资料。逾期未提交补充资料的，作出不予批准的决定。因不可抗力等原因无法在规定时限内提交补充资料的，申请人应当向所在地省级药品监督管理部门提出延期申请，并说明理由。

第十四条　省级药品监督管理部门应当自受理申请之日起20日内作出准予或者不予批准的决定。对符合要求的，发给一次性进口药材批件。检验、补充资料期限不计入审批时限。

第十五条　变更进口药材批件批准事项的，申请人应当通过信息系统填写进口药材补充申请表，向原发出批件的省级药品监督管理部门提出补充申请。补充申请的申请人应当是原进口药材批件的持有者，并报送以下资料：

（一）进口药材补充申请表；

（二）进口药材批件原件；

（三）与变更事项有关的材料。

申请人变更名称的，除第一款规定资料外，还应当报送申请人药品生产许可证或者药品经营许可证以及变更记录页复印件，或者药品批准证明文件以及持有人名称变更补充申请批件复印件。

申请人变更到货口岸的，除第一款规定资料外，还应当报送购货合同及其公证文书复印件。

第十六条　省级药品监督管理部门应当在补充申请受理后 20 日内完成审批。对符合要求的，发给进口药材补充申请批件。

第十七条　省级药品监督管理部门决定予以批准的，应当在作出批准决定后 10 日内，向申请人送达进口药材批件或者进口药材补充申请批件；决定不予批准的，应当在作出不予批准决定后 10 日内，向申请人送达审查意见通知书，并说明理由，告知申请人享有依法申请行政复议或者提起行政诉讼的权利。

第三章　备　　案

第十八条　首次进口药材申请人应当在取得进口药材批件后 1 年内，从进口药材批件注明的到货口岸组织药材进口。

第十九条　进口单位应当向口岸药品监督管理部门备案，通过信息系统填报进口药材报验单，并报送以下资料：

（一）进口药材报验单原件；

（二）产地证明复印件；

（三）药材标准及标准来源；

（四）装箱单、提运单和货运发票复印件；

（五）经其他国家（地区）转口的进口药材，应当同时提交产地到各转口地的全部购货合同、装箱单、提运单和货运发票复印件；

（六）进口药材涉及《濒危野生动植物种国际贸易公约》限制进出口的濒危野生动植物的，还应当提供国家濒危物种进出口管理机构核发的允许进出口证明书复印件。

办理首次进口药材备案的，除第一款规定资料外，还应当报送进口药材批件和进口药材补充申请批件（如有）复印件。

办理非首次进口药材备案的，除第一款规定资料外，还应当报送进口单位的药品生产许可证或者药品经营许可证复印件、出口商主体登记证明文件复印件、购货合同及其公证文书复印件。进口单位为中成药上市许可持有人的，应当提供相关药品批准证明文件复印件。

第二十条　口岸药品监督管理部门应当对备案资料的完整性、规范性进行形式审查，符合要求的，发给进口药品通关单，收回首次进口药材批件，同时向口岸药品检验机构发出进口药材口岸检验通知书，并附备案资料一份。

第二十一条　进口单位持进口药品通关单向海关办理报关验放手续。

第四章　口岸检验

第二十二条　口岸药品检验机构收到进口药材口岸检验通知书后，应当在 2 日内与进口单位商定现场抽样时间，按时到规定的存货地点进行现场抽样。现场抽样时，进口单位应当出示产地证明原件。

第二十三条　口岸药品检验机构应当对产地证明原件和药材实际到货情况与口岸药品监督管理部门提供的备案资料的一致性进行核查。符合要求的，予以抽样，填写进口药材抽样记录单，在进口单位持有的进口药品通关单原件上注明"已抽样"字样，并加盖抽样单位公章；不符合要求的，不予抽样，并在 2 日内报告所在地口岸药品监督管理部门。

第二十四条　口岸药品检验机构一般应当在抽样后 20 日内完成检验工作，出具进口药材检验报告书。因客观原因无法按时完成检验的，应当将延期的时限、理由书面告知进口单位并报告口岸药品监督管理部门。

口岸药品检验机构应当将进口药材检验报告书报送口岸药品监督管理部门，并告知进口单位。经口岸检验合格的进口药材方可销售使用。

第二十五条　进口单位对检验结果有异议的，可以依照药品管理法的规定申请复验。药品检验机构应当在复验申请受理后 20 日内作出复验结论，并报告口岸药品监督管理部门，通知进口单位。

第五章　监督管理

第二十六条　口岸药品监督管理部门收到进口药材不予抽样通知书后，对有证据证明可能危害人体健康且已办结海关验放手续的全部药材采取查封、扣押的行政强制措施，并在 7 日内作出处理决定。

第二十七条　对检验不符合标准规定且已办结海关验放手续的进口药材，口岸药品监督管理部门应当在收到检验报告书后及时采取查封、扣押的行政强制措施，并依法作出处理决定，同时将有关处理情况报告所在地省级药品监督管理部门。

第二十八条　国家药品监督管理局根据需要，可以对进口药材的产地、初加工等生产现场组织实施境外检查。药材进口单位应当协调出口商配合检查。

第二十九条　中成药上市许可持有人、中药生产企业和药品经营企业采购进口药材时，应当查验口岸药品检验机构出具的进口药材检验报告书复印件和注明"已抽样"并加盖公章的进口药品通关单复印件，严格执行药品追溯管理的有关规定。

第三十条　进口药材的包装必须适合进口药材的质量要求，方便储存、运输以及进口检验。在每件包装上，必须注明药材中文名称、批件编号（非首次进口药材除外）、产地、唛头号、进口单位名称、出口商名称、到货口岸、重量以及加工包装日期等。

第三十一条　药材进口申请受理、审批结果、有关违法违规的情形及其处罚结果应当在国家药品监督管理部门网站公开。

第六章　法律责任

第三十二条　进口单位提供虚假的证明、文件资料样品或者采取其他欺骗手段取得首次进口药材批件的，依照药品管理法等法律法规的规定处理。

第三十三条　进口单位提供虚假证明、文件资料或者采取其他欺骗手段办理备案的，给予警告，并处 1 万元以上 3 万元以下罚款。

第七章　附　　则

第三十四条　进口药材批件编号格式为：（省、自治区、直辖市简称）药材进字 +4 位年号 +4 位顺序号。

第三十五条　本办法自 2020 年 1 月 1 日起施行。原国家食品药品监督管理局 2005 年 11 月 24 日公布的《进口药材管理办法（试行）》同时废止。

药品进口管理办法

［2003 年 8 月 18 日食品药品监管局、海关总署第 4 号令公布　根据 2012 年 8 月 24 日卫生部海关总署《关于修改〈药品进口管理办法〉的决定》（卫生部　海关总署第 86 号令）修正］

第一章　总　则

第一条　为规范药品进口备案、报关和口岸检验工作，保证进口药品的质量，根据《中华人民共和国药品管理法》、《中华人民共和国海关法》、《中华人民共和国药品管理法实施条例》（以下简称《药品管理法》、《海关法》、《药品管理法实施条例》）及相关法律法规的规定，制定本办法。

第二条　药品的进口备案、报关、口岸检验以及进口，适用本办法。

第三条　药品必须经由国务院批准的允许药品进口的口岸进口。

第四条　本办法所称进口备案，是指进口单位向允许药品进口的口岸所在地药品监督管理部门（以下称口岸药品监督管理局）申请办理《进口药品通关单》的过程。麻醉药品、精神药品进口备案，是指进口单位向口岸药品监督管理局申请办理《进口药品口岸检验通知书》的过程。

本办法所称口岸检验，是指国家食品药品监督管理局确定的药品检验机构（以下称口岸药品检验所）对抵达口岸的进口药品依法实施的检验工作。

第五条　进口药品必须取得国家食品药品监督管理局核发的《进口药品注册证》（或者《医药产品注册证》），或者《进口药品批件》后，方可办理进口备案和口岸检验手续。

进口麻醉药品、精神药品，还必须取得国家食品药品监督管理局核发的麻醉药品、精神药品《进口准许证》。

第六条　进口单位持《进口药品通关单》向海关申报，海关凭口岸药品监督管理局出具的《进口药品通关单》，办理进口药品的报关验放手续。

进口麻醉药品、精神药品，海关凭国家食品药品监督管理局核发的麻醉药品、精神药品《进口准许证》办理报关验放手续。

第七条　国家食品药品监督管理局会同海关总署制定、修订、公布进口药品目录。

第二章　进口备案

第八条　口岸药品监督管理局负责药品的进口备案工作。口岸药品监督管理局承担的进口备案工作受国家食品药品监督管理局的领导，其具体职责包括：

（一）受理进口备案申请，审查进口备案资料；

（二）办理进口备案或者不予进口备案的有关事项；

（三）联系海关办理与进口备案有关的事项；

（四）通知口岸药品检验所对进口药品实施口岸检验；

（五）对进口备案和口岸检验中发现的问题进行监督处理；

（六）国家食品药品监督管理局规定的其他事项。

第九条　报验单位应当是持有《药品经营许可证》的独立法人。药品生产企业进口本企业所需原料药和制剂中间体（包括境内分包装用制剂），应当持有《药品生产许可证》。

第十条　下列情形的进口药品，必须经口岸药品检验所检验符合标准规定后，方可办理进口备案手续。检验不符合标准规定的，口岸药品监督管理局不予进口备案：

（一）国家食品药品监督管理局规定的生物制品；

（二）首次在中国境内销售的药品；

（三）国务院规定的其他药品。

第十一条 进口单位签订购货合同时，货物到岸地应当从允许药品进口的口岸选择。其中本办法第十条规定情形的药品，必须经由国家特别批准的允许药品进口的口岸进口。

第十二条 进口备案，应当向货物到岸地口岸药品监督管理局提出申请，并由负责本口岸药品检验的口岸药品检验所进行检验。

第十三条 办理进口备案，报验单位应当填写《进口药品报验单》，持《进口药品注册证》（或者《医药产品注册证》）（正本或者副本）原件，进口麻醉药品、精神药品还应当持麻醉药品、精神药品《进口准许证》原件，向所在地口岸药品监督管理局报送所进口品种的有关资料一式两份：

（一）《进口药品注册证》（或者《医药产品注册证》）（正本或者副本）复印件；麻醉药品、精神药品的《进口准许证》复印件；

（二）报验单位的《药品经营许可证》和《企业法人营业执照》复印件；

（三）原产地证明复印件；

（四）购货合同复印件；

（五）装箱单、提运单和货运发票复印件；

（六）出厂检验报告书复印件；

（七）药品说明书及包装、标签的式样（原料药和制剂中间体除外）；

（八）国家食品药品监督管理局规定批签发的生物制品，需要提供生产检定记录摘要及生产国或者地区药品管理机构出具的批签发证明原件；

（九）本办法第十条规定情形以外的药品，应当提交最近一次《进口药品检验报告书》和《进口药品通关单》复印件。

药品生产企业自行进口本企业生产所需原料药和制剂中间体的进口备案，第（二）项资料应当提交其《药品生产许可证》和《企业法人营业执照》复印件。

经其他国家或者地区转口的进口药品，需要同时提交从原产地到各转口地的全部购货合同、装箱单、提运单和货运发票等。

上述各类复印件应当加盖进口单位公章。

第十四条 口岸药品监督管理局接到《进口药品报验单》及相关资料后，按照下列程序的要求予以审查：

（一）逐项核查所报资料是否完整、真实；

（二）查验《进口药品注册证》（或者《医药产品注册证》）（正本或者副本）原件，或者麻醉药品、精神药品的《进口准许证》原件真实性；

（三）审查无误后，将《进口药品注册证》（或者《医药产品注册证》）（正本或者副本）原件，或者麻醉药品、精神药品的《进口准许证》原件，交还报验单位，并于当日办结进口备案的相关手续。

第十五条 本办法第十条规定情形的药品，口岸药品监督管理局审查全部资料无误后，应当向负责检验的口岸药品检验所发出《进口药品口岸检验通知书》，附本办法第十三条规定的资料一份，同时向海关发出《进口药品抽样通知书》。有关口岸药品检验进入海关监管场所抽样的管理规定，由国家食品药品监督管理局与海关总署另行制定。

口岸药品检验所按照《进口药品口岸检验通知书》规定的抽样地点，抽取检验样品，进行质量检验，并将检验结果送交所在地口岸药品监督管理局。检验符合标准规定的，准予进口备案，由口岸药品监督管理局发出《进口药品通关单》；不符合标准规定的，不予进口备案，由口岸药品监督管理局发出《药品不予进口备案通知书》。

第十六条　本办法第十条规定情形以外的药品，口岸药品监督管理局审查全部资料无误后，准予进口备案，发出《进口药品通关单》。同时向负责检验的口岸药品检验所发出《进口药品口岸检验通知书》，附本办法第十三条规定的资料一份。

对麻醉药品、精神药品，口岸药品监督管理局审查全部资料无误后，应当只向负责检验的口岸药品检验所发出《进口药品口岸检验通知书》，附本办法第十三条规定的资料一份，无需办理《进口药品通关单》。

口岸药品检验所应当到《进口药品口岸检验通知书》规定的抽样地点抽取样品，进行质量检验，并将检验结果送交所在地口岸药品监督管理局。对检验不符合标准规定的药品，由口岸药品监督管理局依照《药品管理法》及有关规定处理。

第十七条　下列情形之一的进口药品，不予进口备案，由口岸药品监督管理局发出《药品不予进口备案通知书》；对麻醉药品、精神药品，口岸药品监督管理局不予发放《进口药品口岸检验通知书》：

（一）不能提供《进口药品注册证》（或者《医药产品注册证》）（正本或者副本）、《进口药品批件》或者麻醉药品、精神药品的《进口准许证》原件的；

（二）办理进口备案时，《进口药品注册证》（或者《医药产品注册证》），或者麻醉药品、精神药品的《进口准许证》已超过有效期的；

（三）办理进口备案时，药品的有效期限已不满 12 个月的。（对于药品本身有效期不足 12 个月的，进口备案时，其有效期限应当不低于 6 个月）；

（四）原产地证明所标示的实际生产地与《进口药品注册证》（或者《医药产品注册证》）规定的产地不符的，或者区域性国际组织出具的原产地证明未标明《进口药品注册证》（或者《医药产品注册证》）规定产地的；

（五）进口单位未取得《药品经营许可证》（生产企业应当取得《药品生产许可证》）和《企业法人营业执照》的；

（六）到岸品种的包装、标签与国家食品药品监督管理局的规定不符的；

（七）药品制剂无中文说明书或者中文说明书与批准的说明书不一致的；

（八）未在国务院批准的允许药品进口的口岸组织进口的，或者货物到岸地不属于所在地口岸药品监督管理局管辖范围的；

（九）国家食品药品监督管理局规定批签发的生物制品未提供有效的生产国或者地区药品管理机构出具的生物制品批签发证明文件的；

（十）伪造、变造有关文件和票据的；

（十一）《进口药品注册证》（或者《医药产品注册证》）已被撤销的；

（十二）本办法第十条规定情形的药品，口岸药品检验所根据本办法第二十五条的规定不予抽样的；

（十三）本办法第十条规定情形的药品，口岸检验不符合标准规定的；

（十四）药品监督管理部门有其他证据证明进口药品可能危害人体健康的。

第十八条　对不予进口备案的进口药品，进口单位应当予以退运。无法退运的，由海关移交口岸药品监督管理局监督处理。

第十九条　进口临床急需药品、捐赠药品、新药研究和药品注册所需样品或者对照药品等，必须经国家食品药品监督管理局批准，并凭国家食品药品监督管理局核发的《进口药品批件》，按照本办法第十六条的规定，办理进口备案手续。

第三章 口岸检验

第二十条 口岸药品检验所由国家食品药品监督管理局根据进口药品口岸检验工作的需要确定。口岸药品检验所的职责包括：

（一）对到岸货物实施现场核验；

（二）核查出厂检验报告书和原产地证明原件；

（三）按照规定进行抽样；

（四）对进口药品实施口岸检验；

（五）对有异议的检验结果进行复验；

（六）国家食品药品监督管理局规定的其他事项。

第二十一条 中国药品生物制品检定所负责进口药品口岸检验工作的指导和协调。口岸检验所需标准品、对照品由中国药品生物制品检定所负责审核、标定。

第二十二条 口岸药品检验所应当按照《进口药品注册证》（或者《医药产品注册证》）载明的注册标准对进口药品进行检验。

第二十三条 口岸药品检验所接到《进口药品口岸检验通知书》后，应当在2日内与进口单位联系，到规定的存货地点按照《进口药品抽样规定》进行现场抽样。

进口单位应当在抽样前，提供出厂检验报告书和原产地证明原件。

对需进入海关监管区抽样的，口岸药品检验所应当同时与海关联系抽样事宜，并征得海关同意。抽样时，进口单位和海关的人员应当同时在场。

第二十四条 口岸药品检验所现场抽样时，应当注意核查进口品种的实际到货情况，做好抽样记录并填写《进口药品抽样记录单》。

本办法第十条规定情形以外的药品，抽样完成后，口岸药品检验所应当在进口单位持有的《进口药品通关单》原件上注明"已抽样"的字样，并加盖抽样单位的公章。

对麻醉药品、精神药品，抽样完成后，应当在《进口准许证》原件上注明"已抽样"的字样，并加盖抽样单位的公章。

第二十五条 对有下列情形之一的进口药品，口岸药品检验所不予抽样：

（一）未提供出厂检验报告书和原产地证明原件，或者所提供的原件与申报进口备案时的复印件不符的；

（二）装运唛头与单证不符的；

（三）进口药品批号或者数量与单证不符的；

（四）进口药品包装及标签与单证不符的；

（五）药品监督管理部门有其他证据证明进口药品可能危害人体健康的。

对不予抽样的药品，口岸药品检验所应当在2日内，将《进口药品抽样记录单》送交所在地口岸药品监督管理局。

第二十六条 口岸药品检验所应当及时对所抽取的样品进行检验，并在抽样后20日内，完成检验工作，出具《进口药品检验报告书》。特殊品种或者特殊情况不能按时完成检验时，可以适当延长检验期限，并通知进口单位和口岸药品监督管理局。

《进口药品检验报告书》应当明确标有"符合标准规定"或者"不符合标准规定"的检验结论。

国家食品药品监督管理局规定批签发的生物制品，口岸检验符合标准规定，审核符合要求的，应当同时发放生物制品批签发证明。

第二十七条 对检验符合标准规定的进口药品，口岸药品检验所应当将《进口药品检验报告书》送交所在地口岸药品监督管理局和进口单位。

对检验不符合标准规定的进口药品，口岸药品检验所应当将《进口药品检验报告书》及时发送口岸药品监督管理局和其他口岸药品检验所，同时报送国家食品药品监督管理局和中国药品生物制品检定所。

第二十八条 进口药品的检验样品应当保存至有效期满。不易贮存的留样，可根据实际情况掌握保存时间。索赔或者退货检品的留样应当保存至该案完结时。超过保存期的留样，由口岸药品检验所予以处理并记录备案。

第二十九条 进口单位对检验结果有异议的，可以自收到检验结果之日起7日内向原口岸药品检验所申请复验，也可以直接向中国药品生物制品检定所申请复验。生物制品的复验直接向中国药品生物制品检定所申请。

口岸药品检验所在受理复验申请后，应当及时通知口岸药品监督管理局，并自受理复验之日起10日内，作出复验结论，通知口岸药品监督管理局、其他口岸药品检验所，报国家食品药品监督管理局和中国药品生物制品检定所。

第四章 监督管理

第三十条 口岸药品检验所根据本办法第二十五条的规定不予抽样但已办结海关验放手续的药品，口岸药品监督管理局应当对已进口的全部药品采取查封、扣押的行政强制措施。

第三十一条 本办法第十条规定情形以外的药品，经口岸药品检验所检验不符合标准规定的，进口单位应当在收到《进口药品检验报告书》后2日内，将全部进口药品流通、使用的详细情况，报告所在地口岸药品监督管理局。

所在地口岸药品监督管理局收到《进口药品检验报告书》后，应当及时采取对全部药品予以查封、扣押的行政强制措施，并在7日内作出行政处理决定。对申请复验的，必须自检验报告书发出之日起15日内作出行政处理决定。有关情况应当及时报告国家食品药品监督管理局，同时通告各省、自治区、直辖市药品监督管理局和其他口岸药品监督管理局。

第三十二条 未在规定时间内提出复验或者经复验仍不符合标准规定的，口岸药品监督管理局应当按照《药品管理法》以及有关规定作出行政处理决定。有关情况应当及时报告国家食品药品监督管理局，同时通告各省、自治区、直辖市药品监督管理局和其他口岸药品监督管理局。

经复验符合标准规定的，口岸药品监督管理局应当解除查封、扣押的行政强制措施，并将处理情况报告国家食品药品监督管理局，同时通告各省、自治区、直辖市药品监督管理局和其他口岸药品监督管理局。

第三十三条 药品进口备案中发现的其他问题，由口岸药品监督管理局按照《药品管理法》以及有关规定予以处理。

第三十四条 国内药品生产企业、经营企业以及医疗机构采购进口药品时，供货单位应当同时提供以下资料：

（一）《进口药品注册证》（或者《医药产品注册证》）复印件、《进口药品批件》复印件；

（二）《进口药品检验报告书》复印件或者注明"已抽样"并加盖公章的《进口药品通关单》复印件；

国家食品药品监督管理局规定批签发的生物制品，需要同时提供口岸药品检验所核发的批签发证明复印件。

进口麻醉药品、精神药品，应当同时提供其《进口药品注册证》（或者《医药产品注册证》）复印件、《进口准许证》复印件和《进口药品检验报告书》复印件。

上述各类复印件均需加盖供货单位公章。

第三十五条 口岸药品监督管理局和口岸药品检验所应当建立严格的进口备案资料和口岸检验

资料的管理制度，并对进口单位的呈报资料承担保密责任。

第三十六条 对于违反本办法进口备案和口岸检验有关规定的口岸药品监督管理局和口岸药品检验所，国家食品药品监督管理局将根据情节给予批评、通报批评，情节严重的停止其进口备案和口岸检验资格。

第三十七条 违反本办法涉及海关有关规定的，海关按照《海关法》、《中华人民共和国海关法行政处罚实施细则》的规定处理。

第四章 附 则

第三十八条 本办法所称进口单位，包括经营单位、收货单位和报验单位。

经营单位，是指对外签订并执行进出口贸易合同的中国境内企业或单位。

收货单位，是指购货合同和货运发票中载明的收货人或者货主。

报验单位，是指该批进口药品的实际货主或者境内经销商，并具体负责办理进口备案和口岸检验手续。

收货单位和报验单位可以为同一单位。

第三十九条 从境外进入保税仓库、保税区、出口加工区的药品，免予办理进口备案和口岸检验等进口手续，海关按有关规定实施监管；从保税仓库、出口监管仓库、保税区、出口加工区出库或出区进入国内的药品，按本办法有关规定办理进口备案和口岸检验等手续。

经批准以加工贸易方式进口的原料药、药材，免予办理进口备案和口岸检验等进口手续，其原料药及制成品禁止转为内销。确因特殊情况无法出口的，移交地方药品监督管理部门按规定处理，海关予以核销。

进出境人员随身携带的个人自用的少量药品，应当以自用、合理数量为限，并接受海关监管。

第四十条 进口暂未列入进口药品目录的原料药，应当遵照本办法的规定，到口岸药品监督管理局办理进口备案手续。

第四十一条 药材进口备案和口岸检验的规定，由国家食品药品监督管理局另行制定。

第四十二条 进口麻醉药品、精神药品凭《进口药品注册证》（或者《医药产品注册证》），按照国务院麻醉药品、精神药品管理的有关法规办理《进口准许证》。

第四十三条 本办法规定的麻醉药品、精神药品是指供临床使用的品种，科研、教学、兽用等麻醉药品、精神药品的进口，按照国务院麻醉药品、精神药品管理的有关法规执行。

第四十四条 本办法由国家食品药品监督管理局和海关总署负责解释。

第四十五条 本办法自 2004 年 1 月 1 日起实施。1999 年 5 月 1 日实施的《进口药品管理办法》同时废止。

国家药监局 海关总署 市场监管总局关于实施

《进口药材管理办法》有关事项的公告

（2020 年第 3 号）

《进口药材管理办法》（国家市场监督管理总局令第 9 号，以下简称《办法》）已于 2019 年 5 月 16 日发布，自 2020 年 1 月 1 日起施行。现就有关事项公告如下：

一、关于首次进口药材的申请与审批

（一）对 2020 年 1 月 1 日前国家药品监督管理局已正式受理，但未完成审批的申请，仍按原有关规定审批，申请人也可以申请撤回提交的申请。

（二）首次进口药材，申请人应当登录国家药品监督管理局网站网上办事大厅（网址：https：//zwfw.nmpa.gov.cn），通过"法人服务"项下办理首次进口药材申请，并按《办法》要求向所在地省级药品监督管理部门报送有关资料，取得《进口药材批件》。

（三）各省级药品监督管理部门通过国家药品监管专网（地址：10.64.1.30）受理首次进口药材申请，并按《办法》规定实施审批。

二、关于进口药材的备案

（一）药材进口单位和口岸药品监督管理部门按照《国家药监局关于启用新版药品和药材进口备案管理系统的公告》（2019 年第 107 号）提示，登录备案系统相应窗口在线办理进口药材备案。

（二）国家药品监督管理局已对 2006 年、2011 年发布的两批《非首次进口药材品种目录》进行了修订、合并（详见附件 1），原有目录予以废止。凡申请进口列入目录中的药材品种，申请人无须取得《进口药材批件》，直接按照《办法》规定向口岸药品监督管理部门进行非首次进口药材备案，各口岸药品监督管理部门应按非首次进口药材进行形式审查。

三、关于进口药材的口岸检验

国家药品监督管理局确定的口岸药品检验机构负责进口药材的口岸检验工作。各口岸或者边境口岸、口岸药品监督管理部门和口岸药品检验机构的对应关系见附件 2、附件 3。

各级海关、药品监督管理部门要坚决贯彻药品安全"四个最严"要求，充分认识《办法》实施的重要意义，认真学习、深刻理解、熟练掌握，结合本地区工作实际，抓好贯彻落实的各项工作，保证进口药材质量，切实维护广大人民群众用药安全。

特此公告。

附件：1. 非首次进口药材品种目录

　　　2. 口岸与口岸药品监督管理部门和口岸药品检验机构对应关系表

　　　3. 边境口岸与口岸药品监督管理部门和口岸药品检验机构对应关系表

国家药监局 海关总署 市场监管总局

2020 年 1 月 6 日

规章文件

附件 1

非首次进口药材品种目录

序号	名称	基原	产地
1	儿茶	豆科植物儿茶 *Acacia catechu*（L.f.）Willd. 的去皮枝、干的干燥煎膏	印度尼西亚、马来西亚、缅甸
2	西洋参	五加科植物西洋参 *Panax quinquefolium* L. 的干燥根	加拿大、美国
3	高丽红参	五加科植物人参 *Panax ginseng* C.A.Mey 的 6 年生栽培品经蒸制后的干燥根	韩国
4	西红花	鸢尾科植物番红花 *Crocus sativus* L. 的干燥柱头	伊朗、西班牙、意大利、德国、法国、希腊、印度、日本、阿富汗
5	苏合香	金缕梅科植物苏合香树 *Liquidambar orientalis* Mill. 的树干渗出的香树脂经加工精制而成	英国、土耳其、埃及、印度尼西亚
6	乳香	橄榄科植物乳香树 *Boswellia carterii* Birdw. 及同属植物 *Boswellia bhaw-dajiana* Birdw. 树皮渗出的树脂	埃塞俄比亚、肯尼亚、索马里、苏丹
7	没药	橄榄科植物地丁树 *Commiphora myrrha* Engl. 或哈地丁树 *Commiphora molmol* Engl. 的干燥树脂	索马里、肯尼亚、埃塞俄比亚
8	血竭	棕榈科植物麒麟竭 *Daemonorops draco* Bl. 果实渗出的树脂经加工制成	新加坡、印度尼西亚、马来西亚
9	沉香	瑞香科植物沉香 *Aquilarla agallocha* Roxb. 含有树脂的木材	印度尼西亚、马来西亚、越南
10	檀香	檀香科植物檀香 *Santalum album* L. 树干的干燥心材	印度、印度尼西亚、东帝汶、澳大利亚
11	丁香	桃金娘科植物丁香 *Eugenia caryophyllata* Thunb. 的干燥花蕾	桑给巴尔、斯里兰卡、印度尼西亚、马达加斯加、巴西
12	小茴香	伞形科植物茴香 *Foeniculum vulgare* Mill. 的干燥成熟果实	印度尼西亚、印度、伊朗、土耳其
13	荜茇	胡椒科植物荜茇 *Piper longum* L. 的干燥近成熟或成熟果穗	印度尼西亚、菲律宾、越南
14	豆蔻	姜科植物白豆蔻 *Amomum kravanh* Pierre ex Gagnep. 或爪哇白豆蔻 *Amomum compactum* Soland ex Maton 的干燥成熟果实	印度尼西亚、泰国、柬埔寨
15	肉豆蔻	肉豆蔻科植物肉豆蔻 *Myristica fragrans* Houtt. 的干燥种仁	印度尼西亚、斯里兰卡、马来西亚、印度、尼泊尔
16	大腹皮	棕榈科植物槟榔 *Areca catechu* L. 的干燥果皮	印度尼西亚、缅甸、印度、马来西亚、越南、巴基斯坦、泰国、菲律宾、柬埔寨

序号	名称	基原	产地
17	大风子	大风子科植物大风子 *Hydnocarpus anthelmintica* Pierre 的干燥成熟种子	泰国、越南、马来西亚
18	西青果	使君子科植物诃子 *Terminalia chebula* Retz. 的干燥幼果	印度、缅甸、马来西亚
19	诃子	使君子科植物诃子 *Terminalia chebula* Retz. 或绒毛诃子 *Terminalia chebula* Retz. var. *tomentella* Kurt. 的干燥成熟果实	印度、印度尼西亚、缅甸、斯里兰卡、尼泊尔
20	胖大海	梧桐科植物胖大海 *Sterculia lychnophora* Hance 的干燥成熟种子	泰国、越南
21	芦荟	百合科植物库拉索芦荟 *Aloe barbadensis* Miller、好望角芦荟 *Aloe ferox* Miller 或其他同属近缘植物叶的汁液浓缩干燥物	库拉索、阿律巴、博内尔、肯尼亚
22	猴枣	来源于山羊 *Capra* hircus 的皱胃（反刍动物的第四胃），为山羊食用金合欢属植物种子、小木块、小石子或其他外来物后形成的胃结石	印度
23	肉桂	樟科植物越南肉桂 *Cinnamomum loureiri* Nees 的干燥树皮	缅甸、越南
24	番泻叶	豆科植物狭叶番泻 *Cassia angustifolia* Vahl 或尖叶番泻 *Cassia acutifolia* Delile 的干燥小叶	印度、埃及、缅甸
25	马钱子	马钱科植物马钱 *Strychnos nux–vomica* L. 的干燥成熟种子	印度、泰国、缅甸
26	天竺黄	禾本科植物青皮竹 *Bambusa textilis* McClure 或华思劳竹 *Schizostachyum chinese* Rendle 等秆内的分泌液干燥后的块状物	印度尼西亚、新加坡、泰国、马来西亚
27	海马	海龙科动物线纹海马 *Hippocampus kelloggi* Jordan et Snyder、刺海马 *Hippocampus histrix* Kaup、大海马 *Hippocampus kuda* Bleeker、三斑海马 *Hippocampus trimaculatus* Leach 或小海马（海蛆）*Hippocampus japonicus* Kaup 的干燥体	泰国、马来西亚、菲律宾、新加坡、印度尼西亚
28	蛤蚧	壁虎科动物蛤蚧 *Gekko gecko* Linnaeus 的干燥体	泰国、印度尼西亚、柬埔寨
29	朝鲜红参	五加科植物人参 *Panax ginseng* C.A.Mey 的 6 年生栽培品经蒸制后的干燥根	朝鲜
30	石斛	兰科植物金钗石斛 *Dendrobium nobile* Lindl.、鼓槌石斛 *Dendrobium chrysotoxum* Lindl. 或流苏石斛 *Dendrobium fimbriatum* Hook. 的栽培品及其同属植物近似种的新鲜或干燥茎	泰国、老挝、越南、缅甸
31	砂仁	姜科植物缩砂 *Amomum xanthioides* Wall. 的干燥成熟种子和果实	日本、缅甸、越南、泰国、印度尼西亚
32	草果	姜科植物草果 *Amomum tsao–ko* Crevost et Lemaire 的干燥成熟果实	印度

规章文件

序号	名称	基原	产地
33	没食子	山毛榉科植物没食子树 *Quercus infectoria* Oliv. 幼枝上的干燥虫瘿	土耳其、伊朗、希腊、印度
34	木蝴蝶	紫葳科植物木蝴蝶 *Oroxylum indicum*（L.）Vent. 的干燥成熟种子	缅甸
35	方儿茶	茜草科植物儿茶钩藤 *Uncaria gambier*（Hunter）Roxb. 带叶嫩枝的干燥煎膏	马来西亚、印度尼西亚、缅甸
36	羚羊角	牛科动物赛加羚羊 *Saiga tatarica* Linnaeus 的角	俄罗斯
37	安息香	安息香科植物白花树 *Styrax tonkinensis*（Pierre）Craib ex Hart. 的干燥树脂	泰国、越南、老挝
38	藤黄	藤黄科植物藤黄 *Garcinia hanbyryi* Hook f. 树干渗出的树脂	泰国、印度
39	母丁香	桃金娘科植物丁香 *Eugenia caryophyllata* Thunb. 的干燥近成熟果实	桑给巴尔、马达加斯加、斯里兰卡
40	广天仙子	爵床科植物大花水蓑衣 *Hygrophila megalantha* Merr. 的干燥种子	越南、缅甸
41	槟榔	棕榈科植物槟榔 *Areca catechu* L. 的干燥成熟种子	印度尼西亚、缅甸、印度、马来西亚、越南、巴基斯坦、泰国、菲律宾、柬埔寨
42	胡黄连	玄参科植物胡黄连 *Picrorhiza scrophulariiflora* Pennell 的干燥根茎	印度、尼泊尔
43	玳瑁	海龟科动物玳瑁 *Eretmochelys imbricata*（Linnaeus）的背甲（脊鳞甲及肋鳞甲）	印度尼西亚、菲律宾
44	石决明	鲍科动物杂色鲍 *Haliotis diversicolor* Reeve、皱纹盘鲍 *Haliotis discus hannai* Ino、羊鲍 *Haliotis ovina* Gmelin、澳洲鲍 *Haliotis ruber*（Leach）、耳鲍 *Haliotis asinina* Linnaeus 或白鲍 *Haliotis laevigata*（Donovan）的贝壳	日本、澳大利亚、新西兰、印度尼西亚
45	海狗肾	海狮科动物海狗 *Callorhinus ursinus* Linnaeus. 的干燥雄性外生殖器（阴茎和睾丸）	美国、加拿大
46	海龙	海龙科动物刁海龙 *Solenognathus hardwickii*（Gray）、多棘刁海龙 *Syngnathus guntheri* Dunker 的干燥体	泰国、印度尼西亚
47	阿魏	伞形科植物阿魏 *Ferula assafoetida* L. 及其他同属植物的新鲜根茎及根采得的油胶树脂	伊朗、阿富汗、印度
48	鹿鞭	鹿科动物梅花鹿 *Cervus nippon* Temminck 或马鹿 *Cervus elaphus* Linnaeus 的干燥阴茎及睾丸	新西兰、澳大利亚
49	鹿尾	鹿科动物马鹿 *Cervus elaphus* Linnaeus 或梅花鹿 *Cervus nippon* Temminck 的干燥尾	新西兰、澳大利亚
50	天然冰片（右旋龙脑）	樟科植物樟 *Cinnamomum camphora*（L.）Presl 的新鲜枝、叶经提取加工制成	印度尼西亚

序号	名称	基原	产地
51	槐花	豆科植物槐 *Sophora japonica* L. 的干燥花及花蕾	越南
52	甘草	豆科植物甘草 *Glycyrrhiza uralensis* Fisch.、胀果甘草 *Glycyrrhiza inflata* Bat. 或光果甘草 *Glycyrrhiza glabra* L. 的干燥根和根茎	巴基斯坦、阿富汗、塔基克斯坦、乌兹别克斯坦、哈萨克斯坦、阿塞拜疆、吉尔吉斯斯坦、土库曼斯坦
53	伊贝母	百合科植物新疆贝母 *Fritillaria walujewii* Regel 或伊犁贝母 *Fritillaria pallidiflora* Schrenk 的干燥鳞茎	哈萨克斯坦、吉尔吉斯斯坦
54	穿山龙	薯蓣科植物穿龙薯蓣 *Dioscorea nipponica* Makino 的干燥根茎	朝鲜
55	肉苁蓉	列当科植物肉苁蓉 *Cistanche deserticola* Y.C.Ma 或管花肉苁蓉 *Cistanche tubulosa*（Schenk）Wight 的干燥带鳞叶的肉质茎	土库曼斯坦、哈萨克斯坦
56	关黄柏	芸香科植物黄檗 *Phellodendron amurense* Rupr. 的干燥树皮	朝鲜
57	五味子	木兰科植物五味子 *Schisandra chinensis*（Turcz.）Baill. 的干燥成熟果实	朝鲜
58	细辛	马兜铃科植物北细辛 *Asarum heterotropoides* Fr.Schmidt var.*mandshuricum*（Maxim.）Kitag.、汉城细辛 *Asarum sieboldii* Miq.var.*seoulense* Nakai 或华细辛 *Asarum sieboldii* Miq. 的干燥根和根茎	朝鲜
59	防风	伞形科植物防风 *Saposhnikovia divaricata*（Turcz.）Schischk. 的干燥根	蒙古、俄罗斯
60	姜黄	姜科植物姜黄 *Curcuma longa* L. 的干燥根茎	印度尼西亚、缅甸、印度
61	决明子	豆科植物决明 *Cassia obtusifolia* L. 或小决明 *Cassia tora* L. 的干燥成熟种子	印度、尼泊尔
62	毛诃子	使君子科植物毗黎勒 *Terminalia bellirica*（Gaertn.）Roxb. 的干燥成熟果实	印度、尼泊尔
63	余甘子	大戟科植物余甘子 *Phyllanthus emblica* L. 的干燥成熟果实	印度、尼泊尔
64	广枣	漆树科植物南酸枣 *Choerospondias axillaris*（Roxb.）Burtt et Hill 的干燥成熟果实	印度、尼泊尔
65	藏茜草	茜草科植物光茎茜草 *Rubia wallichiana* Decne. 和西藏茜草 *R. tibetica* Hook.f. 及同属数种植物的干燥根及根茎	印度、尼泊尔
66	印度獐牙菜	龙胆科植物印度獐牙菜 *Swertia chirayita*（Roxb. ex Flemi）Karsten 干燥全草	印度、尼泊尔
67	紫草茸	胶蚧科动物紫胶虫 *Laccifer lacca* Kerr. 的雌体寄生于豆科檀属 *Dalbergia* L.f. 和梧桐科火绳树属 *Eriolaenea* DC. 等为主的多种植物的树干上，所分泌的胶质物	印度、尼泊尔

规章文件

序号	名称	基原	产地
68	宽筋藤	防己科植物心叶宽筋藤 *Tinospora cordifolia*（Wulld）Miers 或宽筋藤 *T. sinensis*（Lour.）Merr. 的干燥茎	印度、尼泊尔
69	大托叶云实	豆科植物大托叶云实 *Caesalpinia crista* L. 的干燥成熟种子	印度、尼泊尔
70	白鲜皮	芸香科植物白鲜 *Dictamnus dasycarpus* Turcz. 的干燥根皮	朝鲜、俄罗斯
71	北豆根	防己科植物蝙蝠葛 *Menispermum dauricum* DC. 的干燥根茎	朝鲜
72	补骨脂	豆科植物补骨脂 *Psoralea corylifolia* L. 的干燥成熟果实	印度、缅甸
73	茯苓	多孔菌科真菌茯苓 *Poria cocos*（Schw.）Wolf 的干燥菌核	马达加斯加
74	骨碎补	水龙骨科植物槲蕨 *Drynaria fortunei*（Kunze）J.Sm. 的干燥根茎	缅甸
75	黑种草子	毛茛科植物腺毛黑种草 *Nigella glandulifera* Freyn et Sint. 的干燥成熟种子	巴基斯坦
76	红花	菊科植物红花 *Carthamus tinctorius* L. 的干燥花	哈萨克斯坦
77	槲寄生	桑寄生科植物槲寄生 *Viscum coloratum*（Komar.）Nakai 的干燥带叶茎枝	乌克兰
78	黄精	百合科植物滇黄精 *Polygonatum kingianum* Coll. et Hemsl.、黄精 *Polygonatum sibiricum* Red. 或多花黄精 *Polygonatum cyrtonema* Hua 的干燥根茎	尼泊尔
79	黄芩	唇形科植物黄芩 *Scutellaria baicalensis* Georgi 的干燥根	俄罗斯
80	鸡骨草	豆科植物广州相思子 *Abrus cantoniensis* Hance 的干燥全株	缅甸
81	芥子	十字花科植物白芥 *Sinapis alba* L. 或芥 *Brassica juncea*（L.）Czern.et Coss. 的干燥成熟种子	蒙古
82	金银花	忍冬科植物忍冬 *Lonicera japonica* Thunb. 的干燥花蕾或带初开的花	朝鲜
83	苦杏仁	蔷薇科植物山杏 *Prunus armeniaca* L. var. *ansu* Maxim.、西伯利亚杏 *Prunus sibirica* L.、东北杏 *Prunus mandshurica*（Maxim.）Koehne 或杏 *Prunus armeniaca* L. 的干燥成熟种子	朝鲜
84	灵芝	多孔菌科真菌赤芝 *Ganoderma lucidum*（Leyss. ex Fr.）Karst. 或紫芝 *Ganoderma sinense* Zhao，Xu et Zhang 的干燥子实体	美国
85	蔓荆子	马鞭草科植物单叶蔓荆 *Vitex trifolia* L. var. *simplicifolia* Cham. 或蔓荆 *Vitex trifolia* L. 的干燥成熟果实	缅甸

序号	名称	基原	产地
86	木贼	木贼科植物木贼 *Equisetum hyemale* L. 的干燥地上部分	朝鲜
87	南沙参	桔梗科植物轮叶沙参 *Adenophora tetraphylla*（Thunb.）Fisch 或沙参 *Adenophora stricta* Miq. 的干燥根	朝鲜
88	秦艽	龙胆科植物秦艽 *Gentiana macrophylla* Pall.、麻花秦艽 *Gentiana straminea* Maxim.、粗茎秦艽 *Gentiana crassicaulis* Duthie ex Burk. 或小秦艽 *Gentiana dahurica* Fisch. 的干燥根	俄罗斯
89	升麻	毛茛科植物大三叶升麻 *Cimicifuga heracleifolia* Kom.、兴安升麻 *Cimicifuga dahurica*（Turcz.）Maxim. 或升麻 *Cimicifuga foetida* L. 的干燥根茎	朝鲜
90	松花粉	松科植物马尾松 *Pinus massoniana* Lamb.、油松 *Pinus tabulieformis* Carr. 或同属数种植物的干燥花粉	朝鲜
91	威灵仙	毛茛科植物威灵仙 *Clematis chinensis* Osbeck、棉团铁线莲 *Clematis hexapetala* Pall. 或东北铁线莲 *Clematis manshurica* Rupr. 的干燥根和根茎	朝鲜
92	仙茅	石蒜科植物仙茅 *Curculigo orchioides* Gaertn. 的干燥根茎	缅甸
93	玉竹	百合科植物玉竹 *Polygonatum ordoratum*（Mill.）Druce 的干燥根茎	朝鲜

规章文件

附件2

口岸与口岸药品监督管理部门和口岸药品检验机构对应关系表

序号	口岸	口岸药品监督管理部门	口岸药品检验机构
1	北京市行政区域内口岸	北京市药品监督管理局	中国食品药品检定研究院
			北京市药品检验所
2	天津市行政区域内口岸	天津市药品监督管理局	天津市药品检验研究院
3	大连市行政区域内口岸	大连市市场监督管理局	大连市检验检测认证技术服务中心
4	上海市行政区域内口岸	上海市药品监督管理局	上海市食品药品检验所
5	南京市行政区域内口岸	南京市市场监督管理局	江苏省食品药品监督检验研究院
6	杭州市行政区域内口岸	杭州市市场监督管理局	浙江省食品药品检验研究院
7	宁波市行政区域内口岸	宁波市市场监督管理局	
8	福州市行政区域内口岸	福州市市场监督管理局	福建省食品药品质量检验研究院
9	厦门市行政区域内口岸	厦门市市场监督管理局	厦门市食品药品质量检验研究院
10	青岛市行政区域内口岸	青岛市市场监督管理局	青岛市食品药品检验研究院
11	武汉市行政区域内口岸	武汉市市场监督管理局	武汉市药品医疗器械检验所
12	广州市行政区域内口岸	广州市市场监督管理局	广州市药品检验所
13	深圳市行政区域内口岸	深圳市市场监督管理局	广东省药品检验所
14	珠海市行政区域内口岸	珠海市市场监督管理局	
15	海口市行政区域内口岸	海口市药品监督管理局	海南省药品检验所
16	重庆市行政区域内口岸	重庆市药品监督管理局	重庆市食品药品检验检测研究院
17	成都市行政区域内口岸	四川省药品监督管理局	四川省食品药品检验检测院
18	西安市行政区域内口岸	西安市市场监督管理局	陕西省食品药品监督检验研究院
19	南宁市行政区域内口岸	南宁市市场监督管理局	广西壮族自治区食品药品检验所

附件3

边境口岸与口岸药品监督管理部门和口岸药品检验机构对应关系表

序号	边境口岸	口岸药品监督管理部门	口岸药品检验机构
1	黑河	黑河市市场监督管理局	黑龙江省药品检验研究中心
2	东宁	牡丹江市市场监督管理局	
3	集安	通化市市场监督管理局	吉林省药品检验所
4	长白	白山市市场监督管理局	
5	图们	延边朝鲜族自治州市场监督管理局	
6	三合		
7	二连浩特	内蒙古二连浩特市市场监督管理局	内蒙古自治区药品检验研究院
8	满洲里	内蒙古满洲里市市场监督管理局	
9	凭祥	崇左市市场监督管理局	广西壮族自治区食品药品检验所
10	东兴	防城港市市场监督管理局	
11	龙邦	百色市市场监督管理局	
12	瑞丽	德宏傣族景颇族自治州市场监督管理局	云南省食品药品监督检验研究院
13	天保	文山壮族苗族自治州市场监督管理局	
14	景洪	西双版纳傣族自治州市场监督管理局	
15	河口	红河哈尼族彝族自治州市场监督管理局	
16	阿拉山口	博尔塔拉蒙古自治州市场监督管理局	新疆维吾尔族自治区药品检验研究院
17	霍尔果斯	伊犁哈萨克自治州市场监督管理局	
18	吐尔尕特	克孜勒苏柯尔克孜自治州市场监督管理局	
19	红其拉普	喀什地区市场监督管理局	
20	樟木	西藏日喀则市市场监督管理局	西藏自治区食品药品检验研究院
21	吉隆		
22	普兰	阿里地区市场监督管理局	

国家药监局关于规范《进口药品通关单》等药品进出口证件申请表填写要求的公告

（2019 年第 27 号）

为进一步优化口岸营商环境，促进跨境贸易便利化，国家药品监督管理局正在对《进口药品通关单》、麻醉药品和精神药物进（出）口准许证、蛋白同化制剂和肽类激素药品进（出）口准许证等证件同海关总署开展电子数据联网核查。为确保数据规范准确，提高电子通关效率，现对企业填写上述证件申请表工作提出如下规范要求：

一、企业在申请表收货单位、报验单位、进口单位、境内出口单位等栏目中，须在该单位中文名称前填写其 18 位统一社会信用代码（不得加有空格），并同该单位营业执照等证照所载代码保持一致。无代码或代码有误将影响产品报关后海关信息系统的比对核查。

二、企业在申请表中所填 HS 商品编码须为完整的 10 位数字，不得填入其他任何字符或空格，以免影响信息系统的比对核查。

三、企业在申请表进口口岸、到岸港、境内出口口岸等栏目中如填写口岸城市或进口药材边境口岸，须按《药品（药材）进口口岸城市（边境口岸）规范名称表》（见附件）准确填写。在《进口药品通关单》申请表中如填写具体口岸，须按海关总署网站发布的海关关区代码表准确填写口岸的关区名称。

特此公告。

国家药监局

2019 年 4 月 2 日

附件

药品（药材）进口口岸城市（边境口岸）规范名称表

序号	口岸城市和边境口岸名称	适用
1	北京	药品和药材
2	天津	药品和药材
3	大连	药品和药材
4	上海	药品和药材
5	南京	药品和药材
6	杭州	药品和药材
7	宁波	药品和药材
8	福州	药品和药材
9	厦门	药品和药材
10	青岛	药品和药材
11	武汉	药品和药材
12	广州	药品和药材
13	深圳	药品和药材
14	珠海	药品和药材
15	海口	药品和药材
16	重庆	药品和药材
17	成都	药品和药材
18	西安	药品和药材
19	南宁	药品和药材
20	苏州	药品
21	济南	药品
22	长沙	药品
23	黑河	药材
24	东宁	药材
25	集安	药材
26	长白	药材
27	图们	药材
28	三合	药材

序号	口岸城市和边境口岸名称	适用
29	二连浩特	药材
30	满洲里	药材
31	凭祥	药材
32	东兴	药材
33	龙邦	药材
34	瑞丽	药材
35	天保	药材
36	景洪	药材
37	河口	药材
38	阿拉山口	药材
39	霍尔果斯	药材
40	吐尔尕特	药材
41	红其拉普	药材
42	樟木	药材
43	吉隆	药材
44	普兰	药材

注：出口药品其他口岸城市填写方式以此类推。

海关总署 国家药品监督管理局关于《进口药品通关单》等 3 种监管证件扩大实施联网核查的公告

（2019 年第 56 号）

为进一步优化口岸营商环境，促进跨境贸易便利化，海关总署、国家药品监督管理局决定在前期联网核查试点基础上，对《进口药品通关单》等 3 种监管证件全面实施电子数据联网核查。现将有关事项公告如下：

一、自本公告发布之日起，在全国范围内推广实施《进口药品通关单》《药品进口准许证》《药品出口准许证》电子数据与进出口货物报关单电子数据的联网核查。

二、药品监督管理部门根据相关法律法规的规定签发上述证件，将证件电子数据传输至海关，海关在通关环节进行比对核查，并按规定办理进出口手续。联网核查实施前已签发的证件，企业可凭纸质证件在有效期内向海关办理进出口手续。

三、报关企业按照海关通关作业无纸化改革的规定，可采用无纸方式向海关申报。因海关和药品监督管理部门审核需要，或计算机管理系统、网络通信故障等原因，可以转为有纸报关作业或补充提交纸质证件。

四、企业可登录中国国际贸易"单一窗口"查询证件电子数据传输状态。

五、中国电子口岸数据中心为联网核查的技术支持部门。

中国电子口岸数据中心联系方式：010-95198。

特此公告。

海关总署

国家药品监督管理局

2019 年 3 月 25 日

规章文件

1157

国家药监局关于印发药品出口销售证明管理规定的通知

（国药监药管〔2018〕43号）

各省、自治区、直辖市食品药品监督管理局，新疆生产建设兵团食品药品监督管理局：

为进一步规范《药品出口销售证明》的办理，为我国药品出口提供便利和服务，国家药品监督管理局制定了《药品出口销售证明管理规定》，现予发布，请遵照执行。有关事项通知如下：

一、请各省（区、市）局按照《国务院办公厅关于印发进一步深化"互联网＋政务服务"推进政务服务"一网、一门、一次"改革实施方案的通知》（国办发〔2018〕45号）和本通知要求，完善内部申请办事流程，压缩办理时限，积极推行网上受理和出证，为出口企业提供便利。信息化条件成熟的，可视情况逐步以电子提交代替纸质复印件申报。

二、国家局将建设统一的药品出口销售证明信息管理系统。在该系统正式上线运行前，各省（区、市）局通过药品生产和监管信息直报系统上传出证数据信息，包含证明文件原件（pdf文件格式）。信息管理系统上线后，按系统要求传送出证数据信息。

三、关于本规定第四条中"与我国有相关协议的国际组织提供的相关品种证明文件"，由国家局提出审核意见。各省（区、市）局可依据国家局审核意见予以办理。

四、请各地对出口药品生产企业加强监管，按照药品生产质量管理规范，严格把握检查标准和尺度，重点关注企业执行供应商审计和落实数据可靠性要求的情况。各地为企业提供出证服务的同时，督促企业持续合规生产；发现不符合要求的，及时采取措施。

五、本规定自发布之日起施行，原国家药品监督管理局《关于印发〈出具"药品销售证明书"若干管理规定〉的通知》（国药监安〔2001〕225号）同时废止。

国家药监局

2018年11月9日

药品出口销售证明管理规定

第一条 为进一步规范《药品出口销售证明》的办理，为我国药品出口提供便利和服务，制定本规定。

第二条 《药品出口销售证明》适用于中华人民共和国境内的药品上市许可持有人、药品生产企业已批准上市药品的出口，国务院有关部门限制或者禁止出口的药品除外。

对于与已批准上市药品的未注册规格（单位剂量），药品上市许可持有人、药品生产企业按照药品生产质量管理规范要求生产的，也可适用本规定。

对于未在我国注册的药品，药品上市许可持有人、药品生产企业按照药品生产质量管理规范要求生产的，且符合与我国有相关协议的国际组织要求的，也可适用本规定。

出具《药品出口销售证明》是根据企业申请，为其药品出口提供便利的服务事项。

第三条 由各省、自治区、直辖市药品监督管理部门负责本行政区域内《药品出口销售证明》出具办理工作（已批准上市的药品的式样见附件1，已批准上市药品的未注册规格的式样见附件2，未在我国注册的药品的式样见附件3）。

第四条 药品上市许可持有人、药品生产企业办理药品出口销售证明的，应当向所在地省级药品监督管理部门提交《药品出口销售证明申请表》（式样见附件4）。

对于已批准上市的药品、已批准上市药品的未注册规格，应当分别提交相应的《药品出口销售证明申请表》，同时提交以下资料：

（一）药品上市许可持有人证明文件或者药品生产企业的《药品生产许可证》正、副本（均为复印件）；

（二）已批准上市药品的药品注册证书（复印件）；

（三）境内监管机构近3年内最近一次相关品种接受监督检查的相关资料（均为复印件）；

（四）《营业执照》（复印件）；

（五）按照批签发管理的生物制品须提交《生物制品批签发合格证》（复印件）；

（六）申请者承诺书；

（七）省级药品监督管理部门另行公示要求提交的其他资料。

对于未在我国注册的药品，提交《药品出口销售证明申请表》的同时，提交以下资料：

（一）药品上市许可持有人证明文件或者药品生产企业的《药品生产许可证》正、副本（均为复印件）；

（二）与我国有相关协议的国际组织提供的相关品种证明文件（原件）；

（三）《营业执照》（复印件）；

（四）境内监管机构近3年内最近一次生产场地接受监督检查的相关资料（复印件）；

（五）申请者承诺书；

（六）省级药品监督管理部门另行公示要求提交的其他资料。

所有以复印件形式提交的材料需加盖申请者的公章，内容应当真实准确。

第五条 药品监督管理部门认为企业提交的资料不能充分证明药品生产质量管理规范合规性的，可以根据需要开展现场检查。不符合药品生产质量管理规范要求的，不予出具《药品出口销售证明》，并依法依规作出处理。

第六条 《药品出口销售证明》编号的编排方式为：省份简称XXXXXXXX号，示例："编号：京20180001号""蒙20180001号"。英文编号编排方式为：No. 省份英文XXXXXXXX。省份英文应当参考证明出具单位的英文译法，略去空格，示例："No. Beijing20180001""No. InnerMongolia20080001"。其中：第一位到第四位X；代表4位数的证明出具年份；第五位到第八位X代表4位数的证明出具流水号。

第七条 《药品出口销售证明》有效期不超过2年，且不应超过申请资料中所有证明文件的有效期，有效期届满前应当重新申请。

第八条 《药品出口销售证明》有效期内，各级药品监督管理部门对于现场检查发现不符合药品生产质量管理规范要求的，所在地省级药品监督管理部门对相应的《药品出口销售证明》予以注销。

《药品出口销售证明》的持有者和生产场地属不同省份的，如生产场地在检查中被发现不符合药品生产质量管理规范要求，持有者应当立即将该情况报告持有者所在地省级药品监督管理部门，对相应的《药品出口销售证明》予以注销。

第九条 凡是提供虚假证明或者采用其他手段骗取《药品出口销售证明》的，或者知悉生产场地不符合药品生产质量管理规范要求未立即报告的，注销其相应《药品出口销售证明》，5年内不再为其出具《药品出口销售证明》，并将企业名称、法定代表人、社会信用代码等信息通报征信机构进行联合惩戒。

第十条 出口药品上市许可持有人、药品生产企业应当保证所出口的产品符合进口国的各项法律要求，并承担相应法律责任。

出口药品上市许可持有人、药品生产企业应当建立出口药品档案。内容包括《药品出口销售证明》、购货合同、质量要求、检验报告、包装、标签式样、报关单等，以保证药品出口过程的可追溯。

第十一条 各省、自治区、直辖市药品监督管理部门可依照本规定制定具体实施细则，明确工作程序、办理时限和相关要求。

鼓励各省、自治区、直辖市药品监督管理部门推行网上办理，电子申报、出证，方便申请者办理。

第十二条 各省、自治区、直辖市药品监督管理部门应当及时将《药品出口销售证明》的数据信息通过信息系统上报国家药品监督管理局。

国家药品监督管理局在政府网站公示《药品出口销售证明》相关信息，以便公众查证，接受社会监督。

第十三条 本规定自发布之日起施行。此前印发的相关文件与本规定不一致的，以本规定为准。

附件：1. 药品出口销售证明（已在中国批准上市的药品）

2. 药品出口销售证明（已在中国批准上市药品的未注册规格）

3. 药品出口销售证明（未在中国注册药品）

4. 药品出口销售证明申请表

附件 1

中华人民共和国

PEOPLE'S REPUBLIC OF CHINA

药品出口销售证明

CERTIFICATE OF A PHARMACEUTICAL PRODUCT

（已在中国批准上市药品）

（Pharmaceutical Product Approved in China）

This certificate conforms to the format recommended by the World Health Organization.

该证明符合世界卫生组织（WHO）推荐的格式。

证书编号 （Certificate No.）	中文： 英文：
进口国 / 地区（提出要求的国家 / 地区） Importing Country /Region （Requesting Country /Region）	中文： 英文：
产品名称与剂型 Name and Dosages Form of the Product	中文： 英文：
商品名 Trade Name	中文： 英文：
活性成分与规格［不对外公开］ Active Ingredient（s）and Strength ［Not disclosed to the public］	中文： 英文：
包括辅料在内的完整处方组成（可附表）［不对外公开］ For complete composition including excipients，see attached ［Not disclosed to the public］	中文： 英文：
该药品规格是否获得许可在出口国市场上使用 Is this product strength licensed to be placed on the market for use in the exporting country	是（Yes）（　　）
该药品规格是否已经在出口国市场上使用 Is this product strength actually on the market in exporting country	是（Yes）（　　） 否（No）（　　）

产品批准文号（原料药备案号）及批准（备案）时间 Number of product license（DMF number）and date of issue	中文：	
	英文：	

药品生产企业或者药品上市许可持有人（名称和地址） Manufacturer or Product-license holder（name and address）	名称 Name	中文：
		英文：
	地址 Address	中文：
		英文：

如果药品上市许可持有人不是生产者，药品实际生产者是 If the license holder is not the manufacturer, the name and address of the manufacturer producing the dosage form is	生产者 Manufacturer	中文：
		英文：
	地址 Address	中文：
		英文：

证明当局是否对该药品的实际生产企业进行定期检查 Does the certifying authority arrange for periodic inspections of the manufacturing plant in which the dosage form is produced	是（Yes）（　　）
定期检查的周期 Periodicity of routine inspections（years）	
生产设备和操作是否中国药品生产质量管理规范的要求 Do the facilities and operations conform to the requirements of Chinese GMP	是（Yes）（　　）

兹证明上述产品符合中华人民共和国有关标准，已在中国注册，准许在中国市场销售。该产品出口不受限制。

This is to certify that the above product（s）comply with the relevant standards of the P. R. China, have been registered and authorized to be sold in China. The exportation of the product（s）is not restricted.

证明的有效期至 This certificate remain valid until		
证明当局 Certifying authority	名　称 Name	中文：
		英文：
	地　址 Address	中文：
		英文：
	电　话 Telephone number	
	传　真 Fax	
	签　字 Signature	
	签章与日期 Stamp and date	

附件2

中华人民共和国

PEOPLE'S REPUBLIC OF CHINA

药品出口销售证明

CERTIFICATE OF A PHARMACEUTICAL PRODUCT

（已在中国批准上市药品的未注册规格）

（ Unregistered Strength of the Pharmaceutical Product Approved in China ）

This certificate conforms to the format recommended by the World Health Organization.

该证明符合世界卫生组织（WHO）推荐的格式。

证书编号 Certificate No.	中文： 英文：
进口国／地区（提出要求的国家／地区） Importing Country /Region （ Requesting Country /Region ）	中文： 英文：
产品名称与剂型 Name and Dosages Form of Product	中文： 英文：
商品名 Trade Name	中文： 英文：
活性成分与规格［不对外公开］ Active Ingredient（s）and Strength ［ Not disclosed to the public ］	中文： 英文：
包括辅料在内的完整处方组成（可附表）［不对外公开］ For complete composition including excipients，see attached［ Not disclosed to the public ］	中文： 英文：
该药品规格是否获得许可在中国市场上使用 Is this product strength licensed to be placed on the market for use in China	否（No）（　）
该药品规格是否已经在中国市场上使用 Is this product strength actually on the market in China	否（No）（　）
产品批准文号及批准时间 Number of product license and date of issue	中文： 英文：

药品生产企业或者药品上市许可持有人（名称和地址） Manufacturer or Product-license holder（name and address）	名称 Name	中文：
		英文：
	地址 Address	中文：
		英文：
如果药品上市许可持有人不是生产者，药品实际生产者是 If the license holder is not the manufacturer, the name and address of the manufacturer producing the dosage form is	生产者 Manufacturer	中文：
		英文：
	地址 Address	中文：
		英文：
证明当局是否对该药品的实际生产企业进行定期检查 Does the certifying authority arrange for periodic inspections of the manufacturing plant in which the dosage form is produced	是（Yes）（ ）	
定期检查的周期 Periodicity of routine inspections（years）		
生产设备和操作是否符合中国药品生产质量管理规范的要求 Do the facilities and operations conform to the requirements of Chinese GMP	是（Yes）（ ）	
该规格未注册的理由 Why is the product strength（s）not registered in China	中英文说明 Specify in Chinese and English	

兹证明上述产品规格未在中国注册，尚未进入中国市场。该产品规格出口不受限制。

This is to certify that the above product strength（s）is not registered in China and not authorized to be placed in China. The exportation of the product strength is not restricted.

证明的有效期至 This certificate remain valid until		
证明当局 Certifying authority	名 称 Name	中文：
		英文：
	地 址 Address	中文：
		英文：
	电 话 Telephone number	
	传 真 Fax	
	签 字 Signature	
	签章与日期 Stamp and date	

附件 3

中华人民共和国

PEOPLE'S REPUBLIC OF CHINA

药品出口销售证明

CERTIFICATE OF A PHARMACEUTICAL PRODUCT

（未在中国注册药品）

（Product Unregistered in China）

This certificate conforms to the format recommended by the World Health Organization.
该证书符合世界卫生组织（WHO）推荐的格式。

证书编号 （Certificate No.）		
进口国／地区（提出要求的国家／地区） Importing Country /Region （Requesting Country /Region）		
产品名称与剂型 （Name and Dosages Form of the Product）	中文：	
	英文：	
商品名 Trade Name	中文：	
	英文：	
活性成分与规格［不对外公开］ Active Ingredient（s）and Strength ［Not disclosed to the public］	中文：	
	英文：	
包括辅料在内的完整处方组成（可附表） ［不对外公开］ For complete composition including excipients， see attached ［Not disclosed to the public］	中文：	
	英文：	
该药品是否获得许可在中国市场上使用 Is this product licensed to be placed on the market for use in China	否（No）（　）	
药品生产企业（名称和地址） Manufacturer（name and address）	名称 Name	中文：
		英文：
	地址 Address	中文：
		英文：

未在中国注册的理由 Why is the product not registered in China	产品专门用于治疗中国以外地域的疾病（　） The product has been developed exclusively for the treatment of diseases outside of China 产品处方组成有调整，以改进在中国以外地域特定条件下的稳定性（　） The product has been reformulated with a view to improving its stability under specific conditions outside of China 产品处方组成有调整，以除去在进口国未被批准的辅料（　） The product has been reformulated to exclude excipients not approved for use in pharmaceutical products in the importing country 受专利权限制（　） Restricted by patents 其他原因（中英文） Any other reason（Chinese and English）
证明当局是否对该药品的实际生产企业进行定期检查 Does the certifying authority arrange for periodic inspections of the manufacturing plant in which the dosage form is produced	是（Yes）（　）
定期检查的周期 Periodicity of routine inspections（years）	
生产设备和操作是否符合中国药品生产质量管理规范的要求 Do the facilities and operations conform to the requirements of Chinese GMP	是（Yes）（　）

兹证明上述产品未在中国注册，尚未进入中国市场。该产品出口不受限制。

This is to certify that the above product（s）is not registered in China and not authorized to be placed in China. The exportation of the product（s）is not restricted.

证明的有效期至 This certificate remain valid until		
证明当局 certifying authority	名　称 Name	中文： 英文：
	地　址 Address	中文： 英文：
	电　话 Telephone number	
	传　真 Fax	
	签　字 Signature	
	签章与日期 Stamp and date	

附件 4

药品出口销售证明

申请表

申请者：_____

国家药品监督管理局制

填表说明

1. 申请表应当打印，填写内容应当完整、清楚、整洁，不得涂改。

2. 按照《药品出口销售证明管理规定》报送资料。报送的资料应当按规定中的顺序排列，并标明顺序号，装订成册。

3. 表中产品名称、生产企业和批准文号或原料药备案号，系指已获国家药品监督管理部门批准的药品注册证及其附表中的相关内容。表中填写不下时，可添加附件，但需在表中相应栏目注明。如附件内容较多，请将附件内容电子版一并提交。

4. 请在"所附资料"栏对应项目右侧括号内划"√"，如"所附资料"栏中的项目不适用，请标明"不适用"。

5. 已在中国批准上市的药品、已在中国批准上市药品的未注册规格、未在中国注册药品，应当分别提交相应的《药品出口销售证明申请表》。

出口药品基本信息

产品名称	中文：
	英文：
商品名称	中文：
	英文：
剂型	中文：
	英文：
规格（单位剂量）	中文：
	英文：
活性成分	中文：
	英文：
包括辅料在内的配方（可附表）	中文：
	英文
产品是否注册	是：产品规格均已批准上市（　　） 　　　相关产品已批准上市但申报规格未注册（　　） 否：产品未注册，但符合与我国有相关协议的国际组织要求的（　　）
	是，请填写以下信息： 药品批准文号或原料药备案号：（中文）　　　　　　（英文） 批准时间：（中文）　　　　　（英文）
该药品规格是否获得许可在中国市场上使用：是（　　）否（　　） 该药品规格是否已经在中国市场上使用：　　是（　　）否（　　）	
未在中国注册的理由	产品专门用于治疗中国以外地域的疾病（） 产品处方组成有调整，以改进在中国以外地域的稳定性（） 产品处方组成有调整，以除去在进口国未被批准的辅料（） 受专利权限制（） 其他原因，请同时用中英文说明
相关产品已批准上市但申报规格未注册的理由	请同时用中英文说明
进口国家（地区）	中文：
	英文：

申请者基本信息

药品上市许可持有人或者药品生产企业	名称	中文：			
		英文：			
	地址	中文：			
		英文：			
	电话			邮编	
如为药品上市许可持有人，实际药品生产者	名称	中文：			
		英文：			
	地址	中文：			
		英文			
	电话			邮编	
所附资料					

申请者基本信息

申请者承诺书

申请者保证：

    1. 本申请表中所填写内容和所附资料均真实、合法。如有不实之处，我企业愿承担由此产生的法律责任。

    2. 所申请出口的药品符合进口国相关法律法规要求。

    3. 药品出口所发生的一切法律责任由我企业承担。

    4. 申报资料中的中英文内容一致。

    特此承诺。

        申请者（盖章）　　　　　　填表人（签字）

        年　月　日　　　　　　　年　月　日

总局办公厅关于印发增设允许药品进口口岸工作评估考核实施方案的通知

（食药监药化管〔2016〕150号）

各省、自治区、直辖市食品药品监督管理局：

根据《食品药品监管总局、海关总署关于印发增设允许药品进口口岸的原则和标准的通知》（食药监药化管〔2015〕6号）及《食品药品监管总局办公厅、海关总署办公厅关于印发增设允许药品进口口岸工作评估考核方案的通知》（食药监办药化管〔2015〕134号）要求，为做好评估考核工作的组织实施，特制定《增设允许药品进口口岸工作评估考核实施方案》，现印发给你们。

食品药品监管总局办公厅

2016年9月30日

增设允许药品进口口岸工作评估考核实施方案

一、工作目的

通过对增设药品进口口岸相关申请的评估考核，指导口岸食品药品监督管理部门、口岸药品检验机构的建设，提高药品检验机构检测能力，规范进口药品通关备案和口岸检验工作。

二、工作程序

（一）资料审查

中国食品药品检定研究院（以下简称中检院）收到申报资料后，根据《食品药品监管总局办公厅、海关总署办公厅关于印发增设允许药品进口口岸工作评估考核方案的通知》（食药监办药化管〔2015〕134号）的要求进行资料审查，并于40日内提出审查意见报总局批准。审查符合要求的，中检院同时拟定该申请的现场评估工作方案及专家组的人选，一并报总局批准。

资料审查不符合要求的，中检院可要求申请的省局补充相关材料，必要时进行当面沟通，明确补充的具体内容，并商定反馈的时限，原则上补充资料应在发出通知后6个月内补齐。逾期未反馈或仍未达到设置标准要求的，可直接提出审查意见报总局。

（二）现场评估

资料审查符合要求的，中检院于总局批准后20日内按照批准的现场评估工作方案，组织专家组实施现场评估，专家组应于现场评估后7日内作出评估报告，经中检院审核后报总局批准。

三、工作要求

（一）资料审查期间，应根据食药监办药化管〔2015〕134号文件附件2评估工作细则要求制定具体的现场评估工作方案，拟定专家组人员组成。专家组内人员实行利益回避原则，不进行本省内申请的评估工作。总局和中检院可派观察员参加专家组，不占专家组名额。

（二）现场评估工作实行专家组组长负责制，专家组现场评估期间，按照现场评估检查细则（附件1）开展现场评估。

（三）现场评估结束后，专家组应及时向所在地省局反馈评估结果。评估后作出的评估报告应结论明确（评估报告模板见附件2）。

（四）现场评估模拟考核的项目，为申请增设口岸（所）预期进口需求的品种内品种，实验用样品随机挑选，来源为口岸所的留样。

（五）人员评估所需测试试题分为外语能力及法规两部分。专业外语主要为英译汉（国外通用药典检测方法及国外标准的理解能力），法规为对现行《药品进口管理办法》等相关文件的熟知与理解能力。考试为闭卷考试。

附件：1. 现场评估检查细则
　　　2. 增设允许药品进口口岸工作评估考核现场检查报告

附件 1

现场评估检查细则

有关说明

一、为进一步规范增设允许药品进口的口岸工作，确保评估检查工作质量，根据《食品药品监管总局、海关总署关于印发增设允许药品进口口岸的原则和标准的通知》（食药监药化管〔2015〕6号）设置标准及《食品药品监管总局办公厅、海关总署办公厅关于印发增设允许药品进口口岸工作评估考核方案的通知》（食药监办药化管〔2015〕134号）的要求，制定《现场评估检查细则》，细则将设置标准中药品进口口岸城市应具备的基本条件量化为25项63个指标，其中基本要求12项，一般要求13项，凡基本要求任意一指标或一般要求两个指标达不到者，即可给出此次检查不予通过的结论。

二、现场检查时，应当按照本《现场评估检查细则》中包含的检查项目及其涵盖的内容，对申请增设药品进口口岸的单位进行全面检查，并逐项作出评定。凡属不完整、不齐全的检查项目应当判定为不合格。

三、变更药品进口口岸所药品检验机构申请 * 项可部分检查或暂不检查，按增设药品进口口岸检验机构检查项目检查，7.8–7.11项为申请开展生物制品检验的口岸检验机构检查项目。

现场评估检查细则列表

序号		标准内容	检查内容	检查说明	检查结果
基本条件	1	增设药品进口口岸，须与本省（区、市）医药经济规模和药品进口需求量相适应。药品进口需求连续3年达到每年10个品种及总量200批次以上（不包括中药材）的，可设立1个药品进口口岸；达到每年20个品种及总量400批以上的，可设立2个药品进口口岸；设立3个以上，按此标准类推。	1.1 核查本省的医药经济规模及药品生产企业和药品经营企业进口需求根据已有口岸数量判断是否符合增设标准。	核实评估申报表格内容。必要时召开进口单位座谈会	
	*2	口岸局建立有效的质量保证体系、规范的工作规程及严格的管理制度，保障进口药品的科学监管。	2.1 检查申报的口岸食品药品监督管理部门是否建立药品进口通关备案规范的工作程序及严格的管理制度。 2.2 进行模拟通关备案工作测试考核。	与模拟口岸检验相结合考核（口岸局）	

序号		标准内容	检查内容	检查说明	检查结果
基本条件	3	属地级及以上市食品药品监督管理部门设置或其他符合条件的药品检验机构，能够依法履行《药品进口管理办法》规定的口岸药品检验机构的各项职责和义务，科学、独立、公正权威地完成药品检验检测工作。	3.1 检查《事业单位法人证》是否在有效期内（证书延续的，应当有原发证机关出具的证书延续证明材料）。检查单位地址与《事业单位法人证》是否一致。 3.2 检查相关文件是否覆盖《药品进口管理办法》中规定的口岸药检所的职责，以及职责的履行情况。 3.3 检查是否有确定的质量方针，质量体系文件是否由申报单位正式文件发布，是否符合科学、独立、公正的原则。		
	4	通过省级以上计量行政部门实验室资质认定（中国计量认证，CMA）。	4.1 检查是否通过省级或以上计量行政部门实验室资质认定，且实验室资质认定证书在有效期内。		
	5	通过中国合格评定国家认可委员会实验室认可（ISO/IEC17025：2005），且已稳定运行5年以上。	5.1 检查通过中国合格评定国家认可委员会实验室认可的情况及复评审情况。 5.2 检查是否稳定运行5年以上。	申报时间距首次获得CNAS证书认可时间是否满5年	
	6	根据进口药品检验的职能特点设置技术科室和管理科室，配备合适的人员。其中，中级以上药学专业职称不少于总人数的75%，本科学历以上人员不少于总人数的75%；有药学专业背景、从事药品检验的业务技术人员不少于总人数的60%。	6.1 检查组织机构框架图。是否有与进口药品检验相适应的技术科室和管理科室。 根据进口药品检验的职能特点，检查所配备的相关人员花名册（总人数按申请机构人员编制总数计；药学专业包括药物分析、药物化学、药理学、药剂学、中药学、微生物等相关专业）。 6.2 中级以上药学专业职称不少于总人数的75%。 6.3 本科学历以上人员不少于总人数的75%。 6.4 有药学专业背景、从事药品检验的业务技术人员不少于总人数的60%。		

规章文件

1175

序号		标准内容	检查内容	检查说明	检查结果
基本条件	7	除常规检验设备外，还应根据国际通用药典及进口药品检验特殊项目的需要，配置相应的检验设备，包括： 用于对不同固体制剂进行溶出度检查的相关溶出度测定仪； 用于杂质谱检测具有高分辨率的液质（LC-MS）、气质（GC-MS）色谱仪； 用于重金属及有害元素检测的电感耦合等离子体质谱（ICP-MS）； 用于原料药等检测的粒度分布检测仪、X- 射线粉末衍射仪； 用于药用辅料及特殊制剂等检测的黏度测定仪等。	7.1 溶出度测定仪 7.2 液质色谱仪（LC-MS） 7.3 气质色谱仪（GC-MS） 7.4 电感耦合等离子体质谱（ICP-MS） 7.5 粒度分布检测仪 7.6 X- 射线粉末衍射仪 7.7 用于特殊制剂的黏度测定仪 7.8 能量共振酶标仪 7.9 实时成像等电聚焦分析仪 7.10 毛细管电泳仪（连接质谱） 7.11 超高效液相色谱仪 备注：7.8-7.11 项为申请开展生物制品检验的口岸检验机构检查项目。	检查仪器设备的档案及相关记录，除上述仪器外还应满足预期进口需求所涉及到的特殊仪器	
	8	实验室建筑面积人均不低于 $100m^2$，依据中国合格评定国家认可委员会实验室认可的要求配备完善的实验设施、安全管理措施和报警、应急及急救设施。	8.1 检查实验室建筑面积，查看该单位平面布局图；计算人均实验室面积（按机构人员编制数）。 8.2 检查现场安全管理等相关设施及其运行情况。 8.3 实验室是否符合《实验室-生物安全通用要求》（GB19489-2008）的相关规定。 备注：7.3 为申请开展生物制品检验具备条件。		
	9	增加独立的区域作为进口药品检验样品的留样区（增加的留样区面积 = 目前留样区的面积 ×3 年 × 预计进口需求批次/ 目前留样的批次）。	9.1 检查是否有独立的进口药品留样区，新增面积按申报进口需求计算是否达到要求。 9.2 检查是否有相应的符合进口药品贮存条件的设施设备及相关记录。		
	10	从事检验工作人员能够参加继续教育和技术交流，每位业务人员每年接受专业培训或学习的时间不少于 60 学时。	10.1 检查培训管理制度、培训计划及记录。 10.2 检查业务人员参加继续教育和技术交流的培训档案。		
	11	近两年内参加国内权威机构（中国合格评定国家认可委员会、中国食品药品检定研究院等）组织的能力验证及比对试验至少 5 次，参加国际权威机构（世界卫生组织、国际药学联合会、欧洲药品质量管理局等）组织的能力验证至少 1 次，且均应达到良好或以上级别。	11.1 检查近两年内参加国内实验室能力验证及比对试验的情况。 11.2 检查近两年内参加国际实验室能力验证及比对试验的情况。	检查参加的次数及参数覆盖面	

	序号	标准内容	检查内容	检查说明	检查结果
基本条件	12	现场人员评价：对关键岗位包括口岸局通关备案负责人、工作人员，口岸所质量负责人、授权签字人及相关业务人员进行专业英文水平测试和药品进口相关政策的熟知程度进行测试。测试的形式主要为笔试。	12.1 原则上参加笔试人员不少于相关人员的60%（关键岗位人员均应参加：口岸局通关备案负责人、工作人员、口岸所质量负责人、授权签字人、业务科长、相关科室主任，抽样人员）。可配以适宜的口试，参加口试人员范围主要是业务科长及相关科室主任。 12.2 80分以上为合格，通过率应100%。		
	13	模拟考核：进行模拟通关备案考核和实验考核。	13.1 考核通关备案相关人员对政策法规及检查项目的熟悉程度，是否可正确出具进口药品通关相关表单。 13.2 实验考核按实验室认可要求，出具正式报告书。对现场检查专家组所带检测样品的出具模拟口岸检验检验报告。	检查出具相关表单和报告书规范性	
一般条件	14	配备实验室信息管理系统（LIMS），实现口岸检验实验室数据和信息的收集、分析、报告和管理信息化。	14.1 检查是否有实验室信息管理系统。 14.2 检查实验室信息管理系统是否具有口岸检验实验室信息收集、分析、报告等功能。		
	15	将口岸药品检验机构信息化系统联接入国家进口药品管理网络信息平台，对进口药品检验信息及时收集、整理、汇总、分析。	15.1 检查是否能够在线访问国家进口药品管理网络平台。 15.2 检查是否有相应的制度及专职人员对进口药品检验信息进行收集、整理、汇总、分析。	检查是否满足出具进口药品检验报告书的能力	
	16	配备与进口药品检验工作相适应的技术人员，能完成增加的进口药品检验工作。	16.1 检查岗位设置情况。 16.2. 抽查相关技术人员档案。重点检查技术负责人、质量负责人、授权签字人等人员的技术档案。	检查是否满足出具进口药品检验报告书的能力	
	17	从事生物学检测的实验室总体布局和各部位的安排应避免潜在的对样本的污染和对人员的危害。	17.1 检查是否具备独立的生物学实验室，其实验场所是否满足需求，布局是否合理。 17.2 检查生物学实验室相应的防护措施。		

序号		标准内容	检查内容	检查说明	检查结果
一般条件	18	从事理化检测的实验室应制定并实施有关实验室安全和人员健康的文件化程序并配备相应的安全防护措施。	18.1 检查是否有实验室安全及实施人员健康的相关文件。 18.2 检查是否配备相应的安全防护措施。		
	19	特殊要求的实验室应有明确标识，具有相适应的安全保护措施，并能有效实施控制、监测和记录。	19.1 检查特殊要求的实验室是否有明确标识。 19.2 检查特殊要求的实验室是否有相应的安全保护措施及运行情况。		
	20	检验检测能力范围满足药品口岸检验的要求，覆盖现行版《中华人民共和国药典》收载的全部项目，基本覆盖国际通用药典（《美国药典》、《欧洲药典》和《日本药局方》）中全部项目，并能严格按照规范要求的方法和程序进行检测，能提供完整、准确的检验报告。	20.1 检查现行版《中华人民共和国药典》相应检测领域中收载项目的覆盖率，对于申报进口需求品种标准检测能力覆盖率应达到100%。其他药典收载通用方法能力覆盖率100%。 20.2 检查是否有现行版国际通用药典（《美国药典》、《欧洲药典》和《日本药局方》）。 20.3 检查对现行版国际通用药典中品种项目的覆盖率。对于申报进口需求品种标准检测能力覆盖率应达到100%。药典收载通用方法的覆盖率100%。 20.4 抽查部分检验报告确认。		
	21	通过中国合格评定国家认可委员会实验室认可（ISO/IEC17025：2005），认可的范围应对《中华人民共和国药典》中的通用检测方法全覆盖。	21.1 检查通过中国合格评定国家认可委员会实验室认可的范围，及对现行版《中华人民共和国药典》中的通用检测方法的覆盖率，对于申报进口需求品种检测项目覆盖率达到100%（特殊制品：如放射性药品、生物制品如未涉及可暂不要求）。		
	*22	按照《中华人民共和国药品管理法》、《中华人民共和国药品管理法实施条例》及《药品进口管理办法》的要求，具备开展药品进口备案工作的能力。	22.1 检查申报单位组织机构框架图。是否有与进口药品检验相适应的管理部门。	口岸局	
	*23	具有与进口药品备案工作相适应的管理岗位，配备专门的管理人员。从事药品进口备案工作的人员应具有相应的专业知识，熟悉药品进口管理相关法律、法规及技术要求。	23.1 检查组织机构框架图。是否有与进口药品检验相适应的技术科室和管理科室。 23.2 结合业务流程，现场询问相关人员《药品进口管理办法》的内容，重点检查进口药品管理的内容、抽样及检验的工作程序及要求等内容。	口岸局	

序号		标准内容	检查内容	检查说明	检查结果
一般条件	*24	具有药品进口信息管理的专门部门，配备专业的管理人员，建立与国家口岸药品管理信息系统相连接的信息网络，具备网络安全保障和药品进口备案信息管理的能力。	24.1 检查是否有药品信息管理系统。 24.2 检查计算机管理系统是否与日常管理工作相匹配，能实现数据和信息的收集，分析报告和信息化管理。 24.3 检查是否配备专门的信息管理人员进行药品信息的收集、整理、汇总及分析。 24.4 检查是否达到与国家进口药品管理网络信息平台对接的要求。	口岸局	
	*25	制定有关药品进口备案信息的收集、整理、统计、利用的制度，并定期向食品药品监管总局报送行政区域的药品进口、备案、口岸检验统计信息。	25.1 检查申报的当地食品药品监督管理部门是否制定了与药品进口备案信息的收集、整理、统计、利用相匹配的制度。 25.2 检查相关人员能否定期向食品药品监管总局报送行政区域的药品进口、备案、口岸检验统计信息。	口岸局	

规章文件

附件2

增设允许药品进口口岸工作评估考核现场检查报告

现场检查日期：

口岸所在地		申请日期	
申请分类	□申请增设药品进口口岸　□申请变更口岸药检机构 □申请增加生物制品进口备案		
申请增设或变更口岸名称			
口岸药品监督管理局名称		地址及联系人、联络方式	
口岸药品检验机构名称		地址及联系人、联络方式	
所在地省食品药品监督管理部门名称		地址及联系人、联络方式	
检查过程与结果	检查报告提纲： 　　受国家食品药品监督管理总局委托，检查组成员…组长…于　　　年　　月　　日 至　　　月　　日对进行了现场评估… 一、检查组成员组成及分工情况 二、申请口岸的基本情况 　　1. 申请口岸的基本情况 　　2. 申请口岸局的基本情况 　　3. 申请口岸所的基本情况 三、现场检查情况 　　1. 人员评估情况 　　2. 模拟考核情况 　　3. 其他检查要素情况 四、不符合设置标准的情况 五、检查结果		
现场评估结论	□通过　　□不通过		
有关说明			
组长 签名		专家 签名		观察员 签　名	

总局关于进口药品符合《中华人民共和国药典》
有关事宜的通知

（食药监药化管〔2016〕18 号）

各口岸食品药品监督管理局、口岸药检所：

为严格执行《中华人民共和国药典》，保障进口药品质量，现将有关事宜通知如下：

一、所有进口药品必须符合《中华人民共和国药典》的有关要求，进口药品口岸检验应按照《中华人民共和国药典》2015 年版的相应要求对进口药品进行检验，不符合要求的不得进口。

对于《中华人民共和国药典》2015 年版收载的品种，进口药品口岸检验在符合进口药品注册标准基础上，应同时符合《中华人民共和国药典》2015 年版相关标准。

对于《中华人民共和国药典》2015 年版未收载的品种，其口岸检验应符合《中华人民共和国药典》2015 年版的相关通用要求。

对于已按《关于实施〈中华人民共和国药典〉2015 年版有关事宜的公告》（2015 年第 105 号）第五条要求提交补充申请，但尚未获得批准的进口药品，补充申请审评审批期间，其口岸检验仍执行原进口药品注册标准。属于本情形的，在办理进口备案时，应提交相关补充申请的《药品注册申请表》及受理通知书的复印件。

二、各口岸食品药品监督管理部门应加强对口岸药品检验机构的指导，确保进口备案与口岸检验工作顺利衔接。药品进口口岸所在地省、自治区、直辖市食品药品监督管理部门应加强对进口备案与口岸检验工作的日常监督和管理，保障进口药品质量安全。

食品药品监管总局

2016 年 2 月 16 日

规章文件

食品药品监管总局 海关总署关于增设允许药材进口边境口岸有关事宜的通知

（食药监药化管〔2016〕149号）

各省、自治区、直辖市食品药品监督管理局，海关总署广东分署，天津、上海特派办，各直属海关：

为进一步规范增设允许药材进口的边境口岸（以下简称药材进口边境口岸）工作，现将有关事宜通知如下：

一、药材进口边境口岸应当按需设置，且只能进口该口岸接壤及邻近国家（地区）所产药材。

二、增设的药材进口边境口岸，应当是已设立海关机构且具备进口药材海关监管能力的边境口岸。

三、增设的药材进口边境口岸所在地食品药品监督管理部门应当符合《食品药品监管总局 海关总署关于印发增设允许药品进口口岸的原则和标准的通知》（食药监药化管〔2015〕6号）相应要求，负责进口药材登记备案工作。

四、增设的药材进口边境口岸所在地食品药品检验机构负责进口药材检验工作。该食品药品检验机构应符合《食品药品监管总局 海关总署关于印发增设允许药品进口口岸的原则和标准的通知》（食药监药化管〔2015〕6号）相应要求并满足下列条件：

（一）技术负责人和质量负责人应具有10年以上药品检验工作经验及高级技术职称。

（二）具备常用进口药材及其伪品的鉴别能力，并拥有相关药材及腊叶标本以供鉴定。

（三）具备重金属及有害元素残留、农药残留、黄曲霉毒素等有害残留物检测能力及常见掺伪物的检验能力。

五、增设药材进口边境口岸的程序及评估方案分别参照《食品药品监管总局 海关总署关于印发增设允许药品进口口岸的原则和标准的通知》（食药监药化管〔2015〕6号）及《食品药品监管总局办公厅 海关总署办公厅关于印发增设允许药品进口口岸工作评估考核方案的通知》（食药监办药化管〔2015〕134号）执行。

六、食品药品监管总局、海关总署将按上述要求对申报的药材进口边境口岸进行考核评估，考核评估合格的报国务院批准。

食品药品监管总局 海关总署

2016年11月21日

食品药品监管总局办公厅 海关总署办公厅关于印发增设允许药品进口口岸工作评估考核方案的通知

（食药监办药化管〔2015〕134号）

各省、自治区、直辖市食品药品监督管理局，海关总署广东分署，天津、上海特派办，各直属海关：

为落实《食品药品监管总局、海关总署关于印发增设允许药品进口口岸的原则和标准的通知》（食药监药化管〔2015〕6号）要求，现将《关于印发增设允许药品进口口岸工作评估考核方案》（以下简称《方案》）印发给你们，并就有关事项通知如下：

一、对已提出增设允许药品进口口岸申请的，食品药品监管总局、海关总署将按照《方案》要求开展工作。

二、列入批签发管理的疫苗类、血液制品类及血源筛查用诊断试剂三类生物制品，进口企业需在北京、上海、广州三个城市的药品进口口岸办理进口备案手续，其产品需经食品药品监管总局授权的检验机构检验合格后批签发入境。其他由食品药品监管总局授权生物制品批签发资格的药品检验机构所在城市的药品进口口岸，需经食品药品监管总局批准后，方可办理上述三类生物制品进口备案手续。

三、未列入批签发管理的生物制品，可在经国务院批准的药品进口口岸办理进口备案手续，其产品需经食品药品监管总局授权的当地药品检验机构检验合格后方可销售。

四、申请增设药品（不包括生物制品）进口口岸，可在申报时特别说明。

五、《办理药品进口备案手续有关事宜公告》（国家食品药品监督管理局、海关总署公告2003年第9号）中规定的生物制品目录与本通知不一致的，按本通知有关要求执行。

附件：增设允许药品进口口岸工作评估考核方案

食品药品监管总局办公厅

海关总署办公厅

2015年9月24日

规章文件

附件

增设允许药品进口口岸工作评估考核方案

一、评估程序

（一）增设药品进口口岸的申请，由所在地省级人民政府向国务院提出，拟增设药品进口口岸应为国家对外开放口岸，并明确所在地（地级及以上市）行政区域内拟作为药品进口口岸的具体口岸名称。食品药品监管总局收到国务院转办的申请后，通知口岸所在地省级食品药品监督管理局（以下简称省局）按照《申报资料要求》（附1）报送相应资料。食品药品监管总局审查通过后组织专家组按照《评估工作细则》（附2）进行现场评估，海关总署收到国务院转办的申请后，通知口岸所属直属海关就增设药品进口口岸事研提意见。食品药品监管总局根据现场评估情况提出办理意见，会签海关总署后，报国务院批准。

（二）药品进口口岸申请变更对应的口岸药品检验机构的，由拟申请口岸药品检验的机构向口岸所在地省局提出申请，省局按照《申报资料要求》资料3报送相应资料。食品药品监管总局审查通过后，组织专家组按照《评估工作细则》进行现场评估，符合要求的，食品药品监管总局批准相应变更申请。

（三）已批准的药品进口口岸申请增加生物制品进口备案的，由拟申请口岸食品药品监督管理机构向口岸所在地省局提出申请，省局按照《申报资料要求》资料3报送相应资料。食品药品监管总局审查通过后，组织专家组按照《评估工作细则》有关要求进行现场评估，重点对承担口岸药品检验的机构进行生物制品检验的能力评估。符合要求的，食品药品监管总局批准其相应申请。

二、组织实施

（一）申请增设药品进口口岸的，省局按照《申报资料要求》报送相应申报资料。

申请变更口岸药品检验机构的，由省局依申请按照《申报资料要求》中资料3报送相应资料，并提出明确意见。

（二）食品药品监管总局委托中国食品药品检定研究院审查省局提交的申报资料。

（三）食品药品监管总局委托中国食品药品检定研究院组织专家组实施现场评估。

附1

申报资料要求

资料1：所在地省局有关增设药品进口口岸工作可行性报告

资料2：所在地食品药品监督管理机构相关信息

2.1 机构情况

所在地食品药品监督管理局名称 （盖章）			
详细地址			
局长（负责人）		分管口岸工作负责人	
联 系 人		联系电话	
人员编制总数		是否有人员参加过药品进口 备案工作培训（注1）	
拥有省以上 GMP 检查人员数 （注2）		拥有省以上 GSP 检查人员数 （注2）	
备注：			

注：1. 参加培训人员需提交参加培训证明文件。

　　2. 相关人员资质需提供资质证明文件。

2.2 从事药品口岸管理人员情况

是否设有专门的口岸药品管理部门（注1）		口岸药品管理部门名称	
从事口岸药品管理人数		占全局人员比例	
其中相关专业本科以上学历人数 （注2）			

注：1. 填写"有"、"无"或者"拟增设"。

　　2. 相关人员资质需提供资质证明文件复印件。

　　3. 具体人员情况请填写表2.2.1。

表 2.2.1　拟增设的口岸食品药品监督管理局部门拟从事口岸药品管理人员情况

序号	姓名	出生年月	学历	专业	部门	职务	负责事项	从事相关工作年限	备注

规章文件

2.3 体系制度建设情况

是否已建立有效质量保证体系		体系已运行时间（年）	
是否已有合理管理制度		制度已运行时间（年）	
是否已有规范的工作流程		工作流程已运行时间（年）	

注：需提供相关工作流程、管理制度、质量保证体系文件。

2.4 信息管理建设情况

是否设有专门信息管理部门		信息管理部门名称	
从事信息管理人数		占全局人员比例	
其中相关专业本科以上学历人数（注1）		信息网络是否具备与国家口岸药品管理信息系统相连接的条件	
是否具备药品信息备案管理能力		是否具备网络安全保障能力	

注：1. 相关资质能力需提供资质证明文件复印件。

2. 具体人员情况请填写附件表2.4.1。

表 2.4.1　拟增设的口岸食品药品监督管理局部门拟从事进口信息管理人员情况

序号	姓名	出生年月	学历	专业	部门	职务	负责事项	从事相关工作年限	备注

2.5 备案统计情况

是否已建立进口药品备案信息的收集、整理、统计、利用制度		（拟）完成建设时间	
是否已建立定期向食品药品监管总局报送区域内进口备案、口岸检验信息的制度			

注：需提供相关管理制度文件。

资料3：拟申请药品检验机构信息

3.1 机构基本情况

申请检验机构名称（盖章）	
药品检验部门名称	
机构负责人	
详细地址	
联系人	联系电话
是否通过中国计量认证（CMA）（注1）	通过时间
是否配备实验室信息管理系统（LIMS）	系统已运行时间
信息化系统是否具备接入国家进口药品信息平台能力	
本机构是否承担食品、保健食品、化妆品及器械检验职能	
备注（注2）：	

注：1. 相关资质需提供资质证明文件。

2. 涉及口岸药品检验机构变更的，提供所在省局有关检验职能调整的明确意见。

3.2 人员情况

人员编制总数			
从事技术工作人数		从事管理工作人数	
※ 从事药检技术工作人数		※ 从事药检相关管理工作人数	
药学相关专业中级以上职称人数		占总人数比例	
副高职称人数		正高职称人数	
本科以上学历人数		占总人数比例	
硕士研究生人数		博士研究生人数	
药学专业背景从事药检业务技术人员数		占总人数比例	
能否满足每年每人专业培训学习60学时以上（注2）			
※ 从事食保化器械检验技术工作人数		※ 从事食保化器械相关管理工作人数	
说明：凡三定方案明确既承担药品检验，又承担食保化器械检验职能的机构，本表数据的统计范围仅限于从事药检技术工作人员与从事药检相关管理工作人员，"总人数"应为人员编制总数。（其中带 ※ 栏仅由既承担药品检验，又承担食保化检验器械职能的机构填写）			

注：1. 相关人员资质需提供资质证明文件。

2. 需提供最近2年业务人员接受培训记录及证明文件。

3. 具体人员情况请填写表3.2.1。

规章文件

表 3.2.1 拟申请药品检验机构基本人员情况

序号	姓名	出生年月	学历	专业	职称	部门	职务	负责事项	从事相关工作年限	专业外语能力	最近二年参加培训学时	备注

3.3 仪器设备情况

仪器设备合计（台/套）		仪器设备资产合计（万元）	
是否配备不同固体制剂检查的相关溶出度测定仪		是否配备用于重金属及有害元素检测的电感耦合等离子体质谱（ICP–MS）	
是否配备高分辨率液质色谱仪（LC–MS）		是否配备高分辨率气质色谱仪（GC–MS）	
是否配备粒度分布检测仪		是否配备 X– 射线粉末衍射仪	
是否配备粘度测定仪		*是否配备能量共振酶标仪	
*是否配备实时成像等电聚焦分析仪		*是否配备毛细管电泳仪（连接质谱）	
*是否配备超高效液相色谱仪			

注：1. 相关仪器清单请填写附件表 3.3.1。

2. 带 ＊ 者为申请开展生物制品检验的口岸药品检验机构检查项目。

表 3.3.1 拟申请药品检验机构基本仪器情况

序号	仪器名称	仪器型号	制造厂商	数量	购置日期	正常运行年限	存放地点	产权归属	维护状况
1									
2									
3									
4									
5									
6									
7									

3.4 测试环境基本情况

实验室总建筑面积		人均实验室建筑面积	
是否配备完善实验设施		是否配备完善安全管理、应急急救措施	
生物学检查实验室是否针对避免样本污染及对人员危害的潜在威胁进行布局（注1）		理化检测实验室是否已制定实验室安全及人员健康的文件化程序并配备安全防护措施（注2）	
特殊要求实验室是否配备明确安全标识、安全防护措施，并能实施控制、检测和记录（注2）			
目前留样区面积		拟增加留样区面积	
＊实验室是否符合《实验室－生物安全通用要求》（GB19489-2008）的相关规定			
备注			

注：1. 需提供实验室布局平面图。

2. 需提供相关制度、管理程序文件。

3. 带＊者为申请开展生物制品检验的口岸药品检验机构检查项目。

3.5 检验检测能力情况

已覆盖现行中国药典项目数（注1）		已覆盖国际通用药典项目数（注1）	
能否严格按照规范要求进行检测并提供完整、准确检验报告		已覆盖药品进口需求品种注册标准项目（注1）	
近两年参加国内权威机构组织能力验证及比对试验次数（注2）		近两年参加国际权威机构组织能力验证及比对试验达到良好及以上次数（注2）	
是否通过CNAS认可（注3）		通过认可后稳定运行时间	

注：1. 需提供覆盖项目详细清单。

2. 近2年参加能力验证（测量审核、实验室比对）等情况请填写表3.5.1。

3. 需提供相关资质、认可等的证明文件。

表 3.5.1　拟申请药品检验机构近 2 年参加能力验证（测量审核、实验室比对）情况表

序号	能力验证/测量审核计划名称	计划编号	组织单位	参加时间	结果
1					
2					
3					
4					

表 3.5.2　拟申请药品检验机构近 2 年科研能力情况（承担课题、科研项目）

序号	课题/项目名称	编号	组织单位	参加时间	结果
1					
2					
3					
4					

资料 4：拟增设省（区、市）医药经济规模及进口需求统计

拟增设省（区、市）药品监管部门名称（盖章）		拟增设省（区、市）海关名称（盖章）	
最近 3 年医药经济规模	20　年度		
	20　年度		
	20　年度		
最近 3 年进口需求（不报托中药材）统计	20　年度	品种数	
		批次数	
	20　年度	品种数	
		批次数	
	20　年度	品种数	
		批次数	

注：1. 需提供相关统计报表证明文件。

　　2. 详细清单请填写表 4.1。

表 4.1 拟增设省（区、市）药品进口需求情况调研表

		20 年度		20 年度		20 年度	
		品种数	批次数	品种数	批次数	品种数	批次数
生产企业名称							
生产许可证号							
联系人	电话						
经营企业名称：							
经营许可证号							
联系人	电话						
合计							

附 2

评估工作细则

为进一步规范增设允许药品进口口岸申请的评估考核工作，确保评估考核工作的公平、公正、廉洁和高效，制定以下工作细则：

一、现场评估专家组由现有口岸药品检验机构和口岸食品药品监督管理部门熟悉口岸检验及药品进口通关备案专家构成。现场评估组一般 3-5 人，实行组长负责制。评估专家实行随机挑选、利益回避的原则。

二、现场评估专家组所需费用包括评审费、交通费、食宿费由食品药品监管总局全部承担。

三、现场评估专家组应遵守中央八项规定精神和食品药品监管总局各项廉洁规章制度。

四、现场评估分为人员评估、现场检查和模拟考核三个项目，评估组应有明确的分工，增设药品进口口岸申请的评估时间为 2-3 天；口岸药品检验机构变更申请的评估时间不超过 2 天。

（一）人员评估：对关键岗位包括口岸食品药品监督管理部门通关备案负责人、工作人员，口岸药品检验机构质量负责人、授权签字人及相关业务人员进行英文水平测试和药品进口相关政策的熟知程度。内容来自各国通用药典的检测方法和现行的法规政策，测试的形式主要为笔试，考察对备案申报材料、国外标准及检验检测技术和《药品进口管理办法》的熟知程度。原则上参加笔试人员不少于相关人员的 60%。

（二）现场检查：依设置标准对申报材料中进口需求、相关规章制度、体系文件、人员、设备等要素进行符合性现场核查，必要时可召开企业进口需求座谈会。

（三）模拟考核：进行模拟通关备案考核和实验考核。考核相关人员对政策法规及检验项目的熟悉程度，其中通关备案考核出具进口药品通关相关表单，实验考核按实验室认可要求出具正式报告书。

五、现场评估组结束现场评估后 7 日内形成评估报告，评估报告中应具有是否符合相关要求的明确结论。

食品药品监管总局 海关总署关于印发增设
允许药品进口口岸的原则和标准的通知

（食药监药化管〔2015〕6号）

各省、自治区、直辖市人民政府：

为进一步规范增设允许药品进口的口岸（以下简称药品进口口岸）工作，经国务院同意，现将有关增设原则和标准通知如下：

一、增设药品进口口岸的原则

增设药品进口口岸遵循"按需设置、标准控制、严格监管、有进有出"的原则。

二、增设药品进口口岸的标准

（一）增设的药品进口口岸，应是已设立海关机构且具备进口药品海关监管能力的地级及以上市的口岸。

（二）增设药品进口口岸，须与本省（区、市）医药经济规模和药品进口需求量相适应。药品进口需求连续3年达到每年10个品种及总量200批次以上（不包括中药材，下同）的，可设立1个药品进口口岸；达到每年20个品种及总量400批次以上的，可设立2个药品进口口岸；设立3个以上的，按此标准类推。

（三）增设的药品进口口岸所在地的食品药品监督管理部门负责药品进口备案工作，药品检验机构负责药品进口检验工作。

增设的药品进口口岸所在地食品药品监督管理部门应具备相应条件（附件1），配备必要管理人员，具备完善的质量保证体系和管理制度。

增设的药品进口口岸所在地药品检验机构应具备相应条件（附件2），建立有效的质量保证体系，配备与进口药品检验检测工作相匹配的设施、设备、人员和技术能力。

三、增设药品进口口岸的申请、确认和评估

增设药品进口口岸由省级人民政府向国务院提出申请，食品药品监管总局、海关总署按上述原则和标准进行评估考核，符合标准的，报国务院批准。

食品药品监管总局、海关总署每5年对药品进口口岸进行评估考核，不符合标准的，报经国务院批准后取消其药品进口口岸资格。

附件：1.药品进口口岸所在地食品药品监督管理部门应具备的条件
    2.药品进口口岸所在地药品检验机构应具备的条件

食品药品监管总局
海关总署
2015年1月13日

附件1

药品进口口岸所在地食品药品监督管理部门应具备的条件

一、按照《中华人民共和国药品管理法》、《中华人民共和国药品管理法实施条例》及《药品进口管理办法》的要求，具备开展药品进口备案工作的能力。

二、具有与进口药品备案工作相适应的管理岗位，配备专门的管理人员。从事药品进口备案工作的人员应具有相应的专业知识，熟悉药品进口管理相关法律、法规及技术要求。

三、建立有效的质量保证体系、规范的工作规程及严格的管理制度，保障进口药品的科学监管。

四、具有药品进口信息管理的专门部门，配备专业的管理人员，建立与国家口岸药品管理信息系统相联接的信息网络，具备网络安全保障和药品进口备案信息管理的能力。

五、制定有关药品进口备案信息的收集、整理、统计、利用的制度，并定期向食品药品监管总局报送行政区域内的药品进口备案、口岸检验统计信息。

附件2

药品进口口岸所在地药品检验机构应具备的条件

一、基本条件

（一）属地级及以上市食品药品监督管理部门设置或其他符合条件的药品检验机构，能够依法履行《药品进口管理办法》规定的口岸药品检验机构的各项职责和义务，科学、独立、公正、权威地完成药品检验检测工作。

（二）通过省级以上计量行政部门实验室资质认定（中国计量认证，CMA）。

（三）配备实验室信息管理系统（LIMS），实现口岸检验实验室数据和信息的收集、分析、报告和管理信息化。

（四）将口岸药品检验机构信息化系统联接入国家进口药品管理网络信息平台，对进口药品检验信息及时收集、整理、汇总、分析。

二、人员要求

（一）配备与进口药品检验工作相适应的技术人员，能完成增加的进口药品检验工作。

（二）根据进口药品检验的职能特点设置技术科室和管理科室，配备合适的人员。其中，中级以上药学专业职称不少于总人数的 75%，本科学历以上人员不少于总人数的 75%；有药学专业背景、从事药品检验的业务技术人员不少于总人数的 60%。

（三）从事业务工作的相关负责人及工作人员须具有良好的专业外语交流能力。

（四）从事检验工作人员能够参加继续教育和技术交流，每位业务人员每年接受专业培训或学习的时间不少于 60 学时。

三、仪器设备要求

（一）仪器设备的种类、数量、各项参数，应能满足所承担的药品口岸检验、注册检验工作需要。

（二）除常规检验设备外，还应根据国际通用药典及进口药品检验特殊项目的需要，配置相应的检验设备，包括：

用于对不同固体制剂进行溶出度检查的相关溶出度测定仪；

用于杂质谱检测具有高分辨率的液质（LC-MS）、气质（GC-MS）色谱仪；

用于重金属及有害元素检测的电感耦合等离子体质谱（ICP-MS）；

用于原料药等检测的粒度分布检测仪、X- 射线粉末衍射仪；

用于药用辅料及特殊制剂等检测的粘度测定仪等。

四、测试环境要求

（一）实验室建筑面积人均不低于 $100m^2$，依据中国合格评定国家认可委员会实验室认可的要求配备完善的实验设施、安全管理措施和报警、应急及急救设施。

（二）从事生物学检测的实验室总体布局和各部位的安排应避免潜在的对样本的污染和对人员的危害。

规章文件

（三）从事理化检测的实验室应制定并实施有关实验室安全和人员健康的文件化程序并配备相应的安全防护措施。

（四）特殊要求的实验室应有明确标识，具有相适应的安全保护措施，并能有效实施控制、监测和记录。

（五）增加独立的区域作为进口药品检验样品的留样区（增加的留样区面积 = 目前留样区的面积 ×3 年 × 预计进口需求批次 / 目前留样的批次）。

五、检验检测能力要求

（一）检验检测能力范围满足药品口岸检验的要求，覆盖现行版《中华人民共和国药典》收载的全部项目，基本覆盖国际通用药典（《美国药典》、《欧洲药典》和《日本药局方》）中全部项目，并能严格按照规范要求的方法和程序进行检测，能提供完整、准确的检验报告。

（二）近两年内参加国内权威机构（中国合格评定国家认可委员会、中国食品药品检定研究院等）组织的能力验证及比对试验至少 5 次，参加国际权威机构（世界卫生组织、国际药学联合会、欧洲药品质量管理局等）组织的能力验证试验至少 1 次，且均应达到良好或以上级别。

（三）通过中国合格评定国家认可委员会实验室认可（ISO/IEC17025：2005），认可的范围应对《中华人民共和国药典》中的通用检测方法全覆盖，且已稳定运行 5 年以上。

国家食品药品监督管理局 海关总署关于调整《进口药品目录》有关商品名称及编号的公告

（2011 年第 104 号）

　　根据世界海关组织（WCO）2012 年版《商品名称及编码协调制度》相关商品 HS 编码调整情况，《进口药品目录》中部分商品名称及编号需进行调整。现将调整后的《进口药品目录》公布（见附件），自 2012 年 1 月 1 日起施行。

　　特此公告。

附件：《进口药品目录》（2012 年版）

国家食品药品监督管理局

中华人民共和国海关总署

二〇一一年十二月三十一日

规章文件

附件

进口药品目录（2012 年版）

商品编号	商品名称	备注
0510001020	猴枣	
0510004000	斑蝥	
0602909410	芦荟	种用除外
0904110010	荜茇	
0906200000	已磨肉桂及肉桂花	
0907100000	未磨的丁香（母丁香、公丁香及丁香梗）	
0907200000	已磨的丁香（母丁香、公丁香及丁香梗）	
0908110000	未磨的肉豆蔻	
0908120000	已磨的肉豆蔻	
0908310000	未磨的豆蔻	
0908320000	已磨的豆蔻	
0909611000	未磨的八角茴香	
0909619010	未磨的小茴香子；杜松果	
0909621000	已磨的八角茴香	
0909629010	已磨的小茴香子；杜松果	
0910200000	番红花	西红花
0910300000	姜黄	
1211201000	鲜或干的西洋参	不论是否切割，压碎或研磨成粉
1211209900	其他干人参	不论是否切割，压碎或研磨成粉
1211901100	鲜或干的当归	不论是否切割，压碎或研磨成粉
1211901200	鲜或干的三七（田七）	不论是否切割，压碎或研磨成粉
1211901300	鲜或干的党参	不论是否切割，压碎或研磨成粉
1211901400	鲜或干的黄连	不论是否切割，压碎或研磨成粉
1211901500	鲜或干的菊花	不论是否切割，压碎或研磨成粉
1211901600	鲜或干的冬虫夏草	不论是否切割，压碎或研磨成粉
1211901700	鲜或干的贝母	不论是否切割，压碎或研磨成粉
1211901800	鲜或干的川芎	不论是否切割，压碎或研磨成粉
1211901900	鲜或干的半夏	不论是否切割，压碎或研磨成粉

续表

商品编号	商品名称	备注
1211902100	鲜或干的白芍	不论是否切割，压碎或研磨成粉
1211902200	鲜或干的天麻	不论是否切割，压碎或研磨成粉
1211902300	鲜或干的黄芪	不论是否切割，压碎或研磨成粉
1211902400	鲜或干的大黄、籽黄	不论是否切割，压碎或研磨成粉
1211902500	鲜或干的白术	不论是否切割，压碎或研磨成粉
1211902600	鲜或干的地黄	不论是否切割，压碎或研磨成粉
1211902700	鲜或干的槐米	不论是否切割，压碎或研磨成粉
1211902800	鲜或干的杜仲	不论是否切割，压碎或研磨成粉
1211902900	鲜或干的茯苓	不论是否切割，压碎或研磨成粉
1211903100	鲜或干的枸杞	不论是否切割，压碎或研磨成粉
1211903200	鲜或干的大海子	不论是否切割，压碎或研磨成粉
1211903300	鲜或干的沉香	不论是否切割，压碎或研磨成粉
1211903400	鲜或干的沙参	不论是否切割，压碎或研磨成粉
1211903600	鲜或干的甘草	不论是否切割，压碎或研磨成粉
1211903700	鲜或干的黄芩	
1211903910	药料用麻黄草粉	
1211903920	药料用麻黄草	
1211903999	其他主要用作药料的鲜或干的植物	包括其某部分，不论是否切割，压碎或研磨成粉
1212991100	苦杏仁	
1301902000	乳香、没药及血竭	
1302199091	供制医药用麻黄浸膏粉	
1302199092	供制医药用麻黄浸膏	
2924291000	对乙酰氨基苯乙醚（非那西丁）	
2924292000	对乙酰氨基酚（扑热息痛）	
2932999021	紫杉醇	
2933192000	安乃近	
2937190090	其他多肽激素及衍生物和结构类似物	包括蛋白激素、糖蛋白激素及其衍生物和结构类似物
2937210000	可的松、氢化可的松等	包括脱氢皮（质甾）醇
2937221000	地塞米松	
2937229000	其他肾上腺皮质激素的卤化衍生物	
2937230090	其他雌（甾）激素及孕激素	

商品编号	商品名称	备注
2937290090	其他甾类激素及其衍生物和结构类似物	
2937900010	氨基酸衍生物	
2937900090	其他激素及其衍生物和结构类似物	
2938100000	芸香苷及其衍生物	
2939190090	其他鸦片碱及其衍生物及它们的盐	
2939200000	金鸡纳生物碱及其衍生物以及它们的盐	
2939410010	麻黄碱（麻黄素，盐酸麻黄碱）	
2939410020	硫酸麻黄碱	
2939410030	消旋盐酸麻黄碱	
2939410040	草酸麻黄碱	
2939410090	麻黄碱盐	
2939420010	伪麻黄碱	伪麻黄素，盐酸伪麻黄碱
2939420020	硫酸伪麻黄碱	
2939420090	假麻黄碱盐	D-2-甲胺基-1-苯基丙醇
2939490010	盐酸甲基麻黄碱	
2939490020	消旋盐酸甲基麻黄碱	
2939490090	其他麻黄碱及其盐	
2939590000	其他茶碱和氨茶碱及其衍生物、盐	
2939610010	麦角新碱	
2939610090	麦角新碱盐	
2939620010	麦角胺	
2939620090	麦角胺盐	
2939630010	麦角酸	
2939630090	麦角酸盐	
2939690090	其他麦角生物碱及其衍生物	包括它们的盐
2939991010	烟碱	
2939991090	烟碱盐	
2939992010	番木鳖碱	
2939992090	番木鳖碱盐	
2939999090	其他生物碱及其衍生物	包括生物碱的盐、酯及其他衍生物
2940000000	化学纯糖，糖醚、糖酯及其盐	蔗糖、乳糖、麦芽糖、葡萄糖、品目29.37-2939产品除外
2941101100	氨苄青霉素	

续表

商品编号	商品名称	备注
2941101200	氨苄青霉素三水酸	
2941101900	氨苄青霉素盐	
2941109100	羟氨苄青霉素	
2941109200	羟氨苄青霉素三水酸	
2941109400	青霉素 V	
2941109500	磺苄青霉素	
2941109600	邻氯青霉素	
2941109900	其他青霉素或衍生物及其盐	包括具有青霉烷酸结构和青霉素衍生物及其盐
2941200000	链霉素及其衍生物、盐	
2941301100	四环素	
2941301200	四环素盐	
2941302000	四环素衍生物及其盐	
2941400000	氯霉素及其衍生物以及它们的盐	
2941500000	红霉素及其衍生物、盐	
2941901000	庆大霉素及其衍生物、盐	
2941902000	卡那霉素及其衍生物、盐	
2941903000	利福平及其衍生物、盐	
2941904000	林可霉素及其衍生物、盐	
2941905200	头孢氨苄及其盐	
2941905300	头孢唑啉及其盐	
2941905400	头孢拉啶及其盐	
2941905500	头孢三嗪（头孢曲松）及其盐	
2941905600	头孢哌酮及其盐	
2941905700	头孢噻肟及其盐	
2941905800	头孢克罗及其盐	
2941905910	放线菌酮	
2941905990	其他头孢菌素及其衍生物	包括它们的盐
2941906000	麦迪霉素及其衍生物	包括它们的盐
2941907000	乙酰螺旋霉素及其衍生物	包括它们的盐
2941909000	其他抗菌素	
3001200010	其他濒危野生动物腺体、器官	包括分泌物
3001200020	人类的腺体、器官及其分泌物提取物	

规章文件

商品编号	商品名称	备注
3001200090	其他腺体、器官及其分泌物提取物	
3001901000	肝素及其盐	
3001909010	蛇毒制品	供治疗或预防疾病用
3001909091	其他濒危动物制品	供治疗或预防疾病用
3001909099	其他未列名的人体或动物制品	供治疗或预防疾病用
3002100010	生长因子	不论是否通过修饰或生物工艺加工制得，具有免疫调节作用
3002200000	人用疫苗	
3002901000	石房蛤毒素	
3002902000	蓖麻毒素	
3002909011	濒危动物血制品	
3002909019	其他人血制品、动物血制品	
3003101100	氨苄青霉素	未配定剂量或非零售包装
3003101200	羟氨苄青霉素	未配定剂量或非零售包装
3003101300	青霉素 V	未配定剂量或非零售包装
3003101900	其他青霉素	未配定剂量或非零售包装
3003109000	其他含有青霉素或链霉素的混合药	未配定剂量或非零售包装，混合指含两种或两种以上成分
3003201100	头孢噻肟	未配定剂量或非零售包装
3003201200	头孢他啶	未配定剂量或非零售包装
3003201300	头孢西丁	未配定剂量或非零售包装
3003201400	头孢替唑	未配定剂量或非零售包装
3003201500	头孢克罗	未配定剂量或非零售包装
3003201600	头孢呋辛	未配定剂量或非零售包装
3003201700	头孢三嗪（头孢曲松）	未配定剂量或非零售包装
3003201800	头孢哌酮	未配定剂量或非零售包装
3003201900	其他头孢菌素	未配定剂量或非零售包装
3003209000	含有其他抗菌素的混合药品	未配定剂量或非零售包装，混合指含两种或两种以上成分
3003310000	含有胰岛素的混合药品	不含抗菌素且未配定剂量或非零售包装，混合指含两种或两种以上成分
3003390000	其他含品目 2937 激素等的混合药	不含抗菌素且未配定剂量或非零售包装，混合指含两种或两种以上成分
3003401000	含奎宁或其盐的混合药品	未配定剂量或非零售包装，混合指含两种或两种以上成分

续表

商品编号	商品名称	备注
3003409000	含其他生物碱及衍生物的混合药品	但不含抗菌素及品目 2937 的激素或其他产品
3003901000	含磺胺类的混合药品	未配定剂量或非零售包装，混合指含两种或两种以上成分
3003902000	含有青蒿素及其衍生物的混合药品	未配定剂量或非零售包装，混合指含两种或两种以上成分
3003909010	含紫杉醇的混合药品	未配定剂量或非零售包装，混合指含两种或两种以上成分
3003909020	含其他未列名濒危动植物混合药品	未配定剂量或非零售包装，混合指含两种或两种以上成分
3003909090	含其他未列名成分混合药品	未配定剂量或非零售包装，混合指含两种或两种以上成分
3004101190	氨苄青霉素制剂	包括制成零售包装
3004101200	羟氨苄青霉素制剂	包括制成零售包装
3004101300	青霉素 V 制剂	包括制成零售包装
3004101900	其他已配剂量青霉素制剂	包括制成零售包装
3004109000	已配剂量含有青霉素或链霉素药品	包括制成零售包装
3004201100	已配剂量头孢噻肟制剂	包括制成零售包装
3004201200	已配剂量头孢他啶制剂	包括制成零售包装
3004201300	已配剂量头孢西丁制剂	包括制成零售包装
3004201400	已配剂量头孢替唑制剂	包括制成零售包装
3004201500	已配剂量头孢克罗制剂	包括制成零售包装
3004201600	已配剂量头孢呋辛制剂	包括制成零售包装
3004201700	已配剂量头孢三嗪（头孢曲松）制剂	包括制成零售包装
3004201800	已配剂量头孢哌酮制剂	包括制成零售包装
3004201990	其他已配剂量头孢菌素制剂	包括零售包装的制成品
3004209090	已配剂量含有其他抗菌素的药品	包括制成零售包装
3004311090	已配剂量含重组人胰岛素的其他药品	不含抗菌素，包括零售包装
3004319090	其他已配剂量含胰岛素的其他药品	不含抗菌素，包括零售包装
3004320090	已配剂量含其他皮质甾类激素的药品	包括其衍生物及结构类似物，不含抗菌素，包括零售包装
3004390090	其他已配剂量含激素或品目 2937 产品的药品	不含抗菌素，包括零售包装
3004401000	已配剂量含有奎宁或其盐的药品	不含抗菌素及品目 2937 的激素或其他产品，包括零售包装
3004409010	麻黄碱盐类单方制剂	指盐酸（伪）麻黄碱片、盐酸麻黄碱注射剂、硫酸麻黄碱片

规章文件

商品编号	商品名称	备注
3004409090	已配剂量含有其他生物碱等的药品	不含抗菌素及品目2937的激素或其他产品，包括零售包装
3004500000	已配剂量含有维生素等的其他药品	包括含有品目2936所列产品的，包括零售包装
3004901000	已配剂量含有磺胺类的药品	包括零售包装
3004902000	含联苯双酯的药品	包括零售包装
3004905200	片仔癀	已配定剂量或零售包装
3004905300	白药	已配定剂量或零售包装
3004905400	清凉油	已配定剂量或零售包装
3004905510	含天然麝香的安宫牛黄丸	已配定剂量或零售包装
3004905590	其他安宫牛黄丸	已配定剂量或零售包装
3004905910	含濒危动植物成分的中式成药	已配定剂量或零售包装
3004905990	含其他成分的中式成药	已配定剂量或零售包装
3004906000	含有青蒿素及其衍生物的药品	已配定剂量或制成零售包装
3004909010	含濒危野生动植物成分的药品	已配定剂量或零售包装，不含紫杉醇
3004909020	含紫杉醇成分的药品	已配定剂量或制成零售包装
3004909090	其他已配定剂量的药品	包括零售包装
3006300000	X光检查造影剂、诊断试剂	
3006601000	以激素为基本成分的避孕药	
3006609000	其他化学避孕药	以品目2937的其他产品或杀精子剂为基本成分

关于调整《进口药品目录》有关内容的公告

（国食药监注〔2006〕544号）

国家食品药品监督管理局会同海关总署于2003年12月30日发布第9号公告，制定了《进口药品目录》；2005年12月31日发布《关于进口药材登记备案等有关事宜的公告》（国食药监注〔2005〕655号），在原《进口药品目录》中增加部分商品编码。根据进口药材管理工作的执行情况，经研究，现对《进口药品目录》调整如下：

一、增列乳香、没药、血竭、芦荟（商品编码详见附件）四种药材。自2006年11月1日起，进口上述四种药材，海关凭国家食品药品监督管理局授权部门签发的加盖"×××药品监督管理局药品登记备案专用章"的《进口药品通关单》，及其他有关单证办理报关验放手续。

二、将加纳籽、车前子壳粉、育亨宾皮从"其他主要用作药料的鲜或干的植物"（商品编码12119039 99）中划出，将商品编码调整为12119039 92。自2006年11月1日起，进口上述三种产品，海关不再验核《进口药品通关单》。

特此公告。

国家食品药品监督管理局
中华人民共和国海关总署
二○○六年十月二十三日

附件

《进口药品目录》新增内容

税则号列	货品名称	注释
1301902000	乳香、没药及血竭	
0602909410	芦荟	种用除外

规章文件

1205

关于印发《进口药材抽样规定》等文件的通知

（国食药监注〔2006〕242号）

各省、自治区、直辖市食品药品监督管理局（药品监督管理局），各口岸、边境口岸食品药品监督管理局，各口岸药品检验所，各边境口岸所在地省级药品检验所：

为配合实施《进口药材管理办法（试行）》（国家食品药品监督管理局令第22号），国家局组织修订了《进口药材抽样规定》，制定了《进口药材抽样记录单》、《进口药材不予抽样通知书》、《进口药材检验报告书》，现予以印发，自2006年7月15日起实施。

关于《进口药材抽样记录单》、《进口药材不予抽样通知书》、《进口药材检验报告书》等各种表格我局将统一印制并邮寄给各口岸药品检验所、边境口岸所在地省级药品检验所。

特此通知

附件：1. 进口药材抽样规定
2. 进口药材抽样记录单
3. 进口药材不予抽样通知书
4. 进口药材检验报告书

国家食品药品监督管理局
二○○六年六月六日

附件1

进口药材抽样规定

一、为做好进口药材的抽样管理工作，保证进口药材抽样的代表性和科学性，保证检验结果的准确性，制定本规定。

二、进口药材抽样由承担该品种检验的口岸药品检验所、边境口岸所在地省级药品检验所负责进行。申请人应当负责抽样所需的工具和场地的准备，以及抽样时的搬移、倒垛、开拆和恢复包装等事项。

三、同一合同，药材名称、产地或出口地、包装规格、唛头标记以及合同编号均相同者，方可作为同批进行抽样。

四、抽样通则：

（一）抽样前，应当与报验资料核对外包装，唛头号或合同编号，药材名称，产地或出口地（生产厂商名），数量等。有内包装的样品应核对小包装的药材名称、规格，生产厂名等，并注意检查包装的完整性和清洁程度，以及有无水迹、霉烂或其它物质污染等，同时作详细记录。如有部分包件变质，应当另行抽样检验。

（二）根据药材品种、包装、规格的不同、体质的轻重，结合检验需要，在每一应抽包件中抽取代表性份样250-500克（指一般药材，特殊品种酌情抽取）。同一批各件中所抽份样数量应力求一致，全部份样混合均匀，四分法缩分抽取检验样品。一般药材的检验样品不得少于1公斤，贵重药材根据到货的品种、数量及质量情况决定。

（三）抽取的检验样品，一般品种分为3份，检验后的剩余样品和挑出的杂质等亦应保留备查。

特殊（贵细）品种检验后除留样外，剩余样品于发出检验报告书后，凭抽样证明（单据）由报验单位限期1个月领回。

检验样品的留样（备查份和剩余样品等）一般保留一年（年终处理前年的留样）。属于索赔或退货的，检品的留样须保留至该案完结时。某些不易贮存的留样，可根据实际情况确定保留时间。

超过保留期的留样，由口岸药品检验所或边境口岸所在地的省级药品检验所自行处理并记录备查。

五、抽样数量与检验样品数量要求：根据进口药材的类别、品种，分别规定抽样数量与检验样品数量。

（一）一般药材：

1.抽样数量：60件以下者，抽取3件；不足3件者逐件抽取；60件以上者按5%抽样。

2.倒箱包数量：按总件数的1%倒箱（包），番泻叶除外。

3.检验样品数量：

1-100件，每50件（不足50件以50件计）作为1份检验样品。

100-500件，超出100件部分每100件（不足100件以100件计）作为1份检验样品；

500件以上，超出500件部分每200件（不足200件以200件计）作为1份检验样品。

4.如遇质量有问题时，可增加抽样件数或倒箱（包）件数。增抽的质量有问题样品，另作检验样品。

（二）特殊（贵细）品种：

1.牛黄：

每 2 公斤（不足 2 公斤以 2 公斤计）抽取 1 份检验样品。全部开箱（包）。按个子及碎片的比例分别抽取代表性份样不少于 200 克，现场检验霉变、掺杂等项（霉变、掺杂者另行处理），然后以四分法缩分抽取检验样品（约 50 克）。

2. 猴枣：

全部开箱（包），按个子及碎片分别抽取代表性样品，每箱（包）抽取 1 份检验样品（约 10 克）。

3. 海马：

全部开箱。逐箱抽取代表性份样，全部份样混合均匀。每 5 箱（不足 5 箱以 5 箱计）抽取 1 份检验样品（不少于 100 克）。

4. 蛤蚧：

全部开箱，做现场检查。酌情抽取代表性样品，每 5000 对（不足 5000 对以 5000 对计）抽取代表性样品 10 对，作为 1 份检验样品。

5. 海狗肾：

全部开箱，逐箱检查。抽取代表性样品。每 20 公斤（不足 20 公斤以 20 公斤计）抽取 1 份检验样品。每份取 5 条做检验，留样 1 条。

6. 高丽红参（朝鲜红参）：

按不同规格分别取样，600 克/盒或以上，每 80 盒（不足 80 盒以 80 盒计）抽取 1 份检验样品；300 克/盒至 600 克/盒（不含 600 克/盒），每 100 盒（不足 100 盒以 100 盒计）抽取 1 份检验样品；150 克/盒至 300 克/盒（不含 300 克/盒），每 200 盒（不足 200 盒以 200 盒计）抽取 1 份检验样品；75 克/盒至 150 克/盒（不含 150 克/盒），每 300 盒（不足 300 盒以 300 盒计）抽取 1 份检验样品；75 克以下，每 500 盒（不足 500 盒以 500 盒计）抽取 1 份检验样品。每份检验样品用量约 150 克。

7. 西洋参：

统装和分级西洋参：以最小包装为 1 件计，5 件以下逐件抽取，5 件以上每增加 5 件（不足 5 件以 5 件计）增抽 1 件。每件按不同类型（大、中、小、质轻、质重）分别抽取份样约 100 克，混合均匀，四分法缩分抽取检验样品（50~100 克），每 5 件（不足 5 件以 5 件计）作为 1 份检验样品。

原装西洋参：20 件以下抽取 2 件，2 件混匀作为 1 份检验样品。20 件以上每增加 20 件（不足 20 件以 20 件计）增抽 1 件。按抽样件数的 20% 倒箱（包）做现场检查，然后参照统装西洋参抽取检验样品，每 20 件（不足 20 件以 20 件计）作为 1 份检验样品。每份检验样品用量约 150 克。

8. 西红花：

全部开箱。每 10 件开启 1 件，每 10 公斤（不足 10 公斤以 10 公斤计）作为 1 份检验样品，抽取约 75 克。

9. 天竺黄、泰国安息香：

10 箱以下开 2 箱，10 箱以上每增加 10 箱（不足 10 箱以 10 箱计）增开 1 箱。每箱在中间和四角五个部位取份样，混合均匀。四分法缩分抽取检验样品，每 10 箱（不足 10 箱以 10 箱计）做为 1 份检验样品（约 750 克）。

10. 肉桂：

每 10 个包装（不足 10 个包装以 10 个包装计）抽取 1 份检验样品。截取代表性样品，总量不少于 300 克做为检验样品。

11. 血竭：

每 10 箱（不足 10 箱以 10 箱计）抽取 1 件检验样品。按 20% 开箱，每箱自上、中、下不同部位各取血竭 2 块（原装血竭各取不同类型血竭共 500 克）为份样，然后自份样上各取代表性样品作为检验样品（约 500 克）。

12. 苏合香：

以最小包装作为 1 件计。10 件以下抽取 3 件，不足 3 件者全部抽取。10 件以上每增加 10 件（不足 10 件以 10 件计）增抽 1 件。每件抽取的份样即为检验样品，分别检验。每份检验样品用量约 150 克。

13. 沉香：

全部倒箱检查。按沉香的颜色、质地、大小分别抽取代表性份样，然后自份样上劈取代表性样品作为检验样品（约 500 克）。每 20 箱（不足 20 箱以 20 箱计）作为 1 份检验样品。

14. 藤黄：

抽取代表性份样，混合均匀。四分法缩分抽取检验样品，每 10 件（不足 10 件以 10 件计）抽取 1 件检验样品（约 150 克）。

六、抽样注意事项

1. 抽样环境应当清洁卫生，抽样工具必须清洁、干燥，符合被抽样品的要求。

2. 抽样时应当防止样品污染，抽取的检验样品应当迅速放入密闭容器中（塑料袋、铁罐或磨口玻璃瓶）。

3. 抽样应由受过培训的专业人员（二人以上）进行，报验单位的有关人员必须在场。

4. 根据到货的质量和包装异常情况，需适当变更抽样方法和数量时，口岸药品检验所、边境口岸所在地省级药品检验所，应与报验单位共同拟定变更方法，以便抽取代表性样品。变更抽样方法的情况，应在《进口药品抽样记录单》中予以记录。

七、本规定自 2006 年 7 月 15 日起实施。1999 年 5 月 1 日实施的《进口药品管理办法》附件七《进口药材抽样规定》同时废止。

附件2

进口药材抽样记录单

药材名称：		产　　地：	
批件号：		检验通知号：	

1. 存货地现场情况记录

1.1　存货地点：

1.2　抽样地点：

1.3　储存条件等：

2. 货物包装情况记录

2.1　外包装是否完整□；是否封固□（铅封□；塑料插封□；胶纸封□；其它封：　　　　　）

2.2　外包装为：铁桶□；纤维纸桶□；铝听□；硬纸板箱□；木箱□；牛皮纸袋□；蛇皮袋□；其它：

2.3　内包装为：玻瓶□；纸盒□；塑料袋□；其他：

3. 药材包装标签与批件核对情况记录：

3.1　□ 品名、包装规格、出口商、批件号等与批件中所载内容一致；

3.2　□ 货物数量与报验时一致；

3.3　□ 不一致内容：（详细列出）

4. 抽样情况记录，包括所抽桶（箱、听、袋）号、数量：

5. 抽样结论：

抽样单位：		
药品检验所		经手人：
申请人（报验单位）：		
		经手人：

记录单编号：　　　　　　　　　　　　　　　　　　　　抽样日期：　　年　　月　　日

（请注意背面'注意事项'）　　　　　　　　　　　　　国家食品药品监督管理局制

注 意 事 项

　　一、此记录单一式三份，由药品检验所填写。一份交负责通关备案的口岸或边境口岸（食品）药品监督管理局，一份交申请人（报验单位），一份留档。

　　二、表中注"□"处，应当根据现场查验的实际，是该情况则用"√"标出，不是则用"×"标出。

　　三、现场查验完毕，对符合要求的，药品检验所应当在"抽样结论"一栏明确标出"符合规定，已予抽样"的字样；对不符合要求的，药品检验所按规定填写《进口药材不予抽样通知书》。

　　四、此单填写完毕，药品检验所和申请人（报验单位）对其内容核实无误后，双方经手人签字后生效。

附件 3

进口药材不予抽样通知书

编号：

_____ 食品药品监督管理局（药品监督管理局）：

以下药材不符合《进口药材管理办法（试行）》口岸检验的要求，不予抽样，请按有关规定处理。

申请人（报验单位）：

药材名称：   产地：

批件号：   检验通知号：

抽样时间：

理由：

抽样单位：   药品检验所   经手人：

申请人（报验单位）：   经手人：

（请注意背面"注意事项"）   国家食品药品监督管理局制

注意事项

一、此通知书一式三份，由药品检验所填写。一份交负责通关备案的口岸或边境口岸（食品）药品监督管理局，一份交申请人（报验单位），一份留档。

二、此单填写完毕，药品检验所和申请人（报验单位）对其内容核实无误后，双方经手人签字后生效。

规章文件

附件4

×××药品检验所进口药材检验报告书

报告书编号：   共　　页，第　　页

检品中文名称		检品编号	
检品英文名称			
出口商		产地	
申请人（报验单位）		包装规格	
批件号		合同号	
收样日期		检验目的	
报验数量		抽样数量	
检验依据			

检验项目	标准规定	检验结果

备注：	
检验结论	

技术负责人		签发日期	

国家食品药品监督管理局制

关于进口药材登记备案等有关事宜的公告

（国食药监注〔2005〕655号）

根据《药品管理法》、《药品管理法实施条例》以及《进口药材管理办法（试行）》（国家食品药品监督管理局令第22号）的有关规定，为加强药材进口的监督管理，现将有关事宜公告如下：

一、自2006年2月1日起，组织药材进口，申请人应当在取得《进口药材批件》后，向国家食品药品监督管理局确定的口岸或者边境口岸（食品）药品监督管理局提出登记备案申请［各口岸或者边境口岸（食品）药品监督管理局的联系方式见附件1，各口岸或者边境口岸（食品）药品监督管理局与口岸或者边境口岸对应关系表见附件2］。

二、药材登记备案采用统一印章，印章名称为"×××药品监督管理局药品登记备案专用章"。"专用章"由国家食品药品监督管理局统一刻制颁发，自2006年2月1日起启用（印章式样见附件3）。

三、自2006年1月1日起，对2003年12月30日国家食品药品监督管理局会同海关总署发布的第9号公告中的《进口药品目录》进行调整，增加部分商品编码（增加内容见附件4）。

四、自2006年2月1日起，进口列入《进口药品目录》商品编码范围的药材，海关凭国家食品药品监督管理局授权部门签发的加盖"×××药品监督管理局药品登记备案专用章"的《进口药品通关单》，及其它有关单证办理报关验放手续。《进口药品通关单》仅限在该单上注明的口岸海关使用，并实行一批一证制度，证面内容不得更改，如需更改，须换发新证。

2006年2月1日前，进口列入《进口药品目录》商品编码范围的药材，国家食品药品监督管理局授权部门已签发的加盖"×××药品监督管理局药品进口备案专用章"的《进口药品通关单》，在其有效期内可以继续使用；超过有效期尚未办理报关手续的，2006年2月1日后，应到口岸或者边境口岸（食品）药品监督管理局换领加盖"×××药品监督管理局药品登记备案专用章"的《进口药品通关单》。

五、进口列入《进口药品目录》商品编码范围的除药材以外的其它药品，海关仍凭国家食品药品监督管理局授权部门签发的加盖"×××药品监督管理局药品进口备案专用章"的《进口药品通关单》，及其它有关单证办理报关验放手续。"×××药品监督管理局药品进口备案专用章"的印章式样见2003年国家食品药品监督管理局、海关总署《关于实施〈药品进口管理办法〉有关事宜的通知》（国食药监注〔2003〕320号）。

特此公告

附件：1. 口岸或者边境口岸（食品）药品监督管理局的联系方式

　　　2. 口岸或者边境口岸（食品）药品监督管理局与口岸或者边境口岸的对应关系表

　　　3. 登记备案专用章印章样式（略）

　　　4.《进口药品目录》新增内容

国家食品药品监督管理局

中华人民共和国海关总署

二〇〇五年十二月二十九日

附件 1

口岸（食品）药品监督管理局联系方式

序号	口岸食品药品监督管理局（名称）	业务处（名称）	地址	邮编	电话	传真
1	北京市药品监督管理局	药品注册处	北京市宣武区枣林前街 70 号	100016	010-83979391	010-83979465
2	天津市食品药品监督管理局	药品注册处	天津市和平区岳阳道 79 号	300051	022-23121151，23322300-2216	022-23311931
3	大连市食品药品监督管理局	安全监管与药品注册处	大连市沙河口区五一路 73 号	116021	0411-84603892，84641372	0411-84629832
4	上海市食品药品监督管理局	药品注册处	上海市普安路 189 号，曙光大厦 1101 室	200021	021-63203876，63111927	021-63558718
5	南京市药品监督管理局	安全监管处	南京市中山东路 486 号	210007	025-84415213	025-84412975
6	杭州市食品药品监督管理局	安全监管注册处	杭州市朝晖路施家花园联锦大厦 B 楼	310014	0571-85463571；85463570	0571-85463572
7	宁波市食品药品监督管理局	安全监管注册处	宁波市药行街 210 号	315000	0574-87292643；87314641	0574-87314609
8	福州市药品监督管理局	安全监管处	福州市台江区下杭路 118 号	350009	0591-3212492	0591-3258564
9	厦门市药品监督管理局	安全监管处	福建省厦门市湖滨南路 78 号 6 楼	361004	0592-2232421	0592-2232421
10	青岛市食品药品监督管理局	药品管理处	青岛市市南区沂水路 7 号甲	266001	0532-82899071	0532-82899067
11	武汉市食品药品监督管理局	药品监管处	武汉市汉口青年路 8 号	430022	027-85791075	027-85792677
12	广州市食品药品监督管理局	药品安全监管处	广州市荔湾区十八甫路 96 号	510130	020-81876478；81394933-8510	020-81392747
13	深圳市食品药品监督管理局	药品安全监管处	深圳市红荔西路 7024 号鲁班大厦 2 楼	518034	0755-83190172	0755-83190172
14	珠海市食品药品监督管理局	药品安全监管科	珠海市香洲香溪路 48 号 2 楼	519000	0756-2297974	0756-2299593

续表

序号	口岸食品药品监督管理局（名称）	业务处（名称）	地址	邮编	电话	传真
15	海口市食品药品监督管理局	市场监督科	海口市和平大道三横路碧溪苑小区 Λ4 幢	570208	0898–66198432	0898–66198432
16	重庆市食品药品监督管理局	注册处	重庆市渝中区大坪长江支路 2 号	400042	023–68810523	023–68810523
17	成都市药品监督管理局	药品注册处	成都市人民西路 4 号	610015	028–86699479；028–86644856	028–86261830
18	西安市食品药品监督管理局	药品进口备案办公室	西安市雁塔中路 26 号	710054	029–85525662，85525042	029–85531740
19	南宁市食品药品监督管理局	药品进口备案办公室	南宁市新竹路 14–4 号	530021	0771–5859761	0771–5859761

边境口岸（食品）药品监督管理局联系方式

序号	边境口岸食品药品监督管理局（名称）	业务处（名称）	地址	邮编	电话	传真
1	黑河市食品药品监督管理局	市场监管科	黑河市文化街402号	164300	0456-6100960	0456-8227855
2	牡丹江市食品药品监督管理局	安全监管科	牡丹江市东长安街49号	157000	0453-6226524	0453-6226524
3	通化市食品药品监督管理局	安全监管和注册科	通化市胜利路1号	134000	0435-3653989	0435-3653981
4	白山市食品药品监督管理局	安全监管和注册科	白山市浑江大街138号	134300	0439-3290010	0439-3290017
5	延边朝鲜族自治州食品药品监督管理局	安全监管和注册科	延吉市天池路金达莱广场西侧	133001	0433-2265015	0433-2265015
6	内蒙古二连浩特市食品药品监督管理局	业务科	内蒙古二连浩特市锡林街0366号	011100	0479-7521260	0479-7526426
7	内蒙古满洲里市食品药品监督管理局	业务科	满洲里市东二道街47号	021400	0470-6229256	0470-6229256
8	崇左市食品药品监督管理局	综合科	广西南宁市明秀路228号	530001	0771-3941092	0771-3941320
9	防城港市食品药品监督管理局	综合科、市场科	广西防城港市港口区中华大道10号	538001	13387709281；13387709285	0770-2835781
10	百色市食品药品监督管理局	市场科	广西百色市城乡路112号	533000	0776-2831661	0776-2831876
11	德宏傣族景颇族自治州食品药品监督管理局	安监注册科	云南省德宏州潞西市为民路下段	678400	0692-2116269	0692-2116269
12	文山壮族苗族自治州食品药品监督管理局	市场稽查科	云南省文山州文山县开化镇东风路63号	663000	0876-2126970	0876-2126519
13	西双版纳傣族自治州食品药品监督管理局	药品注册与医疗器械科	云南省西双版纳州景洪市勐遮路1号	666100	0691-2163375	0691-2163777

序号	边境口岸食品药品监督管理局（名称）	业务处（名称）	地址	邮编	电话	传真
14	红河哈尼族彝族自治州食品药品监督管理局	安监注册科	云南省红河州蒙自县银河路36号	661100	0873-3726927	0873-3729409
15	博尔塔拉蒙古自治州药品监督管理局	注册管理科	博乐市青得里大街110号	833400	0909-2220427	0909-2227510
16	伊犁哈萨克自治州药品监督管理局	注册管理科	伊宁市斯大林大街57号	835000	0999-8021412	0999-8027430
17	克孜勒苏柯尔克孜自治州药品监督管理局	注册管理科	阿图什市松他克路27院	845300	0908-4222498	0908-4233599
18	喀什地区药品监督管理局	注册管理科	喀什市解放路280号	844000	0998-2837299	0998-2839028
19	西藏日喀则地区食品药品监督管理局	业务科	日喀则市山东路39号	857000	0892-8833082	0892-8822602

规章文件

附件2

口岸（食品）药品监督管理局与口岸的对应关系表

序号	口岸（食品）药品监督管理局	口岸
1	国家食品药品监督管理局	所有口岸
2	北京市药品监督管理局	北京海关关区所辖口岸
3	天津市食品药品监督管理局	天津海关关区所辖口岸
4	大连市食品药品监督管理局	大连海关关区所辖口岸
5	上海市食品药品监督管理局	上海海关关区所辖口岸
6	南京市药品监督管理局	南京海关关区所辖口岸
7	杭州市食品药品监督管理局	杭州海关关区所辖口岸
8	宁波市食品药品监督管理局	宁波海关关区所辖口岸
9	福州市药品监督管理局	福州海关关区所辖口岸
10	厦门市药品监督管理局	厦门海关关区所辖口岸
11	青岛市食品药品监督管理局	青岛海关关区所辖口岸
12	武汉市食品药品监督管理局	武汉海关关区所辖口岸
13	广州市食品药品监督管理局	广州海关、黄埔海关关区所辖口岸
14	深圳市食品药品监督管理局	深圳海关关区所辖口岸
15	珠海市食品药品监督管理局	珠海海关关区所辖口岸
16	海口市食品药品监督管理局	海口海关关区所辖口岸
17	重庆市食品药品监督管理局	重庆海关关区所辖口岸
18	成都市药品监督管理局	成都海关关区所辖口岸
19	西安市食品药品监督管理局	西安海关关区所辖口岸
20	南宁市食品药品监督管理局	南宁海关关区所辖口岸

边境口岸（食品）药品监督管理局与边境口岸的对应关系表

序号	边境口岸（食品）药品监督管理局	边境口岸
1	国家食品药品监督管理局	所有边境口岸
2	黑河市食品药品监督管理局	黑河
3	牡丹江市食品药品监督管理局	东宁
4	通化市食品药品监督管理局	集安
5	白山市食品药品监督管理局	长白
6	延边朝鲜族自治州食品药品监督管理局	图们
		三合
7	内蒙古二连浩特市食品药品监督管理局	二连浩特
8	内蒙古满洲里市食品药品监督管理局	满洲里
9	崇左市食品药品监督管理局	凭祥
10	防城港市食品药品监督管理局	东兴
11	百色市食品药品监督管理局	龙邦
12	德宏傣族景颇族自治州食品药品监督管理局	瑞丽
13	文山壮族苗族自治州食品药品监督管理局	天保
14	西双版纳傣族自治州食品药品监督管理局	景洪
15	红河哈尼族彝族自治州食品药品监督管理局	河口
16	博尔塔拉蒙古自治州药品监督管理局	阿拉山口
17	伊犁哈萨克自治州药品监督管理局	霍尔果斯
18	克孜勒苏柯尔克孜自治州药品监督管理局	吐尔尕特
19	喀什地区药品监督管理局	红其拉普
20	西藏日喀则地区食品药品监督管理局	樟木

规章文件

附件 4

《进口药品目录》新增内容

税则号列	货品名称	注释
12119039 99	其它主要用作药料的鲜或干的植物	包括其某部分，不论是否切割，压碎或研磨成粉

关于药品进口备案和退运有关事宜的公告

（国食药监注〔2004〕338号）

国家食品药品监督管理局和海关总署联合颁发的《药品进口管理办法》（下称《办法》）已于2004年1月1日起施行。根据《办法》的规定，对于国家食品药品监督管理局规定的生物制品、首次在中国境内销售的药品等情况，口岸药品监督管理局应按照《办法》第十五条的规定，在药品检验符合规定后，方能出具《进口药品通关单》。为进一步方便药品的通关，在确保药品质量的前提下提高药品通关效率，规范口岸管理，经国家食品药品监督管理局和海关总署共同研究，决定自2004年10月1日起，对此类药品的通关备案和口岸检验采取如下临时措施，并对药品的退运管理制定了明确要求，现公告如下：

一、凡《办法》第十条规定情形的药品，口岸药品监督管理局在接到《进口药品报验单》及相关资料后，可按照《办法》第十六条的规定出具《进口药品通关单》和《进口药品口岸检验通知书》，不再出具《进口药品抽样通知书》。但需在《进口药品通关单》的备注中注明"该批药品待抽样检验，检验符合规定后，方可销售使用"。

二、进口单位凭口岸药品监督管理局出具的上述《进口药品通关单》，向海关办理进口药品的报关手续。

三、进口单位应当在办结海关手续2日内，按《办法》的有关规定，到口岸药品检验所办理抽样事宜，口岸药品监督管理局将抽样后的药品予以加封。加封后的药品经抽样检验符合标准规定的，予以启封，允许销售使用。

四、对于口岸药品检验所不予抽样或抽样检验不符合标准规定的药品，按照《办法》的有关规定办理。海关凭进口单位的申请，办理退运手续或移交口岸药品监督管理局监督处理。

五、按照国家药品生产经营的有关管理规定，由中国境内报关出口的，因残损、短少、品质不良或者规格不符等原因，原状退货复运进境的药品，不在此《办法》管理范围之内。

六、国家食品药品监督管理局和海关总署此前公布的有关生物制品进口备案程序与本公告不符的，按本公告执行。

特此公告

国家食品药品监督管理局
中华人民共和国海关总署
二〇〇四年六月二十五日

规章文件

关于印发《进口药品注册检验指导原则》的通知

（国食药监注〔2004〕310号）

各口岸药品检验所：

为加强进口药品注册管理，保证进口药品注册检验工作的规范化，我局制订了《进口药品注册检验指导原则》，现印发你们，请认真贯彻执行。

> 附件：1. 国家食品药品监督管理局进口药品质量标准复核通知单
> 2. 中国药品生物制品检定所进口药品质量标准复核通知件
> 3. 国家食品药品监督管理局进口药品注册标准格式
> 4. 国家食品药品监督管理局进口药品注册标准复核说明格式

国家食品药品监督管理局

二〇〇四年六月二十五日

进口药品注册检验指导原则

进口药品注册检验系指国家食品药品监督管理局指定口岸药品检验所对申请注册的进口药品质量标准的有效性和可行性进行复核及样品的实验室考核。为保证进口药品注册检验工作的规范化，特制订本指导原则。

一、进口药品注册检验程序及时限

（一）进口药品注册检验依据国家食品药品监督管理局药品注册司下发的《进口药品质量标准复核通知单》（附件1）进行。中国药品生物制品检定所具体负责组织实施。

（二）申请人在收到国家食品药品监督管理局药品注册司下发的《进口药品质量标准复核通知单》后，应将下列资料和样品，及时报送中国药品生物制品检定所：

1. 申报品种的出厂及货架期的中、英文质量标准、检验方法及相关的生产工艺资料（文字资料及电子版资料各一份）；

2. 三批已在国外或国内上市的样品及出厂检验报告书，每批为全检量的三倍量；生物制品可根据其品种要求，提供相应的半成品（原液）及其制造及检定记录；

3. 检验用标准品（对照品）及检验报告书。

（三）中国药品生物制品检定所收到进口药品注册检验的资料和样品后，应在5个工作日内确定进行进口药品注册检验工作的口岸药品检验所，向有关口岸药品检验所下发《进口药品质量标准复核通知件》（附件2），并将质量标准和样品等一并发给承担工作的口岸药品检验所。

（四）承担工作的口岸药品检验所在收到《进口药品质量标准复核通知件》后，方可开始进行质量标准复核工作。复核工作应在收到《进口药品质量标准复核通知件》和相关资料及复核用样品、标准品后60个工作日内完成。

进口生物制品的注册检验由中国药品生物制品检定所负责，其注册检验及质量标准复核工作应当在 60 个工作日内完成，特殊制品及疫苗等制品的复核工作可在 90 个工作日内完成。如有特殊情况，应通知申请人，并说明原因。

（五）各口岸药品检验所完成所承担品种的质量标准复核工作后，应将复核后的质量标准、复核说明及检验报告书一式五份报中国药品生物制品检定所。同时应报送电子版的质量标准和复核说明，格式为 Microsoft Word。

（六）中国药品生物制品检定所在收到口岸所报送的质量标准后，应在 20 个工作日内组织专家遵照复核原则，完成报送质量标准的审核。若报送的质量标准须做补充或修订，则应出具书面意见告知复核单位。复核单位应在规定时限内完成修订工作，并连同复核标准起草说明及检验报告书等及时呈报中国药品生物制品检定所。

（七）质量复核过程中发现药品质量问题的，由中国药品生物制品检定所负责提出处理意见及时上报国家食品药品监督管理局。

（八）经国家食品药品监督管理局审查批准注册的进口药品，其复核后的质量标准为进口药品注册标准，作为进口药品检验的法定标准。该标准由中国药品生物制品检定所按统一格式编号，编号格式为：JXxxxxxxxx、JZxxxxxxxx、JSxxxxxxxx（X 代表化学药品；Z 代表中药；S 代表生物制品；数字的前四位为年份，后四位为序号）。

（九）经国家食品药品监督管理局批准的进口药品注册标准由中国药品生物制品检定所印发各口岸药品检验所，在进口药品口岸检验时使用。

二、质量标准的复核原则

（一）质量标准复核应严格按企业申报的货架期标准的内容进行复核，不可随意减少项目。

1. 有关物质检查如果生产企业不能提供杂质对照品时，可请生产企业修订为自身对照法，但应同时提供响应因子、相对保留时间及检测灵敏度等方法学验证的数据。

2. 含量测定项有两种或两种以上检测方法，应选择准确度高、重现性和专属性强、易于操作的一种方法；制剂应优先考虑能反映稳定性和专属性的方法。

3. 口服制剂中的辅料、稳定剂、抗氧剂、包衣色素等，一般情况下在检验项目中可不作规定。

4. 如申报品种的质量标准中检测项目涉及特殊仪器，且无其他方法代替时，可暂不检验。但应写入质量标准的正文，并加注"*"，"注明：此项目检查为特殊仪器，口岸检验暂不执行，以生产企业的自检报告结果为准"，并在相应的复核说明处写明原因。

（二）质量标准复核须考核该标准能否全面控制产品的质量。若该品种已收载于国际通用药典或世界卫生组织有关生物制品的规程，则应与国际通用药典的标准或世界卫生组织有关生物制品的规程进行比较。若该品种已在我国上市，则尚须与我国国家药品标准进行比较。若国际通用药典标准的限度不同，需经考核加以确定。

凡我国现行国家药品标准或《中国生物制品规程》已有规定的检验项目和质控指标，不论国外药典收载与否，复核标准都不得低于国家药品标准或《中国生物制品规程》的规定。

（三）修改原质量标准的有关项目、含量限度和检测方法要有充分理由；修改原检验方法，须按照《中国药典》现行版附录的指导原则进行方法学验证，与原检验方法进行对照，并提供试验数据。对质量标准项目、含量限度和检测方法的增加或者修改均应取得申请人的书面同意。

（四）已进行过质量标准复核的品种，再注册申请时，若我国现行国家药品标准对该品种已有新的规定，则应重新修订或增订检验项目。一般按照复核要求进行单项复核及检验，并对原复核标准进行审核修订，整理出完整的复核标准，并取得申请人的书面同意。

三、复核标准的撰写要求

（一）复核的质量标准须按照《中国药典》或《中国生物制品规程》的统一格式整理，并按照《国家食品药品监督管理局进口药品注册标准》（附件3）的格式打印，应用宋体四号字，并注明生产企业、生产国别及复核单位。

（二）质量标准复核应对申请注册的生产企业的三批样品进行检验，个别生物制品还需对三批样品的半成品（原液）进行复核，出具国内注册检验药品检验报告书。"检验目的"写为"注册检验"，"生产单位或产地"注明国别，"检验依据"写为"拟定进口注册标准"，其它均按药品检验报告书管理的有关规定执行。

四、起草说明的撰写要求

（一）质量标准复核起草说明按照《中国药典》或《中国生物制品规程》品种项下的项目次序，逐一加以说明。复核起草说明应包括对质量标准复核原则的执行情况、标准修改的原因、方法验证的数据、复核过程发现的情况和经验等。并按照《国家食品药品监督管理局进口药品注册标准复核说明》（附件4）的格式打印，应用宋体四号字。

（二）书写要求

1. 概况：写明进口药品中英文名称和商品名、生产企业和国别、申请人、申请编号及复核编号；对送检三批样品检验的结论意见。

2. 重点介绍复核后的质量标准与原企业标准、国际通用药典、我国国家药品标准比较的情况，如有不同或有项目的增减，应详述理由。

3. 对药品技术审评中提出的质量标准复核时需注意的问题及修订建议采纳情况的说明。没有采纳的应详述理由。

4. 品名应根据《中国药品通用名称》或《中国生物制品规程》中《生物制品命名规则》进行命名（一般不标注商品名）。《中国药品通用名称》未收载的品种，应要求申请人出具国家药典委员会的命名复函。原料药必须注明结构式、分子式、化学名、英文通用INN名；单方制剂必要时注明主成分结构式、分子式、化学名、英文名；复方制剂须注明处方。

5. 复核项目中若有对原方法进行修订或增加检测项目的，应按照《中国药典》或《中国生物制品规程》格式的顺序按以下要求加以说明。生物制品按《中国生物制品规程》的格式书写。

（1）性状：在复核过程中如有改动应加以说明。

（2）鉴别

①若用薄层色谱法，应写清楚操作的条件及注意点，说明主斑点的 Rf 值，并提供薄层色谱图的照片或图谱。

②若增加或改用可见紫外吸收光谱特征，有最大吸收峰、最小吸收峰、肩峰等，应附图并且说明波长位置；有吸收度或吸收度比值，应写明检品的实测结果。

③其它对红外光谱、离子反应、高效液相色谱法等有修改的皆应加以说明。

（3）检查

①对某些项目如 pH、装量、重金属、溶液的澄清度和颜色、不溶性微粒、砷盐等有修改的应加以说明。

②对有关物质、降解产物、异构体、残留有机溶剂等检查项进行修改，如采用薄层色谱法应写明最低检出量，并附照片或图谱。如采用高效液相色谱法用杂质对照品时，应说明最低检测量，用自身对照或面积归一化法时，应附图并说明测试中色谱峰的分离度。

③若增加含量均匀度的测定，其检查方法应尽可能与含量测定相一致，如不一致应给予说明

（或进行方法学验证）。

④若修订溶出度或释放度的测定：

a 溶出度检查：说明过滤的方式，如过滤对样品有吸附，影响检测结果的，应加以说明。

b 释放度检查：配制的溶剂或测试方法中有特殊要求的，均应在复核说明中加以说明。

（4）若重新制定含量测定方法：

①应写明测试中的注意事项及测试的结果。

②除容量分析法与重量分析法外，均应进行方法学验证实验。在制剂测定中，注意辅料是否干扰，并进行加样回收率试验，写明实验结果、色谱条件。

③采用高效液相色谱法测试含量时，应说明系统适用性试验的要求，给出复核实验条件下的系统适用性试验和典型图谱，如色谱柱有特殊要求，也应加以注明。

五、其它要求

（一）申请注册品种若有多种规格的液体制剂，若主药浓度相同，可以根据具体情况复核一种规格的三批样品（生物制品可以仅复核最大装量的规格）；质量标准正文［规格］项下，按申请注册的规格全部列入。若主药浓度不一致，应复核申报的所有规格的各三批样品。

（二）送检的样品除特殊情况外，各复核单位不得擅自更换样品。送检的三批样品中如有样品按拟定的进口注册标准检验不符合规定，须连同拟定的进口注册标准报中国药品生物制品检定所，由中国药品生物制品检定所出具意见后上报国家食品药品监督管理局。

规章文件

附件 1

国家食品药品监督管理局
进口药品质量标准复核通知单

0000001

申报单位：_____

地址：_____

邮编：_____ 电话：_____

你单位所报 _____ 公司（药厂）生产的

_____ 药品 _____ 剂型

_____ 规格 _____ 包装规格

的进口注册 / 换证 / 补充 / 复审 / 分装申请资料，业已同意受理，受理号：_____ ，请持此件及以下资料和样品径送中国药品检验总所进行质量标准复核：

1．申报品种的中英文质量标准、检验方法及相关的生产工艺资料（文字资料及电子版资料各一份）；2．三批已在国外或国内上市的样品及出厂检验报告书，每批为全检量的三倍量；3．检验用标准品（对照品）及其检验报告书。

中国药品检验总所地址：北京市天坛西里 2 号；电话：67017755

备注：

印章

经办人：

年　　月　　日

附件 2

进口药品质量标准复核通知件

APPROVAL FOR VALIDATION & VERIFICATION OF QUALITY STANDARD OF IMPORT DRUG

申请编号： 复核编号：

APPLICATION NO. NOTICE NO.

通用名称 INN			申报商品名 TRADE NAME		
剂型 DOSAGE FORM		规格 STRENGTH		包装规格 PACKAGE SIZE	
申报单位 UNIT OF APPLICATION					
生产厂家 UNIT OF MANUFACTURER					
复核要求 REQUIREMENTS FOR VALIDATION & VERIFICATION					
复核单位 UNIT OF VALIDATION &VERIFICATION					
样品 SAMPLES	批号 BATCH NO.		数量 AMOUNT		
所附资料 APPENDIX	药品企业标准（中、英文） STANDARD OF MANUFACTURER & CHINESE TRANSLATION				
抄送单位 CARBON COPY					
备 注 REMARKS					

中国药品生物制品检定所

年　　月　　日

附件 3

国家食品药品监督管理局

进口药品注册标准

标准号：_____

前言

［性状］

［鉴别］

［检查］

［含量测定］

［规格］

［生产国别及生产企业］

［复核单位］

发布日期：_____

附件4

国家食品药品监督管理局

进口药品注册标准复核说明

标准号：

综述

逐项说明

发布日期：

办理药品进口备案手续有关事宜公告

（2003 年第 9 号）

国家食品药品监督管理局、海关总署第 4 号令《药品进口管理办法》（下称《办法》）及《关于实施〈药品进口管理办法〉有关事宜的通知》（国食药监注〔2003〕320 号）的规定，为便于有关单位办理药品进口备案手续，现将有关事宜公告如下：

一、经国务院批准，自 2004 年 1 月 1 日起，所有进口药品（包括麻醉药品、精神药品）必须经由北京市、天津市、上海市、大连市、青岛市、成都市、武汉市、重庆市、厦门市、南京市、杭州市、宁波市、福州市、广州市、深圳市、珠海市、海口市、西安市等 18 个城市的指定通关口岸进口，具体通关口岸名单见附件 1。从其它口岸进口的药品将不予办理进口备案和口岸检验手续。

对《办法》第十条规定的药品，其到岸地必须为北京市、上海市和广州市 3 个口岸城市的指定通关口岸。

二、自 2004 年 1 月 1 日起，口岸所在地药品监督管理局开始履行《办法》规定的职责，正式受理药品进口备案申请，承担办理《进口药品通关单》有关事宜，口岸药品检验所原进口报验职能同时停止。2004 年 1 月 1 日起，进口单位必须向口岸所在地药品监督管理局提出药品进口备案申请。

北京市、天津市、上海市、大连市、青岛市、成都市、武汉市、重庆市、厦门市、南京市、杭州市、宁波市、福州市、广州市、深圳市、珠海市、海口市、西安市药品监督管理局为口岸药品监督管理局，其通信地址和电话见附件 2。

三、国家食品药品监督管理局授权中国药品生物制品检定所及北京市、天津市、上海市、大连市、青岛市、成都市、武汉市、重庆市、厦门市、广州市药品检验所和江苏省、浙江省、福建省、海南省、广东省、陕西省药品检验所为口岸药品检验所。其通信地址和电话见附件 3。

四、国家食品药品监督管理局会同海关总署制订了《进口药品目录》，现予公布（附件 4），并自 2004 年 1 月 1 日起执行。

五、进口列入《进口药品目录》商品编码范围的商品，海关凭国家食品药品监督管理局授权部门签发的加盖"×××药品监督管理局药品进口备案专用章"的《进口药品通关单》，及其他有关单证办理报关验放手续。《进口药品通关单》仅限在该单上注明的口岸海关使用，并实行一批一证制度，证面内容不得更改，如需更改，须换发新证。

海关对麻醉药品、精神药品的监管仍按国家食品药品监督管理局和海关总署对麻醉药品、精神药品的有关管理规定执行。

六、对《办法》实施后报关进口但口岸药品监督管理局不予备案，不能提供《进口药品通关单》的上述商品，海关可凭进口收货人或其代理人的申请按照有关规定予以办理直接退运手续。

七、《办法》第十条规定的生物制品为疫苗类、血液制品类及血源筛查用诊断试剂等（目录见附件 5），国家食品药品监督管理局将根据情况，适时对该目录进行调整。

八、考虑到附件 5 所列品种对仓储条件有专门的要求，在专用海关监管仓库尚未确定前，该类生物制品暂按如下规定办理进口备案手续：口岸药品监督管理局在接到《进口药品报验单》及相关资料后，按照《办法》第十六条的规定办理《进口药品通关单》和《进口药品口岸检验通知书》。口岸药品检验所在抽样后，口岸药品监督管理局应将全部药品予以加封，待药品检验合格后，予以启封、放行，允许销售使用。

九、附件 5 所列品种中，人血白蛋白根据到岸地的不同，分别由北京市、上海市或广东省药品检验所负责抽样和口岸检验。其它品种到岸地为北京市的，由中国药品生物制品检定所负责抽样和口岸检验。到岸地为上海市、广州市的，由上海市药品检验所、广东省药品检验所负责抽样，中国药品生物制品检定所负责口岸检验。上海市药品检验所、广东省药品检验所应在抽样后 2 日内，将样品送中国药品生物制品检定所。

十、2003 年 12 月 31 日前由口岸药品检验所发出的有效期内的《进口药品通关单》，可以继续使用；超过有效期尚未办理报关手续的，2004 年 1 月 1 日后，应到口岸药品监督管理局换领新的《进口药品通关单》。

十一、进口药品质量标准复核和临床研究所需标准品、样品和对照药品，可由注册申请人持《进口药品质量标准复核通知单》原件或者注有"凭此件办理所需样品进口手续"的《药物临床研究批件》原件，向口岸药品监督管理局申请办理进口备案手续，并仅需报送登记证或营业执照复印件、装箱单、提运单、《进口药品质量标准复核通知单》复印件或者《药物临床研究批件》复印件等相关资料。

口岸药品监督管理局在审查资料合格后，发给《进口药品通关单》，退还《进口药品质量标准复核通知单》原件或者《药物临床研究批件》原件，并在原件上注明进口批号、数量。

注册申请人所进样品不需进行口岸检验，申请人如要对样品进行检验，可在药品进口后，径向口岸药品检验所申请。

十二、自 2004 年 1 月 1 日起，报验单位须使用专门的软件填报、打印《进口药品报验单》，该软件可在 www.nmpa.gov.cn 或 www.nicpbp.org.cn 的网站下载。报验单位报送进口备案资料时，应同时提交《进口药品报验单》的电子数据。

十三、自 2004 年 1 月 1 日起，原《进口药品管理办法》规定的预防性生物制品、血液制品进口批件审查审批制度予以取消。

十四、原国家药品监督管理局《关于加强进口药品管理有关问题的通知》（国药管注〔2000〕622 号）和海关总署《关于转发国家药品药品监督管理局"关于加强进口药品管理有关问题的通知"的通知》（署法〔2001〕71 号），自 2004 年 1 月 1 日起停止执行。

特此公告

附件：1. 药品进口口岸名单
      2. 口岸药品监督管理局通讯录
      3. 口岸药品检验所通讯录
      4. 进口药品目录
      5. 国家食品药品监督管理局规定的生物制品目录

国家食品药品监督管理局
中华人民共和国海关总署
二〇〇三年十二月三十日

附件1

药品进口口岸名单

序号	城市	药品进口口岸
1	北京市	首都机场　五里店　十八里店　京邮办处　京东郊站　机场货二
2	天津市	天津新港　天津机场　东港海关　津驻邮办
3	大连市	周水子机场　大窑湾港
4	上海市	虹桥机场　浦东机场　吴淞港　沪邮局办
5	南京市	禄口机场
6	杭州市	萧山机场　杭关邮办
7	宁波市	北仑港
8	福州市	马尾海关　长乐机场
9	厦门市	东渡办　高崎机场
10	青岛市	青岛大湾　青前湾港　青机场关　青邮局办
11	武汉市	天河机场　武汉港　武关邮办
12	广州市	新风港　白云机场　广州车站　黄埔港　民航快件
13	深圳市	文锦渡　皇岗　蛇口　深圳机场
14	珠海市	拱北闸口　湾仔港
15	海口市	美兰机场　秀英港
16	重庆市	江北机场　九龙坡港　重庆东站　重庆邮办
17	成都市	双流机场　火车东站　成关邮办
18	西安市	咸阳机场

附件 2

口岸药品监督管理局通讯录

序号	口岸药品监督管理局	业务处	地　址	邮编	电话	传真
1	北京市药品监督管理局	药品注册处	北京市朝阳区霄云路霄云里七号 510 室	100016	010-84551488	010-84551487
2	天津市药品监督管理局	药品注册处	天津市和平区岳阳道 79 号	300051	022-23121151,23322300-2216	022-23311931
3	大连市药品监督管理局	安全监管与药品注册处	大连市沙河口区五一路 73 号	116021	0411-4603892,4641372	0411-4629832
4	上海市药品监督管理局	药品注册处	上海市普安路 189 号,曙光大厦 1101 室	200021	021-63877376,63855733	021-63877376
5	南京市药品监督管理局	安全监管处	南京市中山东路 486 号		025-4415213	025-4412975
6	杭州市药品监督管理局	安全监管注册处	杭州市朝晖路施家花园联锦大厦 B 楼	310014	0571-85463571,85463570	0571-85463572
7	宁波市药品监督管理局	安全监管注册处	宁波市药行街 210 号	315000	0574-87292643,87314641	0574-87314609
8	福州市药品监督管理局	安全监管处	福州市台江区下杭路 118 号	350009	0591-3212492	0591-3258564
9	厦门市药品监督管理局	安全监管处	福建省厦门市湖滨南路 78 号 6 楼	361004	0592-2232421	0592-2232421
10	青岛市药品监督管理局	药品管理处	青岛市市南区沂水路 7 号甲	266001	0532-2899071	0532-2899067
11	武汉市药品监督管理局	药品监管处	武汉市汉口青年路 8 号	430022	027-85791075	027-85792677
12	广州市药品监督管理局	药品安全监管处	广州市荔湾区十八甫路 96 号	510130	020-81876478,81394933-8510	020-81392747
13	深圳市药品监督管理局	药品安全监管处	深圳市红荔西路 7024 号鲁班大厦 2 楼	518034	0755-83190172	
14	珠海市药品监督管理局	药品安全监管科	珠海市香洲香溪路 48 号 2 楼	519000	0756-2297974	0756-2299593
15	海口市药品监督管理局	市场监督科	海口市和平大道三横路碧溪苑小区 A4 幢	570208	0898-66198432	0898-66198432

规章文件

序号	口岸药品监督管理局	业务处	地　　址	邮编	电话	传真
16	重庆市药品监督管理局	注册处	重庆市渝中区大坪长江支路2号	400042	023-68810523	023-68810523
17	成都市药品监督管理局	药品注册处	成都市人民西路4号	610015	028-86699479，86644856	028-86261830
18	西安市药品监督管理局	药品进口备案办公室	西安市雁塔中路26号	710054	029-5525662，5525042	029-5531740

附件 3

口岸药品检验所通讯录

口岸药品检验所	地址	邮编	业务科电话
中国药品生物制品检定所	北京市天坛西里 2 号	100050	010-67017755
北京市药品检验所	北京新街口水车胡同 13 号	100035	010-66125042；66162064 -66161432（F）
天津市药品检验所	天津市贵州路 98 号	300070	022-23374071（O） -23374070（F）
大连市药品检验所	大连市黄河路 888-1 号	116021	0411-421148（O） -4206884（F）
上海市药品检验所	上海市柳州路 615 号	200233	021-64705044 -64704543（F）
江苏省药品检验所	南京市北京西路 6 号	210008	025-6631583 -6631604（F）
浙江省药品检验所	杭州市机场路 22 号	310004	0571-86457786-305（O） 86453171（F）
福建省药品检验所	福州市通湖路 330 号	350001	0591-7512363 -7512313（F）
厦门市药品检验所	厦门市东渡海山路 39 号	361012	0592-5619821 -5619820（O，F）
青岛市药品检验所	青岛市隆德路 7 号	266071	0532-5720946（O，F）
武汉市药品检验所	武汉市二七路 72 号	430012	027-82935886 -82935706（F）
广东省药品检验所	广州市惠福西路进步里	510180	020-81868582 -81880341-7683 -81885501（F）
广州市药品检验所	广州市西增路 23 号	510160	020-86509821 -86507466（F）
海南省药品检验所	海口市龙华路 8 号	570005	0898-66222646 -66218771（F）
重庆市药品检验所	重庆市中山三路孟园 22 号	630015	023-63538260（O） -63528374（F）
成都市药品检验所	成都市双槐树街 25 号	610061	028-4440888
陕西省药品检验所	西安市朱雀大街 187 号	710061	029-5239834（O，F）

规章文件

附件 4

进口药品目录

税则号列	货品名称	注 释
05100010 20	猴枣	
05100040	斑蝥	
09041100 10	荜茇	
09062000	已磨肉桂及肉桂花	
09070000	丁香（母丁香、公丁香及丁香梗）	
09081000	肉豆蔻	
09083000	豆蔻	
09091010	八角茴香	
09095000	小茴香子；杜松果	
09102000	番红花	西红花
09103000	姜黄	
12111010	鲜或干的新疆胀果甘草	不论是否切割，压碎或研磨成粉
12111090	鲜或干的其他甘草	不论是否切割，压碎或研磨成粉
12112010	鲜或干的西洋参	不论是否切割，压碎或研磨
12112099	其他干人参	不论是否切割，压碎或研磨成粉
12119011	鲜或干的当归	不论是否切割，压碎或研磨成粉
12119012	鲜或干的田七	不论是否切割，压碎或研磨成粉
12119013	鲜或干的党参	不论是否切割，压碎或研磨成粉
12119014	鲜或干的黄连	不论是否切割，压碎或研磨成粉
12119015	鲜或干的菊花	不论是否切割，压碎或研磨成粉
12119016	鲜或干的冬虫夏草	不论是否切割，压碎或研磨成粉
12119017	鲜或干的贝母	不论是否切割，压碎或研磨成粉
12119018	鲜或干的川芎	不论是否切割，压碎或研磨成粉
12119019	鲜或干的半夏	不论是否切割，压碎或研磨成粉
12119021	鲜或干的白芍	不论是否切割，压碎或研磨成粉
12119022	鲜或干的天麻	不论是否切割，压碎或研磨成粉
12119023	鲜或干的黄芪	不论是否切割，压碎或研磨成粉
12119024	鲜或干的大黄、籽黄	不论是否切割，压碎或研磨成粉

税则号列		货品名称	注 释
12119025		鲜或干的白术	不论是否切割，压碎或研磨成粉
12119026		鲜或干的地黄	不论是否切割，压碎或研磨成粉
12119027		鲜或干的槐米	不论是否切割，压碎或研磨成粉
12119028		鲜或干的杜仲	不论是否切割，压碎或研磨成粉
12119029		鲜或干的茯苓	不论是否切割，压碎或研磨成粉
12119031		鲜或干的枸杞	不论是否切割，压碎或研磨成粉
12119032		鲜或干的大海子	不论是否切割，压碎或研磨成粉
12119033		鲜或干的沉香	不论是否切割，压碎或研磨成粉
12119034		鲜或干的沙参	不论是否切割，压碎或研磨成粉
12119039	10	药料用麻黄草粉	
12119039	20	药料用麻黄草	
12123011		苦杏仁	
13021990	91	供制医药用麻黄浸膏粉	
13021990	92	供制医药用麻黄浸膏	
29242910		对乙酰氨基苯乙醚（非那西丁）	
29242920		对乙酰氨基酚（扑热息痛）	
29329990	20	紫杉醇	
29331920		安乃近	
29371100		生长激素及其衍生物和结构类似物	
29371200		胰岛素及其盐	
29371900		其他多肽激素及衍生物和结构类似	包括蛋白激素、糖蛋白激素物及衍生物、结构类似物
29372100		可的松、氢化可的松等	包括脱氢皮（质甾）醇
29372210		地塞米松	
29372290		其他肾上腺皮质激素的卤化衍生物	
29372300		雌（甾）激素及孕激素	
29372900		其他甾类激素及其衍生物	包括其结构类似物
29373100		肾上腺素	
29373900		其他儿茶酚胺激素及其衍生物	包括其结构类似物
29374000		氨基酸衍生物	
29379000		其他激素及其衍生物和结构类似物	
29381000		芸香苷及其衍生物	
29391900	90	其他鸦片碱及其衍生物以及它们的盐	

税则号列		货品名称	注　释
29392100		奎宁及其盐	
29392900		其他金鸡纳生物碱及其衍生物、盐	
29393000	90	咖啡因的盐	
29394100	10	麻黄碱（麻黄素，盐酸麻黄碱）	
29394100	20	硫酸麻黄碱	
29394100	30	消旋盐酸麻黄碱	
29394100	40	草酸麻黄碱	
29394100	90	麻黄碱盐	
29394200	10	伪麻黄碱	伪麻黄素，盐酸伪麻黄碱
29394200	20	硫酸伪麻黄碱	
29394200	90	假麻黄碱盐	D-2-甲胺基-1-苯基丙醇
29394900	10	盐酸甲基麻黄碱	
29394900	20	消旋盐酸甲基麻黄碱	
29394900	90	其他麻黄碱及其盐	
29395100		芬乙茶碱（INN）及其盐	
29395900		其他茶碱和氨茶碱及其衍生物、盐	
29396100	10	麦角新碱	
29396100	90	麦角新碱盐	
29396200	10	麦角胺	
29396200	90	麦角胺盐	
29396300	10	麦角酸	
29396300	90	麦角酸盐	
29396900		其他麦角生物碱及其衍生物	包括它们的盐
29399910		烟碱及其盐	
29399920		番木鳖碱（士的年）及其盐	
29399990		其他生物碱及其衍生物	包括生物碱的盐、醚、酯及衍生物
29400000		化学纯糖，糖醚、糖酯及其盐	蔗糖、乳糖、麦芽糖、葡萄糖、编号29.37-2939产品除外
29411011		氨苄青霉素	
29411012		氨苄青霉素三水酸	
29411019		氨苄青霉素盐	
29411091		羟氨苄青霉素	
29411092		羟氨苄青霉素三水酸	

税则号列		货品名称	注　释
29411094		青霉素 V	
29411095		磺苄青霉素	
29411096		邻氯青霉素	
29411099		其他青霉素或衍生物及其盐	包括具有青霉烷酸结构和青霉素衍生物及其盐
29412000		链霉素及其衍生物、盐	
29413011		四环素	
29413012		四环素盐	
29413020		四环素衍生物及其盐	
29414000		氯霉素及其衍生物、盐	
29415000		红霉素及其衍生物、盐	
29419010		庆大霉素及其衍生物、盐	
29419020		卡那霉素及其衍生物、盐	
29419030		利福平及其衍生物、盐	
29419040		林可霉素及其衍生物、盐	
29419052		头孢氨苄及其盐	
29419053		头孢唑啉及其盐	
29419054		头孢拉啶及其盐	
29419055		头孢三嗪（头孢曲松）及其盐	
29419056		头孢哌酮及其盐	
29419057		头孢噻肟及其盐	
29419058		头孢克罗及其盐	
29419059		其他先锋霉素及其衍生物	包括它们的盐
29419060		麦迪霉素及其衍生物	包括它们的盐
29419070		乙酰螺旋霉素及其衍生物	包括它们的盐
29419090		其他抗菌素	
30012000	10	其他野生动物腺体、器官及分泌物	
30012000	90	其他腺体、器官及其分泌物提取物	
30019010		肝素及其盐	
30019090	10	蛇毒制品	供治疗或预防疾病用
30019090	90	其他未列名的人体或动物制品	供治疗或预防疾病用
30022000		人用疫苗	
30029010		石房蛤毒素	
30029020		蓖麻毒素	

税则号列	货品名称	注 释
30029090　　10	人血制品、动物血制品	
30031011	氨苄青霉素未配定剂量或非零售包装	
30031012	羟氨苄青霉素	未配定剂量或非零售包装
30031013	青霉素 V	未配定剂量或非零售包装
30031019	其他青霉素未配定剂量或非零售包装	
30031090	其他含有青霉素或链霉素的混合药	未配定剂量或非零售包装，混合指含两种或两种以上成分
30032011	头孢噻肟	未配定剂量或非零售包装
30032012	头孢他啶	未配定剂量或非零售包装
30032013	头孢西丁	未配定剂量或非零售包装
30032014	头孢替唑	未配定剂量或非零售包装
30032015	头孢克罗	未配定剂量或非零售包装
30032016	头孢呋辛	未配定剂量或非零售包装
30032017	头孢三嗪（头孢曲松）	未配定剂量或非零售包装
30032018	头孢哌酮	未配定剂量或非零售包装
30032019	其他头孢菌素	未配定剂量或非零售包装
30032090	含有其他抗菌素的混合药品	未配定剂量或非零售包装，混合指含两种或两种以上成分
30033100	含有胰岛素的混合药品	不含抗菌素且未配定剂量或非零售包装，混合指含两种
30033900	其他含编号 29.37 激素等的混合药	不含抗菌素且未配定剂量或非零售包装，混合指含两种
30034010	含奎宁或其盐的混合药品	未配定剂量或非零售包装，混合指含两种或两种以上成分
30034090	含其他生物碱及衍生物的混合药品	但不含抗菌素及编号 29.37 的激素或其他产品
30039010	含磺胺类的混合药品	未配定剂量或非零售包装，混合指含两种或两种以上成分
30039020	含有青蒿素及其衍生物的混合药品	未配定剂量或非零售包装，混合指含两种或两种以上成分
30039090　　10	含紫杉醇的混合药品	未配定剂量或非零售包装，混合指含两种或两种以上成分
30039090　　90	含其他未列名成份混合药品	未配定剂量或非零售包装，混合指含两种或两种以上成分
30041011	氨苄青霉素制剂	包括制成零售包装
30041012	羟氨苄青霉素制剂	包括制成零售包装

税则号列		货品名称	注　释
30041013		青霉素 V 制剂	包括制成零售包装
30041019		其他已配剂量青霉素制剂	包括制成零售包装
30041090		已配剂量含有青霉素或链霉素药品	包括制成零售包装
30042011		已配剂量头孢噻肟制剂	包括制成零售包装
30042012		已配剂量头孢他啶制剂	包括制成零售包装
30042013		已配剂量头孢西丁制剂	包括制成零售包装
30042014		已配剂量头孢替唑制剂	包括制成零售包装
30042015		已配剂量头孢克罗制剂	包括制成零售包装
30042016		已配剂量头孢呋辛制剂	包括制成零售包装
30042017		已配剂量头孢三嗪（头孢曲松）制剂	包括制成零售包装
30042018		已配剂量头孢哌酮制剂	包括制成零售包装
30042019		其他已配剂量头孢菌素制剂	包括制成零售包装
30042090		已配剂量含有其他抗菌素的药品	包括制成零售包装
30043100		已配剂量含有胰岛素的药品	不含抗菌素，包括零售包装
30043200		已配剂量含皮质甾类激素的药品	不含抗菌素，包括零售包装
30043900		已配剂量含有其他激素等的药品	不含抗菌素，包括零售包装
30044010		已配剂量含有奎宁或其盐的药品	不含抗菌素及编号 29.37 的激素或其他产品，包括零售包装
30044090	10	麻黄碱盐类单方制剂	指盐酸（伪）麻黄碱片，盐酸麻黄碱注射剂，硫酸麻黄碱片
30044090	90	已配剂量含有其他生物碱等的药品	不含抗菌素及编号 29.37 的激素或其他产品，包括零售包装
30045000		已配剂量含有维生素等的其他药品	包括含有编号 2936 所列产品的，包括零售包装
30049010		已配剂量含有磺胺类的药品	包括零售包装
30049020		含联苯双酯的药品	包括零售包装
30049052		片仔癀	已配定剂量或零售包装
30049053		白药	已配定剂量或零售包装
30049054		清凉油	已配定剂量或零售包装
30049059	10	含濒危动植物成分的中式成药	已配定剂量或零售包装
30049059	90	含其他成分的中式成药	已配定剂量或零售包装
30049060		含青蒿素及其衍生物的药品	已配定剂量或零售包装
30049090	10	含濒危野生动植物成分的药品	已配定剂量或零售包装，不含紫杉醇
30049090	20	含紫杉醇成分的药品	已配定剂量或制成零售包装

规章文件

税则号列	货品名称	注　释
30049090　90	其他已配定剂量的药品	包括零售包装
30063000	X 光检查造影剂，诊断试剂	
30066010	以激素为基本成分的避孕药	
30066090	其他化学避孕药	以编号 29.37 的其他产品或杀精子剂为基本成分

附件 5

国家食品药品监督管理局规定的生物制品目录

1. 甲、乙肝联合疫苗	17.23 价肺炎球菌多糖疫苗
2. 流行性感冒病毒裂解疫苗	18. 螨 II（屋尘螨）过敏原提取物
3. 流行性感冒亚单位疫苗	19. 屋尘螨变应原制剂
4. 百日咳、白喉、破伤风无细胞疫苗	20. 治疗用 A 型肉毒毒素
5. 百日咳、白喉、破伤风、脊髓灰质炎四联疫苗	21. 人血白蛋白
6.B 型流感嗜血杆菌偶联疫苗	22. 乙型肝炎表面抗原（HbsAg）诊断试剂（酶联免疫盒）
7.B 型流感嗜血杆菌偶联疫苗–重组乙肝疫苗	23. 丙型肝炎病毒抗体诊断试剂（酶联免疫法）
8. 伤寒 Vi 多糖疫苗	24. 人类免疫缺陷病毒（HIV）抗体诊断试剂（酶联免疫法）
9. A+C 群脑膜炎球菌多糖疫苗	25. 梅毒诊断试剂
10. 草分枝杆菌 F.U.36	26. A、B、O 血型诊断试剂
11. 人用狂犬病疫苗	27. 抗 HBc 诊断试剂
12. 甲型肝炎纯化灭活疫苗	28. 利妥昔单抗注射液
13. 水痘减毒活疫苗	29. 曲妥珠单抗
14. 冻干风疹活疫苗	30. 注射用抗 Tac 单抗
15. 麻疹、腮腺炎、风疹减毒活疫苗	31. 注射用巴利昔单抗
16. 重组（酵母）乙型肝炎疫苗	32. 鼠源 CD3 单抗

关于实施《药品进口管理办法》有关事宜的通知

（国食药监注〔2003〕320 号）

各口岸药品监督管理局、各口岸药品检验所，海关总署广东分署，天津、上海特派办，各直属海关：

根据国家食品药品监督管理局、海关总署第 4 号令，《药品进口管理办法》（下称《办法》）将于 2004 年 1 月 1 日起施行。为切实做好《办法》的贯彻实施工作，现将有关事宜通知如下：

一、经国务院批准，18 个允许药品进口的口岸城市为：北京市、天津市、上海市、大连市、青岛市、成都市、武汉市、重庆市、厦门市、南京市、杭州市、宁波市、福州市、广州市、深圳市、珠海市、海口市、西安市。

为加强管理，提高通关效率，根据国务院批示，国家食品药品监督管理局与海关总署进一步确定了上述城市允许药品进口的具体通关口岸名单（附件 1）。

二、2004 年 1 月 1 日起，按照《办法》的规定，所有进口药品（包括麻醉药品、精神药品）的到岸地必须为上述 18 个城市的指定通关口岸。

三、根据药品进口备案工作的需要，下列 18 个药品监督管理局由国家食品药品监督管理局确定为口岸药品监督管理局：北京市、天津市、上海市、大连市、青岛市、成都市、武汉市、重庆市、厦门市、南京市、杭州市、宁波市、福州市、广州市、深圳市、珠海市、海口市、西安市药品监督管理局。各口岸药品监督管理局的通信地址和电话见附件 2。

四、根据进口药品检验工作的需要，国家食品药品监督管理局授权中国药品生物制品检定所及北京市、天津市、上海市、大连市、青岛市、成都市、武汉市、重庆市、厦门市、广州市药品检验所和江苏省、浙江省、福建省、海南省、广东省、陕西省药品检验所为口岸药品检验所。各口岸药品检验所的通信地址和电话见附件 3。

五、各口岸药品监督管理局和口岸药品检验所根据所在口岸城市的具体情况，分别确定管辖范围和工作分工。每个口岸药品监督管理局按照所分管的口岸，只与一个口岸药品检验所确立进口备案和口岸检验的工作关系，其具体管辖范围和分工按照国家食品药品监督管理局制定的《药品进口口岸与归口管理的药监局及药品检验所分配表》（附件 4）执行。

六、新的《进口药品目录》，国家食品药品监督管理局将会同海关总署另行公布。新目录公布前，进口药品管理范围仍按原国家药品监督管理局《关于加强进口药品管理有关问题的通知》（国药管注〔2000〕622 号）的附件 1《进口药品管理目录》执行。

麻醉药品、精神药品的管理范围，仍按原国家药品监督管理局《关于加强麻醉药品精神药品进出口管理有关问题的通知》（国药监安〔2001〕585 号）的附件 1《麻醉药品管制品种目录》和附件 2《精神药品管制品种目录》执行。

七、药品进口备案采用统一印章，章名为"×××药品监督管理局药品进口备案专用章"。"专用章"由国家食品药品监督管理局刻制、颁发，各口岸药品监督管理局在办理药品进口备案时使用。其中国家食品药品监督管理局持有的"国家食品药品监督管理局药品进口备案专用章"，对应所有允许药品进口的口岸。全部印章样式见附件 5。

八、进口列入《进口药品目录》商品编码范围的商品，海关凭国家食品药品监督管理局授权部门签发的加盖"×××药品监督管理局药品进口备案专用章"的《进口药品通关单》，及其他有关单证办理报关验放手续。《进口药品通关单》仅限在该单上注明的口岸海关使用，并实行一批一证制度，证面内容不得更改，如需更改，须换发新证。海关对麻醉药品、精神药品的监管仍按国家食品药品监督管理局和海关总署对麻醉药品、精神药品的有关管理规定执行。

九、对《办法》实施后报关进口但口岸药品监督管理局不予备案，不能提供《进口药品通关单》的上述商品，海关可凭进口收货人或其代理人的申请按照有关规定予以办理直接退运手续。

十、对《办法》第十条规定的药品，根据国务院批准，其到岸地必须为北京市、上海市和广州市3个口岸城市的指定通关口岸。

《办法》第十条规定的生物制品为疫苗类、血液制品类及血源筛查用诊断试剂等（目录见附件6），国家食品药品监督管理局将根据情况，适时对该目录进行调整。

十一、考虑到附件6所列品种对仓储条件有专门的要求，在专用海关监管仓库尚未确定前，该类生物制品暂按如下规定办理进口备案手续：口岸药品监督管理局在接到《进口药品报验单》及相关资料后，按照《办法》第十六条的规定办理《进口药品通关单》和专门的《进口药品口岸检验通知书》（样式见附件7）。口岸药品检验所在抽样后，口岸药品监督管理局应将全部药品予以加封，待药品检验合格后，予以启封、放行，允许销售使用。

十二、附件6所列品种中，人血白蛋白根据到岸地的不同，分别由北京市、上海市或广东省药品检验所负责抽样和口岸检验。其它品种到岸地为北京市的，由中国药品生物制品检定所负责抽样和口岸检验，口岸药品监督管理局应将《进口药品口岸检验通知书》发给中国药品生物制品检定所。到岸地为上海市、广州市的，由上海市药品检验所、广东省药品检验所负责抽样，中国药品生物制品检定所负责口岸检验。口岸药品监督管理局应开具专门的《进口药品口岸检验通知书》，发给上海市药品检验所、广东省药品检验所。上海市药品检验所、广东省药品检验所应在抽样后2日内，将样品送中国药品生物制品检定所。

国家食品药品监督管理局将根据口岸药品检验所对生物制品的检测能力，适时授权开展其他生物制品的口岸检验工作。对于《办法》第十条规定情形以外的生物制品，到岸地口岸药品检验所应严格按照该品种的进口药品注册标准进行口岸检验，如该口岸药品检验所尚不具备检验条件或能力，可以委托中国药品生物制品检定所检验。

十三、自2004年1月1日起，口岸药品监督管理局开始履行《办法》规定的职责，正式受理药品进口备案申请，承担办理《进口药品通关单》有关事宜，口岸药品检验所原进口报验职能同时停止。2004年1月1日起，进口单位必须向口岸药品监督管理局提出药品进口备案申请。

2003年12月31日前由口岸药品检验所发出的有效期内的《进口药品通关单》，可以继续使用；超过有效期尚未办理报关手续的，2004年1月1日后，应到口岸药品监督管理局换领《进口药品通关单》。

十四、为保证药品进口备案工作的质量和标准化，国家食品药品监督管理局制定了《药品进口备案工作指南》（附件8），请各口岸药品监督管理局在办理药品进口备案具体工作中遵照执行。

十五、药品进口备案对于各口岸药品监督管理局是一项新的工作，各口岸药品监督管理局应切实加强《办法》及相关法律、法规及有关知识的学习，在进口备案工作中发现的问题应及时上报国家食品药品监督管理局。口岸药品监督管理局和海关应加强联系、协调和配合，确保进口备案工作的顺利进行。

十六、自2004年1月1日起，原《进口药品管理办法》规定的预防性生物制品、血液制品进口批件审查审批制度予以取消。

十七、原国家药品监督管理局《关于加强进口药品管理有关问题的通知》（国药管注〔2000〕622号）和海关总署《关于转发国家药品药品监督管理局"关于加强进口药品管理有关问题的通知"的通知》（署法〔2001〕71号），自2004年1月1日起停止执行。

以上，请遵照执行。

附件：1. 药品进口口岸名单

2. 口岸药品监督管理局名单

3. 口岸药品检验所名单

4. 药品进口口岸与归口管理的药监局及药品检验所分配表

5. 药品进口备案专用章式样（略）

6. 国家食品药品监督管理局规定的生物制品目录（略）

7. 进口药品口岸检验通知书（略）

8. 药品进口备案工作指南

国家食品药品监督管理局

二〇〇三年十一月十九日

附件 1

药品进口口岸名单

序号	城市	药品进口口岸
1	北京市	首都机场　五里店　十八里店　京邮办处　京东郊站　机场货二
2	天津市	天津新港　天津机场　东港海关　津驻邮办
3	大连市	周水子机场　大窑湾港
4	上海市	虹桥机场　浦东机场　吴淞港　沪邮局办
5	南京市	禄口机场
6	杭州市	萧山机场　杭关邮办
7	宁波市	北仑港
8	福州市	马尾海关　长乐机场
9	厦门市	东渡办　高崎机场
10	青岛市	青岛大湾　青前湾港　青机场关　青邮局办
11	武汉市	天河机场　武汉港　武关邮办
12	广州市	新风港　白云机场　广州车站　黄埔港　民航快件
13	深圳市	文锦渡　皇岗　蛇口　深圳机场
14	珠海市	拱北闸口　湾仔港
15	海口市	美兰机场　秀英港
16	重庆市	江北机场　九龙坡港　重庆东站　重庆邮办
17	成都市	双流机场　火车东站　成关邮办
18	西安市	咸阳机场

规章文件

附件 2

口岸药品监督管理局名单

序号	口岸药品监督管理局	业务处	地址	邮编	电话	传真
1	北京市药品监督管理局	药品注册处	北京市朝阳区霄云路霄云里七号 510 室	100016	010-84551488	010-84551487
2	天津市药品监督管理局	药品注册处	天津市和平区岳阳道 79 号	300051	022-23121151,23322300-2216	022-23311931
3	大连市药品监督管理局	安全监管与药品注册处	大连市沙河口区五一路 73 号	116021	0411-4603892,4641372	0411-4629832
4	上海市药品监督管理局	药品注册处	上海市普安路 189 号,曙光大厦 1101 室	200021	021-63877376,63855733	021-63877376
5	南京市药品监督管理局	安全监管处	南京市中山东路 486 号		025-4415213	025-4412975
6	杭州市药品监督管理局	安全监管注册处	杭州市朝晖路施家花园联锦大厦 B 楼	310014	0571-85463571,85463570	0571-85463572
7	宁波市药品监督管理局	安全监管注册处	宁波市药行街 210 号	315000	0574-87292643,87314641	0574-87314609
8	福州市药品监督管理局	安全监管处	福州市台江区下杭路 118 号	350009	0591-3212492	0591-3258564
9	厦门市药品监督管理局	安全监管处	福建省厦门市湖滨南路 78 号 6 楼	361004	0592-2232421	0592-2232421
10	青岛市药品监督管理局	药品管理处	青岛市市南区沂水路 7 号甲	266001	0532-2899071	0532-2899067
11	武汉市药品监督管理局	药品监管处	武汉市汉口青年路 8 号	430022	027-85791075	027-85792677
12	广州市药品监督管理局	药品安全监管处	广州市荔湾区十八甫路 96 号	510130	020-81876478,81394933-8510	020-81392747
13	深圳市药品监督管理局	药品安全监管处	深圳市红荔西路 7024 号鲁班大厦 2 楼	518034	0755-83190172	
14	珠海市药品监督管理局	药品安全监管科	珠海市香洲香溪路 48 号 2 楼	519000	0756-2297974	0756-2299593
15	海口市药品监督管理局	市场监督科	海口市和平大道三横路碧溪苑小区 A4 幢	570208	0898-66198432	0898-66198432
16	重庆市药品监督管理局	注册处	重庆市渝中区大坪长江支路 2 号	400042	023-68810523	023-68810523
17	成都市药品监督管理局	药品注册处	成都市人民西路 4 号	610015	028-86699479,86644856	028-86261830
18	西安市药品监督管理局	药品进口备案办公室	西安市雁塔中路 26 号	710054	029-5525662,5525042	029-5531740

附件3

口岸药品检验所名单

口岸药品检验所	地址	邮编	业务科电话
中国药品生物制品检定所	北京市天坛西里2号	100050	010-67017755
北京市药品检验所	北京新街口水车胡同13号	100035	010-66125042 -66162064 -66161432（F）
天津市药品检验所	天津市贵州路98号	300070	022-23374071（O） -23374070（F）
大连市药品检验所	大连市黄河路888-1号	116021	0411-421148（O） -4206884（F）
上海市药品检验所	上海市柳州路615号	200233	021-64705044 -64704543（F）
江苏省药品检验所	南京市北京西路6号	210008	025-6631583 -6631604（F）
浙江省药品检验所	杭州市机场路22号	310004	0571-86457786-305 （O）86453171（F）
福建省药品检验所	福州市通湖路330号	350001	0591-7512363 -7512313（F）
厦门市药品检验所	厦门市东渡海山路39号	361012	0592-5619821 -5619820（O，F）
青岛市药品检验所	青岛市隆德路7号	266071	0532-5720946（0，F）
武汉市药品检验所	武汉市二七路72号	430012	027-82935886 -82935706（F）
广东省药品检验所	广州市惠福西路进步里	510180	020-81868582 -81880341-7683 -81885501（F）
广州市药品检验所	广州市西增路23号	510160	020-86509821 -86507466（F）
海南省药品检验所	海口市龙华路8号	570005	0898-66222646 -66218771（F）
重庆市药品检验所	重庆市中山三路孟园22号	630015	023-63538260（O） -63528374（F）
成都市药品检验所	成都市双槐树街25号	610061	028-4440888
陕西省药品检验所	西安市朱雀大街187号	710061	029-5239834（O，F）

规章文件

附件4

药品进口口岸与归口管理的药监局及药品检验所分配表

序号	归口管理的药监局	口岸药品检验所	药检所所在地	口岸所在城市	关区名称	药品进口口岸
1	国家食品药品监督管理局	所有口岸药品检验所	/	/	所有口岸	所有口岸
2	北京市药品监督管理局	中国药品生物制品检定所	北京市	北京市	北京海关	首都机场
						京东郊站
						京邮办处
						机场货二
		北京市药品检验所				五里店
						十八里店
3	天津市药品监督管理局	天津市药品检验所	天津市	天津市	天津海关	天津新港
						津驻邮办
						东港海关
						天津机场
4	大连市药品监督管理局	大连市药品检验所	大连市	大连市	大连海关	周水子机场
						大窑湾港
5	上海市药品监督管理局	上海市药品检验所	上海市	上海市	上海海关	虹桥机场
						浦东机场
						沪邮局办
						吴淞港
6	南京市药品监督管理局	江苏省药品检验所	南京市	南京市	南京海关	禄口机场
7	杭州市药品监督管理局	浙江省药品检验所	杭州市	杭州市	杭州海关	杭关邮办
						萧山机场
8	宁波市药品监督管理局			宁波市	宁波海关	北仑港
9	福州市药品监督管理局	福建省药品检验所	福州市	福州市	福州海关	马尾海关
						长乐机场
10	厦门市药品监督管理局	厦门市药品检验所	厦门市	厦门市	厦门海关	东渡办
						高崎机场

序号	归口管理的药监局	口岸药品检验所	药检所所在地	口岸所在城市	关区名称	药品进口口岸
11	青岛市药品监督管理局	青岛市药品检验所	青岛市	青岛市	青岛海关	青岛大湾
						青前湾港
						青机场关
						青邮局办
12	武汉市药品监督管理局	武汉市药品检验所	武汉市	武汉市	武汉海关	天河机场
						武关邮办
						武汉港
13	广州市药品监督管理局	广州市药品检验所	广州市	广州市	广州海关	新风港
						白云机场
						广州车站
					黄埔海关	民航快件
						黄埔港
14	珠海市药品监督管理局			珠海市	拱北海关	拱北闸口
						湾仔港
15	深圳市药品监督管理局	广东省药品检验所	广州市	深圳市	深圳海关	文锦渡
						皇岗
						蛇口
						深圳机场
16	海口市药品监督管理局	海南省药品检验所	海口市	海口市	海口海关	美兰机场
						秀英港
17	重庆市药品监督管理局	重庆市药品检验所	重庆市	重庆市	重庆海关	江北机场
						九龙坡港
						重庆邮办
						重庆东站
18	成都市药品监督管理局	成都市药品检验所	成都市	成都市	成都海关	双流机场
						成关邮办
						火车东站
19	西安市药品监督管理局	陕西省药品检验所	西安市	西安市	西安海关	咸阳机场

规章文件

附件8

药品进口备案工作指南

国家食品药品监督管理局

2001年12月1日正式施行的《中华人民共和国药品管理法》第四十条、第四十一条，2002年9月15日正式施行的《药品管理法实施条例》第三十八条、第三十九条，对药品进口的口岸、登记备案、口岸检验等，作出了法律规定。《药品进口管理办法》所规范的事项，是对该法律规定的具体贯彻和实施。本指南旨在规范各口岸药品监督管理局的工作程序、工作内容和工作标准，便于各口岸药品监督管理局在药品进口备案日常工作中遵守和使用，以保证药品进口备案的工作质量和工作效率。

一、药品进口备案受理的基本原则

（一）取得有效的批准注册和进口证明

所进口品种需获得国家食品药品监督管理局核发的《进口药品注册证》、《医药产品注册证》。麻醉药品、精神药品尚应同时取得国家食品药品监督管理局核发的《进口准许证》。

进口临床急需药品、捐赠药品、新药研究和药品注册所需样品或者对照药品等应取得国家食品药品监督管理局核发的《进口药品批件》。

未取得上述注册证、准许证或批件的进口药品，一律不得办理药品进口备案手续。

（二）货物到岸地为允许药品进口口岸

进口品种的到岸地必须为国务院批准的十八个允许药品进口的城市所辖口岸，即北京市、天津市、上海市、大连市、青岛市、南京市、杭州市、宁波市、福州市、厦门市、广州市、深圳市、珠海市、海口市、成都市、重庆市、武汉市、西安市。从任何其他口岸进口的，不得办理药品进口备案手续。

（三）进口口岸特别限定

《药品进口管理办法》第十条规定情形的品种，即国家食品药品监督管理局规定的生物制品、首次在中国境内销售的药品以及国务院规定的其他药品，其到岸地只能为北京市、上海市、广州市三个城市所辖口岸。从其他任何口岸进口的，一律不得办理药品进口备案手续。

"首次在中国境内销售的药品"是指在中国首次申请办理药品进口备案手续的药品。具体工作中，凡不能提供前一次《进口药品检验报告书》或《进口药品通关单》复印件的品种，即可确定为"首次在中国境内销售的药品"。

（四）报验单位资格符合要求

报验单位必须取得《药品经营许可证》。药品生产企业自行进口本企业生产所需原料药和制剂中间体，必须取得《药品生产许可证》。

（五）进口备案工作各负其责

进口单位需填写《进口药品报验单》，备齐《药品进口管理办法》第十三条规定的全部资料，向该批货物到岸地所在口岸药品监督管理局申请药品进口备案。口岸药品监督管理局应按照国家食品药品监督管理局事先确定的工作分工，向负责该口岸进口检验的口岸药品检验所发出《药品进口管理办法》规定的全部相关资料和文件。

（六）药品进口备案不跨口岸

药品进口备案不得跨口岸申请或受理，即一个品种在选择到货口岸后，其负责药品进口备案的口岸药品监督管理局即已自动确定，进口单位并不再具有可选择向其他口岸药品监督管理局申请药品进口备案的机会。口岸药品监督管理局亦不得受理不属本局管辖范围的药品进口备案申请。

例如，选择北京市所辖口岸为到岸地，负责药品进口备案的口岸药品监督管理局只能是北京市药品监督管理局，进口单位不能到天津市药品监督管理局或其他任何口岸药品监督管理局申请药品进口备案，天津市药品监督管理局或其他任何口岸药品监督管理局，亦不能受理该批货物的药品进口备案申请。

二、药品进口备案工作基本程序

药品进口备案分为备案资料验收、注册证明文件查验、受理、办理四个基本步骤。

（一）药品进口备案资料验收

按照《药品进口管理办法》第十三条的规定，逐项检查以下资料是否完整、真实：

1.《进口药品注册证》（或者《医药产品注册证》）（正本或者副本）复印件；麻醉药品、精神药品的《进口准许证》复印件；

2.报验单位的《药品经营许可证》和《企业法人营业执照》复印件；

3.原产地证明复印件；

4.购货合同复印件；

5.装箱单、提运单和货运发票复印件；

6.出厂检验报告书复印件；

7.药品说明书及包装、标签的式样（原料药和制剂中间体除外）；

8.国家食品药品监督管理局规定批签发的生物制品，需要提供生产检定记录摘要及生产国或者地区药品管理机构出具的批签发证明原件；

9.《药品进口办理办法》第十条规定情形以外的药品，应当提交最近一次《进口药品检验报告书》和《进口药品通关单》复印件。

（二）注册证明文件查验

当场检查《进口药品注册证》、《医药产品注册证》（正本或副本）、《进口准许证》或者《进口药品批件》原件，并与国家食品药品监督管理局核发的原件或复印件的内容逐项进行核对。

（三）受理

药品进口备案资料和《进口药品注册证》、《医药产品注册证》（正本或副本）、《进口准许证》、《进口药品批件》原件当场检查无误后，予以受理，将原件交还进口单位，进入办理程序。

（四）办理

根据所进口品种是否为《药品进口管理办法》第十条规定情形的药品，其药品进口备案的办理程序不同，但所有手续必须在当日完成，所有办理的文件必须采用国家食品药品监督管理局制定的统一软件打印完成，并加盖国家食品药品监督管理局颁发的统一格式的"药品进口备案专用章"。所有印制完成的文件，应按照规定及时发给进口单位、口岸药品检验所和海关。

1.《药品进口管理办法》第十条规定情形的药品（称为首次进口品种），应遵照《药品进口管理办法》第十五条的规定执行。符合要求的，应在当日向负责检验的口岸药品检验所发出《进口药品口岸检验通知书》，附《药品进口管理办法》第十三条规定的资料一套，同时向负责该口岸报关事务的海关发出《进口药品抽样通知书》。不符合要求的，在当日发出《药品不予进口备案通知书》。

对符合要求的品种，其下一步办理程序需待口岸药品检验所完成检验工作后进行。检验工作完成，口岸药品监督管理局在收到《进口药品检验报告书》后，对检验结论为"符合标准规定"的品种，应在当日发出《进口药品通关单》。对检验结论为"不符合标准规定"的品种，应在当日发出《药品不予进口备案通知书》。

2.《药品进口管理办法》第十条规定情形以外的药品（称为非首次品种），应遵照《药品进口管理办法》第十六条的规定执行。符合要求的，应在当日发出《进口药品通关单》，同时向负责检验的口岸药品检验所发出《进口药品口岸检验通知书》，附《药品进口管理办法》第十三条规定的资料一套。不符合要求的，应在当日发出《药品不予进口备案通知书》。

3. 对麻醉药品和精神药品，不管是否为首次进口品种，均应遵照《药品进口管理办法》第十六条的规定执行。符合要求的，应在当日只向负责检验的口岸药品检验所发出《进口药品口岸检验通知书》，附《药品进口管理办法》第十三条规定的资料一套，无需办理《进口药品通关单》。不符合要求的，应在当日发出《药品不予进口备案通知书》。

4. 持国家食品药品监督管理局核发的《进口药品批件》，申请临床急需药品、捐赠药品、新药研究和药品注册所需样品或者对照药品的进口备案，符合要求的，应在当日发出《进口药品通关单》，同时向负责检验的口岸药品检验所发出《进口药品口岸检验通知书》，附《药品进口管理办法》第十三条规定的资料一套。不符合要求的，应在当日发出《药品不予进口备案通知书》。

三、《进口药品报验单》的审查

（一）〔HS 商品编码〕

为海关制订的海关商品编码，应与海关发布的编码相一致。

（二）〔药品名称（中文、英文）〕、〔商品名（中文、英文）〕、〔剂型〕、规格〕、〔包装规格〕、〔药品有效期〕

应完全与《进口药品注册证》、《医药产品注册证》或《进口药品批件》规定的内容一致。

（三）〔注册证号〕

为《进口药品注册证》或《医药产品注册证》右上角的编号，或国家食品药品监督管理局《进口药品批件》编号。

（四）〔合同号〕

为所签定购货合同的合同号或唛头号。

（五）〔检验标准〕

为《进口药品注册证》、《医药产品注册证》"备注2"项下规定的"进口药品注册标准"编号，或国家食品药品监督管理局规定的其它标准的名称或编号。

（六）〔索赔期〕

为购货合同规定的索赔日期。

（七）〔货物数量〕

为按《进口药品注册证》或《医药产品注册证》载明的包装规格为基本单位的货物总数。如：瓶、盒、公斤等。

（八）〔件数〕

为大包装的件数。

（九）〔批号〕

为此次到岸品种的全部药品批号，须逐批记录，不得遗漏。

（十）〔货值〕

为进口药品的实际货值，按货币种类如实填写。

（十一）〔发货港（地）〕

指出口国家的发货地点。如港口、机场等。

（十二）〔发货日期〕

为此批药品运单上的发货日期（一般在运单的右下角）。转口贸易的发货日期为转口地的再次发货日期。

（十三）〔运输工具〕

为此批药品的实际载运工具。如空运、海运或铁路运输等。

（十四）〔航/班次〕

为此批药品运输工具的航班号、船号或车次号。

（十五）〔到岸港（地）〕

为货物到达我国的具体口岸名称。

（十六）〔到岸日期〕

货物的实际进境日期，为运单上的到岸日期（一般为海关监管仓库专用章上的日期）。

（十七）〔负责海关〕

为货物到岸地的具体负责海关的名称。如：北京机场海关。

（十八）〔存货地点〕

首次品种的货物到达口岸后海关监管仓库的名称和地址。非首次品种为办结海关手续后，货物实际存放仓库的名称和地址。

（十九）〔生产厂商〕

为此批货物的国外生产厂名称。

（二十）〔发货单位〕

为购货合同中的卖方。

（二十一）〔收货单位〕

为购货合同中的买方。单位名称、地址、联系人、电话应填写清楚，并加盖公章。

（二十二）〔报验单位〕

为该批货物的实际货主或境内经销商。单位名称、地址、联系人、电话和《药品经营许可证》应填写清楚，并加盖公章。〔收货单位〕和〔报验单位〕可为同一单位。

四、药品进口备案审查要点及注意事项

（一）药品进口口岸

根据本指南"受理的基本原则"，注意审查申请药品进口备案品种的到岸地是否为国务院批准的十八个允许药品进口的城市所辖口岸，注意审查《药品进口管理办法》第十条规定情形的药品，其到岸地是否为北京市、上海市、广州市三个城市所辖口岸。注意审查申报品种的到岸地是否为国家食品药品监督管理局划定的本局职责范围。

未在国务院批准的十八个允许药品进口的城市所辖口岸进口的，《药品进口管理办法》第十条规定情形的药品未在北京市、上海市、广州市三个城市所辖口岸进口的，一律不得受理和办理药品进口备案手续。经确定申报品种的到岸地不是本局职责范围的，应告知进口单位到应负责管辖的口岸药品监督管理局申请办理进口备案手续。

（二）《药品进口办理办法》第十条规定情形的品种

办理过程中应注意甄别申报品种是否为《药品进口办理办法》第十条规定情形的品种：

1. 对进口化学药品、中药和天然药品制剂、治疗性生物制品，凡不能提供此前同一品种已有进口的《进口药品检验报告书》和《进口药品通关单》复印件的，即应为《药品进口办理办法》第十条规定情形的品种，并应遵照《药品进口办理办法》第十五条的规定办理进口备案手续。

2. 对国家规定的批签发的生物制品，如疫苗、血液制品、血源筛查试剂等，应根据国家食品药

规章文件

品监督管理局颁发的品种名单，不管是否此前已有过进口，其每次进口备案均须遵照《药品进口办理办法》第十五条的规定办理。

3.其他情形的进口品种，则应遵照《药品进口办理办法》第十六条的规定办理进口备案。

（三）《进口药品注册证》、《医药产品注册证》、《进口药品批件》以及麻醉药品、精神药品《进口准许证》

《进口药品注册证》为国家食品药品监督管理局核发的批准国外生产的药品进口和上市销售的注册证明文件。为国家食品药品监督管理局核发的批准我国台湾、香港和澳门地区生产的药品进口和上市销售的注册证明文件。麻醉药品、精神药品《进口准许证》为境外生产的麻醉药品、精神药品（包括台湾、香港和澳门地区）在取得《进口药品注册证》或《医药产品注册证》后，国家食品药品监督管理局根据国务院麻醉药品、精神药品的管理规定核发的允许进口的批准文件。为国家食品药品监督管理局核发的允许临床急需药品、捐赠药品、新药研究和药品注册所需样品或者对照药品等一次性进口的批准文件。

《进口药品注册证》和《医药产品注册证》分为正本、副本，正本和副本具有完全相同的作用。《进口药品注册证》、《医药产品注册证》（正本或副本）原件上部用显性油墨印有中华人民共和国国徽图案，仅在紫外光下显现，须注意每次认真核对。《进口药品批件》仅在批件规定的有效期内一次性使用，进口备案办理完毕，必须在规定位置将该批件注销，原件交还进口单位。

国家食品药品监督管理局会及时将已核发的《进口药品注册证》、《医药产品注册证》、《进口准许证》、《进口药品批件》的复印件及有关资料，发送各口岸药品监督管理局。在进口备案办理过程，各口岸药品监督管理局应注意审查上述注册证、准许证、批件是否尚在规定的有效期内，尤其注意审查其进口备案的内容是否与国家食品药品监督管理局批准的内容的一致性。

（四）原产地证明（CERTIFICAT OF ORIGIN）

原产地证明为药品生产国或地区的商会、商检或海关等部门出具，用以证明所进口货物真实产地的证明性文件。原产地证明应标明购货单位名称、药品名称、规格、批号、数量、出证日期等，并具有签字和印章。出口国生产厂、进口商、合同号、发票号、重量等因各国的规定有不同，上述项目有些可能缺项，但必须有合同号和重量，并与装箱单相符。

注意原产地的合同号与合同应一致。尤其注意原产地证明载明的产地、生产厂等应与国家食品药品监督管理局核发的《进口药品注册证》、《医药产品注册证》、《进口准许证》、《进口药品批件》一致。

（五）购货合同副本（CONTRACT）

审查内容包括合同号码、药品名称、规格、数量、单价、金额、索赔期、装运口岸、目的口岸、买卖双方签字、签字日期。

应注意核实其内容是否与装箱单和发票一致，签字日期是否在《进口药品注册证》、《医药产品注册证》、《进口药品批件》、《进口准许证》有效期之前。

（六）装箱单（PACKING LIST），运单（AIRWAY BILL），货运发票（INVOICE）

重点审查内容包括：

1.装箱单：货号、毛重、净重、体积、批号、数量、效期等。

2.提运单：出口国生产厂、进口商、航空公司、船运、铁路、离岸口岸、到岸口岸、承运人、毛重、体积、计量重量、费率、金额、是否低温储存、运单号码等。

3.货运发票：进口商名称、发票日期、发票号、合同号、付款方式（时间，地点）、品名、数量、生产日期、效期、数量、单价、总价、英文总价等。

因各国或地区的规定不同，上述项目可能缺项，但应注意上述三项内容均须与购货合同一致。

五、其他注意问题

1.《进口药品注册证》和《医药产品注册证》应每次查验。

2. 进口单位在取得《进口药品通关单》后，必须在 15 天之内报关，如因客观原因延误的，应将通关单退回出具通关单的口岸药品监督管理局，并附上有关延误原因的说明。口岸药品监督管理局可另行出具。

3. 报验单位必须持有《药品经营许可证》或《药品生产许可证》。收货单位必须是独立法人单位，但无需取得《药品经营许可证》或《药品生产许可证》。应注意《药品经营许可证》或《药品生产许可证》的许可范围和效期。

4. 申请进口备案时，到货品种的实际有效期限不应低于十二个月，对于药品本身有效期不足 12 个月的，其有效期限不应低于 6 个月。到货品种的药品有效期，注意必须与国家食品药品监督管理局批准药品有效期一致。

5. 申报品种的药品名称、商品名、规格、包装规格、公司和生产厂名称、地址等必须与《进口药品注册证》或《医药产品注册证》一致。

6. 药品制剂必须附有中文说明书，中文说明书与国家食品药品监督管理局批准的说明书内容必须一致，尤其是适应症和安全性内容。

7. 药品包装标签内容应与《进口药品注册证》、《医药产品注册证》规定内容的一致。

8. 有关文件和票据不得有编造、涂改现象。

9. 出厂检验报告书应包括本次到货品种每个批号的出厂检验报告书，应注意检验日期，并必须有签字。

10. 进口疫苗、血液制品、血源筛查试剂等国家规定批签发的生物制品必须提供有效的生产国生物制品批签发证明。

关于出口中药实行凭企业证照放行办法的通知

（国药管安〔1999〕95号）

各省、自治区、直辖市药品监督管理局或卫生厅（局）、医药管理部门、外经贸委（厅、局）、广东海关分署、各直属海关：

为规范中药出口程序，促进我国中药出口，根据《中华人民共和国对外贸易法》及国际惯例，现决定，改变我国中药（指以中药为原料生产的中成药产品）的现行出口放行制度，自1999年5月1日起，国家中医药局、外经贸部、原国家进出口商品检验局、海关总署下发的《关于实行出口中药产品质量注册和检验放行制度的通知》（国中医药质〔1996〕4号）予以废止。

与此同时，各类经营对外贸易的企业（包括自营出口生产企业）在办理上述通知所附"列入管理的中药产品目录"所列五种中药产品出口手续时，海关不再加验商检证书。改为凭企业合法证照放行。届时，海关自动化报关系统参数库亦做相应调整。

出口中药产品的质量问题，由出口企业自负。对进口国索取我出口药品生产企业资格及产品自由销售证明者，由国家药品监督管理局负责办理。

请各省、自治区、直辖市外经贸委（厅、局）、药品监督管理局或卫生厅（局）、医药管理部门将本通知及时转发有关单位和企业。

特此通知。

国家药品监督管理局
国家中医药管理局
对外贸易经济合作部
海关总署
一九九九年一月二十日

第四章

中药研究技术
指导原则

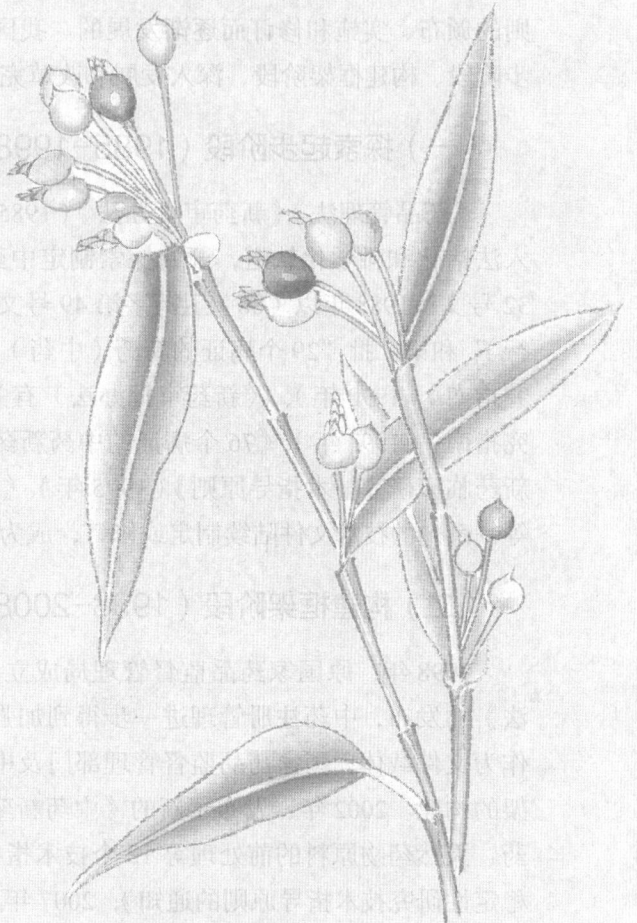

第一节
中药研究技术指导原则概述

药品技术指导原则是指在药品注册管理法规的框架下，遵循药品研发和技术审评的规律，结合药物研究、技术审评工作实际，撰写的与药品有关的各种技术规范、指导原则、技术指南和要求等，对药品研制、生产、经营、使用等进行指导，不具有行政强制性，但在药品研发和注册过程中发挥着重要作用。为保证药品审评审批的质量与效率，加强监管的科学性，国家药品监管部门借鉴国外经验，结合我国国情，不断探索发展，制定了涵盖研发、生产、经营、使用等全过程的各类技术指导原则。

一、中药新药研究技术指导原则的形成与发展

中药新药研究的起步、规范和科学化是伴随着药品注册监管法规、技术要求和研究技术指导原则的颁布、实施和修订而逐渐发展的。我国中药新药研究技术指导原则的制定，先后经历了探索起步阶段、构建框架阶段、深入发展和改革完善阶段。

（一）探索起步阶段（1985-1998 年）

《药品管理法》《新药审批办法》（1985 年）颁布实施后，我国中药新药研发和审评审批逐渐步入法治化和科学化轨道，开始探索制定中药新药研究技术要求，分别在 1987 年以（87）卫药字第32 号文、1988 年以（88）卫药字第 49 号文发布了第一批 "20 个病证的中药临床研究指导原则（试行）" 和第二批 "29 个病证的新药（中药）临床研究指导原则（试行）"。后续，《中药新药药效学研究指南》（1990 年）、《〈新药审批办法〉有关中药部分的修订和补充规定》（1992 年）、《中药新药研究指南》（1993 年）、《76 个病证的中药新药临床研究技术指导原则》（1993 年）、《57 个病证的中药新药临床研究技术指导原则》（1995 年）、《88 个病证的中药新药临床研究技术指导原则》（1997 年）等一系列的技术文件陆续制定或修订，成为当时中药新药研发的主要指导性技术文件。

（二）构建框架阶段（1998-2008 年）

1998 年，原国家药品监督管理局成立。随着《新药审批办法》的修订以及《药品注册管理办法》的发布，中药注册管理进一步得到加强，指导中药研发的技术性文件开始全面以技术指导原则作为文件载体，国家药品监督管理部门及中药技术审评部门开始系统思考中药技术指导原则体系框架的构建。2002 年，发布了新的《中药新药临床研究指导原则（试行）》；2005 年发布《关于印发中药、天然药物原料的前处理等 12 个技术指导原则的通知》；2006 年发布《关于印发中药、天然药物稳定性研究技术指导原则的通知》；2007 年发布《中药、天然药物综述资料撰写的格式和内容的技术指导原则——对主要研究结果的总结及评价》《中药、天然药物综述资料撰写的格式和内容的技术指导原则——药学研究资料综述》。与此同时，20 世纪 90 年代，国际人用药品注册技术协调会（ICH）

正式成立，并陆续发布了药品注册相关技术指导原则。随后我国也开展了 ICH 系列指导原则的翻译培训工作，中药注册监管及技术要求开始与国际接轨，逐渐进入规范化、科学化探索阶段。

（三）深入发展阶段（2008-2018 年）

随着国家药品管理政策法规的修订颁布以及新药研发和技术审评专业化的不断深入，国内外相关药物临床试验培训和交流增多，中药临床试验及其技术审评工作开始吸收相关国际共识性的技术指导原则的技术要求，以及相关适应症临床试验设计中共识性的意见，通过对中药新药临床试验技术要求的探索，使中药新药临床试验的科学性逐步得到了提高，规范性也得到了进一步加强。如临床试验中样本量的估算，预先明确定义主、次要疗效指标，预先明确生物统计方法、非劣效界值等临床试验技术细节问题开始得到重视，使临床试验的科学性得到进一步加强。这一阶段，陆续颁布了《中药新药临床研究一般原则》（2015 年）及部分适应症中药新药临床研究技术指导原则，该类技术指导原则参考国际新药临床试验共识性的技术要求和相关适应症临床试验技术指导原则的要求，在临床试验设计的关键技术要求方面，提高了技术指导原则科学性，同时兼顾了中药特点，增加了具有中医临床优势和特色的临床定位。

（四）改革完善阶段（2018 年 -）

2018 年 6 月，中国国家药品监督管理局当选为国际人用药品注册技术协调会（ICH）管理委员会成员，ICH 指导原则正加快在我国的转化和逐步实施，我国的技术指导原则体系也加快与国际通行规则接轨。2018 年新组建的国家药监局非常重视开展药品监管科学研究，正式启动了中国药品监管科学行动计划，围绕药品审评审批制度改革创新，密切跟踪国际监管发展前沿，通过监管新工具、新标准、新方法等的研究开发，加快完善技术指导原则体系，逐步实现药品监管能力现代化。2019-2023 年，新修订的反映新发展理念的《药品管理法》《药品注册管理办法》《中药注册分类及申报资料要求》《中药注册管理专门规定》等陆续出台，这些法律、规章、规范性文件对改革完善中药技术指导原则体系具有深远的影响。这一阶段，加快构建中医药理论、人用经验和临床试验相结合的中药注册审评证据体系，建立健全符合中医药特点的中药安全性、有效性、质量可控性方面的评价方法和技术标准成为制定中药技术指导原则的工作重点。

药品监管部门发布的中药相关技术指导原则 / 技术要求见表 4-1- 表 4-3。

表 4-1　2005 年以前发布的中药相关技术指导原则 / 技术要求

时间	发布机构	技术指导原则 / 技术要求名称
1987 年	卫生部	20 个病证的中药临床研究指导原则（试行）
1988 年	卫生部	29 个病证的新药（中药）临床研究指导原则（试行）
1990 年	卫生部	中药新药药效学研究指南
1992 年	卫生部	《新药审批办法》有关中药部分的修订和补充规定
1993 年	卫生部	中药新药研究指南
1993 年	卫生部	中药新药临床研究指导原则（第一辑）*
1993 年	卫生部	中药新药研究指南（毒理学部分）
1993 年	卫生部	中药注射剂研制指导原则（试行）
1993 年	卫生部	中药新药一般药理学研究技术要求

时间	发布机构	技术指导原则 / 技术要求名称
1995 年	卫生部	57 个病证的中药新药临床研究技术指导原则
1997 年	卫生部	88 个病证的中药新药临床研究技术指导原则
1999 年	原国家药品监督管理局	中药新药研究的技术要求
2002 年	原国家药品监督管理局	中药新药临床研究指导原则（试行）

注：* 指对 1987、1988 年颁布的第一、二批中 45 个病证的技术指导原则进行了修订，同时新起草审订了第三批 31 个病证的中药新药临床研究技术指导原则，并与第一、二批修订稿合并印发，形成《中药新药临床研究指导原则》（第一辑），收载 76 个病症。

表 4-2 2005-2018 年 6 月发布的中药相关技术指导原则 / 技术要求

时间	发布机构	技术指导原则 / 技术要求名称
2005 年	国家食品药品监督管理局	中药、天然药物原料的前处理技术指导原则 中药、天然药物提取纯化工艺研究的技术指导原则 中药、天然药物制剂研究的技术指导原则 中药、天然药物中试研究技术指导原则 中药、天然药物一般药理学研究技术指导原则 中药、天然药物急性毒性研究技术指导原则 中药、天然药物长期毒性研究技术指导原则 中药、天然药物刺激性和溶血性研究的技术指导原则 中药、天然药物免疫毒性（过敏性、光过敏反应）研究的技术指导原则 中药、天然药物申请临床研究的医学理论及文献资料撰写原则 中药、天然药物临床试验报告的撰写原则 中药、天然药物药品说明书撰写指导原则
2006 年	国家食品药品监督管理局	中药、天然药物处方药说明书格式内容书写要求及撰写指导原则 药物生殖毒性研究技术指导原则 中药、天然药物稳定性研究技术指导原则
2007 年	国家食品药品监督管理局	中药、天然药物综述资料撰写的格式和内容的技术指导原则——对主要研究结果的总结及评价 中药、天然药物综述资料撰写的格式和内容的技术指导原则——药学研究资料综述 中药、天然药物综述资料撰写的格式和内容的技术指导原则——药理毒理研究资料综述 中药、天然药物综述资料撰写的格式和内容的技术指导原则——临床试验资料综述 中药、天然药物注射剂基本技术要求
2008 年	国家食品药品监督管理局	中药工艺相关问题的处理原则 含毒性药材及其他安全性问题中药品种的处理原则 中药改剂型品种剂型选择合理性的技术要求 中药外用制剂相关问题的处理原则 中药质量控制研究相关问题的处理原则

时间	发布机构	技术指导原则／技术要求名称
2010 年	国家食品药品监督管理局	药物致癌性试验必要性的技术指导原则
2011 年	国家食品药品监督管理局	中药、天然药物治疗冠心病心绞痛临床研究技术指导原则 中药、天然药物治疗女性更年期综合征临床研究技术指导原则 已上市中药变更研究技术指导原则（一）
2013 年	国家食品药品监督管理局	天然药物新药研究技术要求
2014 年	国家食品药品监督管理总局	中药、天然药物改变剂型研究技术指导原则 药物安全药理学研究技术指导原则 药物单次给药毒性研究技术指导原则 药物重复给药毒性研究技术指导原则 药物非临床药代动力学研究技术指导原则 药物刺激性、过敏性和溶血性研究技术指导原则 药物毒代动力学研究技术指导原则 药物 QT 间期延长潜在作用非临床研究技术指导原则
2015 年	国家食品药品监督管理总局	中药辐照灭菌技术指导原则 中药新药临床研究一般原则 中药新药治疗原发性骨质疏松症临床研究技术指导原则 中药新药治疗中风临床研究技术指导原则 中药新药治疗恶性肿瘤临床研究技术指导原则
2016 年	国家食品药品监督管理总局	中药新药治疗流行性感冒临床研究技术指导原则
2017 年	国家食品药品监督管理总局	已上市中药生产工艺变更研究技术指导原则 中药资源评估技术指导原则 中成药规格表述技术指导原则 中药新药用于肠易激综合征临床研究技术指导原则 中药新药用于功能性消化不良临床研究技术指导原则 中药新药用于咳嗽变异性哮喘临床研究技术指导原则 中药新药用于类风湿关节炎临床研究技术指导原则 中药新药用于慢性心力衰竭临床研究技术指导原则
2018 年	国家食品药品监督管理总局	药物遗传毒性研究技术指导原则

表 4-3　2018 年 6 月以来发布的中药相关技术指导原则／技术要求

时间	发布机构	技术指导原则／技术要求文件名称
2018 年	国家药监局	中药药源性肝损伤临床评价技术指导原则 证候类中药新药临床研究技术指导原则
2020 年	药审中心	中药新药用药材质量控制研究技术指导原则（试行） 中药新药用饮片炮制研究技术指导原则（试行） 中药新药质量标准研究技术指导原则（试行） 中药新药研究各阶段药学研究技术指导原则（试行） 中药均一化研究技术指导原则（试行） 中药新药研究过程中沟通交流会的药学资料要求（试行） 中药复方制剂生产工艺研究技术指导原则（试行） 中药生物效应检测研究技术指导原则（试行） 中药新药用于慢性便秘临床研究技术指导原则 中药新药用于糖尿病肾脏疾病临床研究技术指导原则
2021 年	药审中心	中药新药质量研究技术指导原则（试行） 已上市中药药学变更研究技术指导原则（试行） 中药、化学药品及生物制品生产工艺、质量标准通用格式和撰写指南 按古代经典名方目录管理的中药复方制剂药学研究技术指导原则（试行） 中药新药复方制剂中医药理论申报资料撰写指导原则（试行） 古代经典名方中药复方制剂说明书撰写指导原则（试行）
2022 年	国家药监局 药审中心	已上市中药说明书安全信息项内容修订技术指导原则（试行） 中药新药毒理研究用样品研究技术指导原则（试行） 药物非临床依赖性研究技术指导原则 基于人用经验的中药复方制剂新药临床研发指导原则（试行） 基于"三结合"注册审评证据体系下的沟通交流指导原则（试行） 中药新药用于胃食管反流病的临床疗效评价技术指导原则（试行） 中药新药用于慢性胃炎的临床疗效评价技术指导原则（试行） 同名同方药研究技术指导原则（试行）
2023 年	药审中心	药物临床试验期间安全性信息汇总分析和报告指导原则（试行） 药物临床试验期间安全性数据快速报告常见问答（2.0 版） 与恶性肿瘤治疗相关中药新药复方制剂临床研发技术指导原则（试行）

二、中药新药研究技术指导原则制定规程

根据《国家药监局综合司关于印发药品技术指导原则发布程序的通知》（药监综药管〔2020〕9号）有关要求，制修订药品技术指导原则首先应由专业技术机构基于工作实际及研发需求提出技术指导原则的立项计划，国家药监局审核同意后下达起草任务，专业技术机构成立工作组充分研究并达成共识后形成技术指导原则初稿，经内部征求意见、公开征求意见后修改完善形成送审稿，报请国家药监局审核同意后，一般由专业技术机构发布。对于部分涉及多个技术机构或指导省级药品监督管理部门相关注册事项的技术要求，通常由国家药品监督管理部门组织制定发布。国家药监局药品审评中心制修订技术指导原则的流程示意图（图 4-1）如下。

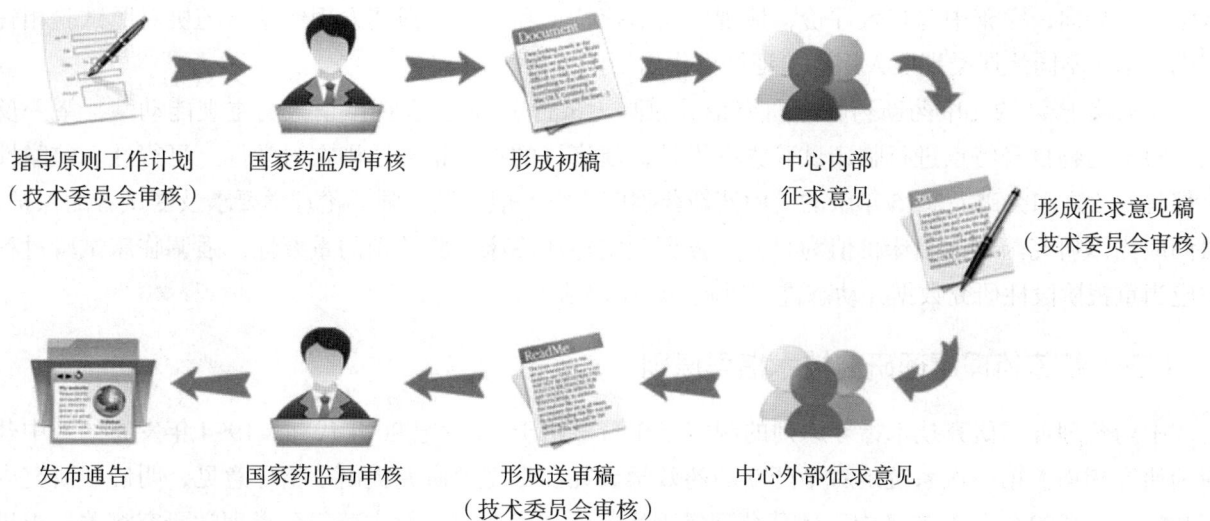

图 4-1　国家药监局药品审评中心制修订技术指导原则的流程示意图

三、制定中药新药研究技术指导原则对中药研发的促进、引领作用

目前，中药技术指导原则体系初步形成了以总论、分论和各论构成的指导原则结构体系，既根据中药研发的一般规律，制定了中药通用的技术指导原则，也针对不同注册分类的特点，起草制定不同注册路径适用的技术指导原则，同时兼顾病种特点制定了具体病证的技术指导原则。截至目前，围绕建立和完善符合中医药特点的注册分类和技术评价标准体系，颁布了一系列中药研究技术指导原则。中药技术指导原则涵盖了从申报前沟通交流、非临床研究、临床研究到上市后研究的全生命周期管理内容，按照不同专业可以划分为综述性文件、中药药学研究技术指导原则、中药临床研究技术指导原则、药理毒理研究技术指导原则、生物统计学技术指导原则等。已经出台的系列技术指导原则在鼓励中药传承创新，引导中药研发科学化、规范化，提高中药新药临床试验的水平和质量等方面起到了非常重要的作用。

（一）药学研究技术指导原则

系统性的中药药学研究技术指导原则制定工作始于 2003 年，并于 2005 年开始陆续发布。由于中药药学研究无可直接借鉴的国际经验，因此相关技术指导原则的结构体系和内容设置主要依据我国当时中药研发与评价的现状和实际水平。2015 年，我国拉开药品审评审批制度改革大幕，尤其是在 2019 年加快推进中药审评审批机制改革后，国家药品监督管理局药品审评中心遵循中药研制规律和特点，整体推进中药系列指导原则的制修订工作。2020 年 10 月至 2021 年 4 月，共发布 10 项中药药学研究相关指导原则，基本形成了符合中药特点的中药药学研究技术指导原则体系。

中药药学研究技术指导原则涵盖了从中药材、中药饮片到制剂的全过程研究内容，不仅强调基于"质量源于设计"、全过程质量控制的药物研发一般性要求，鼓励符合产品特点的新技术、新方法的应用，也强调中药药学研究应当遵循中医药理论，尊重传统用药经验，加强中药材源头控制，强调以质量稳定均一为目标的工艺研究，进行整体质量控制，遵循不同研究阶段特点，充分体现中药研发中的特殊性。

（二）临床研究技术指导原则

中药临床研究技术指导原则既包括临床研究的一般原则，也包括具体病证临床研究的技术指导原则，逐步构建中医药理论、人用经验、临床试验相结合（"三结合"）的审评证据体系。坚持以临床价值为导向，完善中药疗效评价，体现中药治疗特点和优势。强调人用经验与随机对照试验相辅相成，基于不同注册类别及人用经验证据而作出不同要求。

2002 年修订的《中药新药临床研究指导原则（试行）》强调发挥申请人的主观能动性，举一反三，根据药物自身特点进行临床试验方案设计，新修订的技术指导原则在科学性、可行性、前瞻性上都有所改进和突破。2015 年版的《中药新药临床研究一般原则》强调伦理学要求及受试者的保护，强调应当以研究药物的临床价值为目标，强调制定整体临床试验计划的重要性，强调临床试验过程中应当重视阶段性研究数据并动态进行风险 / 获益评估等。

（三）新药药理毒理研究技术指导原则

中药药理毒理研究技术指导原则的制定工作最早始于 20 世纪 90 年代初。1994 年发布的《中药新药研究指南》第一次系统地对中药新药药效学研究和毒理学研究提出了指导意见，明确了研究内容和标准。1999 年发布的《中药新药药理毒理研究的技术要求》对中药新药毒理学研究相关要求进行了进一步明确。

2005 年，安全性研究指导原则要求中药、化学药物分开制定。经充分研究认为，无论中药、天然药物、化学药物还是生物制品，在安全性研究评价的原则和技术方面并无实质性差异。因此，2005 年以后发布的遗传毒性、生殖毒性、依赖性、致癌性等非临床安全性研究技术指导原则，中药、化学药物合并制定，在受试物部分按照中药、天然药物和化学药物分别表述，对中药、天然药物有特殊要求的部分，以附录形式列出；同时开始发布格式与内容相关的指导原则。2005 年，原国家食品药品监督管理局组织制定并发布了《中药、天然药物急性毒性研究技术指导原则》《中药、天然药物长期毒性研究技术指导原则》《中药、天然药物局部刺激性和溶血性研究技术指导原则》《中药、天然药物免疫毒性（过敏性、光变态反应）研究技术指导原则》等 4 个专门针对中药、天然药物毒理学（非临床安全性）研究的技术指导原则，突出了中药的特点和实际，形成了较为独立的中药毒理学研究标准体系，弥补了《中药新药研究指南》《中药新药药理毒理研究的技术要求》两份文件的不足。2006–2012 年，原国家食品药品监督管理局组织相关单位和专家对药物毒理学研究技术指导原则进行了补充，发布实施了《药物生殖毒性研究技术指导原则》（2006 年）、《药物非临床依赖性研究技术指导原则》（2007 年发布，2022 年修订）、《药物遗传毒性研究技术指导原则》（2007 年发布，2018 年修订）、《药物致癌试验必要性的技术指导原则》（2010 年）等 4 个技术指导原则，均明确适用于中药和天然药物，这使中药毒理学研究技术指导原则在全面性和系统性上得到完善。2010 年发布的《药物致癌试验必要性的技术指导原则》同时适用于中药、天然药物、化学药和生物制品化学药。2011 年对上述 2005 年发布的指导原则开始有计划的合并修订。2018 年以来，发布了《药物遗传毒性研究技术指导原则》《药物非临床依赖性研究技术指导原则》。当前，我国基本建立了以 ICH 框架为基础的非临床指导原则体系。

近年来，随着我国加入 ICH，ICH 技术指导原则中部分适用于中药的技术方法和标准也被引用至中药的药理毒理研究中。截至目前，我国中药药理毒理学研究技术指导原则体系基本形成，有效指导中药研发人员开展中药的药理毒理研究。随着对中药有效性、安全性等方面的认识不断深化，以及中药传承创新发展新要求的提出，中药药理毒理研究技术指导原则将随之进一步完善。

（四）生物统计学技术指导原则

生物统计学是药物临床试验设计、实施和数据分析的有力工具，在药物的临床研究过程中发挥着不可或缺的重要作用，制定、完善生物统计学技术指导原则对促进新药研发，尤其是促进药物临床试验水平的提高具有重要意义。《药物临床试验的生物统计学指导原则》《药物临床试验随机分配指导原则（试行）》《药物临床试验数据管理工作技术指南》《药物临床试验的电子数据采集技术指导原则》《药物临床试验数据监查委员会指导原则（试行）》《药物临床试验数据管理与统计分析的计划和报告指导原则》《药物临床试验数据递交指导原则（试行）》《药物临床试验非劣效设计指导原则》等系列生物统计学技术指导原则，对规范开展中药药物临床试验，提高中药药物临床试验数据管理水平具有很强的指导作用。

技术指导原则是创新支持体系的重要组成部分，药品技术指导原则是满足业界需求、鼓励创新的重要保障。颁布药物研究技术指导原则，是引导药品研究开发非常有效的手段和方法。

四、技术指导原则在技术审评中的作用

中药药物研发是一个复杂、科学的系统工程。在药品管理法规框架下，协调统一药品研发和技术审评的技术要求，保证药品的安全、有效和质量可控是药品监督管理部门的职责和努力目标。在药品研发和审评过程中，技术指导原则兼具技术要求和监管依据的双重职能。药品技术指导原则体系的建立与完善，药品技术指导原则的制定和发布，有助于规范审评工作，统一审评尺度，提升审评质量和效率，减少审评自由裁量权，同时也是引导药品研发和注册申报的手段，是药监机构与申请人之间沟通的共同基础，是规范权力运行的重要保障。技术指导原则是推进审评体系和审评能力现代化、科学化的重要举措，其高质量的制定，是药品审评审批机制改革富有成效的重要标志之一。

中药技术指导原则的制定，需兼顾科学进展、行业发展实际、中医药特点和药品监管工作的需要，体现出科学性、可行性、权威性及时效性。药品研发者及技术审评人员在遵循一般规律和原则的同时，应当具体问题具体分析。此外，为切实服务于中药传承创新研发，药品审评机构主动加强在药品研发全过程中与申请人的沟通交流，药品审评部门还研究制定并发布了《中药新药研究过程中沟通交流会的药学资料要求（试行）》《基于"三结合"注册审评证据体系下的沟通交流指导原则（试行）》等。

为进一步促进中药传承创新发展，国家药监局将持续深化中药审评审批制度改革，全力提升中药监管能力和监管水平，加快建立符合中医药特点的中药技术标准体系，推动中药新药科学、有序研发。

第二节
通用技术指导原则

中成药通用名称命名技术指导原则

（2017 年第 188 号　2017.11.20）

一、概述

为加强注册管理，规范中成药的命名，体现中医药特色，尊重文化，继承传统，特制定本指导原则。

本指导原则是在既往中药通用名命名的技术要求、原则的基础上，根据中成药命名现状，结合近年来有关中成药命名的研究新进展而制定。

二、基本原则

（一）"科学简明，避免重名"原则

1. 中成药通用名称应科学、明确、简短、不易产生歧义和误导，避免使用生涩用语。一般字数不超过 8 个字（民族药除外，可采用约定俗成的汉译名）。

2. 不应采用低俗、迷信用语。

3. 名称中应明确剂型，且剂型应放在名称最后。

4. 名称中除剂型外，不应与已有中成药通用名重复，避免同名异方、同方异名的产生。

（二）"规范命名，避免夸大疗效"原则

1. 一般不应采用人名、地名、企业名称或濒危受保护动、植物名称命名。

2. 不应采用代号、固有特定含义名词的谐音命名。如：XOX、名人名字的谐音等。

3. 不应采用现代医学药理学、解剖学、生理学、病理学或治疗学的相关用语命名。如：癌、消炎、降糖、降压、降脂等。

4. 不应采用夸大、自诩、不切实际的用语。如：强力、速效、御制、秘制以及灵、宝、精等（名称中含药材名全称及中医术语的除外）。

（三）"体现传统文化特色"原则

将传统文化特色赋予中药方剂命名是中医药的文化特色之一，因此，中成药命名可借鉴古方命名充分结合美学观念的优点，使中成药的名称既科学规范，又体现一定的中华传统文化底蕴。但是，名称中所采用的具有文化特色的用语应当具有明确的文献依据或公认的文化渊源，并避免夸大疗效。

三、单味制剂命名

1. 一般应采用中药材、中药饮片、中药有效成份、中药有效部位加剂型命名。如：花蕊石散、丹参口服液、巴戟天寡糖胶囊等。

2. 可采用中药有效成份、中药有效部位与功能结合剂型命名。

3. 中药材人工制成品的名称应与天然品的名称有所区别，一般不应以"人工XX"加剂型命名。

四、复方制剂命名

中成药复方制剂根据处方组成的不同情况可酌情采用下列方法命名。

1. 采用处方主要药材名称的缩写加剂型命名，但其缩写不能组合成违反其他命名要求的含义。如：香连丸，由木香、黄连组成；桂附地黄丸由肉桂、附子、熟地黄、山药、山茱萸、茯苓、丹皮、泽泻组成；葛根芩连片由葛根、黄芩、黄连、甘草组成。

2. 采用主要功能（只能采用中医术语表述功能，下同）加剂型命名。该类型命名中，可直接以功能命名，如：补中益气合剂、除痰止嗽丸、补心丹、定志丸等；也可采用比喻、双关、借代、对偶等各种修辞手法来表示方剂功能，如：交泰丸、玉女煎、月华丸、玉屏风散等。示例如下：

（1）采用比喻修辞命名，即根据事物的相似点，用具体的、浅显的、熟知的事物来说明抽象的、深奥的、生疏的事物的修辞手法。如：玉屏风散、月华丸等。

玉屏风散："屏风"二字，取其固卫肌表，抵御外邪（风）之义。"玉屏风"之名，以屏风指代人体抵御外界的屏障，具浓郁的传统文化气息，体现了中医形象思维的特质。

月华丸："月华"，古人指月亮或月亮周围的光环。本方能滋阴润肺，治疗肺痨之病。因肺属阴，为五藏之华盖，犹如月亮之光彩华美，故名"月华丸"。

（2）采用双关修辞命名，即在一定的语言环境中，利用词的多义或同音的条件，有意使语句具有双重意义，言在此而意在彼。如：抵当汤等。

抵当汤，由水蛭、虻虫、桃仁、大黄组成。用于下焦蓄血所致之少腹满痛，小便自利，身黄如疸，精神发狂等症。有攻逐蓄血之功。"抵当"可能是主药水蛭之别名，但更多意义上是通"涤荡"，意指此方具有涤荡攻逐瘀血之力。

（3）采用借代修辞命名，即借一物来代替另一物出现，如：更衣丸等。

更衣丸，由朱砂、芦荟组成，取酒和丸，用黄酒冲服，有泻火通便之功，用于治疗肠胃燥结，大便不通，心烦易怒，睡眠不安诸证。"更衣"，古时称大、小便之婉辞，方名更衣。以更衣代如厕，既不失文雅，又明了方义。

（4）采用对偶修辞，即用两个结构相同、字数相等、意义对称的词组或句子来表达相反、相似或相关意思的一种修辞方式。如：泻心导赤散等。

泻心导赤散，功能泻心脾积热，临床常用于治疗心脾积热的口舌生疮。"泻心"与"导赤"是属于对偶中的"正对偶"，前后表达的意思同类或相近，互为补充。

3. 采用药物味数加剂型命名。如：四物汤等。

四物汤，由当归、川芎、白芍、熟地组成，为补血剂的代表方。

4. 采用剂量（入药剂量、方中药物剂量比例、单次剂量）加剂型命名。如：七厘散、六一散等。

七厘散，具有散瘀消肿，定痛止血的功能。本方过服易耗伤正气，不宜大量久服，一般每次只服"七厘"，即以每次用量来命名。

六一散，则由滑石粉、甘草组成，两药剂量比例为6:1，故名。

5. 以药物颜色加剂型命名。以颜色来命名的方剂大多因成品颜色有一定的特征性，给人留下深刻的印象，故据此命名，便于推广与应用，如：桃花汤等。

桃花汤，方中药物组成为赤石脂一斤，干姜一两，粳米一斤，因赤石脂色赤白相间，别名桃花石，煎煮成汤后，其色淡红，鲜艳犹若桃花，故称桃花汤。

6. 以服用时间加剂型命名。如：鸡鸣散等。

鸡鸣散，所谓"鸡鸣"，是指鸡鸣时分，此方须在清晨空腹时服下，故名"鸡鸣散"。

7. 可采用君药或主要药材名称加功能及剂型命名。如：龙胆泻肝丸、当归补血汤等。

龙胆泻肝丸，具有泻肝胆经实火，除下焦湿热之功效。方中君药龙胆草，有泻肝胆实火作用。

当归补血汤，具有补气生血之功效。方中主药当归，有益血和营作用。

8. 可采用药味数与主要药材名称，或者药味数与功能或用法加剂型命名。如：五苓散、三生饮等。

五苓散，方中有猪苓、泽泻、白术、茯苓、桂枝，同时含两个"苓"，故名。

三生饮，方中草乌、厚朴、甘草均生用，不需炮制，甘草生用较为常见，但草乌多炮制后入药，有别于其他方，强调诸药生用，是其特征。

9. 可采用处方来源（不包括朝代）与功能或药名加剂型命名。如：指迷茯苓丸等。

名称中含"茯苓丸"的方剂数量较多。指迷茯苓丸，是指来自于《全生指迷方》的茯苓丸，缀以"指迷"，意在从方剂来源区分之。

10. 可采用功能与药物作用的病位（中医术语）加剂型命名。如：温胆汤、养阴清肺丸、清热泻脾散、清胃散、少腹逐瘀汤、化滞柔肝胶囊等。

11. 可采用主要药材和药引结合并加剂型命名。如：川芎茶调散，以茶水调服，故名。

12. 儿科用药可加该药临床所用的科名，如：小儿消食片等。

13. 可在命名中加该药的用法，如：小儿敷脐止泻散、含化上清片、外用紫金锭等。

14. 在遵照命名原则条件下，命名可体现阴阳五行、古代学术派别思想、古代物品的名称等，以突出中国传统文化特色，如：左金丸、玉泉丸等。

左金丸，有清泻肝火，降逆止呕之功。心属火，肝属木，肺属金，肝位于右而行气于左，肝木得肺金所制则生化正常。清心火以佐肺金而制肝于左，所以名曰"左金丸"。

玉泉丸，有益气养阴，清热生津之效。"玉泉"为泉水之美称，亦指口中舌下两脉之津液。用数味滋阴润燥、益气生津之品组方，服之可使阴津得充，津液自回，口中津津常润，犹如玉泉之水，源源不断，故名"玉泉丸"。

中药、天然药物改变剂型研究技术指导原则

（2014 年第 1 号　2014.03.07）

一、概述

根据《药品注册管理办法》、《中药注册管理补充规定》等相关要求制定本指导原则，其目的主要用于指导申请人开展改变国内已上市销售中药、天然药物剂型（简称改剂型，下同）的研究。

药品上市销售后，随着药品生产与临床使用，对其有效性、安全性、稳定性、质量可控性有了进一步认识，同时随着科学技术的发展以及药品生产技术的提高，为研制、生产更具临床应用优势的药物剂型提供了可能。

本指导原则主要阐述改剂型的立题依据、剂型选择及改剂型研究所涉及的药学、非临床有效性与安全性、临床试验等方面的要求。申请人应根据本指导原则的基本要求，以及药品注册管理的相关规定，对原剂型与新剂型进行比较研究，评价剂型改变后对药品安全性、有效性和质量可控性的影响。

二、基本原则

（一）客观认识原剂型

改剂型研究是在原剂型基础上的再研究。改剂型研究应充分了解原剂型选择的科学合理性，及其安全性、有效性等临床应用情况，针对原剂型的缺陷与不足，明确改剂型研究所要解决的问题，赋予新剂型更丰富的合理性和科学性内涵，彰显新剂型的优势。

（二）必要、科学、合理

剂型的改变应符合剂型选择的要求，体现剂型改变的必要性、科学性、合理性。申请人应结合临床应用及药物性质，与原剂型比较，开展工艺、质量、稳定性、有效性、安全性等方面的研究，阐述新剂型的优势与特点。

（三）提高、创新

改剂型应当是在原剂型基础上的提高与创新，通过采用新技术以提高药品的质量和安全性，且与原剂型比较有明显的临床应用优势。此处的新技术是指适合于药物性质，而原剂型不曾采用或较原剂型所用技术有所改进的生产工艺技术。

（四）临床应用优势

改剂型研究应以临床需求为导向，新剂型与原剂型比较应具有明显的临床应用优势。"明显的临床应用优势"主要体现在以下方面：

1. 提高临床有效性：新剂型的临床疗效优于原剂型，并且其受益/风险比不得降低。

2. 提高临床安全性：新剂型在提高安全性的同时，其有效性不能降低。如某些外用制剂存在一定的皮肤刺激或者过敏反应，改剂型后，皮肤刺激或过敏反应发生率明显降低。

3. 提高临床顺应性：原剂型顺应性差，以致患者难以使用或不愿坚持使用，而且原剂型不能通过改变工艺、规格、辅料等措施解决顺应性差的问题，新剂型在有效性、安全性不降低的情况下，能使其顺应性得到实质性的提高。

4. 其他：新剂型与原剂型相比，在有效性、安全性不降低的前提下，在环境保护等方面具有明显优势，且该优势是原剂型通过改变工艺等不能达到的。

三、立题依据

改剂型的申报应提供体现临床应用方面优势的立题依据。立题依据的提出应基于原剂型与新剂型的比较，应符合上述基本原则。立题依据应从临床用药、药物性质等角度，对改变剂型可能带来的益处和可能引发的安全性问题进行全面评价，提供改变剂型合理性的充分依据。试验数据或相关依据与改剂型的目的之间应具有明显的逻辑关系。

缓释、控释制剂应根据普通制剂的人体药代动力学参数及临床实际需要作为其立题依据。

四、剂型选择

新剂型的选择应在深入了解原剂型的临床使用情况及有效性、安全性、药物成分、作用等的基础上进行，并符合《中药、天然药物制剂研究技术指导原则》中有关剂型选择的要求。

剂型选择中，需要特别注意以下问题：

（一）临床应用优势：新剂型的选择和确定，应围绕临床应用优势从药物的理化性质及生物学性质、临床治疗需要、患者用药的顺应性等方面考虑。应充分考虑原剂型在临床应用上的缺陷与不足，并注意加以改进，通过研究，证明与已有制剂相比新剂型具有明显的优势。

（二）制剂原料的性质与用量：在选择剂型时，应考虑制剂原料的性质是否符合所选剂型的特点，了解其与辅料的相互作用，必要时还应了解其生物学性质，综合考虑不同剂型的载药量、需要加入的辅料种类与用量、临床用药剂量、患者的顺应性等来选用适宜的剂型。

五、药学研究

改剂型的药学研究应符合相关法规的要求，参照相关技术指导原则，并结合改剂型研究的特点开展研究工作。基于中药制剂的特点，改剂型药学研究应符合以下要求：

（一）原辅料

1. 处方药味应与原剂型一致，应根据质量控制的要求，完善其质量标准，必要时增加相关质量控制项目。所用药材一般应固定基原、药用部位、产地、采收期及详细的加工炮制方法。无法定标准的原料，应研究建立质量标准，附于制剂质量标准后，并应提供确证资料说明与原剂型所用原料的一致性。

2. 所用辅料应符合药用辅料管理的相关规定和要求，一般应具有法定药用辅料标准。如使用新辅料应提供相关研究资料，并按新辅料申报要求，随制剂一起申请注册。

（二）制备工艺

选择的制备工艺应具有充分的合理性，并考虑工艺对药品安全性、有效性及质量可控性的影响。制备工艺步骤及条件均应明确，并提供充分的研究资料及工艺验证资料，说明其合理性。应注意以下几个方面：

1. 在改剂型的工艺研究中，对于可能导致物质基础较原剂型发生改变的工艺，需要进一步从有效性与安全性的角度，阐述工艺选择的合理性。

2. 对所用原料或中间体的理化性质应进行充分的研究，为制剂处方设计提供依据。所用辅料的种类、规格及用量等的确定应有充分的合理性。制剂处方设计还应结合制备工艺、稳定性影响因素等研究，对制剂处方进行优选。

3. 应进行合适的中试以上规模的工艺验证研究，以保证确定的工艺与实际大生产的工艺相一致。

（三）质量研究与质量标准研究

1. 质量研究工作中，应进行新剂型与原剂型的质量比较研究。对于可能发生药物成分变化的，应进行药物成分方面的比较研究，为工艺评价与工艺控制、制定质量标准、临床用药评价提供参考。

2. 质量标准应符合新剂型的特点，并能体现控制产品安全性、有效性及质量的均一性、稳定性方面的要求。质量标准应达到目前中药新药质量控制要求。

（四）稳定性研究

稳定性研究应根据处方、工艺及其所含成分的理化性质、剂型的特点和质量控制的要求等选择能灵敏反映药品稳定性的指标进行，必要时应进行新剂型与原剂型的稳定性比较研究。

六、非临床有效性、安全性试验研究

应根据药学研究结果，依据相关法规要求，参照相关技术指导原则，开展改剂型的非临床试验研究。

改剂型的非临床有效性、安全性试验应根据立题依据进行合理的设计。如果是通过剂型因素影响药物的吸收、利用，则应采用制剂选择合适的动物进行相关的试验，以说明立题依据是否合理。如果是通过改剂型达到减少药物不良反应，则应通过非临床安全性试验说明是否初步达到了减少药物不良反应的目的。

在进行比较研究时，应注意选择合适的试验项目及检测指标，在预试验的基础上，原剂型及新剂型均应选择合适的剂量组进行比较。最终应根据非临床有效性及安全性试验结果，综合判断其可能的临床意义。

七、临床试验研究

改剂型的临床试验研究应在药学研究与非临床有效性、安全性试验研究后，并初步评估了剂型改变对药物成分及其吸收利用与有效性、安全性的影响基础上，根据相关法规要求，参照相关技术指导原则，开展临床试验研究，以证明改剂型的合理性和必要性，以及临床应用方面的优势。

具体临床试验研究的设计应根据改剂型的立题目的和依据进行，如定位于提高临床疗效，临床试验研究应采用优效性设计，临床试验研究的病例数应同时符合统计学要求和法规规定最低病例数要求。

新剂型的功能主治或适应症原则上应与原剂型相同，其中无法通过临床试验验证的，应提供相应的资料。

临床试验需根据试验目的、科学合理性、可行性等原则选择对照药物，改剂型研究一般需选择原剂型作为对照药。

指导原则

天然药物新药研究技术要求

（国食药监注〔2013〕17号　2013.01.18）

一、概述

本技术要求所指的天然药物是指在现代医药理论指导下使用的天然药用物质及其制剂。其来源包括植物、动物和矿物，一般不包括来源于基因修饰动植物的物质、经微生物发酵或经化学等修饰的物质。

天然药物的研发应关注以下几点：一是以现代医药理论指导临床试验方案设计与评价；二是活性成份的确定应有充分的依据；三是应有充分的试验数据说明处方合理性、非临床和临床的有效性以及安全性；四是保证资源的可持续利用。

天然药物研发和注册应遵循《药品注册管理办法》附件1的注册分类和相关要求。

本技术要求围绕天然药物本身的特点进行阐述，研究的具体内容和设计方法可参照相关的中药、天然药物或化学药物研究技术指导原则。

二、一般原则

天然药物的研制应当符合现代医药理论，注重试验研究证据，体现临床应用价值，保证药物的安全有效和质量稳定均一。

为保障资源的可持续利用及保护生态环境，天然药物一般不应以野生动植物为原材料，若确需使用非重点保护野生动植物为原材料的，应提供相关研究资料证明相应品种的生产不会对资源及生态环境产生不利影响，如可使用不影响其生长、繁殖的药用部位为原材料等。

应对天然药物进行系统的化学成份研究，明确所含大类成份的结构类型及主要成份的结构，并应研究确定活性成份。

药理毒理学试验、早期临床试验用样品均应在固定工艺后制备，如不能保证中试样品与生产规模的样品基本一致，应该使用生产规模的样品进行以上研究。Ⅲ期临床试验用样品应采用生产规模的样品。应在申报资料中提供药理毒理试验所用受试物的配制、质量检查和贮存等相关资料。

天然药物复方制剂是由多个提取物组成的制剂，各提取物应为已上市单方制剂的原料药。应采用主要药效学试验或毒理研究证明组方的合理性，必要时应说明处方组成之间的相互作用。

天然药物新药非临床安全性研究应遵循药物非临床研究质量管理规范（GLP），并在通过国家食品药品监督管理局认证的药物非临床安全性评价研究机构进行。

天然药物应进行体内过程的探索研究，以主要活性成份进行体内吸收、分布、代谢和排泄研究，了解其药代动力学基本特点。

天然药物应提供充分的非临床有效性和安全性研究资料，并进行作用机理研究。天然药物临床有效性应当采用现代医学方法和标准进行评价，适应症应采用现代医学术语规范描述。天然药物临床试验应遵循药物临床试验质量管理规范（GCP），并在通过国家药物临床试验机构资格认证的机构进行。临床试验设计及评价标准需参照化学药品临床试验相关技术指导原则。

申请人申请天然药物临床试验时既可一次性申请进行临床试验并提供支持临床试验的药学和非临床试验资料，也可根据具体情况申请阶段性（Ⅰ期、Ⅱ期、Ⅲ期）临床试验，并可分阶段提供支持相应临床试验的非临床安全性试验资料和药学资料。阶段性临床试验完成后，可以按补充申请的方式申请下一阶段的临床试验。

三、药学研究

为保证上市后天然药物质量的稳定均一，应对天然药物的生产进行全过程质量控制。应研究明确天然药物所含活性成份，并建立全面反映天然药物质量的标准。

（一）原材料

本技术要求中的"原材料"是指制备制剂处方中提取物所用的起始原料。

1. 应明确植物性原材料的基原、药用部位、产地、采收期、产地加工等信息。包含多种基原的，应使用其中一种基原。

2. 应说明保证所用原材料质量符合要求的方法。采用栽培植物的药用部位入药的，应参照中药材生产质量管理规范（GAP）有关要求，说明保证原材料质量稳定的方法和条件。采用野生动植物的药用部位入药的，应说明保证资源可持续利用的措施，提供药品生产对药材资源、生态环境等影响的评估报告。

3. 应提供由具资质单位出具的原材料的鉴定证明，及相关研究资料。

4. 应建立原材料的质量标准。质量标准中的质控项目应能反映原材料的质量，并体现其特点。对于可能有掺杂、掺伪的药材应进行研究，并在质量标准中建立相应质控项目。

5. 应明确原材料的包装材料或容器、贮存条件及贮存期。

6. 原材料为源于动物的药用部位或矿物的，可参照上述植物原材料的相关要求。以动物性原材料入药的，应对相关病原微生物进行灭活等研究。

（二）提取物

本技术要求中的"提取物"是指天然药物制剂处方中直接供制备制剂用的原料药。

1. 应明确提取物制备前原材料的前处理方法及条件。应提供提取物中外源性有害物质的研究资料，包括重金属及其他有害元素、农药、真菌毒素等。

2. 应研究确定合理的制备工艺。以活性成份为指标进行生产工艺路线、方法及参数等研究，尽可能多地保留活性成份，减少杂质。研究明确生产全过程质量控制的方法，确定符合规模化生产要求的生产工艺。

3. 应在深入而系统的化学成份研究的基础上，建立天然药物提取物的质量标准。除应建立活性成份的质控项目，并规定合理的含量范围外，多成份天然药物提取物质量标准中还应采用适宜的方法（如指纹图谱等）全面反映所含成份的信息。

4. 应研究确定提取物的包装材料或容器、贮存条件、有效期等。

5. 应建立生产过程中所用材料（如大孔吸附树脂等）的质量标准，明确处理方法及条件等；应明确所用关键设备的工作原理、关键参数等。

（三）制剂

1. 应明确所用辅料的质量标准、来源、质量状况；如需精制，应明确精制的方法、条件及标准。

2. 天然药物制剂应以提取物投料。应明确保证批与批之间制剂质量稳定均一的措施和方法。应根据活性成份理化性质、体外释放特点及药代研究数据，进行制剂处方及成型工艺研究，确定合理的辅料种类、用量及制剂成型工艺。研究明确生产全过程质量控制的方法，确定符合规模化生产要求的生产工艺。

3. 应在充分研究的基础上，研究建立天然药物制剂的质量标准。应建立全面反映制剂质量的检测项目，反映不同批次之间制剂质量的稳定均一。质量标准中除应建立活性成份的质控项目，并规定合理的含量范围外，多成份天然药物制剂质量标准中还应采用适宜的方法（如指纹图谱等）全面反映所含成份的信息。质量标准中相关要求的确定应以Ⅲ期临床试验用样品的质量为主要依据。必要时还应采用能够反映制剂质量的生物学方法。

4.应研究确定制剂的包装、贮存条件、有效期等。应明确直接接触药品的包装材料或容器的质量标准及选用依据,必要时进行包装材料与药物的相容性研究。

5.应明确生产过程中所用材料的质量标准、处理方法及条件等;明确所用关键设备的工作原理、关键参数等。

(四)分阶段申请临床试验的药学要求

天然药物新药的研究可根据探索性研究的需要分阶段申请临床试验,并参照以下各阶段的要求完成相应的药学研究。一次性申请全部临床试验的,可参照Ⅲ期临床试验的要求。

1.申请进行Ⅰ期临床试验:应固定原材料的基原、产地、采收期等;明确提取物的生产工艺路线,固定关键参数;提供剂型选择的依据;完成中试研究;建立原材料、提取物、制剂的质量标准草案。若含毒性成份应建立其质量控制方法。

2.申请进行Ⅱ期临床试验:应建立初步的全过程质量控制体系,能够基本保证不同批次临床试验用样品质量的稳定均一。除可根据规模化生产的需要对成型工艺等进行调整、为满足临床试验的需要对规格进行研究外,其余工艺应固定。应建立原材料、提取物、制剂的质量标准,以及辅料、生产过程所用材料、直接接触药品的包装材料等的质量标准草案;完成提取物及制剂的初步稳定性考察,有效期满足临床试验的需要。

3.申请进行Ⅲ期临床试验:应建立全过程质量控制体系。建立较完善的原材料质量控制方法;提取物及制剂的生产工艺稳定,并符合规模化生产的需要,明确详细的提取物及制剂"生产工艺";建立较完整的质量标准体系,能够采用适当的指标和方法全面反映原材料、提取物及制剂的质量。应保证所用辅料、生产过程所用材料、直接接触药品的包装材料等的质量稳定;制剂的有效期满足临床试验的需要。

(五)上市前的药学要求

1.应建立完善的全过程质量控制体系,基本保证上市后不同批次药品质量的稳定均一。

应建立完善的原材料质量控制方法。保证原材料质量的相对稳定和资源的可持续利用。

提取物及制剂的生产工艺成熟、稳定,相关质量控制方法、要求及关键设备等明确。明确详细的提取物及制剂"生产工艺"。

应建立完整的质量标准体系,在原材料、提取物及制剂质量标准中建立活性成份的检测方法,采用适当的指标和方法全面反映原材料、提取物及制剂的质量。应保证所用辅料、生产过程所用材料、直接接触药品的包装材料等的质量稳定。

2.明确原材料、提取物及制剂的包装材料、贮存条件及有效期(贮存期)。

3.完成临床试验用样品与拟上市产品之间的质量对比研究和分析,能够保证上市后药品的质量与临床试验用样品一致。

四、药理毒理学研究

天然药物新药的药理毒理申报资料包括主要药效学、毒理学、药代动力学研究资料。此外,还包括活性成份筛选、确认等支持立题依据的药理毒理研究资料。

(一)非临床有效性研究

应重视天然药物活性成份筛选、确认阶段的药效学研究,为天然药物立题提供支持依据。

应关注天然药物非临床有效性研究的剂量探索。药效学试验受试物所采用的剂量应在预试验的基础上确定。对于主要药效学试验的关键指标,应进行量效关系的研究。必要时,还应与阳性对照药进行量效关系的比较研究。

应进行天然药物作用机制和作用特点的研究,为临床试验合理设计提供必要的信息。

（二）非临床安全性研究

非临床安全性评价的项目及内容应符合相关安全性研究技术指导原则的要求。

天然药物的非临床安全性评价主要包括急性毒性、长期毒性、安全药理学、生殖毒性、遗传毒性试验，必要时还需进行致癌性等试验研究；根据天然药物给药途径、制剂特点等，可能需进行相应的制剂安全性试验（过敏性试验、溶血性试验、局部刺激性试验）、依赖性试验等。

对于单一有效成份制成的天然药物，应当提供全套的毒理学研究资料，并在毒理学试验中伴随毒代动力学研究。成份相对明确的多成份制成的天然药物，鼓励进行毒代动力学探索研究。必要时，天然药物还应进行毒性机理的探索研究。

一般情况下，安全药理学、急性毒性、长期毒性和遗传毒性试验资料或文献资料应在申请临床试验时提供。临床试验前应采用两种哺乳动物（其中一种为非啮齿类）进行长期毒性试验。生殖毒性试验资料可根据临床试验的用药人群分别在分阶段申请临床或申请生产时提供。

毒理学试验中动物给药时限的确定应考虑拟申请的适应症、拟定的临床疗程以及上市后的实际用药情况（如长期或反复用药）。一般情况下，给药途径应与临床拟给药途径相一致。若为特殊给药途径，也可考虑采用能更充分暴露毒性的其他给药途径。

（三）非临床药代动力学研究

有效成份制成的天然药物应进行非临床药代动力学研究。可参考《药物非临床药代动力学研究技术指导原则》。同时，应当充分考虑天然药物不同于化学药物的一些药代动力学特点，对天然药物体内过程适宜性评价应当充分结合药物的作用特点，开展活性代谢产物的跟踪研究。鼓励在天然药物研发的早期进行体内过程的评价研究，为给药途径的确定及后续研发提供参考数据。

多成份天然药物，在尽可能多地了解所含成份体内暴露程度的基础上，鼓励选择其中能反映主要药效的主要活性成份进行非临床药代动力学探索性研究。

进行非临床药代动力学研究时，应在不同给药剂量下考察天然药物主要活性成份的机体暴露情况，研究剂量与暴露的相关性，以解释药效学和毒理学试验结果。非临床药代动力学研究的首选动物应尽可能与药效学和/或毒理学试验所用动物一致，并尽可能在清醒状态下试验，最好对同一动物选择合适的采样点多次采样来进行测定。一般情况下，受试动物应采用雌雄各半，若发现动力学特征存在明显性别差异，则应增加动物数量以识别性别差异。

若临床试验中涉及到天然药物拟与其他药物联合应用的试验内容，应当对该天然药物与拟联合用药的已上市药品的相互作用进行研究，包括通过体外和体内药物代谢研究来评价药物间可能存在的相互作用。

（四）复方制剂

天然药物复方制剂除按照上述非临床有效性、安全性研究等内容进行研究之外，还应关注立项阶段的组方合理性研究，提供充分的试验数据，以支持其复方立题的合理性。

一般情况下，天然药物复方制剂应明确处方中已上市各提取物的药理作用特点，说明其在该复方制剂中所起的药效学作用。应开展配伍有效性研究，证明配伍的科学性、合理性；应进行复方配比研究，证明配伍的最佳配比。天然药物复方制剂的配伍配比研究，应以探索并确定其药物特点及临床优势为目标，针对其组方目的（如增效、减毒等），结合拟申请适应症，选择合适的主要药效模型进行研究。必要时，还需提供支持其处方组成的相互作用的药代动力学研究依据。对于以减毒为目的组成的复方制剂，应提供与含毒性成份的提取物比较的长期毒性试验资料，探索减毒的可能机制，或选择其他合适的毒性试验进行比较研究，为其处方合理性提供支持依据。

（五）申请不同阶段临床试验的非临床安全性要求

为降低研发风险，申请人可以申请不同阶段临床试验。对申请进行早期临床试验的品种，其非临床安全性评价资料有不同要求。

长期毒性试验的给药期限通常与拟申请临床试验的期限、临床适应症有关。申请不同临床阶段所需的长期毒性试验给药期限有所不同，具体期限可参照《药物重复给药毒性研究技术指导原则》。需要进行遗传毒性试验的天然药物，一般应在临床试验前完成标准组合的遗传毒性试验。若标准组合试验出现可疑或阳性试验结果，应追加进行其他相关试验，并根据具体情况来确定所需进行试验的内容及完成的时间。

需要进行生殖毒性试验的天然药物，如有效成份制成的天然药物等，一般应在临床试验前完成生育力与早期胚胎发育毒性试验（Ⅰ段生殖毒性试验）、胚胎-胎仔发育毒性试验（Ⅱ段生殖毒性试验）和围产期毒性试验（Ⅲ段生殖毒性试验）。根据具体情况，第二种动物的Ⅱ段生殖毒性试验及Ⅲ段生殖毒性试验也可考虑在不同临床阶段或上市申请前完成。用于某些特殊适应症的天然药物，若临床试验中明确不用于育龄人群、妊娠期或哺乳期等特殊人群，根据具体情况，生殖毒性试验也可在临床试验期间或上市申请前完成。

此外，以下情况的天然药物也应考虑进行生殖毒性试验，如用于育龄人群的生育调节药物（如避孕药、促精子生成药和治疗性功能障碍药等）、保胎药、可能对生殖系统产生影响的药物（如性激素或具有激素样活性的药物）、遗传毒性阳性药物和细胞毒性药物、长毒试验中发现对生殖系统有明显影响的药物，应根据具体情况提供相应的生殖毒性试验资料，此类天然药物应在申请临床试验前完成相应的生殖毒性试验。

需要进行致癌试验的天然药物一般可在临床试验期间或上市前完成。天然药物是否应进行致癌试验及进行致癌试验的时间安排，可参照《药物致癌试验必要性的技术指导原则》。

五、临床研究

（一）一般要求

1. 进行天然药物临床试验的医师及其他相关人员应接受临床研究培训，具备相应的资格和能力。

2. 天然药物临床试验应当科学合理设计，应遵循随机、盲法和对照的设计原则。在符合伦理原则的前提下，应采用安慰剂对照；当安慰剂对照设计不符合伦理原则时，可以采用有确切治疗效果的阳性药对照。对于安慰剂对照，研究者可以有多种设计方法，如使用"加载（add-on）"设计、剂量-效应设计等，必要时，建议在安慰剂对照的同时加入阳性对照（如三臂试验）。

3. 天然药物临床试验的有效性评价，包括受试者选择、主要疗效指标和次要疗效指标设计、给药方案、评价标准和方法等，需参照化学药品临床试验相关技术指导原则。

4. 天然药物临床试验应特别注重安全性评价，安全性指标设计应尽可能完善、合理，对已知的不良反应，包括文献、临床应用经验和毒理研究中的安全性提示，都应在临床试验设计中具体体现。对于慢性病或需要长期反复用药的情况，应在有效性试验结束后继续观察，并提供长期用药的安全性数据。

5. 天然药物的临床试验必须采取适当的措施以保护受试者，在知情同意书中要清楚地说明受试药物的特点。

（二）临床试验分期和要求

天然药物新药上市前应进行Ⅰ、Ⅱ、Ⅲ期临床试验。

Ⅰ期临床试验：初步的临床药理学及人体安全性评价试验。观察人体对于新药的耐受程度和药代动力学，为制定给药方案提供依据。应在动物药代研究的基础上，进行人体药代动力学试验，其所得出的结果为后续临床试验方案的制定提供依据。耐受性试验旨在观察天然药物首次进行人体试验时的反应和剂量耐受关系。

Ⅱ期临床试验：治疗作用初步评价阶段。其目的是初步评价药物对目标适应症患者的治疗作用和安全性。此阶段的研究设计应根据具体研究目的，设计多个临床试验，采用合理的设计方法进行研究。Ⅱ期临床试验中需进行剂量效应研究，并对适用人群、给药方案、疗程、药物相互作用等进行探索性研究，为Ⅲ期临床试验的方案设计和给药剂量方案的确定提供依据，以及为准确撰写说明书提供信息。

Ⅲ期临床试验：治疗作用确证阶段。其目的是进一步验证药物对目标适应症患者的治疗作用和安全性，评价获益与风险关系，最终为药物注册申请的审查提供充分的依据。天然药物Ⅲ期临床试验应为具有足够样本量的随机对照试验。一般应采用两个确证性试验数据来说明其有效性。用于长期治疗不危及生命疾病的药物（如连续治疗 6 个月或以上，或者间断治疗的累计时间大于 6 个月），需提供长期给药的安全性数据，包括暴露 6 个月的受试者 300 至 600 例和暴露至少 1 年的受试者100 例的数据。药物延长的暴露试验可以从Ⅲ期临床试验开始。

中药、天然药物注射剂基本技术要求

（国食药监注〔2007〕743号　　2007.12.06）

为促进中药、天然药物研制工作进一步规范化、科学化和标准化，加强中药、天然药物注射剂的质量管理，根据《中华人民共和国药品管理法》、《中华人民共和国药品管理法实施条例》、《药品注册管理办法》等有关规定，特制定本技术要求。

第一部分　新的中药、天然药物注射剂

一、概述

中药、天然药物注射剂的给药途径不同于传统剂型，大多数情况下，传统用药经验对注射剂处方组成的配伍及配比的指导作用有限。中药、天然药物注射剂的开发需要通过研究充分说明其安全性、有效性及必要性，并保证其质量的可控性。

二、立题依据

中药、天然药物注射剂的处方（配伍及配比）及临床使用方法的确定，需要有相关的药效学及毒理学、药代动力学等研究结果的支持。同时，根据临床用药安全、有效、方便的原则，注射给药途径应该是解决口服等其他非注射给药途径不能有效发挥作用时的剂型选择，并应符合以下要求：

1. 中药、天然药物注射剂的研发应符合临床治疗和药物性质的需要。应该提供充分的依据说明注射给药优于其他非注射给药途径，应在有效性或安全性方面体现出明显优势。

2. 应与已上市的其他同一给药途径、同类功能主治（适应症）的注射剂进行比较，在有效性或安全性等方面具有一定优势或特色。

3. 有效成份（注册分类1）制成的注射剂需要提供药代动力学的依据；多成份（注册分类2-6）制成的注射剂需要进行药代动力学探索性研究。

4. 有效成份制成的复方注射剂及多成份制成的注射剂需进行各组分组方合理性的相关研究。来自同一药材的同一工艺制备得到的多成份注射剂除外。

5. 复方注射剂处方中如果包含已上市注射剂的处方，且其功能主治（适应症）基本一致者，应进行非临床及临床对比研究，以说明新处方注射剂在安全性或有效性方面优于原已上市的注射剂，并优于已上市的相同给药途径、同类功能主治（适应症）的产品。

三、药学部分

（一）原料

1. 中药、天然药物注射剂处方中的原料应为具有法定标准的有效成份、有效部位、提取物、药材、饮片等。无法定药品标准的原料，一般应按照《药品注册管理办法》中的有关规定提供相关研究资料，随制剂一起申报。无法定标准的提取物应建立其质量标准，并附于制剂质量标准后，仅供制备该制剂用。

2. 注射剂所用原料应根据质量控制的要求，完善其质量标准，必要时增加相关质量控制项目。

3. 处方中原料为批准文号管理的，应提供原料的合法来源及质量控制资料，包括生产企业、执行标准、批准文号、检验报告、购货发票、供货协议等。

4. 注射剂用药材一般应固定品种、药用部位、产地、产地加工、采收期等。以炮制品入药的应明确详细的炮制方法。

（二）辅料

1. 注射剂应采用符合注射用要求的辅料。所用辅料一般应具有法定药用辅料标准。

2. 使用已批准上市的注射用辅料，应提供辅料的来源及质量控制的详细资料，包括生产企业、执行标准、检验报告、购货发票、供货协议等，进口辅料还应提供进口注册证。

3. 若使用未经国家食品药品监督管理局按注射途径批准生产或进口的辅料，除下述情况外，均应按新辅料与制剂一并申请注册。

（1）使用国外公司生产，并且已经在国外上市注射剂中使用，但尚未正式批准进口的辅料，在申请临床研究时可暂不要求提供《进口药品注册证》，但须提供该辅料的国外药用依据、执行的质量标准及检验报告。在制剂批准生产前所用辅料应获得进口注册。

（2）对于注射剂中有使用依据，但尚无注射用标准的辅料，必要时应对非注射用辅料进行精制使其符合注射用要求，并制定内控标准。应提供详细的精制工艺、内控标准及其依据。

（三）制备工艺

1. 注射剂的制备工艺应根据药品的具体情况，结合注射给药的特点和要求进行系统地研究。选择的制备工艺应具有充分的合理性并全面考虑工艺对药品安全性、有效性及质量可控性的影响。注射剂的制备工艺步骤及条件均应明确，并提供充分的研究资料及工艺验证资料，说明其合理性。

2. 制剂处方研究。对注射剂配液用原料或中间体的理化性质应进行充分的研究，为制剂处方设计提供依据。在可满足注射剂需要的前提下，应尽可能少用辅料。所用辅料的种类、规格及用量等的确定应有充分的合理性。辅料选择应考虑药物与辅料，以及不同辅料之间的相容性，必要时应进行相容性研究。制剂处方设计还应结合制备工艺、稳定性影响因素等研究，对制剂处方进行优选。

给药时需使用附带专用溶剂的，或使用前需要用其他溶剂稀释、配液的，在确定制剂处方时，应进行配伍稳定性研究。

3. 灭菌工艺研究。应根据品种的特点进行灭菌工艺研究，优先选择无菌保证程度较高的方法和条件，并进行系统的灭菌工艺验证。此外，工艺过程中还应采取措施降低微生物污染水平，确保产品达到无菌保证要求。

4. 应进行合适的中试以上研究规模和工艺条件的研究，以保证确定的工艺与实际大生产的工艺相一致。

5. 制备过程所用溶剂、吸附剂、脱色剂、澄清剂等应充分考虑注射剂的要求，必要时应进行精制，对可能的残留物应进行充分的研究，并制订相应的控制标准，列于制剂质量标准中。

（四）质量研究

注射剂的质量研究是指根据工艺、质量标准和稳定性研究的需要而进行的基础研究。

1. 质量研究包含文献研究、化学成份研究、定性定量分析方法研究、生物学质控方法的研究等。

2. 注射剂中所含成份应基本清楚。应对注射剂总固体中所含成份进行系统的化学研究。有效成份制成的注射剂，其单一成份的含量应不少于90%；多成份制成的注射剂，总固体中结构明确成份的含量应不少于60%。

3. 应结合产品的安全性、有效性及均一性，进行相关质控方法的研究。

（五）质量标准

制订质量标准研究用样品应为中试以上规模的产品。根据质量研究的结果，确定必要的检测项目和合理的检测方法，制订质量标准。

1. 质控项目的设置应考虑到注射给药以及药品自身的特点，并能灵敏地反映药品质量的变化情况。以药材或饮片投料的，为保证质量稳定，应制订中间体的质量标准。

2. 质量标准所用方法应具有充分的科学性和可行性，并经过方法学的验证，符合相应的要求。

3. 制法项应明确各工艺步骤及技术参数，明确所用辅料的种类、规格及用量等。

4. 检查项除应符合现行版《中国药典》一部附录制剂通则"注射剂"项下要求外，还应建立色泽、pH 值、重金属（汞、铅、镉、铜）、砷盐、炽灼残渣、总固体、草酸盐、钾离子、树脂、蛋白质、鞣质、降压物质、异常毒性检查及刺激、过敏、溶血与凝聚试验等检查项目，注射用无菌粉末应检查水分。此外，有效成份注射剂应对主成份以外的其他成份的种类及含量进行必要的控制。

5. 原料（药材、饮片、提取物、有效部位等）、中间体、制剂均应分别研究建立指纹图谱。还应进行原料、中间体、制剂指纹图谱的相关性研究。指纹图谱的研究应全面反映注射剂所含成份的信息，必要时应建立多张指纹图谱。经质量研究明确结构的成份，应当在指纹图谱中得到体现，一般不低于已明确成份的 90%，对于不能体现的成份应有充分合理的理由。指纹图谱的评价可采用相对峰面积、相对保留时间、非共有峰面积或者相似度等指标进行评价。同时，也可根据产品特点增加特征峰比例等指标及指纹特征描述，并规定非共有峰数及相对峰面积。指纹图谱的评价还可选用对照提取物对照的方法。

6. 有效成份制成的注射剂，主药成份含量应不少于 90%。多成份制成的注射剂，所测成份应大于总固体量的 80%，注射剂中含有多种结构类型成份的，应分别采用 HPLC 和/或 GC 等定量方法测定各主要结构类型成份中至少一种代表性成份的含量，此外，应对未测定的其他成份进行研究。处方中含有毒性成份或已上市单一成份药品的，应测定其含量。注射剂质量标准中含测指标均应规定其含量的上下限。

（六）稳定性研究

1. 注射剂应进行稳定性影响因素试验、加速稳定性试验和长期稳定性试验等。

2. 注射剂的稳定性研究应根据处方、工艺及其所含成份的理化性质、药品的特点和质量控制的要求等选择能灵敏反映药品稳定性的指标进行研究。

3. 临床前稳定性研究的考察时间应能够保证制剂在临床期间使用的稳定性。申报生产时应提供长期稳定性试验研究资料。

四、药理毒理部分

（一）非临床药代动力学研究

由有效成份制成的注射剂，应全面研究其药代动力学参数。

多成份制成的注射剂，应对其药代动力学特征进行探索性研究，必要时，尚应研究主要成份之间的相互影响。

（二）非临床有效性研究

非临床有效性研究，应根据其立题依据、功能主治（适应症），选择合适的试验方法、试验动物、给药剂量、给药途径和观察指标，全面考察受试物的药理作用及其量效关系。

试验过程中除采用功能主治（适应症）相似的已上市药物进行阳性对照外，应增加口服或其他非注射给药途径进行对照，并注意口服或其他非注射给药途径受试物制备工艺的合理性（应采用合理工艺制备口服或其他非注射给药途径的受试物）及给药剂量的设计，以充分说明选择注射给药的合理性。

中药、天然药物复方注射剂，如其处方中包含已上市注射剂的处方，且两者功能主治（适应症）基本一致，应增加已上市注射剂的阳性对照组，并注意两者之间剂量的可比性。

（三）非临床安全性研究

非临床安全性试验，必须在通过 GLP 认证的 GLP 实验室进行。

如注射剂所用辅料用量超过常规用量，应提供非临床安全性试验资料或文献资料。如使用了未经国家食品药品监督管理局按注射途径批准生产或进口的辅料，应提供可用于注射给药途径的依据，必要时提供相关的非临床安全性试验资料或文献资料。

新的中药、天然药物注射剂的注册申请，应进行一般药理学试验、急性毒性试验、长期毒性试验、制剂安全性试验。如处方组成中含有首次用于注射给药途径的原料，还应提供遗传毒性、生殖毒性等试验资料，必要时尚需提供致癌性试验资料。

急性毒性试验和长期毒性试验均应采用啮齿类和非啮齿类两种动物。

制剂安全性试验主要包括刺激性、过敏性、溶血性试验。刺激性、溶血性试验应根据临床试验的需要，对稀释溶液的种类、给药浓度、给药速度等进行考察，并提供相关研究资料。

中药、天然药物复方注射剂，如处方中包含已上市注射剂的处方，且两者功能主治（适应症）基本一致，应增加已上市注射剂的阳性对照组，并注意两者之间剂量的可比性（至少应设置一个与受试物高剂量组具有可比性的剂量）。

五、临床部分

1. 中药、天然药物注射剂应当进行Ⅰ期、Ⅱ期、Ⅲ期临床试验。在申请上市时，应根据上市前的研究结果制定上市后相应的风险控制计划，在申请生产时与申报资料一并提交，该项内容应列入申报资料4中。风险控制计划应包括：药品监测期内的Ⅳ期临床试验；药品上市后安全性和有效性进一步研究；临床应用中的安全性及有效性观察计划和针对临床应用中可能发生的风险所制订的防范及应对措施。

2. Ⅰ期临床试验：除了一般进行不同给药剂量的单次给药和多次给药的耐受性和安全性观察外，根据临床需要及临床前相关研究的支持结果，还应对稀释溶液的种类、给药浓度、给药速度等方面的耐受性和安全性进行观察；必要时，应进行用药前的过敏试验（如皮试等）及其方法学研究。

有效成份制成的注射剂，应进行注射给药的人体药代动力学研究；多成份制成的注射剂，应进行注射给药的人体药代动力学探索性研究。

3. Ⅱ期临床试验：在临床前相关研究支持下，Ⅰ期临床试验安全剂量范围内，应进行剂量的研究，并根据临床需要，继续观察稀释溶液的种类、给药浓度、给药速度等对安全性和有效性的影响。必要时，应继续进行过敏性试验（如皮试等）的观察和研究。

4. Ⅲ期临床试验：在Ⅱ期临床试验初步确定的安全、有效剂量的基础上，需要进一步与临床公认安全、有效的阳性治疗药物（注射剂）进行对比试验，与对照药物比较，试验药物在安全性或有效性方面应有明显的特点或优势。根据临床需要，继续观察稀释溶液的种类、给药浓度、给药速度等对安全性和有效性的影响，必要时，应继续进行过敏性试验（如皮试等）的观察和研究。

5. 复方注射剂处方中如果包含已上市注射剂的处方，且其功能主治（适应症）与已上市注射剂基本一致的，应进行复方注射剂与已上市的注射剂有效性和安全性比较的临床试验，新的注射剂疗效或安全性应明显优于已上市的注射剂。

6. 注射剂批准上市后，药品生产者应根据其上市时的风险控制计划，认真进行相关研究工作。保证其临床使用的安全性和有效性。

第二部分　改变给药途径的中药、天然药物注射剂

一、概述

改变给药途径的中药、天然药物注射剂包括非注射制剂改为注射剂、肌内注射与静脉注射（包括静脉滴注）及其他注射途径之间的相互改变。

立题依据的要求与新的中药、天然药物注射剂相同。应从临床用药、药物性质等角度，对改变给药途径所可能带来的益处和可能引发的安全性问题进行全面评估，提供改变给药途径合理性的充分依据。

二、药学部分

药学方面的要求与新的中药、天然药物注射剂相同。

三、药理毒理部分

药理毒理方面的要求与新的中药、天然药物注射剂相同。

四、临床部分

改变给药途径的申请，应按新的中药、天然药物注射剂的要求对其有效性、安全性进行研究。现给药途径的注射剂如与原给药途径制剂的功能主治（适应症）基本一致，还应与原给药途径的制剂进行对比研究，并具有明显优势。

第三部分　改剂型的中药、天然药物注射剂

一、概述

不改变给药途径的改剂型品种，应从临床用药、药物性质等角度，对改剂型所可能带来的益处和可能引发的安全性问题进行全面评估，提供改剂型合理性的充分依据。

二、药学部分

改剂型后与原剂型相比，若药用物质基础没有改变，要求同仿制的中药、天然药物注射剂；若药用物质基础有改变，要求同新的中药、天然药物注射剂。

三、药理毒理部分

改剂型后与原剂型相比，若药用物质基础没有改变，要求同仿制的中药、天然药物注射剂；若药用物质基础有改变，要求同新的中药、天然药物注射剂。

四、临床部分

改剂型后与原剂型相比，若药用物质基础没有改变，要求同仿制的中药、天然药物注射剂；若药用物质基础有改变，要求同新的中药、天然药物注射剂。

第四部分　仿制中药、天然药物注射剂

一、概述

申请仿制中药、天然药物注射剂，应根据药物的特点，进行必要的质量可控性、有效性和安全性研究。

二、药学部分

仿制中药、天然药物注射剂，应与被仿品种的处方组成、药材基原、药材产地、生产工艺（药材前或饮片处理、提取、分离、纯化，包括工艺参数）、制剂处方、规格、剂量、功能主治（适应症）等保持一致。

1. 如不能确定其药材产地、工艺参数细节、制剂处方等与被仿品种一致的，应进行对比研究，以保证与被仿制品种质量的一致性。

2．所用辅料应符合注射用要求，必要时应完善其质量标准。原标准中明确辅料种类、规格及用量等的，一般应与原标准相同。

3．对仿制药品的注册申请，其质量研究和质量标准在原则上与新的中药、天然药物注射剂要求相同。指纹图谱应与已上市同品种一致，并应能全面反映注射剂中所含成份。

4．稳定性研究参照《中药、天然药物稳定性研究技术指导原则》的要求。仿制药的稳定性应不低于已上市同品种。

三、药理毒理部分

申请仿制的中药、天然药物注射剂，如结构明确的成份占总固体 90% 以上的，可仅提供过敏性、溶血性、刺激性试验资料。其他注射剂，则需提供一般药理学、急性毒性、长期毒性、过敏性、溶血性、刺激性等安全性试验资料。

四、临床部分

应按新的中药、天然药物注射剂要求完成Ⅰ、Ⅲ期临床试验，对被仿品种的全部功能主治（适应症）应进行规范的临床试验，以充分观察其人体安全性和有效性。

第五部分　已有国家标准中药、天然药物注射剂的补充申请部分

1．增加适应症的补充申请，需按要求提供相关的非临床药效学试验资料，同时应根据新增适应症的用量或疗程，提供相关的安全性试验资料。应进行Ⅰ、Ⅱ、Ⅲ期临床试验，以充分观察人体安全性和疗效。如不增加用量、不改变用药人群，可仅进行Ⅱ、Ⅲ期临床试验。如增加用量或延长疗程等，还应进行Ⅳ期临床研究。

2．改变工艺的补充申请，若药用物质基础没有改变，要求同仿制的中药、天然药物注射剂；若药用物质基础有改变，要求同新的中药、天然药物注射剂。

3．改变用法用量的补充申请，原则上需进行Ⅰ、Ⅱ、Ⅲ期临床试验，如不增加用量，用法不变，可仅进行Ⅱ、Ⅲ期临床试验。

4．改变用药人群的补充申请，需进行Ⅰ、Ⅱ、Ⅲ期临床试验。必要时需进行非临床安全性研究及不同人群的人体药代动力学研究。

5．增加规格的补充申请，若申请增加的药品规格与同品种上市规格不一致，应当遵循科学性、合理性、必要性的原则，提供充分的立题依据，并视情况提供相关研究资料。

6．如需变更原料药的来源，必须按补充申请申报。要求同仿制的中药、天然药物注射剂。

7．变更注射用辅料，应按补充申请申报。如变更注射用辅料的种类或增加用量，要求同仿制的中药、天然药物注射剂。如变更注射用辅料的来源或减少辅料用量，应提供辅料标准、检验报告以及药物的相容性、稳定性等药学对比研究资料，必要时提供非临床及临床研究资料。

8．其他中药、天然药物注射剂的补充申请，应根据补充申请的内容参照本技术要求提供相应的研究资料。

第六部分　中药、天然药物注射剂说明书和包装标签的撰写要求

应按照国家食品药品监督管理局《药品说明书和标签管理规定》及《关于印发中药、天然药物处方药说明书格式内容书写要求及撰写指导原则的通知》（国食药监注〔2007〕283 号）的相关要求起草和撰写，并重点关注以下内容：

1.【成份】项应该包括所有的药物成份和应用的辅料。

2.【功能主治】/【适应症】项应该根据药物临床研究结果确定的药物适用的疾病范围、病情、

分型分期、人群。改剂型或仿制的中药、天然药物注射剂注册申请也应该根据该药品的临床试验结果来确定。不能无临床依据地照搬原剂型的适应症。

3.【用法用量】用法中应该进行详细描述，包括临床应用前药物的配制、稀释的方法、稀释的溶液、稀释的浓度，药液配制后的存放时间、使用前需要对药物性状的观察，滴注的速度、每次用药的间隔时间。

4.【不良反应】应该列出临床试验中全部肯定或可能与药物有关的不良事件。

5.【注意事项】尽量全面地列出临床应用中可能出现的各种担忧。

应包括必要的未进行研究的相关信息。如果未进行过特殊人群用药临床试验者，需要在此予以说明，如：本品未在孕妇及哺乳期妇女、儿童以及老年人中进行过临床试验，因此，在孕妇及哺乳期妇女、儿童以及老年人中有效性和安全性用药无法确定。

临床试验中的排除病例标准，也需要在此予以说明或适当的表述。

6.【药物相互作用】说明书应该包括药物相互作用的内容。如无该项研究结果，需要特别注意说明无与其他药物混合或合并使用经验。

7.【临床试验】根据临床试验结果尽量表述清楚，不限于篇幅的限制。

8.【药理毒理】该项内容包括非临床主要药效学试验及安全性试验结果。药效学方面为与临床疗效密切相关的主要药效试验结果。安全性方面应列出安全性试验中出现的对临床应用安全有参考意义的试验结果，注意描述动物种属类型、给药方法（剂量、给药周期、给药途径）和主要毒性表现等重要信息，如未发现明显毒性、毒性靶器官，则不需列入。

9.【贮藏】应详细说明其贮藏方法，包括贮藏的条件。

综上，注射剂上市后，药品生产企业，应根据药品上市后安全性及有效性结果，特别是不良反应和不良事件出现的情况，及时提出说明书的修订申请。

第三节
药学专业技术指导原则

同名同方药研究技术指导原则（试行）

（2022 年第 48 号　2022.12.26）

一、概述

根据《中药注册分类及申报资料要求》（国家药监局 2020 年第 68 号通告），同名同方药是指通用名称、处方、剂型、功能主治、用法及日用饮片量与同名同方已上市中药相同，且在有效性、安全性、质量可控性方面不低于该已上市中药的制剂。同名同方已上市中药应当具有充分的有效性、安全性证据。同名同方药的研发应当选择合适的同名同方已上市中药作为对照药。

同名同方药的研发应当以临床价值为导向，促进中医药传承精华，守正创新，高质量发展，避免低水平重复。鼓励运用符合产品特点的新技术、新方法进行工艺优化、质量提升。

为指导申请人开展同名同方药的研究，制定本指导原则。申请人可依据《药物研发与技术审评沟通交流管理办法》就同名同方药研发中的关键技术问题申请与药品审评中心进行沟通交流。

二、基本原则

（一）同名同方药应当基于临床价值进行研发。申请人应当基于风险获益，综合中医药理论、人用经验和临床试验数据，评估同名同方已上市中药的临床价值。

（二）同名同方药的工艺路线，建议与对照药批准证明文件（含附件）载明的工艺路线保持一致，应当结合工艺特点开展同名同方药的工艺参数、辅料等的相关研究。

（三）同名同方药的研发应当基于中药质量控制的特点，加强药材、饮片、中间体、制剂等全过程质量控制。

（四）同名同方药的工艺参数、辅料与对照药相同的，或工艺参数、辅料变化参照《已上市中药药学变更研究技术指导原则（试行）》经研究评估不引起药用物质基础或药物吸收、利用明显改变的，一般无需进行毒理和临床试验。

对照药批准证明文件（含附件）载明的关键工艺参数不明确的，或工艺参数、辅料的变化参照《已上市中药药学变更研究技术指导原则（试行）》，对药用物质基础或药物吸收、利用的影响难以评估的，一般需进行毒理和临床试验。

如果药用物质基础或药物吸收、利用发生明显改变，应当以安全性、有效性不低于对照药为原则，开展毒理和临床试验。如以提升药品安全性、有效性为目的，建议申请人按照中药改良型新药相关技术要求进行研发和申报。

（五）申请人经评估认为属于需要开展临床试验情形的，可申请临床试验，按照《中药注册分类及申报资料要求》提交申报资料。

三、对照药的选择

同名同方药的研发应当科学合理选择同名同方已上市中药作为对照药，对照药应当具有临床价值。原则上同名同方药的功能主治应当与对照药相同。所选择对照药有多个主治病症的，应当分别进行临床价值评估，其中不具有临床价值的主治病症，不应当作为同名同方药的主治病症。

申请人应当充分评估对照药的临床价值。应当选择临床价值依据充分的已上市中药，如临床广泛使用、功能主治科学合理、无明显安全性担忧，且符合当前临床诊疗需求等，进行同名同方药研发。对照药原则上应当是按药品注册管理要求开展临床试验后批准上市的品种、现行版《中华人民共和国药典》收载的品种以及获得过中药保护品种证书的品种（结束保护期的中药保护品种以及符合中药品种保护制度有关规定的其他中药保护品种）。不属于上述范围的品种，若开展同名同方药的研发，一般应当开展临床试验。

对于临床价值不确定、存疑或依据不充分的情形，申请人应当慎重考虑是否进行同名同方药的研发，如开展同名同方药研发，应当进行临床试验。处方组成不符合中医药理论且缺乏有效性和安全性数据、主治病症已不符合当前临床诊疗实际、上市后使用中发现有较大安全性风险、监管部门要求开展上市后安全性评价的品种等，不建议开展同名同方药研发。

若同名同方已上市中药存在多家生产、多个文号的情况，不同生产企业相同品种的功能主治、适用人群、用法用量、日用饮片量等内容可能存在差异，同名同方药的研发应当选择经评估临床价值依据充分的品种作为对照药。不同生产企业相同品种的药材基原、药用部位、饮片炮制等内容也可能存在差异，同名同方药的药材基原、药用部位、饮片炮制等内容应当与所选的对照药一致。多基原的药材应当在对照药的使用范围内研究固定基原。

四、药学研究

同名同方药的药学研究应当加强药材、饮片、中间体、制剂等全过程的质量控制，工艺、质量标准、稳定性等研究应当符合现行技术要求，质量可控性应当不低于对照药。具体研究工作可参照相关技术指导原则开展。

（一）处方药味

同名同方药的处方药味（包括药材基原、药用部位、饮片炮制等）及其用量应当与对照药一致。

多基原的药材应当在对照药的使用范围内研究固定基原。应当研究固定药材产地。明确详细的炮制工艺路线和关键工艺参数。

对于药物成份明确的制剂，应当与对照药的药物成份一致，可参照相关技术指导原则进行研究、评估。

（二）制备工艺

生产工艺研究应当结合工艺特点开展，研究明确前处理、提取纯化、浓缩干燥、制剂成型等工艺参数。应当关注提取、纯化等工艺对药用物质基础的影响。工艺参数与对照药批准证明文件（含附件）载明的工艺参数相比发生变化的，参照《已上市中药药学变更研究技术指导原则（试行）》进行研究、评估。如果对照药批准证明文件（含附件）载明的工艺参数、辅料不明确的，参照《中药复方制剂生产工艺研究技术指导原则（试行）》开展生产工艺研究，明确相关工艺参数。

采用传统工艺的，如粉碎或水提取，可参照《已上市中药药学变更研究技术指导原则（试行）》，以出粉率、粒度及粉末粒度分布，浸膏提取得率或浸出物、指纹图谱/特征图谱、活性成份或指标成份含量等指标进行对比研究、评估。

辅料应当符合药用辅料管理的相关规定和要求。若辅料与对照药所使用的不同，应当研究、评估辅料的改变对药用物质基础或药物吸收、利用的影响，其变化不应当引起药用物质基础或药物吸收、利用明显改变。

对照药使用具有药材标准的特殊辅料（如：蜂蜜、冰糖等），且该辅料的功能主治与药品功能主治或安全性相关的，该辅料不应当发生改变。

申请上市许可时应当根据确定的制备工艺完成不少于 3 批商业规模生产工艺验证。

（三）质量研究与质量标准

应当加强药材、饮片、中间体、制剂等质量研究，应当关注与安全性有关的质量控制研究。对于含毒性药味，特别是含大毒（剧毒）药味或现代研究发现有严重毒性的药味，应当对相关毒性成份进行质量控制。参考同处方已上市品种质量标准的质量控制项目，按照现行技术要求进行质量研究，制定质量标准，保证同名同方药质量可控性不低于同名同方已上市中药。

与对照药质量对比研究的评价指标一般包括但不限于浸出物、指纹图谱 / 特征图谱以及多种指标成份或有效成份含量等。

（四）稳定性研究

参照相关指导原则开展稳定性研究，根据稳定性研究结果，确定贮藏条件、有效期及包装材料 / 容器。直接接触药品的包装材料 / 容器应当符合药包材管理的相关规定和质量控制要求。

五、药理毒理研究

对于本技术指导原则"基本原则"（四）中需要开展毒理研究的情形，应当进行相关的毒理试验。另外，如果对照药上市前及上市后均未进行相关的毒理研究，且在应用过程中存在明显安全性担忧的，如含大毒（剧毒）药味或现代研究发现有严重毒性的药味、临床上出现严重不良反应，应当考虑进行相关的毒理试验。

根据具体情况，确定所需要进行的毒理试验项目。对于中药复方制剂，毒理试验项目一般包括单次给药毒性试验、重复给药毒性试验，必要时根据具体情况进行其他毒理试验。

对于非口服给药途径的同名同方药，根据给药途径及制剂特点进行相应的制剂安全性试验。

六、临床试验

对于需要开展临床试验的，如因关键工艺参数不明确的，或工艺参数、辅料的变化参照《已上市中药药学变更研究技术指导原则（试行）》，对药用物质基础或药物吸收、利用的影响难以评估的，以及药用物质基础或药物吸收、利用发生明显改变的，应当按现行技术要求进行临床试验，验证同名同方药的有效性和安全性不低于对照药。若有多个主治病症，在功能主治表述规范合理的前提下，视工艺变化情况可选择其中主要的主治病症进行验证。

对照药临床价值不确定、存疑或依据不充分的，同名同方药应当按照现行技术要求开展临床试验，进一步验证其临床价值，原则上应当选择安慰剂作为对照。若对照药有多个主治病症，原则上应当验证所有的主治病症，对有相同的病因病机及相同的主要 / 核心临床症状的，可选择其中某个代表性的适应症开展临床试验。若对照药部分主治病症已不符合当前临床诊疗实际，或因其他特殊原因不能全部进行验证，可仅针对其部分主治病症进行临床试验，但应当说明原因以及选择依据。上述情况的同名同方药功能主治的表述应当根据临床试验提供的证据来确定。

对于有国家药品标准而无药品批准文号的品种，同名同方药的申请应当基于其中医药理论和人用经验的情况开展必要的临床试验。

药物成份明确，适合进行生物等效性研究的同名同方药，可参照相关技术要求开展生物等效性试验。

七、说明书撰写

应当在对照药说明书基础上，按照现行技术要求，结合临床价值评估和/或临床试验结果对同名同方药说明书进行完善。

【功能主治】项撰写原则：对于无需开展临床试验的同名同方药，原则上应当与所选对照药保持一致。若对照药【功能主治】表述不规范，或不符合当前学科共识等，应当在原说明书范围内，按现行相关技术要求进行删减或规范表述。

【用法用量】项撰写原则：一般应当与所选对照药保持一致。如存在表述不规范的情形，应当在原说明书范围内，结合临床试验或人用经验情况规范表述。对于开展了临床试验的同名同方药，应当根据临床试验结果确定【用法用量】表述。

"警示语"、【不良反应】、【禁忌】、【注意事项】等安全性相关项撰写原则：应当根据对照药最新的说明书撰写说明书安全性相关内容。对于对照药安全性相关内容存在不足或缺失，影响安全合理用药的，同名同方药应当按照《已上市中药说明书安全信息项内容修订技术指导原则（试行）》进行完善。对于开展了临床试验的同名同方药，还应当根据临床试验结果，增加相应的安全性内容。

【临床试验】项撰写原则：对于开展了临床试验的同名同方药，应当在【临床试验】项下增加相应的内容。

【药理毒理】项撰写原则：对于在同方同方药研发过程中进行了毒理试验的，若重复给药毒性试验（必要时，单次给药毒性试验）中发现了对临床应用有参考价值的毒性结果，在本项中增加相应内容；若进行了特殊毒理学试验，可增加相应内容。

儿童用药口感设计与评价的技术指导原则（试行）

（2022 年第 37 号　2022.10.28）

一、概述

口服给药是目前临床最常用的给药方式，除吞咽困难情况之外，口服也常是临床首选的给药方式。口感是影响口服制剂临床应用的因素之一，不良口感可能对患者的服药依从性产生影响，导致理想治疗效果难以达到或维持，还有可能导致体内药物暴露量不稳定，从而带来安全性隐患。因此，口感评价通常作为药品研发环节中的一项特殊研究内容。

口感并非儿童用药所特有的评价内容，所有通过口服途径给药的制剂均应考虑其口感问题，特别是那些将被用于慢性疾病长期治疗的药品。但是，儿童因其生理和心理发育特点，在不良感觉的耐受性方面有别于成人，口感不佳所导致的不良用药行为风险也相应增高，因此，相比于成人用药，儿童用药口感评价具有更强的临床意义与价值，也逐渐成为该类药品临床价值综合评价的重要内容。

在 2020 年 12 月发布的《儿童用药（化学药品）药学开发指导原则（试行）》中，就儿童患者对制剂的可接受性进行了阐述，提出了口感评价在儿童用药研制中的重要意义。为进一步明确相关研究要求，制定本指导原则。

在本指导原则中，将"口感"界定为与制剂的剂型、质地、容积或体积（大小和形状）、气味、味道、余味等相关，涉及易吞咽性和适口性两个核心评价维度。本指导原则所指儿童用药泛指在我国研发的专用于儿童的药品或可用于儿童的药品（同时具有儿童和成人适应症）。

应用本指导原则时，应同时参考药物临床试验质量管理规范（Good Clinical Practice，GCP）、人用药品技术要求国际协调理事会（International Council for Harmonisation of Technical Requirements for Pharmaceuticals for Human Use，ICH）和其他国内已发布的与研发儿童用药相关的技术指导原则。

本指导原则仅代表药品监管机构当前的观点和认识，不具有强制性的法律约束力。随着科学研究的进展，本指导原则中的相关内容将不断完善与更新。

二、口感设计与评价的总体原则

（一）良好口感设计

儿童用药口感设计的目的是在良好服药体验与误用风险之间建立平衡。在努力减少儿童患者服药期间的不舒适感受的同时，还应尽可能避免由于良性感受刺激过强而可能导致的自主觅药行为所带来的误用风险。

目前，我国尚未就儿童用药所涉及的口感偏好形成统一标准。现阶段仍将儿童用药的良好口感定位在具有中性味道（可以理解为没有特殊味道或无味道）或具有普遍可接受的味道，易于吞咽，并且与服药相关的口腔残留感受持续时间短且不会引起明显不适。

对儿童具有明显诱惑力的口感，例如提供像糖果一样的口感体验，可能增加误用风险，因此，通常不被认为是儿童用药口感设计的目标。

（二）评价结论的外推

现阶段，针对儿童使用的新颖口感设计通常不被独立认可为制剂创新性的体现。延续已被广泛接受和认可的良好口感设计且外推口感评价结论仍是目前常用的策略。

如果已有用于相同目标治疗人群的口服制剂上市，且满足良好口感设计标准时，新研发制剂可以采用相同的口感设计并外推一致的口感评价结论。例如，开发与已上市的儿童用片剂具有相同大小、形状、味道、质地的片剂，用于同年龄段人群不同适应症时，如果已上市儿童用片剂的口感设计已被广泛接受和认可，则新片剂通常无需重复开展儿童直接参与的口感评价研究。

已上市的成人用药扩展儿童应用时，也应在原口感基础上进行儿童服用时可接受性的评估，充分利用已有研究资料进行评价，尽可能避免仅以评估口感为目的而开展儿童直接参与的研究。

（三）与常规开发流程的关系

在儿童用药研发中可能涉及的口感设计与评价不可逾越临床需求价值和制剂开发原则。为满足所谓理想口感，而影响部分年龄段儿童的用药可及性、影响剂型设计的合理性，或导致必要的临床研究流程无法推进，是不可取的策略。例如，针对成人和儿童共患病开发的药品，在缺乏参考信息或研究证据的前提下，仅以制剂口感不适合儿童为由，不进行儿童临床研究或拒绝开发儿童应用，是无法被接受的。

反之，应充分认识到口感设计与评价在儿童用药开发中的必要性，重视儿童用药良好口感设计与评价过程中可能涉及到的改变制剂的药学性质或临床特征而需要额外开展的制剂学研究、体外研究、生物利用度研究或临床安全性和有效性研究，并同样以科学和严谨的态度设计实施。

三、口感设计与评价的基本思路

（一）准确把握目标治疗人群特征和临床应用条件

目标治疗人群特征和临床应用条件是制剂研发立项阶段需掌握的重要内容，也是影响口感设计与评价的基础要素。

不同年龄段的儿童患者因其生理和心理发育程度不同，对口感的耐受性也存在差异。即使是同一年龄段的儿童患者，在使用不同剂型的口服制剂时，口感耐受性能力的差异也可能较大。另外，临床应用条件也会影响对制剂口感的要求，例如，对于疾病导致躯体状态不佳，口服配合度差的患儿，对制剂的易吞咽性要求可能更高，而对于长期慢性疾病每日多次给药的制剂，良好的适口性需求可能更为突出。因此，充分了解目标治疗人群的生理和心理发育特点及临床应用条件是进行制剂口感设计与评价的首要任务。

在开发相同目标治疗人群的新口服制剂时，已上市口服制剂口感设计与评价研究资料及其上市后实际临床应用中收集的口感评价信息，有助于提高对目标治疗人群特征和临床应用条件的把握。在没有已上市口服制剂的资料可参考时，建议针对目标治疗人群特征和临床应用条件进行调研，以支持口感设计的合理性及后续口感评价研究计划的制定。

（二）合理安排研究时机与过程

儿童用药与成人用药的口感评价思路并无本质差异，均遵循以下一般原则：以制剂矫掩味策略及其相应体外试验结果、成人口感评价结果为基础，以动物味觉实验结果等作为支持性依据或补充，以目标治疗人群为受试者开展的口感评价结果来验证良好口感设计的合理性。

评价过程大致如下：首先，在药物处方开发期间，如在辅料选择时即考虑选择合适的矫掩味技术，例如，甜味剂或矫味剂的使用，制剂包衣等，使用体外评估方法（如电子舌）和/或成人口尝试验对成分搭配的感官特性进行考察，也可以考虑在非临床研究中开展动物偏好实验或短暂摄取味觉测试等，初步达到避免制剂明显不良口感的目的。然后，在临床研究阶段，在目标治疗人群中进行直接口感评估（单独设计试验或在常规临床试验中开展），同时，可以在目标治疗人群参与的常规临床试验中收集依从性和觅药行为数据等，验证口感设计的合理性。

开发儿童专用的口服制剂时，较为理想的策略是，尽早启动口感设计与评价工作，在保证安全性的前提下，口感设计与初步评价（包括成人口尝试验）尽量在进入疗效确证性试验前完成，以确保与不良口感相关的问题不会影响确证性试验中的依从性，也能尽量保证确证性试验中儿童受试者可以使用到满足良好口感设计的最终制剂形式，利于口感设计与评价结果的验证。

开发可用于儿童的口服制剂时（同时具有儿童和成人适应症），应在制剂药学开发阶段即考虑在满足成人口感要求的基础上达到儿童口感的可接受性。在考虑进入儿童临床研究阶段前，最好已经获得了支持初步评估的体外味觉评价结果或成人口尝试验结果，儿童口尝试验作为儿童临床研究计划的一部分。

已上市成人用药扩展儿童应用时，应考虑制剂口感对于儿童患者的可接受性。如果已上市成人用药计划扩展目标治疗人群年龄段至 12 岁及以上儿童，在没有证据证明该制剂在成人中存在明显口感不良问题而影响服药行为的前提下，可不再针对儿童应用进行额外口感评价。如果已上市成人用药计划扩展目标治疗人群年龄段至不满 12 岁儿童，应提供该制剂的口感适合于目标治疗儿童患者的证据，若证据充分可靠，则无需针对儿童应用进行额外口感评价，否则，需在相应的目标治疗儿童患者中开展口感评价。

对于通过豁免儿童临床试验获得批准的品种，若支持良好口感的证据不足，可能涉及在上市后临床研究中收集儿童口感评价数据。

（三）不同剂型的口感特点及评价思路

在《儿童用药（化学药品）药学开发指导原则（试行）》中针对不同剂型开发的口感特点及评价思路已有阐述，并且基于已有文献和技术指导原则的相关信息，在附表中列举了不同年龄段儿童对于部分给药途径和剂型的可接受性调研结果，供申请人参考。在开发儿童用药时，建议首先基于《儿童用药（化学药品）药学开发指导原则（试行）》，根据目标治疗人群年龄特点选择适宜的制剂剂型，然后针对具体剂型考虑合理的口感评价思路。

儿童（尤其是低龄儿童）的吞咽功能不健全，在服用片剂或胶囊剂等常规剂型时，可能存在吞咽困难，因此，为满足儿童（尤其是低龄儿童）使用而研发的制剂常常涉及将吞咽前状态（包括经溶剂或唾液分散溶解后状态）设计为真溶液或混悬型溶液，以解决易吞咽性问题，但是，由于这些剂型在服用时会与口腔味蕾充分接触，适口性评价问题就变得较为突出。可见不同剂型制剂的口感特点有别，相应的口感评价思路也有差异。

对于吞咽前状态为片剂或胶囊剂的制剂，其口感评价的重点为易吞咽性评价，适口性可不作为评价内容。对于需在吞咽前进行咀嚼的制剂，需进行易吞咽性评价和适口性评价。对于吞咽前状态（包括经溶剂或唾液分散溶解后状态）为真溶液剂或混悬型溶液剂的制剂，其口感评价的重点为适口性评价，易吞咽性可不作为评价内容。

不同剂型的口感特点及评价思路

剂型[1]	口感特点[2]	口感评价思路	
		易吞咽性	适口性
糖浆、溶液、滴剂、乳剂	·吞咽性问题较少 ·存在适口性问题	无需评价	需评价

剂型[1]	口感特点[2]	口感评价思路	
		易吞咽性	适口性
混悬剂、颗粒剂、泡腾片（口服溶液用）、分散片[3]、散剂、口崩片[3]、口溶膜	·吞咽性问题较少 ·存在适口性问题 ·可能有砂砾感	无需评价	需评价
片剂、胶囊（硬胶囊、软胶囊）、微片[4]	·存在吞咽性问题 ·适口性问题较少	需评价	无需评价
咀嚼片	·存在吞咽性问题 ·存在适口性问题	需评价	需评价

注：1. 仅例举目前临床常见剂型，不覆盖可能存在的所有剂型，也不作为评价儿童用药剂型合理性的依据。

2. 表格中描述的口感特点仅围绕本指导原则中"口感"界定范围所涉及的易吞咽性和适口性两个核心评价维度。

3. 对于药品说明书中明确表述为"允许直接吞咽"的分散片和口崩片应进行易吞咽性的评价。

4. 根据 WHO《Development of paediatric medicines：points to consider in formulation》，mini-tablet：A tablet of no more than 4mm diameter. 微片系指直径不大于 4mm 的片剂。

（四）调制口服固体制剂的评价考虑

虽然在儿童用药研发中，鼓励针对目标治疗人群开发适宜的剂型和规格，以尽可能避免或减少分剂量问题或吞咽性问题。但是由于实际给药环境、地域文化差异、照料习惯等客观条件的影响，儿童使用的口服固体制剂仍可能面临分割、碾碎、打开服用内容物、分散或溶解在液体中等改变原有给药方式的情况，进而需要考虑调制口服固体制剂的口感评价问题。

对于在临床使用中涉及到分割、碾碎、分散或溶解在液体中的片剂，需额外进行适口性评价。对于在临床使用中涉及到打开服用内容物的胶囊，可能直接口服，也可能分散或溶解在液体中，需额外进行适口性评价。

在已有证据证明无法进一步改进或开发儿童适宜剂型的情况下，且确定混合方式属于改善制剂口感的可接受方式时（写入说明书中的给药方式），可以采用与食物、饮料或乳汁等混合的方式改善口感，并需进行混合后状态的口感评价。由于可能涉及定量不准确，搭配种类不固定等问题，导致对药物安全性和有效性的影响，因此，除非临床需求明确，否则与食物、饮料或乳汁等混合的方式不应作为口感设计的首选。

四、口感评价相关的研究方法

口感评价的具体研究方法应由研发单位参考以上评价思路进行选择与设计，并论证方法的合理性和可行性。以下列举部分易吞咽性和适口性评价方法，作为开展相关研发工作的参考：

（一）易吞咽性评价方法

对于儿童用药，易吞咽性评价是吞咽前状态为片剂或胶囊剂的制剂口感评价的重点内容，咀嚼片也涉及易吞咽性评价。

制剂的易吞咽性通常与药品属性（如大小、性状、质地等）相关，也受到儿童主观服药意愿的影响。由于目前尚未确立满足儿童易吞咽性的药品属性标准，难以通过固定的标准衡量和判断制剂的易吞咽性，因此，在缺乏可供外推的易吞咽性结论的情况下，可考虑进行儿童易吞咽性评估试验。在试验中应尽可能避免主观服药意愿对结果判定的影响。

儿童易吞咽性评估试验应以制剂的目标治疗人群为受试者。最常用的方法是直接观察，在给药后检查儿童的口腔。易吞咽性评估可以"完全吞咽"为指标采用两分法。首先，根据目标治疗人群的疾病特征、服药配合度、服药情境或条件（如有无医护人员或看护者辅助）等设置"完全吞咽"的标准，对制剂放置位置、送服溶剂性质和容积（或体积）、完成吞咽所需的时间、有无窒息反射或呛咳等进行具体规定。针对不同使用人群和使用条件开发的药品，"完全吞咽"的标准可能有差异，能否满足目标治疗人群的实际治疗目标是判断"完全吞咽"标准合理性的主要依据，例如，针对吞咽功能已发育完全的患儿且疾病本身不影响吞咽功能时，单次温水送服成功作为"完全吞咽"标准具有合理性，而2次及以上温水送服成功作为"完全吞咽"标准时，其合理性需要讨论。然后，以"是"或"否"达到完全吞咽标准为判断进行评估。

可接受的研究设计包括：在目标治疗人群参与的临床试验中增加易吞咽性评估指标作为次要终点评估，或者在独立开展的儿童口尝试验中增加易吞咽性评估指标。无论采用何种设计，试验数据应至少包括20例可评价样本，可以根据目标治疗人群年龄段跨度适当增加及合理分配样本。建议采用同一受试者不同时点单次给药重复测量的方法，以减少偏倚。例如，在儿童参与的临床试验的首次给药和第二次给药时，对同一受试者分别进行一次单次给药评估。通常，单次给药足以满足易吞咽性评价要求，长期服药制剂（包括每日多次给药或每日一次给药连续数日）无需进行连续给药评估。

当满足"完全吞咽"标准的受试者比例达到90%以上，且无受试者发生窒息反射或咳嗽，两次重复测量结果具有一致性时，可视为易吞咽性良好。

（二）适口性评价方法

制剂的适口性评价是一种相对主观的评价维度，评价的主体是儿童对于制剂口服过程的体验和偏好。如果仅以儿童主观感受进行描述，由于个体差异影响，将给适口性评价结果带来变异性和不确定性，同时，对于上市后更广泛人群的应用来说，小样本的个体偏好结果本身也缺少临床实际意义。因此，为了提高适口性评价的科学性和效率，通常以前期的药学掩味技术、体外适口性评价、成人口尝试验、动物实验结果，以及已知的人体适口性情况（如已上市其他制剂信息）等为基础。

1. 药学掩味技术

绝大多数药物在研发过程中均采用了掩味技术，以掩盖原料药或制剂的不良味道，或防止溶解的活性药物成分与口咽部的味觉受体相互作用。常用的掩味技术可分为物理、化学和生理方法。物理方法涉及但不限于在药物或制剂中使用物理或分子屏障，阻止口腔中的药物溶解。化学方法涉及但不限于通过使用盐、共晶或改变pH值来改变药物溶解度。生理方法涉及但不限于使用添加甜味剂或调味剂或改变粘度以掩盖味道或减弱味蕾的敏感性。应充分结合体外释放特征和给药特性，合理选择适宜的矫掩味技术。

2. 体外味觉评价

2.1 基于分析方法的味道定量评价／体外溶出试验

基于分析方法的味道定量评价／体外溶出试验与确定药物释放的方法相似，主要基于在短时间内检测水性介质中的药物成分（例如不超过3ml的模拟唾液），间接评估掩味技术是否达标，如在固定时间区间内（例如前30秒）未检测到药物成分或检测到的药物成分量低于可识别其不良味道的阈值。通常，此种体外研究方法的结果会用于评估掩味技术水平，而不用于直接评价制剂的口感。

2.2 使用味觉传感器定量评价味道／电子舌技术

电子舌又称味觉传感器，可以类似于人类味觉的方式检测味觉感觉。目前有多种不同检测原理的电子舌，比如可检测味觉物质引起的脂质／聚合物膜表面电荷密度变化和／或传感器膜表面附近的离子分布，不同响应电势反映不同味觉品质的物质，味觉感觉信息以膜电势模式进行模拟。

电子舌技术用于制剂口感评价时，其检测结果具有较好的客观性，检测速度也相对更快，可以

指导原则

避免人体口尝试验中受试者个体差异和主观因素的影响，以及对受试者的潜在安全风险，因此，适合在大量样品的处方筛选阶段使用。其不足之处在于，目前电子舌的传感器尚不能完全模拟人舌的全部味觉受体，也无法评价除味觉之外的特征（例如砂砾感），因此，电子舌技术主要适用于前期口味筛选，其结果不适合直接作为口感评价的结论。

3. 动物偏好实验和短暂摄取味觉测试

动物偏好实验通常采用双瓶偏好法或单瓶摄取法，将两种或多种受试物同时或交替提供给动物，观察并记录动物在特定实验周期内对不同受试物的摄取量，并观察动物饮水后的反应。短暂摄取味觉测试是在动物摄取少量的受试物后立刻观察动物的行为反应，如口面部运动反应，通过比较接受反应和排斥反应的次数，评价受试物的口感情况。

评估动物实验结果与人类味觉测试结果的吻合度是合理使用此类方法的关键。

4. 成人口尝试验

成人口尝试验通常包括但不限于伦理审查、受试者的筛选与训练、方法学研究（如重复性、重现性、参比样品的标化、盲法的可操作性等）、数据采集、处理和分析等步骤，可快速而直观地反映受试者对制剂在口腔内的真实感受。

在设计成人口尝试验时，可参考食品行业中广泛应用的标准化感官分析技术，结合具体的研发需求选择适宜的评价方法。常见的口尝评价方法包括但不限于：排序评分法（integrated score evaluation method，ISEM）、模糊数学综合评价法（fuzzy synthetic evaluation method，FSEM）、视觉模拟评分法（Visual Analog Scoring，VAS）、单一样品对照评价法、苦度值等级评价法、多因素调查评价法、量度匹配幅度标记评价法等。应充分利用成人逻辑思维成熟，表达能力强的特点，对适口性进行综合性评价，必要时可联合使用多种口尝评价方法。

成人口尝试验通常作为药学处方开发阶段进行口感设计时的研究方法。在评价成人口感试验结果时，需要基于成人与儿童之间在味觉感知及偏好方面可能存在的差异进行分析。

5. 儿童口尝试验

通常选择目标治疗人群作为受试者进行儿童口尝试验，采用 0–100 VAS 评分方法进行测评。根据目标治疗人群的理解力、感受力和表达能力等，可以在 0–100 的 VAS 评分中给予相应等级的表情图示或语言描述，以使得受试者能够相对准确的做出选择。目前，在儿童口尝试验中较常见的 VAS 评分采用 5 等级划分，即非常差（0 分）、差（20 分）、不好不差（50 分）、好（80 分）、非常好（100 分）。

对于吞咽前状态（包括经溶剂或唾液分散溶解后状态）为真溶液剂的制剂，在儿童口尝试验中可对适口性进行整体评估，即 VAS 评分反应制剂的整体适口性情况，但需要事先对适口性的评估内容予以明确，例如，适口性包括味道、余味、气味。

对于吞咽前状态（包括经溶剂或唾液分散溶解后状态）为混悬型溶液剂的制剂，在儿童口尝试验中除了对适口性进行整体评估之外，还应评估砂砾感。砂砾感评估也可以采用 VAS 评分，需要事先对砂砾感的评估内容予以明确。

对于需在吞咽前进行咀嚼的制剂，在儿童口尝试验中除了对适口性进行整体评估之外，还应至少增加咀嚼体验评估和砂砾感评估。咀嚼体验评估和砂砾感评估也可以采用 VAS 评分，需要事先对咀嚼体验和砂砾感的评估内容予以明确。

在实施测评前，应对受试者进行测评方法的详细解释说明，确保受试者已准确理解方法及 VAS 所示含义，以确保测评结果的可靠性。在不影响测评结果的前提下，儿童口尝试验可以选择将试验药物咽下或吐出。

可接受的研究设计包括但不限于：在目标治疗人群参与的临床试验中增加儿童口尝试验评估指标作为次要终点评估，或者开展独立的儿童口尝试验。无论采用何种设计，试验数据应至少包括 20

例可评价样本，可以根据目标治疗人群年龄段跨度适当增加及合理分配样本。建议采用同一受试者不同时点单次给药重复测量的方法，以减少偏倚。例如，在首次给药和第二次给药时，对同一受试者分别进行一次评估。通常，单次给药足以满足适口性评价要求，长期服药制剂（包括每日多次给药或每日一次给药连续数日）无需进行连续给药评估。

对于儿童专用药品，儿童口尝试验中 VAS 评分大于等于 50 分（包括不好不差、好、非常好）的受试者比例达到 90% 以上，两次重复测量结果具有一致性时，可视为儿童适口性良好。对于可用于儿童的药品（同时具有儿童和成人适应症），儿童口尝试验中 VAS 评分大于等于 50 分（包括不好不差、好、非常好）的受试者比例达到 70% 以上，两次重复测量结果具有一致性时，可视为儿童适口性可接受。

对于理解能力与表达能力无法满足评估操作要求的低龄儿童或特殊疾病儿童，可以采用自主评分与面部表情分析系统软件相结合的方式，对服药后的面部表情进行录制与分析，辅助进行适口性评价。

6. 临床试验中依从性和觅药行为评价

通过对儿童参与的临床试验中受试者依从性和觅药行为数据的记录和分析，可以验证儿童适口性评估结果。与成人临床试验不同，当儿童临床试验结果提示依从性差时，需要考虑是否与制剂口感不良存在相关性，相反，觅药行为导致的误用或过量发生时，也需要考虑是否存在良性口感刺激过强的情况。

多数情况下，临床试验中依从性和觅药行为评价结果并不足以推翻前期获得的儿童适口性评估结果，但是其数据可以为说明书中与口感相关的注意事项信息（如误服）提供依据。

五、参考文献

［1］CDE. 国家药监局药审中心关于发布《儿童用药（化学药品）药学开发指导原则（试行）》的通告（2020 年第 67 号）.2020 年 12 月

［2］CDE. 国家药监局药审中心关于发布《儿童用化学药品改良型新药临床试验技术指导原则（试行）》的通告（2021 年第 38 号）.2021 年 9 月

［3］ICH E11（R1）：Addendum to ICH E11：Clinical Investigation of Medicinal Products in The Pediatric Population. July，2017.

［4］Ternik R，Liu F，Bartlett JA，et al. Assessment of swallowability and palatability of oral dosage forms in children：Report from an M-CERSI pediatric formulation workshop［J］. Int J Pharm. 2018 Feb 5；536（2）：570-581.

［5］Mistry P，Batchelor H；SPaeDD-UK project（Smart Paediatric Drug Development - UK）. Evidence of acceptability of oral paediatric medicines：a review［J］. J Pharm Pharmacol. 2017 Apr；69（4）：361-376.

［6］苏敏. 儿童药物的剂型设计［J］. 药学进展，2019，43（9）：655-666.

［7］陈鑫，卢安，王向宇，等. 儿童口服液体药物制剂的技术难点及研发策略分析［J］. 药学学报，2021，56（1）：130-137.

［8］张威凤，王晓玲，翟光喜，等. 儿童用药口感评价方法研究进展［J］. 中国医药，2021，16（9）：1407-1411.

［9］Thompson C，Lombardi D，Sjostedt P，et al. Best Practice Recommendations Regarding the Assessment of Palatability and Swallowability in the Development of Oral Dosage Forms for Pediatric Patients. Ther Innov Regul Sci. 2015 Sep；49（5）：647-658.

［10］王鑫，张定堃，林俊芝，等. 口腔给药系统中口感的评价方法研究进展［J］. 中草药，

2015，46（14）：2167-2172.

［11］赵玥瑛，王昌海，张泽康，等. 口服制剂口感评价方法的应用进展［J］. 中国中药杂志，2022，47（2）：358-366.

［12］Peng Y, Zhang H, Gao L, et al. Palatability Assessment of Carbocysteine Oral Solution Strawberry Taste Versus Carbocysteine Oral Solution Mint Taste：A Blinded Randomized Study［J］. Front Pharmacol. 2022 Feb 28；13：822086.

［13］刘瑞新，张杏芬，李学林，等. 3种口尝评价方法用于药物苦度评价的比较［J］. 中国实验方剂学杂志. 2013. 19（20）：118-122.

中药新药毒理研究用样品研究技术指导原则（试行）

（2022 年第 1 号　2022.01.04）

一、概述

中药新药的毒理研究贯穿于中药新药研发的整个过程，是研究和评价中药安全性以及药品全生命周期管理的重要环节，因此毒理学试验受试物能代表临床试验用样品及申请上市样品的质量属性和安全性，对于毒理学试验结果的可靠性、临床应用的安全性具有重要意义。通常，中药成份复杂，存在较多未知成份，对有效成份和/或毒性成份的认识不充分，成份的体内暴露与毒性的相关性不明确，导致中药新药毒理研究用样品的研究和管理具有其特殊性。

本指导原则旨在指导和规范用于注册申报的中药新药毒理研究用样品制备、质量控制、配制等环节的研究和过程管理，尽量减少干扰试验结果与科学评价的因素，以保障客观、准确地评价药物非临床安全性，为药物进入临床试验和上市提供可靠的非临床安全性信息。天然药物的毒理研究用样品可参考本指导原则进行相关研究。

二、基本原则

（一）受试物应具有代表性

毒理研究用受试物质量应稳定、均一、可控，能体现临床试验用样品及申请上市样品的质量属性和安全性。受试物所用药材/饮片、生产工艺、质量控制、稳定性等的研究可参照中药相关指导原则。

（二）加强研究过程的质量控制

在毒理研究过程中应加强对研究用样品的质量控制和过程管理，并有完整的原始记录，以保证研究用样品的质量可控和可追溯。

（三）应符合 GLP 相关规定

药物非临床研究质量管理规范（GLP）是药物非临床研究质量保证的基础，用于支持注册申报的毒理研究用样品需遵循 GLP 及本指导原则中关于样品管理和使用的相关要求。

（四）根据品种特点开展针对性研究

由于中药的复杂性，不同剂型、不同给药途径、不同试验目的对毒理研究用样品的要求可能存在差异，为满足具体试验的要求，保证试验过程和结果科学、可靠，毒理研究用样品的研究应在本指导原则一般要求的基础上遵循具体问题具体分析的原则。

三、主要内容

（一）受试物药学研究一般要求

1. 受试物的制备

应以确定的处方、工艺制备受试物，受试物应为中试及以上规模的样品。

对于中药新药毒理学试验，可选择制剂作为受试物，考虑到给药容量或给药方法等的限制，也可采用浸膏、浸膏粉等中间体作为受试物，但应说明其代表性。如果辅料、剂型对药物的吸收利用影响较大或为特殊给药途径的，为保证毒理学试验足以评估受试物的安全性，应采用含辅料制备的受试物进行毒理学试验，此种情况下应考虑受试物中浸膏与辅料比例等因素可能对试验结果的影响。

如果受试物采用制剂，则辅料对照的组成应与制剂所用辅料保持一致。

为提高毒理学试验的给药剂量/系统暴露量、满足给药顺应性等试验需要而特殊制备的受试物，如通过调整辅料用量制成含饮片量不同的受试物，除可根据毒理学试验需要而改变载药量外，其生产工艺、辅料种类应尽量与制剂一致。若为满足试验需要，制备受试物时需要增加原制剂工艺中没有的处理步骤或调整处理方法（如将液体制剂进行浓缩作为受试物，以增加载药量），或需要调整辅料种类等，其改变不应引起药用物质基础、吸收利用的明显变化。这种情况下，应与制剂进行工艺、质量、稳定性等方面的对比研究，以评价改变的影响程度。

2. 质量研究及质量标准

应根据受试物的理化性质、稳定性等方面的特点以及处方药味化学成份研究结果进行质量研究，并结合中间体或制剂质量标准建立受试物的质量标准。从风险评估的角度考虑，毒理研究用受试物质量标准中与安全性相关的检测项目应尽可能全面，检测指标应能反映受试物的质量属性和安全性，并应重点考察对药物安全性、有效性有较大影响的指标。

3. 稳定性

受试物的稳定性研究结果应能保证受试物在毒理学试验给药期限内质量稳定。应明确受试物的贮藏条件、包装和有效期。

（二）毒理试验用给药制剂一般要求

毒理学试验一般将受试物经适当溶媒配制后作为毒理试验用给药制剂（以下简称给药制剂），也存在受试物直接作为给药制剂的情况。经溶媒配制的给药制剂具体要求如下：

1. 给药制剂的配制

应结合受试物的理化性质、给药方案（试验中的用法和用量）及实验系统特点等选择合适的溶媒并采用合适的配制方法。应研究建立给药制剂的配制方案，并记录完整的配制过程及关键参数。鉴于中药成份的复杂性，给药制剂建议采用现用现配的方式。

2. 给药制剂的分析

给药制剂分析包括分析方法的建立以及给药制剂的检测，其主要目的是考察给药期间内给药制剂质量的稳定、均一。应规定合理的检测次数，对于给药期限较长的毒理学试验应适当增加检测次数。如毒理学试验过程中更换不同批号的受试物，应对新批号受试物制备的给药制剂重新进行分析。

给药制剂分析应结合受试物的质量研究结果选择合适的检测指标，并应进行分析方法的方法学验证，证明方法可行后方可应用于给药制剂的检测。分析方法验证需模拟试验中将会采用的给药制剂浓度，至少涵盖试验方案中的最高、最低浓度，并考察试验中可能的配制体积。对非真溶液体系需开展均一性分析，以保证样品混合均匀。应根据给药制剂的特点以及具体毒理学试验的要求明确给药制剂各检测指标的可接受限度或限度范围。

根据拟定的检测指标、检测方法、限度要求制定给药制剂的质量控制内容，并对给药制剂进行检测，必要时与受试物检测结果进行对比分析。

3. 给药制剂的稳定性

对于确需放置的给药制剂应考察其稳定性。稳定性考察的时间范围应涵盖从给药制剂配制完成至给药结束，浓度范围应覆盖毒理学试验的全部浓度。应按给药制剂质量控制要求对稳定性试验样品进行检测，并根据稳定性试验结果确定给药制剂的使用期限、贮藏条件等。

（三）样品档案

为保证毒理研究过程中研究用样品的可溯源性，并为注册申报提供数据和资料支持，申请人或毒理研究机构应对受试物、给药制剂建立相应的样品档案，包括但不限于以下内容：

1. 受试物

（1）药材/饮片和辅料等的来源、批号、质量标准、检验报告等。

（2）样品的批号、投料量、批量、批生产记录等，为满足试验需要而特殊制备受试物的相关研究资料及说明。

（3）质量标准、方法学验证数据、检验报告及相关数据图谱等。

（4）稳定性研究方法及数据、有效期、贮藏条件、包装材料等。

（5）标签应包括样品名称或代号、批号、装量、规格、含量、生产日期、有效期、贮藏条件、申请人/生产单位等。

2. 给药制剂

给药制剂的配制方法、浓度、配制用溶媒基本信息（来源、批号、规格等），质量控制内容及方法学验证，检验报告及相关图谱，稳定性研究数据及给药制剂使用期限等。

（四）毒理研究过程中样品的管理

1. 需提供的受试物药学信息

需提供给毒理研究机构受试物批号、质量标准/质量检验方法、检验报告、稳定性研究结果及有效期、包装、贮藏条件等样品相关信息。

2. 样品的转运及接收

应根据受试物的理化性质（如吸潮性、稳定性等）、给药制剂的配制需求，采用适宜的包装材料、装量，确保在送达毒理研究机构及试验过程中不会泄露、受污染或变质。受试物的包装应有明确的标识，至少包括名称或代号、批号、规格、装量、含量、贮藏条件、生产日期、有效期、申请人/生产单位等信息。应在运送过程中注意温度、湿度、光照等对受试物质量的影响。样品接收时应有完整的接收记录，并核对样品的相关信息。

3. 样品的贮藏

样品的贮藏条件（如温度、湿度、光照等）应满足研究用样品稳定性的要求。

4. 留样

应按照 GLP 的规定，根据试验需求及档案管理要求在适宜的条件下对受试物进行留样。

按古代经典名方目录管理的中药复方制剂
药学研究技术指导原则（试行）

（2021 年第 36 号　2021.08.27）

一、概述

根据《中华人民共和国中医药法》，古代经典名方是指"至今仍广泛应用、疗效确切、具有明显特色与优势的古代中医典籍所记载的方剂"。按古代经典名方目录管理的中药复方制剂属于中药注册分类 3.1 类（以下简称中药 3.1 类）。为传承精华，更好地开展中药 3.1 类的药学研究，制定本技术指导原则。

本技术指导原则主要围绕中药 3.1 类的特点阐述相关要求，药材、饮片、制备工艺、质量标准等还应参照相关技术指导原则开展研究。

二、基本原则

（一）明确关键信息

古代经典名方的处方组成、药材基原、药用部位、炮制规格、折算剂量、用法用量、功能主治等内容作为中药 3.1 类研发的依据，应与国家发布的古代经典名方关键信息一致。

（二）重视基准样品研究

应按照国家发布的古代经典名方关键信息及古籍记载，研究、制备基准样品，以承载古代经典名方的有效性、安全性。制剂研究中，应以制剂的质量与基准样品的质量基本一致为目标，研究确定商业规模的制剂生产工艺。

（三）加强源头质量控制，保障制剂质量

鼓励使用优质药材为原料，进行饮片炮制和制剂生产。在中药 3.1 类的研发和生产中，应从药材基原、产地、种植养殖、生长年限、采收加工、饮片炮制及包装贮藏等多个方面加强药材和饮片的质量控制，从源头保障制剂的质量。

（四）关注相关性研究，建立全过程质量控制体系

以国家发布的古代经典名方关键信息为依据，对药材、饮片的质量进行研究，研究、制备基准样品，并对药材、饮片、中间体、制剂开展相关性研究，明确关键质量属性和关键工艺参数，建立和完善符合中药特点的全过程质量控制体系，保证药品质量均一、稳定。

三、主要内容

（一）药材研究

1. 药材基原与药用部位应与国家发布的古代经典名方关键信息内容一致，若为多基原的药材一般应固定一种基原。

2. 鼓励使用优质药材为原料进行中药 3.1 类的研究和生产。应进行资源评估，保证药材资源的可持续利用。应加强药材生产全过程质量控制，并采取有效措施保证药材质量相对稳定和质量可追溯。鼓励使用符合中药材生产质量管理规范（GAP）要求的药材。

3. 药材的产地应在道地产区和/或主产区中选择，一般应针对不少于 3 个产地总计不少于 15 批

次药材的质量进行研究分析，确定药材产地、生长年限、采收期、产地加工及质量要求等信息。应使用研究确定的药材开展饮片研究。应根据药材质量分析和相关性研究结果，制定完善药材质量标准。

（二）饮片研究

4. 饮片的炮制规格应与国家发布的古代经典名方关键信息一致。

5. 国家发布的古代经典名方关键信息明确的炮制规格收载于《中国药典》或省、自治区、直辖市炮制规范等的，应按照相关规定进行炮制，明确工艺参数；尚无相关标准或规范收载的，一般应根据其古籍文献记载并参照《中国药典》炮制通则相关内容进行炮制工艺的研究，明确工艺参数。应明确炮制用辅料的种类、用量和标准。

6. 应根据饮片的质量分析和相关性研究结果，建立完善饮片质量标准。

（三）基准样品研究

7. 应根据国家发布的古代经典名方关键信息及古籍记载内容研究制备基准样品。若国家发布的古代经典名方关键信息或古籍记载内容中仅为"水煎服"等无详细工艺制法的表述，应参照《医疗机构中药煎药室管理规范》并结合具体情况，合理确定制备工艺。基准样品一般为煎液、浓缩浸膏或干燥品，原则上不加辅料，可考虑采用低温浓缩、冷冻干燥或其他适宜的方法，并选择适宜的贮存容器、贮存条件，保证基准样品在研究期间质量稳定。

8. 应固定炮制、前处理、煎煮、滤过、浓缩、干燥等制备方法和工艺参数（范围），重点关注滤过、浓缩、干燥等工艺对质量的影响。应制备不少于15批样品，并根据研究结果确定煎液得量和干膏率范围。研究制备基准样品时，应关注饮片取样的代表性。

9. 应开展基准样品的质量研究，采用专属性鉴别、干膏率、浸出物/总固体、多指标成份的含量、指纹/特征图谱等进行整体质量评价，表征其质量。对研究结果进行分析，确定各指标的合理范围，如：干膏率的波动范围一般不超过均值的 ±10%，指标成份的含量波动范围一般不超过均值的 ±30%。针对离散程度较大的，分析原因并采取针对性措施，控制其波动范围，研究确定基准样品的质量标准。

（四）制剂生产研究

10. 工艺路线、给药途径和剂型应当与国家发布的古代经典名方关键信息及古代医籍记载一致，其中以汤剂形式服用的古代经典名方可制成颗粒剂。

11. 应根据生产实际并通过比较研究，以制剂和基准样品的质量基本一致为目标，研究前处理、提取、固液分离、浓缩、干燥和制剂成型等工艺和参数（范围），并完成商业规模生产工艺验证，确定生产工艺。应至少从干膏率、浸出物/总固体、指标成份的含量、指纹/特征图谱等方面，说明商业规模生产制剂的质量与基准样品质量的一致性。

（五）制剂质量和质量标准研究

12. 应加强专属性鉴别、浸出物/总固体、多成份含量测定、指纹/特征图谱等质量控制研究。原则上处方中各药味应在制剂质量控制项目中体现。指纹/特征图谱一般以相似度或特征峰相对保留时间、相对峰面积等为检测指标，主要成份在指纹/特征图谱中应尽可能得到指认，必要时应研究建立多张指纹/特征图谱。应研究建立多个药味的含量测定方法。应研究与安全性相关（包括内源性毒性成份和外源性污染物）的质量控制方法。

13. 应根据研究结果合理制定制剂的质量标准。其中，指纹/特征图谱应明确相似度、相对保留时间等要求，浸出物/总固体、含量测定等项目应确定上下限。定量检测项目的限度波动范围应与基准样品的要求一致。

（六）相关性研究

14. 应采用指标成份的含量、指纹/特征图谱等指标，对中试规模以上生产的中间体、制剂及所用的药材、饮片进行相关性研究，并与基准样品进行质量对比，说明生产全过程的量质传递情况。根据研究结果确定药材、饮片、中间体、制剂的关键质量属性和质量标准的质控指标，合理确定其波动范围。

（七）稳定性研究

15. 应以生产规模样品的长期稳定性试验结果为依据确定有效期及贮藏条件。一般情况下，申报时应提供6个月加速稳定性试验和18个月长期稳定性试验研究资料。药品上市后，应继续进行稳定性试验研究。

中药生产工艺、质量标准通用格式和撰写指南

（2021 年第 32 号　2021.07.15）

一、中药生产工艺通用格式和撰写指南

中药生产工艺通用格式和撰写指南仅为撰写中药生产工艺提供参考，具体品种应根据品种的实际情况和需要确定。

中药生产工艺

受 理 号：_____　药品名称：_____

药品上市许可持有人：_____

生产企业：_____

生产地址（具体到厂房/车间、生产线）：_____

（如产品的生产涉及到多个生产企业，请列表分别说明每个生产企业的名称、地址以及职责；境外生产的药品，视情况增加药品分包装厂名称和地址、境内联系机构名称等内容）

一、处方

列出所用全部原料的种类及用量，标明投料形式。

表 1　中药处方

名称[1]	1000 个制剂单位处方剂量	拟定商业规模处方剂量	备注[2]
原料 1			
原料 2			
……			
制成总量			

注：1. 原料包含饮片、提取物等。

　　2. 结合工艺中药材（饮片）前处理部分，注明处方原料的投料形式，如饮片、药粉等。处方的撰写一般可参照《中国药典》的相关规定。

二、原辅料、制备过程中所用材料、直接接触药品的包装材料

表2　原辅料及包材信息表

原料	名称	药材产地	饮片等的生产企业	执行标准	备注[1]	
辅料	名称	规格（或型号）	生产企业	执行标准	登记号及登记状态	备注
生产过程所用材料[2]	名称	规格（或型号）	生产企业	执行标准	备注	
直接接触药品的包装材料和容器	名称	规格（或型号）	生产企业	执行标准	登记号及登记状态	备注

注：1. 药材基原、采收期、质量要求等内容可以附件的形式分别列出。
　　2. 如生产过程中使用到的大孔吸附树脂、硅藻土等。

三、制备工艺

由于具体品种的实际工艺情况不同，以下仅举例说明部分常见工艺步骤的方法、参数、条件及要求等。

1. 工艺流程图

工艺流程图应完整、直观、简洁。建议以矩形文本框和箭头的形式提供产品的工艺流程图。

2. 原辅料处理

（1）原料的前处理：明确药材（饮片）前处理的方法和条件，明确处理后原料的保存时间和条件等。如需经过浸润或软化等处理后切制的，应明确浸润或软化等处理的方法和条件，及切制规格等；需粉碎后投料的，应明确粉碎方法、粒径或粒度等；需破碎的应明确破碎方法、破碎后药材大小等；需炮炙的，应明确炮炙方法和条件（注明炮炙的依据），如加热温度、时间、辅料用量等。

（2）辅料及所用材料的处理：辅料及所用材料需处理的，应明确处理方法和条件，说明处理的操作流程和工艺参数，明确处理后辅料及所用材料的保存时间和条件等，并提供处理后辅料及所用材料的质量标准。

3. 提取

明确提取方法及条件，提取用溶媒的种类、用量，提取次数，提取温度、时间，提取液过滤的方法及条件，以及提取液的贮存条件和期限等。如采用质量均一化方法处理后投料的，应明确相应的方法、条件、质量指标及要求。

4. 浓缩

明确浓缩的方法、条件，如温度、压力、时间，浓缩液的贮存条件和期限等。明确浓缩液的相

对密度或浓缩液重量（体积）与饮片的比例，明确浓缩液或浸膏的得率范围。

5. 纯化

明确纯化的方法及条件，详述相关工艺参数。如醇沉，需明确醇沉用乙醇的浓度，醇沉前浸膏的相对密度（明确测定温度）或浓缩液重量（体积）与饮片的比例，醇沉前浸膏的温度，搅拌方法和条件，醇沉需达到的含醇量，醇沉静置时间和温度等，并明确醇沉液的贮存条件和期限等。

6. 干燥

明确干燥的方法、条件及设备等，明确干浸膏得率范围。

7. 其他处理

需根据具体品种的实际工艺情况，列出各单元操作步骤的相关方法、条件及要求。对各环节易出现的问题及处理方法，可以附件的形式进行补充。如滤材阻塞、损坏时更换滤材或维修处理的相关规定和质控方法等。生产中如有在线检测与控制的，应明确相关指标、方法及要求。

8. 制剂处方

应明确辅料种类及用量。具体见表3。

表3 制剂处方

名称[1]	1000个制剂单位的剂量	拟定商业规模的剂量
中间体1		
中间体2		
辅料1		
辅料……		

注：1. 制剂处方中的中间体指制剂成型前的浸膏、干浸膏、挥发油等。如有直接用于制剂的提取物、药粉等也列入制剂处方，可根据实际情况确定合理的辅料用量范围。

9. 制剂工艺

明确制剂处方，详述成型工艺的方法及参数，包括原辅料的加入方法、条件和投料顺序，以及成型方法及条件。

如颗粒剂应明确制粒的方法和条件、辅料的种类及加入方法、干燥方法及条件、颗粒粒度等。

四、主要设备

应提供生产工艺中各单元操作（如粉碎、提取、浓缩、纯化、配液、过滤、灌封、灭菌、干燥、制粒、压片等）中使用到的主要设备名称、设备型号、生产厂、工作原理、关键技术参数、产量范围等，应列表说明。

五、其他生产信息

对于生产工艺中的特殊设备、操作方法或相关过程的控制要求，应明确说明。如需充氮的，应说明制氮方法或氮气质控要求、氮气充入方式等。应明确生产规模，工艺参数应不超出规定的范围。如有其他需要说明的内容可另外增加附页。

六、附件

在"生产工艺"后可附上与药品质量有关的资料作为附件，如原料的内控标准、中间体质量标准、辅料及制备过程中所用材料的处理方法及质量标准等。

二、中药质量标准通用格式和撰写指南

（一）中药质量标准格式

国家药品监督管理局（黑体二号）

药品注册标准（黑体一号）

药品名称

汉语拼音

【处方】

【制法】

【性状】

【鉴别】

【检查】

【浸出物】（如适用）

【特征图谱或指纹图谱】（如适用）

【含量测定】

【功能与主治】/【适应症】

【用法与用量】

【注意】（如适用）

【规格】

【贮藏】

【复核单位】（如适用）

【药品上市许可持有人】

注：1. 纸型：A4，此页不够时，另用 A4 型空白纸。

2. 标题：四号黑体；正文：五号宋体

（二）中药质量标准撰写指南

一、药品名称

列入中药质量标准中的药品名称为其通用名称，包括药品正名与汉语拼音名，名称应符合药品通用名称命名原则。

二、【处方】

参照中国药典格式要求和用语规范等，描述组方药味的名称与用量。药味的名称应使用国家标准或注册标准中的饮片名称，避免使用别名和异名。固体药味的用量单位为克（g），液体药味的用量单位为克（g）或毫升（ml），各药味量一般以1000个制剂单位（片、粒、g、ml等）的制成量折算。

三、【制法】

参照中国药典格式要求和用语规范等，描述生产工艺中的主要步骤和必要的技术参数，一般包含前处理、提取、纯化、浓缩、干燥和成型等工艺过程及主要工艺参数。

四、【性状】

参照中国药典格式要求和用语规范等，按照制剂本身或内容物的实际状态描述其外观、形态、嗅、味、溶解度（如适用）及物理常数（如适用）等。通常描述外观颜色的色差范围不宜过宽。复合色的描述应为辅色在前，主色在后。

五、【鉴别】

参照中国药典格式要求和用语规范等，根据鉴别项目依次描述显微鉴别、理化鉴别方法。显微鉴别中的粉末鉴别指经过一定方法制备后在显微镜下观察的特征。理化鉴别包括物理、化学、光谱、色谱等鉴别方法。

六、【检查】

参照中国药典格式要求和用语规范等，详细描述各项检查的检验方法及其限度。

各类制剂，除另有规定以外，均应符合中国药典各制剂通则项下有关的各项规定。

七、【浸出物】

参照中国药典格式要求和用语规范等，详细描述浸出物检查的溶剂种类及用量、测定方法及参数等，并规定合理的浸出物限度范围。

八、【特征图谱或指纹图谱】

参照中国药典格式要求和用语规范等，详细描述特征图谱或指纹图谱的分析方法、指认的色谱峰、对照图谱、数据分析与评价方法（必要时，列出相关参数或其他特殊规定）等，并制定合格样品的指纹/特征图谱相似度及或相对保留时间等及其范围。

九、【含量测定】

参照中国药典格式要求和用语规范等，依次详细描述各含量测定项的测定方法，并制定相应的含量范围。

十、【功能与主治】/【适应症】

与说明书一致。

十一、【用法与用量】

与说明书一致。

十二、【注意】

列出主要的禁忌和不良反应。属中医一般常规禁忌者从略。

十三、【规格】

制剂规格内容设定和规范表述，应参照国家局颁布的《中成药规格表述技术指导原则》等的相关要求。

十四、【贮藏】

贮藏条件的表示方法应参照中国药典要求规范书写，对贮藏条件有特殊要求的制剂需要予以说明。

十五、其他

质量标准的"复核单位"根据实际情况填写"中国食品药品检定研究院"、"** 省（市、自治区）药品检验所（研究院）"等单位全称。

已上市中药药学变更研究技术指导原则（试行）

（2021 年第 26 号　2021.04.01）

一、概述

本技术指导原则适用于指导药品上市许可持有人（以下简称为持有人）和/或生产企业根据对已上市中药的认知，基于风险控制和药品安全、有效、质量可控的要求，针对在生产、质量控制、使用等方面拟进行的变更开展研究和评估工作。

本技术指导原则涉及事项包括：变更生产工艺、变更制剂处方中的辅料、变更规格或包装规格、变更注册标准、变更包装材料和容器、变更有效期或贮藏条件、变更制剂生产场地。对于其他变更，应根据其具体情况，按照本技术指导原则的基本原则进行相应工作。

按照变更对药品安全性、有效性和质量可控性的风险和产生影响的程度，本技术指导原则对所述及的变更划分为三类：重大变更、中等变更、微小变更。重大变更是指对药品的安全性、有效性和质量可控性可能产生重大影响的变更。中等变更是指对药品的安全性、有效性和质量可控性可能有中等程度影响的变更。微小变更是指对药品的安全性、有效性和质量可控性基本不产生影响的变更。对于变更类别可能不清晰的，持有人应根据药品特点和研究评估结果确定变更类别，进行相关研究。

本技术指导原则以国家颁布的相关法规及技术指导原则为基础，基于风险控制和药品安全、有效、质量可控的要求，通过研究、总结、吸收近几十年来中药生产过程中变更研究的经验和成果，根据中药特点，从技术评价角度列举了目前中药常见变更事项及其分类，阐述了对已上市中药拟进行的变更在一般情况下应开展的相关研究验证工作。各项研究工作的具体要求可参见相应的技术指导原则。

持有人作为变更研究和研究结果自我评估的责任主体，应按照本技术指导原则的原则和要求，充分考察研究变更对药品安全性、有效性和质量可控性可能产生的风险和影响，在对研究结果进行科学评估的基础上决定是否进行变更的实施。

本技术指导原则所列变更分类是基于对所列情形的一般考虑，仅反映了当前对变更涉及的技术问题的基本认知。对于具体的变更，持有人应结合药品特点，根据研究结果确定变更类别。此外，由于已上市中药变更的复杂性和多样性，本技术指导原则内容无法涵盖所有变更情况，而且随着工艺技术的不断发展可能出现新的变更情况，需要随着认识的不断深入而不断更新。如果通过其他科学研究获得充分的证据，证明变更对药品的安全性、有效性及质量可控性不会产生不利影响，可以不必完全按本技术指导原则的要求进行变更研究。鼓励持有人借鉴国际人用药品注册技术要求协调会（International Council for Harmonisation of Technical Requirements for Pharmaceuticals for Human Use, ICH）相关技术指导原则中的"质量源于设计""设计空间""既定条件"等理念和方法，在加强对药品工艺、质量研究的基础上，开展变更管理相关工作。

在药品研发及上市后变更研究过程中，特别是对于特殊变更问题以及由于新技术、新方法、新设备、新剂型等的使用出现的新的变更情况，持有人可及时与相应监管机构开展沟通交流。

二、基本原则

（一）持有人应履行主体责任

持有人应履行变更研究及其评估、变更管理的主体责任，应对药品的研发和生产过程、药品的性质等有全面和准确的了解，建立药品全生命周期的质量风险管理体系；当考虑对药品进行变更时，持有人应当清楚变更的原因、变更的程度及其对药品的影响，按照本技术指导原则的基本原则和要求，结合药品特点，开展相应研究；并应特别注意加强对研究结果进行全面分析，评估其对药品安全性、有效性和质量可控性的影响，按照《药品注册管理办法》规定及相关要求，提出补充申请、备案或报告。

（二）变更应必要、科学、合理

已上市中药变更应符合变更的必要性、科学性、合理性要求。变更的提出应基于对药品知识的不断积累和更新（例如：生产经验、质量回顾分析、控制方法的改变和新技术的应用等），应运用科学思维方法，遵循科学决策的程序，以有助于药品的生产实现、质量提升、利于患者使用等为目的，不得有违相关法规和常识。变更研究应以既往研究阶段以及实际生产过程中的研究和数据积累为基础，前期质量设计阶段的相关研究数据可以作为后期变更研究的依据。研究工作越系统、深入，生产过程中积累的数据越充分，对上市后的变更研究越有帮助。持有人应根据研究结果全面分析变更对药品安全性、有效性和质量可控性的影响，说明变更的必要性、科学性和合理性。

（三）持有人应全面评估、验证变更事项对药品安全性、有效性和质量可控性的影响

中药质量取决于生产全过程的质量控制，生产各环节是紧密关联的，制剂处方、生产工艺、场地、质量标准等某一方面的变更可能对药品安全性、有效性和质量可控性带来全面的影响。

药品发生变更时，需通过全面的研究工作考察和评估变更对药品安全性、有效性和质量可控性的风险和产生影响的程度。应根据变更的具体情况、药物性质及制剂要求等选择有针对性的指标进行考察，研究评估变更对药品影响程度。本技术指导原则中所列变更情形及其分类，只是基于一般考虑，持有人应基于科学、基于风险，根据变更实际情况、变更对药品影响程度的预判，开展相关研究和评估工作，具体变更类别及相关研究工作应根据其研究数据、综合评估结果确定。变更后的药品应质量可控、均一稳定。变更不应引起药用物质基础或制剂吸收、利用的明显改变，对药品安全性、有效性产生不利影响或带来明显变化，否则应进行变更后药品的安全性和有效性的全面评价。生产工艺或辅料等的改变引起药用物质基础或制剂吸收、利用明显改变的，应按照改良型新药进行研究。

（四）遵循中医药自身特点和规律

中药具有悠久的历史传统和独特的理论及技术方法，并经丰富的临床实践所证明。中药的变更应遵循中医药自身特点和规律。基于中医药理论和传统工艺制备的中药，在工艺方法不变的情况下，其工艺参数的变更一般可通过药学研究进行变更前后的比较，评估变更前后的一致性。研究内容一般包括但不限于出膏率（干膏率）、浸出物、指纹图谱（特征图谱）以及多种成份含量的比较。

三、基本要求

（一）研究用样品要求

已上市中药变更的研究一般应采用能代表生产实际情况的样品。生产工艺验证工作需采用生产规模的样品。变更前后药品质量比较研究，一般采用变更前连续 3 批样品和变更后连续 3 批样品进行。

（二）关联变更要求

变更申请可能只涉及某一种情况的变更，也可能涉及多种情况的变更，如：药品规格的变更可能伴随辅料的变更，或同时伴随药品包装材料的变更等。为了叙述的方便，本技术指导原则将一项变更伴随或引发的其他变更称之为关联变更。

对于关联变更，研究工作应按照本技术指导原则中各项变更研究工作的基本思路综合考虑，并进行相关研究。这些变更对药品质量、安全性、有效性影响程度可能不同，总体上需按照技术要求较高的变更类别进行研究。

（三）含毒性药味制剂要求

对于处方中含有毒性药味制剂的变更，应关注变更对药品安全性的影响，尤其应关注以下几类制剂变更的安全性，开展相关研究：（1）含大毒（剧毒）药味的制剂；（2）含有现代研究发现有严重毒性药味的制剂；（3）含有分类为有毒药味，且为儿科用药、妊娠期和哺乳期妇女用药的制剂；（4）含有孕妇禁用或慎用的药味，且功能主治为妊娠期和哺乳期妇女用药的制剂。大毒药味是指国务院《医疗用毒性药品管理办法》（1988年）公布的28种毒性中药品种和历版《中国药典》、部颁标准、进口药材标准、各省（自治区、直辖市）药材标准中标注为大毒（或剧毒）的药材/药味。有毒药味是指历版《中国药典》、部颁标准、进口药材标准、各省（自治区、直辖市）药材标准中标注为有毒的药材/药味。各省（自治区、直辖市）标准中毒性大小分类不一致的，以毒性高的分类标准为依据。

（四）质量对比研究要求

质量对比研究是变更研究工作的重要考量以及分类的重要依据。如果药品标准不能较好地反映药品质量，对于药品质量的可控性低，仅依据药品标准进行变更前后药品质量对比研究难以评估变更影响的，应开展质量及药品标准研究工作，根据药品特点采用合适的评价指标及检测方法，如：浸出物、指纹图谱（特征图谱）、溶出度检查、生物活性测定等，进行质量对比研究，根据变更前后质量研究情况客观评估变更对药品质量的影响情况。

（五）其他

中西复方制剂及中药注射剂、缓释/控释制剂等制剂的变更研究应充分考虑药品特点、制剂要求，全面关注变更对药品安全性、有效性和质量可控性的影响，并参照相关技术指导原则、技术要求开展相关研究工作。

四、变更生产工艺

已上市中药的工艺变更包括：生产工艺路线、方法、参数等变更。中药生产工艺变更可能涉及前处理、提取、分离纯化、浓缩、干燥、制剂成型等工艺的变更。生产工艺变更可能只涉及上述某一环节，也可能涉及多个环节，研究工作应按照技术要求较高的变更类别实施。含大毒（剧毒）药味或现代研究发现有严重毒性药味的制剂，生产工艺变更内容涉及上述毒性药味的，应按照重大变更进行研究，必要时开展非临床安全性评价等研究工作。

生产设备与生产工艺密切相关。生产设备的选择应符合生产工艺的要求，应树立生产设备是为药品质量服务的理念，充分考虑生产设备工作原理、设备的适用性，以及可能引起的变化，评估生产设备的改变对药品质量的影响。

生产工艺变更一般不应引起药用物质基础的明显改变。生产工艺变化引起药用物质基础发生明显改变的，应进行安全性、有效性全面评价，如：改变饮片炮炙方法（如：蜜炙改成生用），改变提取溶剂种类，改变提取纯化方法等。

（一）微小变更

1. 变更情况

此类变更包括但不限于以下情形：

（1）前处理中，在设备工作原理不变的情况下，因生产设备型号、规模的改变而引起的工艺参数变更。

（2）前处理中，变更粉碎方法或粉碎工艺参数，对出粉率、粉末粒度分布、活性成份或指标成份含量等基本不产生影响的。

（3）变更提取用饮片的大小、形状等，对提取得率及活性成份或指标成份含量等基本不产生影响的。

（4）仅因生产设备、规模的改变而引起液体物料静置存放的温度、时间发生变更，或浓缩、干燥所需时间等参数发生变更，对活性成份或指标成份含量、微生物限度等基本不产生影响的。

（5）仅由药液静置、过滤改为离心（或离心改为药液静置、过滤），对药液中的总固体量、活性成份或指标成份含量等基本不产生影响的。

（6）仅变更醇沉或水沉的放置时间，对所得物中总固体量、活性成份或指标成份含量等基本不产生影响的。

（7）仅由多次提取的提取液合并浓缩变更为每次提取液直接浓缩，或仅由每次提取液直接浓缩，变更为多次提取的提取液合并浓缩。

（8）为了适应后续制剂成型工艺需要，清膏相对密度适当降低或提高，对清膏中总固体量、活性成份或指标成份含量等基本不产生影响的（清膏需进一步纯化处理的不在此范畴）。

（9）变更药液浓缩、干燥工艺参数，对活性成份或指标成份含量等基本不产生影响的。

（10）变更混合、充填、压片、制粒等工艺步骤中设备类型及参数，对制剂质量基本不产生影响的。

（11）变更丸剂（蜡丸、糊丸等除外）制丸方法，对药物的崩解、溶散或溶出基本不产生影响的，如：泛制法、挤出滚圆法、压制法等之间的相互转变，或由手工制丸变更为机器制丸。

（12）变更滴丸滴制过程中配料温度、滴制温度、冷凝液温度，对活性成份或指标成份含量等质量基本不产生影响的。

（13）变更口服固体制剂成型工艺中干燥工艺参数，对活性成份或指标成份含量等基本不产生影响的。

（14）增加丸剂、胶囊剂、片剂抛光工序。

（15）增加灌封工序中填充惰性气体步骤。

2. 研究验证工作

（1）变更的原因、具体情况，说明变更的必要性和合理性。

（2）变更工艺研究资料。

（3）变更前后质量对比研究资料。

（4）变更后连续生产的 3 批样品的自检报告书。

（5）稳定性研究资料。

（二）中等变更

1. 变更情况

此类变更包括但不限于以下情形：

（1）多种饮片单独粉碎变更为混合后粉碎，或混合粉碎变更为单独粉碎，对出粉率、粉末粒度分布、活性成份或指标成份含量等不产生明显影响的。

（2）采用药粉入药的，饮片粉碎粒度的改变（不包括超微粉碎），对后续成型工艺不产生明显影响的。

（3）饮片粉末增加高温瞬时灭菌、压差灭菌等方法，对其活性成份或指标成份含量等不产生明显影响的。

（4）变更饮片粉末灭菌方法，对其活性成份或指标成份含量等不产生明显影响的。

（5）变更水提取的提取时间、溶剂用量、次数，对浸膏提取得率、活性成份或指标成份含量等不产生明显影响的。

（6）饮片提取挥发油或芳香水后的后续水提工艺中，由药渣与其他饮片合并提取变更为药渣单独提取，或药渣单独提取变更为与其他饮片合并提取，对提取液的总固体量、活性成份或指标成份含量等不产生明显影响的。

（7）变更药液浓缩、干燥方法，对活性成份或指标成份含量等不产生明显影响的。

（8）增加药液普通过滤或静置、离心工序，或者变更药液普通过滤的滤材材质、孔径及过滤次数等，对相关检测指标（如：总固体量、活性成份或指标成份含量等）不产生明显影响的。

（9）变更普通口服固体制剂成型过程中原辅料的加入顺序，对制剂均匀性等质量要求不产生影响的。

（10）变更普通口服中药复方或单方胶囊剂填充工艺，如：由粉末填充变更为制粒后填充，或由制粒后填充变更为粉末填充，对制剂质量不产生影响的。

（11）变更挥发油的处理方式，如：由喷入变更为β-环糊精包合后加入。

（12）变更普通口服中药复方或单方固体制剂的制粒方式，对制剂质量不产生影响的。

（13）变更口服固体制剂成型工艺中干燥方法，对制剂质量不产生影响的。

（14）非无菌制剂由湿热灭菌变更为终端无菌灌装工艺，或增加湿热灭菌工序，或灭菌工艺参数的调整，符合工艺设计要求且对活性成份或指标成份含量等基本不产生影响的。

2.研究验证工作

（1）变更的原因、具体情况，说明变更的必要性和合理性。

（2）变更工艺资料，包括变更前后对比研究资料和变更后工艺研究资料、验证资料、批生产记录等。

（3）变更前后质量对比研究资料。口服固体制剂尤其应关注对药物的溶化性、溶散时限或崩解时限的影响。提取的单一成份或提取物制成的制剂，应研究变更对溶出度的影响。

（4）变更后连续生产的3批样品的自检报告书。

（5）稳定性研究资料，包括与变更前药品稳定性情况的比较。

（三）重大变更

1.变更情况

此类变更包括但不限于以下情形：

（1）提取溶剂（不包括水，不同浓度的乙醇视为不同溶剂）和提取方式不变，其他工艺参数（如：提取时间、溶剂用量、次数）的变更。

（2）醇沉/水沉前药液的相对密度、醇沉含醇量/水沉加水量、醇沉/水沉温度（包括醇沉/水沉时药液的温度、醇沉/水沉后静置的温度）等的变更。

（3）多种饮片合并提取与分开提取的改变。

（4）提取的单一成份或提取物制成的普通口服固体制剂制粒方式的改变。

（5）外用制剂、蜡丸、糊丸等成型工艺方法的改变。

（6）变更无菌制剂灭菌步骤。

2.研究验证工作

一般需进行全面的研究和验证工作，证明工艺变更不会对药品质量产生重大影响。除中等变更项下研究工作外，提取的单一成份或提取物制成的普通口服固体制剂涉及制粒方式变更等成型工艺改变的应提供溶出度研究资料，必要时应开展生物等效性研究；外用制剂等必要时应有非临床刺激性、过敏性等研究资料。持有人应根据实际情况慎重考虑工艺变更的必要性。鉴于中药生产工艺变更的复杂性，持有人可通过上市后变更沟通交流途径，就变更事项及相关研究工作与药品审评机构进行交流。

五、变更制剂处方中的辅料

变更制剂处方中的辅料一般包括变更辅料供应商、种类、用量或级别等。辅料的级别主要与辅料的型号和/或功能、杂质状况等相关。此类变更应结合变更的具体情况，变更对药品的影响程度、制剂的特性等进行相应的研究工作，重点考察以下方面：第一，辅料的性质。变更涉及的辅料是否会影响制剂药物溶出或释放行为，或是否为影响制剂体内药物吸收的关键性辅料。第二，制剂的特性。对于不同特性制剂，辅料变更可能对药品质量、疗效和安全性产生不同的影响。

辅料变更涉及其他变更的（例如：规格和工艺变更等），总体上需按照技术要求较高的变更类别进行研究。对于提取的单一成份或提取物制成的普通口服固体制剂一般应提供溶出度研究资料。对于使用新辅料的，应按新辅料相关要求提供研究资料。对药用物质吸收、利用有明显影响，引起有效性、安全性发生明显变化的辅料变更，应进行安全性、有效性全面评价，如：具有药材标准的特殊辅料（如：蜂蜜、冰糖等）的改变，且该辅料功能主治与药品功能主治或安全性相关；外用制剂中增加或删除对制剂吸收、利用有明显影响的辅料等。微小和中等变更涉及的辅料应为常用辅料，具有国家标准或注册标准，根据辅料管理要求需要登记的，登记状态应为"A"。

（一）微小变更

1. 变更情况

此类变更包括但不限于以下情形：

（1）变更制剂外观抛光材料。

（2）在辅料的级别及质量标准不降低的情况下，变更辅料供应商，不影响药物质量和稳定性的。

（3）删除香精、色素、矫味剂，或减少其用量；增加或改变香精、色素、矫味剂的种类或用量（儿童用药除外）。

（4）变更普通口服中药复方或单方制剂中填充剂、稀释剂、润湿剂、润滑剂、助流剂的种类或用量。

2. 研究验证工作

（1）变更的原因、具体情况，说明变更的必要性和合理性。

（2）变更前后辅料相关情况的说明及其质量标准。

（3）制剂处方研究资料（如适用）。

（4）变更所涉及的生产工艺研究资料。

（5）变更后连续生产的 3 批样品的自检报告书。

（6）稳定性研究资料。

（7）修订完善的说明书、标签。

（二）中等变更

1. 变更情况

此类变更包括但不限于以下情形：

（1）普通口服中药复方或单方制剂中除填充剂、稀释剂、润湿剂、润滑剂、助流剂外，其他辅料种类或用量的变更（不包括增加或减少可能影响药物溶解、释放的辅料种类）；普通口服中药复方和单方固体制剂变更胃溶型薄膜包衣材料、糖衣片变更为胃溶型薄膜包衣片等。

（2）变更普通口服固体制剂辅料的级别，不影响药品质量的。

（3）增加或改变涉及儿童用药的香精、色素、矫味剂的种类或用量，不影响药品质量的。

（4）增加挥发性成份的包合材料，如：β-环糊精。

（5）变更起局部作用（用于严重溃疡、烧伤等除外）的外用制剂辅料（不包括渗透促进剂）种类或用量，如：蜂蜡替代石蜡等。

此类变更一般应符合以下要求：不属于缓释/控释等特殊剂型；辅料变更幅度应符合各辅料允许使用范围，应尽量减少辅料用量，筛选最佳辅料用量。此类变更情况较为复杂，无论何种情形，如果可能对药品的安全性、有效性和质量可控性有重大影响，应按照重大变更要求。

2.研究验证工作

（1）变更的原因、具体情况，说明变更的必要性和合理性。

（2）变更前后辅料相关情况说明及其质量标准。

（3）制剂处方研究资料。

（4）变更所涉及的生产工艺研究与验证资料、批生产记录等。

（5）变更前后质量对比研究资料，质量研究工作的试验资料及文献资料，质量标准。

（6）变更后连续3批样品的自检报告书。

（7）稳定性研究资料，包括与变更前药品稳定性情况的比较。

（8）用于儿童的矫味剂、香精、色素等药用辅料，必要时应提供安全性研究资料。

（9）外用制剂等必要时应根据制剂特点进行非临床刺激性、过敏性等研究。

（10）修订完善的说明书、标签。

（三）重大变更

1.变更情况

此类变更包括但不限于以下情形：

（1）提取的单一成份或提取物制成的制剂以及含大毒（剧毒）药味或现代研究发现有严重毒性药味的普通口服制剂中辅料种类及用量的改变。

（2）起局部作用（用于严重溃疡、烧伤等除外）的外用制剂中渗透促进剂的种类或用量改变；起局部作用且用于严重溃疡、烧伤等，及起全身作用的外用制剂的辅料（渗透促进剂除外）种类或用量的改变等。

（3）所用辅料未在相同给药途径上市品种中使用过的。

（4）变更纳入登记管理的辅料，且变更后的辅料尚未登记或登记状态为"I"。

2.研究验证工作

除中等变更项下研究工作外，必要时还应提供以下研究资料：

（1）提取的单一成份或提取物制成的口服固体制剂应提供溶出度研究资料，必要时应开展生物等效性研究。

（2）提取的单一成份或提取物制成的制剂、眼用制剂、吸入制剂、外用制剂（如：气雾剂等）、缓释/控释等特殊剂型制剂必要时应提供吸收利用相关的研究资料。

（3）根据制剂特点提供非临床刺激性、过敏性等研究资料。

六、变更规格或包装规格

变更规格应遵循科学、合理、必要及方便临床用药的原则，根据药品用法用量合理确定。研究工作需关注变更规格后的药品与原规格药品处方、工艺、日服/用药量等方面的一致性。变更药品规格不得引起药用物质基础的变化，不得改变药品原批准的用法用量或者适用人群。可能会引起药用物质基础的明显改变或对吸收、利用可能产生明显影响的改变，应进行安全性、有效性全面评价。涉及辅料变更的应参照辅料变更的相关要求进行。

（一）微小变更

1.变更情况

此类变更包括但不限于以下情形：

变更药品包装中最小单位药品的数量，如：颗粒剂每盒装 A 袋变更为每盒装 B 袋，片剂每板 A 片变更为每板 B 片等。

2.研究验证工作

（1）变更的原因、具体情况，说明变更的必要性和合理性。

（2）修订完善的说明书、标签。

（二）中等变更

1. 变更情况

此类变更包括但不限于以下情形：

颗粒剂、煎膏剂、糖浆剂等最小包装药品装量的变更。

2. 研究验证工作

（1）变更的原因、具体情况，说明变更的必要性和合理性。

（2）变更所涉及的生产工艺研究与验证资料、批生产记录等（如适用）。

（3）变更前后质量对比研究资料，质量研究工作的试验资料及文献资料，质量标准（如适用）。

（4）变更后连续生产的3批样品的自检报告书。

（5）稳定性研究资料，包括与变更前药品稳定性情况的对比研究资料。如不涉及包装材质等的改变，一般可不提供；但如涉及包装容器空间大小等影响药品稳定性的因素，应提供稳定性研究资料。

（6）修订完善的说明书、标签。

（三）重大变更

1. 变更情况

此类变更包括但不限于以下情形：

（1）规范药品规格表述，应参照《中成药规格表述技术指导原则》规范规格表述，并相应修改质量标准、说明书、标签等。

（2）药品规格实际发生变更，如：片剂片重大小、胶囊剂装量的改变，液体制剂药物浓度（单位体积所含饮片量）的改变等。

2. 研究验证工作（规范规格表述的除外）

（1）变更的原因、具体情况，说明变更的必要性和合理性。

（2）变更所涉及的生产工艺研究与验证资料、批生产记录等。

（3）变更前后质量对比研究资料，质量研究工作的试验资料及文献资料，质量标准。

（4）变更后连续生产的3批样品的自检报告书。

（5）稳定性研究资料，包括与变更前药品稳定性情况的对比研究资料。

（6）修订完善的说明书、标签。

七、变更注册标准

本技术指导原则所指变更注册标准主要是指注册标准中检查、鉴别、含量测定等检验项目及其方法或限度/范围的修订。修改的药品注册标准应不低于国家药品标准。

中药上市后，持有人应根据对药品认知的不断丰富，结合检测技术、方法和手段的最新进展，持续提升、完善质量标准，以增加其可控性。变更注册标准不应引起药品质量控制水平的降低，对药品质量保证不应产生负面影响。通常情况下，在现有注册标准基础上增加检验项目、严格限度范围或提高检验方法的专属性等可以更好地控制和保证药品质量。检验项目变更研究的工作重点在于检验方法的方法学研究和验证，以及限度/范围的确定等。

变更注册标准需考虑是否会影响到药品的有效期，如对注册标准进行了提高（例如：缩小限度、增加检验项目等），应考察药品在原定的有效期内是否符合修订后质量标准的要求。

（一）中等变更

1. 变更情况

此类变更包括但不限于以下情形：

（1）在原标准规定范围内收紧限度

这类变更是指在原标准规定范围内收紧控制限度。由于药品的生产工艺等方面的重大变更而引起限度范围缩小不属于此类变更范畴。

（2）注册标准中文字描述的变更，此类变更不应涉及检验方法、限度等的变更。

（3）根据已批准事项对注册标准进行相应修改，如：变更贮藏条件或规格的申请获批后，对注册标准中相应的内容进行修订。

（4）新增检验项目。

新增检验项目应可以更有效地控制产品质量，新增检测项目的方法学验证和拟定的控制限度，均应符合相关技术指导原则的要求。该变更不包括因安全性或质量原因导致的增加检验项目。因生产工艺改变导致药学方面特性发生变化，而在标准中增加检验项目也不属于此类变更范畴。

2. 研究验证工作

（1）注册标准变更的原因及详细变更情况。

（2）注册标准变更相关的研究资料，以及变更前后的对比研究资料。若增加或改变分析方法，应提供方法学研究资料以及变更前后比较研究资料。若变更检查项中相关物质的规定限度或变更含量限度或范围，应提供变更的依据，如：临床研究用样品的测定数据、上市以来药品的检测数据等，必要时应提供相关的安全性研究资料或文献资料等。

（3）变更前后的质量标准。

（4）连续3批样品的自检及复核检验报告书（如适用）。

（5）稳定性研究资料。

（二）重大变更

1. 变更情况

此类变更包括但不限于以下情形：

（1）变更检验方法，不包括随国家药品标准变更而引起的注册标准变更。

（2）放宽控制限度。

（3）删除注册标准中的任何项目。

2. 研究验证工作

此类变更可参照中等变更提供相关研究资料。

八、变更包装材料和容器

包装材料和容器是药品的组成部分，本技术指导原则涉及的包装材料和容器主要指直接接触药品的包装。包装材料和容器的变更可能对涉及到药品的安全性、有效性及质量可控性的相关因素产生影响，其风险取决于制剂的给药途径、包装材料和容器的性能以及包装和制剂之间的相容性等。

总体上，变更药品的包装材料和容器应能对保证药品的质量和稳定性起到有益的作用，或至少不降低药品包装材料和容器的保护作用，药品和包装材料之间不得发生不良相互作用。

研究工作需根据药品包装材料的适用范围、包装容器系统的特性、剂型的特点、药品的给药途径等综合进行。研究工作中重点关注药品和包装材料、容器之间是否发生相互作用，变更前后药品的稳定性是否受到影响。

与药品生产过程中的中间体直接接触的包装材料和容器的变更，应按照品种相关要求对变更类别进行评估，并进行相关研究。

（一）微小变更

1. 变更情况

此类变更包括但不限于以下情形：

（1）本技术指导原则中未规定的非无菌固体制剂包装材料和容器的材质和/或类型的变更。变更后的包装材料和容器已在具有相同给药途径的已上市药品中使用，并且具有相同或更好适用性能。

（2）本技术指导原则中未规定的包装材料和容器的供应商、尺寸和/或形状的变更。

2. 研究验证工作

（1）说明包装材料和容器变更的原因，并详细描述变更后的包装材料和容器情况。列出变更后包装材料和容器的质量标准。

（2）变更前后包装材料和容器相关特性的对比研究。

（3）变更后连续3批样品的自检报告书。

（4）稳定性研究资料（如适用）。

（二）中等变更

1. 变更情况

此类变更包括但不限于以下情形：

（1）变更液体/半固体制剂（注射剂、眼用制剂、吸入制剂除外）的包装材料和容器的材质和/或类型。如：口服液体药用聚丙烯瓶变更为口服液体药用聚酯瓶等。

（2）变更非无菌固体制剂的包装材料和容器的材质和/或类型的下列情形：泡罩包装、瓶装、袋装等之间的变更，双铝泡罩变更为铝塑泡罩等。

（3）变更注射剂的包装材料和容器的供应商、尺寸和/或形状。

2. 研究验证工作

（1）说明包装材料和容器变更的原因，并详细描述变更后的包装材料和容器情况。列出变更后包装材料和容器的质量标准。

（2）变更前后包装材料和容器相关特性的对比研究，进行包材的等同性/可替代性研究。

（3）根据品种情况进行包材相容性研究。对于密封件的变更还应开展包装密封性研究。

（4）进行包装工艺验证。

（5）变更后连续3批样品的自检报告书。

（6）稳定性研究资料，并与变更前药品的稳定性情况进行比较。

（7）修订完善的说明书、标签。

（三）重大变更

1. 变更情况

此类变更包括但不限于以下情形：

（1）变更吸入制剂、注射剂、眼用制剂的包装材料和容器的材质和/或类型。

（2）变更吸入制剂定量给药装置的供应商、尺寸和/或形状。

（3）去除对药品提供额外保护的次级包装（如：高阻隔性外袋）。

（4）变更为全新材料、全新结构、风险度提高的新用途的包装材料和容器。

（5）变更纳入登记管理的包装材料和容器，且变更后的包装材料和容器尚未登记或登记状态为"I"。

2. 研究验证工作

（1）说明包装材料和容器变更的原因，并详细描述变更后的包装材料和容器情况。列出变更后包装材料和容器的质量标准。

（2）变更前后包装材料和容器相关特性的对比研究，进行包材的等同性/可替代性研究。

（3）根据品种情况进行包材相容性研究。对于密封件的变更还应开展包装密封性研究。对于定量给药装置发生变更，需根据给药装置的特点进行相应的研究，证明变更后给药剂量准确性不低于变更前。

（4）进行包装工艺验证。对于无菌制剂，必要时进行无菌/灭菌工艺验证。

（5）变更后连续3批样品的自检报告书。

（6）稳定性研究资料，并与变更前药品的稳定性情况进行比较。

（7）修订完善的说明书、标签。

九、变更有效期或贮藏条件

药品有效期和/或贮藏条件变更可能包含以下几种情况：①延长有效期；②缩短有效期；③严格贮藏条件；④放宽贮藏条件。变更可能只涉及上述某一种情况的变更，也可能涉及上述多种情况的变更。此种情况下，需注意进行各自相应的研究工作。如果稳定性试验方案与药品上市注册时不一致，质量控制项目和实验方法发生改变，或者生产工艺或制剂处方发生变更等，应根据相应的变更情况对有效期或贮藏条件进行相应的研究工作。拟变更的药品有效期应不超过所进行的长期稳定性试验考察时间。应关注生产过程中中间体的贮藏时间和贮藏条件的变更。

（一）中等变更

1. 变更情况

此类变更包括但不限于以下情形：

（1）延长药品有效期

此种变更仅指药品生产工艺及生产质控方法、处方、质量标准、直接接触药品的包装材料和容器、贮藏条件等情况没有发生任何变化情形下的药品有效期延长。

（2）缩短药品有效期或严格药品贮藏条件。

一般而言，通过缩短药品有效期和严格药品贮藏条件，可以更好地保证药品质量。包括根据药品使用区域的变更和相应的稳定性试验结果，要求缩短有效期等情况。

2. 研究验证工作

（1）变更的原因、具体情况，说明变更的必要性和合理性。

（2）按照确定的稳定性试验方案对3批药品进行稳定性研究。

（3）修订完善的说明书、标签。

（二）重大变更

1. 变更情况

此类变更包括放宽贮藏条件等。

2. 研究验证工作

（1）变更的原因、具体情况，说明变更的必要性和合理性。

（2）按照确定的稳定性试验方案对3批药品进行稳定性研究，包括与变更前条件下的稳定性情况进行的对比研究。

（3）修订完善的说明书、标签。

十、变更制剂生产场地

中药制剂生产场地（包括前处理、提取纯化、浓缩干燥、制剂成型、包装的地址）变更，包括制剂实际生产地址的改变或新增，或同一生产地址内的生产场地的改建、重建和新建。同一生产地址，是指负责实际生产的新旧厂房拥有同一物理地址，应当在药品批准证明文件中标明。制剂的生产场地包括持有人自有的或是受托生产企业相关的生产场地。

变更制剂生产场地，一般需进行全面的研究和验证工作，重点关注生产场地变更前后生产全过程的质量控制一致性情况，通过对变更前后药品关键工艺控制参数、药用物质基础的对比研究和分析，判定变更前后药品质量是否存在明显差异。持有人应确保药品生产技术转移至新生产场地后能持续稳定地生产出符合预定用途和注册要求的药品。制剂生产场地的变更不应改变药品的处方、工艺、直接接触药品的包装材料和容器，不应降低质量过程控制水平及药品标准。提取物生产场地变更的技术要求同制剂生产场地变更。

变更制剂生产场地应执行《药品生产监督管理办法》《药品上市后变更管理办法（试行）》相关规定，研究验证工作可以参考下述内容：

（1）变更的具体情况和原因。

（2）比较新旧场地生产工艺情况。对变更前后生产设备的性能、工作原理、生产能力、生产厂家及型号进行比较，进行质量风险评估并说明变更情况。

（3）变更所涉及的生产工艺研究与验证资料、批生产记录（如适用）。

（4）变更前后质量对比研究资料（如适用）。

（5）变更后连续生产的 3 批样品的自检报告书（如适用）。

（6）稳定性研究资料，包括与变更前药品稳定性情况的比较（如适用）。

中药新药质量研究技术指导原则（试行）

（2021 年第 3 号　2021.01.14）

一、概述

中药新药的质量研究是在中医药理论的指导下，采用各种技术、方法和手段，通过研究影响药品安全性和有效性的相关因素，确定药品关键质量属性的过程。质量研究的目的是确定质量控制指标和可接受范围，为药品生产过程控制和质量标准建立提供依据，保证药品的安全性、有效性和质量可控性。

基于中药多成份复杂体系的特点，中药新药的质量研究应以临床价值和需求为导向，遵循中医药理论，坚持传承和创新相结合，运用物理、化学或生物学等新技术、新方法从多角度研究分析药品的质量特征。同时，质量研究还应体现质量源于设计、全过程质量控制和风险管理的理念，通过对药材/饮片、中间体（中间产物）、制剂的药用物质及关键质量属性在不同环节之间的量质传递研究，以及药用物质与辅料、药包材相互影响的研究，不断提高中药的质量控制水平。

本技术指导原则旨在为中药新药的质量研究提供参考，相关内容将根据科学研究和中医药发展情况继续完善。

二、基本原则

（一）遵循中医药理论指导

中药尤其是复方制剂的物质基础复杂，在进行质量研究时应尊重传统中医药理论与实践，根据不同药物的特点，采用各种研究技术和方法，有针对性地开展质量研究，反映中药整体质量。

（二）传统质量控制方法与现代质量研究方法并重

传统经验方法对中药的质量研究和质量控制具有重要意义，同时鼓励现代科学技术在中药质量研究中的应用。应根据药物自身特点，运用物理、化学或生物学等现代研究方法分析药品的质量特征，研究质量特征的表征方法、关键质量属性、质量评价方法和量质传递规律，有效地反映药品的质量。

（三）以药用物质基础为重要研究内容

在中药新药质量研究过程中，药用物质基础研究应以中医药理论和临床实践为指导，同时关注与安全性、有效性的关联研究。通过药用物质基础相关属性的研究为生产过程控制和质量标准制定提供科学依据。

（四）以保证安全有效、质量可控为目标

中药新药的质量控制方法和指标应能反映药品的安全、有效、稳定、可控。药材/饮片、中间体、制剂的药用物质及关键质量属性、量质传递规律以及药用物质与辅料、药包材相互影响是质量研究的主要内容，应围绕安全性和有效性选择适宜的研究方法和质量控制指标，以客观地表征中药质量特征，为中药质量控制提供科学依据。

（五）贯穿药品全生命周期

中药质量研究不仅应体现在原辅料质量、生产工艺及设备选择、过程控制与管理、制剂质量标准制定、风险控制与评估等药品生产全过程，还应贯穿于药品全生命周期。应加强药品上市后质量研究，不断提升产品质量，构建符合中药特点的全过程和全生命周期的质量控制体系，保证中药新药质量的可控性和稳定均一。

三、主要内容

（一）药材/饮片

药材/饮片作为制剂源头，其质量直接影响药品的质量，应加强药材/饮片生产全过程质量研究与控制，鼓励应用现代信息技术建立药材/饮片的追溯体系。

中药新药用药材/饮片的质量控制应参考其系统研究结果，并结合具体品种的药材/饮片及其与中间体、制剂的相关性研究结果，确定药材/饮片的质量控制指标及范围，以满足中药新药的质量设计要求。

应关注药材种植养殖、生产、加工、流通、贮藏过程中包括农药残留、重金属及有害元素、真菌毒素等对药材安全性的影响。如处方中含有动物药味，应关注引入病原体的可能性；同时，应关注动物药味中激素、抗菌素使用的问题，以及一些药材感染产毒真菌而发生的真菌毒素污染等，必要时建立专门的安全性控制方法；处方若含雄黄、朱砂等矿物药时，还应建立合理的矿物纯度控制指标，并研究其可能在人体溶出被吸收的重金属及有害元素价态对安全性的影响；处方若含毒性药味，应关注其安全性和有效性，必要时制定合理的限量或含量范围。

（二）中间体

中间体研究是中药新药质量研究的重要内容之一，应结合制备工艺特点，研究中间体（如生药粉、浓缩液、浸膏等）的质量，特别是直接用于药物制剂的中间体。根据药品的不同特点，研究其理化性质、化学成份、生物活性等以及与安全性、有效性相关的影响因素。

1. 理化性质

理化性质研究对于中间体的质量控制、后续的制剂研究等具有重要意义。对于化学成份复杂、有效成份不明确的中药复方制剂，应关注中间体整体理化性质研究。

对于液体和半固体，应根据后续制剂的需要和药用物质组成研究情况，从性状、相对密度、pH值、澄明度、流动性、总固体等质量信息中确定影响药品质量的关键质量属性。

对于直接入药的生药粉，应重点关注其粒度、粒径分布及混合均匀度等。

对于浸膏粉，应对流动性、堆密度、溶解性、吸湿性等进行研究，根据药物本身的性质和后续制剂的要求，确定其关键质量属性。

2. 化学成份

中药的化学成份复杂多样，应根据中药新药的特点，进行有重点的系统化学成份研究。

2.1 复方制剂

复方制剂的质量研究应在中医药理论指导下，结合功能主治、既往使用情况开展系统的化学成份研究。

应重视处方药味化学成份文献研究，了解各种成份的化学类别、结构、含量以及分析测定方法等。

重点关注与中药安全性、有效性相关的化学成份，关注处方中君药、贵细药、毒剧药或用量较大药味的化学成份。

对确定的工艺所得的药用物质进行有针对性的研究，识别关键质量属性。

2.2 从单一植物、动物、矿物等物质中提取得到的提取物及其制剂

由于此类提取物在制备过程中富集了与药效有关的化学成份，应重点系统研究提取物的组成、化学成份含量等，并通过单体成份含量、大类成份含量及指纹/特征图谱等多种方式予以充分表征。

还应对提取物中其他成份的种类等进行研究，以保证提取物药用物质基础的稳定均一。

3. 与安全性有关的因素

3.1 内源性毒性成份

处方中若含有毒性药味时，应结合毒理学研究结果分析内源性毒性情况，同时还应关注含有与已发现的毒性成份化学结构类似成份的药味，以及与已知毒性药味相同科属的药味。

对于含毒性成份明确的药味时，应建立毒性成份的限量检查方法，明确安全限量或规定不得检出；若毒性成份又是有效成份时，则应根据文献报道和安全性、有效性研究结果制定毒性成份的含量范围（上下限）。

对于含毒性明确但毒性成份尚不明确的药味时，应根据中医药理论和临床传统使用方法，研究确定其安全剂量范围，或开展毒性成份的确定性研究和药用物质毒理的深入研究，加强质量控制。

3.2 外源性污染物

外源性污染物主要包括由药材/饮片中引入的农药残留（包括植物生长调节剂及其降解物）、重金属及有害元素、真菌毒素、二氧化硫等，还包括提取加工过程中引入的有机溶剂残留、树脂残留等以及贮藏过程中（如适用）滋生的微生物。此外，还应关注可能来自设备及其组件的污染。

通过系统研究和分析中间体中所含外源性污染物的情况，对于可能由药材/饮片中引入农药残留、重金属及有害元素、真菌毒素的，应分析其在中间体中的保留情况，研究建立必要的检查方法。

若提取加工过程中有使用树脂及/或有机溶剂时，应研究分析其在中间体中的残留或富集情况，评估安全性风险，并制定合理的控制方法。

4. 生物活性

鼓励开展探索中药新药的生物活性测定研究。建议结合药理学或毒理学研究结果，建立生物活性测定方法以作为常规物理化学方法的替代或补充，提高中药新药的质量评价与功能主治（适应症）、安全性的关联性。

（三）制剂

应根据中药新药特点，在药材/饮片、中间体、制剂生产过程以及稳定性等研究基础上，结合药用物质基础研究、安全性和有效性研究结果，开展制剂质量研究，重点关注以下方面：

1. 剂型

剂型是影响中药新药质量的重要因素之一。中药新药一般基于临床使用需求，综合考虑药物处方组成、药用物质的理化性质、不同剂型的载药量、临床用药剂量、患者的顺应性等因素选择给药途径并确定剂型。

中药新药应根据不同剂型特点和要求，研究建立相应的质量控制项目以表征所选剂型的特点。不同类型制剂一般要求可参照《中国药典》制剂通则的规定设定关键控制指标，如口服固体制剂的崩解时限、栓剂的融变时限等。

2. 制剂处方、成型工艺

制剂处方的确定应参考中间体的理化性质、化学成份和生物活性的研究结果，还应结合剂型特点综合考虑中间体的性质、所选辅料的作用及原辅料间的相互作用，研究成型工艺过程对药用物质的影响和质量控制方法。

应关注药用物质在制剂过程中受到溶剂、辅料以及各种加工条件的影响，特别是有效成份、易挥发性成份、热敏性成份、其他不稳定成份在干燥、灭菌过程中由于温度过高或受热时间过长造成的成份损失等质量影响。

应参考药用物质稳定性情况，确定制剂工艺关键控制点和控制目标，以保证药品质量稳定。

3. 微生物控制

药材/饮片及其制剂过程中可能会产生微生物污染（包括初级污染、次级污染），应结合处方药味、加工或工艺特点、给药途径、药品特性等情况综合考虑，研究采取适当的微生物控制措施或采用适当的去除微生物的方法（如热压处理、瞬时高温等）。去除微生物的方法应经过验证，并保证其对药用物质基础无明显影响。

对于制剂必须进行微生物检验，其微生物限度取决于剂型和给药途径。微生物限度检查应符合《中国药典》的相关规定。

4. 其他

对从单一植物、动物、矿物等物质中提取得到的提取物新药，建议根据剂型的要求开展溶出度研究，建立相应的溶出度检查方法；鼓励对其他类型创新药物根据自身的特点开展相关研究。对于在制剂中含量较少或在制剂处方中占比较少的药用物质，应关注其含量均匀度，并进行相关研究及验证。

（四）质量研究的关联性

1. 与安全性、有效性的关联性

中药新药的质量研究应以保证药品的安全性和有效性为目的，选择针对性的研究方法和质量控制指标，表征中药新药的质量特征。

2. 与工艺研究的关联性

不同制备工艺获得的药用物质及其性质不同，直接影响药品的安全性和有效性。质量研究应贯穿于工艺研究及生产质量控制的全过程，确保生产出质量一致的产品。

3. 与稳定性研究的关联性

稳定性研究也是质量研究的重要内容。稳定性研究的考察指标应能反映药品内在质量变化、反映质量研究的结果。

质量研究应关注制剂中挥发性、热敏性、易氧化等不稳定成份、有效成份的变化，特别应关注毒性成份的变化。应关注生药粉入药、有发酵过程等污染风险较高的药材/饮片及其制剂贮藏期间真菌毒素等污染的变化并进行控制。

中药生物效应检测研究技术指导原则（试行）

（2020 年第 50 号　2020.12.17）

一、概述

生物效应检测是利用药物对试验系所产生的生物效应，运用特定的实验设计，反映药物有效性、安全性的一种方法，从而达到评价和控制药品质量的目的。

中药在中医药理论指导下使用，具有多成份、多靶点，发挥整体作用等特点。当以理化检测方法等质量控制手段难以充分反映中药质量时，有必要研究探索生物效应检测方法，以弥补现行质量控制方法的不足。

为鼓励探索研究中药生物效应检测方法，完善中药质量控制体系，制定本技术指导原则。随着科学技术的进步和中医药研究的不断深入，相关内容将不断完善。

二、基本原则

（一）体现中医药特点，反映中药有效性和安全性

生物效应检测研究应尽可能体现中药多成份、多靶点及整体作用等特点，反映中药的有效性、安全性和质量一致性。应结合中医药特点，尽可能选择多个指标进行生物效应检测研究，并与中药的功能主治相关。

（二）与现行质量检测方法相互补充，提高中药质量可控性

中药成份复杂、药效物质基础研究薄弱，现行以化学成份检测为主的质量控制方法虽简单易行，但难以很好地反映中药的有效性、安全性；生物效应检测方法相对复杂，但可以较好地弥补现行质量控制方法的不足，有利于提高中药质量的可控性。鼓励开展中药生物效应检测研究，将成熟可行的方法列入标准。

（三）方法应科学可行

应对试验条件、操作规范等建立严格的控制措施，并进行详细的方法学考察和验证，保证方法专属、准确、可重复，客观真实地反映中药临床有效性和安全性。方法应简便、可行。

三、基本内容

考虑到生物效应检测方法建立的难度、研究对象的复杂性及应用的局限性，可优先考虑将生物效应检测用于常规理化检测方法难以充分评价的中药进行探索研究，包括但不限于以下情形：（1）药理作用清楚、活性明显、量效关系明确，但有效成份不清楚的；（2）涉及毒性药味和/或现代研究表明对人体具有较强的毒性反应，但产生毒性反应的成份尚不明确的；（3）检测的化学成份与临床疗效和安全性关联性不强的。

中药生物效应检测研究主要包括检测方法的选择、供试品的选择和制备、参照物的选择和标定、试验系的选择、检测指标的选择、判定标准、方法学验证、结果统计与分析评价等。本指导原则主要包括以下内容。

（一）检测方法的选择

在用于中药质量评价时，生物效应检测应围绕有效性、安全性开展研究，尽可能选择与临床的有效性、安全性关联较强（存在一定量效关系）的、研究较成熟（业界认可度较高）的方法。一般

可分为体内检测、体外检测；定量、半定量及定性检测；特异性检测、非特异性检测等。根据评价的目的和需求，可选择多种生物效应检测方法进行综合评价。

生物效应的强度，一般可以采用生物效价的方法测定。生物效价是指在特定的试验条件下，通过对比供试品与参照物对试验系的特定生物效应，按生物统计学方法计算出供试品相当于参照物的生物效应强度单位。以评价毒性为目的的生物效价，又称为生物毒价。

在难以选择合适参照物的情况下，也可以采用通过产生一定生物效应（包括毒性反应）的供试品剂量测定，并以此为指标判定供试品是否符合规定的一种质量控制方法。

鼓励针对中药的特点，结合现代生物技术的发展，研究建立新技术和新方法。

（二）供试品的制备

用于制备供试品的样品应具有代表性。综合考虑中药整体作用、临床用药特点、生产工艺及选择的试验系等研究制备供试品。如采用体外试验系时，应充分关注供试品中的鞣质等物质对测定结果的干扰。必要时，可采用人工胃液、人工肠液等仿生提取制备供试品，或采用含药血清等作为供试品。

（三）参照物的选择和标定

中药生物效应检测的参照物，一般应与供试品在化学组成和/或生物效应方面具有同质性，选择与验证性临床试验用样品质量一致的样品。对成份复杂的中药，化学同质性好的参照物一般难以获得，基于中药生物效应检测的目的和需要，也可根据以下条件选择药材/饮片、提取物、中成药或化学药品作为参照物：（1）在选定的生物试验系上，与供试品具有相同或相近的生物效应；（2）生物效价/毒价可标定，稳定性好；（3）质量均一稳定，可溯源。

中药参照物的标定方法一般选择与该供试品质量控制相同或相近的方法，包括生物效应测定和理化测定。应对参照物制备方法、质量鉴定、标定方法、贮存条件、稳定性和生物效应测定结果等进行研究。列入注册标准的参照物应经过生物效应的标定。

（四）试验系的选择

在能够保证评价结果与临床疗效和安全性相关联的前提下，优先选择相对简便、经济、可操作性强的试验系。

生物效应检测可选择的试验系包括整体动物、离体组织、器官、细胞、亚细胞器、受体、离子通道、酶和微生物等。整体动物试验结果一般与临床效应更接近，体外试验适用于效应明显且有良好量效关系的情况。当体外试验和体内试验的生物效应相关性较好时，从动物伦理、经济学及操作简便性方面考虑，可优先选择体外试验。

应对试验系进行标准化研究。实验动物、离体器官或细胞等试验系的选择应与实验原理及测定指标密切相关，并有良好的可重复性。

（五）检测指标的选择

生物效应检测指标应反映或关联中药的药效和/或毒性，选取已知或预期药理作用的评价指标，也可考虑采用替代的生物效应检测指标。生物效应指标的选择原则上应具有专属性、准确性、可重复性和一定的量效关系。

中药的某一功效一般与多种药理作用相关，采用单一指标通常难以反映其临床主要疗效或毒性情况，可在同一试验系中观察多个生物效应指标，也可通过多项试验考察相同或不同的生物效应指标，综合考察其疗效或毒性。鼓励探索采用生物标志物、生物效应表达谱等作为生物效应检测指标。

（六）其他

中药生物效应检测研究涉及的供试品的选择、实验设计、结果统计、判定标准、方法学验证等内容可参考中国药典相关内容。

中药复方制剂生产工艺研究技术指导原则（试行）

（2020 年第 43 号　2020.11.26）

一、概述

本指导原则主要用于指导申请人开展以中药饮片为原料的中药复方制剂生产工艺研究。申请人应在中医药理论指导下，根据临床用药需求、处方组成、药物性质及剂型特点，尊重传统用药经验，结合现代技术与生产实际进行必要的研究，以明确工艺路线和具体工艺参数，做到工艺合理、可行、药品质量均一稳定可控，保障药品的安全、有效。

本指导原则涉及以下内容：前处理研究、提取纯化与浓缩干燥研究、成型研究、包装选择研究、中试研究、商业规模生产研究、工艺验证等。

由于中药复方组成复杂、化学成份众多以及存在多靶点作用等特点；不同处方药味组成不同，相同的药味针对不同的适应症和临床需求，可能需要采用不同的处理工艺；制剂制备工艺、技术与方法繁多，新技术与新方法不断涌现；不同的制备工艺、方法与技术所应考虑的重点，需进行研究的难点，要确定的技术参数，均有可能不同。因此中药复方制剂生产工艺的研究既要遵循中医药理论，尊重传统用药经验，又要遵循药品研究的一般规律，利用现代研究成果，在分析处方组成和各药味之间的关系、各药味所含成份的理化性质和药理作用的基础上，结合制剂工艺和生产实际、环保节能等要求，综合应用相关学科的知识，采用合理的试验设计和评价指标，开展相关研究。鼓励采用符合产品特点的新技术、新方法、新辅料。

二、基本原则及要求

（一）尊重传统用药经验

中药复方制剂的研究是基于中医药对生命、健康、疾病的认识，是以既往古籍及现代文献记载以及实际临床应用过程中的研究探索和数据积累为基础的。中药复方制剂工艺研究应遵循中医药理论，尊重传统用药经验。因此前期的文献研究工作越系统、深入，临床应用中积累的数据越充分，越能更好地把握研究的核心和重点。

（二）质量源于设计

中药复方制剂研究应基于"质量源于设计"的理念。中药复方制剂工艺研究初期就应以临床价值为导向，在了解药物配伍、临床应用等情况的基础上，设计工艺路线和药物剂型，通过试验研究，理解产品的关键质量属性和量质传递，确定关键工艺参数；根据物料性质、工艺条件等，建立能满足产品质量设计要求且工艺稳健的设计空间，如确定工艺参数控制范围等，并根据设计空间，开展质量风险管理，确立质量控制策略和药品质量标准体系。

（三）整体质量评价

中药复方制剂生产工艺研究中的评价应体现复方整体质量特性。应结合复方中药的特点，从临床应用情况、组方配伍、所含的化学成份、药理药效等方面选择适宜的评价指标。关注与药品安全性及有效性的相关性。

工艺研究选择的指标应该是全面、科学、客观，并尽可能是可量化的，能够客观反映相关工艺过程的变化，能够反映药物质量的整体性、一致性和药效物质的转移规律，保证工艺过程可控。应建立中间体/中间产物和工艺动态过程控制评价指标及判断标准。应建立环境友好、成本适宜的生产工艺，并作为质量评价指标。

生产工艺与生产设备密切相关，应树立生产设备是为药品质量服务的理念，生产设备的选择应符合生产工艺的要求。

（四）工艺持续改进

为保证产品质量的均一稳定，中药复方制剂工艺持续改进具有重要意义。各研究阶段确定的工艺路线和工艺参数，由于工艺条件、批量规模等因素的影响，会有一定的局限性。因此一般需要通过扩大生产规模进行验证和改进，上市前应进行商业规模的生产条件验证，确定生产工艺和工艺参数。

中药复方制剂新药生产工艺研究中，工艺路线、关键工艺参数不变的前提下，工艺优化研究工作可在确证性临床试验前进行。上市前各研究阶段及上市后的工艺改进研究，可参照相关指导原则。

三、主要内容

（一）前处理研究

药材前处理方法包括：净制、切制、炮炙、粉碎、灭菌等。饮片炮制研究应尊重临床应用的饮片炮制工艺，符合中药复方制剂研究设计的需要，符合相关技术要求。根据具体药物特点、剂型和制剂设计等要求，如需对饮片进行粉碎、灭菌等前处理，应选择合适的方法、设备、工艺条件和参数，确定相关质量控制要求。

（二）提取纯化、浓缩干燥研究

中药复方制剂成份复杂，为尽可能保留药效物质、降低服用量、便于制剂等，一般需要经过提取、纯化处理。提取、纯化技术的合理、正确运用与否直接关系到药物疗效的发挥和药材资源的利用。中药复方制剂提取纯化、浓缩干燥研究过程中应围绕药物有效性和安全性，注重中医组方配伍理论和临床传统应用经验（如合煎、分煎、先煎、后下等），关注组方药味相互作用以及饮片、中间体/中间产物和制剂的量质传递，并考虑规模化生产的可行性，安全、节能、降耗、环保等要求。

1. 工艺路线

不同的提取纯化、浓缩干燥方法均有其特点与使用范围，应根据工艺设计目的，并结合与治疗作用及安全性相关的药物成份的理化性质，药效、安全性研究结果，已有的文献报道，选择适宜工艺路线、方法和评价指标。

工艺路线筛选研究需要关注：

与有效性相关的工艺路线筛选研究。对来源于临床有效方剂的中药复方，一般可以但不限于从以下方面考虑：1）临床用药经验。应考虑采用的工艺路线与临床用药（如医疗机构制剂等）工艺路线的异同，如采用与临床用药不同的生产工艺，一般宜与临床用药的工艺进行比较。2）药效学试验依据或文献依据。药效学试验可以以临床用药形式（如汤剂）等为对照，选择适宜的药效模型和主要药效学指标，进行工艺路线的对比研究。3）药效物质基础的比较。如与临床用药形式（如汤剂）对照，从物质基础等方面进行比较。

与安全性相关的工艺路线筛选研究。应在有效性筛选的同时考察药物的安全性。一般可以但不限于以下方面考虑：前期临床用药时产生的不良反应、文献报道，采用药效试验对比不同工艺路线时动物的安全性指标，有毒、有害成份，单次给药毒性试验结果。

工艺合理性研究是中药复方制剂工艺研究的基础性工作，支持工艺路线合理性的证据越多，为后期研究提供更多保障。应注意工艺不合理可能引发的研发风险。

1.1 提取与纯化工艺

中药复方制剂的提取应在充分理解传统应用方式的基础上，考虑饮片特点、有效成份性质以及剂型的要求，关注有效成份、有毒成份、浸出物的性质和其他质量属性的量质传递。提取溶剂应尽量避免选择使用一、二类有机溶剂。

中药复方制剂的纯化可依据中药传统用药经验或根据药物中已确认的一些有效成份的存在状态、极性、溶解性等设计科学、合理、稳定、可行的工艺。但由于中药复方制剂中成份的复杂性，应考虑纯化的必要性和适宜性。

1.2 浓缩与干燥工艺

依据物料的理化性质、制剂的要求，影响浓缩、干燥效果的因素，选择相应工艺，使所得产物达到要求的相对密度、含水量等，以便于制剂成型。需确定主要工艺环节及工艺条件与考察因素。应考察主要成份，关注不稳定成份。

2. 工艺条件

工艺路线初步确定后，对采用的工艺技术与方法，应进行科学、合理的试验设计和优化。工艺的优选应采用准确、简便、具有代表性、可量化的综合性评价指标与合理的方法，在预试验的基础上对多因素、多水平进行考察。鼓励新技术新方法的应用，但对于新建立的方法，应进行方法的合理性、可行性研究。

应根据具体品种的情况选择适宜的工艺及设备，固定工艺流程及其所用设备。

工艺条件研究中应关注物料性质、工艺参数与产品质量的关系，确定关键工艺参数及范围。

2.1 提取与纯化工艺条件的优化

采用的提取方法不同，影响提取效果的因素有别，因此应根据所采用的提取方法与设备，考虑影响因素的选择和提取参数的确定。一般需对溶媒、提取次数、提取时间等影响因素及生产设备、工艺条件进行选择，优化提取工艺。通常采用成熟公认的优选方法，如果使用新方法应考虑其适用性。

应根据纯化的目的、拟采用方法的原理和影响因素选择纯化工艺。一般应考虑拟保留的药效物质与去除物质的理化性质、拟制成的剂型与成型工艺的需要以及与生产条件的桥接。

工艺参数的确定应有试验依据，说明试验方法、考察指标、验证试验等。工艺参数范围的确定也应有相关研究数据支持。

2.2 浓缩与干燥工艺条件的优化

浓缩与干燥的方法和程度、设备和工艺参数等因素都直接影响物料中成份的稳定，应结合制剂的要求对工艺条件进行研究和优化。

应研究浓缩干燥工艺方法、主要工艺参数，工艺参数范围的确定应有相关研究数据支持。

（三）成型研究

中药复方制剂成型研究应根据制剂成型所用原料的性质和用量，结合用药经验、适应症等，选择适宜的剂型、辅料、生产工艺及设备。

成型工艺的优化，应重点描述工艺研究的主要变化（包括批量、设备、工艺参数等）及相关的支持性验证研究。

1. 剂型选择

药物剂型的不同，可能导致药物作用效果的差异，从而关系到药物的临床疗效及不良反应。

剂型选择应借鉴前期用药经验，以满足临床医疗需要为宗旨，在对药物理化性质、生物学特性、剂型特点等方面综合分析的基础上进行。应提供具有说服力的文献依据、试验资料，充分阐述剂型选择的科学性、合理性、必要性。

剂型的选择应主要考虑以下方面：

1.1 临床需要及用药对象

应考虑不同剂型可能适用于不同的临床病证需要，以及用药对象的顺应性和生理情况等。

1.2 制剂成型所用原料的性质和用量

中药有效成份复杂，各成份溶解性、稳定性，在体内的吸收、分布、代谢、排泄过程各不相同，应根据药物的性质选择适宜的剂型。

选择剂型时应考虑处方量、制剂成型所用原料的量及性质、临床用药剂量，以及不同剂型的载药量等。

1.3 安全性

选择剂型时需充分考虑药物安全性。应关注剂型因素和给药途径可能产生的安全隐患（包括毒性和副作用）。

另外，需要重视药物制剂处方设计前研究工作。在认识药物的基本性质、剂型特点以及制剂要求的基础上，进行相关研究。在剂型选择和设计中注意借鉴相关学科的理论、方法和技术。

2. 制剂处方研究

制剂处方研究是根据制剂成型所用原料性质、剂型特点、临床用药要求等，筛选适宜的辅料，确定制剂处方的过程。制剂处方研究是制剂研究的重要内容。

2.1 制剂处方前研究

制剂处方研究是制剂成型研究的基础，其目的是使制剂处方和制剂工艺适应工业化生产的要求，保证生产时的合理性、可行性及批间一致性。

中药复方制剂处方前研究中，应研究制剂成型所用原料的性质。例如，制备固体制剂应主要研究制剂成型所用原料的溶解特性、吸湿性、流动性、稳定性、可压性等；制备口服液体制剂应主要研究制剂成型所用原料的溶解特性、酸碱性、稳定性以及嗅、味等。

2.2 辅料的选择

制剂成型工艺的研究中，应对辅料的选用进行研究。所用辅料应符合药用要求，新辅料还应符合相关要求。

辅料选择一般应考虑以下原则：满足制剂成型、稳定、作用特点的要求，不与药物发生不良相互作用，避免影响药品的检测。考虑到中药复方制剂的特点，减少服用量及提高用药顺应性，制剂处方应能在尽可能少的辅料用量下获得良好的制剂成型性。

2.3 制剂处方筛选研究

制剂处方筛选研究应考虑以下因素：临床用药的要求、制剂成型所用原料和辅料的性质、剂型特点等。通过处方筛选研究，初步确定制剂处方组成，明确所用辅料的种类、型号、规格、用量等。

3. 制剂成型工艺研究

通过制剂成型研究进一步改进和完善处方设计，最终确定制剂处方、工艺和设备，并关注制剂的稳定性。

3.1 制剂成型工艺要求

制剂成型工艺研究一般应考虑成型工艺路线和制备技术的选择，应注意实验室条件与中试和生产的桥接，考虑大生产制剂设备的可行性、适应性。

对单元操作或关键工艺，应进行考察，以保证质量的稳定。应研究各工序技术条件，确定详细的制剂成型工艺流程。在制剂过程中，对于含有毒药物以及用量小而活性强的药物，应特别注意其均匀性。

3.2 制剂技术、制剂设备

在制剂研究过程中，特定的制剂技术和设备往往可能对成型工艺，以及所使用辅料的种类、用量产生很大影响，应正确选用。

在制剂研究过程中，应重点考察设备类型、工艺参数对制剂关键质量属性的影响，可采用多样化的数学建模方法开展制剂成型所用原料性质、工艺参数、关键质量属性评价指标之间的相关性研究，建立关键物料属性、关键工艺参数、制剂成型所用原料关键评价指标的设计空间，并探索相应的过程控制技术，以减少批间质量差异，保证药品质量的稳定，进而保障药品的安全、有效。先进的制剂技术以及相应的制剂设备，是提高制剂水平和产品质量的重要方面，也应予以关注。

（四）包装选择研究

中药复方制剂的包装选择研究主要指制剂成品、中间体/中间产物（如适用）直接接触药品的包装材料（容器）的选择研究，也包括次级包装材料（容器）的选择研究。

应根据产品的影响因素及稳定性研究结果，选择直接接触药品的包装材料（容器）。直接接触药品的包装材料（容器）的选择，应符合直接接触药品的包装材料（容器）、药品包装标签管理等相关要求。

在某些特殊情况或文献资料不充分的情况下，应加强药品与直接接触药品的包装材料（容器）的相容性考察。特别是含有有机溶剂的液体制剂或半固体制剂，一方面可以根据迁移试验结果，考察包装材料中的成份（尤其是包材的添加剂成份）是否会渗出至药品中，引起产品质量的变化；另一方面可以根据吸附试验结果，考察是否会由于包材的吸附/渗出而导致药品浓度的改变、产生沉淀等，从而引起安全性担忧。采用新的直接接触药品的包装材料（容器）或特定剂型直接接触药品的包装材料（容器），在包装材料（容器）的选择研究中除应进行稳定性试验需要进行的项目外，还应增加适宜的考察项目。

（五）中试研究

中试研究是对实验室工艺合理性的验证与完善，是保证工艺达到生产稳定性、可操作性的必经环节。完成中药复方制剂生产工艺系列研究后，应采用与生产基本相符的条件进行工艺放大研究，为实现商业规模的生产工艺验证提供基础。中试研究应考虑与商业规模生产的桥接。中试研究过程要制定详细的工艺规程，并做好记录。

通过中试研究，探索关键步骤、关键工艺参数控制范围和中间体/中间产物（如浸膏等）的得率范围等，发现工艺可行性、劳动保护、环保、生产成本等方面存在的问题，为实现商业规模的生产提供依据。

中试研究设备与生产设备的工作原理一般应一致，主要技术参数应基本相符。中试样品如用于临床试验，应当在符合药品生产质量管理规范条件的车间制备。

由于药品剂型不同，所用生产工艺、设备、生产车间条件、辅料、包装等有很大差异，因此在中试研究中要结合剂型，特别要考虑如何适应生产的特点开展工作。

中试研究的投料量应考虑与商业规模生产研究的桥接，为商业规模生产提供依据。投料量、中间体/中间产物得率、成品率是衡量中试研究可行性、稳定性的重要指标。中试研究的投料量应达到中试研究的目的。中间体/中间产物得率、成品率应相对稳定。

中试研究一般需经过多批次试验，以达到工艺稳定的目的。

（六）商业规模生产研究

商业规模生产重点考察在规模化条件下，产品质量的均一性、稳定性，特别是与临床试验用样品质量的一致性，并进行对比与评估。通过研究，明确适于商业规模生产的所有工艺步骤及其工艺参数控制范围，明确饮片、中间体/中间产物、质量风险点，保障工艺稳健、环保、经济。

商业规模生产应关注与设备的匹配性、生产各环节的流畅与便捷。产品质量的均一稳定及生产效率是衡量规模化生产的重要指标。

商业规模生产的稳定，一般需经过多批次试验。试验中注意工艺参数、质量属性关联性，关注质量的波动性。相关记录应完善、规范、可追溯。

（七）工艺验证

应在开展临床试验前完成关键环节、关键工艺参数的验证，在申请上市许可前完成完整的工艺验证。工艺验证的生产环境要符合药品生产质量管理规范的要求，生产设备要与拟定的生产规模相匹配。

　　进行工艺验证时，应进行工艺验证方案的设计，按验证方案进行验证。验证结束后应形成工艺验证报告。应针对中试工艺或商业生产规模，选择适宜的指标，设计工艺验证方案，考察在拟定的生产规模以及工艺条件和参数下，人员、设备、材料、生产环境、管控措施等各方面对产品质量带来的影响。若拟定了设计空间或工艺参数范围，工艺验证中应对拟定设计空间或工艺参数范围的极值进行考察，验证工艺的可行性和产品质量的一致性。

中药新药研究过程中沟通交流会的药学资料要求（试行）

（2020 年第 39 号　　2020.11.10）

一、概述

沟通交流会是药品注册申请人（以下简称申请人）与国家药品监督管理局药品审评中心解决中药新药研究及审评中有关问题的有效方式，有利于加快新药研发进程，促进中药传承创新。为规范沟通交流会的药学资料，提高沟通交流的质量和效率，根据中药特点、中药新药研发规律及沟通交流制度的相关规定，制定《中药新药研究过程中沟通交流会的药学资料要求（试行）》（以下简称《资料要求》）。

本《资料要求》旨在为申请人准备中药新药研究过程中沟通交流会的药学资料提供指导。其他沟通交流会可参照执行。

沟通交流会的程序等参照相关会议要求。中药新药药学研究内容可参考相关指导原则和技术要求。

二、基本要求

坚持以问题为导向的基本原则，明确拟讨论问题，提供相关药学资料。申请人应根据药物情况、相关指导原则和技术要求等进行充分研究，围绕提出的问题提供相关的背景信息、详实的研究资料（和/或文献资料）及初步解决方案等，以便提高沟通交流的质量和效率，达到沟通交流会的预期目的。

申请人应基于不同研发阶段的特点和要求，提供客观、准确的药学资料，以利于对相关问题展开讨论，评估已有药学研究数据是否支持拟开展的各期临床试验、临床试验受试者安全风险是否可控、是否支持药品上市许可等。

三、沟通交流会药学资料要求

（一）药物临床试验申请前会议

1. 药物研究概况

提供药物整体研究概况，包括药物名称、处方、处方来源、前期人用经验、临床定位、功能主治、规格、用法用量、疗程、药学研究总结、药理毒理研究总结、研发计划及目前研发状态等。重点说明现有研究数据是否支持拟开展的临床试验、临床试验受试者风险是否可控等。

2. 药学研究资料

根据《中药注册分类及申报资料要求》，参考《中药新药研究各阶段药学研究技术指导原则（试行）》等要求，提供完整的申请药物临床试验药学研究资料。特别是注意围绕拟讨论问题提供相关资料。

3. 拟讨论问题

明确拟讨论的问题。拟讨论问题可包括但不限于以下内容：现有药学研究数据是否支持拟开展的临床试验及临床试验风险是否可控；处方涉及毒性药材或含有现代研究公认有毒性的药味、外源性污染物等安全性风险因素的质量控制研究；关于药材、饮片/提取物、工艺、剂型、质量标准、稳定性、辅料和包材等方面问题。

分条目列出拟讨论药学问题清单。针对问题分别提供相关资料，包括相应的研发背景、详实的研究数据（和/或文献资料）及初步解决方案等。

（二）药物Ⅱ期临床试验结束/Ⅲ期临床试验启动前会议

1. 药物研究概况

提供药物整体研究概况。简述Ⅰ期和/或Ⅱ期临床试验结果、新增的药理毒理研究结果（如适用）、临床研究期间补充完善的药学研究内容及结果。说明临床试验批件/临床试验通知书中要求的研究工作的完成情况，以及其他新增研究内容及结果。简述临床试验用样品制备及变更情况。重点说明现有研究数据是否支持拟开展的Ⅲ期临床试验、临床试验受试者风险是否可控等。

2. 药学研究资料

根据《中药注册分类及申报资料要求》，参考《中药新药研究各阶段药学研究技术指导原则（试行）》等要求，提供已完成的药学研究资料（若期间发生变更应包括变更研究资料）。特别是注意应围绕拟讨论问题提供相关资料。

3. 拟讨论问题

明确拟讨论的问题。拟讨论问题可包括但不限于以下内容：现有药学研究数据是否支持拟开展的Ⅲ期临床试验及临床试验风险是否可控；临床试验批件/临床试验通知书中要求的研究工作相关内容；Ⅰ期和/或Ⅱ期临床试验期间，若工艺参数、辅料、包材、剂型、规格等发生变更，其研究数据是否支持其变更；临床试验用样品和安慰剂的制备及其质量控制；质量研究及质量标准等。

分条目列出拟讨论药学问题清单。针对问题分别提供相关资料，包括相应的研发背景、详实的研究数据（和/或文献资料）及初步解决方案等。

（三）药品上市许可申请前会议

1. 药物研究概况

提供药物整体研究概况。简述各期临床试验结果和临床研究期间积累的药理毒理研究结果（如适用）。说明临床试验批件/临床试验通知书中要求的研究工作的完成情况，以及其他新增研究内容及结果。简述各期临床试验用样品、申报上市生产样品（商业规模）的制备及变更情况，说明上市生产样品与Ⅲ期临床试验用样品工艺和质量的一致性。重点说明现有研究数据是否支持药品上市许可。

2. 药学研究资料

根据《中药注册分类及申报资料要求》，参考《中药新药研究各阶段药学研究技术指导原则（试行）》等要求，提供完整的申请药品上市许可药学研究资料。特别是注意围绕拟讨论问题提供相关资料。

3. 拟讨论问题

明确拟讨论的问题。拟讨论问题可包括但不限于以下内容：现有药学研究数据是否支持新药上市许可；药材的资源可持续性和质量一致性；拟上市药品的工艺参数、批量/设备等变更的可行性；药品生产工艺文件（商业规模）；质量标准中质量控制指标及其含量范围/限度范围的合理性等；质量可控性；辅料和包材等。

分条目列出拟讨论药学问题清单。针对问题分别提供相关资料，包括相应的研发背景、详实的研究数据（和/或文献资料）及初步解决方案等。

（四）其他会议

除上述会议外，对于中药研究过程中其他沟通交流会，应明确会议主题和拟讨论问题，提供药学问题清单及相关研究资料。

四、参考文献

1. 国家市场监督管理总局.《药品注册管理办法》（市场监管总局令第 27 号）. 2020 年.

2. 国家药品监督管理局.《国家药品监督管理局关于调整药物临床试验审评审批程序的公告》（2018 年第 50 号）. 2018 年.

3. 国家药品监督管理局.《国家药品监督管理局关于发布药物研发与技术审评沟通交流管理办法的公告》（2018 年第 74 号）. 2018 年.

中药均一化研究技术指导原则（试行）

（2020 年第 38 号　2020.11.04）

一、概述

中药制剂的处方药味源自中药材。在中药制剂的生产过程中，中药材的质量差异会传递至处方药味、中间体及成品，直接影响中药制剂批间质量的稳定。为减少此类原因导致的质量波动，提高中药制剂批间质量一致性，推动中药产业高质量发展，制定本指导原则。

本指导原则中的"均一化"是指：为减少中药制剂批间质量波动并达到预期质量目标，在不改变投料量的前提下，对不同批次的具有一定质量波动的合格处方药味，采用适当方法投料的措施。

本指导原则旨在为中药制剂的均一化研究提供参考，其方法应根据具体情况研究确定。均一化不是中药制剂生产必须采用的措施。

二、基本原则

（一）以制剂批间质量稳定为目标

中药制剂批间质量稳定是保证其临床用药安全有效的基础，也是均一化研究的目标。均一化研究应尽可能选择反映药品安全性、有效性及整体质量状况的评价指标。根据中药制剂的质量目标、安全性及有效性研究数据、药品研发及生产获得的相关知识，结合具体产品的特点和工艺研究数据，确定合理的均一化要求，保证中药制剂批间质量相对稳定。

（二）符合药品生产质量管理规范要求

均一化过程应符合药品生产质量管理规范的要求。采用均一化处理的，应将均一化纳入质量管理体系。均一化方法应经充分研究及验证，加强质量风险管理，主动识别、科学评估和有效控制潜在的质量风险。应建立均一化操作规程，有效防止均一化过程中可能的污染、差错等风险。均一化操作应有完整记录，内容真实、准确、可靠。根据记录可追溯药材、饮片、中间体及相关制剂的来源、去向及质量信息。

（三）根据品种特点开展针对性研究

饮片、提取物等处方药味的投料形式不同，质量差异有别，应根据中药制剂品种的特点开展均一化研究。对于处方含有源自毒性药材的处方药味，应特别关注安全性方面的要求。

三、主要内容

（一）均一化对象

从中药制剂处方药味及生产工艺的特点考虑，均一化对象为中药制剂质量标准【处方】项下的药味，包括饮片、提取物等。

（二）均一化前的准备

1. 质量合格。均一化用处方药味应符合国家药品标准或药品注册标准的要求，同时也需符合内控质量标准的要求。如处方药味含有无国家药品标准且不具有药品注册标准的中药饮片、提取物，应单独建立该药味的质量标准，并附于制剂标准中，提取物的质量标准应包括其制备工艺。

2. 药材相关研究。应加强均一化对象与药材之间的质量相关性研究。鼓励建立药材基地，建立药材质量追溯体系，保证药材质量及来源的相对稳定。

3. 取样的代表性。应采用合理的取样方法，使检验数据较好反映均一化对象的实际质量状况。

4. 数据的时效性。应关注均一化对象质量检验数据的时效性，结合稳定性考察结果，确定相关检验数据合理使用的期限，必要时在均一化前重新检验。

（三）均一化指标选择

应根据均一化对象的特点开展充分研究，选择满足制剂质量目标及风险管理要求的均一化指标。均一化指标主要是与中药制剂关键质量属性相关的指标，如有效成份、指标成份、大类成份的含量；浸出物量；指纹图谱；生物活性等。鼓励采用同时测定多个成份的方法及反映药品质量的新技术、新方法。

（四）均一化质量要求

应以均一化后制成的制剂批间质量稳定为目标，根据品种特点开展针对性研究，合理确定均一化要求（如均一化指标的限度范围或多个指标构成的设计空间），以完善制剂指标的限度范围。随着研发、生产和使用数据的积累，该设计空间可不断优化。

确定均一化要求的一般考虑：

1. 药品临床试验用多批次样品（主要包括Ⅱ、Ⅲ、Ⅳ期临床试验、生物等效性试验及真实世界研究等所用样品）的检验数据，对于确定限度范围具有重要价值。

2. 在临床研究数据不足的情况下，非临床药效学、毒理学和药代动力学研究数据等也具有一定参考价值。

3. 处方药味、中间体、制剂之间的化学成份转移规律，以及相应制剂的质量目标。

4. 药品研发、技术转移、商业规模生产等环节获得的相关知识，包括对多批工艺研究和生产数据的统计分析结果。

（五）均一化计算方法

均一化计算是根据不同批次均一化对象的质量检验数据，计算出达到均一化要求所需的均一化对象的批次及比例。均一化不应改变投料量。原则上，能够满足均一化要求的计算方法都可以使用。建议关注相关数据是否具加和性，如在指纹图谱数据计算时，不宜直接对相似度进行计算，可改用单位质量峰面积（A/W）等为指标。

（六）其他

1. 可根据需要对一个或多个批间质量差异较大的处方药味等进行均一化处理，也可根据品种情况对全部药味进行均一化处理。

2. 如处方药味来源于不同基原的药材/饮片，应固定基原。如难以固定为一个基原，应确定不同基原的饮片投料比例，再分别对同基原的饮片进行均一化处理。

3. 用指纹图谱对均一化前后样品质量进行评价的，除相似度外，建议根据情况增加主要色谱峰峰面积的波动范围、共有峰个数、非共有峰个数及峰面积和、指纹图谱峰形特征（如主要色谱峰的峰面积大小排序或主要色谱峰的峰面积比例）等指标。

中药新药研究各阶段药学研究技术指导原则（试行）

（2020 年第 37 号　2020.11.02）

一、概述

中药新药研究是一项涉及药学、药理毒理、临床等多学科研究的系统工程。药学研究主要包括处方药味及其质量、剂型、生产工艺、质量研究及质量标准、稳定性等研究内容。中药新药研究应在中医药理论指导下，根据中药特点、新药研发的一般规律及不同研究阶段的主要目的，开展针对性研究，落实药品全生命周期管理，促进中药传承与创新，保证药品安全、有效、质量可控。

本指导原则主要针对中药新药申请临床试验、Ⅲ期临床试验前、申请上市许可及上市后研究各阶段需要完成的药学主要研究内容提出基本要求，为中药新药研究提供参考。对于具体产品不必拘泥于本指导原则提出的分阶段要求，应根据产品特点，科学合理安排研究内容。

二、一般原则

（一）遵循中医药理论指导

中药新药药学研究应在中医药理论指导下，尊重传统经验和临床实践，鼓励采用现代科学技术进行研究创新。

（二）符合中药特点及研发规律

应根据中药的特点及新药研发的一般规律，充分认识中药的复杂性、新药研发的渐进性及不同阶段的主要研究目的，分阶段开展相应的研究工作，体现质量源于设计理念，注重研究的整体性和系统性，提高新药的研发质量和效率，促进中药传承和创新发展。

（三）践行全生命周期管理

中药新药药学研究应体现全生命周期管理，加强药材、饮片、中间体、制剂等全过程的质量控制研究，建立和完善符合中药特点的全过程质量控制体系，并随着对产品认知的提高和科学技术的不断进步，持续改进药品生产工艺、质量控制方法和手段，促进药品质量不断提升。

三、基本内容

（一）申请临床试验

应完成下列药学研究工作，为临床试验提供质量基本稳定的样品，满足临床试验的需求。研究内容包括固定处方药味和给药途径；明确药材基原及药用部位、饮片炮制方法、制备工艺；建立质量标准，基本完成安全性相关的质量控制研究，达到质量基本可控；保证临床试验用样品质量稳定。

1. 处方药味及其质量

中药新药的处方药味（包括中药饮片、提取物等）应固定。明确药材的基原、药用部位、质量要求、饮片的炮制方法及质量标准等。关注药材的产地、采收期（包括采收年限和采收时间，下同）等。

为保证中药新药质量稳定，应关注所用药材的质量及其资源可持续利用，对野生药材应按照相关要求开展资源评估研究。对于确需使用珍稀濒危野生药材的，应符合相关法规要求，并重点考虑种植养殖的可行性。

2. 剂型及制备工艺

在中医药理论指导下，结合人用经验、各药味所含化学成份的理化性质和药理作用等，开展中药新药制备工艺研究。

应进行剂型选择、工艺路线及主要工艺参数研究，明确剂型和制备工艺，说明其选择的合理性。明确前处理、提取、纯化、浓缩、干燥等方法及主要工艺参数，基本明确中间体（如浸膏等）的得率/得量等关键工艺指标。进行制剂处方设计及成型工艺研究，明确所用辅料、成型工艺及其主要工艺参数。

制备工艺应经中试放大研究确定，明确主要工艺参数。考虑商业规模生产设备的可行性和适应性。

非临床安全性试验用样品应采用中试及以上生产规模的样品。

3. 质量研究及质量标准

对中药新药用药材/饮片、中间体、制剂及辅料开展质量控制研究，建立质量标准。应围绕药品的安全性、有效性开展质量研究，重点对影响安全性的质控项目进行研究，如毒性成份及其控制，建立质量控制方法。随着研究的不断深入，质量研究及质量标准应逐步完善。

4. 稳定性研究

进行初步稳定性研究，选择适宜的直接接触药品的包装材料/容器，研究确定贮藏条件，保证临床试验用样品的质量稳定。

（二）Ⅲ期临床试验前

临床试验所用样品一般应采用生产规模制备的样品，生产应符合药品生产质量管理规范的要求。

1. 处方药味及其质量

在前期固定药材基原及药用部位、饮片炮制方法等研究基础上，通过对处方中药材的产地、采收期及产地加工、生产方式（野生、种植养殖、其他方式）、贮藏方法和条件等对药材质量影响的系统研究（包括文献研究），完善并确定药材相关信息，保证药材质量稳定。并应对药材、饮片等的质量标准进行不断研究完善。对于确需使用珍稀濒危野生药材的，应开展种植养殖技术研究。

2. 生产工艺

根据前期临床试验情况和研究结果，完成规模化生产研究，固定生产工艺并明确详细的工艺参数，确保Ⅲ期临床试验用样品质量稳定。在工艺路线及关键工艺参数不变的前提下，若需要对工艺参数、成型工艺、辅料、规格等进行变更的，应根据实际发生变更情况，参照相关技术指导原则开展研究工作，说明其合理性、必要性，必要时提出补充申请。

3. 质量研究及质量标准

继续开展质量研究和质量标准完善工作，如增加专属性鉴别药味、多指标的含量测定等。根据产品具体情况开展安全性相关指标（如重金属及有害元素、农药残留、真菌毒素）的研究，视结果列入标准，以更好地控制产品质量。

4. 稳定性研究

继续进行稳定性研究，保证确证性临床试验用样品的质量稳定。

（三）申请上市许可

应完成全部药学研究工作，明确生产工艺及关键工艺参数的合理范围，建立基本完善的质量控制方法，保证上市后药品与确证性临床试验用样品质量一致。

1. 处方药味及其质量

根据非临床安全性试验用样品、临床试验用样品所用药材/饮片情况，结合药材/饮片相关研究结果，固定药材基原、药用部位、产地、采收期、加工方法及饮片炮制工艺参数等。结合临床试验情况及制剂需要，完善药材、饮片等质量标准。

指导原则

为保证药材质量及资源可持续利用，应按照相关要求完成药材资源评估；对于使用的珍稀濒危野生药材，应满足上市后生产的需要。

2. 生产工艺

根据确证性临床试验用样品的制备工艺，建立生产过程的控制指标，完成商业规模的生产工艺验证，确定申请上市的生产工艺及工艺参数，确定中间体（如浸膏等）的得率/得量范围等，更好地控制产品质量的一致性。生产工艺应稳定可行，生产条件应符合药品生产质量管理规范的要求。所用辅料应符合关联审评审批相关要求。

3. 质量研究及质量标准

应加强药材/饮片、中间体、制剂及辅料、直接接触药品的包装材料/容器的质量研究，关注生产过程的质量变化，构建完善的质量标准体系，实现药品全过程质量控制。

制剂质量标准的制定应根据确证性临床试验用样品的检测结果，反映临床试验用样品的质量状况，含量测定等检测指标应制定合理的范围，确保制剂质量稳定。根据产品特点，探索建立指纹或特征图谱、生物活性检测等项目。

4. 稳定性研究

根据生产规模样品的稳定性考察结果，确定有效期及贮藏条件。

明确直接接触样品的包装材料/容器及其质量控制要求。所用直接接触样品的包装材料/容器应符合关联审评审批相关要求。

（四）上市后研究

继续加强质量控制研究，对野生药材开展规模化种植养殖研究，建立药材种植养殖基地，保障药材质量稳定和资源可持续利用。随着科学技术的进步、生产设备的更新以及对产品认识的不断深入等，开展相关研究；结合生产实际和临床使用情况，不断积累相关数据，关注药品有效性、安全性及质量可控性，建立完善全过程质量控制体系，推动药品质量不断提升。

四、参考文献

1.《中华人民共和国药品管理法》，2019 年.

2. 国家市场监督管理总局.《药品注册管理办法》，2020 年.

3.《中共中央 国务院关于促进中医药传承创新发展的意见》，2019 年.

4. 国家药品监督管理局药品审评中心.《中药新药用药材质量控制研究技术指导原则（试行）》，2020 年.

5. 国家药品监督管理局药品审评中心.《中药新药质量标准研究技术指导原则（试行）》，2020 年.

6. 国家药品监督管理局药品审评中心.《中药新药用饮片炮制研究技术指导原则（试行）》，2020 年.

7. 国家食品药品监督管理局.《中药、天然药物提取纯化研究技术指导原则》，2005 年.

8. 国家食品药品监督管理局.《中药、天然药物制剂研究技术指导原则》，2005 年.

中药新药用药材质量控制研究技术指导原则（试行）

（2020 年第 31 号　2020.10.10）

一、概述

药材是中药新药研发和生产的源头，其质量是影响中药新药安全、有效和质量可控的关键因素。为完善中药制剂质量控制体系，加强药品质量的可追溯性，为中药制剂提供安全有效、质量稳定的药材，基于全过程质量控制和风险管控的理念，针对药材生产的关键环节和关键质控点，制定本技术指导原则。

本指导原则主要包括药材基原与药用部位、产地、种植养殖、采收与产地加工、包装与贮藏及质量标准等内容，旨在为中药新药用药材的质量控制研究提供参考。

二、基本原则

（一）尊重中医药传统和特色

药材质量控制研究应遵循中医药理论，尊重中医药传统经验和特色。药材的适宜产地、生产方式、生长年限、采收时间、产地加工方法及药材的质量评价等应尊重传统经验。鼓励传承传统经验和技术，鼓励应用现代科学技术表征传统质量评价经验和指标。

（二）满足中药新药研究设计需要

应基于中药新药研究设计的需要，根据不同药材的特点，研究影响药材及制剂质量稳定的关键因素和风险控制点，满足制剂质量控制的需要。采取必要的措施如固定基原、药用部位、产地等以保证中药新药用药材质量基本稳定。

（三）加强生产全过程质量控制

应加强药材的基原、产地、种植养殖、采收加工、包装贮藏等生产全过程的质量控制研究。鼓励参照中药材生产质量管理规范（GAP）的要求进行药材种植养殖，建立野生药材的采收、产地加工、包装贮藏等相应的质量控制和管理措施。应保证药材来源可追溯，鼓励运用现代信息技术建立药材追溯体系。

（四）关注药材资源可持续利用

应处理好药材合理利用与资源保护的关系，开展资源评估，保证药材资源的可持续利用。使用源自野生动植物的药材，应符合国家关于野生动植物管理的相关法规及要求。中药新药应严格限定使用源自野生动物的药材，原则上不使用源自珍稀濒危野生动植物的药材，如确需使用，应严格要求，尽早开展种植养殖或野生抚育研究，保证资源可持续利用。使用古生物化石类药材的，应符合国家关于古生物化石保护管理的相关法规及要求。

三、主要内容

（一）基原与药用部位

基原准确是保证药材质量的基础。应明确药材的原植/动物中文名、拉丁学名及药用部位。对于多基原药材，一般应固定使用其中一个基原，若需使用多个基原的，应提供充分的依据，并固定使用比例，保证制剂质量的稳定。种植养殖药材有明确选育品种的，一般应说明品种信息。矿物药应明确该矿物的类、族、矿石名或岩石名以及主要成份。

应采取措施保证所用药材基原和药用部位准确。新药材、易混淆药材、难以确定基原的药材，原则上应采集原植/动/矿物的凭证标本，由专家或有资质的机构进行物种鉴定，并保留标本、照片及相关资料。必要时还需与伪品进行对比研究，并结合产地调研等，确认药材基原。新药材应详细描述药材的相关信息，如原植/动物形态特征和药用部位，说明原植/动物的生长环境、习性、产地、分布及资源等。野生药材在相同生长区域、相同采收期有易混淆物种的，应进行基原鉴别及与易混淆品区别的研究。

（二）产地

产地是影响药材质量的重要因素之一，固定产地是保证药材质量相对稳定的重要措施。通过文献研究、产地考察等方法，了解药材的道地产区、主产区、核心分布区及适生区等情况，了解不同产地药材的质量差异，加强不同产地药材质量规律的研究。矿物药产地的地质环境及伴生矿等情况与药材中重金属及其他杂质密切相关，应加强针对性的研究。

应综合考虑药材的生长习性、临床用药经验和传统习惯、药材质量、资源状况及种植养殖条件等合理选择药材产地。鼓励以道地产区作为药材产地，药材种植也可选择适宜生长区内生态环境与道地产区相似的地区。

产地一般为生态环境相似的特定药材生长区域，产地范围应根据所产药材质量变化情况而定，同一产地内所产药材的质量一般应相对稳定。在保证药材质量稳定的前提下，可以选择多个产地。

（三）种植养殖

药材的种植养殖应了解药用植/动物的生长发育规律或生活习性。考虑中药特点和中药新药研发规律，尤其在中药新药上市后应关注药材种植养殖各环节的管理，重点关注以下内容：

1. 种子种苗

应明确种子种苗的来源，保证其质量稳定。鼓励选用来源于道地产区种质或优良品种繁育的种子种苗。如变更品种，应进行充分的风险评估和研究，证明其安全、有效和质量可控，保证变更前后药材质量一致。

2. 农业投入品

药用植物种植过程中应加强农药化肥等投入品的管理。应结合药材生长特点、对病虫害的防治效果、残留情况及污染风险等合理确定农药种类、用量和使用方法，尽可能按最低剂量及最少次数使用。农药使用应符合国家有关规定，及时关注国家相关部门发布的农药禁限用名单。药用动物养殖过程中应严格遵守国家相关部门关于动物养殖、兽药安全使用等规定。

应加强种植养殖药材的文件管理。详细记录所用农药、化肥或兽药等农业投入品，内容包括名称、用量、次数、时间、使用安全间隔期等。

3. 种植养殖研究

鼓励开展药材生态种植、野生抚育和仿生栽培技术等种植养殖研究，探索药材质量和产量形成的规律，研究影响药材质量的关键技术，研究建立质量控制方法。应根据种植养殖过程中质量控制及风险管理的需要，对药材质量及农药等有害污染物进行跟踪监测，发现问题应及时查找原因，并采取有效措施整改。药用植/动物的长期种植养殖过程中，应有保证种质稳定的措施，防范药材种质变异和退化。

（四）采收与产地加工

采收和产地加工是影响药材质量的重要环节。一般应尊重传统经验，坚持质量优先、兼顾产量的原则。重点关注以下内容：

1. 采收

药材的采收应根据药材的特点和生长物候期，确定生长年限、采收期及采收方法。生长年限和采收期等与传统经验不一致时，应有充分的依据。

野生药材的采收应制定科学合理的采收方案，保证资源可持续利用。采收过程中应避免混采混收、非药用部位或杂质的混入。应加强对采收人员的培训及采收地点、时间、数量等信息的管理。

矿物药的采挖应符合国家相关规定，注意对产地的研究，特别关注地质环境及伴生矿等情况，避免杂质混入。

2. 产地加工

药材的产地加工一般应遵循传统经验，根据药材的特点和制剂需要，研究确定适宜的产地加工方法，明确关键工艺参数。鼓励采用有科学依据并经生产实践证明高效、集约化的产地加工技术。产地加工过程中应避免造成药材的二次污染或质量下降。

（五）包装与贮藏

药材的包装与贮藏对其质量有着重要的影响。药材的包装应能够保护药材的质量并便于流通。

1. 包装及标签

包装材料应符合国家相关规定，有利于保持药材质量稳定、不污染药材。应根据药材特点选择合适的包装材料，关注易挥发、污染、受潮、变质等特殊药材的包装。同一包装内药材的基原、产地、采收期等应一致。包装上应按照规定印有或者贴有标签，标签内容应符合法律、法规的要求。

2. 贮藏条件

药材的贮藏应符合中药养护要求，应结合药材的特点及传统经验，开展贮藏条件（如温度、湿度、光照等）和贮藏时间对药材质量影响的研究，特别是对易虫蛀、霉变、腐烂、走油等药材，应根据研究结果建立合理的质量控制指标，确定合理的贮藏条件，加强质量控制。鼓励有利于保证药材质量的贮藏新技术的研究和应用。

（六）质量研究与质量标准

中药新药用药材的质量标准应根据制剂质量控制需要进行研究完善。药材质量标准应符合中药特点，反映药材的质量状况，体现整体质量控制理念，有利于保证药材质量稳定。应注重科学性和实用性相结合，传统方法和新技术、新方法相结合，并探索传统质量评价经验与现代检测指标之间的相关性。重点关注以下内容：

1. 保证基原准确

应建立药材的专属性鉴别方法，保证药材来源准确，避免出现易混淆品、掺杂使假等问题。可选择适宜的对照药材、对照提取物、标准图谱等作为对照，必要时还需与伪品进行对比研究，说明方法的专属性。注意加强传统鉴别中有效方法的使用。鼓励根据基础科学研究进展和国家药品抽检探索性研究结果研究建立有效的基原鉴别方法。

2. 控制安全风险

对于传统认识为大毒（剧毒）、有毒的药材，以及现代研究发现的毒性药材（如马兜铃科药材等），应加强毒性成份的基础研究，结合制剂安全性及风险评估结果确定合理的质控指标及限度要求。对含有与已发现有毒成份同科属的药材应注意进行相关研究。

外购药材存在染色增重、掺杂使假等常见问题的，应加强研究，根据风险管理的需要，参照国家相关补充检验方法或研究增加针对性的检测项目，必要时列入内控标准。

应加强药材外源性污染物的研究。根据药材生产过程中农药、兽药、熏蒸剂等的使用情况，以及可能被重金属及有害元素、真菌毒素等污染的风险，结合炮制及相应制剂的生产工艺进行综合评估，必要时在质量标准中建立相关外源性污染物的检测项目，并根据研究结果，分区域、分品种制定外源性污染物控制标准。矿物药应关注矿床地质环境、采收和加工方法的规范性，加强伴生重金属及有害元素的控制。动物类药材应关注携带病原微生物等问题，防范生物安全风险，尤其是源自野生动物的药材。

3. 质量稳定可控

质量标准应能反映药材的整体质量属性，应关注检测项目和指标与制剂关键质量属性的相关性。应根据药材质量状况和中药新药研究设计要求，研究确定合理的质量要求。鼓励研究建立多指标检验检测方法，如浸出物测定、指纹/特征图谱、大类成份含量测定、多指标成份含量测定，以整体控制药材质量，保证制剂质量稳定。

四、参考文献

1. 国家食品药品监督管理局.《中药、天然药物原料的前处理技术指导原则》，2005 年.
2. 国家食品药品监督管理局.《天然药物新药研究技术要求》，2013 年.

中药新药用饮片炮制研究技术指导原则（试行）

（2020 年第 31 号　2020.10.10）

一、概述

中药新药用饮片炮制与新药制剂的质量控制和临床疗效密切相关，需要在新药研制阶段遵循中医药理论，围绕新药特点和研究设计需要开展研究。为指导中药新药用饮片炮制研究，为中药制剂生产提供安全、有效和质量稳定的饮片，制定本指导原则。

本指导原则主要包括炮制工艺、炮制用辅料、饮片标准、包装与贮藏等内容，旨在为中药新药用饮片炮制的研究提供参考。

二、一般原则

（一）遵循中医药理论

饮片炮制研究应遵循中医药理论，继承传统炮制经验和技术，守正创新。饮片炮制方法、工艺参数、炮制程度、贮藏条件及养护管理等应尊重传统炮制经验和技术。鼓励采用传统经验与现代科学技术相结合的方式开展饮片炮制研究。

（二）满足中药新药研究设计的需要

饮片炮制研究应满足中药新药研究设计的需要，根据药材的关键质量属性、生产设备能力等研究确定炮制工艺参数及质量要求。中药新药用饮片，如确需采用其他炮制方法的，应进行充分的研究。中药新药用饮片与临床调剂用饮片的规格可不同，应在遵循传统炮制方法基础上，根据药材特点及制剂生产规模、提取工艺特点、质量控制要求等确定合适的饮片规格和质量要求。饮片炮制应符合药品生产质量管理规范的要求。

（三）建立完善质量标准

根据中药新药研究设计的需要，药材、饮片及中药制剂质量标准关联性的研究结果，建立完善相应的饮片标准，其检测项目的设立应关注与安全性、有效性的关联。炮制用药材及辅料均应符合相关标准。无标准的饮片、炮制用辅料，应研究建立相应的标准。已有标准但尚不能满足质量控制需要的，应研究完善相应的标准。

（四）加强全过程质量控制

饮片炮制应进行全过程质量控制，对炮制过程中导致中药制剂质量波动的关键环节和风险控制点加强研究和控制，规范饮片炮制的文件管理。鼓励运用现代信息技术建立饮片追溯体系，实现来源可查、去向可追。

三、基本内容

（一）炮制工艺

根据中医药理论、临床用药及中药新药研究设计需要，在继承传统工艺的基础上，对药材进行净制、切制、炮炙等炮制具体工艺研究，确定工艺参数、生产设备等，并进行工艺验证。炮制所用的生产设备应与炮制工艺、生产规模及饮片质量要求相适应。

1. 净制

常用的方法有挑选、风选、水选、筛选、剪切、刮、削、剔除、刷、擦、碾、撞等。应根据药材情况及中药制剂生产要求进行净制，通过研究选择合适的净制方法，达到规定的净度要求。

饮片粉碎后以药粉直接入药的口服制剂，应在水洗等净制环节对药材（饮片）中微生物污染种类及污染水平进行研究，在保证饮片质量的前提下，采用合理的方法、设备、条件等，有效降低微生物污染水平。

2. 切制

除少数药材鲜切、干切外，一般需经过软化处理，使药材利于切制。常用的软化方法包括喷淋、淘洗、泡、漂、润等，应研究选择合适的软化方法，避免有效成份损失或破坏，明确软化的具体方法、设备、吸水量、温度、时间等工艺参数。

鼓励开展新型切制技术研究，应以尊重传统加工炮制经验和保证饮片质量为前提，并符合药品生产质量管理规范的有关要求，研究制定工艺参数和质量标准。产地趁鲜切制品种未收载于国家药品标准或省、自治区、直辖市的药材（饮片）标准或炮制规范的，应与传统方法进行充分的对比研究。药材采用破碎等技术加工成适合提取的饮片形式的，应研究说明方法的合理性，并根据药材特性选择合适的方法及参数，使破碎后饮片的大小分布在合适的范围内。

3. 炮炙

常用的方法有炒、炙、煅、蒸、煮、复制、煨等。炮炙应充分考虑温度、时间、所用辅料的种类和用量等对饮片质量的影响，结合饮片特点及规格、生产设备及规模等，研究确定炮炙关键工艺参数。如炒制，一般应明确炒药设备（如型号、工作原理及关键技术参数等）、饮片规格、投料量、炒制温度（应结合设备情况明确炒制温度的测试点）、转速、炒制时间等工艺参数。如需加辅料，应明确辅料种类、用量、加入方式等内容。炮炙程度（即终点控制）鼓励采用传统经验与现代技术相结合的方法进行判断，如可采用智能识别、图像对比等方法，根据性状对饮片炮炙程度进行判断，规定合理范围，保证批间质量的稳定。

对于发酵法、发芽法、水飞法、制霜法等特殊炮炙方法，应充分尊重传统炮制工艺，明确关键工艺参数、生产设备等。

4. 干燥

炮制过程中需干燥的饮片应及时处理，避免因干燥不及时而引起微生物污染及变质、腐败等。常用的干燥方法包括晒干或阴干、烘干等。应根据具体饮片性质选择适宜的干燥方法和条件，应对干燥设备、温度、时间、物料厚度等进行研究，明确方法及工艺参数。在干燥过程中应采取有效措施防止饮片被污染和交叉污染，鼓励采用新型低温干燥技术。

（二）炮制用辅料

1. 炮制用辅料制备

炮制用辅料需外购的，一般应选用以传统工艺制备的产品。如醋，应为米、麦、高粱等酿制而成，不得添加着色剂、调味剂等。

炮制用辅料需自行制备的，一般应按饮片炮制规范、药材/饮片标准收载的制备方法制备，加强过程控制，保证炮制用辅料质量稳定，必要时应进行制备方法的研究，明确制备方法及工艺参数。如甘草汁、姜汁等临用前配制的，应按炮制规范规定的方法制备，并研究细化工艺参数（如加水量、提取次数、煎煮时间等）。

辅料制备方法未收载于国家药品标准或省、自治区、直辖市的药材/饮片标准或炮制规范的，应尊重传统经验，进行制备方法研究，明确适宜的制备方法及工艺参数。

来源于动物的辅料，应对可能引发人畜共患病的病原微生物进行灭活研究和验证。

2. 炮制用辅料标准

炮制用辅料已有药用或食用标准的，一般可沿用原标准，必要时根据传统经验及炮制要求进行完善。无标准的，应结合其质量特点，研究建立符合药用要求的质量标准。

特殊来源的辅料，应加强针对性研究。如来源于矿物的辅料，应对重金属及有害元素等进行研究，必要时在辅料标准中建立相应检测项；来源于动物的辅料，应对可能引发人畜共患病的病原微生物等进行研究，必要时建立相应检测方法。

制备炮制用辅料所用原材料也应符合相关产品的质量要求。

3. 炮制用辅料的包装及贮藏

应根据辅料特点选择合适的包装材料/容器，必要时应进行辅料与包材的相容性研究。根据稳定性研究结果确定炮制用辅料的贮藏条件。

（三）饮片标准

饮片标准应突出中药炮制特色，注重对传统炮制经验进行总结，反映饮片的质量特点，体现饮片与药材、中药制剂质量标准的关联性，体现中药复杂体系整体质量控制的要求。制定合理的饮片标准，并对饮片炮制进行全过程质量控制，有利于保证饮片质量的稳定。采用特殊方法炮制或具有"生熟异治"特点的饮片应建立区别于对应生品的专属性质控方法。

饮片标准的内容一般包括：名称、基原、产地、炮制、性状、鉴别、检查、浸出物、含量测定、性味与归经、功能与主治、用法与用量、注意、贮藏等。另外，鼓励针对饮片特点和染色、增重、掺杂使假、易霉烂变质等常见问题加强研究，根据风险管理的需要，参照国家相关补充检验方法或研究增加针对性的检测项目，建立相应的检测方法，必要时列入标准。

以下就饮片标准中部分项目的主要研究内容及一般要求进行简要说明：

【炮制】明确饮片的炮制方法、关键工艺参数、辅料种类及用量、炮制程度的要求等。

【性状】根据实际生产用饮片的特点描述其形状、大小、色泽、味道、气味、质地等；必要时附饮片彩色图片。

【鉴别】采用传统经验方法、显微鉴别法、化学反应法、色谱法、光谱法等手段建立饮片的专属性鉴别方法，尤其是存在伪品、易混淆品的饮片，应进行充分的对比研究说明其专属性。在鉴别方法的研究过程中，鼓励采用对照药材（饮片）、对照提取物、标准图谱等为对照，提高鉴别方法的专属性。为提高薄层色谱鉴别方法的专属性，应根据研究结果完善鉴别斑点个数、颜色、位置等内容的描述。

【检查】应对饮片中水分、总灰分、酸不溶性灰分、二氧化硫残留量等项目进行研究，必要时列入标准，并制定合理的限度。对于重金属及有害元素、农药残留、真菌毒素等安全性检查项目，应结合药材来源、生产加工过程等研究，必要时列入标准。毒性饮片或现代研究公认有毒性的饮片，标准中应建立毒性成份的限量检查项。饮片直接粉碎入药的，应根据中药制剂工艺情况，在质量标准中增加微生物检查项。动物类、矿物类、发酵类、树脂类等饮片，应根据其特点建立针对性的检查项。

【浸出物】应结合饮片中成份、中药制剂提取工艺等因素，选择合适的溶剂建立浸出物检测方法，并考察与药材、中药制剂的相关性，制定合理的限度。

【含量测定】根据饮片及中药制剂的质量特点，研究建立与安全性、有效性相关联的有效成份、指标成份或大类成份等的含量测定方法，考察与药材、中药制剂的相关性，并规定合理的含量限度。饮片中既是毒性成份又是有效成份的，应建立其含量测定方法，并规定合理的含量限度。

中药制剂质量标准中建立的质控项目与饮片质量相关的，应在饮片标准中建立相应质控项目，并根据研究结果确定合理的质量要求。

（四）包装与贮藏

饮片的包装、贮藏应便于保存和使用，根据饮片的特性，结合实际生产加工经验，确定合适的包装材料（容器）和贮藏条件。

1. 包装

应根据饮片特点、保存及使用要求，结合实际生产经验，选择合适的包装材料（容器）及包装规格。饮片的包装应不影响饮片的质量，且方便储存、运输、使用。直接接触饮片的包装材料和容器应符合国家药品、食品包装质量标准。关注易挥发、易污染、受潮易变质等特殊饮片的包装。饮片包装上应有明显的包装标识，并应符合国家相关规定。

2. 贮藏

结合传统经验及饮片特点，根据饮片的稳定性考察结果确定合适的贮藏条件和适宜的养护技术。贮藏期间需进行必要的养护管理，如需采取防虫防蛀等处理的，应对所用方法、参数等进行研究，养护处理应不影响饮片质量，并详细记录。

四、主要参考文献

1. 国家食品药品监督管理局.《中药、天然药物原料的前处理技术指导原则》. 2005 年.

2. 卫生部.《药品生产质量管理规范（2010 年修订）》. 2011 年.

中药新药质量标准研究技术指导原则（试行）

（2020 年第 31 号　2020.10.10）

一、概述

中药质量标准是中药新药研究的重要内容。中药质量标准研究应遵循中医药发展规律，坚持继承和创新相结合，体现药品质量全生命周期管理的理念；在深入研究的基础上，运用现代科学技术，建立科学、合理、可行的质量标准，保障药品质量可控。

研究者应根据中药新药的处方组成、制备工艺、药用物质的理化性质、制剂的特性和稳定性的特点，有针对性地选择并确定质量标准控制指标，还应结合相关科学技术的发展，不断完善质量标准的内容，提高中药新药的质量控制水平，保证药品的安全性和有效性。

本指导原则旨在为我国中药新药质量标准研究提供技术指导，重点阐述中药新药质量标准研究及质量标准制定的基本要求，天然药物的质量标准研究也可参照本指导原则。

二、基本原则

（一）质量标准应能反映中药质量

质量标准应根据中药的特点反映中药制剂的质量，并与药物的安全性、有效性相关联。鼓励采用多种形式开展中药活性成份的探索性研究，对处方中所有药味均应建立相应的鉴别方法；通常应选择所含有效（活性）成份、毒性成份和其他指标特征明显的化学成份等作为检测指标。建立质量标准应对检验项目及其标准设置的科学性及合理性、检验方法的适用性和可行性进行评估。在质量标准研究过程中，鼓励探索临床试验及非临床研究结果与试验样品中各指标成份的相关性，开展与中药安全性、有效性相关的质量研究，为质量标准中各项指标确定的合理性提供充分的依据。

（二）质量标准研究的关联性

中药饮片或提取物、中间产物、制剂等质量标准构成了中药制剂的质量标准体系，完善的质量标准体系是药品质量可追溯的基础；反映了中药制剂生产过程中，定量或质量可控的药用物质从饮片或提取物、中间体到制剂的传递过程，这种量质传递过程符合中药制剂的质量控制特点，也体现了中药制剂质量标准与工艺设计、质量研究、稳定性研究等的关系。

（三）质量标准研究应反映制剂特点

质量标准应结合制剂的处方组成、有效成份或指标成份、辅料以及剂型的特点开展针对性研究。不同药物制剂的药用物质基础各不相同，其质量标准的各项检测指标、方法及相关要求等也应分别体现各自不同的特点。中药质量控制方法选择应因药制宜，鼓励多种方法融合。中药复方制剂所含成份与其处方、工艺密切相关，应在其质量标准中建立多种指标的检验检测项目。质量标准各项指标限度及其范围应根据临床试验用样品等的研究数据来确定。

（四）质量标准应科学、规范、可行

中药新药质量标准应符合《中国药典》凡例、制剂通则和各检验检测方法等的要求。质量标准研究应参照《国家药品标准工作手册》的规范，按照《中国药典》中的《药品质量标准分析方法验证指导原则》的要求进行系统研究和验证，以证明分析方法的合理性、可行性。质量标准研究用样品应具有代表性，各检验检测方法应简便、可行。应根据检验检测的需要，合理地选择标准物质，鼓励选择对照提取物用于多指标成份的含量测定方法的研究。新增的标准物质应按照《药品标准物

质研究技术指导原则》的要求，进行结构确证、纯度分析等标定相关研究，并按《药品标准物质原料申报备案办法》的要求送中国食品药品检定研究院对标准物质进行备案。

（五）质量标准研究的阶段性

中药新药质量标准研究是随着新药研究的不断推进而逐步完善的过程。在临床试验前的研究阶段，应着重研究建立包括毒性成份在内的主要指标的检验检测方法，质量标准涉及安全性的指标应尽可能全面。在临床试验期间，应研究建立全面反映制剂质量的指标、方法，提高药品质量的可控性。新药上市前的研究阶段，应重点考虑制剂质量标准的各项指标与确证性临床试验样品质量标准相应指标的一致性。基于风险评估的考虑，合理选择纳入质量标准的检验检测项目，并根据临床试验用样品的检验检测数据制定合理的限度、含量范围等。药品上市后，还应积累生产数据，继续修订完善质量标准。

（六）质量标准应具有先进性

质量标准采用的方法应具有科学性、先进性和实用性，并符合简便、灵敏、准确和可靠的要求。现代科学技术的发展为中药新药的质量标准研究提供了更多的新技术、新方法。若现代科学技术发展的成果符合中药质量标准研究及检验检测实际需要，鼓励在质量标准中合理利用有关的新技术、新方法，以利于更好地反映中药的内在质量。对于提高和完善质量标准的研究，若有采用新方法替换标准中的原方法的情况，则应开展二者的对比研究，合理确定相关指标的质量控制要求。

三、主要内容

中药新药质量标准的内容一般包括：药品名称、处方、制法、性状、鉴别、检查、浸出物、指纹/特征图谱、含量测定、功能与主治、用法与用量、注意、规格、贮藏等。以下就中药新药质量标准中部分项目的主要研究内容及一般要求进行简要说明：

（一）药品名称

包括药品正名与汉语拼音名，名称应符合国家药品监督管理部门的有关规定。

（二）处方

处方包括组方饮片和提取物等药味的名称与用量，复方制剂的处方药味排序一般应按君、臣、佐、使的顺序排列。固体药味的用量单位为克（g），液体药味的用量单位为克（g）或毫升（ml）。处方中各药味量一般以1000个制剂单位（片、粒、g、ml等）的制成量折算；除特殊情况外，各药味量的数值一般采用整数位。

处方药味的名称应使用国家药品标准或药品注册标准中的名称，避免使用别名或异名，详细要求参照《中国药典》的有关规范。如含有无国家药品标准且不具有药品注册标准的中药饮片、提取物，应单独建立该药味的质量标准，并附于制剂标准中，提取物的质量标准应包括其制备工艺。

（三）制法

制法为生产工艺的简要描述，一般包含前处理、提取、纯化、浓缩、干燥和成型等工艺过程及主要工艺参数。制法描述的格式和用语可参照《中国药典》和《国家药品标准工作手册》的格式和用语进行规范，要求用词准确、语言简练、逻辑严谨，避免使用易产生误解或歧义的语句。

（四）性状

性状在一定程度上反映药品的质量特性，应按制剂本身或内容物的实际状态描述其外观、形态、嗅、味、溶解度及物理常数等。通常描述外观颜色的色差范围不宜过宽。复合色的描述应为辅色在前，主色在后，如黄棕色，以棕色为主。性状项的其他内容要求应参照《中国药典》凡例。

（五）鉴别

鉴别的常用方法有显微鉴别法、化学反应法、色谱法、光谱法和生物学方法等。鉴别检验一般应采用专属性强、灵敏度高、重现性好、快速和操作便捷的方法，鼓励研究建立一次试验同时鉴别多个药味的方法。

制剂中若有直接入药的生药粉，一般应建立显微鉴别方法；若制剂中含有多种直接入药的生药粉，在显微鉴别方法中应分别描述各药味的专属性特征。化学反应鉴别法一般适用于制剂中含有矿物类药味以及有类似结构特征的大类化学成份的鉴别。色谱法主要包括薄层色谱法（TLC/HPTLC）、气相色谱法（GC）和高效液相色谱法（HPLC/UPLC）等。TLC法可采用比移值和显色特征等进行鉴别，对特征斑点的个数、比移值、斑点颜色、紫外吸收/荧光特征等与标准物质的一致性予以详细描述；HPLC法、GC法可采用保留时间等色谱特征进行鉴别。若处方中含有动物来源的药味并且在制剂中仅其蛋白质、多肽等生物大分子成份具备识别特征，应研究建立相应的特异性检验检测方法。

（六）检查

1. 与剂型相关的检查项目

应根据剂型特点及临床用药需要，参照《中国药典》制剂通则的相应规定，建立反映制剂特性的检查方法。若《中国药典》通则中与剂型相关的检查项目有两种或两种以上的方法作为可选项，应根据制剂特点进行合理选择，并说明原因。

2. 与安全性相关的检查项目

处方含易被重金属及有害元素污染的药味，或其生产过程中使用的设备、辅料、分离材料等有可能引入有害元素，应建立相应的重金属及有害元素的限量检查方法，应在充分研究和风险评估的基础上制定合理的限度，并符合《中国药典》等标准的相关规定。

制剂工艺中若使用有机溶剂（乙醇除外）进行提取加工，在质量标准中应建立有机溶剂残留检查法；若使用大孔吸附树脂进行分离纯化，应根据树脂的类型、树脂的可能降解产物和使用溶剂等情况，研究建立提取物中可能的树脂有机物残留的限量检查方法，如苯乙烯型大孔吸附树脂可能的降解产物主要包括但不限于苯、正己烷、甲苯、二甲苯、苯乙烯、二乙基苯等。上述溶剂残留限度或树脂有机物残留限度应符合《中国药典》的规定，或参照国际人用药品注册技术协调会（ICH）的相关要求制订。

若处方中的药味含有某一种或一类毒性成份而非药效成份，应针对该药味建立有关毒性成份的限量检查方法，其限度可根据相应的毒理学或文献研究资料合理制定。

3. 与药品特性相关的检查项目

应根据药品的特点建立有针对性的检查项目，如提取的天然单一成份口服固体制剂应建立有关物质、溶出度等的检查方法；含难溶性提取物的口服固体制剂，应进行溶出度的检查研究。主要指标成份为多糖类物质的制剂，应研究建立多糖分子量分布等反映大分子物质结构特征的专属性检查方法。

4. 检查限度的确定

质量标准中应详细说明各项检查的检验方法及其限度。一般列入质量标准的检查项目，应从安全性方面及生产实际充分论证该检验方法及其限度的合理性。设定的检查限度尤其是有害物质检查限度应在安全性数据所能支持的水平范围以内。

（七）浸出物

浸出物检查可用作控制提取物总量一致性的指标。浸出物的检测方法可根据制剂所含主要成份的理化性质选择适宜的溶剂（不限于一种），基于不同的溶剂可将浸出物分为水溶性浸出物、醇溶性浸出物、乙酸乙酯浸出物及醚浸出物等。应系统研究考察各种影响因素对浸出物检测的影响，如辅料的影响等。浸出物的检测方法中应注明溶剂的种类及用量、测定方法及温度参数等，并规定合理的浸出物限度范围。

（八）指纹/特征图谱

中药新药制剂（提取的天然单一成份制剂除外）一般应进行指纹/特征图谱研究并建立相应的标

准。内容一般包括建立分析方法、色谱峰的指认、建立对照图谱、数据分析与评价等过程。

指纹/特征图谱一般采用各种色谱方法，如 HPLC/UPLC 法、HPTLC 法、GC 法等。应根据所含主要成份的性质研究建立合适的供试品制备方法。若药品中含多种理化性质差异较大的不同类型成份，可考虑针对不同类型成份分别制备供试品，并建立多个指纹/特征图谱以分别反映不同类型成份的信息。若一种方法不能完整体现供试品所含成份特征，可采用两种或两种以上的方法获取不同的指纹/特征图谱进行分析。

指纹/特征图谱的检测方法、参数等的选择，应以反映制剂所含成份信息最大化为原则。一般选取容易获取的一个或多个主要活性成份或指标成份作为参照物；若无合适的参照物，也可选择图谱中稳定的色谱峰作为参照峰，并应尽可能对其进行指认。

通过对代表性样品指纹/特征图谱的分析，选择各批样品中均出现的色谱峰作为共有峰。可选择其中含量高、专属性强的色谱峰（优先选择已知有效/活性成份、含量测定指标成份及其他已知成份）作为特征峰。指纹/特征图谱研究过程中，应尽可能对图谱中主要色谱峰进行指认。

指纹/特征图谱一般以相似度或特征峰相对保留时间、峰面积比值等为检测指标。可根据多批样品的检测结果，采用指纹图谱相似度评价系统计算机软件获取共有峰的模式，建立对照指纹图谱，采用上述软件对供试品指纹图谱与对照指纹图谱进行相似度分析比较，并关注非共有峰的特征。特征图谱需确定各特征峰的相对保留时间及其范围。应在样品检测数据的基础上进行评价，制定指纹/特征图谱相似度或相对保留时间、峰面积比值及其范围。

（九）含量测定

1.含量测定指标的选择

制剂的处方组成不同，其含量测定指标选择也不相同。提取的天然单一成份制剂选择该成份进行含量测定。组成基本明确的提取物制剂应建立一个或多个主要指标成份的含量测定方法，应研究建立大类成份的含量测定方法。

复方制剂应尽可能研究建立处方中多个药味的含量测定方法，根据其功能主治，应首选与药品安全性、有效性相关联的化学成份，一般优先选择有效/活性成份、毒性成份、君药所含指标成份等为含量测定指标。此外，需考虑含量测定指标与工艺、稳定性的相关性，并尽可能建立多成份或多组分的含量测定方法。若制法中包含多种工艺路线，应针对各种工艺路线研究建立相关有效/活性成份或指标成份的含量测定方法；若有提取挥发油的工艺，应进行挥发油总量或相应指标成份的含量测定方法研究，视情况列入标准；若含有明确的热敏感成份，应进行可反映生产过程中物料的受热程度及稳定性的含量测定方法研究，视情况列入标准。

2.含量测定方法

含量测定方法包括容量（滴定）法、色谱法、光谱法等，其中色谱方法包括 GC 法和 HPLC/UPLC 法等，挥发性成份可优先考虑 GC 法或 GC-MS 法，非挥发性成份可优先考虑 HPLC/UPLC 法。矿物类药味的无机成份可采用容量法、原子吸收光谱法（AAS）、电感耦合等离子体原子发射光谱法（ICP-AES）、电感耦合等离子体质谱法（ICP-MS）等方法进行含量测定。

含量测定所采用的方法应通过方法学验证。

3.含量范围

提取的天然单一成份及其制剂一般应规定主成份的含量范围；应根据其含量情况和制剂的要求，规定单位制剂中该成份相当于标示量的百分比范围。

提取物质量标准中应规定所含大类成份及主要指标成份的含量范围，大类成份及主要指标成份可以是一种或数种成份；制剂应根据提取物的含量情况和制剂的要求，规定大类成份和主要指标成份的含量范围。

复方制剂鼓励建立多个含量测定指标，并对各含量测定指标规定含量范围。处方若含有可能既为有效成份又为有毒成份的药味，应对其进行含量测定并规定含量范围。

（十）生物活性测定

生物活性测定方法一般包括生物效价测定法和生物活性限值测定法。由于现有的常规物理化学方法在控制药品质量方面具有一定的局限性，鼓励探索开展生物活性测定研究，建立生物活性测定方法以作为常规物理化学方法的替代或补充。

采用生物活性测定方法应符合药理学研究的随机、对照、重复的基本原则，建立的方法应具备简单、精确、可行、可控的特点，并有明确的判断标准。试验系统的选择与实验原理和制定指标密切相关，应选择背景资料清楚、影响因素少、检测指标灵敏和性价比高的试验系统。表征药物的生物活性强度的含量（效价）测定方法，应按生物活性测定方法的要求进行验证。不同药物的生物活性测定方法的详细要求，可参照相关指导原则。

（十一）规格

制剂规格表述应参照《中成药规格表述技术指导原则》的相关要求。

（十二）贮藏

贮藏项目表述的内容系对药品贮藏与保管的基本要求。药品的稳定性不仅与其自身的性质有关，还受到许多外界因素的干扰。应通过对直接接触药材（饮片）、提取物、制剂的包装材料和贮藏条件进行系统考察，根据稳定性影响因素和药品稳定性考察的试验结果，确定贮藏条件。

四、主要参考文献

1. 国家药品监督管理局.《中药新药研究的技术要求》，1999年.

2. 国家食品药品监督管理局.《天然药物新药研究技术要求》，2013年.

3. 国家药典委员会.《国家药品标准工作手册》，2012年.

指导原则

中成药规格表述技术指导原则

（2017 年第 219 号　2017.12.18）

一、概述

药品规格通常以单位制剂（每粒、片、克、毫升、丸）中所含药物成份的量表示。但是，中成药大多为复方制剂，所含成份复杂，难以直接在规格项下直接标示所含成份的量。目前，中成药的规格大多仅以单位制剂的重量或体积等表述，给临床准确用药带来不便。为规范中成药规格的表述内容及表述方式，制定本技术指导原则。

规格是药品说明书内容的重要组成部分，其表述应尽可能提供准确的药物成份量的信息，以便于药品的销售、贮运、分发、使用。中成药的药品规格虽无法直接标明所含药物成份的量，但可以标示出制成单位制剂所需处方药味的剂量。鉴于以上认识，中成药的药品规格标示内容中一般应包含单位制剂中所相当的处方药味（包括饮片、提取物、有效成份等）的理论量（或标示量）。

中成药的药品规格建议参照本指导原则进行规范表述。由于中成药的情况比较复杂，实际工作中难以按本指导原则规范的，可以具体问题具体分析，采用其他合理的方式标示单位制剂中所含药物量的信息。

二、中成药规格表述的一般原则

（一）与处方药味相对应的原则

处方药味为饮片的制剂，其药品规格标示内容一般应包含单位制剂相当于饮片的重量。如处方药味为饮片的片剂，其药品规格可标示为"每片重 **g（相当于饮片 **g）"；液体制剂，其药品规格可标示为"每 1ml 相当于饮片 **g"。

处方药味为有效成份等的制剂，其药品规格可直接以单位制剂中所含有效成份等的标示量标示。如处方为有效成份的灯盏花素滴丸，其规格可标示为"每丸含灯盏花素 4mg"。

处方药味为浸膏、流浸膏、植物油脂等提取物的，其药品规格可以单位制剂中所含相应药味的理论量标示。如某颗粒剂处方含 ** 浸膏及饮片，其规格可标示为：每 1g 相当于饮片 **g，含 ** 浸膏 **mg。

处方药味包含多种类型的制剂，在规格中一般需一一表述。难以在规格项下一一表述的，可按处方药味的类型合并后表述。如某药的处方药味有多个饮片及多种提取物，可分别计算单位制剂中相当的饮片总量及所含提取物的总量，规格标示为："每片相当于饮片 **g，含提取物 **mg"。

处方含化学药、有效成份的应一一注明标示量。

表 1　不同投料药味类型的规格表述举例

品名	处方药味类型	规格表述
板蓝根颗粒	饮片	每袋相当于饮片 7g
灯盏花素注射液	有效成份	每支含灯盏花素 4mg
绞股蓝总苷滴丸	提取物	每 ** 丸重 **g（每 1g 含绞股蓝总苷 6mg）
复方黄连素片	饮片、化学药	每片重 **g（相当于饮片 0.318g，含盐酸小檗碱 30mg）
咳特灵片	干浸膏、化学药	每片重 **g（含小叶榕干浸膏 180mg、马来酸氯苯那敏 0.7mg）

如同品种单位制剂相当的饮片量等相同，一般视为相同药品规格。同品种单位体积或重量制剂中的药物量相同（注射剂、定量型气雾剂及喷雾剂等除外）的，一般视为相同的药品规格；同品种浓度不同的，一般视为不同的药品规格。

药品规格一般不表述与辅料相关的内容。如同品种单位制剂相当的饮片量等相同，因辅料不同而形成的无糖颗粒与乳糖型颗粒，糖衣片与薄膜衣片等均视为相同的药品规格。由于中药丸剂的特殊性，蜜丸、水蜜丸仍视为不同的药品规格。

（二）与用法用量、装量规格相协调的原则

药品的装量规格主要用于标示最小包装容器内所装药物制剂的量，如每板装 12 片、每瓶装 100ml、每袋装 10g，等等。药品规格应与说明书的【用法用量】、【包装】的装量规格等协调。

规格表述应便于准确用药。除儿童用药外，一般不应出现一次服用 1/3 袋（瓶）或 1/4 袋（瓶）等情形。

规格等的表述应与用法用量相符。例如，当丸剂的【用法用量】为"口服。一次 **g……"时，【规格】可表述为"每 ** 丸重 **g（相当于饮片 **g）"，同时【包装】的装量规格表述为"每瓶装 **g"；当其【用法用量】为"口服。一次 1 袋……"时，【规格】可表述为"每袋相当于饮片 **g"，同时【包装】的装量规格表述为"每袋装 **g"；当【用法用量】为"口服。一次 ** 丸……"时，【规格】可表述为"每 ** 丸重 **g（相当于饮片 **g）"，同时【包装】的装量规格表述为"每瓶（袋）装 ** 丸"。

（三）用语规范的原则

中药规格中的克、毫升等剂量单位分别用英文 g、ml 等表示，如每粒相当于饮片 **g，每 1ml 相当于饮片 **g 等。其他丸、袋、粒等剂量单位均用中文表示。OTC 中药规格中的克、毫升等也均用中文表示。

处方药味为饮片的制剂，用"相当于"表述；处方药味为有效成份、提取物的制剂，用"含"表述；处方药味为饮片、有效成份、提取物等多种形式投料的药物，在规格表述中采用"相当于饮片 **g，含……"表述。

如药品规格不是整数，一般保留不多于两位的小数。

三、不同剂型中成药规格的表述举例

中药复方制剂的药品规格原则上建议按照固体、半固体、液体等的特点分类表述。颗粒剂、片剂、胶囊等固体制剂，其规格可表述为每 1g、每片或每粒相当于饮片 **g。片剂、胶囊剂建议同时明确片重或胶囊内容物量，如每片重 **g（相当于饮片 **g）。合剂（口服液）、洗液等液体制剂（注射剂、定量气雾剂及喷雾剂等除外），其规格可按浓度标示为每 1ml 相当于饮片 **g。软膏等半固体制剂，其规格标示为每 1g 相当于饮片 **g。

注射剂等的药品规格以包装容器内的装量及其所相当的药味理论量标示。如某注射剂有每支 2ml 及 10ml 两种规格（每 ml 相当于饮片量 1g），其药品规格可标示为：（1）每支 2ml：相当于饮片 2g；（2）每支 10ml：相当于饮片 10g。虽然二者药物浓度相同，但仍视为不同药品规格。

中药丸剂的规格可根据丸剂的不同情形分别表述。大蜜丸以每丸相当 **g 饮片表述，同时标明丸重。滴丸以每 g 滴丸相当 **g 饮片表述，同时标明丸重。小蜜丸、水丸、浓缩丸等根据用法用量的情况确定，按丸剂重量服用的，规格以每 **g 丸剂相当于 **g 饮片表述，同时标明丸重；按丸数服用的，以每 ** 丸相当于 **g 饮片表述，同时标明丸重。括号内的丸重为对丸剂大小的补充规定。丸剂大小的信息一定程度上可以反映出丸剂所含饮片的量，可作为检验的依据，并为临床用药分剂量提供依据。如同品种丸剂的规格表述为"每 10 丸重 0.25g（每 1g 相当于饮片 0.5g）""每 20 丸重 0.25g（每 1g 相当于饮片 0.5g）"，二者应视为相同的药品规格。

定量气雾剂及喷雾剂等，在规定包装容器内的装量及其所相当的药味理论量的同时，还应规定

每撤所相当的药味理论量。如某定量气雾剂的规格为：10ml：相当于饮片6g（0.1g饮片×60撤）。其中，"10ml"为气雾剂的装量，"相当于饮片6g"为10ml气雾剂所相当的饮片量；"0.1g饮片"为每撤气雾剂所相当的饮片量，"60撤"为10ml气雾剂的可撤次数。

不同剂型药品规格的表述参见表2。

表2 不同剂型中成药的药品规格表述举例 #

序号	剂型	药品规格	装量规格	一次用量
1	丸剂（大蜜丸）	每丸重**g（相当于饮片**g）	每盒装**丸	一次**丸
	丸剂（小蜜丸、水蜜丸、水丸、浓缩丸）	每**丸重**g（每1g相当于饮片**g）；每**丸重**g（相当于饮片**g）	每瓶装**g；每盒装**丸	一次**g；一次**丸
	丸剂（滴丸）	每**丸重**g（每1g相当于饮片**g）	每瓶装**g；每瓶装**丸	一次**g；一次**丸
2	颗粒剂	每1g相当于饮片**g	每袋装**g	一次**袋
3	片剂	每片重**g（相当于饮片**g）；糖衣片：每片心重**g（相当于饮片**g）	每瓶装**片	一次**片
4	胶囊剂	每粒装**g（相当于饮片**g）	每瓶装**粒	一次**粒
5	合剂（口服液）	每1ml相当于饮片**g；每支相当于饮片**g	每瓶装**ml；每支装**ml	一次**ml；一次**支
6	糖浆剂	每1ml相当于饮片**g	每瓶装**ml（有刻度）	一次**ml
7	散剂	每1g相当于饮片**g	每袋装**g	一次**g
8	注射液	每支**ml：相当于饮片**g	每支装**ml	一次**ml
9	注射用无菌粉末	每瓶**g：相当于饮片**g	每瓶装**g	一次**瓶
10	煎膏剂	每1g相当于饮片**g	每瓶装**g	一次**g
11	酒剂、酊剂	每1ml相当于饮片**g	每瓶装**ml	一次**ml
12	贴膏剂、膏药、贴敷剂	每贴相当于饮片**g（标明尺寸）	每盒装**贴	一次1贴
13	软膏剂、乳膏剂	每1g相当于饮片**g	每支装**g	一次**g
14	凝胶剂	每1g相当于饮片**g	每支装**g	一次**g
15	栓剂	每粒相当于饮片**g	每盒装**粒	一次**粒
16	流浸膏与浸膏剂	每1g相当于饮片**g	每瓶装**g	一次**g
17	气雾剂、喷雾剂	定量：**ml：相当于饮片**g（**mg饮片×**撤或喷）；非定量：每1ml相当于饮片**g	每瓶装**ml	定量：一次**ml；非定量：一次**撤或喷
18	滴眼剂	每1ml相当于饮片**g	每瓶装**ml	一次**ml
19	锭剂	每锭相当于饮片**g	每盒装**锭	一次**锭

序号	剂型	药品规格	装量规格	一次用量
20	灸熨剂	每1g相当于饮片**g	每盒装**袋	一次**袋
21	涂膜剂	每1ml相当于饮片**g	每瓶装**ml	一次**ml
22	膜剂	每片相当于饮片**g（标明尺寸）	每盒装**片	一次**片
23	茶剂	每1g相当于饮片**g	每袋装**g	一次**袋
24	其他半固体及固体制剂（糊剂、胶剂等）	每1g相当于饮片**g	每支（袋、盒）装**g	一次**g
25	其他液体制剂（露剂、搽剂、灌肠剂、洗剂、灌注液等）	每1ml相当于饮片**g	每瓶装**ml	一次**ml

#：表中药品规格的表述以处方药味均为饮片为例。

中药资源评估技术指导原则

（2017 年第 218 号　2017.12.18）

一、概述

为了保护中药资源，实现中药资源可持续利用，保障中药资源的稳定供给和中药产品的质量可控，依据《中华人民共和国药品管理法》《药品注册管理办法》等有关规定，制定本指导原则。

本技术指导原则所述中药资源是指：专用于中成药、中药饮片等生产的植物、动物及矿物资源。本原则所述中药资源评估是指：药品上市许可持有人或中药生产企业对未来 5 年内中药资源的预计消耗量与预计可获得量之间的比较，以及对中药产品生产对中药资源可持续利用可能造成的影响进行科学评估的过程。

二、基本原则

（一）坚持资源保护与产业发展相结合

中药资源评估工作应与"坚持节约资源和保护环境的基本国策"相符，在加强中药资源保护的同时，积极推动中药资源可持续利用。

（二）药材资源的供给与消耗平衡原则

使用药材资源的药品上市许可持有人或生产企业应提供评估资料证明预计药材年消耗量与可获得药材资源量之间平衡。如使用野生药材，应保证药材年消耗量低于相应药品上市许可持有人或生产企业可获得的规定产地药材的年增长量。应强化质量优先意识，在保证质量符合产品要求的前提下评估可持续的产量，从质量和供应两方面进行综合评估。

（三）坚持动态评估原则

中药产品在其立项、研制、上市后等阶段均应开展药材资源评估。根据中药资源预计消耗量和预计可获得量的变化及时更新评估报告。

已上市中药产品原则上每 5 年对中药资源重新评估一次。中成药再注册时，如处方中含有濒危野生药材，其生产有可能导致相应药材资源枯竭的，药品上市许可持有人或生产企业应在再注册前开展中药资源评估。

三、中药资源评估内容

中药资源评估主要包括预计消耗量、潜在风险和可持续利用措施三个方面。对于复方中成药，其处方中所含的每一药味均应当单独进行资源评估。

（一）背景资料

用于中药资源评估的背景资料包括以下内容：

1. 市场规模分析：中成药从产品适应症定位、目标人群、所治疗疾病的发病率、达到治疗效果的每个患者平均所需药品量和生物量、产品潜在的市场规模等方面论述。中药饮片从销售目标市场覆盖范围论述。

2. 处方及实际投料：列出每一药味的名称及其处方量；明确每一药味的实际投料量。

3. 中药资源基本信息：明确药品上市许可持有人或生产企业所用中药资源基原物种及其生物学特性，所使用中药资源的药用部位和产地初加工信息，野生或种植养殖的来源情况。

4. 产地基本信息：中药材产地理位置（野生提供来源区域）、种植养殖基地面积、生产和组织方式。进口中药材应当提供原产地证明及进口商相关信息。

5. 中药材质量信息：选择中药资源物种、基地位置或来源区域的主要依据；对中药材质量进行的相关研究。

（二）预计消耗量

中药资源预计消耗量是指在评估年限内产品预计消耗掉的中药材总数量。

1. 中成药

中成药根据处方和预计年销售量计算被评估产品预计消耗量，计算公式为：

预计消耗量（吨）= 每个最小包装单位消耗中药材量（克）× 预计年销售最小包装总数 × 百万分之一

其中：①每个最小包装单位消耗中药材克数，以背景资料 2 提供的资料为依据计算。②预计年销售最小包装总数可以参考同类上市产品近 5 年的年销售量，或根据产品自身既往销售情况估算，此部分资料主要从背景资料 1 获得。

2. 中药饮片

每个产品可根据其每年所有销售终端（医院、药房等）的累计销售量或参考同类产品市场销售量估算。此部分资料主要从背景资料 1 和 2 获得。

（三）预计可获得量

重点描述中药生产企业能够获得特定药材资源的途径及可获得量。

对来源于人工种植养殖的中药材品种，应当说明基地的范围、基地年产量；对来源于野生的中药材品种，应当说明野生中药材的来源区域范围、可获得量等。

（四）潜在风险

中药资源潜在风险可从中药材再生能力、中药材成药周期、分布区域、濒危等级、特殊价值等方面分析，相关内容可来源于背景资料 3、4。

1. 再生能力

应当说明所使用中药材是否为可再生资源以及再生的限制条件，包括人工繁殖是否存在障碍、特殊生境需求等。

2. 中药材成药周期

应当说明中药资源从幼苗生长到繁殖器官成熟所需要的时间和生产符合药品标准的中药材所需要的时间，可以引用文献数据或实测数据。

3. 分布区域

应当说明所使用中药资源分布范围，重点从中药资源道地性和品质变异的角度说明，可以引用文献数据或实测数据。

4. 濒危等级

应当关注国家、地方或国际珍稀濒危保护名录的更新情况，并说明所使用中药资源是否被列为保护对象，以及是否收录在相关保护名录中。

5. 特殊价值

应当说明所使用中药资源在生态系统和生物多样性中的特殊作用和价值。例如，甘草、麻黄对防风固沙具有重要生态价值，过度采挖可能导致土壤沙化。

6. 风险特别提示

所使用中药资源含有以下任何一种情形时，需要在中药资源评估报告结论部分对该资源含有的风险进行特别提示：

①不可进行人工繁育：该类中药材生长条件或繁育机制尚不清楚，不能进行人工种植养殖，中

药材可持续供给存在障碍。

②中药材成药周期在 5 年以上（含 5 年）：该类中药材从繁殖体种植养殖开始计算，生长成为达到药用标准中药材的时间超过 5 年，生产周期长导致产量波动大，供需动态匹配困难。

③对生境有特殊需求，分布较窄：该类中药材仅分布在特定区域，产量难以扩大，过度采挖极易导致物种濒危。

④为野生珍稀濒危资源：该类药材已经出现资源问题，已收入野生珍稀濒危资源名录，国内外法律法规对该种资源的使用具有限制措施。

⑤质量不稳定：该类中药材不同区域质量变异较大或品种容易混杂，容易出现质量问题。

⑥存在严重连作障碍：该类中药材由于病虫害、营养等因素，无法在同一地块反复种植，需要不断更换种植地，质量管理有难度。

⑦其他可能造成资源量或质量问题的风险：如进口药材、产地变迁、气候变化、环境污染等。

（五）可持续利用和稳定质量措施

中药资源可持续利用措施的评估需着重说明以下情形：

1. 可持续获得性

对来源于人工种植养殖的中药材品种，应当提供基地发展 5 年规划；对来源于野生的中药材品种，应当明确年产量，说明 5 年自然更新、野生抚育和野生变家种家养等情况。

2. 稳定质量措施

应当明确并固定中药材基原、来源区域、采收时间、产地初加工方法等。来源于人工种植养殖的，还应当说明种植养殖符合中药材生产质量管理规范要求的措施。

四、中药资源评估决策和动态调整

分析可持续利用措施是否能够有效防范潜在风险，根据预计消耗量与预计可获得量的匹配情况，可作出中药资源评估决策。

可持续利用措施能够有效防范潜在风险，预计消耗量与预计可获得量相匹配的，说明中药产品对中药资源可持续利用带来的风险较低。

可持续利用措施无法有效防范潜在风险，预计消耗量与预计可获得量不相匹配的，说明中药产品对中药资源可持续利用带来的风险较高，则应慎重考虑产品的研发或上市，并需要调整预计消耗量或可持续利用措施。

经过调整，仍无法有效防范潜在风险，预计消耗量与预计可获得量不相匹配的，说明中药产品的生产有可能导致相关中药资源的枯竭。

附：1. 中药资源评估报告格式要求

2. 种植中药材参考名录（植物类）

附 1

中药资源评估报告格式要求

一个完整的中药产品资源评估报告由概述和产品涉及的每一味中药材的资源评估分报告组成。

1 概述

概述包括：封面、声明、产品简介、评估过程介绍、主要评估结论、涉及商业秘密的说明。

1.1 封面

封面应包括：题目（产品名称＋所用药材名称＋资源评估报告）、上市许可持有人或生产企业名称、评估日期等。

1.2 声明

本产品的中药资源评估报告资料真实完整、来源合法、未侵犯他人的权益。如有不实之处，我们承担由此导致的一切法律后果。

1.3 产品简介

介绍产品所涉及中药材品种，以及产品所处注册申报阶段或上市后生产销售情况。

（1）研发过程摘要：简述产品研发背景、目的；产品研发过程概述。

（2）市场规模分析：可从中药产品适用人群、所治疗疾病的发病率、分析达到治疗效果的每个患者平均所需药品量以及同类产品市场信息等方面进行综合分析。

中药饮片生产企业从销售目标市场覆盖范围分析中药饮片的市场规模。

1.4 评估过程综述

综述产品资源评估的组织实施过程。

1.5 主要评估结论

概述所涉及的每一味中药材资源的评估结论。

1.6 涉及商业秘密的说明

说明所涉及商业秘密的内容、范围。

2 中药资源评估分报告

中药资源评估分报告由封面、说明、分报告和相关附件等 4 部分内容组成，并按此顺序排列。

2.1 封面

封面应含有报告题目、评估单位、评估主要负责人和评估时间等信息。

2.2 说明

2.2.1 评估所需数据的来源及其可靠性、完整性和真实性

2.2.2 评估人信息

包括主要参与评估人员的姓名、单位、职称、职务、专业背景等。

2.3 分报告

2.3.1 标题

药材名（中药产品所用）＋资源评估分报告，例如：山茱萸（六味地黄丸所用）资源评估分报告。

2.3.2 摘要

简明扼要地概括评估所用数据的来源、评估方法、评估结果、评估结论等。

2.3.3 一般背景资料

（1）最小包装所需药材量。

（2）中药资源基本信息：包括药品上市许可持有人或生产企业所用中药资源基原物种信息，所使用中药资源的药用部位和产地初加工信息，来源于野生或种植养殖情况。

（3）产地信息：药品上市许可持有人或生产企业所用中药资源产地、位置（野生药材提供来源区域）、面积、生产和组织方式。进口中药材需要提供原产国及进口商相关信息。

（4）质量信息：包括选择中药资源物种、基地位置或来源区域的主要依据，对中药材质量进行的相关研究，所采用质量标准及标准编制依据。

2.3.4 预计消耗量评估

（1）预计消耗量的计算过程。

（2）各项数据来源的说明。

2.3.5 预计可获得量评估

说明预计可获得量计算过程，以及数据来源。

2.3.6 潜在风险评估

（1）再生能力。

（2）中药材成药周期。

（3）分布区域。

（4）濒危等级。

（5）特殊价值。

（6）风险特别提示。

2.3.7 中药资源可持续利用和稳定质量措施

（1）可持续获得性的措施。

（2）稳定质量的措施。

（3）措施有效性评估。

2.3.8 最终结论

根据评估结果，言简意赅地表述评估结论。

2.3.9 不确定性分析

任何材料和数据方面的不确定性（如：知识的不足、数据限制、有争议问题等）都要在该节进行充分的讨论，并就各种不确定性对结果可靠性的影响程度进行详细说明。

2.3.10 参考资料

若评估报告中引用了文献和文件，在评估报告的最后要提供引用文献和文件的出处。

2.4 相关附件

2.4.1 中药材种植养殖基地相关证明文件

如：土地证或土地租赁合同、合作协议等复印件。

2.4.2 规范化种植养殖技术规程

2.4.3 符合中药产品特性的中药材质量研究资料

2.4.4 其他与本报告有关的证明文件

如：供销合同、相关检查报告等。

2.4.5 数据汇总表

数据汇总表

产品名称	（中成药或中药饮片名称）		
药材名	（参看注1）		
基原	（参看注2）	拉丁学名	（参看注2）
药用部位	□植物（□根　□果实和种子　□全草　□根及根茎　□花　□皮　□叶　　　　　□茎木　□树脂　□生理或病理产物） □动物（□全体　□器官　□生理或病理产物　□组织　□角骨　□贝壳） □矿物 □菌　□藻　□地衣　□其他：＿＿＿＿＿＿＿＿＿＿＿		

预计消耗的资源量	年份	每个最小包装单位消耗中药材量*（克）	预计年销售最小包装总数*	预计年消耗量（吨）
	年			
	年			
	年			
	年			
	年			
	合计			

风险特征评估	人工繁育	□不可　□不成熟　□成熟	
	分布区域	□1-2省　□3-6省　□6省以上	
	中药材成药周期 （参看注3）	成药年限	□1-2年　□3-5年　□5年以上 □其他：＿＿＿＿＿＿＿＿＿＿＿
		采收周期	□1-2年　□3-5年　□5年以上 □其他：＿＿＿＿＿＿＿＿＿＿＿
	中国特有种	□是　□否	
	野生珍稀濒危	□是　□否（参看注4） 备注：＿＿＿＿＿＿＿＿＿＿＿	
	具有特殊价值	□是　□否（参看注4） 备注：＿＿＿＿＿＿＿＿＿＿＿	
	需要提示风险		

产地位置	地区（精确到县） 道地产区（□是　□否　□其他：_____）			

		面积	亩		
可持续利用措施	种植中药材	基地位置	经度：	纬度：	地区：
		生产组织方式	□公司自建　□合作基地 □其他：_____		
		是否规范化种植	□是（GAP 基地　□是　□否） □否 其他：_____		
		产地初加工方式			
		预计可获得量	年份	可用面积（亩）	亩产量（千克/亩）	预计可获得量（吨）
			年			
			年			
			年			
			年			
			年			
		合计				
	养殖中药材	基地位置	经度：	纬度：	地区：
		生产组织方式	□公司自建　□合作基地 □其他：_____		
		是否规范化养殖	□是（GAP 基地　□是　□否） □否 其他：_____		
		产地初加工方式			
		预计可获得量	年份	养殖数量	预计可获得量（吨）
			年		
			年		
			年		
			年		
			年		
		合计			

		基地位置	经度:	纬度:	地区:	
可持续利用措施	野生中药材	面积	亩			
		获取途径	□自采　□收购　□其他:＿＿＿＿＿＿＿＿＿			
		限制措施	□有围栏　□无　□其他:＿＿＿＿＿＿＿＿＿			
		采收时间	XX 月—XX 月			
		产地初加工方式				
		预计可获得量	年份	可用区域	预计可获得量（吨）	
			年			
			年			
			年			
			年			
			年			
			合计			
	其他措施					
评估结论	资源量		预计可获得量≥预计消耗量　□确认			
	资源质量		质量稳定□确认			

注：1. 为了科学和完整地获取中药资源评估的相关数据，申请人应按照以上表格汇总数据。每个中药材单独填写一张数据汇总表。

2. 中药资源基原物种信息以《中国药典》为主，《中国药典》未收载的以《中国植物志》《中国动物志》以及具有同等效力的分类学专著的名称为准，名称有更新的以最新名称为准，拉丁学名应遵循双名法。具有种下分类单元或栽培品种或品系的应进一步详述。

3. 成药年限（以植物药材为例）是指从幼苗生长到符合药用要求首次采收所需要的时间。采收周期（以植物药材为例）是指从上次采收到下次采收中药材所需要的时间。

4. 野生药材相关保护名录:《濒危野生动植物物种国际贸易公约》（CITES）附录1、2，《国家重点保护野生动物名录》，《国家重点保护野生植物名录（第1批）》，《国家重点保护野生药材物种名录》等及地方保护名录。

5. 标＊部分，中药饮片无需填写。

附2

种植中药材参考名录（植物类）

序号	药材名	科	类别	基原植物名称	基原植物拉丁学名	部位	备注
1	八角茴香	木兰科	植物	八角茴香	*Illicium verum* Hook. f.	干燥成熟果实	
2	人参	五加科	植物	人参	*Panax ginseng* C. A. Mey.	干燥根和根茎	
3	人参叶	五加科	植物	人参	*Panax ginseng* C. A. Mey.	干燥叶	
4	刀豆	豆科	植物	刀豆	*Canavalia gladiata*（Jacq.）DC.	干燥成熟种子	
5	三七	五加科	植物	三七	*Panax notoginseng*（Burk.）F. H. Chen	干燥根和根茎	
6	三棱	黑三棱科	植物	黑三棱	*Sparganium stoloniferum* Buch. –Ham.	干燥块茎	
7	干姜	姜科	植物	姜	*Zingiber officinale* Rosc.	干燥根茎	
8	土木香	菊科	植物	土木香	*Inula helenium* L.	干燥根	
9	土贝母	葫芦科	植物	土贝母	*Bolbostemma paniculatum*（Maxim.）Franquet	干燥块茎	
10	土荆皮	松科	植物	金钱松	*Pseudolarix amabilis*（Nelson）Rehd.	干燥根皮或近根树皮	
11	大豆黄卷	豆科	植物	大豆	*Glycine max*（L.）Merr.	成熟种子经发芽干燥的炮制加工品	
12	大皂角	豆科	植物	皂荚	*Gleditsia sinensis* Lam.	干燥成熟果实	
13	大青叶	十字花科	植物	菘蓝	*Isatis indigotica* Fort.	干燥叶	
14	大枣	鼠李科	植物	枣	*Ziziphus jujuba* Mill.	干燥成熟果实	
15	大黄	蓼科	植物	药用大黄	*Rheum officinale* Baill.	干燥根和根茎	多基原
				掌叶大黄	*Rheum palmatum* L.		
16	大蒜	百合科	植物	大蒜	*Allium sativum* L.	鳞茎	
17	大腹皮	棕榈科	植物	槟榔	*Areca catechu* L.	干燥果皮	
18	山麦冬	百合科	植物	湖北麦冬	*Liriope spicata*（Thunb.）Lour. var. *prolifera* Y. T. Ma	干燥块根	多基原
19	山茱萸	山茱萸科	植物	山茱萸	*Cornus officinalis* Sieb. et Zucc.	干燥成熟果肉	
20	山药	薯蓣科	植物	薯蓣	*Dioscorea opposita* Thunb.	干燥根茎	
21	山奈	姜科	植物	山奈	*Kaempferia galanga* L.	干燥根茎	

序号	药材名	科	类别	基原植物名称	基原植物拉丁学名	部位	备注
22	山银花	忍冬科	植物	黄褐毛忍冬	*Lonicera fulvotomentosa* Hsu et S. C. Cheng	干燥花蕾、带初开的花	多基原
				灰毡毛忍冬	*Lonicera macranthoides* Hand. –Mazz.		
23	山楂	蔷薇科	植物	山里红	*Crataegus pinnatifida* Bge. var. *major* N. E. Br.	干燥成熟果实	多基原
24	山楂叶	蔷薇科	植物	山里红	*Crataegus pinnatifida* Bge. var. *major* N. E. Br.	干燥叶	多基原
25	千金子	大戟科	植物	续随子	*Euphorbia lathyris* L.	干燥成熟种子	
26	川贝母	百合科	植物	瓦布贝母	*Fritillaria unibracteata* Hsiao et K. C. Hsia var. *wabuensis*（S. Y. Tang et S. C. Yue）Z. D. Liu，S. Wang et S. C. Chen	干燥鳞茎	多基原
27	川牛膝	苋科	植物	川牛膝	*Cyathula officinalis* Kuan	干燥根	
28	川乌	毛茛科	植物	乌头	*Aconitum carmichaelii* Debx.	干燥母根	
29	川芎	伞形科	植物	川芎	*Ligusticum chuanxiong* Hort.	干燥根茎	
30	川射干	鸢尾科	植物	鸢尾	*Iris tectorum* Maxim.	干燥根茎	
31	川楝子	楝科	植物	川楝	*Melia toosendan* Sieb. et Zucc.	干燥果实	
32	广枣	漆树科	植物	南酸枣	*Choerospondias axillaris*（Roxb.）Burtt et Hill	干燥成熟果实	
33	广金钱草	豆科	植物	广金钱草	*Desmodium styracifolium*（Osb.）Merr.	干燥地上部分	
34	广藿香	唇形科	植物	广藿香	*Pogostemon cablin*（Blanco）Benth.	干燥地上部分	
35	女贞子	木犀科	植物	女贞	*Ligustrum lucidum* Ait.	干燥成熟果实	
36	小茴香	伞形科	植物	茴香	*Foeniculum vulgare* Mill.	干燥成熟果实	
37	王不留行	石竹科	植物	麦蓝菜	*Vaccaria segetalis*（Neck.）Garcke	干燥成熟种子	
38	天冬	百合科	植物	天冬	*Asparagus cochinchinensis*（Lour.）Merr.	干燥块根	
39	天花粉	葫芦科	植物	栝楼	*Trichosanthes kirilowii* Maxim.	干燥根	多基原
				双边栝楼	*Trichosanthes rosthornii* Harms		

续表

序号	药材名	科	类别	基原植物名称	基原植物拉丁学名	部位	备注
40	天竺黄	禾本科	植物	华思劳竹	*Schizostachyum chinense* Rendle	秆内分泌液干燥后、块状物	多基原
				青皮竹	*Bambusa textilis* McClure		
41	天麻	兰科	植物	天麻	*Gastrodia elata* Bl.	干燥块茎	
42	天然冰片（右旋龙脑）	樟科	植物	樟	*Cinnamomum camphora*（L.）Presl	新鲜枝、叶经提取加工制成	
43	木瓜	蔷薇科	植物	贴梗海棠	*Chaenomeles speciosa*（Sweet）Nakai	干燥近成熟果实	
44	木芙蓉叶	锦葵科	植物	木芙蓉	*Hibiscus mutabilis* L.	干燥叶	
45	木香	菊科	植物	木香	*Aucklandia lappa* Decne.	干燥根	
46	木棉花	木棉科	植物	木棉	*Gossampinus malabarica*（DC.）Merr.	干燥花	
47	五味子	木兰科	植物	五味子	*Schisandra chinensis*（Turcz.）Baill.	干燥成熟果实	
48	太子参	石竹科	植物	孩儿参	*Pseudostellaria heterophylla*（Miq.）Pax ex Pax et Hoffm.	干燥块根	
49	车前子	车前科	植物	车前	*Plantago asiatica* L.	干燥成熟种子	多基原
50	牛蒡子	菊科	植物	牛蒡	*Arctium lappa* L.	干燥成熟果实	
51	牛膝	苋科	植物	牛膝	*Achyranthes bidentata* Bl.	干燥根	
52	片姜黄	姜科	植物	温郁金	*Curcuma wenyujin* Y. H. Chen et C. Ling	干燥根茎	
53	化橘红	芸香科	植物	化州柚	*Citrus grandis* 'Tomentosa'	未成熟、近成熟的干燥外层果皮	多基原
				柚	*Citrus grandis*（L.）Osbeck		
54	月季花	蔷薇科	植物	月季	*Rosa chinensis* Jacq.	干燥花	
55	丹参	唇形科	植物	丹参	*Salvia miltiorrhiza* Bge.	干燥根和根茎	
56	乌药	樟科	植物	乌药	*Lindera aggregata*（Sims）Kos-term.	干燥块根	
57	乌梅	蔷薇科	植物	梅	*Prunus mume*（Sieb.）Sieb. et Zucc.	干燥近成熟果实	
58	火麻仁	桑科	植物	大麻	*Cannabis sativa* L.	干燥成熟果实	
59	巴豆	大戟科	植物	巴豆	*Croton tiglium* L.	干燥成熟果实	
60	巴戟天	茜草科	植物	巴戟天	*Morinda officinalis* How	干燥根	
61	水飞蓟	菊科	植物	水飞蓟	*Silybum marianum*（L.）Gaertn.	干燥成熟果实	
62	玉竹	百合科	植物	玉竹	*Polygonatum odoratum*（Mill.）Druce	干燥根茎	

序号	药材名	科	类别	基原植物名称	基原植物拉丁学名	部位	备注
63	甘草	豆科	植物	甘草	*Glycyrrhiza uralensis* Fisch.	干燥根和根茎	
64	甘遂	大戟科	植物	甘遂	*Euphorbia kansui* T. N. Liou ex T. P. Wang	干燥块根	
65	艾片（左旋龙脑）	菊科	植物	艾纳香	*Blumea balsamifera*（L.）DC.	新鲜叶经提取加工制成的结晶	
66	石斛	兰科	植物	金钗石斛	*Dendrobium nobile* Lindl.	新鲜、干燥茎	多基原
				齿瓣石斛	*Dendrobium devonianum* Paxt		
67	石榴皮	石榴科	植物	石榴	*Punica granatum* L.	干燥果皮	
68	龙胆	龙胆科	植物	龙胆	*Gentiana scabra* Bge.	干燥根和根茎	多基原
69	龙眼肉	无患子科	植物	龙眼	*Dimocarpus longan* Lour.	假种皮	
70	平贝母	百合科	植物	平贝母	*Fritillaria ussuriensis* Maxim.	干燥鳞茎	
71	北沙参	伞形科	植物	珊瑚菜	*Glehnia littoralis* Fr. Schmidt ex Miq.	干燥根	
72	四季青	冬青科	植物	冬青	*Ilex chinensis* Sims	干燥叶	
73	生姜	姜科	植物	姜	*Zingiber officinale* Rosc.	新鲜根茎	
74	白及	姜科	植物	白及	*Bletilla striata*（Thunb.）Reichb. f.	干燥块茎	
75	白术	菊科	植物	白术	*Atractylodes macrocephala* Koidz.	干燥根茎	
76	白芍	毛茛科	植物	芍药	*Paeonia lactiflora* Pall.	干燥根	
77	白芷	伞形科	植物	白芷	*Angelica dahurica*（Fisch. ex Hoffm.）Benth. et Hook. f.	干燥根	多基原
				杭白芷	*Angelica dahurica*（Fisch. ex Hoffm.）Benth. et Hook. f. var. *formosana*（Boiss.）Shan et Yuan		
78	白附子	天南星科	植物	独角莲	*Typhonium giganteum* Engl.	干燥块茎	
79	白果	银杏科	植物	银杏	*Ginkgo biloba* L.	干燥成熟种子	
80	白扁豆	豆科	植物	扁豆	*Dolichos lablab* L.	干燥成熟种子	
81	瓜蒌	葫芦科	植物	栝楼	*Trichosanthes kirilowii* Maxim.	干燥成熟果实	多基原
				双边栝楼	*Trichosanthes rosthornii* Harms		
82	瓜蒌子	葫芦科	植物	栝楼	*Trichosanthes kirilowii* Maxim.	干燥成熟种子	多基原
				双边栝楼	*Trichosanthes rosthornii* Harms		

序号	药材名	科	类别	基原植物名称	基原植物拉丁学名	部位	备注
83	瓜蒌皮	葫芦科	植物	栝楼	*Trichosanthes kirilowii* Maxim.	干燥成熟果皮	多基原
				双边栝楼	*Trichosanthes rosthornii* Harms		
84	冬瓜皮	葫芦科	植物	冬瓜	*Benincasa hispida*（Thunb.）Cogn.	干燥外层果皮	
85	冬凌草	唇形科	植物	碎米桠	*Rabdosia rubescens*（Hemsl.）Hara	干燥地上部分	
86	冬葵果	锦葵科	植物	冬葵	*Malva verticillata* L.	干燥成熟果实	
87	玄参	玄参科	植物	玄参	*Scrophularia ningpoensis* Hemsl.	干燥根	
88	半枝莲	唇形科	植物	半枝莲	*Scutellaria barbata* D. Don	干燥全草	
89	半夏	天南星科	植物	半夏	*Pinellia ternata*（Thunb.）Breit.	干燥块茎	
90	丝瓜络	葫芦科	植物	丝瓜	*Luffa cylindrica*（L.）Roem.	干燥成熟果实的维管束	
91	地骨皮	茄科	植物	宁夏枸杞	*Lycium barbarum* L.	干燥根皮	多基原
92	地黄	玄参科	植物	地黄	*Rehmannia glutinosa* Libosch.	新鲜、干燥块根	
93	亚麻子	亚麻科	植物	亚麻	*Linum usitatissimum* L.	干燥成熟种子	
94	西瓜霜	葫芦科	植物	西瓜	*Citrullus lanatus*（Thunb.）Matsumu. et Nakai	成熟新鲜果实与皮硝经加工制成	
95	西红花	鸢尾科	植物	番红花	*Crocus sativus* L.	干燥柱头	
96	西洋参	五加科	植物	西洋参	*Panax quinquefolium* L.	干燥根	
97	百合	百合科	植物	百合	*Lilium brownii* F. E. Brown var. *viridulum* Baker	干燥肉质鳞叶	多基原
				卷丹	*Lilium lancifolium* Thunb.		
98	当归	伞形科	植物	当归	*Angelica sinensis*（Oliv.）Diels	干燥根	
99	肉苁蓉	列当科	植物	肉苁蓉	*Cistanche deserticola* Y. C. Ma	干燥带鳞叶的肉质茎	多基原
				管花肉苁蓉	*Cistanche tubulosa*（Schenk）Wight		
100	肉桂	樟科	植物	肉桂	*Cinnamomum cassia* Presl	干燥树皮	
101	竹节参	五加科	植物	竹节参	*Panax japonicus* C. A. Mey.	干燥根茎	

序号	药材名	科	类别	基原植物名称	基原植物拉丁学名	部位	备注
102	竹茹	禾本科	植物	大头典竹	*Sinocalamus beecheyanus* (Munro) McClure var. *pubescens* P. F. Li	茎秆的干燥中间层	多基原
				淡竹	*Phyllostachys nigra* (Lodd.) Munro var. *henonis* (Mitf.) Stapf ex Rendle		
				青秆竹	*Bambusa tuldoides* Munro		
103	延胡索（元胡）	罂粟科	植物	延胡索	*Corydalis yanhusuo* W. T. Wang	干燥块茎	
104	伊贝母	百合科	植物	伊犁贝母	*Fritillaria pallidiflora* Schrenk	干燥鳞茎	多基原
105	合欢皮	豆科	植物	合欢	*Albizia julibrissin* Durazz.	干燥树皮	
106	合欢花	豆科	植物	合欢	*Albizia julibrissin* Durazz.	干燥花序或花蕾	
107	决明子	豆科	植物	决明	*Cassia obtusifolia* L.	干燥成熟种子	多基原
				小决明	*Cassia tora* L.		
108	灯心草	灯心草科	植物	灯心草	*Juncus effusus* L.	干燥茎髓	
109	灯盏细辛（灯盏花）	菊科	植物	短葶飞蓬	*Erigeron breviscapus* (Vant.) Hand. –Mazz.	干燥全草	
110	防风	伞形科	植物	防风	*Saposhnikovia divaricata* (Turcz.) Schischk.	干燥根	
111	红花	菊科	植物	红花	*Carthamus tinctorius* L.	干燥花	
112	红芪	豆科	植物	多序岩黄芪	*Hedysarum polybotrys* Hand. –Mazz.	干燥根	
113	红参	五加科	植物	人参栽培品	*Panax ginseng* C. A. Mey.	蒸制后的干燥根和根茎	
114	麦冬	百合科	植物	麦冬	*Ophiopogon japonicus* (L. f) Ker–Gawl.	干燥块根	
115	麦芽	禾本科	植物	大麦	*Hordeum vulgare* L.	成熟果实经发芽干燥的炮制加工品	
116	远志	远志科	植物	远志	*Polygala tenuifolia* Willd.	干燥根	多基原
117	赤小豆	豆科	植物	赤豆	*Vigna angularis* Ohwi et Ohashi	干燥成熟种子	多基原
				赤小豆	*Vigna umbellata* Ohwi et Ohashi		
118	花椒	芸香科	植物	花椒	*Zanthoxylum bungeanum* Maxim.	干燥成熟果皮	多基原

序号	药材名	科	类别	基原植物名称	基原植物拉丁学名	部位	备注
119	芥子	十字花科	植物	白芥	*Sinapis alba* L.	干燥成熟种子	多基原
				芥	*Brassica juncea*（L.）Czern. et Coss.		
120	苍术	菊科	植物	茅苍术	*Atractylodes lancea*（Thunb.）DC.	干燥根茎	多基原
121	芡实	睡莲科	植物	芡	*Euryale ferox* Salisb.	干燥成熟种仁	
122	芦荟	百合科	植物	好望角芦荟	*Aloe ferox* Miller	汁液浓缩干燥物	多基原
				库拉索芦荟	*Aloe barbadensis* Miller		
123	杜仲	杜仲科	植物	杜仲	*Eucommia ulmoides* Oliv.	干燥树皮	
124	杜仲叶	杜仲科	植物	杜仲	*Eucommia ulmoides* Oliv.	干燥叶	
125	吴茱萸	芸香科	植物	吴茱萸	*Euodia rutaecarpa*（Juss.）Benth.	干燥近成熟果实	多基原
126	牡丹皮	毛莨科	植物	牡丹	*Paeonia suffruticosa* Andr.	干燥根皮	
127	何首乌	蓼科	植物	何首乌	*Polygonum multiflorum* Thunb.	干燥块根	
128	皂角刺	豆科	植物	皂荚	*Gleditsia sinensis* Lam.	干燥棘刺	
129	佛手	芸香科	植物	佛手	*Citrus medica* L. var. *sarcodactylis* Swingle	干燥果实	
130	余甘子	大戟科	植物	余甘子	*Phyllanthus emblica* L.	干燥成熟果实	
131	谷芽	禾本科	植物	粟	*Setaria italica*（L.）Beauv.	成熟果实经发芽干燥的炮制加工品	
132	辛夷	木兰科	植物	望春花	*Magnolia biondii* Pamp.	干燥花蕾	多基原
				武当玉兰	*Magnolia sprengeri* Pamp.		
				玉兰	*Magnolia denudata* Desr.		
133	沙苑子	豆科	植物	扁茎黄芪	*Astragalus complanatus* R. Br.	干燥成熟种子	
134	沉香	瑞香科	植物	白木香	*Aquilaria sinensis*（Lour.）Gilg	含有树脂的木材	
135	补骨脂	豆科	植物	补骨脂	*Psoralea corylifolia* L.	干燥成熟果实	
136	灵芝	多孔菌科	真菌	赤芝	*Ganoderma lucidum*（Leyss. ex Fr.）Karst.	干燥子实体	多基原
				紫芝	*Ganoderma sinense* Zhao, Xu et Zhang		
137	陈皮	芸香科	植物	橘及其栽培变种	*Citrus reticulata* Blanco	干燥成熟果皮	

序号	药材名	科	类别	基原植物名称	基原植物拉丁学名	部位	备注
138	附子	毛茛科	植物	乌头	*Aconitum carmichaelii* Debx.	子根的加工品	
139	忍冬藤	忍冬科	植物	忍冬	*Lonicera japonica* Thunb.	干燥茎枝	
140	鸡骨草	豆科	植物	广州相思子	*Abrus cantoniensis* Hance	干燥全株	
141	鸡冠花	苋科	植物	鸡冠花	*Celosia cristata* L.	干燥花序	
142	青皮	芸香科	植物	橘及其栽培变种	*Citrus reticulata* Blanco	干燥幼果、未成熟果实的果皮	
143	青果	橄榄科	植物	橄榄	*Canarium album* Raeusch.	干燥成熟果实	
144	青蒿	菊科	植物	黄花蒿	*Artemisia annua* L.	干燥地上部分	
145	青黛	十字花科	植物	菘蓝	*Isatis indigotica* Fort.	叶或茎叶经加工制得的干燥粉末、团块或颗粒	多基原
		爵床科	植物	马蓝	*Baphicacanthus cusia*（Nees）Bremek.		
		蓼科	植物	蓼蓝	*Polygonum tinctorium* Ait.		
146	玫瑰花	蔷薇科	植物	玫瑰	*Rosa rugosa* Thunb.	干燥花蕾	
147	苦地丁	罂粟科	植物	紫堇	*Corydalis bungeana* Turcz.	干燥全草	
148	苦杏仁	蔷薇科	植物	杏	*Prunus armeniaca* L.	干燥成熟种子	多基原
149	枇杷叶	蔷薇科	植物	枇杷	*Eriobotrya japonica*（Thunb.）Lindl.	干燥叶	
150	板蓝根	十字花科	植物	菘蓝	*Isatis indigotica* Fort.	干燥根	
151	松花粉	松科	植物	马尾松	*Pinus massoniana* Lamb.	干燥花粉	多基原
				油松	*Pinus tabulieformis* Carr.		
152	郁金	姜科	植物	广西莪术	*Curcuma kwangsiensis* S. G. Lee et C. F. Liang	干燥块根	多基原
				温郁金	*Curcuma wenyujin* Y. H. Chen et C. Ling		
				蓬莪术	*Curcuma phaeocaulis* Val.		
				姜黄	*Curcuma longa* L.		
153	昆布	海带科	植物	海带	*Laminaria japonica* Aresch.	干燥叶状体	多基原
154	明党参	伞形科	植物	明党参	*Changium smyrnioides* Wolff	干燥根	
155	罗汉果	葫芦科	植物	罗汉果	*Siraitia grosvenorii*（Swingle）C. Jeffrey ex A. M. Lu et Z. Y. Zhang	干燥果实	
156	知母	百合科	植物	知母	*Anemarrhena asphodeloides* Bge.	干燥根茎	
157	使君子	使君子科	植物	使君子	*Quisqualis indica* L.	干燥成熟果实	

序号	药材名	科	类别	基原植物名称	基原植物拉丁学名	部位	备注
158	侧柏叶	柏科	植物	侧柏	*Platycladus orientalis*（L.）Franco	干燥枝梢和叶	
159	佩兰	菊科	植物	佩兰	*Eupatorium fortunei* Turcz.	干燥地上部分	
160	金银花	忍冬科	植物	忍冬	*Lonicera japonica* Thunb.	干燥花蕾、带初开的花	
161	鱼腥草	蕺菜科	植物	蕺菜	*Houttuynia cordata* Thunb.	新鲜全草或干燥地上部分	
162	泽兰	唇形科	植物	地瓜儿苗	*Lycopus lucidus* Turcz. var. *hirtus* Regel	干燥地上部分	
163	油松节	松科	植物	马尾松	*Pinus massoniana* Lamb.	干燥瘤状节、分枝节	多基原
				油松	*Pinus tabuliformis* Carr.		
164	泽泻	泽泻科	植物	泽泻	*Alisma orientale*（Sam.）Juzep.	干燥块茎	
165	细辛	马兜铃科	植物	北细辛	*Asarum heterotropoides* Fr. Schmidt var. *mandshuricum*（Maxim.）Kitag.	干燥地上部分	多基原
166	荆芥	唇形科	植物	荆芥	*Schizonepeta tenuifolia* Briq.	干燥地上部分	
167	荆芥穗	唇形科	植物	荆芥	*Schizonepeta tenuifolia* Briq.	干燥花穗	
168	草果	姜科	植物	草果	*Amomum tsao-ko* Crevost et Lemaire	干燥成熟果实	
169	茯苓	多孔菌科	真菌	茯苓	*Poria cocos*（Schw.）Wolf	干燥菌核	
170	茯苓皮	多孔菌科	真菌	茯苓	*Poria cocos*（Schw.）Wolf	菌核干燥外皮	
171	茺蔚子	唇形科	植物	益母草	*Leonurus japonicus* Houtt.	干燥成熟果实	
172	胡芦巴	豆科	植物	胡芦巴	*Trigonella foenum-graecum* L.	干燥成熟种子	
173	胡椒	胡椒科	植物	胡椒	*Piper nigrum* L.	干燥近成熟、成熟果实	
174	荔枝核	无患子科	植物	荔枝	*Litchi chinensis* Sonn.	干燥成熟种子	
175	南板蓝根	爵床科	植物	马蓝	*Baphicacanthus cusia*（Nees）Bremek.	干燥根茎和根	
176	枳壳	芸香科	植物	酸橙及其栽培变种	*Citrus aurantium* L.	干燥未成熟果实	
177	枳实	芸香科	植物	酸橙及其栽培变种	*Citrus aurantium* L.	干燥幼果	多基原
				甜橙及其栽培变种	*Citrus sinensis* Osbeck		

续表

序号	药材名	科	类别	基原植物名称	基原植物拉丁学名	部位	备注
178	柏子仁	柏科	植物	侧柏	*Platycladus orientalis*（L.）Franco	干燥成熟种仁	
179	栀子	茜草科	植物	栀子	*Gardenia jasminoides* Ellis	干燥成熟果实	
180	枸杞子	茄科	植物	宁夏枸杞	*Lycium barbarum* L.	干燥成熟果实	
181	柿蒂	柿树科	植物	柿	*Diospyros kaki* Thunb.	干燥宿萼	
182	厚朴	木兰科	植物	凹叶厚朴	*Magnolia officinalis* Rehd. et Wils. var. *biloba* Rehd. et Wils.	干燥干皮、根皮及枝皮	多基原
				厚朴	*Magnolia officinalis* Rehd. et Wils.		
183	厚朴花	木兰科	植物	凹叶厚朴	*Magnolia officinalis* Rehd. et Wils. var. *biloba* Rehd. et Wils.	干燥花蕾	多基原
				厚朴	*Magnolia officinalis* Rehd. et Wils.		
184	砂仁	姜科	植物	阳春砂	*Amomum villosum* Lour.	干燥成熟果实	多基原
				海南砂仁	*Amomum longiligulare* T. L. Wu		
185	鸦胆子	苦木科	植物	鸦胆子	*Brucea javanica*（L.）Merr.	干燥成熟果实	
186	韭菜子	百合科	植物	韭菜	*Allium tuberosum* Rottl. ex Spreng.	干燥成熟种子	
187	香橼	芸香科	植物	枸橼	*Citrus medica* L.	干燥成熟果实	多基原
				香圆	*Citrus wilsonii* Tanaka		
188	香薷	唇形科	植物	江香薷	*Mosla chinensis* 'Jiangxiangru'	干燥地上部分	多基原
189	独活	伞形科	植物	重齿毛当归	*Angelica pubescens* Maxim. f. *biserrata* Shan et Yuan	干燥根	
190	急性子	凤仙花科	植物	凤仙花	*Impatiens balsamina* L.	干燥成熟种子	
191	姜黄	姜科	植物	姜黄	*Curcuma longa* L.	干燥根茎	
192	前胡	伞形科	植物	白花前胡	*Peucedanum praeruptorum* Dunn	干燥根	
193	首乌藤	蓼科	植物	何首乌	*Polygonum multiflorum* Thunb.	干燥藤茎	
194	穿心莲	爵床科	植物	穿心莲	*Andrographis paniculata*（Burm. f.）Nees	干燥地上部分	
195	秦艽	龙胆科	植物	秦艽	*Gentiana macrophylla* Pall.	干燥根	多基原
196	莱菔子	十字花科	植物	萝卜	*Raphanus sativus* L.	干燥成熟种子	

序号	药材名	科	类别	基原植物名称	基原植物拉丁学名	部位	备注
197	莲子	睡莲科	植物	莲	*Nelumbo nucifera* Gaertn.	干燥成熟种子	
198	莲子心	睡莲科	植物	莲	*Nelumbo nucifera* Gaertn.	成熟种子中的干燥幼叶及胚根	
199	莲房	睡莲科	植物	莲	*Nelumbo nucifera* Gaertn.	干燥花托	
200	莲须	睡莲科	植物	莲	*Nelumbo nucifera* Gaertn.	干燥雄蕊	
201	莪术	姜科	植物	广西莪术	*Curcuma kwangsiensis* S. G. Lee et C. F. Liang	干燥根茎	多基原
				温郁金	*Curcuma wenyujin* Y. H. Chen et C. Ling		
				蓬莪术	*Curcuma phaeocaulis* Val.		
202	荷叶	睡莲科	植物	莲	*Nelumbo nucifera* Gaertn.	干燥叶	
203	桂枝	樟科	植物	肉桂	*Cinnamomum cassia* Presl	干燥嫩枝	
204	桔梗	桔梗科	植物	桔梗	*Platycodon grandiflorum* （Jacq.）A. DC.	干燥根	
205	桃仁	蔷薇科	植物	桃	*Prunus persica*（L.）Batsch	干燥成熟种子	多基原
206	桃枝	蔷薇科	植物	桃	*Prunus persica*（L.）Batsch	干燥枝条	
207	核桃仁	胡桃科	植物	胡桃	*Juglans regia* L.	干燥成熟种子	
208	夏枯草	唇形科	植物	夏枯草	*Prunella vulgaris* L.	干燥果穗	
209	柴胡	伞形科	植物	柴胡	*Bupleurum chinense* DC.	干燥根	多基原
210	党参	桔梗科	植物	川党参	*Codonopsis tangshen* Oliv.	干燥根	多基原
				党参	*Codonopsis pilosula*（Franch.）Nannf.		
				素花党参	*Codonopsis pilosula* Nannf. var. *modesta*（Nannf.）L. T. Shen		
211	铁皮石斛	兰科	植物	铁皮石斛	*Dendrobium officinale* Kimura et Migo	干燥茎	
212	射干	鸢尾科	植物	射干	*Belamcanda chinensis*（L.）DC.	干燥根茎	
213	徐长卿	萝藦科	植物	徐长卿	*Cynanchum paniculatum*（Bge.）Kitag.	干燥根和根茎	
214	凌霄花	紫葳科	植物	凌霄	*Campsis grandiflora*（Thunb.）K. Schum.	干燥花	多基原
				美洲凌霄	*Campsis radicans*（L.）Seem.		
215	高良姜	姜科	植物	高良姜	*Alpinia officinarum* Hance	干燥根茎	

序号	药材名	科	类别	基原植物名称	基原植物拉丁学名	部位	备注
216	粉葛	豆科	植物	甘葛藤	*Pueraria thomsonii* Benth.	干燥根	
217	益母草	唇形科	植物	益母草	*Leonurus japonicus* Houtt.	新鲜或干燥地上部分	
218	益智	姜科	植物	益智	*Alpinia oxyphylla* Miq.	干燥成熟果实	
219	浙贝母	百合科	植物	浙贝母	*Fritillaria thunbergii* Miq.	干燥鳞茎	
220	桑叶	桑科	植物	桑	*Morus alba* L.	干燥叶	
221	桑白皮	桑科	植物	桑	*Morus alba* L.	干燥根皮	
222	桑枝	桑科	植物	桑	*Morus alba* L.	干燥嫩枝	
223	桑葚	桑科	植物	桑	*Morus alba* L.	干燥果穗	
224	黄芩	唇形科	植物	黄芩	*Scutellaria baicalensis* Georgi	干燥根	
225	黄芪	豆科	植物	蒙古黄芪	*Astragalus membranaceus*（Fisch.）Bge. var. *mongholicus*（Bge.）Hsiao	干燥根	多基原
				膜荚黄芪	*Astragalus membranaceus*（Fisch.）Bge.		
226	黄连	毛茛科	植物	黄连	*Coptis chinensis* Franch.	干燥根茎	多基原
227	黄柏	芸香科	植物	黄皮树	*Phellodendron chinense* Schneid.	干燥树皮	
228	黄蜀葵花	锦葵科	植物	黄蜀葵	*Abelmoschus manihot*（L.）Medic.	干燥花冠	
229	菟丝子	旋花科	植物	菟丝子	*Cuscuta chinensis* Lam.	干燥成熟种子	多基原
230	菊苣	菊科	植物	菊苣	*Cichorium intybus* L.	干燥地上部分、根	多基原
				毛菊苣	*Cichorium glandulosum* Boiss. et Huet		
231	菊花	菊科	植物	菊	*Chrysanthemum morifolium* Ramat.	干燥头状花序	
232	梅花	蔷薇科	植物	梅	*Prunus mume*（Sieb.）Sieb. et Zucc.	干燥花蕾	
233	银杏叶	银杏科	植物	银杏	*Ginkgo biloba* L.	干燥叶	
234	银柴胡	石竹科	植物	银柴胡	*Stellaria dichotoma* L. var. *lanceolata* Bge.	干燥根	
235	甜瓜子	葫芦科	植物	甜瓜	*Cucumis melo* L.	干燥成熟种子	
236	猪牙皂	豆科	植物	皂荚	*Gleditsia sinensis* Lam.	干燥不育果实	
237	猪苓	多孔菌科	真菌	猪苓	*Polyporus umbellatus*（Pers.）Fries	干燥菌核	

续表

序号	药材名	科	类别	基原植物名称	基原植物拉丁学名	部位	备注
238	淡豆豉	豆科	植物	大豆	*Glycine max*（L.）Merr.	成熟种子的发酵加工品	
239	续断	川续断科	植物	川续断	*Dipsacus asper* Wall. ex Henry	干燥根	
240	款冬花	菊科	植物	款冬	*Tussilago farfara* L.	干燥花蕾	
241	棕榈	棕榈科	植物	棕榈	*Trachycarpus fortunei*（Hook. f.）H. Wendl.	干燥叶柄	
242	紫苏子	唇形科	植物	紫苏	*Perilla frutescens*（L.）Britt.	干燥成熟果实	
243	紫苏叶	唇形科	植物	紫苏	*Perilla frutescens*（L.）Britt.	干燥叶（带嫩枝）	
244	紫苏梗	唇形科	植物	紫苏	*Perilla frutescens*（L.）Britt.	干燥茎	
245	紫菀	菊科	植物	紫菀	*Aster tataricus* L. f.	干燥根和根茎	
246	黑芝麻	脂麻科	植物	脂麻	*Sesamum indicum* L.	干燥成熟种子	
247	黑豆	豆科	植物	大豆	*Glycine max*（L.）Merr.	干燥成熟种子	
248	黑种草子	毛茛科	植物	腺毛黑种草	*Nigella glandulifera* Freyn et Sint.	干燥成熟种子	多基原
249	湖北贝母	百合科	植物	湖北贝母	*Fritillaria hupehensis* Hsiao et K. C. Hsia	干燥鳞茎	
250	蓖麻子	大戟科	植物	蓖麻	*Ricinus communis* L.	干燥成熟种子	
251	蒲公英	菊科	植物	药用蒲公英	*Taraxacum officinale* F. H. Wigg.	干燥全草	多基原
252	椿皮	苦木科	植物	臭椿	*Ailanthus altissima*（Mill.）Swingle	干燥根皮、干皮	
253	槐花	豆科	植物	槐	*Sophora japonica* L.	干燥花及花蕾	
254	槐角	豆科	植物	槐	*Sophora japonica* L.	干燥成熟果实	
255	路路通	金缕梅科	植物	枫香树	*Liquidambar formosana* Hance	干燥成熟果序	
256	锦灯笼	茄科	植物	酸浆	*Physalis alkekengi* L. var. *franchetii*（Mast.）Makino	干燥宿萼、带果实的宿萼	
257	蓼大青叶	蓼科	植物	蓼蓝	*Polygonum tinctorium* Ait.	干燥叶	
258	榧子	红豆杉科	植物	榧	*Torreya grandis* Fort.	干燥成熟种子	
259	槟榔	棕榈科	植物	槟榔	*Areca catechu* L.	干燥成熟种子	
260	罂粟壳	罂粟科	植物	罂粟	*Papaver somniferum* L.	干燥成熟果壳	
261	辣椒	茄科	植物	辣椒或其栽培变种	*Capsicum annuum* L.	干燥成熟果实	
262	稻芽	禾本科	植物	稻	*Oryza sativa* L.	成熟果实经发芽干燥的炮制加工品	

序号	药材名	科	类别	基原植物名称	基原植物拉丁学名	部位	备注
263	薤白	百合科	植物	薤	*Allium chinense* G. Don	干燥鳞茎	多基原
264	薏苡仁	禾本科	植物	薏苡	*Coix lacryma-jobi* L. var. *ma-yuen*（Roman.）Stapf	干燥成熟种仁	
265	薄荷	唇形科	植物	薄荷	*Mentha haplocalyx* Briq.	干燥地上部分	
266	颠茄草	茄科	植物	颠茄	*Atropa belladonna* L.	干燥全草	
267	橘红	芸香科	植物	橘及其栽培变种	*Citrus reticulata* Blanco	干燥外层果皮	
268	橘核	芸香科	植物	橘及其栽培变种	*Citrus reticulata* Blanco	干燥成熟种子	
269	藁本	伞形科	植物	辽藁本	*Ligusticum jeholense* Nakai et Kitag.	干燥根茎和根	多基原
270	檀香	檀香科	植物	檀香	*Santalum album* L.	树干的干燥心材	
271	藕节	睡莲科	植物	莲	*Nelumbo nucifera* Gaertn.	干燥根茎节部	
272	瞿麦	石竹科	植物	石竹	*Dianthus chinensis* L.	干燥地上部分	多基原

注：1. 药材种类来源：来自于2015年版《中国药典》中，基原为植物（含菌类，下同）的中药材。炮制品未单列（如干姜、炮姜只列出了干姜，炮姜未列出），不同部位入药的药材单列（如紫苏子、紫苏叶、紫苏梗），按药典单独收录。共有来自255种植物基原的272种药材属于人工栽培。

2. "人工栽培"标准：在生产上已实现大规模人工种植，栽培技术成熟或较成熟，人工种植药材已占市场主流。对于多基原药材，只列出属于"人工栽培"的基原植物，如甘草药材的基原植物，只列出已有大规模人工种植的甘草 *Glycyrrhiza uralensis*，而光果甘草 *G.glabra* 和胀果甘草 *G.inflata* 主要来自野生，未收录，并在备注栏提示该药材来自"多基原"。对于栽培技术已基本成功，但种植规模小，栽培品尚未成为市场和临床用药主要来源（如红景天、半边莲、羌活、黄精、重楼等），以及主要来自进口，在国内暂无大规模栽培的药材（如丁香、肉豆蔻、胖大海等）未收录。

3. 排序方式：与《中国药典》一致，按药材首字笔画排序。

中药辐照灭菌技术指导原则

（2015 年第 86 号　2015.11.09）

一、概述

为指导和规范辐照技术在中药灭菌中的正确应用，保证中药的安全、有效、质量稳定，特制定本指导原则。

本指导原则的辐照灭菌是指利用 γ 射线或是以电子加速器产生的高能电子束或转换成的 X 射线杀灭中药中微生物的过程，作为药品生产过程中降低药品微生物负载的一种手段。

本指导原则包括中药辐照灭菌基本原则及要求、辐照装置、辐照剂量和辐照检测等内容，适用于采用辐照灭菌的中药新药及灭菌方法变更为辐照灭菌技术的已上市中药。

二、基本原则及要求

（一）"必要、科学、合理"原则

因辐照灭菌应用于传统中药的灭菌历史尚短，基础研究需不断完善，故中药采用辐照灭菌应充分说明其必要性。申请人需要对产品研发和生产、产品性质等有全面和准确的了解。如采用辐照灭菌，应针对辐照灭菌对产品质量、稳定性、生物学性质等方面的影响进行全面研究和评估，通过提供的研究资料说明采用辐照灭菌的必要性、科学性和合理性。如处方药味含有结构不稳定成份的，应进行有针对性的研究，考察辐照灭菌前后成份不稳定成份的变化情况。

（二）"安全、有效、稳定"原则

中药采用辐照灭菌应以不影响原料或制剂的安全性、有效性及稳定性为原则。需要通过一定的研究工作考察和评估辐照灭菌对中药安全性、有效性及稳定性的影响。

1. 应进行辐照前后的对比研究，包括采用指纹图谱等方法，尽可能全面地反映辐照灭菌前后药品所含成份种类或含量的变化情况。必要时，应采用与适应症相关的药效指标，比较辐照灭菌前后药品有效性的差异，或开展安全性研究。

2. 对于毒性饮片或处方中含有毒性饮片的半成品，药材制剂的辐照灭菌，应关注辐照灭菌对药品安全性的影响。

3. 凡灭菌工艺未被明确批准为辐照灭菌的已上市中药，若要采用辐照灭菌，应按《已上市中药变更研究技术指导原则（一）》的相应要求进行研究。

（三）严格执行 GMP 的管理要求

辐照灭菌技术不能替代药品生产的 GMP 管理，中药药品生产过程中必须严格执行 GMP 规范，各个生产环节应设置降低微生物负载的措施，严格药材的挑选、清洁、炮制等加工环节，不应当将采用辐照灭菌作为降低药品微生物负载的唯一途径。药品生产企业应制定灭菌过程控制文件，保持每一灭菌批的灭菌过程参数记录，灭菌记录应可追溯到中药产品的每一生产批。

三、辐照装置

应按质量管理体系要求选择和审核辐照单位，以保障研究和生产过程中的药品质量。中药生产企业应要求辐照单位提供包括辐照产品名称、批号、辐照目的、辐照日期、产品装载模式、辐照装置设定的运行参数、常规剂量计的分布位置和数量、最小吸收剂量、最大吸收剂量、整体平均剂量、剂量不均匀度等在内的辐照记录。

适用于中药辐照的辐射源有：(1)^{60}Co 等放射性核素产生的 γ 射线；(2)电子加速器产生的能量低于 5MeV 的 X 射线；(3)电子加速器产生的能量低于 10MeV 的电子束。可采用静态辐照、动态辐照（包括动态步进辐照及产品流动辐照）等辐照方式。

四、辐照剂量

应分析产品特征，综合考虑处方组成、所含成份类别、微生物负载及抗性等情况，以及国内外的研究报道和实际生产中积累的数据，全面分析和评估辐照对药用物质基础、药物安全性和有效性的影响，确定拟采用的最大总体平均辐照剂量。

建议尽可能采用低剂量辐照灭菌，中药最大总体平均辐照剂量原则上不超过 10kGy。紫菀、锦灯笼、乳香、天竺黄、补骨脂等药材、饮片、药粉，以及含有前述一种以上或多种原料的中药半成品原粉建议辐照剂量不超过 3kGy。

龙胆、秦艽药材、饮片、药粉及含有龙胆、秦艽的半成品原粉不得辐照。

五、辐照检测

中药生产企业可根据品种的特点建立相应的辐照检测方法，对经辐照的原辅料、半成品进行辐照检测。对含有药材原粉的原料及半成品，若经过 1kGy 或以上剂量辐照的鉴别，可参考国家已发布的有关鉴别方法，如光释光鉴别法、热释光鉴别法等。

六、参考文献

1.《^{60}Co 辐射中药灭菌剂量标准》，卫药发〔1997〕第 38 号

2. 国标：

GB 17568 γ 辐照装置设计建造和使用规范

GB/T 25306 辐射加工用电子加速器工程通用规范

GB 16334 γ 辐照装置食品加工实用剂量学导则

GB/T 18524 食品辐照通用技术要求

GB/T 16841 能量为 300keV–25MeV 电子束辐射加工装置剂量学导则

GB 7718 预包装食品标签通则

GB/T 15446 辐射加工剂量学术语

中药、天然药物稳定性研究技术指导原则

（国食药监注〔2006〕678号　2006.12.30）

一、概述

中药、天然药物的稳定性是指中药、天然药物（原料或制剂）的化学、物理及生物学特性发生变化的程度。通过稳定性试验，考察中药、天然药物在不同环境条件（如温度、湿度、光线等）下药品特性随时间变化的规律，以认识和预测药品的稳定趋势，为药品生产、包装、贮存、运输条件的确定和有效期的建立提供科学依据。稳定性研究是评价药品质量的主要内容之一，在药品的研究、开发和注册管理中占有重要地位。为此起草了中药、天然药物稳定性研究技术指导原则。

根据研究目的和条件的不同，稳定性研究内容可分为影响因素试验、加速试验和长期试验等。

影响因素试验是在剧烈条件下探讨药物的稳定性、了解影响其稳定性的因素及所含成份的变化情况。为制剂处方设计、工艺筛选、包装材料和容器的选择、贮存条件的确定、有关物质的控制提供依据。并为加速试验和长期试验应采用的温度和湿度等条件提供参考。

加速试验是在加速条件下进行的稳定性试验，其目的是在较短的时间内，了解原料或制剂的化学、物理和生物学方面的变化，为制剂设计、质量评价和包装、运输、贮存条件等提供试验依据，并初步预测样品的稳定性。

长期试验是在接近药品的实际贮存条件下进行的稳定性试验，为制订药物的有效期提供依据。

此外，有些药物制剂还应考察使用过程中的稳定性。

稳定性研究具有阶段性特点，不同阶段具有不同的目的。一般始于药品的临床前研究，贯穿药品研究与开发的全过程，在药品上市后还要继续进行稳定性研究。

本指导原则所涉及的仅为中药、天然药物注册进行稳定性研究的一般性原则，具体的试验设计和评价应遵循具体问题具体分析的原则。

二、稳定性研究实验设计

稳定性研究实验设计应根据不同的研究目的，结合原料药的理化性质、剂型的特点和具体的处方及工艺条件进行。

（一）样品的批次和规模

影响因素试验可采用一批小试规模样品进行；加速试验和长期试验应采用3批中试以上规模样品进行。

（二）包装及放置条件

加速试验和长期试验所用包装材料和封装条件应与拟上市包装一致。

稳定性试验要求在一定的温度、湿度、光照等条件下进行，这些放置条件的设置应充分考虑到药品在贮存、运输及使用过程中可能遇到的环境因素。

稳定性研究中所用控温、控湿、光照等设备应能较好地对试验要求的环境条件进行控制和监测，如应能控制温度 ±2℃，相对湿度 ±5%，照度 ±500lx 等，并能对真实温度、湿度与照度进行监测。

（三）考察时间点

稳定性研究中需要设置多个时间点。考察时间点的设置应基于对药品理化性质的认识、稳定性变化趋势而设置。如长期试验中，总体考察时间应涵盖所预期的有效期，中间取样点的设置要考虑

药品的稳定特性和剂型特点。对某些环境因素敏感的药品，应适当增加考察时间点。

（四）考察项目

一般情况下，考察项目可分为物理、化学和生物学等几个方面。

稳定性研究的考察项目（或指标）应根据所含成份和/或制剂特性、质量要求设置，应选择在药品保存期间易于变化，可能会影响到药品的质量、安全性和有效性的项目，以便客观、全面地评价药品的稳定性。一般以质量标准及中国药典制剂通则中与稳定性相关的指标为考察项目，必要时，应超出质量标准的范围选择稳定性考察指标。

有效成份及其制剂应考察有关物质的变化。

有效部位及其制剂应关注其同类成份中各成份的变化。

复方制剂应注意考察项目的选择，注意试验中信息量的采集和分析。为了确定药物的稳定性，对同批次不同取样时间点及不同批次样品所含成份的一致性进行比较研究，是有意义的。

（五）分析方法

稳定性试验研究应采用专属性强、准确、精密、灵敏的分析方法，并对方法进行验证，以保证稳定性检测结果的可靠性。

三、稳定性研究实验方法

（一）影响因素试验

影响因素试验一般包括高温、高湿、强光照射试验。将原料置适宜的容器中（如称量瓶或培养皿），摊成 ≤ 5mm 厚的薄层，疏松原料药摊成 ≤ 10mm 厚的薄层进行试验。对于固体制剂产品，采用除去内包装的最小制剂单位，分散为单层置适宜的条件下进行。如试验结果不明确，应加试 2 个批号的样品。

1. 高温试验

供试品置密封洁净容器中，在 60℃ 条件下放置 10 天，于 0、5、10 天取样检测。与 0 天比较，若供试品发生显著变化，则在 40℃ 下同法进行试验。如 60℃ 无显著变化，则不必进行 40℃ 试验。

2. 高湿试验

供试品置恒湿设备中，于 25℃、RH92.5% ± 5% 条件下放置 10 天，在 0、5、10 天取样检测。检测项目应包括吸湿增重等。若吸湿增重在 5% 以上，则应在 25℃、RH75% ± 5% 下同法进行试验；若吸湿增重在 5% 以下，且其他考察项目符合要求，则不再进行此项试验。

恒湿条件可以通过恒温恒湿箱或在密闭容器中放置饱和盐溶液来实现。根据不同的湿度要求，选择 NaCl 饱和溶液（15.5–60℃，RH75% ± 1%）或 KNO_3 饱和溶液（25℃，RH92.5%）。

对水性的液体制剂，可不进行此项试验。

3. 强光照射试验

供试品置装有日光灯的光照箱或其它适宜的光照容器内，于照度为 4500lx ± 500lx 条件下放置 10 天，在 0、5、10 天取样检测。试验中应注意控制温度，与室温保持一致，并注意观察供试品的外观变化。

此外，根据药物的性质必要时应设计其他试验，探讨 pH 值、氧及其他条件（如冷冻等）对药物稳定性的影响。

（二）加速试验

加速试验一般应在 40℃ ± 2℃、RH75% ± 5% 条件下进行试验，在试验期间第 0、1、2、3、6 个月末取样检测。若供试品经检测不符合质量标准要求或发生显著变化，则应在中间条件下，即在 30℃ ± 2℃、RH65% ± 5% 条件下（可用 Na_2CrO_4 饱和溶液，30℃，RH64.8%）进行试验。

对采用不可透过性包装的液体制剂，如合剂、乳剂、注射液等的稳定性研究中可不要求相对湿度。对采用半通透性的容器包装的液体制剂，如多层共挤 PVC 软袋装注射液、塑料瓶装滴眼液、滴鼻液等，加速试验应在 40℃ ±2℃、RH20% ±5% 的条件下进行。

对膏药、胶剂、软膏剂、凝胶剂、眼膏剂、栓剂、气雾剂等制剂可直接采用 30℃ ±2℃、RH65% ±5% 的条件进行试验。

对温度敏感药物（需在 4-8℃冷藏保存）的加速试验可在 25℃ ±2℃、RH60% ±5% 条件下同法进行。需要冷冻保存的药品可不进行加速试验。

（三）长期试验

长期试验是在接近药品的实际贮存条件下进行的稳定性试验，建议在 25℃ ±2℃、RH60% ±10% 条件下，分别于 0、3、6、9、12、18 个月取样检测，也可在常温条件下进行。对温度特别敏感药物的长期试验可在 6℃ ±2℃条件下进行试验，取样时间点同上。

（四）药品上市后的稳定性考察

药品注册申请单位应在药品获准生产上市后，采用实际生产规模的药品进行留样观察，以考察上市药品的稳定性。根据考察结果，对包装、贮存条件进行进一步的确认或改进，并进一步确定有效期。

四、稳定性研究要求与结果评价

（一）稳定性研究要求

稳定性研究的内容应根据注册申请的分类以及药品的具体情况，围绕稳定性研究的目的（如确定处方工艺、包装材料、贮存条件和制定有效期），进行设计和开展工作。

1. 新药

对于申报临床研究的新药，应提供符合临床研究要求的稳定性研究资料，一般情况下，应提供至少 6 个月的长期试验考察资料和 6 个月的加速试验资料。有效成份及其制剂还需提供影响因素试验资料。

对于申请生产的新药，应提供全部已完成的长期试验数据，一般情况下，应包括加速试验 6 个月和长期试验 18 个月以上的研究数据，以确定申报注册药品的实际有效期。

2. 已有国家标准药品

已有国家标准品种的注册申请，一般情况下，应提供 6 个月的加速试验和长期试验资料。有关研究可参考"申请生产已有国家标准中药、天然药物质量控制研究的指导原则"。

3. 其他

药品在获得上市批准后，可能会因各种原因而申请改变制备工艺、处方组成、规格、包装材料等，原则上应进行相应的稳定性研究，以考察变更后药品的稳定性趋势。必要时应与变更前的稳定性研究资料进行对比，以评价变更的合理性，确认变更后药品的包装、贮存条件和有效期。

以下是部分补充申请及其相应稳定性资料的要求。

（1）改变生产工艺

应提供 6 个月加速试验及长期试验资料。

（2）变更药品处方中已有药用要求的辅料

应提供 6 个月加速试验及长期试验资料。

（3）变更药品规格

一般情况下，应提供 6 个月的加速试验及长期试验资料，并与原规格药品的稳定性资料进行对比。

如果仅为装量规格的改变，不变更处方工艺、包装材料，应进行稳定性分析，酌情进行稳定性研究。一般的，有效期可参照原装量规格药品有效期执行。

（4）变更直接接触药品的包装材料或者容器

一般情况下，应提供变更前后两种包装材料或者容器中药品的在不同包装条件下的6个月加速试验及长期试验资料，以考察包装材料的改变对药品质量的影响。

（5）其他内容的补充申请

对于其他内容的补充申请，如申请进行的变更可能会影响药品质量，并影响药品的稳定性，应提供稳定性研究资料，根据研究结果分析变更对药品稳定性的影响。

（二）稳定性研究结果评价

药品稳定性的评价是对有关试验（如影响因素、加速试验、长期试验）的结果进行的系统分析和判断。其相关检测结果不应有明显变化。

1. 贮存条件的确定

新药应综合加速试验和长期试验的结果，同时结合药品在流通过程中可能遇到的情况进行综合分析。选定的贮存条件应按照规范术语描述。

已有国家标准药品的贮存条件，应根据所进行的稳定性研究结果，并参考已上市同品种的国家标准确定。

2. 包装材料/容器的确定

一般先根据影响因素试验结果，初步确定包装材料或容器，结合稳定性研究结果，进一步验证采用的包装材料和容器的合理性。

3. 有效期的确定

药品的有效期应根据加速试验和长期试验的结果分析确定，一般情况下，以长期试验的结果为依据，取长期试验中与0月数据相比无明显改变的最长时间点为有效期。

五、名词解释

原料系指提取物，或从中药、天然药物中提取的有效成份、有效部位，还包括中药、天然药物和化学药品组成的复方制剂中的化学原料药。此处不包括中药材或中药饮片。

有效期系指一段时间内，市售包装药品在规定的贮存条件下放置，药品的质量稳定并符合注册质量标准。

六、主要参考文献

1. 国家药典委员会. 原料药与药物制剂稳定性试验指导原则，见《中国药典》2005年版二部. 北京：化学工业出版社，2005：附录176.

2. 国家食品药品监督管理局注册司. 化学药物稳定性研究的技术指导原则. 2005.

3. 国家药品监督管理局. 中药新药质量稳定性研究的技术要求，见《中药新药研究的技术要求》. 1999.

七、著者

《中药、天然药物稳定性研究技术指导原则》课题研究组

八、附录

稳定性研究报告的一般内容

稳定性研究部分的申报资料应包括以下内容：

1. 供试药品的品名、规格、剂型、批号、批产量、生产者、生产日期和试验开始时间。并应说明原料药的来源和执行标准。

2.稳定性试验的条件，如温度、光照强度、相对湿度、容器等。应明确包装/密封系统的性状，如包材类型、形状和颜色等。

3.稳定性研究中各质量检测方法和指标的限度要求。

4.在研究起始和试验中间的各个取样点获得的实际分析数据，一般应以表格的方式提交，并附相应的图谱。

5.检测的结果应如实申报，不宜采用"符合要求"等表述。检测结果应该用每个制剂单位含有有效成份的量（或有效成份标示量的百分数），如 μg，mg，g 等表述，并给出其与 0 月检测结果比较的变化率。如果在某个时间点进行了多次检测，应提供所有的检测结果及其相对标准偏差（RSD）。

6.应对试验结果进行分析并得出初步的结论。

中药、天然药物提取纯化工艺研究的技术指导原则

（2005.07.01）

一、概述

中药、天然药物提取纯化工艺研究是指根据临床用药和制剂要求，用适宜溶剂和方法从净药材中富集有效物质、除去杂质的过程。

中药、天然药物成分复杂，为了提高疗效、减小剂量、便于制剂，药材一般需要经过提取、纯化处理。这是中药、天然药物制剂特有的工艺步骤，提取、纯化工艺的合理、技术的正确运用直接关系到药材的充分利用和制剂疗效的充分发挥。在提取、纯化及其后续的制剂过程中，浓缩、干燥也是必要的工艺环节，亦属本技术指导原则的内容。

由于提取纯化工艺的方法与技术繁多，以及新方法与新技术的不断涌现，致使应用不同方法与技术所应考虑的重点、研究的难点和技术参数，有可能不同。因此，中药、天然药物的提取、纯化、浓缩、干燥等工艺的研究，既要遵循药品研究的一般规律，注重对其个性特征的研究，又要根据用药理论与经验，在分析处方组成和复方中各药味之间的关系，参考各药味所含成分的理化性质和药理作用的研究基础上，结合制剂工艺和大生产的实际、环境保护的要求，采用合理的试验设计和评价指标，确定工艺路线，优选工艺条件。本指导原则为此提供技术指导。

二、基本内容

（一）工艺路线

中药、天然药物提取纯化的工艺路线是中药、天然药物生产工艺科学性、合理性和可行性的基础和核心。工艺路线的设计应以保证其安全性和有效性为前提，一般应考虑处方的特点和药材的性质，制剂的类型和临床用药要求，大生产的可行性和生产成本，以及环境保护的要求。在此基础上，还要充分注意工艺的科学性和先进性。

1. 提取与纯化工艺

中药、天然药物的提取应尽可能多地提取出有效成分，或根据某一成分或某类成分的性质提取目的物。提取溶剂选择应尽量避免使用一、二类有机溶剂。

中药、天然药物的纯化应依据中药传统用药经验或根据提取物中已确认的一些有效成分的存在状态、极性、溶解性等特性设计科学、合理、稳定、可行的工艺，采用一系列纯化技术尽可能多地富集有效成分，除去无效成分。

不同的提取纯化方法均有其特点与使用范围，应根据与治疗作用相关的有效成分（或有效部位）的理化性质，或药效研究结果，通过试验对比，选择适宜的工艺路线与方法。

2. 浓缩与干燥工艺

浓缩、干燥工艺应主要依据物料的理化性质、制剂的要求，影响浓缩、干燥效果的因素，选择相应工艺路线，使所得物达到要求的相对密度或含水量，以便于制剂成型。对含有热不稳定成分、易熔化物料的浓缩与干燥，尤其需要注意方法的选择，以保障浓缩物或干燥物的质量。

（二）工艺条件

工艺路线初步确定后，对采用的工艺方法，应进行科学、合理的试验设计，对工艺条件进行优化。影响工艺的因素通常是多方面的，因此，工艺的优选应采用准确、简便、具有代表性、可量化

的综合性评价指标与合理的方法，对多因素、多水平同时进行考察。鼓励新技术新方法的应用，但对于新建立的方法，应进行方法的可行性、安全性研究。

应根据具体品种的情况选择适宜的工艺及设备。为了保证工艺的稳定、减少批间质量差异，应固定工艺流程及相应设备。

1. 提取与纯化工艺条件的优化

采用的提取方法不同，影响提取效果的因素有别，因此应根据所采用的提取方法与设备，考虑影响因素的选择和工艺参数的确定。一般需对溶媒、工艺条件进行选择、优化。

中药、天然药物的纯化工艺，应根据纯化的目的、可采用方法的原理和影响因素进行选择。一般应考虑：拟制成的剂型与服用量、有效成分与去除成分的性质、后续制剂成型工艺的需要、生产的可行性、环保问题等。并通过有针对性的试验，考察各步骤有关指标的情况，以评价各步骤工艺的合理性，选择可行的工艺条件，确定适宜的工艺参数，从而确保生产工艺和药品质量的稳定。

2. 浓缩与干燥工艺条件的优化

浓缩与干燥的方法和程度、设备和工艺参数等因素都直接影响着物料中成分的稳定。在物料浓缩与干燥工艺过程中应结合制剂的要求对工艺条件进行研究和优化。

（三）评价指标

工艺研究过程中，对试验结果作出合理判断的评价指标应该是科学、客观、可量化的。在具体评价指标的选择上，应结合中药、天然药物的特点，从化学成分、生物学指标以及环保、工艺成本等多方面综合考虑。

1. 提取与纯化工艺评价指标

有效成分提取、纯化的评价指标主要是得率、纯度。

有效部位提取、纯化的评价指标除得率、含量等外，还应关注有效部位主要成分组成的基本稳定。

单方或复方提取纯化的评价指标应考虑其多成分作用的特点，既要重视传统用药经验、组方理论，充分考虑药物作用的物质基础不清楚的现状；又要尽量改善制剂状况，以满足临床用药要求。在评价指标的选择上，应结合品种的具体情况，探讨能够对其安全、有效、质量可控作出合理判断的综合评价指标，必要时可采用生物学指标等。

在提取纯化研究过程中，有可能引起安全性隐患的成分应纳入评价指标。

2. 浓缩与干燥工艺评价指标

应根据具体品种的情况，结合工艺、设备等特点，选择相应的评价指标。对含有有效成分为挥发性、热敏性成分的物料在浓缩、干燥时还应考察挥发性、热敏性成分的保留情况。

（四）实验设计方法

工艺研究过程中，工艺条件的筛选和确定，可采用的具体实验方法有多种，如单因素实验设计法、多因素实验设计法等。在工艺的优化过程中尽可能地引入数理实验设计的思想和方法，积极采用先进科学合理的设计方法以及数据的统计分析方法等。

对于主要影响因素、水平取值，一般应注意结合被研究对象特点，根据预试验结果设计。具体的选择应根据研究的情况，需要考察的因素等确定。但应考虑方法适用的范围，因素、水平设置的合理性，避免方法上的错误。例如，因素、水平选择不当，样本量不符合要求，指标选择不合理，评价方法不妥，适用对象不符等。同时应注意对试验结果的处理、分析。

由于工艺的多元性、复杂性以及研究中的实验误差，工艺优化的结果应通过重复和放大试验加以验证。

三、参考文献

1. 国家食品药品监督管理局，药品注册管理办法（试行），2002 年

2. 国家药品监督管理局，中药新药研究的技术要求，1999 年

3. 中华人民共和国卫生部药政管理局，中药新药研究指南，1992 年

4. 中华人民共和国卫生部制定发布，新药审批办法（有关中药部分的修订和补充规定），1992 年

四、著者

《中药、天然药物提取纯化工艺研究的技术指导原则》课题研究组

指导原则

中药、天然药物制剂研究的技术指导原则

（2005.07.01）

一、概述

中药、天然药物制剂研究是指将原料通过制剂技术制成适宜剂型的过程，应根据临床用药需求、处方组成及剂型特点，结合提取、纯化等工艺，以达到药物"高效、速效、长效"，"剂量小、毒性小、副作用小"和"生产、运输、贮藏、携带、使用方便"的要求。本指导原则主要阐述中药、天然药物剂型选择的依据、制剂处方设计、制剂成型工艺研究、直接接触药品的包装材料的选择的基本内容，并对以上研究提供技术指导。

由于中药、天然药物成分复杂、作用多样，剂型种类、成型工艺方法与技术繁多，加之现代制剂技术迅速发展，新方法与技术不断涌现，不同的方法与技术所应考虑的重点，需进行研究的难点，要确定的技术参数，均有可能不同。因此，应根据药物的具体情况，借鉴传统组方、用药理论与经验，结合生产实际进行必要的研究，以明确具体工艺参数，做到工艺合理、可行、稳定、可控，以保证药品的安全、有效和质量稳定。在中药、天然药物制剂的研究中，鼓励采用新技术、新工艺、新辅料。

二、基本内容

（一）剂型选择

1. 选择依据

药物必须制成适宜的剂型，采用一定的给药途径接触或导入机体才能发挥疗效。剂型的不同，可能导致药物作用效果的不同，从而关系到药物的临床疗效及不良反应。

剂型选择应根据药味组成并借鉴用药经验，以满足临床医疗需要为宗旨，在对药物理化性质、生物学特性、剂型特点等方面综合分析的基础上进行。应提供具有说服力的文献依据和（或）试验资料，充分阐述剂型选择的科学性、合理性、必要性。

剂型的选择应主要考虑以下几方面：

1.1 临床需要及用药对象

应考虑不同剂型可能适用于不同的临床病症需要，以及用药对象的顺应性和生理情况等。

1.2 药物性质及处方剂量

中药有效成分复杂，各成分溶解性、稳定性，在体内的吸收、分布、代谢、排泄过程各不相同，应根据药物的性质选择适宜的剂型。

选择剂型时应考虑处方量、半成品量及性质、临床用药剂量，以及不同剂型的载药量。

1.3 药物的安全性

在选择剂型时需充分考虑药物安全性。应在比较剂型因素产生疗效增益的同时，关注可能产生的安全隐患（包括毒性和副作用），并考虑以往用药经验和研究结果。

2. 需要注意的问题

2.1 重视药物制剂处方设计前研究工作。在认识药物的基本性质、剂型特点以及制剂要求的基础上，进行相关研究。

2.2 在剂型选择和设计中注意借鉴相关学科的新理论、新方法和新技术，鼓励新剂型的开发。

2.3 在选择注射剂剂型时，应特别关注其安全性、有效性、质量可控性以及临床需要，并提供充分的选择依据。

2.4 已有国家药品标准品种的剂型改变，应在对原剂型的应用进行全面、综合评价的基础上有针对性地进行，充分阐述改变剂型的必要性和所选剂型的合理性。

（二）制剂处方研究

制剂处方研究是根据制剂原料性质、剂型特点、临床用药要求等，筛选适宜的辅料，确定制剂处方的过程。制剂处方研究是制剂研究的重要内容。

1. 制剂处方前研究

制剂处方前研究是制剂成型研究的基础，其目的是保证药物的稳定、有效，并使制剂处方和制剂工艺适应工业化生产的要求。一般在制剂处方确定之前，应针对不同药物剂型的特点及其制剂要求，进行制剂处方前研究。

制剂原料的性质对制剂工艺、辅料、设备的选择有较大的影响，在很大程度上决定了制剂成型的难易。在中药、天然药物制剂处方前研究中，应了解制剂原料的性质。例如，用于制备固体制剂的原料，应主要了解其溶解性、吸湿性、流动性、稳定性、可压性、堆密度等内容；用于制备口服液体制剂的原料，应主要了解其溶解性、酸碱性、稳定性以及嗅、味等内容，并提供文献或试验研究资料。

以有效成分或有效部位为制剂原料的，应加强其与辅料的相互作用的研究，必要时还应了解其生物学性质。

2. 辅料的选择

辅料除具有赋予制剂成型的作用外，还可能改变药物的理化性质，调控药物在体内的释放过程，影响甚至改变药物的临床疗效、安全性和稳定性等。新辅料的应用，为改进和提高制剂质量，研究和开发新剂型、新制剂提供了基础。在制剂成型工艺的研究中，应重视辅料的选择和新辅料的应用。

所用辅料应符合药用要求。辅料选择一般应考虑以下原则：满足制剂成型、稳定、作用特点的要求，不与药物发生不良相互作用，避免影响药品的检测。考虑到中药、天然药物的特点，减少服用量，提高用药对象的顺应性，应注意辅料的用量，制剂处方应能在尽可能少的辅料用量下获得良好的制剂成型性。

3. 制剂处方筛选研究

制剂处方筛选研究，可根据药物、辅料的性质，结合剂型特点，采用科学、合理的试验方法和合理的评价指标进行。制剂处方筛选研究应考虑以下因素：临床用药的要求、制剂原辅料性质、剂型特点等。通过处方筛选研究，初步确定制剂处方组成，明确所用辅料的种类、型号、规格、用量等。

在制剂处方筛选研究过程中，为减少研究中的盲目性，提高工作效率，获得预期的效果，可在预实验的基础上，应用各种数理方法安排试验。如采用单因素比较法，正交设计、均匀设计或其他适宜的方法。

（三）制剂成型工艺研究

制剂成型工艺研究是按照制剂处方研究的内容，将制剂原料与辅料进行加工处理，采用客观、合理的评价指标进行筛选，确定适宜的辅料、工艺和设备，制成一定的剂型并形成最终产品的过程。通过制剂成型研究进一步改进和完善处方设计，最终确定制剂处方、工艺和设备。

1. 制剂成型工艺研究的原则

制剂成型工艺研究一般应考虑成型工艺路线和制备技术的选择，应注意实验室条件与中试和生产的衔接，考虑大生产制剂设备的可行性、适应性。

对单元操作或关键工艺，应进行考察，以保证质量的稳定。应提供详细的制剂成型工艺流程，各工序技术条件试验依据等资料。在制剂过程中，对于含有有毒药物以及用量小而活性强的药物，应特别注意其均匀性。

2. 制剂成型工艺研究评价指标的选择

制剂成型工艺研究评价指标的选择，是确保制剂成型研究达到预期目的的重要内容。制剂处方设计、辅料筛选、成型技术、制剂设备等的优选应根据不同药物及其剂型的具体情况，选择评价指标，以进行制剂性能与稳定性评价。

评价指标应是客观的、可量化的。量化的评价指标对处方设计、筛选、制剂生产具有重要意义。例如，颗粒的流动性、与辅料混合后的物性变化、物料的可压性、吸湿性等可作为片剂成型工艺的考察指标的主要内容。对于口服固体制剂，有时还需进行溶出度的考察。

3. 制剂技术、制剂设备

制剂处方筛选、制剂成型均需在一定的制剂技术和设备条件下才能实现。在制剂研究过程中，特定的制剂技术和设备往往可能对成型工艺，以及所使用辅料的种类、用量产生很大影响，应正确选用。固定所用设备及其工艺参数，以减少批间质量差异，保证药品的安全、有效，及其质量的稳定。先进的制剂技术以及相应的制剂设备，是提高制剂水平和产品质量的重要方面，也应予以关注。

（四）直接接触药品的包装材料的选择

应符合《药品包装材料、容器管理办法》（暂行）、《药品包装、标签规范细则》（暂行）及相关要求，提供相应的注册证明和质量标准。在选择直接接触药品的包装材料时，应对同类药品及其包装材料进行相应的文献调研，证明选择的可行性，并结合药品稳定性研究进行相应的考察。

在某些特殊情况或文献资料不充分的情况下，应加强药品与直接接触药品的包装材料的相容性考察。采用新的包装材料，或特定剂型，在包装材料的选择研究中除应进行稳定性实验需要进行的项目外，还应增加相应的特殊考察项目。

三、参考文献

1. 国家食品药品监督管理局，《药品注册管理办法（试行）》，2002 年
2. 国家药品监督管理局，中药新药研究的技术要求，1999 年
3. 中华人民共和国卫生部药政管理局，中药新药研究指南，1992 年
4. 中华人民共和国卫生部制定发补，新药审批办法（有关中药部分的修订和补充规定），1992 年

四、著者

《中药、天然药物制剂研究的技术指导原则》课题研究组

中药、天然药物原料的前处理技术指导原则

（2005.07.01）

一、概述

中药、天然药物的原料包括药材、中药饮片、提取物和有效成分。为保证中药、天然药物新药的安全性、有效性和质量可控性，应对原料进行必要的前处理。原料的前处理包括鉴定与检验、炮制与加工。

二、基本内容

（一）鉴定与检验

药材品种繁多，来源复杂，即使同一品种，由于产地、生态环境、栽培技术、加工方法等不同，其质量也会有差别；中药饮片、提取物、有效成分等原料也可能存在一定的质量问题。为了保证制剂质量，应对原料进行鉴定和检验。检验合格方可投料。

原料的鉴定与检验的依据为法定标准。无法定标准的原料，应按照自行制定的质量标准进行鉴定与检验。药材和中药饮片的法定标准为国家药品标准和地方标准或炮制规范；提取物和有效成分的法定标准仅为国家药品标准。标准如有修订，应执行修订后的标准。

多来源的药材除必须符合质量标准的要求外，一般应固定品种。对品种不同而质量差异较大的药材，必须固定品种，并提供品种选用的依据。药材质量随产地不同而有较大变化时，应固定产地；药材质量随采收期不同而明显变化时，应注意采收期。

原料质量标准若过于简单，难以满足新药研究的要求时，应自行完善标准。如药材标准未收载制剂中所测成分的含量测定项时，应建立含量测定方法，并制定含量限度，但要注意所定限度应尽量符合原料的实际情况。完善后的标准可作为企业的内控标准。

对于列入国务院颁布的《医疗用毒性药品管理办法》中的 28 种药材，应提供自检报告。涉及濒危物种的药材应符合国家的有关规定，并特别注意来源的合法性。提取物和有效成分应特别注意有机溶剂残留的检查。

（二）炮制与加工

炮制和制剂的关系密切，大部分药材需经过炮制才能用于制剂的生产。在完成药材的鉴定与检验之后，应根据处方对药材的要求以及药材质地、特性的不同和提取方法的需要，对药材进行必要的炮制与加工，即净制、切制、炮炙、粉碎等。

1. 净制

即净选加工，是药材的初步加工过程。药材中有时会含有泥沙、灰屑、非药用部位等杂质，甚至会混有霉烂品、虫蛀品，必须通过净制除去，以符合药用要求。净制后的药材称为"净药材"。常用的方法有挑选、风选、水选、筛选、剪、切、刮、削、剔除、刷、擦、碾、撞、抽、压榨等。

2. 切制

是指将净药材切成适于生产的片、段、块等，其类型和规格应综合考虑药材质地、炮炙加工方法、制剂提取工艺等。除少数药材鲜切、干切外，一般需经过软化处理，使药材利于切制。软化时，需控制时间、吸水量、温度等影响因素，以避免有效成分损失或破坏。

3. 炮炙

是指将净制、切制后的药材进行火制、水制或水火共制等。常用的方法有炒、炙、煨、煅、蒸、煮、烫、炖、制、水飞等。炮炙方法应符合国家标准或各省、直辖市、自治区制定的炮制规范。如炮炙方法不为上述标准或规范所收载，应自行制定炮炙方法和炮炙品的规格标准，提供相应的研究资料。制定的炮炙方法应具有科学性和可行性。

4. 粉碎

是指将药材加工成一定粒度的粉粒，其粒度大小应根据制剂生产需求确定。对质地坚硬、不易切制的药材，一般应粉碎后提取；一些贵重药材常粉碎成细粉直接入药，以避免损失；另有一些药材粉碎成细粉后参与制剂成型，兼具赋形剂的作用。经粉碎的药材应说明粉碎粒度及依据，并注意出粉率。含挥发性成分的药材应注意粉碎温度；含糖或胶质较多且质地柔软的药材应注意粉碎方法；毒性药材应单独粉碎。

三、参考文献

1. 国家药典委员会，《中华人民共和国药典》，2000 年版
2. 卫生部药政局，《中药新药药学研究指南》，1993 年
3. 国家药品监督管理局，《中药新药研究的技术要求》，1999 年

四、著者

《中药、天然药物原料的前处理技术指导原则》课题研究组

中药、天然药物中试研究的技术指导原则

（2005.07.01）

一、概述

中药、天然药物的中试研究是指在实验室完成系列工艺研究后，采用与生产基本相符的条件进行工艺放大研究的过程。

中试研究是对实验室工艺合理性的验证与完善，是保证工艺达到生产稳定性、可操作性的必经环节，是药物研究工作的重要内容之一，直接关系到药品的安全、有效和质量可控。本指导原则为中试研究规模、批次、样品质量、中试场地、设备等相关内容提供技术指导。

二、基本内容

（一）中试研究的作用

为保证质量标准的制订、稳定性考察、药理毒理和临床研究结果的可靠，所用样品都应经中试研究确定的工艺制备而成。

通过中试研究，可发现工艺可行性、劳动保护、环保、生产成本等方面存在的问题，以减少药品研发的风险。

（二）中试研究的有关问题

中试研究设备与生产设备的技术参数应基本相符。中试样品如用于临床研究，应当在符合《药品生产质量管理规范》条件的车间制备。

由于药品剂型不同，所用生产工艺、设备、生产车间条件、辅料、包装等有很大差异，因此在中试研究中要结合剂型，特别要考虑如何适应生产的特点开展工作，注意以下问题。

1. 规模与批次

投料量、半成品率、成品率是衡量中试研究可行性、稳定性的重要指标。一般情况下，中试研究的投料量为制剂处方量（以制成 1000 个制剂单位计算）的 10 倍以上。装量大于或等于 100ml 的液体制剂应适当扩大中试规模；以有效成分、有效部位为原料或以全生药粉入药的制剂，可适当降低中试研究的投料量，但均要达到中试研究的目的。半成品率、成品率应相对稳定。

中试研究一般需经过多批次试验，以达到工艺稳定的目的。申报临床研究时，应提供至少 1 批稳定的中试研究数据，包括批号、投料量、半成品量、辅料量、成品量、成品率等。

变更药品规格的补充申请一般不需提供中试研究资料，但改变辅料的除外。

2. 质量控制

中试研究过程中应考察各关键工序的工艺参数及相关的检测数据，注意建立中间体的内控质量标准。

与样品含量测定相关的药材，应提供所用药材及中试样品含量测定数据，并计算转移率。

三、参考文献

1. 国家食品药品监督管理局，《药品注册管理办法》（试行）2002 年。
2. 国家药品监督管理局，《中药新药研究的技术要求》1999 年。

四、著者

《中药、天然药物中试研究的技术指导原则》课题研究组

指导原则

中药注射剂指纹图谱研究的技术要求（暂行）

（国药管注〔2000〕348号　2000.08.15）

为了加强中药注射剂的质量管理，确保中药注射剂的质量稳定、可控，中药注射剂在固定中药材品种、产地和采收期的前提下，需制定中药材、有效部位或中间体、注射剂的指纹图谱。

一、注射剂用中药材指纹图谱研究的技术要求

中药材指纹图谱系指中药材经适当处理后，采用一定的分析手段，得到的能够标示该中药材特性的共有峰的图谱。如原药材需经过特殊炮制（如醋制、酒制、炒炭等），则应制定原药材和炮制品指纹图谱的检测标准。

（一）指纹图谱的检测标准

包括名称、汉语拼音、拉丁名、来源、供试品和参照物的制备、检测方法、指纹图谱及技术参数。有关项目的技术要求如下：

1. 名称、汉语拼音

按中药命名原则制定。

2. 来源

包括原植、动物的科名、中文名、拉丁学名、药用部位、产地、采收季节、产地加工、炮制方法等，矿物药包括矿物的类、族、矿石名或岩石名、主要成分、产地、产地加工、炮制方法等。动、植物药材均应固定品种、药用部位、产地、采收期、产地加工和炮制方法，矿物药应固定产地和炮制、加工方法。供试品的取样参照《中国药典》2000年版中规定的中药材的取样方法，以保证供试品的代表性和均一性。

3. 供试品的制备

应根据中药材中所含化学成分的理化性质和检测方法的需要，选择适宜的方法进行制备。制备方法必须确保该中药材的主要化学成分在指纹图谱中的体现。对于仅提取其中某类或数类成分的中药材，除按化学成分的性质提取各类成分制定指纹图谱外，还需按注射剂制备工艺制备供试品，制定指纹图谱，用以分析中药材与注射剂指纹图谱的相关性。

4. 参照物的制备

制定指纹图谱必须设立参照物，应根据供试品中所含成分的性质，选择适宜的对照品作为参照物，如果没有适宜的对照品，可选择适宜的内标物作为参照物。参照物的制备应根据检测方法的需要，选择适宜的方法进行。

5. 测定方法

包括测定方法、仪器、试剂、测定条件等。应根据中药材所含化学成分的理化性质，选择适宜的测定方法。建议优先考虑色谱方法。对于成分复杂的中药材，必要时可以考虑采用多种测定方法，建立多张指纹图谱。以色谱方法制定指纹图谱所采用的色谱柱、薄层板、试剂、测定条件等必须固定；以光谱方法制定指纹图谱，相应的测定条件也必须固定。

6. 指纹图谱及技术参数

（1）指纹图谱

根据供试品的检测结果，建立指纹图谱。采用高效液相色谱法和气相色谱法制定指纹图谱，其指纹图谱的记录时间一般为1小时；采用薄层扫描法制定指纹图谱，必须提供从原点至溶剂前沿的

图谱；采用光谱方法制定指纹图谱，必须按各种光谱的相应规定提供全谱。对于化学成分类型复杂品种，必要时可建立多张指纹图谱。

指纹图谱的建立：根据 10 批次以上供试品的检测结果所给出的相关参数，制定指纹图谱。

（2）共有指纹峰的标定

采用色谱方法制定指纹图谱，必须根据参照物的保留时间，计算指纹峰的相对保留时间。根据 10 批次以上供试品的检测结果，标定中药材的共有指纹峰。色谱法采用相对保留时间标定指纹峰，光谱法采用波长或波数标定指纹峰。

（3）共有指纹峰面积的比值

以对照品作为参照物的指纹图谱，以参照物峰面积作为 1，计算各共有指纹峰面积与参照物峰面积的比值；以内标物作为参照物的指纹图谱，则以共有指纹峰中其中一个峰（要求峰面积相对较大、较稳定的共有峰）的峰面积作为 1，计算其它各共有指纹峰面积的比值。各共有指纹峰的面积比值必须相对固定。中药材的供试品图谱中各共有峰面积的比值与指纹图谱各共有峰面积的比值比较，单峰面积占总峰面积大于或等于 20% 的共有峰，其差值不得大于 ±20%；单峰面积占总峰面积大于或等于 10%，而小于 20% 的共有峰，其差值不得大于 ±25%；单峰面积占总峰面积小于 10% 的共有峰，峰面积比值不作要求，但必须标定相对保留时间。未达基线分离的共有峰，应计算该组峰的总峰面积作为峰面积，同时标定该组各峰的相对保留时间。

（4）非共有峰面积

中药材供试品的图谱与指纹图谱比较，非共有峰总面积不得大于总峰面积的 10%。

（二）起草说明

目的在于说明制定指纹图谱检测标准中各个项目的理由，规定各项目指标的依据、技术条件和注意事项等，既要有理论解释，又要有实践工作的总结及试验数据。具体要求如下：

1. 名称、汉语拼音

阐明确定该名称的理由与依据。

2. 来源

（1）对于多来源的中药材，必须固定单一品种。对于多药用部位的中药材，必须固定单一药用部位。已有国家标准（包括药典和部颁标准）的中药材，应引用国家标准；已有地方标准的中药材，除引用地方标准外，必须附标准的复印件。

（2）注射剂用中药材一般固定一个产地，如固定多个产地，需制定各产地中药材的指纹图谱。

（3）注射剂用中药材一般固定一个采收期，如固定多个采收期，需制定各采收期中药材的指纹图谱。

（4）在注射剂申报中，鼓励建立中药材规范化栽培基地或选用已有的规范化栽培基地生产的中药材。

（5）中药材的炮制必须固定一种方法，并制订严格的炮制技术标准操作规范。应根据《中药材炮制加工规范》进行详细叙述。

3. 供试品的制备

应说明选用制备方法的依据。如供试品需要提取、纯化，应考察提取溶剂、提取方法、纯化方法等，提取、纯化方法应力求最大限度地保留供试品中的化学成分；如供试品需要粉碎检测，应考察粉碎方法、粒度等。

4. 参照物的制备

应说明参照物的选择和试验样品制备的依据。应根据供试品中所含成分的性质，选择适宜的对照品或内标物作为参照物。参照物的制备应根据检测方法的需要，选择适宜的方法进行，并说明制备理由。

5. 检测方法

根据供试品的特点和所含化学成分的理化性质选择相应的检测方法。应说明选择检测方法的依据和该检测方法的原理，确定该检测方法的方法学考察资料和相关图谱（包括稳定性、精密度和重现性）。对于所含成分类型较多的中药材，如一种检测方法或一张图谱不能反映该中药材的固有特性，可以考虑采用多种检测方法或一种检测方法的多种测定条件，建立多张指纹图谱。建立指纹图谱所采用的色谱柱、薄层板等必须固定厂家和型号、规格，试剂、测定条件等也必须相应固定。采用光谱法建立指纹图谱，其相应的检测条件也必须固定。稳定性试验：主要考察供试品的稳定性。取同一供试品，分别在不同时间检测，考察色谱峰的相对保留时间、峰面积比值的一致性，确定检测时间。采用光谱方法检测的供试品，参照色谱方法进行相应考察。

精密度试验：主要考察仪器的精密度。取同一供试品，连续进样 5 次以上，考察色谱峰的相对保留时间、峰面积比值的一致性。采用高效液相色谱和气相色谱制定指纹图谱，在指纹图谱中规定共有峰面积比值的各色谱峰，其峰面积比值的相对标准偏差 RSD 不得大于 3%，其它方法不得大于 5%。采用光谱方法检测的供试品，参照色谱方法进行相应考察，相对标准偏差 RSD 不得大于 3%。

重现性试验：主要考察实验方法的重现性。取同一批号的供试品 5 份以上，按照供试品的制备和检测方法制备供试品并进行检测，考察色谱峰的相对保留时间、峰面积比值的一致性。采用高效液相色谱和气相色谱制定指纹图谱，在指纹图谱中规定共有峰面积比值的各色谱峰，其峰面积比值的相对标准偏差 RSD 不得大于 3%，其它方法不得大于 5%。采用光谱方法检测的供试品，参照色谱方法进行相应考察，相对标准偏差 RSD 不得大于 3%。

6. 指纹图谱及技术参数

（1）指纹图谱

根据供试品的检测结果制定指纹图谱，采用阿拉伯数字标示共有峰，用"S"标示参照物的峰。采用高效液相色谱法和气相色谱法制定指纹图谱，应提供 2 小时的记录图，以考察 1 小时以后的色谱峰情况。

提供建立指纹图谱的有关数据，包括各共有峰的相对保留时间、各共有峰面积的比值。采用光谱方法建立的指纹图谱，也必须提供相应的数据。

（2）共有指纹峰的标定

应根据 10 批次以上供试品的检测结果，标定中药材的共有指纹峰。说明标定共有指纹峰的理由，并附各批供试品的图谱。

（3）共有指纹峰面积的比值

应根据 10 批次以上供试品图谱中各共有指纹峰面积的比值，计算平均比值，列出各批供试品的检测数据。

（4）非共有峰面积

计算 10 批次以上供试品图谱中非共有峰总面积及占总峰面积的百分比，列出各批供试品的检测数据。

7. 注射剂用中药材指纹图谱检测标准（草案）书写格式

（1）中药材的名称、来源

（2）供试品的制备

（3）对照品溶液或内标物溶液的制备

（4）测定方法（包括仪器、试剂、测定条件和测定方法）

（5）指纹图谱及各项技术参数

（6）起草说明

二、中药注射剂及其有效部位或中间体指纹图谱的检测标准

中药注射剂指纹图谱系指中药注射剂经适当处理后，采用一定的分析手段，得到的能够标示该注射剂特性的共有峰的图谱。以有效部位或中间体投料的中药注射剂，还需制定有效部位或中间体的指纹图谱。

（一）指纹图谱的检测标准

包括供试品和参照物的制备、检测方法、指纹图谱及技术参数。有关项目的技术要求如下：

1. 供试品的制备

应根据注射剂、有效部位或中间体中所含化学成分的理化性质和检测方法的需要，选择适宜的方法进行制备。制备方法必须确保该注射剂、有效部位或中间体主要化学成分在指纹图谱中的再现。

2. 参照物的制备

制定指纹图谱必须设立参照物。应根据供试品中所含化学成分的性质，选择适宜的对照品作为参照物；如果没有适宜的对照品，可选择适宜的内标物作为参照物。参照物的制备应根据检测方法的需要，选择适宜的方法。

3. 测定方法

包括测定方法、仪器、试剂、测定条件等。应根据注射剂、有效部位和中间体所含化学成分的理化性质，选择适宜的检测方法。建议优先考虑色谱方法。对于成分复杂的注射剂、有效部位和中间体，特别是复方中药注射剂，必要时可以考虑采用多种检测方法，建立多张指纹图谱。制定指纹图谱所采用的色谱柱、薄层板、试剂、测定条件等必须固定。采用光谱方法制定指纹图谱，相应的测定条件也必须固定。

4. 指纹图谱及技术参数

（1）指纹图谱

根据供试品的检测结果，建立指纹图谱。采用高效液相色谱法和气相色谱法制定指纹图谱，其指纹图谱的记录时间一般为 1 小时；采用薄层扫描法制定指纹图谱，必须提供从原点至溶剂前沿的图谱；采用光谱方法制定指纹图谱，必须按各种光谱的相应规定提供全谱。对于化学成分类型复杂的中药注射剂、有效部位和中间体，特别是中药复方注射剂，必要时建立多张指纹图谱。指纹图谱的建立方法参见中药材部分。

（2）共有指纹峰的标定

根据 10 批次以上供试品的检测结果，标定共有指纹峰。色谱法采用相对保留时间标定指纹峰，光谱法采用波长或波数标定指纹峰。色谱峰的相对保留时间根据参照物的保留时间计算。

（3）共有指纹峰面积的比值

以对照品作为参照物的指纹图谱，以参照物峰面积作为 1，计算各共有指纹峰面积与参照物峰面积的比值；以内标物作为参照物的指纹图谱，则以共有指纹峰中其中一个峰（要求峰面积相对较大、较稳定的共有峰）的峰面积作为 1，计算其他各共有指纹峰面积的比值。各共有指纹峰的面积比值必须相对固定。供试品图谱中各共有峰面积的比值与指纹图谱中各共有峰面积的比值比较，保留时间小于或等于 30 分钟的共有峰：单峰面积占总峰面积大于或等于 20% 的共有峰，其差值不得大于 ±20%；单峰面积占总峰面积大于或等于 10%，而小于 20% 的共有峰，其差值不得大于 ±25%；单峰面积占总峰面积大于或等于 5%，而小于 10% 的共有峰，其差值不得大于 ±30%；单峰面积占总峰面积小于 5% 的共有峰，峰面积比值不作要求，但必须标定相对保留时间。保留时间超过 30 分钟的共有峰：单峰面积占总峰面积大于或等于 10% 的共有峰，按上述规定执行；单峰面积占总峰面积小于 10% 的共有峰，峰面积比值不作要求，但必须标定相对保留时间。未达基线分离的共有峰，应计算该组峰的总峰面积作为峰面积，同时标定该组各峰的相对保留时间。以光谱方

法制定指纹图谱，参照色谱方法的相应要求执行。

（4）非共有峰面积

供试品图谱与指纹图谱比较，非共有峰总面积不得大于总峰面积的 5%。

（5）中药材、有效部位、中间体和注射剂指纹图谱之间的相关性

为了确保制备工艺的科学性和稳定性，应根据中药材、有效部位、中间体和注射剂的指纹图谱，标定各图谱之间的相关性。

（二）起草说明

目的在于说明制定指纹图谱检测标准中各个项目的理由，规定各项目指标的依据、技术条件和注意事项等，既要有理论解释，又要有实践工作的总结及试验数据。具体要求如下：

1. 供试品的制备

应说明选用制备方法的依据。如供试品需要提取、纯化，应考察提取溶剂、提取方法、纯化方法等，提取、纯化方法应力求最大限度地保留供试品中的化学成分。

2. 参照物的制备

应说明参照物的选择和试验样品制备的依据。应根据供试品中所含成分的性质，选择适宜的对照品或内标物作为参照物。参照物的制备应根据检测方法的需要，选择适宜的方法进行，并说明制备理由。

3. 检测方法

根据供试品的特点和所含化学成分的理化性质选择相应的检测方法。应说明选择检测方法的依据和该检测方法的原理，确定该检测方法的方法学考察资料和相关图谱（包括稳定性、精密度和重现性）。对于所含成分类型较多的中药注射剂、有效部位和中间体，特别是复方中药注射剂，一种检测方法或一张图谱不能反映该注射剂、有效部位和中间体的固有特性，必要时可以考虑采用多种检测方法或一种检测方法的多种测定条件，制备多张指纹图谱。制定指纹图谱所采用的色谱柱、薄层板等必须固定厂家和型号、规格，试剂、测定条件等也必须相应固定。采用光谱法建立指纹图谱，其相应的检测条件也必须固定。稳定性、精密度、重现性的考察方法和要求参见中药材部分。

4. 指纹图谱及技术参数

（1）指纹图谱

根据供试品图谱所给出的相关参数，制定指纹图谱，采用阿拉伯数字标示共有峰，用"S"标示参照物的峰。采用高效液相色谱法和气相色谱法制定指纹图谱，应提供 2 小时的记录图，以考察 1 小时以后的色谱峰情况。

提供建立指纹图谱的有关数据，包括各共有峰的相对保留时间、各共有峰面积的比值。采用光谱方法建立的指纹图谱，也必须提供相应的数据。

（2）共有指纹峰的标定

应根据 10 批次以上供试品图谱的检测结果，标定中药注射剂、有效部位和中间体的共有指纹峰。说明标定共有指纹峰的理由，并附各批供试品图谱。

（3）共有指纹峰面积的比值

应根据 10 批次以上供试品图谱中共有指纹峰面积的比值，计算平均比值，列出各批供试品的检测数据。

（4）非共有峰面积

计算 10 批次以上供试品图谱中非共有峰面积及占总峰面积的百分比，列出各批供试品的检测数据。

（5）中药材、有效部位、中间体和注射剂指纹图谱之间的相关性

应根据中药材、有效部位、中间体和注射剂的指纹图谱，标定各指纹图谱之间的相关性。必要

时可采用加入某一中药材、有效部位或中间体的供试品或制备某一中药材、有效部位或中间体阴性供试品的方法标定各指纹图谱之间的相关性。提供相关性研究的指纹图谱。

（6）中试产品的指纹图谱

申报临床的中药注射剂必须提供三批以上中试产品的指纹图谱，申报生产的中药注射剂必须提供十批以上中试产品的指纹图谱。

5. 中药注射剂指纹图谱检测标准（草案）书写格式

（1）供试品的制备

（2）对照品溶液或内标物溶液的制备

（3）测定方法（包括仪器、试剂、测定条件和测定方法）

（4）指纹图谱及各项技术参数

（5）起草说明

（6）有效部位或中间体的指纹图谱检测标准及起草说明

第四节
药理毒理学专业技术指导原则

药物非临床依赖性研究技术指导原则

（2022 年第 2 号　2022.01.04）

一、概述

药物依赖性（Drug dependence）是指由于药物对生理或精神的药理作用而使机体产生反复用药的需求，以使其感觉良好或避免感觉不适。与药物依赖性有关联但有所差异的另一概念为药物滥用（Drug abuse）。药物滥用是指对药物有意的、非医疗目的的使用，以达到期望的生理或精神效应。药物滥用潜力（Drug abuse potential）则是指某一具有中枢神经系统活性的特定药物发生滥用的可能性。期望的精神效应包括欣快感、幻觉和其他感知失常、认知改变和情绪变化。具有依赖性的药物（尤其是具有精神依赖性的药物）可能导致药物滥用，因此对药物可能滥用的担忧常常是进行药物依赖性试验的重要原因。

药物依赖性包括精神依赖性（Psychological dependence）和躯体依赖性（Physical dependence）。精神依赖性，又称心理依赖性（Psychic dependence），是指基于药物的奖赏特性（产生增加药物使用可能性的正性感觉的能力）或在没有药物时产生的精神痛苦，机体对药物使用的控制力下降的一种状态。躯体依赖性是指反复用药后机体产生生理适应的一种状态，表现为突然停药或剂量明显减少后产生戒断症状。一种具有依赖性的药物，精神依赖性和躯体依赖性可能同时存在，也可能分离存在。此外，药物耐受性也是一种与药物滥用可能相关的效应。耐受性（Tolerance）是指反复使用某种药物后机体产生生理适应的一种状态，表现为机体对药物的敏感性降低，需增大剂量才能产生原有的效应。躯体依赖性或耐受性的存在并不决定一种药物是否具有滥用潜力，但是如果一种药物具有奖赏性质，则其诱导躯体依赖性或耐受性的能力可能会影响其总体滥用潜力。

具有滥用潜力的药品通常具有中枢神经系统（Central nervous system，CNS）活性，并产生欣快（或其他情绪变化）、幻觉或与 CNS 抑制剂或兴奋剂一致的效应。因此，对于可产生 CNS 活性的药物，无论什么适应症，均应考虑是否需要进行依赖性评价。

药物依赖性研究是药物非临床安全性评价的重要内容，可用于确定是否需要开展临床依赖性潜力评价，支持临床依赖性潜力评价的试验设计，并用于指导临床合理用药，警示滥用倾向。

本指导原则介绍了依赖性潜力评价分层策略、依赖性潜力早期评估内容，并重点阐述了动物依赖性行为学试验的基本要求。

本指导原则适用于中药和化学药物的非临床依赖性潜力评价和研究。

二、依赖性潜力评价分层策略

药物依赖性潜力评价采取分层评价策略，在不同的药物开发阶段获得不同的信息，并基于前期信息所反映的受试物特性，确定下一步的试验内容（详见下文阐述及附录）。

由于具有依赖性/滥用潜力的药物几乎总是具有 CNS 活性，因此，如果一种受试物（或人体主要代谢产物）具有 CNS 活性，需进行特异性的动物依赖性试验。因此，在药物依赖性潜力评价中确定受试物是否具有 CNS 活性非常关键。

在药物开发早期所收集的非临床数据，有助于发现依赖性潜力的早期指征。这些早期指征通常在人体首次用药前获得，包括用于确定作用持续时间的 PK/PD 特征、与已知依赖性药物的化学结构相似性、受体结合特性、非临床体内试验中的行为学/临床症状。

如果这些早期试验未显示受试物具有明显的依赖性潜力，则可能不需要在非临床依赖性模型中进行进一步的试验。通常，如果早期试验显示，受试物具有 CNS 活性，显示出已知依赖性模式相关的信号，或具有作用于中枢神经系统的新作用机制，推荐进行进一步的非临床依赖性试验以支持大规模的临床试验（如Ⅲ期临床试验）。

此外，在获得人体药代动力学数据后，需要关注人体主要代谢产物［参考 ICH M3（R2）及其问答对代谢产物非临床研究的要求］是否具有依赖性风险，是否具有 CNS 活性，是否在原形药的非临床研究中进行了充分评估，必要时需进行单独的依赖性潜力评价相关试验。该部分试验通常应在大规模的临床试验（如Ⅲ期临床试验）前完成。

三、依赖性潜力早期评估

受试物是否具有 CNS 活性是进行非临床依赖性试验的前提条件，因此在药物开发早期，需综合相关信息来评估受试物是否具有 CNS 活性，对依赖性潜力进行初步评估。评估时需考虑以下方面：

与已知具有依赖性的药物的化学结构具有相似性；受体－配体结合试验显示受试物可能作用于与依赖性相关的靶点/位点；药代动力学提示受试物（和/或其主要代谢产物）可通过血脑屏障而分布于脑组织；药理学和毒理学试验中提示的 CNS 活性或提示依赖性的指征；等。

（一）受体－配体结合试验

对于 CNS 活性药物，受体－配体结合试验通常是药物早期开发的一部分。因为其可以确定受试物与已知参与药物依赖性的靶点/位点的结合，所以从这些数据中可获得指示依赖性的第一信号。

应使用体外受体－配体结合试验进行全面筛选，以确定受试物在脑中的药理作用位点。CNS 可能的作用位点包括受体、转运蛋白和离子门控通道系统。值得注意的是，新的药理作用机制可能与先前无法识别的人类滥用/依赖性潜力有关。

与滥用/依赖性潜力有关的神经系统靶点/位点包括（但不限于）如下：阿片、多巴胺、5-羟色胺、大麻素、γ-氨基丁酸（GABA）、N-甲基-D-天门冬氨酸（NMDA）受体，转运体（如多巴胺、5-羟色胺、GABA），离子通道复合物（如钙、钾、氯）。

全面的受体－配体结合试验通常评估 CNS 中的许多靶点/位点，目前仅已知其中一部分与滥用/依赖性潜力相关。但是，以前被认为与滥用/依赖性潜力不相关的作用机制的新药可能也会产生与滥用/依赖性有关的信号。尽管大多数所测定的靶点/位点并不能直接预测药物滥用/依赖性，但是它们可以预测在与滥用相关试验中可能观察到的某些动物行为和人体不良事件。

在进行受体－配体结合试验时，应遵循一般的科学原则，包括使用合适的阳性对照和内控标准。应尽可能使用高选择性的放射性配体。配体的浓度应至少为 10μM（或应相当于预期的治疗暴露量的若干倍）。

对于受体－配体结合试验的数据，应对特异性（配体是否在一个或多个位点结合）和选择性

指导原则

（配体对不同结合位点的相对亲和力）两方面进行评估。

对具有结合力的靶点/位点，进一步在细胞水平进行体外功能性试验，以确定受试物在特定结合位点是激动剂、拮抗剂、部分激动剂还是混合激动剂-拮抗剂。功能性试验包括神经递质释放、第二信使活性的测定等。

通过对受体-配体结合和功能特性的了解，有助于确定哪些动物行为学试验可能是相关的。

根据体外受体-配体结合的试验结果，后续可能需要在体内试验中进一步确认体外试验中观察到的结合特性。

以上内容也适用于在临床试验阶段的人体药代动学试验中发现的人体主要代谢产物。

（二）药代动力学研究

来自药代动力学研究的依赖性早期指征包括在脑中的相对分布和穿透性，受试物若能透过血脑屏障进入脑，或者代谢产物能进入脑或在脑中形成代谢产物，可能提示受试物是否具有 CNS 活性。

此外，非临床药代动力学资料对于合理设计和解释与动物依赖性试验非常重要，例如原形药和具有 CNS 活性的人体主要代谢产物（高于药物相关总暴露量的 10%）的血浆峰值浓度（$C_{\max}$）、达峰时间（$T_{\max}$）、药物作用起效时间和终末半衰期（$T_{1/2}$）。其他参数，例如曲线下面积（$AUC_{0-\infty}$）、生物利用度、CNS 浓度及药物清除率，可能对于某些药物也很重要。

（三）药理学和毒理学研究

药理学和/或毒理学试验显示受试物能够诱导动物出现提示 CNS 活性的一般行为学变化。例如：在药效学试验中出现的 CNS 相关反应，重复给药毒性试验中停药后恢复期中出现的异常行为或戒断症状。

通过以上研究及相关信息，如果经评估后认为受试物具有 CNS 活性，则需要进行进一步的动物依赖性行为学试验。如果受试物显示出已知的依赖性模式有关的信号，或者具有作用于 CNS 的新作用机制，也需要进行进一步的动物依赖性行为学试验。

但是，经过对相关信息的评估后，若同时符合以下三种情况，可能不需进行进一步的动物依赖性行为学试验：（1）在相关浓度下，受试物与依赖性相关的分子靶点无相互作用，或者虽然观察到受试物与相关靶点的结合，但该结合不会引起相应的功能性变化。（2）体内试验结果未显示出依赖性潜力。（3）未发现受试物具有可能与依赖性有关的新的作用机制。

当体外试验中已充分显示出依赖性潜力的类别和程度，例如一个完全 μ 阿片受体激动剂，可能不需再进行进一步的研究。但是，此类阿片类药物常常表现出混合的阿片类特征，需要进一步的试验来研究其依赖性。

如果在后续的动物或人体试验中受试物出现提示依赖性潜力的信号，应重新考虑是否需要进一步的药物依赖性试验。

四、动物依赖性行为学试验

在确定受试物和/或其主要代谢产物具有 CNS 活性后，应进行与依赖性相关的动物行为学试验。这些试验评价受试物在动物体内是否能引起行为变化，从而提示人体是否可能对受试物产生依赖性，是否有滥用风险。非临床安全性试验中的一般行为学试验检测受试物是否影响或干扰一般行为，可显示受试物是否产生与依赖性相关的信号（例如提示中枢兴奋的过度活跃）。特异性的依赖性试验包括评价受试物是否具有奖赏或强化特性（自身给药试验和条件性位置偏爱试验），以及受试物是否与已知的滥用药物具有类似的效应（药物辨别试验），此外，还应评价受试物在长期给药后产生躯体依赖性的潜力（可通过突然停药后出现戒断症状来提示，即戒断试验）。这些特异性的依赖性试验即通常毒理学试验中所称的药物依赖性试验。这些特异性依赖性试验的结果，与临床试验中与滥用相关的不良事件的评价相结合，用于确定是否需要进行人体依赖性/滥用潜力研究以及如何设计试验方案。

一般情况下，评价药物依赖性需完成三类特异性的依赖性试验：药物辨别试验、自身给药试验和戒断评价试验。当进行试验时，自身给药试验和药物辨别试验通常为单独进行。戒断评价试验可单独进行，在可行时也可整合到重复给药毒性试验恢复期的设计中。

一般情况下，特异性的药物依赖性试验在Ⅱ期临床试验结束后进行，因为此时才可获得拟定的最终治疗剂量，而依赖性试验的给药剂量需基于人在拟最高治疗剂量时所产生的暴露量进行设计。但是，根据受试物具体情况，如基于安全性风险的担忧或其他因素，可能需要在药物开发更早阶段进行依赖性试验。这种情况下，在获得拟定的最终治疗剂量后，需再评估这些试验的设计是否满足要求，必要时需重新进行依赖性试验。

为了获得足够的药物依赖性信息，药物依赖性试验内容的选择需综合依赖性潜力早期评估结果、前期药理毒理资料（包括药效学、毒理学、药代动力学、安全药理学等）、已有的人体试验提示信息，以及人和动物的代谢差异性等，并进行合理的试验设计。在不适用于本指导原则所描述的几种药物依赖性试验时，可采用其他经验证过的依赖性试验，但应提供合理性依据。

（一）试验一般原则

药物依赖性试验是药物非临床安全性研究的一部分，应当在经过药物非临床研究质量管理规范认证的机构开展，并遵守药物非临床研究质量管理规范。

药物依赖性的评估和试验设计，应在对受试物认知的基础上，遵循具体问题具体分析的原则。应根据前述早期依赖性潜力指征的评估，选择合理的试验方法，设计适宜的试验方案，并对试验结果进行全面的分析与评价。

试验设计应符合毒理学试验随机、对照、重复的基本原则。

（二）受试物

中药、天然药物：受试物应采用能充分代表临床试验拟用样品和/或上市样品质量和安全性的样品。应采用工艺路线及关键工艺参数确定后的工艺制备，一般应为中试或中试以上规模的样品，否则应有充分的理由。

化学药物：受试物应采用工艺相对稳定、纯度和杂质含量能反映临床试验拟用样品和/或上市样品质量和安全性的样品。

受试物应注明名称、来源、批号、含量（或规格）、保存条件、有效期及配制方法等，并提供质量检验报告。试验中所用溶媒和/或辅料应标明名称、标准、批号、有效期、规格和生产单位等，并符合试验要求。

应进行受试物样品分析，并提供样品分析报告。

（三）实验动物

当受试物在啮齿类动物中的代谢产物特征和药物作用靶点与在人体中的一致时，应采用啮齿类动物进行依赖性评估。一般不采用非人灵长类动物，只有在少数情况下，有明确的证据表明非人灵长类动物可预测人体依赖性而啮齿类动物模型不能预测时，才采用非人灵长类动物进行试验。

依赖性试验通常采用大鼠，因为大鼠在这些试验中已得到了验证并广泛使用。

依赖性试验通常采用两种性别动物。若采用一种性别，需提供合理性证据。

试验中的动物数应基于统计学分析效能，以确保动物数适合于检测到与受试物相关的行为学变化。

如果已知并可获得试验中所用动物的用药史（包括药物类别及用药的程度和时间等），应提供，因为既往用药可能影响动物对受试物的反应。

（四）给药剂量

应根据所进行的具体试验、受试物的特性选择合适的给药剂量。给药剂量应基于人拟用最高治疗剂量产生的最大血药浓度（C_{max}）进行设计，最高剂量产生的血药浓度应为临床治疗剂量下血药浓度的若干倍。由于药物滥用者/吸毒者使用剂量通常是临床使用剂量的数倍，故动物依赖性试验中的剂量应为相当于临床最高治疗剂量产生的 C_{max} 至比其高数倍（该原则不适用于自身给药试验，详见2.1 自身给药试验）。

另外，若受试物对与依赖性相关的靶点具有部分激动剂活性（高剂量时产生拮抗剂活性，低剂量时产生激动剂活性），而适应症与拮抗作用相关，对于此种受试物，给药剂量适当降低可能更适合于评价依赖性潜力。

（五）给药途径

原则上采用临床给药途径，但是对于不同的模型可能需要采用不同的给药途径。如自身给药试验应采用静脉给药途径（详见2.1 自身给药试验）。另外，需考虑以后的滥用/非医疗目的可能使用的不同给药途径。

（六）对照组

应设置阳性对照组和阴性对照组。

为了验证试验系统的敏感性和有效性，阳性对照组应产生与阴性对照组在统计学上有显著差异的结果，以确保可检测到依赖性潜力。在可行的情况下，阳性对照药应与受试物属于同一药理学类别且已知具有依赖性。阳性对照药的剂量应合理选择，如参考已发表的依赖性试验文献，以确保在具体试验中能产生足够的依赖性行为反应。对于具有新的作用机制的受试物，则阳性对照药可考虑选择作用机制不同，但适应症或行为学特性与受试物相似的药物。

阴性对照组一般采用受试物的溶媒或辅料。

（七）指标检测时间

动物行为学试验的指标检测应在 T_{max} 时进行，并另外在 T_{max} 前和后进行检测，以确保完整表征受试物。由于 T_{max} 取决于给药途径，因此应参考动物 PK 试验数据设计合适的指标检测时间点。检测开始的时间取决于所评价的特定动物行为，因为在药物起效时不同的行为反应可能会发生于不同的时间。

需要关注耐受性对试验检测时间点的影响。动物依赖性潜力评估通常不需要直接评价耐受性，但是，应知晓受试药的药理机制是否与耐受性的发展有关。如果有关，这会影响行为训练和测试的时间，以使药物暴露的频率不足以引起耐受性。如果未控制耐受性的可能性，则通常无法肯定地将试验阴性结果解释为未显示出依赖性信号。对于具有新作用机制的受试物，如果受试物的给药频率不高于每两天给药一次，则产生耐受性的可能性较低。

戒断评价试验中，观察时间和频率应足以检测到所有的戒断症状。

（八）各试验一般要求

1. 一般行为学试验

可能提示依赖性信息的一般行为学试验包括功能行为组合（FOB）试验/Irwin's 试验、运动能力试验等。FOB 试验/Irwin's 试验为在动物急性给药后的一段时间内（包含 T_{max}）观察一般行为，可提供受试物是否会产生与依赖性/滥用相关的作用（如兴奋剂或镇静剂）的初步指征。运动能力试验为动物急性给药后检测受试物干扰正常运动功能的能力，包括运动行为观察（包括刻板行为）、转棒行为、翻正反射、肌张力观察（如悬尾试验）、斜板试验等。这些试验通常属于安全药理学试验的一部分，试验具体要求和试验开展时间参考安全药理学研究相关指导原则。

2. 奖赏效应/强化特性的评价

2.1 自身给药试验

自身给药试验（Self-administration study）用于评价受试物是否具有足以产生强化作用的奖赏效应，即动物在初次接触受试物后反复自身给药的可能性。

自身给药试验原理基于斯金纳的操作式条件反射，动物通过无意间的行为（如踏板或压杆）获得药物，药物所带来的欣快感强化了动物继续踏板行为，最终通过不断的药物强化，动物学会了主动觅药。在建立操作式条件反射过程中，通常伴随着声音刺激或（和）光刺激，以使动物获得条件性强化能力。

自身给药试验应采用静脉给药途径，因为静脉给药途径可使药物快速进入大脑，更易使药物摄取行为（如踏板/压杆）与即时药物作用之间相关联。最常用的给药途径为颈静脉给药途径。受试物的单次摄取剂量应适当，不能过高，数次摄取后的总给药剂量所产生的暴露量一般与人体拟治疗剂量产生的暴露量相似或为若干倍，以使在无药物立即过量风险的情况下可以对动物重复给药，并避免过高剂量单次给药后立即引起的精神满足感，而该精神满足感将影响强化作用的评估。

自身给药试验的训练阶段一般采用固定比率（fixed ratio）1 至 FR10 的训练，最终测试应使用标准 FR10。

某些类型的具有致幻作用的药物，因具有奖赏特性而已知在人类中滥用，通常不会产生动物自身给药行为（例如 5HT$_{2A}$ 激动剂），或者仅在有限条件下产生动物自身给药行为（例如大麻素）。因此，对于与这种类型药物的作用机制或行为效果相似的受试物，不建议进行自身给药试验，建议选择其他合适的精神依赖性试验。

对于无法静脉给药的受试物，不适用于自身给药试验，可选择条件位置偏爱试验或其他合适的试验。

2.2 条件位置偏爱试验

条件位置偏爱（Conditioned place preference，CPP）试验用于评价受试物是否能够产生奖赏效应，这种效应通过动物偏爱伴药箱而不是偏爱非伴药箱来体现。

CPP 试验基于巴普洛夫的经典性条件反射，把奖赏刺激（药物）与非奖赏刺激（特定环境）反复关联后，后者可获得奖赏特性。这可使在不给予药物的情况下，动物仍表现出对该特定环境的偏爱。

CPP 试验与自身给药试验的不同之处为 CPP 试验不检测药物的奖赏效果是否产生强化作用。CPP 试验也被认为不如自身给药试验敏感或可靠。但 CPP 试验不受给药途径的限制，只要在 T_{max} 时进行试验，给药途径则不是关键因素。

3. 与已知滥用药物效应相似性的评价

药物辨别试验（Drug discrimination study）

药物辨别试验用于评价受试物是否产生与已知的滥用药物（训练药物）相似的"主观感受"。

依赖性药物使人产生的情绪效应如欣快、满足感等，属于主观性效应。具有主观性效应的药物可以控制动物的行为反应，使之产生辨别行为效应。药物辨别试验属操作式行为实验。药物辨别试验可适用于不同的给药途径。

药物辨别试验一般分为食物训练阶段、强化训练阶段和挑战测试阶段。动物通常接受固定比率10（FR10）的强化训练，测试阶段也采用 FR10。挑战测试阶段需进行阳性对照、阴性对照和受试物的挑战测试。当动物按压与训练药物相关的踏板/杆 > 80% 时，认为受试物与训练药物"完全泛化"；当动物按压与训练药物相关的踏板/杆 < 20% 时，则为"无泛化"；两者之间为"部分泛化"，其中 60%-80% 之间的部分泛化被认为与训练药物所产生的"主观感受"有相似之处。

如果受试物对训练药物（已知的滥用药物）产生完全或部分泛化，则被认为可能具有滥用潜力。但是，由于药物辨别依赖于作用机制，只有药理活性与训练药物相似的受试物才有可能对训练药物产生泛化。

4. 躯体依赖性的评价

躯体依赖性评价通常采用戒断试验，评价受试物长期重复给药后突然停药是否会产生戒断症状。

该评价可整合于重复给药毒性试验中，在其试验给药结束时进行，也可单独开展试验。大部分具有依赖性的药物达到生理适应后，突然停药或剂量明显降低时通常会产生躯体戒断症状，如阿片类药物戒断后产生流泪、流涎、腹泻、竖毛、湿狗样抖动等症状。不同药理学类别的药物往往产生不同的戒断综合征。

躯体戒断试验包括自然戒断试验和催促戒断试验，前者通过给药几周后直接停药观察戒断症状，后者则一般在较短时间内采用剂量递增方式给药并采用对应的拮抗剂快速催促激发戒断反应。戒断症状出现的进展及程度取决于药物类别、给药途径、给药剂量、作用持续时间等。

首选自然戒断试验。一般采用产生与人治疗剂量（以及可能超治疗剂量）暴露量相当的剂量给药至少4周，然后突然停药。行为观察应在停药前几天开始，每天观察至少持续7天，或直至受试物消除的时间。由于不同药理学类别药物通常产生不同的戒断症状（可能存在部分重叠），应使用药理学类别药物预期戒断行为的标准化检查表。

五、非临床依赖性试验结果综合分析与评价

在对非临床依赖性试验数据进行分析与评价时，建议考虑以下几方面：

1.对于药物依赖性试验，试验系统可靠性和敏感性非常重要，应基于阴性对照和阳性对照药的结果评价试验系统的有效性。不同的药理学作用类别可能适用于不同的试验或试验设计，因此应综合评价所选择试验及其试验设计的合理性，阐述模型是否可靠，检测指标是否具有灵敏性、特异性和可靠性。

2.由于行为学试验受到的影响因素多且动物之间变异性大，对于每个试验的结果，需综合分析其统计学意义和生物学意义。统计学差异可判断受试物对所考察的试验结果是否存在影响，但由于样本数的限制，有时可能掩盖真正的生物学差异，故样本数应足够充分，以满足统计学效能的需要，同时，还应对每个样本试验结果进行分析。同时还可结合动物的正常反应加以分析。

3.应分析是否存在耐受性，以及耐受性是否影响依赖性潜力的评估。

总之，在对受试物依赖性风险评估中，应充分利用所有的非临床研究数据，并结合药学、药理毒理和临床研究信息，进行科学客观的分析和综合评价，以判断是否具有依赖性潜力，提示是否需要进行人体依赖性潜力评估试验以及为人体依赖性试验设计提供信息，并提示药物分类信息，指导临床合理应用，避免药物滥用的发生。

六、参考文献

［1］ICH.M3（R2）: Guidance on Nonclinical Safety Studies for the Conduct of Human Clinical Trials and Marketing Authorization for Pharmaceuticals 2009.

［2］FDA.Assessment of Abuse Potential of Drugs Guidance for Industry.2017.

［3］EMEA.Guideline on the Non-Clinical Investigation of Dependence Potential of Medicinal Products.2006

附录

非临床药物依赖性潜力评价分层策略图

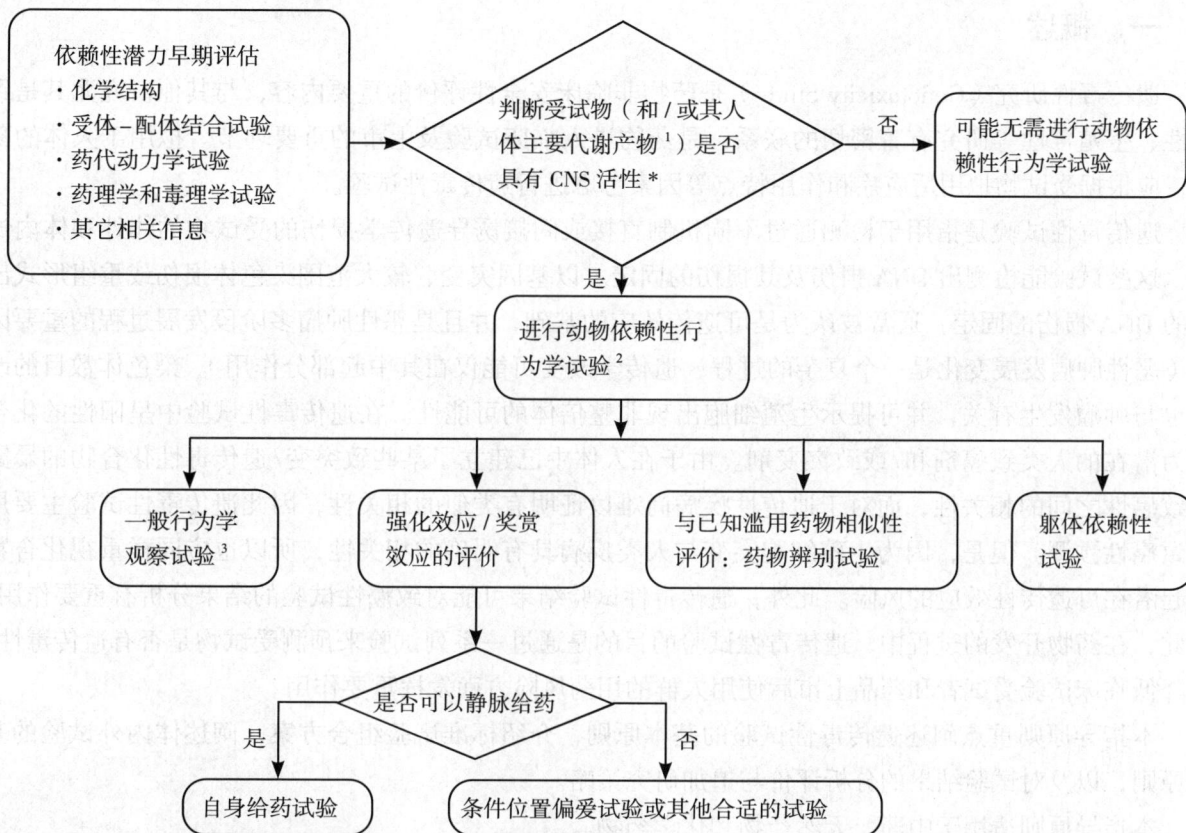

```
┌─────────────────────┐
│ 依赖性潜力早期评估      │
│ ·化学结构            │        ╱╲ 判断受试物（和/或其人         ┌──────────────────┐
│ ·受体–配体结合试验    │       ╱   ╲ 体主要代谢产物¹）是否  否  │ 可能无需进行动物依   │
│ ·药代动力学试验  ────→ │      ╲   ╱ 具有 CNS 活性*    ────→ │ 赖性行为学试验      │
│ ·药理学和毒理学试验    │        ╲╱                        └──────────────────┘
│ ·其它相关信息         │         │
└─────────────────────┘         │是
                                 ↓
                        ┌──────────────────┐
                        │ 进行动物依赖性行    │
                        │ 为学试验²         │
                        └──────────────────┘
```

一般行为学观察试验³	强化效应/奖赏效应的评价	与已知滥用药物相似性评价：药物辨别试验	躯体依赖性试验

```
            ╱╲
     是    ╱   ╲   否
   ┌──────  是否可以静脉给药  ──────┐
   ↓        ╲   ╱                 ↓
┌──────────┐ ╲╱          ┌──────────────────────┐
│ 自身给药试验 │           │ 条件位置偏爱试验或其他合适的试验 │
└──────────┘             └──────────────────────┘
```

注：1. 在临床试验阶段的人体药代动学试验中发现的人体主要代谢产物，根据代谢产物情况确定是否需要进行代谢产物的非临床依赖性潜力评估。

2. 在不适用于本指导原则描述的几种依赖性试验时，也可采用其他经验证过的依赖性试验，但应提供合理性依据。

3. 这些试验属于安全药理学试验的一部分，试验具体要求和试验开展时间参考安全药理学研究相关指导原则。

*具有作用于 CNS 的新作用机制的受试物，应进行动物依赖性行为学试验。

指导原则

药物遗传毒性研究技术指导原则

（2018 年第 50 号　　2018.03.12）

一、概述

遗传毒性研究（Genotoxicity Study）是药物非临床安全性评价的重要内容，与其他研究尤其是致癌性、生殖毒性等研究有着密切的联系，是药物进入临床试验及上市的重要环节。拟用于人体的药物，应根据受试物拟用适应症和作用特点等因素考虑进行遗传毒性试验。

遗传毒性试验是指用于检测通过不同机制直接或间接诱导遗传学损伤的受试物的体外和体内试验，这些试验能检测出 DNA 损伤及其损伤的固定。以基因突变、较大范围染色体损伤或重组形式出现的 DNA 损伤的固定，通常被认为是可遗传效应的基础，并且是恶性肿瘤多阶段发展过程的重要因素（恶性肿瘤发展变化是一个复杂的过程，遗传学改变可能仅在其中起部分作用）。染色体数目的改变也与肿瘤发生有关，并可提示生殖细胞出现非整倍体的可能性。在遗传毒性试验中呈阳性的化合物为潜在的人类致癌剂和/或致突变剂。由于在人体中已建立了某些致突变/遗传毒性化合物的暴露与致癌性之间的相关性，而对于遗传性疾病尚难以证明有类似的相关性，因此遗传毒性试验主要用于致癌性预测。但是，因为生殖细胞突变与人类疾病具有明确的相关性，所以也应同样重视化合物引起潜在可遗传性效应的风险。此外，遗传毒性试验结果可能对致癌性试验的结果分析有重要作用。因此，在药物开发的过程中，遗传毒性试验的目的是通过一系列试验来预测受试物是否有遗传毒性，在降低临床试验受试者和药品上市后使用人群的用药风险方面发挥重要作用。

本指导原则重点阐述遗传毒性试验的基本原则，介绍标准试验组合方案，阐述体内外试验的基本原则，以及对试验结果的分析评价与追加研究策略。

本指导原则适用于中药、天然药物和化学药物。

二、基本原则

（一）实验管理

药物遗传毒性试验必须执行《药物非临床研究质量管理规范》（GLP）。

（二）具体问题具体分析

遗传毒性试验的设计，应该在对受试物认知的基础上，遵循"具体问题具体分析"的原则。应根据受试物的结构特点、理化性质、已有的药理毒理研究信息等选择合理的试验方法，设计适宜的试验方案，并对试验结果进行全面的分析与评价。

（三）随机、对照、重复

遗传毒性试验应符合毒理学试验随机、对照、重复的基本原则。

三、基本内容

（一）受试物

中药、天然药物：受试物应采用能充分代表临床试验拟用样品和/或上市样品质量和安全性的样品。应采用工艺路线及关键工艺参数确定后的工艺制备，一般应为中试或中试以上规模的样品，否则应有充分的理由。

化学药物：受试物应采用工艺相对稳定、纯度和杂质含量能反映临床试验拟用样品和/或上市样品质量和安全性的样品。

受试物应注明名称、来源、批号、含量（或规格）、保存条件、有效期及配制方法等，并提供质量检验报告。试验中所用溶媒和/或辅料应标明名称、标准、批号、有效期、规格和生产单位等，并符合试验要求。

应进行受试物样品分析，并提供样品分析报告。

在药物研发的过程中，若受试物的工艺发生可能影响其安全性的变化，应进行相应的安全性研究。

（二）标准试验组合

对药物而言，需对潜在的遗传毒性进行全面评价。

遗传毒性试验方法有多种，根据试验检测的遗传终点，可将检测方法分为三大类，即基因突变、染色体畸变、DNA损伤；根据试验系统，可分为体内试验和体外试验。由于没有任何单一试验方法能检测出所有的与肿瘤发生相关的遗传毒性机制，因此，通常采用体外和体内试验组合的方法，以全面评估受试物的遗传毒性风险。这些试验相互补充，对结果进行判断时应综合考虑。

1. 标准试验组合应具备的特征

标准试验组合应反映不同遗传终点，包括体内和体外试验，应包含以下内容：

（1）应包含细菌回复突变试验（又称Ames试验）。该试验已证明能检出相关的遗传学改变和大部分啮齿类动物和人类的遗传毒性致癌剂。

（2）应包含哺乳动物细胞体外和/或体内试验。

哺乳动物细胞体外试验中，体外中期相染色体畸变试验、体外微核试验、体外小鼠淋巴瘤L5178Y细胞*Tk*基因突变试验（简称小鼠淋巴瘤细胞试验，MLA）已经过充分验证并广泛应用，且同样适合于检测染色体损伤。若实验室对这些方法已进行了充分的验证，当用于标准试验组合中时，这几个试验可互相替换。

体内试验具有考虑到如吸收、分布、代谢、排泄等因素的优势，并且可检出体外试验无法检出的某些遗传毒性物质（注释1），因此标准试验组合应至少包含一项体内试验。可采用啮齿类动物造血细胞染色体损伤试验（包括骨髓或外周血红细胞微核试验、骨髓中期相细胞染色体畸变试验）或其他合适的体内试验。

2. 推荐的两种标准试验组合

组合一：

（1）一项细菌回复突变试验；

（2）一项检测染色体损伤的体外细胞遗传学试验（体外中期相染色体畸变试验或体外微核试验），或一项体外小鼠淋巴瘤细胞*Tk*基因突变试验；

（3）一项体内遗传毒性试验，通常为啮齿类动物造血细胞染色体损伤试验，用于检测微核或中期相细胞染色体畸变。

组合二：

（1）一项细菌回复突变试验；

（2）采用两种不同组织进行的体内遗传毒性试验，通常为一项啮齿类动物造血细胞微核试验和第二项体内试验。

以上两种试验组合同等适合（注释2），可根据受试物特点自主选择。

体内试验可采用单次给药或重复给药的试验设计。如果试验设计科学合理，采用重复给药时可将遗传毒性终点指标整合入一般毒性试验中；当在体内评价一项以上的遗传毒性终点指标时，也可将它们整合在一项试验中。但是，整合的前提条件是试验设计（例如剂量、采样）对于重复给药试验是合适的，并且需要获得充分的支持信息。

完成上述任何一种标准试验组合，若试验结果为阴性，通常可提示受试物不具有遗传毒性。对于标准试验组合结果为阳性的受试物，根据其治疗用途，可能需要进一步的试验。

标准试验组合不包含为检测非整倍体而设计的特定试验。但是，检测中期相细胞染色体畸变的体外和体内试验可检测多种类型的染色体完整性方面的改变，微核试验具有检测某些非整倍体诱导剂的能力，小鼠淋巴瘤细胞试验也可检测染色体丢失（可能导致非整倍体）。

建议采用标准试验组合并不意味着其他遗传毒性试验不合适，这些试验可作为标准试验组合以外的供选试验，用于对标准试验组合得到的遗传毒性试验结果的进一步研究。在某些情况下，标准试验组合中的一项或多项试验对于受试物不适合或因技术原因无法实施时，可采用其他经过验证的试验作为替代试验，但应提供充分的科学合理性及依据。

附录部分简介标准试验组合中常用的几种试验方法，该部分内容只是基本原则，试验时应根据具体情况具体分析，合理设计。

3. 标准试验组合的调整

标准试验组合在一些特殊情况下不适合，需要根据情况进行调整。

（1）当受试物对细菌有高毒性时（如某些抗生素），仍应进行细菌回复突变试验，因为致突变性可能出现在较低的、毒性较小的浓度。同时，还应进行一项体外哺乳动物细胞试验，即采用标准试验组合一。

（2）标准试验组合通常可检出具有遗传毒性作用警示结构的受试物（注释3），因为大部分"警示结构"被定义为与细菌诱变性有关。但是，对于具有某些特殊警示结构的化合物，需要对标准组合方案进行调整（注释4）。附加试验的选择或方案的调整取决于这些具有警示结构受试物的化学性质、已知活性和代谢信息。

（3）某些特殊的受试物，如一些放射影像剂、抗酸铝合剂、一些吸入用药、一些皮肤或其他局部用药，毒代或药代动力学研究提示其不被全身吸收，因此在体内遗传毒性试验中无法到达靶组织（注释5）。对于这些受试物，体内试验（尤其是骨髓、血液、肝脏）难以提供有用的信息。在改变给药途径也不能提供足够的靶组织暴露，且对暴露量最高的组织无合适的遗传毒性试验的情况下，仅根据体外试验进行评价可能是合适的。某些情况下，采用接触部位评价遗传毒性作用可能也是合理的，尽管这些试验尚未广泛应用（注释6）。

4. 生殖细胞诱变剂的检测

遗传毒性对生殖细胞的影响也极其重要。标准试验组合中不包含专门检测生殖细胞诱变剂的试验。但是，比较研究结果显示，从定性的角度，大多数生殖细胞诱变剂能在体细胞试验中检出，因此体内体细胞遗传毒性试验的阴性结果通常可提示受试物对生殖细胞无影响。体内体细胞试验结果为阳性时，在综合评价及指导用药时应关注受试物对生殖细胞的影响。

（三）体外、体内试验基本要求

遗传毒性的体内外试验方法较多，本指导原则仅讨论常用方法及需要重点关注的问题，试验时需具体情况具体分析。

无论体外、体内试验，方法学均应经过充分验证。各实验室应建立历史背景对照数据库（包括阴性和阳性对照数据库）。

1. 体外试验基本要求

1.1 细菌回复突变试验中采用的菌株

细菌回复突变试验至少应采用5种菌株，包括用于检测组氨酸靶基因中鸟嘌呤-胞嘧啶（G–C）位点碱基置换或移码突变的4种组氨酸营养缺陷型鼠伤寒沙门氏菌（TA98；TA100；TA1535；TA1537/TA97/TA97a），以及用于检测组氨酸或色氨酸基因中腺嘌呤-胸腺嘧啶（A–T）位点碱基置换与检测交联剂的鼠伤寒沙门氏菌 TA102 或埃希氏大肠杆菌 WP2 uvrA 或埃希氏大肠杆菌 WP2 uvrA（pKM101）。

1.2 体外试验中最高浓度的确定（注释 7）

体外试验中受试物的最高浓度主要取决于受试物对细菌/细胞的毒性和溶解度。

1.2.1 最高浓度

对不受溶解度或细胞毒性限制的受试物，细菌回复突变试验应达到的最高浓度为 5mg/皿（液体受试物为 5μl/皿），哺乳动物细胞试验为 1mM 或 0.5mg/ml（选用较低者）。

1.2.2 要求达到的细胞毒性水平

在遗传毒性体外试验中，某些遗传毒性致癌剂只有在检测浓度高达可产生一定程度的细胞毒性时才可检出，但毒性过高又会影响对相应的遗传终点进行恰当的评价。当哺乳动物细胞存活率很低时，一些遗传毒性以外的作用机制如细胞毒性（如与细胞凋亡、溶酶体释放核酸内切酶等有关的结果）会导致遗传毒性假阳性结果，这种情况常发生于受试物浓度达到毒性阈浓度时。

鉴于以上情况，在体外细菌和哺乳动物细胞试验中，目前可接受以下的细胞毒性水平（浓度不应超过 1.2.1 中的规定）：

（1）细菌回复突变试验中，进行评价的浓度应能显示明显的毒性，如回复突变菌落数目减少、背景菌苔减少或消失。

（2）哺乳动物细胞体外遗传学试验中，最高浓度产生的细胞毒性应约为 50%。

（3）对于小鼠淋巴瘤细胞 *Tk* 基因突变试验，最高浓度产生的细胞毒性应为 80%-90%。

1.2.3 难溶受试物的检测

用细菌和哺乳动物细胞遗传毒性试验检测某些受试物时，在不溶解的浓度范围内也能检测出剂量相关性的遗传毒性。建议采用以下策略检测相对不溶的受试物：

（1）对于细菌回复突变试验，如果沉淀不干扰计数，应对产生沉淀的浓度进行计数，且最高浓度不超过 5mg/皿或 5μl/皿。当未观察到细菌毒性时，应以产生沉淀的最低浓度作为计数的最高浓度；当观察到剂量相关的细菌毒性或诱变性时，应按上述细胞毒性的要求来确定最高浓度。

（2）对于哺乳动物细胞试验，若沉淀不干扰计数，最高浓度应是培养液中产生最少可见沉淀的最低浓度。应通过肉眼观察或镜检等方法来观察记录沉淀在培养过程中持续存在或培养过程中出现（至处理结束时）。

1.3 体外试验的重现性

体外试验应关注重现性。当采用新方法或试验出现非预期结果时，有必要进行重复试验。但是，当采用标准的、已广泛应用的常规体外试验方法时，若这些试验经过了充分验证且进行了有效的内部质量控制，得到明确的阳性或阴性结果，通常不需要重复试验。但是，若得到可疑结果，则需要进一步试验。

2. 体内试验基本要求

2.1 检测染色体损伤的体内试验

采用骨髓细胞分析染色体畸变或检测含微核的嗜多染红细胞的体内试验方法均可用于检测染色体断裂剂。由于细胞分裂后期的一个或多个染色体相对滞后也能形成微核，因此微核检测方法也能检测一些非整倍体诱导剂（注释 8）。

大鼠和小鼠均适用于骨髓微核试验。微核也可通过小鼠外周血中未成熟红细胞（如嗜多染红细胞）或大鼠血液新生网织红细胞测定（注释 9）。同样，也可使用已证明了对检测断裂剂/非整倍体诱导剂具有足够灵敏度、来源于其他种属动物的骨髓或外周血的未成熟红细胞。除人工镜检方法外，若方法学经过了充分验证，也可采用自动化分析系统（如图像分析系统和流式细胞术）对微核进行检测。

啮齿类动物给药后，取外周血淋巴细胞进行体外培养，也可用于分析染色体畸变（注释 10）。

2.2 其他体内遗传毒性试验

第二项体内试验可作为第二种标准试验组合的一部分，并可用作追加试验以在评价体外或体内试验结果时提高证据权重（注释11）。体内组织和试验的选择应根据多种因素来确定，例如受试物可能的作用机制、体内代谢特征或者被认为是相关的暴露组织等信息。由于肝脏的暴露和代谢能力，肝脏是代表性的首选组织。第二种体内试验经常以评价DNA损伤为终点指标作为替代终点。目前，已有大量应用经验的试验包括：DNA链断裂试验如单细胞凝胶电泳试验（彗星试验）和碱洗脱试验、转基因小鼠体内突变试验、DNA共价结合试验。

2.3 体内试验的给药途径

一般情况下，给药途径应与临床拟用途径一致。若不一致，应说明理由。但是，为获得全身暴露，在适当时可进行调整，如局部给药的受试物。

2.4 体内试验啮齿类动物性别的选用

短期给药（通常是给药1-3次）的体内遗传毒性试验一般可单用雄性动物。若已有的毒性、代谢或暴露资料提示在所用动物种属上存在毒理学意义的性别差异，则应采用两种性别的动物。

当遗传毒性试验整合在重复给药毒性试验中时，应对两种性别动物进行采样，如果毒性、代谢方面没有明显性别差异，可仅对单一性别进行评价。

如果受试物拟专用于单一性别，可选用相应性别的动物进行试验。

2.5 体内试验的剂量选择（注释7）

通常应对有代表性的三个剂量水平进行分析检测。

对于短期试验（通常是给药1-3次），推荐的最高剂量是：限度剂量2000mg/kg（若可耐受），或最大耐受量（为产生毒性的剂量，而基于同样的给药方案，比该剂量稍高即预期会出现死亡）。剂量选择时还应考虑骨髓红细胞生成的抑制。最高剂量之下的其他剂量一般剂量间距为约2-3倍。

对于多次给药试验，分为两种情况：

（1）当采用标准试验组合一时，若该试验整合在重复给药毒性试验中，如果该重复给药毒性试验符合支持人体临床试验的一个充分试验的标准，则通常认为对于遗传毒性评价剂量是合适的，该原则适用于体外哺乳动物细胞试验结果为阴性或不相关的阳性时。

（2）当进行追加试验或当采用标准组合二时，应对多种因素进行评价以确定高剂量是否适合用于遗传毒性评价。毒性试验（尤其是大鼠试验）的高剂量需满足以下任何一条标准，才可用于遗传毒性评价：

①最大给药量，基于受试物在溶剂中的理化性质。

②对于给药14天或更长时间的试验，如果能耐受，限度剂量为1000mg/kg。

③最大可能暴露量，通过达到暴露峰值/稳态或受试物的蓄积来证明。若受试物的暴露量随给药时间增加而明显减少（如比起始暴露量减少≥50%），则不宜采用多次给药试验。

④高剂量≥急性给药试验所采用高剂量的50%，即接近最小致死量。

仅基于无毒性的暴露范围（高于临床暴露量的若干倍）来选择高剂量，不是充分合理的。

对于具有血液或骨髓毒性的受试物，进行遗传毒性评价的剂量应在具有严重红细胞系毒性（如具有明显的嗜多染红细胞或网织红细胞抑制）的高剂量之下、间距不超过约2倍。

（四）试验的阶段性

细菌回复突变试验可支持单次给药的临床试验；为支持多次给药的临床试验，应采用哺乳动物细胞进行一项评估染色体损伤试验；在Ⅱ期临床试验开始前完成完整的遗传毒性标准试验组合。

但是，为了减少药物开发风险、保护受试者安全，建议在临床试验开始前完成遗传毒性标准试验组合。

四、试验结果评价与追加研究策略

遗传毒性研究是药物安全性评价与药物整体开发进程的一个重要组成部分，其最终目的在于预测受试物潜在的致癌性或其他遗传危害性。试验结果的分析与评价是试验的必要组成部分，应对研究结果进行科学和全面的分析与评价。在对遗传毒性试验结果进行评价时，应结合受试物的药学特点、药效学、药代动力学和其他毒理学研究的结果等信息进行综合分析。试验结果的评价最终应落实到临床试验受试者范围限定、风险效益评估以及必要防治措施的制定和应用上。

遗传毒性试验组合检测的是主要通过直接的遗传损伤机制的致癌物质（如绝大多数已知的人类致癌剂），不适用于检测非遗传毒性致癌剂。每种试验系统均可能产生假阴性或假阳性结果。一些试验条件，如有限的体外代谢活化能力，可能导致体外试验出现假阴性结果。试验组合方法的设计是为了减少具有潜在遗传毒性的受试物产生假阴性结果的风险。另一方面，任何一项遗传毒性试验中的阳性结果并不一定能说明受试物对人类真正具有遗传毒性或致癌性的危险。在对体内外试验结果进行评价时，对阳性或阴性的结果均应予以充分考虑，尤其是在有疑问时。

评价受试物的潜在遗传毒性时，应全面考虑各项试验结果、体内和体外试验方法的内在价值及其局限性，进行综合分析与评价。

（一）体外试验结果的评价

1. 体外试验阳性结果

1.1 体外细菌回复突变试验阳性结果的评价

由于细菌回复突变试验的阳性结果提示 DNA 反应性，为评估对患者用药的潜在风险，需进行充分的追加试验以评价体内致突变和潜在致癌性，除非通过恰当的风险获益分析证明是合理的。

细菌回复突变试验出现阳性结果，应考虑受试物的纯度，以确定阳性结果是否污染物所致。氨基酸（组氨酸或色氨酸）污染可能导致菌落数的升高而出现假阳性结果，因此细菌回复突变试验不适合检测可能会降解的肽类。一些特殊情况下，细菌回复突变试验阳性结果并不提示对人体有遗传毒性潜力，例如当发生细菌特异性代谢时（如通过细菌硝基还原酶活化）。

1.2 体外哺乳动物细胞试验阳性结果的评价

对于体外哺乳动物细胞试验阳性结果，应采用下述的证据权重法进行分析，必要时进行追加试验。例如（包括但不限于）：①阳性结果是否归因于体内不存在的条件（如 pH 值、渗透压、沉淀物）；②阳性结果仅发生于产生最高细胞毒性的浓度：在小鼠淋巴瘤细胞试验中阳性结果发生于相对总细胞生长率（Relative total growth，RTG）减少 $\geq 80\%$ 时；在体外细胞遗传学试验中阳性结果发生于细胞生长抑制 $\geq 50\%$ 时。

对于以上情况，如果应用证据权重法分析提示缺乏潜在遗传毒性，可采用标准试验组合一，即一个体内试验即可。

2. 体外试验阴性结果

对于体外试验阴性结果，在一些特殊情况下需考虑进行进一步的试验，例如（包括但不限于）：受试物的化学结构或已知代谢特征提示标准的体外代谢活化技术（如啮齿类动物肝脏 S9）可能不适用；受试物的化学结构或已知活性提示采用其他试验方法或系统更合适。

（二）体内试验结果的评价

与体外试验相比，体内试验方法具有考虑到与人体应用相关的吸收、分布、排泄的优点，而且体内代谢相对于体外试验中的代谢系统更具有相关性。因此，体内试验在遗传毒性试验中具有更重要的意义。

如果体外与体内试验的结果不一致，对其结果差异应采用具体问题具体分析的原则进行分析与评价，如代谢差异、受试物在体内快速和高效排泄等。

1. 体内试验阴性结果

体内试验结果的意义与受试物在靶组织（注释5）中是否有足够的暴露直接相关，尤其是当体外试验为确定的阳性结果而体内试验结果为阴性时，或者是当未进行体外哺乳动物细胞试验时更为重要。受试物在靶组织中具有足够暴露的证据包括可疑组织的毒性，或下述的毒代动力学资料。如果受试物在靶组织中无法达到足够的暴露量，则常规的体内遗传毒性试验的意义较小。

对于体外遗传毒性试验结果为阳性（或未进行）而体内试验结果为阴性的受试物，应采用以下任何一种方法来反映受试物在体内/靶组织的暴露水平：

（1）细胞毒性

对于细胞遗传学试验，可通过微核试验中各剂量组和各采样时间点所用组织（骨髓或外周血）中未成熟红细胞数与红细胞总数的比例的显著变化，或通过染色体畸变试验中有丝分裂指数的显著降低，来间接反映受试物的暴露水平。

对其他体内遗传毒性试验，可通过肝脏或组织的毒性（如通过组织病理学检查或血液生化指标）来间接反映受试物的暴露水平。

（2）暴露

通过测定血液或血浆中的受试物相关物质水平来反映受试物的体内暴露（注释12）；直接测定靶组织中的受试物相关物质；或通过放射自显影检测组织暴露水平。

体内暴露的评估应采用与遗传毒性试验相同的动物种属、品系和给药途径，在最高剂量或其他相关剂量中进行。

如果全身暴露与预期的临床暴露相似或更低，提示可能需要采用替代的方法，如采用不同的给药途径、采用具有更高暴露的不同种属、采用不同的组织或试验。

若体外试验未显示受试物有潜在遗传毒性，可采用上述任何一种方法，也可用啮齿类动物吸收、分布、代谢和排泄试验结果来确定体内暴露水平。

2. 体内试验阳性结果

体内遗传毒性试验也可能出现假阳性结果，例如：未给予任何遗传毒性物质，但由于干扰了红细胞生成而导致微核升高；DNA加合物数据应根据内源性加合物的已知背景水平进行解释分析；与毒性相关的间接作用可能影响DNA链断裂试验（如彗星试验和碱洗脱试验）的结果。因此评价遗传毒性数据时应考虑所有的毒理学和血液学发现（注释13）。与毒理学改变相关的间接作用可能有一个安全范围，且可能不具有临床相关性。

（三）阳性结果追加研究策略

1. 对体外哺乳动物细胞试验阳性结果的追加

以下讨论基于细菌回复突变试验结果为阴性。

1.1 追加机制/体内试验

体外哺乳动物细胞试验为阳性结果且无充分证据以排除生物学相关性时，建议进行追加试验以提供试验证据。可进行附加的体外试验或进行两种合适的体内试验，具体如下：

（1）进行附加的体外试验。

体外试验可为阳性结果缺乏生物学相关性提供机制信息，如小鼠淋巴瘤细胞试验中诱导染色体畸变或突变的受试物不是DNA损伤性物质的证据（如：除细菌回复突变试验外的其他突变/DNA损伤试验结果为阴性；化学结构上的考虑），或者体内可能不相关或可能具有阈值的间接机制的证据（如抑制DNA合成、仅在高浓度时产生活性氧簇等）。体外微核试验阳性结果的追加试验也可采用类似的试验，或者证据还可包含提示染色体丢失/非整倍体的已知机制、着丝点染色试验（注释14）提示染色体丢失。多倍体是体外染色体畸变试验中的一种常见现象。虽然非整倍体剂可诱导多倍体产生，但仅多倍体产生并不能提示受试物具有诱导非整倍体的潜力，而可能仅提示细胞周期紊乱；

多倍体也常常与细胞毒性的升高有关。如果在体外试验中仅见多倍体，而未见结构上的染色体断裂，一个确保具有合适暴露的体内微核试验的阴性结果，通常可提供不具有潜在非整倍体诱导作用的充分证据。

如果上述机制信息和证据权重分析支持受试物不具有相关的遗传毒性，仅需要一个具有合适暴露证据的体内试验，以确定受试物不具有遗传毒性作用。通常采用体内细胞遗传学试验，而且，当对潜在染色体丢失进行追加研究时要求进行体内微核试验。

（2）进行两项合适的体内试验，通常采用不同的组织，并有支持暴露的证据。

如果无充分的证据或机制信息以排除相关的潜在遗传毒性，通常要求进行两项体内试验，需要采用合适的终点指标和合适的组织（通常是两种不同组织），且应在体内获得充分的暴露。

终点指标充分合理并且证明有暴露的合适的体内试验的阴性结果，足以证明受试物不具有遗传毒性风险。

1.2 依赖于 S9 的体外试验阳性结果的追加

当阳性结果仅见于 S9 代谢活化条件下，首先应确认是否是代谢活化的原因而非其他一些不同条件（如，与非代谢活化培养条件下的 ≥ 10% 血清浓度相比，S9 混合物中血清浓度低或无血清）。因此追加策略的目的是确定体外结果与体内条件的相关性，通常采用肝脏体内试验（注释 15）。

2. 对体内微核试验阳性结果的追加

若体内微核升高，应对所有的毒理学资料进行评价，以确定是否是由于非遗传毒性作用所致或非遗传毒性作用是其中的一个作用因素。如果怀疑存在干扰红细胞生成作用或生理学的非特异性因素（如体温偏低或过高），进行一项体内染色体畸变试验更为合适。如果怀疑一个升高的结果，应进行研究以证明该升高是否是由于染色体丢失或染色体断裂所致（注释 14）。有证据显示非整倍体诱导作用，如纺锤体抑制剂，具有非线性剂量反应关系。因此，可能可确定该作用是否有阈值暴露（低于该暴露下预期不会有染色体丢失），以及确定与临床暴露比较是否存在合适的安全范围。

总之，受试物潜在遗传毒性的评价应考虑所有结果，并认识到体外与体内试验各自的内在价值及局限性。

（四）与致癌性试验的肿瘤发现有关的追加遗传毒性试验

在遗传毒性标准试验组合中呈阴性结果，但在致癌性试验中显示肿瘤发生率升高，而且无充分证据确定是非遗传毒性作用机制的受试物，应在合适的模型上进行附加的遗传毒性试验。为了帮助了解作用方式，附加试验可包括改变体外试验的代谢活化条件，或包括测定肿瘤诱导靶器官遗传学损伤的体内试验，如 DNA 链断裂试验（如彗星试验或碱洗脱试验）、DNA 加合试验（如通过 ^{32}P– 后标记）、转基因突变诱导试验，或肿瘤相关基因遗传学改变的分子特征性分析。

（五）综合分析与评价

当遗传毒性试验结果为阳性时，对进入临床试验是否安全，应考虑所有的安全性资料，包括对所有遗传毒性资料的全面评价，以及拟进行的临床试验的性质。

对于遗传毒性试验出现阳性结果、但不直接与 DNA 发生作用的受试物，不全都会带来明显的体内给药的风险。因此，当遗传毒性试验出现阳性结果时，建议提供有关遗传毒性机制的证据以及这种机制与预期体内暴露的相关性，或者通过试验排除为直接与 DNA 作用的机制，如证明受试物不使 DNA 烷化或 DNA 链断裂，并提供未观察到遗传毒性的剂量水平。若确认受试物可直接损伤 DNA，在极特殊情况下，可能会被允许用于危及生命的疾病（如晚期癌症），但不能在健康受试者中使用。

五、参考文献

1. ICH.S2（R1）: Guidance on genotoxicity testing and data interpretation for pharmaceuticals intended for human use.2011

2. ICH.M3（R2）: Non-clinical safety studies for the conduct of human clinical trials and marketing authorization for pharmaceuticals.2009

3. FDA.Guidance for industry and review staff: Recommended approaches to integration of genetic toxicology study results.2006

4. OECD.Guideline for testing of chemicals No.471: Bacterial reverse mutation test.1997

5. OECD.Guideline for testing of chemicals No.473: *In Vitro* mammalian chromosomal aberration test.2016

6. OECD.Guideline for testing of chemicals No.474: Mammalian erythrocyte micronucleus test.2016

7. OECD.Guideline for testing of chemicals No.475: Mammalian bone marrow chromosome aberration test. 2016

8. OECD.Guideline for testing of chemicals No.476: *In vitro* mammalian cell gene mutation tests using the Hprt and xprt genes.2016

9. OECD.Guideline for testing of chemicals No.487: *In vitro* mammalian cell micronucleus test.2016

10. OECD.Guideline for testing of chemicals No.488: Transgenic rodent somatic and germ cell gene mutation assays.2013

11. OECD.Guideline for testing of chemicals No.489: *In vivo* mammalian alkaline comet assay.2016

12. OECD.Guideline for testing of chemicals No.490: *In vitro* mammalian cell gene mutation tests using the thymidine kinase gene.2016

六、注释

注释1：尽管只有少数但仍有一定数量的遗传毒性致癌剂能被骨髓染色体损伤试验检出，而在标准组合所列出的体外试验中却得到阴性、弱阳性或相互矛盾的结果。丙卡巴肼、对苯二酚、氨基甲酸乙酯、苯等致癌剂即为此类物质。

注释2：虽然两种标准试验组合同等适合，但是某些受试物的特异性信息提示应首选其中一种组合。例如，如果动物上的全身暴露与预期临床暴露相当或更低，应进行体外试验即组合一；当预期在肝脏产生短暂的活性代谢物时，推荐采用包含有一项肝脏体内试验的组合二。

注释3：某些具有遗传毒性警示结构的化合物被认为与致癌和/或致突变潜力有因果关系。警示结构包括烷化亲电子中心、不稳定过氧化物、芳香胺、偶氮结构、N-亚硝基基团、芳香硝基基团。

注释4：对有特殊警示结构的几类化合物，如含有偶氮基团的分子、糖苷类、活化需要还原硝基的化合物如硝基咪唑类、代谢活化需要不同的啮齿类动物S9的化合物如非那西汀，为最适合检测遗传毒性，采用特殊的方案调整或附加试验是非常重要的。

注释5：靶组织：此处特指体内试验的检测目标组织，如小鼠骨髓微核试验中的骨髓。

注释6：采用皮肤和结肠进行诱导微核的体内试验已有一些经验，而且在这些组织中进行DNA损伤试验也是一种合适的替代方法。

注释7：此处所指最高浓度的确定主要针对化学药物，因中药、天然药物所包含范围宽且情况复杂，在合适时可参考化学药物的最高浓度的确定原则进行设计，不合适时需根据具体情况进行合理的设计。

注释8：虽然微核的形成源于受试物与纺锤体相互作用导致整条染色体分裂的滞后，但微核试验无法检测所有非整倍体诱导剂。更特异的非整倍体诱导检测方法之一是采用快速、灵敏的技术分析个体（啮齿类动物）分裂间期核中的染色体，如荧光原位杂交（FISH）方法。

注释9：原则上，造血细胞的微核可采用任何动物种属的骨髓，以及循环系统中的含微核红细胞不会被脾脏清除的动物种属的外周血进行评价。在小鼠上，微核可通过血中的嗜多染红细胞进行测定，当小鼠持续给药约 4 周或更长时间时也可采用成熟红细胞进行测定。虽然大鼠可快速清除循环中的含微核红细胞，但是大鼠血液网织红细胞中可检测到由一系列断裂剂和非整倍体剂诱导的微核，因此大鼠外周血也可用于微核分析，但所采用方法学需确保能分析新生网织红细胞且方法学经过充分验证。

注释 10：在某些情况下，动物单次或多次给予受试物后取外周血淋巴细胞进行培养，可检测中期相染色体畸变，就如同可采用骨髓中期相细胞一样。因为循环中的淋巴细胞是不可复制的，所以该试验系统无法检测需要通过细胞复制才能显示出遗传毒性作用的受试物（如某些核苷类似物）。由于一些淋巴细胞寿命相对较长，原则上它们具有体内蓄积未修复 DNA 损伤的潜力，这使得细胞在体外受到刺激进行分裂时畸变率升高。体内淋巴细胞试验可用于断裂剂指征的追加研究，但是，对于造血细胞微核试验，采用其他组织（如肝脏）的试验通常可补充提供更多信息量，因为肝脏中药物和代谢物的暴露通常更高。

注释 11：在标准试验组合中包含第二项体内试验，是为了通过一种对受试物和/或其代谢物具有良好暴露的组织来确证受试物不具有遗传毒性。另外，一小部分被认为有遗传毒性的致癌剂在肝脏试验中结果为阳性，但在体内骨髓细胞遗传学试验中结果却为阴性。这些案例很可能反映了缺乏合适的代谢活性或缺乏活性中间体传递至骨髓造血细胞。

注释 12：骨髓是血液灌流性良好的组织，故血液或血浆中受试物相关物质的水平与骨髓中水平相似。无论何种给药途径，肝脏对于有全身暴露的受试物预期会有暴露。

注释 13：微核升高可发生于未给予任何遗传毒性物质时，而是由于红细胞生成的干扰（如再生障碍性贫血、髓外造血作用）、应激、体温偏低或体温过高所致。脾脏功能的改变可影响含微核细胞从血液中的清除，可导致循环中的含微核红细胞数量轻微升高。

注释 14：确定微核诱导是否主要由于染色体丢失或染色体断裂所致，试验应包括对体外或体内微核染色以确定着丝粒是否存在，例如，在着丝粒位置的 DNA 序列采用有探针的荧光原位杂交（FISH），或者采用抗着丝粒蛋白的标记抗体。如果大多数诱导的微核是着丝粒阳性，这提示有染色体丢失。但是，需要注意，强微管毒物如秋水仙碱和长春碱为一种特殊情况，它们虽然不会产生 100% 着丝粒阳性的微核，但典型的着丝粒阳性微核超过 70%-80%，而在风险评估中却被公认为主要是非整倍体诱导剂。一种替代的方法是进行一项体外或体内中期相结构畸变试验，如果该试验结果是阴性，则提示微核诱导与染色体丢失有关。

注释 15：标准诱导的 S9 混合物比人 S9 具有更高的活化能力，并且缺乏 Ⅱ 相解毒能力，除非添加特异性的辅助因子。此外，在体外测试底物浓度很高时可发生非特异的代谢活化作用。采用人 S9 或其他人类相关的代谢活化系统进行遗传毒性试验是有用的。分析遗传毒性试验中培养物的代谢产物特性，与非临床种属（非诱导的微粒体或肝细胞，或体内）或来自于人体样本的已知代谢产物特性进行比较，也可有助于确定试验结果的相关性。而且，追加试验通常采用肝脏的体内试验。在 S9 存在条件下体外试验得到阳性结果的受试物，在体内可能不诱导遗传毒性，因为不形成代谢产物或形成极微量，或被代谢性解毒或快速排泄，这种情况可提示缺乏体内风险。

注释 16：小鼠淋巴瘤细胞试验为一种体外哺乳动物细胞 Tk 基因突变试验。除小鼠淋巴瘤 L5178Y 细胞外，人淋巴母细胞 TK6 细胞也可用于检测 Tk 基因位点突变。目前，TK6 试验已纳入 OECD 指导原则，但是，对于该试验，目前积累的试验经验较少，且未进行充分的方法学验证。在该试验经过充分的方法学验证后才可用于药物注册目的。

七、附录

推荐的标准试验组合中的遗传毒性试验方法

注：以下方法中所提供的最高浓度和最高剂量设计原则主要针对化学药物，中药、天然药物

由于情况复杂，应综合考虑多方面因素，不能简单套用该原则，试验时应根据具体情况进行合理的设计。

（一）细菌回复突变试验（Bacterial reverse mutation test）

1. 菌株

组氨酸营养缺陷型鼠伤寒沙门氏菌和/或色氨酸营养缺陷型埃希氏大肠杆菌，至少应包含下述五种菌株组合（除特殊说明外，均为鼠伤寒沙门氏菌）：

（1）TA98；（2）TA100；（3）TA1535；（4）TA1537 或 TA97 或 TA97a；（5）TA102 或大肠埃希杆菌 WP2 uvrA 或大肠埃希杆菌 WP2 uvrA（pKM101）。

菌株特性鉴定需符合要求，−80℃或液氮冻存备用。

2. 浓度

至少应包含 5 个可用于结果分析的浓度。

最高浓度主要取决于受试物对细菌的毒性和/或溶解度：

（1）对于可溶性的无细菌毒性的受试物，推荐的最高浓度一般为 5mg/皿（液体受试物为 5μl/皿）。

（2）对于可溶性的有细菌毒性的受试物，应根据细菌毒性情况确定最高浓度（详见正文 1.2.2）。

（3）对于难溶性的受试物，若未观察到细菌毒性，一般以最小沉淀浓度为评价的最高浓度；若观察到浓度相关性的细菌毒性或诱变性，则要求检测多个产生沉淀的浓度（详见正文 1.2.3）。

3. 代谢活化

一般采用诱导剂，如 Aroclor 1254 或苯巴比妥和 β− 萘黄酮联合诱导处理后的哺乳动物肝脏微粒体酶（S9）进行体外代谢活化试验，即在加 S9 和不加 S9 平行条件下测试。S9 在 S9 混合液中的浓度一般为 5%−30%（V/V）。

4. 对照

代谢活化或非代谢活化条件下，均应设立平行阴性（空白对照和/或溶剂对照）和阳性对照组。阳性对照物应为已知的菌株特异性的阳性致突变剂。

5. 方法

可采用标准平板掺入法或预培养法，受试物处理后 48−72 小时观察结果。每一浓度至少平行三皿。

6. 结果判定

结果中应描述各浓度组细菌毒性大小和沉淀情况；结果表示为每皿的回复突变菌落数，并计算各组的均值和标准差。

至少在一个菌株上，在有或无代谢活化条件下，受试物所诱发的回复突变菌落数出现浓度依赖性的增加和/或在一个或多个浓度组上出现可重复性的增加，可判定为阳性结果。结果判定时应首先考虑试验结果的生物学意义，统计学分析有助于结果的评价。

（二）体外哺乳动物细胞染色体畸变试验（In vitro mammalian chromosomal aberration test）

1. 细胞

可采用哺乳动物或人的细胞进行试验，如 CHL 细胞、CHO 细胞、TK6 细胞、人外周血淋巴细胞等，细胞系需定期检查核型和有无支原体污染等。−80℃或液氮冻存备用。

2. 浓度

至少应包含 3 个可用于结果分析的浓度。

最高浓度主要取决于受试物的细胞毒性和/或溶解度。

（1）对于可溶性的无细胞毒性的受试物，推荐的最高浓度一般为 1mM 或 0.5mg/ml（选用较低者）。

（2）对于可溶性的有细胞毒性的受试物，应根据细胞毒性大小确定最高浓度。最高浓度所产生的细胞毒性应达到约 50% 但无需超过 50%。对于哺乳动物细胞，可采用相对群体倍增数（Relative population doubling，RPD）和相对细胞增长数（Relative increase in cell count，RICC）的减少来反映细胞毒性；对培养的人外周血淋巴细胞，可通过有丝分裂指数（Mitotic Index，MI）的降低来反映细胞毒性。

（3）对于难溶性的受试物，一般采用最小沉淀浓度为最高浓度。

对最高浓度之下的其他浓度，对于细胞毒性小或无的受试物，一般浓度间距为 2-3 倍；对于有细胞毒性的受试物，所选择的浓度应覆盖产生细胞毒性的范围，并且包括具有中度或少/无细胞毒性的浓度；在一些情况下，如具有较陡峭的浓度反应关系，则可适当缩小浓度间距或将检测的浓度加至 3 个以上。

每一浓度一般平行 2 皿；若能获得足够细胞数，可用单皿，尤其当超过 3 个检测浓度时。

3. 代谢活化

一般采用诱导剂，如 Aroclor 1254 或苯巴比妥和 β- 萘黄酮联合诱导处理后的哺乳动物肝脏微粒体酶（S9）进行体外代谢活化试验，即在加 S9 和不加 S9 平行条件下测试。S9 在试验介质中的终浓度一般为 1%-10%（V/V）。

4. 对照

代谢活化或非代谢活化条件下，均应设立平行阴性（空白对照和/或溶剂对照）和阳性对照组。阳性对照物应为已知的阳性诱变剂。

5. 方法

处理及细胞收获时间：在代谢活化或非代谢活化条件下，受试物和细胞作用 3-6 小时，在 1.5 个正常细胞周期时收获细胞；在非代谢活化条件下，受试物和细胞还应持续作用至 1.5 个正常细胞周期时收获细胞。对于某些受试物，与细胞接触时间/收获细胞时间可能要大于 1.5 个正常细胞周期。

读片分析：一般油镜下每种浓度至少观察 300 个分散良好的分裂中期相细胞，若观察到大量染色体畸变细胞，分析细胞数可相应减少。应分别记录各组含有结构畸变染色体的细胞数和畸变类型，染色单体型与染色体型畸变应分别记录并记录亚型（断裂、交换）。裂隙应单独记录，但不计入畸变率中。同时应单独记录多倍体和内复制等数目畸变，但不计入畸变率中。

6. 结果判定

结果中应描述各浓度组细胞毒性大小和沉淀情况；结果表示为染色体结构畸变细胞的百分率。

受试物在任一处理条件下至少一个浓度时染色体畸变率显著升高，升高具有浓度依赖性，且畸变率在阴性对照历史范围之外，可判定为阳性结果。结果判定时应首先考虑试验结果的生物学意义，统计学分析有助于结果的评价。

如果结果不是明确的阳性或阴性结果，或者为了帮助确定结果的生物学意义，应对数据进行专家同行评议和/或进一步研究。分析更多的细胞（当可行时），或者通过改变试验条件进行重复试验（如改变试验浓度间距、改变代谢活化条件等）可能是有用的。

应单独记录多倍体和内复制的发生率。多倍体数目的增加提示受试物可能会抑制有丝分裂或诱导染色体数目畸变。出现染色体内复制的细胞数增多提示受试物可能会影响细胞周期。

（三）体外小鼠淋巴瘤细胞 *Tk* 基因突变试验（*In vitro* mouse lymphoma cell *Tk* gene mutation assay，MLA）

1. 细胞

通常采用小鼠淋巴瘤 L5178Y*tk*$^{+/-}$-3.7.2 C 细胞（注释 16）。细胞系需定期检查核型或有无支原体污染等，必要时进行自发突变细胞的清除。-80℃ 或液氮冻存备用。

2.浓度

至少应包含 4 个可用于结果分析的浓度。

最高浓度主要取决于受试物的细胞毒性和/或溶解度：

（1）对于可溶性的无细胞毒性的受试物，推荐的最高浓度一般为 1mM 或 0.5mg/ml（选用较低者）。

（2）对于可溶性的有细胞毒性的受试物，应根据细胞毒性大小确定最高浓度，最高浓度应能产生 80%-90% 的细胞毒性。通过相对总生长率（Relative total growth，RTG）来反映细胞毒性。

（3）对于难溶性的受试物，若无细胞毒性，一般采用最小沉淀浓度作为最高浓度；即使细胞毒性出现在最小沉淀浓度以上，一般建议只检测 1 个沉淀浓度，因为沉淀可能产生干扰。

对最高浓度之下的其他浓度，对于细胞毒性小或无的受试物，一般浓度间距为 2-3 倍；对于有细胞毒性的受试物，所选择的浓度应覆盖产生细胞毒性的范围，并且包括具有中度或少/无细胞毒性的浓度；在一些情况下，如受试物具有较陡峭的浓度反应关系，可适当缩小浓度间距或将检测的浓度增加至 4 个以上。

3.代谢活化

一般采用诱导剂，如 Aroclor 1254 或苯巴比妥和 β- 萘黄酮联合诱导处理后的哺乳动物肝脏微粒体酶（S9）进行体外代谢活化试验，即在加 S9 和不加 S9 平行条件下测试。S9 在试验介质中的终浓度一般为 1%-10%（V/V）。

4.对照

代谢活化或非代谢活化条件下，均应设立平行阴性（空白对照和/或溶剂对照）和阳性对照组。阳性对照物应为已知的阳性诱变剂。

5.方法

一般采用微孔法或软琼脂法进行试验。以微孔法为例：

处理时间：在代谢活化或非代谢活化条件下，一般受试物与细胞作用 3-4 小时。如果作用 3-4 小时后结果为阴性，还需进行在非代谢活化条件下作用 24 小时的附加试验。

突变表达期：受试物与细胞作用结束后，去除受试物，将细胞重悬于培养液中，一般 L5178Y 细胞的突变表达期为 2 天。分别在处理结束后及表达期结束后测定平板接种效率以评价细胞毒性。

突变率测定：表达期结束后，将细胞接种于含有突变选择剂三氟胸苷（TFT）的 96 孔板中进行 TFT 抗性突变集落的测定。如果受试物出现阳性结果，需要对至少一个受试物浓度组（一般为最高浓度）和阴性、阳性对照组分别记录含有大、小集落的孔数；如果为阴性结果，仅需要对阴性和阳性对照组分别记录含有大、小集落的孔数。

6.结果判定

结果中应描述各浓度组细胞毒性大小和沉淀情况；结果表示为各浓度组的突变率（Mutant frequency，MF）。

MLA 试验中阴性对照组和阳性对照组必须符合以下标准才可判定 MLA 试验成立。

阳性对照组的突变率、突变选择时的克隆率、悬液增长应满足以下条件：

表 1 MLA 成立的阴性对照组标准

参数	软琼脂法	微孔法
突变率（MF）	（35-140）×10^{-6}	（50-170）×10^{-6}
克隆率	65%-120%	65%-120%
悬液增长	8-32 倍（3-4 小时处理） 32-180 倍（24 小时处理）	8-32 倍（3-4 小时处理） 32-180 倍（24 小时处理）

阳性对照组应满足以下条件之一：

（1）总突变率绝对增加，比自发背景突变率增加［即诱导 MF（IMF）］至少 300×10^{-6}，至少 40% 的 IMF 应该在小菌落 MF 中。

（2）与同期阴性对照组比较，小菌落 MF 增加至少 150×10^{-6}。

MLA 中突变率的增加具有生物学意义的评价标准为，在任何一种试验条件下，如果一个或多个浓度组的突变率增加超过总评价因子（Global evaluation factor，GEF）（GEF 为诱导突变率，即高于同期阴性对照的突变率的增加。软琼脂法 GEF 为 90×10^{-6}，微孔法为 126×10^{-6}），且呈浓度依赖性，判定为阳性结果。如果在所有试验条件下各浓度组的突变率无浓度依赖性增加或突变率的增加未超过 GEF，判定为阴性结果。

如果出现明确的阳性或阴性结果，不需要重复试验。如果结果不是明确的阳性或阴性结果，或者为了帮助确定结果的生物学意义，应对数据进行专家同行评议和/或进一步研究。在重复试验中改变试验条件（如改变试验浓度间距、改变代谢活化条件和处理时间等）可能是有用的。

（四）体外哺乳动物细胞微核试验（*In vitro* mammalian cell micronucleus test）

1. 细胞

可采用哺乳动物或人的细胞进行试验，如 CHL 细胞、CHO 细胞、TK6 细胞、人外周血淋巴细胞等。细胞系需定期检查核型和有无支原体污染等。−80℃或液氮冻存备用。

2. 浓度

至少应包含 3 个可用于结果分析的浓度。

最高浓度主要取决于受试物的细胞毒性和/或溶解度：

（1）对于可溶性的无细胞毒性的受试物，推荐的最高浓度一般为 1mM 或 0.5mg/ml（选用较低者）。

（2）对于可溶性的有细胞毒性的受试物，应根据细胞毒性大小确定最高浓度。最高浓度所产生的细胞毒性应达到约 50%。无细胞松弛素 B（CytoB）时通过 RICC、RPD 的减少来反映细胞毒性，有细胞松弛素 B 时通过分裂阻滞增殖指数（cytokinesis–block proliferation index，CBPI）或复制指数（Replication index，RI）来反映细胞毒性。

（3）对于难溶性的受试物，若无细胞毒性，一般采用最小沉淀浓度为最高浓度；若细胞毒性出现在最小沉淀浓度以上，一般建议只检测 1 个沉淀浓度，因为沉淀可能产生干扰。

对最高浓度之下的其他浓度，对于细胞毒性小或无的受试物，一般浓度间距为 2-3 倍；对于有细胞毒性的受试物，所选择的浓度应覆盖产生细胞毒性的范围，并且包括具有中度或少/无细胞毒性的浓度；在一些情况下，如受试物具有较陡峭的浓度反应关系，则可适当缩小浓度间距或将检测的浓度增加至 3 个以上。

每一浓度一般平行 2 皿；若能获得足够细胞数，可用单皿，尤其当受试物超过 3 个检测浓度。

3. 代谢活化

一般采用诱导剂，如 Aroclor 1254 或苯巴比妥和 β– 萘黄酮联合诱导处理后的哺乳动物肝脏微粒体酶（S9）进行体外代谢活化试验，即在加 S9 和不加 S9 平行条件下测试。S9 在试验介质中的终浓度一般为 1%-10%（*V/V*）。

4. 对照

代谢活化或非代谢活化条件下，均应设立平行阴性（空白对照和/或溶剂对照）和阳性对照组。阳性对照物应为已知的阳性诱变剂。

5. 方法

处理及细胞收获时间：在代谢或非代谢活化的情况下，受试物和细胞作用 3-6 小时，加或不加细胞松弛素 B（CytoB）在 1.5-2.0 个正常细胞周期时收获细胞；在非代谢活化条件下，加或不加

CytoB 受试物和细胞还应持续作用至 1.5–2.0 个正常细胞周期时收获细胞。对于某些受试物，与细胞接触时间/收获细胞时间可能要大于 1.5 个正常细胞周期。

读片分析：每个浓度应至少观察 2000 个双核细胞（加 CytoB）或单核细胞（不加 CytoB），分析微核率。应至少观察 500 个细胞，加 CytoB 时通过 CBPI 或 RI 来评价其细胞毒性，不加 CytoB 时通过 RICC 或 RPD 来评价细胞毒性。

也可采用已经过充分验证的自动化分析系统（如流式细胞术、激光扫描细胞计数仪、图像分析系统）对微核进行检测。

6. 结果判定

结果中应描述各浓度组细胞毒性大小和沉淀情况；结果表示为微核率。

受试物在任一处理条件下一个或多个浓度组微核率显著增加，增加具有浓度依赖性，且微核率在阴性对照历史范围之外，可判定为阳性结果。结果判定时应首先考虑试验结果的生物学意义，统计学分析有助于结果的评价。

如果结果不是明确的阳性或阴性结果，或者为了帮助确定结果的生物学意义，应对数据进行专家同行评议和/或进一步研究。分析更多的细胞（当可行时），或者通过改变试验条件进行重复试验（如改变试验浓度间距、改变代谢活化条件等）可能是有用的。

（五）哺乳动物体内微核试验（*In vivo* mammalian erythrocyte micronucleus test）

1. 动物

骨髓试验通常采用小鼠和大鼠，如合适也可选用其他哺乳动物。微核也可通过小鼠外周血中未成熟（如嗜多染）红细胞或大鼠血液新生网织红细胞测定。由于大鼠脾脏可清除血液中的微核化红细胞，若采用大鼠外周血测定微核，需采用具有足够灵敏度的检测方法来测定新生网织红细胞中的微核。

采用健康年轻性成熟动物，啮齿类动物给药起始年龄建议为 6–10 周龄。一般情况下雌性和雄性动物微核反应相似，故可采用一种性别动物，如雄性。若性别间存在明显的毒性或代谢方面的差异，则应采用两种性别的动物，每组可分析的动物数雌雄至少各 5 只。如果受试物拟专用于一种性别，可选用相应性别的动物进行试验。

起始试验时，动物体重差异应在各性别平均体重的 20% 之内。

2. 剂量

至少应设置 3 个剂量组。

根据相关毒性试验或预试验的结果确定高剂量，高剂量应产生一定的毒性症状（如体重降低、造血系统细胞毒性）或骨髓毒性（如嗜多染红细胞占红细胞总数的比例降低超过 50%）。如果受试物不引起毒性，给药时间 < 14 天的推荐最高剂量为 2000mg/kg/天，给药时间 ≥ 14 天的推荐最高剂量为 1000mg/kg/天。如果受试物能引起毒性，则最高剂量采用最大耐受量，且剂量应优选能覆盖产生最大毒性到少/无细胞毒性的剂量范围。当在所有剂量均观察到靶组织（骨髓）毒性时，建议在无毒性剂量下进一步研究。为更充分地研究剂量–反应曲线的形状可能需要增加剂量组。

3. 对照

应设立平行阴性（空白对照和/或溶剂对照）和阳性对照组。阳性对照物应为已知的阳性诱变剂。

4. 方法

给药方案：根据具体情况选择合适的给药方案，可采用单次给药（或一日内以不超过 2–3 小时间隔分多次给药）或多次给药（给药间隔为 24 小时），首选多次给药。受试物的给药途径应尽可能与临床拟用途径相同，阴性对照物应与受试物给药途径一致，阳性对照物的给药途径可以不同于受试物。

采样时间：采样时间根据靶组织中微核出现和消失的动力学特征确定。

如果采用单次给药，应至少采样 2 次，骨髓采样时间应在给药后 24–48 小时内，外周血采样间应在给药后 36–72 小时内。受试物第一个采样点应包括所有剂量组，第二个采样点可仅包括高剂量组。

如果给药 2 次（约每 24 小时给药一次），骨髓采样时间为末次给药后 18–24 小时，外周血采样时间为末次药后 36–48 小时。

如果给药 3 次及 3 次以上（约每 24 小时给药一次），骨髓采样时间为末次给药 24 小时内，外血周采样时间为末次给药后 40 小时内。

读片分析：每只动物至少计数 500 个（骨髓）或 2000 个（外周血）红细胞以确定未成熟红细胞［嗜多染红细胞（PCE）或网织红细胞（RET）］占总红细胞［未成熟红细胞和正染红细胞（NCE）］的比例；每只动物至少计数 4000 个未成熟红细胞以测定未成熟红细胞的微核率。若阴性对照历史数据库的微核率背景值低于 0.1% 时，需要计数更多的未成熟红细胞。给药组未成熟红细胞占总红细胞的比例不应低于阴性/溶剂对照组的 20%。如果给药时间在 4 周以上，可以直接计数 4000 个红细胞中的微核率。

也可采用已经过充分验证的自动化分析系统（如图像分析系统、流式细胞术、激光扫描细胞计数仪）对微核进行检测。当计数 CD71$^+$ 未成熟细胞时，给药组未成熟细胞占总红细胞的比例不得低于阴性/溶剂对照组的 5%。

5. 结果判定

结果中应描述各剂量组的毒性大小，包括一般症状、死亡情况等，以及 PCE/（PCE+NCE）或 RET/（RET+NCE）的比例；结果表示为嗜多染细胞微核率（MNPCE）或网织红细胞微核率（MNRET）。

受试物至少一个剂量组微核率显著升高，该增加在至少一个采样点具有剂量依赖性，且在阴性对照历史范围之外，可判定为阳性结果。

如果结果不是明确的阳性或阴性，或者为了帮助确定结果的生物学意义（如弱的或边缘性增加），应对数据进行专家同行评议和/或进一步研究。有时候需要分析更多的细胞或者改变试验条件进行重复试验。

（六）体内碱性彗星试验（*In vivo* mammalian alkaline comet assay）

1. 动物

通常采用健康年轻性成熟的啮齿类动物，给药起始年龄 6–10 周龄。啮齿类动物种属选择应采用在毒性试验中使用的种属，致癌性试验中可致肿瘤的种属，或者与人类代谢最相关的种属。常采用大鼠，如果科学合理也可采用其他种属。

彗星试验关于雌性动物的试验数据很少，参考其他体内遗传毒性试验，可采用一种性别进行试验，如雄性。若性别间存在明显的毒性或代谢方面的差异，则应采用两种性别的动物，可分析动物数每组雌雄至少各 5 只。如果受试物拟专用于一种性别，可采用相应性别的动物进行试验。

2. 剂量

至少应设置 3 个剂量组。

根据相关毒性试验或预试验的结果确定高剂量，可采用最大耐受量（MTD）、最大给药量、最大暴露量或限度剂量为最高剂量。对于低毒性化合物，给药时间 < 14 天的推荐最高剂量为 2000mg/kg/天，给药时间 ≥ 14 天的推荐最高剂量为 1000mg/kg/天。最高剂量之下的剂量以合适的剂量间距递减以研究剂量–反应关系，且剂量应优选能覆盖产生最大毒性到少/无毒性的剂量范围。当在所有剂量均观察到靶组织毒性，建议在无毒性剂量下进一步研究。为更充分地研究剂量–反应曲线的形状可能需要附加剂量组。

3. 对照

应设立平行阴性（空白对照和/或溶剂对照）和阳性对照组。阳性对照物应为已知的阳性诱变剂。

4. 方法

给药方案：可采用每天给药一次，给药2天或更多天。受试物的给药途径应尽可能与临床拟用途径相同，阴性对照物应与受试物给药途径一致，阳性对照物的给药途径可以不同于受试物。

采样：采样时间对于彗星试验非常关键。采样时间由受试物达到靶组织中最大浓度所需的时间，以及诱导DNA链断裂但在这些断裂被清除、修复或细胞死亡之前来确定。彗星试验所能检测到的引起DNA断裂的一些损伤的持续时间可能非常短，因此，如果怀疑这种短暂的DNA损伤，应采取措施确保组织被尽早采样，以减少这种丢失。若可获得，应由药动学数据［如血浆或组织浓度达峰时间（T_{max}）或多次给药后达到稳态浓度］来确定采样时间。若无药动学数据，采样时间在2次或更多次给药的末次给药后的2-6小时，或单次给药后的2-6小时和16-26小时两个时间点。若可获得，靶器官毒性作用表现也可用于选择合适的采样时间。

应明确说明组织选择的合理性，组织选择应根据进行该项试验的理由、受试物已有的药动学（ADME）信息、遗传毒性、致癌性和其他毒性信息等来确定，考虑的重要因素包括受试物的给药途径、预测的组织分布和吸收、代谢的作用、可能的作用机制等。由于肝脏是外源性代谢的主要部位且常常高暴露于受试物和其代谢产物，在缺乏背景信息且未确定特殊关注组织的情况下，可选择肝脏作为研究组织。在一些情况下，可选择受试物直接接触部位进行研究。

样品处理：样品处理过程极为关键，应严格控制试验条件，进行充分的方法学验证。取所选择组织，制备单细胞悬液，单细胞制备后尽快完成制片（理想的是1小时内）。所有玻片的裂解条件应保持恒定，低温（约2-8℃）避光裂解至少1小时（或过夜）。强碱条件下（pH ≥ 13），解旋至少20分钟，在控制条件下进行电泳。电泳的电压应保持恒定，其他参数的变异应保持在狭窄和特定的范围内；解旋和电泳过程中应维持低温（通常为2-10℃）。

读片分析：采用自动化或半自动化图像分析系统进行阅片，对彗星进行定量评价。

细胞可分为三类：可评分细胞、不可评分细胞和刺猬样细胞（hedgehog）。

对可评分细胞（具有清晰的头部和尾部，不干扰邻近细胞）的尾DNA百分率［% tail DNA，也称尾强度百分率（% tail intensity）］进行评价，来反映DNA链断裂。每个动物样本应至少对150个可评分细胞进行测定。

刺猬样细胞是严重损伤的细胞，无法通过图像分析系统进行可靠测量，应单独评价刺猬样细胞。每个动物样本应至少对150个细胞进行观察并单独记录，计算刺猬样细胞百分率。

5. 结果判定

结果中应描述各剂量组的毒性大小，包括一般症状，以及刺猬样细胞百分率。结果表示为各剂量组的尾DNA百分率（%tail DNA）（首选指标）、尾长或尾矩。

除了遗传毒性外，靶组织毒性也可导致DNA迁移增加，故结果分析时需区分遗传毒性和细胞毒性。可通过组织病理学变化来反映细胞毒性，如炎症、细胞浸润、凋亡或坏死性变化与DNA迁移增加有关，血液生化学指标的改变（如AST、ALT等）也可提供细胞毒性的信息。

受试物所诱发的尾DNA百分率与同期阴性对照组相比至少一个剂量组显著升高、升高具有剂量依赖性，且在阴性对照历史范围之外，可判定为阳性结果。

如果结果不是明确的阳性或阴性，或者为了确定阳性结果的生物学意义，应进行专家同行评议和/或进一步研究，如分析更多的细胞（当可行时），或者采用优化的试验条件进行重复试验（如改变试验剂量间距、其他给药途径、其他采样时间或其他组织）。

对于阴性结果，需提供支持靶组织暴露或毒性的直接或间接证据。为评价阳性或可疑结果的生物学意义，需提供靶组织细胞毒性信息。

药物安全药理学研究技术指导原则

（2014 年第 4 号　2014.05.13）

一、概述

安全药理学（Safety Pharmacology）主要是研究药物在治疗范围内或治疗范围以上的剂量时，潜在的不期望出现的对生理功能的不良影响，即观察药物对中枢神经系统、心血管系统和呼吸系统的影响。根据需要进行追加和/或补充的安全药理学研究。

追加的安全药理学研究（Follow-up Safety Pharmacology Studies）：根据药物的药理作用、化学结构，预期可能出现的不良反应。如果对已有的动物和/或临床试验结果产生怀疑，可能影响人的安全性时，应进行追加的安全药理学研究，即对中枢神经系统、心血管系统和呼吸系统进行深入的研究。

补充的安全药理学研究（Supplemental Safety Pharmacology Studies）：评价药物对中枢神经系统、心血管系统和呼吸系统以外的器官功能的影响，包括对泌尿系统、自主神经系统、胃肠道系统和其他器官组织的研究。

安全药理学的研究目的包括以下几个方面：确定药物可能关系到人安全性的非期望药理作用；评价药物在毒理学和/或临床研究中所观察到的药物不良反应和/或病理生理作用；研究所观察到的和/或推测的药物不良反应机制。

本指导原则适用于中药、天然药物和化学药物。

二、基本原则

（一）试验方法

应根据药物的特点和临床使用的目的，合理地进行试验设计。选用适当的经验证的方法，包括科学而有效的新技术和新方法。某些安全药理学研究可根据药效反应的模型、药代动力学的特征、实验动物的种属等来选择试验方法。试验可采用体内和/或体外的方法。

（二）研究的阶段性

安全药理学研究贯穿在新药研究全过程中，可分阶段进行。在药物进入临床试验前，应完成对中枢神经系统、心血管系统和呼吸系统影响的核心组合（Core Battery）试验的研究。追加和/或补充的安全药理学研究视具体情况，可在申报临床前或生产前完成。

（三）执行 GLP 的要求

药物的安全性评价研究必须执行《药物非临床研究质量管理规范》（GLP）。安全药理学研究原则上须执行 GLP。对一些难以满足 GLP 要求的特殊情况，也要保证适当的试验管理和数据保存。核心组合试验应执行 GLP。追加的或/和补充的安全药理学研究应尽可能地最大限度遵循 GLP 规范。

（四）受试物

中药、天然药物：受试物应采用能充分代表临床试验拟用样品和/或上市样品质量和安全性的样品。应采用工艺路线及关键工艺参数确定后的工艺制备，一般应为中试或中试以上规模的样品，否则应有充分的理由。应注明受试物的名称、来源、批号、含量（或规格）、保存条件、有效期及配制方法等，并提供质量检验报告。由于中药的特殊性，建议现用现配，否则应提供数据支持配制后受试物的质量稳定性及均匀性。当给药时间较长时，应考察配制后体积是否存在随放置时间延长而膨胀造成终浓度不准的因素。如果由于给药容量或给药方法限制，可采用原料药进行试验。试验中所用溶媒和/或辅料应标明名称、标准、批号、有效期、规格及生产单位。

化学药物：受试物应采用工艺相对稳定、纯度和杂质含量能反映临床试验拟用样品和/或上市样品质量和安全性的样品。受试物应注明名称、来源、批号、含量（或规格）、保存条件、有效期及配制方法等，并提供质量检验报告。试验中所用溶媒和/或辅料应标明名称、标准、批号、有效期、规格和生产单位等，并符合试验要求。

在药物研发的过程中，若受试物的工艺发生可能影响其安全性的变化，应进行相应的安全性研究。

化学药物试验过程中应进行受试物样品分析，并提供样品分析报告。成分基本清楚的中药、天然药物也应进行受试物样品分析。

三、基本内容

（一）试验设计的基本要求

1. 生物材料

生物材料有以下几种：整体动物，离体器官及组织，体外培养的细胞、细胞片段、细胞器、受体、离子通道和酶等。整体动物常用小鼠、大鼠、豚鼠、家兔、犬、非人灵长类等。动物选择应与试验方法相匹配，同时还应注意品系、性别及年龄等因素。生物材料选择应注意敏感性、重现性和可行性，以及与人的相关性等因素。体内研究建议尽量采用清醒动物。如果使用麻醉动物，应注意麻醉药物的选择和麻醉深度的控制。

实验动物应符合国家对相应等级动物的质量规定要求，并具有实验动物质量合格证明。

2. 样本量

试验组的组数及每组动物数的设定，应以能够科学合理地解释所获得的试验结果，恰当地反映有生物学意义的作用，并符合统计学要求为原则。小动物每组一般不少于10只，大动物每组一般不少于6只。动物一般雌雄各半。

3. 剂量

体内安全药理学试验要对所观察到的不良反应的剂量反应关系进行研究，如果可能也应对时间效应关系进行研究。一般情况下，安全药理学试验应设计3个剂量，产生不良反应的剂量应与动物产生主要药效学的剂量或人拟用的有效剂量进行比较。由于不同种属的动物对药效学反应的敏感性存在种属差异，因此安全药理学试验的剂量应包括或超过主要药效学的有效剂量或治疗范围。如果安全药理学研究中缺乏不良反应的结果，试验的最高剂量应设定为相似给药途径和给药时间的其他毒理试验中产生毒性反应的剂量。体外研究应确定受试物的浓度–效应关系。若无明显效应时，应对浓度选择的范围进行说明。

4. 对照

一般可选用溶媒和/或辅料进行阴性对照。如为了说明受试物的特性与已知药物的异同，也可选用阳性对照药。

5. 给药途径

整体动物试验，首先应考虑与临床拟用途径一致，可以考虑充分暴露的给药途径。对于在动物试验中难以实施的特殊的临床给药途径，可根据受试物的特点选择，并说明理由。

6. 给药次数

一般采用单次给药。但是若主要药效学研究表明该受试物在给药一段时间后才能起效，或者重复给药的非临床研究和/或临床研究结果出现令人关注的安全性问题时，应根据具体情况合理设计给药次数。

7. 观察时间

结合受试物的药效学和药代动力学特性、受试动物、临床研究方案等因素选择观察时间点和观察时间。

（二）主要研究内容

1. 核心组合试验：安全药理学的核心组合试验的目的是研究受试物对重要生命功能的影响。中枢神经系统、心血管系统、呼吸系统通常作为重要器官系统考虑，也就是核心组合试验要研究的内容。根据科学合理的原则，在某些情况下，可增加或减少部分试验内容，但应说明理由。

1.1 中枢神经系统

定性和定量评价给药后动物的运动功能、行为改变、协调功能、感觉/运动反射和体温的变化等，以确定药物对中枢神经系统的影响。可进行动物的功能组合试验。

1.2 心血管系统

测定给药前后血压（包括收缩压、舒张压和平均压等）、心电图（包括 QT 间期、PR 间期、QRS 波等）和心率等的变化。建议采用清醒动物进行心血管系统指标的测定（如遥测技术等）。

如药物从适应症、药理作用或化学结构上属于易于引起人类 QT 间期延长类的化合物，例如：抗精神病类药物、抗组织胺类药物、抗心律失常类药物和氟喹诺酮类药物等，应进行深入的试验研究，观察药物对 QT 间期的影响。对 QT 的研究见相关指导原则。

1.3 呼吸系统

测定给药前后动物的各种呼吸功能指标的变化，如呼吸频率、潮气量、呼吸深度等。

2. 追加和/或补充的安全药理学试验

当核心组合试验、临床试验、流行病学、体内外试验以及文献报道提示药物存在潜在的与人体安全性有关的不良反应时，应进行追加和/或补充的安全药理学研究。追加的安全药理学试验是除了核心组合试验外，反映受试物对中枢神经系统、心血管系统和呼吸系统的深入研究。追加的安全药理学试验根据已有的信息，具体情况具体分析选择追加的试验内容。补充的安全药理学试验是，出于对安全性的关注，在核心组合试验或重复给药毒性试验中未观察泌尿/肾脏系统、自主神经系统、胃肠系统等相关功能时，需要进行的研究。

2.1 追加的安全药理学试验

中枢神经系统：对行为、学习记忆、神经生化、视觉、听觉和/或电生理等指标的检测。

心血管系统：对心输出量、心肌收缩作用、血管阻力等指标的检测。

呼吸系统：对气道阻力、肺动脉压力、血气分析等指标的检测。

2.2 补充的安全药理学试验

泌尿/肾脏系统：观察药物对肾功能的影响，如对尿量、比重、渗透压、pH、电解质平衡、蛋白质、细胞和血生化（如尿素、肌酐、蛋白质）等指标的检测。

自主神经系统：观察药物对自主神经系统的影响，如与自主神经系统有关受体的结合，体内或体外对激动剂或拮抗剂的功能反应，对自主神经的直接刺激作用和对心血管反应、压力反射和心率等指标的检测。

胃肠系统：观察药物对胃肠系统的影响，如胃液分泌量和 pH、胃肠损伤、胆汁分泌、胃排空时间、体内转运时间、体外回肠收缩等指标的测定。

2.3 其他研究

在其他相关研究中，尚未研究药物对下列器官系统的作用但怀疑有影响的可能性时，如潜在的药物依赖性、骨骼肌、免疫和内分泌功能等的影响，则应考虑药物对这方面的作用，并作出相应的评价。

四、结果分析与评价

根据详细的试验记录，选用合适的统计方法，对数据进行定性和定量分析。应结合药效、毒理、药代以及其他研究资料进行综合评价，为临床研究设计提出建议。

五、参考文献

1. ICH.ICH Guidance for Industry ICH S7A：Safety Pharmacology Studies for Human Pharmaceuticals.2001.

2. ICH.ICH Guidance for Industry ICH S7B：Safety Pharmacology Studies for assessing the potential for delayed ventricular repolarization（QT interval prolongation）by Human Pharmaceuticals.2005.

3. 国家食品药品监督管理局. 中药、天然药物一般药理研究学研究技术指导原则，2005.

4. 国家食品药品监督管理局. 化学药物一般药理研究学研究技术指导原则，2004.

药物单次给药毒性研究技术指导原则

（2014 年第 4 号　2014.05.13）

一、概述

急性毒性（Acute toxicity）是指药物在单次或 24 小时内多次给予后一定时间内所产生的毒性反应[1, 2]。狭义的单次给药毒性研究（Single dose toxicity study）是考察单次给予受试物后所产生的急性毒性反应[2]。本指导原则所指为广义的单次给药毒性研究，可采用单次或 24 小时内多次给药的方式获得药物急性毒性信息。

拟用于人体的药物通常需要进行单次给药毒性试验（见注释 1）。单次给药毒性试验对初步阐明药物的毒性作用和了解其毒性靶器官具有重要意义。单次给药毒性试验所获得的信息对重复给药毒性试验的剂量设计和某些药物临床试验起始剂量的选择具有重要参考价值，并能提供一些与人类药物过量所致急性中毒相关的信息[1]。

本指导原则适用于中药、天然药物和化学药物。

二、基本原则

（一）试验管理

用于支持药品注册的单次给药毒性试验必须执行《药物非临床研究质量管理规范》（GLP）。

（二）具体问题具体分析

单次给药毒性试验的设计，应该在对受试物认知的基础上，遵循"具体问题具体分析"的原则。

对于化学药，应根据受试物的结构特点、理化性质、同类化合物情况、适应症和用药人群特点、试验目的等选择合适的试验方法，设计适宜的试验方案，并结合其他药理毒理研究信息对试验结果进行全面的评价。

对于中药和天然药物，还应考虑到其与化学药的不同特点，试验时应根据各自不同的情况进行针对性设计。

（三）随机、对照、重复

单次给药毒性试验应符合动物试验的一般基本原则，即随机、对照和重复。

三、基本内容

（一）受试物

中药、天然药物：受试物应采用能充分代表临床试验拟用样品和/或上市样品质量和安全性的样品。应采用工艺路线及关键工艺参数确定后的工艺制备，一般应为中试或中试以上规模的样品，否则应有充分的理由。应注明受试物的名称、来源、批号、含量（或规格）、保存条件、有效期及配制方法等，并提供质量检验报告。由于中药的特殊性，建议现用现配，否则应提供数据支持配制后受试物的质量稳定性及均匀性。当给药时间较长时，应考察配制后体积是否存在随放置时间延长而膨胀造成终浓度不准的因素。如果由于给药容量或给药方法限制，可采用原料药进行试验。试验中所用溶媒和/或辅料应标明名称、标准、批号、有效期、规格及生产单位。

化学药物：受试物应采用工艺相对稳定、纯度和杂质含量能反映临床试验拟用样品和/或上市样品质量和安全性的样品。受试物应注明名称、来源、批号、含量（或规格）、保存条件、有效期及配制方法等，并提供质量检验报告。试验中所用溶媒和/或辅料应标明名称、标准、批号、有效期、规格和生产单位等，并符合试验要求。

在药物研发的过程中，若受试物的工艺发生可能影响其安全性的变化，应进行相应的安全性研究。

化学药物试验过程中应进行受试物样品分析，并提供样品分析报告。成分基本清楚的中药、天然药物也应进行受试物样品分析。

（二）实验动物 [1, 3, 4]

1. 种属：不同种属的动物各有其特点，对同一受试物的反应可能会有所不同。从充分暴露受试物毒性的角度考虑，采用不同种属的动物进行试验可获得较为充分的安全性信息。因此，对于化学药，单次给药毒性试验应采用至少两种哺乳动物进行试验，一般应选用一种啮齿类动物和一种非啮齿类动物。若未采用非啮齿类动物进行试验，应阐明其合理性。对于中药、天然药物，根据具体情况，可选择啮齿类和/或非啮齿类动物进行试验［参见附录（二）］。

实验动物应符合国家对相应等级动物的质量规定要求，并具有实验动物质量合格证明。

2. 性别：通常采用两种性别的动物进行试验，雌雄各半。若采用单性别动物进行试验，应阐明其合理性。

3. 年龄：通常采用健康成年动物进行试验。如果受试物拟用于或可能用于儿童，必要时应采用幼年动物进行试验。

4. 动物数：应根据动物种属和研究目的确定所需的动物数。动物数应符合试验方法及结果分析评价的需要。

5. 体重：试验中的每批动物初始给药时的体重差异不宜过大，啮齿类动物初始给药时体重不应超过或低于平均体重的20%。

（三）给药途径

给药途径不同，受试物的吸收速度、吸收率和暴露量会有所不同。通常情况下给药途径应至少包括临床拟用途径。如不采用临床拟用途径，应说明理由。

（四）试验方法与给药剂量 [1, 3, 4]

单次给药毒性试验的重点在于观察动物出现的毒性反应。单次给药毒性试验的试验方法较多，常用的试验方法有近似致死量法、最大给药量法、最大耐受量法、固定剂量法、上下法（序贯法）、累积剂量法（金字塔法）、半数致死量法等。应根据受试物的特点选择合适的方法，根据不同的试验方法选择合适的剂量（注释2）。

原则上，给药剂量应包括从未见毒性反应的剂量到出现严重毒性反应的剂量，或达到最大给药量。

不同动物和给药途径下的最大给药容量可参考相关文献及根据实际情况来确定。

根据所选择的试验方法，必要时应设置空白和/或溶媒（辅料）对照组。

考虑到胃内容物会影响受试物的给药容量，而啮齿类动物禁食时间的长短会影响到受试物的肠道内吸收和药物代谢酶活性，从而影响毒性的暴露。因此，动物经口给药前一般应进行一段时间的禁食，不禁水。

（五）观察时间与指标 [1, 3-5]

给药后，一般连续观察至少14天，观察的间隔和频率应适当，以便能观察到毒性反应的出现时间及恢复时间、动物死亡时间等。如果毒性反应出现较慢或恢复较慢，应适当延长观察时间。

观察指标包括临床症状（如动物外观、行为、饮食、对刺激的反应、分泌物、排泄物等）、死亡情况（死亡时间、濒死前反应等）、体重变化（给药前、观察期结束时各称重一次，观察期间可多次称重，动物死亡或濒死时应称重）等。记录所有的死亡情况，出现的症状以及症状的起始时间、严重程度、持续时间，体重变化等。

所有的试验动物应进行大体解剖。试验过程中因濒死而安乐死的动物、死亡动物应及时进行大体解剖，其他动物在观察期结束后安乐死并进行大体解剖。当组织器官出现体积、颜色、质地等改变时，应进行组织病理学检查。

在一些情况下，为获得更为全面的急性毒性信息，可设计多个剂量组，观察更多的指标，如血液学指标、血液生化学指标、组织病理学检查等，以更好地确定毒性靶器官或剂量反应关系[2, 5]。

四、结果分析与评价

（一）根据所观察到的各种反应出现的时间、持续时间及严重程度等，分析各种反应在不同剂量时的发生率、严重程度。对观察结果进行归纳分析，判断每种反应的剂量–反应及时间–反应关系。

（二）判断出现的各种反应可能涉及的组织、器官或系统［参考附录（一）］等。

（三）根据大体解剖中肉眼可见的病变和组织病理学检查的结果，初步判断可能的毒性靶器官。应出具完整的组织病理学检查报告，检查报告应详细描述，尤其是有异常变化的组织。对于有异常变化者，应附有相应的组织病理学照片。

（四）说明所使用的计算方法和统计学方法，必要时提供所选用方法合理性的依据。

（五）根据各种反应在不同剂量下出现的时间、发生率、剂量–反应关系、不同种属动物及实验室的历史背景数据、病理学检查结果以及同类药物的特点，判断所出现的反应与药物的相关性。判断受试物引起的毒性反应性质、严重程度、可恢复性以及安全范围；根据毒性可能涉及的部位，综合大体解剖和组织病理学检查的结果，初步判断毒性靶器官。

单次给药毒性试验的结果可作为后续毒理试验剂量选择的参考，也可提示一些后续毒性试验需要重点观察的指标。

五、名词解释

最大给药量（Maximal feasible dose，MFD）：指动物单次或24小时内多次（2-3次）给药所采用的最大给药剂量。

最大耐受量（Maximal tolerance dose，MTD）：是指动物能够耐受的而不引起动物死亡的最高剂量。

半数致死量（Median lethal dose，LD_{50}）：预期引起50%动物死亡的剂量，该值是经统计学处理所推算出的结果。

六、参考文献

1. CDER，FDA.Guidance for industry：single dose acute toxicity testing for pharmaceuticals（Final）.1996.

2. CHMP，EMA.Questions and answers on the withdrawal of the "Note for guidance on single dose toxicity".2010.

3. Cordier A.Single dose toxicity：Industry perspectives.In：P.F.D'Arcy and D.W.G.Harron edited，Proceedings of the First International Conference on Harmonization.Brussels：1991，189–191.

4. Outcome – Single dose toxicity.In：P.F.D'Arcy and D.W.G.Harron edited，Proceedings of the First International Conference on Harmonization.Brussels：1991，184.

5. ICH M3（R2）.Nonclinical Safety Studies for the Conduct of Human Clinical Trials and Marketing Authorization for Pharmaceuticals.2009.

6. BlazkaME，Hayes A W.Acute toxicity and eye irritancy.In：Hayes A W edited，Principles and methods of toxicology.Fifth edition，2007：1132–1150.

七、注释

注释 1：急性毒性的充分信息也可从其他来源获得[2, 5]，需要说明的是，这些信息应是从执行《药物非临床研究质量管理规范》（GLP）的试验中获得。

注释 2：试验方法不同，所采用的给药剂量不同。可参考相关的文献进行试验设计。但应注意，由于中药、天然药物的预期临床用药剂量通常较大，因此单次给药毒性试验方法中所规定的剂量限度（如上下法中的 2000mg/kg 或 5000mg/kg 的剂量限度）仅适用于化学药，中药、天然药物的剂量设计应综合考虑多方面因素进行确定。

由于大多数中药、天然药物的急性毒性可能相对较低，中药、天然药物常常采用最大给药量（或最大耐受量法）进行急性毒性研究。

八、附录

（一）一般观察与指征[6]

以下列出了一些常见的观察指征及其可能涉及的组织、器官和系统。单次给药毒性试验中，可能需要对该表格中列出的全部或部分指征进行观察。该表格仅作为结果分析评价的参考，其他科学、合理的分析均是可以接受的。

观察		指征	可能涉及的组织、器官或系统
I.鼻孔呼吸阻塞，呼吸频率和深度改变，体表颜色改变	A	呼吸困难：呼吸困难或费力，喘息，通常呼吸频率减慢	
		1.腹式呼吸：膈膜呼吸，吸气时膈膜向腹部偏移	CNS 呼吸中枢，肋间肌麻痹，胆碱能神经麻痹
		2.喘息：吸气很困难，伴随有喘息声	CNS 呼吸中枢，肺水肿，呼吸道分泌物蓄积，胆碱能功能增强
	B	呼吸暂停：用力呼吸后出现短暂的呼吸停止	CNS 呼吸中枢，肺心功能不全
	C	紫绀：尾部、口和足垫呈现青紫色	肺心功能不全，肺水肿
	D	呼吸急促：呼吸快而浅	呼吸中枢刺激，肺心功能不全
	E	鼻分泌物：红色或无色	肺水肿，出血
II.运动功能：运动频率和特征的改变	A	自发活动、探究、梳理、运动增加或减少	躯体运动，CNS
	B	嗜睡：动物嗜睡，但可被针刺唤醒而恢复正常活动	CNS 睡眠中枢
	C	正位反射（翻正反射）消失：动物体处于异常体位时所产生的恢复正常体位的反射消失	CNS，感觉，神经肌肉
	D	麻痹：正位反射和疼痛反应消失	CNS，感觉
	E	僵住：保持原姿势不变	CNS，感觉，神经肌肉，自主神经
	F	共济失调：动物行走时无法控制和协调运动，但无痉挛、局部麻痹、轻瘫或僵直	CNS，感觉，自主神经
	G	异常运动：痉挛，足尖步态，踏步，忙碌，低伏	CNS，感觉，神经肌肉

观察		指征	可能涉及的组织、器官或系统
Ⅱ.运动功能：运动频率和特征的改变	H	俯卧：不移动，腹部贴地	CNS，感觉，神经肌肉
	I	震颤：包括四肢和全身的颤抖和震颤	神经肌肉，CNS
	J	肌束震颤：包括背部、肩部、后肢和足趾肌肉的运动	神经肌肉，CNS，自主神经
Ⅲ.惊厥（癫痫发作）：随意肌明显的不自主收缩或痉挛性收缩	A	阵挛性惊厥：肌肉收缩和松弛交替性痉挛	CNS，呼吸衰竭，神经肌肉，自主神经
	B	强直性惊厥：肌肉持续性收缩，后肢僵硬性伸展	CNS，呼吸衰竭，神经肌肉，自主神经
	C	强直性-阵挛性惊厥：两种惊厥类型交替出现	CNS，呼吸衰竭，神经肌肉，自主神经
	D	窒息性惊厥：通常是阵挛性惊厥并伴有喘息和紫绀	CNS，呼吸衰竭，神经肌肉，自主神经
	E	角弓反张：背部弓起、头向背部抬起的强直性痉挛	CNS，呼吸衰竭，神经肌肉，自主神经
Ⅳ.反射	A	角膜性眼睑闭合反射：接触角膜导致眼睑闭合	感觉，神经肌肉
	B	基本条件反射：轻轻敲击耳内表面，引起外耳抽搐	感觉，神经肌肉
	C	正位反射：翻正反射的能力	CNS，感觉，神经肌肉
	D	牵张反射：后肢被牵拉至从某一表面边缘掉下时缩回的能力	感觉，神经肌肉
	E	对光反射：瞳孔反射；见光瞳孔收缩	感觉，神经肌肉，自主神经
	F	惊跳反射：对外部刺激（如触摸、噪声）的反应	感觉，神经肌肉
Ⅴ.眼检指征	A	流泪：眼泪过多，泪液清澈或有色	自主神经
	B	缩瞳：无论有无光线，瞳孔缩小	自主神经
	C	散瞳：无论有无光线，瞳孔扩大	自主神经
	D	眼球突出：眼眶内眼球异常突出	自主神经
	E	上睑下垂：上睑下垂，针刺后不能恢复正常	自主神经
	F	血泪症：眼泪呈红色	自主神经，出血，感染
	G	瞬膜松弛	自主神经
	H	角膜浑浊，虹膜炎，结膜炎	眼睛刺激
Ⅵ.心血管指征	A	心动过缓：心率减慢	自主神经，肺心功能不全
	B	心动过速：心率加快	自主神经，肺心功能不全

观察		指征	可能涉及的组织、器官或系统
VI. 心血管指征	C	血管舒张：皮肤、尾、舌、耳、足垫、结膜、阴囊发红，体热	自主神经、CNS、心输出量增加，环境温度高
	D	血管收缩：皮肤苍白，体凉	自主神经、CNS、心输出量降低，环境温度低
	E	心律不齐：心律异常	CNS、自主神经、肺心功能不全，心肌梗塞
VII. 流涎	A	唾液分泌过多：口周毛发潮湿	自主神经
VIII. 竖毛	A	毛囊竖毛组织收缩导致毛发蓬乱	自主神经
IX. 痛觉缺失	A	对痛觉刺激（如热板）反应性降低	感觉，CNS
X. 肌张力	A	张力低下：肌张力全身性降低	自主神经
	B	张力过高：肌张力全身性增高	自主神经
XI. 胃肠指征			
排便（粪）	A	干硬固体，干燥，量少	自主神经，便秘，胃肠动力
	B	体液丢失，水样便	自主神经，腹泻，胃肠动力
呕吐	A	呕吐或干呕	感觉，CNS，自主神经（大鼠无呕吐）
多尿	A	红色尿	肾脏损伤
	B	尿失禁	自主感觉神经
XII. 皮肤	A	水肿：液体充盈组织所致肿胀	刺激性，肾功能衰竭，组织损伤，长时间静止不动
	B	红斑：皮肤发红	刺激性，炎症，过敏

（二）不同情况的中药、天然药物单次给药毒性试验的要求

由于中药、天然药物的特殊性，在具体进行试验时可参照以下要求进行；如不按以下要求进行，应充分说明理由。

1. 未在国内上市销售的从中药、动物、矿物等物质中提取的有效成分及其制剂，新发现的药材及其制剂，新的中药材代用品、药材新的药用部位及其制剂，未在国内上市销售的从中药、动物、矿物等物质中提取的有效部位制成的制剂，未在国内上市销售的中药、天然药物注射剂。

以上情况，由于其物质基础较传统中药发生了明显改变，或应用经验较少，一般采用啮齿类和非啮齿类两种动物，全面考察受试物的急性毒性反应情况。如不按以上要求进行，应说明理由。

2. 未在国内上市销售的非注射给药的中药、天然药物复方制剂。

如该复方制剂处方组成符合中医药理论，有一定的临床应用经验，一般情况下，可采用一种动物、按临床拟用途径进行急性毒性反应的观察。

如该复方制剂为天然药物复方制剂，建议采用啮齿类和非啮齿类两种动物，按临床拟用途径进行急性毒性反应的观察；如不按以上要求进行，应阐明其合理性。

如以上制剂处方中含有天然药物、有效成分或化学药品，则应当对上述药用物质进行急性毒性的相互作用研究。

3. 改变国内已上市销售中药、天然药物给药途径（不包括由非注射剂改为注射剂）的制剂。

可仅采用一种动物，比较改变前后两种不同给药途径的急性毒性反应。

4.改变国内已上市销售药品剂型或改变生产工艺但不改变给药途径的中药、天然药物复方制剂。

如生产工艺的改变会引起物质基础的明显改变，或对药物的吸收、利用可能产生明显影响，建议采用一种动物，按临床拟用途径比较改变前后的急性毒性反应。

5.增加新的适应症或者功能主治的品种。

如需延长用药周期或增加剂量者，应结合原有毒理学资料及处方组成等情况确定是否还需要进行单次给药毒性试验以及相应的试验内容。

药物重复给药毒性研究技术指导原则

（2014 年第 4 号　2014.05.13）

一、概述

重复给药毒性试验是描述动物重复接受受试物后的毒性特征，它是非临床安全性评价的重要内容。重复给药毒性试验可以：①预测受试物可能引起的临床不良反应，包括不良反应的性质、程度、量效和时效关系，以及可逆性等；②判断受试物重复给药的毒性靶器官或靶组织；③如果可能，确定未观察到临床不良反应的剂量水平（No Observed Adverse Effect Level，NOAEL）；④推测第一次临床试验（First in Human，FIH）的起始剂量，为后续临床试验提供安全剂量范围；⑤为临床不良反应监测及防治提供参考。

本指导原则适用于中药、天然药物和化学药物。

二、基本原则

药物安全性评价试验必须执行《药物非临床研究质量管理规范》（GLP），药物重复给药毒性试验是药物研发体系的有机组成部分，试验设计要重视与其他药理毒理试验设计和研究结果的关联性，要关注同类药物临床使用情况、临床适应症和用药人群、临床用药方案，还要结合受试物理化性质和作用特点，使得重复给药毒性试验结果与其他药理毒理试验研究互为说明、补充或/和印证。

三、基本内容

（一）受试物

中药、天然药物：受试物应采用能充分代表临床试验拟用样品和/或上市样品质量和安全性的样品。应采用工艺路线及关键工艺参数确定后的工艺制备，一般应为中试或中试以上规模的样品，否则应有充分的理由。应注明受试物的名称、来源、批号、含量（或规格）、保存条件、有效期及配制方法等，并提供质量检验报告。由于中药的特殊性，建议现用现配，否则应提供数据支持配制后受试物的质量稳定性及均匀性。当给药时间较长时，应考察配制后体积是否存在随放置时间延长而膨胀造成终浓度不准的因素。如果由于给药容量或给药方法限制，可采用原料药进行试验。试验中所用溶媒和/或辅料应标明名称、标准、批号、有效期、规格及生产单位。

化学药物：受试物应采用工艺相对稳定、纯度和杂质含量能反映临床试验拟用样品和/或上市样品质量和安全性的样品。受试物应注明名称、来源、批号、含量（或规格）、保存条件、有效期及配制方法等，并提供质量检验报告。试验中所用溶媒和/或辅料应标明名称、标准、批号、有效期、规格和生产单位等，并符合试验要求。

在药物研发的过程中，若受试物的工艺发生可能影响其安全性的变化，应进行相应的安全性试验。

化学药物试验过程中应进行受试物样品分析，并提供样品分析报告。成分基本清楚的中药、天然药物也应进行受试物样品分析。

（二）实验动物

重复给药毒性试验通常采用两种实验动物，一种为啮齿类，另一种为非啮齿类。理想的动物应具有以下特点：①对受试物的代谢与人体相近；②对受试物敏感；③已有大量历史对照数据，来源、品系、遗传背景清楚。在重复给药毒性试验前应采用合适的试验方法对实验动物种属或品系进行选择。通常，啮齿类动物首选大鼠、非啮齿类动物首选 Beagle 犬，特殊情况下可选用其他种属或品系动物进行重复给药毒性试验，必要时选用疾病模型动物进行试验。

实验动物应符合国家对相应等级动物的质量规定要求，具有实验动物质量合格证明。

一般选择正常、健康、性成熟动物，同性别体重差异应在平均体重的 20% 之内。

应根据试验期限和临床拟用人群确定动物年龄，一般大鼠为 6–9 周龄，Beagle 犬 6–12 月龄，猴 3–5 岁，动物年龄应尽量接近，应注明开始给药时动物年龄。

每个剂量组动物数，啮齿类一般不少于 15 只/性别（主试验组 10 只，恢复组 5 只），非啮齿类一般不少于 5 只/性别（主试验组 3 只，恢复组 2 只）。

（三）给药方案

1. 给药剂量：重复给药毒性试验原则上至少应设低、中、高 3 个剂量组，以及 1 个溶媒（或辅料）对照组，必要时设立空白对照组和/或阳性对照组；高剂量原则上使动物产生明显的毒性反应，低剂量原则上相当或高于动物药效剂量或临床使用剂量的等效剂量，中剂量应结合毒性作用机制和特点在高剂量和低剂量之间设立，以考察毒性的剂量–反应关系。

2. 给药途径：原则上应与临床拟用途径一致，如不一致则应说明理由。

3. 给药频率：原则上重复给药毒性试验中动物应每天给药，特殊类型的受试物就其毒性特点和临床给药方案等原因，可根据具体药物的特点设计给药频率。

4. 试验期限：建议分阶段进行重复给药毒性试验以支持不同期限的临床试验。试验期限的选定可以根据拟定的临床疗程、适应症、用药人群等进行设计。一般重复给药毒性试验的试验期限与所支持的临床试验及上市申请的关系详见附录（一）。

（四）检测指标

重复给药毒性试验应检测指标详见附录（二）。此外，还应结合受试物的特点及其他试验中已观察到的改变或背景信息（如关于处方组成成分毒性的文献报道等），在不影响正常毒性观察和检测的前提下增加合理的指标。实验动物相关指标的历史背景数据在重复给药毒性试验中具有重要的参考意义。

在结束动物安乐死时进行一次全面检测；当试验期限较长时，应根据受试物的特点及相关信息选择合适的时间点进行阶段性检测；试验期间对濒死或死亡动物应及时采集标本进行检测，分析濒死或死亡的原因；恢复期结束时进行一次全面的检测。

给药前应对动物进行适应性饲养，啮齿类动物应不少于 5 天，非啮齿类动物不少于 2 周。在适应性饲养时，对实验动物进行外观体征、行为活动、摄食情况和体重检查，非啮齿类动物至少应进行 2 次体温、血液学、血液生化学和至少 1 次心电图检测。

给药期间，根据试验期限的长短和受试物的特点确定检测时间和检测次数。原则上应尽早发现毒性反应，并反映出观测指标或参数变化与试验期限的关系。

给药结束，对主试验组动物进行系统的大体解剖，称重主要脏器并计算脏器系数；进行组织病理学检查并出具完整的病理学检查报告，如发现有异常变化，应附有相应的组织病理学照片。非啮齿类动物对照组和各给药组主要脏器组织均应进行组织病理学检查；啮齿类动物对照组、高剂量组、尸检异常动物应进行详细检查，如高剂量组动物某一组织发生病理改变，需要对其他剂量组动物的相同组织进行组织病理学检查；通常需要制备骨髓涂片，以便当受试物可能对动物造血系统有影响时进行骨髓检查。

给药结束后，继续观察恢复期动物，以了解毒性反应的可逆性和可能出现的迟发毒性；应根据受试物代谢动力学特点、靶器官毒性反应和恢复情况确定恢复期的长短，一般情况下应不少于 4 周。

（五）伴随毒代动力学

重复给药毒性试验应伴随进行药物毒代动力学试验，具体内容参照相应指导原则。

四、结果分析与评价

重复给药毒性试验的最终目的在于预测人体可能出现的毒性反应。只有通过对试验结果的科学分析和全面评价才能够清楚描述动物的毒性反应，并推断其与人体的相关性。重复给药毒性试验结果的分析和评价是重复给药毒性试验的必要组成部分。

（一）试验结果的分析

分析重复给药毒性试验结果，判断动物是否发生毒性反应及毒性靶器官，描述毒性反应的性质和程度（包括毒性反应的起始时间、程度、变化规律和消除时间），如果有动物死亡应分析死亡原因，确定安全范围，并探讨可能的毒性作用机制。

1. 正确理解试验数据的意义

在对重复给药毒性试验结果进行分析时，应正确理解均值数据和个体数据的意义。啮齿类动物重复给药毒性试验中组均值的意义通常大于个体动物数据的意义，实验室历史背景数据和文献数据可以为结果的分析提供参考；非啮齿类动物单个动物的试验数据往往具有重要的毒理学意义，是试验动物数量较少、个体差异较大的原因。此外，非啮齿类动物试验结果必须与给药前数据、对照组数据和实验室历史背景数据进行多重比较，要考虑文献数据参考价值有局限性。在分析重复给药毒性试验结果时应综合考虑数据的统计学意义和生物学意义，正确利用统计学假设检验有助于确定试验结果的生物学意义，要考虑具有统计学意义并不一定代表具有生物学意义；在判断生物学意义时要考虑参数变化的剂量-反应关系、其他关联参数的改变、与历史背景数据的比较等因素；分析试验结果时，须对出现的异常数据应判断是否由受试物毒性引起并给予科学解释。

2. 正确判断毒性反应

给药组和对照组之间检测结果的差异可能来源于受试物有关的毒性、动物对药物的适应性改变或正常的生理波动，也可能源于试验操作失误和动物应激。在分析试验结果时，应关注参数变化的剂量-反应关系、组内动物的参数变化幅度和性别差异，同时综合考虑多项毒理学指标的检测结果，分析其中的关联和受试物作用机制，以正确判断药物的毒性反应。单个参数的变化往往并不足以判断化合物是否引起毒性反应，可能需要进一步进行相关的试验。此外，毒代动力学试验可以为毒性反应和毒性靶器官的判断提供重要的参考依据。

（二）动物毒性反应对于临床试验的意义

将重复给药毒性试验结果外推至人体时，不可避免地会涉及到受试物在动物和人体内毒性反应之间的差异。首先，不同物种、同物种不同种属或个体之间对于某一受试物的毒性反应可能存在差异；其次，由于在重复给药毒性试验中通常采用较高的给药剂量，受试物可能在动物体内呈非线性动力学代谢过程，从而导致与人体无关的毒性反应；另外，重复给药毒性试验难以预测一些在人体中发生率较低的毒性反应或仅在小部分人群中出现的特异质反应；同时有些毒性反应目前在动物中难以观察，如头痛、头昏、头晕、皮肤瘙痒、视物模糊等。鉴于以上原因，动物重复给药毒性试验的结果不一定完全再现于人体临床试验。但如果没有试验或文献依据证明受试物对动物的毒性反应与人体无关，在进行药物评价时必须首先假设人最为敏感，重复给药毒性试验中动物的毒性反应将会在临床试验中出现。进行深入的作用机制研究将有助于判断动物和人体毒性反应的相关性。

（三）综合评价

重复给药毒性试验是药物非临床安全性研究的有机组成部分，是药物非临床毒理学研究中综合性最强、获得信息最多和对临床指导意义最大的一项毒理学试验。对其结果进行评价时，应结合受试物的药学特点，药效学、药代动力学和其他毒理学的试验结果，以及已取得的临床试验结果，进行综合评价。对于重复给药毒性试验结果的评价最终应落实到受试物的临床不良反应、临床毒性靶器官或靶组织、安全范围、临床需重点检测的指标，以及必要的临床监护或解救措施。

五、参考文献

1. 化学药物长期毒性试验技术指导原则. 国家药品监督管理局，2005.3.

2. 中药、天然药物长期毒性试验技术指导原则. 国家药品监督管理局，2005.3.

3. 周宗灿. 毒理学基础. 第二版. 北京医科大学出版社，2000.

4. 秦伯益. 新药评价概论. 第二版 人民卫生出版社，1998.

5. Guidance on nonclinical safety studies for the conduct of human clinical trials and marketing authorization for pharmaceuticals，ICH/M3（R2）2009.6.

6. Guideline on repeated dose toxicity，EMA 2010.3.

7. Redbook 2000 IV.C，FDA 2003，2007.

8. Note for guidance on toxicokinetics：The assessment of systemic exposure in toxicity studies，ICH/S3A 2007.

六、注释

（一）试验期限的考虑

试验期限应与拟开展的临床试验期限和上市要求相匹配；通过较短试验期限的毒性试验获得的信息，可以为较长试验期限的毒性试验设计提供给药剂量、给药频率、观察指标等方面的参考；同时，临床试验中获得的信息有助于设计较长试验期限的动物毒性试验方案，降低药物开发的风险。以不同试验期限的重复给药毒性试验支持不同用药期限的临床试验及上市评价时，重复给药毒性试验内容都应完整、规范，结果分析评价强调客观性、注重科学性。

拟试验的临床适应症如有若干项，应按最长疗程的临床适应症来确定重复给药毒性试验的试验期限。

（二）剂量设计的考虑

剂量设计应考虑之前进行的各项试验所评价的终点、受试物的理化性质和生物利用度等；局部给药应保证充分的接触时间。高剂量应出现明显毒性反应，或达到最大给药量（Maximum Feasible Dose，MFD），或系统暴露量达到临床系统暴露量的 50 倍（基于 AUC）。如需要在试验中途改变给药剂量，应说明剂量调整理由，完整记录剂量调整过程。

（三）不同情况中药、天然药物的试验要求

考虑到中药、天然药物各类药物处方来源、立题依据等差别，在具体进行试验时可参照以下要求进行。这些要求仅是一般要求，应遵循新药开发的客观规律，具体试验结合受试物特点考虑需开展的试验，进行个性化的设计。

1. 未在国内上市销售的从中药、动物、矿物等物质中提取的有效成分及其制剂，新发现的药材及其制剂，新的中药材代用品、药材新的药用部位及其制剂，未在国内上市销售的从中药、动物、矿物等物质中提取的有效部位制成的制剂，未在国内上市销售的中药、天然药物注射剂。以上情况，由于其物质基础较传统中药发生了明显改变，或应用经验较少，为全面考察受试物的重复给药毒性反应情况，应采用啮齿类和非啮齿类两种动物进行重复给药毒性试验。

2. 未在国内上市销售的由中药、天然药物组成的非注射给药的复方制剂可先进行一种动物（啮齿类）的重复给药毒性试验，当发现有明显毒性时，为进一步研究毒性情况，再采用第二种动物（非啮齿类）进行试验。若该类处方中含有毒性药材［见注释（四）］、无法定标准药材或有十八反、十九畏等配伍禁忌时，则应进行两种动物（啮齿类和非啮齿类）的重复给药毒性试验。天然药物组成的非注射给药的复方制剂临床试验前采用啮齿类和非啮齿类两种动物进行重复给药毒性试验。

3. 改变国内已上市销售药品给药途径（不包括由非注射剂改为注射剂）的制剂、不改变给药途

径的非注射给药改剂型制剂和改工艺制剂，建议增设一个原给药途径、原剂型或原工艺的高剂量对照组，先进行一种动物（啮齿类）的重复给药毒性试验。如发现与原给药途径、原剂型或原工艺制剂不同的明显毒性反应或更严重的毒性反应，应进行另一种动物（非啮齿类）的重复给药毒性试验。

4.增加新的适应症或者功能主治的品种如需延长用药期限或增加剂量者，应结合原品种的申报资料及处方组成的情况，确定是否需进行重复给药毒性试验。

（四）中药毒性药材品种

毒性药材：系指收入国务院《医疗用毒性药品管理办法》的中药品种。即：砒石、砒霜、水银、生马钱子、生川乌、生草乌、生白附子、生附子、生半夏、生南星、生巴豆、斑蝥、青娘虫、红娘虫、生甘遂、生狼毒、生藤黄、生千金子、生天仙子、闹羊花、雪上一枝蒿、红升丹、白降丹、蟾酥、洋金花、红粉、轻粉、雄黄。

另外，凡在近年来发现的有毒性作用的药材（原材料）或在复方中含有明显有毒组分的，均按毒性药材处理。

七、附录

（一）试验期限

支持药物临床试验

最长临床试验期限	重复给药毒性试验的最短期限	
	啮齿类动物	非啮齿类动物
≤2周	2周	2周
2周–6个月	同临床试验	同临床试验
>6个月	6个月	9个月[1,2]

支持药物上市申请

临床拟用期限	啮齿类动物	非啮齿类动物
≤2周	1个月	1个月
2周–1个月	3个月	3个月
1个月~3个月	6个月	6个月
>3个月	6个月	9个月[1,2]

注：1. 非啮齿类动物不超过6个月期限的试验可接受情况：

当免疫原性或耐受性问题使更长期限的试验难以进行时；

重复、短期用药（即便临床试验期限6个月以上）的疾病，如偏头痛、勃起障碍、单纯性疱疹等的反复间歇给药时；

拟用于危及生命的疾病（如进展性疾病、辅助使用的肿瘤化疗药）时。

2. 如果儿童为主要拟用药人群，而已有毒理学或药理学研究结果提示可能发生发育毒性，应考虑在幼年动物上进行长期毒性试验。该试验应采用合适年龄和种系的动物，试验观察指标应针对发育方面的毒性，试验期限犬12个月、大鼠6个月。12个月的犬试验期限应涵盖其发育的全过程。这些幼年动物的长期试验可用于替代标准的长期毒性试验和单独的幼年动物试验。

（二）检测指标

项目类别		指标
1. 临床观察		外观、体征、行为活动、腺体分泌、呼吸、粪便性状、给药局部反应、死亡情况等。
2. 摄食量、体重、眼科检查		
3. 体温和心电图检测（非啮齿动物）		
4. 血液学检测		红细胞计数、血红蛋白、红细胞容积、平均红细胞容积、平均红细胞血红蛋白、平均红细胞血红蛋白浓度、网织红细胞计数、白细胞计数及其分类、血小板计数、凝血酶原时间、活化部分凝血活酶时间等。
5. 血液生化学检测		天门冬氨酸氨基转换酶、丙氨酸氨基转换酶、碱性磷酸酶、肌酸磷酸激酶、尿素氮（尿素）、肌酐、总蛋白、白蛋白、血糖、总胆红素、总胆固醇、甘油三酯、γ-谷氨酰转移酶、钾离子浓度、氯离子浓度、钠离子浓度。
6. 尿液观察和分析		尿液外观、比重、pH值、尿糖、尿蛋白、尿胆红素、尿胆原、酮体、潜血、白细胞。
7. 组织病理学检查的脏器组织	（1）需称重并计算脏器系数的器官	脑、心脏、肝脏、肾脏、肾上腺、胸腺、脾脏、睾丸、附睾、卵巢、子宫、甲状腺（含甲状旁腺）[1]。
	（2）需进行组织病理学检查的组织或器官	肾上腺、主动脉、骨（股骨）、骨髓（胸骨）、脑（至少3个水平）、盲肠、结肠、子宫和子宫颈、十二指肠、附睾、食管、眼、胆囊（如果有）、哈氏腺（如果有）、心脏、回肠、空肠、肾脏、肝脏、肺脏（附主支气管）、淋巴结（一个与给药途径相关，另一个在较远距离）、乳腺、鼻甲[2]、卵巢和输卵管、胰腺、垂体、前列腺、直肠、唾液腺、坐骨神经、精囊（如果有）、骨骼肌、皮肤、脊髓（3个部位：颈椎、中段胸椎、腰椎）、脾脏、胃、睾丸、胸腺（或胸腺区域）、甲状腺（含甲状旁腺）、气管、膀胱、阴道、所有大体观察到异常的组织、组织肿块和给药部位。

注：1. 仅在非啮齿类动物称重。

　　2. 针对吸入给药的给药制剂。

药物刺激性、过敏性和溶血性研究技术指导原则

（2014 年第 4 号　2014.05.13）

一、概述

刺激性、过敏性、溶血性是指药物制剂经皮肤、粘膜、腔道、血管等非口服途径给药，对用药局部产生的毒性（如刺激性和局部过敏性等）和/或对全身产生的毒性（如全身过敏性和溶血性等），为临床前安全性评价的组成部分。

药物的原形及其代谢物、辅料、有关物质及理化性质（如 pH 值、渗透压等）均有可能引起刺激性和/或过敏性和/或溶血性的发生，因此药物在临床应用前应研究其制剂在给药部位使用后引起的局部和/或全身毒性，以提示临床应用时可能出现的毒性反应、毒性靶器官、安全范围。

本指导原则适用于中药、天然药物、化学药物。

二、基本原则

（一）试验管理

根据《药品注册管理办法》，药物刺激性、过敏性和溶血性研究必须执行《药物非临床研究质量管理规范》（GLP）。

（二）随机、对照、重复

试验设计应遵循随机、对照、重复的原则。

（三）整体性、综合性原则

应根据受试物特点，充分考虑和结合药学、药效学、其他毒理学及拟临床应用情况等综合评价，体现整体性、综合性的原则。

（四）具体问题具体分析

应在遵循安全性评价普遍规律的基础上，具体问题具体分析，结合受试物的特点，在阐明其研究方法或技术科学、合理的前提下进行规范性试验，对试验结果进行全面分析评价。

三、基本内容

（一）受试物和实验动物

1. 受试物

中药、天然药物：受试物应能充分代表临床试验样品或上市药品。应采用工艺路线及关键工艺参数确定后的工艺制备，一般应为中试或中试以上规模的样品，否则应有充分的理由。应注明受试物的名称、来源、批号、含量（或规格）、保存条件及配制方法等，由于中药的特殊性，建议现用现配，否则应提供数据支持配制后受试物的质量稳定性及均匀性。试验中所用溶媒和/或辅料应标明名称、标准、批号、规格及生产单位。

化学药物：受试物应采用工艺相对稳定、纯度和杂质含量能反映临床试验拟用样品和/或上市样品质量和安全性的样品。受试物应注明名称、来源、批号、含量（或规格）、保存条件及配制方法等，并附有研制单位的自检报告。试验中所用辅料、溶媒等应标明批号、规格和生产单位，并符合试验要求。

在药品研发的过程中，若受试物的工艺发生可能影响其安全性的变化，应进行相应的安全性研究。

化学药物试验过程中应进行受试物样品分析，并提供样品分析报告。成分基本清楚的中药、天然药物也应进行受试物样品分析。

2. 实验动物

动物应符合国家有关规定的等级要求，并具有实验动物质量合格证。动物种属的选择根据观察指标和模型合理性确定，如刺激性试验应选择与人类皮肤、粘膜等反应比较相近的动物，如兔、小型猪等。

（二）刺激性试验

刺激性是指非口服给药制剂给药后对给药部位产生的可逆性炎症反应，若给药部位产生了不可逆性的组织损伤则称为腐蚀性。刺激性试验是观察动物的血管、肌肉、皮肤、粘膜等部位接触受试物后是否引起红肿、充血、渗出、变性或坏死等局部反应。

1. 给药部位

一般应选择与临床给药相似的部位，并观察对可能接触到受试物的周围组织的影响。

2. 给药途径

一般应与临床用药途径一致，否则应加以说明。

3. 对照组

以溶媒和/或赋形剂作为阴性对照，必要时采用已上市制剂作对照。

4. 给药浓度、剂量与体积

可选择几种不同浓度，至少应包括临床拟用最高浓度。如果技术上难以达到临床拟用最高浓度，如皮肤刺激性试验，在给药面积不变的情况下，可通过改变给药频次进行剂量调整，而不应通过增加厚度来达到增加给药量的目的。

设计给药浓度、剂量与体积时，应根据临床用药情况，并考虑受试动物给药部位的解剖和生理特点，保证受试物在给药部位的有效暴露。

5. 给药频率与周期

应根据临床用药情况，一般给药周期最长不超过4周。建议进行恢复期观察，同时评价给药局部及周围组织毒性反应的可逆性。

6. 观察指标

6.1 肉眼观察　应详细描述局部反应，包括红斑、水肿、充血程度及范围，计分表示。同时观察动物的一般状态、行为、体征等。

6.2 组织病理学检查　应详细描述给药部位的病理变化，并半定量分析、判断。提供相应的组织病理学照片。

7. 试验方法

具体可参考附录中常用方法和相关文献。

8. 统计方法

根据实验模型和试验方法选择合适的统计方法。

（三）过敏性试验

过敏性又称超敏反应，指机体受同一抗原再刺激后产生的一种表现为组织损伤或生理功能紊乱的特异性免疫反应。过敏性试验是观察动物接触受试物后的全身或局部过敏反应。

1. 试验方法

进行何种过敏性试验应根据药物特点、临床适应症、给药方式、过敏反应发生机制、影响因素等确定。

通常局部给药发挥全身作用的药物（如注射剂和透皮吸收剂等）需考察 I 型过敏反应，如注射剂需进行主动全身过敏试验（Active Systemic Anaphylaxis，ASA）和被动皮肤过敏试验（Passive

Cutaneous Anaphylaxis，PCA），透皮吸收剂需进行主动皮肤过敏试验（Active Cutaneous Anaphylaxis，ACA）。吸入途径药物应采用豚鼠吸入诱导和刺激试验。粘膜给药应结合受试物的特点参照经皮给药过敏性试验方法进行。如受试物的化学结构与文献报道产生其他过敏反应的化合物相同或相似者建议考虑采取适当的试验方法以考察其是否能引起其他过敏反应（如光过敏性反应等）。Ⅱ和Ⅲ型过敏反应可结合在重复给药毒性试验中观察，如症状、体征、血液系统、免疫系统及相关的病理组织学改变等。经皮给药制剂（包括透皮剂）应进行Ⅳ型过敏反应试验，包括豚鼠最大化试验（Guinea-Pig Maximization Test，GPMT）或豚鼠封闭斑贴试验（Buehler Test）或其他合理的试验方法如小鼠局部淋巴结试验（Murine Local Lymph Node Assay，LLNA）等。

2. 剂量设计

建议选择多个剂量，至少应包括临床最高给药浓度。

3. 对照组

应设立阳性对照组和阴性对照组，必要时采用已上市制剂作对照。

4. 统计方法

根据实验模型和试验方法选择合适的统计方法。

（四）溶血性试验

溶血性是指药物制剂引起的溶血和红细胞凝聚等反应。溶血性反应包括免疫性溶血与非免疫性溶血。溶血性试验是观察受试物是否能够引起溶血和红细胞凝聚等。

1. 适用范围

凡是注射剂和可能引起免疫性溶血或非免疫性溶血反应的其他局部用药制剂均应进行溶血性试验。

2. 试验方法

溶血试验包括体外试验和体内试验，常规采用体外试管法评价药物的溶血性，若结果为阳性，应与相同给药途径的上市制剂进行比较研究，必要时进行动物体内试验或结合重复给药毒性试验，应注意观察溶血反应的有关指标（如网织红细胞、红细胞数、胆红素、尿蛋白，肾脏、脾脏、肝脏继发性改变等），如出现溶血时，应进行进一步研究。

（五）光毒性（光刺激性）试验

光敏反应是用药后皮肤对光线产生的不良反应，包括光毒性反应和光过敏反应，均由受试物所含的感光物质引起，产生光敏反应需同时满足以下条件：吸收自然光线（波长范围为290-700nm），吸收UV/可见光后产生活性物质，在光暴露组织（如皮肤，眼睛等）有充分的暴露。

光毒性是由光诱导的非免疫性的皮肤对光的反应，是指药物吸收的光能量在皮肤中释放导致皮肤损伤的作用。光毒性反应是光敏反应中最常见的一种反应，其临床表现与晒伤相似，表现为红斑、水肿、皮肤瘙痒和色素沉着，严重者可产生局部坏死、溃烂或表皮脱落。皮肤给药光毒性试验的目的是观察受试物接触皮肤或应用后遇光照射是否有光毒性反应。若受试物的化学结构或某些组成（包括药物和赋形剂）文献报道有光毒性作用，或其化学结构与已知光敏剂相似，或曾有报道其具有或可疑具有光毒性作用，建议进行皮肤给药光毒性试验。

四、结果分析与评价

（一）详细说明实验方法，受试物、试验分组、给药剂量、动物数、用药次数、毒性反应、持续时间、恢复情况及时间、死亡动物数等，对不同剂量（或浓度）下某种反应发生情况及严重程度进行表述，分析毒性反应的量效关系和可能的时效关系及可逆性，判断药物相关性，提供安全范围等。

（二）刺激性试验应重视给药浓度、体积、速度、次数与有效暴露时间对结果的影响。注射剂的给药浓度、速度及次数与药物的血管刺激性密切相关，建议根据受试物的性质、临床用药情况，采用适当的方法，尽最大可能地暴露毒性，如可适当增加浓度，或通过增加给药次数等。过敏试验应注意给药剂量和给药速度对过敏反应的影响，静脉注射激发应保证足量、一次性快速地将受试物注射入动物体内。经皮给药的受试物应保证在局部的有效暴露浓度和时间。

（三）重视组织病理学检查，并提供相应的照片。

（四）由于实验动物模型的局限性，如目前仍无理想的Ⅱ和Ⅲ型过敏反应的动物模型；光过敏性动物模型的临床意义尚不明确等，因此一些药物的过敏性临床前评价可采取灵活的方式，建议采用多种方法如 BT、小鼠局部淋巴结试验等。

（五）在溶血性试验中，若出现红细胞凝聚现象，应判定是真凝聚还是假凝聚。若体外出现可疑溶血现象，应采用其他方法进一步试验，以确定或排除受试物的溶血作用。利用分光光度法进行溶血性试验时，应注意离心速度及温度对结果的影响。此外，因不同的注射剂颜色及深浅不同，若其色泽对血红素的最大吸收有干扰，则应注意排除非药物因素。

（六）结合药物的制剂特点、药理作用其他毒理学试验结果，以及临床信息等综合分析和评价。

五、参考文献

1. FDA Guidance for Industry Skin irritation and sensitization testing of generic transdermal drug products.

2. FDA Guidance for Industry Photosafety testing.

3. FDA Guidance for Industry Immunotoxicology evaluation of investigation new drug.

4. EPA Health effects test guidelines OPPTS 870.7800 Immunotoxicity.

5. EPA Health effects test guidelines OPPTS 870.2500 Acute dermal irritation.

6. EPA Health effects test guidelines OPPTS 870.2600 Skin sensitization.

7. OECD Guidelines for Testing of Chemicals（No 406，July 1992）.

8. EPA Health effects test guidelines OPPTS 870.2400 Acute eye irritation.

9. EMA Non-clinical local tolerance testing of medicinal products.

10. ISO 10993-10：2002（E）Biological evaluation of medical devices- Part 10- Tests for irritation and delayed-type hypersensitivity.

11. 日本厚生省日本新药毒性试验指导原则 1989 版.

12. 中华人民共和国卫生部药政局 新药（西药）临床及临床前研究指导原则汇编.

13. 徐叔云 卞如濂 陈修 药理实验方法学.

14. 陈奇 中药药理研究方法学.

15. 皮肤用药的毒性试验和粘膜用药的毒性试验. 中华人民共和国卫生部药政管理局 《中药新药研究指南》1994 年 209，213.

16. 袁伯俊 王治乔 皮肤用药毒性试验.《新药临床前安全性评价与实践》 北京：军事医学科学出版社，1997 年 152.

17. 刘建文 其他毒性试验.《药理实验方法学》第三版. 北京：人民卫生出版社，2002 年 234.

18. Principles and methods of Toxicology.Fourth edition，edited by A.Wallace Hayes，Taylor & Francis，Philadelphia.2001.

19. EMA；Note for Guidance on Non-clinical Local Tolerance Testing of Medicinal Products.

20. FDA；Guidance for Industry Botanical Drug Products.

21. FDA；Guidance for Industry Labeling Guidance for OTC Topical Drug Products for the Treatment of Vaginal Yeast Infections（Vulvovaginal Candidiasis）.

22. FDA；Guidance for Industry Bacterial Vaginosis – Developing Antimicrobial Drugs for Treatment.

23. Preclinical Development Hand Book-Toxicology.Edited by Shayne Cox Gad，Copyright © 2008 by John Wiley & Sons，Inc.

指导原则

六、附录

本附录收载的试验方法仅供参考。应根据受试物的特点采用国内外公认的科学合理的试验方法，不仅限于此附录。

（一）刺激性试验方法

1.血管刺激性试验

通常选兔，每组不少于 3 只。设生理盐水和/或溶媒对照，可采用同体左右侧自身对比法。给药部位根据临床拟用途径确定，一般选用耳缘静脉。可设多个给药浓度，至少包括临床最大拟用浓度，给药容积、速率和期限一般根据临床拟用法用量，并根据动物情况进行调整，给药体积不可太低。多次给药时间一般不超过 7 天。

根据受试药物的特点和刺激性反应情况选择观察时间和剖检时间，至少观察 72 小时。应对部分动物进行组织病理学检查。恢复期动物根据受试物的特点和刺激性反应情况，继续观察 14-21 天进行组织病理学检查。根据肉眼观察和组织病理学检查结果综合判断受试物的血管刺激性及刺激性恢复情况。

2.肌肉刺激性试验

通常选兔，也可选用大鼠。每组不少于 3 只。应设生理盐水对照或/和溶媒对照组，可采用同体左右侧自身对比法。根据受试物的特点和刺激性反应情况选择观察时间，观察期结束时应对部分动物进行组织病理学检查。分别在左右两侧股四头肌内注射给药，观察给药后不同时间的局部反应，如充血、红肿等。给药后 48-72 小时剖检观察注射局部的刺激反应，按表 1 计算相应的反应级，并进行局部组织病理学检查，提供病理照片。

根据表 1 计算肌肉刺激性总反应级，计算平均值，按表 2 判定刺激等级。若各股四头肌反应级的最高与最低之差大于 2，应另取动物重新试验。

表 1 肌肉刺激反应分级标准

刺激反应	反应级
无明显变化	0
轻度充血，范围在 0.5×1.0cm 以下	1
中度充血，范围在 0.5×1.0cm 以上	2
重度充血，伴有肌肉变性	3
出现坏死，有褐色变性	4
出现广泛性坏死	5

表 2 平均分值和等级

平均分值	等级
0.0-0.4	无
0.5-1.4	轻微
1.5-2.4	轻度
2.5-3.4	中度
3.5-4.4	重度
4.5 及以上	严重

3. 皮肤刺激性试验

通常选兔、小型猪，否则应阐明合理性。兔每组不低于 4 只。一般应进行相同备皮面积的正常皮肤和破损皮肤局部刺激性试验。

采用同体左右侧自身对比法，将受试物直接涂于备皮处，敷料覆盖固定。贴敷时间至少 4 小时。多次给药皮肤刺激性试验应连续在同一部位给药，每次给药时间相同，给药期限一般不超过 4 周。破损皮肤试验中皮肤破损程度以损伤表皮层为限。

在自然光线或全光谱灯光下肉眼观察皮肤反应。根据受试物的特点和刺激性反应情况选择观察时间。通常单次给药皮肤刺激性试验观察时间点为去除药物后 30-60 分钟，24、48 和 72 小时。多次给药皮肤刺激性试验，为每次去除药物后 1 小时以及每次给药前，以及末次贴敷去除药物后 30-60 分钟，24、48 和 72 小时。

如存在持久性损伤，有必要延长观察期限以评价恢复情况和时间，延长期一般不超过 2 周。对出现中度及中度以上皮肤刺激性的动物应在观察期结束时进行组织病理学检查，并提供病理照片。

单次给药皮肤刺激性试验，计算各组每一时间点皮肤反应积分的平均值，按表 3 进行刺激强度评价。多次给药皮肤刺激性试验，首先计算每一观察时间点各组积分均值，然后计算观察期限内每天每只动物刺激积分均值，按表 4 进行刺激强度评价。

表 3　皮肤刺激反应评分标准

刺激反应	分值
红　斑	
无红斑	0
轻度红斑（勉强可见）	1
中度红斑（明显可见）	2
重度红斑	3
紫红色红斑到轻度焦痂形成	4
水　肿	
无水肿	0
轻度水肿（勉强可见）	1
中度水肿（明显隆起）	2
重度水肿（皮肤隆起 1mm，轮廓清楚）	3
严重水肿（皮肤隆起 1mm 以上并有扩大）	4
最高总分值	8

表 4　皮肤刺激强度评价标准

分　值	评　价
0-0.49	无刺激性
0.5-2.99	轻度刺激性
3.0-5.99	中度刺激性
6.0-8.00	重度刺激性

指导原则

4. 粘膜刺激性试验

4.1 眼刺激性试验

通常选兔，每组不少于 3 只。应设生理盐水对照组，可采用同体左右侧自身对比法。动物眼睛滴入受试物，保证药物充分暴露。给药期限应根据临床拟用方法确定。多次给药时每天给药次数应不少于临床用药频率。

应根据受试物的特点和刺激性反应选择适当的观察时间。通常单次给药为给药后 1、2、4、24、48 和 72 小时；多次给药眼刺激试验为每天给药前以及最后一次给药后 1、2、4、24、48 和 72 小时。如存在持久性损伤，有必要延长观察期限，一般不超过 21 天。

一般采用裂隙灯进行眼刺激反应检查，也可根据刺激性反应情况采用其他的合适器械。在整个观察过程中应进行荧光素钠染色检查。每次检查都应记录眼部异常反应，根据表 5 计算分值。根据表 6 判断刺激程度。

表 5　眼刺激反应分值标准

眼刺激反应	分值
角　膜	
无混浊	0
散在或弥漫性混浊，虹膜清晰可见	1
半透明区易分辨，虹膜模糊不清	2
出现灰白色半透明区，虹膜细节不清，瞳孔大小勉强可见	3
角膜不透明，虹膜无法辨认	4
虹　膜	
正常	0
皱褶明显加深、充血、肿胀，角膜周围轻度充血，瞳孔对光仍有反应	1
出血/肉眼可见坏死/对光无反应（或其中一种）	2
结　膜	
充血（指睑结膜和球结膜）	
血管正常	0
血管充血呈鲜红色	1
血管充血呈深红色，血管不易分辨	2
弥漫性充血呈紫红色	3
水　肿	
无水肿	0
轻微水肿（含眼睑）	1
明显水肿伴部分眼睑外翻	2
水肿至眼睑近半闭合	3
水肿至眼睑超过半闭合	4
分泌物	
无分泌物	0
少量分泌物	1
分泌物使眼睑和睫毛潮湿或粘着	2
分泌物使整个眼区潮湿或粘着	3
最大总积分	16

表6　眼刺激性评价标准

分值	评价
0-3	无刺激性
4-8	轻度刺激性
9-12	中度刺激性
13-16	重度刺激性

4.2 滴鼻剂和吸入剂刺激性试验

可选用兔、豚鼠或大鼠。给药后观察动物全身状况（如呼吸、循环、中枢神经系统）及局部刺激症状（如哮喘、咳嗽、呕吐、窒息等症状）等。单次给药24小时后或多次给药停药后24小时处死动物，观察呼吸道局部（鼻、喉、气管、支气管）粘膜组织有无充血、红肿等现象，并进行病理组织学检查。

4.3 阴道刺激性试验

通常选用大鼠、兔或犬。给药容积可参考临床拟用情况或不同动物种属的最大给药量。给药频率根据临床应用情况，通常每天1-2次，至少7天，每次给药与粘膜接触至少4小时。观察内容：阴道部位、临床表现（如疼痛症状）和阴道分泌物（如血、粘液）等，给药后动物死亡和剖检结果，局部组织有无充血、水肿等现象，并进行阴道和生殖系统病理组织学检查等。

4.4 直肠刺激性试验

通常选兔或犬。给药容积可参考临床拟用情况或不同动物种属的最大可行量。给药频率根据临床拟用情况，通常每天1-2次，至少7天，每次给药与粘膜接触至少2-4小时，必要时可封闭一定时间。观察内容：包括肛门区域和肛门括约肌，给药后临床表现（如疼痛症状）和粪便（如血、粘液），给药后死亡和剖检结果，局部组织有无充血、水肿等现象，并进行肛周组织的病理组织学检查。

4.5 口腔用药、滴耳剂等刺激性试验

可参照上述试验，给药途径为口腔、外耳道给药，观察对口腔和喉粘膜，以及对外耳道和鼓膜等的影响。口腔用药建议用金黄仓鼠，观察受试物对颊粘膜的刺激性。

5. 皮肤给药光毒性试验

成年白色豚鼠，雌雄各半。每组动物数至少6只。应设阴性、阳性对照组和受试物不同剂量组，至少包括临床用药浓度。

试验前动物备皮涂敷药物。给药30分钟后覆盖固定，UV光源照射（UVA波长为320-400nm，如含UVB，其剂量不得超过 $0.1J/cm^2$ ）。试验结束后分别于1、24、48和72小时观察皮肤反应，根据表7计算评分。单纯涂受试物而未经照射区域未出现皮肤反应，而涂受试物后经照射的区域出现皮肤反应分值之和≥2的动物数≥1只时，判为受试物具有光毒性。

表7　皮肤反应的评分标准

红斑和焦痂形成	分值	水肿形成	分值
无红斑	0	无水肿	0
非常轻的红斑，勉强可见	1	非常轻度水肿，勉强可见	1
明显的红斑	2	轻度水肿（边缘清晰）	2
中度至重度的红斑	3	中度水肿（皮肤隆起约1mm）	3
重度红斑（鲜红色）至轻度焦痂形成（深层损伤）	4	重度水肿（皮肤隆起大于1mm，并超过涂受试物的区域）	4

（二）过敏性试验方法

1. 主动全身过敏试验（ASA）

通常选用体重为 300~400 克的豚鼠。每组动物数至少 6 只。设阴性、阳性对照组和受试物不同剂量组，至少包括临床拟用最高剂量或浓度。阴性对照组给予同体积的溶媒，阳性对照组给予牛血清白蛋白或卵白蛋白或已知致敏阳性物质。

选择容易产生抗体的给药途径，如腹腔、静脉或皮下注射，隔日一次，共给药 3 次，给药体积 0.5 ml，末次注射后第 14 天、第 21 天分别快速静脉注射致敏剂量的 2 倍进行攻击。即刻观察动物反应至 30 分钟，包括症状的出现及消失时间，一般应观察 3 小时。致敏期间每日观察动物的症状，首末次致敏和激发当日测定动物体重。按表 9 判断过敏反应发生程度，计算发生率。

表 8　过敏反应症状

0 正常	7 呼吸急促	14 步态不稳
1 不安宁	8 排尿	15 跳跃
2 竖毛	9 排粪	16 喘息
3 发抖	10 流泪	17 痉挛
4 搔鼻	11 呼吸困难	18 旋转
5 喷嚏	12 哮鸣音	19 潮式呼吸
6 咳嗽	13 紫癜	20 死亡

表 9　全身致敏性评价标准

0	−	过敏反应阴性
1~4 症状	+	过敏反应弱阳性
5~10 症状	++	过敏反应阳性
11~19 症状	+++	过敏反应强阳性
20	++++	过敏反应极强阳性

2. 主动皮肤过敏试验（ACA）

通常选豚鼠。受试物应与临床拟用制剂一致，应为含活性成分和赋形剂或含透皮促进剂的混合制剂。若受试物为膏剂或液体，则一般不稀释；若受试物为固体粉末，则需与适量水或赋形剂混匀，以保证受试物与皮肤的良好接触。当使用赋形剂时，应考虑其对受试物透皮吸收的影响。应设阳性对照和阴性或赋形剂对照。在致敏接触阶段，应充分保证受试物在皮肤的停留时间（6 小时）和接触皮肤的范围。第 0、第 7 和第 14 天，同样方法给药。末次给药后 14 天，再次给药激发，给药 6 小时左右后，观察 72 小时内皮肤过敏反应情况，并按表 10 评分，按表 11 计算发生率。同时应观察动物是否有哮喘、站立不稳或休克等全身过敏反应。

表 10　皮肤过敏反应程度的评分标准

皮肤过敏反应	分值
红斑	
无红斑	0
轻度红斑，勉强可见	1
中度红斑，明显可见	2
重度红斑	3
紫红色红斑到轻度焦痂形成	4
水肿	
无水肿	0
轻度水肿，勉强可见	1
中度水肿，明显可见（边缘高出周围皮肤）	2
重度水肿，皮肤隆起 1mm，轮廓清楚	3
严重水肿，皮肤隆起 1mm 以上或有水泡或破溃	4
最高总分值	8

表 11　皮肤致敏性评价标准

致敏发生率（%）	皮肤致敏性评价
0–10	无致敏性
11–30	轻度致敏性
31–60	中度致敏性
61–80	高度致敏性
81–100	极度致敏性

3. 被动皮肤过敏试验（PCA）

通常选大鼠，可用小鼠，有时根据试验需要用豚鼠，选择动物时应考虑 IgE 的出现时间。每组动物数至少 6 只。应设立阴性、阳性对照组和受试物不同剂量组，至少包括临床拟用最大剂量或浓度。阴性对照组应给予同体积的溶媒，阳性对照组给予牛血清白蛋白或卵白蛋白或已知致敏阳性物质。

选择容易产生抗体的给药方法，如静脉、腹腔或皮下注射等，隔日一次，共给药 3-5 次；末次致敏后第 10-14 天制备致敏血清。激发时动物备皮处皮内注射合适稀释度的致敏血清 0.1mL，24 或 48 小时后，静脉注射与致敏剂量相同的激发抗原加等量的 0.5%-1% 伊文思兰染料共 1mL。由于不同种属动物接受含 IgE 抗体血清后，至能够应答抗原攻击产生过敏反应的时间不同，需注意激发时间选择的合理性。激发注射 30 分钟后测量皮肤内层的斑点大小，直径大于 5mm 者为阳性。不规则斑点的直径为长径与短径之和的一半，并提供蓝斑照片。

4. 豚鼠 Buehler 试验（BT）和最大化试验（GPMT）

通常选成年豚鼠。受试物组不少于 20 只、对照组不少于 10 只。应设立阴性对照组和阳性对照组。推荐的阳性对照物有巯基苯并噻唑，苯佐卡因，二硝基氯苯，331 环氧树脂等，也可以使用其他的阳性对照物，但轻—中度的致敏剂在加佐剂的试验中至少30%和不加佐剂试验中至少15%应有反应。

取决于所选择的方法。在Buehler试验中，致敏剂量应当足够高，以产生轻微的刺激性，激发剂量为不产生刺激性的最高剂量。在GPMT试验中，致敏剂量应足够高以产生轻—中度的皮肤刺激性且能很好地全身耐受，激发剂量为不产生刺激性的最高剂量。第0，6–8和13–15天局部给药诱导，第27–28天在未给药部位给药6小时激发。GMPT试验采用皮内注射给药，使用或者不使用佐剂进行诱导，局部诱导5–8天后，第20–22天给予激发剂量24小时，在去除激发剂量24和48小时后读取结果。两种试验方法均在去除药物24和48小时后读取结果。如结果难以判定，一周后再次激发。

一般在致敏后1和24小时及激发后24和48小时观察皮肤红斑、水肿和其他异常反应，按表12进行评分，计算过敏反应发生率。按表13判断过敏反应强度。可根据毒性反应情况适当调整观察时间。同时测定开始和结束时的动物体重。

表12 皮肤反应评分标准

皮肤反应强度	积分
（1）红斑形成	
无红斑	0
轻微可见红斑	1
中度红斑	2
重度红斑	3
水肿性红斑	4
（2）水肿形成	
无水肿	0
轻度水肿	1
中度水肿	2
重度水肿	3
总积分	7

表13 致敏强度

致敏率	分级	致敏强度
0–8	I	弱致敏
9–28	II	轻度致敏
29–64	III	中度致敏
65–80	IV	强致敏
81–100	V	极强致敏

5. 皮肤光过敏反应试验

皮肤光敏性试验是根据比较对照组和给药组的反应进行评价。阳性结果时应追加试验，如：与已知阳性物质的比较试验及用其他方法（不加佐剂）进行试验，其中非损伤性试验方法有利于光敏性反应评价。另外，光敏性是光毒性和光过敏性两类混合难分的反应。必要时应追加光毒性试验。试验动物原则上选健康白色豚鼠，每组不少于5只。应设阳性对照药组、阴性对照组和受试物组。

Adjuvant and Strip 法：皮内注射 FCA、损伤皮肤角质层后涂敷受试物、照射紫外线，以上操作反复 5 次进行致敏，2 周后再次涂敷受试物，照射紫外线激发。

Harber 法：涂敷受试物、照射紫外线，此操作隔日一次共 3 次致敏。3 周后再次涂敷受试物，30 分钟后照射紫外线激发。

Horio 法：涂敷 20% 月桂醇硫酸钠，再涂敷受试物，立即照射紫外线，此操作每日一次共 3 次致敏。14 天后再次涂敷受试物，照射紫外线激发。

Jordan 法：破损皮肤涂敷受试物，1 小时后照射紫外线，此操作每周 5 次，连续 3 周进行致敏，2 周后再涂敷受试物，6 小时后照射紫外线，此操作连续 2 日进行激发。

Maurer 法：涂敷受试物，1 小时后照射紫外线及可见光线进行致敏。6 周和 9 周后，各 3 日连续涂敷受试物，30 分钟后照射紫外线进行激发。

Morikawa 法：为 Harber 改良法，涂敷受试物，30 分钟后照射紫外线，此操作每周连续 5 天，共 2 周进行致敏，致敏 2 周后，涂敷受试物，30 分钟后照射紫外线进行激发。

Vinson 法：涂敷受试物，照射紫外线，每日一次，连续 5 次致敏，7-10 天后，再次涂敷受试物，照射紫外线激发。

药物非临床药代动力学研究技术指导原则

（2014 年第 4 号　2014.05.13）

一、概述

非临床药代动力学研究是通过体外和动物体内的研究方法，揭示药物在体内的动态变化规律，获得药物的基本药代动力学参数，阐明药物的吸收、分布、代谢和排泄（Absorption，Distribution，Metabolism，Excretion，简称 ADME）的过程和特征。

非临床药代动力学研究在新药研究开发的评价过程中起着重要作用。在药物制剂学研究中，非临床药代动力学研究结果是评价药物制剂特性和质量的重要依据。在药效学和毒理学评价中，药代动力学特征可进一步深入阐明药物作用机制，同时也是药效和毒理研究动物选择的依据之一；药物或活性代谢产物浓度数据及其相关药代动力学参数是产生、决定或阐明药效或毒性大小的基础，可提供药物对靶器官效应（药效或毒性）的依据。在临床试验中，非临床药代动力学研究结果能为设计和优化临床试验给药方案提供有关参考信息。

本指导原则是供中药、天然药物和化学药物新药的非临床药代动力学研究的参考。研究者可根据不同药物的特点，参考本指导原则，科学合理地进行试验设计，并对试验结果进行综合评价。

本指导原则的主要内容包括进行药物非临床药代动力学研究的基本原则、试验设计的总体要求、生物样品的测定方法、研究项目（血药浓度－时间曲线、吸收、分布、排泄、血浆蛋白结合、生物转化、对药物代谢酶活性及转运体的影响）、数据处理与分析、结果与评价等，并对研究中其他一些需要关注的问题进行了分析。附录中描述了生物样品分析和放射性同位素标记技术的相关方法和要求，供研究者参考。

二、基本原则

进行非临床药代动力学研究，要遵循以下基本原则：

（一）试验目的明确；

（二）试验设计合理；

（三）分析方法可靠；

（四）所得参数全面，满足评价要求；

（五）对试验结果进行综合分析与评价；

（六）具体问题具体分析。

三、试验设计

（一）总体要求

1. 受试物

中药、天然药物：受试物应采用能充分代表临床试验拟用样品和/或上市样品质量和安全性的样品。应采用工艺路线及关键工艺参数确定后的工艺制备，一般应为中试或中试以上规模的样品，否则应有充分的理由。应注明受试物的名称、来源、批号、含量（或规格）、保存条件、有效期及配制方法等，并提供质量检验报告。由于中药的特殊性，建议现用现配，否则应提供数据支持配制后受试物的质量稳定性及均匀性。当给药时间较长时，应考察配制后体积是否存在随放置时间延长而膨胀造成终浓度不准的因素。如果由于给药容量或给药方法限制，可采用原料药进行试验。试验中所用溶媒和/或辅料应标明名称、标准、批号、有效期、规格及生产单位。

化学药物：受试物应采用工艺相对稳定、纯度和杂质含量能反映临床试验拟用样品和/或上市样品质量和安全性的样品。受试物应注明名称、来源、批号、含量（或规格）、保存条件、有效期及配制方法等，并提供质量检验报告。试验中所用溶媒和/或辅料应标明名称、标准、批号、有效期、规格和生产单位等，并符合试验要求。

在药物研发的过程中，若受试物的工艺发生可能影响其安全性的变化，应进行相应的安全性研究。

化学药物试验过程中应进行受试物样品分析，并提供样品分析报告。成分基本清楚的中药、天然药物也应进行受试物样品分析。

2. 试验动物

一般采用成年和健康的动物。常用动物有小鼠、大鼠、兔、豚鼠、犬、小型猪和猴等。动物选择的一般原则如下：

2.1 首选动物：在考虑与人体药代动力学性质相关性的前提下，尽可能选择与毒理学和药效学研究相同的动物。

2.2 尽量在动物清醒状态下进行试验，最好从同一动物多次采样获取药代动力学参数。

2.3 创新性药物应选用两种或两种以上的动物，其中一种为啮齿类动物；另一种为非啮齿类动物（如犬、小型猪或猴等）。其他药物，可选用一种动物，建议首选非啮齿类动物。

在动物选择上，建议采用体外模型比较动物与人代谢的种属差异性，包括代谢反应类型的差异和代谢产物种类及量的差异。通过比较，选取与人代谢性质相近的动物进行非临床药代评价；同时尽可能明确药物代谢的研究对象（如：原形药物、原形药物与代谢产物，或几个代谢产物同时作为药代动力学研究观察的对象）。

2.4 经口给药不宜选用兔等食草类动物。

3. 剂量选择

动物体内药代动力学研究应设置至少三个剂量组，低剂量与动物最低有效剂量基本一致，中、高剂量按一定比例增加。不同物种之间可根据体表面积或药物暴露量进行剂量换算。主要考察在所设剂量范围内，药物的体内动力学过程是属于线性还是非线性，以利于解释药效学和毒理学研究中的发现，并为新药的进一步开发和研究提供信息。

4. 给药途径

所用的给药途径和方式，应尽可能与临床用药一致，也要兼顾药效学研究和毒理研究的给药途径。

（二）生物样品的分析方法

生物样品中药物及代谢产物的分析方法包括色谱法、放射性同位素标记法和微生物学方法等。应根据受试物的性质，选择特异性好、灵敏度高的测定方法。色谱法包括高效液相色谱法（HPLC）、气相色谱法（GC）和色谱-质谱联用法（如LC-MS，LC-MS/MS，GC-MS，GC-MS/MS方法）。在需要同时测定生物样品中多种化合物的情况下，LC-MS/MS和GC-MS/MS联用法在特异性、灵敏度和分析速度方面有更多的优势。

对于前体药物或有活性（药效学或毒理学活性）代谢产物的药物，以及主要通过代谢从体内消除的药物，建立生物样品分析方法时应考虑测定原形药和主要代谢产物，考察物质平衡（Mass Balance），阐明药物在体内的转归。在这方面，放射性同位素标记法和色谱-质谱联用法具有明显优点。

应用放射性同位素标记法测定生物样品可配合色谱法，以保证良好的检测特异性。如某些药物难以用上述的检测方法，可选用其他方法，但要保证其可靠性。

方法学验证（Validation）是生物样品分析的基础。所有药代动力学研究结果，都依赖于生物样品分析，只有可靠的方法才能得出可靠的结果。应通过准确度、精密度、特异性、灵敏度、重现性、稳定性等研究，对建立的方法进行验证。制备随行标准曲线并对质控样品进行测定，以确保生物样品分析数据的可靠性。

本指导原则提供了生物样品分析方法的基本要求［见附录（一）］，研究时可根据药物特点及分析方法的具体类型进行选择。

（三）研究项目

1. 血药浓度－时间曲线

1.1 受试动物数：以血药浓度－时间曲线的每个采样点一般不少于 5 个数据为限计算所需动物数。建议受试动物采用雌雄各半。对于单一性别用药，可选择与临床用药一致的性别。

1.2 采样点：采样点的确定对药代动力学研究结果有重大影响，若采样点过少或选择不当，得到的血药浓度－时间曲线可能与药物在体内的真实情况产生较大差异。给药前需要采血作为空白样品。为获得给药后一个完整的血药浓度－时间曲线，采样时间点的设计应兼顾药物的吸收相、平衡相（峰浓度附近）和消除相。对于吸收快的血管外给药药物，应尽量避免第一个点是峰浓度（C_{max}）；在 C_{max} 附近需要 3 个时间点，尽可能保证 C_{max} 的真实性。整个采样时间应持续到 3-5 个半衰期，或持续到血药浓度为 C_{max} 的 1/10-1/20。为保证最佳采样点，建议在正式试验前进行预试验，然后根据预试验的结果，审核并修正原设计的采样点。同时应注意采血途径和整个试验周期的采血总量不影响动物的正常生理功能和血液动力学，一般不超过动物总血量的 15%-20%。例如，每只大鼠 24 h 内采血总量不宜超过 2mL。在采血方式上，同时也要兼顾动物福利（Animal welfare）。

1.3 口服给药：一般在给药前应禁食 12 小时以上，以排除食物对药物吸收的影响。另外在试验中应注意根据具体情况统一给药后禁食时间，以避免由此带来的数据波动及食物的影响。

1.4 多次（重复）给药

对于临床需长期给药或有蓄积倾向的药物，应考虑进行多次（重复）给药的药代动力学研究。

多次给药试验时，一般可选用一个剂量（有效剂量）。根据单次给药药代动力学试验结果求得的消除半衰期，并参考药效学数据，确定药物剂量、给药间隔和连续给药的天（次）数。

1.5 血药浓度测定

按照已验证的分析方法，对采集的生物样品进行处理及分析测定，获得各个受试动物的各采样点的血药浓度数据。

生物样品的处理应与分析方法验证中的处理方法一致。

1.6 药代动力学参数

根据试验中测得的各受试动物的血药浓度－时间数据，求得受试物的主要药代动力学参数。静脉注射给药，应提供消除半衰期（$t_{1/2}$）、表观分布容积（Vd）、血药浓度－时间曲线下面积（AUC）、清除率（CL）等参数值；血管外给药，除提供上述参数外，还应提供峰浓度（C_{max}）和达峰时间（T_{max}）等参数，以反映药物吸收、消除的规律。另外，应提供统计矩参数，如：平均滞留时间（MRT）、$AUC_{(0-t)}$ 和 $AUC_{(0-\infty)}$ 等，对于描述药物药代动力学特征也是有意义的。

1.7 应提供的数据

1.7.1 单次给药

各个受试动物的血药浓度－时间数据及曲线和各组平均值、标准差及曲线。

各个受试动物的主要药代动力学参数及各组平均值、标准差。

对受试物单次给药非临床药代动力学的规律和特点进行讨论和评价。

1.7.2 多次（重复）给药

各个受试动物首次给药后的血药浓度－时间数据及曲线和主要药代动力学参数及各组平均值、

标准差和曲线。

各个受试动物的 3 次稳态谷浓度数据及各组平均值、标准差。

各个受试动物血药浓度达稳态后末次给药的血药浓度–时间数据和曲线和主要药代动力学参数，及各组平均值、标准差和曲线。

比较首次与末次给药的血药浓度–时间曲线和有关参数。

对受试物多次给药非临床药代动力学的规律和特点进行讨论和评价。

2. 吸收

对于经口给药的新药，进行整体动物试验时应尽可能同时进行血管内给药的试验，提供绝对生物利用度。如有必要，可进行体外细胞试验、在体或离体肠道吸收试验等以阐述药物的吸收特性。

对于其他血管外给药的药物及某些改变剂型的药物，应根据立题目的，提供绝对生物利用度或相对生物利用度。建议采用非啮齿类动物（如：犬或猴等）自身交叉试验设计，用同一受试动物比较生物利用度。

3. 分布

一般选用大鼠或小鼠进行组织分布试验，但必要时也可在非啮齿类动物（如犬）中进行。通常选择一个剂量（一般以有效剂量为宜）给药后，至少测定药物及主要代谢产物在心、肝、脾、肺、肾、胃肠道、生殖腺、脑、体脂、骨骼肌等组织的浓度，以了解药物在体内的主要分布组织和器官。特别注意药物浓度高、蓄积时间长的组织和器官，以及在药效靶组织或毒性靶组织的分布（如对造血系统有影响的药物，应考察在骨髓的分布）。必要时建立和说明血药浓度与靶组织药物浓度的关系。参考血药浓度–时间曲线的变化趋势，选择至少 3 个时间点分别代表吸收相、平衡相和消除相的药物分布。若某组织的药物或代谢产物浓度较高，应增加观测点，进一步研究该组织中药物消除的情况。每个时间点，一般应有 6 个动物（雌雄各半）的数据。

以下情况可考虑进行多次给药后特定组织的药物浓度研究：

（1）药物/代谢产物在组织中的半衰期明显超过其血浆消除半衰期，并超过毒性研究给药间隔的两倍；

（2）在短期毒性研究、单次给药的组织分布研究或其他药理学研究中观察到未预料的，而且对安全性评价有重要意义的组织病理学改变；

（3）定位靶向释放的药物。

进行组织分布试验，必须注意取样的代表性和一致性。

4. 排泄

建议同时提供啮齿类和非啮齿类动物的排泄数据，啮齿类（大鼠、小鼠等）每个性别 3 只动物，非啮齿类（如犬）每个性别 2–3 只动物。根据药物特性，也可选择单一性别动物，但需说明。

4.1 尿和粪的药物排泄：将动物放入代谢笼内，选定一个有效剂量给药后，按一定的时间间隔分段收集尿或粪的全部样品，直至收集到的样品中药物和主要代谢产物低于定量下限或小于给药量的 1%。粪样品收集后按一定比例制成匀浆，记录总重量或体积，取部分尿或粪样品进行药物和主要代谢产物浓度测定或代谢产物谱（Metabolite profile）分析，计算药物和主要代谢产物经此途径排泄的速率及排泄量。每个时间段至少有 5 只动物的试验数据。

4.2 胆汁排泄：一般在动物麻醉下作胆管插管引流，待动物清醒且手术完全恢复后给药，并以合适的时间间隔分段收集胆汁，进行药物和主要代谢产物测定。

4.3 记录药物及主要代谢产物自粪、尿、胆汁排出的速度及总排出量（占总给药量的百分比），提供物质平衡的数据。

5. 与血浆蛋白的结合

一般情况下，只有游离型药物才能通过脂膜向组织扩散，被肾小管滤过或被肝脏代谢，因此药物与蛋白的结合会明显影响药物分布与消除的动力学过程，并降低药物在靶部位的浓度。建议根据药理毒理研究所采用的动物种属，进行动物与人血浆蛋白结合率比较试验，以预测和解释动物与人在药效和毒性反应方面的相关性。

研究药物与血浆蛋白结合可采用多种方法，如平衡透析法、超过滤法、分配平衡法、凝胶过滤法、色谱法等。根据药物的理化性质及试验室条件，可选择使用一种方法进行至少3个浓度（包括有效浓度）的血浆蛋白结合试验，每个浓度至少重复试验3次，以了解药物与血浆蛋白结合率以及可能存在的浓度依赖性和血浆蛋白结合率的种属差异。

对血浆蛋白结合率高，且安全范围窄的药物，建议开展体外药物竞争结合试验，即选择临床上有可能合并使用的高蛋白结合率药物，考察对所研究药物蛋白结合率的影响。

6. 生物转化

对于创新性的药物，尚需了解在体内的生物转化情况，包括转化类型、主要转化途径及其可能涉及的代谢酶表型。对于新的前体药物，除对其代谢途径和主要活性代谢产物结构进行研究外，尚应对原形药和活性代谢产物进行系统的药代动力学研究。而对主要在体内以代谢消除为主的药物（原形药排泄 < 50%），生物转化研究则可分阶段进行：临床前可先采用色谱方法或放射性同位素标记方法分析和分离可能存在的代谢产物，并用色谱–质谱联用等方法初步推测其结构。如果临床研究提示其在有效性和安全性方面有开发前景，需进一步研究并阐明主要代谢产物的代谢途径、结构及酶催化机制。但当多种迹象提示可能存在有较强活性或毒性的代谢产物时，应尽早开展活性或毒性代谢产物的研究，以确定开展代谢产物动力学试验的必要性。

体内药物生物转化可考虑与血药浓度–时间曲线和排泄试验同时进行，应用这些试验采集的样品进行代谢产物的鉴定及浓度测定。

应尽早考察药效和毒性试验所用的实验动物与人体代谢的差异。这种差异有两种情况，其一是量的差异，动物与人的代谢产物是一致的，但各代谢产物的量不同或所占的比例不同；其二是质的差异，即动物与人的代谢产物是不一致的，这时应考虑这种代谢的种属差异是否会影响到其药效和毒性，并以此作为药效和毒性试验动物选择的依据。建议在早期非临床药代动力学研究时，进行药物体外（如动物和人肝组织匀浆、原代肝细胞、肝 S9、肝微粒体等）代谢试验，以预测动物与人体体内代谢有无差异。

7. 药物代谢酶及转运体研究

药物的有效性及毒性与血药浓度或靶器官浓度密切相关。一定剂量下的血药浓度或靶器官浓度取决于该药物的吸收、分布、代谢及排泄过程（ADME），而代谢酶和转运体是影响药物体内过程的两大生物体系，是药物 ADME 的核心机制之一。因此，创新性药物的研究开发应该重点关注药物吸收和主要消除途径的确定、代谢酶和转运体对药物处置相对贡献的描述、基于代谢酶或转运体的药物–药物相互作用的评估等。

体外试验体系是评价药物代谢酶和转运体作用机制的有力手段，应结合体内试验，综合评价药物的处置过程。非临床 ADME 研究应主要采用人源化材料（如：人肝微粒体、肝 S9、原代肝细胞及 P450 重组酶等），鉴定药物是否是代谢酶的底物或抑制剂。P450 同工酶之外的药物代谢酶，如葡萄糖醛酸结合酶、硫酸转移酶等，也应该在适当的情况下进行评估。

对细胞色素 P450 同工酶（CYP1A2、CYP2B6、CYP2C8、CYP2C9、CYP2C19、CYP2D6、CYP3A4 等）抑制的考察可以通过使用类药性探针底物（Drug-like Probe Substrate）完成。抑制试验应该在酶动力学线性范围进行，即探针底物药物的浓度 ≤ K_m（米氏常数），抑制强弱通过 IC_{50} 或 K_i 判断。P450 同工酶抑制试验的思路与方法适用于其他药物代谢酶和转运体的研究评价。药物对 P450 酶的诱导应该重点对人 CYP3A4 以及 CYP1A2、CYP2B6 进行评估。体外诱导试验可运用人肝细胞多次给药后相关 mRNA 表达和/或酶活性的变化进行评价。

具有重要临床意义的外排和摄入转运体主要包括 P-gp、BCRP、OATP1B1、OATP1B3、OAT1、OAT3 和 OCT2 等，建议针对这些转运体进行研究。除此之外的其他转运体研究，在必要时也可予以考虑。

创新药物非临床 ADME 研究还应该考虑到代谢酶与转运体之间的相互影响及潜在的相互作用、人特异性代谢产物的评估等。

8. 物质平衡

在临床前和临床早期阶段，特别是毒性剂量和有效治疗剂量范围确定的情况下运用放射性标记化合物，可通过收集动物和人体粪、尿以及胆汁以研究药物的物质平衡。这些研究能够获得化合物的排泄途径和排泄速率等信息，而且有助于代谢产物的性质鉴定，并通过有限的数据比较它们的体内吸收和分布特点。通过体外和动物样品中分离出的代谢产物有时可作为参比品用于临床和非临床的定量研究。同时，组织分布研究和动物胆管插管收集的胆汁能够提供药物的组织分布数据和明确胆汁清除特点。一般应采用放射性同位素标记技术研究物质平衡。有关试验方法的介绍及相关考虑见附录（二）。

考虑到每一个化合物及其代谢产物具有各自的理化特性，在开展不同化合物的同位素标记研究时对试验方法作慎重的调整/修改是很有必要的。

四、数据处理与分析

应有效整合各项试验数据，选择科学合理的数据处理及统计方法。如用计算机处理数据，应注明所用程序的名称、版本和来源，并对其可靠性进行确认。

五、试验结果与评价

对所获取的数据应进行科学和全面的分析与评价，综合论述药物在动物体内的药代动力学特点，包括药物吸收、分布和消除的特点；经尿、粪和胆汁的排泄情况；与血浆蛋白结合的情况；药物在体内蓄积的程度及主要蓄积的器官或组织；如为创新性的药物，还应阐明其在体内的生物转化、消除过程及物质平衡情况。

在评价的过程中注意进行综合评价，分析药代动力学特点与药物的制剂选择、有效性和安全性的关系，从体外试验和动物体内试验的结果，推测临床药代动力学可能出现的情况，为药物的整体评价和临床研究提供更多有价值的信息。

六、附录

（一）生物样品分析方法的基本要求

1. 基本概念

生物样品分析方法的基本参数包括：（1）准确度，（2）精密度，（3）特异性，（4）灵敏度，（5）重现性，（6）稳定性。现将相关的概念介绍如下：

准确度：在确定的分析条件下，测得值与真实值的接近程度。

精密度：在确定的分析条件下，相同基质中相同浓度样品的一系列测量值的分散程度。

特异性：分析方法测量和区分共存组分中分析物的能力。这些共存组分可能包括代谢产物、杂质、分解产物、基质组分等。

灵敏度：生物样品分析方法的灵敏度主要通过测定定量下限样品的准确度和精密度来表征。

重现性：不同试验室间测定结果的分散程度，以及相同条件下分析方法在间隔一段短时间后测定结果的分散程度。

稳定性：一种分析物在确定条件下，一定时间内在给定基质中的化学稳定性。

标准曲线：试验响应值与分析物浓度间的关系。应采用适当的加权和统计检验，用简单的数学模型来最适当地描述。标准曲线应是连续的和可重现的，应以回归计算结果的百分偏差最小为基础。

提取回收率：分析过程的提取效率，以样品提取和处理过程前后分析物含量百分比表示。

定量范围：包括定量上限（ULOQ）和定量下限（LLOQ）的浓度范围，在此范围内采用浓度–响应关系能进行可靠的、可重复的定量，其准确度和精密度可以接受。

生物基质：一种生物来源物质，能够以可重复的方式采集和处理。例如全血、血浆、血清、尿、粪、各种组织等。

基质效应：由于样品中存在干扰物质，对响应造成的直接或间接的影响。

分析批：包括待测样品、适当数目的标准样品和质控样品的完整系列。一天内可以完成几个分析批，一个分析批也可以持续几天完成。

标准样品：在生物基质中加入已知量分析物配制的样品，用于建立标准曲线，计算质控样品和未知样品中分析物浓度。

质控样品：即QC样品，系指在生物基质中加入已知量分析物配制的样品，用于监测生物分析方法的重复性和评价每一分析批中未知样品分析结果的完整性和正确性。

2. 生物样品分析方法的建立和验证

由于生物样品取样量少、药物浓度低、内源性物质（如无机盐、脂质、蛋白质、代谢产物）及个体差异等多种因素影响生物样品测定，所以必须根据待测物的结构、生物基质和预期的浓度范围，建立适宜的生物样品分析方法，并对方法进行验证。

分析方法验证分为全面验证和部分验证两种情况。对于首次建立的生物样品分析方法、新的药物或新增代谢产物定量分析，应进行全面方法验证。在其他情况下可以考虑进行部分方法验证，如生物样品分析方法在试验室间的转移、定量浓度范围改变、生物基质改变、稀少生物基质（动物组织样品）、证实复方给药后分析方法的特异性等。

应考察方法的每一步骤，确定从样品采集到分析测试的全过程中，环境、基质、材料或操作上的可能改变对测定结果的影响。

（1）特异性

必须证明所测定的物质是预期的分析物，内源性物质和其他代谢产物不得干扰样品的测定。对于色谱法至少要考察6个不同个体空白生物样品色谱图、空白生物样品外加对照物质色谱图（注明浓度）及用药后的生物样品（注明样品来源基质、用药后的时间）色谱图。对于以软电离质谱为基础的检测方法（LC–MS、LC–MS/MS等），应注意考察分析过程中的基质效应，如离子抑制等。

（2）标准曲线与定量范围

根据所测定物质的浓度与响应的相关性，用回归分析方法（如用加权最小二乘法）获得标准曲线。标准曲线高低浓度范围为定量范围，在定量范围内浓度测定结果应达到试验要求的精密度和准确度。

用至少5个浓度建立标准曲线，应使用与待测样品相同的生物基质，定量范围要能覆盖全部待测浓度，不允许将定量范围外推求算未知样品的浓度。建立标准曲线时应随行空白生物样品，但计算时不包括该点。

（3）精密度与准确度

要求选择3个浓度的质控样品同时进行方法的精密度和准确度考察。低浓度选择在定量下限附近，其浓度在定量下限的3倍或3倍以内；高浓度接近于标准曲线的上限；中间选一个浓度。每一浓度每批至少测定5个样品，为获得批间精密度，应至少3个分析批合格。

精密度用质控样品的批内和批间相对标准差（RSD）表示，相对标准差一般应小于15%，在定量下限附近相对标准差应小于20%。

准确度一般应在 85%–115% 范围内，在定量下限附近应在 80%–120% 范围内。

（4）定量下限

定量下限是标准曲线上的最低浓度点，要求至少能满足测定 3–5 个半衰期时样品中的药物浓度，或 C_{max} 的 1/10–1/20 时的药物浓度，其准确度应在真实浓度的 80%–120% 范围内，RSD 应小于 20%。应由至少 5 个标准样品测试结果证明。

（5）样品稳定性

根据具体情况，对含药生物样品在室温、冰冻或冻融条件下以及不同存放时间进行稳定性考察，以确定生物样品的存放条件和时间。还应注意储备液的稳定性以及样品处理后的溶液中分析物的稳定性。

（6）提取回收率

应考察高、中、低 3 个浓度的提取回收率，其结果应精密和可重现。

（7）稀释可靠性

样品稀释不应影响准确度和精密度。应该通过向基质中加入分析物至高于标准曲线上限浓度，并用空白基质稀释该样品（每个稀释因子至少 5 个测定值），来证明稀释的可靠性。准确度和精密度应在 ±15% 之内。稀释的可靠性应该覆盖试验样品所用的稀释倍数。

（8）残留

方法开发期间应使残留最小化。方法验证期间应通过检测标准曲线定量上限浓度后测定空白样品来确定其残留，通常残留应不大于定量下限的 20%。生物样品分析期间也应进行残留检测，如在测定高浓度样品后和分析下一个样品之前测定空白样品。

（9）微生物学分析

上述分析方法验证的很多参数和原则也适用于微生物学分析，但在方法验证中应考虑到它们的一些特殊之处。结果的准确度是关键的因素，如果重复测定能够改善准确度，则应在方法验证和未知样品测定中采用同样的步骤。

（10）组织分布样品

组织分布样品由于每种组织样本数目少，所以其分析方法只需验证选择性、日内精密度和准确度等。通常选择一两种代表性组织（如肝、肺、肾、大肠等）进行分析方法验证。

3. 生物样品分析方法的应用

应在生物样品分析方法验证完成之后开始测试未知样品。推荐由独立的人员配制不同浓度的标准样品对分析方法进行考核。

每个未知样品一般测定一次，必要时可进行复测。药代动力学比较试验中，来自同一个体的生物样品最好在同一分析批中测定。

每个分析批应建立标准曲线，随行测定高、中、低 3 个浓度的质控样品，每个浓度至少双样本，并应均匀分布在未知样品测试顺序中。当一个分析批中未知样品数目较多时，应增加各浓度质控样品数，使质控样品数大于未知样品总数的 5%。质控样品测定结果的偏差一般应小于 15%，最多允许 1/3 质控样品的结果超限，但不能在同一浓度中出现。如质控样品测定结果不符合上述要求，则该分析批样品测试结果作废。

同一天内进行不同组织样品测试时，用代表性组织作为基质建立标准曲线，但质控样品应采用目标空白组织制备。根据当日标准曲线计算质控样品的浓度，若相对偏差在 ±15% 之内，则可共用一条标准曲线，否则采用与待测组织样品相同的空白组织建立标准曲线。

浓度高于定量上限的样品，应采用相应的空白基质稀释后重新测定。对于浓度低于定量下限的样品，在进行药代动力学分析时，在达到 C_{max} 以前取样的样品应以零值计算，在达到 C_{max} 以后取样的样品应以无法定量（Not detectable，ND）计算，以减小零值对 AUC 计算的影响。

4. 分析数据的记录与保存

分析方法的有效性应通过试验证明。在分析报告中，应提供成功完成这些试验工作的相关资料。建立一般性和特殊性标准操作规程，保存完整的试验记录是分析方法有效性的基本要素。生物分析方法建立中产生的数据和QC样品测试结果应全部记录并妥善保存，必要时接受检查。

5. 需提交的数据与材料

提供给药品注册管理部门的材料应当包括：（1）综合信息；（2）方法建立的数据；（3）在日常样品分析中的基本资料；（4）其他相关信息。

（1）综合信息

项目编号、分析方法编号、分析方法类型、分析方法验证简化的理由，以及相应的项目计划编号、标题等。

（2）方法建立的数据

分析方法的详细描述；该方法所用对照品（被测药物、代谢产物、内标物）的纯度和来源；稳定性试验描述及相关数据；描述测定选择性、准确度、精密度、回收率、定量限、标准曲线的试验并给出获得的主要数据；列出批内、批间精密度和准确度的详细结果。根据具体情况提供代表性的色谱图或质谱图并加以说明。此外，尚需对所建立的方法学在实际分析过程中的优缺点进行评价。

（3）在日常样品分析中的基本资料

所用样品（受试物、代谢产物、内标物）的纯度和来源。样品处理和保存的情况，样品编号、采集日期、运输前的保存、运输情况、分析前的保存。信息应包括日期、时间、样品所处条件，以及任何偏离试验计划的情况。样品分析批的综合信息，包括分析批编号、分析日期、分析方法、分析人员、开始和结束时间、主要设备和材料的变化，以及任何可能偏离分析方法建立时的情况。

用于计算结果的回归方程，分析样品时标准曲线列表，各分析批质控样品测定结果综合列表并计算批内和批间精密度、准确度，各分析批包括的未知样品，浓度计算结果。

在现场考核中，应能提供全部受试物样品测试的色谱图或其他原始数据，包括相应分析批的标准曲线和质控样品的色谱图或其他原始数据。

注明缺失样品的原因，重复测试的结果。应对舍弃任何分析数据和选择所报告的数据说明理由。

（4）其他相关信息

缩略语列表、参考文献列表、标准操作规程列表。

（二）应用放射性同位素标记技术进行药物非临床药代动力学研究

新药研发过程中，了解候选药物在人体和用于毒理和药效研究的动物体内的变化情况至关重要。因此，在新药研发不同阶段必须进行各种体内、体外药代试验以阐明候选药物的吸收、分布、代谢和排泄（ADME）等性质。尤其是对于仅在人体存在的代谢产物，或在稳态时体内暴露水平高于所有与药物相关物质总暴露量的10%并远高于任何毒理试验动物种属中的水平的代谢产物，会有药物安全性隐患，需进行代谢产物安全性研究。尽管液质联用技术已大量应用于这些试验，但放射性同位素标记技术仍被广泛使用。低能量放射性同位素（如 ^{14}C、^3H）标记化合物应用于药代动力学研究，因其生物界背景值很低因而检测容易且灵敏、半衰期较长而不需根据放射性半衰期校正试验结果、可定量分析候选药物产生的代谢产物而不需知道它们的结构、产生的非离子化 β– 射线能量极低而不需特殊防护，被证明为一种安全有效的特殊技术，其结果简单、明了、可靠，目前在多数情况下尚无别的取代方法。

1. 放射性同位素标记药代动力学研究的应用范围

低能量放射性同位素标记技术可用于多方面 ADME 试验中，如：1）进行原形药和代谢产物总体和分别的药动学研究，确定总体的系统暴露和生物利用度等；2）考察物质平衡及排除途径；3）确定血液和排泄物中的代谢产物谱，结合色谱与质谱技术可利于代谢产物鉴定；4）确定体内清除机制；

5）进行肝细胞、肝微粒体等体外药代动力学试验可获得全面的人和动物（如小鼠、大鼠、兔、犬、猴等）体外代谢产物谱、显示种属差异、帮助毒理研究动物种属的选择；6）鉴于同一种放射性同位素在不同结构的化合物（如：药物或代谢产物）上产生相同的放射能量，放射性代谢产物可用于同种动物稳态时、其他动物种属及人体中产生的代谢产物的定性定量分析，有助于人体代谢酶的鉴定，早期发现人体高比例代谢产物，并为药物相互作用研究的试验设计提供依据；7）获得组织分布数据。大鼠给药后不同时间点的整体放射自显影结果还可为临床放射性剂量的计算提供数据。

2. 放射性同位素标记方法的选择

小分子化学药物 ADME 研究中常用的低能量放射性同位素为碳 –14（^{14}C）和氚（^{3}H）。^{14}C 标记最为常用，其生物界背景低，生物学几乎无同位素效应而影响代谢，极少发生同位素交换，灵敏度较 ^{3}H 高而容易定量。标记碳 –14 化合物时应选择代谢稳定的位点。体内试验除非 ^{14}C 标记非常困难或根本无法标记、给药剂量极低需很高的比活性时才选用 ^{3}H 标记。^{3}H 标记相对简单并比 ^{14}C 标记化合物比活性高，尤其适合小剂量给药化合物或早期生物转化研究；同样，氚标记化合物时也应选择代谢稳定的位点作为标记位点，不推荐非定位的氚水交换标记方式。

^{14}C 和 ^{3}H 标记化合物的放化纯度与化学纯度一般均应 ≥ 95%，并不含有 > 1% 的单一杂质。

3. 放射性同位素标记药物的药代动力学试验

放射性化合物药代动力学试验与非标记药物药代动力学试验相似，如剂量、给药途径、受试动物等等。剂量除按常规剂量水平（mg/kg）表示外，还需提供放射性剂量（μCi/kg）。给药制剂的配制和给药途径一般也应与非标记药代动力学试验相似，特殊情况需说明。为减少实验误差，常采用称重法确定实际给药量。样品收集常包括全血、血浆、尿液、胆汁、粪便、笼具清洗液及组织等样本。血液样本的收集时间点可根据药物的药代动力学参数决定，排泄物一般采样 7–10 天（对于长半衰期的药物，应适当延长采样时间），或采样至排出的放射性量超过给药量的 90% 或连续 2 天的排出放射性量小于放射性给药剂量的 1%。进行小动物（如小鼠、大鼠等）物质平衡试验时，如总放射性回收率 < 90%，应测定尸体残留总放射量，必要时应解剖动物，观察药物的主要储留部位和组织。为防止原形药及代谢产物降解，尿液和胆汁收集过程中容器置放于干冰内。样品处理（如液体样品离心去固体杂质、血浆、粪便及组织提取等）和分析（如应用 HPLC 和在线或离线放射性检测仪联用获得放射性代谢产物谱）应密切关注放射性的回收率，一般总回收率应 ≥ 85%。应根据放射性代谢产物谱研究获得的各代谢产物的血浆暴露量百分比和在排泄物中占给药百分率选择需要鉴定的代谢产物，并使用 HPLC 在线或离线放射性检测仪帮助鉴定工作中对代谢产物的监测。

放射性 ADME 试验报告除包括常规药代动力学研究内容外，还应提供放射性同位素标记药物的标记位置、放化纯度、化学纯度、比活度等以及在给药制剂中的放化稳定性数据。实验结果应提供放射性回收率，代谢产物鉴定需提供质谱和在线或离线放射性检测仪关联数据。

（三）几个需要关注的问题

1. 关于中药、天然药物药代动力学研究

在中药、天然药物新药研究开发的过程中，通过对活性成分或活性代谢产物非临床药代动力学研究，了解其相关药代动力学参数，可作为阐明药效或毒性产生的基础及了解药效或毒性反应靶器官的依据，并为设计和优化临床试验给药方案提供有关参考信息。

中药活性成分情况较为复杂，有些活性成分较为单一，有些物质基础比较清楚但成分较多，有些活性成分复杂且不清楚。

对于活性成分单一的中药、天然药物，其非临床药代动力学研究与化学药物基本一致。

对于非单一活性成分但物质基础基本清楚的中药、天然药物，其中药效或毒性反应较强、含量较高的成分，一般需要进行药代动力学探索性研究。对于活性成分复杂且物质基础不太清楚的中药、天然药物，应根据对其中部分已知成分文献研究的基础上，重点考虑是否进行有明确毒性成分的非临床药代动力学研究。若有足够证据表明某类结构相似的一类成分中某一个成分的药代动力学属性可以代表该类成分的药代动力学特征，可从同类成分中选择一个代表性成分进行测定。被测成分应根据机体的暴露水平和暴露形式，以及药效作用/安全性相关性等因素来确定。

此外，在进行中药、天然药物非临床药代动力学研究时，应充分考虑中药、天然药物所含化学成分不同于化学合成药物的特点，结合其特点选择适宜的方法开展体内过程或活性代谢产物的研究，为后续研发提供参考。若拟进行的临床试验中涉及到与其他药物（特别是化学药）联合应用，应考虑通过体外、体内试验开展药物相互作用研究。

2. 关于药代动力学研究的体外方法

随着体外生物技术的发展，为深层次地了解和阐明药物的某一性质以及与药效和毒性的相关性，不少药代动力学的体外方法有效地应用于药物代谢和相互作用评价，如体外吸收模型（Caco-2 细胞模型）、体外肝系统研究、体外转运系统等。这些体外方法学在推测人药代动力学参数和特征时，提供了同种属的体外到体内的推测。体外方法学可以通过应用不同辅酶、不同选择性抑制物，不同重组基因纯酶，在试验设计上，可以弥补动物体内方法学的缺陷。人和动物的体外方法学结合动物的体内方法学，在新药研发的临床前阶段，可以较准确和有效地评价药物的吸收、运转、分布、代谢，比如药物代谢产物鉴定、代谢途径鉴定、药物对代谢酶和转运体的抑制和诱导等，为阐明药理和毒理作用机制和设计第一个临床研究剂量和评价潜在性药物代谢性或运转性相互作用提供可靠的参数。药代动力学的体外方法学的应用，在不影响或优化临床前研究信息量的同时，减少了实验动物的使用，使动物伦理学的实施逐渐可行。

对于体外研究发现有明显种属差异的药物，应进一步分析解释。

3. 关于动物选择

由于动物药代动力学研究是联系动物研究与人体研究的重要桥梁，动物选择的恰当与否是该研究价值大小的关键。应尽量选择适宜的动物来进行研究，如口服给药的药物不宜选择食草类动物或与人胃肠道情况差异较大的动物，以免由于吸收的差异造成试验结果不能充分提示临床。对于创新性的药物，可利用体外药代动力学手段预先对动物种属进行筛选，以选择药物动力学特点与人体最接近的动物，提高试验结果的临床预测价值。由此也可为毒性试验选择合适的动物种属提供依据，并对毒性试验与人体的相关性做出判断。

4. 关于手性药物

对映异构体具有几乎相同的物理性质（旋光性除外）和化学性质（在手性环境中除外），通常需要特殊的手性技术对它们进行鉴定、表征、分离和测定，但生物系统常常很容易区分它们，并可能导致不同的药代动力学性质（吸收、分布、代谢、排泄），以及药理学、毒理学效应的量或质的区别。

为评价单一对映体或对映体混合物的药代动力学，研究者应在药物开发前期，建立适用于体内样品对映体选择性分析的定量方法，为后期研究对映体之间的相互转化以及各自的吸收、分布、代谢和排泄提供方法学基础。

如果外消旋体已经上市，研究者希望开发单一对映体，则应测定该对映体转化为另一对映体的程度是否显著，以及该对映体单独用药是否与其作为外消旋体组分时的药代动力学性质一致，这对丰富和解释单一对映体研发的立题依据、优化剂量、制定给药方案具有重要的意义。

为监测对映异构体在体内的相互转化和处置，应获得单一对映体在动物体内的药代动力学曲线，并与其后在临床 I 期试验中获得的药代动力学曲线相比较。

药物毒代动力学研究技术指导原则

（2014 年第 4 号　2014.05.13）

一、概述

毒代动力学研究目的是获知受试物在毒性试验中不同剂量水平下的全身暴露程度和持续时间，预测受试物在人体暴露时的潜在风险（注释 1）。毒代动力学是非临床毒性试验的重要研究内容之一，其研究重点是解释毒性试验结果和预测人体安全性，而不是简单描述受试物的基本动力学参数特征。

毒代动力学研究在安全性评价中的主要价值体现在：

（一）阐述毒性试验中受试物和/或其代谢物的全身暴露及其与毒性反应的剂量和时间关系；评价受试物和/或其代谢物在不同动物种属、性别、年龄、机体状态（如妊娠状态）的毒性反应；评价非临床毒性研究的动物种属选择和用药方案的合理性。

（二）提高动物毒性试验结果对临床安全性评价的预测价值。依据暴露量来评价受试物蓄积引起的靶部位毒性（如肝脏或肾脏毒性），有助于为后续安全性评价提供量化的安全性信息。

（三）综合药效及其暴露量和毒性及其暴露信息来指导人体试验设计，如起始剂量、安全范围评价等，并根据暴露程度来指导临床安全监测。

本指导原则适用于中药、天然药物和化学药物。生物制品的毒代动力学研究可参考本指导原则（注释 2）。

二、基本原则

毒代动力学研究需执行《药物非临床研究质量管理规范》（GLP）（注释 3）。

毒代动力学试验通常伴随毒性试验进行，常被称为伴随毒代动力学试验。开展研究时可在所有动物或有代表性的亚组或卫星组动物中进行，以获得相应的毒代动力学数据（注释 4）。

三、基本内容

（一）暴露量评估

毒代动力学试验的基本目的是评估受试物和/或其代谢物的全身暴露量，常通过适当数量的动物和剂量组来开展研究。伴随毒代动力学研究所用动物数量应保证能获得足够的毒代动力学数据。由于毒性试验中通常采用两种性别动物，暴露测定也应包括两种性别的动物。选择单性别动物时应说明理由（注释 5）。

暴露评估应考虑以下因素（注释 6）：血浆蛋白质结合、组织摄取、受体性质和代谢特征的种属差异、代谢物的药理活性、免疫原性和毒理学作用。在血浆药物浓度相对较低时，特殊的组织或器官也可能会有较高水平的受试物和/或其代谢物。对于血浆蛋白结合率高的化合物，用游离（未结合）浓度来表示暴露更为合适。

暴露评估中需关注血浆或体液中代谢物浓度的情况有：1）受试物为"前体化合物"且其转化生成的代谢物为主要活性成分；2）受试物可被代谢为一种或多种具有药理或毒理活性代谢物，且代谢物可导致明显的组织/器官反应；3）受试物在体内被广泛代谢，毒性试验仅可通过测定血浆或组织中的代谢物浓度来进行暴露评估。

（二）毒代动力学参数

毒代动力学研究是通过测定合适时间点的样品浓度来计算动力学参数的。暴露程度可用原型化合物和/或其代谢物的血浆（血清或全血）浓度或 AUC 来表示。某些情况下，可选择测定组织中的受试物浓度（见注释 7）。

用于评估的毒代动力学参数通常有：AUC_{0-T}、C_{max}、$C_{(time)}$。某些试验可考虑仅开展毒代动力学的监测或特征的研究（注释 8）。

（三）给药方案

毒代动力学试验的给药方案设计应完全参照毒性试验研究方案，包括给药剂量、途径、动物种属选择和给药频率、周期等。为达到毒性反应的最大暴露，应评估高剂量水平下受试物和/或其代谢物的暴露程度（注释 9）。

某些情况下，非临床试验中可能会采用与临床拟用药方式不同的给药方式（如不同的给药途径、不同制剂）开展毒性试验，此时应依据暴露量评估全身暴露是否充分。

（四）样品采集

伴随毒代动力学研究中，样品采集的时间点应尽量达到暴露评价所需的频度，但不可过于频繁，避免干扰毒性试验的正常进行并引起动物过度的生理应激反应。每项研究中的时间点数量应满足暴露评价的要求，时间点的确定应以早期毒性试验、预试验或剂量探索毒性试验以及在相同动物模型或可以合理外推的其它动物模型上获得的动力学数据为基础。

应该考虑样品是从所有的实验动物采集，还是从具有一定代表性的亚组或卫星组动物采集。通常情况下，在大动物的毒性试验中毒代动力学数据从主研究实验动物收集，而啮齿类动物的毒性试验中毒代动力学数据可从卫星组实验动物收集。

采集血样的前提是受试物在血浆中的暴露量与作用靶点或毒性靶点的受试物浓度存在动态平衡关系，并且受试物容易进入动物和人的全身系统。若血液中受试物暴露量无法反映靶组织或器官的毒性反应时，则可能需要考虑采用尿液、其他体液、靶组织或器官来测定受试物浓度。

（五）分析方法

毒代动力学研究的分析方法应基于早期建立的分析物和生物基质（生物体液或组织）的分析方法，且要根据代谢和种属差异而定。分析方法应具有特异性，并且有足够的精确度和精密度，检测限应满足毒代动力学研究时预期的浓度范围。分析物和生物基质分析方法的选择应排除样本中内源性物质可能引起的干扰。

如果分析物是消旋体或对映异构体的混合物，应予以说明。

生物样品分析方法的具体技术要求可参考《药物非临床药代动力学研究技术指导原则》中的相应内容。

（六）数据统计与评价

暴露评价的数据需有代表性。由于动力学参数多存在个体差异，且毒代动力学资料多来源于小样本的动物，因此通常难以进行高精度的统计学处理。统计分析时应注意求算平均值或中位数并评估变异情况。某些情况下，个体动物的数据比经整理、统计分析过的成组数据更为重要。

如果进行了数据转换（如对数转换），应提供理由。

在评估连续给药是否引起体内蓄积时，不仅要观察是否出现蓄积现象，还要结合受试物半衰期长短、受试物暴露对关键代谢酶或转运体的影响等方面进行分析，并注意种属差异。

（七）报告

完整的毒代动力学资料应包括对毒代动力学研究结果的自身评价和对毒性反应的相关解释，并报告分析方法，说明分析中所选生物基质和分析物的理由。毒代动力学的结果分析中，应比较分析受试物和/或其代谢物的药效、毒性、药代和临床拟定用药的暴露量，采用暴露量来评估受试物的安全范围。

四、毒代动力学在不同毒性试验中的应用

毒代动力学研究在不同毒性试验中的内容，如暴露监测和特征描述的频度，可根据研究需要有所增减。不同毒性试验的毒代动力学研究考虑如下：

（一）单次给药毒性试验

单次给药毒性试验的毒代动力学研究结果有助于评价和预测剂型选择和给药后暴露速率和持续时间，也有助于后续研究中选择合适剂量水平。

（二）重复给药毒性试验

毒代动力学研究内容一般应纳入重复给药毒性试验设计中，它包括首次给药到给药结束全过程的定期暴露监测和特征研究。后续毒性试验所采用的方案可依据前期试验的毒代研究结果修订或调整。当早期毒性试验出现难以解释的毒性问题时，可能需要延长或缩短对该受试物的毒性监测和特征研究的时间，或修订研究内容。

（三）遗传毒性试验

当体内遗传毒性试验结果为阴性时，需结合暴露量数据来评估遗传毒性风险，尤其是当体外试验显示为明确的阳性结果或未进行体外哺乳动物细胞试验时。

体内暴露的评估应采用与遗传毒性试验相同的动物种属、品系和给药途径，在最高剂量或其他相关剂量中进行。体内暴露可通过试验中所显示的体内细胞毒性（如微核试验中所检测组织的未成熟红细胞占红细胞总数的比例发生显著变化）或暴露情况（测定血液或血浆中的受试物和/或其代谢物的暴露，或直接测定靶组织中的受试物和/或其代谢物的暴露）来证明。

若体外遗传毒性试验结果为阴性，可采用上述方法或者为其他目的进行的啮类齿动物药代/毒代试验结果，结合体内暴露进行评估。

（四）生殖毒性试验

生殖毒性毒代动力学研究主要目的在于分析生殖毒性试验的结果，有助于确定生殖毒性试验中不同阶段的不同剂量是否达到了充分暴露。应考虑妊娠期与非妊娠期动物的动力学特征的可能差异。

毒代动力学数据可以来自生殖毒性试验的全部动物，也可以来自部分动物。毒代动力学数据应包括胎仔/幼仔数据，以评价受试物和/或代谢产物能否通过胎盘屏障和/或乳汁分泌。

（五）致癌性试验

1. 剂量探索研究

为获得有助于主研究的毒代动力学资料，剂量探索研究中需适当开展毒代动力学的监测或特征描述，尤其应注意在早期毒性试验中未采用的动物种属、品系以及首次采用的给药途径和方法等情况。

应特别注意掺食给药情况下获得的毒代动力学数据。应根据受试动物和人可能达到的全身暴露量来确定致癌性试验中的合适的最高剂量。致癌性试验所选择剂量产生的全身暴露量应超过人用最大治疗剂量时暴露量的若干倍。

2. 主研究

试验方案、动物种属及品系的选择应尽可能根据已有的药代动力学和毒代动力学资料来考虑。

建议通过监测来确保主研究中的暴露与独立的或特定的剂量探索研究所获得的动力学特征描述相一致。这种动力学监测可在试验中的某些时间点即可，超过 6 个月的监测通常无必要。

五、参考文献

1. 国家食品药品监督管理局药品注册管理办法，附件 2：第四项：（二）说明：第 8 条，2007.

2. ICH Guideline S3B, Pharmacokinetics: repeated dose tissue distribution studies, 1995.

3. ICH Guideline S3A，Toxicokinetics：A guidance for assessing systemic exposure in toxicology studies，1995.

4. OECD Guideline：Toxicokinetics（draft），2008.

六、注释

注释 1：通常情况下，受试物的药理作用与作用部位受试物浓度的相关性比与给药剂量的相关性好。同样，受试物的毒性反应与特定毒性靶器官或组织的受试物浓度相关性较好。如果受试物在靶部位是高渗透性的，该部位的受试物浓度应该与血液中的受试物呈动态平衡和一定比率，可以采用测定血浆或血液中受试物浓度来反映靶部位的受试物暴露量。但有时受试物的系统暴露量与毒性反应缺乏很好的相关性，这时应进行慎重分析，一般有两种情况：1）所选择的分析物不正确，它不是毒性产生的物质基础；2）全身的系统暴露量与毒性靶器官或器官暴露量之间的变化不平行。此时需测定靶部位的暴露量来评价其毒性或借助于数学模型来揭示全身暴露量与毒性靶器官的暴露量之间的关系，利用这种关系来间接反映全身暴露量与毒性之间的关系。

注释 2：关于中药的适用性，可参考相关非临床安全性评价的技术指导原则和非临床药代研究技术指导原则，在此不再阐述。生物制品中的大分子治疗用蛋白、抗体等通常需要进行毒代动力学研究，可参考该指导原则。

注释 3：毒代动力学研究中的动物试验和样品分析工作有的是在非临床研究机构中完成；也有的是在非临床研究机构中完成动物给药和采样，而在生物分析试验室中完成样品分析和数据处理。无论何种情况，毒代动力学研究的样品分析和数据处理工作除需遵守《药物非临床药代动力学研究技术指导原则》的技术要求外，还需严格遵循 GLP。

注释 4：毒性试验最好采用伴随的动物暴露量数据来解释毒性反应、种属差异、预测人体毒性等。但是，当毒代动力学研究的样品收集可能会影响毒性试验结果时，需考虑采用卫星组动物研究。

注释 5：毒性试验中应采用合适的动物数和剂量组数对全身暴露量进行估计。一般情况下，建议受试物的每个剂量组至少每性别 4 只动物。若有证据提示受试物在性别间有明显毒性差异，试验中可选择敏感性别的动物。

注释 6：为了更好地用"受试物体内暴露"在"给药剂量"与"受试物毒性"之间搭建桥梁，在讨论毒代动力学结果时，应了解：受试物的毒性反应是因其药效作用随剂量升高而产生的，还是来自与药效作用机制不同的其他机制；受试物的毒性反应是来自受试物化合物本身，还是来自其代谢物；血浆蛋白结合与受试物毒性反应的关系；受试物的血药浓度与其在产生毒性反应的脏器中浓度之间的关联性等。

注释 7：测定组织中受试物暴露量的可能情况有：长半衰期受试物；不完全清除；出现非预期的毒性靶器官等。

注释 8：监测（monitor）是指在给药间期内采血 1-3 时间点，用以估算 $C_{(time)}$ 或 C_{max}，常在给药开始和结束时取样，单剂量毒性给药试验或较短期的重复给药毒性试验可考虑开展暴露量监测。特征（profile）是指在给药间期采血样 4-8 时间点，用以估算 C_{max} 和/或 $C_{(time)}$ 和 AUC。

注释 9：当毒代动力学数据表明受试物的吸收特性限制了原型受试物化合物和/或代谢物暴露，且无其他剂量限制因素存在时，该化合物能达到最大暴露的最低剂量将被认为是可采用的最高剂量。当增加剂量导致非线性动力学时，应特别注意其与毒性研究中毒性反应的关联性，非线性动力学并不意味着剂量不可以递增，也不意味着不会有新毒性反应出现。

药物 QT 间期延长潜在作用非临床研究技术指导原则

（2014 年第 4 号　2014.05.13）

一、概述

心电图（ECG）中 QT 间期（从 QRS 波群开始到 T 波结束）反映心室去极化和复极化所需的时间。当心室复极化延迟和 QT 间期延长，尤其伴有其他风险因素（如低血钾、结构性心脏病、心动过缓）时，患者发生室性快速心律失常的风险增加，包括尖端扭转型室性心动过速（torsade de pointes，TdP）。

本指导原则主要是关于评价受试物延迟心室复极化潜在作用的非临床研究策略，以及对非临床研究信息的分析和综合风险性评估。QT 间期研究结果可以和其他信息一起，用来阐明药物作用机制，以及对人体的延迟心室复极化和延长 QT 间期的风险评估。

本指导原则适用于中药、天然药物和化学药物。

二、基本原则

（一）试验方法

《药物安全药理学研究技术指导原则》中所述的关于研究设计的基本原则和推荐方法，也适用于本指导原则。建议采用体内和体外的方法进行研究。

应基于受试物的药效学、药代动力学、安全性的特点对研究方法设计、风险性证据进行个体化分析。

（二）执行 GLP 的要求

体外试验建议执行《药物非临床研究质量管理规范》（GLP）规范，体内试验遵循 GLP，追加研究（Follow-up studies）应在最大可行限度内遵循 GLP。

（三）受试物

中药、天然药物：受试物应采用能充分代表临床试验拟用样品和/或上市样品质量和安全性的样品。应采用工艺路线及关键工艺参数确定后的工艺制备，一般应为中试或中试以上规模的样品，否则应有充分的理由。应注明受试物的名称、来源、批号、含量（或规格）、保存条件、有效期及配制方法等，并提供质量检验报告。由于中药的特殊性，建议现用现配，否则应提供数据支持配制后受试物的质量稳定性及均匀性。当给药时间较长时，应考察配制后体积是否存在随放置时间延长而膨胀造成终浓度不准的因素。如果由于给药容量或给药方法限制，可采用原料药进行试验。试验中所用溶媒和/或辅料应标明名称、标准、批号、有效期、规格及生产单位。

化学药物：受试物应采用工艺相对稳定、纯度和杂质含量能反映临床试验拟用样品和/或上市样品质量和安全性的样品。受试物应注明名称、来源、批号、含量（或规格）、保存条件、有效期及配制方法等，并提供质量检验报告。试验中所用溶媒和/或辅料应标明名称、标准、批号、有效期、规格和生产单位等，并符合试验要求。

在药物研发的过程中，若受试物的工艺发生可能影响其安全性的变化，应进行相应的安全性研究。

化学药物试验过程中应进行受试物样品分析，并提供样品分析报告。成分基本清楚的中药、天然药物也应进行受试物样品分析。

三、基本内容

（一）试验设计的基本要求

1. 生物材料

应选择合适的试验体系和动物种属。体外研究可采用离体心肌细胞、培养心肌细胞系或克隆的人离子通道的异种表达体系、离体心脏标本。用于体外研究的组织和细胞标本可来源于不同的实验动物，包括兔、雪貂、豚鼠、犬、猪。当采用原代组织或细胞时，应考虑所用标本的特点及来源，因为离子通道的分布可因组织和细胞类型而不同。

用于整体研究的动物包括犬、猴、猪、兔、雪貂以及豚鼠。

成年大鼠和小鼠复极化的离子机制不同于包括人在内的大动物种属（在成年大鼠、小鼠，复极化的主要离子流是 I_{to}），因此用这些种属的组织或动物是不合适的。

实验动物应符合国家对相应等级动物的质量规定要求，并具有实验动物质量合格证明。

2. 样本量

体外试验：体外样本量每组不少于 4 个平行样本，一般 3-5 个组。

体内试验：试验组的组数及每组动物数的设定，应以能够科学合理地分析所获得的试验结果，恰当地反映有生物学意义的作用，并符合统计学要求为原则。小动物每组一般不少于 10 只，大动物每组一般不少于 6 只，一般雌雄各半。

3. 剂量

体外研究中，受试物的浓度应涵盖和超过预期临床最大治疗血药浓度。试验中逐步提高药物浓度直到出现特征性的浓度–反应曲线或达到因受试物理化特性所限的最高浓度。除了受到细胞或组织活性的限制外，理想状态下应有充分的药物暴露时间以获得稳态电生理效应，应注明药物暴露时间的长短。体外研究中应使用合适的阳性对照药，以确认该体外试验系统的敏感性。

体外研究应确定受试物的浓度–效应关系。当体外研究无明显作用时，应对浓度选择的范围进行说明。

整体试验剂量范围应与《药物安全药理学研究技术指导原则》的原则一致。如果可能，剂量范围应包括和超过预期的人暴露水平。当给药剂量可能会因动物的耐受性而受到限制时，如动物出现呕吐、震颤、活动过度等，可采用静脉给药或麻醉动物进行研究。当研究用于评价延迟心室复极化程度与原药及代谢产物浓度关系时，可采用持续静脉滴注的方式控制药物暴露水平。监测受试物及其代谢产物的暴露量有助于解释药物的量效关系或剂量或浓度–反应，也为设计可能追加的试验提供信息。

4. 对照

体外离子通道和动作电位时程试验中应采用次最大有效浓度（即药物对通道的抑制率达 70%-80% 时的浓度）的阳性对照药说明试验系统的反应性，并且应用于每项试验。整体试验研究中使用阳性对照药则是为了验证试验系统的敏感性，但不必在每一项试验中都使用阳性对照药。

如受试物在化学结构/药理分类上属于与延长人体 QT 间期或促心律失常有关的药物时，在体内外研究中应与现有同类药物比作用强度。

5. 给药途径

整体动物试验，首先应考虑与临床拟用途径一致，可以考虑充分暴露的给药途径。对于在动物试验中难以实施的特殊的临床给药途径，可根据受试物的特点选择，并说明理由。

6. 观察时间

结合受试物的药效学和药代动力学特性、实验动物、临床试验方案等因素选择观察时间点和持续时间。

（二）主要研究内容

1. 主要研究

1.1 采用离体动物或人心肌细胞、培养心肌细胞系或克隆的人离子通道的异种表达体系测定离子流。

1.2 测定清醒或麻醉动物的 ECG 参数。

1.3 在离体心脏标本进行动作电位参数测定，或在麻醉动物中进行能体现动作电位时程的特异性电生理参数检测。

1.4 在离体心脏标本或动物进行致心律失常作用测定。

可先进行 1.1、1.2 研究，再进行 1.3、1.4 研究。

综上所述，可采用体内外方法从 4 个不同方面对受试物的 QT 间期作用进行研究，并且相互之间有互补作用。

2. 追加研究

当非临床研究的结果不一致，和/或临床研究结果与非临床研究结果不一致时，可通过回顾性评价和追加研究进行分析。此种情况下，追加的研究结果可能成为综合风险评估的重要组成部分。

追加的研究是为了更深入地了解或提供更多的关于受试物潜在的延迟人心室复极化和延长 QT 间期的作用。这些研究可以提供更多有关作用强度、作用机制、剂量反应曲线的斜率或最大反应幅度的信息。追加的研究可以针对某一特殊问题设计试验，因此各种体外或体内的研究设计都可应用。

在选择和设计追加研究中，以下内容需与已有的非临床和临床信息一并考虑：

- 用离体心脏测量记录动作电位以评价心室肌复极化；
- 在麻醉动物用一些能反映动作电位时程的特殊电生理参数；
- 动物的种类和性别的选择；
- 用代谢诱导剂或抑制剂；
- 用目前已知阳性对照物或参比物；
- 未研究的对其他通道的抑制作用；
- 多时间点测定电生理参数；
- 在清醒动物难以解释的作用，如受试物对心率、自主神经紧张的影响，或受试物的毒性，如震颤、抽搐或呕吐；
- 如药物有蓄积、临床长期使用，需考虑多次给药的观察。

四、结果分析与评价

综合风险评估应该是基于科学的、对受试物个性化的考虑。这种综合风险性评估有益于临床研究设计和其结果的分析。应结合药效学、毒理学、药代动力学以及其他研究资料进行综合评价，为药物应用于人体的安全性提出建议。

风险评估应考虑受试物是否在化学结构或药理分类上属于可延长人 QT 间期作用的药物，如某些抗精神病类药物、组胺 H_1 受体拮抗剂、氟喹诺酮类等。这可能会影响参比物的选择并会纳入综合风险评估中。

对 QT 间期影响的非临床研究策略如下图。

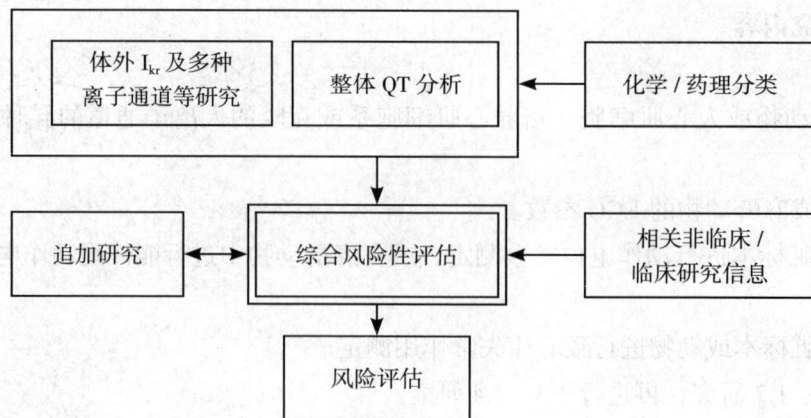

五、参考文献

1. ICH, ICH Guidance for Industry ICH S7A：Safety Pharmacology Studies for Human Pharmaceuticals，2001.

2. ICH, ICH Guidance for Industry ICH S7B：Safety Pharmacology Studies for assessing the potential for delayed ventricular repolarization（QT interval prolongation）by Human Pharmaceuticals，2005.

3. Liu T, Brown BS, Wu Y, Antzelevitch C, Kowey PR, Yan GX.Blinded validation of the isolated arterially perfused rabbit ventricular wedge in preclinical assessment of drug-induced proarrhythmias，Heart Rhythm 2006；3：948-956.

六、附录—试验方法

（一）体外试验

评价药物对离子电流的影响，主要包括 I_{Kr} 和其他几种参与心肌电活动的重要离子通道。体外 I_{Kr} 试验是采用原代心肌细胞或表达 I_{Kr} 通道蛋白（如由 hERG 编码的蛋白）的细胞系评价药物对离子电流的影响。相关研究方法见参考文献。检测中获得 IC_{50} 的基本参数项目列于表 2。

表 1　致心律失常作用试验检测的心肌离子通道

通道种类	阳性对照（参考）	参考文献
Cav1.2 （L-type）	尼非地平 （Nifedipine）	Shen J et al Comparison of L-type calcium channel blockade by nifedipine and／or cadmium in guinea pig ventricular myocytes *JPET*, 2000；294：562-70 Zahradnlk I, Minarovic, I and Zahradnikova A Inhibition of the cardiac L-typec calcium channel current by antidepressant drugs *JPET*, 2008；324：977-84
hERG	西沙必利 （Cisapride）或 特非那定 （Terfenadine）	Helliwell R, *Recording hERG potassium currents and assessing the effects of compounds using the whole-cell patch-clamp technique* Jonathan D Lippiat（ed），Methods in Molecular Biology，Potassium Channels，2008；491：279-95 Kamiya K et al Molecular determinants of hERG channel block by terfenadine and cisapride *J Pharmacol Sci*, 2008；108：301-7 Gintant GA et al Utility of hERG assays as surrogate markers of delayed cardiac repolarization and QT safety *ToxicolPathol*, 2006；34：81-90

通道种类	阳性对照（参考）	参考文献
Kv1.5	4- 氨基吡啶 （4-Aminopyridine， 4-AP）	De Biasi M et al Open channel block of human heart hKv1 5 by the beta-subunit hKv beta 1 2 *Am J Physiol* 1997 272：H2932-41 Lagrutta A et al Novel，potent inhibitors of human Kv1 5 K⁺ channels and ultrarapidly activating delayed rectifier potassium current *JPET*，2006；317：1054-63
Kv4.3	氟卡尼（又名哌氟 酰胺，Flecainide） 或 4-AP	Radicke S et al Effects of MiRP1 and DPP6 β-subunits on the blockade induced by flecainide of KV4 3 / KchIP2 channels *Br J Pharmacol* 2008，154：774-86 Fischer F et al Inhibition of cardiac Kv1 5 and Kv4 3 potassium channels by the class Ia anti-arrhythmic ajmaline：mode of action *Naunyn Schmiedebergs Arch Pharmacol*，2013，online，Jul
KvLQT1 / minK	二乙酰醇 293B （Chromanol-293B）	Yang WP et al KvLQT1，a voltage-gated potassium channel responsible forhuman cardiac arrhythmias *PNAS*，1997；94：4017- 4021 Seebohm G et al Molecular determinants of KCNQ1 channel block by a benzodiazepine *Mol Pharmacol*，2003，64：70-7
Nav1.5	利多卡因 （Lidocaine）	Wu L et al Role of late sodium current in modulating the proarrhythmic and antiarrhythmic effects of quinidine *Heart Rhythm*，2008；5：1726-34 McNulty，MM and Hanck，DA State-dependent mibefradil block of Na⁺ channels *Mol Pharmacol*，2004；66：1652-61
Kir2.1	钡（Barium） 或氯喹 （Chloroquine）	Rodriguez-Menchaca AA et al，The molecular basis of chloroquine block of the inward rectifier Kir2 1 channel *PNAS*，2008；105：1364-8 Schram G et al Barium block of Kir2 and human cardiac inward rectifier currents：evidence for subunit-heteromeric contribution to native currents *Cardiovasc Res*，2003，59：328-38

观察记录上述所有离子通道的相关试验建议在 GLP 实验室进行。

表 2　检测阻断离子通道 IC_{50} 所需的参数项目

参数项目	IC_{50}
试验平台	手动膜片钳记录系统
所需浓度	4 种
每一浓度下重复试验例数	$n=3$
阳性对照	$n=2$
溶媒对照	1 个浓度，$n=3$
检测温度	室温（RT）或生理性温度（PT）
浓度范围	通过预实验确定
试验方案和报告	GLP 格式
累积曲线	+
分析样品收集	+
PDF 格式的电子文档	+

（二）整体研究

整体 QT 研究主要是测定心室复极参数，如 QT 间期。该试验可在安全药理学研究中同时进行，这样可减少动物和其他资源的使用。

QT 间期和心率是相反的、非线性的关系，且二者之间的关系在不同的种属和动物甚至同一种属之间都不相同。因此心率改变会影响 QT 间期，这会干扰对受试物影响心室复极化和 QT 间期的评价。故在 QT 间期分析时，应采用心率校正 QT 间期（QTc）来进行，常用的有 Bazett 和 Fridericia 法；心率校正公式的选择须根据试验系统得来的数据加以判断，如果给药组和对照组心率差异较大，可能校正公式对于评价 QT 间期延长风险是无效的，此时可改用心脏起搏器来获得固定的心率。对 QT/RR（心电图中 R 波与 R 波的距离）关系进行分析可能更合适，包括用公式对个体动物 QT 间期数据进行校正。

在犬或猴等大动物记录 ECG，是安全性评价的基本组成。药物引起 QT 间期显著延长将使致命性心律失常 TdP 发生的风险显著增加，因而 ECG 的 QT 间期被作为预测新化合物引起 TdP 的重要风险因素。鉴于犬、猴和小型猪等大动物在心肌离子通道构成和功能方面与人类具有高度相似性，通常用于整体 QT 分析研究中。整体 QT 分析试验可在麻醉和清醒动物进行，具体方法参见表 3 所列文献。

表 3　整体 QT 研究试验常用动物

动物		参考文献	试验参数
麻醉动物	犬	Ollerstam, A et al Comparison of the QT interval response during sinus and paced rhythm in conscious and anesthetized beagle dogs *J Pharmacol Toxicol Methods*, 2007；56：131-44 Chiba K, et al In vivo experimental approach for the risk assessment of fluoroquinolone antibacterial agents-induced long QT syndrome *Eur J Pharmacol*, 2004；486：189-200	ECG 相关参数，包括（形态、心率、节律、P 波电压、R 波电压、T 波电压、PR 间期、RR 间期、QRS 时间、QT 间期、QTc 间期）
	猴	Ishizaka T et al Evaluation of drug-induced QT prolongation in a halothane-anesthetized monkey model：effects of sotalol *J Pharmacol Toxicol Methods*, 2009；59：86-93	
	猪	Authier S et al Cardiovascular and respiratory safety pharmacology in Göttingenminipigs：Pharmacological characterization *J pharmacol Toxicol Methods*, 2011；64：53-9	
遥测动物	犬	Batey AJ, Doe PA A method for QT correction based on beat-to-beat analysis of the QT/RR interval relationship in conscious telemetred beagle dogs *J Pharmacol Toxicol Methods*, 2002；48：11-9 Fossa AA Assessing QT prolongation in conscious dogs：validation of a beat-to-beat method *PharmacolTher*, 2008；118：231-8	
	猴	Ando K et al QT PRODACT：In vivo QT assay with a consciousmonkey for assessment of the potential for drug-induced Qtinterval prolongation *J Pharmacol Sci*, 2005；99：487-500 Haushalter TM et al The cardiovascular and pharmacokineticprofile of dofetilide in conscious telemetered beagle dogs and cynomolgus monkeys *Br J Pharmacology*, 2008；154：1457-64	

动物		参考文献	试验参数
遥测动物	猪	Stubhan et al Evaluation of cardiovascular and ECG parameters in the normal, freely moving GöttingenMinipig *J Pharmacol Toxicological Methods*，2008，57：202-11 KanoM et al QT PRODACT：Usability of miniature pigs in safety pharmacology studies：Assessment for drug-induced QT interval prolongation *J Pharmacol Sci*，2005，99：501-11	ECG 相关参数，包括（形态、心率、节律、P 波电压、R 波电压、T 波电压、PR 间期、RR 间期、QRS 时间、QT 间期、QTc 间期）
麻醉动物	犬	Takahara A et al Effects of mexiletine on the canine model of sparfloxacin-induced long QT syndrome *Eur J Pharmacol*，2003，476：115-22 Chiba K et al Proarrhythmic effects of fluoroquinolone antibacterial agents：in vivo effects as physiologic substrate for Torsades *ToxicolApplPharmacol*，2000，169：8-16 Kimura K et al Hemodynamic and electrophysiological effects of mitemcinal（GM-611），a novel prokinetic agent derived from erythromycin in a halothane-anesthetized canine model *J ToxicolSci*，2007，32：231-9	血流动力学检测，包括 MAP、SBP、DBP、HR、ECG、单相动作电位（MAP）等

注：Göttingen minipigs：哥根廷小型猪。上述整体 QT 研究相关试验建议在 GLP 实验室进行。

（三）追加的研究

药物对心肌动作电位（Action potential，AP）的影响：心脏的正常功能依赖于心肌细胞动作电位的产生和传导。药物引起细胞膜离子通道表达或功能异常是其导致心律失常的重要病理生理基础。因此，在离体心脏标本进行动作电位参数测定，是 ICH 推荐的 QT 间期延长药物安全性评价体系中的重要组成之一。常用于动作电位参数测定的动物离体心脏标本及试验方法见表 4，试验中重要的参数项目见表 5。

表 4 记录心肌 AP 的离体心肌标本

动物标本	参考文献
犬蒲肯野纤维	Terrar, DA et al Comparison of guinea-pig ventricular myocytes and dog Purkinje fibres for in vitro assessment of drug-induced delayed repolarization *J Pharmacol Toxicol Methods*，2007；56：171-85 Lightbown ID et al Towards automation of a valuable preclinical cardiac safety pharmacology assay：Evaluation of the effects of cardiac ion channel blockers on cardiac repolarisation in vitro *J Pharmacol Toxicol Methods*，2007；56：194-202 Limberis JT et al The effects of plasma proteins on delayed repolarization in vitro with cisapride, risperidone, and D, L-sotalol *J Pharmacol Toxicol Methods*，2007；56：11-7
兔蒲肯野纤维	Himmel HM Suitability of commonly used excipients for electrophysiological in-vitro safety pharmacology assessment of effects on hERG potassium current and on rabbit Purkinje fiber action potential *J Pharmacol Toxicol Methods*，2007；56：145-58 Ducroq J et al Action potential experiments complete hERG assay and QT-interval measurements in cardiac preclinical studies *J Pharmacol Toxicol Methods*，2007；159-70
豚鼠心室肌细胞	Hagiwara T et al A comparative study of the fluoroquinolone antibacterial agents on the action potential duration in guinea pig ventricular myocardia *Jpn J Pharmacol*，2001；87：231-34 Shuba LM et al Action potentials, contraction, and membrane currents in guinea pig ventricular preparations treated with the antispasmodic agent terodiline *JPET*，1999；290：1417-26

动物标本	参考文献
豚鼠心室乳头肌	Hayashi S et al QT PRODACT: a multi-site study of in vitro action potential assays on 21 compounds in isolated guinea-pig papillary muscles *J PharmacolSci*, 2005; 99: 423-37
Langendorff 离体心脏	Milberg P et al Proarrhythmia as a class effect of quinolones: increased dispersion of repolarization and triangulation of action potential predict torsades de pointes *J Cardiovasc Electrophysiol*, 2007; 18: 647-54 Clements-Jewery H et al Actions of flecainide on susceptibility to phase-2 ventricular arrhythmias during infarct evolution in rat isolated perfused hearts *British J Pharmacol*, 2006; 147: 468-75 ChengHC and Incardona J Models of torsades de pointes: effects of FPL64176, DPI201106, dofetilide, and chromanol 293B in isolated rabbit and guinea pig hearts *J Pharmacol Toxicol Methods*, 2009; 60: 174-84
冠状动脉灌注兔左心室肌楔形标本	ChenX et al Use of arterially perfused rabbit ventricular wedge inpredicting arrhythmogenic potentials of drugs *J Pharmacol Toxicol Methods*, 2006; 54: 261-72 Liu T, Brown BS, Wu Y, Antzelevitch C, Kowey PR, Yan GX.Blinded validation of the isolated arterially perfused rabbit ventricular wedge in preclinical assessment of drug-induced proarrhythmias *Heart Rhythm* 2006; 3: 948-956

上述研究相关试验建议最大可能执行 GLP。

表5 心肌动作电位试验中的重要参数项目

三浓度检测参数项目	测试
测试浓度数	3
检测每一个受试物所需的蒲肯野纤维数或心肌细胞数	4
用于对照品的蒲肯野纤维数或心肌细胞数	4
累积曲线	+
在生理温度（37°±1℃）下进行试验	+
统计学分析	+
如果系 GLP 实验室，收集样本的分析	+
报告	+
如果是 GLP 实验室，要求有质量保证部门（Quality Assurance Unit, QAU）的检查，包括同步、数据和报告的检查	+

可参考的文献

1. De Clerck F et al, In vivo measurement of QT prolongation, dispersion and arrhythmogenesis: application to the preclinical cardiovascular safety pharmacology of a new chemical entity, FundamClinPharmacol, 2002; 16: 125-40.

2. Sanguinetti MC, Mitcheson JS, Predicting drug-hERG channel interactions that cause acquired long QT syndrome, Trends Pharmacol Sci, 2005; 26: 119-24.

3. Lawrence CL et al, Nonclinical proarrhythmia models: Predicting Torsades de Pointes, J PharmacolToxicol Methods, 2005; 52: 46-59

4. Guth BD，Preclinical cardiovascular risk assessment in modern drug development，ToxicolSci，2007；97，4-20.

5. KettenhofenR，Bohlen H，Preclinical assessment of cardiac toxicity，Drug Discov Today，2008；13：702-7.

6. Sugiyama A Sensitive and reliable proarrhythmia in vivo animal models for predicting drug-induced torsades depointes in patients with remodelled hearts，Br J Pharmacol，2008；154：1528-37.

7. Valentin JP，Hammond T Safety and secondary pharmacology：Successes，threats，challenges and opportunities，JpharmacolToxicol Methods，2008；58：77-87.

8. Valentin JP etal A framework to assess the translation of safety pharmacology data to humans，J PharmacolToxicolMethods，2009；60：152-58

9. Amanfu，RK ，Saucerman，JJ，Cardiac models in drug discovery and development：a review，Crit Rev Biomed Eng，2011；39：379-95.

10. Mikhailov D，Traebert M，Lü Q，Whitebread S，Egan W Should cardiosafety be ruled by hERG inhibition？ Early testing scenarios and integrated risk assessment，（Bernard Faller and Laszlo Urban ed，Hit and Lead Profiling- Identification and Optimization of Drug-like Molecules，2010；Wiley-VCH Verlag GmbH & Co KgaA.

指导原则

新药用辅料非临床安全性评价指导原则

（国食药监注〔2012〕122号　2012.05.15）

一、概述

本指导原则为支持新药用辅料能够作为药品或生物制品组分使用需要提供安全性数据提供指南。本指导原则不具有法律强制性，而是阐述了国家食品药品监督管理局（以下简称SFDA）当前对新药用辅料开发的一些考虑，但文中引用的特定条例或者法规要求除外。

在本指导原则中，"新药用辅料"是指拟添加到治疗用或诊断用药物中的任何无活性成分，需要注意的是：1）尽管它们可能会改善药物输送，如增强药用成分的吸收或者控制释放，但在拟定使用剂量下预期不会产生药理作用；2）根据现有的安全性数据，尚不能充分评估用拟定的剂量水平、暴露持续时间或者给药方式使用时对人体的风险。辅料包括填充剂、增溶剂、稀释剂、润湿剂、溶剂、乳化剂、防腐剂、矫味剂、吸收促进剂、缓释基质和着色剂等。在本指导原则中，"辅料"也包括在药品和生物制品中使用的大分子物质，如白蛋白，或者氨基酸和糖类等物质，但不包括工艺或者产品相关的杂质（例如降解产物、浸出液、残留溶剂）或者外来污染物。

在药物中使用辅料由来已久，伴随药品的产生而产生。历史使用经验表明，不是所有的辅料都是惰性物质，一些辅料具有潜在的毒性，一些已经用于已上市产品中的辅料也可能会对患者造成严重的毒性反应。

二、需要提供安全性数据的范围

对拟用于药物中的新辅料进行风险-获益评估，建立这些物质可容许的安全限度非常重要，这个过程需要评价整个安全性数据库，应高效、合理地进行辅料的安全性评价设计和考虑。1）申办人可以在评估新药或生物制品安全性的同时开展新辅料开发，可在安全性试验中增加辅料给药组，以提高辅料的开发效率。2）一些辅料现有的人体安全性数据可以替代某些非临床安全性数据，而对于以往已经有与拟定用途的暴露环境相关人用资料的辅料，也可不需要进行完整组合的毒理学评价，如将会考虑曾用于以前获得批准产品的情况，或者作为食品添加剂使用的情况（GRAS，Generally recognized as safe）。3）在某些情况下（例如相似的给药途径、暴露水平、患者群体和暴露持续时间），以往的使用经验可以充分提示一种辅料的合理性。然而，有必要将与该辅料相关的安全性数据更新完善至符合当前的标准（例如提交附加的遗传毒性数据）。4）需要注意的是，一种辅料收录于药典等相关文件中，并不意味着这种物质可以安全地使用。5）如果确定现有的数据不能完全支持预期的使用，则应提供附加的安全性数据。6）对于被大量吸收或者生物转化的辅料，可能需要提供药代动力学研究数据。7）有些情况下，也可能需要进行药物-辅料相互作用研究。8）新辅料的预期使用（如用于儿科患者）可能会影响对毒理学数据的要求，也要引起注意。

每一种辅料都有其独特性，对于辅料的特定组合和拟定用途，一些科学合理的理由可以支持免除本指导原则中列出的某些非临床研究项目。比如，对于用于挽救生命药物的辅料的安全性评价可以简化（相对于用于低死亡率适应症药物中辅料的评价），或者在获得批准后再完成。再如，对于一种新的大分子聚合物辅料，与先前评价过的辅料的差异仅在于分子量（链长度），二者在物理状态、药代动力学和未反应的单体水平以及其他杂质方面具有充分的相似性，则可以用简化的方式提供较少的安全性评价数据。对于这样的辅料，按个案具体问题具体分析的原则进行。

三、支持新药用辅料上市所需的安全性研究策略

对于新药用辅料进行非临床安全性评价，与药物的非临床安全性评价的考虑点相似，如药物的拟用疗程、人体安全担忧因素等，且非临床安全性评价的试验周期、检测指标等也类似；但是，鉴于通常药用辅料的用量相对药物活性成分本身大，并且用药途径广泛等原因，对非临床安全性评价的要求可能会比药物更为严格，如：遗传毒性、安全药理学试验、局部用药安全性等。因此，本策略中对于非临床安全性评价说明方式不同于以往的药物非临床安全性研究技术指导原则，在说明上采取了具体问题具体分析的策略，以利于本指导原则的使用。以下是针对未获得人体充分暴露资料的辅料进行安全性评价时的研究策略，建议所有的关键性安全性试验按照现行技术要求和 GLP 来进行。

（一）安全药理学

建议所有的新药用辅料采用标准试验组合（参见 SFDA《化学药物一般药理学研究技术指导原则》）评估药理学作用。这些试验可以结合毒理学研究完成，或作为独立的安全药理学试验来进行。应在辅料安全性评价的早期获得这些数据，因为如果发现辅料具有药理学活性，则该信息会影响随后的开发。

（二）拟短期使用的辅料

对用于拟定每个治疗阶段的临床使用天数限定为少于或等于 14 天且用药频率较低的药物中的新辅料，建议至少进行以下的非临床安全性评价：

- 在一种啮齿类和一种非啮齿类动物中、以临床拟用途径进行急性毒性试验（参见 SFDA《化学药物急性毒性试验技术指导原则》），但不一定需要测定辅料的 LD_{50}。在某些情况下，可以从新辅料的安全性评价中省略急性毒性试验。比如，如果进行了重复给药毒性试验，其中高剂量是限定剂量（即 2g/kg 或者饮食的 2%），并且在该剂量下毒性很小或未观察到毒性，则可以认为已经充分评估了其急性毒性。
- 按照临床相关的给药途径，以与非临床安全性评价中相同的动物种属来研究辅料的吸收、分布、代谢和排泄（参见 SFDA《化学药物非临床药代动力学研究技术指导原则》）。
- 按照 SFDA《药物遗传毒性研究技术指导原则》中所讨论的标准试验组合来评价辅料的遗传毒性。
- 按照临床拟用途径，以一种啮齿类和一种非啮齿类动物，进行 1 个月的重复给药毒性试验（参见 SFDA《化药药物长期毒性研究技术指导原则》）。试验中应包括全面的临床病理学、组织病理学和毒代动力学分析。
- 按照 SFDA《药物生殖毒性研究技术指导原则》中所讨论的方法来评价辅料的生殖毒性，包括：

  1. 评价对生育力或至着床的早期胚胎发育的潜在影响；

  2. 评估对一种啮齿类和一种非啮齿类动物的致畸性；

  3. 评估对围产期的影响，包括母体功能。

（三）拟中期使用的辅料

对于拟定每个治疗阶段的临床使用时间超过 2 周但是少于或者等于 3 个月的药物的新辅料，建议至少进行以下非临床安全性评价：

- 本指导原则三部分（一）和（二）中除 1 个月毒性试验以外的所有试验。注意：如果在短期研究中观察到毒性或者明显的生物学活性，则 1 个月毒性试验对确定 3 个月试验的剂量是有用的。
- 在一种啮齿类和一种非啮齿类动物中、以适当的给药途径进行 3 个月的重复给药毒性试验。试验中应包括全面的临床病理学、组织病理学和毒代动力学分析。
- 根据已经完成的试验中发现的问题，可能需要进行附加研究（如涉及肠胃外给药的试验）。

（四）拟长期使用的辅料

对于拟定临床使用时间超过 3 个月（为单一治疗阶段，或者治疗慢性或复发性疾病的多疗程治疗）的药物中新辅料，建议至少进行以下非临床安全性评价：

- 本指导原则第三部分（一）、（二）和（三）的所有研究。注意，1个月和3个月毒性试验不是必需的，但是可以提供有用的剂量选择数据。
- 在一种啮齿类动物中，以合适的给药途径进行6个月重复给药毒性试验。重要的是，试验中包括全面的临床病理学、组织病理学和毒代动力学分析。建议对于低毒性辅料的试验采用限定剂量作为最大剂量。
- 在非啮齿类哺乳动物中，以合适的途径进行长期毒性试验非常重要。如果在亚慢性试验中未观察到毒性和药理作用，则需要进行6个月试验。如果在更短时间的试验中或者在啮齿类动物中检测到毒性，则在非啮齿动物中进行9-12个月的长期试验。
- 可以采用下面的一种方法来评价潜在的致癌［见人用药物注册技术要求国际协调会（以下简称ICH）《S1A药物致癌试验必要性的指导原则》，SFDA药物致癌试验必要性的技术指导原则］：
  1. 在两种合适的动物种属中以相关的给药途径进行2年的致癌性试验。
  2. 在一种啮齿类动物中进行一项2年致癌性试验，加上在另外一种啮齿类中进行一项替代试验。
  3. 在交不需要致癌性试验数据合理性的文件。比如，基于阴性的遗传毒性数据（参见SFDA《药物遗传毒性研究技术指导原则》推荐的试验）、有限的全身暴露、非临床的和临床的药代动力学数据证明无累积、最大可行剂量（MFD）下进行的长期毒性试验获得阴性的组织病理学数据（不存在癌前病变和其他毒理作用）以及对相同类型其他辅料的认识等，认为不进行致癌性试验是合理的。关于本方法适用性的确定，将采用证据权重法，在具体问题具体分析的基础上做出。在其他情况下，有效的细胞转化试验，或大鼠2年致癌性试验或一种转基因动物试验结果都是阴性的，则可以充分的支持证据权重评价，来说明辅料潜在的致癌性。

（五）用于肺部、注射或局部用药的辅料

对拟用于注射、局部（经皮、鼻腔、口腔给药，眼科、直肠或阴道用药）或肺部给药的药物中的新辅料，建议安全性评价至少包括以下方面（参见SFDA《化学药物刺激性、过敏性和溶血性研究技术指导原则》）：

- 可通过适当的给药途径进行第三部分（一）、（二）、（三）和（四）所述的所有研究。如果在辅料评价时可以获得拟上市药物处方的信息，最好使用拟上市药品进行评价。
- 致敏试验（如豚鼠最大化试验或者鼠局部淋巴结试验）。更多的信息可参考ICH指导原则S8人用药物免疫毒性研究或FDA CDER行业指南新药的免疫毒性评价。
- 对于拟注射使用的辅料，应进行以下考虑：
  1. 在静脉给药（推注和/或静注）拟用浓度下进行体外溶血试验，以确定其溶血性。
  2. 在辅料肌肉注射或皮下注射给药的拟定浓度下测定得到的肌酐激酶的血浆浓度，可以提供潜在肌肉损伤的信息。
  3. 在行与局部耐受性相关的蛋白质结合性评价。

拟局部使用的辅料，如果在最大暴露量下进行的临床药代动力学试验提示，患者将会有辅料或其代谢产物的全身暴露，尤其是如果在通过临床用药途径进行的非临床研究中观察到有限的全身暴露，可能需要来自临床拟用途径以及口服或者肠胃外途径给药的毒理学研究的支持。

- 对于局部经皮给药和眼科用药物，应进行眼刺激性试验。

（六）光毒性研究

可参考FDA CDER行业指南光安全性试验的描述，来评价需要进行光毒性试验的辅料，应对辅料或终产品进行测试。

参考文献

FDA.Guidance for industry：Nonclinical studies for the safety evaluation of pharmaceutical excipients.2005

药物致癌试验必要性的技术指导原则

（国食药监注〔2010〕129 号　2010.04.01）

1. 前言

致癌试验的目的是考察药物在动物体内的潜在致癌作用，从而评价和预测其可能对人体造成的危害。任何体外实验、动物毒性试验和人体应用中出现的潜在致癌性因素均可提示是否需要进行致癌试验。国际上，对于预期长期使用的药物已经要求进行啮齿类动物致癌试验。在研究药物的潜在致癌作用中，致癌试验比现有遗传毒性试验和系统暴露评价技术更有意义。这些试验也可帮助理解无遗传毒性药物的潜在致癌作用。目前常规用于临床前安全性评价的遗传毒性试验、毒代动力学试验和毒性机理研究的数据，不仅有助于判断是否需要进行致癌试验，而且对于解释研究结果与人体安全性的相关性也是十分重要的。由于致癌试验耗费大量时间和动物资源，只有当确实需要通过动物长期给药研究评价人体中药物暴露所致的潜在致癌性时，才应进行致癌试验。

2. 历史背景

在日本，根据 1990 年"药物毒性研究指导原则手册"，如果临床预期连续用药 6 个月或更长时间，则需要进行致癌试验。尽管连续用药少于 6 个月，如果存在潜在致癌性因素，也可能需要进行致癌试验。在美国，大多数药物在广泛应用于人体之前，已进行了动物致癌试验。根据美国药品食品监督管理局（FDA）要求，一般药物使用 3 个月或更长时间，需要进行致癌试验。在欧洲，"欧共体药品管理条例"规定了需要进行致癌试验的情况，包括长期应用的药物，即至少 6 个月的连续用药，或频繁的间歇性用药以致总的暴露量与前者相似的药物。

自 2005 以来，我国《药品注册管理办法》附件中规定预期临床连续用药 6 个月以上或需经常间歇使用的药物应进行致癌试验，并指出了进行致癌试验的多个考虑因素。2007 年 1 月国家食品药品监督管理局药品审评中心发布的《治疗用生物制品非临床安全性技术审评一般原则》中阐述了相关产品致癌试验的要求。

2009 年 10 月药品审评中心组织毒理专家、企业和研究单位代表召开了制定"药物致癌试验必要性技术指导原则"专题讨论会，会上基本认同了 ICH S1A 中内容的适用性，并结合国内情况进行了一些调整。

3. 本指导原则的目的和适用范围

本指导原则的目的在于阐述何种情况下需要进行药物致癌试验，以避免实验动物资源、人力资源和物力资源的不必要使用。

确定药物是否需进行致癌试验的最基本考虑是病人的最长用药时间和来源于其它试验研究的任何担忧因素。也应考虑以下因素：预期患者人群、与潜在致癌性有关的前期研究结果、系统暴露程度、与内源性物质的异同、相关试验设计或与临床研究阶段相关的致癌试验的时间安排等。

本指导原则适用于《药品注册管理办法》中的相关化学药。其基本原则也适用于中药、天然药物和生物制品。

鼓励注册申请人就具体药物是否需要进行致癌试验及相关问题与药品审评中心进行交流。

4. 进行致癌试验的考虑因素

4.1 期限和暴露量

预期临床用药期至少连续 6 个月的药物一般应进行致癌试验。大多数疗程为 3 个月的药物通常不会仅用到 3 个月，可能连续用药达 6 个月。

某些类型的化合物可能不会连续用药达 6 个月，但可能以间歇的方式重复使用。治疗慢性和复发性疾病（包括过敏性鼻炎、抑郁症和焦虑症），而需经常间歇使用的药物，一般也需进行致癌试验。某些可能导致暴露时间延长的释药系统，也应考虑进行致癌试验。

除非有潜在致癌因素存在，短期接触或非经常使用的药物（如麻醉药和放射性同位素标记的显影剂），通常不需进行致癌试验。

4.2 潜在致癌因素

如果某些药物存在潜在致癌的担忧因素，可能需要进行致癌试验。应慎重评价这些潜在致癌因素，因为这是大多数药物进行致癌试验的最主要理由。应考虑的几个因素包括：（1）已有证据显示此类药物具有与人类相关的潜在致癌性；（2）其构效关系提示致癌的风险；（3）重复给药毒性试验中有癌前病变的证据；（4）导致局部组织反应或其它病理生理变化的化合物或其代谢产物在组织内长期滞留。

4.3 适应症和患者人群

当特定适应症人群的预期寿命较短时（如 2–3 年之内），可能不要求进行长期致癌试验。用于晚期全身肿瘤的抗肿瘤药物，通常不需要进行致癌试验。当抗肿瘤药物较为有效并能明显延长生命的情况下，后期有继发性肿瘤的担忧。当这些药物拟用于非带瘤患者的辅助治疗或非肿瘤适应症长期使用时，通常需要进行致癌试验。

4.4 给药途径

动物的给药途径应尽可能与拟用的临床途径相一致；如果不同给药途径下代谢及系统暴露量相似，可采用其中一种给药途径开展致癌试验；此种情况下，应充分关注与临床给药途径相关的组织器官（如与吸入剂使用相关的肺部）中受试药是否得到充分暴露。药代动力学分布数据可提供受试药是否得到充分暴露的证据。

4.5 全身暴露的程度

局部用药（如皮肤和眼科用药）可能需要进行致癌试验。系统暴露量非常小的局部用药不需要以经口给药途径来评价其对内脏器官的潜在致癌作用；若有潜在光致癌性担忧，可能需要进行皮肤给药致癌试验（通常用小鼠）。除非有明显的全身暴露或相关担忧，经眼给予的药物通常不需要进行致癌试验。

对于化合物改盐、改酸根或碱基的情况，若已有原化合物致癌试验数据，应提供其与原化合物比较的药代动力学、药效学或毒性等方面无明显改变的证据。当药物暴露量和毒性发生变化时，可能需进行桥接研究来确定是否需要进行新的致癌试验。对于酯类和络合衍生物，上述类似数据对考虑是否需进行新的致癌试验是有价值的，应根据具体情况具体分析。

4.6 内源性肽类、蛋白类物质及其类似物

经化学合成、从动物或人体组织中提取纯化或生物技术方法（如重组 DNA 技术）生产的内源性肽类或蛋白质及其类似物，可能需要特殊考虑。

对于替代治疗的内源性物质（浓度在生理水平），尤其是当同类产品（如动物胰岛素、垂体来源的生长激素和降钙素）已有临床使用经验时，通常不需要进行致癌试验。

若从疗程、临床适应症或患者人群的角度考虑存在担忧因素，且中和抗体的产生并未使重复给药毒性试验的结果失去评价意义，内源性多肽、蛋白质及其类似物在下述情况下可能仍需要进行长期致癌性评价：1）其生物活性与天然物质明显不同；2）与天然物质比较显示修饰后结构发生明显改变。3）药物的暴露量超过了血液或组织中的正常水平。

5. 附加试验的必要性

动物致癌试验的结果与人体的相关性仍然存在一些争议，作用机制的研究对评价动物出现的肿瘤与人体的相关性是有价值的。当动物致癌试验出现阳性结果时，可能需要做进一步的研究，探讨

其作用机制，以帮助确定是否存在对人体的潜在致癌作用。

6. 进行致癌试验的时间安排

当需要进行致癌试验时，通常应在申请上市前完成。若对患者人群存在特殊担忧，在进行大样本临床试验之前需完成啮齿类动物的致癌试验。

对于开发用于治疗某些严重疾病（如艾滋病）的药物，申请上市前可不必进行动物致癌试验，但在上市后应进行这些试验。这样可加快治疗危及生命或导致严重衰弱疾病药物的上市，尤其是没有满意的治疗方法时。

药物生殖毒性研究技术指导原则

（国食药监注〔2006〕639号　2006.12.19）

一、概述

生殖毒性研究（Reproductive toxicity study）是药物非临床安全性评价的重要内容，它与急性毒性、长期毒性、遗传毒性等毒理学研究有着密切的联系，是药物进入临床研究及上市的重要环节。拟用于人体的药物，应根据受试物拟用适应症和作用特点等因素考虑进行生殖毒性试验。

在药物开发的过程中，生殖毒性研究的目的是通过动物试验反映受试物对哺乳动物生殖功能和发育过程的影响，预测其可能产生的对生殖细胞、受孕、妊娠、分娩、哺乳等亲代生殖机能的不良影响，以及对子代胚胎-胎儿发育、出生后发育的不良影响。生殖毒性研究在限定临床研究受试者范围、降低临床研究受试者和药品上市后使用人群的用药风险方面发挥重要作用。

本指导原则适用于中药、天然药物和化学药物的生殖毒性研究。

本指导原则重点阐述动物生殖毒性试验中动物、给药剂量、给药方法、试验方案选择的基本原则，并介绍一些常用的试验方案；对所获得数据进行分析及评价要求；以及所涉及的科学原理与背景。

二、基本原则

（一）实验管理

药物的生殖毒性试验属于非临床安全性评价研究，根据《中华人民共和国药品管理法》的规定，必须执行《药物非临床研究质量管理规范》。

（二）具体问题具体分析

生殖毒性试验的设计，应在对受试物认知的基础上，遵循"具体问题具体分析"的原则。应根据受试物的结构特点、理化性质、已有的药理毒理研究信息、适应症和适用人群特点、临床用药方案等选择合理的试验方法，设计适宜的试验方案，并综合上述信息对试验结果进行全面分析评价。

（三）随机、对照、重复

生殖毒性试验应符合一般动物试验的基本原则，即随机、对照和重复。

三、基本内容

（一）总体考虑

1. 受试物

1.1 中药及天然药物

生殖毒性试验的受试物应能充分代表临床研究受试物或上市药品，因此受试物应采用制备工艺稳定、符合临床研究质量标准规定的样品，一般用中试样品，并注明受试物的名称、来源、批号、含量（或规格）、保存条件及配制方法等。如不采用中试样品，应有充分的理由。如果由于给药容量或给药方法限制，可采用原料药进行试验。试验中所用溶媒和/或辅料应标明批号、规格及生产厂家。

1.2 化学药物

生殖毒性试验的受试物应采用制备工艺稳定、符合临床研究用质量标准规定的样品，并注明受试物的名称、来源、批号、含量（或规格）、保存条件及配制方法等，并附有研制单位的自检报告。所用辅料、溶媒等应标明批号、规格和生产厂家，并符合试验要求。

2. 受试物药代动力学研究

在开始生殖毒性试验前，掌握一些受试物药代动力学方面的信息，对于是否应进行动物种属选择、试验设计与给药方案的调整等有重要提示作用。这些药代动力学信息可能来源于非妊娠或非哺乳期动物。在进行结果评价时，可能有必要进一步研究妊娠或哺乳期动物的药代动力学情况。（注释1）

3. 试验系统

3.1 实验动物

应采用哺乳动物进行生殖毒性试验。在选择动物种属和品系时，应考虑动物的背景资料、实用性、与人的相关性等。应从受试物、采用的试验方案和阐明试验结果的角度考虑所选择动物种属和品系的优缺点（注释2）。

通常应采用与其他毒理学试验相同的动物种属和品系，这样与其他毒理学试验结果具有可比性，并可能避免进行过多的预试验。大鼠实用性好、与其他试验结果的可比性高并已积累了大量的背景资料，因此可作为生殖毒性试验首选的啮齿类动物。

在胚胎-胎仔发育毒性研究中，一般还需要采用第二种哺乳动物，其中家兔已积累了丰富的背景资料，且容易获得和实用，因此家兔为优先选用的非啮齿类动物。家兔不适合时，可根据具体情况，选择另一种可替代的非啮齿类动物或第二种啮齿类动物。

通常选用年轻、性成熟的成年动物，雌性动物未经产。个体动物初始体重不应超出平均体重±20%。

动物应符合国家有关规定的等级要求，来源、品系、遗传背景清楚，并具有实验动物质量合格证。

3.2 其他试验系统

其他试验系统指哺乳动物或非哺乳动物的细胞、组织、器官，体外或体内培养体。这些系统的试验结果有助于作用机理的分析，但它们缺乏发育过程的复杂性以及母体与生长机体（胚胎）间动态的相互变化。这些系统不能明确排除某一作用，也不能对其危险性/暴露情况进行推测。这些试验系统尚不能替代目前生殖毒性试验常用的整体动物（注释3）。

4. 给药

4.1 剂量选择

4.1.1 中药及天然药物

可根据已有的研究资料（药理、急性毒性和长期毒性、药代动力学研究）或预试验以及受试物的理化性质和给药途径来进行剂量设计。为观察量效关系，至少应设三个剂量组，必要时可增加剂量组。高剂量应出现一些轻微的母体毒性反应，或为最大给药量/最大耐受量。低剂量应为生殖毒性方面的"未观察到不良反应的剂量水平（NOAEL）"。

4.1.2 化学药物

可根据已有的研究资料（药理、急性毒性和长期毒性、药代动力学研究）或预试验以及受试物的理化性质和给药途径来选择高剂量，高剂量范围内应该出现一些轻微的母体毒性反应，在大多数情况下，1g/kg/天为最大给药限量。低剂量应为生殖毒性方面的NOAEL。高剂量与低剂量间根据具体情况可设计1-2个剂量，以观察可能的剂量反应关系。（注释4）

4.2 给药途径

一般情况下，给药途径应与临床拟用途径一致。如果拟用途径有多种，若研究提示不同给药途径的药代动力学特点（包括分布）类似，建议采用暴露量较高的给药途径。此外，腹腔注射时可能会对子宫或胎仔产生直接作用，故采用妊娠动物进行试验时，一般不用该途径。（注释5）

4.3 给药频率

通常每天给药 1 次。但应参考药代动力学参数、预期临床给药情况增加或减少给药次数。

4.4 对照组

应设赋形剂对照组，其给药途径、频率应与受试物组相同。当赋形剂可能产生作用或影响受试物的作用时，应另设空白对照组。

此外，根据具体情况考虑是否设阳性对照组，如新的动物系统、较长时间未进行过试验、新的试验设施等。

（二）试验方案

1. 试验方案选择的一般考虑

在选择试验方案时，应借鉴受试物已有的或同类药物的药理、毒理和药代动力学资料，特别是在生殖毒性方面的信息。建议优先考虑采用较为成熟的试验设计方案。对大多数药物而言，三段试验方案（常用的试验方案）通常比较合适，能够识别有可能发生损害的生殖发育阶段。但根据具体药物情况的不同，也可选择其他能充分反映受试物生殖毒性的试验方案（注释 6），如单一试验设计或两段试验设计等。无论采用哪种试验方案，各段试验之间（给药处理）不应留有间隔，并可对生殖过程的各阶段进行直接或间接评价。应说明所选择试验方案的合理性。

当观察到某一作用时，应根据具体情况进行进一步的后续试验，以明确其毒性的性质、范围和原因等，包括判断其剂量 - 反应关系，以有助于风险评估，并有助于区分给药所致影响与偶发情况（注释 7）。

联合进行多项生殖毒性试验时，应注意在动物成年期和从受孕到幼仔性成熟的发育各阶段给药。为发现给药所致的速发和迟发效应，试验观察应持续一个完整的生命周期，即从某一代受孕到其下一代受孕间的时间周期。为方便试验，可将一个完整生命周期过程分成以下几个阶段（注释 8）：

A. 从交配前到受孕（成年雄性和雌性生殖功能、配子的发育和成熟、交配行为、受精）。

B. 从受孕到着床（成年雌性生殖功能、着床前发育、着床）。

C. 从着床到硬腭闭合（成年雌性生殖功能、胚胎发育、主要器官形成）。

D. 从硬腭闭合到妊娠终止（成年雌性生殖功能、胎仔发育和生长、器官发育和生长）。

E. 从出生到离乳（成年雌性生殖功能、幼仔对宫外生活的适应性、离乳前发育和生长）。

F. 从离乳到性成熟（离乳后发育和生长、独立生活的适应能力、达到性成熟的情况）。

2. 常用的试验方案

常用的试验方案相当于对下述各阶段影响的联合研究：生育力和早期胚胎发育、胚胎 - 胎仔发育、围产期发育（包括母体功能）。

2.1 生育力与早期胚胎发育毒性试验（I 段）

2.1.1 试验目的

包括上述生命周期的 A 阶段和 B 阶段，对雌雄动物由交配前到交配期直至胚胎着床给药，以评价受试物对动物生殖的毒性或干扰作用。评价内容包括配子成熟度、交配行为、生育力、胚胎着床前阶段和着床等。对于雌性动物，应对动情周期、受精卵输卵管转运（tubal transport）、着床及胚胎着床前发育的影响进行检查。对于雄性动物，应观察生殖器官组织学检查方法可能检测不出的功能性影响（如性欲、附睾精子成熟度等）。

2.1.2 动物选择

至少采用一种动物，推荐用大鼠。动物数应满足数据分析的需要，通常大鼠不少于 20 只/性别/组（注释 9）。

2.1.3 给药期

一般情况下，交配前给药期可定为雄性动物 4-10 周，雌性动物 2 周；雄性动物给药期应持续整个交配期直至被处死，雌性动物至少应持续至胚胎着床（妊娠第 6–7 天）。应对交配前给药期长短的选择进行说明并提供依据（注释 10）。

2.1.4 动物处理

建议雌雄动物按 1∶1 交配。一般情况下，雌性动物在妊娠第 13–15 天处死，雄性动物在交配成功后处死（注释 11）。

2.1.5 观察指标

试验期间：

– 体征和死亡情况，至少 1 次/天

– 体重和体重变化，至少 2 次/周（注释 12）

– 摄食量，至少 1 次/周（交配期除外）

– 交配期间至少每日进行阴道涂片检查，以检查是否对交配或交配前时间有影响

– 其他毒性研究中已证明有意义的指标

终末检查：

– 剖检所有亲代动物

– 保存肉眼观察出现异常的器官，必要时进行组织学检查，同时保留足够的对照组动物的相应器官以便比较

– 保存所有动物的睾丸、附睾或卵巢、子宫，必要时进行组织学检查，根据具体情况进行评价

– 建议计数附睾中的精子数并进行精子活力检查

– 计数黄体数，活胎、死胎、吸收胎并计算着床数（注释 12）

2.2 胚胎–胎仔发育毒性试验（Ⅱ段）

2.2.1 试验目的

包括上述生命周期的 C 阶段至 D 阶段，妊娠动物自胚胎着床至硬腭闭合给药，评价药物对妊娠动物、胚胎及胎仔发育的影响。

评价内容包括妊娠动物较非妊娠雌性动物增强的毒性、胚胎胎仔死亡、生长改变和结构变化等。

2.2.2 动物选择

试验通常采用两种动物：一种为啮齿类动物，推荐用大鼠；另一种为非啮齿类动物，推荐用家兔。应说明动物选择的合理性。（注释 13）

妊娠动物数应满足数据分析的需要，通常大鼠不少于 20 只/组，家兔不少于 12 只/组（注释 9）。

2.2.3 给药期

由胚胎着床到硬腭闭合（即到 C 阶段末）给药。通常，大鼠为妊娠第 6–15 天给药，家兔为妊娠第 6–18 天给药。

2.2.4 动物处理

在大约分娩前处死并检查雌性动物，正常情况下，大鼠约为妊娠第 20/21 天，家兔约为妊娠第 28/29 天。检查所有胎仔的存活和畸形情况。

当所用技术方法要求分别检查软组织和骨骼改变时，最好是每窝分配 50% 的胎仔进行骨骼检查。不管使用何种方法，至少应对 50% 的大鼠胎仔进行内脏检查。对于家兔，检测软组织改变，采用新鲜显微解剖技术较适合，此时，100% 的家兔胎仔需进行软组织和骨骼检查。

在评价胎仔的内脏和骨骼异常情况时，若高剂量组与对照组无显著性差异，一般不需要对中、低剂量组动物进行检查。但建议保存固定的标本以备检查。

2.2.5 观察指标

试验期间：

– 体征和死亡情况，至少 1 次/天

- 体重和体重变化，至少 2 次/周（注释 12）

- 摄食量，至少 1 次/周

- 其他毒性研究中已证明有意义的指标

终末检查：

- 剖检所有成年动物

- 保存肉眼观察出现异常的器官，必要时进行组织学检查，同时保留足够的对照组动物相应器官以便比较

- 计数黄体数，活胎、死胎、吸收胎并计算着床数（注释 12）

- 胎仔体重，胎仔顶臀长

- 胎仔异常（包括外观、内脏、骨骼）

- 胎盘肉眼观察

2.3 围产期毒性试验（Ⅲ段）

2.3.1 试验目的

包括上述生命周期中的 C 阶段至 F 阶段，检测从胚胎着床到幼仔离乳给药对妊娠/哺乳的雌性动物以及胚胎和子代发育的不良影响；由于对此段所造成的影响可能延迟，试验应持续观察至子代性成熟阶段。

评价内容包括妊娠动物较非妊娠雌性动物增强的毒性、出生前和出生后子代死亡情况、生长发育的改变以及子代的功能缺陷，包括 F_1 代的行为、性成熟和生殖功能。

2.3.2 动物选择

至少采用一种动物，推荐用大鼠。妊娠动物数应满足数据分析的需要，通常大鼠不少于 20 只/组（注释 9）。

2.3.3 给药期

雌性动物给药期应从胚胎硬腭闭合至哺乳结束（即上述生命周期中的 C 阶段至 E 阶段），通常，大鼠为妊娠第 15 天至离乳（出生后第 21 天）。

该段试验并不完全包括由离乳期至青春期阶段给药，也不研究育龄期缩短的可能性。为了检测可能用于婴幼儿和儿童期药物的不良影响，应考虑具体情况，选择特定年龄段子代直接给药，进行相关试验研究。

2.3.4 动物处理

雌性动物分娩并饲养其子代至离乳，每窝选择雌、雄子代各 1 只，饲养至成年，然后进行交配检测其生殖能力。

2.3.5 观察指标

试验期间（母体动物）：

- 体征和死亡情况，至少 1 次/天

- 体重及体重变化，分娩前至少 2 次/周（注释 12）

- 摄食量，分娩前至少 1 次/周

- 其他毒理研究中已证明有意义的指标

- 妊娠期

- 分娩

终末检查（用于母体，可行时也用于子代）：

- 剖检所有成年动物

- 保存肉眼观察出现异常的器官，必要时进行组织学检查，同时保留足够的对照组动物相应器官以便比较

– 着床（注释 12）

– 畸形

– 出生时存活的子代

– 出生时死亡的子代

– 子代出生时体重

– 离乳前后的存活率和生长/体重，性成熟程度和生育力，应说明是否进行了窝仔动物剔除

– 体格发育（注释 14）

– 感觉功能和反射（注释 14）

– 行为（注释 14）

3. 其他试验方案

可根据受试物、拟用适应症及临床用药等特点，综合考虑其他试验方案，以全面、合理地反映受试物的生殖毒性特点（注释 6）。以下为可采用的其他试验方案的两个例子。此外，能全面、合理地反映受试物生殖毒性特点的试验方案也是可以接受的。

3.1 单一（全程）试验设计（啮齿类动物）

如果将生育力和围产期试验连贯在一起全程给药，则可对生殖过程从 A 到 F 各阶段的情况进行评价。假如该试验中包括了对胎仔的检查，且在足够高的给药剂量下得出了明确的阴性结果，可不再进行进一步的啮齿类动物生殖毒性试验。

胎仔结构异常检查也可在附加的一项（或多项）胚胎–胎仔发育试验中进行，而成为两段试验。

此外，还应进行第二种动物胚胎–胎仔发育影响试验。推荐采用家兔。

3.2 两段试验设计（啮齿类动物）

如果其中包括对胎仔的检查，最简单的两段试验设计为生育力试验和围产期试验。目前研究认为，如果受试物在动物中的暴露量达到人体暴露量以上的足够范围时，围产期试验中并未发现其对产前发育有影响，那么在大多数情况下，再进行胎仔检查也不能显著改变其危险性评价的结果。

生育力试验中雌性动物给药期可持续至胚胎硬腭闭合，并参照胚胎–胎仔发育试验中的方法对胎仔进行检查。这种与围产期试验联合考虑的两段试验设计，可进行"常用的试验方案"中要求的所有检查。

此外，还应进行第二种动物胚胎–胎仔发育影响试验。推荐采用家兔。

（三）毒代动力学

本指导原则中的毒代动力学，系指结合生殖毒性试验进行的考察药物系统暴露的代谢动力学研究。毒代动力学可以描述实验动物的系统暴露与暴露剂量、暴露时间和毒理学结果之间的关系。本指导原则中毒代动力学研究的主要目的在于分析生殖毒性试验的结果，并利于不同的毒理学试验结果间进行科学合理的比较，为临床用药的风险评估提供参考。

毒代动力学试验应选择合适的时间点采样测定，从而获得药时曲线下面积（AUC）、峰浓度（C_{max}）、达峰时间（T_{max}）等参数。某些药物应结合药物血浆蛋白结合率来评价系统暴露量。毒代动力学数据可以来自生殖毒性试验的全部动物，也可以来自部分动物。毒代动力学数据应包括胎仔/幼仔数据，以评价药物和/或代谢产物能否通过胎盘屏障、能否通过乳汁分泌。此部分动物可以包括低、中、高剂量组的动物，以便估算高剂量药物在动物体内的动力学过程是否属非线性动力学过程。

建议创新性药物进行毒代动力学研究。

四、结果分析与评价

动物生殖毒性试验的最终目的在于预测人体可能出现的生殖、发育相关的毒性反应。试验结果的分析和评价是试验的必要组成部分，应对研究结果进行科学和全面的分析和评价。

指导原则

（一）统计分析

选用合适的统计方法，对数据进行分析。应说明所选用统计学方法的合理性。

"显著性"检验可帮助分析试验结果。结果解释本身必须以生物学的合理性为依据。仅仅因为没有"统计学意义"而认为与对照组结果的差别并非生物学因素所致的推论可能是错误的。从某种程度上讲，认为有"统计学意义"的差别一定与生物性因素有关也可能是错误的。特别是对那些呈偏态分布的低发生率的异常表现（例如，胚胎死亡、畸胎），相关各变量的可信区间可提示可能的作用大小。应用统计学程序时，应考虑组间比较所采用的指标单位：通常用窝而不是胎仔个体为单位，若亲代两种性别动物均给药，则用交配对（也即两代试验研究中亲代的配对）为单位。

（二）数据报告

建议将试验数据制成表格，以说明每只动物的试验结果。试验组总体数据的表达形式从生物学角度看是合理的（即避免不真实的精确度），并反映变量的分布情况。各试验数据（如体重、摄食量、每窝的相应数据）制成的附录或表格应尽可能简明，用绝对值而不是计算值来表示各数据；应避免不必要的重复。

对低发生率的观察结果（如体征、尸解发现、畸形等）制表时，建议将阳性的几个试验数据一同列表。尤其是针对结构改变（胎仔畸形）的数据，应该在表格中清楚地标明出现异常胎仔的窝号和各窝受影响的胎仔（号），并写明受影响各胎仔被观察到的全部改变。如果必要，可根据异常改变的类型从原始表中总结出其他派生的表格。

（三）结果分析

通常情况下，应对受试物在动物中表现出来的生殖和发育两方面的毒性进行分析评价。如果出现阳性的生殖毒性或发育毒性结果，应评估人体中出现生殖毒性和发育毒性风险的可能性，这些阳性的毒性结果可能是在生殖毒性或一般毒性试验中出现的，也可能是在人体研究中出现的。以下为常规需要分析评价的毒性：

1. 生殖毒性

生殖毒性为可能影响 F_0 代生殖能力的结构和功能性改变，包括对生育力、分娩和哺乳的毒性影响等。

生育力　与给药相关的雄性生殖毒性可表现为生殖器官的退变或坏死、精子计数减少、精子活力或形态学改变、交配行为异常、不能交配、内分泌功能改变或总体生育力降低。与给药相关的雌性生殖毒性可表现为生殖器官损伤、配子成熟和释放相关的内分泌调节改变、交配行为异常、不能交配或总体生育力降低。

分娩　对动物产程和分娩的影响可表现为分娩起始和持续时间的改变。分娩持续时间通常报告为平均每胎耗时，或总分娩时间。

哺乳　哺乳期给药后，可能对幼仔产生暴露，也可能改变母鼠的哺乳过程（乳汁质量和数量）或改变母鼠的哺乳行为。

2. 发育毒性

发育毒性为对 F_1 代的毒性影响，包括死亡、畸形（结构异常）、生长异常和功能性毒性等。

死亡　由于发育毒性导致的死亡可能发生于自妊娠早期到离乳后的任何时间（"胚胎-胎仔死亡"仅是发育毒性所致死亡的一种）中。阳性结果可能表现为着床前或着床后丢失、早期或晚期吸收、流产、死产、新生仔死亡或离乳后死亡。

畸形　即通常所指的结构异常，表现为子代骨骼或软组织畸形或变异。

生长异常　通常表现为生长迟滞，有时生长过快或早熟也被认为是生长异常。评估生长速率的最常用指标为体重，同时也可测定顶臀长、肛门与生殖器间距离等。

功能性毒性　包括任何正常生理或生化功能的持续改变，但通常仅测定神经行为和生殖功能。

常规测定指标包括自主活动、学习记忆、反射、性成熟时间、交配行为和生育力。

3. 其他

很多情况下，亲代和子代所表现出来的生殖毒性可能是母体毒性所继发的。应结合相关毒性研究结果，如长期毒性研究等，判断表现出来的生殖毒性是否为母体毒性的继发结果。

（四）综合评价

生殖毒性研究是药物安全性评价与药物整体开发进程的一个有机组成部分。生殖毒性研究不能与药效学、药代动力学和其他毒理学研究割裂，试验结果应力求与其他药理毒理试验结果互为印证、说明和补充。

在对生殖毒性试验结果进行评价时，应结合以下信息进行综合分析：（1）受试物的药学特点；（2）药效学、药代动力学和其他毒理学研究的结果，特别是长期毒性试验和遗传毒性试验结果；（3）临床研究受试者人群特征以及已取得的临床研究的结果。中药、天然药物还应结合处方组成特点、方中药味毒性情况、临床应用背景情况等进行综合分析。

试验结果的评价最终应落实到临床研究受试者范围限定、风险效益评估以及必要防治措施的制定和应用上。

五、生殖毒性研究的阶段性

1. 化学药物

根据受试物、拟用适应症特点，特别是临床研究受试人群的特点，可分阶段提供生殖毒性研究资料支持不同阶段的临床研究。通常情况下，应在临床研究开始前提供完整的生育力与早期胚胎发育毒性试验、胚胎-胎仔发育毒性试验资料，围产期毒性试验资料可在上市申请时提供。

但是，在一些特殊情况下，可能会需要提前提供相关生殖毒性研究资料，例如用于育龄人群并可能对生殖系统产生影响的新药（如避孕药、性激素、治疗性功能障碍、促精子生成药以及致突变试验阳性或有细胞毒作用等的新药）；而在另外一些情况下可能会适当延迟提交相关生殖毒性研究资料的时间，例如用于晚期恶性肿瘤或艾滋病的药物等。上述特殊情况下需要进行的生殖毒性试验内容也需要根据具体情况来确定。（注释15）

2. 中药及天然药物

新的有效成分及其制剂、新的中药材及其制剂，可参考化学药物要求分阶段提供生殖毒性研究资料支持不同阶段的临床研究。

对于其他需进行生殖毒性研究的中药、天然药物，如用于育龄人群并可能对生殖系统产生影响的新药（如避孕药、性激素、治疗性功能障碍、促精子生成药、保胎药以及致突变试验阳性或有细胞毒作用等的药物），应根据具体情况提供相应的生殖毒性研究资料，这时需根据具体情况来确定生殖毒性试验内容及进行的时间。

在一些情况下可能会适当延迟提交相关生殖毒性研究资料的时间，例如用于晚期恶性肿瘤或艾滋病的治疗药物等。

六、参考文献

1. 生殖毒性试验。见：新药（西药）临床前研究指导原则汇编（药学、药理学、毒理学）。中华人民共和国卫生部药政局，1993：216-217

2. 生殖毒性和发育毒性。见：周宗灿主编，毒理学基础，第二版。北京医科大学出版社。北京，2000：128-143

3. ICH Steering Committee.Harmonised Tripartite Guideline S5A：Detection of toxicity to reproduction for medicinal products.

4. ICH Steering Committee.Harmonised Tripartite Guideline S5B：Maintenance of the ICH guideline on toxicity to male fertility.

5. ICH Steering Committee.Harmonised Tripartite Guideline M3：Non-clinical safety studies for the conduct of human clinical trials for pharmaceuticals.

6. 生殖发生毒性试验。见：日本临床前研究指导原则解说。药事日报社，2002：49-62

7. Omori Y.Principles and guidelines a review of recommendations（on detection of toxicity）in the three regions.In：P.F.D'Arcy and D.W.G.Harron edited，Proceedings of the First International Conference on Harmonization.Brussels 1991：256-266

8. EEC guidelines：Detection of toxicity to reproduction for medicinal products including toxicity to male fertility.

9. FDA.Reviewer guidance：Integration of study results to assess concerns about human reproductive and developmental toxicities.

七、著者

《药物生殖毒性研究技术指导原则》课题研究组。

八、相关注释

注释1：妊娠动物的药代动力学

由于妊娠和哺乳期动物存在生理方面的迅速变化，其药代动力学可能出现改变，最好采用分段（分二段或三段）的研究方法。在制定试验研究计划的过程中，药代动力学资料（常来源于非妊娠动物），可为判断动物种属的总体适用性提供信息，也可有助于研究方案的确立和剂量的设定。在试验过程中，药代动力学研究可以为设定给药剂量提供参考，也可提示其与预期结果是否存在明显偏差。

注释2：动物选择

应注意选用与人类相关的动物。如果已有的药代动力学、药理毒理研究信息能显示某种属与人类相关，则可仅采用此一种动物进行试验。如果某一种属动物未表现出（与第一种动物相同的）与人类的相似性，则将其选作第二种动物的价值很小。

所有的动物种属都有其优点，例如，大鼠，其次是小鼠，都可用作进行生殖毒性研究通用的较佳动物种属。家兔作为非啮齿类动物用于胚胎毒性研究，也可用于生育力研究。家兔和犬的精液样品可不借助于痛苦性的技术（如电刺激采精）而获得，可用于精液分析研究。

其他大多数动物种属通常不适合用于生殖毒性研究，这些动物可能仅仅适合用于进行某些特定的试验研究。

所有动物种属都有其不足之处，例如：

大鼠：对性激素敏感；不适合用于多巴胺受体激动剂的研究，因其早期妊娠的发生和维持所依赖的激素主要是催乳素；妊娠后期对非甾体抗炎药高度敏感。

小鼠：代谢率高，易惊、群体畸形现象（所有种属动物均会出现）特别明显，胎仔小。

家兔：常缺乏药代动力学和毒理资料，对一些抗生素和消化道功能紊乱敏感，临床表现的解释较困难。

豚鼠：常缺乏药代动力学和毒理资料，对一些抗生素和消化道功能紊乱敏感，胎仔发育期长，历史背景资料不足。

家猪和/或小型猪：群体畸形的背景情况多变，所需的受试物量大，需要较大饲养空间，历史背景资料不足。

白鼬：如果不采用特殊的管理系统，只能季节性繁殖（其成功与否主要取决于人和动物的相互影响），历史背景资料不足。

仓鼠：静脉给药虽非不可能，但相当困难，会将受试物存于颊部小囊中而影响实际给药量，攻击性非常强，对肠道功能紊乱敏感，对许多受试物有过度敏感的致畸反应，胎仔小。

犬：季节性繁殖，多近亲繁殖，历史背景资料不足。

非人灵长类动物：与其他种属动物一样，其药代动力学情况与人不同，历史背景资料不足，常常因为其只数太少而难以进行危险性评估。更适合用于进行明确生殖毒性物质（该毒性已比较肯定）特性的试验研究，而不是评估其危险性。

注释3：整体动物以外的其他试验系统

已经建立了一些整体动物以外的其他试验系统，并在预试验研究（"预筛选"或"优先选择"）和后续试验研究中采用。为对同系的一组受试物进行预试验，研究清楚其中至少一种受试物对整体动物的可能作用较为重要（可推断其作用）。据此，可选择一些受试物进行更进一步的试验。

从后续研究或进一步明确受试物的作用特征上考虑，其他试验系统可能有助于详细研究某些可观察到的发育过程，例如，揭示具体毒性机理、明确（药物）浓度–反应关系、选择"敏感（生长发育）阶段"，或检测已知代谢产物的作用。

注释4：剂量选择

剂量选择是生殖毒性试验设计的关键问题之一。可根据已有的研究资料来选择高剂量，如果已有资料信息不足，应进行预试验。大约2-4周重复给药毒性试验研究的周期，与各段生殖毒性研究设计的很接近。若选择与重复给药毒性研究相似的剂量，可参考全身毒性表现，以分析对生育力方面的影响。

生殖毒性研究中存在许多可变因素，剂量–反应关系趋势的存在与否，是判断效应与药物相关性的一个关键性依据。由于剂量–反应关系曲线可能是陡直的，故不建议设计宽的剂量间距。若试图通过一项研究来分析效应的剂量–反应关系，应至少设三个剂量组和适当的对照组。若还不能确定其剂量–反应关系，应增设剂量组，避免剂量间距过大，并应确定生殖毒性方面"未观察到不良反应的剂量水平"。

在剂量选择时参考药代动力学研究结果是重要的，若剂量的增加并不导致血浆和组织中浓度的升高，则增加剂量的意义很小。剂量间距的大小取决于药代动力学和其他毒性研究结果。应优先考虑尽量小的剂量间距。

注释5：给药途径选择

通常，给药途径与临床拟用途径一致，但如果药代动力学研究结果显示，某种给药途径下机体中的暴露量（如AUC）更高，此时，选用暴露量更小或实际操作相当困难的给药途径（如吸入给药）的意义可能较小。

经口给药，通常使用灌胃给药法。掺食法（饲料/饮水）给药时，往往达不到预期剂量或不能准确给药，因此一般不采用。

注射给药，应注意受试物的性状及其局部安全性。静脉注射时，应注意控制注射速度，防止药液泄漏。腹腔注射时可能会对子宫或胎仔直接产生作用，故采用妊娠动物进行试验时，一般不用该途径。

有时也可采用皮下或肌内注射途径。

对于临床上局部应用（皮肤、眼、耳等）的受试物，可采用其他的给药途径替代。皮肤给药时，应避免动物舔食、与笼子摩擦和剃毛时的皮肤损伤。皮肤给药的替代途径，可采用吸收途径类似的皮下注射。

当选择的给药途径与临床拟用途径不同时，应说明依据。

注释6：试验方案选择

对于化学药物来说，如果给药剂量达2g/kg而不致死，且重复给药毒性试验剂量达1g/kg时未出现毒性，可仅进行单项包括两代的生殖毒性试验，包括两受试物组（0.5 g/kg和1.0 g/kg）与一个对照组。但应关注种属动物选择的合理性以及受试物有效性。

此外，对多巴胺受体激动剂或减少循环中催乳素水平的受试物，雌性大鼠为较差的模型动物，而家兔可能是用于上述受试物所有生殖毒性研究的更好的动物种属，但目前似乎尚未进行这种尝试。若有证据显示家兔的代谢方式比大鼠与人更接近，则家兔也可用于其他类型受试物的生殖毒性研究。

注释7：常规试验与后续试验

常规试验（指导原则规定的试验）在不同程度上具有难以判断的特点，即对某一指标影响的产生，可能有多种不同原因。例如，出生时每窝幼仔数的减少可能是因为排卵率（黄体数）的减少、着床前死亡率的提高，或因为着床后死亡率或出生后立即死亡率的增加所致。而上述死亡可能是其早期胎体畸形的后果，由于随后的继发性改变等原因，该畸形不能够再观察到。尤其是那些在对照组中已表现出的低发生率的反应，给药所致影响与偶然出现的情况间的区别，就要根据其与其他类型影响的关系来判断。因此，若发现对某一指标的影响，应考虑进行后续试验以探索其可能的联系，明确其毒性的性质、范围和原因，也包括判断其剂量－反应关系以便有助于其危险性评价。这不同于常规试验的情况，此时剂量－反应关系存在与否，将有助于区别给药所致影响与偶然情况的不同。

注释8：计时方法

本指导原则中，妊娠的计时方法为以观察到阴道涂片精子阳性和/或阴栓的日期计为妊娠第0天。大鼠和家兔的着床发生在妊娠的第6-7天，硬腭闭合在第15-18天。

其他计时方法也可接受，但必须在报告中明确说明。另外，研究者必须在不同的研究中保持计时方法的一致性，以确保给药过程中不出现空隙。建议在相关研究的给药期之间，应设计至少一天的重叠期。

交配时间会影响胎仔和幼仔相关参数的变异性，应确认准确的交配时间。

通常，幼仔动物的出生日即计为产后或哺乳的第0天。可借助准确的交配日期来判断是否出现分娩延迟或滞产。

注释9：动物数

对动物数的要求，总体原则是满足数据分析的需要。考虑到国内的现实情况，本指导原则中仍然保留了对动物数的最低要求。该要求主要参考了ICH相关会议纪要中美国、欧盟、日本对动物数要求。

注释10：给药时间

生育力试验，尤其减少雄性动物交配前给药期，应根据前期试验所积累的资料以及对精子发生过程基础研究的再评价而设计（对精子发生的研究以往尤其要求较长的交配前给药期）。但选择性影响雄性生殖功能的受试物是罕见的，通过与雌性动物交配来观察受试物对精子发生影响这一方法是不灵敏的；而充分的雄性动物生殖器官病理学和组织病理学检查（如通过Bouin's固定、石蜡包埋、睾丸2-4μm横切片，附睾纵切片，PAS和苏木素染色）则是检查对精子发生的影响的一种更为敏感和快捷的方法。影响精子发生的受试物一般作用于分裂后期。尚无仅通过雄性动物给药9-10周并与雌性交配，来发现雄性生殖方面毒性的有说服力的例子（试验）。生育力试验可对重复给药毒性试验中组织学检查不能观察到的受试物对雄性生育力的功能性影响，以及对雌雄动物交配行为的影响进行评价。

重复给药试验可提供受试物对精子发生的潜在影响的信息。评价对精子的影响应参考至少1个月的重复给药毒性试验的结果。如果在1个月以上的重复给药毒性试验中未发现任何毒副作用，那么在交配前雄性动物给药周期可缩短至4周。

已有研究显示大鼠精子发生（包括精子成熟）整个过程需63天，若已有的资料提示生育力的研究范围需扩大或需明确其作用性质，则应合理设计试验以对其进行进一步的研究。

注释 11：动物处理

雌雄动物比例：雌雄动物最好以 1∶1 比例进行交配，因为不管是为了取得高的受孕率还是为了避免试验结果的错误分析和阐述，这都是最安全的方法。

交配时期和方法：大部分实验室采用 2-3 周的交配期。在一些实验室中，一旦阴道涂片阳性或查到阴栓即将雌性动物移走，而另一些实验室则继续使雌雄动物同笼。大部分大鼠在同笼的最初 5 天内即可交配（在第 1 个动情期内），但某些雌鼠可能出现假孕。在此情况下，可将雌雄大鼠同笼约 20 天，使雌性动物重新开始动情期以受孕。

终末处死：如果雌性大鼠在胚胎着床后停止给药，在其妊娠 13-15 天时处死，通常可满足评价对生育力和生殖功能影响的需要，例如可区分着床与吸收胎。为观察不良反应（在生育力研究中没有必要），获得后期胚胎丢失、胎仔死亡或结构畸形等资料，雌性动物一般在妊娠 20/21 天处死，雄性动物建议在交配成功后处死。结果模棱两可时，可将雄性动物与未给药的雌性动物进行交配以检查雄性动物是否有生育能力。

注释 12：观察指标

本指导原则中仅列出常规指标，应根据受试物、临床适应症、用药人群特点等具体情况，增加相关观察指标。

给药期间每日对妊娠动物称重是有意义的。对某些受试物，在非妊娠期（交配前、交配期与哺乳期）则最好每周称重 2 次以上。

对明显未妊娠的大鼠或小鼠（不包括家兔），可进行子宫硫化胺染色，以确定是否有胚胎死亡。

注释 13：胚胎-胎仔发育毒性试验中的第二种动物

通常胚胎-胎仔发育毒性带来的后果相对更为严重，故对其试验结果应更为关注。采用多种动物进行试验，在将试验结果外推至人时可能会有更为充分的试验依据。通常，胚胎-胎仔发育毒性试验需要采用至少两种动物进行，推荐采用大鼠和家兔。

注释 14：体格发育、感觉功能、反射和行为

评价体格发育的最佳指标为体重。离乳前体格发育的标志如耳廓张开、毛发生长、门齿萌出等均与胎仔体重具有高度相关性。胎仔体重与交配后时间的相关性大于体重与出生时间之间的相关性。平面翻正反射、听觉惊跳反射、空中翻正反射和对光反射等依赖于身体发育的状况。

离乳后体格发育的两项明显标志是雌鼠阴道张开和雄鼠龟头包皮腺裂开。后者与睾酮水平升高有关，而睾丸下降与睾丸酮水平无关。这些标志意味着性成熟的开始。

功能测试：至今为止，功能测定绝大多数为行为试验，虽然人们已在此方面花费了很多精力，但尚未找到可推荐的特异性测试方法。研究者们正努力寻找可测试感觉功能、自主活动、学习和记忆的方法。

注释 15：生殖毒性研究的阶段性

胚胎-胎仔发育毒性带来的后果相对更为严重，对该段试验结果应更为关注，如果采用多种动物进行试验，在将试验结果外推至人时可能会提供更为充分的试验依据。

考虑到目前我国的现状，由于创新药物没有或仅有较少的可以参考的资料，需要更加关注对人体安全性。为了将受试者（及其后代）的风险降至最低，并为合理用药、利弊权衡提供参考，在临床研究开始前应尽可能了解受试物对雌雄动物生殖能力、生殖器官、生殖细胞以及早期胚胎发育的影响。因此，目前要求生育力与早期胚胎发育毒性试验和胚胎-胎仔发育毒性试验在临床试验开始前完成。

在某些特殊情况下，如用于艾滋病、晚期恶性肿瘤等治疗的药物以及用于生殖控制、孕妇等特殊人群的药物，可灵活考虑生殖毒性的要求，如研究内容和具体设计、动物种属和阶段性等。

此外，在常规试验后，发现了某些不良影响，为弄清该影响的实质及其发生的机理而外推至人，进行适当的后续试验是很重要的。对于后续试验的时间安排应视具体情况灵活掌握。

第五节
临床专业技术指导原则

与恶性肿瘤治疗相关中药新药复方制剂临床研发
技术指导原则（试行）

（2023 年第 30 号　2023.04.14）

一、概述

恶性肿瘤是严重威胁人类生命的常见病、多发病，随着临床诊断及治疗的不断发展，慢性病特征更加明显，肿瘤患者往往期待有获益的治疗能够减轻相关症状、恢复体能、控制肿瘤、降低复发转移、延长生存期等。

中医药是恶性肿瘤治疗药物的重要组成部分。越来越多的数据显示中医药参与了肿瘤全过程治疗，中西医结合的治疗模式临床应用广泛，中医药在控制某些肿瘤患者病情发展，改善肿瘤并发症及其关联症状改善方面具有一定作用或独特优势。如针对由恶性肿瘤引起的症状，包括疼痛、发热、疲乏，及合并症如胸腔积液、腹腔积液等；以及因恶性肿瘤放化疗、靶向治疗等治疗所致的血细胞下降、消化道症状、皮疹等，通过中医药治疗，可以改善症状、提高患者生存质量、增强患者对恶性肿瘤治疗的耐受性。

如何以患者为中心，基于临床疗效，找准研发方向、通过中医药理论和人用经验探索确定中医药治疗优势、明确临床定位、采用更为灵活多样的设计开展必要的临床试验、通过可靠的数据验证临床疗效是目前与恶性肿瘤治疗相关中药新药复方制剂研发中亟待解决的科学问题。

中医药理论、人用经验和临床试验相结合的中药注册审评证据体系（以下简称"三结合"中药注册审评证据体系）为中药研发提供了新的路径。"三结合"中药注册审评证据体系鼓励研究者在临床实践过程中，有意识地基于探索多数病人的获益（临床价值），挖掘中药用于恶性肿瘤的疗效，充分发挥中医药理论和人用经验在中药新药研发中的作用。鼓励临床医生、科研工作者、制药企业等自主开展符合中医药特点的研究，而不拘泥于经典的新药临床研究模式，在实践中发现、探索和确认中药的疗效，并基于研究数据与药审中心进行沟通交流。

本技术指导原则在"三结合"中药注册审评证据体系下，侧重阐述中药复方制剂用于恶性肿瘤的临床应用现状、中医药理论以及对人用经验研究和临床试验的一般考虑。

2015 年发布实施的《中药新药治疗恶性肿瘤临床研究技术指导原则》未涉及"三结合"中药注册审评证据体系研发的中药复方制剂人用经验和临床试验研究的特点，对于按照"三结合"中药注册审评证据体系研发的中药复方制剂，其临床研究的相关要求可参照本技术指导原则。

本技术指导原则仅代表药品监督管理部门当前的观点和认知，不能代替申请人根据具体药物的特点进行有针对性的、体现临床应用实际的临床研究设计。随着对"三结合"中药注册审评证据体系认识的不断完善，以及学科进展，相关内容将不断调整与更新。

二、基本原则

1. 在新药研发的过程中，中医药理论有重要的指导作用，在恶性肿瘤不同的治疗背景、不同的临床分期情况下，支撑临床诊疗的中医药理法方药有所不同。随着靶向、免疫等多种治疗应用于临床，应当在中西医结合治疗恶性肿瘤的中医药理论指导下，在临床实践过程中分析总结特定阶段的中医证候演变规律，明确中药新药的功能主治，形成中药处方，确定中药新药的治疗目的和疗效特点。

2. 在固定的中药处方应用到中医临床诊疗实践过程中，可通过预先的研究设计，将产生的信息进行合理利用，挖掘适宜的目标人群、给药方案、合并用药、有效性和安全性特点；在基本明确临床定位后，还可采用前瞻性设计，获取临床数据，分析高质量的人用经验，逐步探索明确已固定中药处方的有效性、安全性以及临床获益。

3. 一般情况下，如需开展临床试验，应当基于中医药理论和人用经验确定临床定位，在此基础上进一步验证中药新药的有效性和安全性。临床试验方案设计的关键问题应当有中医药理论和人用经验的支持，如恶性肿瘤分期的选择、受试者的特征、给药方案、疗程、有效性评价指标等。

中医药理论、人用经验和临床试验共同构成支持与恶性肿瘤治疗相关中药新药复方制剂上市的证据。三者之间应当能相互印证、相互支撑，说明中药新药的临床价值。

三、与恶性肿瘤治疗相关中药新药复方制剂的研发方向

恶性肿瘤治疗相关中药新药复方制剂的研发应当以临床价值为导向，以患者为中心，基于恶性肿瘤治疗的临床需求、处方组成所依据的中医药理论和对人用经验的充分探索和挖掘，充分考虑现有治疗手段作用特点，明确中医药治疗的优势和特点。

基于现阶段中医药用于恶性肿瘤的临床实践经验，与恶性肿瘤治疗相关中药新药复方制剂可从以下几个方向考虑研发方向，在具体研发过程中，不限于下述方向，研究者可根据中药新药的特点，提出新的研究目的，说明其治疗需求和中药新药的临床价值。

1. 改善生存质量。考虑到恶性肿瘤临床治疗的复杂性，改善存在肿瘤病灶者的生存质量具有临床价值。如可以考虑对于手术、放疗、化疗、靶向治疗和免疫治疗后肿瘤病灶未消失者的疾病无不利影响的情况下，改善生存质量。

2. 治疗肿瘤相关并发症及其关联症状。如癌因性疼痛、癌因性疲乏和癌因性发热，肺癌导致的咳嗽、胸腔积液、胸痛或胸闷等。

3. 预防和 / 或减轻肿瘤治疗相关并发症、症状，提高患者对现代医学推荐方案的耐受性。考虑到恶性肿瘤临床治疗的复杂性，症状可以是单一症状，也可以是多个症状。如放疗导致的放射性肺炎、口腔溃疡等；化疗导致的血细胞下降、消化道症状、手足麻木、心脏毒性等；靶向治疗导致的皮疹等。原则上对于目标症状改善应当能够提高患者对所接受肿瘤治疗的耐受性，预防或减少因目标症状所导致延迟治疗、降低剂量等事件的发生。

4. 延长生存期或缩小瘤体。在符合伦理的情况下，可以选用不适合或拒绝使用现代医学推荐治疗方案、或已有数据显示中医药治疗有一定获益的人群，采用单独使用中药治疗；也可以考虑与化疗、放疗等现代医学推荐治疗方案联合应用提高临床疗效，但此种情况一般需要证明加用中药治疗的优势，原则上应当有非临床药效学研究结果的支持。

需要注意的是，中药新药复方制剂的研发来源于临床，服务于临床，无论是上述研发方向，还是其他研发方向，均应当重视在临床实践挖掘中药临床优势和特点，顺应肿瘤临床中西医并重、多种手段综合治疗的现状。鼓励将肿瘤疾病不同证候类型的人群研究，作为临床价值评估的内容之一。虽然肿瘤疾病分期、现代医学推荐治疗方案可能不同，但中医药治疗的治则、治法和用药可能相同，此时，可基于中医药理论指导下的预期疗效和中医临床实践发现的可能疗效，采用适宜的研究设计和分析方法进行研究。

四、人用经验研究和临床试验需关注的问题

（一）研究人群

在具有临床价值的前提下，根据临床治疗需求和获益人群特点选择符合中药自身特点和规律的受试人群，明确相应的目标病证，包括疾病、病种、中医证候、临床症状以及生物学背景，制定临床获益人群的主症、次症、纳入和排除标准。

其中，临床表现可以是单一症状，也可以是多个症状；可以是由单一放疗、化疗等治疗方法导致的，也可以是一类治疗方法，或多种方法导致的较为典型的不良反应。如体力状况差的晚期不适用现代医学推荐治疗方案的非小细胞肺癌气阴两虚证患者出现的疲乏、咳喘、多汗等。

（二）研究设计

可参见《基于人用经验的中药复方制剂新药临床研发指导原则（试行）》，明确临床研发策略和路径。人用经验相关研究可以根据不同研究目的和注册申请阶段，采用更为灵活和符合临床实际的设计方法。

（三）基线资料

基线数据的完整性和准确性至关重要，方案中应当明确规定临床研究所需要的基线资料，以反映研究人群的临床特征，如肿瘤类型或生物学背景、肿瘤分期、肿瘤标志物等的确诊数据，体重、体力状况，症状及其严重程度，疗效相关的生物标记物，安全性数据等。应当重点记录与中药复方相适宜的中医证候特征，避免医生个体的应用经验无法在更广泛的研究群体中得到证实。

（四）给药方案

结合中医临床实践，充分评估中药干预有效的最佳处方，采用适宜的给药方案，如与现代医学推荐治疗方案序贯应用、分阶段应用或联合应用等，明确给药途径、给药时点、疗程和停药指征。

应当充分考量与现代医学推荐治疗方案等联合应用的临床可操作性。如探索序贯或同时用药的可行性等。

（五）偏倚控制

需关注对影响评价的混杂因素进行探索、控制和评估。例如，癌因性疲乏的研究需关注轻度的疲乏症状可随疾病的治疗而减轻或缓解的情况，需对可能影响疲乏的混杂因素进行合理的设计、控制、观测、记录和评估，如不同的疾病状态、癌种、病理类型、病程、临床分期、治疗方案、疗程、疗效、不良反应分级、体力状态、营养状况和情志等。

对于影响预后的、同时合并使用的抗肿瘤治疗等应当进行记录，并分析对有效性结果的影响。

（六）有效性评价

1. 对生存质量的评价

对于生存质量的评价，在适用的情况下，应当选择公认的量表，如欧洲生命质量核心量表（EORTC QLQ-C30）及其各个模块，癌症治疗功能评价系统（FACT）及其子量表。亦可采用癌症患者生活质量测定量表系列（QLICP）及其各个模块，基于中医理论的恶性肿瘤生活质量评价体系之共性量表（QLASTCM-GM）等。

可结合研究目的研究恰当的评估工具，同时需要关注中西医学治疗关注侧重点的差异，测定对

象文化背景、生活观念不同所致的差异对生存质量量表的影响。

2. 对症状的评价

对相关症状、症状群疗效评价可根据研究目的，选择国际通用或具有国内专家共识的患者报告结局（PRO）量表。也可根据临床需求，基于中医肿瘤临床专家共识确定疗效评价的工具和方法。鼓励对现有评价方法进行改良，使其符合中医药特点。如选择多个量表，应当避免量表间条目的重复，并关注量表填写的时长。鼓励开发新的评价指标和方法，如复合症状评价的工具、PRO 工具等。PRO 工具的有关内容可参考《患者报告结局在药物临床研发中应用的指导原则（试行）》。

对于单一症状的改善，可采用视觉模拟量表 (VAS)、数字评定量表（NRS）或李克特（Likert）量表等。亦可根据研究目的，采用专门且公认的评价方法。

3. 对生存期和肿瘤的评价

根据研究目的，选择通行的、适宜的肿瘤评价方法，如总生存期（OS）、无进展生存期（PFS）、客观缓解率（ORR）、无复发生存期（RFS）、无病生存期（DFS）、复发/转移的发生率等。可参考已发布的《抗肿瘤药物临床试验技术指导原则》和《晚期肝细胞癌临床试验终点技术指导原则》等。

对生存质量、肿瘤相关并发症及其关联症状改善进行观察时，一般应在次要指标中观察对受试者 OS 等的影响。对于某些生存期较长的肿瘤来说，难以在临床试验中观察到受试者的 OS，也可根据现有标准治疗方法的有效性特点选择适宜的肿瘤评价方法，如 PFS、RFS、DFS 等。

鼓励开展符合中药特点、公认的评价方法研究，从多个维度评价中医药治疗的临床结局，以有利于客观评价中医药治疗肿瘤的疗效。

（七）质量控制

数据准确、充足和可溯源至关重要，应当遵照药物临床试验质量管理规范（GCP）的相关要求。需要特别注意的是，对于患者的症状评价，应当注意文化背景，问卷调查时长，提高依存性和准确性，患者的症状可以记录在医生笔记等非结构化数据中，也可以采用电子的 PRO 进行用药后的随访动态追踪，记录预后转归，但是无论何种形式的记录均应当符合临床数据核查的要求。

对肿瘤相关检查，如 CT、MRI 等影像学检查结果的评估，需预先建立和遵循严格、客观的质量控制体系。PFS、ORR 指标的影像学评估需按公认的质量控制要求，可参考《抗肿瘤药临床试验影像评估程序标准技术指导原则》。

（八）症状研究

由于部分症状可能会随着抗肿瘤治疗或疾病的自然进展而减轻或消失，因此开展疾病、治疗与其伴随发生的临床表现等发生和演变过程的调研至关重要。这些背景数据能为判定中药新药复方制剂与有效性结果之间的因果关系等提供有力证据。鼓励学术界和产业界加强研究不同肿瘤疾病的症状、症状群特征，明确症状出现时间、持续时间、症状严重程度等。同时，随着肿瘤治疗手段的更新换代，需关注中医药在新的肿瘤治疗中出现的急危重症中的研发潜力，丰富和完善中医药在恶性肿瘤治疗中的优势和特点。

五、与监管机构的沟通

中医临床实践也是中药研发的过程，为促进与恶性肿瘤治疗相关中药新药复方制剂的研发，需要前瞻的眼光和传承创新的思维。对本技术指导原则尚未涵盖的内容，需要产业界、学术界和监管机构之间的及时、充分沟通，共同探索和推进，以形成完整的中药复方制剂用于恶性肿瘤研发的证据链。

药物临床试验期间安全性数据快速报告常见问答（2.0 版）

（2023 年第 17 号　2023.03.17）

一、前言

为进一步推动 ICH《E2A：临床安全数据的管理：快速报告的定义和标准》《E2B（R3）：临床安全数据的管理：个例安全报告传输的数据元素》《个例安全性报告 E2B（R3）区域实施指南》落地实施，促进药物临床试验期间安全性数据快速报告标准统一，提升数据质量，国家药品监督管理局药品审评中心（以下简称药审中心）根据最新工作要求和近年来快速报告存在的问题，对各项问题进行分类汇总，逐一进行讨论确认，经系统梳理后对《药物临床试验期间安全性数据快速报告常见问答（1.0 版）》进行更新和完善，形成新版的常见问题与答复，供申请人和合同研究组织（Contract Research Organization, CRO）参考。

本问答是基于当前认知，后续仍将不断增补或更新。在参照使用过程中，需注意参考最新的版本。

二、关于快速报告范围的相关问答

1.《药物临床试验期间安全性数据快速报告标准和程序》（以下简称《标准和程序》）提及申请人获准开展药物（包括中药、化药及生物制品）临床试验后，对于临床试验期间试验药物发生的可疑且非预期严重不良反应（Suspected Unexpected Serious Adverse Reaction, SUSAR）以及其他潜在严重安全性风险信息都应进行快速报告。药物及临床试验范围都包含哪些？疫苗是否包含在内？

答：药物包含与注册申请有关的中药、化药、生物制品。疫苗属于生物制品，因此，疫苗也需按照《标准和程序》进行快速报告。临床试验包含与注册申请有关的 I 、II 、III 期临床试验以及其他经过批准的临床试验（如增加适应症等临床试验申请），生物等效性（Bioequivalence, BE）试验，附条件批准药品需按要求完成的临床试验，以及上市许可批件中有特别要求的 IV 期临床试验。

以上临床试验期间，申请人从其他来源获得的 SUSAR 以及其他潜在严重安全性风险信息均应快速报告。

2. 上述"其他来源"通常包括哪些？

答：其他来源一般指来源于同一药物境内外的临床试验、自发报告、动物实验或体外实验及其他（如文献、监管机构、出版物）等。

来源于境内外的自发报告，不属于临床试验中所观察到的可疑不良反应，无需按快速报告要求进行个例报告。但申请人应审查所有来源的报告，定期评估累积数据，以更新安全信息并识别新的安全信号，必要时报告至药审中心。

3. "其他潜在严重安全性风险信息"是指哪些？通过申请人之窗报告的时限和内容格式有哪些要求？

答：一般而言，对于明显影响药物风险获益评估的信息或可能考虑药物用法改变，或影响总体药物研发进程的信息，均可归属于"其他潜在严重安全性风险信息"，例如：（1）对于已知的、严重的不良反应，其发生率增加且判断具有重要临床意义；（2）对暴露人群有明显的危害，如在治疗危及生命疾病时药物缺乏疗效；（3）在新近完成的动物实验中有重大安全性发现（如致癌性）。

在上述情况下，需要快速报告的信息不是个例报告，但需在申请人确定为其他潜在严重安全性风险信息后的 15 日内进行快速报告。对于报告的内容格式没有强制性要求，可依据所报告的信息而定。一般应对其他潜在严重安全性风险及采取的风险控制措施进行详细说明并提供相关资料。

4. 如何对不良反应的预期性进行判断？

答：非预期不良反应指不良反应的性质、严重程度、后果或频率，不同于试验药物当前相关资料（如研究者手册等文件）所描述的预期风险。研究者手册通常作为判断某不良反应是否预期的主要参考文件，具体可参考《研究者手册中安全性参考信息撰写技术指导原则》。

5. 2018 年 5 月 1 日前获得临床试验批件，但目前尚未完成临床试验，是否应按《标准和程序》执行？

答：自 2018 年 5 月 1 日起，正在进行的临床试验或实施新的临床试验，均按《标准和程序》执行。

6. 同一药物在境外开展的不同用法（如药物剂量、剂型、给药途径）或用途（如适应症或适用人群）的临床试验是否需要进行快速报告？

答：需要报告。如一种药物的用法或用途出现了符合快速报告的不良反应，建议与该药物其他用法或用途进行相互报告参考。这可能导致某种程度的过度报告或不必要的报告（如向只用口服剂型的国家报告静脉给药发生的静脉炎），但却可以避免漏报。

7. 因果关系为"可能无关""无法评价""待评价"的病例，是否需要快速报告？

答：因果关系的评价对于快速报告是至关重要的。对于所有经研究者或申请人报告的不良事件，若经判断其与试验药物存在可能的因果关系，都可视为药物不良反应。

申请人作为责任主体应谨慎评估研究者评估为"可能无关"的因果关系，若有合理的证据支持存在可能的因果关系，需要按要求进行快速报告。

"无法评价""待评价"表述在早期确定新的安全性问题时没有价值，如果研究者无法判断不良事件与试验药物的相关性，申请人应与研究者沟通并鼓励其对相关性进行评估。若研究者和申请人的因果关系判断均为"无法评价""待评价"，应进一步明确是否存在可能的因果关系后再决定是否需要快速报告。

8. 试验药物属于复方制剂，对其中某单一活性成分从其他来源获得的安全性信息如何报告？

答：对其中某单一活性成分从其他来源获得的属于其他潜在严重安全性风险信息的需进行快速报告。

9. 进行个例报告时，是否可以仍然保持盲态而不明确使用的是试验药物、阳性对照药还是安慰剂？

答：发生严重不良事件时，应进行因果关系评价，属于 SUSAR 的才需要按照《标准和程序》进行快速报告。

盲法试验中发生非预期严重不良事件时，申请人可只对个例进行紧急揭盲。在此过程中，仅由个别专门人员进行个例紧急揭盲，而对疗效结果进行分析和临床试验实施人员仍应保持盲态。通过合理的临床试验设计与管理，个例紧急揭盲通常不会影响临床试验的实施或最终结果的分析。

如保持盲态而不进行个例紧急揭盲，不能及时明确试验药、对照药还是安慰剂，将不利于药物临床试验中的风险控制与受试者保护。因此，需要进行个例紧急揭盲，符合快速报告标准的方可按要求进行个例报告。

10. 阳性对照药组发生的严重不良反应如何报告？

答：阳性对照药组发生的严重不良反应，应告知药品上市许可持有人和 / 或临床试验机构向国家药品评价中心进行报告。

11. 安慰剂组发生的严重不良事件是否需要快速报告？

答：安慰剂组发生的严重不良事件无需进行个例快速报告，属于其他潜在严重安全性风险信息的需进行快速报告。

指导原则

三、关于快速报告时限的相关问答

12. 对于致死或危及生命的 SUSAR，申请人应在首次获知后尽快报告，但不得超过 7 日，并在随后的 8 日内报告、完善随访信息。随后的 8 日是指首次报告后的 8 日还是首次报告获知后 15 日内？后续再收到随访报告，时限如何？

答：对于致死或危及生命的 SUSAR，申请人应当在首次获知后尽快报告，但不得超过 7 日，并应在首次报告后的 8 日内提交信息尽可能完善的随访报告。

后续再以随访报告的形式报送新信息或对前次报告更改信息时，报告时限为获得新信息起 15 日内。

13. 对于国际多中心临床试验，快速报告从何时开始到何时结束？

答：以境内临床试验批准日期 / 默示许可日期开始，至境内获得该药物上市许可或在境内不再继续进行研发为止。

14. 对于附条件批准药品需按要求完成的临床试验、上市许可批件中有特别要求的 IV 期临床试验，快速报告从何时开始到何时结束？

答：以境内首例受试者签署知情同意书开始，至境内最后一例受试者随访结束。

15. 通过申请人之窗以 XML 文件提交报告时，是否也会返回确认字符（Acknowledge character, ACK）？如何对 7/15 日的时限进行界定？

答：通过申请人之窗以 XML 文件提交报告时，可以返回 ACK。申请人应及时查看返回 ACK 的内容，对于因报告本身问题导致上传失败的应及时修正，以最终导入成功的报告上传日期为准。

四、关于快速报告方式的相关问答

16. 目前个例报告的两种传输方式（Gateway 方式和申请人之窗上传 XML 文件方式）是二选一吗？是否可以中途变更提交方式？

答：申请人可自行选择上述任一种传输方式；中途可以变更提交方式。推荐以 Gateway 方式传输。

17. 公司未建立药物警戒系统，可否通过其他方式进行个例报告，比如通过邮件 / 纸质 / 其他方式提交 CIOMS 表？

答：目前个例报告传输方式仅限于 Gateway 方式和申请人之窗上传 XML 文件方式，不接受以邮件 / 纸质 / 其他方式提交 CIOMS 表等。

对于尚未建立药物警戒系统、无法通过 Gateway 方式和申请人之窗上传 XML 文件方式提交个例报告的申请人，可以委托第三方（如 CRO）进行报告。

18. 临床试验结束之后、获得审批结论之前发生的 SUSAR 以及其他潜在严重安全性风险，申请人应通过何途径上报？与试验结束之前的快速报告方式一致么？

答：与试验结束之前的快速报告方式一致。

19. 对于临床试验用药为"联合用药"的 SUSAR 如何上报？

答：获准开展药物临床试验的药物拟增加与其他药物联合用药的，申请人应当提出新的药物临床试验申请，经批准后方可开展新的药物临床试验。若联合用药均未上市，建议由各申请人协商确认由一方负责上报，以使 SUSAR 不要重复报告和漏报。若未上市药物联合已上市药物（增加适应症或者功能主治等需要申请开展新的药物临床试验的除外），未上市药物发生的 SUSAR 上报至药审中心，仅与已上市药物相关的严重不良反应，应告知药品上市许可持有人和 / 或临床试验机构向国家药品评价中心进行报告。

20. 首次报告后，随访报告发现该病例不属于 SUSAR 或首次上报信息有误等情况，应如何报告？是否需要撤销？

答：无需撤销。首次报告后，若在随访中发现该病例降级为非 SUSAR，应在随访报告的 H.1（Case Narrative Including Clinical Course，Therapeutic Measures Outcome and Additional Relevant Information）字段中说明降级原因及依据；若在随访中发现上报信息有误，应在随访报告中编码并填写在符合 E2B（R3）业务规则的字段中，如在 C.1.11.1（Report Nullification/Amendment）字段中选择"无效（Nullification）/ 修正（Amendment）"，同时在 H.1 字段中说明情况，如报告信息错误等。

21. 申请人应及时完成系统配置，并按照区域实施指南要求实施 E2B（R3），时间不得晚于 2022 年 7 月 1 日。那么此前以 R2 格式上报的个例报告是否需要以 R3 格式补报？

答：无需补报。自 2022 年 7 月 1 日后，仅接收符合区域实施指南要求的个例报告。

22. E2B（R3）数据元素 G.k.2.2（Medicinal Product Name as Reported by the Primary Source）中如涉及多个药物，应如何排列顺序？

答：为方便统一管理，应将可疑试验药物填写在第一位，药物名称需填写该试验药物在中国申请 IND 时的药物名称。其余药物按照可疑程度由高到低的顺序依次排列。

23. 个例报告中的受理号应如何填写？

答：Ⅰ、Ⅱ、Ⅲ期临床试验以及其他经过批准的临床试验，填写 IND 受理号或补充申请受理号。BE 试验填写受理号或备案号。附条件批准药品需按要求完成的临床试验、上市许可批件中有特别要求的Ⅳ期临床试验，填写上市申请受理号。

来源于境内外的个例报告，均需在 G.k.CN.4 批准号 / 许可号项下填写该药物在境内获得的所有受理号。如适用，将本病例所属临床试验的受理号排列在第一位。

24. 同一临床试验中涉及该药物多个受理号，是否可以只提交一次个例报告？

答：同一临床试验中涉及该药物多个受理号（如某Ⅰ期临床试验涉及试验药物多规格等），只提交一次个例报告，并在 G.k.CN.4 项下列出该药物所有受理号。

25. 按照 E2B（R3）区域指南要求，受理号应填写在数据元素 G.k.CN.4 项下。如果涉及的受理号太多，该项下字符数无法满足，如何处理？

答：如果 G.k.CN.4 项下字符数无法满足，可填写在数据元素 H.1 项下。

五、关于快速报告主体、账号管理及测试问题的相关问答

26. 如果申请人拟委托第三方（如 CRO）协助提交个例报告，如何进行报告主体的识别？

答：申请人与 CRO 公司签订服务合同，但是，作为药物研发及注册申办方，申请人仍然是临床试验期间安全性监管及报告的责任主体。无论采用 Gateway 方式还是申请人之窗上传 XML 文件方式，企业识别 ID 必须为申请人的识别 ID。

27.《ICSR 电子传输账户申请表》中要求填写"在电子传输信息中企业的识别 ID"，请问识别 ID 是否有编制规范？

答：企业识别 ID 为申请人自行定义，无严格的编制规范，可使用单位名称的英文名称或缩写、汉语拼音或缩写等，不建议使用标点符号 / 特殊字符。

28. 申请人为外籍公司，目前在中国没有实体或办事机构，也没有企业统一社会信用代码，如何申请申请人之窗账号？

答：此种情况涉及的外籍公司数量不多，情况较为特殊。目前可以委托 CRO/ 国内代理人，使用其申请人之窗账号通过 Gateway 方式或申请人之窗上传 XML 文件方式进行快速报告。

29. 公司注册部门已有一个申请人之窗账号，现想再申请一个账号专用于快速报告，是否可行？

答：根据目前申请人之窗账号注册管理规定，一个法人实体只能注册一个申请人之窗主账号；主账号下可分设不同的子账号，以满足同一公司内部不同部门或不同事务的需求。

指导原则

30. 进行个例报告前，是否需要提前测试？

答：无论选择 Gateway 方式还是申请人之窗上传 XML 文件方式进行个例报告，申请人均需先提交测试报告，测试通过后再提交正式报告。

31. 在与药审中心药物警戒系统进行测试时，不同的药物、试验方案或更换不同的药物警戒系统是否需要分别测试？

答：若申请人使用同一药物警戒系统和识别 ID，则不同的药物、试验方案无需分别测试；若代理机构为不同的申请人代理上报，即识别 ID 不同，则需要分别测试。

报告过程中若更换药物警戒系统，建议与药审中心重新申请测试。

32. 通过申请人之窗提交的 XML 格式文件是通过何种途径生成的？

答：可扩展标记语言（XML）是一种标记语言，它定义了一组规则，用于以人类可读和机器可读的格式编码文档。符合 E2B（R3）要求的 XML 格式文件需通过专业的电子系统生成。

六、其他问题的相关问答

33. MedDRA 词典通过什么途径或方式购买？如何支付费用？

答：MedDRA 词典需要通过 MedDRA 官方网站进行订阅，详细的订阅方式、收费方式等信息可登录 MedDRA 官方网站进行了解。

34. 进行快速报告时所使用的 MedDRA 词典是否需要及时更新？是否仅支持最新版？

答：药审中心每年会按照 MedDRA 规定的时间进行两次更新，支持最新版和上一版。建议申请人始终使用最新版进行编码。

35. 日常遇到关于药物临床试验期间快速报告相关的疑问，有哪些咨询途径和方法？

答：可通过以下途径和方法：

①电子邮箱：ywjjxtwt@cde.org.cn

②药审中心网站（www.cde.org.cn）→申请人之窗→交流与反馈

七、参考文献

1. 国家市场监督管理总局. 药品注册管理办法（国家市场监督管理总局令第 27 号）.（2020-03-30）

2. 国家药品监督管理局. 药物警戒质量管理规范（2021 年第 65 号）.（2021-05-13）

3. 国家药品监督管理局药品审评中心. 药物临床试验期间安全性数据快速报告的标准和程序.（2018-04-27）

4. 国家药品监督管理局. 个例安全性报告 E2B（R3）区域实施指南.（2019-11-22）

5. 国家药品监督管理局药品审评中心. 药物临床试验期间安全性数据快速报告常见问答（1.0）.（2019-04-11）

6. 国家药品监督管理局药品审评中心. 研究者手册中安全性参考信息撰写技术指导原则.（2022-01-04）

7. 国家药品监督管理局药品审评中心. 关于药品审评中心网站开通"研发期间安全性相关报告递交"栏目的通知.（2019-04-26）

8. ICH. Clinical Safety Data Management：Definitions and Standards for Expedited Reporting E2A.（1994-10-27）

9. ICH. Implementation Guide for Electronic Transmission of Individual Case Safety Reports（ICSRs）.（2016-11-10）

10. CIOMS. Report of CIOMS Working Group Ⅵ：Management of Safety Information from Clinical Trials.

（2005）

11.FDA. Guidance for Industry and Investigators Safety Reporting Requirements for INDs and BA/BE Studies.（2012–12）

12.EMA. Communication from the Commission–Detailed guidance on the collection，verification and presentation of adverse event/reaction reports arising from clinical trials on medicinal products for human use（'CT–3'）.（2011/C 172/01）

药物临床试验期间安全性信息汇总分析和报告

指导原则（试行）

（2023 年第 16 号　2023.03.17）

一、概述

随着《药物警戒质量管理规范》的发布和实施，申办者应建立完善的药物警戒体系，对药物临床试验期间的安全风险管理承担主体责任。申办者应全面收集药物临床试验期间的安全性信息并开展风险监测、识别、评估和控制，及时发现存在的安全性问题，主动采取必要的风险控制措施，并评估风险控制措施的有效性，确保风险最小化，切实保护好受试者安全。

申办者对药物临床试验期间的安全性评价应至少包括个例安全性事件的评价和安全性信息的汇总分析。个例安全性事件是指临床试验期间个体受试者发生的可能与药物作用相关的不良事件和其他安全性相关的风险事件。安全性信息的汇总分析是通过定期对试验药物所有已完成和正在进行的临床试验的安全性数据及其他安全性相关的风险事件进行综合分析，以持续进行安全性信息的监测和评估。对药物临床试验期间的安全性信息持续进行评估，对于及早发现严重的安全性风险从而保护受试者安全具有重要的意义。

为更好的推动和指导申办者对与注册相关的药物临床试验期间的安全性风险信息及时评价和报告，明确评价方法和向监管机构报告的要求，我们遵照国内法律法规要求，同时借鉴国际相关技术指南制定本指导原则。本指导原则侧重指导申办者对与注册相关的药物临床试验期间的严重不良事件（Serious Adverse Event，SAE）以及其他潜在的严重安全性风险信息的持续评价和及时报告，为药物临床试验期间安全性评价和安全性报告的基本考虑，尚不能涵盖所有情形。如有未能阐明的个性化问题，可与药品审评中心进行沟通。

本指导原则仅代表药品监管部门当前的观点和认识，随着科学研究的进展，本指导原则中的相关内容将不断完善与更新。

二、个例安全性事件的评价和报告

个例安全性事件是药物临床试验期间安全性评价的基础，是安全性信息汇总分析的重要数据来源。临床试验期间，申办者对个例安全性事件特别是对 SAE 进行及时的审查、分析并评价，对评估可能与药物相关的重要安全性风险并及时采取有效的风险控制措施具有重要意义。

申办者应与研究者充分沟通，尽可能获得该个例安全性事件受试者的完整信息。个例安全性事件评价时申办者应仔细审查受试者的基本信息，包括家族史、相关病史、合并治疗（处方药、非处方药、中药、特殊饮食、手术、物理治疗、膳食补充剂和其它替代药物）、药物过敏史等，以充分了解可能影响个例安全性事件评价的因素。此外，申办者还应充分考虑受试者的群体特征、药物适应症、疾病自然史、药物已知风险以及其他相关因素。

申办者应按照我国已发布的相关指导原则审慎评价个例安全性事件，必要时按照《药物临床试验期间安全性数据快速报告标准和程序》要求向监管部门进行快速报告。

三、安全性信息的汇总分析

药物临床试验期间安全性信息的汇总分析是对个例安全性事件评价的重要补充，有助于及时发现并识别重要风险信号。药物临床试验期间安全性信息汇总分析的情形包括但不限于：（1）汇总试验药物单用或与合并治疗有关的预期 SAE 的发生率，分析试验人群的发生率是否高于同类人群背景发生率，为判定 SAE 与试验药物的因果关系提供依据；（2）通过分组汇总分析比较不同试验组间某些 SAE 发生率的差异，为判定 SAE 与试验药物的因果关系提供依据；（3）通过汇总分析发现试验药物的某些预期严重不良反应、可疑非预期严重不良反应（Suspected Unexpected Serious Adverse Reaction，SUSAR）或特别关注不良事件（Adverse Event of Special Interest，AESI）发生率的增加具有重要临床意义等。

（一）信息来源

汇总分析安全性信息的来源包括但不限于：所有与注册相关的该药物已完成和正在进行的临床试验的安全性数据，以及其他重要安全性信息，如：非临床研究数据、非干预性研究的安全性发现、国内外监管机构报告、上市后的安全性发现、科学文献等。

（二）汇总分析计划

申办者应建立安全性信息汇总分析计划，以便及时分析所有已完成和正在进行的临床试验的安全性数据及其他安全性相关的风险事件。制定汇总分析计划时，应重点关注药物临床试验期间发生的 SAE、SUSAR、AESI 等，以及其他潜在的严重安全性风险信息。

安全性信息汇总分析计划应至少包括：

1.分析的内容和指标，如 SAE、SUSAR、AESI 的发生率；

2.安全性数据审查和分析方的职责；

3.汇总分析的频率和依据；

4.安全性数据的更新计划，如非临床研究的重大安全性新发现；

5.汇总分析拟采用的统计学方法、图形或表格形式；

6.盲态试验拟采用的揭盲条件、方法和流程。

申办者应根据已获得的药物安全性信息和临床研发进展及时更新临床试验期间安全性信息汇总分析计划。

（三）汇总分析方

对于盲态试验，为保持临床试验实施团队的盲态，申办者可以委托其他组织或个人作为安全性信息的独立汇总分析方，负责审查和评价药物临床试验期间累积的安全性数据和其他安全性相关的风险事件并进行汇总分析。对于非盲态试验，在不影响试验完整性的前提下，申办者可根据试验进展自行设置汇总分析方。

1.基本要求

汇总分析方应了解试验药物基本信息、适应症、试验人群特征，从而对试验药物的安全性做出科学的评价。当出现新的安全性风险信息时，汇总分析方应根据需要增加相关专业的人员。

需要注意的是，对于盲态试验汇总分析方应具有一定的独立性。为保持试验的完整性，汇总分析方不应参与临床试验的实施，并应始终保持参与临床试验实施人员的盲态。除了指定的参与安全性数据揭盲或对揭盲数据进行审核、分析的人员外，汇总分析方其余内部或外部人员均不得接触揭盲的安全性数据。当认为确有必要对药物进行"获益–风险"评估时，汇总分析方可以查看部分有效性数据。

2.汇总分析方的构成

如果申办者已建立独立数据监查委员会（Independent Data Monitoring Committee，IDMC），可由

IDMC 定期对安全性数据进行审阅和汇总分析。安全性数据汇总分析仅侧重于识别和描述试验药物的安全性风险，不涉及有效性评价；当认为有必要进行"获益－风险"评估时，IDMC 可以同时查看部分有效性数据。如果经汇总分析发现正在进行的临床试验存在严重的安全性风险，IDMC 可向申办者提出暂停／终止临床试验的建议，并及时采取必要的风险控制措施以充分保护受试者。

如果不使用 IDMC 作为汇总分析方，申办者也可委托其他组织或个人对安全性数据进行汇总分析。对于盲态试验，可以考虑分开审核的方法，如由申办者确定揭盲的条件和方法，委托其他组织或个人进行揭盲并对揭盲后的安全性数据进行审查和汇总分析。

（四）分析频率

汇总分析的频率视情况而定，应考虑对试验药物安全性特征的了解程度、适应症、试验人群和受试者入组速率等。如，每 6 个月进行一次汇总分析或更频繁，或按照安全性风险情况决定汇总分析频率。一般情况下，申办者可根据累积的安全性数据、完成招募的受试者数量（如每达到 25% 的拟招募数量）、预期 SAE 的发生率的变化等定期进行汇总分析。如果出现新的严重的安全性风险信息，可根据需要修改汇总分析的频率。

（五）揭盲方法

对于正在进行的临床试验，申办者应预先制定详细的盲态安全性数据审核标准和汇总分析流程，汇总分析方应掌握并严格执行。汇总分析方对临床试验期间安全性数据盲态汇总分析后怀疑可能存在严重的风险，认为确有必要揭盲时才能对安全性数据进行揭盲。申办者应预先制定详细的揭盲标准和操作规程，明确指定可参与揭盲的人员。揭盲人员应掌握并严格执行揭盲标准和操作规程，保留相关记录以确保揭盲过程可追溯。

汇总分析时主要涉及以下揭盲情形：

1. 触发阈值揭盲

触发阈值揭盲适用于可预先设定试验人群某些不能排除与试验药物因果关系的 SAE 背景发生率的情形，当盲态汇总分析结果表明总试验人群的发生率显著超过人群背景发生率时触发揭盲。如，预先设定老年人群中心肌梗死的发生率为触发揭盲的阈值，如果盲态安全性数据汇总分析时发现总试验人群心肌梗死的发生率超过预先设定的揭盲触发率阈值，则可对心肌梗死相关安全性数据进行分组揭盲，比较试验组和对照组心肌梗死组间发生率的差异，以及时判断差异是否具有临床意义。

申办者应尽量全面综合现有数据以预先确定拟入组的总试验人群中某些不能排除与试验药物因果关系的 SAE 的背景发生率。如，参考同类药物的安全性数据、现有流行病学或特定疾病监测数据、文献报道等。

2. 分组分析揭盲

当无法预先设定试验人群某些不能排除与试验药物因果关系的 SAE 的背景发生率时，对于临床前研究或现有临床数据提示安全性风险较高的试验药物，申办者可考虑使用定期分组汇总分析。

汇总分析方可采用分级揭盲法进行揭盲，对不能排除与试验药物因果关系的 SAE 按试验分组定期进行汇总分析。通过汇总分析比较各试验组间此类 SAE 的发生率或数量的差异，确定是否需要进一步揭盲后评估，以尽早识别安全性风险。如，对采用阳性药物对照设计的试验，若不同试验组某一 SAE 发生数量的差异累积达到三或四例以上，则提示随试验进展该 SAE 组间发生率可能存在一定差异，汇总分析方可考虑对该 SAE 进行定期分组汇总分析。

临床试验期间安全性数据揭盲可能对试验完整性造成重大影响，申办者需要周密计划、加强过程记录和控制措施以保护临床试验数据的完整性。

（六）注意事项

1. 基于医学的综合评价

由于试验组和对照组 SAE 发生率的差异可能存在偏倚，因此，应基于医学知识对汇总分析的结果进行综合评价。药物临床研发早期，积累的安全性数据较少，通常不能用试验组和对照组发生率的差异无统计学意义来排除 SAE 和试验药物的因果关系。因此，申办者需要对药物临床试验的安全性数据和其他来源的安全性信息进行综合评估，如 SAE 的发生时间、已获得的药理学数据、同类药物类似严重不良反应的发生情况和非临床研究的发现。此外，申办者还应结合同一医学系统分类的其他 SAE 进行综合评价，如申办者进行针对肺栓塞不良事件的评价时，还应结合临床试验中累积的其他血栓栓塞性事件（如深静脉血栓形成）进行综合分析。

当有证据提示该 SAE 与试验药物存在潜在的因果关系时，申办者应及时采取必要的风险控制措施以充分保护受试者。

2. 采用适宜的标准分类汇总

申办者应根据药物不同临床试验的目的和设计采用适宜的方法对所有已完成和正在进行的临床试验的安全性数据进行汇总分析。通常可根据药物适应症、受试者基线特征、不同给药计划等分别进行汇总。

3. 保持试验的完整性

为保持试验的完整性，申办者应预先制定详细的盲态保持标准操作规程，无论是盲态保持人员还是非盲态保持人员均应掌握并严格执行。申办者应采取严格措施在盲态保持和非盲态保持人员之间设定"防火墙"，进行揭盲审查或参与安全性汇总分析报告递交的人员不应参与试验的实施或结果分析。如果需要 IDMC 之外的组织审查汇总安全性数据，该组织应仅能审查与汇总分析相关的安全性揭盲数据，而非有效性数据以及与汇总分析数据无关的其他试验数据。

若汇总分析发现试验药物存在潜在的严重安全性风险，申办者应及时和研究者沟通，以充分保护受试者。申办者向研究者提交汇总分析报告时存在揭盲的担忧，可仅向研究者递交汇总分析报告的描述和总结。申办者可以通过致研究者的函告知所有参与试验的研究者试验药物潜在的严重安全性风险，以及计划更新的风险控制措施，如修改方案、知情同意、研究者手册等。

4. 采用正确的监管活动医学词典（Medical Dictionary for Regulatory Activities，MedDRA）编码

申办者应在试验开展前仔细审查方案中不良事件概念的描述与 MedDRA 医学术语的一致性，在研发过程中重点审查 SAE 报告术语的准确性，并进行正确的 MedDRA 编码。如，对于医学事件肾功能衰竭，首选语（Preferred Terms，PT）可能包括肾衰、急性肾损伤、肾功能损害、氮质血症、尿排出量降低、手术后肾衰和其他相关术语等多个概念，申办者应根据不良事件的具体情况进行准确的编码。

在汇总分析时应采用标准化 MedDRA 查询（Standardized MedDRA Query，SMQ）、高位语（High Level Term，HLT）或申办者定义的医学概念集对同一类 SAE 进行汇总分析。

四、严重安全性风险信息的报告

（一）快速报告的情形和方式

对于汇总分析发现的明显影响试验药物"获益－风险"评估的信息，或可能考虑用法改变、或影响药物总体研发进程的临床试验期间的其他潜在的严重安全性风险信息，申办者应与药品审评中心及时沟通，撰写汇总分析报告，并按快速报告相关要求向药品审评中心进行报告。

申办者可通过"申请人之窗—其他潜在的严重安全性风险信息递交栏"提交汇总分析报告，同时应采取严格措施在报告提交人和临床试验实施团队间设定"防火墙"，以避免意外破盲。

（二）快速报告的内容

快速报告的内容应至少包括对 SAE/SUSAR 等关键目标事件的汇总分析结果，并列出汇总分析所使用的所有 SAE/SUSAR 个例不良事件的信息。如果汇总分析所使用的 SAE 已按照 SUSAR 进行快速报告，则需列出每个 SUSAR 个例的全球唯一病例识别码（C.1.8.1）。

汇总分析报告内容应至少包括：

1. 汇总分析所涉及的受试者信息和个例不良事件的描述。包括：受试者性别、年龄、症状、家族史、相关病史、相关检查检验结果、合并治疗以及 SAE/SUSAR 发生的时间、药物暴露与 SAE/SUSAR 的因果关系等。

2. 汇总分析方法和结果的描述。包括：汇总分析安全性信息的来源、汇总分析方、分析方法、结果和结论、临床试验相关文件的变更（如知情同意书、研究者手册），以及计划开展的风险控制措施等。

五、参考文献

［1］ICH. E2A：Clinical Safety Data Management：Definitions and Standards for Expedited Reporting. 1994.

［2］ICH. E2B（R3）：Implementation Guide for Electronic Transmission of Individual Case Safety Reports（ICSRs）– Data Elements and Message Specification. 2016.

［3］ICH. E2F：Development Safety Update Report. 2010.

［4］CIOMS. Management of Safety Information from Clinical Trials – Report of CIOMS Working Group Ⅵ. 2005.

［5］FDA. Guidance for Industry. Premarketing Risk Assessment– Guidance for Industry. 2005.

［6］国家药品监督管理局.《药物警戒质量管理规范》. 2021

［7］国家药品监督管理局药品审评中心.《药物临床试验期间安全性数据快速报告标准和程序》. 2018.

［8］国家药品监督管理局药品审评中心.《药物临床试验数据监查委员会指导原则（试行）》. 2020.

［9］国家药品监督管理局药品审评中心.《药物临床试验盲法指导原则（试行）》. 2022.

［10］FDA. Sponsor Responsibilities –Safety Reporting Requirements and Safety Assessment for IND and Bioavailability/Bioequivalence studies（Draft Guidance）– Guidance for Industry. 2021.

［11］Xia HA, Crowe BJ, Schriver RC, et al. Planning and core analyses for periodic aggregate safety data reviews. Clinical Trials. 2011；8（2）：175–182.

［12］Ball G, Hendrickson BA, Freedman AL, et al. Interdisciplinary Safety Evaluation for Learning and Decision–Making. Therapeutic Innovation & Regulatory Science. 2021；55（4）：705–716.

［13］Hendrickson BA, Wang W, Ball G, et al. Aggregate Safety Assessment Planning for the Drug Development Life–Cycle. Therapeutic Innovation & Regulatory Science. 2021；55（4）：717–732.

中药新药用于慢性胃炎的临床疗效评价技术
指导原则（试行）

（2022 年第 47 号　2022.12.19）

一、概述

慢性胃炎（Chronic gastritis，CG）是由多种原因引起的胃黏膜的慢性炎症，是消化系统常见病之一。该病症状易反复发作，严重影响患者的生存质量，慢性萎缩性胃炎伴肠化生、上皮内瘤变（异型增生）者胃癌发生的风险增加，已逐渐引起临床重视。该病可由 *H.pylori* 感染、胆汁反流、药物损伤、吸烟、饮酒、食物刺激、遗传、免疫、放射等因素引起。慢性胃炎的诊断需结合病因、内镜及病理结果综合判断。

我国古代医书中有与慢性胃炎症状类似的记载，如《素问·六元正纪大论篇》云"木郁之发，民病胃脘当心而痛"，《伤寒论》记载："但满而不痛者，此为痞"、"小结胸病，正在心下，按之则痛"。慢性胃炎可无明显临床症状，有症状者主要为消化不良的相关表现，如上腹部疼痛、上腹部胀满、早饱、嗳气等，类似症状分布于中医胃痛、痞满、纳呆等病证中。

目前中医药对慢性胃炎的治疗主要涉及临床症状的改善，胃黏膜糜烂、出血、胆汁反流的改善，胃黏膜萎缩、肠化生、上皮内瘤变（异型增生）的改善及 *H.pylori* 感染治疗疗效的提高等。在临床症状的改善方面，单独使用中药可以有效缓解胃痛、胃胀等症状，同时还能改善中医证候相关的其他症状，具有中医治疗特色；在胃黏膜糜烂、出血、胆汁反流及 *H.pylori* 感染的治疗方面，在常规治疗的基础上加用中药，可以提高疗效；在胃黏膜萎缩、肠化生、上皮内瘤变（异型增生）的改善方面，中医药治疗具有一定疗效，中西医结合具有优势。

本技术指导原则旨在"中医药理论、人用经验和临床试验相结合的中药注册审评证据体系"（以下简称"三结合注册审评证据体系"）下，为慢性胃炎的中药新药研发思路、方案设计和实施等方面提供指导。本技术指导原则所提出的技术要求，是目前行业领域内较为一致的看法与认识，但不能代替研究者的临床实践与思考。随着学科进展，以及对三结合注册审评证据体系认识的不断完善，本技术指导原则中的相关内容也将随之调整与更新。

本技术指导原则所指的临床研究，包括人用经验和经监管机构批准后开展的临床试验。

二、中药新药用于慢性胃炎临床研究目的

慢性胃炎临床治疗的目的包括祛除病因、缓解症状、改善胃黏膜组织学，并最终提高患者的生存质量。临床研究目的（临床定位）主要如下：

（一）改善临床症状

慢性胃炎伴随的消化不良症状是临床上需首要解决的问题，也是提高患者生存质量的核心环节，中医药治疗慢性胃炎的特点和优势主要体现在临床症状的改善（如：上腹部疼痛、上腹部胀满、早饱、嗳气等）。临床研究可针对单一症状或多个症状的改善。

（二）改善胃黏膜糜烂、出血、胆汁反流

胃黏膜糜烂、黏膜出血及胆汁反流等是临床关注点之一，反映了胃黏膜损伤与胃肠动力障碍等病理机制。由于三者发生机制、预后转归、中医药治法治则均有不同，改善胃黏膜糜烂、出血、胆

指导原则

汁反流一般需分开单独研究，以其中一个为主要研究对象。

（三）改善胃黏膜萎缩、肠化生、上皮内瘤变（异型增生）

胃黏膜萎缩、肠化生、上皮内瘤变（异型增生）是常见的胃癌前疾病和胃癌前病变，与胃癌的发生有一定的关联，是造成患者对疾病产生恐惧的主要原因，将此作为临床定位符合现阶段的临床需求。由于胃黏膜萎缩、肠化生、上皮内瘤变（异型增生）与胃癌的关联性不同，预后转归存在较大差异，一般应当分开单独研究，确定其中一个为主要研究对象，不宜将其作为一个整体开展研究；改善上皮内瘤变（异型增生）的研究，可以将胃黏膜萎缩、肠化生作为背景病变进行观察。

（四）提高 *H.pylori* 的根除率

H.pylori 感染是慢性胃炎发生的重要因素，根除 *H.pylori* 是防治慢性胃炎的重要手段。由于我国的特殊国情，*H.pylori* 的耐药率总体处于上升趋势，采用中医药手段提高 *H.pylori* 感染的根除率是目前考虑的方向之一。

以上为现阶段慢性胃炎较为公认的、有临床价值的临床定位。在具体研发过程中，若能体现中医特色且具有上市价值的中药，可不限于上述临床定位。研究者可根据中药新药的特点，结合中医临床实践的总结，提出新的临床定位并提供合理性依据，说明其临床价值和治疗需求。

三、慢性胃炎的中医药理论阐述

（一）病因病机

胃在生理上以降为顺，在病理上因滞而病，本病主要与脾胃虚弱、情志失调、饮食不节、药物、外邪等多种因素有关，上述因素损伤脾胃，运化失司，升降失常，导致气滞、湿阻、寒凝、火郁、血瘀病理因素的产生。本病的病位在胃，与肝、脾两脏密切相关。

（二）慢性胃炎不同临床定位的中医学认识

对于有明确症状者（包括慢性胃炎消化不良症状和全身的非特异性症状），辨证论治是首要遵循的原则，该原则同样适用于"改善胃黏膜糜烂、出血、胆汁反流"，"改善胃黏膜萎缩、肠化生、上皮内瘤变（异型增生）"定位。对于患者临床症状不明显者，还需结合其他手段进行治疗，如结合胃镜下黏膜辨证或借助于中医药对此类临床定位的主要病机认识进行治疗。对于"改善胃黏膜萎缩、肠化生、上皮内瘤变（异型增生）"，考虑病程较长、病机复杂，应当综合审证求因、胃镜下黏膜辨证及相关病变定位的主要病机认识等要素，确定治则治法并遣方用药。

1. 改善临床症状

慢性胃炎常见的症状有上腹部疼痛、上腹部胀满、早饱、嗳气等，对症状进行治疗是传统中医的核心和特色，以审证求因、辨证论治为代表的治疗方法在慢性胃炎症状治疗中起着重要的作用。不同症状的组合、症状各自不同的特征、兼夹症状、舌象及脉象提示了不同的证候特征，并进而决定了处方用药的组成、剂量等内容。

2. 改善胃黏膜糜烂、出血、胆汁反流

胃黏膜糜烂、出血、胆汁反流是部分患者胃镜下表现的特征，按照《中国慢性胃炎共识意见（2017）》建议，诊断上描述为慢性非萎缩/萎缩性胃炎伴糜烂（平坦糜烂/隆起糜烂）、伴黏膜出血、伴胆汁反流等，是慢性胃炎诊断的组成部分。

慢性胃炎伴胃黏膜糜烂，主要病机为热、湿、瘀等病邪或兼夹气（阳）虚、阴虚，损伤胃膜，导致黏膜糜烂；治疗中注重方证对应，以及保护胃膜药味的使用。

对于慢性胃炎伴黏膜出血，主要病机为热、瘀等病理因素损伤胃络，或是因虚致实，或是虚不摄血，血液不循常道造成胃膜出血。具体应当结合患者症状、胃镜下表现综合判断，合理组方。

对于慢性胃炎伴胆汁反流，主要病机为肝胃不和、胆胃之气不降、湿热中阻，胆汁逆流入胃，应当采用对应治法，消除胆汁对胃膜的刺激。

3. 改善胃黏膜萎缩、肠化生、上皮内瘤变（异型增生）

胃黏膜萎缩、肠化生是慢性萎缩性胃炎的病理学表现，也是胃癌前病变的背景病变，上皮内瘤变（异型增生）是最直接的胃癌前病变，三者可以独立出现，也可相兼出现。

病机可分为本虚和标实两个方面，临床上常表现为本虚标实、虚实夹杂的证候。本虚主要表现为脾气（阳）虚和胃阴虚，标实主要表现为气滞、湿热和血瘀。血瘀是久病的重要病机，在胃黏膜萎缩的发生发展乃至恶变的过程中起着重要作用。

4. 提高 *H.pylori* 的根除率

目前的研究显示 *H.pylori* 感染的常见证候与脾胃湿热、肝胃不和及脾胃虚弱密切相关，采用对应治法可提高 *H.pylori* 的根除率。

（三）常见的中医证候

根据《慢性胃炎中医诊疗专家共识（2017）》，本病主要分为5个证型（详情见附件1）。考虑到慢性胃炎不同临床类型、伴随状态的复杂性，临床上常表现为多种证候相兼，可依据下列证候拟定复合证候的诊断标准；也可根据药物的特点，依据中医药理论自行制定，但应当提供科学性、合理性依据，并具有临床实际可操作性。

（四）胃镜下黏膜辨证

胃镜下黏膜辨证是通过辨析黏膜色泽、表面形态、皱襞、分泌物、蠕动、黏膜血管等判断病机证候的诊断方法，属于局部辨证范畴，为中医望诊的延伸。由于目前尚缺乏高质量的前瞻性研究证据，胃镜下黏膜辨证在中医辨证过程中为辅助参考作用，可根据中药处方的特点决定是否采用。具体可参考《慢性胃炎中医诊疗专家共识意见（2017）》《慢性胃炎中医临床实践指南》及《中国整合胃癌前病变临床管理指南》推荐的胃镜下黏膜辨证标准。

1. 肝胃不和证：胃黏膜急性活动性炎性反应，或伴胆汁反流，胃蠕动较快。

2. 脾胃湿热证：胃黏膜充血水肿，糜烂明显，黏液黏稠混浊。

3. 脾胃虚弱证：胃黏膜变薄，色泽苍白或灰白，黏液稀薄而多，或有黏膜水肿，黏膜下血管清晰可见，胃蠕动减弱。

4. 胃阴不足证：黏膜表面粗糙不平，变薄变脆，分泌物少。皱襞变细或消失，呈龟裂样改变，或可透见黏膜下小血管网。

5. 胃络瘀阻证：胃黏膜呈颗粒或结节状，伴黏膜内出血点，黏液灰白或褐色，血管网清晰可见，血管纹暗红。

四、慢性胃炎人用经验研究的关注问题

用于慢性胃炎的中药复方制剂，通常是在中医药理论的支持和指导下，在临床实践当中逐步明确适用人群、用药剂量、疗效特点和临床获益，形成固定处方，研发制成的适合群体用药的中药新药。一般可通过临床经验整理总结出有效处方及其应用的核心病机及证候，初步确定临床定位、疗程等；在此基础上，在临床实践过程中经较长时间和／或较大人群范围临床使用信息的积累，进一步明确中药复方制剂有效性、安全性以及临床获益。在人用经验形成过程中可参照《基于人用经验的中药复方制剂新药临床研发指导原则（试行）》《真实世界证据支持药物研发与审评的指导原则（试行）》等开展临床研究，如拟按本技术指导原则推荐的临床定位进行研发的，人用经验研究的人群选择、有效性指标设计上可参考本技术指导原则第六部分"临床试验的关键问题"的相关要求。

在"改善临床症状"、"提高 *H.pylori* 的根除率"定位中，患者的症状、临床诊断、基础治疗及合并用药方案、有效性观测指标等数据在回顾性研究中相对容易获得，但安全性评价所需数据往往容易被忽视，在获得有效性数据时，应当关注对安全性数据的收集。

在"改善胃黏膜糜烂、出血、胆汁反流"、"改善胃黏膜萎缩、肠化生、上皮内瘤变（异型增生）"定位中，在临床实践当中应当注重采用规范的、能被认可的疗效评价方法和严格的质量控制措施。对于治疗过程中胃镜下黏膜表现、病理改变的随访数据及安全性评价所需数据均需在人用经验研究中加以额外的关注。

五、慢性胃炎临床试验的一般考虑

用于慢性胃炎的中药新药临床试验设计一般采用病证结合的研究模式，需关注中医药理论和人用经验对方案设计的支持作用。由于慢性胃炎的临床情况相对复杂，受试者可能同时存在临床症状、*H.pylori* 感染和胃镜下黏膜改变及病理改变，不同的临床定位在给药方案、疗程、有效性观测指标等方面存在较大差异，应当结合中医药理论依据和人用经验的总结，根据中药新药预期的有效性、安全性特点明确适宜的临床定位，合理制定临床试验方案，以验证中药新药的有效性与安全性。对于无中医药理论和人用经验支持的中药新药，其临床试验方案也可参照本技术指导原则进行设计。

六、临床试验的关键问题

用于慢性胃炎中药新药的临床试验设计，需重点关注以下问题：

（一）受试者选择

1. 诊断标准

（1）西医诊断

目前国内最新标准为中华医学会消化病学分会制定的《中国慢性胃炎共识意见（2017）》。随着时间的推移，上述标准可能在细节上发生变化，临床试验中应当选用当时的权威标准。

（2）中医证候诊断

中医证候的选择应当符合方证相应的原则。可参考本技术指导原则第三部分"慢性胃炎的中医药理论阐释"中有关证候诊断标准。

2. 纳入标准

应当根据研究目的、处方特点、临床定位等制定合适的纳入标准，合理限定受试人群的中医证候、病情严重程度和年龄等。考虑到治疗后改善的程度需要具有临床价值，作为主要疗效评价指标的目标症状或病变在基线时应当达到一定程度。

入组受试者须有近期胃镜检查及病理检查结果以支持慢性胃炎相关亚型或伴随状态的诊断。如将胃镜下胃黏膜表现、胃黏膜组织病理学改变作为疗效观测指标时，胃镜和/或病理检查的检查时间应当在受试者入组前 1 个月之内；除此之外，可放宽至受试者入组前 6 个月之内。

H.pylori 感染是慢性胃炎的常见病因，并且和病情密切相关。为排除 *H.pylori* 感染对疗效评价的影响，保证基线的均衡，除针对"提高 *H.pylori* 的根除率"的临床定位外，均建议选择 *H.pylori* 阴性或行 *H.pylori* 根除并复查阴性后的人群开展临床试验。

对于改善上皮内瘤变（异型增生）的研究，考虑到临床实际操作的困难程度以及临床治疗需求，建议将低级别上皮内瘤变与不确定的上皮内瘤变均作为研究对象，其中低级别上皮内瘤变的比例不低于 50%。

3. 排除标准

需根据处方组成、慢性胃炎的疾病特点、所选择的临床定位、前期总结的人用经验等情况，考虑可能的有效性、安全性特点及伦理学要求等因素，合理制定排除标准。一般需排除：非研究范围内的其他类型或特殊类型的胃炎、与本病症状可能相关的其他消化系统器质性病变、有影响消化道动力的全身疾病、正在或需要持续使用具有胃黏膜保护作用或影响胃肠道功能药物者、需要长期使用非甾体类抗炎药者、合并精神类疾病者、其他情况由研究者判断不适合者等。如拟针对上皮内瘤变（异型增生）开展临床试验的，建议排除高级别上皮内瘤变者。

（二）对照选择

定位于改善临床症状的研究，建议采用安慰剂对照的优效性设计。考虑到症状改善为主观评价，仅以已上市药物对照进行非劣性设计作为评价有效性的关键证据不能被接受，因此若选择已上市中药作为对照药，也应当采用优效性设计。

定位于改善胃黏膜糜烂、出血、胆汁反流的临床试验，可选用安慰剂对照或疗效肯定的阳性药物对照。若选择阳性药做非劣效设计时，需同时考虑疗效是否具有临床价值。

定位于改善胃黏膜萎缩、肠化生、上皮内瘤变（异型增生）的临床试验，目前尚缺乏公认有效的干预方案，支持上市的关键性研究可考虑安慰剂对照。

定位于提高 *H.pylori* 根除率的临床试验，建议在标准治疗方案加载基础上，采用安慰剂对照的优效性设计。

（三）疗程与观察时点设计

应当根据研究目的及定位的不同，设置适宜的疗程和观察时点。

定位于改善临床症状的研究，需设置不少于 1 周的导入期，疗程建议 4 周 –12 周。特殊情况下，如含有某些不宜长期服用的药味，可根据药物的安全性特点适当缩短疗程。一般需设置随访，随访期建议为疗程的 1/2，最低不少于 2 周。

定位于改善胃黏膜糜烂、出血、胆汁反流的临床试验，疗程建议不少于 4 周。

定位于改善胃黏膜萎缩、肠化生、上皮内瘤变（异型增生）的临床试验，建议疗程不少于 6 个月，并辅以不低于疗程的随访。

定位于提高 *H.pylori* 根除率的研究，建议疗程与标准治疗方案保持一致。对于在标准治疗结束后需要延长试验药物使用的方案，应当有充分的支持依据。

（四）有效性评价

应当根据研究目的和定位，合理选择有效性观察指标和疗效评价方法。疗效指标和疗效判定标准的制定，应当考虑科学性和可行性，并得到行业内专家的公认。

1. 定位于改善临床症状

结合处方组成的中医药理论及其特点，临床定位可仅针对单一慢性胃炎主要症状，也可针对同时改善多个慢性胃炎主要症状。定位于单一症状改善的，应当将单一症状改善应答的有效率作为主要疗效指标；定位于同时改善多个症状的，可将目标症状总体积分改善应答的有效率作为主要疗效指标。推荐将每周的症状平均积分与基线比较至少下降 50% 定义为应答，应答周数大于整个观察期周数的 50% 定义为有效。目标症状改善频率、消失时间、复发次数、中位复发时间等作为重要的次要疗效评价指标。其他次要疗效评价指标可包括：中医证候、消化道其他相关症状、患者生存质量等。如伴随有胃黏膜糜烂、胆汁反流等胃镜下表现，应当将胃镜下表现的改变作为次要疗效评价指标进行观察。如果用药疗程在 2 个月或以上，建议关注受试者胃黏膜萎缩、肠化生等情况的变化。

上腹部疼痛、上腹部胀满、早饱、嗳气、反酸、烧心等症状应当作为基础（背景）症状进行考察，一般要求在目标症状改善的情况下，其他基础（背景）症状和 / 或其他伴随的胃黏膜糜烂、胆汁反流等胃镜下表现及胃黏膜萎缩、肠化生等病理学改变没有恶化。

慢性胃炎特别是慢性非萎缩性胃炎，其消化道症状和功能性消化不良症状较难区分，但前者为器质性疾病，后者为功能性疾病，相差较大，建议在人用经验总结的基础上根据药物的疗效特点选择合适的研发方向。如仅单纯针对慢性非萎缩性胃炎开展定位于改善临床症状的中药研发，其上市后的功能主治应当限定在慢性非萎缩性胃炎范围内。若拟同时纳入慢性萎缩性胃炎和慢性非萎缩性胃炎的患者，建议慢性萎缩性胃炎患者的比例不低于 40%。

应当通过患者日记卡等方式收集受试者的每日症状信息。具体赋分方法可根据症状严重程度制定。

2.定位于改善胃黏膜糜烂、出血、胆汁反流

（1）胃黏膜糜烂和／或出血

对于胃黏膜糜烂、出血的疗效评价，需同时考虑糜烂、出血程度以及病变区域（部位），并分别对两者进行赋分，计算总积分，总积分与基线比较至少下降50%者定义为有效。胃黏膜糜烂、出血程度分级标准可参考《慢性胃炎的内镜分型分级标准及治疗的试行意见》（具体见下表），研究者可参考该分级标准进行赋分。病变区域（部位）的划分及积分计算可参照附件3的方法实施。

胃黏膜糜烂、出血程度分级参考

	Ⅰ级	Ⅱ级	Ⅲ级
胃黏膜糜烂	单发	多发局部 ≤ 5	多发广泛 ≥ 6
出血	局部	多部位	弥漫

在观察胃黏膜糜烂或出血的同时，也可将慢性胃炎的临床症状、中医证候、生存质量等作为次要疗效指标进行观察。

（2）胆汁反流

对于胆汁反流的评价，可按胃镜下黏液湖的颜色，从清亮、轻度黄染、中度黄染、深黄或黄绿色分别赋分（具体参见附件2）。建议将降低2个等级或者无胆汁反流定义为有效，并以治疗后的有效率来评价其疗效。

在观察胆汁反流的同时，也可对慢性胃炎的临床症状、中医证候、生存质量等进行观察。

需要注意的是，胃镜医师的操作手法、受试者的耐受程度等均可能影响胃镜检查的顺利开展，并进而影响胆汁反流的评价结果，应当通过适当的方法加以控制。有条件者可采用24小时胆汁监测。在检查前应当制定标准操作规程，从反流时间、反流次数等方面综合评价。

3.定位于改善胃黏膜萎缩、肠化生、上皮内瘤变（异型增生）

（1）胃黏膜萎缩或肠化生

对胃黏膜萎缩、肠化生的评价采用以区域（部位）与程度相结合的评价方法，每区域的积分为该区域包含部位的严重程度之和，总体积分 = 实际区域积分之和 / 实际区域理论得分范围 ×100。总积分下降大于30%者定义为有效；如果治疗后经确认为新发生的上皮内瘤变（异型增生），建议直接定义为无效。详细的方法可参考附件3。

对胃黏膜萎缩、肠化生的评价，原则上要求采取适当的手段保证干预前后活检部位上的一致性和可比性（如胃黏膜定标活检或其他类似手段）。此外，胃镜医师的操作是否规范对疗效评价影响较大，有关注意事项请参考附件3。

（2）上皮内瘤变（异型增生）

对于上皮内瘤变（异型增生）的临床评价，须采用靶向活检技术，由内镜医师进行胃黏膜定位标记并活检。再次胃镜检查时，需要在既往标记的病变部位进行活检。相同区域（部位）内如果在既往标记处之外有新的病变，以较重者进行评价。

可按无上皮内瘤变、不确定的上皮内瘤变、低级别上皮内瘤变、高级别上皮内瘤变的顺序予以赋分。以总体积分参与计算，具体方法同"胃黏膜萎缩或肠化生"部分，以总体积分下降大于50%者定义为有效。详细的方法可参考附件3。

在观察胃黏膜萎缩、肠化生、上皮内瘤变（异型增生）的同时，也可将慢性胃炎的临床症状、中医证候、生存质量等作为次要疗效指标进行观察；定位于改善胃黏膜萎缩的，可考虑将血清胃蛋白酶原Ⅰ、Ⅱ及促胃泌素 –17 作为次要疗效指标进行考察。

4. 定位于提高 *H. pylori* 根除率

应当以 *H. pylori* 根除率作为主要疗效指标，评价方法应当选择当前公认的有效方法。目前一般采用 ^{13}C 或 ^{14}C 呼气试验。应当排除其他可能影响评价结果的因素。

采用的标准治疗方案应当按我国最新相关共识推荐的给药方案。

（五）合并用药

研究期间应当根据临床试验定位不同，确定限制使用的合并用药种类，以免影响疗效评价。定位于改善临床症状的，可参照《中药新药用于功能性消化不良临床研究技术指导原则》的相关要求；定位于改善胃黏膜糜烂、出血、胆汁反流的，应当限制使用非规定范围内的胃黏膜保护剂、抑酸或抗酸剂、促胃动力药等药物或具有类似作用的中药；定位于改善胃黏膜萎缩、肠化生、上皮内瘤变（异型增生）的，应当限制长期合并使用叶酸、维生素类、含硒制剂等药物或相关中药。

方案中应当针对与本病相关应急情况的处理进行预先设计，可在研究者的指导下使用某些指定的药物缓解病情，并应当详细记录。

（六）质量控制

慢性胃炎的临床试验涉及主观指标或量表的评价、胃镜的操作、病理学的评价等，存在较多的影响因素，良好的试验质量控制非常重要。

对于主观指标的评价，需关注不同研究者量表评估的一致性，在临床试验实施前应当对所有研究者进行统一培训，并应当通过一致性检测。涉及需要受试者主观评价和填写的内容时，应当加强对受试者的教育和指导。

由于胃镜及病理的操作规范对结果的影响较大，临床试验参加单位应当具备相应的资质，在研究开始前建立各专业的质量控制组，并建立规范的质控制度和流程，进行统一培训，并应当通过一致性检测，确保研究数据的可靠性。需重点关注以下问题：（1）设立专业的内镜检查质控组，制定标准摄片制度与流程，并负责临床内镜操作和相关诊疗技术（如胃黏膜定标活检技术）的培训；（2）设立专业的病理阅片质控组，并负责开展病理阅片的培训及提出相关的质控措施；（3）应当提出可行的争议解决机制，比如在内镜评判结果有争议时，内镜质控组必要时可通过观察内镜图像对活检区域的正确性及病变程度进行可信度校正和评估，以保证研究结果的可靠性。（4）对慢性胃炎涉及对胃黏膜糜烂、出血、胆汁反流及胃黏膜萎缩、肠化生、上皮内瘤变（异型增生）的评价均应当以胃镜标准摄片为基础。

七、与监管机构的沟通交流

可按照《药品研发与技术审评沟通交流办法》《基于"三结合"注册审评证据体系下的沟通交流指导原则（试行）》，在中药新药研发的关键时点及时与监管机构沟通交流。

附件 1

慢性胃炎常见中医证候

根据《慢性胃炎中医诊疗专家共识（2017）》，本病主要分为 5 个证型。具体如下：

1. 脾胃虚弱证

（1）脾胃气虚证

主症：①胃脘胀满或胃痛隐隐；②餐后加重；③疲倦乏力。

次症：①纳呆；②四肢不温；③大便溏薄。

舌脉：舌淡或有齿痕，苔薄白；脉虚弱。

证型确定：具备主症 2 项加次症 1 项 –2 项，或主症第 1 项加次症 3 项，并参考舌脉进行诊断。

（2）脾胃虚寒证

主症：①胃痛隐隐，绵绵不休；②喜温喜按，劳累或受凉后发作或加重。

次症：①泛吐清水；②精神疲倦；③手足不温或畏寒；④腹泻或伴不消化食物。

舌脉：舌淡胖，边有齿痕，苔白滑；脉沉弱。

证型确定：具备主症 2 项加次症 2 项，或主症第 1 项加次症 3 项，并参考舌脉进行诊断。

2. 肝胃不和证

（1）肝胃气滞证

主症：①胃脘胀满或胀痛；②胁肋部胀满不适或疼痛。

次症：①症状因情绪因素诱发或加重；②嗳气频作。

舌脉：舌淡红，苔薄白；脉弦。

证型确定：具备主症 2 项加次症 1 项，或主症第 1 项加次症 2 项，并参考舌脉进行诊断。

（2）肝胃郁热证

主症：①胃脘饥嘈不适或灼痛；②两胁胀闷或疼痛。

次症：①心烦易怒；②嘈杂反酸；③口干口苦；④大便干燥。

舌脉：舌质红，苔黄；脉弦或弦数。

证型确定：具备主症 2 项加次症 2 项，或主症第 1 项加次症 3 项，并参考舌脉进行诊断。

3. 胃阴不足证

主症：①胃脘灼热隐痛；②胃中嘈杂。

次症：①似饥而不欲多食；②口干舌燥；③大便干结。

舌脉：舌红少津或有裂纹，苔少或无；脉细或数。

证型确定：具备主症 2 项加次症 2 项，或主症第 1 项加次症 3 项，并参考舌脉进行诊断。

4. 脾胃湿热证

主症：①脘腹痞满或疼痛。

次症：①食少纳呆；②口苦口臭；③身重困倦；④大便黏滞或溏滞。

舌脉：舌质红，苔黄腻；脉滑或数。

证型确定：具备主症加次症 2 项，并参考舌脉进行诊断。

5. 胃络瘀阻证

主症：①胃脘痞满或痛有定处。

次症：①胃痛日久不愈；②痛如针刺。

舌脉：舌质暗红或有瘀点、瘀斑；脉弦涩。

证型确定：具备主症 1 项加次症 2 项，并参考舌脉进行诊断。

胆汁反流胃镜下分级直观模拟图

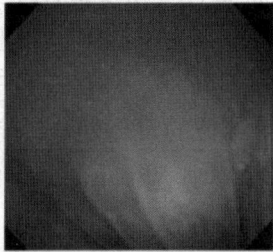 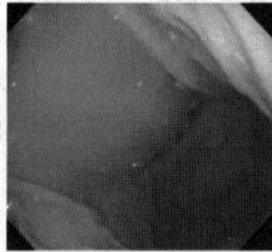 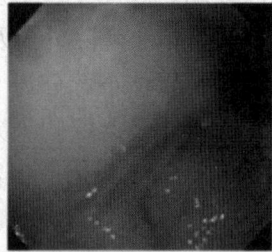

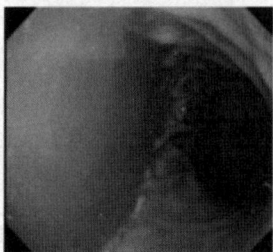 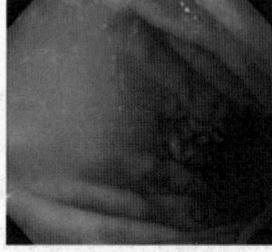 

◆轻度黄染　　　　　　　　◆中度黄染　　　　　　　◆深黄或黄绿色

指导原则

附件3

胃黏膜萎缩、肠化生、上皮内瘤变（异型增生）的推荐评价方案

胃黏膜萎缩、肠化生、上皮内瘤变（异型增生）的发生区域，以胃窦、胃角及胃体小弯多见，幽门、胃体（胃体小弯除外）及胃底次之。在部位划分上，传统上将胃窦分为小弯侧、大弯侧、前壁侧及后壁侧；胃体小弯分为上部、中部与下部；胃体（胃体小弯除外）分为上、中、下三部，以及前壁侧、大弯侧及后壁侧。为提高可操作性，在区域框架下，进行了部位的重新划分，将胃窦划分为偏小弯侧、偏大弯侧；将胃体小弯分为偏上部、偏下部；胃体（胃体小弯除外）分为偏上部、偏下部。

区域（部位）的内容包括：①胃窦（偏小弯侧、偏大弯侧）；②胃角；③胃体小弯（偏上部、偏下部）；④幽门；⑤胃体（胃体小弯除外，偏上部、偏下部）；⑥胃底。

1. 胃黏膜萎缩或肠化生

对胃黏膜萎缩、肠化生的评价采用以区域（部位）与程度相结合的评价。区域（部位）采取上述的分部法；胃黏膜萎缩、肠化生的程度采取"直观模拟评分法"（参见"中国慢性胃炎共识意见（2017）附录一：慢性胃炎的病理诊断标准"），研究者可参考并对程度进行赋分。

内镜操作医师对胃黏膜萎缩、肠化生的镜下表现应当有一定的判断，目标病变需要满足一定的数量或范围，局灶性病变或病灶取于溃疡、糜烂等边缘者不应当纳入评价。操作医师以上述区域（部位）划分为基础，对每一分区的萎缩、肠化生进行判断，如果判断为存在萎缩或肠化生，需在每一分区病变相对较重且分布均衡处进行胃黏膜定位标记并活检。胃镜复查时，需要在既往定位标记处对病变较重者进行活检。原则上除明确有目标病变外，不建议在既往定位标记所属区域（部位）外另行活检。相同区域（部位）如果存在定位标记处以外的活检，以较重者参与评价。

对萎缩与肠化生按区域进行评价。每区域的积分为该区域包含部位的严重程度之和。

总体积分计算：总体积分＝实际区域积分之和/实际区域理论得分范围×100。如果再次评价时，在上次区域之外产生的额外的目标病变，实际区域积分之和（分子）按实际计算，实际区域理论得分范围（分母）按第一次的计算，不同时扩增。

示例如下：假定病理评分的区间在0分–3分，受试者在胃窦偏大弯侧与偏小弯侧分别发现病变，其病理最高分3分及2分；体小弯区偏下部发现病变，最高分为2分，其计算积分如下：

总体积分 = [（3+2）+2]/[（2×3）+（2×3）]×100=58.33（四舍五入）。

建议将总体积分下降大于30%者定义为有效；如果治疗后经确认为新发生的上皮内瘤变（异型增生），建议直接定义为无效。

需要说明的是：（1）由于胃窦区域以外发生的萎缩、肠化生胃癌发生的风险相对更高，建议临床疗效评价中，含有胃体或全胃病变者应当不低于50%。（2）目前对于胃癌前病变风险评价方式主要有OLGA（Operative Link on Gastritis Assessment）及OLGIM（Operative Link on Gastritis Intestinal Metaplasia Assessment）两种。建议在研究中，提供50%受试者上述评价的前后对照分析。

注：因OLGA与OLGIM的建议活检部位为胃窦小弯侧、胃窦大弯侧、胃角、胃体小弯侧及胃体大弯侧，与临床评价及定位标记部位可能不一致，单纯为提供OLGA与OLGIM数据而活检的部位可不作定位标记。

2. 上皮内瘤变（异型增生）

上皮内瘤变目前主要分为低级别上皮内瘤变与高级别上皮内瘤变，高级别上皮内瘤变一般不建

议作内科治疗观察。

由于上皮内瘤变（异型增生）并不类似于胃黏膜萎缩、肠化生等可以相对较大范围的存在，多数为局灶性病变，须采用靶向活检技术，内镜医师进行胃黏膜定位标记并活检，胃镜复查时应当在既往标记的病变部位进行活检。相同区域（部位）内如果在既往标记处之外有新的病变，以较重者参与评价。

考虑到临床实际操作的困难程度以及临床治疗价值，建议将低级别上皮内瘤变与不确定的上皮内瘤变均作为研究对象，其中低级别上皮内瘤变的比例不低于 50%。可按无上皮内瘤变、不确定的上皮内瘤变、低级别上皮内瘤变、高级别上皮内瘤变的顺序予以赋分[1]。

以总体积分参与计算，具体方法同"胃黏膜萎缩或肠化生"部分，以总体积分下降大于 50% 者定义为有效。

以下情况之一建议直接定义为无效：（1）上次定位标记所属部位处新出现 2 处或以上的同等级的病变；（2）上次定位标记所属部位处新出现 1 处或以上的更高等级病变；（3）定位标记区域外活检并经病理确证的上皮内瘤变（异型增生），经核实确属新出现的病灶。

参考文献

[1] 中华医学会病理分会消化病理学组筹备组. 慢性胃炎及上皮性肿瘤胃黏膜活检病理诊断共识 [J]. 中华病理学杂志，2017，46（5）：289-293.

中药新药用于胃食管反流病的临床疗效评价

技术指导原则（试行）

（2022 年第 47 号　2022.12.19）

一、概述

胃食管反流病（Gastroesophageal flux disease，GERD）是以反流、烧心为典型症状的一类常见消化系统慢性疾病，常伴随胸痛、上腹烧灼感、上腹痛、上腹胀、嗳气等不典型症状，及食管外症状，如咽炎、咳嗽、哮喘和牙蚀症等。食管防御机制平衡遭到破坏及其反流物对食管黏膜的损伤是胃食管反流病的主要发病机制，此外还包括食管下括约肌松弛、胃内容物暴露于食管、食管廓清能力障碍以及胃排空能力下降等因素；而烟酒嗜好、偏嗜甜食、情绪不佳、体重指数升高，都是引起胃食管反流病的风险因素。该病分为非糜烂性反流病、反流性食管炎及 Barrett 食管三个临床类型。

非糜烂反流病是指存在与反流相关的不适症状，但内镜下未见食管黏膜糜烂和（或）破损现象，在具有胃食管反流病相关症状的人群中，非糜烂反流病的患病率约为 50%-70%。而一般人群中非糜烂反流病的患病率约为 11%-12%；经内镜检查具有相关症状的患者中非糜烂反流病约占 37%-87%。反流高敏感和功能性烧心临床上也表现为反酸、烧心，同时内镜下无食管黏膜糜烂和（或）破损，与非糜烂反流病临床表现相同。若存在异常酸暴露，则诊断为非糜烂反流病；若并未存在异常酸暴露，则要根据症状是否与反流相关进行分类，若相关则为反流高敏感，若不相关则为功能性烧心。难治性胃食管反流病，是指对于双倍标准剂量质子泵抑制剂治疗 8 周后烧心和（或）反流等症状无明显改善者。其病因较为复杂，有食管及胃肠动力障碍因素、有酸、弱酸、胆汁等反流、及液体反流和气液混合反流等因素，还有精神心理的问题，肠道菌群失调及脑肠互动紊乱的因素等。

我国古代中医书籍中就有与胃食管反流病症状类似的记载，如在隋代《诸病源候论·呕哕病诸候·噫醋候》书中将"吞酸"称为"噫醋"，其云"噫醋者，由上焦有停痰，脾胃有宿冷，故不能消谷，谷不消则胀满而气逆，所以好噫而吞酸，气息醋臭"。明代《医林绳墨》记载"吞酸者，胃口酸水攻激于上，以致咽溢之间不及吐出而咽下，酸味刺心，自若吞酸之状也。吐酸者，吐出酸苦之水"。

中医药以病证结合、标本兼治、心身同治为特点，以整体观念和辨证论治为指导，在改善症状、提高患者生活质量等方面具有突出优势。临床上，对于以症状表现为主的非糜烂反流病、反流高敏感、功能性烧心和难治性胃食管反流病，中医药治疗将整体观念与个体化治疗相结合，针对其证候特点选用相应治法的同时，兼顾患者整体状态。在实际治疗中，对于患者的典型症状可视为"主症"，对于不典型症状和食管外症状则视为"次症、兼症"，中医药对其主症以及兼次症进行干预，达到综合治疗的目的，从而发挥中药的优势和特点；单独使用或在标准治疗基础上加用中医药对于提高反流性食管炎的黏膜愈合率也具有积极作用。本技术指导原则重点针对非糜烂反流病、反流性食管炎的临床试验设计，对 Barrett 食管亚型的研究仅做原则性提示，同时鼓励进行针对难治性胃食管反流病的中药新药的研发。

本技术指导原则旨在"中医药理论、人用经验和临床试验相结合的中药注册审评证据体系"（以下简称"三结合"审评证据体系）下，为胃食管反流病的中药新药研发思路、方案设计和实施等方面提供指导。本技术指导原则所提出的技术要求，是目前行业领域内较为一致的看法与认识，但不能代替研究者的临床实践与思考。随着学科进展，以及对"三结合"注册审评证据体系认识的不断完善，本技术指导原则的相关内容将会随之调整与更新。

本技术指导原则所指的临床研究，包括人用经验研究和经监管机构批准后开展的临床试验。

二、中药新药治疗胃食管反流病临床研究目的

胃食管反流病的治疗目标包括缓解临床症状，修复受损的食管黏膜组织，并最终提高患者的生存质量。临床研究目的（临床定位）主要如下：

（一）改善临床症状

1. 内镜阴性的胃食管反流病样症状的改善

对于内镜下无食管黏膜损伤的征象但出现烧心和反流症状的患者（含非糜烂反流病、反流高敏感、功能性烧心），症状改善是其治疗的主要目的，也是中医药的优势和特点。

2. 难治性胃食管反流病的症状改善

该类患者较顽固的症状是需首要解决的问题，也是提高其生存质量的核心环节，中医药治疗难治性胃食管反流病的特点和优势主要体现在临床症状的改善（如：反流、反酸、烧心、上腹部胀满、嗳气等）。

（二）受损食管黏膜组织的修复

反流性食管炎患者病损黏膜的修复为其主要治疗目标，促进受损食管黏膜的修复同时有助于缓解临床症状，可减少食管狭窄、上消化道出血等并发症的发生，改善预后。内镜下食管黏膜糜烂及修复情况是反流性食管炎诊断和疗效判断的客观指标。

以上列出的为现阶段胃食管反流病较为公认的、有临床价值的临床定位，体现中医特色且具有上市价值的中药研发应当不限于上述临床定位，研究者可根据中药新药的特点，提出新的临床定位并提供合理性依据，说明其临床价值和治疗需求。

三、胃食管反流病中医药理论阐述

（一）病因病机

本病以脾胃气机升降失调为基本病机，胃失和降，气机上逆为病机关键，热郁、湿阻、痰浊等相因为患。胃主降，以通为用，以降为顺，因滞而病，只有保持胃气的通降，才能使饮食物受纳有权，腐化有力；食管亦属胃，为胃受纳之通道，以下行为顺；饮食不节，宿食不化，久而作酸，随胃气上逆；或烟酒无度，湿热郁积，浊气不降，反逆向上；湿热胶着难解，致病情缠绵难愈，反复发作。情志不舒，肝郁化火，或肝胆火盛，横逆犯胃，胃失和降。脾胃虚弱，运化失职，痰湿水饮内停，或从阳化热，困阻脾胃，浊气不降，逆而向上。水湿不化，聚为痰浊，亦可上渍于肺，肺失肃降，出现咳嗽、哮喘、咽痛等症。久病可见脏腑合病、虚实夹杂、气血同病、寒热错杂之复杂病机变化。

（二）不同临床定位的中医学认识

对于有明确症状者，包括典型症状反流、烧心、不典型症状（上腹痛和消化不良等）、及食管外症状（咽炎、咳嗽、哮喘等），辨证论治是首要遵循的原则，该原则同样适用于"修复食管黏膜糜烂"的临床定位。对于临床症状不明显者，则需结合其他手段如 24 小时 pH-阻抗监测、或借助于中医药对此类临床定位的主要病机认识进行遣方用药。

中医药对胃食管反流病的治疗以调畅气机、恢复胃腑通降之性为基本原则，根据证型辨证施治，分别施以疏肝和胃/疏肝泄热、健脾化湿、清胆和胃、理气化痰等治法。

1. 内镜阴性的胃食管反流病样症状的改善

内镜阴性的胃食管反流病常见的症状有烧心、反流、胸痛、上腹痛、嗳气、消化不良等，对症

状进行治疗是中医的核心和特色，以审证求因、辨证论治为代表的治疗方法在胃食管反流病治疗中起着重要的作用。不同症状的组合、症状各自不同的特征、兼夹症状、舌象及脉象提示了不同的证候特征，进而决定了处方药味的组成、剂量等。

2. 难治性胃食管反流病的症状改善

对于难治性胃食管反流病，病情相对复杂，该类患者多伴有消化不良、排便异常及失眠等症，同时伴有焦虑抑郁等情绪问题，应当综合其体质、精神心理因素及睡眠等全身状况进行辨证论治，不仅要考虑症状重叠的问题，还要考虑证候重叠的问题，可根据实际情况，全面综合处方用药。

3. 受损食管黏膜组织的修复

反流性食管炎患者病损黏膜的修复为其临床主要治疗目标，促进受损食管黏膜的修复同时有助于临床症状的缓解。治疗上除了采用疏肝、清热、化湿、健脾等治法外，亦可加用经现代研究证明具有黏膜保护作用、抑酸作用的中药药味。

（三）常见中医证候

根据《胃食管反流病中医诊疗共识意见（2017）》，本病主要分为 7 个证型（详见附件）。考虑到临床上常常出现多种证候相兼的现象，可依据下列证候拟定复合证型的诊断标准；也可根据处方组成的特点、中医药理论和人用经验情况，选择适宜的证候诊断标准，但应当提供其科学性、合理性依据，并具有临床实际可操作性。

四、胃食管反流病人用经验研究的关注问题

用于胃食管反流病的中药复方制剂，通常是在中医药理论的支持和指导下，在临床实践当中逐步明确适用人群、用药剂量、疗效特点和临床获益，形成固定处方，研发制成的适合群体用药的中药新药。一般可通过临床经验整理总结出有效处方及其应用的核心病机、证候，初步确定临床定位、疗程等；在此基础上，在临床实践过程中经较长时间和 / 或较大人群范围临床使用信息的积累，逐步探索明确中药复方制剂有效性、安全性以及临床获益。在人用经验形成过程中可参照《基于人用经验的中药复方制剂新药临床研发指导原则（试行）》《真实世界证据支持药物研发与审评的指导原则（试行）》等开展临床研究，如拟按本技术指导原则推荐的临床定位进行研发的，人用经验研究的人群选择、有效性指标设计上可参考本技术指导原则第六部分"临床试验的关键问题"的相关要求。

在"改善临床症状"定位中，患者的症状、经验性临床诊断、疾病的用药方案、临床疗效评价等数据在回顾性研究中相对容易获得，基于食管 24 小时 pH- 阻抗监测的精确临床诊断数据获得有一定的困难。

在"修复受损的食管黏膜组织"定位中，患者的症状、临床诊断、疾病的用药方案等数据相对容易获得，但对受损食管黏膜修复程度的有效性评价提出了更高的要求，需要在临床实践中采用规范的、能被认可的疗效评价方法和更为严格的质量控制措施。此外，对于中药的长期使用、中药与化药联合使用的安全性问题也是人用经验研究中需要特别关注的问题。

五、胃食管反流病临床试验的一般考虑

用于胃食管反流病的中药新药临床试验设计一般采用病证结合的研究模式，需关注中医药理论和人用经验对方案设计的支持作用。由于胃食管反流病的临床情况相对复杂，临床表现多样，应当结合中医药理论和人用经验的总结，根据中药新药预期的有效性、安全性特点明确适宜的临床定位和目标人群，合理制定临床试验方案，以充分验证中药新药的有效性与安全性。对于无中医药理论和人用经验支持的中药新药，其临床试验方案也可参照本技术指导原则进行设计。

六、临床试验的关键问题

胃食管反流病应当针对不同的临床定位，独立设计临床试验，以观察药物的有效性与安全性等内容。

（一）受试者选择

1. 诊断标准

（1）西医诊断

目前国内最新标准为中华医学会消化病学分会制定的《中国胃食管反流病专家共识（2020）》。随着时间的推移，上述标准可能在细节上发生变化，临床试验中应当根据情况，采用最新标准。

在诊断胃食管反流病时，关注受试者临床症状的同时，还需合理应用以下检查：

①内镜表现

一般要求所有的受试者均行胃镜检查，必要时结合病理活检以排除食管及胃的器质性疾病可能，对于非糜烂性反流病胃镜及病理检查的时间考虑在 6 个月之内。镜下食管黏膜损伤改善情况参照 1994 年美国洛杉矶世界胃肠病大会制订的《洛杉矶分类（LA 分类）法》。

洛杉矶分类（LA 分类）法参考

	A 级	B 级	C 级	D 级
食管黏膜镜下表现	一个或几个食管黏膜破损，长径小于 5mm	一个或几个黏膜破损，长径大于 5mm，但破损间无融合现象	超过 2 个皱襞以上的黏膜融合性损伤但小于 75% 的食管周径	黏膜破损相互融合范围累积至少 75% 的食管周径

②食管 24 小时 pH- 阻抗监测

食管 24 小时 pH- 阻抗监测有助于区分反流物性质（是液体、气体、混合反流），有利于甄别非糜烂反流病、功能性烧心和反流高敏感，建议有条件者可进行该检查。

对于疑似胃食管反流病但诊断不明确、且内镜检查未显示客观证据的受试者，应当进行食管 24 小时 pH- 阻抗监测以确定诊断。

③幽门螺杆菌

幽门螺杆菌感染对胃食管反流病的影响目前仍存在争议，在临床试验中，建议对入组受试者进行幽门螺杆菌感染检测，对于幽门螺杆菌感染阳性人群不建议进入临床试验。

（2）中医证候诊断

中医证候的选择应当符合方证相应的原则。可参考本技术指导原则第三部分"胃食管反流病中医药理论阐述"中有关证候的诊断标准。

2. 纳入标准

应当根据试验目的、处方特点及临床定位等制定合适的纳入标准，合理限定病情严重程度、中医证候及是否对标准剂量和疗程的质子泵抑制剂治疗部分无效或完全无效等。考虑到治疗后改善的程度需要具有临床价值，作为主要疗效评价指标的目标症状在基线时应当达到一定强度。一般要求所有的受试者均应当行胃镜检查，胃镜检查必要时需要结合病理活检以排除食管及胃的器质性疾病可能。

根据临床定位不同，纳入标准还应当注意以下方面：

（1）对于非糜烂反流病和难治性胃食管反流病受试者，建议有条件者行食管 24 小时 pH- 阻抗监测，以甄别反流物是酸、弱酸、非酸或混合反流，亦或是功能性烧心、反流高敏感等。

考虑到临床诊疗中，非糜烂反流病往往重叠了功能性烧心、反流高敏感，三者临床均表现为

指导原则

内镜下无食管黏膜损伤的征象但可出现烧心和反流症状，其治疗目的也均为症状改善。按照中医药"异病同治"的方法，从临床诊疗的实际出发，对于定位于内镜阴性的胃食管反流病样症状改善的中药新药，可不要求排除功能性烧心、反流高敏感。

（2）反流性食管炎的受试者应当参照 1994 年美国洛杉矶胃肠病大会制定的 LA 分级。不论受试者在入选前是否诊断过反流性食管炎，胃镜和病理均应当重新进行检查（2 周之内的除外）。

考虑到针对反流性食管炎进行药物研发，其目标是受损食管黏膜组织的愈合，而 LA-A 级黏膜损伤较轻，其诊断受内镜医师观察异质性的影响较大，应当充分考虑纳入 LA-A 级受试者对试验药物有效性评价的影响，建议根据中医药理论和人用经验及预期的药物疗效，对受试者 LA-A 级入组受试者进行合理限定。

3. 排除标准

应当注意排除：出现吞咽困难、呕血或便血、体重下降等"报警症状"或已确诊的肿瘤患者；消化道结构异常或其他可能导致反流相关症状的器质性疾病者（如食管裂孔疝、贲门失弛缓、糖尿病胃轻瘫、嗜酸粒细胞性食管炎等）；正在或需要持续使用可能影响食管和胃肠道功能的药物，合并心血管、脑血管、肝、肾、造血系统等原发性疾病，精神疾病患者等。

（二）对照选择

定位于内镜阴性的胃食管反流病样症状的改善，建议采用安慰剂对照的优效性设计。考虑到症状改善为主观评价，仅以已上市药物对照进行非劣性设计作为评价有效性的关键证据不能被接受，因此若选择已上市药物作为对照药，也应当采用优效性设计。

定位于难治性胃食管反流病的症状改善，建议采用安慰剂对照，也可采用加载试验设计。

定位于受损食管黏膜组织的修复，鉴于目前已有安全有效的治疗药物上市，出于伦理学角度的考虑，建议以阳性药物（质子泵抑制剂或钾离子竞争性酸阻滞剂）对照或采用阳性药物作为基础治疗的安慰剂对照加载试验设计，一般不宜采用安慰剂对照。

（三）疗程与观察时点设计

应当根据临床定位、药物处方特点和给药途径、主要疗效指标的变化特点等，设定合理的疗程和观察时点。建议充分考虑用于胃食管反流病中药的作用规律和特点，从安全性和有效性综合考虑，予以较充分地暴露时间，试验前期 7 天 –14 天的导入期应当作为临床试验设计的一部分，此外，难治性胃食管反流病的洗脱期最好不少于 2 周。

1. 定位于改善临床症状

（1）内镜阴性的胃食管反流病样症状的改善

对反流、烧心主要症状的改善，疗程建议为 4 周 –6 周。随访疗程可根据研究目的来确定，原则上不低于治疗疗程的 1/2。

（2）难治性胃食管反流病症状的改善

《2020 年中国胃食管反流病专家共识意见》中将难治性胃食管反流病定义为采用双倍剂量的质子泵抑制剂治疗 8 周后，烧心和（或）反流等症状无明显改善。据此，针对难治性胃食管反流病，疗程不应当少于 8 周，随访不少于治疗疗程的 1/2。

2. 定位于受损食管黏膜组织的修复

建议修复反流性食管炎受损食管黏膜的疗程至少 8 周，随访疗程原则上不少于治疗疗程的 1/2。

（四）有效性评价

有效性评价应当依据中医药理论、人用经验及辨证论治的特点，兼顾胃食管反流病临床试验研究领域公认的标准，鼓励采用具有中医药特色的疗效指标。

1. 主要疗效指标

应当依据其不同的临床试验目的选择能够准确反映试验药物临床疗效的评价指标，并具有可行性和公认性。

（1）改善临床症状

1）定位于内镜阴性的胃食管反流病样症状的改善

可选择受试者视觉模拟评分量表（Visual Analogue Score，VAS）或 Likert 总体评价量表进行评价。由于不同测试工具对应的量表范围中，按不同等级（Likert 量表内）差异较大，建议这些等级至少应当有 5 个。Likert 量表以过去 24 小时中最严重的症状进行分级。症状评估的内容应当包括症状的严重程度和发生频率。其中，主要症状烧心和反流，应当纳入评价量表中，其他不典型症状或食管外症状采用程度和频度积分作为重要的辅助参考依据。

① VAS 评分

受试者每日通过日记卡对反流和烧心等症状的严重程度和频率进行 VAS 评分，根据日记卡内容评价近一周主要症状的平均积分，将治疗后症状积分下降率 ≥ 50% 定义为应答，应答周数大于整个观察期周数的 50% 定义为有效。

VAS 评分：使用一条长为 10cm 的直尺，一面标有 10 个刻度，两端分别为 0 和 10，0 为"无症状"和 10 为"极度严重或极度不适"，中间部分表示不同程度的症状，受试者可在直尺上标出自己的不适程度，每天记录 1 次，一周记录 7 天。

② 7 点 Likert 量表

每周临床试验者询问受试者以下问题："在过去的一周内，您的胃食管反流病症状与治疗前相比缓解程度如何？"受试者在①症状明显改善，②症状改善，③症状轻微改善，④没有变化，⑤症状轻微加重，⑥症状加重，⑦症状明显加重。选择①－②的受试者定义为治疗有应答，选择③－⑦的受试者定义为无应答，应答周数大于整个观察期周数的 50% 定义为有效。

2）定位于难治性胃食管反流病的症状改善

建议其疗效评价参考"定位于内镜阴性的胃食管反流病样症状"的疗效评价标准。同时考虑到该定位的治疗难度较大，建议根据日记卡内容评价近一周主要症状的平均积分，将治疗后症状积分下降率 ≥ 30% 定义为应答，应答周数大于整个观察期周数的 30% 定义为有效。

（2）定位于受损食管黏膜组织的修复

镜下食管黏膜炎症改善情况参照 1994 年美国洛杉矶世界胃肠病大会制订的《洛杉矶分类（LA 分类）法》，以黏膜的愈合率作为主要疗效指标。

2. 次要疗效指标

可根据中药新药的有效性特点和人用经验总结，选择适宜的次要疗效指标。可供选择的次要疗效评价指标包括：症状改善情况（如不典型症状或食管外症状）、中医证候改善情况、生存质量改善、焦虑抑郁状态改善、基于患者报告的结局指标（PRO）量表，有条件者建议对内镜阴性的受试者辅以食管 24 小时 pH– 阻抗监测。

常用的评价生存质量的疾病专用量表包括胃食管反流病健康相关生存质量量表（胃食管反流病 –HRQL）、胃食管反流病生存质量量表（胃食管反流病 –QOL）。

患者报告结局量表（Patient ported outcomes，PRO）是近些年来在健康相关的生存质量之上发展起来的评价指标。国内现有可用于胃食管反流病评价的为"基于慢性胃肠疾病患者报告临床结局评价量表"，该量表以患者为中心，从全身症状、消化不良、反流、心理、排便、社会功能六个维度评价慢性胃肠疾病的干预效果，该量表具有良好的信度和效度。

（五）合并用药

研究期间应当根据临床试验定位不同，确定限制使用的合并用药种类，以免影响疗效评价。如针对定位于反流、烧心等症状的缓解，应当避免使用降低食管下端括约肌张力等对本病有影响的相关药物，限制使用非规定范围内的促动力药、黏膜保护剂等或具有类似作用的中药；针对反流高敏感、功能性烧心或难治性胃食管反流病，应当注意相关疼痛调节剂如三环类抗抑郁药、5- 羟色胺再摄取抑制剂和氨基丁酸衍生物（加巴喷丁）等药物的合并使用情况；针对定位于受损食管黏膜的修复，应当限制使用非规定范围内的黏膜保护剂、抑酸或抗酸剂、促胃动力药等或具有类似作用中药。

如有与本病相关的应急情况，可在研究者的指导下使用某些指定的药物缓解病情，并应当详细记录，并提前设定统计学处理方法。

（六）安全性评价

中药新药研究应当根据其药物处方、人用经验、非临床安全性研究结果及适应症受试人群的特点选择具体的安全性评价指标，应当符合相关法律法规和技术指导原则的要求。

（七）质量控制

胃食管反流病临床试验过程中以主观症状指标或量表的评价为主，也涉及胃镜的操作等，故良好的质量控制非常重要。

设计临床试验方案时，应当采用信度、效度和反应度良好的量表或公认的症状量化标准，试验前应当对所有评价者统一进行培训并通过一致性检测。涉及需要受试者主观评价和填写的内容时，应当加强对受试者的教育和指导。

胃镜操作需重点关注以下问题：（1）内镜检查应当参照标准摄片流程。（2）对涉及食管黏膜糜烂的评价，应当以胃镜标准摄片为基础。

饮食、吸烟、饮酒及情绪等因素均可诱发反流相关症状，可能对试验药物的疗效判断造成影响。因此，进入临床试验前应当对受试者进行健康宣教，使其保持稳定的生活和饮食习惯，尽量保持情绪平稳。

七、与监管机构的沟通交流

可按照《药品研发与技术审评沟通交流办法》《基于"三结合"注册审评证据体系下的沟通交流指导原则（试行）》，在中药新药研发的关键时点及时与监管机构沟通交流。

附件

胃食管反流病常见中医证候

根据《胃食管反流病中医诊疗共识意见（2017）》，本病主要分为7个证型。具体如下：

1. 肝胃不和证

主症：①反酸；②烧心；③胸骨后疼痛，牵及两肋；④嗳气。

次症：①纳差；②嗳气；③恶心；④情绪不畅则加重。

舌脉：舌质淡红，苔白或薄白，脉弦。

2. 肝胃郁热证

主症：①烧心；②反酸。

次症：①胸骨后灼痛；②胃脘灼痛；③脘腹胀满；④嗳气或反食；⑤易怒；⑥易饥。

舌脉：舌红，苔黄；脉弦。

3. 脾虚湿热证

主症：①餐后反酸；②饱胀。

次症：①胃脘灼痛；②胸闷不舒；③不欲饮食；④身倦乏力；⑤大便溏滞。

舌脉：舌淡或红，苔黄腻或薄黄腻；脉细滑数。

4. 胆热犯胃证

主症：①口苦咽干；②烧心。

次症：①胁肋胀痛；②胸背痛；③反酸；④嗳气或反食；⑤心烦失眠；⑥易饥。

舌脉：舌红，苔黄腻；脉弦滑。

5. 气郁痰阻证

主症：①咽喉不适如有痰梗；②胸部满闷或胀闷不适。

次症：①嗳气或反流；②吞咽困难；③声音嘶哑；④半夜呛咳。

舌脉：舌淡红，苔白腻；脉弦滑。

6. 中虚气逆证

主症：①反酸或泛吐清水；②嗳气或反流。

次症：①胃脘隐痛；②胃痞胀满；③食欲不振；④神疲乏力；⑤大便溏薄。

舌脉：舌淡，苔薄；脉细弱。

7. 寒热错杂证

主症：①胸骨后或胃脘部烧灼不适；②反酸或泛吐清水；③胃脘隐痛，喜温喜按；④空腹胃痛，得食则减。

次症：①食欲不振；②神疲乏力；③大便溏薄；④手足不温。

舌脉：舌红，苔白；脉虚弱。

以上主症2项，加次症2项，参考舌脉，即可诊断证候。

药物临床试验期间方案变更技术指导原则（试行）

（2022 年第 34 号　2022.06.23）

一、概述

药物临床试验期间方案变更是指药物临床试验期间，因各种原因，需要对药品审评机构已批准或经沟通交流认可的临床试验方案内容进行修改或完善。

申办者应承担临床试验方案变更的主体责任，全面、深入评估临床试验期间方案变更的必要性和科学合理性，评估方案变更对受试者安全的影响。

为指导申办者更好地开展临床试验期间方案变更的安全性评估及相关工作，控制临床试验风险，保护受试者安全，制定本指导原则。

本指导原则适用于与注册相关的中药、化药、生物制品（含疫苗）相关的临床试验方案变更。本指导原则不适用于临床试验期间改变剂型、给药途径、新增适应症以及增加与其他药物联合用药等情形，上述情形不属于方案变更管理范畴，应按相关要求提出新的临床试验申请。

二、方案变更的常见情形与评估要点

（一）常见情形

药物临床试验期间，因各种原因，可能出现需要变更临床试验方案中相关内容的情形。主要包括以下几方面：

1. 临床试验期间，发现药物新的安全性问题或潜在安全风险，如临床或非临床研究中新的安全性数据与信息等，需要及时对临床试验安全性研究相关内容进行修改或完善；

2. 临床试验期间，需要对临床试验有效性研究相关内容进行修改或完善；

3. 临床试验期间，为了提高临床试验实施效率，需要修改试验方案中相关内容；

4. 其他，如变更联系人、联系方式等，一般不涉及试验方案设计的变化。

（二）评估要点

药物临床试验期间，在方案变更前，还应全面、深入评估方案变更的必要性和科学合理性。应结合非临床安全性和有效性研究、药学工艺、质量标准、稳定性研究等，以及临床试验的不同阶段和性质，如首次人体试验、探索性试验、确证性试验等，对方案变更后临床试验的整体设计、实施、预期有效性结果、统计分析、风险控制、风险–获益权衡等重新进行评估，判断是否可能产生显著性影响，评估要点包括：

1. 临床试验受试者的安全风险（包括风险–获益权衡）；

2. 临床试验科学性；

3. 临床试验数据产生的可靠性。

三、变更分类

根据临床试验方案变更对受试者安全风险、试验科学性以及数据可靠性的影响程度，尤其是可能产生的不利影响，如增加受试者安全风险、降低临床试验科学性、降低临床试验数据可靠性等，可将临床试验期间方案变更分为实质性变更和非实质性变更。

（一）实质性变更

实质性变更是指对临床试验受试者的安全性、试验的科学性、试验数据的可靠性可能产生显著性影响的变更。

1. 对于确证性临床试验，需要特别关注和重点评估的、可能的实质性变更举例如下：

（1）变更主要目的；

（2）变更主要终点或对试验安全性、科学性有重要影响的次要终点；

（3）变更主要终点、重要次要终点的测定方法或评价标准；

（4）变更可能对试验科学性、安全性有显著性影响的入选标准或排除标准，如明显改变受试人群特征或范围等；

（5）变更给药剂量；

（6）变更给药方法，如给药时间、给药间隔时间、给药周期等；

（7）变更、增加或删除对照组 / 对照药物（包括安慰剂）；

（8）变更可能对试验安全性、科学性有重要影响的诊断、医疗监测方法或程序；

（9）变更可能对试验安全性、科学性有重要影响的基础治疗；

（10）减少安全性指标或访视次数或随访时间；

（11）变更试验结束的定义、暂停试验标准、终止试验标准（包括受试者个体试验终止和整个临床试验终止）；

（12）变更偏倚控制方法，如随机化方法、盲法设置等；

（13）变更主要终点或重要次要终点的统计分析方法、分析计划；

（14）撤销数据安全监查委员会 / 数据监查委员会 / 独立数据监查委员会；

（15）其他。

在具体临床试验方案变更中，申办者应根据具体的试验方案设计，结合非临床及药学等相关研究结果，针对变更的具体项目、变更程度和范围进行深入分析，评估在此试验中，该变更是否确实对试验安全性、科学性或数据可靠性带来显著的不利影响，如是，则应判断为实质性变更。例如：增加给药剂量，未超出非临床安全性研究和已有临床研究结果提示的安全窗的，属于非实质性变更；已超出非临床安全性研究或已有临床研究结果提示的安全窗的，属于实质性变更。

2. 对于临床药理学研究及探索性临床试验，试验性质、目的、设计与确证性试验存在较大不同，剂量、给药方案等处于探索研究过程中，因此，此阶段临床试验，实质性变更的评估重点更侧重于显著影响受试者安全风险的变更。

（二）非实质性变更

非实质性变更是指对临床试验受试者的安全性、试验的科学性、试验数据的可靠性不会产生显著性影响的变更。

在需要特别关注和重点评估的、可能的实质性变更举例中，如根据具体的临床试验方案，经综合评估后认为，变更对临床试验受试者的安全性、试验的科学性、试验数据的可靠性不会产生显著性影响，则属于非实质性变更。

其他常见非实质性变更举例如下：

1. 文字打印错误；

2. 文字表述的微小调整，以澄清方案中表述不明确的内容；

3. 记录试验数据的文件格式或内容（非实质性内容）的适当调整；

4. 变更探索性终点或其检测方法；

5. 基于预防目的而不是紧急风险控制情况下增加安全性指标或访视次数（侵入性检查除外）；

6. 变更各相关方联系人、联系方式等；

指导原则

7. 其他。

四、安全风险评估

临床试验方案变更实施前，申办者应先对受试者的安全风险，以及变更试验方案的科学性等进行全面、深入的研究与评估，科学合理地判断方案变更的性质，区分实质性变更或非实质性变更。

对于实质性变更，还需进一步明确是否会显著增加临床试验受试者的安全风险。

对变更后受试者安全风险的评估，应重点围绕受试人群特征及范围、试验药物给药方案、药物暴露程度、安全剂量范围、非临床安全性研究及已知的临床安全性研究结果对目前安全性研究设计的支持程度等进行深入分析，评估方案变更后临床试验受试者安全风险是否显著增加或出现新的风险。在此基础上，结合非临床有效性研究及已知的临床有效性研究结果，进一步评估受试者预期的风险 – 获益。

举例如下：

删除排除标准中"肝、肾功能异常者"，但非临床安全性研究结果提示本品具有明显的肝毒性或肾毒性，综合评估认为，变更方案后的临床试验安全风险显著增加。

修订入组标准，将病情程度由"重度"修改为"轻度"，但非临床安全性研究结果和 / 或已知临床安全性研究结果提示本品有较大毒性反应，变更后受试者预期风险大于获益。

本指导原则中无法列举试验方案变更中安全风险评估的所有情形。申办者应结合具体情况，开展全面深入地分析和研究，科学合理地评估临床试验期间方案变更对于受试者安全风险的影响。

五、伦理审查

药物临床试验期间方案变更，在申办者充分进行风险评估的基础上，还应严格遵守伦理审查的相关规定和要求，必要时还应更新研究者手册、知情同意书等相关文件并报伦理委员会审查。

六、变更管理与资料要求

（一）方案变更实施前，除提交伦理审查外，申办者还应根据变更的不同性质及对受试者安全风险的影响，按照以下要求开展工作：

1. 对可能显著增加受试者安全风险的实质性变更，应按照《药品注册管理办法》等相关法规要求，提出补充申请。

2. 对其他的实质性变更（不会显著增加受试者安全风险，但可能显著影响试验科学性以及数据可靠性），若为确证性临床试验方案的变更，申办者应向药审中心提出沟通交流申请；若为其他阶段临床试验方案的变更，申办者认为必要的，可向药审中心提出沟通交流申请。

3. 非实质性变更，经伦理审查同意或备案后，即可实施。

（二）方案变更后，申办者还需要按照相关要求在药物临床试验登记与信息公示平台更新信息。

（三）方案变更后，申办者还应按照相关要求在《研发期间安全性更新报告》（DSUR）中汇总报告。

（四）申办者向药品审评机构提出补充申请或沟通交流申请时，至少应提供以下技术资料：

1. 详细说明变更的具体内容。提供变更前、后的临床试验方案及变更事项列表对比。

2. 详细说明变更的必要性、科学合理性以及受试者安全风险控制等相关的依据并提供相关研究资料。

3. 必要时，还应提供非临床、药学等相关研究资料。

4. 必要时 / 如有修订，提供知情同意书、研究者手册。

5. 必要时 / 如有修订，提供临床试验综述资料、药理毒理综述资料、药学综述资料。

七、沟通交流

对于本指导原则中未涵盖的复杂的或疑难方案变更情形，申办者在开展风险评估的基础上，可按照《药物研发与技术审评沟通交流管理办法》相关规定，向药品审评中心提出相应类别的沟通交流申请。

八、变更路线示意图

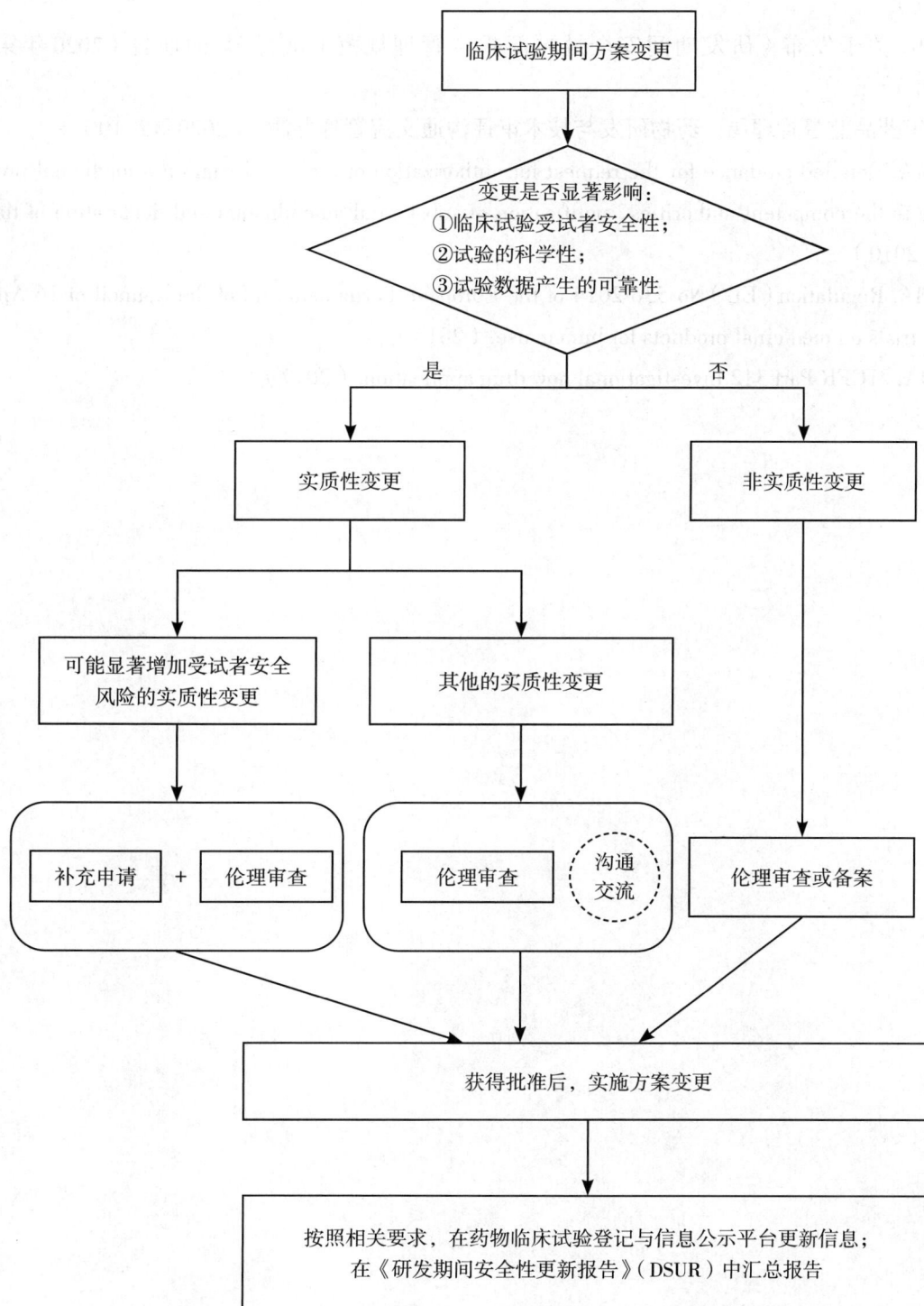

```
          ┌─────────────────┐
          │ 临床试验期间方案变更 │
          └─────────────────┘
                   │
                   ▼
          ╱────────────────────╲
         ╱ 变更是否显著影响：      ╲
        ╱  ①临床试验受试者安全性；   ╲
        ╲  ②试验的科学性；         ╱
         ╲ ③试验数据产生的可靠性    ╱
          ╲────────────────────╱
           是                  否
           │                   │
    ┌───────────┐         ┌───────────┐
    │  实质性变更  │         │ 非实质性变更 │
    └───────────┘         └───────────┘
      │        │               │
┌──────────┐ ┌──────────┐       │
│可能显著增加 │ │ 其他的    │       │
│受试者安全  │ │ 实质性变更 │       │
│风险的实质性│ └──────────┘       │
│变更       │                    │
└──────────┘                    │
   │           │                │
┌─────────┐  ┌──────────┐  ┌──────────┐
│补充申请+  │  │伦理审查   │  │伦理审查或  │
│伦理审查   │  │  沟通交流  │  │备案       │
└─────────┘  └──────────┘  └──────────┘
        │        │              │
        ▼        ▼              ▼
   ┌──────────────────────────────┐
   │   获得批准后，实施方案变更        │
   └──────────────────────────────┘
                  │
                  ▼
   ┌──────────────────────────────────────┐
   │ 按照相关要求，在药物临床试验登记与信息公示平台 │
   │ 更新信息；在《研发期间安全性更新报告》（DSUR）│
   │ 中汇总报告                              │
   └──────────────────────────────────────┘
```

九、参考文献

1. 国家市场监督管理总局. 药品注册管理办法（国家市场监督管理总局令第27号）.（2020-3-30）

2. CDE. 关于发布《药物临床试验期间安全信息评估与管理规范（试行）》的通告（2020年第5号）.（2020-7-1）

3. CDE. 关于发布《药物临床试验登记与信息公示管理规范（试行）》的通告（2020年第9号）.（2020-7-1）

4. CDE. 关于发布《研发期间安全性更新报告管理规范（试行）》的通告（2020年第7号）.（2020-7-1）

5. 国家药品监督管理局. 药物研发与技术审评沟通交流管理办法.（2020-12-10）

6. EMA. Detailed guidance for the request for authorization of a clinical trial on a medicinal product for human use to the competent authorities, notification of substantial amendments and declaration of the end of the trial.（2010）

7. EMA. Regulation（EU）No 536/2014 of the European Parliament and of the Council of 16 April 2014 on clinical trials on medicinal products for human use.（2014）

8. FDA. 21CFR Part 312 Investigational new drug application.（2017）

基于人用经验的中药复方制剂新药临床研发
指导原则（试行）

（2022 年第 24 号　2022.04.29）

一、概述

中药复方制剂一般来源于中医临床实践，具有传统中医药理论的支持和指导，在总结个体用药经验的基础上，在临床实践当中逐步明确适用人群、用药剂量、疗效特点和临床获益，形成固定处方，研发制成适合群体用药的中药新药。

为了促进中药传承精华、守正创新，加快构建"中医药理论、人用经验和临床试验相结合的中药注册审评证据体系"（以下简称"三结合"审评证据体系），引导中药复方制剂基于中药的研发规律和特点开展新药研发，特制定本指导原则。

中医药理论是中药复方制剂在临床遣方用药的重要依据，主要体现组方对拟定功能主治的中医药理论的合理性解释，即"理法方药"的合理性，拟研发的中药复方制剂应当有中医药理论的支持。

人用经验包含了中药处方/制剂在临床用药过程中积累的对其适用人群、用药剂量、疗效特点和临床获益的认识和总结。获取人用经验的过程即为逐步探索明确中药复方制剂有效性、安全性以及临床获益的过程，也是中药复方制剂研发过程中的重要阶段，其研究可贯穿研发全过程。

临床试验应当结合上述中医药理论依据和人用经验的总结，对尚未明确的有效性、安全性问题开展研究，可根据需要采用不同的研发策略和灵活多样的试验设计。

中医药理论、人用经验和临床试验相结合形成支持中药复方制剂上市注册申请的证据体系。

中药复方制剂新药研发应当以患者为中心、以临床价值为导向、体现中医药的作用特点、发挥中医药的临床优势，以病证结合、专病专药或证候类中药等多种方式开展，明确患者的临床获益。

中药复方制剂来源不仅包括中医临床经验方、医疗机构制剂、古代经典名方化裁，还包括基于现代研究的科研方等，其研发具有多路径的特点。本指导原则侧重阐述人用经验的收集以及如何基于人用经验产生支持监管决策的证据，适用于基于人用经验的中药复方制剂新药临床研发。随着相关法规的更新和实践经验的积累，本指导原则也将随之更新与完善。

二、一般原则

1. 本指导原则所讨论的人用经验的信息是在具有中医药理论支持的固定的中药处方或中药复方制剂在临床实践过程中，处方药味（包括基原、药用部位、炮制等）及其用量、临床定位基本明确后，经较长时间和/或较大人群范围临床使用而积累形成的，包括处方来源（和演变）、关键药学资料、临床使用情况、临床实践数据，以及与其相关的其他临床研究数据等，用于支持中药复方制剂新药的研发决策或注册申请。

2. 除已获批准的制剂（如医疗机构中药制剂）外，其制备工艺应当为能够反映中医临床实践实际情况的传统工艺。

3. 人用经验研究可贯穿中药复方制剂新药研发的全过程，尤其是基于古代经典名方、名老中医经验方、医疗机构制剂等具有人用经验的中药新药，可通过预先的研究设计，将中医临床诊疗实践过程中产生的信息进行合理利用，进一步说明其临床应用人群、疗效特点等，为研究者制定药物研发策略提供支撑，为制定非临床研究及临床研究方案提供参考。

4. 如人用经验满足数据治理与评估的相关要求，并具备对人用经验数据的合理与充分的分析以及正确的结果解释，可作为支持注册申请的证据。基于人用经验的中药复方制剂的新药研发，可通过人用经验初步确定临床获益、适用人群、用药剂量、疗效特点等，通常不需要开展非临床药效学研究。如需开展临床试验，应当根据处方特点及人用经验的支持情况合理设计后续临床试验，可采用随机对照的临床试验设计，也可采用实用临床试验（PCT）等真实世界研究设计方法。

5. 根据中药复方制剂不同的申报类别和人用经验情况，可选择不同的中药新药研发路径。在实际应用过程中，申请人可根据具体品种情况，与药审中心进行沟通交流。

三、适用范围

本指导原则适用于基于人用经验的中药复方制剂的新药临床研发，如 1.1 类中药复方制剂、3.2 类其他来源于古代经典名方的中药复方制剂等。

四、人用经验信息

（一）处方来源与演变

中药复方制剂的处方来源与演变包括处方的来源、所依据的中医药理论基础，处方药味药量、剂型、功能主治范围、适用人群、用法用量、疗程、是否含有毒性药味或含有中药配伍禁忌等信息。如果处方是基于古代经典名方加减化裁的，还应当提供相应的变化及其依据。更具体的内容和要求参见《中药新药复方制剂中医药理论申报资料撰写指导原则（试行）》。

（二）关键药学资料

包括但不限于：处方药味（包括基原、药用部位、炮制等）、剂型和制备工艺及其变更演变（如果有）情况，具体要求参见相关指导原则。

（三）临床使用情况

中药复方制剂从原始方剂到申报制剂的整个临床使用及其演变（如果有）情况，包括临床使用的医疗机构（名称、等级、地域）、起始年月、科室、主要人群、人数剂次、不良反应情况等。如果存在临床使用中断情况，应当说明其原因。

（四）临床实践数据

临床实践的原始数据主要来源于医院信息系统及病案库等原始记录数据，包括结构化和非结构化数据，数字化或非数字化的病历记录。临床实践的数据还可以来源于既往开展的临床研究。

1. 病历记录数据

病历记录数据是最主要的临床实践数据来源。目前的病历记录绝大多数使用的是电子病历，但也有可能是纸质病历记录形式。无论何种形式，都需要经过数据治理才能达到后续分析的要求，并符合注册申报的递交标准。

一般而言，门诊和急诊病历记录的信息量较少，院外数据缺失较多，特别是临床结局变量，直接影响到个体病例纵向数据的完整性，此类数据用于临床研究应当非常慎重。因此，应当通过信息化手段加强门诊和急诊病历记录的完整性，提升数据质量，从而支持中药的临床研发。

2. 临床研究数据

对于既往针对中药复方制剂开展的临床研究，无论是前瞻性或回顾性观察性研究，还是随机对照临床试验，其数据质量通常优于医疗实践中的病历记录。针对同一中药复方制剂开展的临床研究可能有多项，而且研究类型也可能有多种，例如有回顾性研究也有前瞻性研究，有观察性研究也有干预性研究等。如果这些研究没有执行统一的数据标准，或所采用的标准不符合注册研究的要求，需要先对来源于这些研究的数据进行统一和规范的治理，才可能适用于后续的以注册上市为目的的数据分析。此外，这些研究数据应当可溯源到原始的病历记录，或可溯源到所开展项目独立收集并录入的源数据库。

对来源于同一固定的中药处方或中药复方制剂开展的多项临床研究的数据，如需合并分析（如meta分析），鼓励该分析基于各项临床研究的个体层面数据，而非从研究报告摘录的汇总统计量。

五、基于人用经验的中药复方制剂新药临床研发策略

遵循"三结合"审评证据体系，在有充分的中医药理论的前提下，人用经验可用于支持中药复方制剂新药的研发决策或注册申请。基于人用经验的临床研发策略如图1所示。

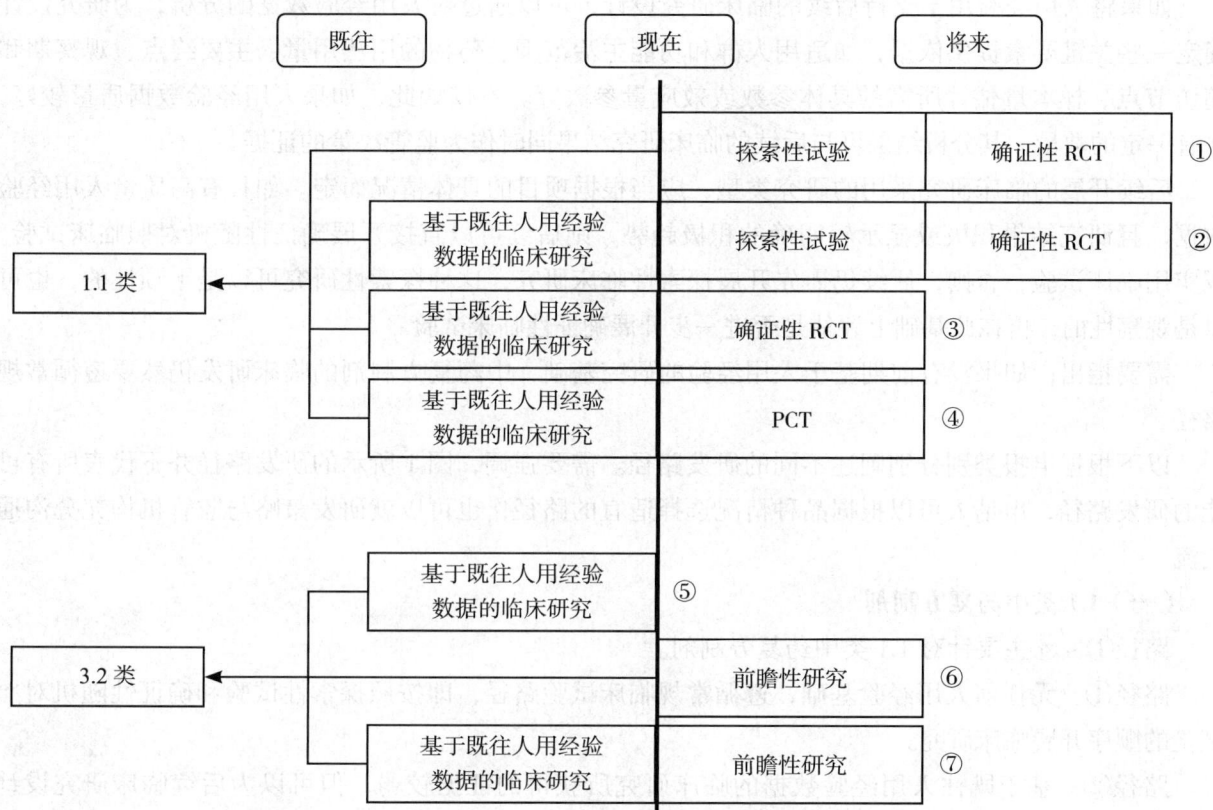

图1　基于人用经验的中药复方制剂临床研发策略示意图术

*"现在"的分界点：路径①和③为获得临床试验许可的时间；路径②和④为获得临床研究许可的时间，或与监管机构沟通交流达成共识后的时间；路径⑤为提出上市申请的时间；路径⑥和⑦为与监管机构沟通交流达成共识后的时间。

根据研究数据获取的时间，本指导原则将研究分为基于既往人用经验数据的临床研究和前瞻性研究两类。既往的人用经验数据，可以是来自病历记录的原始数据，也可以是来自以前开展的临床研究数据，这些研究可能是回顾性或前瞻性观察性研究，或回顾前瞻性观察性研究，还可能是随机对照临床试验（RCT）或实用临床试验（PCT）。对于既往数据，无论是病历记录的原始数据，还是开展不同临床研究所获得的数据，都应当经过统一的数据治理使其满足分析的要求。前瞻收集的数据均来自前瞻性研究，包括随机对照临床试验、实用临床试验和前瞻性观察性临床研究。

既往获得的数据和前瞻收集的数据以"现在"为分界点区分，根据申报的类别不同，"现在"可能是提出上市申请的时间，或临床研究（包括临床试验和真实世界研究）许可的时间，或与监管机构沟通交流达成共识后的时间（见图1注释）。

基于人用经验获得的证据支持新药上市大致分为直接支持上市和为后续临床研究奠定基础两种情况。

1. 基于人用经验获得的证据支持注册

对于既往获得的人用经验数据，通过良好的研究设计、规范的数据治理和充分合理的统计分析，如果在拟定的功能主治范围及用法用量内，分析结果能够提供充分的有效性和安全性证据，可与药品监管机构沟通后，直接作为支持产品上市注册的关键性证据，如图1中3.2类其他来源于古代经典名方的中药复方制剂的研发路径⑤。

2. 基于人用经验进一步开展临床研究

如果上述基于人用经验的研究结果对药物的有效性和安全性支持证据尚不充分，不能完整准确地回答支持上市的科学问题，则需要进一步开展临床研究，以获取更充分的临床证据支持新药上市。

如果将人用经验用于支持后续的临床研究设计，可以通过对人用经验数据的分析，为研究设计确定一些关键要素提供依据，如适用人群和功能主治范围、药物的用法用量、主要终点、观察期和随访节点、样本量估计所需的具体参数或效应量参数等。不仅如此，如果人用经验数据质量较好，并有一定的数量，其分析结果可与后续的临床研究结果同时作为监管决策的证据。

后续开展的临床研究采用的研究类型，应当根据项目的具体情况而定。如具有高质量人用经验数据，且研究结果积极或显示较明确的积极趋势，则后续可以直接开展确证性随机对照临床试验，或实用临床试验；否则，后续仍需先开展探索性临床研究，这种探索性研究可以是干预性的，也可以是观察性的，再在此基础上评估是否进一步开展确证性临床试验。

需要指出，如果没有前期基于人用经验的研究基础，中药复方制剂的临床研发仍然要遵循常规路径。

以下根据申报类别分别阐述不同的研发路径。需要强调，图1所示的研发路径并不代表所有可能的研发路径，申请人可以根据品种情况选择适宜的路径，也可以就研发策略与监管机构充分沟通交流。

（一）1.1 类中药复方制剂

路径①～④主要针对 1.1 类中药复方制剂。

路径①：无任何人用经验基础，遵循常规临床试验路径，即按照探索性试验和确证性随机对照试验的顺序开展临床研究。

路径②：基于既往人用经验数据的临床研究所获得的证据较弱，但可以为后续临床研究设计提供依据，后续临床研究需先行探索性研究（可以是干预性的，也可以是观察性的），再行确证性RCT。

路径③：具有高质量人用经验数据，且研究结果积极或显示较明确的积极趋势，后续可以直接开展确证性 RCT。

路径④：具有高质量人用经验数据，且研究结果积极或显示较明确的积极趋势，后续可以直接开展确证性 PCT。

（二）3.2 类其他来源于古代经典名方的中药复方制剂

路径⑤～⑦主要针对 3.2 类其他来源于古代经典名方的中药复方制剂。

路径⑤：基于既往人用经验数据的临床研究所获得的证据支持注册。

路径⑥：根据前瞻性研究所获得的证据支持注册。前瞻性研究可以是干预性的，也可以是观察性的。

路径⑦：基于既往人用经验数据的临床研究所获得的证据尚不充分，需要通过前瞻性研究增加证据强度支持注册。

六、人用经验临床实践数据的治理与评估

基于人用经验的中药临床研发，其临床数据通常是既往获得的，无论其源于病历记录，还是源

于之前开展的相关临床研究。由于这类数据往往存在不完整、数据的标准/模型和描述方法不统一等问题，难以直接成为满足研究目的的分析数据，必须经过规范的治理过程，使其满足产生临床证据所需的要求，并符合数据的递交标准。

（一）数据治理

既往临床数据的治理主要包括但不限于：数据安全性（脱敏）处理、数据提取（含多个数据源）、数据清洗（逻辑核查及异常数据和缺失数据的处理等）、数据转化（数据标准、通用数据模型、归一化、自然语言处理、医学编码、衍生变量计算等）、数据传输和存储、数据质量控制等环节。

（二）数据质量评估

既往临床数据的质量评估一般分为两个步骤。首先初步评价源数据是否满足基本分析要求，主要评估数据的使用是否符合伦理审查法规要求和数据安全与隐私保护要求、数据是否可及、关键变量（如结局变量、暴露/干预变量、人口学变量和重要的协变量等）的完整性，以及能否保证经治理后有足够的样本量。其次评估经治理数据的适用性，主要从相关性和可靠性两方面进行评价。相关性重点关注关键变量的覆盖度、暴露/干预和临床结局定义的准确性、目标人群的代表性和多源异构数据的融合性；可靠性主要包括数据的完整性、准确性、透明性、质量控制和质量保证等几个方面。

数据治理和质量评估的详细要求可参阅《用于产生真实世界证据的真实世界数据指导原则（试行）》等，有关数据递交标准可参阅《药物临床试验数据递交指导原则（试行）》等。

七、基于人用经验的临床研究设计

如第五部分"基于人用经验的中药复方制剂新药临床研发策略"所述，分为基于既往人用经验数据的临床研究设计和基于前瞻收集临床数据的前瞻性研究设计。

（一）基于既往人用经验数据的临床研究设计

1. 研究目的

应当明确研究目的，围绕目标人群、治疗或暴露以及效应指标，阐述临床研究所要回答的科学问题。除了主要目的外，也可以设定次要目的和探索性目的。

2. 目标人群和临床定位

临床研究的目标人群和临床定位应当符合中医药理论和中医药诊疗实际，并与研究目的相一致。入排标准的设定视研究目的而定，如果希望药物有更广的适应人群，可适当放宽入排标准；如果更关注的是研究结论的确证性，入排标准可相对严格。研究人群所依据的诊断标准（如果有）应当给予详细描述，或明确出处。应当充分考虑中药的疗效特点和优势进行临床定位，明确其功能主治范围。

3. 对照的选择

基于人用经验的临床研究通常选择阳性对照或标准治疗对照，应当关注研究中药与对照药物功能主治的可比性，如果选择阳性对照，应当是目前临床实践中公认的、疗效明确的治疗方法或治疗策略。如果既往开展了严格规范的以安慰剂为对照的随机临床试验，也可用于支持监管决策的证据。

4. 结局变量及其他研究变量的确定

结局变量（指标）通常分主要终点和次要终点，主要终点的确定是研究设计的核心问题，应当与其临床定位相对应，采用公认的结局指标或其替代指标，包括对疾病痊愈或进展延缓、病情或症状改善等。同时，应当重视患者关注的临床结局评估（Clinical Outcome Assessment，COA）指标的使用，如患者报告结局（Patient-Reported Outcome，PRO）等，具体内容可参考《患者报告结局在药物临床研究中应用的指导原则》等。

应当尽可能地收集与研究直接或间接相关的变量（指标），除研究变量（指标）外，至少还应当包括：治疗/暴露组别、人口学资料、病史、治疗方案（剂型、用法用量、疗程等）、合并治疗、各类检查、各个变量采集的时间点等，并在上述变量基础上定义对临床结局可能产生影响的重要基线变量。

5. 数据来源与治理计划

应当初步拟定数据来源，详细制定数据治理计划，如果数据治理计划内容较多，也可以方案的附件形式呈现。

6. 统计分析计划

应当详细制定统计分析计划，如果统计分析计划内容较多，也可以方案的附件形式呈现，但必须与方案同步确定。分析计划应当重点阐述主要分析的统计假设和分析模型。

样本量估计由于涉及因果推断，需要考虑主要分析模型中协变量的个数及其与治疗/暴露因素的关联性，同时还要考虑经数据治理后的可用数据的比例。原则上，鼓励在满足研究所需的最低样本量的基础上，按照入排标准，尽可能地纳入所有满足条件的病例。如果不是纳入全部病例，则应当明确纳入病例的规则，并说明理由，如对全部病例进行随机抽样，或选取最近一段时期的病例，以避免选择性偏倚。

7. 偏倚控制

应当充分考虑各种偏倚对研究结果可能造成的影响，并提出应对措施。对此，需要重点考虑数据选择偏倚、混杂偏倚和结果驱动偏倚等，其应对措施可体现于数据治理计划和统计分析计划，以及实施过程中相应的方案重大调整计划。

如果基于人用经验的研究只是为后续的临床研究设计提供依据，其研究设计只要能够达到探索的目的即可。

（二）前瞻性临床研究设计

如果基于既往人用经验的研究结果不足以支持中药新药上市，则需要进一步开展前瞻性临床研究，以形成充分的临床证据支持申请上市。对此，前期的研究结果可以为后续的研究设计提供依据（见前述第五部分"基于人用经验的中药复方制剂新药临床研发策略"）。

后续开展的临床研究原则上应当为干预性前瞻性研究，如随机对照临床试验、实用临床试验，或特殊情形的单臂试验。

关于随机对照临床试验，可参照国际和国内相关指导原则。

关于实用临床试验，其与随机对照临床试验主要不同之处在于接近真实医疗实践的程度。在设计上，实用临床试验应当尽可能地接近真实医疗实践，采用较宽泛的入排标准以使研究人群更具代表性；其干预可以是标准的，也可以是根据诊疗常规实施的；一般应当选择阳性对照或标准治疗对照，不鼓励采用安慰剂对照；尽可能采用随机设计，若实施困难也可以采用非随机设计；尽可能采用盲法，但也接受基于实操因素考虑采用的开放设计。另外，实用临床试验的效应评价通常不局限于临床有效性（efficacy），而更注重能够体现中药治疗特色的整体效果（effectiveness），例如生存质量的改善等；其主分析应当尽可能地控制潜在混杂因素的影响，特别是非随机设计；还需充分考虑各种偏倚的影响和控制等。

关于单臂试验，多用于罕见病和危重疾病，应当重点考虑试验组与外部对照的可比性，以及偏倚（如选择偏倚、幸存者偏倚等）的控制。外部对照可以是历史对照，也可以是平行对照，鼓励采用平行外部对照。如果采用目标值对照，目标值的确定应当有充分依据。

八、基于人用经验的临床研究评价

（一）有效性评价

中药的有效性评价应当能反映其临床应用的特点，体现中药疗效的特色。鼓励针对中药治疗的优势病种和临床定位，研发和制定可以反映中药临床疗效的、具有临床价值的疗效评价指标、评价工具和评价方法。若采用新工具、新方法评价疗效，应当提供其合理性、科学性依据，并说明其所反映的临床意义和临床获益。

1. 人用经验信息的充分性与临床数据的适用性

人用经验信息应当至少包含处方的来源和演变（如果有）、所依据的中医药理论、临床定位、剂型和制备工艺及其变更（如果有）以及临床数据。如果有与其相关的其他临床和/或非临床数据，也尽可能提供，如外部对照数据，基础研究数据等。

临床数据的适用性评估应当满足相关性和可靠性要求，确保数据可追溯（参见《用于产生真实世界证据的真实世界数据指导原则（试行）》）。

2. 临床研究方案合理性、完整性与执行的一致性

临床研究方案应当科学合理，内容完整，具有可操作性，且需要在研究开始前拟定。临床研究方案除了要考虑一般设计原则，还应当详尽阐述偏倚的控制方法和措施、数据治理计划及统计分析计划。如果数据治理计划和统计分析计划不便在方案中详细展开，可作为方案的附件呈现，但必须与方案同步。为保证研究的透明性，研究方案应当事先在临床研究注册平台进行登记，如方案出现重大调整，也应当在注册系统上及时更新。

在研究的实施过程中，应当与方案保持一致。如果执行过程需要调整数据治理计划而使目标分析人群的性质或数量有较大变动，或需要调整主要分析计划，均属于方案重大调整，需要重新经过伦理审查，并与监管部门沟通达成一致。这些也是保证研究透明性的必要措施。

3. 研究报告的整体性、正确性与充分性

研究报告应当具有整体性、正确性与充分性。除主报告之外，鼓励提供其他相关的独立研究报告。研究报告应当体现评价研究设计、研究的质量控制是否严格、研究过程（包括数据获取和数据治理过程、数据治理计划和统计分析计划的变更）是否透明、不同假设下的分析结果是否稳健，数据分析方法以及分析结果的解释是否恰当等。

（二）安全性评价

安全性评价所涉及的人用经验信息的充分性和数据适用性，以及研究方案的合理性与执行的一致性，与有效性评价类似。应当详尽报告中药复方制剂临床使用中出现的不良反应和严重不良事件，并进行相关分析。

对风险信号的识别，应当关注处方中是否含毒性或已知毒性成份的药味，或根据中医药理论提示可能存在协同增加毒性的配伍。若非临床研究中出现了相关的毒性反应，应当根据毒性反应的特点（包括靶器官、出现时间、剂量相关性、是否可逆、是否存在种属差异等），以及人体是否存在敏感的监测指标等，结合人用经验中的安全性情况，对适用人群承受该风险的能力进行评估，为制订相关风险控制措施提供依据，以充分保障受试者/患者的安全。

（三）获益-风险评估

综合评估临床研究的结果是否能够回答该产品作为药品上市的科学问题，包括但不限于：①明确的功能主治范围及符合功能主治特点的适用人群特征，如年龄、疾病严重程度、证候特点、存在使用风险的亚组人群等；②明确的、符合临床实际的用药方法，包括剂量、疗程等；③明确的临床应用优势；④能够为患者带来明确的临床获益，且获益大于风险。

九、与监管机构的沟通

为保证研究结论的可靠性，周密严谨的研究设计、项目实施过程中良好的质量控制（特别是数据质量控制）、正确的统计分析和合理的结果解释是非常必要的。鼓励申请人在研发的关键时点与监管机构沟通交流，详细内容可参照《基于"三结合"注册审评证据体系下的沟通交流指导原则》。

参考文献

1. 中共中央国务院. 中共中央国务院关于促进中医药传承创新发展的意见. 2019.10.20

2. 国家药品监督管理局. 国家药监局关于促进中药传承创新发展的实施意见. 2020.12.21

3. 国务院办公厅. 关于加快中医药特色发展的若干政策措施. 2021.02.09

4. 国务院办公厅. 国务院办公厅关于全面加强药品监管能力建设的实施意见. 2021.04.27

5. 国家药品监督管理局. 真实世界证据支持药物研发与审评的指导原则（试行）. 2020.01.03

6. 国家药品监督管理局. 用于产生真实世界证据的真实世界数据指导原则（试行）. 2021.04.13

7. 国家药品监督管理局. 中药注册分类及申报资料要求. 2020.09.27

8. 国家药品监督管理局. 中药新药复方制剂中医药理论申报资料撰写指导原则（试行）. 2021.10.15

9. 国家药品监督管理局. 药物临床试验数据递交指导原则（试行）. 2020.07.20

10. 国家药品监督管理局. 患者报告结局在药物临床研究中应用的指导原则（征求意见稿）. 2021.09

11. ICH.ICH El：人群暴露程度：评估非危及生命性疾病长期治疗药物的临床安全性. 1994.10

词汇表

观察性研究（Observational Study）：根据特定研究问题，不施加主动干预的、以自然人群或临床人群为对象的、探索暴露/治疗与结局因果关系的研究。

回顾性观察性研究（Retrospective Observational Study）：在研究开始时确定目标人群，并根据历史数据（研究开始前生成的数据）开展的观察性研究。

回顾前瞻性观察性研究（Retrospective and Prospective Observational Study）：在研究开始时确定目标人群，在研究开始前确定将要收集的暴露/治疗和结果数据，并据此根据历史数据（研究开始前生成的数据）和前瞻性收集的数据开展的观察性研究。

临床试验（Clinical Trial）：属于干预性临床研究，是将一种或多种干预（可能包括安慰剂或其他对照）前瞻性地分配给人类受试者，以评估这些干预对健康相关的生物医学或行为结局的影响。

前瞻性观察性研究（Prospective Observational Study）：在研究开始时确定目标人群，并在研究开始前确定将要收集的暴露/治疗和结果数据的观察性研究。

实用临床试验（Pragmatic Clinical Trial.PCT）：又称实操/实效临床试验，指尽可能接近临床真实世界环境的临床试验，是介于RCT和观察性研究之间的一种研究类型。

数据治理（Data Curation）：指针对特定临床研究问题，为适用于统计分析而对原始数据所进行的治理，其内容至少包括数据采集（可包含多个数据源）、数据安全性处理、数据清洗（逻辑判断及异常数据处理、数据完整性处理等）、数据导入和结构化（通用数据模型、归一化、自然语言处理、医学编码、衍生点位等）、数据传输等若干环节。

真实世界数据（Real-World Data, RWD）：来源于日常所收集的各种与患者健康状况和/或诊疗及保健有关的数据。并非所有的真实世界数据经分析后都能成为真实世界证据，只有满足适用性的真实世界数据才有可能产生真实世界证据。

基于"三结合"注册审评证据体系下的沟通交流指导原则（试行）

（2022 年第 24 号　2022.04.29）

一、概述

中药复方制剂一般来源于中医临床实践，具有传统中医药理论的支持和指导，在总结个体用药经验的基础上，在临床实践当中逐步明确适用人群、用药剂量、疗效特点和临床获益，形成固定处方，研发制成适合群体用药的中药新药。

2019 年 10 月印发的《中共中央国务院关于促进中医药传承创新发展的意见》提出了"构建中医药理论、人用经验、临床试验相结合的中药注册审评证据体系"（以下简称"三结合"审评证据体系）的要求。基于中药研发规律，2020 年 9 月发布的《中药注册分类及申报资料要求》已对中药注册分类进行调整，重点优化了体现中药特点的中药复方制剂的注册申报路径，丰富了古代经典名方中药复方制剂范围，以切实促进传承精华、守正创新。

本指导原则在《药品注册管理办法》《药物研发与技术审评沟通交流管理办法》（以下简称《沟通交流管理办法》）基础上，明确了在"三结合"审评证据体系下研发的中药新药，不同注册分类临床方面沟通交流的关键节点、会议资料要求以及关注点，不涉及具体的审评技术要求。本指导原则适用于在"三结合"审评证据体系研发的中药复方制剂提出临床专业沟通交流申请。如同时涉及药学及药理毒理方面内容，可按照《中药新药研究过程中沟通交流会的药学资料要求（试行）》及其他指导原则要求一并提出沟通交流申请。

本指导原则中所涉及的沟通交流情形，除《沟通交流管理办法》明确规定的新药临床试验申请前会议（Pre-IND）、药物Ⅱ期临床试验结束/Ⅲ期临床试验启动前会议（End of Phase Ⅱ）、新药上市许可申请前会议（Pre-NDA）按照《沟通交流管理办法》中的Ⅱ类会议提出沟通交流申请外，其他情形可按照《沟通交流管理办法》中的Ⅲ类会议提出。对于涉及药品加快上市注册程序、重大公卫事件以及审评过程中沟通交流（专业审评问询函、发补通知、异议解决）等情形的品种，以及按照其他审评证据体系研发的中药新药，应按照相应的程序提出沟通交流。

目前，"三结合"审评证据体系仍在构建和探索中，通过沟通交流，监管机构将与申请人共同推进按照"三结合"审评证据体系研发的中药复方制剂的上市进程。随着审评实践经验的积累和相关法规的更新，本指导原则也将随之更新与完善。

二、"三结合"审评证据体系下中药新药沟通交流的关注点

（一）"1.1 中药复方制剂"沟通交流关注点

1.1 类中药的注册申请，依据研发不同阶段，临床方面需要提供中医药理论、人用经验、临床试验等方面的申报资料。

在 1.1 类中药研发各关键阶段，申请人应基于所研发品种的中医药治疗优势和特点，紧扣临床定位，持续动态评估已有研究资料对拟定功能主治、有效性和安全性的支持情况，能够回答哪些药物上市必须回答的临床问题，对注册申请事项的支持程度，并根据品种特点合理规划研发路径。

1. 中医药理论

申请人应按照《中药新药复方制剂中医药理论申报资料撰写指导原则（试行）》提交会议资料。

如拟定的中医证型、治则治法与传统中医药理论认识以及当前诊疗实际存在差异，在会议资料中，建议重点就理法方药一致性、与传统认识存在的差异及其合理性作出说明。

民族药品种的研制应符合民族医药理论，鼓励申请人在正式申报前提出沟通交流，建议结合民族地区的使用情况，针对民族医药理论支持情况、临床定位合理性等问题进行讨论。为充分发挥民族医药专家在审评中的作用，建议邀请民族医药专家共同参加沟通交流会议；或在提出会议申请前，就拟沟通交流问题征求民族医学专家意见。

有关中医药理论的沟通交流，建议在关键研发阶段（Ⅱ类会议），与其他拟沟通交流问题一并提出申请。

2. 人用经验

获取人用经验的过程即为逐步探索明确中药复方制剂有效性、安全性特点以及临床价值的过程，其研究可以贯穿药物研发的始终。申请人可按照以下两个阶段提出沟通交流申请：

（1）人用经验研究方案的沟通

如处方组成符合中医药理论，鼓励在早期研发阶段获取人用经验数据。申请人可针对人用经验研究方案的设计与药审中心进行沟通交流。鼓励采用真实世界研究（RWS），或应用以患者为中心的药物研发（PFDD）、患者报告结局（PRO）等能够体现中医药特点的新工具、新方法。

会议资料方面，应提供拟获取人用经验的研究方案，明确研究类型，并针对目标人群基本特征、样本量、对照的选择、主要有效性指标确定的依据、采集数据的范围、采集方法及标准、数据来源、数据治理或数据管理计划、质量控制措施和统计分析方法等方案设计关键环节的确定依据进行说明。同时，建议对拟申报品种处方、工艺演变情况进行梳理，并评估与拟申报品种处方、工艺之间的相关性。

（2）人用经验数据的沟通

已获得人用经验的，申请人应针对已有中医药理论和人用经验数据对注册申请事项的支持程度进行评估，包括样本量、适用人群特征（年龄、性别、中医证候、疾病种类及严重程度、病程、需排除的禁忌等风险人群）、功能主治和临床定位、用法用量（单独使用/联合用药、疗程、用药剂量、用药频次）、有效性结果（主要疗效指标或主要结局终点、观察期和随访节点、临床获益情况）、安全性结果（暴露时间，安全性事件发生的性质、情况和频次）等方面。

如申请人评估认为已有研究资料可以回答上述所有临床问题，会议资料方面应提供获取人用经验的研究方案、数据治理或数据管理计划书、数据统计分析方案、总结报告、支持注册申请事项的评估等资料。

如现有数据尚不能回答上述所有临床问题，则可提交人用经验研究资料，并针对后续获取人用经验的研究方案或临床试验设计关键问题进行沟通交流，会议资料应一并提供后续研发计划、研究方案等。

对于人用经验数据的沟通交流，建议在关键研发阶段（Ⅱ类会议），与其他拟沟通交流问题一并提出申请。

3. 临床试验

Pre-IND 会议：申请人应结合中医药理论、人用经验，初步评估现有研究结果已经回答了哪些临床问题，后续还需要针对哪些问题开展临床试验，并提供临床试验方案。

应重点关注临床定位的合理性和科学性。临床定位应能够体现中医药治疗优势和特点，清晰明确，需要考虑目前临床需求和拟解决的临床问题。

EOP Ⅱ 会议：申请人应综合评估中医药理论、人用经验以及已完成临床试验结果，评估现有研究结果已经回答了哪些临床问题，后续还需要针对哪些问题继续进行人用经验研究或开展临床试验。

Pre-NDA 会议：申请人应综合评估中医药理论、人用经验以及临床试验结果，评估现有数据是否满足药品上市有效性和安全性的要求，说明能够充分回答哪些临床问题，评估所选适用人群的风险/获益情况以及临床应用后可能存在的主要安全性风险等。

以上"1.1 中药复方制剂"的沟通交流申请，应针对拟沟通的技术问题提交充分的研究资料，对于 Pre-IND 和 Pre-NDA 会议，原则上资料应包括拟用于正式申报的全套资料，并按照《中药注册分类及申报资料要求》整理。

（二）"3.1 按古代经典名方目录管理的中药复方制剂"沟通交流关注点

3.1 类中药的上市许可申请，临床方面需要提供药品说明书、起草说明及依据。

国家中医药管理局、国家药品监督管理局已发布的《古代经典名方关键信息表》中，明确了部分古代经典名方出处、处方、制法及用法、功能主治、用法用量、折算剂量等关键信息，但未包括说明书【方解】【历代医评】内容以及【不良反应】【禁忌】【注意事项】等安全性信息，且提出了折算剂量可能与日服用量不一致等情况。

因此，在以上内容尚未形成共识，或申请人拟定说明书内容与已上市同品种说明书内容（如有）存在差异的情况下，鼓励围绕说明书起草的关键信息及其依据进行沟通交流。

按照相关规定，3 类中药由古代经典名方中药复方制剂专家审评委员会进行技术审评并出具技术审评意见。对于 3.1 类中药的沟通交流，申请人应按照《古代经典名方中药复方制剂说明书撰写指导原则（试行）》要求，提交《3.1 类中药沟通交流会议资料》（附件 1），包括说明书样稿、起草说明及依据，为正式递交上市许可申请的申报资料能够满足专家审评需要作准备。

建议重点关注确定用法用量（用药方法、剂量、用药频次等）的具体依据，拟定说明书项目与已上市同品种说明书（如有）或已发布《古代经典名方关键信息表》不一致的具体考虑，安全性信息的起草是否具有中医药理论、既往临床实践或文献报道、非临床安全性评价等方面依据。

（三）"3.2 其他来源于古代经典名方的中药复方制剂"沟通交流关注点

对于递交上市许可申请前的沟通交流，申请人应按照《中药注册分类及申报资料要求》以及相关指导原则要求，提交全套申报资料，为申报资料能够满足专家审评需要作准备。

如拟在早期研发阶段，针对人用经验方案进行沟通，可参照"1.1 中药复方制剂"有关人用经验的会议资料要求、关注点，提出沟通交流申请。

（四）其他分类和注册情形

改良型新药（如增加功能主治）、已上市中药变更（如变更适用人群范围、变更用法用量等）、临床试验期间变更等情形的中药新药，可根据拟申报品种情况，参照本指导原则有关"1.1 中药复方制剂"沟通交流的会议资料要求、关注点，提出沟通交流申请。

三、需要关注的其他问题

对于在"三结合"审评证据体系下研发的中药新药复方制剂，沟通交流旨在讨论研发过程中的关键技术问题，确定符合拟申报品种特点的研发路径，而非替代申请人对品种研发策略作出评估，或针对品种的有效性和安全性进行全面技术审评。

拟沟通问题应具体、明确、有针对性。会议资料应以拟沟通交流的技术问题为导向，简要阐述提出问题的背景、目的、提出倾向性意见及相应的支持性依据等。一般情况下，申请人提供的沟通交流用幻灯片（PPT）内容应全面体现拟沟通问题和相应依据，以提高沟通交流工作效率。

视沟通交流目的和专业需求，申请人可邀请中医药理论、方剂学、临床医学、统计学以及中药学、非临床研究等领域专家参加沟通交流会议。

沟通交流形式的确定取决于如何更好地解决拟沟通交流问题，如申请人的问题可以通过书面反馈意见的形式解决，则不再召开面对面/视频/电话等形式的沟通交流会议。

四、参考文献

1. 中共中央　国务院. 中共中央　国务院关于促进中医药传承创新发展的意见. 2019.10.20

2. 国家药品监督管理局. 中药注册分类及申报资料要求. 2020.09.27

3. 国家药品监督管理局. 药品注册管理办法. 2020.03.30

4. 国家药品监督管理局药品审评中心. 药物研发与技术审评沟通交流管理办法. 2020.12.10

5. 国家药品监督管理局药品审评中心. 中药新药研究过程中沟通交流会的药学资料要求（试行）. 2020.11.10

6. 国家药品监督管理局药品审评中心. 中药新药复方制剂中医药理论申报资料撰写指导原则（试行）. 2021.10.15

7. 国家药品监督管理局药品审评中心. 古代经典名方中药复方制剂说明书撰写指导原则（试行）. 2021.10.15

8. 国家中医药管理局. 古代经典名方关键信息表（7 首方剂）. 2020.10.15

9. 国家药品监督管理局. 真实世界证据支持药物研发与审评的指导原则（试行）. 2020.01.03

10. 国家药品监督管理局药品审评中心. 用于产生真实世界证据的真实世界数据指导原则（试行）. 2021.04.13

附件 1

3.1 类中药沟通交流会议资料

一、药品说明书

二、药品说明书起草说明及依据

1.《古代经典名方关键信息表》中的考证信息

2. 每味药日服饮片量、用法用量的撰写依据

应与《古代经典名方关键信息表》一致，如已发布《古代经典名方关键信息表》中日服饮片量、用法用量未明确，应提交以下资料：

（1）古代度量衡与现代对应关系，估量单位折算方法等的说明。

（2）古籍或文献资料中处方药味日服饮片量的演变情况，应当依据原文中相关内容，通过文字或表格（见下表）简述处方变化情况、使用情况及出处，并附证明性材料，包括古籍（封面、所涉及的目录、正文内容）、国家规划教材中每味药日服饮片量以及相关文献等资料。

处方变化情况表

处方	变化情况				变化出处
	药味、炮制及药量	功能主治和/或适用人群	用法用量	疗程	
处方 1					
处方 2					
……					

此外，应说明处方药味基原和炮制情况。

3. 方解的撰写依据

可参考已上市 3.1 类中药产品说明书【方解】制定。尚无已上市 3.1 类中药的，应说明参考制定的出处，如古籍或国家规划教材，鼓励提供相关原文资料。

4. 历代医评的撰写依据

系统梳理该处方在历代医家记载的对方剂的认识和临床使用情况，如历代医籍中记录的有关临床用药心得、医案等，整理总结现代学者对处方的研究应用情况，提供对历代医评考证的总结资料，应当依据原文中相关内容，通过文字或表格简述各朝代医家述评，并附证明性材料，包括古籍（封面、所涉及的目录、正文资料）、国家规划教材中功能主治表述以及相关文献等资料。

5. 古籍、既往临床实践和文献报道中发现的不良反应、禁忌和注意事项相关的安全性信息的总结和相关原文信息等资料。如涉及现代药理毒理研究或临床应用发现有安全性风险的药味，应当一并列出。

附件 2

中药临床方面沟通交流会议类型

注册分类	拟沟通交流的技术问题	会议类型
1.1 中药复方制剂	拟开展/已开展临床试验，可在研发关键节点，针对中医药理论、人用经验数据及其他技术问题进行沟通交流	Ⅱ类： ·Pre-IND 会议 ·EOP Ⅱ 会议 ·Pre-NDA 会议
	尚未计划开展临床试验，拟针对人用经验研究方案进行沟通交流	Ⅲ类
3.1 按古代经典名方目录管理的中药复方制剂	说明书起草的关键信息及其依据	Ⅱ类： Pre-NDA 会议
3.2 其他来源于古代经典名方的中药复方制剂	拟针对人用经验研究方案进行沟通交流	Ⅲ类
	递交上市许可申请前进行沟通交流	Ⅱ类： Pre-NDA 会议
其他分类和注册情形： ·改良型新药（如增加功能主治） ·已上市中药变更（如变更适用人群范围变更用法用量等） ·临床试验期间变更 ·其他分类的中药新药	参照"1.1 中药复方制剂"	

注：上表仅列出了中药临床方面沟通交流的一般常见情形，申请人应视品种研发实际情况，参照确定沟通交流申请的会议类型。

已上市中药说明书安全信息项内容修订技术指导原则（试行）

（2022 年第 1 号　2022.01.04）

一、概述

药品说明书是医师、药师和患者了解、使用药品的科学依据，对指导临床用药具有重要作用。部分中药虽已上市多年，但其说明书安全信息项内容仍存在不足或缺失，影响安全合理用药，亟需修订。为进一步指导药品上市许可持有人（以下简称"持有人"）对已上市中药说明书安全信息项内容的修订，加强中药全生命周期管理，保障公众用药安全，依据《药品注册管理办法》、药品上市后变更管理及药品说明书、标签管理的有关规定，制定本技术指导原则。

持有人是药品说明书修订的责任主体，应在药品上市后主动开展研究，及时对药品说明书安全信息项内容进行修订。本技术指导原则为已上市中药说明书警示语、不良反应、禁忌、注意事项、特殊人群用药等安全信息项内容的修订提供基本思路与方法，列出安全信息项常见情形，供修订说明书时参考，具体采用其中的一种，还是需要若干种同时提示，应当结合已上市中药的品种特点进行考虑。

本技术指导原则是在遵循中医药理论指导，依据现行法规、标准体系以及当前对中药安全性方面的认知水平制定的。随着法规和标准的不断完善，以及科学认知的不断发展，本技术指导原则的相关内容将适时进行调整。

二、基本原则

（一）中医药理论指导

修订已上市中药说明书安全信息项内容，应当坚持"整体观念"和"辨证论治"等中医药理论的指导。积极挖掘并体现中医学、中药学专著中的安全用药思想，考虑中药"七情"配伍理论和"正治反治"、"有故无殒"、"药后调护"等中医药理论特色，吸纳基于病证特色的临床与基础研究成果，合理修订已上市中药说明书的安全信息项内容。

（二）全生命周期管理

持有人应当加强对已上市中药的持续管理，主动开展药品上市后研究，对药品的非临床研究、临床试验、上市后研究、不良反应监测等信息综合研判，进行风险获益权衡，依据研究结果和不良反应监测数据等修订说明书安全信息项内容。

（三）表述科学、规范、准确

已上市中药说明书安全信息项内容的文字表述应当科学、规范、准确。对疾病名称、中医证候、药学专业名词、药品名称、理化检查项目及结果等名词术语的表述，应当采用国家统一颁布或规范的专用词汇，度量衡单位应当符合国家标准的规定。不得含具有暗示性、误导性和不适当宣传的文字表述。

三、修订细则

随着已上市中药的广泛使用，其安全性信息不断累积，一些新的用药风险也被发现，此时需及时修订已上市中药说明书的安全信息项内容。中药说明书的警示语、【不良反应】、【禁忌】、【注意事项】、【特殊人群用药】等的修订侧重点有所不同，分别详述如下。

（一）警示语

当发现已上市中药存在严重不良反应或潜在的重要安全性问题而需要警示用药时，应当在说明书标题下以加粗的黑体字注明相关警示语。警示语用于强调的是特别重要的警告信息，除按照药品监督管理部门相关规定修订外，应综合分析药品风险后确定是否需要增加警示语。

1. 与成份、剂量、疗程有关的警示语

示例：（1）本品含XXX，不可超剂量或长期服用。

　　　（2）本品为中西药复方制剂，含化学药品成份XXX，对该成份过敏者禁用。

2. 与特殊用药人群有关的警示语

示例：（1）运动员慎用。

　　　（2）孕妇、哺乳期妇女禁用。

　　　（3）婴幼儿禁用。

3. 与不良反应有关的警示语

示例：本品不良反应包括过敏性休克，应当在有抢救条件的医疗机构使用，用药后出现过敏反应或其他严重不良反应，应当立即停药并及时救治。

4. 与注意事项有关的警示语

示例：避免本品与含XXX的药品同时使用。

（二）不良反应

持有人应当对药品不良反应/事件报告、相关研究及文献资料进行分析评价，根据分析评价结果，及时采取有效风险控制措施，如修改标签、说明书等，减少和防止药品不良反应的发生。

1.【不良反应】项信息修订依据的数据及资料

1.1 药品不良反应监测数据

持有人自主收集的、监测机构反馈的药品不良反应/事件报告，应根据《个例药品不良反应收集和报告指导原则》等技术文件，对其关联性、报告频次、严重程度及转归等进行分析评价。对于严重病例报告应当进行逐例评价，必要时可引入专家评价。若无确凿医学证据，原则上持有人不应降级初始报告人的关联性评价结果。

1.2 Ⅳ期临床试验及上市后临床研究收集的不良反应信息

Ⅳ期临床试验、上市后临床研究（如真实世界研究）发现的药品不良反应/事件，应结合不良反应的发生率、严重程度及转归进行分析评价。

1.3 文献资料或其他途径获知的不良反应信息

对上市后临床安全性研究、不良反应个案报道等文献进行分析评价。对于非独家品种，还应综合同品种的文献及说明书安全信息进行分析。

2.【不良反应】项信息的修订，一般应考虑的因素

2.1 已收载的不良反应/事件，如监测数据显示不良反应报告频次较同期明显增长，或在不良反应报告中占比明显增加；或新的临床研究数据、文献资料显示发生率较前明显增加；或目前数据显示其严重程度较前明显增加的，应根据风险情况对相应内容进行修订。

2.2 撰写上市后不良反应信息时，可按照器官系统、严重性、报告频率的顺序或分类列出。由于上市后监测到的不良反应/事件通常不能准确判断其发生率，一般只列出不良反应/事件名称，不对发生率进行表述。

2.3 对于涉及多个系统的一组症状的不良反应，通常应当将相关症状组合在一起表述。以过敏或过敏样反应为示例，可表述为：皮肤潮红或苍白、皮疹、瘙痒、呼吸困难、心悸、发绀、口唇肿胀、喉头水肿、血压下降甚至休克等。以不同术语报告但医学意义相同时，建议将这些术语进行合并，如心悸、心慌可合并为心悸。但对于同一医学现象的不同类型，建议使用特定的术语，例如，不同

类型的皮疹（全身皮疹、斑丘疹、丘疹样皮疹、脓疱疹等）无需合并，各自保留。

2.4 可依据中医药理论，综合评判不良反应/事件与病因病机、药品功能主治的关联性，判断是否需要在【不良反应】项中作出风险提示。

2.5 对于严重不良反应/事件仅有个案报告的，一般也应作风险提示。

（三）禁忌

【禁忌】项内容包括禁止使用该药品的各种情形，包括年龄、性别、生理状态、疾病状态、伴随治疗、中医证候或体质等。【禁忌】项的修订主要基于传统中医药理论对禁忌的认识、现有安全性数据、资料的分析结果，在【禁忌】项中对可能产生严重伤害的情形进行限定。

1. 疾病/证候禁忌

当存在因特殊疾病/证候状态而不得使用已上市中药的情形时，该药品说明书【禁忌】中宜列明相关的疾病/证候信息。

示例：本品适用于痰热闭证的高热神昏，虚寒证禁用。

2. 特殊人群禁忌

当部分人群因年龄、性别、生理状态或体质等因素使用已上市中药存在安全风险的，应当修订其说明书【禁忌】。如当监测到已上市中药可能引起严重过敏反应时，应当修订为：对本品或含 XX 成份过敏者，以及有严重过敏反应病史者禁用。

3. 联合用药禁忌

当特殊伴随治疗、合并用药给已上市中药的应用带来明显用药风险时，应当在说明书【禁忌】中增加服药期间禁与含有 XXX 的中药/XXX 类药品合用的内容。

4. 其他禁忌

无论是国家药品监督管理局发布的已上市中药说明书修订公告中涉及的禁忌内容，还是因其他的用药风险而提出的相应禁忌内容，均应当通过修订相关已上市中药说明书【禁忌】得以体现。

（四）注意事项

【注意事项】主要提示使用药品时需注意的问题，包括因中医证候、患者体质或肝、肾功能异常等需慎用的情形，饮食的影响，需观察或监测的症状或实验室检查指标，以及出现不良反应等异常时的处理措施等。【注意事项】的修订主要基于中医药理论认识、现有安全性数据、资料的分析结果，如结果显示药品使用时涉及上述问题，而该问题在现行说明书中尚未提示时，应对【注意事项】内容进行修订补充。具体修订可以从以下几个方面考虑。

1. 所含药味或辅料方面的提示

当基础研究或监测发现已上市中药的安全性事件可能与所含药味或辅料相关时，应作出相关提示。中药和化学药品组成的复方制剂，应当在该项下列出成份中化学药品的相关内容及注意事项。

示例：本品含有 XXX，可能引起……，使用时注意……，症状严重者应当停药并及时去医院就诊。

2. 给药途径方面的提示

当安全性数据显示已上市中药存在的用药风险可能与给药途径相关时，应当作出相关提示。

示例：本品为外用药，切忌内服。

3. 用法用量方面的提示

当安全性数据显示用法用量不当可能产生用药风险时，应当作出相关提示。对于可能涉及滥用或药物依赖性的药品，或长期或过量用药可能增加风险的，应当给予明确提示，避免不合理服用。

示例如下：

（1）本品不可过量、长期使用。

（2）本品为外用药，不宜长期大面积使用，使用中如有皮肤发痒、变红或其他不适等过敏现象时，应当立即取下，症状严重者应当去医院就诊。

4. 潜在用药风险的提示

当需要对潜在用药风险的监护措施进行提示或对用药期间出现的不良事件进行提示时，可修订说明书【注意事项】。示例如下：

（1）上市后临床使用过程中观察到肝功能不全者使用本品后出现肝损害加重的个案，肝功能不全者慎用。

（2）用药期间应定期监测肝生化指标，如出现异常，或出现全身乏力、食欲不振、厌油、恶心、上腹胀痛、尿黄、目黄、皮肤黄染等可能与肝损伤有关的临床表现时，应当立即停药并到医院就诊。

5. 药物相互作用方面的提示

已上市中药与其他药品联合用药可能存在用药风险时，应当作出相关提示。示例如下：

（1）不宜在服用本品期间同时服用滋补性中药。

（2）本品含有 XXX，XXX 与含镁、铝、锌类药物合用时会发生络合作用，影响药物吸收。

6. 中医药理论方面的特别提示

有关中医药理论方面的特别提示主要包括：因病机、体质等因素需要慎用药者，以及将息法（涉及饮食宜忌、服用方法、护理等）、配伍等方面的使用注意。

7. 实验室检查方面的提示

当临床观察发现，使用已上市中药后，患者的相关实验室检测指标发生变化，且该变化提示药品可能存在用药风险时，应当及时修订。

示例：本品可引起丙氨酸氨基转移酶的升高，用药期间需定期检查肝功能。

8. 贮藏方法的提示

贮藏方法不当可能会影响药品有效性、安全性时，应当作出相关提示。

示例：本品贮藏不当可能会影响药品质量，发现药液出现浑浊、沉淀、变色、结晶等药品性状改变以及瓶身有漏气、裂纹等现象时，均不得使用。

9. 其他

当监测发现已上市中药对特殊工种（驾驶员、高空作业人员等）、运动员等的操作或行为有影响时，应作出相关提示。

示例：服药期间不得驾驶机、车、船，从事高空作业、机械作业及操作精密仪器。

对于非处方药，还应当考虑增加保障患者自我药疗安全用药、影响药物疗效因素、特殊人群用药等注意事项内容。

（五）特殊人群用药

经不良反应监测或上市后评价，发现已上市中药可能会给孕妇、哺乳期妇女、儿童、老年患者带来用药风险时，可将有关信息在说明书【特殊人群用药】中予以说明、提示。

四、进口中药、天然药物说明书安全信息项内容的修订

对于进口中药、天然药物，其说明书中的安全信息项内容除保留原产地说明书中的所有安全性信息并保持同步更新外，还应将上市后不良反应监测或上市后研究评价发现的相关安全性信息增加到说明书中。具体可参照本技术指导原则的有关要求执行。

五、参考文献

1. 国家食品药品监督管理局. 中药、天然药物处方药说明书撰写指导原则. 2006 年.

2. 国家食品药品监督管理局. 中成药非处方药说明书规范细则. 2006 年.

3. 中华人民共和国药典. 2020 年版.

4. 中华人民共和国药典临床用药须知. 2015 年版.

5. 国家基本药物临床应用指南 2009 年版.（中成药卷）

中药新药复方制剂中医药理论申报资料撰写
指导原则（试行）

（2021 年第 42 号　2021.10.15）

为加快构建中医药理论、人用经验和临床试验相结合的中药注册审评证据体系，按照《中药注册分类及申报资料要求》中临床研究申报资料涉及的中医药理论相关要求，撰写了《中药新药复方制剂中医药理论申报资料撰写指导原则》（试行）。

本指导原则适用于中药新药复方制剂注册申请涉及的中医药理论阐述。其他中药注册申请涉及中医药理论阐述的，可参照执行。

一、处方组成及功能主治简述

应当规范表述处方组成，功能主治。

处方组成药味名称应当与国家药品标准、药品注册标准或省、自治区、直辖市药材/饮片标准或炮制规范中收载的规范名称一致，应当明确每日用各药味药量。中药复方制剂药味的排列顺序需符合中医药的组方原则。

主治需说明处方的具体临床定位，注意区别疾病治疗、对证治疗和症状治疗的表述；说明药物作用特点，如疾病治疗、症状缓解或减轻、对联合用药物的影响等。

古代经典名方中药复方制剂，其功能主治采用中医药术语表述。

二、中医药理论对主治的基本认识

应当说明与主治相关的中医药理论来源。

阐述主治病证的发病原因、疾病发展过程及转归、病证的分期分型等。

运用中医药理论说明与病因病机对应的证候特点、治则治法，以及治疗优势和特点。

使用的中医药理论依据应标明出处，来源于古代医籍的，应标明所属的篇、卷、册，可提供原文；来源于现代中医药理论研究或医家论述的，应当提供文献或其他相关成果等资料，并且论证中医药理论的合理性。

三、拟定处方的中医药理论

（一）处方来源及历史沿革

应当明确处方来源，并简要说明处方药味、处方药量、剂型、适用人群（主治及人群范围）、用法用量及疗程等的演变情况及依据。可使用文字或表格（见表 1）描述处方变化情况。

表 1　处方变化情况梳理

处方	变化情况					变化依据
	药味及药量	剂型	适用人群	用法用量	疗程	
处方 1						
处方 2						
……						

其他来源于古代经典名方的中药复方制剂，应当依据原文中相关内容，通过文字或表格（见表2）简述处方源流（各朝代使用情况、历代医评）。应当通过文字或表格（见表3、表4、表5）列明申报处方与原处方在病因病机、治则治法、主治、药味、药量等方面的对比资料，并给出相应的考证内容，说明处方各药味药量确定的依据。如申报处方在药味基原和炮制方面有变化，应当在此处说明。基于古代经典名方加减化裁的，还应当阐述加减化裁的具体理由，其中源于多个经典名方的，应当阐述其组合使用的缘由，以便为经典名方的确认及人用经验的支持提供依据。

表2　处方源流分析

序号	朝代	出处	作者	论述内容
1				
2				
…				

表3　处方病因病机及治则治法分析

	原方	申报处方	是否一致 （否，请说明理由）
病因病机			
治则治法			
主治			

注：如原文中处方相关信息有缺失，可提供其他论述或研究作为佐证。

表4　处方药味名对比

	原方药味名	现处方药味名	考据情况
药味1			
药味2			
…			

注：若无古今药味名差异的，可不列此项。如药味基原和炮制有变化的，应当在此处说明。

表5　处方各药味药量对比

	原方药量	药量换算	现处方选择药量	药量选择依据
药味1				
药味2				
…				

（二）方解

应当以中医药理论为指导，围绕主治病证的病因病机和治则治法，清晰阐释组方原理，体现方证一致。药味出现顺序应与"处方"中顺序一致。

一般可以采用"君臣佐使"的组方分析理论进行分析：对于君药、臣药、佐药和使药齐备者，方解中应当明确君药、臣药、佐药和使药及其配伍原理，说明单味药的功效或多味药相合的功效；对于君药、臣药、佐药和使药难以齐备或确定者，应当明确君药及其功效，其他药味至少按其方药作用归类，分清主次，说明配伍原理和功效。

难以采用"君臣佐使"的方式进行方解的，可以采用其他符合中医药理论的组方配伍分析方法。方解应当归纳全方的功能和配伍特点。

（三）用法用量

应当结合主治病证、用药人群、药性理论等特点和人用经验或临床实践的结果，说明用法用量确定的依据。对于中医特色的用法（如药引、穴位给药等），应当着重阐述其所依据的中医药理论。

其他来源于古代经典名方的中药复方制剂，可结合经典名方古籍中的记载，说明用法用量确定的依据。

四、处方功能主治确定的理论依据

结合中医药理论对主治的普遍认识及处方情况，对处方进行综合评述，分析说明处方功能主治确定的理论依据，可依据组方配伍法则与所治疗疾病病因病机契合度、处方传承来源是否清晰等方面进行阐述。

五、处方安全性分析

（一）用药剂量

列明处方中各药味的日用量，及其在国家药品标准、药品注册标准或省、自治区、直辖市药材/饮片标准或炮制规范中的用量范围。如有超出范围的情况，可提交相关资料以说明合理性。可参考下表：

药味名	日用量	标准中用量	引用标准出处
处方药味 1			
处方药味 2			

（二）配伍禁忌及毒性药味

说明处方中是否含有中药传统配伍禁忌（十八反、十九畏）。明确处方是否含已有标准中标注具有毒性的药味。同时，如涉及现代药理毒理研究或临床应用发现有安全性风险的药味，应当一并列出。

（三）使用处方的禁忌与注意

根据中医药理论及处方特点，规范表述基于中医病证或体质等因素需要慎用、禁用者；妊娠、哺乳期等特殊情况下的禁忌；在饮食以及与其他药物同时应用等方面的注意。如有药后调护，应当予以明确。

六、和同类品种的比较

与已上市组方类同、功能主治一致的品种进行对比，以说明处方的特点和优势。

七、其他需要说明的事项

如有其他需补充的内容，可在此项下提供。

八、参考文献

应当以参考文献标准格式列明参考文献。

九、附件

所依据的中医药理论如有文献或成果支持，应在此处提供相关附件；如有古代医籍支持，可在此处提供原文。

古代经典名方中药复方制剂说明书撰写指导原则（试行）

（2021 年第 42 号　2021.10.15）

为体现古代经典名方的特点，规范古代经典名方中药复方制剂说明书撰写格式和内容，根据《药品注册管理办法》（总局令第 27 号）及《国家药监局关于发布〈中药注册分类及申报资料要求〉的通告》（2020 年第 68 号），特制定《古代经典名方中药复方制剂说明书撰写指导原则》（试行）（以下简称《撰写指导原则》）。

《撰写指导原则》主要用于指导古代经典名方中药复方制剂说明书相关项目的撰写，未涉及的说明书警示语、【药品名称】、【性状】、【规格】、【贮藏】、【包装】、【有效期】、【执行标准】、【批准文号】、【上市许可持有人】、【生产企业】等项目，按国家药品监督管理部门最新发布的中药说明书和标签管理规定和相关指导原则撰写。古代经典名方中药复方制剂说明书完整格式见附件。

随着研发与审评实践的不断丰富，以及相关法律法规、技术要求的更新，《撰写指导原则》将随之更新完善。

一、【处方组成】

应当包括完整的处方药味和每味药日用饮片量。处方药味的排列顺序应当符合中医药的组方原则。

二、【处方来源】

按古代经典名方目录管理的中药复方制剂，应当根据国家发布的古代经典名方目录中的"出处"撰写，包括古籍名称、朝代、作者和原文信息。还应列出：处方已列入《古代经典名方目录（第 × 批）》。示例如下：

处方来源于汉·张仲景《金匮要略》，已列入《古代经典名方目录（第 × 批）》。

汉·张仲景《金匮要略》原文："①心下有痰饮，胸胁支满，目眩，苓桂术甘汤主之。②夫短气有微饮，当从小便去之，苓桂术甘汤主之。"

未按古代经典名方目录管理的古代经典名方中药复方制剂，应当包括古代经典名方出处（包括古籍名称、朝代、作者）和处方来源的原文信息。

基于古代经典名方加减化裁的中药复方制剂，应当列出古代经典名方出处（包括古籍名称、朝代、作者）。

三、【功能主治】

应当符合中医药理论的一般认识，采用中医药术语规范表述。主治可以包括中医的病、证和症状。按古代经典名方目录管理的中药复方制剂应当与国家制定的《古代经典名方关键信息表》的功能主治内容表述一致。

四、【用法用量】

按古代经典名方目录管理的中药复方制剂应当以国家发布的《古代经典名方关键信息考证原则》和《古代经典名方关键信息表》中的用法用量为依据，确定合理的用药方法和剂量等，保证临床用药安全。

其他来源于古代经典名方的中药复方制剂应基于中医临床实践确定合理的用药方法、剂量、用药频次、疗程等。

五、【功能主治的理论依据】

（一）方解

应当以中医药理论为指导，围绕主治病证的病因病机和治则治法，用规范的中医药术语阐释组方原理，体现方证一致。方解中药味出现顺序应当与【处方组成】一致。

具体撰写内容可参照《中药新药复方制剂中医药理论申报资料撰写指导原则（试行）》的有关要求。

（二）化裁依据

基于古代经典名方加减化裁的中药复方制剂，应当列明在古代经典名方基础上增加和减去的药味等相关变化情况，并说明化裁依据。

按古代经典名方目录管理的中药复方制剂无需撰写该项内容。

（三）历代医评

按古代经典名方目录管理的中药复方制剂或未按古代经典名方目录管理的古代经典名方中药复方制剂，应当依据该处方来源，精选出该经典名方与功能主治直接相关、能有效指导临床应用、最具代表性的清代及以前的医籍对该方的评述，评述内容应当简明扼要，不能涉及夸大疗效的表述，一般不超过 3 条。所列评述应包括朝代、作者、医籍名称、书卷号、具体内容等信息，示例如下：

清·柯琴《伤寒来苏集·伤寒附翼》（卷上）：此为开表逐邪发汗之峻剂也……此汤入胃，行气于玄府，输精于皮毛，斯毛脉合精而溱溱汗出，在表之邪，其尽去而不留，痛止喘平，寒热顿解，不烦啜粥而藉汗于谷也。

基于古代经典名方加减化裁的中药复方制剂无需撰写该项内容。

六、【中医临床实践】

按古代经典名方目录管理的中药复方制剂可表述为：本品符合《中华人民共和国中医药法》对古代经典名方"至今仍广泛应用、疗效确切、具有明显特色与优势的古代中医典籍所记载的方剂"的规定。

其他来源于古代经典名方的中药复方制剂应当撰写支持拟定功能主治、高质量（设计良好，结果可靠、可溯源）的关键性中医临床实践情况，包括研究病例发生时间、单位/地点、病例数、研究设计或收集方法、获益人群特点等。

七、【毒理研究】

应当根据所进行的毒理研究资料进行撰写。列出非临床安全性研究结果，描述动物种属类型、给药方法（剂量、给药周期、给药途径）和主要试验结果。

八、【不良反应】

可依据在既往临床实践和文献报道中发现的不良反应撰写。

上市后，药品上市许可持有人应当根据上市后的不良反应监测数据及时更新此项内容。

九、【禁忌】

应当包括：古代医籍记载的相关禁忌内容（如有）；根据处方组成、配伍等提出的用药禁忌；中药说明书撰写有关要求的其他内容等。

指导原则

十、【注意事项】

首先，应当关注古代医籍是否记载与使用注意相关的内容，如有，应当列入本项。其次，应当关注以下情形：在中医药理论及临床实践的指导下，根据处方组成、功能主治等，从中医证候、体质及合并用药等方面，明确需要慎用者。明确饮食、特殊人群（妊娠、哺乳期妇女、老年人、儿童、运动员等）等方面与药物有关的注意事项以及慎用、不可误用的内容等。此外，如需药后调护的，也应明确。

十一、其他

为了更好地满足中医临床使用古代经典名方中药复方制剂的需要，有利于古代经典名方中药复方制剂的准确使用，按照相关要求，古代经典名方中药复方制剂的说明书标题下方应当注明"本品仅作为处方药供中医临床使用"。另有规定的除外。

附件：古代经典名方中药复方制剂说明书完整格式

附件

古代经典名方中药复方制剂说明书完整格式

核准日期
修改日期

```
┌─────────┐
│ 特殊用药 │
│ 标识位置 │
└─────────┘
```

×××说明书
本品仅作为处方药供中医临床使用

【药品名称】

　通用名称：

　汉语拼音：

【处方组成】

【处方来源】

【功能主治】

【性状】

【规格】

【用法用量】

【功能主治的理论依据】

方解：

化裁依据：

历代医评：

【中医临床实践】

【毒理研究】

【不良反应】

【禁忌】

【注意事项】

【贮藏】

【包装】

【有效期】

【执行标准】

【批准文号】

【药品上市许可持有人】

名称：

注册地址：

邮政编码：

联系方式：

传真：

网址：

【生产企业】

企业名称：

生产地址：

邮政编码：

联系方式：

传真：

网址：

中药新药用于慢性便秘临床研究技术指导原则

（2020 年第 57 号　2020.12.30）

一、概述

便秘[1]是一种（组）症状，表现为排便困难和（或）排便次数减少、粪便干硬。排便困难包括排便费力、排出困难、排便不尽感、肛门直肠堵塞感、排便费时和需辅助排便。排便次数减少指每周排便少于 3 次。慢性便秘的病程至少为 6 个月。慢性便秘病因包括功能性、器质性和药物性。慢性便秘的发生与生活方式、饮食习惯、药物、精神心理因素、遗传等相关，也可继发于器质性疾病。发病机制主要与肠道动力、肠道分泌、内脏感觉、盆底肌群和肠神经系统等功能和结构异常相关，其中功能性疾病所致便秘根据病理生理改变可分为正常传输型便秘、慢传输型便秘、排便障碍型便秘和混合型便秘。

慢性便秘属于中医的"便秘"范畴。本病多因饮食不节、情志失调、久坐少动、久病或年老体虚、禀赋不足、药物等引起，导致大肠通降不利，传导失司。病位在大肠，并与肺、脾、胃、肝、肾诸脏腑密切相关。根据其病理性质可概括为寒、热、虚、实四个方面，且常可相互兼夹或转化。

慢性便秘治疗的主要目的是缓解临床症状，提高患者生存质量。中医药治疗慢性便秘有一定的临床特色和优势。本指导原则旨在为针对慢性便秘开发的中药新药的临床试验提供建议和指导。需要特别说明的是，本指导原则所提出的要求是目前专业领域内较为一致的看法和认识，但不能完全代替研究者的临床实践和思考。研究者应关注学科认知的进展和药物临床研究评价方法的更新，根据中药新药特点进行临床试验方案的设计。同时，本指导原则会根据学科进展及时修订。

二、慢性便秘临床试验要点

（一）临床试验的目的和定位

1. 临床试验的目的

临床试验旨在明确中药新药用于慢性便秘的有效性和安全性。慢性便秘患者的临床表现、临床分型、中医证候、治则治法等各有不同，研究者应按照中药新药自身的特点和临床定位，根据组方依据的中医药理论和既往人用经验对拟开展临床试验的支持作用，结合非临床研究结果，遵照药物临床试验质量管理规范（good clinical practice，GCP）相关要求，以科学的精神、严谨的态度，合理设计临床试验方案，以客观评价中药新药治疗慢性便秘的有效性与安全性。

既往人用经验与各期临床试验之间应进行合理衔接。还应注意根据不同阶段的临床研究结果动态地进行风险/获益评估，尽可能在早期淘汰毒副作用大、风险高或无效的药物，以控制药物研发风险。

临床试验设计中还应注意思考和体现中药新药在同类药物中的优势和疗效特点。

2. 临床定位

中药新药治疗慢性便秘的临床定位着重于改善便秘的症状，提高患者生存质量。根据中药新药具体的作用特点，短期疗效着重评价临床症状的缓解；长期疗效着重评价防止复发；如果定位于改善肠道动力等，应有相关的客观指标评价。

（二）诊断标准

1. 疾病诊断标准

慢性便秘的诊断主要基于症状，可借鉴功能性便秘罗马Ⅳ标准，排便次数采用自发排便次数进行计数。在 2016 年修订的罗马Ⅳ标准中，强调将自发排便频率＜3 次/周作为诊断指标；粪便干硬是指 Bristol 粪便性状量表中 1 型和 2 型粪便，且发生在 25% 以上的排便中。自发排便是指在不服用补救性泻剂或手法辅助情况下的自主排便[1-3]。

2. 中医证候诊断

在中医理论指导下的组方，应根据处方功效合理确定中医证候并提供充分依据。鉴于目前证候客观化、标准化研究的基础和现状，临床试验设计中，证候辨证标准应采用较成熟的、规范的、公认的标准。

在具体药物的临床试验中，是否限定中医证候，需要结合中药新药的实际情况而定。

根据 2017 年最新发布的《便秘中医诊疗专家共识意见（2017）》[4] 及中医对慢性便秘病因病机的认识，本病主要分为实秘、虚秘两大类 7 个证型：实秘包括热积秘、寒积秘、气滞秘；虚秘包括气虚秘、血虚秘、阴虚秘、阳虚秘。若采用其他中医证型或涉及兼夹证，应符合中医理论认识并提供相应的临床依据。

（1）热积秘

主症：①大便干结；②腹胀或腹痛。

次症：①口干；②口臭；③面赤；④小便短赤。

舌脉：舌红苔黄，脉滑。

（2）寒积秘

主症：①大便艰涩；②腹中拘急冷痛，得温痛减。

次症：①口淡不渴；②四肢不温。

舌脉：舌质淡暗、苔白腻，脉弦紧。

（3）气滞秘

主症：①排便不爽；②腹胀。

次症：①肠鸣；②胸胁满闷；③呃逆或矢气频。

舌脉：舌暗红、苔薄，脉弦。

（4）气虚秘

主症：①排便无力；②腹中隐隐作痛，喜揉喜按。

次症：①乏力懒言；②食欲不振。

舌脉：舌淡红、体胖大，或边有齿痕、苔薄白，脉弱。

（5）血虚秘

主症：①大便干结；②排便困难；③面色少华。

次症：①头晕；②心悸；③口唇色淡。

舌脉：舌质淡、苔薄白，脉细弱。

（6）阴虚秘

主症：①大便干结如羊屎；②口干欲饮。

次症：①手足心热；②形体消瘦；③心烦少眠。

舌脉：舌质红，有裂纹、苔少，脉细。

（7）阳虚秘

主症：①大便干或不干，排出困难；②畏寒肢冷。

次症：①面色㿠白；②腰膝酸冷；③小便清长。

舌脉：舌质淡胖、苔白，脉沉细。

证候诊断：主症 2 项，次症 2 项，参考舌脉，即可诊断。

（三）受试者选择

受试者的选择应根据中药新药的临床定位、处方特点、既往人用经验制定适宜的纳入标准，有利于明确药物是否对慢性便秘有疗效。一般来说，慢性便秘主要为慢性功能性相关的便秘，本指导原则纳入和排除标准以慢性功能性便秘为例进行。慢性功能性便秘的诊断，应注意与其他易引起便秘症状的相关疾病进行鉴别，如：肠道疾病如结肠肿瘤、肠腔狭窄或梗阻等；内分泌和代谢性疾病如糖尿病、甲状腺功能减退等；神经系统疾病如自主神经病变、脑血管疾病等；肌肉疾病如淀粉样变性、皮肌炎等。药物相关性便秘：如抗抑郁药、抗癫痫药、抗组胺药、抗震颤麻痹药、抗精神病药、解痉药、钙拮抗剂、利尿剂、单胺氧化酶抑制剂、阿片类药、拟交感神经药、含铝或钙的抗酸药、钙剂、铁剂、止泻药、非甾体消炎药等。如果拟纳入特定病因所致慢性便秘的受试者，还应进行相应病因疾病的研究[5]。

1. 纳入标准

通常情况下，受试者选择需符合慢性功能性便秘诊断标准和中医证候分型诊断标准。如果旨在探讨中药新药的作用机制，还应按慢传输型和正常传输型便秘等对患者进行分层研究。在早期开发阶段中，有必要对排便障碍的患者进行仔细的诊断，并在该患者人群中单独考察中药新药的作用，或者将这些患者排除在早期研究之外。在这个阶段中，可以借助气囊排出试验、排粪造影、肛门直肠测压和肌电图等进行全面的评价。

受试者年龄一般限定在18~70岁之间，性别不限。若有必要，也可根据处方扩大适应症的年龄范围或对性别加以限制，并列出理论依据。

符合热积秘、寒积秘、气滞秘、气虚秘、血虚秘、阴虚秘、阳虚秘等中医证候标准，或者根据实际情况另行制定其他证候的标准。

功能性便秘患者的诊断必须具备结肠镜检查结果。肠镜检查不应发现对便秘症状产生影响的诊断结果，通常以12个月内三级甲等医院结肠镜检查结果为准。

还应根据中药新药的特点，合理限定病情严重程度。

2. 排除标准

需要根据处方特点、目标适应症情况、临床定位、前期研究结果，并考虑可能的有效性、安全性及伦理学要求等因素，合理制定排除标准。

需排除过敏体质者，或已知对本药成份过敏者等。可根据研究者的判断，排除具有降低入组可能性或使入组复杂化的其他病变，如工作环境经常变动等易造成失访的情况。同时，还可根据处方情况和临床试验要求等其他需要制定排除标准。

3. 中止/退出标准

根据慢性便秘的临床特点，在中药新药临床试验中，考虑受试者的依从性、临床反应等具体情况制定严格的中止/退出标准。

（1）治疗期间出现病情加重，应用补救药物且不能缓解，或出现与试验药物无关的新发疾病，影响药物疗效评价，根据研究者判断应停止临床试验。

（2）治疗期间发生不良事件或严重不良事件，根据研究者判断应停止临床试验。

（3）临床试验方案实施中发生了重要偏差，如依从性太差等，难以评价药物疗效。

（4）受试者在临床试验过程中不愿继续进行临床试验，提出退出临床试验。

（5）受试者在临床试验过程中受孕等。

（四）给药方案的设计

1. 导入期及有效性指标观测时点的设置

应根据临床定位、中药新药处方特点、给药途径以及主要疗效指标的变化特点等设定合理的导入期、疗程、随访和观测时点。

临床试验应设立合理的导入期，建议为2周。

慢性便秘症状反复波动，因此需要通过一定的疗程来评估中药新药对于便秘症状的持续缓解作用，疗程过短则无法真实反应中药新药的治疗作用。从安全性和有效性角度充分考虑中药的作用规律和特点，应给予比较充分的暴露时间，推荐用药疗程不少于8-12周。具体药物的临床试验设计中，可根据中药新药不同的特点和临床定位，进行不同疗程的探索性研究。

根据临床定位的不同，合理设计随访的内容、方式、时点等内容。一般情况下，建议随访时间不少于4-8周，长期疗效建议在停药后观察不少于12周，或根据试验目的选择更长的随访时间。

临床症状采用日志卡记录，每日按时填写；每1-2周访视1次。评价客观疗效的项目至少在治疗前后各记录1次。评价主观疗效的量表应根据药物的起效时间，合理选择评价周期，至少应在治疗前与治疗后各评价1次。

2. 对照的选择

在符合医学伦理学原则的前提下，应设置安慰剂对照。设置安慰剂对照可以克服受试者、研究者以及参与疗效和安全性评价的工作人员等由于心理因素所造成的试验结果的偏倚。在临床试验过程中应考虑补救药的使用。

为了研究中药新药疗效和特点，体现上市价值，也可在安慰剂对照的基础上设立阳性药物对照开展三臂试验。阳性对照药物应选择安全可靠、公认有效和可比的药物。

3. 合并治疗

在整个临床试验期间，禁用对胃肠道动力、肠道分泌、肠道渗透压及内脏感觉有影响的药物，如促动力药、润滑剂及具有明确通便作用的中草药等；也禁用灌肠、针灸、推拿及敷贴等用于便秘的辅助治疗手段。

若在临床试验中伴随使用了某些药物，则应在病例报告表中详细记录每天的给药量、给药时间、给药原因等。若需对不良反应进行治疗，则应由试验负责人员决定如何给药，若所给药物为影响临床试验评估的禁止药物，则受试者必须退出试验。

合并高血压病、冠心病等基础疾病的受试者，应注意评价合并用药对药物疗效和安全性的影响。应预先明确规定对有效性和安全性评价有影响的、不应使用的相关药物。

（五）有效性评价

应根据慢性便秘临床研究领域公认的方法和标准，明确主要疗效指标、次要疗效指标，并进行科学、规范的评估，使其能准确、可信的反应中药新药的临床疗效。

1. 主要疗效指标

推荐使用总的完全自主排便次数（complete spontaneous bowel movement，CSBM）应答率：总体CSBM应答者定义为患者在接受研究药物治疗的周数中至少50%的时间满足CSBM周应答（例如6/12周）。

其中应答定义为：患者该周CSBM至少为3次并且与基线相比CSBM增加至少1次。

CSBM定义为：不服用补救性泻剂或手法辅助情况下的自主地且具有完全排尽感的排便次数。

如要使用其他主要研究终点，则需进行全面的论证，其中应包括基于现有证据/验证数据的论证。

2. 次要疗效指标

2.1 排便相关

（1）开始治疗24小时内CSBM发生情况

（2）治疗期最后一周排便（bowel movement，BM）次数与基线相比的情况

（3）治疗期最后一周自发排便（spontaneous bowel movement，SBM）次数与基线相比的情况

（4）治疗期最后一周粪便性状（采用Bristol粪便性状量表）评分与基线相比的情况

（5）治疗期最后一周排便费力程度评分（可采用Likert量表）与基线相比的情况

（6）补救药物使用的情况

（7）平均每周的CSBM的次数

（8）平均每周的 SBM 的次数

（9）平均每周粪便的性状评分（采用 Bristol 粪便性状量表）

2.2 中医证候疗效评价

中医证候疗效评价需考虑到不同证型的主症、次症、胃肠道症状和非胃肠症状特点及变化情况，制定合理的证候评价标准[6]。鼓励制定严格规范公认的中医证候评价量表进行评价。

2.3 生存质量和精神心理疗效评价

根据临床试验的需要可选择合适的生活质量和精神心理评估量表。如患者便秘生活质量评估量表（patient assessment of constipation quality of life questionnaire，PAC-QOL）[7]、便秘评价量表（constipation assessment scale，CAS）等。

（六）安全性评价

不鼓励含蒽醌类成份的单味药物长期用于慢性便秘治疗，建议根据国际上对蒽醌类药物的最新认识，关注以含蒽醌类成份的单味药物作为主药的中药制剂治疗慢性便秘时可能引起的不良反应。研究者应本着对受试者负责的态度，结合中药新药的特性和前期研究结果，有目的地进行安全性研究。在试验中应该密切观察受试者的反应情况，进行安全性评价，重视不良事件的报告。

用于慢性便秘的中药新药，应根据其处方、既往人用经验、非临床安全性研究结果及受试人群的特点选择具体的安全性评价指标、合理设计随访时点，还需加强对胃肠道事件风险的评估和观察，特别需要关注对水电解质、生命体征（如心率和血压的改变）的影响。安全性信息的评估与报告应符合相关指导原则和技术要求的规定。

（七）质量控制

慢性便秘相关药物临床疗效研究中质量控制尤为重要，在进行试验前，应对各中心研究者进行统一培训，并进行一致性考核。研究者和参与研究的其他工作人员应履职尽责，严格遵循临床试验方案，采用标准操作规程，以保证试验研究的质量控制和质量保证系统的实施。临床试验中所有观察结果和发现都应加以核实，在数据处理的每一阶段必须进行质量控制，以保证数据完整、准确、真实、可靠。

慢性便秘疗效评价涉及症状类指标，应重视对便秘症状评分体系的采纳，如 Bristol 评分直观且易于掌握，这种评分不仅要求研究者掌握，也要求受试者认知，以客观评价便秘症状的变化。

慢性便秘与生活方式等密切相关，因此，在临床试验前，应对受试者进行宣教，尽量保持饮食、作息相对稳定，避免受试期间因某些生活方式的改变对中药新药疗效评价带来影响。

三、参考文献

1. 中华医学会消化病学分会胃肠动力学组，功能性胃肠病协作组. 中国慢性便秘专家共识意见（2019，广州）[J]. 中华消化杂志，2019（09）：577-598.

2. BRIAN EL，FERMIN M，LIN C，et al.Bowel disorders [J] Gastroenterology，2016，150（6）：1393-1407.

3. 柯美云，方秀才，侯晓华. 功能性胃肠病：肠-脑互动异常 [M]. 科学出版社，2016，2：642-653.

4. 张声生，沈洪，中华中医药学会脾胃病分会. 便秘中医诊疗专家共识意见（2017）[J]. 中医杂志，2017，58（15）：1345-1350.

5. 欧盟药品管理局. 慢性便秘（包括阿片类药物引起的便秘）治疗药物和肠道清洁药物的评价指导原则. 2015-6-25.

6. 张声生，刘凤斌，中华中医药学会脾胃病分会. 脾胃病症状量化标准专家共识意见（2017）. 中华中医药杂志 [J]，2017，32（8）：3590-3596.

7. 金询，丁义江，丁曙晴，江滨. 便秘患者生活质量自评量表 PAC-QOL 中文版的信度效度及反应度研究 [J]. 世界华人消化杂志，2011，19（2）：209-213.

中药新药用于糖尿病肾脏疾病临床研究技术指导原则

（2020 年第 57 号　2020.12.30）

一、概述

糖尿病肾脏疾病是由糖尿病引起的肾脏损伤，临床主要表现为持续性白蛋白尿和（或）肾小球滤过率（glomerular filtration rate，GFR）下降。流行病学调查显示糖尿病肾脏疾病是导致慢性和终末期肾病的主要原因[1-3]。国际上既往称之为糖尿病肾病（diabetic nephropathy，DN），2007 年美国肾脏病基金会（National Kidney Foundation，NKF）制定了肾脏病生存质量指导指南（Kidney Disease Outcomes Quality Initiative，KDOQI），简称 NKF/KDOQI，该指南建议用糖尿病肾脏疾病（diabetic kidney disease，DKD）取代 DN[4]。

糖尿病肾脏疾病是糖尿病最常见的并发症，也是慢性肾脏病常见的类型。早期主要表现为微量白蛋白尿排泄率增加，缺少典型症状。病程日久则可表现为显性蛋白尿、水肿、高血压、肾功能损害等，进一步发展可发生终末期肾衰竭。治疗方面，目前国际上主要是降糖、降压、调脂和控制蛋白摄入等措施，其中血管紧张素转化酶抑制剂（angiotensin converting enzyme inhibitors，ACEI）和血管紧张素受体拮抗剂（angiotensin receptor antagonist，ARB）及钠-葡萄糖共转运蛋白2（sodium-glucose cotransporter 2，SGLT2）抑制剂的治疗受到重视。

糖尿病肾脏疾病属于中医学"消渴病"继发的"水肿"、"肾劳"、"关格"等，目前统称为"消渴病肾病"[5]，临床表现与中医古籍文献记载"肾消"、"消肾"密切相关。《外台秘要》引《古今录验》云："渴而饮水不能多，但腿肿，脚先瘦小，阴痿弱，数小便者，此肾消病也。"提示肾消病病位在肾，实际上属于糖尿病肾脏疾病等多种糖尿病并发症并存的情况。证候学与中医病机临床研究发现：糖尿病肾脏疾病是糖尿病病程日久，热伤气阴，在气虚、阴虚、气阴两虚甚至阴阳俱虚基础上，久病入络，络脉瘀结所致，由于不同分期中医证候特点不同，故应该在明确分期的基础上辨证治疗[6]。有临床研究结果显示：中医药治疗糖尿病肾脏疾病，在改善临床症状、降低尿蛋白水平，延缓糖尿病肾脏疾病进程方面具有一定的优势。由于目前尚无有关糖尿病肾脏疾病的中药新药临床研究技术指导原则，因而直接影响到糖尿病肾脏疾病相关中药新药的研发。为此，特制定本指导原则。

糖尿病肾脏疾病的诊断和分期主要依赖于尿蛋白和 GFR 水平，若尿蛋白或估算肾小球滤过率（estimated glomerular filtration rate，eGFR）基线不同，其研究目标和评价方式则不同，临床试验应分别设计观察。本指导原则主要适用于针对异常蛋白尿伴或不伴有 eGFR 下降的糖尿病肾脏疾病的中药新药临床试验设计。研究者应根据其药物组方依据的中医药理论和既往人用经验，明确目标药物的治疗作用及临床试验目的，设计科学、规范且可行的临床试验方案，以评价中药新药用于糖尿病肾脏疾病的有效性和安全性，同时也应注重观察药物的作用特点以体现其中医治疗优势和特色。

本指导原则将重点对中药新药用于糖尿病肾脏疾病的临床试验设计相关的重要问题给出原则性指导意见，所提出的观点及要求代表目前国内外医学科学的一般认识，研究者应关注学科认知的进展和药物临床研究评价方法的更新，根据研究药物特点进行临床试验方案的设计。同时，本指导原则会根据学科进展及时修订。

二、糖尿病肾脏疾病临床试验要点

（一）临床试验的目的和定位

在临床试验设计前，研究者应根据药物处方组成特点，充分考虑组方依据的中医药理论和既往人用经验对拟开展临床试验的支持作用，结合非临床研究结果和糖尿病肾脏疾病的临床需求，确定合理的临床试验目的。糖尿病肾脏疾病的临床治疗以控制血糖、控制血压、减少尿蛋白为主，还包括生活方式干预、纠正脂代谢紊乱、治疗肾功能不全的并发症、透析治疗等。中药新药用于糖尿病肾脏疾病的临床试验目的应该是减少或延缓大量蛋白尿的发生和预防或延缓肾功能不全的发生或进展。其临床定位可从以下两个方面进行考虑：

1. 定位于糖尿病肾脏疾病相关生物学指标的改善

糖尿病肾脏疾病病情相关生物学指标包括尿白蛋白/肌酐比值（urinary albumin/creatinine ratio，UACR）、24h 尿蛋白定量和 eGFR，尿蛋白指标应注意标本采集及检测的质控，eGFR 的估算公式推荐采用基于血肌酐的 CKD-EPI 公式。应该指出的是，此临床定位针对不同疾病分期，其评价指标和标准应有不同，如 Mogensen 分期Ⅲ期或称微量白蛋白尿期可以 UACR 为评价指标，Mogensen 分期Ⅳ期或称大量白蛋白尿期可以 24h 尿蛋白定量为评价指标。需要注意的是，定位于 UACR 或 24h 尿蛋白定量改善的药物，同时应该以 eGFR 相对稳定为前提。

2. 定位于延缓或阻止糖尿病肾脏疾病进程

糖尿病肾脏疾病为由糖尿病所致的慢性肾脏病（chronic kidney disease，CKD），其对疾病进程的有效性评价应与 CKD 一致，采用终点事件评价，包括肾脏病相关的死亡、终末期肾衰竭或者肾脏替代治疗和血肌酐倍增等。考虑到终点事件评价疗程较长，此临床定位建议纳入 Mogensen 分期Ⅳ期或 CKD 分期 3 期或 4 期人群。

除上述两个定位外，中药新药也可根据其作用于糖尿病肾脏疾病的其他临床特点，考虑选择其他临床定位，其临床价值和疗效评价方法应获得行业内专家的认可。

（二）诊断标准

1. 疾病诊断标准

1.1 疾病诊断

疾病诊断标准应依据申报时最新的国际、国内公认的标准制定。目前可参考中华医学会糖尿病学分会微血管并发症学组起草的《中国糖尿病肾脏疾病防治临床指南》[7]，糖尿病肾脏疾病的诊断通常是根据 UACR 升高和（或）eGFR 下降、同时排除其他 CKD 而做出的临床诊断。合并视网膜病变有助于 DKD 的诊断，糖尿病合并肾脏损害不一定是 DKD，病因难以鉴别时可行肾穿刺病理检查，确诊 DKD 后，应根据 eGFR 进一步判断肾功能受损的严重程度。还应注意鉴别非糖尿病所致的肾脏损害，如多种原发性、除糖尿病以外的多种继发性肾脏疾病及心衰、高血压病等所引起的肾脏损害等。

存在下列状况时应考虑肾脏病的病因是由其他原因引起的或糖尿病肾病合并其他原发或继发性肾病：①1 型糖尿病病程短（＜10 年）或无糖尿病视网膜病变；②发病时 eGFR 较低或迅速下降；③蛋白尿迅速增加或发病时有肾病综合征；④顽固性高血压；⑤出现活动性尿沉渣（红细胞、白细胞或细胞管型等）；⑥合并其他系统性疾病的症状或体征；⑦给予血管紧张素转化酶抑制剂（ACEI）/血管紧张素受体拮抗剂（ARB）类药物开始治疗后 2-3 个月内肾小球滤过率下降超过 30%；⑧肾脏超声发现异常。病理活检是糖尿病肾脏疾病诊断的金标准，如临床诊断不明确，则建议行肾活检病理检查以明确诊断。

1.2 临床分期

糖尿病肾脏疾病的临床分期可采用 Mogensen 分期[8]，并以慢性肾脏病（CKD）分期评估肾功能。1983 年 Mogensen 提出 1 型糖尿病患者的糖尿病肾脏疾病分期方案，目前认为 2 型糖尿病患者的糖尿病肾脏疾病也可参考。

慢性肾脏病（CKD）分期中 eGFR 的估算公式建议采用基于肌酐的 CKD-EPI 公式。血肌酐的检测方式有酶学方法和碱性苦味酸速率法，如果选用 CKD-EPI 公式，应采用酶法检测血清肌酐。

另外，2012 年"改善全球肾脏病预后组织"（Kidney Disease: Improving Global Outcomes, KDIGO）发布了病因-肾小球滤过率-白蛋白尿（Cause-GFR-Albuminuria, CGA）分期，建议联合 CKD 分期（G1~G5）和白蛋白尿分期（A1 期：UACR < 30 mg/g，A2 期：UACR 30–300 mg/g，A3 期：UACR > 300 mg/g）描述和判定糖尿病肾脏疾病的严重程度。例如，当糖尿病患者 eGFR 为 70mL/（min·1.73m^2）、UACR 80mg/g，则为糖尿病肾脏疾病 G2A2。

1.3 病理分级

糖尿病肾脏疾病一般不需病理诊断，但在临床诊断不明确的情况下仍需肾脏穿刺活检进行病理诊断。病理诊断分级标准建议采用 2010 年肾脏病理学会研究委员会糖尿病肾病病理分级标准，该分级系统适用于 1 型和 2 型糖尿病患者，根据肾脏组织光镜、电镜及免疫荧光染色的改变对肾小球损害和肾小管/肾血管损伤分别进行分级、分度[9]。

2. 中医证候诊断

疾病诊断能最大程度的保证纳入患者的同质性，中医证候兼顾了纳入病例的个体差异，有利于中药疗效的选择性分析。

糖尿病肾脏疾病病程较长且持续发展，不同临床阶段证候表现与病机特点不同，其证候的选择应该在明确临床分期基础上进行，本指导原则仅将本病涵盖的中医证候的判定要求列出，研究者可根据药物的临床适用特点确立中医证候。糖尿病肾脏疾病不同阶段具体所涉及的证候要素（气虚证、阴虚证、阳虚证、血瘀证、湿浊证、气滞证、痰湿证、痰热证、热结证、郁热证、湿热证、水湿证、饮停证）可以参考附录进行判定。如 Mogensen 分期Ⅲ期或称微量白蛋白尿期可表现为气虚证、阴虚证、血瘀证同见，或兼夹气滞证、痰湿证、湿热证等。而 Mogensen 分期Ⅳ期或称大量白蛋白尿期可表现为气虚证、阴虚证、血瘀证、湿浊证同见，或兼夹血虚证、水湿证等。

总之，糖尿病肾脏疾病中药新药应该根据其组方特点和临床试验目的明确中医证候，其标准可以参照附录标准，也可根据具体临床试验确定证候、判定方案甚至建立量表等。

（三）受试者选择

1. 纳入标准

纳入标准应根据临床定位、处方特点、既往人用经验及研究的可行性对入选病例进行详细的规定，纳入标准应包括入选者的性别、年龄、疾病诊断、临床分期、肾功能分期以及中医证候诊断等信息。

具体纳入病例，应注意糖尿病肾脏疾病临床分期不同，尿蛋白水平和 eGFR 水平差异较大。所以，应根据所研究中药新药的临床定位，明确基线尿蛋白及 eGFR 范围。同时，糖尿病肾脏疾病作为糖尿病的慢性并发症，营养状态、血压、血糖和血脂等控制情况，会对药物的有效性评价产生影响，因此营养状态、血压、血糖（糖化血红蛋白）、血清白蛋白水平及血脂的基线范围和控制情况也应该进行明确限定。另外参与试验还需要获得患者或代理人的书面知情同意。

2. 排除标准

纳入病例时应排除较严重的其他系统疾病未能得到控制，不适合参与临床试验的人群。

其次，服用影响尿蛋白排泄率、肾功能指标或影响血肌酐检测数值的药物者，应予排除。服用含有类似试验中药成份的其他中药者，应予排除。如噻唑烷二酮类、二肽基肽酶Ⅳ（DPP-4）抑制剂、胰高糖素样肽-1（GLP-1）受体激动剂、钠-葡萄糖共转运蛋白 2（SGLT2）抑制剂以及中药大黄等均可能影响疗效评价。ACEI/ARB 类药物及 SGLT2 抑制剂若不作为阳性对照药或基础治疗药物服用也应予排除。糖尿病视网膜病变患者常用的羟苯磺酸钙，在使用酶法检测时会明显低估血肌酐水平。

再次，已知对相关药物成份过敏者，严重的肝肾功能异常者，未控制的心血管病、呼吸系统疾病、胃肠道疾病者等，皆应予排除。

另外，已经参与了其他临床试验的人群，也应予排除。但已过洗脱期的受试者不在其列。

3. 中止/退出标准

在中药新药临床试验中，考虑受试者的依从性、临床反应等具体情况制定严格的中止/退出标准。包括以下几种情况：试验过程中主动退出试验者；因搬家或联系方式更改不能完成随访者；纳入病例在试验过程中发生新的疾病，不适合继续参加试验者；盲法试验非正常破盲者；出现严重不良反应者等。

（四）给药方案的设计

1. 导入期及有效性指标观测时点的设置

应根据临床定位、药物特点、前期研究基础和所选择主要疗效指标的变化特点，设定合理的疗程和观察时点，应该包括导入期、治疗期和随访期。糖尿病肾脏疾病受试者一般已接受生活方式干预及降压、降糖和调脂等基础治疗，因此，其导入期应符合药物洗脱期要求，通常以 2–4 周为宜。

定位于生物学指标改善的临床试验，如基于微量白蛋白尿改善的新药研究评价周期一般不少于 3 个月；基于大量白蛋白尿改善的新药研究评价周期一般不少于 6 个月。定位于延缓或阻止疾病进程的临床试验，需采用肾脏病相关的死亡、终末期肾病或肾脏替代治疗和血肌酐倍增等终点事件进行疗效评定，一般疗程不少于 1 年。糖尿病肾脏疾病临床存在长期或反复用药的情况，鼓励长疗程随访。

2. 对照药的选择

在符合医学伦理要求的前提下，可选择安慰剂对照或加载基础治疗的安慰剂对照，也可选择阳性药对照或安慰剂对照的基础上阳性药物对照的三臂试验设计。阳性对照药物应为公认有效的药物，中药阳性对照药的选择还需注意受试人群中医证候的一致性。

ACEI/ARB 类药物目前是国际通用的糖尿病肾脏疾病的治疗药物，SGLT2 抑制剂可以降低糖尿病肾脏疾病相关复合终点风险，降低 UACR，延缓 eGFR 逐年下降趋势，因此有临床试验数据支持改善预后的 ACEI/ARB 类药物及 SGLT2 抑制剂可作为阳性对照药物。也可以将 ACEI/ARB 及 SGLT2 抑制剂类药物以及控制血压、血糖作为基础治疗，然后选择安慰剂对照。

3. 基础用药的规定

糖尿病肾脏疾病治疗过程中，血压、血糖的控制极为重要，基础治疗要维持血压、血糖稳定到一定水平且试验组和对照组基础治疗应当无差异，同时不能使用影响肾功能的药物等。

具体基础用药，应该根据研究对象及研究目的确定血压、血糖的指标，一般青中年糖尿病肾脏疾病血压控制在 130/80mmHg，老年糖尿病肾脏疾病血压控制在 140/90mmHg。糖化血红蛋白控制在 8% 以内，老年人、预期寿命短的可适当放宽糖化血红蛋白的标准。

4. 合并治疗

筛选受试者应详细记录用药史，避免使用可能干扰试验结果的治疗用药，对不能避免的用药应规定可接受的水平。试验中药如果是复方制剂，会涉及多种中药材和复杂的成份，如果试验用药为补肾活血类中药，试验期间应避免长期使用其他补肾活血类中药（包括这类药物的主要活性成份）或其他潜在有效的疗法。如果必须服用，应充分考虑合并用药及其他干预措施对有效性和安全性评价的影响，并详细记录剂量和时间。

（五）有效性评价

应该根据试验目的和定位，合理选择有效性观察指标和疗效评价方法。临床试验方案中应明确主要疗效指标、次要疗效指标以及疗效判定标准。主要疗效指标以及疗效判定标准的制定，应考虑科学性和可行性，并应得到行业内专家的认可。

不同的临床定位和疾病分期，其主要疗效评价指标以及疗效判定方法应该不同。

1.定位于糖尿病肾脏疾病相关生物学指标的改善

生物学指标包括尿白蛋白/肌酐比值（UACR）、24h尿蛋白定量和预估肾小球滤过率（eGFR）。糖尿病肾脏疾病不同分期，尿蛋白和eGFR基线水平不同。如以微量白蛋白尿改善作为治疗目标，可以UACR为主要疗效评价指标，考虑微量白蛋白尿水平影响因素较多且波动较大，可采用UACR复常率或进展至显性蛋白尿期作为疗效判定标准。如显性蛋白尿改善作为治疗目标，可以24h尿蛋白定量为评价指标，疗效评价标准可参考肾病综合征的"部分缓解"标准或"完全缓解"标准进行设计。同时，此临床定位还应将eGFR作为关键的次要疗效指标，其药物有效性判定应建立在eGFR相对稳定的基础上。

2.定位于延缓或阻止糖尿病肾脏疾病进程

主要疗效指标为终点事件，包括：肾脏病相关的死亡、终末期肾病或者肾脏替代治疗、血肌酐倍增等行业公认的疗效指标。

另外，糖尿病肾脏疾病中药新药临床试验中的中医证候疗效评价一般为次要疗效评价指标，其有效性体现了药物用于糖尿病肾脏疾病的中医治疗优势及特点，可分主症、次症，进行定性与定量评价，鼓励探索建立中医证候量表。针对具体症状，建议根据国际通用的视觉模拟评分法进行评价。

（六）安全性评价

中药新药研究应根据其药物处方、既往人用经验、非临床安全性研究结果及适应症受试人群的特点选择具体的安全性评价指标，合理设计随访时点，应符合相关法律法规和技术指导原则的要求。糖尿病肾脏疾病为慢性肾脏病，药物治疗方案复杂且疗程较长，尤其是肾功能已受损的人群，其药物代谢能力下降，尤其应关注药物联合使用的安全性问题。

（七）质量控制

参加临床试验的各研究中心，应采用标准操作规程，以保证临床试验的质量控制措施到位。应针对参加试验的有关人员进行同期GCP培训，临床试验方案培训，并对证候判断标准进行一致性检验。针对主要疗效评价指标如UACR检测、24h尿蛋白检测、eGFR估算等，应明确其质控要求，鼓励进行中心实验室检测。同时，应该明确针对受试者营养教育的SOP要求。各研究中心按统一临床试验方案、同期开始试验，并尽可能同期结束试验。

三、参考文献

1. National Kidney Foundation.KDOQI clinical practice guidelines and clinical practice recommendations for diabetes and chronic kidney disease：2012 update［J］. Am J Kidney Dis.2012Nov；60（5）：850–886.

2. Afkarian M，Zelnick L R，Hall Y N，et a1.Clinical Manifestationsof Kidney Disease Among US Adults With Diabetes，1988–2014［J］. JAMA，2016，316（6）：602–610.

3. Zhang L X，Long J Y，Jiang W S，et a1.Trends in chronic kidney disease in China［J］. N Engl J Med，2016，375（9）：905–906.

4. National Kidney Foundation.KDOQI clinicalpractice guidelines and clinical practice recommendations for diabetes and chronic kidney disease［J］. Am J Kidney Dis.2007 Feb；49（2 Suppl 2）：S12–154.

5. 国家中医药管理局医政司. 22个专业95个病种中医诊疗方案［S］. 2010：209–217.

6. 赵进喜，王世东，李靖，等. 糖尿病肾脏病分期辨证规范与疗效评定方案及其研究［J］. 世界中医药，2017，12（1）：1–4.

7. 中国糖尿病肾脏疾病防治临床指南［J］. 中华糖尿病杂志，2019（01）：15–28.

8. Mogensen C E，Christensen C K，Vittinghus E.The Stages in Diabetic Renal Disease.With Emphasis on the Stage of Incipient Diabetic Nephropathy［J］. Diabetes.1983 May；32 Suppl 2：64–78.

9. Tervaert T W，Mooyaart A L，Amann K，et a1.Pathologic Classification of Diabetic Nephropathy［J］. J Am Soc Nephrol.2010 Apr；21（4）：556–563.

附录

糖尿病及其并发症本虚标实证候诊断标准

参照"1992年山东明水中华中医药学会糖尿病分会第三次大会通过的《消渴病中医分期辨证与疗效评定标准——消渴病辨证诊断参考标准》与《糖尿病及其并发症中西医诊治学（第2版）》,依托国家科技部"国家科技重大专项"《创新药物研究开发技术平台建设》子项目——中药新药治疗糖尿病肾病疾病临床试验示范性研究课题,通过多轮专家问卷与咨询论证制定,并与2016年9月云南昆明会议,并经世界中医药学联合会糖尿病专业委员会专家讨论通过。

气虚证:①乏力,②气短,动则尤甚,③自汗易感,④食少纳呆,腹胀,或大便稀溏,⑤舌体胖,⑥脉弱。具备①②③④任1项,加⑤⑥任1项,即可判定。

血虚证:①面色无华,或唇甲色淡,或经少色淡,②头晕目眩,或心悸,或失眠健忘,③舌质淡,④脉细。具备①,或②③④任2项,即可判别。

阴虚证:①咽干,或双目干涩,②手足心热,或五心烦热,或腰膝酸软,③盗汗,或怕热汗出,④大便干,⑤舌体瘦,舌质红,舌苔少,⑥脉细,或细数。具备①②③④任2项,或任1项加④⑤任1项,即可判定。

阳虚证:①畏寒肢冷,或腰膝酸冷,或腰膝冷痛,②小便清长,或夜尿频多,或大便稀,③男子阳痿,女子性欲淡漠,④舌体胖,舌苔白,⑤脉沉细。具备①②③任2项,或任1项加④⑤任1项即可判别。

结热证:①大便干结,甚至数日一行,②多食易饥,或口干,或口臭,或牙痛,③畏热喜凉饮,④舌质红,舌苔黄,或黄干,⑤脉滑,或脉滑数。具备①②③任2项,或任1项加④⑤1项,即可判定。

湿热证:①头晕沉重,或腰腿酸困,或肢体沉重,或脘腹痞闷,或胀满,或恶心食少,②口中黏腻,或口甜,③大便粘滞不爽,或小便黄赤、涩痛,或妇女白带多、味重,④舌质红,舌苔黄腻,⑤脉濡滑,或滑数。具备①②③任2项,或任1项加④⑤1项,即可判定。

郁热证:①头晕目眩,或耳鸣、耳聋,或胸胁、脘腹满闷,或少腹胀满,或乳房胀痛,或善太息,或嗳气,或恶心,或妇女月经不调,②心情忧郁、心烦,或多梦、睡眠差,③口苦,或伴咽干,④舌质红,舌苔黄,边多浊沫,⑤脉弦,或弦数。具备①②③任2项,或任1项加④⑤1项,即可判定。

热毒证:①痈、疽、疖、疔,红肿热痛,②皮肤溃疡,糜烂流脓,灼热痛痒,③舌质红,舌苔黄,④脉滑,或脉滑数。具备①②任1项,或加③④项,即可判定。

肝阳证:①头晕目眩,或头痛头胀,或耳鸣、耳聋,面红目赤,②性急易怒,③舌质红,舌苔黄,④脉弦,或弦大而长。具备①②2项,加③④1项,即可判定。

气滞证:①善太息,或胸胁、脘腹满闷,或少腹胀满,或乳房胀痛,或善太息,或嗳气,或恶心食少,或咽中窒闷不舒,或妇女月经不调,②心情忧郁,③舌苔薄白,边多浊沫,④脉弦,或弦细。具备①②2项,或任1项加③④任1项,即可判定。

痰湿证:①胸闷,或伴脘腹痞闷,或咽中窒闷,或咳痰不利,或呕恶痰多,②形体肥胖,③头晕头沉,或肢体困重,④舌苔白腻,⑤脉滑,或濡滑。具备①②2项,或任1项加③④⑤任1项,即可判定。

血瘀证:①定位刺痛,夜间加重,②肢体麻痛,或偏瘫,③肌肤甲错,或口唇紫暗,④舌质紫暗，或有瘀斑，或舌下络脉色紫怒张。具备①②③④任 1 项，即可判定。

痰热证：①胸闷，或伴脘腹痞闷，或咽中窒闷，或咳痰不利，或呕恶痰多，或形体肥胖，或头晕目眩，或头痛头沉，或肢体困重，②心烦失眠，或多梦，或如狂发狂，③舌尖红，舌苔黄腻，④脉滑数。具备①②③④任 2 项，即可判定。

水湿证：①眼睑、足踝、颜面、肢体甚至全身浮肿，或伴胸水、腹水，②少尿无尿，③舌苔水滑，④脉沉。具备①项，或加②③④项，即可判定。

饮停证：①头晕目眩，伴心下痞满，呕吐痰涎，或胸胁满闷、疼痛，咳嗽引痛，或咳逆依息不得平卧，伴尿少、轻度浮肿，②舌苔水滑，③脉弦，或沉紧。具备①项，或加②③项，即可判定。

湿浊证：①食少纳呆，或伴恶心呕吐，或伴脘腹痞满，或表情淡漠，或烦躁不安，或皮肤瘙痒，②口中粘腻，口有尿味，③大便不畅，甚或数日不行，伴夜尿频多，或尿少，④舌苔腻。具备①②③④任 2 项，即可判定。

证候类中药新药临床研究技术指导原则

（2018 年第 109 号　2018.11.01）

　　证候（简称证）是对疾病（泛指非健康）发展到一定阶段的病因、病性、病位及病势等的高度概括，具体表现为一组有内在联系的症状和体征，是中医临床诊断和治疗的依据。为了更好地传承和发扬中医药特色和优势，国家药品监督管理局根据药品注册相关法规，特制定《证候类中药新药临床研究技术指导原则》（以下简称《指导原则》）。

　　证候类中药新药是指主治为证候的中药复方制剂新药。《指导原则》旨在为证候类中药新药临床试验的开展和有效性、安全性评价提供基础性指导，其正文内容中的每一个原则性要求都可以随着后续研究的不断深入，进一步丰富和发展为更详实具体的技术标准。

一、证候类中药新药的处方来源及基本要求

　　证候类中药新药的处方应来源于临床实践，符合中医药理论，体现理、法、方、药相一致的原则。证候类中药新药申请临床试验应有充分的人用历史证明性文献材料，包括处方来源、组方合理性、临床应用情况（包括提供临床实践完善处方的演变过程）、功能主治、用法用量等相关内容。如拟开发的证候类中药新药是来源于中医临床经验的积累，针对临床常见基本证候的，应提供相关证明；如是源于医案中对比分析研究所发现的相对成熟有效的处方，应提供典型医案和系列医案；如具有一定临床研究基础且有相应数据证明的成熟有效的处方，应提供相关临床研究总结报告，该总结报告应明确具体中医证候、疗效特点和安全性信息；如是源于国家科技立项的临床研究成果，应提供临床研究部分的总结资料及相关的成果鉴定材料。

　　证候类中药新药立项开发时，应注意评估与已上市同类药品的临床价值差异，以明确其是否具备临床开发价值。

二、证候类中药新药的临床定位

　　证候类中药新药临床应定位于消除、改善或控制具有内在关联性的一组疾病的主要临床症状、体征等，也可定位于通过证候改善达到疾病治疗等目的。

三、证候类中药新药的证候诊断

　　拟开发新药的中医证候确定应有与之相关的临床实践基础，并应遵循中医药理论。

　　中医证候诊断标准可以参照有关国家标准、行业标准或团体标准等进行制定，如无适用的诊断标准，可自行制定并经专家论证达成共识。证候诊断构成要素可采用定性或半定量方式，或主次症的方法，鼓励制定具有中医特色的证候诊断量表，并可根据具体研究内容辅以客观诊断指标。

四、证候类中药新药的基本研究思路及试验设计

（一）基本研究思路

　　证候类中药新药临床研究可有多种模式，如单纯中医证候研究模式、中医病证结合研究模式或中医证统西医病的研究模式，无论何种研究模式，证候类中药新药研究均应对所研究证候的动态变化规律及相关西医疾病所处特定阶段要有明确的界定。

1. 单纯中医证候研究

选择符合某个中医证候诊断标准的适应人群进行研究，观察药物对该中医证候所涉及的症状、体征以及相关指标的改善情况。

2. 中医病证研究

在符合某一中医疾病诊断标准的基础上，选取该病的某一证候进行研究，观察药物对该证候所涉及的症状、体征以及相关指标的改善情况。

3. 证病结合研究

在中医"异病同治""以证统病"诊治思维模式的指导下，基于不同疾病发生发展过程中的某个阶段出现有相同病机特点、相似证候要素的，可以在同一证候下选择至少3个不同西医疾病来进行研究，突出以证候为中心的设计理念，观察药物对中医证候疗效以及西医疾病的疗效。

（二）设计考虑

1. 纳入标准

纳入标准的制定，应考虑到临床试验目的以及实施过程，包括应符合相关诊断标准的规定，受试者在病情、病程等基线一致性方面的规定。建议纳入基础治疗和证候表现基本稳定的患者，对基础治疗处于动态调整阶段的患者不宜纳入。纳入西医疾病时应注意把握证候与西医治疗之间的关系。试验设计者可根据试验的需要制定合理的纳入标准。受试者应在充分知情同意的情况下自愿参加临床试验。

2. 排除标准

应排除兼夹影响目标证候诊断或证候疗效判断的其他证候的人群。应基于受试者安全性的角度考虑排除标准，应排除通过改善症状可能导致掩盖病情进展的情形，排除服药后会发生严重后果或加速疾病进程的特定人群。

3. 试验设计

探索性研究可以根据试验目的采用多种试验设计。确证性研究应遵循随机、双盲、对照、重复的原则，并基于探索性研究的初步结果去估算样本量。

如采用加载设计，须事先规定好基础治疗，如基础治疗的用药指征、用药种类、用药剂量、用药方法、用药时间等。

4. 对照药

对照药宜首选安慰剂。如果已有用于该证候的中成药上市，可选择业内所公认的中成药进行阳性对照，但该药的有效性须经过安慰剂对照确证。

安慰剂应在剂型、外观、气味、口感、质感等特征上与试验药物尽量接近，确保临床研究者和受试者在盲态下开展研究。如采用阳性药对照且剂型不一致时，需通过双盲双模拟技术保证盲态实施。

临床研究如果涉及多个西医疾病，应结合所纳入的疾病情况，采用分层随机，以保证组间基线具有可比，以免影响药物的疗效评价。

五、疗程及随访

应根据药物特点和前期研究信息合理设置观测时点及疗程，并根据研究目的的不同，科学设计随访的方式、时点、内容等。

六、有效性评价

证候类中药新药应采用科学公认的中医证候疗效评价标准，根据研究目的确定好主要疗效指标和次要疗效指标，应重视证候疗效的临床价值评估。疗效指标选择如下：

1.以改善目标症状或体征为目的者，应以目标症状或体征消失率/复常率，或临床控制率为疗效评价指标，但同时应注意观察目标症状或体征痊愈时间和/或起效时间的评价。

2.建议引入患者报告结局指标，将患者"自评"与医生"他评"相结合。

3.鼓励采用能够反映证候疗效的客观应答指标进行评价。证候疗效的客观指标，包括现代医学中的理化指标、生物标志物等。临床试验期间需观察评估中医证候疗效的起效时间、缓解时间或消失时间。

4.基于生存质量或生活能力、适应能力改善等方面的考虑，推荐采用公认具有普适性或特异性的生存质量或生活能力、适应能力等量表进行疗效评价。也可采用基于科学原则所开发的中医证候疗效评价工具进行疗效评价。

5.鼓励采用反映疾病的结局指标或替代指标进行疗效评价。

七、安全性评价

安全性评价可以结合受试者疾病相关检查去评估，如某些能够反映疾病病情进展的理化检查指标；安全性评价必须通过与安慰剂或阳性药的平行对照去反映试验药物的安全性。临床试验期间，研究者需关注中医证候的变化情况以及疾病进展情况，及时评估可能存在的用药风险。

八、试验质量控制与数据管理

（一）信息采集

中医四诊信息采集是现代中医证候研究的必需手段，中医数据的信息化采集有利于临床试验质量的控制。建议中医四诊信息采集应参照最新的"中医四诊操作规范（中华中医药学会中医诊断分会）"制定，研究者应据此制定"四诊信息采集标准操作规程（SOP）"并严格执行。临床试验前，应对各临床研究中心进行四诊信息采集规范化培训，并对各临床研究中心研究者的四诊信息采集进行一致性评价。

四诊信息采集应遵循客观化原则。其信息采集工具可以是纸质版采集表，或基于计算机软件的图文采集系统，乃至未来中医人工智能和云计算的应用。四诊信息采集表/系统，可以是普适性也可以是特异性，并以量化评定的形式呈现。鼓励引入经国家批准上市、较为成熟的四诊信息采集仪如舌诊仪、脉诊仪等配合使用，该仪器应具有实时显示、存储和复读功能，有利于临床试验数据可溯源。

（二）数据管理

申办方和研究者应加强数据管理工作，建议证候类中药新药临床研究项目须成立独立的数据监察委员会，鼓励研究者应通过电子数据采集系统采集数据以确保研究数据的真实性和可靠性。另外，临床研究项目应制定临床试验风险控制计划及措施、临床试验数据管理计划与报告、数据核查计划与报告、统计分析计划与报告等，以促进证候类中药新药临床试验整体质量控制水平的提升。

（三）研究人员

主要研究者必须是具备中医专业或中西医结合专业的正高级技术职称及其以上的人员。研究者必须是具备中医专业或中西医结合专业的副高级技术职称的人员。

九、说明书撰写原则

证候类中药新药的说明书【功能主治】项的内容应符合中医术语表述，【临床试验】项的内容会就支持该药上市的临床试验情况进行简要概述。说明书其余内容可参照《药品说明书和标签管理规定》和中药相关指导原则执行。

参考文献

［1］寇冠军，唐健元. 中医证候研究现状及证候中药研究关键［J］. 中药药理与临床，2017，33（04）：213-214.

［2］郭洁，董宇，唐健元. 中药复方新药立题依据的临床问题探讨［J］. 中国中药杂志，2017，42（05）：844-847.

［3］高颖，吴圣贤，王少卿，王忠，王永炎. 证候类中药新药临床试验的证候诊断路径思考［J］. 中西医结合心脑血管病杂志，2014，12（08）：1010-1012.

［4］李兵，王忠，张莹莹，等. 中医证候分类研究常用方法与应用概述［J］. 中国中医基础医学杂志，2014，20（01）：30-33+36.

［5］李兵，王忠，张莹莹，等. 基于文献的中医临床常见证型统计分析［J］. 中国中西医结合杂志，2014，34（08）：1013-1016.

［6］吴文斌，安娜，裴小静，等. 基于"治未病"探讨证候类中药新药的临床研究［J］. 中药药理与临床，2017，33（03）：209-211.

［7］王少卿，高颖. 从证病结合模式探讨证候类中药新药的临床研究方法［J］. 环球中医药，2014，7（09）：724-726.

［8］林芳冰，刘强，朱文浩，等. 浅谈基于方证的证候类中药新药研发策略［J］. 环球中医药，2015，8（05）：557-560.

［9］商洪才，王保和，张伯礼. 中药新药证候及疗效评价［J］. 中药新药与临床药理，2004（05）：365-368.

［10］安宇，王阶，李赵陵. 中药新药临床疗效评价的现状与发展［J］. 中华中医药杂志，2015，30（01）：9-11.

［11］王少卿，高颖，吴圣贤. 证候类中药新药临床评价方法的思考［J］. 世界中医药，2014，9（08）：1093-1095.

［12］申春悌，张磊，王忠，等. 试论证候类中药新药临床试验四诊信息采集规范［J］. 中医杂志，2013，54（15）：1265-1267.

［13］王天芳，李灿东，朱文锋. 中医四诊操作规范专家共识［J］. 中华中医药杂志，2018，33（01）：185-192.

中药药源性肝损伤临床评价技术指导原则

（2018 年第 41 号　2018.06.12）

一、前言

药源性肝损伤，亦称药物性肝损伤（Drug-induced liver injury，DILI），是指由药物本身及/或其代谢产物等所导致的肝脏损伤，为临床常见的药物不良反应之一，严重者可致急性肝衰竭甚至死亡。药源性肝损伤已成为药物研发包括中药研发失败、增加警示和撤市的重要原因，受到医药界、制药业、管理部门及公众的高度重视。

数千年来，中医药为中华民族防病治病与繁衍生息作出了历史性贡献，至今仍发挥着难以替代的作用。随着中药在全球范围内的广泛应用，药品不良反应监测体系的不断完善以及人们对药品安全问题越来越重视，近年来以药源性肝损伤为代表的中药不良反应/事件频发，为中药新药研发、中药产业健康发展及临床安全用药带来了重大挑战。

长期以来，由于缺少特异性诊断指标，药源性肝损伤主要采取排除性诊断，误诊率和漏诊率较高。中药因其本身复杂性、研究基础薄弱、联合用药较普遍等因素，其肝损伤往往较为隐匿，肝损伤与中药的因果关系难以厘清，加之人们对中药存在"天然、无毒副作用"等认识误区，研发者和企业对药品不良反应尚未予以足够的重视，中药安全性风险防范与控制难度大。因此，亟需建立一套科学、客观的中药药源性肝损伤评价与风险防控技术体系，从而更好地发现、规避和防范中药药源性肝损伤风险。

为此，国家药品监督管理局组织全国相关专业专家，融合医学与药学、临床与科研等领域的国内外专家共识和研究进展，以加强药品全生命周期风险管理为主要导向，起草制定了《中药药源性肝损伤临床评价指导原则》，旨在指导和帮助相关机构及人员有效捕捉和识别中药药源性肝损伤风险信号，科学评估患者肝损伤与中药的因果关系，有效减少误判，全面评估相关中药的安全性以及风险与获益情况，有针对性地制定中药药源性肝损伤风险防控措施，降低中药新药研发的失败率及临床使用风险，促进我国中医药产业健康持续发展。

本指导原则主要用于中药全生命周期的药源性肝损伤评价与风险管控，包括新药研制和上市使用两个阶段，供中药研发、生产、医疗和监管机构使用。其中，药品上市许可持有人须履行好产品第一责任人的主体责任，加强产品的全生命周期管理，采取切实有效的风险控制措施，确保公众用药安全。

本指导原则中的中药（含民族药）是指在研和已上市的中药制剂。临床使用的中药饮片、中药配方颗粒、中药提取物和民间草药等，以及含中药的保健品、中药保健食品及相关辅料等可参考执行。

中药药源性肝损伤领域尚有诸多问题亟待深入研究并加以解决，本指导原则将根据中药药源性肝损伤的研究进展和监管需要不断修订和完善。

二、中药药源性肝损伤的定义及流行病学概况

（一）中药药源性肝损伤的定义

中药药源性肝损伤是指由中药本身和/或其代谢产物等所导致的肝脏损伤，属于药源性肝损伤的范畴，是临床常见的中药不良反应。

中药药源性肝损伤可分为固有型和特异质型两类。一般来说，固有型肝损伤与药物剂量、疗程

等密切相关，个体差异不显著，具有可预测性；特异质型肝损伤与药物剂量、疗程等常无明显的相关性，与免疫、代谢、遗传等机体因素关联密切，个体差异较大，常常难以预测。

（二）中药药源性肝损伤的流行病学概况

根据国外发表的流行病学数据，药源性肝损伤在普通人群中的发生率估计介于 1/100000–20/100000。目前国内外中药药源性肝损伤的确切发生率尚不清楚，现有数据主要通过统计中药药源性肝损伤在全部药源性肝损伤中的构成比来评判中药药源性肝损伤的形势和趋势，但不同国家和地区的统计数据差异较大。来自美国药物性肝损伤网络研究数据显示，草药和膳食补充剂引起的肝损伤快速增加，其肝损伤构成比从 2005 年 7% 陡升至 2012 年 19%。来自亚太的数据显示，中草药是韩国和新加坡引起药源性肝损伤最为主要的药物。我国较大样本的单中心和多中心临床回顾性研究表明，中药药源性肝损伤在全部药源性肝损伤中的构成比约为 20%。目前尚缺乏多中心、大样本的前瞻性药物流行病学调查资料。

为了科学客观地评判中药药源性肝损伤的总体形势和趋势，建议采取分层比较法统计药源性肝损伤的中西药构成比，即：一级分类将导致肝损伤的药物分为中药、化学药和生物制品；二级分类将中药、化学药、生物制品分别按功效或适应症进行分类比较，如中药可分为清热解毒、活血化瘀等类别，相应地，化学药可分为抗生素、抗肿瘤药物等类别；三级分类将中药、化学药和生物制品的某一具体品种进行对比。有关中医方药类别的划分参见《中华人民共和国药典临床用药须知》。

三、中药药源性肝损伤的主要风险因素

中药药源性肝损伤的风险因素较为复杂，应从药物和机体及其相互作用等方面分析，特别是特异质型肝损伤应考虑免疫、代谢、遗传等机体因素的影响，以便更有针对性地获取肝损伤风险因素信息。中药药源性肝损伤评价时应排除药品质量不合格和用药差错等干扰因素。

（一）药物因素

1. 中药材、饮片及辅料的来源和质量

同名异物、掺杂使假、炮制加工不当等常常是影响中药药源性肝损伤评价的重要干扰因素。在评价中药药源性肝损伤风险因素时，应综合考察药材基原、产地、药用部位、采收时间和加工炮制方法，并严格控制杂质、农药、重金属残留及微生物毒素等外源性污染物。此外，还应考虑中药生产过程中所涉及的辅料，如炮制辅料、制剂辅料以及直接接触药品的包装材料和容器等因素的影响。

在考察中药质量安全性时，建议在常规质量检测基础上，采用生物评价特别是生物效（毒）价、生物标志物等方法进行质量评价与控制；针对易混淆中药的基原鉴定，可采用分子遗传标记技术进行鉴定。相关方法参见中华中医药学会《中药品质评价方法指南》。

2. 肝损伤相关风险物质

中药药源性肝损伤相关风险物质既包括中药的原型成份，也包括体内生成的药物代谢产物。目前发现了多种导致肝损伤的中药原型成份和代谢成份，如雷公藤（*Tripterygium wilfordii* Hook. f.）中的雷公藤甲素等二萜类成份、菊三七（*Gynura japonica*（Thunb.）Juel）中的野百合碱等吡咯里西啶类生物碱。如果处方含有潜在损肝中药或相关成份，建议评估用药的风险与获益情况。

3. 处方合理性

针对中药复方所致肝损伤，应结合中医药传统理论和现代研究资料，从理、法、方、药方面对处方合理性进行系统分析，探寻其可能的肝损伤风险因素。从安全用药角度，中药处方需注意"相恶""相反"等配伍禁忌。其中，"十八反""十九畏"是中医药传统理论对配伍禁忌的重要认识，新药研制原则上不建议使用"相恶""相反"的中药配伍。如果处方涉及配伍禁忌，研发者需提供必要的研究证据证实其合理性及安全性，可从化学、生物学等方面分析处方中不同中药成份之间的不良相互作用。

此外，中药的用量、用法、品规、调剂等也是评估处方合理性的重要方面。

4. 给药方式

给药方式的改变会影响中药在体内外的吸收、分布、代谢以及有效性和安全性。如改变给药途径和剂型，特别是外用改为内服、局部用药改为全身用药、口服给药改为注射用药等，可能增加安全性风险。新型释药技术或新型给药系统亦可能会增加肝损伤风险。如存在上述情况，研发者需提供必要的研究证据证实其合理性及安全性。

（二）机体因素

1. 个体差异

中药药源性肝损伤尤其是中药特异质型肝损伤评价应考虑患者机体因素对肝损伤易感性的影响，包括免疫、遗传、代谢、基础疾病、中医体质等。如免疫异常活化或免疫耐受缺陷等机体免疫紊乱状态可能增加肝脏对药物毒性的易感性，从而诱发中药药源性肝损伤。在服用潜在肝损伤风险药物时，要考察免疫、遗传和基础疾病等机体因素对中药药源性肝损伤的影响。

2. 特殊人群

高龄是药源性肝损伤的重要易感因素，同时也是慢性药源性肝损伤的独立危险因素。儿童对某些药物的代谢解毒能力相对较低，可能增加肝损伤风险。尽管尚无中药在妊娠期妇女及胎儿中的肝损伤风险数据，但仍应充分考虑妊娠期妇女应用中药的安全性风险。

如果所评价的中药在临床上可能用于儿童、高龄人群、妊娠期和哺乳期妇女等，建议研究者在临床前、临床试验阶段以及上市后评价中注意考察特殊人群的用药风险，根据研究结果在产品说明书中予以说明，指导临床安全用药。

3. 有基础肝病的患者

有基础肝病的患者使用中药发生肝损伤时，应注意区分是药源性肝损伤还是基础性肝病再复发。如果所评价的中药在临床上可能用于基础性肝病患者，建议研究者在临床前、临床试验阶段以及上市后再评价中注意考察有基础性肝病患者的用药风险，根据研究结果在产品说明书中予以说明，指导临床安全用药。

（三）临床用药因素

针对不同疾病、患者个体特点，应当重视中药临床使用的适应症、禁忌、剂量、疗程、途径以及特殊人群用药等对中药药源性肝损伤的影响。

1. 剂量和疗程

中药的剂量和疗程与其安全性密切相关。中药临床超剂量、超疗程使用应有安全性研究数据支持。对于同一患者或受试者，除了监控单一处方的中药用量外，还应当关注联合用药或其他疾病治疗用药的中药用量。

2. 方证相应

方（药）不对证是中药不合理用药的常见情形之一，也是诱发中药不良反应的重要因素。临床上应遵循辨证论治的基本原则，规避不合理用药。

3. 联合用药

联合用药包括中药与中药（包括中成药、汤剂）、中药与化学药、中药与生物制品等的联合使用，除基于医生处方的联合用药外，还应特别注意患者自行服用的其他药品或保健品。

不适宜的联合用药可能会增加中药药源性肝损伤风险。在调查分析中药相关肝损伤不良反应时，不能孤立地看待中药处方的组成、功效及合理性，还应考虑在治疗实践中不同治疗手段之间、不同药物之间的相互作用。如两种及两种以上药物的组成、功效或适应症相同或相近时，可能增加中药不良反应风险。

目前我国有相当数量的中西药复方制剂，单从药品名称上往往难以评判是否含有化学药成份，还有一些中药制剂或产品存在非法添加化学药成份的情况，在中药药源性肝损伤风险因素分析时应注意鉴别并加以排除。

（四）其他因素

不当饮食或环境因素可能引发肝损伤或增加部分中药的肝损伤风险，如酒精、染发剂、装修污染和其他环境毒物等，在中药药源性肝损伤风险因素分析时应注意鉴别并加以排除。

四、中药药源性肝损伤的相关风险信号及收集

药源性肝损伤的风险信号是用于指示肝脏损伤或功能异常的指标，主要包括临床症状、体征、生化指标、肝脏组织病理表现、影像学改变和生物标志物等。风险信号来源包括：文献查考、临床前安全性评价、上市前临床试验、上市后不良反应监测以及安全性相关的使用经验等。充分收集中药药源性肝损伤的风险信号，有助于实现中药药源性肝损伤风险的早发现、早防控。

（一）中药药源性肝损伤的相关风险信号

1. 临床症状及体征

药源性肝损伤临床表现轻重不一，部分患者可无明显的临床不适。常见的临床表现包括乏力、食欲减退、恶心、厌油、小便深黄或褐、上腹部胀痛、肝区不适等，有时可伴发热、皮疹，病情严重者可有凝血功能障碍（如柏油样便），甚至昏迷等表现；病情轻者可无明显体征，病情严重者可出现皮肤及巩膜黄染、面色晦暗、肝掌、腹水征、腹壁静脉曲张等。

2. 主要生化指标

药源性肝损伤相关的主要指标有反映肝细胞损伤的丙氨酸氨基转移酶（ALT）和天冬氨酸氨基转移酶（AST），有反映胆管损伤的碱性磷酸酶（ALP）和γ谷氨酰转肽酶（GGT），有反映肝脏功能障碍的血清总胆红素（TBil）、白蛋白、胆碱酯酶、凝血酶原时间（PT）、凝血酶原活动度（PTA）以及国际标准化比值（INR）等。

3. 肝组织病理表现

肝组织病理表现包括肝细胞变性坏死、炎细胞浸润、纤维组织增生、胆管损伤和血管病变等非特异性病理改变。菊三七、欧洲千里光（*Senecio vulgaris* L.）等引起的药源性肝损害表现出相对特异的肝组织病理特征，可导致肝窦阻塞综合征（HSOS）/肝小静脉闭塞征（HVOD），典型病理表现为以肝小叶Ⅲ区为主的肝窦扩张、充血、血栓；肝细胞肿胀、坏死、肝板萎缩；肝内小静脉内膜下纤维增生，管壁增厚，管腔狭窄。

4. 影像学改变

B超、计算机断层扫描（CT）或核磁共振成像（MRI）等影像学检查可作为药源性肝损伤风险信号收集的辅助手段。急性肝损伤患者肝脏B超多无明显改变或仅有轻度肿大，急性肝衰竭患者可出现肝脏体积缩小。慢性患者可有肝硬化、脾脏肿大与门脉高压等影像学表现。CT/MRI对于菊三七等引起的HSOS/HVOD有较大诊断价值，可见肝肿大，增强的门脉期可见地图状改变，肝静脉显示不清，腹水等。肝脏瞬时弹性成像检查可反映肝脏硬度改变。

5. 生物标志物

目前尚未有公认的可用于药源性肝损伤鉴别诊断的生物标志物，但特异性生物标志物的筛选和开发是药源性肝损伤临床评价值得期待和鼓励的。研究较多且有一定价值的生物标志物有：细胞角蛋白18（CK-18）、高迁移率族蛋白B1（HMGB1）、微小核糖核酸122（miR-122）、谷氨酸脱氢酶（GLDH）、肾损伤分子1（KIM-1）以及集落刺激因子1（CSF-1）等。对乙酰氨基酚（APAP）-半胱氨酸加合物（APAPA）对APAP引起的肝损伤具有特异性，可用于掺杂有APAP的中药复方制剂肝毒性成份的鉴别，但临床检测不便，目前仅限研究应用。

（二）中药药源性肝损伤风险信号的收集

中药药源性肝损伤风险信号的收集应贯穿药品研发、生产和使用的全过程。新药研制方、药品上市许可持有人等相关机构和人员应从文献信息、临床前安全性评价、临床试验及上市后评价等方面收集中药药源性肝损伤风险信号，充分利用我国各级药品不良反应和合理用药监测机构、医疗和科研机构等药品安全性相关数据，全面了解其安全性潜在风险。

1. 基于文献、经验或媒体的中药药源性肝损伤风险信息收集

通过调研，发现所评估中药如存在以下情况，在临床前安全性评价、上市前临床试验和上市后不良反应监测中应重点关注其可能的肝损伤风险。

（1）文献记载有肝损伤风险的中药及其亲缘关系相近的中药品种；

（2）含有与文献或已知数据库中肝损伤风险物质相同或相似结构的中药；

（3）国内外药用或食用经验提示有肝损伤风险的中药或草药；

（4）国内外媒体信息提示有肝损伤风险的中药或草药。

2. 基于临床前安全性评价的中药药源性肝损伤风险信号收集

临床前毒理学评价是肝损伤风险信号收集的重要环节。临床前安全性评价需按照人用药品注册技术要求国际协调会议（ICH）的要求，进行基础毒性、靶器官毒性、毒性作用机制与药（毒）代动力学研究，尤其应密切关注肝脏功能相关的生化指标和病理改变等。对临床前安全性评价已获知肝损伤风险的药物，应注意收集其风险物质、肝损伤类型、作用机制和量-时-毒-效关系等研究数据。还应关注实验动物个体差异、种属差异以及在不同病证模型上的肝损伤风险差异。针对中药引起的特异质型药源性肝损伤，应考虑收集基于病证模型或易感模型的肝损伤研究数据。

3. 基于临床的中药药源性肝损伤风险信号收集

无论在上市前临床试验还是在上市后临床应用阶段，均要注意收集与中药药源性肝损伤相关的所有可能信息。在临床上除收集患者年龄、性别、民族、体质、过敏史、饮酒史、基础疾病史等信息外，应重点收集患者肝损伤临床表现及详细的服药史。具体可参照《中药药源性肝损伤调查报告表》（参见本指导原则附表1）。

患者用药史包括所用的药物种类、处方组成、用法用量、疗程等信息，特别要注意厘清用药与发病的时序关系等。正在服用的化学药、生物制品、保健品、食品等信息也要详细收集，为鉴别诊断与合并用药肝损伤诊断提供依据。对于用药史的时限，主要以6个月内的用药为主，必要时可延长到1年及以上。此外，还要注意收集是否存在药不对证等不合理用药情况。

五、中药药源性肝损伤的临床诊断

中药药源性肝损伤缺少特异性诊断指标，主要采取排除性诊断。可参照中华医学会《药物性肝损伤诊治指南》和中华中医药学会《中草药相关肝损伤临床诊疗指南》，通过细致了解病史（特别是用药史）、体格检查、病原学检查、免疫学检查、遗传学检查、生化学检查及影像检查等，以与其他原因引起的肝病进行鉴别。肝脏病理组织学检查对药源性肝损伤的诊断和鉴别诊断，特别是与自身免疫性肝病的鉴别诊断，具有重要意义。对于疑似诊断为中药药源性肝损伤的病例，建议由肝病和临床药学专家共同会诊。

（一）鉴别诊断

需要注意鉴别的肝病主要有：各型病毒性肝炎（特别是散发性戊型肝炎）、非酒精性脂肪性肝病、酒精性肝病、自身免疫性肝炎、原发性胆汁性胆管炎、原发性硬化性胆管炎、免疫球蛋白G4（IgG4）相关疾病，以及肝豆状核变性（Wilson病）、α-抗胰蛋白酶缺乏症、血色病等遗传代谢性肝病。胆汁淤积型药源性肝损伤患者应注意与肝内外胆管阻塞如结石、肿瘤、肝吸虫病等疾病进行鉴别。

需要注意鉴别的其他易混淆疾病主要有：EB病毒、巨细胞病毒、单纯疱疹病毒等非嗜肝病毒感染，布加氏综合征、急性小叶中心细胞缺氧坏死（缺氧性肝炎）等血管疾病，以及甲状腺功能亢进等。应排除细菌等其他病原体感染、心力衰竭、低血压或休克、血管闭塞以及肺功能不全等引起的全身组织器官缺氧性损伤。此外，还应与工业、生活环境毒物或食物中毒等鉴别区分。

（二）临床分型

常见的临床分型包括肝细胞损伤型、胆汁淤积型和混合型，其中肝细胞损伤型是药源性肝损伤最常见的临床类型。临床上主要根据临床表型及血清ALT、ALP和R值进行判断，其中R=（ALT实测值/ALT ULN）/（ALP实测值/ALP ULN），ULN是指正常值上限。

（1）肝细胞损伤型：R ≥ 5；

（2）胆汁淤积型：R ≤ 2；

（3）混合型：2 < R < 5。

近年趋向于应用新R值（new R，nR），亦即取"ALT实测值/ALT ULN"和"AST实测值/AST ULN"之较高比值者计算的比值。

2015年中华医学会《药物性肝损伤诊治指南》增加了肝血管损伤型。其典型代表是服用菊三七等引起的HSOS/HVOD，损伤靶细胞可为肝窦、肝静脉及门静脉的内皮细胞。

（三）临床分期

根据病程的不同可分为急性和慢性，其中急性肝损伤起病急，肝功能恢复较快，通常发病6个月内肝功能可恢复到发病前水平；慢性肝损伤指发病6个月后，肝功能未恢复到发病前水平，或出现慢性肝损伤或门脉高压的症状、体征、影像学和组织学证据。

（四）严重程度分级

建议参照中华医学会《药物性肝损伤诊治指南》及中华中医药学会《中草药相关肝损伤临床诊疗指南》进行评估，严重程度分级见下表。

表　药源性肝损伤严重程度分级

分级	程度	定义
0	无肝损伤	患者对暴露药物可耐受，无肝毒性反应
1	轻度肝损伤	血清ALT和（或）ALP呈可恢复性升高，TBil < 2.5 × ULN且INR < 1.5
2	中度肝损伤	血清ALT和（或）ALP升高，且TBil ≥ 2.5 × ULN或虽无TBil升高但INR ≥ 1.5
3	重度肝损伤	血清ALT和（或）ALP升高，TBil ≥ 5 × ULN，伴或不伴INR ≥ 1.5
4	急性肝衰竭	血清ALT和（或）ALP升高，且TBil ≥ 10 × ULN或每日上升 ≥ 17.1μmol/L（1.0mg/dl），且INR ≥ 2.0，或PTA < 40%。可同时出现：①腹水或肝性脑病；或②与中药药源性肝损伤相关的其他器官功能衰竭
5	致命	因中药药源性肝损伤死亡，或需接受肝移植才能存活

（五）药物临床试验中肝损伤严重程度的评估

严重肝损伤可能导致新药临床试验失败。海氏法则（Hy's Law）是药物临床试验中严重肝损伤预后评估的重要手段。符合海氏法则的病例大约有10%可发展为致死性肝损伤。海氏法则的病例应满足以下3项条件：

1.该药引起肝细胞型损伤，患者血清ALT（或AST）升高 ≥ 3 × ULN；

2.患者同时出现血清TBil升高 > 2 × ULN，但无胆道阻塞的证据（血清ALP升高）；

3.可排除其他导致血清ALT（或AST）和TBil同时升高的原因。

根据美国食品药品管理局（FDA）经验，在药物临床试验中出现1例海氏法则病例，则需高度警

指导原则

惕其发生致死性肝损伤的风险；如出现2例海氏法则病例，则强烈提示该药在扩大人群使用时，极有可能将发生致死性肝损伤。临床应用海氏法则评估时，可采用美国FDA推荐的eDISH软件辅助判断。

六、中药药源性肝损伤因果关系的系统评估

因果关系评估是中药药源性肝损伤临床评价的关键，也是中药药源性肝损伤风险防控的基础。在本指导原则中，中药药源性肝损伤因果关系评估包括三个层级：一是肝损伤与药物的关系；二是肝损伤与中药的关系；三是肝损伤与某种中药的关系。

（一）中药药源性肝损伤因果关系的评估方法和标准

根据《中药新药临床研究一般原则》，结合中药药源性肝损伤的特点和中药新药研发需求，参照中华中医药学会《中草药相关肝损伤临床诊疗指南》，建议中药药源性肝损伤因果关系评估采取以下策略和方法，具体流程见图示。也可采用RUCAM评分量表（参见本指导原则附表2）对中药与药源性肝损伤之间的因果相关程度进行评估。

1. 肝脏生化实验异常，且可排除非药物性致肝损伤病因（参见本指导原则"鉴别诊断"部分）。肝脏生化指标异常的判断参考药源性肝损伤的生化学标准，即出现以下任一情况：① $ALT \geq 5 \times ULN$；② $ALP \geq 2 \times ULN$，特别是伴有 5'-核苷酸酶或 GGT 升高且排除骨病引起的 ALP 升高；③ $ALT \geq 3 \times ULN$ 且 $TBil \geq 2 \times ULN$。

应注意两种情况：第一，并非所有的药物性或中药肝损伤患者的 ALT 均大于 $5 \times ULN$。在中药新药临床试验中，若患者出现 $ALT \geq 3 \times ULN$，尤其是伴有 TBil 升高、INR 升高和/或明显的临床症状，且肝脏生化指标异常与服药或停药时序关系合理，并可排除其他非药物性致肝损伤病因时，应考虑药源性肝损伤的可能性。第二，$3 \times ULN \leq ALT < 5 \times ULN$ 时，若不伴有 TBil、INR 的异常及乏力、食欲减退等临床表现，则应动态观察 ALT 水平变化，若能自行恢复正常，则提示为机体对中药的"适应性反应"，而非典型的药源性肝损伤。

2. 患者陈述有可疑损肝中药应用史且时序关系合理，同时评估其他联合或序贯用药与肝损伤的因果关系。应充分注意患者有时并不会向医生或研究者报告全部服药情况，特别是非处方药、中草药、验方偏方、保健品等，故应仔细询问。用药史调查的时间跨度应从肝损伤发生到之前的6个月及以上。联合用药既要考虑药物种类、用法用量，还要考虑联合用药的起止日期与肝损伤是否有合理的时序关系。推荐使用《中药药源性肝损伤调查报告表》（参见本指导原则附表1）进行服药史采集。

3. 能够获取并核实可疑损肝中药，同时排除中药质量问题、用药差错等。核实所评估中药及其相关资料，包括余留中药及其生产供应商名称、批准文号、生产批号、产品说明书等。中药质量检测包括基原鉴定、质量合格性检测，排除中药混伪品以及外来有害物质污染、非法化学添加物等。排除用药差错包括处方差错、配方差错、给药差错等。

4. 能够从患者血清、尿液、肝脏组织或毛发等生物标本中检测出可疑损肝中药的原型成份和/或代谢产物。在中药新药临床试验中，疑似损肝中药为临床试验中药，且可确定受试者按要求服用了所评价的中药时，可免做生物标本中原型成份和/或代谢产物检测。

5. 获取实验室和临床再评价证据。采用多种毒理学和组学等手段，包括关联临床病证的中药安全性评价模型和方法，获得实验室再评价证据；采用前瞻性和回顾性临床研究，结合临床生物标本分析，获得临床再评价证据。

6. 发生再激发反应。药物再激发反应阳性是可靠的药源性肝损伤因果关系临床评价依据，但再激发反应阴性不能作为排除药源性肝损伤的证据。

依据以上6项评估内容，可将中药药源性肝损伤因果关系评估分为五级：排除、可疑、可能、很可能、肯定，评估标准如下：

- 可疑：（1）+（2）；

- 可能：可疑 +（3）；
- 很可能：可能 +（4）；
- 肯定：很可能 +（5）或（6）；可能 +（5）或（6）；
- 以下情况因果关系评估为"排除"：肝损伤的因果关系可归因于明确的非药物性致病因素；肝损伤发生与所评估中药的服药时间顺序关系不合理；肝损伤的因果关系可归因于所评估中药以外的其他药物。

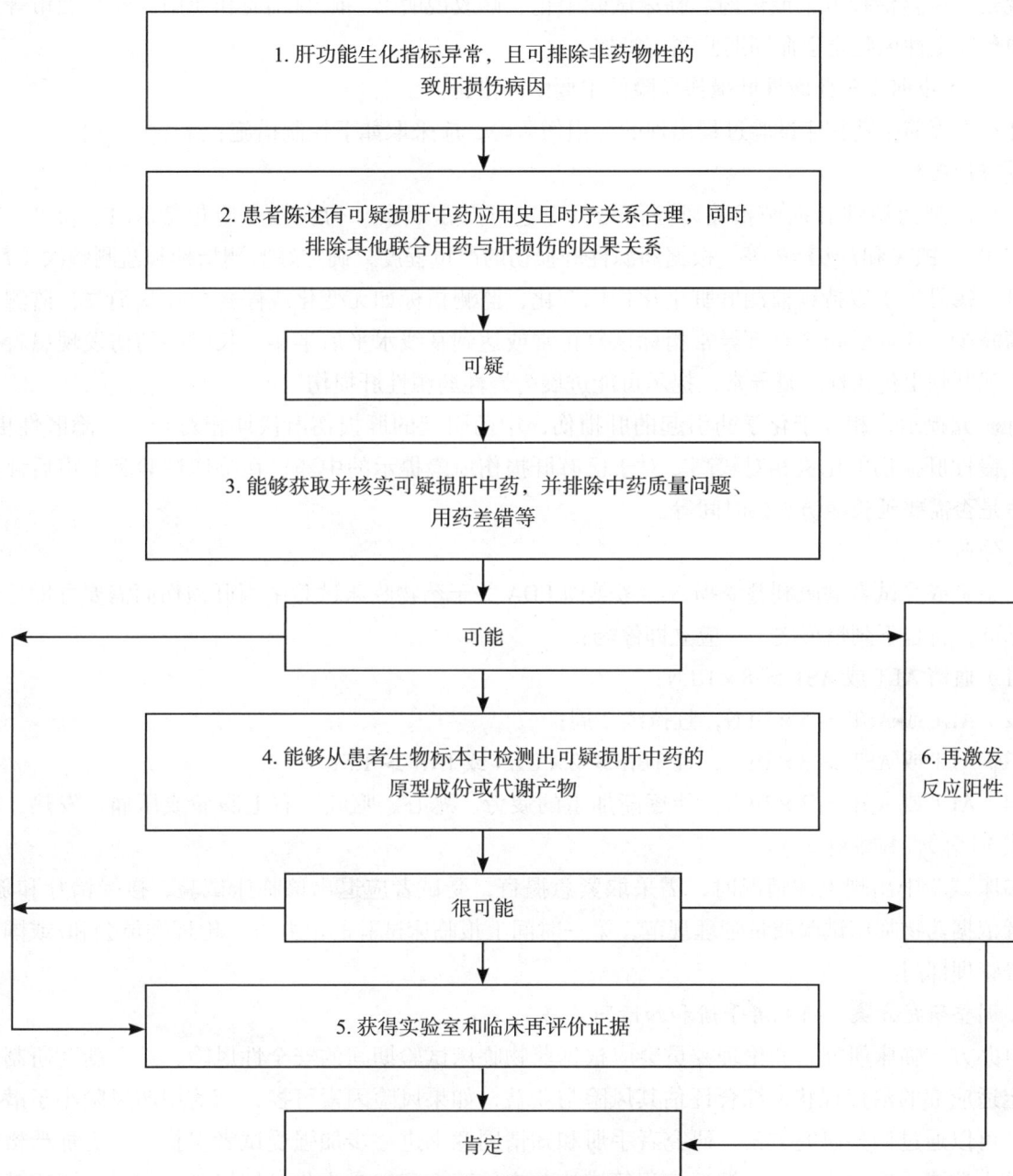

图 中药药源性肝损伤因果关系评估流程

（二）中药药源性肝损伤因果关系评估报告的基本要求

中药药源性肝损伤的因果关系评估报告包括两部分：

1. 肝损伤诊断结论，如诊断命名、临床类型、病程、严重程度分级等；

2. 肝损伤与中药的因果关系评估结论，如损肝中药名称及因果关系评估结果等。应准确记录损肝中药名称、组成等信息，如中药材、中药饮片或中药配方颗粒应记录名称及用量，中药汤剂应记录药味组成和配比，中成药或相关制剂应记录其产品信息及企业信息。

七、中药药源性肝损伤的风险防控

对有肝损伤风险的中药，根据其临床治疗价值以及肝损伤发生率或报告例次、损伤程度、临床分型、预后情况等，结合患者体质、治疗目的、可替代药物情况等，开展临床和实验室再评价，进一步确证肝损伤风险信号和肝损伤类型，阐明易感人群、风险物质、损伤机制及影响因素，系统考察中药风险与获益情况。针对中药上市前和上市后的特点及要求，分别制定其风险控制措施，包括密切观察、调整治疗方案或停药、临床试验中止、修改说明书、限制流通和使用、药品撤市等，以实现中药安全性风险全生命周期监测与管控。

（一）上市前中药药源性肝损伤风险的主要防控措施

针对上市前中药临床试验过程出现的肝损伤风险，应采取如下控制措施：

1. 密切观察

一旦出现药源性肝损伤相关风险信号，应进行严密观察，初次检查应包括 ALT、AST、ALP、GGT、TBil、PTA 和/或 INR 等。根据药源性肝损伤的严重程度，确定好监测指标和监测频次（每周、每半月、每月等）以持续监测肝脏生化指标变化，监测指标如无变化或停药后症状消失，监测频次可酌情减少。建议随访至全部异常指标恢复正常或达到基线水平后半年。长时间随访发现患者在停药后出现肝脏生化指标反复异常，提示可能进展为慢性药源性肝损伤。

有研究提示，相较于化学药引起的肝损伤，中药引起的肝损伤潜伏期相对较长，隐匿性更强，且发生慢性肝损伤的比例相对较高。对于已有肝损伤风险提示的中药，在临床试验和上市后评价中应考虑是否需要延长随访观察时间等。

2. 停药

当患者或受试者健康利益受损，参考美国 FDA 关于药物临床试验中因肝损伤而需要立即停药的建议标准，符合下列情形之一，应立即停药：

（1）血清 ALT 或 AST $> 8 \times$ ULN；

（2）ALT 或 AST $> 5 \times$ ULN，且持续 2 周；

（3）ALT 或 AST $> 3 \times$ ULN，且 TBil $> 2 \times$ ULN 或 INR > 1.5；

（4）ALT 或 AST $> 3 \times$ ULN，伴逐渐加重的疲劳、恶心、呕吐、右上腹痛或压痛、发热、皮疹和（或）嗜酸性粒细胞 $> 5\%$。

临床试验中出现上述情况时，需采取紧急揭盲，受试者应退出该临床试验，接受治疗和随访。研究者依据药物临床试验质量管理规范，第一时间上报临床试验的申办方、伦理委员会和/或国家药品监督管理部门。

3. 调整研究方案、研究者手册和知情同意书

申办方、临床研究者和伦理委员会应根据药物临床试验期间的安全性风险，结合新药研制前景和拟定适应症的治疗现状，综合评估其风险与获益，如果风险因素可控，当前用药风险小于潜在获益时，可以通过调整研究方案、研究者手册和知情同意书进一步加强受试者保护，如更加严格地限制受试人群或采取减小剂量、缩短疗程等措施改变给药方案以最小化已知风险。同时，还应基于所暴露出的风险信号，及时完善研究者手册和知情同意书，提请所有临床研究者和即将参加临床试验的受试者注意临床试验期间的可能风险。申办方应将调整后的研究方案、研究者手册和知情同意书及时上报国家药品审评机构备案。

4. 中止临床试验

当中药药源性肝损伤程度较重和/或发生频次较高，对受试者的健康可能造成严重损害时，建议申办方、临床研究者、伦理委员会等相关机构，可结合新药研制前景和拟定适应症的治疗现状，综合评估其风险与获益。当风险大于潜在获益时应及时中止该临床试验。国家药品审评机构也会根据

药物研发期间的安全性监测情况，责令研制者立即中止新药临床试验。

（二）上市后中药药源性肝损伤风险的主要防控措施

中药新药上市后使用人群广泛，用药情况复杂，建议药品上市许可持有人、药品生产企业、药品经营企业等参照《药品不良反应报告和监测管理办法》（卫生部令第 81 号），针对临床前安全性评价和/或新药上市前临床试验中出现的肝损伤风险信号，进行大规模人群观察与确认。针对新药上市前临床试验周期短、风险信号未充分暴露的不足，可通过上市后长时间和大规模人群监测，收集其可能的肝损伤风险信号，并及时确认信号和处置风险。对于上市后中药，还应加强中药质量安全性控制、临床合理用药指导等。上市后中药药源性肝损伤风险防控措施主要如下：

1. 避免超药品说明书使用

中药新药上市后，应避免超适应症使用、超剂量使用、超疗程使用以及超人群用药。尤其应注意特殊人群（妊娠期妇女、儿童、老年人等）以及超临床试验受试者年龄范围人群的用药安全性风险。此外，要注意防止用药差错。

2. 开展安全性相关的上市后评价与研究

针对确有肝损伤风险的中药，药品上市许可持有人、生产经营企业等应持续开展药品不良反应监测，并按规定及时上报。药品安全监管部门必要时可采取重点监测和抽查的办法，全面了解中药药源性肝损伤发生情况，评估其风险与获益；结合实验室研究，开展中药药源性肝损伤特定易感人群、风险物质、损伤机制等研究，制定降低中药药源性肝损伤风险的措施，修改和完善上市后风险管理计划。相关风险信息和防控措施应尽可能地在中药研发、生产、使用、经营、监管等机构和个人及患者之间实现共享。

3. 修改药品说明书

当该药的获益大于风险时，最常见的风险管理手段是修改药品说明书，增加药品可能导致肝损伤的高风险人群、临床表现及严重程度等相关信息，并建议对用药者进行定期或不定期的肝功能监测。对于明确可诱发肝损伤的药品，视其肝损伤发生率或频次、严重程度，在其药品说明书中增加必要的警示，并制定相应的风险预防措施，如加强医护人员、药师或患者对风险产品的安全性教育，以增强风险意识。

4. 限制使用

针对已明确可诱发肝损伤的中药，根据其发生率或频次、严重程度、预后情况、可替代药物、风险与获益情况等，可修订产品的风险控制措施，采取限制使用（如限制医生处方权、药师施药权等）的方法，以控制医疗机构或人群使用这类药品时可能引起的风险。

5. 暂停生产销售或直接撤市

如果发生严重药品不良事件，通过上述措施依然不能有效解决药品安全性风险，且该产品从市场退出不会明显影响到相关适应症领域的治疗现状，国家药品监管机构可以依法暂停其生产销售或直接取缔产品批准文号。

附表 1

中药药源性肝损伤调查报告表

ID:_____ 本次是第 __ 次因服用药物不适入院就诊				
填写日期:_____年_____月_____日				
姓名_____ 性别_____ 年龄_____ 体重指数 BMI_____				
您近六个月是否因为某种疾病或者某些原因服用药物或保健品:□否　　□是,请填写下表				
药物或保健品名称	①	②	③	④
购药来源 (医院或诊所请在对应的等级/种类打"√")	□医院:三级　二级　一级　不详 □诊所:个体　特色　不详 □药店	□医院:三级　二级　一级　不详 □诊所:个体　特色　不详 □药店	□医院:三级　二级　一级　不详 □诊所:个体　特色　不详 □药店	□医院:三级　二级　一级　不详 □诊所:个体　特色　不详 □药店
基础疾病 (或用药原因)				
开始服用时间	___年___月___日	___年___月___日	___年___月___日	___年___月___日
最后一次服用时间	___年___月___日	___年___月___日	___年___月___日	___年___月___日
总服用时间(天)				
是否服药到本次就诊	□是　□否	□是　□否	□是　□否	□是　□否
用法	□口服　□注射 □外用	□口服　□注射 □外用	□口服　□注射 □外用	□口服　□注射 □外用
用量	___/次,___次/日	___/次,___次/日	___/次,___次/日	___/次,___次/日
第一次出现不适的时间	___年___月___日	___年___月___日	___年___月___日	___年___月___日
从服药起到发病的时间				
出现什么不适 (请描述,如恶心、呕吐等)				
有无药物相关的皮疹	□有　□无	□有　□无	□有　□无	□有　□无

停药后不适是否改善	□是　　□否	□是　　□否	□是　　□否	□是　　□否
是否向主管医师提供相关物品，如有请打"√"	□余留药物 □药物说明书 □处方　□药盒包装 □当地就诊病历复印件	□余留药物 □药物说明书 □处方　□药盒包装 □当地就诊病历复印件	□余留药物 □药物说明书 □处方　□药盒包装 □当地就诊病历复印件	□余留药物 □药物说明书 □处方　□药盒包装 □当地就诊病历复印件
药物与肝损伤因果关系判断	□排除　　□可疑 □可能　　□很可能 □肯定	□排除　　□可疑 □可能　　□很可能 □肯定	□排除　　□可疑 □可能　　□很可能 □肯定	□排除　　□可疑 □可能　　□很可能 □肯定
诊断名称		临床类型		
病程	□急性　　□慢性	疾病严重程度	□0级　　□1级　　□2级　　□3级 □4级　　□5级　　□6级	
RUCAM 评分		临床转归	□痊愈　　□转为慢性　　□死亡	

附表 2

RUCAM 因果关系评分表

计分项目	肝细胞型		胆汁淤积型或混合型		分值
	初次用药	非初次用药	初次用药	非初次用药	
服药至起病时间 停药至起病时间	5d–90d ＜5d 或＞90d ≤15d	1d–15d　+2 ＞15d　+1 ≤15d　+1	5d–90d ＜5d 或＞90d ≤30d	1d–90d　+2 ＞90d　+1 ≤30d　+1	
停药后病程	ALT 自峰值的降幅 8d 内下降≥50%ULN　+3 30d 内下降≥50%ULN　+2 ＞30d 后下降≥50%ULN　0 ＞30d 后下降＜50%ULN　−2		ALP 或胆红素自峰值的降幅 ＜180d 内下降≥50%ULN　+2 ＜180d 内下降＜50%ULN　+1 持续存在或升高或无资料　0		
危险因素	有饮酒　+1 无饮酒　0		有饮酒或妊娠　+1 无饮酒或妊娠　0		
年龄（岁）	≥55　+1 ＜55　0		≥55　+1 ＜55　0		
其他药物	无合并用药或缺少相关资料　0 有合并用药且时间有提示性　−1 肝毒性药物且时间有提示性　−2 有其他致肝损伤证据的药物　−3 （如再刺激反应阳性）		无合并用药，或缺少相关资料　0 有合并用药且时间有提示性　−1 肝毒性药物且时间有提示性　−2 有其他致肝损伤证据的药物　−3 （如再刺激反应阳性）		
其他原因	完全排除组Ⅰ＊及组Ⅱ＊＊　+2 完全排除组Ⅰ　+1 排除组Ⅰ中 4–5 项　0 排除组Ⅰ中不足 4 项　−2 非药物性因素高度可能　−3		完全排除组Ⅰ＊及组Ⅱ＊＊　+2 完全排除组Ⅰ　+1 排除组Ⅰ中 4–5 项　0 排除组Ⅰ中不足 4 项　−2 非药物性因素高度可能　−3		
既往信息	药签中有相关记载　+2 有文献报告，但药签中无说明　+1 未知　0		药签中有相关记载　+2 有文献报告，但药签中无说明　+1 未知　0		
药物再刺激	阳性　+3 可疑阳性　+1 阴性　−2 未做或无法判断　0		阳性　+3 可疑阳性　+1 阴性　−2 未做或无法判断　0		
总分					
判断标准：＞8 极有可能；6–8 很可能有关；3–5 可能有关；1–2 可能无关；≤0 无关					

注：此表格修改自 Reliability of the Roussel Uclaf Causality Assessment Method for assessing causality in drug – induced liver injury.2008.

＊组Ⅰ包括 HAV、HBV、HCV（急性）、胆道梗阻、酗酒、新近发生过低血压（休克肝）；

＊＊组Ⅱ包括：自身免疫性肝病、CMV、EBV、疱疹病毒感染。

参考文献

1. 国家食品药品监督管理总局《中药新药临床研究一般原则》. 2015.

2. 中华人民共和国卫生部.《药品不良反应报告和监测管理办法》(卫生部令第 81 号), 2011.

3. 国家药典委员会. 中华人民共和国药典临床用药须知. 中国医药科技出版社. 北京, 2010.

4. 中华医学会《药物性肝损伤诊治指南》. 2015.

5. 中华中医药学会《中草药相关肝损伤临床诊疗指南》. 2016.

6. 中华中医药学会《中药品质评价方法指南》. 2017.

7. U.S. Department of Health and Human Services, Food and Drug Administration, Center for Drug Evaluation and Research (CDER), Center for Biologics Evaluation and Research (CBER).Guidance for industry drug-induced liver injury: Premarketing clinical evaluation.2009.

8. U.S. Department of Health and Human Services, Food and Drug Administration, Center for Drug Evaluation and Research (CDER), Center for Biologics Evaluation and Research (CBER).Guidance for industry good pharmacovigilance practices and pharmacoepidemiologic assessment.2005.

9. U.S. Department of Health and Human Services, Food and Drug Administration, Center for Drug Evaluation and Research (CDER), Center for Biologics Evaluation and Research (CBER).Guidance for industry postmarketing studies and clinical trials-implementation of section 505 (o)(3) of the Federal Food, Drug, and Cosmetic Act.2011.

10. Björnsson ES, Bergmann OM, Björnsson HK, et al. Incidence, presentation, and outcomes in patients with drug-induced liver injury in the general population of Iceland. Gastroenterology, 2013, 144 (7): 1419-1425.

11. Miguel A, Azevedo LF, Araújo M, Pereira AC. Frequency of adverse drug reactions in hospitalized patients: a systematic review and meta- analysis. Pharmacoepidemiol Drug Saf, 2012, 21 (11): 1139-1154.

12. Larrey D. Epidemiology and individual susceptibility to adverse drug reactions affecting the liver. Semin Liver Dis, 2002, 22 (2): 145-155.

13. 许建明. 全国多中心急性药物性肝损伤住院病例调研分析. 中华消化杂志, 2007, 27 (7): 439-442.

14. 钱英, 王秀娟. 肝病中医治疗合理用药与常用中药肝损伤. 人民卫生出版社. 北京, 2008.

15. 陈成伟, 马洪年, 傅青春, 等. 药物与中毒性肝病. 上海科学技术出版社. 上海, 2013.

16. 刘成海, 朱春雾. 中草药相关药物性肝损伤的流行特点、主要原因与诊断评估. 临床肝胆病杂志, 2017, 33 (5): 829-832.

17. 娄玮蒨, 陈成伟. 药物性肝损伤诊断与风险评估最新进展. 肝脏, 2017, 22 (9): 774-778.

18. 朱云, 李永纲, 王蓁, 等. 595 例中药导致肝损伤临床特征分析. 中西医结合杂志, 2016, 36 (1): 44-48.

19. Zhu Y, Niu M, Chen J, et al. Comparison between Chinese herbal medicine and western medicine-induced liver injury of 1985 patients. J Gastroenterol Hepatol, 2016, 31 (8): 1476-1482.

20. Zhang P, Ye YA, Yang XZ, Jiao Y. Systematic review on Chinese Herbal Medicine induced liver injury. Evid Based Complement Alternat Med, 2016: 3560812.

21. Miguel A, Azevedo LF, Araújo M, Pereira AC. Frequency of adverse drug reactions in hospitalized patients: a systematic review and meta- analysis. Pharmacoepidemiol Drug Saf, 2012, 21 (11): 1139-1154.

22. 王伽伯, 李春雨, 朱云, 等. 基于整合证据链的中草药肝毒性客观辨识与合理用药: 以何首乌为例. 科学通报, 2016, 61 (9), 971-980.

23. 何婷婷, 宫嫚, 白云峰, 等. 2 种药物性肝损伤诊断指南的应用分析. 中国中药杂志, 2016,

指导原则

41（16）：3096-3099.

24. 柏兆方，高源，左晓彬，等．免疫调控与特异质型药物性肝损伤发生机制研究进展．药学学报，2017，52（7）：1019-1026.

25. Bjornsson ES. Epidemiology and risk factors for idiosyncratic drug-induced liver injury. Semin Liver Dis, 2014, 34（2）：115-122.

26. Chalasani NP, Hayashi PH, Bonkovsky HL, et al. ACG Clinical Guideline：the diagnosis and management of idiosyncratic drug-induced liver injury. Am J Gastroenterol, 2014, 109（7）：950-967.

27. Andrade RJ, Lucena MI, Kaplowitz N, et al. Outcome of acute idiosyncratic drug-induced liver injury：long-term follow-up in a hepatotoxicity registry. Hepatology, 2006, 44（6）：1581-1588.

28. Pais R, Rusu E, Ratziu V. The impact of obesity and metabolic syndrome on chronic hepatitis B and drug-induced liver disease. Clin Liver Dis, 2014, 18（1）：165-178.

29. Amin MD, Harpavat S, Leung DH. Drug-induced liver injury in children. Curr Opin Pediatr, 2015, 27（5）：625-633.

30. Lucena MI, Andrade RJ, Kaplowitz N, et al. Phenotypic characterization of idiosyncratic drug-induced liver injury：the influence of age and sex. Hepatology, 2009, 49（6）：2001-2009.

31. Wang JB, Zhao HP, Zhao YL, et al. Hepatotoxicity or hepatoprotection Pattern recognition for the paradoxical effect of the Chinese herb Rheum palmatum L.in treating rat liver injury. PLoS One, 2011, 6（9）：e24498.

32. Li CY, Niu M, Bai ZF, et al. Screening for main components associated with the idiosyncratic hepatotoxicity of a tonic herb Polygonum multiflorum. Front Med, 2017, 11（2）：253-265

33. He LZ, Yin P, Meng YK, et al. Immunological synergistic mechanisms of trans-/cis-stilbene glycosides in Heshouwu related idiosyncratic liver injury. Sci Bull, 2017, 62（11）：748-751.

34. Xing XY, Zhao YL, Kong WJ, et al. Investigation of the "dose-time-response" relationships of rhubarb on carbon tetrachloride-induced liver injury in rats. J Ethnopharmacol, 2011, 135（2）：575-581.

35. Chalasani N, Regev A. Drug-induced liver injury in patients with preexisting chronic liver disease in drug development：How to identify and manage? Gastroenterology, 2016, 151（6）：1046-1051.

36. Clarke JI, Dear JW, Antoine DJ. Recent advances in biomarkers and therapeutic interventions for hepatic drug safety – false dawn or new horizon? Expert Opin Drug Saf, 2016, 15（5）：625-634.

37. Zhang L, Wong LY, He Y, Wong IC. Pharmacovigilance in China：current situation, successes and challenges. Drug Saf, 2014, 37（10）：765-770.

38. Nicoletti P, Aithal GP, Bjornsson ES, et al. Association of liver injury from specific drugs, or groups of drugs, with polymorphisms in hla and other genes in a genome-wide association study. Gastroenterology, 2017, 152：1078-1089.

39. Tan EH, Low EXS, Dan YY, et al. Systematic review and meta-analysis of algorithms used to identify drug-induced liver injury（DILI）in health record databases.Liver Int, 2017, Doi：10.1111/liv.13646.

40. 国家食品药品监督管理总局．《中药、天然药物急性毒性研究技术指导原则》．2007.

41. 国家食品药品监督管理总局．《中药、天然药物长期毒性研究技术指导原则》．2007.

42. 江振洲，王欣之，孙丽新，等．中药毒性评价的技术方法与应用．药学进展，2013，37（11）：545-547.

43. 王伽伯，崔鹤蓉，柏兆方，等．精准医学下的中药安全性评价策略和方法：病证毒理学．药学学报，2016，51（11）：1681-1688.

44. 王伽伯，张乐，郭玉明，等．中药药源性肝损伤因果关系的评价策略和方法．药学学报，2018.

45. 肖小河．药源性疾病及其风险防控．药学进展，2018，42（3）：161-163.

46. Ayako Suzuki, Elizabeth M.Brunt, David E.Kleiner, et al. The use of liver biopsy evaluation in

discrimination of idiopathic autoimmune hepatitis versus drug–induced liver injury. Hepatology, 2011, 54（3）: 931–939.

47. Danan G , Benichou C. Causality assessment of adverse reactions to drugs——I. A novel method based on the conclusions of international consensus meetings: application to drug induced liver injuries. J Clin Epidemiol, 1993, 46（11）: 1323–1330.

48. Kullak–Ublick GA, Andrade RJ, Merz M, *et al*. Drug–induced liver injury: recent advances in diagnosis and risk assessment. Gut, 2017, 66（6）: 1154–1164.

49. Shahbaz O, Mahajan S, Lewis JH. Highlights of drug – and herb– induced liver injury in the literature from 2016: how best to translate new information into clinical practice? Expert Opin Drug Metab Toxicol, 2017, 13（9）: 935–951.

50. Cho JH, Oh DS, Hong SH, *et al*. A nationwide study of the incidence rate of herb–induced liver injury in Korea. Arch Toxicol, 2017, 91（12）: 4009–4015.

51. López–Gil S, Nuño–Lámbarri N, Chávez–Tapia N, *et al*. Liver toxicity mechanisms of herbs commonly used in Latin America. Drug Metab Rev, 2017, 49（3）: 338–356.

52. Valdivia–Correa B, Gómez–Gutiérrez C, Uribe M, Méndez–Sánchez N. Herbal medicine in Mexico: A cause of hepatotoxicity. Int J Mol Sci, 2016, 17（2）: 235.

53. Wang J, Ma Z, Niu M, *et al*. Evidence chain–based causality identification in herb–induced liver injury: exemplification of a well–known liver–restorative herb *Polygonum multiflorum*. Front Med, 2015, 9（4）: 457–467.

54. Raschi E, De Ponti F. Drug–and herb–induced liver injury: Progress, current challenges and emerging signals of post–marketing risk. World J Hepatol, 2015, 7（13）: 1761–1771.

55. Medina–Caliz I, Garcia–Cortes M, Gonzalez–Jimenez A, *et al*. Herbal and Dietary Supplement-induced liver injuries in the Spanish DILI registry. Clin Gastroenterol Hepatol, 2018, pii: S1542–3565（18）30010–7.Doi: 10.1016/j.cgh.2017.12.051.

56. Vega M, Verma M, Beswick D, *et al*. The incidence of drug– and Herbal and Dietary Supplement-induced liver injury: Preliminary findings from gastroenterologist–based surveillance in the population of the state of Delaware. Drug Saf, 2017, 40（9）: 783–787.

57. Navarro VJ, Khan I, Björnsson E, *et al*. Liver injury from herbal and dietary supplements. Hepatology, 2017, 65（1）: 363–373.

58. Farah MH, Edwards R, Lindquist M, *et al*. International monitoring of adverse health effects associated with herbal medicines. Pharmacoepidemiol Drug Saf, 2000, 9（2）: 105–112.

59. Suzman DL, Pelosof L, Rosenberg A, *et al*. Hepatotoxicity of immune checkpoint inhibitors: An evolving picture of risk associated with a vital class of immunotherapy agents. Liver Int, 2018, 10.1111/liv.13746.

60. Dakhoul L, Ghabril M, Chalasani N. Drug–induced chronic liver injury. J Hepatol, 2018, pii: S0168–8278（18）30004–7.Doi: 10.1016/j.jhep.2018.01.001.

61. Jing J, Teschke R. Traditional Chinese Medicine and herb–induced liver injury: Comparison with drug–induced liver injury. J Clin Transl Hepatol, 2018, 6（1）: 57–68.

62. Church RJ, Kullak–Ublick GA, Aubrecht J, et al. Candidate biomarkers for the diagnosis and prognosis of drug–induced liver injury: An international collaborative effort. Hepatology, 2018, Doi: 10.1002/hep.29802.

63. Wang JB, Zhu Y, Bai ZF, et al. Guidelines for the diagnosis and management of herb–induced liver injury. Chin J Integr Med, 2018, Doi: 10.1007/s11655–018–3000–8.

指导原则

中药新药用于肠易激综合征临床研究技术指导原则

（2017 年第 217 号　2017.12.18）

一、概述

肠易激综合征（Irritable bowel syndrome，IBS）是一种功能性肠病，表现为反复发作的腹痛，与排便相关或伴随排便习惯改变。典型的排便习惯异常可表现为便秘、腹泻或便秘与腹泻交替，有时可有腹胀、腹部膨胀的症状。这些症状的病理生理基础尚未完全明确，相关的病理生理学机制包括中枢对感觉的处理异常、内脏高敏感、胃肠道动力障碍、肠道微生态失调、免疫功能紊乱、肠道通透性改变、心理障碍等。根据定义，该病的诊断还应排除肠道结构或生化异常。根据《罗马Ⅳ：功能性胃肠病/肠—脑互动异常》，将 IBS 分为腹泻型（IBS with predominant diarrhea，IBS-D）、便秘型（IBS with predominant constipation，IBS-C）、混合型（IBS with mixed bowel habits，IBS-M）及不定型（IBS unclassified，IBS-U）四种。

我国古代就有着与 IBS 症状类似的记载，如在元代《丹溪心法》有着"录食泻"的记载，其云"有脾气久虚，不受饮食者，食毕即肠鸣腹急，尽下所食物，才方宽快，不食则无事，俗名录食泻，经年不愈"；明代《万病回春》记载："食积泻者，腹疼甚而泻，泻后痛减，脉弦是也"。IBS 临床症状有腹痛、腹胀、腹泻、便秘、焦虑、失眠等，该病的类似症可能分布于中医学"腹痛""泄泻""便秘""郁证""脏躁"等疾病中。发病与饮食不节、情志不调、感受外邪或素体虚弱等有关。临床常见肝气乘脾证、脾胃虚弱证、脾肾阳虚证、脾胃湿热证、寒热夹杂证、肝郁气滞证及大肠燥热证等。

本指导原则用于指导中药治疗 IBS 临床研究的试验设计。此次指导原则在 IBS 概念、亚型及相关标准的制定等方面以罗马Ⅳ标准为主。由于 IBS 不同亚型临床表现及病理生理机制有一定的区别，故临床试验应分别设计观察。本指导原则重点针对 IBS-D、IBS-C 的临床试验设计，对 IBS-M、IBS-U 及针对多个亚型的研究仅做原则性的提示。研究者应根据相关法规与技术要求，结合中药的组方特点，临床前研究结果，确定目标药物的研究靶点，明确临床试验目的。根据试验目的及药物适应症特点，依据临床试验一般的原则，确定药物的安全性、有效性观察重点，进行临床试验设计。研究应以安全性和有效性为纲，贯穿整个目标适应症研究的始终，增强新药研究的科学性和可靠性。

二、临床研究要点

临床试验前应对研究药物的临床适应症、研究基础、研究背景、研究阶段以及疾病的特点和临床实际作充分的思考，在考虑临床试验难易程度和临床操作性的基础上，确定合理的临床试验目的。根据试验目的，设计科学、合理及可行的临床试验方案。临床试验设计应注重观察试验药品优于同类药物的作用特点，体现药物上市价值。

IBS 临床治疗的主要目的为改善临床症状及提高患者的生存质量。其临床主要定位可分为以下三个方面：

1. 定位于短期临床单一主要症状的缓解。根据临床亚型的不同，IBS 有腹泻型、便秘型、混合型及不定型，主要症状有腹痛、腹泻、便秘等，对 IBS 主要临床症状的改善有助于提高患者的生存质量。

2. 定位于针对 IBS 疾病的整体改善。对于 IBS-D 而言，应注重关注腹痛症状的缓解及排便性状的改善；对IBS-C而言，应注重关注腹痛症状的缓解及完全自主排便次数的改善。

3.定位于IBS的远期疗效（预防复发）。IBS作为一种功能性胃肠疾病，主要表现为反复发作的腹痛、难以控制的排便等症状造成的生活上的不便及心理上的影响，进而影响患者的生存质量。长程干预，预防复发是中医的特点和优势之一。

中医证候的关注点与现代医学有所不同，与临床症状有重合的部分，但能更多地体现中医的思维方式和视角，部分特异性症状的改善与生存质量关联性较大。

（一）诊断标准

1.西医诊断

目前国际上IBS最新的诊断标准是罗马Ⅳ标准，国内为中华医学会消化病学分会胃肠功能性疾病协作组、中华医学会消化病学分会胃肠动力学组共同制定的《中国肠易激综合征专家共识意见（2015）》标准。随着时间的推移，上述标准可能在细节上发生变化，临床试验中可根据情况，采用申报时的最新标准。

2.中医证候诊断

中医证候的选择应符合方证相应的原则。应按照权威、公认的原则，选择中医证候诊断标准，可参照中华中医药学会脾胃病分会、中国中西医结合学会消化系统疾病专业委员会或其他相关行业指南近期提出的标准。也可根据药物的特点、目标适应症特点，依据中医理论自行制定，但应提供科学性、合理性依据，并具有临床实际可操作性。部分亚型中医证候诊断标准如下：

（1）IBS-D

（a）肝气乘脾证

主症：①腹痛即泻，泻后痛缓；②发作与情绪变动有关。

次症：①肠鸣矢气；②胸胁胀满窜痛；③腹胀不适。

舌脉：舌淡红或淡暗，苔薄白；脉弦细。

证型确定：具备主症2项加次症1-2项，或主症第1项加次症3项，并参考舌脉进行诊断。

（b）脾胃虚弱证

主症：①餐后大便溏泻；②畏生冷饮食。

次症：①腹胀肠鸣；②易汗出；③食少纳差；④乏力懒言。

舌脉：舌质淡，或有齿痕，苔白；脉细弱。

证型确定：具备主症2项加次症2项，或主症第1项加次症3项，并参考舌脉进行诊断。

（c）脾肾阳虚证

主症：①黎明即泻；②腹部冷痛，得温痛减。

次症：①腰膝酸软；②大便或有不消化食物；③形寒肢冷。

舌脉：舌质淡胖，边有齿痕，苔白滑；脉沉细。

证型确定：具备主症2项加次症2项，或主症第1项加次症3项，并参考舌脉进行诊断。

（d）大肠湿热

主症：①腹痛即泻；②泄下急迫或不爽。

次症：①脘腹不舒；②渴不欲饮；③口干口粘；④肛门灼热。

舌脉：舌红，苔黄腻；脉滑数。

证型确定：具备主症2项加次症2项，或主症第1项加次症3项，并参考舌脉进行诊断。

（2）IBS-C

（a）肝郁气滞证

主症：①腹痛伴排便，大便干结难解；②每于情志不畅时便秘加重。

次症：①胸胁不舒；②腹痛腹胀；③嗳气频作，心情不畅时明显。

舌脉：舌质淡或暗淡，苔薄白；脉弦。

证型确定：具备主症2项加次症2项，或主症第1项加次症3项，并参考舌脉进行诊断。

（b）大肠燥热证

主症：①腹痛，或腹痛欲便但难解出；②大便干硬。

次症：①腹部胀痛，按之明显；②口干口臭。

舌脉：舌质红，苔黄少津；脉细数。

证型确定：具备主症2项或加次症2项，或主症第1项加次症2项，并参考舌脉进行诊断。

（3）IBS-M

寒热夹杂证

主症：①腹痛伴排便，腹泻便秘交作。

次症：①腹胀肠鸣；②口苦；③肛门下坠；④排便不爽。

舌脉：舌暗红，苔白腻；脉弦细或弦滑。

证型确定：具备主症1项加次症2项，并参考舌脉进行诊断。

（二）受试者选择

1. 纳入标准

根据试验目的、处方特点及临床前试验结果制定合适的纳入病例标准，包括IBS亚型、中医证候、病情严重程度、性别等。所有的病例选择应符合伦理学要求，并考虑临床结局有意义。应注意患者的年龄要求。一般要求所有患者均行结肠镜检查，必要时结合病理活检以排除肠道器质性疾病可能，结肠镜及病理检查的时间考虑在1年之内。

随着IBS诊断标准的变化，目前研究人群应当符合罗马Ⅳ标准或《中国肠易激综合征专家共识意见（2015）》中特定亚型的定义。另外，进入临床试验者应当有临床表现，且临床表现应当有足够的强度，以便于进行临床评价，得出可能的有临床意义的改善。

根据IBS-D、IBS-C主要疗效指标的组成，推荐的病情严重程度入组标准如下：

（1）IBS-D

腹痛强度：过去24小时中最严重的腹痛评分，每周平均值大于等于3分［11等级（0-10）的数字等级量表）］；同时，粪便性状：每周至少有2日至少1次粪便性状为Bristol粪便性状量表6型或7型。

（2）IBS-C

腹痛强度：过去24小时中最严重的腹痛评分，每周平均值大于等于3分［11等级（0-10）的数字等级量表）］；同时，排便频率：每周完全自主排便次数少于3次。

其他针对涉及多个亚型或某些特定症状的临床试验，研究强度的要求可适当参照上述要求制定。

2. 排除标准

排除标准需根据药物的特点、目标适应症的情况，考虑有效性、安全性及伦理学等因素合理制定。

一般而言，应注意排除：特定研究亚型之外的其他亚型（如特异性针对某一症状，如对腹痛的评价，同时涉及两个或以上的亚型等除外）；与本病症状可能相关的器质性病变；有影响消化道动力的全身疾病；正在或需要持续使用可能影响胃肠道功能的药物；合并精神疾病者等。

（三）中止／退出标准

IBS为功能性疾病，如出现误纳、严重不良反应或并发症、意外妊娠等情况时可考虑中止或退出。

（四）试验设计

对于IBS临床试验而言，应当符合随机、对照、盲法等临床试验设计要求。

尽管IBS的发生存在着共同的病理生理机制，但不同亚型间的病理机制仍存在着一定的差别。

临床除针对某一种特定临床症状的研究（如腹痛）外，应尽可能地根据临床亚型，独立设计临床试验，以观察有效性与安全性等内容。

（五）对照选择

IBS 临床试验中，对照主要有安慰剂对照及阳性药物对照。其中以安慰剂对照为基础，任何相关药物的评价中均应设计安慰剂对照。阳性对照药应为已知的有效药物，可在国家标准所收载的同类病证药物中择优选用。应选择经过严格临床试验验证，具有明确的安全性、有效性研究数据的药物。目前不建议单独设置阳性对照组，以后一旦确立标准药物治疗方案，可设置阳性对照组。即使标准药物已确立，安慰剂仍为最充分、最有决定性的对照。因此，同时设立安慰剂对照及阳性药物对照的"三臂试验"可能会在将来的药物研发中有所要求。

（六）疗程与观察时点设计

根据临床试验目的、药物处方特点和给药途径，设定合理的疗程和观察时点。

根据临床试验目的及定位不同，临床试验设计也有所区别。根据药物的药理作用和药效动力学早期试验结果决定是进行长期持续治疗还是短期间歇性治疗（或者如果条件成熟，两种方案均进行研究）。为了充分确定入选标准和排除标准，试验前期 10–14 天的导入期，应作为临床试验设计的一部分。在导入期内，仅用既定的应急药物缓解 IBS 症状。

1. 定位于短期临床单一主要症状的缓解——短期间歇性治疗。

短期间歇性治疗可评估研究药物对于 IBS 某特定单一症状的缓解效果。目前对疗程的暂定看法为：对单一症状进行评价，其疗程通常不少于 IBS 疾病治疗常规疗程的 1/2，但原则上其最低疗程不得少于 3 周。可根据药物的药理作用和目标人群，在试验中按需给药或维持给药。随访疗程当为该疗程的 2–3 倍，但不得少于 6 周。

在某些例外的情况下，譬如含有某些不宜长期服用的药物（如针对便秘症状的药物中含有蒽醌类药物），治疗周期的持续时间可根据药物的药理作用决定，该持续时间可以缩短，但应提供详实、可靠的依据以证明。此类药物除证明其缩短疗程的必要性之外，还应当提供此药物开发的必要性，尤其是与同类药物相比较。

2. 定位于 IBS 疾病的整体改善——中等疗程的治疗

通常认为疗程至少为 4–8 周是一个较为合理的研究区间，可根据药物的药理作用和目标人群，在试验中按需给药或维持给药。随访时间可为 2–3 月。

3. 定位于 IBS 的远期疗效，预防复发——长期持续治疗

长期持续性治疗方案应符合随机、双盲、安慰剂对照等设计要点。为了更好地评估长期疗效，考虑到脱落、反弹效应和安全性因素，综合选择恰当的试验设计和持续时间。目前认为试验持续时间应至少 6 个月，随访至少为 6 个月。

（七）有效性评价

1. 定位于短期临床单一主要症状的缓解

针对 IBS 某种主要症状的药物，对此症状（如腹痛、腹胀、腹部不适、排便急迫感等）应当作为主要结局指标进行界定。对主要症状的界定应当以药物的作用机理为参考，其他疗效指标作为次要疗效指标。对预期的单一结局指标而言，重要的、有临床意义的、变化的展示是药物得以批准的基础，同时要求其他的症状或体征并未恶化。

可参照的示例如：

有效者被定义为至少 50% 的观察期内满足以下疗效标准的患者。

（1）腹痛

（a）IBS-C

每周应答：过去 24 小时中最严重的腹痛评分，每周平均值比基线下降至少 30%；排便频率与基

线期相比未改变或有所改善。

（b）IBS-D

每周应答：过去 24 小时中最严重的腹痛评分，每周平均值比基线下降至少 30%；每周至少有 1 次 6 型或 7 型粪便性状的天数与基线相同或有所下降以及这些天 6 型或 7 型粪便次数保持不变或下降。

或采用每日应答：过去 24 小时中最严重的腹痛评分比基线至少下降 30%；当天每次排便的性状型别小于 5 或无排便。

（2）腹泻

IBS-D

应答者定义：至少有 1 次 6 型或 7 型粪便性状的天数较基线至少下降 50% 且腹痛强度未变或有所改善的患者。

（3）便秘

IBS-C

应答者定义：每周完全自主排便次数比基线增加 1 次或 1 次以上且腹痛强度未变或有所改善的患者。

可参照二分类结果测量指标的方法，对单一症状进行评价或对症状的减轻程度及频率的变化、症状消失时间、复发的次数、中位复发时间等进行评价，但上述内容仅推荐作为次要疗效评价指标。

2. 定位于针对 IBS 疾病的整体改善或预防复发

（1）主要结局指标

目前没有已验证的并广为接受的 IBS 临床终点结局评价方法。当前可用经过部分验证的分级/结果参数来评估主要症状。对于 IBS-D，主要包括腹痛强度及粪便性状评估，其中粪便性状的评估可参考 Bristol 粪便性状量表。对于 IBS-C，主要终点指标的两大组成部分为腹痛强度的评估和排便频率的评估（每周的完全自主排便次数）。对于 IBS 其他亚型和旨在治疗 2 种及其 2 种以上亚型的药物研发，仍推荐使用总体评价法。主要终点指标为有效率。

对于腹痛强度的评价，推荐使用 11 等级（0-10）的数字等级量表，由患者每天对"过去 24 小时中最严重的腹痛"进行分级。

有效者被定义为至少 50% 的观察期内满足以下疗效标准的患者。

（a）IBS-D：可采用每周应答或每日应答。

每周应答者定义：

①腹痛强度：过去 24 小时中最严重的腹痛评分，每周平均值比基线下降至少 30%；②粪便性状：每周至少有 1 次 6 型或 7 型粪便性状的天数较基线至少下降 50%。

每日应答者定义：

①腹痛强度：过去 24 小时中最严重的腹痛评分比基线至少下降 30%；②粪便性状：患者每次排便的性状型别小于 5 或无排便。

（b）IBS-C：①腹痛强度：过去 24 小时中最严重的腹痛评分，每周平均值比基线下降至少 30%；②排便频率：每周完全自主排便次数比基线增加 1 次或 1 次以上。

（c）IBS-M，IBS-U：有效者被定义为如采用 7 分制，则疗效整体评估最高有 2 级的改善；如采用 5 分制，则最高有 1 级的改善，同时根据腹痛分级标准，相比于基线腹痛至少改善 30%。

大多数评估都以每日情况为准（过去 24 小时内最严重腹痛，且一天一次大便），但排便频率改善标准则以一周情况为准。（b）的情况下应以每周的有效率为基础进行主要评估。（a）和（c）的情况下应以每天的有效率为基础进行主要评估。

为了应答者具有可评价性，应规定至少记录一定数量的主要终点的每周评估结果，低于此阈值的患者则为非应答者。

（2）次要结局指标

由于目前拟定的复合终点尚未得到充分验证，因此 IBS 次要终点被认为是主要终点的补充，通常是对主要终点起辅助作用。

可考虑的次要疗效评价指标有：症状分析、二分类结果测量指标、IBS-SSS、中医证候评价、生存质量评价、心理测评等，可结合临床试验药物的特点有针对性地选择使用。

（a）症状分析。对症状的详细、定量的分析（如程度、频率、消失时间、复发次数、中位复发时间等）可作为重要的次要疗效评价指标。也可参照二分类结果测量指标的方法，对单一症状进行评价。

（b）二分类结果测量指标。常见有明显减轻（adequate relief，AR）、明显缓解（satisfactory relief，SR）等。

（c）IBS-SSS 量表。IBS-SSS 量表的有效性、可靠性及对治疗的敏感性已得到了验证。其从腹痛的程度、腹痛的频率、腹胀的程度、排便满意度及对生活的影响 5 个方面计算总分。

（d）证候疗效评定标准。中医证候疗效为复合性指标，包括主症和次症共同积分的改变。应重视各指标的权重值的合理确定。需要注意证候诊断标准与证候评价标准的区别，两者不能完全等同。

过去研究中采用尼莫地平法进行证候疗效的判定。

国内有已开发的 IBS 中医证候量表，从肝郁脾虚、脾胃虚弱、脾肾阳虚等维度对 IBS 证候进行诊断及评价，具有良好的信度和效度。但其对某一特定中医证候评价价值仍有待于进一步确定。

在中药临床疗效评价中体现中医药治疗特色是理想的目标，广义的中医药特色的界定是中医药区别于现代医学所在，能解决现代医学不能解决的问题。但对中医药特色的界定不宜过于宽泛，如归结为某种普遍的证候的改善，此不利于中药新药特点的细化，影响药物的临床使用定位。不同中药组成不同，建议将中药新药的治疗特色归结到具体的主要症状上，且此症状在临床试验中应重点关注。

（e）生存质量评价标准。IBS 严重影响患者的生存质量，对 IBS 患者生存质量的测评量表包括疾病专用量表与普适性量表。常用的疾病专用量表有肠易激综合征生存质量量表（IBS-QOL），普适性的量表如 SF-36 等。但 IBS-QOL 量表及 SF-36 量表均需获得授权方可使用。

患者报告结局量表（Patient reported outcomes，PRO）是近些年来国外在健康相关的生存质量之上发展起来的评价指标。国内现有的可用于 IBS 临床疗效评价的 PRO 量表有"基于慢性胃肠疾病患者报告临床结局评价量表"，该量表以患者为中心，从全身症状、消化不良、反流、心理、排便、社会功能六个维度评价慢性胃肠疾病的干预效果，该量表具有良好的信度和效度。

（f）心理测评。IBS 发病与精神心理因素密切相关，对精神心理状态的测量常作为 IBS 临床疗效评价的辅助指标。临床常用的心理状态测评量表如焦虑自评量表（SAS）、抑郁自评量表（SDS）、汉密尔顿焦虑量表（HAMA）、汉密尔顿抑郁量表（HAMD）等，各个量表之间的繁简程度不一，部分量表需要一定的专业资格，研究中根据需要使用。

（八）安全性评价

由于 IBS 并没有生命危险，治疗干预措施的安全性比较重要。同时，由于 IBS 需要长时间的间歇或连续服药，因此，应尽可能长时间地收集药物安全性数据，以便对药物的安全性进行准确评估。对于长期连续服用的药物，应观察 6 个月的阳性治疗；而短期间歇服用的药物，治疗时间不同，但至少记录用药疗程 2-3 倍时间的观察结果。

除一般状况、生命体征（体温、脉搏、呼吸、血压）、血、尿、便常规，肝、肾功能和心电图等安全性指标外，应对用药处方进行分析，针对可能发生的不良反应重点观察。

（九）合并用药

研究期间应限制使用伴随用药。应避免使用有止痛作用的药物和其他作用于肠功能的药物。如有应急情况，在适当情况下可使用，并应详细记录。应明确规定和评估应急药物的疗效（和安全性）。在进入临床试验前，IBS 患者应有稳定的生活习惯和饮食习惯，并在整个试验过程中持续保持。

（十）试验的质量控制

申办方应当选择一种方式以便于评价每天的症状和体征，以便于患者在试验过程中每天评价他们的症状或体征（如症状日记、交互式语音应答系统等）。

对于需要主观评价的指标，质量控制至关重要。建议临床试验前对评价者进行一致性的培训。若在试验的某个阶段（如探索性试验阶段）未采取盲法设计，应着重注意保证评价者与数据分析者均处于盲态，降低偏倚性。

（十一）统计方法

应符合统计学的一般要求。病例数的设计应根据统计学和法规的要求计算。评价有效性时，申办方应当考虑两种不同的方式：两者间有效率的差异（此有效率当事先定义，并且疗效从临床考虑有意义）；两组间平均分的差异检验（或与基线的差异均值）。在多数情况下，一种有效的药物采用上述两种方法结果一致。

（十二）随访

IBS 有必要进行长期随访，以观察药物的长期治疗作用或维持缓解的作用。相关内容见"疗程与观察时点设计"。

（十三）其他

临床定位不同则难度不同，临床试验所需的资源也有差异，在药品研发过程中应充分考虑付出和获益之间的关系。

三、名词解释

导入期：受试者在进入临床试验前需有一个导入期。其目的在于消除已经服用类似药物的延迟作用和稳定基线水平。导入期的长短应根据试验目的、试验药物、适应病症或已进行药代动力学研究药物的半衰期来确定。导入期可使用安慰剂。

三臂试验：临床试验中，同时进行安慰剂和阳性药对照，采用三组平行对照的临床试验设计称为三臂试验。

四、附录（以下量表在草案征集阶段，尚未正式获得本病团体标准推荐，可参考使用。）

基于慢性胃肠疾病患者报告临床结局评价量表

尊敬的患者：您好！

　　临床治疗效果主要是由医生根据各种实验室检查和临床经验进行判定，但我们知道，一些治疗效果只有患者自己清楚，而且患者自觉症状评估可能提供更有价值的信息。将患者自身切实感受的评价与医生的判断相结合，能够使临床疗效的评价更加真实、准确，更有助于医生及时调整治疗方案。这份量表的目的就是让您自己来评价临床疗效。填写本量表大概需要十五分钟左右的时间，所涉及的个人信息我们将绝对保密。感谢您的支持与配合。

填表说明

　　请先填写一些基本信息，然后仔细阅读每一个条目，根据最近 2 周来您的实际情况，选择最适合的答案，在相应"□"内打"√"，需要您填写的内容，请在"＿＿＿"上写出。

基本信息

姓名：＿＿＿＿＿＿＿＿；性别：□男　□女；

出生日期：＿＿＿＿＿年＿＿＿月＿＿＿日；

联系电话：＿＿＿＿＿＿＿＿＿＿；

婚姻状况：□未婚　　□已婚　　□同居　　□分居　　□离异　　□丧偶；

学历：□小学　　□初中　　□高中或中专　　□大专　　□本科　　□研究生或以上；

职业：□工人　　□农民　　□行政管理　　□知识分子　　□服务行业　　□自由职业
　　　□其他；

所患疾病：□慢性浅表胃炎　　□慢性萎缩性胃炎　　□功能性消化不良
　　　　　□肠易激综合征　　□胃食管反流病　　□功能性便秘
　　　　　□消化性溃疡（胃和/或十二指肠）　　□其他＿＿＿＿＿＿＿＿＿

1. 您感到疲乏吗？

　□没有　　□偶尔　　□有时　　□经常　　□一直；

2. 您的睡眠不好吗？

　□没有　　□偶尔　　□有时　　□经常　　□一直；

3. 到了进餐时间，您仍然感觉不到饥饿吗？

　□没有　　□偶尔　　□有时　　□经常　　□一直；

4. 您的食欲好吗？

　□很好　　□轻微减退　　□明显减退　　□完全无食欲；

5. 您有口苦吗？

　□没有　　□偶尔　　□有时　　□经常　　□一直；

6. 您口中有异味吗？

　□没有　　□偶尔　　□有时　　□经常　　□一直；

7. 您感觉咽部疼痛或有异物感吗？

　□没有　　□偶尔　　□有时　　□经常　　□一直；

8. 您打嗝或嗳气吗？

　□没有　　□偶尔　　□有时　　□经常　　□一直；

9. 您反酸吗？

　　□没有　　□偶尔　　□有时　　□经常　　□一直；

10. 您烧心吗？

　　□没有　　□偶尔　　□有时　　□经常　　□一直；

11. 您有胸骨后烧灼感吗？

　　□没有　　□偶尔　　□有时　　□经常　　□一直；

12. 胸骨后烧灼感的程度如何？

　　□没有　　□很轻　　□中等　　□较重　　□很重；

13. 您有胸骨后疼痛或不适吗？

　　□没有　　□偶尔　　□有时　　□经常　　□一直；

14. 胸骨后疼痛或不适程度如何？

　　□没有　　□很轻　　□中等　　□较重　　□很重；

15. 您胃痛吗？

　　□没有　　□偶尔　　□有时　　□经常　　□一直；

16. 胃痛程度如何？

　　□没有　　□很轻　　□中等　　□较重　　□很重；

17. 您感觉胃胀满吗？

　　□没有　　□偶尔　　□有时　　□经常　　□一直；

18. 胃胀满程度如何？

　　□没有　　□很轻　　□中等　　□较重　　□很重；

19. 您感觉胃脘堵闷吗？

　　□没有　　□偶尔　　□有时　　□经常　　□一直；

20. 您有腹痛吗？

　　□没有　　□偶尔　　□有时　　□经常　　□一直；

21. 腹痛程度如何？

　　□没有　　□很轻　　□中等　　□较重　　□很重；

22. 您有腹胀吗？

　　□没有　　□偶尔　　□有时　　□经常　　□一直；

23. 腹胀程度如何？

　　□没有　　□很轻　　□中等　　□较重　　□很重

24. 您腹泻吗？

　　□没有　　□偶尔　　□有时　　□经常　　□一直；

25. 您便秘吗？

　　□没有　　□偶尔　　□有时　　□经常　　□一直；

26. 您有排完便还想排的感觉吗？

　　□没有　　□偶尔　　□有时　　□经常　　□一直；

27. 您排便有急迫感吗？

　　□没有　　□偶尔　　□有时　　□经常　　□一直；

28. 您排便困难吗？

　　□没有　　□有一点　　□有些　　□相当　　□非常；

29. 近来（最近 2 个月），您体重减轻了吗？

　　□没有　　□有一点　　□有些　　□相当　　□非常；

30. 您脾气急躁，容易发火吗？

□没有　　□有一点　　□有些　　□相当　　□非常；

31. 您精神紧张或焦虑吗？

□没有　　□有一点　　□有些　　□相当　　□非常；

32. 您对自己的疾病感到担心吗？

□没有　　□有一点　　□有些　　□相当　　□非常；

33. 您的健康状况限制了社会活动（如逛街、走亲访友）吗？

□没有　　□有一点　　□有些　　□相当　　□非常；

34. 患病影响了您在家庭中的地位或作用吗？

□没有　　□有一点　　□有些　　□相当　　□非常；

35. 患病影响您的工作了吗？

□没有　　□有一点　　□有些　　□相当　　□非常；

填表日期：_____ 年 ___ 月 ___ 日　　　　调查员签字：_____

量表使用说明

一、量表需由患者自行填写完成，避免缺项漏项，确保数据完整性；

二、以下情况，可由调查员逐条读量表内容给患者听，让患者自己评定，评定结果由调查员协助填写完成：

（一）书写障碍；

（二）文化程度低，不能理解或看不懂量表部分条目内容；

（三）其他情况造成无法自行填写者。

三、每次评定都应该一次完成，不允许间断，评定所需时间及评定日期需准确记录。

四、量表应答选项说明：

（一）条目 12、14、16、18、21、23 答案选项具体含义：

无：0 分，表示条目所问问题没有发生过；

轻度：1 分，表示条目所问问题程度很轻，不影响日常工作和生活；

中等：2 分，表示条目所问问题的程度中等，可以忍受，影响部分日常工作和生活；

较重：3 分，表示条目所问问题的程度较严重，不能忍受，影响日常工作和生活，需要休息；

很重：4 分，表示条目所问问题的程度很严重，完全不能进行日常工作和生活。

（二）条目 28-35 答案选项具体含义：

没有：0 分，表示条目所问问题根本没有发生过；

有一点：1 分，表示条目所问问题程度很轻；

有些：2 分，表示条目所问问题的程度中等；

相当：3 分，表示条目所问问题的程度较严重；

非常：4 分，表示条目所问问题的程度非常严重。

（三）条目 1-3、5-11、13、15、17、19、22、24、25-28 答案选项具体含义：

没有：0 分，表示条目所问问题没有发生过；

偶尔：1 分，表示条目所问问题偶尔有发生，但不经常；

有时：2 分，表示条目所问问题时有发生；

经常：3 分，表示条目所问问题常常发生；

指导原则

一直：4 分，表示条目所问问题一直持续存在。

五、前后两次填写的时间间隔为 2-3 周，最多不超过 4 周。

六、"胸骨后"位置如下图所示：

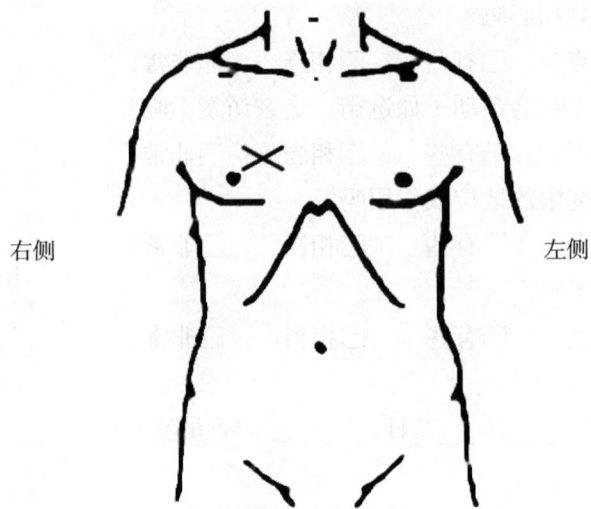

右侧　　　　　　　　　　　　　　　　左侧

七、量表填写的环境，尽量保证患者在独立空间、安静的环境下填写。

八、量表维度划分

	维度	条目数	条目	总分
1	反流	7	7、9、10、11、12、13、14	28
2	消化不良	7	6、8、15、16、17、18、19	28
3	全身状况	6	1、2、3、4、5、29	23
4	排便	9	20、21、22、23、24、25、26、27、28	36
5	心理	3	30、31、32	12
6	社会功能	3	33、34、35	12

中药新药用于功能性消化不良临床研究技术指导原则

（2017 年第 217 号　2017.12.18）

一、概述

功能性消化不良（functional dyspepsia，FD）是指胃和十二指肠功能紊乱引起的、经检查排除器质性疾病的一组临床综合征，主要症状包括：餐后饱胀、早饱感、中上腹痛、中上腹烧灼感，也可见到其他症状如上腹部胀气、嗳气、恶心、呕吐等。FD 分为上腹痛综合征和餐后不适综合征 2 个亚型。FD 可能的发病机制包括胃十二指肠运动功能紊乱、内脏感觉高敏、胃酸分泌增加、幽门螺杆菌感染、精神心理因素等。

FD 属于中医的"胃脘痛"和"胃痞"的范畴。本病多因感受外邪、饮食不节、情志失调、劳倦过度、禀赋不足，导致中焦气机阻滞，脾胃升降失调，运化功能失健。其病理表现多为本虚标实、虚实夹杂；本虚多为脾虚，标实多为气滞、湿阻等。

FD 治疗的主要目的是改善患者的症状，提高其生存质量。目前西医的治疗手段主要包括调整饮食和生活方式、抑制胃酸、促进胃肠动力、调节内脏敏感等。但近 1/3 的患者疗效不满意，症状反复。目前的临床研究资料显示，中药治疗可改善 FD 消化不良的症状，显示了良好的前景。

本指导原则旨在为针对功能性消化不良而开发的中药新药的临床研究提供建议和指导。需要特别说明的是，本指导原则所提出的要求，是目前专业领域内较为一致的看法和认识，但不能完全代替研究者的临床实践和思考。功能性消化不良患者的分型、临床表现、中医证候类型、治则治法等均各有不同，研究者应根据所研究药物自身的特点和临床定位，在临床前研究结果基础上，遵照药物临床试验质量管理规范（Good Clinical Practice，GCP）相关要求，以科学的精神、严谨的态度，合理设计临床试验方案，以客观评价中药新药治疗功能性消化不良的有效性与安全性。

二、临床研究要点

以功能性消化不良为适应症的中药新药临床试验旨在明确所研究药物的有效性和安全性。临床研究前，应在充分了解药物的处方组成特点、临床应用经验、非临床研究结果及中医证候分型等前提下，结合立题依据，合理确定临床定位，在此基础上，制定科学、规范的临床试验计划与方案。

各期临床试验之间应进行合理衔接。临床研究过程中，还应注意根据不同阶段的临床试验研究结果动态地进行风险/受益评估，尽可能在早期淘汰毒副作用大、风险高或无效的药物，以控制药物研发风险。

临床试验设计中还应注意思考和体现所研究药物在同类药物中的优势和疗效特点。

开始临床试验前，应设立合理的洗脱期。

（一）临床定位

中药新药治疗功能性消化不良的临床定位可着重于缓解患者的临床症状、提高生存质量等。同时，可根据具体情况，设定合理的随访期以评价药物的远期疗效。

如果新药的定位主要针对胃动力障碍、内脏高敏感等病理生理改变，则应选择相关客观指标如胃排空等进行疗效评价。

（二）西医疾病诊断标准

功能性消化不良西医诊断标准现阶段主要参照罗马Ⅳ诊断标准：

FD 诊断标准：

1.包括以下 1 项或多项：

a.餐后饱胀不适

b.早饱不适感

c.中上腹痛（指令人不适的中上腹痛）

d.中上腹烧灼不适

2.无可以解释上述症状的结构性疾病的证据（包括胃镜检查）

* 诊断前症状出现至少 6 个月，近 3 个月符合以上诊断标准。

功能性消化不良可分为餐后不适综合征（PDS）、上腹痛综合征（EPS）两个亚型。

** 确诊餐后不适综合征（PDS）和（或）上腹痛综合征（EPS）必须符合以下标准：

（1）餐后不适综合征（PDS）诊断标准

必须包括以下 1 项或 2 项，且至少每周发作 3 日：

a.餐后饱胀不适（以致影响日常活动）

b.早饱不适感（以致不能完成平常餐量的进食）

常规检查（包括胃镜检查）未发现可解释上述症状的器质性、系统性或代谢性疾病的证据。

* 诊断前症状出现至少 6 个月，近 3 个月符合以上诊断标准。

支持诊断的条件：

a.也可存在餐后中上腹痛或烧灼感、中上腹胀气、过度嗳气和恶心

b.呕吐要考虑其他病症

c.烧心不是消化不良的症状，但常与本病并存

d.如症状在排便或排气后减轻，通常不应将其考虑为消化不良的症状

e.其他个别消化症状或症状群（如 GERD 和 IBS 症状）可与 PDS 并存

（2）上腹痛综合征（EPS）诊断标准

必须包括以下 1 项或 2 项，且至少每周发作 1 日：

a.中上腹痛（以致影响日常活动）

b.中上腹烧灼不适感（以致影响日常活动）

常规检查（包括胃镜检查）未发现可解释上述症状的器质性、系统性或代谢性疾病的证据。

* 诊断前症状出现至少 6 个月，近 3 个月符合以上诊断标准。

支持诊断的条件：

a.疼痛可因进餐诱发或缓解，或者可发生在空腹时

b.也可存在餐后中上腹胀气、嗳气和恶心

c.持续呕吐提示可能为其他病症

d.烧心不是消化不良的症状，但常与本病并存

e.疼痛不符合胆囊或 Oddi 括约肌功能障碍的诊断标准

f.如症状在排便或排气后减轻，通常不应将其考虑为消化不良的症状

g.其他消化症状（如 GERD 和 IBS 症状）可与 PDS 并存

（三）中医证候诊断

在中医理论指导下的组方，应根据处方功效合理确定中医证候并提供充分依据。鉴于目前证候客观化、标准化研究的基础和现状，临床试验设计中，证候相关辨证标准、疗效标准应采用较成熟的、公认的、规范的标准。

在具体药物的临床研究中，是否限定中医证候，需要结合所研究药物的实际情况而定。如有必要，还可考虑进行证候探索研究。

根据 2017 年最新发布的《功能性消化不良中医诊疗专家共识意见（2017）》，根据中医对 FD 相关病因病机的认识，常见中医证型主要包括脾虚气滞证、肝胃不和证、脾胃湿热证、脾胃虚寒证、寒热错杂证。但是，FD 相关中医证型可能不局限于以上五种。若采用其他中医证型，应符合中医理论及临床实践的认识，提供相应的临床证据，并制定规范的辨证标准。

FD 常见中医证型：

1. 脾虚气滞证

主症：①胃脘痞闷或胀痛；②纳呆。

次症：①嗳气；②疲乏；③便溏。

舌脉：舌淡，苔薄白，脉细弦。

证候诊断：主症必备，加次症 2 项，参考舌脉，即可诊断。

2. 肝胃不和证

主症：①胃脘胀满或疼痛；②两胁胀满。

次症：①每因情志不畅而发作或加重；②心烦；③嗳气频作；④善叹息。

舌脉：舌淡红，苔薄白，脉弦。

证候诊断：主症必备，加次症 2 项，参考舌脉，即可诊断。

3. 脾胃湿热证

主症：①脘腹痞满或疼痛；②口干或口苦。

次症：①口干不欲饮；②纳呆；③恶心或呕吐；④小便黄。

舌脉：舌红，苔黄厚腻，脉滑。

证候诊断：主症必备，加次症 2 项，参考舌脉，即可诊断。

4. 脾胃虚寒（弱）证

主症：①胃脘隐痛或痞满；②喜温喜按。

次症：①泛吐清水；②食少或纳呆；③疲乏；④手足不温；⑤便溏。

舌脉：舌淡，苔白，脉细弱。

证候诊断：主症必备，加次症 2 项，参考舌脉，即可诊断。

5. 寒热错杂证

主症：①胃脘痞满或疼痛，遇冷加重；②口干或口苦。

次症：①纳呆；②嘈杂；③恶心或呕吐；④肠鸣；⑤便溏。

舌脉：①舌淡，苔黄；②脉弦细滑。

证候诊断：主症必备，加次症 2 项，参考舌脉，即可诊断。

（四）受试者选择（纳入标准、排除标准）

1. 纳入标准

根据临床定位、处方特点及前期研究结果制定适宜的病例纳入标准，明确功能性消化不良的分型、中医证候、适宜年龄范围及性别等。

是否区分、选择上腹痛综合征或餐后不适综合征单独纳入研究，或是否进行上腹痛综合征、餐后不适综合征的分层设计研究，可根据所研究药物的自身特点斟酌确定。

建议纳入病例的初始症状评分要求 1 项及以上主要症状评分 ≥ 2 分（评分标准见下文有效性研究与评价部分）。

入组的受试者年龄一般限定在 18-65 岁之间，性别不限；若有必要，也可根据处方的适应人群扩大年龄范围，确定特定的性别要求，同时应说明理由和考虑。

根据药物的剂型、给药途径、作用机制和中医证候特点等，合理确定纳入病例的病程要求。

入组患者必须有胃镜检查诊断，胃镜下诊断应为未见异常或慢性胃炎，镜下不能见到明显糜烂，且病理检查无明显萎缩、肠上皮化生、异型增生。应以 6 个月内三级甲等医院的胃镜检查结果为准。

入组患者建议完善 Hp 检测。受试者应在知晓试验的目的、药物的主要作用、可能的风险及获益的基础上签署知情同意书，志愿受试，知情同意过程符合 GCP 的相关规定。

2. 排除标准

需根据处方特点、目标适应症情况、临床定位、前期研究结果，并考虑可能的有效性、安全性及伦理学要求等因素，合理制定病例排除标准。

例如：

消化系统器质性疾病引起的消化不良，如消化性溃疡、反流性食管炎、糜烂性胃炎（2 级以上）、萎缩性胃炎、消化道肿瘤、消化道出血、肝胆胰腺疾病、肠梗阻、炎症性肠病等。

影响消化道动力的全身疾病，如糖尿病、慢性肾功能不全、结缔组织病、神经系统病变等。

具有严重的原发性心、脑、肝、肺、肾、血液或影响其生存的严重疾病者。

有腹部手术史（阑尾切除术、剖宫产术除外）。

妊娠期、哺乳期妇女，近期有生育计划的患者。

法律规定的残疾患者（盲、聋、哑、智力障碍、精神障碍、肢体残疾）。

怀疑或确有酒精、药物滥用病史者。

近期或正在参加其他药物临床试验者，或服用的药物可能对试验药物的有效性评估产生影响（如抑酸/制酸药、非甾体类抗炎药、抗胆碱能药物、糖皮质激素、抗抑郁药等）。

过敏体质，如对两种或以上药物或食物过敏史者，或已知对本药成份过敏者。

根据研究者的判断、具有降低入组可能性或使入组复杂化的其他病变，如工作环境经常变动等易造成失访的情况。

其他需要排除的患者。

（五）中止/退出标准

根据功能性消化不良的临床特点，在中药新药临床试验中，考虑受试者的依从性、临床反应等具体情况制定严格的中止/退出标准。

例如：

治疗期间出现症状加重，且不能缓解，或出现与试验药物无关的新发疾病，影响药物疗效评价，根据研究者判断应该停止临床研究者。

治疗期间发生不良事件或严重不良事件，根据研究者判断应该停止临床研究者。

临床研究方案实施中发生了重要偏差，如依从性太差等，难以评价药物疗效者。

受试者在临床研究过程中不愿意继续进行临床研究，提出退出临床研究者。

受试者在临床研究过程中受孕。

（六）对照组设置

1. 安慰剂对照

FD 属于功能性疾病，在符合医学伦理学原则的前提下，应设置安慰剂对照。设置安慰剂对照可以克服受试者、研究者以及参与疗效和安全性评价的工作人员等由于心理因素所造成的试验结果的偏倚。

2. 阳性药对照

为了研究中药新药疗效和特点，体现上市价值，可在安慰剂对照的基础上设立阳性药对照进行三臂试验。阳性对照药选择应安全可靠、公认有效、可比。

安全：具有较高的安全性是药物上市的基础，也应是选择其作为临床试验阳性对照药物的前提。可靠的安全性不是指药物没有不良反应的绝对安全，而是对于药物的不良反应有较清楚的认识和研究，对潜在可能发生的不良反应可以预期。

公认有效：若选择中成药作为阳性药，需考虑：①是否通过安慰剂对照试验，如果药物上市前通过严格的安慰剂对照临床试验证明其有效性，无疑是可靠的对照药。②是否经过优效性检验，如果药物经过严格规范的优效性检验，不论对照组是安慰剂、西药，还是中药，如果优效性检验证明试验组疗效优于对照组，且有统计学意义，那么试验组药物的有效性是肯定的。③是否开展了上市后循证研究，如药物上市前未进行严格规范的临床试验，但近年开展了严格的上市后循证研究，证明其有效性的药物，也可以作为对照药。

可比：可比性是阳性对照药选择的另一个标准。对照药物应具有与试验药物相同或相似的功效主治。

（七）疗程与观察时点设计

应根据临床定位、药物处方特点和给药途径、主要疗效指标的变化特点等，设定合理的疗程和观察时点。建议充分考虑中药的作用规律和特点，从安全性和有效性综合考虑，予以较充分地暴露时间。推荐临床研究疗程为 4~12 周。具体药物的临床试验设计中，可根据试验药物不同的特点和临床定位，进行短、中、长疗程的探索性研究。

临床症状采用日志卡记录，每 1 至 2 周访视 1 次；评价客观疗效的检查项目及量表在治疗前后各记录 1 次。

推荐随访时间不少于 4 周。

（八）有效性研究与评价

有效性评价方法、观察指标和疗效判定标准应根据临床定位合理确定。不同的临床定位，其疗效评价方法、疗效指标、疗效判定标准也不相同。在对中药的疗效观察中必须充分考虑中药的作用特点和规律。

临床试验方案中必须明确主要疗效指标、次要疗效指标及疗效判定标准。应依据功能性消化不良临床研究领域公认的方法和标准，对主要疗效指标和次要疗效指标进行科学、规范的评估，使其能准确可信地反映受试药物的临床疗效。

中医证候疗效评价指标应使用能够反映证候特征的动态变化指标（如症状、体征和舌象等）为主要评价依据。鼓励具有中医特色的疗效指标。

功能性消化不良是功能性疾病，一般将症状疗效作为主要疗效评价指标：

1. 疾病疗效评价

1.1 主要症状疾病疗效评价（推荐作为主要疗效指标）

可采用主要症状总体积分法，包括餐后饱胀不适、早饱感、中上腹痛、中上腹烧灼感的评分之和。如果药物临床定位只针对餐后不适综合征，可选取餐后饱胀不适、早饱感两项症状评分；如果药物临床定位只针对上腹痛综合征，可选取中上腹痛、中上腹烧灼感两项症状评分。

（入选患者的初始症状评分要求 1 项及以上主症评分 ≥ 2 分）。

患者每日通过日记卡进行评分，每周的平均积分与基线时比较下降 50% 认为是每周应答，应答周数大于整个观察期周数的 50% 认为有效。同时组间可进行积分变化比较。

消化不良症状评价标准

无症状 （0分）	轻度 （1分）	中度 （2分）	重度 （3分）
无	症状轻微，只有关注时才能感觉到，不影响日常生活和工作	症状尚能忍受，部分影响日常生活和工作	症状明显，难以忍受，明显影响日常生活和工作

1.2 总体疾病疗效评价

可采用 7 点 Likert 量表进行疾病总体疗效评价。

每周临床研究者询问受试者以下问题："在过去的一周内，您的消化不良症状与治疗前相比缓解程度如何？"患者在①症状明显改善，②症状改善，③症状轻微改善，④没有变化，⑤症状轻微加重，⑥症状加重，⑦症状明显加重。在治疗周期的最后访视时点，选择①－②的患者定义为治疗有应答，选择③－⑦的患者定义为无应答。

2. 主要症状单项疗效评价

2.1 单项积分评价

患者每日通过日记卡进行评分（评价标准参照上文"消化不良症状评价标准"），每周的单项症状平均评分与基线时比较下降30%认为是每周应答，应答周数大于整个观察期周数的50%，认为有效。同时组间可进行单项症状评分变化的比较。

2.2 单项症状消失率评价

治疗结束时单项消化不良症状消除的患者比率。

3. 中医证候疗效评价

中医证候疗效评价需考虑到不同证型的主症、次症、胃肠道症状和非胃肠症状特点及变化情况，制定合理的证候评价标准。

4. 生存质量和精神心理疗效评价

功能性消化不良是功能性疾病，常会影响患者的生存质量及精神心理状态。中药新药可选用公认的评价工具进行相关疗效研究。

生存质量评分工具建议选用FD疾病专用相关量表，如尼平消化不良指数（Nepean Dyspepsia Index，NDI）、功能性消化不良生存质量量表（FDQOL）等。

常用的精神心理状态评价量表有汉密尔顿焦虑量表（Hamilton Anxiety Scale，HAMA）和汉密尔顿抑郁量表（Hamilton Depression Scale，HAMD）等。

（九）安全性研究与评价

研究者应本着对受试者负责的态度，结合所研究药物的特性和前期研究结果，有目的地进行安全性研究。在试验中应该密切观察受试者的反应情况，进行安全性的评价。

首先应关注一般状况、生命体征（体温、呼吸、心率、血压），血、尿、便常规，肝、肾功能，血糖和心电图等安全性指标，具体参照《中药新药临床研究一般原则》。其次，还应充分考虑到处方组成及已经暴露的一切可疑的安全性问题，根据试验目的和试验药物可能存在潜在的安全性问题及临床前研究毒理结果，设计相应的安全性指标，并设立合理的检测时点。试验过程中若出现不良反应、实验室指标的异常，应及时观察受试者病情变化，并及时复查、追踪，进行综合分析，重视不良事件的报告。再者，对于安全性评价，除受试者的自行报告之外，在访视时进行实验室检查，并由临床试验负责人员通过问卷调查表确定不良事件。

在临床试验中，一旦获得受试者签署的、注明日期的知情同意书后，受试者（可能的话，也包括其看护人、代理人或法定监护人）报告的不良事件将被记录，直至试验结束。研究者将根据申办者的要求，对患者报告的不良事件进行一段时间的随访。

临床试验期间着重观察可预期的不良反应，并应注意随时观察和记录非预期的不良反应。试验过程中若出现不良事件和实验室指标的异常，应及时观察受试者伴随症状，并及时复查、跟踪，分析原因。如有必要及时增加其他相关的安全性检测指标以判断受试者的转归、与药物的相关性。

（十）合并用药

在整个临床试验期间，禁用对胃肠道动力、胃酸分泌、胃黏膜以及对内脏感觉有影响的药物，包括：抗胆碱药、质子泵抑制剂（PPI）、H_2受体阻滞剂、解痉药、止吐药、助消化药以及黏膜保护剂、促动力药、镇痛药、局麻药、镇静药、抗焦虑抑郁药、大环内酯类抗菌药、唑类抗真菌药等，以及对本病有影响的相关中药。

如果在临床试验中伴随使用了某些药物，则应在病例报告表中记录每天的给药量、给药时间、给药原因等。如果需要对不良反应进行治疗，则应由试验负责人员决定如何给药，如果药物是影响临床试验评估的禁止药物，则受试者必须退出试验。

合并高血压病、冠心病等基础疾病的受试者，应注意评价合并用药对药物疗效和安全性的影响。应预先明确规定对有效性和安全性评价有影响的、不应使用的相关药物。

（十一）临床试验的质量控制

功能性消化不良相关药物疗效评价多为主观症状类指标，临床疗效研究中质量控制尤为重要。在进行试验前，应对各中心研究者进行统一培训，并进行一致性检测。研究者和参与研究的其他工作人员应履行职责，并严格遵循临床试验方案，采用标准操作规程，以保证试验的质量控制和质量保证系统的实施。临床试验中所有观察结果和发现都应加以核实，在数据处理的每一阶段必须进行质量控制，以保证数据完整、准确、真实、可靠。

功能性消化不良相关症状与患者的饮食、情绪密切相关，若临床试验时受试者饮食习惯、情绪有较大的变化，则可影响对受试者病情的客观判断。因此，在临床试验前，应注意对受试者进行健康宣教，尽量保持饮食习惯相对一致，避免刺激性食物，尽量保持情绪平稳，以避免因饮食和情绪的变化而影响疗效评价。

（十二）统计方法

应符合统计学相关指导原则要求，样本量应根据统计学和法规要求制定。

根据患者是否感染 Hp 和功能性消化不良临床亚型不同可进行亚组分析。

（十三）随访

根据临床定位的不同，合理设计随访的内容、方式、时点等。一般情况下，建议随访时间不少于 4 周。

中药新药用于咳嗽变异性哮喘临床研究技术指导原则

（2017 年第 217 号　2017.12.18）

一、概述

咳嗽变异性哮喘（cough variant asthma，CVA）是支气管哮喘的一种特殊类型，咳嗽是其唯一或主要临床表现，无明显喘息、气促等症状或体征，但存在气道高反应性。

中医学一般将该病归属于"咳嗽"，认为与外邪侵袭、脏腑功能失调等诸多因素造成肺失宣降、肺气上逆相关。

本指导原则是指导中药新药用于 CVA 的临床试验研究设计、实施和总结的一般性原则，不能代替研究者的临床实践方案。临床试验实施人员应根据法规与技术要求，结合研究药物的临床背景、处方来源、立题依据、组方特点、临床定位以及非临床研究结果，确定临床试验目的，并在非临床研究结果基础上，结合学科进展以及临床实际，遵照药物临床试验质量管理规范要求，以科学的精神、严谨的态度，合理制定临床试验方案，以确保能够评价试验药物的安全性、有效性。

本指导原则所提出的要求，只是药品监管部门目前较为一致的看法和认识，具有阶段性的特点；除了药品监管法规和技术要求中所规定的，不要求必须执行。采用本指导原则以外的方法和标准进行研究的，如果申请人能够有充分的科学证据说明临床研究具备科学性、合理性，结果也同样会获得认可。同时，随着医学科学和医疗实践的发展，疾病诊断、治疗的手段会不断改进，临床试验的要求也会随之更新，因此，本指导原则也会随着医学科学的进步，在更加科学、合理和方法公认的基础上，及时更新修订。

本指导原则中未讨论临床试验设计或统计分析中的一般原则问题，这些内容的相关要求参见相关法规性文件和《中药新药临床研究一般原则》。

二、临床试验研究要点

新药临床试验的主要目的是通过临床试验探索或确认新药对目标适应症人群的安全性和有效性。在开展中药新药的临床试验时，应关注药物临床试验的目的与定位、疾病诊断标准、纳入人群、试验设计与研究方法、给药方案、疗程及疗效观察时点、疗效观察指标、安全性研究与评价以及统计学要求等问题。

（一）临床试验目的和定位

中药新药用于 CVA 临床试验应是目标明确、设计科学、质量可控和实施规范的一系列研究过程。开展临床试验的首要问题是根据非临床研究结果，拟定研究的目的，明确中医证候，确定新药的临床定位。

中药新药用于 CVA 的临床定位一般可从以下方面考虑：

1. 改善咳嗽症状　CVA 主要症状为咳嗽，可伴有咽痒、咯痰等。

2. 控制疾病　通过治疗 CVA，降低咳嗽敏感性及复发的频率，减轻复发时咳嗽的严重程度等，改善患者状态，使疾病病情得以一定或完全控制。

3. 预防发展为典型哮喘　CVA 长期反复发作，部分患者可能发展为典型哮喘。研究者可进行预防 CVA 向典型哮喘转变的研究。

（二）诊断标准

1.CVA诊断标准　CVA诊断标准根据《中华医学会呼吸病学分会哮喘学组．咳嗽的诊断与治疗指南（2015）》进行诊断。

临床表现：主要表现为刺激性干咳，通常咳嗽比较剧烈，夜间及凌晨咳嗽为其重要特征。感冒、冷空气、灰尘及油烟等容易诱发或加重咳嗽，但其他原因的慢性咳嗽也同样存在这些诱发因素。

诊断标准：（1）慢性咳嗽，常伴有明显的夜间刺激性咳嗽。（2）支气管激发试验阳性，或PEF平均变异率＞10%，或支气管舒张试验阳性。（3）抗哮喘治疗有效。

2.中医证候诊断标准　中药复方制剂，应符合"方证相应"的基本原则，选择公认的证候诊断标准。本病主要以"风"为致病因素，兼有脏腑功能失调，以肺气上逆为核心病机。研究者可参考以下中医证候分型，也可根据本病的临床表现、试验药物的功能主治、目标适应症的特点，以相关部门发布的临床指南或专家共识等制定证候标准。

中医证候诊断标准：

风邪恋肺证：咳嗽阵作，咽痒即咳，无痰或痰少，或鼻流清涕，舌淡，苔薄白，脉弦。

寒饮伏肺证：阵咳夜甚，痰少清稀有沫，畏寒怕冷，遇冷易咳，舌淡，苔薄滑，脉紧。

气阴两虚证：干咳无痰，咳声低微，气短懒言，舌淡少苔，脉细。

（三）受试者的选择

1.纳入标准　符合CVA的诊断，以及选择与处方相应的中医证候的诊断标准。自愿签署知情同意书者。对于年龄的选择，研究者可以根据研究需要决定入组受试者的年龄范围。

2.排除标准　需根据药物的特点、目标适应症的情况，以及伦理学等因素合理制定。需排除其他病因导致的慢性咳嗽、有并发症以及有其他系统性疾病的受试者。妊娠或哺乳期妇女，过敏体质或有药物过敏（史）者，也不宜参加研究。

3.对照药选择　在符合医学伦理的基础上，临床试验可采用安慰剂对照；选用阳性药物对照的，该药物必须具有充分的循证医学的证据。

（四）退出或中止标准

受试者的退出：根据CVA的临床特点，制定严格的中止标准和紧急情况处理措施。试验中受试者出现病情加重或者并发症的，或出现严重不良事件者，该受试者一般应退出试验，并采取必要的治疗措施。试验开始前，申办者应拟定病情恶化时，是否决定受试者退出的具体标准，并会同研究者讨论核准。另外，根据知情同意书的规定，受试者有权中途退出试验，或受试者虽未明确提出退出试验，但不再接受用药及检测而失访，也属于"退出"（或"脱落"），应尽可能了解其退出的原因，并加以记录。无论何种原因，对研究者或受试者决定退出试验的病例，应保留其原始病历及病例记录表，并以其最后一次的检测结果转结为最终结果，对其疗效和不良反应进行全数据集分析。

试验中止：临床试验中发生严重安全性问题，研究者认为受试者安全性可能受到损害危险；在试验中发现临床试验方案有重大失误，难以评价药物效应；临床试验方案设计较好，但在实施中发生了重要偏差，难以评价药物效应等。以上情况应及时中止临床试验。

（五）疗程与观测时点设计

根据临床试验目的、药物处方特点、前期研究基础和主要疗效指标的变化特点，设定合理的疗程和观测时点。

对定位于改善咳嗽症状的试验，疗程可在7-14天。

对定位于控制疾病的试验，疗程可在8-12周。

对定位于预防发展为典型哮喘的试验，疗程应根据具体情况合理确定，并在停药后随访。

研究者应考虑到季节、气候等变化会对CVA产生影响，疗程的设计应考虑这些因素，避免其对疾病的转归产生影响。

受试者症状/体征、缓解程度等应有受试者日记卡记录。

（六）有效性评价

根据临床试验目的和定位，确定主要疗效指标和次要疗效指标

1. 对定位于改善咳嗽症状的试验，应以咳嗽减轻所需要的时间为起效时间，以咳嗽症状缓解的程度来评价。

2. 对定位于控制疾病的试验，应以降低咳嗽敏感性，降低气道高反应性，减少复发的频率，减轻复发时咳嗽的严重程度等的结果来评价。

3. 对定位于预防发展为典型哮喘的试验，应以 CVA 最终演变为典型哮喘的转化率来评价。

4. 中医证候的疗效评价，可以考虑采用中医主症＋次症的积分值计算。即证候疗效判定标准积分值下降程度：临床控制：$\geq 95\%$，显效：$\geq 70\%$，有效 $\geq 30\%$，无效：不足 30%。

（七）安全性评价

对于安全性的评价，首先应关注一般状况、生命体征（体温、呼吸、脉搏、血压），血、尿、便常规，血糖、肝、肾功能和心电图等安全性指标。其次，除上述指标外，应根据试验目的和试验药物可能存在的潜在安全性问题，设计相应的安全性指标，并制定合理的访视时点。

试验过程中若出现不良反应、实验室指标的异常，应及时观察受试者病情变化，并及时复查、追踪，进行综合分析。

应重视不良事件的报告。同时，注意试验药物的禁忌、注意事项以及饮食方面等的相关研究。

（八）合并用药

需要注意的是，在实施临床研究时，需避免选择对研究目标有干扰的药物。受试者既往服用了控制慢性病的药物，如治疗高血压、糖尿病等药物，在试验中要如实记录服药情况，在研究中应尽量减少或者避免合并用药对试验药物安全性和有效性评价造成影响。

（九）试验的质量控制

为了保证研究的一致性，研究过程中实施盲法操作，保证受试者随机入组，降低选择偏倚，做到均衡可比。应重视脱落和失访。研究者要如实报告脱落和失访的实际情况，不能随意剔除相应的病例，因这部分受试者的情况变化可能包含试验药物的不良反应等情况。

（十）统计方法

应符合统计学的一般要求。样本量的设计应根据统计学和法规的要求计算，事先要有研究药物的有效率的数据。可以参考该类药以前治疗 CVA 的有效率，或该药有效率的预试验等资料来确定。

（十一）随访

根据试验目的不同，决定随访的方式、时点、内容等。

三、附录

咳嗽的评估主要包括视觉模拟评分（visual analogue scale，VAS）、咳嗽症状积分、生活质量测评、咳嗽频率监测及咳嗽敏感性检测等，有助于病情评估及疗效观察。

1.VAS 评分系统：由患者根据自己的感受在标记 0-10cm 的直线上划记相应刻度以表示咳嗽的程度，也可采用从 0-100mm 标记。与咳嗽症状积分相比，VAS 的评分等级划分更细，有助于治疗前后的纵向比较。

2. 咳嗽症状积分：采用咳嗽症状积分表进行相对量化的症状评分，用于咳嗽程度和疗效的临床评定。咳嗽症状积分表分为日间积分和夜间积分两部分，但不同级别之间不容易区分，具体见下表。

咳嗽症状积分表

分值	日间咳嗽症状积分	夜间咳嗽症状积分
0	无咳嗽	无咳嗽
1	偶有短暂咳嗽	入睡时短暂咳嗽或偶有夜间咳嗽
2	频繁咳嗽，轻度影响日常活动	因咳嗽轻度影响夜间睡眠
3	频繁咳嗽，严重影响日常活动	因咳嗽严重影响夜间睡眠

3. 咳嗽生活质量测评：针对咳嗽的专用量表主要为慢性咳嗽影响问卷（CCIQ），包括咳嗽专用生活质量问卷（CQLQ）、莱切斯特咳嗽问卷（LCQ）等。

4. 咳嗽频率监测：咳嗽症状积分、VAS 评分和咳嗽生活质量测评仍为主观评价工具。咳嗽频率监测是对患者一定时间内发生的咳嗽频次、强度及其特征所进行的客观记录和分析，是客观评估咳嗽病情及疗效观察的理想方法。受患者的主观耐受性影响，咳嗽频率不一定与患者自我感知的咳嗽严重程度成正比。

5. 咳嗽敏感性检查：通过雾化方式使受试者吸入一定量的刺激物气溶胶颗粒，刺激相应的咳嗽感受器而诱发咳嗽，并以激发咳嗽 ≥ 5 次的吸入物浓度（C5）作为咳嗽敏感性的指标。常用辣椒素吸入进行咳嗽激发试验。国内正常人辣椒素激发试验 C5 参考值 ≥ 125μmol/L。采用咳嗽激发试验评估咳嗽敏感性的安全性、耐受性和可重复性好，有助于识别咳嗽高敏患者，可作为定量评估慢性咳嗽的客观指标，但不能取代主观指标来评估咳嗽频率和严重程度。

中药新药用于类风湿关节炎临床研究技术指导原则

(2017 年第 217 号　2017.12.18)

一、概述

类风湿关节炎（Rheumatoid Arthritis，RA）是一种以慢性对称性小关节病变为主的系统性自身免疫病。目前认为本病发病原因与遗传、感染、性激素水平、环境等因素相关。基本病理改变为慢性滑膜炎和血管翳，关节外表现则多与血管炎有关。

RA 在各年龄中皆可发病，尤以 25-50 岁为好发年龄，未经治疗的 RA 致残率高，5-10 年的致残率可高达 60%，并可伴随关节外损害，累及心、肺、肾等多脏器、多系统，严重影响患者的生活质量。世界的患病率为 0.5%-1%，我国的患病率大约为 0.28%-0.4%。目前 RA 缺乏根治方法，临床治疗以控制关节炎症症状、改善体征，达到临床缓解或降低疾病活动，延缓关节破坏，保持躯体功能，减少并发症，提高生活质量为目标。

RA 在中医古籍文献中常被描述为"痹证"，上世纪 80 年代初期确立了中医"尪痹"的诊断名称。中医治疗以扶正祛邪，因时因地因人的三因制宜为基本原则，辨证施治是临床治疗的核心，充分考虑患者年龄、体质及生活环境，结合疾病分期、疾病活动度、疾病预后等不良因素。中药、中西药联合治疗是中医治疗 RA 的主要方法，而加用中医外治法在很大程度上缩短了起效时间、提高了治疗效果，在 RA 的治疗过程中具有不可替代的作用。

中药复方治疗本病最为常用，当复方制剂涉及有毒药材时，除常规的安全性指标外，应根据药物的前期毒理学研究结果、剂型特点和可能作用环节设置特异性的安全性指标，重点关注，加强安全性的监测。药物临床试验的结果应优于已上市的同类阳性对照药，以证明涉及毒性药材药物的上市临床价值。

中药新药常与 DMARDs 药物联合使用，在进行联合用药探索性研究时，联合方案中中药新药的药物起始剂量确定需要考虑药物之间的相互作用可能导致毒副作用的增加，前期应进行必要的药代动力学研究，设计最佳给药剂量。

本指导原则是开展 RA 中药新药研究时需要考虑的一般性原则，集中了技术审评部门和业内专家目前较为一致的看法和认识。如果中药新药申办者根据所申请新药的药物处方、作用特点、适应症和前期研究基础，提出超出本指导原则的研究设计，并且能够有充分的科学依据说明其科学性和合理性，也同样可以进行新药研究。

二、临床定位

新药临床试验应该是目标明确、设计合理、分步推进和规范实施的系列科学研究过程。临床治疗以控制症状、改善体征，达到病情缓解或降低疾病活动，延缓关节破坏，保持躯体功能，减少并发症，提高生活质量为目标。根据所开发新药特点、临床运用经验、前期的研究结果合理假设临床定位，一般可以从以下一个或几个方面考虑。中药复方新药的中医证候疗效评估也是必不可少的。

（一）改善临床症状或体征

RA 主要临床症状包括关节疼痛、肿胀、晨僵及关节功能受限等等。在不影响原有治疗方案疗效的前提下，中药新药可以定位在缓解疼痛等与 RA 疾病相关的临床症状或体征上。随着症状和体征的改善，患者生活质量常常随之改善，故建议疗效指标中应包含生活质量的评估。

（二）改善病情

目前治疗 RA 的药物通过改善病情、降低疾病活动度，最终达到临床缓解或低疾病活动度，保持躯体功能，提高生活质量。中药新药研究中，常与改善病情的抗风湿性药物（Disease-modifying anti-rheumatic drugs，DMARDs）联合应用，如申办者根据前期临床运用经验及研究结果认为中药新药在改善病情方面确有疗效，也可以尝试单用新药治疗。

（三）延缓放射学进展

RA 以关节滑膜慢性炎症为主要表现，最终导致软骨与骨破坏、关节结构失常，造成关节活动受限、肢体残疾，因此，骨破坏一直是临床关注的重点，中药新药研究也可以定位于延缓放射学进展。

（四）其他临床定位

另外，为体现中药新药的特色，除了以上临床定位外，中药新药也可以考虑其他方面的临床定位。此种情况下，临床定位所反应的疗效，应是患者和医师都认可的 RA 疾病相关的其他方面的疗效，或者是减少治疗 RA 常用的具有明显副作用西药的使用时间、剂量或种类，并建立在不加重病情、体现其临床实用性和临床价值的基础上。

三、临床试验要点

研究应以临床定位为纲，科学设计临床试验方案，保证临床试验结论的可靠性，以评价新药的临床价值和上市价值。临床试验设计重点关注的技术问题包括受试者的合理选择、给药方案的设计、对照药的选择、观察周期、疗效和安全性观察指标等。

（一）诊断标准

目前，RA 西医分类标准有 1987 年美国风湿病学学会分类标准和 2010 年美国风湿病学学会／欧洲抗风湿联盟分类标准，疾病诊断应依据目前国际和国内公认的、最新的分类标准。

中医证候诊断方面，应参照目前行业的公认标准，常见中医证候包括风湿痹阻证、寒湿痹阻证、湿热痹阻证、痰瘀痹阻证、瘀血阻络证、气血两虚证、肝肾不足证和气阴两虚证等（详见附件）；但也常有相互兼夹或伴其他兼证，应予注意。

（二）受试者选择

1. 纳入标准

由于 RA 病情复杂、病程呈慢性进展，影响新药疗效的混杂因素较多，新药研究时，应根据新药的不同临床定位、不同的研究目的，关注受试者在纳入研究时疗效指标的轻重程度和影响疗效判定的药物种类和剂量，进行必要的限定。对影响疗效判定的药物种类和剂量的规定详见"（九）合并用药"。

定位在改善临床症状或体征的新药研究，如以减轻 RA 关节疼痛为目的，可通过对疼痛 VAS 评分进行限定，以便选择疼痛症状较重的患者；定位在改善病情的新药研究，应对入组时 RA 疾病活动度进行限定；定位在延缓放射学进展的新药研究，应选择 X 线分期在 II 期以下的受试者。

2. 排除标准

对于存在影响新药疗效评价有伴发疾病的受试者，如系统性红斑狼疮、干燥综合征、肌炎或皮肌炎，严重内科疾病、精神疾病、药物过敏、妊娠（或计划妊娠）等，或正在参加其他临床试验的受试者，应予以排除。同时，还应根据新药处方中有无毒性药物，分别对肝肾功能加以限定。

受试者剔除标准参见《中药新药临床研究一般原则》。

（三）退出和中止试验标准

1. 退出标准

试验中如出现受试者治疗无应答，甚至病情加重或者出现严重并发症及严重不良事件者，该受试者一般应中止研究、退出试验，并采取必要的应对措施。试验开始前，申办者应拟定终止试验标准及补救治疗方案。另外，根据知情同意书的规定，受试者有权中途退出试验，或受试者虽未明确提出退出试验，但不再接受用药及检测而失访，也属于"退出"（或称"脱落"），应尽可能了解其退出的原因。

2. 中止标准

以下情况应及时中止新药临床试验：在试验中发现临床试验方案有重大失误，或者在实施中发生了重要偏差，难以评价药物效应；临床试验中发生严重安全性问题，研究者认为受试者安全性可能受到危害。

（四）给药方案的设计

研究者应根据中药、天然药物的组方特点，结合既往应用情况、药物的作用方式及不良事件发生情况来确定给药方案。由于中药新药常常需要与 DMARDs 药物联合使用，在进行联合用药探索性研究时，前期应进行必要的药代动力学研究，确定联合方案的人体单次和多次给药的药代动力学特征，重点评价药代动力学与其给药剂量、安全性和临床疗效之间的关系（暴露–效应关系），设计最佳给药剂量。外用药物的剂量确定比较困难，还应考虑目标关节的大小、数量、病变范围、皮肤吸收速率、受试药物载药量、透皮性等因素，详细规定药物应用部位、用法、用量（包括计量方法等）及时间等。

（五）对照药的选择

对照药可以根据不同临床定位来选择，除了安慰剂外，还可以选择国际国内 RA 诊疗指南中推荐的与试验药物作用相似的西药或有明确循证医学证据的功能主治相近的中成药作为对照药物。

1. 定位在改善临床症状或体征的新药研究

定位在改善临床症状或体征的新药研究，可以选择安慰剂、非甾体类抗炎药（Non-Steroid Anti-Inflammatory Drugs，NSAIDs）或具有明确循证医学证据的功能主治相近的中成药作为对照药。中成药作为对照药时，除功能主治相近外，原则上应选择制剂类型及用法用量相同的品种，尤其是选择外用对照药物时，还应注重对照药的颜色、气味、性状等方面与试验药物的一致性。

2. 定位在改善病情和延缓放射学进展的新药研究

联合 DMARDs 药物进行加载试验研究的中药新药研究，可以根据药物特点，选择公认有效的 DMARDs 药物或者安慰剂作为对照药。单独使用的中药新药研究，在选择对照药时应符合伦理学相关规定。如选择 DMARDs 药物作为基础治疗或对照药物时，以单用 DMARDs 药物为宜。

（六）筛选期、疗程和随访

根据新药研究中纳排标准所需要的评估时间来设定筛选期，一般设定在 3 天至 2 周之内。疗程及随访时间应根据药物作用特点和临床定位来确定。

1. 定位在改善临床症状或体征的新药研究

疗程以 4 周为宜，每 1 至 2 周为评价时点，如需要随访应重点关注临床症状缓解的持续时间及迟发的不良反应，以短期随访为宜，如 1 至 4 周。

2. 定位在改善病情的新药研究

疗程以 12 周至 24 周为宜，每 4 周为评价时点，建议疗程结束后至少随访 4 至 12 周。

3. 定位在延缓放射学进展的新药研究

疗程应为 52 周，如以 MRI 评分系统作为延缓放射学进展的评估指标，疗程则应不少于 24 周。对于 RA 这种慢性且容易复发的疾病，建议疗程结束后应随访 52 周以上。由于随访时间较长，随访过程中要注意记录患者用药及生活方式变化的情况。

4. 含有毒性成份的中药新药研究的随访

当中药新药中含有毒性成份时，因其不良反应的潜伏期长短不一，应根据不同药物特点、不良反应具体情况作出分析。如果出现的不良反应与有毒成份常见毒副作用相符合，则有助于确定因果关系；如果不相符合，也要考虑是否有新的不良反应发生。不良反应能否减轻与消失，有利于因果关系的判断，但要注意不良反应的消失也有一个过程。

一旦疑为不良反应，应进行随访，随访时间应根据不良反应程度轻重不同而定。对轻度不良反应，要随访到不良反应的消失；对程度比较重的不良反应，除观察到不良反应消失时，要继续观察随访；重度不良反应则应作较长时间的随访，时间根据具体情况而定。一般在可以预料到的不良反应（从该药的药理、临床预试验或临床试验中可以预料的药物不良反应）随访时间比较容易设定。而对不可预料的不良反应及迟发不良反应则随访时间不易确定，就需要对受试者及其家属讲清不良反应监测的意义，并要求与研究者配合，一旦发现有异常情况及时报告与联系。

（七）有效性指标

新药研究应根据新药的不同临床定位来选择具体的疗效指标。定位在改善临床症状或体征的新药研究，常以 1 种临床症状或体征的改善作为疗效指标；而定位在改善病情和延缓放射学进展的新药研究应采用多个疗效指标，可以根据试验目的选择 1 个主要疗效指标和多个次要疗效指标。由于中医证候疗效是具有中医特色的疗效指标，复方新药制剂与中医证候存在"方证对应"的关系，故中医证候疗效也可作为有效性指标。

1. 定位在改善临床症状或体征的新药研究

用于评价临床症状或体征的有效性指标需被公认，原则上应当是国际国内公认的评价指标，如改善关节疼痛，可选择视觉模拟评分法或疼痛数字分级法等疼痛评估法；如改善关节肿胀、关节压痛或晨僵等症状或体征，可考虑采用国内公认的行业标准；如改善疲乏症状，可选择疲劳严重度量表等国际公认量表等等。由于很多症状或体征尚无可参考的公认评价指标，也可以考虑使用单项症状或体征的消失率来进行有效性评价。

同时改善多个症状和体征的新药研究，也可以考虑在选择单一症状、体征疗效指标的基础上，同时采用复合疗效指标，如临床疾病活动指数（Clinical Disease Activity Index，CDAI）关节压痛数（28）、关节肿胀数（28）、患者对疾病活动的整体评估（VAS 评分，单位 100mm）、医生对疾病活动的整体评价（VAS 评分，单位 100mm），四个变量的平均数即为 CDAI。该评分系统不使用急性时相炎症指标，可随时在诊室中进行，无需等待。

2. 定位在改善病情的新药研究

2.1 疾病活动度

疾病活动度（Disease Activity Score，DAS）评分是欧洲抗风湿病联盟（the European League Against Rheumatism，EULAR）推荐的目前较为常用的 RA 疾病活动度评价指标，为低、中、高疾病活动度和病情缓解设定了阈值，不仅可以用于疗效评价，还可以用于 RA 病情的监测。

2.2 ACR 反应标准

美国风湿病学会（American College of Rheumatology，ACR）推荐的 RA 病情改善的 ACR 标准可用于衡量疾病改善程度，将治疗效果分为改善、进步和明显进步。ACR 反应标准目前被推荐用于评定 RA 病情的改善情况，现已广泛用于临床试验结果的评判。

3. 定位在延缓放射学进展的新药研究

放射学进展评价，目前最为公认的是修订的 Sharp 评分、Larsen 评分等，应以 52 周作为评价时点。MRI 评分系统（RA MRI scoring system，RAMRIS.）能更早期地评价放射学进展，可以在 24 周评价 RA 骨侵蚀的进展。

4. 其他可选择的有效性指标

4.1 症状或体征的消失率

症状或体征的消失率是指单项症状或体征，如关节疼痛、关节肿胀、关节压痛、关节屈伸不利、晨僵等的消失率。

4.2 基于病人报告的临床结局测量系统

基于病人报告的临床结局（Patient-Reported Outcomes，PRO）量表以 RA 患者自身感受的测量为切入点，是我国应用国际上 PRO 量表研制的技术和方法，重视中医在临床诊疗过程中病人自我评价的结果，确立躯体状态、心理状态及社会健康三方面的评价体系，所列条目包含了关节疼痛、关节肿胀、关节发热、关节僵硬、关节活动不利、疲乏、肌肉酸痛、食欲差、烦躁易怒和心情沮丧等。PRO 量表作为测量工具，是现有临床疗效评价方法的重要补充。

4.3 健康评定问卷

健康评定问卷（Health Assessment Questionnaire，HAQ）是以病人为中心的临床结局评估量表，已在许多不同的领域起到了重要作用，尤其是风湿病领域中，已被美国风湿病学会批准用于 RA 临床试验中患者躯体功能的评估，经常用于临床试验、注册登记以及临床实践中。HAQ 有三种版本，在 RA 疾病中应用最为广泛、最为频繁的是简化的 HAQ 量表，包括健康评定问卷残疾指数（Health Assessment Questionnaire-Disability Index Score，HAQ-DI）等 4 方面内容，其中最常用的是 HAQ-DI。

4.4 简化的疾病活动性指数

简化的疾病活动性指数（Simplified Disease Activity Index，SDAI）是相对较新的综合评分系统。SDAI 的计算项目包括：关节压痛数（28）、关节肿胀数（28）、患者对疾病活动的整体评估（VAS 评分，单位 100mm）、医生对疾病活动的整体评价（VAS 评分，单位 100mm）以及 C- 反应蛋白，五个变量的平均数即为 SDAI。

4.5 肌肉骨骼超声

肌肉骨骼超声可以直接观察关节内改变，已经成为 RA 病情监测中最重要的手段之一。RA 新药研究可采用彩色多普勒技术对滑膜炎进行随访评价，目前常用的为 2001 年的 Sukudlarek 标准。

（八）安全性指标

1. 一般安全性指标

新药研究应根据新药的处方、药物特点和前期研究结果来选择具体的安全性指标，具体参见《中药新药临床研究一般原则》。应根据试验目的的不同，设计访视的时点。另外，如药物可能出现潜在远期不良反应，应在试验结束后一定时期，设置随访观察期。

当中药新药与其他 DMARDs 药物联合、进行加载试验研究时，尤其要注意药物联合使用的安全性问题。外用新药研究还应关注对受试者用药部位皮肤的刺激情况。

2. 常用毒性药材的安全性考虑

新药处方中含有毒药物时，还应根据其具体毒副作用来有针对性地选择安全性监测指标，具体如下：

试验药物组成中含有可能引起肾损害的中药，如雷公藤、马兜铃、天仙藤、昆明山海棠、草乌、附子、寻骨风等，应排除有肾损害病史、肾功能异常或尿常规异常者，应在入组前及用药、随访过程中严格监测肾功能、尿常规等，并适当增加监测频率。

试验药物组成中含有可能引起肝损害的中药，如雷公藤、蜈蚣、大枫子、昆明山海棠等，应排除有肝损害或肝功能异常者，应在入组前及用药、随访过程中严格监测肝功能（总胆红素、直接胆红素、丙氨酸氨基转移酶、天冬氨酸氨基转移酶、γ- 谷氨酰转移酶、碱性磷酸酶等），并适当增加监测频率。

试验药物组成中含有可能引起心血管系统损害的中药，如川乌、草乌、附子等，应排除有心脏病史者，应在入组前及用药、随访过程中定期监测血压、心电图、超声心动图，以及肌酸激酶、乳酸脱氢酶、肌酸激酶同工酶等生化检查，必要时检测动态心电图、运动平板试验等。

试验药物组成中含有可能引起神经系统损害的中药，如川乌、草乌、蓖麻子、马钱子等，应排除神经病史患者，应在入组前及用药、随访过程中定期监测神经系统功能及神经系统症状、神经系统体格检查、血压、体温、红细胞胆碱酯酶活性等指标，必要时行脑电图、诱发电位、肌电图等检查。

试验药物组成中含有可能引起生殖系统损害的中药，如雷公藤、昆明山海棠等，应排除有生育要求的受试者以及孕龄期或妊娠的女性，同时应关注对受试者生殖系统的影响，如记录女性患者月经的变化情况，在女性受试者入组时还应对孕龄期女性筛查妊娠试验，对男性患者则应检测精子数量、活性等。

试验药物组成中含有可能引起消化系统损害的中药，如川乌、草乌、马钱子、雷公藤、昆明山海棠和虫类药物等，应排除有消化道出血史患者，应在入组前及用药、随访过程中询问受试者的胃肠道不适症状，如腹（胃）痛、腹（胃）胀、食欲下降、恶心、呕吐、腹泻、便秘等，必要时进行胃镜、肠镜等检查。

试验药物组成中含有可能引起血液系统损害的中药，如雷公藤、昆明山海棠和青风藤等，应排除有血液系统疾病史患者，应在入组前及用药、随访过程中监测受试者的血常规中各项指标的变化情况，尤其是白细胞、血小板等，并适当增加监测频率。

试验药物组成中含有可能引起过敏反应的中药时，应排除过敏体质的患者，并在入组后用药、随访过程中询问受试者的皮肤过敏症状，如皮疹、瘙痒、水泡等。

（九）合并用药

基于目前 RA 治疗理念和临床研究进展，患者常常联合应用多种药物进行治疗，中药新药研究需要严格限定受试者的合并用药。目前治疗 RA 临床常用药物主要分为改善症状的 NSAIDs 药物和改善病情的 DMARDs 药物，提倡早期治疗、联合用药、强化治疗。由于 DMARDs 起效缓慢，常需使用 NSAIDs 来减轻关节炎症症状，糖皮质激素来诱导缓解。近年来，生物制剂的研发使用在进一步控制病情进展、达到病情缓解或最小的疾病活动度方面带来了希望。

1. 对入组时合并用药的限定

由于 RA 患者在就诊时常常应用 NSAIDs、多种 DMARDs、糖皮质激素、甚至是生物制剂，故纳入、排除标准还必须对治疗 RA 的合并用药作出规定，以减少对疗效判定的影响。同时还要注意这些合并用药常见的不良反应，如胃肠道反应、肝功能损害、血细胞减少、皮疹等对新药安全性评价的影响。

1.1 对 NSAIDs 药物的限定

NSAIDs 药物具有异质性，不同的患者对不同种类、不同剂量的 NSAIDs 药物治疗反应差别很大。对入组时已经应用的 NSAIDs 药物的种类和剂量作出统一规定缺乏依据，目前只能建议尝试规定：如已服用 NSAIDs 药物，则剂量至少已稳定 4 周，如未服用，则至少已 1 周未服。

1.2 对 DMARDs 药物的限定

虽然 DMARDs 药物联合用药（两种联合或三种联合）比单用具有更好的疗效，但为减少对新药疗效判定的影响，应尽量选择只应用 1 种 DMARDs 药物的患者，用药时间应在 3 个月以上，且保持剂量稳定。

1.3 对糖皮质激素的限定

糖皮质激素不仅具有抗炎作用，还能改善 RA 患者的病程，但由于糖皮质激素的中长期毒副作用不容忽视，应谨慎使用并且最好短期应用，故在新药试验中对正在使用糖皮质激素的患者要进行条件限定，如接受泼尼松（龙）（≤ 10mg/d）或等量激素治疗的患者进入研究前剂量稳定至少 30 天并且在以后的治疗中维持不变。

1.4 对生物制剂的限定

目前关于使用生物制剂应如何持续应用或减停，临床数据较少，尚无共识。为增加患者的依从性，同时减少对疗效的影响，建议排除正应用生物制剂的患者。

2.对试验期间合并用药的限定

受试者在试验期间不能同时使用与试验药物功能主治相同或相似的中药。对于入组时已应用的药物应保持剂量、用法不变，除试验过程中因 RA 病情加重而退出的患者，原则上不可以更换或加用 DMARDs 或糖皮质激素。

2.1 对止痛药物的限定

由于 RA 病情常常反复，试验期间患者的疼痛症状不能忍受需加用止痛药物时，除了以改善疼痛相关症状为定位的新药研究外，其他新药研究可以考虑选用仅具有止痛作用，且抗炎及改变病情作用较弱的药物，如对乙酰氨基酚等。

2.2 注意合并用药对新药安全性的判定

试验过程中的合并用药常常影响对新药安全性的判定，如合并应用 NSAIDs 药物的患者常常出现胃肠道不适症状；合并应用 DMARDs 除出现胃肠道不适症状外，还常常出现肝功能异常、血细胞减少、皮疹等；合并应用糖皮质激素可见白细胞、中性粒细胞上升等等，应予以关注。

（十）有效性指标评估中的质量控制

随着对 RA 疾病特点及治疗学的深入研究，越来越多的组合疗效评价指标替代了单个指标。而这些组合指标中包含的一些主观指标在临床操作时的质量控制至关重要。

在 ACR 反应的 7 条标准中，"医生对疾病活动的总体评价"这一条目前没有规范的操作共识，由于每个医生诊治经验的不同，易导致测量偏倚的出现，建议对负责结果测量的临床研究者进行培训，以保证结果可靠性。

在疼痛视觉模拟量表的评价时，建议在制定临床研究方案时规定以患者对疼痛的总体评价为标准，并限定时间，如过去的一周中的平均疼痛程度。而对于单纯外用药的新药临床试验，也可以考虑以用药关节的疼痛为标准评分，如多个关节用药，可以以疼痛最重的关节评分，并且在以后的访视时保持不变。

功能评价通常包括日常各项活动，其功能正常与否应以从前的活动水平为参照。目前多采用美国风湿病学会推荐的 HAQ 问卷。HAQ 可由受试者自行填写，或通过电话访谈、面对面访谈完成。量表使用者均应事先进行培训和考核，并经过一致性检验，保证量表评价的可靠性和可重复性。

四、附录

（一）西医诊断标准

1.1987 年美国风湿病学学会分类标准

（1）晨僵：关节及其周围僵硬感至少持续 1 小时；

（2）3 个或 3 个以上关节区的关节炎：医生观察到下列 14 个区域（左侧或右侧的近端指间关节、掌指关节、腕、肘、膝、踝及跖趾关节）至少同时有 3 个关节区的软组织肿胀或积液（不是单纯骨隆起）；

（3）手关节炎：腕、掌指或近端指间关节炎中，至少有 1 个关节软组织肿胀；

（4）对称性关节炎：两侧关节同时受累（双侧近端指间关节、掌指关节及跖趾关节受累时，不一定绝对对称）；

（5）类风湿结节：医生观察到在骨突部位，伸肌表面或关节周围有皮下结节；

（6）类风湿因子阳性：任何检测方法证明血清类风湿因子含量异常，而该方法在正常人群中的阳性率小于 5%；

（7）放射学改变：手和腕的后前位相上有典型的类风湿关节炎放射学改变：必须包括骨质侵蚀或受累关节及其邻近部位有明确的骨质脱钙。

以上 7 条满足 4 条或 4 条以上持续时间 ≥ 6 周，并排除其他关节炎即可诊断。

2.2010年美国风湿病学学会/欧洲抗风湿联盟的分类标准

（1）受累关节

1个大关节（0分）；

2~10个大关节（1分）；

1~3个小关节（有或没有大关节）（2分）；

4~10个小关节（有或没有大关节）（3分）；

超过10个关节（至少1个小关节）（5分）。

（2）血清学（至少需要1项结果）

RF和抗CCP抗体阴性（0分）；

RF和抗CCP抗体，至少有一项阳性，滴度≤3倍正常值高限（2分）；

RF和抗CCP抗体，至少有一项阳性，滴度＞3倍正常值高限（3分）。

（3）急性期反应物（至少需要1项结果）

CRP和ESR均正常（0分）；

CRP或ESR异常（1分）。

（4）症状持续时间

＜6周（0分）；

≥6周（1分）。

积分大于6分即可诊断为RA，以上标准适合目标人群：有至少1个关节具有明确的临床滑膜炎（肿胀）；具有滑膜炎，用其他疾病不能得到更好解释。注：抗CCP抗体：抗环瓜氨酸肽抗体；受累关节数（压痛和肿胀）不包括远端指间关节、第一腕掌关节和第一跖趾关节等骨性关节炎常受累关节；小关节指掌指关节、近端指间关节、第二至第五跖趾关节、第一指间关节和腕关节，大关节指肩、肘、髋、膝和踝关节。

（二）中医证候诊断标准

参照目前行业的公认标准，以下证候具备主症两条；或主症一条，次症两条，结合舌脉可诊断。

1.风湿痹阻证

主症：①关节疼痛、肿胀，游走不定；②关节疼痛、肿胀，时发时止。

次症：①恶风，或汗出；②头痛；③肢体沉重。

舌脉：舌质淡红，苔薄白，脉滑或浮。

2.寒湿痹阻证

主症：①关节冷痛，触之不温，皮色不红；②疼痛遇寒加重，得热痛减。

次症：①关节拘急，屈伸不利；②肢冷，或畏寒喜暖；③口淡不渴。

舌脉：舌体胖大，舌质淡，苔白或腻，脉弦或紧。

3.湿热痹阻证

主症：①关节肿热疼痛；②关节自觉热感，触之热感。

次症：①关节局部皮色发红；②发热；③心烦；④口渴或渴不欲饮；⑤小便黄。

舌脉：舌质红，苔黄腻或黄厚，脉弦滑或滑数。

4.痰瘀痹阻证

主症：①关节肿痛日久不消；②关节局部肤色晦暗，或有皮下结节。

次症：①关节肌肉刺痛；②关节僵硬变形；③面色黧黑；④唇暗。

舌脉：舌质紫暗或有瘀斑，苔腻，脉沉细涩或沉滑。

5.瘀血阻络证

主症：①关节刺痛，疼痛部位固定不移；②疼痛夜甚。

次症：①肢体麻木；②关节局部色暗；③肌肤甲错或干燥无泽。

舌脉：舌质紫暗，有瘀斑或瘀点，苔薄白，脉沉细涩。

6.气血两虚证

主症：①关节酸痛或隐痛，伴倦怠乏力；②面色不华。

次症：①心悸气短；②头晕；③爪甲色淡；④食少纳差。

舌脉：舌质淡，苔薄，脉细弱或沉细无力。

7.肝肾不足证

主症：①关节疼痛，肿大或僵硬变形；②腰膝酸软或腰背酸痛。

次症：①足跟痛；②眩晕耳鸣；③潮热盗汗；④尿频、夜尿多。

舌脉：舌质红，苔白或少苔，脉细数。

8.气阴两虚证

主症：①关节肿大伴气短乏力；②肌肉酸痛，口干眼涩。

次症：①自汗或盗汗；②手足心热；③形体瘦弱，肌肤无泽；④虚烦多梦。

舌脉：舌质红或有裂纹，苔少或无苔，脉沉细无力或细数无力。

（三）X线分期标准

根据关节破坏程度将X线改变分为Ⅳ期（前冠有*号者为必备条件）：

Ⅰ期

1.*X线检查无破坏性改变；

2.可见骨质疏松。

Ⅱ期

1.*骨质疏松，可有轻度的软骨破坏，有或没有轻度的软骨下骨质破坏；

2.*可见关节活动受限，但无关节畸形；

3.邻近肌肉萎缩；

4.有关节外软组织病损，如结节和腱鞘炎。

Ⅲ期

1.*骨质疏松加上软骨或骨质破坏；

2.*关节畸形，如半脱位，尺侧偏斜，无纤维性或骨性强直；

3.广泛的肌萎缩；

4.有关节外软组织病损，如结节或腱鞘炎。

Ⅳ期

1.*纤维性或骨性强直；

2.Ⅲ期标准内各条。

（四）关节功能分级

Ⅰ级：日常活动完全不受限（包括生活自理、工作和非职业活动）；

Ⅱ级：日常活动及工作不受限，但非职业活动受限；

Ⅲ级：日常生活不受限，但工作和非职业活动受限；

Ⅳ级：日常生活、工作及非职业活动均受限。

日常生活包括穿衣、进食、洗澡、梳妆等；工作包括上班、上学、家政等；非职业活动包括娱乐和休闲等。

（五）DAS28评分

DAS28（ESR）$=0.56 \times sqrt（TJC28）+0.28 \times sqrt（SJC28）+0.70 \times ln（ESR）+0.014 \times GH$

DAS28（CRP）$=0.56 \times sqrt（TJC28）+0.28 \times sqrt（SJC28）+0.36 \times ln（CRP+1）+0.014 \times GH+0.96$

TJC28：28 个关节中的疼痛关节个数；

SJC28：28 个关节中的肿胀关节个数；

ESR：血沉；

CRP：C 反应蛋白；

GH：患者对疾病活动的整体评估（VAS 评分，单位 100mm）

疾病活动度阈值：高度：> 5.1；

中度：> 3.2 且 ≤ 5.1；

低度：> 2.6 且 ≤ 3.2；

缓解：≤ 2.6。

（六）ACR 反应标准

需要：

关节压痛数改善程度

关节肿胀数改善程度

并且下列 5 项中 3 项改善程度：

患者对疼痛的评价

患者对疾病活动的总体评价

医生对疾病活动的总体评价

患者对身体功能的评价（HAQ）

急性期反应物的数值（ESR、CRP）

各项指标的改善百分率 =（治疗前值 − 治疗后值）/治疗前值 × 100%

ACR20：关节压痛数改善程度及关节肿胀数改善程度 ≥ 20%，其余 5 项中至少 3 项改善程度 ≥ 20%。

ACR50：关节压痛数改善程度及关节肿胀数改善程度 ≥ 50%，其余 5 项中至少 3 项改善程度 ≥ 50%。

ACR70：关节压痛数改善程度及关节肿胀数改善程度 ≥ 70%，其余 5 项中至少 3 项改善程度 ≥ 70%。

（七）CDAI 评分

CDAI =（TJC28+SJC28+GH+EH）/4

TJC28：28 个关节中的疼痛关节个数；

SJC28：28 个关节中的肿胀关节个数；

GH：患者对疾病活动的整体评估（VAS 评分，单位 100mm）；

EH：医生对疾病活动的整体评价（VAS 评分，单位 100mm）

疾病活动度阈值：高度：> 22；

中度：> 10 且 ≤ 22；

低度：> 2.8 且 ≤ 10；

缓解：≤ 2.8。

（八）SDAI 评分

SDAI =（TJC28+SJC28+CRP+GH+EH）/5

TJC28：28 个关节中的疼痛关节个数；

SJC28：28 个关节中的肿胀关节个数；

CRP：C 反应蛋白；

GH：患者对疾病活动的整体评估（VAS 评分，单位 100mm）；

EH：医生对疾病活动的整体评价（VAS 评分，单位 100mm）

疾病活动度阈值：高度：> 26；

中度：> 11 且 ≤ 26；

低度：> 3.3 且 ≤ 11；

缓解：≤ 3.3。

（九）HAQ-DI 量表

在过去的一周内您进行下述活动	0= 无困难	1= 有些困难	2= 很困难	3= 不能进行
1 自己穿衣服，包括系鞋带和纽扣？				
2 自己梳头？				
3 不用手支撑，从椅子上自己站起来？				
4 不需要别人的帮助，自己上下床？				
5 切肉或切菜？				
6 举杯饮水？				
7 开瓶盖？				
8 在户外平地上行走？				
9 上五个楼梯台阶？				
10 自己洗澡，并且擦干身体？				
11 从马桶座上自己起来或坐下？				
12 蹲下拾起地上的东西？				
13 伸手摘下衣架上的衣帽？				
14 开关水龙头？				
15 做家务事如扫地？				
16 在您愿意散步时，行走 2 公里？				
17 如果您愿意，参加一些休闲或体育活动？				
18 逛商场？				
19 自己上下汽车、火车、公交车或飞机？				
20 晚上睡好觉？				

（十）2010 美国风湿病学学会/欧洲抗风湿联盟的 RA 临床研究的缓解定义

任何时间点，患者满足以下标准即可视为临床缓解：

疼痛关节数 ≤ 1；肿胀关节数 ≤ 1；CRP ≤ 1mg/dl；患者总体评估 ≤ 1（0–10cmVAS）。

（十一）PRO 量表

1. 您感觉关节疼痛程度如何？

　　□完全没有　　□疼痛较轻　　□疼痛较重，可以忍受

　　□疼痛很重，难以忍受

2. 您感觉关节肿胀程度如何？

　　□无　　□很轻　　□较重　　□极重

3. 您感觉晨起关节僵硬持续多少时间（活动多长时间关节僵硬可以缓解）？

　　□无　　　□≤1小时　　　□>1小时且≤2小时　　　□>2小时

4. 与其他关节相比，您的疼痛关节触摸是否发热？

　　□不热　　　□触摸有热感，但不觉发热　　　□触摸热，且自觉发热

　　□触摸热，且关节局部红热

5. 您上肢关节活动（端碗、提物、梳头等）有困难吗？

　　□无困难　　　□有困难　　　□很困难　　　□完全不能

6. 您下肢关节活动（蹲起、上下楼梯、平地行走）有困难吗？

　　□无困难　　　□有困难　　　□很困难　　　□完全不能

7. 在日常生活、工作中，您感觉疲劳吗？

　　□无疲劳　　　□有疲劳　　　□很疲劳　　　□非常疲劳，不能干任何事

8. 您感觉肌肉酸痛吗？

　　□无　　　□偶尔　　　□经常　　　□几乎总是

9. 您感觉胃口如何？

　　□很好　　　□有点差　　　□很差　　　□一点胃口都没有

10. 您感觉烦躁不安或情绪低落吗？

　　□几乎没有　　　□偶尔　　　□常常　　　□几乎总是

11. 您日常生活或工作、学习有困难吗？

　　□无困难　　　□有困难　　　□很困难　　　□完全不能

指导原则

中药新药用于慢性心力衰竭临床研究技术指导原则

（2017 年第 217 号　2017.12.18）

一、概述

慢性心力衰竭（心衰）是一组复杂的临床综合征，为各种心脏疾病的严重或终末期阶段。欧美流行病学数据显示成人心衰患病率为 1%-2%，并随年龄增长而增加，70 岁以上可达 10%。中国心衰注册登记研究（China-HF 研究）对 2012 年 1 月至 2014 年 12 月国内 88 家医院的 8516 例心衰住院患者数据进行分析，患者平均年龄 66 岁，男性占 54.5%，冠心病、高血压患者占比分别为 49.4%，54.6%，住院死亡率为 5.3%。

自 20 世纪 90 年代以来，慢性心衰的治疗理念发生了重大转变，从短期的血流动力学改善，转变为长期神经内分泌干预的修复性策略。近年来，心衰诊疗指南不断更新，整体治疗水平不断提高，但进一步减少死亡和再住院，改善临床症状，增加运动耐量，提高生活质量，减轻经济负担，仍是临床不断追求的目标。

慢性心衰属中医学"心衰病""喘证""水肿""痰饮""心悸""怔忡"等病证范畴，对其病机较一致的认识为本虚标实、虚实夹杂之证，本虚以气虚为主，常兼见阴虚，或加重为阳虚证，标实以血瘀证最为普遍，常兼见水饮、痰浊；治疗上，常以益气、益气养阴或益气温阳固本，以活血、利水、化痰治标。近年国内中医、中西医结合学者围绕慢性心衰的中医药辨治方案、临床疗效评价及中西药合用安全性等方面，开展了大量研究工作，为本指导原则的制定奠定了基础。

本指导原则，为用于治疗慢性心衰中药新药上市前临床研究的试验设计提供参考。

二、临床研究要点

研究者应根据中药新药的组方及应用特点、临床前研究结果，确定药物的临床定位，明确临床试验目的。根据试验目的，确定药物的安全性、有效性观察重点，按照临床研究的一般原则，确定科学、合理和可行的临床试验方案。

（一）临床定位

慢性心衰的治疗目标不仅是改善临床症状、提高生活质量，更重要的是延缓或逆转心肌重构，减少死亡和再住院。开发用于治疗慢性心衰中药新药的临床定位一般可从以下几个方面来考虑：

1. 减少死亡和/或再住院　慢性心衰病死率高、再住院率高，减少死亡和/或再住院，改善预后，是慢性心衰治疗的远期目标。

2. 延缓或逆转心肌重构，改善心功能　心肌重构是慢性心衰发生发展的基本病理生理过程，延缓或逆转心肌重构，改善心功能，是慢性心衰治疗的关键。

3. 改善临床症状/体征　慢性心衰患者通常以呼吸困难、乏力和水肿为主要临床症状/体征，临床症状/体征改善可作为近期治疗效果的体现。

4. 增加运动耐量，提高生活质量　慢性心衰患者因心功能低下导致运动耐量受限，显著降低生活质量，运动耐量增加和生活质量提高可作为慢性心衰治疗的近期目标。

在临床试验方案设计时，应根据中药新药临床定位的不同，对受试者选择、对照选择、疗程与观察时点确定、安全及疗效评价指标选择等方面充分考虑，以能够体现药物自身特点和应用价值为目标导向。

（二）试验分期

不同的试验分期有不同的目的，解决不同的问题，临床试验设计有所不同。

1. Ⅰ期临床试验 用于治疗慢性心衰的新药，一般具有心血管活性，因此在进行一般项目观察的同时，特别建议观察心血管效应，如心率、血压、心电图，必要时可考虑血流动力学以及凝血功能等指标。

2. Ⅱ期临床试验 作为探索性试验阶段，可根据慢性心衰不同临床类型、不同中医证型、不同原发疾病、不同疾病阶段等开展包括剂量等方面的探索性研究。基于风险考虑，可首先观察心衰严重度分级较低的患者。

3. Ⅲ期临床试验 作为确证性试验阶段，在目标适应症范围、剂量基本确定的基础上，可纳入心衰严重度分级较高的患者。一般应符合随机、盲法、多中心的试验设计要求，可以采用加载设计，安慰剂或阳性药物对照。慢性心衰患者多为老年人，在保证安全和符合伦理学要求的前提下，Ⅲ期临床试验可适当放宽年龄限制。

（三）诊断标准

1. 西医诊断标准

根据基础心脏病的病史及典型的心衰症状/体征，采用二维超声心动图及多普勒超声定量分析心脏结构及功能各指标，区别射血分数降低的慢性心衰、射血分数保留的慢性心衰和射血分数中间范围的慢性心衰诊断。左室容量及射血分数（LVEF）测量推荐采用改良 Simpson 法。

诊断慢性心衰可参考《中国心力衰竭诊断和治疗指南 2014》、《2016ESC：急慢性心力衰竭诊断和治疗指南》等当前最新诊疗指南，其中心功能严重度的分级参照美国纽约心脏协会［NYHA］心功能分级标准。

2. 中医辨证标准

慢性心衰的中医辨证分型及辨证要点可参考《慢性心力衰竭中医诊疗专家共识》、《慢性心力衰竭中西医结合诊疗专家共识》等当前行业内公认的共识或指南，亦可根据药物的特点、目标适应症特点，采用教材或专著等推荐且行业内认可的标准。

（1）气虚血瘀证

主症：气短/喘息、乏力、心悸。

次症：①倦怠懒言，活动易劳累；②自汗；③语声低微；④面色/口唇紫暗。

舌脉：舌质暗（或有瘀斑、瘀点或舌下脉络迂曲青紫），苔薄白，脉沉、细、涩或虚无力。

（2）气阴两虚血瘀证

主症：气短/喘息、乏力、心悸。

次症：①口渴/咽干；②自汗/盗汗；③手足心热；④面色/口唇紫暗。

舌脉：舌体瘦，舌质暗（或有瘀斑、瘀点或舌下脉络迂曲青紫），少苔或无苔或剥苔或有裂纹，脉细无力。

（3）阳气亏虚血瘀证

主症：气短/喘息、乏力、心悸。

次症：①怕冷和/或喜温；②胃脘/腹/腰/肢体冷感；③冷汗；④面色/口唇紫暗。

舌脉：舌体胖，舌质暗（或有瘀斑、瘀点或舌下脉络迂曲青紫），或有齿痕，脉沉、迟无力。

具备主症 2 项，次症 2 项，结合舌脉，即可诊断。

（4）兼证

痰饮证：①咳嗽/咯痰；②胸满/腹胀；③面浮/肢肿；④小便不利。

舌脉：舌苔润滑，或腻，或有滑脉。

具有上述症状 1 项，结合舌脉，即可诊断。

（四）受试者选择

1.纳入标准　根据试验目的、药物特点及前期研究结果确定合适的病例纳入标准，包括患者的LVEF水平、心功能分级、原发疾病、中医证候等。应注意患者的年龄要求，建议一般选择18岁以上的患者，年龄上限可根据药物特点及研究分期适当选择。

2.排除标准　病例排除标准需根据试验目的、药物特点、目标适应症情况，考虑安全性、有效性及伦理学等因素确定。

一般应排除近期需要器械治疗的慢性心衰患者；合并急性冠脉综合征（30天内）、心源性休克、急性心肌炎、药物难以控制的高血压（收缩压≥180mmHg和/或舒张压≥110mmHg）、难以控制的恶性心律失常、肥厚梗阻性心肌病、严重瓣膜病需要手术治疗及肺动脉栓塞者等；严重肝肾功能不全者；严重贫血者；精神病患者；恶性肿瘤患者；妊娠及哺乳期妇女；对试验药物可疑或明确过敏；近2个月内参加其他研究者。

（五）中止/退出标准

根据慢性心衰疾病特点，制定符合药物临床试验质量管理规范（GCP）要求的试验中止/退出标准和紧急处理措施。在临床试验过程中，应密切观察患者服药后的反应，如出现严重不良反应或并发症，应考虑中止/退出试验，并进行相应的紧急处理，保证受试者安全。

（六）对照选择

根据药物自身特点和优势，可采用安慰剂对照，或选择有效药物作阳性对照，进行优效、非劣效或等效性设计。

（七）导入期、疗程与观察时点设计

对于正在接受针对原发疾病及慢性心衰治疗的受试者，应设导入期（一般不少于2周）。以慢性心衰急性加重患者为对象的研究，可以不设导入期。

根据药物特点、临床定位和临床试验目的等，设计合理的疗程。定位于减少和/或再住院者，疗程不少于1年；定位于延缓或逆转心肌重构者，疗程不少于6个月；定位于改善心功能者疗程不少于3个月；定位于改善临床症状/体征者，疗程不少于2个月；定位于增加运动耐量、提高生活质量者，疗程不少于2个月。探索性研究可适当缩短疗程。

根据试验目的及疗程的不同确定观察时点，决定是否进行随访以及随访的方式；若以心血管事件的发生为主要疗效指标，有必要进行长期随访。

（八）有效性评价

根据药物的临床定位，确定临床试验的主要疗效指标和次要疗效指标，定位于减少死亡和/或再住院，应以死亡和/或再住院事件为主要疗效指标；定位于延缓或逆转心肌重构，改善心功能，可以超声心动图测量心脏大小及LVEF等为主要疗效指标，也可选用心脏核磁共振等进行评价，并可选择B型利钠肽（BNP）或其N末端B型利钠肽原（NT-pro BNP）等神经内分泌因子；定位于改善临床症状/体征，可以NYHA心功能分级疗效或呼吸困难、水肿等主要症状/体征的改善为主要疗效指标；定位于增加运动耐量、提高生活质量，可以选择6分钟步行距离、心肺运动试验等反映运动耐量的指标及生活质量量表评分等反映生存质量的指标。同时，研究设计时需注意次要疗效指标与主要疗效指标之间应体现符合医学逻辑的关联性。

1.死亡　治疗慢性心衰的主要目标就是提高生存率，因此死亡可作为首选的主要终点指标。

2.心衰再住院　试验过程中因慢性心衰急性加重，需住院或急诊就诊（静脉使用利尿剂或血管活性药物），可以作为临床试验主要终点或次要终点的一部分。

3.其他心血管事件再住院　试验过程中因发生急性冠脉综合征、严重心律失常、心源性休克、急性脑卒中等心血管事件再住院者，亦可作为临床试验次要终点的组成部分。

4.心脏结构及功能指标　采用超声心动图或心脏核磁共振等，定量分析心脏结构及功能各指标，为评价治疗效果提供客观指标。

5. 神经内分泌指标　常用血 BNP 或 NT-pro BNP。

6. 临床症状/体征疗效评价　采用 NYHA 心功能分级评价临床症状疗效简便易行，但其缺点在于仅凭患者主观陈述，有时个体之间的差异较大，应对呼吸困难和水肿等慢性心衰患者较特异症状/体征的改善重点关注。对整体症状/体征疗效评价，可选择采用患者报告结局（PRO）、临床医生报告资料（ClinRO）、看护人员报告资料（ObseRO）等相关量表，但需经过信度、效度及反应度的测评。

7. 运动耐量评价　运动耐量的评价包括心肺运动试验、运动平板或踏车运动试验及 6 分钟步行试验等。采用 6 分钟步行试验距离评价心衰患者运动耐量，便捷安全。有条件者，可选用心肺运动试验测定运动峰耗氧量。

8. 生活质量评价　根据文献资料，明尼苏达心力衰竭生活质量调查表（MLHF 问卷）是特异性慢性心衰生活质量自测量表，目前已广泛应用于慢性心衰生活质量的评价研究。近年来，国内学者研制了具有中医特色、体现中华文化背景的量表，经测评对我国心衰患者生存质量评价具有更好的适应性。当然，其他特异性心衰量表如堪萨斯心力衰竭量表及普适量表如 36 条简明健康量表（SF-36）、诺丁汉健康调查表（NHP）、中华生存质量量表（ChQOL）、五维生存质量量表等均可根据需要选择采用。

9. 中医证候疗效评价　中医证候疗效为复合性指标，包括主症和次症共同积分的改变，应重视各指标权重值的合理确定。

（九）安全性评价

首先应关注一般状况、生命体征（体温、呼吸、心率、血压），血、尿、便常规，肝肾功能，电解质和心电图等安全性指标。应根据试验目的和疗程的不同，设计访视的时点。

每个试验均应根据药物特点、临床前毒理试验结果、目标适应症等选择具有针对性的安全性评价指标。如处方中含有活血化瘀的药物，应考虑对凝血机制影响的指标；如临床前研究提示对某个系统有损害，则应考虑具有针对性的安全性指标。

（十）基础治疗与合并用药

用于治疗慢性心衰中药新药临床研究一般为加载试验，受试者通常应参照当前最新诊疗指南，给予血管紧张素转化酶抑制剂/血管紧张素 II 受体拮抗剂（ACEI/ARB）、β 受体阻滞剂、醛固酮受体拮抗剂、利尿剂等规范的药物治疗。

慢性心衰患者多有冠心病、高血压、糖尿病、高脂血症等，应如实记录相关合并用药，需要注意用药的稳定和组间的可比，减少合并用药对试验药物疗效和安全性评价的影响。

明确规定不应增加使用对有效性和安全性评价有影响的其他中药。

（十一）试验的质量控制

临床试验的实施是对研究方案的执行过程，质量控制至关重要。质量控制包括研究中心的选择、研究者的选择、患者的选择、研究者和患者依从性、合并用药及研究流程、时点等，还需特别关注心衰相关评价方法的标准操作规程（SOP），如 6 分钟步行试验实施、超声心动图操作、BNP 或 NT-pro BNP 检测 SOP 等的遵守。

（十二）统计方法

应符合统计学的一般要求，研究病例样本量应根据既往研究资料及统计学原理进行估算。

三、附录

1. 慢性心力衰竭诊断标准

参见《中国心力衰竭诊断和治疗指南》[中华医学会心血管病学分会，中华心血管病杂志编辑委员会. 中华心血管病杂志，2014，42（2）]，《2016ESC：急慢性心力衰竭诊断和治疗指南》。

2.NYHA 分级标准

参照美国纽约心脏协会［NYHA］心功能分级标准：

Ⅰ级：病人有心脏病，但体力活动不受限制。一般体力活动不引起过度的疲劳、心悸、呼吸困难或心绞痛。

Ⅱ级：病人有心脏病，体力活动稍受限制。休息时感觉舒适，但一般的体力活动会引起疲劳、心悸、呼吸困难或心绞痛。

Ⅲ级：病人有心脏病，体力活动明显受限。休息时尚感舒适，但比一般为轻的体力活动就会引起疲劳、心悸、呼吸困难或心绞痛。

Ⅳ级：病人有心脏病，体力活动能力完全丧失，休息时仍可存在心力衰竭症状或心绞痛。进行任何体力活动都会使症状加重。

3.明尼苏达心力衰竭生活质量调查表

这些问题涉及你的心脏情况在近期对你生活的影响。下列各项依据自己受影响的情况作不同的描述。如果你能肯定某一项对你不适合或与你的心力衰竭无关，则圈0（否），然后看下一项。如果该项对你适用，则依据对你影响的程度不同圈出分级数目。切记只考虑近期的情况。

具体项目如下：

	否	很轻	轻	中	重	很重
1. 踝、腿部等浮肿？	0	1	2	3	4	5
2. 白天要坐下或躺下休息？	0	1	2	3	4	5
3. 步行或爬楼梯感到困难？	0	1	2	3	4	5
4. 在家周围或院子里干活感到困难？	0	1	2	3	4	5
5. 离家到别的地方去感到困难？	0	1	2	3	4	5
6. 夜间睡眠不好？	0	1	2	3	4	5
7. 难以与朋友或家人谈话或做事？	0	1	2	3	4	5
8. 难以胜任谋生的工作？	0	1	2	3	4	5
9. 娱乐、运动或爱好难以进行？	0	1	2	3	4	5
10. 性生活困难？	0	1	2	3	4	5
11. 喜欢吃的食物吃得少了？	0	1	2	3	4	5
12. 气喘？	0	1	2	3	4	5
13. 疲劳、乏力或精力下降？	0	1	2	3	4	5
14. 住院？	0	1	2	3	4	5
15. 为医疗花钱？	0	1	2	3	4	5
16. 因用药而出现副作用？	0	1	2	3	4	5
17. 感到自己是家庭或朋友的负担？	0	1	2	3	4	5
18. 感到失去了生活的自我控制能力	0	1	2	3	4	5
19. 焦虑担忧？	0	1	2	3	4	5
20. 难以记住事情？	0	1	2	3	4	5
21. 感到压抑？	0	1	2	3	4	5

中药新药治疗流行性感冒临床研究技术指导原则

（2016 年第 136 号　2016.09.29）

一、概述

流行性感冒（Influenza）简称流感，是由流感病毒引起的一种急性呼吸道传染病，发病率高，传染性强，容易引起暴发流行或大流行。临床特点是起病急，表现为发热、乏力、全身肌肉酸痛，可有鼻塞、流涕和喷嚏等症状。

流感病毒可分为甲（A）、乙（B）、丙（C）三型，其中甲型流感病毒容易发生变异，为人类流感的主要病原，常引起大流行和中小流行。乙型流感病毒变异较少，可引起暴发或小流行。丙型流感病毒较稳定，常引起散发病例。流感具有一定的季节性，我国北方地区流行高峰一般发生在冬春季；而南方地区可全年流行，以冬春季和夏季为流行高发季节。本指导原则主要针对季节性甲型流感、乙型流感为主的药物研发和试验设计，对丙型流感也可参照实施。

根据流行性感冒的发病特点和临床表现，与中医学医籍中记载的"时行感冒""风温""时疫"等近似，病因以时邪疫毒为主，常挟有时令六淫之邪"合邪"为患；病机为邪袭卫表，肺失宣降。临床上常见的证候类型有风热犯卫证、风寒束表证、表寒里热证、湿热壅滞证等。

本指导原则是用于指导中药新药治疗流感的临床试验设计、实施和总结中的一般性原则，不能代替研究者的临床实践。由于不同年份或地域流行的流感病毒类型可能不同，流感病毒也可能出现变异，临床表现、证候类型、治则治法等各有不同。因此，临床试验应根据法规与技术要求，结合研究药物的临床背景情况、处方来源、立题依据、组方特点、临床定位以及非临床研究结果，确定临床试验目的，并在非临床研究结果基础上，结合学科进展以及临床实际，遵照药物临床试验质量管理规范要求，以科学的精神、严谨的态度，合理制定临床试验方案，以确保能够评价试验药物的安全性、有效性。

需要特别说明的是，本指导原则中所指流感仅包括自然情况下发生的，病因未明确者不列入本指导原则范围。同时，研究者要提供证明研究期间属地发生流感流行的依据，如辖区地（市）级以上疾病预防控制中心（CDC）提供的能证实本地发生流感流行的证明性材料，材料应载明研究期间属地流感流行的强度与流感毒株类型构成，以说明受试者属地流感流行的真实性。

本指导原则所提出的要求，只是药品监管部门目前较为一致的看法和认识，具有阶段性的特点；除了药品监管法规和技术要求中所规定的，不要求必须强制执行。采用本指导原则以外的方法和标准进行研究的，如果申请人能够有充分的科学证据说明临床研究具备科学性、合理性，也同样获得认可。同时，随着医学科学和医疗实践的发展，疾病诊断、治疗的手段会不断改进，临床试验的要求也会随之更新，因此，本指导原则也会随着医学科学的进步，在更加科学、合理和方法公认的基础上，及时更新修订。

本指导原则中未讨论临床试验设计或统计分析中的一般原则问题，这些内容的相关要求参见相关法规性文件和《中药新药临床研究一般原则》。

二、临床试验研究要点

新药临床试验的主要目的是通过临床试验探索或确认新药对目标适应症人群的安全性和有效性。在中药新药治疗流感的临床试验中，应关注药物临床试验的目的与定位、疾病诊断标准、纳入人群、试验设计与研究方法、给药方案、疗程及疗效观察时点、疗效观察指标、安全性研究与评价以及统计学要求等问题。

（一）临床试验目的和定位

中药新药治疗流感临床试验应是目标明确、设计科学、质量可控和实施规范的一系列研究过程。开展临床试验的首要问题是根据非临床研究结果，拟定研究的目的，明确中医证候，确定新药的临床定位。

流感临床治疗的目标是减轻症状、防治并发症、降低死亡率。

中药新药治疗流感的临床定位一般可从以下方面考虑：

1. 改善临床症状

用于治疗流感（非重症患者），观察试验药物对流感病程的控制（如缩短病程）及相关症状缓解的程度。对流感病程的控制（如缩短病程），主要是缩短流感症状/体征持续时间，即发热和鼻塞、咽喉痛、咳嗽、肌肉酸痛、疲劳、头痛、恶寒和（或）出汗等症状从服药至症状得到缓解或痊愈所需的时间。对流感相关症状/体征缓解的程度，主要是发热、头痛、肌肉酸痛、疲劳等症状的改善程度。

2. 退热

用于治疗流感所致的高热等特殊表现的试验，在确保受试者安全的前提下，合理评估对高热等特殊表现的干预程度。

3. 抑制流感病毒

主要是针对抑制流感病毒的试验，评估该试验药物对抗流感病毒的干预强度。

（二）诊断标准

1. 流行性感冒诊断标准

根据《流行性感冒诊断标准（WS285—2008）》进行诊断。流感诊断标准参见附录。

流感的确诊，主要是根据流行病学史、临床表现，以及实验室病原学检查。

关于流感病原学诊断的主要技术要求有：

流感的病原学检测方法包括病毒分离、病毒核酸、抗原和抗体检测。病毒分离为病原学检测的"金标准"；病毒的抗原和核酸检测可以用于早期诊断；抗体检测可以作为回顾性辅助诊断。

标本的采集种类、采集方式，标本的保存、运送，标本的检测时机和检测方法等均应符合公认的标准或管理部门提出的相应要求。血清学检测方法应使用标准化的方法，并提供进行检测的支持信息。

应使用公认的能够提供确切病毒学证据的检测方法，建议采用流感病毒分离或病毒核酸检测。受试者入选时可采用快速病毒抗原检测方法进行筛查，但不能作为病毒学阳性和流感病毒分型的确切证据，仍需集中进行核酸检测或病毒分离确认。快速检测试剂应符合业内标准。

原则上，所有标本检测应在同一实验室进行。须异地检测的，应在指定的实验室复核。进行检测和复核的实验室应具有业内认可的资质。

2. 中医证候诊断标准

中药复方制剂，应符合"方证相应"的基本原则，选择公认的证候诊断标准。流感较为常见的中医证候，主要为风热犯卫证、风寒束表证、表寒里热证、湿热壅滞证等，但是，又常因流感病毒（毒株）不同类型、流行季节与地域等因素的不同，临床证候的类型存在一定的差异。研究者可根据当时流行的流感类型、临床表现、试验药物的功能主治、目标适应症的特点，以卫生管理部门发布的临床指南或专家共识等证候标准作为参考。

中医证候诊断标准：

风热犯卫证：发病初期，发热或未发热，咽红不适，轻咳少痰，微汗；舌质红，苔薄或薄腻，脉浮数。

风寒束表证：发病初期，恶寒，发热或未发热，身痛头痛，鼻流清涕，无汗；舌质淡红，苔薄而润，脉浮紧。

表寒里热证：恶寒，壮热，头痛，身体酸痛，咽痛，鼻塞，流涕，口渴，舌红，苔薄或黄，脉数。

湿热壅滞证：身热口渴，肢体倦怠、酸楚，头痛，胸闷、腹胀，脘痞呕恶，便溏不爽，舌红苔黄腻，脉濡数或滑数。

（三）受试者的选择

因流感流行具有季节性与地域性特点，因此受试者的选择要考虑不同的地域，注意具有代表性。

1. 纳入标准

为流感的确诊病例，以及选择与处方相应的中医证候的诊断标准。对于年龄的选择，研究者可以根据研究需要决定入组受试者的年龄范围。如果要研究退热等特殊作用的，应根据受试者的具体情况，确定适宜受试者体温特点或病情条件作为研究对象。由于流感为自限性疾病，应规定纳入病例的病程。

2. 排除标准

排除标准需根据药物的特点、目标适应症的情况，以及伦理学等因素合理制定。需排除有并发症以及有其他系统性疾病的受试者。妊娠或哺乳期妇女，过敏体质或有药物过敏（史）者，以及一年内接种过流感疫苗者，也不宜参加研究。

3. 对照药选择

因为流感疾病本身是自限性疾病，因此，对于流感（非重症患者）的受试者，在符合医学伦理的基础上，建议临床试验采用安慰剂对照。

如选用阳性药物对照的，该药物必需具有充分的有效性证据，在功能主治方面与试验药物具有可比性。

（四）退出或中止标准

受试者的退出：根据流感的临床特点，制定严格的中止标准和紧急情况处理措施。试验中出现受试者病情加重或者并发症的，或出现严重不良事件者，该受试者一般应退出试验，并采取必要的治疗措施。试验开始前，申办者应拟定病情恶化时，是否决定受试者退出的具体标准，并会同研究者讨论核准。另外，根据知情同意书的规定，受试者有权中途退出试验，或受试者虽未明确提出退出试验，但不再接受用药及检测而失访，也属于"退出"（或称"脱落"），应尽可能了解其退出的原因，并加以记录。无论何种原因，对研究者或受试者决定退出试验的病例，应保留其原始病历及病例记录表，并以其最后一次的检测结果转结为最终结果，对其疗效和不良反应进行全数据集分析。

试验中止：以下情况应及时中止临床试验：临床试验中发生严重安全性问题，研究者认为受试者安全性可能受到损害危险；在试验中发现临床试验方案有重大失误，难以评价药物效应；临床方案设计较好，但在实施中发生了重要偏差，难以评价药物效应等。

（五）疗程与观测时点设计

根据临床试验目的、药物处方特点和主要疗效指标的变化特点，设定合理的疗程和观测时点。

对定位于改善临床症状的试验，入组受试者病程应在48小时以内。以相关症状缓解程度为主要目的，疗程3-5天。以流感病程控制（如缩短病程）为主要目的，服药疗程可适当延长。受试者在试验期间完成日记卡登记。

对定位于退热等作用的试验，入组受试者体温应在39℃以上，一般考虑病程在24小时以内，疗程为1-3天，可观察即刻退热时间和体温复常时间。合理制定体温监测时点。

对定位于病原学观察的试验，应根据当年流感的病原学与发病特点确定疗程，一般为3-6天，随访3天。也可以依据实际情况合理确定。

受试者症状/体征、缓解程度等应有受试者日记卡记录。

（六）有效性评价

根据临床试验目的和定位，确定主要疗效指标和次要疗效指标。

1. 对定位于改善临床症状的试验，若是观察对流感病程的控制（如缩短病程）的，主要疗效指标是流感痊愈或缓解所需要的时间，即发热、鼻塞、咽喉痛、咳嗽、肌肉酸痛、疲劳、头痛、恶寒和（或）出汗等症状消失或缓解所需的时间。若是观察相关症状缓解的程度的，主要疗效指标是不同证型中主要症状的缓解程度。

症状缓解程度判定：由患者日记卡症状评分下降值的曲线下面积（AUC）表示，每日计算观察症状总分的下降值，以中位数对时间（h）作图，计算AUC后进行相应的统计学比较。

2. 对定位于高热的临床试验，应以退热时间来评价。

3. 对定位于病原学观察的试验，以核酸检测指标由阳性转为阴性作为主要疗效评价指标。

4. 对定位为其他特殊表现的，应设计相应的评价指标，如减低并发症的发生率、住院率等。

5. 对中医证候的疗效评价，可以考虑采用中医主症＋次症的积分值计算。即证候疗效判定标准积分值下降程度：临床痊愈：≥95%，显效：≥70%，有效≥30%，无效：不足30%。

（七）安全性评价

对于安全性的评价，首先应关注一般状况、生命体征（体温、呼吸、心率、血压），血、尿、便常规，肝、肾功能和心电图等安全性指标。其次，除上述指标外，应根据试验目的和试验药物可能存在的潜在安全性问题，设计相应的安全性指标，并制定合理的访视时点。

试验过程中若出现不良反应、实验室指标的异常，应及时观察受试者病情变化，并及时复查、追踪，进行综合分析。

应重视不良事件的报告。同时，注意试验药物的禁忌、注意事项以及饮食方面等的相关研究。

（八）合并用药

需要注意的是，在实施临床试验时，应依据研究目的的不同，有针对性地选择需要的对症治疗和用药。需避免选择对研究目标有干扰的药物。如使用了影响有效性评价的治疗药物，建议按无效病例统计有效性，疗效应为"无效"。

受试者既往服用了控制慢性病的药物，如抗高血压、抗糖尿病药物的，在试验中要如实记录服药情况，在研究中应尽量减少或者避免合并用药造成对试验药物安全性和有效性评价的影响。

（九）试验的质量控制

为了保证研究的一致性，研究过程中实施盲法操作，保证受试者随机入组，降低选择偏倚，做到均衡可比。应重视脱落和失访。研究者要如实报告脱落和失访的实际情况，不能随意剔除相应的病例，因这部分受试者的情况变化可能包含试验药物的不良反应等情况。

（十）统计方法

应符合统计学的一般要求。样本量的设计应根据统计学和法规的要求（如有）计算，事先要有研究药物的有效率的相关数据。可以参考该药以前治疗其他类型流感的有效率，或该药有效率的预试验等资料来确定。

（十一）随访

根据试验目的不同，决定随访的方式、时点、内容等。

三、参考文献

1. 流行性感冒诊断标准，中华人民共和国卫生行业标准（WS285—2008）

2. 中药新药临床研究指导原则（试行），中国医药科技出版社，2002年

3. 流行性感冒诊断与治疗指南（2011 版）. 中华结核和呼吸杂志，2011，9（5）：725–734

4. 甲型 H1N1 流感诊疗方案（2010 年版）. 国际呼吸病杂志，2011 31（2）：81–84

5.GB/T 16751.2—1997 中医临床诊疗术语

6. 李龙芸，蔡柏蔷，王孟昭，朱元珏. 磷酸奥司他韦治疗流行性感冒的多中心临床研究. 中华内科杂志，2001，40（12）：838–842

四、附录

流行性感冒诊断标准［《流行性感冒诊断标准（WS285—2008）》］

1. 诊断依据

（1）流行病学史

在当地流行季节，（如我国北方的冬春季，南方的冬春季和夏季），一个单位或地区集中出现大量上呼吸道感染病人，或医院门诊、急诊上呼吸道感染病人明显增加。

（2）临床表现

①通常表现为急起高热（腋下体温 ≥ 38℃）、畏寒、头痛、头晕、浑身酸痛、乏力等中毒症状及咽痛、干咳等呼吸道症状，但卡他性症状常不明显。

②少数病例有食欲减退、伴有腹痛、腹胀、呕吐和腹泻等消化道症状。

③少数病例也可并发副鼻窦炎、中耳炎、喉炎、支气管炎、肺炎等，甚至会呼吸循环衰竭而死亡。

④在两岁以下的幼儿，或原有慢性基础疾病者，两肺可有呼吸音减低、湿罗音或哮鸣音，但无肺实变体征。

⑤重症受试者胸部 X 射线检查可显示单侧或双侧肺实质性病变，少数可伴有胸腔积液等。

⑥外周血象白细胞总数不高或偏低，淋巴细胞相对增加，重症受试者多有白细胞总数及淋巴细胞下降。

（3）实验室检查

①从受试者呼吸道标本中分离和鉴定到流感病毒。

②受试者恢复期血清中抗流感病毒抗体滴度比急性期高 4 倍或以上。

③在受试者呼吸道标本流感病毒特异的核酸检测阳性或检测出特异的病毒。

④采集标本经敏感细胞将病毒增殖一代后，流感病毒特异的核酸检测阳性或检测出特异的抗原。

2. 诊断原则

如果在流感的非流行季节仅根据临床表现，流感很难与其他病原体，尤其呼吸道病原体导致的疾病区别，对流感病例的确诊往往需要实验室的诊断依据。但在流感流行季节，当地一个单位或局部地区出现大量上呼吸道感染受试者或医院门诊、急诊上呼吸道感染受试者明显增加时，具备相应临床表现的可作为流感临床诊断病例。

3. 诊断

（1）临床诊断病例

具备诊断依据（1）和（2）中任何一项临床表现者。

（2）确诊病例

①流感样病例并具备诊断依据（3）中的任何一项者。

②临床诊断病例并具备诊断依据（3）中的任何一项者。

中药新药治疗原发性骨质疏松症临床研究技术指导原则

（2015 年第 83 号　2015.11.03）

一、概述

骨质疏松症（Osteoporosis，OP）是一种以骨量低下、骨微结构损坏，导致骨脆性增加、易于发生骨折为特征的全身性骨病（世界卫生组织，1996）。2001 年美国国立卫生研究院提出骨质疏松症是以骨强度下降、骨折风险性增加为特征的骨骼系统疾病，骨强度反映骨骼的两个主要方面，即骨矿密度和骨质量。本指导原则主要阐述原发性骨质疏松症的绝经后骨质疏松症和老年骨质疏松症两种类型。

根据原发性骨质疏松症的临床表现和发病特点，与中医学医籍中记载的"骨痿""骨痹""腰背痛"等近似。中年之后，烦劳过度，耗损肾阴，水不胜火，虚火内盛，二者互为因果，终致虚者愈虚，盛者愈盛，肾精匮乏，髓无以生，骨失所养而发骨痿。腰为肾之府，腰痛的病因虽多，但终与肾虚有关。可见与骨质疏松症相近的骨痿、腰痛等症，其本皆为肾虚。至于疼痛的原因，中医学认为"不通"和"不荣"均可引起疼痛，肾阴亏虚，骨失濡养，虚火内盛，灼伤脉络，可致疼痛；肾气不足，鼓动乏力，气虚血瘀，闭阻经脉，亦可引发疼痛。临床常见的中医证候有肾阳亏虚证、肝肾阴虚证、脾肾两虚证、血瘀气滞证。

考虑到骨质疏松症的疗程较长，在立题之初，应遵循中医药学理论，充分考虑长期用药可能出现的不良反应，注意组方合理，方证相应。

本指导原则旨在用于指导中药新药治疗原发性骨质疏松症临床试验的设计。由于绝经后骨质疏松症和老年骨质疏松症的病理机制各有不同，临床表现、证候类型、治则治法等有一定区别，因此，临床试验应作为两个病种分别设计和观察。

本指导原则所提出的要求，只是药品监管部门目前较为一致的看法和认识，具有阶段性的特点。除了药品监管法规和技术要求中所规定的内容以外，其他不要求必须强制执行。如果申请人能够有充分的科学证据说明临床试验具备科学性、合理性，也同样获得认可。同时，随着医学科学和医疗实践的发展，疾病诊断、治疗的手段会不断改进，临床试验的要求也会随之更新，因此，本指导原则也会随着医学科学的进步，在更加科学、合理和方法公认的基础上，及时更新修订。

需要特别说明的是，本指导原则不能代替申请人根据具体药物的特点进行有针对性的、体现药物作用特点的临床试验设计。申请人应根据所研究药物的特点和临床定位，在临床前研究结果的基础上，结合学科进展以及临床实际，并遵照药物临床试验质量管理规范要求，以科学的精神、严谨的态度，设计与实施临床试验，以客观评价中药新药治疗原发性骨质疏松症的有效性与安全性。

二、临床试验要点

中药新药临床试验需根据立题依据和目的，确定临床定位，制定药物的临床试验计划，明确不同阶段的临床试验的而制定相应的临床试验方案，各期临床试验之间应进行合理衔接和有效地推进，依据前期研究获得信息来设计下一期的临床试验，并根据不同阶段的临床试验研究结果不断地进行风险/受益评估，尽可能在早期淘汰毒性大、风险高或无效的药物，以控制药物研发风险。

中药新药在临床试验前，应充分了解药物处方特点、研究基础、研究背景、疾病的特点和临床实际治疗情况等，确定合理的临床试验目的。根据试验目的，确定科学、合理和可行的临床试验方案。临床试验设计和实施过程中还应注重观察中药新药在同类药物中的作用特点，以期体现出药物的上市价值。

中药有效成份、有效部位制剂需进行中医证候、剂量探索等研究，应采取最新、公认的中医证候研究设计方法，为Ⅲ期确证性研究提供依据。

中药新药临床治疗骨质疏松症的终点目标是避免脆性骨折或降低骨折发生率，阶段性目标包括升高骨量或减少骨丢失、调节骨代谢、减轻或缓解临床症状和改善中医证候、降低跌倒风险（包括增加肌肉力量和平衡能力）或发生率等。

（一）定位于降低骨折风险

以骨折发生率为主要疗效指标，观察时限至少 3 年，以及足够的样本量。需要提供充分的长疗程用药的前期安全性研究资料。

鉴于定位于降低骨折风险的临床试验疗程过长，早期探索性试验可以采用替代指标（如骨密度、骨转换标志物等）作为主要疗效指标。

1. 诊断标准

（1）骨质疏松症诊断标准根据中华医学会骨质疏松和骨矿盐疾病分会制定的《原发性骨质疏松症诊治指南（2011 年）》进行诊断。

①在没有外伤或轻微外伤情况发生了脆性骨折，即可诊断为骨质疏松症。

②基于骨密度测量的诊断标准：目前通行可靠的方法是双能 X 线吸收法（DXA），检测结果与同性别、同种族峰值骨量比较，其标准偏差（T 值）≥ -1.0SD 为正常；-2.5SD < T 值 < -1.0SD 为骨量低下；T 值 ≤ -2.5SD 为骨质疏松；T 值 ≤ -2.5SD，同时伴有骨折者为严重骨质疏松。以上标准适用于绝经后女性和 50 岁以上的男性。

（2）证候诊断标准中药复方制剂中医证候的选择应符合方证相应的基本原则，按照权威、公认的原则拟定证候诊断标准。

2. 受试者选择

（1）纳入标准作为治疗用药，纳入受试者需符合骨质疏松症诊断标准（脆性骨折或/和 T 值 ≤ -2.5SD 者）。根据试验目的、处方特点及临床前研究结果制定合适的受试者纳入标准，包括原发性骨质疏松症的分型、证候、是否有脆性骨折史等。应充分考虑选择已发生过脆性骨折或脆性骨折高危人群作为受试人群。

绝经后骨质疏松症和老年骨质疏松症应作为两个病种分别观察。

以绝经后骨质疏松症为目标人群者，年龄应 > 45 周岁且自然绝经 1 年以上。以老年骨质疏松症为目标人群者，年龄应 ≥ 70 岁。受试者的年龄原则上不设上限，但受试者的选择应符合伦理学要求。

（2）排除标准排除标准需根据药物的特点、目标适应症的情况，考虑有效性、安全性及伦理学等因素合理制定。

一般应排除合并严重心脏病、严重肝肾功能不全、恶性高血压、严重心衰、严重心律失常、腰椎或髋部有内置物、骨软化症、原发性甲状旁腺功能亢进症、糖尿病、精神病及其他影响骨代谢的疾病和药物应用者。

3. 退出/中止标准

（1）受试者的退出根据原发性骨质疏松症疾病特点，制定退出试验标准和紧急处理措施。试验过程中受试者新发骨折时，该受试者一般应退出试验，并采取必要的治疗措施。试验开始前，申请人应拟定病情恶化（如骨密度持续下降等）时是否决定受试者退出的具体标准，并会同研究者讨论核准。

（2）试验的中止临床试验中发现药物治疗效果太差甚至无效，不具有临床价值；或临床试验中发生严重安全性问题等，应及时中止试验。

4. 对照选择

在符合医学伦理学原则的前提下，应尽量进行安慰剂对照试验，可采用加载试验设计，即基于基础治疗的安慰剂对照，基础治疗包括每日服用适量的元素钙和维生素 D，试验组和安慰剂组的剂量应保持完全一致。

如果选择阳性药物对照时，阳性药物应具有充分的临床有效性证据；还应考虑药物与阳性药物在功能主治、中医辨证分型上的可比性。若采用等效或非劣效设计，界值的确定应该有充分依据。

5. 疗程与有效性指标观测时点设计

根据前期探索性临床试验结果、临床试验目的、药物处方特点和主要疗效指标的变化特点，设定合理的疗程、给药方案和观测时点。

观察时限至少为 3 年。在 3 年观察过程中统计骨折发生率；同时，骨密度每年检测 1 次；骨转换标志物 3-6 个月检测 1 次；临床症状每月观察记录 1 次。

6. 有效性评价

以脆性骨折发生率为主要疗效指标。椎体骨折可测量胸、腰椎侧位相 X 线片和身高，非椎体骨折可观察骨折部位的 X 线片。同时，选择适当的时点检测骨密度和骨转换标志物。

骨密度的疗效评价应事先选定观察部位，通常选择腰椎和髋部，如果有充分的药理学试验证据支持药物主要的作用部位是皮质骨，也可选择其他部位作为骨密度疗效观察的目标部位。

骨转换标志物检测，应至少分别选择一项特异性反映骨形成和骨吸收的骨转换标志物，根据目前的研究进展，推荐测定血清 I 型原胶原氨基端前肽（PINP）和血清 I 型胶原交联羧基末端肽（S-CTX），根据检测值评估骨转换状态的变化。常用骨转换标志物见附录四。骨转换标志物的检测需注意中心一致性，充分保证基线、临床试验期间及临床试验结束后的可评价性。

此外，可考虑增加跌倒发生率、下肢肌肉力量、身体平衡能力等观察指标。

在评价药物的有效性时，应详细分析主要疗效指标与其他观察指标变化的内在逻辑关系，并作出充分的解释与讨论。

7. 安全性评价

首先，应关注一般状况、生命体征（体温、呼吸、心率、血压），血、尿、便常规，血钙、血磷，肝功能、肾功能和心电图等安全性指标。

其次，应根据临床试验目的、处方组成、工艺、临床前药理毒理研究结果、既往临床实践经验、早期临床试验结果以及适应症特点、受试人群特点等选择或增加必要的、有针对性的、敏感性高的安全性检测指标。同时，设计合理的安全性指标检测时点，检测时点的具体设置参照相关指导原则。

常规安全性实验室检测时间间隔一般不应大于 3 个月，中药有效成份、有效部位制剂常规检测时间间隔不应大于 1 个月；即使没有潜在的肝损害风险及前期的肝损害信号，推荐肝功能基本检测项目也至少应包括 ALT、AST、TBIL（当 TBIL 增高时，应追查直接和间接胆红素）、ALP 和 γLP。

考虑到骨质疏松症多为老年人群，应特别注意对心功能、肾功能的监测，选择相应的安全性指标及合理的检测时点。心脏功能相关检测指标：十二导联心电图（需常规观察 ST-T 改变、病理性 Q 波、各种心律失常、QT/QTc 间期）。肾功能相关检测指标：尿常规及尿沉渣镜检、微量白蛋白尿（推荐使用即刻尿白蛋白与尿肌酐的比值，UACR）、Scr 和/或 eGFR（推荐使用简化 MDRD 公式或 CKD-EPI 公式）、尿 NAG 酶。

临床试验期间着重观察可预期的不良反应，并应注意随时观察和记录非预期的不良反应。试验过程中若出现不良事件和实验室指标的异常，应及时观察受试者伴随症状，并及时复查、跟踪，分析原因。如有必要及时增加其他相关的安全性检测指标以判断受试者的转归、与药物的相关性。

应及时记录和报告不良事件，尤其是严重不良事件或研究者认为的重要不良事件。不良事件的分析与判定参照相关的指导原则。

8. 合并用药

原发性骨质疏松症的发病年龄段常常合并高血压病、高脂血症、冠心病等内科疾病，应注意评价合并用药对药物疗效和安全性的影响。应预先明确规定对有效性和安全性评价有影响的、不应使用的相关药物。应注意对合并用药进行如实详细的记录。

9. 试验的质量控制

原发性骨质疏松症发病与患者生活方式有密切关系，若临床试验前与临床试验时受试者活动量、饮食习惯有较大的变化，则可影响对受试者病情的客观判断。因此，在临床试验过程中，应保持试验前后每天活动量和饮食习惯相对一致，注意生活方式对疗效评价的影响，保证组间可比性，以避免因活动量和饮食习惯的变化而影响疗效评价。

对于需要主观评价的指标，质量控制至关重要。要重视对研究者评价一致性的质量控制，尤其是在多中心试验时，在临床试验实施前应对所有研究者进行统一培训，并应通过一致性检测。

通常受试者在试验前已服用其他治疗原发性骨质疏松症的药物，因此在受试者纳入临床试验之前，应设计足够长的导入期，如既往治疗所用的骨质疏松药物已有药物代谢动力学数据，一般至少需五个半衰期以上，或者根据既往药物的特点延长导入期时间，以消除已经服用类似药物的延迟作用，并达到稳定基线水平的目的。

以骨密度为评价指标时，尤其要注意骨密度检测的质量控制和测量误差的校正。骨密度仪精确性误差测量规范见附录（二）。

10. 统计方法

应符合统计学相关指导原则要求。样本量应根据统计学和法规的要求（如有）设定。

11. 随访

根据试验目的不同，决定是否进行随访及随访的方式、时点、内容等。若以骨折发生率为主要疗效指标，有必要进行长期随访。

（二）定位于减少骨丢失

以骨量变化为主要疗效指标，观察时限至少 1 年，以及足够的样本量。需要提供充分的长疗程用药的前期安全性研究资料。

定位于减少骨丢失的中药新药临床试验，其疾病诊断标准、中医证候诊断标准、排除标准、退出/中止标准、对照选择、安全性评价、质量控制要求、统计学要求、随访等与定位于降低骨折发生率的要求一致。临床试验中还需特别关注以下内容：

1. 受试者纳入标准

根据试验目的、处方特点及临床前研究结果制定受试者纳入标准，包括原发性骨质疏松症的分型、证候、是否有脆性骨折史等。应充分考虑选择脆性骨折高危人群作为受试人群。

定位于减少骨丢失的中药新药临床试验，应以绝经后骨质疏松症为目标人群，年龄应＞45 周岁，且自然绝经 1 年以上。受试者的年龄原则上不设上限，但所有的受试者选择皆应符合伦理学要求。

2. 疗程与有效性指标观测时点设计

根据探索性临床试验结果、临床试验目的、处方药物特点和主要疗效指标的变化特点，设定合理的疗程、给药方案和观测时点。观察时限至少为 1 年。在 6 个月末、12 个月末时检测骨密度，同时，检测骨转换标志物 2-3 次。临床症状每月观察记录 1 次。

3. 有效性评价

以骨密度和/或骨转换标志物等为主要疗效指标。骨转换标志物变化应具有临床意义。同时，观察中医证候变化。

骨密度的疗效评价、骨转换标志物检测与评价，以及跌倒发生率、下肢肌肉力量、身体平衡能力等指标观察与定位于降低骨折发生率的要求一致。

在评价中药新药的有效性时，应详细分析主要疗效指标与其他观察指标变化的内在逻辑关系，并作出充分的解释与讨论。

（三）定位于减轻或缓解临床症状

选择与原发性骨质疏松症密切相关的临床症状为主要疗效指标，至少需要3个月的疗程和观察周期。需要提供充分的长疗程用药的非临床安全性研究资料。

定位于减轻或缓解原发性骨质疏松症临床症状的中药新药临床试验，其疾病诊断标准、中医证候诊断标准、排除标准、退出/中止标准、对照药选择、安全性评价、质量控制要求、统计学要求等与定位于降低骨折发生率的要求一致。临床试验中需特别关注以下内容：

1. 受试者纳入标准

根据试验目的、处方特点及临床前研究结果制定受试者纳入标准，包括原发性骨质疏松症的分型、证候、是否有脆性骨折史等。

应考虑选择以骨质疏松引起的骨痛为主要症状者作为受试人群。

绝经后骨质疏松症和老年骨质疏松症应作为两个病种分别观察。

以绝经后骨质疏松症为目标人群者，年龄应＞45周岁，且自然绝经1年以上。以老年骨质疏松症为目标人群者，年龄应≥70岁。受试者的年龄原则上不设上限，但所有的受试者选择皆应符合伦理学要求。

2. 疗程与有效性指标观测时点设计

根据临床试验目的、药物处方特点和主要疗效指标的变化特点，设定合理的疗程、给药方案和观测时点。

至少需要3个月的疗程和观察周期。临床症状每月观察记录1次；同时，检测骨转换标志物和骨密度以监测病情变化。

3. 有效性评价

对于改善临床症状有效的药物，应该是在改善症状的同时，骨质疏松病情（骨转换标志物、骨密度等变化）不出现加重。在评价中药新药的有效性时，应详细分析主要疗效指标（临床症状）与其他观察指标变化（骨转换标志物、骨密度等）的内在逻辑关系，并作出充分的解释与讨论。

以临床常见症状积分值变化率为主要疗效指标，根据骨质疏松症的病理变化，对腰背疼痛的诱发或加重因素进行更为细致的观察，如静息痛、活动痛、翻身痛、负重痛等，判定标准见附录（三）。还可根据药物和证候特点增加相关症状进行观察。

针对临床症状和中医证候要素积分值的变化，根据减分率界值，采用二分法进行疗效判定和评价，建议与疾病病理变化密切相关的临床症状减分率界值定义为不低于90%。中医证候要素积分值减分率界值定义为不低于75%。

临床症状及中医证候的评价建议采用研究者评价和患者评价相结合等方式（如患者日记卡），保证评价的客观性。

同时，选择适当的观测时点检测骨转换标志物和骨密度，以监测骨质疏松症的病情变化。

骨转换标志物检测与评价、骨密度的疗效评价，以及跌倒发生率、下肢肌肉力量、身体平衡能力等指标观察与定位于降低骨折发生率的要求一致。

三、参考文献

1.《中药新药临床研究指导原则》（试行），中国医药科技出版社，2002年.

2. 中华医学会骨质疏松和骨矿盐疾病分会. 原发性骨质疏松症诊治指南. 中华骨质疏松和骨矿

盐疾病杂志，2011，4（1）：2–17.

3. 治疗原发性骨质疏松症药品评价的指导原则（欧洲药品管理局，2007）.

4. 预防和治疗绝经后骨质疏松症药物研究指导原则（美国食品药品监督管理局，1994）.

5. 用于原发性骨质疏松症的传统医学临床实践指南（世界卫生组织西太区，2007）.

6. Bonnick SL, Johnston CC, Jr., Kleerekoper M, Lindsay R, Miller P, Sherwood L, Siris E.2001. Important of precision in bone density measurements.J ClinDensitom 4：105–110.

7. Gluer CC, Blake G, Lu Y, Blunt BA, Jergas M, Genant HK.1995 Accurate assessment of precision errors：how to measure the reproducibility of bone densitometry techniques.Osteoporosis Int 5：262–270.

四、附录

（一）证候诊断标准

在证候诊断时，腰背疼痛为必备症状，同时兼有其他症状 2 项、舌脉支持者即可诊断。

1. 肾阳亏虚证：腰背冷痛，酸软乏力，甚则驼背弯腰，活动受限，畏寒喜暖，遇冷加重，尤以下肢为甚，小便频多，或大便久泄不止，或浮肿，腰以下为甚，按之凹陷不起，舌淡，苔白，脉沉细或沉弦。

2. 肝肾阴虚证：腰膝酸痛，膝软无力，下肢抽筋，驼背弯腰，患部痿软微热，形体消瘦，眩晕耳鸣，或五心烦热，失眠多梦，男子遗精，女子经少经绝，舌红少津，少苔，脉沉细数。

3. 脾肾两虚证：腰髋冷痛，腰膝酸软，甚则弯腰驼背，畏寒喜暖，面色苍白，或五更泄泻，或下利清谷，或小便不利，面浮肢肿，甚则腹胀如鼓，舌淡胖，苔白滑，脉沉弱或沉迟。

4. 血瘀气滞证：骨节疼痛，痛有定处，痛处拒按，筋肉挛缩，骨折，多有外伤或久病史，舌质紫暗，有瘀点或瘀斑，脉涩或弦。

（二）骨密度仪精确性误差测量规范

精确性评估应成为规范化临床工作必不可少的一部分。精确性评估并不仅仅是为了研究的精确性，而且对患者临床诊断也有着潜在的好处。测量时具备良好的精确性对于监测骨密度临床有意义的改变是非常必要的。国际骨密度测量学会（ISCD）已经在其官方网站（www.iscd.org）发布了一个免费自动计算工具，利用它可以计算精确性误差及 LSC（最小有意义变化值）。

每个检测中心应该有自己的精确性误差或 LSC，厂家提供的精确性误差仅供参考。

对于多个技术员的检测中心，应使用所有技术员平均精确度。这些技术员的精确度必须在事先确定的精确度范围内。每个技术员应选择具有临床人群代表性的患者进行精确性评价。每个技术员应在接受基本技能培训和测量 100 人次后进行一次检测精确性评估。如果系统更新或技术员水平显著提高后，应该再次进行检测精确性评估。

精确性评估方法：15 个病人测量 3 次，或 30 个病人测量 2 次。每次扫描需重新摆位。计算每个受检者平均值、标准差和变异系数（15 位受检者，每人 3 次，共 15 组数据；30 位受检者，每人 2 次，共 30 组数据）。计算全组均数平方和平方根 RMS（Root Mean sqnare）的标准差（SD）。计算 95% 置信限的 LSC（LSC=2.77n 精确性误差）。

对每个技术员可接受的最小精确性误差为：腰椎 1.9%（LSC=5.3%），全髋 1.8%（LSC=5.0%），股骨颈 2.5%（LSC=6.9%）。

如果技术员的精确性不能满足上述最低标准，应该接受再培训。

举例说明：多少 BMD 变化是真的变化？

已知精确性的绝对值（g/cm²）和已知 LSC 的绝对值（g/cm²），此次 BMD 值减去前次 BMD 值（基线 BMD 值或最近一次测量值），观察此差值是否超过 LSC？如超过 LSC，则表明变化是有意义的真性变化。

例：

基线腰椎 BMD 为 0.866g/cm^2，治疗后重复腰椎 BMD 为 0.832g/cm^2，二者差值为 0.034g/cm^2，LSC 为 0.028g/cm^2，是否超过 LSC？是！结论：变化是有意义的真性变化。

注：应以 % 变化的方式表达，即变化百分比 ±LSC：（0.034/0.866）×.03%.034/= 丢失了 4% 了 34/0.866 百分比。

不同骨密度仪的测量结果不能比较，因此随访时，患者应在同一骨密度仪上进行测量。

（三）临床症状分级量化标准

主 症

症状	无（0分）	轻（1分）	中（2分）	重（3分）
腰背疼痛	无	1–3 度	4–6 度	7–10 度

注：疼痛程度采用疼痛标尺法由受试者在研究者指导下自行评定。计算总分时得分 ×3。

次 症

症状	无（0分）	轻（1分）	中（2分）	重（3分）
腰膝酸软无力 **	无	多行走（≥1km）后偶有腰膝酸软无力	行走（300m–1km）后感腰膝酸软无力	站立、行走（＜300m）后即感腰膝酸软无力
下肢抽筋 **	无	每月≤2次	介于轻重之间	每月≥10次
步履艰难 *	无	偶有行走不便感，100m 之内无不适感	短距离行走（10–100m）即感困难	行走困难，不能超过10m，或不能站立
持重困难 *	无	持重无力	介于两者之间	无法持重

注：研究者和受试者互相沟通之后由研究者进行评定。计算总分时 ** 得分 ×2；* 得分 ×1。

（四）常用骨转换标志物一览表

骨形成标志物	骨吸收标志物
血清 I 型原胶原氨基端前肽（PINP）	血清 I 型胶原交联羧基末端肽（S-CTX）
血清骨钙素（OC）	血清抗酒石酸酸性磷酸酶（TRACP）
血清骨碱性磷酸酶（BAP）	尿吡啶啉（PYD）
血清 I 型原胶原羧基端前肽（PICP）	脱氧吡啶啉（D-PYD）
	尿 I 型胶原交联羧基末端肽（U-CTX）
	尿 I 型胶原交联氨基末端肽（U-NTX）

中药新药治疗中风临床研究技术指导原则

（2015 年第 83 号　2015.11.03）

一、概述

中医的中风是指以突然昏仆、不省人事、半身不遂、口舌歪斜、言语不利、偏身麻木为主要临床表现的病症，病轻者可无昏仆及不省人事而仅见半身不遂、口舌歪斜等症状，相当于现代医学的急性脑卒中。根据疾病的性质分为缺血性中风和出血性中风。分别相当于现代医学的脑梗死和脑出血。本指导原则主要是中药新药治疗中风临床试验计划与方案的设计、实施和总结中需要考虑的一般性原则。

虽然用于缺血性中风和出血性中风的临床试验设计、实施和总结中的一般要求和原则相近，但由于两者发病机制、临床特点、治疗原则和预后等有所不同，因此两者的临床试验应分别设计与观察，试验结果应分别统计和总结。本指导原则重点阐述缺血性中风临床试验的技术要求，也简要介绍了出血性中风临床试验中需要关注的问题。

本指导原则的内容只是技术审评部门对该问题目前较为一致的看法和认识，除了引用或在相关的药品监管法规和技术要求中已经规定的内容外，不是法规意义上要求必须强制执行的内容，具体实践中如果有与本指导原则不一致的地方，只要有充分的科学证据说明其临床试验的科学性、合理性，也是完全可以被接受的。同时，随着医学科学和医疗实践的发展，疾病诊断、治疗的手段会不断改进，药物临床试验的设计评价方法也会随之更新，因而，本指导原则的观点为阶段性的，如果随着医学科学的发展出现了更加科学合理和公认的方法，应该及时采用，该指导原则也会及时修订。

本指导原则中未讨论临床试验设计或统计分析中的一般原则问题，这些内容的相关要求参见相关法规性文件和技术指导原则。

需要特别说明的是，本指导原则不能代替研究者根据具体药物的特点进行有针对性的、体现药物作用特点和试验目的的临床试验设计。研究者应根据所研究药物的特点和临床试验目的，在临床前研究结果基础上，结合学科进展以及临床实际，并遵照药物临床试验质量管理规范要求，以科学的精神、严谨的态度，合理设计临床试验方案并严格按方案实施。

二、缺血性中风（脑梗死）临床试验要点

新药临床试验的主要目的是通过临床试验探索或者确证新药对目标适应症人群的有效性和安全性。在缺血性中风临床试验中，尤其需要关注药物临床试验目的与定位、疾病诊断标准、纳入人群、试验设计与研究方法、给药方案、疗程及疗效观察时点、疗效观察指标与评价量表、疗效比较与效应分析、安全性研究与评价要求等问题。

（一）临床试验定位与目的

根据药物的临床试验定位与目的，针对缺血性中风的药物主要分为两大类，一类为用于一、二级预防的药物，即预防缺血性中风发生或预防缺血性中风患者再次发生缺血性中风的药物；另一类主要为针对缺血性中风发生后出现的相关症状体征等方面治疗的药物。目前，申请临床试验的药物基本都属于后者，而其中，又以用于改善缺血性中风后神经功能缺损引起的人体生理功能减退以及与之相关的活动能力、生活能力、社会参与能力下降为主要试验目的的药物为主。因此，本指导原则临床试验的要求主要是针对该试验定位与目的的中药新药，不适用于药物对该类疾病的一级预防

和二级预防临床试验的要求，也不适用于以治疗和改善缺血性中风后抑郁、认知功能障碍等精神系统以及其他并发症等为主要目的的临床试验要求。如果是针对其他的临床试验定位与目的，根据其临床试验定位与目的，设计具有针对性的、符合科学规范及相关新药临床试验设计要求的临床试验，也是完全可能被接受的。

（二）诊断标准

1. 现代医学疾病诊断和分型

应该有明确的现代医学疾病诊断和必要的分型。疾病诊断和临床分型应该选用国内外现行较为公认的标准，如缺血性中风诊断可参考最新版的中国急性缺血性脑卒中诊治指南。其诊断一般根据其发病年龄、急性起病病史、典型的神经功能缺失等症状体征、明确的影像学证据、排除相关的疾病等，基本可以作出疾病的诊断。

由于该疾病的不同分类、分型、分期（病程）和病情等对药物的有效性响应不同，对疾病的预后影响较大，为了减少对药物临床有效性和安全性评价干扰的因素的影响，提高药物临床试验效能，需要根据药物的作用特点、临床试验目的与定位，合理限定疾病的分类、分期（病程）、分型、病情等，以排除、减少和限定可能影响药物评价的相关因素。

2. 中医疾病诊断和证候分型

中医疾病诊断需要注意中风中医疾病分类中的中经络和中脏腑的区别，中经络一般是指无神志（意识）障碍的患者，病情偏轻；中脏腑是指有神志（意识）障碍的患者，病情偏重（详见附录1）。

现阶段中风中医证候分型和证候评价主要有两种模式，一种为传统的病证结合模式下的证候分型和疗效评价，如气虚血瘀证，直接列出其相关中医症状体征；一种为按中风证候要素组合的方式进行证候分型和疗效评价。中药新药治疗中风临床试验中可以选择其中之一。但无论使用哪种方法，应该尽量选用有一定的研究基础、公认的方法或量表进行证候分型诊断和评价，并注意证候分型诊断和证候评价的不同。

（三）受试者的选择

新药临床试验的纳入人群需要根据药物的临床试验目的与定位确定，而药物的临床试验目的与定位需要根据药物的特点，如作用机制、药物活性、中医证候、给药途径和剂型等，并需要结合临床试验中患者的风险受益情况，科学合理地设定，以保证能够充分发挥药效和保障临床试验受试者的安全，并通过临床试验结果说明药物对患者的受益和风险。药物治疗一般应尽量定位在疾病的发病早期。

1. 纳入标准

除了中药新药临床试验中一般的共性要求外，对于缺血性中风，还应该重点注意以下问题：

（1）年龄：Ⅱ期临床试验作为探索性研究，年龄上限可以考虑在65岁，或根据疾病特点适当延长到70岁左右，值得注意的是，与老年患者相比，年轻的缺血性中风患者获得有利结果的可能性较大，如果年轻患者例数的组间失衡就有可能导致结果偏差。为了保证试验人群尽可能接近上市后治疗的目标人群，在临床前相关试验数据支持的前提下，Ⅲ期临床试验的年龄上限可以适当提高到75-80岁，并应考虑到此类人群的安全性评价。

（2）病程：根据疾病的特点，中风的药物治疗主要是在发病的早期，多数研究表明，恢复期和后遗症期药物往往难以起到较好的治疗效果，因此，建议药物干预的时间尽可能早，原则上应选择急性期。如果是口服制剂有充分依据，选择恢复期也应以恢复早期为主，应该考虑到病程对疗效评价的影响。同时，需要注意根据药物的剂型、给药途径、作用机制、药物活性、中医证候等特点合理选定其纳入的疾病病程。

（3）病情限定：由于病情较轻的中风患者自我恢复的可能性高，应排除这类患者，通常要求排除美国国立卫生研究院卒中量表（National Institute of Health Stroke Scale，NIHSS）（详见附录2）得分小于 6-8 分者；由于严重的中风患者临床治疗较为复杂，且多伴有意识障碍，严重影响结局性疗效指标的评价，因此，一般排除该类特别严重患者也是合理的；还需要注意严重合并症和并发症等对药物评价的影响；纳入疾病的病情也需要考虑到药物的剂型、给药途径、作用特点、风险大小等因素。

（4）诊断依据：纳入临床试验的患者在入选前，应根据相关诊疗指南的诊断流程，通过病史、体检、神经系统检查、影像学检查等足够的诊断程序予以确诊，一般除了典型的病史和临床症状体征的要求外，还需要有明确的影像学证据的支持，如 CT、MRI 的诊断，以保证缺血性中风诊断的准确性。同时，需要根据药物的作用特点、临床试验目的与定位等，合理限定疾病的分类和分型等，以减少可能影响药物评价的相关因素。

（5）首次中风与复发性中风：为了更好地评价药物疗效，建议在探索性试验中仅纳入首次中风的患者；在临床确证性试验中，可以纳入复发性中风的患者，但为了不影响有效性评价，纳入的复发性中风的患者应该是在本次疾病发作前已经完全或基本完全恢复正常的患者，如包括 mRS 评分为 0-1 分的要求等。

（6）由于血管再通（如溶栓、取栓和支架成形术等）治疗以及其他相关康复治疗对预后可能有明显的影响，因此患者纳入临床试验前的用药及治疗史应该有明确的规定，特别是血管再通等治疗的使用与否应该作为纳入标准中的一个重要因素去考虑。同时，注意患者纳入前筛选期的要求，以尽量排除和减少对药物有效性和安全性评价的影响。

2. 排除标准的考虑

作为治疗缺血性中风药物临床试验受试人群选择，还应该注意排除以下人群：

（1）缺少明确的影像学如 CT、MRI 等诊断证据者或影像学诊断证据不充分，无法明确诊断者。

（2）病情较轻的患者：轻微中风或轻度神经功能缺损者，非致残或者症状迅速改善的短暂性脑缺血发作者等。

病情较重，出现昏迷影响疗效评价者一般也考虑排除。

（3）合并严重高血压病或糖尿病等疾病，经治疗疾病仍未能控制者。

（4）合并有其他影响肢体活动功能的疾病者，治疗前合并有跛行、骨关节炎、类风湿关节炎、痛风性关节炎等引起的肢体活动功能障碍可能影响神经功能检查者。

（5）本次疾病前因为各种疾病和体质虚弱造成不能独立完成日常活动等严重影响疗效评价者。

（6）伴有影响药物评价的其他合并症和并发症者：包括严重心功能不全、肾功能不全、严重精神疾病、中风后的抑郁、痴呆，脑梗死后并发脑出血等。

（四）临床试验设计与给药方法

1. 临床试验设计的要求和类型：中药有效成份、有效部位制剂需进行中医证候、剂量探索等研究，应采取最新、公认的中医证候研究设计方法，为 Ⅲ 期确证性研究提供依据。在符合医学伦理的基础上，确证性临床试验至少应包括安慰剂对照。

2. 盲法：盲法是保证结果测定客观真实的重要方法，临床试验设计和执行中应该坚持双盲设计和盲法操作。

3. 基础治疗和用药的规定：药物治疗仅仅是中风临床治疗的一部分，临床试验可以在适当基础治疗和康复措施的基础上进行，但应当尽量减少基础用药和其他措施对药物的有效性和安全性评价的影响，并应该注意基础治疗措施与药物的临床试验目的、药物作用特点的相关性。同时，基础用药也要考虑到疾病诊疗指南中规定必须使用的药物的要求。

（五）疗程及疗效指标观测时点

1. 疗程：疗程的设定应该与疾病特点相一致，应该与评价药物的有效性和安全性的试验目的一致，药物临床试验的疗程应根据制剂的处方组成、功效特点、证候特点、疾病转归、药物的临床试验目的与定位确定，一般应该与拟上市后的用法用量相一致。作为中药制剂，其临床试验的疗程设计还应考虑中医证候变化等因素。

2. 用于治疗缺血性中风，目的是改善神经损害引起的相关功能缺失的临床试验，由于神经功能的恢复、稳定需要较长时间，为观察药物的肯定疗效，了解药物对神经功能损害恢复的影响，确证性试验一般观察随访的时间较长，主要疗效指标观测的终点访视时间一般应该为发病后的 3-6 个月，但需要注意纳入病程和用药疗程等相关因素的影响。

由于主要疗效指标观测多数是在临床试验用药疗程结束后某一时点，因此，应该注意临床试验用药结束后可能会影响试验结果的所有基础治疗和康复措施的规定和要求，并记录至最后一次访视点。

次要疗效指标观测的主要终点访视时间可以根据药物特点和具体指标确定。

（六）疗效观测指标与评价量表

1. 疗效评价指标：由于尚无单一的指标可以全面评价中风的疾病变化，因此，目前临床上使用多个观测量表对中风后的不同方面进行评价，主要包括：反映疾病最终结局的病死率、复发率；反映参与水平（残障）的改良 Rankin 量表（modified Rankin Scale，mRS，详见附录 2）；反映活动水平（残疾）的日常生活能力的巴氏指数（Bathel-Index，BI）；反映功能水平的神经功能缺损量表，如美国国立卫生研究院卒中量表（NIHSS）等；反映中风患者与健康相关的生活质量的卒中专门生存质量量表（Stroke-specific Quality of Life，SS-QOL）以及反映结构水平的神经影像学变化等。

2. 药物评价的主要终点指标应该根据药物的临床试验目的与定位确定，临床确证性试验一般应以发病后 3-6 个月时患者的参与、活动水平（残障、残疾）评价为主要终点指标；功能水平评价作为疗效评价的重要补充。

其他的评价指标如卒中专门生存质量量表（SS-QOL）、神经影像学变化等有时也可以作为次要疗效指标。

反映疾病最终结局的病死率和复发率也应作为疗效指标进行评价。

3. 中医证候疗效的评价：一般中医证候的疗效可以作为次要指标，如果中医证候作为主要疗效指标，应该提供其充分的科学依据。

应该注意证候疗效评价指标与证候分型指标不完全相同，证候疗效评价指标应该以能够反映证候特征的动态变化性指标（症状体征、舌象等）为主要评价依据。

4. 由于单一评价指标和量表的局限性，一般需要上述几个方面同时进行评价，各方面互为补充，互相印证。如采用参与、活动水平（残障、残疾）的指标作为主要疗效指标，主要疗效指标均应取得有统计学意义和临床意义的改善，其他与其变化关系较为密切的疗效评价指标一般也应取得一致性结果。

（七）疗效比较与效应分析

1. 根据目前国内外较为普遍的认识，在药物治疗结局评价中，一般多以改良 Rankin 量表（mRS）、巴氏指数（BI）等为主要疗效评价指标，但由于以上指标信息量有限，容易遗漏较多信息，因此，神经功能缺损量表（如 NIHSS 等）也应同时作为重要的疗效评价补充指标。

对以上疗效评价指标，可根据其反映的活动、功能改善水平确定一个界值，以此界值为分界，按试验结束时的记分对患者进行二分法归类，按二分类资料进行统计比较分析。根据药物风险受益评估的原则，其界值的确定需要考虑到药物的临床定位、纳入病情、药物的作用特点（如剂型、给药途径、风险大小）等因素，并参考国内外当时较为公认的界值。

建议中药新药治疗中风的临床试验采用以下标准进行有效性分析和评价：

（1）改良的 Rankin 量表（mRS）评价终点可设计为：（发病 3-6 个月）mRS 为 0-1 分为临床完全恢复或基本完全恢复，临床结局良好，mRS > 1 分为临床结局不良，比较治疗组和对照组临床结局良好的比例；或 mRS ≤ 2 分为相对独立，mRS > 2 分以上为明显残障或预后不良，比较治疗组和对照组相对独立的比例。

（2）巴氏指数（BI）评价终点可设计为：（发病后 3-6 个月）BI 评分为 100-95 分为临床完全恢复或基本完全恢复，临床结局良好，< 95 分为临床结局不良，比较治疗组和对照组临床结局良好的比例；或 BI 评分 ≥ 75 分为相对独立，< 75 为明显残疾或预后不良，比较治疗组和对照组相对独立的比例。

（3）NIHSS 评价终点可设计为：如 NIHSS 减分 ≥ 5-7 分为有效，或治疗后 NIHSS 总积分 ≤ 1 分为临床恢复良好，比较治疗组和对照组有效或临床恢复良好的比例；但由于总积分变化以评分界值分为有效或恢复是否良好的评价可能损失较多信息，因此，还需要同时进行反映药物效应的 NIHSS 量表的其他方面的比较，特别是主要肢体活动功能改善的比较。

需要注意的是：无论是 mRS 评分、还是 BI 评分界定，或 NIHSS 量表及其分项评价减分值的确定，均应在制定临床试验方案时就已经确定好，而不是临床试验开展后再确定。

2. 其他相关量表的次要疗效指标，也应制定符合量表特点的疗效评价标准，但也需在临床试验前的临床试验方案和统计计划书中预先确定。

3. 中医证候和症状疗效评价：针对中医证候疗效评价可以在用药结束时评价为主，中医证候的疗效评价使用分级资料还是计量资料需要根据其标准确定，但一般不主张使用太多分级的疗效评价方法。

4. 除了对参与、活动、功能等水平的改善进行评价外，还需要对病死率和复发率进行单独分析或说明。

5. 所有使用评价量表的使用者均应事先进行充分的培训并考核，以保证量表评价的一致性。

（八）安全性研究与评价

作为治疗中风的药物，除了中药新药临床试验中安全性观察的一般要求外，应特别关注下述情况：

1. 由于该类适应症的中药制剂多数对出凝血、血小板等血液系统有一定的影响，因此，临床试验中需要观察出凝血、血小板等血液系统等相关指标，对临床出血事件也应重点关注。

2. 如果药物的临床试验疗程较长或临床可能长期使用，应该根据药物的作用特点，进行较长疗程使用中的安全性研究与观察，并在临床试验期间适当增加安全性检查的次数。

3. 注意针对药物组方中含有的相关安全性隐忧成份的药物进行有针对性的安全性观察；注意非临床安全性研究发现毒性反应或潜在的安全性问题的观察。

三、出血性中风（脑出血）临床试验需要关注的问题

出血性中风临床试验中需要特别关注的问题是疾病的诊断、分型、分类以及纳入疾病的病情、疾病分期、药物作用特点、合并基础治疗措施等因素。

药物治疗一般应该限定在原发性脑内出血患者，同时，需要注意其出血部位、出血量等与药物治疗效应和疾病预后密切相关因素的限定；与缺血性中风不同，由于手术治疗在出血性中风治疗中占有重要地位，因此，药物治疗主要是针对不需要手术的轻型患者。关于合并基础治疗问题，由于出血性中风与缺血性中风的基础治疗有所不同，并且不同的治疗措施对药物的有效性评价影响有所不同，因此，需要限定好治疗前以及治疗期间的合并治疗措施，以减少对药物有效性和安全性评价的影响。

四、附录

附录 1

中风中医诊断与分类标准

一、疾病诊断

1. 以突然昏仆、不省人事、半身不遂、口舌歪斜、言语蹇涩或不语、偏身麻木，或不经昏仆而仅以半身不遂、口舌歪斜、言语不利为主症；

2. 急性起病，发展迅速，与自然界的"风"的特点相似；

3. 症状和体征持续 24 小时以上；

4. 多发于年龄在 40 岁以上者。

MRI 或 CT 显示有脑缺血或脑出血责任病灶以及脑脊液、眼底检查有助于本病的诊断。

二、病类诊断

中经络：符合中医中风诊断标准，但无神智障碍者。

中脏腑：符合中医中风诊断标准，但有神智障碍者。

三、疾病分期

临床上根据病程长短分为急性期、恢复期和后遗症期。急性期指发病后 2 周以内，中脏腑可至 1 个月；恢复期指发病 2 周至半年以内；后遗症期指发病半年以上。

中风常用临床评价量表

一、改良 Rankin 量表（modified Rankin Scale，mRS）

改良 Rankin 量表是用来衡量患者脑卒中后的功能恢复的结果。量表共分六级，下面黑体字显示了每一级别的正式定义。斜体字则给予了进一步指导，以期减少不同观察者间可能产生的误差，但对面谈的架构没有要求。请注意仅考虑自脑卒中以后发生的症状。假如患者无须外界帮助，可在某些辅助装置的帮助下行走，则被视为能够独立行走。

如果两个级别对患者似乎同样适用，并且进一步提问亦不太可能做出绝对正确的选择，则应选择较为严重的一级。

0 级：完全没有症状。

尽管可能会有轻微症状，但患者自脑卒中后，没有察觉到任何新发生的功能受限和症状。

1 级：尽管有症状，但未见明显残疾：能完成所有经常从事的职责和活动。

患者有由脑卒中引起的某些症状，无论是身体上或是认知上的（比如影响到讲话、读书、写字；或身体运动；或感觉；或视觉；或吞咽；或情感），但可继续从事所有脑卒中以前从事的工作、社会和休闲活动。用于区分级别 1 和 2（见下）的关键问题可以是，"是否有些事情你过去经常做，但直到脑卒中以后你不能再做？"。频率超过每月一次的活动被认为是经常活动。

2 级：轻度残疾：不能完成所有以前的活动，但能处理个人事务不需要帮助。

某些脑卒中以前可以完成的活动（如开车、跳舞、读书或工作），脑卒中后患者不能再从事，但仍能够每日照顾自己而不需他人协助。患者能够不需别人的帮助穿衣服、行走、吃饭、去卫生间、准备简单的食物、购物、本地出行等。患者生活无需监督。设想这一级别的患者可在无人照顾的情况下单独居家一周或更长的时间。

3 级：中度残疾：需要一些协助，但行走不需要协助。

在这一级别，患者可以独立的行走（可借助辅助行走的机械）能够独立穿衣、去卫生间、吃饭等，但是更复杂的任务需要在别人协助下完成。例如，需要他人代替完成购物、做饭或打扫卫生的工作，和一周不止一次看望患者以确保完成上述活动。需要协助的不仅是照顾身体，更多的是给予建议：比如，在这一级别的患者将需要监督或鼓励来处理财务。

4 级：重度残疾：离开他人协助不能行走，以及不能照顾自己的身体需要。

患者需要其他人帮助订理日常生活，无论是行走、穿衣、去卫生间或吃饭。患者需要每天照看至少一次、通常是二次或更多次，或必须和看护者住得很近。为区分级别 4 和 5（见下），考虑患者是否能够在一天当中，常规单独生活适当的时间。

5 级：严重残疾：卧床不起、大小便失禁、须持续护理和照顾。

虽然不需要受过培训的护士，但需要有人整个白天和夜间数次照看。

优点/缺点

优点包括容易应用，修订的 Rankin 量表可有神经科医生或其他卫生护理人员进行检查完成。缺点主要是每个分级间的界限模糊不清。

完全无症状		0
尽管有症状	但并不是很严重，无显著残疾；能完成一般事情或行为	1
轻度残疾	失去部分能力，不能全部完成上述行为，但无他人帮助能照顾好自己	2
中度残疾	失去了大部分能力，很多事情需要别人的帮助才能完成，但不需要帮助可以自己行走	3
中重度残疾	无别人的帮助，不能步行，也不能照顾自己	4
严重残疾	卧床不起，二便失禁，时时离不开别人的照顾和关注	5

二、日常生活能力量表巴氏指数（Bathel-Index，BI）

Barthel 指数普遍用于检查功能预后，不仅用于卒中而且用于多种神经系统疾病。

概述

Barthel 指数从 1955 年开始就在美国 Maryland 州的部分医院中使用，主要针对一些慢性患者的 ADL 能力进行评定，1965 年，美国学者 Mahoney 和 Barthel 正式发表。因其评定简单、可信度及灵敏度高，而且可用于预测治疗效果、住院时间和预后，在康复医学中被广泛使用。BI 指数包括 10 个项目，检查进食、洗浴、修饰行为、着装、大便功能、小便功能、上卫生间、椅子转换、行走和上楼。正常是 100 分。

改良 Barthel 指数评定量表（modified Barthel index，MBI）是由 Shah 等于 1989 年在 BI 的基础上改良而来，但有多个版本，其中，由 Shah, Vanclay 和 Cooper（1989）等改良的 MBI 和 BI 一样，具有良好的信度和效度，并且比 BI 分级计分标准更细，客观性和准确性更强，临床也可作为主要功能评价量表使用。

管理

任何卫生护理人员均可进行 Barthel 指数检查。大约需要 5 分钟。

效度

人们已经深入研究了 Barthel 指数，有很高的结构效度。除了独立生活的机会，量表也显示住院时间长度。从电话问诊获得的 Barthel 指数分数，与从直接检查获得的分数有很高的相关性。也显示评定者间有很高的可靠性。

优点／缺点

优点包括容易应用，检查和评价时间短。缺点包括仅能检查以运动为主的非常基本的功能。患者有明显的认知功能损害和部分残疾，但 Barthel 指数仍可以是 100 分，本量表存在天花板效应。

总结

Barthel 指数是广泛应用的 ADL 量表，有很高的可靠性和结构效度。在许多临床治疗试验中普遍用作主要终点。

Barthel 指数

1. 吃饭	10= 独立。能应用任何必要的工具。在合理时间进食。 5= 需要部分帮助（例如夹菜、盛饭、搅拌、切割食物等） 0= 完全依赖他人。
2. 洗浴	5= 无帮助下可以进行。 0= 需要他人帮助。

3. 梳洗	5= 自主洗脸、梳头、刷牙、剃须（如果是电动剃须刀可以用插座）。 0= 需要他人帮助。
4. 穿衣	10= 独立。系鞋带、扣扣件、应用支具。 5= 部分需要帮助但至少有一半的任务在合理时间做。 0= 需要他人帮助。
5. 大便	10= 无意外。如果需要可以应用灌肠或栓剂。 5= 偶尔有意外，或需要帮助灌肠或栓剂。 0= 经常失禁或昏迷。
6. 小便	10= 无意外，如果应用器具可以自己护理收拾。 5= 偶尔意外或需要帮助应用器具。 0= 经常失禁或昏迷。
7. 如厕	10= 独立到卫生间或应用便盆、完成脱穿衣服或卫生清洁。 5= 需要帮助平衡、完成脱穿衣服或卫生清洁。 0= 依赖他人。
8. 椅子/床转换	15= 独立，包括锁轮椅和升脚踏板。 10= 最小帮助或监管。 5= 能坐，但需要最大的帮助转换。 0= 完全不能。
9. 行走	15= 独立行走 50 米。也许应用辅助装置，除了滚动的行走器械。 10= 帮助可行走 50 米。 5= 如果不能行走，独立用轮椅行走 50 米。 0= 完全不能，用轮椅也不能独立行走。
10. 上楼	10= 独立。也许应用辅助装置。 5= 需要部分帮助（如搀扶等）或监管。 0= 在帮助（搀扶等）下也不能完成。

BI 测量的是患者的十项基本日常活动，例如进食，转移，独立使用厕所，洗澡，行走或穿衣。根据任务的难易程度将每个项目分为 0、5、10、15 分四个等级，以此对患者进行评定。如果患者不能完成活动，每个项目的分值将由实际所需要的帮助时间与数量决定。如果患者需要帮助，即使只是很少的帮助或监督，就不能得满分。当患者不能达到所规定的标准时，记为 0 分。患者若得最高分（100 分），应达到能控制便意，自己进食，起床或离开椅子，独立洗澡，行走至少 50 米，以及能上下楼梯。然而，这仅仅代表他能独处，并不意味着他能够独立生活（他可能不能做饭或打扫房间）。

评定指导

- 这项指标应用来记录患者做了什么，而不是患者能做什么。
- 其主要目的是判定在没有任何帮助（无论口头上或行动上，无论多小或什么原因）的情况下，患者的独立程度。
- 在所测试的各项中，患者需要监督时即为不独立。
- 患者表现应来源于最可靠的证据。通常来源于患者的朋友、亲戚以及护士，但直接观察与共识也很重要。
- 通常而言，患者在之前 24-48 小时内的表现很重要，但偶尔也与较长时间有关（例如，上周的大便）。

- 意识不清的患者应记 0 分，即使未出现二便失禁。
- 中级意味着患者作出的努力超过 50%。
- 如果能自行控制尿意，中等分数意味仅偶尔出现小便失禁（少于等于 1 次/24 小时）。
- 允许使用辅助独立的用具（如拐杖）。

使用指南

1. 吃饭：独立进食是指患者能够在正常的时间内独立进食准备好的食物，食物包括任何正常饮食（不仅是软饭），食物可有其他人做好或端来；夹菜，盛饭、搅拌、切割食物等均可自主完成，计10分；如果夹菜，盛饭、搅拌、切割食物等之中的少部分需帮助才能完成，计 5 分，否则计 0 分。

2. 洗澡：无需指导、监督和帮助能自行进出浴室，自己擦洗，淋浴不需要帮助或监督，独立完成，计 5 分，否则计 0 分。

3. 梳洗：指 24-48 小时内情况，独立完成洗脸、梳头、刷牙、剃须等个人卫生，有看护者提供工具如挤好牙膏、准备好水等，也可计 5 分，否则计 0 分。

4. 穿衣：指能如病前一样自行穿脱各种衣服、鞋袜等，包括个人能系扣、开并拉链、穿鞋等，计 10 分；需要别人帮助系扣、鞋带、开并拉链等复杂功能，但能独立披上外衣、穿鞋等简单功能计 5 分，否则计 0 分。

5. 大便控制：指一周的情况。能完全控制，计 10 分；偶尔（每周少于等于 1 次）失禁，计 5 分；每周大于 1 次的失禁或昏迷计为 0 分。

6. 小便控制：指 24-48 小时的情况。能完全控制，计 10 分；偶尔（每 24 小时内少于等于 1 次，每周多于 1 次尿失禁）失禁，计 5 分；小便经常（每 24 小时大于 1 次者）失禁，应计 0 分。导尿患者划分尿失禁。

7. 上厕所：能自行出入厕所或便桶处，无需他人脱穿衣或处理卫生，计 10 分；以上活动部分功能如需要帮助则计 5 分；主要功能如脱穿衣和处理卫生均需要帮助则计 0 分。

8. 坐椅/床转运：患者能独立安全从床上到椅子上移动并返回，计 15 分；为保证安全需 1 人搀扶或语言指导，计 10 分；需 2 人或 1 个强壮且动作熟练的人帮助，计 5 分；不能坐起，或需 2 人以上帮助，计 0 分。

9. 平地行走（步行）：指在家中或病房、院内可以借助辅助工具（包括拐杖等，但不包括滚动的行走工具如轮椅等）活动，在不需要监督和看护的情况下，能独立行走 50 米，属独立完成，计 15 分；需要 1 个未经训练的人帮助（体力或语言指导），包括在监督和看护下，能行走 50 米，计 10 分；能在轮椅上独立活动，独立用轮椅行走 50 米计 5 分，不能完成则计 0 分。

10. 上下楼梯：能独立上下楼梯，包括借助辅助器（如拐杖等）才能上下楼梯，仍视为能独立完成，计 10 分；在他人部分帮助（如搀扶等）或监管下可以完成上下楼梯，计 5 分，否则计 0 分。

三、美国国立卫生研究院卒中量表（NIH Stroke Scale，NIHSS）

Cincinnati 大学卒中中心的研究者通过定量卒中患者的神经功能状态，制定了 NIHSS。这个量表普遍用于各种卒中治疗试验。

概述

根据 Cincinnati 大学卒中中心设计的原始量表，制定 NIHSS 来定量卒中患者神经功能缺失状态，1944 年修订为同时检查患侧和健侧。主要用于确定药物效果，比较急性卒中患者基线的原始评估和随访 3 个月的评估，这由同一个检查者进行评估。NIHSS 是 24 分量表（11 项）。患者得分情况取决于不同方面的功能缺失。评分根据起始急性期的表现，而不是评估者认为他们应该能做什么。总的来说，如果患者不能执行一个任务，也可能给最差的分数。患者严重失语而完全缄默也可以 2 分，严重构音障碍导致的根本不能讲话也可以给 2 分。大体上，高于 15 分的患者是个大卒中，4-15 分是个中度卒中，小于 4 分的是小卒中。小于 4 分经常用于卒中研究排除最小缺失的患者。在数个研究中，增加了肢体远端运动功能的评估。

效度

神经科医生、急诊室医生、家庭卫生员和研究卒中的护士作为 NIHSS 评定者、他们之间有很高的可靠性。通过预测脑 CT 上卒中病灶的大小也显示很高的标准效度。

管理

在床旁神经系统检查时进行 NIHSS 评估。虽然有神经科检查经验的人都可进行检查，但现在推荐只有通过资格认证的人才能进行检查。虽然许多卒中研究需要委员会认证的神经科医生执行检查，但是假如通过认证测验，实际上由神经科医生、急诊室医生、神经科护士执行检查。这个认证过程改善了评定者内的可靠性。

特殊考虑

NIHSS 主要优点是有训练录像带和认证测验。录像带包括六个患者，神经科医生指出每例患者适当的分数。看完这些训练录像带，需要观看六个新病例并适当评分。分数单送到认证中心，检查是否通过测验。这个认证测验极大地提高了量表的可靠性。

优点/缺点

大量研究已经验证。NIHSS 的优点是可以快速检查急性卒中。训练录像带和认证测验增加了评定者间的可靠性。本量表容易学习。在训练录像带的帮助下，训练一个下午就可以完全胜任检查。

NIHSS 的缺点是对后循环卒中不是很好。量表对语言功能进行加权，例如，主要以脑干损害的患者尽管明显功能缺失，但评分也不是很严重。

摘要

NIHSS 是最常用于急性卒中患者临床评分的量表。在卒中患者已经很好地验证了这个量表，提供训练录像带是额外的优点。它容易应用，它是最普遍的推荐评估美国急性卒中患者的量表。

使用说明：<u>必须具备 NIHSS 使用证书的研究者才能进行评价。</u>

应该按量表中项目的顺序检查，每个项目检查完要记录结果，不要返回前面改变得分。遵循每一项检查的指导。得分要反映患者做了什么，而不是临床医生认为患者能做什么。医生要一边检查一边记录，快速评定。不能辅导患者如何做，也就是说明不能让患者重复你的要求，从而表现一次比一次好，影响分数的准确性。

除了"语言功能"亚项目外，所有检查项目都应记录该患者的第一个反应，即使后面的反应可能更好，也不能使用；

项目 11 "忽视症检查"一项，国内临床医生容易忽略，忽视项的检查主要为空间视觉忽视和触觉忽视，视觉忽视项可在检查"视野项"时一并检查，如果患者有严重的视野缺损妨碍两侧的视觉信号刺激时，继续检查皮肤触觉忽视情况，如若正常，则记为正常。如果患者失语但能关注两侧也是正常的。

对于无法评价的项目，请记录评分设定为定义好的数值，如国际通常设定为"UN"或"9"，但在计算机统计学处理时也应将其"UN"或"9"设定为缺省值处理。

- 按表评分，记录结果。不要更改记分，记分所反映的是患者实际情况，而不是医生认为患者应该是什么情况。快速检查同时记录结果。除非必要的指点，不要训练患者（如反复要求患者作某种努力）。

- 如部分项目未评定，应在表格中详细说明。

文字说明	评分标准
1a. 意识水平： 调查者选定一个答案，即使有些困难如气管内插管、语言障碍、气管创伤、包扎绷带也要给出评分。如果患者在外界强刺激下，无任何反应（或无反射活动）则给3分。	0– 清醒，能迅速作出反应 1– 欠清醒，能在轻微刺激下服从、回答并作出相应的反应 2– 不清醒，需要反复刺激才能作出反应或反应迟钝，需强烈、疼痛的刺激才能有反应（非刻板的） 3– 仅有反射性运动或植物效应或完全无反应，软瘫，无反射
1b. 意识水平提问： 要求患者回答当前月份和他的年龄。答案必须正确——不能按接近程度给予部分打分；不能理解问题的失语或昏睡者记2分。患者由于气管插管、气管切开、任何原因引起的严重构音障碍、语言障碍或不是继发于任何其他原因导致的不能言语，就记1分。特别重要的是仅对最初回答评分，检查者不能给予其他语言或非语言的提示。	0– 两个问题回答都正确 1– 有一个问题回答正确 2– 两个问题回答都不正确
1c. 意识水平指令： 先让患者睁眼和闭眼，再让患者用健侧手抓紧和松开。如果手不能使用，就换另外一种指令替代。如果患者有一个明确的去完成要求的意识但由于体弱没有完成，评判也应该得出。如果患者对这些要求没有反应，就应该把要求做的事情示范给他们（用手势），然后根据结果（如：完成了0个、一个或两个指令）打分。外伤或进行了肢体手术或有其他的机体功能障碍的患者应该给予其一个合适的单一指令。根据其第一反应划出相应分值。	0– 两项指令都有反应 1– 有一项指令有反应 2– 两项指令都没有反应
2. 凝视： 只测试眼球水平运动功能。有随意或反射性（眼头反射）眼球运动计分，但不需要测试冷热水实验。若患者能自主反射或条件反射克服双眼凝视，记1分。若患者周围神经（第Ⅲ、Ⅳ、Ⅵ对颅神经）麻痹，仍记1分。凝视测试适用于所有的失语症患者。那些眼科手术、扎着绷带、已经失明者或各种原因引起的视力视野损害的患者，测试者都应该通过眼条件反射进行凝视测试，如让患者视线固定在一个物体上，然后让患者从一边走到另一边，将有可能发现患者的部分眼球凝视麻痹。	0– 正常 1– 部分凝视麻痹，一侧或两侧眼球凝视功能不全，但并非所有眼球凝视能力全部瘫痪 2– 强迫性斜视，或凝视功能瘫痪，不能通过眼头反射克服的完全凝视麻痹
3. 视野： 视野（上下象限）的测试是测试者在患者的正面让其判断手指的数目或者合适的物体来判定患者的视觉能力。如果患者能看清移动手指的方向，就可以判断为正常。如果患者一侧眼睛失明或者摘除了一个眼球，应当对另一只眼睛进行视野测试，视野不对称或者象限盲记1分。不管任何原因引起的双眼失明记3分。光感丧失的患者需回答问题11。	0– 视野正常，无偏盲 1– 部分偏盲 2– 完全偏盲 3– 双眼偏盲（包括皮质性失明）

文字说明	评分标准
4. 面瘫： 语言指令或动作示意，要求患者示齿和皱眉或者闭眼。反应差的或无理解能力的患者则根据刺激下所产生面部表情是否对称来作出判断。如果面部有损伤或包扎着绷带或气管固定带或其他机体障碍妨碍了面部的表情，应尽可能移开。	0– 能正常协调做出表情 1– 轻微瘫痪（鼻唇沟变浅，微笑时双侧不对称） 2– 部分瘫痪（下半部脸完全或几乎完全瘫痪） 3– 脸的一侧或两侧完全瘫痪（上下面部都不能做出表情）
5 & 6. 上下肢运动功能： 将四肢放在合适的位置，伸开手臂（手掌向下）与身体成90度（如果坐着）或者45度（仰卧），伸出腿与身体成30度（斜卧），如果手臂能保持10秒钟以上，腿能保持5秒钟以上，则可以根据此情况作出评判，对于失语患者在无其他刺激情况下，可通过语言或手势鼓励患者完成手臂与腿的运动。测试中首先测试未瘫痪的手臂，其他肢体轮流进行。如果是截肢者或在肩关节、髋关节有关节融合者，就记为无法测（如标为UN或其预先设定的数值如"9"），要写明原因。	0– 在10秒钟内，手臂保持90度或45度没动 1– 有动，虽然手臂能保持在90度或45度，但在满10秒钟前有晃动，未落在床或其他支撑物上 2– 虽然能克服自身重力抬起手臂，但手臂不能保持在90度或45度，且很快落在床上 3– 手臂无力抬起 4– 没有反应 无法测（如标为UN或其预先设定的数值如"9"）= 截肢者或在肩关节髋关节有关节融合者
5a. 左臂 5b. 右臂 6a. 左腿 6b. 右腿	0– 腿能保持30度5秒内无晃动 1– 有晃动，腿能保持在30度，未持续到5秒钟就向下移动，但未落到床或其他支撑物上 2– 有力量抬起腿，但不能保持在30度，并且放下时要寻求床或其他支撑物 3– 没有力量抬腿，立即落在床上 4– 没有反应 UN或"9"= 切肢者或在肩关节髋关节有关节融合者
7. 共济失调： 此项目的是测试单侧小脑功能损害的程度。测试时睁开双眼，如果视觉在有损伤的情况下，确保在完整的视野内进行测试，双侧都应进行指鼻试验和跟膝胫试验的测试。除非测试时手臂非常软弱无力以外，其余情况下都应进行共济失调测试。若患者不能理解或肢体瘫痪，记为0分。如果是截肢或关节融合的患者则记为无法测试，并写明原因。对失明者的测试则要求用手指轻触鼻子以确定他手臂有无共济失调。	0– 无共济失调 1– 一侧肢体共济失调 2– 两侧肢体共济失调 不能测定＝切肢或关节融合

文字说明	评分标准
8. 感觉： 检查针刺引起的感觉和痛苦表情，昏睡及或失语患者对伤害性刺激的躲避（肌肉有收缩）。如果没有感觉则是病理性的，只有脑卒中引起的感觉缺失才记为异常。为精确检查全身感觉缺失，应涉及尽可能多的身体区域。测试者就应该对患者身体的一些区域，如臂（不是手）、腿、躯干、脸等部位进行准确检测，以确定是否有偏身感觉功能的丧失。"严重或完全的感觉缺失"是指那些感觉功能严重缺乏或全部丧失的患者，记2分；昏睡和失语症者也有可能被记1或0分；脑干中风的患者双侧肢体感觉丧失，记2分；如果患者一点没有反应或者四肢瘫痪，记2分；昏迷患者（1a项中记3分）应记2分。	0- 正常；无感觉丧失 1- 轻度到中度的感觉功能丧失，患者患侧对针刺感觉迟钝或者患者毫无疼痛感，仅意识到他或她的身体被触及（有触觉） 2- 严重或者全部感觉丧失；当在患者的脸上、手臂上和腿上针刺时，患者毫无感觉
9. 语言表达能力： 在测试进行过程中，通过简短的问候语可以获得有关患者语言表达能力和情况。患者要求去描述贴着的一幅画正在发生什么，并且给这张画命名，读出此画中的文字。从患者执行测试指令的情况就可以判断出他的理解力和语言表达能力。如果视觉问题妨碍了测试，则要求患者通过触摸区分放在手上的物体，重复多放几次并要求患者说出。如果是对气管插管患者，则要他写出相应的内容。昏迷中（1a项中记3分）的患者应填写答案3。对于昏睡状态或合作有限的患者，测试者应该为患者选择一个合适的评分，但仅仅针对那些不能说话且一个指令都不能执行的患者才记3分。	0- 无失语：正常 1- 轻度或中度失语：有流利的语言表达能力和理解能力，没有很大的思想表达和语法表达错误。但由于理解力和/或语言能力减退，根据提供的物质进行对话很困难或不可能。但是在与患者就某一物体进行谈话中，测试者能够从患者的反应中，判断出患者所指的图片或卡片 2- 严重失语：所有的表达都是只言片语的，听者要花很大的力气去理解、询问、猜测，和患者能够相互交流的范围很有限，并且交流起来很困难，对听者是一个很重的负担，测试者不能从患者的反应中看出他所指的是哪个物体 3- 失语：不能说话或完全失语，无语言或听、说、理解能力
10. 构音障碍： 如果患者能够反复读出指定的句子，则应认为是一个说话表达正常的人。如果患者有严重的失语，则可以通过测定他无意识地说一些音节清晰度来进行评判。患者若有气管插管或其他机体障碍妨碍了患者发音则记UN分或"9"，测试者必须明确写出解释为什么没有得分。不要告诉患者为什么要对他或她进行测试。	0- 正常 1- 轻度或中度：患者含糊不清，断断续续地可以说出一些句子或单词。虽然有一定困难，但表达的意思基本可以被理解 2- 严重者：患者语言含糊以致无法理解，但无失语或与失语不构成比例，或失音 UN 或 "9" = 进行了插管或机体障碍引起的
11. 消退和不注意（忽视症）： 在上述检查中已经充分获取了关于忽视的信息。如果患者有严重的视觉缺失以致无法进行视觉双侧同时刺激，并且皮肤刺激正常，记为正常。若失语，但确实注意到双侧，记分正常。视空间忽视或疾病失认也可被作为异常的证据。因为只有表现异常时才记录异常，所以此项一定是可测的。	0- 正常 1- 视觉、触觉、听觉、空间的几种感官的刺激，当两种同时刺激时能够识别其中的一种 2- 刺激时几乎没有感觉，对自己的手和空间感没有识别

测定言语和构音障碍的汉语化单词和句子：

请您读出下列句子：	请您读出下列单词：
知道	妈妈
下楼梯	大地
回家做饭	飞机
在学校复习	丝绸
发表精彩演讲	按时开工

中药新药治疗恶性肿瘤临床研究技术指导原则

（2015 年第 83 号　　2015.11.03）

一、概述

恶性肿瘤是严重威胁人类生命的常见病、多发病，尽管现有治疗手段取得了一定疗效，但恶性肿瘤患者仍然缺乏有效的可以治愈的药物。随着近年来肿瘤基础研究的不断进步和对恶性肿瘤疾病认识的不断深入，新的作用机制、作用靶点的抗肿瘤药物不断涌现，呈现出不同于以往传统治疗药物的安全性和有效性特点。治疗恶性肿瘤药物的有效性评价也从以肿瘤客观缓解率（Objective Response Rate，ORR）转变为以延长肿瘤患者的总生存期（Overall Survival，OS）、改善生活质量（Quality of Life，QOL）、减轻身体机能衰退或肿瘤相关症状等，即以恶性肿瘤患者直接的临床获益为有效性评价依据。

中医药治疗肿瘤有二千多年的历史，在古代医籍中，最早提出"癌"的是宋代的《卫济宝书》。古代医家治疗肿瘤的经典方药/方剂也传承应用至今，如小金丹、西黄丸、大黄䗪虫丸、六神丸、片仔癀、桂枝茯苓丸、海藻玉壶丸、当归龙荟丸、梅花点舌丹等，这些传统药方多具有清热解毒、软坚散结的作用，在改善临床症状、抑制肿瘤生长方面显示出了一定疗效。中医认为肿瘤的发生多与毒、虚、瘀等相关，中医治疗肿瘤本着"治病必求其本"的原则辨证施治，始终贯穿着"调整阴阳""扶正祛邪""标本兼顾""病证结合""内外合治"等中医治疗大法，现阶段治疗恶性肿瘤中医治疗基本原则主要包括扶正培本、活血化瘀、清热解毒、软坚散结、燥湿利水等。

肿瘤中药新药的研发，应根据近年来中药新药治疗恶性肿瘤的临床优势与特点，以及现代医学治疗肿瘤的最新进展，明确在肿瘤治疗中的临床定位、具体适应症，并应具有公认的临床价值。

本指导原则所提出的要求，只是药品监管部门目前较为一致的看法和认识，具有阶段性的特点。除了药品监管法规和技术要求中所规定的内容之外，其他不要求必须强制执行。如果申请人能够有充分的科学证据说明临床试验具备科学性、合理性，也同样获得认可。此外，随着医学科学和医疗实践的发展，疾病诊断、治疗手段等不断的改进，临床试验的要求也会随之更新，因此，本指导原则也会伴同医学科学的进步，在更加科学、合理和方法公认的基础上，及时更新修订。

需要特别说明的是，本指导原则不能代替申请人根据具体药物的特点进行有针对性的、体现药物作用特点的临床试验设计。申请人应根据所研究药物的特点和临床定位，在临床前研究结果基础上，结合学科进展以及临床实际治疗情况，并遵照药物临床试验质量管理规范要求，以科学的精神、严谨的态度，设计与实施临床试验，以客观评价中药新药治疗恶性肿瘤的有效性与安全性。

二、临床定位

现阶段中药新药治疗恶性肿瘤的临床定位通常可分为三类：

第一类：肿瘤治疗用药

以生存期延长和/或生活质量的改善作为主要疗效指标，同时瘤灶缩小或持续稳定等为前提条件。需要注意生活质量需要严格定义，如仅以生活质量改善作为主要疗效指标，临床试验至少需要安慰剂对照。此类定位的中药新药研究一般涵盖如下内容：

1. 单独使用中药治疗。具体可参考已发布的《抗肿瘤药物临床试验技术指导原则》。

2. 中药联合化疗、放疗、靶向药物等常规治疗增加其临床疗效。具体可参考已发布的《抗肿瘤药物临床试验技术指导原则》。

3. 手术、化疗、放疗、靶向药物等常规治疗后的中药巩固治疗或维持治疗。

第二类：肿瘤治疗辅助用药

在不影响原有常规治疗方法（如手术、放疗、化疗等）疗效的前提下，预防和/或减轻肿瘤治疗所致的不良反应的药物。

1. 以单一不良反应为治疗目的，例如：放疗后的口干，化疗后的呕吐等。

2. 以复合症状群为治疗目的，应选择放化疗等常规治疗相关的主要不良反应。

3. 作为预防用药，应预先明确放化疗等常规治疗相关的不良反应发生率或程度，或选择可预期发生不良反应的适应人群。

现阶段不建议以调节免疫功能为主要试验目的。

第三类：改善肿瘤症状用药

以改善肿瘤相关的主要症状为疗效指标，包括癌性疼痛、癌性发热、癌因性疲乏等。

改善肿瘤症状的有效性评价应采用公认的量表及评价标准，并注意体现中医辨证论治的原则，根据药物组成特点，考察中医证候疗效。

三、临床试验要点

（一）在符合临床试验一般原则及要求的基础上，需考虑肿瘤疾病的特殊性及用药特点，采用公认的中、西医诊断标准，病理诊断明确，病种、类型和治疗方法尽量统一。

（二）在伦理允许情况下，应强调随机、盲法的应用，尤其是确证性研究阶段。中药新药在改善肿瘤患者症状、提高生活质量、延长生存期、提高疾病控制率（Disease Control Rate，DCR）等方面的作用具有临床治疗优势与特色，因而在强调以患者生活质量量表、无进展生存期（Progression-Free Survival，PFS）、客观缓解率（ORR）等作为疗效评价指标进行临床试验时，应采用随机盲法，以客观说明中药新药的疗效。

（三）安全性：安全性考察内容除了应符合中药新药临床试验常规安全性观察要求之外，还应重点关注Ⅰ、Ⅱ期临床试验和非临床研究观察到的毒性、蓄积毒性以及少见毒性反应。

如临床定位为肿瘤治疗辅助用药，还需观察常规治疗方法的不良反应，并加以鉴别。

如为合并治疗，应注意药物之间的相互作用。

不良反应的评定采用国际公认通用的抗癌药物毒性分级标准。

（四）中药复方制剂的研究。鉴于恶性肿瘤的疾病特点，中药复方制剂的研究建议应在遵循中医基础理论和临床实践基础上，采用辨病治疗为主，临床前需要提供针对某一类型肿瘤有效的研究证据。

中药复方制剂中医证候的验证需注意"方证对应"，每一种治疗原则有对应的一组证候，如清热解毒药物对应的证候是：发热、肿块增大、局部灼热、疼痛、口渴、便秘等复合症状，因此中药复方制剂需在辨病的基础上明确证候分型以及复合症状范围。在临床症状信息采集和评价方面避免医生单方面主观判断的弊端。建议有来自医生和患者的双重评估。

（五）中药有效成份制剂或有效部位制剂的研究。应依据药理毒理、作用机制等研究结果作为临床试验具体肿瘤类型和临床定位的确定依据，结合现代医学治疗手段的研究进展选择肿瘤的具体适应症、疾病分期、适应人群等。在早期临床试验需进行中医证候探索、剂量探索等研究，为Ⅲ期确证性研究提供依据。

（六）基于目前中医药肿瘤治疗领域的研究进展，《中药新药临床研究指导原则》（2002版，试行）中的肿瘤部分仅供参考。

四、肿瘤治疗用药设计要点

肿瘤治疗用药是指以生存期延长和/或生活质量的改善作为主要疗效指标，同时瘤灶缩小或持续稳定为前提条件。

中药新药肿瘤治疗用药应预先明确是用于治疗某一相同类型肿瘤或者不同肿瘤类型的相同中医证候分型的患者，需要通过科学合理设计和良好质量控制的临床试验而进行探索和确证。

（一）受试者的选择与退出

纳入标准：从伦理学角度考虑，如果单独应用药物，以观察有效性为目的的首次临床试验，可考虑纳入没有经过标准治疗、标准治疗失败或不能耐受的患者，或者经标准治疗后需要巩固或维持治疗的肿瘤患者。所选择患者预计生存期3个月以上，卡氏评分（Karnofsky）或体力状况评分标准（ECOG）≤ 2。

在排除标准中应排除既往抗肿瘤治疗的持续效应，并进行详细的规定，如用药前1个月内曾进行抗肿瘤治疗者，或不符合药物洗脱期规定者。

应制定退出标准，如受试者出现不可耐受的毒性或出现蓄积性毒性导致患者无法继续用药者。

（二）有效性指标及评价要求

应根据临床试验目的选择相应的有效性指标。

临床终点指标：总生存期（OS）和/或生活质量（QOL）；

公认的替代指标：无进展生存期（PFS），至疾病进展时间（Time to Progression，TTP）、无复发生存期（Relapse Free Survival，RFS）和无病生存期（DiseaseFree Survival，DFS）。

次要疗效指标：客观缓解率（ORR）、疾病控制率（DCR）等。

鼓励具有中医特色的疗效指标，如中医证候分级量化指标等。

关于生活质量需要严格定义，有效性需经医生评估/患者评估。如仅以生活质量改善作为主要疗效指标，需要瘤体稳定或缩小、生存期获益或与对照组无差异，临床试验设计至少需要安慰剂对照，选用国际公认的生活质量量表，尤其在确证性研究阶段。鉴于现阶段国际生活质量量表较多，需结合适应症和中药新药具体作用特点，预先进行充分评估，选择恰当的、公认的国际生活质量量表，并需注意对研究者的培训，以保证生活质量量表评价的一致性。

肿瘤相关的检查：应以治疗前后对应的CT或MRI作为影像学检查手段，可酌情监测肿瘤标志物，定期评估，评价指标和方法需建立或遵循严格、客观的质量控制体系。

PFS的检测时点要求：PFS是指从随机化到患者出现肿瘤进展或死亡的时间，可参考已发布的《抗肿瘤药物临床试验技术指导原则》。质量控制要求：在试验方案中应仔细对肿瘤进展标准进行定义。在试验方案和统计分析计划（SAP）中应详细描述评价、测量和分析PFS的方法学。针对数据缺失等现象，试验方案应对每位患者定义何为一个充分的评价随访（即在此次随访中完成了所有约定的肿瘤评价）。由于可以从多个时间、多种来源获得病情进展数据（包含计划外随访的身体检查和各种类型的影像学扫描），因此每次评价随访进行的数据收集有必要在随访前后限定的较短时间内进行。

（三）安全性指标及评价要求

应根据肿瘤药物的特点，如前期非临床安全性评价或早期的临床研究发现的潜在安全性风险，以及处方组成中潜在的安全性风险，设计有针对性的、敏感的安全性检测指标和观测时点。

需充分考虑到肿瘤的疾病特点、合并治疗等临床实际治疗的复杂情况，全面收集安全性数据，对所有不良事件解释要符合医学逻辑，对严重不良事件和重要不良事件等要有详细表述与分析。同时要关注和比较同类药物的安全性问题等。

（四）给药方案

根据临床定位和临床试验目的对肿瘤类型、用药阶段、给药剂量、给药间隔、疗程、合理的剂量调整以及联合放、化疗方案等进行预先的规定。

1. 中药新药作为单独治疗用药：一般持续应用到疾病进展或出现不可耐受的毒性，但应制定合理的访视时点，对于晚期肿瘤且已有预期生存时间的，可以预先固定疗程。

2. 联合现代常规治疗（手术、放疗、化疗、靶向治疗等），提高治疗疗效的药物疗程原则上需要和常规治疗疗程一致，但可依据不良反应出现的持续时间或程度进行适当调整。

3. 手术、化疗、放疗、靶向等现代常规治疗后的中药巩固或维持治疗，疗程需要依据不同病种及不同的治疗阶段而合理设定，一般用药持续到疾病进展或毒性不能耐受。

疗程和访视时间点需依据病种、分期等制定；生存期评估需合理设定，一般每 3 个月一次。

五、肿瘤治疗辅助用药设计要点

近年来，现代医学治疗肿瘤的方法有了很大的进展，除了传统的手术、放化疗以外，还有生物、免疫疗法、分子靶向以及相应的综合治疗等，得到越来越广泛的重视和应用。这些常规方法在治疗肿瘤的同时，也产生一定的毒性，如出现恶心呕吐、食欲减退、乏力、脱发、皮疹、便秘以及心肝肾脏器损害，骨髓抑制等。

中药新药肿瘤治疗辅助用药的研发，应该和肿瘤学科的发展和进步相适应，并应充分考虑中医临床实际治疗的优势与特点，在不影响放疗、化疗等现代医学治疗方法疗效前提下，减轻常规治疗方法所致的不良反应，如鼻咽部放疗后的口干，化疗时消化道反应、外周神经毒性、皮肤毒性反应、心肝肾功能损伤等，并应考虑病种、放疗、化疗等治疗方案对中药新药有效性、安全性评价的影响。

作为中药新药肿瘤治疗辅助用药，应具有降低手术、放疗、化疗等常规治疗方法和手段导致的不良反应的作用，即中药新药能预防或者改善手术、放疗、化疗等现代常规治疗方法和手段导致的单一症状或复合症状群，但这些症状（群）不能与肿瘤本身发展变化产生的症状（群）相混淆，如肿瘤本身发展变化产生的贫血、腹痛、腹胀、便秘等。

对于以治疗单一症状为试验目的的中药新药：建议选择有代表性的药物或治疗手段所致的单一症状。例如：放疗后的口干、化疗后的呕吐（如顺铂所致）。在某些情况下，如治疗放疗后口干单一症状的药物，可以不仅限于鼻咽癌，还可以包括各种接受相同部位放疗的肿瘤患者。

对于以改善复合症状群为试验目的的中药新药：出现 2 个或 2 个以上同时存在且相互关联的症状可以构成复合症状群，如消化道症状群：恶心-呕吐-食欲减退症状群，靶向治疗症状群等。症状群治疗应以中医辨证施治和整体理论为指导，突出中医治疗特色。在观察由于现代常规治疗方法和手段导致的症状群疗效时，尽量选择引起复合症状群严重程度相似的病种、治疗方案和剂量，以避免造成偏倚，同时建议选择有代表性的常规治疗方法和手段。

对于以预防不良反应为试验目的的中药新药：应预先明确原常规治疗方法所致不良反应发生率、严重程度及特点，作为选择预期发生不良反应的适应人群、干预时间、周期等的依据。

中药新药作为肿瘤治疗辅助用药，临床试验主要目的：观察药物预防或减轻常规治疗方法不良反应（包括单一症状、复合症状群以及脏器功能损伤等）。次要目的：观察药物对常规治疗方法疗效的影响。

（一）有效性指标及评价要求

如治疗单一症状为试验目的：应参照国内外公认的不良反应量表及评价标准观察和评价，也可以采用消失率/复常率评价。

如以治疗复合症状群为试验目的：以复合症状群作为主要疗效指标和疗效评价标准需被公认，如按中医理论指导进行辨证治疗，则中医证候诊断和评价标准需被公认，应依据所选择治疗方案、药物特点、中医证候演变规律设定足够的疗程。

如以预防不良反应为试验目的：应预先明确常规治疗所致不良反应的发生率和程度，尽量选择可预期发生不良反应的适应人群。不良反应发生率需要得到公认，提供预计减轻不良发生率的依据、预期的疗效、干预的时间、疗程等。

（二）给药方案

根据试验目的，一般应与放化疗等治疗周期同步，确定合理的疗程，必要时设计随访。

六、改善肿瘤症状用药设计要点

肿瘤患者因其自身疾病的特点，往往伴随一些常见的临床症状，如癌性疼痛，癌性发热，癌因性疲乏等。与肿瘤治疗用药及肿瘤辅助用药不同，改善肿瘤症状用药是以改善肿瘤本身所致的上述症状作为主要疗效指标。

在符合伦理学的前提下，建议采用安慰剂对照，如为阳性药物对照，阳性对照药物应为已上市的、有充分临床研究证据，且当前临床普遍使用的同类药物中疗效较好的药物。

对于改善肿瘤症状用药，疗效评价应采用国际公认的量表。中医证候诊断和评价标准需被公认。

中药、天然药物治疗冠心病心绞痛临床研究
技术指导原则

（国食药监注〔2011〕302 号　2011.07.08）

一、概述

冠心病心绞痛是由于冠状动脉粥样硬化和冠状动脉功能性改变（痉挛）导致心肌暂时性缺血、缺氧而引起的发作性胸痛或胸部不适为主要表现的临床综合征。本指导原则将心绞痛分为稳定性和不稳定性，临床上亦有按照劳力性心绞痛和自发性心绞痛分类。

中医认为，冠心病心绞痛按其症状表现当属于胸痹、心痛等病证范畴。通常由于年老、饮食不节、过食肥甘厚腻、长期起居不当，或情志不畅而致寒、痰、瘀、虚等引起心脉闭阻出现胸闷、胸痛等症。临床常见心血瘀阻证、气虚血瘀证、气滞血瘀证、痰阻心脉证等证。

本指导原则用于指导中药、天然药物治疗冠心病心绞痛临床研究的试验设计。由于稳定性心绞痛和不稳定性心绞痛的病理机制有很大区别，症状表现、病情、治疗原则、预后均不同，故临床试验应分别设计观察。本指导原则重点阐述稳定性心绞痛，简要介绍不稳定性心绞痛。研究者应根据法规与技术要求，结合中药、天然药物的组方特点、临床前研究结果，确定临床试验目的。根据试验目的，依据临床研究一般原则，结合试验药物及冠心病心绞痛的适应症特点，确定药物的安全性、有效性观察重点，进行临床试验设计。研究应以安全性和有效性为纲，贯穿整个目标适应症研究的始终，使新药研究整体性增强，符合药品研发规律。

二、临床研究要点

新药临床试验的主要目的是通过不同的临床试验探索或者确证新药对目标适应症的一个或几个方面的作用，得出药物有效性和安全性证据。不同药物有着不同的药理作用特点、不同的研究基础和背景，同时研究过程中又有着不同的研究阶段、分期，因此每个独立的临床试验均需确定不同的试验目的以用于回答不同的临床问题。由于试验目的不同，临床试验设计也会有很大区别。

因此，临床试验前，应充分了解药物处方特点、研究基础、研究背景、研究阶段、研究分期以及疾病的特点和临床实际，同时，在考虑临床试验难易程度和临床可操作性的基础上，确定合理的临床试验目的。根据试验目的，确定科学、合理和可行的临床试验方案。临床试验设计应注重观察试验药品在同类药物中的作用特点，体现药物上市价值。

（一）临床定位

冠心病心绞痛临床治疗的主要目的有：迅速缓解心绞痛急性发作；减少心绞痛的发作频率、减轻疼痛程度，改善相关症状和中医证候；预防心肌梗死等心血管事件发生。其根本目的是提高患者生存质量、延长生存期、提高生存率。

1. 定位于迅速缓解心绞痛急性发作的试验，前期研究资料应提示试验药物有足够的生物活性、作用强度。鉴于该阶段病情较重和危急，潜在严重后果（心肌梗死或死亡），若试验药物不能在较短时间内起效，则需及时退出临床试验，改用公认有效的救治措施。此类试验应在具有相应急救措施，保证安全的条件下进行。

2. 定位于减少心绞痛的发作频率、减轻疼痛程度，改善相关症状和中医证候的试验，应根据处

指导原则

方药物的特点及心绞痛的病情，特别是心绞痛的发作频率的不同，设计足以支持其疗效评价的试验疗程。在早期的探索性研究中，建议选择病情较轻的患者，在符合伦理学原则的基础上，采用安慰剂对照。

3. 若针对减少心血管事件终点指标，需要有足够多的病例数和较长的试验疗程。

稳定性心绞痛和不稳定性心绞痛的病理机制不同，症状表现、病情、治疗原则、预后区别很大，临床试验应分别设计与观察，试验结果分别统计。出于对安全性的考虑，建议首先研究试验药物对稳定性心绞痛的疗效，初步了解药物的生物活性后，再用于不稳定性心绞痛适应症的研究。不稳定性心绞痛的临床试验一般应在基础治疗的基础上采取加载治疗的试验设计。

（二）试验分期

不同试验分期需要解决的问题不同，试验目的有所区别，临床试验设计不同。

Ⅰ期临床试验：试验药物预期用于冠心病患者，故一般认为可能具有心血管活性。在进行常规观察项目（如耐受性、药代动力学）的同时，应关注药物心血管系统活性的观察。应详细观察心率、血压、心电图，必要时增加观察时点，并可考虑超声心动图以及凝血时间、血流动力学等各项相关指标的观察。

若试验结果出现难以解释的现象，必要时，在符合伦理学原则的基础上，增加安慰剂对照，采用随机双盲试验设计，进行比较性试验，以获得更准确的信息。

Ⅱ期临床试验：作为探索性试验阶段，可有多个研究目的，如中医证候、剂量、疗程探索研究。临床试验有效性研究应遵循由易到难的原则，可首先考虑观察心绞痛分级低的患者，对药物疗效有初步认知后，再考虑纳入心绞痛分级高的患者。

Ⅲ期临床试验：作为确证性试验阶段，在目标适应症范围、剂量基本确定的基础上，可以适当扩大人群的年龄、合并症等试验范围。一般应符合随机、双盲、对照的试验设计要求。冠心病患者多为老年人，在保证安全和符合伦理学的情况下，允许Ⅲ期临床试验适当向老年患者放宽年龄限制。

（三）诊断标准

1. 西医诊断

必须有明确的诊断依据。

诊断慢性稳定性心绞痛可参考中华医学会心血管病学分会颁布的《慢性稳定性心绞痛诊断与治疗指南》。

诊断不稳定性心绞痛可参照中华医学会心血管病学分会颁布的《不稳定性心绞痛和非 ST 段抬高心肌梗死诊断与治疗指南》。

2. 中医证候诊断

中药复方制剂中医证候的选择应符合方证相应的基本原则。按照权威、公认的原则选择中医证候诊断标准。目前仍可参考 2002 年《中药新药临床研究指导原则》的中医证候诊断标准（见附录 1）。

亦可根据药物的特点、目标适应症特点，依据中医理论自行制定，但应提供科学性、合理性依据，并具有临床实际可操作性。

（四）受试者选择

1. 纳入标准

根据试验目的，处方特点及临床前试验结果制定合适的纳入病例标准，包括冠心病的分型、分级、中医证候、危险分层等。所有的病例选择应符合伦理学要求。应注意患者的年龄要求。

2. 排除标准

排除标准需根据药物的特点、目标适应症的情况，考虑有效性、安全性及伦理学等因素合理制定。

一般应排除合并严重心脏病、恶性高血压、严重心衰、严重心律失常、介入治疗后 3 个月内、应用心脏起搏器者；排除影响心电图 ST-T 改变的其他原因，如心肌肥厚、左束支传导阻滞、洋地黄药物影响、电解质紊乱等。有冠状动脉疾病以外的病变引起的胸痛、在试验前数月有过心肌梗死（至少三个月）及有梗死前症状的也应排除。

若以冠心病稳定性劳力性心绞痛作为研究对象，应排除静息时有心绞痛发生患者。运动试验应注意禁忌症。

不稳定性心绞痛除排除以上人群外，尤其应鉴别心肌梗死前期的症状。

（五）中止／退出标准

根据冠心病心绞痛疾病特点，制定严格的试验中止标准和紧急处理措施，尤其是运动试验应具有针对性。

急性心绞痛发作一般在应用硝酸酯类制剂后 3-5 分钟内缓解。在缓解急性心绞痛发作的药物研究中，应密切观察患者服药后的反应，如不能及时缓解，应考虑是否为药物的疗效不佳，或者为心肌梗死前期症状，必要时退出试验，并进行相应的紧急处理，保证受试者安全。

（六）对照选择

冠心病心绞痛适应症临床试验的对照选择非常重要，应按照试验设计的要求选择。

阳性对照药应为已知的有效药物，可在国家标准所收载的同类病证药物中择优选用。应选择经过严格临床试验验证，具有明确的安全性、有效性研究数据的药物。

对于缓解急性心绞痛发作的药物研究，应以硝酸酯类制剂作为阳性对照药。

对于限定于冠心病稳定性劳力性心绞痛分级Ⅰ、Ⅱ级的患者，在短效抗心绞痛制剂的基础治疗下，用安慰剂对照是可行的。

冠心病患者易发生猝死，应具备相关抢救措施，试验设计过程中一定要做好知情同意。

（七）疗程与观察时点设计

根据临床试验目的，药物处方特点和给药途径，设定合理的疗程和观察时点。

定位于迅速缓解心绞痛急性发作的试验，可考虑短期研究，一个观察周期一次用药。在发作开始的 5-10 分钟内以分钟为单位作为观察时点。每例患者需要重复十个观察周期。

定位于减少心绞痛的发作频率、减轻疼痛程度，改善相关症状的试验，应根据心绞痛发作次数、频率选择合理的疗程。若以冠心病稳定性劳力性心绞痛为目标适应症，一般研究可持续 4-8 周，以周为单位作为观察时点。

若针对减少稳定性心绞痛患者心血管死亡和非致死性心梗等终点指标，应有足够长的疗程，一般以月为单位作为观察时点。针对不稳定性心绞痛患者心血管死亡和非致死性心梗等终点指标，疗程可能相对缩短。观察时点应根据病情的程度确定。

（八）有效性评价

根据临床试验目的确定临床试验的主要疗效指标和次要疗效指标。

1. 疾病疗效评价

定位于迅速缓解心绞痛急性发作的试验，一般应重点评价用药后心绞痛缓解时间，并配合心绞痛发作持续时间、心绞痛疼痛程度、心电图改善情况等观察。速效药物的疗效评价可采用 2002 年《中药新药临床研究指导原则》的疗效评价标准（见附录 2）。

以冠心病稳定性劳力性心绞痛症状改善为目标适应症的临床试验一般应重点评价运动负荷试验的运动耐受量及抗心肌缺血效果、心绞痛分级的变化、硝酸酯类药物使用量等。

平板运动试验用于评价试验药物对患者运动耐受量及抗心肌缺血效果，病例数应符合统计学的要求。其评价指标包括总运动时间、代谢当量（METs）、出现 ST 段压低 1.0mm 的时间（心前区导联 ST 段压低 1.0mm）、心绞痛出现时间、ST 段压低的最大幅度、血压心率乘积（SBP × HR）以及 Duke

活动平板评分等。

2. 中医证候疗效评价

按照中药申报的品种，应对中医证候疗效进行评价。中医证候疗效为复合性指标，包括主症和次症共同积分的改变。应重视各指标的权重值的合理确定。中医主症（胸痛、胸闷）应为主要疗效指标，其余如口唇紫暗、疲倦乏力、畏寒肢冷、腰膝酸软、自汗、不寐等为次要指标。

目前中医证候的改善多采用量表的方式进行评价。这种评价方法在中医疗效评价方面已达成共识并广泛应用，且起到了积极的作用。鉴于中医证候研究的复杂性以及量表学的基本要求，建议选择经过信度、效度验证的中医证候评价量表。

中医证候疗效评价标准目前仍可参考 2002 年《中药新药临床研究指导原则》的疗效评价标准（见附录 3）。

3. 生活质量评价

生活质量是一个全面反映药物作用的综合指标，可根据临床试验目的加以选择采用。西雅图心绞痛调查量表（Seattle Angina Questionnaire，SAQ）是国内使用较多的冠心病心绞痛特异性功能状态及生活质量自测量表，其内容主要包括躯体活动受限程度、心绞痛稳定程度、心绞痛发作频率、治疗满意程度和疾病主观感受等 5 方面，能从一定程度反应受试者生活质量状况。

（九）安全性评价

首先应关注一般状况、生命体征（体温、呼吸、心率、血压），血、尿、便常规，肝、肾功能和心电图等安全性指标。应根据试验目的的不同，设计访视的时点。

每个试验均应根据处方特点、临床前毒理试验结果、目标适应症特点等选择具有针对性的安全性评价指标。根据中医理论，着重观察可预期的不良反应，如处方中含有活血化瘀的药物，宜考察凝血指标；如临床前研究提示对某个脏器有损害，则应注意设计针对该脏器的安全性指标，必要时增加检查项目，如 B 超等；考虑到心血管药物的特点，必要时应关注 QT 间期等指标。

特殊剂型应设计相应的安全性评价项目，如中药注射剂尤其应注意观察生命体征、过敏反应和局部刺激性等。

由于冠心病心绞痛有发生急性心肌梗死和猝死等严重不良事件的可能，故需密切观察病情，及时妥善处理并上报有关部门。

虽然运动负荷试验作为一项可靠、易行的辅助检查手段对评价冠状动脉病变程度具有重要的指导意义。但是，运动负荷试验也具有较高的风险性，可能诱发急性心肌梗死，甚至发生心脏性猝死。因此，必须认真评价运动负荷试验的适应症，特别要注意平板运动试验的禁忌症，以免发生意外。试验过程中应加强对受试者的保护。

试验过程中若出现不良事件和实验室指标的异常，应及时观察患者伴随症状，并及时复查、跟踪，分析原因。

注重合理地报告不良反应。报告的方式可参考《中药、天然药物临床试验报告撰写原则》。

关注临床试验结束后患者治疗方案的合理设计，如应关注后续的治疗药物和应用剂量，了解试验药物是否可突然停药，以保证受试者安全。

（十）合并用药

冠心病患者多合并高血压、高脂血症、糖尿病等，应注意评价合并用药对试验药物疗效和安全性的影响。明确规定对有效性和安全性评价有影响的不应使用的中、西药物。

对于稳定性心绞痛缓解症状为试验目的的临床试验，可以选择阿司匹林、他汀类、血管紧张素转换酶抑制剂（ACEI）、血管紧张素 II 受体拮抗剂（ARB）药物。除非加载试验，受试者不应使用长效硝酸酯类、β 受体阻滞剂、钙离子拮抗剂等。

为保证受试者安全，该目标适应症在试验过程中可以应用短效硝酸酯类制剂（包括安慰剂对照试验），但应注意如实详细进行记录，研究者应考虑统一提供同一来源的短效硝酸酯类制剂。试验结束时，应分析短效硝酸酯类制剂对药物疗效评价的影响。

（十一）试验的质量控制

冠心病稳定性劳力性心绞痛的严重程度与患者生活方式有密切关系，若试验前与试验时患者活动量有较大的变化，则可影响对患者病情的客观判断。因此，在临床试验过程中，应保持试验前后每天活动量相对一致，注意生活方式对疗效评价的影响，保证组间可比性，以避免活动量的不同而影响疗效评价。

对于需要主观评价的指标，质量控制至关重要。建议临床试验前对评价者进行一致性的培训。若在试验的某个阶段（如探索性试验阶段）未采取盲法设计，应着重注意保证评价者与数据分析者均处于盲态，降低偏倚性。

该类患者通常在试验前服用其他治疗冠心病心绞痛的药物。故在符合纳入标准后，根据设计要求设计导入期（见名词解释2），以消除已经服用类似药物的延迟作用，并达到稳定基线水平的目的。导入期的周期应与已服用药物的半衰期有关。

运动试验应遵循统一的SOP。

（十二）统计方法

应符合统计学的一般要求。病例数的设计应根据统计学和法规的要求计算。

（十三）随访

根据试验目的的不同，决定是否进行随访以及随访的方式、时点、内容等。若以心血管事件为主要疗效指标，有必要进行长期随访。

三、名词解释

1.加载试验：在使用安慰剂的对照试验中，设计方案为所有受试者在接受标准疗法的基础上，试验组加用试验药物，对照组加用模拟试验药的安慰剂。这种试验称为加载试验（add-on）。

2.导入期：有些药物研究，受试者在进入临床试验前需有一个导入期。其目的在于消除已经服用类似药物的延迟作用和稳定基线水平。导入期的长短应根据试验目的、试验药物、适应病症或已进行药代动力学研究药物的半衰期来确定。导入期可使用安慰剂。

四、参考文献

1.《中药新药临床研究指导原则》卫生部1993年

2.《中药新药临床研究指导原则》（试行）中国医药科技出版社2002年

3.中华医学会心血管病学分会.中华心血管病杂志编辑委员会.《慢性稳定性心绞痛诊断与治疗指南》.中华心血管病杂志.2007，35（3）：193-206

4.欧洲治疗心绞痛药品临床试验指导原则

5.日本治疗心绞痛药品临床试验指导原则

6.2002AHA慢性稳定型心绞痛治疗指南

7.Spertus JA，Winders JA，Dewhurst TA，et al.Development and evaluation of the Seattle Angina Questionnaire：a new functional status measure for coronary artery disease.J AM Coll Cardiol，1995，25（2）：333-341

8.王永炎.中医内科学［M］，上海：上海科学技术出版社，1997：108-117

五、附录

附录 1：中医证候诊断标准

1. 心血瘀阻证

胸部刺痛、绞痛，固定不移，痛引肩背或臂内侧，胸闷，心悸不宁。唇舌紫暗，脉细涩。

2. 气虚血瘀证

胸痛胸闷，心悸气短，神倦乏力，面色紫暗，舌淡紫，脉弱而涩。

3. 气滞血瘀证

胸痛胸闷，胸胁胀满，心悸，唇舌紫暗，脉涩。

4. 痰阻心脉证

胸闷如窒而痛，或痛引肩背，体胖多痰，身体困重。舌苔浊腻或滑，脉滑。

5. 阴寒凝滞证

胸痛彻背，感寒痛甚，胸闷气短，心悸，畏寒，四肢欠温，面白。舌苔白，脉沉迟或沉紧。

6. 气阴两虚证

胸闷隐痛，时作时止，心悸气短，倦怠懒言，头晕，失眠多梦。舌红少苔，脉弱而细数。

7. 心肾阴虚证

胸痛胸闷，心悸盗汗，心烦不寐，腰膝酸软，头晕耳鸣。舌红少津，脉沉细数。

8. 阳气虚衰证

胸闷气短，甚则胸痛彻背，心悸汗出，畏寒，肢冷，下肢浮肿，腰酸无力，面色苍白，唇甲淡白或青紫。舌淡白或紫暗，脉沉细或沉微欲绝。

在证候诊断时，具有胸痛、胸闷主症之一，其他症状具有 2 项及舌脉支持者，即可诊断。

附录 2：治疗心绞痛速效药物评定标准

1. 显效：用药后 3 分钟以内（含 3 分钟）心绞痛消失或基本缓解。

2. 有效：用药后 3-5 分钟心绞痛消失或基本缓解。

3. 无效：用药后 5 分钟以上心绞痛逐渐缓解或无改善。

4. 加重：用药后心绞痛加重。

观察速效药物时，每个病例用药次数不能少于 10 次，不能同时应用其他药物和治疗方法。

附录 3：中医证候疗效判定标准

1. 显效：临床症状、体征明显改善，证候积分减少 ≥ 70%。

2. 有效：临床症状、体征均有好转，证候积分减少 ≥ 30%，< 70%。

3. 无效：临床症状、体征无明显改善，甚或加重，证候积分减少 < 30%，> 0。

4. 加重：临床症状、体征均有加重，证候积分减少 < 0。

六、著者

《中药、天然药物治疗冠心病心绞痛临床研究技术指导原则》课题研究组

中药、天然药物治疗女性更年期综合征临床研究技术指导原则

（国食药监注〔2011〕302 号　2011.07.08）

一、概述

更年期是指妇女从有生殖能力到无生殖能力的过渡阶段。此阶段妇女出现月经改变，如月经频发、月经量少、月经不规则以及闭经等。同时，更年期妇女因卵巢内分泌功能的改变导致内环境变化，影响到各器官系统功能性变化，进而表现出相应症状，如潮热、出汗、头痛等血管舒缩功能不稳定症状，心悸、眩晕、失眠、皮肤感觉异常等自主神经功能不稳定症状，抑郁、焦虑、多疑、自信心降低、注意力不集中、易激动、恐怖感甚至癔症发作样症状等精神、心理症状，等等，称之为更年期综合征。

世界卫生组织人类特别规划委员会于 1994 年在日内瓦召开的绝经研究进展工作会议上建议弃用"更年期"这一术语，并推荐使用绝经前期、绝经、绝经后期、绝经过渡期和围绝经期等与绝经有关的名词。但是，由于"更年期"一词形象、生动，已沿用多年，因此，委员会仍赞同保留"更年期"以及"更年期综合征"这两个名词。目前，"更年期综合征"一词在实践中仍广泛使用。国内教科书中多称为"围绝经期综合征"，也有称为"绝经综合征"者。

由于"围绝经期综合征"范围不能涵盖绝经一年后仍有相关症状的患者群体，故本指导原则仍采用"更年期综合征"这一疾病名称。本病相当于中医妇科学的"绝经前后诸证"或"经断前后诸证"。

中医药治疗，对于改善更年期综合征的症状、提高更年期综合征患者生活质量具有较好的疗效。

本指导原则旨在为改善更年期妇女出现的与绝经相关临床症状而开发的中药、天然药物的临床研究提供建议和指导。

手术切除双侧卵巢或用其他方法停止卵巢功能（如放射治疗和化疗等）的人工绝经妇女出现类似更年期综合征相关症状，可参考本指导原则。

需要特别说明的是，本指导原则不能代替研究者根据具体药物的特点进行有针对性的、体现个性化的临床试验设计。研究者应根据所研究药物的特点，在临床前研究结果基础上，结合学科进展以及临床实际，并遵照药物临床试验质量管理规范（GCP）要求，以科学的精神、严谨的态度，合理设计临床试验方案。

二、临床研究要点

中药的临床研究，应结合中医药理论以及所研究药物自身的特点，明确具体的试验目的，合理制定给药方案，并选择恰当的疗效评价指标，以期系统体现中药自身独特的疗效作用和特点。

临床试验设计还需结合临床前研究结果确定。如药效学、毒理学研究结果。关注动物长期毒性试验的周期，所暴露的毒性作用以及毒性靶器官等。临床前研究结果应在临床试验设计时予以体现。

临床试验设计应包含能充分体现药物预期的疗效特点和安全性的内容。

（一）试验目的

临床试验设计总体原则应是在一定的安全性范围内对预期的有效性进行研究。针对有效性的研

究应反映药物可能的临床定位、所能解决的具体的临床问题。临床试验设计应有利于体现药物的药效特点，不宜采用无针对性的、空泛的、程式化的设计。

因此，临床试验方案中，应有明确的试验目的。该试验目的应基于前期研究结果，包括理论支持、试验支持和/或临床应用支持，重点明确拟解决的具体的临床问题。临床试验应紧紧围绕试验目的进行整体设计和考虑。

针对不同的试验目的，可能需要设计多个不同的临床试验。

更年期综合征药物临床试验目的举例：

1. 改善更年期综合征相关中医证候

2. 改善更年期综合征症状

更年期综合征常见症状包括血管舒缩功能症状，如潮热，多伴汗出，有时伴头痛；自主神经系统功能不稳定症状，如心悸、眩晕、失眠、皮肤感觉异常等；情绪及记忆、认知功能异常，如烦躁、焦虑、抑郁，记忆力减退和注意力不集中等。

以上仅为举例说明，不能涵盖新药研究过程中出现的各种可能。研究者需结合临床实际情况，对所研究适应症进行认真、全面的分析，在此基础上，根据所研究药物的特点，制定合理的、明确的试验目的。

一般情况下，在中医理论指导下的组方，除应观察对更年期综合征症状群的改善外，还应观察相关中医证候改善情况。

在探索性试验阶段，可能需要进行多个不同试验目的的单个试验，可根据受试药物的特点以及前期研究结果及立题目的，采用灵活可变的方法进行合理的探索性研究。以便为确证性试验的设计提供方法学依据，如给药剂量、观察方案等。

在一个临床研究分期中，设计单个试验或多个试验，需根据不同药物的具体情况以及不同的分期综合考虑，合理确定。

（二）诊断标准

临床上，更年期综合征的诊断目前主要根据病史及临床表现。实验室检查多作为辅助诊断，如：卵泡刺激素（FSH）基础值测定：FSH > 10IU/L 提示卵巢功能减退。

但是，在针对更年期综合征的中药、天然药物的临床试验方案中，要求制定明确的、科学的、统一的诊断标准以及鉴别诊断的标准，明确所采用的具体的诊断指标、检测方法、标准值、检测时点等。所采用的诊断标准应符合公认、权威的标准，同时应具有较强的可操作性。避免使用模糊的、不确定的语言，以免不同中心、不同研究者之间由于理解上的偏差导致试验结果的偏倚。

另外，建议考虑对病情程度进行分级。所采用病情程度分级标准应提供证明其合理性的充分依据。

（三）中医证候

更年期综合征常见的中医证型：大体分为肾阴虚、肾阳虚、肾阴阳两虚。但在临床实际中，多表现为各种兼夹证，如肝肾阴虚、心肾不交等。

如在中医理论指导下的组方，应根据处方功效、治疗原则合理确定中医证候并提供充分依据。建议充分考虑不同中医证型在患者中的实际分布。

鼓励进行证候探索性研究。如可在Ⅱ期试验中进行不同证候与疗效相关性的研究，用试验的方法探索不同证候与疗效是否存在相关性以及所研究药物适宜的中医证候。鉴于目前证候客观化、标准化研究的基础和现状，临床试验设计中，证候相关辨证标准、疗效标准应采用较成熟的、规范的、公认的标准；如自行制定标准，应提供能充分证明合理的依据。另外，应考虑辨证标准和证候疗效判定标准的不同。

本指导原则针对中药以及天然药物，因此，在具体药物的临床研究中，是否限定中医证候，需要结合所研究药物的实际情况而定。如处方依据非中医理论指导，可不一定限定中医证候。

（四）纳入标准和排除标准

1. 纳入标准

建议纳入：

（1）年龄≥40岁、≤60岁的妇女，月经紊乱或停经3个月以上，且FSH>10U/L。

（注：仍有月经者应在月经第3天检测FSH。）

（2）人工绝经或卵巢去势的女性应至少6周，且FSH>10U/L。

（3）Kupperman评分不小于15分者。

（4）如药物组成按照中医理论指导，必须规定适宜的中医证候。

如有必要，研究中可进一步区分不同年龄层次、不同时段的更年期综合征患者，应在方案中作出详细规定。

2. 洗脱期

受试者若使用过同类中药治疗，建议不少于4周的洗脱期。

受试者若使用过单独的雌激素或使用过雌/孕激素的联合治疗，建议洗脱期如下：

（1）试验前曾经阴道使用过激素类制剂（环、乳膏或凝胶）者，洗脱期不少于1周；

（2）试验前曾经皮使用过雌激素或雌/孕激素类制剂者，洗脱期不少于4周；

（3）试验前曾经口使用过雌激素和/或孕激素治疗者，洗脱期不少于8周；

（4）试验前子宫腔内曾使用过孕激素治疗者，洗脱期不少于8周；

（5）试验前曾使用过孕激素埋植和单独的雌激素针剂者，洗脱期不少于3个月；

（6）试验前曾使用过雌激素埋植或孕激素注射剂者，洗脱期不得少于6个月。

3. 排除标准

排除病例中尤其注意应包括下列疾病：甲状腺功能亢进症、冠状动脉粥样硬化性心脏病、高血压病或嗜铬细胞瘤、神经衰弱、精神病以及其他与主症密切相关的疾病。

（1）所有受试者应在筛选时进行乳腺X线检查或乳腺超声检查，发现乳腺恶性肿瘤证据应排除，重度乳腺增生者应排除。

（2）所有有子宫的受试者应在筛查时作子宫B超检查，发现下列情况者应排除：子宫恶性肿瘤；子宫肌瘤>2cm者；绝经后期妇女，子宫内膜厚度≥0.5cm者；子宫内膜息肉。

试验方案中应明确为排除相关疾病而需进行的检查项目、检测方法、检测时间以及判定标准等。

（五）试验方法

临床试验方法，应紧密围绕试验目的进行设计。由于试验目的的不同，试验设计上可能存在较大的差别，如观察周期、对照组设置、疗效指标等。应注意不同类型假设检验（如优效性假设检验、等效性假设检验、非劣效性假设检验）的区别。

前期的研究结果应为后续研究设计提供支持，如临床研究的试验设计应充分考虑临床前药效学、毒理学研究结果，确证性试验应以探索性研究为基础等。

1. 分组设计

针对更年期综合征的相关临床研究，主要评价指标为症状、体征，在疗效判定过程中容易受到主观因素的影响。为避免主观因素可能导致的试验结果的偏倚，应采用随机、双盲、平行对照的试验方法。

随机化过程中应充分考虑分层因素，并注意对中心效应的控制，方案中应就随机化的隐藏方法予以具体说明。

需制定切实可行的方案，保证受试者、研究者、监查员和数据分析人员在研究过程中均处于盲态，并保证受试者分配的组间和中心间的均衡性。

2. 对照选择和比较的类型

根据试验目的，合理采用优效性、等效性或非劣效性设计。一般来讲，对于更年期综合征的临床研究，建议尽量采用安慰剂对照，因其可以更客观地反映受试药的有效性和安全性；也可采用阳性药和安慰剂的平行对照，以提高检测的客观性和灵敏度。

阳性对照药的选择应有严格的标准，其对相应指标的效应应已经由设计良好且有充分样本的优效性试验所确定和定量，可以被可信地在良好设计的阳性对照试验中表现出相似效果。为此，新的试验必须与之前的有效性试验具有同样而且重要的设计特点（主要指标、剂量、疗程、评价标准等）。在等效性或非劣效性假设检验的设计中，还必须制定检验界值δ，这个检验界值应为临床普遍认可并能被接受的最大差值，并且应小于在阳性对照的优效性试验中所观察到的差异。等效性试验需指定阳性药的上界和下界，非劣效性试验只需要确定阳性药的下界。

3. 疗程

可根据试验目的，结合所研究药物的特性以及前期研究结果，充分考虑疗效和安全性要求，合理制定疗程。建议充分考虑中药的作用规律和特点。另外，还应考虑更年期综合征患者常需反复用药的情况，在临床试验设计中，从安全性和有效性综合考虑，予以较充分的暴露时间。推荐临床研究中给药期不少于 8 周。

4. 随访

为了解药物的作用特点和远期疗效，应重视随访期设置，并注意说明对访视对象的规定、随访指标、程序和方法等。随访期推荐 1–3 个月。

5. 对违反方案、中途退出及失访病例的处理

设计方案中，应对违反试验方案的各种情况、中途退出及失访和缺失值的处理方法进行说明，应包括如何减少这些问题出现的频度和在数据分析中出现这些问题时如何处理和分析的方法。

对于中途退出及失访病例，应以其最后一次访视结果结转后进入全分析数据集（FAS）进行疗效分析。

（六）有效性评价

有效性评价方法、观察指标和疗效判定标准应根据研究目的合理确定。不同研究目的，其疗效评价方法、疗效指标、疗效判定标准也不相同。在对中药的效应观察中必须充分考虑到中药的作用特点和规律。

每个试验中主要指标、次要指标及判定标准应在设计方案时即予以确定，确证性研究中揭盲后重新定义主要指标是不可接受的。

疗效指标中主要指标（和次要指标）及其选择理由均应在设计方案中加以说明。疗效指标的选择及判定标准应考虑到相关研究领域的公认度和标准化。主要疗效指标及其判定标准应能准确且可信地反映受试药的主要临床疗效。

针对更年期综合征药物的有效性研究，可以将自觉症状量化后作为疗效指标进行客观评价，但应加强试验过程中的质量控制。

复合指标和全局指标也可合理使用。但必须对其信度、效度、灵敏度加以谨慎地考虑并提供充分的依据。

以下举例说明更年期综合征不同试验目的的选择疗效指标及评价方法的考虑：

1. 如针对中医证候改善情况，可以选用相关证候疗效评价量表进行疗效评价，但所采用的量表，应有充分的合理性依据。

2. 改善更年期综合征症状

可以 Kupperman Index 作为评价有效性的指标。建议采用国内改良的 Kupperman 评分法（见附录）。

改善更年期综合征主要症状，建议最基本的疗效分析应符合临床和统计学认识，其疗效结果显示在一定的治疗期内试验组有关症状的频率和/或严重程度相对于（安慰剂）对照组而言有明显减少，并能在一定的治疗周期中持续。

改善更年期综合征生活质量，可应用基于更年期综合征临床研究的更年期生存质量量表，但应是已经过广泛使用的、公认的、成熟的量表。

（七）安全性评价

应结合所研究药物的特性和前期研究结果，有目的地进行安全性研究。安全性指标的确定，应充分考虑到处方组成、动物试验中出现的毒性反应、毒性靶器官以及已经暴露的一切可疑的安全性问题，同时还要充分考虑到适应症特点以及与药效学作用相关的可能的毒性表现。

对于出现的不良事件（包括安全性检测指标），应在方案中详细规定其记录、处理、转归、随访的方法和要求。特别注意对异常的实验室检测指标进行复查的规定。对每一例不良事件（包括安全性检测指标）均应提供详细的观察资料，对不良事件与药物的因果关系判定应提供充分的依据。

除了通常的安全性评价外，针对更年期综合征药物的安全性研究，尤其是当动物研究或前期研究显示可能对雌激素产生影响时，应特别注意下述问题：

1. 子宫内膜增生

检查方法要求：

子宫内膜活组织检查为诊断"子宫内膜增生"的首选方法。

鉴于子宫内膜活检具有一定的创伤性，也可选择 B 型超声检查。

B 超检查显示子宫内膜异常者，应进行组织病理学检查。

子宫内膜组织应在中心实验室以同样的方法处理并进行组织病理学检查。应采用盲法阅片和评价。

2. 乳腺检查

在筛选、研究结束时，都需要进行乳腺的相关检查。

检查方法要求：

可选择超声检查法。有条件或超声检查可疑或阳性时，推荐进行乳腺钼靶 X 线检查。

研究期间，应采用一致的方法进行乳腺周期性检查，以便对受试者的乳腺变化能及时发现并进行报告。

3. 子宫异常出血

出血资料应包括在给药期间停经的发生率，以及异常子宫出血（包括流血和点状出血）的发生率，应进行详细记录，尤其应注意与给药前异常子宫出血情况不同的改变。

4. FSH、E2

试验前后均应检测血清 FSH 、E2。

三、参考文献

1. 曹泽毅，主编. 中华妇产科学. 第 2 版. 人民卫生出版社，2005.

2. INTERNATIONAL CONFERENCE ON HARMONISATION OF TECHNICAL REQUIREMENTS FOR REGISTRATION OF PHARMACEUTICALS FOR HUMAN USE：GENERAL CONSIDERATIONS FOR CLINICAL TRIALS

3. INTERNATIONAL CONFERENCE ON HARMONISATION OF TECHNICAL REQUIREMENTS FOR REGISTRATION OF PHARMACEUTICALS FOR HUMAN USE：STATISTICAL PRINCIPLES FOR CLINICAL TRIALS

4. INTERNATIONAL CONFERENCE ON HARMONISATION OF TECHNICAL REQUIREMENTS

指导原则

FOR REGISTRATION OF PHARMACEUTICALS FOR HUMAN USE：CHOICE OF CONTROL GROUP IN CLINICAL TRIALS

四、附录

关于 Kupperman 评分

目前国际上均采用不同改良的 Kupperman 评分法。我国采用国内改良的 Kupperman 评分法。基本方法是以症状程度乘以症状指数。

症状指数是固定的，例如潮热出汗是 4，感觉异常、失眠、易激动、性交痛、泌尿系症状是 2，其余的症状是 1。

症状程度分为 0-3 分 4 个等级，即：无症状为 0 分，偶有症状为 1 分，症状持续为 2 分，影响生活者为 3 分。

国内常用的改良 Kupperman 评分方法：

潮热出汗 4× 症状程度 = 0-12 分

感觉异常 2× 症状程度 = 0-6 分

失眠 2× 症状程度 = 0-6 分

易激动 2× 症状程度 = 0-6 分

抑郁 1× 症状程度 = 0-3 分

眩晕 1× 症状程度 = 0-3 分

疲乏 1× 症状程度 = 0-3 分

骨关节、肌肉痛 1× 症状程度 = 0-3 分

头痛 1× 症状程度 = 0-3 分

心悸 1× 症状程度 = 0-3 分

皮肤蚁走感 1× 症状程度 = 0-3 分

性交痛 2× 症状程度 = 0-6 分

泌尿系症状 2× 症状程度 = 0-6 分

总计分为 0-63 分

五、著者

《中药、天然药物治疗女性更年期综合征临床研究技术指导原则》课题研究组

中药、天然药物临床试验报告的撰写原则

（2007.08.23）

一、概述

药物临床试验报告是反映药物临床试验研究设计、实施过程，并对试验结果作出分析、评价的总结性文件，是正确评价药物是否具有临床实用价值（有效性和安全性）的重要依据，是药品注册所需的重要技术资料。报告撰写者负有职业道义和法律责任。

临床试验报告不仅要对试验结果进行分析，还需重视对临床试验设计、试验管理、试验过程进行完整表达，以阐明试验结论的科学基础，这样才能对药物的临床效应作出合理评价。一个设计科学、管理规范的试验只有通过科学、清晰的表达，它的结论才易于被接受。药物临床试验报告的撰写表达方法、方式直接影响着受试药品的安全性、有效性评价。研究试验报告的撰写方法和方式十分重要。

真实、完整地描述事实，科学、准确地分析数据，客观、全面地评价结局是撰写试验报告的基本准则。只有可靠真实的试验结论才能经得起重复检验，而经得起重复检验是科学品格的基本特征。

本指导原则适用于中药和天然药物的临床试验报告的撰写。中药的药物临床试验报告应该分析和重视描述受试药品在适应症、适用人群、使用方法等方面的中医中药特色。

新药研发的目的在于维护人类的生命健康，临床试验必须遵循伦理学要求，这体现了对生命的尊重。临床试验报告中关于伦理学方面的说明必须给予充分重视。

本指导原则力图为中药、天然药物临床试验报告的撰写提供表达方法并在规范上起指导作用，以利于写出内容完整、表述清晰、易于评价的临床试验报告。

本指导原则仅对一般临床试验报告的结构框架和内容要点进行了说明。由于临床试验的复杂性，报告结构和内容需根据研究的具体情况进行适当的调整，而且随着临床试验研究水平的不断提高，临床试验报告撰写的方法也将不断改进与完善。

二、临床试验报告的结构与内容

（一）报告封面

参照国家食品药品监督管理局有关药品注册申报资料的形式要求。

（二）签名页

1. 报告题目。

2. 主要研究者对研究试验报告的声明。

申明已阅读了该报告，确认该报告准确描述了试验过程和结果。

3. 主要研究者签名和日期。

4. 统计负责人签名和日期。

5. 执笔者签名和日期。

（三）报告目录

每个章节、附件、附表的页码。

（四）缩略语

正文中首次出现的缩略语应规范拼写，并在括号内注明中文全称。应以列表形式提供在报告中

指导原则

所使用的缩略语、特殊或不常用的术语定义或度量单位。

（五）伦理学声明

1. 确认试验实施符合赫尔辛基宣言及伦理学原则。

2. 提供伦理委员会组成、伦理委员会讨论纪要及批准临床试验方案的情况说明。

3. 描述如何及何时获得与受试者入选相关的知情同意书。

（六）报告摘要

报告摘要应当简洁、清晰地说明以下要点，通常不超过 1500 字。

1. 试验题目。

2. 临床批件文号。

3. 主要研究者和临床试验单位。

4. 试验的起止日期（第一例受试者第一次访视至最后一名受试者最后一次访视日期）。

5. 试验目的及观察指标。

6. 对研究药物功能主治的描述。

7. 对试验设计作简短描述，包括试验设计类型（平行、交叉、成组序贯等）、设盲水平（双盲、单盲或非盲）、随机分组方法、对照的形式（安慰剂、阳性药对照、剂量对照等）、疗程。

8. 试验人群。

9. 给药方案（包括对照组）。

10. 概要说明评价标准（有效性和安全性评价指标）。

11. 统计分析方法或模型（包括基线评价、组间比较、协变量分析、综合比较等）。

12. 简述基线可比性分析结果。

13. 各组疗效结果（主要和次要疗效指标）。

14. 各组安全性结果（不良事件及严重不良事件）。

15. 结论（有效性和安全性结论）。

（七）报告正文

1. 试验题目

2. 前言

一般包括：受试药品研究背景；研究单位和研究者；目标适应症和受试人群、治疗措施；受试者样本量；试验的起止日期；国家食品药品监督管理局批准临床试验的文号；制定试验方案时所遵循的原则、设计依据；申办者与临床试验单位之间有关特定试验的协议或会议等应予以说明或描述。简要说明临床试验经过及结果。

3. 试验目的

应提供对具体试验目的的陈述（包括主要、次要目的）。具体说明本项试验的受试因素、受试对象、研究效应，明确试验要回答的主要问题。

4. 试验方法

4.1 试验设计

概括描述总体研究设计和方案。如试验过程中方案有修正，应说明原因、更改内容及依据。

对试验总体设计的依据、合理性进行适当讨论，具体内容应视设计特点进行有针对性的阐述。如采用单盲或非盲设计，应说明理由。

提供样本含量的具体计算方法、计算过程以及计算过程中所用到的统计量的估计值及其来源依据。

描述期中分析计划。

4.2 随机化设计

详细描述随机化分组的方法和操作，包括随机分配方案如何随机隐藏，并说明分组方法，如中心分配法，各试验单位内部分配法等。

4.3 设盲水平

需明确说明盲法水平（双盲、单盲、非盲），并说明选择依据。描述盲法的具体操作方法。说明个例破盲的规定和操作程序。如果试验过程中需要非盲研究者（例如允许他们调整用药），则应说明使其他研究人员维持盲态的手段。用于数据稽查或期中分析时保持盲态的程序应加以说明。说明试验结束时揭盲的规定和操作程序。

此外，在难以设盲的试验中，需描述为减少偏倚、可靠判定受试药品临床疗效所采取的措施，以及如何使进行终点评价的人员对那些可能揭示治疗分组的信息保持盲态的措施。

4.4 研究对象

应描述受试者的选择标准，包括所使用的诊断标准及其依据，所采用的纳入标准和排除标准、剔除标准。注意描述方案规定的疾病特定条件，如达到一定严重程度或持续时间的疾病；描述特定检验、分级或体格检查结果；描述临床病史的具体特征，如既往治疗的失败或成功等；选择研究对象还应考虑其它潜在的预后因素和年龄、性别或种族因素。应对受试者是否适合试验目的加以讨论。

中药新药以西医疾病与中医证结合的方式进行研究的，既要明确疾病诊断标准，又要列出中医证的诊断标准。若所选主治的疾病有不同分型（或分期、分度、分级），则要分别列出其标准。

关于受试者退出试验条件等的说明，则需根据具体品种和适应症的具体情况加以描述。

4.5 对照方法及其依据

应描述对照的类型和对照的方法，并说明合理性。

对照药物包括阳性对照药和安慰剂。在说明阳性对照药的选择依据时，应注意说明受试药物与对照药在功能和适应症方面的可比性。

4.6 治疗过程

应描述受试药物和对照药物的名称、来源、规格、批号、包装和标签。提供阳性对照药的说明书。

具体说明用药方法（即给药途经、剂量、给药次数和用药持续时间、间隔时间），应说明确定使用剂量的依据。描述对试验期间合并用药、伴随治疗所作出的规定。

4.7 疗效评价指标与方法

应明确主要疗效指标和次要疗效指标。对于主要指标，应注意说明选择的依据，应如实反映主要指标确定的时间。应描述需进行的实验室检查项目、时间表（测定日，测定时间，时间窗及其与用药、用餐的关系）及测定方法。描述为使实验室检查和其他临床检测标准化或使其结果具有可比性所采用的技术措施。

如果采用替代指标（不能直接反映临床受益的实验室检查、体格检查或体征）作为研究终点，应作出特殊说明。中药研究应注意描述中医证的疗效的评价方法和标准。

陈述随访方案，包括随访目的、随访对象、随访指标、治疗规定、随访周期、观测访视时点等。

4.8 安全性评价指标与方法

应明确用以评价安全性的指标，包括症状、体征、实验室检查项目及其时间表（测定日，测定时间，时间窗及其与用药、用餐的关系）、测定方法、评价标准。

明确预期的不良反应；描述临床试验对不良反应观察、记录、处理、报告的规定。说明对试验用药与不良事件因果关系、不良事件严重程度的判定方法和标准。

4.9 质量控制与保证

临床试验必须有全过程的质量控制，实施 GCP 的各项规定是实现质量控制的基本保证，应就质量控制体系和方法作出简要描述。在不同的试验中，易发生偏倚、误差的环节与因素可能各不相同，应重点陈述针对上述环节与因素所采取的质控措施。

4.10 数据管理

临床试验报告必须明确说明为保证数据质量所采取的措施，或者是数据的质量控制系统，包括采集、核查、录入、盲态审核、数据锁定过程和具体措施。

4.11 统计学分析

描述统计分析计划和获得最终结果的统计方法。

应明确列出统计分析集（按意向性治疗原则确定的全分析集、符合方案集、安全性数据集）的定义，主要指标和次要指标的统计分析方法（公认的方法和软件）、疗效及安全性评价方法等。

重点阐述如何分析、比较和统计检验以及离群值和缺失值的处理，包括描述性分析、参数估计（点估计、区间估计）、假设检验以及协变量分析（包括多中心研究时中心间效应的处理）。应当说明要检验的假设和待估计的处理效应、统计分析方法以及所涉及的统计模型。处理效应的估计应同时给出可信区间，并说明计算方法。假设检验应明确说明所采用的是单侧检验还是双侧检验，如果采用单侧检验，应说明理由。

对研究中任何统计方案的修订须进行说明。

5. 试验结果

5.1 受试人群分析

使用图表表述所有进入试验的受试者的总人数，提供进入试验不同组别的受试者人数、进入和完成试验每一阶段的受试者人数、剔除或脱落的受试者人数。

分析人口统计学和其他基线特征的均衡性。以主要人口学指标和基线特征数据进行可比性分析，一般包括全数据集的分析和符合方案数据集的分析，或以依从性、合并症、基线特征等分类的数据集的分析。分析时的主要指标包括年龄、性别和种族等人口学指标和目标疾病、入选指标、证的指标、病程、严重度、临床特征症状及实验室检查、重要预后指标、合并疾病、既往病史、其他的试验影响因素如体重、吸烟、饮酒、特殊饮食和月经状况等。

分析依从性。应说明依从性分析的方法和结果，说明依从性状况对试验结局的影响。

分析和说明合并用药、伴随治疗情况。

分析受试者被剔除或脱落的原因（可采用列表方式表述）。

5.2 疗效评价

5.2.1 疗效分析

建议采用全数据集和符合方案数据集分别进行疗效分析。对使用过受试药物但未归入有效性分析数据集的受试者情况应加以详细说明。

应对所有重要的疗效指标（分主要和次要疗效指标、证的指标等）进行治疗前后的组内比较，以及试验组与对照组之间的比较。基于连续变量（如平均血压或抑郁评分）和分类变量（如感染的治愈）的分析是同样可行的，如果这两种分析均已计划且均可使用，则两者均应描述。

中药应进行证的疗效分析。

在疗效确定试验中，一般应取得试验方案中所计划的所有分析的结果，并且包含全部有治疗后数据的患者的分析结果。这些分析应显示不同治疗组间差异的大小及相关的可信区间和假设检验的结果，并作出统计分析结论和专业结论的分析。

应分析合并用药、伴随治疗对试验结局的影响。

应注意随访结果分析。

多中心研究的各中心应提供多中心临床试验的各中心小结表。该中心小结表由该中心的主要研究者负责，须有该单位的盖章及填写人的签名。内容应包括该中心受试者的入选情况、试验过程管理情况、发生的严重和重要不良事件的情况及处理、各中心主要研究者对所参加的临床试验的真实性的承诺等。

临床试验报告需要进行中心效应分析。

5.2.2 有效性小结

应根据主要和次要指标、预定的和可供选择的统计学方法以及探索性分析的结果，对有关疗效的重要结论作出简明扼要的说明。

5.3 安全性分析

在试验中任何使用至少一次受试药品的受试者均作为受试药品安全性分析的对象，列入安全性分析集。安全性分析包括三个层次：首先，应说明受试者用药的程度（试验药物的剂量、用药持续时间、受试者人数）。其次，应描述较为常见的不良事件和实验室指标改变，对其进行合理地分类及组间比较，以合适的统计分析比较各组间的差异，分析影响不良反应/事件发生频率的可能因素（如时间依赖性、剂量或浓度、人口学特征等）。最后，应描述严重的不良事件和其他重要的不良事件。应注意描述因不良事件（不论其是否被否定与药物有关）而提前退出研究的受试者或死亡患者的情况。

5.3.1 用药程度

用药时间以药物使用时间的平均数或中位数来表示，可以采用某特定时程有多少受试者数来表示，同时应按年龄、性别、疾病等列出各亚组的数目。

用药剂量以中位数或平均数来表示，可以表示成每日平均剂量下有多少受试者数。可以将用药剂量和用药时间结合起来表示，如用药至少一个月，某剂量组的受试者有多少，同时应按年龄、性别、疾病等列出各亚组的数目。

5.3.2 不良事件分析

应对试验过程中所出现的不良事件作总体上的简要描述。对受试药品和对照药的所有不良事件均应进行分析，并以图表方式直观表示，所列图表应显示不良事件的发生频度、严重程度和各系统情况以及与用药的因果关系。

分析时比较受试组和对照组的不良事件的发生率，最好结合事件的严重度及因果判断分类进行，需要时，尚应分析其与给药剂量、给药时间、基线特征及人口学特征的相关性。

严重不良事件和主要研究者认为需要报告的重要不良事件应单列开进行总结和分析。应提供每个发生严重不良事件和重要不良事件的受试者的病例报告，内容包括病例编号、人口学特征、发生的不良事件情况（发生时间、持续时间、严重度、处理措施、结局）和因果关系判断等。

合并用药情况下，判断受试药品的安全性需要陈述所作结论的合理性。

因不良事件中止试验，应提供相应报告。

5.3.3 与安全性有关的实验室检查

根据专业判断，在排除无意义的与安全性无关的异常外，对有意义的实验室检查异常应加以分析说明，提供相应的异常项目一览表、受试组和对照组分析统计表，对其改变的临床意义及与受试药品的关系进行讨论。

临床实验室安全性检查结果包括每项实验室检查治疗前后发生异常改变频数表（包括治疗前正常治疗后变为异常以及治疗前异常治疗后异常加重两种情况），个例具有临床意义的异常改变治疗前后测定值列表以及随访检测、处理和转归情况。

5.3.4 安全性小结

对受试药品的总体安全性进行小结，分析不良反应的严重程度和反应类型。特别注意以下内容：导致给药剂量改变或需给予治疗的不良事件；程度严重的不良事件；导致出组的不良事件；导致死亡的不良事件。分析受试药品的可能的高风险人群。阐述安全性问题对受试药品临床广泛应用的可能影响。

6. 讨论

在对试验方法、试验质量控制、统计分析方法进行评价的基础上，综合试验结果的统计学意义和临床意义。对受试药物的疗效和安全性结果以及风险和受益之间的关系作出讨论和评价。其内容既不应该是结果的简单重复，也不应该引入新的结果。讨论和结论应清楚地阐明新的或非预期的发现，评论其意义，并讨论所有潜在的问题，例如有关检测之间的不一致性、受试药物临床使用应当注意的问题、受试药物疗效分析中可能存在的局限性等。结果的临床相关性和重要性也应根据已有的其它资料加以讨论。还应明确说明个别受试者或风险患者群的受益或特殊预防措施，及其对进行更深一步研究的指导意义。围绕药品的治疗特点，提出可能的结论、开发价值，讨论试验过程中存在的问题及对试验结果的影响。中药研究可探讨中医药理论对临床疗效和安全用药的指导作用，提倡进行证的疗效和疾病疗效的相关性分析。

7. 结论

说明本临床试验的最终结论，重点在于安全性、有效性最终的综合评价，明确是否推荐继续研究或申报注册。

8. 参考文献

列出有关的参考文献目录。

（八）附件

1. 国家食品药品监督管理局的临床研究批件。

2. 最终的病例报告表（样张）。

3. 药品随机编码（如果是双盲试验应提供编盲记录）。

4. 独立伦理委员会批件、知情同意书样稿。

5. 阳性对照药的说明书、质量标准，受试药品（如为已上市药品）的说明书。

6. 盲态核查报告及揭盲和紧急破盲记录。

7. 统计计划书和统计分析报告。

8. 临床监查员的最终监查报告。

9. 严重不良事件及主要研究者认为需要报告的重要不良事件的病例报告。

10. 临床试验的流程图。

11. 多中心临床试验的各中心小结表。

多中心临床试验的各中心小结表

临床试验题目			
临床试验批件号		批准日期	
药品注册申请人			
临床试验机构及专业名称			
本中心试验负责人姓名		职务/职称	
参加试验人员 （可提供附表）	*提供姓名、职称、所在科室、研究中分工等信息*		
伦理委员会名称		伦理委员会批准日期	
第一个受试者 入组日期		最后一个受试者 结束随访日期	
试验计划入组受试者数		筛选人数	入组（随机化）人数
完成试验人数		未完成试验人数	
受试者入选情况一览表 （可提供附表）	*需提供所有签署知情同意书的受试者编号（或姓名缩写）、知情同意日期、筛选失败原因、入组日期、药物编号、未完成试验者的中止原因与日期。*		
主要数据的来源情况	*说明与临床疗效、安全性相关的主要指标的设定依据。* *说明采集数据的仪器、检测方法、实验室和正常值范围。*		
试验期间盲态保持情况	试验盲态：□双盲　□单盲　□非盲 如果是双盲试验，有无紧急揭盲？□无　□有 *如有，提供紧急揭盲受试者详细情况*		
严重和重要不良事件 发生情况	严重不良事件：□无　□有 重要不良事件：□无　□有 *如有，提供发生严重和重要不良事件受试者情况及与试验药物的关系判断。*		
临床试验监查情况	委派临床试验监查员单位：□申请人□ CRO 监查次数：　　　　　监查质量评价：		
主要研究者的评论	*本中心主要研究者对本项临床试验的质量控制和试验情况作出评论，并对试验结果的真实性作出声明。* 　　　　　　　　　本中心主要研究者签名：　　　　日期：		
本中心临床试验机构 管理部门审核意见	 　　　　　　　　　　　　盖章　　　　　日期：		

备注：临床试验题目应明确临床试验的分期和项目。

三、参考文献

1. ICH HARMONISED TRIPARTITE GUIDELINE.STRUCTURE AND CONTENT OF CLINICAL STUDY REPORTS E3.Recommended for Adoption at Step 4 of the ICH Process on 30 November 1995 by the ICH Steering Committee

2.《药品注册管理办法》(试行)(2002年)

3.《药物临床试验质量管理规范》(2003年)

4. 郑筱萸.《中药新药临床研究指导原则》(试行),中国医药科技出版社. 2002,5,第一版, 46-49

四、著者

《中药、天然药物临床试验报告的撰写原则》课题研究组

关于印发中药、天然药物处方药说明书格式内容书写
要求及撰写指导原则的通知

（国食药监注〔2006〕283 号　2006.06.22）

各省、自治区、直辖市食品药品监督管理局（药品监督管理局）：

为贯彻实施《药品说明书和标签管理规定》（国家食品药品监督管理局令第 24 号，以下简称《管理规定》），规范中药、天然药物处方药说明书的书写和印制，国家局制定了《中药、天然药物处方药说明书格式》（以下简称《说明书格式》）、《中药、天然药物处方药说明书内容书写要求》（以下简称《内容书写要求》）以及《中药、天然药物处方药说明书撰写指导原则》（以下简称《指导原则》），现予以印发，并就有关事项通知如下：

一、自 2006 年 7 月 1 日起，国家局将按照《管理规定》、《说明书格式》、《内容书写要求》以及《指导原则》，对申请注册的中药、天然药物的说明书进行核准和发布，药品生产企业应当按照国家局核准的说明书进行印制。

二、2006 年 7 月 1 日之前已经批准注册的中药、天然药物，药品生产企业应当根据《管理规定》、《说明书格式》、《内容书写要求》以及《指导原则》，并按《药品注册管理办法》修订说明书的申报资料要求，提交修订说明书的补充申请。

对于拟修订的说明书样稿（与原批准的说明书内容相比）不增加【孕妇及哺乳期妇女用药】、【儿童用药】、【老年用药】、【药物相互作用】、【临床试验】、【药理毒理】、【药代动力学】项目的，以及注射剂品种拟在【药物相互作用】项下仅表述为"尚无本品与其他药物相互作用的信息"的，药品生产企业应当向所在地省级食品药品监督管理局提交补充申请，省级食品药品监督管理局应当在 60 个工作日内完成审查，对符合要求的，发给《药品补充申请批件》并附核准后的说明书，同时报国家局备案。

对于进行过相关研究，拟修订的说明书样稿（与原批准的说明书内容相比）增加【孕妇及哺乳期妇女用药】、【儿童用药】、【老年用药】、【药物相互作用】、【临床试验】、【药理毒理】、【药代动力学】中任何一个项目的，药品生产企业应当向所在地省级食品药品监督管理局提交补充申请，并报送相关研究资料。省级食品药品监督管理局应当在 20 个工作日内完成审核并报国家局药品审评中心，药品审评中心应当在 40 个工作日内完成技术审评并报国家局药品注册司，国家局应当在 20 个工作日内完成审查，对符合要求的，发给《药品补充申请批件》并附核准后的说明书。

三、对 2006 年 7 月 1 日之前已经批准注册的进口中药、天然药物，境外制药厂商应当直接向国家局行政受理服务中心提交补充申请。

对于拟修订的说明书样稿（与原批准的说明书内容相比）不增加【孕妇及哺乳期妇女用药】、【儿童用药】、【老年用药】、【药物相互作用】、【临床试验】、【药理毒理】、【药代动力学】等项目的，以及注射剂品种拟在【药物相互作用】项下仅表述为"尚无本品与其他药物相互作用的信息"的，行政受理服务中心直接转药品注册司。国家局应当在 20 个工作日内完成审查，对符合要求的，发给《药品补充申请批件》并附核准后的说明书。

对于进行过相关研究，拟修订的说明书样稿（与原批准的说明书内容相比）增加【孕妇及哺乳期妇女用药】、【儿童用药】、【老年用药】、【药物相互作用】、【临床试验】、【药理毒理】、【药代动力

指导原则

学】中任何一个项目的，行政受理服务中心受理后应当转药品审评中心，药品审评中心应当在 40 个工作日内完成技术审评并报药品注册司。国家局应当在 20 个工作日内完成审查，对符合要求的，发给《药品补充申请批件》并附核准后的说明书。

四、国家局或省级食品药品监督管理局重点审核说明书中的以下内容:【药品名称】、【成份】、【性状】、【功能主治】/【适应症】、【规格】、【用法用量】、【贮藏】、【有效期】、【执行标准】及【批准文号】。药品生产企业应对说明书内容的真实性、准确性和完整性负责，并密切关注药品使用的安全性问题，及时完善安全性信息。

五、自本通知发布之日起，国家局以国药监注〔2001〕294 号文件发布的《中药说明书格式和规范细则》、以国食药监注〔2005〕331 号文件发布的《中药、天然药物药品说明书撰写指导原则》废止。

> 附件：1. 中药、天然药物处方药说明书格式
> 2. 中药、天然药物处方药说明书内容书写要求
> 3. 中药、天然药物处方药说明书撰写指导原则

国家食品药品监督管理局
二〇〇六年六月二十二日

附件 1

中药、天然药物处方药说明书格式

核准日期和修改日期

特殊药品、外用药品标识位置

×××说明书
请仔细阅读说明书并在医师指导下使用

警示语

【药品名称】
通用名称：
汉语拼音：

【成份】

【性状】

【功能主治】/【适应症】

【规格】

【用法用量】

【不良反应】

【禁忌】

【注意事项】

【孕妇及哺乳期妇女用药】

【儿童用药】

【老年用药】

【药物相互作用】

【临床试验】

【药理毒理】

【药代动力学】

【贮藏】

【包装】

【有效期】

【执行标准】

【批准文号】

【生产企业】

　　企业名称：

　　生产地址：

　　邮政编码：

　　电话号码：

　　传真号码：

　　注册地址：

　　网　　址：

附件2

中药、天然药物处方药说明书内容书写要求

"核准日期和修改日期"

核准日期和修改日期应当印制在说明书首页左上角。修改日期位于核准日期下方，进行过多次修改的，仅列最后一次的修改日期；未进行修改的，可不列修改日期。

核准日期指国家食品药品监督管理局批准该药品注册的日期。

对于2006年7月1日之前批准注册的中药、天然药物，其"核准日期"应为按照《关于印发中药、天然药物处方药说明书格式内容书写要求及撰写指导原则的通知》要求提出补充申请后，国家食品药品监督管理局或省级食品药品监督管理局予以核准的日期。

修改日期指该药品说明书的修改被国家食品药品监督管理局或省级食品药品监督管理局核准的日期。

"特殊药品、外用药品标识"

麻醉药品、精神药品、医疗用毒性药品和外用药品等专用标识在说明书首页右上方标注。

按医疗用毒性药品管理的药材及其饮片制成的单方制剂，必须标注医疗用毒性药品标识。

凡国家标准中用法项下规定只可外用，不可口服、注射、滴入或吸入，仅用于体表或某些特定粘膜部位的液体、半固体或固体中药、天然药物，均需标注外用药品标识。

对于既可内服，又可外用的中药、天然药物，可不标注外用药品标识。

外用药品标识为红色方框底色内标注白色"外"字，样式：外。药品标签中的外用药标识应当彩色印制，说明书中的外用药品标识可以单色印制。

"说明书标题"

"×××说明书"中的"×××"是指该药品的通用名称。

"请仔细阅读说明书并在医师指导下使用"

该内容必须标注，并印制在说明书标题下方。

"警示语"

是指对药品严重不良反应及其潜在的安全性问题的警告，还可以包括药品禁忌、注意事项及剂量过量等需提示用药人群特别注意的事项。

含有化学药品（维生素类除外）的中药复方制剂，应注明本品含××（化学药品通用名称）。

有该方面内容的，应当在说明书标题下以醒目的黑体字注明。无该方面内容的，可不列此项。

【药品名称】

药品名称应与国家批准的该品种药品标准中的药品名称一致。

【成份】

应列出处方中所有的药味或有效部位、有效成份等。注射剂还应列出所用的全部辅料名称；处方中含有可能引起严重不良反应的辅料的，在该项下也应列出该辅料名称。

成份排序应与国家批准的该品种药品标准一致，辅料列于成份之后。

对于处方已列入国家秘密技术项目的品种，以及获得中药一级保护的品种，可不列此项。

【性状】

应与国家批准的该品种药品标准中的性状一致。

【功能主治】/【适应症】

应与国家批准的该品种药品标准中的功能主治或适应症一致。

【规格】

应与国家批准的该品种药品标准中的规格一致。

同一药品生产企业生产的同一品种，如规格或包装规格不同，应使用不同的说明书。

【用法用量】

应与国家批准的该品种药品标准中的用法用量一致。

【不良反应】

应当实事求是地详细列出该药品不良反应。并按不良反应的严重程度、发生的频率或症状的系统性列出。

尚不清楚有无不良反应的，可在该项下以"尚不明确"来表述。

【禁忌】

应当列出该药品不能应用的各种情况，例如禁止应用该药品的人群、疾病等情况。

尚不清楚有无禁忌的，可在该项下以"尚不明确"来表述。

【注意事项】

列出使用时必须注意的问题，包括需要慎用的情况（如肝、肾功能的问题），影响药物疗效的因素（如食物、烟、酒），用药过程中需观察的情况（如过敏反应，定期检查血象、肝功、肾功）及用药对于临床检验的影响等。

如有药物滥用或者药物依赖性内容，应在该项下列出。

如有与中医理论有关的证候、配伍、妊娠、饮食等注意事项，应在该项下列出。

处方中如含有可能引起严重不良反应的成份或辅料，应在该项下列出。

注射剂如需进行皮内敏感试验的，应在该项下列出。

中药和化学药品组成的复方制剂，必须列出成份中化学药品的相关内容及注意事项。

尚不清楚有无注意事项的，可在该项下以"尚不明确"来表述。

【孕妇及哺乳期妇女用药】

如进行过该项相关研究，应简要说明在妊娠、分娩及哺乳期，该药对母婴的影响，并说明可否应用本品及用药注意事项。

如未进行该项相关研究，可不列此项。如有该人群用药需注意的内容，应在【注意事项】项下予以说明。

【儿童用药】

如进行过该项相关研究，应说明儿童患者可否应用该药品。可应用者需应说明用药须注意的事项。

如未进行该项相关研究，可不列此项。如有该人群用药需注意的内容，应在【注意事项】项下予以说明。

【老年用药】

如进行过该项相关研究，应对老年患者使用该药品的特殊情况予以说明。包括使用限制、特定监护需要、与老年患者用药相关的危险性，以及其他与用药有关的安全性和有效性的信息。

如未进行该项相关研究，可不列此项。如有该人群用药需注意的内容，应在【注意事项】项下予以说明。

【药物相互作用】

如进行过该项相关研究，应详细说明哪些或哪类药物与本药品产生相互作用，并说明相互作用的结果。

如未进行该项相关研究，可不列此项，但注射剂除外，注射剂必须以"尚无本品与其他药物相互作用的信息"来表述。

【临床试验】

对于 2006 年 7 月 1 日之前批准注册的中药、天然药物，如在申请药品注册时经国家药品监督管理部门批准进行过临床试验，应当描述为"本品于××××年经 _____ 批准进行过 _____ 例临床试验"。

对于 2006 年 7 月 1 日之后批准注册的中药、天然药物，如申请药品注册时，经国家药品监督管理部门批准进行过临床试验的，应描述该药品临床试验的概况，包括研究对象、给药方法、主要观察指标、有效性和安全性结果等。

未按规定进行过临床试验的，可不列此项。

【药理毒理】

申请药品注册时，按规定进行过系统相关研究的，应列出药理作用和毒理研究两部分内容：

药理作用是指非临床药理试验结果，应分别列出与已明确的临床疗效密切相关的主要药效试验结果。

毒理研究是指非临床安全性试验结果，应分别列出主要毒理试验结果。

未进行相关研究的，可不列此项。

【药代动力学】

应包括药物在体内的吸收、分布、代谢和排泄过程以及药代动力学的相关参数，一般应以人体临床试验结果为主，如缺乏人体临床试验结果，可列出非临床试验结果，并加以说明。

未进行相关研究的，可不列此项。

【贮藏】

应与国家批准的该品种药品标准〔贮藏〕项下的内容一致。需要注明具体温度的，应按《中国药典》中的要求进行标注。如：置阴凉处（不超过20℃）。

【包装】

包括直接接触药品的包装材料和容器及包装规格，并按该顺序表述。包装规格一般是指上市销售的最小包装的规格。

【有效期】

应以月为单位表述。

【执行标准】

应列出目前执行的国家药品标准的名称、版本及编号，或名称及版本，或名称及编号。

【批准文号】

是指国家批准该药品的药品批准文号、进口药品注册证号或者医药产品注册证号。

【生产企业】

是指该药品的生产企业，该项内容必须与药品批准证明文件中的内容一致，并按下列方式列出：

企业名称：

生产地址：

邮政编码：

电话号码：须标明区号。

传真号码：须标明区号。

注册地址：应与《药品生产许可证》中的注册地址一致。

网址：如无网址，此项可不保留。

附件3

【Z】GCL3-2
指导原则编号：

中药、天然药物处方药说明书撰写指导原则
二〇〇六年六月

———— 目 录 ————

指导原则

一、概述

根据《药品说明书和标签管理规定》（国家食品药品监督管理局令第 24 号）、《中药、天然药物处方药说明书格式》、《中药、天然药物处方药说明书内容书写要求》，制定《中药、天然药物处方药说明书撰写指导原则》。

本指导原则是指导药品注册申请人根据药品药学、药理毒理、临床试验的结果、结论和其他相关信息起草和撰写药品说明书的技术文件，也是药品监督管理部门审核药品说明书的重要依据。

二、说明书内容及撰写的一般要求

（一）说明书应包括下列项目：核准日期和修改日期、特殊药品/外用药品标识、说明书标题、警示语、【药品名称】、【成份】、【性状】、【功能主治】/【适应症】、【规格】、【用法用量】、【不良反应】、【禁忌】、【注意事项】、【孕妇及哺乳期妇女用药】、【儿童用药】、【老年用药】、【药物相互作用】、【临床试验】、【药理毒理】、【药代动力学】、【贮藏】、【包装】、【有效期】、【执行标准】、【批准文号】、【生产企业】。

（二）说明书的内容必须包括对安全和有效用药所需的重要信息，应尽可能完善。

（三）说明书的内容应尽可能来源于可靠的临床试验（应用）的结果，以及与人体安全有效用药密切相关的动物研究信息。

（四）说明书的文字表述应客观、科学、规范、准确、简练，不能带有暗示性、误导性和不适当宣传的语言。

（五）说明书对药品名称、药学专业名词、疾病名称、临床检验名称和结果的表述，应采用国家统一颁布或规范的专用词汇，度量衡单位应符合国家标准的规定。

（六）药品说明书应使用国家语言文字工作委员会公布的规范化汉字，增加其他文字对照的，应以汉字表述为准。

（七）由于临床试验不可能完全暴露与药品临床应用相关的所有安全性和有效性信息，使得药品说明书具有不完善的特征，因此药品说明书的完善、修订以及维护应成为经常性的工作。

三、说明书各项内容撰写的具体要求

（一）核准日期和修改日期

核准日期和修改日期应当印制在说明书首页左上角。修改日期位于核准日期下方，进行过多次修改的，仅列最后一次的修改日期；未进行修改的，可不列修改日期。

核准日期指国家食品药品监督管理局批准该药品注册的日期。

对于 2006 年 7 月 1 日之前批准注册的中药、天然药物，其"核准日期"应为按照《关于印发中药、天然药物处方药说明书格式内容书写要求及撰写指导原则的通知》要求提出补充申请后，国家食品药品监督管理局或省级食品药品监督管理局予以核准的日期。

修改日期指该药品说明书的修改被国家食品药品监督管理局或省级食品药品监督管理局核准的日期。

表示的方法应按照年、月、日的顺序标注，年份用 4 位数字表示，月、日用 2 位数表示。

其具体标注格式为：

核准日期：××××年××月××日或××××.××.××（×用阿拉伯数字表示，以下同）

修订日期：××××年××月××日或××××.××.××。

（二）特殊药品、外用药品标识

麻醉药品、精神药品、医疗用毒性药品和外用药品等专用标识在说明书首页右上方标注。

按医疗用毒性药品管理的药材及其饮片制成的单方制剂，必须标注医疗用毒性药品标识。

凡国家标准中用法项下规定只可外用，不可口服、注射、滴入或吸入，仅用于体表或某些特定粘膜部位的液体、半固体或固体中药、天然药物，均需标注外用药品标识。

对于既可内服，又可外用的中药、天然药物，可不标注外用药品标识。

外用药品标识为红色方框底色内标注白色"外"字，样式：外。说明书中的外用药品标识也可以单色印制。

（三）说明书的标题

"×××说明书"中的"×××"是指该药品的通用名称。

处方药应该注明"请仔细阅读说明书并在医师指导下使用"，该内容必须标注，并印制在说明书标题下方。

（四）警示语

是指对药品严重不良反应及其潜在的安全性问题的警告，还可以包括药品禁忌、注意事项及剂量过量等需提示用药人群特别注意的事项。

含有化学药品（维生素类除外）的中药复方制剂，应注明本品含×Ｘ（化学药品通用名称）。

有该方面内容的，应当在说明书标题下以醒目的黑体字注明。无该方面内容的，可不列此项。

在该项下，应注明药品的严重不良反应、潜在的危险、使用上的限制，以及一旦发生严重药品不良反应应采取的措施。如果有合理的证据证明某种危险与该药品的使用有关，应在说明书中注明这一警告。

应将特殊的情况尤其是可能导致死亡或严重损伤的情况用醒目的文字列出。警告通常以临床数据为基础，如果缺少临床数据，也可以用动物的严重毒性试验数据。必须包含以黑体形式出现的"警告"的文字标题，以表达其信息的重要性。如果其涉及危险性的信息内容很多，其详细的信息资料应该用黑体字的形式在说明书的相应部分说明（如【禁忌】、【不良反应】或【注意事项】）。而警告中的警示必须告知其详细所在的位置。警示语不能含有任何提示或暗含宣传本品的作用，也不能有变相宣传其他产品的作用。

一般可从以下几方面考虑：

——重要的禁忌；

——临床应用中可能出现的严重的不良反应以及如果发生严重不良反应应采取的措施；

——特殊用药的注意事项；

——组方中含有较大毒性或配伍禁忌的药品；

——需要特殊说明的其他问题。

（五）【药品名称】

药品名称应与国家批准的该品种药品标准中的药品名称一致。

新药的药品名称必须符合药品通用名称命名原则。其中剂型的表述一般应按药典的规范表述，如胶丸应称为软胶囊等。

汉语拼音：根据药品的通用名称的汉语拼音来确定。

（六）【成份】

应列出处方中所有的药味或有效部位、有效成份等，成份排序应与国家批准的该品种药品标准一致。

成份系指处方所含的药味、有效部位或有效成份等。成份的名称应与药品质量标准中〔处方〕项下的规范名称一致。为了公众健康利益的需要，便于用药者全面掌握药品特点，应列出处方中的全部成份。如果复方中所含药味本身为复方且为法定成方制剂的，只需写出复方药名，不必列出所含具体药味，如山楂麦曲颗粒的【成份】为山楂、麦芽、黔曲。其中的黔曲为法定复方成方制

指导原则

剂（部颁标准第二册），由广藿香、莱菔子、辣蓼、青蒿等二十四味药组成，在【成份】项中只写明黔曲即可。若所含药味为非法定成方制剂的复方，则不可将复方药名列入，而应将其所含药味列入【成份】项。如双龙风湿跌打膏的主要成份中，双龙风湿跌打流浸膏应该用其所含药味，双眼龙、两面针、三叉苦、牛大力、山桂花等药味来表示。

对于处方中的药味属于国家规定已经禁用或取消的品种，如虎骨、犀角、关木通等，应按取消通知中的相关规定，以实际代用的药味来表示。

关于处方药味的排序，中药复方制剂药味或成份的排列顺序需符合中医药的组方原则，能够体现药品的基本功效。中西药复方制剂，药味排序应先列出中药，后列出化学药。

注射剂还应列出所用的全部辅料名称；处方中含有可能引起严重不良反应的辅料者，在该项下也应列出该辅料名称。辅料列在成份之后，注明辅料为 ××。

对于处方已列入国家秘密技术项目的品种，以及获得中药一级保护的品种，可不列此项。

（七）【性状】

应与国家批准的该品种药品标准中的性状一致。

包括药品的外观、气、味等，根据中国药典，按颜色、外形、气、味依次规范描述。

（八）【功能主治】/【适应症】

应与国家批准的该品种药品标准中的功能主治或适应症一致。

在我国传统医药理论指导下研究和使用的药品，该项用【功能主治】表述，在现代医药理论指导下研究和使用的药品，该项用【适应症】表述。

该项内容是说明书中最重要的内容之一，一般包括药品的功能与主治两部分，之间以句号分开。

功能：应根据药品的处方组成、中医药理论和临床试验结果用中医药术语规范表述。

主治：除《药品注册管理办法》规定不需要进行临床试验的药品外，一般药品说明书中所列的主治必须有充分的临床证据支持，应来源于规范的临床试验。

中药药品，其主治中一般应有相应的中医证候或中医病机的表述，有明确的中西医病名者，应根据临床试验的结果确定其合理表述。但中医病名应注意其概念的认同性，尽量不用生僻或容易产生误解的概念和名称。同时为了便于指导临床用药，应包括相应的症状和体征等内容。

应注意中医病名、西医病名、中医证候、中西医临床症状和体征的规范表述，注意用于疾病治疗、证候治疗和症状治疗在表述上的区别，注意区分疾病治疗、缓解或减轻症状、辅助治疗、联合用药的不同。注意药品作用特点的说明，如用于缓解急性发作或降低发作频率等。另外，注意根据临床试验的结果说明适用病证的病情、分期、分型的限定等，以全面反映临床试验的结果。

不应在说明书的其他部分暗示或建议没有包括在该标题下的主治病症或临床用途。

（九）【规格】

应与国家批准的该品种药品标准中的规格一致。

表示方法一般按中国药典要求规范书写。

（十）【用法用量】

应与国家批准的该品种药品标准中的用法用量一致。

一般包括用法和用量两部分，之间以句号分开。

有规范的临床试验者，应根据临床试验结果说明临床推荐使用的药品的用法和用量。

1. 用法

应明确、详细地列出该药品的临床使用方法。具体可以包括以下几个方面：

给药途径：如口服、外用、肌内注射等。

给药方式：如开水冲服，开水泡服，含服等。

给药时间：如饭前、饭后、睡前等。

药引：如需要药引，应予以说明。

给药前的药品处理：需要根据临床实际详细描述，尤其不太常用的方法、注射液、外用药及其他特殊制剂，如临床应用前的稀释、配制、分剂量等步骤和方法应详细说明。

给药途径、给药方式和给药前的药物处理方法可在一起表述，如舌下含服。

穴位给药：需要说明具体的选穴原则和具体操作方法。

有些药品，其用法需要由医护人员、甚至需要专科医师才能实施的，应在说明书的该项中特别予以说明。

使用前需加入溶剂稀释才能应用的静脉注射或滴注用的注射剂，应包含稀释、配制溶剂、配制方法、配制浓度、溶剂用量、维持药品或所配溶液的稳定性所需的储存条件。使用中注射、滴注的速度等内容的说明。

另外，同一药物不同的适应症、不同的年龄段其用法可能不完全一致。在用法项也需要注意分别说明。

2. 用量

须根据临床试验的结果说明临床推荐使用的剂量或常用的剂量范围，给药间隔及疗程。同时，可根据临床试验的结果提供在特殊患者人群用药所需的剂量调整。

应准确地列出用药的剂量、计量方法、用药次数，并应特别注意用药剂量与制剂规格的关系。

用量一般以"一次 ×× （或者 ××~××）片（粒、支、袋等），一日 ×（或者 ××~××）次"来表示。不采用"××（或者 ××~××）/次，× 次（或者 ×~× 次）/日"的表示方法，也不以英文字母代替"日"。用法特殊的，也应根据临床试验的用法用量如实说明。其中的 ×× 需要用阿拉伯数字表示。

如果有多个规格，除了应在用量之前加入规格规定外，为了防止混淆还应在每次片（粒、支、袋等）计数之后的括号中加入重量或容量单位（如 g、mg、ml 等国际计量单位）。如每个剂量单位的用药剂量是以有效部位或指标性成份等计量者，也可以此成份的含量来计，如三七总皂苷，表示方法可以在规格之后的括号中表述。

如该药品为注射液、注射用冻干粉针、口服液、有效成份制成的制剂、其他以计量单位表述更清楚者，则须用重量或容量等计量单位。如：一次 ××（或者 ××~××）（如 g、mg、ml 等国际计量单位），为了便于理解和掌握，必要时可在其重量或容量单位之后的括号中加入规格，例如 ×× 支、片等，表示方法可以在重量或容量单位之后的括号中表述。

有些药品的剂量分为负荷量及维持量；或者用药时从小剂量开始逐渐增量，以便得到适合于患者的剂量；或者需要按一定的时间间隔用药者，应详细说明。

凡是疗程用药或规定用药期限者，则必须注明疗程、期限和用法。

如药品的剂量需按体重或体表面积计算时，以"按体重一次 ××/kg（或者 ××~××/kg），一日 × 次（或者 ×~× 次）"，"或者以按体表面积 一次 ××/m^2（或者 ××~××/m^2），一日 × 次（或者 ×~× 次）"来表述。

（十一）【不良反应】

药品不良反应是指合格药品在正常用法用量下出现的与用药目的无关的或意外的有害反应。

在该项下应实事求是地详细列出应用该药品时发生的不良反应。

列出的不良反应可以根据器官系统、反应的严重程度、发生频率，或毒理机制，或综合上述情况来进行分类。如已有来源于规范的临床试验的不良反应发生率结果，应按频率的高低顺序列出。在同类不良反应中，较严重的不良反应应列在前面。如没有来源于严格临床试验的不良反应发生率资料，其分类和各类不良反应应按其严重程度从重到轻的顺序列出。

尚不清楚有无不良反应的，可在该项下以"尚不明确"来表述。

（十二）【禁忌】

该项下必须阐述药品不能应用的各种情况。

这些情况包括：使用该药品可产生严重过敏反应者；某些人群由于特殊年龄、性别、生理状态、疾病状态、伴随治疗、合并用药、中医证候或体质等，应用该药品具有明显的危害性；或出现不可接受的严重不良反应者。以上情况下，用药的危险性明确地超出其可能的治疗价值。

尚不清楚有无禁忌的，可在该项下以"尚不明确"来表述。

（十三）【注意事项】

该项下应该列出用该药品时必须注意的问题，包括需要慎用的情况（如肝功能、肾功能、中医特殊证候和体质的问题等），影响药品疗效的因素（如饮食、烟、酒等对用药的影响），用药过程中需观察的情况（如过敏反应，定期检查血象、肝功能、肾功能等），用药对于临床检验指标的影响等。具体内容一般包括以下几个方面：

1.一般注意事项：应包括使执业医师对药品安全性和有效性产生担忧的任何问题。

2.病人须知方面：需要提供给病人用药的安全性和有效性信息，如与驾驶有关的注意事项，以及合并用药可能使毒副作用和治疗作用改变的相关信息。

3.出现不良反应时需要处理的措施、方法以及应注意的情况。

4.实验室检查：应明确哪些实验室检查项目有助于疗效随访，哪些实验室检查项目有助于发现可能的不良反应。尽量提供在某些特定状态下某些特殊实验室检查项目的正常值和异常值的范围，以及这些实验室检查项目推荐的检查频次（在治疗前、治疗期间或治疗后）。

5.药物对实验室检查的干扰：如已知药品会对实验室检查结果产生干扰，应简要地说明该干扰作用。

6.过敏试验：如用药前需进行过敏试验，应在该项说明过敏试验的方法、过敏试验用制剂的配制方法及过敏试验结果的判定方法。

7.可能产生药品滥用或药品依赖性的内容。

8.因为中医证候、病机或体质等因素需要慎用者以及饮食、妊娠、配伍等方面与药物有关的注意事项。

9.中药和化学品组成的复方制剂，必须列出成份中化学药品的相关内容及注意事项。

10.药品处方中含有可能引起严重不良反应的成份或辅料，应予以说明。

11.注射剂如需进行皮内敏感试验的，应在该项下列出。

12.其他需要注意提醒的情况。

尚不清楚有无注意事项的，可在该项下以"尚不明确"来表述。

（十四）【孕妇及哺乳期妇女用药】

该项着重说明该药品对妊娠过程的影响（如能否通过胎盘屏障而影响胎儿生长发育或致畸）以及对哺乳婴儿的影响（如能否通过乳腺分泌而影响哺乳婴儿的健康），并写明可否应用本药品及用药注意。

如果进行了相关的动物试验或/和临床试验，应说明在妊娠期、分娩期及哺乳期，该药对母婴影响的简要信息，并写明可否应用该药及用药注意事项。

如未进行该项相关研究，可不列此项。如有该人群用药需注意的内容，应在【注意事项】项下予以说明。

（十五）【儿童用药】

由于生长发育的关系，儿童对于药品在吸收代谢、药物反应等方面与成人有一定差异，因此，须写明儿童可否应用本药品及用药注意。

这里的儿童是指从出生到 16 岁的人群。

1. 如果在儿童群体中所进行的规范的临床试验结果，支持用于儿童的某一主治病症，则应在说明书的【功能主治】中列出，儿童适用的剂量应在【用法用量】中表述，如果药物同时用于成人和儿童，则应在【用法用量】中分别列出。

2. 应标明儿童适应症的所有限制要求，特殊监测的必要性以及在儿童使用时所出现的与药品有关的特殊损害（例如：出生不满一个月的新生儿），儿童与成人对药品反应的区别和其他关于儿童安全有效使用药品的内容。如果必要，应在【临床试验】中进行更详细的说明。

3. 对儿童用药中的特殊人群（如不满一周岁等）未进行过临床试验，应说明在某年龄段的儿童中使用该药品的安全性和有效性尚不明确。

如未进行该项相关研究，可不列此项。如有该人群用药需注意的内容，应在【注意事项】项下予以说明。

（十六）【老年用药】

老年人由于机体某些机能衰退等原因而造成对药品吸收代谢、药物反应等方面与中青年人存在差异，从而影响老年人群用药的有效性和安全性，因此，应写明老年人群可否应用本药品及用药注意。

这里的老年人是指65岁及以上的人群。

1. 如果所进行的规范的临床试验结果，支持用于老年人的某一主治病症，必须在说明书的【功能主治】中列出，而相应的老年人用药剂量必须在【用法用量】中给予说明。在说明书的【老年患者用药】中应引述有关老年患者适应症方面的任何限制，特别监测的需要，与药品用于老年人群适应症相关的具体危险性，以及其他与药品安全和有效的相关信息。

2. 批准一般主治成人病症的药品可用于老年患者时，需在该项下说明已有的与老年患者合理用药相关的所有内容。

如未进行该项相关研究，可不列此项。如有该人群用药需注意的内容，应在【注意事项】项下予以说明。

（十七）【药物相互作用】

1. 列出与该药品产生相互作用的药品，并说明相互作用的结果及合并用药的情况。如未进行该项相关研究，可不列此项。

2. 注射剂应明确有无药品相互作用的研究结果，如果没有研究资料，应注明，以"尚无本品与其他药物相互作用的信息"来表述。

3. 其他需要说明的情况。

（十八）【临床试验】

对于2006年7月1日之前批准注册的中药、天然药物，如在申请药品注册时经国家药品监督管理部门批准进行过临床试验，应当描述为"本品于××××年经_____批准进行过_____例临床试验"。

对于2006年7月1日之后批准注册的中药、天然药物，如申请药品注册时，经国家药品监督管理部门批准进行过临床试验的，应描述该药品临床试验的概况，包括研究对象、给药方法、主要观察指标、有效性和安全性结果等。

未按规定进行过临床试验的，可不列此项。

（十九）【药理毒理】

该项内容包括药理作用和毒理研究两部分内容。

该项下的药理作用是指非临床药理试验结果，应是与已明确的临床疗效密切相关的主要药效试验结果。

该项下的毒理研究是指非临床安全性试验结果，应列出安全性试验中出现的对临床用药安全有参考意义的试验结果。应描述动物种属类型、给药方法（剂量、给药周期、给药途径）和主要毒性表现等重要信息。

一般包括长期毒性、遗传毒性、生殖毒性、致癌性等内容，必要时应包括一般药理学、急性毒性、依赖性及其他与给药途径相关的特殊毒性研究等信息。

未进行相关研究的，可不列此项。

（二十）【药代动力学】

该项内容是指药品在体内吸收、分布、代谢和排泄的全过程及其药代动力学的相关参数，一般情况下应以临床人体药代动力学为主，如果人体药代动力学缺乏相关参数，可以列出非临床药代动力学的相关参数，但需明确是动物药代动力学试验还是人体药代动力学试验的结果。

未进行相关研究的，可不列此项。

（二十一）【贮藏】

应与国家批准的该品种药品标准〔贮藏〕项下的内容一致。

贮藏条件的表示方法按中国药典要求规范书写，对贮藏条件有特殊要求的制剂需要予以详细说明（如：注明温度等）。

（二十二）【包装】

包括包装规格和直接接触药品的包装材料和容器。包装规格一般是指上市销售的最小包装的规格。应先表述直接接触药品的包装材料和容器，再表述包装规格。

（二十三）【有效期】

是指该药品在规定的贮藏条件下，能够保持质量稳定的期限。

有效期应以月为单位表述。

可以表述为：×× 个月（× 用阿拉伯数字表示）。

（二十四）【执行标准】

应列出目前执行的国家药品标准的名称、版本及编号；或名称及版本；或名称及编号。如国家食品药品监督管理局国家药品标准（新药转正标准）第 37 册 WS3-229（Z-229）——2002（Z）、《中国药典》2005 年版一部、进口药品注册标准 JZ20010001。

（二十五）【批准文号】

是指国家批准该药品的药品批准文号、进口药品注册证号或者医药产品注册证号。

（二十六）【生产企业】

是指该药品的生产企业，该项内容必须与药品批准证明文件中的内容一致，并按下列方式列出：

企业名称：

生产地址：

邮政编码：

电话号码：须标明国内区号

传真号码：须标明国内区号

注册地址：应与《药品生产许可证》中的注册地址一致。

网　　　址：如无网址可不写，此项不保留

第六节
统计学专业技术指导原则

真实世界证据支持药物注册申请的沟通交流
指导原则（试行）

（2023 年第 6 号　2023.02.06）

一、概述

根据《真实世界证据支持药物研发与审评的指导原则（试行）》，利用真实世界证据支持药品注册，需要与药品审评机构进行充分的沟通交流，以确保双方对使用真实世界证据以及开展真实世界研究等方面达成共识。

本指导原则在《药品注册管理办法》、《药物研发与技术审评沟通交流管理办法》基础上，明确了使用真实世界证据支持注册申请时，沟通交流要讨论的核心问题、会议资料要求等，为申办者在关键时间节点开展沟通交流提供建议，以提升药物临床研发效率。

本指导原则适用于将真实世界证据作为有效性和 / 或安全性评价的关键证据来支持药物注册申请时的沟通交流，具体流程按照《药物研发与技术审评沟通交流管理办法》进行管理实施。

二、沟通交流会议讨论的核心问题

（一）真实世界研究路径的必要性和可行性

与审评机构进行沟通交流前，申办者需明确所研究药物的整体临床研发策略，以及选择真实世界研究路径的必要性。申办者首先应明确需要回答的临床问题，其次需要考虑使用真实世界证据是否能够回答面对的临床问题，应从科学、监管、伦理和可操作性方面进行评估。基于拟开展的真实世界研究目的及定位，申办者在沟通交流时需对背景信息（如疾病背景、临床需求等）和开展真实世界研究路径的必要性进行阐述。使用真实世界证据支持药物监管决策的具体情形详见《真实世界证据支持药物研发与审评的指导原则（试行）》。

申办者还应对开展真实世界研究的合理性和可行性进行探讨，包括对目标人群代表性、疗效评价涉及的重要因素、数据获取及其治理 / 管理、伦理、合规等方面进行评估，判断其是否满足研究目的并支持监管决策。

（二）研究方案的关键要素

对于拟开展的真实世界研究，应事先在研究方案中明确阐述具体的研究目的、设计类型、人群选择、样本量估计等。此外，还应包括对真实世界数据源的描述。在研究实施前的沟通交流，申办者至少应提供真实世界研究方案摘要，包括但不限于以下关键要素：目标人群及入组排除标准、有效性和安全性终点选择、对照组设置、样本量确定、可能的偏倚及控制、主要统计分析方法、敏感性分析、产生证据过程的透明性。针对方案关键要素中具体问题提出沟通交流的，为提高沟通效率，应就问题附上申办者意见及相应依据。有关对方案的具体要求参见《药物真实世界研究设计与方案框架指导原则（试行）》。

（三）真实世界数据的适用性

申办者应对真实世界数据来源和质量进行阐述，并基于其研究目的和所选择的设计类型对源数据或经治理数据进行初步适用性评价的相关情况进行说明。申办者应制订并递交真实世界数据治理计划书。具体技术要求参见《用于产生真实世界证据的真实世界数据指导原则（试行）》。

（四）真实世界研究的透明性

申办者应阐述对真实世界研究透明性的考虑，包括真实世界数据收集与治理／管理的全过程如何保证透明、清晰，是否具有可追溯性，尤其是暴露／治疗、关键协变量以及结局变量等应能追溯到源数据。数据治理计划和主分析计划应与研究方案同步制修订。

申办者与审评机构的及时沟通交流、研究方案关键信息公开等措施有助于增加研究的透明性。

三、沟通交流资料要求

（一）研究实施前

申办者根据临床研发策略，计划将真实世界研究作为关键证据支持药品注册，应主动与审评机构就研究计划和方案等开展沟通交流。申办者可提出拟讨论的技术问题，准备资料至少包括整体临床研发路径、研究背景、研究必要性、可行性评估、研究方案摘要、初步的数据适用性评估等。

在沟通交流完成后，申办者应基于会议讨论结果递交修订后的完整的方案、真实世界数据治理／管理计划书和主分析计划。其中，主分析计划可以在方案中详细阐述，也可以单独成文作为方案的附件。

（二）研究进行中

在研究进行中，对于方案关键要素发生实质性变更的，包括由此引起的数据治理计划和／或统计分析计划的相应变更，申办者应及时提出沟通交流申请。申办者申请沟通交流提出拟讨论的技术问题时，准备资料至少包括研究方案、研究进展、拟讨论的问题、申办者对拟讨论问题的意见和依据等。对可能显著增加受试者安全风险的实质性变更，应按照《药品注册管理办法》等相关法规要求，提出补充申请。

（三）递交上市注册申请前

在研究完成后递交上市注册申请前，申办者应就真实世界研究结果等与审评机构进行沟通交流。准备资料至少包括研究概述、终版研究方案及历版修订说明、数据治理／管理计划书、数据适用性评估、前期沟通交流情况、初步研究结果、拟讨论的问题、申办者对拟讨论问题的意见和依据等。

四、会后要求

会后，应按照《药物研发与技术审评沟通交流管理办法》，根据会议讨论结果与药审中心形成会议纪要。

提交药品上市注册申请之前的会议资料，如会议纪要等，申办者应归入申报资料一并提交。

参考文献

1. 国家药品监督管理局．药品注册管理办法．2020.
2. 国家药品监督管理局．药物研发与技术审评沟通交流管理办法．2020.
3. 国家药品监督管理局．真实世界证据支持药物研发与审评的指导原则（试行）．2020.
4. 国家药品监督管理局．用于产生真实世界证据的真实世界数据指导原则（试行）．2021.
5. 国家药品监督管理局．药物真实世界研究设计与方案框架指导原则（试行）．2022.

指导原则

药物真实世界研究设计与方案框架指导原则（试行）

（2023 年第 5 号　2023.02.06）

一、概述

已发布的《真实世界证据支持药物研发与审评的指导原则（试行）》和《用于产生真实世界证据的真实世界数据指导原则（试行）》为真实世界证据支持药物研发与审评奠定了基础。采用真实世界研究支持儿科药物、罕见疾病药物等监管决策的指导原则也相继发布。

为了指导申办者科学合理的设计真实世界研究，明确真实世界研究方案撰写的技术要求，本指导原则将重点阐述药物研发及评价中真实世界研究设计以及研究方案制订的基本考虑，为药物研发中开展真实世界研究提供指导意见。

本指导原则适用于通过真实世界研究获得药物评价的临床证据。真实世界证据支持药物研发和监管决策的适用情形参见《真实世界证据支持药物研发与审评的指导原则（试行）》。本指导原则也可供以非注册研究为目的的真实世界研究参考。

二、真实世界研究设计的主要类型

真实世界研究设计包括观察性（或非干预性）研究设计和干预性研究设计（如实用型临床试验）。单臂研究设计是一种特殊的设计形式，其研究组可以是干预性的，也可以是观察性的，其外部对照通常基于真实世界数据而设定。

（一）观察性研究设计

观察性研究可分为队列研究、病例对照研究和横断面研究等。以因果推断为目的的观察性研究通常采用队列研究设计。本指导原则后文若无特别说明，所述观察性研究均是指队列研究。

根据研究方案中定义的真实世界研究起始时间和结局发生的时间，队列研究可分为回顾性、前瞻性和回顾前瞻性队列研究。回顾性队列研究收集的是历史数据，即研究开始前生成的数据；前瞻性队列研究收集的是研究开始后的数据；回顾前瞻性队列研究既收集已有的历史数据，也收集研究开始后的数据。

队列研究设计主要考虑目标人群队列、因果推断和质量控制三个方面。其它方面的考虑在下文的研究方案部分有具体阐述。

1. 目标人群队列

目标人群队列根据临床所关心的问题而定，具体以数据体现，即目标人群从研究的治疗开始到观察期结束所形成的纵向观测数据。目标人群队列的具体定义应基于研究目的、入排标准（包括本研究用治疗的初治者（本指导原则在实操上定义为：纳入研究队列之前在充分的洗脱期内未使用研究用治疗的病例）或非初治者）、数据来源和数据治理/管理计划综合考虑。鉴于数据来源的多样性，需充分评估研究人群的代表性及研究结论的外推性。目标人群所收集的重要变量包括治疗（含研究队列和对照队列）、基线、协变量（如基线协变量、时依变量）和结局变量等。观察性研究的样本量应在充分考虑混杂因素、缺失数据等因素的基础上满足统计假设的要求，通常不设上限，特别是回顾性研究。队列起始时间、观察期/随访期的长短和观测时间点/访视点的确定应符合所研究疾病的特征、临床实践和临床评价要求。

2. 因果推断

观察性研究由于变量间因果关系的不确定性和复杂性使得因果推断具有挑战。不同分析模型的选择往往会导致分析结果不同，因此，为了避免结果驱动的偏倚，需要在设计阶段明确主分析将要采用的分析数据集、分析模型及其相对应的统计假设。为使研究结果更为准确和稳健，应考虑混杂偏倚、选择偏倚、信息偏倚等重要偏倚识别及控制方法，以及缺失数据的处理策略及其基于的假设；还应针对可能影响研究结果的各种因素，如模型假设背离或各类潜在偏倚来源，充分考虑敏感性分析及定量偏倚分析计划和策略。

3. 质量控制

质量控制的主要目的是保证获得高质量的分析数据。一方面，需要事先制定数据治理计划（针对历史数据）或数据管理计划（针对前瞻性收集数据），保证所产生的数据能够满足适用性要求（参见《用于产生真实世界证据的真实世界数据指导原则（试行）》）；另一方面，应制定具体措施保障观测变量值的准确性，例如在保障测量工具、度量单位和评价方法的一致性方面的具体措施。

（二）实用临床试验设计

实用临床试验（pragmatic clinical trial，PCT）又称实操临床试验或实效临床试验，是指尽可能接近真实世界临床实践的临床试验，是介于传统的随机对照试验（randomized controlled trail，RCT）和观察性研究之间的一种研究类型，属于干预性研究。与 RCT 不同的是：PCT 的干预既可以是标准的，也可以是非标准的；既可以采用随机分组方式，也可以自然选择入组；受试病例的入选标准可以相对较宽泛；对干预结局的评价不局限于临床有效性和安全性；PCT 更多地使用临床终点，而很少使用传统 RCT 中可能使用的替代终点；可以同时考虑多个治疗组，以反映临床实践中不同的标准治疗，或设置多个剂量组达到剂量探索目的；一般不设安慰剂对照；如果因难以实施而不采用盲法，应考虑如何估计和控制由此产生的偏倚；数据的收集通常依赖于患者日常诊疗记录，但也可以设置固定的随访时间点，其时间窗通常较 RCT 更宽。与观察性研究不同的是，PCT 是干预性研究，尽管其干预的设计具有相当的灵活性。

PCT 设计应重点考虑以下因素：①收集到的数据是否适用于支持产生真实世界证据；②治疗领域和干预措施等是否符合各种形式的常规临床实践；③是否具有足够的可以用于评价的病例数（特别是临床结局罕见的情况）；④参与 PCT 的各试验中心甚至不同的数据库之间对终点的评价和报告方法是否一致；⑤是否采用随机化方法控制偏倚；⑥当盲法不可行时，应考虑非盲对结局变量，特别是患者报告的结局，可能产生的影响，可使用不受治疗分组影响的客观终点（如中风、死亡等），以减少非盲可能带来的偏倚；⑦分析方法的考虑可参照观察性研究的分析方法。

对于实用随机临床试验，还需要特别阐明治疗策略的选择（如单次治疗策略或持续治疗策略）和有效性的主分析所基于的数据集。由于 P-RCT 在随机化之后出现的治疗策略更改、剂量改变、停药、转组、数据缺失等情况较 RCT 更为普遍，因此，相较于 RCT 通常基于 ITT/mITT（调整 ITT）进行主分析，P-RCT 则需要考虑基于符合方案数据集是否更为合理的问题，或者考虑更加合适的数据集定义，并在样本量计算时予以充分考虑。

（三）单臂研究设计

采用单臂研究首先要考虑的问题是其前提条件是否充分，例如，采用 RCT 难以实施或具有重大伦理风险，属于危及生命、复发难治、无药可治或甚为罕见的疾病。单臂研究组如果是干预性的，为单臂试验；如果是非干预性的，为单臂观察性研究。无论是干预或非干预的，单臂研究设计通常应设置外部对照，外部对照采用的形式有基于疾病自然史队列数据或其他外部数据的历史对照或平行对照，或者目标值对照。为了减少偏倚，采用外部对照需考虑其目标人群特征（人口学、基线水平和临床特征等）、诊断和治疗标准、伴随治疗、结局的测量和评价标准等对结局（预后）有潜在影响的各种因素与研究组是否足够相似，以保证与研究组有较好的可比性。此外，单臂研究设计至少还应考虑以下内容。

1. 研究组设置

研究组的设置主要分干预性和非干预性，前者更为常用。对于干预性设计，研究组需要定义标准干预，且在研究实施过程中严格执行所规定的干预措施；对于非干预性设计，研究的治疗通常没有统一标准，且在治疗过程中患者可能会同时接受其它治疗，使得治疗模式较为复杂多样，对此可通过设置合理的入选和排除标准来定义较明确的目标治疗。

2. 对照设置

（1）历史对照

以既往获得的疾病自然史队列或其它外部真实世界数据作为对照，应考虑人群异质性及不同历史时期对疾病的定义、诊断、分类、自然史和可用的治疗手段等对疗效可比性和一致性的影响。

（2）平行外部对照

收集与研究组同期的疾病自然史队列或其它外部真实世界数据作为对照。

（3）目标值对照

目标值的确定应有充分依据，优先依次考虑国家标准、行业标准和专家共识，否则，需要根据已有的相关信息，包括但不限于公开发表的文献、研究报告、相关研究的原始数据等，通过综合分析确定目标值。

（4）混合对照

将既往及研究同期获得的外部数据混合在一起形成对照臂。这些外部数据可以是日常的病例记录，也可以是过去开展不同的临床研究（观察性或干预性的）所获得的数据。研究开始前需评估外部数据的适用性、代表性和预先设定不同部分数据合成时的权重系数，建议预先设置敏感性分析评估混杂因素、不同权重系数等对研究结论的影响。

3. 其它考虑

采用外部对照的单臂研究由于混杂因素、人群异质性和各种可能偏倚的影响，因果推断结论具有较大的不确定性。为克服或减少这些局限，除上述考虑外，还应注意：①主要终点采用客观指标，如肿瘤临床研究的客观缓解；②明确并严格把握入组人群的入排标准及筛选过程；③要确保所采集的数据符合真实世界数据的适用性要求；④较之于历史对照，更鼓励采用平行外部对照；⑤事先恰当地定义主分析的统计分析方法，如合理利用多因素模型、倾向评分方法，虚拟对照方法、工具变量方法等；⑥若对照组选择或主分析模型采用基于匹配的方法，应在方案中事先明确匹配标准；⑦要充分使用敏感性分析和偏倚的定量分析来考察未知或未测量的混杂因素、效应异质性、模型假设不成立以及其它各种可能偏倚对分析结果的影响。

三、真实世界研究方案的主体框架

不同设计类型的真实世界研究方案的主体框架基本相同，个别不同之处将在主体框架下相应内容中分别阐述。以下是真实世界研究方案的建议框架，但并不排除个别研究项目的某些特殊考虑。

（一）方案摘要

以表格形式摘录研究方案的主要内容，突出重点，力求简洁。主要内容包括：标题、研究背景、研究目的、研究假设、整体设计、研究人群（含诊断标准、入选标准、排除标准、剔除标准等）、治疗或干预（定义研究组和对照组）、研究终点、基线变量与重要协变量、安全性指标、观察期与观测时间点、数据来源、数据治理或数据管理、样本量及其确定依据、统计分析、偏倚控制等。

（二）研究背景

简要介绍研究背景，包括国内外研究的现状和意义，本研究的前期基础等。应充分论述选择真实世界研究路径的主要依据（如其它研究类型的不可行性和伦理风险等），以及本研究的定位，例如用于注册的关键支持证据、辅助支持证据、或基于探索目的的研究等。

（三）研究目的

根据目标人群、治疗（含对照）和结局，简要阐述研究目的，即本研究计划回答的临床科学问题，明确主要目的和次要目的（如果有），也可包括探索性目的。

（四）研究假设

根据研究目的提出研究假设。

（五）整体设计

简述研究的整体设计，包括多中心或单中心、观察性或干预性、单臂或双臂/多臂等要素。若是观察性研究，应说明是回顾性的还是前瞻性的，或回顾前瞻性的。

干预性研究应说明是否采用随机化分配，如果采用，应详细说明具体的随机化分配方法及实施过程；是否采用盲法，如果采用盲法（单盲或双盲），应说明具体实施办法；如果采用开放设计，需说明终点事件是否采用盲评，若采用盲评，如何实施。

单臂研究应说明研究组是干预性还是观察性的，以及采用何种形式的外部对照。

（六）研究人群

1. 诊断标准

如果所研究的疾病有不同诊断标准，应该说明本研究所采用的诊断标准及其出处，并给出所采用诊断标准的具体内容，若内容较多可以在附件中呈现。还应标明疾病代码（如 ICD9/ICD10 等）。

2. 入选/排除标准

入排标准的制定应能代表研究的目标人群。一般而言，观察性研究的入排标准较干预性研究宽松。应注意入排标准可能导致的恒定时间偏倚或选择偏倚，必要时对重要的入排标准做出解释，并评估其对分析结果的影响。

（七）治疗或干预

本指导原则中，关于采用研究药物或治疗策略的人群队列，对于观察性研究，称之为"治疗组"或"治疗队列"；对于干预性研究（如 PCT），称之为"试验组"。关于采用非研究药物或治疗策略的人群队列，称之为"对照组"或"对照队列"。

1. 治疗组/试验组

对于治疗组的定义，应阐明具体治疗方法，如药物治疗的剂量、频次、给药途径、疗程等，以及药物的商品名和生产厂家；如果是物理治疗（如放疗或激光治疗），应给出具体的治疗参数。观察性研究中治疗策略和治疗模式由临床实践所决定，因此具有多样性，在数据收集、因果推断和结果解释时应予以考虑。

对于试验组的定义，与观察性研究不同的是，治疗方法通常应固定下来，形成相对标准的治疗策略。

2. 对照组

真实世界研究通常选择阳性对照或标准治疗对照，阳性对照应是目前或数据采集的起止期（如回顾性研究）临床实践中公认的疗效明确的治疗方法或治疗策略。对照组应像治疗组或试验组一样描述具体的治疗方法或策略。

除单臂研究的历史对照外，观察性研究对照的选择应与治疗组同时期。对于回顾性研究，为了避免病例选择偏倚，原则上应选择研究所定义的数据采集的起止期内所有的治疗组和对照组的病例，或者采用严格的随机抽样方法选择病例（例如因为已有数据量太大而无法承受治理和分析全部数据的情况）。对于前瞻性研究，对照组的选择标准，特别是与治疗组的匹配方法，应明确定义。

干预性研究对照组的选择与 RCT 类似。

单臂研究对照的选择见上述第三章的"（三）单臂研究设计"中的"对照设置"一节。

3.伴随治疗

真实世界研究中，伴随治疗的情况较为常见，应在方案中尽可能地阐述清楚可能出现的伴随治疗，对于未能预见的伴随治疗，也需要在分析过程中予以充分考虑。

（八）研究终点

1.有效性终点

应定义主要终点和次要终点，如必要还需定义关键次要终点。有效性终点应完整定义，包括终点的名称、观测的时间点或时间段、测量方法与工具、计算方法、评价方法等。必要时，可设置独立第三方终点事件判定委员会，并描述实施办法，例如所执行的标准操作程序（SOP）。应注意，真实世界研究的主要终点通常不采用替代终点，如采用需充分说明理由。

2.安全性终点

根据研究目的，安全性终点可以是主要终点、（关键）次要终点、或者探索性终点。除了明确定义终点事件外，还应考虑对终点事件的编码（如用 MedDRA 编码）、分级（如用 CTCAE 对安全性事件的严重程度分级）、发生时间、发生频率（如反复多次发生，如何计算发生率）等加以说明。需要指出的是，与有效性终点不同，安全性终点在大多数情况下无法预先确定具体终点事件及其发生的时间和严重程度，因此其不确定性给统计分析和结果的解释带来挑战，具体考虑可参照相关临床试验指南。

3.探索性终点（如果有）

研究如有需要，也可以设置某个/些探索性终点，例如药物经济学终点等。

（九）基线变量及重要协变量

研究方案中应明确基线变量和重要的协变量，以及它们的度量单位和观测时间。这些变量的确定依据主要来自对目标研究人群现有的研究成果，例如指南、专家共识、公开发表的文献、会议报告等提及的影响疗效的变量/因素，也有来自项目组专家的认识。重要协变量的确定应具备合理性，可结合各因素间的因果路径图确定，并综合考虑前期数据评估结果。在已确定的重要协变量中，建议在方案中明确协变量的属性，如效应修正因素、危险因素、混杂因素（包括时依混杂因素）、中间变量、碰撞变量、工具变量等。

（十）观察期/随访期与观测/随访时间点

应明确研究的观察期或随访期，以及观测对象的观测或随访的起始时间、时间间隔和时间点，合理定义窗口期。

（十一）数据治理/数据管理计划

在真实世界研究中，应准确理解数据治理和数据管理的概念。对于既往数据，无论是病历记录的原始数据，还是开展不同临床研究所获得的数据，都应经过统一的数据治理使其满足分析的要求。对于前瞻性收集的数据，应通过严格和规范的数据管理，为研究提供高质量的用于分析的数据。数据治理计划通常应与研究方案同步完成。

应明确研究数据来源，包括所来自的研究中心、收集数据的起止时间、数据存储的系统和记录形式。如果是来源于既往的研究，应描述原始数据的记录和存储形式，以保证研究数据可追溯。

数据治理和数据安全的具体要求可参见《用于产生真实世界证据的真实世界数据指导原则（试行）》。

（十二）偏倚考虑

偏倚是真实世界研究特别需要考虑的问题，在方案中应充分考虑各种潜在偏倚及其影响，并制定控制偏倚的有效措施。常见的偏倚包括：因测量、数据收集或评价方法的不准确或不一致导致的信息偏倚，因选择性地入选和/或排除数据或失访、退出、剔除、记录缺失等导致的选择偏倚，因人群变化、治疗变化、研究背景变化等原因导致的疗效异质性，因分析中未能充分控制混杂因素导致的混杂偏倚，因未事先确定主分析方法而选择采用不同分析方法中最有利的结果导致的结果驱动等偏倚。此外，不同的研究中还可能发生其它具体的信息偏倚，例如，在记录生存时间时可能产生的恒定时间偏倚或领先时间/起点时间偏倚，基于文献的 meta 分析可能存在的发表偏倚，回顾性研究中回忆以往事件可能产生的回忆偏倚，因入选非初治病例而产生的幸存者偏倚等。

（十三）统计分析计划

为了避免结果驱动偏倚和保证研究过程的透明性，真实世界研究特别强调，至少主分析计划应该与研究方案同步确定，这与 RCT 中规定统计分析计划可以在数据库锁定之前完成有很大不同。如果主分析计划篇幅较大，可以附件形式呈现。独立的主分析计划除了摘录方案中的一些关键要素外，如研究目的、目标人群、终点指标及其定义等，在统计分析方面至少应该包含以下内容。

1. 样本量估计

临床试验的样本量估计通常要考虑的因素有：研究类型、比较类型（优效性或非劣效性）、统计分析方法、结局变量预期的效应量或参数、统计分布、检验水准、单双侧检验、检验效能、分配比例、多重性、脱落剔除率、依从性等。真实世界研究应采用主分析所对应的样本量估计方法，在估计时，除了需要考虑上述因素外，还需考虑混杂因素等的调整对样本量的影响。

需注意，对于采用外部对照组的单臂试验研究，对照组的样本量通常应不少于治疗组的样本量，或可以数倍于治疗组。另外，观察性研究（特别是回顾性研究）的数据缺失率较高，设计时应留有充分余地。

2. 数据集定义

真实世界研究的数据来源及其质量有很大差异，而且不同分析回答的问题各异，应根据不同的分析定义不同的数据集，如有效性数据集和安全性数据集。如果涉及随机分配，应基于随机分组定义数据集。如果分析的目标人群是数据集的一个子集，应将子集标记为对应的目标人群。

3. 缺失数据处理

真实世界研究中，数据缺失较为普遍，甚至缺失比例较大。在数据治理及数据管理过程中，应尽可能追踪捕捉遗漏的记录，使数据质量有所改善。尽管如此，主分析或敏感性分析中仍面临缺失数据的处理问题，在主分析计划中和敏感性分析计划中（如适用）应阐述缺失数据的处理方法，并说明其理由。

4. 描述性分析

描述性分析能够刻画变量（特别是基线变量）的主要特征。所有指标/变量，包括终点变量，均应进行描述性分析，所采用的描述统计量应根据变量的分布特征合理选择。

5. 异质性分析

应事先考虑可能的异质性因素，如研究中心、年龄、性别、病情程度等，为亚组分析或分层分析打好基础。同时阐述异质性的评估方法，如采用何种分析模型；以及异质性的判断标准，例如以 0.10 的检验水准判断分组与潜在异质性因素是否存在交互作用，但应注意异质性判断标准的确定应结合研究目的和临床意义综合考虑。

6. 主分析

主分析围绕主要终点进行统计分析，是研究结论的最主要依据，应给予详尽和严谨的阐述，包括但不限于：统计假设；非调整分析和调整分析所采用的模型及其所基于的假设；拟纳入调整分析的协变量的初步考虑以及明确在分析过程中根据观测数据筛选各类变量的明确规则，包括混杂因素/时依混杂因素、风险因子、中间变量和潜在异质性因素的识别；如果采用倾向性评分匹配方法，应定义匹配比例、匹配方法及其具体参数设置（如卡钳值），以及匹配的均衡性验证方法；对于生存结局的分析需考虑是否存在竞争风险问题。此外应对模型假设进行必要的验证，如非线性关系、非等比例风险等。需要指出，即使 PCT 设计中采用随机分配策略，其主分析对协变量的考虑仍建议与观察性研究相同，因为在研究的实施过程中，PCT（特别是群随机设计）对基线均衡性的控制远不如 RCT 严格。有关因果推断的具体方法可参阅《真实世界证据支持药物研发与审评的指导原则（试行）》的附录部分和其它相关专业文献。

7. 亚组分析

应根据现有的研究结论和认知、可能的异质性因素等明确定义需要进行亚组分析的因素，此外也可考虑主要协变量中与分组变量交互显著的因素进行亚组分析。有关亚组分析的具体方法可参阅《药物临床试验亚组分析指导原则（试行）》。

8. 敏感性分析

由于真实世界研究中因果推断结论具有不确定性，因此结论的稳健性尤其重要，充分的敏感性分析有助于判断结论的稳健性。敏感性分析应根据不同的假设情景展开，这些情景包括但不限于：缺失数据的不同处理机制；不同的数据集定义；不同的分析方法；模型中不同的协变量组合；未知或不可测的混杂因素影响等。

9. 定量偏倚分析

偏倚对研究结论的影响是因果推断中需要特别考虑的。鼓励对于各种可能的偏倚，明确判断其是否存在，或设置相关偏倚参数值或分布的方法，并基于偏倚的定量分析考察其对结果的影响，例如，根据剔除标准，分别对剔除病例的数据集和不剔除病例的数据集进行分析，比较其结果的差异以判断是否存在选择偏倚；根据混合型研究中内部数据与外部数据间的疗效差异，判断是否存在效应异质性偏倚，并根据结果设置异质性偏倚参数分布进行校正分析。偏倚参数的分布反映偏倚的大小和不确定性，利用临界点分析考察各种可能偏倚的影响也可视为定量偏倚分析的一种方法。另外，敏感性分析与定量偏倚分析亦可合并描述。

10. 安全性分析

真实世界研究，特别是回顾性研究，对安全性事件的主动监测存在较明显的不足，可能需要提供某些外部证据以弥补其不足，例如研究药物在其它研究中的安全性信息和不良反应监测系统报告的信息。如果研究假设要回答研究药物比对照药物具有更好的安全性，还应提供充分的对照药物的安全性信息。对于主要研究目的是回答安全性问题的情况，可参阅相关指导原则或文献。

需要指出，上述与研究方案同步的主分析计划主要是呈现事先确定的将要做的各种分析以及这些分析的假设和条件，而与分析对应的结果的具体输出形式（统计图表）可以在正式的数据分析之前确定。

（十四）质量控制

一般而言，真实世界研究的质量控制的目标与 RCT 类似，但需要特别关注数据治理过程的质量控制，具体可参见《用于产生真实世界证据的真实世界数据指导原则（试行）》。

（十五）伦理

真实世界研究的伦理要求可参照国家卫生健康委员会《涉及人的生物医学伦理审查办法》等管理要求执行，回顾性观察性研究经伦理委员会审查批准后可采用泛知情同意等形式。

（十六）注册登记

应描述本研究在公共网站注册登记的情况。

（十七）方案修订

在真实世界研究的实施过程中，如果更改数据治理计划或统计分析计划中的主分析计划，属于方案的实质性变更，需将修订方案与药审中心充分沟通以达成一致。

（十八）组织实施

可参照一般的临床研究方案，并根据实施项目的特点，制定实施计划。

四、真实世界研究设计的其它考虑

（一）真实世界研究路径的可行性

在进行研究设计前，应首先对采用真实世界研究路径的可行性进行评估，包括但不限于以下考虑：①传统 RCT 是否不可行；②是否有比 RCT 更好或可替代的研究路径；③真实世界数据是否足以支持将要开展的研究。无论是数据的质量还是数量（样本量）应均能支持统计分析并产生真实世界证据；④该项真实世界研究在药物研发中的定位，明确该研究所形成的证据在整个证据链中的作用。

（二）目标人群的代表性

观察性研究中目标人群的代表性非常重要，确定研究人群的理想方法是采用严格的随机抽样。然而，由于临床研究的实际情况，研究人群通常采用的是便利抽样的方法确定的，因此，应充分评估研究人群与目标人群的特征是否存在异质性，及其对研究结论外推性（即外部效度）的潜在影响。

（三）混合型研究设计

本指导原则中，混合型研究是指同时基于真实世界数据和真实世界数据外的研究数据的研究。含有实用元素的随机对照试验和利用真实世界数据混合形成研究臂和 / 或对照臂（以下简称混合臂）而开展的研究是其中较为典型的应用。

混合臂研究设计的关键是将内部数据与外部数据的合并应基于合理的统计模型和方法，以保证内部人群与外部人群特征相一致为原则，将外部数据根据个体水平或整体水平、匹配或赋权等方式与内部数据进行融合，并尽可能进行充分的敏感性分析和定量偏倚分析。若采用基于贝叶斯理论的方法，还应配合充分的针对先验分布和其它相关参数设置的模拟分析。由于内外部人群特征重叠程度及效应一致性程度都会影响外部数据所能够提供的有效样本量，因此，混合臂研究估算所需样本量时应确保当前试验纳入足够数量的受试者，使分析结果达到稳健和可靠。

（四）估计目标

ICH E9（R1）将临床试验中构建估计目标归纳为五个重要属性，即目标人群、治疗、终点、伴发事件和汇总统计量。真实世界研究中，如何构建估计目标目前仍处于探索阶段，但与传统的 RCT 相比，还需考虑一些更复杂的问题，例如，研究人群的异质性、治疗方法的灵活性、伴发事件的多样性、终点选择的特殊性、敏感性分析的复杂性等。现阶段，本指南对真实世界研究中围绕估计目标的主线进行设计并无特定要求，但也鼓励真实世界研究设计中积极探索估计目标实施的可行性。以下是真实世界研究设计中估计目标需要特别考虑的问题。

1. 研究人群的异质性

由于真实世界研究中的入选标准较为宽松，且不采用随机化或不能严格按照随机分配方案实施，故人群异质性是普遍存在的，其来源除了人口学特征、临床特征、地域和研究中心等外，还可能包括不愿意参加 RCT 的患者或 RCT 中代表性不足的患者群体（例如少数民族、老年人和居住在偏远地区的人）。因此，在疗效估计中应考虑所适用的目标人群。

2. 治疗方法的灵活性

真实世界研究中，对患者的治疗策略通常有较多的选择，如不同的治疗剂量、合并治疗、疗程等。患者的治疗依从性以及对治疗选择的偏好等，都是定义治疗时需要考虑的。

3. 伴发事件的多样性

真实世界研究中，除了需要考虑 RCT 中常见的因安全性、不耐受性、缺乏疗效等引起的伴发事件和终点伴发事件（如死亡）外，还应考虑因患者行为因素（如患者对治疗的偏好、治疗的便捷性、医患关系等）和非行为因素（如医保政策的调整影响现在接受的治疗药物、健康状况改善等）导致治疗中断的伴发事件，它们对疗效的影响是不同的。

4. 研究终点选择的特殊性

真实世界研究一般选择临床终点而非替代终点，最好选择单一测量、易观测的临床结果（例如死亡或住院）；复合临床终点的使用应确保构成复合事件的每一组成部分能够获得有效记录，否则要慎重考虑其可行性，例如使用量表工具时，某一维度或条目记录的严重缺失，可能导致整个量表的评价结果失效。

5. 敏感性分析的复杂性

真实世界研究由于需要控制混杂和偏倚而使得因果推断具有复杂性，同时为使估计量更为准确和可靠（稳健），也对敏感性分析提出了更高的要求。

此外，真实世界研究中还有许多面临挑战的问题，如数据融合问题，观察性研究中个体生存时间记录的区间删失等，有待深入研究和探索。

（五）模仿目标临床试验

模仿目标临床试验是一种真实世界研究方法，即基于现有的真实世界数据，模仿一个良好的RCT设计（明确的入排标准、治疗策略、治疗分配方法、随访期限和时间点、终点事件评价和统计分析计划等），产生一个真实世界研究的子集，通过因果推断得出研究结论。该法有助于思考、识别和避免不必要的偏倚，如恒定时间偏倚、非初治者偏倚等，并提供合理的方法来阐明在观察性研究中可能需要做出的权衡。模仿目标临床试验要考虑使用的场景，该法的前提是需要拥有非常大样本量的适用真实世界数据，并且具有较高的RCT的仿真度，目前在应用方面有待获得共识，但不失为一种值得探索的方法。

五、与药审中心的沟通

就真实世界研究相关技术问题与药审中心的沟通交流可参照《真实世界证据支持药物注册申请的沟通交流指导原则（试行）》。

参考文献

［1］国家药品监督管理局. 真实世界证据支持药物研发与审评的指导原则（试行）. 2020.

［2］国家药品监督管理局. 用于产生真实世界证据的真实世界数据指导原则（试行）. 2021.

［3］国家药品监督管理局. 真实世界研究支持儿童药物研发与审评的技术指导原则（试行）. 2020.

［4］国家药品监督管理局. 基于人用经验的中药复方制剂新药临床研发指导原则（试行）. 2022.

［5］国家药品监督管理局. 罕见疾病药物临床研发技术指导原则（试行）. 2022.

［6］国家药品监督管理局. 罕见疾病药物临床研究统计学指导原则（试行）. 2022.

［7］国家药品监督管理局. 单臂试验支持上市的抗肿瘤药上市许可申请前临床方面沟通交流技术指导原则（试行）. 2020.

［8］国家药品监督管理局. 单臂试验支持上市的抗肿瘤药进入关键试验前临床方面沟通交流技术指导原则（试行）. 2020.

［9］国家药品监督管理局. 药物临床试验亚组分析指导原则（试行）. 2020.

［10］Duke Margolis Center for Health Policy. A frame work for regulatory use of real-world evidence. 2017.

［11］Boslaugh S. Encyclopedia of epidemiology.［M］SAGE Publications. 2008.

［12］Chen EY, Raghunathan V, Prasad V. An overview of cancer drugs approved by the us food and drug administration based on the surrogate end point of response rate［J］. JAMA Intern Med.2019;179（7）:

915–921.

［13］Hernán MA，Robins JM. Per–protocol analyses of pragmatic trials［J］. N Engl J Med，2017，377（14）：1391–1398.

［14］Hernán MA，Robins JM. Causal Inference［M］. Boca Raton：Chapman & Hall/CRC 2019.

［15］ICH E10：Choice of Control Group and Related Issues in Clinical Trials. 2000.

［16］James S. Importance of post–approval real–word evidence［J］. Eur Heart J Cardiovasc Pharmacother，2018；4（1）：10–11.

［17］Last JM. A Dictionary of Epidemiology［M］. 4th Edit. Oxford University Press. 2001.

［18］Lash TL，Fox MP，Fink AK. Applying quantitative bias analysis to epidemiologic data［M］. Springer Science & Business Media，2011.

［19］Lash TL，Fox MP，MacLehose RF，et al. Good practices for quantitative bias analysis［J］，Int. J. Epidemiol.，2014，43（6）：1969–1985.

［20］Roland M，Torgerson DJ. Understanding controlled trials：What are pragmatic trials?［J］. BMJ，1998，316（7127）：285.

［21］Sherman RE，Anderson SA，Dal Pan GJ，et al. Real–world evidence—what is it and what can it tell us［J］. N Engl J Med，2016，375（23）：2293–2297.

［22］Strayhorn JM. Virtual controls as an alternative to randomized controlled trials for assessing efficacy of interventions［J］. BMC Med. Res. Methodol. 2021；21（3）：1–14.

［23］Sugarman J，Califf RM. Ethics and regulatory complexities for pragmatic clinical trials［J］. JAMA，2014，311（23）：2381–2382.

［24］US FDA. Framework for FDA's real–world evidence program. December 2018. 2019.

［25］US FDA. FDA Submitting Documents Using Real–World Data and Real–World Evidence to FDA for Drug and Biological Products. 2022.

［26］Velentgas P，Dreyer NA，Nourjah P，et al. Developing a Protocol for Observational Comparative Effectiveness Research：A User's Guide. Rockville（MD）：Agency for Healthcare Research and Quality（US），2013.

［27］Von Elm E，Altman DG，Egger M，et al. The Strengthening the Reporting of Observational Studies in Epidemiology（STROBE）statement：guidelines for reporting observational studies［J］. Ann. Intern. Med. 2007，147（8）：573–577.

附录1

名词解释

1. 初治者（New User）：纳入研究队列之前在充分的洗脱期内未使用研究用治疗的病例。

2. 单臂临床研究（Single-arm/One-arm Study）：一种只设置试验组或治疗组的非随机临床研究，通常采用外部对照，如历史对照、平行对照或目标值对照等。

3. 定量偏倚分析（Quantitative Bias Analysis，QBA）：可用于评估研究结果对各种可能的系统误差来源（如错误分类、不受控制的混杂和选择偏倚等）敏感性的一类方法，可基于设置的各类偏倚大小及其分布考察各类偏倚对效应估计结果的影响方向和程度，亦可用于提供进一步校正各种可能偏倚后的分析结果。

4. 估计目标（Estimand）：对治疗效应的精确描述，反映了针对临床试验目的提出的临床问题。它在群体水平上汇总比较相同患者在不同治疗条件下的结局。

5. 观察性研究（Observational Study）：又称非干预性研究，根据特定研究问题，不施加主动干预的、以目标人群为对象的、探索治疗与结局因果关系的研究。

6. 回顾性观察性研究（Retrospective Observational Study）：在研究开始时确定目标人群、并根据历史数据（研究开始前生成的数据）开展的观察性研究。

7. 模仿目标临床试验（Target Trial Emulation）：是一种真实世界研究方法，即基于现有的真实世界数据，模仿一个良好的RCT设计，产生一个真实世界研究的子集，通过因果推断得出研究结论。

8. 偏倚（Bias）：任何在研究设计、数据收集、分析、结果解释、报告中系统性地导致估计量偏离真值的倾向。

9. 前瞻性观察性研究（Prospective Observational Study）：在研究开始时确定目标人群、并在研究开始前确定将要收集的治疗和结局数据的观察性研究。

10. 实用临床试验（Pragmatic Clinical Trial/Pragmatic Trial，PCT）：又称实操/实效临床试验，指尽可能接近临床真实世界环境的临床试验，是介于RCT和观察性研究之间的一种研究类型。

11. 数据治理（Data Curation）：指针对特定临床研究问题，为适用于统计分析而对原始数据所进行的治理，其内容至少包括数据采集（可包含多个数据源）、数据安全性处理、数据清洗（逻辑判断及异常数据处理、数据完整性处理等）、数据导入和结构化（通用数据模型、归一化、自然语言处理、医学编码、衍生点位等）、数据传输等若干环节。

12. 外部对照（External Control）：在临床试验中，以研究对象以外的数据为对照，以评价所研究的治疗或干预效果。外部对照可以是历史数据，也可以是平行观测所获得的数据，还可以是目标值。

13. 虚拟对照方法（Method of Virtual Control）：基于反事实论证思路，首先根据单臂设计所考虑的重要变量，利用现有真实世界数据建立不用试验药物的预后预测模型；然后将单臂试验所获得的协变量数据代入预测模型，计算得到假设不用试验药物的预后预测结果作为对照（虚拟对照）；最后将试验药物实际观测到的结果与虚拟对照进行比较，从而做出是否有效的推断。

14. 因果推断（Causal Inference）：基于真实世界数据，刻画干预或治疗与临床结局或健康结局的因果关系路径，充分考虑各种协变量和已测或未测混杂因素的影响，并控制可能的偏倚，采用恰当的统计模型和分析方法，做出干预或治疗与临床结局或健康结局的因果关系的推断结论。

15. 真实世界数据（Real-World Data，RWD）：来源于日常所收集的各种与患者健康状况和/或诊疗及保健有关的数据。并非所有的真实世界数据经分析后都能成为真实世界证据，只有满足适用性的真实世界数据才有可能产生真实世界证据。

16. 真实世界研究（Real-World Research/Study，RWR/RWS）：指针对预设的临床问题，在真实世界环境下收集与研究对象健康状况和/或诊疗及保健有关的数据（真实世界数据）或基于这些数据衍生的汇总数据，通过分析，获得药物的使用情况及潜在获益-风险的临床证据（真实世界证据）的研究过程。

17. 真实世界证据（Real-World Evidence，RWE）：指通过对适用的真实世界数据进行恰当和充分的分析所获得的关于药物的使用情况和潜在获益-风险的临床证据。

18. 中间变量（Intermediate Variable）：指处于因果关系链中间、既受药物治疗影响、同时又影响结局的变量，或与结局有关联的变量；前者又称中介变量（mediator）。

19. 主分析（Primary Analysis）：指针对主要终点采用的统计分析方法。

20. 主分析计划（Primary Analysis Plan）：指针对主要终点采用的统计分析方法以及相应的增加结果稳健性的敏感性分析计划。在真实世界研究中，特别强调主分析计划应在研究方案中事先确定下来，如果在研究过程中修订主分析计划，属于方案的重大调整。

附录 2

中英文词汇对照

中英文词汇对照表

中文	英文
标准操作程序	Standard Operation Procedure，SOP
病例对照研究	Case-control Study
初治者	New User
定量偏倚分析	Quantitative Bias Analysis，QBA
队列研究	Cohort Study
发表偏倚	Publication Bias
工具变量	Instrumental Variable
估计目标	Estimand
观察性研究	Observational Study
恒定时间偏倚	Immortal-time Bias
横断面研究	Cross-sectional Study
患者报告结局	Patient Reported Outcome，PRO
回顾性研究	Retrospective Study
回忆偏倚	Recall Bias

中文	英文
混杂因素	Confounder
可追溯性	Traceability
每个协变量阳性事件数	Events per Variable, EPV
碰撞变量	Collider Variable
领先时间偏倚	Lead-time Bias
模仿目标临床试验	Target Trial Emulation
目标临床试验	Target Trial
起点时间偏倚	Zero-time Shift Bias
前瞻性研究	Prospective Study
倾向评分	Propensity Scores, PS
时依变量	Time-varying Variable
实用临床试验	Pragmatic Clinical Trial, PCT
数据管理	Data Management
数据治理	Data Curation
实用随机临床试验	Pragmatic Randomized Clinical Trial, P-RCT
统计分析计划	Statistical Analysis Plan, SAP
幸存者偏倚	Survivor Bias
虚拟对照	Virtual Control
衍生变量	Derived Variable
因果推断	Causal Inference
真实世界数据	Real World Data, RWD
真实世界研究	Real World Research/Study, RWR/RWS
真实世界证据	Real World Evidence, RWE
中间变量	Intermediate Variable
主分析	Primary Analysis
主分析计划	Primary Analysis Plan

药物临床试验盲法指导原则（试行）

（2022 年第 49 号　2022.12.30）

一、前言

盲法也称设盲，指在药物临床试验中使受试者方（受试者及其陪同人员）和 / 或研究者方（申办者及其委托机构、临床试验机构、其他相关机构等的人员）不知道治疗（也称为"处理"，以下均简称"治疗"）分组信息，是控制试验偏倚的一项重要措施。治疗分组信息是指能够显示、揭示或用于推测受试者接受何种治疗的所有信息。对于随机临床试验，盲法往往与随机分组相结合，作用于试验的全过程，以避免因"知道随机分组信息"而导致可能出现的试验偏倚。

如果在临床试验过程中未设盲，试验相关人员知道治疗分组信息可能就会有意或无意地在心理上产生差异性影响，进而导致试验结果发生偏倚。例如，研究者可能会倾向性地选择入组受试者，受试者可能会根据入组情况产生治疗效应之外的不同反应，评价者可能会在进行有效性与安全性评价时产生主观偏差等。这种偏倚对于试验结果的影响是极难评估的。因此，盲法思想应自始至终地贯彻于整个临床试验中，以最大程度地控制试验偏倚。

根据疾病特征、药物特点、试验方案设计和实际操作难度等方面的差异，临床试验的盲法被分为双盲、单盲和开放等形式，其设盲措施和盲态保持程度不尽相同。在临床试验的盲法实施过程中，除了试验结束后揭盲之外，可能存在紧急揭盲、期中分析揭盲甚至意外破盲等情况。目前我国药品监管机构尚缺乏对上述不同情况的系统性和规范性要求。

本指导原则主要阐述在药物临床试验中不同情况下对盲法实施的系统性和规范性要求，旨在为申办者在临床试验中正确设计和实施盲法提供技术性指导。如无特殊说明，本指导原则中有关要求的落实均由申办者承担主体责任。本指导原则主要适用于以支持药品注册上市为目的的确证性临床试验，也可供以非注册上市为目的的临床试验参考。

二、盲法分类

根据设盲程度的不同，药物临床试验的盲法分为双盲试验、单盲试验和开放试验等三种类型。

（一）双盲试验

双盲试验是指在临床试验中受试者方和研究者方对受试者的治疗分组信息均处于盲态。双盲是最严格的盲法，从盲底产生、药物编码、受试者用药、数据监查、数据管理到统计分析等都应保持双盲状态，直到达到了预先定义的揭盲条件。

原则上，在具有可行性且不存在伦理问题时，临床试验应尽量采用双盲设计。一般情况下，对主要疗效指标为主观指标且由研究者或者受试者评价的临床试验，均应采用双盲设计。例如，采用量表评价治疗效应的神经和精神类药物、用于缓解症状（如过敏性鼻炎、疼痛等）的药物，或者以"患者报告结局"为主要疗效指标等的临床试验。

（二）单盲试验

单盲试验是指在临床试验中受试者方对受试者的治疗分组信息处于盲态。即便如此，也应尽可能缩小研究者方中知道受试者的治疗分组信息的试验相关人员范围。

在双盲试验难以实施的情况下应优先考虑采用单盲试验，并应在临床试验方案中阐明理由，描述控制试验偏倚的具体措施。例如，采用客观指标作为主要疗效指标，采用中央随机化系统 / 交互式应答系统管理受试者入组，参与受试者入组以及参与有效性和 / 或安全性评价的试验相关人员处于盲态等。应特别注意，除试验方案规定之外，在试验过程中不能进行治疗分组之间的分析和比较。

（三）开放试验

开放试验是指在临床试验中受试者方和研究者方均知道受试者的治疗分组信息。在双盲试验和单盲试验均难以实施的情况下，方可考虑采用开放试验，并应在临床试验方案中阐明理由，描述控制试验偏倚的具体措施。例如，采用客观指标作为主要疗效指标，采用中央随机化系统 / 交互式应答系统管理受试者入组等。

由于开放试验中所有试验相关人员均知道受试者的治疗分组信息，可能会带来某种程度的试验偏倚，因此也应尽可能采用一些合适的设盲措施将试验偏倚降到最低。例如，对参与受试者入组的试验相关人员保持盲态，采用"独立评价"以确保对有效性和 / 或安全性评价处于盲态，对数据分析人员保持盲态等。应特别注意，除试验方案规定之外，在试验过程中不能进行治疗分组之间的分析和比较。

三、设盲措施与操作

药物临床试验的盲法通常由多种设盲措施构成，不同类型的盲法采取的设盲措施会有所不同，不同的设盲措施具有不同的操作难度。常见的设盲措施包括分配隐藏、治疗模拟、药物编码、研究参与人员的盲态保持、盲态数据审核和独立评价等。应根据临床试验确定的盲法选择合适的设盲措施。

（一）分配隐藏

分配隐藏是指在临床试验的受试者入组前对预先确定的治疗分组信息及其生成方法和参数进行隐藏的措施。对于随机临床试验，主要是对随机分组信息及随机方法和参数进行隐藏。常用的分配隐藏的方法有信封法、交互式应答系统等。无论采用何种方法，都需要确保能够真正实现隐藏分组信息的目的。

应该预先制定详细的分配隐藏标准操作规程，包括生成治疗分组信息和保管分组信息的方法和执行人员等。治疗分组信息及其生成方法和参数称为临床试验的盲底。应由申办者委托独立于研究者方的第三方机构负责执行分配隐藏并生成和保管盲底，可以采用纸质的或电子的形式保存，但需制定严格的保管措施以保证盲底的安全性和保密性。参与分配隐藏的人员不应参与受试者招募入组及其之后的试验实施工作。

（二）治疗模拟

根据临床试验确定的盲法，尤其是双盲试验，为了保持盲态，经常需要根据治疗措施进行安慰剂模拟。在安慰剂对照临床试验中，需要根据试验药物进行安慰剂模拟，称为单模拟；在阳性对照临床试验中，有时需要根据试验药物和阳性对照药品分别进行安慰剂模拟，称为双模拟。

根据试验药物和 / 或阳性对照药品进行安慰剂模拟，除了在有效成分上不同外，不仅应保证剂型、形状、颜色、外包装等外观方面相同，在重量、溶解度、味道、气味等内在方面也应尽量保持相仿。当阳性对照药品由于技术原因无法完全实现上述的安慰剂模拟要求时，也可采用改变包装的方法，以达到全部受试者所用药物在外观上无法区分的目的。但应当充分评估并有数据（如稳定性、溶出度等）证明所进行的操作未对原产品的质量产生明显影响。

（三）药物编码

药物编码是指按照已生成的治疗分组信息对临床试验用药品（包含试验药物、阳性对照药品、安慰剂）的最小独立包装预先进行编号。试验用药品的标签上只标明编号和用量、用法说明、有效期等，使试验相关人员均无法从药物外观及包装上获取受试者的治疗分组信息。药物编码系统应当包括紧急揭盲程序。药物编码过程应有监督措施和详细记录且可追溯。药物编码应由参与分配隐藏的人员主导完成。参与药物编码的人员不应参与受试者招募入组及其之后的试验实施工作。

（四）研究参与人员的盲态保持

除了分配隐藏和药物编码等人员之外，研究参与人员主要是指受试者及其陪同人员、主要研究者、研究医生、研究药师、研究护士、临床协调员、监查员、数据管理员、统计分析师等。盲态保持是指根据临床试验确定的盲法，在分配隐藏和药物编码等设盲措施建立后，直至揭盲前，全部或部分研究参与人员一直对受试者的治疗分组信息处于盲态。

根据临床试验确定的盲法，应对每位研究参与人员细化职责分工，按照其岗位授权要求划分为盲态保持人员和非盲态保持人员。应采取严格措施在盲态保持人员和非盲态保持人员之间设定"防火墙"，以避免意外破盲。应预先制定详细的盲态保持标准操作规程，无论是盲态保持人员还是非盲态保持人员均应掌握并严格执行该操作规程。

根据临床试验确定的盲法，受试者知情同意、药物管理、病历／病程书写、处方开具、医嘱下达、护理记录、安全性事件管理、生物样本采集和管理、样本检测数据传输、试验数据管理、盲态数据审核等试验过程中的工作文件也应区分为盲态保持文件和非盲态保持文件。应在盲态保持文件中隐藏治疗分组信息，也应在非盲态保持文件中尽可能隐藏分组信息。两类文件应分开收集、管理和保存，并预先制定详细的标准操作规程。盲态保持人员严禁接触非盲态保持文件。

（五）盲态数据审核

盲态数据审核是指在对受试者的治疗分组信息处于盲态的情况下对临床试验过程中的数据质疑、脱落和方案偏离的病例、合并用药和不良事件的发生情况等进行确认。应该预先制定详细的盲态数据审核标准操作规程，数据审核人员应掌握并严格执行该操作规程。无论临床试验采用何种盲法，甚至是开放试验，均应进行盲态数据审核。

（六）独立评价

在临床试验中，尤其是在多中心临床试验中，由于某些有效性和安全性评价指标具有较强的主观性，如对组织病理学和影像学资料的评价，其评价结果易受不同研究者实践经验影响；或者由于不同中心的实验室检测人员资质、仪器设备、检测方法、判断标准等存在差异，易对某些实验室检测指标如生物标志物的评价产生影响；或者由于试验处于非盲状态，对试验结果的评价易受研究参与人员主观意识的影响。为了控制上述影响所导致的试验偏倚，可以采用独立评价机制进行盲态评价。

常见的独立评价机制包括建立独立评价委员会统一进行评价，委托第三方实验室统一进行检测，或者在多中心临床试验中指定某一中心统一进行评价或检测等。采用独立评价时，应针对独立评价人员预先制定详细的盲态保持标准操作规程，确保其接收和传回的临床试验资料对受试者的治疗分组信息保持盲态。独立评价人员应掌握并严格执行该操作规程。

对处于盲态的临床试验，有时需要进行非盲态期中分析。为了确保研究参与人员保持盲态，通常会由独立的数据监查委员会及其独立统计团队执行非盲态期中分析。数据监查委员会及其独立统计团队应按照《药物临床试验数据监查委员会指导原则（试行）》的要求做好其内部运行及与外部交流过程中的盲态保持，防止因非盲态期中分析结果泄露而导致产生试验偏倚。

四、揭盲情形

在药物临床试验中设盲，则必须考虑揭盲的问题。揭盲是指揭晓受试者的治疗分组信息。在临床试验中常见的揭盲情形有终末揭盲、期中分析揭盲和紧急揭盲等。应预先制定详细的揭盲标准操作规程，并规定参与揭盲人员。揭盲人员应掌握并严格执行该操作规程，需保留相关记录以确保揭盲过程可追溯。

（一）终末揭盲

终末揭盲，是指按照临床试验方案规定，在数据库锁定、分析人群划分及统计分析计划定稿完成后，揭晓受试者的治疗分组信息以进行分析和总结。

（二）期中分析揭盲

某些临床试验可能需要进行非盲态期中分析。非盲态期中分析一般由数据监查委员会及其独立统计团队执行。因此，期中分析揭盲是指按照临床试验方案规定，在预先设定的期中分析时点上完成数据库锁定、分析人群划分以及定稿统计分析计划后，仅向数据监查委员会及其独立统计团队揭晓受试者的治疗分组信息以进行分析和总结。

数据监查委员会根据非盲态期中分析结果为申办者提供建议。当申办者根据建议认为无需修订临床试验方案或修订临床试验方案后继续开展试验，则本次期中分析揭盲结束。当决定终止试验，则本次期中分析揭盲可转为终末揭盲。当决定使用期中分析结果申请注册上市且同时监管机构要求继续开展试验进行盲态下长期随访，则本次期中分析揭盲结束，但需要由专门的团队负责申请注册上市，负责继续开展试验进行长期随访的团队仍保持盲态。应采取严格措施在两个团队之间设定"防火墙"，以避免意外破盲。

（三）紧急揭盲

紧急揭盲是指按照临床试验方案规定，基于受试者安全考虑和其他特殊原因，通过预先制定的标准操作规程，在紧急情况下获得单个或部分受试者的治疗分组信息。对于预期的和非预期的严重不良事件，只有当受试者发生紧急情况（如需要抢救）时研究者必须知道治疗分组信息才能进行处理，方可紧急揭盲。若对紧急情况的处理没有必要知道治疗分组信息，则无需紧急揭盲。

一旦发生紧急揭盲，需要及时记录紧急揭盲的时间、原因和执行人员，同时尽快通知监查员，并递交安全性事件报告至伦理委员会。在试验结束后，应对紧急揭盲的次数、原因、范围和时间做出描述和分析，作为对有效性与安全性评价的参考。

五、意外破盲处理

意外破盲是指在临床试验方案规定之外，试验相关人员无意地在揭盲前泄露受试者的治疗分组信息。一旦发生意外破盲事件，应详细记录意外破盲的时间、原因、经过、相关人员等信息，并根据需要立即通知相关人员。

应预先制定意外破盲事件的应急预案。意外破盲事件应作为方案偏离进行报告，对意外破盲受试者的数据进行处理的方法应在统计分析计划中明确规定，并在总结报告中评估意外破盲带来的试验偏倚。

六、盲法监控

为了监控药物临床试验的盲法实施情况，稽查员、监查员和临床试验机构的质控人员应切实掌握各项设盲措施的标准操作规程，增强发现、识别和正确处理试验中违反标准操作规程的事件的能力。

应制定详细的盲法监控计划对盲法实施情况进行全程监控。应按计划开展监控并进行记录以确保监控过程可追溯。尤其应重视试验早期和中期的盲法监控，对发现的违反任何设盲措施标准操作规程的事件，应要求临床试验机构及时予以纠正，并对相关人员进行培训；对发现的违反任何设盲措施标准操作规程的潜在风险，应及时与临床试验机构沟通，协助制定相应的预防措施。

七、其他考虑

（一）对设盲措施预先培训演练

在临床试验实施之前，应对试验相关人员进行各项设盲措施的标准操作规程培训。在此基础上根据需要对各项设盲措施进行演练，以排除标准操作规程中可能存在的不合理之处以及可能违反标准操作规程的潜在风险。演练重点是各项设盲措施之间的衔接情况、试验相关人员之间的工作交接情况、仪器设备（如电子数据采集系统、中央随机化系统、交互式应答系统等）的性能稳定情况、工作文件在传递过程中的敏感信息遮蔽情况等。

（二）尽量减少接触盲底的人数

在临床试验过程中意外破盲风险与接触盲底的人数直接相关。尽管可以建立各项设盲措施以控制意外破盲风险，但将会增大试验的实施难度，而减少接触盲底的人数将是降低意外破盲风险最行之有效的方法。因此，应充分评估每位试验相关人员的岗位职责，把能够接触到盲底的人数尽最大可能控制到最低；同时应向所有试验相关人员强化"不说、不问、不听、不看"盲底的思想意识。

（三）鼓励将新技术应用于盲法

鼓励与时俱进地将新兴技术应用于临床试验的盲法实施。应用新兴技术可以改进和优化关键设盲措施，并能远程实时预警、监控和追溯其操作情况，从而提高盲法实施的质量和效率。例如，将追溯码技术、加密技术和区块链技术等与中央随机化系统结合起来替代传统的分配隐藏和药物编码等设盲措施，也可结合现代物流和物联网技术将试验用药品直接送达受试者以减少或消除传统药物管理过程中存在的意外破盲风险。新兴技术在应用于盲法实施之前应做好相关测试和验证，以确保其适用性。

（四）与审评机构沟通盲法考虑

鼓励采用双盲试验。若采用单盲试验或开放试验，在制定临床试验方案的过程中，对拟采用的盲法和选择的设盲措施应与审评机构沟通。应从疾病特征、药物特点、试验方案设计和实际操作难度等方面向审评机构提供充足证据进行说明，以获得其对拟采用的盲法和选择的设盲措施的理解和确认。

八、参考文献

［1］ICH. E9: Statistical Principles for Clinical Trials. 1998.

［2］国家食品药品监督管理总局. 药物临床试验的生物统计学指导原则. 2016.

［3］国家药品监督管理局. 国家药监局关于药品信息化追溯体系建设的指导意见. 2018.

［4］国家药品监督管理局. 药物临床试验数据监查委员会指导原则（试行）. 2020.

［5］国家药品监督管理局. 药物临床试验质量管理规范. 2020.

［6］国家药品监督管理局. 药物临床试验适应性设计指导原则（试行）. 2021.

［7］国家药品监督管理局. 药物警戒质量管理规范. 2021.

［8］国家药品监督管理局.《药品生产质量管理规范（2010 年修订）》附录：临床试验用药品（试行）. 2022.

［9］国家药品监督管理局. 药物临床试验数据管理与统计分析计划指导原则. 2022.

［10］国家药品监督管理局. 药物临床试验随机分配指导原则（试行）. 2022.

指导原则

附录 1

不同盲法的盲态保持建议

本表列举了通常情况下研究参与人员在不同盲法试验中的盲态保持建议。由于不同的药物临床试验所设置的人员岗位名称和职责不尽相同，本表无法穷尽各种可能性，因此仅供参考，不具有强制性。

参与人员	双盲试验	单盲试验	开放试验
申办者	●	●	●
受试者及其陪同人员	●	●	◎
分配序列生成者	○	○	○
受试者招募者	●	●	●
受试者分配者	●	●	●
结局评价者	●	●	●
主要研究者	●	◎	◎
研究医生	●	◎	◎
研究药师	◎	◎	◎
研究护士	◎	●	◎
监查员	●	◎	◎
临床协调员	●	◎	◎
研究助理	●	◎	●
数据管理员	●	●	●
统计分析师	●	●	●
独立评价委员会成员	●	●	●
数据监查委员会成员	○	○	○

●保持盲态；◎盲态与否视情而定；○非盲态

附录 2

词汇表

盲法（Blinding/Masking）：也称设盲，指在药物临床试验中使受试者方（受试者及其陪同人员）和 / 或研究者方（申办者及其委托机构、临床试验机构、其他相关机构等的人员）不知道治疗分组信息。

双盲试验（Double-blind Trial）：是指在药物临床试验中受试者方（受试者及其陪同人员）和研究者方（申办者及其委托机构、临床试验机构、其他相关机构等的人员）对受试者的治疗分组信息均处于盲态。

单盲试验（Single-blind Trial）：是指在药物临床试验中受试者方（受试者及其陪同人员）对受试者的治疗分组信息处于盲态。

开放试验（Open-label Trial）：是指在药物临床试验中受试者方（受试者及其陪同人员）和研究者方（申办者及其委托机构、临床试验机构、其他相关机构等的人员）均知道受试者的治疗分组信息。

分配隐藏（Allocation Concealment）：是指在药物临床试验的受试者入组前对预先确定的治疗分组信息及其生成方法和参数进行隐藏的措施。

盲底（Allocation Schedule）：是指药物临床试验的治疗分组信息及其生成方法和参数。

单模拟（Single-dummy）：是指在安慰剂对照的药物临床试验中根据试验药物进行安慰剂模拟。

双模拟（Double-dummy）：是指在阳性对照的药物临床试验中根据试验药物和阳性对照药品分别进行安慰剂模拟。

药物编码（Drug Coding）：是指按照已生成的治疗分组信息对临床试验用药品（包含试验药物、阳性对照药品、安慰剂）的最小独立包装预先进行编号。

盲态保持（Maintenance of Blind）：是指根据药物临床试验确定的盲法，在分配隐藏和药物编码等设盲措施建立后，直至揭盲前，全部或部分研究参与人员一直对受试者的治疗分组信息处于盲态。

盲态数据审核（Blinded Data Review）：是指在对受试者的治疗分组信息处于盲态的情况下对药物临床试验过程中的数据质疑、脱落和方案偏离的病例、合并用药和不良事件的发生情况等进行确认。

揭盲（Unblinding）：是指揭晓药物临床试验中受试者的治疗分组信息。

终末揭盲（Unblinding at the End）：是指按照药物临床试验方案规定，在数据库锁定、分析人群划分及统计分析计划定稿完成后，揭晓受试者的治疗分组信息以进行分析和总结。

期中分析揭盲（Unblinding for Interim Analysis）：是指按照药物临床试验方案规定，在预先设定的期中分析时点上完成数据库锁定、分析人群划分以及定稿统计分析计划后，仅向数据监查委员会及其独立统计团队揭晓受试者的治疗分组信息以进行分析和总结。

紧急揭盲（Emergent Unblinding）：是指按照临床试验方案规定，基于受试者安全考虑和其他特殊原因，通过预先制定的标准操作规程，在紧急情况下获得单个或部分受试者的治疗分组信息。

意外破盲（Unintentional/Accidental Unblinding）：是指在药物临床试验方案规定之外，试验相关人员无意地在揭盲前泄露受试者的治疗分组信息。

附录3

中英文对照表

中文	英文
安慰剂模拟	Placebo-dummy
标准操作规程	Standard Operation Procedure, SOP
单盲试验	Single-blind Trial
单模拟	Single-dummy
电子数据采集	Electronic Data Capture, EDC
独立评价	Independent Review
独立评价委员会	Independent Review Committee, IRC
非盲态期中分析	Unblinded Interim Analysis
分配隐藏	Allocation Concealment
患者报告结局	Patient Reported Outcome, PRO
加密技术	Encryption Technology
交互式应答系统	Interactive Response System, IRS
揭盲	Unblinding
紧急揭盲	Emergent Unblinding
开放试验	Open-label Trial
稽查员	Auditor
监查员	Clinical Research Associate, CRA
临床协调员	Clinical Research Coordinator, CRC
盲底	Allocation Schedule
盲法	Blinding/Masking
盲法监控	Blinding Monitoring
盲态保持	Maintenance of Blind
盲态数据审核	Blinded Data Review
期中分析揭盲	Unblinding for Interim Analysis
区块链技术	Blockchain Technology
数据监查委员会	Data Monitoring Committee, DMC
双盲试验	Double-blind Trial
双模拟	Double-dummy

中文	英文
物联网技术	Internet of Things Technology
现代物流技术	Modern Logistics Technology
严重不良事件	Serious Adverse Event，SAE
药物编码	Drug Coding
意外破盲	Unintentional/Accidental Unblinding
终末揭盲	Unblinding at the End
中央随机化系统	Central Randomization System
主要研究者	Principal Investigator，PI
追溯码技术	Traceability Code Technology

药物临床试验中心化监查统计指导原则（试行）

（2022 年第 11 号　　2022.01.18）

一、引言

为了保证临床试验受试者的权益与安全，临床试验数据的质量与完整，申办者需要对临床试验各个阶段进行监查。ICH E8（R1）指出应在研究计划期间确定研究的关键质量因素，并在研究实施过程中对这些因素进行风险管理。临床试验的数据量和复杂性的增加给临床试验监查带来了更大的挑战。ICH E6（R2）和《药物临床试验质量管理规范》均明确提出申办者应采用系统的、基于风险的方式对临床试验进行监查，不同情况下可考虑采取不同的监查策略，并强调了中心化监查的优势。电子数据采集系统的普遍使用以及统计学评估方法的引入，为中心化监查的实施提供了条件，其与传统现场监查相结合可提高临床试验的质量和效率。

现场监查是指在开展临床试验的过程中，由申办者或其代表在研究中心对试验质量进行实地评估。现场监查能够通过比对原始记录和病例报告表来发现数据录入错误以及缺失数据，保证研究文件的真实完整性；评估研究中心的人员对研究方案和相关流程的熟悉程度；评估对方案的依从性及完成研究药品清点等。上述监查活动，部分或者全部也可以通过信息化的方式在临床试验机构以外的地点完成，其本质也属于现场监查。

中心化监查是指由申办者或其代表使用累积的数据及时地对试验质量进行远程评估。中心化监查作为现场监查的补充，还能帮助调整现场监查的频率和协助识别潜在问题数据，从而提示现场监查的重点。

目前制药、生物技术公司临床试验监查的主要方法仍旧是定期、频繁地访问临床试验现场。与此同时，国内外临床试验关于中心化监查的一系列的实践证实中心化监查方法可以加快质量审核流程，使临床试验质量核查更加高效。通过中心化监查核查数据，申办者可以更早地监测到临床运营质量问题，并进行针对性的快速整改，尤其是涉及样本量较大的多中心临床试验。

目前国内对中心化监查的认知、技术研究与应用还处在早期阶段。因此，明确基于风险的监查策略，并制订相应的实施准则十分必要。本指导原则主要针对中心化监查中的统计学问题，重点关注中心化监查的适用范围和使用时需考虑的因素，以及监查中风险管理措施可能采用的统计学方法，为申办者实践与应用中心化监查在方法的选择和实施方面提供技术指导。本指导原则仅代表当前的观点和认识，随着研究和认识的深入将予以修订完善。

二、临床试验风险管理体系

申办者应在临床试验的整个运营过程中建立风险管理体系，保证临床试验数据的可靠性，提升整个临床试验的质量管理，从而保护受试者权益与安全。临床试验风险管理体系的建立主要围绕以下几个环节展开：

（一）关键数据和关键流程

ICH E8（R1）指出申办者应前瞻性地确定临床研究的关键质量因素（Critical to Quality Factors），其中关键数据和关键流程是关键质量因素的重要组成部分。临床试验中数据与流程的重要性存在差异，非关键数据和流程的偶发错误一般不会对药物的安全性和有效性结论有太大影响。而关键数据与流程的错误将损害到受试者的权益或研究结果的可靠性和完整性。

关键数据与关键流程通常是指（包括但不限于）：

- 知情同意是否恰当获得；
- 方案入排标准在招募时的执行情况，尤其是保证受试者权益的标准；
- 研究药物记录和管理的流程体系；
- 与临床试验有效性终点相关或方案特定要求的安全性终点相关（例如，严重不良事件、死亡、脱落等）的评估流程体系；
- 与临床试验的可靠性、完整性相关的流程体系（例如，方案违背管理、盲态保持管理等）。

（二）风险评估

风险评估通常包括识别风险、分析风险，从而为实施风险控制提供依据。早期识别关键数据和关键流程，其核心是为了落实临床试验中的风险评估及管理。

在确定关键数据和关键流程后，申办者应进行风险评估，以确定可能影响关键数据收集或关键流程实际实施的风险性质、来源和潜在原因，从而形成监查中的风险指标。风险评估首先应识别重要的风险，确立风险的优先次序，再对风险进行分析，其中包括对风险的定量估计和风险范围的定性描述。在风险评估期间，着重考虑防止或减少关键数据及关键流程在临床实施、数据收集和最后报告方面可能的重要错误。以监查为目的的风险识别通常应考虑要收集的数据类型、收集这些数据所需的特定手段，以及临床监查中固有的保护受试者权益相关的问题。

风险评估应当考虑以下三个方面：风险发生的可能性；能检测到风险的限度；风险对于受试者权益保护的影响和对试验结果可靠性的影响。申办者应依据风险评估结果制定监查计划（例如，决定哪些风险可以通过监查得到解决），确定最适合应对这些风险的监查活动的类型和强度。

申办者还可以确定哪些风险可以通过监查之外的手段更好地管理（例如，修改方案以消除风险来源）。申办者需要定期评估新发生的风险，并决定监查方式是否需要调整以更有效地进行风险管理。

（三）风险控制

申办者应决定哪些风险需要降低和哪些风险可以接受。用于将风险降低到可接受水平的方法应与风险的重要性相符。减少风险的措施可纳入方案设计、实施规划、监查计划中；各协作方之间应确定角色和责任、确保遵守标准操作程序，保障对相应措施以及流程的培训。风险控制中应考虑到变量的医学和统计特征以及试验的统计学设计，预先设定质量风险的容忍度（Quality Tolerance Limit，QTL），以识别可能影响临床试验受试者安全性或试验结果可靠性的系统性问题。QTL反映的是试验层面风险指标可接受的执行偏差的变异程度，可以通过统计学方法来定义。当监测到风险指标数值超出预先设定的QTL时应触发风险评估，以确定是否需要采取风险控制措施。QTL应在试验开始前尽早设定，一是有助于及时纠正或改进流程，以保障临床试验的实施；二是有助于指导与研究目标至关重要参数的管控监查，并有助于设计更多基于风险的监查策略。

设定变异程度范围或QTL的风险指标可以考虑以下几点（包括但不限于）：

1. 试验研究数据

基于关键数据的识别和相应的风险评估，注意力应集中在那些重要的风险指标数值超过QTL的情况。现在越来越多的数据直接来源于电子源数据，在预设QTL范围后，实现数据的及时测量、跟踪、报告及必要时采取相应措施会更加容易。

2. 试验方案流程

应建立有效的机制，及时发现违背方案或《药物临床试验质量管理规范》的情况，并评估它们对研究目标和受试者权益的影响。设置风险指标及QTL，以及时监测到关键问题，并触发必要的监查升级（例如，额外的现场访问、额外的方案培训等）。

3. 试验管理流程

临床试验管理过程中应定义可以进行中心化监查的风险指标，以便有针对性地设定监查活动，设置触发机制。可能触发监查升级的情况包括在 eCRF 系统录入数据出现过度延迟，或延迟汇报严重不良事件等。数据缺乏变异性也会引发进一步的监查，例如降压药试验中对血压测量的某特定一位数的偏好。

可利用信息化技术整合各种来源的试验数据，开发可视化的中心化监查系统，以监查试验进程和数据的质量，并定期汇总监查指标报告以记录和展示正在进行的监查活动是否按预定的监查策略和程序执行，以提升临床运营质量。

（四）风险沟通与报告

各职能部门应相互协作定期对收集的信息进行分析总结，包括试验数据本身及其相关时间采集点的变异性评估、对超过 QTL 或方案偏离的评估、缺失数据的评估等。还可以通过对单个或多个指标进行中心内部和各中心间的深入统计分析以获取更多的信息。任何趋势性分析应与整体的科学价值和数据可用性，以及相应的优先级和风险等级相关，同时应结合来自于现场监查报告和数据管理报告中的信息。整个临床试验中各方需及时沟通，保证信息的公开性和透明性，所有重要的质量管理措施都应记录归档，从而更好地支持风险评估与控制。

在临床试验结束后，应定性和定量汇总试验在 QTL 范围内的实施情况，此类信息可汇总在临床研究报告（数据质量保障章节）中。所有跟 QTL 有关的风险指标都应呈现在报告中，无论指标数值是否超出 QTL。如果风险指标数值超出设定的 QTL，临床研究报告还应报告其对受试者安全和试验数据可靠性的潜在影响，并进行原因分析及描述所采取的措施。

三、中心化监查中的统计应用

基于风险的质量管理是一个结合了现场和中心化监查的动态临床试验管理过程，可以持续提高试验实施的质量。在整个基于风险的监查过程中，合理实施中心化监查，尤其是合理地运用统计学方法，能够进一步提高现场监查的效率。中心化监查中可以使用统计学方法和模型来检查及管理试验流程和采集的临床数据，用来识别非典型的数据模式或者异常趋势，以实现以下目的：

- 在试验层面监测试验整体质量，发现可能影响受试者安全性或试验结果可靠性的系统性问题；
- 在研究中心层面，进行中心之间的比较，发现潜在高危中心，为现场监查确定目标和程度；
- 在试验数据层面评估数据质量，检查试验数据一致性和完整性，确定数据收集过程中是否存在系统性问题、明显错误或者数据真实性问题。

（一）中心化监查的常用统计指标

ICH E6（R2）建议从试验层面设定风险指标及其 QTL。试验层面的风险指标及相应的 QTL 可以针对某一试验进行专门设置，也有一些风险指标可能适用于申办者所有的临床试验，并在申办者的质量体系中定义。试验层面风险指标的数量不宜过多，应选取与受试者权益和试验数据完整性密切相关的指标。常用的指标包括入组的受试者不符合入排标准的比例、试验药物相关的严重方案违背发生率、无法观测到主要或关键次要终点的受试者比例等。

类似地，对于关键数据和关键流程，也可以以研究中心为单位设定中心层面的风险指标，使用从单个中心层面计算的统计量来判断一个中心的表现。试验层面的风险指标一般也可以用于中心层面。常见的中心层面的风险指标包括入组速率、筛选失败率、病例报告表完成时间、数据质疑率、质疑解决时间和活跃的质疑数量、（严重）不良事件数量、缺失或者延迟的随访数量、方案违背数量等。中心层面的风险指标也需要匹配定义相应的阈值。单个中心的指标数值超出阈值时触发相应的措施（例如，加强数据审查、增加现场监查等）。阈值的选择会受到很多因素的影响，包括试验目的、试验设计、指标的类型、不同地区/中心的差异等。因此，统计师需要和其他团队一起根据试验具体情况确定阈值的定义方式。

基于试验数据质量和真实性的监查，可以针对上述设定的试验层面或者中心层面的风险指标进行开展，也可以使用非关键数据（例如，基线特征、伴随治疗等）作为定期中心化监查的内容，判断是否存在异常的数据模式。

（二）中心化监查中常用的统计学方法

统计学方法的选择应服务于具体的监查目的。以下介绍的是中心化监查中可参考的统计学方法，申办者可以根据试验设计和数据的特点选择合适的方法。

1. 试验层面的统计学方法

以监测试验整体质量、发现可能影响受试者安全性或者试验结果可靠性的系统问题为目的时，可使用选定的风险指标在试验层面的汇总值，与试验开始前预先设定的 QTL 进行比较。QTL 的设定可参照历史数据，并考虑指标的医学和统计特点，以及试验的统计学设计。QTL 可以设定下限或上限，或两者兼有，此外还可以设置更窄的预警阈值，预警阈值的上限或下限应在 QTL 范围内，起到预警和及早干预的作用。

风险指标的数值与阈值（QTL 或预警阈值）的比较可以是简单的是否大于或小于上、下限的判断，也可以使用预设的统计推断的方法，比如假设检验、区间估计、贝叶斯方法等。

2. 研究中心层面的统计学方法

以发现高风险研究中心，为现场监查确定重点和程度为目的时，前述试验层面比较风险指标的数值与阈值的方法可以运用于中心层面，也可以使用离群值检测的统计方法进行中心间比较，找出潜在高风险研究中心。这类方法假设参加同一研究的中心遵从同一研究方案进行受试者筛选、治疗、评估，因此具有很大程度上的相似性，表现为中心层面的风险指标应服从同一分布。当某个中心与其他中心的表现明显不一致，其风险指标的数值成为离群值时，则预示该中心可能有潜在的质量风险。阈值的设置与比较可以是一个中心里受试者不良反应的发生率和所有中心相比的差异是否在某预设的百分比范围外；或者在一定统计模型下，一个中心的指标数值标准化后在所有中心的分布中是否在某预设的分位数之外；以及检验本中心指标与其余中心指标差异的 P 值是否小于某预设的检验水准等。

使用中心层面的风险指标汇总值进行中心间比较时，需要考虑因中心入组患者数或随访时间不一样而带来的不同程度的不确定性。即使在同质化风险的假设下，患者数量较少的中心和较多的中心相比，风险估计的变异程度会更大。如果不考虑样本量，直接将单中心和整体进行比较，不论是使用差异的绝对值还是相对比例，关注点可能均会集中在样本量较小的中心。当风险指标与随访时间相关时，例如不良事件发生数量与患者暴露人年相关，随访时间也会带来风险指标变异的不同。常用处理方法包括漏斗图，以标准差的倍数作为阈值对各中心进行评估；也可以通过假设检验，对某一中心与其他中心进行比较，较小的 P 值标识潜在离群中心；还可以考虑贝叶斯方法，使用贝叶斯收缩估计量处理中心大小的不同。另外，在使用多个风险指标进行监查时，应关注多重性问题，选择合适的方法控制错误发现率。这些方法都可以在中心层面识别出各个风险指标潜在的离群值，作为现场监查的指导，提示监查员应更加关注相应的异常指标。

有时也需要能够结合多个风险指标，得到反映中心质量风险的综合评分。这时可以基于预先设定的权重计算所有指标的加权平均值，或者根据指标之间的相关性矩阵决定权重，还可以使用其他多变量统计方法（例如，马氏距离、在主成分分析后采用基于部分主成分的欧氏距离等）。这个综合评分（距离）衡量每个中心与研究整体数据分布的差异度。评分越高（距离越远）则提示更大程度的离群。因此，这样的评分可以作为中心质量风险的整体衡量，用于确定现场监查的频率和紧急性。

3. 试验数据的中心化监查

为了发现数据的系统性问题或者错误，包括系统的测量误差（例如，使用了未校正的仪器），或是数据填写错误、缺失，或者真实性问题等，除了可以针对关键数据和关键流程进行统计分析，也可以针对一些非关键数据开展分析，发现其异常模式。统计方法的选择和前述发现高风险研究中心的方法类似。此外，对于单变量数据，可以核查单个中心变量的均值、方差、峰度和偏度等描述性统计指标，通过比较其是否处在其余各中心相对应指标的标准差倍数以外来发现离群点；也可配合可视化图形（例如，直方图、茎叶图、箱线图等）发现异常值。对于多个连续型变量，可以检验这些变量在中心层面的相关系数矩阵和试验层面的相关系数矩阵的一致性来判定是否存在异常数据。另外，可以通过分析结果中端点数字的分布或检验其随机性（例如，应用火山图或者 Benford 定律等方法）来识别是否存在数据真实性的问题。

对于基于累加数据的动态连续监测，可以考虑过程控制的统计工具（例如，控制图），通过对变量随着累加数据的变化趋势来区分随机波动和异常波动，以判断系统的稳定性并及时采取措施消除系统异常。

四、中心化监查计划和报告

临床试验中基于风险的质量管理通常围绕以下环节展开：通过收集信息，确定关键数据与流程进行风险评估；实施风险控制，包括设定试验层面的风险指标及 QTL、中心层面风险指标及阈值等；结合前面步骤所收集的信息、试验期间出现的新信息，及风险管理工具，对发现与风险相关的结果和数据进行及时沟通，确定所需采取的措施。

所有临床试验都可能存在数据完整性、患者安全性和方案依从性及合规性风险。依据质量源于设计的理念，临床运营管理中应系统性地按照基于风险的方法进行监查，包括现场监查和中心化监查。中心化监查计划是进行中心化监查的基础，为定期审阅数据提供系统性计划。

中心化监查计划需由跨部门构成的中心化监查小组共同撰写与执行。统计方面应侧重考虑但不限于监查计划的制定，关键数据与流程的确定；中心化监查的方法选择；根据试验特点决定的监查时间、类型、频次和程度；触发监查活动调整的标准等。监查计划可以针对实际情况进行调整。

中心化监查计划应首先依据方案明确风险指标，风险指标的确定通常与风险管理计划同步，都应在首例受试者入组前完成。风险指标确定的同时也需设定相应的阈值。同时要注意从什么时间节点开始进行风险评估，因为试验早期可能因为入组人群较少而没有充分的代表性。此外，也要事先规定好数据审阅的频率。

在设定好风险指标后，可依据这些信息制定相对应的图表模板，并依据预设的时间频率产生相应的报表以便中心化监查团队定期审阅，从而实现对临床试验运营质量的及时有效监控。审阅结果需记录在中心化监查报告中并归档。试验层面风险指标的审阅尤为重要，如果数值超过 QTL 的阈值，则需要详细记录，同时与质量稽查部门开始合作调查，必要时落实纠正与预防措施。

五、其他考虑

基于临床数据整体状况，由跨部门协作进行的中心化监查能够及时地发现系统性问题，提高试验结果的可信度。虽然使用的统计学方法可能会比较复杂，但由于其并不特别依赖于主观指标的选择或者阈值的设定，因此，具备一定的普适性。在相似的结构化数据下，统计程序或系统设定可以在不同试验中重复使用，类似研究的监查结果也可以进行比较。需要明确的是，中心化监查中数据审阅不同于期中分析，中心化监查计划中图表的设计服务于监测临床试验的总体风险信号，而不是对安全性和/或有效性数据的统计分析，尤其要避免破盲的发生。当监测到特定风险信号时，有可能需要对数据进行深入分析，以确定临床运营中是否存在系统性风险，甚至数据真实性问题。必要时，建议与监管部门进行沟通。

六、参考文献

1. ICH. ICH E6（R2）：Good Clinical Practice：Integrated Addendum to ICH E6（R1）（2017）.

2. ICH. ICH E8（R1）：General Considerations for Clinical Studies（2021）.

3. ICH. ICH Q9：Quality Risk Management（2006）.

4. FDA. Oversight of Clinical Investigations−A Risk−Based Approach to Monitoring（2013）.

5. FDA. A Risk−Based Approach to Monitoring of Clinical Investigations Questions and Answers Guidance for Industry（2019）.

6. EMA. Reflection paper risk based quality management clinical trials（2013）.

7. 国家药监局《药物临床试验质量管理规范》（2020）.

8. ICH. E9（R1）：Addendum on Estimands and Sensitivity Analysis in Clinical Trials to the Guideline on Statistical Principles for Clinical Trials（2019）.

9. Bhagat R，Bojarski L，Chevalier S，et al. Quality Tolerance Limits：Framework for Successful Implementation in Clinical Development. Therapeutic Innovation & Regulatory Science，2021，55（2）：251−261.

10. Zink RC，Dmitrienko A，Dmitrienko A. Rethinking the Clinically Based Thresholds of TransCelerate BioPharma for Risk−Based Monitoring. Therapeutic Innovation & Regulatory Science，2018，52（5）：560−571.

11. Trotta L，Kabeya Y，Buyse M. Detection of Atypical Data in Multicenter Clinical Trials Using Unsupervised Statistical Monitoring. Clinical Trials，2019，16（5）：512−522，

12. Bottle A，Aylin P. Statistical Methods for Healthcare Performance Monitoring. CRC Press，2016.

13. 胡劲，徐炎，周高超，等. 通过基于风险评估统计模型的中心化监查优化抗肿瘤药物临床试验质量管理，中国食品药品监管，2021.

14. Shwartz M，Ren J. Estimating a composite measure of hospital quality from the Hospital Compare database：differences when using a Bayesian hierarchical latent variable model versus denominator−based weights. Medical care，2008，46（8）：778−785.

15. Spiegelhalter D，Sherlaw−Johnson C，Bardsley M. Statistical Methods for Healthcare Regulation：Rating，Screening and Surveillance：Statistical Methods for Healthcare Regulation. Journal of the Royal Statistical Society：Series A（Statistics in Society），2012，175（1）：1−47.

16. Benford F. The law of anomalous numbers. Proceedings of the American philosophical society，1938，551−572.

中英文对照表

中文	英文
贝叶斯收缩估计量	Bayesian Shrinkage Estimator
错误发现率	False Discovery Rate，FDR
电子病历报告表	Electronic Case Report Form，eCRF
关键质量因素	Critical to Quality Factors
纠正与预防措施	Corrective and Preventive Action，CAPA
控制图	Control Chart
马氏距离	Mahalanobis Distance
欧氏距离	Euclidean Distance
现场监查	On-site Monitoring
预警阈值	Secondary Limit
中心化监查	Centralized Monitoring
质量风险的容忍度	Quality Tolerance Limit，QTL

药物临床试验随机分配指导原则（试行）

（2022 年第 5 号　2022.01.04）

一、概述

药物临床试验的随机分配（亦称随机分组）是指参与临床试验的每位受试者的分组过程必须满足以下两点：一方面是不可预测性，指受试者、研究者以及参与试验的其他相关人员，均不应在随机分配实施前预先知晓或预测到治疗分配的相关信息。另一方面是机会均等，指在一定条件下（例如，在分层随机中的一定条件是指同一层内），每位受试者被分配到同一治疗组的概率相等。同时注意，随机分配到不同治疗组的概率可以相等（平衡设计），也可以不等（非平衡设计）。

满足上述两个条件的随机分配过程可以使受试者的基线特征（包括已知和未知的非研究因素）在治疗组间的分布趋于相似，以期达到组间基线均衡。

对于采用随机分配的临床试验而言，在试验数据的后续分析中，随机分配是疗效归因的准确性和可靠性的保障，为定量评价药物的治疗效应提供了必要的统计推断基础。与盲法结合，在受试者的选择和分配时，随机化有助于避免因受试者分配的可预测性而导致潜在的偏倚。

随机分配表的生成、保存、使用及释放应有标准操作流程（SOP），实际操作中，需严格按照既定的随机分配结果执行随机化流程；如果随机分配过程没有得到规范执行甚至被破坏，将造成临床试验结果的严重偏倚。

本指导原则主要阐述了临床试验中常用的随机分配方法、随机分配的实施等方面的内容，旨在为申办者及相关人员能够在临床试验中对随机分配进行正确地设计和实施提供指导性建议。本指导原则主要适用于以支持药品注册上市为目的的确证性临床试验，也可供以非注册为目的的临床试验参考。本指导原则仅代表当前的观点和认识，随着研究和认识的深入将予以修订完善。

二、临床试验中常用的随机分配方法

随机分配方法包括简单随机、区组随机、分层随机及适应性随机等。不同的随机分配方法具有不同的特点，申办者应根据各方面因素综合考虑选择合适的随机分配方法。本章节就临床试验中几种常用的随机分配方法加以阐述。

（一）简单随机

简单随机又称完全随机，是指以特定概率将受试者分配到每个治疗组，分配到每个治疗组的概率可以相等（例如，1∶1 分配给试验组和对照组），也可以不等（例如，2∶1 分配给试验组和对照组），受试者随机分配到各个治疗组的概率与受试者的基线特征或预期结局等因素无关。

简单随机分配具有以下性质：①对每位受试者进行独立的随机分配；②每位受试者被分配到同一治疗组的概率相等。因此，简单随机分配只与样本量和分配比例有关。其优点是操作简单、易于实施，能最大限度地保持随机分配的不可预测性。

简单随机分配的缺点是，在各个时间段内入组受试者的实际分配比例有可能不同，大多数临床试验是按时间顺序招募的受试者，如果某个基线协变量为预后因素，且该协变量在不同时间段入组的受试者间差异较大，采用简单随机分配则可能导致该基线协变量在组间分布不均衡，从而引入偏倚。例如，呼吸道疾病的基线症状在冬季往往比夏季更严重，采用简单随机分配的实际分配结果可能是，在冬季入组的患者试验组多，夏季入组的患者对照组多，从而造成组间基线症状不均衡，进而影响疗效评估。另外，当试验样本量较少或基于期中分析提前终止试验时，简单随机分配可能造成实际分配比例明显偏离预先设定。

（二）区组随机

区组随机是指将受试者在每个区组内进行随机分配的过程。区组长度（区组内计划入组的受试者数）可以相等，也可以不等，关键是区组长度需保持盲态，不应在研究方案中描述区组长度，除设定随机参数配置文件的人员外，受试者、研究者以及参与试验的其他相关人员均不应知晓区组长度。若区组长度的盲态保持遭到破坏将对试验造成严重偏倚最终影响疗效评估。例如，非盲试验中，若研究者事先知晓区组长度，同一区组最后一位入组受试者的组别可在入组前获知，从而导致研究者在入组受试者时的选择偏倚；双盲试验中，当有受试者因严重不良事件而紧急破盲后，同一区组剩余受试者的组别有较大可能被推理出。

当随机分配结束时，如果某区组实际入组的受试者例数小于该区组长度，则称该区组为碎片区组。如果一个研究中的碎片区组数量较多，可能影响随机分配比例和组间基线均衡性。因此，应尽可能减少或避免碎片区组。

区组长度要适中，太长易因碎片区组导致组间分配不均衡；太短则易造成同一区组内受试者分组的可预测性。为减少可预测性，可考虑采用多个区组长度并随机设置，或采用其他预测性更小的随机分配方法。

与简单随机相比，区组随机可使同一时间段同一区组内的受试者在各治疗组间的分配比例符合预设要求。当受试者基线特征可能随入组时间变化，且完成所有受试者入组所需的时间较长时，区组随机分配有助于减少季节、疾病流行等客观因素对疗效评价的影响，也可减少因方案修订（例如入选标准的修订）所造成的组间受试者比例失衡。

需注意，理论上简单随机和区组随机可以有效地保障各种已知的和未知的基线特征在组间的均衡性，但仍然有一定的可能性观察到个别基线因素在组间分布不均衡。因此为了预防可能出现重要基线因素在组间分布不均衡的情况，可考虑把重要基线因素作为分层因素进行分层随机。

（三）分层随机

如果某些基线特征（例如，受试者的病理诊断、年龄、性别、疾病的严重程度、生物标记物等）对药物的治疗效应影响较大，一旦这些因素在组间分布不均衡，将影响试验结果的评价。先按重要基线特征对受试者进行分层，然后在每层内再进行独立的随机分配，即为分层随机。这些基线特征被称为随机分层因素。在分层基础上，如果各层内采用区组随机分配，则被称为分层区组随机。

分层随机分配的优点在于，它能确保由分层因素所构成的各个层内的受试者都是随机分配到各个治疗组的，从而保证分层因素在组间的均衡性。

分层随机中，若各层内采用简单随机分配，则有可能导致组间分配比例偏离预先设定值。因此，可考虑采用分层区组随机。尤其是当分层随机分配所构成的各个层的样本量不能事先确定，而是基于实际入组情况而定时，若层内采用简单随机分配，往往无法保证试验组与对照组的实际随机分配比例符合预先设定，并有可能导致组间基线协变量失衡（当某些层的实际入组受试者较少时更易发生），在这种情况下，为保证各层内组间分配比例符合预设及组间基线均衡，建议采用分层区组随机。

如果分层因素较多，随机化的层数将呈指数级增加，当随机分配结束时，可能会导致某些层的受试者过少，造成某些层受试者的实际组间分配不均衡，甚至都在一个组别中；也可能引起其他因素在组间分布不均衡；若采用分层区组随机可能产生较多的碎片区组；以上情况均可能影响统计分析结果。因此申办者应慎重选择分层因素，应就分层因素的选择及层的划分提供依据并阐明合理性，应注意避免选择并不重要的分层因素而忽略其他重要因素从而影响试验结果的情形。当使用分层随机分配时，应当在统计分析时对分层因素加以考虑。

（四）适应性随机

适应性随机是指根据已经入组的受试者信息来调整当前受试者被分配到不同治疗组概率的随机分配过程。与上述随机分配方法不同的是，适应性随机对当前受试者的随机分配依赖于已入组受试者的信息。适应性随机包括协变量适应性随机分配、应答适应性随机分配等。

适应性随机无法通过提前制作随机分配表的方式来实现，需要通过程序或软件来实现。适应性随机可能有增加Ⅰ类错误率的风险，应谨慎使用。若采用，申办者应充分说明其合理性，并考虑使用合理的统计分析方法（例如随机检验或置换检验）及对Ⅰ类错误率等方面的影响，随机分配过程和使用的程序需存档以备监管机构审核。

1. 协变量适应性随机

协变量适应性随机分配是指当前受试者的分配，部分或者完全取决于其自身的基线特征及已入组受试者的基线特征和随机分配结果。常用的协变量适应性随机分配方法是最小化法，即将当前受试者以较高的概率随机分配至能够使得组间基线协变量不均衡性最小的组别；这一概率须事先确定，并应阐明分组概率的计算方法。协变量的选择原则同分层随机。

与简单随机相比，协变量适应性随机可增加治疗分配的可预测性，应注意采用合适的方法减少可预测性。与分层随机相比，协变量适应性随机能均衡更多的分层因素，但过多的分层变量可能导致随机分配的变异减少，增加可预测性。另需注意使用适当的统计分析方法（例如，随机检验或置换检验），并注意避免增加Ⅰ类错误率。

2. 应答适应性随机

应答适应性随机是指新纳入的受试者的随机分配概率根据已随机受试者的治疗结局而改变，适合能较快确定临床结局的试验。常用的应答适应性随机分配方法是"胜者优先"法。

应答适应性随机是存在争议的，一些研究者认为，不能用无法得出结论的期中分析结果改变正在进行的试验的随机分配；同时现有的用于应答适应性随机的统计分析方法，均基于一些难以验证的假设。统计分析应考虑试验设计并应充分说明统计分析方法的合理性。

三、临床试验中随机分配的实施和管理

为了确保临床试验的完整性，随机分配方法和过程中的必要细节（例如随机分配比例、分层因素等要素），设盲方式（双盲、单盲或非盲）和盲态维护方式（例如，紧急破盲流程、破盲受试者后续的处理和评价、锁库后揭盲流程、非盲人员管理等）应在研究方案中阐明。对于单盲或非盲试验，需在研究方案中提供依据以说明采用单盲或非盲的合理性，并描述偏倚控制措施。研究方案不可涉及对随机分配不可预测性产生影响的参数和技术细节（例如随机种子数、区组长度等）。此外，专业人员应根据临床研究方案制定随机分配参数配置文件，该文件中需包含实现随机分配所需的必要细节和参数（例如随机分配方法、随机分配比例、分层随机中的分层因素以及区组随机中的区组长度等）。

正确实施随机分配和设盲是避免临床研究产生偏倚的重要保障，所以通常要建立一套SOP来指导随机分配的实施和盲态的管理。在临床试验的具体实施中，主要是通过预制随机分配表并通过随机分配系统（通常为交互式应答系统）来实现随机分配，适应性随机可通过与选用随机分配方法匹配的计算机程序和随机分配系统来实现随机分配。

临床试验的随机分配表记录了依次入组受试者的随机分配结果，随机分配表应可重现。在临床试验中，随机分配表应该是一份独立的文件，需由具备相关专业知识并独立于研究的人员在临床试验开始前，根据临床研究方案和随机分配参数配置文件来生成。生成随机分配表的人员不应参与临床试验的实施、管理和分析。为了保持试验的完整性并避免随机分配过程中产生偏倚，正式的随机分配表（包括非盲试验）应由第三方外包公司的专业人员或申办者防火墙内专业人员制作，申办者

防火墙内专业人员应与研究项目保持完全独立，并具有合理的组织架构和流程以确保防火墙内专业人员的独立性。适应性随机分配中随机种子的选择也应由第三方外包公司的专业人员或申办者防火墙内专业人员来完成，并进行存档，在整个临床试验过程中严格保密。正式的随机分配表、随机种子数应在对应的严格限定权限的电子系统中存档，在整个临床试验过程中严格保密和封存。对于非盲的临床试验，为避免偏倚的产生，在整个试验过程中，随机分配表也应严格保持盲态。对随机分配结果不可预测性产生影响的参数和技术细节（特别是种子数，区组长度等）应封存并保持盲态，泄露将会影响随机化的不可预测性，增加破盲风险，甚至导致试验失败。在临床操作中，研究者应严格遵循随机分配结果，任何偏离都应该如实记录，以待锁库前进行评估。

随机分配系统是研究过程中实现受试者随机分组的关键性工具。使用的随机分配系统应经过系统验证，并严格验证各种随机化算法的正确性。申办者应在相关文件中描述所用的系统、软件、程序、版本等信息。

为了保证随机分配系统按预定的随机分配方法进行分组，在临床研究正式开始前，建议相关专业人员使用测试用随机分配表或测试用适应性随机程序，对系统进行全面的用户验收测试。

在盲法研究中，除上述章节中描述的受试者随机分配表外，还需单独制作一份药物编码表，以对研究药物进行随机编盲。研究药品需按照方案规定要求进行包装。药物编码表的生成和维护，药物随机分配系统的建立（例如，有关试验药物的供应链管理、发放等功能及流程）和测试遵循前述章节中同样的要求。为避免研究药物的准备、编码和供应管理过程中出现破盲，申办者应制定相关操作流程的 SOP，详细规定所使用药物标签格式的要求、参与药物编盲人员的要求、编盲材料和盲底材料管理及存档要求、研究中心药物供应和补充流程等。

在临床试验过程中，如需进行揭盲分析（例如阶段性疗效或安全性分析、期中分析等），建议在临床试验方案中规定参与揭盲分析的人员和揭盲流程，并对盲底信息的管理加以说明。如有必要，可以在相关文件中进一步阐述更多细节。同时，对于临床试验中的任何揭盲行为（包括临床研究过程中的揭盲，和临床研究结束后的正式揭盲）均应保留相应的操作记录并存档。记录应包括但不限于揭盲原因、揭盲申请批准记录、揭盲时间、揭盲地点、揭盲人员、揭盲数据内容、揭盲后的盲底材料或信息的处理等。

研究结束后，申办者需将上述随机分配参数配置文件、随机分配表的生成和管理的相关记录文档、药物编码表的生成和管理的相关记录文档、揭盲相关记录文档归档以备监管机构审核。对于采用随机分配的注册研究，申办者有责任确保在锁库后，通过随机分配表/程序和随机分配系统对随机分配过程进行重现。根据 ICH E3 的要求，在临床研究报告附件中应包含随机化相关信息，主要包括受试者编号、随机编号、分配的治疗组别等信息。

四、其他考虑

（一）试验设计时的相关考虑

申办者应综合各方面的因素，合理选择随机分配方法，需要考虑的因素包括但不限于：组间分配比例，组间均衡性并兼顾不可预测性，分层因素的选择是否合适等。

在试验设计时，申办者应决定随机分配方法和形式，并在试验方案中说明其合理性。若各中心的同质性能够得以保证，建议采用中央随机形式实施随机分配，即所有研究中心在同一系统上基于同一随机编码表进行随机分配；尤其当研究中心较多，样本量较小，各中心间竞争入组，或试验为非盲试验时，中央随机形式更有利于维护不可预测性和盲态。

（二）随机分配实施中的注意事项

随机分配实施中需要注意的事项包括但不限于：随机分配实现的方法与事先指定的方法应一致；应有随机分配算法正确性的验证报告，以确保算法准确无误；受试者编号应唯一并准确无误；对于分层随机分配、协变量适应性随机分配和应答适应性随机分配等方法，受试者的分层因素和试验结局等信息应准确无误；对于通过非盲态人员进行药物准备以实现盲法的试验，应有相应的SOP以避免组别信息的泄露。正式的随机分配表等关键信息，应制定独立审核流程。

随机分配和药物分配过程中，应尽可能避免人为错误。为了避免随机分配错误的发生，可通过模拟受试者入组以预防随机化实施错误，随机分配实施的说明文件应尽可能地预测可能的人为错误类型并提前制定相关防范措施。对随机化实施过程中的非预期事件应有紧急应对措施。并在临床试验的各个阶段仔细监测随机分配过程。

（三）统计分析

统计分析模型与所采用的随机分配方法有关，例如，采用分层随机分配或协变量适应性随机分配方法时，模型中应考虑分层因素。当申办者不能确定所采用的统计分析模型是否适合该研究所采用的随机分配方法时，应考虑采用稳健的统计分析方法并进行充分的敏感性分析。若方案中涉及组间比较的期中分析，需由数据监查委员会（DMC）执行；申办者不应根据实际分组进行比较的汇总分析。

（四）与监管机构的沟通

当申办者与监管机构沟通关键性临床研究方案时，鼓励就临床试验设计中有关随机分配的关键问题与监管机构进行沟通，其内容包括但不限于随机分配方法选择，盲法实现方法和盲态维护措施，期中分析的必要性，Ⅰ类错误率控制等方面。

当申办者计划采用适应性随机分配时，应在沟通方案时与监管机构就适应性随机分配方法选择、参数设置等相关内容进行沟通并达成一致意见。进行沟通前，申办者应向监管机构预先提供试验方案等相关资料。

在试验过程中，若随机分配发生变更，申办者应及时与监管机构沟通，申办者应提供变更的充分依据并评估变更对试验完整性、Ⅰ类错误率、统计分析等各方面的影响。同样，在随机分配执行过程中遇到系统性问题时，应充分评估随机分配问题对试验可能造成的影响。

五、参考文献

1. Rosenberger WF, Lachin JM. Randomization in Clinical Trials. Second Edition. Hoboken, New Jersey：JohnWiley&Sons，Inc.，2016.

2. Simon R，Simon NR. Using randomization tests to preserve type Ⅰ error with response adaptive and covariate adaptive randomization. Statistics & Probability Letters，2011，81（7）：767-772.

3. Downs M，Tucker K，Christ-Schmidt H，et al. Some practical problems in implementing randomization. Clinical Trials，2010，7（3）：235-345.

4. Therneau TM. How many stratification factors are "too many" to use in a randomization plan？Controlled Clinical Trials，1993，14（2）：98-108.

5. ICH. E3：Structure and Content of Clinical Study Reports. 1995.

中英文词汇对照表

中文	英文
简单随机	Simple Randomization
完全随机	Complete Randomization
区组随机	Block Randomization
非盲	Open Label
分层区组随机	Stratified Block Randomization
适应性随机	Adaptive Randomization
协变量适应性随机分配	Covariate Adaptive Randomization
应答适应性随机分配	Response Adaptive Randomization
胜者优先	Play-the-Winner, PW
用户验收测试	User Acceptance Testing, UAT
随机检验	Randomization Test
随机分配参数配置文件	Randomization Requirement Specification
置换检验	Permutation Test
中央随机	Central Randomization
最小化法	Minimization
数据监查委员会	Data Monitoring Committee, DMC

药物临床试验数据管理与统计分析计划指导原则

（2021 年第 63 号　2021.12.27）

一、前言

药物临床试验过程中，制订规范的数据管理计划有助于获得真实、准确、完整和可靠的数据，严谨的统计分析计划有助于保证统计分析方法的合理性和结论的可靠性。因此，申办者有必要依照临床试验方案对数据管理工作和统计分析内容制定详细的计划。

随着近年来临床试验数据管理与统计分析技术与方法的不断发展，如电子源数据和电子数据采集系统的广泛应用，以及 ICH E9（R1）《〈临床试验的统计学原则〉指导原则的增补：临床试验中的估计目标与敏感性分析》的出台和实施，对临床试验的设计、实施、数据收集和分析等方面的理念和实践都产生了影响。为了适应这些新的变化，现对 2016 年 7 月发布的《药物临床试验数据管理与统计分析的计划和报告指导原则》进行修订，更新数据管理计划与统计分析计划的技术要求，同时不再对数据管理报告和统计分析报告的撰写提出技术要求。对于上述资料的递交要求，建议申办者参考申报资料要求和 ICH E3 等相关指导原则。

本指导原则主要适用于确证性临床试验，同时可供探索性临床试验参考使用。

二、数据管理计划

（一）一般考虑

数据管理计划由数据管理人员依据临床试验方案书写，详细、全面地规定并记录某一特定临床试验的数据管理任务，包括人员角色、工作内容、操作规范等。数据管理计划应在临床试验方案确定之后、第一例受试者筛选之前形成经申办者批准的版本且开始执行。在执行过程中，数据管理计划可能需要根据实际操作及时更新与修订。

数据管理工作需要多方参与，涉及临床研究机构和申办者指定的数据管理、统计、编程、监查、药物警戒等部门。各方职责在数据管理各步骤不尽相同，可分为负责、参与、审核、批准等，数据管理计划需明确参与各方及其人员的职责。同时，数据管理各步骤需建立并遵循相应的标准操作规程，数据管理计划应列出项目所遵循的标准操作规程清单。

（二）基本内容

数据管理计划应全面且详细地描述数据管理流程、数据采集与管理所使用的系统、数据管理各步骤及任务，以及数据管理的质量保障措施。

1. 试验概述

应简要描述临床试验方案中与数据管理相关的内容，一般包括研究目的和总体设计，如随机化方法及盲法（如有必要）、受试者数量、评估指标、试验的关键时间节点、重要的数据分析节点及对应的数据要求等。

2. 数据管理流程及数据流程

应描述数据管理的工作流程以及临床试验数据的流程，明确各环节的管理。如需要，可采用图示方式。

数据管理的工作流程应包含数据采集/管理系统建立（如病例报告表及数据库的设计）、数据接收与录入、数据核查与质疑、医学编码、外部数据管理、数据审核、数据库锁定、数据导出及传输、数据及数据管理文件的归档等过程。

数据流程应包含临床试验中所有类型和来源的数据（如病例报告表数据、中心实验室检测数据、药代动力学检测数据、患者报告结局数据、影像学数据等）的生成、采集、传输、导入、导出、存档位置、存储期限、负责单位/人等信息。应详细列出各种类型和来源的数据的流程，以便于对其进行数据管理。

3. 数据采集/管理系统

应列出采集临床试验数据的方法，如纸质或电子的病例报告表、采用的数据采集/管理系统的名称及版本。描述系统用户的权限控制计划，或者以附件形式提供相应信息，包含权限定义、分配、监控及防止未经授权操作的措施或方法、权限撤销等。

数据采集/管理系统应具备稽查轨迹、系统安全管理、权限控制及数据备份等功能，并通过完整的系统验证。电子数据采集/管理系统应同时具备除了上述功能之外的电子签名功能。

4. 数据管理步骤与任务

（1）病例报告表及数据库的设计

病例报告表的设计必须保证收集临床试验方案所规定的并满足统计分析需求的数据。无论病例报告表采用纸质版还是电子版，均需对其填写指南的撰写和管理有所阐述。

数据库的设计应与注释病例报告表和/或数据库设计说明保持一致，并依据数据核查计划建立逻辑核查，经用户接受测试合格后方可上线使用。应对此过程进行简要描述和说明。

（2）数据采集

应阐述数据采集的方式和过程，包括填写、接收和录入（或导入）等。

临床研究者或临床研究协调员应依照病例报告表填写指南，准确、及时、完整、规范地填写病例报告表。纸质病例报告表需定义已完成病例报告表的发送、转运、接收方式，如传真、邮寄、监查员收集等，同时定义收集频率及记录文件接收的格式等。纸质病例报告表通常采用双人独立录入后比对，以控制数据质量；在数据录入前需制定数据录入说明，确定数据录入的要求及方式。电子病例报告表由临床研究者或由其指定的临床研究协调员直接录入或由电子源数据直接导入。

（3）数据核查

在进行数据核查之前，应制定详细的数据核查计划，以明确数据核查内容、方式与核查要求。数据核查通常需要数据管理人员、监查员、医学人员及统计师等共同完成，因此应在数据核查计划中明确不同人员的职责分工。

（4）医学编码

医学编码是把从病例报告表上收集的不良事件、医学诊断、合并用药、既往用药、既往病史的描述与标准字典中的术语进行匹配的过程。应制订医学编码计划，描述编码流程、编码方式、编码字典及版本，以及执行编码的相关标准文件。

（5）外部数据管理

外部数据是临床试验数据库的组成部分，包括但不限于实验室数据、随机化数据等。针对外部数据的管理，应制订其数据传输协议，描述数据类别、数据提供者、数据格式、传输方式、传输频率等协议内容，以及明确对外部数据进行质控的措施，如传输测试、一致性核查等。对于盲态的外部数据，如血液样品中的药物浓度或某些关键数据等，需描述此类数据的管理流程。

（6）电子源数据管理

目前，各研究中心数据的原始记录更多是以电子方式直接录入，例如电子健康记录、电子实验室报告、电子患者报告结局、数字化影像报告等。电子源数据有助于数据的及时、准确、完整采集，实现远程监查，实时数据审阅，避免某些不必要的数据重复录入，减少数据转录错误。如果电子源数据作为生成递交数据的直接来源，申办者应列出在临床试验中应用的与电子源数据相关的计算机化系统，数据安全防护措施、去隐私化措施及质控流程，系统访问权限控制，以及电子数据在软件和（或）硬件系统中的传输流程。电子源数据应满足可溯源性、易读性、同步性、原始性、准确性的质量要求及监管的文档保存要求，以便核查。

（7）数据审核与数据库锁定

为了保证数据质量，在临床试验过程中可以根据需要进行多次数据审核。一般地，数据审核应对数据质疑、脱落和方案偏离的病例、合并用药和不良事件的发生情况进行确认。应列出数据审核的要求，并描述数据审核操作的具体流程。临床试验若采用盲法设计，则数据审核也应在盲态下进行；若采用开放设计，则应对数据审核人员保持盲态。

数据审核是数据库锁定的前置条件。应说明数据库锁定的流程、实施部门及执行的标准操作规程文件。应尽量避免数据库锁定后的解锁和再锁定，同时应事先规定并说明其条件和流程。

（8）数据导出及传输

描述数据导出和传输的文件格式、导出内容（数据库、变量名及变量值编码）及传输介质，传输介质应符合国家法规和监管部门要求。

（9）数据及数据管理文件的归档要求

数据及录入/导入数据库的时间、录入者、数据稽查轨迹及数据管理文件都需要完整保存。数据通常包括但不限于：临床试验数据、外部数据、数据库元数据信息、实验室检测参考值范围、逻辑检验及衍生数据变更控制列表、数据质疑表和程序代码等。数据管理文件通常包括但不限于：数据管理计划、空白病例报告表、病例报告表填写指南、完成病例报告表的 PDF 格式文件、注释病例报告表、数据库设计说明、数据库录入说明、数据核查计划、数据质控核查报告等。

应明确需要存档的临床试验数据、管理文件、介质、归档方式及时限。

5. 质量控制

需确定数据及数据管理操作过程的质控项目、质控方式（如质控频率、样本选取方式及样本量等）、质量要求及达标标准、对未达到预期质量标准的补救措施等。

三、统计分析计划

（一）一般考虑

相对于临床试验方案中对统计分析的阐述，统计分析计划是具有更多技术性和实际操作细节的一份独立文件，包括针对估计目标及其他数据进行统计分析的详细内容。统计分析计划应当由统计学专业人员起草，要求全面陈述临床试验数据的分析方法和呈现方式，以及预设的统计推断标准。统计分析计划应在临床试验方案第一版定稿之后形成。如需要，可以在临床试验过程中进行修改、补充和完善。不同时点的统计分析计划建议标注版本及日期，其终稿应在数据揭盲之前完成。在临床试验过程中，如果临床试验方案有修订，则统计分析计划也可根据需要作相应的调整。

确证性证据必须是在统计分析计划中事先规定的统计分析内容，其他的分析内容只能是支持性或探索性的。如果涉及期中分析，则相应的统计分析计划应最迟在每次期中分析前确定。

（二）基本内容

统计分析计划的基本内容涵盖但不限于研究目的、设计类型、比较类型、随机化与盲法、估计目标的定义、假设检验、样本量、分析集的定义、有效性及安全性评价的详细计划。

1. 试验概述

试验概述是对临床试验方案的简要描述，一般包括以下主要内容：

（1）研究目的：临床试验的主要目的和次要目的。

（2）设计类型：如平行设计、交叉设计、析因设计、单臂设计等。

（3）对照类型：如安慰剂对照、阳性对照、剂量组对照、目标值对照等。

（4）比较类型：明确临床试验的比较类型，如优效性检验、非劣效性/等效性检验及其界值等。

（5）随机化方法及其实施：明确随机化方法，如区组随机、分层随机及其分层因素等。

（6）盲法及设盲措施：说明是单盲、双盲，设盲措施是双盲单模拟、双盲双模拟，以及在盲态下执行统计分析的措施等。若采用开放设计，需说明是否采取了某种程度的设盲措施。

2. 估计目标

应依照临床试验方案描述估计目标的定义，每个估计目标应包括治疗（处理）、人群、变量（终点）、伴发事件及其处理策略、群体层面汇总等属性。

（1）主要估计目标

治疗（处理）：相关的治疗条件，以及适用时进行比较的其他治疗条件。这些可能是单独的干预措施，也可能是同时进行的干预措施的组合（如加载治疗），或者是一个复杂干预序列组成的整体方案。

人群：临床问题所针对的目标人群。可以是整个临床试验人群，也可以是按某种基线特征定义的亚组，或由特定伴发事件定义的主层。

变量（终点）：为解决临床问题从每个受试者获得的变量（或终点）。

伴发事件及其处理策略：针对伴发事件的临床相关问题，通常采用疗法策略、假想策略、复合变量策略、在治策略或主层策略来反映。一些伴发事件的处理策略可以通过治疗（处理）、人群和变量（终点）的精确说明来体现。无论采用何种策略，申办者均应提供充分的临床依据。

群体层面汇总：应规定变量的群体层面的汇总统计量，为不同治疗之间的比较提供基础，例如均数、中位生存时间、应答率等。

（2）次要估计目标

应参考前文的主要估计目标的描述。如果设有关键次要估计目标，则可与其他次要估计目标分开描述并置于这些次要估计目标之前。

（3）探索性估计目标

如果有探索性估计目标，可参考前文的主要估计目标的描述。如果无探索性估计目标，则无需描述。

3. 样本量

应阐述样本量的确定依据，包括样本量估计方法（包括所涉及的参数及其依据）、样本量估计所使用的软件模块等，以及样本量调整计划（如有）。确定的样本量应确保对主要估计目标的评价具有足够的检验效能。

4. 分析集

应根据不同研究目的描述分析集的定义。临床试验的分析集一般包括基于随机分组的分析集和安全性分析集。基于随机分组的分析集一般适用于人口学资料和基线特征的分析以及不同估计目标的评价；如果用于评价估计目标的人群不是该分析集的全部人群，则应在分析集中对这部分人群进行标记，并在本章节中描述标记的条件。安全性分析集一般适用于安全性分析。对于非随机化的临床试验可根据入组人群定义分析集。

5. 统计分析方法

统计分析应建立在真实、准确、完整和可靠的临床试验数据基础上，应根据研究目的、试验设计和估计目标等选择合理的统计分析方法。应给出不同类型资料的描述及统计推断方法，明确采用的单/双侧检验及其检验水准，并说明所采用的统计软件及版本号。针对统计分析涉及的衍生变量，应描述其衍生公式。通常以统计分析表或图的形式呈现统计分析结果，并以文字形式对其相关信息进行简要描述。

（1）受试者分布分析

对于受试者分布的分析，说明所采用的描述性统计分析方法和分析内容，如筛选、分配、终止治疗、终止研究等情况及其原因。

（2）人口学资料和基线特征分析

说明对于人口学等基线资料根据数据性质所采用的描述性统计分析方法。

（3）依从性和合并用药分析

对于依从性和合并用药的分析，说明所采用的描述性统计分析方法，并说明对依从性差、具有合并用药的受试者具体情况的描述方式。

（4）主要估计目标分析

应描述主要估计目标的主估计方法和敏感性估计方法。

①主估计方法

应阐明主要估计目标所涉及伴发事件的处理策略及相应的数据处理和分析方法，包括与伴发事件及其处理策略有关的缺失数据的处理。此处应避免与前面估计目标定义部分重复，应提供更多关于数据处理和分析方法的详细信息。

应定义主要估计目标统计检验的原假设、备择假设及其检验水准等。说明评价主要估计目标所采用的统计分析方法，相应的统计模型的选择要注意考虑变量（终点）的类型及其分布特征。治疗效应的估计应包括点估计和区间估计。

②敏感性分析方法

为了探索根据主估计方法得到的统计推断结果的稳健性，建议针对同一估计目标采用一种或多种形式的敏感性分析。

对于敏感性分析，同时变动主要分析的多个方面假设可能难以确定由哪些假设导致了目前所观测到的潜在差异。因此，应根据具体情况考虑是否需要进行同时变动多个假设的敏感性分析。阐明不同敏感性分析背后的假设变化，将有助于对敏感性分析结果做出更合理解释。敏感性分析方法同样需要事先说明。

（5）次要估计目标分析

应描述次要估计目标的估计方法，治疗效应的估计应给出点估计和区间估计。如果对次要估计目标设有假设检验，则应说明其原假设、备择假设以及检验水准等。如果设有关键次要估计目标，需参考前文的主要估计目标分析的描述，并将其置于其他次要估计目标的分析方法之前分别描述。

（6）探索性估计目标分析

如果有探索性估计目标，应描述其估计方法，治疗效应的估计应给出点估计和区间估计。如果无探索性估计目标，则无需描述。

（7）安全性分析

所有的安全性指标在分析中都需要高度重视，应特别关注严重不良事件以及与药物作用机理、代谢物和/或疾病领域相关的安全性事件。对不良事件及其严重程度的分级应采用统一的编码词典进行编码，并说明其名称和版本。

对于安全性数据的分析需说明所采用的统计分析方法。分析计划中需说明各种安全性数据的分类（如临床结局、实验室检查结果、生命体征等）及其汇总方法，如按照事件发生的频数、频次和发生率进行分析，必要时可进行组间比较。

对安全性数据的分析，必要时还可以结合适当的图形以显示某不良事件及其严重程度在各组间的分布，或不同时间段发生率和累计发生率的趋势。

（8）缺失数据处理

应预先说明缺失数据的处理方法及理由。应区分与伴发事件及其处理策略直接相关的缺失数据

（如在疗法策略下，终止随机治疗后应收集但未被收集到的数据），以及与特定估计目标直接相关但与伴发事件及其处理策略不直接相关的缺失数据（如当直接退出研究未被预设为伴发事件时）。前者的处理方法应在估计目标的分析方法部分进行描述，后者的处理方法应在本章节进行描述。

（9）亚组分析

通常需要进行支持性亚组分析，主要目的是进一步探索试验药物在各个亚组中的疗效一致性。当涉及亚组分析时，需要对亚组给出明确的定义。

（10）补充分析

除以上的分析之外，还可以对估计目标进行补充分析，以提供对疗效更全面的了解。补充分析在解释临床试验结果方面的作用通常较小，因此需考虑补充分析的必要性和作用。

6. 多重性考虑

如果存在多重性检验问题，例如多个估计目标、多组间比较、多阶段整体决策、纵向数据的多个时间点分析、确证性亚组分析等，则应说明控制总Ⅰ类错误率的策略与方法。

7. 期中分析

如果事先制订了期中分析计划，则应阐述期中分析的时点（包括日历时点或信息时点）、决策策略和总Ⅰ类错误率控制方法等。如果成立了数据监查委员会，则应简要描述其任务。

四、参考文献

1. 国家药品监督管理局. 化学药物临床试验报告的结构与内容技术指导原则. 2005

2. 国家药品监督管理局. 药物临床试验的生物统计学指导原则. 2016

3. 国家药品监督管理局. 临床试验数据管理工作技术指南. 2016

4. 国家药品监督管理局. 药物临床试验的电子数据采集技术指导原则. 2016

5. 国家药品监督管理局. 药物临床试验数据管理与统计分析的计划和报告指导原则. 2016

6. 国家药品监督管理局. 药物临床试验质量管理规范. 2020

7. 国家药品监督管理局. 药物临床试验多重性问题指导原则（试行）. 2020

8. 国家药品监督管理局. 药物临床试验亚组分析指导原则（试行）. 2020

9. 国家药品监督管理局. 药物临床试验数据监查委员会指导原则（试行）. 2020

10. 国家药品监督管理局. 药物临床试验适应性设计指导原则（试行）. 2021

11. 国家药品监督管理局. 用于产生真实世界证据的真实世界数据指导原则（试行）. 2021

12. FDA. Guideline for Industry on Electronic Source Data in Clinical Investigations. 2013

13. FDA. Guideline for Industry on Use of Electronic Health Record Data in Clinical Investigation. 2018

14. ICH. E3：Structure and Content of Clinical Study Reports. 1995

15. ICH. E6：Guideline for Good Clinical Practice. 1996

16. ICH. E9：Statistical Principles for Clinical Trials. 1998

17. ICH. E9（R1）：Addendum on Estimands and Sensitivity Analysis in Clinical Trials to the Guideline on Statistical Principles for Clinical Trials. 2019

附录 1

词 汇 表

电子源数据（Electronic Source Data）：是指以电子形式进行初始记录的数据，包括在临床研究开始之前或期间采集的可用于重现或评估该研究的原始记录及其核证副本中的信息。

电子数据采集（Electronic Data Capture，EDC）：是一种基于计算机网络的用于临床试验数据采集的技术，通过软件、硬件、标准操作程序和人员配置的有机结合，以电子化的形式直接采集和传递临床数据。

权限控制（Access Control）：是指按照临床试验电子系统的用户身份及其归属的某项定义组的身份来允许、限制或禁止其对系统的登录或使用，或对系统中某项信息资源项的访问、输入、修改、浏览能力的技术控制。

稽查轨迹（Audit Trail）：是计算机系统（如数据管理系统）的基本功能。是指系统采用安全的和计算机产生的带有时间烙印的电子记录，以便能够独立追溯系统用户输入、修改或删除每一条电子记录的日期、时间，以及修改原因，以便日后数据的重现。任何记录的改变都不会使过去的记录被掩盖或消失。只要受试者的电子记录保存不变，这类稽查轨迹文档记录就应当始终保留，并可供监管视察或稽查员审阅和复制。

系统验证（System Validation）：是指建立计算机化系统生命周期管理的文档化证据，以确保计算机化系统的开发、实施、操作以及维护等环节自始至终都能够高度满足其预设的各种系统技术标准、使用目的和质量属性，和处于监控的质量管理规程中，并能在其投入应用直至退役过程中都能高度再现和维护系统的标准和功能符合监管要求。

注释病例报告表（Annotated Case Report Form，aCRF）：是对空白的病例报告表的标注，记录病例报告表各数据项的位置及其在相对应的数据库中的变量名和编码。

数据核查计划（Data Validation Plan，DVP）：也称逻辑核查计划，是由数据管理员为检查数据的逻辑性，依据临床试验方案以及系统功能而撰写的系统设置文件。

逻辑核查（Edit Check）：是指临床试验数据输入计算机系统后对数据有效性的检查。这种核查可以通过系统的程序逻辑，子程序和数学方程式等方法实现，主要评价输入的数据域与其预期的数值逻辑、数值范围或数值属性等方面是否存在错误。

用户接受测试（User Acceptance Testing，UAT）：用户接受测试是由临床数据管理系统的用户进行的一种检测方式，检测记录可用以证明所设计系统经过了相关的验证过程。用户应全面检测所有正确和错误数据组合，记录检测结果。全面的检测文档应包括验证方案、测试细则记录、测试总结报告和验证总结报告等。

方案偏离（Protocol Deviation）：是指任何有意或无意偏离和不遵循临床试验方案规定的治疗、检查或数据收集规程的且未经伦理委员会批准的行为。一般来说，这种偏离只是逻辑性地或管理性地偏离临床试验方案，不会对受试者的安全和获益产生实质性的作用，也不会影响所收集数据的价值。

估计目标（Estimand）：对治疗效应的精确描述，反映了针对临床试验目的提出的临床问题。它在群体水平上汇总比较相同患者在不同治疗条件下的结局。

估计方法（Estimator）：采用临床试验数据计算估计目标的估计值的分析方法。

伴发事件（Intercurrent Event）：治疗开始后发生的事件，可影响与临床问题相关的观测结果的解释或存在。在描述相关临床问题时，需解决伴发事件，以便准确定义需要估计的治疗效应。

期中分析（Interim Analysis）：是指在临床试验期间使用试验累积数据进行的分析，如评价有效性的分析，评价安全性的分析，以及样本量的重新估计等。

安全性分析集（Safety Set，SS）：安全性与耐受性评价时，用于汇总的受试者集称为安全性分析集。安全性分析集应考虑包括所有至少接受一次治疗的且有安全性评价的受试者。

缺失数据（Missing Data）：是指对于既定估计目标的分析有意义、但未收集到的数据。它应该与不存在的数据，或由于伴发事件而被认为没有意义的数据区分开来。

敏感性分析（Sensitivity Analysis）：是指针对模型假设的偏离和数据局限，探索主估计方法统计推断的稳健性的一系列分析。

亚组分析（Subgroup Analysis）：通常是指将受试者根据其特征变量值分成不同的亚组，并估计各亚组的疗效和/或安全性的分析策略。

补充分析（Supplementary Analysis）：是指对于主要分析和敏感性分析之外的分析的一般描述，目的是更多地了解治疗效应。

附录 2

中英文词汇对照表

中文	英文
安全性分析集	Safety Set，SS
伴发事件	Intercurrent Event
标准操作规程	Standard Operation Procedure，SOP
病例报告表	Case Report Form，CRF
补充分析	Supplementary Analysis
电子患者报告结局	Electronic Patient Reported Outcome，ePRO
电子数据采集	Electronic Data Capture，EDC
电子源数据	Electronic Source Data
多重性	Multiplicity
方案偏离	Protocol Deviation
估计方法	Estimator
估计目标	Estimand
患者报告结局	Patient Reported Outcome，PRO
稽查轨迹	Audit Trail
临床研究协调员	Clinical Research Coordinator，CRC
逻辑核查	Edit Check
敏感性分析	Sensitivity Analysis
期中分析	Interim Analysis
权限控制	Access Control
缺失数据	Missing Data
数据管理计划	Data Management Plan，DMP
数据核查计划	Data Validation Plan，DVP
数据监查委员会	Data Monitoring Committee，DMC
统计分析计划	Statistical Analysis Plan，SAP
系统验证	System Validation
亚组分析	Subgroup Analysis
用户接受测试	User Acceptance Testing，UAT
注释病例报告表	Annotated Case Report Form，aCRF
总 I 类错误率	Familywise Error Rate，FWER

患者报告结局在药物临床研究中应用的
指导原则（试行）

（2021 年第 62 号　2021.12.27）

一、引言

临床结局是评价药物治疗获益与风险的核心依据，如何准确、可靠、完整地观测临床结局至关重要。患者报告结局（patient-reported outcome，PRO）是临床结局的形式之一，在药物注册临床研究中得到越来越广泛的使用。另外，随着患者为中心的药物研发（patient-focused drug development，PFDD）的理念和实践的不断发展，在药物全生命周期中获取患者体验、见解、需求等数据并将其有效地融入到药物的研发和评价中日益受到重视，临床报告结局（clinical outcome assessments，COA）特别是其中的患者报告结局可以反映患者的感受，是患者为中心的药物研发的重要组成部分。

本指导原则旨在阐明 PRO 的定义以及在药物注册研究中的适用范围，PRO 测量特别是量表研发和使用的一般原则，PRO 数据采集的质量控制，数据分析和解释需要注意的事项，以及与监管部门的沟通等，为申办者在药物注册研究中合理使用 PRO 数据提供指导性意见。

本指导原则适用于使用 PRO 作为终点指标支持药品注册的临床研究，包括临床试验和真实世界研究。

二、患者报告结局的定义

患者报告结局定义为：任何来自患者直接报告且不被他人修改或解读的对自身疾病和相应治疗感受的评估结局。

PRO 强调患者自己报告结局，当患者不具备或丧失自我评估能力时，可能需要由其监护人或监护人指定的代表完成 PRO 的记录，但此时应充分评估代理人偏倚。

量表是 PRO 测量使用较多的工具，主要用于主观测量，如疼痛、生存质量等，但现有量表并不能解决所有的主观测量问题，如某些症状（如恶心）或症状群。PRO 的数据采集有纸质记录和电子化载体两种手段。使用电子化手段记录 PRO 称为电子化患者报告结局（electronic patient-reported outcome，ePRO）。

三、患者报告结局测量量表的研发、翻译、改进

临床研究中，一旦确定使用量表测量 PRO，如果尚无适合研究项目的量表，需专门针对研究目的进行研发；如果已有公认的适合研究项目的中文量表，在获得版权后可直接使用；如果已有公认的适合研究项目的外文量表，需经过研发形成正式的中文版本后使用；如果已有量表并不完全适合研究项目时，需改进后使用。在已有的成熟量表中如何选择更适合于拟开展的研究项目，需要考虑其科学性和可操作性。

（一）患者报告结局测量量表的研发

PRO 测量量表的研发应能反映患者的视角，重点考虑该量表的临床价值，包括疗效评价的针对性、临床意义的可解释性和对治疗决策的指导性。量表的研发过程如图所示。量表的研发通常用于有效性评价，也可以针对重要的安全性事件进行研发，其原理和过程是一样的。

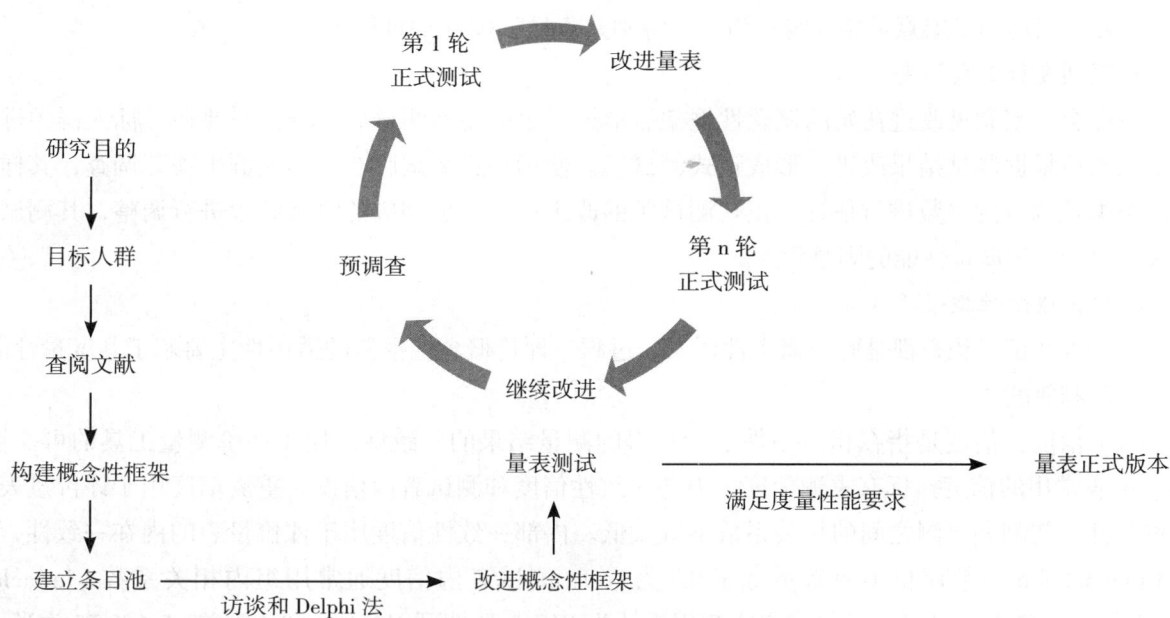

量表研发过程示意图

1. 构建概念性框架

量表的结构有一级结构、二级结构和三级结构，临床研究中以一级和二级结构较常用。一级结构的量表有单条目量表（如视觉模拟疼痛量表）和多条目量表（如简化版口腔干燥量表）。下面以二级结构量表为例进行阐述。

二级结构量表的第一级是维度，第二级是条目。量表概念性框架的初步成型一般基于研发者查阅文献、专家知识和经验、患者访谈以及必要的调研。维度的数量和命名依据对研究内容的理解设定，每个维度下的条目数和条目内容用以体现其所属维度的内涵和重要程度，例如每个条目等权时，维度下的条目数量就体现了维度的重要性。

2. 建立条目池

量表的底层结构是条目，体现具体的设问内容，而维度则是概念性的。为了后续的条目设计，需建立尽可能丰富的条目池，条目的来源可以是所有可能的途径，包括文献、患者和/或专家访谈、相关领域的量表研发平台、研发报告、研发者设计等。

条目设计是量表研发的核心内容之一。如果条目池足够丰富和成熟，绝大多数的条目一般从条目池中获取，但也会有一些条目由研发者设计。在问题的陈述中，应尽可能采用封闭式问题，避免含混不清的词语、具有双重含义或倾向性引导的问题、双重否定的陈述，以及负面陈述和患者不情愿回答的问题；同时应避免应答的天花板或地板效应，以及一个条目同时问两个以上问题等。在阅读理解方面，尽量使用常用语，对文化水平的要求不宜太高（如具备小学毕业文化程度的阅读能力即可）。

3. 标度方法

条目的标度有二分类标度、等级标度（如 Likert 标度）、连续标度（如视觉模拟标度）、图形标度等方法，其中以 5 级 Likert 标度法最常用。具体采用几级 Likert 标度要以量表的度量性能达到最佳为标准。

4. 访谈

在研发者初步形成了量表的概念性框架后，首先需要进行患者访谈、专家访谈和/或专家调查，根据专家反馈意见调整概念性框架。患者访谈有助于进一步保证患者报告结局量表的内容有效性，体现患者的需求和意见。专家调查的主要目的是考证结构的合理性、条目表述的准确性、应答的可行性和维度及条目的赋权。维度和条目的赋权是量表研发最为关键的环节。专家调查法的实施通常不止一轮，以达到专家意见相对统一为止，特别是条目赋权方面的意见。

5. 预调查和正式调查

在综合专家意见改进初始的概念性框架后形成量表的初始测试版，继而需要在目标人群中进行测试，然后根据测试结果改进，形成正式测试版。使用正式测试版在目标人群中展开调查，其样本量需根据预调查的参数进行估计，正式测试版的改进也是根据相应的测试结果进行调整，其测试的轮次取决于量表度量性能的满意程度。

6. 验证概念性框架

预调查和正式调查都是验证概念性框架的过程。评价概念性框架的适用性主要基于其度量性能，包括信度和效度。

（1）信度：信度是指在相似条件下所获得的测量结果的一致性，用于评价测量工具的可靠性。PRO 量表常用的信度指标有重测信度、内部一致性信度和测试者内信度。重测信度用于评价量表的可重复性，初测和再测之间的相关系数不宜太低。内部一致性信度用于评价量表的内在一致性，常用 Cronbach's α 系数评价（通常不低于 0.7 为宜）。测试者内信度通常用组内相关系数（intraclass correlation coefficient，ICC）评价，有文献报道认为 ICC 一致性可划分成＜ 0.4 为差，0.4–0.75 为尚可，＞ 0.75 为很好。

（2）效度：效度是指测量在多大程度上反映了想要测量的内容，用于评价测量工具的有效性。一个好的量表应该既可靠又有效。信度高并不代表效度也高（例如重度抑郁症症状量表用于测量重度抑郁症有较高的信度和效度，而用于测量躁狂症时可能信度高但效度低），但信度低的话，效度必然不会高。

量表效度的评价方法很多，以 3C 方法较为常用，即内容效度（content validity）、标准效度（criterion validity）和结构效度（construct validity）。内容效度主要基于专家知识和经验以及患者主观判断量表的维度和条目的内容是否合理，是否能正确反映想要测量的内容。标准效度表示研发量表与所谓"金标准"量表的相关程度。由于金标准通常不存在，且如果存在则研发意义有限（仅在研发量表具有极大的便利性等情况下），因此应用较少。结构效度常通过探索性和验证性因子分析方法评估观测数据产生的结构与概念性框架的一致性。

除了上述 3C 概念外，效度的另一个重要指标是检测变化的能力，又称反应度，即能够灵敏地反映患者结局变化（如干预前后的变化，给予不同干预的反应等）的能力。

7. 撰写量表说明书

为了确保量表的正确使用，应撰写量表使用说明书。量表说明书包括但不限于：目标人群，含引导语在内的完整量表结构，维度和条目的赋值以及量表的计分规则，度量性能，有效应答的规定，缺失数据的处理，回忆期限（如涉及）等。

（二）用于患者报告结局测量量表的翻译和/或文化调适

临床研究中用于 PRO 测量的原研量表如果为外语，通常需要翻译成中文后才能应用。原研量表的某个或某几个条目如果因为文化方面的差异而无法被患者理解或难以获得有效配合时，还会涉及文化调适问题。量表的翻译和/或文化调适是否恰当，要以翻译和/或文化调适后的量表与原研量表的度量性能是否相近为衡量标准。量表的翻译和/或文化调试可按以下步骤进行：

1. 准备阶段。查阅量表研发的所有相关资料；组建多学科翻译团队（如英译中、中译英、医学等专业人员）；建立与量表研发者的沟通渠道，除获得使用该量表最新版本的授权许可外，通过交流更好地理解量表的含义，以使翻译更为准确。

2. 正向翻译。两个或多个翻译人员独立将原语言版本的量表译成中文版本，然后综合各个翻译文稿形成中文初稿。

3. 回译。由母语为原语言且又熟悉中文的翻译人员将中文初稿翻译回原语言，将回译版本与原文进行比较，如有较大差异，需进一步修改中文译稿，直至回译稿与原文的差异达到可接受的程度，形成中文版初版。

4. 量表的文化调适。如果量表中有个别条目不适于当地文化，需对其进行调适，调适结果是否满意应以调适后量表与原研版的度量性能相近为判断原则。

5. 中文版初版测试。在目标人群中使用中文版对患者进行认知访谈，评价量表条目的可理解性以及患者的认知程度等，并进行量表性能的定量测试，如果量表的度量性能与原研版相近，中文版可定稿；如果相差较大，则需要进一步完善中文版，直至度量性能达到要求为止，形成中文版终版。

6. 中文版研发报告。中文版终版形成后，撰写完成研发报告，记录整个研发过程，报告度量性能，编写量表说明书，必要时申报中文版软件著作权。

（三）患者报告结局测量量表的改进

当已有量表并不完全适合研究项目时，应改进后使用。例如，经早期临床试验（如Ⅱ期）数据分析，所用量表不满足研究所需的信度和/或效度，需对量表进行改进或研发新的量表。在开展Ⅲ期试验前应试验对量表再次进行测试，以确保Ⅲ期试验所用量表具有足够的信度和效度。

四、患者报告结局测量量表的选择与评价

量表作为PRO测量工具应具有良好的度量性能，应既可靠又有效。正确选择适用于拟开展的研究项目的用于PRO测量的量表甚为关键，结合科学性和可操作性，建议重点关注以下要点：

1. 量表的适用性：考察量表的构建，关注其整体概念是否满足量表研发的目的和符合适用人群，研究目标人群应与原研量表的适用人群一致。

2. 规范文件或系统：是否有规范的量表相关文件或系统，包括但不限于说明文件（特别是量表得分的解释）、用户使用手册、数据收集的标准格式、重要的参考数据（用于设计时的样本量估计）等。

3. 研发过程：量表的使用目的是否明确定义，研发过程是否严格规范，量表的结构（维度和条目及其赋权）是否合理，发表的结果是否详尽。

4. 权威性：研发成果是否在同行评议期刊公开发布，是否得到较广泛的引用和应用，是否被指南推荐。

5. 语言和文化：量表的有效性验证是否考虑了不同的教育、文化和种族背景；新的语种版本是否经过规范的翻译和回译以及验证。经翻译和/或文化调适后的量表其度量性能应与原研量表相近。

6. 验证：是否通过足够大的样本量进行验证，条目设计和赋值是否合理，是否有足够的信度和效度。

7. 可行性：量表在使用时的可行性，包括但不限于实施过程的可操作性、使用多个量表时的条目重叠问题等。患者的应答负担过重可以导致缺失和拒绝应答现象增多，降低PRO数据的质量。增加患者应答负担的因素包括：量表内容太多，内容重复性高，同时选择多个量表且其中某个/些量表意义不大，量表界面设计不便阅读，条目涉及不便回答的隐私，条目设计的不合理等。

五、临床研究中使用患者报告结局的考虑

（一）估计目标框架

ICH E9（R1）中提出的估计目标框架构建的准则和方法对于以PRO为试验终点的临床研究同样适用。估计目标框架需在方案和统计分析计划中明确定义。

（二）选择患者报告结局作为临床研究终点

临床研究如选择患者报告结局作为主要或关键次要终点，应说明选择的理由及依据，结合研究目的、目标适应症的疾病机制、药物作用机理及临床定位等因素综合考虑。对于将PRO作为主要或

关键次要终点，应注意以下问题：①需要有充分的依据，且与研究目的相一致；②如研究设计未能对患者设盲，会产生较大的主观评价偏倚风险，应极为慎重；③观察期应足够长以体现PRO具有临床意义的变化；④应控制整体Ⅰ类错误率；⑤样本量确定应充分考虑预期的差异至少应具有临床意义。

选择的患者报告结局应能反映出患者对药物作用的感受。药物作用不仅限于有效性，也反映在安全性、耐受性或对生存质量的影响等方面，合理选择患者报告结局有助于让研究更好地反映患者体验，使药物研发遵循以患者为中心的理念。

（三）研究方案和研究报告中有关量表的阐述

使用量表测量的患者报告结局作为主要终点或关键次要终点时，应在研究方案中对其进行说明，包括但不限于：选择和使用量表的合理性；必要时简要介绍量表的研发和应用情况，特别是针对某些应用较少的量表；量表度量性能的评价方法和指标；量表数据的采集与质量控制；量表数据的分析方法；量表使用的详细说明和培训计划等。

临床研究报告中应包括但不限于：量表数据的收集情况（有效应答、缺失等）；报告所使用量表的度量性能（如信度、效度），并与原研量表比较，当差别比较大时，应分析具体原因和评价对研究结论的潜在影响；量表数据的详尽分析结果以及相应的合理解释。

（四）量表的有效应答

患者在填报量表时可能会出现缺失、消极应答（如在5级Likert条目的应答中固定勾选某一级）等现象，从而使得量表的数据失真，因此，量表的使用都应设定有效应答的标准，并在量表使用说明书中规定。例如，某量表规定超过15%（不同量表有不同定义）的条目未应答，或所有条目都勾选某一级（如"非常满意"）被视为该研究对象的无效应答。在研究方案和/或统计分析计划中需要详细阐明判断有效应答的标准并阐述理由。如果最终判断为无效应答则与无应答一样视为缺失值处理。有些情况下，除了考虑整个量表是否有效应答外，量表的某一维度可能被视为关键变量，此时可能会对维度的应答是否有效亭先做出规定。

（五）缺失数据

PRO数据特别是量表测量的数据，出现缺失较为常见。因此，研究的实施过程中加强质量控制，尽可能减少缺失十分必要。对于多维度量表中条目数据的缺失，通常会采用填补方法，具体方法优先采用原研量表说明书提供的方法，其次采用文献报道中的主流方法，再次通过当前研究数据的探索性分析确定（通常在探索性研究中完成）。如果不做填补，除了缺失太多被视为无效应答外，需要根据原研量表的规定或事先在方案中定义当条目的分值缺失时处理整个量表和各维度的分值的规则。应在试验设计阶段针对缺失数据制定合理的统计分析策略。

（六）多重性问题

当PRO被列为主要终点之一或关键次要终点时，会涉及多重性问题，其一般处理原则参见《药物临床试验多重性问题指导原则（试行）》。申办者需要在临床研究方案和统计分析计划中事先规定针对多重性问题所采用的决策策略和多重性调整方法。PRO使用的量表通常包括多个维度，如果其中某个或某几个维度具有重要临床意义，并在方案中被列为关键次要指标（申办者拟在说明书中声称该特定获益），亦会涉及多重性问题，设计时需考虑整体Ⅰ类错误率的控制。

由于量表的多维度和多条目特性，除了侧重于量表整体得分的分析外，各个维度和条目的分析也是必要的，从广义上讲是涉及多重性问题的，但只要它们未被列为主要终点或关键次要终点，或者不在说明书中声称特定的获益，无需进行多重性调整。

（七）结果的解释

基于量表的PRO的结果解释与其它用来评估治疗获益的终点指标相同，阳性结果需同时具有临床意义和统计意义。

最小临床意义差别（minimum clinical important difference，MCID）通常用于界定临床意义的阈值，例如，使用 10 分制视觉模拟疼痛量表测量疼痛程度时，干预前后平均分值下降多少才有临床意义，或较基线平均下降分值两组的差值大于多少才有临床意义。在确定 MCID 时，应首选相关指南、专家共识等公认的标准；如果没有公认的标准，则需与监管机构及时沟通交流并达成共识，统计方法可能为其提供一定的依据。

采用统计方法估计 MCID，常用的有基于分布的方法和基于锚定的方法。其中锚定法更可靠并且便于跨不同试验进行比较，其根据患者对临床意义的感受设置一个外部的全局性指标（如无改善、轻微改善、显著改善），然后确定对应的量表分值的变化量。通常，全局性指标（等级变量）与量表分值变化量的相关系数至少达到 0.3 以上才有意义，有研究认为相关系数 0.3 为低度相关，0.5 为高度相关。估计 MCID 还有其它统计方法，如基于混合线性模型的方法等，可与监管机构进行沟通交流后确定主要方法。

（八）PRO/ePRO 的质量控制

应保证研究实施过程中不同研究中心、患者、观察者数据采集的一致性，从而提升临床研究质量。在方案中至少需要明确但不限于：

- 建立质量控制标准操作规程；
- PRO/ePRO 数据采集的时间点和实施顺序；
- 针对相关人员使用 PRO/ePRO 测量工具的培训和指导，包括判断量表完整性的方法和标准，数据填写、存储、传输的时间和方式等，使之充分理解使用量表的目的、量表说明书中的具体内容以及在量表数据收集过程的质量控制环节；
- PRO/ePRO 的数据管理计划。

另外，使用 PRO/ePRO 的临床研究需要更持续主动地现场监查，保证 PRO/ePRO 数据收集的完整性和准确性。

（九）真实世界研究中 PRO/ePRO 的使用

真实世界研究中，PRO/ePRO 的使用多用于前瞻性研究，如前瞻性观察性研究或实效临床试验。采集的 PRO/ePRO 数据管理或治理的具体方法参见《用于产生真实世界证据的真实世界数据指导原则（试行）》。

六、电子化患者报告结局

（一）ePRO 测量

与纸质 PRO 相比，ePRO 在数据收集的高效性、实时性、灵活性、依从性、安全性和患者隐私保护等方面具有明显优势。ePRO 的不足主要体现在某些患者可能会在操作电子设备方面遇到困难，特别是年老、年幼，以及因疾病限制了动手操作能力的患者人群。

目前 ePRO 数据的采集大致有基于电话的交互式语音应答系统和基于屏幕的报告系统两种类型。基于电话的交互式语音应答系统以自动呼叫为特色，运用预先录制的问题以及回答选项脚本，并允许患者使用按键记录应答，数据直接存储到中央数据库。基于屏幕的报告系统可安装在患者自己的电子设备上，如智能手机、平板电脑、计算机，甚至是可穿戴医疗设备，又称为自带设备，病人可访问设备上的网站或软件，根据自身情况选择答案并被记录保存。

ePRO 系统可与电子病历系统或电子数据采集系统对接，形成个体水平的完整数据流；其时间记录功能可有效防止和识别应答回填或提前应答等影响数据可靠性的行为；其远程监控功能有助于研究者、数据管理人员实时进行在线数据管理和远程数据监测，对有疑问的数据进行质疑标注，及时对受试者进行回访。

（二）使用 ePRO 的一般考虑

以药物注册为目的的临床研究中，ePRO 测量工具及数据采集和数据管理等，应遵循药物临床试验数据管理、电子数据采集、真实世界数据治理相关指导原则的基本要求。

基于网络化平台的 ePRO 测量方式不同于纸质 PRO 测量工具，其数据通常上传至在线数据收集中心，供用户综合管理，实现数据存储、监查和导出。因此，为确保研究者具备电子源数据维护和保存权限，研究机构有原始文档支持，以供申办者稽查及监管部门核查，使用 ePRO 测量工具应遵循以下原则：

1. 研究者应具有维护和确认 ePRO 源数据准确性、真实性的权限。研究者通过稽查轨迹捕捉 ePRO 数据通过测量设备上传后任何数据的变化和修改，避免申办者或第三方机构独自控制原始 ePRO 数据的采集/管理系统。ePRO 源数据是指源于 ePRO 系统最初记录并存储于数据库的记录，如果 ePRO 系统最初记录直接导入 EDC 系统并存储于 eCRF，则最初的 eCRF 为源数据。

2. 数据安全管理体系和访问控制机制。采用加密技术保证数据在收集、提取、传输和存储过程中的完整性、保密性、可追溯性，防止任何个人或机构修改原始数据，删除患者报告的不良事件、高危预警等数据，建立相对应的访问控制机制，避免计划外揭盲风险。

3. 数据备份。避免试验过程中存在数据损坏或丢失、无法对源数据进行重建或验证的风险。

4. 数据保存。研究机构和研究者应保存有电子源数据或电子文档，使监管部门核查人员可以在临床研究现场检查、核实和复制原始数据。

如果经对研究数据的分析发现 ePRO 量表度量性能与原研量表有较大差距，应考虑 ePRO 量表在实施中存在的潜在问题，并予以纠正。此外，基于项目反应理论的 ePRO 测量工具，通过计算机自适应测试技术，根据前项条目的答案选择后项条目，从而减少条目数量以降低患者应答负担，但减少条目数量应符合保证量表内容的效度的前提。申办者使用此类 ePRO 测量工具，需提交概念性框架构建、条目库设计筛选流程、程序构建规则以及结果分析解读等相关资料。

七、与监管机构的沟通交流

当申办者计划采用 PRO/ePRO 作为确证性研究主要或关键次要终点时，应与监管机构及时沟通。沟通的问题包括但不限于目标适应症疾病背景、选择 PRO 作为主要或关键次要研究终点的理由及依据、研究设计类型、研发量表（如有）的验证性概念框架及量表说明书等资料、PRO/ePRO 改进和/或文化调适（如有）及依据、信度与效度的验证、最小临床意义差别及依据、实施方面的质量控制等问题。进行沟通前，申办者应该向监管机构预先提供包含 PRO/ePRO 统计分析考虑的试验方案和 PRO/ePRO 的相关资料。在试验过程中，如果因为更改 PRO/ePRO 而使临床试验方案做出重大调整，应与监管机构及时沟通。

参考文献

1. Acquadro C, Berzon R, Dubois D, et al. Incorporating the patient's perspective into drug development and communication: an ad hoc task force report of the Patient-Reported Outcomes (PRO) Harmonization Group meeting at the Food and Drug Administration, February 16, 2001. Value Health. 2003; 6 (5): 522-531.

2. Bukhari M. "PROMs vs. PREMs (Patient-Reported Experience Measures)."; Patient Reported Outcome Measures in Rheumatic Diseases. Ed. Miedany YE. London: Springer, 2016; 405-417.

3. Byrom B, Watson C, Doll H, et al. Selection of and Evidentiary Considerations for Wearable Devices and Their Measurements for Use in Regulatory Decision Making: Recommendations from the ePRO Consortium. Value Health. 2018; 21 (6): 631-639.

4. Calvert M，Blazeby J，Altman DG，et al，CONSORT PRO Group. Reporting of patient-reported outcomes in randomized trials：the CONSORT PRO extension. JAMA 2013；27；309（8）：814-822.

5. Cohen J.A power primer. Psychological Bulletin 1992；112（1）：155-159.

6. Coons SJ. ePRO systems validation：clearly defining the roles of clinical trial teams and ePRO system providers.Value Health. 2013；16（4）：457-458.

7. Coons SJ，Gwaltney CJ，Hays RD，et al. Recommendations on evidence needed to support measurement equivalence between electronic and paper-based patient-reported outcome（PRO）measures：ISPOR ePRO Good Research Practices Task Force report. Value Health. 2009；12（4）：419-29.

8. Copay AG，Subach BR，Glassman SD，et al. Understanding the mimmum clinically important difference：a review of concepts and methods. Spine J Off J North Am Spine Soc. 2007；7：541-546.

9. DowardLC，GnanasakthyA，BakerMG. Patient reported outcomes：looking beyond the label claim. Health Qual Life Outcomes. 2010；8：89.

10. EMA. Reflection paper on the regulatory guidance for the use of health relate quality of life（HRQL）measures in the evaluation of medicinal products. 2005.

11. EMA. Reflection paper on expectations for electronic source data. 2010.

12. EMA. Reflection paper on the use of patient reported outcome（PRO）measures in oncology studies. 2014.

13. Fayers PM，Machin D. Quality of Life：The assessment, analysis and reporting of patient-reported outcomes（3rd Edit）. John Wiley & Sons，Ltd. 2016.

14. Ferreira ML，Herbert RD，Ferreira PH，et al. A critical review of methods used to determine the smallest worthwhile effect of interventions for low back pain. J Clin Epidemiol. 2012；65：253-261.

15. FDA. Clinical outcome assessment（COA）compendium. 2021.

16. FDA. Clinical outcome assessment（COA）qualification program. https：//www.fda.gov/drugs/drug-development-tool-ddt-qualification-programs/clinical-outcome-assessment-coa-qualification-program.

17. FDA. Guidance for industry：Assessing COVID-19-Related Symptoms in Outpatient Adult and Adolescent Subjects in Clinical Trials of Drugs and Biological Products for COVID-19 Prevention or Treatment. 2020.

18. FDA. Guidance for industry：Electronic source data in clinical investigations. 2013.

19. FDA. Guidance for industry：Patient-Reported Outcome Measures：use in medical product development to support labeling claims. 2009.

20. FDA. Patient-Focused Drug Development： collecting comprehensive and representative input. 2020.

21. FDA. Roadmap to patient-focused outcome measurement in clinical trials. 2015. https：//www.fda.gov/media/87004/download

22. FDA. Plan for issuance ofpatient-focused drug development guidance. 2017.

23. FDA. Upper facial lines：developing botulinum toxin drug products. 2014.

24. Fiero MH，Pe M，Mreinstock C，et al. Demystifying the estimand framework：a case study using patient-reported outcomes in oncology. Lancet Oncol. 2020；21：e488-94

25. Fleiss JL. Measuring agreement between two judges on the presence or absence of a trait.Biometrics，1975；31：651-659.

26. Fox MW，Onofrio BM，Onofrio BM，et al. Clinical outcomes and radiological instability following decompressive lumbar laminectomy for degenerative spinal stenosis：a comparison of patients undergoing concomitant arthrodesis versus decompression alone. J Neurosurg. 1996；85（5）：793-802.

指导原则

27. Hong K, Majercak KR, Villalonga-Olives E, et al. Patient-reported outcomes in breast cancer FDA drug labels and review documents. J Patient Rep Outcomes. 2021; 5 (1): 36.

28. Jaeschke R, Singer J, Guyatt GH. Measurement of health status. Ascertaining the minimal clinically important difference.Control Clin Trials. 1989; 10: 407-415.

29. Lawrance R, Degtyarev E, Griffiths P, et al. What is an estimand& how does it relate to quantifying the effect of treatment on patient-reported quality of life outcomes in clinical trials? J Patient Rep Outcomes. 2020; 4 (1): 68.

30. Ly JJ, Crescioni M, Eremenco S, et al. Training on the use of technology to collect patient reported outcome data electronically in clinical trials: best practice recommendations from the ePRO Consortium. Ther Innov Regul Sci. 2019; 53 (4): 431-440.

31. Mokkink LB, Terwee CB, Knol DL, et al. Protocol of the COSMIN study: Consensus-based Standards for the selection of health Measurement Instruments. BMC Med Res Methodol. 2006; 6: 2.

32. Walters S. Quality of life outcomes in clinical trials and health-care evaluation: A practical guide to analysis and interpretation. John Wiley & Sons, Ltd. 2009.

33. Mrild D, Grove A, Martin M, et al. Principles of good practice for the translation and cultural adaptation process for patient- reported outcomes (PRO) measures: Report of the ISPOR task force for translation and cultural adaptation. Value Health. 2005; 8 (2): 94-104.

34. Guideline, ICH. "Addendum on estimands and sensitivity analysis in clinical trials to the guideline on statistical principles for clinical trials." E9 (R1). Step 4 (2019): 20.

附录 1

词 汇 表

标准效度（Criterion Validity）：又称校标效度，指研发的 PRO 量表的评分与已知所谓"金标准"量表对同一概念的度量的相关程度。大多数 PRO 量表因无金标准而无法衡量其标准效度。

测量工具（Instrument）：一种获取数据以及支持其使用的所有信息和文档的工具（如量表），通常包括实施方面的详尽指引、数据收集的标准格式、用以说明计分和分析方法以及目标疾病人群的结果解释的规范文件等。

概念（Concept）：又称感兴趣的概念（concept of interest，COI）。在监管层面，概念是 PRO 量表所捕捉或反映的个体在临床、生物、生理、功能等方面的状态或体验。在 PRO 层面，概念代表了患者对其健康状况或与治疗相关的功能或感觉。

患者报告结局（Patient-reported Outcome，PRO）：为任何来自患者直接报告且不被他人修改或解读的对自身疾病和相应治疗感受的评估结局。

患者为中心的药物研发（Patient-focused Drug Development，PFDD）：指一套系统的方法，在药物全生命周期中，该法有助于确保患者的体验、观点、需求和优先顺序能够被获取并有效地融入到药物的研发和评估中。

回忆期限（Recall Period）：患者在应答当时距所要回答的 PRO 条目或问题的时间。回忆可以是瞬间的（实时的），或前一段时间的追溯。回忆期不宜太长，如一般不超过一周。

检测变化的能力（Ability to Detect Change）：测量工具检测 PRO 测量得分随测量条件（干预前后不同时间点、不同干预、不同人群等）变化而呈现差异的能力。

结构效度（Construct Validity）：又称构建效度，指由观测数据所呈现的 PRO 量表的条目、维度和所要表达的概念之间的结构关系是否与量表研发的理论构想相符。

Cronbach's α 系数：用于评价量表内在一致性的信度指标。

量表的概念性框架（Conceptual Framework of a Scale）：基于既往研究（文献）、专家知识和经验以及必要的调研所构建的量表的维度和条目的框架。维度的数量和命名依据对研究内容的理解设定，每个维度下的条目数和条目内容用以体现其所属维度的内涵和重要程度（例如，每个条目等权时，维度下的条目数量就体现了维度的重要性）。

内容效度（Content Validity）：基于专家知识的定性研究，验证量表是否能够测定其所希望测定的内容。

生存质量（Quality of Life，QoL）：又称生命质量，生活质量，用于评估生活各个方面所体现的整体健康状况。

条目（Item）：某一问题、陈述或任务（以及标准化的应答选项），被用于患者对特定概念的评估。

调适（Adaptation）：基于种族间语言和文化差异的考虑对量表进行的任何更改。调适不会改变 PRO 量表的结构，但会调整小部分内容以适用于另一种模式、语言或人群。调适研究是为了验证 PRO 量表在新环境或新语言下的度量性能。

维度（Domains/Dimensions/Factors）：构成量表的第一级结构（二级结构量表）或第一和第二级结构（三级结构量表），用于表达组成量表的某一方面内容（概念）。一个维度由一个或多个条目构成。

效度（Validity）：指测量在多大程度上反映了想要测量的内容，用于评价 PRO 量表的有效性。

信度（Reliability）：指在相似条件下所获得的测量结果的一致性和可重复性，用于评价 PRO 量表的可靠性。

症状（Symptom）：只能由患者察觉和感知的疾病、健康状况或治疗效果的任何主观证据。

治疗获益（Treatment Benefit）：治疗对患者生存、感觉或功能的影响。治疗获益可以通过有效性或安全优势来证明。例如，治疗效果可通过症状进展方面的改善或延缓来测量，也可通过减少或延缓治疗相关毒性来测量。不能直接获取治疗对患者生存、感觉或功能的效果的测量是治疗获益的替代测量。

最小临床意义差别（Minimum Clinical Important Difference，MCID）：通常用于界定临床意义的阈值，例如，使用 10 分制视觉模拟疼痛量表（VAS）测量疼痛程度时，干预前后平均分值下降多少才有临床意义，或较基线平均下降分值两组的差值大于多少才有临床意义。

附录 2

中英文词汇对照

中文	英文
标准效度	Criterion Validity
测量工具	Instrument
测试者内信度	Intra-rater Reliability
重测信度	Test-retest Reliability
电子化患者报告结局	Electronic Patient-reported Outcome（ePRO）
电子数据采集	Electronic Data Capture（EDC）
度量性能	Measurement Properties
概念性框架	Conceptual Framework
患者报告结局	Patient-reported Outcome（PRO）
患者为中心的药物研发	Patient-focused Drug Development（PFDD）
回忆期限	Recall Period
量表	Scale
简化版口腔干燥量表	Summated Xerostomia Inventory（SXI）
交互式语音应答系统	Interactive Voice Response Systems（IVRS）
基于屏幕的报告系统	Screen-based Reporting Devices
基于锚定的方法	Anchor-based Method
检测变化的能力	Ability to Detect Change

中文	英文
结构效度	Construct Validity
内部一致性信度	Internal Consistency Reliability
内容效度	Content Validity
生存质量	Quality of Life
视觉模拟标度	Visual Analog Scale（VAS）
条目	Items
条目池	Item Pool
调试	Adaptation
维度	Domains/Dimensions Factors
项目反应理论	Item Response Theory（IRT）
效度	Validity
信度	Reliability
应答负担	Respondent Burden
组内相关系数	Intraclass Correlation Coefficient（ICC）
症状	Symptom
重度抑郁症症状量表	Symptoms of Major Depressive Disorder Scale（SMDDS）
治疗获益	Treatment Benefit
自带设备	Bring-Your-Own-Device（BYOD）
最小临床意义差别	Minimum Clinical Important Difference（MCID）

药物临床研究有效性综合分析指导原则（试行）

（2021 年第 59 号　2021.12.23）

一、引言

在药物注册上市申请时，为了更好地对该药物的总体风险获益情况进行评价，申办者除了需要提交与该药物相关的所有单项临床研究的有效性和安全性证据之外，通常还需要对与该药物相关的不同来源的研究数据进行整合以形成尽可能完整的证据链，并按照 ICH M4E（R2）通用技术文档（CTD）模块 5 第 5.3.5.3 节的要求提交多项研究数据分析报告。

不同来源的研究包括非临床研究，剂量–效应关系、药物与药物和药物与疾病（如肾脏代谢药物对肾脏的影响）相互作用的临床药理学研究，与人为因素相关的药物器械组合研究，药物活性的体外研究，以及在国内和国际开展的探索性和确证性临床研究等。临床研究数据的综合分析是申办者所提交的多项研究数据分析报告的重要组成部分，通常包括有效性综合分析和安全性综合分析。有效性综合分析是对药物的拟申请注册同一适应症的全部临床有效性研究数据进行系统分析，比较不同研究数据的优势和不足，以描述总体有效性特征，并对某些重要研究数据未能纳入分析的原因进行解释说明。安全性综合分析是对药物的全部临床安全性研究数据进行系统分析，描述总体安全性特征，并确定应纳入药品说明书的风险声明。

本指导原则旨在为申办者对药物临床研究进行有效性综合分析提供技术指导，以尽可能全面系统地展现药物的有效性特征。本指导原则中的 meta 分析是指对独立研究的个体层面或群体层面的数据进行合并分析。

原则上与药物的拟申请注册同一适应症相关的所有临床有效性研究均应纳入有效性综合分析，包括但不限于以下内容：

1. 以列表形式呈现所有临床研究而不论其是否获得有效性结果，包括已经完成的研究，根据预先规定的研究计划而提前终止的研究（如由于期中分析时有效性结果达到预设条件而提前终止），正在开展的研究，已经终止但未完成的研究和历史遗留的研究等；并在列表中简要概述所有临床研究的关键设计信息和有效性结果，无论有效性结果是否具有统计学意义。

2. 对所有临床研究的关键设计信息和统计分析方法进行比较，讨论其对有效性结果的影响。

3. 对所有临床研究的有效性结果进行比较和 meta 分析。

4. 可根据需要（如为了观察亚组人群疗效）对所有临床研究的亚组人群的有效性结果进行比较和 meta 分析。

5. 对评估暴露（剂量或血药浓度）与效应之间关系的临床药理学研究数据进行综合分析，并结合临床研究的有效性结果，以支持药品说明书中的用法用量。

6. 对所有临床研究呈现出的药物长期有效性、耐受性和停药数据进行比较、总结及讨论。

二、单项临床研究概述

（一）关键研究信息

从各单项临床研究报告中提取关键研究信息并以列表的形式简要呈现。关键研究信息包括：药物适应症、研究编号、研究开展状态（如正在进行中或结束）、研究区域、研究目的、研究分期如Ⅱ期或Ⅲ期、比较类型（如优效性或非劣效性）、试验组别、对照类型（如安慰剂或阳性药物对照）、样本量（如预设的和实际入组的数量及组别分配数量）、随机化方法及随机化分层因素、盲法（如单盲、双盲或开放设计）、关键入排标准、用药方案、有效性终点的标准定义和有效性结果等。无论单项临床研究的有效性结果是否达到研究目的，均应至少列出其主要和关键次要有效性终点的点估计、区间估计及 P 值（若适用）。

对于不纳入有效性综合分析的单项临床研究，应解释原因。

（二）研究设计要素

相对于上述列表中的简要内容，本部分应较为详细地对每项临床研究的设计要素进行描述、比较和讨论，尤其是对纳入有效性综合分析的临床研究。研究设计要素包括但不限于以下内容：

1. 受试者关键入排标准，如疾病状态、人口学特征、既往合并用药情况等；或者受试者选择方法，如富集策略与设计、安慰剂导入期等方法。

2. 药物剂量选择，如固定剂量、灵活剂量、强制滴定等。

3. 比较类型，如优效性、等效性或非劣效性设计等。采用非劣效性设计时，应特别说明非劣效界值是否合理以及恒定假设是否成立。

4. 对照组的选择

（1）同期对照，是指试验组和对照组从相同研究人群中选择并同时用药，如安慰剂对照、无用药/空白对照、阳性药物对照和剂量-效应对照等。在使用阳性药物对照时，应特别说明选择该阳性药物的合理性。

（2）外部对照，如研究人群之外的历史对照、平行对照、目标值对照或合成对照等。

（3）多重对照，如在一个研究中同时使用安慰剂对照和阳性药物对照，或者同时使用几种剂量的试验药物和几种剂量的阳性药物对照。

5. 有效性终点的选择，如主要或关键次要有效性终点。如果有效性终点是替代终点，则应讨论该终点的选择依据以及支持其预测临床结局的合理性。如果有效性终点是首次使用的临床结局评价指标（如患者报告结局、临床医生报告结局等），则应说明其使用的合理性。

6. 治疗持续时间和研究持续时间，如治疗持续时间为 1 个月，随访持续时间为 3 个月。

7. 样本量确定，如样本量估计参数、估计方法、试验组别分配比等。

8. 随机化方法，如简单随机、区组随机、分层区组随机等，或者适应性随机，如最小化方法等；以及随机分配系统，如交互式应答系统。

9. 盲法，如单盲、双盲和开放设计等，以及试验药物的气味或颜色等的模拟方法（如使用模拟剂）。

10. 在研究中使用独立委员会，如数据监查委员会、终点裁定委员会等。

11. 适应性设计特征，如样本量重新估计、成组序贯设计、放弃或增加治疗组、患者入组标准变更等。应特别注意研究措施变更是否为预设的，总 I 类错误率是否得到有效控制等。

（三）统计分析方法

本部分应对每项临床研究的主要和关键次要有效性终点的统计分析方法进行描述、比较和讨论，尤其应详细比较纳入有效性综合分析的临床研究的统计分析方法的异同。包括但不限于以下内容：

1. 比较各单项临床研究的主要和关键次要有效性终点的统计分析方法的异同，如使用了不同协变量的协方差分析等。

2. 比较各单项临床研究中受试者脱落和缺失数据的处理方法。

3. 如有必要，也可对各单项临床研究中的非预设统计分析方法进行讨论。

三、有效性结果的整体分析

（一）各单项临床研究之间的比较

列表展示各单项临床研究的受试者数量、脱落数量、人口学特征、基线特征等。列表或制图

（如森林图）展示和比较各单项研究的有效性结果。各单项研究有效性结果的比较，应以主要和关键次要有效性终点为主，并结合受试者人口学和基线特征（如疾病严重程度）、入选或排除标准、对照类型、暴露剂量、暴露持续时间和统计分析方法等进行讨论。此外，还应分析不同地区（如果有）受试者有效性结果的一致性。

如果某一有效性终点在多个单项临床研究中重要性不同但重复出现，也可对其进行比较和分析（即使不具有统计学意义），以作为药物有效性的重要评估内容。例如，在治疗冠心病药物的同类研究中，经常观察的有效性终点是包含死亡事件的相同或不同复合终点。对这些同类研究中的死亡事件发生情况进行比较和分析，可以了解该药物是否真正具有降低病死率的获益。

通常应将具有相同或相似研究设计特征（如相同或相似的对照组）的单项临床研究的有效性结果放在一起进行比较和讨论。如果这些结果存在异质性，则应进行充分讨论。对于在国外研究数据基础上确证中国人群有效性的临床研究（如桥接研究），应在讨论时特别注明，并提供将国外研究数据外推至中国人群的其他支持性信息。

（二）各单项临床研究的meta分析

应阐述对各单项临床研究的有效性结果进行meta分析时所用方法的合理性。建议使用个体层面的数据进行meta分析，但应考虑各单项研究之间的异质性。

在meta分析时要对各单项研究进行仔细选择，尽量减少选择性偏倚，以确保meta分析结果的可信性。应注意研究设计特征不同的单项研究通常不宜进行meta分析，例如，单臂研究与设有平行对照的研究不应进行meta分析。

四、亚组人群分析

与总人群的分析相似，对感兴趣的亚组人群进行有效性结果的整体分析也包括各单项临床研究的亚组人群有效性结果之间的比较和meta分析。亚组人群比较的目的是评估各单项研究之间亚组人群有效性结果的一致性。在大多数情况下，亚组人群的meta分析更有可能精确评估亚组人群之间的有效性结果的差异，可以为进一步的临床研究提供假设。

以列表的形式呈现各单项研究中的亚组人群及其定义。亚组人群分析可列表或制图（尤其是森林图）展示，一般不需要进行统计推断。可按各单项研究的亚组人群定义进行分层，以尽量减少由于研究设计的差异所引入的偏倚。亚组人群分析包括但不限于以下内容：

1. 评价主要人口学特征（如年龄、性别）和其他相关内在和外在因素（如疾病严重程度、既往治疗、合并用药、肾功能或肝功能损害）对有效性结果的影响。

2. 评价不同国家和地区的有效性结果的差异。

五、与推荐用药剂量相关的临床信息分析

与推荐用药剂量相关的临床信息包括评估暴露（剂量或血药浓度）与效应之间的关系以及评估剂量与血药浓度之间的关系等的临床药理学数据。这些数据通常涵盖以下内容：①推荐剂量范围，包括起始剂量和最大剂量；②增加剂量不会导致有效性增加的剂量下限；③各适应症和亚组人群的剂量；④用药频率；⑤滴定剂量的方法；⑥基于临床药理学数据的用药建议（如食物影响）；⑦因药物相互作用或特殊人群（如儿童、老年人、按遗传特征定义的组别、肾功能不全或肝功能不全患者）而需要调整的剂量；⑧关于用药方案依从性的重要注意事项；⑨与个体化用药相关的任何其他建议。

对各单项研究的临床药理学数据进行综合分析时要关注以下方面：

1. 支持剂量推荐的各单项研究的分析结果以及任何交叉研究的分析结果均应纳入综合分析。

2. 如果研究中使用的制剂与拟商业化制剂不一致，应说明其可比性。

3. 应描述由于药代动力学的非线性特征等所引起的偏离及可能的原因（如延迟效应、耐受效应

或酶诱导）及其对临床使用的影响。

4. 应描述和评估数据的局限性（如研究使用了滴定设计而不是固定剂量设计）。

5. 应明确描述每项研究的用药方法（如每天早晨一次或餐前用药）、每个治疗组的用药剂量、发生不良事件时的相关用药变化信息以及研究方案中规定的任何关键措施影响到用药方案（如剂量水平滴定）时的相关用药变化信息。

6. 应描述用于剂量–效应关系评估差异的方法（即使在未发现差异的情况下），包括在亚组人群中进行的特定研究、按亚组人群分析有效性结果以及研究药物在血液中的浓度检测方法等。

六、长期有效性、耐受性和停药分析

应对药物长期有效性、耐受性和停药的信息进行综合分析。一般来说，有效性和耐受性需要长期观察，但关键临床研究的观察时间通常较短（如 6–12 个月），因此，应尽可能收集长期观察的所有可用信息，并描述剂量使用、暴露持续时间和停药原因等长期观察信息，分析随时间推移有效性和耐受性的变化情况以及其它合并用药对有效性的影响，对有效性、耐受性和停药情况进行总结和讨论。长期有效性的综合分析应侧重于设有对照的临床研究的有效性结果，并应明确区分控制良好的研究和设计相对不严谨的研究。

七、监管考虑

（一）制定并提交有效性综合分析的统计分析计划

在进行有效性综合分析之前，应制定相应的统计分析计划，以阐述其分析策略和分析方法，包括对各单项临床研究的有效性结果进行 meta 分析的方法。与单项临床研究的统计分析计划不同，有效性综合分析的统计分析计划不需要在各单项研究结束之前制定。有效性综合分析的统计分析计划应与有效性综合分析报告一起提交给监管机构。建议在制定有效性综合分析的统计分析计划之前或过程中与监管机构进行充分沟通。

（二）有效性结果的 meta 分析仅可作为支持性证据

虽然各单项临床研究的有效性结果的 meta 分析（包括总人群和亚组人群的 meta 分析）能够向监管机构提供更加充分的关于研究药物有效性的相关信息，但不能替代各单项研究的确证性作用。无论各单项研究的总人群和亚组人群的有效性结果是否有统计学显著性，也无论其 meta 分析结果是否有统计学显著性，有效性结果的 meta 分析仅可作为有效性的支持性证据，不能视为确证性证据。

（三）区分有效性综合分析和临床有效性总结

有效性综合分析和临床有效性总结都是 CTD 或电子通用技术文档（eCTD）要求的关于临床研究的整体有效性信息的报告，均应符合该文档的格式要求。但有效性综合分析是所有临床研究的有效性结果的综合分析，而临床有效性总结只是有效性综合分析报告的一个总结，不应包含有效性综合分析以外的任何分析或结论。有效性综合分析应置于 CTD/eCTD 模块 5 的第 5.3.5.3 节"多项研究数据分析报告"中，临床有效性总结应置于模块 2 的第 2.7.3 节"临床有效性总结"中。当临床研究可用数据非常有限时，例如，孤儿药的临床研究，或仅有一项临床研究，或仅包含一些小型临床研究，有效性综合分析报告的主体部分可以用作临床有效性总结。此时，可在 CTD/eCTD 模块 2 和模块 5 之间拆分有效性综合分析报告，其主体部分放在模块 2 的第 2.7.3 节，而作为附录的表、图和数据集部分放在模块 5 的第 5.3.5.3 节，并需要在模块 2 和模块 5 的相应章节做出明确解释。

（四）适用 ICH E9（R1）对实施本指导原则的影响

ICH E9（R1）提出了估计目标的概念，并建立了从试验目标、估计目标（含伴发事件及其处理策略）、估计方法（含敏感性分析）至估计值的逐层深入的新框架。适用 ICH E9（R1）之后，这些新概念和新框架势必会影响本指导原则实施。因此，在积累了应用这些新概念和新框架的较为成熟

The实践经验之后，将会进一步修订本指导原则。

八、参考文献

1. 国家药品监督管理局. 药物临床试验的生物统计学指导原则. 2016
2. 国家药品监督管理局. 真实世界证据支持药物研发与审评的指导原则（试行）. 2020
3. 国家药品监督管理局. 药物临床试验非劣效设计指导原则. 2020
4. 国家药品监督管理局. 药物临床试验多重性问题指导原则（试行）. 2020
5. 国家药品监督管理局. 药物临床试验亚组分析指导原则（试行）. 2020
6. 国家药品监督管理局. 药物临床试验数据监查委员会指导原则（试行）. 2020
7. 国家药品监督管理局. 药物临床试验适应性设计指导原则（试行）. 2021
8. FDA. Guidance for Industry on Integrated Summaries of Effectiveness and Safety：Location Within the Common Technical Document. 2009
9. FDA. Guidance for Industry on Integrated Summary of Effectiveness. 2015
10. ICH. E3：Structure and Content of Clinical Study Reports. 1995
11. ICH. E9：Statistical Principles for Clinical Trials.1998
12. ICH. E9（R1）：Addendum on Estimands and Sensitivity Analysis in Clinical Trials to the Guideline on Statistical Principles for Clinical Trials. 2019
13. ICH. E10：Choice of Control Group and Related Issues in Clinical Trials. 2000
14. ICH. M4（R4）：Organization of the Common Technical Document for the Registration of Pharmaceuticals for Human Use. 2016
15. ICH. M4E（R2）：Common Technical Document for the Registration of Pharmaceuticals for Human Use – Efficacy. 2016
16. Higgins JPT，Thomas J，Chandler J，et al. Cochrane Handbook for Systematic Reviews of Interventions. The Cochrane Collaboration and Wiley Blackwell. 2nd edit. 2019
17. Schmid CH，Stijnen T，White IR. Handbook of Meta-Analysis. CRC Press. 2021

附录 1

词 汇 表

有效性综合分析（Integrated Summary of Efficacy，ISE）：是对药物的拟申请注册同一适应症的全部临床有效性研究数据进行系统分析，比较不同研究数据的优势和不足，以描述总体有效性特征，并对某些重要研究数据未能纳入分析的原因进行解释说明。

安全性综合分析（Integrated Summary of Safety，ISS）：是对药物的全部临床安全性研究数据进行系统分析，描述总体安全性特征，并确定应纳入药品说明书的风险声明。

临床有效性总结（Summary of Clinical Efficacy，SCE）：是对有效性综合分析的简要总结，其内容范围与有效性综合分析一致，不包括有效性综合分析以外的任何分析和结论。

通用技术文档（Common Technical Document，CTD）：是指在全球监管机构之间达成共识的、具有通用组织结构和格式的、用于药物上市申请的标准文档，该文档可同时满足全球监管机构对申报资料的要求。

合成对照（Synthetic Control）：在临床研究中未设平行对照，而是使用该研究之外收集到的数据作为对照，这些数据包括历史研究数据、真实世界数据或者其他来源的教据。

附录 2

中英文对照表

中文	英文
安全性综合分析	Integrated Summary of Safety, ISS
伴发事件	Intercurrent Event
电子通用技术文档	Electronic Common Technical Document, eCTD
复合终点	Composite Endpoint
估计方法	Estimator
估计目标	Estimand
估计值	Estimate
合成对照	Synthetic Control
恒定假设	Constancy Assumption
患者报告结局	Patient-reported Outcome, PRO
剂量—效应关系	Dose-response Relationship
历史遗留研究	Legacy Study
临床结局评价	Clinical Outcome Assessment, COA
临床医生报告结局	Clinician-reported Outcome
临床有效性总结	Summary of Clinical Efficacy, SCE
桥接研究	Bridging Study
森林图	Forest Diagram
适应性设计	Adaptive Design
通用技术文档	Common Technical Document, CTD
同期对照	Concurrent Control
无用药对照	No Treatment Control
有效性综合分析	Integrated Summary of Efficacy, ISE

用于产生真实世界证据的真实世界数据
指导原则（试行）

（2021 年第 27 号　2021.04.13）

一、概述

真实世界证据是药物有效性和安全性评价证据链的重要组成部分，其相关概念和应用参见《真实世界证据支持药物研发与审评的指导原则（试行）》。而真实世界数据则是产生真实世界证据的基础，没有高质量的适用的真实世界数据支持，真实世界证据亦无从谈起。

真实世界数据是指来源于日常所收集的各种与患者健康状况和/或诊疗及保健有关的数据。并非所有的真实世界数据经分析后就能产生真实世界证据，只有满足适用性的真实世界数据经恰当和充分地分析后才有可能形成真实世界证据。目前真实世界数据的数据记录、采集、存储等流程缺乏严格的质量控制，可能存在数据不完整，数据标准、数据模型和描述方法不统一等问题，对真实世界数据的有效使用形成了障碍。因此，如何使收集的真实世界数据能够成为或经治理后能够成为满足临床研究目的所需的分析数据，以及如何评估真实世界数据是否适用于产生真实世界证据，是使用真实世界数据形成真实世界证据支持药物监管决策的关键问题。

本指导原则作为《真实世界证据支持药物研发与审评的指导原则（试行）》的补充，将从真实世界数据的定义、来源、评价、治理、标准、安全合规、质量保障、适用性等方面，对真实世界数据给出具体要求和指导性建议，以帮助申办者更好地进行数据治理，评估真实世界数据的适用性，为产生有效的真实世界证据做好充分准备。

二、真实世界数据来源及现状

药物研发有关的真实世界数据主要包括在真实医疗环境下诊疗过程的记录数据（如电子病历），以及各种观察性研究数据等。此类数据可以是开展真实世界研究前已经收集的数据，也可以是为了开展真实世界研究而新收集的数据。

（一）真实世界数据常见的主要来源

我国真实世界数据的来源按功能类型主要可分为医院信息系统数据、医保支付数据、登记研究数据、药品安全性主动监测、自然人群队列数据等，以下是根据数据功能类型分类的常见真实世界数据来源。

1. 医院信息系统数据

医院信息系统数据包括结构化和非结构化的数字化或非数字化患者记录，如患者的人口学特征、临床特征、诊断、治疗、实验室检查、安全性和临床结局等，通常分散存储于医疗卫生机构的电子病历/电子健康档案、实验室信息管理系统、医学影像存档与通讯系统、放射信息管理系统等不同信息系统中。有些医疗机构在数据集成平台或临床数据中心的基础上建立院级科研数据平台，整合患者门诊、住院、随访等各类信息，形成直接用于临床研究的数据。有些区域性医疗数据库，利用相对集中的物理环境进行跨医疗机构的临床数据的存储和处理，具有存储量大、类型多等特点，也可作为真实世界数据的潜在来源。

医院信息系统数据基于临床诊疗实践过程的记录，涵盖临床结局和药物暴露范围较广，尤其电子病历数据在真实世界研究中应用较广。

2. 医保支付数据

我国医保支付数据的主要来源有两类，一类是政府、医疗机构建立的基本医疗保险体系，进行医保支付数据库的建立和统一管理，包含有关患者基本信息、医疗服务利用、处方、结算、医疗索赔等结构化字段的数据；另一类是商业健康保险数据库，由保险机构建立，数据以保险公司理赔给付与保险期限作为分类指标，数据维度相对简单。医保系统作为真实世界数据来源，较多用于开展卫生技术评价和药物经济学研究。

3. 登记研究数据

登记研究数据是通过有组织的系统，利用观察性研究的方法搜集临床和其它来源的数据，可用于评价特定疾病、特定健康状况和暴露人群的临床结局。登记研究根据研究定义的人群特点主要包括医疗产品登记研究、疾病登记研究和健康服务登记研究三类，我国的登记研究主要是前两类。其中，医疗机构和企业支持开展的药品登记研究，观察对象是使用某种药品的患者，重点观察药品用于不同适应症的临床疗效或监测不良反应。

登记研究数据库的优势在于以特定患者为研究人群，整合临床诊疗、医保支付等多种数据来源，数据采集较为规范，一般包括患者自报数据和长期随访数据，观测结局指标通常较为丰富，具有准确性较高、结构化强等优点，对于评价药物的有效性、安全性、经济性和依从性具有较好的适用性，还可用于疾病自然史及预后研究。

4. 药品安全性主动监测数据

药品安全性主动监测数据主要用于开展药物安全性研究及药物流行病学研究，通过国家或区域药品安全性监测网络，从医疗机构、制药公司、医学文献、网络媒体、患者报告结局等渠道，进行数据收集。此外，医疗机构和企业自身建立的自有药品的安全性监测数据库也可能成为此类数据来源的一部分。

5. 自然人群队列数据

自然人群队列数据指对健康人群和/或患者人群通过长期前瞻性动态追踪观察，获取的各种数据。自然人群队列数据具有统一标准、信息化共享、时间跨度长和样本量较大的特点，此类真实世界数据可以帮助构建常见疾病风险模型，可为药物研发目标人群的精准定位提供支持。

6. 组学数据

组学数据作为精准医学的重要支撑，主要包括基因组、表观遗传、转录组、蛋白质组和代谢组等数据，这些数据从系统生物学角度刻画了患者在遗传学、生理学、生物学等方面的特征。通常组学数据需要结合临床数据才可能成为适用的真实世界数据。

7. 死亡登记数据

人口死亡登记是一个国家对其国民的死亡信息持续完整的收集和记录。目前我国有四个系统用于收集人口死亡信息，分别隶属于国家疾控中心、国家卫生健康委员会、公安部和民政部。人口死亡登记数据包含死亡医学证明书中的所有信息，记录了详细的死亡原因和死亡时间，可以作为人群分死因死亡率、重大疾病临床结局的数据来源。

8. 患者报告结局数据

患者报告结局是一种来自患者自身测量与评价疾病结局的指标，包括症状、生理、心理、医疗服务满意度等，患者报告结局在药物评价体系发展中越来越重要。其记录有纸质和电子两种方式，后者称为电子患者报告结局，其兴起与应用，使得患者报告结局与电子病历系统对接并形成患者层面的完整数据流成为可能。

9. 来自移动设备的个体健康监测数据

个人健康监测数据可通过移动设备（如智能手机、可穿戴设备）实时采集个体生理体征指标。

这些数据常产生于普通人群的自我健康管理、医疗机构对慢病患者的监测、医疗保险公司对参保人群健康状况评估的过程，通常存储于可穿戴设备企业、医疗机构数据库以及商业保险公司数据系统等。由于可穿戴设备在收集生理和体征数据方面具有便利性和即时性等优势，与电子健康数据衔接可形成更完整的真实世界数据。

10. 其它特定功能数据

（1）公共卫生监测数据

我国建立了一系列有关公共卫生监测的数据库，如传染病监测、预防接种不良事件监测等，所记录的数据可用于分析传染病的发病情况、疫苗的一般反应和异常反应发生率等。

（2）患者随访数据

在真实世界临床诊疗环境中，院内电子病历数据往往无法涵盖患者一些重要的临床指标，如总生存期、五年生存率、不良反应信息等，需要补充长期随访数据，才能形成适用的真实世界数据。患者随访数据主要是指以临床研究为目的，医院随访部门或第三方授权服务商以信件、电话、门诊、短信、网络随访等方式对离院患者开展临床终点、康复指导、用药提醒、满意度调查等服务，服务中收集的院外数据，通常存储于医院随访数据系统。通过与病历数据的链接，实现多源临床数据的融合，用以探索疾病发生机制、发展规律、治疗方法、预后相关因素等临床研究问题。

（3）患者用药数据

患者诊疗过程药品使用数据包括患者信息、药品品规、药品用法用量以及不良反应等信息，通常存储于医院药品管理信息系统、医药电子商务平台、制药企业产品追溯和药品安全性信息数据库，以及药品使用监测平台等。伴随远程诊疗和互联网＋慢病管理模式的普及，存储于处方流转平台或医药电商平台的患者院外用药数据逐渐增多，此类数据的有效利用或拼接，可作为患者维度诊疗过程记录的真实世界数据来源。

随着医疗信息技术的不断发展，新的真实世界数据类型和来源会不断出现，但其具体应用还有赖于所要解决的临床研究问题，以及该数据所支持产生真实世界证据的适用性。

（二）真实世界数据应用面临的主要挑战

从数据来源看，相较于随机对照试验（Randomized Controlled Trial, RCT）数据，真实世界数据在大多数情况下缺乏其记录、采集、存储等流程的严格质量控制，会造成数据不完整、关键变量缺失、记录不准确等问题，这些数据质量上的缺陷，会极大地影响后续的数据治理和应用，甚至会影响数据的可追溯性，研究者也难以发现其中的问题并进行核对和修正。由于患者病程、就诊地点以及时间和空间等因素的变化，可能导致患者疾病状态及相关因素等信息的缺失，为临床研究疾病状态及结局的系统性评价带来挑战。选择性的数据收集，特别是登记研究数据，是导致研究结果偏倚的潜在风险。

由于各种真实世界数据来源之间相对独立和封闭、数据管理系统种类繁多、数据存储分散且数据标准不一致、数据横向整合和交换存在困难，造成数据碎片化和信息孤岛现象突出。对于电子病历数据，由于其高度敏感性，该系统一般封闭管理，对它们的利用可能会受到一定限制。电子病历还可能因文字类型的主观性描述和记录人差异，而影响对临床结局的客观评价。此外，在缺乏统一标准的情况下，数据类型较为多样，既有结构化数据，也有文本、图片、视频等非结构化和半结构化数据，在数据记录、采集、存储的过程中，也会导致数据的冗余和重复，进而造成数据处理难度加大。

三、真实世界数据适用性评价

真实世界数据的适用性评价应基于特定的研究目的和监管决策用途。

（一）真实世界数据的数据治理和数据管理

真实世界数据可以根据研究开展的时间分为回顾性收集和前瞻性收集两种方式获取。回顾性收集的数据通常需要进行数据治理，数据主要来源于既往开展的回顾性观察性研究、前瞻性观察性研究、回顾前瞻性观察性研究等。而前瞻性收集的数据则需进行数据管理，数据主要来源于将要开展的前瞻性观察性研究，或实用临床试验，由于此类数据类似于 RCT 的数据收集，即根据研究方案建立数据库并通过电子数据采集系统采集数据，是前瞻的、有计划的、结构化和标准化的数据。如果某项研究既利用了既往的数据，又将采集将来的数据，例如，从即时开始的回顾前瞻性研究，则对回顾性收集的数据需经数据治理，而对前瞻收集的数据则采用数据管理的方法，这里需要注意的关键问题是既往数据经治理后的数据库应与前瞻性设计的数据库相匹配。对于以外部对照的单臂临床试验，若为历史对照，外部数据需采用治理手段；若为平行对照，外部数据可采用数据管理手段。

真实世界数据的适用性评价主要针对的是回顾性收集的数据，但对前瞻性收集的数据也有指导意义。

适用性评价可分为两个阶段，第一阶段是从可及性、伦理、合规、代表性、关键变量完整性、样本量和源数据活动状态等维度，对源数据进行初步评价和选择，判断其是否满足研究方案的基本分析要求；第二阶段包括数据的相关性、可靠性，以及采用的或拟采用的数据治理机制（数据标准和通用数据模型）的评价分析，经治理的数据是否适用于产生真实世界证据（见图1）。如果是前瞻性收集的真实世界数据，则无需进行第一阶段的初步适用性评价。

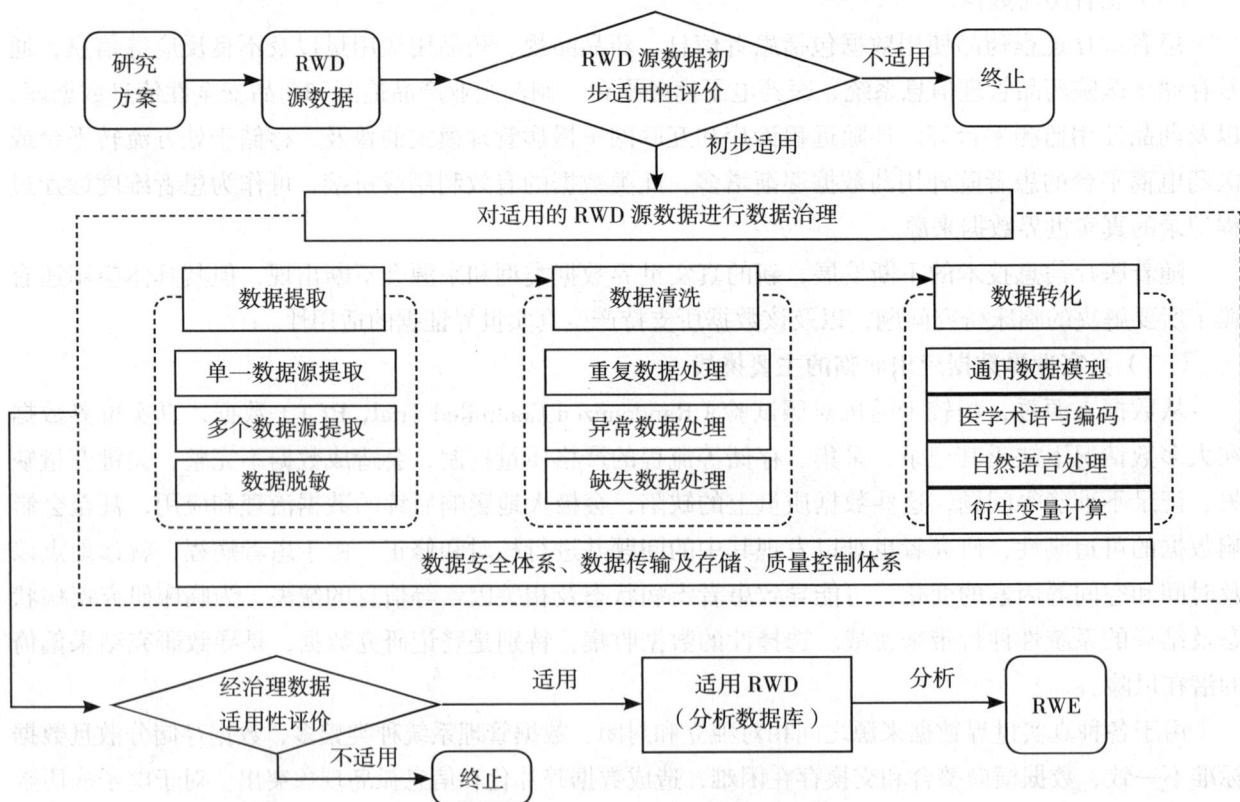

图 1　真实世界数据的适用性评价和数据治理过程示意图

（二）源数据的适用性评价

满足基本分析要求的源数据至少应具备以下条件：

1. 数据库处于活动状态且数据可及

在研究期限内数据库应是连续的处于活动状态的，所记录的数据均是可及的，即具有数据的使用权限，并且可被第三方特别是监管机构评估。

2. 数据使用符合伦理和安全性要求

源数据的使用应符合伦理审查法规要求，应符合相关的数据安全与隐私保护要求。

3.关键变量的覆盖度

源数据通常是不完整的，但应具有一定的覆盖度，至少应包括与研究目的相关的结局变量、暴露/干预变量、人口学变量和重要的协变量。

4.样本量足够

应充分考虑和预判经数据治理后源数据例数明显减少的情况，以保证统计分析所需的样本量。

（三）经治理数据的适用性评价

经治理的真实世界数据的适用性评价主要根据数据相关性和可靠性。

1.相关性评价

相关性评价旨在评估真实世界数据是否与所关注的临床问题密切相关，重点关注关键变量的覆盖度、暴露/干预和临床结局定义的准确性、目标人群的代表性和多源异构数据的融合性。

（1）关键变量和信息的覆盖度

真实世界数据应包含与临床结局相关的重要变量和信息，如药物使用、患者人口学和临床特征、协变量、结局变量、随访时间、潜在安全性信息等。如果上述变量存在部分缺失，需充分评估是否能够使用可靠的统计学方法进行填补，以及对于因果推断结果可能造成的影响。

（2）暴露/干预和临床结局定义的准确性

选择并准确定义具有临床意义的结局以及准确定义暴露/干预对于真实世界研究至关重要，应与研究问题的临床意义或理论依据一致。临床结局的定义应包括所基于的诊断标准、测量方法及其质量控制（如果有）、测量工具（如量表的使用）、计算方法、测量时点、变量类型、变量类型的转换（如从定量转换为定性）、终点事件评价机制（如终点事件判定委员会的运行机制）等。当不同数据源对临床结局的定义不一致时，应定义统一的临床结局，并采用可靠的转换方法。暴露/干预的定义应考虑其时间窗的合理性。

（3）目标人群的代表性

真实世界研究较传统 RCT 的优势之一是具有更广泛的目标人群的代表性。因此，在制定纳入和排除标准时，应尽可能地符合真实世界环境下目标人群。

（4）多源异构数据的融合性

由于真实世界数据的特性，很多情况下属于多来源的异构数据，需要将不同来源数据在个体水平进行数据的链接、融合和同构处理。因此，应通过身份标识符进行个体水平的准确链接，以支持通用数据模型或数据标准对数据源中关键变量进行整合。

2.可靠性评价

真实世界数据的可靠性主要从数据的完整性、准确性、透明性、质量控制和质量保证几个方面进行评价。

（1）完整性

完整性是指数据信息的缺失程度，包括变量的缺失和变量值的缺失。对于不同研究，数据的缺失程度、缺失分布、缺失原因和变量值的缺失机制不尽相同，应该予以详尽描述。当特定研究的数据缺失比例明显超过同类研究的比例时，会加大研究结论的不确定性，此时需要慎重考虑该数据能否作为支持产生真实世界证据的数据。对缺失原因的详细分析有助于对数据可靠性的综合判断。如果涉及缺失数据的填补问题，应根据缺失机制的合理假设采用恰当的填补方法。

（2）准确性

准确性是指数据与其描述的客观特征是否一致，包括源数据是否准确、数据值域是否在合理范围、结局变量随时间变化趋势是否合理、编码映射关系是否对应且唯一等。数据的准确性需要依据较权威的参照进行识别和验证，例如，终点事件是否经独立的终点事件判定委员会做出判断。

（3）透明性

真实世界数据的透明性是指真实世界数据的治理方案和治理过程清晰透明，应确保分析数据中的关键暴露/干预变量、协变量和结局变量能够追溯至源数据，并反映数据的提取、清洗、转换和标准化过程。无论采用人工数据处理还是自动化程序处理，数据治理标准化操作程序和验证确认文件要清晰记录和存档，尤其反映数据可信性的问题，如数据缺失程度、变量值域、衍生变量计算方法和映射关系等。数据治理方案应事先根据研究目的制定，应确保数据治理过程与治理方案保持一致。数据的透明性还包括数据的可及性、数据库之间的信息共享和对患者隐私的保护方法的透明。如果使用算法来定义研究队列，则算法的开发及其验证也应该是透明的。

（4）质量控制

质量控制是指用以确证数据治理的各个环节符合质量要求而实施的技术和活动。质量控制评价包括但不限于：数据提取、安全处理、清洗、结构化，以及后续的存储、传输、分析和递交等环节是否均有质量控制，以保证所有数据是可靠的，数据处理过程是正确的；是否遵循完整、规范、可靠的数据治理方案和计划，并依托于相应的数据质量核查和系统验证规程，以保障数据治理系统在正常和稳态下运行，确保真实世界数据的准确性和可靠性。

（5）质量保证

质量保证是指预防、探测和纠正研究过程中出现的数据错误或问题的系统性措施。真实世界数据的质量保证与监管合规性密切相关，应贯穿于数据治理的每一个环节，考虑的内容包括但不限于：是否建立与真实世界数据有关的研究计划、方案和统计分析计划；是否有相应的标准操作规程；数据收集是否有明确流程和合格人员；是否使用了共同的定义框架，即数据字典；是否遵守收集关键数据变量的共同时间框架；用于数据元素捕获的技术方法是否符合事先指定的技术规范与操作程序，包括各种来源数据的集成、药物使用和实验室检查数据的记录、随访记录、与其它数据库的链接等；数据输入是否及时、传输是否安全；是否满足监管机构现场核查调阅源数据、源文件等相关要求。

四、真实世界数据治理

数据治理是指针对特定临床研究问题，为达到适用于统计分析而对原始数据所进行的治理，其内容包括但不限于：数据安全性处理、数据提取（含多个数据源）、数据清洗（逻辑核查及异常数据处理、数据缺失处理）、数据转化（数据标准、通用数据模型、归一化、自然语言处理、医学编码、衍生变量计算）、数据传输和存储、数据质量控制等若干环节。

（一）个人信息保护和数据安全性处理

真实世界研究涉及个人信息保护应遵循国家信息安全技术规范、医疗大数据安全管理相关规定，对个人敏感信息应进行去标识化处理，确保根据数据无法进行个人敏感信息匹配还原，通过技术和管理方面的措施，防止个人信息的泄漏、损毁、丢失、篡改。

数据安全性处理应基于研究所涉及的各种数据的类型、数量、性质和内容，尤其对于个人敏感信息，建立数据治理各环节的数据加密技术要求、风险评估和应急处置操作规程，并开展安全措施有效性审计。

（二）数据提取

根据源数据的存储格式、是否为电子数据、是否包含非结构化数据等因素选择合适的方式进行数据提取，在数据提取时均应遵守以下原则：

数据提取的方法应通过验证，以保障提取到的数据符合研究方案的要求。数据提取应确保提取到的原始数据与源数据的一致性，应对提取到的原始数据与源数据进行时间戳管理。

使用与源数据系统可互操作或集成的数据提取工具可以减少数据转录中的错误，从而提高数据准确性以及临床研究中数据采集的质量和效率。

（三）数据清洗

数据清洗是指对提取的原始数据进行重复或冗余数据的去除、变量值逻辑核查和异常值的处理，以及数据缺失的处理。需要注意，在修正数据时如果无法追溯到主要研究者或源数据负责方签字确认，数据不应做修改，以保证数据的真实性。

首先在保证数据完整性的前提下去除重复数据及不相关数据。在不同数据源合并过程中，可能产生重复数据，需要去除。同时由于数据源与通用数据模型映射关系的不准确，可能会采集到与研究目标不相关的数据，从数据集中删除不需要的观测值可以减少不必要的工作。

然后进行逻辑核查和异常数据处理。通过逻辑核查可以发现原始数据或者提取数据时产生的错误，例如出院时间早于入院时间，出生年月按年龄推算不符，实验室检查结果不符合实际，定性判断结果与方案中定义的判断标准不一致等。对异常数据的处理要非常谨慎，避免由此产生的偏倚。对于发现的错误和异常数据应通过进一步核实才能更改数据，数据的更改应保留记录。

最后在统计分析时对数据缺失进行处理，对于不同研究，数据的缺失程度、缺失原因和变量值的缺失机制不尽相同。如果涉及缺失数据的填补问题，应根据缺失机制的合理假设采用恰当的填补方法。

（四）数据转化

数据转化是将经过数据清洗后原始数据的数据格式标准、医学术语、编码标准、衍生变量计算，按照分析数据库中对应标准进行统一转化为适用真实世界数据的过程。

对于自由文本数据的转化可使用可靠的自然语言处理算法，在保障数据转化准确、可溯源的前提下，提高转化效率。

在进行衍生变量计算时，应明确用于计算的原始数据变量及变量值、计算方法及衍生变量的定义，并进行时间戳管理，以保障数据的准确性和可追溯性。

（五）数据传输和存储

真实世界数据的传输和存储应当基于可信的网络安全环境，在数据收集、处理、分析至销毁的全生命周期予以控制。在数据传输和存储过程中都应有加密保护。此外，应建立操作设置审批流程、角色权限控制和最小授权的访问控制策略，鼓励建立自动化审计系统，监测记录数据的处理和访问活动。

（六）数据质量控制

数据质量控制是确保研究数据完整性、准确性和透明性的关键。数据质量控制需要建立完善的真实世界数据质量管理体系和标准操作规程，建议原则包括：

1. 确保源数据的准确性和真实性

如电子病历作为关键数据源，应有病历质控标准以满足分析要求。来源于门诊的疾病描述、诊断及其用药信息需要有相关证据链佐证。对于录入过程中的任何修改，需要有负责人的确认和签名，并提供修改原因，确保留下完整的稽查轨迹。

2. 在数据提取时充分考虑数据完整性问题

评估和确立提取字段，制定相应的核查规则和数据库架构。

3. 制定完善的数据质量管理计划

制定系统质控和人工质控计划，确保数据的准确性和完整性。对于关键变量，应进行全面的核查和源文件调阅；其它变量可根据实际情况抽样核查，例如，对于人口学信息、数值型变量阈值、编码映射关系等，可按一定比例抽样，核查其准确性与合理性。

（七）通用数据模型

通用数据模型是多学科合作模式下对多源异构数据进行快速集中和标准化处理的数据模型，其主要功能是将不同标准的源数据转换为统一的结构、格式和术语，以便跨数据库/数据集进行数据整合。

　　由于多源数据的结构和类型的复杂性、样本规模和标准的差异性，在将源数据转换为通用数据模型的整体过程中，需要对源数据进行提取、转换、加载，应确保源数据在语法和语义上与目标分析数据库的结构和术语一致，见图2。

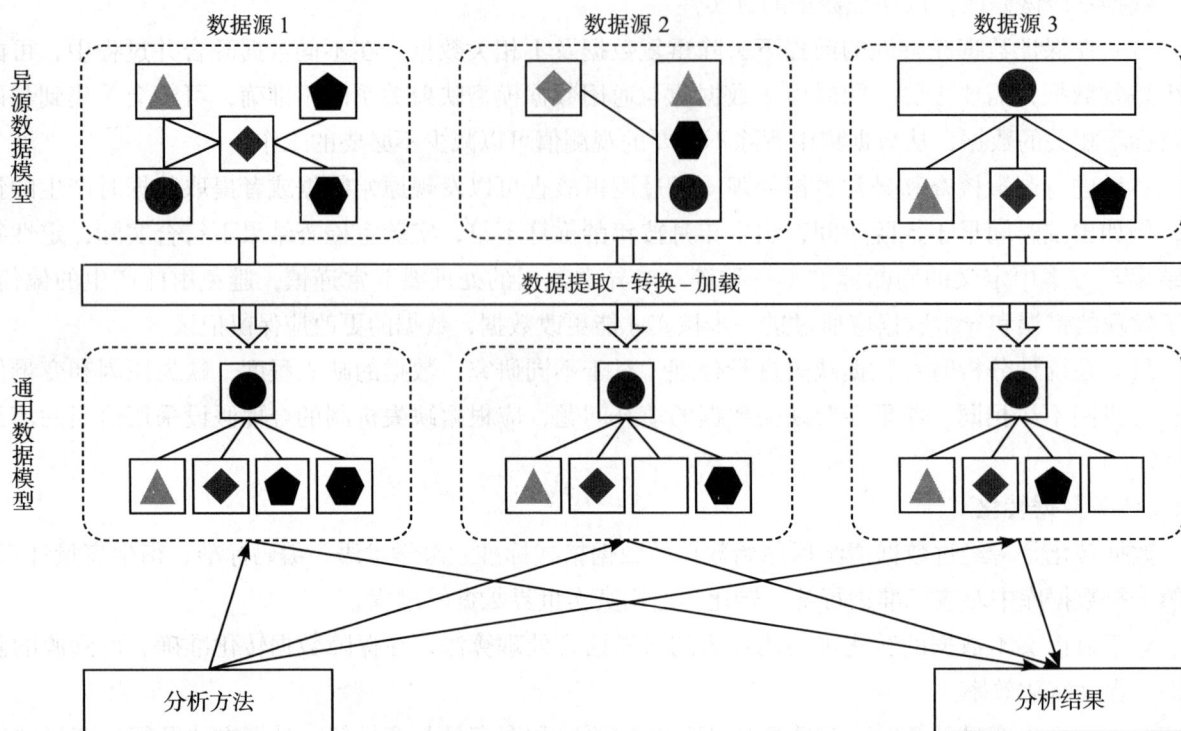

图2　异源数据模型向通用数据模型转化的示意图

　　理想的通用数据模型应遵循以下原则：

　　1. 通用数据模型可以定义为一种数据治理机制，通过该机制可以将源数据标准化为通用结构、格式和术语，从而允许跨多个数据库/数据集进行数据整合。通用数据模型应具有访问源数据的能力，是可动态扩展和持续改进的数据模型，并有版本控制；

　　2. 通用数据模型中变量的定义、测量、合并、记录及其相应的验证应保持透明，多个数据库的数据转换应有清晰一致的规则；

　　3. 安全性和有效性相关的常用变量或概念都应映射到通用数据模型，以适用于不同临床研究问题，并可通过公认或已知的研究结果进行比对。

（八）真实世界数据治理计划书

　　真实世界数据治理计划书应事先制定，与整个项目研究计划同步。如果治理计划书在研究进行过程中需要修订，应与审评机构沟通，同时递交更新后的治理计划书。计划书中应说明使用真实世界数据用于监管决策的目的、使用真实世界数据的研究设计，还应对真实世界数据源数据进行说明，包括但不限于：真实世界数据源数据/源文件的类型，例如卫生信息系统数据、疾病登记研究数据、医保数据等；真实世界数据的源数据/源文件，适当评价其既往应用情况，说明采用的理由；真实世界数据的治理，即由真实世界数据数据来源到分析数据库的治理过程；采用的数据模型和数据标准；缺失数据的处理方法；减少或控制使用真实世界数据带来的潜在偏倚所采取的措施；质量控制和质量保证；真实世界数据的适用性评估。

五、真实世界数据的合规性、安全性与质量管理体系

（一）数据合规性

　　真实世界数据来源于患者个人诊疗等多种途径的数据，数据的收集、处理与使用等会涉及伦理

及患者隐私问题。为充分保护患者的安全和权益，获取和使用真实世界数据以开展真实世界研究，须通过伦理委员会的审查批准。参与真实世界数据治理的相关人员需严格遵守相关法律、法规的要求，申办者应严格执行，尽保护和管理义务。

（二）数据安全管理

应依照国家法律法规、行业监管要求等做好数据安全管理工作，对承载健康医疗数据的信息系统和网络设施以及云平台等进行必要的安全保护。数据安全保护范围应涵盖包括数据收集、数据提取、数据传输、数据存储、数据交换、数据销毁等在内的各个生命周期。采用加密技术保证数据在收集、提取、传输和存储过程中的完整性、保密性、可追溯性，使用介质传输的，应对介质实施管控。对不同介质的数据形式采用不同的保护措施，并建立相对应的访问控制机制，对访问记录进行审核、登记、归档和审计。

数据审计及相关操作规程为数据的收集、提取、传输、维护、存储、共享、使用等提供记录和依据，应包括人员审计、管理审计、技术审计，制定和部署医疗信息系统活动审计政策和适当的标准操作流程。审计的内容应包括数据的任何状态的任何操作，包括登录、创建、修改和删除记录的行为，都应自动生成带有时间标记的审计记录，包括但不限于授权信息、操作时间、操作原因、操作内容、操作人及签名等信息，并可供审计。审计记录应被安全存储并建立访问控制策略。

（三）质量管理体系

应建立完整的质量管理体系，以规范真实世界数据的处理流程，并在实际工作中持续优化、完善。基本质量要素应覆盖：确保真实世界数据的质量，应建立覆盖真实世界数据全生命周期管理的操作流程；计算机化系统功能应满足真实世界数据的管理需求，符合相关法规对计算机化系统的相关要求；建立完善的人员管理制度，数据收集、治理、分析人员应获得相应的培训，符合职责能力要求，并对人员的权限进行标准化管理；建立从数据收集至数据递交各环节的风险管理流程；制定标准的信息与文档管理规范（纸质、电子介质），确保真实世界数据处理流程记录完整、准确、透明，保护数据的安全性与合规性。

六、与监管机构的沟通

为保证真实世界数据的质量符合监管要求，鼓励申请人与监管机构及时沟通交流。在真实世界研究正式开始前，基于整体研发策略和具体研究方案等，就真实世界数据是否支持产生真实世界证据进行交流，包括真实世界数据的可及性、样本量是否足够大、数据治理计划是否合理可行、数据质量可否得到保障等。在研究进行中，如果根据研究实施中的变化情况对数据治理计划进行调整，申办者需衡量数据治理计划调整对试验目标的潜在影响，向监管机构说明调整的充分理由，并征得其同意，同时递交更新的研究方案和数据治理计划书。在研究完成后和递交资料前，申办者可与监管机构咨询递交资料和数据库进行沟通。

参考文献

1. 蔡婷，詹思延. 加快我国疫苗安全主动监测系统建设的思考［J］. 中华预防医学杂志. 2019，53（7）：664-667.

2. 国家卫生健康委，国家药品监督管理局.《药物临床试验质量管理规范》. 2020.07.01.

3. 国家药品监督管理局药品审评中心.《临床试验数据管理工作技术指南》. 2016.07.27.

4. 国家药品监督管理局.《真实世界证据支持药物研发与审评的指导原则（试行）》. 2020.01.07.

5. 侯永芳，宋海波，刘红亮，等. 基于中国医院药物警戒系统开展主动监测的实践与探讨［J］. 中国药物警戒. 2019，16（4）：212-214.

6. 周莉，欧阳文伟，李庚，等. 中国登记研究的现状分析［J］. 中国循证医学杂志. 2019，19

（6）：702-707.

7. Berger M，Daniel G，Frank K，et al. A framework for regulatory use of real world evidence. https：//healthpolicy.duke.edu/sites/default/files/atoms/files/rwe_white_paper_2017.09.06.pdf.

8. Booth CM，Karim S，Mackillop WJ. Real-world data：towards achieving the achievable in cancer care ［J］．Nat Rev Clin Oncol. 2019，16（5）：312-325.

9. Duke-Margolis Center for Health Policy. Characterizing RWD Quality and Relevancy for Regulatory Purposes. https：//healthpolicy.duke.edu/publications.

10. Duke-Margolis Center for Health Policy. Determining Real-World Data's Fitness for Use and the Role of Reliability. https：//healthpolicy.duke.edu/publications.

11. EMA.Reflection paper on expectations for electronic source data and data transcribed to electronic data collection tools in clinical trials.https：//www.ema.europa.eu/en/documents/regulatory-procedural-guideline/reflection-paper-expectations-electronic-source-data-data-transcribed-electronic-data-collection_en.pdf.

12. EMA.A Common Data Model for Europe – Why? Which? How? https：//www.ema.europa.eu/en/documents/report/common-data-model-europe-why-which-how-workshop-report_en.pdf.

13. Khozin S，Abernethy AP，Nussbaum NC，et al. Characteristics of real-world metastatic non-small cell lung cancer patients treated with nivolumab and pembrolizumab during the year following approval［J］．Oncologist. 2018，23：328-336.

14. OHDSI – Observational Health Data Sciences and Informatics，https：//www.ohdsi.org.

15. Ong TC，Kahn MG，Kwan BM，et al. Dynamic ETL：a hybrid approach for health data extraction transformation and loading［J］．BMC Medical Informatics and Decision Making. 2017，17（1）：134.

附录 1

词 汇 表

电子病历（Electronic Medical Record，EMR）：由医疗机构中授权的临床专业人员创建、收集、管理和访问的个体患者的健康相关信息电子记录。

电子健康档案（Electronic Health Record，EHR）：符合国家认可使用的互操作性标准，并能够由多个医疗机构中授权的临床专业人员创建、管理和咨询的针对个体患者的健康相关信息电子记录。

观察性研究（Observational Study）：根据特定研究问题，不施加主动干预的、以自然人群或临床人群为对象的、探索暴露/治疗与结局因果关系的研究。

患者报告结局（Patient-Reported Outcome，PRO）：是一种来自患者自身测量与评价疾病结局的指标，包括症状、生理、心理、医疗服务满意度等。其记录有纸质和电子两种方式，后者称为电子患者报告结局（ePRO）。

逻辑核查（Edit Check）：对输入计算机系统的临床研究数据的有效性的检查，主要评价输入数据与其预期的数值逻辑、数值范围或数值属性等方面是否存在逻辑性错误。

数据标准（Data Standard）：是关于如何在计算机系统之间构建、定义、格式化或交换特定类型数据的一系列规则。数据标准可使递交的资料具有可预测性和一致性，且具有信息技术系统或科学工具可以使用的形式。

数据清洗（Data Cleaning）：数据清洗旨在识别和纠正数据中的噪声，将噪声对数据分析结果的影响降至最低。数据中的噪声主要包括不完整的数据、冗余的数据、冲突的数据和错误的数据等。

数据融合（Data Linkage）：将多来源的数据和信息加以合并、关联及组合，形成统一的数据集。

数据元素（Data Element）：临床研究中记录的受试者的单一观察值，例如，出生日期、白细胞计数、疼痛严重程度，以及其它临床观察值。

数据治理（Data Curation）：针对特定临床研究问题，为达到适用于统计分析而对原始数据所进行的治理，其内容至少包括数据提取（含多个数据源）、数据安全性处理、数据清洗（逻辑核查及异常数据处理、数据完整性处理）、数据转化（通用数据模型、归一化、自然语言处理、医学编码、衍生变量计算）、数据质量控制、数据传输和存储等若干环节。

通用数据模型（Common Data Model，CDM）：是多学科合作模式下对多源异构数据进行快速集中和标准化处理的数据模型，其主要功能是将不同数据标准的源数据转换为统一的结构、格式和术语，以便跨数据库/数据集进行数据整合。

源数据（Source Data）：临床研究中记录的临床症状、观测值和用于重建和评估该研究的其它活动的原始记录和核证副本上的所有信息。源数据包含在源文件中（包括原始记录或其有效副本）。

真实世界数据（Real-World Data，RWD）：来源于日常所收集的各种与患者健康状况和/或诊疗及保健有关的数据。并非所有的真实世界数据经分析后就能成为真实世界证据，只有满足适用性的真实世界数据才有可能产生真实世界证据。

真实世界研究（Real-World Research/Study，RWR/RWS）：针对临床研究问题，在真实世界环境下收集与研究对象健康状况和/或诊疗及保健有关的数据（真实世界数据）或基于这些数据衍生的汇总数据，通过分析，获得药物的使用价值及潜在获益-风险的临床证据（真实世界证据）的研究过程。

真实世界证据（Real-World Evidence，RWE）：通过对适用的真实世界数据进行恰当和充分的分析所获得的关于药物的使用情况和潜在获益-风险的临床证据。

附录 2

中英文词汇对照表

中文	英文
预防接种不良事件	Adverse Events Following Immunization, AEFI
通用数据模型	Common Data Model, CDM
病例报告表	Case Report Form, CRF
数据治理	Data Curation
病例登记	Patient Registry
电子数据采集	Electronic Data Capture, EDC
电子病历	Electronic Medical Record, EMR
电子健康档案	Electronic Health Record, EHR
电子患者报告结局	electronic Patient-Reported Outcome, ePRO
观察性研究	Observational Study
患者报告结局	Patient Reported Outcome, PRO
结局变量	Outcome Variable
可追溯性	Traceability
逻辑核查	Edit Check
数据标准	Data Standard
数据清洗	Data Cleaning
数据元素	Data Element
数据治理	Data Curation
通用数据模型	Common Data Model, CDM
医院信息系统	Hospital Information System, HIS
衍生变量	Derived Variable
源数据	Source Data
真实世界数据	Real World Data, RWD
真实世界研究	Real World Research/Study, RWR/RWS
真实世界证据	Real World Evidence, RWE

药物临床试验适应性设计指导原则（试行）

（2021 年第 6 号　2021.01.29）

一、概述

确证性临床试验的设计一般基于前期探索性研究结果，很多时候仅依赖于非常有限的数据，由此可能造成设计元素存在较大的偏差，从而直接影响试验的成败。随着药物研发的推动，临床研究的技术方法得到不断的发展，适应性设计也受到越来越多的研究与应用。适应性设计允许根据试验期间累积的数据对试验设计进行修改，以修正初始设计的偏差，从而增加试验的成功率，提高试验的效率。

成组序贯设计是最早应用于临床试验的适应性设计，其后，适应性设计较广泛地用于样本量的重新估计，现今逐步推广和发展到了多种类型的试验设计，例如两阶段设计、平台试验设计等更为复杂的设计。随着理论方法的不断成熟完善、模拟计算能力的进步，以及实践经验的积累，适应性设计在临床试验中得到越来越多的应用。

本指导原则对适应性设计的定义为：按照预先设定的计划，在期中分析时使用试验期间累积的数据对试验做出相应修改的临床试验设计。一方面，适应性修改是"按预先设定的计划"进行的，而不是临时提出的修改方案；另一方面，适应性修改是一个自我学习的过程，即通过对累积数据的不断学习，相应地修改试验方案，以适应不断变化的研究环境。因此，适应性设计旨在更好地改进进行中的临床试验，而不是因设计本身缺陷而有极大可能导致临床试验失败所做的临时补救。

在实际当中有时会基于充分合理的外部数据对一个进行中的临床试验做出修改，如果这种修改仅仅基于外部数据，依据本指导原则的定义不将其归于适应性设计的范围。本指导原则着重于讨论适应性设计的基本概念和原则、常用的适应性设计类型、使用适应性设计时的考虑要点以及监管要求等，目的是指导和规范申办者如何采用以及实施适应性设计。申办者在设计适应性临床试验方案时，应同时参考其它相关的 ICH 指导原则和国内指导原则。本指导原则主要适用于药品的确证性临床试验，对于探索性研究也具有参考意义。本指导原则仅代表当前的观点和认识，随着研究和认识的深入将予以修订完善。

二、适应性设计中需要考虑的因素

在决定是否采用适应性设计之前，应全面深入地权衡适应性设计和传统设计之间的优劣，尤其是适应性设计在设计、实施和统计分析方面的复杂性，以及由此而带来的在试验实施中可能会引入的、不可避免的操作偏倚以及其他各种挑战。采用适应性设计需综合考虑诸多因素，特别是适应性设计的适用性（fitness for purpose）、合理性（validity）、完整性（integrity）和可行性（feasibility）。

（一）适用性

适应性设计的适用性是指计划开展的试验是否适合采用适应性设计。一般而言，确证性临床试验需要良好合适的试验设计，包括试验目标、受试人群、入组分配、主要终点、分析方法等多个方面，其中每一个环节的偏差都可能导致试验的失败。适应性设计虽然可以实现自我学习，重新评估当前试验的计划，并可以调整设计时的偏差以寻求更好的方法来实现同一目标，但它并不是用于解决试验开始时设计上的错误。

是否采用适应性设计，首先应该考虑需要什么样的适应性修改、什么样的数据、验证什么样的

指导原则

假设、什么样的决策方法、什么样的条件使其能在实际中实施等。如果一个适应性设计并不能带来预期试验效率的增加、试验质量的提高，或者实施起来有极大的困难，则并不适合采用该设计。此外，适应性设计需要在设计阶段投入大量的时间进行深入地研究和仔细地计划。

大多数适应性设计方法是为满足临床试验的特殊需求而产生，可能不具备统计理论上的某些最优性，但它可能是解决临床试验某个特殊问题最为合适的方法，因此在考虑采用适应性设计时应主要基于需要解决的特殊问题。另外，适应性设计临床试验在操作和实施中较传统试验更为复杂和困难，因此，试验设计方法的简易性有时也成为是否采用适应性设计的一个重要的考虑因素。

（二）合理性

适应性设计的合理性是指试验的总 I 类错误率能否得到控制，以及能否确保试验结果的可信度、可解释性和说服力。

判断适应性设计是否合理，最重要的标准是所使用的统计方法能否控制总 I 类错误率。适应性修改一般需要考虑统计检验的多重性问题，并需将试验的 I 类错误率控制在预先设定的水平。此外，对有些适应性设计来说，如果采用双侧检验，由于适应性修改前后阶段的 p 值不能反映组间比较的方向，有可能使得最终的整体 p 值的意义难以解释，为避免这种情况，可在试验方案中选择单侧检验；但对另一些适应性设计，例如不对称的双边假设，双侧检验会是更合适的选择。

保持试验的合理性还意味着应该有正确的统计推断方法，比如用于计算调整后的 p 值、估计效应量及置信区间，以及衡量不同阶段治疗效果的一致性等。

适应性设计可能同时涉及多个目标人群、多个假设、多个终点或多重检验，故对统计分析方法的合理性有着很高的要求。如果对适应性修改没有相应合理的统计方法，则不宜采用该设计。由于适应性设计的复杂性，在某些情况下因没有适用的统计推断的理论公式或解析公式，需要基于模拟方法验证统计方法的合理性，这在一定程度上增加了额外的不确定性。

如果适应性设计需要合并调整前后的数据，那么需要考虑数据合并的合理性（包括前后数据的差异以及合并方法等）以及合并后疗效估计的可解释性。如果适应性修改的最终统计检验结果虽为阳性但临床获益太小，也不足以支持所验证的药物疗效。

（三）完整性

适应性设计的完整性是指是否能够控制住试验操作所引入的偏倚。保持试验的完整性意味着需要按照预先设定的计划对方案进行调整和保持期中分析结果的盲态，以求最大限度地减少操作偏倚。

避免引入操作偏倚是所有临床试验的最基本要求。适应性设计由于涉及临床试验许多方面的修改，有可能影响后续试验的执行，对保持试验的完整性增加了额外的难度。因此在确证性试验中，适应性设计的期中分析一般应该由独立的数据监查委员会（Data Monitoring Committee，DMC）及其申办者以外的独立统计支持团队完成，并保证期中分析的结果不被申办者、研究者和受试者所知悉，以免影响后续试验的执行和引入操作偏倚。因适应性修改涉及多个环节，设立一个有效的防火墙以防止期中分析结果外泄而造成可能的操作偏倚是执行中最为重要的任务。为此，适应性设计的方案应包含一个完善的操作流程，特别是关于如何设置相关信息的访问权限。同时，为避免不可控因素对试验结果的影响，还要考虑怎样避免根据试验所做的修改而被间接地推出期中分析的结果。申办者应准备好试验所有需要的标准操作流程，并将涉及适应性修改的相关流程纳入其中，同时记录好实际操作的过程。以上这些都应该在试验的设计阶段仔细考虑，并需要在试验进行中严格地执行，以免影响试验的完整性。

（四）可行性

适应性设计的可行性是指试验的适应性修改能否在实际中实施。由于适应性设计比传统设计更为复杂，并且实施和分析更加困难，在计划采用适应性设计之前，可能需要考虑以下因素：适应性调整策略能够保障试验的合理性和完整性；相对于试验周期，有充裕的时间根据试验累积数据的分析结果进行适应性修改和开展后续试验的操作；期中数据收集和数据清理可以快速完成，以便按预定计划完成期中分析和调整；具备能够快速修改随机化程序/药物供应系统；具备足够的药物供应管理的能力以及能够负担增加的药物供应；提前准备好适应性设计的数据采集系统；保证与各相关方的沟通顺畅有效；能够配备专业软件来完成复杂设计和相关分析的计算等。同时，在试验设计阶段，申办者也可以与研究者沟通，评估所考虑的适应性设计在实际中能够顺利进行的可行性。如果相关适应性修改难以实施，则应该考虑其它设计。

综上所述，若计划采用适应性设计，需要仔细地评估其是否确有优势。若无法决策，可以采用模拟方法以评估适应性设计的效率。如果评估后适应性设计没有体现出太多的优势，建议谨慎考虑适应性设计。

三、常用的适应性设计

（一）成组序贯设计

成组序贯设计是指方案中预先计划在试验过程中进行一次或多次期中分析，依据每一次期中分析的结果做出后续试验的决策，决策通常有四种可能：①依据优效性终止试验；②依据无效性终止试验；③依据安全性终止试验；④继续试验。期中分析的时间一般基于累积数据的占比，如受试者入组比例或发生目标事件数的比例，或日历时间。如果期中分析至少有一次优效性分析，且有提前终止试验的可能，则应调整分析的 I 类错误率以将总 I 类错误率控制在事先设定的水平。调整 I 类错误率的常用方法包括 Pocock 方法、O'Brien & Fleming 方法和 Lan & DeMets 方法等。由于期中分析仅使用了部分数据，结果仍有较大的不确定性，评估早期优效性时一般建议使用较为保守的方法以便终止试验时增加优效结论的可靠性。无效性边界的设定分为绑定和非绑定。绑定边界在期中分析结果一旦跨越无效性边界时必须终止试验。非绑定边界在期中分析结果跨越无效性边界时，一般会终止试验，但在有些情形下独立数据监查委员会基于全面评估后仍然可以建议试验继续进行。对于非绑定边界，无需调整最终分析的 I 类错误率。

选择期中分析的时间点也要仔细考虑。如果成组序贯调整计划中存在以优效性提前终止试验的可能，时间点的选择应该考虑期中分析时的数据量是否充分以及随访时间是否足够以便能够提供可靠的疗效估计和安全性评价的结果，也包括重要的次要终点以及一些重要的亚组结果的估计。若期中分析是要验证药物的安全性和无效性，时间点则应该侧重于如何最大程度地保护受试者。

（二）样本量重新估计

样本量重新估计是指依据预先设定的期中分析计划，利用累积的试验数据重新计算样本量，以保证最终的统计检验能达到预先设定的目标或修改后的目标，并同时能够控制 I 类错误率。

初始样本量的估计通常取决于效应量、主要终点的变异度、试验随访时间、受试者脱落率等诸多因素，而这些常常基于以往的研究数据。多数情况下，试验设计阶段样本量的估计所需要的参数信息往往不够充分，可能会导致样本量估算的不够准确。适应性设计中的样本量重新估计为此类问题提供了有效的解决方案。

样本量重新估计的方法可以分为盲态方法和非盲态方法。

盲态方法，也称为非比较分析方法（non-comparative analysis），是指期中分析时不使用实际试验分组的信息，或者未做任何涉及组间比较的分析。

盲态方法的样本量重新估计是指根据累积的数据，计算样本量的重要参数（如合并方差或合并事件发生率），然后对样本量进行重新估计。因期中分析时不涉及组间的疗效比较，故一般不需要调整 I 类错误率。该方法比较容易实施，一般不会引入操作偏倚，而且相关的统计方法也较为完善，只需要在试验设计的阶段预先做好规划。盲态方法的样本量重新估计也可由申办者完成。

非盲态方法，也称比较分析方法（comparative analysis），是指期中分析时使用了试验分组信息

（包括各组的真实名称或可区分的分组代码）的分析，分析内容涉及组间的比较。

非盲态方法的样本重新估计是指根据累积数据以及分组信息，计算样本量的重要参数（如试验效应量），然后对样本量进行重新估计，因期中分析涉及组间的疗效比较，通常需要对 I 类错误率进行相应调整。

非盲态分析的样本量重新估计需要预先在研究方案中阐明，包括重新估计的时点、决策时使用的标准、重新估计时使用的方法、调整检验水准 α 的方法、执行非盲态分析的人员，以及执行整个操作过程的人员等。应该注意的是，一个试验中不宜做过多次数的样本量重新估计。当重新估计的样本量少于最初设计的样本量时，通常不接受样本量减少的调整。

是否采用非盲态样本量重新估计需要考虑多种因素。例如，若有比较可靠的前期数据，非盲态下样本量重新估计是否必要；采用非盲态样本量重估所付的代价（如检验水准调整）与初始设计时略微放大样本量相比，是否有利；期中分析能否很快完成，是否可能因为入组较快而导致没有充足时间用来调整试验；期中分析的时间节点和推断方法是否合理；现有数据能否支持进行计划内的期中分析等。因此，应根据试验本身的特点，仔细考虑各种因素，然后做出合适的决策。

（三）适应性无缝剂量选择的设计

适应性无缝剂量选择的设计是指将两个试验无缝连接，在前期试验结束时做剂量选择，并将所选剂量用于后期试验。最终分析时则同时包含前期和后期两个试验入组的所有受试者的数据。本指导原则以 II / III 期试验为例对适应性无缝剂量选择的设计予以阐述，其他无缝设计情形可以此为参考。

在传统的设计中，独立的 II 期剂量选择通常包括多个剂量组，目的是选出合适的剂量并用于 III 期试验。III 期试验是一个独立于 II 期的试验，其最终分析并不包含 II 期试验的数据。以此为特定目标的 II / III 期试验也常称为 II / III 期操作无缝设计。操作无缝设计将 II 期试验的受试者排除在 III 期的最终分析之外，且不需要在 III 期的最终分析时对 I 类错误率进行调整。另一种被称为 II / III 期推断无缝设计，是指在最终分析时包含了选中剂量和未选中剂量的 II 期试验的所有受试者。适应性 II / III 期推断无缝剂量选择的设计是推断无缝设计的特例。这种设计具有很多优点，例如可以缩短通常由 II 期试验结束时到 III 期试验开始时的时间间隔、减少试验的总样本量、缩短试验的时长、减少试验的费用等。同时，因 II 期入组的受试者有更长的随访时间，有时可以更早地观察到药物的长期安全性。

采用适应性 II / III 期无缝剂量选择的设计需要考虑多种因素。由于期中分析时对 II 期数据可能无法进行全面深入地分析，如果对试验药物了解甚少，一般应慎重选择采用适应性 II / III 期无缝剂量选择的设计，因 II 期试验的数据要包含在最终分析中加之 III 期试验已经在进行之中，而如果使用两个单独的试验可以有更多的选择方式。还有一些因素，例如，III 期试验的主要终点需要较长的随访时间，II 期或许只能够用替代终点进行判断，当替代终点与主要终点关联性不高甚至较差时，用替代终点选择 III 期试验的剂量会带来很大的不确定性。又如，也应考虑是否有足够的生产能力在短时间内提供 III 期所需的药物。

以上讨论的适应性 II / III 期无缝剂量选择的设计也可以直接应用于其他类似的试验，例如联合用药和单药的选择，或者不同药物之间的选择等。

（四）适应性富集设计

适应性富集设计是指试验将根据期中分析的结果，依据预先设定的标准对目标人群进行适应性调整，以决定试验后续阶段的目标人群。试验的后续阶段可能继续在全人群中进行，或者仅入组亚群并有可能需要做一些相应的适应性调整，或者加大样本量继续入组全人群，这同时也自然地加大了亚群的入组人数。试验的最终分析目标可能仅是全人群、亚群，或者全人群和亚群都包含。试验的最终分析将包含试验的两个阶段入组的所有受试者的数据，并有相应的调整方法以控制 I 类错误率。

如果已知试验药物只对某特定亚群有效，那么，临床试验应该只在该亚群中招募受试者。但实际中更为常见的情形是试验药物有可能对某亚群有较大的疗效，但不清楚对全人群是否也有足够大的疗效。在这种情况下，如果试验药物对全人群有足够大的疗效，只入组亚群受试者就会失去显示对全人群有效的机会；如果试验药物对全人群疗效较小但对某亚群有效，入组全人群受试者极有可能得不到预期的阳性结果，同时也失去了显示对亚群有效的机会。采用适应性富集设计来选择目标人群可以同时兼顾两者，利用试验本身的结果以便可以更科学地选择出目标人群，增加药物研发的成功率。

由于适应性富集设计中目标人群的选择涉及全人群和亚群，以及期中分析时采用非盲态的组间比较，因此应分别明确定义两个人群的统计假设和相应的统计方法，并控制 I 类错误率。

对于目标人群的选择标准，可以基于疾病特征、预后生物标志物或预测生物标志物等各种标准。一般而言，采用公认的疾病相关特征或预后相关生物标志物来选定目标人群，试验的设计和操作会相对简单。目前，采用预测生物标志物来选择目标人群的研究日趋增多，但许多预测生物标志物的临床价值尚不明确。如果试验要用一个全新的预测生物标志物来选择目标人群，必须要有对应的诊断方法。所用诊断方法必须已经被监管部门批准上市，如果没有，可能需要同时研发。

（五）两阶段适应性设计

两阶段适应性设计，是指将一个试验分为两个阶段，适应性调整前是第 1 阶段，适应性调整后是第 2 阶段。在第 1 阶段结束时进行期中分析，依据预先设定的修改计划，对第 2 阶段的试验进行适应性修改。

以上所讨论的成组序贯设计（若仅有一次期中分析）、样本量重新估计、适应性 II / III 期无缝剂量选择的设计、适应性富集设计都是两阶段适应性设计。两阶段适应性设计也包括其他常见的设计，例如在第 1 阶段结束期中分析时，从第 1 阶段选择一个合适的主要终点用于第 2 阶段；从第 1 阶段的两个或多个目标子群中选择一个合适的目标子群用于第 2 阶段；将第 1 阶段的单一主要假设修改为多个主要假设等。

有两点需要注意：一是成组序贯设计和适应性成组序贯设计之间存在区别。两者仅在期中分析、提前终止试验和样本量重新估计时类似；若一个适应性成组序贯设计包含了其他的适应性修改，则成组序贯设计中标准的分析方法就不适用。另一点是当两阶段适应性设计在分析以生存期为终点的试验时，无论第 1 阶段入组受试者的终点事件发生在哪个阶段，计算时均应将其归在第 1 阶段的结果内，否则两阶段的独立性假设将不再成立，导致 I 类错误率增加。

大多数适应性设计都属于两阶段范畴。两阶段适应性设计的原理和方法可类似地推广到多阶段或多重适应性设计。

（六）适应性主方案试验设计

主方案试验设计是指一个整体临床试验方案含有多个子方案，不同的子方案可同时检验一种药物对于多种疾病的临床效果，也可同时检验多种药物对于一种疾病的临床效果，或者同时检验多种药物对于多种疾病的临床效果。每一个子方案可以是单臂试验，也可以是随机对照试验。如果有子方案是随机对照试验且病人群体相同，这些随机对照试验有可能共用一个对照组，也可能有各自的对照组。主方案试验也用来泛指由患者特定特征（如疾病、组织学类型、分子标记物）为标志的临床试验。主方案试验具有很多优点，例如能够为患者提供最大的入组机会并选择最合适的受试药物的机会。常见的主方案设计包括篮式试验、伞式试验和平台试验设计。

篮式设计旨在评估一种药物治疗具有同一种生物学特征的不同疾病类型的临床效果，每一个子方案都针对一种或多种疾病类型。伞式设计旨在评估多种药物针对同一种疾病或生物标记物类型的靶向治疗的临床效果。平台设计旨在评估多种药物针对多种疾病的临床疗效。平台试验通常会维持试验长期进行，并允许新的试验药物随时加入试验平台，同时，对照药物随着时间推移也可能发生变更。

主方案试验虽然具有很多优点，但由于其复杂性，在计划、执行、统一管理结构的建立，尤其是统计分析等方面都面临着较大地挑战。如果计划采用主方案试验，应对试验各个方面可能涉及的各种问题做全面、深入和细致的研究后，再慎重选择。

适应性主方案设计是指在主方案设计中包含了一种或多种适应性调整的设计，它可以灵活地采用多种适应性调整，例如添加一个或多个新的子方案，提前结束一个或多个子方案，重新估计样本量，调整检验的假设、主要终点和主要统计方法，或对不同的子方案设计做不同的适应性调整等。

（七）多重适应性设计

多重适应性设计是指一个试验中采用了多于一种适应性调整方法的试验设计。以上所讨论的适应性设计方法都可以同时用于同一个临床试验。例如，一个临床试验在第1阶段结束时确定了下阶段的用药剂量，其后可以选择目标人群，再其后可以做样本量重新估计。

原则上讲，如果一个临床试验设计包含了多种适应性调整，只要符合适用性、合理性、完整性和可行性的要求，多重适应性设计都可以考虑。但由于多重适应性设计的复杂性，在一个试验中是否有必要引入过多的适应性调整，建议申办者予以慎重考虑。

四、其他考虑

（一）仅基于外部数据的修改

仅基于外部数据的修改是指在试验进行过程中仅仅基于外部数据对于一个进行中的临床试验做出某些修改，在本指导原则中，不将其归于所定义的适应性修改。

在试验进行过程中，常常会有与本试验相关的新的信息出现，而这些信息一般都是基于在当前试验设计时还不存在的新近完成的试验或研究。基于外部数据对于一个进行中的临床试验做出某些修改，必须有充分的依据且不应破坏试验的合理性及完整性，并需提前与监管机构进行沟通确认后方可通过试验方案的修正案来体现。申办者尤其要注意这些修改是仅基于外部数据，而非基于进行中的试验本身的结果。

在当前试验设计时可能同时会有其它尚未完成的相同药物的其它试验正在进行，其与当前试验相关，并在当前试验的设计时预先设定，这同样被视为外部数据并可通过试验方案的修正案来体现。

如果需要用一个II期试验的结果来决定当前试验的生物标志物的阈值，同时结合当前试验期中分析的累积数据做出修改，则在本指导原则中被归为适应性修改，此时需在适应性修改计划中预先设定。

（二）监管的其他考虑

作为试验方案的一部分，适应性修改计划应在临床试验开始前的试验方案中预先设定。

申办者如果计划在确证性试验中采用适应性设计，或在统计推断中用到贝叶斯方法或模拟方法等，申办者应在试验方案设计阶段与监管部门进行沟通交流。

申办者在沟通交流中递交的资料应包含重要的用来支持采用适应性设计的文献和数据以便监管部门审评。资料的准备应主要围绕预先设定的适应性调整计划的细节，包括其适用性、合理性和完整性等。

申办者在沟通交流资料中应讨论采用适应性设计的理由，包括与传统设计相比的优势、需要采用适应性设计解决的具体问题以及解决的方式、适应性调整后结果的可解释性等；还应包括预先设定的调整计划的细节，比如，期中分析的时间和目的、决定适应性调整的统计规则、最终分析的统计检验方法、控制I类错误率的方法等；以及关键的实施适应性设计的操作流程，保证试验完整性的具体措施等。

五、参考文献

1. 国家药品监督管理局药品审评中心．药物临床试验数据监查委员会指导原则（试行）．2020．

2. Bauer P，Köhne K.Evaluation of experiments with adaptive interim analyses. Biometrics. 1994；50：1029–1041. corrections. Biometrics. 1996；52：380.

3. Bauer P，Kieser M. Combining different phases in the development of medical treatments within a single trial. Statistics in Medicine. 1999；18：1833–1848.

4. Bauer P，Posch M. Letter to the Editor. Modification of the sample size and the schedule of interim analyses in survival trials based on data inspections by H.Schaefer and H.–H.Mueller，Statistics in Medicine 2001；20：3741–3751. Statistics in Medicine. 2004；23：1333–1335.

5. Chang M. Adaptive design method based on sum of p–values. Statistics in Medicine. 2007；26：2772–2784.

6. Chen C，Li X，Li W，Beckman RA. Adaptive Expansion of Biomarker Populations in Phase 3 Clinical Trials. Contemporary Clinical Trials. 2018；71：18–85.

7. Chen C，Anderson K，Mehrotra DV，Rubin EH and Tse A. A 2–in–1 Adaptive Phase 2/3 Design for Expedited Oncology Drug Development. Contemporary Clinical Trials. 2018；64：238–242.

8. Chen JYH，DeMets DL，Lan GKK. Increasing the sample size when the unblinded interim results is promising. Statistics in Medicine. 2004；23：1023–1038.

9. Chow SC. Complex innovative design for NASA clinical trials. Academic Journal of Gastroenterology & Hepatology. 2020；2：1–9.

10. Chow SC，Chang M. Adaptive Design Methods in Clinical Trials. CRC Press，2nd edition. 2011.

11. Chow SC，Lin M. Analysis of two–stage adaptive seamless trial design. Pharmaceutica Analytica Acta. 2015；6：341–440.

12. Chow SC，Shao J，Wang H，Lokhnygina Y. Sample size calculations in clinical research. Chapman & Hall/CRC，3rd edition.2018.

13. Chow SC，Tu YH. On two–stage seamless adaptive design in clinical trials. Journal of Formosan Medical Association. 2008；107：s1–59.

14. Cui L，Hung HMJ，Wang SJ. Modification of sample size in group sequential clinical trials.Biometrics. 1999；55：853–857.

15. Cui L，Zhang L. On the efficiency of adaptive sample size design. Statistics in Medicine. 2019；38：933–944.

16. Friede T，Kieser M. Sample size recalculation in internal pilot study designs：a review.Biometrical Journal. 2006；48：537–555.

17. Friede T，Parsons N，Stallard N. A conditional error function approach for subgroup selection in adaptive clinical trials. Statistics in Medicine. 2012；31：4309–4320.

18. Friede T，Stallard Nigel. A comparison of methods for adaptive treatment selection. Biometrical Journal.2008；50：767–781.

19. Gould AL. Interim analyses for monitoring clinical trials that do not materially affect the Type I error rate. Statistics in Medicine. 1992；14：1039–1051.

20. Hochberg Y. A sharper Bonferroni procedure for multiple tests of significance. Biometrika.1988；75：800–802.

21. Howard DR，Brown JM，Todd S，Gregory WM. Recommendations on multiple testing adjustment in

multi–arm trials with a shared control group. Statistical Methods in Medical Research. 2018; 27: 1513–1530.

22. Jenkins M, Stone A, Jennison C. An adaptive seamless phase Ⅱ / Ⅲ design for oncology trials with subpopulation selection using correlated survival endpoints.Pharmaceutical Statistics. 2011; 10: 347–356.

23. Lan KG, DeMets DL.Discrete Sequential Boundaries for Clinical Trials.Biometrika. 1983; 70: 659–663.

24. Lehmacher W, Wassmer G. Adaptive sample size calculations in group sequential trials.Biometrics. 1999; 55: 1286–1290.

25. Maca J, Bhattacharya S, Dragalin S.et al. Adaptive Seamless Phase Ⅱ / Ⅲ Designs Background, Operational Aspects, and Examples. Drug Information Journal. 2006; 40: 463–474.

26. Marcus R, Peritz E, Gabriel KR. On closed testing procedures with special reference to ordered analysis of variance. Biometrika. 1976; 63: 655–660.

27. Mehta CR, Pocock SJ. Adaptive increase in sample size when interim results are promising: a practical guide with examples. Statistics in Medicine. 2001; 30: 3267– 3284.

28. Müller HH, Schäfer H. Adaptive group sequential designs for clinical trials: Combining the advantages of adaptive and of classical group sequential approaches. Biometrics. 2001; 57: 886–891.

29. Müller HH, Schäfer H. A general statistical principle for changing a design any time during the course of a trial. Statistics in Medicine. 2004; 23: 2497–2508.

30. O'Brien PC, Fleming TR. A Multiple Testing Procedure for Clinical Trials. Biometrics. 1979; 549–556.

31. Pocock SJ. Group Sequential Methods in the Design and Analysis of Clinical Trials. Biometrika. 1977; 64: 191–199.

32. Proschan MA, Hunsberger SA. Designed extension of studies based on conditional power.Biometrics. 1995; 51: 1315–1324.

33. Rosenblum M, Van Der Laan MJ. Optimizing randomized trial designs to distinguish which subpopulations benefit from treatment. Biometrika. 2011; 98: 845–860.

34. Shih WJ. Sample size re–estimation – a journey for a decade. Statistics in Medicine. 2001; 20: 515–518.

35. Shih WJ, Li G, Wang Y. Methods for flexible sample–size design in clinical trials: Likelihood, weighted, dual test, and promising zone approaches. Contemporary Clinical Trials. 2016; 47: 40–48.

36. Simes RJ. An improved Bonferroni procedure for multiple tests of significance. Biometrika. 1986; 73: 751–754.

37. Stallard N, Hamborg T, Parsons N, Friede T. Adaptive designs for confirmatory clinical trials with subgroup selection. Journal of Biopharmaceutical Statistics. 2014; 24: 168–187.

38. Wang SJ, Hung HMJ, O'Neill RT. Adaptive patient enrichment designs in therapeutic trials. Biometrical Journal. 2009; 51: 358–374.

39. Wassmer G, Brannath W. Group sequential and confirmatory adaptive designs in clinical trials. Springer, 2016.

40. Wu PS, Lin M, Chow SC. On sample size estimation and re–estimation adjusting for variability in confirmatory trials. Journal of Biopharmaceutical Statistics. 2016; 26: 44–54.

41. Zhang JJ, Blumenthal G, He K, Tang S, Cortazar P, Sridhara R. Overestimation of the effect size in group sequential trials. Clinical Cancer Research. 2012; 18: 4872–4876.

42. Zheng J, Chow SC. Criteria for dose–finding in two–stage seamless adaptive design. Journal of Biopharmaceutical Statistics. 2019; 29: 908–919.

附录

词 汇 表

适应性设计（Adaptive design）：按照预先设定的计划，在期中分析时使用试验期间累积的数据对试验做出相应修改的临床试验设计。

成组序贯设计（Group sequential design）：是指方案中预先计划在试验过程中进行一次或多次期中分析，依据每一次期中分析的结果做出后续试验决策的试验设计。

盲态/非比较分析方法（Blinded/Non-comparative analysis）：是指期中分析时不使用实际试验分组信息，或者未做任何涉及组间比较的分析。

非盲态分析/比较分析方法（Unblinded/Comparative analysis）：是指期中分析时使用试验分组信息（包括各组的真实名称或可区分的分组代码）的分析，分析内容涉及组间比较。

适应性主方案设计（Master protocol with adaptive designs）：是指在主方案设计中包含了一种或多种适应性调整的设计。

多重适应性设计（Multiple adaptive design）：是指一个试验中采用了多于一种适应性调整方法的试验设计。

贝叶斯方法（Bayesian method）：贝叶斯方法一般是指在对未知参数做出统计推断时，它先使用先验信息（先验分布函数）对未知参数做一初始判断，在搜集到新数据后，它根据贝叶斯原理将先验信息和新数据总结在另一个函数中（后验分布函数），并基于此后验分布做出统计推断。

模拟方法（Simulation method）：是指使用计算机技术通过创建虚拟患者数据并根据预先指定的模型预测患者的临床结果来模拟临床试验的进行。

药物临床试验多重性问题指导原则（试行）

（2020 年第 66 号　2020.12.31）

一、概述

临床试验中普遍存在多重性问题，它是指在一项完整的研究中，需要经过不止一次统计推断（多重检验）对研究结论做出决策的相关问题。例如，多个终点（如主要终点和关键次要终点）、多组间比较、多阶段整体决策（如以有效性决策为目的的期中分析）、纵向数据的多个时间点分析、亚组分析、同一模型不同参数组合或不同数据集的分析、敏感性分析等。对于确证性临床试验，将总Ⅰ类错误率（FWER）控制在合理水平是统计学的基本准则。上述多重性问题有的可以导致 FWER 膨胀，有的则不会。对于前者，需要采用恰当的策略与方法将 FWER 控制在合理水平，这一过程称为多重性调整；对于后者，则无需多重性调整。因此，在制订临床试验方案和统计分析计划时，采用恰当的策略与方法控制 FWER 是非常重要的。

本指导原则主要阐述常见的多重性问题和相应的决策策略，介绍常用的多重性调整方法和多重性分析方法，旨在为确证性药物临床试验中如何控制 FWER 提供指导意见，所讨论的一般原则也适用于其它类型的临床研究。

二、多重检验中的Ⅰ类错误、总Ⅰ类错误率和Ⅱ类错误

（一）Ⅰ类错误和总Ⅰ类错误率

Ⅰ类错误是指原假设（或称无效假设）正确但检验结果拒绝了原假设的错误，相当于把实际上无效的药物经统计推断得出有效结论的错误。其概率需控制在某一水平，该水平称为检验水准，或称显著性水准，用 α 表示；对于多重检验中某一假设检验的检验水准称之为名义检验水准，又称局部检验水准，用 α_i 表示。

总Ⅰ类错误率是指在同一临床试验所关注的多个假设检验中，至少一个真的原假设被拒绝的概率。不论多次假设检验中哪个或哪些原假设为真，都能将 FWER 控制在 α 水平，称为强控制 FWER；在所有原假设都为真的条件下，将 FWER 控制在 α 水平，称为弱控制 FWER。弱控制 FWER 只能得出整体性结论，而不支持其中单个假设检验的结论，故在确证性临床试验中的应用意义不大。本指导原则所描述的"控制 FWER"均指强控制 FWER。

（二）Ⅱ类错误

Ⅱ类错误是指原假设不正确，但检验结果未能拒绝原假设的错误，相当于把实际上有效的药物经统计推断得出无效结论的错误，其概率用 β 表示，相应地 $1-\beta$ 称为检验效能。对于确证性临床试验，在Ⅰ类错误得到有效控制的前提下，Ⅱ类错误的风险也需要注意。对于需要调整的多重检验，由于控制 FWER 降低了多重检验中单个假设检验的 α_i，相应地也降低了检验效能。因此，当涉及多重性调整时，制定研究计划应考虑控制 FWER 对检验效能的影响，例如通过适当增加样本量以保证足够的检验效能。

三、常见的多重性问题

临床试验中常见的多重性问题一般体现在多个终点、多组间比较、亚组分析、期中分析、纵向数据不同时间点的分析等方面。

（一）多个终点

1. 主要终点

主要终点是指与临床试验所关注的主要问题（主要目的）直接相关的、能够提供最具临床意义和令人信服的证据的终点，常用于主要分析、样本量估计和评价试验是否达到主要目的。确证性临床试验中，单一主要终点较为常见，但某些情况下会涉及多个主要终点，对于多个主要终点的研究，通常有两类研究假设，即多个主要终点均要求显著和多个主要终点中至少有一个显著。

（1）多个主要终点均要求显著。即要求所有主要终点均显著时才认为研究药物有效（此种情况常称为共同主要终点）。例如，在一项治疗慢性阻塞性肺病的确证性临床试验中设置两个单独的主要疗效终点，第1秒用力呼气量和患者报告症状评分，决策规定两个主要终点均显著才可推断研究药物有效。在此情况下，不会导致FWER膨胀，因为这种策略没有机会选择对研究药物最有利的某个或某几个主要终点，只有一种可能得出药物有效的结论（即两个原假设都被拒绝）。但是，这会增大Ⅱ类错误和降低检验效能。检验效能降低的程度与主要终点的个数和主要终点之间的相关性有关，个数越多、相关性越弱，检验效能降低的幅度越大。

（2）多个主要终点中要求至少一个终点显著。即至少一个主要终点显著时就认为研究药物有效。例如，某一确证性临床试验旨在验证一种治疗烧伤伤口的药物，设置两个单独的主要终点：伤口闭合率和瘢痕形成，临床试验方案规定只要其中一个终点显著，或两个终点都显著，就可认为该药物整体临床有效。此种情况下会导致FWER膨胀，因为得出药物有效的结论包括以下三种可能的组合：①伤口闭合率显著而瘢痕形成不显著；②伤口闭合率不显著而瘢痕形成显著；③伤口闭合率和瘢痕形成都显著。由于多个主要终点中至少有一个终点显著的组合不尽相同，是否会导致FWER膨胀应视具体的研究假设而定。

2. 次要终点

临床试验的次要终点通常有多个，多数情况下它们提供对主要终点的支持作用。但在某种情况下，有些次要终点可能用于支持药品说明书声称的获益，一般被称为关键次要终点。此时，应将关键次要终点与主要终点共同纳入FWER控制。只有主要终点的假设检验认为整体显著后，才考虑关键次要终点的假设检验。

3. 复合终点

复合终点是指将多个临床相关结局合并为一个单一变量，如表示心血管事件的复合终点，只要发生心肌梗死、心力衰竭、冠心病猝死等其中的任一事件将被视为终点事件发生；或者将若干症状和体征的评分通过一定的方法合并为一个单一变量，如评价类风湿关节炎的ACR20量表。如果将某一复合终点作为单一主要终点，将不涉及多重性问题。但是，如果同时将复合终点中某一组成部分（如某一事件或构成量表的某一维度）用于支持药品说明书声称的获益，应将其定位于主要或关键次要终点，再根据上述定位对所涉及的主要或次要终点的多重性问题予以考虑。

4. 探索性终点

探索性终点可以是预先设定、也可以是非预先设定（例如数据驱动）的终点，一般包括预期发生频率很低而难以显示治疗效果的临床重要事件，或由于其它原因被认为不太可能显示效果但被纳入探索性假设的终点，其结果可能有助于设计未来新的临床试验。此类终点不涉及多重性问题。

5. 安全性终点

如果安全性终点（事件）是确证性策略的一部分，即用于支持药品说明书声称的获益，则应事先确定并考虑多重性问题。需注意，在临床试验的实践中，由于安全性事件具有很大的不确定性，有时难以事先规定主要安全性假设，因此，对于多个安全性终点（通常是严重的不良反应）的确证性策略可能会基于事后的多重性调整策略，此时应充分说明其合理性，并与监管机构达成共识。

（二）多组间比较

临床研究中多组间的比较颇为常见，如三臂设计、剂量-反应关系研究、联合用药和复方药的评价等。

1. 三臂设计

三臂设计多用于非劣效试验，安排的三个组分别是试验组、阳性对照组和安慰剂组。此时，研究假设应该考虑三种情形：①试验组与安慰剂组比较的优效性；②阳性对照组与安慰剂组比较的优效性；③试验组与阳性对照组比较的非劣效性。对于上述多重性问题，如果三个假设检验均显著才可认为试验药物有效，或者基于一个比较弱的研究假设，即只要满足①即可认为试验药物有效（需得到监管机构的认可才可实施），或者采用固定顺序法，如假设检验顺序为①→②→③，此时不会导致 FWER 膨胀。其它的三臂设计如果不是遵循上述多重检验策略，且不满足所有假设检验均显著的话，需根据情况考虑是否会导致 FWER 膨胀。

2. 剂量-反应关系

剂量-反应关系研究对于找到安全有效的治疗剂量或剂量范围至关重要。剂量探索的方法和目的在探索性试验和确证性试验中有所不同。

在探索性试验中，用剂量-反应关系进行剂量探索研究时，是否需要控制 FWER 由申办方自行决定。在确证性临床试验中，为了选择和确证试验药物在特定患者人群中推荐使用的一个或多个剂量水平，必须控制 FWER。

3. 联合用药和复方药

联合用药是指治疗用药同时使用两种或以上的药物，复方药是指治疗用药由两种或以上的药物组合而成。联合用药或复方药临床试验的目的主要是验证联合用药的获益-风险是否优于其中的单药，或复方药的获益-风险是否优于其组分药。

以两个单药的联合用药为例，试验设计至少会设置三个组，即联合用药组、单药 A 组和单药 B 组，后两组为阳性对照组。如果再增加一个安慰剂组，就是一个 2×2 的析因设计。无论是三组的设计还是四组的析因设计，其假设检验以推断联合用药组是否优于其它各组为主，这将不会导致 FWER 膨胀，因为只有所有假设检验均显著的情况下方可证明联合治疗的疗效。

（三）纵向数据不同时间点的分析

纵向数据，即基于时间点的重复测量数据，是临床试验常见的数据类型。此类数据与时间点相关的分析分两种情况，一种是在不同时间点进行组间比较；另一种是比较处理组内不同时间点的效应。

以只有一个主要终点且只涉及两个处理组的研究设计为例，如果主要终点评价被定义为在多个时间点中的某一个时间点（如最后一个访视点）进行处理组间的比较，其它时间点的组间比较被视为次要终点评价，则不涉及多重性问题；如果主要终点评价被定义为在不止一个时间点进行处理组间的比较，若其所有相关时间点的组间比较达到显著才认为有效，则不会导致 FWER 膨胀，否则会导致膨胀。

对于比较处理组内不同时间点效应的情形，如果目的是通过时间点之间的比较确证最佳时间点的效应，即当时间效应成为确证性策略的一部分时，就需要考虑多重性问题，否则无需考虑。

对于多于一个主要终点或多于两个处理组且涉及到纵向数据不同时间点分析的研究设计，其多重性问题更加复杂，需要综合考虑。

如果希望回避纵向数据的多重性问题，一种可能的解决方案是将不同时间点的效应转换为折线下的面积，例如治疗后不同时间点的疼痛 VAS 评分可以转化为折线下面积以代表治疗后总的疼痛评分，即把多个变量转化为一个变量，但相应地，在这种转换之后，每个时间点的组间比较就无法实施了。另一种可能的解决方案是对重复测量数据用单个模型分析，如重复测量方差分析或混合效应模型。

（四）亚组分析

亚组分析通常用于说明试验药物在某一目标亚组人群中的疗效、或者各亚组之间疗效的一致性。如果目标亚组的分析用于支持药品说明书声称的获益，则需要综合考虑总人群和亚组人群的多重性问题，同时还要注意保证亚组的样本量有足够的检验效能。反之，如果亚组分析不用于支持药品说明书声称的获益，则无需考虑多重性问题。

（五）期中分析

针对有效性进行监查的期中分析，因为在研究过程中需要进行多次决策，多重性问题复杂多样，所以控制 FWER 显得尤为重要。在制定临床试验方案时，应仔细考虑并预先设定恰当控制 FWER 的策略和方法。

（六）复杂设计

对于以确证性为目的的篮式设计、伞式设计、平台设计等涵盖多疾病领域、多种药物、跨研究的复杂设计，由于同时开展多个分题研究，可能涉及多重性问题。但是，由于这些分题研究多是独立的研究且回答特定的临床问题，如适用疾病、目标人群等，故一般不会导致 FWER 膨胀。

对于复杂设计分题研究的目标人群有较大重叠时，或者对于多个分题研究使用同一个对照组时，是否会导致 FWER 膨胀，应视具体情况而定。此时，建议申办方与监管机构进行充分沟通。

四、常见的多重性调整的策略与方法

针对临床试验中可能导致 FWER 膨胀的多重性问题，所采用的多重性调整的策略与方法取决于试验的目的、设计、研究假设及其检验方法。申办方需在试验设计时对选用的多重性调整的策略与方法进行必要的评估，并在临床试验方案和统计分析计划中详述。

多重性调整的策略与方法可以从决策策略、调整方法和分析方法三个层面考虑。

（一）多重性问题的决策策略

临床试验的研究结论主要依据综合所有试验数据分析结果所做的推断，是一个从局部决策到整体决策的过程。多重性问题的决策策略可分为平行策略和序贯策略。除了从局部决策到整体决策的过程外，还有分阶段的整体决策。根据研究目的和试验方案梳理出可能的多重性问题，可采用某一种策略或者多种策略组合，再根据所选策略或策略组合确定每一个检验假设所对应的统计分析方法和名义检验水准 α_i 的分配策略（如需要）。

1. 平行策略

平行策略是指所包含的各个假设检验相互独立，平行进行，与检验顺序无关，就像一种并联关系，每个假设检验的推断结果不依赖于其它假设检验的推断结果。

2. 序贯策略

序贯策略是指按一定顺序对原假设进行检验，直到满足相关条件而停止检验，就像一种串联关系，根据设定条件，前一个假设检验的结果将决定是否进行后续的假设检验。序贯策略中假设检验的顺序以及相应的多重性调整方法的不同对整体结论的影响也不同，这一点在设计阶段尤其要注意。

3. 分阶段的整体决策策略

分阶段的整体决策策略是指将整体决策按照事先确定的顺序分阶段进行，其典型代表是以有效性为目的的期中分析。每个阶段都进行一次整体决策，确定试验因有效或无效提前终止还是继续。每一阶段的整体决策可以采用多重性问题决策策略中的平行策略或序贯策略。多阶段决策需要多重性调整，即每个阶段都会消耗一定的 α，各阶段的名义检验水准 α_i 可以相同，也可以不同，视采用的 α 消耗策略而定。

（二）多重性调整方法

多重性调整方法实质上是通过调整整体决策中每一个独立假设检验的名义检验水准 α_i 以达到将

FWER 控制在 α 水平的目的。名义检验水准 α_i 的确定方法可以根据多重性问题的决策策略选择。

1. 平行策略的多重性调整方法

（1）Bonferroni 法。Bonferroni 法的基本思想是各个独立假设检验的名义检验水准 α_i 之和等于 α，即

$$\alpha_1 + \alpha_2 + \cdots + \alpha_i \cdots + \alpha_m = \alpha$$

各名义检验水准 α_i 可以相同（$\alpha_i = \alpha/m$），也可以不同，后者往往在各个假设检验的重要性不同时使用。例如，某临床试验设有 3 个主要终点，需要进行 3 次假设检验，设定 α=0.05。如果 3 个主要终点的重要性相同，则每个假设检验的 α_i 相同，均为 0.0167（=0.05/3），则每个假设检验的 P 值小于 0.0167 才被认为有显著性；如果 3 个主要终点的重要性不同，如设置 α_1、α_2 和 α_3 分别为 0.030、0.015 和 0.005，则每个假设检验的 P 值小于所对应的 α_i 才被认为有显著性。

（2）前瞻性 α 分配法。前瞻性 α 分配法（PAAS）与 Bonferroni 法思想相近，可理解为各个假设检验的名义检验水准 α_i 的互余的乘积等于 α 的互余，即

$$(1-\alpha_1)(1-\alpha_2)\cdots(1-\alpha_i)\cdots(1-\alpha_m) = (1-\alpha)$$

各 α_i 可以相同也可以不同，若相同，则可根据 Šidák 法求得

$$\alpha_i = 1 - (1-\alpha)^{1/m}$$

例如，一个有 3 个终点的临床试验，其中两个终点被指定分配了 α_i 值，α_1=0.02、α_2=0.025，若设 α 为 0.05，则根据上式有 0.98 × 0.975 ×（1-α_3）=0.95，求得第 3 个终点的 α_3 为 0.0057。如果 3 个原假设的 α_i 等权重分配，则基于 Šidák 法求得 α_i 为 0.01695。需要注意，PAAS 法在满足多重检验呈独立或正相关时才能实现控制 FWER。

2. 序贯策略的多重性调整方法

（1）Holm 法。Holm 法是一种基于 Bonferroni 法的检验统计量逐步减小（P 值逐步增大）的多重调整方法。该法首先计算出各假设检验的 P 值后，将各 P 值按从小到大排序，记为 $P_1 < P_2 < \cdots < P_m$，其相对应的原假设为 H_{01}，H_{02}，$\cdots H_{0m}$，然后按照 P 值从小到大顺序依次与相对应的 α_i 进行比较，依次检验 H_{0i}，$1 \leqslant i \leqslant m$。第一步从最小的 P 值开始，检验原假设 H_{01}，如果 $P_1 > \alpha_1$（=α/m），则不拒绝原假设 H_{01}，并停止检验所有剩余的假设；如果 $P_1 \leqslant \alpha_1$，则拒绝 H_{01}，H_{A1} 成立，进入下一步假设检验。第 2 个假设检验的 $\alpha_2 = \alpha/(m-1)$，将该假设检验的 P 值与 α_2 比较，若 $P_2 > \alpha_2$，则停止检验余下的假设；否则，H_{A2} 成立，并进入下一步假设检验。更一般地，在检验第 i 个原假设 H_{0i} 时，如果 $P_i > \alpha_i$ [=$\alpha/(m-i+1)$]，则停止检验并接受 H_{0i}，$\cdots$，H_{0m}；否则，拒绝 H_{0i}（接受 H_{Ai}），并进入下一步假设检验；以此类推。

（2）Hochberg 法。Hochberg 法是一种基于 Simes 法的检验统计量逐步增大（P 值逐步减小）的多重调整方法。该法首先计算出各假设检验的 P 值，将各 P 值按从大到小排序，记为 $P_1 > P_2 > \cdots > P_m$，然后按照 P 值从大到小顺序依次与相对应的 α_i 进行比较。第一步从最大的 P 值开始，检验原假设 H_{01}，如果 $P_1 \leqslant \alpha_1$（=α），则拒绝所有原假设，并停止检验，所有的备择假设 H_{Ai} 成立；否则不拒绝 H_{01}，进入下一步假设检验。第 2 个假设检验的 $\alpha_2 = \alpha/2$，将该假设检验的 P 值与 α_2 比较，若 $P_2 \leqslant \alpha/2$，则停止检验余下的假设，除 H_{A1} 外，其余的备择假设均成立；否则，不拒绝 H_{02}，并进入下一步假设检验。更一般地，在检验第 i 个原假设 H_{0i} 时，如果 $P_i \leqslant \alpha_i$（=α/i），则停止余下的检验，拒绝 H_{0i}，$\cdots$，H_{0m}；如果 $P_i > \alpha_i$，则不拒绝 H_{0i} 并进入下一步假设检验；以此类推。需要注意，Hochberg 法在满足多重检验呈独立或正相关时才能实现控制 FWER。

（3）固定顺序法。固定顺序法是指按预先定义的顺序进行假设检验，每个假设检验的名义检验水准 α_i 与 α 相同，只有在上一个假设检验拒绝原假设时才进行到下一个假设检验，直到某一个假设检验不拒绝原假设为止，而最终的推断结论为该假设检验前面的显著性结论均被接受。例如，按顺序有 3 个原假设分别是 H_{01}、H_{02} 和 H_{03}，若第 1 和第 2 个假设检验都在 α 水平拒绝了原假设，但第 3

个假设检验未能拒绝原假设 H_{03}，则备择假设 H_{A1} 和 H_{A2} 都成立，而 H_{A3} 不成立。

（4）回退法。回退法需事先根据固定顺序法对各假设检验排序，并确定每个假设检验的名义检验水准 αi，然后依顺序进行假设检验。该法首先在 α_1 水平检验 H_{01}，如果不拒绝 H_{01}，则在 α_2 水平检验 H_{02}；如果拒绝 H_{01}，则在 $\alpha_1+\alpha_2$ 水平检验 H_{02}，余类推。例如，一项设有 2 个主要终点（ O_1 和 O_2 ）的临床试验，采用回退法，对应 O_1 和 O_2 的名义检验水准分别是 $\alpha_1=0.04$ 和 $\alpha_2=0.01$，如果假设检验的 P 值分别是 $P_1=0.062$，$P_2=0.005$，则最终的决策结论为试验药物在 O_2 上有显著获益（ $P_1=0.062 > \alpha_1$，$P_2=0.005 < \alpha_2$ ）；如果假设检验的 P 值分别是 $P_1=0.032$，$P_2=0.015$，则最终的决策结论为试验药物在 O_1 和 O_2 上均有显著获益（ $P_1=0.032 < \alpha_1$，$P_2=0.015 < \alpha_1+\alpha_2$ ）。

3. 期中分析常见的 α 分割方法

期中分析较经典的 α 分割方法有 Pocock 法、O'Brien-Fleming 法和 Haybittle-Peto 法。这三种分割方法的一个共同前提是每一次期中分析的日历时间或累积数据占比相同，只是每次假设检验 α_i 的分配有不同侧重。更为灵活的 α 分割方法则是 α 消耗函数，如 Lan-DeMets α 消耗函数，该方法是上述经典方法的扩展，在设定期中分析时间点上更为灵活。例如，一项评价免疫靶点抑制剂抗肿瘤药物的确证性临床试验，主要评价指标为全因死亡，拟进行一次期中分析，可基于有效性早期终止试验。考虑到免疫靶点抑制剂起效时间可能存在延迟，因此计划在研究相对较晚的时间点，即观察到 75% 的死亡事件时，开展期中分析。采用近似 O'Brien Fleming 边界的 Lan-DeMets α 消耗函数，且要求双侧 FWER 控制在 0.05，则期中分析和最终分析的双侧名义检验水准分别为 0.019 和 0.044。

当临床试验的多重性问题较为复杂时，可组合使用多种策略的多重性调整方法。需要注意的是，将多个多重性调整方法进行简单组合未必能控制 FWER。因此，在复杂情况下组合使用多个多重性调整方法时，为了确保能够控制 FWER，可考虑采用守门法或图示法等。

（三）多重性分析方法

对于需要解决的多重性问题，多数是基于具体的统计分析方法结合多重性调整方法来实现的。例如，对于不同数据类型的多个终点（如定量、定性、生存时间），组间比较会用到不同的统计分析方法（如协方差分析、Mantel-Haenszel X^2 检验、Kaplan-Meier 检验），与此同时，还要依靠多个终点的多重性调整方法（如 Bonferroni 法等）来确定每个假设检验的检验水准 α_i，然后才能做出决策结论。

对于单一终点变量、同一研究阶段的多组比较，有些统计分析方法是在整体假设检验的基础上解决多重比较的问题，其根本思想是两两比较所涉及的标准误是整体假设检验的标准误。例如，定量结局变量基于方差分析的两两比较有 LSD 法、SNK 法等，多组与参照组的比较有 Dunnett 法等；定性结局变量的多重比较可通过变量变换（如反正弦变换）成为定量变量，然后采用上述定量变量的分析方法；生存时间结局变量基于 Kaplan-Meier 法的 log rank 检验（Mantel-Cox 法）、Breslow 法（扩展 Wilcoxon 法）等。需注意的是，有些方法不一定能控制 FWER。对于在整体假设检验的基础上无法实现多重比较的统计分析方法，就需要采用局部假设检验（两两比较）结合 α 分配的方法（如 Bonferroni 法等）。

多变量的参数方法（如多元方差分析）是解决多重性问题的手段之一，特别是对于多终点的情况，但是此类方法一是要求满足多元正态分布，二是分析结果的解释往往不直观，限制了其应用。

重复抽样（如 bootstrap 法和 permutation 法）也是解决多重性问题的手段之一，此类方法的优点是在控制 FWER 的同时还能保证较高的检验效能；其不足之处在于它所基于的经验分布难以验证从而导致估计的准确性不足，此外它更依赖于大样本。因此，该类方法在临床试验中少有实践，需慎重使用，建议事先与监管机构充分沟通。

由于解决多重性问题的统计分析方法众多，每种方法都有其优势与不足，申办方需要在临床试验方案或统计分析计划中事先规定针对多重性问题所采用的统计分析方法。

五、其它考虑

（一）不需要多重性调整的情况

不需要多重性调整的情况包括但不限于以下情形（均不包含有效性的期中分析）：

1. 针对单一主要终点的多组间比较（如非劣效试验的标准三臂设计），当所有假设检验均显著才被视为有效时；

2. 针对单一主要终点，研究假设为试验药物的疗效至少非劣于阳性对照药，当按固定顺序进行假设检验时，即第一步验证试验药物的疗效非劣于阳性对照药的假设，第一步原假设 $H0$ 被拒绝后，第二步验证试验药物的疗效优于阳性对照药的假设；

3. 针对多个主要终点，当且仅当所有终点的假设检验均显著时才被视为有效时；

4. 针对多个次要终点，当均不会用于在药品说明书中声称获益时；

5. 对于篮式设计、伞式设计、平台设计等跨研究的复杂设计，如果分题研究是独立的研究且回答各自的临床问题，如适用疾病、目标人群等；

6. 在统计分析过程中，对同一主要终点指标，可能会对不同的分析数据集进行分析，只要事先定义以哪个分析数据集为主要结论依据；

7. 采用不同的统计模型或同一模型采用不同的参数设置，只要事先定义主要分析模型；

8. 根据不同的假设进行敏感性分析，例如采用不同的缺失数据估计方法填补后的分析，对离群值采用不同处理后的分析等。

（二）多重检验的参数估计问题

应根据多重性调整方法对相应的置信区间进行估计。多重性调整方法众多，有的方法较为简单但相对保守，易于进行区间估计，例如采用 Bonferroni 方法调整置信区间；有的方法较为复杂，可能难以做出相应的区间估计。

多重性调整还有可能带来点估计的选择性偏倚。例如，在含有多个剂量组的确证性临床试验中，如果多重性问题的决策策略选择了在药物说明书中标示与安慰剂差异最大的剂量组的效应量，则有可能高估药物的疗效。类似的选择性偏倚也会因亚组的选择而产生。因此，有必要评估多重性调整可能带来的选择性偏倚。

（三）与监管机构的沟通

在临床试验方案和统计分析计划中应事先明确多重性问题和多重性调整的策略和方法。对于复杂的多重性问题，是否需要多重性调整以及如何调整，现有的策略和方法可能面临挑战，因此鼓励申办方在确证性临床试验设计阶段积极与监管机构沟通。在试验过程中，如果因为更改多重性调整策略和方法而使临床试验方案做出重大调整，应与监管机构及时沟通。

六、参考文献

1. 钱俊，陈平雁. 多个样本率的多重比较. 中国卫生统计, 2008; 25（2）: 206–212.

2. Alosh M, Bretz F, Huque M. Advanced multiplicity adjustment methods in clinical trials.Statistics in Medicine, 2014; 33（4）: 693–713.

3. Bretz F, Tamhane AC, Pinheiro J, et al. Multiple Testing in Dose-Response Problem, Chapter 3 of Multiplicity Testing Problem in Pharmaceutical Statistics. CRC Press, 2010.

4. Bretz F, Maurer W, Brannath W, et.al. A graphical approach to sequentially rejective multiple test procedures. Statistics in Medicine, 2009; 28（4）: 586–604.

5. Chen J, Luo JF, Liu K, et al. On power and sample size computation for multiple testing procedures. Computational Statistics and Data Analysis, 2011; 55（1）: 110–122.

6. Collignon O, Gartner C, Haidich AB, et al. Current statistical considerations and regulatory perspectives on the planning of confirmatory basket umbrella and platform trial.Clinical Pharmacology & Therapeutics, 2020; 107（5）: 1059–1067.

7. Dmitrienko A, Tamhane AC, Bretz F, et al. Multiple Testing Methodology, Chapter 2 of Multiplicity Testing Problem in Pharmaceutical Statistics. CRC Press, 2010.

8. Dmitrienko A, Tamhane AC, Bretz F, et al. Gatekeeping Procedures in Clinical Trials, Chapter 5 of Multiplicity Testing Problem in Pharmaceutical Statistics. CRC Press, 2010.

9. Dunnett CW. A multiple comparison procedure for comparing several treatments with a control. Journal of the American Statistical Association, 1955; 50（272）: 1096–1121.

10. European Medicines Agency. Guidance on Multiplicity Issues in Clinical Trials.

11. Freidlin B, Korn EL, Gray R, et.al. Multi–arm clinical trials of new agents: some design considerations.Clinical Cancer Research, 2008; 14（14）: 4368–4371.

12. Hochberg Y, Tamhane A. Multiplicity Comparison Procedure. New York: Wiley, 1987.

13. Howard DR, Brown JM, Todd S, et al. Recommendations on multiple testing adjustment in multi–arm trials with a shared control group. Statistical Methods in Medical Research, 2018; 27（5）: 1513–1530.

14. Huque MF, Rohmel J. Multiplicity Problem in Clinical Trials, Chapter 1 of Multiplicity Testing Problem in Pharmaceutical Statistics. CRC Press, 2010.

15. International Conference on Harmonization（ICH）. E9 guideline "Statistical Principles for Clinical Trials".

16. International Conference on Harmonization（ICH）. E8 guideline "General Considerations for Clinical Trials".

17. International Conference on Harmonization（ICH）. E17 guideline "General Principles for Planning And Design Of Multi–Regional Clinical Trials".

18. Lan KKG, DeMets DL. Discrete sequential boundaries for clinical trials.Biometrika, 1983; 70（3）: 659–663.

19. O'Brien PC, Fleming TR. A multiple testing procedure for clinical trials. Biometrics, 1979; 35（3）: 549–556.

20. Peto R, Pike MC, Armitage P, et al. Design and analysis of randomized clinical trials requiring prolonged observations of each patient. I. Introduction and design.British Journal of cancer, 1976; 34（6）: 585–612.

21. Pocock SJ. Group sequential methods in the design and analysis of clinical trials. Biometrika, 1977; 64（2）: 191–199.

22. Sen PK. Some remark on Simes–type multiple tests of significance. Journal of statistical Planning and Inference, 1999; 82（1–2）: 139–145.

23. U.S.Food and Drug Administration. Multiple Endpoints in Clinical Trials – Guidance for the Industry.

24. Wang DL, Li YH, Wang X, et al. Overview of multiple testing methodology and recent development in clinical trials. Contemporary Clinical Trials, 2015; 45（Pt A）: 13–20.

附录 1

词 汇 表

Ⅰ类错误（Type Ⅰ Error）：指原假设（或称无效假设）正确但检验结果拒绝了原假设的错误，相当于把实际上无效的药物经统计推断得出有效结论的错误。其概率需控制在某一水平，该水平称为检验水准，或称显著性水准，用 α 表示。

Ⅱ类错误（Type Ⅱ Error）：指原假设不正确，但检验结果未能拒绝原假设的错误，相当于把实际上有效的药物经统计推断得出无效结论的错误。

α 消耗函数（α Spending Function）：当某个临床研究分若干阶段进行整体决策时（如基于有效性所做的期中分析），每个阶段都要消耗一定的 α，随着研究进展，研究所完成的比例（如 1/3、1/2、3/5 等）与累积的Ⅰ类错误率呈现某种函数关系，如下图所示。

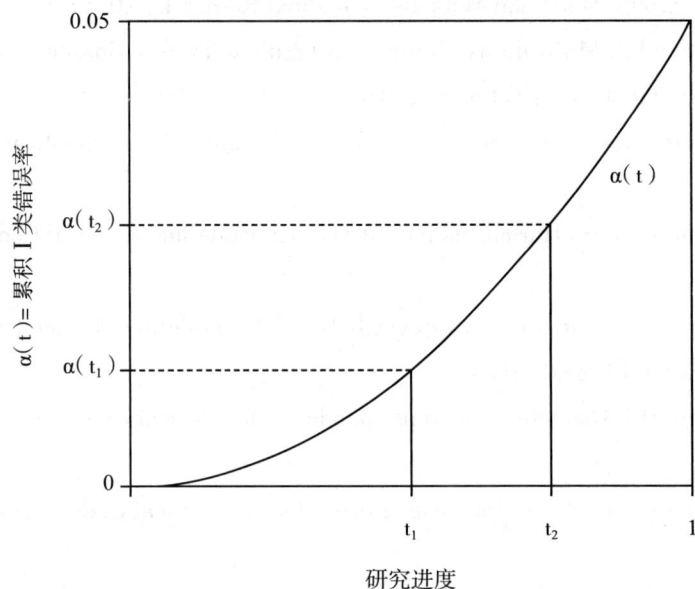

多重性问题（Multiplicity Issues）：指在一项完整的临床研究中，需要经过不止一次统计推断（多重检验）对研究结论做出决策的相关问题。

多重性调整（Multiplicity Adjustment）：采用恰当的策略与方法将总Ⅰ类错误率控制在合理水平的过程。

关键次要终点（Key Secondary Endpoint）：次要终点指标中用于支持药品说明书声称的获益的指标。

名义检验水准（Nominal Level）：对于多重检验中某一假设检验的检验水准称之为名义检验水准，又称局部检验水准，用 α_i 表示。

总Ⅰ类错误率（Familywise Error Rate，FWER）：是指在同一临床试验所关注的多个假设检验中，至少一个真的原假设被拒绝的概率。其应控制在合理水平。

主要终点（Primary Endpoint）：是指与临床试验所关注的主要问题（主要目的）直接相关的、能够提供最具临床意义和令人信服的证据的终点，常用于主要分析、样本量估计和评价试验是否达到主要目的。

附录 2

中英文对照表

中文	英文
α 分配	α Allocation
α 消耗	α Spending
α 消耗函数	α Spending Function
Ⅰ 类错误	Type Ⅰ Error
Ⅱ 类错误	Type Ⅱ Error
多重性	Multiplicity
多重性调整	Multiplicity Adjustment
多重性问题	Multiplicity Issue
多个终点	Multiple Endpoints
分题研究	Substudies
关键次要终点	Key Secondary Endpoint
回退法	Fallback Method
剂量-反应关系	Dose-response Relationship
名义检验水准	Nominal Level
前瞻性 α 分配法	Prospective Alpha Allocation Scheme, PAAS
守门法	Gatekeeping Procedure
图示法	Graphical Approach
显著性水准	Significance Level
总 Ⅰ 类错误率	Familywise Error Rate, FWER

指导原则

药物临床试验协变量校正指导原则

（2020 年第 65 号　2020.12.31）

一、概述

在随机对照临床试验中，除处理因素以外还存在其他协变量，如果在试验设计时不进行有效控制，或在统计分析时不进行合理的校正，则可能使检验效能降低，或使疗效估计产生偏倚。因此，在随机对照临床试验中对于协变量的处理应予以慎重考虑。

本指导原则中，协变量是指在干预之前（通常是在随机化之前）观测到的，并且预期与主要研究结果有关联的变量。校正协变量的意义是使得对于任意一个受试者，随机分组到试验组或对照组的预期疗效差异与协变量的观测值无关。由于随机分组的原因，随机对照试验中的各个协变量的取值在试验组与在对照组的概率分布是相同的，而任何观测到的分布不均衡都应归结于随机抽样误差。因此，随机对照试验中协变量校正的主要目的是减少终点变量中与处理因素无关的冗余变异从而使疗效估计更加精确。协变量可以是连续型的、有序分类的或无序分类的。人口统计学指标（如年龄或体重）、疾病特征（如病程或严重程度）、预后因素、病理学结果、生理学因素、遗传因素、社会学因素（如经济状况、职业、教育水平），以及研究中心或研究者等都可能是协变量。同时，主要疗效指标的基线值也可能是非常重要的协变量。

在临床试验中，为了保证入组受试者对于目标人群的代表性，试验受试者的协变量通常对应一定的取值范围。当存在对终点变量影响较大的协变量时，终点变量的变异度会增加，导致疗效估计误差增大、相关假设检验的效能降低。因此，如何识别并控制潜在的协变量，更科学合理地分析处理因素与终点变量间的效应关系是临床试验中的关键问题。

本指导原则旨在阐明确证性随机对照临床试验中协变量的处理原则，并为试验设计、统计分析、临床试验报告中如何处理和解读重要的协变量提供建议。

二、试验设计中有关协变量的考虑

在临床试验中，有关协变量控制和校正的考虑起始于试验设计阶段，并需要在研究方案中事先确定。实际临床试验中可能有很多协变量与主要研究结果有关，因此在试验设计时需要识别重要的、具有生物学意义和临床意义的协变量，并在随机分组时加以控制，在统计分析时加以校正。

（一）常见的重要协变量

1. 与终点指标关联性较强的协变量

如果协变量与主要终点指标有较强的关联性，协变量的变异以及抽样误差更有可能影响终点变量，造成疗效估计的误差增大以及相应的统计学检验效能降低。因此，通常需要将该协变量引入疗效分析的统计学模型中以提高疗效估计的精度。例如，某病情评估指标属于反映受试者的病情严重程度的连续型变量，并且在基线和干预后均有观测。无论疗效的评估是基于该指标在治疗终点时的实际取值，还是治疗终点时较基线的取值变化，评估结果均与基线取值有较强的关联性。此时，该疾病评估指标的基线取值应纳入统计分析模型中，以在疗效估计时进行相应的协变量校正。

当协变量的变异度较大时，可能导致疗效估计的精度下降，也可能使疗效估计产生偏倚。因此，可以事先考虑把预期变异较大的协变量引入疗效估计的统计分析模型中，以校正协变量对疗效估计带来的潜在影响。

2. 中心因素

在多中心随机对照临床试验中，各研究中心在临床实践、试验条件、受试者基线特征等方面可能存在不同程度的差异，而这些因素可能与终点指标相关，故而在多中心临床试验中通常会选择中心因素作为需要校正的协变量。特别是在国际多区域临床试验中，不同区域的受试者可能存在种族、文化、饮食习惯、临床实践等方面的差异。区域因素通常综合性地包含这些特征和信息，可以考虑以国家或区域分类作为中心因素进行校正。当试验中心数量较多时，单个中心预期入组病人数量可能非常有限，此时以中心为协变量进行校正通常会带来模型估计和结果解读方面的挑战。此时，可以考虑不对中心因素进行协变量校正，或按预先定义的方式合并中心（或国家/地区）后进行校正。

（二）随机化的分层因素

在随机对照临床试验中，针对与终点变量有较强关联性的协变量，采用分层随机的方法将受试者分配到不同治疗组中，以进一步降低组间协变量的不均衡和控制偏倚。分层因素建议不宜过多，并且通常需要在统计分析模型中加以校正。

（三）对协变量数量的控制

如果在统计分析模型中纳入过多的协变量，特别是与终点变量关联性不大或者相互之间相关性很强的协变量，可能导致协变量某些取值组合情况下的样本量很少。这种情况下，经过协变量校正的疗效估计可能产生偏倚，检验效能出现下降，甚至可能导致模型的过度拟合、模型信息矩阵奇异等问题，给统计分析结果的科学性、可靠性和可解释性提出挑战。因此应在试验设计阶段尽可能地选取具有临床意义、与试验终点变量相关性强的关键协变量，以控制纳入统计分析模型的协变量个数。事实上，在随机对照临床试验中，除了分层因素等常规需要校正的协变量外，纳入统计分析模型的协变量数量建议尽可能少。

三、校正协变量的统计分析方法

在随机对照临床试验中，通常基于终点变量的类型选择不同的校正协变量的统计分析方法。例如，对于连续型疗效终点变量，协变量校正可以采用线性模型；对于时间－事件（time to event）型终点变量，协变量的校正可以采用 Cox 比例风险模型；对于二分类疗效终点变量（如有效/无效），每个组别的汇总统计量可以为率（如有效率），评估两组差异的统计量（以下简称为评估统计量）可以是处理组之间的率差、率比或率的优势比（Odds Ratio, OR），不同类型的评估统计量需用不同的协变量校正的统计学模型，例如 logistic 回归模型可以用于评估统计量为 OR 的协变量调整。

校正协变量的统计模型通常基于一系列的假设，因此需要关注模型的适用性要求，还需对模型的假设是否成立进行预先判断。例如，协方差分析模型需要进行残差分析和方差齐性评估，而 Cox 模型需要考虑比例风险模型的假定是否满足等。如果所选分析模型的假设不成立，可能导致对治疗效果的错误估计。

四、结果的报告和解读

除了在研究设计时采用分层随机控制协变量，在分析时用合适的方法对协变量进行校正以外，在研究总结报告中还要注意正确解释协变量对主要分析结果的影响，评价主要结论的稳健性，并且在试验报告中进行充分讨论。

（一）基线变量的特征分析

在随机对照试验中，一般需要报告各处理组的基线变量特征。由于是随机分组，基线变量的组间差异来自于随机误差。因此基线数据的分析和报告通常基于各处理组的描述性统计，而不进行假设检验或统计推断。

如果出现非预期的基线变量在各处理组间明显不均衡的情况，这可能影响疗效的估计。此时，可以考虑在统计分析计划内容以外增加补充分析对该协变量进行校正，进一步评估主要分析结果的稳健性。

（二）分析方法对结果解读的影响

协变量校正会基于特定的统计模型，因此分析结果的解读应结合模型假设的合理性。若发现对模型假定有较大的偏离，需在研究总结报告中予以描述，同时采用其它模型进行补充分析以支持主要分析结果的稳健性。

（三）校正与未校正协变量的分析

在随机对照临床试验中，通常根据研究目的和协变量特征确定将校正协变量的分析方法预设为主要分析方法，未采用校正协变量的方法作为敏感性分析。当校正和不校正的结论不一致时，则需要进行进一步的深入探讨。

（四）协变量与处理因素交互作用的探查

一般情况下，确证性临床试验的主要目的是衡量处理在目标人群中的整体效应。主要分析中通常不会纳入协变量与处理因素的交互作用项，而在敏感性分析中可以考虑对协变量与处理因素的交互作用进行统计分析。

事实上，除非在设计时有针对性的考虑，临床试验往往都不具有足够的检验效能对协变量和处理因素的交互作用进行检验。因此对于交互作用的检验即使没有统计学意义也不足以完全证明分层亚组间疗效的一致性。如果协变量和处理因素存在具有统计学和临床意义的交互作用，这说明疗效可能在分层人群中有所不同，这种情况下，需从临床角度探讨交互作用的潜在来源、对主要分析结果的影响，并对基于主要分析的结论予以谨慎解释。

五、参考文献

1. Altman D, Dore C. Randomization and baseline comparisons in clinical trials. *The Lancet*, 1990, 335（8682）: 149-53.

2. Beach M L, Meier P. Choosing covariates in the analysis of clinical trials. *Controlled Clinical Trials*, 1989, 10（4）: 161-175.

3. Committee for Proprietary Medicinal Products（CPMP）, Points to consider on adjustment for baseline covariates. *Statistics in Medicine*, 2004, 23: 701-709.

4. D.Tu, K.Shalay, and J.Pater. Adjustment of treatment effect for covariates in clinical trials: statistical and regulatory issues. *Drug Information Journal*, 2000, 34: 511-523.

5. EMA. Guideline on adjustment for baseline covariates in clinical trials. 2015

6. FDA. Adjusting for Covariates in Randomized Clinical Trials for Drugs and Biologics with Continuous Outcomes. Guidance for Industry（DRAFT GUIDANCE）. 2019

7. G.Raab, S.Day, and J.Sales, How to select covariates to include in the analysis of a clinical trial. *Controlled Clinical Trials*, 2000, 21: 330-342.

8. S.Assmann, S.Pocock, L.Enos, and L.Kasten, Subgroup analysis and other（mis）uses of baseline data in clinical trials. *The Lancet*, 2000, 255: 1064-1069.

9. Senn S. Covariate imbalance and random allocation in clinical trials. *Statistics in Medicine*, 1989, 8（4）: 67-75.

10. Tukey J W. Use of Many Covariates in Clinical Trials. *International Statistical Review*, 1991, 59（2）: 123-137.

11. 赵耐青，陈峰. 基线与协变量. 临床试验统计学（第十三章）. 人民卫生出版社. 2018.202-210.

附录 1

词 汇 表

协变量（Covariate）：在干预之前（通常是在随机化之前）观测到的，并且预期与主要研究结果有关联的变量。

多区域临床试验（Multi-regional clinical trial，MRCT）：一项按照单个方案在多个地区实施的临床试验。

分层随机（Stratified randomization）：依据关键因素（如年龄、性别、种族、疾病状态等）对研究对象进行分组（层），然后在每层内分别进行的随机化。分层随机可以有效地提高在关键因素或者特别关注的研究对象亚组中分布的平衡性。用于定义分层的因素称为分层因素。

过度拟合（Over-fitting）：在数据分析（如建模）中过于精确的契合或匹配某一数据集，导致分析结果与额外的观测数据不匹配或者无法可靠地预测未来的观测结果。

交互作用（Interaction）：当某一个因素（协变量）对于结局变量的影响随另一因素变化而变化时，则称这两个因素之间存在交互作用。

附录 2

中英文词汇对照

中文	英文
过度拟合	Over-fitting
交互作用	Interaction
分层随机	Stratified randomization
协变量	Covariate
抽样误差	Sampling error
偏倚	Bias
敏感性分析	Sensitivity analysis

药物临床试验亚组分析指导原则（试行）

（2020 年第 64 号　2020.12.31）

一、概述

参与临床试验的患者由于受各种因素（如遗传学、人口学、环境、病理生理学、合并症、合并用药、区域等）的影响，往往具有不同程度的异质性，从而可能导致试验药物在不同患者中的疗效不同。临床试验中将具有不同特征的患者分组，是探索不同患者人群之间疗效差异的直观方法，同时也是获益-风险评估不可缺少的一部分。

对于事先未设定亚组分析的临床试验，在对亚组结果进行解读和下结论时需要特别慎重。事后根据数据驱动寻找有统计学意义的亚组，会导致总 I 类错误率膨胀，其结果通常不能用于确证该亚组的有效性。此外，因亚组的样本量较少而导致检验效能不足，可能会影响试验药物在这些亚组人群中疗效的精确估计，或者无法得出各亚组间疗效一致的结论。

本指导原则中将目标适应症人群称为总体人群，将通过入排标准纳入临床试验的人群称为全人群。亚组人群（简称亚群）指总体人群中具有某些特征的一个子集，亚组是全人群中的一个子集。亚组分析是指针对试验药物在亚组中的疗效和/或安全性进行试验设计与统计分析的过程，亚组是亚群的一个样本，将亚组结果推广到亚群时需要考虑亚组对亚群的代表性问题。

本指导原则主要阐述了亚组的识别和定义、亚组分析的类型、一般考虑以及确证性临床试验中的亚组分析等方面的内容，旨在为申办者能够在临床试验中对亚组分析进行正确地设计、实施和评价提供指导性建议。本指导原则主要适用于以支持药品注册上市为目的的确证性临床试验，也可供以非注册为目的的临床试验参考。

二、亚组的识别和定义

（一）亚组的识别

亚组的识别一般基于早期临床试验或确证性临床试验的探索性分析，可以使用定量的方法，如交互树和递归分割树等方法；也可以根据文献报道或者医疗实践积累的知识进行识别。

亚组识别主要关注不同亚组间疗效的差异及其临床意义，本质上属于探索性研究，一般无须控制总 I 类错误率。进行亚组识别时应考虑的因素包括但不限于以下几个方面：①临床上的可解释性；②临床上的可操作性；③药物的作用机理；④定义亚组的变量个数和类型（如连续变量、分类变量）；⑤误分或漏分亚组两种情况带来的风险；⑥亚组识别模型的选择（不宜过于复杂，以避免过拟合）。

（二）亚组的定义

亚组通常由患者的一个或多个内在和/或外在因素（见 ICH E5）来定义，而且应具有一定的临床意义。这些变量通常是基线变量，包括人口学特征（如年龄、性别等）、实验室检查指标、基因组相关标志物、疾病的严重程度或分型、临床状况（如合并症、伴随用药）、地区（如国家、试验中心）和环境因素等。

实际应用中，亚组大多由一到两个变量来定义，例如把研究对象按照年龄分为 18–65 岁和 ≥ 65 岁两个年龄组；又如在抗肿瘤药物研究中，把患者按照 ECOG 评分和基因突变（或基因表达）水平，分成不同的亚组。需要注意的是，使用多于两个变量定义亚组的情况比较少见，主要是因为：①定义亚组的变量过多，容易出现误分的情况；②使用多个变量定义亚组时，对亚组分析结果的解释往往出现困难。当亚组的定义确实需要涉及多个变量时，可以考虑将这些变量通过一定的方法转换成单一的风险分数，并以此来定义亚组。例如抗肿瘤药物试验中常用的 ECOG 评分，反映了患者自我保健、日常活动和体能状况等综合能力。

三、亚组分析的类型

在进行研究计划时，申办者应充分探索影响试验药物疗效的因素，并根据相关证据强度以及对药物疗效的影响程度等方面的知识确定相关影响变量。在制定方案时应充分讨论已知影响变量并具体说明对这些变量的考虑，如作为统计学检验策略中的一部分、作为随机分层变量或作为事先规定的支持性亚组分析变量等。

根据研究目的，亚组分析分为探索性亚组分析、支持性亚组分析和确证性亚组分析。对于探索性亚组分析，亚组既可以在设计阶段事先定义、也可以在分析阶段事后定义（如根据数据驱动划分亚组）。对于支持性亚组分析，亚组一般应在临床试验的设计阶段事先定义，并在试验方案中详细描述。而对于确证性亚组分析，则必须在临床试验的设计阶段事先对亚组进行定义，并在试验方案中详细描述。

（一）探索性亚组分析

探索性亚组分析主要用于早期临床试验或在确证性临床试验的探索性分析中，其目的是发现药物在不同亚组间疗效和/或安全性方面的差异，进而提出研究假设，以待在后续的临床试验中进一步探索和验证。因此，探索性亚组分析主要关注的是其结果在生物学上的合理性或临床上的可解释性，是否进行多重性调整由申办者自行决定。

（二）支持性亚组分析

在以考察试验药物在全人群中的疗效为目的的确证性临床试验中，当全人群的主要终点同时具有统计学意义和临床意义时，通常还需要进行支持性亚组分析，目的是进一步考察试验药物在各个亚组中疗效的一致性。如果试验药物在各亚组间的疗效一致，可为药物适用于全人群提供进一步支持性证据；如果各亚组间的疗效不一致，特别是方向相反时，则亚组分析结果的解释可能会出现困难，需要对其做进一步的分析和研究。当全人群的主要终点没有统计学意义或临床意义时，亚组分析结果只能为进一步研究提供线索。

（三）确证性亚组分析

确证性临床试验中，按照临床试验方案和/或统计分析计划中预先规定的亚组和多重性调整方法，考察试验药物在目标亚组和/或全人群中的疗效，其结果应同时具有临床意义和统计学意义，以支持药物说明书的撰写。确证性临床试验也可以对目标亚组进行确证性亚组分析，而对其它（非目标）亚组进行支持性或探索性亚组分析，以支持试验药物在目标亚组中的有效性和安全性的结论，并为非目标亚组的进一步研究提供线索。

四、一般考虑

除临床意义和获益-风险评估外，亚组分析中需要考虑的因素包括但不限于以下几个方面。

（一）生物学合理性

生物学合理性指亚组的生物学特征与研究终点（如主要疗效终点、不良事件等）之间的因果关联在生物学上的可解释性。例如，不同患者之间潜在的病理生理学或遗传学的差异可能导致药物治疗效果的不同，亚组分析能够据此给出合理的解释。

（二）异质性

亚组分析的主要目的是为了更好地了解试验药物在各亚组和全人群中的疗效，而是否需要和如何设计亚组关键在于临床试验中目标人群的异质性。异质性与预后因素或预测因素对试验药物疗效的影响程度有关。虽然试验前可能无法识别所有潜在的异质性因素，但在计划临床试验时，申办者应充分讨论已知的预后因素和预测因素对药物疗效评价可能带来的影响。

临床试验方案中应明确研究的目标人群。通常，入排标准的限制条件越严格，招募的患者异质性就越小；反之，宽松的入排标准可能导致入组患者的异质性增加，此时进行亚组分析就显得非常必要。

（三）一致性

一致性是指不同亚组间显示出相同或相似的治疗效果。它反映了亚组结果对全人群疗效适用于试验总体人群的支持程度。在临床试验中需要考虑药物在所关心的亚组间的疗效差异，若亚组间结果不一致则需进一步评估不一致的原因和在特定亚组的疗效。

（四）可信度

可信度是指亚组分析结果的可靠性或证据强度。可信度评估包括但不限于以下几个方面：①亚组是否预先定义；②定义亚组的变量是否具有生物学上的合理性，包括对患者预后因素的选择或治疗应答的预测是否有科学依据；③划分亚组的依据是否充分；④亚组分析结果的可重现性，即在相同或相似条件下的其他临床试验中，具有相同或相似的亚组效应。

在研究设计阶段，有时基于先验知识指定用于亚组分析的变量。这种预先指定亚组变量的方法，通常用在确证性和支持性亚组分析中，蕴含了亚组之间疗效有差异的推测，因此得到的亚组分析结果具有一定的可信度。然而，即使亚组分析的变量不是预先指定的，也要予以重视，尤其是对在安全性亚组分析中发现的亚组之间的差异，要特别关注其生物学上的合理性和结果的可重现性。

当亚组的样本量不足、无法准确估计药物在亚组中的疗效时，应主要考察其生物学上的合理性和结果的可重现性。当亚组疗效在试验条件（如研究设计、目标人群、亚组定义、治疗方案、结局测量等）相同或相似的一系列临床试验中一致时，即使没有明确的临床和生物学方面的解释，亚组结果也具有一定的可信度。另外，虽然随机化可以使不同治疗组间入组患者的基线变量分布趋于平衡，但由于亚组内样本量的减少，可能会出现亚组内不同处理组间基线不均衡的情况，因此必须检查药物在各亚组间的疗效差异是否是由于处理组间基线分布不均衡所致。

五、确证性亚组分析

确证性亚组分析是在确证性临床试验中对事先指定的目标亚组进行假设检验的分析，目标亚组可以作为主要或共同主要分析人群。确证性亚组分析的临床试验需要考虑的关键问题包括但不限于以下几个方面：①亚组的选择；②试验设计类型（如固定样本设计、适应性设计）；③多重性；④亚组分析结果的解释。

（一）亚组的选择

确证性亚组分析应在临床试验方案中预先规定目标亚组。关于亚组的选择，如果是基于医疗知识或实践，例如按照疾病严重程度、人口学特征（性别、年龄等）或已知的能够分辨亚组的生物标志物（如基因突变）进行分类，通常具有一定的临床意义。另一方面，亚组的定义是否合理取决于亚组分类器（如标志物）是否能够可靠地识别最有可能从药物中获益的亚组人群。亚组分类器的确定通常基于早期临床研究数据，由于样本量往往不足，因此分类器的性能可能有限，在研究设计时要考虑到这一问题。

（二）试验设计

把亚组作为主要或共同主要分析人群的试验设计应考虑亚组的样本量以及是否使用分层随机化等关键问题。

在进行确证性亚组分析的样本量估计时，除了常用的试验设计参数（如期望治疗效应大小及其变异度、Ⅰ类错误和Ⅱ类错误等）之外，还必须考虑亚组分类器分辨亚组的准确度，以及亚组人群在总体人群中所占的比例。

如果有可靠的证据表明试验药物在不同亚组中的疗效不同，且其具有生物学上的合理性和重要的临床意义，可以采用固定样本量设计，以验证药物的疗效。此时，临床试验的目标人群可以是亚组人群和/或总体人群，设计时至少有以下三种方案（以标志物举例）：

（1）如果只有标志物阳性的患者才能从试验药物中获益，入组患者可以仅限于这个亚组。

（2）如果标志物阳性和阴性的患者都能从试验药物中获益，但阳性患者获益高于阴性患者，而试验的主要目的是验证药物在阳性患者中的疗效，则样本量和药物疗效的估计可以主要针对标志物阳性的亚组，但标志物阴性的亚组也可纳入试验，以便更好地了解试验药物在该人群中的疗效，用于获益–风险评估或后续研究设计。

（3）如果标志物阳性和阴性的患者都能从试验药物中获益，但不能确定哪个亚组人群的获益更大，而试验的主要目的是验证药物在总体人群中的疗效，则患者可以在总体人群中招募，也可以在两个亚组人群中进行分层随机化。如果是后者，则需要注意各亚组样本量的比例应与总体人群中各亚组人群患者的比例相近，以避免由于过多纳入疗效较好的亚组人群而夸大了药物在总体人群中的疗效。

如果没有充分的证据表明不同亚群间的疗效差异具有临床意义时，可以采用适应性设计的方法进行亚组的选择。例如，当试验药物在标志物阳性和阴性患者中的疗效不确定时，可以考虑两阶段适应性设计。第一阶段试验的数据可用于估计药物在亚组中的疗效，然后据此调整第二阶段的入组人群及其样本量。对于适应性设计中的亚组选择，应重点考虑试验设计和统计分析方法的有效性。

（三）多重性

多重性是确证性亚组分析中需要重点关注的问题之一。对于将全人群和亚组作为共同主要分析人群的临床试验，由于要进行多次检验，因此如果不进行多重性调整，会增加总Ⅰ类错误率。为了将总Ⅰ类错误率控制在预设的水平，有多种多重性调整方法，不同的多重性调整方法各有其优缺点。多重性调整的方法应在临床试验方案和/或统计分析计划中事先指定并阐明方法的合理性。

值得注意的是，由于亚组属于全人群的一部分，亚组和全人群的统计量呈正相关，因此使用统计量的联合分布来确定检验界值，可以提高检验效能；但通常由于数据有限，估计统计量的相关系数往往不可靠，并可能增加Ⅰ类错误。因此，使用基于统计量的联合分布来确定检验界值的多重性调整方法需要特别谨慎。

（四）结果的解释

亚组分析的结果提示不同亚组人群可能的获益与风险，因此直接影响决策和说明书的撰写。

在一项以预先规定的某一目标亚组和全人群作为共同主要分析人群的确证性临床试验中，与对照组相比，试验药物的疗效经过多重性调整后的统计分析可以得出下述四个统计学结论之一：①全人群中的疗效差异有统计学意义而目标亚组的疗效差异无统计学意义；②目标亚组的疗效有统计学意义而全人群的疗效无统计学意义；③全人群和目标亚组的疗效都有统计学意义；④全人群和目标亚组的疗效都没有统计学意义。需要注意的是，如果结论③是由于药物在目标亚组中的疗效较大所致，而其余亚组很少甚至不获益时，将其使用限定于该目标亚组可能更合适。

对亚组分析结果解释时，除了要考虑统计学意义，还需要考虑临床意义，只有同时具有统计学意义和临床意义，才可支持药物的上市和说明书的撰写。

六、支持性亚组分析

一般情况下，确证性临床试验的目的是验证药物在全人群中的有效性以及各主要亚组之间疗效的一致性，后者通过支持性亚组分析来实现。常用的支持性亚组分析方法包括但不限于：①描述性分析（如疗效的点估计）和区间估计；②图形显示（如森林图）；③模型法（包括协变量校正分析在内的估计、亚组与处理交互作用的检验等）。使用何种方法应在临床试验方案及统计分析计划中充分考虑和说明，当不同方法间结果不一致时需要进一步分析其不一致的原因。

需要指出的是，当各亚组的样本量较少或亚组间样本量分布不均衡时，药物与亚组变量交互作用的检验效能往往不足。为此，可以考虑选取大于 0.05 的检验水准进行检验。如果交互作用显著，则提示试验药物在各亚组间的疗效可能不同。

在确证性临床试验中，如果试验药物的疗效在全人群中有统计学意义，通常需要报告亚组分析的结果（如各亚组疗效的点估计、置信区间、森林图、交互作用等）。需要注意的是，如果对全人群疗效和各亚组的疗效同时进行分析，则各亚组疗效与全人群疗效的方向应该一致，否则需要进一步分析其不一致的原因。

如果各亚组间的疗效差异具有临床意义，应考虑按照以下几个步骤探索其可能的原因：

（1）定义亚组的变量是否与相应的预后或预测因素有关。这些因素通常从早期临床试验、文献报告或医疗实践中获知，可以是内在因素（如遇药物代谢酶相关的基因多态性等遗传因素）、外在因素（如疾病严重程度、吸烟状况和 BMI 等）或治疗方法（如不同剂量的合并用药）等。

（2）如果定义亚组的变量与相应的预后或预测因素有关，则应进行进一步分析。如首先分析预后因素是否具有预测作用，如果有预测作用说明该因素会影响患者对药物的应答或疗效；然后，分析预后因素在各亚组的试验组和对照组中的分布是否均衡，如果不均衡则其可能是造成亚组间疗效差异的原因。

（3）如果通过上述分析，亚组间疗效的差异仍无法解释，则需考虑进一步的探索性分析以识别造成此差异的其他可能原因，对试验结果给出合理的解释。

七、其他考虑

（一）非劣效试验中的亚组分析

在只有阳性对照的双臂非劣效临床试验中的亚组分析需十分谨慎。当在各亚组间对试验药疗效进行非劣效评价时，其结果依赖于阳性对照药相对于安慰剂的疗效在各亚组中的一致性。若阳性对照药相对于安慰剂的效应与定义亚组的变量有关时，则非劣效界值的选择应考虑这些特征变量在研究人群中的分布。由于非劣效界值的确定通常使用历史数据，因此，如果定义亚组的变量在试验人群中的分布与历史数据不同，则会影响非劣效检验结论的正确性。要强调的是，非劣效界值的确定应当基于阳性对照药疗效（相对于安慰剂）尽可能多的历史数据的 meta 分析结果，而不是基于主观选择部分试验数据或者部分亚组人群数据的分析结果。

（二）安全性亚组分析

安全性亚组分析主要用于研究与药物安全性相关的风险因素，即探究具有一定特征的亚组人群可能对药物产生的不良反应。安全性亚组分析可以由预后因素（如年龄、疾病分期、是否有并发症等）或预测因素（如基因分型等）定义亚组。

安全性亚组分析与有效性亚组分析略有不同，在有效性评价中划分亚组的因素用于划分安全性评价的亚组可能并不合适，因为：①药物的有效性和安全性一般使用不同的临床终点或者替代终点，其机理可能不同；②定义有效性亚组的变量（例如靶点受体）和安全性亚组的变量（例如年龄等因素）往往不同；③对可能导致潜在危害的药物，不同亚组患者的耐受程度可能不同（例如病情严重的患者为了治疗获益可能更容易耐受一定程度的不良反应），此时亚组的获益－风险评估非常重要。

亚组人群的安全性分析具有一定的挑战，特别是对低发生率或者潜伏期较长的安全性事件，由于样本量较小或随访时间较短，较难在试验期间发现和验证。如果现有数据提示试验药物在特定亚组人群中可能与某一严重不良事件（SAE）有潜在的关联，则需进一步评估试验药物在该亚组人群中是否会引起严重的不良反应，并且需要对其进行获益－风险评估。

（三）与监管机构的沟通

当临床试验设计包含确证性亚组分析时，鼓励申办者就临床试验设计中的关键问题与监管机构进行沟通，沟通的内容包括但不限于试验设计的类型、亚组的选择、Ⅰ类错误控制、一致性和可信性等方面。对于支持性亚组分析中的关键问题鼓励申办者与监管机构进行沟通。

八、参考文献

1. ICH. ICH E5：Ethnic Factors in the Acceptability of foreign Clinical Data E5（R1）. ICH Harmonised Tripartite（https：//database.ich.org/sites/default/files/E5_R1 Guideline.pdf），1998.

2. EMA.Guideline on the investigation of subgroups in confirmatory clinical trials. European Medicines Agency（EMA）（https：//www.ema.europa.eu/en/documents/scientific-guideline/guideline-investigation-subgroups-confirmatory-clinical-trials_en.pdf），2019.

3. Tanniou J, Van Der Tweel I, Teerenstra S, et al. Subgroup analyses in confirmatory clinical trials：time to be specific about their purposes. BMC Medical Research Methodology. 2016, 16（1）：20.

4. Alosh M, Huque MF, Bretz F, et al. Tutorial on statistical considerations on subgroup analysis in confirmatory clinical trials. Statistics in Medicine. 2017, 36（8）：1334–1360.

5. Lipkovich I, Dmitrienko A, B.R.D'Agostino S. Tutorial in biostatistics：data-driven subgroup identification and analysis in clinical trials. Stat Med. 2017, 36（1）：136–196.

6. Burke JF, Sussman JB, Kent DM, et al. Three simple rules to ensure reasonably credible subgroup analyses. BMJ.2015, 351：h5651.

7. Loh WY, Cao L, Zhou P. Subgroup identification for precision medicine：A comparative review of 13 methods. 2019, 9（5）：e1326.

8. Ondra T, Dmitrienko A, Friede T, et al. Methods for identification and confirmation of targeted subgroups in clinical trials：A systematic review. Journal of Biopharmaceutical Statistics. 2016, 26（1）：99–119.

9. Rothwell, PM. Treating individuals 2. Subgroup analysis in randomised controlled trials：importance, indications, and interpretation. Lancet. 2005, 365（9454）：176–86.

10. Dmitrienko A, Muysers C, Fritsch A, et al. General guidance on exploratory and confirmatory subgroup analysis in late-stage clinical trials. Journal of Biopharmaceutical Statistics. 2016, 26（1）：71–98.

11. Dmitrienko A, D'agostino R. Traditional multiplicity adjustment methods in clinical trials. Statistics in Medicine. 2013, 32（29）：5172–5218.

12. Zhao YD, Dmitrienko A, Tamura R. Tamura, Design and Analysis Considerations in Clinical Trials With a Sensitive Subpopulation. Statistics in Biopharmaceutical Research. 2010, 2（1）：72–83.

13. Woodcock J, Lavange LM. Master Protocols to Study Multiple Therapies, Multiple Diseases, or Both. N Engl J Med. 2017, 377（1）：62–70.

14. Stallard N, Todd S, Parashar D, et al. On the need to adjust for multiplicity in confirmatory clinical trials with master protocols. Ann Oncol. 2019, 30（4）：506–509.

15. Cui L, Hung HM, Wang SJ, et al. Issues related to subgroup analysis in clinical trials. J Biopharm Stat. 2002, 12（3）：347–58.

16. Bradley, CA. Pembrolizumab improves OS across PD-L1 subgroups. Nat Rev Clin Oncol. 2019, 16（7）：403.

17. Ransohoff, RM. Natalizumab for multiple sclerosis. N Engl J Med. 2007, 356（25）：2622–9.

18. Kachuck, NJ. Registries, research, and regrets: is the FDA's post-marketing REMS process not adequately protecting patients？ Ther Adv Neurol Disord. 2011, 4（6）: 339-47.

19. Chen J, Heyse J, Lai TL. Medical Product Safety Evaluation: Biological Models and Statistical Methods. New York: Chapman and Hall/CRC（https://doi.org/10.1201/9781351021982）.2018.

20. Hemmings, R. An Overview of Statistical and Regulatory Issues in the Planning, Analysis, and Interpretation of Subgroup Analyses in Confirmatory Clinical Trials. Journal of Biopharmaceutical Statistics. 2014, 24（1）: 4-18.

附录1

词汇表

重现性（Reproducibility）：临床试验的结果可在相同或相似的研究条件下重现的能力。

分类器（Classifier）：分类器是对样本进行分类算法的统称，包括决策树、回归模型、支持向量机、神经网络等多种算法。其主要特点是可以使用已有的具有分类标签的数据，拟合一个函数或分类模型，使其能够对新的无标签数据所属类别进行预测。

风险分数（Risk Score）：将患者多个基线特征变量通过一定的方法转换成能够预测患者结局的单一变量，后者通常称为风险分数。

Ⅰ类错误（Type Ⅰ Error）：当原假设为真而检验结果拒绝了原假设的错误，其概率通常用 α 表示，并用其作为检验水准。

内在因素（Intrinsic Factors）：指患者个体的遗传、生理和病理特征，是一个人"内在"的生物特征，而不是由个人所在的环境决定。

确证性亚组分析（Confirmatory Subgroup Analysis）：按照预先制定的计划，以特定的亚组为研究的主要目标人群，能够对Ⅰ类错误进行控制的亚组分析，以确证目标亚群患者的疗效。

探索性亚组分析（Exploratory Subgroup Analysis）：通过亚组分析探索药物对不同亚组患者可能存在的疗效和/或安全性上的差异，主要关注的是其结果在生物学或者临床上的合理性。

异质性（Heterogeneity）：临床试验中的异质性体现在个体和群体两个水平，前者通常是指患者间具有不同的特征，个体性质或状态的不同可能会导致不同的患者对治疗有不同的应答；后者通常是指不同中心、种族、地域等患者群体具有不同的特征，有可能导致不同患者群体对治疗有不同的应答。

外在因素（Extrinsic Factors）：指与患者居住地的环境和文化相关的因素。外在因素往往与遗传和基因无关，更多是由文化和行为决定。

亚组分析（Subgroup Analysis）：将患者根据其特征变量值分成不同的亚组，并估计各亚组的疗效和/或安全性的分析策略。

支持性亚组分析（Supportivie Subgroup Analysis）：通过亚组分析探讨药物的疗效和/或安全性在各亚组中的一致性，为试验药物适用于全人群的结论提供进一步的支持。

附录 2

中英文对照表

中文	英文
重现性	Reproducibility
递归分割树方法	Recursive Partitioning Tree Method
多重性调整	Multiplicity Adjustment
分层随机化	Stratified Randomization
交互树方法	Interaction Tree Method
可信度	Credibility
内在因素	Intrinsic Factors
适应性设计	Adaptive Design
外在因素	Extrinsic Factors
异质性	Heterogeneity
一致性	Consistency
准确度	Accuracy
总 I 类错误率	Familywise Error Rate（FWER）

附录3

亚组分析与设计研究案例

示例1 确证性亚组分析案例：帕博利珠单抗治疗非小细胞肺癌的亚组分析

帕博利珠单抗单在获批用于 PD–L1 肿瘤细胞阳性比例分数（tumor proportion score，TPS）≥ 50%、且 EGFR 基因敏感突变阴性和 ALK 融合基因阴性的转移性非小细胞肺癌患者的一线治疗后，申办者进行了一项确证性亚组分析的Ⅲ期临床试验确证该药在 TPS ≥ 1% 患者中的疗效。

试验的目标人群为既往未经治疗的局部晚期或转移性非小细胞肺癌（EGFR 和 ALK 基因均无突变）且 PD–L1 表达水平 TPS ≥ 1% 的患者；试验目的是验证与铂类化疗相比帕博利珠单抗的优效性；主要终点指标为总生存率（OS）；预先定义三个确证性亚组：TPS ≥ 50%、20% ≤ TPS < 50% 和 1% ≤ TPS < 20%；检验水准为单侧 0.025，采用序贯检验法，即首先检验 TPS ≥ 50% 的亚组；如果该亚组有统计学意义，则再检验 20% ≤ TPS < 50% 亚组，否则终止检验；如果 20% ≤ TPS < 50% 亚组有统计学意义，则再检验 1% ≤ TPS < 20% 亚组。随机分层变量包括地区、ECOG 评分、肿瘤组织类型和 PD–L1 TPS 比例分数，按照 1∶1 的比例将 1274 名患者随机分配至帕博利珠单抗或铂类化疗。TPS ≥ 50% 亚组中，299 例接受帕博利珠单抗，300 例接受铂类化疗；20% ≤ TPS < 50% 亚组中，114 例接受帕博利珠单抗，105 例接受铂类化疗；1% ≤ TPS < 20% 亚组中，224 例接受帕博利珠单抗，232 例接受铂类化疗。该研究的中位随访时间为 12.8 个月。

结果显示，TPS ≥ 50% 亚组：帕博利珠单抗与铂类化疗中位 OS（月）分别为 20.0 和 12.2，$P=0.0003$，HR 及其 95% CI 为 0.69（0.56–0.85），达到统计学假设。20% ≤ TPS < 50% 亚组：帕博利珠单抗与铂类化疗中位 OS（月）分别为 17.7 和 13.0，$P=0.0020$，HR 及其 95% CI 为 0.77（0.64–0.92），达到统计学假设。1% ≤ TPS < 20% 亚组：帕博利珠单抗与铂类化疗中位 OS（月）分别为 16.7 vs 12.1，$P=0.0018$，HR 及其 95% CI 为 0.81（0.71–0.93），达到统计学假设。据此，帕博利珠单抗的适应症从 TPS ≥ 50% 扩展到 TPS ≥ 1%。

示例2 获益–风险评估案例：那他珠单抗治疗复发–缓解型多发性硬化症的获益–风险评估

那他珠单抗（Tysabri）是用于治疗多发性硬化症（MS）的单克隆抗体，该药获批后不久就被迫退市，其原因是两名患者在服用了该药后发生了进行性多灶性白质脑病（PML），这是一种罕见的不可治愈且易于致命的脑部感染疾病（18 个月的随访期内，约有 1/1000 的患者并发感染 PML）。经过对患者使用该药的获益–风险进行重新评估后，认为对于其他药物治疗失败或不耐受 24 的复发–缓解型硬化症（RRMS）亚型患者，与现有的其他治疗方法相比，该药更有效，患者完全可以接受用药带来的风险。于是，该药重新获批仅用于在其他药物治疗失败或不耐受的 RRMS 亚型患者。

抗肿瘤药物临床试验统计学设计指导原则（试行）

（2020 年第 61 号　2020.12.31）

一、概述

与其他治疗领域一样，抗肿瘤药物在进入临床试验前，应该有足够的基于临床前实验或既往人体试验的科学证据显示某（些）剂量的试验药物在目标人群的安全性。临床试验的主要目的是针对药物研发提出相关的临床问题，通过恰当的试验设计和统计分析科学地回答这些问题。随机对照试验（Randomized Controlled Trial, RCT）是评价药物有效性和安全性的金标准，如果无法开展随机对照试验，则有效性和安全性结论的证据力度将会有所下降。

由于肿瘤通常是严重危及生命的疾病，临床用药很大程度上存在未被满足的需求，所以抗肿瘤药物的临床研发有其特殊性。比如，早期临床试验以患者为研究对象，而不是健康受试者；某些情形下利用单臂试验结果申请注册上市等。针对不同肿瘤适应症，申办者应有不同的临床研发策略考虑，探索性试验和确证性试验在不同的研发项目计划中要达到的目的与作用也会不同。临床试验设计是决定研发成功与否的重要因素之一。良好的试验设计不仅有助于达到试验目的，同时还能提高研发效率。

创新的临床试验设计类型和方法层出不穷，通过不断实践，抗肿瘤药物研发和审评的经验都在逐步丰富。本指导原则旨在针对抗肿瘤药物临床试验设计中的关键统计学技术问题，提供科学建议，为申办者开展抗肿瘤药物的临床研发提供参考。本指导原则仅代表当前的观点和认识，随着研究和认识的深入将不断修订和完善。

二、疗效终点

抗肿瘤药物临床试验最常用的疗效终点有总生存期（Overall Survival, OS）、客观缓解率（Objective Response Rate, ORR）、无进展生存期（Progression Free Survival, PFS）等。

（一）总生存期（OS）

总生存期是指从随机化开始（或单臂试验中治疗开始）到任何原因导致死亡的时间。OS 相对客观并且精确可测，是随机对照临床试验中衡量抗肿瘤药物临床获益的最可靠终点。

OS 通常应基于意向性治疗（Intention-To-Treat, ITT）的原则进行分析。ITT 分析应包括所有根据预先制定的研究方案参与随机化的受试者或单臂试验中接受过任何剂量药物的受试者，不考虑不依从、方案偏离、退出以及随机化或单臂试验中治疗开始后发生的任何事件。由于失访的受试者往往具有较高的死亡风险，如果两组之间的删失时间或删失比例不平衡有可能会导致分析结果产生偏倚，因此需对组间删失模式的均衡性进行评估，还应保证分析时所有受试者使用的是随访截止日期收集到的最及时更新的生存数据。在安全性特征可接受的情况下，如果 OS 的改善具有统计学显著性和临床意义，可用来支持试验药物的常规新药上市申请。

对 OS 的假设检验通常基于 log-rank 检验，而 Cox 回归模型通常用于估计治疗效果（风险比）。生存率常用 Kaplan-Meier 方法计算，并用生存曲线呈现。无论事件何时发生，log-rank 检验对所有事件均赋予相同的权重。如果采用分层 log-rank 检验，分层因素一般需要从随机化分层因素中预先选定。如果有充分的依据认为风险函数呈非等比例性，也可以考虑采用其它加权方法。然而，对等比例风险假设的轻微偏离在实际中比较常见，且根据既往的临床经验预测随时间变化的风险比模式极为困难。因此，在采用加权方法之前，应充分考虑其利弊，并与监管机构沟通交流。

比较不同试验的 OS 是不可靠的，因不同试验在患者选择、标准治疗（Standard of Care, SOC）以及最佳支持治疗（Best Supportive Care, BSC）等方面均可能存在异质性，因此在单臂试验中应谨慎使用和解读 OS。

（二）客观缓解率（ORR）

对于许多肿瘤类型，可以直接利用肿瘤影像学进行疾病评估，受试者的治疗策略通常基于肿瘤测量结果和临床症状。客观缓解率是指按照公认的缓解评价标准（如实体瘤 RECIST 1.1 版），肿瘤体积缩小达到预先规定值并能维持最低时限要求的患者比例，它是基于肿瘤测量的最普遍的终点。实体瘤的缓解可以是完全缓解（Complete Response, CR）或部分缓解（Partial Response, PR），对于非实体瘤的评估则有一些其它评价标准。单独使用 ORR 可能无法充分描述试验药物的抗肿瘤活性，故需要同时描述性分析缓解持续时间（即从初始肿瘤缓解到疾病进展或任何原因导致死亡的时间，以先发生者为准）和至缓解时间。对于通过稳定疾病病情使患者临床获益的药物，也可以分析疾病控制率（Disease Control Rate, DCR），该指标不仅考虑疾病缓解病例，还包括疾病维持稳定状态持续一定时间的病例。肿瘤大小随时间相对于基线的变化通常被视为连续变量，可利用瀑布图进行描述，帮助评估抗肿瘤活性。

对于拟进行注册的试验（单臂或随机对照），肿瘤评估通常基于盲态独立中心审查委员会（Blinded Independent Central Review, BICR）的肿瘤测量和缓解评估。如 ORR 是主要疗效终点，初始缓解通常需要在后续的评估中确认。在临床实践中应考虑 BICR 和研究者评价不一致情况，因为研究者的评价结果会影响受试者的后续治疗，而这可能会对 ORR 分析带来偏倚。

与 OS 一样，ORR 一般也应基于 ITT 的原则进行分析。在 ITT 分析中，对于第一次肿瘤评估之前退出试验的受试者，不论何种退出原因，都被认为是非缓解者。ITT 分析可以使当前试验结果与历史对照结果的比较更可靠，因为后者通常基于确证性试验中的 ITT 人群。原则上，缓解评估应基于与历史对照相同的缓解标准才具有可比性。如果由于历史原因不能使用相同的缓解标准时，需关注当前标准与历史标准的不同带来的影响。

（三）无进展生存期（PFS）

无进展生存期是指从随机化开始（或单臂试验中治疗开始）至肿瘤进展或任何原因导致死亡（以先发生者为准）的时间。与 PFS 类似的终点还包括无病生存期（Disease Free Survival, DFS），是指从随机化开始（或单臂试验中治疗开始）至疾病复发或任何原因导致死亡的时间（以先发生者为准），多用于评价手术治疗或放疗后的辅助治疗。无事件生存期（Event Free Survival, EFS）是指从随机化开始（或单臂试验中治疗开始）到首次发生以下任何事件的时间：疾病进展而无法进行手术治疗、局部或远处复发、任何原因导致的死亡等，多用于评价手术治疗或放疗前的新辅助治疗。类似的终点还包括至疾病进展时间（Time To Progression, TTP）和至治疗失败时间（Time To Treatment Failure, TTF），这两种终点的分析通常考虑为敏感性分析，其结果不能作为确证性研究结论的主要证据，可以用于支持主要终点 PFS 的结果。

肿瘤进展的确切定义对基于肿瘤测量的终点至关重要，应事先在方案中予以明确，与 ORR 一样，进展的定义应遵循既定的缓解评估标准。PFS 在单臂试验中难以解释，例如一些受试者即使没有积极治疗也可能维持很长时间的病情稳定，因此，以 PFS 为主要终点的注册试验应设置对照组。在随机双盲对照试验中，可依据安全性特征和肿瘤临床评估实践来决定是否需要 BICR，但应保存肿瘤影像学资料以便稽查和核查。

区间删失，即疾病进展发生在肿瘤评估时间点的区间中，是 PFS 分析所面临的一个挑战性问题。在肿瘤评估时，根据相关标准判断为疾病进展实际上仅意味着在上一次评估和当前评估的某个时间点发生了进展。由此导致的结果是 PFS 的判定受到评估时间设计的影响。如果试验组和对照组的评估时间间隔不同，则 PFS 中位生存期的比较将会被引入偏倚。尽管基于区间删失的分析方法能在一定程度上考虑个体间采用不同评估时间设计对 PFS 的影响，但是为提高估计的准确性，降低分析和结果解释的复杂性，应该采用相同评估时间的设计。

信息删失，即真实的疾病进展信息无法得到，是 PFS 分析的另一个更具挑战性的问题。信息删失可能由多种原因导致，常见的有四种：①尽管没有疾病进展的证据，但受试者可能在试验期间使用了其它某种抗肿瘤治疗而违背了方案；②受试者可能基于研究者的进展判断而终止治疗，但评估结果被 BICR 否定；③受试者可能在没有任何疾病进展的证据下因毒性而终止治疗，如果肿瘤评估因此停止，其真实结果将是未知的；④由于基础疾病的恶化，受试者的实际评估时间可能偏离计划时间。

对 PFS 的分析应遵循 ITT 原则。如果在计划外评估期间监测到进展，则应根据记录的进展时间作为进展日期，而不是基于计划的评估时间。分析时应确保使用所有受试者（包括那些终止治疗而没有记录进展的受试者）最新的肿瘤评估信息。删失时间和原因分析可能有助于揭示两个治疗组之间的随访失衡。研究者和 BICR 对疾病进展评估的差异性是 PFS 分析中的重要问题。对 PFS 分析时，应常规对此差异性进行分析，并评价其在组间是否平衡。生存数据分析的统计方法在很大程度上依赖于非信息删失假设的有效性，当怀疑其有效性时，建议进行相应的敏感性分析。例如，针对上述导致信息删失的前两种原因，把进展的定义改为与临床判断更接近的治疗失败的敏感性分析。

PFS 通常被视为右删失时间-事件变量，并采用与 OS 相同的方法进行分析。但要注意，在有些试验中，用中位 PFS 估计值解释药物疗效可能是有问题的。例如，两个治疗组的风险比反映了较大的治疗效果，但其中位 PFS 可能大致相同。受试者遵循的相同评估时间表也会导致相同的事件时间，在 Cox 回归模型下估计治疗效果时，推荐使用精确（或近似精确）方法处理相同的事件时间。样本量计算时，应该注意由于区间删失而导致的信息丢失，因为将 PFS 视为右删失时间-事件变量的传统做法可能会高估检验效能。相对于至疾病进展时间，当评估时间间隔较长时，PFS 的这个问题更为明显。

（四）患者报告结局（PRO）

患者报告结局是直接来自患者的关于其症状、健康相关生活质量、治疗依从性以及治疗满意度的报告。虽然在抗肿瘤药物临床试验中收集 PRO 数据越来越常见，但此类测量指标在评价方面尚存在诸多问题，如使用量表的信度、效度和反应度等。此外，PRO 测量指标还容易受到缺失数据的影响，应该采用合适的方法处理缺失数据。因此该指标较少作为上市申请的主要证据。为了更好地理解试验结果的相关性，建议对 PRO 与其他疗效终点指标的关系进行探索。

三、探索性试验

（一）剂量探索设计

Ⅰ期抗肿瘤药物临床试验通常是试验药物首次进入人体（First in Human，FIH）的试验。Ⅰ期临床试验剂量递增的原则是尽可能避免受试者不必要地暴露于低于或高于治疗剂量的治疗（即尽可能多地在治疗剂量范围内治疗受试者），同时保证安全性和快速入组。Ⅰ期临床试验的剂量递增方法分为两大类：一是基于规则的设计，包括传统的 3+3 设计及其衍生设计，不依赖于统计建模；二是基于模型的设计，如连续重新评估方法（Continuous Reassessment Method，CRM）。一些新兴的模型辅助方法如改良毒性概率区间（Modified Toxicity Probability Interval，mTPI）设计和贝叶斯最优区间（Bayesian Optimal Interval，BOIN）设计，虽然基于模型而建立，但这些方法预先指定剂量递增的规则，而且易于实施，具有选择目标毒性概率和队列大小的灵活性，还具有与基于模型的设计相当的性能。

为了尽可能减少接受可能低于治疗剂量的受试者人数，Ⅰ期剂量探索可从加速滴定设计开始，加速滴定部分通常在每个剂量水平招募1~3名受试者，并以发生2级或更高的非疾病相关毒性事件作为结束。加速滴定部分结束后，将采用正式的剂量递增方法进行剂量探索。在某些情况下，也可考虑采取患者内剂量递增（即受试者在后续治疗周期中的剂量水平高于其在第一个周期接受的剂量），但通常会导致第一个周期之后的安全性和耐受性数据难以解释。对于确定为候选Ⅱ期推荐剂量（Recommended Phase 2 Dose，RP2D），应有足够数量的受试者接受了该剂量治疗。

（二）单臂试验和首次人体队列扩展

在抗肿瘤药物研发中，有时会在剂量探索阶段结束后在一个或多个肿瘤适应症中开展单臂试验，以进一步探索药物的安全性并初步研究药物的有效性。这些肿瘤适应症队列可以由同一治疗线次的不同肿瘤类型，或同一肿瘤类型的不同治疗线次，或两者的组合形成。队列中的受试者可以接受试验药物作为单药治疗或联合治疗（如与标准治疗或另一种试验药物联合）。

单臂试验的研究方案应当包含足够的信息，以说明其基于队列研究目的所确定的样本量估计的合理性。在非随机队列中，抗肿瘤活性的评估通常采用多阶段设计来确定，以限制暴露于无效药物的患者数量。方案还应提供关于是否暂停入组的详细信息以及受试者参加期中分析的最短随访时间。若需要比较不同给药方案（如两种候选RP2D，或单药疗法和联合疗法）之间的安全性和抗肿瘤活性，则需开展更严格统计设计的随机队列。

若在FIH研究中开展单臂试验设计，开始时可能缺乏关于试验药物代谢动力学的足够数据，或未进行足够的安全性评估，此时如果快速入组，特别是在有令人兴奋的初步信号时，可能使大量受试者暴露于疗效未知和毒性特征不清楚的药物。为了减轻这种风险并保护受试者，申办者必须建立一套完善的操作流程，以方便数据收集，实时快速地评估新数据，向研究者、机构审查委员会（Institutional Review Board，IRB）及时公布期中分析结果。申办者应根据期中分析结果和统计分析计划中预定的决策规则，尽早暂停或结束抗肿瘤活性不足或安全性水平不可接受的队列入组，或提早终止失败的研究项目。

对于拟进行注册的扩展队列研究，应明确区分用于建立药物活性假设的患者群体和用于确认该假设的患者群体。为了达到验证试验假设的目的，建议对用于确认假设的患者群体开展独立的临床试验，特别是当FIH研究已对研究人群和样本量进行过多次变更时。如果试验未设置阳性对照组，则其数据必须非常有说服力，才能确证药物的有效性。因此，在设计单臂试验用于注册为目的时，需对已有数据证据和其样本量估算进行非常谨慎的评估。

对于两种新型试验药物联合治疗的研究，除非对每种药物的贡献都有很好的理解，且能合理分离每种药物的单独贡献，否则不宜采用单臂试验。

四、确证性试验

（一）一般考虑

在设计确证性试验时，申办者应根据临床试验的目的明确要估计的治疗效应。申办者在方案中应阐明研究人群、终点指标、治疗方案，应考虑试验过程中可能发生的影响治疗效应估计的伴发事件，如死亡、转组等，群体层面的汇总统计量、统计模型以及相应的敏感性分析也均应事先定义。

虽然减少研究人群的异质性可能会提高统计检验效能，但对目标人群的限制会使新药在实际应用中的效果难以评估。应基于证据选择最佳可用的治疗作为对照，因此，根据情况一般可以选择BSC、SOC或研究者选择性治疗作为对照。

盲法设计是确证性试验控制偏倚的重要手段之一。如果临床试验只能使用开放设计（如因不同药物间毒性特征差异明显而使用开放设计），必须采取所有可能的措施来控制潜在的偏倚，比如对申办者试验团队遮蔽关键数据。无论采用开放设计还是双盲或单盲设计，对于重要且潜在的可能影响药物疗效的基线协变量，建议在随机化时予以考虑，对基线协变量的校正分析应在方案以及统计分析计划中事先规定。当使用预测生物标志物进行分层时，必须预先规定生物标志物及其确定生物标志物状态（阳性或阴性）的阈值，且阈值的确定方法必须经过科学验证并得到公认。

确证性试验的整体Ⅰ类错误率必须严格控制在一定水平。如果研究的主要目的中包括对多个人群（例如生物标志物阳性人群和所有患者人群）或多个终点（例如 OS、PFS 和 ORR）进行假设检验时，或者计划实施因有效而提前终止试验的期中分析时，应选择合适的多重性控制策略，并在方案以及统计分析计划中事先进行详细规定。计划因有效而提前终止试验的同时需要考虑安全性评价数据的充分性。

确证性试验设计对统计学考虑要求较高，申办者应根据试验设计复杂度就确证性临床试验方案以及统计分析计划中关键技术问题与审评机构开展沟通交流。

（二）试验设计

传统的研究设计用于抗肿瘤药物临床试验时，可参考如 ICH E9 等相关的指导原则。随着抗肿瘤药物研发的快速发展，一些新颖的试验设计在确证性试验中得以合理应用，包括适应性无缝剂量选择的设计、两阶段适应性设计、富集设计和主方案设计等，大大提高了临床研发的效率。

1. 成组序贯设计

成组序贯设计通常用于按时间顺序进行的数据监测或对累积的数据进行统计推断。在设计成组序贯试验时，申办者应仔细考虑计划进行的期中分析次数和时间点，以及合适的 α 消耗函数。对于因有效性而提前停止的试验，鼓励申办者继续随访试验直至数据成熟，以更好地了解试验药物的长期临床获益。

当期中分析或最终分析的时间点是由事件驱动时，主要数据集的确定应基于达到目标事件数量时的截止日期。在揭盲分析之前应确保在盲态状态下完成数据的收集和清理。由于可能存在收集偏倚，揭盲之后收集的数据将受到严格审查，甚至从分析集中排除。

2. 两阶段适应性设计

传统药物研发遵循先进行Ⅱ期试验，再进行Ⅲ期试验的序贯方法。Ⅱ期试验用于临床概念验证、剂量选择、人群选择甚至终点选择。在获得Ⅱ期数据后会决定是否开始Ⅲ期研究。Ⅲ期试验需要时间来计划、启动和实施。适应性无缝Ⅱ/Ⅲ期设计作为两阶段适应性设计中的一个特例，试图消除Ⅱ期和Ⅲ期试验之间的空白期。可以采用操作无缝设计，将Ⅱ期试验受试者排除在主要分析之外，也可以采用推断无缝设计，在主要分析中纳入Ⅱ期试验受试者。前者不需要对Ⅰ类错误的控制进行多重性调整，但对于后者，则可能需要根据适应性的性质和假设检验策略做出相应的调整。

在决定采取无缝设计而不是序贯设计之前，应考虑两个重要因素。首先，从Ⅱ期试验无缝过渡到Ⅲ期试验时有足够的信息来支持合理决策。这通常取决于参与Ⅱ期数据分析的受试者人数以及Ⅱ期试验采用的终点指标是否对决策有帮助。第二，操作层面上可以顺利实施。无缝设计要求能够迅速地对数据进行清理和分析，快速增加Ⅲ期入组人数，并能够加快药物上市的进程。决定采用操作无缝设计或者推断无缝设计的关键考虑因素在于Ⅱ期试验中适应性决策的复杂性。一般来说，和操作无缝设计不同，Ⅱ期和Ⅲ期试验结果之间的一致性对推断无缝设计来说更为重要。

虽然适应性无缝Ⅱ/Ⅲ期设计在加速药物研发方面具有很好的前景，但在采取此策略之前，需要全面权衡不同方法的优缺点。在开始试验之前，需要解决试验设计、操作和统计分析等方面的问题，并与监管部门进行沟通。

3. 富集设计

为了优化试验药物的获益-风险特征，确定适当的目标人群至关重要。合适的生物标志物可以通过各种不同的诊断方法（如转录物的表达谱分析、差异抗原表达、遗传诊断，包括下一代测序等）来识别和测量。由于多种可能性的存在，判断哪些生物标志物可以预测药物活性，以及如何在早期开发过程中确定生物标志物的阈值仍是一个挑战。为减少选择偏倚，应事先将研究受试者分成两组，并指定用于发现和确认生物标志物的训练集和验证集。每次调查新的生物标志物时，都需要重复这个产生和检验假设的过程。基于单臂试验发现的预测型生物标志物，不论其研究实施得如何严格，实际仍存在只是一种预后型生物标志物（可采用前瞻性流行病学研究以评估其预后效果）或者是仅能预测短期肿瘤反应的生物志记物（需要进行更长时间的随访）的可能。

在随后的确证性试验设计中，必须考虑到上述不确定性。例如，当涉及到两个亚组人群之间的 α 分配时，若采取向下（step-down）法，则需要确定检验的层级性，而前期数据对此无法提供充分支持，此时最好能选取更恰当的方法进行 α 分配。此外，对于 I 类错误率控制的考虑，在涉及人群选择和试验扩展的统计设计中会更加复杂。在正式开展试验前，应衡量各种设计方案的利弊，并妥善解决监管部门所关注的问题。

4. 主方案设计

在单一方案下同时检测多种试验药物和/或多个肿瘤适应症，且无需为每次试验制定新方案的试验设计，称为主方案设计。它包括篮式设计、伞式设计和平台设计。

在有或无生物标志物富集的患者人群中同时研究一种试验药物在多个肿瘤适应症中的试验，被称为篮式试验。确证性篮式试验的主要研究人群通常包括具有独特分子标记的患者。

考虑到无效的肿瘤队列可能会稀释整体治疗效果，因此肿瘤适应症的初步选择必须基于重要的科学和临床证据，以便为数据合并奠定坚实的基础，降低试验失败的风险。基于期中分析数据将疗效较差的肿瘤队列从最终的合并分析中去除可以进一步将风险降至最低，但可能会导致整体 I 类错误控制方面的问题，需要进行适当的多重性调整。去掉无效队列后，剩余肿瘤队列的样本量也将进行重新调整，以维持最终合并分析的统计效能。合并分析前还要考虑队列间的异质性。在这种情况下，样本量重新调整策略必须事先制定并与监管部门达成一致。如果 I 类错误能够得到适当控制，确证性篮式试验也可以考虑其它如贝叶斯等设计方法。

无论采用哪种设计方法进行篮式试验，在合并分析中拒绝全局原假设并不意味着试验药物在所有参与合并分析的肿瘤适应症中同样有效，也不意味所有适应症均应获得批准。就基线特征对治疗效果的影响而言，与传统的 III 期试验相似，监管部门基于确证性篮式试验做出是否批准药物上市或同意说明书范围的决定将取决于额外分析的结果（例如合并分析中的治疗效果是否主要由某特定肿瘤适应症子集所决定，试验药物的获益–风险特征在单个肿瘤队列中是否有利）。另外也可能需要通过上市后研究进一步证实临床获益。

作为篮式试验的补充，伞式试验可以在同一肿瘤适应症中同时研究多种试验药物。伞式试验中试验药物可以持续的加入或移出。当有多个试验组（或药物队列）开放入组时，应该采用随机化设计。随机化比率可以根据试验中新出现的数据进行调整，以倾向于更有前景的治疗组，并提前终止无效治疗组。由于试验药物的研究是在同一个平台上进行，且通常在某些特定的研究中心开展，因而不同药物队列之间患者群体的异质性可能较小，试验药物之间的比较也会比单独研究的结果更可信。

随机对照伞式/平台试验可看作一种特殊类型的多臂 III 期试验，因此可遵循相同的原则进行多重性调整。如果试验的重点在于分别回答每一种治疗的疗效问题，而不是为了得到总体疗效的单个结论声明，则与单独的对照试验相比，采用共同对照的伞式/平台试验的总体 I 类错误率总是更低，原则上不需要进行多重性调整。但是，如果试验中包含了同一治疗的不同剂量组，则必需进行多重性调整以回答该治疗的疗效问题。若试验中同时采用了响应适应性随机化或其他适应性设计，多重性问题的控制将更为复杂。在随机对照伞式/平台试验中，试验组和对照组之间的主要比较一般应基于同期参加试验被随机分配的受试者。

五、参考文献

1. Bretz F, Maurer W, Brannath W, et al. A graphical approach to sequentially rejective multiple test procedures [J]. Statistics in medicine, 2009, 28 (4): 586-604.

2. Chapman P B, Hauschild A, Robert C, et al. Improved survival with vemurafenib in melanoma with BRAF V600E mutation [J]. New England Journal of Medicine, 2011, 364 (26): 2507-2516.

3. Chen C, Li X N, Li W, et al. Adaptive expansion of biomarker populations in phase 3 clinical trials [J]. Contemporary clinical trials, 2018, 71: 181-185.

4. Freidlin B, Simon R. Adaptive signature design: an adaptive clinical trial design for generating and prospectively testing a gene expression signature for sensitive patients [J]. Clinical cancer research, 2005, 11 (21): 7872-7878.

5. Garrett-Mayer E. The continual reassessment method for dose-finding studies: a tutorial [J]. Clinical trials, 2006, 3 (1): 57-71.

6. Hobbs B P, Barata P C, Kanjanapan Y, et al. Seamless designs: current practice and considerations for early-phase drug development in oncology [J]. JNCI: Journal of the National Cancer Institute, 2019, 111 (2): 118-128.

7. Howard D R, Brown J M, Todd S, et al. Recommendations on multiple testing adjustment in multi-arm trials with a shared control group [J]. Statistical methods in medical research, 2018, 27 (5): 1513-1530.

8. ICH. E9 (R1) Addendum on estimands and sensitivity analysis in clinical trials to the guideline on statistical principles for clinical trials. 2019.

9. Ji Y, Liu P, Li Y, et al. A modified toxicity probability interval method for dose-finding trials [J]. Clinical trials, 2010, 7 (6): 653-663.

10. Kang S P, Gergich K, Lubiniecki G M, et al. Pembrolizumab KEYNOTE-001: an adaptive study leading to accelerated approval for two indications and a companion diagnostic [J]. Annals of oncology, 2017, 28 (6): 1388-1398.

11. Mandrekar S J, Sargent D J. Clinical trial designs for predictive biomarker validation: theoretical considerations and practical challenges [J]. Journal of clinical oncology, 2009, 27 (24): 4027.

12. Mayawala K, Tse A, Rubin E H, et al. Dose finding versus speed in seamless immune-oncology drug development [J]. The journal of clinical pharmacology, 2017, 57: S143-S145.

13. Proschan M A, Follmann D A. Multiple comparisons with control in a single experiment versus separate experiments: why do we feel differently? [J]. The american statistician, 1995, 49 (2): 144-149.

14. Schwartz L H, Litière S, de Vries E, et al. RECIST 1.1—update and clarification: from the RECIST committee [J]. European journal of cancer, 2016, 62: 132-137.

15. Seymour L, Bogaerts J, Perrone A, et al. iRECIST: guidelines for response criteria for use in trials testing immunotherapeutics [J]. The lancet oncology, 2017, 18 (3): e143-e152.

16. Sun L Z, Kang S P, Chen C. Testing monotherapy and combination therapy in one trial with biomarker consideration [J]. Contemporary clinical trials, 2019, 82: 53-59.

17. Yuan Y, Hess K R, Hilsenbeck S G, et al. Bayesian optimal interval design: a simple and well-performing design for phase I oncology trials [J]. Clinical cancer research, 2016, 22 (17): 4291-4301.

18. Zhou H, Yuan Y, Nie L. Accuracy, safety, and reliability of novel phase I trial design [J]. Clinical cancer research, 2018, 24 (18): 4357-4364

指导原则

附录

中英文词汇对照

中文	英文
盲态独立中心审查委员会	Blinded Independent Central Review, BICR
部分缓解	Partial Response, PR
患者报告结局	Patient Reported Outcome, PRO
机构审查委员会	Institutional Review Board, IRB
疾病控制率	Disease Control Rate, DCR
客观缓解率	Objective Response Rate, ORR
首次人体	First in Human, FIH
推荐Ⅱ期剂量	Recommended Phase 2 Dose, RP2D
完全缓解	Complete Response, CR
无病生存期	Disease Free Survival, DFS
无进展生存期	Progression Free Survival, PFS
无事件生存期	Event Free Survival, EFS
至疾病进展时间	Time to Progression, TTP
至治疗失败的时间	Time to Failure, TTF
总生存期	Overall Survival, OS
最佳支持治疗	Best Supportive Care, BSC

药物临床试验富集策略与设计指导原则（试行）

（2020 年第 60 号　2020.12.31）

一、概述

临床试验的目的是在入组的受试者中验证试验药物的有效性和安全性。但实际上，由于受试者病理生理学特点和药物作用机理的复杂性，不同受试者的药物治疗效果不尽相同，从而影响临床试验的效率。为了入组能够从试验药物中获益最大化的受试者，以提高临床试验的效率，富集策略的概念应运而生。

富集是指在临床试验中根据受试者的某些特征（如人口学、病理生理学、组织学、基因组和蛋白质组学等）前瞻性地精准定义从试验药物中获益最大化的目标人群。临床试验中有多种选择受试者的富集策略，例如，可以选择因具有一定特征而对研究药物最有可能应答的受试者，也可以选择那些对现有药物治疗效果不明显而可能对试验药物敏感的受试者，或者单纯选择更容易出现终点事件的受试者等。

本指导原则阐述了常用的富集策略与设计的原理与方法、各自的优缺点，并从实际应用和监管角度说明需要考虑的关键问题。本指导原则中，"富集策略"主要是指随机对照临床试验中用于选择最有可能获益的受试者的方法，但也可以扩展到使用外部（历史或平行）对照的单臂试验。

本指导原则主要适用于以支持药品注册上市为目的的确证性临床试验，也可供以非注册为目的的临床试验参考使用。

二、富集策略与设计的适用性

广义来讲，所有临床试验设计都含有富集的概念，这主要反映在受试者的入选标准和排除标准的部分条目上，其目的是尽可能入选对试验药物有应答的受试者，从而提高临床试验的效率。例如，研究降胆固醇药物降低心血管事件发生率时，临床试验只入组血液中总胆固醇浓度高于某一阈值的患者。实际上，根据疾病领域、药物作用机理以及受试者的应答情况等，可选择不同的富集策略和设计。是否使用以及如何选择富集策略和设计，要从科学上的有效性、试验结果的可解释性和医疗实践中的可推广性等方面考虑。

1. 科学上的有效性：包括筛选受试者有科学依据，筛选工具的灵敏度和特异度符合一定要求，试验设计时使用避免偏倚的措施（如随机、盲法等），以及 I 类错误的控制等。

2. 试验结果的可解释性：指试验药物在富集人群中的疗效可以从疾病的病理生理学、基因组学、遗传学或者药物作用机理等方面进行解释；如果限于生物学、医学或者药理学等方面的知识而无法解释，则试验药物在同样类似的富集人群中的疗效需要具有一定程度的重现性。

3. 医疗实践中的可推广性：包括富集策略能够在临床实践中被广泛地使用，以便及时、准确地识别对试验药物有应答或敏感的患者。有时，由于筛选患者的方法复杂、灵敏度偏低、成本高昂等原因而使其无法普及，或者筛选方法耗时较长而在治疗开始时无法富集患者，这些都会影响富集策略和方法的可推广性。

三、常用的富集策略与设计

根据临床试验关注的主要问题和实施过程，可以选择不同的富集策略，主要包括同质化富集、预后型富集、预测型富集、复合型富集和适应性富集五种策略类型。

实际应用中，通常依据与药物作用机理相关的标志物选择富集策略与设计。这里的"标志物"定义为与受试者预后或药物治疗应答有关的临床特征，包括人口学、既往病史、家族史、临床观测变量（如疾病严重程度）、实验室检查（如病理生理学、药物代谢）、生物标志物（如基因组学和蛋白质组学）等各种特征变量。根据标志物的不同作用，可分为预后型、预测型和混合型标志物。另外，在有些疾病领域，可能没有明显的标志物，这时一般根据受试者在筛选期间对治疗的应答情况，或者其他临床试验的数据以及相关文献报道选择富集的受试者。

（一）同质化富集

同质化富集是指通过减少受试者间的异质性以提高临床试验的检验效能的一种研究策略。减少异质性最简单且实用的方法是尽量选择病情稳定的受试者，同时对入选受试者进行精准定义，并对疾病的状态和有关变量进行精确测量。例如，在抗高血压药物试验中，为了筛选出血压相对稳定的受试者，可以在入组前对受试者的血压进行一段时间的观察，以排除血压变化较大的受试者。

一般来说，为了更加准确地定义富集人群，除常规的入选标准和排除标准外，还要考虑以下几方面问题：

（1）入选标准：精准定义入选标准，以确保入选受试者间的基线特征具有较好的一致性。

（2）排除标准：①对安慰剂过于敏感的受试者；②基线检测结果不稳定的受试者，如在初筛期病情或症状不稳定的受试者；③伴随某种疾病可能导致过早死亡的受试者；④服用与试验药具有相似治疗作用的药物的受试者；⑤可能无法耐受试验药物治疗的受试者；⑥可能因并发症提前退出研究的受试者。

（3）依从性：应尽可能入选依从性好的受试者，即选择不会因为非医学原因（如不便前往研究地点）而退出的受试者，以及能够坚持按照试验方案进行治疗的受试者，从而减少由于受试者过多退出或未能遵循方案规定的治疗而导致的差异。对患者的依从性识别和选择必须在随机化分组之前进行。

（4）培训：研究人员和临床试验协调员应接受相关培训，确保严格按照方案入选和排除受试者，并按照方案进行研究。

（二）预后型富集

预后型富集是指通过对预后型标志物的识别，入选更有可能观察到终点事件或疾病进展的高风险人群（特指更容易出现预后结局或疾病进展的人群），以增加检验效能的一种策略。该策略主要增加试验的绝对效应，而非相对效应。例如，在一项降低终点事件发生率的临床试验中，经过一段时间的治疗，高风险人群的终点事件发生率由10%降低至5%，低风险人群的终点事件发生率由1%降低至0.5%，虽然两者相对效应均降低50%，但前者显然需要较少的样本量或者较短的随访时间就可以观察到试验药物的绝对疗效。常用的预后型富集设计有以下两种：

1. 基于终点事件的富集设计

在以降低终点事件发生率为主要评价指标的研究中，一般认为有效的试验药物在高风险人群中能够减少或者避免发生更多的终点事件。因此，应考虑在高风险人群中招募受试者。通常，在样本量不变时，与低风险人群相比，高风险人群更容易发生终点事件，经治疗后终点事件发生率降幅较大，因此检验效能更高。这种策略经常用在抗肿瘤和治疗心血管疾病的药物研究中，例如在基因 *BRCA1/2* 突变的女性人群中进行乳腺癌或卵巢癌预防的研究；又如在降血脂药物的研究中，选择血液中低密度脂蛋白偏高、高密度脂蛋白偏低和C反应蛋白偏高的患者试验。在有些疾病领域，如阿尔茨海默症和各种癌症药物研究中，也可以通过基因组或蛋白质组学筛选高风险的患者。

2. 基于疾病进展的富集设计

预后型富集设计也可用于研究能够减缓疾病进展的试验药物，如在对阿尔茨海默症、帕金森病、类风湿性关节炎、慢性阻塞性肺疾病和恶性肿瘤等疾病开展药物临床试验时，可以选择疾病进展可能较快的受试者。例如，在类风湿性关节炎的患者中，具有以下特征的患者疾病往往进展较快，即类风湿因子阳性、具有某些临床特征（如多关节受影响、关节以外的病症、皮下结节、活动受限等）以及实验室指标异常（如血红蛋白降低）等；又如在慢性阻塞性肺病的患者中，具有近期发作史（过去一年中至少发作一次）或血浆纤维蛋白原较高的患者疾病进展较快。在抗肿瘤药物研究中，常见的预后标志物包括组织学分级、血管浸润、分子亚型以及转移性肿瘤结节等指标。

需要注意的是，如果预后型标志物与试验药物之间存在交互作用，即试验药物对该标志物阳性和阴性的患者具有不同的疗效，则该预后型标志物也可以起到预测的作用，此类标志物通常称为混合型标志物。

（三）预测型富集

预测型富集是指根据受试者的病理生理、应答史或与药物作用机制有关的疾病特征选择对试验药物最可能有应答的受试者，以提高试验效率的一种研究策略。例如在肿瘤靶向治疗中，可根据药物相关的靶向基因或蛋白，选择可能有应答的受试者。采用这一策略既能增加试验药物的绝对效应，也能增加其相对效应，因此能够以较小的样本量获得较高的检验效能。当患有某种疾病的受试者中只有一小部分对试验药物有应答时（如只有部分受试者具有药物作用的受体），使用这种富集策略十分有效。在实践中，既可以基于研究者对疾病的认识（如各种标志物），也可以根据以往的试验数据和结果选择受试者。

1. 基于病理生理学特征的富集设计

疾病的病理生理学特征可以提示对试验药物有更好应答的受试者。基于病理生理学的富集指标可以是生物标志物（如影响肿瘤生长的基因突变、基因/蛋白表达水平）、影像学特征，以及与疾病表型相关的一些临床特征（如疾病分期、分型等）。根据标志物的性质，可将其分为以下几类：

（1）基因或蛋白标志物

对于治疗肿瘤的药物，由于通常针对肿瘤细胞表面或细胞内相关的受体、酶、激素或其他内源活性物质，因此可根据一个或多个相应的基因或蛋白标志物选择富集人群。例如曲妥珠单抗主要针对人表皮生长因子受体 2 蛋白阳性的乳腺癌患者。也有一些细胞受体最初作为蛋白标志物，但后来被确认为肿瘤基因标志物（如 EGFR 和 BRAF 基因突变），并用该基因标志物定义病理生理状态、选择最有可能获益的受试者。

当在富集设计中使用基因或蛋白标志物时，标志物检测的准确性和精确性至关重要。如果检测不准确，不仅会影响富集的效果导致检验效能降低，而且在非劣效试验中可能会增加 I 类错误。

（2）药物代谢物

不同受试者对试验药物的代谢能力不同，入组能够产生足够数量活性代谢物的受试者，可以提高临床试验的效率。在某些情况下，给予活性代谢物产生能力较弱的患者更高的剂量，有助于产生足够的活性物质，从而更可能观察到药物的疗效。对于确定完全不能代谢出有效活性成分而无法从试验药物中获益的患者，不应纳入试验。

（3）肿瘤代谢物

抗肿瘤药物试验可以通过检测组织或血液中的肿瘤代谢物含量选择受试者。例如，只入选那些代谢反应较强的受试者，或者在肿瘤患者中按代谢反应程度进行分组，并对代谢反应较强的受试者进行主要分析。

2. 基于对试验药物应答证据的富集设计

此类富集设计根据受试者在筛选期内对试验药物（或既往对类似药物）的应答情况，选择可能合适的受试者。

（1）筛选有应答的受试者

对于在研究开始前无法根据标志物识别出可能对试验药物有应答的受试者的临床试验，需要设置合理的筛选期，将试验药物用于所有受试者。根据事先确定的主要终点或其替代终点（如症状、体征、实验室检查或疾病复发等）来筛选治疗有效的受试者；然后将筛选期内对试验药物有应答的受试者进行随机分组。选择有应答的受试者可以使用随机撤药设计，该设计一般分为两个阶段，第一阶段测试受试者是否对试验药物有应答（可以是单臂开放试验或随机对照试验），第二阶段对试验药物有应答的受试者，随机分配到试验组（继续使用试验药物）或安慰剂组（将试验药物撤出），无应答的受试者退出试验。例如，某降胆固醇药物的试验可以采用随机撤药设计，第一阶段将试验药物用于入组的高胆固醇患者，经过一段时间治疗后通过生化检查判断患者对药物是否有应答（即胆固醇降低）；第二阶段将对药物有应答的患者随机分配到试验组和对照组。

随机撤药设计由于筛选了对试验药物有应答的受试者，从而提高了临床试验的效率；同时，可利用已经入组的受试者研究药物的长期疗效或安全性，以及利用退出试验的受试者研究撤药效应。另一方面，这种设计更符合伦理学要求，即一旦治疗失败可及时终止试验，可用于儿童药物研究。采用这种先筛选、后随机化分组的方法可以首先入选较多的受试者，对这些受试者还可以按筛选期的应答程度进行分层，将应答程度相对较好的亚组作为主要分析人群，同时可以进一步探索应答程度相对较弱的受试者。然而，这种设计并不适用于停药后药物作用持续时间相对较长（残留效应）或停药后会对受试者造成伤害的药物的研究，也不适用于对药物应答的终点衡量时间较长的研究。

（2）基于历史数据或文献报道确定入选受试者

根据既往研究中确定的亚组特征入选受试者，即在总体人群中很少或几乎没有观察到明显的治疗效果，但通过分析特定的亚组人群可能获得显著疗效，最后仅在亚组人群中招募受试者。例如，复方硝酸异山梨酯/盐酸肼屈嗪是一种治疗严重心力衰竭的药物，之前的研究发现其对非裔美国人的治疗效果明显优于高加索人，在后续设计的随机安慰剂对照试验中，入选了1050名心力衰竭的非裔美国人患者，由此验证了该复方药物在该心力衰竭患者亚组人群中的有效性。

3. 基于对现有药物无应答的富集设计

在富集设计中，除上述选择对试验药物有应答的受试者外，还可以考虑选择对现有对照药物无应答的受试者，目的是更好地显现出试验药物的治疗效果。

无应答的富集设计适用于满足一定条件的临床试验，即试验药物与现有对照药物具有不同的作用机制，或试验药物的疗效至少略优于现有对照药物。如果对受试者未加选择，则需要较大的样本量才能显示出试验药物的疗效；然而，如果只选择对现有对照药物无应答的受试者，由于对照组的应答率很低，则可能只需要较小的样本量，就能得出试验组优于对照组的结论。必须指出的是，对于某些可能危及生命、并不断进展的疾病来说，采用无应答的富集设计会将受试者随机分配到无应答的对照组，可能存在伦理问题。

（四）复合型富集

复合型富集指同时使用多个标志物（如同时使用预后型和预测型标志物）以减少受试者异质性的富集策略。对有些疾病领域，疾病的发生、发展和预后机制复杂、个体异质性高或伴有混合疾病风险，使用单一标志物不大可能富集最有可能获益的受试者，而使用复合标志物（例如综合评分）进行富集可以有效地降低受试者的异质性，从而提高试验效率。

需要注意的是，使用复合标志物评分时应列出其构成的单个标志物并阐明它们之间的关系，或其与临床疾病特征的关联；如果对不同的单个标志物赋予不同的权重，应详细说明其生物学上的原理。

（五）适应性富集

适应性富集策略是指按照预先制定的计划，根据临床试验期中分析结果，在保证试验的合理性和完整性的前提下，对目标人群进行调整，如改变入组标准或仅纳入一个亚组的受试者等。

当试验药物在标志物阳性和阴性的受试者中的疗效不确定时，试验可以同时入组标志物阳性和阴性的受试者，根据期中分析结果适应性地调整需要入选的受试者。当标志物阳性受试者的疗效比较为主要分析时，如果期中分析结果显示标志物阴性受试者的疗效远低于标志物阳性受试者，则应减少或完全停止标志物阴性的受试者入组。当标志物阳性受试者的疗效高于标志物阴性受试者的证据不够充分时，也可以考虑首先入组标志物阳性的受试者。如果期中分析结果表明试验药物在该标志物阳性的受试者中有疗效，则再考虑入组标志物阴性的受试者；否则，终止试验。

一般来说，如果标志物与疗效的关系越不确定，越需要包含标志物阴性的受试者，此时可以评估药物在全人群中使用时的获益与风险。当不确定一个标志物的预测性时，主要分析可以是全人群中的疗效比较；如果标志物阳性人群和全人群的疗效同时作为主要分析时，需要按照一定的规则将检验水准 α 进行分配。无论何种情况，都应事先在方案中明确规定检验假设，并需要对 I 类错误进行控制。

四、富集策略与设计的相关考虑

（一）生物标志物检测的灵敏度和特异度

当采用筛检试验选择受试者时，必须考虑检测方法的可靠性，以便能更准确地选择高风险或者对试验药物有应答的受试者。理想情况下，用于筛选受试者的检测方法，应该对选择高风险或对试验药物有应答的受试者有较高的灵敏度，同时对鉴别低风险或对试验药物无应答的受试者有较高的特异度。

当利用生物标志物筛选入组受试者时，如果不能准确给出预测标志物的阈值，可以通过受试者诊断特征曲线分析，即对预测标志物不同阈值点的灵敏度和特异度进行分析，并用受试者诊断特征曲线下面积衡量其筛检效果。一般可在早期研究阶段通过适当样本量的试验对预测标志物阈值进行探索，为确证性试验提供准确阈值。

（二）是否纳入标志物阴性的受试者

富集设计既可以只纳入标志物阳性的受试者，也可以同时纳入阳性和阴性的受试者。然而，富集设计的关键问题是纳入标志物阴性受试者的比例。一般来说，可以考虑如下的富集设计：

1. 只纳入标志物阳性的受试者

如果作用机制或已有数据表明，试验药物在标志物阳性的受试者中有明显的疗效，而在标志物阴性的受试者中疗效较小甚至没有疗效，则应考虑不纳入标志物阴性的受试者。

2. 同时纳入标志物阳性和阴性的受试者

如果作用机制或已有数据表明，标志物阳性的受试者较阴性受试者的疗效更好，在已知试验药物毒性相对较小的情况下，可同时纳入标志物阳性和阴性的受试者。这种策略的优点是，能在非富集人群中提供合理的获益–风险估计。

如果在试验开始之前就能够明确标志物，则可以通过其分组实施分层随机化，主要分析可限制在标志物阳性的受试者中。实际中，也可以在全人群中进行主要分析，或者在全人群和标志物阳性受试者中同时进行主要分析，并适当地控制 I 类错误。

一般来说，如果标志物的阈值或标志物阴性的受试者应答程度不确定，则有必要纳入标志物阴性的受试者。

（三）入选人群和分析集

使用富集策略的主要问题是研究结果的适用性和外推性，即采用富集设计时，要重点考虑这种富集策略是否能够在医学实践中用于识别对研究药物应答的人群，以及该药在更广泛的患者人群中是否也有类似的疗效。因此，对不符合富集入选标准的患者人群进行研究同样重要。需要注意的是，试验确定的入选受试者和主要分析集可以不同（后者可以是前者的子集），但这些必须在研究方案中明确定义。在基因或其它检测结果不能立即获得，而患者需要及时接受治疗时，选择以全人群入组，以提供更多的安全性信息，但主要疗效分析可以是其中的一个子集。

（四）筛选富集人群对优效和非劣效试验的不同影响

使用标志物选择受试者时，对优效和非劣效试验有着不同的影响。对于采用预后型富集策略的优效试验，如果筛检方法的灵敏度不高，则需要招募更多的受试者从中进行筛选，才能获得规定的富集样本量；如果特异度不高，则需要增加富集样本量或延长试验时间才能获得足够的终点事件数。对于采用预测型富集策略的优效试验，如果筛检方法的灵敏度不高，则会导致符合入组条件的受试者不足；如果特异度不高，则会纳入较多的不符合入组条件的受试者。但无论采用预后型或者预测型富集策略，都不会增加优效试验的 I 类错误。

然而，对于非劣效试验，筛检的准确度不仅会影响研究所需的样本量或持续时间，还可能增加 I 类错误。例如，采用预后型富集策略进行非劣效试验，如果阳性对照的筛选方法与以往研究不同，则可能导致阳性对照组的疗效低于以往研究的疗效，从而增加 I 类错误。另外，对于基于预测型富集策略的非劣效试验，对 I 类错误的影响更为复杂，它取决于标志物是与试验药物和阳性对照药物的治疗都相关，还是仅与其中一种治疗相关。因此，非劣效试验中选择受试者的检测方法最好与阳性对照以往研究的筛检方法一致，或者两种筛检方法有相似的灵敏度和特异度。

（五）控制 I 类错误

对于同时入选富集人群和非富集人群的富集设计，可根据筛检方法的特性和受试者对治疗的应答情况，选择不同的假设检验策略。如果有多个假设检验，如在标志物阳性人群和全人群中分别进行假设检验，则需要考虑多重性调整的问题；如果仅有一个假设检验，如在标志物阳性人群中进行假设检验，则无需考虑这一问题。在不同假设下 I 类错误 α 的分配，可以根据标志物阳性人群对药物的应答程度、阳性人群在全人群中的比例以及按照预先设定的检验效能所需要的样本量进行设置。对全人群和富集人群进行假设检验时，可以采取平行策略或者序贯策略进行假设检验。

五、监管考虑

（一）准确界定富集人群

临床试验是否使用、何时使用以及使用何种富集策略，主要取决于能否准确界定富集人群，因为这会对产品说明书的撰写和后续的医疗实践产生影响。说明书应该严格按照富集人群的界定条件定义治疗有效的患者人群，不能随意外推。如果使用富集策略和设计无法准确界定富集人群，则可能导致在说明书中无法准确地定义治疗有效的患者人群，进而无法准确指导临床合理用药。

（二）不应忽视非富集人群的疗效

试验药物在富集人群中的有效性和安全性得到确证后，其在非富集人群中相应的信息也应受到重视。通过在非富集人群中开展进一步研究，可以更全面地描述药物的获益－风险状况，为药物能够在更广泛的患者人群中使用提供依据。

对基于高风险人群进行预后型富集分析获批上市的药物，在随后的低风险人群中试验，可能会使用不同的结局指标，如在高风险人群中使用病死率，而在低风险人群中可以使用一个有临床意义的复合结局指标，从而有助于提高试验效率。

（三）预先确定研究方案并与监管机构沟通

一般来说，在研究开始之前，应预先计划并确定受试者的选择方案。如果已知可用于富集的特征变量或标志物，可在筛选受试者时对其进行测量。而当特征变量或标志物在研究人群中富集的效果或分布不确定时，可以考虑进行适应性富集，即在试验过程中依据积累的数据，对试验设计的要素进行调整。无论采用何种策略和设计，调整方法和过程应在研究方案中事先说明，确保其合理性和正确性，并与监管机构进行充分的沟通。

六、参考文献

1. Amur S, LaVange L, Zineh I, et al. Biomarker Qualification: Toward a Multiple Stakeholder Framework for Biomarker Development, Regulatory Acceptance, and Utilization. Clinical Pharmacology and Therapeutics, 2015; 98(1): 34-46.

2. Barker AD, Sigman CC, Kelloff GJ, et al. I-SPY 2: an adaptive breast cancer trial design in the setting of neoadjuvant chemotherapy. Clinical pharmacology and therapeutics, 2009; 86(1): 97-100.

3. Bibbins-Domingo K, Fernandez A. BiDil for heart failure in black patients: implications of the U.S.Food and Drug Administration approval. Annals of Internal Medicine, 2007; 146(1): 57-62.

4. Chapman PB, Hauschild A, Robert C, et al. Improved survival with vemurafenib in melanoma with BRAF V600E mutation. The New England Journal of Medicine, 2011; 364(26): 2507-2516.

5. D'Agostino RB Sr. The Delayed-Start Study Design. The New England Journal of Medicine, 2009; 361(13): 1304-1306.

6. D'Amico AV, Chen MH, Roehl KA, et al. Preoperative PSA velocity and the risk of death from prostate cancer after radical prostatectomy. The New England Journal of Medicine, 2004; 351(2): 125-135.

7. Early Breast Cancer Trialists'Collaborative Group (EBCTCG). Effects of chemotherapy and hormonal therapy for early breast cancer on recurrence and 15-year survival: an overview of the randomised trials. Lancet, 2005; 365(9472): 1687-1717.

8. European Medicines Agency (EMA). Points to consider on multiplicity issues in clinical trials.

9. European Medicines Agency (EMA). Guideline on the investigation of subgroups in confirmatory clinical trials.

10. European Medicines Agency (EMA). Qualification Opinion of Alzheimer's Disease Novel Methodologies/biomarkers for BMS-708163. 2011.

11. European Medicines Agency (EMA). Qualification Opinion of Low Hippocampal Volume (Atrophy) By MRI for Use in Regulatory Clinical Trials - in Pre-Dementia Stage of Alzheimer's Disease. 2011.

12. Fan C, Oh DS, Wessels L, et al. Concordance among Gene-Expression-Based Predictors for Breast Cancer. The New England Journal of Medicine, 2006; 355(6): 560-569.

13. Freidlin B, Korn EL. Biomarker enrichment strategies: matching trial design to biomarker credentials. Nature Reviews Clinical Oncology, 2014; 11(2): 81-90.

14. Havel JJ, Chowell D, Chan TA. The evolving landscape of biomarkers for checkpoint inhibitor immunotherapy. Nature Reviews Cancer, 2019; 19(3): 133-150.

15. Hughes RA, Donofrio P, Bril V, et al. Intravenous immune globulin (10% caprylate-chromatography purified) for the treatment of chronic inflammatory demyelinating polyradiculoneuropathy (ICE study): a randomised placebo-controlledtrial.The Lancet Neurology, 2008; 7(2): 136-144.

16. Institute of Medicine (US) Committee on Strategies for Small-Number-Participant Clinical Research Trials.Small Clinical Trials: Issues and Challenges.Washington, DC. The National Academies Press, 2001.

17. International Conference on Harmonization (ICH). E5 guideline "Ethnic Factors in the Acceptability of foreign Clinical Data E5(R1)".

18. International Conference on Harmonization (ICH). E5 guideline "Implementation Working Group Questions & Answers(R1)".

19. Jiang W, Freidlin B, Simon R. Biomarker-adaptive threshold design: a procedure for evaluating

treatment with possible biomarker-defined subset effect. Journal of the National Cancer Institute, 2007; 99 (13): 1036-1043.

20. Kowanetz M, Zou W, Gettinger SN, et al. Differential regulation of PD-L1 expression by immune and tumor cells in NSCLC and the response to treatment with atezolizumab (anti-PD-L1). Proceedings of the National Academy of Sciences of the United States of America, 2018; 115 (43): E10119-E10126.

21. Liu A, Liu C, Li Q, et al. A threshold sample-enrichment approach in a clinical trial with heterogeneous subpopulations. Clinical trials, 2010; 7 (5): 537-545.

22. Loo E, Khalili P, Beuhler K, et al. BRAF V600E Mutation Across Multiple Tumor Types: Correlation Between DNA-based Sequencing and Mutation-specific Immunohistochemistry. Applied immunohistochemistry & molecular morphology, 2018; 26 (10): 709-713.

23. Parkinson Study Group. A controlled, randomized, delayed-start study of rasagiline in early Parkinson disease. Archives of neurology, 2004; 61 (4): 561-566.

24. Priscilla Velengtas, Penny Mohr, Messner DA. Making informed decisions: Assessing the strengths and weaknesses of study designs and analytic methods for comparative effectiveness research. National Pharmaceutical Council ed. Washington, DC. 2012.

25. Ridker PM, Danielson E, Fonseca FA, et al. Rosuvastatin to prevent vascular events in men and women with elevated C-reactive protein. The New England Journal of Medicine, 2008; 359 (21): 2195-2207.

26. Scandinavian Simvastatin Survival Study Group. Randomised trial of cholesterol lowering in 4444 patients with coronary heart disease: The Scandinavian Simvastatin Survival Study (4S). Lancet, 1994; 344 (8934): 1383-1389.

27. Schrock AB, Ouyang C, Sandhu J, et al. Tumor mutational burden is predictive of response to immune checkpoint inhibitors in MSI-high metastatic colorectal cancer. Annals of oncology, 2019; 30 (7): 1096-1103.

28. Singh BN. Comparative efficacy and safety of bepridil and diltiazem in chronic stable angina pectoris refractory to diltiazem. The Bepridil Collaborative Study Group. The American journal of cardiology, 1991; 68 (4): 306-312.

29. Simon R. Clinical trial designs for evaluating the medical utility of prognostic and predictive biomarkers in oncology. Personalized medicine, 2010; 7 (1): 33-47.

30. Taylor AL, Ziesche S, Yancy C, et al. Combination of isosorbide dinitrate and hydralazine in blacks with heart failure. The New England Journal of Medicine, 2004; 351 (20): 2049-2057.

31. Temple R. Enrichment of clinical study populations. Clinical Pharmacology & Therapeutics, 2010; 88 (6): 774-778.

32. Temple RJ. Special study designs: early escape, enrichment, studies in non-responders. Communications in Statistics - Theory and Methods, 1994; 23 (2): 499-531.

33. U.S.Food and Drug Administration (FDA). Enrichment Strategies for Clinical Trials to Support Determination of Effectiveness of Human Drugs and Biological Products - Guidance for Industry.

34. U.S.Food and Drug Administration (FDA). Qualification of Biomarker-Plasma Fibrinogen in Studies Examining Exacerbations and/or All-Cause Mortality in Patients with Chronic Obstructive Pulmonary Disease.2016.

35. U.S.Food and Drug Administration (FDA). Qualification of Biomarker-Total Kidney Volume in Studies for Treatment of Autosomal Dominant Polycystic Kidney Disease.2016.

36. Wang S, Hung HMJ, O Neill RT. Genomic Classifier for Patient Enrichment: Misclassification and

Type I Error Issues in Pharmacogenomics Noninferiority Trial. Statistics in Biopharmaceutical Research, 2011; 3（2）: 310–319.

37. Wang SJ, Hung HM, O'Neill RT. Adaptive patient enrichment designs in therapeutic trials. Biometrical Journal, 2009; 51（2）: 358–374.

38. Wang SJ, O'Neill RT, Hung HM. Approaches to evaluation of treatment effect in randomized clinical trials with genomic subset. Pharm Stat, 2007; 6（3）: 227–244.

附录 1

词 汇 表

灵敏度（Sensitivity）: 评价诊断试验和筛检试验准确度的基本指标之一。在药物临床试验的富集研究中，灵敏度表示对于发生终点事件具有高风险或对药物有应答的受试者，能够将其正确识别出的概率。

适应性富集设计（Adaptive Enrichment Design）: 按照预先制定的计划，根据临床试验数据的期中分析结果，在保证试验合理性和完整性的前提下，允许在试验过程中适应性地更新入排标准，选择最有可能从治疗中获益的受试者入组的适应性设计。

随机撤药设计（Randomized Withdrawal Design）: 在此类设计中，所有受试者都在最初的开放标签期间接受试验药物的治疗，之后对药物无应答的受试者退出试验，有应答的受试者（富集亚群）在试验第二阶段中随机接受试验药物或安慰剂。

特异度（Specificity）: 评价诊断试验和筛检试验准确度的基本指标之一。在药物临床试验的富集研究中，特异度表示对于发生终点事件具有低风险或对药物无应答的受试者，能够将其正确识别出的概率。

异质性（Heterogeneity）: 在临床试验中，异质性体现在个体和群体两个水平，前者通常是指受试者间具有不同的特征，个体性质或状态的不同可能会导致不同的受试者对治疗有不同的应答; 后者通常是指不同中心、种族、地域等受试者具有不同的特征，有可能导致不同受试者对治疗有不同的应答。

预测型富集（Predictive Enrichment）: 是指选择性地纳入可能会对治疗有应答的受试者的一种研究策略或设计，这些受试者具有共同的有预测意义的生物学和组织病理学特征，可以更敏感地显示试验药物的疗效。

预后型富集（Prognostic Enrichment）: 是指选择性地纳入更可能发生终点事件（如死亡或疾病恶化）的受试者，从而降低为达到统计学显著疗效所需样本量的一种研究策略或设计。

指导原则

附录 2

中英文对照表

中文	英文
低风险人群	Low-risk Population
多重性	Multiplicity
复合结局指标	Composite Endpoint
富集策略	Enrichment Strategy
富集人群	Enriched Population
高风险人群	High-risk Population
复合型富集策略	Mixed Enrichment Strategy
获益-风险比	Benefit-risk Ratio
可推广性	Generalizability
灵敏度	Sensitivity
目标人群	Target Population
筛检试验	Screening Test
适应性富集策略	Adaptive Enrichment Strategy
受试者诊断特征	Receiver Operating Characteristic，ROC
随机撤药	Randomized Withdrawal
特异度	Specificity
同质化富集策略	Reducing Heterogeneity Strategy
异质性	Heterogeneity
预测型富集策略	Predictive Enrichment Strategy
预后型富集策略	Prognostic Enrichment Strategy

附录 3

富集设计的研究案例

示例 1：预后型富集——心血管病研究

在心血管病研究中，选择高风险人群（如 AMI、中风、极高的胆固醇水平、非常严重的 CHF 或接受血管成形术等）进行临床研究，能够获得更多的结局事件。斯堪的纳维亚辛伐他汀生存研究（4S）是一项研究降脂药物的试验，主要目的是评估辛伐他汀能否通过降低血清胆固醇改善冠心病患者的生存率。该研究为随机双盲安慰剂对照的多中心临床试验，招募了 4444 名患有心绞痛或先前有心肌梗死（MI）的患者，这些受试者都具有较高的总胆固醇（TC）水平。在平均 5.4 年的随访期内，辛伐他汀相对于安慰剂的心血管病死亡率能够得到显著降低（相对危险度 RR 为 0.70，95% CI：0.58–0.85）。

示例 2：预测型富集

黑色素瘤研究：BRAF 激酶抑制剂是一种治疗黑色素瘤的靶向药物，*BRAF* 基因第 15 外显子（V600E）可以作为预测型生物标志物。已知 *BRAF* 基因编码细胞质丝氨酸/苏氨酸激酶，该酶调节丝裂原活化蛋白激酶信号转导通路，控制包括细胞生长和分裂（增殖）在内的几个重要细胞功能。现已发现，BRAF V600E 在多种肿瘤中发生突变，如黑色素瘤、大肠癌、甲状腺乳头状癌、毛细胞白血病（Hairy Cell Leukemia）和朗格汉斯细胞增生症等。一项黑色素瘤Ⅲ期临床试验研究，入选了 675 例转移性或不可切除、BRAFV600E 突变的受试者，分别给予 BRAF 激酶抑制剂维罗非尼或化疗药物达卡巴嗪，结果发现：给予维罗非尼靶向药治疗的受试者其应答率为 48%，而使用达卡巴嗪化疗的受试者其应答率仅为 5%；两者相比较，经维罗非尼治疗的受试者相对死亡风险降低了 63%。

MSI 研究：微卫星不稳定性（MSI）是对免疫检查点抑制剂产生应答的生物标志物。PD-1/PD-L1 通路是调节 T 细胞活化的信号通路，在肿瘤发生和进展中起重要作用。实际中，通常用免疫组化方法检测 PD-L1 蛋白的表达水平，将其作为预测标志物并选择高表达的受试者，但其对 PD-1/PD-L1 抑制剂的应答率仅为 10%-20%。然而，在高度微卫星不稳定型（MSI-HIGH）的肿瘤受试者中的应答率却能达到 50%。基于此，帕博利珠单抗通过临床试验确证了在 MSI-HIGH 型或存在错配修复缺陷的结直肠癌和子宫内膜癌患者人群中的疗效。

示例 3：随机撤药设计——普瑞巴林用于治疗纤维性肌痛症的研究

一项研究普瑞巴林（Pregabalin）对治疗纤维性肌痛症受试者的疗效的临床试验使用了两阶段随机撤药设计，其目的是比较普瑞巴林相对于安慰剂在接受治疗到疗效丧失的时间上的差异（Time to Loss of Therapeutic Response，TLTR）。第一阶段是开放性试验，患有纤维性肌痛症受试者全部接受普瑞巴林治疗，并观察 6 周。其中，在 1–3 周，受试者接受递增剂量的普瑞巴林以决定其最佳剂量；在 4–6 周，受试者维持在此最佳剂量。第一阶段开放性治疗结束后，受试者必须具有至少 50% 以上的疼痛减轻，且在 PGIC 量表上的自我评价至少是"显著改善"才能进入第二阶段的双盲、安慰剂对照的试验。在入组的 1051 名受试者中，经第一阶段的治疗，符合以上条件进入第二阶段的有 566 人，被随机分配到安慰剂组或普瑞巴林组。经过第二阶段 26 周的治疗，两组间在治疗应答丧失时间（Time to Loss of Therapeutic Response，LTR）上有显著差异（$P < 0.0001$）。试验结束时，安慰剂组有 61%（178）、普瑞巴林组有 32%（90）达到了 LTR。

药物临床试验数据监查委员会指导原则（试行）

（2020 年第 27 号　2020.09.21）

一、概述

临床试验中，应保证受试者不会承担可以避免的安全性风险。另一方面，保证试验持续足够的时间，不会因过早终止而不能回答预设的科学问题也十分重要。因此，临床试验有时需要成立临床试验数据监查委员会（Data Monitoring Committee，DMC）来承担这些任务。数据监查委员会是一个独立的具有相关专业知识和经验的专家组，负责定期审阅来自一项或多项正在开展的临床试验的累积数据，从而保护受试者的安全性、保证试验的可靠性以及试验结果的有效性。数据监查委员会又称数据安全监查委员会（Data and Safety Monitoring Board，DSMB）或独立数据监查委员会（Independent Data Monitoring Committee，IDMC）。为统一起见，本指导原则一律称为数据监查委员会，简称 DMC。

本指导原则主要阐述 DMC 在临床试验中的职责、任务和组成，以及 DMC 运行过程中的操作规范和统计学考虑，并强调 DMC 的独立性以及对利益冲突的规避原则，旨在为申办者提供 DMC 建立与实施的指导性建议，以确保 DMC 的规范运作和顺利实施。本指导原则主要适用于以支持药品注册上市为目的的关键性临床试验，也可供以非注册为目的的临床试验参考。

二、DMC 的职责和任务

DMC 和申办者、研究者、监督临床试验其他方面的委员会等均有相应的责任共同高质量地完成临床试验。DMC 和其他各相关方最主要的区别在于，为了保障临床试验受试者的利益并提高试验的完整性和可靠性，DMC 需要审阅临床试验过程中收集的有效性和安全性数据，执行周期性的或临时动议的风险-获益评估，为申办者提供建议。

DMC 的职责可以包括以下几个方面：安全性监查、有效性监查、试验操作质量监查、试验设计调整建议等。DMC 的主要作用是提供建议，而其建议是否被接受则由申办者决定。

在临床试验中，是否需要设立 DMC，可视研究项目的具体需求而定。例如，大多数早期探索性试验、没有重大安全性问题的短期研究，可能不需要设立专门的 DMC；而确证性临床试验，特别是大样本、安全性风险高、包含适应性特征的复杂设计，或者观察周期较长的临床试验，设立 DMC 就显得非常必要。即使是开放性试验，包括单臂试验，若有必要在试验过程中评估汇总数据，申办者也应考虑设立 DMC。

如果开展的项目设立 DMC，应在研究方案中明确规定；对于 DMC 的职责和任务，应在方案中描述并在 DMC 章程中详细阐述。

（一）安全性监查

DMC 的首要任务是进行安全性监查以保护受试者的安全。若试验前有证据显示研究干预可能存在重大安全隐患，如严重不良反应、严重毒性、特殊安全性问题，或者针对的是危及生命的疾病，以及涉及临床试验的特殊患者群体（如未成年人、妊娠妇女、高龄或晚期疾病患者）等，尤其应考虑设立 DMC。

在试验开始前，申办者应与 DMC 成员充分讨论试验中可能观察到的所有值得特别关注的潜在不良事件和不良反应。即便如此，在安全性监查时仍可能遇到一些事先未曾考虑到的情况，比如其它已完成或正在进行的相关临床试验发布的外部安全性信息，对此 DMC 需要了解更多的细节和额外信息，才能做出正确判断。

如果对临床试验的安全性问题存在严重担忧，DMC 可能会考虑向申办者提供终止临床试验、暂停试验并进一步查明试验的安全性问题等建议。

（二）有效性监查

DMC 的一个重要任务是通过审阅期中分析数据对有效性进行监查，并协助申办者做出是否提前终止试验的决策。通常情况，DMC 根据研究方案事先确定的统计决策准则，经对非盲数据进行期中分析后，判断有效性结果是否满足提前终止临床试验的条件。提前终止试验的建议主要包括以下两种情况：①期中分析的结果显示，预期按原计划完成试验得到阳性结果的概率较小，继续试验意义不大，故而提前终止试验；②期中分析的结果显示，试验的有效性结果满足预设的统计决策准则，以阳性结果提前终止试验。

DMC 应慎重考虑以阳性结果提前终止的决策，除满足统计学要求外，还需综合考虑期中分析数据的可靠性和成熟度、安全性信息的充分性、结果的内部和外部的一致性，以及监管部门对该类临床试验的相关要求。

对于多区域临床试验（Multi-regional Clinical Trial，MRCT），若考虑因有效性成立而提前终止试验，DMC 需要关注区域疗效，特别需注意在仅收集了部分数据进行期中分析时，区域疗效很可能与整体疗效不一致。参加多区域临床试验的 DMC 成员如果有区域代表性，可以更好地帮助监查整个试验以及各自区域试验的执行。

（三）试验操作质量监查

DMC 还可以通过审阅试验数据对试验操作质量进行监查，包括监查方案依从性、招募状态、受试者的脱落率和数据完整性等方面的信息。如果发现试验执行过程中出现严重质量问题，DMC 应建议申办者改善研究质量。例如，DMC 通过审阅对所收集数据的分析结果，发现随机化错误、缺失数据比例太大或组间基线严重不均衡等问题，有必要及时建议申办者找出产生问题的原因并加以解决。

（四）试验设计调整建议

对于采用适应性设计等复杂设计类型的临床试验，常需要基于已收集数据，对正在进行的试验要素进行调整和修改，如干预剂量、研究人群，或用于样本量估计的效应量及误差等。此时作为独立第三方的 DMC 的参与是非常必要的。可以由 DMC 根据事先在研究方案及 DMC 章程中明确规定的规则，在保证试验完整性的前提下，对正在进行的试验设计提出调整的建议，这将有助于提升试验的科学性，并降低试验失败的风险。

DMC 应执行研究方案中预设的计划，而不应直接参与研究方案的修订，特别是与有效性评价相关的方案修订。当涉及根据外部数据对试验设计调整时，也应由申办者，而不是 DMC，提出试验设计调整（如调整终点指标、改变或增加预设亚组等）。

三、DMC 的建立

设立 DMC 的目的应在研究方案中明确阐述。建立 DMC 时需重点考虑成员的代表性、独立性和公正性，应规避利益冲突。DMC 的建立，包括成员的确定和章程的拟定，一般应在第一例受试者入组之前由申办者完成。

（一）DMC 的组成

DMC 的工作涉及多学科领域，故 DMC 成员应是来自于不同学科的专家。具体邀请哪些学科成员取决于试验中审阅数据的目的，以及研究的疾病领域和对试验用药相关知识的要求。通常，DMC 的成员主要来自具有相关疾病专业知识的资深临床专家和临床试验统计学专家，但有时根据特殊需要也会邀请其它学科的专家。例如，有些试验需要邀请毒理学、流行病学、药学或医学伦理学等方面的专家来审阅研究中的试验数据。在大规模的 MRCT 中，需要特别考虑 DMC 成员构成对 MRCT

各参与国家和区域的代表性，例如从样本量贡献较大的国家或地区聘请DMC代表。

DMC由主席和一般成员组成。DMC主席通常由申办者推荐，全权负责DMC的运行。DMC成员规模主要取决于工作范围和临床试验的复杂程度，应至少包含3名成员（含主席）。对于较为复杂的试验（如大型MRCT等），DMC的规模可以更大一些。

DMC成员不仅需要有研究项目相关领域的专业知识，而且还应具备丰富的临床试验经验。DMC主席应该对所参与项目的研究目的和试验设计有深刻理解，熟悉临床试验的操作和DMC的运行，一般应有主持或参与DMC工作的经历。主席通常由临床试验经验丰富的临床医生或统计专家担任，具体取决于临床试验中设置DMC的主要目的。DMC中所有成员均有相等的权利发表自己的看法，提出个人建议。DMC设有投票机制，且相关的决策需要通过成员的投票而形成。然而，DMC给出的建议最好通过达成内部共识而非简单投票的方式。

由于DMC可能需要审阅非盲数据的分析结果，与DMC的设立并行，还需要设立一个独立统计团队来支持DMC的工作。DMC可能需要一名独立于研究相关方的行政助理人员承担行政协调工作。独立统计团队和行政助理人员均不具有DMC决策的投票权。在特殊情况下，若DMC邀请外部相关领域专家提供咨询意见，需要考虑规避泄盲风险，且这些专家必须独立于进行中的临床试验且不参与投票。DMC章程和会议记录中应对此类活动有详细报告。

（二）DMC的独立性

DMC的独立性至关重要。客观的审阅数据有助于保护研究的完整性，并减少研究结果的偏倚。作为DMC成员不得在项目研究团队中任职或担任顾问，并且应与申办者仅保持必要的联系。

现实中难以保证DMC完全独立于申办者，但是应尽量使不独立的因素对试验产生的影响降至最低。

DMC成员应尽可能地规避来自财务、学术以及其它方面的利益冲突。

财务利益冲突：一般而言，持有申办者或竞争对手的财务权益者，被视为存在潜在的财务利益冲突，不应参与DMC工作。此外，如果DMC成员从申办者处获得的服务报酬超出合理范围，也可能涉嫌利益冲突。

学术利益冲突：如果某些学者对研究项目具有预设观点，则可能无法对监查内容做出客观评估，因此不应参与DMC工作。如果DMC成员是或将是研究项目相关公开发表论文的主要作者，也有可能会影响到DMC的独立性。

其它利益冲突：当DMC成员是监管机构外聘的咨询专家时，若受邀审评的药品与本研究项目有直接关系，应该主动提出回避。

所有候选DMC成员应在DMC设立之前，向申办者或申办者的委托方报告其有可能被视为利益冲突的各方面信息，以供申办者判断其DMC成员角色是否适合。

DMC成员在DMC正式运行后涉及的任何潜在利益冲突，均应立即向DMC和申办者公开，以便采取适当行动，包括DMC成员的退出、更换和增选等。

四、DMC操作规范

（一）制定DMC章程

为保证DMC程序的规范透明，应在试验开始前制定DMC章程，清晰地说明DMC将如何开展工作以及如何与其他研究参与方沟通交流。该章程通常由申办者准备，且需得到DMC的批准。

DMC章程的主要内容包括但不限于：

① 建立DMC的目的以及DMC、申办者和独立统计团队主要职责的介绍；

② DMC成员，包括成员的组成、利益冲突评估规则以及可能的利益冲突申明；

③ DMC会议，包括启动会、数据审核会等会议计划与目的，计划外会议的组织等；

④ 确保保密性和交流的流程，包括会议的闭门和开放环节、盲态或非盲态报告、会议纪要，以及 DMC 与申办者、独立统计团队以及其他相关方的交流等；

⑤ 试验统计决策准则，包括数据分析方法（要与研究方案一致）；

⑥ DMC 盲态和非盲态报告的内容。

（二）DMC 会议

通常建议召开面对面的 DMC 会议，但在某些情况下，比如会议目的仅涉及常规的试验状态更新，DMC 的成员来自不同国家或地区的多区域临床试验，或试验发生了紧急情况等，也可以考虑网络会议。

1. 会议类型

DMC 会议有启动会、计划的数据审核会议和计划外会议三种类型。

（1）启动会

DMC 启动会是 DMC 设立后召开的第一个会议，目的是使 DMC 成员熟悉该研究项目背景、DMC 的工作流程和各自的职责，同时审阅、完善和审批 DMC 章程。启动会时间一般在方案制订的最后阶段，一般应在首例受试者入组前。参会人员通常包括但不限于：所有 DMC 成员、项目研究团队和独立统计团队。启动会的议程包括：了解研究产品；熟悉研究计划；审阅研究方案；明确 DMC 职责；讨论定稿 DMC 章程；讨论期中分析报告的格式和内容；确定 DMC 所要召开的会议及时间安排；确定 DMC 会议前将期中分析报告递交给 DMC 的时限；安排会议纪要的管理以及其他常规的事务性工作等。DMC 与申办者在启动会上进行充分讨论与沟通，将有助于双方就监查的计划，包括提前结束试验的准则达成一致。

（2）计划的数据审核会议

计划的数据审核会议的召开条件、时间和审核内容通常在 DMC 章程里阐明并在启动会上确定，其召开频率应视项目的研究设计、设立 DMC 目的以及预期试验执行情况（如预期入组率、事件发生率、随访期等）而定。

在召开计划的数据审核会时，DMC 会收到试验相关的更新信息，这些信息由独立统计团队和/或申办者研究团队提供。根据需要，DMC 可以要求独立统计团队提供期中分析计划外的一些分析结果，以便进一步深入了解试验药物的安全性和有效性。此外，DMC 还需要考虑来自试验外部一些需特别关注的信息。

（3）计划外会议

除计划的数据审核会议以外，申办者可要求召开计划之外的 DMC 会议审阅安全性数据，并可向 DMC 提供额外的与试验相关的安全性信息。当申办者发现紧急安全性问题时，此类会议尤为常见。

DMC 也可在其认为必要的情况下召开计划外会议，包括增加计划外的统计分析内容。DMC 有权决定是否将计划外会议的信息告知申办者。若需告知申办者，DMC 应向申办者解释召开会议的原因，但要注意规避泄盲风险，不得向申办者提供可能对研究结果产生偏倚或影响试验完整性的信息。

2. 会议形式

在 DMC 运作过程中，DMC 需要定期接受申办者的信息更新（如研究的进行状态和可能对研究产生影响的外部信息），同时又需要对非盲数据及分析结果（例如，期中分析结果）绝对保密。因此，DMC 会议分为开放会议和闭门会议两种形式。

开放会议：主要在盲态情况下，讨论受试者招募、数据质量、依从性、药物安全性，以及其它可能影响试验操作和结果的问题。申办者可以提供其正在进行研究的内部盲态数据，还可以提供相关的外部数据。开放会议参与者除申办者代表、DMC 和独立统计团队成员外，如果需要还可包括研究者以及其他相关方。开放会议一般由申办者主持，也可以由 DMC 主席或主席指派的专人主持。

闭门会议：由 DMC 成员和来自独立统计团队的相关人员参加。在会议上，独立统计团队统计师提供非盲数据的分析结果。DMC 对这些数据和结果进行审阅，基于事先制定的计划，给出继续试验、暂停试验、终止试验或修改研究设计等方面的建议。会议由 DMC 主席或主席指派的专人主持。

在 DMC 会议之前，DMC 成员应收到并提前审阅报告。如果用于开放会议，报告应该是盲态的；如果用于闭门会议，报告通常是非盲态的，即报告中使用可区分治疗组的代码。应尽努力采取足够的保密安全措施，以保证不向闭门会议之外的各方泄盲。如果盲态分析报告和非盲态分析报告由不同团队准备，为降低泄盲的风险，两个团队应在正式的期中分析之前，相互确认数据结构、分析程序等分析要素，以确保提交给 DMC 会议的信息准确一致。

（三）提出建议

DMC 的一项基本职责是基于安全性、有效性和试验操作质量等方面的监查为申办者提供建议，DMC 应建立相关文档记录其建议以及提出这些建议的依据，给出的建议中不应包含具体的临床试验结果。这些建议应在试验方案或 DMC 章程中明确，包括但不限于：

- 无需修订方案继续试验（按既定的研究方案实施）；
- 修订方案后继续试验（如调整样本量等）；
- 暂停入组直至解决不确定性问题（如潜在严重安全性问题）；
- 终止试验（如基于已观测到的有效、无效或严重安全性问题）。

其中，提前终止临床试验对于临床研究是一项重大决策，DMC 必须非常谨慎地决定是否给出提前终止临床试验的建议，除考虑内外部的安全和有效性数据之外，在结果的解读过程中还必须充分考虑其它可能的相关因素。这些因素包括但不限于：

- 试验执行的严重质量问题，如数据质量差、随机化出错、方案不依从等；
- 期中分析数据的可靠性和成熟度，如组间基线数据（特别是基线预后因素）的均衡性、缺失数据对主要结果的影响等；
- 安全性信息的充分性，如出现新发不良事件；
- 数据内部和外部的一致性。例如，主要终点与次要终点结果是否一致；亚组间结果是否一致；申办者内部和外部类似研究的结果是否一致等；
- 监管部门的相关要求。

DMC 的建议内容应严格遵守预设的框架，并遵循与申办者共同决定的相应流程，最大程度地限制 DMC 与项目研究团队的接触，杜绝潜在的偏倚和对试验执行的影响。DMC 的建议应通过 DMC 主席签名的书面报告清晰地传达给 DMC 章程中指定的申办者决策管理人员。报告除了会议日期等基本信息外，只需要简短说明 DMC 的建议，比如试验按计划继续进行，不应说明任何非盲结果（如期中分析效应大小或 P 值等）。DMC 成员不应私下向申办者决策管理层或项目研究团队透露非盲结果以免影响试验完整性。

DMC 的建议对申办者不具有约束力。临床试验的最终责任由申办者承担，因此申办者可以选择接受或不接受 DMC 的建议，但如果申办者不采纳 DMC 的建议，特别是关于因安全性问题终止试验的建议，应以书面形式回复 DMC，并告知伦理委员会。

（四）会议记录

每次 DMC 会议都应提供会议纪要并经 DMC 全体成员批准。会议纪要通常由 DMC 主席、主席指定的 DMC 成员或独立统计团队准备。开放会议的纪要可向参会对象发布，并由申办者决定是否将会议相关讨论信息传递给伦理委员会、研究者和监管机构等相关方；闭门会议的纪要只限于发给 DMC 成员和独立统计团队。

开放会议纪要一般由申办者保存。所有闭门会议纪要应由 DMC 或独立统计团队负责保管并保密。研究结束后，申办者应将 DMC 的所有活动文件及期中分析数据集存档，以备监管机构审查。

五、DMC 运作中的统计学考虑

（一）期中分析计划

期中分析是指在试验过程中数据累积到一定程度时所做的数据分析，并且根据数据分析结果按照预设程序对试验后续过程做出决策，例如：基于安全性或有效性数据判定试验继续或终止；基于观测到的效应量和/或相应误差判定样本量是否需要调整；受试者人群是否需要富集或扩大，等等。期中分析计划中需要考虑一些评价可靠性和稳健性的统计方法，如敏感性分析等，以便为 DMC 的决策提供更充分的依据。期中分析计划通常在试验开始前由申办者提出，经 DMC 审阅并在第一次期中分析之前完成终稿。期中分析计划可以是整个研究统计分析计划的一部分，但如果存在泄盲的可能，则有必要单独准备一份期中分析计划。

DMC 通常遵循期中分析计划中事先规定的统计决策准则，就是否需要终止研究提出建议，但在提出建议时还应综合考虑其它因素。例如，有时即使期中分析数据显示出令人信服的治疗效果，并达到因有效而终止试验的统计决策准则，但试验可能仍需要收集更多的数据来回答安全性方面的问题，此时可根据风险–获益对是否建议继续试验进行评估；再如，即使期中分析数据显示主要疗效指标达到因有效而终止试验的统计决策准则，但重要的次要指标出现了相反的结果等。DMC 对没有达到统计决策准则的期中分析数据（例如，成组序贯分析中统计量没有跨过界值），一般不给出停止试验的建议。

如果期中分析结果显示试验不大可能达到最终目标疗效，DMC 应基于事先规定的统计决策准则，建议因无效提前终止试验。在建议因无效终止试验之前，DMC 通常会考虑 Ⅱ 类错误或条件检验效能等。

（二）统计师在 DMC 中的角色

DMC 的统计工作由项目统计师、独立统计团队和 DMC 统计专家负责。

项目统计师通常由申办者雇用或签约，对研究项目最为了解，负责统计设计和制定统计分析计划，包括期中分析计划、监查中所使用的统计方法以及提交给 DMC 的报告内容和格式，并于试验结束后实施最终的统计分析。需注意，由项目统计师负责期中分析甚至直接向 DMC 报告通常是不合适的。在试验过程中，除 DMC 成员或独立统计团队外，其他人一般均不应获得非盲态期中数据和期中比较分析的结果。

独立统计团队通常由统计师和统计程序员组成，需要对所收集数据进行统计分析，根据预设的统计分析计划以及 DMC 的要求，为 DMC 准备数据分析报告。独立统计团队必须独立于研究相关方，一般应来自申办者外部，通常不建议与项目统计师、DMC 统计专家来自同一组织或单位，以便较好地保持其独立性，从而保护试验的完整性。原则上，凡是有保持数据盲态要求的临床试验，独立统计团队只负责向 DMC 提供非盲态的数据及其分析结果，而不得向任何其他人员、机构和组织泄露非盲信息。项目统计师应保证独立统计团队熟悉研究设计、数据访问，以及与期中分析有关的统计方法，并且能够独立地进行分析工作。独立统计团队应直接向 DMC 报告，并具有进行期中分析及DMC 要求的任何临时额外分析所必需的数据访问权限。对 DMC 要求的额外分析内容，通常不建议独立统计团队与申办者进行非必要的沟通，独立统计团队不应告知申办者额外分析的目的。

项目统计师应协助独立统计团队，准备程序并根据虚拟组别代码按照事先指定的期中分析计划产生闭门会议的报告模板。独立统计团队使用可区分治疗组的代码进行分析以产生结果。应注意避免项目统计师获得盲底资料。

DMC 统计专家主要负责 DMC 工作中所有与统计相关的事项，包括但不限于：审阅期中分析计划，审阅由独立统计团队提交的报告，向 DMC 成员解释期中分析结果，提出增加期中分析计划之外必要的数据分析，依据统计分析结果提出相关建议等。

六、相关方的互动

为确保研究项目规范和科学地进行，DMC 应了解各相关方在试验中所扮演的角色和职能，以便在保证试验完整性的基础上进行充分的交流和互动，推动临床试验顺利开展。

一般而言，在设立 DMC 的试验中，和 DMC 存在交流的各方包括申办者、独立统计团队和监管机构等。

（一）DMC 与申办者的必要交流

一方面，DMC 应保持与申办者的相对独立性，以提高 DMC 监查的客观性和试验结论的可信度；另一方面，DMC 也需要保持与申办者的联系，以充分利用其提供的信息，更好地提出建议。

申办者可以向 DMC 提供关于申办者的目标、计划和资源，以及外部重要信息，DMC 可以利用这些信息并将其融入其后续的监查中。当 DMC 对期中分析数据存在疑问并且独立统计团队无法做出合理解释时，DMC 可以要求申办者提供相应的信息，以提高 DMC 对当前试验的监查能力并帮助形成决策，同时保证试验的完整性。

由于申办者的决策管理层不参加项目研究团队的日常工作，为了减少对试验执行的影响，DMC 的建议应直接提交给申办者指定的决策管理人员，而不是申办者的项目研究团队。申办者的决策管理层根据 DMC 的建议对试验的执行、修订以及终止做出决策。

另外，申办者应妥当处理临床试验所涉及的其他委员会与 DMC 的关系和互动，如申办者有责任确保伦理委员会知悉 DMC 给出的修订方案或暂停、终止研究建议；终点事件判定委员会的成员不能在研究中从事 DMC 相关的工作等。

（二）DMC 与独立统计团队的互动

独立统计团队直接向 DMC 负责，不仅在 DMC 会议前应准备好 DMC 所需的分析结果或其它相关信息，还应在 DMC 会议期间随时回应 DMC 所需的统计方面的支持。除了计划所制定的分析内容外，DMC 有可能根据所获得的信息提出进一步分析的需求，需要独立统计团队能够及时地反馈，同时保证非公开信息的绝对保密。

（三）DMC 与监管机构的互动

监管机构一般不直接与 DMC 联系。在某些情况下，监管机构可能要求确认 DMC 是否了解某些特定信息，例如，是否了解正在进行的试验所递交申请中的现有安全性数据，并在审阅期中安全性数据时考虑到这些数据。在这种情况下，监管机构可以要求申办者安排其与 DMC 进行沟通。

特殊情况下，监管机构可能会接受 DMC 直接沟通的请求，例如，DMC 发现存在巨大安全性隐患而申办者却刻意隐瞒的情况。

（四）申办者与监管机构的互动

当申办者计划采用 DMC 时，鼓励在沟通方案时与监管机构就 DMC 相关内容进行沟通。沟通的内容包括但不限于 DMC 章程、期中分析计划等。进行沟通前，申办者应该向监管机构预先提供试验方案、DMC 章程、期中分析计划等相关资料。

在试验过程中，当 DMC 因安全性问题而建议终止试验时，通常需要申办者及时与监管机构沟通。申办者在实施 DMC 关于试验设计重大修改的建议之前，应与监管机构进行讨论，以确保这些变更符合法规要求。同样，当 DMC 因试验具有明显疗效优势而建议终止试验时，如果申办者同意这一建议并做出相应决策，建议与监管机构就新药上市申请进行沟通交流。

在新药上市申请时，应在临床总结报告中对 DMC 相关内容进行阐述，包括已召开的盲态和非盲态的、计划内和计划外的 DMC 会议相关内容。DMC 会议纪要和会上审阅的报告应作为临床总结报告的附件提交。建议申办者在进行任何期中数据揭盲前（最好是在试验开始前）向监管部门递交 DMC 章程（包括期中分析计划）。

七、参考文献

1. Bhattacharyya A，Gallo P，Crisp A，et al. The changing landscape of data monitoring committee – Perspectives from regulators，members，and sponsors. Biometrical Journal. 2018，61（5）：1–10.

2. Calis KA，Archdeacon P，Bain R，et al. Recommendations for data monitoring committees from the Clinical Trials Transformation Initiative. Clinical Trials. 2017，14（4）：342–348.

3. DeMets DL，and Ellenberg SS. Data Monitoring Committees – Expect the Unexpected. the New England Journal of Medicine. 2016，375（14）：1365–1371.

4. Ellenberg SS，Fleming TR，DeMets DL. Data monitoring committees in clinical trials：a practical perspective. 2nd. New York：John Wiley & Sons Ltd，2019.

5. European Medicines Agency. Guidance on data monitoring committees. 2005.

6. U. S. Food and Drug Administration. Guidance for clinical trial sponsors，establishment and operation of clinical trial data monitoring committees. 2006.

7. Friedman LM，et al. Fundamentals of clinical trials. 5th. Switzerland ：Springer International Publishing，2015.

8. Heart Special Project Committee. Organization，review，and administration of cooperative studies（Greenberg Report）：a report from the Heart Special Project Committee to the National Advisory Heart Council，May 1967.Control Clin Trials. 1988，9：137–148.

9. Herson J. Data and Safety Monitoring Committees in Clinical Trials. Portland：Taylor & Francis Group，2016.

10. Shein–Chung Chow. Encyclopedia of Biopharmaceuticals Statistics. Boca Raton：Taylor & Francis Group，2016：811–821.

11. Walel H，Demets D，Deedwania P，et al. Challenges of subgroup analyses in multinational clinical trials：experiences from the MERIT–HF trial. Am Heart J. 2001，142（3）：502–511.

附录 1

词 汇 表

多区域临床试验（Multi-regional Clinical Trial, MRCT）：是指一个根据单一方案在多个国家或地区进行的临床试验。

非盲态分析（Unblinded Analysis）：也称比较分析（Comparative Analysis），是指期中分析时使用实际试验分组信息（包括各组的真实名称或可区分的分组代码）的分析，分析内容涉及组间比较。

盲态分析（Blinded Analysis）：也称非比较分析（Non-comparative Analysis），是指期中分析时不使用实际试验分组信息的分析，或者虽然已知实际试验分组信息，但未做任何涉及组间比较的分析，如在期中分析时对两个治疗组的数据合并后做的汇总分析。

期中分析（Interim Analysis）：是指在试验期间使用试验累积数据进行的分析，如评价有效性的分析，评价安全性的分析，以及样本量的重新估计等。

适应性设计（Adaptive Design）：是指按照预先设定的计划，根据试验期间累积数据的分析，对试验进行修改的临床试验设计。

条件检验效能（Conditional Power）：是指最终分析达到具有统计意义结果的条件概率，这里的条件指根据现已获得的试验数据所做的疗效估计，以及关于在研究的剩余部分将会观察到的数据模式的具体假设，如假设原方案设计的预期疗效或从当前数据所估计的疗效。

统计分析计划（Statistical Analysis Plan, SAP）：是指比研究方案中阐述的统计分析的主要特征（如数据集定义、随机化方法、样本量估计、统计决策准则、统计量、统计分析方法、图表设计等）更具技术性和更加详细的文件，包括了对主要和次要指标及其它数据进行统计分析的详细过程。

附录 2

中英文词汇对照

中文	英文
适应性设计	Adaptive design
方案依从性	Adherence to protocol
不良事件	Adverse Event
盲态分析	Blinded analysis
盲态数据	Blinded data
终点事件判定委员会	Clinical Endpoint Committee/Clinical Event Committee, CEC or Event Adjudication Committee
条件检验效能	Conditional power
确证性临床试验	Confirmatory clinical trial
合同研究组织	Contract Research Organization, CRO
数据监查委员会	Data Monitoring Committee, DMC
数据安全监查委员会	Data Safety Monitoring Board, DSMB
DMC 章程	DMC Charter
效应量	Effect size
外部数据	External Data
整体 I 类错误率	Global type I error rate
成组序贯分析	Group sequential analysis
独立数据监查委员会	Independent Data Monitoring Committee, IDMC
独立统计团队	Independent Statistical Team, IST
期中分析	Interim analysis
缺失数据	Missing data
多区域临床试验	Multi-Regional Clinical Trial, MRCT
新发不良事件	Newly emerging adverse event
非盲态分析	Unblinded analysis
招募状态	Patient recruitment status
基线预后因素	Prognostic factors at baseline
样本量估计（重新估计）	Sample size estimation（re-estimation）
统计分析计划	Statistical Analysis Plan, SAP
项目统计师	Trial/study statistician
非盲数据	Unblinded data

药物临床试验非劣效设计指导原则

（2020 年第 17 号　2020.07.24）

一、概述

当确证某个药物疗效时，优效试验（如证明试验药与安慰剂或阳性药相比较的优效性）一般是理想选择。当优效试验不适用，比如使用安慰剂对照不符合伦理要求时，可考虑采用非劣效试验。非劣效试验是为了确证试验药的临床疗效，即使低于阳性对照药，但其差异也是在临床可接受范围之内。

本指导原则旨在阐述非劣效试验的应用条件、设计要点、非劣效界值设定、统计推断以及其他监管考虑等方面内容，以指导临床试验各相关方能够正确地认识、实施和评价非劣效试验。本指导原则主要适用于支持药品注册上市的确证性临床试验，也可供探索性临床试验参考使用。

二、应用条件

非劣效试验以阳性药作为对照，目的是确证虽然试验药的疗效低于阳性对照药的疗效，但差异在可接受的范围之内。非劣效试验中阳性对照药相对于安慰剂的疗效无法在本试验中直接观察，因此需要假定阳性对照药有确切的疗效。非劣效试验应确保具有足够的检定敏感性，即具有区分阳性对照药为有效、低效或无效的能力。关于检定敏感性的详细阐述可参考 ICH E10《临床试验中对照组的选择和相关问题》。

要确保非劣效试验具有一定的敏感性，应着重考虑以下三个方面：

（一）阳性对照药疗效的既往证据

通常阳性对照药相对于安慰剂的疗效差异来源于已知的、具有良好设计和实施的临床试验结果。根据这些既往试验，在充分考虑不同试验结果变异程度的基础上，可以估计出较为可靠的阳性对照药相对于安慰剂的疗效差异，该疗效差异是非劣效试验中用于确定非劣效界值的关键参数。

对于某些症状性治疗或一些适应症，如精神类适应症等，在既往试验中难以获得阳性对照药相对于安慰剂的稳健疗效差异，若使用该阳性对照药进行非劣效试验，则很难确证试验药的疗效。因此，对于这些疾病领域，谨慎使用非劣效试验，或者在伦理许可的前提下采用包含安慰剂的三臂非劣效试验。

（二）恒定假设

阳性对照药相对于安慰剂的疗效差异估计多源于既往临床试验，因此在非劣效试验中应尽可能确保阳性对照药的疗效与既往临床试验保持一致，即满足恒定假设。恒定假设会受到很多因素的影响，诸如既往试验中的受试人群、是否有合并用药、疗效指标的定义与判定、阳性对照药的剂量、耐药性以及统计分析方法等。如果随着年代迁移，所治疗疾病的定义、诊断标准及其治疗方法等已经发生变化，则会影响恒定假设的成立，进而导致非劣效试验的检定敏感性不足，难以解释试验结果。因此，当恒定假设难以验证时，谨慎使用非劣效试验。

（三）良好的研究质量

临床试验质量是非劣效试验具有足够的检定敏感性的基础。各种试验质量缺陷，包括偏离方案中规定的入组标准、依从性差、合用影响疗效评价的药物、测量偏倚、分组错误、受试者脱落率高等，都有可能导致试验药与阳性对照药的疗效差异估计出现偏倚。这些试验质量缺陷在优效试验中通常不利于优效结论成立，但在非劣效试验中却可能有利于非劣效结论成立。因此，在非劣效试验的设计和实施阶段保证研究质量尤为重要。

三、设计要点

临床试验设计时，要考虑试验目的、研究人群、对照选择、评价指标、统计假设、样本量、数据分析和解读方法等要点。对于其他指导原则（如 ICH 相关指导原则和我国发布的《药物临床试验的生物统计学指导原则》）涉及到的临床试验设计通用内容，在试验设计时应遵循，本指导原则不再赘述。本指导原则着重阐述非劣效试验特有的设计要点，包括统计假设（其中非劣效界值在第四章中阐述）、阳性对照药的选择和分析人群。

（一）统计假设

试验方案中应明确非劣效统计假设。对于不同度量和指标类型，非劣效试验统计假设的表述会有所不同，见表 1。

原假设（H_0）对应为劣效，备择假设（H_1）对应为非劣效，M 为非劣效界值，绝对度量指标包括均值差和率差等，相对度量指标包括率比、风险比、比值比等，高优指标是其值越大表明疗效越好的指标，低优指标是其值越小表明疗效越好的指标。

表 1　非劣效试验的原假设（H_0）和备择假设（H_1）*

指标类型	高优指标	低优指标
绝对度量	$H_0: T-C \leqslant -M\ (M>0)$ $H_1: T-C > -M\ (M>0)$	$H_0: T-C \geqslant M\ (M>0)$ $H_1: T-C < M\ (M>0)$
相对度量	$H_0: T/C \leqslant 1/M\ (M>1)$ $H_1: T/C > 1/M\ (M>1)$	$H_0: T/C \geqslant M\ (M>1)$ $H_1: T/C < M\ (M>1)$

*T 代表试验组效应，C 代表阳性对照组效应，M 代表非劣效界值。

（二）阳性对照药

非劣效试验所选择的阳性对照药必须具有其疗效优于安慰剂的明确和充分的证据，包括可靠的疗效差异估计。阳性对照药应选择当前标准疗法或者最佳疗法的药物。如果所选的阳性对照药的疗效证据不充分，那么将其用于评价其他新药疗效会存在巨大风险。

（三）分析人群

优效试验基于意向性治疗原则进行统计分析通常被认为是保守的，但应用于非劣效试验则不一定保守。一些试验质量问题，如依从性差、脱落率高、主要终点错误分类等，可能会掩盖试验组和对照组之间的治疗差异，从而导致实际上比对照药劣效的试验药错误的获得非劣效于对照药的结论。

另一方面，受试者是否遵守试验方案可能与接受何种药物和治疗的结果有关，因此按符合方案集进行分析也可能引入偏倚。比如要评价能够耐受并继续接受治疗的受试者的疗效，符合方案集未必反映了不同治疗方案下相似的受试者。任何按符合方案集进行的分析都应针对临床所关注的人群的疗效，确认是由于治疗而不是潜在的混杂因素（例如观察时间或患者特征的差异等）引起的效应。

建议在非劣效试验设计阶段就应该重视研究质量，并且在实施和分析阶段持续的监测以减少发生上述质量问题。如果非劣效试验是开放试验，由于很难证明试验入组、终点评估以及其他研究操作未引入偏倚，所以关注研究质量就更为重要。

四、非劣效界值确定与统计推断

非劣效界值是指试验药与阳性对照药相比在临床上可接受的最大疗效损失。因此，非劣效界值不应大于阳性对照药相对于安慰剂的临床获益，以确保试验药的疗效至少能够优于安慰剂。非劣效界值的确定通常应根据统计分析和临床判断综合考虑，并在试验方案中说明非劣效界值确定的依据。

非劣效界值的确定及其统计推断主要包括固定界值法和综合法，一般情况下固定界值法可以更直观地描述试验药物的疗效。

（一）固定界值法

阳性对照药与安慰剂的疗效差异用 M_1 表示，其估计通常依赖于既往阳性对照药与安慰剂的优效试验的疗效差异的 meta 分析，通过分析得到疗效差异的单侧 97.5%（或双侧 95%）置信区间。M_1 的确定方法详见图 1 和图 2。如果对既往证据的变异性和恒定假设存在顾虑，可采用"折扣"策略确定 M_1，即将 M_1 通过一定幅度的"折扣"（如减半）转换为更加保守的 M_1。

非劣效界值 M_2（对应于前文表 1 中的 M）是试验药与阳性对照药相比在临床上可接受的最大损失，可通过 M_1 的某一比例来定义。设 $f（0 < f < 1）$ 为至少保留 M_1 的比例，则最大可损失比例为 $1-f$。M_2 的确定公式详见附录 2，M_1 和 M_2 的相对关系参见图 1 和图 2。确定 f 则依赖于临床判断。当阳性对照药与安慰剂的疗效差异很大时，或当终点指标为不可逆的发病率或死亡率时，对 f 的选择应该慎重考虑。

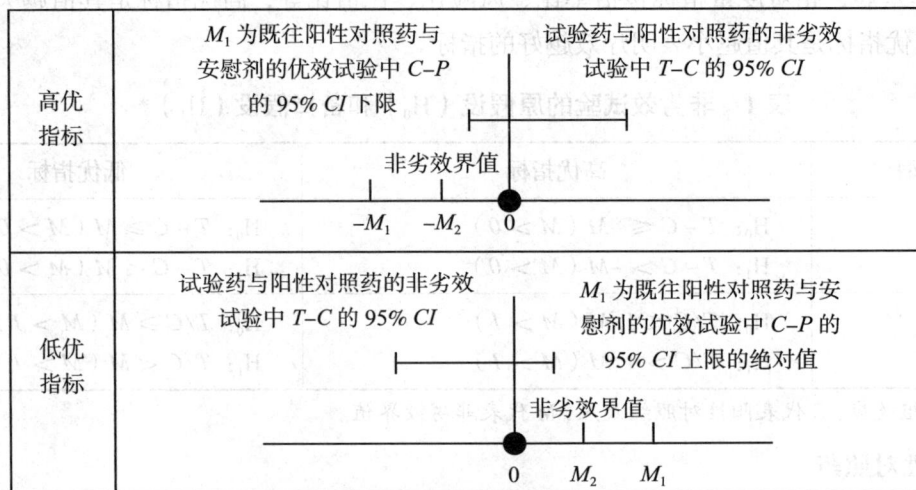

注：T 指试验药，C 指阳性对照药，P 指安慰剂，CI 指置信区间

图 1　绝对度量指标的非劣效界值确定过程图示

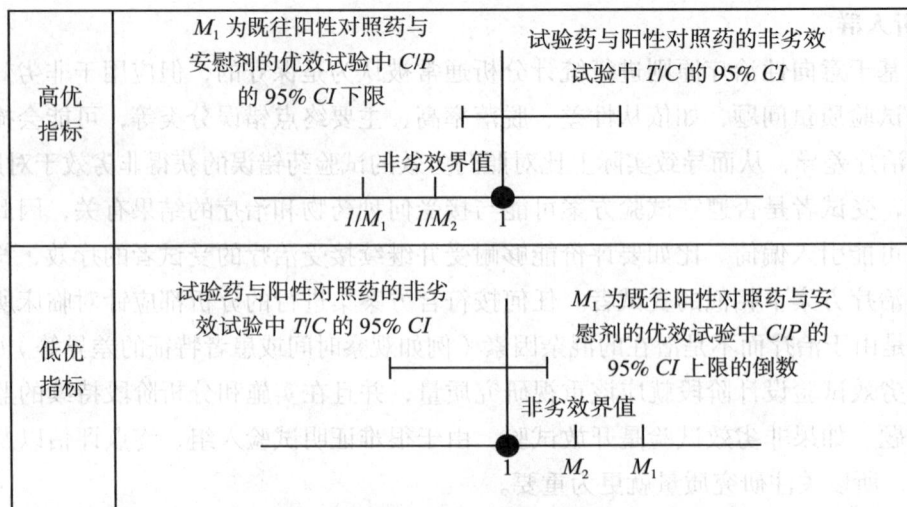

注：T 指试验药，C 指阳性对照药，P 指安慰剂，CI 指置信区间

图 2　相对度量指标的非劣效界值确定过程图示

若检验水准（α）设为单侧 0.025（或双侧 0.05），对于高优疗效评价指标，若为绝对度量值，而

试验药相对于阳性对照药的疗效差异的单侧 97.5%（或双侧 95%）置信区间的下限大于负的非劣效界值（若为相对度量值，下限大于非劣效界值的倒数），则可推断试验的非劣效结论成立；对于低优疗效评价指标，无论是绝对度量值还是相对度量值，如果试验药相对于阳性对照药的疗效差异的单侧 97.5%（或双侧 95%）置信区间的上限小于非劣效界值，则可推断试验的非劣效结论成立。

（二）综合法

综合法不要求预先确定 M_1，而是将既往阳性对照药与安慰剂的优效试验和当前试验药与阳性对照药的非劣效试验的数据进行合并或综合，构建一个检验统计量 Z 来表达试验药是否保留了阳性对照药疗效的一部分。检验统计量 Z 的计算公式详见附录 2。如果用 $Z_{1-\alpha/2}$ 表示标准正态分布的 $100(1-\alpha/2)\%$ 百分位数，对于高优疗效评价指标，若 Z 大于 $Z_{1-\alpha/2}$，或对于低优疗效评价指标，若 Z 小于 $Z_{1-\alpha/2}$，则可推断试验药非劣效于阳性对照药。

只要恒定假设成立，使用综合法相对于使用固定界值法可以提高研究效率（减少样本量或样本量不变而获得更大的检验效能）；综合法虽然在开展非劣效试验之前不需要预先确定 M_1，但需要在方案中基于临床判断预先确定 f 值。

五、其他考虑

（一）相对于疗效损失的潜在获益

非劣效设计允许试验药疗效相对于阳性对照药有一定的损失，相应地也要考虑试验药在其他方面是否有潜在获益，以对其疗效损失进行必要补偿。例如，与阳性对照药相比，其他方面的潜在获益可能包括疗程更短、使用更方便、不良反应更少、依从性更好等。对潜在获益的评估应综合考虑非劣效试验目的和关注的临床问题。

（二）非劣效与优效检验的转换

在非劣效试验方案中可以预先定义非劣效与优效检验的转换，即先进行非劣效检验，如果非劣效结论成立，可进一步进行优效检验，如果优效结论成立，则研究结论为优效；如果优效结论不成立，则研究结论为非劣效。当非劣效结论不成立时，研究结论不支持非劣效，也不应再进行优效检验。

若计划在采用阳性对照药的优效检验不成立时进行非劣效检验，则须在试验方案中预先考虑优效与非劣效检验的转换，包括事先定义非劣效检验假设、非劣效界值，以及多重性校正的策略等。

（三）三臂非劣效设计

为了考察试验药是否非劣效于阳性对照药，还可以考虑包含试验组、阳性对照组和安慰剂组的三臂非劣效设计，前提条件是符合伦理。三臂非劣效设计在检验试验药非劣效于阳性对照药的同时，还可以考察阳性对照药是否优效于安慰剂，从而在临床试验内部建立确切的检定敏感性。因此，在伦理许可的情况下，三臂非劣效设计是确证试验药非劣效于阳性对照药的较理想的试验设计。

（四）与监管机构的沟通

当申请人计划采用非劣效试验时，鼓励与监管机构及时沟通。沟通的问题包括但不限于阳性对照药的选择、非劣效界值的确定、主要分析人群、非劣效与优效检验的转换、替代设计的考虑等问题。进行沟通前，申请人应该向监管机构预先提供包含统计分析考虑的试验方案等相关资料。例如，在沟通非劣效界值时，申请人应预先提供确定非劣效界值的详细过程，包括所用到的文献及 meta 分析结果等。

附录 1

中英文词汇对照

中文	英文
检定敏感性	assay sensitivity
非劣效界值	non–inferiority margin
恒定假设	constancy assumption
固定界值法	fixed margin method
综合法	synthesis method
人用药品注册技术要求国际协调会议	the International Conference on Harmonisation of Technical Requirements for Registration of Pharmaceuticals for Human Use，ICH
意向性治疗	intention–to–treat，ITT
符合方案集	per protocol set，PPS

附录 2

主要公式

（一）固定界值法

若 M_1 为绝对度量，则 $M_2 = (1-f) M_1$

若 M_1 为相对度量，则 $M_2 = e^{(1-f) \ln (M_1)}$

（二）综合法

对于绝对度量的疗效评价，

$$Z = \frac{(\hat{T-C_n}) + (1-f)(\hat{C_h-P})}{\sqrt{SE^2_{\hat{T-C_n}} + (1-f)^2 SE^2_{\hat{C_h-P}}}}$$

对于相对度量的疗效评价，

$$Z = \frac{\ln(\hat{T/C_n}) + (1-f) \ln(\hat{C_h/P})}{\sqrt{SE^2_{\ln(\hat{T/C_n})} + (1-f)^2 SE^2_{\ln(\hat{C_h/P})}}}$$

公式中，C_h 和 P 分别为既往优效试验中阳性对照药和安慰剂的效应；T 和 C_n 分别是当前非劣效试验中试验药和阳性对照药的效应；f 为根据预先确定的 C_h 相对于 P 的疗效差异的所保留的比例；SE 为标准误，既往优效试验的 SE 需要根据阳性对照药相对于安慰剂的疗效差异的 meta 分析进行估计。此处相对度量以简单比值（如相对风险）示例。某些相对度量值（如通过等比例风险模型估计的风险比）在大多数情况下并不能表示为简单比值，但可同理推导。

附录3

应用示例

（一）固定界值法

以一项用于评估新型抗凝血剂希美加群与阳性对照药华法林的非劣效试验为例。华法林是一种高效的口服活性抗凝剂，已被批准用于治疗具有血栓栓塞并发症风险的非瓣膜性心房颤动患者。1989年至1993年发表了六项华法林用于治疗非瓣膜性心房颤动患者的安慰剂对照试验，主要试验结果汇总于附表1，为评估希美加群与华法林的非劣效试验确定非劣效界值提供基础。

附表1　华法林用于治疗非瓣膜性心房颤动的安慰剂对照试验

试验	概要	事件/人年		华法林与安慰剂的相对风险（95% CI）
		华法林	安慰剂	
AFASAK	开放，1.2年随访	9/413 = 2.18%	21/398 = 5.28%	0.41（0.19，0.89）
BAATAF	开放，2.2年随访	3/487 = 0.62%	13/435 = 2.99%	0.21（0.06，0.72）
EAFT	开放，2.3年随访	21/507 = 4.14%	54/405 = 13.3%	0.31（0.19，0.51）
CAFA	双盲，1.3年随访	7/237 = 2.95%	11/241 = 4.56%	0.65（0.26，1.64）
SPAFI	开放，1.3年随访	8/260 = 3.08%	20/244 = 8.20%	0.38（0.17，0.84）
SPINAF	双盲，1.7年随访	9/489 = 1.84%	24/483 = 4.97%	0.37（0.17，0.79）

将上述六项试验结果合并进行固定效应meta分析，华法林相对于安慰剂的相对风险点估计值为0.361，95%置信区间（CI）为（0.267，0.489）。由于该主要评价指标为低优指标，因此，M_1为95% CI上限的倒数，即1/0.489=2.04。

本项非劣效试验的主要目的是证明希美加群保留了华法林相当大一部分疗效，因此f至少为50%，则代表在对数风险尺度上最大可接受的非劣效水平为（1–50%）$\ln(M_1)$，根据公式进行指数变换计算出M_2为1.43。

在希美加群与华法林的非劣效试验中，考虑到试验的主要评价指标为低优指标，希美加群相对于华法林的相对风险为1.39，95% CI为（0.91，2.12），其上限大于M_2。因此，根据该试验结果尚不能认为希美加群降低风险的作用非劣效于华法林。

（二）综合法

继续以上述试验为例。综合法比较了当前非劣效试验中希美加群相对于既往华法林与安慰剂的优效试验中安慰剂的疗效，这是一种不基于在当前试验中设置安慰剂组的间接比较。综合法将既往华法林与安慰剂的优效试验的数据与当前希美加群与华法林的非劣效试验的数据合并进行假设检验，证明在非劣效试验中保留了一定比例的华法林相对于安慰剂的疗效。

综合法有别于固定界值法的关键点在于不需要在开展当前非劣效试验之前预先确定华法林相对于安慰剂的疗效（M_1）。虽然在当前非劣效试验中并不对华法林与安慰剂进行比较，但其前提假设是，当前非劣效试验中华法林与安慰剂之间的疗效差异（如果有的话）与既往华法林与安慰剂的优效试验所观察到的疗效差异相同。

在此基础上，综合法在统计上检验原假设，即希美加群与华法林相比，其劣效性低于华法林与安慰剂相比风险降低的一半（即预设 50%）。这是固定界值法不能直接解决的问题，因为在固定界值法中，安慰剂仅存在于既往试验中，而不存在于当前非劣效试验中。在对数（log）风险尺度上进行检验，其原假设 H_0 为：

$$\ln（希美加群与华法林的相对风险）\geq -0.5\ln（华法林与安慰剂的相对风险）$$

在非劣效试验中，希美加群与华法林的相对风险为 1.39，95% CI 为（0.91，2.12）。从便于解释的角度，以固定界值法中 meta 分析结果为参考，华法林与安慰剂的相对风险为 0.361，95% CI 为（0.267，0.489）。基于此，希美加群相对于华法林的相对风险点估计值在对数尺度上为 0.329，即 $\ln(1.39)$，标准误为 0.216，而华法林相对于安慰剂的相对风险点估计值在相应的对数尺度上为 -1.02，即 $\ln(0.361)$，标准误为 0.154。

根据综合法的统计检验公式有：

$$Z=\frac{0.329+0.5（-1.02）}{\sqrt{0.216^2+[0.5（0.154）]^2}}=-0.789$$

其 Z 大于 -1.96，据此推断该试验结果尚不能认为希美加群非劣于华法林。

药物临床试验数据递交指导原则（试行）

（2020 年第 16 号　2020.07.20）

一、背景与目的

药物临床试验数据是申办方向监管机构递交的重要资料之一，对于监管机构和申办方来说都是宝贵的资源。规范地收集、整理、分析和呈现临床试验数据对于提高药物临床研发的效率和质量、缩短审评时间具有重要的作用，并且有利于药品全生命周期管理，促进研发或监管的信息互通或共享。

申办方递交的临床试验数据若不遵循一定的规范，熟悉和理解数据结构及内容将占用大量的审评资源。某些情况下，申办方或监管机构可能需要针对多来源的临床试验数据进行汇总分析，如果数据没有规范化，整合利用也几乎难以实现。

临床试验数据相关的申报资料通常包括数据库及其相应的数据说明文件、数据审阅说明、程序代码和注释病例报告表（annotated Case Report Form，aCRF）。本指导原则主要对临床试验数据递交的内容及格式提出具体要求，旨在指导申办方规范递交临床试验数据及相关资料，同时有助于数据管理、统计分析等相关从业人员更好地开展临床试验中的相关工作。

本指导原则主要适用于以支持药品注册上市为目的的关键性临床试验，也可供以非注册为目的的临床试验参考使用。本指导原则基于国际监管机构数据递交要求以及国内现状制定，申办方应基于本指导原则要求准备相关资料。鼓励申办方参照临床数据交换标准协会（Clinical Data Interchange Standards Consortium，CDISC）标准递交临床试验数据及相关的申报资料。随着临床试验数据标准的发展以及对其认识与实践的提高，本指导原则会酌情修订完善。

二、临床试验数据相关资料及其说明

（一）原始数据库

原始数据库通常包含从病例报告表和外部文件中直接收集的原始数据，还可能包含极少量的衍生数据，如序号。原始数据库中的缺失数据不应进行填补。为满足数据递交的要求，直接收集的数据可能需要进行必要的标准化或编码，例如调整数据库中数据集名称/标签/结构、数据集中变量名称/标签，或在适用的情况下对变量值进行标准化编码，如监管活动医学词典（Medical Dictionary for Regulatory Activities，MedDRA）等。如果申办方参照 CDISC 标准递交数据，则可将原始数据标准模型（Study Data Tabulation Model，SDTM）数据库视为原始数据库。

原始数据库通常包含多个原始数据集，原始数据集应按主题进行组织并命名，数据集通常以两个英文字母组成的代码命名，如人口学（dm）、不良事件（ae）、实验室检查（lb）等数据集。临床试验中常见的原始数据集命名详见附录 1。

所有递交的原始数据集必须包含研究标识符（STUDYID）变量；反映各受试者观测结果的数据集（如附录 1 中的 dm、ae、lb 等数据集）中还必须包含受试者唯一标识符（USUBJID）变量；另外，受试者标识符（SUBJID）变量必须包含在 dm 数据集中。常用到的标识符举例说明如下：

研究标识符：变量名为 STUDYID，字符型，研究的唯一标识符，即研究编号。

受试者唯一标识符：变量名为 USUBJID，字符型，每一受试者在同一产品的整个试验申请（包含多个临床研究）过程中应当赋予相同的唯一标识符。在所有数据集（包括原始数据集与分析数据集）中，同一个受试者应当有完全相同的唯一标识符。当受试者参加了多个研究，各个研究之间的 USUBJID 应当保持一致。遵循这一规则对于合并同一受试者在不同研究中的数据尤其重要（如随机对照试验或扩展性研究）。

受试者标识符：变量名为 SUBJID，字符型，SUBJID 是参加试验的受试者的标识符。

访视名称（VISIT，字符型）和访视编号（VISITNUM，数值型）等时间变量应包含在适用的数据集中。计划访视的 VISITNUM 应根据时间顺序从小到大赋值，并与 VISIT 一一对应。

（二）分析数据库

分析数据库是为统计分析衍生新建的数据库，用于产生和支持临床总结报告等文件中的统计分析结果。分析数据库中一般包含原始数据及基于原始数据按照一定规则衍生的数据，如对缺失数据填补后的数据等。如果申办方参照 CDISC 标准递交数据，则可将分析数据标准模型（Analysis Data Model，ADaM）数据库视为分析数据库。

分析数据库通常包含多个分析数据集。构建分析数据集时，可能会将收集和衍生的数据（来自各原始数据集或其它分析数据集）合并到一个数据集中，构建时应遵循以下原则：①用于支持统计分析的分析数据集，其内容与来源必须清晰。②分析数据集必须具备可追溯性，数据衍生的具体规则应在相应的数据说明文件中加以详细说明。③分析数据集结构和内容应满足只需要很少的编程即可进行统计分析。

分析数据库应包含分析时所需的所有变量，包括衍生变量，且所有衍生变量均应能通过原始数据库及其它支持性数据文件生成。分析数据集通常以"adxxxxxx"命名，分析数据集的命名应尽量与原始数据集保持对应，如：adcm、adae、adlb 等。

受试者水平分析数据集（命名为 adsl）是必不可少的一个分析数据集。在该数据集中，每一受试者应仅有一条记录，内容应包括但不限于人口学、重要的基线特征/分层因素、治疗组、预后因素、重要日期、分析人群划分等信息。

对于有些终点（如某些量表评分），从原始数据集到可用于最终统计分析的分析数据集需要经过一系列衍生过程，为方便最终分析数据集创建而衍生的中间变量/数据集必要时也应一同包含在分析数据库中。

（三）数据说明文件

递交的原始数据库和分析数据库必须有相应的数据说明文件。数据说明文件是一份用来描述递交数据的文件，至少应包含递交数据库中各数据集名称、标签、基本结构描述及每一数据集中各变量的名称、标签、类型、来源或衍生过程。

数据说明文件是监管机构审评时准确理解递交数据内容最重要的文件之一。申办方应确保每个变量的编码列表和来源都有清晰的定义，并且易于查找。如果使用外部词典，需要在数据说明文件中指明所用的词典及版本。需要通过数据说明文件建立起数据间良好的可追溯性（如：原始数据集与 CRF、分析数据集与原始数据集之间），以便于监管机构的审阅。申办方需要在数据说明文件中提供相关细节，尤其是和衍生变量相关的详细说明，必要时可使用关键程序代码辅助说明。

数据说明文件一般为可扩展标记语言（Extensible Mark-up Language，XML）或便携文档格式（Portable Document Format，PDF）文件。如递交 XML 格式数据说明文件，对应的可扩展样式表语言（Extensible Stylesheet Language，XSL）文件也应一并递交。

（四）数据审阅说明

为了帮助审评人员更好地理解与使用递交的数据，鼓励申办方递交数据审阅说明。数据审阅说明是对数据说明文件的进一步补充，其内容包括但不限于研究数据使用说明、临床总结报告与数据之间的关系、研究文档（如试验方案、统计分析计划、临床总结报告等）中部分关键信息、所递交程序代码的使用说明、数据集所用编码（如 utf-8、euc-cn 等）及其它特殊情形说明等。数据审阅说明并不旨在取代数据库的数据说明文件，而是通过文档描述的方式来帮助审评人员更准确、高效地理解与使用所递交的数据库、相关术语、程序代码及数据说明文件信息等。数据审阅说明应采用 PDF 文件。

（五）注释病例报告表

注释病例报告表是在空白 CRF 的基础上，对采集的受试者数据（电子化的或者纸质的）信息单元（即字段信息）与递交原始数据集中对应的变量或变量值之间映射关系的具体描述。aCRF 文件应采用 PDF 文件。

实践中，CRF 中可能会收集一些递交数据库中没有的数据内容，这类数据应在 aCRF 上明确标注为"不递交"（"NOT SUBMITTED"），并在数据审阅说明中阐明不递交这些数据的理由。

（六）程序代码

申办方需要递交的程序代码包括但不限于：分析数据集中衍生变量的衍生过程、疗效指标分析结果的生成过程等。申报资料中递交的程序代码应当易懂、可读性强，建议提供充分的注释、避免外部（宏）程序调用。程序代码一般采用 TXT 文件。

三、临床试验数据相关资料的格式

（一）便携文档格式

便携文档格式（PDF）是一种开放文档格式，其独立于应用软件、硬件和操作系统。申报递交资料中遵循国际人用药品注册技术要求协调会（International Council for Harmonization of Technical Requirements for Pharmaceuticals for Human Use，ICH）电子通用技术文档（Electronic Common Technical Document，eCTD）格式要求的其它文档可采用 PDF 文件。建议使用 PDF 1.4 以上的版本进行文档的递交。所有 PDF 文件都应以 . pdf 作为文件扩展名。

（二）可扩展标记语言格式

可扩展标记语言（XML）是由国际万维网协会（World Wide Web Consortium，W3C）定义的一种数据交换语言。它可以被任何文本编辑器打开、编辑和创建，用来传输和存储数据。XML 格式文件能够便捷地在不同系统之间进行信息交互。所有 XML 格式文件必需以 . xml 作为文件扩展名。

（三）纯文本格式

纯文本格式文档（TXT）具有格式简单、体积小、存储简单方便等诸多特点，也是计算机及许多移动终端支持的通用文件格式。所有 TXT 文件都应以 . txt 作为文件扩展名。

（四）研究数据传输格式

申报资料中的数据集通常采用 SAS 数据传输格式（SAS Transport Format，简称 XPT）。一个 XPT 文件对应一个数据集，数据集名称需要与 XPT 文件名保持一致，其文件后缀名统一为 . xpt。例如不良事件数据集 ae.xpt，既往与合并用药数据集 cm.xpt 等。建议采用 XPT 第 5 版本（简称 XPT V5）或以上版本作为数据递交格式。申办方应说明所用编码（如 utf-8、euc-cn 等），以避免所递交的数据集出现乱码的情形。

（五）数据集拆分

当数据库中单个数据集因存储大小不满足申报资料相关要求而需要拆分时，可仅递交拆分后的数据集。在数据审阅说明中，应详细说明数据集的拆分规则及合并的详细步骤，以确保审评人员能够生成与申办方拆分前相同的数据集。

（六）数据集名称、变量名称及变量长度

对数据集名称和变量名称要求如下：

数据集名称只能包含小写英文字母和数字，并且必须以小写字母开头。且数据集名称的最大长度为 8 个字节。

变量名称只能包含大写英文字母、下划线和数字，并且必须以字母开头。且变量名称的最大长度为 8 个字节。

每个字符型变量的长度，应该设置为在此研究所有数据集里该变量的最大实际变量值长度，有效控制文件的大小。

（七）数据集标签及变量标签

为了便于审阅，数据集标签和变量标签应使用中文，建议长度不超过 40 字节，必要时可以包含英文字符、下划线或数字，但不能以数字开头，另外，也不能包含下列情形：

- 不成对的半角或全角单引号、双引号
- 不成对的半角或全角括号
- 特殊字符（如'＞'、'＜'）

四、其它相关事项

（一）试验数据的可追溯性

审评中的一个重要环节是对数据来源的准确理解，即数据的可追溯性。可追溯性为审评人员理解统计分析结果（临床总结报告中的报表）、分析数据及与原始数据之间的关系提供了技术许可。

数据的可追溯性确保审评人员能够准确地：

- 理解分析数据集的构建
- 确定用于衍生变量的观测记录以及相应算法
- 理解相关统计结果的计算方法
- 建立从原始数据到相应报表之间的关联

申办方在递交数据库时应确保监管部门能够利用原始数据库衍生出与申办方一致的分析数据库，利用分析数据库能够直接重现出与申办方一致的统计分析结果。可追溯性还可以通过提供数据从收集阶段到递交阶段的详细流程图来辅助解释。

（二）电子通用技术文档下的数据文件

在采用 eCTD 申报时，所有文档、试验数据和相关支持性文件需要按照指定的文件夹结构进行整理。所有递交的文件都应该在正确的文件夹内，并使用适当的研究标签文件（Study Tagging File，STF）进行标识。STF 和文件夹结构见附录 2 和附录 3。

（三）外文数据库

临床试验数据相关的申报资料应以中文为主，申报资料不同文件之间的中文表述应保持一致，例如分析数据集中的不良事件名称与临床总结报告报表中的不良事件名称应互相对应。为了提高审阅效率，临床试验数据相关的申报资料由外文翻译为中文的最低要求如下：

递交数据库中至少以下内容应为中文：数据集标签和变量标签；在临床总结报告等文件中出现的不良事件名称、合并用药名称、病史名称。

数据说明文件中至少以下内容应为中文：数据库中各数据集的描述/标签和说明；数据集中各变量的描述/标签和衍生过程；涉及疗效指标的取值或编码列表。

注释病例报告表中至少以下内容应为中文：为了收集数据所设计的问题描述；涉及疗效指标问题的取值或编码。

数据审阅说明应为中文。

（四）与监管机构的沟通

申办方根据具体临床试验数据特点及复杂程度，若需要，可按照药物研发与技术审评沟通交流的相关管理办法，与审评机构就临床试验数据库及相关资料的递交进行沟通，以方便审评人员快速、准确地理解申办方递交的临床试验数据。

五、参考文献

1. CFDA. 临床试验数据管理工作技术指南. 2016 年 7 月.

2. FDA. Study Data Technical Conformance Guide. Mar 2020.

3. PMDA. Revision of Technical Conformance Guide on Electronic Study Data Submissions. Jan 2019.

4. CDISC. Study Data Tabulation Model Implementation Guide. Nov 2018.

5. CDISC. Analysis Data Model Implementation Guide. Oct 2019.

附录 1

常用原始数据集

表1　常用原始数据集及命名

数据集	命名	递交要求
人口学	dm	必须递交
病史	mh	如适用
不良事件	ae	如适用
既往与合并用药	cm	如适用
暴露	ex	如适用
受试者分布	ds	如适用
问卷与量表	qs	如适用
方案偏离	dv	如适用
实验室检查	lb	如适用
心电图	eg	如适用
生命体征	vs	如适用
临床事件	ce	如适用
体格检查	pe	如适用

附录 2

研究标签文件

标题元素的 name 属性值	说明
data-tabulation-dataset-legacy	原始数据库（非 CDISC 标准）
data-tabulation-dataset-sdtm	原始数据库（CDISC 标准）
data-tabulation-data-definition	原始数据库数据说明文件、数据审阅说明
analysis-dataset-legacy	分析数据库（非 CDISC 标准）
analysis-dataset-adam	分析数据库（CDISC 标准）
analysis-data-definition	分析数据库数据说明文件、数据审阅说明
annotated-crf	注释 CRF
analysis-program	编程程序代码

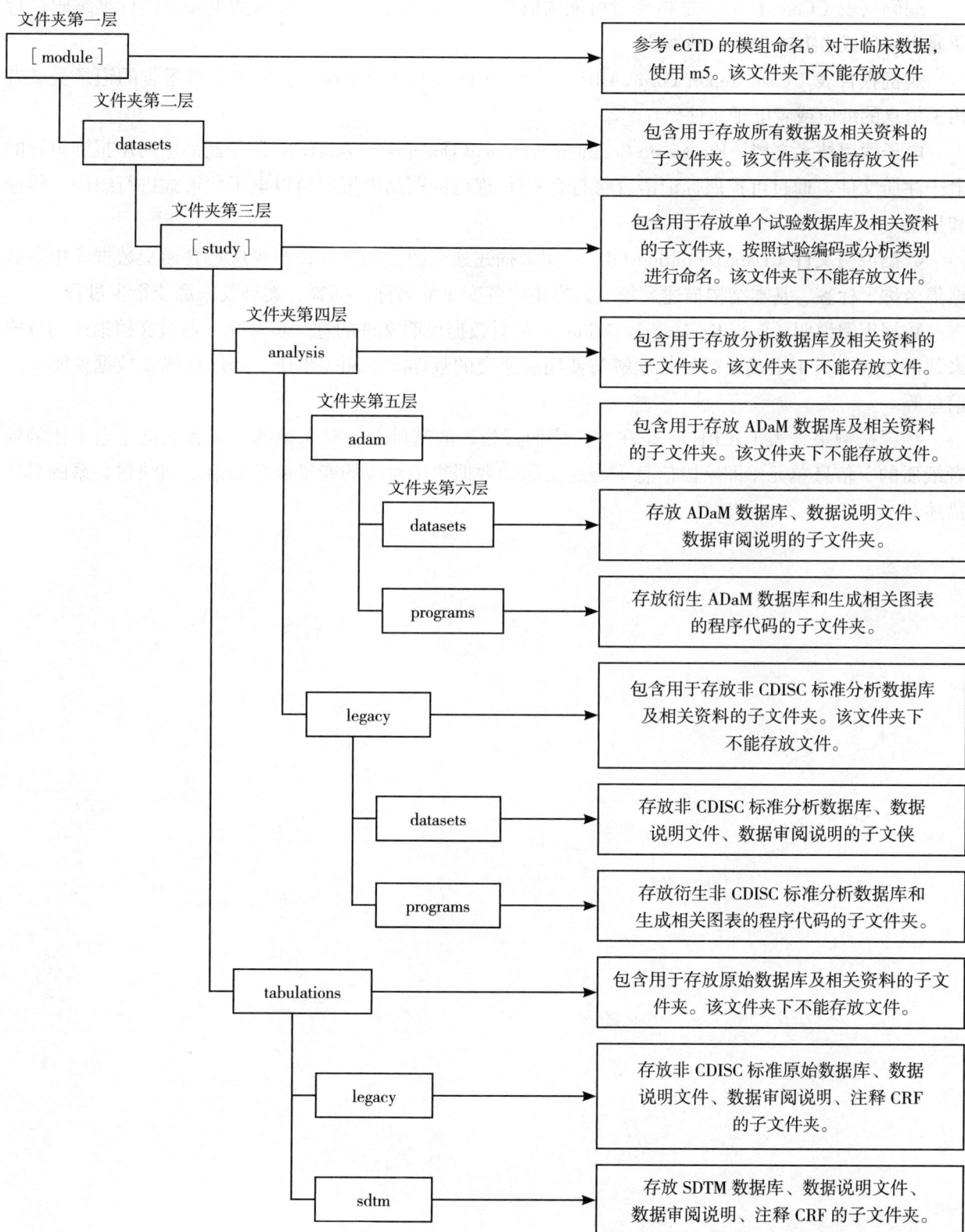

附录 3

文件夹结构

文件夹第一层

［module］ → 参考 eCTD 的模组命名。对于临床数据，使用 m5。该文件夹下不能存放文件

文件夹第二层

datasets → 包含用于存放所有数据及相关资料的子文件夹。该文件夹不能存放文件

文件夹第三层

［study］ → 包含用于存放单个试验数据库及相关资料的子文件夹，按照试验编码或分析类别进行命名。该文件夹下不能存放文件。

文件夹第四层

analysis → 包含用于存放分析数据库及相关资料的子文件夹。该文件夹下不能存放文件。

文件夹第五层

adam → 包含用于存放 ADaM 数据库及相关资料的子文件夹。该文件夹下不能存放文件。

文件夹第六层

datasets → 存放 ADaM 数据库、数据说明文件、数据审阅说明的子文件夹。

programs → 存放衍生 ADaM 数据库和生成相关图表的程序代码的子文件夹。

legacy → 包含用于存放非 CDISC 标准分析数据库及相关资料的子文件夹。该文件夹下不能存放文件。

datasets → 存放非 CDISC 标准分析数据库、数据说明文件、数据审阅说明的子文侠

programs → 存放衍生非 CDISC 标准分析数据库和生成相关图表的程序代码的子文件夹。

tabulations → 包含用于存放原始数据库及相关资料的子文件夹。该文件夹下不能存放文件。

legacy → 存放非 CDISC 标准原始数据库、数据说明文件、数据审阅说明、注释 CRF 的子文件夹。

sdtm → 存放 SDTM 数据库、数据说明文件、数据审阅说明、注释 CRF 的子文件夹。

附录 4

词 汇 表

编码列表（Code List）：是指变量可能的取值，包括在试验数据中涉及数据相应的标准编码、行业通用编码或申办方自定义的编码。

病例报告表（Case Report Form, CRF）：指按照试验方案要求设计，向申办者报告的记录受试者相关信息的纸质或者电子文件。

电子通用技术文档（Electronic Common Technical Document, eCTD）：用于药品注册申报和审评的电子注册文件。通过可扩展标记语言将符合 CTD 规范的药品申报资料以电子化形式进行组织、传输和呈现。

数据说明文件（Data Definition File）：用来描述递交数据的文件，至少应包含递交数据库中各数据集名称、标签、基本结构描述及每一数据集中各变量的名称、标签、类型及来源或衍生过程。

数据审阅说明（Data Reviewer's Guide）：是对数据说明文件的进一步补充，通过文档描述的方式来帮助审评人员更准确、高效的理解与使用所递交的数据库、相关术语、程序代码及数据说明文件信息等。

注释病例报告表（aCRF）：是在空白病例报告表的基础上，对采集的受试者数据（电子化的或者纸质的）信息单元（即字段信息）与递交原始数据集中对应的变量或变量值之间映射关系的具体描述。

附录5

中英文词汇对照

中文	英文
便携文档格式	PDF（Portable Document Format）
病例报告表	CRF（Case Report Form）
电子通用技术文档	eCTD（electronic Common Technical Document）
分析数据标准模型	ADaM（Analysis Data Model）
国际人用药品注册技术要求协调会	ICH（International Council for Harmonization of Technical Requirements for Pharmaceuticals for Human Use）
国际万维网协会	W3C（World Wide Web Consortium）
监管活动医学词典	MedDRA（Medical Dictionary for Regulatory Activities）
可扩展标记语言	XML（Extensible Mark-up Language）
可扩展样式表语言	XSL（Extensible Stylesheet Language）
临床数据交换标准协会	CDISC（Clinical Data Interchange Standards Consortium）
临床总结报告	CSR（Clinical Study Report）
受试者水平分析数据集	ADSL（Subject Level Analysis Dataset）
新药申请	NDA（New Drug Application）
研究标签文件	STF（Study Tagging File）
原始数据标准模型	SDTM（Study Data Tabulation Model）
注释病例报告表	aCRF（annotated Case Report Form）

指导原则

真实世界证据支持药物研发与审评的
指导原则（试行）

（2020 年第 1 号　2020.01.03）

一、引言

（一）背景与目的

随机对照试验（Randomized Controlled Trial，RCT）一般被认为是评价药物安全性和有效性的金标准，并为药物临床研究普遍采用。RCT 严格控制试验入组、排除标准和其它条件，并进行随机化分组，因此能够最大限度地减少其它因素对疗效估计的影响，使得研究结论较为确定，所形成的证据可靠性较高。但 RCT 有其局限性：一是 RCT 的研究结论外推于临床实际应用时面临挑战，如严苛的入排标准使得试验人群不能充分代表目标人群，所采用的标准干预与临床实践不完全一致，有限的样本量和较短的随访时间导致对罕见不良事件探测不足等；二是对于某些疾病领域，传统 RCT 难以实施，如某些缺乏有效治疗措施的罕见病和危及生命的重大疾病；三是传统 RCT 或需高昂的时间成本。因此，在药物研发和监管领域如何利用真实世界证据（Real World Evidence，RWE）评价药物的有效性和安全性，已成为全球相关监管机构、制药工业界和学术界共同关注且具有挑战性的问题。

一是需要从概念上厘清真实世界证据的定义、范畴和内涵。

二是真实世界数据（Real World Data，RWD）是否适用于回答临床所关注的科学问题，所生成的真实世界证据能否或如何起到充分的支撑作用，涉及诸多亟待商榷和解决的问题，包括数据来源、数据标准、数据质量、数据共享、数据的基础建设等，也对指南的制定提出了迫切需求。

三是利用真实世界数据的方法学有待规范。真实世界证据源于对真实世界数据的正确和充分分析，所采用的分析方法主要是因果推断方法，涉及较复杂的模型、假设甚至人工智能和机器学习方法的应用等，对相关人员提出了更高的要求。

四是真实世界证据的适用范围有待明确。真实世界证据与传统 RCT 提供的证据均可以是药物监管决策证据的组成部分，支持监管决策形成综合、完整而严谨的证据链，从而提高药物研发和监管的科学性和效率。因此，需要根据药物研发和监管的现实情况明确真实世界证据的适用范围，并能够随现实情况变化进行调整。

鉴于上述情况，本指南旨在厘清药物研发和监管决策中真实世界证据的相关定义，指导真实世界数据收集以及适用性评估，明确真实世界证据在药物监管决策中的地位和适用范围，探究真实世界证据的评价原则，为工业界和监管部门利用真实世界证据支持药物监管决策提供参考意见。本指导原则仅代表当前的观点和认识，随着研究和认识的深入将不断修订和完善。

（二）国内外监管机构在法规或指南制定方面的进展

2009 年美国复苏与再投资法案对实效比较研究（Comparative Effectiveness Research，CER）起到了巨大推动作用。基于 CER 的真实世界环境的背景，真实世界研究（Real World Research/Study，RWR/RWS）得以更广泛的应用。

美国于 2016 年 12 月通过《21 世纪治愈法案》，鼓励美国食品药品监督管理局（The Food and Drug Administration，FDA）开展研究并使用真实世界证据支持药物和其它医疗产品的监管决策，加快医药产品开发。在该法案的推动下，2017-2019 年 FDA 先后发布了《使用真实世界证据支持医疗器械监管决策》《临床研究中使用电子健康档案数据指南》《真实世界证据计划的框架》和《使用真实世界数据和真实世界证据向 FDA 递交药物和生物制品资料》。

欧盟药品管理局（European Medicines Agency，EMA）于 2013 年参与的 GetReal Initiative 项目，致力于开发出收集与综合 RWE 的新方法，以便更早地用于药品研发和医疗保健决策过程中。EMA 于 2014 年启动了适应性许可试点项目，探索利用真实世界数据包括观察性研究数据等用于监管决策的可行性。2017 年药品局总部（Heads of Medicines Agencies，HMA）与 EMA 联合成立大数据工作组，旨在使用大数据改进监管决策并提高证据标准，其中 RWE 是大数据的一个子集，包括电子健康档案、登记系统、医院记录和健康保险等数据。

日本药品和医疗器械管理局（PMDA）在国际人用药品注册技术要求协调会（International Council for Harmonisation of Technical Requirements for Pharmaceuticals for Human Use，ICH）层面提出更高效利用真实世界数据开展上市后药物流行病学研究的技术要求新议题。

事实上，全球使用真实世界数据对医疗产品进行安全性评价已经积累了丰富的实践经验，例如 2008 年美国 FDA 启动了哨点计划，利用现有的电子医疗健康数据实现对上市后医疗产品安全性的主动监测。

我国系统性开展使用真实世界证据支持药物监管决策的工作尚处于起步阶段。国家药品监管部门在审评审批实践中开始应用真实世界证据，相关示例参见附 2。

二、真实世界研究的相关定义

真实世界研究是指针对预设的临床问题，在真实世界环境下收集与研究对象健康有关的数据（真实世界数据）或基于这些数据衍生的汇总数据，通过分析，获得药物的使用情况及潜在获益–风险的临床证据（真实世界证据）的研究过程（如图 1 所示）。

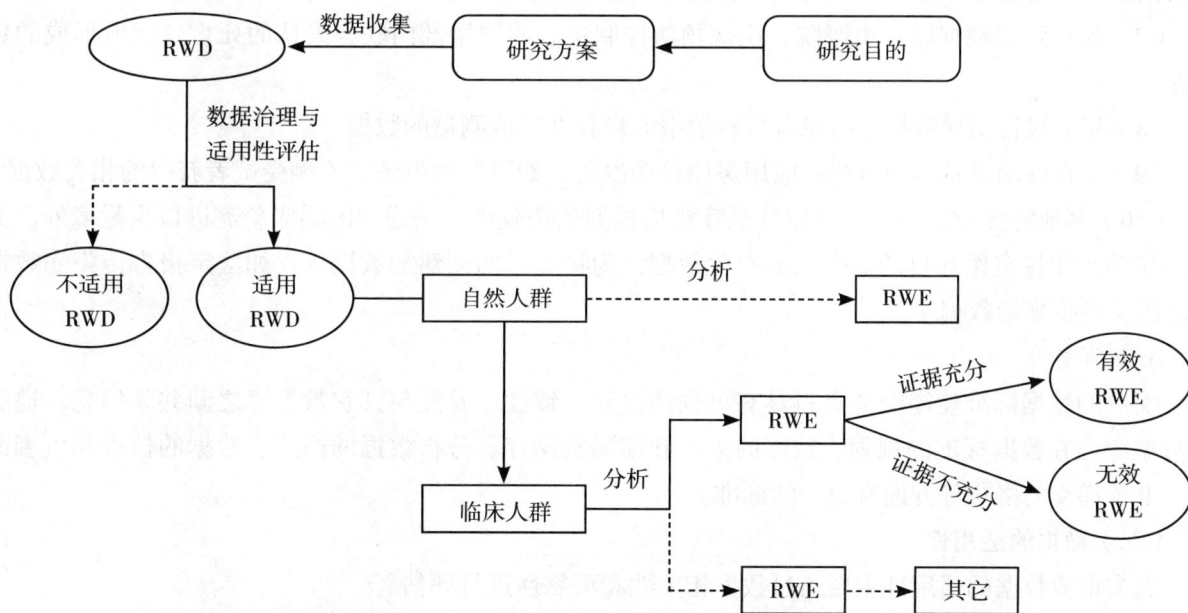

图 1　支持药物监管决策的真实世界研究路径（实线所示）

真实世界研究所产生的真实世界证据既可用于支持药物研发与监管决策，也可用于其它科学目的（如不以注册为目的的临床决策等）。本指南主要用于支持药物监管决策、以临床人群为研究对象的真实世界研究，个别情形下也会涉及更广泛的自然人群，如疫苗等健康人群的预防用药。

真实世界研究的类型大致分为非干预性（观察性）研究和干预性研究。前者包括不施予任何干预措施的回顾性和前瞻性观察性研究，患者的诊疗、疾病的管理、信息的收集等完全依赖于日常医疗实践；后者与前者最大的不同是主动施予某些干预措施，如实用临床试验（Pragmatic Clinical Trial，PCT）等。由于真实世界研究的多样性、设计的复杂性、分析方法的高要求和对结果解释的不确定性，对药物的安全性和有效性的评价以及监管决策提出了更高的要求。

（一）真实世界数据

1. 定义

真实世界数据是指来源于日常所收集的各种与患者健康状况和/或诊疗及保健有关的数据。并非所有的真实世界数据经分析后都能成为真实世界证据，只有满足适用性的真实世界数据才有可能产生真实世界证据。

2. 真实世界数据的来源

真实世界数据的常见来源包括但不限于：

（1）卫生信息系统（Hospital Information System，HIS）：类似于电子健康档案，包括结构化和非结构化的患者记录，如患者的人口学特征、临床特征、诊断、治疗、实验室检查、安全性和临床结局等。

（2）医保系统：包含患者基本信息、医疗服务利用、诊断、处方、结算、医疗付费和计划保健等结构化字段的数据。

（3）疾病登记系统：特定疾病（通常是慢性病）患者的数据库，通常来源于医院的疾病人群队列登记。

（4）国家药品不良反应监测哨点联盟（China ADR Sentinel Surveillance Alliance，CASSA）：利用医疗机构电子数据建立药品及医疗器械安全性的主动监测与评价系统。

（5）自然人群队列和专病队列数据库：国内已经建立或正在建立的自然人群队列和专病队列数据库。

（6）组学相关数据库：采集患者的生理学、生物学、健康、行为和可能的环境相互作用的组学相关信息，如药物基因组学、代谢组学和蛋白质组学的数据库。

（7）死亡登记数据库：由医院、疾病预防控制中心和户籍部门联合确认的死亡登记所形成的数据库。

（8）患者报告结局数据：由患者自行填报的自我评估或测量的数据。

（9）来自移动设备端的数据：应用医用移动设备，如可穿戴设备，检测受试者获得的相关数据。

（10）其他特殊数据源：部分地区医疗机构根据相关政策、法规，因临床急需进口少量境外已上市药品等用于特定医疗目的而生成的有关数据；为特殊目的创建的数据库，如法定报告传染病数据库、国家免疫规划数据库等。

3. 数据标准

统一的数据标准使递交的资料具有可预测性和一致性，并能与其它数据库之间共享信息。递交的数据应当在数据标准的规划、数据的采集和编码及储存、分析数据的格式、数据的核查和可溯源性、电子递交的格式等方面有统一的标准。

（二）数据的适用性

真实世界数据的适用性主要通过数据相关性和可靠性进行评估。

1. 相关性

评估真实世界数据是否与所关注的临床问题密切相关，其重要因素包括但不限于：

（1）是否包含与临床结局相关的重要变量和信息，如药物暴露、患者人口学和临床特征、协变量、随访时间、结局变量等；

（2）临床结局定义是否准确，相应的临床意义是否明确；

（3）真实世界数据中的患者对于研究的目标人群是否具有代表性；

（4）是否有足够的样本量以及随访时间以证明疗效并获取充分的潜在安全性事件。

2.可靠性

真实世界数据的可靠性主要从数据的完整性、准确性、透明性和质量保证方面进行评价。

（1）完整性：真实世界数据无法避免数据缺失问题，包括变量的缺失和变量值的缺失。当数据缺失比例超过一定限度时，尤其涉及研究的关键变量时，例如影响研究结局的诸多重要预后协变量缺失或变量值缺失，会加大研究结论的不确定性，此时，需要慎重考虑该数据能否支持产生真实世界证据。

（2）准确性：数据的准确性极为重要，通常需要参照较权威的数据来源进行识别或验证。数据元素和转化数据的算法均应保证其正确。数据的准确性还反映在数据的一致性和合理性上，一致性包括数据库内部的相关数据标准、格式和计算方法等必须一致；合理性包括变量数值的唯一性、合理的区间和分布、相关变量的预期依从关系以及时变型变量是否按预期改变等。

（3）透明性：数据的来源、收集与治理的全过程应透明、清晰，并具有可溯源性，尤其是关键的暴露、协变量以及结局变量等应能追溯到源数据。数据的透明性还包括数据的可及性、数据库之间的信息共享和对患者隐私的保护方法的透明。

（4）质量保证：真实世界数据的可靠性需考虑数据质量，质量保证的措施包括但不限于：数据收集是否有明确流程和合格人员；是否使用了共同定义框架，即数据字典；是否遵守采集关键数据点的共同时间框架；是否建立与收集真实世界数据有关的研究计划、协议和分析计划的时间安排；用于数据元素采集的技术方法是否充分，包括各种来源数据的集成、药物使用和实验室检查数据的记录、随访记录、与保险数据的链接以及数据安全等。

（三）真实世界证据

真实世界证据是指通过对适用的真实世界数据进行恰当和充分的分析所获得的关于药物的使用情况和潜在获益-风险的临床证据，包括通过对回顾性或前瞻性观察性研究或者实用临床试验等干预性研究获得的证据。

三、真实世界证据支持药物监管决策

真实世界证据应用于支持药物监管决策，涵盖上市前临床研发以及上市后再评价等多个环节。例如，为新产品批准上市提供有效性或安全性的证据；为已获批产品修改说明书提供证据，包括增加或修改适应症，改变剂量、给药方案或给药途径，增加新适用人群，增加实效比较信息，增加安全性信息等；作为上市后要求的一部分支持监管决策的证据等。

下面是真实世界证据支持药物监管决策的某些应用范围，但并不排除其它合理的应用。

（一）为新药注册上市提供有效性和安全性的证据

根据不同疾病的特征、治疗手段的可及性、目标人群、治疗效果和其它与临床研究相关的因素等，可以通过真实世界研究获得药物的效果和安全性信息，为新药注册上市提供支持性证据。

常见的为新药注册上市提供有效性和安全性证据的真实世界研究有：使用真实世界数据获得的结局或安全性数据的随机临床试验，包括PCT设计等；以及针对某些缺乏有效治疗措施的罕见病和危及生命的重大疾病，而采用基于真实世界证据作为外部对照的单臂临床试验。

（二）为已上市药物的说明书变更提供证据

对于已经上市的药物，新增适应症通常情况下需要RCT支持。但当RCT不可行或非最优的研究设计时，采用PCT或观察性研究等生成的真实世界证据支持新增适应症可能更具可行性和合理性。

在儿童用药等领域，利用真实世界证据支持适应症人群的扩大也是药物监管决策可能适用的情形之一。

总的来说，真实世界证据支持已上市药物的说明书变更主要包括以下几种情形：

1.增加或者修改适应症；

2.改变剂量、给药方案或者用药途径；

指导原则

3. 增加新的适用人群；

4. 添加实效比较研究的结果；

5. 增加安全性信息；

6. 说明书的其它修改。

（三）为药物上市后要求或再评价提供证据

基于 RCT 证据获批的药物，通常由于病例数较少、研究时间较短、试验对象入组条件严格、干预标准化等原因，存在安全性信息有限、疗效结论外推不确定、用药方案未必最优、经济学效益缺乏等不足，需要利用真实世界数据对药物在真实医疗实践中的效果、安全性、使用情况，以及经济学效益等方面进行更全面的评估，并不断根据真实世界证据做出决策调整。

（四）名老中医经验方、中药医疗机构制剂的人用经验总结与临床研发

对于名老中医经验方、中药医疗机构制剂等已有人用经验药物的临床研发，在处方固定、生产工艺路线基本成型的基础上，

可尝试将真实世界研究与随机临床试验相结合，探索临床研发的新路径。

应用真实世界证据支持已有人用经验中药的临床研发策略可以有多种，应根据产品的特点、临床应用情况以及数据适用性等方面的考虑，选择不同的研发策略。例如可以探索将观察性研究（包括回顾性和前瞻性）代替常规临床研发中Ⅰ期和/或Ⅱ期临床试验，用于初步探索临床疗效和安全性；在观察性研究的基础上，再通过 RCT 或 PCT 进一步确证已有人用经验中药的有效性，为产品的注册上市提供支持证据。如果经过评价，存在适用的高质量真实世界数据，且通过设计良好的观察性研究形成的真实世界证据科学充分，也可与药品监管部门沟通，申请直接作为支持产品上市的依据。

针对观察性研究与 RCT 或 PCT 研究相结合的研发策略，其实现也可以有多种路径，图 2 和图 3 是可能路径中的两种，但不限于此。图 2 是观察性研究与 RCT 研究相结合的路径，第一阶段先开展回顾性观察性研究，此阶段应尽可能地收集既往与使用该药品有关的真实世界数据，包括所有可能的协变量；制定数据清理规则；选择可能的对照；对数据质量进行评估；采用恰当的统计方法进行全面详细的分析。如果通过回顾性观察性研究得出该药品在临床应用中对患者具有潜在获益，可以进入下一研究阶段，否则研究终止。第二阶段开展前瞻性观察性研究。由于有了第一阶段的研究基础，该阶段可以将前瞻性观察性研究设计得更加周密，包括数据的采集及其系统、数据的质量控制、数据清理的规则、明确定义对照等。在前瞻性观察性研究进展到某一时期，如果数据分析结果与回顾性观察性研究结果一致，且继续显现出该药品在临床应用中对患者具有明显获益，可适时平行开展第三阶段的 RCT 研究。RCT 研究可以先进行探索性 RCT 研究，但如果前期的观察性研究证据较充分，也可以直接进行确证性 RCT 研究。从时间上看，RCT 研究的周期可被前瞻性观察性研究所覆盖，后者可以在 RCT 研究开始前结束，也可与 RCT 研究同时结束，甚至在 RCT 研究结束后继续延展一段时间，以积累更充分的真实世界证据，或用于其他目的，如增加适应症或扩大适用人群范围等。

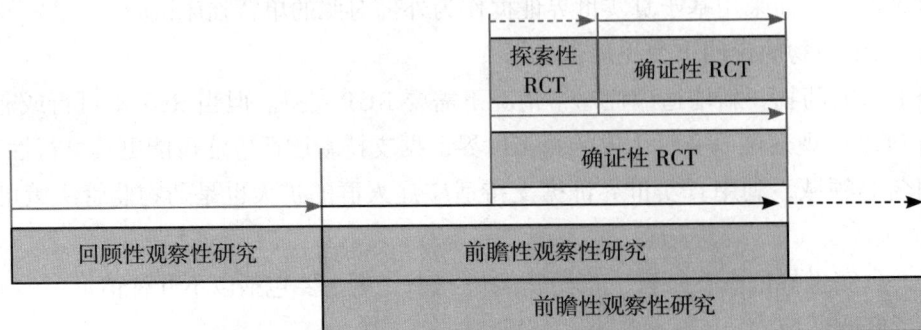

图 2　已有人用经验中药临床研发的路径之一

观察性研究与 PCT 研究相结合的路径如图 3 所示，第一阶段先开展回顾性观察性研究，如果得出该药品在临床应用中对患者具有潜在获益，可以进入下一研究阶段，否则研究终止。第二阶段开展 PCT 研究，它所提供的证据可以用于支持其临床有效性和安全性的评价。

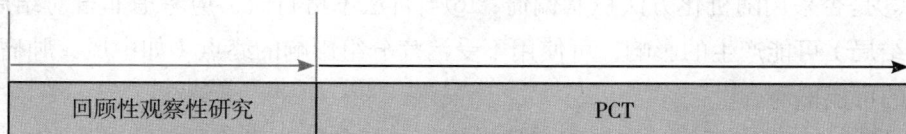

图 3　已有人用经验中药临床研发的路径之二

已有人用经验中药的临床研发应根据产品的特点、基础研究的信息（如毒理试验）、临床应用情况、既往临床实践的有效数据积累等采取恰当的策略，并不局限于上述两种可能的策略。

（五）真实世界证据用于监管决策的其它应用

1. 指导临床研究设计

利用真实世界证据指导临床研究设计有着现实的用途。例如，前述两种中药临床研发的路径，都采用了回顾性观察性研究所产生的真实世界证据，包括疾病的自然史、疾病在目标人群的流行率、标准化治疗的疗效和效果以及与疗效和效果有关的关键协变量在目标人群中的分布和变化等，为下一阶段的研究设计提供了依据。更为普遍的应用是真实世界证据可为入选和排除标准、样本量估计的参数、非劣效界值的确定等提供有效的参考依据，有助于审评中对设计合理性的判断。

2. 精准定位目标人群

精准医疗旨在更好地预测药物对特定人群（亚组）的治疗获益和风险，基于真实世界数据的真实世界证据为精准医疗提供了可能。例如，传统临床试验因样本量有限，往往在研究计划中忽略或无暇顾及亚组效应，使得潜在的治疗应答者或具有严重副作用的高风险人群的重要信息不能充分体现，从而导致目标人群失准。由于真实世界数据往往是不同类型的大数据，通过详尽的分析，可以充分考察不同亚组的治疗获益和风险，进而得到真实世界证据以支持更精准的目标人群定位。

对于靶向治疗药物的临床前和早期临床研究，生物标记物的识别甚为关键。利用人群队列中的组学数据、公共基因库信息以及相关的临床资料等真实世界数据，通过多种机器学习类的目标靶向分析技术得到真实世界证据，可以支持靶向治疗药物的精确人群定位。

四、真实世界研究的基本设计

（一）实用临床试验

实用临床试验又称实操临床试验和实效临床试验，是指尽可能接近真实世界临床实践的临床试验，是介于 RCT 和观察性研究之间的一种研究类型。与 RCT 不同的是：PCT 的干预既可以是标准化的，也可以是非标准化的；既可以采用随机分组方式，也可以自然选择入组；受试病例的入选标准较宽泛，对目标人群更具代表性；对干预结局的评价不局限于临床有效性和安全性；PCT 一般使用临床终点，而避免使用传统 RCT 中可能使用的替代终点；可以同时考虑多个对照组，以反映临床实践中不同的标准化治疗；一般不设安慰剂对照；在大多数情况下不采用盲法，但对于如何估计和纠正由此产生的测量偏倚，需给予足够的重视；数据的收集通常依赖于患者日常诊疗记录。与观察性研究不同的是，PCT 是干预性研究，尽管其干预的设计具有相当的灵活性。

例如，一项以患者为中心的、评价不同剂量阿司匹林的获益和长期有效性的研究采用了随机化的 PCT 设计，研究纳入患有动脉粥样硬化性心血管疾病且具有高风险缺血事件的患者，随机分配到两个不同剂量的阿司匹林治疗组（外加日常医疗保健），主要终点为来自电子健康档案和保险索赔数据库的全因死亡、非致死性心梗导致的住院以及由中风引起的住院的复合终点。

设计 PCT 时还应考虑以下因素：①收集到的数据是否适用于支持产生真实世界证据；②治疗领域和干预措施等是否符合各种形式的常规临床实践；③是否具有足够的可以用于评价的病例数（特别是临床结局罕见的情况）；④参与 PCT 的各试验中心甚至不同的数据库之间对终点的评价和报告方法是否一致；⑤是否采用随机化方法控制偏倚；⑥当盲法不可行时，应考虑非盲对结局变量（特别是患者报告的结局）可能产生的影响，可使用不受治疗分组影响的终点（如中风、肿瘤大小等），以减少非盲带来的可能偏倚。

由于 PCT 需要考虑所有可能的潜在因素的影响，包括各种偏倚和混杂因素的影响，故其研究设计和统计分析较为复杂，所需的样本量通常远超 RCT 设计。PCT 如果采用随机化方法将减小混杂因素的影响从而提供稳健的因果推断。由于是在更接近真实临床实践环境下开展的研究，PCT 所获得的证据在多数情况下被视为是较好的真实世界证据。

（二）使用真实世界证据作为外部对照的单臂试验

单臂临床试验也是验证研究药物有效性和安全性的一种方法。例如，针对某些罕见病的临床试验，由于病例稀少导致招募困难；针对某些缺乏有效治疗措施的危及生命的重大疾病，随机对照试验往往存在伦理问题。因此，以上两种情况可以考虑以自然疾病队列形成的真实世界数据作为外部对照的基础。

外部对照主要用于单臂试验，可以是历史对照也可以是平行对照。历史外部对照以早先获得的真实世界数据作为对照，需考虑不同历史时期对疾病的定义、诊断、分类、自然史和可用的治疗手段等对可比性的影响；平行外部对照则是将与单臂试验同期开展的疾病登记数据作为对照。采用外部对照需考虑目标人群的可比性对真实世界证据的影响；对于接受其它干预措施的病人的数据，应考虑是否有足够的协变量以支持正确和充分的统计分析。

使用外部对照具有局限性，主要包括医疗环境不同、医疗技术随时间变化、诊断标准不同、结局的测量和分类不同、患者的基线水平不同、干预多样化、数据质量难以保证等。这些局限使得研究对象的可比性、研究结果的精确性、研究结论的可靠性和外推性等均面临挑战。

为克服或减少这些局限，一是要确保所采集的数据符合真实世界数据的适用性要求。二是采用平行外部对照设计要优于历史对照，平行外部对照可采用疾病登记模式，保障数据记录尽可能完整、准确。三是采用恰当的统计分析方法，如合理利用倾向评分（Propensity Scores，PS）方法、虚拟匹配对照方法等。四是要充分使用敏感性分析和偏倚的定量分析来评价已知或已测的混杂因素和未知或不可测量的混杂因素以及模型假设对分析结果的影响。

（三）观察性研究

观察性研究所采集的数据接近真实世界，其最主要的局限在于存在各种偏倚、数据质量难以保证、已知或已测和未知或不可测量的混杂因素较难识别等，使得研究结论具有很大的不确定性。

观察性研究所收集的数据是否适合产生真实世界证据，以支持监管决策，关注要点至少应包括：①数据特征：例如，数据来源及其质量、研究的人群、暴露和相关终点的数据采集、记录的一致性、数据治理过程、缺失数据的描述等；②研究设计和分析：例如，有无合适的阳性对照，是否考虑了潜在未测或不可测混杂因素以及可能的测量结果的变异，分析方法是否严谨、透明且符合监管要求等；③结果的稳健性：为保证结果的稳健性，预先确定了何种敏感性分析、偏倚定量分析和统计诊断方法。

观察性研究的主要分析方法是因果推断（见附 3）。

五、真实世界证据的评价

评价真实世界证据应依从两个主要原则：真实世界证据是否可以支持需要回答的临床问题；已有的真实世界数据是否可以通过科学的研究设计、严谨的组织实施及合理的统计分析得到所需的真实世界证据。

（一）真实世界证据和其所支持的临床问题

在决定使用包括真实世界证据在内的任何证据之前，首先应明确需要回答的临床问题。例如，药品上市后和其它药品联合使用的安全性考虑；已获批产品的新增适应症研究；为某罕见病的单臂临床试验建立稳健可靠的历史或者外部对照等。其次需要考虑使用真实世界证据是否能够回答面对的临床问题，应从科学方面的有效性（例如，科学上的可解释性、假设的合理性、Ⅰ类误差控制等）、监管要求（是否与其他监管要求冲突、有无特殊疾病领域的监管要求等）、伦理方面的问题（如果不使用真实世界证据是否会带来伦理问题）和可操作性（例如，是否有独立统计师以及确保统计师对结局变量的盲态，以避免匹配时可能带来的偏倚；是否有其他操作上的挑战等）四个方面评价。以上问题综合考虑，是衡量真实世界证据应用的重要准则。

（二）如何从真实世界数据到真实世界证据

一般至少应考虑以下几点：①研究环境和数据采集接近真实世界，如更有代表性的目标人群，符合临床实践的干预多样化，干预的自然选择等；②合适的对照；③更全面的效果评价；④有效的偏倚控制，如随机化的使用，测量和评价方法的统一等；⑤恰当的统计分析，如因果推断方法的正确使用、合理的缺失数据处理、充分的敏感性分析等；⑥证据的透明度和再现性；⑦合理的结果解释；⑧各相关方达成共识。

需要特别注意的是，所有与产生真实世界证据相关的研究设计、假设以及具体定义，均应事先在研究方案中明确阐述。事后补充的数据引用、定义、分析以及解释，通常不能用于监管决策。

六、与审评机构的沟通交流

以药品注册为目的使用真实世界证据，需要与药品审评部门进行充分的沟通交流，以确保双方对使用真实世界证据以及开展真实世界研究等方面达成共识。

申请人计划使用真实世界证据支持药品注册事项时，在研究实施前，应当按照药品审评部门的沟通交流途径主动提出沟通交流申请，就研究目标、真实世界证据使用的可行性、研究设计、数据收集和分析方法等方面进行书面或会议的沟通与讨论。

申请人完成真实世界研究后，计划递交申报资料前，也应当申请与审评部门进行沟通交流，就研究的实施情况、研究结果与结论、申报资料要求等内容进行沟通确认。

【参考文献】

1. 孙宇昕，魏芬芳，杨悦. 真实世界证据用于药械监管与卫生决策的机遇与挑战. 中国药物警戒，2017，14（6）：353–358.

2. 吴一龙，陈晓媛，杨志敏等（吴阶平医学基金会，中国胸部肿瘤研究协作组）. 真实世界研究指南. 2018.

3. 中共中央办公厅，国务院办公厅. 关于深化审评审批制度改革鼓励药品医疗器械创新的意见. 2017.

4. ADAPTABLE Investigators. Aspirin Dosing: a Patient–Centric Trial Assessing Benefits and Long–Term Effectiveness（ADAPTABLE）study protocol. http：// pcornet. org / wp–content / uploads / 2015 / 06 / ADAPTABLE–Protocol–Final–Draft–6–4–15_for–post_06–26–.pdf［J］. Published June，2015，5.

5. Berger M，Daniel G，Frank K，et al. A frame work for regulatory use of real–world evidence［J］. White paper prepared by the Duke Margolis Center for Health Policy，2017，6.

6. Cave A，Kurz X，Arlett P. Real–world data for regulatory decision making: challenges and possible

solutions for europe [J]. Clinical pharmacology and therapeutics, 2019, 106 (1): 36.

7. Dreyer NA. Advancing a framework for regulatory use of real-world evidence: when real is reliable[J]. Therapeutic innovation & regulatory science, 2018, 52 (3): 362-368.

8. Egger M, Moons K G M, Fletcher C, et al. GetReal: from efficacy in clinical trials to relative effectiveness in the real world [J]. Research synthesis methods, 2016, 7 (3): 278-281.

9. Ford I, Norrie J. Pragmatic trials [J]. N Engl J Med, 2016, 375 (5): 454-463.

10. Institute of Medicine 2009.Initial national priorities for comparative effectiveness research. Washington, DC: The National Academies Press. https://doi. org/10.17226/12648.

11. James S. Importance of post-approval real-word evidence [J]. European Heart Journal-Cardiovascular Pharmacotherapy, 2018; 4 (1): 10-11.

12. Kohl S. Joint HMA/EMA task force on big data established [J]. Eur J Hosp Pharm, 2017, 24 (3): 180-190.

13. Lash TL, Fox MP, Fink AK. Applying quantitative bias analysis to epidemiologic data [M]. Springer Science & Business Media, 2011.

14. Makady A, de Boer A, Hillege H, et al. What is real-world data? A review of definitions based on literature and stakeholder interviews [J]. Value in health, 2017, 20 (7): 858-865.

15. Olariu E, Papageorgakopoulou C, Bovens S M, et al. Real world evidence in Europe: a snapshot of its current status [J]. Value in Health, 2016, 19 (7): A498.

16. Roland M, Torgerson D J. Understanding controlled trials: What are pragmatic trials? [J]. BMJ, 1998, 316 (7127): 285.

17. Sherman RE, Anderson SA, Dal Pan GJ, et al. Real-world evidence—what is it and what can it tell us [J]. N Engl J Med, 2016, 375 (23): 2293-2297.

18. Sugarman J, Califf RM. Ethics and regulatory complexities for pragmatic clinical trials [J]. JAMA, 2014, 311 (23): 2381-2382.

19. US Food and Drug Administration. Framework for FDA's real-world evidence program. December 2018 [J]. 2019.

20. Velentgas P, Dreyer NA, Nourjah P, Smith SR, Torchia MM, eds. Developing a Protocol for Observational Comparative Effectiveness Research: A User's Guide. AHRQ Publication No. 12(13)-EHC099. Rockville, MD: Agency for Healthcare Research and Quality; January 2013.www. effectivehealthcare. ahrq. gov/Methods-OCER. cfm.

21. Von Elm E, Altman D G, Egger M, et al. The Strengthening the Reporting of Observational Studies in Epidemiology (STROBE) statement: guidelines for reporting observational studies [J]. Annals of internal medicine, 2007, 147 (8): 573-577.

附：1. 真实世界研究有关词汇表

2. 真实世界证据应用示例

3. 真实世界研究常用统计分析方法

4. 真实世界研究有关中英文词汇对照

附 1

真实世界研究有关词汇表

1. 病例登记（Patient Registry）：根据一个或多个预定的科学、临床或政策目的，使用观察性研究方法收集统一的临床和其它数据的系统，以评价特定疾病、病症或暴露人群的特定结局。

2. 单臂临床试验（Single-arm/One-arm Trial）：一种只设置试验组的非随机临床试验，通常采用外部对照，如历史对照或平行对照。

3. 观察性研究（Observational Study）：根据特定研究问题，不施加主动干预的、以自然人群或临床人群为对象的、探索暴露/治疗与结局因果关系的研究。

4. 回顾性观察性研究（Retrospective Observational Study）：在研究开始时确定目标人群、并根据历史数据（研究开始前生成的数据）开展的观察性研究。

5. 历史事件率比（Prior Event Rate Ratio）：由暴露组和非暴露组在暴露后发生某一事件的率比与暴露组和非暴露组在暴露前发生该事件的率比的比值求得，用以估计消除了不可测量的混杂因素影响之后的效应量。

6. 临床人群（Clinical Population）：接受医疗处置及观察和/或参加临床研究的人群，包括参加药物临床试验的受试人群。

7. 临床试验（Clinical Trial）：属于干预性临床研究，是将一种或多种干预（可能包括安慰剂或其它对照）前瞻性地分配给人类受试者，以评估这些干预对健康相关的生物医学或行为结局的影响。

8. 前瞻性观察性研究（Prospective Observational Study）：在研究开始时确定目标人群、并在研究开始前确定将要收集的暴露/治疗和结果数据的观察性研究。

9. 实效比较研究（Comparative Effectiveness Research）：一种适合大多数研究类型的研究方法，指在尽可能接近真实世界的环境下，从个体或群体层面考虑，通过比较，从临床有效性和安全性、社会人文效应或经济效益等方面评价其利弊，帮助患者、医生、决策者和服务购买者等利益相关方做出改善医疗服务的决策，以使最恰当的干预或策略在最适宜的目标人群和最佳的时机获得最好的效果。

10. 实用临床试验（Pragmatic Clinical Trial/Pragmatic Trial，PCT）：又称实操/实效临床试验，指尽可能接近临床真实世界环境的临床试验，是介于 RCT 和观察性研究之间的一种研究类型。

11. 数据标准（Data Standard）：是关于如何在计算机系统之间构建、定义、格式化或交换特定类型数据的一系列规则。数据标准可使递交的资料具有可预测性和一致性，使数据具有信息技术系统或科学工具可以使用的形式。

12. 数据治理（Data Curation）：指针对特定临床研究问题，为适用于统计分析而对原始数据所进行的治理，其内容至少包括数据采集（可包含多个数据源）、数据安全性处理、数据清洗（逻辑判断及异常数据处理、数据完整性处理等）、数据导入和结构化（通用数据模型、归一化、自然语言处理、医学编码、衍生点位等）、数据传输等若干环节。

13. 随机对照试验（Randomized Controlled Trial，RCT）：一种采用随机化分组方法并选择合适对照设计的临床试验。

14. 外部对照（External Control）：在临床试验中，以试验对象以外的数据为对照，以评价所研究的干预效果。外部对照可以是历史数据，也可以是平行观测所获得的数据。

15. 医保数据（Medical Claims Data）：医疗保健提供者向保险公司提交的用以获得治疗和其它干

预措施赔付的医疗费用及相关医疗信息汇编。

16. 因果推断（Causal Inference）：基于真实世界数据，刻画干预或暴露与临床结局或健康结局的因果关系路径，充分考虑各种协变量和已测或未测混杂因素的影响，并控制可能的偏倚，采用恰当的统计模型和分析方法，做出干预或暴露与临床结局或健康结局的因果关系的推断结论。

17. 真实世界数据（Real-World Data，RWD）：来源于日常所收集的各种与患者健康状况和/或诊疗及保健有关的数据。并非所有的真实世界数据经分析后都能成为真实世界证据，只有满足适用性的真实世界数据才有可能产生真实世界证据。

18. 真实世界研究（Real-World Research/Study，RWR/RWS）：指针对预设的临床问题，在真实世界环境下收集与研究对象健康状况和/或诊疗及保健有关的数据（真实世界数据）或基于这些数据衍生的汇总数据，通过分析，获得药物的使用情况及潜在获益-风险的临床证据（真实世界证据）的研究过程。

19. 真实世界证据（Real-World Evidence，RWE）：指通过对适用的真实世界数据进行恰当和充分的分析所获得的关于药物的使用情况和潜在获益-风险的临床证据。

20. 自然人群（Natural Population）：又称全人群，包括临床人群和非临床人群。

21. 中间变量（Intermediate Variable）：指处于因果关系链中间、既受药物暴露影响、同时又影响结局的变量，或与结局有关联的变量；前者又称中介变量（mediator）。

附 2

真实世界证据应用示例

示例 1：利用真实世界证据支持新增适应症

申办方在某药上市后发起一项通过真实世界数据评价其在中国女性中减少临床骨质疏松性骨折的有效性和安全性研究。该研究遵循真实世界研究的良好实践，研究方案事先公开。真实世界数据来源具有良好的研究人群代表性，样本量达 4 万余人，该研究的主要终点通过病历审查进行验证，以倾向评分匹配作为主要分析方法，同时使用逆概率加权法、高维倾向评分调整等多种方法进行敏感性分析，并定量评估未测量到的混杂因素的影响。该真实世界研究的结果与全球 RCT 研究相近，并用不同数据来源、不同研究机构的真实世界数据重现出该结果。

示例 2：利用真实世界证据支持扩大联合用药

贝伐珠单抗（Bevacizumab）是一种血管内皮生长因子（Vascular Endothelial Growth Factor，VEGF）人源化单克隆抗体制剂，于 2015 年在中国获批联合化疗（卡铂与紫杉醇）用于不可切除的晚期、转移性或复发性非鳞状非小细胞肺癌患者的一线治疗。真实世界中患者所联合的化疗方案并不局限于卡铂与紫杉醇，还包括培美曲塞联合铂类、吉西他滨联合顺铂等。2018 年 10 月该药获批将治疗方案扩展为联合以铂类为基础的化疗方案，其中三项真实世界研究结果提供了强有力的支持证据。这三项研究回顾性分析了三家医院的患者数据，均显示在含铂双药化疗基础上联合贝伐珠单抗较单纯化疗显著延长 PFS 和 OS，与全球人群数据具有一致性，并且未发现新的安全性问题。此外，相关真实世界研究还提供了 EGFR 突变和脑转移等不同患者亚组中的疗效数据，从多角度证实了贝伐珠单抗联合疗法的有效性和安全性。

附3

真实世界研究常用统计分析方法

相较于RCT研究，真实世界研究中的统计分析方法主要是因果推断方法，其中特别需要注意对混杂效应的控制或调整，以避免得出有偏倚的效应估计。以下仅对部分常用的因果推断方法做概括性说明，具体的技术细节和使用参见相关文献（不排除其他方法的合理应用）。

一、描述性分析和非调整分析

对于真实世界研究，正确有效的描述性统计分析可以发挥较为重要的作用。例如，在疾病登记队列研究中，按暴露因素的不同水平对相关协变量进行分层描述统计有助于比较组间的均衡性；在倾向评分匹配数据集中，按暴露因素分组汇总统计相关协变量可帮助发现残余不均衡等。真实世界研究通常需要从大量协变量中考虑可能的混杂因素，利用描述性统计分析对受试者的相关特征进行广泛和全面的探索性分析是非常必要的。

二、调整分析

（一）协变量的选择

对于采用调整协变量的因果推断方法，协变量选择方法大致分为两类，一类是基于暴露至结局相关路径构成的因果关系网络，识别出风险因子、混杂因素、中间变量（Intermediate Variable）、时变型混杂因素（Time-varying Confounder）、碰撞节点变量（Collider Variable）及工具变量（Instrumental Variable），将风险因子和混杂因素作为协变量纳入模型，同时避免纳入中间变量、碰撞节点变量和工具变量，但对于时变型治疗或混杂等复杂情况，可能需要调整中间变量和碰撞节点变量，对此额外引入的偏倚，应注意采用合理的统计分析方法同时进行控制。在实际应用中，当部分因果结构已知时，协变量的选择方法可以基于相关疾病和治疗领域的背景知识，对所有观测到的、可能与结局相关的基线变量，已知的结局相关危险因素，以及治疗或结局的所有直接起因变量，都进行调整。另一类协变量选择方法是基于高维自动变量选择的方法，从数据中经验的学习变量间的相关关系，筛选出与处理因素和/或结局变量相关的变量作为协变量。上述两类方法可以结合使用，即首先利用专业经验知识，确定一个变量集合，然后使用适宜的经验学习方法，从中筛选出纳入最终分析模型的协变量。这样做的优点是限制了对经验学习的依赖性，在减小混杂效应的同时也减小了过度调整的风险。需注意的是，协变量的选择过程必须是公开、透明的。

（二）利用回归模型进行调整分析

利用各类回归模型对潜在混杂因素进行调整，从而估计药物暴露的效应，一般调整的变量可能同时与研究的处理因素和结局指标相关，且在因果路径上位于处理因素之前。回归模型的选择应考虑：模型的假设是否成立，自变量的选择是否恰当，是否需要利用汇总的协变量（如PS或疾病风险评分），暴露变量和反应变量（结局事件）的发生率等。

（三）倾向评分

倾向评分定义为在观察到的协变量条件下，观察对象接受某种处理（或暴露）的概率，可以综合概括所有已观测到的协变量的组间均衡性。对基于这些协变量的倾向评分进行调整，可以有效地控制混杂效应，是一种在有较多协变量的情况下对混杂效应的调整方法。通常可采用倾向评分匹配法（Propensity-score Matching），倾向评分分层法（Stratification/Subclassification），逆概率加权法

（Inverse Probability of Treatment Weighting，IPTW），以及将倾向评分作为唯一协变量纳入统计模型进行调整分析等方法进行因果效应估计。

利用倾向评分进行因果效应估计时，需要判断倾向评分接近的患者在不同组间的协变量分布是否均衡、不同组间倾向评分分布的重合性如何。对于重合性不好的情况可以考虑补救方案，如限制研究对象范围为各组倾向评分分布的重叠区域，但应注意由此引发的目标人群变化可能导致因果效应估计结果不适用于原始目标人群。需注意的是，倾向评分匹配方法只能对已知的观测到的协变量进行调整，对未知或未观测到的协变量需要借助敏感性分析进行评价。另外，传统回归方法与倾向评分匹配法各有利弊，前者不能保证研究协变量一定均衡，后者可能会导致样本量减少，因此进一步的敏感性分析是非常必要的。

（四）疾病风险评分（Disease Risk Score，DRS）

疾病风险评分与倾向评分作用相似，是一个基于所有协变量的综合指标，定义为假定无暴露和特定协变量条件下，发生结局事件的概率。估计 DRS 的方法一般分为两类：一类是利用研究样本的所有观测值进行拟合，将暴露（设值为无暴露）与协变量作为自变量，研究结局作为因变量得到相应的 DRS 预测值；另一类是仅利用无暴露的样本估计 DRS，然后将所有研究样本的协变量取值回代入 DRS 模型，对所有研究样本计算相应的 DRS 预测值。

对于结局事件常见但处理（暴露）因素罕见，或者可能存在多重暴露的研究，DRS 方法是一种较好的选择，能够平衡不同组间样本的基线疾病风险。对于处理（暴露）因素多水平，且部分水平较罕见的情况，建议选择 DRS 方法而非 PS 方法。

（五）工具变量

上述传统多元回归、倾向评分和疾病风险评分等方法只能控制已测混杂，对未知或无法测量的混杂因素无法调整。工具变量能够控制未观测到的混杂因素，进而估计出处理与结局的因果效应，不涉及具体地对混杂因素/协变量的调整。如果某变量与处理因素相关，并且对结局变量的影响只能通过影响处理因素实现，同时与暴露和结局的混杂因素不相关，那么该变量可以称为一个工具变量。

使用工具变量最大的难点在于找到合适的工具变量。首先，工具变量必须与暴露和结局的所有观测到或未观测到的混杂因素不相关。其次，工具变量对结局不能有直接影响，除非通过处理至结局的通路间接作用于结局。最后，工具变量必须与研究的处理因素相关，而且相关性越高越好。可采用二阶段最小二乘估计等方法利用工具变量进行因果效应估计。

三、缺失数据考虑

缺失数据在真实世界研究中通常难以避免，不仅结局变量可能缺失，协变量也有可能缺失。研究者和申办方应考虑优化试验设计，尽可能地将缺失率降到最低。

在进行主要分析前，应先尝试分析数据缺失的原因。通常缺失数据按缺失机制可以分为三种情况：完全随机缺失（Missing Completely At Random，MCAR）、随机缺失（Missing At Random，MAR）和非随机缺失（Missing Not At Random，MNAR）。完全随机缺失指数据缺失的概率与所有已测或未测的协变量及结局变量均无关。随机缺失指在给定的已测协变量取值和结局变量条件下，数据是否缺失是随机的，与潜在结局无关。而非随机缺失指数据的缺失概率与缺失值本身有关，同时也可能与已测协变量及结局变量有关。

对于缺失数据，选择正确的方法进行填补和分析是避免偏倚和信息损失的有效手段，否则会因剔除缺失数据而导致样本量减少、降低研究效率。恰当的填补方法应根据缺失机制和临床问题建立相应的假设来确定。一般来说，对于完全随机缺失，可以只对数据完整的样本进行分析；对于随机缺失，可以构建统计模型进行预测填补，例如多重填补（Multiple Imputation，MI）、传统回归模型方法、马尔科夫链蒙特卡洛（Markov Chain Monte Carlo，MCMC）方法、全条件定义法（Fully

Conditional Specification，FCS）等；对于非随机缺失，可利用模式混合模型（Pattern Mixture Models，PMM）方法，分别对缺失数据和非缺失数据构建不同的统计模型进行分析。此外，还有单一值填补方法，其优点是原理简单、易于操作，缺点是即使在随机缺失条件下也不能保证结果正确有效，且没有考虑缺失值的变异性，因此一般不建议用于主要分析。

在可能有协变量缺失的观察性研究中，对不同缺失模式可考虑使用一些常规统计方法，包括完整数据分析法、多重填补法和倾向评分法。

需要明确的是，三种数据缺失机制假设通常均无法直接检测，只能通过对数据收集过程的描述和理解来说明其合理性。现实中，难以确定最佳的或唯一适用的缺失数据处理方法，也没有任何方法可以得到与原始完整数据一样的稳健无偏估计。应对缺失数据的最佳策略，关键在于研究的合理设计和实施。

四、敏感性分析和偏倚的定量分析

上述各种因果推断方法均有各自的适用条件和假设，例如未观测协变量的可交换性、一致性和正相关性，因此需要针对这些假设进行敏感性分析，以期对因果推断结果的稳健性进行评价。例如，两个基线协变量相同的患者，其未观测的协变量可能会导致接受治疗的概率完全不同。敏感性分析可以检测未观测的协变量对疗效估计偏倚的影响，协助确定基于接受治疗概率而估计的疗效的上下限。

关于偏倚的定量分析，应保证分析过程透明、可信，一般采用以下步骤：①结合因果结构模型和观测数据，以鉴别可能的偏倚；②利用含有假设的因果图计算偏倚的大小及其对因果效应解释的影响；③结合研究目的和偏倚模型，利用偏倚参数的分布来评价偏倚的大小和不确定性。

最后需要特别说明的是，对于分析结果的解释，真实世界研究与其它确证性研究一样，应尽可能全面、客观、准确、充分，不能仅仅强调统计学意义（如 P 值和置信区间），更要注重临床实际意义；不仅要看最终的结论，还要看形成该结论的整个证据链的逻辑性和完整性；不仅要看整体结论，也要关注亚组效应；不仅要控制已测或可测的混杂因素，还需控制潜在未测或不可测混杂因素（如采用历史事件率比进行调整）；此外，对各种可能偏倚和混杂的控制和影响需要给予尽可能详尽的阐述。

附 4

真实世界研究有关中英文词汇对照

中文	英文
病例登记	Patient Registry
单臂临床试验	Single-arm/One-arm Trial
电子健康档案	Electronic Health Record，EHR
多重填补	Multiple Imputation，MI
非随机缺失	Missing Not At Random，MNAR
工具变量	Instrumental Variable
观察性研究	Observational Study
国家药品不良反应监测哨点联盟	China ADR Sentinel Surveillance Alliance，CASSA
患者报告结局	Patient Reported Outcome，PRO
回顾性观察性研究	Retrospective Observational Study
疾病风险评分	Disease Risk Score，DRS
历史事件率比	Prior Event Rate Ratio
临床人群	Clinical Population
临床试验	Clinical Trial
马尔科夫链蒙特卡洛	Markov Chain Monte Carlo，MCMC
美国食品药品监督管理局	Food and Drug Administration，FDA
模式混合模型	Pattern Mixture Models，PMM
逆概率加权法	Inverse Probability of Treatment Weighting，IPTW
欧盟药品管理局	European Medicines Agency，EMA
欧盟药品局总部	Heads of Medicines Agencies，HMA
碰撞节点变量	Collider Variable
前瞻性观察性研究	Prospective Observational Study
倾向评分	Propensity Scores，PS
倾向评分匹配法	Propensity-Score Matching
国际人用药品注册技术要求协调会	International Council for Harmonisation of Technical Requirements for Pharmaceuticals for Human Use，ICH
日本药品和医疗器械管理局	Pharmaceutical and Medical Devices Agency，PMDA
时变型混杂因素	Time-varying Confounder

中文	英文
实效比较研究	Comparative Effectiveness Research，CER
实用/实操临床试验	Pragmatic Clinical Trial，PCT
数据标准	Data Standard
数据治理	Data Curation
随机对照试验	Randomized Controlled Trials，RCT
随机缺失	Missing At Random，MAR
外部对照	External Control
完全随机缺失	Missing Completely At Random，MCAR
卫生信息系统	Hospital Information System，HIS
血管内皮生长因子	Vascular Endothelial Growth Factor，VEGF
医保数据	Medical Claims Data
因果推断	Causal Inference
真实世界数据	Real World Data，RWD
真实世界研究	Real World Research/Study，RWR/RWS
真实世界证据	Real World Evidence，RWE
中间变量	Intermediate Variable
自然人群	Natural Population

指导原则

临床试验的电子数据采集技术指导原则

（2016 年第 114 号　2016.07.27）

一、引言

近年来随着互联网和计算机技术的不断发展，电子数据采集技术在临床试验中越来越多地被采用，它与传统的基于纸质的采集方式不同，具有数据及时录入、实时发现数据错误、加快研究进度、提高数据质量等优势，因此各国药品监管部门都鼓励临床试验中采用电子数据采集技术以保证数据质量。

为了促进我国临床试验电子数据的完整性、准确性、真实性和可靠性符合《药物临床试验质量管理规范》和监管部门相应技术指南的原则要求，有必要对临床试验中应用电子数据采集技术的基本考虑和原则进行明确阐释，本指导原则通过对电子数据采集技术的概念和基本考虑，电子数据采集系统的基本技术要求以及在临床试验实施不同阶段的应用要求的详细阐述，旨在帮助和指导相关各方，包括申办者、合同研究组织（CRO）、临床研究者等在临床试验中规范合理地应用电子数据采集这一技术。

二、电子数据采集的定义

电子数据采集（Electronic Data Capture，EDC）是一种基于计算机网络的用于临床试验数据采集的技术，通过软件、硬件、标准操作程序和人员配置的有机结合，以电子化的形式直接采集和传递临床数据。

随着信息技术的发展，移动电子设备如平板电脑、智能手机、扫描仪等已具备作为 EDC 终端的条件，EDC 系统已能将基于网络的交互应答系统（IWRS）、药物警戒系统、数据分析和报告系统、试验药品管理系统等整合成一体；同时，国际公认的数据标准（如 CDISC）也正在 EDC 中得以应用。

三、应用电子数据采集技术的基本考虑

当今时代，临床试验的各个阶段（从准备到研究结束）都离不开计算机化系统的辅助，而确保数据质量及其真实完整性是使用 EDC 系统的根本要求。

（一）数据质量与真实完整性

数据质量和真实完整性是对整个临床试验的有效性和安全性进行正确评价的基础，是药品监管科学的核心要素。申办者在进行电子化临床试验数据管理的过程中应建立完善的基于风险考虑的质量管理体系，并遵循数据质量的 ALCOA+ 原则，即可归因性（Attributable）、易读性（Legible）、同时性（Contemporaneous）、原始性（Original）、准确性（Accurate）、完整性（Complete）、一致性（Consistent）、持久性（Enduring）和可获得性（Available When Needed）。

（二）系统的风险管理

电子化系统的风险管理对于保证临床试验的数据质量和真实完整性十分重要。风险管理的基本过程包括风险严重性的评估、出现风险的可能性分析、实际风险的监测、风险的纠正和预防等方面。

（三）生命周期

EDC 的生命周期包括两个方面，即 EDC 系统本身的从开发到退役的整个过程，和投入运行后的 EDC 系统在服务于临床试验项目过程中的运营周期。

1. 系统的生命周期

一个计算机化系统有自身的生命周期，历经开发、运用、维护和退役等多个阶段。EDC 系统的生命周期包括：立项、用户需求、系统需求、系统设计、系统开发、系统测试、系统发布、系统维护更新、系统退役等。计算机系统的生命周期规范是要确保系统自始至终都保持着被验证过的状态。

2. 项目应用的生命周期

申办者在选择 EDC 系统时，应对系统进行严格的评估和审查，以确保用于临床试验的 EDC 系统符合本指导原则的要求。EDC 系统服务商应能提供完整、规范的系统验证文档。实际项目在投入运营前应完成用户接受测试（User Acceptance Testing，UAT）。

项目应用的生命周期包括但不限于：eCRF 构建、系统设置、用户接受测试、数据采集、数据核查、数据锁库、数据导出、数据及系统保存、系统下线与归档等。

四、电子数据采集系统的基本要求

EDC 系统作为一种计算机化系统，由所有相关的软硬件及其配套环境组成，包括功能性软件、配套的硬件设施、研发和使用人员的资历和培训、设备运行管理（如标准操作程序、维护等）及系统应用环境（如变更管理和安全保障、后台数据存储要求和管理、不同系统间的数据交换管理及其程序）等。

（一）软件

1. 系统开发

在系统开发之前，开发者要对系统的整体构架、运行环境、底层数据库结构、用户需求、功能模块、技术参数等制定周密的开发计划，并在开发过程中严格按照计划执行。开发过程中对计划的任何修改或补充、开发日志、测试记录、验证计划和记录、系统发布文件等均需存档备案。开发者必须建立系统开发规程及其文件审批程序，并存档备查。

2. 系统验证和版本控制

系统验证必须在 EDC 系统上线运行（包括系统升级版本或升级相关模块）之前完成。系统验证必须有标准操作程序，并对涉及的人员及相应的职责明确规定。系统验证的相关文档必须齐全，包括：

—系统验证计划书

—系统测试脚本

—系统测试结果

—系统测试报告

—系统验证证书

开发者应当建立版本更改控制操作规范，避免未授权的系统变更及其运用。EDC 升级时，必须对前一版本完全兼容，确保系统升级后能正确地读取原有数据，而不会对原有数据造成任何破坏或丢失。

3. 系统的基本功能

（1）eCRF 构建

EDC 系统应具有生成符合临床试验方案的电子临床病例报告表（eCRF）的功能。

（2）数据保存和稽查轨迹

EDC 系统一旦保存输入的数据后，系统应对所有数据的删改保留稽查轨迹，稽查轨迹不允许从系统中被删除或修改。

稽查轨迹包括：

—数据的初始值，产生时间及操作者；

——对数据的任何修改，日期和时间，修改原因，操作者。

（3）逻辑核查

EDC系统的最大的优势是在数据进入系统时，能够对数据进行实时自动逻辑核查，比如数据值的范围、逻辑关系等。自动核查的条目根据不同临床试验的具体情况在数据核查计划中制定。EDC系统应具备构建逻辑核查功能模块。

（4）数据质疑管理

EDC系统应该配置临床试验数据质疑产生、发布、关闭的功能模块。数据管理员和/或临床监查员经授权后可以通过质疑管理模块将数据质疑发布给临床研究机构；临床研究机构对有质疑的数据进行确认、解释或更正；经授权的数据管理人员根据答复情况来决定是否关闭该数据质疑或将答复质疑不符要求的数据再质疑。数据质疑记录痕迹应予以保存备查。

（5）源数据核查确认

源数据核查确认是确保临床数据真实完整性的必要措施之一。临床监查员负责对保存在EDC系统中的数据进行源数据核查。源数据的确认可借助系统的数据质疑功能完成。对源数据的核查工作，EDC系统应具备标注的功能。

（6）电子签名

EDC系统应具有电子签名功能，其适用于要求电子签名的所有电子记录，包括产生、修正、维护、存档、复原或传递的任何形式的电子表格。电子签名可采用登录密码和系统随机产生的授权码来实现。电子签名与手写签名的关联性和法律等效性应当在被授权用户实施电子签名前声明并确认，被授权的电子签名与其书面手写签名具有同等的法律效应。

（7）数据库的锁定

EDC系统应该具备防止核查过或确认过的清洁数据被更改的锁定功能。临床数据清理工作完成后，EDC系统应当具备数据库锁定的功能。

（8）数据存储和导出

EDC系统应当能储存、导出或转换成符合临床试验稽查要求、药品审评要求的数据格式。

（二）硬件

采用EDC系统需考虑服务器和终端计算机的条件是否满足系统的环境运行要求，如操作系统、数据库管理系统、浏览器、中央处理器（CPU）速率、网络或系统负载配置及其响应速度、硬盘与内存大小、多媒体数据支持功能配置需求（图像、视频、声音等）等。硬件的管理应当由相应的标准操作程序进行规范。

（三）人员

1. 系统培训

EDC系统在投入临床试验项目运行之前，申办者或其委托的第三方应及时组织实施对所有EDC系统使用人员的培训。适时、充分的培训是正确操作EDC系统的关键。系统使用人员培训合格后才能获得相应的使用权限。培训记录必须存档备查。

2. 技术支持

申办者或其委托的第三方应提供全天候的系统技术支持，以确保临床试验的顺利进行。

（四）系统的环境及使用要求

1. 物理和网络环境

系统应安装在安全的物理环境中，物理环境的安全性一般可通过如下措施得以保障：对载体接触人员的限制、记录和监控；双电源或UPS；防震、防火、防水、防热、防潮（非主观的）；防破坏、防盗窃（主观的）等。

系统的网络环境，即数据传输的电子网络（如互联网或局域网）所处的环境，亦应保证安全，一般可通过如下措施得以保障：建立防火墙或其他软硬件等以防病毒、木马、黑客、间谍软件入侵。

2. 数据的安全性

系统服务器及其数据库应优先考虑远程或异地备份，以确保系统运行的连续性和数据的安全性。当无法实现时，应使用离线备份装置定期备份并在适当的物理环境中予以保存。

如因不可抗力或不可控因素造成 EDC 系统运行中断时，EDC 供应商应有相应的应急预案，并根据服务器和数据库备份，使 EDC 系统在最短时间内恢复正常运作。

3. 权限控制

EDC 系统应具备用户管理、角色管理和权限管理功能模块。

EDC 系统的所有用户必须拥有唯一的用户名和密码组合。密码在系统内部必须以加密方式存储，建议定期更换以增加系统的安全性。也可以用动态口令卡、USB-KEY 数字证书、生物学标记（如指纹）等更高级别的安全措施来替代密码。

EDC 系统应保存用户每次登录的日期和时间、IP 地址、操作内容和操作者。

4. 系统的标准操作程序

无论是 EDC 系统的服务供应商还是用户都应当建立管理 EDC 服务、运营和维护的标准操作规程（SOP），并在实际使用和管理中遵循 SOP。所有执行或实施 SOP 的记录需存档备查。

五、电子数据采集系统的应用要求

（一）试验启动阶段

1. 准备工作

（1）申办者的准备工作

在采用 EDC 系统开展试验启动阶段，申办者或其委托方应做好相应的准备工作，确保参与研究的所有工作人员接受相应的培训以胜任各自所承担的工作，保证临床试验的顺利实施和质量控制。

（2）研究机构的准备工作

临床研究机构应在试验开始前做好相应的准备工作，包括机构的网络环境、计算机设备、硬件、软件的准备，EDC 操作人员的培训、与 EDC 相关文档及其管理 SOP 的准备等。良好的网络环境是临床机构使用 EDC 系统的前提。EDC 系统操作人员应受到培训，并具备足够的经验去完成 EDC 中的角色所规定的职责。

（3）用户技术支持

申办者或其委托的第三方应为 EDC 系统用户提供及时有效的技术支持。EDC 系统的操作人员能在第一时间联系到技术支持人员；技术支持在合理的时间内能够解决问题，如忘记密码、权限管理错误、无法解决的录入错误等。用户技术支持可以采用在线帮助和热线电话等方式。技术支持人员要在试验开始前签署系统技术支持服务协议或合同。

2. 数据库的构建与测试

数据库的建立及用户测试要在研究项目招募第一个受试者之前完成。研究机构的准备、用户权限设置、相关培训和用户技术支持等工作也需在招募受试者之前完成。

（1）eCRF 的构建及外部数据与 EDC 的整合

数据管理人员在设计 eCRF 时，应严格依据研究方案采集与研究分析内容相关的数据点。eCRF 设计时应考虑到对受试者隐私的保护。数据管理人员对所需采集的数据点应预先定义，构建 eCRF 时应生成注释 eCRF，并形成 eCRF 填写指南。

EDC 系统的数据库构建应当依赖于临床试验方案，以项目的 eCRF 为依据。建库完成后应进行数据库测试，以确保相关程序正确运行。

临床试验中需要采集很多病例报告表以外的外部数据，这些数据可以通过第三方以电子化形式传输到数据库，因此在设计外部数据整合时需要定义数据传输所需的数据点及相对应变量，并确定完整的变量列表。变量列表应包括对每一个变量类型的定义，如数值型、字符型、日期型等。同时需要对特殊字符和绝对值进行明确定义。传输协议应约定传输的方法和频率，并且应对数据传输失败时如何进行重新传输有明确的规定。

（2）逻辑核查的构建

逻辑核查是 EDC 系统针对数据库数据的完整性、一致性和准确性而进行的核查方式，可采用自动逻辑核查与人工逻辑核查两种方式。数据管理人员需结合所应用 EDC 系统特点并根据项目实际要求进行逻辑程序的设计和测试。当遇到不合理数据时，系统可以提醒研究者进行录入数据的检查，但不能阻止数据的继续录入，也不能诱导研究者录入所谓"正确"的数据。

（3）用户接受测试

用户接受测试由申办者或其委托的第三方负责，由 EDC 系统的使用者，如数据管理人员进行测试，将模拟数据录入 EDC 系统，测试系统是否按照设计要求对所有数据正确储存、逻辑核查正确执行、外部数据能与 EDC 系统正确整合。在招募第一个受试者之前数据管理人员需要完成全部测试，测试流程由下列步骤组成：准备测试计划书，输入测试数据，执行测试，签署、确认及归档测试结果。

数据库测试

数据管理人员应当在测试数据库之前制定测试计划书，测试系统功能是否与前期设计及说明书一致。测试内容包括：浏览及录入页面设计，各个访视顺序、访视中的录入表格顺序及每个数据点的顺序；不同用户浏览权限的准确性等等。

逻辑核查测试

数据管理人员还需要测试 EDC 系统能否按照预先设计准确执行质疑提示的触发和关闭。测试时需考虑尽可能多的逻辑情况，用正确和非正确的数据反复测试触发功能。同时要测试质疑信息的文字与预先的设计是否一致。

外部数据与 EDC 系统整合测试

数据管理人员还需要测试外部数据与 EDC 系统整合的正确性，可能包括医学编码系统、交互语音/网络应答系统（IVRS/IWRS）、受试者报告结果（ePRO）、中心实验室数据等。数据管理人员需依据传输协议要求，测试外部数据能否正确完整地导入 EDC 系统。任何一种影响外部数据及 EDC 数据的关键变量的改变都可能导致数据整合失败，因此，任何外部数据库或数据库结构改变后，都应重新进行测试。

签字与存档

每一步测试内容及结果需要测试人员签字确认并存档。对每一次程序修改，测试人员都要对更改部分以及与更改内容相关的数据点重新进行全面测试并签字、确认及存档。全部测试结束后总负责人需要签字确认及存档。

（4）eCRF 填写指南

eCRF 填写指南是提供给研究人员有关如何正确填写病例报告表的填写细则。填写指南应清晰易懂，对每页表格及各数据点都应有具体说明，强调 EDC 系统的功能与安全、操作注意事项和技术支持信息，明确说明电子签名的使用方法和要求、数据填写及更改的正确方式，并明确有特殊要求数据的填写规则。

3.上线使用

当电子病例报告表、逻辑核查和数据库的设计开发完毕，数据管理人员需确认所有设计开发步骤成功通过用户测试，确认所有设计文档和测试文档最终签字、存档。一切准备就绪，EDC 系统即可上线。

（二）试验进行阶段

1. 数据来源

源数据包括研究者检查获取的、仪器自动采集的以及受试者日志等，可以是纸质来源，也可是电子来源。采集的方式包括通过终端的人工录入或自动载入数据库。

2. 数据录入要求

研究人员需按照 GCP 和研究方案要求来采集受试者数据，同时依据申办者制定的填写指南准确、及时、完整、规范地填写 eCRF。

研究者必须保存研究记录和数据，包括电子源数据和电子文档。每个数据点都必须在研究机构有原始文档支持。凡被作为原始信息的记录或者文档（即受试者原始数据）需妥善保管以供申办者的稽查及监管部门的视察。

临床试验采集的数据需在每次访视后依据项目要求尽快录入数据库。具体的录入时限要求一般在数据管理计划中详细规定。

3. 数据核查

数据管理人员应根据事先制定的核查计划进行充分的核查以确保数据的正确性和完整性，具体内容与方式参见监管部门的相应技术要求。

对于采用 EDC 技术的临床试验，特别要注意确保外部数据及时整合至 EDC 数据库并在规定时间内完成数据一致性核查，常见的外部数据核查包括实验室外部数据、电子日志、交互应答系统的数据与整合后 EDC 数据库的核查等。

4. 源数据核查确认

研究机构应该根据监管要求保留源文件。源数据核查确认一般是由临床监查员对试验采集数据和源文件的一致性进行的检查，可以在现场进行，也可以远程进行，并需 EDC 系统内标注和记录。

5. 变更控制

EDC 在使用中变更的原因一般来自两个方面：系统更新或研究方案的修订所导致的数据采集发生变化。变更过程须严格控制，详细记录变更内容、开始日期、结束日期，并确保原有数据无损。变更后的系统需进行充分测试，重新上线时应及时以适当的途径告知所有系统使用人员。

6. 研究者签名

在数据录入完成，并且所有数据质疑都已关闭后，研究者在 EDC 系统里对 eCRF 做电子签名。签名后 EDC 系统一般不再允许数据改动。如果签名后有任何数据改动，则电子签名无效。

7. 监管部门的现场视察

临床试验进行中的现场视察，应在 EDC 系统中为视察人员分配仅限浏览功能的用户权限，视察工作结束后应及时关闭该权限。

（三）试验结束阶段

1. 数据库的锁定

无论是基于纸质 CRF 的临床试验还是基于 EDC 系统的临床试验，数据库锁定都是临床试验中的一个重要里程碑。数据库锁定前，必须完成既定的数据库锁定清单中要求的所有任务，同时要最终核实研究者的电子签名。

（1）核实电子签名

使用 EDC 系统的研究，要在数据库锁定之前，核实研究者在 eCRF 上的电子签名，以确认 eCRF 的数据是完整的和准确的。如果在已经签名的 eCRF 上改动某个数据，研究者必须在该 eCRF 上重新签名。

（2）数据库锁定

数据库锁定的条件和流程应遵守数据库锁定的 SOP。当完成了数据库锁定清单的所有任务，核实了研究者的电子签名，完成了数据质量评估，数据库锁定得到批准，并通知试验相关人员之后，方可正式进行整个数据库的锁定，取消所有用户对数据的编辑权限。锁定后的数据可以用作最终分析和归档。

（3）数据库解锁

EDC 系统应该具备解锁功能以允许对锁定后的数据进行必要的更改。数据库一般不得解锁，如需解锁，其解锁条件和流程必须执行相应的 SOP，且解锁的过程必须谨慎控制，仔细记录。

2. 归档

临床试验数据（包括原始病历，源文件等）的归档应当严格遵守 GCP 以及法规的要求。

在数据库最终锁定后，即可对 eCRF 进行归档。归档文件应包括整个试验过程中采集到的所有受试者的数据及其稽查轨迹，以确保自数据库创建后，在 EDC 系统中发生的所有数据的录入和修改都有保存和记录，以便稽查时数据的重建。

临床试验结束后将关闭 EDC 系统，如监管机构进行现场视察，应向视察人员提供所要求的归档文件，以重现试验的数据管理过程。

（1）研究机构的归档文件

研究结束后，申办者将归档的 eCRF 存储在比较持久的、且不能进行编辑的储存介质中，并交研究机构保存。机构应以签名的方式确认接收，该签字文档也应归档备查。研究机构应按法规要求保存相关文档，基于 EDC 系统的临床试验应保存 PDF 格式的 eCRF，申办者要确保提供给研究机构的 eCRF 的质量，其他保存的文件参照 GCP 的要求。

（2）申办者的归档文件

采用 EDC 系统进行的临床试验，除了 GCP 对临床试验文件保存的要求外，还要保存以下的文档，但不限于：

1）数据管理计划书和数据管理总结报告；

2）数据核查计划；

3）用于统计分析的清洁数据库；

4）eCRF 构建的全套内容，包含 eCRF 表单、逻辑核查、衍生变量等；

5）空白的 eCRF 和注释 eCRF（PDF 格式）；

6）每个受试者完整的 eCRF（PDF 格式）；

7）每一研究机构收到 eCRF 归档的确认函；

8）EDC 用户手册、eCRF 填写指南；

9）与 EDC 系统和流程相关的 SOP；

10）EDC 系统的验证文件；

11）EDC 系统用户接受测试文件；

12）各机构研究者的电子签名声明；

13）研究过程中的 EDC 系统的变更（如系统升级，eCRF 版本升级等）的测试文件与再上线通告；

14）与 EDC 系统恢复有关的文件；

15）EDC 系统技术支持服务协议或合同；

16）申办者和研究人员的培训材料与培训记录等培训证明文件；

17）锁定后研究数据的更改记录；

18）稽查轨迹；

19）用户权限历史记录（所有 EDC 系统用户的用户名，访问权限，及其发布、更改，或失活的日期）；

20）灾难恢复过程的相关文件；

21）研究过程中的应急计划的相关文件。

由于归档 eCRF 中通常会包括多种不同格式的数据信息，因此归档文件也可能采用多种文件格式，并在不能进行编辑的储存介质中保存。

六、名词解释

计算机化系统（Computerized System）：临床试验中计算机化系统不单单是指计算机运用本身。计算机化系统中的"系统"意味着一个与临床研究过程有关的各个功能性软件和硬件配置环境，包括与之相配合的人员、设备、政策和程序等。从计算机化系统的生命周期而言，它涉及到计算机化系统的建立、验证、维护、运营、变更管理、退役和相关数据申报等规程及其相涉及的人员资质和培训，系统环境管理的标准操作规范和安全措施等药政规范要求。从临床试验中的计算机化系统的运用生命周期而言，计算机化系统就是一个以电子表格的形式建立、修正、维护、存档、检索或传输临床数据的电子信息系统及其与之管理相关的人员和系统运营环境体系。

版本控制（Version Control）：是计算机软件开发过程中常见的标准管理方法之一，用来追踪、维护源码、文件以及设定档等的改动，并且提供控制这些改动控制权的程序。最简单的版本控制方法就是给完成的软件程式编号，确保不同人员所编辑的同一程式档案都得到同步。

系统验证（System Validation）：是指建立计算机化系统生命周期管理的文档化证据，以确保计算机化系统的开发，实施，操作以及维护等环节自始至终都能够高度满足其预设的各种系统技术标准、使用目的和质量属性，和处于监控的质量管理规程中，并能在其投入应用直至退役过程中都能高度再现和维护系统的标准和功能符合监管要求。

测试脚本（Test Script）：用于验证计算机运用软件能满足设计的需求和检测软件执行功能中可能存在的错误所设定的系列特定测试指令。这些测试指令可以手工的方式进行测试（此时称之为测试用例），或被自动化测试工具执行。根据特定测试目标或条件，如执行特定的程序路径，或是验证与特定需求的一致性等，其通常由预设的一组输入值、执行入口条件（如角色权限）、预期结果、实际结果和执行出口条件（如通过否）所组成。

注释 eCRF（Annotated eCRF）：是对空白的 CRF 的标注，记录 CRF 各数据项的位置及其在相对应的数据库中的变量名和编码。

稽查轨迹（Audit Trail）：是计算机系统（如数据管理系统）的基本功能。是指系统采用安全的和计算机产生的带有时间烙印的电子记录，以便能够独立追溯系统用户输入、修改或删除每一条电子数据记录的日期，时间，以及修改原因，以便日后数据的重现。任何记录的改变都不会使过去的记录被掩盖或消失。只要受试者的电子记录保存不变，这类稽查轨迹文档记录就应当始终保留，并可供监管视察或稽查员审阅和复制。

逻辑核查（Edit Check）：是指临床试验数据输入计算机系统后对数据有效性的检查。这种核查可以通过系统的程序逻辑，子程序和数学方程式等方法实现，主要评价输入的数据域与其预期的数值逻辑、数值范围或数值属性等方面是否存在错误。

源数据核查确认（Source Data Verification，SDV）：是指评价记录在临床试验病例报告表中的数据与源数据一致性的行为，以确保所采集数据的完整性、准确性和可靠性，使得临床试验项目日后重现成为可能。

电子签名（Electronic Signature）：电子签名是指任何用电子文件手段（如符号或一系列符号所组成的数据集）的形式所含或所附用于识别签名人身份的签名。这种由个人执行、采用或授权使用的电子签名与其手写签名具有同样法律效力。在临床试验中，对任何试验数据和文件的电子签名表明这个电子签名人已经接受或认可了其签署的相关电子记录文件内容或数据、符号或程序。

权限控制（Access Control）：是指按照临床试验电子系统的用户身份及其归属的某项定义组的身份来允许、限制或禁止其对系统的登录或使用，或对系统中某项信息资源项的访问、输入、修改、浏览能力的技术控制。

服务协议（Service Level Agreement，SLA）：是服务合同的一个组成部分，是服务的提供方与用户之间在一定预算内，就服务的范围、质量要求、可靠性和职责等方面所达成的双方共同认可的协议或契约。服务协议通常是保证服务质量的主要依据。服务协议是法律文档，内容应包括所涉及服务的细则、服务支持内容、未能提供所需服务时的补救措施或惩罚条款、客户服务和软件硬件支持细则及费用等。

系统上线（System Go Live）：系统上线是系统在完成创建、验证、检测步骤后第一次正式开始运行，使用者可以开始使用该系统进行实际业务操作。

外部数据（External Data）：是由外部数据提供方采集的数据。外部数据可以通过电子数据上传或数据直接对接的方式传输到临床数据管理系统，经过数据整合后再进行分析；也可以不与临床数据库中的数据整合，在数据分析时，作为一份独立的数据源，与临床数据库内的数据一起直接参与数据分析。外部数据包括多种数据来源，多数为打包上传的电子数据，非纸质记录或直接录入到EDC系统的数据。

用户接受测试（User Acceptance Testing，UAT）：用户接受测试是由临床数据管理系统的用户进行的一种检测方式，检测记录可用以证明所设计系统经过了相关的验证过程。用户应全面检测所有正确和错误数据组合，记录检测结果。全面的检测文档应包括验证方案、测试细则记录、测试总结报告和验证总结报告等。

源数据（Source Data）：临床研究中记录了临床症状、观测值和用于重建和评估该研究的其他活动的原始记录和核证副本上的所有信息。源数据包含在源文件中（包括原始记录或其有效副本）。

变更控制（Change Control）：指EDC在使用中进行变更时对变更过程的控制。变更的原因一般来自两个方面：系统更新或研究方案的修订所导致的数据采集发生变化。变更过程应事先严格规划，事后详细记录。规划中应明确变更的内容，指定具体实施的人员、方法和步骤；记录中应包括开始日期、变更实施过程中的规划偏离和应对措施以及最后的处理结果、结束日期，此即所谓的过程控制。变更控制的主要目的有两个方面：确保原有数据无损；变更后的EDC满足预期的要求。

数据库锁定（Database Lock）：为数据管理人员依据数据管理计划（DMP）关闭临床试验数据库，使之无法更改。它是在临床试验结束、EDC系统的所有质疑被解决、经相关批准手续后实施的。被锁定的数据库一般不得改变。

数据库解锁（Database Unlock）：即数据管理人员依据数据管理计划（DMP），打开已锁定的数据库。只有在发现一些重要的数据问题方可解锁，如安全性数据的一致性问题等。一般性数据错误可不必对数据库解锁，附以说明文件即可。数据库解锁是反映数据管理质量的优劣，不得轻易进行。

储存介质（Storage Medium）：储存临床数据的各类载体，常见的载体为计算机硬盘、光盘等。

数据管理计划（Data Management Plan，DMP）：是由数据管理人员依据临床试验方案书写的一份动态文件，它详细、全面地规定并记录某一特定临床试验的数据管理任务，包括人员角色、工作内容、操作规范等。DMP的修订与升级伴随整个试验阶段。

数据管理报告（Data Management Report）：是在临床研究结束后，数据管理人员撰写的研究项目数据管理全过程的工作总结，是数据管理执行过程、操作规范及管理质量的重要呈现手段。通常以定性和定量的参数来表达，如数据量、疑问数等。

数据核查计划（Data Verification Plan，DVP）：也称逻辑核查计划，是由数据管理员为检查数据的逻辑性，依据临床试验方案以及系统功能而撰写的系统设置文件。它由项目成员参与讨论确定，EDC系统将据此发出质疑。DVP是EDC系统的最重要文件之一，可作为DMP的附件或单独成文。

衍生变量（Derived Variable）：是经原始数据转化而来的变量，如受试者的年龄可以由知情同意书签署日期减去该受试者的出生日期转化而来。

应急计划和灾难恢复计划（Contingency & Disaster Recovery Plan）：数据管理员与相关人员对可能导致 EDC 系统运行中断的灾难事故进行预估，并据此撰写的制定相关对策的文件，以保证临床数据不会丢失的安全以及试验的顺利实施。本计划包括对人员、软硬件设施的要求；同时预估发生重大的数据丢失事件时，撰写数据恢复的对策计划，以尽可能不出现或减少出现数据的丢失。

七、参考文献

1. CFDA：药物临床试验质量管理规范（GCP）. 2003

2. CFDA：临床试验数据管理工作技术指南. 2016

3. FDA：Code of Federal Regulations，Title21 part 11：Electronic Records；Electronic Signatures – Scope and Application. 2003

4. FDA：Guidance for Industry：Computerized Systems Used in Clinical Investigations. 2007

5. FDA：General Principles of Software Validation：Final Guidance for Industry and FDA Staff. 2002

6. FDA：Guidance for Industry：Electronic Source Data in Clinical Investigations. 2013

7. Society for Clinical Data Management（SCDM）：Good Clinical Data Management Practices（GCDMP）. 2007

8. Drug Information Association（DIA）：Computerized Systems in Clinical Research：Current Data Quality and Data Integrity Concepts. 2011

9. EMA：Reflection Paper on Expectations for Electronic Source Data and Data Transcribed to Electronic Data Collection Tools in Clinical Trials. 2010

药物临床试验数据管理与统计分析的
计划和报告指导原则

（2016 年第 113 号　2016.07.27）

一、前言

　　规范的数据管理计划有助于获得真实、准确、完整和可靠的高质量数据；而详细的统计分析计划则有助于保证统计分析结论正确和令人信服。为保证临床试验数据的质量和科学评价药物的有效性与安全性，必须事先对数据管理工作和统计学分析原则制定详细的计划书。在试验完成时，对试验中的数据管理和统计分析工作进行全面完整的总结至关重要，通过数据管理报告真实反映临床试验过程中的数据质量和试验样本特征，通过统计分析报告为临床试验总结报告的内容和研究结论提供主要依据。因此，在药物上市注册时，监管部门将数据管理计划和报告与统计分析计划和报告视为评价临床试验结果的重要文件和依据。

　　虽然我国《药物临床试验质量管理规范》（Good Clinical Practice，GCP）中对药物临床试验数据管理与统计分析进行了原则要求，且国家食品药品监督管理总局已发布的有关药物临床试验及其统计学的相应技术指南也涉及数据管理和统计分析工作的主要环节，但针对数据管理计划和报告、统计分析计划和报告却没有详细的技术规范和指导性建议。因此，本技术指导原则对此进行了较为详细的介绍和阐述，并提出具体要求，旨在为临床试验的数据管理和统计分析人员提供技术指导，帮助其更好地完成相关工作以达到监管要求。

二、数据管理的计划和报告

（一）一般考虑

　　数据管理计划（Data Management Plan，DMP）是由数据管理人员依据临床试验方案书写的一份动态文件，它详细、全面地规定并记录某一特定临床试验的数据管理任务，包括人员角色、工作内容、操作规范等。数据管理计划应在试验方案确定之后、第一位受试者筛选之前定稿，经批准后方可执行。通常数据管理计划需要根据实际操作及时更新与修订。

　　数据管理工作涉及多个单位或业务部门，包括数据管理、临床研究者、统计分析、医学事务、临床监查、临床稽查等单位或部门。数据管理的职责可分为负责、参与、审核、批准、告知等，各单位/部门在数据管理各步骤的职责不尽相同。数据管理计划需明确参与数据管理的相关组织及人员职责。数据管理各步骤需建立并遵循相应的标准操作规程（Standard Operation Procedure，SOP），数据管理计划应列出项目所遵循的 SOP 清单。

　　数据管理报告是在临床研究结束后，数据管理人员撰写的研究项目数据管理全过程的工作总结，是数据管理执行过程、操作规范及管理质量的重要呈现手段。通常以定性和定量的参数来表达，如数据量、疑问数等，并与数据管理计划一起作为药物注册上市的申请材料提交给监管部门用于对临床试验结果的评价。

（二）数据管理计划的基本内容

　　数据管理计划应全面且详细地描述数据管理流程、数据采集与管理所使用的系统、数据管理各步骤及任务，以及数据管理的质量保障措施。

1. 试验概述

简要描述试验方案中与数据管理相关的内容，一般包括研究目的和总体设计，如随机化方法及其实施、盲法及设盲措施、受试者数量、评估指标、试验的关键时间节点、重要的数据分析安排及对应的数据要求等。

2. 数据管理流程及数据流程

列出数据管理的工作流程以及试验数据的流程，便于明确各环节的管理，可采用图示方式。

数据管理的工作流程应包含数据采集/管理系统建立、病例报告表（Case Report Form，CRF）及数据库的设计、数据接收与录入、数据核查与质疑、医学编码、外部数据管理、盲态审核、数据库锁定、解锁及再锁定、数据导出及传输、数据及数据管理文档的归档等数据管理过程。

数据流程应包含临床试验中所有类型数据的生成、采集、传输、导入、导出、存档等的位置、负责单位/人、期限等。详细列出每一种类型的试验数据流程，便于明确各种类型和介质的数据的管理，如 CRF 数据、中心实验室检测数据、药代动力学检测数据、电子的患者报告结果（Electronic Patient Reported Outcome，ePRO）数据、影像学数据等。

3. 采集/管理系统

列出采集试验数据的方法，如纸质或电子的 CRF、采用的数据采集/管理系统的名称及版本。描述系统用户的权限控制计划，或者以附件形式提供相应信息，包含权限定义、分配、监控及防止未经授权操作的措施或方法、权限撤销等。

数据采集/管理系统应具备稽查轨迹、安全管理、权限控制及数据备份的功能，并通过完整的系统验证。

4. 数据管理步骤与任务

（1）CRF 及数据库的设计

CRF 的设计必须保证收集试验方案所规定并满足统计分析需求的所有数据。

不论是何种数据记录方式，均需对相应 CRF 填写指南的建立和管理有所阐述。

数据库的设计通常按既定的注释 CRF 和/或数据库设计说明执行，建立逻辑核查，经用户接受测试（User Acceptance Testing，UAT）合格后方可上线使用。数据管理计划中对此过程应进行简要描述和说明。

（2）数据的接收与录入

数据管理计划应明确阐述数据采集、接收和录入的方式和过程。

临床试验研究者或临床研究协调员（Clinical Research Coordinator，CRC）应依照 CRF 填写指南，准确、及时、完整、规范地填写 CRF。在数据录入前需制定数据录入说明，确定数据录入的要求及方式。纸质 CRF 常用双人双份录入，电子 CRF 由临床研究者或由其指定的 CRC 直接录入。纸质 CRF 表还需定义完成 CRF 的发送、转运、接收方式，如传真、邮寄、监查员收集等。同时定义收集频率及记录文件接收的格式等。

（3）数据核查与质疑

在进行数据核查之前，应制定详细的数据核查计划（Data Validation Plan，DVP），明确数据核查内容、方式与核查要求。数据核查通常需要数据管理人员、监查员、医学人员及统计师等共同完成。

（4）医学编码

医学编码是把从 CRF 上收集的不良事件、医学诊断、合并用药、既往用药、既往病史等的描述与标准字典中的术语进行匹配的过程。如采用医学编码，数据管理计划需详细描述编码流程、编码工具、编码字典及版本，以及执行编码的相关标准文件。

（5）外部数据管理

临床试验外部数据包括实验室数据、电子日志、ePRO、随机化数据等。针对外部数据的管理，数据管理计划中应列出数据传输协议，包括数据类别、数据提供者、数据格式、传输方式、传输频率等，以及对外部数据进行质控的措施，如传输测试、一致性核查等。对于盲态的外部数据，如血液样品中的药物浓度或某些关键数据等，需描述此类数据的管理流程。

（6）盲态审核

列出数据盲态审核的要求，并在计划中描述盲态审核操作的具体流程。一般地，数据盲态审核时应对所有数据质疑、脱落和方案偏离的病例、合并用药和不良事件的发生情况以及分析数据集的划分进行最终确认。

（7）数据库锁定、解锁及再锁定

数据管理计划应详细说明数据库锁定的流程、负责人及执行的 SOP 文件。

数据库锁定后的解锁和再锁定，应事先规定并详细说明其条件和流程。

（8）数据导出及传输

描述数据的导出和传输的文件格式、导出内容（数据库、变量名及变量值编码）、提交程序及传输介质，传输介质应符合国家法规和监管部门要求。

（9）数据及数据管理文档的归档要求

试验数据及录入/导入数据库的时间、录入者、数据稽查轨迹及数据管理过程形成的文档都需要完整保存。数据管理过程形成的数据通常包括但不限于：临床试验数据、外部数据、数据库元数据信息、实验室检测参考值范围、逻辑检验及衍生数据变更控制列表、数据质疑表和程序代码等。数据管理过程形成的文件通常包括但不限于：数据管理计划、空白 CRF、CRF 填写指南、完成 CRF 的 PDF 格式文件、注释 CRF、数据库设计说明、数据库录入说明、数据核查计划、数据质控核查报告等。

数据管理计划中应明确需要存档的试验数据、管理文件、介质、归档方式及时限。

5. 质量控制

数据管理计划需确定数据及数据管理操作过程的质控项目、质控方式（如质控频率、样本选取方式及样本量等）、质量要求及达标标准、对未达到预期质量标准的补救措施等。

（三）数据管理报告的基本内容

数据管理报告应全面且详细陈述与数据管理执行过程、操作规范及管理质量相关的内容，包括参与单位/部门及职责、主要时间节点、CRF 及数据库设计、数据核查和清理、医学编码、外部数据管理、数据质量保障、重要节点时的数据传输记录、关键文件的版本变更记录，并描述与数据管理计划的偏离。

1. 参与单位/部门及职责

数据管理报告应列出数据管理涉及的所有单位/部门及其在数据管理各步骤的职责。

2. 数据管理的主要时间节点

数据管理各步骤的时间节点可体现数据管理工作的时效性及数据质量，数据录入与数据清理不及时可能有损数据质量。可采用列表方式描述各主要时间节点的起止时间，包括数据录入、数据清理、外部数据管理、数据质控、数据锁库、数据传输、文档归档等主要步骤。

3. CRF 及数据库设计

描述 CRF 及数据库设计各主要步骤的执行情况及具体工作内容/方法，包括 CRF 设计、编制 CRF 填写指南和注释 CRF、形成数据库设计说明以及数据录入说明、数据库建库及数据标准、数据库测试情况等。

4. 数据核查和清理

数据管理报告应描述数据质疑的总体情况，并按照疑问类型进行归类汇总。为体现质疑的及时性，数据管理报告应描述质疑生成到答疑的时长（中位天数及其范围）。针对质疑管理中的主要异常问题，数据管理报告应描述出现问题的原因或说明，如质疑数量过高/过低的临床中心/研究者、答疑时间过长等。

数据管理报告应描述是否有不同于临床数据库的严重不良事件数据库，如有则应描述一致性核查情况，包括试验严重不良事件（Serious Adverse Event，SAE）总数、被核查的 SAE 数量及 SAE 核查频率等，对未核查的 SAE 以及经核查不一致的 SAE 应当详细说明其不一致点和修正情况。

5. 医学编码

对所采用的医学编码，数据管理报告应描述各项内容编码采用的字典名称及其版本号，并列出各项内容的编码数量。

6. 外部数据管理

描述外部数据的种类，并描述各类外部数据的来源单位、数据传输协议、数据传输起止日期、传输频率及方式，以及是否执行外部数据的一致性核查和核查结果等。对盲态的外部数据需重点描述维持其盲态的措施。

7. 数据管理的质量评估

在数据库锁定前进行数据质量评估，评估并报告的内容应包含计划与实际发生的临床数据录入天数（针对纸质 CFR）、质控过程发现并纠正的问题的数量等。

描述数据管理过程中进行数据质控核查的次数，每一次质控核查需描述核查时受试者总例数、关键指标错误率、非关键指标的抽样例数、抽样比例及依据和错误率。

数据管理应当严格按照数据管理计划执行，如实际操作中有任何不一致，报告中需详细描述其发生原因，并进一步阐述对数据质量的影响。如数据管理接受稽查或视察，应当描述稽查承担单位、稽查时间、稽查发现的主要问题、采取的纠正和预防措施等。

8. 重要节点时的数据传输记录

试验数据管理过程中可能需要多次数据传输，数据管理报告应描述重要节点的传输记录，包括期中分析的数据传输、数据锁定后向统计分析单位或申办者的传输、以及向药品监管部门的提交等。描述内容应当包含传输的数据集名称、传输日期、接收单位、传输格式，以及原数据集的储存/备份地点、责任单位/人。

9. 关键文件的版本变更记录

数据管理报告应详细列出与数据管理相关的重要文档的版本变更记录，包括试验方案、CRF、数据库（包括 eCRF 与逻辑检验程序）及数据管理计划的版本变更记录，并描述各版本执行日期、修正内容及修正原因等。

10. 报告附件

以下报告附件作为关键性文件，应视为数据管理报告不可缺少的内容。

（1）空白 CRF

（2）注释 CRF（可提交电子版）

（3）数据库锁定清单及批准文件

（4）数据核查计划 DVP（可提交电子版）

三、统计分析的计划和报告

（一）一般考虑

统计分析计划（Statistical Analysis Plan，SAP）是比试验方案中描述的分析要点更加技术性和有更多实际操作细节的一份独立文件，包括对主要和次要评价指标及其他数据进行统计分析的详细过程。临床试验的统计分析有其特殊性，统计分析计划应当由具有参与临床试验经验的统计学专业人员起草，要求全面而详细地陈述临床试验数据的分析方法和表达方式，以及对预期的统计分析结果的解释。统计分析计划初稿应形成于试验方案和 CRF 确定之后，在临床试验进行过程中以及数据盲态审核时，可以进行修改、补充和完善，不同时点的统计分析计划应标注版本及日期，正式文件在数据锁定和揭盲之前完成并予以签署。如果试验过程中试验方案有修订，则统计分析计划也应作相应的调整。如果涉及期中分析，则相应的统计分析计划应在期中分析前确定。

统计分析报告（Statistical Analysis Report, SAR）是根据统计分析计划，对试验数据进行统计分析后形成的报告，是临床试验结果的重要呈现手段，是撰写临床研究报告（Clinical Study Report, CSR）的重要依据，并与统计分析计划一起作为药物注册上市的申请材料提交给监管部门用于对临床试验结果的评价。

（二）统计分析计划的基本内容

统计分析计划的基本内容涵盖了设计的类型、比较的类型、随机化与盲法、主要指标和次要指标的定义与测量、检验假设、数据集的定义、疗效及安全性评价和统计分析的详细计划。确证性试验要求提供主要指标的分析原则及预期分析方法。探索性试验通常描述概括性的原则和方法。

1. 试验概述

试验概述是试验方案中与统计学相关的部分，常可直接摘录。一般包括以下主要内容：

（1）研究目的：临床试验的主要目的和次要目的。

（2）设计类型：如平行设计、交叉设计、析因设计、成组序贯设计等。

（3）对照的类型：如安慰剂对照、阳性对照、剂量组对照等，需说明试验选择的对照类型及理由。

（4）随机化方法及其实施：明确随机化方法，如区组随机、分层随机及其分层因素等。

（5）盲法及设盲措施：说明是单盲还是双盲，设盲措施是双盲单模拟、双盲双模拟等，以及保持盲态下执行统计分析的措施。若采用开放设计，需充分说明无法实施盲法的理由。

（6）样本量：计划入组的受试者数量及其计算依据。若采用成组序贯设计应说明不同阶段的样本量。

2. 评价指标

统计分析计划中应清晰描述主要指标和次要指标的定义，包括具体观察和测量的方法、观察时点、指标属性。如果主要指标需要通过计算得到，则需给出相应的计算公式。

3. 分析数据集

根据不同研究目的，在统计分析计划中需明确描述数据集的定义。临床试验的分析数据集一般包括 ITT/全分析集（Full Analysis Set, FAS）、符合方案集（Per Protocol Set, PPS）、安全性数据集（Safety Set, SS）。在定义分析数据集时，需遵循两个原则：①尽可能地减小偏倚；②控制 I 类错误的增加。

4. 缺失数据和离群值的处理

缺失值和离群值是临床试验中潜在的偏倚来源之一，但在实际的临床试验中往往难以避免。因此，一方面在试验的计划、执行过程中应有必要的措施尽量避免其发生，另一方面在统计分析计划中应预先说明主要疗效指标缺失值的填补方法及理由，离群值的处理方法应当从医学和统计学两方面去考虑，并在统计分析计划中明确描述。

5. 统计分析方法

统计分析应建立在真实、准确、完整和可靠的数据基础上，应根据研究目的、试验方案和观察指标的类型选择国内外公认的统计分析方法。应给出不同类型资料的描述及统计推断方法，明确采用的单双侧检验及其水准，并说明所采用的统计软件及版本号。

（1）比较类型和检验假设

明确临床试验的比较类型，如优效性检验、非劣效性/等效性检验及其界值等。写出主要指标进行统计学检验的原假设和备择假设及其检验水准等。

要注意多个主要指标、多个比较组、多个时间点的比较、期中分析、亚组分析等情况的多重性问题，说明控制Ⅰ类错误率的措施。

（2）人口学资料和基线特征分析

说明对于人口学等基线资料根据数据性质进行描述统计分析的具体方式。

（3）依从性和合并用药分析

对于依从性和合并用药的分析，说明所采用描述性统计分析的具体方式，并说明对依从性差、具有合并用药的受试者具体情况的描述方式。

（4）主要指标的分析

说明主要指标分析采用的统计分析方法和统计分析模型。分析模型的选择要注意考虑指标的性质及数据分布的特性。处理效应的估计应尽量给出效应大小、置信区间和假设检验结果。有些基线特征变量在统计分析中可作为协变量处理，但必须在统计分析计划中事先说明。

在确证性试验中，只有统计分析计划中事先规定的统计分析内容才可以作为确证性试验的证据，其他的分析结果只能是探索性的。

（5）次要指标的分析

对于次要指标的统计分析，处理效应的估计也需要尽量给出效应大小、置信区间和假设检验方法。

（6）安全性分析

安全性分析的资料主要来源于受试者的主诉、症状、体征以及实验室检查结果等，所有的安全性指标在分析中都需要高度重视，应考虑对不良事件采用统一的编码词典进行编码。对于安全性数据的分析需说明所采用的统计学分析方法。

对不良事件的分析，应按事件发生的频数、频次和发生率描述，必要时进行组间发生率的比较。分析计划中需说明各种不良事件/反应的分类和汇总方式，以及所采用的具体不良事件编码词典名称及其版本号。

（7）其他分析

除以上的分析之外，有时还考虑期中分析、亚组分析、敏感性分析等。

期中分析的时点（包括日历时点或信息时点）、具体实施方式和所采用的 α 消耗函数等应当事先制订计划并在试验方案中阐明。对于确证性临床试验，原则上不得进行计划外期中分析，如由于特别情况进行了计划外的期中分析，则在研究报告中应解释其必要性以及破盲的程度和必要性，并提供可能导致偏倚的严重程度以及对结果解释的影响。

当涉及亚组分析时，需要对亚组给出明确定义。对于非预先规定的缺失数据的填补、离群值、亚组分析、不同数据集的分析、不同协变量的调整等，可进行敏感性分析，考察对试验结果的影响。

6. 图表模板

统计分析结果通常以统计分析表或图的形式呈现，计划中应该以简明的格式、精炼的文字描述所有相关信息。

（三）统计分析报告的基本内容

统计分析报告是对临床试验的统计设计、分析、结果的总结，是临床试验报告的基础和依据，其基本内容包括：试验概述、统计分析方法、统计分析的结果与结论，一般采用统计表和统计图表示。统计分析报告中的所有结论应使用准确的统计学术语阐述。

1. 试验概述

统计分析报告中的试验概述应与统计分析计划一致。

2.统计分析方法

统计分析报告中的统计分析方法应与统计分析计划一致。

3.统计分析结果

（1）受试者的分布

统计分析报告中应写明所有入组的受试者的分布情况，包括筛选例数、筛选失败例数及原因、参与随机化的例数、各组脱落或剔除受试者的例数、百分比等，以及方案偏离情况、各分析数据集的分布。除文字、表格描述外，应采用流程图的方式描述受试者的分布情况（流程图参见附录）。

详细描述每一位因脱落/剔除等原因未进入各分析数据集的受试者的情况，如受试者编号、中心、入组时间、脱落或剔除原因及时间等。

（2）人口学资料和基线特征分析

对于人口学资料、既往病史、家族史、药物过敏史以及疗效指标的基线值等数据常采用统计描述的方式进行可比性分析。计量资料一般用均数、中位数、标准差、四分位数、最大值和最小值等进行描述；计数及等级资料一般用频数和百分比描述。

（3）依从性和合并用药分析

根据依从性定义，报告各受试者完成试验的情况，包括研究时间、药物暴露时间、药物使用量等情况，列表描述依从性差的受试者、依从性差的具体原因及进入分析数据集情况。

对于合并用药分析，需列出合并药物的详细情况，如受试者编号、中心、组别、合并药物名称、使用原因、开始时间、结束时间等，进行组间合并用药的比较。

（4）疗效分析

对于主要和次要疗效指标，需根据事先确定的统计分析方法进行统计描述和统计推断，可能包括指标基线情况、治疗后各访视点的测量值及前后变化情况，以及变化值组间差异的描述统计量、置信区间和组间比较的检验统计量及 P 值等。

对于主要指标，应报告效应大小、置信区间和假设检验结果，根据事先确定的标准，从统计学角度判断主要指标的优效性/非劣效性/等效性的假设是否成立。

（5）安全性分析

安全性分析应按统计分析计划给出统计分析结果。需要分类汇总各种不良事件/反应，包括一般的和严重不良事件/反应、重要不良事件、导致脱落的不良事件/反应的发生率、严重程度及可能进行的组间比较。并列表描述每位受试者每项不良事件/不良反应发生的详细情况，包括不良事件/反应的类型、严重程度、发生和持续时间、结局以及与试验药物及药物剂量的关系等。

对实验室指标的比较和评价，主要关注治疗前正常而治疗后异常的发生情况，以及治疗前异常但在治疗后加重的受试者，需列表描述上述两种情况。生命体征、心电图、体格检查以及其他安全性相关指标的分析与实验室检查指标的分析类似。必要时，进行实验室指标前后变化及组间比较。

4.统计学结论

根据主要指标的统计分析结果，结合研究的设计类型、样本量、试验实施情况、次要指标及敏感性分析结果等阐述证据的充分性和结果的稳健性，并给出统计学结论：明确针对主要指标的统计假设是否成立，并简要描述安全性的主要统计结果。

5.报告附件

以下报告附件作为关键性文件，应视为统计分析报告不可缺少的内容。

（1）原始数据库、分析数据库及相应的变量说明文件（数据库应为 SAS XPORT 传输格式，xpt 格式）

（2）受试者分布流程图

（3）随机化方案（含随机分配表）

（4）盲态审核决议

（5）补充正文的统计附图和附表

（6）SAS 分析代码（必要时）

（7）统计方法的发表文献（必要时）

四、名词解释

稽查轨迹（Audit Trail）：是计算机系统（如数据管理系统）的基本功能。是指系统采用安全的和计算机产生的带有时间烙印的电子记录，以便能够独立追溯系统用户输入、修改或删除每一条电子数据记录的日期、时间，以及修改原因，以便日后数据的重现。任何记录的改变都不会使过去的记录被掩盖或消失。只要受试者的电子记录保存不变，这类稽查轨迹文档记录就应当始终保留，并可供监管视察或稽查员审阅和复制。

系统验证（System Validation）：是指建立计算机化系统生命周期管理的文档化证据，以确保计算机化系统的开发、实施、操作以及维护等环节自始至终都能够高度满足其预设的各种系统技术标准、使用目的和质量属性，和处于监控的质量管理规程中，并能在其投入应用直至退役过程中都能高度再现和维护系统的标准和功能符合监管要求。

权限控制（Access Control）：是指按照临床试验电子系统的用户身份及其归属的某项定义组的身份来允许、限制或禁止其对系统的登录或使用，或对系统中某项信息资源项的访问、输入、修改、浏览能力的技术控制。

注释 CRF（Annotated CRF）：是对空白的 CRF 的标注，记录 CRF 各数据项的位置及其在相对应的数据库中的变量名和编码。

逻辑核查（Edit Check）：是指临床试验数据输入计算机系统后对数据有效性的检查。这种核查可以通过系统的程序逻辑，子程序和数学方程式等方法实现，主要评价输入的数据域与其预期的数值逻辑、数值范围或数值属性等方面是否存在错误。

用户接受测试（User Acceptance Testing，UAT）：用户接受测试是由临床数据管理系统的用户进行的一种检测方式，检测记录可用以证明所设计系统经过了相关的验证过程。用户应全面检测所有正确和错误数据组合，记录检测结果。全面的检测文档应包括验证方案、测试细则记录、测试总结报告和验证总结报告等。

数据核查计划（Data Validation Plan，DVP）：也称逻辑核查计划，是由数据管理员为检查数据的逻辑性，依据临床试验方案以及系统功能而撰写的系统设置文件。

盲态审核（Blind Review）：是指在试验结束（最后一位受试者最后一次观察）到揭盲之前对数据进行的核对和评估，以便最终确定统计分析计划。

方案偏离（Protocol Deviation）：是指任何有意或无意偏离和不遵循未经 IRB 批准的试验方案规定的治疗规程，检查或数据收集程序的行为。一般来说，这种偏离只是逻辑的或管理性的偏离试验方案，不会对受试者的安全和获益产生实质性的作用，也不会影响所收集数据的价值。

期中分析（Interim Analysis）：是指在正式完成临床试验前，按事先制订的分析计划，对处理组间的有效性和安全性进行比较的分析。

缺失数据（Missing Data）：是指按照研究方案要求收集但未观测到的数据。

离群值（Outliers）：是指严重偏离平均水平的观测数据。离群值可能由于变量的变异较大所致，也有可能由过失误差引起；若是后者，应说明原因后作为缺失数据处理。

亚组分析（Subgroup Analysis）：是指对整体中根据某种因素分层的部分数据进行分析。

敏感性分析（Sensitivity Analysis）：是指对非预先规定的试验中可能出现的各种情况进行分析，如缺失数据的填补、亚组分析、不同数据集分析、不同协变量的调整等，并将分析结果作为参考，与事先确定的分析结果进行比较,考察所得结果的一致性和稳定性。敏感性分析可以作为主要分析的附加支持,但不能作为结论的主要依据。

重要不良事件(Significant Adverse Event):指的是除严重不良事件外,发生的任何导致采用针对性医疗措施(如停药、降低剂量和对症治疗)的不良事件和血液学或其他实验室检查明显异常。

五、参考文献

1. CFDA:药物临床试验质量管理规范(GCP). 2003

2. CFDA:药物临床试验的生物统计学指导原则. 2016

3. CFDA:临床试验数据管理工作技术指南. 2016

4. CFDA:化学药物临床试验报告的结构与内容技术指导原则. 2005

5. ICH E3:Structure and Content Of Clinical Study Reports. 1995

6. ICH E6:Guideline for Good Clinical Practice. 1996

7. ICH E9:Statistical Principles for ClinicalTrials. 1998

8. 中国临床试验数据管理学组(CDMC):数据管理计划的结构和内容。药学学报,2015,50(11):1388-1392

9. 中国临床试验数据管理学组(CDMC):数据管理总结报告。药学学报,2015,50(11):附录

六、附录

1. 受试者分布流程样图

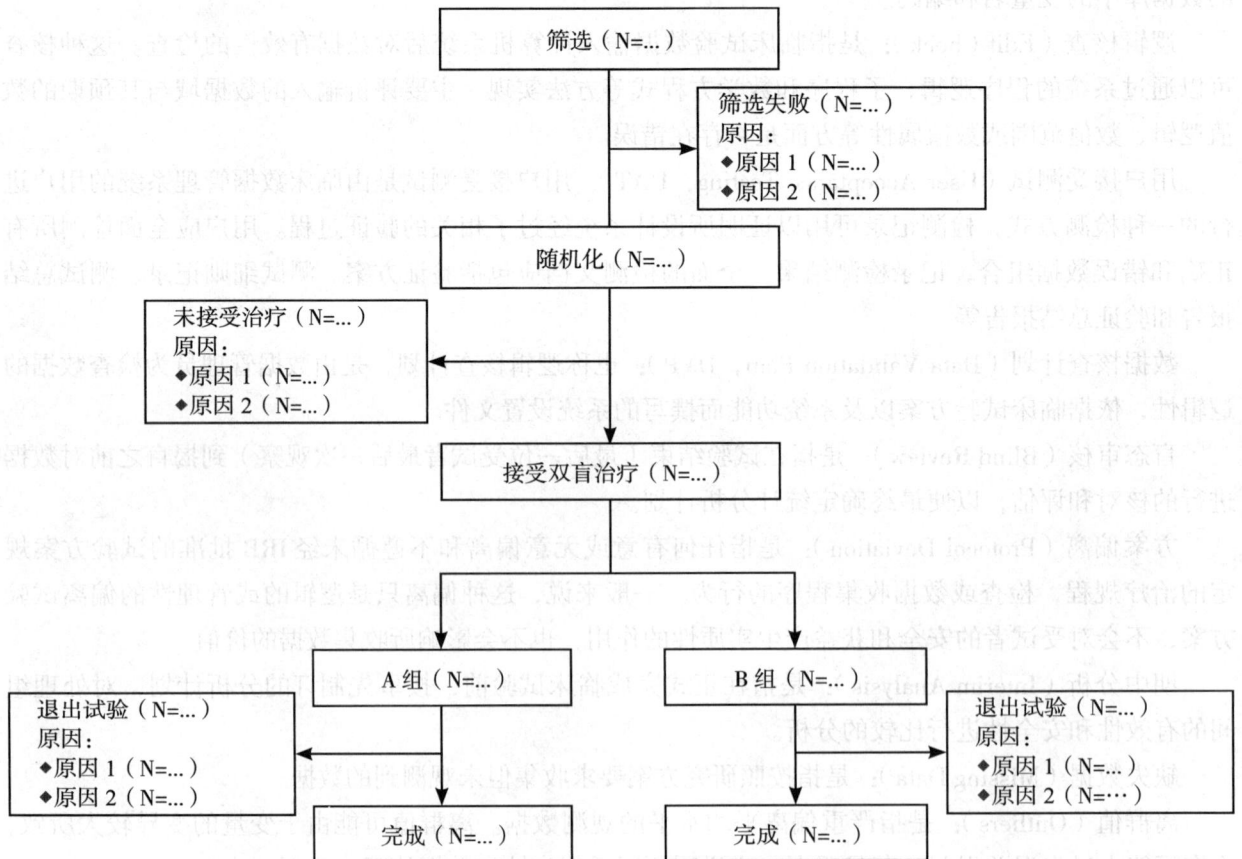

2.统计报告的基线结果模板

分类变量和连续变量基线结果表格参考格式见下：

表 2.1.1 基线情况

指标		试验组	对照组	合计	统计量	*P* 值
分类变量	类 1					
	类 2					
	合计					
连续变量	N（Nmiss）					
	Mean（SD）					
	Median（Q1，Q3）					
	Min，Max					

3.统计报告的安全性分析结果模板

（1）安全性小结和结论

（2）受试者用药与暴露的程度

描述受试者在研究期间的用药持续时间与暴露量，如果有必要，可以分性别、分阶段（例如化疗周期）进行描述。表格参考格式见下：

表 3.2.1 受试者用药与暴露的程度

指标		试验组	对照组	合计	统计量	*P* 值
分类变量	类 1					
	类 2					
	合计					
连续变量	N（Nmiss）					
	Mean（SD）					
	Median（Q1，Q3）					
	Min，Max					

（3）不良事件

分组描述不良事件/反应、严重不良事件/反应、重要不良事件、导致脱落的不良事件/反应的发生例数与发生率。

分组描述各系统不良事件/反应、严重不良事件/反应、重要不良事件、导致脱落的不良事件/反应的发生例数与发生率。

根据不同严重程度和药物暴露量分组描述各系统不良事件/不良反应的发生例数与发生率。表格参考格式见下。

表 3.3.1　不良事件总结

	试验组			对照组			
	例次	例数	发生率	例次	例数	发生率	P 值
不良事件							
不良反应							
严重不良事件							
严重不良反应							
重要不良事件							
导致脱落的不良事件							
导致脱落的不良反应							

表 3.3.2　各系统不良事件发生情况

	试验组			对照组		
	例次	例数	发生率	例次	例数	发生率
合计						
SOC1						
PT1						
PT2						
SOC2						
…						

表 3.3.3　各系统不良反应发生情况

	试验组			对照组		
	例次	例数	发生率	例次	例数	发生率
合计						
SOC1						
PT1						
PT2						
SOC2						
…						

表 3.3.4　各系统严重不良事件发生情况

	试验组			对照组		
	例次	例数	发生率	例次	例数	发生率
合计						
SOC1						
PT1						
PT2						
SOC2						
…						

表 3.3.5　各系统严重不良反应发生情况

	试验组			对照组		
	例次	例数	发生率	例次	例数	发生率
合计						
SOC1						
PT1						
PT2						
SOC2						
…						

表 3.3.6　各系统重要不良事件发生情况

	试验组			对照组		
	例次	例数	发生率	例次	例数	发生率
合计						
SOC1						
PT1						
PT2						
SOC2						
…						

表 3.3.7　各系统导致脱落的不良事件发生情况

	试验组			对照组		
	例次	例数	发生率	例次	例数	发生率
合计						
SOC1						
PT1						
PT2						
SOC2						
…						

表 3.3.8　各系统导致脱落的不良反应发生情况

	试验组			对照组		
	例次	例数	发生率	例次	例数	发生率
合计						
SOC1						
PT1						
PT2						
SOC2						
…						

表 3.3.9　各系统不同严重程度不良事件发生情况

	试验组									对照组								
	轻			中			重			轻			中			重		
	例次	例数	发生率	例次	例数	发生率	例次	例数	发生率	例次	例数	发生率	例次	例数	发生率	例次	例数	发生率
合计																		
SOC1																		
PT1																		
PT2																		
SOC2																		
…																		

表 3.3.10　各系统不同严重程度不良反应发生情况

	试验组									对照组								
	轻			中			重			轻			中			重		
	例次	例数	发生率	例次	例数	发生率	例次	例数	发生率	例次	例数	发生率	例次	例数	发生率	例次	例数	发生率
合计																		
SOC1																		
PT1																		
PT2																		
SOC2																		
…																		

表 3.3.11　各系统不同暴露量不良事件发生情况

| | 试验组 | | | | | | | | | 对照组 | | | | | | | | |
| | 暴露量1 | | | 暴露量2 | | | ... | | | 暴露量1 | | | 暴露量2 | | | ... | | |
	例次	例数	发生率	例次	例数	发生率	例次	例数	发生率	例次	例数	发生率	例次	例数	发生率	例次	例数	发生率
合计																		
SOC1																		
PT1																		
PT2																		
SOC2																		
...																		

表 3.3.12　各系统不同暴露量不良反应发生情况

| | 试验组 | | | | | | | | | 对照组 | | | | | | | | |
| | 暴露量1 | | | 暴露量2 | | | ... | | | 暴露量1 | | | 暴露量2 | | | ... | | |
	例次	例数	发生率	例次	例数	发生率	例次	例数	发生率	例次	例数	发生率	例次	例数	发生率	例次	例数	发生率
合计																		
SOC1																		
PT1																		
PT2																		
SOC2																		
...																		

（4）临床实验室检查

采用前后交叉表的方式描述实验室检查结果。表格参考格式见下。

表 4.1.1　临床实验室检查前后交叉表

| 组别 | 治疗前 | 治疗后 | | | | |
		正常	异常无临床意义	异常有临床意义	未查	合计
试验组	正常					
	异常无临床意义					
	异常有临床意义					
	未查					
	合计					
对照组	正常					
	异常无临床意义					
	异常有临床意义					
	未查					
	合计					

（5）心电图

心电图描述参考实验室检查。表格参考格式见下。

表 5.1.1　心电图检查前后交叉表

组别	治疗前	治疗后				
		正常	异常无临床意义	异常有临床意义	未查	合计
试验组	正常					
	异常无临床意义					
	异常有临床意义					
	未查					
	合计					
对照组	正常					
	异常无临床意义					
	异常有临床意义					
	未查					
	合计					

（6）其他安全性指标

包括生命体征、体格检查等。

……

4. 数据管理报告范例

数据管理报告范例

版本号： [**列出方案版本号，如** "*V1.0*"]

版本日期：YYYY-MM-DD

方 案 名 称： [*列出方案标题，如* "*临床试验 CNS1234*"]

方 案 代 码： [*列出方案编号，如* "*PHAMA-CNS1234*"]

申 办 单 位： [*列出申办方名称，如* "*医药公司 AB*"]

数据管理单位： [*列出数据管理单位，如* "*临床合同公司 CD*"]

报告签字页

我在此签字，申明已详细阅读了该报告，并确认该报告准确地描述了本临床试验的数据管理过程。

报告编制人

姓名：_____XXX_____   日期：YYYY-MM-DD

签名：

数据管理负责人

姓名：_____ZZZ_____   日期：YYYY-MM-DD

签名：

申办方数据管理负责人

姓名：_____UUU_____   日期：YYYY-MM-DD

签名：

目　录

临床试验过程中试验方案，病例报告表（CRF），数据库及数据管理计划的制定与修正：

本次数据管理过程中，总共对试验方案进行 $n*$ 次修正。

试验方案原始版本及日期：　[版本号]，YYYY-MM-DD

试验方案最终版本及日期：　[版本号]，YYYY-MM-DD

本次数据管理过程中，总共对 CRF 进行 n 次修正。

CRF 原始版本及日期：　[列出 CRF 初始版本号和版本日期，如 "EDCeCRF，Version_1.0_CNS1234_01JUL2013 YYY-MM-DD"]

CRF 最终版本及日期：　[列出使用中的 CRF 终版版本号和版本日期，如 "EDCeCRF，Version_2.0_CNS1234_28DEC2013 YYYY-MM-DD"]

本次数据管理过程中，总共对数据库进行 n 次修正。

数据库原始版本及日期：　[列出数据库初始版本号和版本日期，如 "V1.0，YYYY-MM-DD"]

数据库最终版本及日期：　[列出数据库终版版本号和版本日期，如 "V2.0，YYYY-MM-DD"]

本次数据管理过程中，总共对数据管理计划进行 n 次修正。

数据管理计划原始版本及日期：　[列出数据管理计划初始版本号和版本日期，如 "PHAMA-CNS1234V1.0_ YYYY-MM-DD"]

数据管理计划最终版本及日期：　[列出数据管理计划终稿版本号和版本日期，如 "PHAMA-CNS1234V3.0_YYYY-MM-DD"]

　　注：*n 代表修正的具体次数

1. 试验文件记录

试验方案	版本号	主要修正内容及修正理由	执行日期
（列出试验方案名称，如 PHAMA-CNS1234）	（顺序列出所有版本，如 V2.0）	（顺序列出各版本修改内容和理由，如修正入组条件）	（顺序列出各版本执行日期，如 YYYY/MM/DD）
…（根据实际方案版本增减行列数）	…	…	…
CRF	**版本号**	**主要修正内容及修正理由**	**执行日期**
（列出 CRF 名称，如 PHAMA-CNS1234）	（顺序列出所有版本，如 V2.0）	（顺序列出各版本修改内容和理由，如 CRF Page 4 增加入组条件选项。根据试验方案修正）	（顺序列出各版本执行日期，如 YYYY-MM-DD）
…（根据实际 CRF 版本增减行列数）	…	…	…
数据库	**版本号**	**主要修正内容及修正理由**	**执行日期**
（列出数据库名称，如 CNS1234）	（顺序列出数据库版本号，如 DB20131228B1.1）	（顺序列出各数据库版本内容与修改理由，如外部数据导入测试后数据库版本改变）	（顺序列出各版本执行日期，如 YYYY-MM-DD）
…（根据实际数据库版本增减行列数）	…	…	…
数据库解锁	**版本号**	**解锁理由及参与人员**	**执行日期**
（列出被解锁的数据库名称，如 CNS1234-02。如没有解锁发生，可以填"未发生"）	（顺序列出所有再锁定版本号。如没有则不填）	（顺序列出各数据库版本解锁理由与参与人员名单。如未发生，可以不填）	（顺序列出各版本执行日期，如 YYYY-MM-DD）
…（根据实际解锁情况增减行列数）	…	…	…
数据管理计划	**版本号**	**主要修正内容及修正理由**	**执行日期**
（列出计划名称，如 PHAMA1234）	（顺序列出所有版本，如 V1.1）	（顺序列出各版本修改内容和理由，如逻辑核查文件修正）	（顺序列出各版本执行日期，如 YYYY-MM-DD）
…（根据实际计划版本增减行列）	…	…	…
…（根据实际文件条目增减行列数）	…	…	…
………	…	…	…

2.数据管理项目参与单位/部门及职责

（注：可以在各项目下列出职责部门的角色，如负责，参与，告知，不适用，审核，批准等，下表为试验项目包括申办者、研究者和CRO三方的一个参考案例，实际中可根据情况进行调整。）

项目	CRO							研究者	申办者
	数据管理单位/部门	统计分析单位/部门	临床监查部门	……	项目管理部	医学部门	……	QA质保部		
CRF设计	负责	审核	审核		告知	审核		不适用	告知	审核/批准
CRF填写说明	负责	审核	审核		不适用	参与		不适用	告知	审核
eCRF的测试	负责	不适用	参与		参与	参与		不适用	参与	审核
数据采集（EDC）系统上线	负责	告知	告知		告知	告知		不适用	告知	审核/批准
数据库建立及测试	负责	审核	不适用		参与	参与		不适用	不适用	审核
数据核查计划	负责	审核	参与		不适用	参与		不适用	不适用	审核/批准
数据管理系统上线	负责	告知	不适用		不适用	不适用		不适用	不适用	审核/批准
数据管理计划	负责	参与	参与		不适用	参与		不适用	不适用	审核/批准
数据录入	负责	不适用	告知		不适用	不适用		不适用	参与	告知
外部数据管理	负责	参与	参与		不适用	不适用		不适用	不适用	审核/批准
数据质疑	负责	参与	参与		不适用	参与		不适用	不适用	审核
数据质疑管理	负责	不适用	参与		不适用	不适用		不适用	参与	审核
医学编码	负责	告知	不适用		不适用	审核		不适用	不适用	审核
期中分析数据	负责	审核	参与		告知	参与		不适用	参与	审核/批准
数据传输	负责	参与	不适用		不适用	不适用		不适用	不适用	审核/批准
数据质控	负责	不适用	不适用		不适用	不适用		不适用	不适用	审核
数据库锁定	负责	审核/批准	审核/批准		告知	审核		不适用	参与	审核/批准
数据文档保存	负责	不适用	参与		告知	参与		不适用	参与	审核
数据管理过程稽查	参与	参与	参与		不适用	参与		负责	参与	参与
……	…	…	…		…	…		…	…	…

指导原则

3. 数据管理主要时间节点

（注：可以根据各项数据任务条目名称分别列出相关信息，参考案例见表中。）

任务条目	开始日期	结束日期	备注
数据管理过程	YYYY–MM–DD	YYYY–MM–DD	（如需说明，可以在此注明）
数据录入	YYYY–MM–DD	YYYY–MM–DD	（如需说明，可以在此注明）
数据清理	YYYY–MM–DD	YYYY–MM–DD	（如需说明，可以在此注明）
外部数据管理	YYYY–MM–DD	YYYY–MM–DD	（如需说明，可以在此注明）
数据质控	YYYY–MM–DD	YYYY–MM–DD	（如需说明，可以在此注明）
数据的盲态审核	YYYY–MM–DD	YYYY–MM–DD	（如需说明，可以在此注明）
数据库锁库	YYYY–MM–DD	YYYY–MM–DD	（如需说明，可以在此注明）
数据文件存档	YYYY–MM–DD	YYYY–MM–DD	（如需说明，可以在此注明）
…（根据实际任务条目增减行列数）	…	…	…

4. CRF 及数据库设计

（注：根据与 CRF 相关的实际工作，列出相应环节信息和工作性质描述，参考案例见表中。）

执行工作	具体内容	备注
选择数据采集工具	eCRF	电子病例报告表（EDC）
CRF 填写指南交付	在线帮助系统	
注释 CRF	电子化技术自动标注 CDASH	
数据库设计	依据 CDISC 和注释 CRF	
数据库测试	模拟 CRF 数据 5 份；项目 CRF 数据 0 份	见 UAT 计划，测试报告和结果
…（根据实际任务条目增减行列数）	…	…

5. 数据清理

5.1 疑问的总体情况

（注：按实际分类顺序列出各类数据集的名称，各数据集的疑问数量，以及高疑问率的根源分析。参考案例见表中。）

疑问类型	疑问数量	最高频率疑问产生原因
人口学资料 DM	2	
入选/排除标准 IE	23	方案的入排条件把控培训不到位
生命体征 VS	12	
病史 HX	45	方案的入组条件名列不清
研究用药 EX	2	
不良事件 AE	12	
血常规	200	实验室测试单位换算错误

疑问类型	疑问数量	最高频率疑问产生原因
心电图 ECG	3	
合并用药 CM	55	不良事件的合并用药对比
…（根据实际疑问类别增减行列数）	…	…
合计	（列出总的疑问数，如 354）	
平均（/受试者）	（列出按受试者计算平均疑问数，如 4）	
平均（/研究机构）	（列出按参与的研究机构数量计算平均疑问数 40）	

5.2 疑问的处理情况

疑问产生到答疑天数	
中位天数（天）	范围（天）
（列出各类疑问生成到答疑的平均天数）	（列出最短天数和最长天数范围）

5.3 疑问管理中的主要问题

（注：根据实际情况列出数据疑问处理中各类主要问题的类别，所涉研究机构名称，实际问题发生的天数，和问题发生的实际原因分析。参考案例见表中。）

疑问重点问题	研究单位名称	时间/数量	原因及说明
疑问回复时间最长研究机构及原因分析	PI001	120 天	研究者之一离职
疑问产生数量最高研究机构及原因分析	PI001	178（占总疑问 50%）	接任研究者培训不及时
…（根据实际案例问题增减行列数）…	…	…	…

6. 医学编码

（注：按顺序列出完成编码的数据集名称，所用的相应编码字典名称和版本，以及各类数据集的编码总条数（包括手工编码和程序编码）。参考案例见表中。）

编码数据（数据集名称）	编码字典	编码字典版本	编码数量
不良事件 AE	MedDRA	17.0	
合并用药 CM	WHODrug	WHODrug 15Jan2014	
医学诊断 SG=Surgery or FA=Findings about Event	MedDRA	17.0	
既往病史 HX	MedDRA	17.0	
…（根据实际编码数据集条目增减行列数）…	…	…	

7. SAE 一致性核查

本试验过程中共观察到严重不良事件（SAE）N 例，其中与试验药物相关的 SAE _N_ 例；按 N 次/月的频率，共进行了 N 次一致性核查，其中有 N 例经核查不一致的 SAE 详见附表（SAE 发生率列表附后）。

（注：N 代表实际发生的次数）

8. 外部数据管理

（注：按实际外部数据来源列出各类外部数据的名称，相应外部数据提供的单位名称，相应外部数据传输协议名称和版本号，传输频率和相应传输方式等。如果要求盲态，请将盲态管理规程作为附件提供；如果进行一致性核查，请将一致性核查结果报告作为附件提供，如果未进行一致性核查，请给出原因。参考案例见表中。）

外部数据类型	数据源单位	数据传输协议	传输频率	传输日期		盲态要求		一致性核查		传输方式
				首次	末次	是	否	是	否	
ECG1	国际心电图中心	2013.0630V1.0	每月二次	YYYY-MM-DD	YYYY-MM-DD		√	√		在线传输
化验室 Labs-1	友好医院	2013.0630V1.0	每月一次	YYYY-MM-DD	YYYY-MM-DD	√		√		在线传输
化验室 Labs-2	有爱医院	20130715V1.0	每月一次	YYYY-MM-DD	YYYY-MM-DD	√		√		在线传输
化验室 Labs-3	爱家医院	20130801V1.0	每月一次	YYYY-MM-DD	YYYY-MM-DD	√		√		在线传输
药代 PK	全球药动实验室	20130810V1.1	试验结束	YYYY-MM-DD	YYYY-MM-DD	√			未导入临床试验数据库	CD
…（根据实际外部数据类型增减行列数）	…	…	…							…

9. 数据质控和稽查

9.1 数据质量评估

（注：根据实际质控步骤，列出数据流程中完成的数据项目评价名称，计划完成的时间或数量，实际完成的时间或数量。如果实际与计划有偏差，提供原因或说明；没有的话可以不填。如果质控评估过的条目没有预期计划，可以留空。参考案例见表中。）

核查项目	计划	实际发生（平均）	原因及说明
数据录入天数（针对纸质 CRF）	5-10 天	12 天	PI 研究员离职
方案不依从总数（件）		20	入组条件
严重方案不依从数（件）		2	心电图数据导入不及时
…（根据实际评估项目增减行列数）			

9.2 质控核查

（注：根据实际发生的质控核查情况，顺序列出各次核查时受试者总例数、关键指标错误率、非关键指标的抽样例数、抽样比例及依据和错误率。参考案例见表中。）

核查次数	总例数	关键指标	非关键指标			
		错误率	抽样例数 *	抽样比例	抽样比例依据	错误率
第一次	80	0.3%	9	11.18%	总病例数小于100例，则抽取例数为总病例数的平方根	0.2%
第二次	200	0.05%	20	10%	总病例数大于100，将随机抽取10%的病例	0.05%
…（根据实际核查次数增减行列数）						

*：每次核查不能重复抽样。

9.3 数据管理过程稽查

（注：按照稽查发生的时间顺序，列出负责稽查的单位名称和时间，相应各次稽查发现的问题及其相应各次发现问题的纠偏和防偏措施。发现问题请将稽查报告作为附件提供。参考案例见表中。）

稽查负责单位	稽查时间	发现问题	纠正和预防措施
医药公司AB	2013-11-07	试验方案修正了入组条件但是CRF和数据库没有及时更改	立即进行了CRF及数据库修改；相关人员进行SOP再培训。
…（根据实际稽查事件增减行列数）	…	…	…

10. 提交锁定的数据集

（注：根据实际数据集的提交情况，列出数据集名称，相应提交日期，提交的单位名称，提交的数据集格式，和提交的对象及其提交原因；对于提交后的原数据集和备份数据集，列出存储地点，相应数据集负责人及其对数据集的权限。参考案例见表中。）

数据集	提交日期	提交单位	提交格式	提交对象及原因	原数据集			
					储存地点	备份地点	责任人 *	责任人权限
PHAMA-CNS1234.dataset.xpt	2014-04-06	合同公司CD	SAS-SDTM	申办者，锁库后的统计分析	https://datarepository.xx.xxx.com/	https://datarepository.yy.xxx.com/	吴柒	临床信息技术经理
…（根据实际提交的数据集情况增减行列数）								

*：除责任人外，其他人对数据集的所有权限均已被解除。

11. 数据管理实际过程与数据管理计划不一致

请描述数据管理过程是否存在与数据管理计划的不一致，有任何不一致，需详细描述实际过程，发生原因。同时需要阐述此过程对数据质量的影响。

（注：根据实际情况予以描述。如果没有出现不一致的情况，则可以写成"不适用"等。）

临床试验数据管理工作技术指南

（2016 年第 112 号　2016.07.27）

一、概述

临床试验数据质量是评价临床试验结果的基础。为了确保临床试验结果的准确可靠、科学可信，国际社会和世界各国都纷纷出台了一系列的法规、规定和指导原则，用以规范临床试验数据管理的整个流程。同时，现代新药临床试验的发展和科学技术的不断进步，特别是计算机、网络的发展又为临床试验及其数据管理的规范化提供了新的技术支持，也推动了各国政府和国际社会积极探索临床试验及数据管理新的规范化模式。

（一）国内临床试验数据管理现状

我国的《药物临床试验质量管理规范》（Good Clinical Practice，GCP）对临床试验数据管理提出了一些原则要求，但关于具体的数据管理操作的法规和技术规定目前还处于空白。由于缺乏配套的技术指导原则，我国在药物临床试验数据管理方面的规范化程度不高，临床试验数据管理质量良莠不齐，进而影响到新药有效性和安全性的客观科学评价。此外，国内临床试验中电子化数据管理系统的开发和应用尚处于起步阶段，临床试验的数据管理模式大多基于纸质病例报告表（Case Report Form，CRF）的数据采集阶段，电子化数据采集与数据管理系统应用有待推广和普及。同时，由于缺乏国家数据标准，同类研究的数据库之间难以做到信息共享。

（二）国际临床试验数据管理简介

国际上，人用药品注册技术要求国际协调会议的药物临床研究质量管理规范（以下简称 ICH E6 GCP）对临床试验数据管理有着原则性要求。对开展临床试验的研究者、研制厂商的职责以及有关试验过程的记录、源数据、数据核查等都直接或间接地提出了原则性的规定，以保证临床试验中获得的各类数据信息真实、准确、完整和可靠。

各国也颁布了相应的法规和指导原则，为临床试验数据管理的标准化和规范化提供具体的依据和指导。如：美国 21 号联邦法规第 11 部分（21 CFR Part 11）对临床试验数据的电子记录和电子签名的规定（1997 年），使得电子记录、电子签名与传统的手写记录与手写签名具有同等的法律效力，从而使得美国食品药品管理局（FDA）能够接受电子化临床研究材料。据此，美国 FDA 于 2003 年 8 月发布了相应的技术指导原则，对 Part 11 的规定作了具体阐释，并在计算机系统的验证、稽查轨迹，以及文件记录的复制等方面提出明确的要求。

2007 年 5 月，美国 FDA 颁布的《临床试验中使用的计算机化系统的指导原则》（Guidance for Industry：Computerized Systems Used in Clinical Investigations）为临床试验中计算机系统的开发和使用提供了基本的参照标准。

而且由国际上相关领域专家组成的临床试验数据管理学会（Society of Clinical Data Management，SCDM）还形成了一部《良好的临床数据管理规范》（Good Clinical Data Management Practice，GCDMP），该文件为临床试验数据管理工作的每个关键环节都规定了相应操作的最低标准和最高规范，为临床试验中数据管理工作的实际操作提供了具体的技术指导。

综上，国际社会和发达国家均已建立了临床试验数据管理的若干法规、规定和技术指导原则，以保证试验数据的质量。而我国这方面的起步较晚，发展缓慢，临床试验数据管理欠规范化，直接影响了我国新药研发与监管。目前国家战略规划建设创新型社会的要求和重大新药创制专项计划对临床试验数据规范化管理提出了更加紧迫的需求。鉴于其重要性和紧迫性，在积极总结和调研临床试验数据管理工作的当前技术水平和发展趋势的基础上，特制订本技术指南。

本指南从数据管理相关人员的职责、资质和培训，管理系统的要求，试验数据的标准化，数据管理工作的主要内容，数据质量的保障和评估，以及安全性数据及严重不良事件六个方面进行全面阐释，旨在对我国临床试验的数据管理工作起到规范化和指导性作用，适用于以注册为目的的药物临床试验，对上市后临床试验以及其他类型试验也同样具有指导意义。

二、数据管理相关人员的责任、资质及培训

临床试验数据管理工作要求临床试验研究项目团队共同努力、通力协作。研究中与数据管理工作相关的人员涉及申办者、研究者、监查员、数据管理员和合同研究组织（Contract Research Organization，CRO）等。

（一）相关人员的责任

1. 申办者

申办者是保证临床数据质量的最终责任人。申办者应制定质量管理评价程序、质量管理计划与操作指南，并且应设立稽查部门，必要时申办者可自行进行稽查，由不直接涉及试验的人员定期对质量体系的依从性进行系统性检查。此外，申办者还应保证数据的完整性，并对数据管理过程的合规性负有监督之责，包括外包时对 CRO 相应工作的合规性和数据质量进行监督。

申办者在数据管理工作方面的失责行为举例：研究者未经培训而填写 CRF；研究方案不明确或不合理。

2. 研究者

研究者应确保以 CRF 或其他形式报告给申办者的数据准确、完整与及时，而且应保证 CRF 上的数据来自于受试者病历上的源数据，并必须对其中的任何不同给出解释。

研究者在数据管理工作方面的错误/不当行为举例：违反研究方案，如错误的访视时间；源数据录入 CRF 时错误；实验室仪器人为测量误差；由不具备资质的人员填写 CRF；研究者造假。

3. 监查员

监查员应根据源文档核查 CRF 上的数据，一旦发现其中有错误或差异，应通知研究者，并根据所发现的错误或差异，记录相应的质疑，以确保所有数据的记录和报告正确和完整。

临床监查中常见问题举例：无原始病历或原始病历中无记录（缺失或不全）；CRF 填写空缺、错误或不规范；不良事件的记录不完整；未向申办者报告有嫌疑的造假；检验结果不能溯源（实验室数据、心电图、X 射线片等）。

4. 数据管理员

数据管理员应按照研究方案的要求，参与设计 CRF、建立数据库、对数据标准进行管理、并建立和测试逻辑检验程序。在 CRF 接收后，录入人员要对 CRF 作录入前的检查；在 CRF 数据被录入数据库后，利用逻辑检验程序检查数据的有效性、一致性、缺失和正常值范围等。数据管理员对发现的问题应及时清理，可通过向研究者发放数据质疑（Query）而得到解决。

数据管理员应参加临床研究者会议，为研究团队及时提出改善与提高数据质量的有效措施。

数据管理员的失责行为举例：CRF 表格设计不符合方案要求；逻辑检验程序错误；质疑的语言描述中有诱导的成分；按照质疑更新数据库时的错误。

5. 合同研究组织（CRO）

ICH GCP 指出申办者可以将与临床试验有关的工作和任务，部分或全部委托给一个 CRO，但是，试验数据的质量和完整性的最终责任永远在申办者。CRO 应当实施质量保证和质量控制。

申办者首先应明确数据管理外包的范围，如果计划将数据管理工作外包，那么接下来就要选择

合适的 CRO，应对候选 CRO 的资质和能力等进行评价。

评价 CRO 时应主要考虑以下因素：CRO 的资质、以往业绩及合同履行能力；质量控制、质量保证的流程；数据管理系统的验证，以及设施条件；数据管理标准操作规程（Standard Operating Procedure，SOP）以及遵守 SOP 的证明；员工资质、对 SOP 的掌握情况及其培训记录；文档修改控制过程的记录；文件保管系统。

一旦作出选择，申办者将与 CRO 签订有效合同，在合同中需明确双方的责、权、利。试验申办者必要时应对 CRO 进行相关的培训，以保证其所提供的服务符合申办者质量标准要求。在临床试验数据管理过程中，试验申办者需对 CRO 进行的活动进行及时有效的管理、沟通和核查，以确保其遵守共同商定的流程要求。申办者的质量管理计划中必须包括 CRO 的质量管理信息，同时必须明确流程和期望结果。

（二）数据管理人员的资质及培训

负责临床试验数据管理的人员必须经过 GCP、相关法律法规、相关 SOP，以及数据管理的专业培训，以确保其具备工作要求的适当的资质。

数据管理专业培训应包括但不局限于：数据管理部门 SOP 和部门政策；临床试验数据标准化文档及存档规则；数据管理系统及相关的计算机软件的应用与操作能力的培训；法规和行业标准：GCP，CFDA 法规和指导原则，以及 ICH 指导原则；保密性，隐私和数据安全性培训。

数据管理人员都必须保存完整的培训记录以备核查，培训记录需提供课程名称、培训师名称、课程的日期、完成状况、受训人员及其主管的签名。如果是基于网络的培训，系统应提供培训证明，标明课程的名称、受训人员姓名，以及完成培训的时间。

数据管理人员还应该通过继续教育不断提升专业素质，以保障数据管理工作的高质量完成。

三、临床试验数据管理系统

（一）临床试验数据管理系统的重要性

数据管理的目的是确保数据的可靠、完整和准确。数据管理过程包括采集/管理系统建立、CRF及数据库的设计、数据接收与录入、数据核查与质疑、医学编码、外部数据管理、盲态审核、数据库锁定、数据导出及传输、数据及数据管理文档的归档等。数据管理的目标是获得高质量的真实数据。因此，临床试验数据管理的各个阶段需要在一个完整、可靠的临床试验数据管理系统下运行，临床试验项目团队必须按照管理学的原理建立起一个体系，即数据管理系统，对可能影响数据质量结果的各种因素和环节进行全面控制和管理，使这些因素都处于受控状态，使临床研究数据始终保持在可控和可靠的水平。此处的数据管理系统不是指狭义的计算机系统，而是一种广义的数据质量管理体系（Quality Management System，QMS），它是临床试验项目管理系统的一个组成部分。

（二）数据质量管理体系的建立和实施

数据质量管理体系的建立是应用管理科学、提高管理水平、不断发展的过程。

建立和实施质量管理体系首先需确立质量方针和目标，以确定预期结果，帮助管理者利用其资源达到这些结果。质量方针是管理者的质量宗旨和方向，质量目标是方针的具体化，是管理者在质量方面所追求的目的。

质量管理体系依托组织机构来协调和运行，必须建立一个与质量管理体系相适应的组织结构。组织机构应明确规定数据管理相关人员的责任和权限。

质量管理体系的实施和运行是通过建立贯彻质量管理体系的文件来实现。质量管理体系文件一般由四部分组成：质量手册、程序文件、作业指导书、质量记录。质量手册的核心是对质量方针目标、组织机构及质量体系要素的描述；程序文件是对完成各项质量活动的方法所作的规定；作业指导书是规定某项工作的具体操作程序的文件，也就是数据管理员常用的"操作手册"或"操作规程"

等；质量记录是为完成的活动或达到的结果提供客观证据的文件。

完成质量管理体系文件后，要经过一段试运行，检验这些质量管理体系文件的适用性和有效性。数据管理机构通过不断协调、质量监控、信息管理、质量管理体系审核和管理评审，实现质量管理体系的有效运行。

数据管理质量体系的建立、实施和运行是一个动态的过程，最重要的是要求数据管理相关人员将质量管理的理念贯彻到数据管理的日常工作之中。

（三）临床试验数据管理系统的基本要求

1. 系统可靠性

系统可靠性是指系统在规定条件下、规定时间内，实现规定功能的能力。临床试验数据管理系统必须经过基于风险的考虑，以保证数据完整、安全和可信，并减少因系统或过程的问题而产生错误的可能性。

计算机化的数据管理系统必须进行严谨的设计和验证，并形成验证总结报告以备监管机构的核查需要，从而证明管理系统的可靠性。

2. 临床试验数据的可溯源性

临床试验数据管理系统必须具备可以为临床试验数据提供可溯源性（Traceability）的性能。CRF中数据应当与源文件一致，如有不一致应作出解释。对CRF中数据进行的任何更改或更正都应该注明日期、签署姓名并解释原因（如需要），并应使原来的记录依然可见。

临床试验数据的稽查轨迹（Audit Trail），从第一次的数据录入以及每一次的更改、删除或增加，都必须保留在临床试验数据库系统中。稽查轨迹应包括更改的日期、时间、更改人、更改原因、更改前数据值、更改后数据值。此稽查轨迹为系统保护，不允许任何人为的修改和编辑。稽查轨迹记录应存档并可查询。

3. 数据管理系统的权限管理

临床试验数据管理系统必须有完善的系统权限管理。纸质化或电子化的数据管理均需要制定SOPs进行权限控制（Access Control）与管理。对数据管理系统中不同人员或角色授予不同的权限，只有经过授权的人员才允许操作（记录、修改等），并应采取适当的方法来监控和防止未获得授权的人的操作。

电子签名（Electronic Signature）是电子化管理系统权限管理的一种手段。对于电子化管理系统来说，系统的每个用户都应具有个人账户，系统要求在开始数据操作之前先登录账户，完成后退出系统；用户只能用自己的密码工作，密码不得共用，也不能让其他人员访问登录；密码应当定期更改；离开工作站时应终止与主机的连接，计算机长时间空闲时实行自行断开连接；短时间暂停工作时，应当有自动保护程序来防止未经授权的数据操作，如在输入密码前采用屏幕保护措施。

四、试验数据的标准化

临床试验数据标准化的意义在于：标准化的数据格式是临床试验数据管理系统与临床试验机构建立医疗信息互通性的基础；在申办者内部不同研究之间建立无缝数据交换，并为申办者之间的交流，申办者与药物评审机构之间的交流提供便利；便于各临床试验的药物安全性数据共享；方便元数据（Meta Data）的存储和监管部门的视察，为不同系统和运用程序之间数据的整合提供统一的技术标准；为审评机构提供方便，从而缩短审批周期；有助于数据质量的提升，可以更快地提供更高质量的数据。

（一）CDISC

CDISC（Clinical Data Interchange Standards Consortium）是一个全球的、开放的、多学科的非盈利性组织，建立了涵盖研究方案设计、数据采集、分析、交换、递交等环节的一系列标准。CDISC核

指导原则

心标准见下表。

标准	描述
研究数据列表模型（SDTM）	有关临床研究病例报告表数据标准，用于向监管部门递交的内容标准。
分析数据模型（ADaM）	有关分析数据集及元数据的基本原则和标准，用于向监管部门递交的内容标准。
XML 技术（ODM、Define-XML 与 Dataset-XML）	操作数据模型（ODM）是基于 XML 概要描述如何遵循监管要求获取、交换和归档临床数据和元数据。Define-XML 是基于 ODM 的描述研究数据集的元数据标准。Dataset-XML 是基于 ODM 的描述研究数据集的 XML Schema 说明。
受控术语集（CT）	支持 CDISC 模型/标准所涉及的标准词汇和编码集。
临床数据获取的协调标准（CDASH）	用于病例报告表中基础数据收集字段的内容标准。
实验室数据模型（LAB）	描述临床实验室和研究申办者/CRO 间关于临床实验室数据的获取与交换的内容标准说明细则。
非临床数据交换标准（SEND）	描述临床前研究数据的内容标准。
方案呈现模型（PR）	基于 BRIDG 模型来描述临床研究方案元素和关系的工具。
治疗领域数据标准（TA）	为目标治疗领域确定的一套有关概念和研究终点等的标准，以提高语义的理解，支持数据共享、便于全球注册递交。如阿尔茨海默病、心血管病、糖尿病等。

国际发达监管机构如美国 FDA、日本医药品医疗器械综合机构（PMDA）将强制要求递交符合 CDISC 标准的电子数据，可见 CDISC 标准已越来越得到业内的认可和广泛使用，成为临床试验数据的国际"通用语言"。

为了提高临床试验数据质量以及统计分析的质量和效率，方便数据的交流与汇总分析，在新药上市注册申请时，建议采用 CDISC 标准递交原始数据库和分析数据库。

（二）医学术语标准

1. MedDRA

MedDRA 作为新药注册用医学术语集，适用于政府注册管辖下所有的医疗和诊断产品的安全报告。在临床研究、不良反应的自发性报告、注册报告、受政府注册管理的产品信息中都需要用到 MedDRA。

MedDRA 包含 5 级术语，分别是系统器官分类（System Organ Class，SOC）、高级别组术语（High Level Group Term，HLGT）、高级别术语（High Level Term，HLT）、首选术语（Preferred Term，PT）和低级别术语（Low Level Term，LLT）。

2. 世界卫生组织药物词典

世界卫生组织药物词典是医药产品方面最综合的电子词典，为 WHO 国际药物监测项目的重要组成部分。世界卫生组织药物词典采用解剖学、治疗学及化学分类系统对药物进行分类，一般被用于对临床试验报告中的合并用药、上市后不良反应报告以及其他来源的报告中提及的药品进行编码和分析。

世界卫生组织药物词典包括 4 种：世界卫生组织药物词典（WHO DD）、世界卫生组织药物词典增强版（WHO DDE）、世界卫生组织草药词典（WHO HD）和综合词典（Combined Dictionary）。

3. WHOART 术语集

WHOART 是一个精确度较高的用于编码与药物治疗过程中的临床信息的术语集，涵盖了几乎所有不良反应报告所需的医学术语，可以以行列表的形式打印出来。由于新药和新的适应证会产生新的不良反应术语，术语集的结构灵活可变，允许在保留术语集结构的基础上纳入新的术语，同时又不丢失之前术语间的关系。

WHOART 包含 4 级术语，分别是系统器官分类（System Organ Class，SOC）、高级术语（High level term，HT）、首选术语（Preferred Term，PT）和收录术语（Included terms，IT）。

五、数据管理工作的主要内容

在进行临床试验数据管理之前，必须由数据管理部门根据项目实际情况制定数据管理计划（Data Management Plan，DMP）。数据管理计划应包括以下内容和数据管理的一些时间点并明确相关人员职责。数据管理计划应由数据管理部门和申办方共同签署执行。

（一）CRF 的设计与填写

1. CRF 的设计

临床试验主要依赖于 CRF 来收集试验过程中产生的各种临床试验数据。CRF 的设计必须保证收集试验方案里要求的所有临床数据（外部数据除外）。CRF 的设计、制作、批准和版本控制过程必须进行完整记录。

CRF 的设计、修改及最后确认会涉及多方人员的参与，可以包括申办者、申办者委托的 CRO、研究者、数据管理和统计人员等。一般而言，CRF 初稿由申办者或 CRO 完成，但其修改与完善由上述各方共同参与，最终必须由申办者批准。

2. CRF 填写指南

CRF 填写指南是根据研究方案对于病例报告表的每页表格及各数据点进行具体的填写说明。

CRF 填写指南可以有不同的形式，并可以应用于不同类型的 CRF 或其他数据收集工具和方式。对于纸质 CRF 而言，CRF 填写指南应作为 CRF 的一部分或一个单独的文档打印出来。对 EDC（Electronic Data Capture）系统而言，填写指南也可能是针对表单的说明、在线帮助、系统提示以及针对录入数据产生的对话框。

保证临床试验中心在入选受试者之前获得 CRF 及其填写指南，并对临床试验中心相关工作人员进行方案、CRF 填写和数据提交流程的培训，该过程需存档记录。

3. 注释 CRF

注释 CRF 是对空白 CRF 的标注，记录 CRF 各数据项的位置及其在相对应的数据库中的变量名和编码。每一个 CRF 中的所有数据项都需要标注，不录入数据库的数据项则应标注为"不录入数据库"。注释 CRF 作为数据库与 CRF 之间的联系纽带，帮助数据管理员、统计人员、程序员和药物评审机构了解数据库。注释 CRF 可采用手工标注，也可采用电子化技术自动标注。

4. CRF 的填写

临床研究者必须根据原始资料信息准确、及时、完整、规范地填写 CRF。CRF 数据的修改必须遵照 SOP，保留修改痕迹。

（二）数据库的设计

临床试验方案设计具有多样性，每个研究项目的数据收集依赖于临床试验方案。临床试验数据库应保证完整性，并尽量依从标准数据库的结构与设置，包括变量的名称与定义。就特定的研究项目来说，数据库的建立应当以该项目的 CRF 为依据，数据集名称、变量名称、变量类型和变量规则等都应反映在注释 CRF 上。

数据库建立完成后，应进行数据库测试，并由数据管理负责人签署确认。

指导原则

（三）数据接收与录入

数据可以通过多种方式进行接收，如传真、邮寄、可追踪有保密措施的快递、监查员亲手传递、网络录入或其他电子方式。数据接收过程应有相应文件记录，以确认数据来源和是否接收。提交数据中心时应有程序保证受试者识别信息的保密。

数据录入流程必须明确该试验的数据录入要求。一般使用的数据录入流程包括：双人双份录入、带手工复查的单人录入，和直接采用 EDC 方式。

（四）数据核查

数据核查的目的是确保数据的完整性、有效性和正确性。在进行数据核查之前，应列出详细的数据核查计划，数据核查包括但不局限于以下内容：

确定原始数据被正确、完整地录入到数据库中：检查缺失数据，查找并删除重复录入的数据，核对某些特定值的唯一性（如受试者 ID）；

随机化核查：在随机对照试验中，检查入组随机化实施情况；

违背方案核查：根据临床试验方案检查受试者入选/排除标准、试验用药计划及合并用药（或治疗）的规定等；

时间窗核查：核查入组、随访日期之间的顺序判断依从性情况；

逻辑核查：相应的事件之间的逻辑关联来识别可能存在的数据错误；

范围核查：识别在生理上不可能出现或者在研究人群的正常变化范围外的极端数值；

一致性核查：如严重不良事件安全数据库与临床数据库之间的一致性核查，外部数据与 CRF 收集的数据一致性核查，医学核查等。

数据管理人员应对方案中规定的主要和次要有效性指标、关键的安全性指标进行充分的核查以确保这些数据的正确性和完整性。

数据核查应该是在未知试验分组情况下进行，数据质疑表内容应避免有偏差或诱导性的提问，诱导性的提问或强迫的回答会使试验的结果存有偏差。

数据核查可通过手动检查和电脑程序核查来实现。数据核查程序应当是多元的，每个临床研究人员有责任采用不同的工具从不同的角度参与数据库的疑问清理工作。

有时，对于事先定义的逻辑简单且能明确判断的错误，在得到研究者同意后数据管理员可对数据按照事先的规定进行修订，并记录在稽查轨迹里。

（五）数据质疑的管理

数据核查后产生的质疑以电子或纸质文档的形式发送给临床监查员或研究者。研究者对质疑做出回答后，数据管理员根据返回质疑答复对数据进行修改。如质疑未被解决则将以新的质疑再次发出，直至数据疑问被清理干净。

（六）数据更改的记录

错误的数据在数据清理过程中会被纠正，但必须通过质疑/答复的方式完成，即使在电话会议中认可的数据更改。

数据管理过程中应保存质疑过程的完整记录。

（七）医学编码

临床试验中收集的病史、不良事件、伴随药物治疗建议使用标准的字典进行编码。编码的过程就是把从 CRF 上收集的描述与标准字典中的词目进行匹配的过程。医学编码员须具备临床医学知识及对标准字典的理解。当出现的词目不能够直接与字典相匹配时可以进行人工编码，对于医学编码员也无法确认的词目，应当通过数据质疑与研究者沟通以获得更详细的信息来进行更确切的编码工作。医学编码应在锁库前完成。

广泛使用的标准字典有 MedDRA、WHO Drug、WHOART。数据管理部门应制定 SOP，适时更新字典并保证医学和药物编码在不同版本字典之间的一致性。临床研究使用的字典名称及版本信息应在数据管理计划中描述说明。

（八）试验方案修改时的 CRF 变更

药物临床试验中有时会发生试验方案修改的情况，但不是所有的试验方案修改都需要变更 CRF，需要制定相应的流程处理此种情况。须注意 CRF 的重要变更应在方案的修订获得机构/伦理审查委员会（IRB/IEC）批准后才生效。

（九）实验室及其他外部数据

在临床试验的组织实施过程中，有一些临床试验方案中规定采集，但是在研究者的研究基地以外获得的，由其他供应商（如中心实验室）提供的外部数据。外部数据类型比如：生物样本分析数据：实验室数据、药代动力学/药效学数据、生物标记物的检测数据等；外部仪器检测数据（如血生化、心电图、血流仪、生命体征监测、影像学检查等）；受试者的记录。

下列这些方面可能会影响外部数据的完整性，在建立数据库期间应注意：关键变量的定义和必需内容；数据编辑和核查程序；记录格式和文件格式（例如，SAS、ASC Ⅱ）；数据传输；数据库更新；数据储存和归档。

为了确保有足够的信息可供用于外部数据的鉴别和处理，选择关键变量（唯一地描述每一个样本记录的数据）时必须谨慎。若无关键变量，将会对患者、样本和访视与结果记录的准确配对造成困难。

本地实验室数据一般通过人工录入方式收集，需关注不同实验室检测单位及其正常值范围之间的差别，重视对缺失数据、异常数据，以及重复数据等的检查。中心实验室数据的收集主要通过电子化的文件形式传输。在研究开始之前，数据管理员要为中心实验室制定一份详细的数据传输协议，对外部数据的结构、内容、传输方式、传输时间以及工作流程等作具体的技术要求。

数据管理员应及时对外部数据进行核查，如应用逻辑检验程序，进行相应的关联检查和医学审查等，并对发现的问题启动质疑。

对于实验室和其他外部数据核查中发现的问题，临床研究监查员要对这些数据作 100% 的源数据核查。

（十）数据盲态审核

无论临床试验过程是开放或盲法操作，在临床试验数据库锁定前，应由申办方、研究者、数据管理人员和统计分析师在盲态下共同最终审核数据中未解决的问题，并按照临床试验方案进行统计分析人群划分、核查严重不良事件报告与处理情况记录等。

如双盲临床试验还需检查紧急揭盲信件和临床试验总盲底是否密封完好，如有紧急揭盲情况发生，需有紧急揭盲理由及处理报告。

（十一）数据库锁定

数据库锁定是临床研究过程中的一个重要里程碑。它是为防止对数据库文档进行无意或未授权的更改，而取消的数据库编辑权限。数据库锁定过程和时间应有明确的文档记录，对于盲法临床试验，数据库锁定后才可以揭盲。

1. 数据库锁定清单

数据库锁定时，应事先制定锁库的工作程序并严格遵守，应保证通知了试验相关工作人员，并获得所有相关人员的批准后方可锁定试验数据库。

数据管理员应制定数据库锁定清单，数据库锁定清单建议包括但不限于以下内容：所有的数据已经收到并正确录入数据库；所有的数据质疑表已经解答并进入数据库；所有的病例报告表已经得到主要研究者签字批准；非病例报告表数据（例如，中心实验室电子数据）已经合并到试验数据库中，并完成了与试验数据库的数据一致性核查；已完成医学编码；已完成最终的数据的逻辑性和一致性验证结果审查；已完成最终的明显错误或异常的审查；已完成最终的医学核查；已完成数据质量审核，并将质量审核中发现的错误发生率记录在文档中；根据SOP更新并保存了所有试验相关文档。

一旦完成上面所述步骤，就应书面批准数据库锁定，并由试验相关人员签名及签署日期，试验相关人员有：数据管理人员、生物统计师、临床监查员代表、研究者代表等。一旦获得数据库锁定的书面批准文件，就应收回数据库的数据编辑权限，并将收回数据编辑权限的日期记录在文档中。

针对期中分析，应严格按照方案中规定时间点或事件点进行分析，期中分析数据库锁定过程与最终分析的数据库锁定要求可能有所不同，但是所有数据库锁定的要求以及采取的步骤都应记录在文件中，还应报告截止至进行期中分析时的数据情况、时间情况及终点事件情况等。

2. 数据库锁定后发现数据错误

如果数据库锁定后发现有数据错误，应仔细地考虑处理并记录这些错误数据。最重要的是，应评估这些数据错误对安全性分析和有效性分析的潜在影响。然而，并非所有发现的数据错误都必须更正数据库本身。数据错误也可以记录在统计分析报告和临床报告文档中。尽管一些申办者选择更改发现的数据库中的所有错误，但一些申办者可能只更改对安全性/有效性分析有重要影响的数据错误。最重要的是，申办者应事先确定一个程序来决定应处理哪些数据错误和记录这些数据错误。

如果一个数据库锁定后又重新开锁，这个过程必须谨慎控制，仔细记录。重新开锁数据库的流程应包括通知项目团队，清晰地定义将更改哪些数据错误，更改原因以及更改日期，并且由主要研究者、数据管理人员和统计分析师等人员共同签署。数据库的再次锁定应遵循和数据库首次锁定一样的通知/批准过程。

（十二）数据备份与恢复

在整个研究的数据管理过程中，应及时备份数据库。通常是在另外一台独立的计算机上进行备份，并根据工作进度每周对备份文件进行同步更新。最终数据集将以只读光盘形式备份，必要时，未锁定数据集也可进行光盘备份。

当数据库发生不可修复的损坏时，应使用最近一次备份的数据库进行恢复，并补充录入相应数据。

相关计算机必须具有相应的有效防病毒设置，包括防火墙、杀病毒软件等。

（十三）数据保存

数据保存的目的是保证数据的安全性、完整性和可及性（Accessibility）。

保证数据的安全性主要是防止数据可能受到的物理破坏或毁损。在进行临床试验的过程中，把所有收集到的原始数据（如CRF和电子数据）存储在安全的地方，诸如受控的房间，保证相应的温度、湿度，具有完善的消防措施，防火带锁文档柜。这些原始文档是追踪到原始数据的审核路径的一部分，应如同电子审核路径对数据库的任何修改或备份所做记录一样，严格进行保护。数据保存期限应按照法规的特定要求执行。

数据的内容及其被录入数据库的时间、录入者和数据在数据库中所有的修改历史都需要保存完整。保证数据的可及性是指用户在需要时能够自如登录和获取数据，以及数据库中的数据可以按照需要及时传输。

在临床试验完成后，应对试验过程中的文档进行存档。下表中总结了临床试验数据归档保存的各类型信息：

归档内容	要求
临床试验数据	试验中收集的所有数据。这些数据既包括记录在病例报告表上的数据也包括非病例报告表收集的数据（例如实验室检查结果，心电图检查结果以及受试者电子日记）。

归档内容	要求
外部数据	外部收集并将导入至临床试验数据管理系统（CDMS）的数据，包括所有导入的数据及其文件和用于外部数据质量控制的所有文件。
数据库元数据信息	临床试验数据结构相关信息。这类典型信息是表、变量名、表单、访视和任何其他相关对象，也包括编码列表。
数据管理计划书	数据管理计划的微软 Word 或 PowerPoint 文档可以转成 PDF 格式文件或打印成纸张文件归档保存。
编码词典	如果数据是使用公司内词典或同义词表自动编码，那么使用的词典和统一词表都应归档保存。
实验室检查参考值范围	实验室检查的参考值范围。如果临床试验研究过程中使用多个版本的参考值范围，那么每个版本的参考值范围都应归档保存。
稽查轨迹	试验稽查轨迹的整个内容，并使用防修改的方式。
逻辑检验，衍生数据变更控制列表	以工作清单、工作文件、工作报告的形式提供逻辑检验定义和衍生数据的算法，以及它们的变更控制记录。
数据质疑表	所有数据质疑表，传递数据质疑表的相关邮件及数据质疑表解答的复印件。纸张形式的数据质疑表可以扫描归档保存，并且为扫描文件添加索引。
程序代码	数据质量核查程序的代码，衍生数据的代码以及临床试验数据统计分析的程序代码。程序代码文档应归档保存。最理想情况是，这些文件以在线方式保存，并编制索引或超链接。
病例报告表的映像 PDF 格式文件	对于纸张的病例报告表临床试验来说，CRF 映像文件通常可以通过扫描方式获得，并将这些扫描文件转成 PDF 格式。对于电子数据采集的临床试验来说，电子表单的 PDF 格式映像文件可以通过 EDC/M 应用创建。
其他	其他与数据管理相关的文件，如数据库锁库和开锁记录、数据库使用者清单等。

下表中列举不同类型的临床试验数据及其常用的归档格式。

格式	描述
CSV	以逗号为分隔符的 ASCⅡ文本文件，可以使用文本编辑器、文字处理器以及 Excel 电子表格软件编辑。
XML	以 ASCⅡ技术为基础，便于不同系统间结构化信息的转换。
XPT	SAS 公司提供的开源格式文件。通常用来提交临床试验数据。
Adobe PDF	应用广泛的文本输出格式。

对于使用纸质病例报告表的临床试验，机构应保存所有纸质病例报告表的复印件。对于使用电子数据试验，临床试验数据管理系统的供应商应为临床研究机构提供一份所有电子病例报告表的 PDF 文件格式以备案。

（十四）数据保密及受试者的个人隐私保护

1. 数据保密

数据保密是药物研发过程中必须遵守的基本原则，参与药物研发的机构应建立适当的程序保证数据库的保密性，包括建立及签署保密协议以规范相应人员的行为，以及建立保密系统以防止数据库的泄密。

2.受试者的个人隐私保护

临床试验受试者的个人隐私应得到充分的保护，受保护医疗信息包含：姓名、生日、单位、住址；身份证/驾照等证件号；电话号码、传真、电子邮件；医疗保险号、病历档案、账户；生物识别（指纹、视网膜、声音等）；照片；爱好、信仰等。

个人隐私的保护措施在设计数据库时就应在技术层面考虑，在不影响数据的完整性和不违反GCP原则的条件下尽可能不包括上述受保护医疗信息，比如：数据库不应包括受试者的全名，而应以特定代码指代。

六、数据质量的保障及评估

临床试验数据的质量不仅直接影响试验结果的客观性和可靠性，更关系到研究报告，以及整个临床研究的结论。建立和实施质量保障和评估措施对于保证临床试验数据的质量是非常关键的。

（一）质量保障

质量保障需要确定组织机构，明确从事数据管理工作人员应该具备的资质要求、责任和权限等；质量保障必须具备一定的资源，包括人员、设备、设施、资金、技术和方法等；为保证组织机构按预定要求进行，SOP的制定非常重要，因SOP是数据管理人员工作的行为规范和准则，明确规定各项工作由哪个部门、团队或个人做，怎样做，使用何种方法做，在何种环境条件下做等；质量保障还应有机制确保它能被遵照执行、工作人员不执行规范或操作失控时得到警告，内部质量审核和稽查等是常用的机制，保证质量持续改善。

质量保障和改善来源于质量控制（Quality Control，QC）、质量保证（Quality Assurance，QA）和纠正预防措施（Corrective Action and Preventive Action，CAPA）等活动。

1.质量控制

ICH E6将质量控制定义为"质量保证系统内所采取的操作技术和活动，以查证与临床试验有关的活动都符合质量要求。"

临床试验数据的质量控制适用于数据处理的每一个方面，如临床研究机构、数据监查、计算机系统生命周期过程和数据的管理过程。

（1）临床研究机构和质量控制

所有临床研究人员应具有资质并受到培训。制定质量控制程序，例如：

安全性：临床研究人员受到培训，且遵照权限管理程序；

设备：临床研究人员遵照程序确保设备和数据安全并适当储存；

受试者隐私：确保遵照程序保护受试者隐私；

质量审核：临床研究人员对数据进行内部审核；

存储和归档：确保数据和文件存储归档。

（2）监查和质量控制

临床数据监查是质量控制中最常考虑的环节，包括：

CRF数据审核；

电子数据完整性：确认电子数据是充分、完整和准确的；

程序化的数据核查：确认方案依从性、受试者安全性；

可溯源性；

原始数据审核：确认原始文件完整以发现未报告数据（如不良事件）；

计算机系统的适当使用：确认工作人员受到培训，使用权限管理，且能正常使用计算机系统完成分配的任务。

（3）计算机系统的生命周期过程和质量控制

如使用计算机系统，须让其满足试验和工作人员的需求。在系统生命周期的每一步都需执行质量控制，以确保所有要求都被记录、测试和满足。例如：

要求：确保系统的运行和维持涵盖了所有用户以及技术的、商业的和监管部门的要求。

系统验证过程：确保系统遵循确定的程序进行验证，且记录完整准确。

变更控制：系统的生命周期过程中所有的变更都需评估和测试。

（4）数据管理过程和质量控制

通常从 CRF 的设计开始，确保全部数据管理工作的质量，考虑的因素包括：设计恰当、遵从方案、数据收集环境和培训等；质量控制核查举例：数据录入系统；数据有效范围核查；逻辑核查；安全性核查。

在数据管理中，数据管理员的两个不同工作性质决定了两种质量控制方式：过程质控（in-process QC）和实时在线质控（on-line QC）。

对于设计工作的质量控制，如 CRF 设计、数据库的设计以及逻辑检验的建立等，一般多采用过程质控的方法，过程质控可以保证设计过程中每个阶段的质量都是可靠的。例如，逻辑检验的质量控制就是通过录入不同的测试数据来检查该逻辑检验的计算机程序能否正确地捕捉到"问题"数据。如果不能，则该逻辑检验需要修改并再次测试，直到正确为止。

临床试验进行阶段的质量控制，一般多采用实时在线质控。实时在线质控是计算某一时间点数据的错误率来评估数据的质量。例如，实时在线质控报告显示有 3 个受试者已经按计划完成了整个试验，但这些受试者的某一访视的实验室检查数据仍未录入。此时的质控就要求数据管理员及时发现这一问题并适时启动质疑机制。

2. 质量保证

ICH E6 将质量保证定义为："为保证试验的进行和数据产生、留档（记录）以及报告都符合 GCP 和适用的监管要求所建立的所有有计划、成体系的行为。"

大部分申办者或 CRO 等都有独立的数据质量保证部门，其主要任务是建立质量管理体系，即制定质量方针、质量手册与计划、SOP 等，评估数据管理过程是否达到规定的要求，是否按程序执行，同时稽查数据质量。

（1）标准操作规程（SOP）

SOP 是为达到均一性，完成一个特定职责而制定的详细书面说明。制定 SOP 的意义在于尽可能控制各种主、客观因素对临床试验结果的影响，尽可能降低临床试验的误差或偏差，并确保研究资料的真实可靠，以提高临床试验结果的质量。

一般来说，数据管理的 SOP 可能会包括以下内容：数据管理计划；CRF 设计；CRF 填写指南；数据库的建立与设计；逻辑检验的建立；CRF 追踪；数据录入；数据核查与清理；外部电子数据的管理；医学编码；SAE 一致性核查；数据库的质量控制；数据库的锁定与解锁；数据的保存与归档；数据的安全性；CRO 的选择与管理；人员培训等。

SOP 的建立应能覆盖数据管理的所有过程，但重要的是对所建立的 SOP 的遵守。SOP 制订不会一步到位，需要在实践中不断地完善和发展。

（2）稽查

申办者还应设立稽查部门，由不直接涉及试验的人员定期对质量体系的依从性进行系统性检查，以判定试验的执行、数据的记录、分析和报告是否与已批准的试验方案、SOP、以及 GCP 相一致，了解误解或错误发生的原因，并提出预防及改正的建议。数据管理稽查要求稽查人员不但要具有稽查的经验，而且要熟悉数据管理的过程以及相应的计算机程序，特别要熟悉监管部门对于临床试验数据的标准和要求。

数据管理稽查是评价整个数据管理的质量系统，它包括三个层次：具有符合监管部门要求的数据管理SOP；应提供书面文件记录对SOP的遵守情况（如遵守数据库锁定SOP时产生的过程记录）；在以上基础上，还有其他客观的证据支持数据处理过程能够产生可信赖的高质量数据，并可用于统计分析和申报等。

对于临床试验数据的稽查，一般关注四个部分：研究文件、数据、统计分析数据、临床研究报告。

与数据管理稽查有关的文件主要有：数据管理员的简历和培训记录、数据管理各岗位的描述与要求、数据管理计划、接收CRF的记录、数据核查清理的记录和清单、数据库的变更控制记录、逻辑检验的变更控制记录等。

数据稽查的主要内容包括：CRF与源数据的一致性、CRF数据与数据库的一致性、数据管理过程的合规性和数据的完整性等。

（3）纠正和预防措施（CAPA）系统

根本原因的分析以及纠正和预防措施是质量系统的基础，CAPA是质量持续改善的核心。

纠正措施是指针对已存在的不符合或不期望的现象，消除其根本原因所采取的措施，防止重复出现（Recurrence）。预防措施是指针对潜在的不符合或潜在不期望的现象，消除其原因所采取的措施，防止发生（Occurrence）。

深刻了解数据管理系统和数据管理工作过程有利于建立有效的CAPA系统，从而加强质量管理体系，保证数据管理所有过程的产出都是符合临床试验的目的，以及确保受试者安全以及数据的完整性。衡量CAPA系统内的某个系统或某个过程是否符合试验目的，需要全面了解数据管理相关的投入、产出、控制和资源等。对一个临床试验质量管理体系的有效性和效果的评估，包括定义相关的评价措施以及反馈。

（二）质量评估

真实、准确、完整和可靠是保证临床试验数据质量的基本原则。良好的数据质量应该达到以下要求：

ALCOA：可归因性（Attributable），易读性（Legible），同时性（Contemporaneous），原始性（Original），准确性（Accurate）。

ALCOA+：完整性（Complete），一致性（Consistent），持久性（Enduring），可获得性（Available When Needed）。

评估数据质量的指标可以包括：录入和报告数据的时间；监查员或稽查员确认有问题的观测的数量，或纠正的数量；解决质疑问题所需的时间；CRF审核所需时间；数据错误的数量。

临床试验中所收集的数据的错误必须尽可能少，使其能支持该临床试验得出的发现或结论。通过发现临床试验数据在转录、转移和处理中的错误，对数据质量进行定量，并评估其对临床试验结果正确性的影响是必要的。

发现错误的主要方法有源数据核查确认、逻辑检验、数据核实、汇总统计、CRF与数据库核对等。

评估数据质量最常用的方法是计算错误数据的发生率，即错误率。错误率＝发现的错误数/所检查的数据项总和。

对于CRF中关键指标核查，将对数据库进行100%的复查，与CRF及疑问表进行核对，发现的所有错误将被更正。对于非关键指标的核查，如果总病例数大于100，将随机抽取10%的病例进行复查；如果小于100例，则抽取例数为总病例数的平方根进行复查。将数据库与CRF及疑问表进行核对，可接受的错误率为：数值变量不超过0.2%；文本变量不超过0.5%。如错误率超过此标准，将进行100%核对。

关键指标、非关键指标的界定，由研究者、申办者以及统计人员共同讨论决定。

七、安全性数据及严重不良事件报告

临床试验的一个关键目标是，确定、研究、建立或证实一种研究产品的安全性特征。试验中安全性数据的管理和报告应该支持该目的。在临床试验数据的管理和报告中，安全性数据经常是最具挑战性的。

许多研究机构设立了数据安全和监查委员会（Data Safety and Monitoring Board，DSMB），对临床试验中安全性数据进行核查。该委员会由独立于实施研究、中期分析和数据核查的人员组成，可以设盲，也可以不设盲。数据监查委员会可由以下原因作出暂停正在实施的研究的建议或决定：（1）极其显著的疗效；（2）不可接受的安全性风险；（3）无效。该委员会也可以推荐对正在实施的研究进行更改，比如，下调剂量、去除出现不可接受的安全性风险的研究组别。

申办方的医学监查员也应对安全性数据进行检查。

（一）不良事件的获取、管理和报告

临床研究中的安全性数据既是一种丰富的信息来源，同时其管理和报告也是最具挑战性的。临床不良事件经常含有临床研究中最重要的安全性信息。为了保证收集、编码、分析和报告的方法有利于获得可靠的结论，需要理解不良事件数据的特征及其局限。ICH 的一些指导原则为工业如何管理和报告临床试验安全性数据提供了指南，如 E1A、E2A、E2B、E2C、E3、E5、E6 和 E9。

当对安全性数据进行获取、管理和报告时：设计 CRF 需要对安全性数据的收集给予足够的重视；对严重程度进行定义，理解其用途和局限性；保证正常值范围正确地与实验室数据关联，在对不同研究机构的实验室数据进行汇总时需要注意正常值范围是否相同；在实验室数据的分析和报告中，对类别变化（状态从正常转化为异常）及其变化幅度均进行考虑；不良事件数据获取的精确性与数据的分析和报告方法相关。

在临床试验中，不良事件应尽量按照标准字典或术语集进行归类并编码。字典的选择要符合研究的目的，最好是具有代表性，符合业界标准。字典的安装、维护和升级要有一套标准的操作程序。字典升级前应评价升级对现有临床试验数据编码的影响，同时提出解决方案。选择适当的编码方法与编码程序。编码者要有一定的临床知识，并获得相应的培训。编码后的数据需要进行质量控制检查。

可以应用很多方式对安全性数据进行展示和报告。为了保证充分地对属于药物反应的结果进行报告，需要判断和科学选择，以确定数据的趋势和显著特征。对药物反应进行辨别是安全性数据处理和报告的驱动目的。

（二）实验室数据

实验室数据的特点需要在数据管理时进行考虑。数据的存储单位应能够清楚地反映数据的值；在许多数据库中，单位和数据是分开的。管理实验室数据最具挑战性的方面之一是连接数据到合适的正常值范围。在获得数据时，如果数据不是通过电子方式到达数据管理员那里，数据值和其合适的正常值范围的连接将花费很大精力。当正常值范围不可得到时，可以使用参考值范围，它是从正常值范围衍生得到的范围，可以从研究中或者从参考书中得到。然而，使用参考值代替正常值的文档对数据库用户必须是清楚的。

为了方便地对研究之间的数据进行连接，经常可以应用实验室数据的标准化技术，以达到这一目的。标准化技术一般包括，当数值为正常时，将数据转化为无单位的数值"0"和"1"，当数值低于正常范围的下限时，将数值转化为小于"0"，当数值高于正常范围上限时，将数值转化为大于"1"。实验室本身应该达到所在国家或地区规定的质控标准。

（三）其他数据

除不良事件（AEs）和实验室值以外，安全性数据还有其他形式。专项检测数据（如心电图，脑电图）的采集需要对来自这些检测的常见数据及其格式、精度和特殊属性要有理解。

体格检查在临床试验中是很常见的。广义上讲，体格检查是一种筛查方法；如果一个非预期的、明显的临床异常在体格检查中被发现，通常利用专项检测来确定这个事件。在这种情况下，从专项检测中得到的数据具有更大的可靠性。

不鼓励使用开放式文字描述数据。对"其他数据"的管理信赖于信息的形式。对于体格检查和专项检查，自由文本注释是允许的。文本框可通过文字处理而不是数据录入系统进行计算机化，从而与数据库连接，但不作为数据库本身的一部分。此时纠错方式是校对，而不是双录入。有些申办者为了避免将冗长的文本注释计算机化，而采用编码的方式，如"0= 无注释"，1="有注释，不相关"，2="有注释，相关"，3="有注释，关键"。

（四）严重不良事件数据

临床研究过程中，监管部门要求及时报告严重不良事件（SAEs）。一些公司通常设置专门小组处理和报告 SAEs，此时报告的内容、格式及时限的要求与 CRF 填写可能不完全相同，这些安全性数据及其报告一般在药物警戒数据库中完成，该数据库通常包括各种不同来源的安全性数据，可能是不完整的、重复的、零碎的，或不准确的。而临床试验数据库中基于 CRF 填写的 SAEs 是经过严格的数据管理程序处理的，包括清理、质疑以及确保准确度的验证。两个数据库中 SAEs 的记录可能存在差异，为确保 SAEs 数据的一致性必须对临床试验的数据库与药物警戒数据库的一致性进行核查。该核查必须在临床试验中定期进行。

核查范围可能包括但不仅局限于下列内容：方案；研究者；受试者代号（随机号）；受试者姓名缩写，出生日期，性别，种族；严重不良事件的病例号；不良事件诊断；报告的严重不良事件名称；编码术语或首选术语；不良事件开始日期，结束日期；死亡日期，死亡原因及尸检结果；不良事件结局；不良事件严重程度；因不良事件对研究药物采取的措施，伴随药物名称及开始和停止使用日期；申办者和研究者对不良事件进行评估，评估内容应包含：严重程度、因果关系、是否预期、有无破盲。对不良事件评估需使用标准词典编码术语；不良事件是否报告给有关部门，何时报告。

八、名词解释

系统验证（System Validation）：是指建立计算机化系统生命周期管理的文档化证据，以确保计算机化系统的开发、实施、操作以及维护等环节自始至终都能够高度满足其预设的各种系统技术标准、使用目的和质量属性，和处于监控的质量管理规程中，并能在其投入应用直至退役过程中都能高度再现和维护系统的标准和功能符合监管要求。

稽查轨迹（Audit Trail）：是计算机系统（如数据管理系统）的基本功能。是指系统采用安全的和计算机产生的带有时间烙印的电子记录，以便能够独立追溯系统用户输入、修改或删除每一条电子数据记录的日期、时间以及修改原因，以便日后数据的重现。任何记录的改变都不会使过去的记录被掩盖或消失。只要受试者的电子记录保存不变。

权限控制（Access Control）：是指按照临床试验电子系统的用户身份及其归属的某项定义组的身份来允许、限制或禁止其对系统的登录或使用，或对系统中某项信息资源项的访问、输入、修改、浏览能力的技术控制。

外部数据（External Data）：是由外部数据提供方采集的数据。外部数据可以通过电子数据上传或数据直接对接的方式传输到临床数据管理系统，经过数据整合后再进行分析；也可以不与临床数据库中的数据整合，在数据分析时，作为一份独立的数据源，与临床数据库内的数据一起直接参与数据分析。外部数据包括多种数据来源，多数为打包上传的电子数据，非纸质记录或直接录入到

EDC 系统的数据。

电子签名（Electronic Signature）：是指任何用电子文件手段（如符号或一系列符号所组成的数据集）的形式所含或所附用于识别签名人身份的签名。这种由个人执行、采用或授权使用的电子签名与其手写签名具有同样法律效力。在临床试验中，对任何试验数据和文件的电子签名表明这个电子签名人已经接受或认可了其签署的相关电子记录文件内容或数据、符号或程序。

数据管理计划（Data Management Plan，DMP）：是由数据管理人员依据临床试验方案书写的一份动态文件，它详细、全面地规定并记录某一特定临床试验的数据管理任务，包括人员角色、工作内容、操作规范等。DMP 的修订与升级伴随整个试验阶段。

电子数据采集（Electronic Data Capture，EDC）：是一种基于计算机网络的用于临床试验数据采集的技术，通过软件、硬件、SOP 和人员配置的有机结合，以电子化的形式直接采集和传递临床数据。

逻辑核查（Edit Check）：是指临床试验数据输入计算机系统后对数据有效性的检查。这种核查可以通过系统的程序逻辑，子程序和数学方程式等方法实现，主要评价输入的数据域与其预期的数值逻辑、数值范围或数值属性等方面是否存在错误。

盲态审核（Blind Review）：是指在试验结束（最后一位受试者最后一次观察）到揭盲之前对数据进行的核对和评估，以便最终确定统计分析计划。

数据库锁定（Database Lock）：为数据管理人员依据数据管理计划（DMP）关闭临床试验数据库，使之无法更改。它是在临床试验结束、EDC 系统的所有质疑被解决、经相关批准手续后实施的。被锁定的数据库一般不得改变。

源数据核查确认（Source Data Verification，SDV）：是指评价记录在临床试验病例报告表中的数据与源数据一致性的行为，以确保所采集数据的完整性、准确性和可靠性，使得临床试验项目日后重现成为可能。

九、参考文献

1. 国家食品药品监督管理局：药物临床试验质量管理规范（GCP）. 2003

2. ICH E6: Guideline for Good Clinical Practice. 1996

3. FDA: Guidance for Industry: Computerized Systems Used in Clinical Investigations. 2007

4. FDA: Code of Federal Regulations, Title21 part 11: Electronic Records; Electronic Signatures – Scope and Application. 2003

5. Societyfor Clinical Data Management（SCDM）: Good Clinical Data Management Practices（GCDMP）. 2007

6. CDISC: Introducing the CDISC Standards: New Efficiencies for Medical Research. 2009

7. Drug Information Association（DIA）: Computerized Systems in Clinical Research: Current Data Quality and Data Integrity Concepts. 2011

8. FDA: Guidance for Industry: Electronic Source Data in Clinical Investigations. 2013

9. EMA: Reflection paper on expectations for electronic source data and data transcribed to electronic data collection tools in clinical trials. 2010

10. 中国临床试验数据管理学组（CDMC）：数据管理的相关文件及记录清单. 药学学报，2015，50（11）：1365-1366

11. 中国临床试验数据管理学组（CDMC）：临床试验数据管理质量评价指标体系. 药学学报，2015，50（11）：1374-1379

12. 中国临床试验数据管理学组（CDMC）：数据管理计划的结构和内容. 药学学报，2015，50（11）：1388-1392

药物临床试验的生物统计学指导原则

（2016 年第 93 号　2016.06.01）

一、概述

新药经临床前研究后，其有效性和安全性由人体临床试验进行最终验证。临床试验是根据研究目的，通过足够数量的目标受试者（样本）来研究药物对疾病进程、预后以及安全性等方面的影响。

临床试验除了遵循《药物临床试验质量管理规范》（GCP）以外，还必须事先应用统计学原理对试验相关的因素作出合理、有效的安排，最大限度地控制混杂与偏倚，减少试验误差，提高试验质量，并对试验结果进行科学的分析和合理的解释，在保证试验结果科学、可信的同时，尽可能做到高效、快速、经济。因此，统计学是临床试验设计、实施和分析的有力工具，在药物的临床研发过程中发挥不可或缺的重要作用。

本指导原则以临床试验的基本要求和统计学原理为核心，阐述统计学在临床试验中的作用和地位，以及在试验设计阶段、试验实施阶段和结果分析阶段的统计学考虑，旨在为药品注册申请人和临床试验的研究者针对临床研发中如何进行设计、实施、分析和评价提供技术指导，以保证药物临床试验的科学、严谨和规范。

本指导原则适用于以注册为目的的药物（化学药物、生物制品、中药民族药和天然药物）的确证性临床试验，对探索性临床试验以及上市后临床试验也同样具有指导意义。

二、临床试验的总体考虑

（一）临床研发规划

药物临床试验的主要目标是评价和确定受试药物的风险/获益比，同时也要确定可能从该药获益的特定适应症人群及适宜的用法与用量。为此，需要设计一系列的临床试验，而每一个临床试验都有其特定的目的，其设计、执行和拟采用的分析方法等细节均应在试验方案中予以明确。所以每个研究药物都应首先考虑其临床研发的总体规划。

创新药物的临床研发一般由 I 期临床试验开始，进入 II 期概念验证试验（Proof-Of-Concept，POC）和剂量探索（Dose Finding）试验，然后是 III 期确证试验，每期试验由于研究目的的不同，可能包含着多个试验项目。临床研发规划就是这些试验研究的总体规划。

在新药申请时，应当清晰地描述该药临床研发规划的主要内容，以及每个临床试验在其中的地位和作用。在解释和评价受试药物的总体证据时，通常需要把几个试验的数据进行综合分析。因此，同一临床研发规划中，不同临床试验的多个方面应该尽量采用相同的标准，如医学编码词典、主要指标的定义和测量时间点、对于方案违背的处理方式等等。在药物的临床研发规划中应预先阐明是否需要对涉及共同医学问题的多个试验进行荟萃分析（Meta-Analysis），并明确它们的设计共同点及关键统计问题。

（二）探索性试验和确证性试验

临床试验的早期，需要进行一系列的探索性试验，这些试验也应有清晰和明确的目标。探索性试验有时需要更为灵活可变的方法进行设计并对数据进行分析，以便根据逐渐积累的结果对后期的确证性试验设计提供相应的依据。虽然探索性试验对有效性的确证有参考价值，但不能作为证明有效性的关键性证据。临床试验的后期，需要经过确证性试验为评价药物的有效性和安全性提供有力证据。确证性试验是一种事先提出假设并对其进行统计检验的试验，以说明所开发的药物对临床是有益的，一般为随机对照的临床试验。因此，对涉及药物有效性和安全性的每一个关键性的问题都需要通过确证性试验予以充分的回答。

在确证性试验中，最关键的假设应根据试验主要目的产生。主要假设应于试验开始前在试验方案中预先设定并于试验结束后严格按照预先设定的分析计划完成假设检验。除此之外，在试验方案中还应阐明试验设计方法、统计分析方法及相关理由。确证性试验对于试验方案和标准操作程序（SOP）的严格遵从是非常重要的。如果在试验过程中对方案有不可避免的修订，应给予说明并记载。对方案修订可能对结果产生的影响应予以评估。

确证性试验还应对试验药物的疗效进行准确的估计。对于药物疗效的说明除了需要证明关键假设的统计学意义之外，还需要评估试验药物疗效具有临床意义。

（三）观察指标

观察指标是指能反映临床试验中药物有效性和安全性的观察项目。统计学中常将观察指标称为变量。观察指标分为定量指标和定性指标。观察指标必须在研究方案中有明确的定义和可靠的依据，不允许随意修改。

对于观察指标，在研究的设计阶段，首先需要根据研究目的，严格定义与区分主要指标和次要指标，其次是根据主要指标的性质（定量或定性）和特征（一个或多个、单一指标或复合指标、临床获益或替代指标、客观/主观指标或全局评价指标等），调整研究的统计设计策略，以达到研究的预期目的。

1. 主要指标和次要指标

主要指标又称主要终点，是与试验主要研究目的有本质联系的，能确切反映药物有效性或安全性的观察指标。主要指标应根据试验目的选择易于量化、客观性强、重复性高，并在相关研究领域已有公认标准的指标。

一般情况下，主要指标仅为一个，用于评价药物的疗效或安全性。若一个主要指标不足以说明药物效应时，可采用两个或多个主要指标。方案中应详细描述所关注的主要指标的设计参数及其假设、总Ⅰ类错误率和Ⅱ类错误率的控制策略。主要指标将用于临床试验的样本量估计，多个主要指标的情况下，将制定对总Ⅰ类错误概率的控制策略并保证研究有足够的把握度。

主要指标，包括其详细定义、测量方法（若存在多种测量方法时，应该选择临床相关性强、重要性高、客观并切实可行的测量方法）、统计分析模型等，都必须在试验设计阶段充分考虑，并在试验方案中明确规定。方案中主要指标在试验进行过程中不得修改，若须做修改则应在充分论证的基础上谨慎行事，并在揭盲前完成，不允许揭盲后对主要指标进行任何修改。

次要指标是与次要研究目的相关的效应指标，或与试验主要目的相关的支持性指标。在试验方案中，也需明确次要指标的定义，并对这些指标在解释试验结果时的作用以及相对重要性加以说明。一个临床试验，可以设计多个次要指标，但不宜过多，足以达到试验目的即可。

2. 复合指标

当难以确定单一的主要指标时，可按预先确定的计算方法，将多个指标组合构成一个复合指标。临床上采用的量表（如神经、精神类、生活质量量表等）就是一种复合指标。将多个指标组综合成单一复合指标的方法需在试验方案中详细说明。主要指标为复合指标时，可以对复合指标中有临床意义的单个指标进行单独的分析。

当采用量表进行疗效评价（如精神类药物、中药、民族药），应该采用国际或领域内公认的量表。采用国外量表作为主要疗效指标时，由于可能存在语言、文化、生活习俗、宗教信仰等多方面的差异，需提供跨文化调适、翻译对等性的研究结果；采用自制量表时，需提供效度、信度和反应度（对疾病严重程度及其变化的区分程度）的研究结果。没有对效度、信度和反应度进行过研究，或者效度、信度和反应度都很低的量表不建议作为临床试验的主要疗效指标。

3. 全局评价指标

全局评价指标是将客观指标和研究者对受试者疗效的总印象有机结合的综合指标，它通常是等级指标，其判断等级的依据和理由应在试验方案中明确。全局评价指标可以评价某个治疗的总体有效性或安全性，带有一定的主观成份，因此，其中的客观指标常被作为重要的指标进行单独分析。

以全局评价指标为主要指标时，应该在方案中考虑：该全局评价指标与主要研究目的临床相关性、信度和效度、等级评价标准和单项缺失时的估计方法。不建议将"综合疗效和安全性"的全局评价指标作为临床试验的主要指标，因为这样会掩盖药物之间在疗效和安全性方面的重要差异，从而导致决策失误。

4. 替代指标

替代指标是指在直接评价临床获益不可行时，用于间接反映临床获益的观察指标。例如降压药物的临床获益，常被认为是降低或延迟"终点事件"（心脑血管事件）的发生，但若要评价"终点事件"发生率，需要长时间的观察。在实际中，降压药的临床试验，采用替代指标"血压降低值/血压达标"来评价药物的疗效，因为临床研究和流行病学业已证实：将"血压"控制在正常范围内，可以降低"终点事件"的发生。

一个指标能否成为临床获益的替代指标，需要考察：1）指标与临床获益的关联性和生物学合理性；2）在流行病学研究中该指标对临床结局的预测价值；3）临床试验的证据显示药物对该指标的影响程度与药物对临床结局的影响程度一致。

选择替代指标为主要指标，可以缩短临床试验期限，但也存在一定的风险，尤其是"新"替代指标。药物在替代指标上的优良表现并不一定代表药物对受试者具有长期的临床获益，药物在替代指标上的不良表现也不一定表示没有临床获益。例如，在抗肿瘤药物早期临床试验中，"无进展生存时间"等指标被作为"总生存时间"的替代指标被广泛使用，但其与总生存时间的关联性在不同的肿瘤临床试验中程度不一，因此仍需强调Ⅲ期临床研究中，采用临床终点的重要性。

5. 定性指标

在某些临床试验中，有时需要将定量指标根据一定的标准转换为等级指标，或将等级指标转化为定性指标，如：用药后血压降低到"140/90mmHg"以下、糖化血红蛋白降低到7.0%以下的受试者比例（达标率）。定量或等级指标转换定性指标的标准，应该具有临床意义、为相关领域公认、并在试验方案中明确规定。由于将定量指标转换为定性指标会损失部分信息导致检验效能的降低，在样本量计算时需加以考虑。如方案定义主要指标为定量指标转化的定性指标时，则研究结论应主要依据该定性指标，而不是其所源于的定量指标。

（四）偏倚的控制

偏倚又称偏性，是临床试验在设计、执行、测量、分析过程中产生的、可干扰疗效和安全性评价的系统误差。在临床试验中，偏倚包括各种类型的对研究方案的违背与偏离。由于偏倚会影响疗效、安全性评价结果，甚至影响临床试验结论的正确性，因此在临床试验的全过程中均须控制偏倚的发生。随机化和盲法是控制偏倚的重要措施。

1. 随机化

随机化是临床试验的基本原则，也是疗效和安全性评价的统计学方法的基础。

临床试验中随机化原则是指临床试验中每位受试者均有同等的机会被分配到试验组或对照组中的实施过程或措施，随机化过程不受研究者和/或受试者主观意愿的影响。随机化的目的是使各种影响因素（包括已知和未知的因素）在处理组间的分布趋于相似。随机化与盲法相结合，可有效避免处理分组的可预测性，控制对受试者分组的选择偏倚。临床试验的随机化的方法，一般采用区组随机化法和/或分层随机化法。

如果受试者的入组时间较长，区组随机化是临床试验所必须的，这样有助于减少季节、疾病流行等客观因素对疗效评价的影响，也可减少因方案修订（如入选标准的修订）所造成的组间受试者的差异。区组的大小要适当，太大易造成组间不均衡，太小则易造成同一区组内受试者分组的可猜测性。研究者及其相关人员，应该对区组长度保持盲态，这在开放的临床试验中尤为重要。也可设定2个或多个区组长度，或采用中央随机化系统以尽可能减少分组的可预测性。

如果药物的效应会受到一些预后因素（如受试者的病理诊断、年龄、性别、疾病的严重程度、生物标记物等）的影响时，可采用分层随机化，以保持层内的组间均衡性。

当需要考虑多个分层因素，如肿瘤类临床试验，需考虑年龄、病理类型、基线水平等因素，采用分层随机化，可能导致试验无法进行，此时可采用"动态随机"使被控制的预后因素组间有良好的均衡性。在动态随机化中，已入组的受试者特征将影响下一个受试者的分组，系统将根据各层面上的组间均衡性决定受试者的随机化组别。

尽管"动态随机"可以实现多分层因素下的随机化，但不建议设计过多的分层因素，因为过多的分层因素可能造成其他因素在处理组间的不均衡，建议分层因素一般不宜超过3个。临床试验中通常采用区组随机化的方法，如采用动态随机化，被控制的因素应包括在主要指标分析模型中，用以控制混杂因素对主要指标评价的影响。特别指出的是在Ⅲ期临床试验中，应避免使用基于主要指标观察结果的动态随机化。

随机化的方法和过程包括随机分配表的产生方法、随机分配遮蔽的措施、随机分配执行的人员分工等，应在试验方案中阐明，但使人容易猜测分组的随机化的细节（如区组长度等）不应包含在试验方案中。在临床试验中，随机分配表应该是一份独立的文件，以记录受试者的处理（或处理顺序）安排。随机分配表应具有重现性，即可以根据种子数、分层因素、区组长度重新产生相同的随机分配表。试验用药物将根据随机分配表进行编码，在临床操作中，要求研究者严格按照入组受试者的随机分配结果及药物编码分配药物，任何偏离，都应该如实记录，以待数据分析前进行评估。值得注意的是动态随机化中的随机表仅仅起到遮蔽作用，真正的随机分配表是由动态随机化系统根据已入组的受试者信息采用最小随机化原理产生的，因此随机化系统中的随机分配表应作为独立文件在申报资料中提交。

2. 盲法

临床试验的偏倚可能来自于临床试验的各个阶段、各方面人员。由于对随机化分组信息的知晓，研究者可能选择性入组受试者，受试者可能受到主观因素的影响，可能产生疗效与安全性的评价偏倚或选择性确定分析人群等。盲法是控制临床试验中因"知晓随机化分组信息"而产生的偏倚的重要措施之一，目的是达到临床试验中的各方人员对随机化处理分组的不可预测性。

根据设盲程度的不同，盲法分为双盲、单盲和非盲（开放）。在双盲临床试验中，受试者、研究者（对受试者进行筛选的人员、终点评价人员以及对方案依从性评价人员）、与临床有关的申办方人员对处理分组均应处于盲态；单盲临床试验中，仅受试者或研究者一方对处理分组处于盲态；开放性临床试验中，所有人员都可能知道处理分组信息。临床试验的设盲程度，应综合考虑药物的应用领域、评价指标和可行性，应尽可能采用双盲试验。当双盲难度大、可行性较差，可考虑单盲临床试验，甚至开放性研究。一般情况下，神经、精神类药物的临床试验采用量表评价效应、用于缓解症状（过敏性鼻炎、疼痛等）的药物或以"受试者自我评价"等主观指标为主要指标的临床试验、以安慰剂为对照临床试验，均应采用"双盲"；在一些以临床终点（如死亡）为主要评价指标的临床试验中（抗肿瘤药物），也可以接受开放性研究。

双盲的临床试验，要求试验药和对照药（包括安慰剂）在外观（剂型、形状、颜色、气味）上的一致性；如果试验药与对照药在用药方式有差异，还需要做到试验组与对照组在药物使用上的一致性。若要达到双盲的目的，可采用双模拟技术。在使用双模拟技术的临床试验中，受试者的用药次数与用药量将会增加，可能导致用药依从性的降低。

若双盲实施起来有相当的困难或根本不可行时（例如，手术治疗与药物治疗的对比研究；不同药物在剂型、外观或用法上存在很大的差异；因中药组方不同导致气味上的差异等），可以采用单盲或开放性临床试验，其理由必须在方案中详细说明，而且尤为重要的是这种信息的知晓不得影响受试者分配入组的随机性，方案中还须有控制偏倚的具体措施，例如采用客观的主要指标，或采用中央随机化系统管理受试者的入组，或参与疗效与安全性评价的研究者在试验过程中尽量处于盲态等。

无论是双盲、单盲临床试验，盲态的执行（随机化分配表的产生、保存以及释放）应该有标准操作程序进行规范，且在方案中明确规定破盲人员的范围。即使是开放性临床试验，研究相关人员也应尽可能保持盲态。方案中应该规定随机分配表的释放条件与流程。随机分配表释放的基本条件为：已完成数据库的锁定和分析人群及统计分析计划的确定工作。

三、试验设计的基本考虑

（一）试验设计的基本类型

1. 平行组设计

平行组设计是最常用的临床试验设计类型，可为试验药设置一个或多个对照组，试验药也可设多个剂量组。对照组可分为阳性或阴性对照。阳性对照一般采用按所选适应症的当前公认的有效药物，阴性对照一般采用安慰剂，但必须符合伦理学要求。试验药设一个或多个剂量组完全取决于试验的目的。

2. 交叉设计

交叉设计是按事先设计好的试验次序，在各个时期对受试者逐一实施各种处理，以比较各处理间的差异。交叉设计是将自身比较和组间比较设计思路综合应用的一种设计方法，它可以较好地控制个体间的差异，以减少受试者人数。

最简单的交叉设计是 2 种药物 2 个阶段的形式，又称 2×2 交叉设计，对每个受试者安排两个试验阶段，分别接受 A、B 两种试验用药物，而第一阶段接受何种试验用药物是随机确定的，第二阶段必须接受与第一阶段不同的另一种试验用药物。因此，每个受试者接受的药物可能是先 A 后 B（AB 顺序），也可能是先 B 后 A（BA 顺序），故这种试验又简记为 AB/BA 交叉试验。两阶段交叉试验中，每个受试者需经历如下几个试验过程，即准备阶段、第一试验阶段、洗脱期和第二试验阶段。

每个试验阶段的用药对后一阶段的延滞作用称为延滞效应。前个试验阶段后需安排足够长的洗脱期或有效的洗脱手段，以消除其延滞效应。采用交叉设计时应考虑延滞效应对试验数据分析评价的影响。

2×2 交叉设计难以区分延滞效应与时期-药物的交互作用。如需进一步分析和评价延滞效应，则可考虑采用 2 个处理多个阶段的交叉设计（例如：2×4 的 ABBA/BAAB 交叉设计）。

多种药物多个阶段的交叉设计也是经常用到的，例如：3×3 交叉设计，即 3 种处理（A、B、C）、3 个阶段、6 种顺序（ABC/BCA/CAB/ACB/CBA/BAC）的交叉设计。

由于每个受试者接受了所有处理组的治疗，提供了多个处理的效应，因此交叉试验中应尽量避免受试者的失访。

3. 析因设计

析因设计是通过试验用药物剂量的不同组合，对两个或多个试验用药物同时进行评价，不仅可检验每个试验用药物各剂量间的差异，而且可以检验各试验用药物间是否存在交互作用，或探索两种药物不同剂量的适当组合，常用于复方研究。析因设计时需考虑两种药物高剂量组合可能带来的毒副反应。

如果试验的样本量是基于检验主效应的目的而计算的，关于交互作用的假设检验，其检验效能往往是不足的。

（二）多中心试验

多中心试验系指由一个单位的主要研究者总负责，多个单位的研究者参与，按同一个试验方案同时进行的临床试验。多中心试验可以在较短的时间内入选所需的病例数，且入选的病例范围广，临床试验的结果更具代表性。但影响因素亦随之更趋复杂。

多中心试验必须遵循同一个试验方案在统一的组织领导下完成整个试验。各中心试验组和对照组病例数的比例应与总样本的比例大致相同。多中心试验要求试验前对人员统一培训，试验过程要有良好的质控措施。当主要指标易受主观影响时，需进行统一培训并进行一致性评估。当主要指标在各中心的实验室的检验结果有较大差异或参考值范围不同时，应采取相应的措施进行校正或标化以保证其可比性，如采用中心实验室检验等。如预期多中心间检验结果有较大差异，应在临床试验方案中预先规定可能采用的差异性的检验及校正方法。

在多中心临床试验中，可按中心分层随机；当中心数较多且每个中心的病例数较少时，可不按中心分层。

国际多中心试验可视为一种特殊形式的多中心试验，在不同国家或地区所观察的试验结果可能作为相应国家或地区药品注册申请的重要依据。在这种特殊的需求下，国家或地区间的临床实践差异有可能对临床结果的解读产生较大的影响。在临床试验设计时应提前对这种差异进行预估，并在临床试验方案中对将采用的分析不同国家地区结果差异性/一致性的统计方法做预先规定。常用的一致性的评价方法有（但不限于）以国家或地区为预设亚组的亚组分析，或采用适当的统计分析模型等。当单独以某特定国家或地区试验数据作为主要注册申请依据时，应说明样本量能够合理的支持相对应的安全性及有效性的评价。

（三）比较的类型

临床试验中比较的类型，按统计学中的假设检验可分为优效性检验、等效性检验和非劣效性检验。在临床试验方案中，需要明确试验的目的和比较的类型。

优效性检验的目的是显示试验药的治疗效果优于对照药，包括：试验药是否优于安慰剂；试验药是否优于阳性对照药；或剂量间效应的比较。等效性检验的目的是确证两种或多种治疗的效果差别大小在临床上并无重要意义，即试验药与阳性对照药在疗效上相当。而非劣效性检验目的是确证试验药的疗效如果在临床上低于阳性对照药，其差异也是在临床可接受范围内。

在显示后两种目的试验设计中，阳性对照药的选择要慎重。所选阳性对照药需是已广泛应用的、对相应适应症的疗效和用量已被证实，使用它可以有把握地期望在目前试验中表现出相似的效果；阳性对照药原有的用法与用量不得任意改动。阳性药物选择时应考虑以下两个方面：

1. 阳性对照有效性的既有证据

阳性对照效应来源于文献报道的有良好试验设计的试验结果，这些历史试验已明确显示本次非劣效试验中采用的阳性对照或与其类似的药物优于安慰剂，且随时间迁移，阳性对照的疗效基本维持稳定。根据这些试验结果可以可靠地估计出阳性对照的效应大小。阳性对照的效应量是非劣效试验的关键设计参数（用以确定非劣效界值），既不能用历史研究中最好的疗效作为其效应量的估计，也不能仅用荟萃分析的点估计作为效应量的估计，效应量估计时要充分考虑历史研究间的变异。

2. 阳性对照药物效应的稳定性

阳性对照效应的估计来源于历史研究，虽然考虑了历史研究间的变异，但仍有历史局限性，受到很多因素诸如当时的受试人群、合并用药、疗效指标的定义与判定、阳性对照的剂量、耐药性以及统计分析方法等的影响。因此，采用非劣效试验设计时要尽可能地确保本次临床试验在以上提及的诸多因素方面与历史研究一致。另外非劣效/等效性设计，良好的偏倚控制和质量控制是此类设计的关键。因此，在试验设计和实施阶段都应该提高试验质量要求，只有高质量的临床试验才能保证非劣效/等效临床试验的检定灵敏度。

进行等效性检验或非劣效性检验时，需预先确定一个等效界值（上限和下限）或非劣效界值（上限或下限），这个界值应不超过临床上能接受的最大差别范围，并且应当小于阳性对照药与安慰剂的优效性试验所观察到的差异。非劣效界值确定一般采用两步法，M_1 是阳性对照扣去了安慰剂效应的绝对疗效的保守估计，一般借助荟萃分析法并考虑历史试验间的变异后确定；M_2 是非劣效界值，其确定要结合临床具体情况，在考虑保留阳性对照疗效的适当比例 f 后，由统计专家和临床医学专家共同确定。在等效界值的确定中，可以用类似的方法确定下限和上限。从技术层面讲，等效性检验双侧置信区间等同于两个同时进行的单侧假设检验，而非劣效检验是单侧检验。非劣效/等效检验统计推断一般采用置信区间法。值得注意的是两组之间差别无统计学意义并不能得出两组等效或非劣的结论。

（四）样本量

临床试验中所需的样本量应具有足够大的统计学检验把握度，以确保对所提出的问题给予一个可靠的回答，同时也应综合考虑监管部门对样本量的最低要求。样本的大小通常以试验的主要疗效指标来确定，如果需要同时考虑主要疗效指标外的其他指标时（如安全性指标或重要的次要指标），应明确说明其合理性。一般来说，在样本量的确定中应该说明以下相关因素，包括设计的类型、主要疗效指标的明确定义（如在降压药的临床试验中应明确说明主要指标是从基线到终点的血压改变值，或试验终点的血压达标率）、临床上认为有意义的差值、检验统计量、检验假设中的原假设和备择假设、Ⅰ类和Ⅱ类错误率以及处理脱落和方案违背的比例等。在以事件发生时间为主要疗效指标的生存分析中，可以根据统计学检验把握度直接得到试验所需事件数。在此情况下需要根据事件发生率，入组速度以及随访时间推算试验所需样本量。

样本量的具体计算方法以及计算过程中所需用到的主要指标的统计参数（如均值、方差、事件发生率、疗效差值等）的估计值应在临床试验方案中列出，同时需要明确这些估计值的来源依据。在确证性临床试验中，一般只有一个主要疗效指标，参数的确定主要依据已发表的资料或探索性试验的结果来估算，其中所预期疗效差值还应大于或等于在医学实践中被认为是具有临床意义的差异。需要强调的是，计划中的试验应与前期试验或文献中的试验具有一致的试验设计和目标人群。如果不完全一致，需对相应统计量的估值进行调整。Ⅰ类错误概率一般设定为双侧 0.05。在非劣效检验等单侧检验中，Ⅰ类错误概率一般设定为 0.025。此外，如果试验设计中存在多重性的问题时，应考虑对Ⅰ类错误概率进行必要的控制，以保证试验的总体Ⅰ类错误概率不超过预设值。Ⅱ类错误概率一般情况下设定为不大于 0.2，在探索性试验中可适当放宽。

通过估计得到的试验所需样本量一般仅针对试验中指定的主要指标的主要分析（相对其他分析如敏感性分析或亚组分析而言）。在一个以"全分析集（Full Analysis Set，简称 FAS）"为主要分析的试验中，应考虑统计参数估计值所依据的前期试验或资料是否使用了相同的分析集或者具有相似的脱落率及方案违背率。考虑到脱落患者或违背方案者对疗效的稀释效应，全分析集的疗效往往小于符合方案集。此外，在全分析集中也常会观测到比符合方案集更大的变异。

另外，等效或非劣效试验中通常事先假设试验组与对照组疗效相同而进行样本量估算，当试验组的真实疗效差于阳性对照组时则试验的检验把握度将低于设定目标。

（五）适应性设计

适应性设计（Adaptive Design）是指事先在方案中计划的在临床试验进行过程中利用累积到的数据，在不影响试验的完整性和合理性的前提下，对试验的一个或多个方面进行修改的一种设计。

好的适应性设计可以加快药物研发的速度，或更有效地利用研发资源。但适应性设计要特别考虑：（1）试验的修改是否会引起Ⅰ类错误增大；（2）试验的修改是否导致试验结果难于解释。因此，无论对试验进行何种修改，其修改计划和分析策略必须在试验数据揭盲之前在试验方案中进行明确严谨的表述。在适应性设计计划的期中分析中，保持申办者和研究者的盲态非常重要，通常需要一个独立的数据监查委员会（Independent Data Monitoring Committee，IDMC）来通知申办者是否按照事先拟定的方案修改进一步进行试验。

适应性设计有多种可能，包括：（1）试验组和对照组入组分配方式的改变，如由固定区组分配变更为动态随机入组分配；（2）入组人数的改变，如样本量的重新计算；（3）试验终止条件的改变，如根据期中分析结果提示有效或无效性而提前终止试验；（4）或其他设计方法（如临床终点，统计方法）的改变。目前应用的适应性设计中，成组序贯试验和盲态下样本量的重新计算被认为是在理论和实践中比较广泛被接受的。而其他的诸多设计对于深入认识试验结果的影响因素或提高研究效率（如富集设计）是有帮助的，但对于非盲态下改变临床终点或受试人群等适应性设计，由于可能引入偏倚而影响对结论的判断，故不宜应用于确证性试验中，可在早期探索性试验中使用。

1. 成组序贯设计

成组序贯设计常用于有期中分析的临床试验中。适用于下列三种情况：（1）怀疑试验药物有较高的不良反应发生率，采用成组序贯设计可以较早终止试验；（2）试验药疗效较差，采用成组序贯设计可以因无效较早终止试验；（3）试验药与对照药的疗效相差较大，但病例稀少，或临床观察时间过长。可见，成组序贯设计一般用于创新药物的临床试验，而不用于仿制药的临床试验。

成组序贯设计是把整个试验分成若干个连贯的分析段，每个分析段病例数可以相等也可以不等，但试验组与对照组的病例数比例与总样本中的比例相同。每完成一个分析段，即对主要指标（包括有效性和/或安全性）进行分析，一旦可以做出结论即停止试验，否则继续进行。如果到最后一个分析段仍不拒绝无效假设，则作为差异无统计学意义而结束试验。

成组序贯设计的优点是当试验药与对照药间确实存在差异时，或试验药与对照药不可能达到统计学意义时，可较早地得到结论，从而缩短试验周期。

成组序贯设计的盲底要求一次产生，分批揭盲。由于多次重复进行假设检验会使Ⅰ类错误增加，故需对每次检验的名义水准进行调整，以控制总的Ⅰ类错误率不超过预先设定的水准（比如$\alpha=0.05$）。试验设计中需明确α消耗函数的方法。

采用成组序贯设计，由于需要进行多次期中分析，需特别注意盲态的保持，以免引入新的偏倚。同时，在试验开始前应预先明确统计分析方法，规定提前终止试验的标准。期中分析的数据需由独立的第三方进行统计分析，并由审核，以便做出是否继续下一阶段临床试验的决策建议。

2. 盲态下的样本量的重新计算

当原设计中样本量是在不确切信息的假设条件下估计的，对时间比较长的临床试验，可以在试验进行中对这些假设进行验证，以便对样本量进行重新估计。为了避免揭盲对试验的Ⅰ类错误及试验的科学完整性的影响，这种估计应该是在不揭盲的状态下进行的，主要是对连续变量的变异度或事件发生率进行估计。此估计可用于计算新的样本量，新的样本量若和原样本量相似或比原样本量小，应保持试验样本量不变。若新的样本量比原样本量大并且是切实可行，应通过修订方案写明新的样本量。此类样本量的调整也可由 IDMC 来完成，并事先应在试验方案中对样本量的重新估计进行计划，样本量再估计应不超过两次。

3. 富集设计

适应性的富集设计是指当期中分析提示某一亚组人群的疗效优于另一亚组人群的疗效时而调整入组标准，对尚未入组的病例规定只入组疗效好的某一亚组人群的设计。富集设计能够减少研究人群的异质性，从而提高研究的效率。该设计通常根据研究对象与疾病或者预后相关的某些特征把目标人群分为亚组，例如，研究心血管疾病时，可以考虑按目标人群病人是否有糖尿病、高血压等分为高危人群和非高危人群；在肿瘤领域中，通常具有某些生物标记的人群对治疗的反应比没有生物标记的人群要好，这时可以考虑把目标人群分为生物标记阳性和阴性两个亚组。最常用的病人分组

指导原则

因素包括（但不限于）人口学、病理生理学、组织学、遗传学的等等特征；研究方案中一般必须预先明确指出期中分析是根据病人的哪些特征做的亚组分析。根据病人特征进行分组的方法必须经过验证。

期中分析时根据研究方案中预设的病人特征，估计疗效并决定是否需要调整入组标准。由于期中对方案的调整对后续试验在随机、双盲等方面都有一定的影响，方案中必须明确规定避免引入偏倚和调整Ⅰ类错误概率的方法。最后的结果分析是根据期中分析（方案调整）之前搜集的所有研究对象的数据和之后某一亚组人群的数据加权，而不仅仅是感兴趣的亚组人群的数据；而分析结果的解释也必须明确地说明各亚组人群的构成。值得指出的是，由于富集设计的复杂性，可能对试验的基本原则（如，随机化、双盲、Ⅰ类错误概率等）有严重影响，在没有充分可靠方法处理和避免这些影响时，和在病人特征对疗效的影响预先不明确的情况下，须慎用富集设计。

四、试验进行中的基本考虑

（一）试验数据和受试者入组的监查

临床试验过程中，研究者应严格按照试验方案认真进行临床试验，其研究过程的质量对研究数据及结果的可靠性有着重要的影响，因此，认真进行试验过程的数据监查能及早地发现问题，并使问题的发生和再现达到最小。

按照GCP要求，临床试验的申办者应在临床试验过程中委派监查员，对整个临床试验的质量进行监查。为监控试验的质量，对试验管理的监查应包括研究是否按计划进行，是否遵从方案，收集的数据质量如何，是否达到了预期收集的样本数量目标，设计的假设是否合适，以及病人在试验中的安全等权益是否有保障等。

在病人入组时间较长的试验中，必须对病人入组的积累情况进行监查。如入组率远低于试验方案中预定的水平，则需查明原因，并采取相应措施缓解入组选择和质量的其他方面问题，确保试验的把握度。在多中心试验中，这些考虑适用于每一个中心。

这类监查既不需要比较处理效应的信息，也不要对试验分组揭盲，所以对Ⅰ类错误没有影响，是试验申办者应尽的职责，它可由试验申办者或由试验申办者委托的合同研究组织（CRO）来完成。这种监查一般从研究地点的选定开始，到完成最后一位病人数据的收集和清理而结束。

（二）试验方案的修改

确定的试验方案经伦理委员会批准后，在试验进行过程中一般不得更改。对试验方案的任何修改都应在修订方案中写明，且修订方案一般需重新得到伦理委员会的批准。

在试验进行过程中，如发现按原入选/排除标准难以选到合格的病例时，需分析原因并采取相应措施，如监查中发现常有违反标准入选病例现象或入选病例的限制过度情况，则在不破盲的条件下可以考虑修改原入选/排除标准，但需注意入选/排除标准的修改可能导致目标受试人群的改变。修改后需调整相应的统计分析计划，如对方案修改前后进行分层分析及其结果一致性的考虑等应进行详细表述。

（三）期中分析

期中分析是指正式完成临床试验前，按事先制订的分析计划，比较处理组间的有效性和/或安全性所作的分析。其分析目的是为后续试验是否能继续执行提供决策依据。基于期中分析结果中止试验无外乎两种情况，其一是可以预见即使试验继续执行至试验结束也不可能得出试验药物有效的结论，或者是发现试验药物的安全性存在隐患；另一种是得出试验药物有效的结论。如果根据期中分析得出试验药物有效而提前中止试验，需要保证有足够的药物暴露时间和安全性数据，一般应继续随访以收集更多的安全性数据，以避免安全性评价不充分。

期中分析的时点（包括日历时点或信息时点）、具体实施方式和所采用的α消耗函数等应当事先制订计划并在试验方案中阐明。期中分析的结果可能会对后续试验产生影响，因此，一个临床试验的期中分析次数应严格控制。如果一个期中分析是为了决定是否终止试验而设计的，则常采用成组序贯设计。

期中分析包含了已揭盲的数据及结果，因此进行期中分析的人员应该是不直接参加临床试验的人员，比如可由IDMC执行，即使是开放的试验也应如此。期中分析结果对试验相关人员是保密的，试验相关人员仅仅会被告知是否继续试验或需要对试验方案进行修改。

对于确证性临床试验，原则上不得进行计划外期中分析。因为设计不良或计划外的期中分析可能引入偏倚，所得结论缺乏可靠性。如由于特别情况进行了计划外的期中分析，则在研究报告中应解释其必要性、以及破盲的程度和必要性，并提供可能导致偏倚的严重程度以及对结果解释的影响。

（四）独立数据监查委员会

独立数据监查委员会（IDMC），有时也称为数据和安全监查委员会（Data And Safety Monitoring Board，简称DSMB），或数据监查委员会（Data Monitoring Committee，简称DMC），是由具备相关专业知识和经验的一组专业人员组成的独立委员会，通过定期评估一项或多项正在进行的临床试验的累积数据，评价试验药物的安全性和有效性。保证受试者安全和权益并确保试验的完整可靠性是IDMC的基本职责。

IDMC通常用于以延长生命或减少重大健康结局风险为目的的大规模多中心临床试验，而大多数临床试验不要求或无需使用IDMC。可以考虑聘用IDMC的情况包括（但不局限于）下列一种或多种：（1）对安全性或有效性的累积数据进行期中分析，以决定是否提前终止试验；（2）存在特殊安全问题的试验，如治疗方式有明显侵害性；（3）试验药物可能存在严重毒性；（4）纳入潜在的弱势人群进行研究，如儿童、孕妇、高龄者或其他特殊人群（疾病终末期病人或智障的病人）；（5）受试者有死亡风险或其他严重结局风险的研究；（6）大规模、长期、多中心临床研究。

IDMC具有以下三个特点：（1）多学科性：IDMC成员应该包括有相应临床知识及掌握期中分析原则的临床专家、统计学家或医学伦理学家等；（2）独立性：IDMC的成员需没有任何利益冲突；其独立性可以防止试验的组织者、申办者的既得利益可能对数据评估带来的影响；（3）保密性：由于期中分析数据是非盲态的，因此需要由与试验无利益冲突的人员来担任统计分析的工作，并且注意保密性。一般需要选定独立统计师负责期中数据分析并完成期中报告。期中数据和报告在传递和提交过程中应采取一定的保密措施并妥善保存，避免被申办者或其他人员不慎或不当接触，直到试验结束申办者和研究者才能接触到期中报告。

IDMC的组织和实施过程需要在试验设计阶段或IDMC启动会之前制定详细的IDMC工作章程和程序，并经IDMC成员审阅、签字、存档，在整个IDMC运行过程中作为工作指南严格遵守。所有IDMC的讨论需有会议纪要，以便在试验结束后有案可查。同时，在确保保密性的基础上，IDMC成员、IDMC支持小组和申办者之间应进行及时有效地沟通和交流。

五、试验的数据管理

数据管理的目的是确保数据的可靠、完整和准确。临床试验中的数据管理相关方包括申办者、研究者、监查员、数据管理员和CRO等，各相关方应各司其职、各尽其责。数据管理全过程的实施，从数据采集到数据库的最终建立，都必须符合我国GCP的规定和监管部门的相应技术规范要求。

临床试验方案确定后，应根据病例报告表和统计分析计划书的要求制订数据管理计划，内容涵盖数据管理各过程，包括数据接收、录入、清理、编码、一致性核查、数据锁定和转换。数据的收集和传送，从研究者到申办者可通过多种媒体，包括纸质的病例报告表、电子数据采集系统以及用于临床试验数据管理的计算机系统等。无论采用何种方式收集数据，资料的形式和内容必须与研究方案完全一致，且在临床试验前确定，包括确定对计划的依从性或确认违背试验方案的前后关系的信息（如有关服药的时间，缺失值需与"0 值"和空缺相区别）。数据管理各过程的执行中均应遵守全面和有效的标准操作程序。

无论是采用纸质化或电子化的数据管理，其各阶段均应在一个完整、可靠的临床试验数据质量管理体系（QMS）下运行，对可能影响数据质量结果的各种因素和环节进行全面控制和管理，使临床研究数据始终保持在可控和可靠的水平。临床试验的数据管理系统（CDMS）必须满足三个基本要求：经过基于风险考虑的系统验证，具备可靠性；具备数据可溯源性的性能；具备完善的权限管理功能。另外，在数据管理运行过程中应该建立和实施质量保证、质量控制和质量评估等措施。临床试验中用于数据管理和统计分析的计算机及其软件系统均应经过验证且有验证记录可查。

为达到试验数据共享和信息互通目的，临床试验过程中数据的采集、分析、交换、提交等环节，可考虑采用统一的标准化格式，如 CDISC 临床数据交换标准体系（Clinical Data Interchange Standards Consortium）。

临床试验完成后，应对试验的数据管理工作和过程进行总结并形成数据管理总结报告。数据管理计划和总结报告应作为药物注册上市的申请材料之一提交给监管部门。

六、统计分析和报告

（一）统计分析计划

统计分析计划（Statistical Analysis Plan，简称 SAP）是比试验方案中描述的分析要点更加技术性和有更多实际操作细节的一份独立文件，包括对主要和次要评价指标及其他数据进行统计分析的详细过程。统计分析计划的内容包括设计的类型、比较的类型、随机化与盲法、主要指标和次要指标的定义与测量、检验假设、数据集的定义、疗效及安全性统计分析的详细细节。确证性试验要求提供详细分析原则及预期分析方法。探索性试验通常描述概括性的分析原则和方法。

统计分析计划由试验统计学专业人员起草，并与主要研究者商定，旨在全面而详细地陈述临床试验数据的分析方法和表达方式，以及预期的统计分析结果的解释。

统计分析计划初稿应形成于试验方案和病例报告表确定之后，在临床试验进行过程中以及数据盲态审核时，可以进行修改、补充和完善，不同时点的统计分析计划应标注版本及日期，正式文件在数据锁定和揭盲之前完成并予以签署。如果试验过程中试验方案有修订，则统计分析计划也应作相应的调整。如果涉及期中分析，则相应的统计分析计划应在期中分析前确定。

（二）统计分析集

用于统计分析的数据集事先需要明确定义，并在盲态审核时确认每位受试者所属的分析集。一般情况下，临床试验的分析数据集包括全分析集（FAS）、符合方案集（Per Protocol Set，简称 PPS）和安全集（Safety Set，简称 SS）。根据不同的研究目的，需要在统计分析计划中明确描述这三个数据集的定义，同时明确对违背方案、脱落/缺失数据的处理方法。在定义分析数据集时，需遵循以下两个原则：（1）使偏倚减到最小；（2）控制 I 类错误率的增加。

意向性治疗的原则（Intention To Treat Principle，简称 ITT），是指主要分析应包括所有随机化的受试者，这种保持初始的随机化的做法对于防止偏倚是有益的，并且为统计学检验提供了可靠的基础，这一基于所有随机化受试者的分析集通常被称为 ITT 分析集。

理论上遵循 ITT 原则需要对所有随机化受试者的研究结局进行完整的随访，但实际中这种理想很难实现，因而也常采用全分析集（FAS）来描述尽可能的完整且尽可能的接近于包括所有随机化的受试者的分析集。

只有非常有限的情况才可以剔除已经随机化的受试者，通常包括：违反重要入组标准；受试者未接受试验用药物的治疗；随机化后无任何观测数据。值得注意的是，这种剔除需要对其合理性进行充分的论证和说明。

符合方案集（PPS），亦称为"可评价病例"样本。它是全分析集的一个子集，这些受试者对方案更具依从性。纳入符合方案集的受试者一般具有以下特征：（1）完成事先设定的试验药物的最小暴露量：方案中应规定受试者服用药物的依从性达到多少为治疗的最小量；（2）试验中主要指标的数据均可以获得；（3）未对试验方案有重大的违背。

受试者的排除标准需要在方案中明确，对于每一位从全分析集或符合方案集中排除的受试者，都应该在盲态审核时阐明理由，并在揭盲之前以文件形式写明。

安全集（SS），应在方案中对其明确定义，通常应包括所有随机化后至少接受一次治疗且有安全性评价的受试者。

对于确证性试验，宜同时采用全分析集和符合方案集进行统计分析。当两种数据集的分析结论一致时，可以增强试验结果的可信性。当不一致时，应对其差异进行讨论和解释。如果符合方案集被排除的受试者比例太大，则将影响整个试验的有效性。

ITT/全分析集和符合方案集在优效性试验和等效性或非劣效性试验中所起的作用不同。一般来说，在优效性试验中，应采用ITT/全分析集作为主要分析集，因为它包含了依从性差的受试者而可能低估了疗效，基于ITT/全分析集的分析结果是保守的。符合方案集显示试验药物按规定方案使用的效果，但与上市后的疗效比较，可能高估疗效。在等效性或非劣效性试验中，用ITT/全分析集所分析的结果并不一定保守，在统计分析时，可以用符合方案集和ITT/全分析集作为分析人群，两个分析集所得出的结论通常应一致，否则应分析并合理解释导致不一致的原因。

（三）缺失值及离群值

缺失值是临床试验中的一个潜在的偏倚来源，因此，病例报告表中原则上不应有缺失值，尤其是重要指标（如主要的疗效和安全性指标）必须填写清楚。对病例报告表中的基本数据，如性别、出生日期、入组日期和各种观察日期等不得缺失。试验中观察的阴性结果、测得的结果为零和未能测出者，均应有相应的符号表示，不能空缺，以便与缺失值相区分。

在临床试验中，数据缺失是难以避免的问题。在试验的计划、执行过程中应有必要的措施尽量避免缺失值的发生，在分析和报告中要正确处理缺失数据，否则会造成潜在的偏倚。缺失值的存在有可能导致试验结果无法解释。在分析中直接排除有数据缺失的受试者可能会（1）破坏随机性；（2）破坏研究样本对于目标人群的代表性。除此之外，对缺失值的直接排除还可能降低研究的把握度或减小变量的变异性引起I类错误率的膨胀。

如果在一些受试者中发生主要终点的缺失，在试验方案或统计计划书中应预先指定如何处理缺失值。

缺失机制可分为完全随机缺失（Missing Completely At Random，简称MCAR）、随机缺失（Missing At Random，简称MAR）和非随机缺失（Missing Not At Random，简称MNAR）。由于缺失机制无法通过已有数据进行判断，并且不同的处理方法可能会产生截然不同的结果，应当认识到任何缺失数据处理方法本身可能是潜在的偏倚来源。对完全随机缺失、随机缺失数据的处理目前有末次观测值结转（LOCF）、基线观测值结转（BOCF）、均值填补、回归填补、重复测量的混合效应模型（MMRM）、多重填补等多种不同的方法。

对于缺失值的处理方法，特别是主要疗效指标的缺失值，应事先在方案中根据以往的经验或既有相似试验的处理方法进行规定。然而如上所述，任何缺失数据处理方法本身都可能带来潜在的偏倚。所以缺失数据的处理方法应遵循保守的原则。即使同一种方法在不同情况下既有可能对试验药保守也有可能对试验药有利。然而，有时在对主要疗效指标的缺失值的处理方法进行预设时（如在盲态下）无法完全确定所用方法的保守性。必要时，也可以采用不同的处理缺失值的方法进行敏感性分析。

离群值问题的处理，应当从医学和统计学专业两方面去判断，尤其应当从医学专业知识判断。离群值的处理应在盲态检查时进行，如果试验方案未预先指定处理方法，则应在实际资料分析时，进行包括和不包括离群值的两种结果比较，评估其对结果的影响。

（四）数据变换

分析之前对关键变量是否要进行变换，最好根据以前的研究中类似资料的性质，在试验设计时即做出决定。拟采用的变换（如对数、平方根等）及其依据需在试验方案中说明，数据变换是为了确保资料满足统计分析方法所基于的假设，变换方法的选择原则应是公认常用的。一些特定变量的常用变换方法已在某些特定的临床领域得到成功地应用。

（五）统计分析方法

统计分析应建立在真实、可靠、准确、完整的数据基础上，采用的统计方法应根据研究目的、试验方案和观察指标来选择，一般可概括为以下几个方面：

1. 描述性统计分析

一般多用于人口学资料、基线资料和安全性资料，包括对主要指标和次要指标的统计描述。

2. 参数估计、置信区间和假设检验

参数估计、置信区间和假设检验是对主要指标及次要指标进行评价和估计的必不可少的手段。假设检验应说明所采用的是单侧还是双侧检验，如果采用单侧检验，应说明理由。单侧检验的 I 类错误概率往往选择为双侧检验的一半，以保证单双侧检验的逻辑性。主要指标效应分析要说明采用的是固定效应模型还是随机效应模型。统计分析方法的选择要注意考虑指标的性质及数据分布的特性。无论采用参数方法或非参数方法，处理效应的估计应尽量给出效应大小、置信区间和假设检验结果。除主要指标和次要指标外，其他指标的分析以及安全性数据的分析也应简要说明所采用的方法。在确证性试验中，只有方案或统计分析计划中事先规定的统计分析才可以作为确证性证据的依据，而其他的分析只能视作探索性的。

3. 基线与协变量分析

评价药物有效性的主要指标除受药物作用之外，常常还有其他因素的影响，如受试者的基线情况、不同治疗中心受试者之间差异等因素，这些因素在统计分析中可作为协变量处理。在试验前应认真考虑可能对主要指标有重要影响的协变量以及采用的可以提高估计精度的方法（如采用协方差分析方法），补偿处理组间由于协变量不均衡所产生的影响。对于确证性分析，应事先在方案中规定在统计模型中校正的协变量，以及校正的依据。当采用分层随机时，分层因素应作为协变量进行校正。对于事先没有规定校正的协变量，通常不应进行校正。也可以采用敏感性分析方法，将校正后的结果作为参考，而不应该取代事先规定的分析模型。

4. 中心效应

多中心临床试验中，不同中心在受试者基线特征、临床实践等方面可能存在差异，导致不同中心间的效应不尽相同，这种中心之间的效应差异称为中心效应。常见三种情况：（1）无中心效应，即各中心试验组效应同质，对照组效应亦同质，此时各中心间效应是一致的；（2）有中心效应，但中心与处理组间不存在交互作用，即各中心试验组与对照组效应之差是同质的；（3）有中心效应，且中心与处理组间存在交互作用，此时，各中心试验组与对照组效应之差是异质的。中心与处理组间的交互作用，又分为定量的交互作用（各中心试验组与对照组效应之差方向一致）和定性的交互作用（至少一个中心的处理组与对照组的效应之差与其他中心方向不一致）。

分析主效应时，对于情况（1），模型中应不包括中心效应；对于情况（2），模型中可包括中心项，但不包含中心与处理的交互项效应以提高检验效能；对于情况（3），若存在定量交互作用，则需要采用合适的统计学方法来估计处理效应，以保证结果的稳健性，结果解释时须非常谨慎，应努力从试验的管理、受试者的基线特征、临床实践等方面寻找原因；当存在定性的交互作用时，需找到合理的解释并重新进行的临床试验。

当中心数较多，或每个中心样本数均较少，一般无需考虑中心效应对主要变量及次要变量的影响，因为此时中心效应不会影响临床效果。

采用何种策略分析中心效应需事先在试验方案或统计分析计划中阐明。

5. 亚组分析

临床试验中的亚组分析是对整体中根据某种因素分层的部分数据进行分析。

试验药物的疗效或安全性在不同的亚组中可能不同，而且这种差异往往具有特殊的临床意义。除非在方案设计时考虑到了计划的亚组分析，并且在样本量计算和多重性比较等方面事先给予了考虑，这样的亚组分析结果才能够被接受。由于亚组分析通常是小样本，且未按亚组随机化，故对于非确证性亚组分析的解释应当慎重，通常只能作为探索性研究的参考。

6. 多重性问题

多重性问题是指在临床试验中，由于存在多个主要指标、多个比较组、多个时间点的比较、期中分析、亚组分析、多个分析集等情况，进行多次假设检验而导致Ⅰ类错误概率增加的现象。如果试验将重要的次要指标结果也纳入关键性证据的情况下，即主要指标和重要次要指标共存时的假设检验亦需要考虑多重性问题。对于主要指标是复合指标的试验，如果宣称的疗效是基于复合指标中某个或某些成分时，需事先定义这些成分并纳入多重性考虑的确证性分析策略。

将假阳性率控制在事先设定的水平以内是非常重要的原则，在确证性临床试验结果的评价中具有重要的意义。在试验方案或统计分析计划中应预先说明对多重性问题的考虑、控制Ⅰ类错误概率的原因及方法。处理多重性问题的方法有多种，如单步法、闭合检验程序、固定顺序的检验、序贯结构的策略等，在选择方法时可考虑将能够估计出疗效的可信区间作为选择的一个标准。

在对Ⅰ类错误概率进行控制的同时可能会导致Ⅱ类错误概率的增加，在估计样本量时应有所考虑。

（六）安全性与耐受性分析

安全性主要关注于药物对受试者的风险，在临床试验中，通常通过实验室检查结果（包括生化学和血液学指标）、生命体征、临床不良事件（疾病、体征、症状）及其他特殊的安全性检验（如心电图、眼科检查）等手段来评价。耐受性指受试者对于明显的不良反应的耐受程度。

大多数试验中，对安全性与耐受性的分析，常采用描述性统计分析方法，必要时辅以置信区间进行说明。也可应用图表来描述治疗组间和个体间不良事件的发生模式（时间、空间、人群、性别分布）。不良事件的发生率通常以出现不良事件的病例数与暴露病例数之比来表示。此外，暴露强度（如人–年）也有可能作为分母。在各个阶段的临床研究过程中，应考虑对安全性评价指标定义的一致性，应考虑采用统一的不良事件编码词典（如 MedDRA、WHOART 和 WHO-DD 等）。

安全性和耐受性分析的数据集通常包括至少接受过一次治疗且有安全性评价的受试者。安全性的统计分析方法可以采用不同方式，可在方案及统计分析计划中结合临床判断，对不同的安全性指标按其重要性及与治疗的相关性划分为不同的类别：重要性较低且与治疗方法相关性较弱的安全性指标，可采用描述性分析方法；对于重要性适中且与治疗方法有一定相关性的安全性指标，建议加入置信区间分析；而对于重要性较高且与治疗方法相关性较强的安全性指标，可提供相应的统计检验 P 值以供参考。

（七）统计分析报告

统计分析报告是临床试验统计师根据事先拟定的统计分析计划书，应用统计分析软件编写分析程序输出的统计分析表格和统计分析图形加以整理的重要文档，也是提供给临床主要研究者作为撰写临床试验总结报告的重要素材，并和统计分析计划一起作为药物注册上市的申请材料之一提交给监管部门用于对临床试验结果的评价。

七、名词解释

安全集（Safety Set，SS）：安全性与耐受性评价时，用于汇总的受试者集称为安全集。安全集应考虑包括所有随机化后至少接受一次治疗的且有安全性评价的受试者受试者。

安全性和耐受性（Safety & Tolerability）：医疗产品的安全性是指受试者的医学风险，通常在临床试验中由实验室检查（包括临床生化和血液学）、生命体征、临床不良事件（疾病、体征和症状），以及其他特殊的安全性检查（如心电图、眼科检查）等来判定。医疗产品的耐受性是指受试者能耐受明显不良反应的程度。

处理效应（Treatment Effect）：是指归因于临床试验中处理的效果。在大多数临床试验中感兴趣的处理效应是两个或多个处理间的比较（或对比）。

等效性试验（Equivalence Trial）：是指主要目的为确认两种或多种治疗效果的差别大小在临床上并无重要意义的试验。通常以真正的治疗效果差异落在临床上可接受的等效性界值上下限之间来表明等效性。

独立数据监查委员会（Independent Data Monitoring Committee，IDMC）：也称数据和安全监查委员会、监查委员会、数据监查委员会。独立数据监查委员会由申办者建立可用于定期评价临床试验进度、安全性数据以及关键疗效指标，并可向申办者建议是否继续、修改或停止试验。

多中心试验（Multicentre Trial）：多中心试验系指由多个单位的研究者合作，按同一个试验方案同时进行的临床试验。

非劣效性试验（Non-Inferiority Trial，NI）：是指主要目的为显示试验药物的效应在临床上不劣于对照药的试验。

符合方案集（Per Protocol Set，PPS）：又称有效病例、疗效样本、可评价病例样本。是由充分依从于试验方案的受试者所产生的数据集，以确保这些数据可能会展现出治疗的效果。依从性包括以下一些考虑：如所接受的治疗、指标测量的可获得性以及对试验方案没有大的违背等。

交互作用（Interaction）：是指处理间的对比（如研究产品与对照之间的差异）依赖于另一因素（如中心）的情况。定量的交互作用是指对比差异的大小在因素的不同水平时不同；定性交互作用是指对比差异的方向至少在因素的一个水平上不同。

荟萃分析（Meta-Analysis）：是指对同一个问题的两个或多个试验的量化证据进行的规范评价。这常是将不同试验的总结性的统计量进行统计合并，但此名词有时也用于对原始数据的合并。

盲态审核（Blind Review）：是指在试验结束（最后一位受试者最后一次观察）到揭盲之前对数据进行的核对和评估，以便最终确定统计分析计划。

偏倚（Bias）：是指与设计、实施、分析和评价临床试验有关的任何因素导致的处理效应估计值与其真值的系统偏离。临床试验实施的偏离所引入的偏倚称为"操作"偏倚。上述其他来源的偏倚称为"统计学"偏倚。

期中分析（Interim Analysis）：是指正式完成临床试验前，按事先制订的分析计划，比较处理组间的有效性或安全性所作的任何分析。

全分析集（Full Analysis Set，FAS）：是指尽可能接近符合意向性治疗原则的理想的受试者集。该数据集是从所有随机化的受试者中以最少的和合理的方法剔除受试者后得到。

全局评价指标（Global Assessment Variable）：为单一变量，是将客观指标和研究者对病人的病情及其改变总的印象综合起来所设定的指标，通常是一个有序分类等级指标。

随机分配表的释放（Randomization Code Release）：是指临床试验中对最后一例受试者的随访结束，且所计划的数据采集工作全部完成后，为进一步完成计划的统计分析工作而将一直保持盲态的受试者的随机分组信息对相关研究人员进行公开的解盲过程。

试验统计学专业人员（Trial Statistician）：是指接受过专门培训且有经验，可以执行本指导原则并负责临床试验统计方面的统计学专业人员。

双模拟（Double-Dummy）：是指在临床试验中当两种处理（如治疗）不能做到完全相同时，使试验处理（或治疗）仍能保持盲态的一种技术。先准备处理 A（活性药和不能区分的安慰剂）和处理 B（活性药和不能区分的安慰剂），然后受试者接受两套处理：活性药处理 A 和安慰剂处理 B，或者安慰剂处理 A 和活性药处理 B。

替代指标（Surrogate Variable）：是指在直接测定临床效果不可能或不实际时，用于间接反映临床效果的指标。

统计分析计划（Statistical Analysis Plan，SAP）：是比试验方案中描述的分析要点更加技术性和有更多实际操作细节的一份独立文件，包括对主要和次要指标及其他数据进行统计分析的详细过程。

脱落（Dropout）：是指受试者由于任何原因不能继续按试验方案进行到所要求的最后一次随访。

意向性治疗原则（Intention-To-Treat Principle）：是指基于有治疗意向的受试者（即计划好的治疗）而不是实际给予治疗的受试者进行评价的处理策略。是可以对结果做出评定的最好原则。其结果是计划分配到每一个治疗组的受试者即应作为该组的成员被随访、评价和分析，而无论他们是否依从于所计划的治疗过程。

优效性试验（Superiority Trial）：是指主要目的为显示试验药物的效应优于对照药（阳性药或安慰剂）的试验。

置信区间（Confidence Interval，CI）：是指按一定的概率或可信度（$1-\alpha$）用一个区间来估计总体参数所在的范围，该范围通常称为参数的置信区间。

中央随机化系统（Centralized Randomization System）：是指在多中心临床试验中为克服人为或其他未知因素对研究结果的偏倚影响，由一个独立的组织或机构基于电话语音或网络方式实施药物随机分配的自动化计算机管理系统。常见有基于电话的交互式语音应答系统（IVRS，Interactive Voice Response System）和基于网络的交互式网络应答系统（IWRS，Interactive Web Response System）。

八、参考文献

1. SFDA：药物临床试验质量管理规范（GCP）2003

2. CDE：临床试验数据管理工作技术指南（征求意见稿）2016

3. CCTS：非劣效临床试验的统计学考虑. 中国卫生统计，2012，29（2）：270-274

4. CCTS：临床试验中多重性问题的统计学考虑. 中国卫生统计，2012，29（3）：1-6

5. ICH E9：Statistical Principles for Clinical Trials 1998

6. ICH E8：General Considerations for Clinical Trials 1997

7. FDA：Adaptive Design Clinical Trials for Drugs and Biologics（Draft Guidance）2010

指导原则

第七节
其 他

国家药监局药审中心关于发布《中药变更受理
审查指南（试行）》的通告

（2021 年第 24 号）

根据《国家药监局关于实施〈药品注册管理办法〉有关事宜的公告》（2020 年第 46 号），为推进相关配套规范性文件、技术指导原则起草制定工作，在国家药品监督管理局的部署下，药审中心组织制定了《中药变更受理审查指南（试行）》（见附件），根据《国家药监局综合司关于印发药品技术指导原则发布程序的通知》（药监综药管〔2020〕9 号）要求，经国家药品监督管理局审查同意，现予发布，自发布之日起施行。

特此通告。

国家药品监督管理局药品审评中心

2021 年 3 月 3 日

中药变更受理审查指南（试行）

本指南基于现行法律法规要求制定，对于指南中未涵盖或未明确的受理事宜，申请人可与受理部门进行沟通。后续将根据相关法律法规等文件要求适时更新。

一、适用范围

国家药品监督管理部门审批的补充申请事项（含药物临床试验期间）。

二、受理部门

由国家药品监督管理局药品审评中心受理。

三、资料基本要求

按照《药品注册管理办法》《药品上市后变更管理办法（试行）》及《已上市中药变更事项及申

报资料要求》等规定，提供符合要求的申报资料。目录及项目编号不能改变，对应项目无相关信息或研究资料，项目编号和名称也应保留，可在项下注明"不适用"并说明理由。

（一）申请表的整理

药品注册申请表、申报资料自查表、小型微型企业收费优惠申请表（如适用）与申报资料份数一致，其中至少一份原件。填写应当准确、完整、规范，不得手写或涂改，并应符合填表说明的要求。

依据关于启用新版药品注册申请表报盘程序的公告，申请表的填报须采用国家药品监督管理局统一发布的填报软件，提交由新版《药品注册申请表报盘程序》生成的电子及纸质文件。确认所用版本为最新版（以最新发布的公告为准），所生成的电子文件的格式应为RVT文件。各页的数据核对码必须一致，并与提交的电子申请表一致，申请表及自查表各页边缘应加盖申请人或注册代理机构骑缝章。

（二）申报资料的整理

2套完整申请资料（至少1套为原件），每套装入相应的申请表及目录。

除《药品注册申请表》及检验机构出具的检验报告外，申报资料（含图谱）应逐个封面加盖申请人或注册代理机构公章，封面公章应加盖在文字处，整理规范详见《药品注册申报资料格式体例与整理规范》。

四、形式审查要点

（一）申报事项审查要点

1.对附条件批准的药品，药品上市许可持有人应当在规定期限内按照要求完成药物临床试验等相关研究，以补充申请方式申报。

药品注册证书及附件要求药品上市许可持有人在药品上市后开展相关研究工作的，药品上市许可持有人应当在规定时限内完成，并按照《已上市中药变更事项及申报资料要求》中的"国家药品监管部门规定的其他变更事项"申报。

2.对于已上市中药发生变更的，药品上市许可持有人应参照相关技术指导原则进行全面评估，按照《已上市中药变更事项及申报资料要求》选择变更事项。

3.药物临床试验被责令暂停后，申办者拟继续开展药物临床试验的，应当在完成整改后提出恢复药物临床试验的补充申请。

临床试验期间，对于变更临床试验方案、重大药学变更、非临床研究重要安全性发现等可能增加受试者安全性风险的，申办者应按照相关规定及时递交补充申请；若申办者同时发生变更的，由变更后的申办者提交补充申请，并提交相关证明文件。若注册代理机构同时发生变更的，应提供境外申请人解除原委托代理注册关系的文书、公证文书及中文译文。

4.境外生产药品转移至境内生产的，应当由境内药品上市许可持有人按照药品上市注册申请的要求和程序提出申请。

（二）申请表审查要点

按照药品注册申请表填表说明的要求规范填写申请表，填报信息应与证明文件中相应内容保持一致。

1.除提出变更的内容外，其余均应与药品批准证明文件保持一致，发生变更的应填写变更后内容。

2.同品种已被受理或同期申报的其他制剂及规格：填写该品种已被受理或同期申报的制剂或不同规格品种的受理号及名称，包括联合用药的制剂受理号及名称。

3.补充申请的内容：应简要填写本次补充申请所变更的各项具体内容，应与申请表第5项申请事项分类保持一致，并涵盖申报资料中所申请的变更内容。

4. 本次申请为：填写申报品种本次属于第几次申报。

简要说明既往申报及审批情况，如申请人自行撤回或因资料不符合审批要求曾被国家药品监督管理局不予批准等情况。原申请审批结束后，方可再行申报。

5. 申请人及委托研究机构

所填报的信息应与证明文件中相应内容保持一致，并指定其中一个申请机构负责向国家缴纳注册费用（需缴费事项适用）。已经填入的申请人各机构均应当由其法定代表人或接受其授权者（另需提供签字授权书原件）在此签名、加盖机构公章（须与其机构名称完全一致）。

（三）申报资料审查要点

关于取消证明事项的公告中规定的"改为内部核查"的证明事项，按公告要求执行。

1. 药品注册证书及其附件的复印件

包括申报药品历次获得的批准文件，应能够清晰了解该品种完整的历史演变过程和目前状况。如药品注册证书、补充申请批准通知书（批件）、药品标准制修订件、药物临床试验批准通知书等。附件包括上述批件的附件，如药品的质量标准、生产工艺、说明书、标签及其他附件。

2. 证明性文件

2.1 申请人/生产企业证明性文件

2.1.1 境内申请人及境内生产企业机构合法登记证明文件（营业执照等）。境内申请人及境内生产企业药品生产许可证及其变更记录页（上市后变更申请适用）。

2.1.2 境外申请人指定中国境内的企业法人办理相关药品注册事项的，应当提供委托文书、公证文书及中文译文，以及注册代理机构的营业执照复印件。

2.2 允许药品变更的证明文件

境外已上市药品发生变更，应当提交境外上市国家或者地区药品管理机构出具的允许药品变更的证明文件、公证认证文书及中文译文。除涉及药品上市许可持有人、药品规格、生产企业及生产场地的变更外，境外药品管理机构不能出具有关证明文件的，申请人可以依据当地法律法规的规定做出说明。

2.3 替代或减去国家药品标准或药品注册标准处方中的毒性药味或处于濒危状态的药味，应提交有关毒性药味、处于濒危状态药味的证明文件，或者有关部门要求进行替代、减去的证明文件、以及替代药味合法来源的证明文件。

2.4 变更境外生产场地的，应提交境外药品管理机构出具的该药品生产厂符合药品生产质量管理规范的证明文件。新药临床试验期间改变境外生产场地的，应提供其临床试验用药物在符合药品生产质量管理规范的条件下制备的情况说明。

2.5 对于国家药品监督管理部门规定的其他事项变更的，应提交相关规定。

2.6 药用辅料及药包材证明文件（涉及变更时适用）

2.6.1 药用辅料及药包材合法来源证明文件，包括供货协议、发票等（适用于制剂未选用已登记原辅包情形）。

2.6.2 药用辅料和药包材的授权使用书复印件（适用于制剂选用已登记原辅包情形）。如为供应商出具，需有药用辅料和药包材企业授权，并附授权信复印件。

2.7 非临床研究安全性评价机构应提供药品监督管理部门出具的符合《药物非临床研究质量管理规范》（简称 GLP）的批准证明或检查报告等证明性文件。临床试验机构应提供备案证明（如适用）。

3. 临床试验报告应符合相关指导原则要求，临床试验报告标题页应提供药品注册申请人（签字及盖章），主要或协调研究者（签字）、负责或协调研究单位名称、统计学负责人（签字）和统计单位名称及 ICH E3 要求的其他信息；临床试验报告附录Ⅱ中应提供申办方负责医学专员签名。临床试验数据库电子文件：应为 SAS XPORT 传输格式（即 xpt 格式），已锁定的数据库光盘（档案级）一式两份，并分别装入光盘盒中，盒上须注明文件类型：数据库，同时注明品名、申报单位（须加盖申报单位或注册代理机构公章）、统计软件名称、数据管理单位、数据统计单位等。光盘盒应封装于档案袋中，档案袋封面应注明：品名、申报单位（须加盖申报单位或注册代理机构公章），随申报资料原件一并提交。

（四）其他提示

1. 药品批准证明文件已失效的，相关品种的补充申请不予受理。

2. 再注册申请尚未完成审批程序前申报补充申请的，申请人应当在药品补充申请表中列明相关再注册申请情况，同时提交相关再注册申请的受理通知单复印件。

3. 境外生产的药品所提交的境外药品管理机构出具的证明文件（包括允许药品上市销售证明文件、符合药品生产质量管理规范证明文件以及允许药品变更证明文件等），为符合世界卫生组织推荐的统一格式原件的，可不经所在国公证机构公证及驻所在国中国使领馆认证。

4. 符合国务院规定的小微企业，已按规定免收临床试验注册费的创新药，在临床试验期间提出的补充申请时，按要求提交《小型微型企业收费优惠申请表》及小微企业申报资料的，免收注册费。

5. 已经与省级药品监督管理部门沟通，或与国家药品监督管理局药品审评中心沟通交流并达成一致意见的，应提交书面答复意见，并对书面答复意见逐项回复。

6. 修订国家药品标准的参照相关规定执行。

7. 申请变更药品上市许可持有人的，应当按照《药品上市许可持有人变更申报资料要求》提交申请。

8. 申请人应当在三十日内完成补正资料，申请人无正当理由逾期不予补正的，视为放弃申请，并将申报资料退回给申请人。

五、受理审查决定

（一）受理

1. 受理通知书：符合形式审查要求的，出具《受理通知书》一式两份，一份给申请人，一份存入资料。

2. 缴费通知书：需要缴费。

（二）补正

申报资料不齐全或者不符合法定形式的，应一次告知申请人需要补正的全部内容，出具《补正通知书》。

（三）不予受理

不符合要求的，出具《不予受理通知书》，并说明理由。

（四）受理流程图

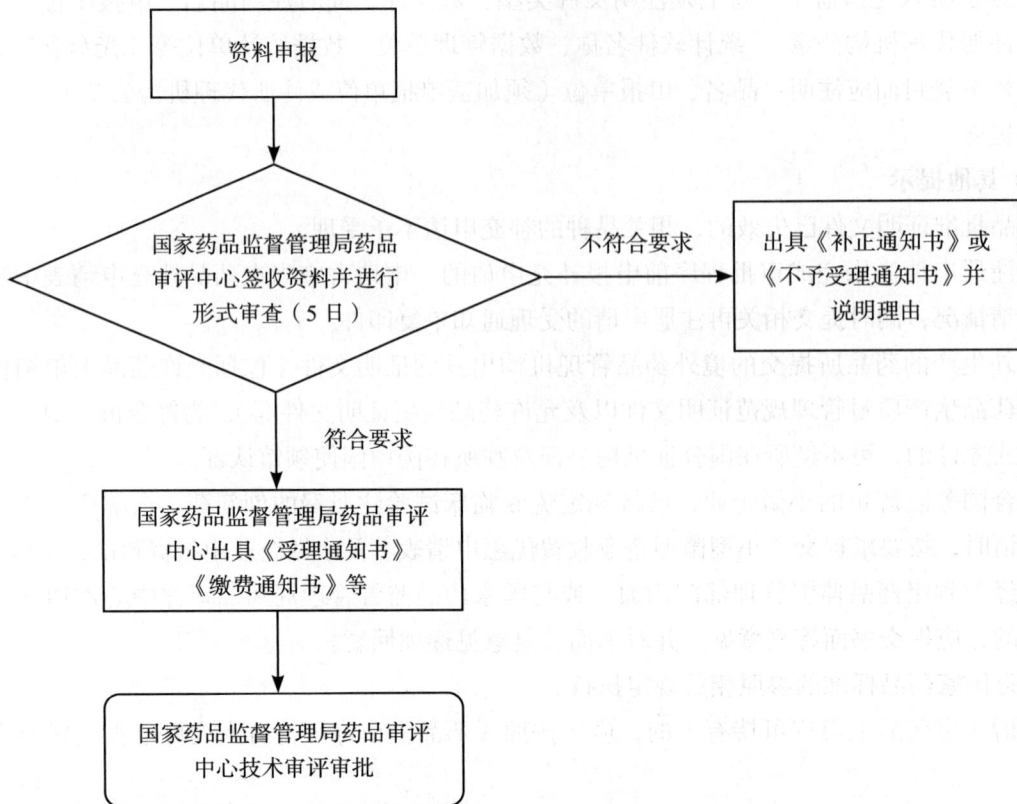

```
┌──────────────┐
│   资料申报    │
└──────┬───────┘
       │
       ▼
    ◇─────────────────◇      不符合要求    ┌────────────────┐
   ╱ 国家药品监督管理局药品 ╲ ─────────────→ │ 出具《补正通知书》或 │
  ╱  审评中心签收资料并进行  ╲              │ 《不予受理通知书》并 │
  ╲   形式审查（5日）       ╱              │    说明理由      │
   ╲─────────────────╱               └────────────────┘
       │
   符合要求
       │
       ▼
┌──────────────────┐
│ 国家药品监督管理局药品审评 │
│ 中心出具《受理通知书》   │
│ 《缴费通知书》等       │
└────────┬─────────┘
         │
         ▼
┌──────────────────┐
│ 国家药品监督管理局药品审评 │
│ 中心技术审评审批       │
└──────────────────┘
```

六、其他

其他未尽事宜，请参照《药品注册管理办法》等现行的规定、技术指导原则有关文件执行。原食品药品监管总局 2017 年 11 月 30 日公布的《关于发布药品注册受理审查指南（试行）的通告》（2017 年第 194 号）同时废止。

七、附件

1. 中药变更申报资料自查表
2. 参考目录

附件 1

中药变更申报资料自查表

药品名称		规格		
申请人				
申请事项分类				备注
一、基本情况				
1.1 是否属于补充申请申报的范围	□符合		□不符合	
1.2 申请事项分类是否准确	□是		□否	
1.3 是否按相关技术指导原则完成研究	□是		□否	
1.4 国家药品监督管理局其他相关规定不予受理的情形	□否		□是	
二、申报资料自查				
2.1 资料项目及目录是否按《已上市中药变更事项及申报资料要求》提交	□是		□否	
2.2 是否逐个封面加盖申请人或注册代理机构公章	□是		□否	
2.3 是否按照填表说明要求填写申请表	□是		□否	
2.4 申请表填报信息是否与申报资料中内容一致	□是		□否	
2.5 所提交证明是否均在有效期内	□是		□否	
2.6 是否已承诺变更获得批准后的实施时间不超过自变更获批之日起 6 个月，涉及药品安全性变更的事项除外。	□是		□否	

声明：

1. 所提交的申报资料与目录内容完全一致，译文准确。

2. 所提交的复印件与原件内容完全一致。

3. 所提交的电子文件与纸质文件内容完全一致。

4. 所提交的证明性文件遵守当地法律、法规的规定。

5. 保证按要求在国家药品监督管理局药品审评中心网站及时上传相关电子资料。

6. 如有虚假，申请人本单位愿意承担相应法律责任。

申请人/注册代理机构负责人（签字）　　　　　申请人/注册代理机构（公章）

　　　　　　　　　　　　　　　　　　　　　　　　年　　月　　日

指导原则

附件 2

参考目录

1.《药品注册管理办法》(总局令第 27 号)
2.《药品上市后变更管理办法(试行)》(2021 年第 8 号)
3.《已上市中药变更事项及申报资料要求》
4.《关于取消 36 项证明事项的公告》(2019 年第 34 号)
5.《关于取消 16 项证明事项的公告(第二批)》(2019 年第 55 号)
6.《关于取消 68 项证明事项的公告(第三批)》(2019 年第 102 号)

国家药监局药审中心关于发布《药物研发与技术审评沟通交流管理办法》的通告

（2020 年第 48 号）

根据《国家药监局关于实施〈药品注册管理办法〉有关事宜的公告》（2020 年第 46 号），为推进相关配套规范性文件、技术指导原则起草制定工作，在国家药品监督管理局的部署下，药审中心组织修订了《药物研发与技术审评沟通交流管理办法》（见附件）。根据《国家药监局综合司关于印发药品技术指导原则发布程序的通知》（药监综药管〔2020〕9 号）要求，经国家药品监督管理局审核同意，现予发布，自发布之日起实施。

原发布的沟通交流相关要求与本通告不一致的，以本通告为准。

特此通告。

国家药品监督管理局药品审评中心

2020 年 12 月 10 日

药物研发与技术审评沟通交流管理办法

第一章 总 则

第一条 为加强对药物研发与技术审评沟通交流工作的管理，规范申请人与国家药品监督管理局药品审评中心（以下简称药审中心）之间的沟通交流，根据《中华人民共和国药品管理法》、《药品注册管理办法》等有关规定，制定本办法。

第二条 本办法所指的沟通交流，系指在药物研发与注册申请技术审评过程中，申请人与药审中心审评团队就现行药物研发与评价指南不能涵盖的关键技术等问题所进行的沟通交流。

沟通交流会议经申请人提出，由药审中心项目管理人员（以下简称项目管理人员）与申请人指定的药品注册专员共同商议，并经药审中心审评团队同意后召开。

第三条 沟通交流的形式包括：面对面会议、视频会议、电话会议或书面回复。鼓励申请人与药审中心通过电话会议沟通。沟通交流的提出、商议、进行，以及相关会议的准备、召开、记录和纪要等均应遵守本办法。

第四条 本办法规定的沟通交流会议适用于中药、化学药和生物制品研发过程和注册申请技术审评中的沟通交流。

第五条 申请人与审评团队在沟通交流过程中可就讨论问题充分阐述各自观点，形成的共识可作为研发和评价的重要参考。

第二章 沟通交流会议类型

第六条 沟通交流会议分为Ⅰ类、Ⅱ类和Ⅲ类会议，就关键阶段重大问题进行沟通交流。

（一）Ⅰ类会议，系指为解决药物临床试验过程中遇到的重大安全性问题和突破性治疗药物研发

指导原则

过程中的重大技术问题，或其他规定情形而召开的会议。

（二）Ⅱ类会议，系指为药物在研发关键阶段而召开的会议，主要包括下列情形：

1. 新药临床试验申请前会议。为解决首次递交临床试验申请前的重大技术问题，对包括但不限于下述问题进行讨论：现有研究数据是否支持拟开展的临床试验；临床试验受试者风险是否可控等。申请人准备的沟通交流会议资料应包括临床试验方案或草案、已有的药学和非临床研究数据及其他研究数据的完整资料。

2. 药物Ⅱ期临床试验结束/Ⅲ期临床试验启动前会议。为解决Ⅱ期临床试验结束后和关键的Ⅲ期临床试验开展之前的重大技术问题，对包括但不限于下述问题进行讨论：现有研究数据是否充分支持拟开展的Ⅲ期临床试验；对Ⅲ期临床试验方案等进行评估。

3. 新药上市许可申请前会议。为探讨现有研究数据是否满足药品上市许可的技术要求，对包括但不限于下述问题进行讨论：现有研究数据是否支持药品上市许可的技术要求。

4. 风险评估和控制会议。为评估和控制药品上市后风险，在许可药品上市前，对药品上市后风险控制是否充分和可控进行讨论。

（三）Ⅲ类会议，系指除Ⅰ类和Ⅱ类会议之外的其他会议。

第七条 申请人有以下情形的，可根据拟开展研究或申报情形，对照上述Ⅱ类会议的规定提出相应类别的沟通交流。

（一）申请附条件批准和/或适用优先审评审批程序的，应与药审中心沟通交流确认后，方可向国家药品监督管理局递交药品上市许可申请。

（二）首次新药临床试验申请前，申请人原则上应当向药审中心提出沟通交流会议申请，并在确保受试者安全的基础上，确定临床试验申请资料的完整性、实施临床试验的可行性。

对于技术指南明确、药物临床试验有成熟研究经验，申请人能够保障申报资料质量的，或国际同步研发的国际多中心临床试验申请，在监管体系完善的国家和/或地区已获准实施临床试验的，申请人可不经沟通交流直接提出临床试验申请。

（三）预防用、治疗用生物制品上市许可申请前，申请人原则上应当向药审中心提出沟通交流会议申请。

（四）药物临床试验过程中，包括药物Ⅱ期临床试验结束/Ⅲ期临床试验启动前，药品上市许可申请前等关键阶段，申请人可以向药审中心提出沟通交流会议申请。

（五）其他规定的Ⅱ类会议情形。

申请人有以下情形的，可根据拟开展研究或申报情形，对照上述Ⅲ类会议的规定提出相应类别的沟通交流。

（一）拟增加新适应症以及增加与其他药物联合用药的临床试验申请，申请人应结合新适应症以及与其他药物联合用药特点，在已有数据基础上开展相应的研究，必要时可与药审中心沟通交流。

（二）临床急需或治疗罕见病的药物研发过程中的关键技术问题，申请人可提出沟通交流申请。

（三）复杂仿制药、一致性评价或再评价品种的重大研发问题（参比制剂的选择、生物等效性的评价标准等），申请人可提出沟通交流申请。

（四）复杂的重要非临床研究（致癌性研究等）的设计方案，申请人可提出沟通交流申请。

（五）审评过程中，申请人收到问询式沟通交流、发补通知后，认为存在技术分歧的，以及对综合评估结果仍有异议的，可提出沟通交流申请。

（六）对前沿技术领域药物，申请人可在研发过程中提出沟通交流申请。

（七）药品上市后发生变更的，特别是生物制品、中药，持有人可就变更类别、支持变更的研究事项、上市后变更管理方案等现行法规和指导原则没有涵盖的问题提出沟通交流。

（八）临床试验期间，对于安全性评估及风险管理存在问题的，申请人可提出沟通交流申请。

（九）上市后临床试验设计等其他情形。

第三章　沟通交流会议的提出与商议

第八条　召开沟通交流会议应符合以下基本条件：

（一）提交的《沟通交流会议申请表》（附1）和《沟通交流会议资料》（附2）应满足本办法要求；

（二）《沟通交流会议资料》应与《沟通交流会议申请表》同时提交；

（三）参加沟通交流会议人员的专业背景，应当满足针对专业问题讨论的需要。

第九条　符合上述沟通交流条件的，申请人应通过药审中心网站"申请人之窗"提交《沟通交流会议申请表》和《沟通交流会议资料》，申请时应注明沟通交流的形式。

第十条　项目管理人员收到沟通交流会议申请后，应在申请后3日内按上述要求完成初步审核，存在资料不全等不符合情形的，直接终止沟通交流申请；符合要求的，送达相关专业审评团队。

经审评团队审核，认为会议资料不支持沟通交流情形的，直接终止沟通交流申请。

第十一条　确定召开沟通交流会议的，项目管理人员需在确定会议日期后5日内通过"申请人之窗"告知申请人，包括日期、地点、注意事项、需进一步提交会议讨论的资料，以及药审中心拟参会人员等信息。

第十二条　有以下情形的，不能召开沟通交流会议：

（一）拟沟通交流的问题，还需要提供额外数据才具备沟通交流条件的；

（二）申请人参会人员专业背景，不能满足沟通交流需要，无法就技术问题进行沟通的；

（三）不能保证有效召开会议的其他情形。

不能召开沟通交流会议的，项目管理人员应当通过"申请人之窗"说明具体原因。申请人需在完善相关工作后，另行提出沟通交流。

第十三条　确定召开沟通交流会议的，Ⅰ类会议一般安排在申请后30日内召开，Ⅱ类会议一般安排在申请后60日内召开，Ⅲ类会议一般安排在申请后75日内召开。

第四章　沟通交流会议的准备

第十四条　申请人应按照《沟通交流会议资料》要求通过"申请人之窗"提交电子版沟通交流会议资料。

第十五条　为保证沟通交流会议质量和效率，会议前药品注册专员应与项目管理人员进行充分协商，确认时间、地点、议程等信息。药审中心参会人员应在沟通交流会议前对会议资料进行全面审评，并形成初步审评意见。

第五章　沟通交流会议的召开

第十六条　沟通交流会议由药审中心工作人员主持，依事先确定的会议议程进行，对会前提出的拟讨论问题逐条进行讨论，过程中提出新的会议资料、产生的发散性问题和临时增加的新问题原则上不在沟通交流范围内。一般情况下，沟通交流会议时间为60～90分钟内。

第十七条　会议纪要应按照《沟通交流会议纪要模板》（附3）要求撰写，对双方达成一致的，写明共同观点；双方未达成一致的，分别写明各自观点。会议纪要最迟于会议结束后30日内定稿，鼓励当场形成会议纪要。会议纪要由项目管理人员在定稿后2日内上传至沟通交流系统，申请人可通过申请人之窗查阅。会议纪要主要包括会议共识和会议分歧两部分内容，并作为重要文档存档。

第十八条　药审中心必要时可对会议进行全程录音、录像，作为工作档案存档备查。申请人及其他参会人员未经许可，不得擅自录音、录像、拍照等。对涉及申请人商业秘密和技术秘密的，药审中心应依法予以保密。

第六章　沟通交流会议的延期或取消

第十九条　确定召开会议的，存在下列情形之一的，会议延期：

（一）关键参会人员无法按时参会的；

（二）其他不可抗力因素等。

一般情况下，会议延期的决定应在会议召开前至少 5 日告知申请人。会议延期由项目管理人员与药品注册专员商议，一般延期时间不应超过 2 个月。因申请人原因超过 2 个月的，视为不能召开会议，申请人需另行提出沟通交流。

第二十条　确定召开会议的，存在下列情形之一的，会议取消：

（一）申请人提出取消会议并经药审中心同意的；

（二）申请人的问题已得到解决或已通过书面交流方式回复的。

一般情况下，会议取消的决定应在会议召开 5 日前告知申请人。

第七章　附　则

第二十一条　申请人需要对一般性技术问题进行核实或咨询时，可以通过"申请人之窗"一般性技术问题咨询平台、电话、传真、邮件等形式与项目管理人员进行沟通交流。一般性技术问题的咨询，不对药物研发与技术审评过程中关键性技术问题进行讨论。

第二十二条　申请人在提交药品注册申请时，应指定 1~2 名药品注册专员，并提供药品注册专员的姓名、电话等具体信息和联系方式，药品注册专员专门负责药品注册事宜。申请人应通过药品注册专员与药审中心进行沟通，项目管理人员也仅与申请人指定的药品注册专员进行接洽。如果药品注册专员发生变更，申请人应及时通过"申请人之窗"进行更新。

第二十三条　药审中心在审评过程中根据需要提出沟通交流的，参照本办法相关规定执行，由项目管理人员与药品注册专员商议，确定沟通交流会议时间、议程和资料要求等。

第二十四条　用于沟通交流的会议资料，应归入申报资料作为审评依据。提交药品注册申请之前的会议重要资料，如《沟通交流会议资料》、《沟通交流会议申请表》、会议纪要等，由申请人归入申报资料一并提交；审评过程中的会议资料，由药审中心归入申报资料。

第二十五条　药审中心工作人员应严格执行本办法，不得通过本办法规定之外的其他方式与申请人私下接触，特殊情况需经药审中心批准。

第二十六条　本办法中规定的期限以工作日计算。

第二十七条　本办法自发布之日起施行。2018 年 9 月 30 日发布的《药物研发与技术审评沟通交流管理办法》（2018 年第 74 号通告）同时废止。2018 年 7 月 27 日发布的《调整药物临床试验审评审批程序》中与本办法沟通交流要求不一致的，以本办法为准。

附：1. 沟通交流会议申请表

　　2. 沟通交流会议资料

　　3. 沟通交流会议纪要模板

附 1

沟通交流会议申请表

一、药物研发基本情况

1. 申请人

2. 药品名称

3. 受理号（如适用）

4. 化学名称和结构（中药为处方）

5. 拟定适应症（或功能主治）

6. 剂型、给药途径和给药方法（用药频率和疗程）

7. 药物研发策略，包括药物研发背景资料、药物研制计划、研发过程的简要描述和关键事件、目前研发状态等。

二、会议申请具体内容

1. 会议类型：Ⅰ类、Ⅱ类或Ⅲ类。

2. 会议分类：如临床试验申请前会议、Ⅱ期临床试验结束/Ⅲ期临床试验启动前会议、药品上市许可申请前会议或风险评估和控制会议等。

3. 会议形式：面对面会议、视频会议、电话会议或书面回复。

4. 会议目的：简要说明。

5. 建议会议日期和时间：请提供 3 个备选时间。

6. 建议会议议程：包括每个议题预计讨论的时间（一般情况下，所有议题讨论时间应控制在 60 分钟以内）。

7. 申请人参会名单：列出参会人员名单，包括职务、工作内容和工作单位。如果申请人拟邀请专家和翻译参会，应一并列出。

8. 拟讨论问题清单：建议申请人按学科进行分类，包括但不限于从药学、药理毒理和临床等方面提出问题，每个问题应该包括简短的背景解释，该问题提出的目的及申请人对该问题的意见。一般情况下，一次会议拟讨论的问题不应超过 10 个。

指导原则

附 2

沟通交流会议资料

1. 讨论问题清单：申请人最终确定的问题列表。建议申请人按学科进行分类，包括但不限于从药学、药理毒理和临床等方面提出问题，每个问题应该包括简短的背景解释和该问题提出的目的。

2. 支持性数据总结：按学科和问题顺序总结支持性数据，如药学、非临床和临床等。

支持性数据总结，应当用数据说明相关研究、结果和结论。以Ⅱ期临床试验结束会议为例，临床专业总结应包括下述内容：（1）应提供已完成的临床试验的简要总结，包括数据、结果与结论，同时应包括重要的剂量效应关系信息，一般情况下不需要提供完整的临床试验报告；（2）应对拟开展的Ⅲ期临床试验方案进行详细说明，以确认临床试验的主要特征，如临床试验受试者人群、关键的入选与排除标准、临床试验设计（如随机、盲法、对照选择，如果采用非劣效性试验，非劣效性界值设定依据）、给药剂量选择、主要和次要疗效终点、主要分析方法（包括计划的中期分析、适应性研究特征和主要安全性担忧）等。

附 3

沟通交流会议纪要模板

会议类型： Ⅰ类、Ⅱ类或Ⅲ类会议。

会议分类： 如临床试验申请前会议、Ⅱ期临床试验结束/Ⅲ期临床试验启动前会议、提交药品上市许可申请前会议或风险评估和控制会议等。

召开日期和时间：

会议地点：

受理号（如适用）：

药品名称：

拟定适应症（或功能主治）：

申请人：

主持人：

记录人：

参会人员： 包括申请人和药审中心全部参会人员名单。

正文部分：

1. 会议目的：

2. 会议背景：

3. 会议讨论问题及结果：

（1）问题 1：XXXXXXXXX

双方是否达成一致：

□是。

共同观点：XXXXXXXXX

□否。

申请人观点：XXXXXXXXX

药审中心观点：XXXXXXXXX

（2）问题 2：XXXXXXXXX

……

国家药监局药审中心关于发布《药品审评中心补充资料工作程序（试行）》的通告

（2020 年第 42 号）

为配合《药品注册管理办法》的贯彻实施，进一步规范药品注册审评补充资料管理工作，结合药品审评以流程为导向的科学管理体系的研究成果和审评工作实际，药审中心研究制定了《药品审评中心补充资料工作程序（试行）》，现予以发布。

本程序自 2020 年 12 月 1 日起施行，本工作程序中附件《药品审评书面发补标准（试行）》将在后续工作中不断进行增补和更新。

特此通告。

附件：药品审评中心补充资料工作程序（试行）

国家药品监督管理局药品审评中心
2020 年 11 月 23 日

药品审评中心补充资料工作程序（试行）

第一章 总 则

第一条 为规范药品注册审评补充资料管理工作，明确补充资料的依据和要求，提高申请人补充资料的质量和效率。根据《药品注册管理办法》第八十七条的规定，制定本程序。

第二条 国家药品监督管理局药品审评中心（以下简称药审中心）根据审评需要，通知药品注册申请人（以下简称申请人）在原申报资料基础上补充新的技术资料的（以下简称发补），或仅需要申请人对原申报资料进行解释说明的，适用本程序。

第三条 药审中心通过发补前的专业审评问询和发补后的补充资料问询程序，请申请人进行解释说明或提供相关证明性材料，主动与申请人进行沟通交流，提高补充资料的质量和效率。

第四条 补充资料过程中应当遵循依法、科学、公正、公平、及时、准确的原则。

第二章 专业审评问询

第五条 药审中心在专业审评期间或综合审评期间，专业主审或主审报告人在充分审评基础上对申报资料有疑义或认为内容存在问题，经审评部门负责人审核后，通过药审中心网站向申请人发出"专业审评问询函"，告知申请人存在问题的具体内容、依据和要求等，并要求在 5 个工作日内进行解释说明或书面回复。

审评部门在审评过程中对需要发补的问题应发送"专业审评问询函"提前告知申请人。但"专业审评问询函"并不是正式书面补充资料通知，也不代表最终审评决策意见，审评计时不暂停。

第六条 药审中心通过"专业审评问询函"告知申请人以下信息：

1）无需开展研究即可提供的证明性材料；

2）不需要补充新的技术资料，仅需要对原申报资料进行解释说明；

3）审评认为可能需要补充完善的缺陷问题。

第七条 申请人应在"专业审评问询函"发出 5 个工作日内进行解释说明或书面回复。对于需要书面回复的，申请人应在 5 个工作日内进行电子提交，同时在时限内寄出与电子版一致的纸质版资料，通过药审中心网站下载打印"专业审评问询函"作为接收补充资料及纳入档案的依据。

第三章　正式发补、发补咨询和异议程序

第八条 在审评过程中需要申请人在原申报资料基础上补充新的技术资料的，结合"专业审评问询函"的答复情况，根据《药品注册管理办法》规定，药审中心原则上提出一次补充资料要求，列明全部问题后，以书面方式通知申请人在 80 个工作日内补充提交资料。

第九条 申请人应在 80 个工作日内一次性按要求提交全部补充资料，补充资料时间不计入药品审评时限。

第十条 药审中心收到申请人全部补充资料后启动审评，审评时限延长三分之一；适用优先审评审批程序的，审评时限延长四分之一。

第十一条 申请人对发补要求有疑问，可在接到书面补充资料通知 10 个工作日内通过药审中心网站按"发补资料相关问题"提出一般性技术问题咨询申请，由项目管理人员协调适应症团队在 15 个工作日内以书面或会议方式完成答复，需要召开会议的，原则上以电话会议形式进行。

第十二条 申请人对发补咨询的答复仍有异议的，可在收到答复意见之日起 10 个工作日内通过药审中心网站提出异议意见，异议意见应列明理由和依据。

第十三条 药审中心收到申请人的异议意见后，应在 15 个工作日内组织相关专业技术委员会议进行综合评估。

第十四条 药审中心经综合评估，认为需要调整发补要求的，应在 3 个工作日内重新进行技术审评，并将调整结果通过药审中心网站告知申请人。

第十五条 药审中心经综合评估，认为不需要调整发补要求的，在 3 个工作日内通过药审中心网站告知申请人不同意发补异议事项的理由和依据。

第四章　补充资料问询

第十六条 药审中心收到全部补充资料后，审评部门对补充资料有疑义或认为内容存在问题，原则上不再发补。各专业主审起草"补充资料问询函"，对未达到发补通知要求或未完全响应发补通知内容的说明理由和依据，如仍需补充新的技术资料的，则建议申请人主动撤回申请事项并说明理由。经审评部门负责人审核后，通过药审中心网站发出"补充资料问询函"告知申请人，审评时限不暂停。

第十七条 申请人在"补充资料问询函"发出 5 个工作日内对补充资料进行解释说明或主动撤回申请事项。如申请人未答复"补充资料问询函"或不同意撤审时，药审中心将基于已有申报资料视情况作出不予批准审评结论并进行公示。申请人可按照《药品注册审评结论异议解决程序（试行）》提出异议。

第十八条 对创新药及指导原则未规定的新的安全性指标等，药审中心可根据审评需要和与申请人的沟通情况再次发补。

第五章　发补时限到期提醒和终止审评

第十九条 药审中心网站将增加补充资料时限到期提醒功能，在补充资料通知要求时限到期前

的第 5 个工作日发出时限到期提醒，提醒申请人按时补充资料。

第二十条 申请人未能在规定时限内提交补充资料的情形，药审中心业务管理处将按照《药品注册管理办法》第九十二条第（四）款不予批准情形办理终止审评程序。

第六章 附 则

第二十一条 药审中心业务管理处按照发补要求和接收资料标准，对补充资料完整性进行审查，对于超出发补要求和问询函要求范围的资料将不予接收。

第二十二条 申请人在终止审评后如需重新提出注册申请的应提前与药审中心进行沟通交流，并在申报资料中说明资料完善情况和上次审评结论。

第二十三条 本程序自 2020 年 12 月 1 日起施行。

附：1. 药品审评书面发补标准（试行）

2. 专业审评问询函、补充资料通知、补充资料问询函模板

附1

药品审评书面发补标准（试行）

为统一发补要求的规范性和必要性，严控审评过程中发补次数，根据《药品注册管理办法》相关规定和药品技术审评工作实际，药审中心经研究讨论，现制定审评发补标准如下：

1. 根据申报资料相关要求，申报资料前后矛盾或不一致、不清晰、文件不规范的；

2. 根据法律法规和技术要求，研究设计、试验过程和数据分析等存在缺陷或不完善的；

3. 研究设计和数据分析等存在与当前科学认知和共识存在差异或存疑的；

4. 质量标准、说明书、制造及检定规程、生产工艺信息表等关键内容的撰写经审评认为需要重大修改的；

5. 对重要的安全性及有效性结果的补充分析；

6. 审评过程中受到相关法律法规、技术指导原则更新，审评认为需要补充药物安全性、有效性或质量可控性有关资料的；

7. 风险控制计划的重大问题；

8. 品种立题依据不充分，需要进一步提供资料的，如临床定位不明确；

9. 原料药、辅料和包材未按现行关联审评审批要求执行而需要发补的，如未按照公告要求进行登记或未在药品制剂申请中同时提交原辅包资料，没有提供授权书与药品制剂进行关联，原辅包的给药途径不满足制剂给药途径等；

10. 有必要进行样品检验、现场检查、器械关联审评但未进行的，或生产检验、现场检查、器械关联审评中发现问题需要补充资料的；

11. 审评过程中产品发生重大安全事故或审评过程中发现存在重大安全风险的问题；

12. 有因举报需要补充资料的；

13. 审评过程中产品关联的原辅包发生变更的，或原辅包发现的问题需要在制剂审评中通过发补解决的；

14. 审评过程中需要收集更多的稳定性数据以支持产品有效期的；

15. 经与申请人沟通后，审评认为确需发补，且在公开的发补标准中尚未规定的，经部门技术委员会研究后，提交中心分管主任审核同意，并更新中心发补标准对外发布后方可执行。

指导原则

附 2

专业审评问询函、补充资料通知、补充资料问询函模板

一、专业审评问询函模板

XX 专业审评问询函
（小三宋体加粗）

［单位名称］:（小四宋体，行距 20 磅）

我部门对贵单位申报的［药品名称］（受理号为［受理号］）品种的申报资料进行了认真审评，认为尚存在可能影响审评决策的问题，兹将有关事宜告知贵单位，请及时关注。

内容要素（示例）:

1. 请提交以下证明性材料，具体名称和要求如下:

1）……

2）……

3）……

2. 请解释说明……（不需要补充新的技术资料，仅需要申请人对原申报资料进行解释说明，审评人员应说明理由和依据）;

3. 请知悉以下事项……（审评人员认为应该发补的情形，应提前告知申请人审评认为可能需要补充完善的缺陷问题，该部分不需要申请人在问询阶段回复资料，待正式发补通知后提交。）

［补充资料要求］

上述资料请于　　年　　月　　日前（自本通知印发之日起，5 个工作日内）通过申请人之窗进行解释说明或电子提交，同时在要求时限内寄出与电子版一致的纸质版资料 2 套、纸质版资料与电子提交一致的承诺书、纸质版资料目录等。

请贵单位逐条回复每一项需要补充的内容，补充的内容详尽，并能够清楚阐述需要说明的问题。

问询期间审评计时不暂停，如超时未答复，本次问询自动关闭，问询内容仅代表本部门审评意见，最终意见以正式发补通知为准。

专业部门

年　　月　　日

二、补充资料通知模板

［邮编］（二号加粗）　　　［受理号］（四号加粗）

［单位地址］

［单位名称］　　收　　（小四宋体）

补充资料通知（小三宋体加粗）

药审补字【XXX】第 XXXX 号

［单位名称］:（小四宋体，行距 20 磅）

我中心对贵单位申报的［药品名称］（受理号为［受理号］）品种的申报资料和前期补充资料进行了认真审评，认为尚需作如下补充，以完善该品种有关安全性、有效性或/和质量控制的要求。兹将有关内容通知如下：

内容要素（示例）：

1. 存在的问题，标明所在章节、页码、表格等，并按重要程度排序；

2. 目前申报资料不能充分解决问题的原因；

3. 阐明能够支持审评立场的科学依据；

4. 明确申请人需提供的补充信息或解决问题的建议；

［补充资料要求］

上述资料请于　　年　　月　　日前一式三份，一次性按要求将全部补充资料提交我中心。逾期未提交补充资料的，我中心将按照《药品注册管理办法》第九十二条第（四）款不予批准。

请贵单位逐条回复每一项需要补充的内容，无论是需补充的文献资料还是需补充的实验性工作，均应做到补充项目完整、齐全；补充的内容详尽有条理，能够清楚阐述需要说明的问题。在你单位准备上述相关资料时，请务必认真阅读本通知所附的"注意事项"（请见背面），并按要求准备和提交补充资料。

如你单位对本通知所要求补充的内容有异议，请参照《药品注册审评一般性技术问题咨询管理规范》，通过"申请人之窗"提出咨询申请，并提供明确、具体理由，你单位的咨询申请将会受到充分的重视。

特此通知

业务章

年　　月　　日

指导原则

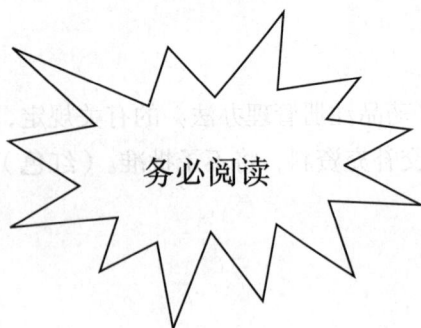

（蓝色，五号宋体加粗）

务必阅读

注意事项（三号宋体加粗）

（以下正文为小四宋体，行距 1.5 倍。）

为避免因提交补充资料的不规范而延误您药品注册申请的进度，请您在根据我中心补充资料通知的要求补充相关资料时，注意以下事项：

一、各项补充资料请一律使用*国家标准（质量 80g）*A4 型纸，均须由申报单位和试验完成单位**在封面骑缝处**盖章。

二、您所提交的三套补充资料，应根据现行要求的体例格式整理，分别装入文件袋中，其中至少应有一套原件（加盖印章的实件）。

三、文件袋的正面应注明：*受理*号、品名、申报单位，并标注原件、复印件。文件袋中资料的顺序为：补充资料通知复印件*（如涉及检验部门复核，须提交送检凭证加盖检验部门公章）、提交资料说明及声明（加盖公章）、资料目录、技术资料（按补充资料通知中各项意见的顺序排列）*。

四、补充资料的接收时间为每周一至周五，上午 9：00-11：30；周一、二、四，下午 13：00-16：30；为方便申报者，上述资料亦可采用邮寄方式提交，如您愿意采用邮寄方式，请**务必特别**注意以下事项：

（1）请严格按照补充通知的内容要求提交补充资料，对于您在寄交补充资料时，一并提交的**其他超出**通知内容的资料，基于注册管理的一般要求，我们不予接收，并因人力所限，该部分资料不予退回，由我中心统一做销毁处理。

（2）为保证邮寄资料**安全、及时**送达中心，请尽可能以特快专递的方式邮寄，并注明业务管理处收。补充资料的提交时间以寄发邮戳为准，我中心收到并确认符合有关要求后即启动审评任务。

（3）为便于及时反馈接收情况，邮寄资料时，请在邮件中准确注明以下信息：单位名称、联系人、联系电话、传真等。

（4）上述补充资料一经我中心正式接收，即可在我中心网站进度查询栏目查询回执情况，如有需要请自行打印，我中心不再寄发书面回执。

五、自本通知印发之日起 15 个日历日将视作收到日期。

六、如对本**注意事项**内容有不明之处，可来电垂询我中心业务管理处。

三、补充资料问询函模板

补充资料问询函（小三宋体加粗）

［单位名称］：（小四宋体，行距 20 磅）

我部门对贵单位申报的［药品名称］（受理号为［受理号］）品种的补充资料进行了认真审评，认为所提交的补充资料未能完全说明补充通知的要求，需贵单位进一步解释说明，兹将相关事宜告知如下：

内容要素（示例）：

1.（审评认为对补充资料内容有疑义）

2.（审评认为补充资料未达到发补通知要求或未完全响应发补通知内容，并说明理由和依据）

3.（审评认为仍需补充新的技术资料的，建议申请人主动撤回申请事项并说明理由。）

......

［**解释说明要求**］

上述事宜请于　　年　　月　　日前（自本通知印发之日起，5 个工作日内）通过申请人之窗书面回复，中心将不再接收任何补充资料。

请贵单位逐条回复每一项需要解释说明的内容，内容详尽，并能够清楚阐述需要说明的问题。问询期间审评计时不暂停，如超时未答复本次问询自动关闭。

专业部门

年　　月　　日

指导原则

声　明（模板）

1. 所提交的补充资料完整、齐全，且无超出补充资料通知要求的内容。

2. 所提交的补充资料与目录内容完全一致，译文准确。

3. 所提交的复印件与原件内容完全一致。

4. 所提交的电子文件与纸质文件内容完全一致。

5. 所提交的证明性文件遵守当地法律、法规的规定。

6. 保证按要求在国家药品监督管理局药品审评中心网站及时上传相关电子资料。

7. 如有虚假，申请人本单位愿意承担相应法律责任。

负责人/注册代理机构负责人（签字）　　　　　申请人/注册代理机构负责人（公章）

年　月　日　　　　　　　　　　年　月　日

国家药监局药审中心关于发布《中药注册受理
审查指南（试行）》的通告

（2020 年第 34 号）

根据《国家药监局关于发布〈中药注册分类及申报资料要求〉的通告》（2020 年第 68 号），为推进相关配套规范性文件、技术指导原则起草制定工作，在国家药品监督管理局的部署下，药审中心组织制定了《中药注册受理审查指南（试行）》（见附件），经国家药品监督管理局审核同意，现予发布，自发布之日起施行。

特此通告。

国家药品监督管理局药品审评中心

2020 年 10 月 21 日

中药注册受理审查指南（试行）

本指南基于现行法律法规要求制定，对于指南中未涵盖或未明确的受理事宜，申请人可与受理部门进行沟通。后续将根据相关法律法规等文件要求适时更新。

一、适用范围

中药临床试验申请/药品上市许可申请。

二、受理部门

由国家药品监督管理局药品审评中心受理。

三、资料基本要求

应按照《药品注册管理办法》及《中药注册分类及申报资料要求》的规定，提交符合要求的申报资料。申报资料的格式、目录及项目编号不能改变，对应项目无相关信息或研究资料，项目编号和名称也应保留，可在项下注明"无相关研究内容"或"不适用"。

申报资料的撰写还应参考相关法规、技术要求及技术指导原则的相关规定。

（一）申请表的整理

药品注册申请表、申报资料自查表、小型微型企业收费优惠申请表（如适用）与申报资料份数一致，其中至少一份为原件；填写应当准确、完整、规范，不得手写或涂改，并应符合填表说明的要求。

依据关于启用新版药品注册申请表报盘程序的公告，申请表的填报须采用国家药品监督管理局统一发布的填报软件，提交由新版《药品注册申请表报盘程序》生成的电子及纸质文件。确认所用版本为最新版［以最新发布的公告为准］，所生成的电子文件的格式应为 RVT 文件。各页的数据核对码必须一致，并与提交的电子申请表一致，申请表及自查表各页边缘应加盖申请人或注册代理机构骑缝章。

（二）申报资料的整理

2 套完整申请资料（至少 1 套为原件）+ 1 套综述资料（应包含行政文件和药品信息、概要），每套装入相应的申请表及目录。

除《药品注册申请表》及检验机构出具的检验报告外，申报资料（含图谱）应逐个封面加盖申请人或注册代理机构公章，封面公章应加盖在文字处，整理规范详见《药品注册申报资料申报资料格式体例与整理规范》。

四、形式审查要点

（一）申报事项审查要点

1. 获准开展药物临床试验的药物拟增加功能主治（或者适应症）以及增加与其他药物联合用药的，申请人应当提出新的药物临床试验申请，经批准后方可开展新的药物临床试验。获准上市的药品增加功能主治（或者适应症）需要开展药物临床试验的，应当提出新的药物临床试验申请。

2. 药物临床试验终止后，拟继续开展药物临床试验的，应当重新提出药物临床试验申请。药物临床试验申请自获准之日起，三年内未有受试者签署知情同意书的，该药物临床试验许可自行失效；仍需实施药物临床试验的，应当重新申请。

3. 中药创新药和中药改良型新药药物临床试验申请和药品上市许可申请按所申报的适应症管理（不包括主治为证候的中药复方制剂）。同一药物不同功能主治（或者适应症）应分别提交注册申请。对于同一功能主治（或者适应症）涉及多个临床试验方案的申请，需在申请表其他特别申明事项中简要说明。

4. 符合《药品注册管理办法》第三十六条情形的，可以直接提出非处方药上市许可申请，同时应在申请表中予以说明。

5. 药品上市许可申请审评期间，发生可能影响药品安全性、有效性和质量可控性的重大变更的，申请人应当撤回原注册申请，补充研究后重新申报。申请人名称变更、注册地址名称变更等不涉及技术审评内容的，应当及时书面告知药品审评中心并提交相关证明性资料。

（二）沟通交流审查要点

1. 申请附条件批准的，申请人应当就附条件批准上市的条件和上市后继续完成的研究工作等与药品审评中心沟通交流，经沟通交流确认后提出药品上市许可申请。

2. 申请优先审评审批的，申请人在提出药品上市许可申请前，应当与药品审评中心沟通交流，经沟通交流确认后，在提出药品上市许可申请的同时，向药品审评中心提出优先审评审批申请。

3. 沟通交流应符合《药物研发与技术审评沟通交流管理办法》及相关规定。

4. 已申请沟通交流的，应提交与该申请相关的沟通交流编号、沟通交流回复意见，并就回复意见进行逐项答复。

（三）申请表审查要点

1. 药品注册申请表

按照药品注册申请表填表说明的要求规范填写申请表，填报信息应与证明文件中相应内容保持一致。

1.1 药品加快上市注册程序：按照该申请实际情况勾选。经沟通交流确认后，勾选"优先审评审批程序"的，在提出药品上市许可申请的同时，按照《优先审评审批工作程序》提出优先审评审批申请；勾选"特别审批程序"的，应按照《药品特别审批程序》办理。

1.2 申请事项：按照该申请实际申请事项填写。申请临床研究，选临床试验；申请上市，选择上市许可。

1.3 药品注册分类：按照《中药注册分类及申报资料要求》选择。

1.4 其他事项：符合小型微型企业条件的企业申请收费优惠的，可选小微企业收费优惠。

1.5 药品通用名称：应当使用国家药品标准或者药品注册标准收载的药品通用名称。申报复方制剂或者中药制剂自拟药品名称的，应当预先进行药品名称查重工作。未列入国家药品标准或者药品注册标准的，申请人在提出药品上市许可申请时，应当提交通用名称证明原件，或同时提出通用名称核准申请。

1.6 英文名称/拉丁名称：中药制剂没有英文名的，可以免填；申报中药材的需提供拉丁名。

1.7 商品名：选择"不使用"商品名。

1.8 同品种已被受理或同期申报的其他制剂及规格：填写该品种已被受理或同期申报的制剂或不同规格品种的受理号及名称，包括联合用药的制剂受理号及名称。若为完成临床研究申请上市的，需填写原临床申请受理号、临床试验批件号、临床试验登记号等。

1.9 原/辅料/包材来源：申报药品注册时，须填写所用的相关信息，应与所提交的证明文件/原料药、药用辅料和药包材登记信息公示平台中登记的相应内容保持一致。

1.10 主要适应症或功能主治：应与拟申请的功能主治或适应症一致。

1.11 是否涉及特殊管理药品或成份：属于麻醉药品、精神药品、医疗用毒性药品、放射性药品管理的特殊药品，应选填。

1.12 同品种新药监测期：已获准新药监测期的品种，新药进入监测期之日起，不再受理其他申请人的同品种注册申请；已批准临床的，可受理申报上市许可申请。

1.13 本次申请为：填写申报品种本次属于第几次申报。简要说明既往申报及审批情况，如申请人自行撤回或因资料不符合审批要求曾被国家药品监督管理局不予批准等情况。原申请审批结束后，方可再行申报。

1.14 申请人及委托研究机构：所填报的信息应与证明文件中相应内容保持一致，并指定其中一个申请机构负责向国家缴纳注册费用。已经填入的申请人各机构均应当由其法定代表人或接受其授权者（另需提供签字授权书原件）在此签名、加盖机构公章（须与其机构名称完全一致）。

2. 小型微型企业收费优惠申请表

如符合小微企业行政事业性收费优惠政策，可提交小型微型企业收费优惠申请表并提供如下信息：

2.1 基本信息

如企业名称、联系人、联系电话等，应与药品注册申请表有关信息一致。

2.2 从业人员、上一纳税年度营业收入、企业资产总值等：申请人依实际情况填写。

2.3 应由其法定代表人或接受其授权者（另需提供签字授权书原件）在此签名、加盖机构公章（须与其机构名称完全一致）。

（四）申报资料审查要点

关于取消证明事项的公告中规定的"改为内部核查"的证明事项，按公告要求执行。

1. 产品相关证明性文件

1.1 药材/饮片、提取物等处方药味，药用辅料及药包材证明文件

1.1.1 药材/饮片、提取物等处方药味来源证明文件

1.1.2 药用辅料及药包材合法来源证明文件，如供货协议、发票等（适用于制剂未选用已登记原辅包情形）。

1.1.3 药用辅料及药包材授权使用书复印件（适用于制剂选用已登记原辅包情形）。如为供应商出具，需有药用辅料和药包材企业授权，并附授权信复印件。

1.2 专利信息及证明文件

申请的药物或者使用的处方、工艺、用途等专利情况及其权属状态说明，以及对他人的专利不构成侵权的声明，应由申请人出具，并承诺对可能的侵权后果承担全部责任。

1.3 麻醉药品、精神药品等研制立项批复文件复印件（如适用）

1.4 对照药合法来源文件（如适用）

1.5 药物临床试验相关证明文件（适用于上市许可申请）

《药物临床试验批件》/临床试验通知书复印件、临床试验用药质量标准及临床试验登记号等相关材料，并就《药物临床试验批件》/临床试验通知书中意见进行逐项答复。

1.6 研究机构资质证明文件（如适用）

非临床研究安全性评价机构应提供药品监督管理部门出具的符合《药物非临床研究质量管理规范》（简称 GLP）的批准证明或检查报告等证明性文件。临床试验机构应提供备案证明。

1.7 允许药品上市销售证明文件（适用于境外已上市药品）

1.7.1 境外药品管理机构出具的允许该药品上市销售证明文件、公证认证文书及中文译文。出口国或地区物种主管当局同意出口的证明。

1.7.2 对于生产国家或地区按食品或按医疗器械管理的制剂，应提供该国家或者地区有关管理机构允许该品种上市销售的证明文件。

1.8 境外药品管理机构出具的允许药品变更的证明文件、公证认证文书及其中文译文（如适用）

1.9 药械组合产品相关证明性文件（如适用）

经属性界定确认属于药品或以药品为主的药械组合产品，应提交药械组合产品的属性界定结果通知书复印件。

2. 申请人 / 生产企业证明性文件

2.1 申请人资质证明文件

2.1.1 境内申请人机构合法登记证明文件（营业执照等）、相应的药品生产许可证及其变更记录页（适用于上市许可申请）

2.1.2 境外申请人指定中国境内的企业法人办理相关药品注册事项的，应当提供委托文书、公证文书及其中文译文，以及注册代理机构的营业执照复印件。上市许可申请时，如变更注册代理机构，还应提交境外申请人解除原委托代理注册关系的文书、公证文书及其中文译文。

2.2 生产企业资质证明文件

2.2.1 境内生产企业机构合法登记证明文件（营业执照等）、相应的生产企业药品生产许可证及变更记录页（适用于上市许可申请）

申请临床试验的，应提供申请人出具的其临床试验用药物在符合药品生产质量管理规范的条件下制备的情况说明。

2.2.2 境外药品管理机构出具的该药品生产企业和包装厂符合药品生产质量管理规范的证明文件、公证认证文书及其中文译文（适用于境外生产的药品）

对于生产国家或地区按食品管理的制剂，应提供该国家或地区药品管理机构出具的该生产企业符合药品生产质量管理规范的证明文件，或有关机构出具的该生产企业符合 ISO 9000 质量管理体系的证明文件。对于生产国家或地区按医疗器械管理的制剂，应提供企业资格证明文件。

申请新药临床试验的，应提供其临床试验用药物在符合药品生产质量管理规范的条件下制备的情况说明。

2.3 小微企业申报资料（如适用）。企业的工商营业执照副本复印件；上一年度企业所得税纳税申报表（须经税务部门盖章确认）或上一年度有效统计表（统计部门出具）原件。

3. 其他申报资料

3.1 申请人应按照《中药注册分类及申报资料要求》明确注册分类，并在"行政文件和药品信息"说明函中说明分类依据。

3.2 临床试验报告应符合相关技术指导原则要求，临床试验报告标题页应提供药品注册申请人（签字及盖章），主要或协调研究者（签字）、负责或协调研究单位名称、统计学负责人（签字）和统计单位名称及 ICH E3 要求的其他信息；临床试验报告附录 II 中应提供申办方负责医学专员签名。

3.3 临床试验数据库电子文件：应为 SAS XPORT 传输格式（即 xpt 格式），已锁定的数据库光盘（档案级）一式两份，并分别装入光盘盒中，盒上须注明文件类型：数据库，同时注明品名、申报单位（须加盖申报单位或注册代理机构公章）、统计软件名称、数据管理单位、数据统计单位等。光盘盒应封装于档案袋中，档案袋提交资料封面应注明：品名、申报单位（须加盖申报单位或注册代理机构公章），随申报资料原件一并提交。

3.4 拟使用的药品通用名称，未列入国家药品标准或者药品注册标准的，应当在提出药品上市许可申请时同时提出通用名称核准申请，并提交通用名称核准相关资料，单独成袋。

3.5 拟申报注册的药械组合产品，已有同类产品经属性界定为药品的，按照药品进行申报；尚未经属性界定的，申请人应当在申报注册前向国家药品监督管理局申请产品属性界定。属性界定为药品为主的，按照《药品注册管理办法》规定的程序进行注册，其中医疗器械部分参照医疗器械注册申报资料要求提交，单独成袋。

3.6 申请人撤回注册申请后重新申报的，应对重新开展或者补充完善的相关情况进行详细说明。

（五）其他提示

1. 境外生产的药品所提交的境外药品管理机构出具的证明文件（包括允许药品上市销售证明文件、符合药品生产质量管理规范证明文件以及允许药品变更证明文件等），为符合世界卫生组织推荐的统一格式原件的，可不经所在国公证机构公证及驻所在国中国使领馆认证。

2. 在已获准开展的临床试验期间，提出新增功能主治（或者适应症）临床试验申请的，申请时与首次申请重复的资料可免于提交（行政文件和药品信息除外），但应在申报资料中列出首次申请中相关资料的编号。

3. 申请人应当在三十日内完成补正资料，申请人无正当理由逾期不予补正的，视为放弃申请，并将申报资料退回给申请人。

五、受理审查决定

（一）受理

1. 受理通知书：符合形式审查要求的，出具《受理通知书》一式两份，一份给申请人，一份存入资料。

2. 缴费通知书：需要缴费。

（二）补正

申报资料不齐全或者不符合法定形式的，应一次告知申请人需要补正的全部内容，出具《补正通知书》。

（三）不予受理

不符合要求的，出具《不予受理通知书》，并说明理由。

（四）受理流程图

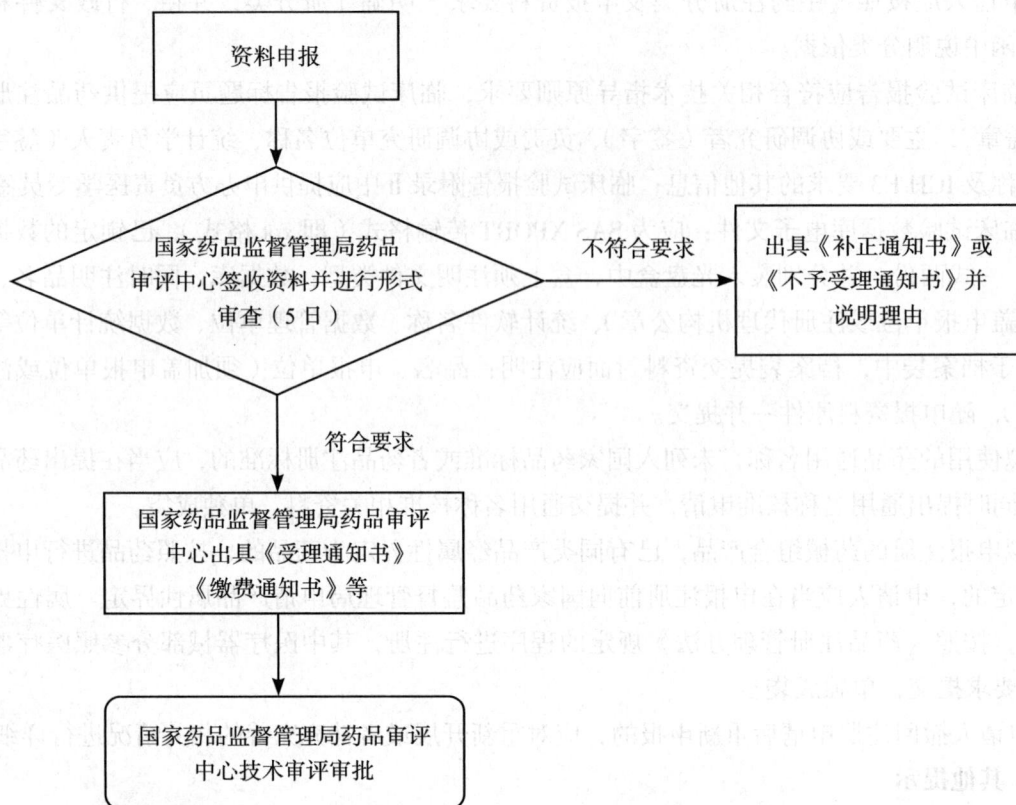

```
          ┌──────────────┐
          │   资料申报    │
          └──────┬───────┘
                 │
                 ▼
        ╱────────────────╲
       ╱  国家药品监督管理局药品  ╲        不符合要求      ┌──────────────────┐
      ╱  审评中心签收资料并进行形式  ╲──────────────────▶│ 出具《补正通知书》或 │
      ╲    审查（5日）          ╱                     │《不予受理通知书》并 │
       ╲                    ╱                      │    说明理由        │
        ╲──────────────────╱                       └──────────────────┘
                 │
             符合要求
                 │
                 ▼
          ┌──────────────────┐
          │ 国家药品监督管理局药品审评 │
          │ 中心出具《受理通知书》    │
          │《缴费通知书》等         │
          └──────┬───────────┘
                 │
                 ▼
          ┌──────────────────┐
          │ 国家药品监督管理局药品审评 │
          │ 中心技术审评审批         │
          └──────────────────┘
```

六、其他

其他未尽事宜，请参照《药品注册管理办法》《中药注册分类及申报资料要求》等现行的规定、技术指导原则有关文件执行。原食品药品监管总局 2017 年 11 月 30 日印发的《关于发布药品注册受理审查指南（试行）的通告》（2017 年第 194 号）同时废止。

七、附件

1. 中药注册申报资料自查表
2. 参考目录

附件1

中药注册申报资料自查表

药品名称		规　　格	
申请事项	□临床试验　□上市许可	注册分类	
加快上市注册程序	□附条件批准程序　□优先审评审批程序　□特别审批程序　□不适用		
申请人			
沟通交流编号（如适用）		备注	

<table>
<tr><td colspan="4" align="center">一、基本情况</td></tr>
<tr><td>1.1 是否有减免申报资料</td><td>□是，请说明
□不适用</td><td>□否</td><td></td></tr>
<tr><td>1.2 申请人和生产企业是否已取得药品生产许可证（适用于上市许可申请）</td><td>□是
□不适用</td><td>□否</td><td></td></tr>
<tr><td>1.3 是否已向中检院或省、自治区、直辖市药品监督管理部门提出药品注册检验，并提交送检凭证复印件（适用于上市许可申请）</td><td>□否
□不适用</td><td>□是</td><td></td></tr>
<tr><td>1.4 是否已完成支持药品上市注册的药学、药理毒理和药物临床试验等研究，确定质量标准，完成商业规模生产工艺验证，并做好接受药品注册核查检验的准备（适用于上市许可申请）</td><td>□是
□不适用</td><td>□否</td><td></td></tr>
<tr><td>1.5 是否为药械组合</td><td>□否</td><td>□是</td><td></td></tr>
<tr><td>1.6 国家药品监督管理局其他相关规定不予受理的情形</td><td>□否</td><td>□是</td><td></td></tr>
<tr><td colspan="4" align="center">二、申报材料自查</td></tr>
<tr><td>2.1 资料项目及目录是否按《中药注册分类及申报资料要求》提交</td><td>□是</td><td>□否</td><td>第__袋为行政文件和药品信息
第__袋为概要
第__袋为药学研究资料
第__袋为药理毒研究资料
第__袋为临床研究资料</td></tr>
<tr><td>2.2 申报资料封面是否逐个封面加盖申请人或注册代理机构公章</td><td>□是</td><td>□否</td><td></td></tr>
<tr><td>2.3 是否按照填表说明要求填写申请表</td><td>□是</td><td>□否</td><td></td></tr>
</table>

续表

2.4 申请表填报信息是否与申报资料中内容一致	□是	□否	
2.5 申请的药物或者使用的处方、工艺、用途，是否对他人的专利构成侵权	□否	□是	
2.6 麻醉药品、精神药品等研制立项批复文件复印件	□是 □不适用	□否	
2.7 所提交证明文件是否均在有效期内	□是	□否	
2.8 临床试验是否已登记（如适用）	□是 登记号	□否	
2.9 临床试验报告及封面是否符合相关要求（适用于上市许可申请）	□是	□否	

声明：

1. 所提交的申报资料与目录内容完全一致，译文准确。

2. 所提交的复印件与原件内容完全一致。

3. 所提交的电子文件与纸质文件内容完全一致。

4. 所提交的证明性文件遵守当地法律、法规的规定。

5. 保证按要求在国家药品监督管理局药品审评中心网站及时上传相关电子资料。

6. 如有虚假，申请人本单位愿意承担相应法律责任。

负责人/注册代理机构负责人（签字）　　　　　　　　申请人/注册代理机构（公章）

　　　　　　　　　　　　　　　　　　　　　　　年　　月　　日

附件2

参考目录

1.《药品注册管理办法》（国家市场监督管理总局令第 27 号）

2.《中药注册分类及申报资料要求》（国家药品监督管理局通告 2020 年第 68 号）

3.《关于药械组合产品注册有关事宜的通告》（2009 年第 16 号）

4.《关于调整药械组合产品属性界定有关事项的通告》（2019 年第 28 号）

5.《关于取消 36 项证明事项的公告》（2019 年第 34 号）

6.《关于取消 16 项证明事项的公告》（第二批）（2019 年第 55 号）

7.《关于取消 68 项证明事项的公告》（第三批）（2019 年第 102 号）

国家药监局药审中心关于发布《药品注册申报资料格式体例与整理规范》的通告

（2020 年第 12 号）

根据《国家药监局关于实施〈药品注册管理办法〉有关事宜的公告》（2020 年第 46 号），为推进相关配套规范性文件、技术指导原则起草制定工作，在国家药品监督管理局的部署下，药审中心组织制定了《药品注册申报资料格式体例与整理规范》（见附件），经国家药品监督管理局审核同意，现予发布，自 2020 年 10 月 1 日起施行。

特此通告

国家药品监督管理局药品审评中心

2020 年 7 月 8 日

药品注册申报资料格式体例与整理规范

一、申请表的整理

（一）种类与份数要求

药品注册申请表、申报资料自查表、小型微型企业收费优惠申请表（如适用）与申报资料份数一致，其中至少一份为原件。

（二）申请表报盘程序

依据关于启用新版药品注册申请表报盘程序的公告，申请表的填报须采用国家药品监督管理局统一发布的填报软件，提交由新版《药品注册申请表报盘程序》生成的电子及纸质文件。确认所用版本为最新版［以最新发布的公告为准］，所生成的电子文件的格式应为 RVT 文件。各页的数据核对码必须一致，并与提交的电子申请表一致，申请表及自查表各页边缘应加盖申请人或注册代理机构骑缝章。

（三）填表基本要求

申请表填写应当准确、完整、规范，不得手写或涂改，并应符合填表说明的要求。

二、申报资料的整理

（一）数量与装袋方式

1. 药物临床试验申请/药品上市许可申请：2 套完整申请资料（至少 1 套为原件）+ 1 套综述资料（应包括模块一、模块二，中药应包括行政文件和药品信息，药品注册检验报告（如适用）），每套装入相应的申请表。

变更申请/境外生产药品再注册：2 套完整申请资料（至少 1 套为原件），每套装入相应的申请表。

2. 供核查检验用的光盘 1 套：含全套申报资料和临床试验数据库（如适用）。

指导原则

（二）文字体例及纸张

1. 字体、字号、字体颜色、行间距离及页边距离

1.1 字体

中文：宋体　英文：Times New Roman

1.2 字号

中文：不小于四号字，表格不小于五号字；申报资料封面加粗四号；申报资料项目录小四号，脚注五号字。

英文：叙述性本推荐 Times New Roman 的 12 号字体。

1.3 字体颜色：黑色

1.4 行间距离及页边行距离

行间距离：至少为单倍行距。

页边距离：在准备文本和表格的过程中应留出一定页边距，以便文件能够用 A4 纸印刷。左侧的页边距应足够宽，以便装订时不会遮挡住文中的内容。纵向页面：推荐左边距离不小于 1 厘米；横向页面：推荐上边距离不小于 2.5 厘米、右边距离不小于 2 厘米、其他边距不小于 1 厘米。

页眉和页脚：文件的所有页面都应包含一个具有唯一性的页眉或页脚，简要介绍文件的主题。页眉和页脚信息在上述页边距内显示，保证文本在打印或装订中不丢失信息。

2. 纸张规格

申报资料使用国际标准 A4 型（297mm×210mm）规格、纸张重量 80g。纸张双面或单面打印，内容应完整、清楚，不得涂改；申报资料所附图片、照片须清晰易辨，不宜使用复印图片或彩色喷墨打印方式。

3. 纸张性能

申报资料文件材料的载体和书写材料应符合耐久性要求。

4. 加盖公章

4.1 除《药品注册申请表》及检验机构出具的检验报告外，申报资料（含图谱）应逐个封面加盖申请人或注册代理机构公章，封面公章应加盖在文字处。

4.2 申报资料中涉及其他机构出具的报告等文件，应签名/加盖相关机构公章。

4.3 加盖的公章应符合国家有关用章规定，并具法律效力。

（三）整理装订要求

1. 申报资料袋封面（见附 1）

1.1 档案袋封面注明：申请事项、注册分类、药品名称、本袋为第 X 套第 X 袋（每套共 X 袋）、原件/复印件、联系人、联系电话、申请人/注册代理机构名称等。

1.2 多规格的品种为同一册申报资料时，申报资料袋封面，需显示多规格（同一封面）。

2. 申报资料项目封面（见附 2）

2.1 每项资料加"封面"，每项资料封面上注明：药品名称、资料项目编号、资料项目名称、申请人/注册代理机构、联系人姓名、联系电话、地址等。

2.2 右上角注明资料项目编号，左上角注明注册分类。

2.3 各项资料之间应当使用明显的区分标志。各项文件通过标签与其他文件分开。

3. 申报资料项目目录

申报资料首页为申报资料项目目录（见附 3），目录中申报资料项目按申报资料要求的顺序排列。宜在每项申报资料所附图谱前面建立交叉索引表，说明图谱编号、申报资料中所在页码、图谱的试验内容。适用《M4：人用药物注册申请通用技术文档（CTD）》格式的，参照 ICH 相关要求提交目录。

4. 申报资料内容

4.1 总体要求

4.1.1 复印件应当与原件完全一致，应当由原件复制并保持完整、清晰。

4.1.2 申报资料中同一内容（如药品名称、申请人名称、申请人地址等）的填写应前后一致。

4.1.3 外文资料应翻译成中文，申请人应对翻译的准确性负责。

4.2 具体要求

4.2.1 整理排序

按照现行申报资料要求的项目顺序整理申报资料，装订成册的文件材料排列文字在前，照片及图谱在后。有译文的外文资料，译文在前，原文在后。

4.2.2 编写页码

4.2.2.1 装订成册的文件材料，有书写内容的页面编写页码。

4.2.2.2 每份文件都应从第一页开始编制页码，但是具体的参考文献例外，已存的杂志的页码编制（对该类文件来说）已经足够。

4.2.2.3 单面书写的文件材料在其正中编写页码；双面书写的文件材料，正面与背面均在其正中编写页码。图样页码编写在标题栏外。

4.2.3 整理装订

4.2.3.1 按不同模块资料分类顺序，分别打孔装订成册。

4.2.3.2 装订成册的申报资料内不同幅面的文件材料要折叠为统一幅面，破损的要先修复。幅面一般采用国际标准 A4 型（297mm×210mm）。

4.2.3.3 资料宜采用打孔线装方式装订，每册申报资料的厚度一般不大于 300 张。在可能的情况下，无需将申报资料与附件分开装订，确需分开装订的，每册应加封面，封面内容除总册数和册号外，其他应相同，区分方式为如某项资料有 3 册时，可用"第 1 册共 3 册"在封面项目名称下标注。

4.2.4 整理装袋

4.2.4.1 申报资料的整理形式按照不同专业，分类单独整理装袋，一般不得合并装袋；通用名称核准资料、非处方药适宜性审查资料和医疗器械部分资料（如适用），应单独装袋。每套资料装入独立的档案袋，档案袋使用足够强度牛皮纸，以免破损。

4.2.4.2 当单专业申报资料无法装入同一个资料袋时，可用多个资料袋进行分装，并按本专业研究资料目录有序排列，同一资料项目编号的研究资料放置在同一资料袋中，确保每袋资料间完整的逻辑关系。

5. 照片资料的整理

5.1 将照片与文字说明一起固定在芯页上，芯页的规格为 297mm×210mm。

5.2 根据照片的规格、画面和说明的字数确定照片固定位置。

5.3 照片必须固定在芯页正面（装订线右侧）。

5.4 装订成册的申报资料内的芯页以 30 页左右为宜。

6. 同时提交光盘的，应使用可记录档案级光盘刻盘，并将光盘装入光盘盒中，盒上须注明品名、申报单位、本套光盘共＊张、本盘为第＊张、联系人及电话等信息，加盖申请人或注册代理机构公章。光盘盒应封装于档案袋中，档案袋封面也应注明品名、申报单位，加盖申请人或注册代理机构公章，随申报资料原件一并提交。

指导原则

附 1

申报资料袋封面格式

本袋为第 × 套第 × 袋（每套共 × 袋）　　　　　　　　本套为原件/复印件

本袋内装入的资料项目编号为：

药品名称

申请事项：×××××××

注册分类：×××××××××

规　格：×××××××

联 系 人：

联系电话：

手　　机：

注册地址：

邮政编码：

申请人/注册代理机构名称（盖章）

（分隔线以下的部分，请贴于档案袋底部）

药品名称：　　　　　　　　　　　　　　　　　　规　　格：

申请人/注册代理机构名称：

本袋为第 × 套第 × 袋（每套共 × 袋）

申报资料项目封面格式

申请事项：×××××××× 　　　　　　　　　资料项目编号：

注册分类：××××××××

药品名称（规格）

资料项目名称

研究机构名称（加盖公章）：×××××××××

研究地址：

主要研究者姓名（签字）：

试验者姓名：×××××××××

试验起止日期：××××××××××—××××××××××

原始资料保存地点：××××××××

联系人姓名：×××××××××

联系电话：×××××××××

联系地址：×××××××××

申请人/注册代理机构名称（盖章）

附 3

申报资料项目目录

资料项目	资料项目名称	袋次	备注	页码

填表说明：

1. 资料项目应按相应申报资料要求填写文件材料的项目编号。

2. 资料项目名称应填写与申报资料项目相对应的全称。

3. 申报资料项目目录排列在装订成册文件材料首页之前。

第五章

中药年度审评报告及创新中药申请上市技术审评报告

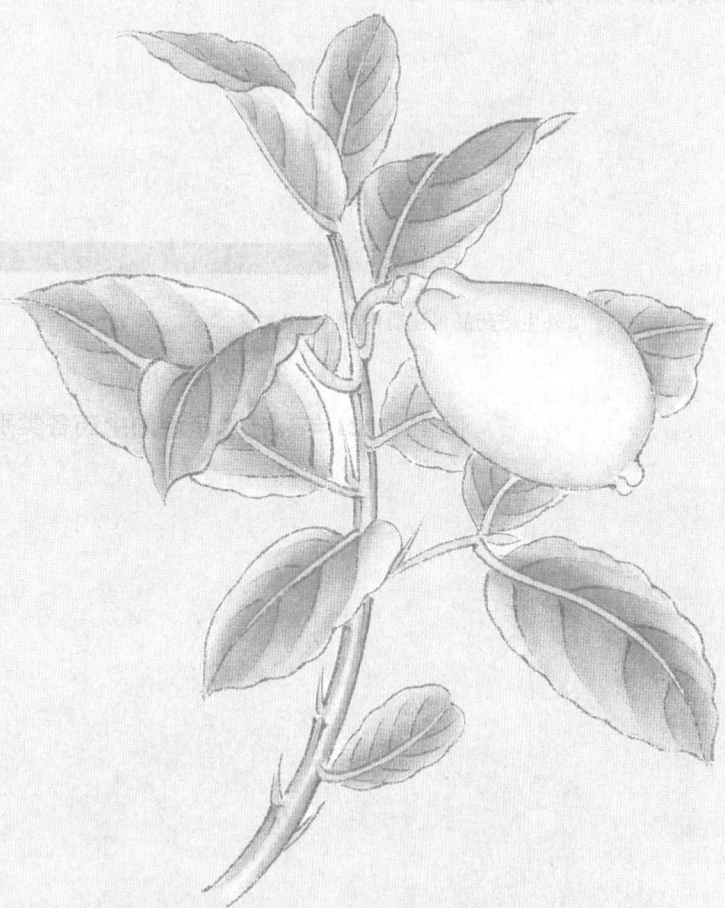

第一节
年度审评报告

2021 年度药品审评报告（摘录中药部分）

一、需技术审评的中药注册申请受理情况

2021 年受理需技术审评的中药注册申请 444 件。以注册申请类别统计，IND 52 件，同比增长 136.36%，包括创新中药 IND 44 件（43 个品种），同比增长 158.82%；NDA 14 件，同比增长 133.33%，包括创新中药 NDA 10 件（8 个品种），同比增长 66.67%。

2021 年需技术审评的中药各类别注册申请受理量详见图 1。2017–2021 年需技术审评的中药各类别注册申请受理量详见图 2。

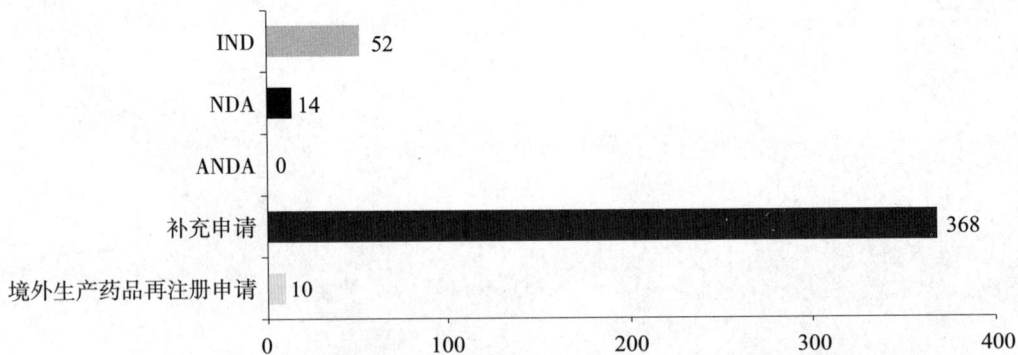

图 1　2021 年需技术审评的中药各类别注册申请受理量（件）

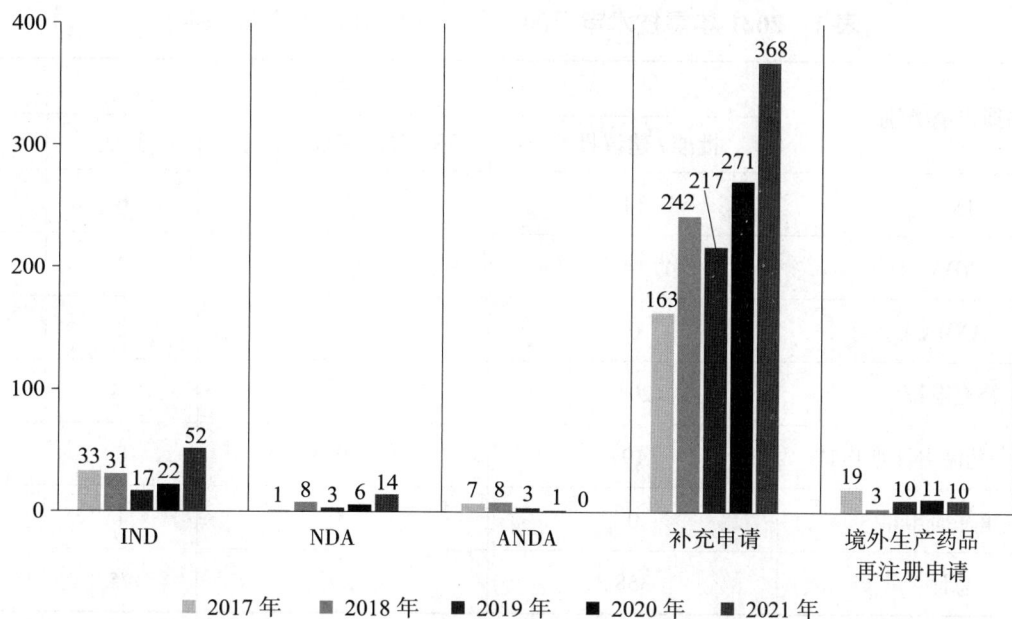

图 2　2017–2021 年需技术审评的中药各类别注册申请受理量（件）

二、需技术审评的中药注册申请审结情况

1. 总体情况

2021 年审结需技术审评的中药注册申请 456 件，同比增长 22.25%。以注册申请类别统计，IND 49 件，同比增长 32.43%；NDA 19 件，同比增长 216.67%；ANDA 3 件。2021 年需技术审评的中药各类别注册申请审结量详见图 3。

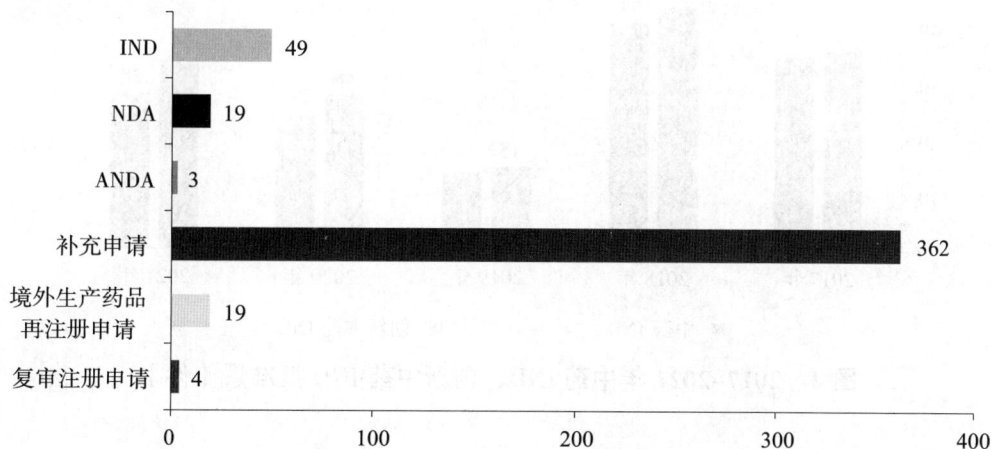

图 3　2021 年需技术审评的中药各类别注册申请审结量（件）

2. 批准/建议批准情况

2021 年审结的中药 IND 中，批准 34 件，不批准 9 件。审结的中药 NDA 中，建议批准 14 件，建议不批准 3 件。2021 年需技术审评的中药注册申请审结情况详见表 1。

表1　2021 年需技术审评的中药注册申请审结情况（件）

注册申请类别	审结量			
	批准 / 建议批准	不批准 / 建议不批准	其他	合计
IND	34	9	6	49
NDA	14	3	2	19
ANDA	0	1	2	3
补充申请	291	7	64	362
境外生产药品再注册申请	19	0	0	19
复审注册申请	0	3	1	4
总计	358	23	75	456

注："其他"是指申请人未按规定缴纳费用、撤回申请等原因导致审评审批终止的情形。

批准中药 IND 34 件，同比增长 21.43%，包括创新中药 IND 28 件（28 个品种），同比增长 16.67%；建议批准中药 NDA 14 件，同比增长 250.00%，创 5 年以来新高，包括创新中药 NDA 11 件（11 个品种），同比增长 175.00%。2017–2021 年中药 IND、创新中药 IND 批准量详见图 4，2017–2021 年中药 NDA、创新中药 NDA 建议批准量详见图 5。

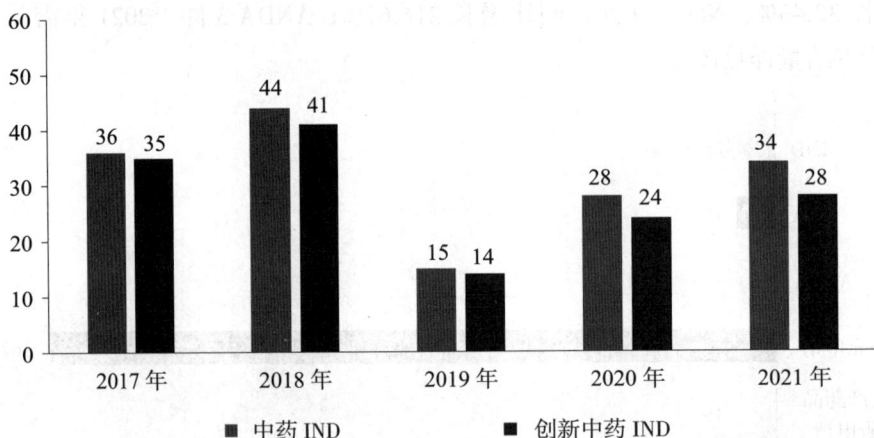

图 4　2017–2021 年中药 IND、创新中药 IND 批准量（件）

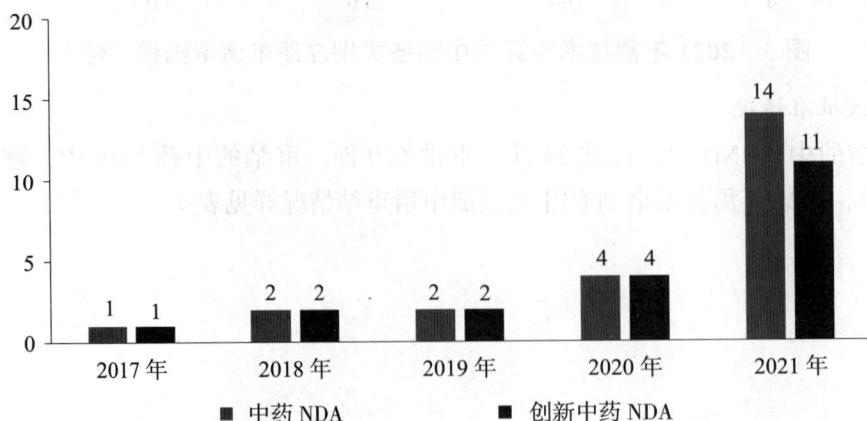

图 5　2017–2021 年中药 NDA、创新中药 NDA 建议批准量（件）

批准的 34 件中药 IND 中，涉及 13 个适应症领域，其中消化 8 件、呼吸 6 件、妇科 4 件，共占 52.94%，2021 年批准中药 IND 的适应症分布量详见图 6。

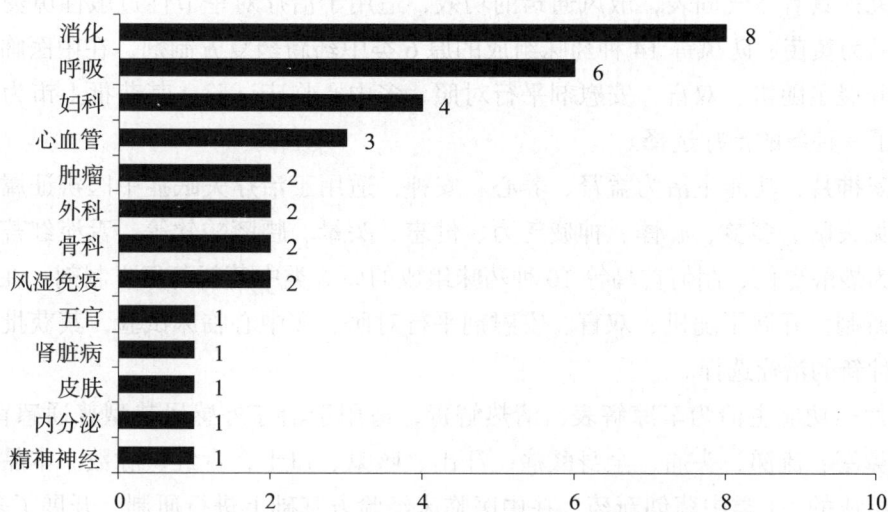

图 6　2021 年批准中药 IND 的适应症分布量（件）

建议批准的中药 NDA 14 件中，呼吸、肿瘤、精神神经、骨科药物较多，占全部中 NDA 批准量的 71.43%。

2021 年建议批准中药 NDA 的适应症分布量详见图 7。

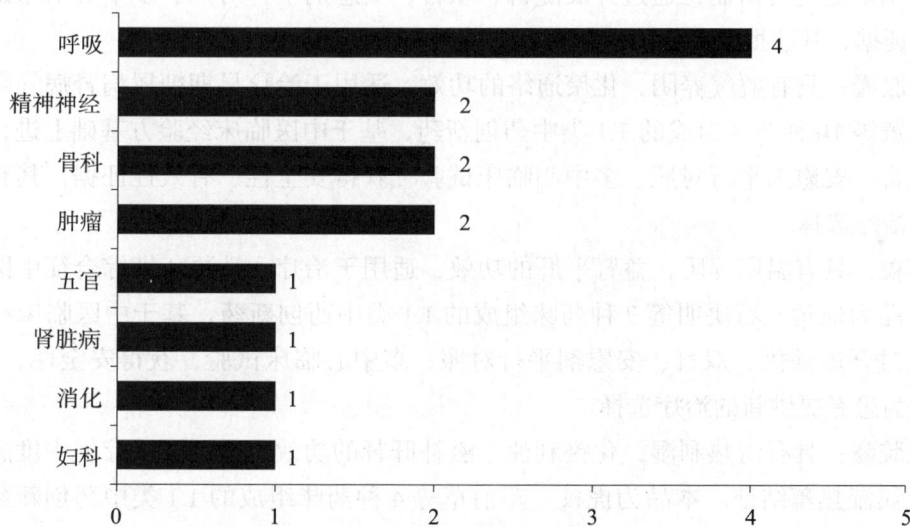

图 7　2021 年建议批准中药 NDA 的适应症分布量（件）

三、重点治疗领域品种

新冠肺炎治疗药物

清肺排毒颗粒、化湿败毒颗粒、宣肺败毒颗粒：即"三方"品种，为《新型冠状病毒肺炎诊疗方案（试行第九版）》推荐药物，清肺排毒颗粒用于感受寒湿疫毒所致的疫病，化湿败毒颗粒用于湿毒侵肺所致的疫病，宣肺败毒颗粒用于湿毒郁肺所致的疫病。"三方"品种均来源于古代经典名方，是新冠肺炎疫情暴发以来，在武汉抗疫临床一线众多院士专家筛选出有效方药清肺排毒汤、化湿败毒方、宣肺败毒方的成果转化，也是《国家药监局关于发布〈中药注册分类及申报资料要求〉的通告》（2020 年第 68 号）后首次按照"中药注册分类 3.2 类 其他来源于古代经典名方的中药复方制剂"审评审批的品种。"三方"品种的获批上市为新冠肺炎治疗提供了更多选择，充分发挥了中医药在疫情防控中的作用。

中药新药

益气通窍丸：具有益气固表，散风通窍的功效，适用于治疗对季节性过敏性鼻炎中医辨证属肺脾气虚证。本品为黄芪、防风等14种药味组成的原6类中药新药复方制剂，在中医临床经验方基础上进行研制，开展了随机、双盲、安慰剂平行对照、多中心临床试验，其获批上市为季节性过敏性鼻炎患者提供了一种新的治疗选择。

益肾养心安神片：功能主治为益肾、养心、安神，适用于治疗失眠症中医辨证属心血亏虚、肾精不足证，症见失眠、多梦、心悸、神疲乏力、健忘、头晕、腰膝酸软等，舌淡红苔薄白，脉沉细或细弱。本品为炒酸枣仁、制何首乌等10种药味组成的原6类中药新药复方制剂，在中医临床经验方基础上进行研制，开展了随机、双盲、安慰剂平行对照、多中心临床试验，其获批上市为失眠症患者提供了一种新的治疗选择。

银翘清热片：功能主治为辛凉解表，清热解毒，适用于治疗外感风热型普通感冒，症见发热、咽痛、恶风、鼻塞、流涕、头痛、全身酸痛、汗出、咳嗽、口干，舌红、脉数。本品为金银花、葛根等9种药味组成的1.1类中药创新药，在中医临床经验方基础上进行研制，开展了多中心、随机、双盲、安慰剂/阳性药平行对照临床试验，其获批上市为外感风热型普通感冒患者提供了一种新的治疗选择。

玄七健骨片：具有活血舒筋，通脉止痛，补肾健骨的功效，适用于治疗轻中度膝骨关节炎中医辨证属筋脉瘀滞证的症状改善。本品为延胡索、全蝎等11种药味组成的1.1类中药创新药，基于中医临床经验方基础上进行研制，通过开展随机、双盲、安慰剂平行对照、多中心临床试验，获得安全性、有效性证据，其获批上市将为患者提供一种新的治疗选择。

芪蛭益肾胶囊：具有益气养阴，化瘀通络的功效，适用于治疗早期糖尿病肾病气阴两虚证。本品为黄芪、地黄等10种药味组成的1.1类中药创新药，基于中医临床经验方基础上进行研制，通过开展随机、双盲、安慰剂平行对照、多中心临床试验，获得安全性、有效性证据，其获批上市将为患者提供新的治疗选择。

坤心宁颗粒：具有温阳养阴，益肾平肝的功效，适用于治疗女性更年期综合征中医辨证属肾阴阳两虚证。本品为地黄、石决明等7种药味组成的1.1类中药创新药，基于中医临床经验方基础上进行研制，通过开展随机、双盲、安慰剂平行对照、多中心临床试验，获得安全性、有效性证据，其获批上市将为患者提供新的治疗选择。

虎贞清风胶囊：具有清热利湿，化瘀利浊，滋补肝肾的功效，适用于治疗轻中度急性痛风性关节炎中医辨证属湿热蕴结证。本品为虎杖、车前草等4种药味组成的1.1类中药创新药，在中医临床经验方基础上进行研制，开展了随机、双盲、安慰剂平行对照、多中心临床试验，获得安全性、有效性证据，其获批上市将为患者提供新的治疗选择。

解郁除烦胶囊：具有解郁化痰、清热除烦的功效，适用于治疗轻、中度抑郁症中医辨证属气郁痰阻、郁火内扰证。本品种为栀子、姜厚朴等8种药味组成的1.1类中药创新药，在中医临床经验方基础上进行研制，处方根据中医经典著作《金匮要略》记载的半夏厚朴汤和《伤寒论》记载的栀子厚朴汤化裁而来，开展了随机、双盲、阳性对照药（化学药品）、安慰剂平行对照、多中心临床试验，获得安全性、有效性证据，其获批上市将为患者提供新的治疗选择。

七蕊胃舒胶囊：具有活血化瘀，燥湿止痛的功效，适用于治疗轻中度慢性非萎缩性胃炎伴糜烂湿热瘀阻证所致的胃脘疼痛。本品为三七、枯矾等4种药味组成的1.1类中药创新药，在医疗机构制剂基础上进行研制，开展了随机、双盲、阳性药平行对照、多中心临床试验，其获批上市为慢性胃炎患者提供了新的治疗选择。

淫羊藿素软胶囊：适用于治疗不适合或患者拒绝接受标准治疗、且既往未接受过全身系统性治疗的、不可切除的肝细胞癌，患者外周血复合标志物满足以下检测指标的至少两项：AFP ≥ 400 ng/mL；TNF-α < 2.5pg/mL；IFN-γ ≥ 7.0pg/mL。本品为从中药材淫羊藿中提取制成的 1.2 类中药创新药，其获批上市为肝细胞癌患者提供了新的治疗选择。

四、支持推动中药传承创新发展

2019-2021 年，中药 IND 申请量（17 件、22 件、52 件）、批准量（15 件、28 件、34 件）和 NDA 受理量（3 件、6 件、14 件）、建议批准量（2 件、4 件、14 件）均呈现连年增长的态势。2019-2021 年中药 IND 受理量、批准量和 NDA 受理量、建议批准量详见图8。

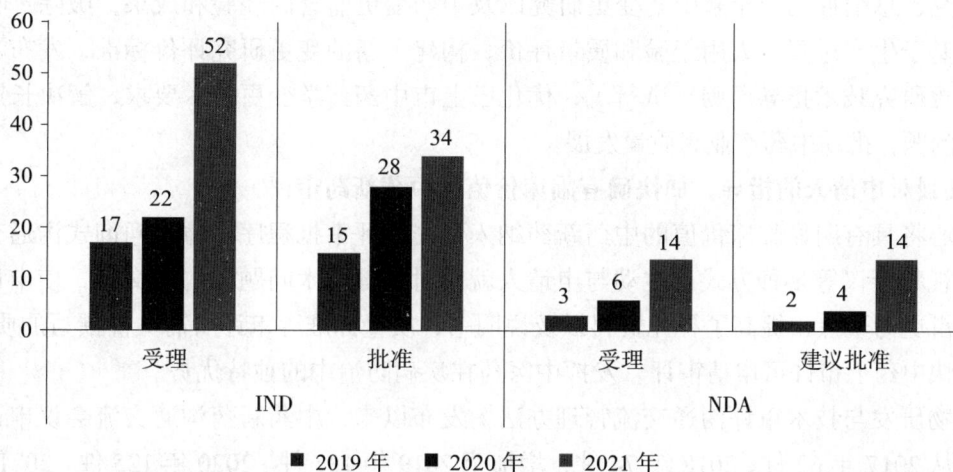

图 8 2019-2021 年中药 IND 受理量、批准量和 NDA 受理量、建议批准量（件）

（一）落实改革完善中药审评审批机制要求，推动构建"三结合"注册审评证据体系

认真落实《中共中央 国务院关于促进中医药传承创新发展的意见》和习近平总书记关于改革完善中药审评审批机制指示精神，按照传承精华、守正创新、高质量发展的原则，深刻研究总结中药审评审批实践经验和药品审评审批制度改革成果，结合中药特点和研发实际情况，积极主动研究中药注册分类调整意见，加快构建"三结合"注册审评证据体系，畅通了中药新药的注册途径。

基于"三结合"注册审评证据体系，制定审评标准和指导原则。针对"三结合"注册审评证据体系下研究策略、方法的调整和沟通交流关注点，将目前已形成的人用经验的共识转化到指导原则之中，发布了《中药新药复方制剂中医药理论申报资料撰写指导原则（试行）》《古代经典名方中药复方制剂说明书撰写指导原则（试行）》。选择恶性肿瘤、慢性胃炎、胃食管反流病 3 个具体适应症为突破口，引入真实世界研究等新工具新方法，与中医临床相关适应症领域的权威专家一起针对符合中医药特点的临床疗效评价技术要求进行研究，逐步形成指导原则。

（二）研究优化注册分类，开辟古代经典名方中药复方制剂研发与审评新路径

药审中心对现行《药品注册管理办法》中药分类中的第 3 类"古代经典名方中药复方制剂"进行了系统研究，基于"三结合"注册审评证据体系思维，增加了"3.2 类其他来源于古代经典名方的中药复方制剂"分类，并提出了一系列与之相适应的注册管理要求。该分类体现了传承精华、守正创新的原则，有别于中药创新药的研发模式，对于加快来自中医长期临床实践传承下来的经典名方、名老中医经验方以及医院制剂等的成果转化，充分满足中医临床治疗需求，具有十分积极的意义。通过"三方"相关品种的审评，实践了与该分类相适应的审评程序、临床及药学审评要点和技术要求，得到了中医药院士、国医大师等权威专家的高度赞扬。

按照国家局、国家中医药管理局工作部署，药审中心持续推进古代经典名方中药复方制剂专家审评委员会的组建工作。

（三）持续加强标准研究，构建符合中药特点的全过程质量控制体系

遵循中医药理论、传统用药经验和中药研发规律，深入研究中药特点和中药审评标准，建立完善中药新药全过程质量控制体系，制定符合中药特点的研究和评价技术指导原则，转变中药"唯成分"的质量控制理念，基本构建涵盖药材、饮片、制剂等的中药新药全过程质量控制体系和全生命周期管理的有关要求。发布了《中药新药质量研究技术指导原则（试行）》，该指导原则一方面重视中药临床长期使用证明安全、有效的事实，以临床价值为导向，尊重中医药传统和特色，引导生产企业制定符合中药特点的质量控制方法和策略；另一方面强调"质量源于设计"、"全过程质量控制"等理念，指导生产企业更加有效地控制产品质量。

深入研究、总结近几十年来中药变更研究以及中药变更监管的经验和成果，破除"唯成分"的评价方式，基于生产过程、人用经验和质量评价，构建了新的变更研究评价标准，发布了《已上市中药药学变更研究技术指导原则（试行）》，优化已上市中药药学变更技术要求，解决长期困扰企业的难点痛点问题，推动中药产业高质量发展。

（四）加强对申请人的指导，加快确有临床价值的中药新药审评

药审中心将具有明显临床价值的中药新药纳入优先审评审批程序。通过问询式沟通交流、专业问询、线上视频会议等多种方式，主动与申请人就针对关键技术问题的沟通交流，使申请人在专家咨询会上答辩更为聚焦，提高了补充资料以及说明书、质量标准等审评所需文件撰写的质量和效率。全力以赴加快中药上市许可申请审评，发挥中医药在疾病防治中的独特优势。

自《药物研发与技术审评沟通交流管理办法》发布以来，中药新药沟通交流会议申请的办理量不断增加，从 2017 年 62 件、2018 年 74 件，增加至 2019 年 133 件、2020 年 125 件、2021 年 191 件。通过与申请人的沟通交流，前置处理申报资料存在的问题，提高了申报资料质量和审评工作效率。2017–2021 年中药新药沟通交流会议申请办理量详见图 9。

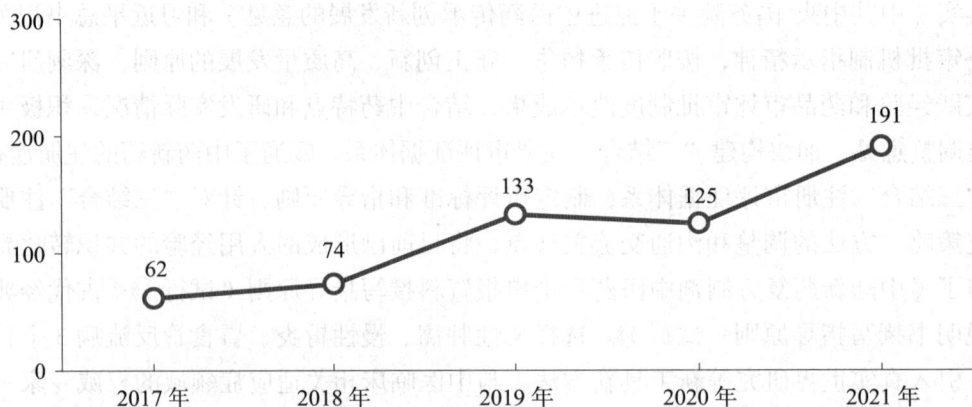

图 9　2017–2021 年中药新药沟通交流会议申请办理量（件）

（五）积极做好援疆援藏工作，支持促进民族药发展

按照国家局的部署和工作要求，药审中心多次赴新疆、西藏等民族地区开展调研、培训、座谈，深入了解民族药研发实际情况和存在的问题，探索调整民族药注册管理思路，推进具有民族药临床治疗优势药物的研发。通过线上答疑等方式解答新疆、西藏民族药企业咨询问题数百条，及时解决申请人在研发和注册过程中的问题。积极推动民族药品种的研发，优先配置审评资源、加强注册服务指导、做好审评全过程的沟通交流。

五、加快完善药品技术指导原则体系

表 2　2021 年药审中心完成的技术指导原则（中药部分）

通告号	名称	内容简介
2021 年第 3 号	中药新药质量研究技术指导原则（试行）	旨在为中药新药的质量研究提供参考，相关内容将根据科学研究和中医药发展情况继续完善。
2021 年第 26 号	已上市中药药学变更研究技术指导原则（试行）	以国家颁布的相关法规及技术指导原则为基础，基于风险控制和药品安全、有效、质量可控的要求，通过研究、总结、吸收近几十年来中药生产过程中变更研究的经验和成果，根据中药特点，从技术评价角度列举了目前中药常见变更事项及其分类，阐述了对已上市中药拟进行的变更在一般情况下应开展的相关研究验证工作。
2021 年第 36 号	按古代经典名方目录管理的中药复方制剂药学研究技术指导原则（试行）	主要围绕中药 3.1 类的特点阐述相关要求，药材、饮片、制备工艺、质量标准等还应参照相关技术指导原则开展研究。
2021 年第 42 号	古代经典名方中药复方制剂说明书撰写指导原则（试行）	用于指导古代经典名方中药复方制剂说明书相关项目的撰写，未涉及的说明书警示语、【药品名称】、【性状】、【规格】、【贮藏】、【包装】、【有效期】、【执行标准】、【批准文号】、【上市许可持有人】、【生产企业】等项，按国家药品监督管理部门最新发布的中药说明书和标签管理规定和相关指导原则撰写。
	中药新药复方制剂中医药理论申报资料撰写指导原则（试行）	适用于中药新药复方制剂注册申请涉及的中医药理论阐述。

六、2022 年重点工作安排

加快推动中药审评审批机制改革

完善中药审评审批机制，加快构建以中医药理论、人用经验和临床试验相结合的中药审评体系；推进中药技术指导原则制修订，建立完善符合中药特点的审评体系，促进中药传承创新发展；加快组建古代经典名方中药复方制剂专家审评委员会。

2020年度药品审评报告（摘录中药部分）

一、中药注册申请审评完成情况

1. 总体情况

2020年，药审中心完成审评的中药注册申请418件。其中，完成IND申请37件，完成NDA 8件，完成ANDA 3件。2020年中药各类注册申请的审评完成情况详见图1。

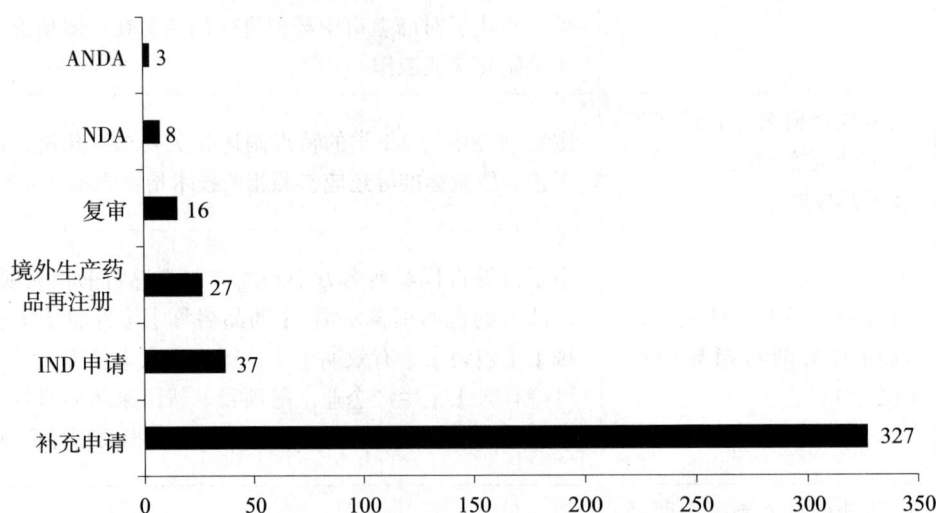

图1　2020年中药各类注册申请的审评完成情况

2. 审评通过情况

药审中心审评通过批准中药IND申请28件，审评通过中药NDA 4件（连花清咳片、筋骨止痛凝胶、桑枝总生物碱片及桑枝总生物碱）。2020年中药各类注册申请审评完成的具体情况详见表1，2016~2020年审评通过批准中药IND申请和审评通过中药NDA情况详见图2。

表1　2020年中药各类注册申请审评完成的具体情况

申请类型	完成审评情况			
	审评通过/批准 （含补充完善资料后通过）	建议不批准/不批准	其他	合计
IND申请	28	5	4	37
NDA	4	0	4	8
ANDA	0	2	1	3
补充申请	220	42	65	327
境外生产药品再注册	17	6	4	27
复审	/			16
总计	/			418

注："其他"是指申请人主动申请撤回的注册申请、完成审评等待申请人补充完善申报资料的注册申请等，表3、表4同。

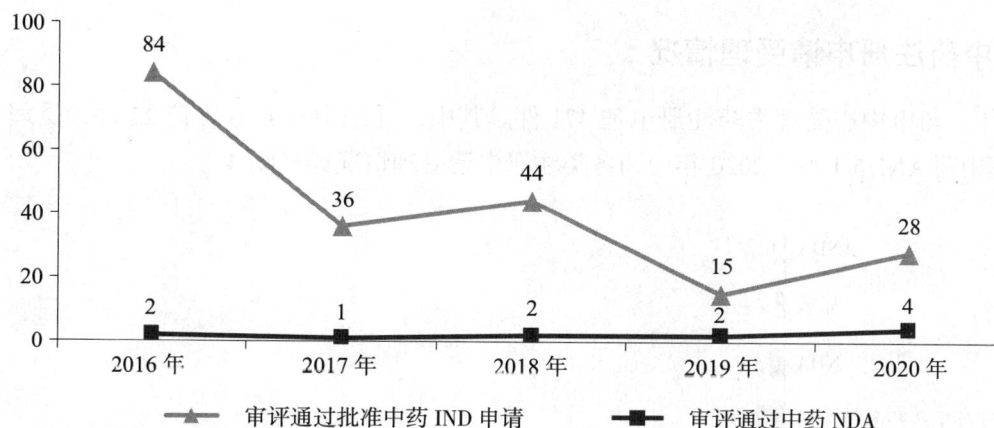

图 2　2016–2020 年审评通过批准中药 IND 申请和审评通过中药 NDA 情况

药审中心审评通过批准的中药 IND 申请 28 件，涉及 10 个适应症领域。其中，呼吸 7 件、骨科 4 件、消化 4 件，共占 53.57%，2020 年审评通过批准的中药 IND 申请适应症分布详见图 3。

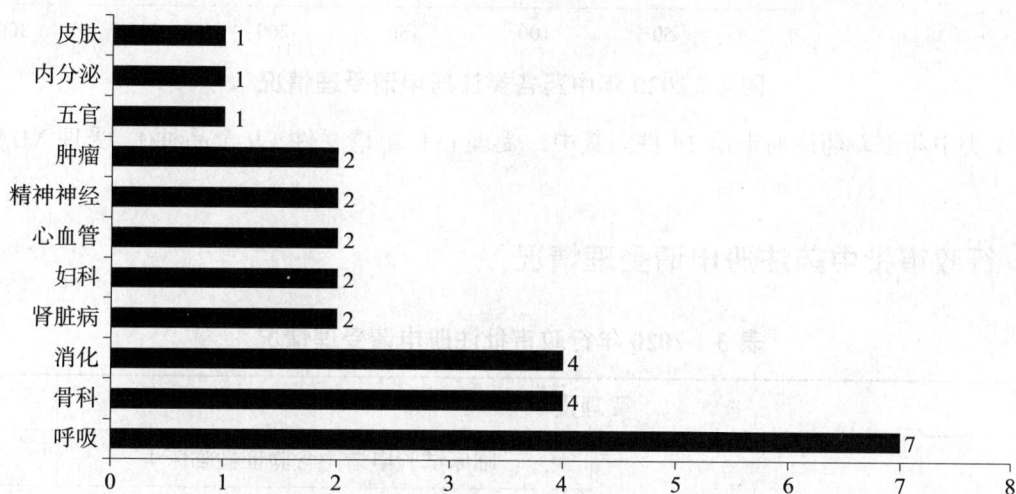

图 3　2020 年审评通过批准的中药 IND 申请适应症分布

二、中药注册申请行政审批完成情况

表 2　2020 年中药注册申请行政审批完成情况

完成量		中药
需审评审批的注册申请完成数量	临床试验申请（含验证性临床）	37
	补充申请	290
	境外生产药品再注册	23
	复审	7
直接行政审批的注册申请完成数量	无需技术审评的补充申请	141
	临床进口申请	12
总计		510

注：1. 根据《药品注册管理办法》，行政审批决定应当在二十日内作出，技术审评与行政审批在时间上有先后顺序。

2. 行政审批注册中不包含因申请人主动撤回等情形的注册申请。

3. 该表以受理号统计。

三、中药注册申请受理情况

2020 年，药审中心受理中药注册申请 471 件。其中，受理中药 IND 申请 22 件，受理中药 NDA 6 件，受理中药 ANDA 1 件。2020 年中药各类注册申请受理情况详见图 4。

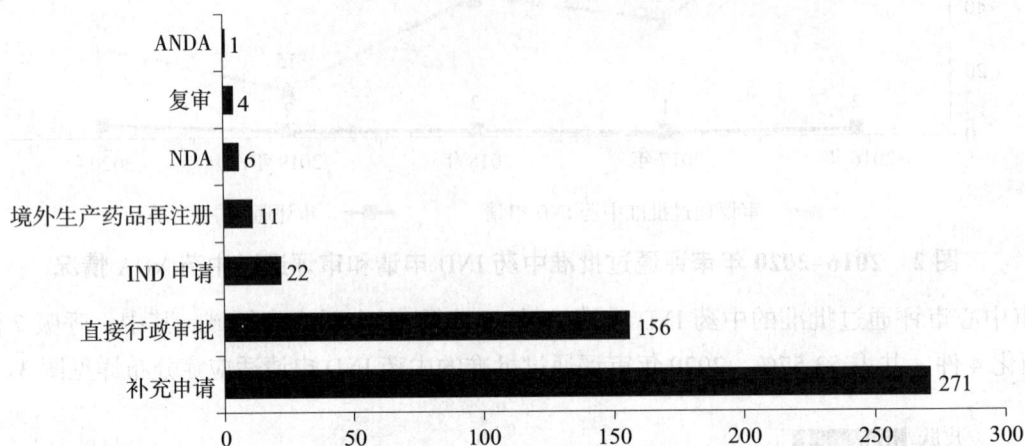

图 4　2020 年中药各类注册申请受理情况

受理 1 类中药创新药注册申请 14 件。其中，受理 IND 申请 9 件（9 个品种），受理 NDA 5 件（5 个品种）。

四、行政审批中药注册申请受理情况

表 3　2020 年行政审批注册申请受理情况

受理量		中药
需审评审批的注册申请受理数量	临床试验申请（含验证性临床）	22
	补充申请	271
	境外生产药品再注册	11
	复审	3
直接行政审批的注册申请受理数量	无需技术审评的补充申请	144
	临时进口申请	12
总计		463

五、重点治疗领域品种

中药新药

桑枝总生物碱片：其主要成分为桑枝中提取得到的桑枝总生物碱，是近 10 年来首个获批上市的抗糖尿病中药新药，适用于配合饮食控制及运动、治疗 2 型糖尿病。本品可有效降低 2 型糖尿病受试者糖化血红蛋白水平，其获批上市为 2 型糖尿病患者提供新的治疗选择。

筋骨止痛凝胶：为醋延胡索、川芎等 12 种药味组成的中药复方新药，适用于膝骨关节炎肾虚筋脉瘀滞证的症状改善，具有"活血理气，祛风除湿，通络止痛"的功效。本品为外用凝胶制剂，药物中各成分通过透皮吸收而发挥作用，可避免肠胃吸收和肝脏首过代谢，其获批上市可为膝关节骨性关节炎患者提供新的治疗选择。

连花清咳片：为麻黄、桑白皮等 15 种药味组成的中药新药，适用于治疗急性气管–支气管炎痰热壅肺证引起的咳嗽、咳痰等，具有"宣肺泄热，化痰止咳"的功效，其获批上市可为急性气管–支气管炎患者提供新的治疗选择。

六、鼓励中药传承创新发展

贯彻落实习近平总书记关于中医药的重要指示精神、《中共中央 国务院关于促进中医药传承创新发展的意见》及国家药监局要求，药审中心从改革中药注册分类、健全中药技术指导原则等各方面积极鼓励中药守正创新。一是推动中药的传承发展。起草并由国家药监局发布《中药注册分类及申报资料要求》，丰富古代经典名方复方制剂的范围，促进古代经典名方中药复方制剂研发，推动其向新药转化。二是建立完善符合中药特点的质量控制体系。遵循中药特点和研发规律，将中药独特的理论体系和实践特点、中药制剂质量控制特点与药品质量控制的一般要求有机结合，研究构建完善符合中药制剂特点的质量控制方法和策略，制定《中药新药用饮片炮制研究指导原则（试行）》《中药新药质量标准研究技术指导原则（试行）》《中药复方制剂生产工艺研究技术指导原则（试行）》《中药生物效应检测研究技术指导原则（试行）》等 8 个技术指导原则。三是健全符合中药特点的审评体系。引入新工具、新方法、新标准用于中药疗效评价，细化申报资料要求，制定《中药新药用于慢性便秘临床研究技术指导原则》《中药新药用于糖尿病肾病临床研究技术指导原则》等技术指导原则，探索构建中医药理论、人用经验和临床试验相结合的审评证据体系。四是全力做好中药特别审评工作。充分发扬抗疫精神，制定了《用于新冠肺炎中药注册申请特别审批申报资料要求（试行）》《用于新冠肺炎中药注册申请特别审批技术指导原则（试行）》等，指导应急状态下的中药审评。截至 2020 年 12 月 31 日，"三方"中的清肺排毒颗粒、化湿败毒颗粒的 IND 申请已获批准，"三药"连花清瘟颗粒/胶囊、金花清感颗粒、血必净注射液获批增加用于治疗新冠肺炎的适应症。五是赴武汉开展实地调研和座谈，持续推进中药监管科学"以临床价值为导向的中药安全性评价研究"课题研究。六是开展援疆援藏工作，赴西藏开展实地调研、与新疆维吾尔自治区药品监督管理局召开线上座谈交流会，支持民族药发展。

七、加快审评技术标准体系建设

在着力提升中药材质量研究，鼓励中药研发与创新方面，发布了《中药新药用药材质量控制研究技术指导原则（试行）》《中药复方制剂生产工艺研究技术指导原则（试行）》《中药新药用于慢性便秘临床研究技术指导原则》等 10 个指导原则。

2019 年度药品审评报告（摘录中药部分）

一、中药注册申请受理情况

药审中心受理中药注册申请 423 件，其中受理中药 IND 申请 17 件，受理中药 NDA 3 件，受理中药 ANDA 3 件。2019 年中药各类注册申请受理情况详见图 1。2016–2019 年中药 IND 申请、NDA 和 ANDA 受理情况详见图 2。

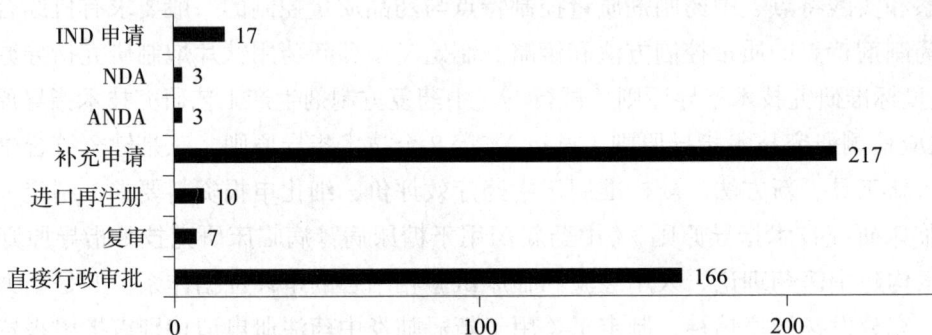

图 1   2019 年中药各类注册申请受理情况

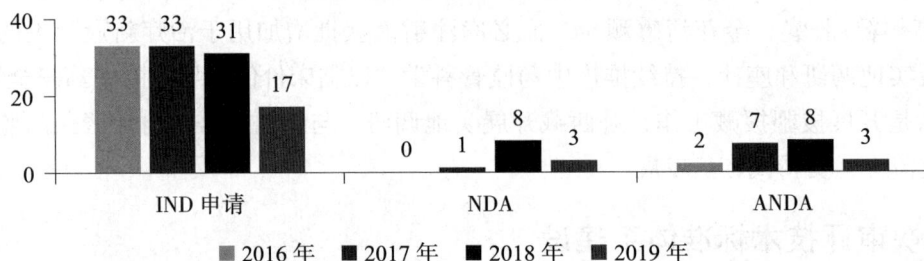

图 2   2016–2019 年中药 IND 申请、NDA、ANDA 受理情况

1. 中药 IND 申请受理情况

在 17 件中药 IND 申请（5、6、8 类）中，适应症主要集中的治疗领域为消化、呼吸和骨科，占全部中药 IND 申请的 76%。

2. 中药新药受理情况

药审中心受理 5–6 类中药新药注册申请 18 件（18 个品种，无 1–4 类中药注册申请），其中中药 IND 申请 15 件（15 个品种），中药 NDA 3 件（3 个品种），较 2018 年均有所减少。

二、中药注册申请审评完成情况

1. 总体情况

药审中心完成审评的中药注册申请 300 件，其中完成 IND 申请 17 件，完成 NDA 3 件，完成 ANDA 6 件。2019 年中药各类注册申请的审评完成情况详见图 3。

2. 审评通过情况

药审中心审评通过批准中药 IND 申请 15 件，审评通过中药 NDA 2 件（2 个品种，芍麻止痉颗粒、小儿荆杏止咳颗粒）。2019 年中药各类注册申请审评完成的具体情况详见表 1，2016–2019 年中药 IND 申请审评通过批准和 NDA 审评通过数量详见图 4。

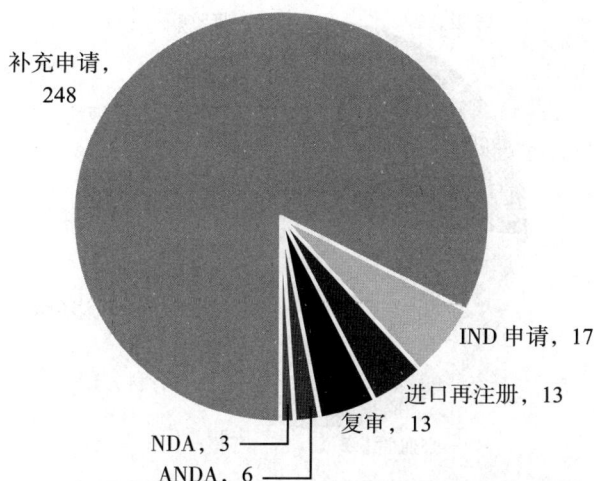

补充申请，248

IND 申请，17

进口再注册，13

复审，13

NDA，3

ANDA，6

图 3　2019 年中药各类注册申请的审评完成情况

表 1　2019 年中药各类注册申请审评完成的具体情况

申请类型	完成审评情况（件）			
	审评通过 / 批准 （含补充完善资料后通过）	建议不批准 / 不批准	其他	合计
IND 申请	15	2	0	17
NDA	2	0	1	3
ANDA	0	5	1	6
补充申请	195	2	51	248
进口药品再注册	6	0	7	13
复审	/			13
合计	/			300

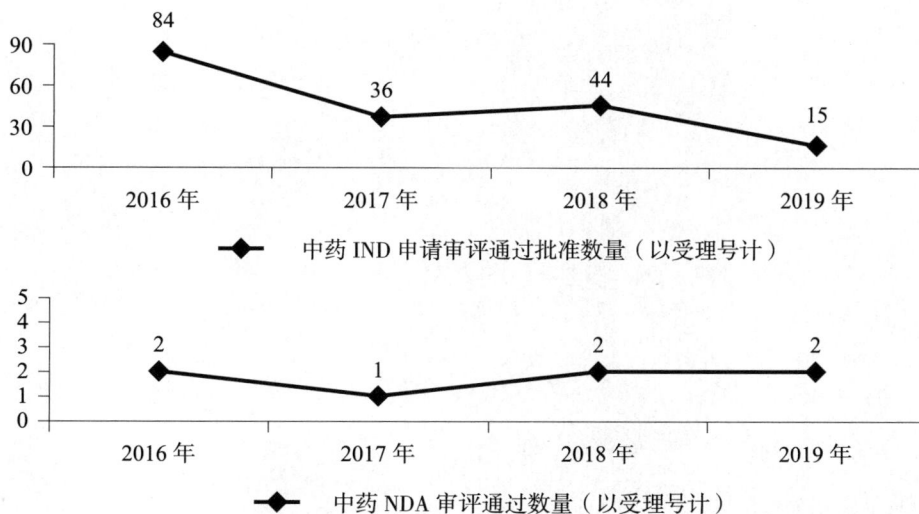

84

36

44

15

2016 年　　2017 年　　2018 年　　2019 年

◆　中药 IND 申请审评通过批准数量（以受理号计）

2

1

2

2

2016 年　　2017 年　　2018 年　　2019 年

◆　中药 NDA 审评通过数量（以受理号计）

图 4　2016–2019 年中药 IND 申请审评通过批准和 NDA 审评通过数量

药审中心审评通过批准的中药 IND 申请 15 件，涉及 10 个适应症领域，其中心血管、消化、肿瘤、呼吸、肾脏各 2 件，共占 67%，2019 年批准 IND 申请的中药适应症分布详见图 5。

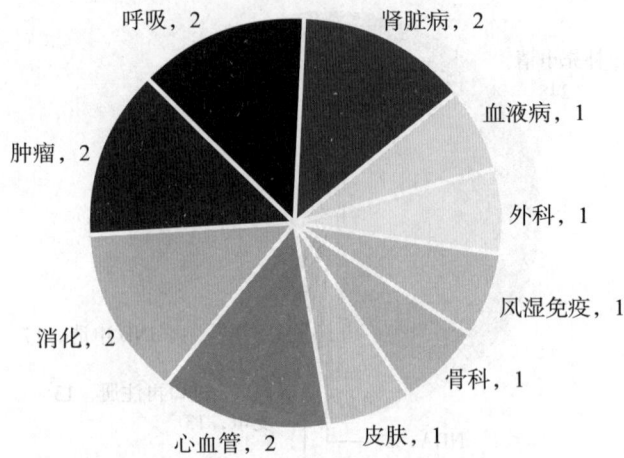

图 5　2019 年批准 IND 申请的中药适应症分布

三、重点治疗领域品种

中药新药

芍麻止痉颗粒：为白芍、天麻等 11 种药味组成的新中药复方制剂，属儿童用药，可治疗抽动-秽语综合征（Tourette 综合征）及慢性抽动障碍中医辨证属肝亢风动、痰火内扰者。本品可明显改善患儿的运动性抽动、发声性抽动，以及社会功能缺损，精神神经系统不良反应发生率明显低于已上市药品之一的阳性药盐酸硫必利片，为患儿尤其是轻中度患儿提供了一种更为安全有效的治疗选择，满足患者需求和解决临床可及性。

小儿荆杏止咳颗粒：为荆芥、苦杏仁等 12 种药味组成的新中药复方制剂，属儿童用药，具有"疏风散寒、宣肺清热、祛痰止咳"的功效，适用于治疗小儿外感风寒化热的轻度支气管炎。本品在咳嗽、咳痰等主要症状改善和中医证候、疾病愈显率等方面具有明显疗效，不良反应较少，为急性支气管炎小儿患者提供了一种新的安全有效的治疗选择。

2018 年度药品审评报告（摘录中药部分）

一、中药注册申请受理情况

药审中心受理中药注册申请 413 件，其中受理中药 IND 申请 31 件，受理中药 NDA 8 件，受理中药 ANDA 8 件。2018 年中药各类注册申请受理情况详见图 1。2018 年中药临床和上市注册申请受理情况与近三年比较详见图 2。

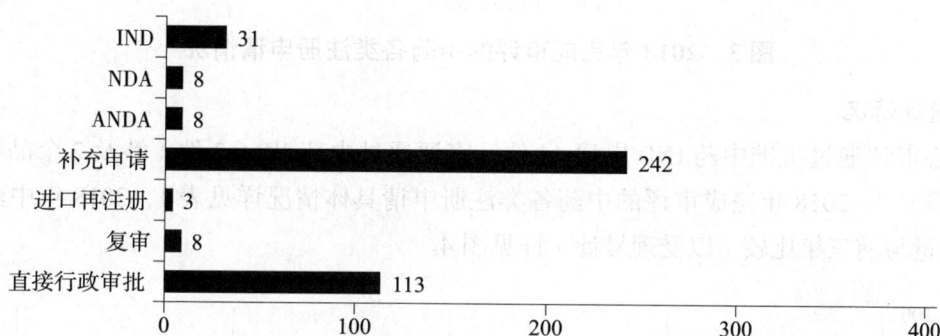

图 1   2018 年中药各类注册申请受理情况

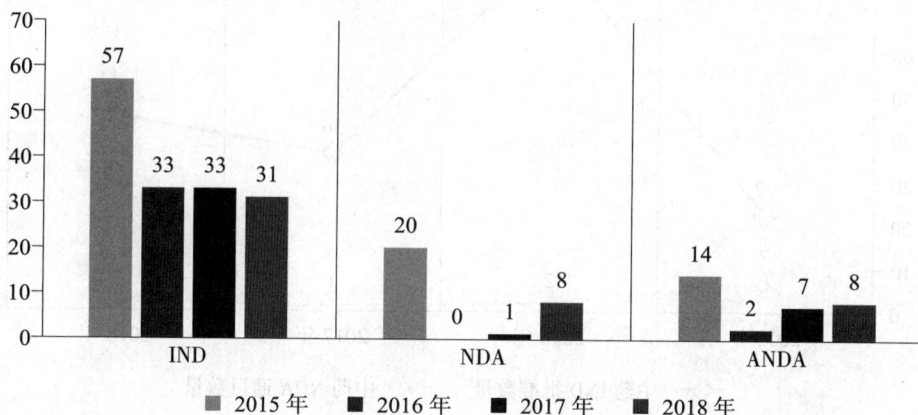

图 2   2018 年中药临床和上市注册申请受理情况与近三年比较

1. 中药新药受理情况

药审中心受理 1–6 类中药新药注册申请 39 件，其中受理中药 NDA 8 件（涉及 8 个品种），较 2017 年增长了 7 倍；中药 IND 31 件（涉及 29 个品种），其中 1 类中药创新药 IND 申请有 2 件（涉及 1 个品种）。

2. 中药新药临床试验申请适应症

药审中心受理中药 IND 申请 31 件，主要治疗领域为消化、心血管、呼吸和精神神经，占全部中药 IND 申请的 65%。

二、中药注册申请审评完成情况

1. 总体情况

药审中心完成审评的中药注册申请 393 件，其中完成 IND 申请 61 件，完成 NDA 9 件，完成 ANDA 35 件。2018 年完成审评的中药各类注册申请情况详见图 3。

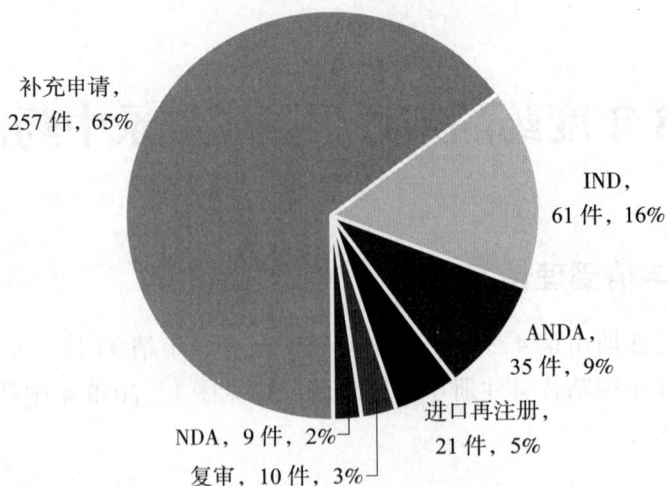

图3　2018年完成审评的中药各类注册申请情况

2. 审评通过情况

药审中心审评通过批准中药IND申请44件；审评通过中药NDA 2件（涉及2个品种，关黄母颗粒、金蓉颗粒）。2018年完成审评的中药各类注册申请具体情况详见表1，2018年中药IND批准和NDA通过量与前三年比较（以受理号计）详见图4。

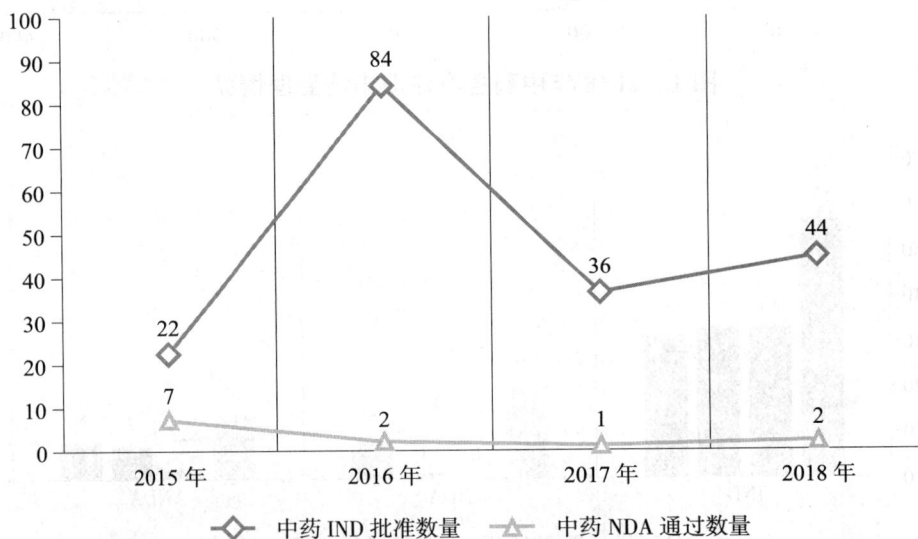

图4　2018年中药IND批准和NDA通过数量与前三年比较（以受理号计）

表1　2018年完成审评的中药各类注册申请具体情况

申请类型	完成审评情况（件）			
	审评通过（含完善资料后通过）	建议不批准	其他	合计
IND	44	4	13	61
NDA	2	1	6	9
ANDA	0	3	32	35
补充申请	139	10	108	257
进口再注册	2	8	11	21
复审	/			10
合计	/			393

药审中心审评通过批准临床试验的中药 IND 申请 44 件，涉及 10 个适应症领域，其中心血管、精神神经、呼吸较多，共占 48%，2018 年批准临床试验的中药适应症分布详见图 5。

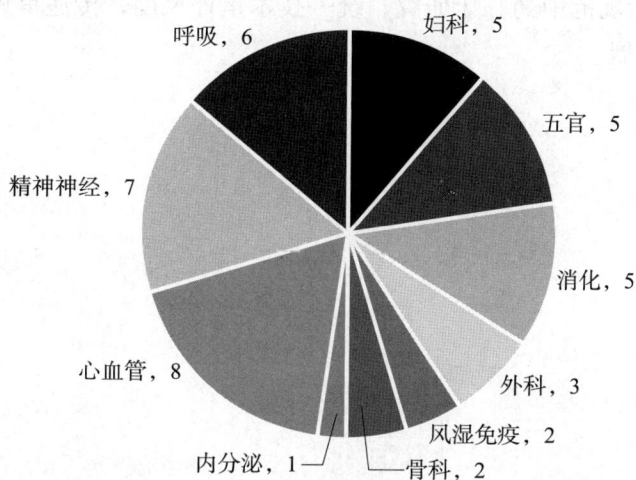

图 5　2018 年批准临床试验的中药适应症分布

三、鼓励创新与保障公众用药情况

（一）加快审评重点品种

中药新药

关黄母颗粒：为新的中药复方制剂，适用于治疗更年期综合征肝肾阴虚证。与已上市的中药相比，该药品在改良 Kupperman 量表评分的改善等有效性方面有一定临床优势，为更年期综合征女性患者的临床治疗提供了一种更为安全有效的治疗选择。

金蓉颗粒：为新的中药复方制剂，适用于治疗乳腺增生病痰瘀互结冲任失调证。该药品为乳腺增生病患者提供了一种新的中医证型的安全有效治疗手段，对于满足患者需求和解决临床可及性具有积极意义。

（二）积极鼓励中药民族药发展

一是落实药品审评审批改革精神，推动临床急需中药的研发。通过政策引导、沟通交流以及指导原则制修订等工作，中药申报适应症开始向中医药临床优势病种、以及临床缺乏有效治疗手段的适应症和未被满足的临床需求转移。首次申报的新适应症中药新药临床试验申请明显增多，如新生血管性年龄相关性黄斑变性、地中海贫血、中风后抑郁、脊髓型颈椎病、急性单纯性阑尾炎等。中药审评团队积极响应国家加快儿童用药注册申请审批的政策，批准了多个儿科常见病、多发病中药新药的临床研究、增加儿童用药人群等补充申请、儿童用药的改剂型，并积极探索儿童临床试验的研究策略。

二是调整理念，提升中药民族药审评质量。根据药材质量波动较大的特点，推动以饮片均化投料的方式提高中药批间质量的一致性。关注临床试验用样品、毒理试验用样品与大生产样品质量的一致性，重视中药安慰剂的质量。创新民族药审评方式，充分发挥民族药专家的作用，尊重民族药临床用药经验，促进野生中药资源可持续利用。对有明显争议的问题，通过召开第一个中药专家公开论证会的方式，面向社会公开争议双方的技术观点，以科学、公开、公正的态度有效解决分歧争议，树立了审评权威，避免了外界的误解。妥善解决中药舆情事件和历史遗留问题，保障了公众用药安全。

三是加快指导原则体系建设，夯实审评基础。继续建立和完善符合中医药特点的技术评价体系，充分利用业界专家力量，组建专家组负责指导原则的制修订工作，滚动启动了 40 个中药药学、临床研究技术指导原则，完成并经国家局发布了《中药药源性肝损伤临床评价指导原则》《证候类中药新药临床研究技术指导原则》。起草《古代经典名方中药复方制剂物质基准及制剂的申报资料要求》，支持中药传承。通过不断规范中药临床研究，统一技术审评尺度，传递审评审批改革思路与理念，促进中药产业科学健康发展。

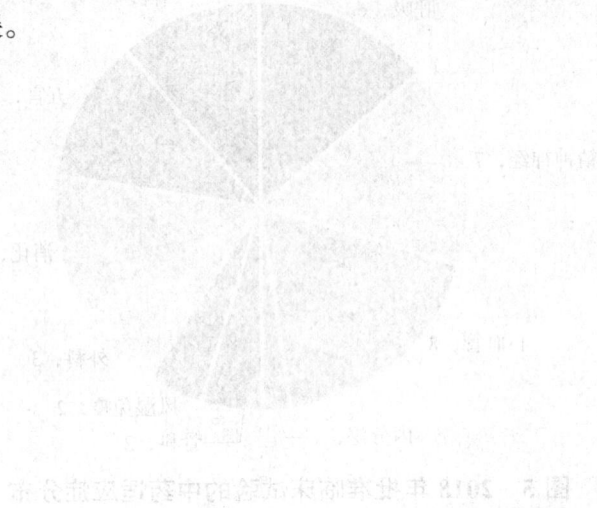

2017 年度药品审评报告（摘录中药部分）

一、中药注册申请审评完成情况

1. 总体情况

药审中心完成审评的中药注册申请 366 件，其中完成 IND 申请 62 件，完成 NDA 8 件，完成 ANDA 17 件。2017 年完成审评的中药各类注册申请情况详见图 1。

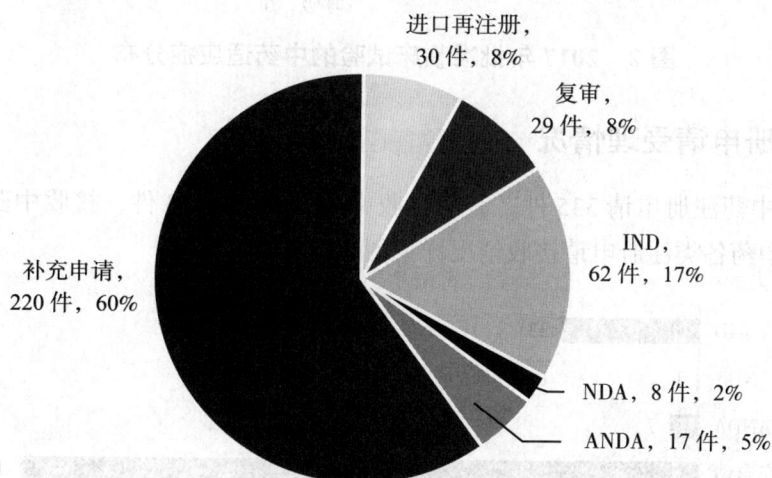

图 1　2017 年完成审评的中药各类注册申请情况

2. 审评建议批准的情况

药审中心审评通过批准中药 IND 申请 36 件；审评通过建议批准中药上市申请 2 件。完成审评的中药各类注册申请批准情况详见表 1。

表 1　2017 年完成审评的中药各类注册申请批准情况

申请类型	完成审评情况（件）			
	建议批准	建议不批准	其他	合计
IND	36	6	20	62
NDA	1	0	7	8
ANDA	1	11	5	17
补充申请	106	31	83	220
进口再注册	6	17	7	30
复审	/			29
合计	/			366

药审中心审评通过批准临床试验的中药 IND 申请 36 件，涉及 13 个适应症领域，其中心血管、呼吸、精神神经较多，共占 47%，具体治疗领域分布详见图 2。

审评报告

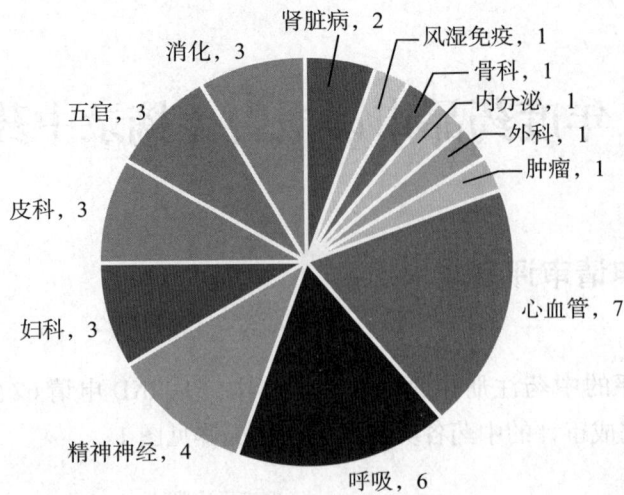

图2 2017年批准临床试验的中药适应症分布

二、中药注册申请受理情况

药审中心接收中药注册申请335件，其中接收中药IND申请33件，接收中药NDA 1件，接收中药ANDA 7件。中药各类注册申请接收情况详见图3。

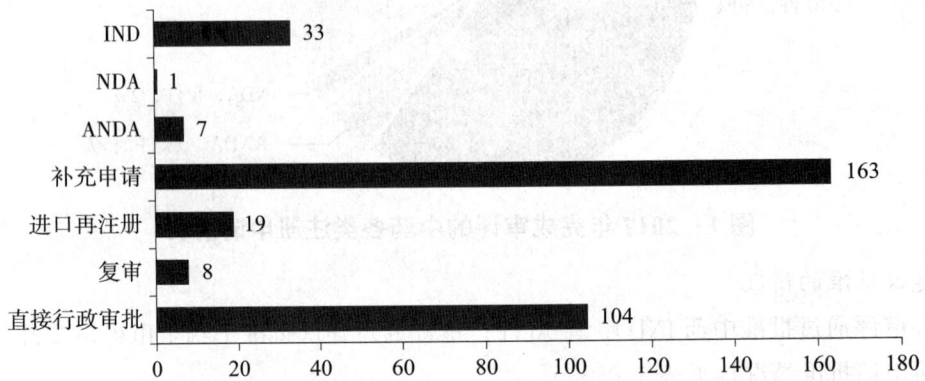

图3 2017年中药各类注册申请接收情况

三、重要治疗领域品种情况

呼吸系统药物

丹龙口服液：为新的中药复方制剂，适用于治疗中医热哮证、支气管哮喘患者。该药品为我国上市许可持有人制度试点实施以来首个获批的中药新药品种，为哮喘病患者提供一种全新的安全有效的治疗方案，对提高患者的生存质量具有重要意义。

2016 年度药品审评报告（摘录中药部分）

一、中药注册申请审评完成情况

1. 总体情况

2016 年，药审中心完成审评并呈送总局审批的中药注册申请共 1362 件，另有 106 件中药注册申请完成审评因申报资料缺陷等待申请人回复补充资料。2016 年完成审评送局的中药注册申请数量与前三年比较详见图 1。

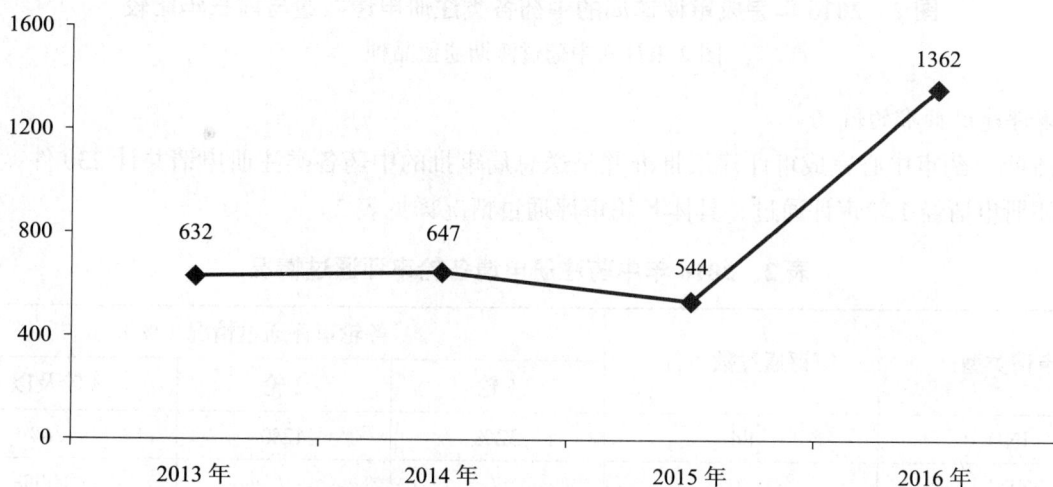

图 1　2016 年完成审评送局的中药注册申请数量与前三年比较

2016 年完成审评的中药各类注册申请数量详见表 1。

表 1　2016 年完成审评的中药各类注册申请数量（件）

申请类型	完成审评并呈送总局审批				等待补充资料	合计
	建议批准	建议不批准	撤回等	小计		
IND	84	26	10	120	23	143
NDA	2	7	92	101	15	116
ANDA	0	6	14	20	/	20
补充申请	129	53	57	239	48	287
进口再注册	15	4	0	19	19	38
复审	196			196	1	197
过渡期遗留品种	667			667	/	667
合计	/			1362	106	1468

2016 年，药审中心完成审评的中药 IND 申请和 NDA 数量较往年均有所提高，较 2015 年分别提高了 161% 和 68%。2016 年完成审评送局的中药各类注册申请数量与前三年比较详见图 2。

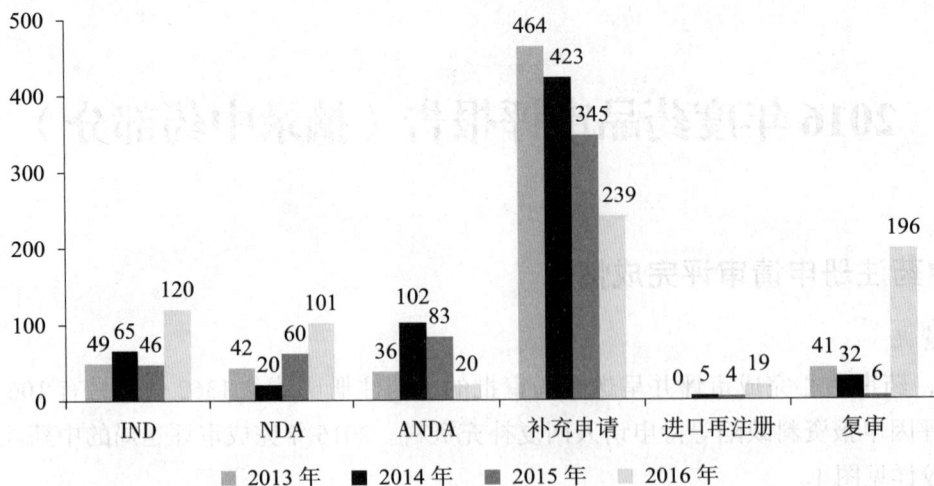

图2　2016年完成审评送局的中药各类注册申请数量与前三年比较

图2未计入中药过渡期遗留品种

2. 审评建议批准的情况

2016年，药审中心完成审评建议批准并呈送总局审批的中药各类注册申请共计230件，其中约38%的注册申请经1轮审评通过，具体各轮审评通过情况详见表2。

表2　2016年中药注册申请各轮审评通过情况

申请类型	审评通过数（件）	各轮审评通过情况（%）		
		1轮	2轮	3轮及以上
IND	84	32%	42%	26%
NDA	2	/	/	100%
ANDA	0	/	/	/
补充申请	129	47%	42%	11%
进口再注册	15	/	47%	53%
总计	230	38%	42%	20%

2016年，药审中心完成审评建议批准临床试验并呈送总局审批的中药IND申请84件，其中呼吸、心血管、消化和妇科疾病的IND申请较多，共占65%，具体治疗领域分布详见图3。

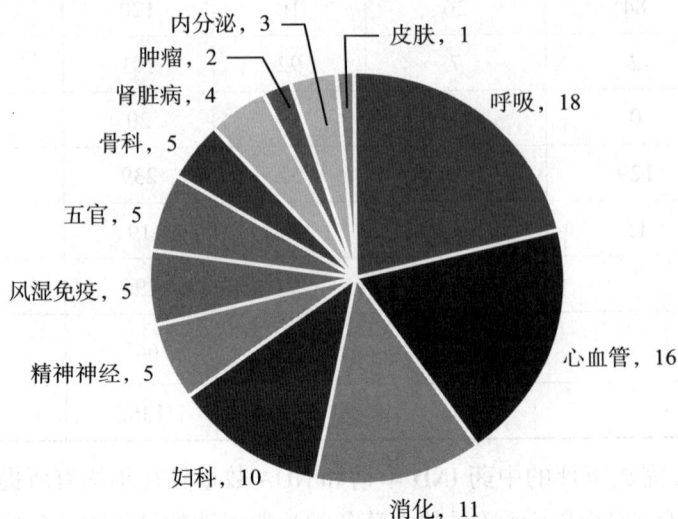

图3　2016年完成审评送局并建议批准临床试验的中药IND申请治疗领域分布

二、中药注册申请受理情况

2016 年，药审中心共接收中药注册申请 259 件，其中 IND 申请 33 件，补充申请 196 件，共占中药全年接收量的 88%，2016 年中药各类注册申请接收情况详见图 4。

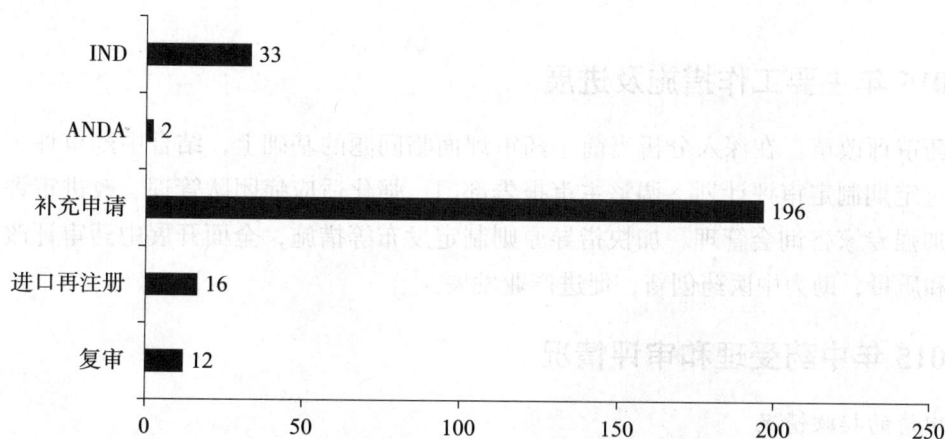

图 4　2016 年中药各类注册申请接收情况

与前三年相比，除进口再注册申请外，2016 年中药各类注册申请接收量整体呈下降趋势，详见图 5。

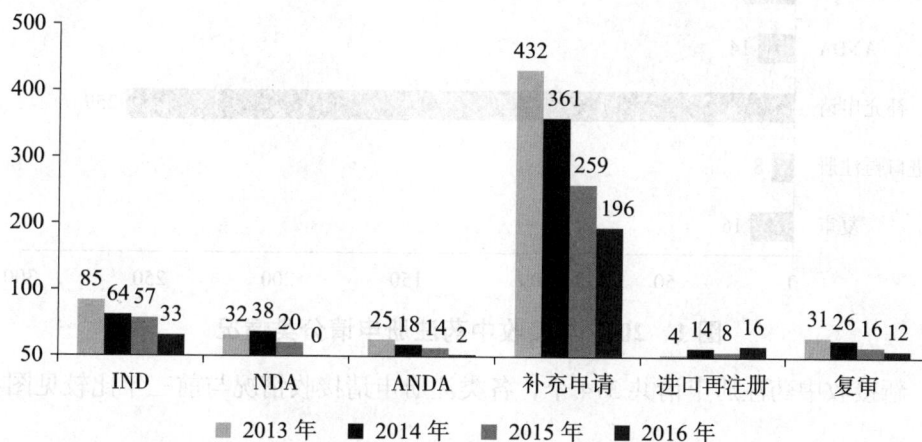

图 5　2016 年中药各类注册申请接收情况与前三年比较

三、重要治疗领域品种情况

呼吸系统疾病及抗过敏药物

金花清感颗粒：为新的中药复方制剂，适用于流行性感冒。该药品是北京市人民政府在 2009 年防治甲型 H1N1 流感期间，组织临床医学、药学、公共卫生等多个学科专家开展的重大科技攻关项目成果。该药品上市将发挥传统中药在突发卫生事件和重大公共卫生事件中的积极作用。

审评报告

2015 年度药品审评报告（摘录中药部分）

一、2015 年主要工作措施及进展

推进中药审评改革。在深入分析当前中药审评面临问题的基础上，结合中药审评工作专家座谈会意见，通过定期制定审评计划、调整主审报告部门、强化适应症团队管理、改进审评报告模板和审评理念、加强专家咨询会管理、加快指导原则制定发布等措施，全面开展中药审评改革，提高中药审评效率和质量，助力中医药创新，促进产业发展。

二、2015 年中药受理和审评情况

1. 注册申请的接收情况

2015 年，中药各序列注册申请接收情况见图 1。

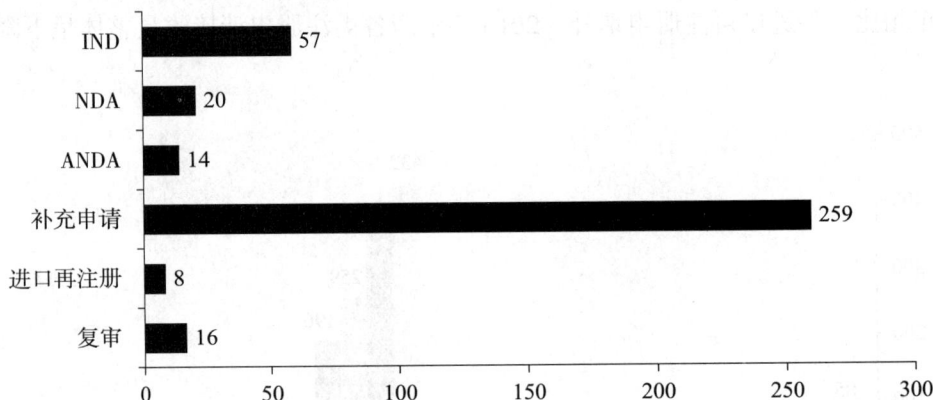

图 1　2015 年接收中药注册申请分类情况

2015 年，新接收中药注册申请共 374 个，各类注册申请接收情况与前三年比较见图 2。

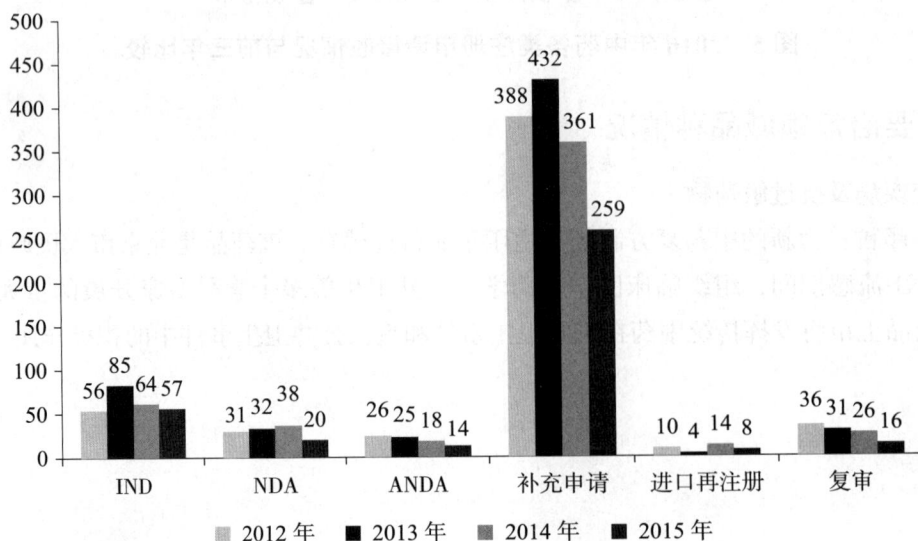

图 2　2015 年中药各类注册申请接收情况与前三年比较

2. 审评完成情况

2015 年中心完成中药审评 544 个，具体情况见表 1。

表 1　2015 年中药审评完成情况

	批准	不批准	撤回等	合计
新药临床申请	22	22	2	46
新药上市申请	7	7	46	60
仿制及改剂申请	54	20	9	83
补充申请	189	99	57	345
进口再注册	3	1	0	4
复审	4	1	1	6
合计	279	150	115	544

其中批准的仿制及改剂型均为遗留品种。各类注册申请完成审评情况与前三年比较见图 3。

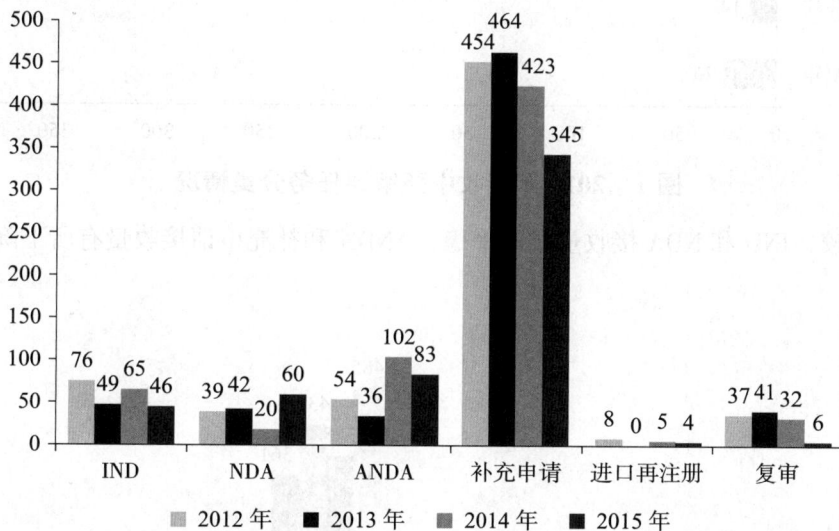

图 3　2015 年中药各类注册申请完成审评送局数量与前三年比较

三、2015 年批准的重要品种

蒺藜皂苷胶囊：批准用于中风病中经络（轻中度脑梗死）恢复期中医辨证属风痰瘀阻证者。系针对中医药优势病种开发的中药有效部位新药，将为此类疾病患者增加用药选择空间。

2014 年度药品审评报告（摘录中药部分）

一、中药审评任务接收情况

2014 年共接收中药注册申请 521 个，其中 69.3% 为补充申请。具体见图 1。

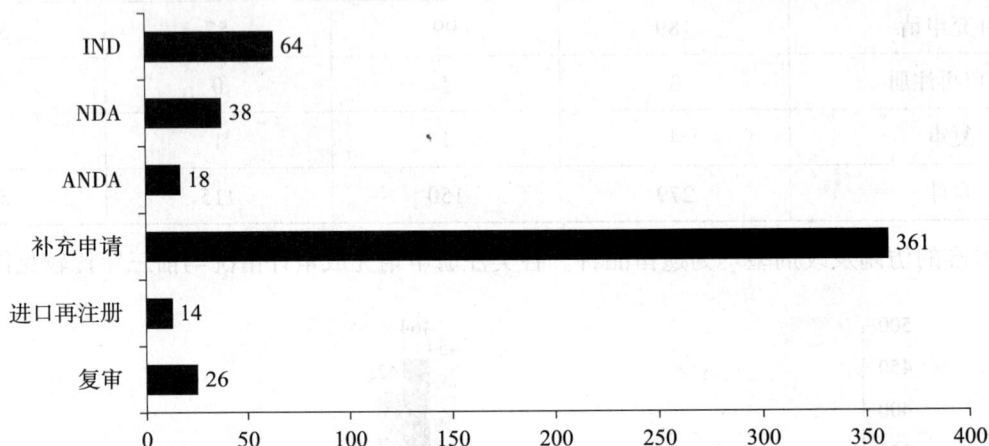

图 1　2014 年接收中药审评任务分类情况

与前三年比较，IND 和 NDA 接收量相对平稳，ANDA 和补充申请接收量有所下降。具体见图 2。

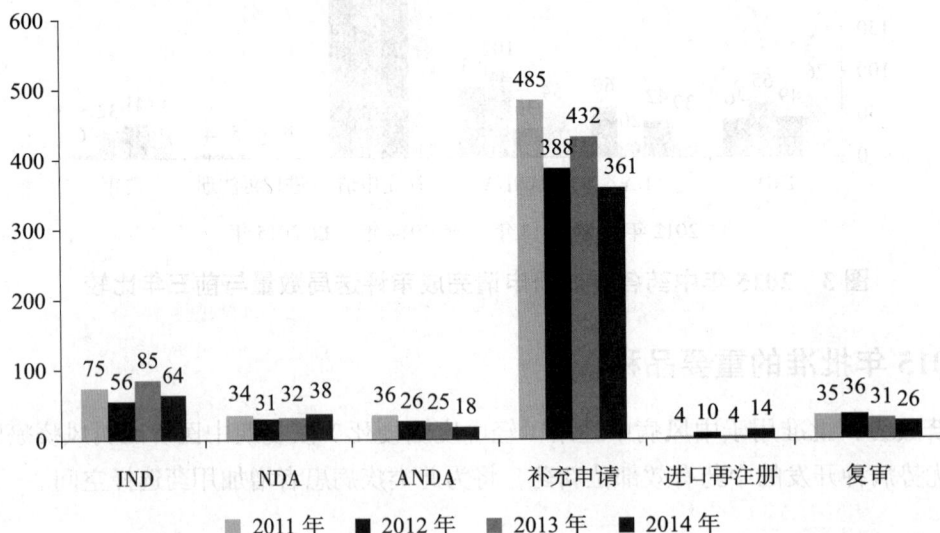

图 2　2014 年中药各类审评任务接收情况与前三年比较

二、中药审评完成情况

2014 年中药完成审评并呈送总局审批的注册申请共 647 个，另有完成审评已通知现场检查的注册申请 8 个，完成审评通知企业补充资料的注册申请 100 个。具体情况见表 1。

表1　2014 年中药审评完成情况

类别	批准 送局审批	不批准 送局审批	其他情况 送局	送局合计	通知现场 检查	通知企业 补充资料
IND	22	33	10	65	/	15
NDA	11	7	2	20	6	5
ANDA	0	31	71	102	0	6
补充申请	159	205	59	423	2	64
进口再注册	5	0	0	5	/	10
复审	3	24	5	32	0	0
合计	200	300	147	647	8	100

有明确审评结论的注册申请中，建议批准的 200 个，建议不批准的 300 个，总体不批准率为 52.5%。2014 年中药各类别完成审评送局量与前三年比较情况见图 3。

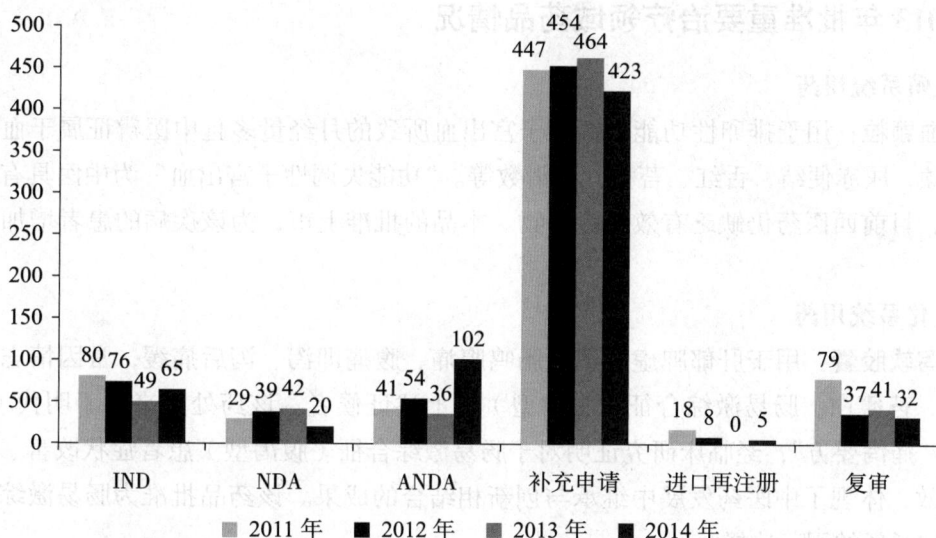

图 3　2014 年中药各类别完成审评送局量与前三年比较

三、2014 年批准重要治疗领域药品情况

（一）消化系统用药

复方苦参结肠溶胶囊：新的中药复方制剂，被批准用于治疗轻、中度溃疡性结肠炎（活动期），中医辨证属于湿热内蕴者。溃疡性结肠炎是传统中医药治疗的优势病种。本品既继承了传统中医药理论，又通过现代制药技术将释药部位定位在结肠，其批准上市为溃疡性结肠炎患者提供了新的治疗手段。

（二）抗风湿用药

然降多吉胶囊：新的藏药复方制剂，被批准用于治疗藏医真布（类风湿关节炎），藏医辨证为湿痹寒湿阻络证，症见关节疼痛、关节肿胀、晨僵。西藏属于类风湿类疾病高发的高寒地区，传统藏医药对类风湿性关节炎（藏医称真布）积累了丰富的经验，类风湿性关节炎是藏医药治疗的优势病种。本品是根据知名藏医药专家经验方研制的现代藏药新药，其批准上市为类风湿性关节炎的治疗提供了新的治疗选择。

2013 年度药品审评报告（摘录中药部分）

一、2013 年主要工作措施及进展

不断完善审评质量保障体系

积极探索符合中药特点的审评管理策略。如按中药质量控制规律，固化生产全过程中影响药品质量的关键因素，努力提高中药质量的稳定性和均一性；结合工艺路线的特点，增加质量标准的全面性；积极推动濒危野生药材的可持续利用等。

加强中药注射剂品种的审评管理。针对中药注射剂高风险品种，组织召开了专题会，并将专家共识"关于中药注射剂临床安全性研究与评价关键问题的考虑"等上网公布，明确了中药注射剂的有效性、安全性研究评价的关键点，以降低和控制中药注射剂品种的研发风险。

二、2013 年批准重要治疗领域药品情况

（一）生殖系统用药

榆栀止血颗粒： 用于排卵性功能失调性子宫出血所致的月经量多且中医辨证属于血热证者，可伴见口干心烦，尿赤便结，舌红、苔黄，脉滑数等。"功能失调性子宫出血"为中医具有传统治疗优势的适应症，目前西医药仍缺乏有效治疗药物。本品的批准上市，为该疾病的患者增加了新的治疗手段。

（二）消化系统用药

缓痛止泻软胶囊： 用于肝郁脾虚所致的肠鸣腹痛、腹痛即泻、泻后痛缓，常因情志不畅而发或加重，脉弦、苔薄白；肠易激综合征（腹泻型）见上述证候者。该药处方来源于明代《景岳全书》中经典名方"痛泻要方"，经临床研究证明对于肠易激综合征（腹泻型）患者症状改善、疾病缓解具有确切的疗效，体现了中医药发展中继承与创新相结合的成果。该药品批准为肠易激综合征（腹泻型）患者增加了新的用药选择。

三、2013 年中药受理和审评情况

1. 新申请的受理情况

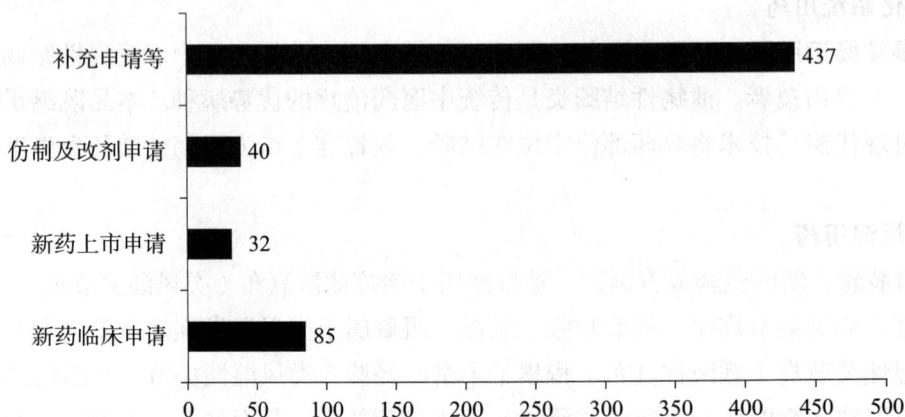

图 1　2013 年中药受理情况

中药新申请共 594 个（以受理号计）。

2. 审评完成情况

2013 年中心完成中药审评 635 个（以受理号计，未计申请人撤回和非中心审评的 91 个申请，不计复审任务），具体情况见表 1。

表 1 2013 年中药审评完成情况

申请分类	批准	不批准	书面发补	现场检查
新药临床申请	14	33	23	/
新药上市申请	15	20	21	14
仿制及改剂申请	6	30	5	0
补充申请等	165	217	70	2
合计	200	300	119	16

3. 审评时限情况

目前中药审评排队等待时间不是主要矛盾。

2012年度药品审评报告（摘录中药部分）

一、2012年重要工作举措

按照药物研发规律，调整审评策略

鼓励体现中药临床特点的创新。按照中药的研发规律和特点，进一步探索建立现代中药有效性及安全性的评价体系。组织召开了中药新药研究与评价研讨会，邀请了国内知名专家共同探索中药创新研究的方向和思路。一是在中药新药的审评中，充分考虑其临床应用价值及疗效特点，加强对于中药新药临床有效性假设及研究逻辑的审评，推动中药临床试验从验证性研究向探索性研究的转变；二是针对中药成分复杂，需要全过程控制质量的特点，强调以保证药品质量的稳定均一为核心，要求工艺研究应充分反映规模化生产的可行性；三是工艺研究应与临床疗效和质控体系结合，保证上市后产品批间质量的一致性。

中药实施分类审评。把握不同类型中药的特点。对于有效部位、有效成分新药，重点关注其立题依据及安全性研究；对用于中医优势病种及非优势病种的中药复方新药，根据其人用经验，探索进行有效性的差异化评价；对于中药注射剂，严格控制安全风险，体现临床优势。

二、2012年批准重要治疗领域药品情况

儿童用药领域

九味熄风颗粒（批准文号：Z20120034）：为首个用于小儿抽动症的中药复方制剂。该适应症为儿童常见病，近年来发病率逐渐提高。目前，这一治疗领域的主要治疗药物均为化学药物，如氟哌定醇等，化药治疗的不良反应较多，有些反应患儿多难于接受。对于轻中度患儿，该中药制剂显示出一定的疗效，且不良反应较少，容易被患儿及家长接受。本品是该治疗领域第一个中药治疗药物。

三、2012年中药受理和审评情况

1. 新申请的受理情况

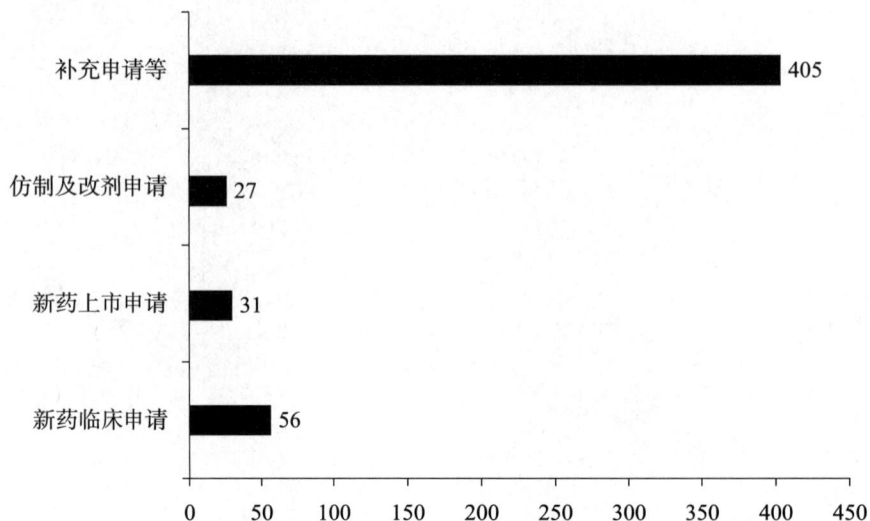

图1　2012年中药受理情况

中药新申请共 519 个（以受理号计）。

2. 审评完成情况

2012 年中心完成中药审评 726 个（以受理号计，未计申请人主动撤回的 72 个），具体情况见表 1。

表 1　2012 年中药审评完成情况

	批准	不批准	书面发补	现场检查
新药临床申请	32	39	28	/
新药上市申请	19	17	45	10
仿制及改剂申请	12	41	6	3
补充申请等	230	174	70	/
合计	293	271	149	13

3. 审评时限情况

目前中药审评排队等待时间不是主要矛盾。

第二节
创新中药申请上市技术审评报告

批准日期：2022 年 12 月 29 日
批准文号：Z20220008

参葛补肾胶囊（CXZS2200001）
申请上市技术审评报告

（国家药品监督管理局药品审评中心　2023 年 3 月）

一、基本信息

（一）申请人信息

	名称	地址
上市许可持有人	新疆华春生物药业股份有限公司	新疆乌鲁木齐市高新区（新市区）北京南路 370 号银通大厦 1 栋 9 层 2
生产企业	国药集团德众（佛山）药业有限公司	佛山市禅城区佛平路 89 号

（二）药品的信息

通用名	参葛补肾胶囊
处方	太子参、葛根、淫羊藿。
剂型及规格	胶囊剂，每粒装 0.32g（相当于饮片 3.6g）
功能主治	益气、养阴、补肾。适用于轻、中度抑郁症中医辨证属气阴两虚、肾气不足证，症见情绪低落、多思善虑、言语动作减少、目光迟滞、健忘、食少、心悸胆怯、少寐多梦、心烦，舌质淡红或偏红、舌苔白或花剥、脉细弱等。
用法用量	口服。一次 4 粒，一日 2 次，早晚各一次。疗程 8 周。
受理的注册分类	中药 1.1 类
完成的临床试验内容	境内　■Ⅰ期　■Ⅱ期　■Ⅲ期 境外　□Ⅰ期　□Ⅱ期　□Ⅲ期

临床试验的合规性	临床试验批件号：2005L01609 伦理审查批件：■有　　□无 知情同意书：■有　　□无
附条件批准	□是　　　■否
优先审评审批	□是　　　■否
申报情况	■首次申请上市　　□增加新适应症

（三）审评经过

受理日期：2022 年 1 月 6 日

召开会议情况：

序号	会议名称	会议时间
1	综合审评会	2022 年 4 月 22 日
2	专家咨询会	2022 年 5 月 17 日
3	综合审评会	2022 年 6 月 22 日
4	综合审评会	2022 年 12 月 15 日

沟通交流情况：正式申报前，于 2019 年 6 月 11 日召开了沟通交流会，并于 2020 年 4 月 26 日、2020 年 11 月 10 日、2021 年 11 月 18 日进行了书面反馈。

补充资料情况：2022 年 7 月 4 日发出补充资料通知，2022 年 12 月 7 日申请人补回资料。

（四）其他

本品申报临床、申报生产时名称为"太子神悦胶囊"，经国家药典委员会核准，本品通用名称为"参葛补肾胶囊"。

二、核查检验及合规评价情况

（一）研制和生产现场检查情况

临床核查：国家药监局核查中心对本品进行了药品注册临床试验现场核查，被核查单位为中国医科大学附属第一医院、山西医科大学第一医院、中南大学湘雅二医院精神卫生研究所、湖南省脑科医院，核查时间为 2022 年 5 月 19 日至 21 日、2022 年 6 月 7 日至 10 日、2022 年 6 月 7 日至 9 日、2022 年 6 月 10 日至 12 日。根据审核意见及核查报告，本品临床试验现场核查未发现真实性问题，发现 4 个重点关注问题和其他规范性问题。

药学核查：国家药品监督管理局食品药品审核查验中心联合广东省药品监督管理局于 2022 年 5 月 24 日至 27 日对本品进行了药品注册现场核查。被核查单位及核查地点：（1）研制单位：清华大学生物科学与技术系（北京市海淀区清华园 1 号）；国药集团德众（佛山）药业有限公司（广东省佛山市禅城区佛平路 89 号、广东省佛山市高明区更合镇更合大道 95 号）；北京清大英华生物技术有限公司（北京市海淀区清华园 1 号）；北京康而福药业有限责任公司（北京中关村科技园区昌平园阳坊工业南区）。（2）生产单位：国药集团德众（佛山）药业有限公司（广东省佛山市禅城区佛平路 89 号、广东省佛山市高明区更合镇更合大道 95 号）。现场核查结论为"通过"。

（二）样品检验情况

中国食品药品检定研究院分别于 2022 年 6 月 13 日、2022 年 11 月 7 日完成了本品制剂和提取物的标准复核和样品检验。列入药品注册标准的检验方法可行，检验结果符合规定。

（三）合规性评价

药审中心基于风险评估启动了本品临床试验数据核查及药学研制/生产现场核查。

本品临床试验核查未发现真实性问题，药学注册现场核查结论为"通过"。合规专业对现场核查发现的问题进行了合规评价和风险评估，结论为"通过"。

三、综合审评意见

（一）适应症/功能主治

本品功能主治：益气、养阴、补肾。适用于轻、中度抑郁症中医辨证属气阴两虚、肾气不足证，症见情绪低落、多思善虑、言语动作减少、目光迟滞、健忘、食少、心悸胆怯、少寐多梦、心烦，舌质淡红或偏红、舌苔白或花剥、脉细弱等。

抑郁症是抑郁障碍的一种典型状况，临床表现以心境低落为主，伴有兴趣和愉快感丧失、精力减退或疲乏感、睡眠障碍等症状，也可伴发焦虑状态。其病因和发病机制尚不明确，研究显示其发病与社会、心理、生物等因素有关。抑郁症的治疗关键在于早期干预，改善症状，提高生存质量，恢复社会功能。目前治疗措施包括心理治疗、物理治疗和药物治疗等。

抑郁症属中医"郁证"等情志病范畴，抑郁情绪相关症状描述为"悲""忧""不乐""怫郁"等。常见证型包括肝郁气滞证、痰热扰神证、肝郁脾虚证、心胆气虚证、心脾两虚证等。实证根据相应证型采用理气、化痰、清火法，虚证重在养心安神，并根据损及脏腑和气血阴精的不同而补之。虚实夹杂者视虚实偏重而兼顾。

（二）药理毒理评价

申请人完成的非临床研究对上市支持性、主要安全性问题等进行评价。

非临床药效学试验结果显示，本品可缩短皮下注射利血平抑郁模型小鼠在悬尾试验和强迫游泳试验中的不动时间，改善眼睑下垂、运动不能行为；可减少五羟色氨酸诱导小鼠的甩头行为，升高脑内五羟色胺、去甲肾上腺素水平。

安全性研究方面，完成了小鼠单次给药毒性试验以及大鼠、犬6个月的重复给药毒性试验，高剂量未见明显毒性反应，提示一定的安全窗。

（三）临床药理学评价

不适用。

（四）有效性评价

1.中医药理论

本品以"益气、养阴、补肾"为治法。太子参甘、微苦，平，归脾、肺经，以益气、养阴、生津，针对气阴两虚的核心病机，为君药。葛根甘、辛，凉，归脾、胃、肺经，升阳生津；淫羊藿辛、甘，温，归肝、肾经，助君药升发阳气，使补而不滞，共为臣药。三药共奏益气、养阴、补肾之效。

2.人用经验

本品无人用经验支持。

3.关键临床试验设计和结果

临床试验概况：2006年3月，完成Ⅰ期临床试验；2011年03月至2011年12月，完成Ⅱ期临床试验；2012年12月至2014年07月，完成Ⅲ期临床试验。

研究设计：支持本品上市申请的Ⅲ期临床试验采用多中心、随机、双盲双模拟、安慰剂和盐酸氟西汀胶囊平行对照的研究设计。试验组-安慰剂组采用优效设计，试验组-盐酸氟西汀胶囊组采用非劣效设计。纳入人群为符合精神障碍诊断与统计手册第四版（DSM-Ⅳ）抑郁发作诊断标准且中医辨证为气阴两虚、肾气不足证者，要求 18 ～ 65 周岁，17 分 ≤ 汉密尔顿抑郁量表 –17 项（HAMD–17）评分 ≤ 24 分，抑郁发作次数 ≤ 3 次，本次抑郁发作病程 < 2 年，汉密尔顿焦虑量表（HAMA）评分 ≤ 21 分。

给药方法： 试验组服用参葛补肾胶囊（一次 4 粒，一日 2 次）以及盐酸氟西汀胶囊模拟剂（一次 1 粒，一日 1 次），安慰剂组服用参葛补肾胶囊模拟剂（一次 4 粒，一日 2 次）以及盐酸氟西汀胶囊模拟剂（一次 1 粒，一日 1 次），盐酸氟西汀胶囊组服用参葛补肾胶囊模拟剂（一次 4 粒，一日 2 次）以及盐酸氟西汀胶囊（一次 1 粒，一日 1 次），疗程 8 周。

合并用药规定： 较重的失眠患者，如试验前已使用镇静药物，可间断给予苯二氮䓬类镇静药。临床试验期间不得使用任何抗精神病药物、抗抑郁药物、心境稳定剂以及电休克和经颅磁刺激等物理治疗；不得使用具有益气养阴、补肾等功效的中成药、汤剂以及针灸治疗。

有效性观测指标： 主要疗效指标：HAMD–17 评分与基线的差值；次要疗效指标：HAMD–17 评分 50% 减分率、HAMA 评分、临床总体印象评价量表（CGI）评分、中医证候疗效。

病例分布和基线情况： 共入组 601 例受试者，进入全分析集（FAS 集）601 例，其中试验组 358 例、安慰剂组 122 例、盐酸氟西汀胶囊组 121 例；进入符合方案集（PPS 集）488 例，其中试验组 291 例、安慰剂组 98 例、盐酸氟西汀胶囊组 99 例；进入安全性分析集（SS 集）595 例，其中试验组 356 例、安慰剂组 120 例，盐酸氟西汀胶囊组 119 例。受试者基线均衡可比。

有效性结果： 基于 FAS 集，用药 8 周后，主要疗效指标 HAMD–17 评分与基线的差值：试验组为 –10.09 分、安慰剂组为 –6.12 分、盐酸氟西汀胶囊组为 –9.76 分，试验组与安慰剂组差值及 95% CI 为 –3.95（–4.97，–2.93），试验组疗效优于安慰剂组；试验组与盐酸氟西汀胶囊组差值及 95% CI 为 –0.28（–1.30，0.74）。基于 PPS 集，用药 8 周后，主要疗效指标 HAMD–17 评分与基线的差值：试验组为 –10.90 分、安慰剂组为 –6.61 分、盐酸氟西汀胶囊组为 –11.06 分，试验组与安慰剂组差值及 95% CI 为 –4.20（–5.17，–3.22），试验组疗效优于安慰剂组；试验组与盐酸氟西汀胶囊组差值及 95% CI 为 0.22（–0.74，1.18）。次要疗效指标中，情绪低落、多思善虑、言语动作减少、目光迟滞、健忘、食少、心悸胆怯、少寐多梦、心烦等中医证候单项症状评分以及 HAMA 评分，试验组有改善。

4. 临床与统计评价

本品关键性临床试验中，主要疗效指标为 HAMD–17 评分与基线的差值，同时进行了试验药与安慰剂对照的优效检验和与阳性对照药的非劣效检验。现有结果均达到了试验药优效于安慰剂、非劣效于阳性对照药的统计结论。

本品有效性和安全性的统计分析方法基本合理，分析数据集划分原则符合一般统计学要求。审评复核结果与申请人结果一致。

（五）安全性评价

1. 安全性数据

安全性指标包括一般体格检查，血、尿、便常规，心电图，肝功能（ALT、AST、Tbil、ALP、γ–GT）、肾功能（Bun、Cr）以及不良事件。

Ⅰ、Ⅱ、Ⅲ期试验组共有 516 例受试者进入安全性数据集。Ⅰ期耐受性试验中，单次给药试验共发生 4 例 5 例次不良事件，连续给药试验共发生 3 例 3 例次不良事件。Ⅱ期临床试验中，大剂量组（一次 4 粒，一日 2 次）、小剂量组（一次 2 粒，一日 2 次）、安慰剂组、盐酸氟西汀胶囊组不良事件发生例数 / 例次分别为 3 例 3 例次、6 例 6 例次、3 例 4 例次、6 例 7 例次；Ⅲ期临床试验中，试验组、安慰剂组、盐酸氟西汀胶囊组不良事件发生例数 / 例次分别为 33 例 56 例次、13 例 18 例次、19 例 37 例次。Ⅱ期临床试验未发生严重不良事件，Ⅲ期临床试验治疗期试验组有 1 例受试者发生严重不良事件（脑血管意外、脑出血等），与研究药物无关。

2. 临床与统计评价

I 期耐受性试验中，单次给药试验不良反应为头沉、头晕、恶心，连续给药试验不良反应为上火、咽干咽痛、鼻衄。

II、III 期试验组不良事件中，不良反应主要为：肝生化指标单项或多项升高，疗后最高值分别为：丙氨酸氨基转移酶 286U/L、天门冬氨酸氨基转移酶 138.4U/L、γ-谷氨酰转肽酶 298U/L、碱性磷酸酶 177U/L、血清总胆红素 39.2μmol/L；便秘、恶心、食欲下降、口干，头痛、头晕、腰肋疼痛、肌痛，咳嗽、咳痰、口咽疼痛、上呼吸道感染、支气管炎，血红蛋白降低（疗后 105g/L）、白细胞升高（疗后 14.8×10^9/L）、白细胞降低（疗后 3.33×10^9/L）等。

（六）风险分析与控制

本品 I、II、III 期临床试验期间未发生与药物相关的严重不良事件。与药物关系判定为可能有关、可能无关等情形的不良事件已写入说明书【不良反应】项下；说明书【注意事项】对本品可能导致肝损伤的安全性风险进行了说明，提示肝功能不全患者、有药物性肝损伤病史患者慎用，服药期间应定期复查肝脏生化指标；并对病情严重程度、特殊人群用药等方面作出了提示，以降低本品用药风险。同时，要求药品上市许可持有人加强上市后不良反应监测，特别注意肝损伤等情况的发生，进一步研究和收集用药安全性信息和数据，并根据研究结果及时完善说明书。

（七）获益与风险评估

本品工艺基本稳定可行，基本建立了全过程质量控制体系；现有药效学结果对拟定适应症有一定的提示作用；非临床安全性研究基本符合用于抑郁症药物的上市要求。已有 III 期临床试验结果显示，本品用于轻、中度抑郁症人群，与安慰剂相比在 HAMD-17 评分减分值方面具有有效性优势。结合专家意见，本品基本满足用于轻、中度抑郁症的相关要求，综合评估针对目标人群获益大于风险，具有临床价值。

支持本品上市申请的 III 期临床试验结果基本说明了本品的安全性和有效性，适用于改善轻、中度抑郁症中医辨证属气阴两虚、肾气不足证患者的临床症状，已有安全性信息已列入说明书中。现场检查未发现真实性问题。综合评估认为，风险受益评估受益大于风险。

（八）说明书审核

以 III 期临床试验的有效性和 I、II、III 期临床试验的安全性数据为主，结合本品的中医药理论，经专家咨询会讨论、中心审评完成了说明书审核。详见本品说明书。

四、处理意见

（一）技术结论

经风险获益评估，现有研究和数据支持本品上市用于轻、中度抑郁症中医辨证属气阴两虚、肾气不足证，症见情绪低落、多思善虑、言语动作减少、目光迟滞、健忘、食少、心悸胆怯、少寐多梦、心烦，舌质淡红或偏红、舌苔白或花剥、脉细弱等。

（二）上市后风险控制

药品上市许可持有人应履行主体责任，做好相关风险防控工作，加强上市后不良反应监测。特别注意肝损伤等情况的发生，进一步研究和收集用药安全性信息和数据，根据研究结果及时完善说明书，保障公众用药安全。根据本品功能主治特点，本品有可能存在超疗程用药或反复用药等情况，参照相关指导原则要求，上市后 2 年内完成非啮齿类动物 9 个月重复给药毒性试验；并根据试验结果，完善说明书等相关内容。

药学专业内容（略）。

批准日期：2022 年 12 月 27 日

批准文号：国药准字 C20220002

苓桂术甘颗粒（CXZS2200011）

申请上市技术审评报告

（国家药品监督管理局药品审评中心　2023 年 2 月）

一、基本信息

（一）申请人信息

	名称	地址
上市许可持有人	江苏康缘药业股份有限公司	连云港经济技术开发区江宁工业城
生产企业	江苏康缘药业股份有限公司	连云港市经济技术开发区泰山北路 58 号；连云港经济技术开发区江宁工业城

（二）药品的信息

通用名	苓桂术甘颗粒
剂型及规格	颗粒剂，每袋装 16g（相当于饮片 55.2g）。
适应症/功能主治	温阳化饮，健脾利湿。用于中阳不足之痰饮。症见胸胁支满，目眩心悸，短气而咳，舌苔白滑，脉弦滑。
用法用量	开水冲服。一次 1 袋，一日 3 次。
受理的注册分类	中药 3.1 类
特殊审批	□是　■否
优先审评	□是　■否
申报情况	■首次申请上市　□增加新适应症

（三）审评经过

受理日期：2022 年 09 月 30 日

召开会议情况：

序号	会议名称	会议时间
1	药学专家咨询会	2022 年 11 月 10 日
2	古代经典名方中药复方制剂专家审评委员会专家审评会	2022 年 11 月 21 日

二、核查检验及合规评价情况

（一）研制和生产现场检查情况

2022 年 11 月 7 日至 9 日，国家药监局食品药品审核查验中心组织对本品进行了研制及生产现场核查，未发现真实性问题，核查结论为通过。本次核查品种工艺验证规格为每袋相当于饮片 55.2g，包装规格为 16g，成品批量为 3750 袋。企业具备上述批量生产条件。

（二）样品检验情况

江苏省食品药品监督检验研究院出具的 3 批样品复核检验报告，按自拟的质量标准检验，结果均符合规定。

（三）合规性评价

药审中心基于风险评估启动了本品药学研制 / 生产现场核查。

本品药学核查结论为"通过"。合规专业对现场核查发现的规范性问题进行了合规评价和风险评估，结论为通过。

三、综合审评意见

（一）功能主治

本品处方来源于汉·张仲景《金匮要略》，已列入《古代经典名方目录（第一批）》。汉·张仲景《金匮要略》原文："①心下有痰饮，胸胁支满，目眩，苓桂术甘汤主之。②夫短气有微饮，当从小便去之，苓桂术甘汤主之。"已发布本方关键信息表中所载的功能主治:【功效】温阳化饮，健脾利湿。【主治】中阳不足之痰饮。症见胸胁支满，目眩心悸，短气而咳，舌苔白滑，脉弦滑。本品功能主治：温阳化饮，健脾利湿。用于中阳不足之痰饮。症见胸胁支满，目眩心悸，短气而咳，舌苔白滑，脉弦滑。

本方所治痰饮，乃中阳不足、脾失健运而致。中焦阳弱，气不化津则成饮；脾运失健，湿浊不化则生痰。痰饮停蓄，充斥膈间，故胸胁支满；饮阻于中，清阳不升，故头目眩晕；饮邪冲逆，上凌心肺，故心悸、短气而咳。而苔白滑，脉弦滑，皆痰饮内停之象，治宜温阳化饮、健脾利湿。

（二）药理毒理评价

小鼠单次给药毒性试验中，ICR 小鼠（5 只 / 性别 / 组），以最大给药量法进行试验，24 小时内 2 次（间隔 4 小时）灌胃给予溶媒、本品（以体表面积计，约分别为临床人用剂量 2.76g 饮片 /kg/ 天的 4.3、5.4、6.4 倍），药后观察 14 天。试验期间各组小鼠均存活至试验结束，临床症状观察、体重、摄食量和给药结束时大体解剖未见明显异常。

大鼠 6 个月重复给药毒性试验中，SD 大鼠每天 2 次连续 180 天灌胃给予本品 18.24、36.48、72.96g 饮片 /kg/ 天（以体表面积计，分别约相当于临床人用最大给药剂量 2.76g 饮片 /kg/ 天的 1.1、2.1、4.3 倍），恢复期 30 天。给药期间摄食量降低，给药中期和给药结束时高剂量组尿液 pH 偏低，推测为灌服大剂量高浓度药物引起，停药 30 天可恢复，其余指标未见明显有毒理学意义的变化。

（三）古代经典名方中药复方制剂专家审评委员会审评意见

《国家药监局关于发布〈中药注册分类及申报资料要求〉的通告》（2020 年第 68 号）的规定，药审中心应按照《药品注册管理办法》规定的药品上市许可审评程序组织专家进行技术审评。

药审中心于 2022 年 11 月 21 日召开了苓桂术甘颗粒专家审评会。专家审评会审评意见为：

1. 苓桂术甘颗粒处方来源于苓桂术甘汤，该处方已被国家中医药管理局发布的《古代经典名方目录（第一批）》收载，本品处方组成、功能主治、药材基原、药用部位、饮片炮制方法与《古代经典名方关键信息表（7 首方剂）》相关内容一致。

2. 本品用法用量确定为"开水冲服。一次 1 袋，一日 3 次"，折算日用饮片量"茯苓 55.20g，桂枝 41.40g，白术 41.40g，甘草 27.60g"，符合东汉度量衡 13.8g/ 两的情况，用量与当今中医临床实际相符。

专家审评会审评结论为：同意苓桂术甘颗粒按照中药 3.1 类按古代经典名方目录管理的中药复方制剂上市。

与会专家重点修改了本品药品说明书方解、【不良反应】【禁忌】【注意事项】等项的内容，对本品药品说明书全部内容进行了审定。其中，【不良反应】【禁忌】和【注意事项】表述具体如下：

【不良反应】

尚不明确。

【禁忌】

曾经对本品所含药物过敏者禁用。

【注意事项】

1. 严格按照功能主治使用本品。

2. 服用本品期间，忌服冷饮及滋腻食品。

3. 痰饮而兼见阴虚火旺者，慎用本品。

四、处理意见

（一）技术结论

基于专家审评意见和审评结论，现有研究和数据支持苓桂术甘颗粒按照中药 3.1 类按古代经典名方目录管理的中药复方制剂上市。

（二）上市后风险控制

申请人应履行主体责任，做好相关风险防控工作，加强上市后有效性和安全性的研究，必要时追加相关非临床研究，并根据收集到的临床及非临床安全性研究数据，及时修订完善本品说明书安全性相关项。

药学专业内容略。

批准日期：2022 年 12 月 27 日

批准文号：国药准字 Z20220007

芪胶调经颗粒（CXZS1200010）

申请上市技术审评报告

（国家药品监督管理局药品审评中心　2023 年 4 月）

一、基本信息

（一）申请人信息

	名称	地址
上市许可持有人	湖南安邦制药股份有限公司	浏阳经济技术开发区康宁路 283 号
生产企业	湖南安邦制药股份有限公司	浏阳经济技术开发区康宁路 283 号

（二）药品的信息

通用名	芪胶调经颗粒
处方	黄芪、阿胶、党参、白芍、当归、仙鹤草、茜草、佛手、续断
剂型及规格	颗粒剂，每袋装 8g（相当于饮片 14.08g）
功能主治	益气补血、止血调经。用于上环所致经期延长中医辨证属气血两虚证，症见经血过期不净，月经色淡，神疲乏力，头晕眼花，少腹坠胀，舌淡苔薄白、脉细弱。
用法用量	开水冲服。一次 1 袋，一日 2 次。早、晚餐前服用，行经第一天开始服药，服用 10 天，连续用药 3 个月经周期。
受理的注册分类	原中药 6.1 类
完成的临床试验内容	境内　□Ⅰ期　■Ⅱ期　■Ⅲ期 境外　□Ⅰ期　□Ⅱ期　□Ⅲ期
临床试验的合规性	临床试验批件号：2001ZL103 伦理审查批件：■有　　□无 知情同意书：■有　　□无
附条件批准	□是　■否
优先审评审批	□是　■否
申报情况	■首次申请上市　　□增加新适应症

（三）审评经过

受理日期：2012 年 2 月 28 日

召开会议情况：

序号	会议名称	会议时间
1	综合审评会	2014 年 1 月 15 日
2	专家咨询会	2014 年 2 月 21 日
3	综合审评会	2014 年 4 月 11 日
4	综合审评会	2014 年 11 月 4 日
5	综合审评会	2016 年 11 月 24 日
6	综合审评会	2017 年 1 月 19 日

补充资料情况：2014 年 5 月 4 日发出补充资料通知，2014 年 9 月 22 日申请人补回资料。

（四）其他

本品申报临床时名称为"葆妇欣颗粒"，申报生产名称为"止血调经颗粒"。经核，本品通用名称为"芪胶调经颗粒"。

二、核查检验及合规评价情况

（一）研制和生产现场检查情况

临床核查：国家食品药品监督管理总局核查中心于 2016 年 11 月 21 日-27 日对本品进行了药物临床试验现场核查，被核查单位为中国中医科学院广安门医院、湖南中医药大学第一附属医院、湖南中医药大学第二附属医院及湖南省中医药研究院附属医院。核查结论为：本品临床试验现场核查未发现真实性问题。核查中发现的问题对评价本品安全性、有效性结果没有明显影响。

药学核查：国家药监局核查中心于 2022 年 11 月 14 日至 18 日对本品进行了药品注册现场核查，被核查单位：湖南安邦制药股份有限公司、湖南省中医药研究院中药研究所，核查地点：浏阳经济开发区康宁路 283 号、湖南省长沙市岳麓区桐梓坡茅坡。现场检查结论为"通过"。

（二）样品检验情况

湖南省药品检验检测研究院于 2012 年、2022 年共对 4 批样品进行了复核检验，复核检验结果均符合规定。

三、综合审评意见

（一）功能主治

本品功能主治：益气补血、止血调经。用于上环所致经期延长中医辨证属气血两虚证，症见经血过期不净，月经色淡，神疲乏力，头晕眼花，少腹坠胀，舌淡苔薄白、脉细弱。

（二）药理毒理评价

基于本品临床前开展的药理毒理研究情况，根据中药说明书撰写一般原则，说明书中不撰写【药理毒理】项内容。

（三）临床药理学评价

不适用

审评报告

（四）有效性评价

1. 中医药理论

本方具有益气补血，止血调经的功效。方中黄芪、阿胶益气养血止血为君；党参助君药以补中益气，益气养血，益气摄血止血，当归补血养血，白芍养血止痛三者共为臣药；仙鹤草收敛止血，茜草活血止血为佐，续断补肾固冲、调理血脉，佛手醒脾暖胃，宽肠理气为使。全方标本兼治，补气而不壅，养血而不腻，止血而不留瘀；气血双补，止血调经。

2. 人用经验

本品来源于临床经验方，但未对既往人用经验进行系统总结，未提交人用经验总结资料。

3. 关键临床试验设计和结果

临床试验概况：2001 年 10 月至 2003 年 1 月，完成 Ⅱ 期临床试验；2003 年 1 月至 2004 年 12 月，完成 Ⅲ 期临床试验。

研究设计：支持本品上市申请的 Ⅲ 期临床试验采用多中心、随机、双盲、已上市中药平行对照的研究设计。纳入西医诊断为宫内节育器（3 个月–5 年）引起的月经不调，中医诊断为月经不调（经期延长、月经过多），辨证为气血两虚证者，18–45 岁女性，经量较以往增多在 2 倍以内者；排除了宫内环异位者、子宫肌瘤等生殖器官器质性病变、非宫内节育器、生殖器炎症、输卵管结扎、人流术后、含激素类宫内环等引起者。

给药方法：试验组服用芪胶调经颗粒，对照组服用驴胶补血颗粒，均为开水冲服，一次 1 袋，一日 2 次。早、晚餐前服用。行经第一天开始服药，连服 10 天。共服用 3 个月经周期。

有效性观测指标：疗效指标包括对经期、经量、色、质，气血两虚证及血小板、血色素、血清激素六项等。对气血两虚证月经不调的疗效（病证疗效）、月经不调疗效（疾病疗效）、气血两虚证疗效（中医证候疗效）、单项症状改善等分别进行了观察和评价。

病例分布和基线情况：共 432 例受试者进入全分析集（FAS 集），其中试验组 313 例、对照组 119 例（经期延长者试验组 154 例，对照组 50 例；月经过多者试验组 159 例，对照组 69 例），受试者基线均衡可比。

有效性结果：基于 FAS 集，用药 3 个月经周期后，经期延长人群的疾病疗效：痊愈率、愈显率，试验组分别为 31.82%、63.64%，对照组分别为 12.00%、38.00%，组间比较，差异均有统计学意义，试验组优于对照组（$P < 0.05$）。证候疗效：痊愈率、愈显率，试验组分别为 24.68%、52.60%，对照组分别为 8.00%、28.00%，组间比较差异有统计学意义，试验组优于对照组（$P < 0.05$）。中医单项症状疗效：神疲乏力，头晕眼花，少腹坠胀等症状的复常率，试验组好于对照组。

（五）安全性评价

安全性指标包括一般体检项目，血、尿、便常规，心电图，肝功能（GPT），肾功能（BUN）以及不良事件。

Ⅱ、Ⅲ 期试验组共有 430 例受试者进入安全性数据集。不良反应主要为试验组有 6 例血白细胞疗前正常，疗后轻度异常升高及 3 例尿白细胞疗前正常，疗后轻度异常。

（六）风险分析与控制

本品与药物关系判定为可能有关、可能无关等情形的不良事件已写入说明书【不良反应】项下；说明书【禁忌】项中对宫内节育器异常及带环妊娠引起的异常子宫出血者禁用等作出提示，以降低本品用药风险。

（七）获益与风险评估

本品为申报生产的中药复方制剂，支持本品上市申请的 Ⅲ 期临床试验结果基本说明了本品的安全性和有效性，适用于上环所致经期延长中医辨证属气血两虚证经期延长者的相关症状改善，已有安全性信息已列入说明书中。现场检查未发现真实性问题。综合评估认为，风险受益评估受益大于风险。

（八）说明书审核

以Ⅲ期临床试验的有效性和Ⅱ、Ⅲ期临床试验的安全性数据为主，结合本品的中医药理论，经专家咨询会讨论、中心审评完成了说明书审核。详见本品说明书。

四、处理意见

（一）技术结论

经风险获益评估，现有研究和数据支持本品上市用于上环所致经期延长中医辨证属气血两虚证，症见经血过期不净，月经色淡，神疲乏力，头晕眼花，少腹坠胀，舌淡苔薄白、脉细弱。

（二）上市后风险控制

本品上市后，药品上市许可持有人应履行主体责任，做好相关风险防控工作，加强上市后不良反应监测。进一步研究和收集用药安全性信息和数据，根据研究结果及时完善说明书。

药学专业内容（略）。

批准日期：2022 年 12 月 21 日

批准文号：国药准字 Z20220006

黄蜀葵花总黄酮口腔贴片（CXZS1700004）

申请上市技术审评报告

（国家药品监督管理局药品审评中心　2023 年 2 月）

一、基本信息

（一）申请人信息

	名称	地址
上市许可持有人	杭州康恩贝制药有限公司	杭州市滨江区长河街道滨康路 568 号
生产企业	杭州康恩贝制药有限公司	杭州市滨江区长河街道滨康路 568 号

（二）药品的信息

通用名	黄蜀葵花总黄酮口腔贴片
处方	黄蜀葵花总黄酮提取物
剂型及规格	片剂，每片含黄蜀葵花总黄酮提取物 20mg
功能主治	清心泄热。用于心脾积热所致轻型复发性口腔溃疡（轻型复发性阿弗他溃疡），症见口腔黏膜溃疡，局部红肿、灼热疼痛等。
用法用量	贴于口腔溃疡黏膜处。于餐后将棕褐色面贴于患部，用手指轻压 10~15 秒，待棕褐色面药物全部溶化，将黄色片吐出。一次 1 片，一日 3 次。疗程 5 天。
受理的注册分类	中药 1.2 类（原中药 5 类）
完成的临床试验内容	境内　■Ⅰ期　　■Ⅱ期　　■Ⅲ期 境外　□Ⅰ期　　□Ⅱ期　　□Ⅲ期
临床试验的合规性	临床试验批件号：2008L09111 伦理审查批件：■有　　□无 知情同意书：■有　　□无
附条件批准	□是　　■否
优先审评审批	□是　　■否
申报情况	■首次申请上市　　□增加新适应症

（三）审评经过

受理日期：2017 年 11 月 27 日

召开会议情况：

序号	会议名称	会议时间
1	综合审评会	2018 年 10 月 19 日
2	综合审评会	2019 年 08 月 30 日
3	专家咨询会	2019 年 09 月 18 日
4	综合审评会	2019 年 11 月 26 日
5	综合审评会	2022 年 11 月 15 日

补充资料情况：2018 年 10 月 25 日发出补充资料通知，2019 年 03 月 14 日申请人补回资料。

（四）其他

本品于 2017 年申请新药证书，因 2020 年 7 月 1 日新的《药品注册管理办法》实施后不再发放新药证书，根据新法规要求，药品批准上市前须确定药品上市许可持有人和生产企业，以申请药品注册证。申请人于 2022 年 6 月 15 日提出补充申请（CXZB2200003）具体内容如下：申请进行技术转让，申请人由"山东省药学科学院"变更为"杭州康恩贝制药有限公司"，生产企业为"杭州康恩贝制药有限公司"。申报资料中同时申请修订质量标准的含量范围。

本品申报临床和申报生产名称为"侧金盏口腔溃疡贴片"。经国家药典委员会核准，本品通用名称为"黄蜀葵花总黄酮口腔贴片"。

二、核查检验及合规评价情况

（一）研制和生产现场检查情况

临床核查：国家药监局核查中心对本品进行了药品注册临床试验现场核查，被核查单位为中国中医科学院广安门医院、浙江大学医学院附属第一医院、温州医科大学附属第一医院、华中科技大学同济医学院同济医院，核查时间为 2019 年 5 月 20 日至 27 日。根据审核意见及核查报告，本品临床试验现场核查不存在真实性问题。

药学核查：国家药监局审核查验中心委派山东省药品监督管理局检查组于 2020 年 8 月 1 日~5 日对本品进行了药品注册现场核查。被核查单位：山东省药学科学院；山东明仁福瑞达制药股份有限公司，核查地点：济南市高新开发区新泺大街 989 号；济南市高新区大正路 3333 号。现场核查结论为"通过"。并对动态批（200701）进行了抽样。

国家药监局审核查验中心委派浙江省药品监督管理局核查组于 2022 年 8 月 17 日~19 日对本品进行了药品注册现场核查。被核查单位：山东省药学科学院；杭州康恩贝制药有限公司，核查地点：山东省济南市高新区新泺大街 989 号；杭州市滨江区长河街道滨康路 568 号。现场核查结论为"通过"。

（二）样品检验情况

提供了山东省食品药品检验研究院对三批样品（批号：20170724、20170725、20170726）的复核报告，结果均符合规定。2020 年 8 月现场核查抽取的一批动态样品（批号：200701）经山东省食品药品检验研究院检验，结果符合规定。

浙江省食品药品检验研究院于 2022 年对三批样品（批号：31220401、31220402、31220403）进行了复核检验，结果均符合规定。

（三）合规性评价

药审中心基于风险评估启动了本品临床试验数据核查及药学研制/生产现场核查。

本品临床核查未发现真实性问题，药学核查结论为"通过"。合规专业对现场核查发现的规范性问题进行了合规评价和风险评估，结论为通过。

三、综合审评意见

（一）适应症/功能主治

本品功能主治：清心泄热。用于心脾积热所致轻型复发性口腔溃疡（轻型复发性阿弗他溃疡），症见口腔黏膜溃疡，局部红肿、灼热疼痛等。

复发性阿弗他溃疡（RAU）是临床最常见的口腔黏膜病，以溃疡反复发作，溃疡局部红、肿、凹、痛为主要特征。本病周期性发作，但又有自限性，根据临床表现可分为轻型 RAU、重型 RAU、疱疹样 RAU。RAU 发病原因尚未十分明确，目前多认为免疫、遗传和环境可能是 RAU 发病的"三联因素"有关前，RAU 尚无特效疗法，以对症局部治疗为主。

本病属中医"口疮""口糜"范畴，包括病证范畴、病性、病位、病机、分型、治则等方面。

（二）药理毒理评价

本品可缩小兔机械损伤性口腔溃疡及细菌性口腔溃疡模型的平均溃疡面积。

（三）临床药理学评价

不适用。

（四）有效性评价

本品无中医药理论及人用经验支持。

1. 关键临床试验设计和结果

本品于 2009 年 11 月至 2014 年 5 月，开展了 I 期、II 期、III 期临床试验。

I 期临床试验单次给药耐受性试验共纳入 30 例受试者，分为 7 个剂量组，给药剂量（含黄蜀葵花总黄酮提取物）在 20mg 到 240mg 之间。重复给药耐受性试验共纳入 12 例受试者，分为 2 个剂量组，给药剂量（含黄蜀葵花总黄酮提取物）分别为 200mg、240mg，每日 1 次，连续给药 5 天。

II 期、III 期临床试验均采用多中心、随机、双盲、安慰剂平行对照设计，纳入溃疡数目 ≤ 5 个、溃疡发生时间在 48h 以内、尚未进行治疗的轻型复发性阿弗他溃疡患者，年龄 18~65 岁。给药方法为一次 1 片，一日 3 次，疗程 5 天。II 期共纳入 240 例受试者，大剂量组、小剂量组、安慰剂组各 80 例，进行了中医证候（心脾积热证、胃火上炎证）和剂量（大剂量每片含黄蜀葵花总黄酮提取物 40mg、小剂量每片含黄蜀葵花总黄酮提取物 20mg）探索。III 期临床试验选择小剂量（每片含黄蜀葵花总黄酮提取物 20mg），中医辨证为心脾积热证的患者开展临床试验，共纳入 480 例受试者，试验组 360 例、对照组 120 例，其中试验组 359 例、对照组 120 例进入 FAS 集。

III 期有效性结果：

主要疗效指标：靶溃疡愈合中位时间试验组明显短于安慰剂对照组，组间差异有统计学意义（$P < 0.05$）。次要疗效指标：治疗 5 天靶溃疡愈合率、靶溃疡激惹痛、靶溃疡静息痛、靶溃疡面积、临床疗效和证候疗效的总有效率、中医证候积分、部分单项症状（口腔靶溃疡面积、靶溃疡局部疼痛、口渴欲饮、面红）评分、靶溃疡局部体征评分、单项靶溃疡局部体征评分试验组与安慰剂对照组比较均有统计学意义（$P < 0.05$）。

2. 临床与统计评价

关键 III 期临床试验主要疗效指标为两组患者治疗后靶溃疡愈合时间。试验结果提示黄蜀葵花总黄酮口腔贴片对于受试者的靶溃疡愈合时间短于安慰剂组，试验组相较于安慰剂组可以得到优效的结论。对"患者自评"和"医生评价"的结果分别进行统计分析，主要疗效指标（靶溃疡愈合时间）的统计结论一致。

（五）安全性评价

1.安全性数据

黄蜀葵花总黄酮口腔贴片用药组共有546例纳入安全性分析集。

Ⅰ期临床试验：单次给药耐受性试验中2例受试者（1例为200mg组、1例为240mg组）出组当日心电图检查见T波低平，3小时后复查正常，试验过程中及用药后复查时受试者均无明显不适，研究者判断与黄蜀葵花总黄酮口腔贴片关系"可疑"。重复给药耐受性试验中240mg组发生1例AST 45U/L和ALT 66U/L，研究者判断与黄蜀葵花总黄酮口腔贴片的关系为"可疑"。

Ⅱ期临床试验：试验组有5例受试者肝生化指标疗前正常、疗后轻度升高（最高AST为71U/L，AST 50U/L），研究者判断异常与药物无关或无临床意义。

Ⅲ期临床试验：试验组出现用药部位疼痛11例次（3.06%），用药部位刺激2例次（0.56%），发热1例次（37.5℃，0.28%），用药部位出血1例次（0.28%）；恶心1例次（0.28%）。试验组有12例受试者用药后肝功能指标轻度升高（最高ALT 62U/L，AST 45U/L，γ-GT 94U/L）或原有异常轻度升高（最高ALT由98U/L升高到113U/L，由80U/L升高到82U/L），研究者认为多数变化不大，认为无临床意义或脂肪肝等引起。但有的解释尚缺乏足够证据，尚不能完全排除与药物的关系。

2.临床与统计评价

临床试验中的不良反应多与剂型有关，主要为用药部位刺激、一过性疼痛、出血。此外也有肝生化指标轻度升高、恶心等不良反应，尚不能排除与药物的相关性，写入说明书不良反应当中。

（六）风险分析与控制

本品临床试验期间发生的与药物有关、可能有关的不良事件均已写入说明书【不良反应】项下。说明书【注意事项】对与剂型相关的用药风险进行了提示，如提示本品黏性较大，请勿强行撕扯以免造成黏膜损伤；为避免误吸贴片，提示不宜用于儿童，不宜睡前使用。同时，要求药品上市许可持有人加强上市后不良反应监测，进一步研究和收集用药安全性信息和数据，并根据研究结果及时完善说明书。

（七）获益与风险评估

本品工艺基本稳定可行，基本建立了全过程质量控制体系。现有药效学结果显示本品可缩小家兔机械损伤性口腔溃疡及细菌性口腔溃疡模型的平均溃疡面积，对拟定适应症有一定的提示作用；非临床安全性研究基本符合用于药物的上市要求。本品通过随机、双盲、安慰剂对照临床试验，疗效优于安慰剂组，结合专家意见，该结果能够说明本品具有促进轻型复发性阿弗他溃疡患者溃疡愈合、缓解溃疡疼痛的作用，为复发性阿弗他溃疡患者提供了一种治疗选择。安全性方面，非临床安全性和临床试验结果显示，无严重的不良反应，已在说明书中进行了相关风险提示。结合专家意见，本品基本满足药品批准注册上市的相关要求，综合评估针对目标人群获益大于风险，具有临床价值。

（八）说明书审核

以Ⅲ期临床试验的有效性和Ⅰ、Ⅱ、Ⅲ期临床试验的安全性数据为主，经专家咨询会讨论、中心审评完成了说明书审核。详见本品说明书。

四、处理意见

（一）技术结论

经风险获益评估，现有研究和数据支持本品上市/进口用于"心脾积热所致轻型复发性口腔溃疡（轻型复发性阿弗他溃疡），症见口腔黏膜溃疡，局部红肿、灼热疼痛等"。

（二）上市后风险控制

药品上市许可持有人应履行主体责任，做好相关风险防控工作，加强上市后不良反应监测。进一步研究和收集用药安全性信息和数据，根据研究结果及时完善说明书。

药学专业内容（略）。

批准日期：2022 年 09 月 14 日

批准文号：国药准字 Z20220003

广金钱草总黄酮胶囊（CXZS2101003）
申请上市技术审评报告

（国家药品监督管理局药品审评中心　2022 年 10 月）

一、基本信息

（一）申请人信息

	名称	地址
上市许可持有人	武汉光谷人福生物医药有限公司	武汉市东湖高新区高新大道 666 号
生产企业	武汉康乐药业股份有限公司	湖北省武汉经济技术开发区 3MA 地块（创业三路 29 号）

（二）药品的信息

通用名	广金钱草总黄酮胶囊
处方	广金钱草总黄酮提取物
剂型及规格	胶囊剂，每粒装 0.2g（含广金钱草总黄酮提取物 133mg）
功能主治	清热祛湿，利尿排石。用于输尿管结石中医辨证属湿热蕴结证者。
用法用量	口服。一次 3 粒，一日 3 次。疗程 28 天。
受理的注册分类	中药 1.2 类
完成的临床试验内容	境内　■Ⅰ期　　■Ⅱ期　　■Ⅲ期 境外　□Ⅰ期　　□Ⅱ期　　□Ⅲ期 其他：
临床试验的合规性	临床试验批件号：2007L04844 伦理审查批件：■有□无 知情同意书：■有□无
附条件批准	□是　　■否
优先审评审批	□是　　■否
申报情况	■首次申请上市　　□增加新适应症

（三）审评经过

受理日期：2021 年 07 月 01 日

召开会议情况：

序号	会议名称	会议时间
1	综合审评会	2021 年 10 月 25 日
2	专家咨询会	2022 年 03 月 02 日
3	综合审评会	2022 年 03 月 29 日
4	综合审评会	2022 年 08 月 09 日

沟通交流情况：

申请人于 2020 年 11 月 17 日提出 Pre-NDA 沟通交流申请后，药审中心针对中药临床和药理毒理专业提出的相关问题进行了书面反馈，针对中药药学专业相关问题于 2021 年 03 月 05 日召开了视频沟通交流会。

补充资料情况：

2022 年 04 月 01 日药审中心发出了正式书面补充资料的通知，2022 年 06 月 15 日申请人书面补回资料。

（四）其他

通用名称审定情况：

本品申报临床、申报生产及注册上市审定的通用名称均为"广金钱草总黄酮胶囊"。

关联审评审批情况：

本品的原料药广金钱草总黄酮提取物（受理号 CXZS2101004）与本品一并关联审评审批。

二、核查检验及合规评价情况

（一）研制和生产现场检查情况

临床核查：国家药监局核查中心联合上海市、湖北省药监局对本品进行了药物临床试验数据现场核查，被核查单位为上海市东方医院和湖北省中医院，核查时间为 2021 年 10 月 12 日至 2021 年 11 月 12 日。根据审核意见及核查报告，本品临床试验现场核查未发现真实性问题。

药学核查：国家药监局核查中心联合湖北省药监局于 2021 年 10 月 8 日至 11 日对本品进行了药品注册现场核查，研制现场和生产现场未发现真实性问题，核查结论为"通过"。

（二）样品检验情况

中国食品药品检定研究院对三批样品（批号：2920001、2920002、2920003）进行标准复核和样品检验，列入标准的方法可行，样品检验结果均符合规定。

（三）合规性评价

药审中心基于风险评估启动了本品临床试验数据核查及药学研制/生产现场核查。

本品临床核查未发现真实性问题，药学核查结论为"通过"。合规专业对现场核查发现的规范性问题进行了合规评价和风险评估，结论为通过。

三、综合审评意见

（一）功能主治

本品功能主治：清热祛湿，利尿排石。用于输尿管结石中医辨证属湿热蕴结证者。

输尿管结石是常见的泌尿外科疾病，通常是肾结石排出中，因为暂时受阻，停留在输尿管狭窄处引起。临床上，输尿管结石以腰部绞痛、血尿、肾积水等为显著表现，但也有部分患者无明显症状。输尿管结石治疗方法包括药物排石治疗、体外冲击波碎石术、输尿管镜下碎石取石术等。

本病属中医"石淋"范畴，湿热内蕴是其常见的病因病机，治疗以清热利湿，通淋排石为主。

（二）药理毒理评价

大鼠重复给药毒性试验显示，大鼠连续26周经口给予广金钱草总黄酮200、600和1800mg/kg/天，在1800mg/kg/天剂量下（以体表面积计，约相当于人临床推荐剂量1.2g/天的14.5倍），可见血清天门冬氨酸氨基转移酶（AST）升高，停药1个月后可恢复；比格犬连续26周经口给予广金钱草总黄酮100、300和900mg/kg/天，在900mg/kg/天剂量下（按体表面积计，约相当于人临床推荐剂量1.2g/天的25倍）可见食欲减退、体重增长减慢，血清AST、总胆红素和尿素氮水平升高，停药1个月后可恢复。

（三）临床药理学评价

不适用。

（四）有效性评价

1. 中医药理论

广金钱总黄酮胶囊为从广金钱草药材中提取的广金钱总黄酮提取物制成的制剂，广金钱草药材有治疗石淋的中医药理论和临床应用的记载。

2. 人用经验

本品无人用经验数据。

3. 关键临床试验设计和结果

本品于2007年由国家药品监督管理局批准临床试验，2010年10月至2020年4月开展了Ⅰ期、Ⅱa期、Ⅱb期和2项Ⅲ期临床试验。其中Ⅱa期临床试验对用药剂量进行了探索，完成67例，高、中、低剂量组分别为22例、23例和22例。Ⅱb期和2项Ⅲ期临床试验均采用随机、双盲、安慰剂对照，Ⅱb期完成232例，试验组117例，安慰剂组115例；第1项Ⅲ期临床试验完成467例，试验组349例，安慰剂组118例；关键性Ⅲ期完成605例，试验组457例，安慰剂组148例。

关键性Ⅲ期临床试验纳入人群为：年龄18~70周岁，符合输尿管结石诊断且中医辨证属湿热蕴结证，结石位于输尿管第一生理狭窄（肾盂与输尿管移行处）以下，0.5cm≤结石短径≤1.0cm，诊断为输尿管结石或肾绞痛发作在1个月内；肾功能良好，肾积水程度在中度及以下者。用药方法为：口服一次3粒，一日3次，疗程28天。试验中允许使用治疗肾绞痛的药物包括非甾体类和阿片类镇痛消炎药、胆碱能受体阻滞剂。

有效性结果显示：基于FAS人群，用药28天，主要疗效指标结石排出率，试验组为44.27%，安慰剂组为33.78%，组间差异有统计学意义（p=0.0273），两组间结石排出率的率差为10.49%（95% CI：1.60,19.37）。次要疗效指标中医证候及单项症状组间比较差异均无统计学意义。PPS人群结论与FAS人群一致。

4. 临床与统计评价

关键Ⅲ期临床试验主要疗效指标为28天结石排出率。FAS集结果显示两组间差异有统计学意义，PPS集与FAS集结论一致。补充了校正使用解痉药的敏感性分析、不同缺失值填补方法的敏感性分析，对不同结石直径大小的亚组分析，以及对合并用药的分析。可以得到主要疗效指标试验组优于安慰剂组的结论。

（五）安全性评价

1. 安全性数据

共有1439例受试者进入SS集，其中拟定剂量组946例，安慰剂组413例（包括健康受试者10例）。

试验组不良反应为 15 例口干、11 例腹胀、6 例恶心、6 例腹泻、3 例头痛、4 例头晕、1 例口渴、1 例胸痛、1 例过敏性皮炎。试验组有 18 例丙氨酸氨基转移酶升高（疗后最高值为 279U/L）、11 例天门冬氨酸氨基转移酶升高（疗后最高值为 103U/L）、7 例 γ- 谷氨酰转移酶升高（疗后最高值为 175U/L）、6 例总胆红素升高（疗后最高值为 46μmol/L）、7 例血肌酐升高（疗后最高值为 257.1μmol/L）、9 例尿蛋白疗后阳性、3 例血纤维蛋白原降低（疗后最低 1.32g/L）、2 例凝血酶原时间延长（疗后最高值 31.6s）、3 例血红蛋白降低（疗后最低 86g/L）等，尚无法排除与本品的相关性。

2. 临床与统计评价

临床试验中不良反应主要为口干、口渴、恶心、腹胀、腹泻、头痛、头晕、胸痛、过敏性皮炎；丙氨酸氨基转移酶、天门冬氨酸氨基转移酶、γ- 谷氨酰转移酶、总胆红素升高，血肌酐升高、尿蛋白阳性、血纤维蛋白原降低、凝血酶原时间延长、血红蛋白降低等。

（六）风险分析与控制

本品临床试验期间发生的严重不良事件为糖尿病及其并发症、脑梗死等，均判定为与药物无关，未列入不良反应。与药物关系判定为可能有关、可能无关等情形的不良事件已写入说明书【不良反应】项下。临床试验中出现腹胀、腹泻、胃肠道不适等胃肠道不良反应，在说明书【注意事项】中提示"脾胃虚弱者慎用"；临床试验中出现少数肝生化指标异常，为了降低用药风险，在说明书【注意事项】中提示：有肝脏疾病或肝功能异常者慎用，本品不宜与其它引起肝损伤的药物同时使用；用药期间，应关注肝功能指标，出现异常者应及时停药并就医。临床试验中出现少数血肌酐升高，故在说明书【注意事项】中提示，用药过程中应密切监测肾功能、肾积水及结石排出情况，警惕肾功能受损发生，出现肾功能下降、肾积水加重、无法缓解的肾绞痛、感染等应及时咨询专科医师；说明书【注意事项】对特殊人群用药等方面作出提示，以降低本品用药风险，说明本品尚无用于孕妇、哺乳期妇女、儿童人群的有效性和安全性数据。同时，要求药品上市许可持有人加强上市后不良反应监测，进一步研究和收集用药安全性信息和数据，并根据研究结果及时完善说明书。

（七）获益与风险评估

本品工艺基本稳定可行，基本建立了全过程质量控制体系。非临床安全性研究基本符合用于药物的上市要求。本品通过随机、双盲、安慰剂对照临床试验，疗效优于安慰剂组，该结果能够说明本品具有促进输尿管结石排出的作用，为符合药物治疗的输尿管结石患者提供了一种治疗选择。安全性方面，非临床安全性和临床试验结果显示，无严重的不良反应，已在说明书中进行了相关风险提示。结合专家意见，本品基本满足药品批准注册上市的相关要求，综合评估针对输尿管结石中医辨证属湿热蕴结证者获益大于风险，具有临床价值。

（八）说明书审核

以Ⅲ期临床试验的有效性数据和Ⅰ、Ⅱ、Ⅲ期临床试验的安全性数据为主，经专家咨询会讨论、中心审评完成了说明书审核。本品临床试验纳入了输尿管结石中医辨证属湿热蕴结证者，试验结果证明其具有促进输尿管结石排出的作用，因此【功能主治】项中表述为：清热祛湿，利尿排石。用于输尿管结石中医辨证属湿热蕴结证者。因纳入人群为结石直径 0.5-1cm 位于输尿管第一生理狭窄（肾盂与输尿管移行处）以下，肾功能良好，肾积水程度在中度及以下者（如有肾积水）者，根据专家意见，在【注意事项】中对以上主治病情特点进行描述和限定，强调"本品仅适用于符合药物排石治疗指征者"；同时，考虑到尿路结石如果长期不能排除体外，可能引起肾积水或肾积水加重，甚至出现肾功能衰竭的情况，提出"用药过程中应密切监测肾功能、肾积水及结石排出情况，警惕肾功能受损发生，出现肾功能下降、肾积水加重、无法缓解的肾绞痛、感染等应及时咨询专科医师"。因疗程仅 28 天，故提示"疗程结束若结石未排出，应适时选用其它治疗方法"。

审评报告

四、处理意见

（一）技术结论

经风险获益评估，现有研究和数据支持本品上市用于输尿管结石中医辨证属湿热蕴结证者。

（二）上市后风险控制

药品上市许可持有人应履行主体责任，做好相关风险防控工作，加强上市后不良反应监测。进一步研究和收集用药安全性信息和数据，根据研究结果及时完善说明书。

药学专业内容（略）。

批准日期：2022 年 1 月 10 日

批准文号：国药准字 Z20220002

淫羊藿素软胶囊（CXZS2101001）

申请上市技术审评报告

（国家药品监督管理局药品审评中心　2022 年 5 月）

一、基本信息

（一）申请人信息

	名称	地址
上市许可持有人	北京坤诺基医药科技有限公司	北京市通州区创益东二路甲 15 号院 1 号楼 1 层 101
生产企业	北京康而福药业有限责任公司	北京中关村科技园区昌平园阳坊工业南区

（二）药品的信息

通用名	淫羊藿素软胶囊
成份	淫羊藿素
结构特征	□新化学实体 □已有化合物的成盐或酯等 ■不适用 □其他：
剂型及规格	胶囊剂，每粒装 0.4g（含淫羊藿素 100mg）
适应症	本品适用于不适合或患者拒绝接受标准治疗，且既往未接受过全身系统性治疗的、不可切除的肝细胞癌，患者外周血复合标志物满足以下检测指标的至少两项：AFP ≥ 400ng/mL；TNF-α < 2.5pg/mL；IFN-γ ≥ 7.0pg/mL。 本品基于随机对照Ⅲ期临床试验富集人群的期中分析数据获得附条件批准上市，本适应症的完全批准将取决于计划开展的确证性试验证实本品的临床获益。
用法用量	本品必须在有肿瘤治疗经验的医疗机构中的专业技术人员指导下使用，服用本品前，必须获得经充分验证的检测方法证实的 AFP、TNF-α、IFN-γ 检测结果。 本品的推荐剂量为一次 6 粒，口服，一日 2 次，于早、晚餐后 30 分钟温水吞服。 如果患者漏服一次药物且无法在餐后 2 小时内服用，则应按计划进行下一次服药，无需补服。
受理的注册分类	中药 1.2 类
完成的临床试验内容	境内　■Ⅰ期　　■Ⅱ期　　■Ⅲ期 境外　□Ⅰ期　　□Ⅱ期　　□Ⅲ期
临床试验的合规性	临床试验批件号：2009L10666；2013B00154 伦理审查批件：■有　　□无 知情同意书：■有　　□无

附条件批准	■是　　□否
优先审评审批	■是　　□否 □（一）临床急需的短缺药品、防治重大传染病和罕见病等疾病的创新药和改良型新药； □（二）符合儿童生理特征的儿童用药品新品种、剂量和规格； □（三）疾病预防、控制急需的疫苗和创新疫苗； □（四）纳入突破性治疗药物程序的药品； □（五）符合附条件批准的药品； ■（六）国家药品监督管理局规定其他优先审评审批的情况。
申报情况	■首次申请上市　　□增加新适应症

（三）审评经过

受理日期：2021 年 04 月 08 日

召开会议情况：

序号	会议名称	会议时间
1	综合审评会	2021 年 6 月 30 日
2	专家咨询会	2021 年 9 月 13 日 -14 日
3	综合审评会	2021 年 12 月 14 日
4	综合审评会	2021 年 12 月 20 日

补充资料情况：2021 年 10 月 21 日发出补充资料通知，2021 年 11 月 30 日补回资料。

沟通交流情况：2021 年 3 月 12 日、2021 年 11 月 12 日召开了视频沟通交流会。

（四）其他

本品申报临床和申报生产时名称为"阿可拉定软胶囊"。经国家药典委员会核准，本品通用名称为"淫羊藿素软胶囊"。

二、核查检验及合规评价情况

（一）研制和生产现场检查情况

临床核查：国家药监局核查中心联合广东省和云南省药监局对本品进行了药品注册临床试验现场核查，被核查单位为南方医科大学南方医院和云南省中医医院，核查时间为 2021 年 10 月 12 日至 14 日。根据审核意见及核查报告，本品临床试验现场核查未发现真实性问题和重点关注问题。

药学核查：国家药监局核查中心核查组于 2021 年 8 月 17 日至 20 日对本品进行了药品注册现场核查，研制现场和生产现场未发现真实性问题，核查结论为"通过"。

（二）样品检验情况

中国食品药品检定研究院对三批样品（批号：20201201、20201202、20201203）进行标准复核和样品检验，列入标准的方法可行，样品检验结果均符合规定。

（三）合规性评价

药审中心基于风险评估启动了本品临床试验数据核查及药学研制 / 生产现场核查。

本品临床核查未发现真实性问题，药学核查结论为"通过"。合规专业对现场核查发现的规范性问题进行了合规评价和风险评估，结论为通过。

三、综合审评意见

（一）适应症

本品适用于不适合或患者拒绝接受标准治疗，且既往未接受过全身系统性治疗的、不可切除的肝细胞癌，患者外周血复合标志物满足以下检测指标的至少两项：AFP ≥ 400ng/mL；TNF-α < 2.5pg/mL；IFN-γ ≥ 7.0pg/mL。

肝细胞癌（hepatocellular carcinoma，HCC）是全球第六大常见癌症，为癌症相关死亡原因的第四位。中国 HCC 病例占全球病例的 55%，为我国致死率第三位的高发肿瘤。目前临床上有相当一部分晚期 HCC 患者因体质较弱、肝功能较差及病情较重等多种原因，不适合采用现有的靶向治疗、系统化疗及免疫治疗，存在一定的未被满足的临床需求。

（二）药理毒理评价

药理作用：非临床药效学试验结果显示，淫羊藿素对肝癌原位肿瘤模型小鼠有一定的抑瘤作用，可抑制人肝癌细胞的体外增殖。

毒理研究：

遗传毒性：淫羊藿素 Ames 试验、CHL 细胞染色体畸变试验和小鼠微核试验结果均为阴性。

生殖毒性：大鼠生育力与早期胚胎发育毒性试验、大鼠与兔胚胎–胎仔发育毒性试验、大鼠围产期生殖毒性试验结果均未见与淫羊藿素相关的生殖毒性。

致癌性：淫羊藿素尚未进行致癌性试验。

其他：Beagle 犬经口给予淫羊藿素 20、60、180mg/kg，连续给药 9 个月，中、高剂量组可见个别雌性动物乳头及乳腺增大，组织病理学检查可见腺体、组织增生，且有一定剂量相关性；高剂量组动物 9 个月心电图检查发现 4/8 只动物出现 T 波倒置，ST 段降低。

（三）临床药理学评价

吸收

晚期乳腺癌患者口服淫羊藿素软胶囊后，血浆中药物主要以葡萄糖醛酸结合代谢产物形式存在，原型药物浓度低；血浆中加 β-glucuronidase，把主要代谢产物水解成原型药物后检测原型药物浓度。

晚期乳腺癌患者餐后单次口服 8 粒淫羊藿素软胶囊，血浆中药物达峰时间（T_{max}）为 3.0–6.0h，峰浓度（C_{max}）为 17.9–363.1ng/mL，餐后单次服用 16 粒淫羊藿素软胶囊后 T_{max} 为 2.0–4.0h，C_{max} 为 112.2–395.6ng/mL。

晚期乳腺癌患者餐后口服 2 粒淫羊藿素软胶囊，每日一次连续口服 28 天，平均稳态峰浓度 $C_{ss(max)}$ 为 57.5ng/mL，平均稳态谷浓度 $C_{ss(min)}$ 为 5.3ng/mL，蓄积比（AUC_{0-t} 比值）为 0.9–5.4。

晚期乳腺癌患者餐后单次口服 8–16 粒淫羊藿素软胶囊，与空腹给药相比 AUC_{0-t} 提高 2.1–6.9 倍。

分布

晚期乳腺癌患者餐后单次口服 8–16 粒淫羊藿素软胶囊，分布容积 V_z/F 为 1935–65152L。在 0.2–200μg/mL 浓度范围内，体外淫羊藿素与人血浆蛋白结合率为 82.7%–61.3%。

代谢

健康受试者单次口服 [^{14}C] 淫羊藿素后，血浆中主要检测到 3,7-双葡萄糖醛酸结合和 7-葡萄糖醛酸结合代谢产物。

消除

晚期乳腺癌患者餐后单次服用 8–16 粒淫羊藿素软胶囊后，表观清除率 CL/F 为 262–6107L/h，消除半衰期为 2.0–7.4h。

健康受试者餐后单次口服 [^{14}C] 淫羊藿素后，0–96h 从尿液和粪便中平均总放射性回收率占给药量的 100.62%，其中大部分通过粪便排泄（占给药量的 100.32%），粪便中原型药物占 91.8%，极少量通过尿液排泄（占给药量的 0.30%）。

表 1　晚期乳腺癌患者口服淫羊藿素软胶囊后药代动力学参数

剂量 （粒 / 人 / 次）	空腹		饮食			
	单次给药 8 粒 （n=3）	单次给药 16 粒 （n=3）	单次给药 8 粒 （n=3）	单次给药 16 粒 （n=3）	重复给药 2 粒 （n=3）	
					Day1	Day28
T_{max}（h）	1.6 ± 1.2	2.5 ± 1.8	5.0 ± 1.7	3.0 ± 1.0	2.7 ± 1.5	2.7 ± 1.2
$T_{1/2}$（h）	14.6 ± 8.6	7.6 ± 6.2	4.8 ± 2.7	4.5 ± 0.8	12.9*	30.6 ± 36.9
C_{max}（ng/mL）	33.4 ± 30.5	37.0 ± 29.8	142.4 ± 191.7	245.5 ± 142.5	22.3 ± 11.0	57.5 ± 24.6
AUC_{last}（ng*h/mL）	224.1 ± 269.1	157.9 ± 62.1	1050.4 ± 1564.2	682.3 ± 316.6	225.8 ± 217.5	315.4 ± 136.9
Vz_F_obs（L）	98319 ± 65578	81609 ± 46598	25563 ± 33842	18378 ± 12185	11860*	10492 ± 4927
CL_F_obs（L/H）	6827 ± 5648	9574 ± 4969	3573 ± 2999	2727 ± 1400	733*	608 ± 519

*：统计数据样本量 n=2

在 Ⅰ 期临床研究中选择了晚期乳腺癌患者进行药代动力学研究，在目标适应症患者中尚未进行药代动力学研究，后续研究正在计划中；后续研究中继续优化定量检测方法，进行药代动力学研究。

（四）有效性评价

本品无中医药理论及人用经验支持。

1. 关键临床试验设计和结果

2010 年 11 月至 2021 年 11 月开展了 Ⅰ 期临床试验、Ⅰ B（ⅡA）期临床试验、ⅡB 期临床试验和 Ⅲ 期临床试验。ⅡA 和 ⅡB 期临床试验为单臂临床试验，Ⅲ 期临床试验采用多中心、随机、双盲双模拟、华蟾素片平行对照设计，试验设计样本量 312 例（富集人群 130 例）。

Ⅲ 期临床试验纳入人群为：

年龄 ≥ 18 周岁；

符合《原发性肝癌诊疗规范》（2017 年版），临床诊断标准和 / 或经过病理组织 / 细胞学检查确诊的晚期或已经发生转移的肝细胞癌（HCC）患者，不能够采用肝脏手术和 / 或其他局部治疗（消融或肝动脉介入），或者手术和 / 或其他局部治疗后复发进展；

先前未接受过针对晚期或已经发生转移的 HCC 的一线系统治疗；

不适合采用《原发性肝癌诊疗规范》（2017 年版）推荐的晚期肝癌一线标准治疗；

按照实体瘤反应评估标准（RECIST1.1），至少具有一个可测量靶病灶；

Child-Pugh 肝功能评分 A 级或较好的 B 级（≤ 7 分）；

体力状况 ECOG 评分为 0-1；

预期生存时间 ≥ 12 周；

主要器官功能符合以下要求：

①造血功能：血小板 ≥ 60 × 10^9/L，血红蛋白 ≥ 85g/L，白细胞 ≥ 3.0 × 10^9/L；以上三项可由主要研究者全面衡量患者的状况，适当放宽为：血小板 50-60 × 10^9/L，血红蛋白 80-85g/L，白细胞 2.5-3.0 × 10^9/L（含临界值）；

②肝脏功能：总胆红素 ≤ 1.5 倍正常值上限（ULN），天门冬氨酸氨基转移酶和丙氨酸氨基转移酶 ≤ 5 × ULN，白蛋白 ≥ 28g/L；

③肾脏功能：血清肌酐 ≤ 1.5 × ULN，或肌酐清除率 ≥ 50mL/min；

若 HBV-DNA ≥ 10^4copies/mL（2000IU/mL），必须先行抗病毒保肝治疗，待 HBV-DNA < 10^4copies/mL（2000IU/mL）方可入组；并且继续服用抗病毒药物、监测肝功能和乙肝病毒载量。

富集人群的定义：外周血复合标志物评分 ≥ 2 分的患者（即满足以下检测项要求中的两项或三项）：① AFP ≥ 400ng/mL（1分）② TNF-α < 2.5pg/mL（1分）③ IFN-γ ≥ 7.0pg/mL（1分）。

Ⅲ期临床试验给药方法： 试验组服用淫羊藿素软胶囊及华蟾素片模拟剂，华蟾素组服用华蟾素片和淫羊藿素软胶囊模拟剂。淫羊藿素软胶囊/模拟剂用法为口服，一次 6 粒（每粒装 0.4g，含淫羊藿素 100mg），一日 2 次，连续服用，直至达到终止治疗标准。华蟾素片/模拟剂用法为口服，一次 4 片（0.3g/片），一日 3 次。

共纳入全人群 282 例，其中淫羊藿素组 141 例，华蟾素组 141 例；富集人群 71 例，其中淫羊藿素组 33 例，华蟾素组 38 例。

Ⅲ期临床试验期中分析富集人群的基线：

表 2　富集人群的基线情况

基线指标	淫羊藿素组（N=33）	华蟾素组（N=38）
中位年龄（岁）	50.0	57.0
男性，n（%）	29（87.9%）	31（81.6%）
中位 HCC 病程（天）	282.5	188.5
ECOG 评分 0｜1，n（%）	12（36.4%）｜21（63.6%）	15（39.5%）｜23 （60.5%）
肉眼可见的门静脉浸润或肝外扩散或两者皆有，n（%）	22（66.7%）	26（68.4%）
有 HCC 局部治疗史，n（%）	27（81.8%）	26（68.4%）
Child-Pugh 肝功能评分，A 级｜较好的 B 级，n（%）	33（100%）｜0	36 （94.7%）｜2（5.3%）
乙肝史｜丙肝史，n（%）	30（90.9%）｜2（6.1%）	34（89.5%）｜0
肝硬化史，n（%）	24（72.7%）	26（68.4%）
IFN-γ ≥ 7.0pg/mL，n（%）	12（36.4%）	15（39.5%）
TNF-α < 2.5pg/mL，n（%）	28（84.8%）	28（73.7%）
AFP ≥ 400ng/mL，n（%）	27（81.8%）	35（92.1%）
BCLC 分期 A｜B｜C，n（%）	0｜6（18.2%）｜27（81.8%）	1（2.6%）｜5（13.2%）｜32（84.2%）
研究开始 TNM 分期		
Ⅰ	0	2（5.3%）
Ⅱ	5（15.2%）	4（10.5%）
ⅢA	5（15.2%）	5（13.2%）
ⅢB	2（6.1%）	6（15.8%）
ⅢC	1（3.0%）	0
ⅣA	0	0
ⅣB	20（60.6%）	21（55.3%）

Ⅲ期临床试验期中分析有效性结果：

主要疗效指标总生存期（OS）

富集人群全分析集：淫羊藿素组和华蟾素组的中位 OS 及 95% CI 分别为 13.54（7.36，20.07）个月和 6.87（4.93，11.43）个月，分层风险比（HR）及 95% CI 为 0.43（0.23，0.82），p=0.0092，组间差异具有统计学意义。全人群全分析集：两组中位 OS 及 95% CI 分别为 10.09（8.11，12.94）个月和 12.12（9.43，13.77）个月，分层 HR 及 95% CI 为 1.07（0.80，1.43），p=0.6335，组间差异具有统计学意义。符合方案分析集与全分析集结论一致。

表 3　富集人群主要疗效分析：从随机化至任何死亡时间（OS）– 富集人群全分析集

	淫羊藿素组	华蟾素组
富集人群全分析集人数	33	38
出现死亡人数	25（75.8%）	32（84.2%）
随机化至死亡的时间（月）		
中位数（95% CI）	13.54（7.36，20.07）	6.87（4.93，11.43）
分层 Log-rank p 值	0.0092	
分层风险比（HR）（95% CI）	0.43（0.23，0.82）	
6 月生存率（%）（95% CI）	69.7（51.0，82.4）	55.4（37.8，69.8）
12 月生存率（%）（95% CI）	53.1（34.5，68.6）	33.3（18.1，49.3）

表 4　全人群主要疗效分析：从随机化至任何死亡时间（OS）– 全人群全分析集

	淫羊藿素组	华蟾素组
全人群全分析集人数	141	141
出现死亡人数	100（70.9%）	92（65.2%）
随机化至死亡的时间（月）		
中位数（95% CI）	10.09（8.11，12.94）	12.12（9.43，13.77）
分层 Log-rankp 值	0.6335	
分层风险比（HR）（95% CI）	1.07（0.80，1.43）	
6 月生存率（%）（95% CI）	67.6（58.9，74.9）	72.0（63.2，79.1）
12 月生存率（%）（95% CI）	45.6（36.7，54.2）	52.5（43.1，61.1）

次要疗效指标：

疾病进展时间（TTP）

富集人群全分析集：独立影像评估结果，淫羊藿素组和华蟾素组的中位疾病进展时间（mTTP）及 95% CI 分别为 1.87（1.84,3.71）个月和 1.84（1.81,1.87）个月，分层 HR 及 95% CI 为 0.63（0.34，1.18），p=0.1031。

全人群全分析集：独立影像评估结果，淫羊藿素组和华蟾素组的 mTTP 及 95% CI 分别为 1.87（1.84，3.61）个月和 1.87（1.84，3.65）个月，分层 HR 及 95% CI 为 1.06（0.78，1.43），p=0.6955。

无进展生存期（PFS）

富集人群全分析集：独立影像评估结果，淫羊藿素组和华蟾素组的中位无进展生存期（mPFS）及 95% CI 分别为 1.9（1.8,3.7）个月和 1.8（1.8,1.9）个月，分层 HR 及 95% CI 为 0.72（0.40,1.29），p=0.2038。

全人群全分析集：独立影像评估结果，淫羊藿素组和华蟾素组的 mPFS 及 95% CI 分别为 1.9（1.8，2.0）个月和 1.9（1.9，3.7）个月，分层 HR 及 95% CI 为 1.12（0.84，1.47），p=0.4380。

客观缓解率（ORR）

富集人群全分析集：独立影像评估结果，淫羊藿素组和华蟾素组的 ORR 及 95% CI 分别为 0.0（0.0%，10.6%）和 2.6%（0.1%，13.8%），p=0.3311。

全人群全分析集：独立影像评估结果，淫羊藿素组和华蟾素组的 ORR 及 95% CI 分别为 1.4%（0.2%，5.0%）和 2.8%（0.8%，7.1%），p=0.3834。

疾病控制率（DCR）

富集人群全分析集：独立影像评估结果，淫羊藿素组和华蟾素组的 DCR 及 95% CI 分别为 36.4%（20.4%，54.9%）和 23.7%（11.4%，40.2%），p=0.3853。

全人群全分析集：独立影像评估结果，淫羊藿素组和华蟾素组的 DCR 及 95% CI 分别为 34.8%（26.9%，43.2%）和 36.9%（28.9%，45.4%），p=0.6870。

2. 临床与统计评价

支持本品上市的关键Ⅲ期临床试验"阿可拉定对比华蟾素一线治疗晚期肝细胞癌受试者的有效性与安全性的多中心、随机、双盲、双模拟、Ⅲ期临床试验"（方案号：SNG1705ICR-1）自 2017 年 9 月 8 日启动，研究原计划入组 280 例受试者。在 3.0 版方案生效后，富集人群（复合标志物评分 ≥ 2 分）和非富集人群继续按 1：1 随机入组到试验组与对照组。当入组病例数达到 280 例时，若在富集人群中尚未观察到 106 例的死亡事件数，则按 1：1 继续入组富集人群。方案设计基本可行。

对于主要疗效终点 OS，EFAS 富集人群中，淫羊藿素组和华蟾素组的 mOS 分别为 13.54（7.36，20.07）个月和 6.87（4.93，11.43）个月，淫羊藿素组的 mOS 相对于华蟾素组显著延长，达到 6.67 个月，分层 HR 及 95% CI 为 0.43（0.23，0.82），p=0.0092，组间差异具有统计学意义，亚组分析和根据研究期间的抗肿瘤治疗分组分析均可支持富集人群相对华蟾素获益的结论，富集人群有效性结论相对稳健。

（五）安全性评价

1. 安全性数据

本品Ⅰ、Ⅱ、Ⅲ期临床试验，淫羊藿素组共有 269 例受试者进入安全性数据集。

临床试验期间，常见不良反应（≥ 1%）：

胃肠系统疾病：腹泻、恶心、腹胀、呕吐、腹痛、便秘、口干、胃肠出血。

代谢及营养类疾病：食欲减退、低磷酸血症。

肾脏及泌尿系统疾病：蛋白尿、血尿症。

全身性疾病及给药部位各种反应：乏力、发热、体重降低、盗汗、多汗。

心脏器官疾病：室上性期外收缩、室性期外收缩。

血液及淋巴系统疾病：贫血。

皮肤及皮下组织类疾病：瘙痒症、皮疹、湿疹。

呼吸系统、胸及纵隔疾病：鼻衄。

各类神经系统疾病：味觉障碍。

各类检查：天门冬氨酸氨基转移酶升高、丙氨酸氨基转移酶升高、血胆红素升高、血碱性磷酸酶升高、γ- 谷氨酰转移酶升高、血乳酸脱氢酶升高、血尿酸升高、血小板计数降低、淋巴细胞计数降低、白细胞计数降低、中性粒细胞计数降低、尿中尿胆原增加、心电图 T 波异常。

≥3 级不良反应：

天门冬氨酸氨基转移酶升高、血胆红素升高、γ-谷氨酰转移酶升高、低磷酸血症、低钾血症、血小板计数降低、淋巴细胞计数降低、贫血、食欲减退、尿蛋白检出、尿中尿胆原增加、血压升高、高血压、上呼吸道感染。

≥3 级不良事件：

胃肠系统疾病：腹痛、上消化道出血、上腹痛、腹水、胃肠出血、腹胀、恶心、肠梗阻、胃底静脉曲张破裂出血、腹内积液。

代谢及营养类疾病：低钠血症、低钾血症、食欲减退、低磷酸血症、高血糖症、高钙血症、高钾血症。

全身性疾病及给药部位各种反应：死亡、疼痛、多器官功能不全综合征、乏力、疾病进展、心源性猝死。

血液及淋巴系统疾病：贫血、弥散性血管内凝血。

血管与淋巴管类疾病：出血性休克、高血压。

呼吸系统、胸及纵膈疾病：口咽疼痛、肺栓塞、呼吸困难。

感染及侵染类疾病：上呼吸道感染、胆道感染、慢性乙型肝炎、胃肠炎。

各类神经系统疾病：大脑出血、肝性脑病、昏迷、脊髓压迫、癫痫。

皮肤及皮下组织类疾病：黄色皮肤。

肝胆系统疾病：眼黄疸、胆囊炎、肝肾综合征、肝衰竭、肝细胞性黄疸、高胆红素血症、肝脓肿。

良性、恶性及性质不明的肿瘤（包括囊状和息肉状）：肿瘤出血、癌症疼痛、肿瘤破裂、脊柱转移、进展性肿瘤。

各类损伤、中毒及手术并发症：道路交通事故、多发性骨折、股骨颈骨折。

眼器官疾病：溃疡性角膜炎。

各种肌肉骨骼及结缔组织疾病：背痛、肌痛。

各类检查：血胆红素升高、天门冬氨酸氨基转移酶升高、γ-谷氨酰转移酶升高、血碱性磷酸酶升高、淋巴细胞计数降低、血小板计数降低、丙氨酸氨基转移酶升高、体重降低、白细胞计数降低、血压升高、蛋白尿、尿中尿胆原增加、尿酮体存在、血肌酐升高、血尿酸升高、脂肪酶升高、国际标准化比率升高、活化部分凝血活酶时间延长、纤维蛋白降解物升高、血甘油三酯升高、血白蛋白降低、血钙升高。

严重不良事件：

代谢及营养类疾病：低钠血症、高钙血症、高钾血症、高血糖症。

各类损伤、中毒及手术并发症：道路交通事故、多发性骨折、股骨颈骨折。

胃肠系统疾病：上消化道出血、肠梗阻、胃肠出血、胃炎、腹内积液。

感染及侵染类疾病：胆道感染、感染性肺炎、胃肠炎、脓毒症、肺部感染。

各类神经系统疾病：大脑出血、昏迷、颅内出血、肝性脑病、脊髓压迫、癫痫。

良性、恶性及性质不明的肿瘤（包括囊状和息肉状）：肿瘤出血、脊柱转移、进展性肿瘤。

肝胆系统疾病：肝细胞性黄疸、肝肾综合征、肝衰竭、高胆红素血症、肝脓肿、肝功能异常。

全身性疾病及给药部位各种反应：死亡、多器官功能不全综合征、发热、疾病进展、心源性猝死。

眼器官疾病：溃疡性角膜炎。

各种肌肉骨骼及结缔组织疾病：肌痛。

呼吸系统、胸及纵膈疾病：肺栓塞、呼吸困难。

血管与淋巴管类疾病：出血性休克。

各类检查：血小板计数降低。

2. 临床与统计评价

主要为 1/2 级的胃肠道反应、血常规、肝肾生化指标异常；常见的（发生率 ≥ 5%）不良反应主要为天门冬氨酸氨基转移酶升高、血胆红素升高、腹泻、血小板计数降低、食欲减退、丙氨酸氨基转移酶升高、血碱性磷酸酶升高、蛋白尿、白细胞计数降低、γ- 谷氨酰转移酶升高、恶心、乏力；≥ 3 级不良反应主要为 γ- 谷氨酰转移酶升高、血胆红素升高和天门冬氨酸氨基转移酶升高等。

（六）风险分析与控制

本品临床试验期间发现的不良反应和重要不良事件均已在说明书进行风险提示。对于肝功能异常、肾功能异常、胃肠系统疾病、血小板计数偏低 / 凝血功能异常 / 贫血 / 低磷酸血症、心肌缺血或心肌梗塞、乳腺增生或子宫内膜增生、乙肝病毒载量 ≥ 104copies/mL（2000IU/mL）、妊娠期妇女及哺乳期妇女用药、避孕和儿童用药的注意事项进行了提示。

申请人认为，虽然现有生殖毒性试验结果均未见与本品相关的生殖毒性，但基于患者和子代安全保护的考虑，对于具有生育能力的妇女和男性，建议采取有效的避孕措施。

制定了风险控制计划，在上市后的确证性临床试验中进一步考察本品的安全性。

（七）获益与风险评估

本品工艺基本稳定可行，基本建立了全过程质量控制体系；现有药效学结果显示可抑制人肝癌细胞的体外增殖，对拟定适应症有一定的提示作用；非临床安全性研究基本符合用于恶性肿瘤药物的上市要求。关键性临床试验纳入的受试者主要为"不适合或不愿意接受标准治疗、且既往未接受过全身系统性治疗的、不可切除的肝细胞癌"患者，属严重危及生命且尚无有效治疗手段的疾病。已有Ⅲ期临床试验期中分析结果显示，富集人群当中，本品与对照药物华蟾素片相比在总生存期上具有一定优势。结合专家审评意见，本品基本满足《药品附条件批准上市技术指导原则》（试行）的相关要求，综合评估针对目标人群获益大于风险，具有临床价值。申请人承诺在附条件批准上市后 4 年内完成相关研究，进一步确证本品的安全性、有效性和人体药代动力学行为。

药审中心与申请人讨论确定了上市后确证性临床试验方案，制定了风险控制计划。另外，申请人提交了真实世界临床研究等的研究方案。

（八）说明书审核

以Ⅲ期临床试验期中分析的有效性数据和Ⅰ、Ⅱ、Ⅲ期临床试验的安全性数据为主，结合临床药理学研究的情况，经专家咨询会讨论、中心审评完成了说明书审核。

关于本品适应症的确定：

本品Ⅲ期临床试验纳入的受试者为：不能够采用肝脏手术和 / 或其他局部治疗（消融或肝动脉介入），或者手术和 / 或其他局部治疗后复发进展的肝细胞癌患者，以及不适合采用或者拒绝接受晚期肝细胞癌一线标准治疗的患者。所有受试者均未接受过针对肝细胞癌的一线系统治疗。

Ⅲ期临床试验期中分析的有效性数据显示，在富集人群（患者外周血复合标志物满足以下检测指标的至少两项：AFP ≥ 400ng/mL；TNF-α < 2.5pg/mL；IFN-γ ≥ 7.0pg/mL）当中，本品与对照药物华蟾素片相比在总生存期上具有一定优势，在全人群和非富集人群当中均未展现出有统计学意义的生存获益。结合Ⅲ期临床试验受试人群特征及期中分析有效性结果，经专家咨询会专家审定，确定本品的适应症为："本品适用于不适合或患者拒绝接受标准治疗，且既往未接受过全身系统性治疗的、不可切除的肝细胞癌，患者外周血复合标志物满足以下检测指标的至少两项：AFP ≥ 400ng/mL；TNF-α < 2.5pg/mL；IFN-γ ≥ 7.0pg/mL。"

四、处理意见

（一）技术结论

经风险获益评估，现有研究和数据支持本品上市用于不适合或患者拒绝接受标准治疗，且既往未接受过全身系统性治疗的、不可切除的肝细胞癌，患者外周血复合标志物满足以下检测指标的至少两项：$AFP \geq 400ng/mL$；$TNF-\alpha < 2.5pg/mL$；$IFN-\gamma \geq 7.0pg/mL$。

本品基于随机对照Ⅲ期临床试验富集人群的期中分析数据获得附条件批准上市，本适应症的完全批准将取决于计划开展的确证性试验证实本品的临床获益。

（二）上市后要求

应于 2025 年 12 月 31 日前完成药物临床试验等相关研究，以补充申请方式申报。在临床试验进程中按相关规定及时沟通进展情况，并定期提交药物研发期间安全性更新报告。

临床方面：按照 2021 年 12 月 20 日与药审中心沟通后的《淫羊藿素软胶囊对比华蟾素片一线治疗基线时病情复杂、预后较差的晚期肝细胞癌，复合生物标志物选择人群的前瞻性、随机、阳性平行对照、双盲双模拟的多中心Ⅲ期临床试验》方案（编号 SNG2111-ICR-1，1.1 版本）开展临床试验，继续考察本品在广泛使用条件下的有效性，做好富集指标检测的质量控制，并进行系统的安全性观察，必要时补充观察相关指标。

临床药理方面：按照 2021 年 11 月 30 日与药审中心沟通后的《淫羊藿素软胶囊在健康人体内药代动力学研究》方案（编号 SNG2111-ICR-2，1.0 版本）和《淫羊藿素软胶囊在晚期肝细胞癌患者中的剂量-暴露研究》方案（编号 SNG2111-ICR-3，1.0 版本）开展临床试验，进而获得足够的临床药理学数据以支持本品剂量-暴露-效应关系的获得。

药学方面：略。

其他：目前拟定富集生物标志物的临床意义尚不十分明确，请参照《生物标志物在抗肿瘤药物临床研发中应用的技术指导原则》，继续加强机制研究。

（三）上市后风险控制

加强上市后风险管理，严格按照所提供的上市后风险管理计划落实风险防控管理的主体责任，并按相关规定要求及时报告本品上市后临床应用以及临床试验中出现的非预期严重不良反应（SUSAR）。上市后使用中加强主动的安全性重点监测，按相关法规要求及时提交本品定期安全性报告。

批准日期：2021 年 12 月 31 日

批准文号：国药准字 Z20210009

七蕊胃舒胶囊（CXZS2000009）

申请上市技术审评报告

（国家药品监督管理局药品审评中心　2022 年 4 月）

一、基本信息

（一）申请人信息

	名称	地址
上市许可持有人	健民药业集团股份有限公司	湖北省武汉市汉阳区鹦鹉大道 484 号
生产企业	健民药业集团股份有限公司	湖北省武汉市汉阳区鹦鹉大道 484 号

（二）药品的信息

通用名	七蕊胃舒胶囊
处方	三七、枯矾、煅花蕊石、酒大黄
剂型及规格	胶囊剂、每粒装 0.5g（相当于饮片 0.5g）
功能主治	活血化瘀，燥湿止痛。用于轻中度慢性非萎缩性胃炎伴糜烂湿热瘀阻证所致的胃脘疼痛，舌质紫黯或瘀斑瘀点、舌苔黄腻、脉弦涩或弦滑。
用法用量	口服。一次 4 粒，一日 2 次，早晚餐前半小时服用。疗程 4 周。
受理的注册分类	中药 1.1 类
完成的临床试验内容	境内　□Ⅰ期　■Ⅱ期　■Ⅲ期 境外　□Ⅰ期　□Ⅱ期　□Ⅲ期
临床试验的合规性	临床试验批件号：2001ZL094 伦理审查批件：■有　　□无 知情同意书：■有　　□无
附条件批准	□是　■否
优先审评审批	□是　■否
申报情况	■首次申请上市　　□增加新适应症

（三）审评经过

受理日期：2020 年 12 月 27 日

召开会议情况：

序号	会议名称	会议时间
1	综合审评会	2021 年 5 月 14 日
2	专家咨询会	2021 年 6 月 3 日
3	综合审评会	2021 年 11 月 2 日

补充资料情况：2021 年 7 月 2 日发出补充资料通知，2021 年 10 月 20 日申请人补回资料。

沟通交流情况：申请人提出 Pre-NDA 沟通交流申请后，中心于 2020 年 11 月 10 日书面反馈。

（四）其他

本品申报临床和申报生产名称均为"利胃胶囊"。经国家药典委员会核准，本品通用名称为"七蕊胃舒胶囊"。

二、核查检验及合规评价情况

（一）研制和生产现场检查情况

临床核查：国家局核查中心联合浙江省和四川省药品监督管理局于 2021 年 7 月 21 日至 23 日、5 月 26 日至 29 日对本品种申报的药物临床试验数据开展了现场核查，被核查单位为临床试验机构温州市中医院（中医消化内科）和西南医科大学附属中医医院（中医消化脾胃科）。本次现场核查未发现真实性问题。

药学核查：国家局核查中心委派检查组于 2021 年 5 月 12 日至 16 日对本品进行了注册研制及生产现场核查。被核查单位为健民药业集团股份有限公司，核查地点为湖北省武汉市汉阳区鹦鹉大道 484 号。本次现场核查结论为"通过"。

（二）样品检验情况

中国食品药品检定研究院分别于 2021 年 7 月 14 日、2021 年 12 月 2 日完成了本品的标准复核和样品检验。列入药品注册标准的检验方法经复核均可行，6 批样品检验结果均符合规定。

（三）合规性评价

药审中心基于风险评估启动了本品临床试验数据核查及药学研制 / 生产现场核查。

本品临床核查未发现真实性问题，药学核查结论为"通过"。合规专业对现场核查发现的规范性问题进行了合规评价和风险评估，结论为通过。

三、综合审评意见

（一）功能主治

本品功能主治：活血化瘀，燥湿止痛。用于轻中度慢性非萎缩性胃炎伴糜烂湿热瘀阻证所致的胃脘疼痛，舌质紫黯或瘀斑瘀点、舌苔黄腻、脉弦涩或弦滑。

慢性胃炎是由多种原因引起的胃黏膜的慢性炎症，是消化系统常见病之一，分慢性非萎缩性胃炎及慢性萎缩性胃炎两大类，主要症状包括上腹部疼痛、餐后饱胀不适等。

以上腹部疼痛为主症者，属中医"胃脘痛"范畴；以餐后饱胀不适为主症者，属中医"痞满"范畴。中医认为，外邪犯胃、饮食伤胃、情志不畅及脾胃素虚等，均可引起胃失和降而使本病发生。对于慢性非萎缩性胃炎的治疗，中医学一般从整体出发，采取扶正祛邪的原则辨证施治，在缓解临床症状方面具有优势。

（二）药理毒理评价

1. 主要药效学

研究了本品对大鼠乙酸胃溃疡愈合及胃酸分泌的影响、对酒精诱发的大鼠胃黏膜损伤的影响、对冰醋酸诱发小鼠腹痛的作用以及对大鼠胃黏膜血流量的影响等，初步提示本品对模型所致胃溃疡及其相关症状有一定改善作用。

2. 毒理学试验

（1）单次给药毒性试验，昆明种小鼠20只，利胃胶囊药粉用自来水配制成40%混悬液（最大给药浓度），按0.8mL/只在24h内两次经口，小鼠日给药量为32g饮片/kg，相连续观察7d。结果：未见动物死亡和异常反应，最大耐受量（MTD）为32g饮片/kg，按公斤体重计算，约相当于临床拟用量的450倍。

（2）重复给药毒性试验，Wistar大鼠，分成溶媒对照组（自来水）和本品低、高剂量组（1.9和3.8g饮片/kg），每组20只，雌雄各半，以10mL/kg体积经口给药，连续11周，给药期间对动物进行一般观察，最后一次给药结束24h后，各组均取14只大鼠，以1.5%戊巴比妥钠3mL/kg腹腔麻醉后，眼眶取血，分别进行血液学和血液生化指标测定；断头放血后取脑并剖取内脏进行病理组织学检查，对主要脏器称重，计算脏器系数。每组剩余大鼠进行2周恢复期观察。结果：未见任何毒性反应情况，未见明显不良反应剂量（NOAEL）为高剂量（3.8g饮片/kg），按公斤体重计算约相当于临床拟用量的50倍。

本品研究开始历史较长，非临床研究在上世纪九十年代开展，规范性弱，相关数据对人体用药的参考意义小，考虑本品已经完成人体研究，故本产品说明书不保留【药理毒理】项。

（三）临床药理学评价

不适用。

（四）有效性评价

1. 中医药理论

本品以"活血化瘀，燥湿止痛"为治法，方中三七甘缓温通，苦降下泄，能散瘀止血，消肿定痛，用于瘀血阻滞之胃痛症。枯矾助三七燥湿生肌、消肿定痛，为臣药。煅花蕊石化瘀止血，并能制酸止痛，为佐药。酒大黄调气止痛，引药上行，驱热下达，清血分热，为方中使药。诸药相合，共奏活血化瘀，燥湿止痛之功。

2. 人用经验

本品作为医疗机构中药制剂临床应用多年，提供了1989年至1998年期间，本品（2-4粒/次，2-4次/日）与胃复安胶囊（10mg，3次/日）对照，用于胃痛中医辨证属痰湿瘀滞证患者的人用经验总结，样本量共111例，其中试验组83例，对照组28例，疗程多为4周。结果显示，本品在胃脘疼痛消失率上高于胃复安胶囊组，组间差异有统计学意义。

3. 关键临床试验设计和结果

本品于2001年由国家药品监督管理局批准临床试验，于2017年6月至2019年7月开展了Ⅲ期临床试验，采用多中心、随机、双盲、平行对照设计。Ⅲ期临床试验采用三九胃泰胶囊对照，试验组样本量360例、对照组120例。

Ⅲ期临床试验纳入人群为：18-65岁，符合慢性非萎缩性胃炎伴糜烂的诊断标准、中医辨证属湿热瘀滞证、胃脘疼痛评分3-6分者。给药方法：试验组服用七蕊胃舒胶囊，对照组服用三九胃泰胶囊，均为一次4粒，一日2次（早、晚餐前半小时各一次）。疗程4周。Ⅲ期临床试验有效性结果显示，主要疗效指标用药4周胃脘疼痛消失率，FAS：试验组65.22%，三九胃泰胶囊组45.13%，组间差值及95%置信区间（%）为20.08（9.62，30.55），试验组优于三九胃泰胶囊组，PPS与FAS结论一致。次要疗效指标中医证候改善率试验组高于三九胃泰胶囊组；其他次要疗效指标胃镜下胃黏膜糜烂痊愈率、胃镜下胃黏膜总体病变痊愈率、病理组织学活动性炎症痊愈率、病理组织学慢性炎症痊愈率、幽门螺杆菌根除率组间差异无统计学意义。

4. 临床与统计评价

审评未发现重大数据质量问题。针对主要疗效指标，由于申请人未考虑中心效应、基线胃脘疼痛评分对结果的影响，审评采用 Logistic 回归模型，将中心因素、基线胃脘疼痛评分作为协变量对主要疗效指标进行敏感性分析，优效性结论保持不变。针对次要疗效指标，除中医证候疗效总有效率的两组组间差异有统计学意义外，胃脘痞胀消失率、胃镜下胃黏膜糜烂痊愈率、胃镜下胃黏膜总体病变痊愈率、病理组织学活动性炎症痊愈率、病理组织学慢性炎症痊愈率、Hp 根除率这六个次要指标两组比较的组间差异均无统计学意义。

有效性结果显示，本品在胃脘疼痛症状改善上与三九胃泰胶囊对比有一定优势，在其他次要疗效指标上如胃脘痞胀、嗳气、口苦或口臭或粘、嘈杂、泛酸症状改善及胃镜下及组织病理学表现自身治疗前后比较均有所改善，与三九胃泰胶囊比较无统计学差异，未出现加重等不利影响。

（五）安全性评价

1. 安全性数据

Ⅱ、Ⅲ期试验组共有 591 例受试者进入安全性数据集。出现 7 例月经量增多或减少、2 例丙氨酸氨基转移酶升高（疗后最高值为 69U/L）、1 例天门冬氨酸氨基转移酶疗后升高至 54U/L、2 例 γ– 谷氨酰转肽酶升高（疗后最高值为 141U/L）、1 例腹痛、1 例腰痛、1 例肠鸣亢进、1 例大便次数增多、1 例便溏、1 例纤维蛋白原疗后降低至 1.7g/L、1 例活化部分凝血活酶时间疗后延长至 50.6 秒、1 例皮疹瘙痒、1 例尿蛋白异常等。

2. 临床与统计评价

认可安全性数据结果，安全性方面未见明显的严重风险信号。

（六）风险分析与控制

本品研究期间，试验组出现可能与药物相关的不良反应有月经量增多或减少、肝生化指标升高、腹痛、腰痛、肠鸣亢进、大便次数增多、便溏、凝血功能异常、皮疹瘙痒、尿蛋白异常等，上述不良反应已写入说明书【不良反应】项及【临床试验】项下，同时根据出现月经量增多或减少的不良反应，结合本品组方有活血化瘀的功效，在【注意事项】中提示"妇女月经期慎用"。

考虑到本品组方药味枯矾中含铝，长期使用会对透析患者造成一定的风险，建议正在接受透析治疗者禁用。临床试验方案中排除了妊娠期、哺乳期妇女，且本品有活血化瘀的功效，建议孕妇及哺乳期妇女禁用，上述内容已写入说明书【禁忌】项下。

本品Ⅲ期结果显示，在胃镜下胃黏膜糜烂、Hp 根除率等方面两组比较的组间差异均无统计学意义。结合相关指南推荐，建议幽门螺杆菌感染者应行根除治疗，同时也在【注意事项】中提示"本品尚无改善胃黏膜糜烂的有效性数据"。

本品现有重复给药毒性试验给药周期仅 11 周，临床试验疗程设置为 4 周，故在【注意事项】中提示"不得长期反复用药，不得超说明书疗程剂量用药"；纳入人群不包含 18 岁以下儿童，故在【注意事项】中提示"本品尚无用于儿童人群的有效性和安全性数据。"。

同时根据本品组方特点及专家会意见，在说明书【注意事项】中提示"服药期间饮食宜清淡，忌辛辣刺激性食物。""脾胃虚寒或平素容易腹泻者慎用。"

（七）获益与风险评估

开展的Ⅲ期临床试验采用多中心、随机、双盲、平行对照设计。有效性结果显示，主要疗效指标用药 4 周胃脘疼痛消失率，FAS：试验组 65.22%，三九胃泰胶囊组 45.13%，组间差值及 95% 置信区间（%）为 20.08（9.62，30.55），试验组优于三九胃泰胶囊组，PPS 与 FAS 结论一致。次要疗效指标中医证候改善率试验组高于三九胃泰胶囊组；其他次要疗效指标胃镜下胃黏膜糜烂痊愈率、胃镜下胃黏膜总体病变痊愈率、病理组织学活动性炎症痊愈率、病理组织学慢性炎症痊愈率、幽门螺杆菌根除率组间差异无统计学意义。本品在胃脘疼痛症状改善上与三九胃泰胶囊对比有一定优势，在其他次要疗效指标上如胃脘痞胀、嗳气、口苦或口臭或粘、嘈杂、泛酸症状改善及胃镜下及组织病理学表现自身治疗前后比较均有所改善，与三九胃泰胶囊比较未有统计学差异，未出现加重等不利影响。本品安全性方面未见明显的严重风险信号，可以为临床用药提供新的选择，现有临床试验结果可以说明本品的有效性和安全性，风险获益评估获益大于风险。

（八）说明书审核

以Ⅲ期临床试验的有效性和Ⅱ、Ⅲ期临床试验的安全性数据为主，结合本品的中医药理论及人用经验，经专家咨询会讨论、中心审评完成了说明书审核。详见本品说明书。

四、处理意见

（一）技术结论

经风险获益评估，现有研究和数据支持本品上市用于"轻中度慢性非萎缩性胃炎伴糜烂湿热瘀阻证所致的胃脘疼痛，舌质紫黯或瘀斑瘀点、舌苔黄腻、脉弦涩或弦滑"的治疗。

（二）上市后风险控制

本品上市后，药品上市许可持有人应履行主体责任，做好相关风险防控工作，加强上市后不良反应监测。进一步研究和收集用药安全性信息和数据，根据研究结果及时完善说明书。

药学专业内容（略）。

批准日期：2021 年 12 月 14 日

批准文号：国药准字 Z20210008

解郁除烦胶囊（CXZS2100007）

申请上市技术审评报告

（国家药品监督管理局药品审评中心　2022 年 4 月）

一、基本信息

（一）申请人信息

	名称	地址
上市许可持有人	石家庄以岭药业股份有限公司	石家庄市高新技术开发区天山大街 238 号
生产企业	石家庄以岭药业股份有限公司	石家庄市高新技术开发区天山大街 238 号

（二）药品的信息

通用名	解郁除烦胶囊
处方	栀子、姜厚朴、姜半夏、连翘、茯苓、紫苏梗、枳壳、甘草。
剂型及规格	胶囊剂，每粒装 0.4g（相当于饮片 1.55g）
功能主治	解郁化痰，清热除烦。适用于轻、中度抑郁症中医辨证属气郁痰阻、郁火内扰证，症见情绪低落、心绪不宁、咽中如有异物、胸脘痞闷、食欲不振、易叹气、失眠多梦、头晕耳鸣、口苦咽干、大便秘结，舌红苔腻、脉弦滑等。
用法用量	口服。一次 4 粒，一日 3 次。疗程 6 周。
受理的注册分类	中药 1.1 类
完成的临床试验内容	境内　□I 期　■II 期　■III 期 境外　□I 期　□II 期　□III 期
临床试验的合规性	临床试验批件号：2008L00326 伦理审查批件：■有　　□无 知情同意书：■有　　□无
附条件批准	□是　■否
优先审评审批	□是　■否
申报情况	■首次申请上市　　□增加新适应症

（三）审评经过

受理日期：2021 年 3 月 3 日

召开会议情况：

序号	会议名称	会议时间
1	综合审评会	2021 年 6 月 1 日
2	专家咨询会	2021 年 7 月 21 日
3	综合审评会	2021 年 8 月 12 日
4	综合审评会	2021 年 11 月 26 日

补充资料情况：2021 年 8 月 18 日发出补充资料通知，2021 年 11 月 12 日申请人补回资料。

（四）其他

本品申报临床时名称为"解郁除烦胶囊"，申报生产名称"苏夏解郁除烦胶囊"。经国家药典委员会核准，本品通用名称为"解郁除烦胶囊"。

二、核查检验及合规评价情况

（一）研制和生产现场检查情况

临床核查：国家药监局核查中心联合北京市药监局和河南省药监局对本品进行了药品注册临床试验现场核查，被核查单位为中国中医科学院广安门医院、河南省中医院，核查时间为 2021 年 9 月 14 日至 16 日、2021 年 10 月 14 日至 16 日。根据审核意见及核查报告，本品临床试验现场核查未发现真实性问题和重点关注问题。

药学核查：国家药监局审核查验中心核查组联合河北省药品监督管理局于 2021 年 8 月 23 日至 27 日对本品进行了药品注册现场核查。被核查单位：石家庄以岭药业股份有限公司，核查地点：石家庄市高新技术开发区天山大街 238 号。现场核查结论为"通过"。

（二）样品检验情况

中国食品药品检定研究院对 3 批样品（批号：A1811001、A1812001、A1812002）进行了复核检验，甘草鉴别项因存在阴性干扰未列入质量标准，列入质量标准的各检测项目复核检验结果均符合规定。

（三）合规性评价

药审中心基于风险评估启动了本品临床试验数据核查及药学研制 / 生产现场核查。

根据审核意见及核查报告，本品临床试验数据核查及药学研制和生产现场核查未发现真实性问题。

三、综合审评意见

（一）适应症 / 功能主治

本品功能主治：解郁化痰，清热除烦。适用于轻、中度抑郁症中医辨证属气郁痰阻、郁火内扰证，症见情绪低落、心绪不宁、咽中如有异物、胸脘痞闷、食欲不振、易叹气、失眠多梦、头晕耳鸣、口苦咽干、大便秘结，舌红苔腻、脉弦滑等。

抑郁症是抑郁障碍的一种典型状况，临床表现以心境低落为主，伴有兴趣和愉快感丧失、精力减退或疲乏感、睡眠障碍等症状，也可伴发焦虑状态。其病因和发病机制尚不明确，研究显示其发病与社会、心理、生物等因素有关。抑郁症的治疗关键在于早期干预，改善症状，提高生存质量，恢复社会功能。目前治疗措施包括心理治疗、物理治疗和药物治疗等。

抑郁症属中医"郁证"等情志病范畴，抑郁情绪相关症状描述为"悲""忧""不乐""怫郁"等。常见证型包括肝郁气滞证、痰热扰神证、肝郁脾虚证、心胆气虚证、心脾两虚证等。实证根据相应证型采用理气、化痰、清火法，虚证重在养心安神，并根据损及脏腑和气血阴精的不同而补之。虚实夹杂者视虚实偏重而兼顾。

（二）药理毒理评价

非临床药效学试验结果显示，本品经口给药，可改善腹腔注射利血平诱导的抑郁症模型小鼠体温降低及眼睑下垂、活动减少等，可提高捣毁嗅球雄性大鼠糖水偏爱系数，缩短新奇环境摄食潜伏期，延长旷场试验总路程和活动时间，缩短休息时间等。

安全性研究方面，完成小鼠急性毒性试验和大鼠 26 周重复给药毒性试验，可见体重下降，21.03g 生药 /kg 组 2/40 小鼠分别在给药结束时或恢复期可见肝汇管区毛细管及上皮轻度增生，该剂量相当于临床拟定用法用量的 10 倍（按体表面积换算）。

（三）临床药理学评价

不适用。

（四）有效性评价

1. 中医药理论

本品以"解郁化痰、清热除烦"为治法，处方在《伤寒杂病论》中治疗痰气郁结之半夏厚朴汤与治疗热郁胸腹之栀子厚朴汤的基础上化裁：姜厚朴、姜半夏解郁化痰、降气除满，栀子、连翘轻宣郁火、清热除烦，伍以紫苏梗、枳壳顺气宽中、散结消痞，茯苓渗湿宁神，甘草益心宁神，诸药合用，气机得疏，郁火得消，痰浊得化，脏腑得和，心神得安，标本兼顾，而奏解郁化痰、清热除烦之功效。

2. 人用经验

本品来源于临床经验方，但未对既往人用经验进行系统总结，未提交人用经验总结资料。

3. 关键临床试验设计和结果

临床试验概况：2009 年 7 月至 2010 年 6 月，完成 Ⅱ 期临床试验；2011 年 1 月至 2011 年 12 月，完成 Ⅲ 期临床试验。

研究设计：支持本品上市申请的 Ⅲ 期临床试验采用多中心、随机、双盲双模拟、安慰剂和盐酸氟西汀片平行对照的研究设计，试验组 – 安慰剂组采用优效设计，优效界值预设为 4 分；试验组 – 盐酸氟西汀片组采用非劣效设计，非劣效界值预设为 2 分。纳入符合中国精神障碍分类与诊断标准（CCMD-3）抑郁发作的诊断标准且中医辨证属气郁痰阻、郁火内扰证者，要求 18–65 周岁，17 分 ≤ 汉密尔顿抑郁量表 –17 项（HAMD$_{-17}$）评分 ≤ 24 分，汉密尔顿焦虑量表（HAMA）评分 ≤ 21 分，病程 > 2 周。

给药方法：试验组服用解郁除烦胶囊（一次 4 粒，一日 3 次）以及盐酸氟西汀片模拟药（一次 2 片，一日 1 次），盐酸氟西汀片组服用盐酸氟西汀片（一次 2 片，一日 1 次）以及解郁除烦胶囊模拟药（一次 4 粒，一日 3 次），安慰剂组服用解郁除烦胶囊模拟药（一次 4 粒，一日 3 次）以及盐酸氟西汀片模拟药（一次 2 片，一日 1 次），疗程 6 周。

合并用药规定：允许临时使用佐匹克隆缓解睡眠障碍；不合并使用心境稳定剂和心理治疗、其他抗精神病药、抗抑郁药和抗焦虑药、其它主要作用于中枢神经系统的药物。

有效性观测指标：主要疗效指标：汉密尔顿抑郁量表（HAMD$_{17}$）评分；次要疗效指标：汉密尔顿焦虑量表（HAMA）评分、中医证候、单项症状计分、临床疗效总评量表（CGI）。

病例分布和基线情况：共入组 560 例受试者，进入全分析集（FAS 集）555 例，其中试验组 334 例、安慰剂组 111 例、阳性对照组 110 例；进入符合方案集（PPS 集）455 例，其中试验组 270 例、安慰剂组 92 例、阳性对照组 93 例；进入安全性分析集（SS 集）555 例，其中试验组 334 例、安慰剂组 111 例，阳性对照组 110 例。受试者基线均衡可比。

有效性结果：基于 FAS 集，用药 6 周后，主要疗效指标 $HAMD_{-17}$ 评分较基线下降最小二乘均值：试验组为 9.85 分、安慰剂组为 4.55 分、盐酸氟西汀片组为 9.65 分，试验组与安慰剂组差值及 95% CI 为 5.30（4.27，6.33），试验组与盐酸氟西汀片组差值及 95% CI 为 0.20（-0.83，1.23）；基于 PPS 集，试验组为 11.29 分，安慰剂组为 4.82 分，盐酸氟西汀片组为 10.78 分，试验组与安慰剂组差值及 95% CI 为 6.47（5.56，7.39），试验组与盐酸氟西汀片组差值及 95% CI 为 0.51（-0.40，1.42）。FAS 集和 PPS 集结论一致，试验组优效于安慰剂组，非劣效于盐酸氟西汀片组。次要疗效指标中，CGI 评分、HAMA 评分下降值、中医证候疗效、中医证候总分、中医单项症状评分，试验组疗效较安慰剂组有所改善。中医证候中的单项症状评分包括精神抑郁、心绪不宁、胸脘痞闷、食欲不振、善太息、失眠多梦、头晕耳鸣、咽堵、口苦咽干、大便秘结等评分，试验组疗效较安慰剂组有所改善。

4. 临床与统计评价

本品关键性临床试验设计中，主要疗效指标为 $HAMD_{-17}$ 减分值，同时进行了试验药与安慰剂对照的优效检验（优效界值为 4）和与阳性对照药的非劣效检验（非劣效界值为 2）。现有结果均达到了试验药优效于安慰剂、非劣效于阳性对照药的统计结论。

本品有效性和安全性的统计分析方法基本合理，分析数据集划分原则符合一般统计学要求。审评复核结果与申请人结果一致，临床认可该研究试验组优效于安慰剂组、非劣效于盐酸氟西汀片组的统计结论。

（五）安全性评价

1. 安全性数据

安全性指标包括一般体检项目，血、尿、便常规，心电图，肝功能（ALT、AST）、肾功能（BUN 和 Cr）以及不良事件。

Ⅱ、Ⅲ期试验组共有 451 例受试者进入安全性数据集。Ⅱ期临床试验，试验组、安慰剂组、盐酸氟西汀片组不良事件发生例数 / 例次分别为 8 例 9 例次、8 例 9 例次、17 次 23 例次；Ⅲ期临床试验试验组、安慰剂组、盐酸氟西汀片组不良事件发生例数 / 例次分别为 21 例 22 例次、11 例 13 例次、23 例 31 例次。Ⅱ、Ⅲ期临床试验均未发生严重不良事件。

2. 临床与统计评价

Ⅱ、Ⅲ期试验组不良事件中，不良反应主要为恶心、头痛、胸部不适、尿白细胞增加（疗后最高值为 15-20/HP）、血白细胞计数降低（疗后最低值为 $3.41 \times 10^9/L$）等。

试验组有受试者治疗后出现心电图 T 波异常，研究者判定认为未见新增有临床意义的异常。考虑到受试者年龄偏低，发生心肌缺血的可能性较小，未计入不良反应。

申请人对Ⅱ期、Ⅲ期受试者合并基础疾病的情况以及该类患者是否出现心电图检查异常进行了统计，各组间发生率未见明显差异。

（六）风险分析与控制

本品Ⅱ、Ⅲ期临床试验期间未发生严重不良事件。与药物关系判定为可能有关、可能无关等情形的不良事件已写入说明书【不良反应】项下；说明书【注意事项】对中医辨证、疾病分型、特殊人群用药等方面作出提示，以降低本品用药风险，如提示不宜用于虚证、寒证，说明了尚无用于抑郁症重度抑郁、难治性抑郁或双相障碍者的有效性和安全性数据。同时，要求药品上市许可持有人加强上市后不良反应监测，进一步研究和收集用药安全性信息和数据，并根据研究结果及时完善说明书。

（七）获益与风险评估

本品为申报生产的中药复方制剂，支持本品上市申请的Ⅲ期临床试验结果基本说明了本品的安全性和有效性，适用于改善轻、中度抑郁症中医辨证属气郁痰阻、郁火内扰证患者的临床症状，已有安全性信息已列入说明书中。现场检查未发现真实性问题。综合评估认为，风险受益评估受益大于风险。

（八）说明书审核

以Ⅲ期临床试验的有效性和Ⅱ、Ⅲ期临床试验的安全性数据为主，结合本品的中医药理论，经专家咨询会讨论、中心审评完成了说明书审核。详见本品说明书。

四、处理意见

（一）技术结论

经风险获益评估，现有研究和数据支持本品上市用于轻、中度抑郁症中医辨证属气郁痰阻、郁火内扰证，症见情绪低落、心绪不宁、咽中如有异物、胸脘痞闷、食欲不振、易叹气、失眠多梦、头晕耳鸣、口苦咽干、大便秘结，舌红苔腻、脉弦滑等。

（二）上市后风险控制

本品上市后，药品上市许可持有人应履行主体责任，做好相关风险防控工作，加强上市后不良反应监测。进一步研究和收集用药安全性信息和数据，根据研究结果及时完善说明书。

药学专业内容（略）。

批准日期：2021 年 12 月 14 日

批准文号：国药准字 Z20210007

虎贞清风胶囊（CXZS2000006）

申请上市技术审评报告

（国家药品监督管理局药品审评中心　2022 年 5 月）

一、基本信息

（一）申请人信息

	名称	地址
上市许可持有人	一力制药股份有限公司	广东省四会市东城区凤山路
生产企业	一力制药股份有限公司	广东省四会市东城区凤山路

（二）药品的信息

通用名	虎贞清风胶囊
处方	虎杖、车前草、女贞子、蜂房
剂型及规格	颗粒剂，每粒装 0.40g（每 1g 相当于饮片 2.33g）。
功能主治	清热利湿，化瘀利浊，滋补肝肾。用于轻中度急性痛风性关节炎中医辨证属湿热蕴结证，症见关节疼痛、肿胀、发热、活动受限、口渴、烦闷不安，舌红、苔黄或黄腻、脉滑数。
用法用量	口服。一次 4 粒，一日 3 次。疗程 3 天。
受理的注册分类	中药 1.1 类
完成的临床试验内容	境内　　□Ⅰ期　　■Ⅱ期　　■Ⅲ期 境外　　□Ⅰ期　　□Ⅱ期　　□Ⅲ期
临床试验的合规性	临床试验批件号：2008L02043 伦理审查批件：■有　　□无 知情同意书：■有　　□无
附条件批准	□是　　■否
优先审评审批	□是　　■否
申报情况	■首次申请上市　　□增加新适应症

（三）审评经过

受理日期：2020 年 11 月 26 日

召开会议情况：

序号	会议名称	会议时间
1	综合审评会	2021 年 5 月 14 日
2	专家咨询会	2021 年 6 月 18 日

补充资料及沟通交流情况：2021 年 8 月 31 日发出补充资料通知；2021 年 11 月 10 日申请人补回资料。2020 年 3 月申报 NDA 前进行了正式的沟通交流。

（四）其他

本品申报临床时名称为"虎贞痛风胶囊"，申报生产名称"虎贞清风胶囊"。经国家药典委员会核准，本品通用名称为"虎贞清风胶囊"。

二、核查检验及合规评价情况

（一）研制和生产现场检查情况

临床核查：合规专业临床方面：国家局核查中心联合陕西省和福建省药品监督管理局于 2021 年 3 月 24 日 –26 日、4 月 7 日 –9 日对该品种 III 期临床试验的 14 家临床试验机构中的 2 家进行了现场核查，被检查单位为陕西省人民医院和厦门市中医院。核查结论为没有涉及真实性问题，仅涉及了规范性问题。核查中发现的问题对评价本品安全有效性结果没有明显影响。

药学核查：国家药品监督管理局食品药品审核查验中心于 2021 年 4 月 7 日至 10 日委派核查组对本品实施了药品注册研制 / 生产现场核查。研制和生产现场核查中均未发现真实性问题，工艺验证批生产工艺、质量标准与注册申报资料基本一致。现场检查结论为"通过"。

（二）样品检验情况

中国食品药品检定研究院分别于 2021 年 8 月 18 日、2021 年 11 月 4 日完成了本品的标准复核和样品检验。列入药品注册标准的检验方法经复核均可行，3 批样品复核检验结果均符合规定。

（三）合规性评价

药审中心基于风险评估启动了本品临床试验数据核查及药学研制 / 生产现场核查。

本品临床核查未发现真实性问题，药学核查结论为"通过"。合规专业对现场核查发现的规范性问题进行了合规评价和风险评估，结论为通过。

三、综合审评意见

（一）功能主治

本品功能主治：清热利湿，化瘀利浊，滋补肝肾。用于轻中度急性痛风性关节炎中医辨证属湿热蕴结证，症见关节疼痛、肿胀、发热、活动受限、口渴、烦闷不安，舌红、苔黄或黄腻、脉滑数。

痛风是一种单钠尿酸盐（MSU）沉积所致的晶体相关性关节病，与嘌呤代谢紊乱及（或）尿酸排泄减少所致的高尿酸血症直接相关，属代谢性风湿病范畴。临床表现为高尿酸血症和尿酸盐结晶沉积所致的特征性急性关节炎、痛风石形成、痛风石性慢性关节炎。痛风可并发肾脏疾病，严重者可出现关节破坏、肾功能损害等。临床治疗急性痛风性关节炎以尽快控制症状、缓解患者病痛为目的，主要以应用非甾体类抗炎药（NSAIDs）、秋水仙碱、激素等为主。上述药物虽能迅速止痛，但副作用大，临床使用受限制。

中医古文献中没有"痛风性关节炎"的概念，症状类同疾病有痛痹、历节、白虎、痛风等不同名称。痛风其病机在于人体正气不足，脾胃失调，湿热痰瘀留滞经络，复因饮食劳倦，七情所伤，感受外邪，内外合邪，气血凝滞不通，湿浊流注关节，发为痛风；久病入络，气血失畅，瘀血凝滞，痰瘀互结而致关节肿大畸形。其病位在四肢关节，甚则累及脏腑，与肝，脾，肾三脏关系密切。目前，治疗痛风的中药品种不多，且多只注重祛邪。

（二）药理毒理评价

非临床药效学试验结果显示，本品为新的中药复方制剂，主要药效学试验方面进行了抗炎、镇痛和利尿作用试验，均采用预防给药，药效学试验剂量为：小鼠 0.25、0.5、1g 制剂 /kg，大鼠 0.25、0.5、1g 制剂 /kg，家兔 0.2、0.35、0.7g 制剂 /kg。（1）抗炎试验表明，本品中、高剂量组可抑制兔关节积液中白细胞的增高，同时减轻关节滑膜炎症；本品可抑制 MSU 和蛋清所致大鼠足趾肿胀和二甲苯所致小鼠耳肿胀，提示具有一定的抗炎作用。（2）镇痛试验表明，本品各剂量组可降低醋酸致小鼠扭体反应次数、延长热刺激所致小鼠的痛阈值，并抑制酒石酸娣钾所致小鼠疼痛作用，提示具有一定的镇痛作用。（3）利尿作用表明，本品具有明显的利尿作用和促进尿酸钠排泄的作用。

安全性研究方面，小鼠单次灌胃给予本品 10g 制剂 /kg［按体表面积计，相当于临床用药量（4.8g/ 日）的 10 倍］，药后均未见明显毒性。Wistar 大鼠连续 90 天灌胃给予本品 1.25、2.5 和 5g 制剂 /kg（按体表面积计，分别相当于临床用药量的 2.5、5 和 10 倍），每天 1 次，未见明显毒性反应。

（三）临床药理学评价

不适用。

（四）有效性评价

1. 中医药理论

本品以"清热利湿，化瘀利浊，滋补肝肾"为治法，虎杖苦、寒，归肝、胆、肺经，既能清热解毒、利湿化痰，又能祛除血瘀之邪，故为君药。车前草甘、寒，归肾、肝、肺、小肠经，故助君药清热解毒、利湿化痰、祛除湿热痰邪，为臣药。女贞子甘、苦、凉，归肝、肾经，能够补肝肾阴，且防君臣二药的苦寒伤阴太过，为佐药，蜂房甘、平，归胃经，能够祛风止痛、缓和药性，为佐。使。全方共奏清热利湿、化瘀利浊、滋补肝肾之功效。

2. 人用经验

本品来源于临床经验方，但未对既往人用经验进行系统总结，未提交人用经验总结资料。

3. 关键临床试验设计和结果

临床试验概况：2010 年 8 月至 2011 年 6 月，完成Ⅱ a 期临床试验；2013 年 6 月至 2014 年 2 月，完成Ⅱ b 期临床试验；2015 年 6 月至 2015 年 12 月，完成Ⅲ期临床试验。

研究设计：支持本品上市申请的关键性临床试验采用多中心、随机、双盲、安慰剂平行对照优效性检验设计。纳入西医诊断为急性痛风性关节炎，中医辨证为湿热蕴结证，18-65 岁，VAS 评分≥4 分，急性发作 48 小时内，本次发作未用过治疗药物（包括秋水仙碱、非甾类抗炎药及激素等）者。

给药方法：试验组服用虎贞清风胶囊，对照组服用安慰剂，均为口服。一次 4 粒，一日 3 次。疗程 3 天。

合并用药规定：治疗第 2 天如疼痛不能耐受，则可加用双氯芬酸钠（每天不超过 3 次，每天不超过 150mg，服药间隔大于 4 小时）。

有效性观测指标：主要疗效指标：治疗 3 天后关节疼痛 VAS 评分变化值；次要疗效指标：中医证候评分、白细胞计数、CRP、ESR、各单项症状的变化。

病例分布和基线情况：共入组 445 例，试验组、对照组分别入组 331 例和 114 例。受试者基线均衡可比。

Ⅲ期临床试验有效性结果显示，用药 3 天后，主要疗效指标 VAS 评分较基线下降值，FAS：试验组为 3.83±0.09 分，安慰剂组为 2.36±0.15 分，试验组与安慰剂组差值及其 95% CI 为 1.46（1.30，1.80）；可以达到试验组优于安慰剂组的优效性假设。次要疗效指标，中医证候单项症状关节疼痛、肿胀、发热、活动不便、关节压痛、口渴、烦闷不安等，试验组有改善。

4. 临床与统计评价

本品关键性临床试验设计中，主要疗效指标为 VAS 评分较基线下降值，进行了试验药与安慰剂对照的优效检验（优效界值为 4），现有结果达到了试验药优效于安慰剂的统计结论。

本品有效性和安全性的统计分析方法基本合理，分析数据集划分原则符合一般统计学要求。审评复核结果与申请人结果一致，临床认可该研究试验组优效于安慰剂组的统计结论。

（五）安全性评价

1. 安全性数据

安全性指标包括一般体检项目，血、尿、便常规，心电图，肝功（ALT、AST、ALP、总胆红素、r-GT），肾功（BUN、Cr）以及不良事件。

Ⅱa、Ⅱb、Ⅲ期试验组共有 532 例受试者进入安全性数据集。Ⅱa 期临床试验，低剂量组、高剂量组、痛风定胶囊组、安慰剂组不良事件发生例数分别为 2 例、7 例、1 例、2 例；Ⅱb 期临床试验，试验组、安慰剂组不良事件发生例数分别为 4 例、4 例；Ⅲ期临床试验试验组、安慰剂组不良事件发生例数 / 例次分别为 87 例 134 例次、30 例 42 例次。Ⅱa、Ⅱb 期未发生严重不良事件，Ⅲ期 1 例 SAE 心电图异常，判断为与研究药物肯定无关。

2. 临床与统计评价

Ⅱ、Ⅲ期试验组不良事件中，不良反应主要为谷氨酸氨基转移酶升高（疗后最高值为 127U/L）、天冬酸氨基转移酶升高（疗后最高值为 62U/L）、γ- 谷氨酰转肽酶升高（疗后最高值为 256U/L）、血肌酐升高（疗后最高值为 150umol/L）、尿素氮升高（疗后最高值为 9.3mmol/L）、尿蛋白升高（疗后最高值为 +）、尿红细胞升高（疗后最高值为 180.8 个）、腹泻、腹胀、腹部不适、心电图异常（下壁心肌缺血）、发热、乏力等。

试验组出现 1 例 SAE（因心电图 1. 窦性心动过缓 2. 左前分支阻滞 3. 完全右束支阻滞 4.T 波低平入院），原始住院病历提示既往有冠心病及其他代谢疾病史，且治疗前后心电图未发生变化，研究者判断为与研究药物肯定无关，结合病史和短疗程用药，基本认可申请人对该例的解释与判定，未计入不良反应。

另 1 例受试者心电图疗前正常，疗后下壁心肌缺血，未服药物，一周后复查心动过缓 45 次 / 分，未检测心肌酶谱，研究者判断与药物相关，写入不良反应。

（六）风险分析与控制

本品Ⅱ、Ⅲ期临床试验期间未发生严重不良事件。与药物关系判定为可能有关、可能无关等情形的不良事件已写入说明书【不良反应】项下；说明书【注意事项】对饮食、肝肾基础疾病人群及特殊人群等方面作出提示，以降低本品用药风险，如提示忌烟酒、高嘌呤食物；本品暂无孕妇、哺乳期妇女的有效性和安全性数据。同时，要求药品上市许可持有人加强上市后不良反应监测，进一步研究和收集用药安全性信息和数据，并根据研究结果及时完善说明书。

（七）获益与风险评估

本品为申报生产的中药复方制剂，支持本品上市申请的Ⅲ期临床试验结果基本说明了本品的安全性和有效性，适用于急性痛风性关节炎湿热蕴结证的症状有改善作用。已有安全性信息已列入说明书中。现场检查未发现真实性问题。综合评估认为，风险受益评估受益大于风险。

（八）说明书审核

以Ⅲ期临床试验的有效性和Ⅱ、Ⅲ期临床试验的安全性数据为主，结合本品的中医药理论，经专家咨询会讨论、中心审评完成了说明书审核。详见本品说明书。

四、处理意见

（一）技术结论

经风险获益评估，现有研究和数据支持本品上市用于轻中度急性痛风性关节炎中医辨证属湿热蕴结证，症见关节疼痛、肿胀、发热、活动受限、口渴、烦闷不安，舌红、苔黄或黄腻、脉滑数。

（二）上市后风险控制

本品上市后，药品上市许可持有人应履行主体责任，做好相关风险防控工作，加强上市后不良反应监测。进一步研究和收集用药安全性信息和数据，根据研究结果及时完善说明书。本品临床试验期间试验组出现个别血肌酐、尿素氮、尿蛋白及尿红细胞轻度升高的情况，可在上市后的临床研究中进一步观察本品的肾脏安全性风险。

药学专业内容（略）。

批准日期：2021 年 11 月 24 日

批准文号：国药准字 Z20210006

坤心宁颗粒（CXZS2000010）

申请上市技术审评报告

（国家药品监督管理局药品审评中心　2022 年 6 月）

一、基本信息

（一）申请人信息

	名称	地址
上市许可持有人	天士力医药集团股份有限公司	天津市北辰区普济河东道 2 号（天士力现代中药城）
生产企业	天士力医药集团股份有限公司	天津市北辰区汀江西路 2 号

（二）药品的信息

通用名	坤心宁颗粒
处方	地黄、黄芪、仙茅、淫羊藿、赤芍、石决明、合欢皮。
剂型及规格	颗粒剂，每袋装 6g（相当于饮片 20g）
功能主治	温阳养阴，益肾平肝。用于女性更年期综合征中医辨证属肾阴阳两虚证，症见潮热汗出、腰背冷痛、乍热乍寒、烦躁易激动、畏寒肢冷、阴道干涩、郁郁寡欢、眩晕、耳鸣、失眠多梦，舌淡苔薄白、脉沉细。
用法用量	口服。一次 1 袋，一日 3 次。疗程 8–12 周。
受理的注册分类	中药 1.1 类
完成的临床试验内容	境内　□Ⅰ期　■Ⅱ期　■Ⅲ期 境外　□Ⅰ期　□Ⅱ期　□Ⅲ期
临床试验的合规性	临床试验批件号：2007L05109 临床试验通知书编号：伦理审查批件：■有　　□无 知情同意书：■有　　□无
附条件批准	□是　■否
优先审评审批	□是　■否
申报情况	■首次申请上市　　□增加新适应症

（三）审评经过

受理日期：2020-12-30

召开会议情况：

序号	会议名称	会议时间
1	综合审评会	2021 年 6 月 3 日
2	专家咨询会	2021 年 7 月 23 日
3	综合审评会	2021 年 8 月 25 日
4	综合审评会	2021 年 11 月 4 日

补充资料情况：2021 年 8 月 30 日发出补充资料通知，2021 年 10 月 13 日申请人补回资料。

（四）其他

本品申报临床时名称为"坤怡宁颗粒"，申报生产名称"坤怡宁颗粒"。经国家药典委员会核准，本品通用名称为"坤心宁颗粒"。

二、核查检验及合规评价情况

（一）研制和生产现场检查情况

临床核查：国家局核查中心联合江苏省和浙江省药品监督管理局对本品进行了药物临床试验现场核查，被核查单位为南京市中医院和浙江中医药大学附属广兴医院，核查时间为 2021 年 5 月 24 日 -27 日、5 月 17 日 -19 日。根据审核意见及核查报告，本品临床试验现场核查未发现真实性问题和重点关注问题。

药学核查：国家药监局核查中心于 2021 年 3 月 23 日至 26 日对本品进行了药品注册现场核查。被核查单位：天士力医药集团股份有限公司和浙江大德药业集团有限公司，核查地点：天津市北辰区汀江路 2 号二车间。现场核查结论为"通过"。

（二）样品检验情况

中国食品药品检定研究院对 3 批样品进行了复核检验，结果均符合规定。

（三）合规性评价

药审中心基于风险评估启动了本品临床试验数据核查及药学研制 / 生产现场核查。

本品临床核查未发现真实性问题，药学核查结论为"通过"。合规专业对现场核查发现的规范性问题进行了合规评价和风险评估，结论为通过。

三、综合审评意见

（一）适应症 / 功能主治

本品功能主治：温阳养阴，益肾平肝。用于女性更年期综合征中医辨证属肾阴阳两虚证，症见潮热汗出、腰背冷痛、乍热乍寒、烦躁易激动、畏寒肢冷、阴道干涩、郁郁寡欢、眩晕、耳鸣、失眠多梦、舌淡苔薄白、脉沉细。

更年期综合征是指妇女在绝经前后，由于卵巢功能衰退而出现一系列以自主神经紊乱为主的临床体征，病程短者数月，长者迁延数年至数十年不等，给女性日常生活、工作带来诸多不便与烦恼。目前国际上较为公认的更年期综合征的治疗是激素替代疗法（HRT）。

中医学无更年期综合征病名，但是历代医家对围绝经期综合征出现的诸类证候，依其临床表现的侧重不同，将其归属于"绝经前后诸证"、"脏躁"、"心悸"、"失眠"、"眩晕"、"头痛"、"郁证"、

"腰痛"，中医学认为本病的根本病机是"肾气虚衰、天癸竭"，治以调补肝肾，调理阴阳平衡，调和气血，使阴平阳秘。

（二）药理毒理评价

经审评认为，申请人提供的药理毒理资料可支持本次上市注册申请。根据本品药理毒理研究资料和药品说明书撰写相关要求，对本品说明书样稿【药理毒理】项内容进行了审核修订。

（三）临床药理学评价

不适用。

（四）有效性评价

1. 中医药理论

本品处方以地黄、黄芪为君，养血滋阴，补气健脾，以补气阴之不足；辅以仙茅、淫羊藿为臣，温补肾阳，与君药共用，达到肾之阴阳双补之功；佐以赤芍、石决明，清肝热，敛肝阳；合欢皮安神解郁。以上七味合用，共达温阳养阴，益肾平肝之功。

2. 人用经验

本品来源于临床经验方，但未对既往人用经验进行系统总结，未提交人用经验总结资料。

3. 关键临床试验设计和结果

临床试验概况：2010 年 8 月至 2012 年 6 月，完成 II 期临床试验；2014 年 4 月至 2015 年 10 月，完成 III 期临床试验。

研究设计：支持本品上市申请的 III 期临床试验采用随机、双盲、安慰剂对照、多中心的研究设计。纳入符合 45~55 周岁女性，西医诊断为更年期综合征，中医辨证为肾阴阳两虚证，月经紊乱或停经 3 个月以上，改良 Kupperman 评分分值 ≥ 16 分，FSH>10U/L 者。

给药方法：试验组服用坤心宁颗粒，对照组服用安慰剂，均为一次 1 袋，一日 3 次。疗程 12 周（注：II 期临床试验疗程 8 周）。

合并用药规定：不合并使用对围绝经期综合征有治疗作用的中西药、对肾阴阳两虚证起作用的中药或中成药。

有效性观测指标：主要疗效指标：改良 Kupperman 评分表积分变化；次要疗效指标：中医证候减分率、中医证候疗效、改良 Kupperman 程度评定、改良 Kupperman 总积分、改良 Kupperman 单项指标评分、中医证候总分、中医证候单项指标评分。

病例分布和基线情况：共入组 472 例（FAS 集），其中试验组 354 例，安慰剂组 118 例。受试者基线均衡可比。基线时，改良 Kupperman 总积分试验组 28.81 ± 6.81，安慰剂组 27.61 ± 7.38。

有效性结果：基于 FAS 集，用药 12 周后，改良 Kupperman 总积分较基线减分值，试验组 –18.54 ± 7.22，安慰剂组 –7.91 ± 4.49；试验组与安慰剂组差值及其 95% CI 为 –10.63（–12.02，–9.24），可以达到试验组优于安慰剂组的优效性假设。中医证候单项症状潮热汗出、腰背冷痛、午热午寒、烦躁易激动、畏寒肢冷、阴道干涩、郁郁寡欢、眩晕、耳鸣、失眠多梦等症状消失率，试验组点值好于安慰剂组。

4. 临床与统计评价

本品关键性临床试验设计中，主要疗效指标为改良 Kupperman 评分表总积分较基线减分值，进行了试验药与安慰剂对照的优效检验。现有结果均达到了试验药优效于安慰剂的统计结论。

本品有效性和安全性的统计分析方法基本合理，分析数据集划分原则符合一般统计学要求。审评复核结果与申请人结果一致，临床认可该研究试验组优效于安慰剂组的统计结论。

（五）安全性评价

1. 安全性数据

安全性指标包括一般体检项目，血、尿（尿常规、尿沉渣镜检、尿微量白蛋白、尿 NAG 酶）、便常规，心电图，肝功能（ALT、AST、TBIL、AKP、γ-GT）、肾功能（Scr、eGFR），阴超（子宫内膜厚度），乳腺 B 超，性激素（雌二醇 E2，促卵泡生成素 FS）、促黄体生成素 LH），不良事件。

Ⅱ、Ⅲ期试验组共有 472 例受试者进入安全性数据集。Ⅱ期临床试验，试验组、安慰剂组不良事件发生例次分别为 25 例次、10 例次；Ⅲ期临床试验试验组、安慰剂组不良事件发生例次分别为 119 例次（发生率 33.62%）、30 例次（发生率 25.42%）不良事件。Ⅱ期试验组发生 1 例严重不良事件，安慰剂组未发生；Ⅲ期试验组发生 2 例严重不良事件，安慰剂组未发生；严重不良事件均判断为与研究干预不可能有关。

2. 临床与统计评价

Ⅱ、Ⅲ期试验组不良事件中，不良反应主要为尿微量白蛋白升高（疗后最高值为 274.19mg/L）、谷氨酸氨基转移酶（疗后最高值为 91U/L）、γ- 谷氨酰转肽酶（疗后最高值为 90U/L）。不能排除与药物的相关性，写入说明书，计入不良反应。

鉴于更年期综合征的适应症，需关注用药过程中雌激素靶器官安全性风险，该内容已在【注意事项】中进行风险提示，并要求上市后进一步针对性的积累安全性数据，根据结果及时修订说明书内容。

（六）风险分析与控制

本品与药物关系判定为可能有关、可能无关等情形的不良事件已写入说明书【不良反应】项下；说明书【注意事项】对中医辨证、联合用药、雌激靶器官安全性监测、特殊人群用药等方面作出提示，以降低本品用药风险，如提示阴虚内热者不宜使用，不宜和含"藜芦"的中药方剂或成药同时服用，尚无与影响激素水平药物联合使用的安全性、有效性数据，服药期间应在医生指导下监测血清激素水平、子宫内膜、乳腺的变化，如出现阴道不规则出血，或阴道出血量多，或乳房肿块、疼痛及子宫内膜息肉，应立即停药并及时去医院就诊。同时，要求药品上市许可持有人加强上市后不良反应监测，进一步研究和收集用药安全性信息和数据，并根据研究结果及时完善说明书。

（七）获益与风险评估

本品为申报生产的中药复方制剂，支持本品上市申请的Ⅲ期临床试验结果基本说明了本品的安全性和有效性，适用于女性更年期综合征中医辨证属肾阴阳两虚证的症状改善，已有安全性信息已列入说明书中。现场检查未发现真实性问题。综合评估认为，风险受益评估受益大于风险。

（八）说明书审核

以Ⅲ期临床试验的有效性和Ⅱ、Ⅲ期临床试验的安全性数据为主，结合本品的中医药理论，经专家咨询会讨论、中心审评完成了说明书审核。详见本品说明书。

四、处理意见

（一）技术结论

经风险获益评估，现有研究和数据支持本品上市用于女性更年期综合征中医辨证属肾阴阳两虚证，症见潮热汗出、腰背冷痛、乍热乍寒、烦躁易激动、畏寒肢冷、阴道干涩、郁郁寡欢、眩晕、耳鸣、失眠多梦，舌淡苔薄白、脉沉细。

（二）上市后风险控制

本品上市后，药品上市许可持有人应履行主体责任，应重点针对雌激素靶器官的安全性风险开展针对性的临床研究，做好相关风险防控工作，加强上市后不良反应监测。进一步研究和收集用药安全性信息和数据，根据研究结果及时完善说明书。

药学专业内容略。

批准日期：2021 年 11 月 24 日

批准文号：国药准字 Z20210005

芪蛭益肾胶囊（CXZS2000008）

申请上市技术审评报告

（国家药品监督管理局药品审评中心　2022 年 6 月）

一、基本信息

（一）申请人信息

	名称	地址
上市许可持有人	山东凤凰制药股份有限公司	山东省东营市利津县津二路 198 号
生产企业	山东凤凰制药股份有限公司	山东省东营市利津县津二路 198 号

（二）药品的信息

通用名	芪蛭益肾胶囊
处方	黄芪、地黄、女贞子、水蛭、炒僵蚕、土鳖虫、熟大黄、匙羹藤叶、青风藤、车前子
剂型及规格	胶囊剂，每粒装 0.38g（相当于饮片 2.86g）
功能主治	益气养阴，化瘀通络。用于早期糖尿病肾病气阴两虚证，症见倦怠乏力、口干咽燥、五心烦热、食少纳呆、面色无华、肢体麻木。舌质淡，或舌质暗红或有瘀斑、瘀点，或少苔；脉细或细涩。
用法用量	口服。一次 5 粒，一日 3 次。疗程为 24 周。
受理的注册分类	中药 1.1 类
完成的临床试验内容	境内　□Ⅰ期　■Ⅱ期　■Ⅲ期 境外　□Ⅰ期　□Ⅱ期　□Ⅲ期
临床试验的合规性	临床试验批件号：2008L11173 伦理审查批件：■有　□无 知情同意书：■有　□无
附条件批准	□是　■否
优先审评审批	□是　■否
申报情况	■首次申请上市　□增加新适应症

（三）审评经过

受理日期：2020 年 12 月 22 日

召开会议情况：

序号	会议名称	会议时间
1	综合审评会	2021 年 6 月 4 日
2	专家咨询会	2021 年 7 月 22 日
3	综合审评会	2021 年 8 月 25 日
4	综合审评会	2021 年 11 月 4 日

补充资料情况：2021 年 8 月 30 日发出补充资料通知，2021 年 10 月 18 日申请人补回资料。

（四）其他

本品申报临床时名称为"芪黄胶囊"，申报生产名称"芪黄胶囊"。经国家药典委员会核准，本品通用名称为"芪蛭益肾胶囊"。

二、核查检验及合规评价情况

（一）研制和生产现场检查情况

临床核查：国家药监局核查中心联合天津市药品监督管理局于 2021 年 7 月 26 日－30 日对本品进行了药物临床试验现场核查，被核查单位为天津中医药大学第一附属医院和天津中医药大学第二附属医院。核查结论为：本品临床试验现场核查未发现真实性问题。核查中发现的问题对评价本品安全有效性结果没有明显影响。

药学核查：国家药监局核查中心核查组联合山东省药品监督管理局于 2021 年 4 月 26 日至 29 日对本品进行了药品注册现场核查，被核查单位：重庆市中药研究院、山东凤凰制药股份有限公司，核查地点：山东省东营市利津县津二路 198 号。现场检查结论为"通过"。

（二）样品检验情况

中国食品药品检定研究院对 3 批样品进行了复核检验，复核检验结果均符合规定。

（三）合规性评价

药审中心基于风险评估启动了本品临床试验核查及药学研制/生产现场核查。

本品临床试验核查未发现真实性问题，药学核查结论为"通过"。合规专业对现场核查发现的规范性问题进行了合规评价和风险评估，结论为通过。

三、综合审评意见

（一）功能主治

本品功能主治：益气养阴，化瘀通络。用于早期糖尿病肾病气阴两虚证，症见倦怠乏力、口干咽燥、五心烦热、食少纳呆、面色无华、肢体麻木。舌质淡，或舌质暗红或有瘀斑、瘀点，或少苔；脉细或细涩。

糖尿病肾脏病（DKD）的治疗目前以控制血糖、控制血压、减少尿蛋白为主，还包括生活方式干预、纠正脂质代谢紊乱、治疗肾功能不全的并发症等。

中医古籍对此病名虽无记载，但在其病程中出现尿浊、水肿、胀满、关格等表现，均属于肾病范畴，故定名为"消渴病肾病"。消渴病肾病多为素体肾虚，糖尿病日久正气虚弱，或治不得法，或失治误治，伤阴耗气，五脏功能受损，兼夹热、郁、痰、瘀而致病，其病机是一个动态演变的过程，发病初期为气阴两虚为主，治宜益气养阴活血。糖尿病肾脏病（消渴病肾病）早期治疗主要以减少或延缓大量蛋白尿的发生为主。

（二）药理毒理评价

开展了部分药效学试验研究。本品毒理学试验未发现明显毒性。根据中药说明书撰写原则，建议说明书中不撰写【药理毒理】项内容。

（三）临床药理学评价

不适用。

（四）有效性评价

1. 中医药理论

本方具有补气养阴、活血化瘀兼治疗气阴两虚证的功效。处方中君药黄芪补气升阳，益卫固表；臣药地黄养阴清热、生津止渴，女贞子补肝肾阴；佐药水蛭、炒僵蚕、土鳖虫、熟大黄、匙羹藤叶、青风藤，破血逐瘀以利水道、祛风通络、活血泄浊；使药车前子：清热利湿、淡渗利水。诸药合用，攻补兼施，共奏益气养阴活血化瘀之功效。

2. 人用经验

本品来源于临床经验方，但未对既往人用经验进行系统总结，未提交人用经验总结资料。

3. 关键临床试验设计和结果

临床试验概况：2010 年 4 月至 2012 年 9 月，完成 II 期临床试验；2013 年 4 月至 2014 年 11 月，完成 III 期临床试验。

研究设计：支持本品上市申请的 III 期临床试验采用多中心、随机、双盲、安慰剂对照的研究设计。纳入符合早期糖尿病肾病气阴两虚证患者，20–70 周岁，24h 尿 UAER 20–200μg/min，eGFR ≥ 60mL/min/1.73m^2，HbA1c ≤ 7.5%。

给药方法：试验组服用芪蛭益肾胶囊，对照组服用安慰剂，均为一次 5 粒，一日 3 次。疗程 24 周。

基础用药规定：两组均采用基础治疗（按说明书使用氯沙坦钾、控制血糖、糖尿病肾病饮食）。

有效性观测指标：主要疗效指标：24h 尿白蛋白排泄率（UAER）下降率；次要疗效指标：24h 尿蛋白定量、肾功能（GFR- 简化 MDRD 公式、Cr）、中医证候。

病例分布和基线情况：共 478 例受试者进入全分析集（FAS 集），其中试验组 358 例、安慰剂组 120 例，受试者基线均衡可比。基线时，24h 尿白蛋白排泄率（UAER）试验组 75.254 ± 59.034μg/min，安慰剂组 78.152 ± 66.936μg/min。

有效性结果：基于 FAS 集，用药 24 周后，24h 尿白蛋白排泄率（UAER）较基线下降大于 50% 的比率：试验组 38.55%，安慰剂组 26.67%，两组率差值及其 95% CI 为 11.88%（2.50，21.26）；24h 尿白蛋白排泄率（UAER）下降率：试验组 35.72 ± 40.43%，安慰剂组 14.25 ± 71.84%，两组率差值及其 95% CI 为 21.46%（10.99，31.92）；可以达到试验组优于安慰剂组的优效性假设。次要疗效指标，中医证候单项症状倦怠乏力、口干咽燥、五心烦热、食少纳呆、面色无华、肢体麻木等的显效率，试验组好于安慰剂组。

4. 临床与统计评价

本品关键性临床试验设计中，主要疗效指标为 24h 尿白蛋白排泄率（UAER）下降率，进行了试验药与安慰剂对照的优效检验。现有结果均达到了试验药优效于安慰剂的统计结论。

本品有效性和安全性的统计分析方法基本合理，分析数据集划分原则符合一般统计学要求。审评复核结果与申请人结果一致，临床认可该研究试验组优效于安慰剂组的统计结论。

（五）安全性评价

1. 安全性数据

安全性指标包括一般体检项目，血、尿、便常规，心电图，肝功能（ALT、AST）、肾功能（BUN和Cr）以及不良事件。

Ⅱ、Ⅲ期试验组共有498例受试者进入安全性数据集。Ⅱ期临床试验，试验组、安慰剂组不良事件发生例数／例次分别为5例5例次、10例10例次；Ⅲ期临床试验试验组、安慰剂组不良事件发生例数／例次分别为70例97例次、20例30例次不良事件。Ⅱ期未发生严重不良事件，Ⅲ期发生7例严重不良事件，试验组5例，安慰剂组2例，均判断为与研究干预不可能有关。

2. 临床与统计评价

Ⅱ、Ⅲ期试验组不良事件中，不良反应主要为皮疹、瘙痒，过敏性皮炎，γ-谷氨酰转肽酶（疗后最高值为141U/L），谷氨酸氨基转移酶（疗后最高值为51U/L）。不能排除与药物的相关性，建议先行写入说明书，计入不良反应。

（六）风险分析与控制

本品与药物关系判定为可能有关、可能无关等情形的不良事件已写入说明书【不良反应】项下；说明书【注意事项】对过敏体质、肝功能异常、出血风险和特殊人群用药等方面作出提示，以降低本品用药风险。

（七）获益与风险评估

本品为申报生产的中药复方制剂，支持本品上市申请的Ⅲ期临床试验结果基本说明了本品的安全性和有效性，适用于早期糖尿病肾病中医辨证属气阴两虚证患者的微量白蛋白尿的改善，已有安全性信息已列入说明书中。现场检查未发现真实性问题。综合评估认为，风险受益评估受益大于风险。

（八）说明书审核

以Ⅲ期临床试验的有效性和Ⅱ、Ⅲ期临床试验的安全性数据为主，结合本品的中医药理论，经专家咨询会讨论、中心审评完成了说明书审核。详见本品说明书。

四、处理意见

（一）技术结论

经风险获益评估，现有研究和数据支持本品上市用于早期糖尿病肾病气阴两虚证，症见倦怠乏力、口干咽燥、五心烦热、食少纳呆、面色无华、肢体麻木。舌质淡，或舌质暗红或有瘀斑、瘀点，或少苔；脉细或细涩。

（二）上市后风险控制

本品上市后，药品上市许可持有人应履行主体责任，做好相关风险防控工作，加强上市后不良反应监测。进一步研究和收集用药安全性信息和数据，根据研究结果及时完善说明书。

药学专业内容（略）。

批准日期：2021 年 11 月 24 日

批准文号：国药准字 Z20210004

玄七健骨片（CXZS2000007）

申请上市技术审评报告

（国家药品监督管理局药品审评中心 2022 年 5 月）

一、基本信息

（一）申请人信息

	名称	地址
上市许可持有人	湖南方盛制药股份有限公司	长沙市高新区麓松路 789 号
生产企业	湖南方盛制药股份有限公司	湖南省长沙市高新区麓松路 789 号

（二）药品的信息

通用名	玄七健骨片
处方	延胡索、全蝎、三七、菝葜、牛膝、熟地黄、黄芪、白芍、千斤拔、僵蚕、甘草。
剂型及规格	薄膜衣片，每片重 0.45g（相当于饮片 2.83g）。
功能主治	活血舒筋，通脉止痛，补肾健骨。用于轻中度膝骨关节炎中医辨证属筋脉瘀滞证的症状改善，症见膝关节局部疼痛，活动不利，局部肿胀、压痛、痛有定处、僵硬，活动受限，舌质暗红或有瘀斑，苔薄或薄白，脉滑或弦。
用法用量	口服。一次 4 片，一日 3 次。疗程 4 周。
受理的注册分类	中药 1.1 类
完成的临床试验内容	境内　□Ⅰ期　■Ⅱ期　■Ⅲ期 境外　□Ⅰ期　□Ⅱ期　□Ⅲ期
临床试验的合规性	临床试验批件号：2009L00476 伦理审查批件：■有　□无 知情同意书：■有　□无
附条件批准	□是　■否
优先审评审批	□是　■否
申报情况	■首次申请上市　□增加新适应症

（三）审评经过

受理日期：2020 年 11 月 27 日

召开会议情况：

序号	会议名称	会议时间
1	综合审评会	2021 年 5 月 14 日
2	专家咨询会	2021 年 6 月 17 日

补充资料情况：2021 年 8 月 4 日发出补充资料通知；2021 年 10 月 21 日申请人补回资料。

（四）其他

本品申报临床和生产名称"金古乐片"。经国家药典委员会核准，本品通用名称为"玄七健骨片"。

二、核查检验及合规评价情况

（一）研制和生产现场检查情况

临床核查：国家局核查中心联合湖南省和天津市药品监督管理局于 2021 年 4 月 20 日 –22 日、5 月 26 日 –28 日对该品种Ⅲ期临床试验的 7 家临床试验机构中的 2 家进行了现场核查，被检查单位为湖南中医药大学第一附属医院和天津中医药大学第一附属医院。核查结论为没有涉及真实性问题，仅涉及了规范性问题。

药学核查：国家药品监督管理局食品药品审核查验中心于 2021 年 3 月 17 日至 20 日委派核查组对本品实施了药品注册研制 / 生产现场核查。研制和生产现场核查中均未发现真实性问题，品种工艺规程及工艺验证批生产工艺与核定工艺基本一致。现场检查结论为"通过"。

（二）样品检验情况

中国食品药品检定研究院分别于 2021 年 6 月 23 日、2021 年 9 月 3 日完成了本品的标准复核和样品检验。列入药品注册标准的检验方法经复核均可行，3 批样品检验结果均符合规定。

（三）合规性评价

药审中心基于风险评估启动了本品临床试验数据核查及药学研制 / 生产现场核查。

本品临床核查未发现真实性问题，药学核查结论为"通过"。合规专业对现场核查发现的规范性问题进行了合规评价和风险评估，结论为通过。

三、综合审评意见

（一）功能主治

本品功能主治：活血舒筋，通脉止痛，补肾健骨。用于轻中度膝骨关节炎中医辨证属筋脉瘀滞证的症状改善，症见膝关节局部疼痛，活动不利，局部肿胀、压痛、痛有定处、僵硬，活动受限，舌质暗红或有瘀斑，苔薄或薄白，脉滑或弦。

骨性关节炎（Osteoarthritis，OA）是一种常见的慢性关节疾病，其主要病变是关节软骨的退行性变和继发性骨质增生，多见于中老年人，女性多于男性，好发在负重较大的膝关节、髋关节、脊柱以及手指关节等部位。本病的病因尚未完全明了，机械性损伤、生物化学、炎症、免疫学因素和基因突变等均参与 OA 的发病，这些因素引发级联退行性反应，最终导致关节软骨出现一系列生化和形态学改变。目前治疗本病的手段主要还是对症治疗，尚无可治愈药物。临床缓解关节炎疼痛的化学药物多使用镇痛药、非甾体抗炎药、阿片类止痛药、激素类药等。

中医传统虽无骨性关节炎等病名，但可参考"痹病"、"瘀证"、"痰证"、"骨痿"等去认识，并以"骨痹"名之。本方从肾论治，因肾精亏虚，筋脉失养，感受外邪后导致关节气机痹阻不通，采用活血舒筋，通脉止痛，补肾健骨之法，缓解疼痛、肿胀等症状，既不同于化药的应急止痛药，也符合中药处方有各自特性的规律。

（二）药理毒理评价

非临床药效学试验结果显示，本品治疗给药可使骨性关节炎模型兔、预防给药可使骨性关节炎模型大鼠膝关节伸展至回缩的角度增大，关节滑膜厚度减小，关节滑膜中蛋白含量增多，滑膜液炎性细胞减少，病理组织学分级减轻。此外，本品还有抑制角叉菜胶致大鼠足肿胀和二甲苯所致小鼠耳肿胀等抗炎作用；抑制醋酸所致的扭体次数和增加小鼠热板痛阈值等镇痛作用；降低大鼠全血粘度、血浆粘度和红细胞压积等，有活血作用。

安全性研究方面，大鼠经口重复给予本品 15.3、30.7、61.4g 饮片 /kg，连续 24 周，停药恢复 4 周。结果可见，各组动物给药 12 周可见血肌酐明显升高，给药 24 周未见异常，其余各指标均未见明显异常。

（三）临床药理学评价

不适用。

（四）有效性评价

1.中医药理论

本品以"活血舒筋，通脉止痛，补肾健骨"为治法，延胡索、全蝎合用为君共为活血舒筋、通脉止痛之功；三七、菝葜、牛膝等三药共用为臣，共奏活血祛瘀，消肿止痛，补益肝肾之功效，更以牛膝引诸药下行，直达病处，以更增强本方的治疗力量；熟地黄、黄芪、白芍共同佐且君药发挥活血舒筋、通脉止痛之功效；千斤拔、僵蚕二者合用，共起祛风利湿，消瘀通络之功，为佐药；甘草能和中缓急，润肺，解毒，调和诸药，诸方共奏活血舒筋，通脉止痛，补肾健骨之功。

2.人用经验

本品来源于临床经验方，但未对既往人用经验进行系统总结，未提交人用经验总结资料。

3.关键临床试验设计和结果

临床试验概况：2009 年 8 月至 2011 年 4 月，完成Ⅱ期临床试验；2012 年 12 月至 2015 年 2 月，完成Ⅲ期临床试验。

研究设计：支持本品上市申请的关键性临床试验采用多中心、随机、双盲、平行对照设计。纳入西医诊断为膝骨关节炎，中医辨证为筋脉瘀滞证，38-70 岁，30mm ≤ WOMAC 疼痛积分 ≤ 80mm 者、KL 分级 ≤ 3 分。给药方法：试验组服用玄七健骨片，对照组服用安慰剂，均为口服。一次 4 片，一日 3 次。疗程 4 周。

合并用药规定：除试验用药外，受试者不得服用以骨性关节炎为主要适应症及可能对本病临床疗效有影响的其它中西药物，并不得使用针对上述病证的其他治疗方法；合并其它疾病所必须继续服用的药物，可维持不变；合并疾病所必须继续服用的药物，或其它治疗，必须在病例报告表中记录药名、用量、使用次数和时间等，以便总结时加以分析和报告；禁止使用止痛药。主要疗效指标为 WOMAC 疼痛积分。

有效性观测指标：主要疗效指标：WOMAC 疼痛指数分 =WOMAC 问卷中 5 个疼痛问题的分值总和 /5；次要疗效指标：疼痛消失率、WOMAC 总分、WOMAC 僵硬积分、WOMAC 日常活动积分和中医证候疗效。

病例分布和基线情况：共入组 476 例，脱落 45 例，剔除 10 例，FAS 466 例、PPS 421 例、SS 475 例。其中 FAS 试验组 356 例，对照组 120 例，PPS 试验组 310 例，对照组 107 例，SS 试验组 355 例，对照组 120 例。受试者基线均衡可比。

Ⅲ期临床试验有效性结果显示，用药 4 周后，主要疗效指标 WOMAC 疼痛评分较基线下降值，FAS：试验组为 32.69mm，安慰剂组为 11.41mm，试验组与安慰剂组差值及其 95% CI 为 21.29（18.63，23.95），试验组优于安慰剂组；次要疗效指标（FAS），中医证候单项症状局部疼痛，活动不利，局部肿胀、压痛、痛有定处、僵硬，活动受限等的改善，试验组好于安慰剂组。

4. 临床与统计评价

本品关键性临床试验设计中，主要疗效指标为 WOMAC 疼痛评分较基线下降值，进行了试验药与安慰剂对照的优效检验。现有结果均达到了试验药优效于安慰剂的统计结论。

本品有效性和安全性的统计分析方法基本合理，分析数据集划分原则符合一般统计学要求。审评复核结果与申请人结果一致，临床认可该研究试验组优效于安慰剂组的统计结论。

（五）安全性评价

1. 安全性数据

安全性指标包括一般体检项目，血、尿常规、大便 + 潜血、肝功能（ALT、AST、TBIL、AKP、γ-GT）、肾功能（BUN、Cr）、心电图；试验期间可能出现的不良反应及相关检测指标的异常变化。

Ⅱ、Ⅲ期试验组共有 575 例受试者进入安全性数据集。Ⅱ期临床试验，低剂量组、高剂量组、安慰剂组不良事件发生例数 / 例次分别为 5 例 6 例次、5 例 5 例次、4 例 5 例次；Ⅲ期临床试验试验组、安慰剂组不良事件发生例数 / 例次分别为 19 例 22 例次、8 例 9 例次不良事件。Ⅱ期，Ⅲ期均有 1 例 SAE（糖尿病）。

2. 临床与统计评价

Ⅱ、Ⅲ期试验组不良事件中，不良反应主要为谷氨酸氨基转移酶升高（疗后最高值为 469U/L）、天冬酸氨基转移酶升高（疗后最高值为 180U/L）、γ-谷氨酰转肽酶升高（疗后最高值为 66U/L）、血肌酐升高（疗后最高值为 77.8μmol/L）、尿蛋白升高（疗后最高值为 ++）、尿红细胞升高（疗后最高值为 +++）。

试验组有受试者治疗后出现尿蛋白、尿红细胞升高，研究者判定认为异常无临床意义，考虑未明确病史、年龄、eGFR 等情况，不能排除与药物的相关性，建议先行写入说明书，计入不良反应。

（六）风险分析与控制

本品Ⅱ、Ⅲ期临床试验期间未发生严重不良事件。与药物关系判定为可能有关、可能无关等情形的不良事件已写入说明书【不良反应】项下；说明书【禁忌】【注意事项】对特殊人群用药等方面作出提示，以降低本品用药风险，如孕妇、哺乳期妇女、肝肾功能不全者、心力衰竭者、肝肾基础疾病者。同时，要求药品上市许可持有人加强上市后不良反应监测，进一步研究和收集用药安全性信息和数据，并根据研究结果及时完善说明书。

（七）获益与风险评估

本品为申报生产的中药复方制剂，支持本品上市申请的Ⅲ期临床试验结果基本说明了本品的安全性和有效性，适用于膝骨关节炎筋脉瘀滞证的症状有改善作用，已有安全性信息已列入说明书中。现场检查未发现真实性问题。综合评估认为，风险受益评估受益大于风险。

（八）说明书审核

以Ⅲ期临床试验的有效性和Ⅱ、Ⅲ期临床试验的安全性数据为主，结合本品的中医药理论，经专家咨询会讨论、中心审评完成了说明书审核。详见本品说明书。

四、处理意见

（一）技术结论

经风险获益评估，现有研究和数据支持本品上市用于轻中度膝骨关节炎中医辨证属筋脉瘀滞证的症状改善，症见膝关节局部疼痛，活动不利，局部肿胀、压痛、痛有定处、僵硬，活动受限，舌质暗红或有瘀斑，苔薄或薄白，脉滑或弦。

（二）上市后风险控制

本品上市后，药品上市许可持有人应履行主体责任，做好相关风险防控工作，加强上市后不良反应监测。进一步研究和收集用药安全性信息和数据，根据研究结果及时完善说明书。

药学专业内容（略）。

批准日期：2021 年 11 月 9 日

批准文号：国药准字 Z20210003

银翘清热片（CXZS2000005）

申请上市技术审评报告

（国家药品监督管理局药品审评中心　2022 年 4 月）

一、基本信息

（一）申请人信息

	名称	地址
上市许可持有人	江苏康缘药业股份有限公司	江苏省连云港经济技术开发区江宁工业城
生产企业	江苏康缘药业股份有限公司	连云港市经济技术开发区泰山北路 58 号

（二）药品的信息

通用名	银翘清热片
处方	金银花、葛根、连翘、知母、板蓝根、牛蒡子、薄荷、升麻、蝉蜕。
剂型及规格	片剂，0.36g/ 片
功能主治	辛凉解表，清热解毒。用于外感风热型普通感冒，症见发热、咽痛、恶风、鼻塞、流涕、头痛、全身酸痛、汗出、咳嗽、口干，舌红、脉数。
用法用量	口服。一次 4 片，一日 3 次。疗程 3 天。
受理的注册分类	中药 1.1 类
完成的临床试验内容	境内　□Ⅰ期　■Ⅱ期　■Ⅲ期 境外　□Ⅰ期　□Ⅱ期　□Ⅲ期
临床试验的合规性	临床试验批件号：2010L01841 伦理审查批件：■有　□无 知情同意书：■有　□无
附条件批准	□是　■否
优先审评审批	□是　■否
申报情况	■首次申请上市　□增加新适应症

（三）审评经过

受理日期：2020 年 11 月 6 日

召开会议情况：

序号	会议名称	会议时间
1	综合审评会	2021 年 4 月 27 日
2	专家咨询会	2021 年 6 月 16 日
3	综合审评会	2021 年 7 月 23 日
4	综合审评会	2021 年 10 月 12 日

补充资料及沟通交流情况：

2021 年 7 月 29 日发出补充资料通知，2021 年 9 月 3 日申请人补回资料。

（四）其他

本品申报临床的名称为"银翘败毒片"，申报生产的名称为"银翘清热片"，经国家药典委员会核准，同意本品通用名为"银翘清热片"。

二、核查检验及合规评价情况

（一）研制和生产现场检查情况

临床核查：核查中心根据场点选择程序抽查 2 家机构，并联合辽宁省局、广东省局于 2021 年 3 月 26-28 日分别对广州中医药大学第一附属医院、辽宁中医药大学附属医院开展银翘清热片常规核查。2021 年 4 月 15 日于核查中心召开第一次会审会，6 月 4 日召开了药品注册临床试验现场核查专家会审会，根据审核意见和核查报告，银翘清热片核查未发现真实性问题。

药学核查：国家药品监督管理局食品药品审核查验中心于 2021 年 3 月对银翘清热片进行了药品注册研制 / 生产现场核查，于 2021 年 4 月 21 出具了《药品注册研制 / 生产现场核查报告审核意见》，现场核查结论为"通过"。

（二）样品检验情况

2021 年 6 月 8 日，中国食品药品检定研究院出具了标准复核意见和样品检验报告，列入药品注册标准的检验方法经复核均可行，3 批样品检验结果均符合规定。

（三）合规性评价

药审中心基于风险评估启动了本品临床试验数据核查及药学研制 / 生产现场核查。

本品临床核查未发现真实性问题，药学核查结论为"通过"。合规专业对现场核查发现规范性问题进行了合规性评价和风险评估，结论为"通过"。

三、综合审评意见

（一）适应症 / 功能主治

本品功能主治：辛凉解表，清热解毒。用于外感风热型普通感冒，症见发热、咽痛、恶风、鼻塞、流涕、头痛、全身酸痛、汗出、咳嗽、口干、舌红、脉数。

普通感冒是最常见的急性呼吸道感染性疾病，常在季节交替和冬春季节发病，起病较急，早期症状主要以鼻部卡他症状为主，初期也可有咽部不适或咽干、咽痒或烧灼感。一般无发热或全身症状，或仅有低热。目前西医对普通感冒的治疗主要以对症和支持疗法为主，包括多饮水、注意营养补充、保持室内空气流通、使用解热镇痛、抗病毒、抗菌药物等。

普通感冒作为常见中医外感病证之一，风邪及夹寒、暑、湿、燥、热六淫之邪和正气不足是引起感冒的重要因素。依据中华中医药学会肺系病专业委员会 2013 年发布的《普通感冒中医证候诊断标准》将普通感冒的证候分为两类六证候，即实证和虚证两大类，风寒证、风热证、风燥证、暑湿证、气虚证、气阴两虚证，其中前四种为实证感冒，后两种为虚体感冒。中医治疗感冒常采用发汗解表、清热解毒、清暑祛湿解表、扶正解表等治法。

（二）药理毒理评价

非临床药效学试验结果显示，银翘清热片预防给药可抑制二甲苯所致小鼠耳肿胀，抑制醋酸所致小鼠腹腔毛细血管通透性增加，即具有一定的抗炎作用；预防给药可抑制干酵母所致大鼠发热，治疗给药可抑制内毒素所致家兔发热，即具有一定的解热作用。

（三）临床药理学评价

不适用。

（四）有效性评价

1. 中医药理论

本品是在沈汉卿的《温热经解》"银翘败毒汤"基础上化裁而来，由金银花、葛根、连翘、知母、板蓝根、牛蒡子、薄荷、升麻、蝉蜕等九味药组成。处方持有者考虑临床常用祛风清热方透表解肌之力不强，以至于方药起效较慢，易原方大寒之石膏为知母，为本方创新之处；同时去原方中特别针对温痧的马勃（清热止血）和僵蚕（祛风止痒），加入轻清宣透的薄荷和解表升浮的升麻，加强透表解肌之力。综观全方，以金银花、连翘、葛根、薄荷、升麻清热解毒之中轻宣升浮，发表解肌，透热外出；以板蓝根、牛蒡子、蝉蜕辛凉解表，疏散风热之中清解热毒，利咽消肿止咳；更配伍知母清肺肾蕴热，滋阴润燥而"坚阴"。诸药合用，共凑辛凉解表，清热解毒之功。

2. 人用经验

本品来源于临床经验方，但未对既往人用经验进行系统总结，未提交人用经验总结资料。

3. 关键临床试验设计和结果

临床试验概况： 2011 年 8 月至 2012 年 11 月，完成 Ⅱ 期临床试验；2013 年 5 月至 2014 年 8 月，完成 Ⅲ 期临床试验。

研究设计： 支持本品上市申请的 Ⅲ 期临床试验，采用随机双盲、多中心、阳性药／安慰剂平行对照设计。临床研究的纳入病例标准为年龄 18~65 周岁，符合普通型感冒属外感风热证，病程 48 小时以内，体温 < 39℃ 的受试者。排除了血常规 WBC > 11.0×10^9/L 或中性粒细胞 > 75%，和在研究前使用过其它治疗感冒药者。

给药方法： 试验组：（银翘败毒片 4 片＋银翘解毒片模拟药 4 片）/次，口服，每日三次。阳性药组：（银翘败毒片模拟药 4 片＋银翘解毒片 4 片）/次，口服，每日三次。安慰剂组：（银翘败毒片模拟药 4 片＋银翘解毒片模拟药 4 片）/次，口服，每日 3 次。疗程 3 天，未设随访。银翘解毒片由北京同仁堂科技发展股份有限公司制药厂生产。

合并用药规定：（1）试验中，如受试者服药后体温持续 ≥ 38.6℃ 超过 4 小时或一旦体温 ≥ 39℃，可以根据医嘱给予统一的解热镇痛药（对乙酰氨基酚，由申办单位统一提供）治疗，并作详细记录；（2）试验期间，禁止使用其它治疗感冒的中西药物，包括解热、抗过敏、抗感染的药物。

有效性观测指标：

主要疗效指标：主要症状消失率。

次要疗效指标：体温复常时间、退热起效时间；单项症状消失率；中医证候疗效的痊愈率、有效率；中医证候总分较用药前的下降值、下降率；解热镇痛药使用情况。

（1）体温评估观察时点：首次服药前及服药后第 2、4、6、8、10、12、16、20、24 小时记录体温，服药第 2、3 天每天 8 点、12 点、16 点、20 点记录体温。

（2）单项症状消失率：包括发热、咽痛、鼻塞、恶风、流涕、头痛、汗出、口渴、身痛、咳嗽。

病例分布及基线情况：本试验进入 FAS 集受试者共 598 例，其中试验组有 359 例，安慰剂组有 119 例，阳性药组有 120 例；进入 PPS 集受试者共 540 例，其中试验组有 324 例，安慰剂组有 107 例，阳性药组有 109 例；进入 SS 集受试者共 591 例，其中试验组有 355 例，安慰剂组有 116 例，阳性药组有 120 例。受试者基线均衡可比。

有效性结果：基于 FAS 集，治疗 3 天后，主要症状（发热、咽痛、恶风、鼻塞、流涕）消失率，试验组为 62.12%、阳性药组为 27.50%、安慰剂组为 14.29%，试验组高于阳性药组和安慰剂组，三组间比较，差异均有显著性统计学意义（$P < 0.0001$）。基于 PPS 集，治疗 3 天后，主要症状（发热、咽痛、恶风、鼻塞、流涕）消失率，试验组为 62.04%、阳性药组为 27.52%、安慰剂组为 14.02%，试验组高于阳性药组和安慰剂组，三组间比较，差异均有显著性统计学意义（$P < 0.0001$）。次要疗效指标中，中医证候疗效、中医症状评分、用药 3 天体温变化情况、退热起效时间、体温复常时间等，试验组均优于安慰剂组和阳性药组，差异均有显著性统计学意义。

4. 临床与统计评价

申请人的分析数据集划分原则符合一般统计学要求。主要疗效指标和次要疗效指标的复核结果与申请人结果基本一致。申请人在随机化时根据中心分层，审评认为需要校正中心因素对结果的影响。因此，审评将提供校正中心后试验组与阳性药组、试验组与安慰剂组主要症状消失率的差值及其 95% CI，以及相应的 CMH 检验 P 值。申请人未预先指定计算率差 CI 的方法，审评将提供 Wald 法和 Newcombe 法计算的 CI。审评计算的校正中心后率差及其 95% CI、CMH 检验 P 值与未校正中心结果基本一致，试验组与安慰剂组、试验组与阳性药组比较的 P 值均小于 0.025。

（五）安全性评价

1. 安全性数据

安全性观测指标为血糖、血常规、尿常规、大便常规，心电图、肝功能（ALT、AST、TBil、AKP、GGT）、肾功能（BUN、Cr）、不良事件类型、程度、发生率。

不良事件：

Ⅱ期、Ⅲ期临床试验试验组共获得了 19 例（21 例次）的不良事件数据，其中Ⅱ期 2 例（2 例次），Ⅲ期 17 例（19 例次）。

不良反应：

Ⅱ期：试验组不良反应 0 例（发生率 0.00%），安慰剂组不良反应 0 例（发生率为 0.00%）。

Ⅲ期：试验组不良反应 3 例（发生率 0.85%），阳性药组不良反应 1 例（发生率为 0.93%），安慰剂组共发生不良反应 0 例（发生率 0.00%）。

实验室检查：

Ⅲ期临床试验中试验组出现 1 例窦性心动过缓伴不齐（用药前 P-R：0.174s，QT/QTC：400/413ms，心率 66bpm；疗后心电图报告 ST-T 改变，提示患者可能伴有心肌缺血等问题，P-R：0.16s，QT/QTC：418/400ms，心率 47bpm）；4 例丙氨酸氨基转移酶升高（疗后最高为 78.7IU/L，下同）；2 例天门冬氨酸氨基转移酶升高（61IU/L），其中有 1 例丙氨酸氨基转移酶、天门冬氨酸氨基转移酶同时升高；4 例总胆红素升高（34μmol/L）；2 例血小板升高（387×10^9/L）；1 例红细胞和血红蛋白同时降低，疗后分别为 3.2×10^{12}/L 和 61g/L。无法排除与试验药物相关性。

2. 临床与统计评价

Ⅲ期临床试验试验组不良事件发生率为 4.79%；阳性药组不良事件发生率 3.33%；安慰剂组不良事件发生率 3.45%。三组均未发生严重不良事件。原始数据集中只有不良事件和严重不良事件的变量，审评复核结果与申请人结果一致。

（六）风险分析与控制

银翘清热片临床试验中试验组有 1 例出现窦性心动过缓伴不齐（用药前 P-R：0.174s，QT/QTC：400/413ms，心率 66bpm；疗后心电图报告 ST-T 改变，提示患者可能伴有心肌缺血等问题，P-R：0.16s，QT/QTC：418/400ms，心率 47bpm），无法排除与试验药物的关系。在说明书中【临床试验】项下进行说明，并在【注意事项】中进行风险提示。现有临床试验数据未暴露出来较多不良反应，要求银翘清热片上市后进一步积累安全性数据，及时修订完善说明书内容。

（七）获益与风险评估

银翘清热片组方符合中医药理论，临床定位于外感风热型普通感冒患者，临床试验采用随机双盲、阳性药 / 安慰剂平行对照方式，临床试验设计合理，样本量符合统计及现行法规要求，Ⅱ、Ⅲ期临床试验有效性结果显示出对外感风热型普通感冒患者主要临床症状（发热、咽痛、恶风、鼻塞、流涕）改善的作用，体现了银翘清热片的临床价值。临床试验期间未发生严重不良事件，不良事件发生率较低，显示出安全性较好。综合评估受益大于风险。

（八）说明书审核

以Ⅲ期临床试验的有效性和Ⅱ、Ⅲ期临床试验的安全性数据为主，结合本品的中医药理论，经专家咨询会讨论、中心审评完成了说明书审核。详见本品说明书。

四、处理意见

（一）技术结论

经风险获益评估，现有研究和数据支持银翘清热片上市用于外感风热型普通感冒，症见发热、咽痛、恶风、鼻塞、流涕、头痛、全身酸痛、汗出、咳嗽、口干，舌红、脉数。

（二）上市后风险控制

本品上市后，药品上市许可持有人应履行主体责任，做好相关风险防控工作，加强上市后不良反应监测。进一步研究和收集用药安全性信息和数据，根据研究结果及时完善说明书。

药学专业内容略。

批准日期：2021 年 09 月 13 日

批准文号：国药准字 Z20210002

益气通窍丸（CXZS1800001）

申请上市技术审评报告

（国家药品监督管理局药品审评中心　2022 年 4 月）

一、基本信息

（一）申请人信息

	名称	地址
上市许可持有人	天津东方华康医药科技发展有限公司	天津开发区洞庭路 220 号天津市国际生物医药联合研究院实验楼十三层 S1314
生产企业	天圣制药集团山西有限公司	山西省稷山县翟店镇南梁村

（二）药品的信息

通用名	益气通窍丸
处方组成	黄芪、防风、蜜麻黄、辛夷、白芷、白术、茯苓、柴胡、当归、牡丹皮、五味子、乌梅、黄芩、甘草。
剂型及规格	丸剂，每 20 丸重 3g（相当于饮片 9.12g）
功能主治	益气固表，散风通窍。用于季节性过敏性鼻炎中医辨证属肺脾气虚证，症见鼻痒、喷嚏、流清涕、鼻塞、乏力、纳差、恶风、怕冷，舌淡、苔白、脉弱。
用法用量	口服。一次 20 丸，一日 3 次。疗程 2 周。
受理的注册分类	中药 1.1 类（原中药 6.1 类）
完成的临床试验内容	境内　□Ⅰ期　　■Ⅱ期　　■Ⅲ期 境外　□Ⅰ期　　□Ⅱ期　　□Ⅲ期 其他：
临床试验的合规性	临床试验批件号：2009L01133 伦理审查批件：■有　　□无 知情同意书：■有　　□无
附条件批准	□是　■否
优先审评审批	□是　■否
申报情况	■首次申请上市　　□增加新适应症

（三）审评经过

受理日期：2018 年 04 月 03 日

召开会议情况：

序号	会议名称	会议时间
1	综合审评会	2018 年 11 月 19 日
2	综合审评会	2019 年 07 月 23 日
3	专家咨询会	2019 年 08 月 14 日
4	综合审评会	2019 年 09 月 05 日
5	综合审评会	2020 年 10 月 12 日
6	综合审评会	2021 年 09 月 03 日

补充资料及沟通交流情况：

2018 年 11 月 21 日，药审中心发出了第一次书面补充资料的通知，申请人于 2019 年 06 月 13 日补回了资料。

2019 年 09 月 18 日药审中心发出了第二次书面补充资料的通知，2019 年 11 月 1 日申请人书面补回资料。

（四）其他

本品申报生产名称为"芪丹鼻敏丸"；注册上市审定的通用名称为："益气通窍丸"。

本品曾于 2015 年 5 月 21 日首次申报生产，因 2015 年 7 月总局发布《国家食品药品监督管理总局关于开展药物临床试验数据自查核查工作的公告》（2015 年第 117 号），企业申请撤回本品注册申请。

二、核查检验及合规评价情况

（一）研制和生产现场检查情况

临床核查：国家药监局审核查验中心组织检查组于 2019 年 5 月 21 日~2019 年 5 月 27 日对本品进行了临床试验现场核查，被核查单位为北京中医药大学东方医院、中国中医科学院西苑医院、江西中医药大学附属医院、山东中医药大学附属医院、湖南中医药大学第一附属医院。核查结论为：本品临床试验现场核查未发现真实性问题。

药学核查：国家药监局审核查验中心组织检查组于 2021 年 1 月 8 日~12 日对本品进行了药品注册生产现场核查，被核查单位：天圣制药集团山西有限公司，核查地点：山西省稷山县翟店镇南梁村天圣制药集团山西有限公司。现场核查结论为"通过"。

（二）样品检验情况

提供了 3 批样品（批号：141201、141202、141203）的省所复核报告，结果符合规定。

现场核查对动态批样品（批号：210101）抽样，提供了山西省食品药品检验所检验报告，结果符合规定。

（三）合规性评价

药审中心基于风险评估启动了本品临床试验数据核查及药学研制/生产现场核查。根据审核意见及核查报告，本品临床试验数据核查及药学研制和生产现场核查未发现真实性问题。

三、综合审评意见

（一）适应症/功能主治

本品功能主治：益气固表，散风通窍。用于季节性过敏性鼻炎中医辨证属肺脾气虚证，症见鼻痒、喷嚏、流清涕、鼻塞、乏力、纳差、恶风、怕冷，舌淡、苔白、脉弱。

过敏性鼻炎是常见的过敏性疾病。根据发病的时间不同，可分为季节性过敏性鼻炎和常年性过敏性鼻炎两大类。季节性过敏性鼻炎常由季节性致敏物引起，如花粉，故也称花粉症，患者只在有关花粉的播散季节发病，表现为鼻痒、喷嚏、流涕、眼痒、眼红、流泪等。

过敏性鼻炎属祖国医学"鼻鼽"的范畴，以鼻塞、鼻痒、流涕、喷嚏为临床特征。中医认为，过敏性鼻炎属本虚标实性疾病。患者往往素体禀赋不足，复感外邪。"正气存内，邪不可干"、"邪之所凑，其气必虚"。该病因由肺、脾、肾三脏虚损，外因由风、寒等六淫之邪侵袭为患。

（二）药理毒理评价

非临床药效学实验结果显示：本品可抑制卵蛋白引起的小鼠以及豚鼠鼻粘膜毛细血管通透性增加，可减少卵白蛋白诱导的豚鼠过敏性支气管痉挛持续时间。

大鼠重复给药毒性实验结果显示：大鼠24周重复给药毒性试验剂量为33.75、67.5、135g生药/kg，高剂量组动物可见血糖升高，脾脏和肺脏系数降低。

（三）临床药理学评价

不适用。

（四）有效性评价

1.中医药理论

本方以益气固表，散风通窍为治则。方中黄芪、防风为君药，二药相配，黄芪得防风固表而不留邪，防风得黄芪祛邪而不伤正；辛夷、白芷、麻黄、当归、牡丹皮、柴胡、白术共为臣药，补益气血，解表散寒，疏肝解郁，健脾除湿，滋阴养阳，顾护脾肾气血表里，改善患者体质以治本，助君药益气固表、疏风散寒除湿；五味子、乌梅、黄芩共为佐药，三药共佐主药敛肺止涕，清热燥湿；甘草为使药，可调和诸药引药入经。诸药合力共奏益气固表，健脾除湿，滋阴养阳，散风通窍，标本兼治之功。

2.人用经验

本品来源于临床经验方，但未对既往人用经验进行系统总结，未提交人用经验总结资料。

3.关键临床试验设计和结果

支持其上市的关键性试验为Ⅲ期临床试验，采用随机、双盲、安慰剂平行对照，多中心临床研究，样本量480例（试验组360例，对照组120例）。纳入符合季节性变应性鼻炎中医辨证属肺脾气虚证，病程≥2年，于发作季节发病且每次发病时间＜2个月，本次发病时间≤1周，皮肤点刺试验（季节性变应原）阳性和/或血清特异性IgE检测阳性，主要鼻部症状（鼻痒、喷嚏、流清涕、鼻塞）至少有两个在中度以上（评分≥2分）的患者。给药方法：试验组和安慰剂组均为一次20丸，一日3次；疗程为2周。

Ⅲ期主要疗效指标为：全鼻综合症状评分（TNSS）的变化值。次要疗效指标为：全鼻综合症状及局部体征变化率、伴随症状评分变化值、局部体征（鼻腔检查）评分变化值、中医证候评分变化值、单项症状消失率、生活质量量表计分变化值、全鼻综合症状缓解时间。

有效性结果：试验组和安慰剂组主要疗效指标全鼻综合症状总分（鼻痒、喷嚏、流涕、鼻塞四个症状评分之和）变化值比较，试验组优于安慰剂组（$P < 0.05$）。次要疗效指标中医证候及单项症状乏力、纳差、恶风、怕冷试验组有改善。

4.临床与统计评价

支持其上市的Ⅲ期关键性试验的结果可支持本品的有效性和安全性评价。Ⅲ期临床研究的主要疗效指标结果显示，试验组相较于安慰剂组可以得到优效的结论。使用不同缺失值处理方法的敏感性分析也可得到试验组优于安慰剂组的结论。同时对研究者评分和受试者评分进行一致性分析，结果显示两者评分有较好的一致性。

Ⅲ期研究主要疗效指标的评价方法为治疗后全鼻综合症状评分减去基线全鼻综合症状评分的差值。由于过敏性鼻炎症状受过敏原等多种因素影响，不同治疗周期评分与单次评分不同，故根据不同治疗周期评分的情况，对疗效进行敏感性分析，结果显示试验组疗效优于安慰剂组。

（五）安全性评价

1. 安全性数据

Ⅱ、Ⅲ期试验组共 520 例受试者进入安全性分析集。Ⅱ期共发生不良事件 8 例，高剂量组 4 例、中剂量组 2 例、低剂量组 2 例，其中与药物可能有关的不良事件为"反酸"，另有"荨麻疹、中耳炎、尿潜血 ++、尿蛋白 +"跟药物的关系判断为可能无关。Ⅲ期共发生不良事件 15 例 18 例次，其中试验组发生 13 例 16 例次，对照组发生 2 例 2 例次。其中与药物有关的不良事件为"肝功能异常"，另外有"肝功能异常、白细胞升高、失眠、血压升高、心电图 ST 段下移、感冒、泌尿系感染"等判断为与药物可能无关。

2. 临床与统计评价

对Ⅱ、Ⅲ期临床试验中不良事件进行逐例分析，审评认为肝生化指标轻度升高、尿潜血阳性、尿蛋白阳性、荨麻疹等不能排除和药物的相关性，需在说明书不良反应中予以提示。

（六）风险分析与控制

本品Ⅱ、Ⅲ期临床试验期间未发生严重不良事件，与药物关系判定为可能有关、不能排除和试验药相关的不良事件均已写入说明书【不良反应】项下。

本品含麻黄，说明书警示语和【注意事项】中提示了"运动员慎用！"。

临床试验期间出现了一些肝肾功能指标轻度异常病例，在【注意事项】中提示了"肝肾功能不全者应慎用。用药期间，应定期检测肝肾功能指标，出现异常者应及时停药并就医"。

对特殊人群用药和超说明书用法用量用药等情况在说明书【注意事项】中进行了风险提示。

在批件中要求药品上市许可持有人加强上市后不良反应监测，进一步研究和收集用药安全性信息和数据，并根据研究结果及时完善说明书。

（七）获益与风险评估

本品为申报生产的中药复方制剂，Ⅱ、Ⅲ期临床试验结果基本说明了本品的安全性和有效性，现场检查未发现真实性问题。现有临床试验结果可以说明本品的有效性和安全性，风险受益评估受益大于风险。

（八）说明书审核

以Ⅲ期临床试验的有效性和Ⅱ、Ⅲ期临床试验的安全性数据为主，结合本品的中医药理论，经专家咨询会讨论、中心审评完成了说明书审核。详见本品说明书。

四、处理意见

（一）技术结论

根据《中华人民共和国药品管理法》及有关规定，经审查，本品符合药品注册的有关要求，批准本品注册上市。

（二）上市后风险控制

药品上市许可持有人应履行主体责任，做好相关风险防控工作，加强上市后不良反应监测。进一步研究和收集用药安全性信息和数据，根据研究结果及时完善说明书。

药学专业内容（略）。

批准日期：2021 年 09 月 01 日

批准文号：国药准字 Z20210001

益肾养心安神片（CXZS2000001）

申请上市技术审评报告

（国家药品监督管理局药品审评中心　2022 年 4 月）

一、基本信息

（一）申请人信息

	名称	地址
上市许可持有人	石家庄以岭药业股份有限公司	石家庄市高新技术开发区天山大街 238 号
生产企业	石家庄以岭药业股份有限公司	石家庄市高新技术开发区天山大街 238 号

（二）药品的信息

通用名	益肾养心安神片
处方组成	炒酸枣仁、制何首乌、桑椹、百合、丹参、灵芝、茯苓、知母、合欢花、菊花。
剂型及规格	片剂，每片重 0.4g（相当于饮片 1.4g）
功能主治	益肾、养心、安神。用于失眠症中医辨证属心血亏虚、肾精不足证，症见失眠、多梦、心悸、神疲乏力、健忘、头晕、腰膝酸软等，舌淡红苔薄白，脉沉细或细弱。
用法用量	口服。一次 4 片，一日 3 次。疗程 4 周。
受理的注册分类	中药 1.1 类（原中药 6.1 类）
完成的临床试验内容	境内　□Ⅰ期　■Ⅱ期　■Ⅲ期 境外　□Ⅰ期　□Ⅱ期　□Ⅲ期 其他：
临床试验的合规性	临床试验批件号：2009L02979 伦理审查批件：■有　□无 知情同意书：■有　□无
附条件批准	□是　■否
优先审评审批	□是　■否
申报情况	■首次申请上市　　□增加新适应症

（三）审评经过

受理日期：2020 年 5 月 27 日

召开会议情况：

序号	会议名称	会议时间
1	综合审评会	2020 年 09 月 22 日
2	专家咨询会	2020 年 10 月 16 日
3	综合审评会	2021 年 08 月 19 日

补充资料及沟通交流情况：

2020 年 11 月 11 日药审中心发出了正式书面补充资料的通知，2021 年 3 月 17 日申请人书面补回资料。

（四）其他

本品申报临床时名称为"百灵安神片"；申报生产名称"益智安神片"；注册上市审定的通用名称为："益肾养心安神片"。

二、核查检验及合规评价情况

（一）研制和生产现场检查情况

临床核查：国家药监局核查中心联合河北省药监局和湖南省药监局对本品进行了药品注册临床试验现场核查，被核查单位为中国中医科学院广安门医院、河北省人民医院、湖南中医药大学第一附属医院，核查时间为 2021 年 4 月 28 日–30 日、2021 年 3 月 20 日–21 日、2021 年 1 月 13 日–15 日。根据审核意见及核查报告，本品临床试验现场核查未发现真实性问题。

药学核查：2020 年 12 月 7 日至 11 日，国家药品监督管理局食品药品审核查验中心联合河北省药品监督管理局对益智安神片进行了注册现场核查。被核查单位：石家庄以岭药业股份有限公司，核查地点：石家庄市高新技术开发区天山大街 238 号。现场核查结论为"通过"。

（二）样品检验情况

现场核查对动态批样品（批号：A2012001）、工艺验证批样品（批号：A1906001）抽样，提供了河北省药品医疗器械检验研究院的检验报告，结果符合规定。

提供了 3 批样品（批号：A1906001、A1906002、A1906003）的中国食品药品检定研究院及河北省药品医疗器械检验研究院复核检验报告，结果符合规定。

（三）合规性评价

药审中心基于风险评估启动了本品临床试验数据核查及药学研制/生产现场核查。

根据审核意见及核查报告，本品临床试验数据核查及药学研制和生产现场核查未发现真实性问题。

三、综合审评意见

（一）适应症/功能主治

本品功能主治：益肾、养心、安神。用于失眠症中医辨证属心血亏虚、肾精不足证，症见失眠、多梦、心悸、神疲乏力、健忘、头晕、腰膝酸软等，舌淡红苔薄白，脉沉细或细弱。

失眠症是以频繁而持续的入睡困难和（或）导致以睡眠感不满意为特征的睡眠障碍，根据病程可分为短期失眠（病程＜3 个月）和慢性失眠（病程≥3 个月）。该病临床表现主要为入睡困难（入睡潜伏期超过 30min）、睡眠维持障碍（整夜觉醒次数≥2 次）、早醒、睡眠质量下降和总睡眠时间减少（通常＜6.5h），同时伴有日间功能障碍。

失眠症属于中医"不寐"范畴，与睡眠相关的中医学理论经历了营卫阴阳、脏腑神志、脑髓理论等三个主要阶段，产生了以营卫、阴阳、心神、魂魄、脑髓等主导睡眠的不同观点。

（二）药理毒理评价

非临床药效学实验结果显示：益肾养心安神片能减少小鼠自主活动次数；延长戊巴比妥钠致小鼠睡眠时间，增加阈下剂量戊巴比妥钠小鼠睡眠个数；减少咖啡因配合水环境法失眠模型大鼠的 Morris 迷宫穿越平台次数和探索时间百分比，抑制促肾上腺皮质激素释放激素、促肾上腺皮质激素、肾上腺皮质激素的分泌与释放，增加脑组织 5-羟色胺、超氧化物歧化酶含量，上调脑干及海马区神经生长因子、血管活性肠肽表达，缩短东莨菪碱致记忆再现和记忆获得障碍小鼠的游泳潜伏期；延长小鼠转棒时间和负重游泳时间；延长醋酸致小鼠扭体潜伏期，减少扭体次数；提高热板法小鼠痛阈值。

大鼠重复给药毒性实验结果显示：5.6、11.2、22.4g 生药 /kg 连续灌胃给药 3 个月，试验期内大鼠的一般状况、体重、摄食量、血液学指标未见不良影响，也无明显病理改变。

（三）临床药理学评价

不适用。

（四）有效性评价

1. 中医药理论

本品以"益肾健脑、养心安神"为治法，针对肾精亏虚、髓海不足、元神失养；劳心思虑、心血不足、识神过用病机特点，以东汉张仲景酸枣仁汤和百合知母汤为基础方加减化裁，以制何首乌补肾填精，酸枣仁补血养心共为君药，精化血、血养神；合桑椹固精养血，百合养阴清心，丹参活血通络，伍以灵芝补益精气，精化气、气生神，茯苓健脾益精、养后天助先天，知母滋阴润燥、清心安神。

2. 人用经验

本品来源于临床经验方，但未对既往人用经验进行系统总结，未提交人用经验总结资料。

3. 关键临床试验设计和结果

支持其上市的关键性试验为Ⅲ期临床试验，采用随机、双盲、安慰剂平行对照，多中心临床研究，样本量 480 例（试验组 360 例，对照组 120 例）。纳入符合失眠症（原发性失眠）西医诊断标准，符合心血亏虚、肾精不足证中医辨证标准，且年龄 18-65 周岁受试者。排除全身性疾病和外界环境干扰因素引起的失眠、其它疾病或药物引起的失眠、睡眠卫生不良或作息不规律等原因引起的失眠、精神分裂、抑郁症、焦虑症和其他精神障碍引起的失眠，以及患者入组时 HAMD17 项评分 ≥ 17 分或 HAMA 总分 ≥ 14 分的患者，近 2 周内服用过治疗失眠、抗抑郁、抗焦虑等作用于中枢神经系统的药物或心理、物理等疗法的患者。试验筛选期 1 周，疗程 4 周，随访期 4 周。筛选期两组均服用安慰剂，治疗期试验组服用益肾养心安神片，对照组服用安慰剂，随访期停用试验药和安慰剂。Ⅲ期主要疗效指标为：SDRS 总分，次要疗效指标为：睡眠评分、PSQI 总分及各成份计分、中医证候积分及单项症状计分、多导睡眠图（PSG）各项指标。

有效性结果：主要疗效指标睡眠障碍评定量表（SDRS）评分分析：治疗结束时试验组与对照组的 SDRS 总分下降率修正均数分别为 57.11% 和 19.07%（含交互项），两组的下降率差值为 38.04［95% CI（32.87，43.20）］，其下限高于优效性界值 20%，可以判断试验组疗效优于对照组。次要疗效指标"睡眠评分、匹兹堡睡眠质量指数量表（PSQI）、单项中医症状评分及疗效分析、单项中医症状计分及疗效分析"均提示试验组疗效优于安慰剂组。患者客观性指标"多导睡眠图（PSG）"结果提示试验组与安慰剂组的变化值比较部分有统计学差异意义，部分无统计学差异意义。觉醒次数（AT）、总睡眠时间（TST）、觉醒比（ATA/TST）、睡眠效率（%）两组间比较差异均有统计学意义（$P < 0.05$，$P < 0.01$），试验组疗效优于安慰剂组。其他指标如睡眠潜伏期、觉醒时间、总记录时间、REM 潜伏期、S1、S2、S3+S4 等指标的两组比较差异均无统计学意义。但因 PSG 仅为部分患者治疗前后各检查一次的数据，其结果仅作为参考。

4.临床与统计评价

支持其上市的Ⅲ期关键性试验的结果可支持本品的有效性和安全性评价。

临床试验涉及多个量表如睡眠评定量表（SDRS）、匹兹堡睡眠指数（PSQI）、睡眠评分等，申请人对各评价量表中的关键条目的变化情况（如基线值、疗后值、下降值、下降率）进行组间和前后自身比较，结果提示各失眠评价量表之间有效性趋势一致。申请人补充分析了主观量表与客观指标（多导睡眠图）变化一致性，结果提示主观量表与客观指标有效性趋势一致。

针对本品Ⅲ期主要疗效指标由PSQI换为SDRS对试验结果影响的问题。专家认为，两个量表评分具有一定的相关性，Ⅲ期选择对病情变化更为敏感的SDRS量表是合理的，虽然以Ⅱ期的PSQI评分来估计Ⅲ期的样本量，会增大Ⅲ期临床试验实施样本量不足所致的检验效能达不到的风险，但是对于临床试验结果无影响。

Ⅲ期临床试验基线数据显示，试验中均纳入了病程3个月以内的短期失眠和≥3个月的慢性失眠，申请人按病程3个月以内的短期失眠和≥3个月的慢性失眠进行分层分析，结果提示本品对病程3个月以内的短期失眠和≥3个月的慢性失眠疗效趋势一致。

（五）安全性评价

1.安全性数据

Ⅱ、Ⅲ期试验组共有478例受试者进入安全性数据集，其中Ⅲ期临床试验有13例受试者出现2项及以上的肝功能指标同时升高（轻度）的情况。

2.临床与统计评价

对Ⅲ期临床试验中13例肝功能指标同时升高（轻度）的情况进行逐例分析，审评认为个别病例肝功能损伤不能排除和药物的相关性。

（六）风险分析与控制

本品处方中含有何首乌，临床试验期间可见肝生化指标轻度升高，故在说明书不良反应中予以了提示，并在说明书注意事项中提示"有肝脏疾病或肝功能异常者慎用；本品不宜与其它引起肝损伤的药物同时使用；用药期间，应关注肝功能指标，出现异常者应及时停药并就医。"且在批件中要求加强上市后不良反应监测，并关注制何首乌的安全性研究进展及其质量控制研究，研究建立本品所用药材、饮片及制剂与安全性相关的质量控制方法。

（七）获益与风险评估

本品为申报生产的中药复方制剂，经Ⅱ、Ⅲ期临床试验结果基本说明了本品的安全性和有效性，现场检查未发现真实性问题。现有临床试验结果可以说明本品的有效性和安全性，风险受益评估受益大于风险。

（八）说明书审核

以Ⅲ期临床试验的有效性和Ⅱ、Ⅲ期临床试验的安全性数据为主，结合本品的中医药理论，经专家咨询会讨论、中心审评完成了说明书审核。详见本品说明书。

四、处理意见

（一）技术结论

根据《中华人民共和国药品管理法》及有关规定，经审查，本品符合药品注册的有关要求，批准本品注册上市。

（二）上市后风险控制

药品上市许可持有人应履行主体责任，做好相关风险防控工作，加强上市后不良反应监测。进一步研究和收集用药安全性信息和数据，根据研究结果及时完善说明书。

药学专业内容（略）。

批准日期：2020 年 5 月 12 日

批准文号：国药准字 Z20200004

连花清咳片（CXZS1900002）

申请上市技术审评报告

（国家药品监督管理局药品审评中心　2020 年 9 月）

一、基本信息

1. 申请人信息

	名称	地址
生产企业	石家庄以岭药业股份有限公司	石家庄市高新技术开发区天山大街 238 号

2. 原料药及制剂基本情况

通用名	连花清咳片
英文名	（中药不适用）
化学名	（中药不适用）
化学结构	（中药不适用）
分子式 / 分子量	（中药不适用）
结构特征	□新化学实体 □已有化合物的成盐或酯等 □其他：
药理学分类	□新作用机制 / 靶点： □已有作用机制 / 靶点： □其他：
剂型及规格	片剂，0.46g/ 片
适应症 / 功能主治	宣肺泄热，化痰止咳。用于急性气管–支气管炎痰热壅肺证，症见咳嗽、咳痰、痰白粘或色黄，伴发热，咽干口渴，心胸烦闷，大便干等。
用法用量	口服。一次 4 片，一日 3 次。疗程 7 天。
受理的注册分类	中药 6.1 类
完成的临床试验内容	□Ⅰ期　　■Ⅱ期　　■Ⅲ期 其他：
临床试验的合规性	临床试验批件号：2010L00120 伦理审查批件：■有　　□无 知情同意书：■有　　□无
特殊审批	□是　　■否
优先审评	□是　　■否

3. 审评程序及审评与审核人员信息

（略）

4. 审评经过

受理日期：2019 年 09 月 18 日

承办日期：2019 年 09 月 18 日

召开会议情况：

序号	会议名称	会议时间
1	专家咨询会	2019 年 11 月 21 日

补充资料及沟通交流情况：

序号	发补时间	收补时间
1	2019 年 12 月 20 日	2020 年 1 月 10 日

沟通交流情况：

2019 年 11 月 18 日药审中心与申请人进行了面对面沟通交流。

5. 其他

无。

二、核查与检验等情况

1. 研制现场核查情况

国家药品监督管理局食品药品审核查验中心于 2019 年 12 月对本品进行了药品注册生产现场检查，结论为通过。于 2020 年 1 月对 8 家Ⅲ期临床试验单位中的天津中医药大学第一附属医院、天津中医药大学第二附属医院、辽宁中医药大学附属医院进行核查，结论均为通过。

2. 样品检验情况

生产现场检查期间，检查组按照检查方案要求对验证批（A1812002、A1812003）和动态批 A1912001 进行了抽样签封后送河北省药品检验研究院。

根据核查中心审核意见，本次现场检查研制和生产情况及条件未发现真实性、一致性问题，该产品实际工艺与注册申报工艺相符合。

三、综合审评意见

1. 适应症 / 功能主治

急性气管–支气管炎是由生物性或非生物性因素引起的气管–支气管粘膜的急性炎症，临床表现以咳嗽和咯痰为主要症状的呼吸道疾病。起病急，常于上呼吸道感染后出现干咳，后有少量黏痰不易咳出，继之痰量逐渐增多、咳嗽症状加剧，全身症状较轻，具有一定的自限性。治疗上以止咳化痰为主，频繁剧烈咳嗽影响生活时可选用镇咳药，有明确的合并细菌感染指征时可加用抗感染药物，合并支气管痉挛患者可选用解痉抗过敏药物。

急性气管–支气管炎多属于中医学"咳嗽"范畴。早在《黄帝内经》对咳嗽的成因、症状及证候分类、病理转归及治疗等问题，就有较系统的论述，历代医家对中医治疗咳嗽的理、法、方、药进行了不断的探索。

连花清咳片是吴以岭教授运用中医络病理论结合现代医学研究，以宣肺泄热，化痰止咳为治则，将麻黄、桑白皮、石膏、黄芩、炒苦杏仁、连翘、清半夏、浙贝母、前胡、牛蒡子、山银花、大黄、陈皮、桔梗、甘草十五味药材进行组方，用于急性气管-支气管炎属痰热壅肺证，可缓解患者咳嗽、咳痰及伴发症状。

2. 药理毒理评价

本品申请临床试验时提供了非临床药理毒理研究资料。

主要药效学进行了镇咳、平喘、祛痰、抗炎、解热和对免疫功能的影响试验，以及体内外抑菌、抗流感病毒等试验。试验结果显示，本品可减少氨水致小鼠咳嗽次数及枸橼酸致豚鼠咳嗽次数，延长咳嗽潜伏期；抑制豚鼠氯化乙酰胆碱与磷酸组织胺混合液引起的哮喘及卵蛋白致敏豚鼠的支气管痉挛；增加小鼠酚红气管排泌量及大鼠毛细管排痰量等。

小鼠单次给药毒性试验结果显示，本品以 163.8g 生药 /kg 经口给药，受试小鼠在给药后出现俯卧、呼吸困难和紫绀等体征，约 1h 后上述症状消失。

大鼠重复给药毒性试验结果显示，本品以 29.36、14.68 和 7.4g 生药 /kg 经口给药连续 26 周，恢复期 2 周，本品 29.36 和 14.68g 生药 /kg 剂量组给药期间受试动物可见偶发狂躁；29.36g 生药 /kg 剂量组受试动物出现痰鸣音和耳廓局部痈肿疮疡的发生率较对照组有所增加；组织病理学检查结果显示，29.36g 生药 /kg 剂量组肝脏和肾脏混浊肿胀病变发生率和程度，以及出现心室壁或室间隔心肌局限性灶性坏死的动物数及病变程度均高于对照组。

3. 原料和 / 或制剂评价

（略）

4. 支持上市申请的关键性临床数据及评价

本品共进行了 2 项临床试验：

试验阶段	试验时间	试验设计	疗程	完成例数
Ⅱ期	2011 年 5 月 –2012 年 1 月	随机双盲安慰剂对照	7 天	试验组 112 例 对照组 104 例
Ⅲ期	2013 年 3 月 –2014 年 1 月	随机双盲安慰剂对照	7 天	试验组 346 例 对照组 110 例

Ⅱ、Ⅲ期临床试验的负责单位为天津中医药大学第一附属医院。

Ⅱ期临床试验参加单位为北京中医药大学东方医院；长春中医药大学附属医院；辽宁中医药大学附属医院；湖北省中医院。

Ⅲ期临床试验参加单位为北京中医药大学东方医院，长春中医药大学附属医院，辽宁中医药大学附属医院，湖北省中医院，湖南中医药大学第一附属医院，天津中医药大学第二附属医院，中国中医科学院广安门医院。

（1）临床药理学评价

不适用。

（2）有效性评价

支持本品上市的试验为Ⅲ期临床试验，采用多中心、随机、双盲、安慰剂平行对照试验设计。临床研究的纳入病例标准为符合急性气管-支气管炎诊断中医辨证属痰热壅肺证者，体温 ≤ 37.5℃，病程 ≤ 3 天，年龄 18~65 周岁的受试者。排除了血常规白细胞综述总数或中性粒细胞 > 1.1 正常值者，排除了可能导致咳嗽的其他疾病（如普通感冒、慢性支气管炎急性发作、支气管扩张症、变应性咳嗽、支气管内膜结核、血管紧张素转换酶抑制剂诱发的咳嗽、肺炎等）和 24 小时内已使用过抗病毒、抗菌、镇咳、祛痰、解热镇痛类等西药或治疗急性支气管炎等止咳化痰类中药者。

给药方法：

试验组：连花清咳片，口服，每次 4 片，每日 3 次，温开水送服。

安慰剂对照组：连花急支片模拟剂，口服，每次 4 片，每日 3 次，温开水送服。

疗程：7 天。

合并用药规定：试验期间，不得合并其它止咳、化痰、平喘、抗感染、抗组胺 H1 受体拮抗剂、激素等西药及同类中药，或者其他可能影响本病疗效及安全性观察的治疗措施。

有效性观测指标：

主要疗效指标：咳嗽症状消失率。

次要疗效指标：

①咳嗽症状积分

②咯痰症状积分

③疾病疗效

④中医证候疗效

⑤单项症状评分及疗效

⑥肺部体征评分及消失率

有效性评价方法

咳嗽症状消失评定：指日间咳嗽和夜间咳嗽症状同时消失。

症状积分：用药满 3 天、4 天、5 天、6 天、7 天症状积分。

疾病疗效：①痊愈，指"症状体征评分和"为 0，且血 WBC 总数和中性分类疗后正常；②显效，指"症状体征评分和"减少率 ≥ 70%；③有效，指"症状体征评分和"减少率 ≥ 30%，< 70%；④无效，指症状体征无改善或加重，"症状体征积分"减少 < 30%。

中医证候疗效：①痊愈，指"证候评分和"减少 ≥ 95%；②显效，指"证候评分和"减少 ≥ 70%，< 95%；③有效，指"证候评分和"减少 ≥ 30%，< 70%；④无效，指"证候评分和"减少 < 30%。

单项症状疗效评价标准：①消失：评分为 0；②好转：评分等级降低 1 级，但不为 0；③无效：评分等级未下降或加重。

有效性结果：

本试验共筛选 480 例受试者（试验组为 360 例，安慰剂组为 120 例）。脱落 / 剔除病例共 24 例（试验组 14 例，安慰剂组 10 例，两组脱落 / 剔除率比较无统计学差异）。

进入 FAS 集 474 例，其中试验组有 355 例，安慰剂组有 119 例；进入 PPS 集 431 例，其中试验组有 332 例，安慰剂组有 99 例；进入 SS 集 474 例，其中试验组有 356 例，安慰剂组有 118 例。

组间可比性：进入 FAS 分析集的受试者，其人口学资料、疾病相关情况（如咳嗽、咳痰、病程、既往吸烟史等），组间比较差异均无统计学意义。

用药依从性：试验组、对照组分别为 95.20%、94.52%。

合并用药，试验组 28 例，占 7.89%，对照组 13 例，占 10.92%。两组比较，差异均无统计学意义（P > 0.05）。治疗期间合并使用抗生素或止咳润肺药物的 21 名受试者，其中试验组 1 例（414 号）既往有慢支病史，符合排除标准，不进行疗效分析；其他 20 名受试者（试验组 11 例，对照组 9 例），按照无效病例统计分析。

主要疗效指标（FAS）：

治疗 7 天后，试验组咳嗽症状消失率为 49.01%，对照组为 8.40%，两组差值及其 95% 置信区间为 40.61%（30.49%~50.73%）；治疗期间未合并使用抗生素或止咳润肺药物的受试者，试验组咳嗽症状消失率为 50.58%，对照组为 9.09%；差异均有统计学意义（P < 0.01），试验组疗效优于对照组。

治疗结束，咳嗽症状消失率分析——FAS

类别	项目	试验组	对照组	方法	P 值
总体	N	355	119	CMH 卡方	0.0001
	消失	174（49.01%）	10（8.40%）		
	未消失	181（50.99%）	109（91.60%）		
未合并使用 *	N	344	110	CMH 卡方	0.0001
	消失	174（50.58%）	10（9.09%）		
	未消失	170（49.42%）	100（90.91%）		

*"未合并使用"指治疗期间未合并使用抗生素或止咳润肺药物的受试者。以下同

治疗结束，两组咳嗽症状消失率之差及双侧 95% CI——FAS

类别	组别	N	消失例数	消失率	消失率之差	95% CI
总体	试验组	355	174	49.01%	40.61%	（30.49%，50.73%）
	对照组	119	10	8.40%		
未合并使用 *	试验组	344	174	50.58%	41.49%	（30.95%，52.03%）
	对照组	110	10	9.09%		

次要疗效指标（FAS）：

单项症状咳嗽、咯痰、咽干口渴、心胸烦闷、大便干的两组疗效比较，差异有统计学意义，试验组优于对照组。

（3）安全性评价数据

Ⅱ期、Ⅲ期临床试验试验组共获得了 15 例的安全性数据，其中Ⅱ期 5 例（6 例次），Ⅲ期 10 例（11 例次）。安全性观测指标为血常规、尿常规、大便常规、心电图、肝功能（ALT、AST、TBil、AKP、GGT）、肾功能（BUN、Cr）、不良事件类型、程度、发生率。

不良事件：

Ⅱ期：试验组不良事件 1 例（发生率 0.85%），对照组不良事件 4 例（发生率为 3.33%）。

Ⅲ期：试验组不良事件 6 例（发生率 1.69%），对照组不良事件 4 例（发生率为 3.39%）。

试验组不良事件发生情况

	不良事件名称	例次	处理与转归	与药物关系
Ⅱ期	泌尿系感染	1	已完成疗程，转归为消失	肯定无关
	鼻咽炎	1	已完成疗程，转归为 UK	肯定无关
Ⅲ期	扁桃体炎	1	剂量不变，转归为消失	不可能
	泌尿系感染	1	剂量不变，转归为消失	不可能
	泌尿系感染	1	已完成疗程，转归为 UK	不可能
	咽炎	1	已完成疗程，转归为 UK	不可能
	鼻窦炎	1	已完成疗程，转归为消失	不可能
	感冒	1	剂量不变，转归为消失	不可能
	感冒	1	剂量不变，转归为消失	不可能

实验室检查：

Ⅱ期、Ⅲ期临床试验中，试验组有少部分病例出现血常规 WBC、NEU、LYM、血小板和尿 PRO、BLO、LEU 的疗后异常，结合临床无不适症状，故考虑异常无临床意义；个别病例出现 ALT、AST、TBil、ALP、GGT、BUN、Cr 疗后异常病例，前后异常变化较小或疗后数值未超过 $2 \times$ ULN，多判断为异常无临床意义；上述指标异常情况出现的比例两组相当。

心电图：

Ⅱ期临床试验中治疗前正常治疗后异常的病例共 2 例，均为试验组。49 号疗后窦性心动过缓，心率 57 次/分。125 号病例疗后非特异性 T 波异常，申办方认为与劳累、情绪、睡眠有关。治疗前后均异常的病例经分析：治疗前后心电图无明显变化。

Ⅲ期临床试验中治疗前正常治疗后异常的病例分析：治疗后心电图为窦性心动过缓的有 11 例，其中试验组 8 例（2.40%），对照组 3 例（2.86%）。治疗后心电图为窦性心律不齐的有 10 例，其中试验组 7 例（2.10%），对照组 3 例（2.86%）。治疗后心电图为左室高电压的有 2 例，其中试验组 1 例（0.30%），对照组 1 例（0.95%）。以上心电图异常情况两组比例相当。治疗前后均异常的病例分析：治疗后心电图较治疗前加重者有 22 例，其中试验组 15 例（4.49%），对照组 7 例（6.67%），试验组加重的比例低于对照组。

（4）风险分析与控制

本品临床试验中试验组有 1 例血小板疗前正常，疗后明显降低，一周后复查正常，无法排除与试验药物的关系。在说明书中【临床试验】项下进行说明。现有临床试验数据未暴露出来较多不良反应，要求本品上市后进一步积累安全性数据，及时修订完善说明书内容。

本品含麻黄，应提示运动员慎用。含麻黄制剂心脏相关的不良事件通常与其用药剂量和日服用麻黄碱量相关，本品非临床安全性研究暴露出的心脏安全性问题，可能与给药剂量过大及给药时间过长有关；对于临床试验期间出现的少数心动过缓、房早、室早等由于暴露信息量少且尚无法判定与药物的相关性，因此，专家咨询会上请心电生理专家进行阅图，认为本品对心脏的影响总体是安全的；综合考虑以上因素，在说明书【注意事项】下注明"本品含麻黄，用药期间应关注心率、心律的变化，如有不适及时就医。"进行风险提示。

（5）获益与风险评估

本品组方符合中医药理论，临床定位于急性气管-支气管炎属痰热壅肺证病情较轻者，临床试验采用双盲安慰剂随机对照方式，临床试验设计合理；门诊发药且试验药与安慰剂相似度较高，参照试验流程基本可以保证试验实施过程为盲态；样本量符合统计及现行法规要求，Ⅱ、Ⅲ期临床试验有效性结果显示出对于急性气管-支气管炎主要临床症状咳嗽改善的作用，体现了本品的临床价值。临床试验期间未发生严重不良事件，不良事件发生率较低，显示出安全性较好。综合评估受益大于风险。

5.评价过程中发现的主要问题及处理

无。

四、三合一审评情况

本品为中药复方制剂，处方为吴以岭教授在中医络病理论指导下的临床经验方。非临床有效性研究结果提示本品有一定的抗炎、镇咳、平喘、祛痰等作用，26 周重复给药毒性试验提示对肝、肾、心脏及神经系统有一定影响，补充的一般药理学试验基本未发现对小鼠神经系统、犬心血管和呼吸系统有明显影响。现已完成Ⅱ、Ⅲ期临床试验，结果显示用于急性气管-支气管炎痰热壅肺证病情较轻者在咳嗽症状消失、咳痰和中医证候等方面，试验组疗效优于对照组；安全性方面试验组未出现不良反应。拟批准功能主治为：宣肺泄热，化痰止咳。用于急性气管-支气管炎痰热壅肺证引起的咳嗽，咳痰、痰白粘或色黄，伴咽干口渴，心胸烦闷，大便干，舌红，苔薄黄腻，脉滑数。拟批准用法用量为：口服。一次4片，一日3次。疗程7天。

本品技术审评、动态现场检查均为通过，现场检查抽样检验结果符合规定，建议批准本品新药生产，并颁发新药证书。

五、技术审评意见

1. 技术结论

经风险获益评估，支持本品上市用于急性气管－支气管炎痰热壅肺证引起的咳嗽，咳痰、痰白粘或色黄，伴咽干口渴，心胸烦闷，大便干，舌红，苔薄黄腻，脉滑数。

2. 上市后要求

药学内容（略）

3. 上市后风险控制

本品上市后应进一步积累安全性数据，及时修订完善说明书内容。

4. 提请注册司关注的相关问题

（略）

批准日期：2020 年 4 月 9 日

批准文号：国药准字 Z20200003

筋骨止痛凝胶（CXZS1900001）

申请上市技术审评报告

（国家药品监督管理局药品审评中心　2020 年 12 月）

一、基本信息

1. 申请人信息

	名称	地址
生产企业	江苏康缘药业股份有限公司	江苏省连云港经济技术开发区江宁工业城

2. 原料药及制剂基本情况

通用名	筋骨止痛凝胶
英文名	（中药不适用）
化学名	（中药不适用）
化学结构	（中药不适用）
分子式 / 分子量	（中药不适用）
结构特征	□新化学实体 □已有化合物的成盐或酯等 □其他：
药理学分类	□新作用机制 / 靶点： □已有作用机制 / 靶点： □其他：
剂型及规格	凝胶，每支装 15g。每盒装 1 支。 每 1g 相当于饮片 1g，含薄荷脑 3.6mg
适应症 / 功能主治	活血理气，祛风除湿，通络止痛。用于膝骨关节炎肾虚筋脉瘀滞证的症状改善，症见膝关节轻中度疼痛、僵硬、活动不利，腰膝酸软，舌质偏红或边有积斑苔薄白，脉弦或滑。
用法用量	外用。一次 3g（一计量杯），一日 2 次，均匀涂抹，覆盖整个膝关节表面，腘窝处禁止涂抹。疗程 3 周。
受理的注册分类	中药 6.1 类
完成的临床试验内容	□Ⅰ期　■Ⅱ期　■Ⅲ期 其他：
临床试验的合规性	临床试验批件号：2009L02980 伦理审查批件：■有　　□无 知情同意书：■有　　□无
特殊审批	□是　■否
优先审评	□是　■否

审评报告

3.审评程序及审评与审核人员信息

（略）

4.审评经过

受理日期：2019年03月25

承办日期：2019年04月04

召开会议情况：

序号	会议名称	会议时间
1	专家咨询会	2019年11月22日

发补情况：

序号	发补时间	收补时间
1	2019年12月24日	2019年12月31日

沟通交流情况：

序号	沟通交流时间	形式
1	2019年10月29	电话沟通交流
2	2020年3月10日	问询式沟通

5.其他

无

二、核查与检验等情况

1.研制现场核查情况

国家药监局审核查验中心于2019年12月对该品种Ⅲ期临床试验的11家临床试验机构中的5家进行了现场核查，为上海中医药大学附属曙光医院、中国中医科学院广安门医院、湖南中医药大学第一附属医院、广东省第二中医院、上海市中医医院。核查结论为没有涉及真实性问题，仅涉及了规范性问题。

2.复核检验情况

本品经江苏省食品药品监督检验研究院复核检验，结果符合规定。

3.生产现场核查情况

本品经生产现场动态检查，检查结论为通过。现场抽查1批样品，经江苏省食品药品监督检验研究院检验，结果符合规定。

三、综合审评意见

1.适应症/功能主治

骨性关节炎（osteoarthritis，OA），是一种最常见的退行性关节病，是以关节软骨的破损、软骨下骨的硬化、周围骨质增生和滑膜炎性增生性改变为特征的慢性炎症性关节疾病。又称退行性关节炎、骨关节病、肥大性关节炎、老年性关节炎等。临床表现为缓慢发展的关节疼痛、压痛、僵硬、关节肿胀、活动受限和关节畸形，多累及手指关节、膝、脊柱、髋等，是影响老年人活动的常见问题。膝关节骨性关节炎（knee osteoarthritis，KOA）是最为常见的一种骨性关节炎，膝关节骨性关节炎发病与年龄有关，40 岁以下发病较少，是一种退行性疾病，发病原因和发病机制尚不明确，认为主要与年龄、机械磨损、撞击、免疫反应、自由基、骨内压增高和细胞因子等因素有关。

骨性关节炎治疗的目的是缓解疼痛、延缓疾病进展、矫正畸形，改善或恢复关节功能，提高患者生活质量。膝关节骨性关节炎属于骨性关节炎的一种，诊断治疗基本同骨性关节炎，分为基础治疗、药物治疗、修复性治疗和重建治疗四个层次（四个阶梯）。基础治疗包括预防保健和治疗康复贯穿整个过程，包括患者教育、运动和生活指导、科学合理的关节肌肉锻炼、中医和物理治疗，中医治疗可减轻疼痛症状和缓解关节僵直；药物治疗根据药物作用范围分为局部用药和全身用药，根据给药途径分为外用药物、口服药物、肛门栓剂、静脉输入、关节腔内注射等，根据药理作用分为糖皮质激素、非甾体类抗炎药、慢作用抗炎药、镇痛药、抗焦虑药；修复性治疗包括关节镜清理术、关节软骨修复术及生物治疗、膝关节周围截骨术；重建治疗包括膝关节部分置换术、人工膝关节置换术等。

膝关节骨性关节炎从其症状表现当属于中医学之"痹证"、"骨痹"、"膝痛"的范畴。中医治疗该病有独特优势，尤其中药热敷熏洗被临床广泛应用。本方处方源于中国中医研究院骨科专家孙树椿教授临床经验方，用于治疗膝关节骨性关节炎，是在清代御医方"骨伤膝药"的基础上加减化裁而来，开发为水性凝胶剂，相较于中药外用传统制剂，具备方便给药、降低刺激性和利于药物有效成分的释放、渗透和吸收等特点和优势。

2. 药理毒理评价

本品申请临床试验时（2007 年）提供了与本品功能主治相关的非临床药效学研究数据和毒理学研究数据。

非临床药效学试验结果显示，本品可降低运动负荷 C57 小鼠骨性关节炎模型的关节软骨病理积分；可改善佐剂性关节炎模型大鼠的原发性和继发性炎症，减轻巴豆油所致小鼠耳肿胀和角叉菜胶所致大鼠足跖肿胀；可提高热板法致小鼠疼痛的痛阈值。

本品申请临床试验前提供的家兔经皮单次给药毒性试验、大鼠经皮重复给药毒性试验均未发现明显的毒性反应，豚鼠皮肤过敏试验和家兔皮肤刺激性试验结果均为阴性。

3. 药学评价

（略）

4. 支持上市申请的关键性临床数据及评价

主要包括有效性、安全性、风险分析与控制、获益与风险评估四部分内容。

本品共进行了 2 项临床试验：

试验阶段	Ⅱ期	Ⅲ期
试验时间	2010 年 11 月 –2012 年 02 月	2012 年 05 月 –2013 年 08 月
试验设计	多中心、分层随机、双盲、安慰剂平行对照	多中心、分层随机、双盲、安慰剂平行对照
样本量	试验组 240 例，对照组 120 例，共 360 例。	试验组 431 例，对照组 144 例，共 575 例。
负责单位	上海中医药大学附属曙光医院	上海中医药大学附属曙光医院
参加单位	中国中医科学院广安门医院 南京市中医院 福建省中医药研究院 广东省第二中医院 湖南中医药大学第一附属医院	中国中医科学院广安门医院 南京市中医院 福建省中医药研究院 广东省第二中医院 湖南中医药大学第一附属医院 湖北省中医院 天津中医药大学第一附属医院 陕西中医学院附属医院 上海市中医医院 广州中医药大学第一附属医院 华中科技大学同济医学院附属协和医院

（1）有效性评价

支持本品上市申请的关键性临床试验采用多中心、分层随机、双盲单模拟、安慰剂平行对照试验设计，西医诊断标准参照《骨关节炎诊治指南（2007年版）》制定，纳入符合本病西医诊断标准及中医辨证肾虚筋脉瘀滞证、单侧膝关节患病、年龄40~70周岁（包括40、70周岁）、男女不限、严重程度的影像学KL分级≤3分、WOMAC疼痛评分≤70mm的患者。排除了双膝关节患病、一过性滑膜炎、股骨头骨骺滑脱症、骨结核、骨肿瘤、色素沉着绒毛结节滑膜炎等症、试验前6个月内进行过关节腔内注射或使用过改善病情类药物及软骨保护剂者、治疗前1周皮质激素治疗或行针灸、物理治疗者、有皮肤过敏史者或用药部位皮肤有破损者等。

试验组给予本品，对照组给予安慰剂，用法均为3g/次（配备专用定量仪器），2次/日，均匀外涂于皮肤患处。疗程：21天。

合并用药规定：禁止使用其它治疗骨性关节炎的中西药物和各类治疗方法，禁止使用治疗肾虚筋脉瘀滞证的中药，禁止使用止痛药；合并其它疾病所必须继续服用的药物，可维持不变；合并疾病所必须继续服用的药物，或其它治疗，必须在病例报告表中记录药名、用量、使用次数和时间等。

有效性观测指标：

主要疗效指标：

WOMAC疼痛评分的变化。

次要疗效指标：

（1）WOMAC总积分、WOMAC上下楼梯疼痛评分、WOMAC僵硬评分、WOMAC关节活动评分。

（2）中医证候和单项症状。

有效性评价方法

（1）WOMAC量表积分疗效评价

以积分下降值和下降率分别进行组间比较，治疗终点（21天末）试验组优于对照组时，判定为有效。

（2）中医证候效评价

临床控制：相关症状、体征积分减少≥95%；

显效：相关症状、体征积分减少≥70%、＜95%；

有效：相关症状、体征积分减少≥30%、＜70%；

无效：相关症状、体征积分减少不足30%。

注：积分变化计算公式（尼莫地平法）为：

[（治疗前积分－治疗后积分）÷治疗前积分]×100%。

有效性结果

共入组576例，试验入组432例，对照组144例，脱落22例，剔除63例。FAS数据集575例（试验组431例，对照组144例），PPS数据集491例（试验组372例，对照组119例）；SS数据集575例（试验组431例，对照组144例）。

组间可比性：

两组人口学信息、生命体征和疾病相关信息的基线数据组间均衡，主要疗效指标"WOMAC问卷疼痛评分的变化"及其他次要疗效指标基线均衡可比。

有效性结果：

主要疗效指标（FAS）：

"WOMAC疼痛指数"基线值：试验组36.72mm，安慰剂组35.47mm。用药3周WOMAC疼痛指数下降值试验组和安慰剂组分别为16.30mm、4.27mm，试验组与安慰剂组差值及其95% CI为12.03（10.35，13.71），按照优效性界值0，可以达到试验组优于安慰剂组的优效性假设。

次要疗效指标（FAS）：

（1）WOMAC总积分：用药3周WOMAC总积分的下降值，试验组为14.71mm，安慰剂组为3.91mm；下降率试验组为43.80%，安慰剂组为11.94%。组间比较有统计学差异。

（2）WOMAC上下楼梯疼痛评分：用药3周WOMAC上下楼梯疼痛评分的下降值，试验组为23.46mm，安慰剂组为5.69mm；下降率试验组为42.90%，安慰剂组为10.85%。组间比较有统计学差异。

（3）WOMAC僵硬评分：用药3周WOMAC僵硬评分的下降值，试验组为10.10mm，安慰剂组为3.17mm。组间比较有统计学差异。

（4）WOMAC关节活动评分：用药3周WOMAC关节活动评分的下降值，试验组为14.75mm，安慰剂组为4.01mm。组间比较有统计学差异。

（5）中医证候疗效：用药3周后中医证候疗效，试验组有效率22.04%，总有效率79.58%，安慰剂组有效率5.56%，总有效率15.28%；试验组与安慰剂组的有效率及总有效率比较均有统计学差异。

（6）中医症状：中医症状总积分用药3周后较基线下降值和下降率试验组与对照组比较有统计学差异。中医症状主症（关节疼痛、腰膝酸软）和次症（上下楼梯、平地行走）评分用药3周后较基线下降值试验组与对照组比较有统计学差异。

症状	试验组评分的下降	安慰剂组评分的下降
关节疼痛	1.44 ± 1.30	0.19 ± 0.80
腰膝酸软	1.77 ± 1.23	0.43 ± 1.06
上下楼梯	0.90 ± 0.68	0.19 ± 0.52
平地行走	0.93 ± 0.61	0.23 ± 0.57

（2）安全性评价数据

Ⅱ期、Ⅲ期和关键性临床试验共获得了试验组共计671例的安全性数据。安全性观测指标均为生命体征、血、尿、便常规，心电图、肝功能（ALT、AST、TBIL、DBIL、γ-GT、ALP）、肾功能（Cr、BUN）及不良事件。

不良事件：

Ⅱ期：试验组共发生13例16例次不良事件（发生率5.42%），无严重不良事件。

Ⅲ期：试验组共发生16例不良事件（发生率3.71%），严重不良事件1例，带状疱疹住院治疗，与试验药物无关。

不良反应：

Ⅱ期临床试验组不良反应1例为局部瘙痒红肿。

Ⅲ期临床试验组不良反应2例：ALT轻度升高（77U/L→90U/L）、轻度皮肤过敏（局部瘙痒、发红）各1例。

（3）风险分析与控制

本品为外用制剂，临床试验期间，试验组出现2例用药部位局部过敏反应，表现为皮肤瘙痒、红肿；试验组1例用药后ALT轻度升高，因无不适症状，患者拒绝复查，转归不详，与药物关系判断为可疑。综合考虑本品现有临床试验数据暴露出来的不良反应包括用药部位的皮肤过敏反应和ALT轻度升高，已写入说明书【不良反应】项及【临床试验】项下。

本品作为外用制剂，在【注意事项】项下提示避免接触眼睛和其他黏膜部位；若出现用药部位皮肤刺激，如红肿、瘙痒等情况应立即将局部药物洗净，停药，必要时医院就诊。针对不良反应中的个别病例 ALT 轻度升高情况，于【注意事项】中提示严重肝肾功能不全者慎用。本品临床试验未涉及破溃和感染的皮肤，【禁忌】项明确不可用于皮肤破溃或感染处；本品适用疾病和临床试验不涉及儿童人群，【注意事项】中提示本品放在儿童不能接触的地方。

（4）获益与风险评估

根据现有临床试验数据，膝关节轻中度疼痛人群用药 3 周后的 WOMAC 疼痛指数下降值的比较，试验组与安慰剂组差值及其 95% CI 为 12.03（10.35，13.71），按照优效性界值 0，试验组优于安慰剂组；用药 3 周后上下楼梯疼痛评分、WOMAC 总积分、WOMAC 僵硬评分变化、WOMAC 关节活动评分、中医证候疗效（主症关节疼痛、腰膝酸软和次症上下楼梯、平地行走）均显示试验组优于安慰剂组；可以说明本品对膝骨关节炎肾虚筋脉瘀滞证的症状有改善作用。已知不良反应为用药后出现皮肤红肿、瘙痒，ALT 轻度升高，说明书中已将已知的安全性信息列入相关项下，并通过【注意事项】提示"使用过程中需关注药物的皮肤刺激性，用药部位如有红肿、瘙痒等情况应立即将局部药物洗净，并停药，必要时医院就诊。严重肝肾功能不全者慎用。"现有临床试验结果基本可以说明本品的有效性和安全性，风险受益评估受益大于风险。

四、三合一审评情况

本品为中药复方制剂申请新药生产和新药证书，处方来源于中国中医科学院骨科专家孙树椿教授临床经验方，用于治疗膝关节骨性关节炎，该处方是在清代御医方"骨伤滕药"的基础上加减化裁而来，已完成 II、III 期临床试验。用于膝骨关节炎肾虚筋脉瘀滞证的症状改善，症见膝关节轻中度疼痛、僵硬、活动不利，腰膝酸软，舌质偏红或边有积斑苔薄白，脉弦或滑。外用，一次 3g（一计量杯），一日 2 次，均匀涂抹，覆盖整个膝关节表面，腘窝处禁止涂抹。疗程 3 周。

本品技术审评、动态现场检查均为通过，现场检查抽样检验结果符合规定，建议批准本品新药生产，并颁发新药证书。

五、技术审评意见

1. 技术结论

经风险获益评估，支持本品上市用于膝骨关节炎肾虚筋脉瘀滞证的症状改善。

2. 上市后要求及风险控制

无

3. 提请注册司关注的相关问题

（略）

批准日期：2020 年 3 月 18 日
批准文号：国药准字 Z20200002

桑枝总生物碱片（CXZS1700008）
申请上市技术审评报告

（国家药品监督管理局药品审评中心　2020 年 12 月）

一、基本信息

1. 申请人信息

	名称	地址
生产企业	北京五和博澳药业有限公司	北京市大兴区中关村科技园区大兴生物医药产业基地天富大街 30 号

2. 原料药及制剂基本情况

通用名	桑枝总生物碱片
英文名	（中药不适用）
化学名	（中药不适用）
化学结构	（中药不适用）
分子式/分子量	（中药不适用）
结构特征	□新化学实体 □已有化合物的成盐或酯等 □其他：
药理学分类	□新作用机制/靶点： □已有作用机制/靶点： □其他：
剂型及规格	片剂，每片含桑枝总生物碱 50mg
适应症/功能主治	配合饮食控制及运动，用于 2 型糖尿病
用法用量	嚼碎后与第一口或前几口食物一起服用。起始剂量每次 1 片，一日 3 次，4 周后递加至每次 2 片，一日 3 次。疗程 24 周
受理的注册分类	天然药物注册分类第 5 类
完成的临床试验内容	■Ⅰ期　　■Ⅱ期　　■Ⅲ期 其他：
临床试验的合规性	临床试验批件号：2008L05752 伦理审查批件：■有　　□无 知情同意书：■有　　□无
特殊审批	□是　　■否
优先审评	■是　　□否

审评报告

3. 审评程序及审评与审核人员信息

（略）

4. 审评经过

受理日期：2017 年 12 月 28 日。

承办日期：2018 年 11 月 16 日。

召开会议情况：

序号	会议名称	会议时间
1	专家咨询会	2019 年 10 月 23 日

补充资料情况：

序号	发补时间	收补时间
1	2019 年 5 月 10 日	2019 年 9 月 17 日

沟通交流情况：

序号	会议名称	会议时间
1	申请人发起的沟通交流会议	2019 年 7 月 17 日
2	药审中心发起的沟通交流会议	2019 年 9 月 29 日
3	药审中心发起的沟通交流会议	2019 年 11 月 27 日

二、核查与检验

1. 研制现场核查情况

提供了北京市食品药品监督管理局出具的《药品注册研制现场核查报告》，结论为通过。

临床试验数据核查情况：国家药品监督管理局食品药品审核查验中心于 2019 年 6 月 22 日至 2019 年 6 月 26 日对本品临床试验Ⅲa 期 23 家研究单位和Ⅲb 期 8 家研究单位中的 3 家（同时参与了Ⅲa 期和Ⅲb 期临床试验，分别为中国医学科学院北京协和医院、中国中医科学院西苑医院、天津中医药大学第一附属医院）进行了临床数据试验现场核查，现场核查结论为"未发现真实性问题"。

2. 复核检验情况

北京市药品检验所对 3 批样品进行了样品检验和标准复核，结果符合规定。

3. 生产现场核查情况

本品经生产现场动态检查，检查结论为通过。现场抽查 1 批样品，经北京市药品检验所检验，结果符合规定。

三、资料审评意见

1. 适应症 / 功能主治

糖尿病是一组以高血糖为特征的代谢性疾病。我国以 2 型糖尿病为主。随着我国人口老龄化与生活方式的变化，糖尿病患病率从 1980 年的 0.67% 飙升至 2013 年的 10.4%，成为糖尿病患者数量最多的国家，其中，餐后血糖升高是我国糖尿病人较为典型的特征。餐后血糖升高是导致糖化血红蛋白升高的主要原因之一，与糖尿病慢性并发症发生发展有相关性。

针对 2 型糖尿病治疗，临床常用的降糖药物主要包括以下几大类：磺脲类和非磺脲类胰岛素促泌剂、二甲双胍、α- 糖苷酶抑制剂（AGI）、噻唑烷二酮类衍生物（TZDs）胰岛素增敏剂、格列奈类促泌剂、GLP-1 受体激动剂、DPP-4 酶抑制剂和 SGLT-2 抑制剂。除 GLP-1 受体激动剂外，其余均为口服。以降低餐后血糖为主的口服降糖药包括：AGI、短效磺脲类胰岛素促泌剂、格列奈类促泌剂、DPP-4 酶抑制剂。目前，《中国 2 型糖尿病防治指南》将二甲双胍、AGI 和磺酰脲类同时推荐为一线治疗药物。

桑枝总生物碱片是以桑属植物为药材，经提取分离纯化获得的一组多羟基生物碱。

2. 药理毒理评价

本品于 2003-2006 年期间进行了临床前的药理毒理试验。

药效学试验方面，桑枝总生物碱具有 α- 葡萄糖苷酶抑制活性，体外对 α- 蔗糖酶和麦芽糖酶具有抑制作用，对 α- 淀粉酶无抑制作用，在体内试验中可降低正常小鼠和四氧嘧啶模型小鼠糖负荷后的血糖水平。

毒理学试验方面，进行了安全药理学、单次给药毒性试验（小鼠和大鼠灌胃、大鼠腹腔注射）、大鼠 26 周和犬 39 周重复给药毒性试验。重复给药毒性试验中，大鼠连续 26 周经口予桑枝总生物碱 125、250、500mg/kg，500mg/kg 剂量下雌性动物可见体重增长缓慢，未见不良影响剂量（NOAEL）为 250mg/kg；犬连续 39 周经口给予桑枝总生物碱 75、150、300mg/kg，300、150mg/kg 剂量下动物可见稀便、体重增长缓慢以及血清 AST 升高，NOAEL 为 75mg/kg。

3. 原料和/或制剂评价

（略）

4. 支持上市申请的关键性临床数据及评价

本品于 2008 年由国家药品监督管理局批准临床研究，于 2010 年至 2015 年进行了 Ⅰ、Ⅱ、Ⅲ 期临床试验。

试验阶段	试验时间	试验设计	样本量
Ⅰ 期	2010 年 7 月 –2011 年 1 月	人体耐受性	66 例
Ⅱ 期	2011 年 7 月 –2013 年 2 月	随机、开放、阿卡波糖片对照，剂量探索设计	240 例
Ⅲa 期	2014 年 3 月 –2015 年 7 月	随机、双盲、阿卡波糖片对照，非劣效设计	600 例
Ⅲb 期	2014 年 11 月 –2015 年 11 月	随机、双盲、安慰剂对照，优效性设计	200 例

Ⅰ 期临床试验负责单位：上海中医药大学附属曙光医院。

Ⅱ、Ⅲ 期临床试验负责单位：中国医学科学院北京协和医院。

Ⅱ 期临床试验参加单位：中国医科大学附属盛京医院、北京医院、辽宁中医药大学附属第二医院、山西医科大学第一医院。

Ⅲa 期临床试验参加单位：安徽省立医院、北京大学第一医院、蚌埠医学院第一附属医院、重庆医科大学附属第二医院、广西医科大学第一附属医院、河北医科大学第三医院、吉林大学第四医院、昆明医科大学附属第二医院、辽宁中医药大学附属第二医院、南京医科大学第二附属医院、山西医科大学第一医院、山东大学齐鲁医院、上海市普陀区中心医院、四川大学华西医院、苏州大学附属第二医院、同济大学附属同济医院、北京医院、岳阳市第一人民医院、中国医科大学附属盛京医院、中国中医科学院西苑医院、内蒙古包钢医院、无锡市第三人民医院。

Ⅲb 期临床试验参加单位：河南省中医药研究院附属医院、黑龙江中医药大学附属第二医院、上海中医药大学附属曙光医院、天津中医药大学第一附属医院、北京医院、中国中医科学院西苑医院、辽宁中医药大学第二附属医院。

（1）临床药理学评价

Ⅰ期人体临床耐受性试验采用随机、双盲、安慰剂对照、剂量递增设计，分为单次给药和连续给药试验。单次给药设 5 个剂量组，剂量梯度为 2 片（100mg）、4 片（200mg）、6 片（300mg）、9 片（450mg）、12 片（600mg）；起始剂量组 6 例，其余剂量组各 10 例，每组 2 例受试者服用安慰剂；连续给药设 2 个累积给药剂量组，分别为"次高耐受量" 3 片（150mg）/ 次、每日 3 次和"最高耐受量" 4 片（200mg）/ 次、每日 3 次，连续服药 7 天；每组 10 例，各有 2 例受试者服用安慰剂。实际试验过程中，单次给药试验共入组 46 例健康受试者（男女各半），45 例受试者完成试验纳入安全分析集；连续给药试验共入组 20 例健康受试者（男女各半），所有受试均完成试验纳入安全分析集。

试验结果：单次给药试验包含 5 个剂量组（100mg、200mg、300mg、450mg、600mg），不良反应为腹泻、腹胀、尿酸升高、总胆红素升高。连续给药试验包含 2 个剂量组（150mg/ 次 tid 和 200mg/ 次 tid），不良反应为腹胀、腹泻、尿酸升高、肠鸣 / 矢气、肠鸣、总胆红素升高、血白细胞升高，未见严重不良事件发生。

（2）有效性评价

两个Ⅲ期临床试验，均采用多中心、随机、双盲、平行对照设计，纳入 18~70 岁，19kg/m² ≤ BMI ≤ 30kg/m² 的血糖控制不佳的 2 型糖尿病患者。均以糖化血红蛋白（HbA1c）变化值为主要疗效指标，以餐后 1h 血糖、餐后 2h 血糖、空腹血糖（静脉）、空腹胰岛素、餐后 2h 胰岛素，血脂（TC、TG、HDL-C、LDL-C）、中医证候积分等为次要疗效指标。

Ⅲa 期临床试验纳入单药治疗（筛选前 3 个月内未接受过抗糖尿病药物治疗且过去任何时间接受的抗糖尿病药物治疗不超过 3 个月，经饮食和运动治疗 3 个月以上，血糖控制不佳）和联合二甲双胍片治疗（筛选前 3 个月内未接受过非双胍类抗糖尿病药物治疗，且接受双胍类抗糖尿病药物治疗，病情和药物剂量稳定 8 周以上，血糖控制不佳）者，满足 7% ≤ HbA1c ≤ 10%，且空腹静脉血浆葡萄糖 ≤ 13mmol/L。导入期 4 周，导入期前后 2 次空腹血糖差值不超过 2.5mmol/L 者进入治疗期，疗程 24 周。给药方案如下所示：

Ⅲa 期临床试验给药方案一览表

导入期（4 周）	桑枝总生物碱片模拟剂 1 片 / 次 + 阿卡波糖片模拟剂 1 片 / 次	
治疗期（24 周）	试验组	前 4 周，桑枝总生物碱片 1 片 / 次 + 阿卡波糖片模拟剂 1 片 / 次；后 20 周，桑枝总生物碱片 2 片 / 次 + 阿卡波糖片模拟剂 1 片 / 次
	对照组	前 4 周，阿卡波糖片（50mg）1 片 / 次 + 桑枝总生物碱片模拟剂 1 片 / 次；后 20 周，阿卡波糖片（50mg）1 片 / 次 + 桑枝总生物碱片模拟剂 2 片 / 次
	服用方法	每日 3 次，每次 1 袋。每袋内含上述各组别对应剂量的药物，嚼碎后与第一口或前几口食物一起服用

Ⅲb 期临床试验为单药治疗，纳入筛选前 3 个月内，经饮食和运动治疗 3 个月以上，血糖控制不佳、满足 7% ≤ HbA1c ≤ 9%，且空腹静脉血浆葡萄糖 ≤ 11mmol/L 者。导入期 2 周，导入期前后 2 次空腹血糖差值不超过 2.5mmol/L 者进入治疗期，疗程 16 周。给药方案如下所示：

Ⅲb 期临床试验给药方案一览表

导入期（2周）		桑枝总生物碱片模拟剂 1 片 / 次
治疗期 （16周）	试验组	前 4 周，桑枝总生物碱片 1 片 / 次； 后 12 周，桑枝总生物碱片 2 片 / 次
	对照组	前 4 周，桑枝总生物碱片模拟剂 1 片 / 次； 后 12 周，桑枝总生物碱片模拟剂 2 片 / 次
	服用方法	每日 3 次，每次 1 袋。每袋内含上述各组别对应剂量的药物，嚼碎后与第一口或前几口食物一起服用

主要有效性结果：

Ⅲa 期试验实际入组 600 例，其中桑枝总生物碱片组 360 例，阿卡波糖片组 240 例。结果显示：纳入 FAS 分析的 505 例受试者治疗后 24 周 HbA1c 较基线变化值，试验组为 −0.93%，对照组为 −0.87%，试验组与对照组最小二乘均数差值及其 95% CI 为 −0.05%（−0.18%，0.07%），根据预设非劣效标准 0.3%，95% CI 上限小于 0.3%，试验组非劣于对照组。PPS 与 FAS 结论一致。

Ⅲb 期试验实际入组 200 例，桑枝总生物碱片组和安慰剂组各 100 例。结果显示，纳入 FAS 分析的 122 例受试者治疗后 16 周 HbA1c 相对于基线变化值，试验组为 −0.80%，对照组为 −0.09%，对照组和试验组组间最小二乘均数差值及其 95% CI 为 0.71%（0.49%，0.93%），95% CI 下限大于 0，试验组优于对照组。PPS 与 FAS 结论一致。

（3）安全性评价数据

Ⅱ、Ⅲ期临床试验（50–100mg）不良反应情况如下：

MedDRA 系统器官分类（SOC） 首选术语（PT）	桑枝总生物碱片 N=554	阿卡波糖片 N=289	安慰剂 N=97
合计 %	24.3%	38.9%	12.3%
胃肠系统疾病	15.9%	30.4%	6.1%
肠胃胀气	7.8%	13.1%	3.1%
腹胀	3.8%	6.2%	0.0%
腹泻	2.2%	5.9%	1.0%
腹痛	0.7%	1.4%	0.0%
胃肠鸣音异常	0.2%	0.7%	0.0%
便秘	0.2%	0.3%	1.0%
恶心	0.2%	1.0%	0.0%
腹部不适	0.4%	0.3%	0.0%
呕吐	0.2%	0.3%	0.0%
胃肠疾病	0.2%	0.0%	0.0%
大便不规律	0.0%	0.3%	0.0%
下腹痛	0.0%	0.3%	0.0%
消化不良	0.0%	0.0%	0.0%
代谢及营养类疾病	6.1%	6.3%	5.2%
血尿酸升高 *	5.4%	3.5%	5.2%

MedDRA 系统器官分类（SOC） 首选术语（PT）	桑枝总生物碱片 N=554	阿卡波糖片 N=289	安慰剂 N=97
血脂升高	0.7%	1.4%	0.0%
食欲下降	0.0%	1.4%	0.0%
各类检查	1.5%	1.3%	1.0%
血肌酐升高	0.4%	0.3%	0.0%
肝生化学指标升高	1.1%	1.0%	1.0%
各类神经系统疾病	0.4%	0.3%	0.0%
头晕	0.4%	0.3%	0.0%
全身性疾病及给药部位各种反应	0.2%	0.6%	0.0%
水肿	0.2%	0.3%	0.0%
乏力	0.0%	0.3%	0.0%
感染及侵袭类疾病	0.2%	0.0%	0.0%
尿路感染	0.2%	0.0%	0.0%

注 *："血尿酸升高"如按"用药前正常，用药后任何一次访视出现尿酸异常升高"计，发生率分别为试验组 10.8%、阳性对照组 7.3%、安慰剂对照组 6.2%，部分异常尚无法排除与试验药物的相关性。

（4）风险分析与控制

本品不良事件 / 反应的发生率与发生情况与对照药阿卡波糖片类似，集中在感染及侵袭性疾病（尿路感染、上感）、胃肠系统（胃肠障碍、腹胀、腹泻）、代谢及营养类（高尿酸血症、高脂血症）等。消化系统不良事件发生率绝对值略低于阳性对照药阿卡波糖片，但高尿酸血症、肝脏、肾脏安全性方面可能存在担忧。故将临床试验中发现的常见安全性问题如肠胃胀气、腹胀、腹泻、肝生化学指标升高、血尿酸升高等，列入说明书【不良反应】项下，并将具体发生情况以列表形式置于说明书【临床试验】项下。其中，对于血尿酸疗后高于疗前但研究者未判定为不良反应的，在【临床试验】项下不良反应列表中注明"血尿酸升高"如按"用药前正常，用药后任何一次访视出现尿酸异常升高计，发生率分别为试验组 10.8%、阳性对照组 7.3%、安慰剂对照组 6.2%，部分异常尚无法排除与试验药物的相关性"，进一步提示风险。

因临床研究中排除了肝功能肝脏疾病（ALT 或 AST > 2 × ULN 或 TBil > 2 × ULN）者，肾功能损害（Cr > 1 × ULN 或 Ccr < 60ml/min）者，故在说明书【禁忌】项下，明确"严重肝脏、肾脏功能损害的患者禁用"；因本品与 α- 糖苷酶抑制剂类药物有相似作用，参照该类产品临床使用的风险提示，在说明书【禁忌】项下，增加"对本品及本品所含成份过敏者、既往接受过 α- 糖苷酶抑制剂类药物治疗过敏者禁用；有明显消化和吸收障碍的慢性胃肠功能紊乱患者禁用；患有由于肠胀气而可能恶化的疾患（如 Roemheld 综合征、严重的疝气、肠梗阻、肠道术后和肠溃疡）的患者禁用；妊娠期妇女禁用"等内容。

根据本品临床试验的设计情况，在【注意事项】中明确"尚无超出说明书用法用量及疗程的有效性和安全性数据；尚无用于有严重糖尿病并发症症状者、服用降脂药物不规律或剂量不稳定的高脂血症患者、服用或未服用降压药血压控制不佳者、其他内分泌疾病患者如皮质醇增多症、肢端肥大症等人群的有效性和安全性数据"；在说明书相关项下提示尚无特殊人群如儿童、孕妇或哺乳期，及无 70 岁以上老年患者的用药数据。用药期间应定期监测肝、肾功能及血尿酸水平；用药期间如果发生急性低血糖，不宜使用蔗糖和麦芽糖，而应该使用葡萄糖纠正低血糖反应；合并使用影响糖代谢药物（如糖皮质激素等）者慎用等。

（5）获益与风险评估

基于现有临床试验数据基本可以确认本品降糖作用非劣于阿卡波糖片50mg tid，与安慰剂相比减除安慰剂效应后与基线相比HbA1c下降的绝对值大于0.4%。安全性方面，本品主要不良反应为肠胃胀气、腹胀、腹泻、腹痛等消化系统症状，发生率低于阳性对照药阿卡波糖片，但还需关注对血尿酸、肝肾功能的影响。现有临床试验结果可以说明本品的有效性和安全性，风险获益评估获益大于风险。

5. 评价过程中发现的主要问题及处理

（1）Ⅲa期临床试验中阳性对照药阿卡波糖片剂量选择50mg tid的充分性和合理性；以及Ⅲb期安慰剂对照临床试验疗程16周的充分性和合理性。

（2）本品临床应用风险，如血尿酸增高、肝肾生化学指标异常等的进一步评估。

审评过程中请申请人就以上问题进行了补充说明，并针对以上问题召开了专家咨询会。基于已有临床试验结果显示阿卡波糖片50mg tid也是有效剂量；Ⅲa和Ⅲb作为两个独立试验，从两个角度分别证实了试验药物的疗效，Ⅲa期试验选择非劣效界值Δ=0.3，与《治疗糖尿病药物及生物制品临床试验指导原则》中要求一致，符合糖尿病药物试验设计的一般要求。Ⅲb期安慰剂对照的临床试验结果显示，减除安慰剂效应后与基线相比HbA1c下降的绝对值大于0.4%，可以说明本品具有降糖作用。同时，申请人针对试验人群划分、缺失数据处理方法和协变量选择等问题进行了敏感性分析，结论均与主要分析结论一致。

专家咨询会上，肝脏、肾脏安全性方面专家对本品的安全性结果进行了深入分析，认为应关注本品对肾脏、肝脏以及血尿酸的影响，同时应开展大样本更长时间的安全性研究。

四、三合一审评情况

本品为以有效部位桑枝总生物碱为原料制成的片剂，完成Ⅰ、Ⅱ、Ⅲ期临床试验后申报生产。现有资料显示，制剂工艺路线和参数明确，质量基本可控，注册标准和生产现场检查用生产工艺基本符合要求。临床试验数据核查审核报告显示未见真实性问题，试验设计可用于支持本品技术评价。

本品技术审评、动态现场检查均为通过，现场检查抽样检验结果符合规定，根据《药品注册管理办法》（局令第28号），建议批准上市。

五、技术审评意见

1. 技术结论

经风险获益评估，支持本品配合饮食控制及运动，用于2型糖尿病。

2. 上市后要求

上市后请继续完成以下工作：

应按照法规要求开展Ⅳ期临床试验，建议在非临床及临床安全性研究支持的前提下，进一步探索本品临床长期用药的最佳给药方案、有效性和安全性，尤其应关注本品对于肝脏、肾脏（至少应包括尿微量白蛋白测定及肾小管功能检查指标如尿α_1微球蛋白、尿β_2微球蛋白等）、消化系统和血尿酸水平的影响，建议考虑观察不同证候对本品有效性、安全性的影响。建议进一步开展相关非临床研究，明确本品对血尿酸影响的风险；对本品在获得相应临床研究数据后进一步完善本品说明书相关项。

3. 上市后风险控制

进一步完善药物警戒系统，开展相关上市后研究。

4. 提请注册司关注的相关问题

（略）

批准日期：2019 年 12 月 18 日

批准文号：国药准字 Z20190022

芍麻止痉颗粒（CXZS1700002）

申请上市技术审评报告

（国家药品监督管理局药品审评中心　2020 年 12 月）

一、基本信息

1. 申请人信息

	名称	地址
生产企业	天士力医药集团股份有限公司	天津市北辰区普济河东道 2 号（天士力现代中药城）

2. 原料药及制剂基本情况

通用名	芍麻止痉颗粒
英文名	（中药不适用）
化学名	（中药不适用）
化学结构	（中药不适用）
分子式 / 分子量	（中药不适用）
结构特征	□新化学实体 □已有化合物的成盐或酯等 □其他：
药理学分类	□新作用机制 / 靶点： □已有作用机制 / 靶点： □其他：
剂型及规格	颗粒剂，每袋装 5g（相当于饮片 18.8g）
适应症 / 功能主治	平抑肝阳，息风止痉，清火豁痰。用于 Tourette 综合征（抽动–秽语综合征）及慢性抽动障碍中医辨证属肝亢风动、痰火内扰者，症见头面部、颈、肩、躯干及四肢肌肉不自主的抽动或伴有口鼻、咽喉部的异常发声，急躁易怒、手足心热、睡卧不宁、大便偏干、小便短黄、舌红苔薄黄或薄黄腻。
用法用量	冲服。5~12 岁，一次 1 袋，一日 3 次；13~18 岁，一次 1 袋半，一日 3 次。疗程 8 周。
受理的注册分类	中药 6.1 类
完成的临床试验内容	□Ⅰ期　　■Ⅱ期　　■Ⅲ期 其他：
临床试验的合规性	临床试验批件号：2003L02872 伦理审查批件：■有　　　□无 知情同意书：■有　　　□无
特殊审批	□是　　■否
优先审评	■是　　□否

3.审评程序及审评与审核人员信息

（略）

4.审评经过

受理日期：2017 年 06 月 21 日

承办日期：2018 年 01 月 08 日

召开会议情况：

序号	会议名称	会议时间
1	专家咨询会	2019 年 05 月 16 日

补充资料情况：

序号	发补时间	收补时间
1	2018 年 08 月 13 日	2018 年 01 月 02 日
2	2019 年 05 月 31 日	2019 年 07 月 11 日

沟通交流情况：

序号	会议名称	会议时间
1	由申请人发起沟通交流会议	2018 年 12 月 18 日
2	由药审中心发起的沟通交流会议	2019 年 09 月 09 日

5.其他

无

二、核查与检验

1.研制现场核查情况

提供了天津市食品药品监督管理局出具的《药品注册研制现场核查报告》，结论为通过。

国家药品监督管理局食品药品审核查验中心于 2018 年 11 月 23 日 -2018 年 11 月 29 日对本品临床试验数据进行了核查，被核查单位为江苏省中医院、河南中医药大学第一附属医院、浙江省中医院、天津中医药大学第一附属医院，核查结论为："该项目不存在真实性问题"。

2.复核检验情况

经天津市药品检验所对本品 3 批样品进行复核检验，结果符合规定。

3.生产现场核查情况

本品经生产现场动态检查，检查结论为通过。现场抽查 1 批样品，经天津市药品检验研究院检验，结果符合规定。

三、资料审评意见

1.适应症／功能主治

抽动障碍（Tic disorders，TD）是一种起病于儿童时期、以抽动为主要表现的神经精神疾病。抽动表现为一种不自主、无目的、快速、刻板的肌肉收缩，分为运动性抽动和发声性抽动。其中运动性抽动是指头面部、颈、肩、躯干及四肢肌肉不自主、突发、快速收缩运动；发声性抽动是口鼻、咽喉及呼吸肌群的收缩，通过鼻、口腔和咽喉的气流而发声。根据临床特点和病程长短，TD 分为短暂性 TD、慢性 TD 和 Tourette 综合征（Tourette syndrome，TS）3 种类型。TD 的起病年龄为 2-21 岁，以 5-10 岁最多见，10-12 岁最严重；男性明显多于女性，男女之比为（3-5）∶1。约半数患儿共患 1 种或多种行为障碍，被称为共患病。其中共患注意缺陷多动障碍最常见，其次是强迫障碍。TD 共患病越多，病情越严重。

对短暂性抽动障碍或症状较轻者可采用心理治疗，对于影响到日常生活、学习或社交活动的中重度 TD 患儿，单纯心理行为治疗效果不佳时，需要加用药物治疗，常用的治疗 TD 的药物有：硫必利、舒必利、阿立哌唑、可乐定、氟哌啶醇，其中氟哌啶醇为二线用药，舒必利、阿立哌唑无 TD 适应症。除可乐定外，其余药物均为抗精神病药物。目前治疗 TD 的药物通常以抑制多巴胺为靶点，常存在椎体外系症状。

中医多把本病归于慢惊风、抽搐、瘛疭、肝风证、痉风等范围。以肝之风阳内动、火热夹痰上扰神明失守、心神不安者为主，因此治疗上以平息肝之风阳，清热泄火安神为主，兼顾补益肝肾阴血，养心化痰。

本品来自于临床经验方，以平肝熄风、清心安神为治则，将白芍、天麻、蒺藜、钩藤、灵芝、首乌藤、酸枣仁、醋五味子、栀子、胆南星、黄芩十一味药材进行组方。

2. 药理毒理评价

本品申请临床研究时（2002 年）提供了针对本品的功能主治的药效学研究数据和毒理学研究数据。

非临床药效学试验结果显示，本品可使腹腔注射亚氨基二丙腈（IDPN）抽动症模型大鼠异常旋转及昂头行为减少，降低 IDPN 模型大鼠脑纹状体多巴胺代谢产物高香草酸含量及 II 型多巴胺受体活性。

本品急毒及 6 个月长毒试验未暴露明显的毒性反应。临床前进行的长期毒性试验虽然采用了较为年幼的大鼠，但尚不能完全覆盖本品临床应用人群。建议申请人尽快启动在 GLP 条件下开展幼龄大鼠灌胃重复给药毒性试验，补充的重复给药毒性试验应考虑动物年龄的桥接，给药周期可根据试验目的合理设置，主要考察本品对更为年幼动物生长发育相关指标的影响。

3. 原料和 / 或制剂评价

（略）

4. 支持上市申请的关键性临床数据及评价

本品共进行了 2 项临床试验：

试验阶段	试验时间	试验设计	样本量
II 期	2005 年 4 月 – 2006 年 11 月	随机、双盲双模拟、阳性药平行对照、多中心临床试验，非劣性检验	共 211 例，试验组 106，对照组 105。
III 期	2008 年 1 月 – 2010 年 11 月	随机、双盲双模拟、安慰剂和阳性药平行对照、多中心临床试验	共 603 例，试验组 363 例，阳性对照组 123 例，安慰剂组 117 例。

注：＊阳性药：泰必利　用法用量：5~12 岁每次 1/2 片，一日 2 次；第 3 周起每次 1 片，一日 2 次。13~18 岁每次 1 片，一日 2 次；第 3 周起每次 2 片，一日 2 次。

II、III 期临床试验的负责单位为江苏省中医院。

II 期临床试验参加单位为浙江省中医院、首都医科大学附属北京安定医院、南京医科大学附属脑科医院、北京大学第六医院。

III 期临床试验参加单位为河南中医学院第一附属医院、浙江省中医院、辽宁中医药大学附属医院、天津中医药大学第一附属医院、首都医科大学附属北京安定医院、南京医科大学附属脑科医院、天津中医药大学第二附属医院。

（1）临床药理学评价

无

（2）有效性评价

支持本品上市的试验为Ⅲ期临床试验，采用多中心、随机、盲法、芍麻止痉颗粒、安慰剂和泰必利平行对照试验设计。纳入 Tourette 综合征、慢性抽动障碍中医辨证属肝亢风动、痰火内扰者，YGTSS 评分 ≥ 30 分，年龄 5~18 岁受试者，排除了明确诊断为多动症、癫痫、舞蹈症、孤独症、强迫症、智力低下、手足徐动症、肝豆状核变性者；大便稀溏者；舌质不红者；其他尚未界定的抽动障碍者及药物引起的抽动障碍等。以耶鲁抽动严重程度总体量表（YGTSS）的记分变化情况为主要疗效指标，以症状体征（即中医证候）为次要疗效指标。

给药方法：

试验组：芍麻止痉颗粒，口服，5~12 岁每次 1 袋，13~18 岁每次 1.5 袋，一日 3 次。同时服用泰必利片模拟药。疗程 8 周。

阳性对照组：泰必利片，口服，5~12 岁每次 1/2 片，一日 2 次；第 3 周起每次 1 片，一日 2 次。13~18 岁每次 1 片，一日 2 次；第 3 周起每次 2 片，一日 2 次。同时服用芍麻止痉颗粒模拟药。疗程 8 周。

安慰剂对照组：同时服用芍麻止痉颗粒模拟药和泰必利片模拟药。疗程 8 周。

有效性结果：

共纳入 603 例受试者，其中芍麻止痉颗粒组为 363 例，泰必利组为 123 例，安慰剂组为 117 例。

Ⅲ期临床试验主要有效性结果：

基于 FAS，治疗 8 周后，YGTSS 总分前后差值的两组均数差（试验组–安慰剂组）及 95% 置信区间（CI）为 12.24（8.74，15.73）；协方差分析结果为，试验组和安慰剂组修正均数分别为 26.43、14.96，两组修正均数差（试验组–安慰剂组）及 95% 置信区间（CI）为 11.47（8.23，14.71）。结果显示试验组优于安慰剂组。

YGTSS 总分	指标	FAS		PPS	
		试验组	安慰剂组	试验组	安慰剂组
治疗前	均值（标准差）	52.06（12.85）	50.02（12.14）	52.06（13.01）	49.73（12.09）
疗后 8 周	均值（标准差）	24.54（16.66）	34.72（16.68）	22.47（15.85）	33.22（16.28）
治疗前后变化	均值（标准差）	27.53（17.07）	15.29（15.42）	29.58（16.17）	16.52（15.48）
两组差异（试–安）	均值差（95% CI）	12.24（8.74，15.73）		13.06（9.40，16.74）	
	组间比较（P 值）	P < 0.001		P < 0.001	

Tourette 综合征、慢性抽动障碍亚组有效性结果：

基于 FAS，治疗 8 周后，Tourette 综合征亚组中，YGTSS 总分前后差值的两组均数差（试验组–安慰剂组）及 95% 置信区间（CI）为 13.01（8.83，17.18）；慢性抽动障碍亚组中，YGTSS 总分前后差值的两组均数差（试验组–安慰剂组）及 95% 置信区间（CI）为 9.58（3.34，15.82）。结果显示疾病亚组的疗效趋势与总体结果一致。

组别	YGTSS 总分	指标	试验组	安慰剂组
Tourette 综合征亚组	治疗前	均值（标准差）	55.35（11.93）	52.82（11.73）
	疗后 8 周	均值（标准差）	26.82（16.69）	37.30（16.67）
	治疗前后变化	均值（标准差）	28.53（17.99）	15.52（16.02）
	两组差异（试－安）	均值差（95% CI）	13.01（8.83，17.18）	
慢性抽动障碍亚组	治疗前	均值（标准差）	39.71（8.61）	40.16（7.96）
	疗后 8 周	均值（标准差）	16.21（13.72）	26.24（13.63）
	治疗前后变化	均值（标准差）	23.50（13.79）	13.92（13.32）
	两组差异（试－安）	均值差（95% CI）	9.58（3.34，15.82）	

（3）安全性评价数据

Ⅱ期、Ⅲ期临床试验不良反应情况如下：

本品临床试验期间不良反应情况

SOC/PT 分类	芍麻止痉颗粒（N=468）	泰必利（N=227）	安慰剂（N=116）
各类神经系统疾病	1.71%	5.72%	0.00%
嗜睡	1.07%	3.08%	0.00%
头晕	0.43%	1.32%	0.00%
头痛	0.21%	1.32%	0.00%
精神病类	0.21%	2.20%	0.00%
失眠	0.21%	0.88%	0.00%
烦躁不安	0.00%	0.44%	0.00%
乖僻	0.00%	0.44%	0.00%
抑郁	0.00%	0.44%	0.00%
胃肠系统疾病	5.32%	3.96%	4.31%
消化不良	1.07%	1.32%	2.59%
腹泻	0.85%	0.44%	0.86%
呕吐	0.64%	0.44%	0.00%
口干	0.85%	0.00%	0.00%
恶心	0.64%	0.44%	0.00%
排便频率增加	0.43%	0.00%	0.00%
便秘	0.21%	0.44%	0.00%
口腔溃疡	0.21%	0.00%	0.00%
腹胀	0.21%	0.00%	0.00%

SOC/PT 分类	芍麻止痉颗粒（N=468）	泰必利（N=227）	安慰剂（N=116）
腹部不适	0.21%	0.44%	0.00%
胃肠障碍	0.00%	0.44%	0.00%
腹痛	0.00%	0.00%	0.86%
代谢及营养类疾病	1.50%	2.20%	0.86%
食欲下降	1.50%	2.20%	0.86%
皮肤及皮下组织类疾病	0.64%	0.88%	1.72%
皮炎	0.43%	0.44%	0.86%
皮疹	0.21%	0.00%	0.00%
多汗	0.00%	0.44%	0.86%
全身性疾病及给药部位各种反应	0.00%	0.88%	0.00%
乏力	0.00%	0.44%	0.00%
口渴	0.00%	0.44%	0.00%
各类检查	0.64%	1.32%	0.00%
丙氨酸氨基转移酶升高	0.43%	0.00%	0.00%
尿红细胞升高	0.21%	0.00%	0.00%
血红蛋白降低	0.00%	0.44%	0.00%
血压降低	0.00%	0.44%	0.00%
体重增加	0.00%	0.44%	0.00%
感染及侵染类疾病	0.43%	0.00%	0.00%
上呼吸道感染	0.43%	0.00%	0.00%
呼吸系统、胸及纵隔疾病	0.43%	0.44%	0.00%
鼻塞	0.43%	0.44%	0.00%
肾脏及泌尿系统疾病	1.71%	0.00%	1.72%
血尿素升高	1.07%	0.00%	0.86%
尿蛋白阳性	0.64%	0.00%	0.86%
各种肌肉骨骼及结缔组织疾病	0.21%	0.00%	0.00%
肌肉痛	0.21%	0.00%	0.00%

（4）风险分析与控制

本品研究期间，试验组出现可能与药物相关的不良反应有口干、恶心、呕吐、排便频率增加、便秘、口腔溃疡、腹胀、腹部不适、食欲下降、嗜睡、头晕、头痛、失眠、皮疹、丙氨酸氨基转移酶升高、尿红细胞升高、血尿素升高、尿蛋白阳性、肌肉痛。不良反应主要集中在消化道反应、精神神经系统和过敏反应等方面，上述不良反应已写入说明书【不良反应】项及【临床试验】项下。

临床试验期间出现2例与药物可能相关的ALT异常，最高不超过正常值的3倍，其中1例7

审评报告

天后复诊时复查结果均正常，另 1 例使用甘利欣（0.3mg/ 日）及双苯联酯（18mg/ 日），用药 1 月后，复查结果正常。临床试验期间出现 4 例治疗后尿蛋白为 "＞ 1+" 的受试者，研究者判断可能与运动、饮食等有关，与药物无关，审评认为与药物的关系不能排除。临床试验期间出现 1 例疗后尿红细胞异常病例，判断与药物关系为可疑。以上均实验室异常指标均写入了说明书【不良反应】项，且在【注意事项】中提示 "严重肝肾功能不全者慎用；用药期间定期监测肝、肾功能指标及尿蛋白"。

本品临床试验方案中排除了难治性抽动障碍、尚未界定的其他类型抽动障碍及多种行为障碍共患病患者，因此在说明书【注意事项】中提示了本品尚无用于以上人群的有效性安全性数据。本品临床试验疗程设置为 8 周，纳入人群不包含 5 岁以下儿童，故在【注意事项】中提示 "本品尚无临床长期用药及用于 5 岁以下儿童的有效性安全性数据"。

（5）获益与风险评估

支持本品上市的 Ⅲ 期临床试验，采用随机、双盲、阳性药盐酸硫必利片、安慰剂对照三臂试验设计，试验设计、操作与实施满足审评要求。临床试验结果显示，FAS 集，治疗 8 周后，YGTSS 总分前后差值的两组均数差（试验组 - 安慰剂组）95% CI 为（8.74，15.73），协方差分析结果为，试验组和安慰剂组修正均数分别为 26.43、14.96，两组修正均数差（试验组 - 安慰剂组）的 95% CI 为（8.23，14.71），可以得到试验组优于安慰剂组的结论。慢性抽动障碍、Tourette 综合征亚组有效性结果与总体结论一致，本品与安慰剂对照的试验结果可以作为本品支持上市的主要有效性证据。安全性方面，本品主要的不良反应为消化道反应，其中精神神经系统不良反应发生率明显低于阳性药盐酸硫必利片。现有临床试验结果可以说明本品的有效性和安全性，风险受益评估受益大于风险。

5. 评价过程中发现的主要问题及处理

（1）对照药盐酸硫必利片给药剂量与专家共识推荐剂量存在差异，8–12 岁受试者未达到治疗量，但不违背对照药说明书中儿童用药项 "对 7–12 岁的精神运动不稳定或抽动 - 秽语综合征患儿，口服，平均一次半片，一日 1–2 次" 的规定。专家咨询会上，临床专家一致认为基于临床实践，本试验中泰必利的使用剂量可达到临床满意效果，并不需要加量至共识中最大剂量区间。因此，本研究中泰必利用量不影响研究结果。

（2）虽然中西医临床专家基本认可了阳性对照药盐酸硫必利片在不同年龄段儿童用药剂量的合理性，按照申请人事后确定的非劣效界值，本品非劣于阳性对照药盐酸硫必利片，但由于缺少预先的假设，试验药和阳性对照药的非劣效性结论无法确证。但临床试验结果可以得到试验组优于安慰剂组的结论，慢性抽动障碍、Tourette 综合征亚组有效性结果与总体结论一致，本品与安慰剂对照的试验结果可以作为本品支持上市的主要有效性证据。

（3）本品申请临床研究时（2002 年）提交的急毒及 6 个月较为年幼的大鼠长毒试验未暴露明显的毒性反应，但由于在非 GLP 条件下完成，且尚不能完全覆盖本品临床应用人群，可要求申请人上市后尽快启动在 GLP 条件下开展的幼龄大鼠灌胃重复给药毒性试验，申请人补充提供的幼龄大鼠 6 个月重复给药毒性试验方案基本合理。

四、三合一审评情况

本品为完成 Ⅱ、Ⅲ 期临床试验申请上市的中药复方制剂，用于治疗儿童抽动障碍，现有研究资料显示工艺基本稳定，质量标准基本符合现有技术要求；支持上市的 Ⅲ 期临床试验设计、操作与实施基本满足审评要求，经核查提供的临床试验数据可用于本品的有效性与安全性评价，现有临床试验结果基本可以说明本品的有效性和安全性，风险受益评估受益大于风险。

本品技术审评、动态现场检查均为通过，现场检查抽样检验结果符合规定，根据《药品注册管理办法》（局令第 28 号），建议批准上市。

五、技术审评意见

1. 技术结论

经风险获益评估，支持本品功能主治：平抑肝阳，息风止痉，清火豁痰。用于 Tourette 综合征（抽动–秽语综合征）及慢性抽动障碍中医辨证属肝亢风动、痰火内扰者，症见头面部、颈、肩、躯干及四肢肌肉不自主的抽动或伴有口鼻、咽喉部的异常发声，急躁易怒、手足心热、睡卧不宁、大便偏干、小便短黄、舌红苔薄黄或薄黄腻。

2. 上市后要求

本品上市后，建议尽快启动在 GLP 条件下开展的幼龄大鼠灌胃重复给药毒性试验，补充的重复给药毒性试验应考虑动物年龄的桥接，给药周期可根据试验目的合理设置，主要考察本品对年幼动物生长发育相关指标的影响。应按照法规要求开展Ⅳ期临床试验，并建议在非临床安全性研究支持的前提下，进一步探索本品临床长期应用的给药方案及其有效性和安全性，在获得相应临床研究数据后进一步完善本品说明书相关项。

3. 上市后风险控制

上市后需尽快启动在 GLP 条件下开展的幼龄大鼠灌胃重复给药毒性试验。应按照法规要求开展Ⅳ期临床试验，并在非临床安全性研究支持的前提下，进一步探索本品临床长期应用的给药方案及其有效性和安全性，在获得相应临床研究数据后进一步完善本品说明书相关项。

4. 提请注册司关注的相关问题

（略）

批准日期：2019 年 12 月 16 日

批准文号：国药准字 Z20190021

小儿荆杏止咳颗粒（CXZS1300012）

申请上市技术审评报告

（国家药品监督管理局药品审评中心　2020 年 12 月）

一、基本信息

1. 申请人信息

	名称	地址
生产企业	湖南方盛制药股份有限公司	湖南省长沙市麓松路 789 号

2. 原料药及制剂基本情况

通用名	小儿荆杏止咳颗粒
英文名	（中药不适用）
化学名	（中药不适用）
化学结构	（中药不适用）
分子式 / 分子量	（中药不适用）
结构特征	□新化学实体 □已有化合物的成盐或酯等 □其他：
药理学分类	□新作用机制 / 靶点： □已有作用机制 / 靶点： □其他：
剂型及规格	颗粒剂，5g/ 袋
适应症 / 功能主治	疏风散寒，宣肺清热，祛痰止咳。用于小儿外感风寒化热的轻度急性支气管炎引起的咳嗽，咯痰、痰黄，咽部红肿等症。
用法用量	温开水冲服。3~5 岁，一次 1/2 袋；6~14 岁，一次 1 袋。一日 3 次。疗程为 5 天。
受理的注册分类	中药 6.1 类
完成的临床试验内容	□I 期　　■II 期　　■III 期 其他：
临床试验的合规性	临床试验批件号：2008L11174 伦理审查批件：■有　　□无 知情同意书：■有　　□无
特殊审批	□是　　■否
优先审评	□是　　■否

3. 审评程序及审评与审核人员信息

（略）

4. 审评经过

受理日期：2013 年 2 月 26 日。

承办日期：2013 年 5 月 28 日。

召开会议情况：

序号	会议名称	会议时间
1	专家咨询会	2014 年 5 月 23 日

补充资料情况：

序号	发补时间	收补时间
1	2016 年 4 月 29 日	2016 年 9 月 18 日
2	2016 年 12 月 2 日	2017 年 4 月 18 日
3	2017 年 7 月 4 日	2017 年 11 月 17 日
4	2018 年 3 月 20 日	2018 年 5 月 16 日

5. 其他

无其他需要说明的情况。

二、核查与检验等情况

1. 研制现场核查情况

提供了药品注册研制现场核查报告，结论为通过。

核查中心于 2017 年 3 月 23-29 日按照《药物临床试验数据现场核查要点》对本品种申报的药物临床试验数据进行了现场核查，出具了《药物临床试验数据核查审核报告》《药物临床试验数据现场核查报告》《药物临床试验数据现场核查不合格项目》以及《药物临床试验数据核查会审表》，现场核查结论：该项目不存在真实性问题。

2. 样品检验情况

2017 年 4 月 13 日出具了三批小儿荆杏止咳颗粒样品的【性状】和【含量测定】麻黄项复核检验报告，结果符合规定；于 2019 年 7 月 29 日出具了的动态现场检查样品（批号 190601）检验报告书，结果符合规定。

三、综合审评意见

1. 适应症 / 功能主治

小儿支气管炎是由多种原因引起的支气管粘膜炎症，为小儿常见的呼吸道疾病，发病率高，一年四季均可发病，以冬春季节多见，婴幼儿期发病较多。临床最主要临床表现为咳嗽、咯痰。起病急，常于上呼吸道感染后出现干咳，后有少量粘痰不易咳出，有细菌感染时呈粘液脓性痰，支气管喉痉挛时可伴有喘息和气急，全身症状有轻度畏寒、发热等。能引起上呼吸道感染的病原体都可引起支气管炎，初始病原以病毒为主，在病毒感染的基础上，致病细菌可引起继发性感染，或为合并感染。

因本病病原体多为病毒，故一般不推荐采用抗生素；对于怀疑或明确有细菌感染者，可根据情况给予抗生素治疗。现有治疗手段包括一般治疗和对症治疗，对症可以使用止咳、祛痰药。支气管炎属于中医学"咳嗽"范畴，中医药治疗具有一定的特点。小儿荆杏止咳颗粒来源于湖南中医药大学第一附属医院儿科治疗小儿外感咳嗽的经验方，对治疗小儿急性支气管炎中医辨证属风寒化热证引起的咳嗽、咳痰有一定的临床应用经验的积累。

2. 药理毒理评价

本品申请临床试验时（2002 年首次申请，因临床批件过期而于 2007 年再次申请）提供了本品于 2001 年进行的药理毒理试验资料。申报生产期间，补充进行了幼龄大鼠重复给药毒性试验。

临床前进行的毒理学试验中，小鼠一日内灌胃给予本品 3 次，总剂量为 510g 饮片 /kg，未见明显急性毒性；大鼠重复给药毒性试验中，大鼠每日一次连续 8 周灌胃给予本品 20、40、80g 饮片 /kg，未发现与给药相关的毒性。

大鼠从 8 日龄开始灌胃给予本品 6.3、12.7、25.4g 饮片 /kg，连续给药 3 个月，停药后观察 4 周，本品对生长发育指标未见明显影响，对幼龄大鼠体重增长有一定影响（主要在给药前期），肝功能（血清 ALT 水平）、肝脏和肾脏系数升高，这些变化可能与长期大剂量灌胃给予高浓度药物有关。

3. 原料和 / 或制剂评价

（略）

4. 支持上市申请的关键性临床数据及评价

本品共进行了 2 项临床试验：

试验阶段	试验时间	试验设计	样本量
Ⅱ期	2009 年 1 月至 2010 年 7 月	多中心、分层区组随机、双盲、极低剂量平行对照、剂量探索	共 235 例：高、中剂量组各 78 例，对照组 79 例。
Ⅲ期	2011 年 3 月至 2012 年 6 月	多中心、分层区组随机、双盲、极低剂量平行对照	共 474 例：试验组 355 例，对照组 119 例。

注：* 极低剂量试验组（1/20 药量，假设为无效剂量）：小儿荆杏止咳颗粒，3–6 岁，每次 1 袋；6–14 岁，每次 2 袋；** 中剂量组（1/2 药量）：小儿荆杏止咳颗粒，3–6 岁，每次 1 袋；6–14 岁，每次 2 袋；
*** 高剂量组给药剂量（1 倍药量）：小儿荆杏止咳颗粒，3–6 岁，每次 1 袋；6–14 岁，每次 2 袋。

临床试验的负责单位为江苏省中医院。

Ⅱ期临床试验参加单位为北京中医药大学东直门医院、湖北省中医院、辽宁中医药大学附属医院、天津中医药大学第一附属医院、吉林大学第一医院。

Ⅲ期临床试验参加单位为湖北省中医院、辽宁中医药大学附属医院、天津中医药大学第一附属医院、天津中医药大学第二附属医院、吉林大学第一医院、山东中医药大学附属医院。

（1）有效性评价

支持本品上市申请的Ⅲ期临床试验采用多中心、分层区组随机、双盲、安慰剂平行对照试验设计，西医诊断标准参照中华医学会编著的《临床诊疗指南·小儿内科分册》（人民卫生出版社 2005 年 6 月第 1 版）中的"急性支气管炎"制定，纳入符合急性支气管炎诊断标准、符合中医咳嗽风寒化热证的辨证标准、年龄 3–14 岁的患者，要求发病病程在 48 小时以内者。排除了内伤咳嗽；有咳嗽症状的其他疾病，如急性上呼吸道感染、肺炎、百日咳等患儿；血白细胞 > 12×10^9/L（Ⅲ期增加中性 > 70%）；或 / 和 C 反应蛋白（CRP）>正常值上限的 20%；体温 > 38.5℃者。

试验组给予本品，对照组给予本品极低剂量（1/10 药量），用法均为：3–5 岁，每次 1/2 袋，6–14 岁，每次 1 袋，温开水冲服，一日 3 次。疗程为连续服药 5 天。

合并用药规定：临床试验期间不能使用其它治疗急性支气管炎的药品，如体温超过 39℃，可采用物理降温或给予统一的解热镇痛药［布洛芬混悬剂（美林）］临时处理。若合并其它治疗急性支气管炎的药物（不包括美林），均作无效病例处理。

有效性观测指标：

主要疗效指标：疾病疗效，咳嗽记分变化及消失率。

次要疗效指标：症状体征记分变化及消失率；咳嗽起效时间（天）；中医证候疗效。

有效性评价标准：

①疾病疗效

临床痊愈：咳嗽、咯痰及肺部体征消失，体温恢复正常，其它临床症状基本消失，积分减少≥95%。

显效：咳嗽、咯痰及肺部体征明显好转，体温恢复正常，其它临床症状基本消失或好转，积分减少≥70%且<95%。

有效：咳嗽、咯痰及肺部体征好转，其它临床症状基本消失或好转，积分减少≥30%且<70%。

无效：咳嗽、咯痰及肺部体征无明显变化或加重，其它临床症状多无改善或加重，积分减少不足30%。

②中医证候疗效：

临床痊愈：症状、体征（肺部听诊除外）积分减少≥95%。

显效：症状、体征（肺部听诊除外）积分减少≥70%且<95%。

有效：症状、体征（肺部听诊除外）积分减少≥30%且<70%。

无效：症状、体征（肺部听诊除外）积分减少不足30%。

③单项症状疗效：

观察用药前后咳嗽、咯痰，肺部听诊、鼻塞、流涕、咽痒或咽痛、咽红、发热、恶寒（恶风）、头痛、口渴、纳差、精神萎靡记分变化及消失率，分别评价其疗效。

有效性结果：

病例分布：计划入组480例，实际入组479例（试验组359例、对照组120例）。选入全分析集（FAS集）474例，其中试验组355例、对照组119例；进入符合方案集（PPS集）422例，其中试验组313例、对照组109例；进入安全性分析集（SS集）474例，其中试验组355例、对照组119例。

基线情况：FAS集体重、体温、呼吸组间比较有差异性，其中两组间呼吸次数平均值差异0.5次/分，不具有临床意义；性别、年龄、生命体征、首诊症状体征、依从性分布的情况、病程、过敏史、疗前中医证候积分和评分分级、咳嗽、咳痰、肺部体征等组间具有可比性。PPS集各项指标均基线可比。

有效性结果：

主要疗效指标（FAS）：

①疾病疗效：试验组愈显率为61.13%，对照组为7.56%，差异有统计学意义（P<0.05）。

疾病疗效分析（FAS集 愈显率）

变量	治疗组	对照组
疗效		
痊愈	99（27.89）	1（0.84）
显效	118（33.24）	8（6.72）
有效	85（23.94）	22（18.49）

变量	治疗组	对照组
无效	53（14.93）	88（73.95）
N（missing）	355（0）	119（0）
愈显率（%）	61.13	7.56
CMH 统计量	102.2864	
P 值	＜0.001	
率差及 95% CI	53.56（46.62，60.51）	

②咳嗽消失率：试验组咳嗽消失率为 39.15%，对照组为 5.04%，差异有统计学意义（$P<0.05$）。

咳嗽消失率疗效分析（FAS 集）

变量	治疗组	对照组
咳嗽		
消失	139（39.15）	6（5.04）
未消失	216（60.85）	113（94.96）
N（missing）	355（0）	119（0）
CMH 统计量	49.46	
P 值	＜0.001	
率差及 95% CI	34.11（27.69，40.53）	

次要疗效指标（FAS）：

①中医证候疗效：试验组中医证候疗效愈显率为 87.81%，对照组为 28.81%，差异有统计学意义（$P<0.05$）。

②咯痰消失率：试验组消失率为 59.71%，对照组消失率为 17.80%，差异有统计学意义（$P<0.05$）。

（2）安全性评价数据

Ⅱ期（156 例）、Ⅲ期（355 例）共获得了试验组共计 511 例的安全性数据，其中高剂量组（1 倍药量）78 例、中剂量组（1/2 药量）433 例，无严重不良反应事件。安全性观察指标包括：血、尿、大便常规；心电图、肝功（ALT）、肾功（BUN、Scr）及不良事件。

Ⅱ期试验组：共发生不良事件 1 例（发生率 0.64%），该病例认定为不良反应；

Ⅲ期试验组：发生 9 例 10 例次不良事件（发生率为 2.82%），1 例（1 例次）不良反应；

对照组发生 3 例 3 例次不良事件，无不良反应。

组别		不良事件	例次	处理与转归	与药物关系
中剂量组	Ⅲ期	轻度皮疹	1	使用了氯雷他定抗过敏药物，症状消失。	可疑
高剂量组	Ⅱ期	轻度皮疹	1	暂停药物，皮疹消失。	可疑

其余判断为与药物无关的不良事件为：Ⅱ期高剂量组有 1 例治疗前后出现偶发房性早搏。Ⅲ期

试验组出现 2 例用药后窦性心律不齐，1 例牙周炎和 1 例湿疹。试验期间试验组有 4 例 ALT 轻度异常，均未达到 60u/L，有 6 例 BUN 轻度异常升高，复查均正常，与药物的关系无法确定。

（3）风险分析与控制

本品Ⅱ、Ⅲ期临床试验期间未发生严重不良事件。本品Ⅱ期共发生 1 例不良反应，为轻度皮疹，暂停用药，皮疹消失，研究者判定为可疑；本品Ⅲ期共发生 1 例不良反应，表现为轻度皮疹，使用了氯雷他定抗过敏药物，症状消失，与药物的关系判断为可疑。其余不良事件或试验期间出现部分实验室指标异常的情况，研究者认为均与试验药物无关。

综合考虑本品现有临床试验数据暴露出来的不良反应主要集中在过敏反应方面，该不良反应已写入说明书【不良反应】项及【临床试验】项下，【注意事项】中提示"本品临床试验期间有少数患者出现轻度的 ALT 和 BUN 异常，与药物的关系无法确定，建议肝肾功能异常者慎用"，并要求申请人上市后进行Ⅳ期临床试验，以考察在广泛使用条件下的药物的疗效和不良反应。

（4）获益与风险评估

根据Ⅲ期临床试验结果，本品对于小儿急性支气管炎、中医辨证属咳嗽风寒化热证者的疾病（以症状为主）疗效、中医证候疗效以及所见的咳嗽、咯痰、肺部听诊、流涕、咽部痒痛、咽红、口渴等症状的改善情况比较，试验组优于对照组（极低剂量组），故现有的临床试验结果支持该药对疾病以症状为主要指标的疗效、中医证候及症状具有改善作用。临床试验期间未发现严重不良事件。已知不良反应为皮疹等过敏反应，说明书中已将该安全性信息列入【不良反应】项下，并通过【注意事项】提示：本品尚无 3 岁以下儿童使用的安全性和有效性证据；本品临床试验期间有少数患者出现轻度的 ALT 和 BUN 异常，与药物的关系无法确定，建议肝肾功能异常者慎用；本品现临床试验仅支持 5 天的用药安全性，超出 5 天的用药安全性无安全性研究结果支持。综合评估，本品受益大于风险。

5. 评价过程中发现的主要问题及处理

（1）核查中心于 2017 年 3 月 23-29 日按照《药物临床试验数据现场核查要点》对本品种申报的药物临床试验数据进行了现场核查，现场核查结论为"该项目不存在真实性问题"。结合核查结果，有少数患者入组时不完全符合纳入标准，同时本品存在一些合并用药，可能影响其有效性结果，需要重新核实所有临床原始研究资料，进一步按剔除后再分析以明确本品的有效性，建议新的疗效分析应该剔除所有不符合诊断和合并用药不符合要求的病例。

针对以上问题，请申请人参照核查结果梳理有关临床试验受试人群、合并用药的情况，分析对有效性评价、安全性评价方面产生的影响。此后，申请人补充提供了与合并用药和诊断标准等临床试验质量问题相关的资料，自查后重新进行统计分析，对符合临床试验拟定目标人群者重新进行了组间基线可比性分析、亚组分析和Ⅲ期有效性分析；重新分析了Ⅱ、Ⅲ期的安全性数据；根据申请人补充资料进行审评和统计学复核，结论与申请人的结论一致，也与未剔除前的结论一致。

（2）本品临床定位为单独治疗儿童急性气管支气管炎，不合并使用任何药物，作为儿童慢性支气管炎，需要考虑单独使用中药治疗是否符合临床实际和医学伦理。本品及同类用于治疗小儿支气管炎的品种均召开过专家咨询会，针对这一问题，多数儿科专家认为目前针对急性支气管炎的临床治疗存在一定的抗生素过度用药，从急性支气管炎临床指南来看，如无明确的细菌感染，不主张使用抗菌素治疗，虽然儿童急性支气管炎的变化较快，但并不因此在无明确细菌感染的情况下预防性的使用抗生素治疗，但如果在治疗中出现细菌感染的指征，应该加用抗生素治疗。儿童由于病情变化较快，在临床实际工作中，也有预防性给予抗生素的情况；本品针对轻度急性支气管炎可以单独使用，风险不大。中药临床以止咳化痰、改善咳嗽咳痰等症状作用为主。

根据专家咨询会儿科专家意见，本品单独用于儿童外感风寒化热的轻度急性支气管炎可以接受。同时，本品说明书已在【注意事项】中作出提示：临床使用中出现细菌感染指征者应及时加用抗生素等治疗手段；由于儿童急性支气管炎病情变化较快，服用本品期间需密切关注患儿的病情变化，根据需要可及时调整治疗方案。

四、三合一审评情况

本品为中药复方制剂，申请新药生产和新药证书。临床试验结果中，在疗效指标疾病愈显率、咳嗽消失率以及疾病痊愈率、咳痰和中医证候等方面，均显示试验组疗效优于对照组，试验结论较为稳健；安全性方面未出现明显的不良反应，仅少数出现轻度皮疹等过敏反应，基本可以接受。

本品技术审评、动态现场检查均为通过，现场检查抽样检验结果符合规定，建议批准本品新药生产，并颁发新药证书。拟批准功能主治为：疏风散寒，宣肺清热，祛痰止咳。用于小儿外感风寒化热的轻度急性支气管炎引起的咳嗽，咯痰，痰黄、咽部红肿等症。拟批准用法用量为：温开水冲服。3~5岁，一次1/2袋；6~14岁，一次1袋。一日3次。疗程为5天。

本品上市后应继续完成药学研究工作，并开展上市后Ⅳ期临床试验，以考察在广泛使用条件下的药物的疗效和不良反应。

五、技术审评意见

1. 技术结论

经风险获益评估，支持本品上市用于小儿外感风寒化热的轻度急性支气管炎引起的咳嗽，咯痰、痰黄，咽部红肿等症。

2. 上市后要求

药学内容（略）

3. 上市后风险控制

本品上市后应进行Ⅳ期临床试验，以考察在广泛使用条件下的药物的疗效和不良反应。

4. 提请注册司关注的相关问题

（略）

批准日期：2018 年 12 月 25 日

批准文号：国药准字 Z2018000

金蓉颗粒（CXZS1300008）

申请上市技术审评报告

（国家药品监督管理局药品审评中心　2020 年 12 月）

一、基本信息

1. 申请人信息

	名称	地址
上市许可持有人	广州奇绩医药科技有限公司	广州市科学城科学大道 182 号创新大厦 C2-207
生产企业	广州市康源药业有限公司	广州市南沙区榄核镇民利工业区

2. 制剂基本情况

通用名	金蓉颗粒
类型	中药复方制剂
成份	淫羊藿、肉苁蓉、郁金、丹参、莪术、益母草、女贞子、制何首乌、鳖甲、牡蛎
剂型及规格	颗粒剂；每袋装 8.5g（相当于饮片 42.5g）
适应症 / 功能主治	补肾活血，化痰散结，调摄冲任。用于乳腺增生症痰瘀互结、冲任失调证，症见乳房疼痛、触痛，胸胁胀痛，善郁易怒，失眠多梦，神疲乏力，腰膝酸软，舌淡红或青紫或舌边尖有瘀斑，苔白，脉弦细或滑。
用法用量	饭后温开水冲服。一次 1 袋，一日 3 次。经期停用，连续用药 3 个月经周期。
受理的注册分类	中药 6.1.3
完成的临床试验内容	□Ⅰ期　■Ⅱ期　■Ⅲ期 其他：
临床试验的合规性	申报临床试验受理号：X0404763 临床试验批件号：2005L01119
特殊审批	□是　■否
优先审评	□是　■否

本品曾用名消癖颗粒、金蓉消癖颗粒。

申请的功能主治：补肾活血、化痰散结、调摄冲任。用于乳腺增生病痰瘀互结、冲任失调证。

拟定的用法用量：开水冲，搅拌 5 分钟，饭后温服。一次 1 袋，一日 3 次（经期停服）；3 个月为一个疗程或遵医嘱服用。规格：每袋装 8.5g。

本品于 2007 年 1 月 -2012 年 6 月间，由江苏省中医院等医疗机构完成Ⅱ、Ⅲ期临床试验。统计单位为江苏省中医院。

本品申报生产、新药证书，受理号：CXZS1300008。

3.审评程序及审评与审核人员信息

（略）

4.审评过程

受理日期：2013年1月30日。

承办日期：2013年7月11日。

召开会议情况：

序号	会议名称	会议时间
1	专家咨询会	2016年8月17日
2	上市许可持有人审评相关事宜讨论会	2017年7月4日

补充资料情况：

序号	发补时间	收补时间
1	2016年10月11日	2017年1月18日
2	2018年5月24日	2018年7月6日

沟通交流情况：

序号	沟通交流时间	形式
1	2017年4月6日	面对面沟通交流

5.其他

本品于2017年4月20日补充申请药品上市许可持有人，受理号CXZB1700004，受托生产企业不变，因此，将本品CXZS1300008和CXZB1700004两个受理号上市许可申请与药品上市许可持有人申请的事项关联进行审评。

二、核查与检验

1.研制现场核查情况

2013年通过研制现场核查。

临床试验数据核查情况：国家食品药品监督管理总局审核查验中心在8家临床试验单位中抽查了4家单位进行临床试验数据核查，于2016年12月20日–2016年12月27日组织对江苏省中医院、首都医科大学附属北京中医医院、山东中医药大学附属医院、上海中医药大学附属曙光医院4家临床试验单位进行核查。现场核查报告中的现场核查结论为：未发现真实性问题。

2.复核检验情况

本品经广东省药品检验所复核检验，结果符合规定。

3.生产现场核查情况

本品经生产现场动态检查，检查结论为通过。现场抽查1批样品，经广东省药品检验所检验，结果符合规定。

三、综合审评意见

1. 适应症/功能主治

乳腺增生症多发生于 30-50 岁女性，致病原因主要是内分泌紊乱。包括①雌孕激素比例失调；②乳腺性激素受体质和量异常，使乳腺各部分增生程度参差不齐；③催乳素升高，影响乳腺生长、发育和泌乳功能，同时影响下丘脑-垂体-性腺轴功能。因此，任何导致性激素或其受体改变的因素均可能增加乳腺增生症的患病风险，如年龄、月经史、孕育史、哺乳史、服避孕药史及饮食结构，以及社会心理因素等。

乳腺增生症的主要临床表现是乳腺疼痛、结节状态或肿块，部分病人合并乳头溢液。疾病早期病人主诉的疼痛可为与月经周期相关的周期性疼痛。

充分的个体化心理及药物干预，结合必要的活检及适当的手术切除是乳腺增生症的有效治疗模式。对于伴随轻至中度疼痛者以心理疏导及改变生活习惯为主，对于持续性存在的严重乳腺疼痛病人，可予药物治疗。但药物治疗不能有效缓解乳腺增生症的病理学改变，不能起到根治作用。

乳腺增生症属于中医学"乳癖"范畴，中医药理论认为情志内伤，肝郁气滞导致肝肾亏虚，天癸的量与质发生变化或调节失衡，引起冲任气血的失调是病机，气滞、血瘀、痰凝是发病之标，病属本虚标实，病位在肝、脾、肾。痰瘀互结、冲任失调证是乳腺增生症的常见证候分型，临床多表现为乳房疼痛、触痛，胸胁胀痛，善郁易怒，失眠多梦，神疲乏力，腰膝酸软。中医药治疗具有多靶位、整体调节的特点，对本病的治疗具有一定的优势。

本品为临床经验方，在总结乳腺增生症治疗实践的基础上，根据中医辨证论治的原则，以疏肝活血、补肾助阳、调摄冲任为主要治法，将淫羊藿、肉苁蓉、郁金、丹参、莪术、益母草、女贞子、制何首乌、鳖甲、牡蛎十味药材进行组方，标本兼治。

2. 药理毒理评价

非临床药效学研究，采用大鼠和家兔乳腺增生两种模型动物进行研究，检测指标包括体重、乳头高度、性激素水平、血液流变学和乳腺组织病理检查；开展小鼠热板镇痛试验和二甲苯致小鼠耳肿胀研究试验。结果显示，本品可使苯甲酸雌二醇致乳腺增生模型大鼠的全血比粘度降低、乳腺小叶数减少，使苯甲酸雌二醇致乳腺增生模型家兔的乳头高度降低，乳腺小叶数减少；提高热板致痛小鼠痛阈值。

非临床安全性试验，单次给药毒性试验小鼠灌胃最大给药量为 233.6g/kg（相当于临床成人日用量的 128 倍），观察 7 天未见毒性反应及动物死亡。大鼠重复给药毒性试验，大鼠灌胃给药 87.6、33.1、12.5g 生药/kg（相当于临床成人日用量的 47.9、18.1、6.8 倍）连续 26 周，恢复期 4 周，除个别生化指标出现波动外，未见与受试物相关的明显毒性。

3. 药学评价

（略）

4. 支持上市申请的关键性临床数据及评价

本品共进行了 3 项临床试验：

试验阶段	试验时间	试验设计	样本量
IIa 期	2007 年 1 月－2010 年 8 月	多中心、随机、双盲、安慰剂平行对照	试验组 60 例、对照组 60 例
IIb 期	2010 年 9 月－2011 年 6 月	多中心、随机、双盲、阳性药平行对照	试验组 60 例、对照组 60 例
III 期	2011 年 7 月－2012 年 6 月	多中心、随机、双盲、阳性药平行对照	试验组 360 例，对照组 120 例

各期临床试验负责单位均为江苏省中医院。

Ⅱa 期临床试验参加单位是辽宁中医药大学附属医院、天津中医药大学第一附属医院。

Ⅱb 期临床试验参加单位是北京中医药大学东方医院、辽宁中医药大学附属医院、天津中医药大学第一附属医院。

Ⅲ 期临床试验参加单位是北京中医药大学东方医院、湖南中医药大学第一附属医院、黑龙江中医药大学第一附属医院、山东中医药大学附属医院、上海中医药大学附属曙光医院、首都医科大学附属北京中医医院、天津中医药大学第一附属医院。

临床试验统计单位是江苏省中医院。

（1）有效性评价

支持本品上市申请的关键性临床试验采用多中心、随机、双盲、阳性药平行对照试验设计。纳入 18~50 岁，西医诊断为乳腺增生症，中医辨证为痰瘀互结、冲任失调证者。排除了合并乳腺肿瘤、其它内分泌疾病者、月经淋漓不尽＞7 天者，月经周期或经期过长或严重不规则者及妊娠期、哺乳期、绝经期妇女以及近三个月内有妊娠计划者。试验组给予本品和乳核散结片模拟剂，对照组给予乳核散结片和本品模拟剂。用法为颗粒剂，每次 1 袋，每日 3 次；片剂，每次 4 片，每日 3 次。经期停服。连续服用 3 个月经周期。

注：乳核散结片为 2010 年版药典收载品种。【处方】当归、黄芪、光慈菇、漏芦、柴胡、郁金、昆布、海藻、淫羊藿、鹿衔草。【功能与主治】舒肝解郁，软坚散结，理气活血。用于治疗乳腺囊性增生，乳痛症，乳腺纤维腺瘤和男性乳房发育等。【用法与用量】口服，一次 4 片，一日 3 次。

合并用药规定：除试验用药外，观察期间禁止使用其它治疗乳腺增生病的中药和西药及与本病治疗相关的其它治疗。

有效性观测指标：

主症（乳房疼痛、触痛、乳房肿块大小、硬度、分布）消失率

乳房疼痛 VAS 评分

次症消失率

彩超靶肿块最大厚度。

综合疗效指标：疾病疗效（主症积分计算）

中医证候疗效（主症＋次症积分计算）

有效性评价方法

疾病疗效评定标准

（1）临床痊愈：疗效指数≥90%

（2）显效：70% ≤疗效指数＜90%

（3）进步：30% ≤疗效指数＜70%

（4）无效：疗效指数＜30%

注：疗效指数＝（治疗前主症积分 – 治疗后主症积分）÷ 治疗前主症积分。

中医证候疗效评定标准

（1）临床痊愈：疗效指数≥90%

（2）显效：70% ≤疗效指数＜90%

（3）进步：30% ≤疗效指数＜70%

（4）无效：疗效指数＜30%

注：疗效指数＝（治疗前总积分 – 治疗后总积分）÷ 治疗前总积分。

有效性结果：

本试验共入组 478 例（试验组 359 例，对照组 119 例）。FAS、SS 集试验组 357 例，对照组 119

例，PPS 集试验组 348 例，对照组 116 例。试验组受试者未进入 PPS 集的原因为不满足纳入标准或符合排除标准 5 例，未按方案规定服药 3 例，失访 2 例，对照组为不满足纳入标准或符合排除标准 3 例。

两组受试者在年龄、病程、既往史分析（生育次数、流产次数、哺乳史、乳腺炎史、过敏史、乳房手术史、服用避孕药或性激素史）、月经周期、体检乳腺肿块情况分析、"靶肿块"分布情况、彩超乳腺靶肿块分析（部位、象限、回声）、乳腺靶肿块所在腺体的厚径分析、乳房疼痛自评分析以及触痛等方面的比较差异均无统计学意义，两组具有可比性。

试验组个别病例合并使用了可能影响有效性评价的散结乳癖膏等药品。

疗效指标：

①主症消失率：FAS 和 PPS 集中，治疗 3 个月后试验组与对照组 5 个主症指标消失率差值双侧 95% CI 下限均 > 0，可以得出在治疗乳腺增生病的疗效上，消癖颗粒优于乳核散结片的结论。

分析集	指标	试验组	对照组	率差（试验组 - 对照组）及 95% CI
FAS	乳房疼痛消失率（%）	60.78	39.50	21.19（10.53，31.85）
	乳房触痛消失率（%）	66.48	47.86	18.44（7.95，28.93）
PPS	乳房疼痛消失率（%）	61.21	39.66	21.26（11.24，31.28）
	乳房触痛消失率（%）	66.47	48.25	18.01（7.36，28.66）

注：症状消失率 = 有初始症状者治疗后症状评分为 0 分的人数 / 治疗前症状评分大于 0 分的人数。

②乳房疼痛 VAS 评分：FAS 和 PPS 集，两组治疗后的乳房疼痛 VAS 评分差异均有统计学意义（$P < 0.05$），治疗后试验组的乳房疼痛 VAS 评分分数低于对照组。

③次症消失率：

分组	试验组（n=359 例）	对照组（n=119 例）	P 值
胸闷胁胀	92.09%	77.32%	
善郁易怒	72.61%	56.19%	
失眠多梦	75.58%	50.00%	（$P < 0.05$）
神疲乏力	84.50%	70.24%	
腰膝酸软	80.25%	50.70%	

④综合疗效分析：痊愈率试验组 12.0%、对照组 6.0%。愈显率试验组 66.8%、对照组 45.3%。组间比较均有统计学差异（$P < 0.05$），试验组优于对照组。FAS 与 PPS 结论一致。

⑤中医证候疗效：痊愈率试验组 9.2%、对照组 3.4%。愈显率试验组 69.1%、对照组 47.9%。组间比较均有统计学差异（$P < 0.05$），试验组优于对照组。FAS 与 PPS 结论一致。

⑥乳腺检查：试验结束时，乳腺检查数目、形态、质地组间比较，差异均有统计学差异（$P < 0.05$），试验组优于对照组。FAS 与 PPS 结论一致。

⑦痊愈随访：试验结束后 1 个月对痊愈受试者进行随访，主症、次症组间比较均无统计学差异。

（2）安全性评价数据

Ⅱ期、Ⅲ期临床试验获得了共计 710 例安全性数据，其中试验组 474 例，对照组 236 例。安全性观测指标为生命体征，血、尿、便常规，肝功能（ALT、AST、ALP、γ-GT、TBIL），肾功能（Cr、BUN）、心电图及不良事件。

不良事件：

Ⅱa 期不良事件 5 例，试验组 1 例，对照组 4 例。试验组不良事件为血常规异常，血白细胞 3.98×10⁹/L，淋巴细胞百分比 56%，追问病史，患者曾有鼻塞流涕症状，研究者认为与试验药物的关系为不可能。

Ⅱb 期不良事件 2 例，均为试验组，分别为智齿感染和周身酸痛、鼻塞流涕咽喉不适，研究者认为与试验药物关系为不可能。

Ⅲ 期不良事件 21 例，试验组 12 例，对照组 7 例，2 例 SAE，试验组和对照组各 1 例。试验组严重不良事件为因椎间盘突出入院治疗，不良事件 10 例为呼吸系统异常，鼻塞和 / 或咽痛，1 例为消化系统异常，反流性食管炎、幽门螺杆菌感染、消化不良，试验组 129 号治疗前 ALT 27、AST 26，治疗后 ALT 84，AST 55，8 天后复查 AST 正常，22 天后复查 ALT 正常。研究者认为 ALT、AST 异常与疲劳有关，与试验药物的关系为不可能。对照组 1 例糖尿病和高血压入院治疗，2 例咽痛，1 例鼻炎，1 例窦性心动过速，1 例血小板下降，2 例肝功能异常。

不良反应：

试验组有 3 例受试者肝功能疗前正常，疗后轻度异常（见表 3）；有 19 例受试者尿红细胞疗前正常，疗后异常。

表 3　试验组肝功能疗前正常，疗后轻度异常者（单位：U/L）

组别	项目	治疗前	治疗后	复查	正常值
试验组	ALT	27	84	9	0–42
	AST	26	55	34	0–38
试验组	ALT	47	47	11	0–42
	AST	28	40	9	0–38
	ALP	92	127	69	35–104
试验组	ALT	14	55	25	0–42
	AST	17	42	20	0–38

（3）风险分析与控制

本品研究期间，试验组出现个别患者用药后出现肝功能轻度异常、尿红细胞轻度异常。本品处方含制何首乌、淫羊藿等，综合考虑药材风险和本品现有临床试验数据暴露出来的不良反应主要集中在肝脏等方面，说明书【不良反应】、【注意事项】及【临床试验】项下需提示可能出现的肝损伤风险，并在本品上市后密切关注。具体内容如下：

【不良反应】临床试验期间个别患者用药后出现肝功能轻度异常、尿红细胞轻度异常。

【禁忌】

肝功能不全者禁用。

既往有何首乌或含何首乌制剂引起肝损伤病史者禁用。

【注意事项】

本品临床试验期间个别患者出现肝功能轻度异常，建议服药期间加强肝生化指标监测。

肝生化指标异常或有肝病史者慎用。

应避免与易致肝损伤的药物联合使用。

既往有何首乌或含何首乌制剂引起肝损伤家族史者慎用。

（4）获益与风险评估

Ⅲ期的疗效结果显示本品对乳房疼痛、触痛、肿块消失等方面试验组优于阳性对照组，且疼痛VAS评分两组间差异有统计学意义，FAS集与PPS集结论一致。对于核查中发现的不符合入组标准的病例剔除后进行了重新统计分析，有效性结论一致。安全性方面，结合本品处方药味和具体的实验室检查数据，将相关安全性风险内容反映在说明书中。综合评估获益大于风险。

5.评价过程中发现的主要问题及处理

（1）本品临床试验方案中乳腺增生病的诊断标准参照1994年中医行业标准制定，目前乳腺增生疾病的名称尚存在不统一的问题，如：国外文献通常称为乳腺腺病、纤维囊性乳腺病、乳腺纤维囊性改变、良性乳腺结构不良、硬化性腺病等。ICD-10称之为乳腺囊肿、慢性囊性乳腺病、乳腺囊性增生病、乳房纤维硬化症、乳腺增生等。大中专医学院校常用的外科学教材中称之为乳腺囊性增生病或乳腺病。在本共识中将上述名称统一称为乳腺增生症。因此，依据国内共识性意见，结合专家咨询会意见，将本品的适应症规范表述为乳腺增生症。

（2）对于乳腺增生症临床治疗的主要需求和药物评价的主要指标体现在疼痛，以"消失率"为主要评价指标，重新进行统计分析，包括基线调整、中心效应调整，以及补充敏感性分析结果。结果显示Ⅱa、Ⅱb、Ⅲ期临床试验的乳房疼痛、乳房触痛的消失率两组间差异均有统计学意义，试验组优于对照组。考虑到各有效性指标的有效性趋势较为一致，故可以说明本品对于乳腺增生症的有效性。

（3）本品临床存在反复应用的情况，但临床试验中未考察本品远期安全性，因此需要在上市后加强安全性数据监测，尤其要注意本品含制何首乌、淫羊藿等，应密切关注肝损伤等情况的发生。

四、三合一审评情况

本品为中药复方制剂申请新药生产和新药证书，技术审评、动态现场检查均为通过，现场检查抽样检验结果符合规定，建议批准本品新药生产，并颁发新药证书。

五、技术审评意见

1.技术结论

经风险获益评估，支持本品上市用于乳腺增生症痰瘀互结、冲任失调证。

2.上市后要求和风险控制

建议本品在上市后加强安全性数据监测，尤为要注意本品含制何首乌、淫羊藿等，应密切关注肝损伤等情况的发生，并需根据监测情况及时完善说明书。

3.提请注册司关注的相关问题

（略）

批准日期：2018年2月2日

批准文号：国药准字 Z20180001

关黄母颗粒（CXZS1300004）

申请上市技术审评报告

（国家药品监督管理局药品审评中心 2020年12月）

一、基本信息

1. 申请人信息

	名称	地址
生产企业	通化万通药业股份有限公司	通化市万通路66号

2. 原料药及制剂基本情况

通用名	关黄母颗粒
英文名	（中药不适用）
化学名	（中药不适用）
化学结构	（中药不适用）
分子式/分子量	（中药不适用）
结构特征	□新化学实体 □已有化合物的成盐或酯等 □其他：
药理学分类	□新作用机制/靶点： □已有作用机制/靶点： □其他：
剂型及规格	颗粒剂 每袋装9g（相当于饮片4.8g）
适应症/功能主治	补益肝肾，滋阴降火。用于女性更年期综合征（绝经前后诸证）中医辨证属肝肾阴虚证，症见烘热汗出，头晕，耳鸣，腰膝酸软或足跟痛，少寐多梦，急躁易怒等。
用法用量	温开水冲服。一次1袋，一日3次。疗程8周。
受理的注册分类	第6.2类
完成的临床试验内容	□Ⅰ期　■Ⅱ期　■Ⅲ期 其他：
临床试验的合规性	临床试验批件号：2004L05034 伦理审查批件：■有　　□无 知情同意书：■有　　□无
特殊审批	□是　■否
优先审评	□是　■否

3.审评程序及审评与审核人员信息

（略）

4.审评经过

受理日期：2013 年 1 月 23 日。

承办日期：2013 年 5 月 10 日。

召开会议情况：

序号	会议名称	会议时间
1	专家咨询会	2014 年 4 月 18 日

补充资料及沟通交流情况：

序号	发补时间	收补时间
1	2014 年 8 月 7 日	2014 年 11 月 17 日
2	2016 年 12 月 2 日	2017 年 4 月 5 日

5.其他

本品曾用名更舒颗粒，最终修订名称为关黄母颗粒。

申报的功能主治修订为：调肝益肾，滋阴降火。用于妇女更年期综合征（绝经前后诸证）中医辨证属肝肾阴虚证，症见烘热面赤，头晕耳鸣，腰膝酸软或足跟痛，少寐多梦，急躁易怒，阴部干涩或皮肤瘙痒等。

拟用法用量修订为：口服，一次 1 袋，一日 3 次。

二、核查与检验

1.研制现场核查情况

提供了吉林省局出具的《药品注册研制现场核查报告》，结论为通过。

临床试验数据核查情况：国家食品药品监督管理总局审核查验中心于 2016 年 11 月对天津中医药大学第一附属医院、长春中医药大学附属医院、天津中医药大学第二附属医院、辽宁中医药大学附属医院 4 家临床试验单位进行了核查，现场核查结论：该项目不存在真实性问题。

2.复核检验情况

本品经吉林省食品药品检验所复核检验，3 批样品结果均符合规定。

3.生产现场核查情况

本品经生产现场动态检查，检查结论为通过。现场抽查 1 批样品，经吉林省食品药品检验所检验，结果符合规定。

三、资料审评意见

1.适应症/功能主治

更年期综合征是指更年期妇女出现月经改变，如月经频发、月经量少、月经不规则以及闭经等，同时因卵巢内分泌功能的改变导致内环境变化，影响到各器官系统功能性变化，进而表现出相应症状，如潮热、出汗、头痛等血管舒缩功能不稳定症状，心悸、眩晕、失眠、皮肤感觉异常等自主神经功能不稳定症状，抑郁、焦虑、多疑、自信心降低、注意力不集中、易激动、恐怖感甚至癔症发作样症状等精神、心理症状等等。

更年期综合征的治疗以缓解近期症状，并能早期发现、有效预防骨质疏松症、动脉硬化等老年性疾病为治疗目标。一般治疗包括心理疏导、建立健康生活方式，包括身体锻炼，健康饮食，增加日晒时间，摄入足量蛋白质及含钙丰富食物，预防骨质疏松。目前本病的药物治疗主要为激素补充治疗，其他药物包括选择性 5- 羟色胺再摄取抑制剂等非激素类药物。

更年期综合征相当于中医妇科学的"绝经前后诸证"或"经断前后诸证"。中医药治疗疾病具有多靶点、整体调节的特点，对于改善更年期综合征的症状、提高更年期综合征患者生活质量具有较好的疗效。

本品处方是根据中医传统古方大补阴丸（《丹溪心法》卷三）化裁而成。

2. 药理毒理评价

非临床药效学研究开展对小鼠协同作用、对睡眠时间影响、对足趾出汗模型小鼠影响、对阴虚模型大鼠的影响等 12 项药效学研究，结果显示本品一定剂量下可协同戊巴比妥钠延长小鼠睡眠时间、增加戊巴比妥钠阈下剂量的入睡动物数、减少毛果芸香碱致小鼠足趾出汗汗点数、可抑制 4- 氨基吡啶诱发小鼠激怒数目，但也出现降低幅度不高（12% 以下）的 4- 氨基吡啶模型小鼠自主活动次数；可降低氢化可的松致阴虚模型雌性大鼠的 cAMP 含量、延长甲状腺素致甲亢阴虚模型小鼠的缺氧窒息时间、升高去卵巢大鼠血中 E_2 含量并增加阴道细胞角化程度；灌胃给药 15 天雌性大鼠（体重 380–420g）血清 E_2 含量升高，不影响 FSH、LH 水平；对去卵巢幼年大鼠的子宫重量有一定增加作用，并增加阴道细胞角化程度；可改善去卵巢成年大鼠阴道洁净度且增加角化细胞数。本品对成年大鼠排卵、幼年期雌性大鼠阴道上皮细胞、子宫及卵巢重量和系数无明显影响，对幼年雄性大鼠前列腺重、提肛肌重量无明显影响。

非临床安全性试验，进行了小鼠单次给药毒性试验和大鼠重复给药毒性试验（3 个月、6 个月），单次给药毒性试验小鼠灌胃给药最大给药量为 97.6g 生药 /kg（相当于临床成人日用量的 406.7 倍），未见毒性反应及动物死亡。大鼠重复给药毒性试验，一项 3 个月试验中大鼠灌胃给药剂量 5.6、8.4、25.2g 生药 /kg，恢复期 2 周，高剂量组大鼠体重增长缓慢、食量下降（雄性大鼠较为明显），其他动物未见明显毒性出现；一项 6 个月试验中大鼠灌胃给药剂量 16.8、8.4、5.6g 生药 /kg，恢复期 4 周，未见明显毒性反应和动物死亡。

3. 原料和 / 或制剂评价

（略）

4. 支持上市申请的关键性临床数据及评价

本品共进行了 2 项临床试验：

试验阶段	试验时间	试验设计	样本量
II 期	2007 年 12 月 –2009 年 1 月	分层区组随机双盲、安慰剂平行对照	共 240 例，试验组和安慰剂组各 120 例
III 期	2010 年 4 月 –2010 年 9 月	分层区组随机双盲、阳性药（更年安片）平行对照	共 480 例，试验组 360 例，对照组 120 例

II、III 期临床试验负责单位为天津中医药大学第一附属医院。

II 期临床试验参加单位为长春中医药大学附属医院，辽宁中医药大学附属第二医院，天津中医药大学第二附属医院，中国中医科学院广安门医院。

III 期临床试验参加单位较 II 期临床试验增加了成都中医药大学附属医院，辽宁中医药大学附属医院。

临床试验统计单位是上海中医药大学临床研究中心。

（1）临床药理学评价

无

（2）有效性评价

支持本品上市申请的关键性临床试验为Ⅲ期临床试验，采用多中心、分层随机、双盲（双模拟）、阳性药平行对照、非劣/优效性试验设计以更年安片为阳性对照，评价更舒颗粒对更年期综合征症状群的治疗作用。纳入符合更年期综合征西医诊断标准、中医辨证为肝肾阴虚证、年龄 40–55 岁患者，要求月经紊乱 6 个月以上，或有停经 3 个月以上病史，且 FSH ＞ 10U/L，Kupperman 评分大于 15 分，试验治疗前 3 个月内未用治疗更年期综合征的激素替代疗法，2 个月内未应用其他治疗更年期综合征的药物患者。

试验组给予本品及更年安片模拟剂，对照组给予更舒颗粒模拟剂及更年安片，用法均为颗粒 1 袋/次，片剂 6 片/次，3 次/日，均口服，连续 8 周。

合并用药的规定：观察过程中，不得使用其他治疗更年期综合征的药物以及雌孕激素类药物。合并疾病必须应用其他药物和治疗方法者，必须在病例报告表中详细记录。

有效性观测指标

主要疗效指标：

改良 Kupperman 评分治疗前后差值。

次要疗效指标：

（1）疾病疗效。

（2）中医证候疗效。

（3）单项中医症状及舌脉。

（4）血清促黄体生成激素（LH）、促卵泡激素（FSH）、雌二醇（E_2）。

有效性评价方法

疾病疗效评定：改善更年期综合征症状群的情况，采用国内改良 Kupperman 评分：

痊愈：临床症状基本消失（$n \leqslant 0.17$）。

显效：临床症状明显好转（$0.17 < n \leqslant 0.33$）。

有效：临床症状有所好转（$0.33 < n \leqslant 0.67$）。

无效：临床症状及理化指标无明显好转或恶化（$0.67 < n \leqslant 1$）。

n 为疗效指数，为疗后积分/疗前积分。

中医证候疗效评定标准：

1.临床控制：证候积分值减少率 ≥ 90%。

2.显效：证候积分值减少率 ≥ 70%，< 90%。

3.进步：证候积分值减少率 ≥ 30%，< 70%。

4.无效：证候积分值减少率 < 30%。

单项症状疗效：

消失：疗前患有症状消失，积分为零。

好转：疗前患有症状减轻，积分降低，但不为零。

无效：疗前患有症状未减轻或加重，积分未降低。

有效性结果：

共纳入 480 例受试者，其中试验组 360 例，对照组 120 例。进入 FAS 集 479 例，试验组 360 例，对照组 119 例；进入 PPS 集 460 例，试验组 350 例，对照组 110 例；进入 SS 集 480 例。

组间可比性：人口学资料、疾病相关情况、改良 Kupperman 量表单项症状及总分、中医证候、性激素水平（血清 LH、FSH、E_2）、依从性分布的情况组间比较无统计学差异。

Ⅲ期研究结果显示，两组无论在改良 Kupperman 评分变化值，还是中医证候总显效率和各单项症状消失率等指标方面，组间比较差异均有统计学意义（详见表 1 至表 3）。

表 1　改良 Kupperman 评分变化值（疗后−疗前）（FAS 集）

试验组	对照组	P 值
−18.06 ± 7.03	−14.96 ± 7.24	$P < 0.05$

表 2　中医证候总显效率（%）（n/N）（FAS 集）

试验组	对照组	P 值
52.5%（189/360）	24.4%（29/119）	$P < 0.05$

表 3　Ⅲ期各中医单项症状消失率（%）（n/N）（FAS 集）

中医症状	试验组	对照组	P 值
烘热汗出	25.6%（92/360）	10.9%（13/119）	
头晕	60.9%（195/320）	36.3%（37/102）	
耳鸣	78.9%（210/266）	60.8%（59/97）	
腰膝酸软或足跟痛	50.3%（165/328）	33.9%（37/109）	$P < 0.05$
少寐多梦	44.0%（151/343）	27.4%（31/113）	
急躁易怒	45.9%（157/342）	33.9%（38/112）	
阴部干涩	62.4%（151/242）	52.5%（42/80）	
心悸	50.2%（157/313）	50.5%（53/105）	
口干	69.6%（197/283）	58.7%（54/92）	$P > 0.05$
皮肤瘙痒	71.6%（131/183）	62.5%（45/72）	

（3）安全性评价数据

Ⅱ期、Ⅲ期临床试验共获得了试验组共计 720 例的安全性数据，其中试验组 480 例，对照组 240 例。安全性观测指标包括生命体征、妇科盆腔检查（未婚妇女行肛诊）、不良反应症状（包括阴道异常出血）、血常规、尿常规、便常规＋潜血、心电图、肝功能（ALT、AST），肾功能（BUN 和 Cr）、乳腺彩超、妇科腹部彩色 B 超（子宫肌瘤）、雌二醇。

不良事件：

Ⅱ期：试验组发生 1 例不良事件（发生率 0.83%），研究者判断与药物肯定有关。

Ⅲ期：试验组发生 3 例不良事件（发生率 0.83%），研究者判断与药物肯定无关。

不良反应：

Ⅱ期临床试验，试验组发生 1 例轻度头痛。

审评认为尚无法排除与本品的相关性，需上市后进一步关注的列入本品说明书【临床试验】项：

Ⅱ期临床试验，出现 1 例疗后血红细胞（RBC）、血红蛋白（HGB）轻度下降，疗前血 RBC 4.09×10^{12}/L，HGB 120g/L，疗后血 RBC 3.45×10^{12}/L，HGB 111g/L。

Ⅲ期临床试验，试验组出现 1 例（绝经 5 年）雌二醇（E_2）疗前 7.0pg/ml、疗后 93.97pg/ml，卵泡刺激素（FSH）疗前 77.79IU/L、疗后 9.74IU/L，子宫内膜厚度疗前 0.1cm、疗后 1.0cm。试验组还出现 2 例治疗前后乳腺彩超检查异常。其中 1 例乳腺彩超提示，治疗前右乳腺体厚约 1.16cm，左乳腺体厚约 0.97cm，腺体层内回声强弱不等，结构略紊乱；疗后右乳腺体厚约 1.22cm，左乳腺体厚约 1.19cm，双乳腺略厚，内部回声强弱不等，结构紊乱。另 1 例乳腺彩超提示，用药前"左乳增生结节"，用药后"左乳低回声团"。

（4）风险分析与控制

本品临床试验期间，明确的不良反应共 1 例，为轻度头痛，予停用药物，转归不详，与药物关系判断为肯定有关，已写入说明书【不良反应】项。

临床试验期间，血常规、尿常规、便常规 + 潜血、肝肾功能（ALT、AST、BUN、Cr）、E_2、FSH、LH、心电图、子宫内膜、乳腺等方面试验组均未见严重的不良事件。II 期临床试验期间，试验组出现 1 例疗后血常规指标异常，III 期临床试验期间试验组出现 1 例雌二醇、卵泡刺激素、子宫内膜厚度疗后异常，以及 2 例治疗前后乳腺彩超检查异常。上述个别可疑的异常病例均已写入说明书【临床试验】的安全性研究结果中，同时要求上市后继续对本品进行安全性监测，进一步评估本品对于 E_2、FSH、子宫内膜、乳腺等的影响。并在【禁忌】项增加重度以上乳腺增生、乳腺恶性肿瘤者禁用。【注意事项】中增加子宫肌瘤直径大于 2cm，或子宫息肉者慎用以及服药期间注意监测雌二醇（E_2）、卵泡刺激素（FSH）、子宫内膜厚度、乳腺的变化。

（5）获益与风险评估

根据现有的临床试验数据，本品对于女性更年期综合征，中医辨证属肝肾阴虚证者在改良 Kupperman 评分治疗前后差值变化、中医证候总显效率、相关症状（烘热汗出，头晕，耳鸣，腰膝酸软或足跟痛，少寐多梦，急躁易怒）消失率等方面，试验组均优于安慰剂组以及更年安片组，可以说明本品治疗女性更年期综合征的有效性。已知不良反应为轻度头痛，血常规、尿常规、便常规 + 潜血、肝肾功能（ALT、AST、BUN、Cr）、E_2、FSH、LH、心电图、子宫内膜、乳腺等方面试验组均未见严重的不良事件，个别可疑的异常病例均已写入说明书【临床试验】的安全性研究结果中，并在【不良反应】、【禁忌】、【注意事项】中增加相关内容，同时要求上市后继续对本品进行安全性监测，进一步评估本品对于 E_2、FSH、子宫内膜、乳腺等的影响。现有临床试验结果基本可以说明本品的有效性和安全性，风险受益评估受益大于风险。

5. 评价过程中发现的主要问题及处理

（1）本品临床试验方案中纳入人群包括了围绝经期、绝经的患者，应进行分层分析和评价，因此建议进一步对围绝经期、绝经后的患者分层进行疗效统计和分析，结果显示改良 Kupperman 评分、疾病疗效总有效率、中医证候总分，以及中医证候疗效的临床痊愈率、总显效率和总有效率（PPS 和 FAS），试验组均大于 / 高于阳性药对照组（更年安片）和安慰剂对照组，提示本品对于围绝经期和绝经后患者的更年期综合征症候群和中医证候的改善作用，均优于更年安片和安慰剂，与原总体结论一致。

（2）本品临床治疗中存在可能需要长期应用的情况，临床研究结果显示试验组用药后 E_2 的上升与 FSH 的下降与用药前有统计学差异，结合本品的目标人群，建议上市后继续对本品进行安全性监测，进一步评估本品对于 E_2、FSH、子宫内膜、乳腺等的影响。

四、三合一审评情况

本品为中药复方制剂申请新药生产和新药证书，技术审评、动态现场检查均为通过，现场检查抽样检验结果符合规定，建议批准本品新药生产，并颁发新药证书。

五、技术审评意见

1. 技术结论

经风险获益评估，支持本品上市用于妇女更年期综合征（绝经前后诸证）中医辨证属肝肾阴虚证。

2. 上市后要求及风险控制

上市后，继续对本品进行安全性监测，进一步评估本品对于 E_2、FSH、子宫内膜、乳腺等的影响。

3. 提请注册司关注的相关问题

（略）

批准日期：2017 年 8 月 24 日

批准文号：国药准字 Z20170001

丹龙口服液（CXZS0700170）

申请上市技术审评报告

（国家食品药品监督管理总局药品审评中心　2017 年 11 月）

一、品种概述

本品为中药新药复方制剂。处方组成：丹参、黄芩、炙麻黄、白芍、地龙、防风、浙贝母、甘草、姜半夏。申请的功能主治：化瘀平痰、清热化痰。适用于热哮证发作期（轻度、中度）。症见发作性气喘咳嗽，痰鸣如吼，痰粘白或黄稠，咳出不利等。拟定的用法用量：口服，成年人及 6 岁以上未成年人每次 10ml，6 岁以下儿童每次 5ml，每日 3 次。或遵医嘱。规格：每支装 10ml。

本品申报临床试验受理号：CZL98091。

本品申报临床试验批件号：2000ZL073。

本品于 2001 年 1 月 –2002 年 10 月间，由成都中医药大学附属医院等医疗机构完成 II、III 期临床试验。统计单位为成都中医药大学附属医院。

本品于 2010 年 3 月 –2011 年 8 月间，由天津中医药大学第一附属医院等医疗机构完成关键性临床试验。统计单位为北京岐黄药品临床研究中心。

本品申报生产、新药证书，受理号：CXZS0700170。

1. 申请人信息

生产企业：浙江康德药业集团股份有限公司。地址：浙江省衢州市经济开发区世纪大道 889 号。

新药证书持有人：浙江康德药业集团股份有限公司。地址：浙江省衢州市经济开发区世纪大道 889 号。

2. 原料药及制剂基本情况

通用名	丹龙口服液
剂型及规格	口服液 10ml/ 支
功能主治	清热平喘，豁痰散瘀。用于中医热哮证，症见喘息、咳嗽、咯痰粘白或黄稠，时恶风、口渴喜饮、尿黄，舌质红、苔黄腻、脉滑数。
用法用量	口服。一次 10ml，一日 3 次。疗程 7 天。
受理的注册分类	中药 6.1 类
完成的临床试验内容	□ I 期　　II 期　　III 期 其他：
临床试验的合规性	临床试验批件号：2000ZL073
特殊审批	□是　　否
优先审评	□是　　否

二、审评经过

1. 审评程序及审评与审核人员信息

（略）

2. 审评过程

总局受理日期：2007 年 6 月 14 日。

药审中心承办日期：2007 年 7 月 15 日。

召开会议情况：

序号	会议名称	会议时间
1	专家咨询会	2009 年 2 月 21 日
2	专家咨询会	2013 年 3 月 15 日
3	专家咨询会	2014 年 11 月 20 日
4	专家咨询会	2017 年 3 月 23 日

补充资料及沟通交流情况：

序号	发补时间	收补时间
1	2008 年 8 月 21 日	2008 年 12 月 23 日
2	2009 年 6 月 26 日	2012 年 5 月 18 日
3	2013 年 11 月 4 日	2014 年 4 月 24 日
4	2015 年 2 月 4 日	2015 年 3 月 30 日

三、核查与检验等情况

1. 研制现场核查情况

浙江省食品药品监督管理局 2007 年 9 月 20 日出具了对浙江康德药业集团有限公司的药品研制情况核查报告，综合评价为：经考核，本品申报生产的三批样品试剂、检测、原始记录完整，生产设施及检测仪器能适应生产需要。

2. 样品检验情况

本品提供了批号为 ███、███、███ 的浙江省药品检验所检验报告表，结果符合规定。

3. 申请人获得申报剂型的 GMP 证书情况

浙江省食品药品监督管理局 2014 年 10 月 28 日出具的中华人民共和国药品 GMP 证书（编号ZJ20140077），企业名称为浙江康德药业集团股份有限公司，认证范围：合剂、胶浆剂、片剂、颗粒剂、干混悬剂、胶囊剂，有效期至 2019 年 10 月 27 日。

4. 临床试验数据核查情况

国家食品药品监督管理总局审核查验中心 2016 年 11 月 8 日出具了本品的药物临床试验数据核查审核报告，被核查单位为天津中医药大学第一附属医院，山西医科大学第一附属医院，内蒙古医学院附属医院，江西中医学院附属医院，核查日期 2016 年 10 月 24 日–2016 年 10 月 30 日，现场核查结论为未发现真实性问题。

四、综合审评意见

1. 适应症 / 功能主治

哮病是一种常见的发作性的痰鸣气喘病疾，"哮"指声响。本病由宿痰伏肺，复因外邪、饮食、情志、劳倦等因素，致气滞痰阻，气道挛急、狭窄而发病。以发时喉中有哮鸣声，呼吸气促困难，甚则喘息不能平卧为主要表现。中医学者通过现代研究证实血瘀是哮喘基本病机之一。

热哮证是哮病的常见证候分型，其主要病机为痰热蕴肺，壅阻气道，肺失清肃。临床多表现为喉中痰鸣如吼，喘而气粗息涌，胸高胁胀，咳呛阵作，咳痰色黄或白，黏浊稠厚，排吐不利。

哮病的治疗当遵循朱丹溪"未发以扶正气为主，既发以攻邪气为急"之说，发时攻邪治标，热哮证当清化肃肺。此外，古医家已注意到哮病与瘀血的关系，提出"久哮当祛瘀祛痰"等思想。

本病相当于西医学的支气管哮喘（简称哮喘），是由多种细胞包括嗜酸粒细胞、肥大细胞、T 淋巴细胞、中性粒细胞、平滑肌细胞、气道上皮细胞等及细胞组分参与的气道慢性炎症性疾病。目前中国哮喘患者约 3000 万。哮喘的治疗目标是实现哮喘的总体控制。现代医学治疗药物可以分为控制药物和缓解药物。控制药物需要每天使用并长时间维持，包括糖皮质激素、白三烯调节剂、长效 β2 受体激动剂、缓释茶碱等。缓解药物在有症状时按需使用，包括短效 β2 受体激动剂、短效茶碱等。

本品是在总结中医历年治疗哮病经验的基础上，根据中医辨证论治的原则，以活血化瘀为主要病机，将丹参、黄芩、炙麻黄、白芍、地龙、防风、浙贝母、甘草、姜半夏等九味药材进行组方。

2. 药理毒理评价

本品本次生产注册申请提供了临床前全套药理毒理研究资料。

主要药效学方面进行了豚鼠药物性喘息的保护试验、体内解痉、抗过敏、镇咳、祛痰等试验，试验结果表明，本品对组胺和乙酰胆碱混合液引喘豚鼠的引喘潜伏期有延长作用；能抑制大鼠被动皮肤过敏反应和抑制大鼠腹腔肥大细胞脱颗粒，对小鼠碳粒廓清能力有一定增强作用；能减少氨水引咳小鼠的咳嗽次数，增加小鼠气管酚红排泌量。

小鼠急毒试验采用昆明种小鼠一次性灌胃给予丹龙口服液 5 个剂量水平（166.67、125.00、93.75、70.31、52.73g 生药 /kg），或一次性腹腔注射给予丹龙口服液 5 个剂量水平（33.33、25.00、18.75、14.06、10.55g 生药 /kg），每组雌雄各 5 只，药后观察 7 天。结果显示：给药后，动物相继出现蹦跳等兴奋反应（腹腔注射较口服的动物明显），随后逐渐进入安静状态，部分动物随抑制加深而死亡。死亡动物多发生在给药后 48 小时内。口服 LD_{50} 为 83.76g 生药 /kg（相当于拟定临床人用量的 167 倍），95% 可信限为 73.30–95.71g 生药 /kg。腹腔注射 LD_{50} 为 17.75g 生药 /kg（相当于拟定临床人用量的 35 倍），95% 可信限为 15.47–20.37g 生药 /kg。

大鼠长期毒性试验采用 SD 大鼠灌胃，给予丹龙口服液 20、15、10g 生药 /kg/ 天（分别相当于人拟日用剂量的 40、30、20 倍），每日灌胃给药 1 次，连续给药 90 天。每组 20 只大鼠，雌雄各半，空白对照组给予等容量蒸馏水。停药恢复期 14 天。给药 90 天后处死 2/3，进行一般观察、血液学指标、血生化指标、脏器系数和组织学指标的检测，其余 1/3 留下继续观察，观察期间不予药物，2 周后全部解剖作各项指标检测。结果显示，未见动物死亡，未见明显状态异常。给药期间体重未见异常。给药后及恢复期血液学（给药结束及恢复期后高剂量组血红蛋白、血小板偏低）、血生化［给药结束高剂量组丙氨酸氨基转移酶（ALT）偏高，恢复期高剂量组天门冬氨酸氨基转移酶（AST）偏高］、脏器指数、各脏器组织形态学观察均未见明显异常。无不良反应剂量为高剂量组 65.3g 生药 /kg。

补充进行本品提取工艺改变前后样品的昆明种小鼠急毒试验，一次性灌胃给予工艺改变前后丹龙口服液 5 个剂量水平（127.50、95.63、71.72、53.79、40.34g 生药 /kg），或一次性腹腔注射给予工艺改变前后丹龙口服液 5 个剂量水平（30.00、22.50、16.88、12.66、9.49g 生药 /kg），每组雌雄各 5 只，药后观察 7 天。结果显示：给药后，动物相继出现蹦跳等兴奋反应（腹腔注射较口服的动物明显），随后逐渐进入安静状态，部分动物随抑制加深而死亡。死亡动物多发生在给药后 48 小时内。工艺改变前口服 LD_{50} 为 78.02g 生药 /kg，工艺改变后口服 LD_{50} 为 69.60g 生药 /kg。工艺改变前腹腔注射 LD_{50} 为 16.39g 生药 /kg，工艺改变后腹腔注射 LD_{50} 为 15.38g 生药 /kg。

3. 药学评价

（略）

4. 支持上市申请的关键性临床数据及评价

本品共进行了 3 项临床试验：

试验阶段	试验时间	试验设计	样本量
Ⅱ期	2001 年 1 月 –2001 年 5 月	多中心、随机、双盲、阳性药对照平行对照	试验组 100 例、对照组 101 例 *
Ⅲ期	2001 年 5 月 –2002 年 10 月	多中心、随机、双盲、阳性药平行对照	试验组 340 例，对照组 120 例 *
关键性临床试验	2010 年 3 月 –2011 年 8 月	多中心、随机、双盲、阳性药平行对照	试验组 354 例，对照组 119 例 *

注：* 试验组、对照组均为成人。

** 儿童组：试验组 204 例、对照组 80 例；成人组：试验组 100 例、对照组 40 例。

Ⅱ、Ⅲ期临床试验负责单位为成都中医药大学附属医院。参加单位为福建省中医药研究院、中国中医研究院西苑医院、湖南中医学院第一附属医院、江西中医学院附属医院。

关键性临床试验负责单位为天津中医药大学第一附属医院。参加单位为江西中医学院附属医院、吉林省中西医结合医院、辽宁中医药大学附属医院、四川大学华西医院、江苏省苏北人民医院、内蒙古医学院附属医院、山西医科大学第一医院。

（1）有效性评价

支持本品上市申请的关键性临床试验采用多中心、随机、双盲、阳性药平行对照试验设计。符合西医支气管哮喘诊断、急性发作期患者、病情严重程度为轻度、中度；中医辨证为热哮证；年龄在 18 周岁至 65 周岁，男女均可；签署知情同意；以往有支气管激发试验或支气管试验阳性的记录。

试验组给予本品，对照组给予咳喘宁口服液（国药准字 Z32020967，生产企业：南京先声东之制药有限公司，批号：40-091107，规格：10ml/ 支）。用法均为口服，10ml/ 次，一日 3 次。疗程 7 天。

合并用药规定：（1）入组前已使用吸入（口服）糖皮质激素、长效 β2- 受体激动剂、缓释茶碱、白三烯受体调节剂等控制药物患者，入组后可继续使用，但不得改变原用药物的品种、给药途径和增加每日用量。未使用上述药物者，入组后不得加用；（2）试验期间，不得使用其它具有宣肺平喘、止咳化痰等作用的中药制剂；禁止使用 β- 受体阻滞剂；（3）按发作的病情需要，可以吸入或雾化吸入速效 β2- 受体激动剂和 / 或抗胆碱能药物。研究者应在研究病例中详细记录使用药物的名称、用量等。不得加用其他任何治疗哮喘的中、西药物；（4）合并细菌感染者可以使用抗生素，但应避免使用大环内酯类抗生素；（5）可以酌情给患者吸氧等治疗。

有效性观测指标：

主要疗效指标：哮喘症状。

次要疗效指标：

（1）中医证候；

（2）肺功能疗效及其1秒钟用力呼气容积（FEV1）、最高呼气流量（PEF）；

（3）单项症状体征；

（4）血清免疫球蛋白IgE与嗜酸性粒细胞计数。

有效性评价方法

（1）哮喘症状疗效判定标准：

临床控制，哮喘症状完全缓解，"主症积分和"减少≥75％，即使偶尔有轻度发作不需用药即可缓解。

显效，喘息发作前较前明显减轻，"主症积分和"减少≥50％＜75％，仍需用糖皮质激素或（和）支气管扩张剂。

好转：哮喘症状有所缓解，"主症积分和"减少≥25％＜50％，仍需用糖皮质激素或（和）支气管扩张剂；

无效，临床症状无改善或反而加重。

（2）中医证候（尼莫地平法）：

临床控制、显效、有效、无效，分别为≥95％、70％、30％、＜30％。

（3）肺功能疗效判定标准：

临床控制：FEV1增加量＞35％，或治疗后FEV1≥80％预计值。

显效：FEV1增加量25％-35％，或治疗后达到预计值60％-79％。

好转：FEV1增加量15％-24％。

无效：FEV1测定值无改善或反而加重。

有效性结果：

本试验纳入473例（试验组354例、对照组119例），入组后没有接受治疗或用药情况不详9例，至少接受一次治疗的受试者464例（试验组346例、对照组118例），脱落/剔除48例（试验组36例、对照组12例）。

进入FAS集469例，其中试验组350例，对照组119例；进入PPS集425例，其中试验组318例，对照组107例；进入SS集464例，试验组346例，对照组118例。

组间可比性：

两组受试者在年龄、性别、病程、病情分布、中医证候及主要检测指标等方面的比较差异均无统计学意义，两组具有可比性。

两组合并各类治疗哮喘用药和其他疾病用药情况、各类基础用药以及用药依从性比较，差别无统计学意义。其中试验组合并用药92例，发生率为26.29％，对照组合并用药24例，发生率为20.17％，组间比较无差异。35例（试验组30例、对照组5例）合并使用哮喘缓解症状或/和控制病情类药品，主要为β肾上腺受体激动剂、肾上腺皮质激素、茶碱类。使用控制病情类合并用药按"无效"处理进行统计分析。

主要疗效指标（FAS）：

用药7天哮喘症状临床控制和显效率试验组与对照组组间比较有统计学差异，试验组高于对照组。以"有合并用药"、"有基础用药"、"无合并用药及基础用药"分层进行亚组分析，各亚组间哮喘症状控显率组间比较有统计学差异，试验组高于对照组。

指标		疗效	试验组 %（n/N）	阳性对照组 %（n/N）
症喘	总体	临床控制	39.14（137/350）	27.73（33/119）
		显效	30.86（108/350）	22.69（27/119）
	有合并用药	临床控制	13.33（4/30）	40（2/5）
		显效	30（9/30）	0（0/5）
	有基础用药	临床控制	50.85（30/59）	17.65（3/17）
		显效	30.51（18/59）	47.06（8/17）
	无合并用药及基础用药	临床控制	40.23（105/261）	28.87（28/97）
		显效	31.42（82/261）	19.59（19/97）

次要疗效指标（FAS）：

（1）中医证候：用药 7 天中医证候总有效率试验组 56.00%（196/350），对照组 45.38%（54/119），组间比较有统计学差异。

（2）肺功能：用药 7 天肺功能临床控制和显效率试验组与对照组组间比较有统计学差异，试验组高于对照组。以"合并用药"、"基础用药"、"无合并用药及基础用药"分层进行亚组分析，各亚组间肺功能控显率组间比较有统计学差异，试验组高于对照组。

指标	疗效	试验组 %（n/N）	阳性对照组 %（n/N）
肺功能	临床控制	39.14（137/350）	27.73（33/119）
	显效	25.71（90/350）	16.81（20/119）

FEV1 实测值治疗前后情况如下，组间比较有统计学差异，试验组高于对照组：

组别	治疗前（均数 ± 标准差）	治疗后（均数 ± 标准差）
试验组（349 例）	2.23 ± 0.72	2.40 ± 0.76
对照组（119 例）	2.28 ± 0.76	2.39 ± 0.75

PEF 早晚数值治疗前后的差值组间比较无统计学差异。

（3）单项症状体征：用药 7 天后中医症状痊愈率如下：

单项症状体征	试验组 %（n/N）	阳性对照组 %（n/N）
喘息 *	42.86（150/350）	30.25（36/119）
咳嗽 *	39.14（137/350）	23.53（28/119）
咯痰	51.43（180/350）	44.54（53/119）
痰色质	53.14（186/350）	47.90（57/119）
时恶风	87.43（306/350）	87.39（104/119）
口渴喜饮	69.71（244/350）	69.49（82/119）
尿黄 *	76.29（267/350）	66.95（79/119）

注：* 组间有统计学差异。

（4）血清免疫球蛋白IgE与嗜酸性粒细胞计数：IgE多个中心未查、部分数据不能溯源。用药7天后与基线的差值组间比较无统计学意义。

本品还进行过204例（试验组）3-17岁哮喘人群的观察，但现有数据尚不支持用于此类人群。

（2）安全性评价数据

Ⅱ期、Ⅲ期和关键性临床试验共获得了共计1089例的安全性数据，其中试验组546例成人、204例儿童，对照组259例成人、80例儿童。安全性观测指标均为生命体征、血、尿、便常规，心电图、肝功能（ALT、AST）、肾功能（Cr、BUN）、心电图及不良事件。

不良事件：

Ⅱ期：试验组共发生11例不良事件（发生率11%）。

Ⅲ期：儿童组1例不良事件（发生率0.4%），成人组无不良事件。

关键性临床试验：试验组共发生14例15例次不良事件，发生率4.34%，阳性对照组10例13例次不良事件发生率11.02%。

研究者均判断无不良反应。

组别			不良事件	例数	与药物关系
试验组	Ⅱ期	成人	轻度恶心	10	可能有关
			轻度皮疹	1	可能有关
	Ⅲ期	儿童	轻度皮疹	1	可能有关
	关键性临床试验	成人	白细胞异常增高	5	可能无关
			上呼吸道感染	4	可能无关
			肝功能异常	2	可能无关
			头痛和肝功能异常	1	头痛与药物可能有关，肝功能异常与药物可能无关
			腹泻	1	可能有关
			头晕	1	可能有关

实验室检查：试验组有少部分病例出现血RBC、WBC、血小板的疗后轻度异常，以及个别病例出现尿白细胞、红细胞、尿蛋白、尿糖疗后轻度异常的病例。

ALT：Ⅱ期试验组有3例出现疗后数值异常，均为异常减轻。Ⅲ期成人组1例疗后异常者，为异常减轻；儿童组2例疗后异常加重者，前后异常变化较小，未见疗后数值超过2×ULN者。关键性临床试验试验组25例疗后异常，其中正常转异常17例，异常加重者4例。前后异常变化较小，未见疗后数值超过2×ULN者。

AST：关键性临床试验试验组3例正常转异常。其中1例由22U/L升至83U/L，其余前后异常变化较小且疗后数值未超过2×ULN。

BUN：Ⅱ期试验组3例疗后异常病例，其中正常转异常1例，前后异常变化较小。Ⅲ期成人组5例疗后异常者，其中正常转异常2例，前后异常变化较小。关键性临床试验试验组11例疗后异常，其中正常转异常6例，异常加重者2例，前后异常变化较小。

Cr：Ⅱ期试验组1例疗后正常转异常病例，前后异常变化较小。Ⅲ期成人组5例疗后异常者，其中正常转异常2例，异常加重者1例，前后异常变化较小。关键性临床试验试验组17例疗后异常，其中正常转异常12例，异常加重者1例，前后异常变化较小。

心电图：Ⅱ期试验组3例疗后异常。其中1例疗前正常，疗后窦性心动过缓，1例疗前疗后房性早搏，1例窦性心动过缓。Ⅲ期成人组4例正常转异常者，疗前疗后异常一致。Ⅲ期儿童组5例疗后异常，其中4例疗前疗后异常一致，1例疗前窦性心动过速，疗后窦性心律不齐。关键性临床试验试验组45例疗后异常，其中12例由正常转异常，为窦性心律不齐、窦性心动过速、窦性心动过缓、电轴偏转，33例疗前疗后异常一致。对照组有18例疗后异常，其中正常转异常1例，为窦性心动过速，17例疗前疗后异常一致。

（3）风险分析与控制

本品研究期间，试验组出现可能与药物相关的不良反应有恶心10例、腹泻1例、头晕1例、头痛1例和皮疹1例，主要为消化道不良反应，因此需要特别关注本品的胃肠道安全性。综合考虑本品现有临床试验数据暴露出来的不良反应主要集中在消化道反应、精神神经系统和过敏反应等方面，上述不良反应已写入说明书【不良反应】项及【临床试验】项下。

本品含炙麻黄，应提示运动员慎用。临床试验期间出现3例ALT和/或AST异常，最高值不超过正常值的2倍，5天后复诊时复查结果均正常，均合并使用布地奈德。Scr和BUN疗后异常值无临床意义。因此，未将上述肝肾功能损伤列入说明书【不良反应】项，【注意事项】中提示"肝肾功能不全者慎用"；"对于已经使用吸入（口服）糖皮质激素、长效β2受体激动剂、缓释茶碱、白三烯受体调节剂等哮喘控制药物者，应根据医师建议合理使用本品"。现有临床试验数据在肺功能客观指标的改善作用有限，【注意事项】中提示"不推荐本品用于支气管哮喘急性发作期"。

（4）获益与风险评估

根据关键性临床试验结果，本品对于热哮证的哮喘症状控显率、中医证候总有效率改善的比较，试验组优于安慰剂组，故现有的临床试验结果基本支持该药具有清热平喘，豁痰散瘀之功，对哮喘症状及中医证候具有改善作用。已知不良反应为恶心、皮疹、腹泻、头晕、头痛，说明书中已将已知的安全性信息列入相关项下，并通过【注意事项】提示"不推荐本品用于支气管哮喘急性发作期"，基于哮喘症状疗效和中医证候疗效，综合评估受益大于风险。

5.评价过程中发现的主要问题及处理

（1）关键性临床试验共116例有合并用药或/和基础用药者，合并用药试验组92例、对照组24例，其中111例有缓解症状或/和控制病情类用药（试验组89例、对照组22例），合并用药可能对本品的有效性有一定的影响。因此，建议申请人将涉及合并用药、基础用药等情况进行分层分析，同时，对合并用药者的疗效按无效处理，并重新进行有效性分析。申请人以"合并用药"、"基础用药"、"无合并用药及基础用药"分层，有效性结果与整体人群一致。将对控制病情类合并用药按无效处理进行了疗效分析，结果显示试验组哮喘症状疗效优于对照组，总有效率组间无显著差异；试验组肺功能疗效等级及其控显率、总有效率优于对照组。PPS与FAS分析结论一致。

（2）本品所进行的临床试验设计未考虑本品远期疗效，没有进行治疗结束后的长期随访。故需要进行上市后的临床研究，应按药品管理法规要求完成Ⅳ期临床试验，进一步放大样本加强本品的安全性和有效性研究，尤其应做好哮喘病人用药前后肺通气功能改善情况的评价。

四、关联品种情况

本品于2017年5月27日补充申请药品上市许可持有人，受理号CXZB1700005，根据国家食品药品监督管理总局的处理意见，将药品上市许可持有人申请与生产注册申请合卷办理。

（其它略）

五、技术审评意见

1.技术结论

经过风险获益评估，支持本品清热平喘，豁痰散瘀。用于中医热哮证，症见喘息、咳嗽、咯痰粘白或黄稠，时恶风、口渴喜饮、尿黄，舌质红、苔黄腻、脉滑数。

2.上市后要求及风险控制

同意本品按照国务院办公厅《关于印发药品上市许可持有人制度试点方案的通知》（国办发〔2016〕41号）的相关规定作为药品上市许可持有人制度试点品种。本品原申请人"浙江康德药业集团股份有限公司"作为本品上市许可持有人，并自行生产本品。"浙江康德药业集团股份有限公司"应当按照《药品上市许可持有人制度试点方案》的有关规定履行持有人的相关义务与责任。

药品标准、说明书、标签应按所附执行。

根据《关于实施〈药品注册管理办法〉有关事宜的通知》有关规定，本品批准注册后，应由省级食品药品监督管理部门组织开展生产现场检查和首批产品的检验工作，检验合格后方可上市销售。

鉴于本品上市前临床试验数据，不推荐本品用于支气管哮喘急性发作期。产品责任方应加强医生和患者教育，做好产品上市后不良反应监测，并按药品管理法规要求完成Ⅳ期临床试验，进一步放大样本加强本品的安全性和有效性研究，尤其应做好哮喘病人用药前后肺通气功能改善情况的评价。

批准日期：2016 年 9 月 2 日

批准文号：国药准字 Z20160001

金花清感颗粒（CXZS1100049）

申请上市技术审评报告

（国家食品药品监督管理总局药品审评中心　2017 年 9 月）

一、品种概述

本品为中药新药复方制剂。处方组成：金银花、石膏、麻黄（蜜炙）、炒苦杏仁、黄芩、连翘、浙贝母、知母、牛蒡子、青蒿、薄荷、甘草。申请的功能主治：疏风宣肺，清热解毒。用于治疗流行性感冒（风热犯肺证）。症见发热，头身疼痛，咽红咽痛，鼻塞流涕，口渴，咳嗽或咳而有痰等，舌质红，苔薄黄，脉数。拟定的用法用量：开水冲服，一次 1 袋，一日 3 次；或遵医嘱。规格：每袋装 5g。

本品申报临床试验受理号：CXZL0900110。

本品申报临床试验批件号：2010L04454。

本品于 2011 年 01 月 20 日 –2011 年 11 月 12 日间，由中国中医科学院广安门医院等医疗机构完成 II、III 期临床试验。统计单位为上海中医药大学药物临床研究中心。

本品于 2013 年 1 月 16 日 –2 月 28 日间，由中国中医科学院广安门医院等医疗机构完成关键性临床试验。统计单位为解放军第二军医大学。

本品申报生产、新药证书，受理号：CXZS1100049。

1. 申请人信息

生产企业：聚协昌（北京）药业有限公司。地址：北京市大兴区采育镇京津塘科技园政中路 1 号。

新药证书持有人：北京市卫生局临床药学研究所。地址：北京市西城区新街口水车胡同 13 号。

2. 原料药及制剂基本情况

通用名	金花清感颗粒
剂型及规格	颗粒剂，5g/ 袋
功能主治	疏风宣肺，清热解毒。用于单纯型流行性感冒轻症，中医辨证属风热犯肺证者，症见发热，头痛，全身酸痛，咽痛，咳嗽，恶风或恶寒，鼻塞流涕，舌质红，舌苔薄黄，脉数。
用法用量	开水冲服。一次 1 袋，一日 3 次。疗程 3 天。
受理的注册分类	中药 6.1 类
完成的临床试验内容	□ I 期　　☑ II 期　　☑ III 期 其他：
临床试验的合规性	临床试验批件号：2010L04454
特殊审批	□是　　☑否
优先审评	□是　　☑否

二、审评经过

1. 审评程序及审评与审核人员信息

（略）

2. 审评过程

总局受理日期：2011 年 12 月 1 日。

药审中心承办日期：2011 年 12 月 13 日。

召开会议情况：

序号	会议名称	会议时间
1	专家咨询会	2012 年 6 月 13 日
2	专家咨询会	2013 年 7 月 19 日

补充资料及沟通交流情况：

序号	发补时间	收补时间
1	2013 年 1 月 6 日	2013 年 5 月 21 日
2	2013 年 9 月 26 日	2014 年 5 月 14 日
3	2014 年 11 月 26 日	2015 年 3 月 30 日

2012 年 12 月 17 日召开了由药审中心发起的沟通交流会议。

三、核查与检验等情况

1. 研制现场核查情况

北京市食品药品监督管理局 2011 年 12 月 2 日出具了对中国中医科学院广安门医院、首都医科大学附属北京世纪坛医院、北京中医药大学东直门医院、北京大学人民医院、首都医科大学附属北京中医医院、北京大学第三医院、北京协和医院、北京大学第一医院、中日友好医院、首都医科大学附属北京朝阳医院的临床试验现场核查报告，结论均为通过。

北京市食品药品监督管理局 2011 年 12 月 2 日出具了对中国中医科学院中药研究所、聚协昌（北京）药业有限公司的申报生产研制现场核查报告，结论均为通过。

2. 样品检验情况

本品提供了批号为 111101、111102、111103 的北京市药品检验所复核报告，结果符合规定。

3. 申请人获得申报剂型的 GMP 证书情况

北京市食品药品监督管理局 2011 年 3 月 18 日出具的中华人民共和国药品 GMP 证书（编号京 H0214），企业名称为聚协昌（北京）药业有限公司，认证范围：片剂、颗粒剂、胶囊剂、口服液、糖浆剂、酊剂、茶剂（含中药提取），有效期至 2011 年 6 月 20 日。北京市食品药品监督管理局于 2011 年 9 月 7 日出具了药品 GMP 跟踪检查意见（延续现有药品 GMP 证书有效期）（编号：京-GMP-YX20110005），准予其上述药品 GMP 证书有效期延续至 2015 年 12 月 31 日，认证范围不变。

四、综合审评意见

1. 适应症 / 功能主治

流行性感冒（influenza）是流感病毒引起的感染性疾病，以急性高热，全身酸痛，显著乏力，伴轻度呼吸道症状为临床特点，其主要通过空气中的飞沫、人与人之间的接触或与被污染物品的接触传播。流感病毒可以分为甲（A）、乙（B）、丙（C）三型，导致人类疾病的为甲型和乙型。其中甲型病毒经常发生抗原变异，传染性大，传播迅速，易发生大范围流行。我国是流感流行较为严重的区域之一，近半个世纪以来，共发生各种规模的流感流行 17 次，其中 2 次为大流行，每年患病人数达千万之多。

流感的一般对症治疗主要为卧床休息，多饮水，给予流质或半流质饮食，适宜营养，补充维生素，进食后以温开水漱口，保持口鼻清洁等。对于流感的预防目前主要手段是通过疫苗的接种，而对于其治疗的基本共识为"隔离、及早运用抗流感病毒药物、加强支持、对症治疗和预防并发症"。但是流感疫苗接种也存在发热不适等不便。

目前抗流感病毒的药物主要有离子通道 M2 阻滞剂金刚烷胺和甲基金刚烷胺、神经氨酸酶抑制剂扎那米韦和奥司他韦。

流行性感冒属于中医学"时行感冒"、"瘟疫"、"热病"等范畴。中医药治疗疾病具有多靶位、整体调节的特点，对本病的治疗具有一定的优势。本品系北京市中医管理局组织中医专家，以"银翘散"和"麻杏石甘汤"为底方，根据临床经验，在原两方合方的基础上去掉竹叶、芦根、桔梗、荆芥穗、淡豆豉，加入黄芩、浙贝母、知母、青蒿四味药物化裁而成。

2. 药理毒理评价

本品申请临床研究时（2009 年）提供了针对本品的功能主治的药效学研究数据。

主要药效学方面进行了体内外抗病毒（包括甲型 H1N1 流感）、体内外抑菌、解热、镇痛、抗炎试验，试验结果未能体现出本品有明显的抗病毒作用，尤其是体内试验未表现出明显的作用，且缺乏量效关系；抑菌试验由于体内试验菌株过少，无法说明本品有抑菌作用；在症状改善方面，现有试验提示本品有一定解热作用，但解热强度有限；有一定镇痛作用，有一定抗非特异性炎症作用，但对肺部感染的炎症因子无明显作用。

因临床试验用样品工艺与申请临床试验时非临床安全性评价试验用样品工艺发生了较大改变，本品于 2013 年 1 月 –2013 年 4 月采用与临床试验用样品工艺一致的受试物重新进行本品的急性毒性和长期毒性试验。

小鼠急毒试验采用 ICR 小鼠一次性灌胃给予金花清感颗粒 8 个剂量水平（233.5、210.1、189.3、170.3、153.0、137.9、123.9、111.7g 生药 /kg），每组雌雄各 5 只，药后观察 14 天。结果显示：各组均有死亡，药后 3-5min 即出现竖毛、共济失调等，严重者出现俯卧、不能站立、正向反射消失等，部分出现下痢。药后 20min 后出现动物死亡，死亡一般发生于给药后 1h 内，次日在 210.1、189.3、170.3 剂量组又发现死亡，24h 后不再发生死亡。给药当日死亡的动物均出现单侧或双侧眼球呈现瓷白色（照片显示类似珍珠样），次日死亡的动物眼球变色不明显。对死亡动物进行剖检，部分动物出现胃黏膜有腺部出血，其他主要脏器均未发现明显大体病理改变。观察期结束后对所有存活动物进行剖检，主要脏器和体腔肉眼均未见异常。采用 Bliss 法计算，LD_{50} 为 154.45g 生药 /kg（相当于拟定临床人用量的 178 倍），95% 可信限为 141.17~167.84g 生药 /kg。结果表明，本品在一定剂量下对小鼠有一定致死性。

大鼠长期毒性试验采用 SD 大鼠灌胃，给予本品 16.4、32.7、65.3g 生药 /kg/ 天（分别相当于人拟日用剂量的 18.8、35.5、75.1 倍），每日灌胃给药 1 次，连续给药 30 天。每组 32 只大鼠，雌雄各半，空白对照组给予去离子水。停药恢复期 14 天。给药 30 天和停药 14 天后每组分别取 20、12 只动物进行指标检测。结果显示，未见动物死亡，未见明显状态异常。给药期间，体重未见异常；给药 3、4 周高中剂量组摄食量减少。尿液（给药结束高剂量组 pH、WBC 偏低）、血液学（恢复期中剂量组 RBC 偏低）、血生化（给药结束高剂量组 AST 偏低，恢复期低剂量组雌性 CR 偏低）、脏器指数（恢复期低剂量组肝脏系数偏低）、各脏器组织形态学观察均未见明显异常。无不良影响剂量为高剂量组 65.3g 生药 /kg。

3. 药学评价

（略）

4. 支持上市申请的关键性临床数据及评价

本品共进行了 3 项临床试验：

试验阶段	试验时间	试验设计	样本量
Ⅱ期	2011 年 1 月 20 日 – 2011 年 3 月 21 日	多中心、区组随机、双盲、安慰剂平行对照、剂量探索	高剂量组 *、低剂量组 **、安慰剂组各 80 例
Ⅲ期	2011 年 4 月 11 日 – 2011 年 11 月 12 日	多中心、区组随机、双盲、安慰剂平行对照	试验组 **360 例，安慰剂组 120 例
关键性临床试验	2013 年 1 月 16 日 – 2013 年 2 月 28 日	多中心、区组随机、双盲、安慰剂平行对照	试验组 **120 例，安慰剂组 120 例

注：* 高剂量组给药剂量为 2 袋（10g）金花清感颗粒；

　　** 低剂量组给药剂量为 1 袋（5g）金花清感颗粒，1 袋安慰剂；

　　试验组给药剂量为 1 袋（5g）金花清感颗粒，同低剂量组。

临床试验的负责单位为中国中医科学院广安门医院。

Ⅱ期临床试验参加单位为中国中医科学院西苑医院、北京中医药大学东直门医院、北京中医药大学东方医院、首都医科大学附属北京中医医院、天津中医药大学第一附属医院、天津中医药大学第二附属医院。

Ⅲ期临床试验参加单位较Ⅱ期临床试验增加了北京协和医院、北京大学第一医院、北京大学人民医院、北京大学第三医院、首都医科大学附属北京朝阳医院、中日友好医院、首都医科大学附属北京友谊医院、首都医科大学附属北京世纪坛医院。

关键性临床试验参加单位为北京中医药大学东直门医院、中日友好医院、首都医科大学附属北京中医医院、北京大学人民医院、首都医科大学附属北京世纪坛医院、北京大学第一医院、首都医科大学附属北京朝阳医院、北京大学第三医院、北京友谊医院、北京协和医院。

（1）有效性评价

支持本品上市申请的关键性临床试验采用多中心、区组随机、双盲、安慰剂平行对照试验设计，西医诊断标准参照《流行性感冒诊断与治疗指南（2011 年版）》制定，纳入符合西医流感确诊标准、符合中医风热犯肺证诊断标准、18 周岁至 65 周岁患者，要求发病病程在 24 小时以内者，治疗前未经感冒相关药物治疗。排除了重症流感、体温 ≥ 39.1℃患者、血 WBC > 11.0×10^9/L 或中性粒细胞 > 75%、胸部影像学（胸片或 CT）证实支气管炎、肺炎、胸腔积液、肺间质性病变等患者。

试验组给予本品，对照组给予安慰剂，用法均为 1 袋 / 次，一日 3 次，温水服用。疗程：3 天。

合并用药规定：试验中，体温 ≥ 39.1℃，或服药后体温 ≥ 38.5℃持续超过 4 小时，可以根据医嘱给予统一的解热镇痛药（对乙酰氨基酚）治疗，每次 1 片，再次使用至少间隔 4 小时；所有病例除以上治疗外，不得使用其他治疗感冒的中西药。合并疾病必须继续服用的药物，或其他治疗必须在病例报告表记录药名、用量、使用次数和时间等。

有效性观测指标：

主要疗效指标：

中医证候疗效（用药 3 天后，试验结束）。

次要疗效指标：

（1）流感主要症状 / 体征消失率：包括发热、头痛、全身酸痛、咽痛、咳嗽、咽部充血、扁桃体肿大。在试验前、用药 3 天后及试验结束时记录各项流感症状 / 体征的有无；

（2）中医单项症状疗效（用药 3 天后，试验结束）；

（3）对乙酰氨基酚两组使用量。

有效性评价方法

中医证候疗效采用尼莫地平法：

临床痊愈：临床症状、体征消失或基本消失，证候积分减少 ≥ 95%

显效：临床症状、体征明显改善，证候积分减少 ≥ 70，< 95%

有效：临床症状、体征均有改善，证候积分减少 ≥ 30%，< 70%

无效：临床症状、体征无改善，甚至加重，证候积分减少 < 30%

中医单项症状疗效：

消失：疗前患有的症状消失，积分为零

好转：疗前患有的症状减轻，积分降低，但不为零

无效：疗前患有的症状未减轻或加重，积分未降低

有效性结果：

组间可比性：

试验期间共筛选流感样病例 855 例，流感病毒快速抗原检测阳性患者入组 240 例，复核诊断以北京 CDC 为中心实验室，检测出流感病毒核酸阳性患者 231 例。

入选病例为 240 例，试验组 120 例，安慰剂对照组 120 例。239 例完成临床试验，对照组脱落 1 例。

进入 FAS 集 230 例，其中试验组、对照组各 115 例；进入 PPS 集 216 例，其中试验组 105 例，对照组 111 例；进入 SS 集 231 例，试验组 116 例，对照组 115 例。

有效性结果：

主要疗效指标（FAS）：

用药三天中医证候疗效试验组与对照组组间比较有统计学差异。将合并对乙酰氨基酚者判断为无效后分析以及对未合并对乙酰氨基酚人群进行亚组分析，组间比较亦有统计学差异，痊愈率及显效率试验组高于对照组。

人群	指标	试验组 %（N）	对照组 %（N）
总体	临床痊愈	40.00（46/115）	22.61（26/115）
	显效	45.22（52/115）	33.91（39/115）
合并对乙酰氨基酚判断为无效	临床痊愈	37.39（43/115）	13.91（16/115）
	显效	40.00（46/115）	26.96（31/115）
未合并对乙酰氨基酚人群	临床痊愈	40.95（43/105）	19.05（16/84）
	显效	43.81（46/105）	36.90（31/84）

次要疗效指标（FAS）：

（1）中医证候积分：试验组中医证候积分下降率为83.28%±20.80%，对照组为67.16%±34.04%，中医证候总分、差值、下降率等指标组间比较有统计学差异。

（2）流感主要症状、体征改善情况：用药3天的发热、头痛、全身酸痛、咽痛、咳嗽的消失率组间比较有统计学差异，症状消失率试验组高于对照组。咽部充血、扁桃体肿大的消失率组间比较无统计学差异。

（3）中医症状改善情况：用药3天，中医主症发热、头痛、全身酸痛、咽痛、咳嗽及中医次症恶风、鼻塞流涕症状改善情况组间比较有统计学差异，乏力、口渴两项症状改善情况组间比较无统计学差异。用药3天后下列中医症状消失率试验组高于对照组。

症状	试验组 %（n/N）	安慰剂组 %（n/N）
发热	96.49（110/114）	87.72（100/114）
头痛	83.84（83/99）	71.43（70/98）
全身酸痛	73.53（75/102）	60.38（64/106）
咽痛	70.41（69/98）	50.00（49/98）
咳嗽	62.24（61/98）	38.24（39/102）
恶风或恶寒	90.80（79/87）	67.03（61/91）
鼻塞流涕	74.26（75/101）	45.65（42/92）

（4）对乙酰氨基酚使用量：试验组合并对乙酰氨基酚者10例，对照组31例，组间比较有统计学差异，试验组用量低于对照组。

（2）安全性评价数据

Ⅱ期、Ⅲ期和关键性临床试验共获得了试验组共计563例的安全性数据，其中高剂量（10g）44例，低剂量（5g）559例。安全性观测指标均为生命体征、血、尿、便常规，心电图、肝功能（ALT、AST、TBIL、DBIL、γ-GT、ALP）、肾功能（Cr、BUN）、电解质（钾、钠、氯离子）、凝血功能（PT、APTT、TT、FIB）及不良事件。

不良事件：

高剂量：共发生5例不良事件（发生率11.4%），其中3例为不良反应（发生率6.8%）。

低剂量：Ⅱ期共发生2例不良事件，（发生率4.4%），研究者均判断为不良反应；Ⅲ期共发生不良事件12例，14例次（发生率3.4%），其中7例研究者判断为不良反应（发生率2.0%）。关键性临床试验共发生2例不良事件（发生率1.72%），研究者判断与药物可能无关。

组别	不良事件	例数（例）	处理与转归	与药物关系
高剂量	中度恶心、呕吐	1	停用药物，转归为继续	可能有关
	轻度腹泻	2	继续用药，转归消失	可能有关
	轻度皮疹	1	继续用药，转归消失	可能无关
	高热不退	1	不详	肯定无关

组别		不良事件	例数（例）	处理与转归	与药物关系
低剂量	Ⅱ期	轻度阵发性心悸	1	继续用药，转归为消失	可能有关
		轻度恶心、呕吐	1	停用药物，转归为消失	可能有关
	Ⅲ期	中度的发热和皮疹	1	停用药物，转归为消失	发热判定与药物肯定无关，皮疹判定为可能有关
		中度恶心呕吐	1	继续用药，转归为消失	可能有关
		重度高热不退、中度恶心	1	停用药物，转归为消失	无法确定
低剂量	Ⅲ期	轻度胃肠道反应	1	继续用药，转归为消失	肯定有关
		胃部持续不适、食欲下降	1	继续用药，转归为消失	无法确定
		轻度腹泻	1	停用药物，转归为继续	可能有关
		重度烧心	1	药物暂停后恢复	无法确定
		中度肝功损伤	1	停用药物，转归为消失	可能有关
		ALT、AST、γ-GT 轻度升高	1	停用药物，转归为继续	可能无关
		轻度肝功能损伤	2	停用药物，转归不详	可能无关
		中度耳后疼痛待查，枕大神经疼痛	1	继续用药，转归为消失	可能无关
		中度尿糖阳性	1	停用药物	肯定无关
	关键性临床试验	尿路感染	1	继续用药，转归为消失	可能无关
		腹泻	1	继续用药，转归为消失	可能无关

实验室检查：高、低剂量均有少部分病例出现血 WBC、中性粒细胞、淋巴细胞的疗后轻度异常，以及个别病例出现血 RBC、HGB、PLT，尿白细胞、红细胞、尿蛋白、尿糖疗后轻度异常的病例，其中个别病例解释为流感病毒感染、月经期、泌尿系感染、急性前列腺炎复发、糖尿病等，其余大多未进行解释说明。

ALT：Ⅱ期高剂量有 6 例、低剂量 7 例出现疗后数值异常，均未进行解释说明，未判定与药物的关系。Ⅲ期低剂量 30 例疗后异常，其中正常转异常 12 例，异常加重者 9 例，除外前后异常变化较小及疗后数值未超过 2×ULN 者，具体如下：1 例由 74U/L 升至 102U/L、1 例由 81U/L 升至 89U/L、1 例由 9U/L 升至 82U/L、1 例由 11.2U/L 升至 373U/L、1 例由 29.1U/L 升至 104.7U/L、1 例由 46U/L 升至 148U/L、1 例由 21U/L 升至 115U/L。

AST：Ⅱ期高剂量 2 例、低剂量 6 例疗后异常病例，其中低剂量 1 例疗后升至 70U/L（疗前 53U/L）。Ⅲ期低剂量 15 例疗后异常者，其中正常转异常 6 例，异常加重者 4 例，除去前后变化较小及疗后数值未超过 2×ULN 者，具体如下：1 例由 63U/L 升至 111U/L、1 例由 13.6U/L 升至 163.8U/L。

ALP：Ⅱ期高剂量组 6 例、低剂量组 4 例疗后异常病例。Ⅲ期低剂量 25 例疗后异常。

γ-GT：Ⅱ期高剂量 7 例、低剂量 6 例疗后异常，其中Ⅱ期低剂量 2 例疗后分别升至 134U/L、193U/L；Ⅲ期低剂量 32 例疗后异常，未提供正常值范围。

TBIL：Ⅱ期高剂量 1 例疗后异常。Ⅲ期低剂量 23 例疗后异常，未提供正常值范围。

DBIL：Ⅲ期低剂量 12 例疗后异常，未提供正常值范围

BUN、Cr：疗后异常数值均为低于正常值。

K、Na、Cl 离子：均有部分病例疗后异常，但均未提供正常值范围，无法判定异常程度，且均未解释说明，未判定与药物关系。

凝血四项：未提供正常值范围，未解释说明，未判定与试验药物关系。

心电图：Ⅱ期高剂量 4 例，低剂量 2 例疗后异常。其中高剂量 2 例疗前正常，疗后 1 例 ST 段略压低，1 例窦性心律不齐。低剂量 1 例疗前正常，疗后窦性心律不齐。Ⅲ期低剂量 44 例疗后异常，其中 13 例由正常转异常，有窦缓、ST 段改变、T 波异常、窦性心律不齐等，4 例疗前疗后异常不一致。对照组有 11 例疗后异常，其中正常转异常 6 例，有 2 例窦缓、1 例窦速、1 例 T 波改变、1 例 ST-T 改变。

写入说明书的 5 例试验组肝功能异常病例详细情况如下：

319 号：试验组，天津中医药大学第一附属医院。女性，52 岁，入组时间 2011.04.26，发热及流感症状，咽拭子流感病毒阳性，肝功能正常。出组时间 2011.04.29，实验室检查 ALT 373.8U/L，正常值 0-44U/L、AST 163.8U/L，正常值 0-38U/L、ALP 152.7U/L，正常值 53-128U/L、γ-GT 223U/L，正常值 0-73U/L，研究者判断异常有临床意义，解释为肝损伤。无合并用药。患者 2011.05.05 进行肝脏 B 超检查，显示为中度脂肪肝；2011.05.07 第一次复查肝功能：ALT 169.4U/L、AST 109.1U/L、γ-GT126U/L，异常有临床意义；2011.05.13 第二次复查肝功能：ALT 92.2U/L、AST 82.9U/L、γ-GT 102.7U/L，异常有临床意义；之后未再进行复查，肝功能转归未知。以不良事件上报，中度，判断与试验药物"可能有关"。补充资料分析认为：之后经反复追问患者及进一步通过医院信息系统查询其病历记录和门诊发药记录发现患者在治疗期间合并了多种药物，在试验期间及前后曾合并使用多种安眠抗焦虑、抗感染、降血压、止咳化痰的中西药物及外用药，提供了详细列表。因此，分析认为大量的合并用药可能促使肝损伤的产生；同时试验期间合并阿奇霉素，开始结束时间与试验基本同步；肝损伤特点与合并呼吸道病毒感染的临床表现相似。因此，本例很可能在脂肪肝基础上，多种合并用药和病毒感染的共同作用结果，其中以阿奇霉素引起的可能性最大，因为判定与试验药物"可能无关"。按照 RUCAM 量表评分，评分为 2，为肝细胞损伤型，与药物关系为"不太可能"。

442 号：试验组，中日友好医院。男性，23 岁，入组时间 2011.10.28，发热及流感症状。肝功能 ALT 46U/L，正常值 0-40U/L，研究者判断异常无临床意义，解释为病毒感染，入组后前两天合并对乙酰氨基酚，用量 30mg/ 日。出组日期：2011.11.02，ALT 148U/L，正常值 0-40U/L、AST 163U/L，正常值 0-42U/L、γ-GT 89U/L，正常值 0-52U/L，研究者判断异常有临床意义，原因不明待查。2011.11.08，复查肝功能结果：ALT 176U/L，AST 51U/L，异常有临床意义；2011.11.12 复查结果：ALT 88U/L，异常有临床意义，AST 25U/L，恢复正常。该例以不良事件上报，为轻度，判定与药物"可能无关"。补充资料分析认为：按照 RUCAM 量表评分，评分为 1，为肝细胞损伤型，与药物关系为"不太可能"。

456 号：试验组，首都医科大学附属北京友谊医院。男性，35 岁，入组时间 2011.10.29，发热及流感症状。肝功能 γ-GT 101U/L，正常值 8-55U/L，研究者判断异常无临床意义。出组日期：2011.11.01，ALT 115U/L，正常值 0-40U/L、AST 41U/L，正常值 0-40U/L、γ-GT 130U/L，正常值 8-55U/L，研究者判断异常有临床意义，解释服用对乙酰氨基酚有关（入组当日服用对乙酰氨基酚 0.9g），患者拒绝随访，肝功能转归未知。该例以不良事件上报，为轻度，判定与药物"可能无关"。补充资料分析认为：按照 RUCAM 量表评分，评分为 0，为肝细胞损伤型，与药物关系为"无关"。

332 号：试验组，天津中医药大学第一附属医院。男性，34 岁，入组时间 2011.05.03，发热及流感症状，流感快速抗原检测阴性，肝功能正常。出组时间 2011.05.06，实验室检查 ALT 104.7U/L，正常值 0-40U/L，研究者判断异常无临床意义，考虑与饮食有关，随后未再复查。无合并用药。补充

资料分析认为：按照 RUCAM 量表评分，评分为 2，为肝细胞损伤型，与药物关系为"不太可能"。经研究者追溯，考虑与饮食有关为笔误，应为考虑与饮酒有关。此例患者最终考虑与饮酒和病毒感染有关。

095 号：试验组，中国中医科学院广安门医院。女性，23 岁，入组时间 2011.06.17，发热及流感症状，流感快速抗原检测阴性。疗前肝功能 γ-GT 7U/L，正常值 10–40U/L，DBil 4.7μmol/L，正常值 0–3.4，研究者判断异常无临床意义。出组日期：2011.06.20，ALT 82U/L，正常值 0–40，AST 77U/L，正常值 0–40U/L，TBil 31μmol/L，正常值 5–21μmol/L，DBil 4.4μmol/L，研究者判断异常无临床意义，无合并用药。补充资料分析认为：按照 RUCAM 量表评分，评分为 5 分，为肝细胞损伤型，与药物关系为"可能有关"。

（3）风险分析与控制

本品 III 期低剂量有一例受试者 ALT 疗前正常疗后升高超过 8×ULN，研究者认为很可能在脂肪肝基础上，多种合并用药和病毒感染的共同作用结果，其中以阿奇霉素引起的可能性最大，判定与试验药物可能无关；但是，综合分析其用药情况，其合并用药均未记录到原始 CRF 表中，在补充资料，研究者说明属于门诊开药记录，用药多达 20 种，难以确认实际合并用药情况，故仍然不能排除与本品存在关联性，故仍须纳入不良反应中。另外，试验组还有 4 例用药后出现肝功能指标异常，因此需要特别关注本品的肝脏安全性。

本次试验所干预的目标疾病为流感，包括流感病毒在内的多种病毒感染会导致外周血出现可逆性的白细胞减少症，主要是粒细胞绝对值减少和比例的降低，同时出现淋巴细胞比例相对增高，这一现象也是本试验中常见的实验室检查异常。另外，许多呼吸道病毒如 EB 病毒感染，还会导致可逆性肝功能损伤，其特点为发病早期肝功能正常，发病后 3–5 天肝功能损伤达到峰值而且多项指标增高幅度较大，之后逐渐回落。最后，因部分患者使用了对乙酰氨基酚，而非甾体消炎药物也会导致白细胞减少、肝功能损伤以及出凝血时间延长等现象。综合考虑本品现有临床试验数据暴露出来的不良反应主要集中在消化道反应、过敏反应、肝功能指标异常等方面，上述不良反应已写入说明书【不良反应】项及【临床试验】项下，【注意事项】中提示"既往有肝脏病史或用药前肝功能异常者慎用"，并要求申请人上市后重点观察本品的安全性，尤其对肝功能的影响，以完善说明书相关项。

（4）获益与风险评估

根据关键性临床试验结果，本品对于单纯型流行性感冒轻症，中医辨证属风热犯肺证者的中医证候愈显率及所见的发热，头痛，全身酸痛，咽痛，咳嗽，恶风或恶寒，鼻塞流涕等症状改善消失率比较，试验组优于安慰剂组，故现有的临床试验结果基本支持该药对中医证候及症状具有改善作用。已知不良反应为恶心、呕吐、腹泻、胃部不适、烧心、纳差等胃肠道不良反应及肝功能异常、心悸、皮疹，说明书中已将已知的安全性信息列入相关项下，并通过【注意事项】提示"本品尚无研究数据支持用于体温 ≥ 39.1℃，或血 WBC > 11.0×10^9/L，或中性粒细胞 > 75%，或重症流感者；本品尚无研究数据支持用于孕妇、哺乳期妇女、儿童及老龄人群"，综合评估受益大于风险。

5. 评价过程中发现的主要问题及处理

（1）本品进行了三个临床试验均将退热时间作为主要疗效指标之一进行了观察。方案中将退热时间定义为：患者首次服药后，至体温降至 < 37.3℃ 且 24h 无反复的时间；体温（腋温）的记录：服药前、首次服药后 1h、2h、3h、4h、6h、8h、10h、12h、16h、20h、24h 记录体温；服药后第 2–5 天分别在每天 8 点、12 点、16 点、20 点记录体温（采用患者记录卡每日记录）。由于方案中对退热时间的记录最大间隔是 12 小时，而 CRF 表中对体温（日记卡）的设计及记录存在缺陷，影响了对退热时间（主要疗效指标）变化的评价，因此现有试验结果不能体现出本品在退热时间上的有效性。

（2）III 期临床试验参照《流行性感冒诊断与治疗指南（2011 年版）》制定西医诊断标准，按流感临床诊断标准设计，无病源学依据，因此，由于纳入病例不符合流行性感冒的确诊要求，Ⅲ期临床试验不能作为支持本品上市申请的关键性临床试验。Ⅲ期临床试验用样品的工艺与Ⅱ期临床用样品的工艺相比，提取时间延长、加水量增加，所含药用物质的量有所增加，暴露量增加，虽然有效性数据不能用于支持本品上市申请，但其安全性数据对于本品的安全性评价仍具有一定参考价值。关键性临床试验用样品的工艺与Ⅱ期临床试验用样品一致。

（4）本品于 2014 年 10 月 20 日收到国家药典委员会（国药典中发【2014】392 号）"关于明确药品命名原则和保留金花清感颗粒名称有关问题意见的函"，认为"金花清感颗粒"命名符合《中国药品通用名称命名原则》2.4.3.8 款。

五、三合一审评情况

1. 生产现场检查情况

本品于 2015 年 9 月 1 日完成技术审评，通知申请人并告知审核查验中心进行生产现场检查。

审核查验中心派员于 2015 年 12 月 20 日完成本品药品注册生产现场检查，并动态现场抽取 1 批样品（批号：20151202）。

2016 年 3 月 3 日审核查验中心出具本品审核意见：

1、现场检查生产的工艺与核定的 / 申报的工艺相符合，未发现涉及真实性的问题。

2、检查结论为"通过"。

2. 抽样检验情况

生产现场检查了 2015 年 10 月连续生产 3 批样品（批号：20151001、20151002、20151003）和 2015 年 12 月生产的 1 批样品（批号：20151201）的批生产记录、批检验记录等。动态现场检查 1 批（批号：20151202），理论产量为 2 万袋，实际批产量为 18624 袋。

动态现场检查样品批号与北京市药品检验所检验样品批号一致。北京市药品检验所检验报告注明按照药审中心核定质量标准检验，结果符合规定。

3. 技术审评的总体评价

本品为中药复方制剂申请新药生产和新药证书，技术审评、动态现场检查均为通过，现场检查抽样检验结果符合规定，建议批准本品新药生产，并颁发新药证书。

六、技术审评意见

1. 技术结论

建议批准新药证书，同时批准生产。批件内容：根据《中华人民共和国药品管理法》，经审查，本品符合新药审批的有关规定，发给新药证书。

2. 上市后要求及风险控制

本品上市后应进行Ⅳ期临床研究，建议重点观察本品的安全性，尤其对肝功能的影响，并及时修订说明书安全性方面内容。本品上市后继续完善质量标准。考察稳定性。

审评报告

第六章

中药监管科学与科学监管

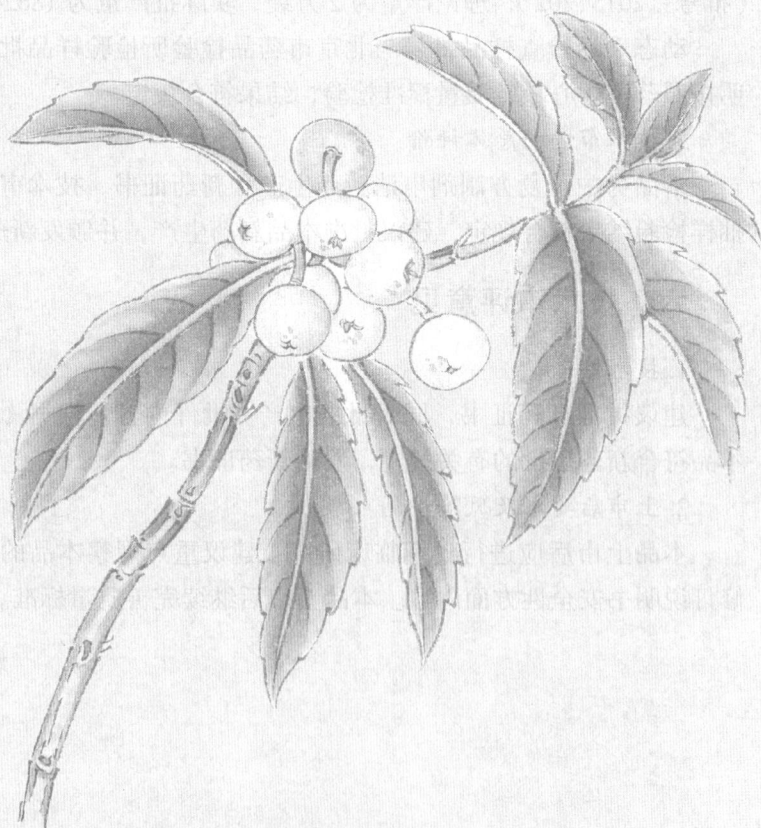

我国的中药监管经历了传统中药质量监管（感官性状鉴别）、现代中药质量监管（理化性质分析）、中药注册标准建立（有效性、安全性与质量控制技术）、中药科学监管及监管科学（新工具、新标准、新方法）等制度演进和科学化进程。2019 年 4 月，国家药品监督管理局（以下简称国家药监局）启动实施中国药品监管科学行动计划，并确定中药安全评价研究等首批九个重点研究项目，通过监管工具、标准、方法等系列创新，有效解决影响和制约药品创新、质量、效率的突出性问题。2022 年 7 月，首届国家中药科学监管大会在北京成功召开，标志着我国的中药监管工作已经进入全过程审评审批加速、全产业链质量管控、全生命周期技术创新、全球化监管协调的全方位科学监管新阶段。进入 2023 年，国家药监局促进中药传承创新发展政策再加力，先后印发《进一步加强中药科学监管 促进中药传承创新发展若干措施》《中药注册管理专门规定》等里程碑式政策文件，向纵深推进中国式现代化药品监管实践和具有中国特色的中药科学监管体系建设。

第一节
我国中药的监管立法与科学化进程

一、传统感官性状评价阶段

我国早在西周时期（公元前 11 世纪–公元前 771 年）就认识到药物的特殊性，建立了相应的医药管理制度。秦朝（公元前 221 年–公元前 207 年）已设太医令臣，掌管医药政令。南北朝时期（420–589 年）医药管理已有明确分工，《册府元龟》载"北齐门下省，统尚药局，有典御 2 人，侍御师 4 人，尚药监 4 人，总御药监之事"。公元 659 年世界首部官修本草——唐《新修本草》颁布，收载药物 844 种，它比世界上有名的 1542 年欧洲《纽伦堡药典》要早 800 余年。之后的历代政府组织编修和颁布的本草、药局方，在一定程度上起到统一标准、规范加工的作用。近代从 1840 年鸦片战争至 1949 年中华人民共和国成立的 100 余年间，西方医药、科学技术及医药分业的管理制度进入中国，对我国的中西药监管产生显著影响，中西医之争也就此肇始。1930 年当时国民政府颁布了参考《美国药典》《英国药典》《日本药局方》和其它文献编纂的《中华药典》第一版，总共收载药物718种，其中也收载了常用中药60味，堪称这个时期中医药抗争运动的一个缩影。

传统中药质量监管主要凭借感官性状评价方法，即通过对中药的外观性状、颜色、气味等形态特征进行初步评价。这是基于人的主观感受上对中药材和饮片的形状、大小、表面（色泽与特征）、质地、断面（折断面或切断面）及气味等特征，其中重点是对药材和饮片形色气味评价。这种方法源自道地药材的中药品质感官评价标准。"道地药材"是中医药界对经过长期实践，特定地理区域生产的品质和疗效突出的优良药材的习称。我国历代医家以"道地性"作为辨识和评价中药材品质优劣的独特标准、综合标准和最高标准，在科学技术发达的今天，仍具有相当重要的现实意义。尽管其评价标准上存在大量的模糊性概念，缺乏明确的定量特征，有待实现中药材及饮片"形色气味"主要特征的客观数字化评价，但迄今仍是《中国药典》等标准收载的中药及饮片质量鉴别的重要方法之一，在中药监管实践中发挥不可替代的"老药工"作用。

二、现代理化性质分析阶段

1953年我国发布首部《中华人民共和国药典》（以下简称《中国药典》），配套建设检验、检测机构，正式开启中国药品监管的现代历史进程。1963年颁布的《关于药品管理的若干规定》第一次要求对药品实行审批。1978年国务院批转卫生部颁发《药政管理条例（试行）》，为我国现代药品监管奠定了框架。1979年卫生部、国家医药管理局发布《新药管理办法（试行）》，对新药的分类、科研、临床、鉴定、审批、生产到管理进行了比较全面的规定。1979年卫生部《药品检验所工作条例》，首次明确药品检验机构职责职能。此阶段药品监管主要科技手段是化学分析检验技术，检验药品在"标准"或者"一致性"上是否合格，而很少涉及有效性、安全性问题。

自20世纪70年代起，随着光谱、色谱技术的不断普及，中药监管和质控模式逐步借鉴化学药、天然药物的质控方法，即对其中的相关成分采用光谱、色谱技术进行测定。这种质控模式一直延续至今，在现有的中药质量标准中发挥最重要的作用。以《中国药典》中药材的质控标准为例，质控项目主要包括：名称、来源、性状、鉴别、检查、含量测定等，其中鉴别（如薄层鉴别）及含量测定项多采用光谱或色谱的方法对其中的指标性成分进行定性或定量分析。中成药是中药材的终产品，除了覆盖药材一般检验项目外，还要增加涉及其药品剂型相应的质控项目。从现有标准质控的项目来看，药典标准以保证中药产品的安全性、真实性、有效性和稳定可控为主要目标。从检测技术来看，近些年来新技术、新方法在中药质量控制中的应用显著增加，2000年前颁布的《中国药典》主要以传统性状、显微鉴别为主结合薄层色谱法以实现对药材的真伪鉴别；自《中国药典》2000年版以来，色谱法尤其是高效液相色谱法（HPLC）广泛地应用于中药（药材、提取物及中成药）中指标成分的定性及定量分析。据统计，《中国药典》1995年版仅在化橘红等5个品种项下采用HPLC进行含量测定，到2000年版增加到105个品种，到2005年版更是在518个中药品种项下都采用了HPLC法进行分析。HPLC快速易操作、方法准确稳定、耐用性佳等特点使其成为中药质控的首选方法。现有的中药质量监管多采用传统经验鉴别与化学成分分析相结合的方式，新的化学及化学-生物指纹图技术，中药质量生物评价技术等综合性评价方法也逐步开始得到应用。

三、中药注册标准及评价技术建立阶段

以1985年我国首部《中华人民共和国药品管理法》（以下简称《药品管理法》）、1985年卫生部《新药审批办法》、1987年卫生部《〈新药审批办法〉中有关中药问题的补充规定和说明》、2002年国家药品监督管理局《药品注册管理办法（试行）》等文件发布为标志，药政管理工作正式进入了法制

化、专业化新阶段。在此阶段药品监管科学化进程的重点是引入现代药品质量、药品疗效、用药安全三大评价要素，鼓励研究、创制新药，建立集中化、规范化、专业化的药品审评审批制度体系。据此设立专门的"新药审评办公室"（国家药品审评中心前身），由"新药审评办公室"组织外部技术专家进行审评审批，进口药由卫生部国际交流中心审批，仿制药仍然由省卫生厅审批。同时配套出台了《新药审批办法》、《生物制品审批办法》、《〈新药审批办法〉中有关中药问题的补充规定和说明》和《进口药审批办法》等系列文件，至此此前长达30多年的地方审批新药的历史结束。1998年新的国家药品监督管理局及所属国家药品审评中心成立，二级药品审评体制正式升级为一级药品审评体制，药品注册审评审批工作开始规范化。2001年、2013年、2015年《药品管理法》在国家层面开始多次修订、修正，药品注册集中化审评审批制度最终得以得到确立。2002年国务院配套出台《中华人民共和国药品管理法实施条例》，去除了部分计划经济的痕迹，进一步向市场经济过渡，药品审评从以"外审"为主过渡到"内审"为主的新阶段。2002年《药品注册管理办法》颁布，第一次明确提出药品注册的概念，我国有了统一的规章对药品注册管理工作进行指导。2005年、2007年国家对《药品注册管理办法》做了补充调整。2008年，国家食品药品监督管理局专门出台了《中药注册管理补充规定》。这一阶段中药监管主要是引入和建立了药品注册标准，树立了药品有效、安全、质量可控三个维度的新药综合评价理念，逐步脱离仿制药的审评逻辑，药品审评逐渐向集中化、统一化、专业化过渡。

2015年国务院《关于改革药品医疗器械审评审批制度的意见》（国发〔2015〕44号）、2015年国家食品药品监督管理总局《关于药品注册审评审批若干政策的公告》（2015年第230号）、2017年中共中央办公厅、国务院办公厅《关于深化审评审批制度改革鼓励药品医疗器械创新的意见》等文件发布，新一轮药品医疗器械审评审批制度改革初见成效：

（1）将新药由现行的"未曾在中国境内上市销售的药品"调整为"未在中国境内外上市销售的药品"，药品审评审批标准大幅度提高。

（2）对治疗严重危及生命且尚无有效治疗手段疾病以及公共卫生方面等急需的药品医疗器械，临床试验早期、中期指标显示疗效并可预测其临床价值的，可附带条件批准上市，加快临床急需药品医疗器械审评审批。

（3）提出中药创新药应突出疗效新的特点，中药改良型新药，应体现临床应用优势，经典名方类中药按照简化标准审评审批，天然药物按照现代医学标准审评审批，建立完善符合中药特点的注册管理制度和技术评价体系。

四、药品监管科学行动与中药科学监管阶段

我国专家学者自2013年前后就开始关注并介绍国际药品监管科学进展。2017年，中国工程院向国家食品药品监督管理总局提交专门的《药品监管科学发展战略研究报告》。2019年4月，国家药监局正式启动中国药品监管科学行动计划，聚焦药品安全"四个最严"要求，围绕"创新、质量、效率、体系、能力"主题，推动监管理念制度机制创新，加快推进我国从制药大国向制药强国迈进。针对药品、医疗器械、化妆品监管工作中存在的突出问题，通过创新监管工具、标准和方法，进一步增强监管工作的科学性、前瞻性和适应性，进一步提升监管的科学化、法治化、国际化、现代化水平，更好地满足新时代公众对药品安全的新需要。2019年7月，国家药监局正式下发《关于实施中国药品监管科学行动计划的通知》（国药监科外〔2019〕23号），明确目标任务、工作原则、重点项目、时间安排及保障措施。同时，国家药监局综合司印发《中国药品监管科学行动计划分工方案的通知》（药监综科外〔2019〕63号）。2021年6月，国家药监局印发《关于实施中国药品监管科学行动计划第二批重点项目的通知》（国药监科外〔2021〕37号），加快推动中国药品监管科学行动计

划实施，在系统总结首批监管科学重点项目实施情况的基础上，发布了中国药品监管科学行动计划第二批重点项目。

（一）基地建设

由表 6-1 可见，通过中国药品监管科学行动第一批、第二批重点项目在中药领域建设了 2 家监管科学研究基地，系统开展中药监管科学基础理论研究，推进中药监管科学学科建设，培养中药监管科学领军人才，开发系列新工具、新标准和新方法，夯实我国中药监管科学基础，助力中药监管科学可持续发展。

表 6-1　中国药品监管科学行动计划中药监管科学研究基地名单

序号	合作单位及模式	基地名称（方向）	共建/认定时间
1	中国中医科学院/共建	中药监管科学研究中心	20190627
2	北京中医药大学/共建	中药监管科学研究院	20190627

1. 中国中医科学院中药监管科学研究中心

针对行业热点，整合院内资源开展中药监管科学研究，开发新工具、新方法、新标准，积极推动中药监管科学发展。一方面，通过完善制度，保证体系建设的规范化和制度化。另一方面，组建专家委员会，汇聚国内权威专家资源，开展中药监管科学研究，构建符合中药特点的监管体系，开发新工具、新方法、新标准。中心以国家药监局委托课题为支撑，开展了古代经典名方关键信息考证、已上市中药生产工艺变更、中药饮片审批技术要求等研究。

2. 北京中医药大学中药监管科学研究院

作为集管理、教育和科研为一体的中药监管科学研究实体，北京中医药大学中药监管科学研究院重点围绕完善中药监管体制、加强中药全生命周期监管、促进中药产业高质量发展等进行科学研究，下设中药监管科学战略研究中心、中药监管科学学历教育中心、中药饮片监管科学中心等 9 个中心和 1 个行政综合办公室。

（二）重点实验室建设

为进一步深入贯彻落实习近平总书记关于中医药发展的重要指示批示精神，推动中药守正创新，加强民族地区药品监管技术力量，切实鼓励中医药传承创新发展，国家药监局共认定两批 117 个重点实验室名单。由表 6-2 和表 6-3 可见，国家药监局按照围绕急需、分类实施、区域统筹、合理布局原则，分两批认定了 27 家中药重点实验室，占重点实验室总数的 23%，与化药、生物制品、医疗器械、化妆品和创新性前沿技术领域相比，占比最高，体现出对中药监管科学发展的重视。

表 6-2　中国药品监管科学行动计划中药监管科学重点实验室名单（第一批）

序号	实验室名称	依托单位	研究领域
1	中药质量研究与评价重点实验室	中国食品药品检定研究院	中药
2	中药质量控制重点实验室	上海市食品药品检验研究院	中药
3	中成药质量评价重点实验室	江西省药品检验检测研究院	中药
4	中成药质量评价重点实验室	北京市药品检验研究院	中药
5	中药质量控制重点实验室	湖北省药品监督检验研究院	中药
6	中成药质量评价重点实验室	浙江省食品药品检验研究院	中药

序号	实验室名称	依托单位	研究领域
7	中成药质量评价重点实验室	广州市药品检验所	中药
8	中药材及饮片质量控制重点实验室	甘肃省药品检验研究院	中药
9	中药材及饮片质量控制重点实验室	河南省食品药品检验所	中药
10	胶类产品质量评价重点实验室	山东省食品药品检验研究院	中药
11	中药材质量监测评价重点实验室	河北省药品医疗器械检验研究院	中药
12	中成药质量评价重点实验室	四川省药品检验研究院	中药
13	中药材质量监测评价重点实验室	成都市药品检验研究院	中药

表 6-3　中国药品监管科学行动计划中药监管重点实验室名单（第二批）

序号	实验室名称	依托单位	研究领域
1	中医药研究与评价重点实验室	北京中医药大学	中药
2	中医药研究与评价重点实验室	中国中医科学院	中药
3	中药临床研究与评价重点实验室	中国中医科学院西苑医院	中药
4	中药安全研究与评价重点实验室	河南中医药大学	中药
5	中药质量研究与评价重点实验室	深圳市药品检验研究院	中药
6	中医药循证评价重点实验室	天津中医药大学	中药
7	中药质量研究与评价重点实验室	安徽省食品药品检验研究院	中药
8	中药质量研究与评价重点实验室	黑龙江省药品检验研究院	中药
9	海洋中药质量研究与评价重点实验室	青岛市食品药品检验研究院	中药
10	中药（蒙药）质量控制重点实验室	内蒙古民族大学	中药
11	中药（藏药）质量控制重点实验室	青海省药品检验检测院	中药
12	中药材质量监测与评价重点实验室	广西壮族自治区食品药品检验所	中药
13	中药（维药）质量控制重点实验室	新疆维吾尔自治区药品检验研究院	中药
14	中药（藏药）质量控制重点实验室	西藏自治区食品药品检验研究院	中药

（三）重点研究项目

国家药监局还围绕监管工作急需，突出问题导向，分两批启动中药监管科学研究项目：第一批（2019-2021）启动"以中医临床为导向的中药安全评价研究"，开展基于中医临床疗效的生物学评价和测定方法研究，探索建立以相关标志物相融合的中药质量标准，构建以中医临床为导向的中药安全性和质量控制体系，有效控制外源性污染物（农药残留、重金属与有害元素等）、内源性有毒成分，开展中药材、中药饮片及中成药品种的示范性研究，制定中药质量标准技术指导原则。第二批（2021-2023）启动"中药有效性安全性评价及全过程质量控制研究"，围绕加快推进中医药理论、人用经验、临床试验三结合审评证据体系的构建以及中药注册分类的实施，开展中药疗效评价，中药安全性（毒性）数据库构建，中药材、中药饮片、制剂生产等全过程质量控制方法，以及中药材、中药饮片评价方法与质量标准研究，开发符合中药特点的审评审批新工具、新标准、新方法。通过第一批、第二批重点项目实施，为我国中药监管质量和效能的提升提供重要的技术支撑。

中国药品监管科学行动计划实施以来，以《国务院办公厅关于全面加强药品监管能力建设的实施意见》、《国家药监局等部门关于印发"十四五"国家药品安全及促高质量发展规划的通知》、《国家药监局关于实施中国药品监管科学行动计划的通知》、《国家药监局关于促进中药传承创新发展的实施意见》、《国家药监局关于印发进一步加强中药科学监管 促进中药传承创新发展若干措施的通知》等重要文件为标志，正式从国家层面确立了药品监管科学研究的重要地位和作用，通过监管科学基地、重点实验室、重点项目"三位一体"推进中药等领域的监管科学研究，加快推进监管新工具、新标准、新方法研究和转化应用，建立和完善符合中药特点的注册管理制度和技术评价体系，鼓励运用现代科学技术和传统研究方法研制中药，加强中药质量控制，提高中药临床试验水平，中药传承创新发展迈出新步伐。在统筹推进监管科学行动计划，加强重点实验室建设的同时，国家药监局积极协调科技部，将药品监管科技相关需求纳入到国家科技计划体制中，强化科技支撑药品监管的引领作用，加强药品监管中一些共性、关键技术的研究，切实解决药品监管中新工具、新方法和新标准不足的问题。

第二节
中药监管科学的体系构建及优先方向

一、中药监管科学的内涵及科学定义

（一）中药监管科学的提出

监管科学（Regulatory Science）是药品监管部门应对危机和挑战而采取的变革性措施。其最早在1970年由美国国家环境保护局（Environmental Protection Agency，EPA）Alan Moghissi提出监管科学一词，用以描述正在面临着必须在法定时限内依据不符合传统要求的新的科学证据作出监管决策的挑战。2010年美国食品药品管理局（Food and Drug Administration，FDA）将监管科学定义为研发新工具、新标准和新方法，以评估受监管的产品的安全性、有效性、质量和综合性能的科学（Regulatory Science is the science of developing new tools, standards, and approaches to assess the safety, efficacy, quality, and performance of all FDA-regulated products.）。近年来美国FDA、欧洲药品管理局（European Medicines Agency，EMA）、日本医药品医疗器械综合机构（Pharmaceuticals and Medical Devices Agency，PMDA）、国家药品监督管理局（National Medical Products Adminnistrio，NMPA）等不约而同提出了推动监管科学发展的战略计划和重点任务，使之发展为21世纪药品监管部门重点推动的战略性前沿学科，成为争夺新一代医药产业国际话语权的重要阵地。我国从监管科学概念的引入到药品监管科学行动计划实践成效显著，2019年4月国家药监局《关于实施中国药品监管科学行动计划的通知》，2021年5月国务院办公厅《关于全面加强药品监管能力建设的实施意见》，2021年12月国家药监局等八部门《"十四五"国家药品安全及促高质量发展规划》等重要文件颁布，迅速在国家层面确立了药品监管科学研究的重要地位和作用。

中药监管科学一词最早出现在 2019 年 4 月和 2021 年 6 月实施的中国药品监管科学行动计划第一批、第二批重点项目。2020 年国家药监局《关于促进中药传承创新发展的实施意见》，提出加强中药监管科学研究，鼓励运用现代科学技术和传统中医药研究方法，深入开展中药监管科学研究，积极推动中药监管理念、制度、机制创新，强化成果转化应用。2023 年国家药监局《关于进一步加强中药科学监管 促进中药传承创新发展的若干措施》，要求大力发展中药监管科学，全面加强中药全产业链质量管理、全过程审评审批加速、全生命周期产品服务、全球化监管合作、全方位监管科学创新，向纵深推进中国式现代化药品监管实践和具有中国特色的中药科学监管体系建设。与此同时，中药监管科学作为一门新兴前沿学科，其科学内涵、未来发展以及对中药科学监管的重要性也颇受业界的关注。刘昌孝等（2019）提出中药监管科学发展与现实存在问题，就加强药材和饮片的基础研究、中药注射剂质量疗效的再评价研究、经典名方的开发和简化申请的监管科学研究提出监管科学研究顶层设计建议。李菲菲等（2020）提出中药监管科学做好中药配方颗粒有效性及安全性评价、中药注射剂再评价和中药监管科学人才培养，对我国中药的长远健康发展至关重要。黄哲等（2021）提出基于全生命周期理念的中药新药监管科学研究，将会促进中药监管体系与治理能力的发展，为中药研发提供政策指导。乔靖怡等（2022）提出中药监管科学包括了中药质量安全监管外，还包括系统规范的药理毒理学研究、中药新药临床研究及中药上市后的再评价的中药全生命周期。赵军宁等（2022）强调要大力发展中药监管科学研究，进一步全面提升中药监管能力和水平，全面强化中药质量安全监管，进一步健全符合中药特点的审评审批体系，提高产品质量，满足公共需求。

由此可见，中药监管科学一词随着国家药品监管科学行动计划的实施而出现，其相关的新工具、新方法、新标准研究已经在中药监管实践中得以体现和实践，但作为正式的名词术语迄今尚无科学、明确的定义。鉴于中药的"药材—饮片—成药"全过程监管的"复杂性"和"变异性"，与单一成分的小分子化学药物相比较，其"安全性、有效性、质量一致性"的科学监管更有难度。我们把其定义为，中药监管科学（TCM Regulatory Science）是基于中药产品特殊的中医和药品"双重"属性，通过中、西医药学、监管科学等的跨学科知识、技术融合研究，研发符合中药特点的新工具、新标准和新方法，用以评估受监管的中药材、中药饮片、中成药等中药产品的安全性、有效性、质量和风险获益综合性能的新兴科学，以加速中药新兴技术产品转化和促进中医药传承创新发展。我们认为，中药监管科学既是监管科学（rugulatory science）在中药监管领域应用的新兴前沿学科，也是中西医融合研究（convergence research）的新策略和新范式。

（二）中药监管科学的科学内涵

中药监管科学具有更为丰富的科学内涵和更为复杂的科学体系，我们概括有以下几个基本特征：

1. 中药监管科学是中、西医药与监管科学的融合科学

中药监管科学既涉及自然科学群，包括中医学、中药学、医学、药学、统计学、系统生物学、分子诊断、信息技术等；也涉及社会科学群，包括药物经济学、药事管理学、伦理学、法学、工程学等。中药监管科学应用多学科理论和方法，从药品监管角度研究中药监管新工具、新方法和新标准，一方面提高监管机构对中药产品有效性、安全性、质量和综合性能的评价能力，另一方面促进中医药新技术、新产品尽快转化为具有临床价值的药品。这种跨界的、边缘的交叉融合科学构成了中药监管决策的科学基础，而最终的监管决策过程也带有明显的文化背景、共识程序、价值判断等社会科学特征，显然也对中药的科学监管带来前所未有的挑战。可见，药监部门是监管科学的发起者、倡导者和实践者，大学、行业协会、产业界、患者则是监管科学的参与者、利益相关方，各方资源整合和融合创新成为复杂性中药监管科学得以发展的基础。

2. 中药监管科学是尚在发展中的演进科学

中药监管科学脱胎于监管科学，而监管科学很多问题已经超越了科学本身的问题。从本质上讲，

监管科学是实现可用的真理（achieve a serviceable truth）而不是得到真理（get at the truth），是产生促进政策制定修订的技术、程序和方法，而非直接产生知识和技术。根据科学信息的成熟度和再现性，科学被分为已证科学（proven science）和演进科学（evolving science）、边缘科学（borderline science）和非科学。演进科学又分为可再现（reproducible evolving science）、部分可再现（partially reproducible evolving science）、循证科学（evidence-based science）、假设科学（hypothesized science），边缘科学涉及科学判断（scientific judgment）、推测（speculation），非科学则是谬误信息（fallacious information）。已证科学业已成熟，通常不在监管科学研究范畴中，非科学的谬误信息应当加以识别并排除在监管决策之外。与监管科学类似，中药监管科学不同于业已成熟的已证科学，而是新出现的科学，聚焦在演进科学、边缘科学领域，这些领域尚未得到科学上的证实，或者尚未达成科学上的一致，是有争议或者需要监管合理性判定的领域。其应用应当限制场景和条件，这也是监管科学新工具、新方法、新标准附加应用场景条件的原因。

3. 中药监管科学的核心是发展符合中医药特点的新工具、新标准、新方法

当代占据世界药物发现与评价研究主导地位是基于疾病发生关键生物分子的药物靶点理论。一方面，经典的"神弹理论（magic bullet）——将毒素（子弹头）安装在能精准瞄准癌细胞的载体上，便可实现精准'投毒'，而不伤害正常细胞"，这种"单靶点–单疾病"观点成为后来"一药一靶（高选择性靶点配体）"研发思路的基础。另一方面，考虑到机体的复杂性和疾病的多因素病因之间相关性，新的"多靶点药物（multi-target drugs）——可以同时作用于疾病网络中多个靶点，产生协同效应"应运而生，据此发展出了多种药物组合疗法（drug combination）、固定剂量药物组合疗法（fixed combination therapy）以及多靶点药物疗法（multi-target therapeutics）等多种不同的多靶点治疗方法，并率先在肿瘤、心血管、神经系统等复杂性疾病得到应用。而源于传统中医药理论和临床实践的中药复方及其制剂是传统中医药防病治病的基本特色和主要用药方法。中药复方这种独特的组合用药方式凸显了传统中医药"中和""中庸""系统""整合""平衡""非对抗"等临床核心价值理念，即中药复方通过适度调节（思路）、系统整合（方法），达到纠偏求平之目的（结果），即中药复方的"适度调节原理（moderation-integrated balance presupposition）。因此，伊尹汤液理论（Yiyin decoction theory）认为，中药复方具有特殊的或者被忽视的、非典型的整体药理效应规律及其临床价值，这既与单一成分作用的"神弹理论"有巨大差别，也与现代多靶点药物的内涵不尽相同。这方面发展符合中医药特点的新工具、新方法、新标准已成当务之急，并通过法规、规章、通知、指导原则等多种形式发布，供监管机构和利益相关方使用。

4. 中药监管科学的目的是客观评价中药安全性、有效性、质量和风险获益综合性能

中医药在我国数千年卓有成效的临床实践表明，无论是中药材、中药饮片、配方颗粒、中成药、中药医院制剂等多种产品形式，还是中医药特有的道地药材（优质药材）、饮片炮制（增效减毒）、复方用药（医院制剂、中成药），无不体现出颇具中医药特色的有效性（阴平阳秘，适度调节原理）、安全性（药性/毒性分级理论，炮制理论）和质量控制（道地药材，感官性状及生物评价）评价标准、评价方法。尽管学术界和工业界对中药特殊作用原理和独特临床价值的争议也从未停止，认识上充满"经验的""不科学的"或者"中医西管""以西律中"等诸多困惑，近年国家药监局致力于优化和完善符合中医药发展规律的中药注册管理制度，研究建立健全符合中医药特点的中药安全、疗效评价方法和技术标准，加快构建中医药理论、人用经验与临床试验相结合的审评证据体系，2021年批准了12个中药复方新药上市，中药复方新药审评审批和成果转化成效显著。

5. 中药监管科学的路径与转化医学的进步密不可分

"转化医学"首见于1996年《柳叶刀》（Lancet）杂志的一篇名为 Adenomatous polyposis coli and translational medicine 文章中，而后于2003年由美国国立卫生研究院（NIH）正式提出转化医学是实验室到临床和临床到实验室的双向过程，随后逐渐引起全球医学界的广泛关注。转化医学旨在加速

新药转化上市，提高总体医疗水平，保障患者的健康以及促进基础研究的深入发展。中医药在数千年的医学实践中不断吸收和融合各个时期的先进科学技术和人文思想，不断创新发展，其理论体系日趋完善，技术方法更加丰富，形成了独特的生命观、健康观、疾病观、防治观。从宏观、系统、整体角度揭示了人的健康与疾病的发生发展规律。随着人类疾病谱的变化，传统中医药理法方药及其主要治病手段——中药复方以其在慢性复杂多因素性疾病的治疗方面具有显著优势而备受关注，日益得到包括国际主流医药界的重视和认可。转化医学强调"环境–社会–心理–工程–生物"的整体医学观及复杂理论系统研究的重要性，与几千年来"临床实践——→理论认识——→临床实践"的传统中医药发展模式不谋而合。传统中医药从神农尝百草、个体化辨证处方到渐次演变、转化而来的现代复方中成药，从五行生克制化理论、运气学说以及经络流注理论的演变，到金元医家的创新，再到温病学说的形成与发展，无不体现着中医学理论来源于临床实践又在临床实践中得到验证和完善的特点，临床与基础的相互转化一直是中医药发展的主线。随着生命组学尤其是免疫组学理论技术的加速度发展，以临床为导向的中医药现代化研究发展迎来了最佳的时代契机，中医整体观与现代医学融合的新型转化医学模式已经开启，这将为具有临床价值中药新药的加速研制提供强大助力。伴随着现代药品监管科学的快速发展，中药监管科学的提出和推进也与转化医学的进步密不可分。二者不仅在加速开发创新药物的目标一致，在实施过程中存在共同阶段性特征。转化医学不仅为开发新药、新技术开辟出一条革命性新途径，为发展中的中药监管科学提供了一条可供借鉴的快速路径，也为中药科学监管和监管决策提供科学工具。

二、全面强化中药监管科学体系建设战略重点

中药传承创新高质量发展离不开中药资源的可持续发展、中药新技术新产品创新、工业制造的转型升级、中药质量可控性与稳定性提升、中药商业模式创新和数字化转型，以及中医药政策的支持引导、中药安全监管措施等多方面的协同推进，中药监管科学研究在此过程中发挥着关键的支撑作用。

把药品监管科学和融合科学研究引入中药监管领域，源自国家药监局肩负的"强化药品安全监管"和"促进中医药传承创新发展"的责任和使命，是药监部门主动适应中医药守正创新、科技发展、产业推动、健康需求、国际竞争新形势所采取的变革性措施。"十三五"期间，通过与中国中医科学院、北京中医药大学合作建立了2家中药监管科学研究基地，与药品检验机构、大学、科研机构建立了27家中药监管相关的国家药监局重点实验室，及时将与药品产业发展和科学技术进步相适应的监管新工具、新标准、新方法运用到实践，助力中药产业技术创新和产业发展。

"十四五"期间，全面强化药品监管科学创新体系建设，其战略重点是以药品监管科学全国重点实验室、国家药监局监管科学基地及国家药监局监管科学重点实验室三大平台为重点，以监管科学创新体系、技术认定评价体系、成果转化应用体系、学科体系建设体系、国际协调合作体系建设为支撑，以创制符合中医药特点的中药评价新工具、新标准和新方法为技术突破口，通过中西医药学、生命科学、监管科学、管理学等跨学科知识、技术融合研究，创制用于中药评价的新工具、新方法和新标准，并建立促进其用于中药监管的转化认定程序，解决中药监管基础性、关键性、前沿性和战略性技术问题，对于建立符合中医药特点的中药审评审批体系和实现更高水平的中药科学监管，加速中药新技术新产品转化应用，造就国际领先的强大中药产业，促进中医药传承创新发展至关重要。

三、中药监管科学研究的优先方向

（一）中药有效性的监管科学

中药作为中医药传承创新发展的物质基础和中医药特色优势发挥的重要载体，早期经历了从"神农尝百草"到"伊尹制汤液"，从单味药物到多味药物组合的发展过程。源于传统中医药理论和临床实践的中药复方及其制剂是传统中医药防病治病的基本特色和主要用药方法。按照中医药"理法方药"诊治理论以及"君臣佐使"组方原则进行个性化组合用药凸显了传统中药"中和中庸，阴平阳秘，非对抗性"的"适度调节原理"（moderation-integrated-balance presupposition）和特殊药理效应机制的"伊尹汤液理论"（Yiyin Decoction theory）。无论是临床前研究，还是临床研究，其创制的新工具、新方法、新标准应当考虑中药的特点。国家药监局最近颁布《中药注册分类及申报资料要求》《关于促进中药传承创新发展的实施意见》《进一步加强中药科学监管促进中药传承创新发展的若干措施》《中药注册管理专门规定》等系列新政策，以及国家药品监督管理局药品审评中心组织制定的《基于人用经验的中药复方制剂新药临床研发指导原则（试行）》《基于"三结合"注册审评证据体系下的沟通交流指导原则（试行）》，尊重中药研发规律与特色，提出了适合中药情形审评审批的新思路和新举措，为临床药师参与新药研发提供了新的发展空间与机遇，要求充分利用数据科学等现代技术手段，建立中医药理论、人用经验、临床试验"三结合"的中药注册审评证据体系，积极探索建立中药真实世界研究证据体系。针对中药新药临床试验共性问题和特殊质量问题，如在安全性数据方面如人用安全性数据收集不规范、申办者对非预期严重不良反应（SUSA R）处理与判断专业度不高及不及时、研究者对不良事件与试验药物关系判断依据不充分，有效性数据方面如量表类主要疗效指标无法溯源、中医证候数据达不到新修订《药物临床试验质量管理规范》（GCP）中对"源数据"的要求及中药安慰剂质量不高，在整体质量体系建设方面申办者、研究机构并未建立符合中药新药研究特点的质量保证体系等问题，认为中药新药临床试验质量在遵循我国现行 GCP及 ICH-GCP 的大前提下，还应考虑中药新药临床试验本身的特点，针对这些特点制定有针对性的质量控制措施，以切实提高我国中药新药临床试验的整体质量。由中华医学会临床流行病学和循证医学分会中医学组提出"新时代中医药临床研究方法论专家共识"认为：现代临床流行病学与循证医学研究方法提升了中医药临床研究的质量和水平；创建与中医药学相适应的临床研究方法，对于中医药的传承、创新、发展至关重要；临床研究参与主体的广泛性、研究场所的多样性、研究方法的多元化是不可改变的趋势，中医药临床研究范式应与时俱进；"云计算、大数据、物联网、移动通讯和人工智能"的中医药临床研究新生态正在形成，应着力关注新生态所带来的信息多模态及其融合路径和速度的改变；应创新适合于中医药学多源性、异质性、多态性证据的解析、评价、整合原则和方法；应努力探索解决中医学辨证规范化问题的方法，充分发挥辨证论治对未来个体化医疗可预期的促进作用；重视开展中医药、中西医协同的复杂干预临床研究，进一步探索相关方法学；在对中医药临床研究结果解释和外推应用时，应关注生态学谬误（ecological fallacy）；为应对突发新型传染病的挑战，应加强多来源中医药证据的快速收集、产生、评价、整合技术和方法学研究；正确认识 RWS，关注其本身固有的局限性，谨慎解读 RWS 结果，并探索提高其科学性、可靠性以及控制各种偏倚的相关方法学。

（二）中药安全性的监管科学

"毒"或者"毒性"作为中药的一种性能概念在我国具有悠久的历史，所提出的一系列用药原则和方法组成了中药学科具有独特内涵的"药毒"理论，为认识中药的性质、功能、毒性等提供了理论依据。中药安全性评价新工具、新方法、新标准的建立应基于中药毒性效应过程的自身特点和复杂性，包括中药本身（基原、产地、加工、炮制等）、机体（体质、证候、妊娠、哺乳等）、使用（配伍、辨证、用量、用法等）、环境（昼夜节律、温度、气压等）等多种毒效影响因素和调控手段，中药毒性作用具有多成分、多层次、多靶点、多路径、低剂量、长时间、联合作用、多种毒效应的"药毒网络调控"机制和独特的科学内涵。中药的安全性评价是"全程式的中药安全性评价"，即中药的安全性评价贯穿于从药物发现或临床人用经验到上市应用的全过程，也可以说中药毒性评价循证于"临床—非临床—临床—上市后再评价"，其警戒也应贯穿于药品全生命周期。所以，针对中药的特殊性，安全性风险管理应贯穿于中药材的种植和溯源、炮制和加工、生产工艺和全过程质控，也要体现在系统规范及有针对性的毒理学研究、规范和风险可控的临床试验以及上市后的再评价的全过程之中。针对中药临床安全应用的复杂性，构建中药药物警戒"四维联动"研究平台，构建风险信号发掘、隐患证据强化、风险–效益评价、中药风险沟通 4 个维度的中药安全性研究模型，集成风险信号发掘模型、隐患证据强化模型、风险–效益评价模型、中药风险沟通模型，促进中药药物警戒思想与理论的落地与发展。针对中药何首乌安全性涉及的炮制、制备、配伍等因素，研究建立了符合中药特点的肝损伤风险信号检测方法，以药源性肝损伤因果关系评价"整合证据链法"为核心的中草药肝损伤诊断方法和标准，并先后应用于中华中医药学会《中草药相关肝损伤临床诊疗指南》（2016 年）、国家药监局《中药药源性肝损伤临床评价技术指导原则》（2018 年）和国际医学科学组织理事会（CIMOS）《药物性肝损伤国际共识》（2020 年），克服了主要基于"排他法"的药源性肝损伤因果关系评价的不足，同时为传统药物风险防控提供了"中国方案"。此外，中药具有成分复杂、批间变异度大以及综合毒性、微小毒性、毒性物质及机制尚不完全清楚等特点，已经开展了 Microtox 技术（微毒测试）在中药毒性评价应用的技术方法、技术路线、应用范围等方面研究，为建立一种新的中药毒性以及毒性分级、配伍解毒等的综合评价体系奠定基础。

（三）中药质量可控性的监管科学

现代药物发现与评价研究占据主导地位的仍是基于疾病发生关键生物分子的药物靶点理论。中药是具有中国特色的特殊药品，具备药品必须具备的有效、安全、质量可控三大特征。作为预防或者治疗性药品，中药在保持个性化组合用药、体现临床价值和中医理论属性的同时，其配伍及比例具有相对的恒定性，化学成分具有明确的对应性、稳定性，有效性具有一致性、协同性等符合现代药学的基本特征。尽管对于中药复方的安全性评价与质量控制的思路、方法及判别标准尚存在不少争议，但世界范围内的传统药、草药/植物药或者天然药物在安全性、质量控制方面基本上能形成一般性共识原则。基于药品全生命周期管理理念，中药质量控制策略包括：

1. 关注质量控制的"整体观"与"阶段性"特点，加强基于顶层设计的质量控制策略的建立；

2. 强化基于质量风险管理的中药质量控制研究，关注质量控制指标与中药安全性、有效性的关联性，建立符合中药特点的质量评价体系；

3. 质量控制策略的建立应考虑不同注册分类的特点；

4. 重视质量相关性研究，加强量质传递研究，保证质量可追溯，建立完善的质量管理体系；

5. 加强已上市药品质量研究，实现动态质量标准提高。

中药药学独特的质量控制评价体系，既强调整体的质量控制，又突出对重点环节的控制。整体性包括源头、生产、质量、稳定性等全过程控制，以及对上市前和上市后的全生命周期所有影响制剂质量的环节和阶段的控制。对于全过程控制来说，重点环节主要是对源头的控制，在源头控制中又强调药材基原和产地的控制；在生产环节，强调中药生产工艺直接决定中药制剂的药用物质基础，需要加强生产过程质量控制；在质量控制环节，强调建立全过程质量控制标准体系，研究建立可以代表整体有效性的质量控制指标，例如浸出物、指纹/特征图谱、大类成分含量测定、多指标成分含量测定等，并强调对安全性相关指标的控制。对于稳定性研究来说，需要选择合适的考察指标反映稳定性实际情况。近年有人提出了中药饮片标准汤剂的概念，明确了标准汤剂的概念、属性及制备方法，并通过案例说明标准汤剂对单方制剂与经典名方等产品研发、质量控制及上市后再评价的意义和作用，为中药整体质量控制提供了方法和参考。中药质量标志物（quality marker，Q-Marker）或生物标志物（quality biomarker，Bio-Marker）通过探索成分、活性与功效之间的多元整合模式，创新复杂体系质量属性的科学表达方式，建立能体现以中医理论为基础的中药质量属性的客观评价体系，强化其质量属性参数与科学监管的关联，通过"药材来源–制剂加工–药效评价–临床疗效"全过程的传递溯源可控性研究，构建中药复方整体质量—致性的监管体系，可为中药质量控制方法的研发提供可借鉴的研究路径、科学依据和技术方法。国家药品监督管理局药品审评中心 2020 年 12 月发布《中药生物效应检测研究技术指导原则（试行）》，该方法是通过与中药有效性、安全性相关联，反映一类或多类活性/毒性成分的生物效应，是一种符合中药多成分、整体作用特点的质量控制方法，其目前属于前瞻性、探索性的研究方法，对中药新药研发和产业高质量发展具有重要的价值和意义。Microtox 技术作为一种新的快速检测方法，既可用于中药微小毒性检测，也可作为一种新的生物活性检定方法用于中药注射剂的质量波动检测及安全风险预警，提高中药注射剂质量控制的可靠性。

（四）中药风险获益综合评估的监管科学

中药兼具医疗、科技、文化、经济、生态等多重属性，决定了中药监管科学的复杂性，是发展中的交叉学科和前沿学科。中药监管科学（TCM rugulatory science）的形成及发展与现代监管科学（rugulatory science）、转化科学（translational science）的演进密不可分。换言之，监管科学为中药监管科学创建提供了理论和方法学支撑，转化科学则为中药监管科学发展提供了一条快速路径。中药监管科学研究的核心是创制符合中药特点的新工具、新方法和新标准，其目的是从有效性、安全性、质量可控性三个维度评价中药产品风险获益综合性能。显然，获益–风险评估贯穿于药物的全生命周期中，是药物临床研发、上市注册和上市后监管决策的重要步骤。由于药物获益与风险的评估是不同维度、不同指标间结果的比较，常常难以通过直接对比得出结论，加之中药特殊的有效性（阴平阳秘，适度调节原理）、安全性（药性/毒性分级理论，炮制理论，配伍理论等）和质量控制（道地药材，感官性状及生物评价）评价标准、评价方法，进一步发展具有符合中药的新工具、新标准和新方法，通过良好的临床试验设计和实施，可减少药物获益和风险中的不确定性。尽管监管决策时，现有证据中的一些不确定性是不可避免的。

第三节
实现高水平中药监管的新策略和新措施

一、中药高质量监管的时代要求和紧迫感

中药作为中医药传承创新发展的物质基础，是中医疗效发挥的重要保障，与西医药优势互补，相互促进，共同维护和增进民众健康，已经成为中国特色医药卫生与健康事业的重要特征和显著优

势。中药作为具有中国特色的特殊药品和特殊商品，兼具中医属性和药品属性。其特殊性不仅体现在中医药理论的独特性，也体现在中药产品生产及类型的多样性，以及有效性安全性及质量控制的复杂性。由于中西医理论体系的差异使得中西结合研究远未达成共识，延伸至中药监管领域使得"建立具有中医药特点的中药审评审批体系"变得困难而又复杂，现有以学科分割为基本架构的科学研究无法有效解决这些挑战。近年来，新的"融合科学"首先在生命科学研究中兴起，并逐渐在能源、环境、信息、安全等诸多领域得到应用。这是一种基于多学科交叉来解决重大经济社会问题的新范式，为我们探索建立科学的中药监管体系提供了可能。

中药监管决策，尤其是融合了各种新兴技术的中药产品注册及上市，面临现代药品属性与传统中医属性之间的巨大冲突与挑战。首先，中医特殊的"君臣佐使"组合用药方式、综合药理效应及特有的道地药材（优质药材）、炮制饮片（增效减毒）、复方用药（医院制剂、中成药）等生产、制备方法，无不体现出颇具中医药特色的有效性（阴平阳秘，适度调节原理）、安全性（药性 / 毒性分级理论，炮制理论）和质量控制（道地药材，感官性状及生物评价）评价标准、评价方法。其次，中药复杂多样的产品形式，包括中药材、中药饮片、配方颗粒、中成药、中药医院制剂等，其产业链也涉及中药种植和野生抚育（第一产业）、中药生产加工（第二产业）、中药商贸流通和健康服务（第三产业）。中药产品链涵盖农产品（中药种子种苗、中药材、中药农药、中药兽药、饲料添加剂等）、药品（中药饮片、配方颗粒、医院制剂、中成药等）、食品（药食同源食品、特殊食品及食品添加剂）、轻化工产品（中药提取物、日用化学品、化妆品）及其他衍生产品的研究开发和生产等。这种全链条的、开放的、动态的、可持续的产业特性给中药质量安全监管带来的影响无疑是巨大的。第三，传统中医药在迈向工业化、现代化、国际化的迅猛进程中，新兴科学技术在中药制药的广泛应用对监管构成新的技术挑战和监管问题。

药品监管的本质是风险评估和风险管理，从有效性、安全性、质量可控性、综合性能四个维度对新技术、新产品的进行风险获益综合评价，确保疗效更好、安全性更高的治疗性产品更及时的上市。其在批准或者不批准，撤市或者不撤市的监管决策关头，如何避免"以西律中"，运用多学科的科学理论与方法，建立符合中医药特点的中药新药审评标准评价体系和制度，新的监管工具、方法、标准的开发对监管决策具有决定性意义。为进一步贯彻落实《中共中央 国务院关于促进中医药传承创新发展的意见》，构建完善符合中药特点的审评审批体系，依据《药品注册管理办法》有关规定，2022 年 6 月国家药监局发布《关于成立中药管理战略决策专家咨询委员会的通知》（国药监药注〔2022〕27 号），决定成立由两院院士、国医大师、资深专家 40 人组成的中药管理战略决策专家咨询委员会（以下简称"专委会"）。首届专委会主任委员为孙咸泽，副主任委员为张伯礼、黄璐琦、王辰，秘书处设在国家药监局药品注册管理司。旨在充分发挥中药管理战略决策专家咨询委员会以及中药监管科学专家工作组高端智库作用，是推进中药审评审批制度改革的重要举措，保障和促进中药监管工作重大决策的科学性、权威性。

二、中药监管的新策略

（一）中药审评审批全过程加速

与世界上大多数国家和地区的传统医药或者天然药物的非主流地位不同，中药在我国公共卫生服务体系中发挥着特殊而又重要的作用。中药审评审批的全过程涉及前端的中药资源评估、临床价值评估、临床前研究、临床研究，末端的新药上市许可申请（NDA）的注册审评、审批，以及后末端的产品上市后研究、上市后变更、药品再注册等。药品研制长周期、高投入、高风险，以及新冠疫情等突发公共卫生事件强化了药品注册全过程加速的重要性。中药注册监管新策略是程序不减，标准不降，靠前服务，研审联动，全程加速。从之前将重心放在注册审评审批末端的重"审"轻

"研"，转变为向前端的先进制造、技术创新延伸，前期进行充分调研和沟通；在审评过程中重视技术创新和监管科学新工具、新方法、新标准的转化应用，建立优先审评审批、附条件批准、应急/特别审批、突破性治疗药物等特殊程序，使重要产品尽可能快的获得上市许可；同时向上市后的生产改进延伸，重视上市后研究和变更对加速创新的重要性。在此过程中，遵循中医药理论和临床实践经验，以"三结合"为突破口，推动构建中医药理论、人用经验、临床试验相结合的中药注册审评证据体系，并基于该体系制定出一系列审评标准和技术指导原则。以临床价值为导向，引导中药新药研发重心向中医药临床优势病种及未被满足的临床需求转移。

（二）中药质量全产业链安全管控

中药产业涉及农业、工业、服务业三大产业，产品链、技术链、服务链长，生产、流通、使用过程复杂。一方面通过完善中药材、中药饮片及中成药相关的生产体系、质量体系、追溯体系，构筑构成全产业链质量管控的基础。另一方面，督促中药生产企业、药品上市许可持有人落实主体责任，有效保障中药生产经营持续合法合规，保障中药产品质量。

（三）中药产品全生命周期技术创新

药品全生命周期涉及药品上市前后的研发期、成长期、成熟期及衰退期。药品安全是全生命周期的安全，需要全生命周期技术保障，需要运用现代科学技术和传统中医药研究方法，与时俱进地研究建立新工具、新方法、新标准。药品监管科学研究是国家药监局推动建立药品全生命周期技术保障的重要抓手。新修订《药品管理法》对药品上市许可持有人（marketing authorization holder，MAH）制度设计，国家药品监管科学行动计划成果转化推进，中药进入了全生命周期监管服务和持续创新阶段。由于中药产品自身的特殊性，研究不充分，证据不完整，标准不统一，工艺不一致等问题，使得中药监管必须面对基于全生命周期持续创新的挑战。对加速中药创新至关重要的是对已经批准上市的中成药以及确有临床价值的经典名方制剂的上市后研究和变更，鼓励发展改良型中药新药。ICH发布的Q12《药品生命周期管理的技术和监管考虑》旨在通过让业界能够有效地实施所需的批准后生产变更来推动创新。2017年国家食品药品监督管理总局发布的《已上市中药生产工艺变更研究技术指导原则》涉及生产工艺路线、方法、参数等变更。中药生产工艺变更可能涉及药材前处理（包括药材净制、切制、炮炙、粉碎、灭菌等）、提取、分离纯化、浓缩、干燥、制剂成型等工艺的变更，根据中药的特点以及变更对药用物质基础或药物吸收利用的影响程度，工艺变更分为三类，便于申请人有针对性地确定变更研究内容，有效开展研究。2021年国家药品监督管理局药品审评中心发布《已上市中药药学变更研究技术指导原则（试行）》，用于指导药品上市许可持有人和/或生产企业根据对已上市中药的认知，基于风险控制和药品安全、有效、质量可控的要求，针对在生产、质量控制、使用等方面拟进行的变更开展研究和评估工作。涉及事项包括：变更生产工艺、变更制剂处方中的辅料、变更规格或包装规格、变更注册标准、变更包装材料和容器、变更有效期或贮藏条件、变更制剂生产场地。特别强调，在药品研发及上市后变更研究过程中，特别是对于特殊变更问题以及由于新技术、新方法、新设备、新剂型等的使用出现的新的变更情况，持有人可及时与相应监管机构开展沟通交流。

（四）中药监管全球化协调机制建立

制药行业作为高度全球化的行业，其广泛的产品种类和全球产业链，不仅满足了世界各国人民的多样化需求，也使众多国家和地区在多边、共赢的发展格局中受益。ICH质量指南为在全球范围实现统一的监管要求做出了巨大尝试。鉴于药品的特殊性，世界各国药监部门在药品监管方面不约而同采取最保守、最严格的标准，以确保提供符合公认质量标准的高质量产品。我国作为药品生产大国和使用大国，国家药监局一直高度重视药品监管领域的国际交流与合作，尤其是传统医药及天然药物领域的国际合作，从监管协调开始，逐渐走向趋同，直至互相信赖，不断取得新的进展。近年来，我国积极与世界卫生组织（World Health Organization，WHO）及国际草药监管合作组织（International Regulatory Cooperation for Herbal Medicines，IRCH）各成员国（地区）监管部门交流，在国际草药监管合作、标准制定等方面凝聚共识，扩大中药/植物药国际标准的认可，提高中药监管在国际社会的话语权。随着世界各国对植物药需求的增加和相应产业的不断扩大，以及全球公众对植物药的安全性、有效性和质量的日益关注，国际植物药监管协调机制应运而生。我国已成为IRCH、世界卫生组织西太平洋地区草药协调论坛（Western Pacific Regional Forum of Harmonization for Herbal Medicine，FHH）的发起国、成员国，在国际传统药、草药注册管理中的作用逐步增强。如何加强中药全球化监管合作与协调不仅必要，而且急迫。中药监管需要进一步建立多边或双边合作和协调机制，构建中药发展新格局，在传统药质量标准、安全性评价、药物警戒等国际规则的制订、协调中贡献中国经验和智慧。

三、中药监管的新措施

（一）中药注册管理

一是强化《中药注册管理专门规定》实施，持续推动中药评价体系的研究和创新，推进注册"末端"加速变为向"前端"延伸的全程加速，加快推进中医药理论、人用经验、临床试验"三结合"审评证据体系建设，建立完善以临床价值为导向的多元化中药评价技术标准和临床疗效评价方法。二是完善中药应急审评审批机制，快速有效应对公共突发卫生事件，对国务院、卫生健康或者中医药管理部门认定急需中药实施特别审批程序。鼓励并扶持用于重大疾病、罕见病，或者儿童用中药新药的研制，对符合规定情形的相关注册申请实行优先审评审批。三是积极发挥医疗机构中药制剂作用，推动体现中药作用特点和优势的评价指标等对医疗机构中药制剂开展研究，支持将疗效确切、特色优势明显医疗机构中药制剂品种向新药转化。四是完善中药处方药与非处方药分类管理，优化非处方药上市注册与上市后转换相关技术指导原则体系和要求。

（二）中药标准管理

一是研究制定《中药标准管理专门规定》，建立国家中药标准快速修订机制和修订程序。二是以《中国药典》2025年版一部修订为契机，加强中药内源性有毒成分检测技术研究和风险评估体系建设，合理设置中药中农药残留、重金属与有害元素、真菌毒素等有害物质以及植物生长调节剂等的限量要求和检测方法，及时将科学、成熟、适用的中药相关注册标准、国际标准、团体标准或企业内控标准等转化为国家标准。三是完善中药标准物质研制和持续保障供应机制，分类完善中药化学对照品、对照药材和对照提取物等中药标准物质的研制和标定技术要求。四是建立完善中药国家药品标准、药品注册标准动态数据库，加快推进数字化标准建设，及时更新数据，实现药品标准的发布、查询、分析、研究、维护信息化。

（三）中药质量安全监管

在中药材监管方面，一是强化新版《中药材生产质量管理规范》（GAP）实施，组建国家GAP专家工作组，研究完善实施工作推进方案和配套技术要求，加强趁鲜切制中药材质量管理，充分发挥GAP在中药材生产质量监管中的重要作用，促进中药材规范化、产业化、规模化种植养殖。二是会同国家中医药管理局研究制定《实施审批管理的中药材目录》，依法对符合规定情形的中药材品种实施审批管理。三是修订《地区性民间习用药材管理办法》，加强对地区性民间习用药材管理，指导省级药品监督管理部门制修订地区性民间习用药材标准，确保地方药材标准与国家药品标准协调统一。四是建立中药材质量监测工作机制，研究发布中药材质量监测报告。五是改进中药材进口管理，持续强化进口药材检验能力建设，有序开展对申请增设允许药品进口的口岸或允许药材进口的边境口岸现场考核评估工作。

在中药饮片、中药配方颗粒的监管方面，一是会同国家中医药管理局制定《实施审批管理的中药饮片目录》及配套文件，依法对符合规定情形的中药饮片实施审批管理。二是分批发布实施并不断提高完善《国家中药饮片炮制规范》，加强对省级中药饮片炮制规范的备案管理，指导省级中药饮片炮制规范的制定和修订，完善按照省级中药饮片炮制规范生产中药饮片的生产、流通、使用管理等规定。三是研究完善中药饮片生产质量管理规范，探索建立中药饮片生产流通追溯体系，发布实施《中药饮片包装标签管理规定（试行）》及相关配套技术文件，规范中药饮片标签的标识内容。四是推动改进中药饮片生产经营模式，引导和督促中药饮片生产企业结合产业规划、资源优势、技术能力等生产实际，优化调整品种生产结构，逐步推进实现中药饮片集约化、精品化、规模化的生产模式。五是强化中药配方颗粒生产过程管理，督促中药配方颗粒生产企业严格按照备案的生产工艺生产，严格供应商审核，加强中药材鉴别、中药饮片炮制、颗粒生产、检验放行等全环节质量管理，确保生产全过程符合相应的药品标准和药品生产质量管理规范。

中成药监管方面，创新中药质量监管模式，研究制定并监督实施《中药生产质量管理规范》，针对重点企业、重点品种、重点环节，加强中药质量抽检监测，结合监管需求和行业发展实际科学开展探索性研究，对抽检监测数据进行综合分析研判，依风险采取相应的风险防控或质量提升措施。

在医疗机构中药制剂监管方面，严格备案和调剂使用医疗机构中药制剂，按照规定开展医疗机构应用传统工艺配制中药制剂的备案管理工作，支持通过调剂在不同医疗机构内开展多中心临床研究。加强医疗机构中药制剂不良反应监测，推动医疗机构建立和完善药物警戒体系，主动开展对医疗机构中药制剂疑似不良反应的监测、识别、评估和控制。

（四）中药上市后变更管理

一是完善中药上市后管理工作机制，加强药品全生命周期服务，督促药品上市许可持有人履行主体责任和义务，根据产品特点制定上市后风险管理计划，对药品的获益和风险进行综合分析评估。二是督促药品上市许可持有人主动开展中药注射剂上市后研究和评价，持续提升对中药注射剂的药物警戒水平和能力。三是强化中药上市后变更管理对科技创新的重要性，完善基于风险控制的上市后变更管理，进一步明确不同变更风险等级划分的标准，加强对高风险变更品种的审评审批。四是加强中药不良反应监测，组织研究开发符合中药特点的中药不良反应信号监测工具，对发现的安全性风险信号及时开展综合分析研判，采取相应的风险控制措施。

（五）中药监管国际协调

一是充分发挥国际合作平台作用，深化世界卫生组织（WHO）、国际草药监管合作组织（IRCH）、西太区草药监管协调论坛（FHH）、"一带一路"国际合作框架、中国–东盟药品合作发展高峰论坛、世界卫生组织传统医药合作中心等平台作用，积极推动在传统草药监管合作、标准协调等方面进一步形成国际共识。二是积极推进中药国际注册，支持国内具有临床优势的中药开展国际注册，鼓励开展中药国际多中心临床试验。三是加快推进中药监管相关政策规定和技术指导原则翻译工作，加快中药监管国际推广和宣传工作，为国际传统草药监管规则和标准制修订贡献"中国经验"。

综上所述，通过系统研究中药监管制度演进过程中的科学轨迹，科学阐释中药监管科学的定义、内涵和战略重点，以中药监管的重大关键问题为导向，全面强化中药监管科学创新体系建设，对于建立符合中医药特点的中药审评审批体系和实现更高水平的中药科学监管，加速中药新技术新产品转化应用，造就强大中药产业，促进中医药传承创新发展具有重要意义。从监管科学到科学监管，尽管中药监管科学在我国尚属新兴的、亟待发展的交叉融合科学，但中药监管科学新工具、新标准、新方法已经为中药有效性、安全性、质量控制和风险获益评估提供了可供监管决策的技术支撑，已经成为中西医结合及融合创新的新范式，推动我国的中药监管工作进入全过程审评审批加速、全产业链质量管控、全生命周期产品创新、全球化监管协调的全方位科学监管新阶段。我们要在习近平新时代中国特色社会主义思想指引下，为中国式现代化药品监管实践勇毅前行，确保《关于进一步加强中药科学监管 促进中药传承创新发展的若干措施》落地，要全面强化中药监管科学新工具、新方法、新标准研究和人才队伍培养、学科体系建设，要加强中药监管的部门联动、联合攻关、协同推进机制，充分发挥中药管理战略决策专家咨询委员会以及中药监管科学专家工作组高端智库作用，夯实中药监管基础建设，系统构建符合中医药特点的中药监管体系，实现更高水平的中药科学监管，为持续提高中药产品质量，加速新技术新产品转化应用，造就强大中药产业，为促进更高水平的中药传承创新发展而继续努力。

（说明：本章内容根据公开发表论文改写。原文参见：赵军宁. 中药监管科学助力更高水平的中药科学监管［J］. 中国药学杂志，2023，58（9）：749–761.）

监管科学

主要参考文献

［1］王北婴. 中药新药审批概述［J］. 中国新药杂志，1982，1（1）：51-53

［2］关于全国中成药品种整顿情况和今后工作几点意见的通报［J］. 中国药事，1990，4（2）：68-69

［3］史继刚. 宋代药局建设和药品经营管理［J］. 西南师范大学学报（社会哲学科学版），1994，（2）

［4］杜晓曦，张象麟. 中药保健药品整顿工作的回顾以及中药保健品的展望［J］. 中国药事，2003，17（10）：595-597

［5］宋民宪. 中药注册与技术审评［C］. 第二届药品技术审评研讨会论文集（上集），2003，3：87-90

［6］国家食品药品监督管理局药品审评中心审评管理与协调部. 为药品研发提供技术参考——2003年度《药物研究技术指导原则》起草与修订工作简介. 中国医药报，2004-03-30

［7］杨宏宇，常存库. 中国古代药事管理撮要［J］，中医药学报，2006，34（5）：61-63

［8］唐廷猷. 中国药业史［M］. 北京：中国医药科技出版社，2007

［9］韩培，胡运权. 中药监管体制和机制创新的理论基础与政策建议［J］. 中国软科学，2007（11）：73-82

［10］蔡霓，邵蓉. 论我国药品注册监管理念之变化——从2007版《药品注册管理办法》修订谈起［J］. 中国医药技术经济与管理，2007（8）：7-11

［11］刘鹏. 走向优质监管的起步——2007年我国药监改革实践的几点思考［J］，中国处方药，2008，1：20-23

［12］詹学锋.《中药注册管理补充规定》的解读［J］. 医药导报，2008，27（7）：876-877

［13］赵军宁，鄢良春，宋军. 建立以"功效"为核心的新型中药质量评价模式［J］. 中药药理与临床，2010，26（05）：158-161.DOI：10.13412/j.cnki.zyyl.2010.05.069

［14］张晓东，李连达. 我国药品注册管理法规体系的形成及现状思考［J］. 中国新药与临床杂志，2010，29（02）：155-158

［15］杨胜，夏军平，张伟. 以鼓励创新为核心引领药品注册管理工作［J］. 中国新药杂志，2010，19（20）：1828-1829+1846+1818

［16］赵军宁，杨明，陈易新，等. 中药毒性理论在我国的形成与创新发展［J］. 中国中药杂志，2010，35（07）：922-927

［17］于江泳，余伯阳，钱忠直. 关于我国中西药复方制剂科学监管的思考［J］. 中国中药杂志，2011，36（11）：1542-1546

［18］赵玥，陈永法. 现行《药品注册管理办法》历史演变及现状研究［J］. 经营管理者，2012，19（13）：243

［19］程龙，刘炳林，吕佳康. 中药新药现行法规临床有效性技术要求相关背景与理解［J］. 中国实验方剂学杂志，2012，18（11）：318-319

［20］赵军宁，叶祖光. 传统中药毒性分级理论的科学内涵与《中国药典》（一部）标注修订建议［J］. 中国中药杂志，2012，37（15）：2193-2198

［21］蔡艳伟，武志昂. 药品注册管理创新激励制度研究［J］. 中国新药杂志，2013，22（14）：1610-1614，1647

［22］重要法规颁布及重要纪事年历表. Chinams 医药联盟［EB/OL］.（2005-05-20）［2013-04-15］.

http://www.chinamsr.com/2005/0520/2897.shtml

[23] 陶晶，操玮，陆巍．中药注册管理的历史沿革及现状分析［J］．中成药，2014，36（7）：1509-1512

[24] 王庆利．我国药物非临床研究评价指导原则体系构建与发展［J］．中国新药杂志，2014，22：2607-2610，2658，

[25] 谭德讲，高泽诚，杨化新．美国监管科学发展简介及对我国食品药品科学监管的思考［J］．中国药事，2014，28（08）：813-817.DOI：10.16153/j.1002-7777.2014.08.009

[26] 刘昌孝，程翼宇，范骁辉．转化研究：从监管科学到科学监管的药物监管科学的发展［J］．药物评价研究，2014，37（05）：385-391

[27] 赵军宁，鄢良春．基于Microtox技术（微毒测试）的中药综合毒性快速评价［J］．世界中医药，2014，9（02）：137-140，144

[28] 赵嘉，谭德讲，高泽诚，等．监管科学的起源定义及作用［J］．中国药事，2014，28（12）：1290-1293.DOI：10.16153/j.1002-7777.2014.12.002

[29] Moghissi AA，Straja Sorin R，Love Betty R，et al.Inonovation in Regulatory Science：Evolution of a new scientific discipline［J］．Technol Inn，2014，16（2）：155-165

[30] 王骏，曾新，潘建红，等．我国药品监管中的生物统计学技术审评［J］．中国新药杂志，2016，25（18）：2099-2102

[31] 中华人民共和国国务院新闻办公室．《中国的中医药》白皮书，2016年12月，http://www.scio.gov.cn/ztk/dtzt/34102/35624/35628/Document/1534714/1534714.htm

[32] 赵军宁．中药复方适度调节原理与中药复方新药转化中的药理学问题［J］．中国中药杂志，2017，42（05）：836-843.DOI：10.19540/j.cnki.cjcmm.2017.0027

[33] 周贝，刘亚琳，唐健元．我国中药新药临床研究技术指导原则体系发布概况［J］．中国临床药理学杂志，2017，33（18）：1850-1852

[34] 杨世民．药事管理学，见：边振甲 主编．中华医学百科全书·药事管理学，北京：中国协和医科大学出版社，2017：1

[35] 刘昌孝．国际药品监管科学发展概况［J］．药物评价研究，2017，40（8）：1029-1043

[36] "药品监管科学发展战略研究"项目组．中国工程院咨询研究项目《药品监管科学发展战略研究报告（2016-XY-37）》，2017年8月．

[37] 赵军宁，华桦，杨安东，等．广义中药学概论——从中医"治未病"到中药大健康产业［J］．中国中药杂志，2018，43（21）：4177-4181.DOI：10.19540/j.cnki.cjcmm.2018.0109.

[38] 杨立伟，王海南，耿莲，等．基于标准汤剂的中药整体质量控制模式探讨［J］．中国实验方剂学杂志，2018，24（08）：1-6.DOI：10.13422/j.cnki.syfjx.20180891

[39] FDA.Advancing Regulatory Science.［eb/ol］．（2014-03-12）［2018-05-06］．https:// www.fda.gov/science research/ specialtopics/ regulatory science/default htm

[40] 阳长明．基于临床价值和传承创新的中药复方制剂设计［J］．中草药，2019，50（17）：3997-4002．

[41] 国家药监局启动中国药品监管科学行动计划，2019-04-30，https://www.nmpa.gov.cn/yaowen/ypjgyw/20190430213401392.html

[42] 韦志强，范文翔，黄永亮，等．制定中药质量标准供性状鉴别用的对照饮片和对照药材的思考［J］．中草药，2019，50（5）：1276-1280

[43] 毛婷，姜洁．美国食品药品监督管理局食品监管科学研究重点领域梳理及对我国的启示［J］．食品安全质量检测学报，2019，10（9）：2808-2814

［44］刘昌孝，张铁军，黄璐琦，等．发展监管科学，促进中药产业传承创新［J］．药物评价研究，2019，42（10）：1901-1912

［45］鄢良春，华桦，罗茜，等．基于微小毒性检测的中药注射剂质量波动及安全风险预警研究进展［J］．药学学报，2019，54（12）：2189-2194.DOI：10.16438/j.0513-4870.2019-0503

［46］国家药监局启动中国药品监管科学行动计划，2019-05-02，http://www.gov.cn/xinwen/2019-05/02/content_5388253.htm

［47］刘炳林，薛斐然．中药新药临床试验及技术要求历史回顾与展望［J］．中国新药杂志，2020，29（16）：1801-1806

［48］党海霞，智恺，刘新民，等．世界卫生组织草药产品注册监管联盟概述［J］．中草药，2020，51（23）：6133-6136

［49］陈一飞，金德庄．我国近年药品审评审批政策文件分析［J］．世界中医药，2020，15（02）：286-295

［50］刘昌孝．药品监管科学发展十年（2010—2020）回顾［J］．药物评价研究，2020，43（07）：1197-1206

［51］毛振宾，张雷．国外药品监管科学技术支撑体系研究及思考［J］．中国药事，2020，34（9）：993-1000.DOI：10.16153/j.1002-7777.2020.09.001

［52］张雅娟，杨景舒，孙文爽，等．美国FDA监管科学与创新卓越中心建设初探［J］．中国新药杂志，2020，29（22）：2528-2534

［53］郭翔宇．药品注册分类的历史演进与我国药品监管理念的创新——新旧《药品注册管理办法》比较［J］．医学教育管理，2020，6（3）：297-303

［54］杨悦．美国药品监管科学研究［M］．北京：中国医药科技出版社出版，2020

［55］李菲菲，吴倩文，顾昱昊，等．中医药防治新冠肺炎疫情现状引发的对中药监管科学的一些思考［J］．中国食品药品监管，2020，194（3）：10-21

［56］韩玲，孙祖越，杨威，等．全程式中药安全性评价和监管［J］．中国药理学与毒理学杂志，2020，34（11）：801-810

［57］宋海波，沈传勇．中药安全用药与风险防控的探索及实践——以何首乌为例的安全风险管理［J］．中国食品药品监管，2020（12）：12-18

［58］华桦，鄢良春，吴诗惠，等．山银花、金银花微毒测试（Microtox）与安全性研究［J］．世界中医药，2020，15（2）：219-224

［59］肖小溪，甘泉，蒋芳，等．"融合科学"新范式及其对开放数据的要求［J］．中国科学院院刊，2020，35（01）：3-10.DOI：10.16418/j.issn.1000-3045.20191216003

［60］赵军宁，戴瑛，华桦，等．治疗新冠病毒肺炎（COVID-19）中药"药理谱-云"特点与有效性评价要素［J］．中药药理与临床，2020，36（1）：2-12.DOI：10.13412/j.cnki.zyyl.20200313.002

［61］赵军宁，华桦，戴瑛，等．道地药材药理学与道地药材标准构建新思路［J］．中国中药杂志，2020，45（04）：709-714.DOI：10.19540/j.cnki.cjcmm.20191226.101

［62］王平，杨胜，张建武．新时代药品注册管理体系的设计与构建——2020年版《药品注册管理办法》的新理念、新内容、新要求及实施进展［J］．中国食品药品监管，2021（6）：8-17

［63］赵巍，阳长明，周思源，等．中药药学研究技术指导原则体系介绍［J］．中国食品药品监管，2021，212（9）：56-63

［64］李旭，谢宇，张晶，等．欧盟监管科学战略研究及对我国的启示［J］．中国药事，2021，35（03）：357-362.DOI：10.16153/j.1002-7777.2021.03.016

［65］王婧璨，张晓东，温宝书，等．新版《药品注册管理办法》修订内容研究与思考［J］．中国新

药杂志，2021，30（07）：590-595

［66］王平，杨胜，张建武．新时代药品注册管理体系的设计与构建——2020年版《药品注册管理办法》的新理念、新内容、新要求及实施进展［J］．中国食品药品监管，2021（6）：8-17

［67］赵军宁，王海南．转化中医学－中药复方新药创制的转化医学思路与方法［M］．北京：人民卫生出版社，2021.10

［68］赵军宁，戴瑛，华桦，等．中药复方制剂的注册管理与高质量转化［J］．中国药理学与毒理学杂志，2021，35（10）：727

［69］黄哲，李美辰，施卉，等．基于全生命周期理念的中药新药监管科学研究［J］．中草药，2021，52（17）：5132-5138

［70］元唯安，唐健元，高蕊，等．中药新药临床试验质量控制关键问题的专家共识［J］．中国中药杂志，2021，46（07）：1701-1705.DOI：10.19540/j.cnki.cjcmm.20210219.501

［71］张丹，吕锦涛，张冰，等．中药药物警戒"四维联动"研究平台的构建与应用［J］．中国药物警戒，2021，18（05）：416-421.DOI：10.19803/j.1672-8629.2021.05.04

［72］关宏峰，吴晨悦，唐溱，等．中药注册用药学研究技术指导原则的介绍及展望［J］．中国食品药品监管，2021（9）：64-69

［73］李慧，朱家谷，杨平，等．《中药生物效应检测研究技术指导原则（试行）》解读［J］．中国食品药品监管，2021（9）：88-93

［74］赵巍，阳长明，周思源，等．浅谈已上市中药工艺变更研究管理及技术要求［J］．中国食品药品监管，2021（9）：100-105

［75］青子源，马韶青，郭丹丹．中药材质量追溯监管的问题与对策［J］．中国卫生法制，2022，30（4）：10-16

［76］沙明泉，张亚伟，周红洁，等．我国药品技术指导原则体系建设回顾与展望．中国药物警戒［J］．2022，19（10）：1045-1049，1059

［77］赵军宁．传承精华 守正创新 努力构建具有中国特色的中药监管科学新体系，中国医药报，2022-07-15，http://bk.cnpharm.com/zgyyb/2022/07/20/app_323101.html

［78］沙明泉，李楠楠，夏文静，等．美国FDA监管科学研究进展及启示［J］．中国药物警戒，2022，19（10）：1055-1059.DOI：10.19803/j.1672-8629.20220453

［79］林志健，王海南．"三结合"注册审评审批证据体系下临床中药师在新药研发中的机遇与挑战［J］．中国新药杂志，2022，31（09）：832-835

［80］安娜，韩玲，陈平雁．"三结合"中药注册审评证据体系下中药新药真实世界研究的思考［J］．中国新药杂志，2022，31（14）：1359-1363

［81］中华医学会临床流行病学和循证医学分会中医学组，胡镜清．新时代中医药临床研究方法论专家共识［J］．协和医学杂志，2022，13（5）：783-788

［82］乔靖怡，李汉伟，田硕，等．中药监管科学的现状分析与思考［J］．中医药管理杂志，2022，30（22）：147-149.DOI：10.16690/j.cnki.1007-9203.2022.22.047

［83］戴瑛，张翼冠，曾瑾，等．伊尹汤液之谜——中药复方非典型药理效应规律发现与评价策略［J］．中国中药杂志，2022，47（16）：4261-4268.DOI：10.19540/j.cnki.cjcmm.20220713.601

［84］白钢，张铁军，刘昌孝．基于监管科学的中药质量评价方法的整合研究思路和发展方向［J］．中草药，2022，53（20）：6313-6318

［85］萧惠来．FDA《新药和生物制品的获益－风险评估供企业用的指导原则》介绍［J］．药物评价研究，2022，45（02）：210-220

［86］屠鹏飞，姜勇，何轶，等．中药材和饮片质量控制与质量标准体系的构建［J］．中国食品药品

监管，2022（10）：34-45

［87］马双成，王莹，魏锋．我国中药质量控制模式十年来的实践与探索［J］.中国药学杂志，
2023，58（1）：2-9

［88］赵军宁，王军志，李波，等．中国药品监管的科学化进程与监管科学发展，中国科学：生命科
学，2023，https://doi.org/10.1360/SSV-2023-0010

［89］郑天骄，韩炜．基于药品全生命周期管理的中药质量控制策略［J］.中国中药杂志，2023，48
（5）：1407-1412.DOI：10.19540/j.cnki.cjcmm.20221129.601

［90］全国中药注册管理和上市后监管工作会议召开［J］.中医药管理杂志，2023，31（03）：221.
DOI：10.16690/j.cnki.1007-9203.2023.03.082.

［91］《中药注册管理专门规定》政策解读［J］.中国医药导刊，2023，25（02）：226-228

［92］赵军宁．中药监管科学助力更高水平的中药科学监管［J］.中国药学杂志，2023，58（9）：749-
761

［93］彭苏元，张腊，杨超，等．健康数据科学驱动的中西医融合研究［J］.中国科学基金，2023，
37（01）：85-91.DOI：10.16262/j.cnki.1000-8217.20230215.004

［94］中药注册管理专门规定［N］.中国医药报，2023-02-11（002）.DOI：10.38249/n.cnki.
nyiya.2023.000104

［95］奋力开创中国式中药注册管理新局面［N］.中国医药报，2023-02-11（001）.DOI：10.38249/
n.cnki.nyiya.2023.000105

索 引
（按发布时间排序）

政策文件

指导原则

索　引

（按汉语拼音排序）

索
引